中医从基础走向临床丛书

诸病从症求证辨治

名医解读中医证的理论与临床

瞿岳云 周兴 编著

湖南科学技术出版社·长沙
国家一级出版社 全国百佳图书出版单位

前　言

辨证论治是中医学的核心内容，证是中医学最基本、最常用的概念之一，中医临床治疗的关键在于辨证，证概念的形成，是辨证论治成熟的标志。纵览目下中医学术界对证有关概念的约定："病"是与健康相对应的概念，是对疾病全过程的特点与规律所做的病理概括。"证"是中医诊断的一个特有概念，是对疾病某阶段机体整体反应状态所做的病理概括。"证候"即证的外候，指特定证所表现的、具有内在联系的症状、体征等全部证据，是辨证的依据。"证素"为证的要素。"证"古为證，指病变所表现出的证候及其内在病理本质。"素"，始也、本也，指本来的、原有的，如素质犹本质，素性犹本性；带有根本性质的物质，如色素、毒素、元素。"证"和"素"二词组合成"证素"，即证的要素，指辨证所要辨别的脾、肾、肝、胃、表等位置和气虚、血瘀、痰、寒等性质。证素是通过对证候的辨识而确定的病理本质，是构成证名的基本要素。"证名"为证的名称，是由病位、病性等证素所构成的诊断名称。如风寒束表证、肝胆湿热证、脾肾阳虚证等。因而所谓"辨证"，即可简约的理解为是一个"从症求证"的思维认识过程。

证是中医学特有的概念，是哲理、医理与临床实践的结合，是认识论、科学观与生命科学、医学实际内容的结合。揭示辨证原理，把握辨证规律，有利于辨证水平的提高。中医辨证的原理是"司外揣内"。中医辨证的思维过程，是对患者所表现的各种病理信息，在中医学理论的指导下，进行综合分析，从而对病体整体反应状态——病位、病性等做出判断，然后形成完整证名。因此，辨证是医生头脑中对患者病变本质的主观认识。

证候→证素→证名，既是辨证的原理、规律，也是辨证思维过程中的三个层次、台阶和步骤。三者之间形成复杂的结构。辨识证候为基础：证不是机体的局部反应，而是涉及多器官、多系统、多水平的整体反应状态。所以，证候的全面收集以及真实、客观、规范，是准确辨证的前提。患者所表现的各种具体病情，如盗汗多属阴虚、苔腻主痰湿等。因此，对证候的正确认识，本身就是一种辨证。这是辨证的第一个步骤和台阶。辨别证素是关键：心、肺、脾、肝、肾、痰、湿、寒、热、阳虚、阴虚、气滞、血瘀等证素，是对疾病现阶段整体反应状态的概括。根据临床证候而作具体分析，随证素的变化而作出不同的证名诊断，从证素的分布、演变中，可以反映疾病的发展趋势。因此，辨证的关键是要确定病位、病性，证素是辨证的核心，是辨证的第二个层次和台阶。辨定证名为目的：病位、病性之间有一定的内在规律及因果、主次关系，根据中医学理论，准确地抽象为完整的规范证名是辨证的最后结论，也是整合思维、"辨"的过程，是辨证的第三个台阶和步骤。

"证"是一个过程。因为人体是个多维的体系，除了三维立体空间之外，至少还有一维时间。所以疾病的变化也是四维的。正因为人体疾病是一个不断发展的过程，因此证作为一种与疾病并存的客观实在，也将有其发生、发展及消失的一般演变历程。考察"证"的全过程可以发现，决定"证"的临床表现的主要因素有两个：一是病理信息，二是时间。

证是对特定阶段病理状态的概括，具有整体性（系统性）：人本质上是个复杂的开放系统，人之所以具有新陈代谢、生长、发育、自我调节、刺激反应和天然的能动性等基本特征，就是由于生命系统能够不断地与外界环境进行物质、能量和信息的交换。因此证反映的主要是人体脏腑、经络、气血津液之间以及人体与周围环境之间等整体功能关系的异常，是内外环境关系的不协调所表现的结果，涉及人体多系统、多层面的物质和功能的变化。稳定性：证候是证的外在表现，是辨证的依据，具有相对的客观性，通过证候的辨析，就可不同程度地判断疾病在此阶段的病理本质（病位、病性等），这些病位、病性及其内涵是相对固定的，且各自有其相对明确的证候特征，否则证就无法辨识，故证具有稳定性。动态性：证是动态变化的，主要体现在疾病不同阶段证的属性不同，证的变化与时间关系密切。模糊性：证是应用系统思维、意象思维等方法，对所获取的各种临床资料进行逻辑推理、理性加工后的一种认知产物。因此，在证的形成过程中，不论临床资料的收集，还是加工的过程，必然受到医生不同社会背景、实践经验、认知水平等影响，导致对某些内容的理解出现了不同说法，使得证带有主观模糊的色彩。错杂性：临床上，由于病情本身复杂，多病同时存在，或多种病机存在，或治疗措施的影响，使得患者以单一证形式出现的比较少见，往往是多个脏腑的证候同时并见或表里同病、寒热错杂、虚实互见、阴阳同病，或以一个证为主、兼挟其他的证，气滞血行不畅而致气滞血瘀证；脾阳虚日久影响肾导致脾肾阳虚。隐匿性：一是某些疾病在危重的阶段，或使用药物掩盖了病情，使得证候表现与内在本质不相符甚至相反。二是证的出现常常是从量变到质变的过程，从不典型到典型不断发展变化的，如果患者没有任何异常感觉，将出现所谓"无症可辨"的情况。缓急性：就是各要素的轻重缓急。"急则治其标、缓则治其本"，这种标本缓急是中医临床必须把握的，关系到立法的准确性和治疗的时效性。专属性：动物模型被广泛应用于现代医学研究，根据各种疾病的病原学、病理解剖学、病理生理学特性，复制出基本相同的动物模型，再对这些模型进行相关的病原学和特异性理化指标检测，是在假设动物模型与人类疾病是完全"同质"的基础上进行的研究。但中医研究对象是处在社会环境和自然环境中的"人"。证候包含一些客观体征，但更多的是自觉症状，有时甚至完全是由自觉症状所组成，这些症状，只能在人体上才能反映出来，一旦离开了人体，这体现了证的临床性和人的专属性，也是中医证的独特之处。

然而，对于症、证、证候、证素等的概念、实质及其与临床病症辨治的关联，古代医家，现代学者，仁者见仁，智者见智，众说纷纭，各执一端，各有其理，展现的是多角度、全方位"古今论坛"之态势。面对如是，虽经诸家论辩，终未能尽善人意，虽皓首穷经，亦难领略其真谛哉！以诸医之大贤，尚且如此，则吾岂敢妄论，故而在此仅将新中国成立以来诸贤学者有关研究的代表性文献，作了系统梳理、综合归纳，结集为这本《诸病从症求证辨治——名医解读中医证的理论与临床》。因而从这一角度而言，斯作实为热心研究"证"的诸贤专家学者集体的结晶"缩影"。

全书分为上、中、下三篇。上篇主要为对"证"及相关概念的广博之论；中篇主要为对临床常见的气虚证、血虚证、阴虚证、阳虚证、寒证、热证、血瘀证、湿热证、痰（湿）证、痰瘀互结证"十大基础证"的机制、实质探析；下篇则主要为诸"基础证"与临床病症辨治运用。

本书取材广泛，内容丰富，虽不敢断言是此研究的"一览无余"之作，却实为此领域研究的"全景缩影"之集。

瞿岳云

于湖南中医药大学

目 录

上篇 证及相关概念博论

1. 证论 ……………………………………………………………………………………（3）
2. 证的概念 ………………………………………………………………………………（8）
3. 证的认识 ………………………………………………………………………………（10）
4. 证的探析 ………………………………………………………………………………（14）
5. 证概念的新认识 ………………………………………………………………………（18）
6. 走出证概念的误区 ……………………………………………………………………（21）
7. 证概念逻辑定位与事实基础的思考 …………………………………………………（25）
8. 《黄帝内经》证的命名方法 …………………………………………………………（28）
9. 《伤寒论》中证的内涵 ………………………………………………………………（33）
10. 证的哲学解读——宇宙观和生命观的突破 …………………………………………（37）
11. 证与人体"状态" ……………………………………………………………………（45）
12. 从证的基本特征论健康状态辨识 ……………………………………………………（48）
13. 证——开辟功能性病理研究的新领域 ………………………………………………（52）
14. 从系统论认识中医的证 ………………………………………………………………（55）
15. 证的流行病学研究 ……………………………………………………………………（58）
16. 证本质的内涵和观点 …………………………………………………………………（62）
17. 稳态——证研究的新思路 ……………………………………………………………（66）
18. 关系——证研究的新视点 ……………………………………………………………（69）
19. 系统生物学在证研究的应用 …………………………………………………………（73）
20. 代谢组学在证研究的应用 ……………………………………………………………（76）
21. 证本质研究与代谢组学 ………………………………………………………………（79）
22. 证本质研究与蛋白质组学 ……………………………………………………………（84）
23. 蛋白质组学应用于虚证的研究 ………………………………………………………（87）
24. 蛋白质组学在证实质研究的应用 ……………………………………………………（90）
25. 基因组学与中医证本质 ………………………………………………………………（93）
26. 论中医证的化学本质 …………………………………………………………………（96）
27. 证本质与内分泌激素 …………………………………………………………………（99）
28. 证本质研究和反思 ……………………………………………………………………（103）
29. 从现代科学角度论证的本质 …………………………………………………………（107）
30. 证与生物熵的同构性 …………………………………………………………………（111）

31	论证的性质、结构和研究	(115)
32	论证的现代医学属性和概念	(119)
33	论中医证的实质	(122)
34	论证本质的科学内涵	(125)
35	证研究回顾与分析	(129)
36	证研究的反思	(134)
37	证概念争议的问题	(139)
38	表观遗传的肿瘤免疫及其证本质	(143)
39	基于"三基辨证"的证名规范	(150)
40	证候概念语言和字义演变	(154)
41	证候概念及其属性	(157)
42	证候概念的状态内涵诠释	(160)
43	证候概念的形成和定义方法	(163)
44	从辩证逻辑探寻证候概念轨迹	(167)
45	证候的构成、内涵、实质	(170)
46	证候分层诊断模式和标准	(174)
47	证候与系统生物学	(180)
48	证候结构表征研究	(183)
49	从组学探讨证候本质	(187)
50	证候与组学	(191)
51	证候与转录组学	(194)
52	证候与现代医学指标的关联	(198)
53	单核苷酸多态性与证候的相关性	(201)
54	代谢组学与中医证候	(205)
55	代谢组学与证候本质	(208)
56	证治代谢组学假说研究和实践	(212)
57	蛋白组学与心系病症证候	(216)
58	蛋白组学的证候研究应用	(219)
59	证候实质与表观遗传学的相关性	(224)
60	证候诊断标准研究的方法学	(227)
61	中医证候规范方法	(231)
62	论证候层次和结构	(235)
63	论疑似复杂证候	(238)
64	代谢组学在证型中的应用探析	(243)
65	网络证候学	(248)
66	证素与证素辨证	(252)
67	证素与证素辨证研究	(257)
68	证素辨证体系的创新性	(262)
69	构建主诉——证素诊病辨证体系	(266)
70	证素辨证原理的健康状态辨识	(270)
71	证素辨证原理的微观指标辨证意义	(274)
72	证素辨证与藏象辨证的关系	(277)
73	论证候要素与方剂要素	(280)

74	病、证、症三概念辨析	(284)
75	病、症、证、证候概念	(287)
76	病、症、证的概念及其关系	(289)
77	证、候、证候的溯源和诠证	(294)
78	症、证、病概念的研究	(307)
79	证候、证、症概念及其关系	(310)
80	论病、证、症的时空性	(314)
81	《伤寒论》病证和证本质	(317)
82	从《黄帝内经》证的认识解读方药与证的关系	(321)
83	《伤寒论》证与方证相应	(324)
84	从文化背景探讨方证内涵演变	(327)
85	方证相关论	(331)
86	方证对应内涵和原则	(336)
87	方证内涵和应用法则	(339)
88	方证对应理论研究	(342)
89	病证研究思路和方法	(345)
90	异病同治的科学基础	(348)
91	求病机还是看形似	(354)
92	病机辨证新体系的构建	(369)
93	三基辨证体系及其理论渊源	(373)
94	辨证论治研究	(377)
95	中医辨证方法体系	(381)
96	辨证方法系统回顾和研究	(385)
97	论中医证和辨证论治	(390)
98	基于中医状态学论前证内涵及其临床应用	(394)
99	基于辨病、辨证、辨症的临床方药应用	(398)
100	以证为主、证病结合的临床和科研思路	(401)

中篇 常见基础证实质探析研究

101	气虚证候特征谱	(407)
102	气虚证的非定位性	(410)
103	气虚证肺系病证治	(412)
104	气虚证诊断标准及其量化标准	(415)
105	气虚证的生物化学和分子生物学研究	(419)
106	气虚证的评价指标	(423)
107	气虚证的实质	(426)
108	气虚血瘀证源流	(430)
109	气虚血瘀证与循环系统	(433)
110	气虚血瘀证组学研究	(435)
111	气虚血瘀证与细胞凋亡	(438)
112	代谢组学在气虚研究的应用	(440)
113	用补剂必以通络指导气虚证用药	(443)

114	心气虚的认识	(446)
115	肝气虚和肝阳虚证治	(450)
116	脾气虚证实质研究	(453)
117	脾气虚证研究分析和策略	(458)
118	脾气虚证PRO量表概念框架的探讨	(461)
119	从脾主涎探索脾气虚证本质研究的启示	(465)
120	卫气虚证内涵及其诊断标准	(470)
121	肺气虚证的定量化研究	(473)
122	肺气虚证与免疫学	(476)
123	肺气虚证与神经内分泌免疫网络	(480)
124	肺气虚证与呼吸功能	(483)
125	肺气虚证与大脑皮质相关性	(487)
126	肺气虚证研究	(490)
127	肺气虚证宏微观研究	(496)
128	肺气虚证现代研究	(499)
129	基于系统生物学的肺气虚证本质	(503)
130	肺系病辨证纲要与证候	(506)
131	血虚证的本质	(511)
132	血虚证病理	(513)
133	血虚证病因证候和治法	(515)
134	血虚证的现代研究	(518)
135	血虚证中医药研究	(522)
136	代谢组学与血虚证和血瘀证	(526)
137	肾生血与肾血虚证	(529)
138	阴虚证内涵源流	(533)
139	肝阴虚证研究	(537)
140	肝阴虚证候特点和用药规律	(540)
141	基于生物信息数据探究肾阴虚证病理机制	(544)
142	肝肾阴虚证研究	(548)
143	论脾阴和脾阴虚证	(551)
144	论脾阴虚及其证治规律	(554)
145	脾阴虚内涵和方证	(557)
146	补脾阴方用药规律	(560)
147	论脾阴虚证与衰老	(565)
148	脾阴和脾阴虚证现代研究	(568)
149	胃阴虚证治机制	(572)
150	从古方分析肾阴虚症状和用药规律	(575)
151	肾阴虚证与生物化学和分子生物学	(579)
152	肾阴虚证与现代生化指标	(583)
153	肾阴虚证本质与现代医学	(587)
154	肾阴虚证与代谢组学	(590)
155	肾阴虚证现代研究	(592)
156	从寒冷刺激适应性析阳虚证畏寒肢冷实质	(596)

157	阳虚证与身体功能状态	(600)
158	辨治心阳虚证八法及其药对	(603)
159	论肺阳和肺阳虚证	(607)
160	肺阳虚辨证诊疗新解	(610)
161	肾阳虚证论析	(613)
162	肾阳虚证细化分型证治	(616)
163	肾阳虚证源流及关键问题	(619)
164	肾阳虚证历史和现代研究	(624)
165	肾阳虚证的病位证素探析	(627)
166	肾阳虚证候要素和核心病机	(631)
167	肾阳虚证的现代生化指标	(636)
168	肾阳虚证与代谢组学	(640)
169	肾阳虚证与基因表达谱	(643)
170	生物信息融合与肾阳虚证治的交叉合论	(646)
171	论寒证的研究方法	(649)
172	《伤寒论》阳明中寒证辨治	(652)
173	热证的神经内分泌微观辨证	(656)
174	热证诊断标准研究	(659)
175	寒证和热证本质	(663)
176	寒证和热证实验研究	(670)
177	血瘀证治古文献脉络	(674)
178	血瘀证治源流和发展	(678)
179	六辨瘀证探微	(681)
180	从血脉相关探析血瘀证	(686)
181	命门火衰与血瘀证	(690)
182	血瘀证病理机制	(693)
183	血瘀证现代研究	(696)
184	血瘀证本质研究	(699)
185	现代血瘀证学形成和发展	(703)
186	中西医结合血瘀证本质研究	(707)
187	血瘀证与血小板改变	(710)
188	血瘀证与血脂代谢	(715)
189	代谢组学与血瘀证	(719)
190	从血瘀论辨体调体与辨证论治的异同	(722)
191	肾虚血瘀相关证候	(725)
192	肾血瘀证研究	(729)
193	中药不同组分治疗血瘀证	(732)
194	活血化瘀方药对血瘀证模型的作用机制	(736)
195	活血化瘀中药调节血瘀证的分子机制	(740)
196	气滞血瘀证生物学基础	(745)
197	气滞血瘀证的微观辨证	(749)
198	热毒血瘀证与炎症的相关性	(753)
199	湿热证理论源流	(757)

200	湿热证历代演变	(761)
201	《金匮要略》湿热证治	(764)
202	湿热证病症分布规律	(767)
203	从系统生物学和整体观分析湿热证候	(770)
204	湿热证与肠道微生态	(774)
205	湿热证与肠道微生物的相关性	(777)
206	代谢组学与湿热证	(780)
207	代谢组学与湿热异病同证	(783)
208	中药治疗湿热证现代药理学机制	(788)
209	湿热阳亢证原理探究	(792)
210	脾胃湿热证历代医论	(795)
211	明清时期脾胃湿热证用药规律	(798)
212	明清时期脾胃湿热证研究	(801)
213	脾胃湿热证源流	(807)
214	脾胃湿热证机制	(810)
215	脾胃湿热证辨治	(813)
216	脾胃湿热证实质	(816)
217	脾胃湿热证研究	(819)
218	脾胃湿热证多层次探析	(823)
219	脾胃湿热证与温病湿热证	(827)
220	脾胃病湿热理论的创新和应用	(831)
221	幽门螺杆菌感染与脾胃湿热证	(836)
222	肝胆湿热源流	(840)
223	肝胆脾胃湿热证渊源	(843)
224	痰病证形成和发展	(846)
225	论痰证	(851)
226	痰证源流	(855)
227	痰证本质	(859)
228	痰证研究	(862)
229	孙思邈痰证诊治	(865)
230	朱丹溪辨治痰证特色	(869)
231	痰证现代生物学基础	(873)
232	痰证相关规律对比分析	(876)
233	辨治痰证常用药对	(880)
234	痰证论治思维与慢性疾病的治疗	(883)
235	痰饮认知语言学	(889)
236	从脾论治痰证	(894)
237	从巨噬细胞论治痰证	(897)
238	从开阖枢论痰证机制	(900)
239	痰证相关疾病文献研究	(904)
240	痰证相关证型文献研究	(907)
241	多元统计的痰证相关指标分析	(910)
242	基于代谢模型的痰证生理学基础	(914)

243	痰湿证舌诊特征	(917)
244	痰湿证现代医学本质	(920)
245	基于代谢组学痰湿证识别	(924)
246	痰瘀相关论	(927)
247	痰瘀互结证源流	(930)
248	痰瘀互结证病因	(934)
249	痰瘀互结证辨治	(938)
250	痰瘀互结证理论和研究	(942)
251	痰瘀互结证现代研究述评	(946)

下篇　诸基础证与病症辨治

252	气虚证与肺癌	(955)
253	从气虚体质论治糖尿病肾病	(959)
254	心气虚证与神经内分泌免疫调节	(963)
255	肺气虚证四级分度以证统病的肺病管理	(967)
256	从肺气虚论治稳定期慢性阻塞性肺疾病	(970)
257	慢性阻塞性肺疾病气虚证与免疫功能	(973)
258	慢性阻塞性肺病稳定期肺肾气虚证辨治	(977)
259	溃疡性结肠炎脾气虚证代谢特征	(981)
260	脾气虚证与肝纤维化	(985)
261	从脾气虚论治艾滋病	(989)
262	糖尿病从肾气虚论治	(992)
263	慢性肾炎气阴两虚湿热论	(995)
264	慢性心力衰竭心气虚证治规律	(998)
265	慢性心力衰竭心气虚证与线粒体能量代谢	(1001)
266	慢性心力衰竭心气虚证与心肌能量代谢障碍	(1004)
267	从代谢组学探析慢性心力衰竭心气虚证实质	(1007)
268	肺癌与阴虚证	(1009)
269	慢性阻塞性肺疾病阴虚痰饮辨	(1013)
270	多模态的高血压阴虚证现代化诊断模式	(1016)
271	从阴虚湿热论治难治性心力衰竭	(1021)
272	肝硬化肝肾阴虚证治规律	(1024)
273	大肠癌脾阴虚证治	(1027)
274	免疫性不孕阴虚证病因病机和治疗	(1031)
275	肾阴虚证围绝经期综合征临床研究	(1034)
276	肾阴虚证不孕症与卵泡液代谢组学	(1038)
277	慢性咳嗽肺阳虚证辨治	(1042)
278	从肺阳虚论治慢性阻塞性肺疾病	(1046)
279	肾阳虚证、异常黑胆质证与哮喘病	(1049)
280	肠易激综合征脾肾阳虚证治	(1053)
281	肾阳虚证泄泻的现代生物学内涵	(1056)
282	从阳虚论治慢性心力衰竭	(1062)

283	慢性心力衰竭与心肾阳虚证	(1065)
284	慢性肾脏病肾阳虚证特点解析	(1068)
285	慢性肾脏病肾阳虚证的研究和思考	(1072)
286	慢性肾衰竭阳虚证的中医认识	(1075)
287	抑郁症与肝阳气虚的关系	(1078)
288	从肝肾论治阳虚型抑郁症	(1082)
289	从阳虚论治多发性硬化	(1086)
290	基于数据挖掘探析肾阳虚证骨质疏松症用药规律	(1090)
291	肾阳虚不孕症与代谢组学	(1093)
292	阳虚致瘀与卵巢癌证治	(1097)
293	热毒血瘀证治	(1100)
294	肺炎支原体肺炎与血瘀证	(1104)
295	高黏滞综合征与血瘀证	(1107)
296	原发性高血压血瘀证机制	(1111)
297	原发性高血压血瘀证研究	(1114)
298	从心肝肾论治血瘀与原发性高血压	(1118)
299	冠心病血瘀证机制	(1121)
300	从中医时空理论探析冠心病血瘀证机制	(1125)
301	冠心病血瘀证病理演变过程	(1128)
302	冠心病血瘀证与冠状动脉病变的相关性	(1132)
303	组学技术与冠心病血瘀证	(1135)
304	冠心病血瘀证与代谢组学	(1140)
305	冠心病血瘀证与蛋白组学	(1144)
306	冠心病血瘀证与基因组学	(1148)
307	冠心病血瘀证表观遗传学研究	(1152)
308	冠心病血瘀证客观化研究	(1155)
309	冠心病血瘀证实质与系统生物学	(1159)
310	血管内皮细胞损伤与冠心病血瘀证病理	(1162)
311	冠心病血瘀证亚型的方药论治	(1166)
312	冠心病痰瘀互结致气虚证探究	(1170)
313	冠心病气虚血瘀证临床研究	(1174)
314	冠心病气虚血瘀证的证候学	(1178)
315	冠心病痰瘀滞虚理论内涵和外延	(1182)
316	从血瘀论治冠心病合并抑郁	(1186)
317	颈动脉粥样硬化血瘀证实质	(1189)
318	慢性心力衰竭气虚血瘀证	(1192)
319	慢性心力衰竭气虚血瘀证研究	(1195)
320	慢性心力衰竭寒瘀水结证辨治	(1198)
321	糖尿病血瘀证治	(1202)
322	从血瘀证论糖尿病肾病	(1206)
323	膜性肾病与血瘀证	(1209)
324	慢性肾脏病与血瘀证	(1213)
325	慢性肾脏病血瘀证研究	(1216)

326	缺血性脑卒中气虚血瘀证	(1219)
327	缺血性脑卒中气虚血瘀证研究	(1222)
328	脑梗死与血瘀证	(1226)
329	脑梗死血瘀证的多态性	(1229)
330	帕金森病肾虚血瘀证的生物学基础	(1232)
331	从血瘀证论治干燥综合征	(1235)
332	干燥综合征血瘀证从脾论治	(1238)
333	类风湿关节炎血瘀证	(1242)
334	强直性脊柱炎血瘀证	(1246)
335	妇科血瘀证临床和实验研究	(1249)
336	妇科肿瘤血瘀证的病理机制	(1252)
337	气滞血瘀证子宫内膜异位症	(1255)
338	恶性肿瘤血瘀证	(1259)
339	消化道肿瘤血瘀证	(1261)
340	免疫角度的慢性乙型肝炎湿热证	(1265)
341	慢性胃炎从湿热论治	(1268)
342	慢性胃炎湿热证和中药治疗机制	(1271)
343	脾胃湿热型慢性胃炎证候演化规律	(1275)
344	消化性溃疡脾胃湿热证机制	(1280)
345	胃癌前病变脾胃湿热证治	(1283)
346	溃疡性结肠炎大肠湿热证	(1286)
347	肝纤维化的湿热证机制	(1289)
348	慢性肝病湿热证与肠道微生态	(1293)
349	从湿热论治肾病思路和方法	(1297)
350	肾病湿热证	(1301)
351	从湿热论治肾病	(1311)
352	从湿热论治难治性肾病综合征	(1315)
353	慢性肾衰竭湿热证形成机制	(1318)
354	风湿病湿热证的实质研究辨析	(1321)
355	类风湿关节炎湿热证	(1324)
356	湿热证与肿瘤发生的相关性	(1328)
357	五辨论痰证诊治	(1332)
358	从五脏痰论治原发性高血压	(1335)
359	痰证与动脉粥样硬化	(1338)
360	痰证与冠心病	(1341)
361	脾为生痰之源与冠心病痰证	(1344)
362	痰证理论及其在脑卒中的应用	(1347)
363	痰证与代谢综合征	(1351)
364	甲状腺功能亢进症阴虚痰阻证病机实质	(1355)
365	从痰论治非痴呆型血管性认知功能障碍经验	(1359)
366	从痰论治失眠	(1363)
367	从痰论治痫病	(1367)
368	怪病多痰观下的抑郁症与慢性疲劳综合征	(1371)

369	从痰论治慢性荨麻疹	(1374)
370	肾痰在绝经后骨质疏松症中的内涵	(1378)
371	痰为癌症并发抑郁症的病因病机	(1382)
372	从痰论治癌症	(1385)
373	从痰论治肺癌	(1388)
374	从痰论治胃癌	(1391)
375	非酒精性脂肪肝痰湿证代谢特征和致病机制	(1394)
376	肥胖从痰湿论治	(1397)
377	肥胖痰湿证方药规律	(1400)
378	多囊卵巢综合征痰湿证	(1404)
379	多囊卵巢综合征痰湿证的中医治疗	(1407)
380	多囊卵巢综合征痰湿证基础和临床研究	(1410)
381	肥胖型多囊卵巢综合征痰湿证	(1413)
382	原发性高血压痰瘀互结证	(1418)
383	原发性高血压痰瘀互结证源流和本质	(1421)
384	脾为生痰之源与原发性高血压痰瘀互结证	(1426)
385	冠心病痰瘀互结证渊源	(1430)
386	冠心病从痰瘀互结论治	(1434)
387	冠心病痰瘀互结证临床辨识	(1439)
388	冠心病痰瘀并治	(1442)
389	冠心病痰瘀互结证治	(1445)
390	冠心病痰瘀互结证治疗经验	(1449)
391	冠心病痰瘀互结证探析	(1452)
392	从痰浊血瘀理论探析冠心病机制	(1455)
393	从五脏痰瘀理论探析冠心病证治	(1459)
394	从心为火脏探析冠心病痰瘀互结证机制	(1462)
395	冠心病痰瘀互结证痰瘀兼化理论	(1466)
396	冠心病痰瘀互结证脂质和脂蛋白研究	(1469)
397	冠心病痰浊证和血瘀证的生物学证候特征	(1473)
398	冠心病痰瘀互结分子生物学机制	(1477)
399	冠心病痰瘀互结证与炎症生物学指标	(1484)
400	冠心病痰瘀互结证组学研究和思考	(1487)
401	代谢组学与冠心病痰瘀互结证诊断	(1491)
402	基于鞘脂组学的冠心病痰瘀互结证本质研究	(1494)
403	精准医学背景下冠心病痰瘀互结证辨治研究	(1498)
404	急性冠状动脉综合征痰瘀互结证中西医治疗	(1502)
405	急性心肌梗死气虚痰瘀证候要素分析	(1505)
406	缺血性脑卒中痰瘀互结证生物学机制	(1509)
407	从痰瘀论治慢性肾脏病源流	(1513)
408	从痰瘀论治膝骨关节炎	(1517)
409	多囊卵巢综合征痰瘀互结证临床研究	(1520)
410	痰瘀互结证不孕症治疗用药经验	(1523)
参考文献		(1527)

上篇 证及相关概念博论

1 证 论

中西医对疾病概念的认识基本相同，简言之即是身体不适；但对疾病的发生、发展、变化、转归的认识则大相径庭。西医对疾病的认识建立在生理、解剖、病理、病原学等现代科学基础上，临床诊断时注重患者自觉症状、客观体征并借助仪器、试剂等进行实验检查，对致病因素与机体损害性、防御代偿性变化等认识得比较深入细致。中医对疾病的认识则是从整体观和平衡观出发，在"天人合一"理论指导下，通过对机体内正邪相争力量的分析，从人体外在症状、脉象、舌象等的分析和研究，判断体内阴阳动态失和情况，来认识疾病的发生、发展、变化、转归，把握疾病的本质（证），以"和"作为判断健康与疾病的标准。中医是如何通过"证"来认识疾病，如何判断其发生、发展、变化、转归等？学者宋镇星就此做了论述。

证的发生

中医学认为人的生命是由于天地间正常变化而产生，由阴阳二气交感气化完成的，并以阴阳二气的升降出入为其基本运动形式。自然界是人类生命的源泉，人类受着天地间正常变化规律的支配，并顺应四时变化的规律而完成其生命活动。人体与自然环境及人体内在环境之间，存在着整体统一的联系，人体的健康状态是其相对的动态平衡，保持着人体的正常生理活动。人体的生命活动是一个矛盾运动过程，生命既是自动体系，又是开放体系，人生活在天、地、社会之间，机体时刻受到内外多种因素的影响，干扰着机体健康的动态平衡状态，健康与疾病共存于机体之中，在同一机体内此消彼长，成为一个矛盾的统一体。《黄帝内经》云："正气存内，邪不可干""邪之所凑，其气必虚"。当机体的正气低下时，邪气有可乘之机，侵入机体后，正气奋起抗邪，但在邪气尚未被祛除之前，生理功能已经受到破坏，就会有相应的临床症状或体征，从而说明某一性质的疾病已经形成。但素体虚弱的患者，往往要待邪气侵入到一定的深度以后，正气才能被激发，其发病病位较深，病情较重。在疾病的发生发展过程中，正邪相互争斗贯穿于疾病发生、发展、变化、转归过程的始终，一般情况下，正盛邪除则健康，即"阴平阳秘，精神乃治"。邪盛正虚则发生疾病，"邪气盛则实，精气夺则虚"。正邪相争力量的对比，决定着疾病发生、发展的方向和结局。

证是正衰邪盛，机体阴阳动态失和的具体体现，是阴阳二气在升降出入过程中，不同程度地偏离常态的本质的概括，贯穿于疾病的发生、发展、变化、转归始终，初期表现为阴阳失和、气血失调、脏腑经络功能异常等，随着正衰邪盛的加重，表现出多种多样不同的证，并可能时刻发生变化。机体内阴阳在一定的范围"度"的规定之内，通过反馈调节，形成适度稳态以维持正常机能活动，机体功能在适度的范围内阴阳动态协调和谐则为健康，偏离适度的范围引起机体阴阳动态失调则出现证。中医的健康是指机体在"天人合一"下的阴阳动态和谐状态，疾病是机体在"天人合一"下的阴阳动态失和状态。

证的变化

中医学中"正"指正气，是人体机能活动的总称，如机体的自我调节能力、适应环境能力、抗邪防病能力和康复自愈能力等，在发病中起着主导的作用。"邪"指邪气，泛指各种致病因素，如六淫、疫疠、七情、外伤、痰饮和瘀血等，是发病的必要条件，在一定的条件下，甚至起主导作用。如外伤、高温、毒剂等，即使正气强盛，也难免不被伤害。而疫疠在特殊情况下，常成为疾病发生的决定性因素，甚至导致疾病的大流行。

正邪相争贯穿于证和疾病发生、发展整个过程的始终，正邪之间的力量对比常影响着证和疾病的发展方向和转归。正盛邪却，则不发病或疾病痊愈；正虚邪盛，则发生疾病或疾病加重。人体因各自的体质、年龄、性别、居住地等的不同，其正虚的程度各自不相同，决定证和疾病的发生与否，并与形成证和疾病的发病部位、病变程度轻重有关，如《医原纪略》云："邪乘虚人，一分虚则感一分邪以凑之，十分虚则感十分邪。"一般说来，人体哪一部分正气不足，邪气即易于损伤哪一部分而发病。如脏气不足，病在脏；腑气不足，病在腑；经脉不足，病在经脉。邪气侵入人体以后，究竟停留于何处而为病，这取决于人体各部分正气之强弱。

当邪气侵袭人体时，正气奋起抗邪。若正气强盛，抗邪有力，则病邪难于侵入，或侵入后即被正气及时消除，不产生病理反应而不发病。如自然界中经常存在着各种各样的致病因素，但并不是所有接触这些因素的人都会发病，此即正能胜邪的结果。人体受邪之后，邪留体内，当时可不出现任何症状。由于某种因素，如饮食起居失调或情志变动等，造成人体气血运行失常，抗病机能衰退，病邪乘机而起与正气相搏而发病。在正邪相争过程中，若邪气偏盛，正气相对不足，邪盛正衰，可使脏腑阴阳、气血失调，气机逆乱，则致疾病发生和证的出现。发病以后，由于正气强弱的差异、病邪性质的不同和感邪的轻重，以及所在部位的浅深，从而产生不同的病证。临床上常见某些疾患，随着正气的时衰时盛，出现时发时愈或愈而复发的情况。特别是正邪相争日久或正气越来越虚或邪气越来越盛，导致病理产物如痰、瘀、毒等滋生时，则显示疾病和证在逐渐加重或缠绵难愈。

证的层次

证发生以后，其发展变化与正气的盛衰和感邪的性质、轻重及邪气作用的部位有密切关系。当正气逐渐衰弱或（和）邪气逐渐强盛时，疾病则逐渐加重；证从疾病开始时最初的阴阳动态失和状态，表现为阴、阳、气、血的盛衰，逐渐影响到具体的脏腑功能、组织结构等，甚者影响到人的生命。证的层次，张震认为中医的证存在着核心、基础、具体3个比较大的层次。第一层次核心证候，即虚、实、寒、热、气、血、阴、阳等的病机及症状；第二层次基础证候，为核心证候构成的比较基础的部分，如阴虚、气滞、血瘀、湿热等；第三层次具体证候，是肝、心、脾、肺、肾等证的定位标志与基础证候共同组成的，如肾阴虚、肝气郁结、热入营血等。黄柄山等也认为中医内伤病的证具有3个层次，其中气、血、阴、阳为第一层次；脏腑气血阴阳（如肝血、肾阴）为第二层次；脏腑气血阴阳之虚、实、寒、热（如肝血虚、肾阴虚）为第三层次，徐迪华根据证具有发展演变的特征，分出潜证、前证态、显证、前沿证、临界证、典型证等。皆已认识到中医的证的层次是由浅入深、逐渐加重的过程，反映出证在不同层次对不同侧面和机体的影响，从过去对证认识的局部、孤立、单一的状态扩展到现在的全面、动态、系统的认识水平。

中医治病不是着眼于"病"的异同，而是着眼于证的区别和层次的差异。不同的病因可以导致相同的证；相同的病因，由于机体自身的调节功能或其他影响因素的不同，可以出现不同的证，故有同病异治、异病同治或同证异治、异证同治的不同。中医治病以人为根本，把人和病密切地结合成一个整体，从人体生命活动的总体上把握个体的差异性。以证为基，以因为据，以症为靶，以病为参，是在共性的基础上，准确有效地把握个性不同的证，是提高疗效的关键。在辨证用药基础上，审因用药、对症用药、对病用药，即以证为向求中和、以因为点祛源头、以症为靶减病痛、以病为参知轻重。清晰地认识证的层次，能对病的病机、病情、病势等作出客观的、正确的认识和精准的判断与治疗。

证的命名

证是指机体在"天人合一"下的正邪相争,阴阳动态失和,导致其功能、代谢、结构失和的病理过程。证是客观存在的病理状态,是从个体正邪反应状态对疾病本质的客观反映,是病因、病位、病性、病势等要素的综合。中医对于证的命名即证的表述形式,目前尚无统一的认识。应是在结合病名诊断前提下,从定因症、定位症、定性症3个方面综合的结果。证的本质是机体在致病因素(特定和非特定)作用下引发的病理过程或病理状态,核心在病理过程或病理状态。而西医病的本质则是机体在特定致病因素作用下引发的病理过程或病理状态的集合,核心在病因。

中医具体的每一个证,应反映出该证在疾病发生和演变过程中相应阶段以及患者个体当时所处特定内、外环境的本质,它以相应的症、舌、脉、形、色、神表现出来,能够不同程度地揭示该证的病因、病位、病性、邪正盛衰、病势等内容。中医证的表述常用的命名方式是实证:病因+病位+病机命名,如风寒束肺证、痰湿蕴肺证等;虚证:病位+病性命名,如肝肾阴虚证、心血不足证等。目前不少人误将某一证名认为是证的全过程,其实该证名只是该证的全过程中的一个纵切面,是辨证的结果,是相对静态的证。

证是疾病动态演变的体现,证名是对疾病过程中证的某一时刻或阶段的表述,是对患者就诊时的疾病本质所作的一种诊断性结论,代表该证本质的名称。证名应基本能反映出证的内在构成要素,能据此提出相应的治疗方法并以资验证,检验证名是否符合客观实际和能否指导治疗。"辨证求因,审因论治"是临床辨证论治的基本精神,证的命名,既要避免名实混乱,又要免于重复,达到命名确切、概念清楚、内涵外延明确的目的。一要能体现疾病过程中不同阶段的时向性和阶段性的主要矛盾(个体特异性),二要能揭示同一证在不同疾病中的共同矛盾(普遍适应性),三要重视实践指导性,四要有简洁性和准确性,五要注重传统的继承性。

证的传变

《伤寒论》有"六经传变",温病诸家有"三焦"传变说和"卫气营血"传变说等。证的传变是疾病正邪相争演变过程的具体体现,是疾病定向演变的普遍规律,受多种因素的影响,其传变的定向演变只是一种趋势和预测。证的传变主要有以下3种。

1. 正邪相争的传变 一是由实转虚,即邪退正虚,一般是阳证、实证转化阴证、虚证,阴实证转化阳虚证,或阳实证转阳虚证,阴实证转阴虚证。二是由虚转实,即邪盛或正盛,如阳虚生寒、湿、水、饮、痰,阴虚致风、阳、燥、热、火等。

2. 病因之间的传变 《通俗伤寒论》云:"伤寒一证,传变颇多。不越乎火化、水化、水火合化三端。从火化者,多少阳相火证、阳明燥实证、厥阴风热证。从水化者,多阳明水结证、太阴寒湿证、少阴虚寒证。从水火合化者,多太阴湿热证、少阴厥阴寒热错杂证。"火化即阴邪向阳邪转化的过程,如风、寒、湿、水、饮、痰、食、气、瘀向热、燥、火的转化。亦有阳邪之间的转化,如温化为热、热化为燥、燥化为火。水化主要是阴邪的定向演变,如风、寒、湿向水、饮、痰的转化,或少数阳邪转阴等。水火合化或因病邪本身阴阳夹杂,如寒火、湿热、燥湿等,或阴邪火化与阳邪水化等出现的阴阳、寒热、燥湿错杂现象。

3. 病变位置的传变 一是上下传变。以由上及下者多,亦有由下及上者。《素问·太阴阳明论》云"阳病者,上行极而下;阴病者,下行极而上"。二是表里传变。外感病多由表入里,外感伏气或内伤病多由里及表。三是浅深传变。由气入血为由浅入深传变,为病势加重;由血透气为由深出浅传变,为病势减轻。四是阴阳传变。一般是由阳入阴,病势多为恶传;由阴出阳,病势多为顺传。五是脏腑传变。脏腑功能的失调或障碍,当太过或不及时,可通过经络的联系,彼此发生影响,如一脏腑功能太过可以使相关脏腑功能失调；一脏腑功能不足可以使另一脏腑功能失调或不足；一脏腑病变可以循经传变于与其互为表里的脏腑，使该脏腑功能也发生紊乱。

证的诊断

证的诊断又称为辨证或认证，是中医学特有的临床诊断形式，是医生的主观对证这个客观存在的反映，是一个通过患者的临床表现以及其他有关因素认识病变本质的过程。《临证指南医案》云"若识证不明，开口动手便错"，说明对证诊断之难，因证在临床上的表现受不同疾病的特异性所决定，而在病变过程中又受体内外多种因素的影响，没有固定的表现形式。同一证因病种不同，其表现形式也有差异；即使同一病种，由于在病变过程中受体质、居住环境、季节气候、生活起居、精神状态以及药饵等多种不同因素的影响，也可出现多种不同的变异表现形式；且证的本身又是一个动态演变的特殊概念，具有非常明显的时间特点。没有固定的模型，故有"证无定体"之说。

识证虽难，但各证皆具有其特异性的表象，通过其症状或体征、脉象、舌象的各自特征以及其相互组合的特点，作为识证的依据，运用具体的辨证方法和正确的思维逻辑，就能概括、判断为某种性质的证。大体步骤为①辨证求因。即通过对病因所具特性来认识临床证名所反映出来的特别表象，以确定病因的存在和消长，但病因多错杂相兼，需仔细辨别。还要进一步分析是外来病邪侵入人体之后，或是内生的病邪形成之后，已经发生或正在发生怎样的转化，如风寒袭表后是正在开始化热，或已经化热，是否还兼有它邪等。②审因定位。即通过症状或体征、脉象、舌象确定病因所犯病位。一要辨明是全身性的证候还是局部性的证候，是全身性证候突出于某一局部还是局部性证候影响到全身，如风寒证是个全身性的证候，咳嗽、咯痰明显则突出表现于肺。二要分清人体的大体分部，即内（里）、外（表），或上、中、下三部，如外邪侵犯人体，始在体表，既而入里，或表里同病。三要具体分辨脏腑经络以及相互关系与影响。③据本定法。本者正邪相争之力量比较。凡病证无不有正气之变动，或为病邪所扰而亢奋，或受病邪损伤而衰退。正邪双方力量的盛衰变化，影响着疾病的发生、发展、变化、转归和预后，影响着病机的虚实变化。当辨清病因和病位后，再根据正邪的盛衰情况，就能确定治疗方法，是以扶正为主，或是以祛邪为主，或是扶正祛邪兼顾。

证与病的联系和区别

疾病具有特定的病因，有一定的发病机制和病理转归，整个过程相对稳定。证是机体阴阳动态失和的反映，随正邪相争的力量变化，证可不断变化。证和病一样，都能基本反映出疾病的本质，都是对疾病的横向认识。辨证是医生的主观认识证（病变本质）这个客观存在的过程，医者当时的诊断（纵向切入）所见是对证和病发生、发展、变化全过程中某一时刻或阶段纵切面的反映，同一证或病的全过程是由若干个相关的纵切面连接组成。但病偏重群体，证注重个体。任何一种疾病都存在着发生、发展、变化、转归等动态的、不断发展变化的过程，疾病的病因、病位、病性或病理变化等不是一成不变的，随着正邪双方力量对比的变化而不断发生变化。如外感六淫致病，若正不胜邪，证和病表现出由表入里、由浅入深、由轻到重的发展过程；正盛邪却，证和病表现为由里出表、由深到浅、由重变轻的发展趋势；脏腑病变因生克关系可在脏腑之间产生传变；病性的寒、热、虚、实等在一定条件下亦可以发生相互转化。疾病的病因、病位、病性及病理变化等共同构成了疾病本质的"证"，一种疾病在其疾病进程中的不同阶段可见不同的"证"，当所有的"证"联系起来则共同组成该病的完整病程。

中医临床认识和治疗疾病，既辨病又辨证，但主要不是着眼于"病"的异同，而是将重点放在"证"的区别上，通过辨证而进一步认识疾病。病是由证体现出来的，反映了病理变化的全过程和发生、发展、变化的基本规律。证决定着症和病，证的轻重往往决定症和病的消长。辨症论治、辨病论治、辨证论治的诊疗体系，是对疾病诊治和认识的逐步深入。对证的认识和研究越具体、越深入，越有利于对疾病本质的认识。有是证，用是方，中医的多数处方均是在辨证论治下为不同患者"量体裁衣"开出的一人一方，具有针对性强、特异性强、疗效高的优点，是较为典型的"个体化"治疗医学，符合人体生命变化多样性的特点，符合现代医学以"人"为中心的个体化医学发展趋势。中医因人制宜的治疗个体化方法充分体现了中医治疗的整体观念和辨证论治的特点。

证是中医学的特有概念，是中医学认识和治疗疾病的核心。中医学治病讲究"治病求本"，这个"本"指的就是疾病的本质，是阴阳动态失和，即疾病的"证"。证是通过疾病的"症"或"证候"来认识疾病本质的，如《丹溪心法》云"有诸内者，必形诸外""欲知其内，当观乎外"。

临床上疾病种类纷繁复杂，只要抓住该病本质的证，就能执简驭繁、有的放矢、切中要害。在疾病的发生发展变化过程中，正气与邪气这两种力量对比不是固定不变的，而是正邪双方在其相争的过程中，客观上存在着力量对比的消长盛衰变化，而且有一定的规律可以遵循。证是中医正邪相争，阴阳动态失和的具体体现，决定着病的虚实，直接影响着疾病的发生、发展、变化、转归与预后；并能在疾病的现象与本质不完全一致时，只要正确把握住正邪盛衰所反映的真正虚实病机变化，就能认清疾病发展过程的本质，更好地为临床实践服务，是中医的治疗依据和目标。

2 证的概念

辨证论治是中医学的核心内容。证是中医学最基本、最常用的概念之一。

有关证的认识

关于证的认识，主要有以下几种观点。①证是疾病的现象。秦伯未、方药中及日本学者吉益南涯认为证是证据；日本学者认为，证是临床表现的治疗依据；朱颜认为，证是症候群；任应秋、张永鹏认为，证是证候；成肇智认为，证泛指有关患者的各种信息。②证是疾病的综合病理概括。③证兼有疾病的现象和病理概括两方面内涵。④证是人体的一种反应状态、病理状态，或病理功能态。⑤证既是疾病过程中机体的反应状态，又是综合表现。⑥证即病机。⑦证实为病。⑧其他。证是一种健康模型，它建立在人体是一个具有自稳组织调节能力的主体这一认识基础之上，不只限于疾病的范畴，而是人这个主体开放系统的整体边界效应，是关于健康和疾病互相转化过程的信息。申维玺认为，中医证的确切概念是一类细胞因子网络紊乱导致的基本病理过程和临床综合征。梁茂新提出证实质上是疾病形成和发展某阶段上体内各种生物活性物质相互作用的综合行为。徐木林等定义证是"同防治耦合的，从证候判断人体一定时空偏离阴平阳秘状态的具体本质"。

由上可见，证定义混乱的主要原因在于它难以同病、病机、证候等概念严格区分，所以学者童舜华等认为，有必要对证及其易混概念进行辨析。从历史的角度，回顾证的含义或中医学对"证"字的运用情况，也许可以让我们对证有一个较清晰的认识。

历代中医文献中证的含义

在中医学文献中，证具有三方面的含义。

1. 证通常是疾病的现象　《说文解字》训"证"为"告也"。以后"证"被引申为验证或证验，如《玉篇》即释"证"为"验也"。可见"证"字最初用于医籍的本义，指疾病的证据、征象，也即今之所言症状、体征。早在《素问·至真要大论》就有"病有远近，证有中外，治有轻重"之说。《难经·十六难》云："假令得肝脉，其外证善洁，面青、善怒；其内证齐左有动气，按之牢若痛……有是者肝也，无是者非也。"这里的"外证""内证"都是望闻问切收集到的临床表现，也是诊断肝病的依据。《伤寒论》和《金匮要略》使用"证"字频繁，而"证"字含义等同于《黄帝内经》中"病形""病状""病之形能（态）"等词，如《伤寒论》第182条"阳明病外证何如？答云：身热，汗出，不恶寒，反恶热也"。

随着时代推移，"证"字逐渐向多音节的复合词演变，如晋代王熙《脉经·序》称"仲景明审，亦候形证""声色证候，靡不该备"。其中，"形证""证候"义同"证"，皆指症状、体征等临床表现。隋代巢元方《诸病源候论》一书中的"候"字均可作"疾病征象"解。《中华大字典》释"证，候也"，为两字在早期医学文献中互换使用提供了佐证。《说文解字》称"证，从言，告也""候，伺望也"；指出证由问诊而知，候由望诊而得。由此可知，"证"与"候"有微细差别。但笼统地说，两字在早期中医学文献中的含义大同小异，可以互换使用。随着"证"与"候"合用渐多，"证候"即表示疾病征象，并由此实现了患者主诉与医者诊察所见的有机统一。

据考"症"字是元代才出现的"证"的俗体字。《中华大字典》云:"症,俗证字。"它所引原始文献为元人郑德辉《倩女离魂》第三折中"症候"一词。《黄帝内经》以降至宋元医籍,"证"中显然包含有症状、体征的意思。"症"字的出现,可能是有些学者为了使"证"从表示"疾病的现象"之意中脱离出来,于是将偏旁"言",换成偏旁"疒"以表义,这样便形成了"症"字(中医理论中的不少医用字词都是如此出现的,如劳-痨、淡-痰、风-疯、萎-痿、壅-痈等)。明代吴有性《温疫论》指出:"病证之'证',后人省文作'证',嗣后省'言'加'疒'为'症'。"这表明病、证、症字形异而实同。明清许多医学著述以"症"命名,明显地出现以"症"代"证"的倾向,如《症治答难》《脉症治方》《杂症汇考》《诸症辨疑录》《杂症纂要》《痧症全书》《方症联珠》《辨症玉函》《方症会要》等。明清医学著作中对"症"字的运用,充分说明由明至清"症"经历了初用期到约定俗成期的过程。显然,"症"在中医学中的使用与西医学的影响毫不相干。但这种替代是否是为了在一定程度上区别作为症状的"证"与今日所言的辨证的"证",值得引起注意。

2. 证有时指病 证与病有时可混用而指某种或某类疾病,如"痹证""血证""喘证""痿证""厥证"等。又如《伤寒来苏集》认为六经辨证"非专为伤寒一证立法也",这里的伤寒证即伤寒病。因此常有"病证"一词。

3. 证是疾病某一阶段的病理概括 张仲景《伤寒杂病论》第16条"观其脉证,知犯何逆,随证治之",前面的"证"是临床表现,后面的"证"是诊断结论。今人所言"辨证"之"证",是疾病的临床诊断结论和治疗依据。它既非症状、证候等疾病现象,也非具体的疾病,当然也就不可能既是疾病的现象,又是病理概括。尽管证与病机有较密切的联系,但证与病机是两个不同的概念,不能混为一谈。随着对证研究的深入,人们用现代科学的观点,以现代的语言,从不同角度来阐释中医学的证,有助于对证的理解和认识,但作为证的定义,正如申维玺所说:"人体内每种疾病过程的发生发展都有其特殊性,从某种意义讲都可以称其为典型的反应状态,因此这种典型状态并不能为证的概念界定出一个明确的定义和归属。"那么证到底指什么呢?

证的确切定义

明代初期的《万氏妇人科·调经章》对月经不调的治疗提出:"大抵调治之法,热则清之,冷则温之,虚则补之,滞则行之,滑则固之,下陷则举之……随其证而用之,鲜有不效者矣。"显然,"随其证而用之"之"证"当指热、冷、虚、滞、滑、下陷等病理诊断结论。陶节庵《伤寒六书·家秘本》指出:"审得阴阳表里寒热虚实真切,复审汗、下、吐、温、和解之法,治之庶无差误。"孙一奎《赤水玄珠·凡例》指出:"是书专以明证为主,盖医难以认证,不难于用药,凡证不拘大小轻重,俱有寒热虚实表里气血八个字,苟能于此八个字认得真切,岂必无古方可循?"清代程国彭《医学心悟》亦云:"凡病不外寒热虚实表里阴阳。"叶天士《临证指南医案·凡例》曾云:"医道在乎识证、立法、用方,此为三大关键。"上述各家所论可谓是对辨证论治思维过程的精要归纳。由此可见,证应当是指"阴阳表里寒热虚实""寒热虚实表里气血"之类,也即关于疾病病因(如阴邪、阳邪)、病位(如表里、气血、阴阳等)、病性(如寒热)、邪正关系(如虚实)的病理概括。

综上所述,《中医基础理论》五版教材对证所作的定义最为确切:"证,是机体在疾病发展过程中的某一阶段的病理概括。由于它包括了病变的部位、原因、性质,以及邪正关系,反映出疾病过程中某一阶段的病理变化的本质,因而它比症状更全面、更深刻、更正确地揭示了疾病的本质。"它符合前人原意,既较充分地揭示了中医辨证论治之"证"的实质,又有具体的辨识内容(病因、病位、病性、邪正关系),既反映了中医学的特点,又有利于指导临床。

3　证的认识

"证"字有证名、证型、证候、病证、辨证等多种名词术语，在诊断学上被广泛运用。"证"在古代文献中，最初当证状用，逐渐向"证名"演化。明清出现了"证"字的俗写"症"字后，症状与证状、症候与证候、病名与证名等概念就混淆不清，迄今还不规范。因此，从"证"的历代和当代的发展演变，认识其相关概念的涵义和正确定义，无论在中医名词术语规范化或中医临床、科研实践中，都有重要的意义。学者肖德馨从中医历代对"证"的认识谈起，再概述了当代对"证"的认识。

周秦时期

《黄帝内经》虽然没有"证"字，但有两种含义作为疾病的表现或证据时，用"形""状""能""候"等表示，如"五脏风之形状……愿闻其诊及其病能""病之形能也""此其候也"。作为疾病过程中不同阶段或类型的诊断性概念，如《病能论》"有病颈痈者，或石治或针灸治之，而皆已，安在岐伯云此同名异证者也。夫痈气之息者，宜以针开除之夫气盛而血聚者，宜石而泻之。此所谓同病异治也。"这里将"颈痈病"，施以不同的治法，说明"同名异证"，所以要"同病异治"，可见，《黄帝内经》在治疗上已提出了"同名异证"与"同病异治"的辨证论治原理。

两汉时期

张仲景《伤寒杂病论》，是后世学习和掌握辨证施治的典范。书中"证"的两种含义也很明显地当症状用，如各篇名《辨病脉证并治》，这里"脉证"并用，显然是指脉象的症状。当诊断概念的"证名"或"证型"用，如"名为中风""名为伤寒"。书中又多"以方名证"，如"麻黄汤证""桂枝汤证""柴胡证"，还有以病因病机名证的，如"蓄血证""蓄水证""结胸证"等。最有代表性的是第16条，太阳病误治或失治成"坏病"的诊治原则"观其脉证，知犯何逆，随证治之"。前一个"证"是指症状，后一个"证"指证名。此条充分体现了辨证论治的方法和原理。

隋唐时期

隋代巢元方《诸病源候论》，总结了魏晋以来的医疗经验和成就，论述了内、妇、儿、外等各科疾病的病候与证候计1720条。书中"候"字作"症候"解，包括色、脉、症等各种临床表现。如"或一经受病，未即相传，致使停滞累日，病证不改者，故当察其证候而治之"。所以既有病候，又有证候和症候这三个层次，是研究中医病证分类的重要古代文献。唐代孙思邈《千金方》，对辨证论治体系也有发展，尤其在五脏辨证中，按五行相生的顺序排列五脏系统的病证，每个系统包括脏、腑、形体皮肉筋骨脉各要素的病；病名之中再以虚实寒热的性质分证，形成了脏腑与八纲相结合的"五脏辨证"体系。

明清时期

对《伤寒论》的研究，形成许多流派；其中辨证论治学派，对"证"的研究最深透，有的"分经审证"，有的"按法类证"，有的"以方类证"，极大地促进了证候的规范和运用。温病学说发展到鼎盛时期，创立了三焦和卫气营血辨证，补充了《伤寒论》对疫毒之邪所致的温病、湿温病的治疗不足，扩展了许多温病的证候及对证方药，迄今仍为中医治疗急性热病或传染病时广泛应用的方法。

医学类书大量涌现，虽然论述方法不同，但都强调辨证论治，如《类证治裁》《证治汇补》等，书名就突出"证治"。其写法，多是先分科，每科再列病，每病从病因病机到辨证治疗，分别选录前人不同论述，阐明要义附以己见。然后随证附以选方。如明代孙一奎在《赤水玄珠》中强调"是书专以明证为主。盖医难于认证，不难于用药。凡证不拘大小轻重，俱有寒热虚实表里气血八个字；苟能于此八字认得真切，岂必无古方可循"。反映出当时已广泛运用"八纲"辨证的方法。

医案著作的大量出现，也反映出历代名医的临床思维方法和识证、立法、选方、用药的辨证论治全过程。初步考证，明确提出"辨证施治"概念，始见于明代周之干《慎斋遗书》；而"辨证论治"，初见于清代章虚谷《医门棒喝》。

明清时期的重要变化和发展是在医籍中广泛地使用"症"字。有的"证"与"症"字通用，看不出涵义的差别，如《辨证录》中，痹证用"证"，而痿证就用"症"。有的基本上用"症"字取代了"证"字，如《医学入门》《外科正宗》《理虚元鉴》《症因脉治》等。有些医籍，仍然用"证"而不用"症"字。大凡政府主持编纂的医书如《古今图书集成·医部全录》《医宗金鉴》，和医官、出身仕途的医家的著作如王肯堂的《证治准绳》、张景岳的《景岳全书》、喻嘉言的《医门法律》，多不用"症"字。还有些书名用"证"字，而文内用"症"字，如《辨证录》《证治汇补》《类证治裁》等。究其原因，可能是"症"是由"证"衍化而来的俗字，所以不用，以示庄重。官修的《康熙字典》未收"症"字。近世的《辞源》《中华大字典》《辞海》指出"症"是"证"的俗字或通"症"一义，没有区别涵义的不同。

由于"症"字的出现，又与"证"字通用，这样就使有关的名词术语，如症状与证状、症候与证候、证名与病名等，互相混用，混淆不清了。但随着当代中医学术的发展，辨证论治理论的不断深化，"症"与"证"字越来越趋向于分化，有关概念的内涵也就逐步走向规范化。

当代著名专家的论述

当代著名中医学家秦伯未，在《中医临证备要》书末所附《辨证论治浅说》一文中认为"證""证"和"症"，实际上是一个字和一个意义。将证指证候，症指症状，把它们区别起来是没有根据的，而且在探讨文献时会发生错觉。至于证的字义，在医学上只是代表临床表现，一般对单独的证称为证状，由几个证状综合成一个病证时称为证候。

任应秋教授，在 20 世纪 70 年代，对"证"的认识，与秦伯未基本相同。但在 20 世纪 80 年代，就有所发展了。如 1980 年在《略谈辨证与辨病》一文中，指出"辨证就是要辨识某一疾病的证候……所谓的证，就是某一具体疾病的证候，而不是其他的证（指'症'）而言。"中医辨证是从若干复杂症状包括脉象舌苔等，经过分析辨成某某证候。从复杂的症状辨识而为证候，这是中医辨证的精髓。这时已将症状与证候，从含义与用字上都明确区别开来。

教科书中的定义

1964 年出版的中医高等院校二版教材《中医诊断学》，对"证"的定义："辨证的'证'字，它所代表的不仅仅是个别的证状，也不仅是表面的综合证状群。所谓证状或证候，既包括四诊检查所得，又包括内外致病因素，全面而又具体地反映了疾病的特征、性质和这个阶段的主要症结。"可见证状与证候，皆用"证"字；证候既包括四诊所得的证状，又包括反映疾病性质的诊断学概念。迄今，五版教材《中医诊断学》这个"证"的定义，基本未变。但五版教材《中医基础理论》对"证"只作为诊断性概念予以定义："证，是机体在疾病发展过程中的某一阶段的病理概括，由于它包括了病变的部位、原因、性质以及邪正关系，反映出疾病发展过程中某一阶段的病理变化的本质，因而它比症状更全面、更深刻、更正确地揭示了疾病的本质。

学术期刊的争鸣

进入 20 世纪 90 年代，辨证论治的理论和方法，一直是学术讨论或期刊争鸣的热点。通过各种观点的争论，及系统的综述或述评，使"证"的有关概念，更接近于当代临床的实际。这里仅举两家代表性的认识。肖敏才在《谈"辨证"的涵义与用字》中认为：中医界目前虽有将"证"代表中医诊断概念的倾向，但"证"的涵义仍然模糊，证、症、病、症候、证候这些名词的使用也很混乱，含义不一。要结束这种局面，关键在确定中医学是否要用"证"作为中医的诊断概念，规定其确切涵义，是可以接受的。在规定"证"的涵义时，下列因素值得考虑：①"证"不是患者的异常感觉，也不是医生通过四诊所获得的病的征象。②"证"是医生运用中医理论对四诊获得的"资料"进行分析后得出的病情诊断。③"证"一般不会表现为单个症候，而是一些相关联的症候构成的。④不同的"证"用一定名称代表。"证名"的构成因素包括病因病机、病理性质、病变部位、症候表现、疾病阶段、发病特征等，以前四项为主。每一证名常包含上述两个以上的因子。⑤"证"应能提示相应的治法。他还提出作疾病的外在表现使用时用"症候"，当强调这些症候是某"证"的表现时，则用"证候"。

朱文锋在《建立辨证体系之我见》文中，对"证"的概念定义比较准确。中医诊断包括辨病与辨证，二者均是以中医理论为指导，以临床症状和体征为依据，对疾病本质的认识。但是"病"是对该疾病全过程的特点与规律等所作的病理概括；而"证"是对疾病所处一定阶段的病因、病性、病位等所作的病理概括，是综合了致病因素与机体反应性两方面情况而对疾病当前本质所作的结论。因此，病与证的概念是不相同的。"症"是指单个的症状及体征，属于疾病的现象，自然不同于"证"。严格地说，"证"也不等于"证候"。证候者，情况也。"证候"是"证"的外候。虽然证候可以是一类有着内在联系的症状、体征，但毕竟只是现象，只有通过医生对这些病状进行"辨"，才能求得疾病属于什么"证"的诊断。

科学研究的进展

20 世纪 80 年代中期，对于辨证论治的规律、体系，和中医病名、证候规范化问题，就列入部级课题开展研究。中国中医研究院主编的《中医症状鉴别诊断学》《中医证候鉴别诊断学》湖南中医药研究院主编的《中医病名诊断规范初稿》，都是在这些课题研究的基础上编写的。对病、证、症等有关概念，都做了论述和定义，但是并不统一。

1. 疾病、病名与病候　疾病是与健康相对应的概念。中医认为疾病是人体在病因作用和正虚邪凑的条件下，体内出现具有一定发展规律的正邪交争、阴阳失调的全部演变过程，具体表现为若干特定的症状和各阶段相应的证候。

每种疾病的具体名称是谓病名，病名是反映疾病全过程的总体属性、特征或演变规律的疾病诊断概念；它是由病因、病位、主症或特征等某一方面或几方面综合命名的。

能诊断某种病名的一组症状和体征，通常称为病候，所以病候即是某种病名的诊断标准或诊断要点。

2. 证型、证名与证候　证名，是一种证候的诊断名称。证名是反映疾病全过程中某一阶段的本质或内部联系，它是由病因、病位、病势、病性、病机等因素综合而成的。

证候，是一种证名或证型相关或相应的症状和体征，也可以说是诊断或判定证名或证型的一组症状和体征，称为该证名的证候，所以证候即是证名的诊断标准。

证型，有两种认识：一种认为证型与证名相同，是同一概念的两种称谓；一种认为证型与证名是两个不同概念，无论从外延与内涵都有所区别。

3. 症状、症候与症征 症状，狭义的只指患者感觉到的异常变化或现象；广义的也包括医者所得到的疾病现象和体征。"候"，其文字原意有看、望，或标志、现象等。候与症字复用，就更能加重广义症状的含义，既有患者的自觉症状，又有医者观察到的疾病现象或体征。

但是，"症候"与"证候"这两个术语或概念，在发音和汉语标的方面完全相同，极易引起混同。所以近代中医文献中，越来越倾向于用"症征"代替"症候"的用法，"症征"在文字语义上更容易表示症状加体征的含义。

4 证的探析

中医临床面对的最大难题之一，就是面对纷繁复杂的各类临床问题时，如何理出一套富有针对性的理法方药。进一步而言，如何体现出中医特性化优势，有别于头痛治头、脚痛治脚的简单治"症"，或者中药降压、降糖、降脂之类西化的治"征"，甚至还不仅仅满足于某些方、法治某个"病"，希望从根本上寻求"阴平阳秘"的健康之道。其中的机枢节窍，究竟在何处？目标又在何处？学者陈学勤等围绕上述问题，从"证"做了探析。

临床目标的不同境界

厘清中医语境下的健康、症/征/症候、病、证的不同概念，方能梳理中医与西医有同有异的临床着眼点和诊治目的，发挥出中医治疗的特色优势。

1. 健康状态的中医阐释 医疗的目的是最大限度地追求健康。健康是人和自然、社会协调，人体自身阴阳动态平衡的结果。疾病的根本原因为阴阳失和，诊断的关键是辨别阴阳的状态，调整状态使阴阳平衡。中医治疗及养生康复的核心则是恢复阴阳自和的过程与能力。

状态是指在人体生命过程中，脏腑、经络、气血作出与内外因素作用相适应的调整，从而形成的生命态，是对生命时序连续过程的概括。人体的阴阳自和能力对状态形成起着重要作用，因此状态不是一成不变的，是客观的、动态变化的。根据中医理论，按照健康水平的不同可将人体状态分为未病态、欲病态、已病态3种反映整体健康的状态。未病态是指在各种刺激下，人体通过阴阳的自我调整，处于"阴平阳秘"状态，即维持脏腑、经络、气血等的功能正常；已病态是指外在刺激或者人体内应激超过了阴阳的调节能力，处于"阴阳失衡"状态，即脏腑、经络、气血等功能出现了偏颇；欲病态则是介于未病态和已病态之间的状态。

2. 症/征/症候、病、证的不同概念 中医临床主要针对"阴阳失衡"的已病态和欲病态，以求通过各种治疗手段达到未病态的健康状态。其切入的着眼点，是单一的几个症状体征，或者是以"病"为提纲的规律化的系列症状体征，还是利用一定的系统化知识整理过的疾病信息组合，决定着医者的目标和所能达到的高度。

（1）症/征/症候：中医通过四诊的方式采集与疾病发生发展相关的信息，包括患者自我感觉，如头痛、口苦等，以及医生采集的信息，如面黄、谵语、舌红、滑脉等，这些都统称为"症"。因此"症"主要包括"症状"及"体征"两部分。严格而言，中医学只有症（或症状）的概念，没有体征的概念。症候的"候"是证的外候，候是特定证的表现，是按一定原则、规律组合的症。此外，中医学还十分注重环境气候、社会心理等因素的影响，将其视为健康状态的表征，或称为"候"，也作为诊断疾病或状态辨识的依据之一。中医学历来主张"四诊合参"，四诊资料中除中观参数外，还强调宏观参数（天、地、时）等，作为临床辨证的依据。而随着科技水平提高，微观参数也成为中医四诊的延伸。各种检查检验的指标异常（微观参数）是一种特殊的表征参数，也可看作中医四诊的延伸，归入"征"乃或"症"的范畴，具有稳定性、敏感性、客观性、可量化等优点。这是中医不断与时俱进的需求，尤其是在无症可辨，或不可缺少这些重要指标的情况下，比如内脏肿瘤的大小、血压波动、冠脉狭窄程度的变化、内分泌代谢指标的异常、乙型肝炎的免疫学异常等。一些指标经大量研究，已经有了中医学角度的独特认识，比如尿蛋白，基本性质为"精微物质"；中性粒细胞比例和C反应蛋白等炎症指标上升，多数属于"热""毒"范畴。这同传统意义上的某个症状的发生如腰痛、水肿,有着类似的意义,不必要固步自封完全摒弃。所谓的"微观辨证""隐性辨证",实质上是单症辨证或主次症辨证。中医诊疗既要充分考虑到这些指标,又要超越简单的线性思维。

(2)病:中医将疾病定义为"在病因作用和正虚邪凑的条件下,体内出现的具有一定发展规律的邪正交争、阴阳失调的全部演变过程,具体表现为若干特定的症状和各阶段相应的证候"。西医对疾病定义随着对疾病认识水平的提高和疾病本身发展变化而有所变化。它是指在一定条件下,机体与外界环境间的协调发生障碍,由病因与机体相互作用产生的损伤与抗损伤斗争的有规律过程,体内产生一系列功能、代谢及形态改变,临床上出现不同的症状与体征。所以,广义地说,中医和西医对疾病的认识有一定的共性,都有内外因素交争的过程,均可表现出一定的症状及体征。但中医的病与西医的病仍然是两个不同的概念。正如任应秋所言,"西医所称的病,大多数是取决于病原体,或者就某种特殊病变的病灶,或者就生理上的某种特殊变化而命名,是比较具体的,必须取决于物理诊断及实验诊断","中医的病,或与病因的性质而命名,或与突出的症状而命名,或从病机的所在而命名"。比如"痹病""郁病""消渴"就是比较典型的中医病名。

在疾病的理解与定义上,中医与西医有明显差异。西医注重结构,中医注重功能。中医从状态、功能看疾病,是因各种条件动态变化的;西医从病理看疾病,疾病是相对静止的,相关治疗也"经得起重复"。中医注重个性化治疗,西医则是循证治疗。治疗原则上中医以"和"为出发点,重视整体效应,把机体是否恢复平衡为最终的痊愈标准;西医则以"对抗"为主,注重检测指标、影像学依据的正常范围。目前国内病证结合的研究上仍然有以西医之病套中医之病,以固定证型划分疾病,用西医的方法研究中医的现象,例如"肺结核就是肺痨""糖尿病就是消渴"等,忽略了中医的内在逻辑和经验特色。

(3)证:证是对特定阶段的病位、病性等病理状态的概括,是一种病理状态,也是一个过程。证不是症或病,或单纯理解为某一汤证,也不等同于简单堆砌或组合若干症状,而是具有高度的概括性和机动性。中医辨证的思维过程,是指在中医学理论的指导下,通过四诊采集机体在特定病理阶段的信息,对症或称状态表征等错综复杂的疾病现象进行综合分析,对病位、病性等证素作出判断,然后形成完整证名,形成一个概括病情的诊断以及治疗原则。

辨证思维是中医诊疗体系的重要特色。据证立法是中医学辨证论治的核心。证是中医治疗的依据和疗效的保障。以症为据,审证求机,这是辨证时不能变更的原则。

(4)相互关系:许多研究人员选择了西医的"病"为研究对象,对其进行证、证的分布或辨证分型等研究。虽然不同个体、不同阶段的证是动态变化的,但同一种疾病有着共性病理特点,因此这些研究可为把握疾病的本质和辨病论治提供参考依据。比如气阴两虚是糖尿病中医基本病理特点;痰湿是代谢综合征基本病理;肾虚肝郁是围绝经期综合征的基本病理;脾虚湿胜是泄泻的基本病理等。

研究并明确不同疾病的基本病理特点,是中医辨病治疗的核心,为疾病的干预和治疗提供依据。由于个体体质差异和疾病的复杂性,新病久病、疾病传变与进退等因素的影响,虽然同一疾病有相同的基本病理特点,但在不同个体和不同疾病阶段表现出的证候特点不同。因此一种疾病可以分为几种常见证型,在不同的证型中夹杂着相同的病理特点。例如冠心病的基本病理特点为心脉瘀阻,贯穿于冠心病发生发展全过程。临床上可分为气滞、血瘀、阳虚、痰阻、寒凝等几类证型,不同的证型组中均夹杂着不同程度的血瘀病理变化。在诊治疾病的过程中,不同病理特点的兼杂关系是不能回避的。但是仅仅在病的基础上研究证型,不免形成"公式化",失去整体观念的灵魂。

病、证都是对于临床资料的系统整合,其内在归纳演绎的逻辑和导出的方法都不一样,各有特色和不足。近世在施今墨、姜春华等大家的推动下,辨病和辨证相结合逐步得到广泛认可。"片面强调辨病,丢掉了辨证论治,则失掉了中医的灵魂。如果无视现代科学对病的研究,则中医学临床疗效得不到提高,中医学术得不到发展。"中医的病也是融汇理法方药和各家经验的宝库,病和证的体系完全可以互参互补,有机统一。这一点,张仲景早在《伤寒杂病论》中,以每一篇篇名"辨某某病脉证并治"提纲挈领地给我们指明了方向。由于中医辨证的精神,较之于辨病遗失尤甚,特别是现代医学主要是由病出发的医学体系，容易让医者先入为主关注辨病，故强调辨证，在当代更加凸显其重要性。

辨证的意义和难点

1. 证的归纳指导作用 证无疑是中医最重要的理论和临床工具之一。钱学森曾指出"中医辨证论治的'证'，用系统科学的语言来说，就是功能状态。辨证是指辨别患者的功能状态，然后开药，用药物使患者从不正常的病态调整到正常的功能状态，也就是健康的功能状态。"证的实质是立足于中医理论的病机概括，适用于疾病所处的某一特定阶段，通过在外的"症/征"和"候"观察到，并指向治疗和预后。《吕氏春秋·慎大览·察今》云："病万变，药亦万变。"而证就是连接在变化的病和药之间的重要桥梁，"观其脉证，知犯何逆，随证治之"。

2. 证是中医临床的核心特色 中医临床没有证的指导，治疗的目标是孤立的、缺乏内在逻辑的。假若如此，中药方剂和各种治疗手段的应用，就"目无全牛"，形同"中药西用"或者"废医存药"，中医的精气神也就荡然无存。有别于"病"的体系，证的体系是横向于各个病种之间的一种内在联系，又纵向于病的整个或部分病程，这一点，现代医学系统并无确切的相对应的概念。

3. 辨证的方法 中医在辨证过程中除了运用归纳、演绎、分析、类比、反证综合等逻辑思维方法，还应用了粗略的综合定性判断和定量估计，以及模糊数学、非线性理论等系统思维方法。周仲瑛总结了辨证的方法：识主症，抓特点，分真假，明缓急，观动静，考虑影响因素（辨证的素材、能力、思维方法、表达），值得借鉴。历代总结出的八纲辨证、脏腑辨证、病因辨证、六经辨证、三焦辨证、卫气营血辨证等，均有一定的适用范畴。

4. 辨证的难点和现状 周仲瑛梳理了证的五性：特异性、可变性、交叉性、夹杂性、非典型性，所以辨证往往难以把握其准确性。可以说，当代中医最容易踏入的误区，也是中医最难让初学者把握的，就是如何归纳"证"。叶天士云："近之医者，茫无定识，假兼备以幸中，借和平以藏拙，甚至朝用一方，晚易一剂，而无定见。盖病有见证，有变证，有转证，必灼见其初终转变，胸有成竹，而后施之以方，否则以药治药，实以人试药也。"目前诸多的辨证研究主要采用国家标准、行业学会标准或教科书标准。但各标准不统一并且有局限性，因此辨证标准的应用反而成为制约证研究的瓶颈。比如针对某一疾病的中医证或证候的分析研究文献可多达成百上千篇，但报道的研究结果却大相径庭，这主要与辨证标准选择合理性、参数（数据）采集质量或分析评价标准中存在差异有关。各种标准在制定过程中，由于四诊信息不可靠，或者中医思维的偏差或缺失，甚至套用西医思维模式，忽略了证的基本特征，将证当成"病"一样研究，直接影响了辨证结果的正确性。

证素辨证的优势

朱文锋提出了证素辨证模型，其核心思想主要为"根据证候，辨别证素，组成证名"。这一理论符合传统中医诊断的思维规律，不仅简化了问题，同时兼顾证的兼杂等现象，达到了执简驭繁的目的。它整合涵盖了既往各种辨证方法的实质，以证素（即病位、病性2个要素）对临床上复杂多样和变动状态下的证候进行概括，再以证素组合构成证名。虽然病位、病性证素各仅20～30余项，但互相组合构成的证名则难以统计。由于每个症状对证素而言有不同的诊断价值，故选择600种常见症状作为辨证依据，用分值的方法将每个症状对某个证素的贡献度进行界定，当贡献度之和达到或超过100的时候证素诊断成立，只要有病情资料即可辨证诊断。这种辨证模式既有规律可循，又符合辨证实际、纲领性强、适用性广，临床又容易掌握，充分体现中医辨证的圆机活法。

1. 标准化的应用规范 标准化是中医现代化不可回避的时代发展要求，大到中医药融入医疗支付体系，乃至于走向世界，小到中医初学者和基层的推广应用，建立以"病"和"证"为核心的标准体系是当务之急。鉴于长期以来证候分型、证的确认标准的混乱，势必要建立起一套能整合各家意见的应用规范。有统计近 20 年中医证候规范研究 7 种书籍中,常见的证候多达 1700 余种,其统一表述的名称不足 10%。证素跳出单病的框架,由博返约,提炼共性,避免名目过繁、交叉重叠等弱点,由非线形过渡到线形,最大程度覆盖已有的经验体系,较易为各方接受。实质上,张仲景也是中医标准化的应用规范第一人。张仲景的卓越贡献,主要在于以"六经"作为外感病和杂病的辨证纲领,实现辨证论治体系的典型化与规范化。自此,中医的理论和临床水平获得极大的提升。汉代王符《潜夫论·赞学》云:"譬犹巧倕之为规矩准绳以遗后工也。"只有定下规范,讨论总结个体经验、推动学科整体发展、报道特例等才有前提条件。

2. 易学易用的量化操作系统　简化的中医名词和可量化的积分,也易学易用。疾病具备病因、病位、病性、病势、正邪关系等特点,并达到一定的度时称之为证。证的形成是一个过程,在其形成之前存在着某种病理变化趋势,因此证可分为"前证"和"显证"。在证形成之后,大多数患者有一定的临床表现(候),一部分患者的临床表现不明显,因此可分为有候之"显证"和无候之"潜证"。前证—潜证—显证,在症状、体征和病理程度上都有差异,临床上单一的证极其少见,多数为证的相兼错杂,比如显证与潜证并见、已然证与前证兼见。传统的中医辨证方法很难对证的模糊性和兼夹问题进行鉴别,但借助证素辨证的原理和方法,根据中医证素积分数值的高低对其进行判断,简练地解决了辨证的重要难点。

3. 兼容开放的系统空间　传统的辨证方法多种多样,提出融合各种辨证体系的医家也不在少数。如沈凤阁提出的"脏腑气血辨证系统",方药中提出"脏腑经络定位,风火湿燥寒表里气血虚实阴阳毒十四字定性"均是先声。但是要论兼容性,证素辨证超过前者。证素的归纳,也不是固定不变的,是一个开放的源代码。新的中医理论,比如"络",也可以重新评估后纳入。新发的疾病,如 SARS、H7N9 流感,其临床症状,通过证素辨证可以总结其诊治规律;如果有新的特异性的"症"或者"征",通过经验总结,也可以较容易地纳入对应的证素。另外,证素辨证的方法可以延伸到其他应用,展现了其良好的方法学优势。比如人的体质、生理特点、病理特点等状态都不能用证进行描述,但可以通过识读外部的表征信息来实现。因此,体质和欲病状态的辨识,可以应用证素辨证的方法,建立辨证的数学模型,使状态表征和要素的描述更加客观化,从而对状态的判断也更加客观、准确。

5 证概念的新认识

辨证论治是中医学的基本特点之一，中医临床治疗的关键在于辨"证"。但是，近年来在中医现代化包括中西医结合的理论和临床研究中，传统"证"概念的实际运用遇到了困难。概念是实践发展的产物。自然科学上的概念，是随着科学实践的深入发展而不断地得到补充和修正的。随着中医辨"证"理论的深入研究，传统"证"概念必须加以修正和发展，才能摆脱困境，逐步接近于反映疾病的本质和规律。基于这种思想，学者李振彬将在新的背景下对传统"证"概念进行重新认识，对"证"的含义进行新的描述和探索，并初步讨论新"证"概念的理论指导意义。

传统证概念的缺陷

自古以来，中医的"证"就是以"四诊"收集的病理信息为根据进行概括的。关于"证"的概念，一直有不同的意见，如有"证候群"说，"证据"说等。现在比较公认的说法，即"证"是机体在疾病发展过程中的某一阶段的病理概括。由于它包括了病变的部位、原因、性质，以及邪正关系，反映出疾病发展过程中某一阶段的病理变化的本质，因而它比症状更全面、更深刻、更正确地揭示了疾病的本质。李振彬认为，确定"证"概念的内涵是否正确，外延是否恰当，必需实践的检验。照上述"证"的定义，似乎疾病各阶段的本质都能被"证"包容揭示无遗了。分析中医临床治疗的实际情况是，只有把处于不同阶段的病与"证"相结合，才能更深刻地把握疾病某一阶段的病理变化的本质，从而给予有效的治疗。这里指出"病"与"证"相结合的问题，意在说明中医的"证"并不是中医临床治疗的唯一指征，随着中医实践的不断发展，"证"概念的内涵和外延也需相应地不断发生变化。近年来，随着中西医结合研究的深入，在"证"本质的研究和临床辨"病"与辨"证"相结合的研究等方面，都得到了较大发展。在实践逐步向微观化、标准化探索的过程中，传统"证"概念下的"辨证论治"这一中医治疗的基本原则遇到了困难，在许多疾病的发生发展过程中，并不表现出典型的"证"。"证"症状有时全部显露，有时则部分表现而不易分辨，或尚处于潜伏状态，到一定阶段才显现出来，于是便产生了所谓"无证可辨"现象，使得中医治疗无从下手。在"证"的动物模型的实验研究中，也难以靠"四诊"收集病理信息来确定"证"的类型，使建立的"证"动物模型往往不能得到中医辨"证"理论的圆满解释。这些都说明以往的"证"概念，已经不能适应现代中医理论和临床的进一步研究，有待于针对现代中医实践的发展趋势，对"证"概念进行修改、补充，加以重新确定，建立适应中医现代化研究的新的"证"概念。

新"证"概念的初步描述

中医学的诊疗基本特点，就是在整体观念指导下，对患者出现的病理信息群体观念指导下，对患者出现的病理信息群作为一个有机联系的系统征象来认识，进而通过分析、综合，抽象概括出机体当时病理变化的整体反应状态，并运用调整性药物进行治疗。因此，"证"是疾病过程中机体的系统病理反应状态，它反映出疾病发展过程中机体病理变化的系统质。而中医的"病"则反映疾病过程中的主要矛盾或主要现象（前者如肺痈、肠痈、鼻渊，后者如头痛、腹痛、消渴），且中医病名中属后一类型的居多，未能反映出疾病的本质，不能为临床治疗提供根据，这便是中医历来重辨"证"而不重辨"病"的主要原因。所以中医"病"名面临着存废或改革的问题，在临床上也存在着建立新的病、证结合诊断的必要性。总之，"证"反映疾病过程中病理变化的系统质，质而"病"则主要反映病理变化的要素（主要矛盾）。

"证"也是一个过程。因为人体是个多维的体系，除了三维立体空间之外，至少还有一维时间。所以疾病的变化也是四维的。正因为人体疾病是一个不断发展的过程，因此，"证"作为一种与疾病并存的客观实在，也将有其发生、发展及消失的一般演变历程。分析"证"赖以成立的辨"证"依据——病理信息的发生过程可知，构成"证"的病理信息，包括由四诊收集的"宏观病理信息"和由现代科学方法和手段检测到的"微观病理信息"（并不限于某些理化指标，也包括由现代医学心理学、时间医学、气象医学等方法得到的以往"四诊"所不能诊察到的病理信息），它们的出现，是经过从无到有→从少到多→由多变少→以致消失的自然过程。如肾阳虚证，其宏观病理信息和微观病理信息并不是同时出现，而是要经过一个时间过程。一般是先出现微观病理信息（如尿中17-羟皮质醇含量下降等下丘脑-垂体-肾上腺皮质功能低下的各种微观检查指标），而后出现宏观病理信息（如面白，肢冷，腰膝痠软而痛，精神不振，男子阳痿精冷，女子宫寒不孕，性功能低下，舌质胖淡，舌苔白滑，尺脉沉弱无力等）。在经过治疗而向愈或自然痊愈的过程中，往往是宏观病理信息较早消退，而微观病理信息的消退较迟，持续时间较长。考察"证"的全过程可以发现，决定"证"的临床表现的主要因素有两个：一是病理信息，二是时间。"证"的发生发展过程，就是病理信息随时间而出现、变化、消失的过程。我们把这一过程称为"证程"。把"证程"试分作3期：①"证初期"，宏观病理信息尚未显现，仅有微观病理信息；②"证中期"，既有微观病理信息，又有宏观病理信息；③"证末期"，宏观病理信息已经消失，尚存微观病理信息。应该注意到，"证初期"和"证末期"虽然都只存在微观病理信息，但其信息的量和"质"必然有所区别。另外，随着"证"的虚实、阴阳、表里等不同，"证"的过程（证程）是通过微观病理信息和宏观病理信息的动态演变来表现的。

此外，通过分析古代医家有关诊治过程的论述，发现其中也寓有某些"证"过程论的思想。为了叙述方便，我们把传统"证程"也分作3个时期，即：宏观信息量达到诊断为某证标准的"证中期"（即一般所描述的传统"证"）、宏观信息量少，不足可确诊为某证的"证初期"和"证末期"。当然，由于传统"证"标准的不确定性，3期的划分并不是很严格的，而且随着医者诊断水平的高低也有所不同。尽管如此，古代医家确已发现了这一问题，并提出了"治未病"和"病后调理"的论点。如《金匮要略·脏腑经络先后病脉证》有"四肢稍觉重滞，即导引吐纳，针灸膏摩，勿令九窍闭塞"的记载，对发病之初信息量不足可诊为某证的"证初期"确定了治疗的一般方法。《伤寒论》第101条"伤寒中风，有柴胡证，但见一证便是，不必悉具。"也是对"证初期"或"证末期"的诊断方法，其要点是必须抓住构成小柴胡汤证的主要病理信息。《黄帝内经》还对"证末期"的治疗提示了一般法则——食疗。《素问·五常政大论》载"大毒治病，十去其六，常毒治病，十去其七，小毒治病，十去其八，无毒治病，十去其九，谷肉果菜，食养尽之"，说明在治疗过程中，当宏观病理信息量减少到一定程度时，已不能构成某传统"证"或"病"，此时应主要采用食物疗法调养善后。从古代对"证初期"和"证末期"的治疗措施也可推知，此2期的病理变化是有一定差别的。

新"证"概念的实际意义

根据以上论述，新"证"概念与传统"证"概念相比，主要有以下几个特点：一是明确"证"是一个动态变化过程；二是将"证"的描述深化到了微观水平；三是指明"证"只是疾病本质的一部分（系统质）。正因为新"证"概念具有这些特点，所以它运用于现代中医理论临床和实践的研究过程，将产生新的实际意义和价值。

其一，有利于在中医现代化研究中保持和发展中医辨"证"理论。新"证"概念与传统"证"概念比较，内涵缩小，外延增大，其适应范围更加广泛，涉及宏观、微观各个层次，从而解除了传统"证"

概念在实际运用中的困难，为在临床诊断方面保持中医特色奠定了基础。如在临床中出现的"无证可辨"现象，以及由此而引出的所谓"隐证""潜证""隐潜证"等解释，都可统一于新的"证"概念之下。在"证"动物模型的研究方面，由于微观指标纳入"证"的构成诊断标准，使得"证"动物模型的建立不再局限于完全依靠"四诊"材料，因而有助于借鉴现代医学等科学方法和手段建立和评价"证"的动物模型。正因为新"证"概念是适应于现代多学科包括中西医结合对中医"证"实质的多层次、多方位研究提出的，因此它在坚持中医理论原则的同时，为进一步使"证"理论向现代化方向发展铺平了道路。

其二，有利于"证"的规范化研究。"证"的规范化是今后中医学术发展的重要组成部分。确立传统"证"的根据，主要是"四诊"得来的定性指标，缺乏定量标准。"证"的规范化不能只靠文字描述，必须介入数量指标，否则便很难达到确切的规范化。在新"证"概念下，"证"的规范化研究不仅要求传统"四诊"材料的客观化，更重要的是它明确规定了"证"的微观指标，这就使"证"的规范化研究中解决定量这一问题为"证"自身的要求，从而不再存在什么"证"的微观现代化对传统"证"的排斥问题，而是着眼于使"证"的宏观指标与微观指标相互结合，最终确立"证"（包括"证"的初、中、末三期）的动态诊断标准。

其三，有利于辨"证"精确化。迄今为止，在中医临床上，由于没有真正认识到"证"是一个动态的过程，而是把它当作"机体在疾病发展过程中某一阶段的病理概括"，因此在诊断上满足于"证"的确立，凡"证"只有一型，治疗上则是一证一方（有是证即用是方），把动态"证"作为静态的"点"或"线段"来处理。这种状况，在一定程度上影响着中医临床疗效的提高，也是中医治疗上实行模糊控制的主要原因之一。虽然"随症加减"法则使传统辨证论治显得更精确些，但在实际上并未把这"证"症状置于系统病理变化的动态分析过程中，而是把它看作已确定的"证"所派生的病理现象，也就是说实质上是进行辨"证"情况下的对"症"治疗。李振彬认为，在新"证"概念下，未来临床辨"证"将向阶段化、精确化发展，不再把"证"看作是疾病某阶段静止的病理变化，而是辨析动态变化中的"证"，进而根据"证"的不同时期的特点、变化方剂的药物构成或剂量，使治疗措施更精确地适合"证"的具体情况，进一步提高临床疗效。

其四，有利于促进中医辨"证"方法的发展。当今临床所确定的各科传统"证"的分型，基本上是通过对"证程"的中期阶段宏观病理信息的收集来认识的。由于"四诊"方法所依赖的感官能力的限制，因此在证初期和证末期便不能诊察到其微观病理信息，得不出辨"证"结论。如瘀血证，并非都有明显的瘀血体征，或尚未发展到显露明显体征的阶段，但血液流变学可有所表示，精神分裂症、糖尿病、银屑病、血栓闭塞性脉管炎等早期临床血瘀症状并不典型，而血液流变学在浓、黏、凝、集四个方面已经发生了不同程度的改变。在这种情况下，古今一贯的传统辨证方法（宏观辨证）便显得无能为力，导致"证"的不可知。在对"证"重新认识的基础上，宏观辨证方法的局限性更加明显。为了全面地把握"证"，就必须冲破传统的诊断方法，广泛采用现代科学（包括现代医学）技术和方法探索新的辨"证"方法，揭开"证"的整个演变过程的秘密，为临床进一步有效地防病治病，开辟新的通路。李振彬认为，针对新"证"概念的含义，未来的临床诊断方法应采用宏观辨证结合微观辨证为基础的综合辨"证"方法。在证初期和证末期，以微观辨证为主，在证中期，则采用宏观结合微观的辨"证"方法，力求把宏观病理信息与微观病理信息结合起来，搞清其间的关系。由于"证"演变过程的复杂性，尤其是证初期和证末期，信息微观且量小，往往不能只靠少数检验指标来确诊，因此，在临床过程中必须参考其他辨"证"方法来扩大病理信息的搜集范围。如体质辨证，是根据患者的体质类型来推断其"证"的易患倾向；心理辨证，是根据心理测验等方法所得资料判断其"证"的类型；时间辨证，是参考病理信息表现的时间节律特点进行诊断气象辨证，依据当时的气象特征分析病因，判断"证"型；地理辨证，是从患者生活的环境，习惯等推测其"证"的易患类型等。这样，应用多种辨"证"方法进行综合分析、判断，可望对"证"的不同阶段都能得出较准确的诊断。

6 走出证概念的误区

证是中医学最基本、最常用的概念之一，也是分歧最大、争论最多的术语之一。这种不规范、难统一的局面持续下去，对中医学的现代发展和国际交流十分不利。然而，规范和统一像"证"这样复杂的基本概念和术语，不是某个学术权威或机构一宣布就能完成，而必须经过中医学术界充分的学术争鸣、讨论后，集思广益作出决定，并得到公认，经得起实践检验才行。为此，学者成肇智就"证"的释义的现状、源流及其规范化提出了自己的见解。

各持己见，证的解释分歧严重

关于证的内涵，当代中医学术界的解释可谓歧见纷呈。20世纪90年代出现的较有代表性的观点便有以下5种。①证是"证名或证型"的简称，"证名是反映疾病过程中某一阶段的本质和整体联系的中医诊断概念，它是综合了病因、病位、病性、病势、病情、病机等要素抽象而成的"。②证即"证候"，是作为"中医特有的诊断依据"的一组症状，如"'脾阳虚'证，应具备'腹部冷痛、喜温喜按、腹胀腹泻、畏寒肢冷、舌淡苔润、脉沉缓'等症状"。③"所谓证，是指在疾病发展过程中，某一阶段的病理概括。它包括病的原因，如风寒、风热、瘀血、痰饮等，病的部位如表、里、某脏、某腑、某条经络等，病的性质如寒、热等和邪正关系如虚、实等""是反映疾病在某一特定阶段的病理变化实质"。④证"包括证名与证候，证名是对疾病所处一定阶段的病因、病性、病位等所作的概括；证候是指该证的特定临床表现"。⑤"证候"是证的近义复词，其"内涵大于西医学的'临床表现'和'现代检测结果'，是指通过四诊及现代检测手段所获得的以症状、体征为主的临床资料，是中医用作诊断凭据的一切信息"。

以上引语或取自出版的学术专著，或摘自现行的教科书，均代表着一部分学者的看法。稍加分析，这些观点并不仅是文字表述上的差异，确有内涵实质的不同，并可按其内涵划分为3类：一是释"证"为疾病的现象，即作为中医诊断凭据的症状、体征及其他临床信息，如上述第②和第⑤种，当然此二者之间又有范围广狭之分；二是释"证"为疾病的本质，即对疾病某一阶段的病因、病性、病位等病理要素的综合、概括，如第①和第③种；三是认为"证"兼有疾病的现象和本质两方面的内涵，如第④种。

鉴于"证"在中医学理论体系和中医诊疗实践中的重要地位和作用，对"证"的分歧如此严重而久不统一，所造成的不良后果已越来越显著。第一，直接造成"证"与其相关的一系列术语，如证候、证型（名）、症状、临床表现、病机、辨证等概念混乱，界限模糊，甚至自相矛盾，从而给本就难以理清的中医学术语的混乱局面乱中添乱。例如同一版《中医基础理论》教材，其"绪论"把"证"释为"疾病的原因、性质、部位和邪正之间的关系"，而在"治则"中又说"病因、病性、病位、邪正关系等，均是病机的要素"，把"证"和病机两个截然不同的概念混为一谈了。又如，按前述第④种观点，"证"既是证名——病理概括，即疾病的本质，又是证候——临床表现，即疾病的现象，这就违背了形式逻辑的排中率在同一时间、同一关系下，对同一对象所作的两个矛盾判断中必须二者择一。也许正是为了避开关于"证"的解释所带来的尴尬局面，比较权威的《中医学大辞典》（修订本）虽收词近四万条，却没有"证""证候""证型"等常用中医术语的词条。第二，导致中医理论的复杂化，增加了其表述的难度，进而有损于中医学的声望。例如，"辨证论治"被视为中医学术的主要特点和中医诊疗的基本规律，但此术语至今缺乏公认的简明扼要的定义，原因则基于对"证"的认识存在严重分歧，无怪乎有学者深感"证概念混乱的严重性",而发出"证的定义有必要重新厘定和取舍"的呼吁。第三,关于"证"及其相关词语的长期争论和对其解释的频繁变动,徒增中医药工作者与学习者的困惑、疑难,给中医药的教学、临床、科研等工作平添阻力。例如,尽管我们依据教材详细阐释了"证"和"辨证论治",不少学生仍不得要领而有学生以别的教材或著作的不同解释发问,常使教师难以回答。第四,对中医药学的对外交流产生了不可低估的负面影响。例如,"证"的英译极不统一,有的译成 symptoms and signs,有的则译成 syndrome 或 symptom-complex,还有的译成 pathological conclusion,虽然不同的英语表达源于不同的汉语原文,但后果则是令外国学中医者无所适从。

擅改词义,证的概念陷入误区

为什么当代中医学界对"证"的理解出现这么大的分歧?为什么这一分歧延续近半个世纪而得不到解决?通过追溯"证"字的本义和它在中医学术史上的演变可以找到答案。

据《汉语大字典》记载,"证"乃"證"的简化字,用作名词有"证据""凭证"之义,可引申为"病况,症候。后多作'症'"。表明医学上"证"的本义是指患病的证据和诊病的凭证,即现在所说的症状、体征等临床表现。在中医文献中,"证"字最早见于《素问·至真要大论》"病有远近,证有中外"之句。结合比《黄帝内经》稍晚的《难经·第十六难》中"外证""内证"的具体描述,以及《伤寒论》《金匮要略》中"证"的多处用法看,中医经典中的"证"字与上述字典所释完全一致,也和《黄帝内经》所说的"病状""病形""病能通'态'"同义。而"症"仅见于宋代以后的文献,专表述"证"的医学含义。正如明代昊有性断言:"如病證之證,后人省文作证,嗣后省'言'加'疒'为症。"證、证、症3字形异实同,"症"是"证"的后起字,当是不争的事实。

汉字常由单音节字向多音节词发展,"证"字亦派生出复合词"证候"等,其词义较"证"更加明确、具体,并缩小了一字多义的范围。例如,晋代王熙《脉经·序》中有"仲景明审,亦候形证""声色证候,靡不赅备"等语,其中"形证""证候"都是由"证"产生的复合词,于此俱指医生收集到的患者的症状、色、脉等临床表现。《汉语大字典》"证候"条下的释义较"证"字锐减,却仍载"症状"之义,便是佐证。可见,中医文献中"证候"和"证"同义。同时,患者的证候很少单独或孤立地出现,常常是同一病机所致的多个证候相伴出现,于是证候类型或证候群现在简称为"证候"的概念应运而生。换言之,"证型"是由某一病机引起的一组证候。不过,古代未见"证型"之语,却仍简称"证",且以其病机或治疗主方命名,如《难经》的"内证""外证",《伤寒论》的"表证""少阳证""血证""桂枝汤证"等。此外,凡病必有证候而分证型,中医病名又多以其主证命名,因而病、证2字可合为一词——"病证",词义等同于疾病,若二字单用时又可互换,如"少阳证"也称为"少阳病","痹病"亦常叫"痹证"。纵观历代中医文献,"证"的本义和首要内涵是用作诊断凭据的症状、体征等临床信息,后来可引申用作证候、证型和病证3个不同术语的简称,而后者正是现代中医学界关于"证"的歧义的一个重要原因。

尽管古代医学对"证"的理解和用法有上述3种,却并未因此而引发激烈的争论。成肇智在对50年来部分中医学杂志、教材及专著的考察中发现,对"证"的解释的激烈争论和重大演变起于20世纪50年代中期,延续至今,并具有3个特点:一是与大力提倡"辨证论治"一词并给其下定义密切相关,二是竭力拉大"证"和"症"两个同源同义字字义的距离,三是存在着把"证"的诠释从疾病的现象——症状、体征等有意识地导向疾病的本质——病机的明显轨迹。50年代中期,新中国的中医政策开始确立和贯彻,当时一批著名的中医学家,借用此前并不被重视的"辨证论(施)治",作为对中医学区别于西医学的主要学术特点和优点的表述而大力提倡和宣传,从此这一术语逐渐盛行开来。例如,任应秋强调说中医学"几千年来在临床上能够解决问题,主要就是由于'辨证论治'治疗体系的建立。"那时,对"辨证"的"证"主要按本义释作症状等疾病的现象,如秦伯未指出"'辨'是分辨、鉴别,'证'是证据、现象"。但照此解释,"辨证"和"论治"之间缺乏联系的纽带,即依据什么来"论治"

不明，辞义欠连贯，未能把中医学的学术特点和诊疗规律表达清楚，因此，一种把"证"或"证候"同病机或病理要素联系起来的倾向也在此时"萌生"。但直到1960年初，首版的中医院校试用教材仍然按"证"的本义作释，而且那时证、症2字仍然混用。1964年出版的《中医诊断学讲义》（即二版教材）便有了明显的改动："辨证的'证'字，它所代表的不仅仅是个别的证状，也不仅是表面的综合证状群。所谓证或证候，既包括四诊检查所得，又包括内外致病因素，全面而又具体地反映了疾病的特征、性质和在这个阶段的主要症结。"显然，这里已把"证"解释成疾病的现象和本质兼有的混合物。1978年出版的教材《中医学基础》则作了更"彻底"的改动："辨证，就是分析、辨认疾病的证候。证候不同于症状，而是综合分析了各种症状，对疾病处于一定阶段的病因、病位、病变性质以及邪正双方力量对比等各方面情况的病理概括。"这一解释有三点值得注意，一是"证"或"证候"完全离开了它在中医学中的本义，而成为病机的同义词；二是把症状和证候视为两个内涵明显不同的概念；三是认为证候是分析症状后得出的病理结论。此后的教科书对"证"和"辨证"的解释基本仿此。只不过1995年出版的《中医基础理论》对"症"和"证"的定义作了更简明的界定，症"是指疾病的具体临床表现"，而证"是指在疾病发展过程中，某一阶段的病理概括"，"证比症更能反映疾病的本质"。

　　以上简要回顾说明，近50年来围绕"证"的解释的分歧、争论、演变，其焦点是把"证"从其固有的含义——疾病的现象、病机、诊断的结论，其目的在于使"辨证论治"能够简明地表述出中医学的学术特点和诊疗规律。然而，结果却事与愿违，不仅未达到预期的目的，反而使"证"及其相关概念陷入误区，并造成了前述的严重负面影响。之所以陷入误区，根本原因就在于随心所欲地改动、自造"证"的内涵，违背了语言发展和医学发展的客观规律。

　　证、证候、病机等常用术语经历了近2000年的中医实践，其基本含义和用法早已明确而固定，不必也不可轻言更改。例如，"证"和"候"二字的本义和引申义都同本质、概括等意思不沾边，却硬要把"证候"解释成疾病的本质、"病理概括"，岂非缘木求鱼？同时，中医文献早有表达疾病本质的术语"病机"，却弃之不用，的确违背常理。"辨证论治"一词的文字构成，已经决定它表达不出人们想要它表达的学术内容，正确的做法本应是另行选用能表达此内容的词语，而不应为了保留"辨证论治"这一不能胜任的表述形式，"削足适履"，随意扩大乃至自造"证"的字义，这是注定行不通的。请看目前流行的"辨证论治"定义："所谓辨证，就是将四诊望、闻、问、切所收集的资料、症状和体征，通过分析、综合，辨清疾病的原因、性质、部位和邪正之间的关系，概括、判断为某种证。论治，则是根据辨证的结果，确定相应的治疗方法。"如此定义，除"证"的概念不妥外，还衍生了3个问题：①"辨"的对象不清，因为"分析""辨清""判断"皆有"辨"之意，而从"判断为某种证"的"为"字来看，"证"似乎是"辨"的结果而非"辨"的对象。②认为论治的根据是"辨证的结果"，那么"辨证的结果"又是什么这里没有交代，总不至于还是"证"吧。③全句文字啰嗦、概念含混，作为医学术语的定义实欠严谨。

　　或许有人会说对"证"的此种解释教科书已用了30多年，习惯渐成自然，而且术语都是约定俗成的，因而无须改动。此话不然。试问同为约定俗成，30年与两千年，其分量孰轻孰重？答案自不待言；同时，我们绝不可能让历代医家在其著作中对"证"的固有理解，来迁就今人自以为是之释，何况事实已证明此释之误及已造成的严重后果。唯有尽早对此拨乱反正，以理顺"证"及其相关概念，方能阻断其负面影响，进而推动中医学的发展。

正本清源，证的规范势在必行

　　提出问题是为了解决问题。面对当前中医学界围绕"证"的概念的混乱局面，我们不应视而不见，任其蔓延下去，而要正视现实，群策群力，正本清源，勇于并善于走出"证"的概念的误区。为使中医学概念、术语的规范化顺利、健康地进行，在开展此项工作时，以下原则应该遵循：①任何术语的解释和定义都不能脱离该术语字词的本义，特别要以其在中医学的固有含义及其引申义为依据。②在不违背上一条原则的前提下，考虑到中医学术深化、创新的需要，和中西医沟通、与国际接轨的趋势，有些术语的定义可作有据而适当的限定、引申或改动。③每条术语及其解释要求用词得当，语意确切，表述简洁、清晰。④每条术语应界定明确，范围清楚，避免术语之间内涵重叠，界限模糊。⑤凡术语及其定义不符合上述原则者，应加以修订或淘汰。参照这些原则，成肇智就"证"及其直接相关术语的规范化问题简述了个人见解于次。

证候：简称"证"，泛指医生收集到的可用作中医诊断凭证的有关患者的信息。其中，主要指症状、体征为主的临床表现；其次，也包括为中医诊病所重视的体质、性别、年龄、职业、自然环境（天时、气候、地理等因素）、生活水准、此前的诊疗经过等状况，以及各种现代检测的结果等。

证型：证候类型的简称，指某种病机所引起的一组证候，换言之，它是根据病机对证候进行分类的形式。因此，证型与一般的证候在概念上有所不同：其一，它是基于同一病机的相关证候的特定组合，深深地打上了病机的烙印；其二，它既非单个证候，又非互不关联的证候的堆积，同一证型的证候之间存在着主次、先后等内在联系；其三，证型及名称的确认只能在临床辨析证候之后而不是这之前。另外，证型常以其病机命名，并省略"型"字，如"风寒束表证型"多称为"风寒束表证"。

证名：证型的名称，一般由决定该证型的病机名加上"证型"或"证"组成。证型和证名的关系，同任何实体与其名称的关系一样，既同一而又相区别，证型的实质乃一组特定的证候，证名则是此组证候的总称；若谈及"肝肾阴虚证型"时，可兼具二者之义。

症状：在古代医学文献中与"证候"同义，如《辞源》释"证候"为"症状"。由于西医学有症状、体征之分，近年来中医学"症状"的词义有向西医学趋同之势，也指患者感觉或发现的身体不适、异常的表现。因此，当代中医所说"症状"的词义已较传统者缩小，只是证候的一部分。

体征：指由医生观察到和体检出的患者的病理征象。此词来自西医学，近年来渐引入中医学，主要指舌象、脉象及通过色诊、触诊收集到的临床信息，也可包括西医体检所得。体征也是证候的一部分。

临床表现：是医生诊病时收集到的患者机体的异常现象，包括症状和体征两部分。此词亦来自西医学，现在已为中医所习用，义近证候而稍窄，可视为证候的主体。

主证：一个患者或证型的所有证候中起主导或决定性作用的部分（1至3个证候）。换言之，对一个患者作出病机诊断，或对一个证型冠以证名，首先依据于主证。主证不等同于主诉，后者是患者最感痛苦而前来就诊的症状及其持续时间，可能是主证，也可能不是。

病机：是中医关于疾病本质的理性认识，是从整体上和动态中对患者所呈现的病理状态和病理变化的高度概括，是在运用中医学理论分析、辨别、比较、综合、归纳了所有证候之后作出的诊断结论。病机是一个综合性的病理概念，纵向看，它勾画了疾病从发生、发展到传变、结局的病理变化规律，称为疾病的全程病机，如温病的卫气营血病机横向看，它综合了疾病某一阶段的病邪、病性、病位、病势等病理要素，称为疾病的阶段病机，如痰热阻肺、脾虚气陷之类。临床所用"病机"一辞，多指阶段病机。在中医的诊疗过程中，病机既是诊断结论的主体部分，又是确立治则的首要依据，处于核心地位。

辨证论治：近50年来用作表述中医学术主要特点和中医诊疗基本规律原则的术语。然而，此词的字词组成却不能胜任这一表述任务。中医的主要学术特点和诊疗规律，简言之，就是通过辨析经四诊收集的证候以探求病机，然后依据其病机立法处方。若"辨证"的"证"释为中医学固有的证候概念，则"辨证"的结果和"论治"的依据在"辨证论治"中体现不出来。若释"证"为证型或证名，亦会产生麻烦：其一，证型必由某种病机引起并以此病机命名，临床时若不先识病机，又怎能知道其证型呢？其二，"辨"是及物动词，"辨"的对象应是证候，证型只应是"辨证"的结果，若证型释为"辨"的对象，就是倒果为因，违背逻辑；其三，中医治疗针对的是病邪、病性、病位等综合而成的阶段病机，绝不是由一些证候构成的证型。若把"证"释作与病机相似的"病理概括"，其失误前已详论。综上所述，"辨证论治"一词不能胜任的表述任务，建议改由"审机定治"来完成。

7　证概念逻辑定位与事实基础的思考

证（证候）是中医的基本概念，发生于中医学，形成于辨证论治，以病机为本质内涵。然而，将西医病理作为"证"本质，与症状概念的逻辑关系含混不清，是十分普遍的现象。"证"概念如何定位，和症状的逻辑关系如何，关系到中医学的学科独立性和学术发展方向。学者黄开泰对此做了深度思考。

概念不同于文字。文字是概念的表达符号，滞后于实践，而概念是学科实践认知的表现形式，通过文字表达出来，应当具有①符合学科基本观念和理论原则；②反映客观事实并经实践检验；③对象界清楚或共性抽象可靠；④和学科内的其他概念具有逻辑一致性。不同科学具有不同的观念、方法和概念体系、思维逻辑，表现为不同观念基础上的、经实践检验证实的概念（公式、表达符号）及其逻辑联结的理论体系。"科学作为知识体系，它根据已为实践检验过的原理和表达该门科学观念的出发概念和公理去规定概念之间的联系。科学乃是知识经过合乎规律的自然途径产生的有机统一体。自身吸收了以往对象的全部认识史的科学方法就成了科学联结因素。所以，科学成了一种能够自我运动并根据业已获得的新真理再现出来的知识体系，因此科学便成为一种拥有自己的逻辑即应用逻辑的知识综合。"（《作为认识论和逻辑的辩证法》）概念及其体系本身不仅反映自己学科观念，而且表现自身的思维逻辑（运算、推演），通过概念的逻辑关系的思维——实践，获得新的学科认识。概念是构成学科理论大厦的砖石，是学科逻辑的运算子。学科发展大都以学科理论为逻辑方法，学科实践为基础，反映出尚未被概念体系反映的对象界（新的认识），形成新的概念；或者立足学科观念，以事实为对象，以理论原则为准绳，对原有的概念进行分化、明细或修正得更加准确，进而使人们的认识更加深入和准确。但无论怎样，概念必然是一定学科内，反映一定客观对象并加以界定的东西，而且这种界定必然是联系的、与学科语言具有逻辑一致的，不能独立于理论体系之外而孤立存在。西医讲病理反映西医的临床理论逻辑，中医讲病机反映中医的临床理论逻辑，具有西医病理内涵的是西医概念，和西医理论保持同一性，具有中医病机内涵的是中医概念，和中医理论保持同一性。把病理内涵的概念称之为中医概念，或者把病机内涵的概念称之为西医概念，是理论的逻辑错位。

学科理论体系在空间结构具有稳定性，在时间过程具有连续性，但学科语言系统"具有各自的特征。它们未必是一模一样的。例如，物理学的语法和法律学的语法就有明显的不同。物理学有质点这一特殊的概念，可以用它作主项，并给它加上质量、距离、时间等谓项。而在法律学中，因为不包含质点的概念，所以把它作为主项的命题的语法就不成立了。"（《逻辑学——知识的基础》）中医有"证"概念，西医有"病"概念，服从各自理论的语法联结规则，如寒热虚实的证候病机概念，对应温凉补泻的方药概念；高脂血症的病概念，与降脂药的概念相对应。寒热虚实联结温凉补泻具有中医理论的客观真实性，高脂血症联结降脂药具有西医理论的客观真实性，具有实践意义。

"证"概念是中医从理论落实临床，从临床上升理论的关节点，只有在中医理论体系内，应用中医的学科逻辑，根据中医理论事实和临床事实来确定，才有利于中医学的理论发展和辨证论治的实践。错误的学科定位，必然导致临床思维逻辑混乱，实践效应降低，削弱中医的学科独立性。

"概念单独存在时，是显示不出它的作用的。只有在一定的系统内，与其他的概念进行一定的联结，形成一定的联系时，它才具有表达作用。这是概念的基本特征。因此，即使相同的单词，如果它所从属的系统不同，作为概念来说则也不同。"（《逻辑学——知识的基础》）"证"只有在中医理论体系内，才具有"辨症求机"逻辑思维判断结论的概念含义。离开中医理论，离开辨证论治的客观实际，就没有中医的"证"概念。可以说，病机理论是"证"概念之父，辨证论治是"证"概念之母，凡在临床实践中运用病机理论进行"辨症求机"逻辑思维，疾病本质的最终判断，自然就是证候。

疾病可分为两方面：疾病现象和疾病本质。疾病现象和疾病本质是十分宽泛的概念，具体说来，中医有中医的疾病现象和疾病本质，西医有西医的疾病现象和疾病本质。中医用症状概括疾病现象，把一切看得见、摸得着的疾病表现，都看成是疾病现象，属于感官层面的内容；用病机概括疾病本质，把通过症状及其时空因素"辨症求机"思维推论形成的所有病机结论，作为疾病本质，统一用证候概念表达，属于思维层面的内容。1985年版《中医症状鉴别诊断学》云："中医的病证或证候，通常是由人体内部阴阳失调或正邪交争等一系列矛盾运动构成的，它包含着病机变化的各种内部联系。不同病机，可赋予证候以不同的质的差异性，而不同的症状则是体内病机变化的外部联系或反映，即已表露出来的各种临床征象。"高校教材《中医学基础》载有证候"辨证地分析了病变的部位、原因和性质，因而它比症状就更全面、更深刻、更正确地反映着疾病的本质。"这里十分明确地将病位、病因、病性等病机作为"证"本质，而且肯定地把证候作为经过"辨"之后的具体结果，阐明了《伤寒论》"观其脉证，知犯何逆"的"辨症求机"内容和症状与证候的病机逻辑关系。症状、证候的概念定位，体现了中医的阴阳五行、藏象经络、正邪斗争、六淫七情等理论的逻辑一致性，符合"自圆其说"的学科衡量标准，是辨证论治临床实际的体现。

《中医病因病机学》云"辨证论治，实际上就是病机辨证和病机治疗"。病机是中医"研究天地社会和人四位一体交流联系之'气'及其对机体影响的理论"，包含了病位、病邪、病性和病种、病形、病势等六要素。辨证论治根据就诊患者的症状体征及其时空条件，经过病位之辨、病邪之辨、病性之辨和病种之辨、病形之辨、病势之辨，形成证候病机性质判断，为论治提供依据。辨证论治是中医对自己临床医疗活动全过程的概括，包括了收集病情资料、分析症状、形成证候结论、对应性地立法处方、确定服药和调护方法等，在这样的过程中，症状和证候的逻辑联系是清楚的，那就是病机关联性，即通过症状认识病机确定证候。任何一个中医的临床实践，都遵循这样的逻辑思维，作出证候判断，也只有如此，中医理论才能落实（还原）到临床，方药的选择才具有对应性。倘若症状按病理本质进行思维，获得的是与病理相一致的器质性改变结论，能够称之为证候吗？能够形成"风寒束表证、肝胆湿热证、脾肾阳虚证"等证候判断吗？

症状只是疾病的外在现象，而非疾病的内在本质，只有明确了它们的内在联系——病机关系后，才能成为证明证候病机性质的临床证据——证候标识，从症状到证候标识，离开中医"辨症求机"思维是不可能的。《中医症状鉴别诊断学》的"不同病机，可赋予证候以不同质的差异性"的表述，内涵了证候病机的概念，并将证候本质界定为病机，这符合中医的辨证论治实际；"症状则是体内病机变化的外部联系和反映"的表述，已经说明症状所反映的中医学本质就是病机，这就和《素问·至真要大论》"谨守病机，各司其属"以及《伤寒论》"观其脉证，知犯何逆"保持了逻辑一致性，体现了中医学发展的历史连续性。

"证候病机，即具体疾病在刻诊时间的具体的病变机理，它不仅是病机临床规律的具体表现，而且是病机因人、因时、因地、因治随机发生的非线性的最小病机单元，为病之机括所在，反映病机在当时、当地具体患者的病变之关键，是辨证的目的，论治之靶，具有个别、变易的特点。""证候本质由病机所决定，是内在的，不可剖而视之，只有应用中医主体证据对外在病象进行实事求是的辨识，确认了病象与病机的真实性关系后，才能获得形成证候病机结论的证据。作为客体证据的证候标识，其可靠程度取决于表象与病机联系的真实程度，不在于标准可靠性的高低。"证候是对症状内在的病机联系性质的把握，"病有内同而外异，亦有内异而外同"（《千金要方·大医精诚》），病机联系不是等号关系，具有三因制宜的随机性，舍实事求是的"观其脉证，知犯何逆"，不能"随证治之"。《伤寒论》以"辨"名篇，强调证候只有通过对"病脉证"的"辨"获得，没有具体的"知犯何逆"，临床证候病机性质是不能确定的。临床证候是因人、因地、因时"辨症求机"思辨后形成的具有时代特征和个体特征的证候，是论治之的，具体病机性质千差万别，所以《伤寒论》有"××之为病"而没有"××之为证"；证候有"××汤主之"的对应，病没有"××汤主之"的对应。由此可见，辨证论治"与时皆行"（《医宗必读·古今元气不同论》），本身是与时代同步的。

"证"概念的形成，是辨证论治成熟的标志。早在《伤寒论》就明确规范，以"阴阳神气"观和病机为理论事实，辨证论治的实践为临床事实。离开中医的理论和临床实际，就没有中医的证概念。中医病机理论，在不破坏生命体自身及其与宇宙时空、社会存在整体联系和自然状态的前提下，"直接从临床中形成、发展的，所有理论没有经过任何中间环节，和临床具有极大的一致性，而一切理论都服务于临床，一切临床活动都以病机为中心"。《素问·至真要大论》明确指出，中医临床"欲令要道必行，桴鼓相应，犹拔刺雪污，工巧神圣"，必须"审察病机，无失气宜"，做到"谨守病机，各司其属，有者求之，无者求之，盛者责之，虚者责之"。"审察病机，无失气宜"的原则规定，"有者求之，无者求之，盛者责之，虚者责之"的逻辑要求，确立了辨证论治思维的基本规范。张景岳云："病机为入道之门，为跬步之法，法有未善，而局人心目，初学得之，多致终身不能超脱，习染既久，流弊日深。"（《类经·上册》）"证"概念不用病机作内涵本质，不用病机逻辑分析症状，既有悖于中医的理论逻辑，又不符合中医的临床事实，不利于中医理论体系的稳定和发展。

中医理论运用于临床实际，通过辨证论治思维反映出来，体现理论概念的理法方药逻辑对应关系，如藏象理论对应中药的归经理论，寒热虚实的病性理论对应温凉补泻的方剂理论等，前者属于证候病机的内容，后者属于论治的内容。假设把证候本质换成西医病理，如感染炎症、过敏反应、动脉粥样硬化等器质性改变，四气五味、温凉补泻等中药学、方剂学理论无法与之对应，毫无用处，只有中药药理学的有效成分才能与之相对应。如果临床根据中药药理治疗疾病，中医的阴阳五行、藏象学说、六淫七情等及在此基础上建立起来的病机理论和辨证论治的逻辑方法都丧失存在必要，只有感染炎症、过敏反应、动脉粥样硬化等病理及其相应的诊断治疗的规范标准才具有实践意义。

从一般意义讲，疾病是医学的事实基础，没有疾病便没有医学。要保证临床疗效的取得，医学理论必然要同存在于医生之外的那个正在成为医疗实践活动客体的客观实在联系在一起，但如果理论在实践运用中，没有学科一致性，如疾病本质思维形成的结论是病理的，治疗用药依据的是药性的四气五味，反之，疾病本质思维形成的结论是病机的，治疗用药依据是药理的，这样的实践是否具有学科逻辑可靠性？中西医是截然不同的学科体系，在具体的临床实践过程中，思维保持逻辑推演的相对独立性，才能保证实践的正确性。"西医唯形的解剖组织观念决定它找寻以形态组织结构为基础的规律，它的理论发展表现在对组织结构认识的不断深化，所有实验室得到的各种影像、分析、化验结果，基本是具有静态特征的器官组织的器质性改变。中医重神的阴阳神气观念决定它主要探求以阴阳整体联系为根本的内涵神气变化规律，它的理论发展以病机的个体真实为临床证据的事实基础，将生命体的疾病放在天地宇宙、社会人事的进化时空中，运动、联系地加以认知，临床辨证论治都是三因制宜、动态分析决策，辨证结论是既反映患者当时个体化病变性质，还包含可能发生传变的证候病机。中西医只有从自己基本观念出发，在自己的体系和知识理论框架内进行，才能扩展自己的理论之网"。如同西医的病不能以中医的病机为本质，中医不能把自己"证"概念确定在解剖形器之病理框架内，否则，辨证论治难免发生逻辑混乱，临床实践缺乏正确的思维，自然难以保证临床疗效。

中医在实践中重视生命体内涵神气及其与世界万物的阴阳同一性，面对临床疾病以辨证论治为知病治病的临床方法，以病机为疾病本质的把握，"证"概念本身就是在这样的事实基础上形成，不管其他学科理论如何，我们今天约定"证"概念也好，研究"证"概念也好，都不能背离这样的事实，都必须反映这样的事实，注意保持中医学科的稳定性。学科理论丧失空间稳定性，就失去时间连续性，必然发生存在危机。

8 《黄帝内经》证的命名方法

近年来学术界已认识到辨证论治反映中医学基本学术特征和临床诊治特点，而对"证"的认识又是其中的关键。为提高临床疗效，促进中医学发展，开展对"证"进行研究，其中证名称规范化首当其冲，有关论著、学术研讨纪要不时问世。证候名称规范化必须以充分揭示证候的学术内涵和特点为前提，使之具备科学的基础，而绝非简单的统一证名文辞术语。《黄帝内经》是中医理论的渊薮，也是辨证论治的学术源头，因此学者烟建华等认为，深入研究《黄帝内经》关于"证"的学术内涵及其命名原则、方法，就成为不可或缺的工作。

《黄帝内经》对证的表达方式

"证"字在《黄帝内经》中只出现一次，即《素问·至真要大论》"气有高下，病有远近，证有中外"，与"候"字同有征象、病状之义，而今之所说"证"，乃明清以来逐渐形成、20世纪50年代才确定下来的具有特定概念的术语，其内涵已转义为证的类型，系疾病本质的反映。证字的这种转义，是医学理论发展中常有的现象，理所当然。对于今天所说的"证"，作为辨证论治学术源头的《黄帝内经》另有自己的表达方式。

《素问·至真要大论》云："谨守病机，各司其属，有者求之，无者求之，盛者责之，虚者责之，必先五胜。"属，即主属、本质。诊治疾病，必须掌握其本质而具体疾病的本质即其病机，此辨识过程就是分析邪正虚实、五脏六气盛衰，包括病因、病位、病变性质、发展态势等，实质即辨证过程，故有学者认为辨证即《黄帝内经》的审察病机，试观现今常用的证的类型多以病机术语命名，如心脉瘀阻、心脾血虚等，即知这种看法不是没有道理的。方药中也根据《至真要大论》病机之论研制了"辨证七步"之法，其义亦在于此。

《黄帝内经》审察病机的内容十分广泛，散在《素问》《灵枢》多篇原文之中。概言之，诸凡脏腑、经络、精气神异常、六淫疫邪外袭、五邪内生作祟等均属之，而尤上述病变造成的阳阴失调、五行制化紊乱，其中表里出入、寒热进退、邪正虚实等在所必辨，由此构成《黄帝内经》辨病机内容，虽然需要系统整理，但其病机体系基本形成。这些内容，从病机分类来看是论述病因、病理、传变等，而《黄帝内经》辨病机的方法是从症状、体征入手综合分析所得，一时一刻也离不开疾病的临床表现，由于它不像西医学运用实验方法观察，通过纯病理形式表述，因此这里所谓辨病机即辨识反映疾病本质的证，对常见的具有典型意义的病机在类型或模式上加以概括，这就是证的类型。《黄帝内经》的病机类型虽并不完善，但已具有其雏形及命名的基本要素，其表达方式约有两种。

1. 使用基本病机术语，构成证名要素 在病因方面有外邪六淫之名，参与外感病或内伤杂病辨证，如《素问·风论》有各种风证，《灵枢·五变》有风厥等。而内伤病因，由于所致病变临床表现特异性不强，难于辨识，故在病机类型中往往予以忽略。在病变部位与性质方面，用脏腑、经脉、精气血津液、内外上下，以及寒热进退、邪正虚实、内生五邪（内风、风寒等）、气血逆乱等术语确定，如《素问·至真要大论》云："诸风掉眩，皆属于肝。"《素问·五脏生成》云："是以头痛巅疾，下虚上实，过在足少阴巨阳，甚则入肾。"《灵枢·经脉》云："脉手太阴之脉……是动则病肺胀满膨膨而喘咳，缺盆中痛，甚则交两手而瞀，此为臂厥。"《素问·热论》谓伤寒"病在太阳""病在太阴"，此指病变在脏腑经脉；《灵枢·决气》云"精脱者耳聋，气脱者目不明，津脱者腠理开、汗大泄，液脱者骨属屈伸不利、色夭、脑髓消、胫酸、耳数鸣,血脱者色白、夭然不泽、其脉空虚",此指病变在精气血津液。《素问·疟论》云:"寒去则内外皆热。"《素问·评热病论》云:"风厥…表里刺之。"《素问·至真要大论》云:"诸痿喘呕皆属于上,诸厥固泄皆属下。"此用表里上下表述病变部位。对于病变性质,《黄帝内经》强调病理形式、变化态势与规律,如《素问·脉解》云:"内夺而厥,则为喑俳,此肾虚也。"《素问·调经论》《素问·藏气法时论》《灵枢·本神》《灵枢·本输》《灵枢·海论》《灵枢·经脉》等篇,以脏腑经脉虚实表述;精气血津液以"虚""脱""少""枯"言其虚,言其实则精、津液聚而不化为水邪,血有"涩""菀""逆""乱""走于上",气则有上、下、缓(涣散)、结、逆乱之失调;同时,由于脏腑机能失调产生类似六淫的病证,《黄帝内经》亦用六淫之名,后世称内风、内寒、内湿等内生五邪,其实就是证候类型的雏形。此外,《黄帝内经》还用内外出入、上下升降、营卫气血递相失调、脏腑五行乘侮等表述病变的传移变化,预测转归。值得指出的是,《黄帝内经》已经运用阴阳的内外虚实寒热辨病机,具备了八纲辨证的雏形。

2. 具备了某些病名证雏形 如《素问·咳论》五脏咳、六腑咳是咳症的脏腑辨证之源;《素问·痹论》的皮、脉、肉、筋、骨痹,脏腑诸痹以及行痹、痛痹、着痹,是从病因、病位对痹病辨证的,"其风气胜者,其人易已也","其入脏者死,其留连筋骨间者疼久,其留皮肤间者易已也",则基于以上痹病名称而含有对转归的预测。因此,《黄帝内经》中的某些病名,特别是有些疾病的分证名,可以直接作病名,或作为辨证方向加以分析和利用。

从《黄帝内经》看证的学术内涵

《黄帝内经》病机学说是基于藏象理论而对疾病本质的概括,因此《黄帝内经》有关藏象理论的学术特点也渗透到病机学说之中,从而赋予病机类型亦即"证"以深刻的学术内涵,最能反映中医学临证特色,当然对于证候的科学命名也是至关重要的。今就此探讨证的学术内涵,作为证命名的方法学基础。

《黄帝内经》藏象理论虽有一定的解剖基础,但主要是从长期的生活现象观察、疾病体验、临床实践验证以及哲学理论的渗透、归纳整理出来的,具有从活体动态、内外整体、功能和谐角度研究生命活动的学术特点。《黄帝内经》对疾病本质的认识,必然受上述观念的制约,同时也与动态宏观调控的治疗特点相呼应,这就使病机类型即"证"具有以下学术内涵:

1. 证是内外环境致病因素刺激机体的整体性病理反应 《黄帝内经》从生命个体内外环境相统一的角度,整体研究疾病的本质。在战国秦汉"天人之际"哲学命题的大辩论中,古人就树立了"天人一体"哲学观念。渗透到医学领域,《素问·著至教论》有"上知天文,下知地理,中知人事,可以长久"的论述,将疾病发生及其病理变化与自然环境的异常、社会人事的刺激有机联系起来,因此在病机的概念中,不仅气候剧烈变化形成的六淫邪气直接参与病机的命名,地域环境和社会人事亦影响病机的形成,使证具有时空演变的内涵,并受人类特有的心理病态相制约,故外感病有风、寒、暑、湿、燥、火六气淫盛之病机,后世据以为证名;地势水土、生活习惯的偏颇差异,通过影响人的体质参与病机的形成,是辨证时不可忽视的因素,而社会政治、经济地位、文化传统亦通过影响人的意识心态参与病机的形成,是人类疾病现象中特有的,与造模动物形成的证有本质的差异,在证的研究中当引起充分的注意。加之《黄帝内经》强调从形神心身整体观,观察疾病的现象、分析疾病的本质,因病机的形成及其类型与心理病态亦有关。故《素问·疏五过论》告诫医生,治病必知"天地阴阳,四时经纪,五脏六腑,雌雄表里……从容人事,以明经道,贵贱贫富,各异品理,问年少长,勇怯之理,审于分部,知病本始"则"八下九候,诊必副矣",强调全面诊察、整体辨识病理变化是治疗取效的关键,从而才有因时、因地、因人制宜的中医治疗原则。

2. 证是机体与致病因素相互作用所产生功能失调的综合反应 《黄帝内经》虽有"其死,可解剖而视之"的记载,但在当时的科学技术条件下,就是解剖开来也难以明白病灶在何处,以及病灶与症状之间的联系，当然更无从开展理化方法。特别是这种思路和方法难以指导临床治疗，故在医学实践中逐渐被弃置，而以外知内、以常达变的"黑箱方法"自然被使用，加以当时盛行的阴阳五行、取象类比等哲学方法的渗透与整理，使《黄帝内经》辨识病机的方法更近似于系统方法。它以疾病自然流露于外的信息（症状、体征）为观察对象，经过异同互证、综合分析的思索功夫，从机体各种功能之间相互关系失调研究疾病本质，概括出其病变机理之类型。这种病理类型更像是一种系统模式，乃体内病理变化在功能活动上的综合反映。如《素问·举痛论》"怒则气上"所说的气机上逆证，从其症状眩晕、昏厥、呕血及飧泄看，应是多系统的整体性病理变化。从方法学而论，病机学说是运用"以内知外""知常达变"的直接观察、辨证分析而得，并非以实验观察、形式逻辑分析所形成，它观察、分析的对象，是疾病自然流露的整体信息，绝非某一局部病灶或某项单一理化指标所反映的单一信息，因而其所谓的病机只能是对机体病理反应的整体概念。这不仅是近些年对证研究实践的总结，也是对中医治则进行实验研究的基本结论。如卫气虚证，是中枢神经系统主导下内分泌、免疫、能量代谢诸系统以及调节机体适应自然环境昼夜节律变化整合功能失常的病理概括，涉及多系统的多项理化指标；而根据辨证制定的治疗法则及其指导下的处方、用药，如玉屏风散，其取效机制也涉及对多系统的调节，体现于相应多项指标的改善。再如阳明经证，从白虎汤的治疗效应来看，这不仅能造成病原体不利的生活环境而抑制之，且有抗损伤及修复机体损伤的功能，则阳明经证的实质应当从多系统病变造成的综合性功能失调方面去探索。《黄帝内经》病机多借用古代自然哲学术语，如邪正、内外、寒热、虚实、冲逆、下陷、郁结、阴阳盛衰、五行乘侮等，就是概括机能失调的一种方式和方法。

3. 证是疾病运动变化于某一阶段病理本质的全面反映　战国时期的名家，提出概念的时间相对性，认识到一事物的本质因时间的变迁而变化，因而反映事物本质的名称也应不同。这种从运动变化认识事物本质的辨证法思想，正是《黄帝内经》病机概念形成的因素之一。如伤于寒邪的外感病，其病机因病期初、中、末而有在太阳、阳明、少阳、少阴等不同；内伤病的病机，除因病变阶段不同而出现差异外，又因患病个体的年龄以及时令不同而有所变化，如心痹在老年人多虚中夹实，在青壮年多实邪阻滞；同时一病，春季多夹风邪，夏季多夹暑邪，长夏多夹湿邪等，从而形成证的时间内涵，标志着中医学对疾病本质独特的认识方式、方法。证的这种特点，在其实质研究中应于把握，既避免以病代证，又注意证的病间差异，以及病同证、同证的兼夹因素等。

从《黄帝内经》看证的命名原则

中医学发展至今，已经形成辨识证候的基本思路，即通过四诊合参，从症状体征分析疾病即时的病机主属，包括致病因素、疾病部位、性质及其发展态势等，而将这些内容概括成一定模式就是基本证候类型，用病机术语表达出来即证候名称。根据《黄帝内经》的病机理论及命名的一般原则，提出以下证候命名原则：

1. 把握证的病机内涵，坚持证命名的中医学术特色　病机是中医学的特有概念，由《黄帝内经》奠定的病机的学术内涵是赋予证候以中医特色的基础，因此坚持证命名的病机原则是证名称规范化成功的关键。由于中、西医学术的差异，又根据现阶段中医研究的状况，目前主要避免西医学中似是而非的概念混杂其中，这不仅对临床疾病的诊治和证的实验研究十分必要，而且能为辨证论治乃至中医的发展奠定坚实的基础。

2. 结合疾病分类，研制证大系统及其基本类型　《黄帝内经》根据致病因素，将疾病分为外感和内伤病两大类，表述疾病的不同本质，也反映证本质的差异。后世根据《黄帝内经》的精神，以六经、卫气营血等辨证方法辨外感病，脏腑、气血等辨证方法辨内伤病，给不同类疾病的证规定不同的系统所属，以指导治疗，这是应当肯定的。虽然证系机体与内外致病因素相互作用的综合性病理反应，具有超病类病种的特点，但是其病类病种间的差异也是不容忽视的。而若照顾证的这些差异以及证的因时、因地、因人而变的特点，则证将无定型，无定型即无规范化可言，如此则陷入相对主义的误区。解决的原则是，按疾病分类和证的辨识方法研制证的大系统，如外感、内伤病为一级，外感中的时病、疫病属二级，时病中的伤寒、温热、湿热病即三级，分别从类以六经、卫气营血、三焦制定基本证的类型，而此以下的同一证的类型，其间虽亦有微小差别，如体质的作用、痼疾、兼夹证等，需在临证时随机辨识。内伤病亦同此，不过情况更为复杂，在《黄帝内经》中有多种辨证方法。受《黄帝内经》的影响，医学发展史上亦曾经形成过阴阳、三焦、四时、五行、六经、八纲以及脏腑、经络、营卫、气血、津液、痰饮等辨证方法。从证命名方法学看，虽然诸法对证的类型概括性高低不同，针对的疾病发展阶段不同，辨析的病变重点也不同，但都可以抽象出证的命名要素，并吸取其根据疾病发展阶段、病变重点等订立证的类型的长处，为证的规范化服务。

3. 证名用词简明确切而典雅，有文献依据 研订证的名称的用词是一项严肃的学术任务，为使形式与内容相统一，证的名称必须使用中医术语，这是没有疑义的，目前的中医界亦无争论。古代处于自然经济阶段、地区因素以及科技水平不同，病证名称及学术用语不可能统一，而《黄帝内经》的出现，就是企图进行统一的尝试，如《灵枢》中的九针，每一个证名，特别是其中难于统一的，应经过严格的文献考证及流行病学调查，分别研讨确定；文献无以为据者，协调统一试行。一经公布，作为国家标准，当一体遵从，不得随意更变。使用若干年后，可视实行情况，重予修订。

从《黄帝内经》看证命名方法

《黄帝内经》的病机命名比较简单、单纯，如以病因为主命名者，《素问·至真要大论》"诸逆冲上，皆属于火"之火证；以病变性质为主命名者，《素问·逆调论》虚寒、虚热证；病位、病势多配合病因、病性命名，如《素问·藏气法时论》肝气虚、气逆证，属病位、病性配合，而《素问·刺热论》肝热证等，属病位、病性配合。《黄帝内经》虽然尚未提出完整的病机全称模式，但其中的要素已具，以病因、病位、病性和疾病发展趋势为病机命名基本结构的大旨可明。明清以来据此组成证候名称，亦可循此思路研究证命名的方法。

1. 证命名要素辨析 致病因素在《黄帝内经》中，外邪常作为病因要素构成病机，如"病机十条"的风、寒、湿、热、火；亦可相互联合而为病因要素，如湿热。无论在外感病还是内伤杂病病机中均可使用。内伤诸病因情况复杂，与证的因果关系难于确定，一般不用。至于内风、内寒、内热等，实系某些证的病机概括，不能作为病因要素；气滞、血瘀、水饮、痰等，则是病理产物，虽亦称为"邪"，可以作为证命名要素，但非病因，而涉及病位、病性。

病变部位：《黄帝内经》表述病变部位的术语有脏腑、经络、营卫、气血、津液、上下、表里（内外）、阴阳等，均具有相对的深浅性质，而且赋予生理机能或物质损伤的概念，与单纯的解剖部位不同。其中的阴阳，古人常作为病位的高度概括，如阴分、阳分；亦作为生理物质的两种形态，如阴精、阳气；在阴阳辨证方法中，又是病因、病位和病性的总概括。按目前中医界的习惯，阴阳参与证的命名，多表示生理物质及所化机能的异常变化。形体解剖部位多用于病名病位，因此在证的命名时不用形体解剖部位，并应在表述中医证的名称之概念时，作相应说明。

病变性质：《黄帝内经》以寒热、虚实作为病变性质的概括，交相配合使用，其中虚实常被具体的病变所使用，其中虚实常被具体的病变所代替，如外邪以及气滞、血瘀、痰饮等存在为实，肾气不固为虚等。

病变态势：在《黄帝内经》中指邪正胜负及其演化趋势，与病变性质中的虚实相关，包括传变等内容。在一般的病机术语中并不直接表述，而是隐含于其内。

2. 证要素综合命名法 证要素的综合，就是根据疾病的临床表现，按构成证的类型之要素加以分析，然后进行有机综合，给予命名，以构成证的名称，从而反映病变实质的命名方法。综合不等于机械相加，而是相互联系、相互制约的要素间的有机组合；它虽然也以病机为中心，但与疾病命名中的病机有所不同，后者的病机贯穿于疾病过程的始终。概括《黄帝内经》病机理论的基本精神，我们提出证的全称模式：致病因素——病变部位——病变性质——病变态势。

显然，这是一个证命名的理论模式，可以随疾病种类、证候辨识方法各有所侧重，分别命名。

（1）外感病的证命名：外感病的证命名侧重在致病因素和病变部位，辅以病变性质，其中病位、病性即隐含病变态势。

1）时病类：①伤寒病。伤于风寒外邪引起的外感病，按六经辨证方法命名，如太阳伤寒，邪郁表实；太阳伤风，邪袭表虚等；由伤寒论学科讨论研定。②温热病。伤于温热外邪引起的外感病，按卫气营辨证方法命名，如邪袭肺卫；温邪壅肺等；伤于燥邪之外感病亦可信此命名证候，由温病学学科讨论研定。③湿热病。伤于湿浊或湿热外邪引起的外感病，按三焦辨证方法命名，如湿阻上焦；湿邪弥漫三焦等；由温病学学科讨论研定。

2）疫病类：伤于疫邪引起的外感病，有特殊的辨证方法，由温病学学科讨论研定。

（2）内伤杂病的证命名：内伤杂病的证命名侧重在病变部位及其性质。在致病因素方面，只有在外邪杂于内致病的情况下才参与命名，且多兼夹证，一般不应反映在基本证的类型中；内伤诸病因则一般不参与证的命名。病变态势，除特殊病证外，亦多隐含于病位、病性中。此外，内伤杂病的传统辨证方法较多，有的概括性太高，不能直接指导临床治疗，如阴阳辨证、五行辨证等，应当具体化；有的适用范围较，如脏腑辨证、气血辨证、津液辨证、痰饮辨证等，单独用于证的命名均不适宜，可以病位、病性（包括病理产物）或其相结合的形式参与构成证名，由临床各学科讨论研订。在证名称的研订过程中，应充分占有文献整理和流行病学调查资料，处理好个人、地区性经验以及学派论争的矛盾，求同存异，在基本证的名称上求得共识。

9 《伤寒论》中证的内涵

"证"这个字应该是中医学中被提到较多的一个字。同时，证也是中医学中分歧最大、争论最多的术语和概念之一。后人对于证进行了很多的演绎，赋予了不同的内涵，因此对于证的合理解读历来是医家不断争议的焦点。《伤寒论》作为经典著作，其原文中有多处都提到了证。由于古今字意有别，"证"这个字如果拿我们今天理解的意思直接去套用显然是不太适当的。而且，结合上下文，《伤寒论》不同条文中出现的证，虽然写法完全相同，但是其意义并不一致，内涵具有不同层次。对于条文中症状和体征的正确理解是运用方证的前提，所以解词明义至关重要。学者李孝波从《伤寒论》经典原文入手，辨析了证的不同层次内涵，为更好地理解《伤寒论》提供了借鉴与参考。

证的第一层内涵：症状之证

"证"首次出现于《素问·至真要大论》，其云："气有高下，病有远近，证有中外，治有轻重"。从高下、远近、轻重可知"证有中外"的中是指里、内。《黄帝内经》中的证是在内或在外的一个症状或一组症状。《伤寒论》在此基础上扩展了证的含义。因此，《伤寒论》中的证第一层涵义就是症状。这一观点可以从《伤寒论》各篇首之"辨某某病脉证并治"得到印证。另如，原文第16条之"观其脉证，知犯何逆"也属这类。类似的提法不仅见于《伤寒论》，《金匮要略》各篇首的用语与伤寒论大致相同，亦可佐证。"脉证并治""观其脉证"，脉与证均相互并列。既然将二者相提并论，说明二者是相近和统一的。虽然《伤寒论》中确实存在以脉代证的情况，但绝大多数的脉是客观体征的反映。例如脉浮，表示气血充盈于脉道，浮盛于表，轻取即得，应指明显。脉紧，则反映气血被寒邪所侵，气血郁遏导致脉形绷紧的状态，硬如转索。这是非常客观和典型的症状反映。因此，脉证之"证"在提纲证中的内涵应该也是对于症状另一层面的反映。脉与证有所区别，相比于证，脉在《伤寒论》中的地位卓然。脉位列于前的内在原因在于脉是人体客观体征的反映，不容易被一般的症状所误导，尤其是被患者的主诉而误导，可以起到辨阴阳、别虚实的关键作用。宋本《伤寒论》第1篇、第2篇分别是辨脉法、平脉法，原文单列这两篇以明示其重视脉之情，且文中还提及脉有阴阳，通过脉象的不同判定机体不同状态。如"凡脉大浮数动滑，此名阳也；脉沉涩弱弦微，此名阴也"，而证多指代患者表现出来的一系列主诉和不适。简言之，单列于脉诊于前，而置望诊、闻诊、问诊于后，虽然辨证意义有别，但地位等同当无疑义。二者都是辨识的重要依据。

症状是辨证的前提与基础。中医的发展虽然经历了漫长的演变，治病的形式与思想都在进化，但有一点不变的是，中医诊治疾病的起点依然是症状，一定要通过患者所表现出来的外在症状去辨识其内在的病因病机。程门雪在《伤寒论歌诀》开篇中就谈到"因发知受理最确，审证求因大法彰"，这就是重视《伤寒论》的实证，由症状入手开展辨识过程的高度评价。无论是"脉浮，头项强痛而恶寒"，还是"脉微细，但欲寐"，显而易见，提纲证中的太阳病提纲与少阴病提纲就是一个典型的症状组合示范。后世对提纲证最大的误读恐怕就在于将此处的证直接等同于一般意义上"辨证论治"之"证"。"证"作为中医学独特的辨识过程与辨识内容结果的一个标识命名，是思维的产物，并不直接等同于症状的"症"。虽然症状是辨证的起点和主要内容，但却并非"证"的本身。证是对疾病内在规律的认识，而不仅仅是对疾病外在现象的一般概括，之所以被称作"辨证"，而非"辨症"，意义就在这里。

证的第二层内涵：规律性症状组合之证

有规律的症状组合是证的第二层内涵。有规律的症状组合是间接反映方证的主要形式。《伤寒论》中直接提及方证的地方很多，比如桂枝证可见于第34条与第166条。第34条"太阳病，桂枝证，医反下之，利遂不止，脉促者，表未解也，喘而汗出者，葛根黄芩黄连汤主之"。第166条"病如桂枝证，头不痛，项不强，寸脉微浮，胸中痞硬，气上冲喉咽不得息者，此为胸有寒也，当吐之，宜瓜蒂散"。柴胡证涉及条文则更多，文中第103条、第104条、第149条、第267条等均有明确记载。最为经典的条文当属第149条（"伤寒五六日，呕而发热者，柴胡汤证具，而以他药下之，柴胡证仍在者，复与柴胡汤。此虽已下之，不为逆，必蒸蒸而振，却发热汗出而解"）与第101条（"伤寒中风，有柴胡证，但见一证便是，不必悉具。凡柴胡汤病证而下之，若柴胡证不罢者，复与柴胡汤，必蒸蒸而振，却复发热汗出而解"）。在这些条文中，对于为何用某某方，张仲景直接以某某证对应之。有是证用是方，未见某证则不可用某方，所谓方证相应，其意大略如此。如上所述，伤寒之证首先是症状，但绝不仅仅是某一个或某几个症状，如果伤寒之证仅仅停留在单个症状或零散的某几个症状的层面上，《伤寒论》是无法奠定其经典的地位的。伤寒之证是以有规律的症状组合的形式去反映功能状态，不是症状无序的堆砌与重叠，而是症状与症状之间有规律的组合，间接地反映证而不直接加以标识命名，这便是伤寒之证的第二层内涵。

以柴胡证为例，小柴胡汤属于少阳病的范畴，当然可以认为柴胡证对应胆火内郁，枢机不利，三焦不畅的病机，但是也可以通过一系列的症状组合来间接地反映柴胡证，比如脉弦细、口苦咽干目眩、往来寒热、胸胁苦满、默默不欲饮食、心烦喜呕等主要见症，包括小便不利、大便难等次要见症。两种表述形式，孰优孰劣暂不讨论，仅从容易继承和解读的角度而言，症状组合的形式似乎更容易一些。岳美中在其著作《谈张仲景及其著作》一文中曾言："仲景的书，最大的优点是列条文而不谈病理，出方剂而不言药理，让人自己去体会，其精义也往往在于无字之中。"一代名医，不以病理、药理而反以条文、方剂作为经典最大的优点，这一观点似乎与现行的认识有一定出入，但细思之下，便知岳美中所言极是。《伤寒论》条文中所呈现出来的便是一个个有规律的症状的组合，有脉有证，有体质判定，有病程病史，多么鲜活生动的临床场景，使后读者阅之，可快速入仲景之门，得经方之味。《伤寒论》原序云："若能寻余所集，思过半矣。"寻的过程是寻找辨证依据的过程，思的过程便是判定这种功能状态的过程。

最后，仍需注意的是，不可直接将症状组合等同于证，因为症状组合仅仅是反映证的。这种反映不宜机械地具体对应于某某症状，更不能以症状的数量个数来简单比附。例如少阳篇中有"但见一证便是，不必悉具"的论述，曾有人认为，这句话的意思是根据某一个症状，或某一组症状，便可出主治方，这种认识无疑是片面的。因为此处的"一证"，从字面意思上讲可以认为指的就是某一症状，只不过这个症状并不简单，这个症状一定要能反映出整个柴胡证的状态，方可谓之"一证"。有时这个证，甚至根本就不是当下所表现出来的症状，而可能就是一种体质判定，甚至就是一个相对特异的病史，这都属于"一证"的范畴。理解的细微偏差会造成临床中巨大的不同，执着于某某几个症状的认定会失去对真正方证的认识。

证的第三层内涵：理论之证

需要承认，症状组合的表达形式是证较为质朴的状态，是一种间接的反映。这种形式是历史的产物，是对于证无法精确命名这一前提下的无奈之举。对于证的本身予以理论性的概括和认定是中医学发展的最终要求，证也不是症状单纯的堆积，而是疾病发生发展过程中某一阶段患者病理状态的高度概括。因此，如果能达到对于证真正的认识，直接予以认定和命名确实是更为简捷的方式。

这种例子在《伤寒论》中是存在的。最为典型的例子便是六经病，现在俗称的六经病虽命之曰病，实则是证的概念。例如，太阳病并不是某一个病，而是某一类病，是一类具有脉浮数、发热恶寒并见，伴有汗出异常、身体疼痛为主要表现的一类疾病，所有的症状反映其正气充足，抗邪有力，病位趋于表，病程初期，病性属实多寒，预后较好，这是多么典型的关于证的定义。再试举例，如对于表证、外证的认识可见于第46条、第163条等条文。如第46条"太阳病，脉浮紧，无汗发热，身疼痛，八九日不解，表证仍在，此当发其汗。服药已微除，其人发烦目瞑，剧者必衄，衄乃解。所以然者，阳气重故也。麻黄汤主之"；第163条"太阳病，外证未除，而数下之，遂协热而利，利下不止，心下痞硬，表里不解者，桂枝人参汤主之"。再如小青龙汤证中，原文明示"伤寒表不解，心下有水气"，真武汤证中也有对于水气的认定；太阴篇中，对于一系列诸如腹满、腹痛、自利不渴、吐、食不下的表现，张仲景以"此为中阳不足"直接标示。抵当汤证中，对于邪气性质与病位均有明确描述，如第124条"太阳病六七日，表证仍在，脉微而沉，反不结胸，其人发狂者，以热在下焦，少腹当硬满，小便自利者，下血乃愈。所以然者，以太阳随经，瘀热在里故也，抵当汤主之"；第125条"太阳病，身黄，脉沉结，少腹硬；小便不利者，为无血也；小便自利，其人如狂者，血证谛也，抵当汤主之"。文中出现的"热在下焦""瘀热在里""血证谛也"等描述已经非常接近我们今天对于证的认识。

讨 论

伤寒论中证的这三层内涵，实质上难以截然分开。症状之证是规律性症状组合之证的基础，理论之证是规律性症状组合之证的高级表现形式。纵览全文，《伤寒论》之证的主要形式仍是以第二层内涵之证为基础的。为何没有大量采取第3种形式，其中自有缘由。第2层内涵形式即我们今天俗称的方证形式。方证是《伤寒论》六经病诊治的基本单元。方证是《伤寒论》相对独特的辨识路径，这种直接以方名代替证名的辨识方式就是《伤寒论》学术思想中最为独特之处。这种方式非常巧妙地回避了一个很棘手的问题，即直接对证进行描述性命名的尴尬。认识患者在患病情况下的功能状态是医者临证诊病的首要目的，是辨证的结果。在具体实际的临床过程中，如果要从一堆看似杂乱无序的临床资料中搜集到核心信息，然后对这些信息进行分析辨识并命之为证实际是非常困难的一件事情。有知名学者曾指出，证候是中医从治疗角度对人体状态的概括和描述，症状则是人体状态的外在表现，二者间是论断与论据的关系。这一观点也正好可佐证本文所言。证名可以是论断的结果，但证名并不直接等同于证。在中医学现有理论框架的大背景下，对证的命名是一件主观性太过于强大的事情。命名之所以困难的地方并不在于命名本身，而是这种命名是否能真实反映患者在患病情况下的真实功能状态。如果这种命名不能被准确地反映，或者说不能被通约理解，就会造成在传承过程的误解，甚至以讹传讹，华而不实，继而失去中医实证的精华，沦为单纯追求理论圆满的一种文字游戏。论而不明就不如存而不论，退而言之，反不如仅保留最原始的形态更为稳妥，因为症状相对于那个理论化的证名还是较为客观和容易被理解与继承的。虽然理论之证的形式似乎相对更接近证的真正认识，但依然无法直接等同于证。

今天评价《伤寒论》，认识《伤寒论》所独有的贡献与价值，它能有别其他医学流派自成一体，开创一代风气之先而尊为经典，核心就是构建了方证体系，保留了实证的精神。在中医漫长的发展承传过程中，不过多地借助于理论的模塑与渗透，而主要靠感性直觉经验的反复验证来构建中医学核心内容，这便是中医实证的特点。方证经验是中医承传的主体内容，实证则是中医学经验积累与经验承传的重要途径，是保证中医学持续发展的必要条件，经典的核心价值就在于此。以今解古，囫囵吞枣，不加区别，一概而论地解读"证"，会湮没《伤寒论》方证思想的光辉，妨碍我们对《伤寒论》学术价值的客观认定。将症状之"证"与症状规律组合之"证"混为一谈，原本灵活动态的方证相应沦为症用药，采用一一机械对应的模式，就有成为经验主义的风险。而将症状规律组合之"证"，直接等同于一般意义上辨证论治的理论之"证",表面上拔高了《伤寒论》的辨证层次,实际上却掩盖了《伤寒论》独特的辨识路径,将中医学最为珍贵的实证思想以淡化。在很长一段时间内,受文化背景及思维方式所限,中医学的发展仍然将处于认识形式与认识内容不统一的尴尬局面。仅仅追求名词上的进化并不能掩盖认识形式上的苍白与无力。重视实证,强调《伤寒论》所独有的方证体系,是在考察历史、尊重现状的前提下的慎重选择。

10　证的哲学解读——宇宙观和生命观的突破

百余年来对中医学的捆绑，皆根源于还原论哲学。现代科学和中医学的理论与实践已证明，物质并非宇宙的本原和唯一实在，关系存在要比物质实体更为本始，更为丰富。"证"为病"象"，所标示的是人之生命系统的自然整体关系，其内涵和所藏信息远大于生命系统的物质构成，并对其有统摄作用。辨证论治不细究因果关系，却把握并合理处置了全部相关因果关系。中医之"证"和"象"，不能还原为西医之"体"，二者属于在认识上永远不能沟通的两个层面。中医之"证"，是独立的能够自成体系的科学领域。基于此等之识，学者刘长林对证做了哲学解读。

问题的提出——对中医的批评来自还原论

自 19 世纪西医传入中国，对中医的批评归纳起来主要有两个方面①中医辨证论治不能说明发病和治愈的物质依据；②中医理论没有建立起明晰的因果关系。因此，中医学不符合"科学规范"。应当承认，这两项指责切中"要害"。中医学从根本上说来，的确与西方科学体系的要求"格格不入"。可是，几千年来中医不可取代的良好疗效迫使我们不得不提出疑问，所谓西方科学标准是不是人类认识世界获得真理的唯一通道？

当前我国最被普遍认可的认识方法就是还原论。这种哲学源于西方，与西方近代自然科学相一致。各类对中医持有异议的学人，包括 20 世纪众多知名国学大师，本世纪将中医打入"伪科学"的"反伪"斗士，以及积极支持中医，但主张以"现代"科学提高——改造中医，使中医"科学化"的各类人士，所有他们对中医的批评或希冀，其理论的根基其实都出自还原论的宇宙观和认识论。

那么还原论是不是无所不包、无所不能、不可超越的哲学？是不是放之四海而皆准的真理？毫无疑问，回答是否定的。现代科学、量子物理学、生命科学、广义心理学、信息科学、系统和复杂性科学等所揭示的许多事实与结论，已充分证明还原论具有片面性和局限性。

还原论的实质是用低级的运动和存在形式去解释高级的运动和存在形式，用简单的运动和存在形式说明复杂的运动和存在形式，认为将高级的复杂的存在物还原为低级的简单的存在物，找到事物最基本的组合单元，就是找到了事物的本质。

还原论对于揭示事物的运动规律有一定积极作用，但在还原过程中却将事物所在等级的特殊本质和复杂性舍弃了，破坏了。我们承认，每一个高级的运动形态同时必须和一些低级的运动形态相联系，如有机生命没有机械的、分子的、化学的、热的、电的等变化是不可能的。但是，这些低级形态的存在并不能把产生它们的高级运动形态的本质包括无遗。

然而，由于一切高级的运动形态皆建立在低级运动形态基础之上，而越是高级的运动形态，最终使其形成的复杂关系越是不稳定；越是低级的运动形态，则越是与相对稳定的有形的物质存在，如分子、原子具有直接的密切的联系，所以，坚持以物质为宇宙万物的本原，认为一切运动都不过是物质的属性，就必定走分解、还原的道路，把高级的运动形态归结为低级的运动形态，把找到事物变化的物质实体根据，作为科学认识的最终目标。还原论将无限变化、无限丰富的宇宙的实质归结为运动着的物质，就犯了只承认简单性，不承认复杂性的错误。

中医学的哲学，从主客相融、天人合一出发，把天地人和万事万物当作自然的整体来对待，所以中医学的理论基础道、气、阴阳等，属于自然的即本始的整体论，而不是还原论。道、气、阴阳所要揭示的，不是天地万物作为已然存在的物质本原，而是它们之所以产生并能神妙变化的根源。对道、气、阴阳的追踪是为说明天地万物的演化过程与机理，而不是像还原论那样，找寻它们最终的或稳定的物质基础。

道、气、阴阳的具体显现，是"象"。此"象"即"阴阳应象"之象、"大象无形"之象、"经络藏象"之象。"气之可见者，成象。"（吴澄《道德真经注》）"象"的本质是"气"，气演化则分阴阳，由阴阳的相互关系生出天地万物，故天地万物生成的本根是"关系"。所以中国哲学不像西方哲学那样看重实体，而视关系为宇宙化生之本；象则是关系的显现。由是，中国学术以"象"为认识层面。"象"系事物在自然本始状态下的呈现，也就是自然状态下的现象。

中医经络藏象之象，指人之生命在正常情况下自然地显露于外的状态，而医家对其进行自外揣内式的研讨，于是形成经络藏象理论。"证"则是生病时人之生命所呈之象。象（证）与物质属于事物的两个层面。这两个层面都对事物的性质和变化产生决定作用。那种否定对象（证）的认识也属科学的做法，不仅是一种狭隘的偏见，而且没有看到，象（证）所标示的人之生命的自然整体层面高于并统摄生命的物质构成层面。

现象大于本质——辨证法则是现象规律

中医所说阴阳、表里、寒热、虚实8种基本证候及其包容的各种具体证候，即六经辨证、藏府经络辨证、卫气营血辨证、三焦辨证等所涉及的各种"证"，是对患者整体病象的概括。虽系概括，但始终是在现象层面，是对"象"的合于规律的归纳、组合与描述。正是因此，以西方近代科学为认识标准的人们批评中医只有经验而没有理论，只停留在现象表面而没有深入疾病本质，只知其然而不知其所以然。

依照西方近代科学通常的观念，亦即还原论哲学，一切事物都由现象和本质两大层面所构成。"本质"被认为是事物自身组成要素间相对稳定的内在联系，由事物本身所具有的特殊矛盾所构成，正是此相对稳定的内在联系决定事物的根本性质。而现象是事物的相对易变的外部联系和表面特征。这种哲学观点认为，本质是事物的根本，具有全局性、深刻性、稳定性，现象则不过是本质的外在表现，是局部的、个别的、不稳定的。二者系主从关系。本质决定现象，是现象的根据，总要表现为一定的现象；现象产生于本质，从不同方面体现本质，归根结底从属于本质。总之，任何现象都是本质的现象，任何本质都是现象的本质。因此，他们宣布，透过现象把握其本质，是科学的基本任务。

要想理解并肯定中医，就必须突破这种哲学，看清这种关于现象和本质的论述所带有的狭隘、孤立、片面的缺点。

首先，视现象纯属本质的外在表现，完全由本质决定，限定现象只是内在本质的现象，这就忽视了事物与其生存大环境，以至天地宇宙的联系，排除了天地宇宙之大环境对事物存在的巨大影响，完全是在孤立地讨论事物的所谓内在与外在。就是说，只知道内在稳定联系对事物的性质有决定作用，不知道外在天地宇宙对事物的根本性质也有决定作用。现象是事物系统显露于外的运动状态，是事物系统与外部环境分开之界面所发生的反应。既然事物不能脱离环境孤立存在，环境因素就一定时时刻刻都在冲击着它、影响着它。那么，事物的现象，系统界面的反应就不可能完全由事物内在本质决定，而同时也由环境因素决定。它们其实是事物系统与外部环境相互作用的结果。所以，不能简单地说现象从属于"本质"，更不能说，任何现象都是本质的现象。

其次，那种通行看法过分夸大了现象与本质的差别，而忽略了二者的同一，并且只看到本质对现象的决定作用，没有看到事物现象、界面反应对事物内在本质的决定作用。这种决定作用中就包含着天地宇宙对事物的决定和影响。既然认定本质是事物的内在联系，现象是事物的外在联系，那么作为联系，二者是相通的。既然相通，就会相互作用、相互影响。事实上，现象不仅是内部本质的外部表现，准确地说，现象是事物系统，尤其是生命系统全部的内在联系（稳定的与不稳定的）和所有外在联系（不稳定的与稳定的）自然的整体表现、整体反应，而"本质"，即所谓内在稳定联系却往往带有局部性，属于事物系统的一个部分。因此，现象联系对内在本质的影响包括两个方面：一是事物系统整体机制对内部存在的统摄，一是天地宇宙之环境因素通过现象联系（界面反应）对事物本质的影响。众所周知，辨证论治除了服药外，还十分重视在人之生命系统的界面施以相应治疗措施，以调整整体生命系统。生命系统界面是"证"之所在，是现象层面的依托，中医内病外治正是利用了生命系统表里内外的相互联系。

第三，必须充分肯定现象所代表的事物系统的自然整体层面，具有独立性和特殊性，其所含信息远远大于其内在本质。中医所着重研究的象和证，由三方面的关系所规定：①人之生命系统内部的所有关系；②人之生命系统与天地自然及社会生活环境的关系；③患者与医师的互动关系。因此，在象和证中包藏着这三方面的信息。正是这三方面关系的整合，使象和证表征了人之生命系统的自然整体层面，对于人之生命系统具有独立存在的意义，同时对生命过程发挥特殊作用。

现象联系，由于受多方面因素的影响，因而具有易变性，不像其内在本质（如生命系统的器官组织、细胞、分子、病灶等）那样稳定，但易变不等于没有规律。如果认为现象杂乱无章，无规律可言，只有现象背后之事物内部才有规律，那么事物内部与外部、事物的现象层面与本质层面又如何相衔接呢？那是不可思议的。而所谓的内与外、稳定与不稳定都是相对的。事物系统的界面也不是绝对的，系统之外还有更大的系统包围着它，构成母系统与子系统的关系。从无限宇宙的角度来审视，则根本无所谓内与外、表与里、稳定与不稳定之别。所以，把现象和本质分别看待，判定现象层面没有规律，是不能成立的。《周易》云："知变化之道者，其知神之所为乎！"（《易·系辞上》）所谓"变化之道"，即大化流行之"易道"，正是指现象层面本身的规律。依从这样的规律行事，就可以从事物之自然整体层面支配事物。辨证论治即如是。

现象层面肩负着3个方面的关系，受来自内外八方无量相关因素的影响，具有内在本质层面所不可比的丰富性、错综复杂性和随机变动性。这就决定了现象层面的规律，其表现形态与内在本质层面的规律有很大不同。

所谓透过现象抓住其本质，是指通过实验手段、技术分离和抽象思维对事物系统加以控制，将现象层面芜杂交错的联系剪断，只在现实或思维中留下认识主体所关注的少量事物要素之间的联系，对之加以研究，找出其因果关系。由于是在严格控制的条件下，而且只就少量要素的关系进行确认，故而这样所发现的必然规律，其具体显示具有唯一性、简单性的特点，其因果关系十分清晰、明确，甚至单一，方便以数学形式表达。就是说，唯有所需条件具备，该规律才会发生作用，而且以唯一的情状呈现。这样的规律表现为确定而无变动的规定。

现象层面的规律则不然。由于是在无限交错和随机动荡的关系中发挥作用，要将所有可能出现的关系要素和随机变化统摄囊括，这就使得这种规律不可能显示明晰的因果关系，不可能呈现出唯一的情状，不可能以固定不变的死板公式加以表述。但是，它们仍然具有必然性、普遍性和可重复性，即规律的本质特征。因此，掌握了它们可以有效地指导实践，获得成功。阴阳五行和所有中医辨证法则，就是这种类型的规律。

现象层面的规律，一般只是为事物的变化规定了活动的范围。在这个范围划定的界限内，事物自由变化；究竟如何变化，会因时、因地、因人而异。可是，无论怎样变化，都不会超出所规定的界限。就此界限的规定而言，是十分明确而毫不模糊的；就界限之内的变化而言，则可能有无限多样。现象层面的规律具有确定性和变动（灵活）性两个方面：是变动中的确定，是确定中的变动。

例如，六经辨证中的太阳病。"太阳之为病，脉浮、头项强痛而恶寒。"脉浮、头项强痛、恶寒三项脉证是划分太阳病的界限。凡全有此三项脉证者，即为太阳病。这是一条规律，但不是死的，只是规定了一个大范围，故又称太阳病之提纲，其中充满变数。对这些变数再进行梳理，找出范围内的变化规律，即太阳经证和太阳府证两大类型。再往下，则太阳经证分中风证和伤寒证，太阳府证分蓄水证和蓄血证。这些范围内的从属证型虽辨得更精细，但仍是现象层面的规律，仍是规定了一个灵活多变的范围。由于素体和治疗过程不同，因而同是太阳病某证，还会有不同的兼证或变证。辨证法则的特殊形式，使其有能力把规定范围之内的个体差异包容进来，并加以合于规律的处置。这是把握现象背后本质那一类科学体系永远做不到的。

中医诊治的关注点——"证"，是人之生命系统异常的整体机能反应。而决定生命系统整体机能反应的因素是极多的，有直接原因和间接原因、体内原因和体外原因、一般原因和个体原因等。生命系统自身的关系以及生命系统与生活环境所发生的关系极为复杂，具有无限性，所以辨清"证"之形成的所有因果链条是不可能的，对于中医也是不需要的。因为中医治病不是直接针对实际的病因，而是针对证候。中医的病因学说"审证求因"，其实质并非寻找实际的病因，而是辨证的一种方法，是为了对证候进行更细致的分类，以求准确依证处方。

中医学是建立在事物的自然整体层面的。它的理论和实践是一个完整的体系。它寻找的是现象层面的规律，采取的是能够处理现象层面问题的办法。而所有找寻清晰因果关系的做法，必定要对事物进行切割、分离、控制，破坏事物的自然整体状态，离开现象层面。这不为中国传统认识论和中医学所取。而寻找清晰因果关系的做法与还原论相契合，并非认识世界的唯一途径，清晰的因果关系也不是规律的唯一形式。

西医诊治的关注点是病原体和病灶。它们是有形的实物，被视为明晰的病理因果和西医诊治的科学依据。因此，对于西医重要的是①疾病确实是由某种病原体引发并形成病灶；②诊断技术能够将其发现；③治疗手段能够将其消除，同时又不会给患者生命带来危险。当此3个条件齐备，西医的治疗效果显著且快速，但会使患者全身受到某种程度的震荡，产生明显副作用。因为有形的病原体和病灶虽为清晰的病因病果，其在整个生命系统中所引发的有害的相互影响和因果关系链，却是深远的、复杂的，而西医学对此缺乏认识和有效对策。

中医所辨之"证"，作为人之生命系统遭到破坏时的自然整体机能反应，其具体的因果关系虽然不清楚，但无论内外表里、有形无形、直接间接，所有相关因果联系却无一遗漏地全部涵盖其中。因此，只要正确地把握了"证"，也就把握了一切相关的因果联系和人之生命系统所处三方面关系的全部信息。辨证论治正是针对所有相关因果联系和信息加以整体性治疗，而不是专门针对哪一个病因病果进行处置，具有全面性、完整性的长处。其治疗不是对抗病因病果，而是在顺生赞化的过程中，由生命系统整体的自我痊愈机能驱祛病邪。这一过程，既包括祛除病原体和病灶，又包括适当纠正机体所有异常关系，而且两者能够相互促进，协调进行。不须一一清察因果关系，却能把握全部因果关系，乃是中国哲学和中医学处置复杂性及无限存在的大智慧。

关系高于物质——辨证论治是关系治疗

还原论所说的"本质"，在自然科学领域一般落实在支撑事物的物质实体及物质实体之间的关系上。因为物质实体及其相互关系最具内在性和稳定性。还原论认为世界分为物质和运动两个根本方面。一切物质都在运动，一切运动都是物质的运动。但二者相较，物质是本，运动是物质的固有属性，是物质的存在方式。因此，科学的任务归根结底是要把握运动着的物质，或物质如何运动。

一般现代科学所说的物质，一定是有形、有界的实体存在。依据现代物理学，物质存在有两种形式：实物和物理场。量子场论所揭示的物理场，尽管在存在形态上与实物有别，但同样有质量、能量和动量，以相应粒子为其最小单位，而且可以与实物相互转化。所以物理场和实物都是实体性存在。

现代物理学同时也证明，物质与能量可以相互转化。一定的高能量可以使真空中产生出物质粒子，也可以使物质粒子转化成能量消失在真空中。而能量的表现形式就是运动。可见物质并非宇宙之本原，宇宙中除了物质，还有别的形式的实在。至少在物理学的范围里应当承认，在物质之外，运动（能量）有独立存在的意义。这一点为还原论所忽视或不知晓。

更重要的是，还原论不懂得宇宙中除了物质之外，还充满关系。世间既然有运动，不同的事物就会发生关系和联系。这里所说的运动，不限于物理学所指能量的显现，是广义运动。关系和联系正是广义运动的过程和体现。而有关系，自然有关系者和关系过程的承担者。关系者即指各种有形事物。至于关系过程的承担者，即由什么来实现关系过程，它可能是某种物质存在（实体形式），也可能是某种非物质存在，包括中国学术所说的"元气"（非实体形式）。但无论是哪一种情况，关系的意义，它对事物的作用，远远不能单纯用物质实体的性质和功能来说明。关系的内涵实际超出关系者和关系过程的承担者本身。

系统科学表明，在相互关系，尤其是复杂关系的交织作用下，会产生许多全新的性质和运动形式，为关系者和关系过程的承担者所不具有。而在所有关系中，信息的传递和作用是最重要最突出的一种关系，它对于控制系统和生命系统的形成具有决定意义。但是信息关系显然不是物质关系，不能用物质实体，也不能用能量来说明。

其实，一切事物都由某种相互作用的关系产生、构成和维系，一切事物的存在与发展只有在一定的关系中才能实现。就是物质实体本身，原本也不过是一些相互组合的关系，如物体是由某类分子的组合关系构成，分子又由若干原子的组合关系构成，而原子则由质子、中子、电子的组合关系构成等。因此就宇宙无限存在而言，关系比物质实体更本始。有什么样的关系，就有什么样的物质存在，关系决定物质存在的形态。物质实体不过是某种十分稳定的关系而已。

一切具体的物质存在，是在时空中有形、有限的存在。而由运动交织成的关系和联系却没有时空分界，形成一个永恒变化着的、复杂错综的整体关系之网。这个网是无限的，不可切割的。如果加以切割，就破坏了宇宙万物的整体关系。虽然每一个具体的物质存在有明显的分界，为了认识它们，常常要将它们与整个宇宙的联系切割开来，一个一个地分离出来，但是实际上，它们的存在和运化是离不开这个宇宙关系之网的，时时刻刻都要受其影响和约制。它们自身作为一个关系系统与整个宇宙关系网是连为一体的，处于宇宙关系网的包围之中。所谓物质进化，物质形态从低级到高级、从简单到复杂的发展，正是在宇宙运动关系之网的作用和制导下实现的。

宇宙运动关系之网似乎空空洞洞，一般难于被人的感觉器官觉察，但是并非没有形迹。其形迹正是天地万物在自然状态下所显露的现象，一切运动关系都直接间接通过现象彰显出来。现象是事物系统内部所有关系（稳定和不稳定）与外部直通宇宙关系之网的所有关系（不稳定和稳定）相互衔接的表现和反应，标示事物系统的自然整体层面。

面对这样的世界，认识大致有两个可选择的基本方向：一是拨开宇宙关系之网，透过现象去认识有形有界的物质实体，以物质实体为事物存在和变化的依据。一是借助现象，着重把握宇宙关系之网，从天地人整体关系的角度，研察事物系统的存在和变化。

西方科学属于前者。如以生物医学为基础的西医学，将人之生命的本质归结为人的形体，又把形体归结为细胞、分子、原子等。中国传统科学属于后者。老子云："天之道，不争而善胜，不言而善应，不召而自来，然而善谋。天网恢恢，疏而不失。"道者，通也。道之本义在于通。"天网"即宇宙整体的运动关系之网，它是"道"的体现，起着联系和通达万端的作用。认识道如何生成和支配万物，就要着重了解这个运动关系之网。

因此，中国传统哲学和科学的重点在于揭示各种关系，对所有关系进行归纳分类，并从中找出起决定作用的关系。阴阳就是天网中起决定作用的关系，犹如网中之纲。古人云："阴阳之义配日月。"（《易·系辞上》）"天为阳，地为阴；日为阳，月为阴。"（《灵枢·阴阳系日月》）"天地之动静，神明为之纲纪。"（《素问·阴阳应象大论》）

阴阳不代表物质实体，是指某种运动状态及其所形成的关系。这种状态和关系主要源于日、月、地三者的交错运行。在大地之上，受日照射为阳，受月照射为阴。天之影响为阳，地之影响为阴。日月往还，天地动静，就生出了阴阳交替。"神明"指阴阳，为规定天地万物运动变化最根本的规律，系世间一切妙化之源。

阴阳的本始表现即昼夜、四时。昼为阳，夜为阴；春夏为阳，秋冬为阴。其过程显示为明暗、寒热的交替，是为阴阳的基本性态。由此出发，引申出动静、进退、出入、升降、内外、显隐、伸缩等动态关系，分属阴阳。继而再将刚柔、水火、雌雄、左右、仁义等功能趋向与阴阳联系起来。"水火者，阴阳之征兆也。"（《素问·阴阳应象大论》）凡与水火相类的性态，均可纳入阴阳范畴。而水火的性态集中代表了日月天地的功能趋向。

在天地、日月运行所生关系的影响下，阴阳的各种引申义与阴阳本义有着内在联系。它们之间有"气"相通，有感应关系，即"同声（类）相应，同气相求。"（《易·文言》）由于与昼夜四时、明暗寒热发生感应关系的事物无量繁多，使阴阳概念极具广谱性，因而成为支配天地万物的一条基本规律。之所以如此，是因为日、月、地往来周旋，交错运动，其向外辐射的作用乃是大地万物得以生化演进的根源。《素问·四气调神大论》云："夫四时阴阳者，万物之根本也。""故阴阳四时者，万物之终始也，死生之本也。"从变化和状态的角度看，阴阳的确是万物成毁的本根和依据。没有亿万斯年昼夜四时的往来循环，天地之间光凭着分子、原子和各种速度的粒子，是不可能有今天如此多种和如此样态的形物、生命类型和万千变化的。

五行的本质正是四时。古代学者依据事物会分别与春、夏、长夏、秋、冬发生感应关系，将事物划分为木、火、土、金、水五大类。因此，五行是阴阳的展开，使阴阳关系进一步丰富和细化。恽铁樵云："四时有风寒暑湿之变化，则立六气之说以属之于天；四时有生长收藏之变化，则予五行之说以属之于地。五行、六气都是用来说明四时原理的。"（《群经见智录·五行之研究》）四时原理即阴阳关系之道。

《黄帝内经》云："人生有形，不离阴阳。""人以天地之气生，四时之法成。"（《素问·宝命全形论》）人之上下表里、藏象经络无不取法阴阳四时，无不与四时阴阳通应。如肝、心、脾、肺、肾分属春、夏、长夏、秋、冬（五行），十二经脉与十二月相应等。故恽铁樵又云："《黄帝内经》之五藏非血肉之五藏，乃四时之五藏。不明此理则处处荆棘，《黄帝内经》无一语可通矣。"以阴阳为纲解释人身，其实质即从天地人整体关系的角度认识人之生命系统，而不是从物质实体的角度来认识，表明人之生命作为一个整体关系系统尽管有其特殊结构，其与宇宙运动关系之网（天网）是统一的，合为一体的，有通应关系。阴阳之本义和引申义，显示为运动的状态、趋向和性能，体现在自然状态下的现象之中。所以藏象经络理论是揭示关系的现象层面规律与解剖学内容的有机统一，而以前者为主导，为统摄，以后者为从属，为辅助。

"证"作为病象，则是人之生命系统不能正常运行时的自然整体关系状态，不直接代表哪一个实体部位、哪一些物质元素出了什么问题。中医的各种辨证法则是在藏象经络理论的基础上建立起来的，故也以阴阳为纲，与宇宙运动关系之网相连通。

中医处方的目标是治证，即调整人之生命系统的整体关系，使其自身以及与宇宙运动关系之网相谐调，从而使疾病痊愈。中药药理也是建立在关系上，而不是物质实体上。中药的性味、升沉、归经、配伍等，根本是关系，以阴阳为本。其理论及炮制方法，都是为了治证，调整机体的阴阳关系失衡。

为什么众多天然物品能够成为中药？为什么中药能够治"证"？

老子云："万物负阴而抱阳。"大地上的物类无一不是在宇宙运动关系网的大环境中生存和演变的，在漫长的进化过程中，都因受到昼夜四时、五行六气的推荡而被赋予阴阳属性。依理可以推认，在日、月、地之外，在更广袤的时空范围，可能存在着作用更强大影响更深远的阴阳关系。总之，普遍存在的阴阳属性，将天地万物联成一个"家族"。庄子云："以阳召阳，以阴召阴。"（《庄子·徐无鬼》）意思是，阳性事物和阳性事物之间，阴性事物和阴性事物之间，会依"同气相求"的法则相互招引，从而相互加强。这样，天地间同一事物之阴阳两个方面会发生相依相须、消长转化的关系；不同事物的阴阳，由于可以对应相互加强，因而也可能交错发生相促、相制关系。中医学正是依据阴阳之间的这种关系，选取适当的自然物，经过炮制，利用其偏阴偏阳的特性，去调节人之生命系统的整体阴阳偏胜，而不是直接针对病原体和病灶。

精神统摄形体——证候不能还原为实体

既然物质并非唯一的实在,也不是万物最后的本原,故还原论断定精神完全从属于物质则缺乏根据,并抹杀了精神、意识的独立作用。

从人的生命过程来看,没有人的形体,精神活动固然不能存在,但形体只是精神活动的必要条件,而不是完全条件,还必须有正常进行的生命系统的整体关系。依照中医学理论,精神活动的直接承载者是"神气"。神气与形体相合,方有人的生命;二者相离,人则死亡。《黄帝内经》云:"血气已和,营卫已通,五藏已成,神气舍心,魂魄毕具,乃成为人。""百岁,五藏皆虚,神气皆去,形骸独居而终矣。"(《灵枢·天年》)经文中前一个"神气",指精神意识;后一个"神气",除精神意识外,还包括各种生理功能。从"神气舍心""神气皆去"的表述可见,《黄帝内经》认为,精神和各种生理功能都通过"气"体现,相对于形体,是独立的存在。应当肯定,视精神和各种生理功能具有独立存在的意义,是正确的。现代西方科学认为,物质、能量、信息是构成世界的三种独立存在。而精神和各种生理功能正是能量和信息的高级形式。不仅如此,在人之生命系统中,精神意识作为独立的信息活动对于人的形体,包括大脑,即物质存在,还起支配和统摄作用。以思维过程来看,思维活动是信息的接收、传递和加工过程。而一切信息存在,由信息内容和信息载体两部分组成。思维活动之外的一般信息过程,载体虽然并不决定信息的内容,但是信息内容自己不会运动,不会变化,信息的传递、接收、储存和加工(或自然变化),全靠信息载体及相关能量的外部推动和规定。

但是,心系统之内的信息过程,信息内容和信息载体的这种支配关系奇妙地发生了颠倒。思维主体想不想,想什么,怎么想,如何在心中进行信息加工,不是由脑神经系统中的细胞、分子、原子来决定和主导,而是由作为主体的思维本身来决定和主导。就是说,正常的思维过程,不是思维载体(细胞、分子、原子等)规定和推动思维内容的变化,而是思维内容遵从主体意志和思维规律,决定并推动思维载体的运动。这就是说,"心"在想不想,想什么,怎么想上,具有绝对的自主权、自由权。在心系统中,不是思维之"体"的运动决定思维之"象"的变化,而是思维之"象"的自主变化率领思维之"体"做相应运动。而心系统必与一定的生命个体结为一体,所以"心"不仅主导思维载体,而且通过神经系统支配生命个体,以至社会群体的行为。因此,精神情志状态是辨证的一项重要内容,中医总结了一整套相关规律。关于心神对生命和形体的主导作用及对心神证候的把握,是中医理论与临床的重要组成,是中医整体关系治疗的体现,同时也是辨证论治比单纯针对形体治疗优越之处。

由上可见,物质并不是人之生命的唯一基础,也不是生命的最终根据。生命系统的"象"和"证"所标示的自然整体关系与其物质实体构成,系两个相对独立的不同层面。那么,这两个层面能不能沟通?能不能弄清楚二者在生理病理过程中是如何连接的?毫无疑问,在实际的生命过程中,这两个层面之间有着密不可分的联系,而且有机地统一在一起。然而,在认识上却永远无法窥测。

依据量子力学奠基人玻尔的"互补性原理",物质世界中的客体以及其他各种各样的存在,都各自具有若干不同的"方面"。当人们研究某一对象时,一经顾及它的某些方面,就必定要放弃它的另外一些方面。因为同一事物的不同方面存在互斥性。可是,这些不同方面对于该事物都是必要的,不可丢失的,表明它们还有互补性。在两个既互斥又互补的方面中,想追究哪个方面更为"根本",按照玻尔的观点是毫无意义的事情。玻尔认为"互补性原理"是认识论上的原理,是一条无限广阔的哲学原理,以更加宽广的思维构架代替了因果性概念。

人之生命系统的象/证与物质实体构成,正是同一事物的两个不同方面。前者主要呈现生命系统的时间变化,后者主要显示生命系统的空间结构。对于生命系统,这两个方面都是不可缺少的,分不出哪一个更"根本"。正如时间和空间的关系那样,它们是共存关系,而不能用因果性概念说明。尽管二者密不可分，融为一体，但不能用逻辑方法，由一方推导出另一方，也不能通过某种实验，由一方观测到另一方。因为认识其中的任何一方，都以破坏和阻碍认识另一方为前提，二者既互补又互斥。所以，认识按照其中任何一方的要求朝前走，都永远不可能进入到另一方。

中医之证和象是独立的、能够自成体系的认识领域。一切现代科学和西医学的成果都可以考虑为我所用，但一定不可放弃以证/象为本位，一定要保持对象的自然整体状态。这是中医之所以为中医的根本界线。

11 证与人体"状态"

近年来在证的研究中,像"机体反应状态""机体宏观状态""整体功能态""异常机能状态""综合性的功能态""应变态势"等一些类似的语词常被用来说明证的内涵。这些来自不同角度的称谓之间虽然有些细微差异,但大都认为证是人体的一种异常状态。甚至有学者干脆说中医学就是状态医学。那么什么是状态?证为什么能够称作状态?把证看成状态又有什么意义呢?但目前尚缺乏一个通盘的论证。学者刘耿对此做了阐述。

状态是什么

状态作为一个哲学范畴具有相当老的资格,在亚里士多德的"十范畴表"中它就占了一席,他指出:"状态则是一种很容易改变并且很快地让位给其对立物的情况。"黑格尔在《逻辑学》中道出了状态的七条性质,从中我们可以总结出一些初步的看法。状态是质的外在性,内在的质外化出来就表现为状态。状态跟质的相同之处是:整体性,不可切割成部分,同样要由量来表示和描述。状态跟量的相同之处是:都是外在的规定性,可以跟质相互过渡。综合起来看状态是一种总量,或者说整体的量。到了系统科学那里,状态成为主要的研究对象,系统状态就是在一定时间内,一定系统物质在性质不变时的存在方式或表现形态,这种存在方式或表现状态是一个过程。状态作为总量是无限的,但确定一个系统状态并不需要知道它的所有变量,一般只需要知道一组相互独立且数目最少的状态变量即可,这些变量能够足够全面地代表系统物质在某一时间段内的总体特征。

证为什么会是一种状态

一个人无论患实证还是虚证,也不管是阳虚证还是阴虚证,生物学意义上的人体区别于其他事物的本质特征不会随之改变,即证的有无和变迁不会改变人体这个生命系统的质,相对于人体的质来说,证只能是外在的量的规定性。因此证是不是状态关键就看它是否作为整体的量出现,是否全面反映了人体系统在某一时间段内的总体特征。

1. 证的产生过程决定了证是一种状态 认识结果取决于认识过程,证到底是不是状态,这首先要从临床辨证的过程来考查。辨证过程可以人为地分成两个阶段,其一是收集临床资料,其二是在这些资料的基础上进行中医的抽象思维,作出判断。在收集资料的阶段,中医要求望、闻、问、切四诊合参,对患者的观察要细致入微,使掌握疾病状况的途径、对各种临床现象的了解尽可能全面。譬如望诊要望神、色、形、态、头颈五官、舌象、皮肤、络脉、排泄物、分泌物等,闻诊要听发音、语言、呼吸、咳嗽、呕吐、呃逆、嗳气、太息、喷嚏、肠鸣等各种声响,还要嗅患者体内发出的各种气味及分泌物、排泄物和病室的气味;问诊要了解疾病发生、发展、治疗经过、现在症状和其他与疾病有关的方面,如既往史、居住条件、饮食嗜欲和家族病史等;切诊不仅要辨别脉象,还包括按肌肤、手足、胸腹、腧穴等。在运用这些资料进行抽象的阶段又以整体思维为其典型特征,整体思维的主要形式是二元思维和联系思维。二元思维体现在辨证过程中就是以阴阳为纲纪,"察色按脉,先别阴阳",这是对四诊资料的初步分析。在此基础上,再将四诊资料与人体的生理病理相联系,作进一步分析综合,而中医在说明人体的生理病理时也是不离阴阳,"阴者藏精而起亟也,阳者卫外而为固也""阴平阳秘,精神乃治"。阴阳失调则会导致疾病的发生。"阳胜则热，阴胜则寒；阳虚则寒，阴虚则热"；是中医学的病机总纲。最后根据以上的分析综合作出具体判断时；要以八纲为指导；而阴、阳又是八纲的总纲。二元思维是从对立的两个方面来思考问题，防止片面性，具有全面、完整的特征。但整体思维并不拘于阴阳的二元结构，而是以阴阳为要旨，向多元结构发展，这就形成了联系思维，在联系思维中，一个事物通常是一个联系网络上或整体结构中的事物，离开这种网络或结构的事物事实上是不存在的。因此人们的思维活动必须以联系的方式而不是孤立的方式运行，当考虑某一事物时就必须考虑与其相关的事物，这即包括该事物对其他事物的影响，也包括其他事物对该事物的影响。中医认为，人体是以五脏为中心，通过经络系统，把六腑、五体、五官、九窍、四肢百骸等全身组织器官联系起来的有机整体，并通过精、气、血、津液的作用，来完成机体统一的机能活动，机体各个部分在生理上互相联系，在病理上互相影响，不但如此，中医还把人与自然界联系在一起，认为人与天地相参，与日月相应。因此在辨证过程中不但要"见肝之病，知肝传脾"，考虑到人体各部分的互相影响，还要注意"四时之气，更伤五脏"，考虑到人与自然的互相影响。总起来看，中医辨证所运用的四诊是整体诊法，它虽然不能深入到机体内部，却把注意力充分集中在了整体层次生命现象的丰富性和多样性上，对外在病象的探察可谓全面而细致；辨证所运用的思维方式是整体思维，它以二元结构为主体，向多元结构展开，包含着朴素的辨证法和系统思维。证作为整体诊法和整体思维的认识结果，它反映的是人体的总体特征，是一种整体的量即状态。

2. 证实质研究的结果支持这一结论 证实质研究主要是指运用现代医学的知识和技术对中医的多种证进行的一系列探索。随着研究的深入：在这一领域也有越来越多的学者认为证是一种状态。这里有两个典型的例子：其一是沈自尹在总结肾阳虚证的研究后写道："若以肾阳虚证作为模式是否可以推论，其他证的研究思路为证是一种综合性的功能态，有具体的功能网络和调控中心。"其二是梁月华在谈到寒证、热证的研究时也说这是两种"异常机能状态"。证实质研究结果和证是状态之间会有什么联系呢？先简单看一下以上两例的具体内容：肾阳虚证的研究自20世纪50年代起从临床入手筛选指标，发现肾阳虚患者普遍存在尿17羟皮质类固醇含量低下的现象。因此从肾上腺皮质功能往上追溯，在20世纪60年代发现肾阳虚证具有下丘脑-垂体-肾上腺皮质轴上不同环节，不同程度的功能紊乱，属于一种潜隐性的变化。20世纪70年代又把这一认识扩大到甲状腺轴和性腺轴，证明存在三条轴的功能紊乱，故推论肾阳虚证的主要发病环节在下丘脑（或更高级中枢）。20世纪80年代中期后，运用动物模型结合药物反证的方法，进行了一系列实验，为验证肾阳虚证的调控中心在下丘脑提供了充足的实验依据，并把结论扩展到整个神经-内分泌-免疫网络（NEI网络）。寒热证的研究起于20世纪60年代，在早期就进行了多方面的观察，其中寒证有代谢机能的低下，肾上腺皮质功能的抑制，交感神经机能减弱、副交感神经机能增强，中枢神经系统抑制过程占优势，热证在以上几方面与之相反。近年来已经阐明寒证、热证是整体的变化，其形成的机理主要在中枢。虚寒证的形成与脑内抑制物和5-羟色胺（5-HT）增多，儿茶酚胺（CAs）减少，以及丘脑下部促激素释放因子和其他肽类的减少有关。虚热证则与中枢兴奋物质、CAs、丘脑下部促激素释放因子或其他肽类的增多而5-HT的减少有关。这两项研究的共同特点是它们的主要机理都是神经、内分泌系统的中枢部位有多种激素或神经递质的分泌异常。神经、内分泌系统与免疫系统紧密联系在一起，共同构成一个全身性的调节网络，这个网络功能的异常往往会引起不同程度或形式的全身性反应。其他许多证的研究（像五脏各证、血瘀证等）也表明与神经、内分泌及免疫系统的调节异常有关。另外证实质研究还发现，同一种证往往存在多个器官系统的功能异常。证与全身性的调节网络有关，与多器官系统功能有关（而实际上这两方面可能互为因果），这些都表明证反映了机体的总体特征，是机体的一种异常状态。

为什么要把证看作状态

是不是把证看作状态，并不影响中医的辨证论治，那么认为证是一种状态又有什么意义呢？我们是在西方哲学与系统科学的基础上来理解"状态"一词的，因此认识到证是一种状态应该会有利于中、西医学的交流与合作。

首先在基础研究方面，这提示我们要进一步深化证与神经、内分泌、免疫系统关系的研究，因为状态反映的是人体的总体特征，而西医认为机体的整体调节功能是由神经、内分泌、免疫系统来执行的，这二者之间可能存在着深刻的联系，证实质研究的结果也显示出这一趋势。而且张瑞钧等从西医学出发，结合自己的研究工作，以神经、内分泌、免疫系统的改变作为判断依据总结了三类异常整体功能态，认为它们可分别与中医的证相对应：应激型整体功能态，相当于阴虚火旺证或虚热证；抑制型整体功能态，相当于阳虚证特别是肾阳虚证；血瘀型整体功能态相当于血瘀证。这提示中医的各种证可能对应于神经、内分泌、免疫系统的不同调节模式。在这方面的继续探讨，不但会加深我们对证的理解，同时也会为神经、内分泌、免疫系统的知识增添新的内容。

再者，在临床上，西医辨病与中医辨证相结合是行之有效的临床思维模式，为许多中医所采用，但由于西医临床工作者掌握中医理论有一定困难，所以这种模式在西医中的应用受到限制。如果证被理解为状态，把它当作系统科学中状态的概念来处理，将有助于运用系统科学的思想来改造中医基础理论，使之从古代自然哲学式的、思辨式的论述中解脱出来，变成一个用现代科学语言表达的唯象理论。事实上这项理论改造工作，在戴豪良提出的应变理论中已进行了有益的探索。应变理论认为人体是一个远离平衡态的开放巨系统，在内外环境变化的刺激下，这个系统进行应变活动，应变活动发生时系统所处的状态及进一步变化的趋势称应变态势，应变态势的具体内容就是从中医证的内容中概括提炼出来的。在这一改造的基础上，病的概念和应变态势的概念就可以在同一个理论体系中得到有机结合，在临床上形成既诊断疾病又判别应变态势的思维模式。这种"诊病析态"的模式不但符合现代人思维习惯，便于推广，而且在同一理论框架下，西医对病的规律性和中医对证的规律性认识得到统一协调，使辨病加辨证的经验式结合上升到理论层次。

12　从证的基本特征论健康状态辨识

状态是对生命过程中不同生命特征的概括，涵盖了健康、疾病、痊愈或衰亡等不同阶段，证就是人体发病后的一种状态。长期以来，中医学在辨证研究方面积累了丰富的经验，通过了解证的基本特征和总结证研究的经验和教训，可以为健康状态辨识研究提供参考。学者李灿东等讨论了证的整体性、稳定性、动态性、模糊性、错杂性、隐匿性、缓急性以及人体性八大特征，阐述了证的基本特征与健康状态辨识内涵的关系。

证的基本特征

证是对"人"在特定阶段病理状态的概括，它的形成是一个量变到质变的过程，具有以下特征。

1. 整体性（系统性）　恩格斯在《反杜林论》批判"机械论"时说："把自然界的事物和过程孤立起来，撇开广泛的总的联系去进行考察，因此就不是把它们看作运动的东西，而是看作静止的东西；不是看作本质上变化着的东西，而是看作永恒不变的东西；不是看作活的东西，而是看作死的东西。"人本质上是个复杂的开放系统，人之所以具有新陈代谢、生长、发育、自我调节、刺激反应和天然的能动性等基本特征，就是由于生命系统能够不断地与外界环境进行物质、能量和信息的交换。因此，中医学强调人是一个有机整体，人体的脏腑、气血、经络、形体官窍之间相互联系，相互依存，和谐统一。证反映的主要是人体脏腑、经络、气血津液之间以及人体与周围环境之间等整体功能关系的异常，是内外环境关系的不协调所表现的结果，涉及人体多系统、多层面的物质和功能的变化。因此，辨证除了注意四诊所收集到的临床症状、体征，还要注意社会、环境等因素的影响，做到从人体自身、人与社会、人与自然的各种"整体"出发来进行审查。

2. 稳定性　证是对疾病发展到某一阶段的病因、病位、病性及病势等所作的高度概括。证候是证的外在表现，是辨证的依据，具有相对的客观性，通过证候的辨析，就可不同程度地判断疾病在此阶段的病理本质（病位、病性等），这些病位、病性及其内涵是相对固定的，且各自有其相对明确的证候特征，否则证就无法辨识，故证具有稳定性。在中医学的发展过程中，虽然历代医家对某一病的病机、治则、治法认识不尽相同，但对大多数证或证型的本质内涵和核心特征的认识是一致的。如心肾不交是指水火既济失调所产生的证候，表现为心烦失眠，心悸，耳鸣，头晕，腰膝酸软，梦遗，舌红少苔，脉细数，或腰部下肢酸困发冷等，可见心肾不交古至今所指是基本相同的，证候表现和辨识依据是稳定的。

3. 动态性　证是动态变化的，主要体现在以下3个方面。

（1）疾病不同阶段证的属性不同：在疾病过程中，证可因为体质、药物、情志、饮食、调护等不同条件作用下发生变化的，如表里的出入，虚实、寒热的转化，轻重缓急的变化。例如胃病患者症见胃脘灼痛、吞酸嘈杂、烦躁易怒、脉弦等，辨为肝胃不和证。经过疏肝和胃治疗后，患者胃脘灼痛、吞酸嘈杂的症状消失，新出现纳呆、腹胀便溏、倦怠肢软、脉由弦转细等，此时主证已经由肝胃不和证转变为脾气虚证。

（2）病程的长短证的属性不同：一般而言，新病多实证，久病多虚证。也就是疾病初、中期多表现为实证，疾病末期虚证多见，而虚实夹杂多见于中、末期。此外，还有"久病入络""久病入血""久病及肾"等。例如胃脘痛患者，早期多因外邪、饮食、情志所伤，表现为邪实，后期常见脾虚、肾虚等正虚表现，转为虚证或虚实夹杂证。

（3）证的变化与时间关系密切：如《伤寒论》中云"伤寒一日，太阳受之，脉若静者，为不传，颇欲吐，若躁烦，脉数急者，为传也"。"伤寒二三日，阳明少阳证不见者，为不传也"。说明证可因时而变，又如《医学正传·卷八》在论及小儿发搐时，亦认为在一天不同的时间内，小儿发搐所表现的证不同。提出早晨发搐是肝木大旺，日午发搐是心火大旺等。

4. 模糊性 证是医生根据中医理论，应用系统思维、意象思维等方法，对所获取的各种临床资料进行逻辑推理、理性加工后的一种认知产物。因此，在证的形成过程中，不论临床资料的收集，还是加工的过程，必然受到医生不同社会背景、实践经验、认知水平等影响，导致对某些内容的理解出现了不同说法，对症状的描述不是通过具体的数字指标，而是通过感官直接判断，对症状的轻重也没有显著的量的区别，如以有无、微甚、深浅、多少等作为指标，以大汗、微汗、有汗、无汗代表汗的多少，以舌苔的微黄、深黄、焦黄代表热的程度，呈现出"亦此亦彼"的现象，使得证带有主观模糊的色彩。

由于疾病的不同、个体的差异和内外环境的变化，同一种证，在不同的病、不同的人、不同的时间和地域等表现出较大的差别，症状表现也呈现多样化，甚至完全不同。如肝胆湿热证，有的患者出现胁肋灼热疼痛、口苦泛恶、大便不调等，有的患者却出现寒热往来、身目发黄或带下臭秽等。又如阳虚患者可出现固摄无力的自汗，也可出现气化无力的无汗。肾阳虚在小便方面既可出现"小便频数"，又可见"癃闭"。这本身也是中医思维特点之一，因此，试图通过固定的候来规范证，为每一个证制定统一标准的候，以此实现证的规范化是不可行的。

5. 错杂性 临床上，由于病情本身复杂，多病同时存在，或多种病机存在，或治疗措施的影响，使得患者以单一证形式出现的比较少见，往往是多个脏腑的证候同时并见或表里同病、寒热错杂、虚实互见、阴阳同病，或以一个证为主、兼挟其他的证，而且兼杂的各要素之间具有不齐同性。如表证兼寒证而成表寒证，表寒证入里化热而成表寒里热证；气滞血行不畅而致气滞血瘀证；肝火上炎可能影响心导致心肝火旺，脾阳虚日久影响肾导致脾肾阳虚，心火移热小肠导致小肠实热，肝气郁结犯脾导致肝脾不和等。

6. 隐匿性 证的隐匿性主要体现在2个方面。①由于某些疾病在危重的阶段，或使用药物掩盖了病情，使得证候表现与内在本质不相符甚至相反。《伤寒论》中"患者身大热，反欲得衣者，热在皮肤，寒在骨髓也，身大寒，反不欲近衣者，寒在皮肤，热在骨髓也"。所论述的真寒假热证和真热假寒证，又如"大实有羸状""至虚有盛候"的真实假虚证和真虚假实证。如果没有仔细甄别，必然导致辨证结果难以反映疾病的本质。②由于证的出现常常是从量变到质变的过程，患者症状表现也是从无到有、从少到多、从轻到重、从不典型到典型不断发展变化的，如果患者没有任何异常感觉，医生也没考虑社会、环境等因素的影响，没有四诊合参，将出现所谓"无症可辨"的情况。

7. 缓急性 证除了其构成的基本要素及其内涵之外，还有一个很重要的特点，就是各要素的轻重缓急。例如同为"气滞血瘀证"，是先气滞后血瘀，还是先血瘀后导致的气滞，在诊断立法上是有所区别的。再如"气虚夹湿夹瘀证"，是气虚为主，还是湿、瘀为主，是湿多还是瘀重；"表里同病"时，是先解表还是先攻里？"急则治其标、缓则治其本"，这种标本缓急是中医临床必须把握的，关系到立法的准确性和治疗的时效性。现在的辨证标准和研究方法简单地把各个证素的缓急等同起来，脱离了中医的临床实际，也违背中医的治疗大法。

8. 人体性（专属性） 动物模型被广泛应用于现代医学研究，根据各种疾病的病原学、病理解剖学、病理生理学特性，复制出基本相同的动物模型，如癌症、结核、肝炎等，再对这些模型进行相关的病原学和特异性理化指标检测，是在假设动物模型与人类疾病是完全"同质"的基础上进行的研究。但中医研究对象是处在社会环境和自然环境中的"人"。作为辨识依据的"证候"包含一些客观体征，但更多的是自觉症状，如胸闷、心下痞、尿血等，有时甚至完全是由自觉症状所组成，如少阳病之提纲证"口苦，咽干，目眩"，这些症状，只能在人体上才能反映出来，一旦离开了人体，这些证候将无法辨识。再者六淫疫疠、七情变化、劳倦都直接影响了证候的形成和变化，体现了证的临床性和人的专属性，此亦中医证的独特之处。

健康状态辨识的内涵

辨证是健康状态辨识的组成部分，是对特定阶段病理状态的识别和判断，因此，状态辨识应充分考虑证的基本特征。从这一角度出发，健康状态辨识的内涵应包括。

1. 状态辨识是整体功能的评价 人是一个有机整体，因此，状态辨识应立足于人的整体功能，由于五行的生克关系和脏腑的功能特点以及经络的相互联系，脏与脏、脏与腑、腑与腑之间存在密切的关系，生理上相互关联，病理上相互影响。在病理状态下，证的兼杂十分普遍，不同疾病、不同个体之间的差别主要体现在其基本病理特点、兼杂规律的不同，如六淫为病可有风热、风寒、风湿、寒湿、湿热等的不同；素体不同容易感受不同的邪气，虽皆为脏腑同病但兼杂特点和演变趋势不同，所以，如果人为地将状态简单分为单一类型（或单一脏腑证型），就可能把整体功能割裂开来，不能反映个体状态的本来面目。

2. 状态辨识是体用结合的评价 中医学在强调功能的同时尤其重视物质和功能的统一，脏腑、气血功能是一个统一体，如肝体阴用阳、脾喜燥恶湿、肺为娇脏、气为血帅、血为气母等，所以状态是体用结合，同时又互相影响。六经辨证、脏腑辨证、三焦辨证、卫气营血辨证等是相对完整的辨识，而病因辨证、病性辨证、气血津液辨证相对不完整。如同为气虚，但不同脏的气虚表现是不一致的，所以，在状态辨识过程中，体和用、部位和性质是不可分割的。中医健康状态辨识除了轻重程度外，必须包括部位、性质才能为干预或治疗的立法提供依据。因此，简单地认为可以用气血津液辨证或精气神辨证替代健康状态辨识是片面的，相反的，如果"重体不重用"甚或简单地把中医的脏腑和西医的同名器官等同起来都是机械唯物论。

3. 状态辨识是时空统一的判断 人的健康状态无论是未病、欲病或是已病，都是时间与空间的统一，所以，一个人的状态是不断变化的，因而呈现动态性和阶段性，不同阶段的状态要素（病理状态下称证素）及其组合特点、演变趋势不同，不同阶段所影响的脏腑不同，其所出现表征（证候）往往是不齐同的，因此，以还原论为基础认知方法多表现为"轻时间重空间"，临床研究中习惯采用的辨证分型或固定证型不能反映疾病的本质。中医学"治未病"的思想是立足于时间与空间的统一的，张仲景提出"见肝之病知肝传脾，当先实脾"，体现了疾病发生发展的动态性，也反映了治脾即治肝的整体观念。当然，在研究状态动态性的同时，也要认识到状态的相对稳定性，只有这样，状态才可能被认知，这也是状态辨识的前提。

4. 状态辨识的对象是个体人 状态辨识的依据是状态表征，尽管状态表征涵盖了宏观、中观、微观，但是，由于状态辨识研究的对象是人，这就注定了状态辨识的人体专属性，即人不同于一般的生物体，而是个体人，因此，表征信息采集注重个体人的自身感受、社会适应能力等，如性格、心理、情绪、喜恶，以及疼痛、眩晕、痞闷等，这些都是状态辨识的重要依据。现代借助动物模型开展中医证的研究，最大的问题就是忽略了证的人体性，人生活在自然条件下，由于社会、环境等的不同导致状态复杂性，同时由于个体差异性使同一种状态在不同人身上表现不同，这些在一定程度影响了证的规范，但都是客观存在的。

5. 状态辨识应考虑轻重缓急 在3个状态要素中"程度"（即阴阳自和的功能状态偏离正常的幅度）是判断未病态、欲病态、已病态以及证的轻重缓急的主要依据，在一定意义上说，程度也是干预效果或临床疗效评价的主要依据。单纯的定性已经无法满足状态辨识的需要，因此，必须引入适当的模型算法，逐步实现量化。症与证之间并非简单的一一对应关系，一个症可能对多个证的诊断有贡献度，而且这个贡献度是不同的，因此，采用主症加次症的模式难以真实反映健康状态。在开展中医证与某些理化指标相关性研究的过程中，应充分认识到：一个指标可以构建多证，一个证的微观表征是由多个指标共同构成的，同一指标在不同证中表现的规律和特点是不一样的。因此，试图寻找某一证的特异性理化指标是很困难的，这些都是状态辨识定量化研究必须重视的问题。

6. 状态辨识是生理病理的结合　健康状态是生命时序的连续过程，长期以来，中医学比较强调对疾病状态的辨识，形成了辨证论治的理论体系，然而，在医学模式向健康医学模式转变的过程中，一方面应重视未病态和欲病态的辨识，另一方面还要深刻认识到健康状态是各种内外条件共同作用的结果，状态辨识必须涵盖先后天因素和社会自然环境，还要涵盖体质、生理病理特点、证候，以及各种因素演变规律和预后转归。任何离开整体原则的单一的辨识方法，都有局限性，这种盲人摸象的方法，可能会把结论和研究引向歧途。

证的研究是中医现代化的关键和突破口。纵观几十年证研究的历程，虽然取得了一些成果，但必须注意到一个基本的事实："在科学主义主导下，中医学的所有主要概念和重大理论无一不曾受到科学技术或科学方法的洗礼，阴阳学说、五行学说、经络学说、气学说及三焦、命门等，无一例外地被科学之'刀'所解剖或被科学之'眼'所透视，而从实证的角度来看，却所获寥寥"。造成这种现象的核心问题是偏离了中医辨证思维，忽略证的基本特征。前车之鉴，后事之师，只有把握中医学自身本质特征，才能在继承的基础上发展中医健康状态辨识理论和方法。

13　证——开辟功能性病理研究的新领域

随着疾病谱的改变，功能性病变的地位日益突出显示出比器质性疾病更加深刻和复杂的性质，但整个医学对功能性病变的研究还十分薄弱和肤浅，在众多大病、复杂性疾病的防治上面临困难，迫切需要从功能性病变上进行突破。

辨证论治是中医特色的核心，是中医的一项重大发明，其突出贡献是对功能性病变的深刻认识，达到了其他医学至今难以企及的深度和广度。研究和阐明"证"的病变本质，进而揭开功能性病变的复杂性面纱，不仅会促进辨证论治的现代化，更重要的是将实现功能性病变研究的重大突破，开辟功能性病理研究的新领域。半个世纪来，关于"证""证候"的研究众多，在认识上有了量的积累，但还没有达到质的飞跃阶段，原因在于没有找到突破口。已有的研究往往局限于诊断层次而不能向病理层次深入，局限于病变的临床征象而不能向内在病变深入，局限于医学的现有视野而不能以新视野向新的领域开拓。学者祝世讷认为，"证"的病变本质研究要突破，应当从冲破这些局限开始。

从诊断学向病理学深入

"证""证候"研究存在的一种局限或误区，是没有如实地将其作为病理学概念，而仅仅当作诊断学概念，使研究停留在诊断学层次，没有向病理学层次深入。目前占主流的观点认为"证候是一个独立的诊断学概念"。"证候不仅是中医的疾病模型，也是中医学特有的诊断概念"，"证候概念属于中医诊断学的范畴"。而关于"证""证候"的定义和解释，也认为是由诊断所形成的"病理概括"："'证'是'证候'，它是机体在疾病发展过程的某一阶段出现的各种症状的概括"。"证是机体在疾病发展过程中的某一阶段的病理概括"。

要研究和揭示"证"的病变本质，就必须首先从研究思路上澄清："证""证候"究竟是病理学概念，还是诊断学概念？究竟应从患者身上的病理改变来阐明，还是应从医生的诊断"概括"来阐明？答案只能是前者，不是后者。

中医对"证"的研究是以临床"辨证"为基础，从诊断学层次入手的，还没有发展到从病理学层次去揭示其病变本质。但是，对"证"的认识又与病机学说联系在一起，其内涵是反映在特定病机作用下所形成的特定病理改变。因此，"证"本来或首先是一个病理学概念，不过在临床诊断中大量使用是临床"辨证"运用的一个核心性概念。需要明确的是，并非诊断中运用的概念都是诊断学概念，不只中医学，整个医学的诊断学都在大量运用病理学概念，没有病理学概念就形不成诊断。

把"证"误作诊断学概念的一个重要原因，是把患者身上发生的作为特定病变过程的"证"与医生对其进行"辨证"所形成的"概括"混为一谈。"证"是发生在患者身上的病变，存在于医生诊断之前、之外，没有就诊的患者患病有"证"但没有医生的"概括"。"概括"只是医生对患者所患病证的认识产物，是"把事物的共同特点归结在一起"，是对于发生在患者身上的"证"的"复写、摄影、反映"，并不就是患者身上的"证"本身。医生"概括"得是否正确，要看它与患者身上的"证"是否相符，因而就有"确诊""漏诊""误诊"的差异。总之，"证"是在患者身上发生的，不是由医生的"辨证"所"概括"出来的；需要揭示的是患者身上究竟发生了什么，而不是它被医生"概括"成什么。

要研究阐明"证"的病变本质，必须划清病理学与诊断学概念之间的界限，还其病理学的本来面貌，深入到病理层次进行研究；必须划清发生在患者人身上的"证"与由医生"辨证"所得的诊断结论之间的界限，把研究的工夫集中到患者身上，去探讨"证"在人身上究竟发生了什么样的病理改变。

透过外在征象揭示内在病变

"证"作为一种病变过程，既有"藏于内"的病机、病理，又有"现于外"的临床征象，要研究和揭示"证"的病变本质，关键在于研究和阐明"藏于内"的病变机制、病变内容、病变规律。但是，已有的研究在这里也存在着混乱甚至误区。

有的把"证"与"证候"等同，认为就是"疾病征象"。有些考证认为，中医学在历史上使用的證、候、症和由它们派生而来的證候、症候、病候、病證、病症、病征、病状等，以及现今使用的证候和症状，都是在一定历史时期内可以替换使用的同义词，它们之间没有本质差异。有些文献认为："证候一词大体上可以说是经过医生全面仔细的诊察和思考之后，用以说明疾病情况的一种凭据或术语"。"证候指患病时出现的互有联系的一组症状"。有人甚至把"证候"规范为"症状组合"。

有的主张把"证"与"证候"区别开来，认为"证候"是"疾病征象"，"证"是对"疾病征象"进行的"病理概括"。如称"证候是体现在患者机体上的异常征象"，"证是对证候本质的病理抽象与概括的产物"。这种观点虽然开始把"证"与"证候"区分开来，但只是把作为"四诊"对象的"疾病征象"与作为诊断结论的"病理概括"区分开来；在这里，"证候"是存在于患者身上的，而"证"却存在于医生的认识中，是医生通过诊断认识所形成的"概括"，仍然不是发生在患者身上的病变本身。

要研究和阐明"藏于内"的病变过程及其本质，需要把内在的病变过程与外现的临床征象区别开来，着力研究和揭示内在的病变过程。与此相应，应当把"证"与"证候"两个概念更加深刻地区别开来。

第一，可以把"证"定义为"藏于内"的病变过程，是中医病机学所认识的特定病理改变。它发生在人的机体内，是由特定病机引起的特定病变过程，以阴阳失调、正不胜邪、气机失常、寒热、虚实、表里等为主要性质，包括病因、病位、病性、病势等主要内容。它是"藏于内"的，难以用人的感觉器官直接感知，但可以用实验方法和检测手段来查验。

第二，可以把"证候"定义为"证"的临床征象，即"证之候"。"证"是"藏于内"的，"证候"是"现于外"的，即"候，伺望也"，"证候，谓病状也"。包括症状、体征、脉象、舌象、主诉等，可通过望、闻、问、切而察知。一种特定的"证"规律性地外现为一组特定的"证候"。只要掌握了这一规律，就可依据一组特定的"证候"来判断其对应的是什么"证"。

区分"证"与"证候"的目的，是要透过外现的"证候"深入到内在的"证"，去研究和阐明其内在的病变过程和机制。如"肾阳虚证"，"藏于内"的"证"是肾藏阳气虚衰，"现于外"的"证候"是腰膝酸软而痛、畏肢冷、头目眩晕、舌质淡白胖嫩、舌苔白润、脉沉迟而弱等。要阐明"肾阳虚证"的病变本质，只在腰膝酸软而痛、畏寒肢冷、头目眩晕、舌质淡白胖嫩、舌苔白润、脉沉迟而弱等"证候"表现上下工夫解决不了问题。必须深入到机体内部，去研究"肾藏"是什么、"肾阳"是什么？"肾阳虚"是在什么地方发生了什么内容、什么性质的异常？其发生和发展的机制和规律是什么？只有基于"藏于内"的这些具体病理内容，才可能揭示其病变本质。总之，研究和阐明"证"的病变本质，就是要从这样的思路，来揭示"藏于内"的病变内容和机制。

向器质性疾病之前、之外开拓

西医认为疾病在本质上首先是器质性的，功能性疾病是由器质性疾病引起的，最终都可找到器质性疾病的根据。而中医以"证"为核心认识的疾病，在本质上首先是功能性的，或是以功能性病变为主轴的，虽然也包含着众多器质性疾病，却是把它放到功能性病变的背景中来看待的。这与西医之"病"有着原则性差异，这种差异既是中医的特色所在，也是中医的优势所在，更是"证"的研究实现创新的突破口所在。

已有的临床实践和现代研究证明，中医之"证"与西医之"病"虽然有众多交叉，但"证"与"病"之间没有一个能够完全对应，"证"的许多内容是西医至今没有企及的。中医之"证"落在西医视野之外的，主要是发生在器质性疾病之前、之外的功能性病变，把它们揭示出来，阐明其病变的内容、性质、机制，在病理学研究上将是重大的突破和创新。

第一，不可分解的整体性功能异常。目前普遍认为，"证"是机体对致病因素的整体反应状态，既是功能性的，又具有不可分解为部分或其相加和的整体性，这种认识是正确的、重要的。现代人体科学研究认为，中医之"证"是人体功能的异常状态——疾病功能态；系统科学认为人的系统质（即不能分解为各部分或其相加和的整体性能）异常，是典型的整体功能性病变；这些新研究与中医的观点完全一致。"证"的这种性质和内容远在西医之"病"以外，应当以此为突破口，大力开拓"整体反应""疾病功能态"的病理研究。

第二，器质性疾病的前驱性功能异常。西医注重器质性疾病及由其引起的"功能B"异常，忽视引起器质性疾病的内在功能异常；中医认为"大凡形质之失宜，莫不由气行之失序"，认识到是"功能A"建立和维持着形态结构，其异常变化是引起器质性疾病的前驱性功能异常，同时还有"熵病"。"证"的病变内容有许多属于"功能A"异常和"熵病"，从这个方向进行开拓，将实现功能性病理研究的重大突破。

第三，非解剖结构的病变。器质性疾病主要是解剖结构的异常，而人的机体还存在大量非解剖结构（各种关系网络、功能子系统等），其结构性异常或功能性异常都是疾病，但不是器质性疾病，而是功能性病变。"证"的大量内容正是这种性质的病变，却是西医迄今没有企及的，因而与西医之"病"具有"不可通约"性，从这里进行开拓研究，自然具有自主创新的性质。

第四，方位地揭示机体病变的谱系。认为"疾病在本质上是器质性的，由其引起功能异常"的观点，只反映了机体病变谱系的局部情况，是片面的、狭隘的。通过"证"的病变本质研究，把发生在器质性疾病之上、之前、之外的多种功能性病变全面地揭示出来，可从新的视野全方位地认清机体的病变谱系。

在这个谱系中，西医之"病"的视野主要集中在器质性疾病及由其引起的"功能B"异常；而中医之"证"的视野则宽得多、深得多，包括未病、亚病、熵病、人的系统质病、关系网失调、"功能A"异常，以及器质性疾病和"功能B"异常，这是人的功能性病变的深刻性、复杂性所在。这是医学迟早必将攻克的领域，中医在这里已先人一步，从这里进行突破，将为功能性病理研究做出开创性贡献。

14 从系统论认识中医的证

证是疾病发生和演变过程中某一阶段病理本质的反映，它不同程度地揭示了疾病的病因、病机、病位、病势等，是中医辨证论治的精髓，是理法方药一脉相承的桥梁和关键。近几十年来，证本质研究一直是中医现代化研究最主要的攻关对象。尤其自 20 世纪 50 年代以来，在中医界纷纷展开了一系列的证本质研究，从临床研究到动物实验，从寻求单一"证"的特异性指标到病证结合研究某一病证的客观指标，认为只要发现和证实了与证有关的特异性物质成分，便揭示了证本质，便可对证进行客观的解释和度量，并可实现中、西两种医学本质上的交汇与融合。然而 50 年过去了，证本质的研究并没有给我们带来有理论和临床实用价值的成果。这就提示，证本质研究仅仅依靠"追随西医学亦步亦趋的证实性研究"是达不到目的的，证本质研究的方法论有悖于构建中医证本质理论的方法论。因此，在新世纪的今天，我们应采取正确而科学的方法论去认识和理解中医证概念的学术内涵，寻找中医证的真正内在本质。

然而，在现代方法论中，系统论的出现使得 20 世纪以来人们的思维方式得到了一次全新的开拓，它以其新颖的思路，不仅在社会科学、自然科学乃至思维科学等领域显示了强大的生命力，而且在中医学领域亦产生了深远影响。应用系统论思维和观点能很好地认识中医学中许多概念和理论，包括对中医证本质的认识。因此，学者李晓亮等认为，了解系统论思维并运用系统论的基本观点和原理对证本质的认识具有重要意义。

证属于系统论的系统

系统论的系统概念不是解剖学上的系统概念，而是系统论的一个一般科学概念。系统论所讲的系统，是指包含着相互作用的若干要素并有确定性能的整体。其整体是包含着两个以上的若干要素，且系统内部各要素之间及系统与环境之间存在相互作用，由此产生了用各要素无法说明的复杂的系统特性，即只存在于系统整体水平的属性、功能、行为，既不是各要素性能的相加和，也不是某种特定物质成分的产物和表现。而证是古人在无数实践经验的基础上，根据"观物取象"和"立象尽意"，基于外现的相关生命现象，从整体上把握人体内外各部的联系，对收集的各种生理病理现象进行逻辑推理而形成的一种病证思维模型。它所把握的主要不在于机体器官实体的变化，而在于人身整体有机联系的多种功能失调。其所表现的疾病态具有系统的整体性、功能性和联系性。因此，证具备了构成系统的基本条件，是一个相对独立的系统。

证系统的整体性

系统论的核心思想是系统的整体性。系统的整体性指出系统整体的属性、功能、行为原则上区别于系统各要素的属性、功能、行为或其相加和，呈现了各要素所没有的新特性，这种新特性不可还原为各要素的特性来说明，其性质功能和运动规律只有在整体上才能显示出来。因此，对"证"系统的研究和理解应从整体上把握，从各要素之间和要素与系统之间的相互作用中认识，并应将其放在所处的环境中考察。中医的辨证论治正是这样，它在整体观的指导下，将患者出现的一组症状或症候群，通过分析、综合各症状之间的关系而得出了能够体现疾病发展过程中某一阶段的病因、病机、病性、病势，即"证"的结论。所以，临床辨证就是将"证"理解为人的整体性病变过程，而不是把"证"分解还原到人体要素水平进行处理。如四诊所望的神、色、形体姿态，所闻的声音、气味，所问的寒热、汗出、疼痛、睡眠，所切的脉象，都是整体性内容，无法分解还原到体内某个或某些要素来解释。

证系统的功能性

证系统所表现的疾病态在本质上是功能性的，不是解剖形态的异常，不是实体要素的异常，不是某些物质成分的异常，其诊察的正是人的属性、功能、行为的异常状态。如阴阳失调是阴与阳的属性、功能、行为的异常，既不是什么形态结构的异常，也不是什么物质成分的增加或减少，失的是"调"；气机失常是气的升降出入运动的异常，同样不是什么形态结构上的异常或什么物质成分的增加、减少，失的是"常"；正不胜邪是正气与邪气之间的矛盾关系的异常，更不是什么形态结构上的异常或什么物质成分的增加、减少，其本质是"气虚"。因此，对证的认识和研究无法用解剖或实验的方法把它归结为解剖形态的器质性病变或理化成分的异常，只能从功能的角度来考察和把握它。当然，证的病理内容并非必然地排除器质性病变，但在本质上是功能性的。总之，应把证如实地理解为以功能性异常为主，即涉及器质性病变，又包括"器质性病变之前"和"器质性病变之外"的多种功能的病变过程，对证进行更全面和深入的研究。

证系统的层次性

系统具有丰富的内涵，在内容和性质上可分为若干方面和层次，其中一个层次与另一层次之间有着根本的差别。人们在考察每个组织层次时，不但要了解本层次，而且要了解相邻的层次。通过系统不同层次的比较来认识系统的特点。中医的证系统也存在着不同的方面和层次，其表现的异常化可以是整体水平的、涉及所有方面和层次的，也可是亚整体水平的、单一方面、单一层次的，而每一"证"都是人的系统质在某一方面或层次的异常。如中医的八纲辨证是辨证的总纲，是从阴阳、表里、寒热、虚实4个角度来考察人的系统质所发生的异常，属于标准的整体水平。而脏腑辨证、气血津液辨证、六经辨证等则是从亚整体的不同方面考察人的系统质的一些更深入、更具体的病变。如证-虚证-气虚证-心气虚证、肺气虚证、脾气虚证、肾气虚证，这些"证"很显然不是同一层次意义上的"证"。其中"证"为相对独立的系统，"虚证"为"证"系统中最高层次的证；"气虚证"为第二层次的证；"心气虚证""肺气虚证""肝气虚证""脾气虚证""肾气虚证"等为第三层次的证。因此，在临床上只有把"证"的层次性搞清楚了，才能够判断不同层次证在"证"系统中的内涵和外延，一般而言，上一层次证应该涵盖了下一层次证的一般属性。

证系统的联系性

系统的各要素之间及系统与环境之间是相互联系和相互作用的，系统的整体属性和功能也是在系统内外环境的相互联系和作用中呈现出来的，相互作用一停止，系统的整体属性、功能、行为既无从表现，也无从考察。而中医的"证"系统也同样遵循这一特性，辨证所辨的许多证候，大都是人的系统质中各要素之间及人与环境之间相互作用中所表现出来的特定状态，如恶寒、恶风、喜凉、喜热、心悸失眠、胃气上逆、食少纳呆、喘促短气、躁扰发狂等，都是从人的系统质在与内外环境的相互作用中考察到的异常状态，这种证候只存在于相互作用过程中，这种相互作用过程一旦停止，证候不再表现，也就无从考察。因此，"证"系统除了知道其具有整体性、功能性、层次性外，应不忘系统中各要素之间及系统与环境之间的相互联系性和相互作用，以便能更深刻地认识、理解和研究证的本质。总之，中医的证是人身上实际发生的病变过程，在西医现有的生理、病理内容特别是其理化指标中，却难以找到特异性的对应关系，但从系统论的观点认为中医之证大多数在本质上是"系统质病"，其符合系统整体的属性、功能、行为，具有系统所具有的整体性、功能性、层次性、联系性。因此，运用系统论的性质和原理对中医证的概念和本质进行更准确、更透彻的剖析，实现证的客观化、规范化，对中医学现代化具有重要意义。

15　证的流行病学研究

　　流行病学是研究人类疾病频率和分布及其决定因素的科学。它以群体为研究对象，运用调查、统计、分析的方法揭示疾病的分布规律和影响因素，为控制和消灭疾病及促进健康提供科学的决策依据。近年来流行病学的研究方法已被广泛地运用于临床医学和预防医学以及基础研究的各个领域。随着中医药现代化工作的开展，流行病学研究的方法逐步被应用到中医药研究中，为中医药的研究提供了科学的依据。

　　证和辨证论治因其在中医基础理论和临床诊疗体系中的特殊地位，成为中医现代化的切入点。从20世纪50年代末期开始的证的研究，经过几代中医工作者的努力，在证本质、证动物模型以及辨证论治方面取得了丰硕的成果。学者王少墨等以流行病学在中医证研究中的应用为线索，用光盘检索和手工查阅了1997年～2002年的期刊文献，收集了文献中运用流行病学方法进行的大样本"证"研究，整理了100例以上大样本研究，从方法与思路和证本质研究两方面做了梳理归纳。

方法与思路

　　流行病学作为基础研究和临床研究的方法学，在中医药研究中逐步受到重视。在回顾中医诊断现代化研究历史的基础上，将中医诊断现代化研究的基本内容归纳为①诊断指征名称的规范化与判别的标准化；②四诊的微观化和客观化。模糊判别、系统优化和经验习得是中医诊断现代化研究中所要解决的关键技术环节，应用临床流行病学和数理统计学的原理方法，开展文献、专家及患者群体3个层次广泛范围的中医诊断指征的调查，从中分析和把握中医诊断指征的内涵和分布规律，是进行中医诊断现代化研究的具体方法和思路之一。

　　陈国林认为，中医治病以症状为主进行辨证论治，重视某一阶段的症状改善与消失；而现代医学的诊断是建立在机体的功能、代谢、形态等实验基础上，只有证病结合，中西医双重诊断才是中医诊断的可行方法。同病异证、异病同证、相兼证、夹杂证及证名、病名不统一及术语繁多等，需要采用流行病学的方法进一步整理。流行病学在中医肝脏辨证规范化研究中的重要意义有：了解肝脏证候在调查人群中的构成比及与其他证的关系；依据症状的出现率、程度得出主症，为制订中医肝脏常见证候的临床辨证标准提供客观依据；可理清某些证病结合的纵横联系，初步摸清每个病有多少证，同一病的基本症状在各证中的特点，证与证间传变规律，同一证见于哪些病，相同的证在各种不同的疾病中有何差异，此结果为同病异治、异病同治打下基础，进一步说明肝的病理生理特点。

　　方肇勤提出，在现代疾病认识基础上的中医辨证论治机理的研究，应结合病研究证的分布和传变规律，研究证的机理。其中关键的问题是摆脱目前一病若干证的固定模式，以及症状体征收集不全的状况。全面收集四诊信息，确切辨证，明确证的主次、复合、不同证的收集频率和证的转归，在大量病例普查的基础上，通过临床流行病学研究方法明确具体疾病证的规律，指导临床的辨证论治，并给基础实验研究提供素材。

　　在辨证论治的研究中，有学者认为现行辨证标准的建立大多基于专家经验或直观观察，缺乏精确的量化，从而影响了辨证的准确性，难以适应现代中医药研究与临床的要求，建立在群体调查基础上的临床流行病学的方法，通过对患者群中症状、体征或有关指标的频数分布及相应的统计分析，是中医证候定量化的重要手段。调查目的选择、软指标的记分、合格调查群体的确立、项目初步筛选的方法及有关统计方法的确定，是证候量化研究不可忽视的重要因素。

常见病中医证候临床流行病学调研的主要内容一般应包括：疾病的常见证候，由疾病本质决定的主要证候，主要证候的转化规律，主要或常见证候的主要脉症及其组合规律。将中医辨证理论方法与流行病学调研方法以及统计学中多因素分析、相关分析等方法有机地结合，制定多地域、多层次随机选择调研现场、统一诊断标准和调研、资料处理方法的常见病中医证候临床流行病学研究方案进行调研，在探讨西医各种常见病中医证候及其中医理论实质的研究的思路与方法方面将有很大突破与创新。

中医证本质的研究

中医证本质研究是证的各类研究中开展最早、规模最大、影响最广的一类研究。主要围绕着客观检验指标与证的关系，运用现代医学的检测方法，来验证中医证的科学性及与西医病的共同性。选用客观指标包括各个系统，大至器官水平，小至分子水平，范围涉及五脏证、八纲证和气血证。在文献检索中，发现近5年来100例以上大样本的中医证的临床研究主要集中在肝证、虚证以及一些其他中医单证上。

1. 肝证 赵玉秋等应用流行病学方法研究中医肝证的临床辨证标准。调查结果显示，肝郁脾虚、肝阳上亢、肝胆湿热、肝风内动、肝寒症等与肝"喜条达，恶抑郁"和易升易动的特点相符；采取分层随机抽样，将出现率较高的和具有定性、定位的特征性症状作为临床辨证标准，以后又请专家咨询，对初步辨证标准进行适当修改，用逐步回归计量鉴别诊断，使辨证标准有了量的概念，提高了辨证的客观性和准确性，为证的实质研究和辨证微观化研究提供统一标准和科学依据。金益强、鄢东红等研究肝证不同证候血浆去甲肾上腺素（NE）和肾上腺素（E）含量及自主神经功能，发现各实证组 NE、E 含量增高，自主神经功能失调，以交感偏亢为主；各虚证组血浆 NE、E 含量降低，自主神经功能失调，以副交感偏亢为主。黎杏琴等则研究肝证不同证型的血浆血栓素 B_2（TXB_2）和 6-酮-前列腺素 $F_{1\alpha}$（6-keto-$PGF_{1\alpha}$）的含量，发现肝气郁结证、肝阳上亢证、肝阳化风证、肝火上炎证、肝血虚证均呈 TXB_2、cAMP 升高，除肝火上炎证外，其余4证 6-keto-$PGF_{1\alpha}$ 下降，cAMP 变化无组别差异；5 类证型 TXB_2 6-keto-$PGF_{1\alpha}$ 比值均升高，cAMP/cGMP 比值降低，提示与自主神经功能异常、神经递质释放水平和环核苷酸代谢有关。

（1）肝阳上亢证：胡随瑜等采用异病同证、同病异证、相关证对照的方法，选择血浆（NE）、（E）、大脑中动脉平均血流速度（MCA-Vm）及收缩峰血流速度（Vs）作为研究肝阳上亢证的实验诊断指标，发现肝阳上亢证 4 项指标均显著高于健康人组，证明肝阳上亢证异病同证均有上述 4 项指标的共同变化，虽 NE、E 检值在肝阳上亢证与肝火上炎证之间差异无显著性，但 MCA-Vm、Vs 有区别，表明单项指标变化虽不是肝阳上亢特有，但组合后的 4 项指标变化规律能反映肝阳上亢证异病同证的特征。因此，NE、E、MCA-Vm、Vs 增高可考虑作为肝阳上亢证的实验诊断指标。而肝阳上亢证患者的心理特征及血浆 β-内啡呔水平的关系，显示心理应激水平增高，表现为以焦虑为主的情绪障碍，并伴有血浆内啡呔水平增高。

（2）肝火上炎证：黎氏等研究发现，肝火上炎证以内源性神经-体液代谢失调，交感神经机能偏亢和炎症反应为特征，并发现前列腺素 E_2（PGF_2）和精氨酸加压素（AVP）升高，又区别于肝肾阴虚证和肝阳上亢证。

（3）肝阳化风证：李家邦等在肝阳化风证的实验诊断指标的研究中发现，肝阳化风证血 NE、E 及血浆血质醇（F）含量显著升高。脑出血以肝阳化风多见，脑梗死以阴虚风动证常见，脑出血部位及脑梗死部位均以基底节区为主，认为 NE、E 和 F 可作为肝阳化风证诊断参考指标。

（4）肝郁脾虚证：肖桂林等在肝郁脾虚证实验诊断指标的研究中发现，肝郁脾虚证血浆 NE、E 及尿木糖排泄率均显著低于健康对照组，并与单纯肝气郁结组及单纯脾气虚证组比较有明显差异，认为 NE、E 和尿木糖排泄率可考虑作为肝郁脾虚证的辅助判断指标。

（5）肝血虚证：石林阶等测定血红蛋白（Hb）、血清铁蛋白（SF）、（NE）、（E）含量，以及红细胞膜 ATP 酶活性、红细胞耗氧率，研究肝血虚证的实验诊断指标。结果显示，肝血虚证患者 Hb、血浆 NE、E 含量及红细胞膜 ATP 酶活性 4 项指标均显著低于健康人组及肝气虚证、肝阳虚证组；缺铁性贫血患者的肝血虚证同病异证（心血虚证、气血两虚证）之间的 Hb、血浆 NE、E 含量、红细胞耗氧率比较，Hb、血浆 E 含量、红细胞耗氧率无显著差异，但血浆 NE 及血清铁蛋白含量则有区别。

2. 虚证

（1）脾虚证：尹光耀等研究胃黏膜细胞核线粒体的生物活性物质和胃黏膜组织细胞病理学与脾虚证的关系，提出胃黏膜 cAMP、SOD、Zn、Cu，细胞核 DNA、Zn、Cu 和线粒体 Zn、Cu 的量变是脾虚证分型的病理生理学基础，可作为微观指标；临床上存在"有病有证""有病无证"和"有证无病"的现象；脾气虚证和脾阳虚证胃黏膜既可有器质性病变存在，又可无器质性病变；脾阴虚证和脾虚气滞证胃黏膜均有器质性病变存在，且病变程度与脾虚证型的演化互为因果。而金敬善等研究脾气虚证与神经内分泌免疫网络的相关性，发现脾气虚证患者胃动素与胰高血糖素、胃动素与 IgA 之间呈正相关性，生长抑素与 IgG 和 IgA 之间呈负相关。

（2）脾肾虚证：林炳辉等对中老年人肾虚证实质的研究结果显示，脾虚证与脂质代谢紊乱关系密切，肾气虚证与免疫功能低下关系密切，肾阴虚证与脂质代谢紊乱和高血压关系密切，肾阳虚证与抗氧化能力减弱、免疫功能低下、性激素内环境紊乱、抗衰老物质显著降低等关系密切，表现为多种功能衰退。张云如等以性激素和促性腺激素为指标，观察老年肾虚证与垂体性腺轴的关系，结果显示，老年人肾阳虚组血清睾酮（T）、雌二醇（E_2）、E_2/T 比值明显低于肾阳虚组，血清促黄体生成素（LH）、促卵泡激素（FSH）又明显高于肾阴虚组，温肾阳中药可以调节老年肾阳虚组-性激素环境的紊乱。

（3）血虚证：赵玫分析血虚证患者的颅底动脉的血流信号，结果显示各项血流参数与健康人无差异，但两侧血流差值明显异于正常人，认为血虚证与脑循环自动调节功能相关。

（4）其他：中风病既是一种西医病，又是一种中医证。许多学者就中风的辨证分型及其相关因素做了深入的探讨。金章安等运用流行病学病例对照研究的方法，研究中风病与高血压因机证治的关系发现，在中风发病学上，高血压为最主要的危险因素，二者在病机上如出一辙，在证候学上高血压的临床证候可演变为中风先兆兼见证候。高血压与老年人胸痹心痛、心悸怔忡、消渴等相兼为病，在中风发病上具有协同作用，从而有更大的危险性。研究结果还表明，中风病还与体质、情志、饮食、劳逸、环境气候、烟酒等有关。而肖诗鹰等通过配对研究，发现缺血性中风多为中经络，以气虚血瘀证居多；出血性中风多表现为中脏腑，以阴虚阳亢证常见。马卫琴等则观察中风病中经络、中脏腑与对照组抗氧化酶含量的变化关系，发现中风病急性期血中抗氧化酶含量下降，中脏腑和中经络与对照组比较，均有显著性差异，中脏腑和中经络之间比较，也有高度显著性差异。张伯礼等采用病例对照的方法研究了中风病危险因素与证候的关系，结果显示有 10 余项危险因素暴露，包括高血压、冠心病、荤食等 3 项，OR≥10；吸烟指数≥5.25，饮白酒、因暴怒诱发、口味咸等 4 项，3＜OR＜10；其他如口味甜、糖尿病、平素易怒或抑郁等，1.9＜OR＜3，露率达 62.8%，OR＝130，为首要危险因素。

李梢等分析风湿病疼痛与太阴月节律的关系，结果显示风湿病疼痛的月（太阴月）起始发作日期存在呈 Lorentz 线型变动模式的近似月节律，并随之月相始生、渐盈、望、渐亏、空的朔晦周期性变化，疼痛始发率也在各阶段同步呈现出极显著或显著性差异。

潘雪飞等观察阴黄与阳黄患者的症状与体征以及实验室指标，发现阴黄与阳黄患者之间不仅在症状、体征方面有明显区别，其实验室多项指标也有显著差异。初步认为阴黄是黄疸后期肝细胞处理胆红素功能降低、胆红素来源偏多、肝脏微循环异常、肝脏纤维化、机体代谢低下等多种复合因素造成的"综合征"，阴黄病例特点为邪衰、正伤、胆郁与血瘀。

秦国政对阳痿中医发病学和证候规律的流行病学调查分析，认为房劳伤不是现代人类阳痿的主要病因，情志之变是主要发病学基础，不良生活习惯是阳痿发病学中不可忽视的因素，实多虚少是阳痿发病的普遍规律，发病脏腑以肝肾为中心而涉及五脏。阳痿中医学发病学和征候学规律发生变化有其社会背景和基础。

周铭心等对沙漠石油工人健康调查研究，提出沙漠燥证的概念。结果显示，沙漠燥证是客观存在的临床证候，沙漠组工人的燥证罹患率、燥证类型构成与非沙漠组有显著差别。认为沙漠燥证具有不同于一般燥证的特异性，它涉及多系统、多脏器的生理和病理变化，并与心理、精神障碍有关。

中西结合论治，是目前中医及中西医结合临床及科研的主要模式。从中医角度对西医各病种的病因病机和发生、发展阶段及其演变规律有明确的符合客观实际的认识，是中西医结合治疗各种病证的重要前提。选用客观的理化指标对证进行定量表达的研究，寻找和确定中医证的客观检测指标。

随着循证医学的兴起和发展，随机对照研究（RCT）越来越受到重视，在中、西医基础和临床研究中被广泛运用，成为最具说服力的流行病学方法之一。有学者对于随机对照研究在中医药科研中的应用做了回顾性评价。应用文献学方法，对几个领域中具有权威性地位的中医和中西医结合杂志中发表的随机对照研究文章进行统计分析。其结果显示，在《上海针灸杂志》1983～1998年中发表防治性RCT的文章仅占防治性研究文章的18.89%，《中医杂志》在1980～1998年中发表的临床治疗性研究RCT的文章占文章总数的9.6%。近几年来的RCT论文所占的比例较大，提示我们在中医药研究中RCT科研设计越来越受到临床工作者的重视。

16　证本质的内涵和观点

证本质的研究虽历经半个多世纪，一些阶段性的结论仍难得到普遍认可，早期支持证本质内涵的部分特异性指标随着研究的深入也逐渐淡出视野。尽管证本质的研究仍没有取得突破性进展，但仍是值得探讨的重大问题之一。目前对证本质的理解存在不同的说法和争议：有从证的形成历史角度阐述证的演变和实质所在，也有从临床实践角度强调证的诊断模型性和模糊性，更多的是从证的不同解剖实体系统研究其理化变化。在技术层面上，从文献研究到实验研究，从单个脏器的单个指标的观察到多个系统的网络研究，从单个基因、蛋白到基因组、蛋白组，从方证对应研究到代谢物组的研究。随着科学技术的发展，对证的探讨越多，证本质研究越深入。为了对证本质的研究有较明晰认识，学者张荣华等就其内涵和主要学术观点进行了简要分析。

证的概念

证是中医学一个具有特定含义的重要概念。从证的历史形成过程看，证是指病机及其相应的特定症状，其内涵是病机及其相应症状的统一，是对疾病本质的认识成果，也就是《黄帝内经》中强调的病机和《伤寒杂病论》中的症状组合。其外延则是与疾病本质相关的所有内容，包括病因、病位、病性、体质、环境等内容。

匡调元认为"证"是机体在致病原因和条件的作用下，整体体质反应特征和整体与周围环境（包括自然界与社会）之间、脏腑经络与脏腑经络之间、细胞与细胞之间，细胞与体液之间相互关系紊乱的综合表现；"证"是生命物质在疾病过程中具有时相性的本质性的反映；是一种以临床机能变化为主的整体定型反应形式。该概念与邓铁涛早期提出证候的概念描述稍有不同，后者认为证"是疾病发生和演变过程中某阶段以及患者个体当时所处特定内外环境本质的反映，它以相应的症（包括患者自觉症状以及望、闻、切诊所得之体征，中医通称之为症状）、舌、脉、形、色、神表现出来，能够不同程度地揭示病因、病位、病性、邪正盛衰、病势等病机内容，为论治提供依据"。但两位学者关于证或者证候的概念内涵基本一致，强调了证是疾病过程中包含病因、病位、病性、病势的诊断学概念，其本质是致病因子作用于人体气血津液和脏腑经络等的综合反应，也暗含诊断的思维模式。

症状和疾病与证是不同的概念，并有其内在逻辑范畴。中医所指的症状是指疾病过程中患者的异常感觉和医者通过诊察获得的异常体征。症状又称为症候，是机体病理变化的外部表现（象），也包括目前部分微观病理生化的变化（基于微观辨证的外延）。症状是人们认识疾病的纽带，也是确认证的基础，为辨证的主要凭据。而疾病，相对于健康而言，它是致病因素对人体的损害以及人体对抗这些损害所产生的应答性反应过程，这种过程一般具有一定的演变规律和独特的临床表现，不同的病种包含证候（证）的不同演变规律。

总之，证是疾病发生和演变过程中某阶段以及患者个体当时所处特定内外环境本质的反映，是中医认识疾病的诊断模型，也是中医学特有的诊断概念。从证的概念可以看出，要阐明证的本质，势必要在疾病分类基础上进行研究。

证本质的学术观点

1. 证本质的网络学说 沈自尹从肾本质的系列研究提出，证是一种综合性的功能态，有具体功能网络和调控中心，即证是全身多器官综合协调的结果，并随时间的推移而动态变化，这是机体强大的反馈调节机制反映出来的。他从肾阳虚证本质的探索研究过程中，确立了肾阳虚证相对应的综合性网络（神经-内分泌-免疫网络）及其调控中心（下丘脑），并在其后的研究提出肾虚证本质涉及现代病理的神经-内分泌-免疫以及神经-内分泌-骨代谢两大网络系统调控路线的紊乱。赵益业全面论述了神经-内分泌-免疫网络系统对机体病理生理调节作用，并指出证是指疾病时机体与病因相互作用，涉及多系统多物质改变的反应状态，对神经内分泌免疫网络调节的整合效应。

有学者认为中医证发生的机理是由于细胞因子网络调节系统自稳态平衡破坏的结果，是一类细胞因子网络"功能态"失常的病理生理过程，即证是一类以细胞因子网络紊乱为基本特征（本质）的基本病理过程，不同的证代表了人类疾病过程中不同的细胞因子网络紊乱变化模式，证的这种全身性病理生理变化机制和特点与器官局部病变的病理生理变化机制和特点是相一致的。证发生于多种疾病中，激素（系统激素）不能被认为是证的本质，而细胞因子却应该被称为是证的本质。并阐述阴虚证各种变化之间的关系，提出阴虚证的本质是细胞因子，其发病学机理是由于机体在各种致病因素的作用下，白细胞介素-1和肿瘤坏死因子等炎性细胞因子基因的表达水平增强、生物学活性相对升高，引起细胞因子网络紊乱的结果。

有学者以现代医学的"脑-肠轴"网络系统解释中医学的"肝脾不和""肝郁脾虚"，认为脑-肠轴之间的联系是反映肝郁脾虚证的"功能网络"多条线中的一条主线，并获得实验研究的支持。

从以上学术观点可以看出，证的本质网络学说强调的是各脏器之间的相互联系反馈调节作用，突出中医证实质对疾病整体的把握。然而由于该学说是建立在观察局部脏器病理变化基础得出的结果，在平行评估上必然存在难以说明各种证的差异性，也就是说不能解释各证在不同脏器的差异。

2. 证本质的功能态学说 证本质的功能态学说，强调证是一组特定的症状和体征构成，是代表全身的综合反应状态；与实质器官病理状态组成疾病的两种不同形式的评价方式，其间无一一对应的特定关系。

中医证的本质，是人体各器官组织某一时间的全身综合反应状态，简称状态。状态与局部器官疾病没有特定关系，即不同器官疾病、不同病因病理、不同个体都可能出现同一状态；而同一个体、同一器官、相同病因病理的疾病，在不同的时间可能出现不同的状态。状态病的证的诊断只能是一种模糊，强调其不确定性；而状态（证候或证）的分类诊断是基于全身的平衡，平衡失调则以身体的太过（实）或不足（虚）和寒热的多少两个基点为中心进行分类，中医证历经千年临床实践，形成中医的七种辨证纲领，这些辨证纲领规则正是证本质的现实反映，尽管其依据仅仅是症状和体征，其是否与目前解剖病理和生化指标相对应仍需要不断深入研究。

另一方面因为状态是一种随时间变化的全身综合反应，是临床医学中无法规范的客观现象，所以中医临床上只能以常见的证候为一组，以有效方剂命名，如小柴胡汤证、桂枝汤证。而其中医的代表方不但针对症候的变化要随证加减，而且每一味药的用量也是依病情来定。事实说明，状态病的诊断只能是一种模糊的诊断。

李翠娟等提出，证是在医疗实践经验的基础上，根据"观物取象"和"立象尽意"，运用意象思维来探讨人体生命活动规律的产物。具有一定社会人文背景影响下形成的人体整体功能失调的关系模型。而非解剖实体概念。因此，"证作为中医对疾病从整体功能关系失调角度概括的综合性动态病理模型，其物质基础是非特异性的，我们不可能找到某一证特异性的金指标"。正如对于各脏的气虚证，均是在一般气虚见症基础上加该脏特有病象，而形成该脏特有病象的内在基础则是复杂的综合性功能异常，它们间的差异是综合机能状态的不同。如果该综合机能态存在物质差异，也很可能是这些物质时空分布状态的不同。因此，对于中医证本质，可能是非特异性物质的时空分布失调。

有学者从系统的角度，将中医的证理解为机体作为一个系统对病因作出反应所处的一种状态，是一种整体涌现现象。整体层次的涌现性一旦还原为它的低层次，该种涌现现象就不复存在，但并不是指它与低层次的组分无关。因此，该功能状态是无法用还原论方法的病理解剖功能来阐述其本质或者组分的整体功能的。

当然也有学者持否定意见，认为既然证是指在疾病的发生、发展过程中，一组具有内在联系的、能够反映疾病过程在某一阶段的病理病机，是机体对致病因素作出反应的一种功能状态。从系统生物学的角度看，疾病是因蛋白质网络和基因调节网络被"扰动"而致，而中医中的"证候"可能是蛋白质网络和基因调节网络被"扰动"后所发生的一种特异性变化状态。并提出使用代谢物组学的分析，可揭示"证"本质的研究。

3. 证本质的隐态系统说 由于人类认识水平的限制，目前对于一些现象的认识必须突破原有的显性的解剖认识方式，提出证的本质正如经络本质、中医五脏实质一样是非物质形态或者非解剖层次，是人体隐态系统的表现。由于证的本质研究其目的是想了解五脏证、八纲证、气血证、阴阳证微观水平的结构和物质基础。而大多是在解剖（包括宏观和微观）层次上，用分析的方法研究非解剖层次上的复杂系统，是难以揭示证本质，正如对经络的结构、五脏的结构、证的本质等研究提供的大量事实显示，这些结构或本质在解剖学视野之外，难于从解剖形态和以解剖形态为基础解释功能的理论范式作出恰当说明。因此，中医学人体结构的层次，是解剖刀下不可见的非解剖层次结构，具有隐性形态结构的特征。而证本质正是其隐态系统的表现之一。

4. 证本质是一种整体功能失调的思维关系模型 证是医家对一组病象进行理性加工后产生的一种思维模型，从功能、关系虚出发建构的一种整体功能失调的关系模型。证本质是中医学认识疾病的理论模型，是疾病"象"的类比推理的认知模型，与它所比类的疾病原型之间缺乏必然联系。证作为中医学认识疾病的理论模型，其产生既是通过观察人体生理病理现象进行分析归纳，又是通过取自然社会的各种物象进行类比推理后而形成的，它是人体病象稳定的表现形式，是象思维的产物。中医辨证的过程就是从病象类比推理的过程，由于这种证模型只是医家根据收集的各种病象进行逻辑推理后而生的一种认知模式，与它所比类的疾病原型之间缺乏必然联系，所以单纯运用还原分析的研究方法探讨证的物质基础是不妥当的，"证"其实质是对疾病从整体功能关系失调角度概括的综合性动态病理模型。它所把握的主要不在于机体器官实体的变化，而在于人身整体有机联系的多种功能失调。因此，证的内涵绝不是疾病的病理原型，而是一种思维模型。该学说从逻辑思维上强调证的整体联系性，和其社会人文性和主客一体性等特征，否认了证本质的实质器官病理的物质基础。

5. 证本质的方证耦合关系 该学说认为证是对症候具体本质的判断，是诊断结论，与防治具有互相反馈的耦合关系。证是症候在一定时空条件下所揭示的多种本质的综合。据于证候晶体学认为证是同"防治"耦合的，从症候判断人体一定时空偏离阴平阳秘状态的具体本质。证的内涵是症候和偏离阴平阳秘状态的组合，证的外延是具备其内涵所划分各类证之总和。"防治"是证之校正因素。证不仅是疾病诊断治疗范畴的诊断学概念，而且是与"防治"紧密联系在一起，互相反馈，互相校正和促进的。相同说法可见于药证说和类方证说。

证是症候的本质反映并与防治措施（方剂）耦合的反馈关系，是一种动态的反馈关系。对于疾病的认识，证本质是方剂存在映射关系，因此，脱离任何一方，其存在的必要多是多余的。该学说更加强调证治的关系说，方证耦合学说为揭示证本质的物质基础提供另外一条途径有效手段。

6. 证本质的病理学理解 基于中医和西医研究的对象都是人类的疾病过程，病（不同病种）与证都是对于人类疾病过程的规律认识，推测病与证之间必然有其内在的联系。"证"与"病理过程"内涵相同，证的本质就是与之相关的病理过程所包括的机能、代谢和形态结构的异常变化。强调证的本质应该对应相关西医学上的病理基础实质。

某一特定的病种是在病因作用或未知病因下，机体出现的具有一定发展规律的阴阳失调的全部演变过程，包含有若干特定内在规定性的证候（证）的演变规律。在反思"证本质"研究中认识到，证的研究正是由于选择不同的病种导致相同观察的指标，得出的结论不一定相同，指标反映的是病的差异性而不是证候的本质。而在中西医结合的病证辨治临床经验中，同一中医脾肾阳虚证的再生障碍性贫血和慢性支气管哮喘在治疗用药上则大相径庭。这也说明以临床症状为主要依据的证（或某些证）必然包含同证异质的特性，即异病同证的不同治疗措施。同证的内涵在不同病种上，本身也具有不同层次或亚型，因此，对于证的理解，不但涉及不同病种的病理，而且其本质的探讨显然要建立在疾病分类的基础上而且必然涉及不同病种。

目前，由于对"证的本质"的病理理解只是疾病发展过程中某一阶段或者局部的病理观察，而且每个证候都必定涉及多个器官或多个系统的病理改变，其通过各种现代医学检查所获得的某种微观指标只能是阐释"证"本质的一个方面，而无法概括"证"所有内在规定。建立在病理生化分析基础上的"微观辨证"法便是在宏观整体理论指导下对中医证候的微观分析，以补充"无症可辨"的疾病，但是这种微观辨证的方证对应关系的建立仍需要不断的验证和补充。

证本质研究的趋向

从上可以看到，关于证的学说和内涵有不同的发挥，然而，可以明确的是中医证的本质是对疾病发展过程中某一阶段的症候群的内在规定性，该规定性目前尚不能用现代的理化指标衡量和评价，且具有十分重要的诊断价值。

在20世纪50年代末期提出辨证论治之肾本质研究的主要任务，是论证中医科学性的试点研究，确立了证研究的近期目标是，"寻找和确定中医证的客观指标，对证进行定量的表达；远期目标是用客观检测指标，对疾病做定量的证的诊断；于是便实现了这一研究的最终目标，以现代医学的客观指标为中介，实现中、西两种医学本质上的交汇与融合"，为证本质研究带来了开拓性的启示。

随后，对证本质的研究有一个共同的特点就是证与现代病理脏器相联系，每一个传统脏腑证可能涉及现代人体各大系统的不同观察指标。随着人们对于证本质研究可重复性的诉求不断增强，以及人们对于证本质研究指导中医临床的认识不断提高，目前对于证的研究转而加强"证候分类及标准的研究"，强调"病证结合规范"。以解决临床问题为主，基于疾病（不同病种）探讨证候的分布规律并确立证候的主要证型或者存在的类型是目前临床和实验的主要趋势。

系统生物学概念重新重视以及分析技术的发展，对证本质的研究在技术层面上也是一个突破。代谢物组学对于疾病复杂环境的评估相对可行，它更能反映基因和（或）蛋白改变所带来的系统水平变化，且可发现因疾病单基因变化或多系统蛋白质改变时机体自身协调的复合作用；从系统生物学的角度看，系统扰动后"证候"的变化，可通过血液和尿液的内源性成分改变而反映出来，而借助方证效应可以通过体液的代谢物特征性的变化来评估系统病理状态，并可"实时动态"地研究方药的疗效作用机理。因此，代谢物组学技术的应用，将进一步促进中医证本质的内在关系的建立。

17　稳态——证研究的新思路

稳态是控制系统的关键特征，在生物体系中广泛存在，如个体发育过程中形成的不同细胞类型、环境饮食因素作用下形成的新生物性状、药物成瘾、长期记忆形成等。参与稳态形成的机制常有表观遗传修饰、长半衰期物质形成、正反馈环路形成、干细胞激活等。学者黄建华等认为，中医"证"的研究引入稳态概念，实质上是探讨量变导致质变的机制；也使我们重新考虑"证候"动物模型的典型时间窗口和什么是中药改善"证"的核心效应。稳态概念既符合中医的理论特色，也符合现代系统论和生物学的进展，希望能对"证"的研究起到推动作用。

稳态是大家很熟悉，并觉得再也难以发掘出新意的概念，但系统学和生物学的进展重新赋予了该概念实质性可测量的内容，使它不再停留在内环境稳态的意义上。稳态是各种大小、各种层次生物系统的一个基本属性，因为没有任何稳定性的系统表示它将迅速消亡，此时系统是否存在成为问题；反之任何现存的系统必须具有不同程度的稳定性。

在控制论中，稳定性问题的实质是考察系统由初始状态扰动引起的受扰运动能否趋近或返回到原平衡状态。据此，稳态有两个特征，一是要求系统初始状态是平衡态；第二，当扰动撤除后，系统有自动恢复到初始状态的能力。当然如果系统受到的扰动过大，系统可能趋于另一个平衡状态。稳态和平衡态的意义有明显差别，稳态包含于平衡态之中。中医理论常常强调平衡态（如阴阳平衡），而对具有稳定性的平衡态关注较少。在数学上，如用 x_0 表示初始状态扰动，则受扰运动可由系统状态方程 $x=f(x,t)$ 给出。其中 x 是 n 维状态向量，$f(x,t)$ 是以 x 和时间 t 为自变量的一个 n 维非线性向量函数。在以状态 x 的分量为坐标轴构成的状态空间中，随着时间 t 增加，受扰运动表现为从 x_0 点出发的一条轨线。稳态不仅指此刻导数为零，而且和此刻的左导数及右导数的符号有关（为使函数值向初始状态回归）。在生物学中，我们实际看到了稳态存在的大量例证。如为什么记忆一旦形成，可持续终生；为什么数次吸食海洛因，便可成瘾；为什么有的药物撤药后，疗效持续很长时间，有的撤药后疗效即告消失等。稳态的这些内容，可能对中医"证"的研究具有重要意义。

生物体内常见的稳态及其形成机制

1. 发育过程中形成的细胞稳态　个体由受精卵（单个细胞）发育而来，但成年个体有多种组织细胞类型，它们的功能和形态各不相同。并且不同类型组织细胞之间，不能随意（至少在体内环境）相互转换，如神经元细胞不能变为肾脏的某种细胞。这表明不同的细胞类型实际上形成了一个相对稳态。但所有成年个体的组织细胞（生殖细胞除外）基本具有相同基因组，来自于同一个拷贝。研究表明表观遗传学在细胞分化成型过程中发挥了重要作用。表观遗传修饰指不影响 DNA 序列，但对 DNA 的碱基以及对包装 DNA 的组蛋白进行化学修饰，也包括染色质高级结构的改变等。正是由于表观遗传修饰的差异，使受精卵演变成为功能和形态如此不同的组织细胞类型，且表型维持稳定。

2. 机体环境适应稳态的形成　人们逐渐积累了环境如何稳定改造生物性状的证据。如研究发现母鼠对出生后 1 周的幼鼠，若有更多舔舐和爱抚行为，其幼鼠成年后海马组织糖皮质受体的启动子区甲基化程度增加，同时下丘脑-垂体-肾上腺轴应激反应性降低，表明幼年形成的基因甲基化水平，可持续到成年，参与形成成年后的神经内分泌特定状态。Jirtle 等给怀孕的刺豚鼠喂养不同的食物，一组喂正常食物，一组喂富含甲基的食物，结果发现喂正常食物的刺豚鼠 60% 的后代毛发是黄色的，而高甲基化食物喂养组，60%的后代毛发呈现褐色，表明了饮食因素在塑造表型中的作用。经典遗传学强调 DNA 对生物性状的决定性，现代遗传学则重新考虑环境因素如何整合到 DNA 序列及影响遗传信息的表达，因此是一种积极的关于进化的理论。

3. 药物成瘾之稳态及其机制　药物成瘾是由滥用药物与大脑奖赏系统相互作用产生的慢性、复发性脑疾病，主要表现为强迫性用药症状和持续性渴求状态。成瘾一旦形成，可延续终生。患者数年、甚至十几年戒断之后，只要回到相关的环境中，即可激发强烈的药物渴求感，导致复吸。这种现象说明药物成瘾后大脑发生了极其稳定的形态或功能改变。研究表明转录因子 ΔfosB 的高度稳定性对成瘾状态的维持具有重要作用。急性应用成瘾药物会使伏隔核（NAc）及背侧纹状体区（dorsal striatum）多种 Fos 家族成员快速表达，如 c2Fos, FosB, Fra21, Fra22。这种诱导非常短暂，由于这些蛋白质及其 mRNA 的不稳定，应用成瘾药物后 4～12 h 就会逐渐分解。然而，经过生化修饰的 ΔFosB 异构体，由于其高度稳定性，随着成瘾药物的反复使用而逐渐积累，最终成为这些神经元中主要的 Fos 样蛋白。由于 ΔFosB 异乎寻常的稳定性使得当药物摄入停止后，药物诱导的基因表达改变长时间维持。

4. 长期记忆的形成及其机制　在记忆机制的研究中一个中心的问题是为什么记忆能保持数月、数年甚至终生维持，而典型的神经元突触蛋白半衰期仅数小时或几天。研究表明正反馈环路的形成，决定了稳定记忆的形成等。在记忆刺激下，MAPK 和 Raf 组成的一个正反馈环路，该环路形成推动了长时程增强效应的维持和长期记忆的形成。研究也发现正反馈在细胞命运决定中发挥作用。在爪蟾卵母细胞中，p42 丝裂原激活蛋白激酶（MAPK）和细胞周期蛋白激酶 Cdc2 形成了一个正反馈环路，一过性刺激确能激活该环路，但需同时有此正反馈环路存在，推动未成熟的爪蟾卵母细胞向成熟细胞的持续发育。如果该正反馈环路被阻断，一过性刺激能引起反应，却不能使该反应持续。这些研究实例表明正反馈形成是塑造稳态的另一重要机制。

5. 细胞及组织形态改变形成的新稳态　几乎在成体的每个组织均发现有成体干细胞，干细胞通过自我更新维持干细胞池的稳定；通过分化补充替代受损伤的终末细胞。这是个受到严格调控的过程，已有几篇研究对这个复杂的过程进行数学建模，如果些物质能改变这个模型的动力学特征，导致组织细胞的大面积更新，可能会导致器官或整体功能的显著提高。体内的终末分化细胞虽然不发生细胞分裂，但同样产生形态的可塑性变化，并参与了一个新的稳定的功能的形成，如反复使用可卡因或苯丙胺会增加 NAc 区中型多棘神经元及中前脑皮层锥体神经元（都接受多巴胺能支配）树突分支点及树突棘的数量。长期记忆的形成更伴随有突触的改变。

稳态对中医证研究的意义

上述所列举的生物系统稳态的例证，主要有两个方面的用意，一是稳态在生物体内广泛存在，超出了传统内环境稳态的含义；二是稳态的决定机制和一般的生物学过程的机制有所差别。下面主要论及稳态的这种广泛性和机制的独特性对中医"证"的研究有哪些方面的启示。

1. 稳态概念有助于理解中医证的深层机制　一个系统在内部因素和外部因素的作用下，它的许多状态变量（通常所谓的指标）都会波动，有的甚至还是周期性波动。只有系统发生了质变之后，某些变量（反应系统的属性）的波动形式和幅度才会稳定地改变。举例而言，任一种药物作用于神经细胞，均会引起大量基因表达改变，但药物撤退后，绝大部分基因的表达将会恢复，说明这些波动仍是神经细胞作为一个系统的内部的波动。如果对神经细胞导入 nanog 等基因进行重编程，成为可诱导多能干细胞（iPS），则神经细胞基因表达的模式永久性地发生了变化。因此，稳态概念表明一个系统不同于另外一个系统不单纯在于某个变量大小的差别，问题首先在于该变量是否和系统稳态的核心机制相关。若某"证"为一病理性的稳态，揭示"证"的稳态机制，实质上是要探究量变引起质变时发生的机制，显然和一般的组间变量比较研究，具有本质的不同。

2. 稳态概念使我们重新考虑实验和生活中一些与证相关的现象　在复制中医"证候"的动物模型

时，常碰到一个问题，即撤除造模因素之后，动物多个层面的表现自行恢复。根据中医临床实践，某个"证"不用相应的药物治疗，要自动恢复是较为困难的，因此可以说这种可以自行恢复的动物模型实质上没有模拟中医"证"的核心机制，因为没有形成一个新的病理性的稳态，至少没有找到代表该"证"的动物模型的典型时间窗口。在一般生活经验中，常见到一个短期内从事了大量运动的人也出现全身无力、疲倦，甚至腰膝酸软、怕冷等，不过这是一个一过性的表现，很快自动恢复；而被中医认定为肾虚的患者，其表现持久，难以自动恢复。稳态的概念实际上引导我们重新解释实验研究中、日常生活中和"证"有关的现象，也引导到达"证"的机制的核心区域。

3. 稳态概念引导探讨中药改善证的核心效应　基因治疗虽然存在各种各样需要解决的问题，但由于它引入了新的功能基因，能不断转录，指导蛋白质合成，因此潜藏了治愈疾病的可能。而一些不在基因层次发挥效应的药物，如胰岛素，它与胰岛素受体结合之后产生效应，降低血糖；但是一旦停止应用胰岛素，其降低血糖的效应就会消失，效果不再维持。中药疗效的发挥无疑是多途径、多层次的，这些均是中药疗效的组成部分，但就证候作为稳态的意义而言，对稳态的核心机制有所触动的疗效，才具有根本上改善"证"的功效。尤其对于中药的补益类药物，如果中药停止应用后，它所引起的有益效应迅速消失，实际上和西药的替代疗法没有多大区别，但根据记载和研究报道，中药具有显著的远期疗效，如我们的研究显示采用补肾法防治支气管哮喘季节性发作，对 1 008 例支气管哮喘患者采用补肾法治疗，撤除补肾药后的长期随访表明支气管哮喘发作减少，补肾组的显效率为 57.7%～86.9%，也即补肾药具有远期疗效。在中医古籍中也有服用补肾药物之后，可"轻身延年不老"的大量记载。这些材料表明在中药的全部效应中，可能部分触及了稳态形成的核心机制。

"证"的研究是中医学中最为基本的问题之一，其涵义深刻，涉及范围广泛。作为系统基本属性的稳态概念无疑符合我们认为的中医的理论特色。如果中医的"证"确实是以一种病理性稳态的形式存在，则对研究"证"的核心和深层机制，对选择合适时间窗口的动物模型以及对中药疗效的研究都有广泛的指导意义。这样就将来源于系统的辨证论、动态论和目前生物学的机械论做了有机融合。

当然，需要说明的是，不是要表明"证"所有的内涵在于稳态形成，而只是认为，就所观察和掌握的素材而言，稳态可能是"证"形成较为核心的机制。也不是要表明稳态描述了所有的"证"，如外感热病等形成的各种证候，其特征明显，但随着外邪的祛除，证候随即消失，从表象上不能认为这些"证"也形成了一个稳态。多数虚证，可能还有少数实证，就其形成和表现的特征而言，可能形成了稳态。随着科学技术的进展，不断会出现新的理论和新的技术用以指导"证"的研究，应当不拒绝这些新的进展，而是利用之；应当不一味追求新，而应符合中医本身的理论特色和逻辑。

18　关系——证研究的新视点

学者王小平等从"关系"视角对中医证本质研究提出了观视点。

从证本质的现代研究说起

证本质研究涉及中医阴阳、藏象、气血等基本理论,对揭示中医诊治原理,促进中医发展起着关键性作用。几十年来,中医现代研究一直把证本质作为主攻方向,特别是继美国学者 Goldberg 自 1973 年提出环核苷酸的环-磷腺苷(cAMP)和环-磷鸟苷(cGMP)这一对矛盾物可能是东方医学阴、阳的物质基础之后,国内学者遂以极大的热情开展了环核苷酸与证本质关系的研究,并将这一研究方法推广开来,以期发现与中医证候相关的特异物质成分。这些研究的基本思路是中医证候必然有其物质基础,证候的本质肯定与相应的物质成分(实物粒子)有关,只要发现和证实了与证候相关的特异性物质成分,便揭示了证本质。在这种思路支配下,追求时髦的客观指标成为研究者的普遍心态,人们不约而同地仰求于西医学,试图在西医学所及的范围里寻找出中医证的诊断依据。目前,在中医证本质研究中,客观指标的选择几乎无所不包地涉及西医学的各个方面,此类研究确给人们带来过鼓舞和希望,但随之而来的困扰和迷惘也与日俱增。反思几十年的证本质研究,不难看出,从整体而言,尽管付出了大量人力、财力,但仍未找到任何能够确定中医证的特异指标,如脾虚证的研究,先后从胃肠道功能、胃肠道激素、胰腺功能、肌细胞化学、微量元素、微循环、血液流变学、免疫功能等方面,寻找了近百种实验指标进行观察,结果表明,这些指标虽涉及广泛,但无一例外地仅呈弱特异性,远远达不到确定脾虚证的要求。面对证本质研究的现状,许多学者从方法论的高度指出了证本质研究的缺陷,如祝世讷以"科学史上的借鉴"为证,尖锐地指出物质现象的本质和物质现象的物质基础不是一回事;物质现象的本质不能归结为某种特异性的实物粒子,事物或现象的物质基础,是指决定和呈现为该事物或现象的具体物质形态,由于具体的物质形态多种多样,事物或现象的物质基础有的可能是,但更多的可能不是实物粒子或物质成分。张其成博士认为中医是"模型论",即从功能模型、关系虚体出发,建构人体生命系统;西医是"原型论",即以解剖原型、物质实体出发,建构人体生命系统。中医遵从中国的"元气论"和"天人合一"的哲学传统,在象数模型支配下,采用横向、有机整合的方法认知生命;西医遵从"原子论"和"二元对立"的哲学传统,采用分析,实验还原的方法认识人体生命。事实上,西医解剖学的内脏只不过是一种物质原型,并不能从中反映出功能和属性;而中医的五藏作为一种思维模型却能形象地、大致地反映脏器的功能特征。不能拿研究"原型"的方法来研究"思维模型"。上述认识提示我们,证的研究进退维谷的原因,主要是思维方式、研究方法及研究对象的错位。因此,深入理解中医经典理论的思想内涵,选择与之相宜的研究方法,准确聚焦研究对象,是证本质研究走出困境的唯一出路。

中医思维特征的启迪

中医理论体系的形成,是以中华文化特有的思维方式认知生命规律的必然结果。《周易》思维方式是中华民族思维方式的元点,代表了中华文化的本质及内核,《周易》思维方式的最大特征是整体——对待思维。"整体思维"主张从自然与人的总体上,从运动变化的过程中把握指谓对象的特质,界定指谓对象的范畴，认为万物及人体均是包含着各种关系的有机整体；"对待思维"是从正、反两方面去把握指谓对象的特质，认为任何事物都包含相互对立的两方面，它们之间又是相互依存、相互包容的，强调对立面的和谐是"对待思维"的基本特征。

中医理论体系的主要生理内容是五藏功能活动。五藏是由"血肉的五脏"嬗变而来的功能性单位，每一藏的独立性都是相对的，五藏之间通过一些规律构成协调关系。人是多层次、高度有序的复杂系统，五藏功能必须在各层面的协调关系中得到维持和发挥，每一藏都是整体"关系网"中的一个组成部分，处于各层面的控制和调节之中。因此，中医学的五藏可视作"关系"的产物。

中医学认为，整体功能的和谐是人固有的、自发的运动趋势，是生命的根本规律，是体内外各种关系的最佳状态。疾病即机体相关层面协调关系遭到破坏的结果，是人与生存环境适应不良的表现，中医学力主从各种关系的"和"与"不和"来认识健康与疾病的根本机制，和则健，不和则病，因此治疗疾病必须利用、顺应、激发人体的"自和"机制，促使各种关系由"不和"向"和"转化，调和关系是中医治疗学的最高法度，正如《素问·生气通天论》所云："因而和之，是谓圣度。"

综上所述，中医理论无论思维方式、说理工具，还是对生理、病理、治疗的认识，皆以"关系"而不是"实体"为立论依据。正如李约瑟博士所说："无论如何，中国人的思想总是关注着关系。""在所有的中国思想中，关系或许比实体更为基本。"重注"关系"的独特视角反映了中医学术的思维特征，提示我们在理解中医理论的基本概念时，应淡化"实体"观念，转而从"关系"上把握其深刻内涵。中医理论以"关系"为焦点的思想观念，得到了现代哲学新进展的有力支持。

现代哲学理论的支持

不同的哲学观点可以造就不同的思维方式，规范人们以不同的思路和方法进行实践活动。对宇宙本体的理解，哲学上有两种观点：实体本体论和关系实在论。

实体本体论主要是近代西方机械唯物论者持有的观点，认为物质的性质分为第一性的质和第二性的质。第一性的质包括广延、质量、形状、运动等；第二性的质是指使他物发生变化的能力，以及在人体感官上产生颜色、声音、嗅味、冷热、软硬等感觉的能力。第一性的质是客观的，是物质本身所固有的，一个东西只有具备了第一性质，才能被称作物质；第二性的质受主体感官的影响，是由第一性的质所派生。随着近代西方原子论及还原论的复兴，"物质"被规定为第一性的质的承担者，普遍认为物质实体是一切存在物体的本原。

现代科学革命的兴起和发展，彻底推翻了机械唯物论的观点，促使本体论从"实体"向"关系"转变。相对论表明：空间长度、时间间隔和物体质量等，均可随观察者所选取的参考系而改变，同一物体，对于不同的参考系就有不同的长度、形状和质量。即"诸如长度、形状、时间间隔这类原来牛顿力学中被看成绝对地属于客体自身的属性，在相对论中已成了对于一定的参考系的相对表现，即说属性变成了关系，而不再属于单独的物质客体本身了……既然一个单独的物体谈不上有什么长度、形状等，那么，它们也就成了和'第二性质'没有什么原则区别的东西了。"相对论和量子力学揭示：物体的"第一性质并不比第二性质更加本质、更加固有、更加优越，它同样是相应于我们的观察所呈现出来的性质。"因此，关系实在论认为独立自存、固定不变而又承担一切属性的实体并不存在，真正存在的只是关系和产生各种关系的潜在可能性。关系是一切性质和事物存在的基础，决定事物如何产生和变化。关系同样是客观的、实在的，是物质的存在形式。"属性"不属于哪一单独客体，而是一种潜在的可能性，只有当某种相应的另一种客体存在时，这些"属性"才由潜在变为现实，一切"属性"都是关系的产物。由于性质和事物的存在具有相对相关性，场所和环境就由消极变为积极的范畴，场所、环境与物质处于平权、互补地位。

关系实在论必然引导科学研究的重心从"实体"转向"关系"，这一主张与现代系统论的观点颇为相近。"系统中心论"是现代系统论的一个重要观点，它是在批判"实物中心论"的基础上形成的。"系统中心论"反对把"实物粒子"放在认识的中心地位，认为凡是涉及整体与部分关系的地方，离开了相互联系与相互作用，孤立地考察"部分"（实物粒子），即不能恰当地说明整体，也不能恰当地说明部分本身。传统的分析程序、还原论思路是以割断相互联系与相互作用为前提的，"实物中心论"正是把这些相互联系与相互作用置于视野之外。

关系实在论是以现代科学、数学和逻辑学的发展为基础的，但它与东方传统思想背景也有着深刻的联系。"和西方式的实体思维不同，东方特别是中国古代已形成了以关系即相对相关性为中心的思想方法。我们现在以关系为立足点，破实体本体论，贯彻非实体主义，的确是在新的历史条件下回到了东方。"当代哲学向东方思想的回归，为中医学的现代研究提供了良好的契机，我们没有理由继续禁锢在机械唯物主义的"实体""还原"的桎梏之中。

思 考

研究"证"的目的在于从病理上推演阴阳、藏象等生理内容的本质，几十年的现代研究既有教训，也有启发。目前的研究结果显示，中医的阴阳、五藏、证等概念，以西医还原方法分析，均呈不同程度的"无所不涉，而又无特异性指标"的状况，提示我们：第一，中医学的阴阳、五藏、证等概念不是通过微观分析方法构建起来的理论，因而用解剖方法寻找"实物"以揭示本质的思路，陷入了方法论的误区。再者，阴阳、五藏等概念蕴含深刻的文化哲学内涵，这部分内容不可能还原成"实物"。第二，五藏是生理活动的中心，阴阳、证等研究必须落实到五藏功能才有意义。根据现有资料，可以肯定，中医的五藏几乎都不是解剖实体，但又与一定的解剖单元相联系，说明五藏具有"超解剖"的特性，可能由多个解剖单元的特定功能项交互作用而形成，也就是说，中医的五藏可能是已知解剖单元在不同层面上相互作用而形成的功能结构，即五藏是"关系"的产物，是系统质。可以推断，只有着眼于"关系"而不是"实体"，才有可能通过关系变化所表现出的现象抽象出五藏的本质。

哲学观念的进步，标志着思维方式的转向，从"实体本体论"到"关系实在论"的跨越，显示出现代科学已实现了研究方法和研究对象的转移。有人预言："21世纪的哲学不再仅仅研究世界是物质的，还是精神的，是运动的，还是静止的；也不再停留在争论世界是孤立的，还是联系的这样的水平。21世纪的哲学在承认事物是普遍联系的前提下，专门研究事物各种层次的关系，正是在这个意义上，我们说，21世纪将是关系哲学的世纪。"研究"关系"必须选择"系统方法"，摒弃"还原主义"，因为"还原主义之路，乃是一条虚无主义的道路。因为层层剥笋，层层否定，凡剥掉一层性质，实际上就意味着消灭了一个世界。这样不断还原，不断否定的结果，非但不能把握世界的实际面目，反而最终走到了'无'。"正当我们孜孜于埋头寻找中医概念的"物质实体"的时候，现代科学方法已发生了重大改变。即使以还原分析方法构建的西医学，也已萌发了从系统整体角度研究"关系"的胚芽，如1977年Basedousky提出了著名的"神经-内分泌-免疫网络"学说，证明原以为彼此独立的神经、内分泌、免疫3个解剖单元，虽各有其职，但又是相互联系、相互调节的，通过它们之间的交互作用，构成了一个机体整合及调控网络。虽然这一理论还有待于深入研究，但它表明人体内确实存在着基于解剖单位，又高于解剖单元功能之和的"关系网络"；同时这一学说的提出昭示着西医学已经在克服还原主义，顺应时代潮流的道路上跨出了重要的一步。可以预见，注重"关系"将是未来医学的发展方向。

作为中华古代思想的传承者之一，中医学中早已有了以"关系"为中心的思想方法。中医学对阴阳、藏象、气血及其病理状态——证的认识，无一不是从"事物的相对相关性"的视角进行考察的。可以说，中医理论体系的内容，在很大程度上是对人复杂关系系统的表述。根据关系实在论的观点，事物及其本质是由特定的关系来定义的，关系的改变，在一定条件下对应于对象及其本质属性的改变，因此，孤立地考察"实体"而不研究"关系"，是难以把握事物本质的。中医学虽然是注重关系的，但受古代科技水平的限制，对人本身及人与环境的复杂关系机制阐释得不够深入、明晰，而现代科技革命的成果为中医考察和揭示各种复杂关系提供了可能。中医学是通过研究各种复杂关系建立起来的医学体系，进行"关系"的现代研究有着得天独厚的方法优势。相信在不久的将来，以中医阴阳、藏象、证等为线索、以西医解剖单元为基础的"关系"研究可以发现和揭示更多的"功能关系网络"，从而阐释以实体解剖观无法理解的生命现象，并有可能通过"关系"研究找到中、西医学的某些契合点，进而将两者的优势结合起来，形成新的医学体系。

19　系统生物学在证研究的应用

在中医学的发展中辨证论治一直是中医临床诊治的精髓所在,而证的确立则是辨证论治的核心,是承接理法方药的桥梁。证是机体在疾病发展过程中某一阶段的病理概括,它包括了病位、病因、病性以及正邪关系,反映的是该阶段病理变化的本质。中医正是通过对人体外在证的准确把握而达到对其内在根本病理变化本质的总体了解,正所谓"司外揣内"。但是通过望、闻、问、切四诊所获得的信息很难量化,导致对证的判断很大程度上依赖于医生的诊疗水平与经验,这在一定意义上客观地制约了中医学理论的发展和中医现代化的进程。

证作为一种规律性的病理表现,必然有其内在的特定物质基础,中医认为"有诸内必形诸外",也从另一角度说明了外在功能表现是内在物质基础的外延。因此,探寻证的物质基础,揭示证的本质,对实现中医现代化具有十分重要的意义。然而,基于中医证的整体性、动态性、时相性、复杂性等的特点,简单地采用单一指标来阐释证本质的分析方法和思路,容易陷入捉襟见肘的窘境。

系统生物学概念的提出,为中医证本质的研究提供了一种新的思路,正如陈竺院士指出的,系统生物学作为 21 世纪医学和生物学发展的核心驱动力……为中西医找到了共同语言。系统生物学是以计算生物学为基础,以高通量技术平台为手段,从系统层面上去综合研究生物体内 DNA、mRNA、蛋白质、代谢物之间复杂的生物学过程的新兴学科。它的研究理念与中医证的特质有着完美的契合。目前,系统生物学在证本质研究领域中也正承担着重要角色。学者王世东等梳理归纳了系统生物学在中医证本质研究中的应用。

转录组学在证本质研究中的应用

转录组学通过高通量的基因组学技术平台,对生物体内全基因组表达的质和量进行实时监测,并运用生物信息学的方法构建网络联系,进而从基因转录组水平对证的本质作出全面解释。

1. 实验研究　王肃等通过利舍平注射液进行大鼠背部皮下注射,建立了脾虚证模型,并运用基因表达谱芯片对比研究了脾虚证大鼠与正常大鼠大脑皮层的基因表达差异,他们发现 145 条基因在脾虚证大鼠大脑皮层发生了明显改变,其功能涉及免疫、细胞骨架运动、能量代谢、蛋白合成和细胞内信号转导等多个方面,从而从基因层面诠释了脾虚证的内在变化。同时,他们也为脾虚证的神疲症状,如《脾胃论》云"食入则困,精神昏冒而欲睡者,脾亏弱也"提供了新的证据。潘志强等对 H22 肝癌荷瘤小鼠早、中、中晚 3 期,4 个证型进行辨证,并运用外显子芯片重点研究早期邪毒壅盛证和气虚证小鼠肾上腺基因表达谱的差异,研究发现 27 条基因在邪毒壅盛证中发生显著调变与免疫、代谢密切相关。然而,气虚证则仅有 11 条基因发生调变,且下调者多为健康组及邪毒壅盛证组表达活跃的基因。通过实证与虚证的对比研究,从转录组层面上解释了该疾病不同证型间的预后差异,同时也为以肾上腺为介质研究中医实证与虚证提供了新的思路。

2. 临床研究　Ma T 等通过对 4 575 个寒证患者进行调查研究,发现了一个具有 16 个成员的中医寒证典型家系,进而对家系中 9 位寒证患者及 5 位正常人的外周血白细胞表达谱进行对比研究,发现 25 条基因在寒证中发生特异调变,且主要集中在能量代谢的功能域中,此结果与他们之前通过文献挖掘和生物信息学方法发现的寒热证与神经-内分泌-免疫 NEI 系统相关的理论相一致,从而为通过 NEI 系统来探寻中医"寒热证"本质找到一个新的研究突破口。Cheng L 等研究了寒证与热证类风湿关节炎各 10 例患者的静脉血 $CD4^+$ T 细胞表达谱发现在寒证中特异调变的基因主要与 TOll 样受体 TLRs 信号通路相关，提示寒证患者的炎症反应较热证更明显，而热证中调变的基因则跟 T 淋巴细胞间的相互作用关系更密切。同时，他们新发现过氧化物酶体增殖物激活受体 PPAR 信号通路也参与到中医热证的发病，从而为中医临床的选方用药提供了新的参考。马晓娟等通过对比冠心病血瘀证和非血瘀证患者的静脉血白细胞表达谱，发现血瘀证中以炎症、免疫相关的基因发生调变为主，从基因层面上为血瘀证的诊断提供了生物学依据。

蛋白质组学在证本质研究中的应用

蛋白质组学通过双向电泳 2-DE 质谱 MS 及蛋白芯片等方法，从整体角度对细胞内部的全套蛋白的表达分布，相互作用等进行全方位研究，从而达到对中医证本质的系统阐释的目的。

1. 实验研究 刘丽丽等对由环磷酰胺腹腔注射诱导的血虚证小鼠的骨髓蛋白质组进行研究，发现有 15 个蛋白质在模型组中表达发生特异改变，进一步通过运用四物汤治疗，发现 CAI cOfiIin ANXA1 及 Prx-V 等蛋白质的调变趋势被四物汤所抑制，从而找到了血虚证发生中可能的关键蛋白。同时，也为四物汤的临床疗效提供了新的生物学依据。刘建勋等运用高脂饲料喂养结合冠脉球囊拉伤造成血管内皮损伤的方法，建立小型猪痰瘀互结证冠心病模型，并通过双向电泳，结合基质辅助激光解析电离飞行时间质谱 MALDI TOF MS 对血清蛋白组进行分析，该研究发现 17 个蛋白的调变与痰瘀互结证密切相关，其功能涉及脂类代谢、免疫、炎症等方面，并指出蛋白 C4BP 的下调及 ApOE 的上调在冠心病痰瘀互结证的形成中可能起着主要作用。

2. 临床研究 曾年菊等运用双向电泳结合质谱技术对比研究肝阳化风证 60 例，血虚生风证 45 例及阴虚生风证 30 例患者的外周血淋巴细胞总蛋白，发现硫氧环蛋白过氧化物酶（TPx）在肝阳化风证和血虚生风证中较健康人明显下调，而在阴虚生风证中则无明显改变，进一步与疾病发展规律关联分析，发现 TPx 可能是中医肝风内动证发生的特异性标志蛋白。褚瑜光等利用弱阳离子纳米磁性微球技术结合蛋白芯片平台，研究高血压患者肝胆湿热证与血清蛋白调变的关系，通过与健康人及非肝胆湿热证高血压患者对比研究，共鉴定出 182 个和 132 个差异表达并具有统计学意义的蛋白质峰，进而筛选出 5 个特异性蛋白质峰进行建模。经盲法检验，证实所建立的证候决策模型对肝胆湿热证判别特异性达到 89.66%，从而为高血压肝胆湿热证的临床诊断提供了有效参考

代谢组学在证本质研究中的应用

代谢组学以高通量核磁共振谱（NMR）和质谱（MS）为核心技术，对尿液、血清、唾液、脑脊液等机体代谢产物中的小分子（Mr≤1000）进行定性和定量分析，从生物体系列事件的总体结果出发来揭示证的本质。

1. 实验研究 Chen M 等应用氢化可的松诱导大鼠肾阳虚模型，并通过尿代谢组学研究，指出氢化可的松诱导儿茶酚胺的代谢增强，进而导致免疫功能的过度消耗可能是引起大鼠肾阳虚的主要原因。而肉苁蓉可以通过增强免疫功能来拮抗氢化可的松的作用，从而治疗肾阳虚证。在后续工作中通过气相色谱-质谱（GC/MS）技术进一步研究发现 117 种代谢物在肾阳虚证大鼠尿液中明显改变，并鉴定出其中的 23 种代谢物。通过主成分分析发现肉苁蓉可以以一种时间依赖的方式使这些改变的代谢物回归到正常大鼠水平。Lu X 等通过超高液相色谱-质谱（UPLC/MS）技术同样对氢化可的松诱导大鼠肾阳虚模型的尿代谢组进行研究，找到一系列与能量代谢、脂肪酸代谢及肠道菌群相关的尿代谢产物，同时发现骨碎补对这些代谢物的调节存在着时间依赖效应进而为肾阳虚证的治疗提供了有利的参考。

2. 临床研究 范群丽等运用气相色谱-飞行时间-质谱（GC-TOF/MS）研究了阴虚阳亢证、肝火亢盛证与痰湿壅盛证高血压患者的血清小分子代谢物，发现代谢组学方法可以明显区分各中医证型。而

且，对中医文献中的经典术语"肝肾同源"与"上实下虚"作出了新的解释，即色谱峰分析发现高血压病阴虚阳亢证患者体内绝大部分小分子物质水平显著低于健康组，而尿酸、尿素和肌酐却较高，他们认为肝阴虚则肝的合成与分泌功能降低，导致大多数代谢物浓度降低，肾阴虚则肾的排毒功能下降，故代谢产物增多，而肝阳亢则体内分解代谢率偏高，则导致了尿酸、尿素和肌酐的增多。华何与等利用氢核磁共振 1H-NMR 对冠心病心绞痛血瘀证（气滞血瘀证、心血瘀阻证、气虚血瘀证）进行研究，发现心绞痛血瘀证患者血浆代谢物在能量代谢、糖代谢、脂质代谢及氨基酸代谢方面都发生了明显改变，值得注意的是，气虚血瘀证较其他两种血瘀证的代谢紊乱更加严重，并且伴有肾功能下降。自此，通过血浆代谢组学研究，该课题组为冠心病心绞痛的中医临床分型及诊治提供了新思路。

宏基因组学在证本质研究中的应用

宏基因组学又称元基因组学，是一种以环境样品中的微生物群体基因组为研究对象，以功能基因筛选和测序分析为研究手段，考察微生物多样性种群结构、进化关系、功能活性、相互协作关系及与环境之间的关系的新的微生物研究方法。由于宏基因组学是以整个微生物群落的基因为研究对象。因此，其能够最大限度地检测了解人体共生菌群与人体之间的相互关系，充分体现了"微观整体性"的特点。相比较于自然环境的微生态研究，关于宏基因组学方法在中医证本质研究中的应用还鲜有报道。但是，基于肠道、口腔菌群等微生物群体在人体疾病发生发展中的重要作用及宏基因组学在微生物群落基因研究中的独特优势，未来其在中医证本质研究中的良好应用前景是可以预见的。

系统生物学以其整体性、时效性的特点在中医证本质的研究中逐渐发挥着不可替代的作用。通过近10年的探索，以系统生物学研究方法为手段在中医证本质的研究中已经取得了诸多可喜的成绩。从研究思路上讲，以某一种疾病的确定证型为切入点，来研究该疾病中证型的形成规律，进而以中医"异病同证"的概念为基础来进行多病种扩大验证，从而找到证的真实的具有普遍意义的物质基础，可能会得到更好的结果。同时，证的规范化则是证本质的研究前提，即要以典型病例的典型证候为研究出发点。再者，证的出现可通过血液和尿液中的内源性成分的改变而反映出来，而这一改变则常以组群谱的特征出现，反映中医证本质的物质基础不仅是一些特征性物质，而且多是组群谱集成的形式。因此，联合多种组学，以多系统为研究媒介，以"信息整合"为基础，综合探索证的本质可能会成为今后证研究中的重要思路。

20 代谢组学在证研究的应用

辨证论治是中医药理论的核心，是中医认识疾病和治疗疾病的原则。这种宏观的对人体整体状态进行观察分析的方式，存在一定的主观性和不确定性，难以将收集到的疾病信息精确量化和描述，未能使中医药的优势和特色得到充分发挥和显现，成为制约中医药进一步发展和国际化进程的瓶颈。当前系统生物学尤其是代谢组学技术的不断进步，有助于揭示中医学整体观和辨证论治思想的科学内涵。学者高扬等对代谢组学在中医证研究中的应用做了梳理归纳。

代谢组学应用于中医证客观化研究的理论基础

代谢组学运用核磁共振、高效液相色谱、气相色谱、质谱等系统研究手段，分析病理生理学刺激和遗传修饰引起的生物的体液、组织中的内源性代谢产物谱的变化，从整体上评价生命体功能状态及其变化。它是一项动态的、多参数应答的新技术、新方法，反映了基因、环境、药物、时间等诸多因素综合作用于机体后的总的反应。中医整体观念和司外揣内的思维模式与代谢组学采用的全面、系统方法理解生理病理过程的原则和方法有很多相通之处，其在方法学上所具有的整体、动态、综合分析等特点，为传统医学提供了新的研究方法，同时将基因组学和蛋白组学的方法理念也向前推进了一步。

应用代谢组学方法对中医证的客观化研究

代谢组学改变了单一标记物检验的传统思路，以一组代谢物群体作为标记物来诊断疾病，使得"证"的研究可以和系统生物学方法相结合。代谢组学技术和方法，为从代谢网络变化的角度探究证的客观化、标准化提供了方法学与技术支持。已有大量研究证实，中医不同的证其代谢产物谱存在着显著差异，使"证"得到客观、定量的描述，从而促进中医证本质的研究。借助这个新兴的技术，在中医临床辨证分型及证本质研究中取得了一定的成绩。

1. 阳虚证、气虚证 谢世平等研究比较 HIV/AIDS 脾肺气虚证患者和健康对照者尿液代谢谱的表达差异。采用（LC/MS）液质联用技术结合主成分分析方法，2 组数据在得分图中实现了准确分类。HIV/AIDS 脾肺气虚证组中质荷比分别为 794、618、339、502、118、384 的 6 种物质与正常组比较峰强度均减小，且相差大于 1.5 倍。质荷比为 412、413、368、229、286、287、325、327、529、299、210、347、311、329、331、303、345、523、505、295、300、213、521、507、293、365 的 26 种物质在 HIV/AIDS 脾肺气虚证组峰强度明显高于健康对照组，相差远大于 1.5 倍，2 组物质经 t 检验差异有统计学意义（$P<0.05$）。其中质荷比为 412、505、794、118、329、331 的 6 种物质，在组中峰度均较高且 2 组差异明显。研究认为，利用液质联用技术结合主成分模式识别分析的代谢组学研究方法，可以为 HIV/AIDS 脾肺气虚证的诊断提供一定的客观依据。徐文娟等建立了糖尿病患者血浆中游离脂肪酸（FFA）代谢谱分析法，并用此方法分析了 75 位临床糖尿病患者的血浆 FFA 代谢谱，并通过线性判别分析（LDA）对气虚和气阴两虚 2 种中医虚证进行了相关性分析，正判率为 94.3%。逐步判别分析结果表明，花生四烯酸（C20∶4）和油酸（C18∶1）代表了这 2 种虚证的重要信息，可作为潜在的标志物。

2. 肾阳虚、肾阴虚证 郑海生等收集慢性心力衰竭患者 54 例（包括肾阳虚证 27 例，非肾阳虚证

27例）及正常人24例的尿样，通过GC/MS联用技术，PCA和PLS-DA分析慢性心力衰竭肾阳虚证、非肾阳虚组和正常组的代谢成分积分在空间分布上均有明显差异，且样本均投影到2SD（标准差）区域内，表示其值非常可信，说明所建模型能够准确、可信地区别肾阳虚和非肾阳虚2组患者。通过对慢性心力衰竭肾阳虚证患者与正常人比较发现，柠檬酸、丙氨酸、3-甲基戊烯二酸、丙胺、组胺5种差异性代谢物质表达水平差异有统计学意义。任荣政等利用气相色谱-质谱联用技术（GC-MS）分别检测脾肾阴虚蕴毒型和脾肾阳虚蕴毒型2组共30例骨髓增生异常综合征（MDS）患者，探讨MDS不同中医证型的生化代谢特征。结果2组患者血清中月桂酸、肉豆蔻酸、十五烷酸、软脂酸、十六碳烯酸、亚油酸、十七（烷）酸、油酸、十九（烷）酸、花生四烯酸、二十碳三烯酸、附子脂酸、二十（烷）酸、二十碳五烯酸、二十二碳六烯酸等15种内源性代谢物的含量差异明显，据此构建的MDS中医证型判别方程在自身判别和交互判别中的总体准确率均达93.3％。Chen等用氢化可的松复制出大鼠肾阳虚证模型，利用气相色谱串联质谱仪对大鼠造模过程中的24 h尿液样本进行测定，并结合多元统计技术对数据进行分析，结果清晰地显示了造模前后大鼠代谢状态的动态变化过程，肾阳虚大鼠模型尿液中多种内源性代谢物发生明显变化，主要包括酪氨酸、酪胺、多巴胺、去甲肾上腺素等交感神经及肾上腺皮质相关的代谢物。董飞侠等选择慢性肾病Ⅲ期患者60例（肾阳虚者、非肾阳虚者各30例）和体检健康志愿者30例，开展了Ⅲ期慢性肾病肾阳虚证患者尿液代谢组学的研究。代谢主成分得分值的空间分布表明，肾阳虚、非肾阳虚和正常组有非常显著差异（$R^2X=0.807>0$），充分说明从代谢水平上可以明显观察到慢性肾病Ⅲ期与正常样本的代谢模式差异。在PC1维上的明显分离（$R^2Y=0.949>0$，$Q^2Y=0.787>0$），显示代谢水平上慢性肾病Ⅲ期与正常样本的代谢模式差异非常显著，建立的预测能力也很强。该模型能够很好地区别肾阳虚和非肾阳虚2组患者（$R^2Y=0.699>0$），但是建立的预测能力却很弱（$Q^2Y=-0.607<0$），导致这种预测能力下降可能与肾阳虚和非肾阳虚2组患者都是慢性肾病有关。25个差异代谢物排序后，经过标准品鉴定，差异性物质的关键代谢成分分别是丙氨酸、胺基丙二酸二乙酯、脯氨酸、柠檬酸、马尿酸和组胺等物质，并且明确了其变化方向和代谢途径，能够很好地区分阳虚与非阳虚的差异性。

3. 肝郁证、脾虚证 王伟明等通过NMR波谱仪检测，运用代谢组学方法，观察与分析肝气郁结证模型组和正常组大鼠尿液小分子代谢物组的差异性变化谱。发现肝郁证模型组大鼠尿液马尿酸3.97、7.55、7.85，α-酮戊二酸3.01、2.45，柠檬酸4.10、2.88、2.57，异柠檬酸3.99、2.51、2.43和乌头酸3.77、6.96、3.96.的含量降低，肌酸酐3.05、4.07，丙酮2.23，乙酸1.93，肌酸3.93、3.03，烟酸4.41、1.41和5-羟（基）吲哚-3-乙酸（5-HIAA）3.03、2.91、6.63、7.15谱峰相对积分面积明显增高，在尿液中的含量显著升高。进而认为尿液代谢组学的变化可以反映大鼠的生理病理基础，阐述肝气郁结证的生物学本质。罗和古等通过对慢性束缚应激大鼠（肝郁脾虚模型）的血浆代谢表型研究发现，模型组醋酸、乳酸、酪氨酸、低密度脂蛋白和3.44 mg/L的未知化合物谱峰峰形改变较正常对照组明显，认为这些发生改变的代谢物可以作为肝郁脾虚证的生物标志物。徐舒等将12只Wistar大鼠随机分为模型组和对照组，模型组采用慢性束缚的方法造成"肝郁证"大鼠模型，运用1H-NMR技术对2组大鼠血清进行代谢组学分析。与对照组比较，模型组血浆中葡萄糖和肌酸的含量偏高，而3-羟基丁酸、谷氨酰胺、磷脂酰胆碱、磷酸胆碱和不饱和脂肪酸的含量偏低，差异均具有统计学意义。研究认为，肝郁证模型与对照组大鼠血清代谢组分存在明显差异，这些差异小分子物质可能构成"肝郁证"的代谢标志物群，代表了肝郁证代谢水平的物质基础，有助于揭示肝郁证的本质以及生物学规律。

4. 血热证 刘卫红等采用核磁共振技术，比较分析53例银屑病血热证以及与健康志愿者血浆代谢图谱的差异。结果显示，银屑病血热证患者与健康对照组能被明显区分。与健康对照组比较，银屑病血热证患者血浆中极低密度脂蛋白、低密度脂蛋白、高密度脂蛋白、血浆中缬氨酸、谷氨酰胺含量、脂肪酸及不饱和脂肪酸均明显增高，且3-羟基丁酸、丙酮、乳酸等脂代谢重要的中间产物亦明显增高，乙酸、肌酸、胆碱等的谱峰强度改变较为明显。

5. 湿证、痰证 基于核磁共振代谢组学分析方法，张立苹等利用氢谱磁共振研究遗忘型轻度认知损害（aMCI）患者（肾虚证17例，痰浊证21例）代谢物比值与认知功能的相关特征。对入选的研究对象行相应的常规MRI扫描，脑内感兴趣区的1H-MRS采集采用SVS-SE-30序列，比较分析aMCI 2个主要证型的1H-MRS代谢物N-乙酰天门冬氨酸（NAA）、肌酸（Cr）、胆碱（Cho）、肌醇mI）以Cr为内参照的相对浓度NAA/Cr、NAA/mI、Cho/Cr、mI/Cr的差别，并比较分析2组认知功能与双内侧颞叶代谢物比值的相关性。aMCI患者痰浊组左内侧颞叶代谢物NAA/Cr与简易精神状态检查呈正相关（$r=0.498$，$P<0.05$），NAA/mI与MMSE呈正相关（$r=0.462$，$P<0.05$），而与右内侧颞叶各代谢物比值无明显相关；aMCI患者肾虚组的MMSE与右内侧颞叶NAA/mI呈正相关（$r=0.585$，$P<0.05$），而与左内侧颞叶各代谢物比值无明显相关。得出结论不同证型aMCI出现代谢异常变化的部位可能不同，痰浊证以累及左内侧颞叶为主，肾虚证以累及右内侧颞叶为主。张红栓等用氢核磁共振的方法通过探究冠心病心绞痛痰浊证、血瘀证患者的尿液代谢组学特征，寻找特异的标志性代谢产物。发现冠心病心绞痛痰浊证组尿液中柠檬酸、α-酮戊二酸、顺式-乌头酸、葡萄糖、3-羟基丁酸、丙酮、酪氨酸、肌酐、氧化三甲胺、二甲胺、马尿酸的含量高于血瘀证组，而胆汁酸、组氨酸的含量低于血瘀证组。王广基等通过多变量数据分析和方差分析等统计方法，采用气质联用（GC-TOF/MS）技术对痰阻心脉和气阴两虚型冠心病患者血浆中小分子化合物进行全面检测。结果显示，冠心病患者痰阻心脉型和气阴两虚型组间可以被区别分开，亦可以与健康组明显区分。利用PLSDA建立的痰阻心脉和气阴两虚组数学模型参数与临床中医症状分级量化指标具有显著的相关性，2证型间多个内源性代射物的含量存在显著差异。痰阻心脉患者血浆软脂酸、脯氨酸、门冬氨酸、油酸、谷氨酸、苯丙氨酸和尿酸显著高于健康对照组，而次黄嘌呤和4-羟基苯甲酸显著低于健康对照组；气阴两虚患者血浆琥珀酸、门冬氨酸、3-羟基丁酸、油酸、软脂酸、硬脂酸、脯氨酸、谷氨酸、苯丙氨酸显著高于健康对照组，而天（门）冬酰胺、色氨酸、次黄嘌呤和4-羟基苯甲酸显著低于健康对照组。这些差异可能与能量代谢、氨基酸代谢和核苷酸代谢异常相关。

6. 血瘀证 刘卫红等采用磁共振波谱仪对高血脂症大鼠模型不同时间点血液成分进行分析。与正常对照组比较，模型组样本中的乳酸（81.34，84.1）、乙酸（81.9）、丙氨酸（81.46）、葡萄糖（83.2～3.9）、氧化三甲胺（83.26）和O-乙酰糖蛋白（OAc，82.1，2.14）含量较高，而胆碱（83.22）含量减少。李林等利用基于磁共振氢谱的组学分析方法，研究了气虚血瘀证大鼠的尿液组成变化，发现气虚血瘀证大鼠尿液甲酸、肌氨酸酐、α-酮戊二酸、柠檬酸、牛磺酸、氧化三甲胺、琥珀酸、马尿酸等成分的含量与正常大鼠比较有明显差别，从而为揭示气虚血瘀证的发生机制和病证治疗提供了证据。简维雄等运用GC/MS进行大鼠心血瘀阻证血浆代谢组学研究，通过对不同组之间代谢产物含量的变化进行PCA分析，同时检测分析各组血液流变学指标，认为发生改变的乳酸、丙氨酸、缬氨酸、琥珀酸、苹果酸、硬脂酸、花生四烯酸、果糖等8种代谢物与反映血瘀病理的血液流变学指标改变具有一致性，有可能作为心血瘀阻证代谢性生物标志物。

作为推进中医药现代化和国际化的重要手段，代谢组学技术在中医证候客观化研究中的应用前景不容否认，今后的发展方向应致力于以下几个方面。一是建立行业认可的证候诊断标准具有重要意义。诊断标准的研究是客观把握中医证候的前提，也是证候生物学本质研究的基础，因此建立权威规范的证候诊断标准是证候客观化研究的重要基础工作；二是建立相关中医证候代谢组学数据库，同时进一步扩大样本量，开展多中心、大规模的临床试验。严格把握各项质量控制标准，以保证临床研究结果的客观性和可重复性；三是在中医证型的客观化研究中，今后仍需在动物模型与中医临床思维的衔接上进行深入研究，寻找能够与临床证型更好对应、具备较好客观性和可重复性的动物模型；四是结合中西医临床实践，建立与中医证候特征有关的代谢组学分析技术方法以及相关软件。更好地将成果转化为临床实用价值，指导诊断以及治疗用药，达到提高临床疗效的目的。

21 证本质研究与代谢组学

证作为中医学特有的识病模式,是中医辨证论治的精髓,是中医理法方药一脉相承的桥梁和关键。随着现代医学和科学技术的飞速发展,传统中医学向现代中医学的转化已成为中医学术发展不可逆转的潮流,其中证的研究又一直是中医药现代化研究最主要的攻关对象。近50年来,许多学者借助现代科技,用临床研究和动物实验对五脏证、阴阳证、寒热证、血瘀证等的本质进行了不同层次与多角度的探讨,也取得了一些可喜的成绩,但总体而言,尽管结果指标找到不少,但真正能用于中医临床的却少之又少,既没有找到证的特异性指标,也没能促进中医理论的根本创新与发展。证研究到底路在何方,近些年来兴起的代谢组学技术以其全新的理念与方法似乎使人们看到了一丝新的曙光。学者张静等通过对证本质研究与代谢组学技术在证本质研究中应用的现状进行梳理和分析,发掘证本质研究与代谢组学技术之间存在的契合性及尚需解决的问题,并对其中关键问题进行了思考。

证的现代阐释与证本质研究

1. 证的现代阐释 证的传统含义虽然是基本清楚的,但随着证本质研究的深入,证的概念也不断被赋予新的内涵。普通高等教育"十五"国家级规划教材《中医辨证学》把"证"定义为"是机体在疾病发展过程中某一阶段的病理概括,它包括了病因、病变部位、性质以及邪正关系,反映出疾病发展过程中某一阶段的病理变化本质"。沈自尹则把"证"定义为"一种综合性功能态,有具体的功能网络和调控中心"。宋剑南认为,证是通过四诊手段获取的机体在某一时空条件下对各种内外因素(包括机体生理功能及生物、化学、环境、精神、气候等各种致病因子)的整体性反应而呈现的生理、病理信息的综合判断结果的表述。证也可简称反应态,具有整体性、时空性、传变性和个体差异性等特点。王永炎等从证候要素的视角解释道:"任何一种证候都是由若干证候要素和证候要素靶位组成,其中证候要素是对证候病因病机的表述,证候要素靶位是关于证候要素发生部位的厘定。"任一证候要素或证候要素靶位都具有不同于其他证候要素或证候要素靶位的特异性症状、体征及其组合。可见,随着现代医学科技的发展,人们对证内涵的认识也是不断变化与深化的。

2. 证本质研究 自从20世纪60年代初开展肾本质研究以来,证本质研究大体经历过几个发展的高峰时期,如20世纪70年代后期的证动物模型研究,20世纪80年代中期的证微观指标客观化研究,以及21世纪初的病—证—方的物质基础纵深研究。纵观近半个世纪的证候研究成果,现有的大多数动物证的模型与人类证的一致性尚存在诸多争议,试图以单个或几个微观指标来取代证宏观诊断的设想已被认为几乎不可能,而方证相应(互证)虽然符合中医临床实践,但中医浩如烟海的方剂及其临床使用的灵活性又使得这种研究思路与辨证论治的初衷渐行渐远。当然,在这些研究中,肾虚证、血瘀证等证本质的研究独树一帜,在中医现代化研究中具有里程碑意义,为其他证的研究起到了示范性作用。

对证本质研究的思考

从人们对证内涵认识的不断变化可以看出,证虽然在宏观上有明确的专业表述,但在微观本质上则是随人类对自身生理病理的洞察而不断深入的。近年来人们借鉴还原论的方法,分别从生化、生理、超微结构、神经-内分泌免疫网络以及基因及其表达、调控等方面探讨了证的实质，虽然多数研究都反映了不同证特定的部分生理生化指标或者基因表达产物等的改变，但这远未揭示出证的本质。对于中医药这一复杂性科学，证研究最终还是要围绕其核心理论即整体观、恒动观等来展开的，而不是简单地使用还原论的方法，这就需要有新的科技手段作为支撑。近期兴起的以综合、集成、整体研究为特点的系统生物学研究方法，无疑为这一问题的解决提供了契机。系统生物学的理念与中医学的整体观、系统观和辨证论治思维非常吻合，也与中医重视从人与自然，人与社会和人体内在的普遍联系及动态变化去分析、认识、把握疾病发生、发展、变化的客观规律的认识相一致。

同时，要进行证本质的研究，科学规范的证的诊断是其不可逾越的前提，血瘀证和肾虚证研究的成果也充分证实了这一点。由于证是在四诊基础上对疾病内在规律的抽象概括，传统上主要依赖医生的主观经验进行判定，所以在诊断上存在很大的差异性和模糊性，难以达成共识。因此，制定证的统一、客观乃至量化的宏观诊断标准是进行证本质研究的重要前提之一。当前，研究者多采用流行病学的方法，通过望、闻、问、切，将四诊所获得的信息进行整理，研究其中一些普遍性的规律以建立相应的诊断标准。但是，由于受四诊的主观性、抽样的差异性以及统计分析的复杂性等因素的影响，使得多数证的诊断标准或其研究方法尚难以获得业内的认可。因此，证的宏观研究一方面要注重引入模糊数学、拓扑学等先进科学手段，提高其研究水平，另一方面可以尝试从寒热证、虚实证等一些简单、相反的基本证入手，由浅入深地逐步推进。

代谢组学技术

代谢组学作为系统生物学的组成部分，是继基因组学和蛋白质组学之后新近发展起来的一门学科，是一门"在新陈代谢的动态进程中，系统研究代谢产物的变化规律，揭示机体生命活动代谢本质"的科学。它强调把人体作为一个完整的系统来研究，通过测定人体各种体液内代谢物的组成变化来认识和反映人体代谢网络在疾病和药物影响下的代谢模式。

具体而言，代谢组学的研究过程包括前期的样本制备，中期的代谢产物分离、检测与鉴定，以及后期的数据分析与模型建立3个部分。其样本主要为尿液、血浆或血清、唾液以及细胞和组织的提取液等。代谢物的检测、分析与鉴定是代谢组学的核心，目前主要的技术手段包括核磁共振（NMR）、液相色谱-质谱联用（LC-MS）、气相色谱-质谱联用（GC-MC）等。NMR具有无损伤性，不会破坏样品的结构和性质，样品前处理简单，可在接近生理条件下进行实验；NMR没有偏向性，对所有化合物的灵敏度是一样的，谱峰位置和强度可定性和定量，可在一定的温度和缓冲液的范围内选择实验条件；可以进行实时和动态的检测；可设计多种编辑手段，实验方法灵活多样。尽管NMR对样本制备要求少，但其灵敏度较低，检测到的物质少，且结构定性难是其存在的缺陷。质谱（MS）技术是将离子化的原子、分子或是分子碎片，按质量或是质荷比（M/Z）大小顺序排列成的图谱，并在此基础上进行各种无机物、有机物的定性或定量分析。其中GC-MS定量重现性好，是最成熟的技术，分辨率和灵敏度高于NMR，具有成熟的商业标准品数据库，然而其只能检测有挥发性的物质和可衍生的亲水性物质。LC-MS灵敏度和选择性比NMR高，也避免了GC-MS繁杂的样品前处理，然而其基质抑制影响定量准确性，稳定性没有GC-MS高。因此，NMR技术与MS技术各有其优缺点，需要在研究中灵活选用。

代谢组学用于证本质的研究

代谢组学技术作为系统生物学研究中相对成熟和极为重要的手段，在进入国内后不久即被迅速用于中医证本质的研究。罗和古等基于代谢组学的理念，提出"证是机体对体内外各种环境变化和致病因素作出反应的一种功能状态，其外候表现为一组有相互关联的症状和体征群，其本质是机体失衡而致的代谢或其网路的改变"。当前，人们主要从动物实验和临床观察两方面来进行中医证候的相关研究。

1. 基于动物造模相关证型的研究

（1）肝气郁结证：徐舒等采用慢性束缚的方法造成肝郁证大鼠模型，运用 H-NMR 技术对模型组和对照大鼠血清进行代谢组学分析。研究发现，模型组血清中葡萄糖和肌酸的含量明显偏高，而 3-羟基丁酸、谷氨酰胺、磷脂酰胆碱、磷酸胆碱和不饱和脂肪酸的含量明显偏低，从而得出结论，这些差异小分子物质构成"肝郁证"的代谢标志物群，有助于阐释肝郁证的本质。王伟明等则采用夹尾法制备肝气郁结证大鼠模型，对其尿液进行 NMR 检测后发现，模型组大鼠尿液与对照组相比，马尿酸、α-酮戊二酸、柠檬酸、异柠檬酸和乌头酸的含量减少，肌酸酐、丙酮、乙酸、肌酸、烟酸和 5-羟基吲哚-3-乙酸含量则明显增加。陈斌等也采用夹尾法建立肝气郁结证大鼠模型，并在造模成功后给予柴胡疏肝散干预。通过 NMR 检测发现，模型组大鼠尿液马尿酸、α-酮戊二酸、柠檬酸、异柠檬酸和乌头酸含量减少，肌酸酐、丙酮、乙酸、肌酸、烟酸和 5-羟基吲哚-3-乙酸的含量显著升高；而在给予柴胡疏肝散灌胃干预后，治疗组大鼠尿液的肌酸、丙酮和肌酸酐含量明显减少，N-氧化三甲胺、氧化三甲胺与牛磺酸含量明显增加，提示柴胡疏肝散能够部分调控肝气郁结证异常的代谢产物，促使代谢表型向正常范围回归，对肝气郁结证大鼠代谢紊乱有一定的恢复作用。

（2）心血瘀阻证：简维雄等用结扎冠状动脉左前降支的方法制作了大鼠心血瘀阻模型，运用 GC-MS 进行血浆代谢组学研究，同时检测各组血液流变学指标。大鼠血浆样品散点图显示，模型组与空白对照组、养心通脉方组、假手术组完全分离；因子载荷图表明，乳酸、丙氨酸、缬氨酸、琥珀酸、苹果酸、硬脂酸、花生四烯酸含量明显增高，果糖含量明显降低；采用养心通脉方干预后其代谢物含量、血液流变学指标均有不同程度的回调。认为发生改变的上述 8 种代谢物与反映"血瘀"病理的血液流变学指标改变具有一致性，有可能作为心血瘀阻证的代谢性生物标志物。

（3）气虚血瘀证：李林等依据中医"劳则气耗"的理论，采用睡眠剥夺法制作大鼠气虚血瘀模型，利用 NMR 进行尿液代谢组学研究。结果显示，模型组大鼠尿液的肌氨酸酐含量增加最为明显，可能预示着肾小管损伤和肾毒性的存在，提示气虚证可能与肾功能异常有着密切关系；同时，氧化三甲胺、柠檬酸、α-酮戊二酸、琥珀酸的含量变化可能预示着肾髓质毒性的存在。这与中医论述"劳则气耗"所致的气虚血瘀证表现出的全身机能减退症状以及循环系统改变有一定的吻合之处。王勇等通过在左冠状动脉前降支放置 Ameroid 缩窄环制备冠心病慢性心肌缺血小型猪模型，并结合宏观体征、冠状动脉造影和超声心动图等方法确立了气虚血瘀证，采用 GC-MS 和模式识别技术，分析冠心病心肌缺血气虚血瘀证模型与假手术组小型猪 12 周血浆的代谢物及相应代谢物谱群的变化。结果显示，在气虚血瘀证早期，氨基酸、糖代谢与脂类代谢紊乱，三者相互作用，引起能量代谢中三羧酸循环平衡被破坏，柠檬酸含量下降。这些病理改变可能进一步加重冠心病气虚血瘀证，其中柠檬酸、葡萄糖、硬脂酸、棕榈酸、甘油、醋酸等化合物的浓度变化较大，这些代谢物的变化模式有望成为临床诊疗冠心病气虚血瘀证的参考指标，并为研究证候的客观化提供新的思路。

（4）肾阳虚证：chen 等采用注射氢化可的松的方法制作大鼠肾阳虚证模型，运用 GC-MS 分析方法进行尿液代谢组学研究。与正常组相比，模型组体内代谢网络在代谢图上反映出不同于正常组的分布图谱。而经温阳中药肉苁蓉干预后的肾阳虚对照组的代谢图谱偏离模型组，回归至正常范围，呈现网络修复的结果，并接近于正常对照组。表明代谢组学通过研究体内代谢网络的相应变化及代谢物的差异，有望在中医证型研究上作为一种新的可"计量"的诊断或评价手段，对基于辨证论治的中药药效作用评价具有较大的应用价值。

（5）肺热证：卢江等以肺炎链球菌诱导肺热证候模型，运用超高压液相色谱-四级杆-飞行时间质谱对其尿液代谢组学进行检测。结果显示，模型组大鼠尿液的代谢轮廓发生改变，并且在得分图中代谢物组发生明显偏移。随着造模后所处时间段的不同，其代谢产物发生了一定的变化，分类趋势越加明显，在造模后第 5 天达到最大值。所得出的代谢组学研究结果与肺热证候的宏观体征及病理生化指标结果相符。

2. 基于疾病的证本质研究

（1）高血压病：蒋海强等对 17 例 Ⅱ 级高血压病肝阳上亢证患者及 8 例健康志愿者的血清样本进行 NMR 分析发现，肝阳上亢证患者体内部分氨基酸代谢和葡萄糖代谢明显异于健康志愿者，这为理解高血压病肝阳上亢证的证候本质及该类病证的辅助诊断提供了依据。陆益红等对 32 例健康人及 33 例原发性高血压病患者（其中肝火亢盛 17 例、痰湿雍盛 8 例及阴虚阳亢 8 例）的血清内源性代谢物进行 GC-MS 测定，健康人与高血压病患者的血清代谢物谱具有明显差异，进一步采用 Mahalanobis 距离判别法不仅可清晰区分 3 种不同证型的高血压，还能显示高血压的发展过程。

（2）冠心病：简维雄等采用 GC-MS 技术对 6 例冠心病心血瘀阻证患者、16 例非心血瘀阻证患者及 10 例健康志愿者血浆代谢产物进行检测发现，花生四烯酸、硬脂酸、乳酸、尿素、柠檬酸、β-羟基丁酸、油酸、葡萄糖和丙氨酸为冠心病心血瘀阻证患者的血浆差异代谢产物，其不仅与脂质代谢、糖代谢相关，也与缺氧、剧痛引起的应激相关。张红栓等对 10 例冠心病心绞痛痰浊证患者和 10 例血瘀证患者的血浆样本进行 NMR 检测，发现两组血浆样本中与能量代谢相关的代谢物差异显著。王广基等采用气相色谱-飞行时间质谱（GC-TOF/MS）技术对 29 例冠心病痰阻心脉证患者、14 例冠心病气阴两虚证患者及 27 例健康志愿者的血液样本进行检测。结果表明，两证型患者的多个内源性代谢物的含量存在明显差异，显示其与能量代谢、氨基酸代谢和核苷酸代谢异常相关；同时，利用偏最小二乘法判别分析（PLS-DA）法建立的痰阻心脉证和气阴两虚证数学模型参数与临床中医症状分级量化指标具有显著的相关性，提示代谢组学所研究的体内小分子化合物可能正是中医分型的物质基础。华何与等对 18 例健康人和 18 例冠心病心绞痛血瘀证患者（其中气滞血瘀证、心血瘀阻证和气虚血瘀证各 6 例）的血浆样本进行 NMR 检测，发现心绞痛血瘀证患者血浆的柠檬酸、琥珀酸、葡萄糖、乙酰糖蛋白、低密度脂蛋白、极低密度脂蛋白、3-羟基丁酸、谷氨酸、脯氨酸及亮氨酸含量较高，高密度脂蛋白、不饱和脂肪酸、苏氨酸、组氨酸含量则较低；进一步分析发现，气虚血瘀证组与其他两类血瘀证组代谢谱差别较大，而气滞血瘀证与心血瘀阻证两组间差异不明显，提示代谢组学方法对于研究冠心病心绞痛中医证候具有重要价值。朱萱萱等对 29 例健康志愿者和 90 例不同证型冠心病患者（其中痰阻心脉型患者 31 例，气阴两虚型患者 18 例，气虚血瘀型患者 29 例及气滞血瘀型患者 12 例）的血清进行 GC-TOF/MS 检测，结合 PLS-DA 法。结果表明，该方法不仅可有效区分疾病组和健康对照组，并能将男性患者中的气虚血瘀型和痰阻心脉型，女性患者中的气虚血瘀型、痰阻心脉型和气阴两虚型明显区分开来，提示基于 GC-TOF/MS 和模式识别的代谢组学技术在揭示传统中医理论本质上有着广泛的应用前景。

（3）哮喘：严兴海等对 39 例肾虚痰瘀型哮喘患者和 40 例健康人的血浆进行 NMR 检测，发现肾虚痰瘀型哮喘患者代谢产物标志物的产生不仅与气道炎症、气道超敏反应和气道重塑等哮喘病理生理变化密切相关，还与哮喘发作状态下机体的能量代谢改变有关，提示肾虚痰瘀型哮喘患者可能存在长期持续耗能与免疫功能紊乱的状态，而气道炎症持续刺激可能是导致这种状态的主要原因。这为进一步认识肾虚痰瘀型哮喘的微观物质基础、评价中医药对肾虚痰瘀型哮喘的干预效果提供了初步的证据。

（4）其他病症：巴吐尔·买买提明等通过对 460 例肿瘤患者（包括痰瘀证患者 356 例和非痰瘀证患者 104 例）和 50 名健康人的血浆进行 NMR 检测，发现肿瘤患者血浆中多种氨基酸水平显著下降，葡萄糖、糖蛋白、谷氨酰胺、鲨肌醇、乳酸、胆碱、肌酸水平也明显下降，甲酸、丙酮、乙酸、乙酰乙酸、丙酮酸、3-羟丁酸、肉碱、丙二酸、不饱和脂肪酸、极低密度脂蛋白胆固醇、低密度脂蛋白胆固醇含量则明显升高。与非痰瘀证肿瘤患者比较，痰瘀证肿瘤患者血浆中亮氨酸、丙氨酸、瓜氨酸、酪氨酸、组氨酸、异亮氨酸、缬氨酸等多种氨基酸以及谷氨酰胺、肌醇、鲨肌醇、乳酸、肌酸等代谢物含量明显偏低，而丙酮、乙酰乙酸、不饱和脂肪酸、极低密度脂蛋白、α 葡萄糖、β 葡萄糖、糖蛋白等代谢物含量则明显升高，提示肿瘤患者体内脂肪代谢加强，多种氨基酸下降，细胞抗氧化能力下降，而痰瘀证肿瘤患者体内的代谢紊乱程度可能比非痰瘀证肿瘤患者更为严重。赵晓山等采用病证结合的方法，以慢性胃炎和消化性溃疡患者为观察对象，应用 NMR 仪对 19 例脾气虚证患者、12 例湿热蕴脾证患者及 12 例健康人的唾液进行检测发现，脾气虚证组患者唾液中谷氨酰胺、蔗糖、乳酸盐、苯丙氨酸的含量相对较高，湿热蕴脾组患者唾液中乙酸、丙酸盐、牛磺酸的含量相对较高。以上物质可作为脾气虚证、湿热蕴脾证的辨证参考指标，同时在一定程度上印证了中医"脾在液为涎"理论的科学性。

　　证是中医整体观和辨证论治观的具体体现，更是中医基础理论研究中的关键科学问题。但证所具有的整体性、时空性、个体差异性等特点，使得传统以还原论为主的研究思维难以实现对证候研究的降维与整合，这也使证本质研究成为中医理论研究中的主要难点之一。作为系统生物学的代谢组学，它能够多层次、多靶点、动态性地研究和表达集体的功能状态，可以通过代谢物的变化实时表达外源性扰动带来的功能变化，其整体性及动态的功能性与中医证候对病理状态的表达理念相吻合。因此，将代谢组学理念与方法引入中医证本质研究具有重要的现实意义。

22　证本质研究与蛋白质组学

中医证实质研究持续了数十年，结果不能令人满意，究其原因，可能在于研究方法的局限性。学者王常松等从证和蛋白质组的特征具有一定相似性的分析出发，探讨了将蛋白质组学技术引入中医学证实质研究的可行性和必要性。

证是中医学特有的概念，是中医学基本理论的基石，也是连接中医基础理论和临床各科的纽带，中医学从来重视辨证而后论治，"方随证立"正是这种学术思想的高度概括，可见中医学证在中医学基本理论和中医学临床各科中的重要地位。随着医学的发展，如何用现代医学病理生理相关理论来阐释中医学证的科学内涵，成为中西医接轨的关键所在，也是传统中医学向现代中医学转型过程中必须面对的课题。

中医证的内涵

关于证的概念，中医学界尚没有完全统一定义，即便是全国中医院校统编教材《中医诊断学》中关于证的定义也不尽相同，如 5 版《中医诊断学》的定义为："所谓证或证候，既包括四诊检查所得，又包括内外致病因素，全面而具体地反映了疾病的特征、性质和在这个阶段的主要癥结。" 6 版《中医诊断学》的定义为："证是对疾病过程中所处一定（当前）阶段的病位、病因、病性以及病势等所作的病理性概括。"可见中医学对证的概念定义存在一定差异。尽管对中医学证的概念描述不一，但基本都认可证涵盖了疾病发展某一阶段病因、病位、病性以及邪正双方的关系，同时，中医学重视天人相应、自身统一性的整体观念，因此，证的构成还涵盖了年龄、性别、体质禀赋、日常生活的喜恶、七情劳倦，以及发病的季节、时间、气候、地域环境等诸多因素对其的影响，表明中医学证的内涵之宽广，内容之丰富，具有阶段性、宽泛性、整体性、包容性等特点，是非线性的"内实外虚""动态时空"和"多维界面"的复杂巨系统，是疾病发展某一阶段的综合体现及状态。

从表面上看，证候有若干个症状和体征组成，但绝对不是症状和体征简单的堆砌或排列组合，而是相互间存在一定的逻辑联系，犹如有一根线将这些症状和体征有机地联系在一起，而这根线就是中医学的证，其反映了该阶段疾病的本质。

中医证物质和功能基础的研究与分析

随着中医学的发展，人们逐渐认识到有必要从现代医学的层面认识中医学证物质基础和功能基础，以便为中医学证赋予现代医学的内涵。中医学证有宏观表现和微观物质基础双方面的含义，宏观表现主要为症状、体征，中医古典医籍浩如烟海，对证的症状、体征描述已相当完备和成熟，而证的微观物质基础研究及认识开始于 20 世纪 50 年代，且先后对肾、脾、心、肺、肝及部分脏腑兼证从生理、病理、生化、代谢、免疫、信号传导、神经网络等进行研究，大至组织、器官，小至细胞、分子等领域，横向上不能说不广，纵向上不能说不深，尽管有不少的成果问世，但对中医证的物质基础和功能基础仍不能给出满意解释，究其原因，可能在于尚没有发现某个或几个指标与中医学证有特异性对应关系，如对于脾虚证，研究设计了 70 余项生理、生化实验指标，涉及消化、免疫、内分泌、能量代谢、自主神经、造血、泌尿等 10 多个系统，结果表明，这些指标均有异常，但却没有一个特异性指标。

至于何种原因导致中医学证微观物质基础研究的茫然状态，可能与证本质研究强调指标的特异性有关，这无论从中西医脏器部位分属存在的差异，还是从中医理论自身分析，都不尽合理。一则，中医脏腑分属和西医解剖部位存在诸多的差异，如中医理论范畴某个脏腑的功能可涵盖西医几个解剖脏器的功能，且中医学某个脏腑的功能又可分属于西医解剖学多个脏器的功能，这势必导致每个中医范畴的脏腑功能的失常必定会涉及西医解剖下多脏器、多系统的功能或病理改变，故中医某一证不会只有某一项指标的异常，某一指标也不可能只反映中医某一证的特点；二则，从中医理论自身范围内考虑，中医强调"异病同证"和"同病异证"，表明不同的疾病可以表现为相同的证，如果中医证对应特异性指标成为可能，就间接提示中医学异病（不同的疾病）有相同的特异性指标，这显然是荒谬的；三则，上文分析了中医学证内涵之宽广，内容之丰富，具有阶段性、宽泛性、整体性、包容性等特点，如此复杂性的系统，寄希望于某个或几个特异性指标予以解释其丰富内涵，理论上不可行，而在实际操作中也难以实现。

蛋白质组的内涵

中医证的特异性相关指标研究走入了进退两难的境地，是不是意味着证的微观实质是根本不存在？答案当然是否定的，其可能的原因在于研究手段的局限性，随着科学的发展和研究手段的完备，将为中医证微观物质基础和功能基础的研究带来新的机遇，如将蛋白质组学技术引入中医证相关研究，可能为证实质研究提供新的契机。

随着人类基因序列的测定完成，宣告了后基因组时代的来临，蛋白质组一词，源于蛋白质与基因组两个词的结合，指细胞内全部蛋白质的存在及其活动方式，后引申为一种基因组所表达的全套蛋白质，即由一个基因组或细胞、组织或机体在特定的时间和空间上表达的所有蛋白质，其目的是从整体的层面阐明蛋白质的表达模式和功能模式，动态地分析蛋白质组的构成、表达水平、修饰状态、细胞定位，以及蛋白质间的相互作用与联系，还包括蛋白质的定性、定量动态变化、整体演变规律和生物学功能等，从而揭示整体蛋白质的表达模式、功能模式和细胞的活动规律，是生命科学规律从结构研究向功能研究转变的重要体现。

蛋白质组学的研究与单个蛋白质或某一类蛋白质研究不同的是，蛋白质组研究侧重于一个细胞或一个组织所表达的全部蛋白质，它具有整体性、动态性、系统性和复杂性的特点，一方面蛋白质组是对应于一个基因组的全部蛋白质所构成的整体；另一方面，明确提出蛋白质组还是一个在时间和空间上都动态变化着的整体，因而具有动态时空的特性；再则，由一个基因组所表达的全部蛋白质，内容丰富，种类繁多，且蛋白质间相互作用和转化，以及其对应的生物学功能，因而蛋白质组也是一个复杂的巨系统。

蛋白质组学引入中医证微观物质研究的可行性和必要性

首先，中医学强调天人合一、人自身统一性的整体观念是中医学基本理论的特征之一，中医学证是疾病发展某一阶段的病理概括，而蛋白质组学则是对细胞、组织或机体的全部蛋白质的表达和功能模式进行研究，二者都是强调整体水平，因而在概念的内涵和外延方面，中医学证和蛋白质组有高度的一致性。再则，中医学证和蛋白质组在特征上有相似性。从上文分析可以看出，中医学证和蛋白质组都具有整体性、系统性、动态时空观，是个复杂性的巨系统。同时，蛋白质组学研究也可以在不清楚基因组构成的情况下，研究蛋白质组的表达，与中医证候"黑箱理论"有近似性。再次，中医学治疗疾病重视对疾病证候的辨识，强调"同病异治"和"异病同治"，充分表明中医学治疗疾病是多环节、多靶点、多层次的途径，这也与蛋白质组整体性、系统性相一致之处。因此，蛋白质组表达研究是中医学证实质研究最为合适的切入点。

将蛋白质组学引入中医证实质研究，在理论分析上不仅是可行的，而且也是必要的。2003年4月基因组计划基本完成，结果并不像预想的那样基因组计划的完成就解决了生命科学的所有问题，仍然无法完整、系统的阐明生物体的功能，因为被测序完成的基因组中通常有一半以上基因的功能并不为人知，人类基因组的绘制成功只是在分子层面上为人类揭示生命奥秘提供了一份生命"解剖图"，要想真正揭开生命现象活动规律，就必须系统地认识基因组表达的产物，即蛋白质组，因为生命活动的真正执行者是蛋白质。因此，从蛋白质组层面来阐释中医学证的科学内涵，具有现实性和必要性，证实质蛋白质组学研究也将为中医学带来更广阔的发展前景。

中医证的蛋白质组研究

蛋白质组学是目前医学上刚刚兴起的认识生命科学技术手段，将蛋白质组学技术应用于中医学证物质基础和功能基础的研究也才刚刚起步，但已经显示了可喜的应用前景和发展势头。

如将蛋白质组学技术应用于肝郁证模型鼠证相关研究，与正常鼠相比，模型鼠血清表现9个具有明显表达差异的蛋白质斑点，经鉴定可以确定的6个蛋白质分别为：转甲状腺素蛋白（TTR）、水解酶Ba1-647、血清白蛋白前体、抗乙酰胆碱受体抗体Fab片段、Igλ-2链C区和β1球蛋白，这些差异蛋白质主要涉及免疫、神经内分泌和营养物质代谢方面。对经前期综合征（PMS）肝气逆证模型鼠下丘脑蛋白质组分析表明，模型组鼠下丘脑泛素羧端水解酶、血清蛋白、醛缩酶蛋白表达下调；M2丙酮酸激酶、泛醇-细胞色素C还原酶核心蛋白Ⅰ、钙结合蛋白表达上调，这些蛋白质与泛素通路、中间代谢酶、代偿作用等功能有关，提示此6种蛋白质与PMS肝气逆证中枢发病机制关系密切。赵健等检测12例气阴两虚肺癌和12例气滞血瘀肺癌的血清蛋白质谱，筛选出差异表达蛋白质共检测到113个有效的蛋白质波峰，其中m/z位于2 000～10 000的波峰有104个，筛选出m/z为3 952.05、3 772.35、4 170.07、3 679.34、3 156.38、4 293.14的6个血清蛋白质。

可见，将蛋白质组学应用于中医学证实质研究，着实有助于揭示证的科学内涵，表明证与蛋白质组的表达有一定的相关性，从中医临床的角度分析，这些蛋白质组表达的异常，往往是中医药的作用靶点，这为诠释中医药疗效的作用机制，提供了新视野和新途径。同时，也应该看到目前中医学证蛋白质组研究才刚刚开始，许多研究设计尚不完备，许多证相关蛋白质组研究只尝试研究某证型与正常对照组之间的差异，对于不同证型间是否存在蛋白质组表达的差异，鲜见报道，而此方面的研究又恰恰是中医证微观实质研究中最具有现实意义的探索。

蛋白质组计划是人类继基因组计划完成后又一个重大课题，蛋白质组学有助于生命科学从结构分析到功能分析的转变，中医证蛋白质组研究将为证实质研究提供契机，同时也要看到目前中医证蛋白质组学研究还刚刚起步，许多工作有待于进一步完善，但有理由相信随着研究的发展，也许在不远的将来中医人将绘制出中医证蛋白质组图谱，中医证蛋白质组研究对揭示中医证科学内涵和中医药的作用靶点具有深远的意义。

23　蛋白质组学应用于虚证的研究

蛋白质组学是从整体的角度分析一种细胞、组织或机体在特定的时间和空间上所表达的全部蛋白质，主要研究蛋白质的参数特征，如蛋白质组内的单个蛋白丰度，翻译后修饰状态及表达水平和蛋白质——蛋白质相互作用。蛋白质组在机体不同的细胞和组织，或者同一机体的不同发育阶段、生理病理状态及环境条件下不尽相同，显示出其整体性、动态性、复杂性等特点。若蛋白质组发生变异及破坏，人体疾病随之产生，药物治疗主要是通过影响或修复蛋白质组达到目的。蛋白质组学技术作为一个重要的研究工具，可以分离鉴定患者血液（血浆或血清）、尿液或脑脊髓液的蛋白质表达的差异，对其进行生物信息学分析。

蛋白质组学作为后基因组时代系统生物学的一部分，从分子生物学角度研究机体在蛋白质水平上的定量、动态及整体性，其核心思想与多靶点的研究方法，同中医证候的"整体观""动态观"特征具有高度的一致性。脏腑辨证是临床各种辨证方法的基础，是中医辨证论治的核心。在其形成与发展过程中，不同时期均有以虚实为纲之说。近年来，将现代医学手段从不同角度运用到中医脏腑虚证（如脾虚证、肺气虚证、肾阴虚证等）的研究虽取得了一定成果，但还需进一步对多个现代生物学评价指标微观化和客观化，筛选证候生物标志物，寻找中医疾病证候诊断的特异性指标。蛋白质组学的进步使中医辨证论治的理论与现代科学技术相融合，从而阐明中医脏腑虚证的本质、病机，为该证的治疗提供客观指标。学者雒岁芳等对蛋白质组学应用于中医虚证的研究做了梳理归纳。

蛋白质组学技术在中医虚证研究的应用

1. 蛋白质组学在气虚证中的研究　气虚证是指元气不足，气的推动、温煦、固摄、防御、气化作用减弱而产生的证候。临床表现为气短，体倦，神疲，乏力，或伴有头晕目眩，自汗，面白无华，动则加重，脉象虚弱，舌质淡嫩。《素问·五藏生成论》云："诸气者，皆属于肺。"若久咳劳伤或脾虚不运，致肺气不足，机体功能活动减弱，表现为肺气虚证。

通过蛋白质组学技术鉴定出肺气虚与正常大鼠肺组织14个相关差异蛋白，认为真核翻译起始因子、转胶蛋白可能与出现肺气虚证的分子生物学机制相关。肾为先天之本、水火之脏，其内含元阴和元阳，与脑、髓、骨、耳、齿、发密切相关，在生命历程中至关重要。在肾气虚证患者中，发现药物干预下卵泡液差异蛋白点13个，鉴定出5种蛋白质可能与肾气虚相关。脾胃为后天之本，若脾气不足，运化水谷精微功能减弱，出现脾气虚证。在大肠癌辅助治疗期患者血清中，找到脾气虚证、胃阴虚证及正常对照组患者差异表达蛋白质，并发现转甲状腺素（TTR）和血清蛋白质40，40（SP-40，40）两种蛋白质可能成为脾气虚证血清诊断的标志物。心为君主之官，袁宏伟等在冠心病心气虚证患者的血清中，与心肾阴虚证比较，发现差异蛋白参与不同证候的形成过程，为心气虚证候诊断提供依据。在气虚血瘀证动物模型中所鉴定的11个蛋白质主要与能量代谢障碍和心肌结构的损伤有关，可作为潜在诊断标记物。

由于病证的复杂性，气虚与气虚血瘀证二者之间的特异性指标有何异同、关联，实验与临床之间的差异有待进一步系统的研究。

2. 蛋白质组学在血虚证中的研究　血虚证指体内阴血不足，致各脏腑、经络及组织滋润濡养功能减退的证候。由失血过多，或血液生化不足所形成。临床主要表现为面、唇、舌色淡白及眩晕、心悸、失眠、脉虚细无力等。

在帕金森病患者中，分析鉴定双向电泳考染图谱中各证型（肝阳化风证、血虚生风证和正常人）外周血单个核细胞的 15 个差异蛋白质点，初步认定为与细胞骨架、信号转导、抗氧化应激、蛋白降解、细胞周期调控等相关的蛋白质，而血虚生风证低表达蛋白 12 个，3 个蛋白缺失，这一物质的改变，对于机体血虚证蛋白质水平恢复正常具有重要意义。龚文君等采用蛋白质组学相关技术对血虚证模型大鼠肝线粒体进行研究，发现血虚证与正常组比较有 14 个蛋白质点，其中有 6 个为 ATP 合酶的 αβ 亚单位，2 个为丙酮酸脱氢酶 E1 组分的亚单位，这些差异蛋白的改变均与能量代谢相关。

近年来，通过血常规、生化指标、代谢组学等多种研究方法分析并筛选出了血虚证的生物标志物，而蛋白质组学应用于中医血虚证的研究较少，较局限，所建立的不同疾病血虚证的特异性蛋白质表达图谱尚需进一步完善。

3. 蛋白质组学在阴虚证中的研究　阴虚证指体内津液、精血等阴液缺乏，滋润、濡养等功能减弱，无以制阳，产生虚热的证候。由热病之后，情志过极，火邪内生或房事不节耗伤阴液所致。临床表现为形体消瘦、五心烦热、咽燥口干、潮热颧红、盗汗、身倦乏力、心悸、头痛、舌质红绛、脉细数等。脾气散精输布于机体各脏腑组织，若脾虚运化失职，阳损及阴，或饮食营养缺乏导致脾气散精无源（即脾精不足）表现为脾阴虚证。

对阴虚证模型大鼠回肠组织进行蛋白质组学研究，与对照组比较发现 6 个差异表达蛋白点，认为热休克蛋白 90 表达下调与脾阴虚证的发生紧密相连。若久病损耗，禀赋不足或房劳过度则导致肾阴亏虚，失于滋养，虚热内生表现为肾阴虚。不孕不育肾阴虚患者卵泡液的蛋白表达图谱中，发现 18 个蛋白点下调，15 个上调，并鉴定出 14 个差异蛋白，表明其参与胰岛素敏感度降低、下丘脑-垂体-甲状腺轴失衡、脂质代谢紊乱、补体系统的激活等方面。肾阴虚影响肝阴不足，致肝肾阴液亏损，虚热内生，则出现肝肾阴虚证。曾平等对 54 例激素性股骨头坏死（SONFH）患者进行蛋白质组学研究，鉴定出筋脉瘀滞证、肝肾亏虚证患者及正常人的蛋白质差异表达，发现 SONFH 肝肾亏虚证的生物标志物可能是补体 C4、富亮氨酸 α-2-糖蛋白。在不同证候早期糖尿病肾病的研究方面，运用蛋白质组学技术对尿液进行鉴定，得出肝肾阴虚证患者单克隆抗体 IgM、Nogo 蛋白高表达；气阴两虚证患者动力蛋白、转铁蛋白、IgKappa 链和两种清蛋白表达上调。这些差异蛋白为疾病证候诊断提供客观指标。另外，有研究报道载脂蛋白 E 表达上调，载脂蛋白 A1、载脂蛋白 A4 前体、载脂蛋白 D 表达下调与冠心病心肾阴虚证的形成密切相关。

4. 蛋白质组学在阳虚证中的研究　阳虚证指体内阳气亏虚，机体温煦、推动、蒸腾、气化等功能减弱产生的虚寒证候。由久病损耗，久居寒冷处，过服寒凉之物，阳气损伤，年高命门火衰或气虚进一步发展而成。主要表现为面白唇淡，畏寒肢冷，小便清长，大便溏薄，舌淡胖，苔白滑，脉沉迟（或细数）无力。阳气不足，脏腑功能减退，代谢缓慢，机体的反应性降低，多见肾阳虚。肾阳虚证是指因素体阳虚、老年肾亏、房事过度或久病伤肾等损伤肾脏阳气，致温煦功能减弱，气化失权所出现的一类虚寒证。

在肾阳虚证模型大鼠股骨皮质骨中，找到差异表达蛋白 12 个，其中表达上调的蛋白质有载脂蛋白 A-I、α 烯醇化酶和热休克蛋白 60，9 种表达下调，这些蛋白质可能参与了肾阳虚证的发生机制。肾纤维化（KF）模型中，使用基于同位素标记相对和绝对定量技术（iTRAQ）的定量蛋白质组学分析，鉴定出 126 个差异蛋白，这些蛋白参与补体和凝血级联，肌动蛋白细胞骨架，丝裂原活化蛋白激酶（MAPK）信号通路，RNA 运输等过程，其信号转导途径与 KF 的基本机制密切相关。若因内外寒邪损伤脾阳，或肾阳不足、命门火衰导致脾阳虚衰，失于温运，阴寒内生，出现的虚寒证，即为脾阳虚证。对该模型大鼠回肠组织进行蛋白质组学研究，与正常对照组比较，得到 12 种差异蛋白质（$P<0.05$），其参与细胞骨架、能量代谢和信号转导过程，揭示脾阳虚证的本质。若因久泄久痢，损伤脾阳，不能充养肾阳；或水邪滞留，肾阳受损，不能温煦脾阳，而致脾肾阳气损伤，虚寒内生，温化失权表现的虚寒现象，即为脾肾阳虚证。早期糖尿病肾病脾肾阳虚证患者尿液中高表达的蛋白质有：清蛋白（分子量 52 047.8）、转甲状腺素蛋白、α1-抗胰蛋白酶。李显红等对狼疮性肾炎热毒炽盛型、脾肾阳虚型和正常

人的血清进行蛋白质组学研究，分析各证候蛋白质差异性表达，发现细胞角蛋白-10、α1-抗胰蛋白酶和α1-抗糜蛋白酶、二硫键异构酶A6蛋白分别在脾肾阳虚证、狼疮性肾炎和正常人中高表达。此研究揭示同病异证间鉴别的特异性指标。

蛋白质组学是一种从整体上多学科相交融的研究方法，随着其理论体系及其技术的不断改进，检测灵敏度的提升，可更广泛地应用于揭示中医脏腑虚证的病因病机及药物的作用机制。目前的蛋白质组学研究通过观察同病异证、异病同证之间的差异蛋白质表达，已经揭示了中医的病和证均有物质基础，从而对寻找相应证候的生物标志物，为中医疾病证的诊断提供特异性指标。

该方法虽然从某种程度上改善了证判断建立在人为的主观倾向和经验因素之上的灵活性及不确定性的现状，但是在部分病证中蛋白差异性表达并不显著。若结合其他组学技术寻找不同证候之间的差异则更显优势，然而证与组学间一对多、多对一的复杂性，促使我们需进一步对多个评价指标的关联性及其微观化和客观化深入探讨，为筛选证候生物标志物，进行证候的标准化研究奠定基础。

24　蛋白质组学在证实质研究的应用

蛋白质组学是继基因及基因组学之后生物医学研究界最热门的研究课题之一，虽然从 1994 年澳大利亚学者 Williams 和 Wilkins 提出相关概念至今不过短短十余年时间，而国内正式开展研究也仅数年的时间，蛋白质组研究的发展却极为迅速。由于蛋白质组在疾病发生、发展、诊断和治疗中所具有的重要性，且它的很多特性与中医"证"的特征十分吻合，因此将蛋白质组引入中医证实质的研究具有特别重要的意义。学者胡学军等将近几年中医证候蛋白质组学的有关研究成果从技术条件、思路方法以及具体证型与蛋白质组的相关性等几个方面进行了梳理归纳，展示了蛋白质组学在中医"证"实质研究中的美好前景。

中医证的特性及研究方法

中医与西医的重大区别之一是解释疾病发生原因的着眼点不同，西医基于"实体中心论"，即注重物质基础，而中医则基于"关系中心论"，关注功能与相互关系。作为中医临床用药最主要的理论根据，或者说中医临床诊治疾病最重要的方法是辨证论治，它是中医特有的概念，是联系中医基础理论与临床的桥梁。证是对疾病所处一定阶段的病因、病性与病位等所作的概括。由于中医对疾病的注重从整体和宏观的角度认识事物，善于采用比类取象、司外揣内等思维方法来观察和研究人体的生理功能和病理变化，辨证的过程实际上是通过疾病外在表象的收集进行综合分析，从而推测演绎出疾病的病因、病性、病位、病势等要素进而归纳出证的过程，它是一种"功能态"，是机体内因外因相互作用的结果，并可能随着疾病的发展而发生变化，因此中医的证具有整体性、动态性、时相性、复杂性等特点，除出现"同病异证"外，"异病同证"的现象也十分常见。由于证无论在中医基础理论还是中医临床中都具有十分重要的地位，近几十年来对证实质的研究进行了十分有益的探索。证实质的研究主要从证的脏腑、阴阳、虚实、病邪性质等角度展开，例如阴虚证和阳虚证、脾气虚证和脾阳虚证、痰浊证和血瘀证等，涉及的化学物质主要有激素、酶类、环磷酸腺苷（cAMP）、环磷酸鸟苷（cGMP）、三磷酸腺苷（AMP）、神经递质、微量元素等。研究证的方法多种多样，如主症辨证法、主次症判断法、微观辨证法、混沌学方法、分析综合法、功能定量法、多学科多层次多因素分析法等，但其发展方向归纳起来主要有 2 个：一是整体研究法，或称宏观综合法，即在传统继承为主的基础上进行创新，在不破坏中医传统理论的前提下，以整体观和辨证论为基础，在整体的层次上从宏观的角度进行研究，这类研究注重的是功能模拟和各系统之间的联系，较多地采用临床流行病学和数学的方法，系统地探讨中医证的演变规律、证名和证的内涵规范化、证的分级量化等。一是微观分析法，即采用现代医学还原研究为主的方法，用实验检测指标阐释证候机理或对证候做出定量诊断的此类研究注重的是实体结构和微观指标。由于两类方法在认识方法、研究手段、观察角度等方面各不同，研究的结论必然有异，其优劣长短亦各不相同。事实上，微观组成整体，整体包含微观，了解微观才能对证的物质基础进行深层次研究，研究整体方能对系统的功能和系统之间的联系全面了解。证作为一种功能表现或一种有规律的病理表现，必然有其物质结构来支配它，中医"有诸内，必形诸外"也从另一角度说明了内在物质结构是外在功能表现的基础。在对证实质的研究中，由于多数实验指标缺乏特异性，因此很难用单一指标来作定性、定量、定位的说明，也难以反映中医证的整体性和复杂性。近些年开始从基因和蛋白质组学角度研究"证"实质，尤其是将蛋白质组学引入中医证实质研究受到普遍重视。

蛋白质组学引入证实质研究的优势与可行性

蛋白质组是指一个细胞或一个组织基因组所表达的全部蛋白质，是对应于一个基因组的所有蛋白质构成的整体，由于在人体组织的不同发育阶段、不同生理条件或不同的环境影响下，其蛋白质的存在状态各不相同，因此蛋白质组是一个在时空和时间上动态变化着的整体。蛋白质既是生物体最重要的结构，又是生命活动的直接执行者，它的组成远比基因庞大和复杂，具有相对独立的代谢过程，对生物机体内部和外部因素具有产生反应的能力，而且蛋白质之间存在着活跃、广泛的相互作用，因此蛋白质组是基因组研究的逻辑发展。与具有同源性和普遍性的基因相比，蛋白质组具有动态性、时间性、空间性、特异性等特征。蛋白质组学则是指应用各种技术手段来研究蛋白质组的一门新兴学科，其目的是从整体的角度分析细胞内动态变化的蛋白质组成成分、表达水平和修饰状态，了解蛋白质之间的相互作用与联系，揭示蛋白质功能与细胞生命活动规律。其现阶段主要研究内容是了解某种特定的细胞、组织或器官的蛋白质种类，确定其数量，分析并描绘其三维结构；了解各蛋白质的功能和相互作用。目前主要研究手段有双向凝胶电泳技术（2-DE）、生物质谱技术、蛋白质芯片和生物信息学技术等。

蛋白质组学的特点是采取高分辨率蛋白质分离手段，结合高效率的鉴定技术，全景式的展示各种特定情况下的蛋白质谱，组织细胞在一定阶段或某一状态下相关的蛋白质谱时、空、量效方面的变化，其最大的特色在于建立了以整体观来剖析生命现象的理念。蛋白质组的整体性、动态性、时空性、复杂性与同样具有整体性、动态性、时相性、复杂性等特点的中医"证"有着惊人的相似，其中可能存在某种内在联系和对应关系。因此，与"证"实质研究中一般的微观指标相比，蛋白质组学有着特殊的优势，也更加符合证自身的特点。

证的蛋白质组研究

除进行证候蛋白质组相关性的理论探讨之外，目前已有众多的实验研究报道，主要就蛋白质组在中医证型研究中的技术条件、思路方法以及具体证型与蛋白质组的相关性展开研究。

黄黎明等在分析了蛋白质组学与证候的内在联系的同时，对证型特点、造模方法、蛋白质组学特点进行分析，提出采用双向电泳（2-DE）＋质谱（MS）＋数据库的蛋白质组解决方案及药理学实验方法，是探求肾阳虚证的蛋白质学本质较好的方法。钟小兰等在常规蛋白质组2-DE分离技术的基础上对血清样品处理、胶条选择、上样量和聚焦参数等加以优化从而摸索新的方法。建立了稳定的血清蛋白质组2-DE分离技术，运用于肝郁证相关蛋白组研究，在大鼠血清中获取了12个差异蛋白，在人血清中亦初步筛选出12个差异蛋白点，其方法具有稳定性、可重复性。谭秦湘等通过检索Medline和中国期刊网1995年1月至2005年12月关于血清蛋白组学技术应用及证的蛋白质组理论探讨的相关文献，发现应用蛋白质组学的研究方法，可以研究不同疾病肝郁证中血清蛋白质的变化规律及特异蛋白质的表达规律，就有可能在复杂的多种致病因素下，找到证的本质并建立肝郁证候的微观辨证指标体系。吴红金等采集正常健康者、冠心病心血瘀阻证患者的血浆，用蛋白质组学技术测定冠心病血瘀证与正常人血浆中的蛋白变化，结果发现冠心病血瘀证患者血浆与正常相比有3个蛋白质下调和6个蛋白质上调，胶内酶切提取蛋白进行质谱鉴定，其中冠心病血瘀证患者血浆与正常相比升高的蛋白质有免疫球蛋白、纤维蛋白原、粒酶，冠心病血瘀证患者血浆与正常相比降低的蛋白质有细胞表面糖蛋白（CD44SP）。因而认为纤维蛋白原、粒酶有望作为诊断冠心病血瘀证的标志物。钟小兰等以束缚制动法制备肝郁证大鼠模型，运用蛋白质组技术鉴定差异表达蛋白质，结果发现9个具有明显表达差异的蛋白斑点，经鉴定可以确定的6个蛋白质，分别为转甲状腺素蛋白（TTR）、水解酶Ba-1647、血清白蛋白前体、抗乙酰胆碱受体抗体Fab片段、Igλ-2链C区和β1球蛋白。其筛选出的差异表达蛋白质主要涉及免疫、神经内分泌和营养物质代谢方面，和现有研究结果相符，证实从蛋白质组学的角度研究证实质是可行的。刘丽丽等在四物汤对环磷酰胺致血虚证小鼠骨髓蛋白质组影响的研究中发现，环磷酰胺使小鼠骨髓中 12 蛋白表达上调、3 个蛋白达下调，四物汤可使 CTX 造模后这些表达改变的蛋白有不同程度恢复。认为四物汤可能通过影响与细胞凋亡、血干祖细胞增殖分化有关的蛋白质而促进骨髓造血。谢文光等在研究赤芍药对大鼠热毒血瘀证的血清蛋白质组变化的影响中发现，用脂多糖（LPS）造模所致热毒血瘀证大鼠的血清在 2-DE 胶上 13 个蛋白点（xPr）出现非常明显的含量变化，与正常组比较，LPS 组的 xPrl6、xPrl9 的点容量值均显著降低，xPr1、xPr2、xPr3、xPr4、xPr6、xPr7、xPr8、xPr9、xPr11、xPr12、xPr23 的点容量值均显著增高。卢德赵等应用凝胶内差异显示电泳技术研究肾阳虚大鼠肝线粒体蛋白质组 8 个分别来自于肾阳虚大鼠和正常大鼠的肝线粒体蛋白质样品（各 4 个），分别用荧光染料 Cy3、Cy5 标记，以及 8 个样品等量混合物用 Cy2 标记作为内标，每一 Cy3、Cy5 标记样品与 Cy2 标记的内标等量混合后在同一胶中进行电泳分离，经不同光激发后扫描得到不同样品的蛋白质组图谱。经 DeCyder 软件结合内标分析，获得 16 个差异蛋白质，经质谱测定和与蛋白质文库比对，鉴定出 11 个蛋白质。其中肾阳虚动物热休克蛋白 60 和 70、肌氨酸脱氢酶、氨甲酰磷酸合成酶、亚硫酸盐氧化酶、ATP 合酶、醛脱氢酶和 NADH 脱氢酶表达量增加，而丙酮酸脱氢酶、α-酮戊二酸脱氢酶、脂酰辅酶 A 脱氢酶和鸟氨酸氨基转移酶表达量降低。实验表明，肾阳虚动物能量代谢相关酶的变化与肾阳虚的临床虚寒症状有关。

综上所述，由于蛋白质组的很多特征如整体性、动态性、时空性、复杂性等与中医"证"的特点十分吻合，而且具有特异性，以蛋白质组学为切入点进行"证"实质研究在现代实验研究中具有明显的优势，目前的研究成果也表明，这一研究思路是可行的，有可能跨越单纯实体结构研究或功能模拟研究证实质的局限性，成为连接微观研究与整体研究的桥梁。因此以蛋白质组为切入点，深入进行"证"实质的研究，不仅有利于从微观的角度动态地了解证的物质基础，而且将为中医证候诊断的客观化提供依据，同时，对不同蛋白质组分在证候表现的差异和程度研究方面具有特殊意义，也将为中药新药研发提供新的思路和方法，这些对促进中医药现代化将具有重要作用。

25　基因组学与中医证本质

随着后基因组时代（即功能基因组学）的到来，基因组学使得现代分子生物学从局部观走向整体观，从线性思维走向复杂思维，因此成为生命科学的研究热点，并在中医药领域得到广泛的应用。学者齐真等从基因组学在中医证本质研究中的理论探讨、应用实例等方面进行了系统性的文献研究，以探讨基因组学与中医证本质的相关性及意义。

1990年启动人类基因组计划（HGP）以来，人类进入结构基因组时代。随着2000年6月人类基因组工作草图的绘制完成，生命科学研究进入了以阐明基因组整体功能为特征的功能基因组学新阶段，即"后基因组时代"。功能基因组学是利用结构基因组学提供的信息系统地研究基因功能，包括基因组的多样性；基因组在转录和翻译水平上的表达及其调控机制；通过对进化不同阶段的生物体基因组序列的比较，发现基因组结构组成和功能调节的规律，并利用各种模式生物体的基因剔除和转基因技术来揭示基因的功能等。由于基因组学是从整体基因组的层次来阐明所有基因在染色体上的位置、结构、基因产物的功能以及基因之间的关系，因此基因组学是现代分子生物学从局部观走向整体观，从线性思维走向复杂思维以研究复杂生命现象的转变标志之一。

中医药作为几千年来古代中国人民防治疾病的主要武器，其主要特色之一就是辨证论治，由于"论治"的前提是"辨证"，因此有关"证"的研究是中医基础理论研究的基础环节及热点。然而何为"证"呢？所谓"证"是在广泛收集临床症状、体征的基础上，经过分析、综合、归纳而得出的对疾病发展过程中某一阶段的病理概括，由于"证"涵盖了疾病的病因、病性、病位、邪正关系，因此它反映了疾病发展过程中某一阶段的病理变化的本质。但是由于疾病的复杂性以及同病异治、异病同治等使得辨证论治具有很大的灵活性，因此"证"的客观化以及微观化本质研究始终是中医药研究领域的重点及热点，也成为影响中医药发展的瓶颈。过去，人们分别从生化、生理、超微结构等方面进行探讨，近年更有从神经-内分泌-免疫网络方面来探讨证的实质。然而，这些研究都只反映了部分已知基因表达产物（受体、酶、免疫分子等）的改变，未能反映该病证相关的总体基因表达的变化。然而随着基因芯片技术的日益成熟，有学者提出开展疾病证基因表达谱的研究。此项研究就是运用大规模、高通量的基因表达检测技术，对大量的同一证疾病状态下的各类组织和细胞的mRNA进行定量分析，编制基因表达谱，经过生物信息学和统计学的比较分析，就可以建立疾病证型特定的基因表达谱数据库，以此可作为辨证的客观规范化标准，因此基因芯片技术为中医的客观化、微观化研究提供了思路与方法，有望成为中医现代化的有效手段。

目前认为，所有疾病均存在基因表达变化，病理变化实质上是由基因表达的改变所致，而证是患者某一阶段病理变化体现在外的综合描述。因此，可以认为基因表达的改变正是证的"内涵"。如李戎认为证的形成是由先天的体质因素和后天的环境因素共同作用的结果，证候理论涉及生命的整体，所以它牵涉到许多基因和蛋白质，中医证可能是基因组和蛋白组背景的整体反应。

基因组学用于中医证本质研究的理论

基因组学用于中医证本质的研究，即中医证基因组学，是指在证理论指导下，运用功能基因组学的方法探讨证，特别是同病异证或异病同证时基因的变异及差异表达情况，揭示与某一证形成相关的所有基因及其功能，从整体基因表达的水平阐明证的本质。

由于中医基础理论作为朴素辩证、宏观思辨、定性描述的思维过程，其采用了以形象思维、类比为主的方法，而基因组学与中医药学的学术思想具有一定的趋同性，将从以下两方面论述。

(1) 证-整体观-基因组学：中医辨证方法有八纲辨证、六经辨证、卫气营血辨证、脏腑辨证和三焦辨证等，它们无一不体现了中医朴素的整体观，即认为人是一个有机的整体，构成人体的各个部分之间，结构上是相互联系的，功能上是相互协调和相互为用的，在病理上又是相互影响的，人体与自然环境有着密切的关系。而基因组学与过去的基因研究的一个重要区别就是摒弃单个基因的研究方式，充分认识到基因之间相互联系、相互作用的复杂性，即一种疾病可能由于多个基因的改变所致，同一基因的不同表达状态又可能造成多种疾病，故从整体对基因的活动规律进行探讨，研究内容涉及基因组的表达、基因的多样性、基因组功能的阐释及蛋白质产物的功能等。由于从整个基因组的层面来阐释所有基因在染色体上的位置、结构、基因产物的功能及基因之间的关系，具有鲜明的整体性，因此人类基因组学研究的方法学内容与中医学的整体观却有许多相似之处。正如刘家强等认为这种宏观人体整体性和微观的人体基因组整体性是统一的和同源的。因此，引入基因组学方法研究中医证本质，既不会脱离中医的整体观，又能使我们有可能更加客观化、定量化、微观化地认识中医证本质。

(2) 证-体质学说-基因组学：中医的"辨证"是指通过望、闻、问、切所收集的临床资料、症状和体征，整理归纳辨清疾病的证，以了解疾病的病因、性质、部位等。然而同一种疾病在病程发展的不同阶段会出现不同的病理变化即"同病异证"；而不同种类疾病在病程发展的某一阶段可以出现相同的证"异病同证"。什么因素决定"同病异证"及"异病同证"？近年来中医体质学说的出现，使得我们进一步认识了中医证的宏观本质，体质指由先天遗传和后天获得所形成的，人类个体在形态结构和功能活动方面所固有的、相对稳定的特性，中华中医药学会把体质分为平和质、气虚质、阳虚质、阴虚质、痰湿质、湿热质、血瘀质、气郁质和特禀质等9种基本型，并从常见表现、心理特征、发病倾向、对外界环境适应能力等角度加以研究。个体体质的不同，不仅表现为在生理状态下对外界刺激的反应和适应上的差异，而且是机体发病的内部因素，它不但决定着对某些致病因素的易感性，而且决定着某些疾病的证候类型，故体质是"同病异证""异病同证"的重要物质基础，而证的"从体质而化"的过程形成了与体质类型相应的证，正如《医宗金鉴》云："人感邪气虽一，因其形脏不同，或从寒化，或从热化，或从虚化，或从实化，故多偏不齐也。"

然而中医体质学说认为先天禀赋与遗传是决定与影响体质形成的重要内在因素，这就使得从基因水平探索体质分型显得非常有必要；同时基因组多样性的研究对阐明不同人群和个体在疾病的易感性和抵抗性方面表现出的差异具有十分重要的意义，这也从人体的生理反应和发病倾向性方面揭示了基因组学与中医体质学说的相关性，如李光善等认为基因是决定人体不同体质表象的物质基础。故有学者认为中医证多样性及发生频率与特定基因及其多态性间可能存在某种关联，而这种关联可能是体质类型或先天禀赋与证形成的分子基础。因而对不同体质分型基因芯片技术进行验证，寻找不同体质类型的特异性基因及表达差异，可以帮助进一步认识到中医证的微观本质。

基因组学应用于中医证本质研究实例

同一种疾病的不同阶段，其症状大相径庭，病理机制当然不同，即使是同一疾病的同一病期，存在着个体差异、季节差异，在不同的地区、气候条件下，其症状也不尽相同，这就是同病异证；相反，不同疾病，如其症状相似，证的属性相同，即具有共同的病理机制，这叫异病同证。

1. 同病异证的基因组学研究 近几年来，不少学者对同病异证的基因组学本质进行一定的研究。杨丽萍等用基因芯片技术检测肾阳虚证骨关节炎患者及正常人的基因表达谱，筛选出与肾阳虚骨关节炎免疫相关的基因13条，肾阳虚骨关节炎患者与正常人相比表达下调4条，上调5条。杨保林等通过对冠心病血瘀证、冠心病非血瘀证、非冠心病血瘀证患者和正常健康者的外周血白细胞 mRNA 检测后发现，差异表达的基因 b13 与冠心病血瘀证的病理改变密切相关。黄献平等通过对330例冠心病患者、

100例健康人静脉血血管紧张素转换酶基因型（DD、ID、Ⅱ）和等位基因（D、Ⅰ）及血管紧张素Ⅱ活性检测发现，血管紧张素转换酶-DD基因型和D等位基因型患者人数高于其他人群，可能与冠心病心血瘀阻证有一定内在联系。吕诚等通过检测类风湿性关节炎典型寒、热证$CD4^+T$淋巴细胞基因表达谱及血浆代谢谱，研究寒热证候的生物学差异，结果发现类风湿关节炎寒热证之间有29个差异基因表达，其中7个基因在寒证高表达，22个基因在热证高表达。谢丽华等通过基因表达谱的差比性分析，探讨绝经后骨质疏松症肾阴虚证及肾阳虚证相关基因的信息学特征，结果发现，绝经后骨质疏松症肾阴虚证与GPR27、ASB1、PROK2、CLCF1和GSTM5基因的表达有关，并与谷胱甘肽代谢通路、细胞因子与其受体相互作用通路和JAK-STAT信号转导通路存在关联；而肾阳虚证的特有基因共46条，其中表达水平上调的有4条，表达水平下调的有42条，这些差异表达的基因中，主要涉及免疫功能、细胞信号转导、钙离子活性、神经内分泌相关的基因。杨婵娟等采用Aglient表达谱芯片进行基因芯片检测慢性乙型肝炎肝郁脾虚证与脾胃湿热证患者的差异表达基因，结果发现两证间获得差异基因125个（其中66个为上调基因，59个为下调基因），通过动态网络构建，寻找出共表达能力差异最显著的9个基因，其主要涉及免疫反应、细胞生长、DNA损伤、信号转导、炎症反应等生命过程。翁莉等选用全基因组表达谱芯片，研究原发性肝癌肝肾阴虚证的基因表达谱，并进行差异表达基因分析，结果发现肝肾阴虚证组和非肝肾阴虚证组间存在差异基因表达特征图谱，获得差异表达的基因共615个。GO注释后，差异基因表达具有278个显著性功能差异，主要涉及跨膜转运、细胞周期停滞、细胞转录、诱导凋亡等。Pathway标记后，上调差异基因参与显著性信号转导通路16项，下调差异基因参与显著性信号转导通路10项，包括抗原加工与递呈转导通路、代谢途径转导通路、细胞周期转导通路、蛋白质输出转导通路等。

2. 异病同证的基因组学研究 目前关于异病同证的基因组学本质研究相对较少，如王米渠等寒证基因芯片的检测数据提出了分析方法，包括纵向发展的聚类分析（个体用药后的连续追踪，进而研究家系寒证）、横向互比的聚类分析（利用树状分层图等分析有关证的调查数据）、分证的聚类分析（如肢冷单个证的疗效分析）及合寒证聚类分析（研究寒证证候变异主因素及其主效基因组之关系）。倪红梅等研究青少年肾阳虚体质差异表达基因，发现符合标准的差异表达基因涉及免疫、发育、细胞生长、细胞受体、信号与传递蛋白、蛋白翻译合成等。罗云坚等采用cDNA芯片技术分别提取脾气虚证慢性胃炎与溃疡性结肠炎患者（6例）以及健康人（3名）外周血白细胞总RNA，检测结果显示慢性胃炎脾气虚证和溃疡性结肠炎脾气虚证异常表达的免疫相关基因分别为68条和57条，两者相同的差异表达基因为7条，主要是与免疫相关的基因。提示脾气虚证发生有其免疫相关基因组学基础，是细胞免疫、体液免疫以及非特异性免疫功能等方面发生功能紊乱。陈晓玲等对一个典型的肾阳虚家系15个成员，同时采用人类Oligo芯片杂交技术对其外周血单个核细胞的差异基因表达谱进行分析研究，结果①典型肾阳虚证/正常对照组：上调基因100条，下调基因33条。②肾阳虚证/正常对照组：上调基因148条，下调基因31条。③典型肾阳虚证治疗显效者治疗前后：上调基因12条，下调基因47条。④典型肾阳虚证/正常配偶：上调基因66条，下调基因44条。这些基因主要为物质代谢、信号转导、能量代谢和免疫调节等，初步反映出肾阳虚证患者恶寒喜暖、肢冷蜷卧、面色淡白等宏观证候在微观基因表达的分子生物学基础。杨裕华等使用肾阳虚小鼠模型脑基因芯片研究差异表达基因，显著下调的前5位依次为糖蛋白激素Ot链前体（FSH、CG）、泌乳素前体（PRL）、生长激素前体（GH）以及下丘泌素和黑色素（MCH）前体基因下调，后两者与下丘脑分泌有关，其余则与下丘脑-垂体的促性腺、促甲状腺的调节有关。

基于基因组学的中医证候本质研究不仅可以从整体基因表达的水平阐明证的本质，也为中医证的客观化、微观化研究提供了思路与方法，也预示着宏观现象研究与微观机理探讨可以很好地结合，它对于中医基础理论的现代发展具有十分重要的意义，也有助于整个生命科学的发展。

26 论中医证的化学本质

用现代医学理论阐明中医证的本质是实现中西医两种医学理论结合的基础，是实现中医药现代化的关键。为阐明证的本质，我国对各种可能是证本质的物质进行了较为全面的探索，如激素、酶、环-磷酸腺苷（cAMP）、环-磷酸鸟苷（cGMP）、三磷酸腺苷（ATP）、微量元素和神经递质等。但由于证本质的极其复杂性，迄今为止的研究虽然取得了很多成绩，观察到一些与证本质有关的现象和事实，但并未能明确阐明证的本质。反思和总结40年的研究经验和教训，结合真核细胞基因表达调控原理、信号传导理论等现代医学最新理论，设想从化学本质上，作为证本质的物质只能是蛋白质和肽类分子，而不应是其他化学本质的物质，学者申维玺等提出这一假说，并对此做了初步探讨。

组成人体的物质与证本质

组成人体的物质可分为生物小分子和生物大分子。生物小分子包括水、无机盐等无机化合物和糖、脂肪酸、氨基酸、核苷酸等有机化合物。生物小分子的化学结构和功能较为简单：参与机体的新陈代谢过程，如微量元素和维生素作为酶的辅基等调节新陈代谢；本身作为神经递质或转变为激素等调节机体的生命活动，如酪氨酸可转变为甲状腺激素参与对机体能量和物质代谢的调节；与蛋白质等生物大分子结合起来组成人体的组织结构，如脂类和蛋白质是组成细胞膜的基本结构等；作为合成生物大分子的原料，如氨基酸可合成蛋白质，核苷酸合成核酸。生物大分子包括核酸、蛋白质和酶。生物大分子有与生物小分子显著不同的生物学特性，它们是组成生物体的基本物质和完成细胞所有重要功能的分子。

蛋白质：细胞是生命的基本形态结构、机能、发育和遗传单位。细胞的各种结构如细胞膜、细胞核、线粒体等都是由较小的亚单位组成的，而这些亚单位的主要成分就是蛋白质。生命科学研究的不断进展使人们认识到生命的物质基础是蛋白质，而蛋白质的新陈代谢则是各种生命现象的本质。蛋白质作为酶的功能从一个侧面充分体现了这一点，酶能特异性催化一定的化学反应，对于机体的新陈代谢起着重要的作用，实际上生物体内新陈代谢中的各种化学反应都需要在酶的催化下才能完成。而除了少数核糖核酸具有酶活性外，生物体内所有的酶都是蛋白质。

核酸：核酸分为核糖核酸（RNA）和脱氧核糖核酸（DNA），DNA携带着主宰细胞结构和生命活动的全部信息，RNA则与信息的表达有关。基因是细胞内DNA分子中的一段核苷酸序列，它存在于细胞核和线粒体内，是一类只有4种碱基组成的单调而重复的物质结构，但其功能是极其强大的，是生物体遗传的物质基础；基因表达合成的酶控制着生物体内的各种化学反应和生化代谢过程；组成生物体的基本物质-蛋白质和肽就来源于基因。

蛋白质和基因是一个整体的两个方面：DNA贮存着制造和决定细胞结构和功能的信息，但其功能是依靠其表达的蛋白质实现的。在正常条件下DNA可组成性地表达一些蛋白质和多肽，以执行生物体的各项基本生命活动。在病理条件下DNA可诱生性地表达一些应激类蛋白质和多肽，这些物质一方面可以阻断和/或减轻致病因素对机体的损害作用；另一方面这些物质在一定条件下又可以引起机体组织器官的结构改变和功能受损，产生一些临床表现。

现代医学认为结构和功能是统一的，有结构改变就会有其功能表现，有功能改变就必有其结构基础。中医的证是一类病理生理过程，根据西医理论，这些病理改变和症状的产生必然会有物质基础。从组成人体的物质分子方面分析引起证的物质基础时，这些物质应当属于生物大分子，不大可能是生物小

基因和疾病的关系与证的本质

医学研究的进展使人们对疾病发生的机制等已经从系统、器官和细胞水平逐渐深入到基因分子水平，这些不同层次的认识并不是孤立的，而是相互联系的，只有从基因分子水平认识清楚疾病发生的基础，才有可能从整体水平上掌握疾病发生发展的本质和规律。

几乎所有的疾病都是基因病，这一结论是近年来现代医学研究的重要进展。基因病可分为①单基因病：这类疾病是由于单个基因结构和功能改变引起的疾病，如地中海贫血病等。②多基因病：这类疾病的发生是由于细胞内多个基因协同作用引起的，具有多基因遗传的特征，如高血压和肿瘤等。③获得性基因病：即病原微生物感染引起的疾病等，这类疾病是病原微生物的基因组与人体基因组相互作用并引起人体基因组结构与功能改变的结果，如获得性免疫缺陷病。

根据分子生物学理论，任何细胞外条件（如细胞间相互作用、气味、光线、药物、激素、神经递质等）的变化都会引起细胞内的反应。尽管引起细胞反应的刺激多种多样，但细胞发生反应的途径和机制则大多是相同或相似的：即是通过细胞表面的受体或感受器接受外界环境变化的信息，经过细胞内一系列信息转换系统和酶的级连反应传递给相应的反应系统，引起细胞内调节蛋白质和效应蛋白质的功能改变而导致细胞的快速反应；在此同时，有些信息则传递到细胞核内，调控（启动或关闭、增强或抑制）相关基因的表达，从而发挥缓慢而持久的调控细胞功能的作用。这些信息传导通路也是疾病中各种病理改变和临床表现产生的途径和机理。在急性疾病过程中，临床表现产生的主要原因是致病因素作用于机体，通过一定的信息传递途径引起细胞内酶的磷酸化和去磷酸化（激活或失活），从而引起细胞内一些快速的代谢改变和临床表现。在慢性疾病过程中，临床表现的产生主要是通过信息传递途径将信息传递到细胞核内，通过改变细胞基因的表达调控并产生一些应激类蛋白质等，引起缓慢而持久的代谢反应。因此在急性和慢性疾病中，其临床表现产生的原因和机理都与基因有密切关系，都是在基因表达产生的蛋白质和酶的作用下引起的，因此从根源上讲疾病过程中各种病理过程和临床表现的产生都可以归根于细胞内基因结构和功能的改变。

中医虚证是一类慢性病理生理过程，其发生规律也应符合西医理论中疾病过程的发生发展规律。根据基因与疾病的关系和疾病时临床表现产生的机理，证的发生发展无疑也应是基因病，即是由于基因结构和功能的改变而引起的。由于基因表达调控异常产生出一些应激类蛋白质和多肽，在体内引起一系列复杂的级连生化反应，产生许多中间介质而引起证的病理改变和证的证候。因此根据基因与疾病的关系可以得出证的本质应是基因表达产生的蛋白质和多肽分子。

中医证本质的功能标准

经过40年的研究，目前对于证本质的标准已经有了较为一致的观点，即符合以下标准：①这些物质的生物学作用能够解释相应证的证候。②这些物质的生物学作用能够引起相应证的实验室改变。③临床上随着治疗和病情的进退出现证的动态变化时，这些物质亦应有相应的变化，甚至其变化的趋势可以预示随之而来的证候的变化。

从物质的功能态上分析，可以说这种标准是合理的，即证本质的标准主要依赖于该物质的生物学作用能够解释相应证的证候和实验室改变，在此将这种证本质的标准称为中医证本质的功能标准。

这种功能标准从直观上分析有其许多合理性之处，但这种标准只是对证本质表面现象的认识，具有一定局限，即这种功能标准容易将证本质的研究方向引导到那些证的继发性改变（直接效应物质和中间介质）上，而难以发现证的真正本质来，不利于指导证本质的实验研究。如许多研究将前列腺素、微量元素、cAMP等作为证本质去研究，实际上这些物质都不可能是证本质，而是证发生发展过程中的介质。随着基因分子生物学等现代医学理论在中西医结合领域里的逐渐渗透，随着人们对证本质认识的逐渐深入，这种功能标准将会被能揭示其本质面目的证本质分子标准所代替。

中医证本质的分子标准

根据基因分子生物学等现代医学理论，可以给证做出以下的解释：中医的证是机体在致病因素的损害作用下，某些组织细胞的基因表达调控失常，诱生性表达产生一些蛋白质和肽，如细胞因子等，组织中这些蛋白质和肽的含量、生物学活性相对或绝对升高破坏了细胞因子网络调节系统的自稳态平衡，引起神经-内分泌系统也发生相应的继发性改变，在体内产生一系列异常的级连病理生理生化反应，从而引起证的证候和实验室改变，即中医的证。简言之，中医证发生的机理是由于细胞因子网络调节系统自稳态平衡破坏的结果，是一类细胞因子网络"功能态"失常的病理生理过程。

中医证的本质是一类具有信使分子性能的蛋白质和肽类分子。据此作为证的本质应符合以下标准：①从化学本质上，应是细胞内基因表达产生的蛋白质和肽类分子。②在体内具有信使分子的性能，应是细胞间信息传递的第一信使分子，如细胞因子等。③其生物学活性可以解释相应证的证候和实验室改变，并能随着证的动态变化而相应改变。④动物和人体实验可以证明应用此种物质，或使用特定的药物和/或方法等能在体内模拟出相应的功能态改变时，可以诱生出相应证的证候和实验室改变。⑤使用抗体、受体拮抗剂等阻断该物质的生物学活性，或使用特定的方法等能达到恢复体内正常的功能态时，可以缓解或消除相应证的证候和实验室改变。⑥使用转基因动物等基因敲除或封闭相应基因功能的技术，可以证明无相应基因功能的动物和人不再患此种证。符合1～5条标准者可基本确定为相应证的本质，第6条标准可作为证本质的确定标准。

需要指出的是，上述标准主要适用于中医虚证和慢性实证，如血瘀证等。虽然此标准也可用于急性实证的本质，但目前尚不敢排除有些外源性的蛋白质有可能会作为某种急性热性病类实证本质的一部分。提出阴虚证本质可能是白细胞介素1（IL-1）和肿瘤坏死因子（TNF）等细胞因子。如果将这种分子标准去评价阴虚证本质可以得出：IL-1和TNF是细胞内基因诱生性表达的多肽；IL-1和TNF是细胞间信息传递的第一信使；IL-1和TNF的生物学活性，可以解释阴虚证候和实验室改变；动物和人体实验证明使用IL-1可诱生出与阴虚相似的证候和实验室改变；动物和人体实验表明使用阻断IL-1和TNF基因表达的药物如糖皮质激素、反应停等可以缓解结核病等疾病过程中出现的阴虚证候。这些事实表明IL-1和TNF等符合证本质的分子标准，可能是阴虚证本质。

理论来源于实践，又可以被实践再检验，正确的理论可以指导实践。40年证本质研究未能取得根本突破的主要原因之一就是没有正确的理论假说去指导实验，因此讨论并创立正确的证本质理论对未来的实验研究将会产生指导作用，它将会使未来的实验研究减少盲目性。

科学研究的过程是实践—假说—再实践—理论这一模式，对于复杂的生命科学研究更是如此。现代科学研究的历程证明要解决一类重大的科学问题，如果没有正确的理论假说去指导，常难以取得预期结果；缺乏理论假说的指导还往往会使实验研究陷入困境，甚至提出"不可知论"的观点。回顾证本质研究的历程，可以说我国对证本质已经做了相当充分的研究，观察到许多与证本质有关的现象和事实，但遗憾的是，至今仍未能总结出其中的规律，创新性地提出一个理论假说去指导实验研究，这也是近年来证本质研究陷入困境的主要原因。实际上，面对如此复杂的跨越两种截然不同医学理论的证本质研究，如果没有正确的理论假说去指导，很难设想会真正发现和找到证的本质。

27 证本质与内分泌激素

学者申维玺等对中医证本质与内分泌激素关系的理论做了探讨。

激素的作用方式和特点

激素是由内分泌腺或散在的内分泌细胞合成和分泌的一类高效生物活性物质,是细胞与细胞之间信息传递的一类化学媒介,在人体的生理活动和病理过程中均具有重要调节作用。

激素的作用方式有3种:一是内分泌方式,二是旁分泌方式,三是自分泌方式。

激素的分类,一是含氮激素,二是类固醇激素,三是固醇类激素,四是脂肪酸衍生物。

激素的作用特点可以分为两类:一是激素的特异性调节作用,二是激素的非特异性调节作用。

激素的受体是指靶细胞上能识别并专一性地与某种激素结合,继而引起各种生物学效应的蛋白质。激素作用的特异性主要就是由于靶细胞膜或细胞浆内是否存在特异性的激素受体决定的。

激素不符合证本质的标准

虽然半个世纪的实验研究发现,在中医证的发生发展过程中,多种激素常有一定的异常变化,如阳虚证和气虚证时体内常有肾上腺皮质激素合成和分泌功能的降低,阴虚证时常有肾上腺皮质激素合成和分泌功能的增高。但是,长期的研究未能发现激素的生物学作用可以较好地解释某一种证的全部证候和实验室指标的改变,不符合中医证本质的标准。因此,从中医证本质的标准方面分析,激素不大可能是证的本质。

激素的作用特点与证的发生规律相冲突

中医的证出现在人类疾病的发生发展过程中,如血瘀证是出现于高血压病、冠心病、肺癌、自身免疫性疾病等的发生发展过程中,血虚证出现于再生障碍性贫血、缺铁性贫血、胃癌等的发生发展过程中。证的发生具有以下3种规律①证可以发生在以机体整体性功能紊乱或多系统病理学改变为特征的全身性疾病过程中,如阴虚证、气虚证和血瘀证等可以发生在高血压病、类风湿性关节炎、系统性红斑狼疮和白血病等全身或多系统性的疾病过程中。②证可以发生在单一器官的弥漫性疾病过程中,如肝硬化、慢性肝炎等是肝脏单一器官的弥漫性疾病过程,这些疾病过程中常可以出现气虚证、阴虚证等;慢性肾炎、肾病综合征等是肾脏单一器官的弥漫性疾病过程,这些疾病过程中可以出现气虚证、血虚证和血瘀证等。③证还可以出现在单克隆细胞和少数克隆细胞病变的疾病过程中。癌症的发生是由于某种组织中单个细胞或少数几个细胞的基因发生突变引起的,以单克隆或少数克隆细胞的恶性增生为基本特征。在癌症的发生发展过程中,也常会出现各种证的表现,如在肺癌的发生发展过程中,可以出现气滞血瘀证、阴虚证和气阴两虚证等。

激素的主要作用方式是内分泌方式,大多数激素由特定的内分泌腺细胞合成和分泌进入血液后,可到达全身各个部位,与各种器官、组织和细胞广泛接触,发挥其生物学调节作用。激素的靶器官有特异性和非特异性靶器官两类,一般来说,肝脏、肾脏、肺脏、心脏和局部癌组织都不是激素作用的特异性靶器官和靶组织。如果将激素的这些作用特点与证发生的 3 种规律（证可以出现于全身性疾病、单一器官弥漫性疾病和单克隆的癌症 3 类疾病过程中）综合起来进行分析，很容易得出激素不大可能是证的本质。其理由是：如果说激素的异常是肝脏、肾脏、肺脏、心脏和癌症等疾病过程中引起中医证的本质，那么，这种由于激素异常引起的病变应当是除了单一的器官和组织（如单一的肝脏、肾脏、肺脏、心脏或癌组织等）的弥漫性病变外，其他各个器官也应出现相应的病变，但事实却明显不是这样。例如，如果说肾上腺皮质激素是肝硬化这种以肝脏纤维化病变为特征的全身性疾病过程中引起气虚证的本质，那么皮质激素的异常引起的病变应当除了肝脏的弥漫性纤维化病变外，其他器官（肾、肺、心、脾等）也应出现相应的弥漫性纤维化病变，但事实却不是这样。

爱因斯坦说，理论必须与经验事实相符合。根据科学理论假说的评价性原则，如果科学理论假说与一种明显的科学事实不相符合，就可以否定或部分否定这个科学理论。证的发生规律与激素的作用特点不相符合的现象和事实有力地说明，证的本质不大可能是激素。

激素在证中的改变是属于继发性改变

疾病过程中的激素异常可以分为两类：原发性的激素分泌功能异常和继发性的激素分泌功能异常，两类疾病中激素的作用和地位具有明显不同。

激素的原发性合成和分泌功能异常可以引起特征性的疾病过程，如生长激素分泌增多引起的巨人症和肢端肥大症，肾上腺糖皮质激素分泌增多引起的柯兴氏综合征，甲状腺激素分泌增多引起的甲状腺功能亢进症等。继发性的激素合成和分泌功能异常主要见于内分泌系统和器官之外的其他系统、器官和组织的疾病过程中。如肝硬化发生发展过程中体内激素的异常改变及其机理是①雌激素增多，雄激素减少，有时糖皮质激素亦减少，其机理主要是由于肝脏功能减退，对于雌激素的灭活功能减退，血液和组织中雌激素含量升高，通过负反馈抑制腺垂体的分泌功能，从而影响垂体-性腺轴和垂体-肾上腺皮质轴的功能，致使雄激素减少，糖皮质激素亦减少。②醛固酮和抗利尿激素分泌增多，其机理主要是由于在肝脏功能减退时，肝脏对醛固酮和抗利尿激素的灭活能力降低，导致继发性醛固酮和抗利尿激素分泌增多等。

从现代医学的角度，非常清楚肝硬化时激素的改变是属于继发性的改变，肝脏的炎性病变和纤维化性病变都不是由于激素的异常引起的，而是由于细胞因子的异常引起的。从证可以发生在慢性肝炎、慢性肾炎等单一器官组织的疾病过程中的特点分析，证候的出现是这些器官局部的病变引起的全身性病理变化，一般来说，证的这种全身性病理生理变化机制和特点应该与器官局部病变的病理生理变化机制和特点是相一致的。根据医学模式的唯一性原理，站在中西医结合医学的角度，西医的病与中医的证具有统一性原理，器官局部的病变是原发性的改变，全身性的改变（包括激素的改变等）是属于继发性的改变，因此与人类疾病过程中激素的变化是属于继发性改变的性质相似，在证的发生发展过程中，激素的变化同样也应是属于证的继发性或伴随的反应性改变，而不会是本质性的改变。

激素对于证候的调节是间接作用方式

神经系统可以调节内分泌激素的合成和分泌，如下丘脑激素都是受着神经系统的调节，肾上腺髓质激素的分泌受着交感神经节前纤维的调节和支配；反过来，激素也能影响神经系统的功能，应用免疫组化方法已经证明脑内存在多种被认为是激素的一类物质，如促甲状腺激素释放激素（TRH）除了作为激素控制腺垂体分泌促甲状腺素（TSH）外，还广泛分布于其他脑区，参与抗抑郁、促觉醒、促运动和升体温等神经调节活动；细胞因子对于神经系统和激素也有影响，如白细胞介素 1（IL-1）能作用于下丘脑而增加血中 ACTH 和糖皮质激素的含量；另一方面，糖皮质激素、ACTH 和 CRH 等又可以直接或间接地参与免疫反应和下丘脑-垂体-肾上腺皮质轴的反馈调节。例如，在急性免疫反应中产生的

IL-1 使糖皮质激素分泌增多，而后者又可以负反馈抑制产生 IL-1 的细胞，减少 IL-1 的释放，以拮抗免疫系统的过度反应，防止自身免疫性疾病的发生。

虽然激素对于证的发生发展有着一定的调节作用，但其理论分析表明，激素对于中医证候的调节和影响不是直接的作用方式，而是属于间接的作用方式。也就是说，激素是通过调节细胞因子的基因表达水平起到调节和影响中医证候的作用，根据哲学原理和现代科学原理，激素不能被认为是证的本质。从阴虚证的日节律特征产生的分子机理可以较清楚地说明这一点。

阴虚证候具有明显的昼夜节律特征：在一日之内，清晨时阴虚证候最轻，上午较轻，中午后逐渐明显，傍晚和晚上最重，午夜后逐渐减轻；日日如此，形成了阴虚证的昼夜节律性。众所周知，肾上腺糖皮质激素的合成和分泌也具有明显的昼夜节律性，每日上午 8～10 时为分泌高峰，随后逐渐下降，午夜 12 时为低潮。日日如此，就形成了糖皮质激素的日节律特征。根据阴虚证的日节律与肾上腺糖皮质激素的日分泌节律特征恰恰相反的现象和科学事实，结合 IL-1、肿瘤坏死因子（TNF）的基因表达调控原理，经过仔细的理论研究，可以发现阴虚证候的日节律特征实际上是由于肾上腺皮质激素的分泌日节律引起的。

糖皮质激素抑制 IL-1 和 TNF 基因表达的基本原理和大致环节目前已经基本清楚。研究表明，糖皮质激素可以抑制许多转录因子和蛋白质反式作用因子，如 AP-1 和 NF-κB 等的转录活性。在静息细胞内，糖皮质激素受体在细胞浆内与热休克蛋白（HSP）结合，以无活性的形式存在于细胞浆内，当糖皮质激素通过细胞膜进入细胞浆后，与其受体结合并激活受体后，糖皮质激素受体即与 HSP 解离，并与其受体结合物进入细胞核内，以同源二聚体形式结合在对类固醇反应靶基因上的糖皮质激素反应元件上，从而激活或抑制某些相关基因的表达。对于 IL-1 和 TNF 而言，糖皮质激素可以抑制其基因的表达，使 IL-1 和 TNF 蛋白产生减少，从而可抑制或阻断 IL-1 和 TNF 的生物学活性。糖皮质激素抑制 IL-1 和 TNF 基因表达的分子机理，目前认为可能是糖皮质激素受体与 AP-1 和 NF-κB 等转录因子之间的相互作用所致。当糖皮质激素激活其受体并与激活的 NF-κB 结合后，一方面可以阻止 NF-κB 等结合到细胞核内相关基因的 κB 位点上，这种相互作用可以发生在细胞核或细胞浆内；另一方面，糖皮质激素也可以增加 NF-κB 特异性拮抗因子 IκBα 等基因的表达，增加其蛋白质合成，IκBα 蛋白能诱导结合在靶目基因上的 NF-κB 解离返回到细胞浆内，从而发挥阻断 IL-1 和 TNF 基因的表达。

糖皮质激素可以抑制 IL-1 和 TNF 基因的表达，使 IL-1 和 TNF 蛋白合成减少，生物学活性相对降低。因此，可以对于阴虚证的日节律特征做出这样的理论解释：由于体内肾上腺皮质激素具有明显的日分泌节律特征：早晨、上午最高，午后逐渐减少，晚上最低。当午夜之后、清晨、上午这一段时间内，体内糖皮质激素合成分泌量较多，可以有效地抑制细胞内 IL-1 和 TNF 的基因表达水平，从而使得阴虚证候较轻；当中午之后、下午、晚上这一段时间内，由于糖皮质激素合成分泌量较少，就不能再有效地抑制 IL-1 和 TNF 基因的表达水平，使 IL-1 和 TNF 蛋白产生量相对增多，从而出现阴虚证候。如此周而复始就形成了阴虚证候的日节律特征。

细胞因子与激素在炎症性疾病过程中的关系

类风湿性关节炎、系统性红斑狼疮和炎症性肠病等炎症性疾病过程与阴虚、气虚、血瘀证等密切相关。国内外大量的研究已经充分证明，在这些疾病的局部炎症过程的调节中，细胞因子起着决定性的作用，IL-1、TNF 等炎性细胞因子和白细胞介素 1 受体拮抗剂（IL-1Ra）、可溶性 TNF 受体、IL-4、IL-10 等抗炎性细胞因子是相互拮抗和斗争的两个矛盾方面，二者的平衡状态调节着局部组织内炎性酶蛋白、炎性介质等的生成和释放，也决定着这些疾病的发生发展过程。

人体是一个有机整体，局部的炎症过程常会引起全身的反应性改变。同样，在上述这些疾病过程中，局部组织的炎症过程肯定会引起人体的其他系统产生相应的反应和变化，内分泌系统的反应性变化主要是肾上腺皮质激素的反应性改变，在炎症早期常常表现为肾上腺皮质激素的反应性升高状态，皮质激素的升高可以抑制 IL-1、TNF 等炎性细胞因子的基因表达水平，从而有助于炎症的控制。由此可以看出，在类风湿性关节炎、系统性红斑狼疮和炎症性肠病等炎症性疾病过程的调节中，炎性细胞因子、抗炎性细胞因子、肾上腺皮质激素三者共同调节着局部的炎症过程。

根据上述分析，如果说细胞因子是证的本质，那么糖皮质激素也应该是证的本质。但认真思考后，发现这种理由和事实只是问题的一个方面，问题的另一方面是在炎症性疾病过程中，特别是在单一器官的弥漫性炎症性疾病过程中（如肾炎、肝炎等），IL-1、TNF 等细胞因子是病变器官和组织内产生的炎性调节物质，是机体在病因的作用下，引起病变器官产生特异性病变的原发性改变，是动因，是起决定性作用的方面。而激素的改变则是由于 IL-1、TNF 等细胞因子引起的继发性改变，不是动因，是次要的方面。因此，激素不能被认为是证的本质，而细胞因子却应该被称为是证的本质。这一理论研究结论已经得到一些实验的证实。

28　证本质研究和反思

20世纪50年代到90年代，是中医证本质研究的活跃期，基于机械还原论方法的研究成为研究的主流，通过神经系统、内分泌系统、免疫系统客观指标的异常，以及细胞因子紊乱研究没有解决证本质问题，90年代末以后，中医证本质的研究进入迟缓反思期。最近，基于有机论的量子理论，提出中医证是机体电磁辐射形成的量子叠加态的观点，有望推动证本质的研究。学者刘艳丽等对证本质的研究做了梳理归纳，并对其进行了反思。

证的概念

要探讨证的本质，首先要明晰证的概念，证的概念包括内涵和外延两个方面，内涵是指概念所反映事物的本质属性，外延是指具有概念内涵所反映本质的一切事物。证概念的内涵所要反映的就是证的本质属性，而其外延应当包括当前学术界普遍通行和见诸各种公开出版物的所有的证。证作为中医理论的核心，从《素问·至真要大论》"病有远近，证有中外"中首次提到证，历经各代医家的继承与发展，尤其是20世纪50年代以来随着对证的研究横向的扩展和纵向的深入，研究者根据各自的视角、学术背景、实践经验的不同，从多学科、多角度、多层次阐述了证的概念，概括起来比较确切的理解：证是在疾病发展过程中的某一阶段的病理概括；证是一种状态、综合性的功能态或反应态。

证本质的研究

从20世纪50年代开始研究证以来，历时半个多世纪，对证本质的研究也经历了活跃期和反思期两个重要的阶段，研究的内容从50、60年代起步阶段对肾本质的研究到80年代五脏证本质研究的全面展开，研究的检测体系从单一指标过渡到不同层次、不同类别的多指标，整个中医界形成了声势浩大的证本质研究的热潮。然而，90年代末以后，证的各类研究急转直下，对各种证研究包括证本质研究出现了越来越多的反思和诘问，也涌现出了一些研究证的新方法。

1. 证本质研究的活跃期　20世纪50年代到90年代末，证本质研究热情日趋高涨，这一时期研究的主要方向是运用实验生物学的研究手段，从寻求单一证的特异性指标到病证结合研究某一病证的客观指标，五脏诸证的本质研究全面展开，试图在西医学的范围里寻找中医证的诊断依据。

（1）证与神经系统客观指标的异常：在中医证的发生发展过程中，神经系统的功能常会有异常的变化。有学者发现肝阳上亢证表现为自主神经功能紊乱，主要为交感神经功能亢进；反映外周交感-肾上腺髓质功能的尿儿茶酚胺、去甲肾上腺素含量均增高。而张道亮等发现心阴虚、心气虚均有交感神经兴奋性增高，张震发现肝郁证患者表现为自主神经失调，以交感偏亢为主，可见以神经系统功能改变的相关指标作为证的特异指标失去了意义。

（2）证与内分泌系统客观指标的异常：研究发现，虚证患者时常有内分泌激素分泌功能的异常，如阴虚和阳虚证患者常有多种内分泌激素分泌功能失调的临床表现，最具代表性的是以沈自尹为首的研究团队对肾阳虚证的研究，他们的研究发现肾阳虚证患者尿17-羟皮质类固醇含量均普遍低于正常人，但其后齐清会在脾阴虚证的研究中，也发现脾阴虚证的24小时尿17-羟皮质类固醇含量有所降低，还有学者在其他五脏虚证本质的研究中也得到相同的结论。这就动摇了将尿17-羟皮质类固醇作为肾阳虚证特异性指标的地位,申维玺等也从理论上阐述了激素与证的关系,他们认为激素在证中的改变属于继发性改变,而不是本质的改变,所以激素不符合证本质的标准。

(3) 证与免疫系统客观指标的异常:实验研究证明阴虚证时机体常有免疫功能降低,蔡宛如等研究发现不论是痰热型还是痰热伤阴型其细胞免疫功能都是低下的,主要表现为TH细胞降低,TS细胞降低不明显,T4/T8比例下降,还发现两者的IgA、IgG、IgM均较低,其中IgG下降尤为明显。不过,毛良等通过实验发现IgA含量在慢性肾炎阳虚者明显低于阴虚者,其他未见低下,而在非肾病患者中IgG、IgA两项阳虚者却低于阴虚者,这一方面看出,细胞免疫方面研究结果仅对诊断虚证有一定价值,对分辨阴虚和阳虚则无意义;另一方面,体液免疫指标则因阴虚、阳虚所涉及具体病种之不同,而出现彼此错落,各不相同的结果。可见免疫学指标的检查也不符合证本质的标准。

综上所述,虽然在各类证的本质研究中发现人体的神经系统、内分泌系统、免疫系统等的客观检查指标大都发生了一些改变,可惜的是这些结果却让我们发现不能找到某个或某一组对于某一个证非常特异的客观指标,如李翠娟等通过检索发现仅脾气虚证就涉及151个变化指标,肺气虚证涉及143个变化指标,心气虚证涉及110个变化指标,每个证的变化指标几乎都遍及全身各个系统,但没有某一个或某几个指标和某个中医学证有特异性的联系关系。

(4) 证与细胞因子紊乱:申维玺等在理论上将中医证的科学内涵和概念属性与现代医学的各种理论的科学内涵和概念属性等进行系统的比较分析,提出了中医的证是属于现代医学理论中基本病理过程的范畴,是一类以细胞因子网络紊乱为基本特征(本质)的基本病理过程。郑慧等通过实验研究发现肺癌、淋巴瘤、肺结核等不同疾病时的阴虚综合征分别出现了一些细胞因子基因表达水平的增强。这一研究在思路上比之前的研究进步很多,避免了将证的本质局限于机体某一个系统的客观指标变化,而是着眼于机体全身的病理变化特点,可惜仍然是只注意到用西医的某些指标来阐释中医证的生物学属性,但从中医"证"的概念可以看出,中医学证的内涵和外延非常丰富,不仅包括导致证产生的原因和机体对致病因素反应的生物学属性,同时也涉及天人相应、形神统一等人的社会学属性,显然细胞因子的紊乱难以对后者做出合理的解释。

虽然这一阶段对中医证的研究做了大量的理论和实验研究,但对证本质的认识没有实质性的进展,根本原因是实验设计的指导思想存在问题,机械地将中医的"证"与西医的病理生理改变联系起来,虽然中医证的出现会有病理生理的改变,但这种改变是根本的变化还是继发的改变尚不能说清楚,况且中、西医学哲学思想基础、思维方式、研究方法的不同,使的对疾病的认识角度不同,而现在硬是要将两者放在同一水平对比分析,一味地用西医的指标来表征中医的证,不从整体观的层面上来研究中医,而是用还原论指导下的线性思维方式将中医证的研究不断引入微观领域,片面希望寻找证的"金指标",简单化了外在现象所反映的生命体内在复杂的调衡过程,从方法论上来看,违背了中医的指导思想,致使证本质的研究没有大的突破。所以我们认为,目前重要的不是机械地用西医的某些客观指标来说明证,而是应像西医借助于近代科学技术达到其飞速发展一样,中医也应借鉴与中医有着可通约性的哲学指导思想的基础学科,在保留中医理论中整体观、辨证施治和方剂干预等理论的基础上,用量子理论等现代科学手段转化阴阳五行等哲学的思辨工具,诠释并重构中医理论体系,使中医脱离理论的抽象化、概念的模糊化、诊察方法的主观化这些制约中医快速发展的桎梏。

2. 证本质研究的迟缓反思期 20世纪90年代末以后,面对多年来中医证本质研究的窘境,有些学者开始反思,同时也进行了一些新方法的尝试,如系统生物学方法、现代物理学方法、流行病学等方法的借鉴和探索,在证本质研究的热潮过后,进行了更为客观理性的研究。

(1) 系统生物学方法与证本质研究:王米渠等用基因芯片的方法研究中医寒证患者,发现寒证的基因表达谱与正常人有显著差异,郑丽红用代谢组学研究分析脾气虚证的唾液,通过对1-HNMR谱变化值影响较大的2个主成分PC1和PC2的分析表明,脾气虚证与正常人代谢组之间唾液中的代谢物组存在明显的差异。不过这类研究目前仅限于一些实验结果或现象的呈现,并未触及证的本质内涵。系统生物学所强调的系统性、整体性确实与中医有着较大的相似性,但究其实质,两者还是有差别的,系统生物学所指的系统与整体是基于还原论哲学思想的，而中医强调的整体和系统则是整体观指导下的，从研究的思路来看，系统生物学的方法注意到了功能性的研究而不再局限于结构的研究，考虑到了相互的关系和影响，比之前的研究进步很多，也为证的研究做出了巨大贡献，但是，具体方法上还是限于还原论哲学指导思想的框架，虽然注意到了"整体大于部分之和"这种生物有机体的重要特点，在实际研究过程中却仍然沿着整体等于部分之和的思路来进行，如组学的高通量研究关注在某一层面上找到尽可能多的构成成分，期望研究趋于无穷大的构成成分借以了解整体的特性，还是回到了机械还原的老路上。可见这些系统生物学的实验方法并不能真正了解到生物体整体的特性，更不能体现中医学形神统一的哲学思想，所以也不能揭示中医证的本质。

可以看出之前关于证本质的研究均陷入了机械唯物论的观念之中，把证的本质混同于证的物质基础，把物质与实体混为一谈，认为事物的物质性就在于其实体性，因而只要分离提纯到特定的物质成分，就找到了其特定的物质基础，也就揭示了其特定的本质，很明显这种思路与中医的整体观是不相符的，也难以找到证的本质。

（2）流行病学方法与证本质研究：与一味探寻证本质的物质实体性的思路不同，流行病学方法所注重的整体、综合、动态等特点与中医对疾病的认识有很大的相似性，通过流行病学的群体观点和分析方法，借助计算机的数据贮存和处理能力，运用现代统计学分析软件，可使证候分类的依据更为科学客观，为证本质的研究奠定了基础，如通过流行病学结合数学模型方法建立了中风病始发状态常见证候的诊断标准，但这只能说明某一类证可有的具体表现，并不能说明证的本质是什么。

（3）现代物理学方法对证本质的认识：从证本质的研究历程可以发现多年来证本质研究是把中医学放在从属位置上，用现代医学的方法和手段验证和改造中医学，而未考虑中医自身的特点，通过对中医学的哲学基础、理论内涵以及思维方式等的研究，发现中医学与现代物理学有着诸多的联系，尤其是量子理论与中医理论的特征基本一致，另外从现代化学、现代物理学的观点来看，生命运动的本质是电磁的相互作用，人体电磁辐射是由生命运动的过程中最根本的物质相互作用产生的现象，是有机体的一个固有功能，而中医理论的"一元论"学说认为气是生命现象的根本，进一步通过将电磁场与中医"气"的特征对比提出机体电磁辐射可表征中医的"气"，而从中医理论的观点"夫百病生于气也"，得出中医的"证"也是机体"气"的体现，所以刘艳丽等认为电磁辐射可以表征中医的证。根据量子力学理论，电磁场具有波粒二象性，组成电磁场的基本粒子是量子，所以机体电磁辐射的量子形态可以表征中医的证。德国生物物理学家 Popp 等提出生物电磁辐射可能提供了一个分析实际生物系统状态的概念和方法。生物电磁辐射可以被理解为众多相干态的叠加，其中每个分量相干态来自于不同的生物单元（如组织、细胞、亚细胞、生物大分子等），这些单元被高度关联起来。它们各自的辐射场之间发生干涉。当生物系统处于逆境，如病变、受伤、外界环境突然变化等时，会使系统本身发生变化，如系统能级结构的变化、激发态布居数的变化等，致使光量子储存能力下降，泄漏出的光量子数目增加。通过探测这些具有量子效应的光量子数，从而探知生物系统自身整体反应状态和外界逆境状况的信息。而证作为机体在疾病发展过程中某一阶段的病理概括，可以通过监测光量子数来了解证的状况。海洋甲藻 Pyrocistis elegans 群体实验观察显示，被禁闭的生物量子扮演了传递生物信息的角色。生物子系统间通过禁闭的量子作为通信方式，基于此它们被组织起来，在生命运动中表现出关联、协同、合作的行为，从而导致生命体内部的大范围相干性和宏观上的高度有序性。研究还发现，人体太白穴、太渊穴、期门穴的某些波段的红外辐射强度分别与心脏、肺通气功能、乳腺增生有相关性，说明了腧穴处的量子辐射与机体的器官有信息通讯。在理论和实验研究的基础上，我们认为中医证候是机体电磁辐射形成的量子叠加态，而辨证施治就是调整病理情况下的电磁辐射场量子叠加态，使其转变为健康情况下的状态。

历时半个多世纪的证本质研究，遗憾的是研究鲜有成果。究其原因，主要在于既往的研究一味采用精确论证的机械还原论思维方式，违背了中医理论自身规律和整体性、有机性的关系本体论思维方式；机械套用西医学的实验检测指标体系，未建立起适合中医思维模式的实验及定量化诊察技术体系。而我们的研究设想将量子理论相关技术用于中医的研究能很好地体现中医的整体观，对中医的证的研究可能更接近其本质。生物系统内的电磁辐射是非局域性的相干辐射，并具有合作性。生物体内电磁亚辐射过程中，被禁闭的生物光量子携带着生物体的综合信息在生物体内扮演着传递生物信息的载体，是联络体内组织、器官、细胞、生物分子的基础。因此，生物机体内的电磁辐射的相干性决定了其是整体性、联系性的，符合中医理论的整体性、有机性的关系本体论思维方式。生物光量子分析技术能给出被测样品由内部变化及环境影响所引起的生物学效应的整体信息，可对生命的整体反应状态即证候定量分析，这就是中医特色的检测指标体系。利用生物光量子分析技术完全可建立起适合中医思维模式的实验及定量化诊察技术体系。由此可见，基于有机论的量子理论基础上提出中医证是机体电磁辐射形成的量子叠加态的观点，从理论到实验技术基础为中医证本质的探讨提供了一个新的蓝图，有望推动证本质的研究。

29 从现代科学角度论证的本质

证是我国古代先贤运用气化、阴阳理论描述活人生命规律创立的核心系统理论之一。它是中医临床辨证论治的基础，不仅与西医学的观点、思维、方法不同，而且关注的目标也不同。就像中文与英文是中国人和西方人以各自的世界观和方法论独立自主创造的，然而，过去数十年我国中医科研主流对中医"证"进行了大量研究，却忽视了以"气化论"为核心的中医学五脏理论与以"原子论"为中心的现代西医学五脏器官的不同；忽视了中医的"阴阳术数"逻辑、思维与现代西医学的"精确数理"逻辑、思维存在不同；忽视了西医学理论存在问题。导致多数研究者以西医学基本理论为标准来研究、评判、曲解中医理论，获得的很多中医成果都没有触及中医证的本质，因此无法指导中医临床实践，让很多研究者感到困惑。如申维玺教授在孙燕院士指导下进行证本质研究，于1996年在国内外首先提出了"中医证的本质是细胞因子，其发病学机理是由于细胞因子网络紊乱的结果"；郭蕾等提出"动态时空特征是证候的所有特征中最显著、最核心、最关键的一个"。这些研究成果虽然很新颖，具有创新性，但没有具体、明确的目标，还无法指导中医进行临床实践。

学者黄沾文以中医理论、思维、方法和实践为基础，吸收现代科研成果来反推中医证的本质。研究发现中医证的本质与活人体内器官、组织的温度、压力变化密切相关并具有特异性。从现代发明的医用红外热像仪和脉象仪对正常人体的温度、压力动态变化进行检测，结合中医诊断疾病的实践，发现运用医用红外热像仪和脉象仪对正常活人体的温度和脉象波进行不间断的检测，建立器官、组织温度、压力红外图和脉象波生命数据库——阴平阳秘证作为临床证据参考坐标系。从而为诊断患者人体的温度动态变化异常的生命数据——阴阳失调证，通过对比获得临床证据。

证是中医通过人体内活系统的水蒸气运行来描述生命活动规律

证是中医学理论体系的重要组成部分，虽然中西医都是研究人体生命活动的变化规律，其最终目标都是以防治疾病为目的。但由于世界观和方法论的不同，则形成了截然不同的发展方向和模式。

人是一个复杂的巨系统。研究发现正常人是由数以亿计细胞为基础构成复合活系统的超级复杂的巨系统。经络是机体活系统在筋膜间隙形成的水蒸气网。经穴的本质是体表紧急备用人工调节系统。现代西方科学世界观认为，地球是有形的实体，是可以不断分割，能够还原的整体。温度是现代西方科学表示物体冷热程度的物理量，微观上是物体分子热运动的剧烈与否的外在表现。古代先贤世界观认为，"天地"——地球活系统是一体的，是以水蒸气的不断变化交换能量运动变化的——气化论。地球是不断运动变化，不能分割，无法还原的整体。以寒热温凉的变化来定性描述自然界气候变化规律。"天人合一"是以取象比类方法描述活人与"天地"一样复杂，并不断以水蒸气变化交换能量的个体。

研究发现，地球是通过水和水蒸气不断运动变化构成一个不可分割的整体。为什么西方人将地球人为分割呢？原因有①西方人的世界观是原子论，用分割法认识地球的结构。②西方科学的世界观对复杂性问题的认识简单化，将地球对流层最多的水蒸气忽视了。导致西方人对地球活系统的结构的论述存在问题。

因为人体内物质、能量交换像"天地"气候变化一样复杂，不能运用精确的数据来定量论述。因此，古代先贤采用"天人合一"的方法，对活人体内变化规律是用"气化、阴阳术数等"基本理论进行描述，指明了人体内活系统之间的物质、能量交换是以水和水蒸气为载体，通过人顺应自然一年四季、一日四时、每时每刻的寒热变化的外环境，调节平衡运行，维护脏腑之间内环境来适应复杂外环境变化的生命规律。古代先贤运用寒热温凉描述自然界气候变化没有现代科学用温度、压力的定性定量准确，但世界观是完全正确的。古代先贤运用的"气化、阴阳等"思维、逻辑与西方人运用的数理逻辑体系是完全不同的。西方人认识地球世界观是存在简单化的缺陷。

应用中医思维、方法研究发现，正常人体内不同器官的温度、压力是不同的，并随着自然变化而变化，决定了人体内以水蒸气和水为载体的物质、能量代谢变化规律。为了说明人体内气的运动变化规律，古人对正常人体进行了独特的脏腑分类、归纳。

如果人体的寒热（温度、压力）变化不能适应体外温度的变化，当一个部分过寒或热时，就会打破五脏功能系统之间的动态平衡，人脑就会调控器官分泌激素或利用肠道内毒素调节一氧化氮（NO）含量、调控真空度来调节水和水蒸气的相互转化，恢复人体的动态平衡。如果人脑的自主调控不能恢复动态平衡，就会发生气血运行失常，出现未病至发病阶段证候；若体表或消化道的自身天然防御屏障受损，导致内毒素、细菌的侵入或移位，就可能会改变体内 NO 含量变化进而改变真空度而导致水和水蒸气不能正常转化而发生疾病；当然，饮食、人脑调控功能失常也会影响人体，出现未病至发病阶段证候或发病证候。因此，中医学将人体以寒热变化维护水蒸气和水相互转化运行，进行物质、能量代谢的动态表现特征称为证。

因为证是古代先贤独创的"气化、阴阳术数等"基本理论对人的生命规律的独特表现特征的高度概括、总结、归纳。因此，黄沾文研究认为证的本质揭示了活人体内器官、组织的温度、压力复杂变化的特殊规律，与西医学关注病相关的"物质"（如器官、组织有形结构，细菌、病毒等）变化目标完全不同。

平人证是描述五脏六腑协调进行新陈代谢的生命特征

因为人体进行物质、能量代谢与体内水蒸气、NO、内毒素、激素变化和内环境的温度、压力变化密切联系，特别是水蒸气对人体生命的独特作用，内毒素在人体内的独特两面性作用，导致人体形成的动态防御屏障的多重性、极端复杂性，人体内温度变化的复杂性与体表和消化道备用调节系统被古代先贤发现。从防治疾病的角度，借用古代自然哲学的气化、阴阳、五行系统理论来揭示体内寒热变化对人体的复杂生命活动的影响。因为心、肝、脾、肺、肾五脏在人体内处于核心地位，其代谢都是不断将物质转化为能量供给全身细胞生长和生命活动所需，定为阴；因为小肠、胆、胃、大肠、膀胱、三焦等六腑中有的器官内含有大量的细菌、毒素等转化食物能量供给五脏；人的体表需要保持清洁、通畅，定为阳；中医学将心与小肠，肝与胆，肺与大肠，脾与胃，肾和膀胱之间的密切关系定为表里关系。这些脏与腑之间分别构成了五组相对独立，相互联系、相互制约的独特功能复合系统。人体相对稳定的体温是以五脏（属阴）为核心，六腑（属阳）为外围协调进行物质、能量代谢形成的动态平衡水蒸气网，从而构成相互联系、制约的一个复杂而有序的动态平衡整体。中医学的心、肝、脾、肺、肾五脏是将人体按相关功能特点进行分类归纳的五大多重性复合功能系统，并不是指西医学狭义心、肝、脾、肺、肾五个器官的有形空间结构。

中医学是将正常人一年四季、一日四时，心、肝、脾、肺、肾五大系统之间温度、压力动态、协调变化维护、调节血管或筋膜间隙中水蒸气的平衡运行，进行物质、能量代谢而形成的复杂生命特征称为——阴平阳秘证。其本质有二：其一是从宏观角度揭示以五脏为核心的五大功能系统的温度、压力变化维护以水蒸气和水为载体相互转化协调，进行物质、能量代谢的生命特征——阴平阳秘证；其二是从宏观角度描述活系统以水蒸气或水为载体相互转化进行新陈代谢的表现特征，阴—气化—阳结构动态证。

从中医临床事实反证了"证"本质是描述人体脏腑温度变化的生命过程

正常人体内的温度是在人脑调控下，肝、脑温度、压力保持最高，心、肺、肾、脾、胰腺、动脉血管等的温度递减，胆、胃、三焦、小肠、大肠、膀胱、筋膜、静脉血管、皮肤等的温度是有规律递减并稳定。例如大面积烧伤患者都会快速出现发热，西医检测、证实会发生肠道细菌移位入血，但西医如果运用抗生素抢救，大多数会出现体温加速升高的危症。中医辨证发现烧伤患者出现发热、休克，其脉象都是数而无力，用医用红外热像仪检测都是体表温度高于五脏，体内脏腑温度变化失调的"真寒假热证"，根据中医"甘温除大热"理论，都可以运用补中益气汤合参麦汤或参附汤加味等内服抢救，不仅可以快速抢救治疗烧伤发热、休克患者，还能够防治患者的肠道细菌、内毒素移位，获得稳定、可靠的疗效。高步营运用补中益气汤加味抢救烧伤发热患者的成功事实也证明了中医"甘温除大热"理论抢救烧伤的临床正确性和实用性。研究发现，中医辨证论治使用中药对烧伤患者的作用机理：不是直接运用中药杀死血液中的细菌、内毒素。而是通过调节体内脏腑之间失调的温度变化，提高人体自身的免疫功能清除细菌；通过修复体表和消化道防御屏障达到防御内毒素大量移位的效果。中医辨证论治的目标与西医辨病治病的目标是不同的；中医证的本质与西医病的本质也完全不同；中医与西医防治烧伤的方法也完全不同。但与西医相比，中医具有独特的优势。中医可以运用自己的理论、思维、方法诊断、治疗烧伤。

又如西医学论述的急性黄疸肝炎，西医认为是肝炎病毒危害。从中医学角度则分为阳黄证和阴黄证。临床辨证发现阳黄证的脉象弦、浮、数、大，是肝、胆、肠道温度比正常人偏高，大量肠道内毒素移位损伤肝细胞，但是肝脏的温度、压力还高于胆、肠道。只要疏通胆道和肠道，由小肠进入肝脏的内毒素等邪毒就能顺利排出，肝、胆、肠道温度就会很快降至正常，运用中医方法救治可以使患者病情会快速好转痊愈。而阴黄证则是肝、胆、肠道温度比正常温度偏低，其中肝脏温度低于胆或小肠，临床也出现小肠内毒素移位进入肝脏损伤肝细胞。从提高肝脏温度、压力入手，可以很快控制肠道内毒素移位，使阴黄证患者平稳治愈。同是急性肝炎，都出现肠道内毒素移位损伤肝细胞，并有胆道阻塞。但阴黄证和阳黄证的肝、胆、肠道之间的温度变化是不同的，临床表现证候也是截然不同的。中医根本不考虑肝炎病毒，中医可以运用自己的理论、思维、方法救治急性黄疸肝炎。

讨　　论

1. 证研究结果与传统中医学辨证论治和用药理论一脉相承，融会贯通　黄沾文以临床实践事实为基础，运用传统中医学理论研究发现，多年研究人体证、证候和临床实践发现的所有现象，都与人体脏腑的寒热动态变化密切相关，都可以从脏腑温度、压力变化找到对应的结果，不同脏腑温度、压力的异常变化与疾病之间具有相关特异性。其实祖先早就发现了人的生理变化就像自然界气候变化一样复杂，运用取象类比的思维方法描述人的生理变化规律——证、证候；西方则运用温度变化描述天气的动态时空变化——气候规律。虽然西医和中医运用红外热像仪诊断疾病已经获得肯定的结果，但西医学理论是以近代西方还原论的世界观和解剖死人替代正常人结构的方法而创立理论存在简单化的问题，导致西医忽视了人体内水蒸气的存在和变化，对人体内的结构论述和分类也存在问题，无法揭示活人体内的温度、压力动态变化规律。

研究发现，古代先贤用独特的世界观和方法论发现了人体内气和经络、穴位的存在，发现人体内温度动态变化的核心作用和疾病之间的独特规律，为防治疾病对人体进行了独特的脏腑分类。通过描述证的本质——脏腑温度动态变化揭示人体内的物质、能量交换的规律。将人体疾病发生的本质规律是体内的物质、能量交换出现异常与现代科学理论融会贯通。中医运用"寒、热、温、凉、平"性的药物治疗疾病，主要是通过药物来调节体内失调的温度变化，使体内器官、组织之间的温度恢复正常的动态平衡。

2. 证研究结果可以运用医用红外热像仪验证 研究发现，疾病患者的病因都与体内的温度、压力异常密切相关并具有特异性；所有急危重症都是器官、组织的温度、压力异常导致体表和消化道防御屏障的破坏所致，其温度、压力变化异常与体表和消化道防御屏障破坏决定了疾病的轻重或生死。可以从调理体内的温度、压力的变化与修复体表和消化道防御屏障进程预测、评判患者的生死。黄沾文提出通过红外热像仪和脉象仪检测活人脏腑（即器官）的寒热（即温度、压力）动态变化特征，按中医的脏腑分类法寻找规律来具体阐明疾病发生、发展变化规律。

可以利用现代科技成果——医用红外热像仪和脉象仪：①检测正常人体内五脏六腑、组织温度、压力动态变化的精确数据；②按中医的脏腑分类法寻找规律，运用电脑建立正常个人体内温度、压力动态数据库——阴平阳秘证作为参考坐标系；③通过随时检测每个人的温度、压力数据进行对比；④运用王维工发明的脉象仪检测人体内脉象共振波。运用电脑综合分析，精确辨证来准确诊断人体是否要发生或已经发生疾病，及预测疾病的发展变化规律。从而摆脱几千年来中医依赖四诊模糊辨证的"落后"局面，还可以使中医临床彻底摆脱现代人认为"中医四诊辨证没有事实根据和标准"的误解。为实现真正的中医临床诊断现代化奠定坚实基础。

正常人体内温度、压力是动态变化，不同的年龄、性别和时间都不同。正如满晰博所言：中医的"阴阳、气化等"等基本理论是精确的定性理论。按照中医学理论对人体的独特分类，运用红外热像仪进行检测，可以总结出人体内温度变化的独特规律。因此，有必要实事求是地反思五十年的中医科研之路，认清现代西医学理论是有局限性的医学理论，不能以西医学理论作为评判中医学理论的标准。必须承认传统中医学的气化、阴阳术数等是古代先贤揭示人体生命规律的另一种独特、系统的生命科学理论。应该独立、完整、准确地继承传统中医学的理论、思维、方法，运用中医的脏腑分类法，吸收现代科学成果，才可能从人体的温度、压力变化中寻找出变化规律。

30 证与生物熵的同构性

20世纪量子理论的诞生为促进生命科学乃至整个自然科学的进步作出了巨大贡献。奥地利物理学家薛定谔《生命是什么》利用热力学和量子力学理论解释了生命的本质，并在"熵"概念的基础上，提出了"负熵"的概念。鉴于熵理论在生命科学和信息论中的深入研究，有学者曾提出将热力学熵概念和生物熵变理论应用于中医证研究的设想，希望通过将熵的理论方法引入疾病、证候及方剂等相关性研究中，从而发现其各自内涵和实质性关系。多方面研究表明，生物熵与中医证之间具有极大的相似相通性，即两者具有同构性。学者王秀秀等就中医证与生物熵的同构性做了探讨，以期为中医证的规范化研究提供参考。

从中医证与生物熵两者概念分析同构性

概念是反映事物对象本质属性或特有属性的思维形式，内涵和外延是概念的两个基本逻辑特征。内涵能反映事物的本质属性，外延是具有内涵所反映本质的一切事物，而下定义和划分是明确概念内涵和外延的逻辑方法，从概念的内涵和外延可以得到事物的特性和关系。中医证和生物熵分属两个不同领域，那么，从其概念的内涵和外延能否看出两者之间同构性关系呢？

证的概念形成经历了漫长的年代，早在《黄帝内经》中已有关于证的描述，如《素问·至真要大论》有"气有高下，病有远近，证有中外"，其后《伤寒论》提出"观其脉证，知犯何逆，随证治之"，并明确提出伤寒六经证、杂病脏腑证等观点。近现代以来，证的概念逐渐被分化出来，但迄今围绕其本质却众说不一。有网络学说、功能态学说、隐态系统学说、整体功能失调的关系模型学说及方证耦合学说等。在现行教材中，《中医基础理论》将证定义为"机体在疾病发展过程中的某一阶段或某一类型的病理概括"，《中医诊断学》认为"所谓证或证候，既包括四诊检查所得，又包括内外致病因素，全面而具体地反映了疾病的特征、性质和在这个阶段的主要症结"。这些观点从不同角度阐述了证的概念或本质，从而也导致证概念本身存在一定的片面性和模糊性。综合以上对证概念的定义，它们有一个共通之处，即强调了证是一种状态的紊乱。韩金祥在总结前人研究的基础上，结合量子理论认为"中医证是机体电磁辐射的量子叠加态"，并提出证即机体在疾病发展过程中的某一阶段的病理的概括，是对四诊信息表达的机体病理生理变化整体反应状态的概括，是一种综合性的功能态。

利用下定义的逻辑分析方法，可以认为所谓"病理概括""整体反应状态""综合功能态"是中医证的临近属概念，它们描述的都是一种状态，也是一种有序性。而"疾病发展过程""机体病理生理变化"是生命体状态区别于一般物质状态的体现，即"种差"。中医证概念的内涵是生命体的有序性状态。外延，相对于内涵而言，根据上述证的内涵划分，证的外延便是所有反映生命体有序性状态的概括。

熵（entropy）指的是体系的混乱程度，在许多研究领域都有重要应用，在不同的学科中也引申出更为具体的定义，成为各领域十分重要的参量。目前对熵的详细释义有①在物理学上指热能除以温度的商，标志热量转化为功的程度；②科学技术上用来描述、表征系统不确定程度的函数，亦被社会科学用以借喻人类社会某些状态的程度；③传播学中表示一种情境的不确定性和无组织性。由以上含义可看出，"程度"是熵的临近属概念，即发展状况、状态，"混乱""热量转化为功""表征系统不确定性""表示一种情境的不确定性和无组织性"，是熵概念在不同领域定义的种差。在不同场合，针对不同对象，熵可以作为状态的混乱性或无序度、不确定性或信息缺乏性、不均匀性或丰富度的量度。总之，熵的内涵是指一种体系的混乱程度或有序性状态。

对生命系统而言，从生物物理学角度衡量生命体有序性状态的参量是生物熵。生物熵的概念是借助于广义熵概念形成的，其不同点在于生物熵定义的种差是"生命活动过程"。因此，生物熵的内涵是指生命体的有序性状态，其外延便是反映生命体有序性的所有状态。

中医证从中医理论揭示了生命体的有序性状态，而生物熵是从物理学或生物物理学角度来阐述生命体的有序性状态。从两者概念的内涵和外延对比可以看出，生物熵与中医证的内涵都是指生命体的有序状态，其外延便是反映生物体所有状态的概括。中医证与生物熵概念的内涵和外延具有异曲同工之妙，两者之间本质属性相同，具有极大的相似相通性，因此可以得出生物熵与中医证具有同构性关系。

从理论背景分析中医证与生物熵的同构性

1. 生成渊源 19世纪50年代，克劳修斯在研究卡诺热机循环实验中发现，密闭系统中系统热量与系统绝对温度的比值在任何过程中都是增长的。1865年，他发表了《力学的热理论的主要方程之便于应用的形式》，文中明确阐述了"熵"的概念，即熵是热量与温度之比，是物质的状态函数，代表了体系的混乱程度。由此热力学第二定律诞生，在孤立系统中，系统只会向着更加无序或者说熵增大的方向发展。

针对经典热力学定律，普利高津等却从中看出了无序可向有序转化，提出了著名的耗散结构理论。该理论的诞生成功解释了系统维持有序状态的可行性。研究表明，耗散系统是远离热平衡的开放系统，由外界提供能量和物质维持。耗散系统一般包含大量的系统单元或多层次的组分，各子系统之间、不同的组分和层次之间存在错综复杂的相互作用，尤为重要的是正反馈和非线性作用。正是由于系统的开放性、非平衡性和系统内部的这些非线性作用，使系统能保持高度的有序性。因此，熵的理论相继被引入信息论、控制论、概率论。借助耗散结构理论，生物熵被成功引入生命科学中，用来度量生命活动过程的质量。

耗散结构理论同样对人体医学有很大的指导意义。人体是一个远离热平衡的开放系统，由无数小单元（器官、组织、细胞、生物大分子等）组成。人体从外界摄取食物和能量作为负熵，成功抵消由于生活、工作等新陈代谢活动产生的正熵，这样才会维持身体的有序性，这是生命的热力学基础。但当负熵不足以抵消身体产生的正熵时，身体内部的熵就会增大，即有序性降低，从而产生疾病，而证是对疾病反映于外的病象观察。证一般是根据医生及患者感觉器官收集疾病有关资料，如症状、体征、病史等，再从疾病临床表现并结合患者体质、环境、发病经过和治疗结果对生理病理进行推理，然后运用中医理论与辨证思维方法进行概括与总结而得到。因此，耗散结构理论可以用来解释中医学关于疾病发生的原因和治疗原则。对处于阴阳相对平衡的人体，非平衡非线性相互作用产生因素之间的协同效应，使生理功能趋向有序结构。但当外邪入侵人体达到一定程度，人体有序结构被破坏，从而发生疾病，为使人体结构趋于有序，就必须采取一定措施使人体处于非线性非平衡区域，使人体生理功能由无序趋于有序。

生物熵和中医证都是产生于耗散系统这个大背景下，具有相同的系统结构，只是从不同领域阐述了系统的有序性状态，因此也具有相似同构性。

2. 序参量 生命体是一个复杂的巨系统，这也就导致了证候的复杂性。中医辨证施治，就是根据四诊所收集的资料，通过分析、综合，辨清疾病的病因、性质、部位，以及邪正之间的关系，概括、判断为某种性质的证，然后确定相应的治疗方法。普利高津在研究非平衡热力学时，就十分强调局域平衡假说，即一个系统从整体上看是非平衡的，但可以将其分为无数小单元。这样在研究总体的熵时可以从局域熵求和得到，那么就必须找到一个合适的序参量。

序参量是宏观组织序的一个度量，能够反映系统紊乱的程度。有学者提出阴阳可以作为中医学检测的一个序参量，具有极大的参考价值，但尚缺乏一种科学检测工具。如果把人体比作谐振腔，那么，人体光子储存能力和光子损耗便可以表征生命有序态，作为生命组织序的度量。当机体受到病因损害作用，自我稳定调节发生紊乱，机体就会偏离稳定态显示特殊的生理反应，出现整体体质反应特征和整体与周围环境之间、脏腑经络之间、细胞与体液之间相互关系紊乱的综合表现，那么机体电磁辐射也会相应变化，从而导致证的产生。从量子理论角度讲，生物光子辐射便可以作为熵检测的一种工具，来分析生物组织的有序性。从中医理论角度看，若这个序参量可以定量揭示中医证的本质和关系，那将是一个很有力的指标。有学者提出中医证本质后，就机体电磁辐射相干性理论推出中医证的数理模型 $Sy = \dfrac{v}{S} = \dfrac{v}{\ln(6I+1)}$，认为生命的有序态与机体电磁辐射强度和频率有关。寻找一个合适的序参量作为中医证的检测指标，标示着生物熵与中医证具有相同的系统操作。如果两个对象之间有相似的系统结构、属性和操作，那么这两个对象就具有同构性，这为生物熵与中医证的同构性论证作了进一步解释。

从特性分析中医证与生物熵的同构性

1. 方向性 熵增加原理认为，孤立系统的一切自发过程均向其微观状态更无序的方向发展，熵自发地趋于极大并最终到达平衡态，呈现完全无序的混乱状态，这是熵方向性的表现。普利高津耗散理论的诞生，成功解释了一个系统从无序向有序性转化的规律，但这并不否认熵具有方向性特点。正如薛定谔《生命是什么》指出："一个生命有机体的熵是不可逆地增加的，并趋于接近最大熵值的危险状态，那就是死亡了。"即生物走向死亡是生命体生长发展的必然规律。

对于耗散系统，当负熵流远低于熵产生时，按照熵增加原理，系统最终趋于混沌状态即平衡态；若负熵流抵消了熵产生，由于环境的干扰，导致系统结构原有稳定性的一定偏差，当这种偏差小于某临界值时，系统保持稳定的生长；若负熵流远远大于熵产生，系统的某些参量或约束条件超出某一临界值，原有结构遭到破坏，由于系统内部各子系统的非线性相互作用使之产生相干效应和协同作用，使系统内部的微小涨落发生质变的巨涨落，从而形成新的稳定态，变得更为有序。这与人体疾病过程中状态变化原理一样。人体由一种健康态转变到病理状态是有序向无序转化的过程，如果不及时给予相应的治疗，那么，疾病只会向着更恶劣更复杂无序的状态发展，或在达到某一临界值时转变为另一种病理状态。只有给予相应的治疗，才能使这种紊乱无序性降低，同样在达到某一临界值时，机体将成功恢复健康状态，即达到一种新的稳定状态。中医证便是这所有病理状态的概括。

疾病处于不断变化中，由某种病理状态转变到另一种病理状态，或由某种病理状态转变到健康态，其间都伴随着生物熵的变化，并严格遵循熵的方向性规律。从这一点看，中医证与生物熵是相通的，其产生和发展遵循相同的规律，可以作为判断两者具有同构性的论据。

2. 概率性 在热力学中，熵是热量转变为功的程度，与能量密切相关，可以用来表示能量在空间中的分布。能量分布越均匀，熵就越大，当系统能量完全均匀分布时，熵达到最大，系统处于平衡态。从微观上讲，熵表征系统内部粒子的混乱程度。玻尔兹曼从统计物理学的角度定义熵公式为 $S = k \ln W$，阐述了熵与在该宏观状态下所具有的微观状态数 W 的自然对数成正比，表明熵是系统微观状态无序性的一种量度。系统的微观状态数目 W 越多，熵越大，系统越无序；反之，熵越小，系统越有序。而微观状态数目的多少反映了概率的大小，因此，玻尔兹曼从微观机制上说明了熵与概率的关系，并指出平衡态是概率最大的状态，也是 W 最大的状态。熵由非平衡态向平衡态的转化，则表明系统由较小的可能状态过渡到更大的可能的状态。那么，从数学上看，只要知道了变量的概率分布（或概率密度）就可以得出对应的熵值，即熵是概率（密度）分布的泛函。参照玻尔兹曼的"统计熵"的定义，现代信息论创始人美国工程师申农成功提出了信息熵的概念，发现信息熵是对观测结果不确定性的测试，信息代表负熵。一个系统有序度越高，熵越小，所含信息量就越大；反之，信息量就越小。生物熵就是在热力学熵、统计熵、信息熵的基础上发展起来的，虽然它们的表现形式不同，但都具有概率性。

光子辐射可作为组织序的一个度量。通过玻尔兹曼熵公式导出的 $Sy = \dfrac{v}{S} = \dfrac{v}{\ln(6I+1)}$ 公式中，I 代表生物光子辐射强度，在一定频率下，人体光子辐射强度越高，熵越大，有序度越低。这种情况说明人体光子储存能力弱，具有一定的病理损伤特征。机体的生物熵值越高，意味着体内发生的病理改变越多，生理有效能转化率越低，机体的混乱程度就越高。生命的有序态与生物光子辐射的大小相关，这是中医证概率性的一种表现。从上述公式也可看出，中医证与生物熵之间具有相当性，这是两者之间具有同构性的重要表现。

证是中医理论的特色与精髓，源于长期临床实践，是根据不同疾病表现出来的临床症状归纳总结得来。生物熵是从物理热力学角度系统阐述生命过程的熵变，以此来分析机体各组织器官的生理病理信息。通过以上对生物熵与中医证的同构性分析，有助于进一步了解人体生理、病理现象，从而找到一个证定量表达的客观检测指标，为更好地指导中医临床工作和中医学的发展提供新的思想。

31 论证的性质、结构和研究

证是中医理论中的一个十分重要的概念。在中医现代研究中证的研究乃是最为重要的课题之一。不少学者认为，中医的现代化可能会在证实质的研究中得到实现。然而，证是什么？近年来人们对此问题做过不少讨论，见仁见智，或说证是证据，或说证是症候群，或说证是证型，或说证是疾病在阶段上的病机，或说证是疾病时机体在整体层次上的反应状态，或说证是疾病阶段病变在人们认识上的反映。在证实质研究已经经历了相当长时间后的今天，对证为何物还没一个统一的认识，这种状况值得深思。学者傅延龄等就证的性质、证的结构以及证研究做了广泛阐述。

证的三个主要意义

在中医论著中，证是一个多义词。目前人们关于证的解释存在很大差异。这与其说是因为人们对证这个概念的理解不同，还不如说是人们对证这个词的运用不同。在中医论著中，证具有多个方面的意义。尤其是在近年来对证进行深入讨论之后，证的意义不是变得更加清楚了，而是变得前所未有过的复杂。现在即使是中医的饱学之士，在"证"字面前或许也不能不感到自己的浅薄，因为现在有关"证"字的理论实在深奥。不过，从传统的和经典的用法来讲，作为一个中医学专业的特有词汇，证只有如下两个方面简单而明确的意义。

1. 证是症状 证就是疾病的征象，疾病的表现，包括患者自觉的异常感觉和他人（尤其是医生）察觉到的异常征象两方面的疾病表现，这些表现能为望闻问切四诊获取，如发热、恶寒、寒热往来、恶热。这个意义的证有若干同义词，如病候、病象、病能（态）、病形、病状等。证、候、象、态、形、状，其意义都是现象。

2. 证是症候群 所谓症候群即两个以上症状之组合。一般来讲，症候群主要是指相对固定的症状组合。因为并非任何两个以上的症状都可以称为证，只有当两个以上的症状具有一定的组合规律，而这种规律已经为人观察到了以后，它才可以被称为证。这个意义的证比较接近西医的综合征。

证的上述两种意义均可见于《伤寒论》。"伤寒中风，有柴胡证，但见一证便是，不必悉具。"这里前一个"证"指特定形式的脉症组合，即"往来寒热、胸胁苦满、默默不欲饮食、心烦喜呕"等这样一个症候群；后一个"证"是指柴胡证中任何一个症状。此外，"病如桂枝证""证象阳旦""呕而发热者，柴胡汤证具"这些"证"都是指特定形式的脉症组合。桂枝汤证、柴胡汤证实际上可以看成是桂枝汤症候群、柴胡汤症候群的简称。无论是症状，还是症候群，都是疾病的外部现象。在古代医籍中，证的意义并不复杂。

大约到宋代，出现了一个新的字——"症"。"症"字的出现，应该是有些学人为了使"证"成为一个医学术语，乃去其原有偏旁"言"，换成偏旁"病"以表义，这样便形成了"症"。（中医理论中的不少医用字词都是如此出现的，如劳-痨、淡-痰、风-疯、萎-痿、壅-痈等）在古代医学文献中，"证"与"症"指的就是疾病的表象，它们可以视为古今字、同义字，可以通用。无论是症状，还是症候群，它们都可以称为证或症。

证与病不同。病指的是发生在身体内部的异常变化，症是内在病变的外部表现。举例而言，从中医来讲，热实壅盛于胃肠是病，而由此导致的发热、汗出、不恶寒、反恶热是证。在仲景著作中，"阳明病外证云何""病如桂枝证""太阳病其证备""其证或未病而预见"以及"辨××病脉证并治"，这些表述都明确显示出病与证的区别，也说明证是疾病的表现。

证为病之标，病为证之本；证在外，病在内。然而在实际的运用中，二词往往相连运用，这导致了"病证"这样一个复合词的医学术语的出现。病证指的是病变。这也是引起证之新意义出现的原因。

综上所述，在古代医学文献中的证有三种意义。一词而具三义，容易引起理解上的混乱，故可分别用症状、症候群和病证三个不同的术语来表达，其中病证又可以简称为"证"。中医现在所讲的证，如证实质研究的证，辨病与辨证的证，用的就是证的这一意义。

证的性质和结构

1. 证的客观性 证是客观存在的病变。近年来在有关"证"的讨论中，有人说证是指客观病变在医生认识上的反映，证是医生临床认识活动的产物。也就是说，证形成于医生的头脑，而不是存在于患者的身体。这种观点一出，便使得在中医论著里，客观病变是证，而对证的认识也是证。应该强调证是客观的病变，它独立于医者认识而存在，无论医生是否已经认识到它，亦无论医生如何认识它，它都是存在的。一个证，尽管不同的医生对它的认识可能不同，临床辨析（辨证）结果可能互异，然而此证毕竟还是此证，它不能因医生的认识不同而变幻不定。中医自古师承授受，有门庭，有流派，医生的水准也可能参差不齐，认识病证的角度和方法都不尽相同，其辨证结果往往有很大分歧。比如同一患者的同一种病变，甲辨为肝热，乙可能辨为肾虚，这是中医临床上，甚至在中医科学研究中较为普遍的现象。如果说证是医者的认识结果，那么是否在说同一种病变可以有不同的证？证随医生而变？现在正在大力通过医学实验方法开展证实质研究，唯有证是不依赖医师认识而存在的客观存在，证实质研究才有可能进行。否则，如何研究"证"的实质？如果证是医者的认识结果，那么证实质研究就不再以患者和疾病为研究对象，而是以医者为研究对象了；就不再是医学研究，而变成思维研究和对认识过程的研究了。倘若如此，通过实验制作证的动物模型便绝不可能。另外，如果证是医者对疾病的认识，那么对证实质研究的结果将如何表述？举例而言，同一临床病证，甲医师辨为肝热，乙医师可能辨为肾虚。如果两个研究者分别采用甲医师和乙医师的辨证标准对这样同一种病证的病变实质进行研究，那岂不是要得出"肝热证与肾虚证之病变实质相同"的结论？所以，要坚持证是客观存在的观点，反对把证说成是主观的东西。

2. 证的表象反映性 证必须通过表象反映出来，也必然通过表象反映出来。从某种意义上讲，没有表象便没有证。这就是中医常说"有病无证，有证无病"的道理。西医通过理化检查发现病变，但有时在患者的身体却没有表象，舌脉和感觉正常，这就是常说的"有病无证"。患者诉说这样或那样的症状，或医者发现舌、脉、色诊异常，但西医理化检查却没有发现病变，这就是常说的"有证无病"。由此可见，证具有表象反映性。傅延龄曾提出中医学的发展要大力加强医学现象研究，大力加强机体病理生理的表象研究，便是基于这一认识。要研究表象的描述和表象的检测与计量方法，研究表象发生的机理及表象与表象间的相互关系，研究表象的调控技术等。这些研究将带中医走向深入，将促进中医与现代科学的沟通。

3. 证的感觉反映性 证必须通过表象反映出来，而尤其是通过患者的异常感觉反映出来。以《伤寒论》为例，其中110多方所治疗的110多方证，其绝大多数是通过异常感觉即主观症状反映出来的，如少阳病柴胡证（往来寒热、胸胁苦满、默默不欲饮食、心烦喜呕、口苦、咽干、目眩等）等。离开患者的感觉，证的诊断是很困难的，有时是不可能的。在某种程度上讲，没有异常感觉便没有证。"身体是它自己的医生。"从现代科学来讲，机体内部存在无数神经内感受器，包括物理感受器和化学感受器，这是人类在漫长的进化过程中形成的，它们时刻监测着身体内部的变化，一旦体内出现异常，这些内感受器即能感受到。为内感受器感受到的异常信号可能反映到大脑皮层而形成症状。

4. 证的整体反应性 证是整体水平的，是机体在致病因子的作用下出现的整体反应。证不会仅仅是局部的病变。如急性肺部感染的局部病变不能够成为证，干湿啰音、X光下阴影等不能成为证，白细胞增高，痰培养阳性等认识结果不能全面地反映证。这样的病变发生在不同的人将形成不同的证，因为不同的人有不同的整体反应性。中医临床察色切脉、听声写形、视舌问症，正是在考察患者的整体反应性，包括患者的体质。有一种"微观辨证"的提法，如以慢性浅表性胃炎为例，微观辨证通过胃镜下所见改变进行辨证，例如黏膜充血为热，苍白为寒；腺体萎缩为虚，黏膜糜烂为实等。其实，这些病变都是局部的，不是整体的。对局部病变的细致认识有助于辨证，但还是不能反映证的全面，因为证是整体性的。如果忽略了这一点，那就成为了西医的病，而不再是证了。

5. 证结构的复合性　证的此一特性与上述证的整体反应性密切相关。所谓证结构的复合性，即证是多部位病变的组合。如一慢性浅表性胃炎患者，其机体既存在胃黏膜充血、水肿，或苍白、糜烂、炎性细胞浸润、肠上皮化生等病变，同时也存在肠道病变、呼吸系统疾病、口腔溃疡、肝胆病变甚至自主神经功能紊乱等，这些病变的全部或部分构成中医的某一证或某几证。病程越长，越是慢性病，患者年龄越大，证的结构就越是复合的。有不少病例，西医诊断为多种疾病，而中医辨证却是一证，道理就在于此。所以，就结构来讲，证是多因素的，多病位的，多层面的。证并不是一种疾病的阶段上的病变，它往往可能是多种疾病在一个时段上的相互混杂、相互影响的病变。

证的复合性是一个证的性质，并不是两个或两个以上证的并存。还有一种证重叠情况，一个证掩盖住另外一个证，一个证是表面的，而另一个证是潜在的或被掩盖的。如《伤寒论》中，阳明腑实证由于误下，损伤机体阳气，导致少阴心肾阳气虚衰，出现少阴寒化证，此时阳明腑实证被少阴寒化证所掩盖，治疗当回阳救逆。在厥愈阳回之后，阳明腑实证必定重现。这就是证重叠。证具有整体反应性和在结构上的复合性。目前中医的动物病证模型往往仅仅复制一个部位的病变，又不可能体现整体反应性，所以很难反映人体的证。对动物模型证进行药物治疗，并根据药物作用和治疗结果来认识证的实质，这样的科学研究方法也存在较多问题。举例而言，同一种胃溃疡动物模型，理中汤、泻心汤、平胃散、小建中汤、锡类散等方对其胃黏膜局部病变都有效，用理中汤治疗者说，此模型为中寒证，用泻心汤者说是胃热，用平胃散者言是胃湿，其他或言中虚，或言热毒，皆证据确凿。是耶非耶？问题就出在所有实验只是观察模型的局部病变，而往往没有注意药物对其他部位的影响，没有反映全身状况的评判指标。如果结合全身情况，哪个方剂对局部病变虽有效，但对它处的病变却不适合？哪个方剂既对局部病变有良好效果，对整体状况都很适合？这些情况就都明白了。如此才能获得对一个证的实质的全面而准确的认识。

6. 证的不稳定性　证不是恒定不变的，病不变而证常变。除了疾病本身的阶段性变化外，证还可能受治疗、饮食、环境、情绪、气候、季节、地域等因素的影响而发生变化，由实到虚，由表到里，先寒后热，前肝后脾，昨上今下等，不断变化。在西医致病因素一般是不变的，如肺炎双球菌不可能变为痢疾杆菌。而在中医病因性质是可以变化的，尤其是在外感疾病中，病因性质的变化更是常见。寒邪完全可能化为热气，热邪也完全可能转变为寒邪。举例而言，由外寒伤表所致的伤寒病，其始可能是太阳伤寒表实证，经过发汗可能变为表虚证，误下可能导致太阴虚寒证，过汗可能导致少阴阳虚证，亦可能导致太阳蓄水证，或阳明热实证等。在外感疾病中，证不仅常常变化，而且其变化常常会很快，古人说"走马看伤寒"便是这个意思。证是不稳定的。证的这一性质在临床辨治和实验研究中都要予以特别留意。

关于证实质现代研究

1. 明确证的名实　目前中医证的名称不规范，比较混乱，这是不争的事实；同证异名、异证同名也是较为常见的现象。如何解决好这样的问题，将是证实质研究的前提。

2. 慎重运用"以方测证"方法　以方测证是《伤寒论》研究中常用的一种方法，也是中医认识病证的常用方法。所谓以方测证，包括两个方面的意思。一是根据药物作用推测疾病的脉症，如桂枝二麻黄一汤的组成有一味石膏，故推测该方所治疗的病证当有烦躁一症。另一个方面是根据方药作用推测病变，如用桂枝甘草汤治愈的病证便是心阳虚弱证，用炙甘草汤治愈的病证便是心脏阴阳两虚证。在现代证实质研究中，这种方法也较常用。冠心病用丹参治疗有效，故论者说其病属瘀；肾炎模型用黄芪治疗有效，故论者说其模型属虚。傅延龄认为，对这样的推理方法一定要慎用，因为其推理结论可能靠不住，因为无论是从中医而论，还是从西医而论，方药的作用是复杂的，是多样化的。如果用某方或某药治疗某种临床病证或动物模型有效，到底是该方或该药的哪一方面的作用产生的效果？如研究表明，大黄同时具有清热降火、通腑泻实、凉血、活血、解毒等作用，如果某种临床病证或动物模型用大黄治疗有效，那么该证的病机是血热还是血瘀？是胃实还是火盛，抑或是毒壅？截至目前，常用心肌缺血动物模型不过几种，而对这些模型有效的方药何止几十种，如何根据这些药物的效果推断动物模型的证实质？依据药物治疗效果进行反向推理，以认识病证实质的方法，至金代成无己《注解伤寒论》开始大量运用，它在后来成为中医认识病证实质的最主要的方法，今天的情况依然如此。傅延龄认为，中医的许多基础理论的混乱，其实就是导源于此。

3. 慎重采用单一病因、单一病位的动物模型 证之结构往往是多因素、多病位的，故仅仅着眼于由某种单一原因导致的某一局部病变的证模型是很难靠得住的。如前所述，同一种胃溃疡模型用许多不同的方法治疗都有效，如果治疗结果真是没有区别，那我们做实验的结果岂不事与愿违，不仅不能说明证的实质，反倒拿出了一些否认中医辨证论治必要性的实验依据。问题出在哪儿？问题就出在实验者只注意观察胃黏膜局部病变的改善，而没有观察那些治疗方法对可能存在的其他部位病变的作用和影响，没有观察机体的整体反应性。否则，研究者将会发现那些治疗方法在作用特点、作用部位上的许多不同。既然是证研究，就要观察药物对证的影响，而不仅仅是对病的影响。

4. 提倡以人体为对象的证研究方法 证不仅是整体水平的，而且具有表象反映性，尤其是具有感觉反映性。社会及心理因素影响着证，影响着证的形成，影响证的表现及证的演变。社会及心理因素对实验动物将会有如何的影响？动物的感觉（症状）如何？所以，中医的证很难在动物复制。甚至可以说，动物身体出现证的可能性极小。即使动物之体能够出现证，那也很难为人识得。"子非鱼，安知鱼之乐？"所以，应该提倡更多地以人体为对象进行证的研究。

5. 对证的认识不必客观化和微观化 既然证具有感觉反映性，而且感觉在证反映性方面具有许多不可取代的优点，如果感觉能够较好地反映证，那就没有必要一定要将感觉的东西转变为非感觉的东西。所应该重视的是感觉的定性的和定量的测定，明确异常感觉（即症状）的发生机制，把握异常感觉变异的规律，控制异常感觉的影响因素。当然，我们不能满足于现状。在感觉以外，中医要寻找更多的、更精密的指标，以达到更高的辨证水平。中医要善于借鉴微观指标，但不一定要将那些完全能够反映证本质的宏观指标一概转换成微观指标。

6. 症状研究是证研究的基础 证的主要外部表现形式是症状，或者说证主要由症状反映出来。虽然存在没有症状的病变，但是决不存在没有症状的证。所以，症状研究是证研究的基础。要首先认识一个个单一症状的发生机制。当单一症状的发生机制被认识清楚后，由多个症状组合而成的证候群就极容易露出真面目。斯时也，证的实质也就容易把握了。

32 论证的现代医学属性和概念

中医证的现代医学属性和概念是什么？中医的证与西医病的联系和区别在哪里？这些问题在中西医结合学术界探讨、争论了几十年，但至今仍未能达成共识。根据分子生物学理论和疾病发病学的一般规律等现代医学理论，深入探讨并逐步解决这些问题是十分重要的，不仅有助于中医学理论的科学定性及中西医结合研究的正确定位，使中医药现代化研究沿着正确的轨道前进和发展，而且对于促进现代医学的发展也具有指导作用，学者申维玺就有关的问题做了探析。

中医西医对疾病过程认识的区别

中医学是一种以"经验总结"为基础的实践医学理论体系，它侧重于从人体整体功能性变化的角度去研究和认识疾病过程，对人体疾病过程认识的基本单元是证，其基本的疾病诊治模式是辨证治疗。中医证的数目很有限，也就是说从中医学的角度，这些数目有限的证概括和总结了人体各种疾病发生发展的病理变化规律模式。现代医学是一种以"探究结构、联系功能、结构和功能统一"为基础的医学科学理论体系，目前其发展的阶段性水平还主要是侧重于从病理解剖学结构变化的角度去研究和认识疾病过程，对人体疾病过程认识的基本单元是病，其基本的疾病诊治模式是辨病治疗。病的种类虽然不是无限的，目前已经发现有几万种，但其数目大大超过证的数目。

疾病的概念是指机体在致病因素作用下出现的异常生命活动现象，由于中医西医对疾病过程和生命现象观察和认识角度不同可能会对"同一种疾病过程或相同的生命现象"给予不同的专业术语和理论阐释，这是可以理解的，但这些疾病过程和生命现象作为一种客观存在和事实，它们的发生发展必然有着其特定的物质基础，也有着其本身的变化规律，这些物质基础和变化规律不会因为中医西医理论体系的差异而发生变化。科学、正确把握这一点是正确理解中医证的现代医学的概念和属性的基础和前提。如在结核病、自身免疫性疾病、甲状腺功能亢进等许多疾病的活动期和进展期会出现低热、五心烦热、盗汗、口干、咽燥、舌红、脉细数、便结、小便短赤等症状，中医将这一个有特征性的症候群归纳和命名为"阴虚证"，用滋阴药物治疗能取得良好的效果。虽然西医理论中目前尚未认识到这一个症候群，也缺乏有效的治疗药物，但随着西医对这些相关疾病发病学机理的研究和认识的逐步深入，是会逐渐认识和掌握这个症候群发生发展的本质和分子机理，这些问题一旦得到阐明，西医理论中就必然会出现与阴虚证"相对等"的专业术语和理论概念。

由上可知，证与病的区别是由于中医西医对疾病过程认识角度的不同造成的，是对人体疾病过程的两个不同侧面，但由于二者都是以研究人体和人体的疾病过程为共同的客体和对象，因此二者之间必然有着内在的本质联系。临床实践也表明二者之间有着密切的联系：①中医的证出现在西医病的发生发展过程中，而且主要发生于各种病的急性期和活动期，在治愈后和稳定期证的证候常随之消失。如阴虚证常出现在结核病的急性期和活动期，在结核病治愈后阴虚证的证候常随之消失；气虚证常出现在慢性肝炎和肝硬化等疾病的活动期。②尽管是相同的病，但在不同的患者或在一个患者病情发展的不同阶段可以表现为不同的证，如冠心病可以表现为血瘀、气虚、阴虚和气阴两虚等多种证候。③一种证可以出现于许多不同的病中，如气虚证可见于肝硬化、慢性活动性肝炎、慢性胃炎等许多疾病。

中医证的概念不能达成共识的原因

中医证的现代医学属性和概念迄今尚未达成共识，目前存在的观点主要有①一些学者认为证是中医学对疾病过程特有的认识，是现代医学理论体系中不会存在的概念。从科学的原理分析，这种观点是错误的，它割裂了现代医学与中医学研究的客体和对象（人体和人体的疾病过程）是相同的这一基本客观事实，现代医学最终是会破译出中医证的理论中所蕴含的疾病发病学规律等科学内涵，在西医理论中最终是会出现与中医的证"相对等"的专业术语和理论概念，这是不容置疑的。②一些学者从系统论的观点和原理等出发，认为证是属于机体的典型反应状态。这种对证的解释是一个非常模糊的术语，人体内每种疾病过程的发生发展都有其特殊性，从某种意义讲都可以称其为典型的反应状态，因此这种典型状态并不能为证的概念界定出一个明确的定义和归属。③近年来，一些学者认为，证是属于现代医学理论中的病理生理过程和临床综合征。根据现代医学理论，申维玺认为这种对证的属性判断是正确的，遗憾的是这种正确的属性判断也未能给证作出一个明确的定义。

中医证的现代医学概念长期不能明确和达成共识的原因虽然很多，申维玺认为主要原因是①证的本质不明确：由于证本质的复杂性、西医发展水平的阶段性和西医对于疾病过程认识模式的局限性等原因，几十年的证本质研究未能阐明一种证的本质，使得一些学者对证的概念和证本质研究等产生一些错觉，觉得中医的证是一类超越现代医学所能研究和认识的整体性病理现象，这是至今对中医证的概念不能达成共识的重要原因之一。②不同学科领域里的学者掌握西医理论知识的多寡和思维方式的不同：正确理解中医证的属性和概念不仅需要深厚的中西医两种医学理论知识，还需要正确的科学思维方式，我国医学界有中医、西医和中西医结合3类科研人员，这3类人员的思维方式、所受的教育模式、临床实践侧重点、掌握现代科学理论技术的多寡等的不同使得对中医证的认识有着不同，甚至截然相反的看法和理解。如根据现代医学理论，中医的证应是属于病理生理学中的基本病理过程的范畴，但对于这一个最基本的问题至今还未能达成共识。③一些学者将证的理论神秘化：中医理论起源于我国人民几千年对疾病过程的临床实践观察，这些变化主要是机体整体性、功能性的变化，是疾病过程的外在表现和表面现象，具有一定的模糊性、不确切性和易变性，不像目前西医所认识的疾病常具有典型的病理解剖结构学改变，使得几十年的证本质研究至今未能取得突破。这些综合原因使一些学者有意和无意之中将中医证的理论神秘化，一些学者一方面认为证的理论是模糊、不确切的概念；另一方面又认为证的理论是奥妙无穷、高不可测的整体性理论，是现代医学无法定性、定量研究的另一种医学理论模式。这是阻碍学术界对证的概念达成共识的又一个重要原因。其实，根据现代医学理论，中医的证并无什么神秘可言，它只是一类出现于西医疾病过程中的基本病理过程和临床综合征，西医理论中有许多基本病理过程，它们的发生发展过程又有哪个不是全身各系统的整体反应（如休克、肺功能衰竭等），而现代医学并没有将这些病理生理过程加以神秘化，而只是用科学的思维方式和实验研究方法对它们加以正确理解和进行研究。④怀疑"结构与功能相统一、物质决定意识"的科学原理是否适用于中医证的理论："结构和功能相统一、物质决定意识"是一条基本的现代科学原理，否认了这一点也就是否定了"物质决定意识"的唯物主义观点和肯定了"精神是可以独立存在"的唯心主义观点。几十年的研究未能明确证的本质，使得一些学者对"结构与功能统一"的科学原理是否能适应于中医证的理论产生了一些怀疑，怀疑中医的证是否会有结构和物质基础，这种怀疑是没有科学根据的。证候是机体功能变化的外在临床表现，这些整体性的功能变化和临床表现的产生必然会有其物质和结构基础，不能因为在某一段时期内找不到证的本质就否认基本的自然科学规律。

中医证的现代医学属性和概念

疾病是与健康相对而言，从病理生理学的角度，疾病是机体在一定的致病因素作用下，因机体自稳态调节紊乱而发生的异常生命活动现象。基本病理过程的概念则是指多种疾病过程中可能出现的共同的、成套的功能、代谢和结构的变化。因此，根据现代医学理论，可以给中医证的现代医学属性和概念作出以下的定性和阐释：中医的证是属于现代医学理论中基本病理过程的范畴，是一类出现于相关西医疾病过程中的基本病理过程和临床综合征，是出现于这些相关疾病过程中的共同的、成套的功能、代谢和结构的变化。中医证与西医病的关系和区别实际上就是现代医学理论中基本病理过程与疾病的关系。不同种类的西医疾病过程中出现相同的证（异病同证）说明这些疾病的病理变化规律和发病学机理是"相同或相似的"；同一种疾病过程中出现不同的证（同病异证）说明这种疾病在患者体内引起的病理变化、发病学机理是不同的。理论研究和初步实验研究结果表明，中医证的本质是细胞因子，中医证的基本发病学机理是由于细胞因子网络紊乱的结果，因此申维玺认为，中医证的确切概念是一类由于细胞因子网络紊乱的基本病理过程和临床综合征。如阴虚证是出现于结核病、自身免疫性疾病、高血压、甲状腺功能亢进、糖尿病等许多西医疾病过程中的一种基本病理过程，在这些不同疾病的发生发展过程中都可以出现阴虚证，说明尽管引起这些疾病发生的病因不同，疾病的种类不同，但这些疾病最终在患者体内引起的病理变化是相同或相似的，其基本的发病学机理是相同或相似的。研究结果表明，阴虚证的基本发病学机理是由于白细胞介素1、肿瘤坏死因子等细胞因子的生物学活性相对升高，引起细胞因子网络紊乱的结果。由此可以得出，结核病、自身免疫性疾病、高血压、甲状腺功能亢进、糖尿病等疾病只要表现为阴虚证，就说明这些疾病最终在患者体内引起的病理变化是相同或相似的，其基本的发病学机理是相同或相似的，即它们共同的基本发病学机理都是由于白细胞介素1、肿瘤坏死因子等细胞因子的生物学活性相对升高，引起细胞因子网络紊乱的结果。由于细胞因子网络紊乱，在体内引起一系列的级连病理变化，从而产生使这些不同的疾病都表现为阴虚证的证候。

西医理论中有许多基本病理过程和临床综合征，如炎症、发热、水电解质紊乱、酸碱平衡紊乱、弥漫性血管内凝血、休克、肾功能衰竭、心功能衰竭等，但至今没有与中医相同的证或相似的基本病理过程。产生这种状况的原因主要有①西医发展的阶段性和西医诊治疾病模式的局限性：近年来现代医学虽然有了长足的进展，了解和掌握了许多生命现象和疾病发生发展的规律，由于生命现象的复杂性和西医对疾病认识理论模式的局限性，目前西医主要对病理解剖学结构异常的疾病有了较多认识，而对以功能态变化为主的病理生理学改变和/或"功能失调性疾病"的认识尚处于初步阶段。中医的证是一类以"功能态异常"为主要特征的基本病理过程，具有动态易变性（如阴虚证的日节律特征）、复合性（如气阴两虚证）以及相互之间可以转化（如阴阳互相转化）等特点，这些特点使得对证的认识和把握显得更为困难。因此目前西医理论中没有与证相同和相似的概念是由于西医发展水平的局限性，并不是证理论的缺陷。②中医证的基本发病学机理是由于细胞因子网络紊乱的结果：细胞因子研究虽然是从20世纪50年代发现干扰素后开始的，但实际上细胞因子网络是在20世纪70～80年代西医才逐渐认识到的，由于细胞因子网络的复杂性，至今现代医学尚未认识清楚和掌握疾病过程中细胞因子网络紊乱的变化规律模式，未能系统总结出细胞因子网络紊乱这类基本病理过程。

33　论中医证的实质

学者朱文锋认为，中医证的概念，是哲理、医理与临床实践的结合。它源于临床，具有客观实在性，但又是一种抽象了的理念，用现代方法难以实证。对于证的研究，首先应明确证概念的内涵，确定证的实质；其次是研究辨证的特点、规律、内容、方法；然后是建立完善的辨证体系，并制定常见证的辨证诊断标准；最后才是从某种层面上阐明证候的物质基础。

中医学的科学观

中医学实际上是生命科学与人文科学的交融，主要体现在以古代科学的哲学原理对医学实践的成功指导。中医诊断与西医诊断相比较，其优势是医学的理念、认识论和科学的哲学观，其劣势是诊断技术上的落后，过分的模糊、抽象，容易带来随意性。

正确的科学观、认识论，对于一门学科的科学基础和发展来说是极其重要的。比如我们现在能够发现和检测、调控基因，这是技术进步、先进的表现，属科学技术问题。但是，有人认为人类所有的疾病都是基因病，认清了导致疾病的基因，就可把所有疾病根治，"天书"破译便是人人万寿无疆。而万寿无疆到底是福还是祸呢？那还成其为社会吗？真的就没有疾病了吗？这合符客观规律吗？这就是认识论、科学观问题。

1968 年库恩（Thomas Kuhn）《科学革命的结构》一书，戳破了三百多年的神话：其实"科学"并不是一个绝对的真理架构，而是一个不断演变的思想体系。牛顿科学本来是狭义的科学，却约定俗成地当作广义的科学，成为一个广为接受的范式。有机哲学在科学革命的过程中逐渐取代牛顿机械论，李约瑟所说的有机哲学，正是东方国家，特别是中国的固有文化。

现在机械唯物论、原子论自然观、还原论方法、线性分析方法……虽然有所转变，但仍占上风，并戴之以"科学"的桂冠。中医学现在仍然处于"前科学"的状态，未被国际学术界承认其科学地位，其原因是中医学从本质上说不属于牛顿力学的科学范畴。从现代科学哲学看，中医学不仅符合科学，甚至超越了现今医学的标准，与近来诞生的达尔文医学不谋而合，尚未被"现代科学"认可的部分，可能正是中医学的精华所在。西医学现在也在改变着自己的模式，逐渐趋向整体、功能、综合、动态的观念，如临床流行病学的推广、循证医学的兴起等，就是研究方法、认识上的进步。而中医学现在却自认为不科学！反而对西医学原有的、陈旧了的模式趋之若鹜。辨证论治是中医学的特点、精华和优势。中医的"辨证"，尤其是八纲辨证，充满着辨证法，它具有全面、系统的思维方法，如整体观念、四诊合参、司外揣内、类比推理、现象与本质、结构与功能、共性与个性、对立统一、主次矛盾、因果关系等，强调整体、联系、功能、动态……这些观点都是正确的。中医辨证具有整体性、纲领性、灵活性、复杂性、原则性和广泛的适用性，辨证论治能够从整体上把握病变过程中病位的浅深、病邪的性质、邪正斗争的状况，能够根据每个人的具体病情灵活地进行处理，从而大大丰富了中医学对疾病的处理能力。

证概念的实质

中医学所说的证，其内涵、实质是哲理、医理与临床实践的结合。它既是医学的实践，具有客观实在性，又有主观思辨的抽象性，是一种理念，具有深刻的哲学背景和丰富的文化内涵。科学哲学具有广泛的指导作用，但常有虚泛、混沌、随意之感。中医学的证已经是理念、理论，有认识上的升华，它"源于原形，高于原形"，虽有自然科学的内容，却并非自然科学的理论形式，人文哲学的理念难以用自然科学的方法完全实证。对于每一个具体的证候则是医学的实践，是可以实证的。如中医学所说的表证——风寒表证或风热表证等，便是客观的存在，它有恶寒发热、头痛、身痛、脉浮等证候，有受凉等感邪的病史，病属新起，服用麻黄、银花或用针灸等方法治疗能消除这些病态，这就是实践、实证。而"表证"这个概念，是对这种医学实际在理论上的抽象——表证是六淫等外邪侵袭机体的初期阶段，卫气抗邪于肤表浅层的一种反应状态。可见表证已经成了一种理念。按照西医学的认识，真正的病因是某种病毒或细菌之类，而受凉等是不可能直接致病的；所谓卫气可能就是免疫机能的改变，或白细胞的升高等；病位的肤表浅层应当就是皮肤甚至是在真皮层。以组织形态结构和生化指标为基础而看待、研究中医的证，单纯追求客观实证或微观物质，用微观下的某种物质来解释极端复杂的病理变化，在实验室条件下找"证"，则中医学的"证"是很难得到证实的。中医辨证只能采取宏观病程信息分析，离开中医辨证的理念、思维活力，离开根据证候辨证的临床实践，便不符合中医的辨证原理。

通过近几十年特别是近二十来年对中医证本质的研究，现在对证的认识是越来越清楚了还是越模糊了？对中医的辨证思维是升华了还是削弱了？辨证方法是提高、扩展了还是降低、萎缩了？如果对中医学、对证的概念缺乏深入了解，只知按照西医学对病变认识的观点、方法去研究中医证的本质，是很容易走入误区的。似问中医"证"的本质是什么？现在能否这样回答：任何"证"都是基因的改变，如果找出导致病变的异常基因，于是通过调控、纠正变异的基因，则"证"便可以消失。离开整个自然、社会环境，离开生病的人，不考虑心身关系、邪正相争，不是通过临床辨证，而孤立地寻找基因、看待基因，从认识论、科学观看，这是不对的。生命现象、疾病过程、证候变化的重要特征之一，是具有整体综合性，需要整体动态的综合调整。怎能简单地还原到就是一个基因呢？现在对"证"本质的研究确实值得反思。我们不反对寻找基因、不反对开展"证"的本质研究，但一定要正确地认识它，把它放在适当的位置。

如果调整一下认识的角度，这样来理解：任何病变都可能伴有基因的改变，各种原因如先天遗传、邪气侵袭、正气失常、心身因素、环境影响……都有可能使基因发生变异，并表现为不同的病理变化或证候，通过不同途径而调整、消除这些因素，使证候消失，其基因也自然会得到调控。基因网络概念、基因的多态性、基因个体化治疗……应当说这些与中医学的观点是吻合的。假若不必根据临床进行辨证，而企图从数万种基因中找出一个或几个特殊变化的基因来说这就是某证！恐怕与中医学是格格不入的。

证实质的研究

中医学对于证的研究，要扬长救短，采取以"虚"统"实"的思路。中医的认识论、科学观，思辨思维是先进的，要加以肯定，作为指导、统帅；将可用的先进技术、方法、指标纳入，规范辨证的内容、方法。

首先必从理念上明确"证"概念的内涵，论证、确定"证"的实质。这里所说"证"的实质，不是指通过客观或微观指标研究证的实质，而是指中医所说"证"的概念，是中医理论、理念，认识论、科学观加上生命科学、医学实际内容。要认识中医辨证的特点（与西医学对"病"的认识相比，强调整体、动态、联系、功能、现象）。要掌握临床辨证思维的一般规律，即思维原理、"辨"的思路、科学思维的方法。要明确辨证的具体内容（辨病位、病性、病因、病势等基本要素）。

其次是建立完善的辨证体系。对传统的多种辨证方法进行系统研究、整理，在认识其各自的形成背景、历史沿革、论理特点、适用范围、基本证型、相互关系等的基础上，研究建立完整的辨证新方法、新体系。应当强调，中医辨证是从整体上辨识，一个真正的中医并不是从几个证型中对号入座式的选取一个证，更不是先选定证型然后看其有无这些症状。不真正从整体上进行辨识，不按辨证思维原理而套出来的证型，是削足适履，那不是辨证，而是套证，是套不准的，是不能适应临床实际的。

然后才是制定辨证诊断的标准。包括证的命名原则、方法，常见规范证及其诊断标准等。否则诊断会虚而不实，就会出现随意性。对具体证的诊断标准，应根据患者的主观感觉、生存质量、综合因素、流行病学调查、客观指标、治疗反馈等而综合制定。

最后才是探求实质。这种所谓探求实质，即证候的客观、微观研究，其实只不过是从某个层次上、通过某些物质、从某些方面来论证、阐述某证，并非"证"的全部实质。这种研究应在总体认识的指导下进行，应明确这种微观研究结果所处的层面。如哲学上的阴阳——中医学的阴阳——辨证中类证的阴阳—阴虚证、阳虚证—肾的阴虚证、阳虚证—检测所得 cGMP/cAMP 的变化等，这是不同层次的概念，不能将其混为一团，切不能说 cGMP/cAMP 就是中医的"阴阳"。

这里要特别强调的是要采用整体、动态、联系、综合的观点与方法，不能只用西医学的方法、标准来研究、衡量、验证中医的证。比如大喜或者大悲，往往可以引起心动、血压等方面的改变。如果通过检测常有去甲肾上腺素、儿茶酚胺之类物质的变化。而当检测出结果时机体又可能出现了新的变动情况。生命活动实在是太复杂了、变化太快了！用机械、静止、孤立的方法和观点不可能全面、真实地反映出来。因此不能丢掉、违背中医固有的理念、理论体系、思辩方法而绝对寻求实证、实质，否则是本末倒置，甚至将中医学引入歧途，其后果是极其严重的。

34 论证本质的科学内涵

中医证的本质在我国已经研究了几十年至今未能取得突破，使得一些学者对于中医的证是否会有本质产生了怀疑。由于用现代医学理论阐明中医证的本质是实现中医药理论现代化的基础和关键，具有重大科学意义。因此，尽管这一问题的研究具有极大的复杂性和困难性，但在分子生物学理论和技术飞速发展，现代医学对于生命现象和疾病过程的本质认识日益深入的生物学时代背景下，在现阶段不仅用现代医学理论逐步阐明证的本质是十分必要的，也是切实可行的。学者申维玺根据现代医学理论、哲学原理等，对于中医证本质的科学内涵进行了初步的理论分析和探讨。

本质的哲学含义和证本质的科学内涵

中医证本质的概念在我国中西医结合学术界已经提出了几十年，对于证本质的理论探讨和实验研究也进行了几十年。从理论上说应该对于"证本质的科学内涵"取得了一致的认识和理解，并揭示出中医证本质的科学内涵，但实际上目前对于这个关键科学问题的认识是非常模糊的，从近年来国内发表的文献中可以清楚地看到这一点。

从哲学上讲，本质是指事物的内部联系，是由事物的内部矛盾构成，是事物比较深刻的、一贯的和稳定的方面。世界上任何事物都有本质和现象，本质从整体上规定了事物的性能和发展方向，而复杂的现象则各从某一特定方面表现和反映事物的本质。简言之，事物的本质是不变的和稳定的，而事物的现象则常是可变的和易变的。

中医的证作为一类基本病理过程和临床综合征，它是指存在于不同疾病发生发展过程中共同的、成套的功能、代谢、形态结构方面的变化。根据哲学原理分析证的发生发展过程中出现的各种复杂变化，其中有些变化可以称其为本质，这些变化是不变的和稳定的，它从整体上规定了证的生物学特性和发生发展变化规律，而其他的大多数变化则是属于现象或介质，这些变化常是可变的、易变的。从中西医结合医学的角度，中医证本质的含意是指引起证发生发展的物质基础，这种（些）物质决定着证的发生发展和动态变化过程，是在证的发生发展过程中产生的特殊物质（群）。目前的研究表明，中医证的本质是细胞因子（特殊物质群），其基本发病学机理是由细胞因子（群）基因表达调控异常引起细胞因子网络紊乱（特定异常功能状态）的结果。由于细胞因子网络中某些细胞因子的生物学活性相对升高，而与之相拮抗的细胞因子不能有效地予以对抗，从而引起一系列的级连病理变化和临床表现的产生，即中医证的产生。这就是说证的病因虽然可以有许多种，但这些不同的致病因素要引起证的发生，最终都是通过细胞因子基因表达调控异常，引起细胞因子网络紊乱的结果。如阴虚证的病因有多种，但这些不同的致病因素要引起阴虚证，都是通过不同的信息传递途径引起细胞因子基因表达调控异常，白细胞介素1（IL-1）和肿瘤坏死因子（TNF）等细胞因子的基因表达相对增强，生物学活性相对升高，而与之相拮抗的细胞因子，如IL-1受体拮抗剂等的生物学活性相对降低，导致细胞因子网络紊乱的结果，这些细胞因子是引起阴虚证全部症候的物质基础，即阴虚证的本质。中医证本质的科学内涵正在于此。在各种外界致病因素的作用下，机体内会出现神经系统、内分泌系统、酶活性、细胞内基因表达调控的变化等一系列相应的反应性变化，以级连的方式诱导产生了一系列的中间介质后又产生了可以称为证本质的物质，而证本质产生后又以级连方式进一步诱生出许多中间介质和直接效应物质，从而引起证的各种证候——即证的发生。

整体来说，目前对于证本质的科学内涵常常出现的两种误解是：一是将证的病因作为证的本质。证的病因是指引起证发生发展的各种致病因素，与证的本质有着根本的区别。从中西医结合医学的角度，根据与中医证相关的西医疾病可以推断出许多证的相关病因，如在结核病的发生发展过程中常会出现阴虚证，因此结核杆菌就可以被认为是阴虚证的病因之一，但结核杆菌并不是阴虚证的本质。二是认为中医证的本质可以在机体的各个系统、器官和组织等水平都能找到相应的实验室指标。由于几十年的研究未能找到可以反映证本质的良好指标（金指标），使得目前较普遍地认为证的本质可以在机体内各个系统、器官、组织、细胞等水平和层次上找到相应的实验室指标，如各种激素、酶、环-磷酸腺苷（cAMP）、环-磷酸鸟苷（cGMP）、三磷酸腺苷（ATP）、神经递质、免疫功能、自主神经功能等。申维玺认为这种观点是错误的，因为这不仅违背了本质的哲学含义，也不符合证本质的科学内涵，如果事实果真是这样，在机体的每个系统、器官等水平都能找到证本质的指标，那么实际上就等于无证本质可言。

中医证的本质与证候的物质基础

随着人类对于生命现象和疾病过程认识的不断深入，并经过长期的学术争论，目前一般认为证是有本质的，但这种观点还是一个很模糊的认识。

从临床医学的角度，中医的证是出现于相关西医疾病过程中的一类具有一定规律性、特征性的临床表现集合体（症候群）。如阴虚证是出现于结核病、自身免疫性疾病、高血压、癌症等许多疾病过程中的一种症候群，其主要证候有五心烦热、低热、盗汗、口干咽燥、舌红少苔、脉搏细弱等。根据"结构（物质）决定功能，结构和功能相统一"等现代科学原理和规律，这些证候的产生会有结构（物质）基础，这是不应怀疑的。如阴虚证的颧红、舌红等证候是由于前列腺素、白三烯等炎性介质引起的，这些物质就是引起这些证候的物质基础，但它们并不是阴虚证的本质。

申维玺认为，为了有利于证本质的进一步研究，尽快揭示出证的真正本质，中医证的本质应该分为中医证的本质和某种证候（相当于西医的某一个具体症状或体征）的物质基础两个明显不同的概念，中医证的本质是决定某种证的全部证候发生发展的物质基础，而单一证候的物质基础则是引起某一具体证候的物质基础和直接效应物质。各种证候具有物质基础的现象和事实并不意味着证一定会有本质。如前列腺素、白三烯等炎性介质是引起阴虚证的颧红、舌红等证候的物质基础或直接效应物质，但它们并不是阴虚证的本质，阴虚证的本质是指引起五心烦热、低热、盗汗、口干咽燥、舌红少苔、脉搏细弱等全部证候的物质基础。

证有本质的科学依据

中医的证是否会有本质是我国今后是否进行证本质研究必须回答的一个关键科学问题，如果证没有本质，那么几十年的证本质研究就应该到此为止了，如果证确实有本质则必须尽快解决这一问题。根据现代医学对于疾病发病学规律和发病学过程认识的不断深入，经过长期的理论分析，申维玺认为中医的证是有本质的，也就是说在证的发生发展过程中，体内确实产生了一类可以称为"证本质"的特殊物质群——细胞因子群。

1. 异病同证现象表明证有本质　临床实践证明，不同种类的疾病会出现相同或相似的症候群（异病同证），这种现象体现了人类在长期的进化过程中形成的生物反应系统的经济性和高效性。由于自然界中致病因素的多样性和人体基因数目的有限性，人体内不可能具有对每种病因都有一套特殊的反应系统。现代医学研究也表明，人体内信号传导途径的数目是很有限的，各种病因都是通过这些有限数目的含量传导途径，传递给特定的靶细胞，引起一些有规律性的生物学反应和病理变化模式，这可能就是疾病中发生"异病同证"现象的根源所在。

异病同证现象代表了不同种类的疾病具有相同或相似的脏器、组织和细胞等功能方面的病理变化规律，根据"结构决定功能"的一般科学原理，这些相同或相似的功能变化应该具有相同或相似的结构（物质）基础。据此可以推测，在不同疾病的发生发展过程中，可能存在着共同的发病学环节，可能存在有"相同或相似"的物质基础，从而可以设想中医的证会有本质。

2. 西医"病"的发病学过程表明证有本质　根据真核细胞基因表达调控原理、信号传导理论和目前西医对于疾病发病学规律的认识等，可将疾病的一般发病学过程和疾病中各种病理变化和临床表现产生的分子机理大致归纳为：在个体遗传背景的基础上，各种致病因素（如生物学致病因素、自然气候条件的变化、精神和社会因素等）作用于机体，可以通过直接方式，或以间接方式通过神经系统、内分泌系统等以相应的信使分子（神经递质、激素等）等方式，传递到机体全身或某些特定的靶细胞，引起细胞内酶活性的变化和基因表达调控的变化，这一途径引起的酶活性变化是机体对致病因素的快速反应机制，是疾病过程（特别是急性疾病）中较早期的病理变化和临床表现发生的分子机理；细胞内基因表达的变化又可引起酶含量、酶活性、结构蛋白等的变化，使人体内的生化代谢反应发生进一步的改变，使得疾病中的各种病理学变化和临床表现等变得更加复杂、更加持久；在细胞内基因表达调控的异常变化过程中，由于细胞因子是具有第一信使分子性能的多肽，与相应受体结合后又可以使细胞产生相应的生物学效应，从而引起疾病中的临床表现和病理变化。由此可知，在疾病的发生发展过程中，这些不同的机理和途径相互交错、相互影响，使得疾病过程中的各种病理变化和临床表现等变得更加错综复杂化。

尽管引起疾病发生的病因种类繁多，信号传导途径也有些不同，但在疾病的发生发展过程中最终都会引起细胞因子网络紊乱，这是疾病发生发展中的一个共同的发病学环节。细胞因子网络紊乱不仅在急性疾病的症状演变和病情动态变化中起着关键作用，而且在细胞因子网络紊乱过程中，形成的自主性调节回路或恶性循环，是慢性多基因疾病和获得性基因病发生后得以在体内持续发展的基本分子机理，是慢性病难以治愈的根本原因所在。由于细胞因子网络的紊乱，某些细胞因子的生物学活性相对升高，与其相拮抗的细胞因子不能有效地予以对抗，从而在体内引起一系列的异常生物学效应，产生许多中间介质或直接效应物质，从而引起疾病的各种病理学变化和临床表现（中医的证候）。

综合分析西医相关疾病的发病学过程和中医证的理论，并将二者有机地结合起来，我们可以发现：疾病发生发展过程中的共同发病学环节——细胞因子网络紊乱正是中医证的本质所在，在细胞因子网络紊乱过程中形成的自主性调节回路或恶性循环是中医"久病致虚"的基本分子机理，"异病同证"现象的发病学机理是由于这些不同的疾病具有共同的发病学环节——细胞因子网络紊乱，它代表了不同的疾病具有"相同或相似"的发病学物质基础。如果按照哲学原理中本质的含义进行评价，疾病过程中这一个共同的发病学环节——细胞因子网络紊乱是引起中医证的全部证候的物质基础，确实可以称为中医证的本质。

根据申维玺的理论分析结果，目前发现阴虚、气虚、血虚、阳虚等证的本质都是细胞因子，其基本发病学规律都是由于细胞因子基因表达调控异常引起细胞因子网络紊乱的结果。

3. 细胞因子符合证本质标准表明证有本质　随着对于生命现象和疾病本质研究的深入，人类逐渐认识到：所有的疾病都是基因病；生命的物质基础是蛋白质，而蛋白质的代谢则是所有生命现象和疾病过程的本质。据此可以从理论上得出以下推论：从基因和蛋白质（肽）分子水平寻找证的本质是合理、正确的途径和科学思路，中医证的化学本质必定是细胞内基因表达的蛋白质和肽类分子。

细胞因子是细胞内基因表达的具有第一信使分子性能的多肽，在疾病的发生发展过程中起着关键性作用，细胞因子与疾病的相关性具有以下许多特点：如一组功能密切相关的细胞因子群常与多种疾病有关；多种疾病可以引起相同或相似的细胞因子异常变化谱或功能状态；一种疾病可以表现为不同的细胞因子异常变化谱或功能状态等。这些特点可以解释"同病异证、异病同证、阴阳互相转化、气血互生等"许多中医学理论，细胞因子的生物学活性可以解释证的证候和实验室表现，符合证本质的功能标准和分子标准。研究结果表明，中医证的本质是细胞因子，证的基本发病学机理是由于细胞因子网络紊乱的结果。这些材料都表明中医的证有本质。

中医证本质的研究是跨越两种截然不同医学理论体系的创造性研究，其中牵涉的现代科学理论、哲学原理、现代生物医学理论等方面的知识很多。因此，只有依靠理性的思维方法和科学态度，才能揭示出证本质的科学内涵，而创造性地将现代医学最新理论和技术用于证本质研究才有可能取得突破，任何学术和思想上的偏见和误解都可能会使中医证本质研究偏离正确的前进方向。中医的证是一类现代医学尚未认识的基本病理过程，它们代表了西医相关疾病共同的发病学规律和病理变化规律，用现代医学理论阐明中医证的本质对于掌握疾病共同的发病学规律具有重大科学意义，将会使现代医学对于疾病的认识产生一次质的飞跃。

35　证研究回顾与分析

辨证论治是中医学的特色与精髓，在中医理论体系和医疗实践中占有举足轻重的地位。证是立法遣方用药的依据，法随证立，方依法制。新中国成立后随着"中医科学化"和"中西医结合"概念的提出，中医学研究便驶入了快车道。一直以来，证候研究是中医学术研究的核心内容，也是中医学向客观化和科学化迈进的重要基础。多年来，研究者们围绕着证本质研究、证规范化研究以及证动物模型研究开展证研究，其中以证本质研究最为广泛、深入。迄今为止，证研究虽取得了一些成果，但仍未能找到开启证这座迷宫的钥匙。学者范华等对证研究做了回顾与分析。

证本质研究

在证研究中，证本质研究最为广泛和深入，研究者们投入热情最高，得出的现象与结果最多。按研究时间分将证本质研究为四个阶段来阐述。

1. 20 世纪 50 年代　证研究兴起于 20 世纪 50 年代中期，以任应秋为首的中医学者们全面介绍、阐述了辨证论治体系，得到了学术界的首肯。1955 年，任应秋发表了题为"中医的辨证诊治的体系"的文章，随之秦伯未、蒲辅周、吴德钊、李连达诸也分别撰文，就辨证论证体系做了详细的阐述，进而辨证论治作为中医基础理论的核心成为中医科学化的切入点。从此，中医学术界对证及辨证论治的研究如雨后春笋般的纷纷展开。最先掀开本质研究面纱的是 1959 年上海第一医学院沈自尹院士的藏象研究专题组，鉴于"有诸内必形于诸外"的指导思想，开始探寻"证"的物质基础。这个时期虽是证研究的起步阶段，但确意义重大。在新的历史条件下确立了辨证论治在整个中医诊疗体系中的特殊地位，并为后来把辨证论治确定为中医学两大特色之一奠定了理论基础。

2. 20 世纪 60 年代初～70 年代末　20 世纪 60～70 年代初，肾本质研究取得了初步的研究结果，在当时引起很大的震动和反响，引领了证本质研究的热潮。20 世纪 70 年代中期，证本质研究全面铺开并向纵深发展。

20 世纪 60～70 年代初在西学中用思想的指导下学者们试着运用现代医学的方法研究中医证理论，此时期为证本质研究停留在起步阶段。1960 年上海第一医学院沈自尹院士课题组进行的肾本质研究取得了初步成果，即发现六种全然不同的疾病（如功能性子宫出血、支气管哮喘、冠心病等）肾阳虚患者，其 24 h 尿 17 羟皮质类固醇含量是低下的，经补肾治疗后，随着症状的好转，其尿 17 羟皮质类固醇亦有所提高，此结果一出，顿时间南昌、福建、青海、内蒙古等地学者纷纷效仿、验证，继而进一步发现肾阳虚具有下丘脑-垂体-肾上腺皮质系统功能紊乱的情况。异病同证具有同一客观指标的相同改变，在学术界引起了很大的震动，初步说明"证"是有物质基础的，同时也开启了异病同证研究的先河。但其后齐清会在脾阴虚证的研究中，也发现脾阴虚证的 24 h 尿 17-羟皮质类固醇含量有所降低，还有学者在其他五脏虚证本质的研究中也得到相同的结论。这就动摇了将尿 17-羟皮质类固醇作为肾阳虚证特异性指标的地位。同一时期学术界还开展了八纲证的实质研究，主要围绕阴阳、寒热和虚实对应的六纲本质从症状体征和中药药性等方面探讨八纲的病理生理学基础。总体说来，研究规模较小，局限在几个单位和地区。20 世纪 70 年代中后期，在浅尝证本质研究果实的推动下，学者们对找寻证的特异性物质基础的热情大增，整个中医界形成了声势浩大的证本质研究的热潮。

（1）肾本质的研究向纵深发展：除了肾与内分泌关系比较密切，学者们又从能量代谢、免疫学等方面进一步进行肾本质的研究。在能量代谢方面，吕宝璋研究发现肾阳虚患者糖酵解作用和磷酸戊糖通路的氧化作用都低于正常，核酸合成低下。在免疫学方面，主要是观察患者治疗前后体液免疫、细胞免疫及补体的变化，虽然各地所使用的免疫学指标不尽相同，大致均观察到虚证患者免疫反应较低，经辨证治疗后又有所上升。但这些现象也在此后的五脏诸虚证的本质研究中陆续看到，如王冠庭等对不同的消化系统疾病气虚型患者进行外周血 ANAE 检查及 E-玫瑰花环、免疫球蛋白、淋巴母细胞转化率试验，结果表明气虚患者机体细胞免疫功能低下。

（2）脾本质的研究相继启动：学者们从辨病依据的症状体征、临床实验指标、动物药理实验等方面展开对脾本质的探讨，较为一致的看法是中医脾本质是包括消化系统主要机能，还涉及自主神经、能量代谢、免疫等的综合性功能系统。没有把中医"脾"划为西医的某个脏器而是定义为一个综合性的功能系统，是在西医东渐过程中对证研究的一个进步，但也只是笼统地观察到一些现象与脾本质相关，没有真正揭示脾本质。

（3）其他证本质研究也在启动和发展中：南昌地区防治慢性气管炎中西医结合诊断分型协作组探讨了慢性气管炎肺寒型、痰热型、脾虚痰湿型、肾虚喘促型四个分型与补体、溶菌酶、血清淀粉酶活性等多个指标的关系，为相关证型后期的研究奠定了基础，也为同病异证的研究提供了借鉴。八纲辨证本质研究也在血管运动、皮肤电位、能量代谢和环核苷酸等指标变化以及病理解剖等新的指标上继续探寻其物质基础。

这个时期中医证研究在"团结中西医"政策的指导下，在方法上已经采用现代实验方法、应用现代技术和仪器设备，从经验的、自然哲学的域界中踏上了科学的轨道。学者们抱有极大的兴趣和热情投入到证研究中，将当时能用到的研究方法从临床检查技术到实验技术、从宏观到微观、从人体到动物模型无所不用其极，虽得到一些结果但限于当时的研究条件及技术水平，很难触及证的本质。但这个时期证研究为后来证的研究奠定了扎实理论基础和实践经验，为此后的证研究起到一定的引领作用。

3. 20 世纪 80 年代初～90 年代末　20 世纪 80 年代，伴随着证本质研究的呼声越来越高，证的研究向更广、更深、更新的领域进展。进入 20 世纪 90 年代，证本质在进行的同时研究者们也逐渐发现证本质研究的美好前景日趋渺茫，大家在迷茫和困顿中艰难前行。此间证本质研究的存在以下六个特点。

（1）证本质触及的病种越来越多：五脏诸证的本质研究全面铺开。除了先天之本的"肾"及后天之本的"脾"有较多进展，证本质的研究又在"心""肝""肺"拓展开来，并且涉及的病种也相当广泛，在 1980～1989 年间对血瘀证进行研究的病种做统计，仅仅 10 年间就血瘀一证涉及的病种就达 33 种之多。

（2）证本质研究开始由单指标研究向多指标研究过度：廖家桢等从心室功能、血液流变学指标、血浆 PGI_2 及 TXA_2 含量、环核苷酸含量、免疫功能、血浆核酸含量、24 小时尿 17-羟及 17-酮皮质类固醇排出量等七项指标的变化探讨冠心病心气虚证的微观辨证，力求通过多指标的观测来揭示冠心病心气虚证的实质。指标虽多，但许多指标的特异性不强，敏感性不高，并且缺乏动态观察。

（3）参与观测的客观指标遍及不同系统和类别：客观指标涉及了免疫、内分泌、消化、自主神经等多系统，病理生理、生化、分子生物学等多学科，追逐高、新特异指标成为时尚。如李翠娟等通过检索统计了 1989～2004 年间证本质研究结果，发现仅脾气虚证就涉及 151 个变化指标，肺气虚证涉及 143 个变化指标，心气虚证涉及 110 个变化指标，每个证的变化指标几乎都遍及全身各个系统，但没有某一个或某几个指标和某个证有特异性的关系。

（4）提出微观辨证及辨证微观化观点：这一观点是证研究的一大发展。1986 年，沈自尹院士提出"微观辨证及辨证微观化"观点，并给出详细的定义。微观辨证是试用微观指标认识与辨别证，辨证微观化则是探寻各种证的微观标准。微观辨证借助于方药测证可以发现隐潜证的存在，从而弥补了宏观辨证的不足。从微观辨证到辨证的微观化是辨病与辨证相结合的一次飞跃和突破，辨证微观化是历史的必然，使中医特色更具时代特色，并开始在临床尝试推广这种辨证方法，这标志着对证本质的探讨似已转入初步应用阶段。证本质研究继续发展的势头一片大好。

（5）从方剂辨证思路研究：20世纪80年代中期起证研究从方剂辨证思路着手，中医传统一向着重于从证效关系来判别辨证的正确与否，张仲景的"有是证用是方"显示证的存在可由药物验证而确认。肾阳虚证研究便是其代表之一。脏腑辨证必须从人体表现的证候外象入手，因此研究对象都是人，人体研究在取材上有所限制，第一阶段的研究认为肾阳虚证的病理发源地在下丘脑亦只能是推论而已。为要验证调控中心是否定位在下丘脑，第二阶段的药物验证需取材下丘脑，1986年补肾益寿方药有效改善老年大鼠下丘脑双氢睾酮受体亲和力，说明补肾药可直接作用于下丘脑，并成为肾阳虚证定位研究依据之一。

随着某些证的本质揭示得越来越深入，暴露出的问题也越来越多。主要问题有：其一，在证本质研究中，存在着盲目追求指标的高、新、多，出现几乎只要西医有的指标均应用到中医证研究中的现象，缺乏针对性，忽视与中医理论的有机融合。其二，研究结果庞而杂，特异性差，某些所谓的"金指标"的特异性逐渐被否认，甚至有些观察指标出现相矛盾的结果，许多指标可重复性差，与临床证候相关性并不明显，对中医临床辨证的价值十分有限。其三，证本质研究和中医临床研究都是在未对中医诸证进行规范的情况下展开的，如证名不规范，证候的诊断标准不规范等，导致学者间在证研究中标准尺度把握不一致，结果的重复性和结果之间的对比性差。其四，从脏腑辨证思路进行研究虽然推论到病理发源地，但还没有找到具体的与证相对应的实体以及调控中心。其五，忽略了证自身的特性，证具有综合性、动态性、双向性等复杂的特点，证研究需要致力于证自身的特点，借助现代科学手段，用综合研究的整体方法，揭示证所处的机体反应状态，找出其最本质的联系。

几十年来，证本质的研究，虽是"硕果累累"但对证本质的认识没有实质性的进展，人们开始对一味的用现代医学的方法和手段验证和改造中医来开展的证本质研究，能否在中医理论体系的框架之内继承和发展中医药学产生怀疑。究其原因是研究的指导思想存在问题，中、西医学哲学思想基础、思维方式、研究方法的不同，对疾病的认识角度也不相同，硬将两者放在同一层面对比分析，一味地用西医的指标来表征中医的证，不从整体观的层面上来研究中医，而是用还原论指导下的线性思维方式将中医证的归结为某一物质基础，忽视了证的整体性、系统性、恒动性、复杂性、模糊性、时间性，从方法论上来看违背了中医的指导思想，致使证本质的研究没有大的突破。

4. 21世纪—至今 新世纪以来证研究进入了瓶颈阶段，很多学者开始反思，在反思的同时研究脚步并没有停止，一些新方法应运而生，系统生物学方法在21世纪证本质研究中最为广泛，也是大部分学者们认为更接近证候特点、更为客观理性的研究方法。

系统生物学主要借助于高通量的基因组学、蛋白质组学、代谢组学等系统生物学技术来进行研究，对于前期一味地运用还原分析的研究方法寻求证的特异性指标，忽略证的整体性、恒动性复杂性，系统生物学的产生似乎给中医证本质研究带来了转机。学者们期望系统生物学与证本质研究相结合，有望从完整的疾病分子机制角度解释"证""辨证论治"等中医特色的概念，实现证候理论的现代科学诠释。因此，众多学者对"证候基因组谱""证候蛋白质组谱""证候代谢组谱"的构建进行了有意义的探索与研究。王米渠等用基因芯片方法研究中医寒证，发现寒证的基因表达谱有显著差异。李泽庚等运用代谢组学方法研究COPD稳定期肺气虚证及其中药干预的尿液代谢组学特征，发现肺气虚证组尿液治疗前的代谢谱与健康对照组显著不同，其中胆酸、甲羟戊酸、羊毛固醇、钝叶醇等13种代谢物为COPD肺气虚证可能存在的生物标记物。

谭秦湘等对临床上肝郁证患者血清进行了蛋白质组学研究，找出了异病同证的12个差异蛋白。虽然证的整体性、复杂性恰好与系统生物学理论有极大的相似之处，然而，由于尚无系统生物学研究模式的高通量集成技术，特别是对从功能基因组到蛋白质组到代谢物组海量数据的整合存在着巨大的困难，因此对证的研究，目前主要是根据不同的研究目的采用不同的技术，在不同的组学层面上进行系统研究。而且组学本身并非系统生物学，如果没有系统模型为指向，单纯的组学被认为是大规模的还原分析，这样还是又回到了前期机械还原的老路上。可见，系统生物学与中医证候学的特性从本质上并不吻合，因此也不能很好地揭示中医证的本质。

证的规范化研究

证研究过程中发现证候存在着一证多义、一证多方、一证多药的不确定性,对证候研究带来一定的困难,迫切需要对证候进行规范,这种情况引起了有识之士的重视。自20世纪80年代以来,证的规范化研究成为中医界研究的重大课题,研究内容包括证概念的规范、证命名的规范、证诊断标准的规范。其中,证诊断标准是证规范化研究的主要内容,其研究方法包括病证结合、宏观辨证与微观辨证相结合、证候计量化研究、临床流行病学(DME)方法的运用。随着学者们的重视,证规范化也取得了一些成绩,如对脾气虚证的规范,其诊断标准计有中国中西医结合学会虚证与老年病研究专业委员会1982年制订、1986年修订的诊断标准;卫生部药政局制订的诊断标准;研究者个人制订的诊断标准;国家中医药管理局发布的《中医病证诊断疗效标准》;各种中医诊断学教材中的诊断标准等。但由于这方面工作难度较大,目前所取得的成绩十分有限。深究其根源存在着系统方法与分析方法的对立、辩证逻辑思维方式向形式逻辑思维方式转化的极限及证范化不可行性的数学机制等方面的问题,这就使证的规范化研究裹足不前。

证动物模型的研究

证的动物模型研究虽然稍微滞后于证本质研究,但两者实际上是一种孪生的关系。证本质研究向前推进一程,证的动物模型研制便发展一步;证本质研究拓展到哪个领域,证的动物模型研制便尾随其后;哪个证本质研究的最为火热,哪个证的动物造模也就最多。有学者将证的动物模型的研究过程分为4期,即1960~1976年为散在发生期;1977~1984年为方法尝试期;1984~1988年为初步总结期;1988~1990年为实用期。进入21世纪,证本质研究进入瓶颈阶段后,一向把证本质研究结果作为认定为研制证的动物模型属性的基本标准,其结果自然是蹈其覆辙,难有新的进展和突破。

证本质研究、证的规范化研究和动物模型研究是证研究的3个主要内容。证本质研究是证研究的热点,也是中医现代化研究的主要内容。证的规范化研究和动物模型研究是证本质研究过程中的衍生产物,为证本质服务。证本质研究的发展也推动证的规范化研究和动物模型研究的发展。三者相互影响、相互促进,共同扛起证研究这面大旗。证研究走过60年的历程,遗憾的是,至今未有实质性的突破。证研究应在中医整体观、辨证施治等理论的基础上借助与中医有着可通约性的哲学指导思想的学科来诠释、解读中医证。

证研究的现状告诉我们,证研究方面要有所突破,必须以现代科学的新理论为基础,构建一种与中医证理论的方法论相同的理论模式和研究方法,才有可能改变证研究停滞不前的现状。20世纪最伟大的科学创举是建立了揭示微观物质世界的基本规律的量子理论,以及揭示复杂系统中的自组织运动规律的耗散结构理论、研究协同系统从无序到有序演化规律的协同学、用来认识和预测复杂的系统行为的突变理论等。这些理论不但形成了新的学科,让学者掌握了更多的认识世界、了解自然的新途径、新方法,更重要的是基于这些理论提出了许多崭新的科学思想,使科学哲学观发生了深刻的变化。因此,在面对证研究的困境时,唯有尝试找寻与中医学特点一致的学科才有可能实现证本质的研究。韩金祥通过对中医学的哲学基础、理论内涵以及思维方式等的研究,发现中医学与现代物理学有着诸多的联系,尤其是光(量)子理论与中医理论的特征基本一致。人体电磁(光子)辐射是由生命运动的过程中最根本的物质相互作用产生的现象,是有机体的一个固有功能,而中医理论认为"气"是生命现象的根本,通过将电磁场与中医"气"特征进行分析对比提出机体电磁辐射可表征中医的"气"。Popp基于生物系统电磁辐射与物质相互作用的物理机制,在生物系统"耗散结构"本质的基础上提出描述生物辐射行为的相干性理论。相干性理论认为生物电磁辐射可以被理解为众多相干态的叠加,其中每个分量相干态来自于不同的生物单元(如组织、细胞、亚细胞、生物大分子等),这些单元被高度关联起来。它们各自的辐射场之间发生干涉。当生物系统处于逆境，如病变、受伤、外界环境突然变化等时，会使系统本身发生变化，如系统能级结构的变化、激发态布居数的变化等，致使光量子储存能力下降，泄漏出的光量子数目增加。通过探测这些具有量子效应的光量子数，从而探知生物系统自身整体反应状态和外界逆境状况的信息。证是机体在疾病发展过程中的某一阶段的病理概括，是机体病理生理变化整体反应状态的概括，"夫百病生于气也"，中医的"证"也是机体"气"的体现，并基于相干性理论提出中医证是机体电磁辐射形成的量子叠加态，而辨证施治就是调整病理情况下的电磁辐射场量子叠加态，使其转变为健康情况下的状态。量子理论与中医理论的特征接近一致，因此将量子理论相关技术用于中医的研究能很好地体现中医的整体观，对中医证的研究可能更接近其本质。近年来，许多研究者们已经将生物光子辐射检测技术应用到人体健康状态及疾病的诊断中，有望推动证的研究。Joon-Mo Yang 等发现正常人左右手的生物光子辐射强度差值保持平衡，而中风患者左右手的生物光子辐射强度差值不能保持平衡；Inaba 小组研究发现，糖尿病、黄疸等患者血液的生物光子辐射强度远高于健康人；在肿瘤诊断方面，Wijk 等的研究结果显示，随着细胞浓度的增加，正常细胞的生物光子辐射强度下降，而肿瘤细胞的辐射强度上升。这些研究为通过检测生物体光子辐射的变化来研究中医证提供了间接的实验依据，有望推动证候研究的发展。

几十年来中医学术界对证进行了系统、深入的研究，学术触角遍及理论、临床、实验研究的各个领域。然而，证研究却是喜忧参半，喜的是广大学者们不仅在证研究领域做出了一些成绩，摸索出了一些值得沿袭的理论、方法、技术，得出了一些值得借鉴的现象和结果，而且带动了其他相关学科的发展；忧的是"证的本质是什么"我们始终未能触及。但无论怎样，关于证的研究还会深入下去，因为这不仅是历史赋予我们的使命，更是我们现代人传承中医所要解决的课题。

36　证研究的反思

关于证的本质及其规范化研究一直是几十年来中医领域关注的主要方向之一，但迄今为止，仍然未有任何实质性、突破性进展。近年来人们一在思考，此前有关证研究的思路与方法究竟存在什么问题？未来对于证的研究方向究竟何去何从？这是摆在我们面前的重大科学问题。学者孙静云等就此进一步做了梳理与思考。

证本质与寻找特异性微观指标研究的困惑与反思

自 20 世纪 50 年代末迄今的近 60 年间，沈自尹等率先开展从分子水平研究肾阳虚证的本质，到从系统生物学研究肾虚与衰老，再到目前开展的肾藏精与干细胞研究等，其研究"阐明了生、长、壮、老取于肾的生物学基础，提出肾藏精对应于激活内源性干细胞的概念，系统揭示肾精的干细胞内涵，为补肾精用于临床提供实验依据"。与此同时，国内其他研究团队相继开展了五脏本质、阴阳证本质、寒热证本质、血瘀证本质等系列研究，涌现出大量研究结果，但诚如李翠娟等所言："近年来许多学者借助现代先进的科学技术……证的本质进行了深入探讨。但 50 多年的研究并没有取得突破性成果，没有找到证的特异性指标，更不能促进中医理论的创新和发展。"黄龙祥也指出"迄今为止中医药现代化取得的重大研究成果是技术和方法层面的（如针刺麻醉、针灸镇痛、青蒿素、活血化瘀研究等）"，这些评价的确是符合实际现状的。客观上此前的许多研究结果很少得到其他研究团队的重复、验证，所谓的成果并没有对临床产生指导意义。事实上，早在 20 世纪 90 年代，就有学者开始对证本质的研究进行反思，至今有关证本质反思性论文几近百篇。如孙益鑫等撰文提出，证本质研究陷入困境的原因是在其起步阶段就没有注意到研究对象的理论、内容、学术特点和方法的统一，并提出"两种医学理论的不相容""证候对生理生化实验的排拒性"，"证本质的研究首先应引进规范化机制"（包括"证名规范""证候规范"和采用"证病结合"方法）。

在对证本质进行研究的初期，研究者们将研究视角放在探讨证与理化指标的相关性方面，意在寻找可以确立证的特异性微观指标，其间有学者还提出了微观辨证概念。究其目的，无疑是研究者希望突破传统中医辨证论治过程中"识证"这一关键环节的模糊性、经验性等不足，认为在"无证可辨"等情况下更需要结合微观理化指标进行辨证。在现代医学对人体和疾病生理病理研究日新月异的背景下，证本质的研究者们不断引入新的检验指标与方法，探寻那些可作为证本质的标志性微观指标（如细胞因子等）。然而随着研究范围的扩大和深入，此前公认的"金标准"（指反映证本质的特异性指标）呈现出"弱特异性"特点，相同的观察指标也随着观察者的不同而出现相互矛盾的结果。例如，早期证本质研究所提出的肾阳虚证的特异性指标尿 17-羟皮质类固醇在脾阳虚证和胃阴虚证等研究中被发现其含量普遍低于正常人，致使这一指标的特异性大打折扣。

佘振苏曾指出"中医现代化发展战略陷入困难的正是医学界和西方科学界主导的简单性思维，以及在这些思维下产生的人体简单系统模型，即关于人体的还原论模型以及这个模型所隐含的本体论、认识论、方法论和实践论等各种还原论预设"，正所谓"当局者迷，旁观者清"。究其根本原因在于研究者设计证本质研究的指导思想存在不足。中医的证是对复杂生命现象在某一时相的整体性概括，具有宏观特性，往往涉及多个系统、多个层面的指标变化，如将其本质机械地归为某一个微观指标则与中医的整体、动态、天人相应等理念相悖。以"线性思维""因果论"为主导的病因观是现代西医学的基本特征，这与中医重视机体整体状态和动态变化甚至带有思辨特色的思维方式完全不同。因此，寻找证本质"金指标"的理念本质上属于"还原论"思维。回顾证本质研究相关文献，不难看出，为何半个世纪以来人们对证本质研究中理化指标的选择总是跟在现代医学研究之后亦步亦趋，随着研究者研究的越深入越被发现其早已迷失了自我。

病证结合框架下证本质研究的探索与反思

证本质研究的初期仅从证出发，弱化了疾病因素，忽略了疾病本身的特异性导致不同疾病相同证候间存在差异，这给证本质的研究带来了一定的困扰，因而研究者逐渐将证本质的研究定位在现代医学的"病"和中医的"证"相结合的基础上。但是随着研究的不断深入，人们发现，同一疾病在不同患者身上表现出相似的一组证候群，但是可能因为遗传或是环境因素单独或复合致病，从而对相同的药物表现出疗效差异。如有研究表明，具有遗传性因素和具有非遗传性因素的冠心病血瘀证在应用同一方药干预后疗效有显著差异，现代医学将这种现象称之为"异质性"。证亦表现出多态性的特点，同样是脾虚证分别以慢性腹泻及肌肉无力为主要表现，两者可能有根本的不同。由此推断，无论是现代医学诊断之"病"还是中医辨证之"证"均很难进行精确定量测定。如能在现有病证结合思路的基础上，将体质、环境、四时等因素考虑在内，再结合辨证施治结果，形成一个更加精确、细致的研究范围，来探讨中医"证"的本质或会有所发现。诚如是，即使发现了某一"细分"了的疾病范围下的某一"精确"证的本质，也无疑会丧失"证"本质研究对复杂临床疾病诊疗的指导价值所在，背离了证本质研究的初衷。

以效测证研究方法可行性的探索与反思

在对证的研究过程中，人们常采用的一种研究方法是"以方测证""以效测证"或"以效测因"。

贾春华等分别从临床事实、逻辑性及主谓词关系3个方面分析了"以方测证"的不可行性，指出"以方测证法"的使用者没有搞清楚"以病机命名的证候"与"以方剂命名的证候"是不一致的，即不具有同一性。另一方面，我们注意到，人们在采用"以方测证""以效测证"研究时，对方药功效的判定常常相当随意。如由"制何首乌、黄芪、当归、女贞子、锁阳、葛根、远志、石菖蒲"组成的方剂被研究者称为"益肾化浊法"，由"黄芪、续断、党参、茯苓、甘草、当归、川芎、白芍、细辛、秦艽、独活"组成的方药被研究者认为是"补益肝肾法"。

临床患者所具有的"证往往并非纯粹意义上的单一证，而是多兼有他证"，这种现象为复合病机转化网络。临床许多病证皆以复合病机为主要特征，客观上，证的复杂性（如动态、时空）远非某一治法的方药所能应对，复法组方辨治通常能够提高临床疗效。如临床某患者被判断为肾阳虚，往往夹有不同程度的其他脏的阳虚或气虚，寒、湿、水、饮、血瘀亦或多或少有不同程度的存在，所以肾阳虚状态下兼夹、复合其他病机的情况是多样的，因此，以补肾阳方药治疗有效所测出来的证必然难以全面地、真实地表明患者当前的全面真实的证。

证的诊断标准化、规范化研究的问题与反思

相对于证本质研究而言，人们对有关证的规范化的必要性似乎疑义不多。此前，国内中医领域制定了一系列的证候诊断（辨证）标准，这些标准多从证候层面出发，设立主症、次症，并依据证候对"证"确立的贡献度而制定不同的量化分值，这种方法多年来一直被作为临床试验研究的主要方法。但仅以某些特定证候信息（症状+体征）对某一证的贡献度而言是始终难以确立的科学问题。如姚魁武等运用Logistic回归分析考察不同证候信息在冠心病、高血压病、脑梗死三种疾病中贡献度大小，结

果显示，相同证型在不同疾病中表现不完全相同，不同证候对于血瘀证诊断贡献度也不相等。近年来李建生等在文献研究的基础上，综合临床调查研究及专家咨询问卷分析结果，采用医学统计方法、自适应模糊推理系统技术及德尔菲法建立了常见肺系病证诊断标准，每种疾病的"证"诊断标准分为虚证、实证和兼证三类，依据证候的权重与数量的多少确立其诊断标准，但其确立依据的文献和临床资料的可靠性尚需要在临床实践中反复验证，其标准中重点针对单一"证"，而对复合"证"如何判识则未涉及。

现有"证"的诊断标准对于那些证候不典型或无证可辨，尤其是拥有复杂证候群的患者而言很容易失去其诊断价值。因此，证候信息群对"证"的诊断意义并不能靠简单地判别其"有或无"或是"不同权重"的累计就可确立。事实上，中医判识证的方法及其影响因素都很多，除了不同疾病（且临床许多患者通常是呈现出多病杂陈的复杂疾病状态）本身的影响外，还受到不同体质、气候、地理环境、时间、年龄、性别等因素对患者机体产生的不同程度的影响，患者可表现出复杂的证候群，其证候群间的轻重、主次、标本和先后各异，这就呈现出两种相反的事实：即使依据规范的诊断标准所辨之"证"相同，临床证候信息组成未必相同；即使临床证候信息相同，所辨之证未必相同。那么依据此前的相关"证"的诊断标准而进行的新药临床试验和中医临床科研过程中所获得的结果和结论的可信度和可重复性无疑都会大打折扣，事实上也正是如此。

此外，同一"证"的诊断标准在不同版本的诊断指南中存在诸多不同的内容，不少研究者在证规范化研究过程中对"证""证型"与"证候""证"与病因或病机的概念表述不清及概念之间的逻辑混杂等现象，例如病机与证素之间所存在的逻辑矛盾。正是缺乏对这些中医基本概念的规范，造成了在此基础上的一系列研究的可重复性差及缺乏有效验证、不被公认，因此，首先需要明确"证""证候"及"病机"的概念。

引用系统生物学方法与技术开展证研究的新探索

由于系统生物学在医学中的应用体现在重视功能性研究而不再是简单的结构性研究，这与中医思维的契合度较高，因此，近年来研究者常将分子生物学水平的研究方法比如代谢组学、蛋白质组学等作为证本质研究的新思路、新方法。

近年来，不少学者分别从基因、蛋白质组学及代谢组学等方面对"证"的本质进行了新的探索，获取了大量的组学数据，但不少研究结果只是更进一步揭示了"证"本质的复杂性。如若仅仅开展这种某证存在某组学变化的研究，也不过是大规模的还原分析过程而已，这与此前还原论指导下探寻金指标的研究思路并无本质上的差异。进而，如何更为系统地比较、分析、整合及验证这些数据才是关键所在。李梢等从"关系-网络-功能"的角度，以"信息整合-计算建模-产生假设-实验验证"研究新策略，构建基于"神经-内分泌-免疫网络（NEI）"相互作用的中医寒证和热证网络模型，并指出寒证和热证网络具有复杂网络的特点，证候的形成并非单一因素作用的结果，而是多因子的特定组合紊乱所致。这种研究思路与方法为今后开展更多更细致有关证本质方面的研究带来了一定启示，其关键在于其研究立足于基本病机层面。

中医引用新技术新方法开展证本质的研究应该遵循其自身独特的视角，中医最核心的基本理论是"四时五脏阴阳"，在中医视角下人体生命和疾病现象的最基本分类是五脏、气血、阴阳、虚实、寒热、津液等，对证的研究应从中医的整体（如八纲之阴阳、虚实、寒热等）层面出发，再细化到五脏之阴阳、寒热、虚实等，同时运用复杂性科学研究方法，才有可能揭示中医视角下的生命现象和疾病本质。

有关证研究中两个关键科学问题

1. 从本质与现象的哲学关系看证的研究思路 面对疾病状态，有些证本质的研究者认为，表现于外的一组证候被认为是表象，而发生于体内的微观指标是本质，如细胞因子紊乱被认为是阴虚证本质。究竟何谓"证之本"、何谓"证之标"是需要首先明确的基本问题。对此，王庆国等提出，"在证候研究过程中，应时刻不忘中医理论形成过程中所做出的本体论承诺，理解它是如何应用虚构来弥补认识论的欠缺，我们的思维需要规范，本体论的承诺与本体论的事实是不同的，它们是构建理论体系的两种不同的方法"。

众所周知，中医和西医是从不同视角认识人体生命现象（包括健康与疾病）。亚里士多德的"理念主义本质观"和"经验主义本质观"很好地阐明了中西医诊疗过程中思维方法的区别所在。与理念主义本质观相一致，西医将追求无限细化的微观指标作为事物之本，以期得到内在本质与外在表现相统一的绝对对等关系，而中医通过司外揣内，取类比象探知事物的本质，此本质与物质基础有所不同，而是特定环境下事物的特有属性，用中医理论的术语解释就是"阴阳""寒热""虚实"等。证反映的是患者某一时象的整体情况，这个整体情况既包括外在的证候群，也包括内在的微观指标群的变化，这一特质必然对"证"本质研究具有一定的指导意义。

视角决定所见，对于人类生命活动或疾病状态，从不同的视角必然有不同的所见。现代科学技术使得中医认识人体健康与疾病问题的深度和广度大大得以拓展，无论是表现于外的证候信息还是机体内部微观的分子、细胞与组织生理、病理信息，在中医视角下都是表征而非本质，依据外在的证候表征可以进行阴阳、寒热、虚实分类，同样内在的微观指标表征也可以进行这种分类，而并非一种表征是另外一种表征的本质。即便是研究发现某个微观指标或指标群与某证具有高度关联性，但也不能说前者是后者的本质，而只能是后者的表征之一，对于某证的不同表征之间并无孰为标孰为本之别。

2. 从临床辨证论治需求看从证的研究到病机辨识研究的必要性 中医所谓"辨证"，本质上是叶天士所谓"识证"，张仲景所谓"随证治之"中的"随证"充分体现了"证"具有动态变化特征。先贤们的这些认识，本质上正是面对患者当前情况进行病机分析的过程，也就是临证首先要进行"病机辨识"，这个过程不仅包含了思辨特色，也包含了不同水平中医的个性特色。无疑，无论是从微观层面探寻"证"的本质还是基于证候信息确立"证"的诊断标准的研究目标，都不应该也不可能将"辨证"（或说"病机辨识"）的过程变为一种僵化的模式，否则，任何研究都必将失去中医的原本。

中医之"证"在内涵上必然呈现出阶段性、复合性特征，而病机辨识则始终关注病证中病机变化过程的连续性。就张仲景所说"见肝之病，知肝传脾，当先实脾"而言，如依据现有脾虚证诊断的规范标准，很难实现其"当先实脾"的用药依据，但依据病机辨识思维则是自然而言；或如对于某患者长期咳嗽久治无效的情况下医者改用逍遥丸反而取得上佳疗效，这同样不可能从证的本质或证的诊断标准中获得依据。反观近年来人们以古今名医病案为研究对象，采用多种数据挖掘分析方法，试图全面揭示出名医的真实经验，但所有的统计分析结果都不过是一种僵化了的数据，而不是名医诊疗过程中活生生的诊疗思维。总有不少结果难以与脉案中所提示的证候信息对应匹配。

中医临床强调要善于思辨（也即进行病机辨识的过程），对于提高临床疗效非常必要，在面对临床多证复合并见或无证可辨，或对于"大实有羸状""至虚有盛候"等真假证的情形下都尤为重要，这些复杂情况都不是此前"证"的本质或"证"的诊断规范化研究所能够解决的难题，这种中医诊疗疾病过程中"思辨"过程才是"真实的中医临床世界"。现有的"证"的诊断规范标准事实上只能是"纸上谈兵"，而被"束之高阁"，没有任何临床医生也包括这些规范标准的制定者们会按照这些标准来完成其临证理、法、方、药的全过程。

通过回顾与反思几十年来中医有关证的研究概况，无论是证本质研究还是证规范化研究，都存在诸多问题。凌昌全面对证候有关研究存在的问题曾感叹道："以未知研究未知，在科学研究中是犯忌的。"

我们并不反对学界继续深入开展这些研究，但在研究思路与方法上需要更多的总结、反思与讨论，要尽快厘清中医基本概念、术语的内涵与外延，全面、系统、客观地对此前几十年来证的研究进行总结，梳理研究过程中的成败得失，而不是盲目嫁接新技术、新方法。对证的研究应提升到对中医基本病机研究层面，比如阴阳、寒热、虚实、气血层面，开展病机辨识方法学研究较之于"证"的本质和规范化研究对临床更具有实际指导意义。研究要"从上而下"，从共性到个性逐渐深入与细化，引入复杂性科学、系统生物学等新技术、新方法是中医证研究的重要思路，但要"为我所用"，始终清楚有关证的任何研究本质上都是中医基本理论和思维基础上的研究，始终以能够切实指导临床实用为归宿，而不能因为结合或借用了其他学科的思路、方法和技术而迷失了自我。

37 证概念争议的问题

自 1955 年任应秋将辨证论治作为现代中医学固定术语提出并加以论证，至今有关"证""证候"概念的争议几乎从未停息，近年来争议更为激烈。学者邢玉瑞认为，回顾有关学术争鸣的基本概况，分析争鸣的原因，进一步明确"证"概念的内涵与外延，可谓中医学术发展的重大问题。

证概念的内涵

内涵是指对事物对象本质属性或者特有属性的反映，通常采用定义的方法加以揭示。关于证概念的内涵，当代学者从文字学、文献学、学术史等多角度进行了探讨，提出了各自不同的看法，有关"证""证候"的定义多达 30 余种，归纳起来可分为以下 5 个方面。

1. 证与证候为疾病阶段本质说 证，即证候，是对疾病过程中一定阶段的病位、病因、病性、病势及机体抗病能力的强弱等本质的概括。这是目前被普遍认可的对证概念的理解和认识，被 1～9 版高等中医药院校教材和许多专著所采用。如孙广仁主编的《中医基础理论》教材即说："证，即证候……证候是病机的外在反映，病机是证候的内在本质。"王天芳主编的《中医辨证论治学》说："证，又称证候……是对疾病发展过程中某一阶段的病因、病位、病性及病势等所做的概括，表现为一组具有内在联系的症状和体征。"韦黎认为证候是通过望、闻、问、切四诊所获知的疾病过程中表现在整体层次上的机体反应状态及其运动、变化，简称证或者候。徐云生认为证是指证候，是人体在疾病状态下某一时刻发出的信息总和。郭蕾等采用系统科学"状态"的概念对中医学证候概念的内涵进行诠释，提出证候是人体生理病理反应状态。近年来受到广泛关注的证候要素的研究，基本上也持此观点。

2. 证为临床证据说 秦伯未明确将"证"解释为"证据、现象"，他指出辨证论治的意义：辨是分辨、鉴别，证是证据、现象，论是讨论、考虑，治是治法，就是治疗的方针。方药中等也认为中医学所谓的"证"，就是判断疾病性质的各种证据。凡是与疾病有关的各种因素，例如患者年龄、性别、平素健康状况、直接病因、发病季节、气候、时间、地域、临床表现、病程、治疗情况等，均属于中医学中"证"的范围。综合分析上述有关的各种证据，对不同患者的疾病，作出不同的相应判断，这就是"辨证"。他把天时、地理、体质等诸因素及疾病临床表现统统归入证内，融天、地、人、病于一炉，使"证"成为一个复杂的庞然大物。

3. 证与候同为外征说 此说认为证与候为同义词，均指疾病的外在表现。如符友丰较早指出张仲景所说的脉证，脉是脉象，证指证候。患者诉述的症状，中医称为"证"；医生诊查所见的体征，中医古称"候"，证候则是症状、体征的同义语。张效霞通过对文字、经典著作的分析考证，指出"证"是指包括症状、体征在内的各种临床表现，"候"是指征候而言，乃是疾病表现于外的临床征象。"证"与"候"皆是指临床现象而言，故晋代医家将"证候"并称作为一个专有名词来使用。朱敬等认为，"证"应该恢复其古医籍中"症状、征象"之本义，中医历来是辨"证（症状、体征）"求因、辨"证"求病，在这一点上，中医的科学性与现代医学并无二致。

4. 证与证候本质、外候不同说 大约从 20 世纪 90 年代始，随着人们对辨证论治认识的深化，有学者提出证、证候概念的区别问题。赵国平较早讨论了证与证候的异同问题，认为证是证候的病机概括，证候是证的外在表现，两者是现象和本质的关系。李庆生等认为证是疾病演变过程不同阶段的本质反映，是由疾病在此时此阶段的病机决定的，由具体的病因、病位、病性所构成，反映着一定的病势。

证是通过证候表现出来的。证候是由有一定规律的、相关的症状组合而成的。辨证，就是通过辨别证候，揭示其反映和代表着的证，以把握疾病在一定阶段和条件下的本质变化。《中医药常用名词术语辞典》和《中医药学名词》明确将证与证候作为两个概念，证指对疾病过程中一定阶段的病位、病因、病性以及病势（机体抗病能力的强弱）等所作的病理概括。是对致病因素与机体反应性两方面情况的综合，是对疾病阶段性本质所作的结论。证候指证的外候，是临床所表现的具有内在联系的症状、体征。由此，证候也可理解为某证的临床表现或诊断标准。衷敬柏等提出证是生理学及病理学概念，不是诊断学术语。证既有健康之证，也有疾病之证。疾病之证是中医病机学所揭示的藏于内的特定病理变化，包括了病因、病位、病性、病势等内容，是决定临床表现的内在依据。换言之，证即病机，是临床辨证的对象。证候以一定阶段病机为基础、由一组可被观察到的外在表现所构成，是机体内因和环境外因综合作用下的机体整体反应状态，具有与时空相关联的特征。病机与证候呈现对应、非对应、反对应等复杂的非线性关系。陈士奎认为证是对机体在疾病发生发展过程中某一阶段的病因、病机、病性、病位、病势的理论概括，是对患病机体整体（生理、病理）状态的中医辨证诊断。即证是反映证候本质属性和病因病机的中医学概念。证候是机体在疾病发生发展过程中某一阶段出现的互相关联的症状、体征、舌象、脉象组合的理论概括。即"证"的临床表现情状，包括症状、体征、舌象、脉象等的特征，称之为"证候"。一个是现象（证候），一个是本质（证）。

5. 证与候意义不同说 与上述认识有所不同，王永炎提出证候是一个非线性的复杂系统，证是指对疾病所处的一定阶段的病机概括，或非疾病机体的一定阶段亚健康状态的概括；候是指这种病机或状态的可被观察到的外在表现。即强调了"候"的外显性征象特征，与症状和体征同义；"证"则强调其内隐性特点，是产生"候"的内在原因。刘保延等提出"证候"是中医从治疗角度对人体运动状态和方式的概括和描述，属于认识论的范畴。其中"证"是中医对客体运动在空间上所呈现的形状和态势，即客体临床表现——"症"的概括和描述；"候"是中医对客体运动状态在时间上所呈现的过程和规律的概括和描述。"证候"则是证和候的总括。它概括描述了客体运动在一定时空中的状况，具有"动态时空"的特征。

由于证与证候本质、外候不同说，避免了把证与证候等同起来所造成的证与证候既是现象的，又是本质的，同一术语具有两种截然不同、彼此矛盾属性的弊端，使辨证论治的理论得以完善，故近年来，大多数学者倾向于赞同证与证候本质、外候不同说。如王键主编的第10版《中医基础理论》教材认为：证是病机的概括，病机是证的内在本质。证具有个体差异性、时相性、空间性和动态性特征。证候，即证的外候。李灿东主编的第10版《中医诊断学》认为，当代中医学约定"证"是对疾病过程中所处一定（当前）阶段的病位、病性等所做的病理性概括，是指机体对致病因素做出的反应状态，是对疾病当前本质所做的结论。"证"实际包括证名、证型、证候、证素等概念。但在中医诊断思维的应用中，将辨证与辨机相并列，则有悖逻辑。

由于辨证论治被视为中医独具特色的诊疗模式，为使这一模式不被否定，只好人为地对"证"加以规定。如蔡晴丽等提出有关证的相关概念可以约定为：病变过程中所表现出的各种具有内在联系的症状、体征及有关病理信息，应称为证候，可与相应的证联系起来，具有复合性、主次性、相关性。证是对病变当前阶段机体整体反应状态的病位、病性等病理本质所作的概括，具阶段性、概括性及诊断意义。成肇智研究认为，纵观历代中医文献，"证"的本义和首要内涵是用作诊断凭据的症状、体征等临床信息。由于中医大力提倡"辨证论治"，竭力拉大"证"和"症"两个同源同义字字义的距离，把"证"的诠释从疾病的现象——症状、体征等有意识地导向疾病的本质——病机，由此引起了证概念的歧义。他认为所谓证候，简称"证"，泛指医生收集到的可用作中医诊断凭证的有关患者的信息。梁茂新明确指出，现实的证与病机是表义相同的重合术语，若对其继续双重承认，中医理论和诊疗体系将无法摆脱术语的混乱；若必须对二者进行取舍，割舍"证"则辨证论治的提法必然消亡；割舍病机，病机理论悠久而实用，针对病机提出的"审机论治"必毁于一旦。由此看来，如何准确地表述中医临床诊疗特色，并建构逻辑自洽的诊疗理论体系，还尚需中医学界深入研究。

证的形成因素

若暂且将证规定为对疾病过程中一定阶段的病位、病因、病性、病势及机体抗病能力的强弱等本质的概括，证候是证的外在表现。那么，证的形成因素又有哪些？当代学者认识也并不一致。

1. 人体内外诸因素综合论　此说将证视为疾病、人体及其所处时空环境的整体反应。如韦黎认为证候在时间和空间两方面反映了疾病过程，包括了疾病表现上的连续性、因果性、相互依存性关系。其"整体层次"包括人身整体与"天人相应"两方面，是疾病在生物、心理、社会（自然）因素作用下的总结果，是自然流露的疾病外在表现的总和。李庆生等认为证是各种相关因素（如治疗、邪正消长、患者体质、外界环境等）对病的根本（基本）矛盾的影响在一定的时间、阶段、条件下的汇集点，是该病在此时此阶段的主要矛盾，是疾病在不同阶段的表现形式。黎敬波认为证候具有病因病理、病势、疾病发展趋向、体质、精神情志、环境及饮食劳逸等多重含义。匡调元认为"证"是机体在致病原因和条件的作用下，整体体质反应特征和整体与周围环境包括自然界与社会之间、脏腑经络与脏腑经络之间、细胞与细胞之间，细胞与体液之间相互关系紊乱的综合表现；"证"是生命物质在疾病过程中具有时相性的本质性的反映，是一种以临床机能变化为主的整体定型反应形式。衷敬柏等认为证候是机体在一定阶段内对多种内外因素共同作用下的综合反应，证候组成部分与证也可以无关，而与特定的时、空、人相关联，即中医学的"因时、因地、因人"三因的依据。宋剑南认为，证候是通过四诊手段获取的机体在某一时空条件下对各种内外因素（包括机体生理功能及生物、化学、环境、精神、气候等各种致病因子）的整体性反应而呈现的生理、病理信息的综合判断结果的表述。上述表述均认为证是处于一定环境下的人体对疾病的整体反应，证的形成因素包括了疾病及其发展阶段、患者的体质、心理状态、患者所处的自然与社会环境等。

2. 疾病本质因素论　杨维益等提出构成证的主要要素包括病因、病性、病位、病机、生命物质（病理产物）和症状6类。它们可以单独或数者组合构成中医的证。而体质、气候、地理环境、时间、年龄、性别等因素与疾病发展有固定的规律不同，它们的变化加上它们之间的组合千变万化，规律性不易寻觅。严格来说，它们是辨证论治时的重要参考资料，不是疾病在发生发展过程中必然出现的因素，证的内涵如将它们包括在内是欠妥的。田代华对形成证候的各种要素分析后认为，体质、病因、病位是形成证候的三大要素。黄延芹等也认为把影响疾病和证形成的各种因素，当作证所包含的内容，无意之间扩大了证的内涵，失之过于宽泛。

虽然对体质是证的构成要素还是影响因素，不同学者的见解并不一致，但此说总体上力图将构成证的主要要素与影响因素加以区别，以使证的构成要素的论述与证的定义更加吻合。

关于证形成因素的上述两种不同认识，进而会影响到对辨证论治方法的表述与实施等。如果说证是疾病、人体及其所处时空环境的整体反应，如感冒患者，由于其体质及其所处地域环境、发病季节不同，而表现出某一种证，那么相关因素就已经体现于辨证之中，临床只要做到准确辨证，着眼于证治疗就可以了，所谓"三因制宜"也就是针对疾病而不是证，同时对辨体论治说形成了挑战。倘若证仅仅是疾病本质因素的反映，体质、时空环境诸因素被排除于所辨之证以外，那么"三因制宜"就是针对证的一种处理措施，由此又推演出一些学者所提出的"同证异治"的问题。

证概念的外延

外延是指具有某种本质属性或者特有属性的事物的对象范围，通常采用划分的方法加以揭示。由于划分前提的不同，也可以有不同的分类方法。

客观事物的形成，一般都循着有秩序分层次的自然结构法则，中医学对病机的概括也有其自身的层次性，往往是从外延较广、内涵不具体逐渐向外延较小、内涵具体不断演进。八纲辨证中表、里、寒、热、虚、实、阴、阳，是第一层次的病机概括，也称为核心证，它们只是辨证过程的中间产品，而不是一个最终的诊断。气虚、血虚、阴虚、阳虚、气滞、气逆、血瘀、湿热、痰浊等则属于第二层次的病机概括，也可以称之为基础证，其内涵较第一层次具体，外延也有所减小，辨证意义相对比较明确，基本上能据此提出一个较为具体的治法。临床上气虚又可分为心气虚、肺气虚、脾气虚、肾气虚、胃气虚等，此则为第三层次的病机概括，它较第二层次的病机进一步细化，其外延最小，内涵最为明确，比较全面地概括和反映了阶段性病理本质的各个方面，能够借此提出具体的治疗方案，遣方用药。就此而言，证大致可划分为核心（抽象）证、基础证、具体证。尹必武等即将证候划分为3个层次，分别称之为纲领证候（又称"核心证"）、基本证候、施治证候（又称之为"具体证"）。其中"纲领证"是病证性质和类别的划分，"基本证"是对病证病理改变基本状态的认识，"施治证"则是证候具体定位性病理改变本质状态的全面概括。桑荣霞等则认为"证"的含义有两个方面：辨证论治时所得之"证"，是对患者当时的病位、病性或病理的综合判断，即病的目前正邪斗争反应状态，也就是医生要治的对象。作为纲领的"证"，是中医的最基本的病性或病理概念。

另外，刘保延等从人体健康状况的角度将证候分为健康人证候、亚健康证候和疾病证候3种。同时认为如果将约束条件从某一患者、某群患者到人群的转变，由于对客体抽象概括程度上的差异，则证候可依次划分为具体证候、类证候与理论证候。

综上所述，由于对辨证论治的核心概念证的认识不统一，势必造成对辨证论治理解与临床应用的混乱。如秦伯未认为"辨证论治是中医普遍应用的一个诊疗规律"。危北海称"辨证论治是中医理论的精华"。王天芳认为辨证论治是中医认识和治疗疾病的基本原则和方法。赵洪钧等认为辨证论治本身不是理论，它只是对理论的运用。辨证论治是按照中医理论，靠望闻问切所得的信息，做出诊断并定出治则、方药的思维过程。第10版《中医基础理论》《中医诊断学》教材称其为思维和实践过程。这里诊疗规律、原则和方法、理论精华、思维和实践过程等辨证论治的属概念之间无疑会产生矛盾。究其实质，辨证论治是中医临床的一种诊疗方法或诊治疾病的思维方法，与西医相比较而言，是中医学的诊疗特色。

38　表观遗传的肿瘤免疫及其证本质

表观遗传机制既是基因组稳定性的保证，又是中医疾病证候多样化之根源，也是肿瘤中医辨证论治之微观立足点；而肿瘤微环境是中医肿瘤辨证论治之物质基础，两者均与肿瘤细胞的免疫逃逸密切相关。肿瘤的发生取决于表观遗传定义的肿瘤微环境免疫，表观遗传驱动的肿瘤免疫位于肿瘤形成早期，而且肿瘤微环境中可逆的表观遗传状态支持肿瘤细胞可塑性，因此肿瘤微环境及其表观遗传机制在肿瘤发生机制中发挥了决定性作用。表观遗传机制是联系中医证本质和肿瘤微环境之间的纽带；将表观遗传学引入中医证本质的研究，有望成为中医现代化进程中一个较有前途的关键切入点。学者马萌对表观遗传的肿瘤免疫及其中医证本质做了探析。

随着人类基因组计划的终结和基因测序技术的推进，医学科学家才意识到经典遗传对疾病的贡献远没有想象的那么大。基因组学的发展虽然为疾病遗传因素提供了新见解，但也反映了"基因决定论"的局限性与先天不足。尽管蛋白质编码基因出现的致癌突变记录业已完成，仍然只是揭开了肿瘤基因组冰山一角。在表观遗传水平下，正常细胞能够在多细胞生物体中被重编程并以精确方式来发挥作用，而肿瘤细胞会趋向于转变成为单细胞生命形式。细胞命运决定因子 DACH1 作为一种潜在的抑癌基因，通过抑制 YB-1 介导致癌的转录与翻译，而组蛋白去乙酰化酶 HDAC 与位于细胞核内高度保守的 DACH1 结合，抑制其活性。已有研究证实肺癌中 DACH1 甲基化模式的改变促成了细胞的增殖和迁移。因此，细胞命运决定并不在于基因本身，而在于处于绝对优势的非 DNA 编码区域。DNA 反复重复区域也与肿瘤有着明确的关系，如转座子异染色质形成、微卫星不稳定等。而且，与生物进化程度密切相关占基因组序列绝大部分的非编码调节基因组中突变频率几乎是编码区的 2 倍，其在驱动肿瘤发生中发挥的作用成为当前肿瘤研究关注的新动向。组蛋白修饰和 DNA 甲基化等调控机制沉默转座元件并维持基因组完整性，各种表观遗传修饰的变化以不同的层级和方向调控蛋白表达，不但直接调控肿瘤细胞重编程，还间接参与了对肿瘤微环境的重塑。

肿瘤微环境中的免疫 T 细胞耗竭与 DNA 甲基化过程密切相关，而且地西他滨能逆转 T 细胞这种彻底耗竭的状态。表观遗传是控制由基因组序列信息到蛋白表达以及蛋白和细胞功能的大门，是后天因素以及环境与人体信息交流的唯一途径。表观遗传学自然成为后基因组时代生命科学研究的必然选择，肿瘤发生机制以基因为中心的视域亦转向对表型的深入研究，免疫系统自然被认为是一个解析表观遗传学调控机制的理想模型。不同于以往任何方式的肿瘤治疗，肿瘤免疫及其表观遗传均靶向于肿瘤微环境，解码两者之间的关系有望为肿瘤免疫治疗开辟新途径。虽然表观遗传调控并不具有抗原特异性，但其作用的靶点却可以是特定细胞类型的特定基因座位，及其在特定时空下的行为表现，反映了另一种全新层次的调节方式与途径，对寻求发展新型免疫干预手段意义非凡，并为免疫学研究开拓了一个新领域。因此，深入研究表观遗传驱动的肿瘤免疫，可能是打开肿瘤微环境免疫抑制的快捷方式，成为探索肿瘤发生以及肿瘤治疗的一个新里程碑。

肿瘤免疫中医辨证论治之表观遗传学本质特征

表观遗传机制可以缓冲环境变化，得以对极端环境条件作出塑性响应，在一项对胰腺癌转移研究中，并未发现任何驱动基因突变，却观察到了大规模的染色质重编程，在许多染色体域中 H3K9me3 的水平也发生了变化 2018 年 12 月 13 日，《Cell》同期在线发表了两篇来自不同课题组有关细胞命运决定的相似研究，相互补充、互为支持证实了长链非编码 RNA 调控对早期胚胎细胞命运决定的关键作用。人类流行病学研究长期以来指出饮食、环境在改变多代遗传程序中的作用，也会引起表观基因组的深刻变化，导致人类疾病。肿瘤是常见表观遗传疾病之范例，正是基于环境、饮食等因素对表观遗传信息的调节。表观遗传学已经成为后基因组时代生命科学研究的前沿和热点，而且免疫细胞之分化、功能表达与表观遗传学的联系密切。可以说免疫系统的进化过程与表观遗传密不可分，肿瘤基本上是一种表观遗传病。中医阴阳学说之现代生物学基础完全在于表观遗传调控的变化，表观遗传修饰的多样性又决定了中医证候的多元化，表观遗传信息之可塑性及稳定性特点又成为中医辨证论治的立足点。

表观遗传学是指在生存环境、生活方式、饮食习惯、七情等因素之大背景之下，论及决定细胞时代间基因组转录、记忆与 DNA 序列改变无关的信号、介导者和机制的学科。表观遗传决定基因的表达方式与水平，突出了理解基因型与表型之间的因果联系，其本质是基因表达的选择性以及基因表达的诱导与记忆。基因本身的重要性不言而喻，但其功能的激发与关闭则是表观遗传调控的对象，并由此来控制基因的表达水平。表观遗传修饰是生命现象中一种普遍存在的基因表达调控方式，健康表观遗传稳态是确保高等生物发育过程中细胞分化与谱系化正常开展所依据的优态基因组表达的必要前提。基因组表观遗传信息界面的异常是肿瘤发生的重要病因、病理学机制，表观遗传事件通过对 DNA 和组蛋白的共价修饰，以转录的 RNA 和翻译的蛋白方式，调节和功能化地展示编码在 DNA 序列中遗传的结构信息，继而产生在多维时空多样化的表型，亦即染色体的改变所引起的稳定的可遗传的表现型。

表观遗传学与中医肿瘤证候的相关性值得进一步深入研究，而且表观遗传学只有在肿瘤微环境中才能起作用，探讨肿瘤表观遗传学及其中医证本质，离不开肿瘤微环境。肿瘤微环境是中医辨证论治之微观物质基础，是表观遗传性的改变而不是经典遗传性变化，是大多数分化进程的基础，因此，干预肿瘤微环境已成为当今肿瘤研究的一大热点。肿瘤中医辨证论治的实质就是立足于表观遗传学修饰可逆性特征，来重塑肿瘤微环境，诱导细胞分化、抑制重编程程序，阻断其恶性循环以达到控制肿瘤进展之目的。既往证候生物学基础研究中，侧重于还原论、单基因、单靶标的思维方式并不能体现证候的整体性、特异性、即时性等特点，难以阐释其多基因、分子网络靶标之内涵。从基因组学到表观遗传学再到目前的表型特征，与中医学思想不谋而合，系统生物学发展为中医证候学的研究带来了前所未有的契机。当前功能基因组学、转录组学、蛋白组学、表型组学等研究技术与方法的全面展开，不仅能客观反映整体变化的特征，而且适合于中医多靶点、多系统的整体性研究，有望在中医证本质的研究瓶颈中取得突破。中医现代化是在中医传统理论的框架下，利用现代生物学原理与技术，由宏观向微观、由"经验"至"科学"纵深发展的一个过程，而在这一进程中，应始终秉承"创新而不离宗，继承而不泥古"这一宗旨。

表观遗传机制在肿瘤免疫逃逸中发挥了至关重要的作用，表观遗传重塑目前被认为是最有前途的肿瘤防治新战略，不是通过改变基因本身的结构，而是改变基因转录之微环境来调控基因活性，以决定其表达水平，进而影响细胞命运决定。而且，肿瘤细胞还善于劫持微环境中各种已有的表观遗传机制，使得细胞产生更有利于癌变的各种表观遗传变化，以驱动肿瘤异质性。这些思维方式与中医论治疾病的思路不谋而合，表观遗传学对基因-环境-生活方式引发多种疾病的研究进展印证了中医学天人合一之整体观念的精辟论述。因此，通过中医辨证论治的干预措施，完全可以重塑其表观遗传性状的表达，立足于表观遗传机制，来改变基因的表达方式。通过药物整体干预，以表观遗传因素重塑机体内环境与肿瘤微环境，诱导肿瘤细胞进一步分化。肿瘤中医证本质与表观遗传学不谋而合，都是立足于机体内外环境，尤其是肿瘤微环境之下。而表观遗传学机制又赋予了证候的稳定性与可塑性，因此，肿瘤微环境及其表观遗传机制有望成为中医现代化较有前途的切入点。

机体内环境之肿瘤微环境免疫及其阴阳属性

《圣济经》云："阴阳妙本，性有燥湿，通天地为一气。自其定位言之，则寒暑燥湿风火，天之阴阳也，三阴三阳上奉之。木火土金水，地之阴阳也，生长化收藏下应之。"《素问遗篇·刺法论》云"正气存内，邪不可干"。中医与免疫的关系由来已久，中医的天人相应和辨证论治特点及其基本理论无不深刻吻合了现代医学表观遗传定义的免疫特征。天人相应是表观遗传机制的立足点；阴阳生克基本理论体现了机体内免疫系统免疫平衡；同病异治、异病同治的辨证论治原则反映了疾病免疫治疗的本质特点。中医辨证有阴阳之分，而免疫亦有阴阳之别，体液免疫属阴，细胞免疫属阳。中医辨证论治的目的即为重塑肿瘤微环境中的免疫反应，解除免疫抑制。肿瘤的发生和发展是多个遗传因素和遗传环境共同作用的结果，肿瘤微环境是中医辨证论治的物质基础，其重要性在于不但是是肿瘤免疫治疗的出发点，也是表观遗传修饰的发生地，其中的效应性免疫与调节性免疫失衡是肿瘤微环境最明显的特点。机体免疫系统与肿瘤微环境中的免疫应答不协调，从而对于肿瘤微环境中的肿瘤细胞抗原不能有效地清除。因此，在肿瘤的发生发展过程中，肿瘤微环境中的免疫抑制状态发挥了决定性作用。而肿瘤微环境的免疫抑制状态又由表观遗传调控，与其表观遗传修饰紊乱密切相关，两者相辅相成，内外和合相互促进，推动肿瘤发生、进展乃至转移。

与中医强调机体内环境阴阳平衡一样，在免疫系统内部也总是在寻求达到一种平衡状态，如免疫激活与免疫耐受之间的平衡、Th17辅助细胞与Treg调节细胞之间的平衡等。中医调控免疫系统的魅力在于其双向调节作用，其方向则完全取决于机体内环境的工作状态。在机体免疫系统低下时，实施激活免疫的正向调控，如抑制PD-1等；在免疫系统异常激活亢进时，则实行抑制免疫的负向调控，如激活PD-1等。中医辨证论治肿瘤的理念，正是从整体出发，立足于表观遗传机制重塑肿瘤微环境，非特异性地恢复机体的免疫水平，诱导肿瘤细胞继续分化为正常细胞，达到扶正祛邪的目的，深刻揭示了表观遗传与免疫治疗的相互作用规律。而且在肿瘤发生、进展过程中，虽然遗传学变化和表观遗传学变化密切相关，相辅相成，但表观遗传作为始动因素，则发挥决定性作用。而且，肿瘤微环境一旦形成，肿瘤细胞几乎还可以利用现有的表观遗传状态，劫持免疫系统自身的所有负调控机制，建立起肿瘤微环境的免疫抑制网络。而中医学既然立足于表观遗传机制，其对肿瘤发生的干预机制必然处于肿瘤细胞形成的较早阶段，而且肿瘤微环境中可逆的表观遗传状态也支持肿瘤细胞可塑性。而基于表观遗传的诱导分化也是肿瘤治疗令人兴奋的途径，因为对正常细胞无影响，从本质上说兼具扶正与祛邪治则。

肿瘤的发生与发展是遗传与表观遗传共同相互作用的结果，肿瘤微环境的免疫状态与肿瘤细胞基因型、分子分型和表观遗传修饰密切相关。最近，表观遗传学的概念扩展到对染色质生物学的研究。而染色质的动态变化及异染色质与常染色质之间的相互转化，深刻揭示了中医理论之阴阳转化关系，亦契合了中医学辨证论治之表观遗传本质特征。表观遗传修饰在调节DNA转录、修复以及复制中发挥指导作用。所有这些化学表观遗传修饰是动态的，不同的蛋白复合物负责读取、添加以及去除表观遗传印迹。总之，表观遗传是联系肿瘤微环境与肿瘤免疫之间的桥梁，也是解析肿瘤免疫抑制较为理想的方式。

肿瘤微环境及其表观遗传修饰紊乱状态

肿瘤基本上是一种表观遗传病正在被越来越多的临床学者所接受，而在过去的肿瘤研究中通常根据导致编码区基因的突变而被定义，然而突变只是肿瘤细胞分化产生的终极结果，而不是原因。但这种结局可反作用于肿瘤微环境，抑制免疫正常化，又可作为一种驱动因素，反过来进一步加重、加快肿瘤进展。而且突变并不是改变基因的唯一途径，只是基因变化（进化需求）的最低层次与水平，更不必说影响基因表达的诸多关键环节了。何况真实世界肿瘤细胞核驱动基因也并非都会发生突变，而且即使驱动突变也很少能产生新抗原。虽然基因已经确定，但其展开表达的形式则是多样化的。肿瘤发生与环境之间的密切关系是通过表观遗传机制实现的，表观遗传修饰如DNA甲基化通常是抑制基因转录，但在某些情况下，也能激活基因转录。染色质结构特点天然是基因转录的障碍，染色质水平调控的本质就是改变其致密结构，暴露启动子以开启转录程序。异常胞嘧啶-磷酸-鸟嘌呤（CpG）重新甲基化通常被认为是肿瘤发生的早期特征，肿瘤发生、细胞恶变早期首先必须要克服表观遗传障碍这一关。因此，表观遗传在肿瘤发生发展中的决定性作用不言而喻，肿瘤微环境正是肿瘤表观遗传机制发生的内在环境，进而揭示了肿瘤及其微环境中肿瘤特异性表观基因组修饰的新理念。

除了目前公认的慢性炎症与免疫抑制是肿瘤微环境的两个基本特征之外，持久的表观遗传因子的调控紊乱也是肿瘤微环境的又一本质与核心特征。该特征与基因组不稳定性密切相关，是肿瘤治疗深度缓解后得以复发的原因，也是肿瘤异质性的根源。该修饰紊乱状态打破了业已形成的表观遗传屏障，而使细胞发生逆向分化。这些遗传屏障是在细胞分化期间在基因组中逐渐形成的，具有稳定细胞特征并阻止异常细胞命运改变的基础作用。肿瘤微环境三特征之间有着极为密切的关系，共同来调控并重编程以决定细胞命运。肿瘤免疫及其表观遗传机制作用于肿瘤微环境，与基因突变形成鲜明对比的是，表观遗传学机制如 DNA 甲基化特性提示这些表观遗传学改变可能只有在肿瘤微环境形成中才能起作用，并且 DNA 甲基化程度与其转录的效率呈负相关，即 DNA 甲基化程度越高，转录的效率就越低，直至基因沉默。表观遗传因子深度参与了转录的激活，表观遗传学修饰不改变基因产物的表达和蛋白质合成的特点，但对转录格局的修饰却可在细胞世代间传递，持续影响因基因表达引起的应答变化，提示表观遗传学修饰不仅介导免疫细胞的活化和免疫应答，而且还参与调控免疫细胞功能性重编程和免疫记忆。表观遗传修饰尤其是在干细胞维持与自我更新和分化中发挥重要作用，而且，生命个体对于环境因素发生有序应答，在很大程度上依赖于表观遗传调控网络的有效运行。近年来越来越多的研究证实转录因子 MYC 的激活是肿瘤细胞得以启动和维持的公共标志性事件，而最近研究显示，在肿瘤微环境中 MYC 的活性受表观遗传修饰因子溴结构域蛋白 4（BRD4）的调控。

2018 年 6 月 Richard Young 课题组在《Science》上发表文章，发现转录中介体复合物 Mediator 亚基 MED1 和表观调控因子 BRD4 在超级增强子处发生液-液相分离，从复杂的细胞核隔离出转录相关组分，以激活并调控关键基因的表达。2018 年 11 月 29 日，《Cell》又在线发表了 Cliff Brangwynne 课题组最新研究成果，表明细胞核内的"液-液相分离"现象能够感知并重塑染色质结构，且易发生在染色质结构疏松、密度较低的非编码区域。虽然目前关于"相分离"生物学功能还有待进一步揭示，但这些研究结果均提示了在肿瘤发生的早期，转录因子必须首先克服决定细胞身份的表观遗传障碍，以完成肿瘤细胞的重编程。而且，参与 T 细胞受体磷酸化诱导的液相分离在膜受体及其下游信号转导通路中常有发生，证实了"相分离"对 T 细胞膜受体信号转导的促进作用。

表观遗传变异作为肿瘤发生、发展及转移机制的首要驱动因素，肿瘤基本上是一种表观遗传疾病的这一观点也深刻反映在肿瘤与表观遗传景观之间的关系上。由于染色质调控中的一个变化可以影响到许多不同信号通路中蛋白表达水平的变化，对于肿瘤细胞来说是一个能高效改变整个细胞功能以及快速适应环境变化的有力途径。表观遗传调节因子是直接影响染色质特征的修饰因子，也是造血和实体肿瘤中驱动突变最多的基因之一。因此，表观遗传机制改变可能有利于肿瘤干细胞的形成和维持。无论来源于何种细胞，肿瘤干细胞的形成都意味着其获得了干细胞转录程序，其中包括激活肿瘤细胞因子网络以及支持自我更新与多能性信号通路。为此，在肿瘤发生早期阶段，转录因子必须首先克服决定细胞命运的表观遗传改变。而且，基因转录异常提前终止的重要调控蛋白，也离不开表观遗传如磷酸化状态水平的调控效应。在许多肿瘤中，肿瘤抑制基因的启动子经常被高甲基化，产生所谓的"CpG 岛甲基化表型"。相反，基因间区域是普遍性低甲基化，则有利于肿瘤基因转录以及基因组不稳定。

临床最新研究参与诱导白血病干细胞的组蛋白修饰因子最好记录的例证是混合谱系白血病组蛋白甲基化转移酶。通常状态下，在不同类型的白血病中，染色体重排导致混合谱系白血病致癌融合蛋白，其缺乏催化结构域，但却能够将造血干细胞和髓系祖细胞重编程为白血病干细胞，启动肿瘤进程。然而，混合谱系白血病致癌融合蛋白还需要多梳抑制复合体-1 的抑制活性，其在赖氨酸 119 位点单泛素化组蛋白 H2A，并与多梳抑制复合体-2 一起介导肿瘤细胞的转录抑制。尤其是多梳抑制复合体-1 的 BMI1 亚基是介导骨髓祖细胞中肿瘤抑制因子的抑制所必需的，从而有利于白血病干细胞程序的重编程。因而，表观遗传修饰的改变在肿瘤形成启动中更具主导性。

肿瘤细胞的免疫编辑及其表观遗传学修饰

在表观遗传学水平下，正常细胞能在多细胞生物体中被重编程并以精确的方式来发挥作用，而肿瘤细胞会趋向于转变成为单细胞的生命形式。肿瘤细胞来源于人体自身细胞，存在抗原性，但是经历了免疫编辑后的肿瘤细胞抗原性变弱，难以有效激发免疫反应。而且，肿瘤微环境存在复杂的免疫抑制，亦导致免疫反应不能有效完成。肿瘤免疫编辑学说丰富了肿瘤免疫干预的内容，免疫系统不仅对肿瘤细胞行使监视功能，还有对其免疫原性进行免疫重塑的作用，使其免疫表型朝着肿瘤进展方向发生改变，从而成功实现免疫逃逸。因此，机体免疫监视理论完善为免疫编辑学说。目前临床应用的免疫检查点抑制剂，如 PD-1/PD-L1、CTLA-4 就是肿瘤细胞通过操纵免疫细胞的免疫检查点，来逃避免疫监视的典型事件。而可逆性的表观遗传改变在肿瘤细胞可塑性中发挥核心作用，促进抑或抑制肿瘤重编程的类干细胞转录程序的激活和维持。同样的，对于诱导多能细胞的细胞重编程，不同的表观遗传调节因子参与稳定类干细胞表观遗传修饰状态，而还有一类表观因子参与调节肿瘤细胞的可塑性。为此，在肿瘤发生的早期阶段，转录因子利用自己所处的独特微环境必须首先克服决定细胞身份的表观遗传障碍，以及时阻断决定多能细胞命运的重编程。

细胞分化与重编程是肿瘤严重依赖于表观遗传调控的典型事件，涵盖了广泛的组成型的表观遗传学重塑。而肿瘤细胞相对于正常细胞来说，由于肿瘤微环境的限定则很难被重新编程。因而，表观遗传与免疫机制一样，对于肿瘤的发生、发展都应是一把双刃剑，而表观遗传驱动肿瘤微环境的免疫抑制有利于肿瘤细胞实现免疫逃逸。最近德克萨斯大学西南医学中心一项关于白细胞免疫球蛋白样受体 B4（LILRB4）的研究有望在急性单核细胞白血病免疫治疗方面取得突破。通常在单核和巨噬细胞表面少量表达的蛋白 LILRB4，在急性单核白血病中表达急剧增加，并发挥了免疫抑制作用。而 LILRB4 正是通过白血病细胞表面的非受体蛋白酪氨酸磷酸酶 SHP-2 磷酸化发挥作用，营造免疫抑制的微环境，从而抑制 T 细胞活性，协助肿瘤细胞逃逸、浸润和增殖。而且 LILRB4 阻断抗体并不影响正常造血功能，有望成为白血病免疫治疗的新靶点。目前细胞编辑过程中的表观遗传学研究进展日新月异，然而现有的研究多仅限于关键表观遗传因子的发现及其功能验证方面，而对重编辑细胞中染色体以及细胞表观组学变化，及其如何调控转录组变化，决定细胞命运转变的机制等方面还有待于进一步深入研究。

在肿瘤细胞用于获得免疫逃逸的诸多分子工具中，诱发表观遗传修饰的改变是一个关键因素。由于广泛的遗传及表观遗传的改变，肿瘤细胞产生了大量正常细胞中不存在的蛋白质，这些蛋白导致 MHC Ⅰ类相关肽段库的改变，以及因肿瘤细胞中的体细胞突变而产生的新抗原，从而形成肿瘤特异性表位。正常情况下，T 细胞可识别肿瘤细胞表面的这些抗原以行使其免疫清除功能。表观遗传修饰在肿瘤免疫逃逸机制中的重要作用，提示肿瘤细胞通过表观遗传修饰的调控，直接或间接下调肿瘤细胞与宿主免疫系统相互作用的关键分子的表达，从而影响免疫系统识别或损伤免疫细胞的活性，最终导致肿瘤细胞成功实现免疫逃逸。表观遗传修饰参与免疫编辑机制的广度与深度还有待于进一步深入研究。

令人期待的是，近期不断有研究证实表观遗传修饰因子对细胞活力具有直接作用，能募集 T 细胞至肿瘤微环境，使"冷肿瘤"变成"热肿瘤"，以实现效应性 T 细胞的免疫杀伤功能。并且通过积极地颠覆肿瘤微环境相关的免疫炎症状态，并帮助发展抗肿瘤免疫应答，从而从根本上改变了肿瘤细胞的免疫原性，实现了表观遗传之与免疫治疗的完美结合，体现了表观遗传调控的真正魅力。与中医学辨证论治的立法基础不谋而合，而且，与特异型表达的转录因子是单个方向不同，组成型表达的表观因子需要同时对更多基因的激活进行应答，符合中医辨证论治的多靶点、全方位特点。中医学本质上就是表观遗传学最自然、最原始的发展研究平台，表观遗传可塑性还使得肿瘤细胞能够适应外源性应激，包括常规化疗和靶向治疗，与残存肿瘤细胞耐药密切相关。

表观遗传定义的肿瘤免疫与中医证本质

  人类进化过程同时也是表观遗传对经典遗传之下机体免疫系统进行重塑的过程，真核生物表观遗传变化的一个典型事件就是细胞分化与重编程的过程，若这一过程中发生病变，首先应该责之于表观遗传修饰的改变。与参与特异性表达的转录因子不同，组成性表达的表观因子需同时对更多基因的激活进行有条件应答，所以其选择性的方向并不是单一的，而是整体的、多方位的。而表观因子组成型表达及选择性应答的这一特征又决定了表观遗传的稳定性与可塑性，这些均与肿瘤中医证候的本质特点深度契合。在现代医学肿瘤发生机制中，肿瘤微环境的提出注定具有划时代的意义，赋予表观遗传学无限的生机与活力，使肿瘤免疫治疗进入了一个崭新时代。肿瘤微环境既是肿瘤发生发展的体内环境，又是致病基因得以表达的细胞外环境。临床真实世界肿瘤免疫反应往往在肿瘤组织周围被选择性地抑制，而不是全身被抑制。诸多肿瘤患者对免疫治疗无效，并不是因为其无法系统性地激活免疫机制，而是在肿瘤组织周围无法启动免疫应答。因而，表观遗传调控机制可能是打开肿瘤微环境免疫抑制的快捷方式。

  应该指出，肿瘤免疫及其免疫治疗正在经历一个范式转变，从系统性提高免疫反应活性的免疫增强，转化到选择性纠正肿瘤微环境中免疫缺陷的免疫正常化。首先，肿瘤细胞免疫逃逸导致了机体局部的免疫抑制效应，而非全身免疫抑制。肿瘤微环境及其表观遗传机制是深入解决肿瘤免疫及其免疫治疗的关键，而肿瘤中医证本质的物质基础正是肿瘤微环境，其立足点也是基于表观遗传。因此，表观遗传可塑性成为中医辨证论治肿瘤的科学依据，是中医理论之阴阳互根互用及相互转化的基础。但遗憾的是，迄今为止发现的肿瘤免疫逃逸机制，与其自我耐受的机制通常都是一致的。肿瘤微环境的提出改变了免疫治疗的方向与格局，而免疫检查点抑制剂有关的抗 PD 治疗为肿瘤免疫干预树立了典范，然而其对肿瘤的有效率亦不过 30%，对这一疗法无效的患者，多是因为在其肿瘤微环境中缺乏 PD-1 或 PD-L1，通过另外的分子通路或机制来逃逸免疫攻击，对于这些机制我们知之甚少。可以说目前肿瘤免疫仅对少数患者获益的根本原因，就在于对肿瘤微环境的研究深入得还不够。而表观遗传驱动的肿瘤微环境免疫正常化又是突破肿瘤免疫治疗瓶颈的重中之重。

  再者，目前进行着的免疫治疗多需依附基于突变的抗原靶标，而临床真实世界肿瘤细胞并非都存在基因突变，且也只有少数突变（到 5%）才会产生新抗原。而且，表观基因组失调还会对染色质整体产生影响、重组染色质结构，从而导致异常的基因表达或抑制，可以从更高水平、多维度驱动肿瘤事件的发生。应该明确的是，所有分子靶向药物均不可能是根治目标治疗，更无法解决肿瘤细胞异质性问题。而且对于肿瘤来源，新抗原是不必需的，靶向治疗一般都会复发从而使肿瘤抗原下调，进而产生耐药。因而，精准或靶向应该并非肿瘤免疫治疗原本之义。肿瘤免疫治疗靶向的是肿瘤微环境，具有普适性特点，对靶点要求并不高。并且这种靶向不是单一的，而是多方位的、整体的。现代医学免疫治疗脱胎于单一靶向，其效应群体可想而知。因此，可以说肿瘤免疫疗法如何突破精准治疗这一误区才是未来解决肿瘤微环境免疫干预问题的方向。基于表观遗传的肿瘤免疫克服了单一靶向的局限性，从而绕开了肿瘤免疫治疗的耐药性问题。

  最后，基于表观遗传的肿瘤免疫，强调肿瘤免疫治疗更多的应该回归天然，天然免疫通过种系编码的识别受体，直接识别病原体或应激相关分子模式，其与免疫应答相关的蛋白表达和产生无须抗原递呈，不需基因重组，以较早、快捷地应对更多免疫原性较弱或无免疫原性的肿瘤细胞。虽然被称为初级免疫系统，但天然免疫系统既高效又复杂，抗原递呈和适应性免疫的激活均依赖于天然免疫细胞，客观上天然免疫比适应性免疫更为基础。表观遗传因素对固有免疫应答的启动、维持和调节的重要性不言而喻。目前免疫治疗多是基于逆转 T 淋巴细胞的免疫损伤，而基于天然免疫如巨噬细胞、NK 细胞的临床基础免疫研究才刚刚开始。而在肿瘤微环境中，具有相同功能的不同种类的细胞可以形成一个簇群，共同参与促进免疫细胞的衰竭。令人激动的是，NK 细胞同样存在 Checkpoint 导致的肿瘤免疫耗竭，针对 T 细胞免疫治疗的缺陷恰恰是 NK 细胞免疫干预的优势。而且，肿瘤微环境中 T 细胞免疫要依赖于

NK 细胞的免疫功能，冷肿瘤中 NK 细胞正常功能对 T 细胞免疫的支撑作用很大，能使冷肿瘤转化为热肿瘤，证实 NK 细胞既可直接抗癌又可支撑 T 细胞抗癌，继而有望开辟免疫治疗的新篇章。

肿瘤特异性免疫干预又包括细胞免疫和体液免疫的网络调控机制，只是不同肿瘤各有侧重而已，两者相互为用，不可分割。一个有力的临床事件就是利妥昔单抗应用于复发难治性再生障碍性贫血二线治疗，被动筛选出了体液免疫为主的特异性免疫机制。如果再从免疫角度去解析克隆造血、去理解再生障碍性贫血与骨髓增生异常综合征，则两者鉴别的困惑或可会迎刃而解。体现了肿瘤形成及转移过程中特异性免疫机制障碍对细胞及其所处微环境之间的交互影响作用。因而，现代医学针对固有免疫和体液免疫的治疗有望在肿瘤免疫治疗领域取得更大突破。

现代医学靶向治疗有望使肿瘤逐渐成为一种慢性病，而免疫治疗则有望从根本上彻底根除肿瘤，因为表观遗传机制驱动的免疫治疗针对的是肿瘤发生、发展的微环境，对肿瘤微环境进行免疫多维调控。免疫治疗也不是针对某一种肿瘤，而是所有肿瘤，尤其是血液肿瘤，只是不同肿瘤的侧重点各异而已。目前免疫治疗仅对少数患者获益的根本原因在于对肿瘤微环境的研究还远远不够，而免疫治疗的临床实践也会大大超越我们对肿瘤的认知。在急性早幼粒细胞白血病（APL）的发病机制中，其融合蛋白 PMLRARα 或 PLZF-RARα 通过募集 HDAC 抑制转录从而阻滞细胞分化，导致白血病发生。三氧化二砷抗癌机制的研究主要集中在其促进细胞分化、诱导细胞凋亡等细胞生物学效应相关机制，而其确切的分子机制并不明确。但可以肯定的是，这些分子机制如诱导分化等都是表观遗传调控的结果。作为治疗 APL 的里程碑式药物，并且达到了生物学治愈，三氧化二砷干预 APL 的机制绝非停留在其能降解融合蛋白 PML-RARα 之上，其中的表观遗传调控机制还有待于进一步深入揭示。

肿瘤基本上是一种表观遗传病，现代医学的任务是寻求不同肿瘤关键的免疫靶标，而中医药论治肿瘤的思路，是基于网络调控靶向肿瘤产生和生长的微环境，不是单靶点作用，而是将网络靶标多维调控。即通过表观遗传机制以重塑肿瘤微环境，改善整体炎性环境、解除免疫抑制、纠正免疫耐受。如诱导 T 细胞相关炎症，克服非 T 细胞相关炎症、增强肿瘤免疫原性等综合措施，以加强抗肿瘤免疫，恢复其免疫监视功能。在不同的层次与级别上调控肿瘤微环境，恢复对肿瘤细胞的免疫杀伤作用。现代医学以基因为中心的研究视角开始转向以表型为中心的研究领域，是未来肿瘤基础研究的新动向，表型多态性与表观遗传调控之间的关联是其研究的中心任务，以这种研究方向为逆转的思维方式，亦正与中医辨证论治的临床真实世界深度吻合。

表观遗传学为中医科学化奠定了坚实的理论基础，随着表观遗传学领域飞速发展，肿瘤微环境也为中医现代化提供了历史契机。表观遗传不但是中医辨证论治的根本立足点，也是中医肿瘤免疫治疗的基本出发点。基因型与表型之间出乎意料的低相关性是通过调用环境因素实现的，将表观遗传学引入肿瘤发生、发展机制中，肿瘤发生以及免疫治疗的许多疑难问题或可会重新而解。表观遗传机制不但深度参与了对肿瘤微环境的重塑，而且还对肿瘤细胞本身进行重编程调控，以决定异质性肿瘤细胞的形成。免疫系统的表观遗传开关，为肿瘤免疫学研究开拓了新领域。中医学立足于表观遗传学，其辨证论治目的正是整体、全面重塑肿瘤微环境，多方位调节免疫正常化，实现对肿瘤免疫反应的重建。

肿瘤微环境的提出是肿瘤研究进展的一个新里程碑，而对肿瘤微环境的高度重视，则因肿瘤免疫而起。表观遗传定义的肿瘤微环境是肿瘤中医证本质之物质基础，中医现代化的核心内容和根本出路在于表观遗传，而表观遗传学要发展也只有中医学才是其最可靠、最自然和最简单的发展研究平台。或许"相分离"能够从全新的角度阐明整个 DNA 损伤修复过程的各种蛋白之间的精细协作机制，而表观遗传诱导的"相分离"也体现了中医的阴阳对立制约以及互根互用关系。总之，肿瘤的发生取决于表观遗传定义的肿瘤微环境免疫，即 T 细胞受体的多样性、保守性及其表观遗传修饰状态。表观遗传与肿瘤免疫相互依赖，表观遗传干预会激发免疫效应，免疫激活反过来也有助于药物发挥功效。现代医学之肿瘤免疫及其免疫干预，改变了肿瘤治疗的格局，而在肿瘤微环境这一大背景下，解码表观遗传驱动的肿瘤免疫机制，重塑表观遗传因素与肿瘤免疫之间的微妙关系，应该成为中医肿瘤现代化研究的核心任务。

39 基于"三基辨证"的证名规范

辨证论治支撑着中医诊疗全过程，而辨证是其核心。目前，公认的辨证方法有 8 种之多且在诊疗实际和学术研究中都有进一步复杂化的趋势。部分学者为适应现代医疗技术的发展及临床诊疗实际的需要，提出了宏观微观结合辨证、病证结合辨证、类期证结合辨证、主诉证素结合辨证等辨证方法，使得辨证论治理论体系更加复杂。辨证的目的是论治，是解决疾病的根本问题，但任何一种辨证方法都无法全面有效地完成这一核心任务。这是由于缺乏对"证"的足够客观全面的描述语言，导致不同的辨证方法不得不依据自身对疾病本质的认识以及临床诊疗的实际需要来制定一套证的描述方法。这些标准不一的描述方法既不能满足临床广泛存在的多病位、多病性复合的状况，又导致辨证论治理论体系的多种问题。如同一证名的本质存在异质性，一证多名，同一证在不同疾病中的表现各不相同等。正是由于一些证的内涵不够明晰，外延也未得以完全展开，导致了证模糊、兼杂、隐匿。因此，要实现中医诊疗的规范化、现代化，一种足够客观全面的"证"的阐释语言是必须具备的。这种语言既要能涵盖证候实质，具有可行性、实用性，又要能整合不同辨证方法。

目前普遍采用系统评价、文献研究等多种途径获得特定疾病的证候名称及分布；进行德尔菲调查和共识会议，以建立规范的证名标准。但这种规范实际上是专家共识，有循环论证之弊；数据资料的采集和证候的判定主观性较大且往往受限于具体疾病框架，难以真正整合不同辨证方法，实现对证实质的客观描述。前期研究系统论述了"三基辨证"理论体系，提出了一种新的"证"实质描述语言。不同以往从临床、文献归纳证名而后加以分析，"三基辨证"理论体系基于现代哲学对世界的认识，直接从"证"的发生发展出发，将证分解为"证基物质""证基空间""证基运动"三个维度分别进行描述。这使得"三基辨证"能有效整合不同辨证方法对证的个性化描述，有助于厘清不同证名的真正内涵，将具有异质性的同一证名进行区分，为中医诊疗现代化奠定基础。学者赵宗耀等基于"三基辨证"理论体系进行了证规范化的探索，以期为证规范化奠定理论基础，也为中医智能诊疗提供创新性的参考。

证的内涵与性质

"证"作为中医诊疗的核心，在对其标准化的过程中必须要首先规范证的内涵，明确需要包含的信息，建立清晰的概念。"证"是证据的意思，是一系列复杂生理病理改变的本质证据，也是中医医疗干预的凭证。但"证"内在隐秘，难以被直接感知诊查。"候"是征兆的意思，人具有整体性，见微知著，司外揣内，有其"证"则有其整体性表现，有的能被医师诊查，有的能被患者感知，将这两类统称为"候"。所以，"候"是"证"的征兆，也是辨证论治体系中最直接、最原始的数据。因此，"证"和"候"不能混成一词而用，"证""候"都有其内在医学含义，在概念上是完全独立的两个字。"证"的内涵要求"证"必须具有如下性质。

1. 三基完整性 "证"包含的信息应能全面描述当前疾病在人体所造成本质改变。这要求一个完整的"证"必须包括"证基物质""证基空间""证基运动" 3 个方面。举例而言，肾虚证不是一个完整的证，肾是对"证基空间"的描述，虚是对"证基运动"的描述，缺乏对"证基物质"的描述。因此，肾虚证可用金匮肾气丸治疗，也可用六味地黄丸治疗；症状可有尿频，也可有癃闭；可有怕冷，也可有发热。肾虚证异质性的原因就是缺乏对"证基物质"的描述。是肾气虚、肾阳虚、肾阴虚、肾精虚，还是肾阴阳两虚，这种信息不完整的证是目前难以规范化的一个重要原因，在规范化"证"的过程中，也必须补全所有不完整的证。因此，一个完整的证必须包括"证基物质""证基空间""证基运动"3 个方面的描述信息，必须要满足三基完整性。

2. 三基独立性 这要求一个完整的"证"有且仅能对每个三基范畴描述一次。也就是在满足三基独立性的基础上，"证"在每三基范畴，都只能有一个描述，只能作为一个人体本质改变的凭证，不能同时描述两个或多个三基范畴，造成混乱。举例而言，心肾不交证患者是选用黄连阿胶汤、交泰丸，还是用天王补心丹治疗？是心火独亢、火不下济，还是心阴虚阳亢、火不下济，还是心阳虚损及肾阳？实际上，如心肾不交证一样，还存在大量内涵复杂广泛的证，这些证往往包含了多种相互独立的病理改变类型。因此，在证的规范化过程中，必须将这些证的内涵独立出来，使其满足三基独立性。按照疾病本质的不同，将心肾不交证规范化为心火实证、心阴虚证、肾阳虚证等。此外，疾病造成人体生理病理的改变是非常复杂的，因此中医诊疗过程中才强调治病求本，要求抓住其主要矛盾加以诊治。辨证来看，主要矛盾之中还可以区分主要与次要矛盾，疾病在人体所造成的本质改变也可以再分为主要改变与次要改变。因此，必要时对于一些复杂的病理改变，基于中医理论的认识传统，则可以用两个证去加以描述。实际上，中医理论也往往通过不止一个证去描述复杂的病理改变本质。

3. 三基外显性 这要求证名必须外显地表示出证的证基物质、证基空间、证基运动。由于中医认识的传统性，有些证使用了古代汉语的表达，或在中医理论体系下具有特定的潜在语义，造成了歧义与内涵混乱。例如，邪客膜原证、太阳经证、小柴胡证等，这些证的标准化既是研究的重点、难点，也是实现中医现代化不可忽略的障碍，而一个值得重视的研究方向就是实现这些证的三基外显性。"三基辨证"理论体系本质上为这些证的规范化研究提供了一种方法。例如邪客膜原证以"三基辨证"进行分析，邪究竟是热邪还是湿邪还是兼而有之，是否涉及正气、气血阴阳的损耗，这需要明确其"证基物质"；膜原处于什么位置，这需要明确"证基空间"；引起了怎样的生理、病理变化，破坏了什么样的正常生命运动，这需要明确"证基运动"。当"证基物质""证基空间""证基运动"都研究明确，则邪客膜原证的真正内涵也就清晰了。因此，通过"三基辨证"理论体系进行证的标准化研究的过程，也就是用现代客观的科学语言去阐释中医内核以及解释证的物质基础的过。通过对这些中医语义内隐的证进行规范化转化，使其脱离传统的知识背景，独立地表述一个疾病的主要病理改变，从而满足三基外显性，是十分必要而有意义的。

证的局限

"证"作为中医治疗的凭证和把握当前疾病本质的间接证据，在规范化使其满足三基完整性、三基独立性、三基外显性的基础上，仍有其固有的范畴局限。由于缺乏相应的概念边界，以往的研究将许多不属于证的内容作为证实质研究的一部分，在不能取得预期研究结果的同时，也使证的概念更加模糊和复杂。因此，基于"三基辨证"理论体系，在论述证的内涵与性质的基础上，有必要阐明证的局限。

1. "证"无分级 目前公认的辨证方法，无论是脏腑辨证、六经辨证，还是卫气营血辨证，其结果都是得出一个证名，而不包含明确的分级信息，如有肝郁脾虚证而无肝郁脾虚一级证、肝郁脾虚二级证。在传统中医诊疗实践中，由于四诊资料的采集缺乏量化标准，因此在整个中医理论体系中，也没有量化地系统阐述过证的分级理论。实际上，这正是中医诊疗难以重复的又一大原因。同样的证（即使是依据"三基辨证"规范化后的证），也很难用一成不变的方药加以治疗。一方面应根据"三因制宜"加以调整，更重要的是，作为一个复杂的整体性变化，同样的疾病本质细节处的变化程度也有所不同。这种具体化的个性差异，传统中医诊疗过程中是通过方剂的剂量变化和药味加减来加以把握的。因此，受限于病情资料的非量化采集，在传统中医诊疗实践中，"证"仅是作为疾病本质的概括性凭证，而不包括分级信息。分级的信息隐含在"候"，也就是症状的有无和程度之中，由医生内隐地采集分析，最终表现在不同的治疗方法上。证的规范化研究是对中医理论的系统阐释和整理，并不能突破其原有的局限。随着现代科学技术的不断发展，中医的四诊资料愈加容易被量化采集与分析，量化分级的辨证方法也被广泛尝试，运用到一些具体的研究工作中去。中医传统不包含分级信息的，而不能直接精准指导临床诊疗的"辨证体系"是不符合时代需要与中医现代化要求的。在基于"三基辨证"进行证的标准化研究的基础上，才有可能实现分级辨证的合理性改良。因此，就目前而言，"证"无分级。

2. "证"无依托 中医理论作为一种宏观整体的医学世界观，具有病证不分、重证轻病的特点。而现代医学体系，又以疾病框架为基础。在临床诊疗实践与学术研究的过程中，为了更好地利用现代医学研究成果，提高临床疗效与研究的客观性。病证结合的辨证体系实际上是将"证"作为了疾病的下位概念，削弱了辨证论治的理论内核。例如冠心病肾阳虚证与阳痿肾阳虚证是否一致，如果一致，何不脱离疾病范畴；如不一致，这种同名异质的证的内涵究竟有何不同。这无疑是证实质研究的一个重点，而病证结合的辨证模式显然忽略了这一问题，采取了折中的方案。实际上，西医疾病作为一种相对稳定普适的病理改变模式，应通过研究赋予其中医内涵。而"病证结合辨证"本质上是主证、次证结合辨证，因此可以采用"主证＋次证"的方式来表述。如呕吐作为疾病时，中医认为其本质是由于各种原因引起的胃气上逆。虽然都以胃气上逆为结果，但在致病原因、临床表现、理法方药上都有所不同，因此将其分为饮食停滞证、痰饮内阻证、胃阴不足证等，其治法分别是消食导滞、和胃降逆，温化痰饮、和胃降逆，滋养胃阴、降逆止呕。可以看出，虽然根据证的不同，治疗方法各异，但有一个共性的干预就是降逆，说明胃气逆证是呕吐这一疾病的本质病理改变中一个重要的组成部分。因此，对于呕吐而言：饮食停滞证＝胃食实证＋胃气逆证，痰饮内阻证＝胃痰实证＋胃气逆证，胃阴不足证＝胃阴虚证＋胃气逆证。如此将证规范化之后则可以看出，原本的治法、方剂也是针对了两个方面，一方面是引起胃气上逆的原因干预，另一方面是对胃气上逆的结果干预。而实际上，胃气上逆就是中医认识呕吐的病理改变本质。因此，遵循证无依托，将证从疾病框架下独立出来，充分认识同一疾病共性病理改变，归纳后采用"主证＋次证"的模式来替代病证结合的辨证模式，实际上更符合中医原理，更能直接明确地指导临床。

另外，用"主证＋次证"的模式也从根本上解决了不同疾病框架下证异质性问题。如同样是饮食停滞证，在呕吐疾病框架下表现为呕吐酸腐、脘腹满闷、吐后得舒、嗳气厌食等，而在胃脘痛中表现为胃脘疼痛、脘腹饱胀、厌食拒按、嗳腐酸臭等。基于"三基辨证"进行饮食停滞证的规范化可以发现，呕吐的饮食停滞证＝胃食实证＋胃气逆证，而胃脘痛的饮食停滞证＝胃食实证＋胃气缓证，其异质性的来源在于胃气逆证导致的呕吐与胃气缓证引起的疼痛有所不同。因此，在证规范化的基础上，进一步认识疾病病理改变本质，通过"个性主证＋共性次证"的方式来替代病证结合辨证，能更好地与现代医学相契合，也更符合中医诊疗的基本原理。并且一个可以预见的优势在于，由于"证"脱离了疾病框架而存在，在基于"三基辨证"体系进行中医四诊资料的标准化之后，不同的科研中心、科室、疾病研究小组所采集的数据是可以共享和通用的，这无疑将打破中医数据碎片化的阻碍，极大地促进中医智能诊疗的发展。

证的标准化

为了提供基于"三基辨证"的"证"标准化研究范例，厘清过程中的种种问题。我们规范了部分临床常用证。而要想解决前文所述辨证体系与规范化过程中的种种问题，实现证名标准化、辨证智能化，应遵循基于"三基辨证"标准化证名的一般方法：基于每一个"证"的描述数据如候、方药、病机阐释等进行理论解析，必要时引入临床研究与实验研究，最终确定出该证名的证基空间、证基物质、证基运动，使其满足三基独立性、三基完整性、三基外显性，从而完成该证名的规范化。出于更贴近临床诊疗实际的考虑，我们没有选择常用的国家标准作为证名来源，而是选用了中华中医药学会发布的《中医内科常见病诊疗指南·中医病证部分》。使用 Python 3.7 进行文本获取及数据清洗，共获取了 252 条数据，每条数据包括证名、临床表现、病机、治法四部分。在规范化过程中，最主要的问题是证内涵的极大波动，有些直接可以分解为多个证；有些从病机解读以及治疗方法来看是完全独立的两个证，但在传统认识中，也写成了一个证。现将 3 个比较突出的问题论述如下。

1. 证名内涵描述混乱　这主要表现在或然症状描述、方剂合用、药味加减 3 个方面。在证的规范化过程中，要明确证的内涵、确定证的三基，症状描述（候）是一个十分重要的数据来源，也是中医诊断的最直接证据。因此或然症状描述引起证名内涵不够局限的问题最为常见。出于"三基辨证"的要求以及中医基本原理，我们将其规范为多个证名。如肺痿的虚热证，症状描述中除肺阴虚的支撑症状之外又言"兼肾阴亏损者，可同时有潮热盗汗、手足心热、腰膝酸软等症；兼心阴不足者，可见心悸虚烦、健忘少寐、失眠易惊、多梦纷扰等症"。由于在症状描述中既包括十分典型的或然症状，又明确指出了或然症状对应的证名，因此，肺痿虚热证有四条记录，每一条记录对应一种规范化方式。不出现上述典型或然症状的规范化为肺阴虚证，单独出现心阴不足典型症状的规范化为肺阴虚证＋心阴虚证，单独出现肾阴不足典型症状的规范化为肺阴虚证＋肾阴虚证，同时出现心阴、肾阴不足典型症状的规范化为肺阴虚证＋心阴虚证＋肾阴虚证。与或然症状描述一致，方剂合用、药味加减实际上也隐藏对证名内涵的描述。因此，对于每一个内涵不够局限的证名，我们都必须全面考察其所有的描述信息，以尽量完整地把握其内涵，进而通过"三基辨证"体系进行规范化。

2. 证名内涵过于复杂广泛　在传统中医辨证的实践中，通常用一个证名来表述。但当临床情况复杂，难以用单独的证名加以表述的时候，便产生了一些结合证名，拓宽了一些证名的内涵，如肝郁脾虚、阳虚水泛等。在规范化这些内涵过于复杂广泛"证"的时候，出于"三基辨证"体系的要求，很难规范化为一个证，而必须用多个证名加以表述。如肺胀的阳虚水泛证，病机为脾肾阳虚、气不化水、水邪泛滥、凌心射肺，治以温肾健脾、化饮利水。通过"三基辨证"理论分析，当规范化为脾阳虚证＋肾阳虚证＋肺水实证。实际上，即使证名内涵较为局限，由于"三基辨证"体系的客观化特点，往往也需要转化为多个证名。如肺胃阴伤证转化为肺阴虚＋胃阴虚证；冷哮证转化为肺寒实证＋肺痰实证。这也侧面论证了前文所述证证结合的辨证模式是早已隐晦地被应用于中医诊疗实践之中的。

3. 证名转化前后不对应　这在证的性质部分有所论述。由于传统证名内涵极其混乱，因此常常出现不同证名规范化转化为同一证名，同一证名规范化转化为不同证名的情况。例如，同样是瘀血阻络证，由于证候、病机不同，就有可能分别转化为脑血实证或胃血实证，这是非常值得关注的。因为这实际上表明了在传统的证名规范化研究试图建立证名规则字典，从而实现证名自动化转化这一思路是难以实现的。同一个证名，由于不同的症状描述、治疗方药、病机阐释等，极有可能被规范化为不同的证。因此，证名自动化转化则必须在基于"三基辨证"理论体系建立证候数据库的前提下，通过人工智能的自然语言处理技术才有可能实现。这也指明了下一步的研究方向：继续规范化证名，标注数据，建立证候数据库，进而实现证名自动化转化，为中医智能诊疗奠定坚实的理论与数据基础。

赵宗耀等在"三基辨证"理论体系提出之后，初步探讨了基于"三基辨证"进行证标准化的多种问题，提出了诸如基于"三基辨证"实现证名规范化的一般方法等创新性思路。将为下一步基于"三基辨证"理论体系进行"候"的标准化研究，建立证候数据库，构建中医辅助诊疗系统奠定理论基础。

40　证候概念语言和字义演变

概念是客观对象在人脑中的反映，概念的最终形式是语言文字，因此，语言文字是概念的载体。社会历史实践的深度和广度决定着人们对于客观对象认识的程度和水平，实践的局限性则决定着概念的局限性。而这一切都可以通过表达概念的语言文字得以体现。证候概念的语言文字经过两千多年的变迁，目前处于多字多义、用法混乱的局面。但如果将文字的变革与相应的历史背景、应用环境、学科特点和学术水平结合起来考察，则可以比较清晰地理清其变化的脉络，最后作出规范的结论。因而学者郭蕾等对证候概念语言和字义演变过程做了探析。

证的含义和演变过程

1. 证与證　证候概念的混乱和歧义在很大程度上与"证"字的变迁有关。证，最早为證。《素问·至真要大论》中云："气有高下，病有远近，證有中外，治有轻重。"王冰注此句为"藏位有高下，府气有远近，病證有表里，药用有轻重"，从王冰注语中分析，證与病同义，说明在《黄帝内经》时期"證"已经开始作为另外一个表达病的意义的文字出现在医学典籍中。

證，《说文》云："證，告也。从言，登声。"有关證与疾病相关的记载，最早见于《列子·周穆王》云："其父之过鲁，过陈，遇老聃，因告其子之證。"《汉语大字典》解释为"病况。通症。"从当时医学发展的水平来看，證字的意思就是症状。与《黄帝内经》同时期的《难经》中有关證的用法也可以作为佐证。如《难经·十六难》中有"假令得肝脉，其外證善洁，面青，善怒；其内證齐左有动气，按之牢若痛"，这里的外證、内證都是指的症状，可见，当时的證就是指的病象、症状、临床表现等层次的内容，这与当时对疾病的认识水平也是相符合的。

到《伤寒论》中，證仍保留着《黄帝内经》中的基本意思，但"观其脉證，知犯何逆，随證治之"中的后一个"證"字则含有探讨疾病内在机制的意思，其内涵比单纯的症状等要深刻。

金元时期，由于中医理论和临床实践的发展，證字的内涵更加丰富，除保留了《黄帝内经》中原有的意思外，还含有病机的意义，体现出"證"的另外一个词义——证据、凭据。这一词义源于《大戴礼记·文王官人》"平心去私，慎用六證"。具体到中医学领域，应当是症状及其背后隐藏着的病机是临床诊断的证据。现今许多学者持此观点，认为证候的证含有证据、凭据的意思。

从上述考证可以断定，"证"的原字是"證"，在金元时期以前，"證"就是证候的原型，其内涵也已经确定，就是指病机。其后的变迁都是文字上的变换，证候概念的内涵始终没有发生根本性的改变。

2. 证与証　"证"与"証"的关系源于"證"字的演变。对于"证"与"証"，王力主编《王力古汉语字典》中做了辨别：宋代以前证与證本不同音，也不同义。证在耕部，證在蒸部。证的本义是谏正。《说文》云："证，谏也。从言正声，读若正月。谏，证也。从言束声。"可见证与谏互训，最初与病和證并无关系。明代开始以证能證，《正字通》云"证，与證通"。清代段玉裁注《说文解字》云："今俗以证为證验字，遂改。"说明本来与医学无关的"证"字因为与"證"通假，才有了与疾病相关的含义，所以这一含义只能是"證"的含义。

《汉语大字典》对证、証和证做了概括：证……，同證。证，證的简化字。3 个字虽然不同形，但同义，因此，无论是"证"或"証"还是"證"，所表达的意思与"證"的意思都是完全一致的。

3. 证与症　症，据考证首见于宋代李昂英的《文溪集》云："症候转危，景象愈蹙。"只是此处并非指疾病，而是比喻当时的环境。也有研究指出，元代郑德辉《倩女离魂》第三折中有"症候"一词出现。最早以症指示疾病者，是明代万历进士谢肇淛的《五杂俎·物部》云"人有阴症寒疾者"。明代吴有性在《温疫论》中云："病證之證，后人省文做证，嗣后省言加为症。"明清许多医学著作都以"症"命名，如《脉症治方》《方症会要》《杂症汇考》等。

上述考证说明，吴有性的分析是比较客观的，症字出现在宋代，元明清时期是其由初用到约定俗成的阶段，在医学领域仍是證、证的含义。明清时期，证候概念的内涵已经界定得较为清晰，因此，症字在明清时期可以说仍是证的另外一种表达方法，不仅仅是指症状，也有病机的内容在内，《辞源》对此的解释可以作为佐证："症，病徵。古皆作證"。可以说到明清时期，表示证候的字、词已经有多种形式：證、证、症和證候、症候。他们的内涵与宋金元时期的"證"完全一样。

"證""证"在文字上被后世简化规范为"证"字，而在中医学上则被提炼成一个特有概念的专有名词。而"症"却与"证"并行使用至今，但新中国成立以后，中医药学者逐渐一致地分别赋予了"症"与"证"的字义和概念，不可混淆使用。症指症状，就是患者的主观异常感觉，如发热、恶寒、头痛、咳嗽、呼吸困难等；证指机体在疾病发展过程中某一阶段的病理概括，它比症状更全面、更深刻、更正确地揭示了疾病的本质。其实，对于症与证进行区别，也就是在理论上对症状与病机所作的鉴别，这一规范标志着中医学理论和实践的进步，是对证候的内涵认识得更加清晰的结果。

候的含义和演变过程

"候"字在中医学中的运用经历了单独使用和与"证"联用构成"证候"两个阶段。

1. 候字单用 候，《黄帝内经》中出现较多，含义也多样。总体上有以下几个方面的运用。一是《素问·六节藏象论》中"五日谓之候"。二是《素问·六元正纪大论》中"阳明司天之政……候反温。"三是《素问·三部九候》中的"候"。四是《素问·八正神明论》中"候八风之虚邪"。五是《素问·五运行大论》中"夫候之所始，道之所生。"其余篇中的"候"均不出上述4个方面的意思。

《汉语大字典》总结了"候"的7个含义①观察，守望。举例为《后汉书》"故分布祷请，窥候风云"。②侦察，探听。③诊察。举例为，段成式"候脉良久，云：都无疾"。④古代计时单位，五天为一候，现在气象学上仍沿用。⑤气候，时节。⑥征兆。⑦在变化中呈现的某种情状或程度。《黄帝内经》中的候几乎包含了全部上述的7个含义。

分析上述对于候的解释，与疾病直接相关的意思是诊察，即《素问·三部九候》中候的意思，做动词，是对疾病症状或现象有目的地进行认识的行为。其余"观察、守望""计时单位""气候、时节""在变化中呈现的某种情状或程度"等意思虽然与疾病没有直接联系，但体现出中医学天人相应的生理病理观，因而这些内容都是研究疾病所必须涉及的方面。

在《伤寒论》中并没有采用候这个字，而是换用为"辨"字，《康熙字典》中列《说文》"判也"。《广韵》"别也"。《礼学记》"离经辨志"，[注]辨谓考问得其定也。《周礼天官》"弊群吏之治六曰廉辨"，[注]辨谓辨然于事分明，无有疑惑也……所有这些解释的意思与当今基本一致，为辨别、判定之义。《伤寒论》中以"辨"代"候"，从一个侧面说明医疗实践水平的提高，即对疾病已不再是单纯对疾病症状的收集，而是在收集的基础上进一步辨别，辨别的目的是判断出某一组症状组合所反映的疾病的本质。因此，从"候"到"辨"的转变过程也就代表了对疾病的认识由表象到本质的转变过程。

2. 候与证联用 《伤寒论》中没有使用候字，而晚于《伤寒论》的晋代王叔和《脉经》则首次将证与候联用，在《脉经·序》中有"声色证候，靡不该备"。同时也有沿用《黄帝内经》将候作动词的用法："仲景明审，亦候形证。"其后，南北朝代陶弘景在《肘后方》中也有相同的用法："其论诸病证候"。对于证与候最初的含义，《说文解字》中有"證，从言，告也"。"候，司望也"。说明在医学领域中，证是通过问或告知而得到的关于疾病的信息，候是通过望或观察而得到的关于疾病的信息，因此二者都有表示疾病症状、临床表现的意思，对此，《中华大字典》中有"证，候也"，可以佐证。可以说，二者的联用实现了患者主诉与医者检查所见的有机统一。

将候与《黄帝内经》中的几个含义结合起来研究分析，就可以看出，候不仅仅是人体生理病理活动的表现，而且还指自然气候变化，指5日一个时间单位，指司望和诊察。因此，如果将候的这些含义与中医学的思维方式、理论特点相结合来认识，候与证的联用则反映出更加深刻的内容，那就是：候将证原有的内容赋予了时空特性，候指示出证所反映的病机是运动的、变化的；病机反映于外的临床表现（包括主观感觉和医者的诊察结果）也是动态的、变化的；所有这些变化与自然环境、气候变化存在着密切的联系；这些变化有时间阶段性或周期性规律。因此，与候联用的证不再是静态的、呆板的病机和症状的简单概括，而是一个以天地自然为大背景的、生动的、符合客观实际的关于人体疾病本质和外在表现的认识结果。

证候词义解

通过上述对证候及其相关字、词的考证和分析，可以确定出证、候、症3字和证候一词的基本含义。

证是證和証的规范简化字，是中医学关于疾病的认识成果，是证候的最初表达形式。

症字将證和証的部首"言"改为"疒"，成为医学专用语，至明清时期得到广泛使用，新中国成立后将其字义范围缩小，专指症状。

候包含着空间与时间两方面含义：一是观察到的疾病的临床表现及其变化之情状和程度；二是疾病的临床表现与医者的诊察活动、气候变化密切相关。候既包含了症的内容，也反映出证的病机内容中运动、变化的特性。因此，證经过一系列内涵和语义的演化，最后通过与候的联用，证候实现了从抽象概念到具体概念的飞跃。

因此，证候是中医学从疾病最初的表象开始，随着对客观对象本质的认识逐渐深入，而最终得出的关于疾病本质的、最为贴切的载体形式，它全面涵盖了证候两字的所有含义和基本意思，是中医学关于人体疾病本质规律认识的最佳语言表达形式。

41　证候概念及其属性

学者田金洲等通过回顾中医证候概念及其在诊断治疗中作用的研究文献，提出证候是对四诊信息表达的疾病病理生理变化整体反应状态的概括，具有内实外虚、多维界面和动态时空的表现特征。证候有别于西医学中的疾病和疾病的亚型，而是一种在疾病背景下独立存在的病理生理整体反应状态，是同病异证、异病同证的理论依据。证候不仅具有诊断学属性，更重要的是具有病理生理学属性和治疗学属性。证候靶位便是证候的治疗学属性的体现，即证候不仅是中药方剂的治疗目标，而且也是中药方剂的效应基础，是异病同治和同病异治的理论依据。这是一个具有创新意义的值得探索的科学问题。

中医学在 2000 多年的发展过程中，逐步形成了八纲辨证、气血津液辨证、脏腑辨证、六淫辨证等多种辨证纲领，并分别从不同侧面发展了这些辨证纲领的论治原则，根据这些原则又制定多种不同的治法和方剂，从而构成了时至今天仍然指导中医临床实践的辨证论治体系。在这个体系中，"证候"一直是中医理论发展和临床应用的关键问题。然而，由于种种原因，对证候概念及其属性的认识至今混乱，给证候规范化研究带来很大困难，也严重影响中医诊疗水平的提高。理解证候的概念及其医学属性，是证候规范化研究的重要前提。

证候的概念

证候来源于致病因素作用于靶器官后的临床表现，如七情本为生理情绪，过则为害，而"过"必见靶器官损害，如过喜伤心、大怒则伤肝等；六气本为自然气候，出现靶器官损害方为致病因素，如风伤肺卫、寒束肌表、湿伤脾胃等。从这里也可以看出，临床表现是证候辨别的依据。因此，中医学定义的证候是对四诊信息表达的机体病理生理变化整体反应状态的概括，证候具有内实外虚、动态时空、多维界面的表现特征。

证候的内实外虚之"实"是指最能反映证候病机的、权重最大的内容，是群体在某一特定病变过程中所具有的共性症状信息，是治则、治法干预的依据。"虚"是指某一患者所表现的一系列个性化症状信息，对干预原则和方法具有一定的影响。

证候的动态时空特征提示，证候既有别于西医学中的疾病概念，也不同于疾病中的亚型称谓，而是对动态变化的机体病理生理整体反应状态的外在表现的推理和概括。一项对 210 例脑卒中始发态证候的分布情况调查显示，证候的动态变化随时间而有所不同。

证候的多维界面特征还可以通过证候的多要素组合来理解。决定证候的各种因素是"维"，可供医生观察的证候表现形式是"面"，而"界"则是证候之间的分水岭。一项对 699 例脑卒中（365 例脑出血和 334 例脑梗死）患者急性期证候的追踪调查显示，证候是由多个要素决定的，四诊信息在不同的证候中以不同权重构成了中医理论意义上的不同证候要素，常见的证候要素如风、火、痰、热、瘀、寒、燥、湿等。证候要素既可单独出现称之为一阶（如瘀血阻络），又常以两种（二阶）或多种（高阶）证候要素组合而成（如气虚血瘀、风痰热郁等）。

西医学没有证候一说，只有疾病亚型，如脑梗死就有粥样动脉硬化性血栓性脑梗死、脑栓塞、腔隙性脑梗死、短暂脑缺血发作，但这些分型并没有性质上的不同，因而对治法的选择影响不大。中医学的证候显然有别于西医学的疾病和疾病的亚型，而是一种在疾病背景下独立存在的病理生理整体反应状态。证候不同，其性质、病位不同，自然其治法也有差异。证候是同病异证和异病同证的理论依据，也是同病异治和异病同治的理论基础。所谓同病异证，即指同一种病，可有不同的证候，如脑卒中病程中会表现风、火、痰、瘀、虚、阴虚阳亢等不同证候；异病同证即指不同疾病可以出现相同的证候，如冠心病、脑卒中、糖尿病、高脂血症、高血压都可出现血瘀证。尽管目前证候的诊断已有一定的规范，但证候的这种动态的多要素组合的特点，反映了证候的多属性特征。中医学把通过证候来探求疾病病因或病理生理变化的过程称为"审证求因"，通过辨别证候的性质、部位，并以此为依据来决定治法、方药的过程称为"辨证论治"。证候概念是中医理论的核心，是中医诊断和治疗的重要理论。

证候的属性

证候概念的医学属性决定了证候在医疗活动中的核心地位。辨证论治，是中医学诊断与治疗疾病的主要形式。如"患者胸满，唇痿舌青，口燥，但欲漱水不欲咽，无寒热，脉微大来迟，腹不满，其人言我满，为有瘀血"，治以活血化瘀。在这里，证候既是对疾病某一特定状态——血瘀证的诊断，也是治疗疾病这一特定状态的依据。说明证候具有诊断学和治疗学双重属性。所谓"有是证用是方"，意指证候是遣方的对象，方剂务必与证候相应，进一步强调了证候的治疗学属性。所谓"审证求因"，如舌红苔黄代表有热，心悸胸闷揭示病位在心，说明证候是中医学认识疾病的依据，具有病因学和病理生理学属性。那么，具有如此多内涵的证候概念，它的属性究竟是什么呢？这也是目前证候领域争议的焦点。

从创立辨证论治体系的《伤寒论》和《金匮要略》来看，中医学诊治疾病，先诊断疾病，后辨别证候，再制定治法。后世医家在考虑疾病诊治时也是遵循先诊病后辨证再立法的临床思维程序，高等医药院校教材《中医内科学》第6版也体现了这一点，如中风病目下有风阳暴亢、风火上扰证，风痰瘀血、痹阻脉络证、痰热腑实、风痰上扰证，气虚血瘀证，阴虚风动证等。显然，某一证候代表的并非一个疾病单元，而是一个疾病发展变化的表现形式，是立法选方的直接依据。仅仅视证候为一个诊断学名称是不够的，尚不足以解释它作为论治依据的治疗学属性。

一项221例脑卒中证候分布调查显示，各种证候在脑卒中急性期的发生频率依次为：血瘀证68%、痰证52%、火热证30%、风证29%、阴虚阳亢证25%、气虚证24%。说明在疾病病程中证候代表着不同的病理生理变化的阶段或表现特征，是中医学同病异治的依据。另一项对2 004例5种疾病血瘀证的分布调查，血瘀证在冠心病中占62%（277/444）、在功能性子宫出血中占60%（92/153）、在脑梗死中占54%（359/666）、在高血压中占53%（284/532）、在糖尿病中占51%（106/209）。说明血瘀证不仅是脑卒中的常见证候，同时也是多种疾病常见的共同证候。在这里，中医证候超越了西医疾病的范围，而显示了证候作为一个独立存在的病理生理整体反应状态的属性，对治疗处方具有直接的指导意义，是中医学异病同治的依据。因此，证候概念不仅具有诊断学属性，更重要的是具有病理生理学属性和治疗学属性，是中医治疗疾病的直接依据。

证候靶位

证候的治疗学属性主要体现在证候靶位上。所谓证候靶位是指证候不仅是方剂的治疗目标，而且也是方剂的效应基础。靶位在生物学和药理学中有特定含义，指受体器官、组织或细胞、蛋白或基因等，而中药方剂治疗所针对的靶位多是总体、是系统。这个总体和系统就是某一特定的证候。辨证论治是针对某一特定的证候（包含疾病性质和部位）给予相应的治疗，这是中医与西医在治疗上的最大区别。

近来的研究表明，证候是一个具有生物学效应的治疗对象，只有辨证施治才会有更好的治疗效果，否则便属"失治"或治疗不当。尽管目前无法确切了解到证候的靶区（器官、组织或细胞）、靶点（蛋白或基因）、靶群（细胞信号传导），但证候是被作为方剂的治疗靶位来对待的，所谓"有是证用是方"。

对证候靶位的问题还可以从以下两个方面来理解①某种治法的生物效应对相应证候具有显著相关性，即某一特定的方剂对某一特定的证候有效，而对非特定证候则无效或疗效不佳。如清代医家王清任按血瘀证部位所创立的著名活血化瘀方剂，在今天的临床实践中仍具有重要的应用价值。通窍活血汤用于头面部病证，血府逐瘀汤治疗胸部疾病，膈下逐瘀汤治疗腹部疾病。②某种治法的药效物质分布与相应证候所在部位具有高度选择性。如有学者对这3个逐瘀汤抗家兔心肌缺血损伤作用进行了比较研究，发现它们对实验性心肌损伤均有不同程度的保护作用，而以血府逐瘀汤作用最佳，膈下逐瘀汤次之，通窍活血汤较差。这体现了方剂效应的证候靶向。尽管至今我们还无法了解到这些方剂的受体器官、组织或细胞，以及分子生物靶向，但可以推测方剂的药效物质分布与相应证候所在部位有关。

总之，中医证候不同于西医学中的疾病，而是作为一种独立存在的病理生理整体反应状态，对治疗处方具有直接的指导意义，是异病同治和同病异治的理论依据。因此，证候概念不仅具有诊断学属性，更重要的是具有病理生理学属性和治疗学属性；不仅是中药方剂的治疗目标，而且是中药方剂的效应基础，即所谓证候靶位。证候规范化研究首先应该正确理解证候的概念及其属性，这对选准证候研究突破口有直接指导意义。

42 证候概念的状态内涵诠释

学者郭蕾等采用系统科学"状态"的概念对中医学证候概念的内涵进行了较为深入的疏解,并从主体感觉不适为主的体质和亚健康状态、人体系统在某一时间段内病理变化总体特征的反映、辨证论治过程的意象思维方式方面论证"证候是人体生理病理反应状态";从四诊信息是证的状态量、机体自适应反应是证候动态演化的根本原因两方面论证证候的状态特点。最后论述了证候与状态之间的确存在着交叉融合互补提升的复杂关系,将状态引入证候概念的界定中有助于阐释证候的传统医学特点,将各种组学技术和系统生物学最新成果与证候做有机整合后,则可以为证候的定量研究提供现代科学知识的支撑,最终形成新的关于人体生命活动规律的医学体系——状态医学。

证候是中医学辨证论治的核心,对证候进行明确客观规范的界定是证候学研究的逻辑起点,因此,关于证候概念的研讨始终是证候学研究领域的热点问题。随着系统科学的兴起和发展,系统、动态、演化、非加和、自组织、突变等概念和理念也日益被自然科学和社会科学等广泛接受和采纳,其指导意义和普适价值在中医学领域也得到体现,从状态角度对证候进行理解和阐发,将有助于深化证候的内涵,对证候规范化和证候实质的研究也将具有重要参考价值。

证候是人体生理病理反应状态

状态本是一个哲学范畴,亚里士多德在"十范畴表"中指出:"状态则是一种很容易改变并且很快地让位给其对立物的情况"。黑格尔在他的《逻辑学》中给出了状态的 7 条性质。总结起来,可以概括出状态的基本特点:状态是质的外在性,内在的质外化出来就表现为状态。在系统科学中,状态是常用而不加定义的概念之一,是指系统的那些可以观察和识别的状况、态势、特征等。

人体作为复杂系统的典型代表,具有多种多样的状态,如健康状态、亚健康状态、疾病状态;常态与超常态(应激状态);清醒状态与睡眠状态等。每一状态都有各自的生理病理意义和基本特征。因此,从系统科学角度而言,研究人体就是研究人体上述各种状态的基本性质和演化特点,进而对这些状态进行正确区分和描述以达到把握人体系统生命活动规律的目的。

鉴于状态的定义以及人体生命活动所表现出来的与状态的一致性特点,许多医家从不同角度提出了"证候是人体状态"的论点。比较有代表性的定义为:"证候是同一时间内多种因素的概括,它与一组症状、体征相适应,是对整体状态的描述"。《中医基础理论》教材中定义为:"证候,是机体在疾病发展过程中的某一阶段的病理概括,包括病变的原因、部位、性质、病势、邪正关系,以及机体的抗病反应能力等,亦标示着机体对病因作用的整体反应状态"。还有学者的定义为:"证候的本质是什么?是患病个体的机体状态,是机体生理功能的整体调节方式。"

很多专家也提出了与上述观点相一致的论述,基本都认同证候是人体疾病过程中呈现出来的反应状态,是病理状态,却忽视了证候实际上是包含着人体的两种反应状态:生理性的和病理性的。从证候的最初含义来看,它是伴随着人们对疾病认识的不断深入而形成的一个概念,因此,证候应当属于人体疾病状态范围。但由于当时历史条件、生产力水平和思维方式的特点等,决定了人们对于疾病的认识主要通过对现象的观察和患者的主诉来获取,同时由于对获取的具体内容又通过阴阳五行等哲学概念和范畴来表达和规范,因此,决定了中医学的疾病与现代医学的疾病具有不完全等同的意义。凡是机体主观感觉到的不适以及通过观察得到的非正常表现(如非正常的脉象和舌象),都属于中医疾病的范围,并可以判断为某一具体的证候。因此，个体自身的感觉是决定机体状态的最重要依据，而通过其他途径获得的诊察资料则是第二位的。所以，中医学的疾病和证候都是以主体感觉为依据进行判断的，当以主体感觉不适为主的体质和亚健康状态引起人们广泛关注的时候，在中医学中自然而然就归属于证候的范围，由于这个原因，证候被定义为"人体生理病理反应状态"，其中的生理反应状态就是指体质和亚健康状态。

从证候概念的形成和发展过程来看，证候是对人体病理变化的病机和相应症状的概括。病机是决定疾病性质和病情发展变化的根本原因，病机的外化就表现为症状，包括主观感觉和客观体征，而病机和症状两者的结合正是临床判断机体当时所处状况、态势的依据。另外，候是对时间、对病机和症状随时间变化的情状等内容的概括。证候就是对机体在某一时间段内的病机和其外化的相应的症状的概括，因此，证候是人体系统的状态，是对人体系统在某一时间段内病理变化总体特征的反映。

医者的辨证论治是意象思维对整体状态的概括和抽象的结果。辨证论治过程可以分为两个方面：一是收集临床资料，二是在临床资料的基础上进行总结分析、抽象判断。在收集资料的阶段，要求四诊合参，对患者的主观感觉和客观体征进行全面细致的询问和诊察。进行抽象判断时，又运用了意象思维方式，即在天人相应理念引导下，重点采用取象比类的方法对人体健康和疾病进行认识和叙述，医者对患者考察的内容是"象"（围绕舌象、脉象、征象等，统称为病象），记录下来并进行分析与加工的是与疾病有关的各种"象"的集合，最后判断为某种性质的证候是"象"集合所反映的疾病在某一特定阶段的本质。可见，证候作为整体诊法和意象思维的认识结果，它反映的是人的总体特征，是一种状态。

证候自适应反应状态的基本特点

状态是刻画系统定性性质的概念，一般可以用若干称为状态量的系统定量特性来表征。系统的状态量可以取不同的数值，称为状态变量，一般系统需要同时用若干状态变量来描述。状态变量随时间而变化的系统称为动态系统。人体系统是不断运动变化着的，是典型的动态系统，因此，人体生理病理状态是一个动态自适应的过程。

首先，四诊信息是证候的状态量。证候既然是人体系统的状态，必然也有其状态量，四诊信息是表征人体系统的4个状态量，望闻问切诊所获得的4个状态量能够较好地、较为全面地刻画人体系统在某一时空范围内的状态，并且任何1个都不是其他3个的函数。但由于人体系统的极其复杂性以及中医学认识手段和方法的独特性，这些状态量是以定性描述的形式存在的，如何将这些用文字表述的内容通过合理的方法变换为数值表达，目前还是有待于解决的问题。

再者，机体对环境的自适应反应是证候动态演化的根本原因。由于人体系统处于自然和社会环境中，是一个远离平衡的耗散结构，不断与外界环境进行物质、能量和信息的交换，外界环境中各种因素也不断对人体系统产生刺激和影响，人体系统为了继续存在和发展，必然会对这些刺激和影响作出适应性反应，即系统具有自组织的性质。人体系统在长期演化过程中获得了适应环境变化的自组织能力。如冬季和夏季汗液和尿液量的变化就是机体对外界气候变化所作出的生理性适应性反应。而发热、汗出、恶寒等则是机体对感受外界寒邪后所作出的病理性适应性反应，这一反应是机体内部气血阴阳为了适应邪正斗争的盛衰变化而发生的自组织行为，其最终目的在于恢复阴平阳秘的健康状态，在这一过程中所发生的症状体征乃至病机要素等所发生的变化就表现为证候的动态演化形式，如寒证转化为热证、虚证转化为实证、由实转虚、因虚致实等。

证候与状态医学体系的构建

由于证候与状态之间的密切关系，有学者提出了以传统中医学为基础构建现代中医学意义上的"状态医学"的设想。有学者对于证候与状态两者之间的关系作出了详细比较和说明，认为两者相同之处表现在整体概括性和流动时相性；不同是指状态较之证候更加宽泛和灵活，更具有现实意义。并有学者提出了状态医学及其疗效判别标准，根据中医学理论体系的特点，阐明了中医学的本质是立体的状态医学，论述了状态医学可以分为健康状态、疾病前驱状态、疾病状态；状态医学的病机为"不平""不通""不荣"以及建立状态医学的疗效标准。

也有学者基于中西医学学科特征的比较提出西方医学为"结构-功能医学"学科，中医学为"现象-状态医学"学科。提出"现象-状态医学"，是指通过研究人体生理、病理及治疗用药过程中反映于外在的现象，把握生命和疾病所处的状态，来防治疾病、增进健康和延长寿命的医学科学学科，研究对象是指人体的生理、病理现象及所反映的生命状态，并对学科性质、担负的任务、意义等做了详细论证。

还有学者从中西医结合角度提出状态医学应当是中西医学相融合的新的医学体系，认为病和证是对机体偏离常态的认识和概括，均从不同角度、不同层次反映机体病理变化过程的客观规律，都是对机体不同系统状态的描述，都是有相同的系统本质，因而从理论上讲，对病与证的认识，有可能在系统科学水平统一起来，并形成新的医学体系——状态医学。辨病论治加辨证论治是目前中西医结合的基本治疗模式，状态医学在此基础上进行辨态论治。

中医学"证候"与系统科学"状态"之间的确存在着交叉融合互补提升的复杂关系，将状态引入证候概念的界定中有助于阐释证候的传统医学特点，可以对其进行整体水平的定性考察，同时保持其中国古代哲学、社会学、心理学等固有的人文科学属性特点；将各种组学技术和系统生物学最新成果与证候做有机整合后，则可以为证候的定量研究提供现代科学知识的支撑，深化证候作为医学概念的自然科学属性内涵，最终形成的新的关于人体生命活动规律的医学体系——状态医学将成为中医学呈现在世界医学领域的最新成果形式。

43 证候概念的形成和定义方法

学者王庆国等为探讨证候概念的形成与定义方法，为中医证候的研究奠定基础，用传统文献学的研究方法考证了证候概念的形成与发展历程，从认识论的角度分析了证候的主客体关系，以逻辑学有关概念的定义与方法分析讨论了证候的概念。研究发现，目前中医对证候的定义存在多种方法：从信息学角度者有之；从生理病理学角度者有之；从复杂系统角度者有之。这充分体现了从不同视角研究中医证候的现状。说明从不同的学科对"证候"性质或属性的抽象，可为中医学增加新的概念，而概念的移植或可促进学科的发展；然而无论从何视角研究证候，证候的定义均应采用逻辑学中语义学定义、属加种差定义法，特别是证候的属加种差定义法。

以目前掌握的资料，证候一词最早见于《伤寒例》，其云："今搜采仲景旧论，录其证候，诊脉声色，对病真方，有神验者，拟防世急也。"又云："此以前是伤寒热病证候也。"王叔和《脉经序》亦云："百病根源，各以类例相从；声色证候，靡不赅备。"可见证候一词的出现并不太早。

证、候概念的回顾

简单地回顾一下证候一词出现前的历史，不会使我们偏离主题。考"证"字，有证据、证实、验证等诸多的含义，与医学密切相关者，唯同"症"——疾病时出现的症状。

"证"于《黄帝内经》中只一见，《素问·至真要大论》云："气有多少，病有盛衰，治有缓急，方有大小，愿闻其约？岐伯云：气有高下，病有远近，证有中外，治有轻重，适其至所为故也。"是否可以说明《黄帝内经》中多言"病"而少言"证"，如果是这样，是否又可以说对病的认识要早于证？病与证于《黄帝内经》时代又是什么关系？由"病有远近，证有中外"之语，我们只能得出证是病的表现或现象这样的结论，且证与治有联系。然而至张仲景时期证这一概念的应用已非常广泛了，《伤寒论》之《辨太阳病脉证并治法》至《辨可下病脉证并治》均言"病脉证"，且得出著名的治疗疾病原则"观其脉证，知犯何逆，随证治之"。病是通过脉证表现出来的，治病的原则与方法只是察脉证，推测邪气所犯部位，并随证的变化而确立。证有变化的、动态的涵义此时业已形成，《伤寒例》曾谓"我前来不见此证，今乃变异，是名灾怪"。

考"候"字之意与医学有关者约有以下数种：其一，五日为一候。《素问·六节藏象论》"五日谓之候，三候谓之气"。其二，伺望，侦察。《素问·三部九候论》云："故人有三部，部有三候，以决死生，以处百病，以调虚实，而除邪疾。""形气相得者，生。参伍不调者，病。三部九候皆相失者，死。""九候之相应也，上下若一，不得相失。一候后则病，二候后则病甚，三候后则病危。所谓后者，应不俱也。"《伤寒例》云"伏气之病，以意候之"，"夫欲候知四时正气为病"。其三，征象，现象。《伤寒论·辨痉湿暍脉证》云："湿痹之候，其人小便不利，大便反快，但当利其小便。"其四，随时变化。《伤寒例》所谓"此阴阳虚实之交错，其候至微"；"四时八节、二十四气、七十二候决病法"。候有时间与变化的含义，与古代"候应"的概念不无关系。

由证、候到证候

证候一词的原始含义可能是这样的，它是一个普通概念。但在不同的语境中似有不同的涵义。如

"今搜采仲景旧论，录其证候，诊脉声色，对病真方，有神验者，拟防世急也"。此处的证候不包括脉声色，是单指症状；而"此以前是伤寒热病证候也"则包括了脉声色。随着时代的变迁，证候一词被赋予了新的语义和语用学涵义。孟庆云曾这样推测过形成证候的原因：中医最早以某一症状或体征作为疾病的概念而命名。经历了一段很长的历史时期之后，人们发现，在患病时某些症状、体征和脉色可同时发生，在认识到疾病是症状、体征的群体特征的同时，又常运用中医理论乃至借助当时流行的哲学范畴和哲学理论，来概括或解释这一群症状体征的特点，就形成了证候。其实可能还有这样的必要条件存在：即发现同一症状与体征可以在当时认为是很多种不同疾病中出现，同一疾病的不同阶段与不同疾病中虽有一、二症状或体征相同，而更多的是不同。唯此才可能或有必要应用"群""组"的概念。可以说，由症状、体征间的无联系的认识到症状、体征间的有联系的认识过程是证候概念形成必不可少的关键环节。

如今证候又被赋予了古人不可能想象到的新含意，陆广莘认为："证候是四诊信息表达的自组织、自适应、自稳态、自修复的目标动力系统。""证是中医诊断和治疗的逻辑起点，是中医辨证论治的核心概念，是中医粗守形的视其外应的诊察对象，是中医粗守形的针药治其外的作用对象，是天人之际层次关系的相互作用，是人的'形者生之舍也'的整体边界屏障，是人的生化之宇健病之变的出入信息，是人的体表内藏相关的界面全息效应，是人的升降出入主体性开放的出入信息，是人的'神气应乎中'的主体适应性应激反应，也是人的自组织演化调节功能的目的性行为现象。"

应该这样说：由证到证候起码是增加了证的内涵。表现之一，增加了证的时间性内涵，既引入"五日谓之候，三候谓之气"之"候"的涵义。其二，增加了证产生的可推测性、可预测性内涵，即证的可认识性，既引入"伏气之病，以意候之"之"候"的涵义；证由单纯的客观存在，逐渐演变化生出主观对客观地反映的另一含义。由以前的"观其脉证"，到"知犯何逆"，并可"随证治之"了。请读者注意"随证治之"之"证"已绝非前言"观其脉证"之"证"，它是经医生通过"知犯何逆"的思考后而辨出的证。不知道前人是否有如此这般的解释，如果没有也算是我们对张仲景这一条文赋予的新的语义。

证候的现今定义

王永炎院士是证候研究的倡导者、指导者，其"中风证证候研究"已为当今证候的研究树立了典范。证候是人体对疾病病理生理变化整体反映的概括，是辨证的结果和论治的依据，是中医诊治疾病的基础，体现了中医学理论的特色与优势。证候是四诊信息表达的自组织、自适应、自稳态、自修复的目标动力系统。证候是一种有机整合的功能态，又是人体生理病理的整体反映状态，具有内实外虚、动态时空、多位界面的特征。

欲给证或证候下一个定义，首先应该考虑的是下定义的通用方法。从逻辑学的角度看下定义的方法有两种，其一，属加种差定义；其二，语义定义。属加种差定义就是通过揭示被定义项的邻近属概念和种差，进而明确概念内涵的定义。那么我们下一步需要寻找的就是证的属概念。证上面有属吗？首先浮现我们脑海中的恐怕即为病或为疾，或统称为疾病。中医对疾病又是如何定义的？因疾病是医学中的最高范畴，我们不能再用属加种差定义法来定义疾病，只能说："疾病是失去健康的状态。"但是我们可以从古人对疾病发生的认识得到某些启示："生病起于过用，此为常也"（《素问·经脉别论》）；"腠理开则邪气入，邪气入则病作"，"卫气之所在，与邪气相合，则病作"（《素问·疟论》）；"邪气发病"（《素问·金匮真言论》）；"能春夏不能秋冬，感而病生"（《灵枢·阴阳二十五人》）；"饮食不节，而病生于肠胃"（《灵枢·小针解》）。由此可见疾病的发生是因邪气作用于人体而引起的，由人体正气与外来邪气的交争而引发疾病。这里需要引入正邪交争是否引起人体"阴阳失调"这一结果，即人体阴阳平衡是否遭到破坏。中医学认为，疾病的发生时必有阴阳失调，只有阴阳失调才发生疾病。"有病见于大表"，只要发病就能表现出症状与体征。此一系列的症状与体征即为疾病表现出的现象，且这一现象是在健康时不出现的，可以名之为异常现象，此异常现象是证，也是患病的证据。所以，凡因人体阴阳失调而引起的异常现象即为证。如果人们接受这样的假定，以下简洁的推论是成立的：疾病的表现是异常现象；异常现象是证；所以病的表现是证。

病与证构成了一种蕴含关系。中医为什么不直接去治病，反要通过辨证来治疗呢？我们可以简单地将其归结为是由以象测藏、以表知里认识方法所决定的。然而是否还有其他的原因存在？这又涉及中医对病的认识过程。

从不同视角看证

从病的视角看证我们得到了病的表现是证，且证已有组、群的涵义，已不是单一的症状或单一的体征。证的形成起码应有两方面因素的参与，即正与邪。而正与邪又受时间与空间的左右，因而证有多维时空的特征。从病看证是从属种的视角看的，而且是从病、证发生及病与证关系的角度看的。陆广莘认为，中医的证有四个层次：分别为中医学对象实际的证，中医生感官诊察所得的证，中医生思维判断所得的证，中医学理论模型的证。王庆国认为这一层次的划分是有意义。受此启发，其以为证的概念应划分或归类，并赋予适当的语义和语用涵义。

从哲学的角度看，证候应存在主、客观的证。客观实存的证：是指存在于人体，包括能被人们感官所感知和不可感知的与疾病发生相关的一切现象。主观认知的证：是指在认知过程中所得到的不同阶段的证。因认知过程需要感觉、知觉、判断三个阶段，故证亦应有三个阶段。感官诊察所得的证，指通过医生感官既能感觉到的现象；知觉阶段的证是指具有医学理论的医生对感官既能感觉到的现象而得到的意象的证；判断阶段的证是指医生运用医学理论，对现象分析而得到的证的甄别最后得出的结论。

从主客观的关系来看，客观实存的证是不能被主观完全感知的，既在客观实存的证与被主观感知的证之间存在着信息的损耗。客观实存的证与主观感知的证并非是全同关系，客观实存的证是永真的，主观感知的证则可真可假。

从信息学视角看证：以王永炎院士为首的研究者从信息学的视角对证候进行了如下的概括："证候是人体生理病理的整体反映状态，具有内实外虚，动态时空、多位界面的特征。"

从数学视角看证：既然证是状态，那么证是集合，是由症状与体征构成的集合。症状与体征分别是证的子集，子集通过交集与并集的形式构成不同的证。

从不同的学科对证性质或属性的抽象，属"研究中医"范围，可以从学科间的交叉看中医且可为中医学增加新的概念，概念的移植或可促进学科的发展。在此我们引用一下物理学家费恩曼用凝视一杯葡萄酒结束了他关于不同学科间关系的讲座的场景可能是有益的。他说："如果我们靠得很近地看葡萄酒，我们能看到整个宇宙：晶体的光学，流体的动力学，化学物质的排列，发酵的过程，阳光，布满星星的天空，正在成长的葡萄藤，还有它给我们带来的快乐。葡萄酒多有生气呀，他把自己的存在强加到那些观察它的意识之中！如果为了某种便利，我们小小的心灵可将这杯酒、这个宇宙，分成各部分——物理学、地质学、天文学、心理学，等等，记住，大自然并不知道这一点。"

有待商榷的证候定义

对证候的属加种差定义我们只讨论了证候的属性，而对证候的语义学定义、证候属加种差定义中的发生、关系、功用尚未涉及。

证候的语义学定义应该是这样的，证候包括"证"与"候"，其于中医学上证主要指"非健康状态下的现象"，并有证据、证实、验证等诸多的含义；候有伺望、侦察，征象、现象并有时间与变化的含义。证候指"非健康状态下的现象"，并"随时间与空间的变化而变化"。此定义更多反映的是证候的客观实存性。

证候的语用学定义应该是这样的，证候是对人体非健康状态下现象的概括与抽象，是辨证的结果和论治的依据。此定义更多反映的是证候的主观判断性。

证候的发生学定义应该是这样的，证候是正气与邪气交争而引发的异常现象。人体正气与外来邪气的交争涉及中医学所言之病机，如果将证候作为结果则病机又成了证候产生的原因。

证候的研究本有多条路可走，从以下几方面入手研究证候是可行的：

其一：从证候是非健康状态下的现象，即症状与体征入手发现非健康状态下的现象的序列，即"症状与体征串"，从而归纳出各种不同的证候。

其二：从证候是正气与邪气交争而引发的异常现象入手，研究证候发生的原因，以现代科技手段去发现宏观现象背后的微观现象。

其三：从证候是辨证的结果和论治的依据入手，以方测证、以方验证。

其四：从西医确诊的病入手，归纳出中医的证，进而比较西医不同病之间中医证的异同。

44 从辩证逻辑探寻证候概念轨迹

辩证唯物主义认为，概念是在实践基础上人的头脑对客观对象的反映形式。一个科学概念由内涵和外延两部分构成。概念的内涵是指它揭示事物本质的深度，概念的外延是指它揭示事物的广度。因此，一个科学概念是人对客观对象的认识所能达到的深度和广度的概括。证候是中医理论体系中的重要概念之一，长期以来，证候概念的不规范始终是中医理论和临床研究的瓶颈。要真正实现对证候概念的科学界定，只有采用逻辑和历史相结合的原则，根据证候内涵形成和发展的演化轨迹，探究不同社会历史条件下对人体生理病理规律认识的深度和广度，挖掘证候内涵的具体内容，梳理证候内涵的发展轨迹，才能科学、准确地对证候概念作出界定。辩证逻辑认为，概念的形成有一个基本的程序，即从直观表象到前科学概念，再由前科学概念到科学概念。科学概念的形成是一个极其复杂的过程，其中包括着科学概念的系统性涵义的获得以及科学术语（概念载体）的精确化。证候作为中医学中重要概念，也同样经历了这样的形成轨迹。故学者郭蕾等从辩证逻辑角度探寻了证候概念的形成轨迹。

疾病——证候的直观材料和经验积累时期

一个具体概念的形成，首先需要经历直观材料和实践经验积累的阶段。证候概念所反映的客观对象是人体的生理、病理变化，对这一客观对象的本质的认识同样经历了直观材料和经验积累的过程。

古人原始直观的疾病认识，首先是从单一的体态或直观表象开始的。如《殷墟卜辞》中甲骨文的"病"字，《说文》解为"倚也，人有疾病象倚箸之形"。说明"疒"字是描述人生病的样子。还有患病部位的描写，如"疒首""疒耳""疒眼"等。至马王堆出土的《马王堆医书》，对疾病的描述已不是单一的疾病表面现象，而是复合症状的综合认识。如"足泰阴温……其病：病足大趾废，内兼痛，股内痛，腹胀……不食，善意……善肘"（《足臂十一脉灸经》）。可以看出，当时对疾病的认识已经包括两方面的内容：一是客观的直观的异常现象，如表皮颜色的改变、痈肿、溃烂等；二是主观的异常感觉，如疼痛、胀满、心烦等。这两方面的内容就是今天所说的症状，它是关于疾病的最直接、最表浅的认识和反映。从上述资料的记载可以推断，早期人们对疾病的认识还停留在具体现象的观察和总结阶段，对客观对象的本质认识得还相当表浅，"证候"一词尚未出现，但与其相关的文字标识"疒"已经出现。

阴阳五行——证候前科学概念形成时期

在直观材料和经验积累阶段，人们对客观对象的认识还是零散的、表面的，还没有对客观对象所表现出的共性特征有所认识。但是当经验积累达到一定程度后，前期所获得的关于对象的各种信息就会逐渐融合起来，进而形成"类别"的观念，这一阶段属于概念形成的前期——前科学概念阶段。一个前科学概念是否形成的标志，在于我们能否做到"以类行杂"，即以类型把握杂多、以一般规范个别。到了《黄帝内经》，人们开始对导致所见症状的原因进行探求。如"夫百病之生也，皆生于风寒暑湿燥火，以之化之变也"（《素问·至真要大论》）。对疾病所表现出的复杂症状开始归类。如《素问·咳论》中将咳嗽分为"五脏咳""六腑咳"十一类；对于同一疾病也开始有分型，如《素问·痹论》中将"痹"分为行痹、痛痹和寒痹三类。《黄帝内经》已经开始深入到疾病表象的背后去探寻疾病的本质，开始涉及病机问题："谨候气宜，无失病机"、"谨守病机，各司其属，有者求之，无者求之"《素问·至真要大论》），并提出了具体的病机十九条，以五脏和风寒湿火热为纲统领系列症状，实现对疾病执简驭繁的把握。《黄帝内经》还成功地移植了中国古代哲学中阴阳五行的概念，并将其作为分类工具，对自然界各种事物现象和人体的生理、病理内容进行属性和特征异同的划分，阴阳将上述内容划分为两大类，五行将上述内容划分为五大类。至此，人们对疾病症状、病因、病机等内容的认识已经上升到以阴阳、五行为工具来把握和规范个别的阶段。在《黄帝内经》时期，虽然对疾病的认识有了极大发展，已经建立起病因、病机、症状之间的某些本质性联系，并已经开始出现"以类杂行"的疾病、症状分类模式，但证候尚没有作为一个科学概念进入中医理论体系中，而是仅仅出现了以"证"（而不是证候）作为病象（症状）表述的前科学概念。

特定症状组合——证候概念形成时期

前科学概念还没有把握到对象的本质，要把握对象的本质，就要从前科学概念过渡到科学概念。这种过渡主要是通过科学的抽象来实现的，它不仅仅是从对象的一系列属性中抽取出共同属性，也不是仅限于对表象所给予的直接属性进行选择，而是要透过现象把握本质，即把事物的本质属性揭示出来、确定下来。随着实践的深入和认识的提高，人们在医疗实践中更加注重隐藏在疾病表象背后的本质。《伤寒杂病论》的问世，标志着这一时期的医疗实践已由朴素的直接经验实践进步为对疾病有规律性认识的理论实践阶段。

1. 证候概念内涵的确定　在《伤寒杂病论》中，证已经作为与疾病密切相关的词反复应用了。其中对于疾病这一客观对象的认识具有实质性进展的应当是"观其脉证，知犯何逆，随证治之"（16 条）中"证"的用法。前一个"证"为症状或症状组合，而后一个"证"则承接"知犯何逆"，即在明确了疾病变化的内在机制的基础上针对疾病的本质进行治疗。需要强调的是，首先，证不再与病同义。在《伤寒杂病论》中证与病已经有了较为明确的区分，病是某一类疾病病理现象的总括，《伤寒杂病论》中所列的病即太阳、阳明、少阳、太阴、少阴、厥阴共六大类。对于病仅作了纲领性脉证概括，并没有给出具体的治疗方药，说明病并不是治疗的直接对象。《伤寒杂病论》中治疗的直接对象是"证"，是一组特定的症状组合形式。书中所列 113 方，每一方都有与之相对应的症状组合。而且这些症状组合除了一方对应于一个组合这种较单一的模式外，还与病存在着复杂的联系，可以概括为同病异治和异病同治。如"太阳与阳明合病者，必自下利，葛根汤主之"（32 条）。此为同病异治。"阳明病，发潮热，大便溏，小便自可，胸胁满不去者，与小柴胡汤"（229 条）。此为异病同治。如果说同病异治的根据仅仅是在于同一种疾病其症状组合不同，则治疗不同的话，那么异病同治的根据则似乎是不同疾病、症状组合相同而治疗相同。这种情况促使我们不得不对"特定的症状组合"（而不是复合症状）这个问题进行更深层次的思考，答案只能是：相同的疾病本质可能表现为不同的症状组合，不同的疾病本质可能表现为相同的症状组合，即症状组合与疾病本质直接相关，把握了症状组合的规律，也就把握了疾病的本质。治疗效果是证实这一假设的最有力证据，治疗只有在疾病本质的层面上发挥作用，才会有疗效，而《伤寒杂病论》中疾病本质的表现形式正是"特定的症状组合"。因此，《伤寒杂病论》针对症状组合进行治疗，其实也就是针对疾病的本质进行治疗。因此，到《伤寒杂病论》时期，人们对疾病的认识终于透过疾病的表象（单一症状或复合症状），深入到疾病的本质层次，并通过对症状组合规律的研究来把握疾病的本质，通过不同的症状组合来确定疾病的本质属性，从不同的症状组合中寻找内在的疾病本质性内容变化的规律。此时的"证"（还不是证候）已经是通过科学抽象后对疾病本质属性的认识结果。

然而，《伤寒杂病论》中并没有明确提出疾病的本质性内容到底是什么，但对病机与症状之间的关系已经有所论述。如"少阴病，欲吐不吐，心烦，但欲寐。五六日自利而渴者，属少阴也。虚故饮水自救。若小便色白者，少阴病形悉具，小便色白者，以下焦虚有寒，不能制水，故令色白也"（282 条）。根据该条对"小便色白"发生的机制的论述，再结合《黄帝内经》中病机的含义可以确定，隐藏在特定症状组合背后的疾病的本质性内容就是中医学的另外一个重要概念——病机。病机是一个综合性的关于疾病本质的概念，它涉及中医疾病认识的诸多方面。从横向看，它综合了病邪、病性、病位、病势等病理要素；从纵向看，它以正邪斗争为轴线，反映了疾病从发生、发展，到传变、结局整个病程的病变规律，对于疾病的诊察和治疗具有决定性的意义。从《黄帝内经》开始，直到后世的历代医家，都较为一致地认为，病机是从整体和动态的视角对患病机体所呈现的病理状态和病理变化进行的高度概括；是在辨别、分析、归纳所有症状、体征等的基础上对疾病的本质作出的结论。因此，在中医学理论体系中，病机是对疾病本质的概括，是外在症状的内在根据。《伤寒杂病论》中的证，就是病机与症状组合的有机统一。

2. 证候概念与中医理论体系的融合　　一个概念从前科学阶段进入科学阶段的重要标志之一是它经过了人的思维抽象后，对客观对象的本质有了正确的认识和揭示。但仅有这一点还是不够的，一个科学概念的形成过程是非常复杂的，其中还包括科学概念的系统性涵义的获得以及科学术语（概念载体）的精确化。科学概念作为科学体系的网上纽结，由于通过一定的科学定律和原理同其他概念相互关联，这就使它获得了系统性涵义，从而它的本质就得到进一步的精确规定，其内涵也就随之丰富和深化。

任何科学研究，都是在一定背景知识下进行的。一个科学概念的形成，总是在原有理论的基础上生长的，它是以前人研究的成果作为自己的起点。证是汉以前医学实践的具体内容经过抽象后形成的关于疾病本质的认识成果，因此，证必然是以汉以前中医理论和实践的成果作为自己的起点，这就决定了证的概念在萌芽时期必须与中医学体系中的其他概念发生必然联系，只有这样它才具有生命力，并且只有在它获得了中医理论的系统性涵义后，才能成为真正的中医学体系中的科学概念。汉以前中医学最为重要的理论典籍便是《黄帝内经》，《伤寒杂病论》在建立证这一概念时，非常圆满地实现了证与中医学体系中其他概念范畴的联系与融合。它运用了《黄帝内经》中三阴三阳的概念，将六经作为辨证的纲领，所列的证如伤寒、中风、蓄血、脾约等，所涉及的病因、病机、症状等内容均与《黄帝内经》一脉相承，证概念融入《黄帝内经》理论体系中，弥补了《黄帝内经》中偏于理论思想而缺乏临床具体实践方法的不足，使中医理论和实践体系更加丰满和成熟。

同时，证在中医理论体系中，其内涵和外延也得到了进一步精确规定，即作为中医学体系中的一个科学概念，证的内涵就是对疾病本质的认识成果，就是《黄帝内经》中强调的病机和《伤寒杂病论》中的症状组合。事实上二者是有机的统一体，病机是内在的本质，特定的症状组合是其外在表现形式。因此，证候的内涵就是病机及其相应症状的统一，其外延则是与疾病本质相关的所有内容，包括病因、病位、病性、体质、环境等。从概念的载体语言文字的选择来说，当时与疾病直接相关的名词只有"证"，而《伤寒杂病论》中又有意将病、证分立，以突出证在疾病本质中的地位和作用。因此，对于在更深层次和更广范围中获得的有关疾病的认识结果，"证"字便成为当时最适宜的选择对象。因此，证候这一概念在《伤寒杂病论》中仍是以"证"的形式存在和运用的。综上，证候概念同自然科学中的所有概念一样，其形成过程经历了从经验积累到前科学概念，从前科学概念到科学概念，进而与原有理论体系相融合的基本环节，其形成轨迹是随着人类对疾病认识的逐渐深入而演进的，从其形成过程可以得出结论：证候是中医学对于疾病本质的认识成果。从中医学理论体系而言，反映疾病变化本质的内容是病机——它能反映疾病过程中的内在本质，病机又通过特定的症状组合得以表现，从而为人们提供了认识和把握的对象。因此，证候概念的内涵是明确的，就是指病机及其相应的特定症状；证候概念的外延则指与疾病相关的病因、病位、病性、体质、气候、地理环境等其他内容。

45　证候的构成、内涵、实质

证候是中医学的核心概念之一，既是中医理论的解释说明对象，又是中医临床实践处理的对象。长期以来学界对证候的内涵、实质都进行了多方面的研究，也提出了诸多不同的观点。但是总体看来认识多倾向于复杂，把中医证候这一本来朴素直观的概念说得难以理解，似乎不如此就显示不出学问的高深。这种学风过于繁琐，不利于证候的理解和把握。为澄清对证候本来状态的认识，学者常存库对此进行了分析。

证候的构成

要想说明证候的内涵和实质，首先必须清楚证候的构成。不在证候构成基础上的各种关于证候内涵、实质的所谓研究都难免陷于凭空杜撰的困境。把证候说得越复杂，就可能离实际越远。目前对证候给出的繁琐诠释，就已经反映出了这方面的问题。其实，证候本来是很朴素直观的，古代中医正是依据这种可以直观把握的疾病现象进行诊断治疗的。在古代条件下，人们无法了解到许多疾病客观发生的病因和病理，他们只能凭借所能看到的疾病的外在表现，对疾病进行判断，进而依这种判断给以治疗。如果像目前有的人把证候说的那样复杂，古人是无法进行诊断治疗活动的。从中医用四诊方法收集疾病信息方面看，就不难理解证候的构成。四诊方法所能收集到的信息，都是处在患者体表面的现象，即形、神、色、脉现象，也就是疾病的症状和体征。据此就可以肯定地得出结论：证候是由疾病的症状和体征构成的。如果没有症状和体征，就不可能存在任何疾病证候。但是，症状和体征构成证候有以下问题应该注意。

1. 证候是症状和体征的有机组合　证候虽然也是疾病的表面现象，但是证候不是症状和体征的单一现象。单一的症状或体征不能构成证候，证候必由两个以上的症状或体征才能构成。然而什么症状、体征构成什么证候不是随意的，而是具有内在联系的，不是任意的症状体征都能构成证候。比如头痛、腰痛、腿痛、舌脉正常，再没有其他异常，这样的症状和体征组合就难以按照中医理论辨出什么证候来。如果头痛、腰痛、腿痛再伴以疼痛隐隐，疲乏无力，耳鸣健忘，舌淡，脉沉细等，据此则可以辨为肾虚证候。由此可见，虽然证候是由症状和体征构成的，但是不是随意构成的，证候对症状和体征的联系具有内在规定。因此说证候是症状和体征的有机组合，哪些症状和体征组合成什么证候是有规律的。

2. 同一症状、体征在不同组合中具有不同的证候意义　证候组合的有机性突出表现为这样的情况：即同一症状或体征，在不同的组合中，其证候的意义是不同的。这说明整体高于局部，关系大于单一因素。比如同一的头痛，如果与遇寒加重，怕冷，面色青白，小便清，舌色紫暗，脉浮紧等组合，就可辨为寒凝头痛；如果与疼痛走窜，头痛而胀，胸闷不舒，嗳气，舌淡苔白，脉弦等组合，则应辨为气滞头痛。由此可见，单一的症状或体征，其证候意义如何，不是自身决定的，而是要以与什么症状、体征组合来确定。因此，要辨证准确，就要掌握症状和体征的组合规律。

3. 主症与次症的组合中次症决定证候性质　任何疾病都会表现出一系列症状和体征，在众多的症状和体征中，必有一些是突出的，一些是兼杂的，不会完全平行并列。不同的症状和体征，在辨证中一定具有不同的意义和价值。以往在制定辨证标准中，曾提出主症加次症法，并强调主症的意义，其实这是错误的。因为虽然主症的表现突出，但是它并不决定证候的性质，证候的性质恰恰是由并不突出的次症决定的。比如某患者以腹痛求治，腹痛自然成为主症，但是要想明确属何种证候，则必须了解都有何种伴随的次症。如伴有腹胀，矢气，痛处不定，舌淡，脉弦则为气滞；如伴有腹痛绵绵，食减纳差，倦怠溏泄，舌淡苔白，脉弱则为脾虚。可见在症状体征的组合中，是次症决定证候性质。

证候的内涵

由证候的构成，就不难知道证候的内涵。然而目前有些对证候的研究把证候说得无限复杂，又是结合时空，又是多维参数，还有量化的复杂指标，更有古人无法想到的最先进微观数据等。事实上的证候内涵应该是简单的，绝没有那些凭空想象出来的内涵。从证候构成的要素中，就可以对证候内涵给出符合事实的界定。

1. 证候是症状和体征的综合表现　从证候的客观内容而言，证候是症状和体征的有机组合，没有症状和体征表现，就不会有任何证候；从证候的认识而言，证候是运用中医理论分析患者症状和体征得出的结论；从病证关系而言，证候是疾病在内外因素作用下外在变动的表现。某一种疾病在发展演变过程中症状、体征会发生变化，会出现新的组合，而随着这种新的组合，就会产生证候的前后更替。所以一般情况下，一种疾病总要表现出证候变化的过程。每一次症状、体征的新组合，就会出现一次新的证候类型。因此辨证论治的过程，就是通过治疗一个个前后出现的证候而实现治病的。从中医对疾病进行辨证所依据的事实来考察，证候就是症状和体征的综合表现，是症状和体征的有机组合。那种把证候内涵说得过分复杂的认识，已经超出了中医证候的范围，不符合中医临床证候的实际，因此也是不可取的。关于证候的内涵，早年曾有过虽然朴实，但却是很客观实际的认识，如说："证候是疾病发展过程中，在致病因素以及其他有关因素的共同作用下，机体所产生的临床综合表现；证既是疾病的全部或部分临床表现的概括，又是在一定程度上对疾病本质的部分反映。"

2. 证候属于疾病的现象范畴　任何事物都有现象和本质两个方面，其中本质决定现象，现象反映本质。没有不被本质决定的现象，也没有不被现象反映的本质。这本来是一般的道理，然而在证候内涵认识上，有的人却总是违背这一理论原则。

就病证之间的关系而论，疾病决定证候，而证候表现疾病。这里疾病是本质因素，而证候只是现象因素。证候是疾病表现于外的现象，不论它如何使症状和体征有机联系，也不论证候如何对症状和体征进行综合，证候都始终属于现象范畴。作为疾病产生的结果，证候确实是病因、病理、体质等内外因素作用的产物，但是，病因、病理以及体质等只是作为客观因素而存在，并没有进入到证候的认识视野里，证候认识中并没有包含这些客观因素。所以并不像有人所说的，证候认识中包含了病因、病理和病位等。

疾病的病因、病理等决定证候是直接全面的，可以从病因、病理、体质等因素对证候做出完整的说明，证候的变化只是病因、病理、体质变化的结果和表现，正是因为疾病过程中病因、病理和体质的内部变化，才产生了疾病表现的证候演变。但是证候对疾病的反映则可能是曲折、间接的，在某些情况下还可能出现假象。如癌症晚期恶病质状态，患者会表现出极其虚弱的证候，一般会根据患者表现而辨为虚证。然而，从病因、病理方面考虑，这是癌症发展到极期的结果，是邪气极盛的产物，而按中医"邪气盛则实"的辨证原则，应该属实证。这里正虚是邪实作用的结果，邪实为本，正虚为标；邪实是因，正虚是果；邪实是内隐的；正虚是外显的。证候表现只显示出了正虚，而没有表现出邪实。可见证候对病情的反映是不直接、不全面的。如果只根据现象做出病情判断，进而依此进行施治，失误便是难免的。这也是辨证论治效果重复性不足的原因之一。

证候的实质

多年来人们有感于证候的表面的不可靠性，一直在进行证候客观化研究，试图寻找到证候现象背后支配性的物质因素。如果找到了这样的物质因素，治疗就可以根据这种客观依据进行，这比只依据证候的外在表现施治要准确得多。然而时至今日对证候本质的研究尚未有任何肯定的结果，没有找到任何证候的客观依据。是证候没有实质，还是寻找的方法不当呢？

1. 证候应该有其实质 证候既然是疾病的现象表现，就必然是由其本质决定的。没有本质决定的现象是不存在的，也是不能理解的。鉴于此，证候必有其实质因素存在。证候的实质也就是支配证候出现和演变的内外因素，这些因素可能是多重复杂的，但是在多重复杂的因素中，内在的因素一定是主要的。因为任何外在因素只有影响内在状态到一定程度时才能出现一定的证候，或使已产生的证候发生改变。按照这样的论证，从总体和最基本的方面说，证候的实质因素就是疾病的病因、病理和体质因素。其中体质是基础因素，病因是始动因素，病理是核心因素。没有病因就不会有病理改变；没有一定程度的病理改变，就不会发生机能变化，从而也就不会出现异常的证候；而虽然病因病理相同，如果发生在不同体质的人身上，其机能改变也会不同，从而会出现不同的证候。从治疗的目的和意义而言，如果消除了病因，修复了病理，改变了体质，那么一切证候都会随之消失。因为没有病因、病理和体质基础的证候，也同样是不可能的，也是无法理解的。

2. 证候的实质是次症的决定因素而不是主症的决定因素 按照目前流行的认识，证候是症状和体征的综合表现，那么在多种症状和体征中，又可分出主症和次症。根据前面的论证，虽然主症表现突出，但是决定证候性质的却是次症。因为表现突出的主症，其证候性质不能由自身决定，必须由兼杂的次症决定。因此，主症的决定因素就不能成为整个证候的决定因素，也就是说，证候的实质不是决定主症出现的因素，而是支配兼杂的次症出现的因素。比如某患者以泄泻求治，腹泻是主症，但是究竟属于何种证候的泄泻，不能由泄泻本身确定，而要看其兼杂何种症状和体征。如兼有倦怠乏力、不思饮食、嗜卧懒言、舌淡苔滑、脉缓弱等，这就属于脾虚证候。如果我们要探究脾虚的实质，就不能以导致泄泻的因素作为目标，因为泄泻的证候性质不只有脾虚，还可以有湿热、寒湿、食积等。所以要揭示脾虚的实质，就要寻找导致出现倦怠乏力、不思饮食、嗜卧懒言、舌淡苔滑、脉缓弱等症状、体征的内外因素。如此虽然表面上治疗的主要对象是主症，然而却必须补脾止泻，泄泻既然是脾虚导致的，那么理所当然地应该补脾治本。辨证论治是治疗整体的证候而不是治疗个别的症状。可是治疗证候能否一定消除个别症状、体征呢？因为某一证候并不为某种突出症状、体征所特有，还可以有另外的突出症状和体征。如脾虚并不是泄泻所独有的，脾虚还可以出现眩晕、水肿、痰饮、妇人带下、食积等突出问题，倦怠乏力、不思饮食、嗜卧懒言、舌淡苔滑、脉缓弱等兼杂症状、体征的支配因素，是泄泻、眩晕、水肿、痰饮、妇人带下、食积等的共同本质吗？能以此对这些不同的问题给出统一的说明吗？

证候实质的意义

如果上述论证在理论上成立的话，就非常有必要对证候实质的意义进行严格的分析论证了。因为从病证不对应关系考虑，某种证候不是某种疾病所特有的，某种疾病也不固定表现某种特定的证候。比如眩晕作为一种病，可以表现为多种证候，既可以属于脾虚，也可以属于肾虚，还可以属于肝风等；再如肾虚之证，既可以见于头痛，也可以见于腰痛，还可以见于水肿等疾病。找到了肾虚的实质，这一肾虚实质对表现为肾虚的不同疾病都有一样的理论和实践意义吗？

1. 证候实质不是疾病的实质 疾病和证候是联系在一起的，但是病证之间呈现一种不对应关系。某种疾病并不与某种证候必然联系在一起，经常的是某种证候可以在不同疾病中表现出来，而某种疾病也可以表现为不同的证候。因此，支配某种证候的因素，也不一定就必然地支配某种疾病的产生。同样地，支配某种疾病发生的因素，也不一定在某种证候中必然存在。比如可以在肾虚眩晕中存在的支配因素，但是不一定也在肾虚水肿中存在；同样地支配水肿出现的因素，在肾虚的其他疾病中也不一定都共同存在。这就说明支配证候出现的因素，不一定也是支配某种疾病产生的因素。因为不同疾病之间的病因——病理差距甚大，不会因为都表现一种共同的证候而消除这种差距。同样地，同一种疾病有其共同的病因病理，也不会因为表现证候的不同而改变这种病因病理的共同性。寻找证候的实质，是为了使辨证论治获得内在的客观依据，使治疗更准确。但是辨证论治的最终目标是治愈疾病，治疗证候只是治病过程中的阶段性环节。只要疾病没有被治愈，证候就不会彻底消除，可能会从一种证候演变为另一种证候。而且即便任何证候都没有了，也不能说明疾病被治愈了。因为证候只是疾病发展到一定程度时的表现，不发展到某种程度，虽然疾病存在，但是可以不表现出证候来。而不表现出某种证候，当然也就没有所谓的证候实质。

以上可以说明问题了，就是证候作为一种结果，一定存在其原因；作为一种疾病的现象，一定存在着内在支配的实质性因素。但是因为病证之间的不对应关系，证候的实质与疾病的实质之间也呈现不对应关系，二者之间没有必然性联系，即便找到了证候的实质性因素，对疾病的说明和理解也不具有根本的、全面的意义。

2. 证候实质的意义极其有限 证候作为一种客观存在的现象，一定存在着内在支配性的本质因素，这种支配性的本质因素，如果研究方法得当，也一定能揭示出来。然而却不可以对证候实质的意义期望过高和估计过大，它对疾病的理论和实践意义都不具有根本的、全面的价值。

从病证的说明关系而论，可以由疾病对证候做出全面彻底的说明。因为证候只是疾病的表现，疾病的病因、病理及相关的体质因素支配了证候现象；从病证的实践关系而论，如果消除了疾病的病因、病理，改变了体质，证候就会随之消除。从这一意义来看，可以由病因、病理和体质因素对病证给出统一的说明。这里，病因、病理和体质因素既是疾病的本质，也是证候的本质，超出疾病本质之外的独立的证候本质是不存在的。这是由病证从属关系中必然得出的结论。同一疾病可以出现不同证候，那只是同一疾病的病因、病理和体质因素变化差异引起的；不同疾病可以出现相同的证候，那也只是因为不同疾病之间存在阶段性的共同病因、病理和体质因素。即使揭示出了证候的实质因素，也只是对疾病之间的同一和差异认识更加细致了，在治疗上也只是提示人们在同一疾病中补充一点不同的治法，在不同疾病之间补充一点共同的治法而已，不会再有更大的意义。

46 证候分层诊断模式和标准

证候是中医对疾病特有的认识方式，是在疾病发展过程中某一阶段的本质和主要矛盾。证候包括症状和体征，是医者通过对望、闻、问、切收集的四诊信息概括分析得出的结论。由于证候的复杂性、模糊性，中医学对证候的认识仍有不足之处，查阅现有的文献可知，研究者们对证候诊断标准做了大量研究，并形成了国家标准、学会标准以及著名学者的经验标准，但目前并未达成真正共识，证候规范化是当前中医药信息化、国际化的必要前提。

证候规范化，首先必须规范证候诊断标准，这与科研的可重复性和可比性、临床诊治水平的提高直接相关。基于上述原因，为了使证候规范化，学者王笑丹等在查阅大量相关文献资料后决定以《中医临床诊疗术语国家标准：证候部分》为主，参考《中医证候规范》《中医诊断学》《中医证候鉴别诊断学》《中医证候诊断治疗学》，2002年出版《中药新药临床指导原则（试行）》《中医常见证诊断标准》《中医虚证辨证参考标准》，并结合张培彤教授研究小组既往的研究成果，提出证候分层诊断模式和诊断标准，以供广大中医学专家评议修正。

证候分层诊断模式是对现有的证候诊断标准的进一步分类梳理，具体以八纲辨证的虚实为经，表里、寒热为纬，在脏腑辨证、气血津液辨证的基础上，借助证素理念，采用单证的研究方法，将证候分层至不能再进一步划分，然后分别制定各个层级证候的诊断标准，最终形成一个完整的辨证体系。本文主要讨论内伤杂病证候。

一级诊断：虚证、实证，是纲领性证候，区分出证候的虚实类别；二级诊断：根据病位的外内浅深区分表里，具体为表虚证、里虚证；表实证、里实证。三级诊断：在二级诊断的基础上加气、血、阴、阳、津、液、精等因素区分证候的基本类别，包括气血津液辨证和寒热辨证两部分内容。里虚证的三级诊断分为气虚证、血虚证、阴虚证、阳虚证等。阳虚则寒，虚寒证即为阳虚证；虚热证是正气不足所致的热证，包括气虚发热、血虚发热、阴虚发热、阳虚发热等。里实证的三级诊断包括气实证、血实证、津液实证、实寒证、实热证。四级诊断：里虚证的四级诊断是在三级诊断的基础上加上病位因素，如心气虚证、肺阴虚证；里虚热证内容已有上述，无需进一步划分。里实证的四级诊断则是在三级诊断的基础上添加病性因素：气实证的四级诊断是气滞证、气逆证；血实证的四级诊断是血寒证、血热证、血瘀证；津液实证的四级诊断是痰凝证、湿阻证、水停证、饮停证；实寒证、实热证的四级诊断是在三级诊断的基础上加上病位因素，如肺实寒证、胃实热证。上述4个层次的诊断对于气、血、阴、阳、津、液、精虚证，实寒证、实热证而言，已经涵盖了各种证候，无须进一步分层分级，但气血津液实证还需要进行五级诊断分类梳理。五级诊断：是在里实证四级诊断的基础上再加病位因素形成，如肺痰证、脾湿证、肝气滞证、胃气逆证等。各个层次证候诊断标准拟定如下。

虚证（一级诊断）

二级诊断为里虚证。

1. 气虚证（三级诊断） 神疲，乏力，少气，脉虚无力，具备3项即可辨为气虚证。

（1）肺气虚证（四级诊断）：符合气虚证的诊断，加咳嗽，气喘，声低，自汗，恶风，易感冒，任意1项者。

（2）心气虚证（四级诊断）：符合气虚证的诊断，加心悸，健忘，脉结代，任意1项者。

(3) 脾气虚证（四级诊断）：符合气虚证的诊断，加食欲不振，食后腹胀，便溏，任意1项者。

附：脾不统血证（四级诊断）：符合脾气虚证的诊断，加便血，吐血，尿血，肌衄，齿衄，妇女月经过多等各种出血，任意1项者。

附：中气下陷证（四级诊断）：符合脾气虚的诊断，加脘腹下坠，肛门重坠，久泻，久痢，脱肛，子宫下垂，胃下垂，肾下垂，任意1项者。

(4) 肾气虚证（四级诊断）：符合气虚证的诊断，加腰酸无力，尿频，耳鸣，耳聋，任意1项者。

(5) 肝气虚证（四级诊断）：符合气虚证的诊断，加胁肋胀闷，胁肋隐痛，视物易疲劳，情绪抑郁，喜太息，任意1项者。

(6) 胃气虚证（四级诊断）：符合气虚证的诊断，加胃脘痞闷，胃脘隐痛喜按，食后胃胀，任意1项者。

(7) 胆气虚证（四级诊断）：符合气虚证的诊断，加胆怯，善恐易惊，虚烦不眠，任意1项者。

(8) 大肠气虚证（四级诊断）：符合气虚证的诊断，加排便无力即可诊断。

2. 血虚证（三级诊断） 面色淡白或萎黄，头晕眼花，爪甲唇舌色淡，妇女月经量少、经闭、月经后期、经色淡，脉细或脉虚无力，具备3项即可诊断。

(1) 心血虚证（四级诊断）：符合血虚证的诊断，加心悸，怔忡，心烦，失眠，脉结代，任意1项者。

(2) 肝血虚证（四级诊断）：符合血虚证的诊断，加目涩，视物模糊，视力减退，手足麻木、筋脉拘急，脉弦细，任意1项者。

附：肝血虚生风（四级诊断）：符合肝血虚证的诊断，加肢体震颤，肌肉瞤动，筋脉挛急，任意1项者。

3. 阴虚证（三级诊断） 五心烦热，潮热，盗汗，咽干或口干，舌少苔或舌无苔或裂纹舌，脉细，消瘦，具备3项即可诊断。

(1) 肺阴虚证（四级诊断）：符合阴虚证的诊断，加干咳少痰，干咳无痰，痰中带血，声音嘶哑，任意1项者。

(2) 肝阴虚证（四级诊断）：符合阴虚证的诊断，加目涩，畏光，视物模糊，胁肋隐痛，胁肋不适，烦躁易怒，任意1项者。

附：肝阴虚风动（四级诊断）：符合肝阴虚证的诊断，加肢麻震颤，眩晕欲扑，口眼歪斜，半身不遂，任意1项者。

(3) 肾阴虚证（四级诊断）：符合阴虚证的诊断，加腰膝酸软，齿摇易脱，耳鸣，男子阳强易举，遗精，女子经少或经闭，任意1项者。

(4) 心阴虚证（四级诊断）：符合阴虚证的诊断，加心悸，怔忡，失眠，多梦，任意1项者。

(5) 脾阴虚证（四级诊断）：符合阴虚证的诊断，加不思饮食，肌肉消瘦，大便干结，唇干或唇红，腹胀，任意1项者。

(6) 胃阴虚证（四级诊断）：符合阴虚证的诊断，加饥不欲食，胃脘隐痛，胃中嘈杂，干呕，任意1项者。

4. 阳虚证（三级诊断） 全身或局部畏寒喜暖，肢冷，口淡不渴，精神萎靡，倦怠，水肿，小便清长，便溏，舌淡胖苔润，具备3项即可诊断。

(1) 肺阳虚证（四级诊断）：符合阳虚证的诊断，加咳痰清稀，气短，息微，背冷如掌大，任意1项者。

(2) 心阳虚证（四级诊断）：符合阳虚证的诊断，加心悸，怔忡，心胸憋闷，心前区作痛，脉结代，任意1项者。

(3) 脾阳虚证（四级诊断）：符合阳虚证的诊断，加口淡无味，食欲不振，腹胀，腹痛而喜温喜按，大便完谷不化，任意1项者。

(4) 肾阳虚证（四级诊断）：符合阳虚证的诊断，加腰膝酸冷，五更泄泻，夜尿频，男子阳痿、滑精、不育，女子不孕，任意1项者。

附：肾虚水泛证（四级诊断）：符合肾阳虚证的诊断，加全身水肿，腰以下为甚，按之凹陷，即可诊断。

(5) 肝阳虚证（四级诊断）：符合阳虚证的诊断，加胁肋隐痛或冷痛，情绪抑郁，视物不清，筋脉拘挛，巅顶冷痛，少腹畏寒或拘急坠胀，阴囊湿冷，任意1项者。

(6) 胃阳虚证（四级诊断）：符合阳虚证的诊断，加胃脘隐痛或冷痛，胃脘喜温喜按，呕吐清水或涎液，呕吐物清稀无味，任意1项者。

5. 津亏证（三级诊断） 口鼻、咽喉、唇舌、皮肤干燥，渴欲饮水，小便短少，舌红少津，具备3项即可诊断。

大肠津亏证（四级诊断）：符合津亏证的诊断，加大便干结或大便数日不解而腹部胀痛不甚。

6. 精亏证（三级诊断） 第1组：小儿发育迟缓（立迟、行迟、发迟、齿迟、语迟，囟门迟闭），发育不良（头软、项软、四肢软、肌肉软、口软，身材矮小，智力低下，动作迟缓），发育畸形（解颅、鸡胸、龟背），符合任意1项者；第2组：性功能低下，男子精少、不育，女子经闭、不孕，符合任意1项者。第3组：成人早衰早老，头发枯黄早白或稀疏，齿摇，听力减退，耳鸣，耳聋，健忘，符合任意3项者；符合任意1组即可诊断。

7. 虚热证（三级诊断）

(1) 气虚发热证（三级诊断）：符合气虚证的诊断，加日久低热、劳累后加重，即可诊断。

(2) 血虚发热证（三级诊断）：符合血虚证的诊断，加低热即可诊断。

(3) 阴虚发热证（三级诊断）：符合阴虚证的诊断，加午后潮热，夜间发热，骨蒸潮热，任意1项者。

(4) 阳虚发热证（三级诊断）：符合阳虚证的诊断，加发热欲近衣被，即可诊断。

实证（一级诊断）

二级诊断为里实证。

1. 气实证（三级诊断）

(1) 气滞证（四级诊断）：胀，闷，痞，胀痛或窜痛，具备1项即可诊断。

附：气滞发热证（四级诊断）：符合气滞证的诊断，发热出现及变化随情绪波动而起伏。

1) 肝气滞证（五级诊断）：符合气滞证的诊断，加胁肋或少腹胀闷、窜痛，情绪抑郁，善太息，妇女乳房胀痛，男子睾丸胀痛，任意1项者。

2) 胃气滞证（五级诊断）：符合气滞证的诊断，加胃脘胀痛或胀满，即可诊断。

3) 小肠气滞（五级诊断）：符合气滞证的诊断，加肠鸣，矢气，腹部胀痛或窜痛，任意1项者。

(2) 气逆证（四级诊断）：

1) 肺气上逆证（五级诊断）：咳嗽，气喘，符合任意1项者。

2) 肝气上逆证（五级诊断）：因恼怒而致头痛，眩晕，耳鸣，视物模糊，符合任意1项者。

3) 胃气上逆证（五级诊断）：呃逆，嗳气，恶心，呕吐，符合任意1项者。

4) 胆气上逆证（五级诊断）：呕吐胆汁，呕吐苦4水，符合任意1项者。

(3) 气闭证（四级诊断）：突然昏仆，神昏，窒息，头、腰、胸、腹等处绞痛，牙关紧闭，二便不通，具备3项即可诊断。

2. 血实证（三级诊断）

(1) 血瘀证（四级诊断）：刺痛，痛有定处，疼痛拒按，脉络瘀血（如口唇、齿龈、爪甲紫暗，肤表赤缕，体表青筋曲张），皮下瘀斑，肌肤甲错，局部青紫肿块，体内癥块，外伤史、手术史及人工流产史，舌质紫暗或有瘀斑或有瘀点，舌脉粗张，脉涩或无脉或沉弦、弦涩，具备 3 项即可诊断。

附：血瘀发热证（四级诊断）：符合血瘀证的诊断，加午后或夜晚发热，自觉身体某部分发热，口咽干燥不欲饮水，任意 1 项者。

1) 肝血瘀证（五级诊断）：符合血瘀证的诊断，加胁肋或少腹刺痛，胁肋或少腹肿块，巅顶刺痛，女子经期少腹刺痛，经闭，经色暗或夹有血块，任意 1 项者。

2) 心血瘀证（五级诊断）：符合血瘀证的诊断，加心前区刺痛，心悸，任意 1 项者。

3) 脾血瘀证（五级诊断）：符合血瘀证的诊断，加腹部青筋暴露，腹部肿块，任意 1 项者。

4) 肺血瘀证（五级诊断）：符合血瘀证的诊断，加胸背刺痛，咳嗽，咯血色暗红或紫红，任意 1 项者。

5) 肾血瘀证（五级诊断）：符合血瘀证的诊断，加腰部刺痛，尿血暗红，尿中夹血块，任意 1 项者。

6) 胃血瘀证（五级诊断）：符合血瘀证的诊断，加胃脘刺痛，吐血紫暗或黑或夹有血块，任意 1 项者。

7) 脑血瘀证（五级诊断）：符合血瘀证的诊断，加头刺痛，头晕，神志昏乱，半身不遂，健忘，失眠，任意 1 项者。

8) 胞宫血瘀证（五级诊断）：符合血瘀证的诊断，加经期小腹固定刺痛、拒按，月经色紫暗，月经夹有血块，任意 1 项者。

（2）血寒证（四级诊断）：四肢青紫，肢体麻木，肢体冷痛发凉，女子经色紫暗，月经夹有血块，月经后期，前述症状得温则减、遇寒加重，符合任意 3 项者。

（3）血热证（四级诊断）：第 1 组咯血、吐血、鼻衄、齿衄、尿血、便血、肌衄、崩漏等急性出血且血色鲜红质稠，符合任意 1 项而无其他原因者；第 2 组皮肤发斑色鲜红或紫红；局部起痈、疮、疔、疖红肿灼痛，符合任意 1 项者；上述符合任意 1 组即可诊断。

3. 津液实证（三级诊断）

（1）痰凝证（四级诊断）：咳痰，喉间痰鸣，呕吐痰涎，体表局部肤色正常包块（如瘰疬、瘿瘤、乳癖、无名肿块等），体内肿物、苔腻，精神症状、苔腻，肢体活动不利、苔腻，符合任意 1 项即可诊断。

附：寒痰——痰色白而清稀，呕吐痰涎遇冷则甚，符合其中 1 项者。热痰——痰色黄而稠，呕吐稠热痰涎，符合其中 1 项者。燥痰——痰少色白、胶黏难咳。湿痰——痰量多、白稀而黏。风痰——符合苔腻，加眩晕，口眼歪斜，偏瘫，肢体麻木，任意 1 项者；或符合痰色白、清稀，多泡沫。

1) 肺痰证（五级诊断）：符合痰凝证的诊断，加咳嗽，气喘或喘促，胸闷，鼻塞，任意 1 项者。

2) 胃痰证（五级诊断）：符合痰凝证的诊断，加胃脘痞闷，恶心或呕吐，纳呆，任意 1 项者。

3) 胆痰证（五级诊断）：符合痰凝证的诊断，加胆怯易惊，惊悸不安，胁肋痞闷，任意 1 项者。

4) 脑痰证（五级诊断）：符合痰凝证的诊断，加神识痴呆，狂躁妄动，语言错乱，口眼歪斜，半身不遂，任意 1 项者。

（2）湿阻证（四级诊断）：头身或肢体困重，口淡不渴，渴不欲饮，嗜睡，脘腹痞闷，白带量多，口黏，大便黏滞不爽，小便不利，舌胖，苔滑或滑腻，脉濡缓，任意 3 项者。

1) 脾湿证（五级诊断）：符合湿阻证的诊断，加口水多，纳呆，脐腹隐痛，腹泻，便溏，白带量多，任意 1 项即可。

2) 胃湿证（五级诊断）：符合湿阻证的诊断，加胃脘痞满，恶心，呕吐，呕吐物质稀，任意 1 项者。

3) 肝湿证（五级诊断）：符合湿阻证的诊断，加眵黏量多，胁肋痞闷，阴囊潮湿，外阴湿痒，任意 1 项者。

4) 肾湿证（寒湿腰痛）（五级诊断）：符合湿阻证的诊断，加腰或腰以下酸痛、重着，即可诊断。

5）膀胱湿证（五级诊断）：符合湿阻证的诊断，加尿浊，尿少，任意1项者。

6）大肠湿证（五级诊断）：符合湿阻证的诊断，加大便有黏液，大便稀黏，大便黏滞不爽，任意1项者。

（3）水停证（四级诊断）：水肿、按之凹陷，小便短少，体腔积液，舌胖苔水滑或润滑，符合3项者即可诊断。

1）水凌于心（五级诊断）：符合水停证的诊断，加心悸、气短不能平卧即可诊断。

2）水停于肺（五级诊断）：符合水停证的诊断，加咳喘、不能平卧即可诊断。

3）水停于腹（五级诊断）：符合水停证的诊断，加腹部胀大，叩之有移动浊音即可诊断。

（4）饮停证（四级诊断）：

饮停胸胁（五级诊断）：胸胁胀满，或疼痛，活动后加重，息促不能平卧，甚至不能取健侧卧位，咳逆气喘，即可诊断。

1）饮停于胃（五级诊断）：胃脘胀满伴振水声，呕吐清涎，胃脘痞闷，即可诊断。

2）饮停肠道（五级诊断）：腹满，水走肠间，稀便，即可诊断。

4. 实寒证（三级诊断） 恶寒喜暖，肢体寒冷，肢体拘挛，局部冷痛拒按，以上诸症得温则减，脉迟缓有力，具备3项即可诊断。

（1）肺实寒证（四级诊断）：符合实寒证的诊断，加咳声重着，气喘，流清涕，任意1项者。

（2）肝实寒证（四级诊断）：符合实寒证的诊断，加巅顶冷痛，少腹牵引阴部冷痛，胁肋冷痛，阴囊拘挛收缩，脉弦紧，任意1项者。

（3）心实寒证（四级诊断）：符合实寒证的诊断，加心悸，怔忡，心前区冷痛，任意1项者。

（4）胃实寒证（四级诊断）：符合实寒证的诊断，加胃脘拘急或冷痛，恶心呕吐，吐清水，任意1项者。

5. 实热证（三级诊断） 发热恶热，口渴喜凉饮，面红，烦躁或多动，喜冷，小便短赤，大便干结，分泌物黄稠或臭秽，舌红苔黄，脉数或脉滑，具备3项即可诊断。

附：热极生风（三级诊断）：符合热证的诊断，加痉厥，抽搐，角弓反张，颈项强直，任意1项者。

（1）心实热证（四级诊断）：符合实热证的诊断，加口舌溃疡，痈疮疖肿，失眠，多梦，任意1项者。

（2）肺实热证（四级诊断）：符合实热证的诊断，加鼻翼煽动，呼吸急促，咳嗽，咯血，咳黄痰，咽痛，任意1项者。

（3）肝实热证（四级诊断）：符合实热证的诊断，加急躁易怒，目赤，目胀，巅顶痛，胁肋灼痛，吞酸，外阴灼痛，任意1项者。

（4）胆实热证（四级诊断）：符合实热证的诊断，加黄疸，呕吐苦水，口苦，偏头痛，耳痛，耳流黄脓水，耳暴鸣，耳暴聋。任意1项者。

（5）胃实热证（四级诊断）：符合实热证的诊断，加胃脘灼痛，牙龈肿痛或溃烂，口臭，消谷善饥，任意1项者。

（6）大肠实热（四级诊断）：符合实热证的诊断，加大便硬结坚实和腹胀硬满或腹疼拒按即可诊断。

上述分层诊断模式借用证素的概念，采用单证的研究方法，将证候进行分类整理，力求最简化，将证候分层至不能再进一步划分，这与毕颖斐等提出的证候要素"宜简不宜繁，宜精不宜泛"有异曲同工之妙。所有的证候诊断标准均经多次论证，不会出现重复和冲突的现象。所列附加证候是相应证的变证，是对一些证候的补充，以使该证候诊断标准更完善。在临床使用过程中，如遇症状较少者，可根据证候诊断标准直接辨证；如遇症状较多、证候复杂者，可根据分层的单证诊断模式分别辨证，最终将单证诊断结果相加，形成复合证候。如此将患者复杂的证候条理化、层次化、简单化，从而更贴合临床应用的实际。为了规范证候名称，文中所涉及的证候名称均采用最简单的命名方式，实用性更强。

上述证候诊断标准，将所有的证候都统一到一脏（或腑）一病性的单证模式下，将易混淆的证素加以区分，如将湿热细分到湿阻证、热证，为临床教学、科研提供很大便利。由于临床辨证很多时候都需要区分痰的性状，文中仍将寒痰、湿痰、热痰、燥痰、风痰的临床表现附上，是对痰证的进一步描述划分，与既往文献中寒痰证、痰湿证等的含义不同。文中证候诊断模式以临床实用为基准，虽力求将所有临床可能遇到的单证均包含在内，但尚不能包括所有的单证。

47　证候与系统生物学

中医的证候研究是中医学研究的一个关键的科学问题，由于证候是一个非线性的"内实外虚""动态时空"和"多维界面"的复杂巨系统，只有采用与证候复杂性相适应的复杂性科学理论及思维方法对其进行研究，才能揭示其科学内涵。系统生物学是研究一个生物系统中所有组成成分（基因、mRNA、蛋白质、代谢物等）的构成，以及在特定条件下，如遗传、环境因素变化时，分析这些组分间相互关系的学科，它以系统理论的整体研究为指导，以整合性、复杂性、信息化为特点，以整合多种组学信息为手段，力图实现从基因到细胞、组织、个体的多方向、多层次的研究，解析生命过程的复杂性，最终揭示生命活动的本质规律。中医证候研究引入系统生物学可以更好地阐明证候的实质，使证候得到客观、定量的描述，从而促进中医学现代化研究的进程。学者孙安会等对中医证候系统生物学研究做了梳理归纳。

中医证候的组学相关性

系统生物学的技术平台主要为各种组学研究，包括基因组学、转录组学、蛋白质组学、代谢组学、相互作用组学、表型组学等，这些高通量的组学实验平台构成了系统生物学的大科学工程。随着生命科学的全球化和"大数据"研究的到来，中西医学知识正在快速融合，各种组学技术在中医研究中的应用已经开始为中医证本质和分子基础的研究提供新的见解，近年来组学技术广泛运用于中医中药研究，在证候本质研究等方面取得了积极进展。

1. 基因组学的研究　基因组学从整个基因组的层面来阐释所有基因在染色体上的位置、结构、基因产物的功能及基因之间的关系，中医证候基因组学旨在从整体基因表达的水平阐明证候的本质，"证"的本质是基因型及其表达，基因表达差异及基因序列的多态性决定了个体的差异，在临床则表现为不同的证候群。

李洪利用基因芯片研究发现部分差异表达的基因可以阐释肝郁证模型以及临床病例的某些主要表现。郑政隆发现轻度慢性乙型病毒性肝炎脾胃湿热证有其特异表达的microRNAs谱。翁莉利用全基因组表达谱芯片研究表明证候的物质基础可能是由功能相关的一组基因群或蛋白质群体及特异代谢组分表达异常共同构成。在冠心病血瘀证基因组学研究方面，研究者发现差异基因bl3、23b从不同途径导致或参与了脂代谢、血液高黏高聚高凝状态的形成，与冠心病血瘀证的病理改变密切相关；GNB3基因825TT基因型可能是冠心病血瘀证、痰浊证的易感基因；ApoE基因多态性可能是促使冠心病和血瘀证发生的遗传因素；血管紧张素转换酶基因DD基因型及D等位基因与早发冠心病血瘀证发病相关；家系冠心病的基因表达谱与非家系冠心病的基因表达谱存在明显差异。

2. 转录组学的研究　转录组学其目的在于提供构成生物全部基因的表达调节系统和全部蛋白质的功能、相互作用等信息以及实现对生物及细胞功能的全部情况解析等，通过高通量的基因组学技术平台和生物信息学的方法构建网络联系，进而从基因转录组水平对证的本质作出全面解释。

武兴伟运用转录组学方法研究HIV/AIDS湿热内蕴证患者，发现105对mRNA-MicroRNA，73条靶基因，主要参与组织反应、调节增殖、凋亡等。方肇勤等检测H22荷瘤小鼠早期邪毒壅盛证等4个常见证候RNA的转录与剪接，发现有9127个基因表达发生差异、51126个外显子剪接发生差异。温国军通过对慢性乙型病毒性肝炎肝郁脾虚证和脾胃湿热证患者差异基因表达谱变化的研究，筛选出肝郁脾虚证相关的1401个差异表达探针，脾胃湿热证相关的2011个差异表达探针。严石林等对9例肾阳虚证患者进行表达谱芯片实验，找出332条共同差异表达基因，分析发现与肾阳虚证相关的信号通路有39个。Yang L 等对一个中医寒证典型家系中的15名成员进行研究，发现25条基因在寒证中发生特异调变，主要集中在能量代谢的功能域中。Lu C 等研究了寒证与热证类风湿关节炎患者基因表达谱，发现29条寒证与热证差异表达基因，寒证中特异调变的基因主要与 Toll 样受体信号通路相关，热证与过氧化物酶体增殖物激活受体信号通路相关。

3. 蛋白质组学的研究 蛋白质组学是指一个细胞或一个组织基因组在特定生理或病理状态下所表达的所有种类蛋白质，是对应于一个基因组的所有蛋白质构成的动态变化着的整体，其理论与多靶点的研究特点，以及其整体性、动态性和复杂性的核心思想与中医证候的"整体观""动态观"的特征有相似之处。

赵荣华运用蛋白质组学技术研究发现肝郁、脾虚、肝郁脾虚三证均存在肝脏蛋白的异常表达，证动物模型密切相关的差异蛋白21个。夏欧东分析肝郁证模型大鼠获得和肝郁证动物模型密切相关的差异蛋白21个。黄金燕通过蛋白组学技术鉴定出人子宫内膜异位症血瘀证、气滞血瘀证、肾虚血瘀证差异蛋白22个。在冠心病证候的蛋白组学相关性研究方面，研究者借助蛋白组学相关技术，发现在冠心病不稳定型心绞痛痰瘀互阻证和气虚血瘀证患者中存在差异表达；初步筛选到了早发冠心病稳定期"瘀毒"病机转变相关蛋白：KNG1 和 PRDX1，提示其生物学基础可能与凝血纤溶系统、缓激肽作用和氧化应激反应有关；发现45个差异蛋白可能与"气虚证-气虚血瘀证-气虚证"演变过程相关；发现心肌缺血血瘀证模型组动物心肌差异蛋白主要是氧化应激蛋白及相关的心肌结构蛋白；差异蛋白质主要为急性期反应蛋白及载脂蛋白等，提示在心肌缺血血瘀证同时存在着炎性反应这一病理进程。

4. 代谢组学的研究 代谢组学通过考察生物体系受到刺激或扰动（如某一特定的基因变异或环境变化）前后其代谢产物谱的变化或其随时间的变化，从而描述特定条件下代谢物质的整体，及其对条件变化应答规律的科学。代谢组学研究内容和方法与中医学有类似之处，为中西医学找到共同的"语言"，为中医学证本质的研究提供了一个有效的工具，有助于更深层次地理解中医学的证候，促进中医学的个性化发展。

Sun S 等基于气相色谱质谱联用技术对慢性乙型肝炎实证和虚证进行研究，结果表明实证和虚证都具有各自的物质基础。Cui H Z 等利用氢核磁共振技术发现了亚健康肝郁脾虚证的生物标志物：柠檬酸、氧化三甲胺、马尿酸。杨宇峰等利用超高压液相色谱-四极杆-时间飞行串联质谱仪技术对脾气虚证代谢综合征及2型糖尿病血浆标本进行代谢组学检测，获得了具有差异特征的代谢物，认为脾虚证代谢综合征、脾虚证2型糖尿病的发生与糖类、脂类、蛋白质代谢紊乱有关。章程鹏对老年健忘肾虚痰阻证血浆代谢组学进行研究，发现证候人群多个代谢途径发生变化，在脂代谢、糖代谢等方面发生了紊乱。在冠心病中医辨证分型代谢组学研究中，研究提示冠心心血瘀阻证代谢途径与缺血缺氧后的糖代谢紊乱、脂质代谢紊乱以及应激因素密切相关；冠心病血瘀证和痰浊证血浆、尿液样本的代谢谱均存在差异；亦有研究发现冠心病血瘀证特征性代谢产物包括缬氨酸和丙酮，异常代谢过程主要包括了氨基酸代谢、脂质代谢。

中医证候的网络模型

随着对复杂网络理论研究的深入，复杂网络在现实中的应用范围日益广泛，网络生物学的提出将复杂网络的研究方法引入生物学，使得研究生物系统成分之间的相互作用成为可能，中医证候结合网络模型进行研究，取得了一些进展。

沈自尹研究衰老大鼠下丘脑-垂体-肾上腺-胸腺（HPAT）轴的基因表达谱以及药物干预的基因表达差异谱，结果提示在"肾虚证"状态时，HPAT 轴上出现了众多分子网络调控规律。郑景辉等在大鼠血浆代谢组学研究的基础上，采用 KEGG 数据库、HMBD 数据库和 merPA 网络软件，发现9个代谢物参与了15条代谢通路，泛酸盐和 CoA 生物合成、丙酸代谢、不饱和脂肪酸生物合成通路参与大鼠心血瘀阻证的病理过程。蒋海强等利用 KEGG 数据库以代谢标记物关联构建高血压病肝阳上亢证的代谢网络，找出去甲肾上腺素、己糖和花生四烯酸为关键网络节点。Li S 等通过文献挖掘、网络分析和拓扑比较的方法，采用"相互作用-网络-功能"的研究策略，构建了基于"神经-内分泌-免疫"（NEI）网络相互作用的中医寒证、热证网络模型，与 Ma T 等对 4 575 例寒证患者调研后发现的寒证家系的研究结果相一致。

在借助数据挖掘技术进行中医证候网络模型的研究中，有学者将支持向量机引入中医证候诊断研究中，建立起辨证要素"脾"和"阳虚"决策函数模型；借助贝叶斯网络技术提取抑郁症患者证候要素，分析证候要素、证型与汉密尔顿抑郁量表 7 个因子及抑郁程度之间的内在联系，结果存在不同程度的相关性；利用复杂网络和卡方自动交互检测决策树的方法，以四诊信息建立 K-中心网络，通过生化指标建立气虚证和痰瘀证的判别模型，通过 10 倍交叉验证敏感度、特异度、准确率均较高；基于 MATLAB 构建冠心病中医证候反向传播（BP）神经网络模型，通过回顾性检验和前瞻性检验，发现人工神经网络能较好地获取证候的内在规则。

中医证候系统生物学研究

中医证候本质的研究是一项长期而艰巨的任务，系统生物学整合的思想与中医整体观念、辨证论治等思想存在趋同性，尽管目前运用系统生物学进行证候本质的研究尚处于探索和发展阶段，存在众多不足，但可以肯定的是，系统生物学的特点及其研究思路、方法为中医证候本质的研究带来了新的机遇，研究文献呈逐年上升趋势，对该学科的认识正在不断提高。因此，运用系统生物学技术结合中医证候研究的特点，建立多方向、多层次的组学技术平台，研究和鉴别生物体内的复杂分子，研究其功能和相互作用，并通过计算生物学用数学语言定量描述和预测生物学功能和生物体的表型和行为，对揭示中医证候本质具有十分重要的意义。

1. 中医病证数据的挖掘和整合　成指数增长的现代生物数据和日益进步的信息技术给中医病证数据库的整合也带来了新的思路和解决方案，然而大量数据的收集均来自于实验室、公共数据资源和临床实践之中，存在不利于处理分析的因素。系统生物学对中医病证研究中不同性质的数据须进行整合，从基因大细胞、到组织、到机体的各个层次，利用数据挖掘技术进行病证数据的挖掘，建立现代系统生物学的数据库，不仅具有查询、管理等基本职能，而且能对这些数据进行分析，甚至提供病证的预测信息模型。中医病证数据的整合随着病证系统生物学的深入研究，也将更趋向数据资源广、异质程度高、多种数据格式、多途径验证、多种挖掘技术、高度智能化等。

2. 中医病证模型的构建和优化　系统生物学的重要研究内容就是如何在整合后的生物数据基础上建立合适的生物模型。中医病证模型的建立是系统了解和解析证候本质的基础，是对传统中医理论和现代实验生物学研究的补充，它不仅可以用来预测中医证候的基因型到临床的表型的过程，预测证候的形成过程，了解病变脏腑细胞的反应网络、细胞的通信、脏腑病机/方药治疗机制，甚至可预测病证的演变。系统生物学的建模的基本策略可考虑从以下步骤开展：①认真考虑所研究的病证系统组分的数据整合，整合的数据来自实验室及其他模型的细胞中的各系统组分，如基因、蛋白质、酶、代谢物等；②在部分了解病证各组分特点的基础上，重点研究主要组分之间的关系；③从组分的复杂的相互作用中来阐释病证系统的行为。

3. 中医病证模型的模拟和应用　模型建立、优化之后的模拟分析是系统生物学进行系统行为分析重要的一步，也是检验病证网络模型的实用性和有效性的手段。国外研究报道的若干个比较优秀的代谢网络建模工具，如 Gepasi, Dbsolve 和 DynaFit，大都基于代谢控制分析原理，具有模拟分析的工具。国内研究如 Luo R Y 等报道的 FluxExplorer 代谢网络建模软件中，介绍了流平衡分析基本功能之外，还整合了影子价格分析、奇异值分解、端途径分析、曲线分析和代谢调整的最小化分析等近些年来发展起来的一些实用的分析方法，对于中医病证模拟分析有较大的实际意义。

48　证候结构表征研究

当前中医理论基础研究，有证候判定规范、证候疗效评价、证候物质基础、方剂配伍规律等4个主要领域，但其共同的关键科学问题是中医证候结构表征，主要目的都是提高辨证论治的准确性和临床疗效。针对中医证候的结构表征研究，以脾气虚证候的发生规律为切入点，学者孙喜灵等认为，通过理论推证结果与临床数据分析结论相互印证，来揭示证候的结构特征，建立起了中医证候的拓扑结构数学模型，挖掘出了中医理论体系的数学科学基础，在证候基础研究上体现出中医理论的自身规律与临床诊疗特色，具有广阔的应用前景。

中医证候结构表征研究，是证候判定规范、证候疗效评价、证候物质基础、方剂配伍规律研究中关键科学问题。通过中医证候结构表征研究，来找到证候可以用来计算的数据，使辨证的过程，由以主观判断为主，变成逻辑推理，从而提高辨证论治的准确性，是开展证候基础研究工作的主要目的。而如何破解证候的复杂结构，是影响实现这一主要目标的关键和核心。

对中医证候结构的研究与探索

1. 中医证候存在的三种主要形式　自《伤寒杂病论》开创了辨证论治的先河，至今中医证候发展存在包括主观证候、客观证候、理论证候三种形式。主观证候，是中医师通过对望、闻、问、切四诊收集到的临床资料并通过思维判断综合分析得到的结论，具有一定的个人主观偏差，有时与临床实际不符；而客观证候，反映患者客观真实病机，是理性的、真实的、客观的；中医理论证候，在对证候理论进行深入研究的基础上，建立起的理论模型，系统总结规范出了证候构成要素的集合，用于来指导主观判断。开展中医证候的结构表征研究，来阐明理论证候构成要素的发生规律，明晰证候的结构特征，从而提高对证候主观判断的准确性，使主观证候与客观证候相一致，达到促进辨证论治水平提高的目的。

2. 中医证候结构研究的重要性　目前，中医开展的多方面研究包括证候判定规范、证候疗效评价、证候物质基础、方剂配伍规律，等等，之所以停滞不前、难以深入下去，主要是因为无法说清楚中医证候的结构特征。因此，中医证候问题，变成了证候难题。为此，半个多世纪来，引入了实验医学、现代生物学、物理学（声光电磁热）、化学、数学、哲学等对学科的方法，从不同的角度来研究中医证候的结构，但是至今还是难以认识清楚证候的复杂结构特征，以至于证候难题成了中医理论基础发展的关键科学问题。

3. 中医证候结构的研究与启示　相关研究表明，中医证候的客观存在，与疾病的病理过程密切相关。但是，从现代医学的器官、组织、细胞、分子等四个病理学层次，尚没有找到与中医证候的"对应点"或"关系网络"。中医证候的构成要素之间存在着复杂关系，有关研究把证候的构成要素简称"证素"，提倡建立"证素"辨证新体系，却依然未能实现证候的定性判定。这些所有问题的存在，矛盾都集中在中医证候具有复杂的非线性结构，其具有"内实外虚、动态时空、多维界面"的特点。不少学者认为中医理论缺乏现代自然科学的诠释，因此引入诠释学研究中医理论，可能会找到中医学与现代自然科学进行对话的结合点。但是，诠释学需要新概念，需要在发现规律的基础上，凝练出新观点和新理论而产生的新概念。这一方面，恰恰是中医理论研究创新不够的体现。中医理论研究不出现创新，不能形成新概念，就难以用现代自然科学语言对中医理论进行诠释。

中医证候结构的研究方法

在尝试运用了多学科提供的多种方法之后，大家逐渐认识到，开展中医证候的结构研究，归根到底，是方法的问题。那么，打开中医证候结构的金钥匙到底存在与否？破解证候高阶多维的非线性结构的方法到底是什么？通过梳理以往的研究成果，渐渐明晰起来的问题是，进行中医证候的结构研究，首先是要找到证候可以计算的结构数据，然后才能运用数学方法揭示证候的结构理论。既往通过寻找证候的"特异性指标"，引入实验医学方法开展证候本质研究，一直以来是中医证候研究的重要领域之一；运用系统生物学方法，开展证候的网络靶向指标研究，是近些年开辟的新领域。相关研究认为，挖掘出证候结构的数学科学内涵，建立起证候结构的数学模型，是指导进行证候生物学基础研究的前提。但是，动态时空是证候复杂性最为核心的问题，证候的动态时空特征有着非常丰富的内容和极其复杂的演化规律，目前对证候动态时空特征研究的广度和深度是远远不够的。为此许多学者认为，对于证候的复杂结构研究，首先应从理论挖掘和提升入手，通过临床观察和动物实验，运用多种现代数理统计方法进行数据挖掘，明确证候动态演化规律；再采用系统科学、非线性科学等复杂科学建模方法，来实现对证候动态演化规律定性和定量的描述，从而建立起中医证候的判断诊断标准、疗效评价标准，进行方剂知识的创新，促进辨证论治水平的提高。

挖掘中医证候理论的数学内涵

如何开展体现中医理论体系自身特点的证候研究，一直是中医理论基础方面的热议话题。为此，本研究通过理论挖掘，并运用临床案例数据分析研究，来揭示中医证候的结构形式，建立起证候结构的数学模型。

1. 中医证候结构的拓扑特征研究　针对中医证候的复杂结构，课题组前期做了20多年的研究，积累了15万份有关病例，并重点研究了脾气虚证候，建立了脾气虚证候研究的"证候池"，根据证候症状谱的时间演化谱，构建拓扑矩阵，发现了中医证候的结构特征①证候的症状分布具有4个拓扑不变量；②证候的演变在时间轴上收敛为5个不变的拓扑结构；③标示证候演变过程具有相对独立的5个阶段。进一步研究，又通过对12万份病例分析，发现脾气虚证候的有四个拓扑不变量，这四个拓扑不变量在脾气虚证候的演变过程中，表现出了5个稳定的拓扑结构。

2. 中医证候结构的理论研究　中医证候具有从无到有、从简单到复杂的过程，探析证候从起始到终结过程，可以阐明证候的发生规律，明确证候结构的"生长"形式。疾病和证候的发展，症状的出现，是从最初的脉象和舌象异常变化开始，再出现脏腑及其络属部位的复杂症状。就脏腑及其络属部位而言，官窍、形体、荣华等络属部位的病变，是脏腑内在病变的外在反映，是在脏腑气血紊乱的基础上产生的。因此，脏腑气血紊乱产生的症状和体征，先于脏腑的络属部位症状和体征出现。但就脏腑的络属部位症状和体征而言，又可分为两个方面，即紊乱（功能性）症状和变形（器质性）症状。以脾气虚证候为例，分析如下。

《中医诊断学》中脾气虚证候的构成要素有纳呆，腹胀，乏力，少气懒言，便溏，肢体倦怠，面色淡黄或萎黄，消瘦，或肥胖，或水肿，舌淡苔白，脉缓或弱。

以上脾气虚证候构成要素的四个分类，也是脾气虚证候构成要素的四个依次发生序列。

深入研究表明脾气虚证候的4个拓扑不变量和5个相对稳定的拓扑结构，与中医学病机演化相吻合，而且理论推证结果与临床数据分析结论可以相互印证并吻合。由此导出中医证候拓扑结构公式：$F(证候)=Y_yV(Y_y+Y_x)V(Y_y+X_y)V(Y_y+Y_x+X_y)V(Y_y+X_y+X_x)V(Y_y+Y_x+X_y+X_x)$，运用这个公式，可把脾气虚证所有不同形式全部分列出来。

对《中医诊断学》中能分离出来的74个单一证候的具体表现形式和个数，可逐一进行判断分析和统计处理，体现拓扑结构具有普适性。由此，提出了中医证候的"四特征五阶段"理论。拓扑学主要研究连续变化过程中的不变量的问题，中医病机的变化过程是从无到有、从简单到复杂连续着的，因此证候动态演化过程存在着不变量。中医证候拓扑结构数学模型的提出，可以推导出证候的所有表现形式，用于指导临床治疗，这一数学模型可以成为中医证候研究的新方法，填补了证候基础研究上的空白。

3. 中医证候拓扑结构的证明研究 针对中医证候的拓扑结构特征问题，课题组设计并进行了临床证明研究，并重点研究了脾气虚证候与脾阳虚证候。从××医院收集的6873份完整中医四诊信息案例中，筛选出了脾气虚证候的案例2693份、脾阳虚证候的案例3648份。临床数据分析表明，肢体怠倦、乏力、面色淡黄是脾气虚证的三大主要症状。《中医诊断学》中脾气虚证候短缺的构成要素有7个，分别为或腹部痞闷，腹鸣，腹隐痛，手足淡黄或萎黄，或手足淡白，口唇淡白，口淡无味，或腹部痞硬。其中"气短懒言"为非构成要素，"气短"实则为肺气虚的症状，"懒言"实则为心虚的症状。而手足发凉、乏力、肢体倦怠、畏寒、腹凉和面色淡黄则是脾阳虚证的典型症状。《中医诊断学》中脾阳虚证候短缺的构成要素有11个，分别为或腹部痞闷或痞硬、腹鸣，肢体倦怠，面色淡黄或萎黄，手足淡黄或萎黄，或手足淡白，口唇淡白，口淡无味，乏力，或腹部痞硬，消瘦或肥胖。通过临床数据分析，发现证候的第五个演化阶段存在一个亚型，$V1=Y_y+Y_x+X_x$。最后的结果是，理论研究数据与临床数据完全吻合，这进一步说明中医证候的拓扑结构特征是客观存在的。由此，修正后的中医证候的拓扑结构表达公式为：$F(证候)=Y_yV(Y_y+Y_x)V(Y_y+X_y)V(Y_y+Y_x+X_y)V(Y_y+X_y+X_x)V(Y_y+Y_x+X_y+X_x)$。依据中医证候的拓扑结构表达公式，可以明晰证候的发生规律，绘出脾气虚证候的发生"树"。

总结中医证候拓扑结构研究的工作，目前取得的进展主要体现在宏观层面：一是实现证候构成要素的定性描述，二是阐明了证候不同阶段、不同存在形式的定性依据，三是建立了中医证候的数学模型，明确了证候非线性结构的形式；四是挖掘出了中医理论体系的数学科学基础。

中医证候结构表征研究

1. 中医证候判定规范研究 运用证候拓扑结构研究的数据，可以建立起中医证候的判定标准。通过对证候拓扑结构数据的分析，结果表明，证候的任何一个构成要素，都可能是主要症状，作为主症。判断一个证候的构成，主症或可作为必要的判定依据，或必须由次要症状来作为判定依据。不同单一证候之间的界定，其不同的表现形式之间没有重叠。

2. 中医证候疗效评价研究 中医缺少自己的疗效评价体系，而中医证候疗效评价是中医临床疗效评价的核心内容，是彰显中医理论科学性的重要研究方法体系，是中医临床研究、临床基础研究和理论研究中的关键科学问题之一。但是，由于存在着证候的判定缺乏统一依据，证候疗效与临床结局层面的关系需要确证，"形与神俱"的整体观需要从"社会-心理-生物"3个维度指标在证候疗效评价中充分体现，中医证候疗效评价与多层多维度指标体系的关系需要明确等，成了制约中医理论发展的瓶颈问题。通过中医证候的结构表征数据，可以建立起证候的判断标准，从而为证候疗效评价体系研究提供关键技术数据的支撑。

3. 中医证候的系统生物学网络靶向指标研究 以脾气虚证候为例，可以以四君子汤及其类方作为工具，"以方测证"，探讨中医证候的物质基础或生物学基础，促进临床辨证论治水平的提高。首先通过理论计算，预测四君子汤及其类方"成分"作用于人体的网络靶点；然后有目的地进行实验研究，进一步明确四君子汤及其类方"成分"作用通络和网络靶点；最后进行临床基础研究，运用四君子汤及其类方治疗以脾气虚证候为主要证型病例，验证脾气虚证候的网络靶向指标。

4. 中医方剂配位规律的科学内涵研究 中医证候拓扑结构的理论方法，可以进行中医方剂配伍规律的科学内涵研究，并体现在以下几个方面：①研究单一证候不同症状和体征的用药规律；②研究单一证候不同存在形式的用药与配伍规律；③研究复合证候不同组合形式的用药与配伍规律；④研究证候群的用药与配伍规律；⑤进行中医方剂知识创新研究。

总之，基于中医证候的结构表征研究，可以得到中医证候被量化计算的结构数据，为证候判定规范、证候疗效评价、证候物质基础、方剂配伍规律等科学问题研究，提供关键技术支撑。

49　从组学探讨证候本质

证候是中医学独有的概念,中医证的研究,尤其是客观化、标准化的研究自20世纪50年代以来一直备受关注。晚近兴起的组学是一门新型学科,是生命科学最活跃的领域之一,它所具有的多层次、多靶点的研究特点及其整体性、动态性、时空性和复杂性与中医证候有着某种程度的趋同。借助组学研究的兴起,可以为中医证的研究开辟出一条新的路径。学者丁海拔等将近年来的相关研究做了梳理归纳。

中医证的研究意义与发展方向

辨证论治是中医学之精髓。证是对疾病发生和演变过程中某阶段本质的反映,它通过外在的某些相关脉证,不同程度地揭示了疾病的病因、病位、病机与病势等,从而为治疗提供依据。但在实际临床工作中,对证候的判定常常会因为某些因素的影响,导致不同的人对同一客体所辨别出的证候类型有所差异。另一方面,相对于西医对疾病的诊断和疗效评价更注重解剖、病理及生化检验的改变而言,中医学的证候就显得较为特殊,不容易为人所理解和接受。然而,随着现代医学模式的转变,西医也逐渐重视起对人的总体功能活动、生存质量、心理状态等方面的评价,这与中医所强调的辨证论治与整体观有异曲同工之处。所以,加强对中医证候学的研究是实现中医药现代化与科学化,使之走向世界,得到广泛认可和采纳的重要途径。长期以来,中医证的研究仍停留临床观察及经验性报道层面,研究结果常常带有一定的局限性,缺乏随机、对照、双盲的科研设计和大样本、多中心、前瞻性的研究,方法学上也缺乏一定的科学性。概括起来,中医证的研究有以下3个方面:①文献研究,可以对证候名称、概念的内涵及外延、相关症状和体征的描述性用语进行规范和统一;②临床流行病学研究,广泛收集中医临床最为常见的证候,包括证候类型、证候性质、主要症状和体征(包括舌苔、脉象),对症状范围、轻重程度进行量化(借助于数学方法,尤其是统计学),使其逐步从模糊走向精确;③积极探索将西医学的一些生化、病理指标引入证候诊断中,作为证候诊断和疗效评价的客观标准。相信通过上述研究,一定能使中医证的研究更加科学化、客观化和规范化,这对明确证的内涵与本质,建立起完善的辨证体系具有重要意义。

组学研究开辟了中医证候学研究的新途径

对中医而言,证候诊断及疗效评价的客观化与标准化研究对实现中医药现代化至关重要,为此众多学者进行了不懈的探索,并试图将一些西医生化、病理指标引入证候诊断中来提高中医证候诊断及疗效评价的客观性,但这些微观指标的研究大多较为分散,特异性较差,难以全面、客观、真实地反映证候的本质。而组学研究所具有的多层次、多靶点的研究特点及其整体性、动态性、时空性和复杂性与中医证候的特征有较多相似之处,为中医证的本质研究创造了较为有利的条件,有可能借此而揭示中医证候的科学内涵。组学是研究核酸、蛋白质、代谢物等分子间网络及其相互作用的学科,目的在于对基因组、蛋白质组、代谢组及转录组等功能进行破译、解读、开发和利用。从思维方法来看,基因组学、蛋白质组学、代谢组学、转录组学等组学与中医学的整体观有着共同的特征。中医的整体观认为,人是一个有机的整体,构成人体的各脏腑经络在结构上相互联系、功能上相互协调、病理上相互影响。而组学也是从整体上研究人体基因、蛋白质、代谢物等的结构与功能,如基因组学就是从整个基因组的层面来阐释所有基因在染色体上的位置、结构、基因产物的功能以及基因之间关系的，也具有鲜明的整体性。因此，如果将中医证的研究建立在现代科技的基础上，运用组学等技术从生物学的不同层面去探讨中医证的本质，必定会有新的发现。

中医证候与组学相关性

1. 证候与基因组学的相关性研究 基因组学是从整体对基因的活动规律进行探讨，研究内容涉及基因组的表达、基因的多样性、基因组功能的阐释及蛋白质产物的功能等，它从整个基因组的层面来阐释所有基因在染色体上的位置、结构、基因产物的功能及基因之间的关系。在对中医证候与基因组学关系的研究中发现，基因表达差异及基因序列的多态性决定了个体的差异，在临床则表现为不同的证候群。

(1) 证候与基因表达差异性的研究：肖诚等利用基因芯片检测和分析技术，探讨了 RF 阴性和 RF 阳性类风湿关节炎（类风关）寒热证候患者外周血 $CD4^+$ T 细胞的基因表达差异，发现有 55 条基因表达存在显著性差异，这些基因主要涉及免疫应答和信号传导，其中 RF 阳性类风关寒热证候患者之间有 71 条基因异常表达，主要涉及功能代谢和免疫应答，RF 阴性类风关寒热证候患者之间有 70 条基因异常表达，与上述 RF 阴性和 RF 阳性患者所表达的 55 条基因没有重复，与 RF 阳性寒热证候所表达的 71 条基因只有 2 条基因重复，主要涉及功能代谢，表明类风关患者 RF 阴性和阳性之间的基因表达谱差异与寒热证候基因表达谱差异有所不同，提示了中医证候具有基因表达谱的依据。刘小美等检测了 H22 荷瘤小鼠早期邪毒壅盛证和气虚证、中期阳气虚证、中晚期气阴阳虚证共 3 个阶段 4 个证候垂体基因表达的差异，结果筛选到 14 个阳气虚证独特上调的基因，其中多数基因在正常小鼠及其他证候小鼠的垂体表达很低或几乎关闭，独特下调的基因有 3 个，表明 H22 荷瘤小鼠阳气虚证垂体基因表达与其他证候存在较大差异，其中部分可能是阳气虚证的标志基因。杨丽萍等以虚寒证家系成员为研究对象，应用基因芯片技术筛选差异表达基因谱，用 ANOVA 方法分析获得的 89 条差异表达基因，结果发现涉及新陈代谢有 16 条基因，占 70.7%，其中与能量代谢相关基因 6 条，占新陈代谢基因的 37.5%，表明虚寒证的发生涉及多种基因的异常表达，主要与能量代谢异常相关。吴元胜等用表达谱基因芯片筛选 SLE 的差异基因，比较不同中医证型的基因表达，发现涉及细胞因子及其受体、免疫相关基因、细胞信号和传递蛋白、蛋白质翻译合成、离子通道和运输蛋白、细胞周期蛋白、DNA 和 RNA 结合转录蛋白、细胞的外基质成分等 16 大类 580 条基因有显著差异表达，其中热毒炽盛证和阴虚内热证 SLE 的大部分基因，特别是与代谢相关的基因表达具有一致性，提示 SLE 的发生是多基因共同作用的结果。

(2) 证候与基因多态性的研究：洪永敦等采用聚合酶链反应——限制性片段长度多态性（PCR-RFLP）核苷酸分型技术检测冠心病痰瘀证 ApoE 的基因型，发现痰证患者 E3/4 基因型和 E4 等位基因频率明显高于痰瘀证及瘀证患者（P 均 <0.05），而痰瘀证及瘀证患者 E3/3 基因型及 E3 等位基因频率高于痰证患者（P 均 <0.05），表明 E4 等位基因，特别是 E3/4 基因型可能是冠心病及中医痰证的主要易感基因。涂晋文等应用 PCR 技术筛查了 382 例脑梗死患者和 200 例健康人血管紧张素转化酶基因 ACE (I/D) 多态性的分布情况，结果脑梗死组 DD 基因型高于健康对照组（$\chi^2=4.42$，$P<0.05$），并且 D 等位基因频率亦高于健康对照组（$\chi^2=4.37$，$P<0.05$），其中风痰瘀血、痹阻脉络证及肝阳暴亢、风火上扰证 2 个证型与健康对照组比较，前者 DD 基因型较健康对照组显著增多（$\chi^2=4.71$，$P<0.05$），后者 DD 基因型与 D 等位基因频率较健康对照组多（$\chi^2=6.71$，5.17，$P<0.01$），提示 ACE-DD 基因型或 D 等位基因是脑梗死的遗传易感因素，并与脑梗死肝阳暴亢、风火上扰证密切相关，该项研究还发现脑梗死组患者 DD 基因型患者血浆血管紧张素 AngⅡ水平显著增高，在肝阳暴亢、风火上扰证患者中表现更为显著，认为 DD 基因型导致血浆 AngⅡ水平增高可能是中医肝阳暴亢、风火上扰证诊断的遗传易感因素。李赛美等对糖尿病冠心病的中医证候与 ACE (I/D) 基因多态性关系进行探讨，发现血瘀证组 ID 型频率高于肾阳虚证组（$P<0.05$），而 DD 型频率却低于肾阳虚证组（$P<0.05$），表明

ACE基因ID多态性分布与糖尿病冠心病的发病和病情转归有关，认为D型等位基因可能是糖尿病冠心病肾阳虚证发生的内在因素。

2. 证候与蛋白质组学的相关性研究 蛋白质组学是指基因组表达的全部蛋白质或细胞、组织、机体在特定时间和空间所表达的所有蛋白质，它不同于传统的对一个或某一类蛋白质研究，是从整体角度分析蛋白质组成成分、表达水平与修饰状态，了解蛋白质之间的相互作用与联系，揭示蛋白质的功能与细胞生命活动的规律。以蛋白质双向电泳和新型质谱分析为技术平台，研究不同条件和状态下蛋白质组的性质和变化规律，是后基因组时代的研究重点。张娴等采用自发性高血压大鼠（SHR）模型，应用双向凝胶电泳技术分析大鼠肝脏蛋白质组的变化，造模6周后，大鼠出现易激惹程度增高、饮水量增加等肝阳上亢证候的表现，结果SHR组和肝阳上亢组蛋白斑点总体分布相似，SHR组共检测到蛋白质点数为（716±58）个，肝阳上亢组为（875±19）个，仅在肝阳上亢组表达的蛋白质有27个，有28个点在表达量上有明显变化（5倍以上），其中15个点下调，13个点上调，表明2组差异表达蛋白可能与高血压肝阳上亢证候的形成相关。钟小兰等以束缚制动法制备肝郁证大鼠模型，二维凝胶电泳（2-DE）分离大鼠血清蛋白质，获得差异表达蛋白质，利用基质辅助激光解吸/电离飞行时间质谱（MALDI-TOF-MS）和数据库分析鉴定差异表达蛋白质，发现9个具有明显表达差异的蛋白质斑点，经鉴定可确定的6个蛋白质分别为转甲状腺素蛋白（TTR）、水解酶Bal-647、血清白蛋白前体、抗乙酰胆碱受体抗体Fab片段、Igλ-2链C区和β1球蛋白，所筛选出的差异表达蛋白质主要涉及免疫、神经内分泌和营养物质代谢方面，证实了从表达蛋白质组学的角度来进行中医证的实质研究是可行的。赵慧辉等采用双向凝胶电泳和质谱技术寻找冠心病不稳定型心绞痛血瘀证的血浆差异蛋白，发现α1-酸性糖蛋白、结合珠蛋白α1链、α1-抗胰蛋白酶、结合珠蛋白β链、结合珠蛋白α2链在冠心病不稳定型心绞痛痰瘀互阻证和气虚血瘀证患者中水平升高，载脂蛋白AⅣ、载脂蛋白AⅠ、甲状腺转运蛋白在冠心病不稳定型心绞痛痰瘀互阻证和气虚血瘀证患者中水平降低，表明冠心病不稳定型心绞痛血瘀证可能属于一种炎症反应，且与脂质代谢紊乱有关，所发现的差异蛋白可为研究或发现抗心绞痛药物作用的新靶标提供线索。

3. 证候与代谢组学的相关性研究 代谢组学是指某一生物或细胞中所有的代谢物，它研究的是生物体在一定条件下的代谢产物，反映了基因、蛋白表达异动的结果。通过检测不同时间的尿液或血液，对这些由疾病引起的代谢产物进行分析，可以更好地理解病变过程及机体内物质的代谢途径和代谢状况。罗和古等通过对慢性束缚应激大鼠（肝郁脾虚模型）的血浆代谢表型研究，发现模型组醋酸、乳酸、酪氨酸、低密度脂蛋白和3.44 mg/L的未知化合物的谱峰峰形改变较正常对照组明显，认为这些发生改变的代谢物可以作为肝郁脾虚证的生物标志物。刘卫红等采用磁共振波谱仪对高脂血症大鼠模型不同时间点血液成分进行分析，结果显示高脂血症前期以脂质代谢紊乱为特点，随着病程进展，参与血液凝固过程的乙酰糖蛋白出现，说明凝血机制出现异常，同时酮体及乳酸的升高说明脂质代谢紊乱进一步加重，上述结果与同时检测的血脂、血液流变学结果相一致，认为从代谢组学分析中可找出痰瘀演变过程特异的标志性代谢产物，用以阐释中医痰瘀证候的生物学本质。李林等利用基于磁共振氢谱的组学分析方法研究了气虚血瘀证大鼠的尿液组成变化，发现气虚血瘀证大鼠尿液甲酸、肌氨酸酐、α-酮戊二酸、柠檬酸、牛磺酸、氧化三甲胺、琥珀酸、马尿酸等成分的含量与正常大鼠相比有明显差别，从而为揭示气虚血瘀证的发生机制和病症治疗提供了证据。简维雄等通过观察心血瘀阻证大鼠血浆的代谢产物、血液流变学指标的变化以及养心通脉方干预后上述指标的改变，探讨大鼠心血瘀阻证血浆代谢产物的"组装"规律，结果发现乳酸、丙氨酸、缬氨酸、琥珀酸、苹果酸、硬脂酸、花生四烯酸、果糖等8种代谢物与反映"血瘀"病理的血液流变学指标改变具有一致性，有可能作为心血瘀阻证代谢性生物标志物。

4. 证候与转录组学的相关性研究 转录组学是功能基因组学的重要组成部分；是在整体水平上研究某一时刻某一细胞中基因全部转录本种类、结构和功能及转录调控规律的学科，其目的在于提供构成生物全部基因的表达调节系统和全部蛋白质的功能、相互作用等信息以及实现对生物及细胞功能的全部情况解析等。方肇勤等检测H22荷瘤小鼠早期邪毒壅盛证（邪毒）和气虚证、中期阳气虚证、中晚期气阴阳虚证 4 个常见证候下丘脑、垂体、肾上腺、睾丸、脾脏、胸腺、肿瘤 RNA 的转录与剪接：发现正常组下丘脑、垂体、肾上腺 RNA 电泳的 28 秒峰低于 18 秒，而睾丸、脾脏、胸腺、肿瘤的 RNA 电泳则相反。肿瘤发生的早期，下丘脑、垂体、肾上腺基因表达模式发生显著改变，邪毒壅盛证尤甚，出现了失代偿；下丘脑 28 秒 RNA 迅速抬升并持续，气虚强于邪毒；垂体 RNA 总量降低，28 秒陡降，邪毒尤甚；肾上腺 RNA 电泳特征类似垂体，气虚与邪毒相近，中晚期气阴阳虚尤甚；睾丸变化不明显；随着病情发展，脾脏质量持续增加，而胸腺相反，质量持续下降，蛋白合成和糖代谢下降；肿瘤组织蛋白合成与糖代谢，邪毒大于气虚。以上 7 个组织与正常对照组相比，有 9127 个基因表达发生差异、51126 个外显子剪接发生差异。提示神经-内分泌-免疫网络组织基因转录的差异是 H22 荷瘤小鼠不同证候重要的物质基础。

基因组学、蛋白质组学、转录组学均是研究功能蛋白质的学科，而代谢组学则是研究功能蛋白质代谢产物的学科。各组学在研究目的、内容及手段上有所不同，但它们的核心是一致的，即都是为了建立各自的组学图谱。基因组图谱构建了生命的蓝图，而实现生命蓝图的构建则需要从转录组学、蛋白质组学及代谢组学角度来阐释。在中医"证"的研究中，通过高通量的系统生物学技术，众多学者对"证候基因组谱""证候蛋白质组谱""证候转录组谱""证候代谢组谱"的构建进行了有意义的探索，为中医证候的量化、客观化、标准化以及证候本质的研究找到了新的技术平台。

50 证候与组学

随着人类基因组测序工作的完成，人们对生命过程的理解有了很大的提高，研究的热点转移到基因的功能和几个"组学"研究。基因组学、蛋白质组学和代谢物组学这三个组学技术分别构成了生物信息传递的几个层次，它们分别在DNA、蛋白质和代谢产物水平检测和鉴别各种分子并研究其功能。这些"组学"研究的是基因组表达不同层次发生的分子事件及其相互的作用和联系，与反映疾病后机体综合表现的中医证候有一定的共同特点。结合以往生化、生理、超微结构等方面对证候的研究，中医学工作者们充分利用后基因组时代的成果向着更深层次对证候本质进行了探索。学者简维雄等对中医证候的组学研究做了梳理归纳。

基因组学

基因组学是整体水平上对基因的活动规律进行探讨，研究内容主要包括基因组的表达、蛋白质产物的功能、基因组多样性的研究、基因组功能的注释。它是从整体基因组的层次来阐明所有基因在染色体上的位置、结构、基因产物的功能，以及基因之间的关系。不同基因组的表达以及不同的功能，有可能表现出不同的证候。为此，就不同证型的特异性基因展开了研究。

1. 肾本质的研究　沈自尹等对青年组、老年组、药物干预组3组大鼠不同部位标本的基因表达进行了研究，发现肾虚与下丘脑垂体-肾上腺皮质-胸腺（HPAT）轴上基因组的改变有相关性，药物干预并可调整HPAT轴上基因表达。李玉萍等分别选择汉族人慢性肾炎（CCN）肾阴虚证的患者、狼疮性肾炎肾阳虚证患者与正常人作对照，进行正向和反向消减杂交。从筛选出的CGN肾阴虚证、狼疮性肾炎肾阳虚证差异cDNA片段中，挑选阳性克隆，经PCR分析后，证实扩增文库中的阳性克隆可能载有高度特异性的目的片段，可能是与肾阴虚证或肾阳虚证相关的特异基因片段。崔丽娟等和赵晓山等分别对糖尿病肾阳虚证和阴虚证患者进行正向和反向消减杂交后，也得出与肾阳虚证和肾阴虚证发生发展有关的特异性基因片段。

2. 冠心病血瘀证本质的研究　杨保林等通过对冠心病血瘀证、冠心病非血瘀证、非冠心病血瘀证患者和正常健康者作对照，外周血mRNA差异显示获得差异条带、反向Northern法阳性验证、克隆测序，并进行生物信息学分析和临床验证。结果得到的28条真实差异基因片段序列，与人类基因数据库中比对分析，获得的b13与人类基因淋巴细胞活化因子-1有100%的同源性，在冠心病血瘀证组显著表达。表明差异基因b13与冠心病血瘀证的病理改变密切相关。黄献平等通过检测冠心病（CHD）心血瘀阻证组、CHD非心血瘀阻证组、非CHD心血瘀阻证组和健康人对照组ACE基因型（DD、ID、II）和等位基因（D、I）及AgII活性，发现CHD心血瘀阻证组DD基因型和D等位基因的频率显著高于其他3组，提示ACE-DD基因型和D等位基因的频率增高可能与CHD心血瘀阻证有一定内在联系。

3. 脾气虚证本质的研究　罗云坚等提取脾气虚证慢性胃炎与溃疡性结肠炎患者以及健康人外周血白细胞总RNA；探针标记后与cDNA芯片杂交。结果发现脾气虚证慢性胃炎与溃疡性结肠炎患者外周血中与免疫相关基因组学，白细胞q-CD_9、CD_{164}、PF_4、RARB基因表达下调，IGKC、DEFA-1、GNLY基因表达上调。王肃等取脾虚证大鼠模型海马组织，提取总RNA筛选出2张芯片上4096条靶基因中，与脾虚证模型基因差异表达一致的基因51条。利血平脾虚证动物可见海马组织的基因表达改变。

4. 血虚证本质的研究 佟丽等采用射线照射小鼠，制备血虚模型。提取正常和血虚小鼠不同组织总 RNA，反转录成不同荧光标记的 cDNA 探针，与表达谱芯片进行杂交，对扫描数据进行分析后，获得与血虚小鼠造血相关细胞因子有关的 21 个差异基因。

5. 肝郁证本质的研究 钟国才等通过分析抑郁症大鼠模型组和安佳欣胶囊组的基因表达谱数据，筛选差异表达基因，并识别了涉及糖代谢、蛋白转运、谷氨酰胺代谢、凋亡诱导和神经发生的 8 个差异表达基因功能模块。通过文献证实进一步发现了差异功能模块中 7 个可能与抑郁症发病相关的基因在两组动物中差异表达。

6. 痰湿证本质的研究 王琦等挑选非痰湿型体质肥胖人、痰湿型体质肥胖人和正常体重者，取外周血，提取总 RNA 并进行扩增和标记。采用基因芯片技术选取差异基因。结果痰湿型体质与非痰湿型体质有 115 个差异表达探针组。

7. 寒热证本质的研究 吕诚等采集类风湿性关节炎寒热证候患者及正常人空腹静脉血。利用基因芯片检测和分析技术，探索类风湿性关节炎寒热证候患者及正常人 CDT 淋巴细胞基因表达差异点。结果显示主要涉及功能代谢、信号传导的基因表现出差异，表明寒热证候类风湿性关节炎患者的基因表达谱存在差异，这种差异与类风湿性关节炎患者和正常人之间的差异有所不同，提示中医证候分类学具有基因表达谱依据。

8. 阴虚证本质的研究 刘晓燕等选取肺癌非阴虚组、肺癌阴虚组，研究炎性细胞因子基因表达谱。筛选差异基因。初步验证了肺癌阴虚证的本质是细胞因子网络紊乱的理论研究结果。

9. 胃癌证型本质的研究 刘莺等运用含有人类全长基因的 cDNA 表达芯片技术，对胃癌中医证型邪热内蕴证和气滞血瘀证患者的胃癌组织及胎胃正常组织基因表达进行了分析。结果显示胃癌患者不同中医证型的基因谱的表达也不相同，基因表达谱可为中医的证型提供科学依据。

蛋白质组学

蛋白质组学是以蛋白质组为研究对象，从整体的角度分析细胞内动态变化的蛋白质组成成分、表达水平与修饰状态，了解蛋白质之间的相互作用与联系，揭示蛋白质功能与细胞生命活动规律。蛋白质作为基因表达产物，是人体所有活动的执行者。在基因组学的基础上又开展了不同证候的蛋白质组学研究。

1. 肾阳虚证本质的研究 唐利华等提取肾上腺切除造成的肾阳虚模型大鼠肝组织中的总蛋白，荧光表记后双相电泳分离，经图像扫描得到不同样品的蛋白质组图谱。结果发现在肾阳虚大鼠肝组织中有 17 个差异蛋白质可能与肾阳虚疾病有关。

2. 肝郁证本质的研究 谭秦湘等运用血清蛋白质组技术，辨病与辨证相结合，以不同疾病组肝郁证患者和正常人的血清为样本，通过二维凝胶电泳分离蛋白质组分制备蛋白质图谱，分析比较正常组与肝郁证组血清蛋白质图谱，发现差异蛋白群。经过分析后发现有 12 个差异蛋白质点。钟小兰等在进行肝郁证蛋白组研究时发现差异蛋白，主要涉及免疫、神经内分泌和营养物质代谢方面，和现有研究结果相符，进一步证实从蛋白质组学的角度研究证实质是可行的。

3. 热毒血瘀证本质的研究 谢文光等通过研究赤芍对大鼠热毒血瘀证的血清蛋白质组变化的影响，热毒血瘀证大鼠的血清在 2DE 胶上 13 个蛋白点出现非常明显的含量变化，与正常组比较，热毒血瘀组的 xPr16、xPd9 的点容量值均显著降低，xPr1、xPr2、xPr3、xPr4、xPr6、xPr7、xPr8、xPr9、xPr11、xPr12、xPr23 的点容量值均显著增高。

4. 冠心病血瘀证本质的研究 吴红金等采集正常健康者、冠心病心血瘀阻证患者的血浆，用双向电泳、图像分析、质谱鉴定等蛋白质组学技术测定冠心病血瘀证与正常人血浆中的蛋白变化。结果发现冠心病血瘀证患者血浆与正常相比有 3 个蛋白质下调和 6 个蛋白质上调，胶内酶切提取蛋白进行质谱鉴定，其中冠心病血瘀证患者血浆与正常相比升高的蛋白质有免疫球蛋白、纤维蛋白原、粒酶，与正常相比降低的蛋白质有细胞表面糖蛋白。提示纤维蛋白原、粒酶有望作为诊断冠心病血瘀证的标志物。

5. 肝阳上亢证本质的研究 曾星等应用双向电泳技术分离10例原发性高血压肝阳上亢患者及10例正常对照者外周血单个核细胞的总蛋白，分析后发现，两组蛋白斑点总体分布相似，大部分蛋白集中分布在PI 5.0～8.0，Mr 17.5～45.0的区域。高血压肝阳上亢病例检测到917个点，其中为其独自所有的点有515个。正常对照908个点，两者完全匹配的点有402个。在PI 5.0～8.0，Mr 17.5～45.0的区域，实验组和正常对照所检测到的蛋白斑点分别为390个和402个，其中互相完全匹配的斑点为143个，其余为差异蛋白。表明原发性高血压肝阳上亢电泳图谱中独有的515个点可能与高血压肝阳上亢证候相关。颜永平等通过双向凝胶电泳对高血压肝阳上亢证大鼠与正常大鼠下丘脑蛋白质表达图谱进行分析。通过双向凝胶电泳建立高血压肝阳上亢证大鼠与正常大鼠下丘脑分辨率高、重复性好的蛋白质表达图谱，并分析其差异蛋白质。结果发现在肝阳上亢状态下有22个蛋白质表达明显增加，还有25个蛋白质表达明显减少。这些蛋白质的变化可能与高血压肝阳上亢的形成有关。

6. 血虚证本质的研究 郭平等采用放射线制备小鼠血虚证模型。用四物汤干预，利用双向电泳、图像分析、胶内酶切、质谱鉴定等蛋白质组学技术，结合生物信息学，分离、分析、鉴定蛋白质。结果显示血虚证模型有5个蛋白显著降低，10个蛋白显著升高，四物汤可以逆转放射线致血虚证小鼠骨髓10个上调和5个下调的蛋白质。通过以上测证的方法找出了与血虚证相关的蛋白表达。

代谢组学

代谢物组学是进行全面、定性和定量分析，生物体系在一定条件下所有低分子量代谢物质的一种技术，是近年来研究的热点，它倾向于一生物体系列事件的最终结果，因而更能够准确反映机体的状态。与表现致病因素、机体反应综合情况的中医证候有明显的相似性，目前就中医证候的代谢组学研究进行了初步探讨。

王米渠等用基因芯片的方法研究中医寒证患者，发现寒证的基因表达谱有显著差异，在59条差异表达基因中，绝大多数与代谢（能量代谢、蛋白质代谢等）有关，说明寒证患者的代谢网络有别于常人。

上海交通大学药学院实验室采用代谢组学研究发现肾阳虚模型动物的代谢网络明显偏离正常组动物，而用温阳中药干预后，模型动物的代谢谱回归至正常范围，呈现网络修复的结果。

罗和古等采用束缚法建立大鼠肝郁脾虚模型，经分析发现，正常对照组与模型组相比较，醋酸、乳酸、酪氨酸、低密度脂蛋白和3.44 ppm的未知化合物的谱峰峰形改变较为明显。模型组随着时间的不同，代谢物谱也有差异，提示通过代谢组学，可以找到中医证候的生物学基础。

童宁宁对慢性胃炎湿热蕴脾证患者和正常组唾液进行了代谢产物分析，两组代谢产物有明显区别，白氨酸、苯丙氨酸、丙酸盐、甘氨酸、精氨酸、羟丁氨酸、一酰基糖、异丁酸、蔗糖、正丁酸等10组指标存在显著差异，说明慢性胃炎湿热蕴脾证同唾液代谢产物有一定的相关性。

近年来借助基因组学、蛋白质组学技术，对中医证候进行客观研究，取得一定成果。但是其因难于和生物学靶位点对位，以及不能动态、实时地反映整体信息，尚未揭示证的实质。而中医的证包括了病因、病性、病势、病位、病理等内容，是致病因素作用机体后的综合表现，与生物体受扰动后产生的代谢物有相似性。为此，在证本质研究的过程中，应当是在以往基因组学和蛋白组学研究的基础上，用运代谢组学研究，揭示中医证候本质。

51 证候与转录组学

转录组也称表达谱,即提供一定条件下一些基因的表达信息,并据此推断相应未知基因的功能,揭示特定基因的作用机制。同一细胞在不同的生长时期及生长环境下,基因表达情况是不完全相同的,具有特定的空间性和时间性特征。因此,转录组是受外源和内源因子调控的,是物种基因组和外部物理特征的动态联系,反映了生物个体在特定器官、组织或某一特定发育、生理阶段细胞中所有基因表达水平。

中医证候是机体在疾病发展过程中的某一阶段的病因、病机、病位的概括;转录组也称表达谱,即提供一定条件下一些基因的表达信息,并据此推断相应未知基因的功能,揭示特定基因的作用机制;这与中医学中疾病受内因和外因影响而表达出不同证候的理论有异曲同工之妙。证候是一种多基因参与的,且已经超出了人体正常的网络调节能力,处于"络病"状态的症状群。这些症状群之间是通过能表达各自症状的相关基因构成一个调节网络来维系的,但每个相关基因在网络调控中的作用及地位是不同的,其差异性既是区别于其他证候的物质基础,又是确定其所代表症状在证候中重要性、贡献度的依据。转录组学技术可用来比较不同组织或生理状况下基因表达水平差异,发现与特定生理功能相关的基因,故学者吴芊等认为,用转录组学方法研究中医证候生物学基础是一重要手段。

转录组学技术方法原理

1. 转录组杂交技术 转录组杂交技术即芯片杂交技术,是通过 RNA 的片段和芯片上的探针进行杂交,然后通过荧光信号的强度去反映基因的转录水平。主要包括 oligo 芯片、cDNA 芯片和 DNA 芯片。目前转录组杂交技术主要应用于基因表达谱分析、新基因发现、基因突变及多态性分析、基因组文库作图、疾病诊断和预测、药物蹄选、基因测序。该技术有着快速、成本低、通量高等优势,但也有其自身的局限性:①芯片的设计依赖于基因组序列的先验知识,局限于研究已完成基因组测序的物种;②背景信号和荧光信号的饱和限制了检测范围;③对于低丰度和瞬间表达,真实表达和背景噪音难以区分,检测率和可重复性低;④比较基因表达水平时依赖于标准化方法,限制了不同实验,不同平台间基因表达水平的定量比较研究。

2. 转录组测序技术 转录组测序技术是直接对表达的转录本序列进行测序,能够直接确定 cDNA 序列,主要包括表达序列标签(EST)、基因表达序列分析(SAGE)、大规模平行测序(MPSS)、基因表达上限分析(CAGE)、全长 cDNA 测序(FLcDNA)和 RNA 测序(RNA-Seq)。EST 是长度约为 200～500 个核苷酸的 cDNA 序列的子序列。对大量文库的克隆进行测序,进而识别细胞内特定时期表达的基因或转录产物,可以了解在该特定的组织特定条件下的活性基因。EST 方法的通量相对较低且价格昂贵,一般不用于定量分析。SAGE、MPSS 这些基于标签的测序方法具有较高的通量,可以提供精确的、数字化的基因表达水平。然而,它们大多数仍是基于昂贵的 Sanger 测序技术,大部分的短序列标签无法被唯一地映射到参考基因组;而且这些方法无法区分异构体。RNASeq 能以非常高通量和定量的方式研究整个转录组。

RNA-Seq 首先将一系列 RNA(完整的 RNA 或 RNA 片段,如 polyA+)转换为一个 cDNA 片段文库,然后对每个分子以高通量的方式从一端(单末端测序)或两端(双末端测序)进行测序。读段的长度通常为 30～400 bp,这取决于所使用的 DNA 测序技术,该技术可以获得不同病变组织不同时间段的基因表达谱，通过分析表达谱从而找到一系列差异表达的基因，进而结合数据库进行基因的功能比对和构建影响疾病的代谢调控网络，也可进一步挖掘不同个体病例的表达谱。

转录组学技术的中医病证研究

1. 根据证型分析

（1）肾阳虚证型：严石林等通过对肾阳虚证患者进行 Agilent 人 4×44k 表达谱芯片实验研究，分析发现与肾阳虚证相关的信号通路有 39 个，这些信号通路参与调解了免疫系统、氨基酸分解和合成、脂类代谢、生殖、能量代谢及肿瘤的发生。在与肾阳虚证有关的信号通路中，涉及肿瘤的有 Notch 信号通路等 13 个，参与这些通路的相关基因有 EP300 等 18 个，它们在细胞生长、增殖、分化、细胞周期调控等多个方面起到重要作用，发生异常则引起癌基因的转化、肿瘤的生长和肿瘤血管生成。研究结果中与生物合成相关的通路有氨酰-tRNA 生物合成通路等 22 个，在蛋白质的水解、各种氨基酸的合成、降解，甘油酯类的代谢等方面起着关键作用。肾阳虚证相关的 39 个信号通路有共同差异表达，不同样本间的共同差异表达的信号通路中所涉及差异基因有可能决定了肾阳虚证的"异治"。

严石林等分别对 3 例阳痿肾阳虚证，3 例健康组进行 Agilent 人 4×44k 表达谱芯片实验，发现阳痿肾阳虚证的转录组特征有可能是丝氨酸/苏氨酸磷酸酶复合物通过 Rho 激酶调节钙信号转导通路，通过与前期同类研究对比，发现阳痿肾阳虚证在钙信号转导通路方面存在一致性，其他功能基因及通路均有差异。由此表明不同疾病的肾阳虚证在信号转导通路方面各自有显著特点，为"同证异治"提供了分子生物学基础上的证据。

严石林等从慢性肾炎、糖尿病肾病、阳痿病中筛选出了 3 种不同疾病肾阳虚证的共同差异表达基因和信号通路，认为 3 条共有的信号通路可以揭示肾阳虚证同证异治的转录组学基础。

杨嘉慧对肾阳虚证排卵障碍性不孕患者的血样进行基因芯片实验研究，分析发现肾阳虚证所涉及生物学过程涉及核糖体结构组成中的蛋白质泛素化等，以代谢通路和信号通路为主要通路。这与肾阳虚证所表现出的畏寒肢冷，生殖能力下降等症状有相关性。获得间接和直接的与生殖相关的差异基因。肾阳虚证排卵障碍性不孕与机体的核糖体蛋白泛素化以及代谢功能的低下等有密切关系。

（2）湿热证型：高展翔等认为蒿芩清胆汤治疗流感病毒性肺炎湿热证的作用与其能抑制流感病毒复制、下调炎性细胞因子、肿瘤坏死因子 TNF-α、白细胞介素-6（IL-6）的基因表达水平有关。

李小会等在原发性肾病综合征（PNS）湿热证的研究中，认为湿热因素可促进 PNS 血清超敏-CRP（hs-CRP）、白细胞介素-6（IL-6）、尿单核细胞趋化蛋白-1（MCP-1）、核因子-κB（NF-κB）的表达。

胡玲等认为慢性胃炎脾胃湿热证的发生与胃黏膜热休克蛋白 70（HSP70）及核因子-κB（NF-κB）炎性反应通路的表达相关。

（3）痰湿证型：王琦等挑选 3 例非痰湿型体质肥胖人、2 例痰湿型体质肥胖人和 3 例正常体重者，进行外周血基因表达谱研究。结果痰湿型体质与非痰湿型体质相比，有 115 个差异表达探针组，该研究发现痰湿型体质人的外周血相关基因表达与非痰湿型体质人有明显差异。

刘清华等选取原发性肺癌脾虚痰湿型的患者，分别取患者肿瘤组织及正常肺组织，构建正反向消减 cDNA 文库，进一步验证相关阳性克隆，经测序确定了有明确生物学功能的证候相关基因，其基因表达及分布特征初步反映了肺癌脾虚痰湿型在分子层面的证候特点，对阐释中医肺癌典型证候的实质有重要意义。

2. 根据疾病分析

（1）艾滋病：张宁分别对 HIV/AIDS 肺脾气虚患者和健康人各 10 例的 mRNA 芯片进行分析，发现 HIV/AIDS 肺脾气虚证与健康人对照组具有各自的基因表达谱。HIV/AIDS 肺脾气虚证的相关基因构成了其特有的分子网络，在本体功能分析中，上调基因主要与蛋白质合成、分解、转运过程、离子通道、细胞核生成有关，下调基因主要与细胞凋亡、免疫应答和酶活性有关；信号通路分析中，上调基因主要与免疫应答和细胞凋亡有关，下调基因主要与 T 细胞、肿瘤坏死因子受体 2 和细胞感染有关。

刘飒分别对 12 例气阴两虚证患者和 20 例健康人的 mRNA 和 micro RNA 进行分析，发现某些 micro RNA 通过靶基因调控外伤反应、细胞增殖调节和凋亡、细胞的氧化应激反应等，参与了 HIV/AIDS 气阴两虚证的发病。气阴两虚证患者进行生脉饮治疗干预后，治疗前后的差异性基因趋向于正常转归，分析这些转归基因功能，主要与细胞凋亡、免疫和创伤应答等有关，说明药物是通过与免疫和凋亡相关基因及信号通路功能发生变化来治疗疾病，提示生脉饮可能对艾滋病气阴两虚证的治疗有特异性。

武兴伟分别对 HIV/AIDS 16 例湿热内蕴证患者和 20 例健康人的 mRNA 和 miRNA 进行分析，发现 HIV/AIDS 湿热内蕴证组相关联的 73 条靶基因主要参与对组织反应、调节增殖与凋亡等的调节，有 3 条基因（FOS，CXCR4，CCL4）主要参与 BIOCARTA Pertussis toxin-insensitive CCR5 Signaling in Macrophage 信号通路。湿热内蕴证患者进行三仁汤干预后，有 25 条差异性基因向正常转归，转归基因主要具有酶活性、结合蛋白、加工修饰、信号转导、免疫应答等功能，参与糖代谢、脂代谢、蛋白质代谢、类固醇代谢、碳水化合物代谢途径、脂肪酸生物合成途径，并参与细胞凋亡等生物学过程。

冯广帅分别对 25 例 AIDS 脾肾阳虚证患者、25 例 AIDS 热毒蕴结患者和 8 名健康人血样采取 mRNA 芯片检测，分析发现与脾肾阳虚证相关的差异基因有 73 条，其中基因表达上调的有 34 个，下调的有 39 个，由基因调控的趋化因子相关代谢通路，及由基因调控的肿瘤坏死因子或压力相关信号通路，可能是艾滋病脾肾阳虚证临床表现的生物学基础；与热毒蕴结证相关的差异基因有 197 条，其中基因表达上调的有 65 个，下调的有 132 个，由基因调控的花生四烯酸代谢、牛磺酸及亚牛磺酸代谢以及白介素相关通路可能是艾滋病热毒蕴结证临床表现的生物学基础。

（2）慢性乙型病毒性肝炎：温国军分别对 35 例乙肝肝郁脾虚证患者、35 例乙肝脾胃湿热证患者例、30 名健康人应用基因芯片技术进行研究，筛选出肝郁脾虚证的 1 401 个差异表达基因，其中包括 592 个上调及 809 个下调，相关的差异基因主要涉及对外界刺激的反应、碳水化合物的结合、细胞发育、生长发育等多个功能的表达；脾胃湿热证相关的有 2 011 个差异表达探针，其中包括 807 个上调及 1 204 个下调，相关的差异基因主要涉及解剖学形态结构的形成、细胞迁移、细胞黏附、运动调节、定位调节、调节稳态过程等多个功能的表达。

杨婵娟等对慢性乙型肝炎的肝郁脾虚与脾胃湿热证患者的基因表达研究表明，两证型间有差异基因 125 个，寻找出差异表达能力最显著的共 9 个基因。

讨 论

1. 规范纳入标准、实验思路及方法　若中医证候的转录组学研究能有规定统一的实验模板、检测和分析方式，标准量化的样本，则不同研究的差异基因的转归情况会有更好的借鉴意义。研究对象的选取标准可根据中医诊断学及指南制定，通过收集研究对象的临床证候及实验室指标，制定疾病及证型的量化表格，如此筛选后的研究数据更具说服力，且利于后期深入研究的引用及比较。目前中医证候转录组学的实验思路大致相似，均为采取一定数量某证型或疾病的患者样本，以一定的转录组学方法检测后，采取或不采取中药方剂干预，最后与干预前或者对照组对比分析结果。在此可以根据特定实验思路规定对应转录组学方法，基因芯片上可以点制出人类全基因组探针，能很好应合中医证候研究整体观需要，而 NA-Seq 解决了一代测序方法的一些问题，能以非常高通量和定量的方式研究整个转录组，随着转录组学技术的不断发展，可以综合分析选取一种最适合的技术统一进行中医证候的转录组学研究而减小误差，更有利于不同研究下数据的利用。鉴于转录组学技术的优越性，在 mRNA 水平研究中医证候基因表达谱，为揭示中医证候科学内涵的研究提供了新的技术台。如此一来，在保证质量的前提下也利于后期整合分析。由于价格昂贵，转录组学相关研究样本量皆较小，故要得出有意义的结果对后期整合分析相当重要。

2. 构建基因-信息通路-证候系　学科交叉有利于阐释清楚基因-信息通路-证候间的具体联系，可以结合系统生物学，以转录组学为基点，在差异基因信息和变化规律、差异基因的筛选鉴定、表观遗传学及 miRNA 调控的作用机制、转录调控相关的特定基因簇、蛋白质群、代谢标志物的转录组、蛋白质组及代谢组的比较和关联这几个方面开展深入的交叉研究，加强与其他相关生物实验室的合作，优势互补，以建立完善的神经内分泌网络的生物分子学体系。这样不仅可以发现基因疾病证型中发挥的关键转录调控作用，还可阐明和该证型的相关基因调控的 miRNA 及其靶基因群建立的信号调控网络关系，以及多个基因交互调控通路的相互作用。

3. 整合分析多组实验数据　为了更好地研究中医证候的生物学机制，系统的构建非常重要。疾病产生是一个持续的多过程连锁事件，一个层面数据的改变很难解释疾病的整个发生过程。单个独立研究的芯片数据包含大量信息，不同实验的研究者在实验中只关注与自己研究目的相关的那部分信息，并写成文献，而其他大量的数据都缺少进一步的分析。关联多个层面组学数据的整合分析可以利用网上公共的芯片数据，对这些缺少分析的数据选取与自己研究目的相关的部分进行合并再分析，有效去除单个层面的随机事件，并观察到真正的候选疾病候选因子在各个层面的不同变化，以探究这些候选疾病因子的作用机制，找到最有效的治疗措施。从而有效提高数据的利用率，并且有助于研究构建完善的中医证候生物学网络模型。

52 证候与现代医学指标的关联

传统中医诊断往往取决于医师的主观意识、经验累积，受限于当时的环境因素，缺乏客观指标，难以重复验证，使诊断结果缺乏统一性，因此对中医辨证的规范化研究势在必行。学者陈茜蕾等搜集了近15年来中国知网中各种疾病中医证候与现代医学指标的关联研究，旨在寻找中西医诊断的相通性，提高临床辨证论治的准确性及可信度。目前，该领域主要研究内容按五脏疾病分类，包括肝系疾病、心系疾病、脾系疾病、肺系疾病、肾系疾病。

肝系疾病

肝系疾病中医证候与现代医学指标的关联研究包括组织学、影像学、免疫学、肝功能、肝纤维化指标、乙肝病毒脱氧核糖核酸（HBV-DNA）、肿瘤标志物等。

1. 中医证候与肝组织病理特点、影像学的关系 商斌仪等对148例轻度慢性乙型肝炎（CHB）患者行肝穿刺，结果显示瘀血阻络证肝组织炎性反应和纤维化程度高于它证，湿热中阻证肝细胞脂肪变性程度高于肝郁脾虚证和肝肾阴虚证（$P<0.01$，$P<0.05$）。张闽光等对142例肝硬化患者行电子计算机断层扫描示均匀型和节段型在肝郁脾虚证及湿热蕴结证最多，脾肾阳虚证及肝肾阴虚证最少；结节型在气滞血瘀证及水湿内停证最多，肝郁脾虚证及湿热蕴结证最少（$P<0.001$）。

2. 中医证候与其他指标的关系 赵志超等发现259例肝硬化腹水患者中水热蕴结证白蛋白最低，直接胆红素、总胆汁酸、碱性磷酸酶最高；阴虚水停证凝血酶原时间最高（$P<0.05$）。张红等发现90例原发性肝癌患者各证相比，湿热证及脾虚证甲胎蛋白最高，肝郁脾虚证糖类抗原19-9最高，肝肾阴虚证α-L-岩藻糖苷酶最高，气滞证、血瘀证血清铁蛋白最高（$P<0.05$）；脾虚证及肝肾阴虚证癌胚抗原最高。陈培琼等发现239例乙肝病毒e抗原阴性CHB患者中湿热中阻证谷丙转氨酶（ALT）、谷草转氨酶（AST）及HBV-DNA高于他证（$P<0.05$）；湿热中阻证Ⅲ型前胶原异常率高于肝郁脾虚证及肝肾阴虚证，肝肾阴虚证层粘连蛋白、透明质酸（HA）和瘀血阻络证HA异常率高于肝郁脾虚证和湿热中阻证（$P<0.05$）。冀爱英等发现120例肝炎肝硬化患者中肝气郁结证免疫球蛋白A（IgA）最低、免疫球蛋白M（IgM）最高，肝肾阴虚证T细胞分化簇（CD）3、CD4最低，湿热内蕴证CD8最高（$P<0.05$，$P<0.01$）。

心系疾病

心系疾病中医证候与现代医学指标的关联研究包括冠状动脉造影（CAG）、冠状动脉狭窄程度积分（Gensini积分）、半胱氨酸（Hcy）、心电图（ECG）、超声心动指标等，P-选择素（CD62P）、高敏C反应蛋白（hs-CRP）、脂蛋白相关磷脂酶（Lp-PLA2）、白细胞介素-6（IL-6）。

1. 中医证候与CAG、Gensini积分、ECG及超声心动指标的关系 王振裕等研究发现229例冠状动脉粥样硬化性心脏病（CHD）患者中血瘀证出现频率最高（$n=187$），其单支、双支、3支以上病变分别为79.71%、86.57%、93.55%；虚证以3支以上病变为主（66.7%）；实证以单支病变为主（41.3%），Gensini积分呈虚证＞虚实夹杂证＞实证趋势，虚证、实证与虚实夹杂证比较有显著差异（$P<0.05$）。

谢慧文等研究发现 95 例 CAG 阳性 CHD 患者中实证 ECG 最大 QRS 间期、最小 QRS 间期及 QRS 离散度（QRSd）大于虚证（$P<0.01$）；心血瘀阻证 QRSmax、QRSmin、QRSd 高于其余 5 种证候（$P<0.05$，$P<0.01$），心血瘀阻证 3 指标高于痰浊内阻证及阴寒凝滞证，阳气虚衰证 3 指标高于气阴两虚证和心肾阴虚证（$P<0.05$）。张鹏等研究发现 357 例 CHD 心衰患者中血瘀证较非血瘀证左心室短轴缩短率及射血分数显著降低、主动脉瓣环内径及左心室舒张末期内径显著增大（$P<0.05$）。

2. 中医证候与其他指标的关系　方显明等研究发现气虚血瘀证 Hcy 高于痰阻心脉证及气阴两虚证（$P<0.01$，$P<0.05$）。龙卫平等发现 186 例 CHD 患者中阳气虚衰证 CD62P、hs-CRP 和 hs-CRP 异常率高于心血瘀阻证、痰阻心脉证、心肾阴虚证及气阴两虚证（$P<0.05$，$P<0.01$），且心血瘀阻证及痰阻心脉证 CD62P 高于心肾阴虚证及气阴两虚证（$P<0.05$）。王珊珊等研究发现 150 例血瘀证心绞痛患者气虚血瘀证 Lp-PLA2 高于痰浊血瘀证、气滞血瘀证、热毒血瘀证、寒凝血瘀证；痰浊血瘀证 IL-6 高于它证，痰浊血瘀证 Hs-CRP 高于气虚血瘀证、气滞血瘀证、热毒血瘀证、寒凝血瘀证（$P<0.05$）。

脾系疾病

脾系疾病中医证候与现代医学指标的关联研究包括胃镜检查、幽门螺杆菌（Hp）、表皮生长因子（EGF）、胃动素（MOT）、胃泌素（GAS）等。

1. 中医证候与胃镜表现的关系　脾胃不可分离，共同受纳腐熟、运化水谷精微，目前中医证候与脾系西医指标的关联研究着重于现代医学胃的范畴。燕东等对 396 例慢性胃炎（CG）患者行胃镜检查，发现脾胃湿热证易患胆汁反流（18.3%），脾胃虚弱（含虚寒）证易发全胃炎（22.9%）；胃络瘀阻证黏膜以白相为主（31.3%）、萎缩性胃炎多见（33.3%）、易发黏膜糜烂（37.5%）；胃络瘀阻证和胃阴不足证黏膜血管网改变比例高（27.1% 和 24.6%）。涂福音等研究发现 1049 例 CG 患者中浅表性胃炎多见于肝胃不和证和脾胃湿热证，萎缩性胃炎多见于胃阴不足证和脾胃虚弱证；肝胃不和证、脾胃湿热证与肠上皮化生负相关，胃阴不足证与之正相关；肝胃不和证、胃阴不足证与活动性炎性反应负相关，脾胃湿热证与之正相关。

2. 中医证候与其他指标的关系　康美清等发现 60 例慢性萎缩性胃炎（CAG）患者中，脾胃虚弱证与 30 例健康人相比胃黏膜中 EGF 较高。冯玉彦等发现 100 例 CAG 患者中，Hp 感染率为胃络瘀血证＞脾胃湿热证＞肝胃不和证＞胃阴不足证＞脾胃虚弱证。马艳君等发现 60 例慢性胃炎患者中脾胃虚弱证 GAS、MOT 较健康人降低，脾胃湿热证 GAS 升高，肝胃不和证 MOT 升高（$P<0.01$）。

肺系疾病

肺系疾病中医证候与现代医学指标的关联研究包括免疫学指标、痰培养等，与胃肠动力学、左心功能、血气分析等亦相关。

1. 中医证候与免疫学、痰菌涂片及肺部病变范围的关系　陈万灵等研究发现 90 例中晚期非小细胞肺癌（NSCLC）患者中痰证白细胞介素 1β（IL-1β）、IL-6、肿瘤坏死因子 α 最高，血瘀证次之，虚证最低；虚证 3 指标及痰证 IL-1β 低于血瘀证，虚证 3 指标低于痰证比较有差异（$P<0.05$）。马俊杰等测定 60 例细支气管肺泡细胞癌患者 T 细胞辅助细胞（Th）1、Th2 含量，以肺部良性孤立性结节者为对照，发现 Th1 及 Th1/Th2 为对照组＞气滞痰瘀证＞气阴两虚证，Th2 与上述顺序相反（$P<0.05$）。郭晓燕等对 373 例耐多药肺结核患者行聚类分析及因子分析，发现痰菌涂片阳性程度阴虚火旺证多见，肺部病变范围肺肾气阴两虚证多见，2 指标阴虚火旺证、肺脾气虚证、肺肾气阴两虚证均大于肺气亏虚证（$P<0.05$，$P<0.01$）。

2. 中医证候与其他指标的关系　卫永琪等研究发现 120 例慢性阻塞性肺疾病（COPD）及肺源性心脏病（CCP）患者与健康人相比，痰湿壅肺证 MOT、GAS 下降最多，肺脾肾均虚证 GAS 反升高，肺肾两虚及肺脾肾均虚证低于痰积壅肺证和痰湿壅肺证（$P<0.05$）；肺脾肾均虚证血管活性肠肽、氧分压下降及二氧化碳分压升高最多（$P<0.05$，$P<0.01$）。熊旭东等发现130例COPD并发CCP患者中，心排血指数（CI）、心排血量、每搏指数（SI）、每搏量、左心做功指数、左心做功量为痰浊蕴肺证＞痰热壅肺证＞气阴两虚证＞阳虚水泛证；外周血管阻力、外周血管阻力指数与上述顺序相反；加速度指数、速度指数在阳虚水泛证最低，痰浊壅肺证最高；收缩时间比率（STR）在阳虚水泛证最高；气阴两虚证证候积分与CI、SI呈负相关（$P<0.05$），阳虚水泛证证候积分与STR呈正相关（$P<0.05$）。

肾系疾病

肾系疾病中医证候与现代医学指标的关联研究包括病理学、临床分期、血糖、体质量指数（BMI）、CRP、尿白蛋白排泄率（UAER）及免疫沉积物等。

1. 中医证候与病理学改变、临床分期、血糖、BMI、UAER的关系 陈山源等发现125例狼疮性肾炎（LN）患者以阴虚内热证多见（41例），脾肾气虚证的肾脏病理活动性指数小于它证、慢性化指数小于阴虚内热证和脾肾阳虚证，脾肾阳虚证此二指数大于肝肾阴虚证（$P<0.05$）。张文生等对488例肾小球源性血尿患者各证进行比较，结果显示系膜增生性肾小球肾炎多见气阴两虚证和瘀血阻络证，IgA肾病多见气阴两虚证、瘀血阻络证和湿热壅盛证，硬化性肾炎多见瘀血阻络证，毛细血管内增生性肾炎多见外感风热证，紫癜性肾炎多见瘀血阻络证，LN多见湿热壅盛证（$P<0.01$）。王凤丽等对172例糖尿病肾病（DN）Ⅲ、Ⅳ期患者进行观察后发现Ⅲ期多见气虚证和阴虚证，Ⅳ期多见阴虚证、阳虚证和血瘀证，餐后2 h血糖与阴虚证、BMI与痰湿证、UAER与血瘀证正相关（$P<0.01$）。

2. 中医证候与其他指标的关系 耿文佳等研究发现64例DN患者CRP高于正常组（$P<0.05$），且阴虚燥热证＜脾肾气（阳）虚证＜气阴两虚证＜阴阳两虚证。赵著华等研究发现156例IgA肾病患者中脾肾气虚证IgA、IgA+补体C3最多，气阴两虚证IgA+免疫球蛋白G（IgG）、IgA+IgG+C3最多、脾肾阳虚证最少，脾肾阳虚证IgA+IgG+IgM、IgA+IgG+IgM+C3最多（$P<0.01$）。

目前该领域研究包括多个层面①特征性指标：五系各自特征性指标变化的趋势和程度与其不同中医证候相关。②其他相同指标：被多系涉及的指标反映各系损伤可能与免疫、炎性反应、代谢、癌变有关，但这些指标在各系间存在差异。③一系中它系指标：五脏具有相生相克关系，本脏的病变可能累及它脏，其西医指标亦受影响。综上所述，该领域研究尚处于初级阶段，需大量研究验证，为进一步探索中医证候与现代医学指标的相关性提供依据。

53 单核苷酸多态性与证候的相关性

遗传多态性，主要包括 DNA 多态性，蛋白多态性，酶多态性等，单核苷酸多态性（SNPs）是 DNA 态性的一种，指某单个核苷酸的改变导致 DNA 序列的不同，经转录、翻译后，最终表达产生的功能差异使得不同的群体以及个体之间具有不同的个性，比如疾病易感性不同、相同疾病下的临床表现不同、药物疗效不同等。现代医学为明确疾病异质性的原因，从遗传背景方面推进基于健康数据的精准医疗，进而指导临床个体精准化治疗。而传统中医中"证"的核心是在于不同体质的个体，不同体质的个体呈现出不同的证，在不同环境中证具有不同的状态，依据不同病机状态，实施辨证论治，达到治病救人的目的。辨证是论证的前提，辨别疾病的根本原因，对症下药，体现出因人论病的个性化。因此，现代医学的精准医疗中从 SNPs 入手与中医因人而异、辨证论治的思想不谋而合。此外，虽然 SNPs 和多种中医证候均密切相关，但现有的文章综述中关于单核苷酸多态性与中医证候的具体性研究却相对较少且稍显陈旧，其研究内容也多存在 SNPs 位点普遍研究单一化、无法反映遗传多态性彼此之间的交互作用等一系列问题。学者于婷婷等通过系统综述近年来的一百余篇包括综述在内的文章，阐释了疾病证候和遗传多态性的相关性，结合本课题组相应的研究关于在人源细胞中检测不同中药的效果，以及具有不同 SNPs 背景下的实验模型对中药处理存在一系列不同的反应，进而表明遗传多态性在辨证论治中的可能作用，从而进一步探讨了疾病与 SNPs 的关系。作为中医药未来一个新兴的研究领域，SNPs 相关前沿的试验方法和检测手段或许可以搭建起遗传学与中医基础理论学科之间的桥梁。

理论研究

目前对于 SNPs 与中医证的内在关联已逐渐成为引发人们关注的热点问题，是未来临床医学领域中的一个重点。SNPs 作为碱基替代的一种，在机体所有遗传信息当中的数目相当大，现阶段已经实现其高通量检测。SNPs 作为基因多态性最常见的形态之一，备受瞩目。西医主要从遗传的多态性的角度来认识疾病，与基因组中单核苷酸的缺失、插入以及重复序列不同，SNPs 可起到遗传特异性标记的作用，作为单个碱基替换的一种，其定位精准，更符合现代医学精准医疗的个性化理念。

中医很早便认识到疾病在不同个体发生、发展和转化的差异与多样性，并将其原因归结为先天体质的差异。同时，传统中医也意识到从体质层面进行干预可以显著降低疾病的易感性，进而开展早期预防或改善恶性疾病的预后，可能包含的信息比单一西医遗传学所能检测到的更加丰富。证候，即证的外候，在中医学里也被简称为证或者候，它揭示个体疾病发展演绎的某个特定时期，也反映了当时机体所处的特定内外环境以及人体的不同疾病状态。证候是中医对不同疾病本质的认识。中医里所讲求的辨证论治更加关注个体差异与机体症状的关联性，早在《黄帝内经》中就认识到机体体质差异会导致证的多样，体质不同的人对疾病的易感性也有所差异，《灵枢·五变》中以木材作比："夫一木之中，坚脆不同，坚者则刚，脆者易伤，况其材木之不同，皮之厚薄，汁之多少，而各异耶。"即证与体质和遗传环境相关。现阶段随着医疗水平的提高，传统的以"病"为核心的医学模式已经逐渐开始转化为以"人"为导向的个性化治疗。中医认为，同一疾病处于不同的发展时期，可以表现出不同的证型；而不同的疾病在其发展过程中又可能因病因、病机以及病位的相似而呈现出相同的证型。因此中医治疗更强调因人而异，具体临床诊疗时根据不同情况又分别采取"同病异治"或"异病同治"的原则。中医的诊疗原则不仅仅落脚于病的相同与否，其更多关注点在疾病整体演绎的机理不同，故中医"证"的关键是在于不同体质的个体,依据不同病机基础,实施辨证论治。现代研究表明单核苷酸的多态性在证的不同表现形式上同样扮演着重要角色,证与机体的遗传多态性和表型多样性密切相关。而机体彼此之间最根本的特征也会影响疾病的出现、发生和转归。中医根据证候对症下药的方式与现阶段我们通过 SNPs 来谋求治疗的靶向性和个性化,进而得到更为精准的治疗方案的理念是相契合的。以机体体质和证候受 SNPs 的影响为切口,将 SNPs 与中医证候结合起来,从而实现个性化治疗的精准定位,值得进一步深入研究。

遗传多态性具有相对的稳定性,而表型与基因的关系则可以是一对多,不同的 SNPs 既可表现为同一表型,也可表现为不同表型。遗传多态性主要源自于父母,而表现型却依赖于内外环境。中医证候的表征具有动态性,其动态性主要体现在即使相同疾病的同一证候在不同个体,甚至同一个体的不同发病阶段,也可能表现出不同的临床症状。比如消渴症也即临床的糖尿病(T2DM),虽然为消渴,但实际中医证却不同,不同的中医证型多态性表现与基因的 SNPs 有关,现有研究表明 2 型糖尿病患者阴虚燥热型与脂联素基因(aPM1)-11377G/C 遗传多态性有关,具有该遗传型的各个体之间存在的形态学、生理学等的生理多态性的差异,从某种意义上可反映 T2DM 患者的中医证候分型。李靖等研究表明新疆维吾尔族和汉族 2 型糖尿病患者的中医证的不同分型和转录因子 7 类似物 2(TCF7L2)全部遗传因子的 rs290487 位点多态性均存在内在关联。在高伟等撰写的关于研究 TCF7L2 遗传因子与 T2DM 关系的文章中提及转录因子 7 类似物 2(TCF7L2)的常见的生物物种与个体之间的各种差异,在不同的种族中几乎都与 2 型糖尿病显著相关,这些研究在一定程度上从 SNPs 角度揭示了中医证与特定遗传多态性的关系。随着现代医学在基因组学层面的不断探索,人们已经逐渐认识到许多疾病的发生与转归受多个易感基因与环境因素共同影响,这种多基因观点论与中医学的整体观相互印证,为探索精准医疗的多靶点治疗的优势与研究潜力提供了证据。

现阶段 SNPs 作为构成核苷酸序列的基础,目前多集中于个体间生理特征等的差异性研究与证候易感性的研究,基因多态性在临床预防及诊疗方面的应用价值尚未被完全发掘。只有进一步探索表型与基因的关系,以及机体实际的临床治疗效果与基因的关系,才能真正地发挥出中医辨证论治与基因精准治疗的长处,进一步探究中医证与 SNPs 的研究才更具现实意义。

研究回顾

于婷婷通过计算机检索维普中文期刊全文数据库、中国知网、万方数据库等近 20 年的文献,通过人工检索,提取文献基本情况、中医证型、涉及基因与结局指标等关键词,共检索到一百余篇相关文献。仍以各学者研究较多的 2 型糖尿病这一疾病为例,杨国宗等研究者通过研究脂联素基因(aPM1)近侧启动子区单核苷酸多态性也即启动 RNA 聚合酶和转录因子区域的遗传信息片段的 SNPs 与 2 型糖尿病患者中医证型的关系,同时从中医辨证上,将实验组的 120 名 T2DM 患者和对照组的 50 例正常人分为气阴两虚、阴虚燥热和阴阳两虚三组,利用 PCR 技术,分析得出以下 3 个结果:第一、T2DM 患者的"阴虚燥热型"与 aPM1-11377G/C 遗传的多种表现形式密切相关;第二、T2DM 患者的中医证候分型从某种意义上可以被 aPM1-11377G/C 遗传的多种表现形式体现出来;第三、该证候的关键在于患者机体对胰岛素敏感性下降、动脉斑块及血清 APN 水平,影响 T2DM 发病进展。aPM1(脂联素基因)与多种疾病相关联,在西医临床上还比较常见,如目前临床上常见的肥胖、脑卒中、冠心病、糖尿病等,其中糖尿病涉及的 SNPs 主要为 aPM1-11377G/C 基因。这个研究可以看出遗传多态性与中医不同证型的关系,个体对疾病的易感性很大程度上与 SNPs 等遗传有关。有趣的是,除了 aPM1-11377G/C 的遗传多态性影响 2 型糖尿病的进展,还有学者通过研究 T2DM 患者的证候分型与 TCF7L2 这一遗传因子中 rs290487 不同位点的 DNA 序列的差异,发现仍可能存在一定的根本关联性。

如吴天敏等通过选择 174 名新发 T2DM 病患者和 50 名正常人作为对照,通过观察新发 T2DM 患者的中医辨证分型与其发病密切相关的遗传因子 TCF7L2 的 SNPs 的关联程度,通过 PCR 扩增技术,得出新诊断 T2DM 痰热互结型这一证或多或少地受 TCF7L2 遗传因子 rs7903146 位点 SNPs 突变型 T 对偶基因的影响。由此可见，即使相同证型也可能受到多个不同的 SNPs 的影响，不同遗传背景对同一疾病的同一证型的影响仍存在值得探索的空间。

吴金虎等通过分析 70 例脑卒中患者的 CYP2C19 遗传多态性发现，同一群体中该基因上存在多个对偶基因，且对偶基因的频率大于 1% 的现象与中医证型的分布呈现相关性。

通过 PCR 扩增技术，提取其遗传物质的 DNA 序列，得出缺血性脑卒中患者的中医证型分布与 CYP2C19*2 遗传多态性具有较明显的关联；而此病证中患者的最关键的分型正是气虚血瘀证型，气虚血瘀证型缺血性脑卒中病患大部分存在 CYP2C19*2 基因在结构上发生碱基对组成或排列顺序的改变，并且呈正相关。CYP2C19 在肝药酶的第二亚家族中是不可缺少的一分子，肝药酶 P450 酶系统也被称作肝微粒体混合功能酶系统，在肝脏中分布广泛，能促进多种药物在体内发生代谢转化，从而影响药物药理作用。CYP2C19 的遗传物质经过检测，经美国心脏病学院和美国心脏病协会推荐的检测定级为Ⅱb 类，所以目前是否应将其作为临床的常规检查尚无统一定论。此外通过赵友云、刘粤等学者观察研究慢性丙肝患者的中医证型与 IL-28B 遗传多种表现形式的联系，李京涛等的关于探求慢性丙肝患者的中医证型和丙肝病毒 1b 亚型 NS5A aa 变异、白细胞介素-28B SNPs 的关联性，李竖霞等关于难治性慢性丙肝病患的中医证型与白细胞介素-28B SNPs 的关联性研究和难治性慢性丙肝的中医证型与 HLA-DP 基因的 SNPs 的相关性探索等一系列相关研究发现，慢性肝炎证型患者，证型除了与相应的基因有关外，还受机体年龄，肝功能等的影响。多种基因和生活环境等复杂因素共同影响疾病的发展与进程。

对其他疾病探索如孙丙银通过一些长期使用激素导致股骨头坏死的患者的中医证候与 CYP1A2 遗传信息多种表现形式的相关性研究，发现在 CYP1A2G2964A 位点上表现出 AG+GG 这一基因组合的患者中激素性股骨头坏死患者在发病时表现出筋脉瘀滞证这一证型的比例更大；其中 AA 这一基因组合形式与肝肾亏损这一中医的证有因果关系。赵宁等通过标签单核苷酸多态（TagSNP）的方式选出具有代表性的 SNPs，分析上海地区人群中 HMOXI 基因 3 个标签 SNPs 位点（rs8140669T/A、rs9607267T/C 和 rs20170749G/A 多态），利用 PCR-RFLP 对单核苷酸多样性位点开展基因分型，同时采用一定的中医手段对已确诊原发性高血压（EH）的患者进行相应的干预，得出上海地区人群中 HMOXI 遗传多态性和血压变化与 EH 发病存在一定关系，且中医对原发性高血压治疗效果相当明显，适合在实际临床治疗中推行使用。马晓勇等利用 PCR-RFLP 技术对宁夏地区 400 名慢性胃炎患者外周血液中的 COX-2-765G/C 进行遗传因子分型，探究得出 COX-2-765G/C 的碱基序列的可遗传变异或许与慢性胃炎脾胃湿热证、脾胃虚弱证等中医证型有关；环氧酶-2-765G/C_GG 以及 CC 基因型个体在受试总体中所占的比率也许与慢性胃炎中医辨证要点中的虚实辨证存在关联性。古联等在一系列中风群体的中医证型分别与 TOLL 样受体的不同 SNPs 位点间关联性的研究中发现证型的干扰因素除 SNPs 外，还可能受性别、地区等因素的干扰。王洪琦等通过不同恶性肿瘤 HSP70 基因表达与中医热证关系的研究发现 HSP70 基因在多种、癌组织中呈高度表达，其表达的程度受患者获得恶性肿瘤时所经历的不同证候状态影响，尤其与中医热证关系密切。蒋卫民等通过对 102 例高血脂患者的载脂蛋白 E（ApoE）全部基因组合形式开展检查，观察到相比于肾阳虚证和痰阻遏证患者，肝肾阴虚证患者携带 E3/4+E4/4 不同基因型的个体在全部个体中所占的比率以及 ε4 对偶基因出现的频率更高，气滞血瘀证患者携带 E3/4+E4/4 遗传因子占全部对偶基因数的比率与 ε4 对偶基因的频率也远超过浊阻遏证，进而得出 E3/4+E4/4 此种基因组合和 ε4 对偶基因具有证的特异性的结论。吴依芬等通过对血瘀证、浊证、非血淤证冠心病患者及正常人的 GNB3 基因组合形式等的分组检查，发现冠状动脉粥样性心脏病血瘀证、痰浊证更容易出现在 GNB3 遗传因子 825TT 遗传型的人群中。Junfeng Zhang 等学者通过研究多个不同的 SNPs 与中医治疗胃癌（GC）的相关机制，得出 GC 证的形成与 EGF、TGFA、EGFR 基因多态性有关的结论。SNPs 对于某些疾病的易感性以及药物的临床疗效确有显著性影响，对于临床个体化诊疗方案进行相应调整、兼顾给药安全性和有效性具有重大参考意义。

从分子水平 SNPs 出发研究中医证的变化已经越来越受人们关注，一种遗传性状可以由多个不同的遗传物质改变所引起，许多疾病的发生和发展是由多种不同的基因以及后天环境来共同调控和影响的，这与中医学的整体观念和思想相一致，故而弄清遗传性状与遗传物质的关系，在基因层面，可以体现出中医药的优势；从整体出发，有助于搭建中医辨证与西医的桥梁，能更好弥补西医临床研究所忽略的一些问题。

  中医从体质角度在治未病和既病防变方面对于疾病有着独到的认识见解。中医的证候指机体的病症在发展过程中受体质、内心状态、外界因素等多因素交互作用条件下的整体反应。证候一直处于动态变化中，不是永久和一成不变的，有些长可持续数日，短则仅持续数小时，所以中医在针对特定时期的具体证候更加讲究辨证论治。所以当运用中医治疗时，仅仅浮于疾病外在表现管中窥豹、不求甚解是行不通的，针对同一种证固守同一方药抱令守律、不知变通也是行不通的。在这一点上，与基因水平 SNPs 的疾病诊疗研究是相互契合的。因为单一疾病具体表现形式可能由多种基因位点和其他的复杂因素共同作用，药物发挥药理作用也可能涉及多个器官和系统、发挥多种功能的复杂过程，而单个 SNPs 与实际表型之间的关系无法代表 SNPs 间精密复杂的交互作用，虽然这使基因多态性与药物疗效评价的难度进一步扩大，但同时也体现出了探讨中医的证与 SNPs 间的关系意义重大。

  现阶段通过研究中医的证与 SNPs 的关系，虽然存在一定的局限性，但每一个科研工作者却一直致力于寻求突破。目前已有研究应用全基因组关联分析（GWAS）与全表型组关联分析（PheWAS）技术，基于遗传数据，对大量群体遗传信息的样本进行全基因组遗传标记基因分型，其中就包括 SNPs 的分型，以谋求得到合适的研究方案来分析与庞杂多变疾病有关的基因因素，结合生物学，统计学等分析从而更准确且全方位的定位遗传基因，为证候的鉴定提供更为精准的证实。虽然目前关于 GWAS 和 PheWAS 更为精准的深入研究还在探索进展中，但是在许多个体研究中，PheWAS 已成为研究基因多态性对药物反应影响的强有力工具，将为我们提供发现药物效应的可能性，并可能从基因角度，扩展我们对新药物的靶点和作用的进一步认识。

  此外，与 SNPs 相关的先进的试验方法和检测手段作为搭建基因多态性与中医证候研究之间的桥梁，可以结合药物干预反证中医证型的本质，建立不同代表证型的动物模型，进一步推进中医证候全面现代化的发展。而且现阶段中医的证与 SNPs 的关系研究也可以为未来的研究者提供一定的理论指导，现实意义较为显著。这些证据一方面可以阐释中医辨证论治的思想，另一方面在推进治已病的同时可以达到《素问》中描述的"圣人不治已病治未病，不治已乱治未乱"的效果，能在未来更好地满足个体化的精准治疗。

54　代谢组学与中医证候

辨证论治是中医药理论体系的核心，是中医认识疾病和治疗疾病的原则。中医证候本质的现代研究始终是中医药现代研究的重点与热点。当前，证候的研究方法主要是文献梳理、临床流行病学调查与证候实质几个方面。这些研究方法多少存在片面性或是带有主观性，不能体现出中医证候的整体性、动态性。代谢组学是对代谢网络的最终代谢产物进行多元化的终端分析，其研究方法与中医证候整体性、动态性思想不谋而合，故学者刘晏等认为，以代谢组学作为出发点和切入点来研究证型，能使中医证型的研究走在科学发展的前沿。

代谢组学概况

代谢组学是生物学体系的重要组成部分之一，它是继基因组学、转录组学、蛋白质组学之后发展起来的一门新的学科，是当某一生物或细胞在受疾病或外源性物质干扰的状态下，对所有的内源性低分子量，如氨基酸、脂肪酸、糖类、维生素和脂肪等，特别是分子量<1000的内源性代谢产物，进行定性以及定量分析。

目前，根据代谢组学研究对象及目的，对其涵盖了4个层次的研究，即代谢物靶标分析、代谢谱分析、代谢组分析和代谢指纹分析。代谢组学是一项动态的、多参数应答的新型研究技术及方法，通过对生物体系进行刺激或扰动，或随着时间的推移，根据生物体内代谢产物的变化，研究生物体系的代谢路径。代谢组学研究步骤包括样品采集、预处理、数据采集、分析及解释4个部分，要求生物样品稳定性好，血清、血浆、尿液、唾液，甚至关节液等均可作为研究样品。预处理、数据采集主要运用分析化学技术手段，预处理分离技术主要为气相色谱、液相色谱、毛细管电泳，使样品可通过合适的方式进行测定。数据采集分析技术目前较为常用的为磁共振及质谱，两者各有优缺点：磁共振成本低，检验快速，但灵敏度较低；质谱则常与色谱技术联用，及液质联用法，其灵敏度高，既可定性又可定量。

代谢组学虽然是近十几年的新兴学科，但是在中医药研究方面得到广泛的应用，且有一定的突破。证候和方剂作为直接关系到疾病诊断与疗效的两大因素，一直是代谢组学在中医药方面研究的热点，证候的模糊性和方剂的复杂性一直是研究的难点。代谢组学将复杂方剂作为一个整体，对"君臣佐使"配伍后的方剂进行药效、毒理及物质鉴定研究，同时更将证候与方剂作为整体，进一步探讨方剂与机体作用后的效应及证候的实质内涵。由此，代谢组学为中医药研究带来新的思路及方法。

代谢组学应用于中医证候研究的基础

中医理论核心是辨证论治，是认识疾病和治疗疾病的原则。证实质的研究是研究中医的关键。中医学认为，证是对机体在疾病发展过程中的某一阶段病因、病理、病机、病位的概括，是对疾病某一阶段的特定病理生理过程的认识，受机体内因和外界环境的影响。从证的本质来看，"证"准确而简练地综合了疾病形成的多方面因素；对于一个疾病来说，证不是固定的、不变的，它是发展的、变化的。因此，对证的研究应该是从整体的角度，以动态的方法，结合多种因素进行的。

无论是病理性刺激还是生理性刺激，外界环境的改变还是体内环境的波动，都可引起机体的体液、组织中内源性代谢物发生变化，代谢组学通过对内源性代谢谱的变化进行分析，从整体上体现生物在收到多种刺激后的功能状态及变化。同时由于生物样本采集的微创性和便利性,代谢组学可以对生物体进行多点的观察和评估,因此代谢组学是一项动态并且整体反映机体状态的新技术、新方法。

代谢组学与中医证候的相通性体现于整体性和动态性。代谢物的生成和合成涉及人体多个系统,证候亦是多器官、多系统病理状态,受到环境、气候等影响,故二者均是对多因素整体性分析;代谢组学显示代谢物随时间变化,种类、浓度及比例也是变化的,证候亦会随时间变化而发生传变,二者均存在随时间变化而变化的特点,故二者均具有动态性。

代谢组学的中医证候研究

1. 代谢组学的中医证候动物模型研究 基于动物模型易于复制、可重复、便于观察等优点,代谢组学在中医证候动物模型的研究十分广泛、普遍。运用国际公认的造模方式复制证候模型,使用代谢组学方法对动物的尿液或血液进行分析,以寻找证候特异性代谢标志物。在实验室条件下,排除了饮食、环境、生活习惯等因素的影响,使实验数据更加集中更具有代表性。

黎莉等采用激惹、噪声以及脉冲电等刺激方式对孕后大鼠进行激惹刺激,模拟了情志不遂的病理生理状态,复制了经前期综合征的肝气逆证的大鼠模型。采用代谢组学方法检测模型组和正常对照组血浆代谢成分的差异,发现四氢脱氧皮质酮、5a-四氢皮质醇、孕二醇、雌酚酮、肾上腺素、赖氨酸、5-羟基赖氨酸和乙酰半胱氨酸共同组成经前期综合征肝气逆证模型大鼠的代谢标志物群。

霍超等分别采用慢性放血及 γ 射线辐射法复制血虚证模型小鼠,肌酐、胆碱、肌酸、乳酸、低密度脂蛋白等标记物在 2 种模型中均有出现。经过四物汤治疗后,小鼠的细胞膜及细胞内外渗透压更加稳定,糖酵解受到调节,机体的正常能量代谢、机体抗氧化能力以及免疫力得到恢复,证实了四物汤治疗血虚证可能与以上机制相关。

刘志刚等运用液质联用法对肺气虚型大鼠模型进行血浆代谢组学分析。他们采用 COPD 肺气虚证动物模型复制法复制慢阻肺肺气虚证模型大鼠,通过检测对照组与模型组的血浆样本,发现精胺、双氢神经酰胺、十二烷二酰肉碱等 10 种变化显著的内源性代谢物质,考虑可能为 COPD 肺气虚证的疾病标志物。

Wang 等采用液质联用技术对心气虚证大鼠尿液进行了代谢组学研究,并运用左冠状动脉结扎法复制心气虚证大鼠模型,找到 17 种潜在生物标志物。给予温心方后,使其中 12 种标志物回调至正常水平,证明了温心方治疗心气虚的作用,并进一步证实,温心方治疗心气虚证可能与调节糖酵解、糖异生以及嘌呤代谢途径,影响饱和及不饱和脂肪酸合成相关。

Wang 等运用液质联用法对肾阴虚证大鼠尿液进行代谢组学研究。他们运用甲状腺素和利血平诱导复制的肾阴虚证大鼠模型,找到 20 个潜在生物标志物,根据 MS/MS 碎片离子图鉴定其为尿酸、氨基脂肪、氨基葡萄糖等。给予六味地黄丸后,发现低剂量组与空白组代谢水平最为接近,为评价中药方剂提供新方法。

潘秋等运用气质联用法对糖尿病大鼠脾气亏虚、痰瘀互阻证 2 种证型的尿液进行代谢组学分析研究,发现在模型组尿液中 L-抗坏血酸、D 葡萄糖酸、丙氨酸、十八烷酸和戊二酸含量增加,并对产生变化代谢物的组合规律及含量改变进行分析,初步展示了糖尿病大鼠中医证候的相关代谢物特征。

陈磊等运用磁共振代谢组学技术研究脾虚证大鼠脾脏中代谢物的变化规律,并初步证实补中益气汤治疗脾虚证的作用机制。实验证明,经过补中益气汤治疗后,脾虚证模型大鼠脾脏组织中乳酸、牛磺酸、次黄嘌呤的含量减少,谷氨酸、鲨肌醇的含量增高,多种代谢物的含量趋向正常,表明补中益气汤治疗脾虚证的作用可能与调节能量代谢、纠正低氧状态和增加免疫力等相关。

何丽清等运用磁共振氢谱检测法对大鼠肺组织及血液样本进行代谢组学分析,对所得数据进行 PLS-DA 分析,发现经小青龙汤治疗后的大鼠,其肺组织中缬氨酸、苏氨酸、牛磺酸等均有所回调,血液样本中肌酸、酪氨酸、牛磺酸、脯氨酸等代谢物含量发生变化,最终得出结论,小青龙汤可以通过调节免疫力、能量代谢及干扰炎症反应等途径对慢性阻塞性肺病寒饮蕴肺证起到治疗作用。

杨宇峰等运用液质联用法观察监测血浆中的小分子代谢产物，对代谢综合征气滞湿阻证及脾气虚证大鼠模型的血浆样品进行研究，对代谢指纹图谱进行主成分分析和偏最小二乘判别分析法分析，初步选出β-羟丁酸、乙酰乙酸、丙酮酸、丝氨酸、溶血磷脂酰胆碱、N-乙酰基-D-葡萄糖胺等特征代谢产物，证实代谢综合征气滞湿阻证与脾气虚证的发生可能与三大代谢的紊乱相关，提示这些小分子代谢产物可能是代谢综合征气滞湿阻证以及脾气虚证的物质基础。

2. 基于临床的中医代谢组学证候研究 传统中医的临床诊断，采用"望闻问切"采集病史，具有一定主观性，同时代谢组学临床试验不能排除外周环境及患者生活习惯导致的干扰。但是，临床试验更贴近临床实际，实验数据更能体现人类生理病理特点，因此代谢组学的临床证候研究近几年发展迅速，并且取得一定成果。

苏君梅等运用气质谱联用法对糖尿病气阴两虚证患者的尿液样本进行分析，发现气阴两虚证与非气阴两虚证患者的尿液代谢物存在明显差异。在糖尿病患者的尿液中，2型糖尿病组D-葡萄糖、D-葡萄糖酸、甘氨酸、2,3,4-三羟基丁酸、肌醇、尿素含量均升高，马尿酸含量降低，气阴两虚组中，甘氨酸、D-半乳糖比非气阴两虚组偏高，木糖醇、马尿酸含量偏低，初步证实2型糖尿病气阴两虚证的中医证型物质基础。

施旭光等运用磁共振氢谱检测法对慢性浅表性胃炎脾气虚证患者的尿液进行代谢组学研究，使用主成分分析法及偏最小二乘判别分析法对数据进行分析，得出10种生物标记物，提示脾气虚证患者存在糖、脂、氨基酸代谢和核酸代谢异常，证实补中益气汤治疗慢性浅表性胃炎脾气虚证可能与提高机体能量代谢、调整肠道菌群代谢相关。

马俊杰等运用气相色谱-质谱联用法对120例非小细胞肺癌患者及60例肺部良性结节患者的活检组织进行代谢组学研究，发现16种肺癌与肺部良性结节组织之间的显著差异性化合物；同时对非小细胞肺癌组进行进一步的研究，发现虚证组与实证组患者肿瘤组织中代谢物成分有显著差异，得出柠檬酸、丙酮酸及缬氨酸等10个差异性代谢物，从而认识到肺小细胞癌虚证患者肿瘤能量、糖、脂代谢更为活跃，同时其机体免疫功能较差，肿瘤指标增值速度更快。

程鹏等运用气质谱联用法研究冠心病痰浊证和气虚证的中医分型及其物质基础，将色谱图和质谱库进行匹配鉴定，最终得到46个代谢物。经过MCTree分析结果显示，痰浊证及气虚证患者在代谢物上差异有统计学意义（$P<0.05$），丝氨酸、缬氨酸和2-羟基丙酸为区别这2种证型的生物标记物。

陈夏等在前期研究的基础上，通过对冠心病心血瘀阻证患者的血浆及尿液代谢谱进行的深入分析，寻找心血瘀阻证患者的代谢组学通路，研究发现患者血浆中9个特异性代谢物，涉及15条代谢途径，其中糖酵解和糖异生、丙酸代谢以及脂肪酸合成通路具有重要意义。在对尿液代谢谱的研究中发现了6个差异性代谢产物共参与了10条代谢路径，其中半乳糖代谢和酮体的合成和降解通路对疾病和证型的形成具有明显作用。

随着各种高分辨、高通量和高灵敏度分析技术的产生，各种多元统计方法的更新和代谢数据库的不断完善，代谢组学这门新兴学科在不断地发展和进步。中医药正走向现代化和国际化，建立行业认可的诊断标准是当务之急，明确的诊断标准是中医证候研究的基础。同时对于证候动物模型复制的准确性和可靠性需进一步提高，如何将中医临床辨证思路与动物模型的复制相衔接值得更深入的研究。只有中医理论自身与研究手段共同进步与发展，才能更好推动中医药的现代化。

55　代谢组学与证候本质

证候作为中医学特有的识病模式，是中医辨证的基础和精髓，是中医理法方药一脉相承的桥梁和关键。其实质是人体在疾病发生、发展过程中某一阶段病理生理状态的概括。目前中医疾病证候辨证标准的建立方法为首先获取辨证信息，然后通过统计学方法或专业知识判断等方法建立辨证标准，最后检验辨证标准。虽在研究方法上取得了一定的进展，但缺乏实质性的突破。而代谢组学以其系统性、动态性、综合性等特点与中医证候的整体观、恒动观、辨证观思维模式有异曲同工之妙。代谢组学以代谢物群体作为标志物来诊断疾病，使得中医证候客观化、科学化得到了方法学和技术上的支持。因此，将代谢组学方法与技术引入中医证候本质研究具有重要的现实意义。学者李鑫等从临床疾病及亚健康证候的代谢组学研究、病证结合动物模型的代谢组学分析等方面，对近年来中医疾病证候本质研究中的代谢组学应用相关文献进行了梳理归纳，以期推动代谢组学在中医药学研究领域的应用。

代谢组学与中医证候研究的相关性

代谢组学是系统生物学的重要组成部分，是"在新陈代谢的动态进程中，系统研究代谢产物的变化规律，揭示机体生命活动代谢本质"的一门科学。代谢组学强调把人体作为一个完整的系统来研究．通过测定人体各种体液内代谢物的组成变化来认识和反映人体代谢网络在疾病和药物作用下的变化规律，与中医学的整体观思维非常契合同。中医的证是对疾病某一阶段的特定病理生理过程的认识．是机体内因和环境外因综合作用下的整体状态．并随着病程发展而发生相应的变化。而代谢组学的研究对象不是针对细胞、组织、体液某一时间点，而是生命个体对外源性物质的刺激、环境变化或遗传修饰所做出的所有代谢应答的全貌和动态变化过程，两者的研究均具有恒动观思维。证不仅对疾病中致病因素这一共性有深刻的认识，更注重不同机体的反应性，即注重辨证。代谢组学也认识到这种个体差异，在某一病证相关特定组分的共性加以分析、判断的同时，又重视差异（发现疾病的生物标志物），即代谢组学亦具有辨证性。利用代谢组学研究中医证候摆脱了西方还原论的束缚，从整体层面分析中医证候的特点，反映中医证候的内涵，高通量及无歧视的成分分析能够快速解决中医证候主观对信息歧视的问题，使中医证候本质客观化。

基于临床疾病及亚健康证候的代谢组学研究

中医治病讲求辨证论治，而采用代谢组学技术，研究不同证型、不同时间患者血液、体液中代谢物，进而确定证型所对应的代谢组学特征和证候的物质基础，使证得以科学化、客观化、定量化的描述，不仅能提高中医药的临床治疗效果，更能促进中医证候本质的研究。

1. 基于临床疾病证候的代谢组学研究

（1）冠心病：张红栓等对 10 例痰浊证患者和 10 例血瘀证患者的血浆样本进行了 1H-NMR（氢核磁共振谱）检测，并用主成分分析 PIs-DA（偏最小二乘判别分析）研究 2 组血浆代谢物图谱的差异。1H-NMR 图谱模式分析显示．2 组血浆样本代谢物差异显著，痰浊证组低密度脂蛋白、极低密度脂蛋白、脂类物质、葡萄糖、半乳糖、N-乙酰糖蛋白含量均高于血瘀证组。研究表明痰浊证的脂代谢和糖代谢均较血瘀证紊乱．提示血浆代谢物变化在一定程度上能区分冠心病心绞痛的不同证型。张红栓还研究了血瘀证与痰浊证患者的尿液代谢产物谱,发现血瘀证组尿液中柠檬酸、α-酮戊二酸、顺式-乌头酸、葡萄糖、3-羟基丁酸、丙酮、酪氨酸、肌酐、氧化三甲胺、二甲胺、马尿酸含量低于痰浊证组,胆汁酸、组氨酸高于痰浊证组。研究显示尿液代谢物中小分子的变化一定程度上可以作为不同证型的物质基础。

(2) 高血压病:杨传华等采用 LC-MS(液相色谱-质谱联用仪)技术对 12 例高血压病肝阳上亢证和 14 例阴阳两虚证患者血浆进行了研究,结果显示肝阳上亢证组雌二醇、白三烯、葡萄糖神经酰胺、神经酰胺相对增多,而阴阳两虚证组中甘油三酯和甘油二酯相对增多。该结果提示以上六种可以成为两种高血压证候的临床诊断鉴别点。蒋海强等对 10 高血压病肝阳上亢证患者及 12 名健康志愿者的尿液进行了代谢组学分析。发现 N-乙酰神经氨酸、去甲肾上腺素、泛酰巯基乙胺等 15 个潜在代谢标志物,揭示了肝阳上亢证可能与磷脂代谢、脂肪酸代谢和花生四烯酸代谢异常相关。蒋海强等还采用 GC-MS(气相色谱-质谱联用仪)技术分析 9 例高血压病肝阳上亢证患者及 11 例健康志愿者尿液发现硬脂酸、肌醇、D-果糖和邻苯二甲酸等潜在生物标志物,揭示了肝阳上亢证可能与氨基酸代谢、磷酸肌醇代谢、脂肪酸代谢及糖代谢异常相关。范群丽等对高血压病肝火亢盛型 24 例、痰湿壅盛型 15 例、阴虚阳亢型 17 例患者及 21 例标准健康人血清进行了气相色谱-飞行时间质谱技术分析,发现相对于健康人,尿酸、尿素和肌酐醇较高,氨基酸、小分子有机酸、脂肪酸类、脂类及糖醇类较低。该研究提示健康人与高血压病患者及高血压病不同证型之间存在物质基础差异。

(3) 糖尿病:尤丽等对 33 例肾虚痰瘀型 2 型糖尿病患者和 50 例健康人血清进行核磁共振氢谱分析,结果显示肾虚痰瘀型 2 型糖尿病患者与健康人相比血清中多种氨基酸显著降低,乳酸、柠檬酸、肌酸及肌酸酐也较健康人显著降低。同时,仅 α-葡萄糖及 β-葡萄糖较健康人增加。研究结果提示,肾虚痰瘀型 2 型糖尿病患者代谢成分与健康人存在显著差异,其作用机制可能是肾虚痰瘀型 2 型糖尿病患者体内的三羧酸循环及糖酵解途径被抑制,蛋白质代谢异常,支链氨基酸代谢增强,这些将有助于阐明糖尿病证候的形成。

(4) 肝炎:张一博等采用 GC-MS 技术对 31 例慢性乙肝肝气郁结证患者、对照组 16 例肝血瘀证患者及 30 例健康人的血清进行研究发现,与健康人相比,肝气郁结证患者有差异明显的代谢物质,但与对照组肝血瘀证患者代谢物质的差异性 PCA(主成分分析)分析提示,得分图上有一定分离趋势,但并不能完全分开。研究结果说明中医证候是有其生物学物质基础的。郭孜等采用 GC-MS 技术的尿液衍生化方法,分析乙肝后肝硬化患者湿热内蕴证、肝肾阴虚证等不同证候内源性小分子代谢物发现,与正常人比较,乙肝后肝硬化患者存在大量的与能量代谢和氨基酸代谢通路有关的差异性尿代谢物,主要包括丙二酸、苯酚、缬氨酸等。同时,还发现与健康人相比,湿热内蕴证患者亮氨酸和缬氨酸成升高趋势,而肝肾阴虚证无显著性差异。研究表明,乙肝肝硬化不同证候具有不同的代谢模式,而这些潜在标志物群可以作为临床区分不同证型的生物学标志。

王喜军等采用超高效液相色谱-时间飞行质谱结合 PCA 等分析技术对黄疸型肝炎及阴黄证和阳黄证两个亚型患者的尿液进行研究显示,相对于正常人,黄疸综合征组有肾上腺素等 44 个差异性代谢物,阳黄证有激动素等 40 个差异性代谢物、阴黄证有 α-N-苯乙酰基-L-谷氨酰胺等差异性 49 个代谢物。进一步分析发现,阳黄证的形成可能与维生素 B_6、精氨酸、脯氨酸及色氨酸的代谢异常有关,阴黄证的机制可能与类固醇激素的生物合成、初级胆汁酸合成及半胱氨酸蛋氨酸代谢紊乱有关。该研究为阳黄证和阴黄证的证候客观化提供了新的思路。

(5) 艾滋病:谢世平等采用液质联用技术结合 PCA 方法分析、比较 12 例艾滋病病毒携带者、艾滋病患者脾肺气虚证者和 8 例健康对照者的尿液代谢产物代谢谱的差异,结果表明代谢组学研究方法可以将艾滋病病毒携带者、艾滋病患者脾肺气虚证者脾肺气虚证者的尿液代谢轮廓与健康对照组进行良好的区分,为诊断提供一定的客观依据。

2. 基于亚健康状态证候的代谢组学研究 亚健康是人体处于健康与疾病之间的一种状态。研究亚健康形成过程中机体代谢及其代谢物的变化,探索潜在的生物标志物,进而了解亚健康的发生机制,有助于进行亚健康的早期诊断与干预。

（1）亚健康肝郁证：崔海珍等采用1H-NMR结合PLS分析研究亚健康肝郁证者与健康人的尿液代谢产物谱发现，肝郁证组尿液中乳酸、柠檬酸、甘氨酸、氧化三甲胺、马尿酸含量低于正常组，3-羟基丁酸、肌酐含量高于正常组，提示亚健康肝郁证与新陈代谢及组织氧化能力减弱、三羧酸循环失常、肝脏代谢功能障碍有关。

（2）亚健康脾虚证：崔海珍等阎采用1H-NMR结合PLS分析比较亚健康脾虚证者与健康人的尿液代谢产物谱的差异。结果显示，脾虚证尿液中3-羟基丁酸、乳酸、肌酐、甘氨酸含量低于正常组，柠檬酸、氧化三甲胺含量则高于正常组。研究提示此类代谢物可初步作为亚健康脾虚证的代谢表型与特异性生物标志物群。

基于病证结合动物模型的代谢组学分析

构建符合中医证候的病证结合动物模型，采用代谢组学技术对其生物样本进行研究，找到中医证候的生物标记物和代谢轮廓，进而探究其作用机制，有利于进一步阐明中医证候的本质并应用于临床诊疗。

1. 急性心肌梗死心血瘀阻证动物模型　简维雄等采用结扎大鼠冠状动脉左前降支复制急性心肌梗死心血瘀阻证模型，并应用GS-MS技术结合PCA、PLS分析模型组大鼠心肌组织代谢产物发现，大鼠急性心肌梗死心血瘀阻证与心肌组织代谢产物苹果酸、谷氨酸、酪氨酸等含量的改变密切相关。心肌组织代谢产物谱显示急性心肌梗死心血瘀阻证代谢途径与缺氧后的糖代谢紊乱密切相关。这些发生变化的代谢物可以作为心血瘀阻证的潜在生物标志物进行深入研究。

2. 冠心病心肌缺血血瘀证动物模型　王勇等采用NMR及NOESY序列核磁共振技术和模式识别技术研究冠心病心肌缺血血瘀证小型猪血清代谢物谱显示，相对于假手术组，模型组血清中葡萄糖糖升高、低密度脂蛋白和极低密度脂蛋白降低。血液黏滞度升高，与中医对血瘀证"浓、黏、凝、滞"的描述相符。可见，通过对证候相关代谢谱的研究，能够对中医证型进行相关规范化研究。模型血清中内源性代谢物柠檬酸、γ-氨基丁酸、乳酸等特定分子含量上升，提示其可能成为冠心病临床诊断与治疗的靶标，并为证候客观化研究提供新的方法与思路。王勇闭还利用CPMC序列核磁共振技术研究去乳酸后慢性心肌缺血血瘀证小型猪血清差异代谢物的改变情况，发现模型组血清中内源性代谢物苹果酸、谷氨酸、肌醇等含量上升，氧化三甲胺等代谢物浓度下降。这些代谢物的特征组合模式可能成为慢性心肌缺血血瘀证临床诊疗的参考指标，并为研究证候的客观化提供了新的思路。

3. 糖尿病脾气亏虚、痰瘀互阻证动物模型　潘秋等采用高脂饮食联合链脲佐菌素制备糖尿病脾气亏虚、痰瘀互阻证大鼠模型，并用GC-MS和PCA技术分析第3、6周尿液发现，第6周L-抗坏血酸、D-葡萄糖酸、丙氨酸、十八烷酸、戊二酸含量较正常对照组和第3周增加。这些差异小分子物质构成了糖尿病"脾气亏虚、痰瘀互阻证"的代谢标志物群，成为了脾气亏虚、痰瘀互阻证代谢水平上的物质基础。

4. 肝气郁结证动物模型　王伟明等利用NMR和PCA技术研究肝气郁结证大鼠发现，与正常组比较，模型组大鼠尿液马尿酸、α-酮戊二酸、柠檬酸、异柠檬酸和乌头酸的含量降低，肌酸酐、丙酮、乙酸、肌酸、烟酸和5-羟（基）吲哚-3-乙酸谱峰相对积分面积明显增高，在尿液中的含量显著升高。结果说明尿液代谢组学的变化可以反映大鼠的生理病理基础，提示肝气郁结证与三羧酸循环能量代谢糖酵解途径受到影响密切相关。

5. 脾虚证动物模型　邹忠杰等运用代谢组学方法研究利血平所致脾虚大鼠血清和尿液代谢表型的变化，最终在血清中发现3-羟基丁酸、低密度脂蛋白、极低密度脂蛋白/甲硫氨酸等12种标志物，在尿液中发现柠檬酸、α-酮戊二酸、琥珀酸等10种生物标志物。这表明脾虚状态下机体存在糖能量及氨基酸代谢紊乱。

目前代谢组学在中医疾病证候研究领域尚处于初级阶段，在今后的研究中，应从临床和实验两方面同时开展证候研究，进一步增加临床样本量，严格把握证候诊疗标准，以保证研究结果的可重复性。并将代谢组学、蛋白质组学等系统生物学方法、技术进行有效整合，才能真正实现对中医证候整体、动态、全面的把握，走出一条中医证候研究的特色之路。

56　证治代谢组学假说研究和实践

生物个体的代谢网络受特异性"扰动"后会产生一系列的生化反应，产生不同的代谢物组（谱）。通过多年的中西医结合临床实践发现，病理状态下不同中医证型间及辨证论治前后患者存在体内代谢物差异，因而萌发了"证治代谢组学"的研究设想。学者王恒和等以冠心病（CHD）为研究载体，结合既往研究成果，简要阐述了"证治代谢组学"假说的研究思路与实践。

证治代谢组学假说的概念与内涵

生理和病理状态下的生物个体会存在不同的系统生化状态，产生不同的代谢物组。证候很可能是机体在各种致病因素和体质、自然环境、社会心理的综合作用下，代谢网络功能发生变化而产生的特异性病理状态。因此，在结合多年中西医结合临床实践、充分回顾并分析既往研究结果的基础上，提出了"证治代谢组学"假说。证治代谢组学是指机体受各种致病因素的刺激和影响后，代谢网络功能发生特异性改变，而不同中医证型间和辨证论治前后患者的体内代谢物组存在特征性差异。其内涵主要包括①不同的生理和病理状态存在不同的物质代谢网络特异性改变，并与中医证型有关，即存在着"证相关代谢谱群"；②同一生理和病理状态不同中医证型间存在特征性代谢物组，即存在着"证相关生物标志物"；③病理状态下的患者代谢网络功能存在偏离，而辨证论治后呈现代谢网络功能修复的趋势；④"证相关代谢谱群"和"证相关生物标志物"可能与中药（单体和复方）药效物质基础、毒副作用及其对疾病个体的整合调节作用有关。

证治代谢组学假说的研究背景

利用代谢组学的方法对中医"证候"进行研究，是中医药现代化发展的必然趋势。证候基础研究是中医药现代研究的关键问题之一，是证候客观化和微观辨证的前提，也是中西医汇通发展的重要途径和瓶颈。探寻中医证候的物质基础，对于揭示中医证候实质、中药（单体和复方）药效物质基础及中药对疾病个体的整合调节作用具有重要意义。多年来，中医和中西医结合工作者分别从生理、病理、生化及免疫等结构和功能方面对中医证候的物质基础进行了研究，如对脾气虚证、肾阳虚证及肝病等的研究，初步说明了中医证候是有物质基础的，但都只停留在部分相关指标变化层面，不足以揭示中医证候的物质基础。对于传统中医药这一复杂科学系统的研究，运用还原论是必要的，但不是研究的落脚点和最终目的，研究的最终目的还是要回归其理论体系——整体观，这就要求将认识方法上的还原论、控制论与整体论、系统论结合起来。现代生物学的发展模式是局部→整体、简单线性思维→复杂系统性思维，其迅猛发展已经促进了西方医学的重大变革，对中医药的研究也具有重要的启示作用。因此，必须按照中医药学的固有发展规律，将现代定性与定量相结合的精确检测手段与传统中医证候的整体性、开放性、动态性联系起来，探讨可体现中医药学整体观、揭示证候客观规律和科学内涵的研究方法与技术。近年来，作为系统生物学重要分支的代谢组学发展迅速，代谢组学具有综合性、集成性及整体性等系统生物学研究的方法学特点，这与传统中医药学的整体观、系统观不谋而合，为中医证候物质基础的研究提供了借鉴和可能。

证治代谢组学假说的研究依据

1. 理论依据 中医证候是疾病发生和演变过程中特定阶段与患者个体所处内、外环境的本质反映，表现为相应的症、舌、脉、形、色、神，可不同程度地揭示病因、病位、病性、邪正盛衰及病势等。同时，证候也是疾病演变过程中各病理因素在体质、自然环境、社会心理等综合作用下形成的机体整体反应的病理状态，是一种综合性功能状态，有具体的功能网络和调控中心。不同生理状态下，机体的代谢模式不同，病理状态下也必然存在着对应的代谢物组。代谢物组中各代谢物的水平与个体生长发育、病理状态及所处环境有关，分析个体在不同生理和病理状态下的代谢物组，有利于全面了解该个体的生化状态。运用代谢组学的方法与技术对机体的生理和病理状态进行整体、系统、动态的研究，可揭示与脏腑生理、病理密切相关的代谢产物的变化特征。从代谢组学的角度分析，中医证候很可能是人体代谢网络功能发生变化后的一种特异性病理状态，或两者间存在某种对应关系。采用代谢组学方法，对机体的血液、唾液及尿液进行检测，利用关联规则发现等数据挖掘技术、因果发现方法等信息处理技术对病证的特定代谢物组进行分析和鉴定，有利于全面了解疾病的发展过程以及机体的物质代谢途径和代谢状况。可见，采用代谢组学的方法和技术对中医证候进行研究是非常必要的，有望成为突破中医证候实质研究难点和瓶颈的关键。

2. 实践依据

（1）代谢组学方法和技术为证治代谢组学假说提供了必要的技术平台：代谢组学是研究生物体受外界刺激或影响后所有低分子量代谢产物随时空变化情况，从而探讨生物体系代谢途径的一种研究方法。是一种以组群指标分析为基础，以高通量检测和数据处理为手段，以信息建模和系统整合为目标的系统生物学分支。代谢组学的主要研究对象为生物体液，血液、唾液及尿液等代谢物的"整体模式"或"指纹"比单一靶标具有更好的一致性和预见性。代谢组学研究方法主要包括数据采集和数据分析，常用的数据采集方法包括色谱、质谱及磁共振。磁共振是代谢组学在提出之初被普遍采用的方法，对样品分析具有普适性，且分析过程中不会破坏样品，但其分辨能力有限、灵敏度不高，对复杂系统的分析尚存在难度；色谱具有高分离度，质谱具有高灵敏度和选择性，该两种方法联合使用的灵敏度则更高，适合分析痕量组分，在代谢组学研究中应用前景良好。目前，代谢组学的方法和技术已经在疾病诊疗、药理毒理、中药有效成分鉴定等领域得到广泛应用。有学者采用血液标本，以磁共振为检测手段，结合模式识别技术对心血管疾病及其严重程度进行判断，灵敏度和特异度均高于 90%。也有国内学者以尿液为研究对象，采用代谢组学的方法和技术对健康受试者和肿瘤患者尿液中的 13～15 种核苷水平进行检测，识别率高达 72%～83%。这表明将代谢组学的方法和技术应用于疾病诊断（辨病）的研究已较为成熟，但应用于证型诊断（辨证）的研究尚有待进一步探讨。而近年来代谢组学方法和技术的快速发展，为从多学科、多视角、多层次认识中医证候的实质提供了重要的方法学借鉴和必要的技术支撑。

（2）中医证候相关代谢组学研究为证治代谢组学假说奠定了重要基础：既往中医证候相关代谢组学研究多不成系统，也并未提出明确的证治代谢组学概念。近年来以磁共振技术为基础开展的中医证候相关代谢组学研究取得了较好的效果，为证治代谢组学的系列研究提供了借鉴和可能。其中，以磁共振技术为基础开展的 CHD 中医证候相关代谢组学研究结果表明，CHD 的中医证型与代谢物组间存在相关性。以证治代谢组学假说理论为指导，本课题组完成了"心力衰竭气阴两虚证及生脉注射液干预的代谢组学研究"，并同时开展了"心力衰竭气阳虚证及参附注射液干预的血液代谢组学特征研究"。结果表明，心力衰竭患者与健康对照者的血清代谢谱存在明显差异；心力衰竭患者的代谢网络偏离正常，气阳虚证存在特定代谢物组，参附注射液干预后呈现代谢网络修复趋势，这为证治代谢组学假说奠定了重要基础。

证治代谢组学假说的研究实践

1. CHD 在证候研究方面具有良好的基础、丰富的资源和临床经验　CHD 是目前危害较大的心血管病之一，居我国成年人心血管病住院和死亡原因的首位，且发病率和死亡率呈逐年上升趋势。CHD 属中医学"胸痹心痛""厥（真）心痛"范畴。自 20 世纪 70 年代，我国便开始了 CHD 中医证型的客观化研究，其辨证逐步进入到微观领域。近年来，我国关于 CHD 的研究已经逐步进展到分子水平，对其中医证型的研究也广泛结合了微观指标和量化手段，研究成果较为丰硕，促使 CHD 的中医辨证论治体系更加规范和客观。随着中医药的现代化发展和循证医学思想的进一步深入，已有学者对 CHD 中医证型和西医客观指标的相关性进行研究，结果显示不同中医证型 CHD 患者的危险因素、分子生物学指标以及心电图、心功能、冠状动脉造影等检查结果存在差异。目前，代谢组学的相关技术已经被应用到 CHD 的发病机制、诊断及治疗研究等方面，且已取得了初步成果，这为 CHD 中医证候实质的研究提供了基础。

2. 利用代谢组学的方法有望阐释 CHD 的中医证候实质　中医证候是机体内外环境变化后产生的特异性病理状态，具有系统性、多维性及动态性等特点。目前，CHD 的中医证候研究多选用单一指标，缺乏特异性，仅能反映中医证候实质的某一方面，无法揭示机体的整体反应变化规律。因此，在现有研究基础上探讨特异度较高、可指导辨证分型的临床指标十分必要。这就要求进一步的研究必须以中医学整体观为指导，以现代生物学系统论为基础，采用代谢组学方法和技术，明确 CHD 的生化代谢物组特征及其与中医证候的相关性，探讨与中医证候有关的多因素调节网络，阐释 CHD 的中医证候实质。CHD 的中医辨证可分为心血瘀阻、气阴两虚等共 8 种证型，这些经过长期临床实践总结出的理论知识必然存在一定的科学内涵，对 CHD 的辨证论治发挥着重要的指导意义。另外，中医学认为"心为五脏六腑之大主"，主神志和血脉，为各脏器的调节中心。心脏病变必然会影响到多脏器的活动和代谢过程，并最终在代谢产物中体现出来。因此通过代谢组学研究，将生物信息学等多学科的方法和技术与中医证候学研究关联起来，有助于全面了解证候的演变过程及其相关物质的代谢途径。同时，因为基因和蛋白的微小变化会在代谢物中得到放大，因此代谢组学研究相对容易，且有助于证候相关生物标志物的发现，可以用来阐释 CHD 的中医证候实质，达到辅助临床辨证的目的。

3. 以证治代谢组学假说为指导，以 CHD 为研究载体，从代谢组学角度阐明 CHD 的中医证候实质　气阴两虚证和心血瘀阻证是 CHD 中较为典型的两个证型，在常见重要中医证候中也具有一定代表性，比较适合作为研究切入点。本课题组以证治代谢组学假说为指导，设计开展了"基于代谢组学的 CHD 生化代谢谱与其中医证型的相关性研究"。以 CHD 为研究载体，以证为切入点，以气阴两虚证和心血瘀阻证患者为研究对象，抓住证候的关键问题，采用代谢组学方法并综合运用中医学、生物学、化学和信息学等多学科理论、方法及技术，比较并分析了 CHD 气阴两虚证和心血瘀阻证患者尿液和唾液中的代谢物组差异；从代谢组学角度阐明中医证候的多因素调节网络，探讨 CHD 的中医证候实质，并明确相关证型的病变过程和机体内物质代谢途径，这对揭示 CHD 中医证候的科学内涵具有十分重要的意义。

证治代谢组学假说的特色

证候基础研究是中医药学现代研究的困境之一，代谢组学的方法和技术给证候基础研究带来了曙光。为此，提出了证治代谢组学的研究假说，其创新和独特之处在于①总体思路注重现代系统生物学和传统中医学的交叉与融合，开创了一个具有广阔应用前景的中医药现代研究新领域，对揭示中医证候实质和辨证论治的科学性均具有启发。②提出了"证相关代谢谱群"和"证相关生物标志物"概念。不同病理状态存在不同的物质代谢网络改变，并与中医证型间存在相关性；同一疾病状态不同中医证型存在着特征性代谢物组。③中医药（单体和复方）辨证论治后机体呈现代谢网络功能修复的趋势，为间接阐释中药的药动学规律和药效物质基础提供了可行性新思路，也为从代谢组学角度揭示中医药对机体的整合调节作用提供了可能。④证治代谢组学假说除概念与内涵外，还包括机体可能存在着至今鲜为人知的与证、治相关的特殊代谢规律。⑤如果能从理论和实践上论证中医证候在体内的定性、定量检测，发现不同证型间的特异性代谢物组和生物标志物，就可以揭示中药（单体和复方）方证的科学内涵和药效物质基础。

证治代谢组学假说的临床意义

进行证治代谢组学假说系列研究具有重要的理论价值（学术价值）和实践价值：①在证治代谢组学假说的指导下，进行中医证候实质和中药辨证论治后证候演变规律的代谢组学研究，将开辟中医学、中西结合医学、现代中药学及方剂学的研究新局面。②借鉴代谢组学的方法和技术，对中医证候实质进行研究，可以为中医证候规范化和客观化研究提供新思路和新线索，也可以为中医药的现代化和国际化推广开辟新方向。③从代谢组学角度阐明中医证候的多因素调节网络，阐释中医证候实质，并探索相关证型的病变过程及机体内物质代谢途径，对揭示中医证候的科学内涵以及中药（单体和复方）药效物质基础具有重要的现实意义，也为从代谢组学角度揭示中医学辨证论治的科学性和中医药对机体的整合调节作用提供了可能。

57 蛋白组学与心系病症证候

中医证候是疾病发生及演变过程中某阶段和患者个体当时所处内、外环境本质的反映，能不同程度地揭示病因、病位、病性、病势等病机内容，在一定程度上，与近几年研究中的蛋白质组学技术动态反映生物体病理生理具体过程在理念和思路上有共通之处。蛋白质组学技术具有高精度、高灵敏度及整体性，通过其技术，既能发现与疾病相关的生物标志物，又可以深层次探讨其发病机制，对中医证候研究有借鉴意义。学者冯宇等将近5年来中医心系病症证候相关蛋白组学的研究做了梳理归纳。

蛋白组学简介

蛋白组学由澳大利亚科学家 Marc Wilkins 于 1994 年首次提出，它是由细胞、组织、个人或单个基因组表达的蛋白质组分。与传统蛋白质研究注重单一蛋白质相比，蛋白质组学更注重研究参与特定生理或病理状态的所有蛋白质种类及其与周围环境的关系。它通过对正常个体与病理个体间蛋白质组进行比较，找到"疾病特异性蛋白质分子"。这对于促进分子医学的发展或为疾病的早期诊断提供分子标志有独特优势。其研究基本技术包括毛细管等电聚焦（CIEF）、高效液相色谱（HPLC）毛细管电泳（CE）、飞行时间质谱分析（MALDI-MS）、电喷雾质谱分析（ESI-MS）等。以基质辅助激光解离激光解析（MALDI）成像质谱（IMS）技术为例，样品制备后，进行质谱数据采集，最后数据读取及生成质谱图像。它可通过实验研究整个组织切片中数千种分子的空间分布，具有高灵敏度、高覆盖等优势。蛋白组学既能为生命活动规律提供物质基础，又能为疾病机制的阐释和攻克提供理论依据及解决途径，获得关于细胞代谢、疾病发生等过程全面整体的认识。

中医证候与蛋白组学

中医证候是辨证论治的基础及理论体系的核心内容，其研究也是现代化中医药的关键环节。证候即证的外候，是疾病过程中一定阶段的病因、病位、病性、病势和机体抗病能力强弱等本质有机联系的反映状态。它是一个动态变化的过程，具有多变性、复杂性、模糊性、隐匿性等特点，易受外界因素干扰。其名称、术语、概念、诊断等尚未规范统一，故此，证的规范研究将成为中医发展的必然趋势。从中医学整体观来讲，证是在致病因素作用下的机体各系统之间内外环境产生紊乱而发生的病理生理状态。而蛋白组学技术致力于研究细胞、组织、器官、个体、某一物种在特定条件、时间表达的全部蛋白质图谱，以期全面整体地认识细胞代谢、疾病发生等过程。其动态性、复杂性、整体性、稳定性与中医证候的恒动观、整体观、辨证论治思维极度相似，对揭示疾病的证候本质有巨大优势。因此利用蛋白组学技术既能为阐明中医理论提供物质基础，又能为中医证候规范化提供新思路，可作为中医证候研究的突破口。

心系病症与蛋白组学

心居胸中、两肺之间，外有心包护卫。《素问·灵兰秘典论》云："心者，君主之官也，神明出焉。"《素问·痿论》云："心主身之血脉。"《素问·脉要精微论》云："诸血者，皆属于心。"此论述奠定了心病辨证的基础。先天禀赋不足、成年后功能不足以主血充神、六淫内侵、七情内伤、饮食不节等皆是诱导心病的病因。心的主要病理表现为情志活动异常及血脉运行障碍。对应于现代医学可为冠心病、高血压、冠状动脉综合征、心律失常、心力衰竭、抑郁症等。

1. 冠心病 Zou L 等运用 ITRAQ 标记及二维液相色谱-串联质谱分析对早期发作心肌梗死（MI）患者及经皮冠状动脉介入治疗 7d 后患者进行尿蛋白分析。通过多反应监测（MRM）分析，发现 5 种尿蛋白（抗凝血酶Ⅲ，补体 C3，α-1-酸糖蛋白 1，血清转铁蛋白和组织蛋白酶 Z）特异性和敏感性较高，可用于监测心肌梗死（MI）的疾病状态和治疗效果。区文超等将二维凝胶电泳技术与基质辅助激光解析/电离-飞行时间质谱分析相结合，对冠心病患者血小板差异蛋白表达进行鉴别，结果得到 6 种血小板差异蛋白，可为血小板聚集机制的研究提供思路。Sun H 等研究冠心病患者尿液中差异蛋白的表达，通过 ITRAQ 标记及多重反应监测（MRM）发现差异表达的蛋白质参与肝脏 X 受体/类维生素 AX 受体（LXR/RXR）途径激活、动脉粥样硬化信号传导、一氧化氮和活性氧的产生等过程。Yi X 等将液相色谱与串联质谱分析结合鉴定缺血性心肌病（ICM）患者体内差异表达的蛋白质，结果发现多数蛋白质参与了与心脏代谢过程及炎性反应和免疫反应有关的生物学途径。Anwar M A 等基于液相色谱-串联质谱多重反应监测冠心病（CAD）患者血浆中的生物标记物，得到 6 种血浆蛋白（载脂蛋白 CII，C 反应蛋白，CD5 抗原样蛋白，纤连蛋白，α-胰蛋白酶抑制剂重链 H1 和蛋白 S），涉及炎性反应、脂质调节、凝血级联反应等。Kulasingam A 等采用新型临近延伸测定法，对 ST 抬高型心肌梗死（STEMI）急性期与恢复期患者血浆蛋白标志物进行比较，结果有 29 种生物标志物差异有统计学意义，说明急性期免疫和炎性反应，细胞黏附和止血增加，恢复期组织重塑和蛋白水解增加。

2. 高血压 Xu J W 等基于 ITRAQ 技术结合液相色谱、电喷雾电离串联质谱技术对原发性高血压（EH）患者进行血清蛋白组学分析，发现组织蛋白酶 G，转化生长因子 β-1，透明质酸酶-1 和激肽原-1 等 4 种蛋白质共同参与了肾素-血管紧张素-醛固酮系统和激肽释放酶-激肽系统。

3. 急性冠状动脉综合征 Htun N M 等对急性冠状动脉综合征（ACS）患者尿液进行蛋白组学分析，发现 75 种与 ACS 相关的尿肽，反映了与动脉粥样硬化斑块向"脆弱"斑块演变，斑块破裂以及血栓性动脉闭塞有关的分子病理学改变。

4. 心律失常 Zhou J 等运用蛋白组学技术对心房颤动（AF）患者血浆进行分析，结果发现 16 种蛋白质明显失调，涉及嘌呤代谢及脂肪酸代谢。Lind L 等通过临近延伸分析（PEA）芯片对心房颤动患者血浆蛋白进行评估，证实 NT-pro-BNP，FGF-23，GDF-15 与心房颤动有关，并发现 4 种蛋白（FABP4，IL-6，TIM-1 和 AM）在心房颤动发展中具有重要意义。李阳明采用 ITRAQ 技术对风湿性心脏病伴慢性心房颤动患者进行血浆蛋白组学研究，结果筛选出 57 种差异蛋白，其中 33 种表达上调，24 种表达下调，其参与的肾素-血管紧张素-醛固酮系统、半乳糖代谢、ABC 转运子、凝血和补体系统等与慢性心房颤动有关。

5. 心力衰竭 Rudebusch J 等对心力衰竭（HF）小鼠每个时间点的蛋白质组进行质谱（MS）分析，发现热休克蛋白 β-7（HSPB7）在 HF 的早期显示出组织和血清丰度的差异。

6. 抑郁症 Choi J 等结合二维凝胶电泳（2D-PAGE）与 nanoUPLC-ESI-q-TOF 串联质谱对抑郁症小鼠模型进行蛋白质分离，结果表明海马中泛素 C 末端水解酶 L1（UCH-L1）的半胱氨酸氧化修饰在神经保护作用中发挥关键作用。

心系证候与蛋白组学

在心系疾病研究方面，运用蛋白组学技术已具备一定条件。在此基础上，利用蛋白组学技术研究心系病证不同证候，将为证型规范化提供更多的研究思路与参考价值。

1. 心血瘀阻证 肖隋熙等基于 ITRAQ 技术对冠心病血瘀证组蛋白质进行分离鉴别，共有 27 个差异蛋白点明显表达，其中 11 个表达上调，16 个表达下调，涉及血小板的黏附迁移、血小板参与凝血反应的亢进、免疫反应等，说明冠心病血瘀证与血小板的黏附迁移等具有相关性。

2. 气虚血瘀证与气阴两虚证　孟永梅等采用 ITRAQ 标记结合串联质谱技术对慢性心力衰竭（CHF）气虚血瘀证和气阴两虚证患者进行差异蛋白组学研究。与健康组比较，CHF 气虚血瘀证组有 16 个差异蛋白表达，11 个蛋白质表达上调，5 个蛋白质表达下调，主要涉及代谢紊乱、炎性反应、免疫反应、细胞凋亡。CHF 气阴两虚证有 15 个差异蛋白表达，10 个蛋白质表达上调，5 个蛋白质表达下调，说明与代谢、免疫、炎性反应相关。

3. 气虚血瘀证　李琪琳等运用蛋白组学技术探究曲美他嗪对气虚血瘀证心力衰竭大鼠心肌线粒体影响，共鉴定 10 个蛋白，结果表明曲美他嗪干预可能与减轻应激反应等有关。

4. 肾虚血瘀证　刘如秀等采用双向电泳法及四级杆飞行时间质谱分析探究滋肾活血方对冠心病肾虚血瘀型大鼠缺血心肌的蛋白表达。与空白组比较，均有变化的靶点蛋白质有肌凝蛋白-6、乳酸脱氢酶 B 链、异柠檬酸脱氢酶、肉碱棕榈酰转移酶 2、ATP 合酶 α 亚基，表明滋肾活血方干预机制与保护细胞骨架等有关。

5. 肝阳化风证与阴虚风动证　杨波等运用蛋白组学技术对高血压脑出血急性期肝阳化风证患者及恢复期阴虚风动证患者的蛋白质表达展开研究，结果得到肌动蛋白在急性期与恢复期均有下调，提示其表达水平与血小板早期活化有关。

蛋白质是生命活动的执行者，是证的物质载体，其功能表现呈阶段性特点，而证候出现在疾病病程中的各个阶段，两者具有相似性。近几年，国内外以蛋白质组学为代表的系统生物学兴起，它是生命科学进入后基因时代的特征。蛋白组学在为研究生命活动、疾病发生发展规律及证候规范化等提供新思路新方法的同时，也为中医药现代化发展扩宽道路。

58　蛋白组学的证候研究应用

对中医证候微观物质基础的研究是中医学现代化研究的重要方面，证的整体性、模糊性、动态性、差异性、复杂性的特点，又使得中医证通过现代实验室检查所得到的单一理化指标缺乏足够的特异性。以蛋白质组学为代表的系统生物学技术的出现使现代医学由还原论思维走向了整体思维，也使得中医的理念有了数理化的可能。蛋白质组学在中医学证候的研究中取得了一系列的进展，在动物证候模型及中医"病证结合"的研究中的得到了广泛的应用，为中医证候学的研究提供了大量的研究数据及广阔的视野。学者王新贤等对蛋白质组学在中医证候研究中的应用做了梳理归纳。

《临证指南医案》云："医道在乎识证、立法、用方，此为三大关键，一有草率，不堪司命。然三者之中，识证万为要紧。"证是中医学认识人体、疾病特有的一种形式，识证对于临床诊病至关重要。

中医证候的含义

"证"字，在古代为"證"，《说文解字》解"告也"，原有"告发"之意。《中华大字典》共收录8项"證"的含义：告也，验也，騐也，谏也，则也，候也，质也，病證也。在中医学中，证有患者向医生诉说疾病病情之意。"证"字在《黄帝内经》中仅见于《素问·至真要大论》"病有远近，证有中外"，证是指征象、病状。而"证"字在《伤寒论》398条条文中出现有34次之多，《伤寒论》中的113首处方都是"证以方名，方由证立，方证一体，有是证必有是方"，对于《伤寒论》中证的含义的理解，著名医家刘渡舟言："《伤寒论》的证，又叫'证候'，乃是反映疾病各种痛痒的一个客观'验证'。证有客观的规律性，又有其特殊性，它有可供人分析研究、综合归纳等诸多妙用。""候"字，《说文解字》解"伺望也"。清代段玉裁在《说文解字注》中云"凡觑伺皆云候"，故而其本意是指等待、观望，迎接客人的到来。在中医学中，"候"可以用来引申为医生通过望、闻、切诊，诊察到的患者的症状及其疾病变化的过程。《素问·六节藏象论》中讲到"五日谓之候，三候谓之气，六气谓之时，四时谓之岁"，而在《素问·五运行大论》中云"夫候之所始，道之所生，不可不通也"，结合两句话，可以看出候与时间相关，寓有变化之意。证候两字共用，可见于王叔和《脉经·序》"声色证候，靡不赅备"，其中证候有症状之意，而晋葛洪在《肘后方》中云"其论诸病证候"也是指疾病的临床表现。至后世医家，在中医学发展过程中证与证候多相互引用、相互交叉，贯穿始终。

中医证候的现代化研究

自20世纪50年代任应秋提出"辨证论治"的概念，将其确立为中医学的两大基本特色之一以来，中医对证候的研究逐渐多样化，随着现代医学的引入与发展，更是呈现出了百家争鸣的征象。对于证、证候的深层次的含义的解释也造成了一定程度上的分歧。国家标准《中医临床诊疗术语》中对"证"的定义为："证"是中医学特有的概念，是对疾病所处一定阶段的病因、病位与病性等所作的概括。《中国医学百科·中医学》则指出"证是'综合分析了各种症状和体征，对于疾病处于一定阶段的病因、病位、病变性质以及邪正双方力量对比各方面情况的病理概括'"。证的实质是对疾病本质的概括，而对于"证"与"证候"的互称，对此有2种观点，一种认为"证"是"证候"的简称，二者有着相同的内涵；另一种则认为证候是每个证的外在表现，即证所表现出的具有内在联系的症状和体征。沈自尹等

20世纪50年代开始从分子水平对肾阳虚证本质进行研究始，中医学的"证"开始了通过现代医学手段探寻物质基础的道路，从现代医学的眼光去审视中医成为中医科研的一个主要研究方法，对中医证的规范化和客观化也提上日程，对于"证"的理解在一定程度上也结合了现代科学的色彩。如申维玺认为证的发病学机理是由于细胞因子网络紊乱所导致的，并提出中医证的本质是细胞因子，而其发病机理是细胞因子网络紊乱的结果。中医学科学研究对于"证"的客观物质基础的探寻是一种中医客观化的努力，也是一种中医学与现代医学相互联系的尝试。中医学的理念天生不以数理逻辑作为研究自然人体的方式，《素问·阴阳离合论》云："夫阴阳者，数之可十，推之可百，数之可千，推之可万。天地阴阳者，不以数推，以象之谓也。"意象思维是中医学临床诊病的根本手段，无论是藏象、气血还是风、寒、暑、湿、燥、火，都是意象思维的产物，这种模式具有形象化的特点，恰与现代医学的数理化思维模式相向去远。中医学的"证"是人体病理状态的反映，证的整体性、模糊性、动态性、差异性、复杂性的特点，又使得中医证通过现代实验室检查所得到的单一理化指标缺乏足够的特异性。如何将中医理论客观量化一直是中医与现代医学结合的一个巨大障碍，也是中医学进入新的发展时期以来所面临的一个瓶颈。

蛋白质组学与中医证候的关系

以蛋白质组学为代表的系统生物学技术的出现，使现代医学由还原论思维走向了整体思维，也使得中医的理念有了数理化的可能。1994年澳大利亚学者Wilkinst和Williams在意大利召开的双向电泳会议上首次提出了蛋白质组学的概念，将其阐述为"一个基因组所表达的蛋白质"，于1996年他们又进一步完善这个概念，将其表达为"在一定条件下，在某一个生命体系中由基因组编码的全部蛋白质，即某一物种、个体、器官、组织乃至细胞的全部蛋白质"。蛋白质组学的整体性、复杂性、动态性、信息化的特点和中医学的理念不谋而合。陈竺院士于2005年曾提出"中医强调整体论，西医则强调还原论，所以多年来许多学者认为两者格格不入，但事实证明，到了系统生物学时代，他们找到了共同语言"，中医证候与蛋白质组学两者都以整体为研究对象。中医学的证候是人体病理状态的整体表现，是人体阴阳、气血、脏腑之间相互作用、相互联系的结果。蛋白质组学是以一个细胞、组织、器官的全部蛋白质为研究对象，蛋白质是生命活动功能的执行者，其含量、结构、功能决定着机体的功能状态。两者都是动态的、开放的，中医学的证随着机体的状态的改变而发生变化，并受外界环境的影响。蛋白质同样随着机体的状态的改变而发生着分解合成代谢，蛋白质的代谢是自身基因与外界环境改变共同作用的结果。蛋白质的总体的组成变化是否可以反映中医证的本质是中西医沟通的一个交汇点。随着蛋白质组学技术的进步，蛋白质组学在中医学证候的研究中取得了一系列的进展。

蛋白质组学在证候动物模型的研究

现代医家通过建立中医学"证"的动物模型，结合蛋白质组学的技术手段，以此来探讨中医证的蛋白质表达差异，从面构建临床辨证的理化模型，对蛋白质组学在辨证中的应用起到了一定程度指引作用。吕凌等采用劳倦过度、饮食不节与药物损伤相结合的方法构建了脾阳虚、脾阴虚大鼠模型，通过双向电泳法和质谱分析相结合的技术手段，寻找出脾阳虚证模型回肠组织12个异常蛋白点，脾阴虚证7个异常蛋白点表达，并分析得出结论脾阳虚证或与细胞骨架损伤和糖代谢异常关系更为密切，而脾阴虚证则与过氧化损伤有着更为密切的关系。于漫等以饮食不节、劳倦过度及苦寒伤阳联合应用建立了脾阳虚大鼠模型，以双向凝胶电泳和MALDI串联飞行时间质谱寻找脾阳虚证差异蛋白，发现差异表达蛋白质共有8个，涉及细胞骨架、能量代谢及信号转导等多方面，其中有4个蛋白表达上调分别是结蛋白、角蛋白8、丙酮酸激酶、埃兹蛋白；4个表达下调蛋白分别为甘油醛三磷酸脱氢酶、角蛋白19、角蛋白1、肌动蛋白。并认为机体在脾阳虚证状态下能量的代谢速率较正常情况减慢，并且能量生成减少，回肠绒毛蛋白结构发生变化及消化吸收功能减弱。康利华等通过分析温阳补肾药物对激素依赖性肾阳虚动物对肝线粒体蛋白质组的影响，共分离模型动物组肝线粒体差异蛋白质共 16 个，其中 11 个蛋白质得到了鉴定，提示肾阳虚动物热休克蛋白 60 及 70 含量增加，可能与其能保护应激状态下的细胞存活及保护细胞免受损伤的作用特点相关；肾阳虚动物的糖代谢和脂类代谢功能都较正常组降低，而蛋白质代谢及核酸代谢却表达增高，具体则表现为二氢硫辛酰胺脱氢酶和脂酰辅酶 A 脱氢酶活性降低，肌氨酸脱氢酶、氨甲酰磷酸合成酶及亚硫酸氧化酶活性增高；其分析肾阳虚的临床症状可能是因为三羧酸循环和脂肪酸 β-氧化功能障碍，导致 ATP 合酶、醛脱氢酶和 NADH 脱氢酶活性代偿性增加，虽然肾阳虚动物机体试图通过增加 ATP 产量以缓解能量代谢不足的现状，但由于因鸟氨酸氨甲酰基转移酶活性的降低从而导致了肌酸合成降低，使能量的储存大大减少，产生的 ATP 却大部分被通过热量的形式消耗掉。钟小兰等以二维凝胶电泳结合基质辅助激光解吸电离飞行时间质谱，通过分析肝郁证模型大鼠血清差异蛋白质表达，发现 9 个有明显表达差异的蛋白质斑点，其中 6 个得到鉴定分别为转甲状腺素蛋白、水解酶 Bal-647、血清白蛋白前体、抗乙酰胆碱受体抗体 Fab 片段，Igλ-2 链 C 区和 β1 球蛋白，涉及免疫、神经内分泌和营养物质代谢等多个方面。苗兰等利用二维凝胶电泳结合质谱技术鉴定气虚血瘀证大鼠血清蛋白质表达谱改变情况，发现气虚血瘀证大鼠血清与正常大鼠比较结合珠蛋白、补体 C3、ZN-α-2-糖蛋白、免疫球蛋白 λ 轻链表达升高，而 CD5 抗原样蛋白则表达降低。

蛋白质组学在病证结合模式中的研究

目前"病证结合"的模式已经成为了中医临床诊疗的重要手段，病证结合的模式早在《伤寒杂病论》中就有所体现，其治疗思想均是在辨六经病的基础上进一步辨证。随着现代医学对疾病的深入认识，对于病的命名也更精确化、客观化，病的含义更趋向于西医学的命名，这对于中医学的意义在于，可以更好地判断疾病的病情与预后，使临床诊疗更加直观化，使辨证有的放矢。而对于病证结合模式的标准化、客观化同样是中医现代化的一个议题，在以疾病为主的大框架下，探讨不同证型的客观化指标是一个基本的思路，蛋白质组学的应用，使"证"整体观在物质层面得以直观体现，取得了一系列进展。

1. 心血管疾病 对于高血压病的研究，胡元会以蛋白质芯片技术寻找高血压病肝胆湿热证、痰湿壅盛证、阴虚阳亢证差异蛋白表达谱，并建立诊断模型，结果显示，肝胆湿热证与痰湿壅盛证比较有 46 个差异蛋白质峰；肝胆湿热证与阴虚阳亢证比较有 72 个差异蛋白质峰；痰湿壅盛证与阴虚阳亢证组比较有 22 个差异蛋白质峰表达。通过 Biomarker Patterns Software 软件分析肝胆湿热证最佳标志物，结果显示 m/z 为 2 487.19，9 334.95，2 238.14，6 624.36，5 903.54 的 5 个蛋白质峰。该模型的敏感性为 86.667%，特异性为 96.552%。痰湿壅盛证的标志物 m/z 为 3 161.26，7 922.98，7 555.76，8 030.79，3 936.31 的 5 个蛋白峰，该模型敏感性为 96.552%，特异性为 83.333%。杨波等研究高血压患者急性期肝阳化风证、恢复期阴虚风动证外周血单个核细胞的蛋白质差异变化，以双向凝胶电泳分离外周血单个核细胞蛋白质，并结合 MALDI-TOFMS 质谱分析，获得了重复性好的蛋白质图谱，经鉴定肌动蛋白、假想蛋白、纤维蛋白原 α 链前体为差异蛋白，其中肌动蛋白在脑出血肝阳化风证组，阴虚风动证组均较对照组表达均明显下调，而阴虚风动证组较之肝阳化风证组又表达下调，纤维蛋白原 α 链前体则在脑出血肝阳化风证组处于表达上调状态，而在阴虚风动组表达下调。

对于冠心病的研究，朱明丹等应用荧光差异凝胶电泳和电喷雾质谱法对冠心病 4 个主要证型心气虚弱证、心肾阴虚证、痰浊内阻证、心血瘀阻证进行蛋白质组学的研究，发现凝血酶原、α2 巨球蛋白、膜联蛋白 A5、补体 C3、甘露糖结合蛋白 C、载脂蛋白 A1、载脂蛋白 E、载脂蛋白 H、活化 T 细胞核因子 5 亚型 b 等差异蛋白的表达，这些差异蛋白涉及凝血系统、激肽释放酶-激肽系统、补体系统、脂代谢系统、Wnt 途径、凋亡系统等多方面。王刚等分析冠心病心血瘀阻和心肾阴虚证患者血浆蛋白质差异表达情况，应用荧光差异蛋白电泳与 MALDI-TOF 技术相结合发现 10 种差异表达蛋白，其中 7 种差异蛋白质表达上调,有 3 种表达下调,涉及补体、凝血级联通路、阿尔兹海默病信号通路,说明冠心病心肾阴虚证与阿尔茨海默病信号通路具有相关性。崔佩佩等研究冠心病痰浊内阻证和心气虚弱证患者血清中差异蛋白的表达,通过差异凝胶电泳结合电喷雾质谱技术发现,所分离的差异表达的蛋白参与体内的血液连锁反应系、磷酸戊糖途径、糖酵解和半乳糖代谢通路,从而可对 2 个证进行区分。在痰浊内阻证中参与血液连锁反应系和脂类代谢的差异蛋白表达明显升高,而心气虚弱证参与能量代谢的蛋白表达明显增高,这提示痰浊内阻证的血瘀程度、脂类代谢紊乱程度和新陈代谢水平均要高于心气虚证。

2. 肾脏疾病 在肾脏疾病的研究中,刘垠浩等应用表面加强激光解析电离-飞行时间-质谱技术对 IgA 肾病湿热证患者进行血清蛋白质组学指纹图谱检测,发现 IgA 肾病组湿热证与非湿热证之间有 7 个蛋白质峰有显著差异;IgA 肾病湿热证与非 IgA 肾病湿热证之间有 4 个差异蛋白峰;IgA 肾病湿热证与健康组之间有 5 个差异蛋白峰。综合分析,m/z 为 4 987.92 的 Beta-defensin 33 蛋白可能是 IgA 肾病湿热证的特异血清蛋白标志物,并筛选以 m/z 为 1 092.71 等 11 个蛋白峰组成的证候决策模型,该模型敏感性为 92.86%,特异性为 87.50%。程小燕以双向电泳技术分离气阴两虚型 IgA 肾病患者与正常人血清 aIgA1 刺激肾系膜细胞的蛋白质,寻找差异蛋白点,进行质谱分析,获得肽质量指纹图谱,结果为 IgA 肾病组和正常组比较有 22 个差异蛋白点,其中 8 个仅见于 IgA 肾病组,6 个仅见于正常组。经质谱分析共筛选 8 种有明确功能的蛋白质,分别为信号转导蛋白、热休克蛋白、纤连蛋白、半乳糖凝集素以及代谢酶类,并鉴定了 1 种未知功能蛋白,4 种无意义蛋白,其中热休克蛋白、信号转导蛋白及未知蛋白仅表达于气阴两虚型 IgA 肾病组,纤连蛋白及半乳糖凝集素表达于正常组。钟云良探讨中医肾病综合征湿热证的内涵,其以双向电泳分析原发性肾病综合征湿热证与非湿热证及健康组差异蛋白,再以质谱技术进行差异蛋白鉴定,发现载脂蛋白 C-Ⅲ 和 α2-HS-糖蛋白可以作为原发性肾病综合征湿热证的特异性表达蛋白。

3. 肺脏疾病 管艳等利用双向荧光差异凝胶电泳技术与基质辅助激光解吸电离-飞行时间质谱,研究非小细胞肺癌脾虚痰湿证和其他证型血清蛋白质组学的表达差异,共分离出 6 个表达差异蛋白,其中 CO9 和 CO4A 在脾虚痰湿证组表达上调而在肺郁痰瘀证组下调,ITIH4、RLA2、A1AT 和 LHX5 在脾虚痰湿证组表达下调而在肺郁痰瘀证组上调。而 CO9、CO4A、ITIH4 和 A1AT 参与了补体激活、蛋白水解催化活性的调节。刘姬艳筛选肺结核病肺阴虚证、阴虚火旺证及气阴两虚证蛋白标志物,建立诊断模型。其采用 WCX 磁珠结合 SELDI-TOF-MS 技术建立血清蛋白指纹图谱,并通过 RP-HPLC 分离及纯化潜在生物学标志物,再应用 MALDI-TOF-MS 和 LC-MS/MS 进行分析,鉴定潜在的证候标志物蛋白。从而构建了 5 个蛋白标志峰组成的肺结核中医证候蛋白质指纹图谱辨证模型,其分别 m/z 为 3 961.7、4 679.7、5 646.4、8 891.2、9 416.7,对于肺阴虚证准确率为 74.0%,对于阴虚火旺证准确率为 72.5%,而气阴两虚证的准确率为 96.7%。

4. 肝脏疾病 在慢性乙型肝炎的研究中,王磊琼等结合双向凝胶电泳与质谱技术分析了慢性乙肝虚证的蛋白质表达,鉴定出 3 个下调的蛋白质点,分别为载脂蛋白 A2 和 2 个结合珠蛋白,从而推测此蛋白质变化可能与慢性乙肝各中医虚型证型的形成机制有关。刘友平等采用双向电泳技术结合质谱分析等生物信息学分析方法对慢性乙型肝炎肝肾阴虚证及正常健康人血浆蛋白进行比较分析,获得 6 个差异蛋白点,其中有明显规律变化的差异蛋白质有 4 个:载脂蛋白 AⅠ、载脂蛋白 AⅡ、结合珠蛋白 HPT、视黄醇结合蛋白 RBP。戴幸平等利用二维凝胶电泳结合 MALDI-TOF-MS 技术分析慢性乙肝肝胆湿热型组与正常人单个核细胞蛋白表达谱,鉴定出相关蛋白约 11 个,蛋白质主要涉及细胞骨架形成蛋白及血小板分泌蛋白。魏媚等采用双向凝胶电泳技术结合质谱分析,探讨慢性乙型肝炎湿热中阻证本质,发现 8 个差异表达蛋白点存在明显的规律变化,通过鉴定得到 7 个蛋白点,包括载脂蛋白 C2、玻连蛋白、结合珠蛋白、甲状腺素结合蛋白、载脂蛋白 A1、血清淀粉蛋白 P、载脂蛋白 A4,与健康对照组比较载脂蛋白 A1、载脂蛋白 A4 表达升高,其余 5 个蛋白点表达下调。认为载脂蛋白 A1、载脂蛋白 A4 具有作为慢性乙肝湿热中阻证生物学标志物的价值。

5. 风湿免疫性疾病 孙志岭等结合双向凝胶电泳技术与基质辅助激光解吸飞行时间质谱进行了 RA

中医证候研究，其将 RA 湿热痹阻证与肝肾阴虚证及正常对照组比较，共得到湿热痹阻证差异蛋白 9 个，包括细胞周期调控蛋白、分泌多肽、泛素蛋白酶体系统蛋白、膜蛋白质类、运输蛋白等。其课题组同样将肝肾阴虚与寒湿痹阻证进行对照分析，得到 10 个差异蛋白点，经分析得到 6 个肝肾阴虚证差异蛋白，包括蛋白酶抑制剂、代谢相关酶蛋白、分泌多肽、运输蛋白等。对寒湿痹阻的分析得到 9 个差异蛋白质，其中 4.1 蛋白、DLC-1 蛋白等与细胞增殖和细胞分化相关蛋白具有作为 RA 寒湿痹阻证的生物标志物的潜在价值。孙志岭等同样对强直性脊柱炎湿热痹阻证及寒湿痹阻证生物学标志物进行了探索，通过双向凝胶电泳技术与基质辅助激光解吸飞行时间质谱，获得 7 个湿热痹阻证的差异蛋白点，经数据库检索确定其中 5 个蛋白质，分别为 Fibulin-1、二肽基肽酶 1，激肽原 1、白细胞介素 17F 突变型、甘露糖结合蛋白 C，涉及胞外基质蛋白、蛋白酶类、凝血因子、细胞因子、转运蛋白等。同时获得寒湿痹阻差异蛋白 5 个，分别为聚腺苷二磷酸核糖聚合酶 1、弗林蛋白酶、血管内皮钙黏蛋白、激肽原 1、血管紧张素原。在系统性红斑狼疮的研究中，李显红等利用蛋白质组学技术研究热毒炽盛型和脾肾阳虚型狼疮性肾炎与正常人之间的蛋白质差异，以狼疮性肾炎患者热毒炽盛型与脾肾阳虚型比较，得到蛋白差异点 5 个，在热毒炽盛型处于高表达的蛋白质是 Ig uchain C 和间 α-胰蛋白酶抑制因子重链 H4；在脾肾阳虚型处于高表达的蛋白质是细胞角蛋白-10。狼疮性肾炎与正常人比较，差异蛋白点共有 4 个，在狼疮性肾炎表达增高的是 α1-抗胰蛋白酶和 α1-抗糜蛋白酶，正常人中则高表达二硫键异构酶 A6 蛋白。

中医学的"证"是中医药临床诊治的核心要素，中医药的客观化、规范化在一定程度上首先要做到对于"证"的物理化，这不仅是中医学与现代医学的结合，更是系统论与还原论的结合，现代医学已经由实验医学逐步迈向生物医学与系统医学，新的技术手段的出现、新的医学理念的更新不仅对于西医学是一种伟大的革新，对于中医学也是一次机遇，更是一次挑战和一次洗礼。蛋白质组学从一定程度上讲为中医学打开生物密码提供了新的手段，但是蛋白质组也仅仅是一种不完全的整体理念，仅仅是蛋白质的整体，它无法将整个生物体的所有的改变从蛋白质的改变一一呈现，某个细胞或者组织的整体也只是局部的整体；中医学的"证"自带的宏观气质、瞬息万变的动态性、证型间相互交叉的复杂性又为我们的实验研究带来了许多现实中的困难，临床中我们不易觅得纯粹单一的证型，而动物实验却又避免不了动物与人体的差异性以及人造证型的不可靠性。我们会发现实验室中所得的数据从不同的实验室中很难得到完全一致的重复。然而中医学的现代化需要进一步的探索，作为一种新的技术手段，随着大量研究的深入，蛋白质组学必将为我们积累大量的数据，局部的整体结合起来，这些数据的集合将为我们认识中医提供开阔的视野。

59 证候实质与表观遗传学的相关性

辨证论治是中医学的特色之一，是构成中医理论体系的重要组成部分，是临床医疗实践准则，在临床诊疗过程中，方从法出，法随证立，可见"证候"是诊疗过程的核心内容，是立法遣药组方的依据，所以正确的辨证在临床工作中有着十分重要的意义。但是，因为中医有着独特的理论体系，所以疾病的诊疗过程与西医不完全相同，它是通过对疾病表现出来的纷繁复杂现象进行客观分析，通过"审证求因"，进行个体化辨证治疗。这种个体化诊疗表现在不同医生对疾病的病因病机的把握上，正是由于这种辨证个体之间的差异导致了研究进展的滞缓。

中医的基础研究引领着中医临床学科的发展和创新，其中对"证候"实质的探讨方兴未艾，相继开展了证候规范化、证的实质和证的动物模型的研究，在此基础上还引入现代流行病学和医学统计学等研究方法，对疾病的证候规律和演变进行了大量临床研究，也取得了不少引人注目的研究成果。然而，对中医证型的分布和中医"证"的实质缺乏系统研究，为辨证的客观化、标准化带来了一定的困难，制约了中医临床研究水平和疗效的进一步提高。可见，开展证候的研究仍有重大的现实意义，对中医的学术发展也将有重要的影响。

王永炎院士曾提出证候具有"内实外虚""动态时空"和"多维界面"的特点，目前证候学研究主要集中在"证候"本质研究和"证候"规范化研究两个方面。学者牟新对中医证候实质与表观遗传学的相关性做了初步探讨。

证候实质的研究

证候实质的研究是中医证候规范化的基础，它是中医基础理论研究的主要领域，是运用包括分子生物学、现代流行病学、医学统计学、遗传学在内的现代自然科学多学科理论、方法与手段，在中医传统理论指导下探索中医证候实质的科学研究，对于将中医药理论用现代自然科学的方式方法进行阐明有着举足轻重的作用。

不同的疾病会产生不同的证候，同一疾病的不同发展阶段其证候也不尽相同，正如现代医学认为的同一种疾病的不同发展阶段，其生化、病理学指标也随之进展一样，相同的证候也可能存在共同的物质基础，而这种物质基础或许能反映在基因、细胞、分子等微观水平上。因此，通过对疾病的生理、病理、生化等方面的客观指标进行分析，可以进一步揭示证候的内在机制，并且可以把这些客观指标用于疾病证候诊断的必要补充。

刘莺认为，基因组学与中医学两个学科在思维法上的趋近特征，显示了研究思路与方法相互渗透的可能性。通过中医证候学与致病（易感）基因研究，有助于积极预防证候的转变。通过中医证候表达谱的研究，可以提高辨证的可信度和准确度，对阐明基因与证之间的联系，对认识疾病的发生机制、预测疾病的转归都会发挥重要作用。刘为民提倡将蛋白质组学引入中医证候分类及证候演变规律的研究中，认为就分子水平而言，证候不一则基因表达谱也不一样，证的本质是基因型及其表达，例如基因及其 mRNA、蛋白质水平差异是症状和体征变化的分子基础。李戎等认为利用基因芯片技术，对不同个体的"证"状态的基因组进行扫描，绘出不同证的基因表达谱，通过计算机分析来建立"证"相关谱，可望从基因水平为"证候"的规范化、标准化和现代化研究提供可能。吕仁和等将临床表现和内生肌酐清除率（Ccr）结合进行积分定量，拟定了慢性肾炎（前期）中医辨证和疗效评定规范方案。徐志伟等为探索实热证、虚热证本质，对甲状腺超微结构和功能进行研究，结果发现，热证的大鼠甲状腺激素水平变化与甲状腺组织上皮细胞超微结构的变化呈平行关系。

郑洪新认为，宏观与微观结合研究中医证候病机需要特别注重保持中医特色，发挥中医优势；立足于宏观的中医证候病机研究方法，进行微观、超微研究；认识普遍性，探求特殊性；采用定性、定量相结合的综合集成研究方法；注重掌握相对的、辨证的、动态的观察分析综合病理机制的方法，对时间、空间、条件等因素加以严格限制，恪守对照、均衡、随机、重复四大原则，对研究结果不能片面地加以绝对化或过分追求"理想化"。郭蕾等认为证候与理化指标之间的非线性关系主要表现为非独立性方面。目前尚未找到具有相对排他的某一或某些理化指标可以作为某一证候的判断标准。李喜悦等认为血浆蛋白质组学是对血浆中某一时段的全部蛋白质的表达和功能模式进行研究，可以在以往证候研究基础上，对不同证候血浆进行分析，找出与其相关的一过性、阶段性和持续性变化的功能蛋白，并很可能成为中医者长期以来寻找的证实质。李梢从网络的角度展开对证候生物学基础的探索，建立了从"表型网络-生物分子网络-药物网络"理解病证方关系的研究框架，由此进一步提出证候生物分子网络标志的构想，并进行了寒证与热证的案例研究。简维雄等通过对代谢组学与中医证候整体性关系、时空性关系，以及结果分析时降维的关系比较，认为代谢组学与中医证候在分析问题及解决问题方面具有相同的思维。王忠等认为证候是多种基因参与的，且已经超过了人体正常的网络调节能力，是处于络病状态的症状群。基因的差异性是证候之间差别的物质基础，又是确定其所代表的症状在疾病证候中重要性、贡献度的依据。申维玺认为中医证的本质是细胞因子。

随着一些新理论（如系统论、控制论、信息论和耗散结构理论、证候晶体学等）的提出和新方法（蛋白质组学、代谢组学、基因芯片、量表和问卷、隐结构分析）的应用，使得证候实质的跨学科研究成为主流的研究方法。因此，在汲取现代研究成果的同时，通过进一步研究、完善证候宏观标准，这无论是对于促进证候标准的规范化、客观化，还是证的本质的研究都具有十分重要的意义。

"证候"本质研究虽然随着实验室检测手段的不断发展，目前从不同角度及层次发现了部分与"证"相关的实验室检测指标，认为这些指标可用于揭示中医"证"的本质。但是对证候实质的研究进行整体综合考察，目前尚不能找到某一个或某一组对于某一个证候有非常特异性的客观指标。作为疾病发展过程中的某一阶段的病理概括，证候除了受到先天体质因素的影响之外，更重要的是受到了环境、生活习惯等后天因素的影响，而表观遗传学恰恰是研究这些因素对疾病影响的一门学科，因此我们试图探讨两者之间是否存在关联性。

近年来，随着表观遗传学（epigenetics）研究的深入，显示环境和个人的选择可以影响基因而不涉及基因编码的改变。这与证候的动态性和受后天环境因素影响较大的特点较为贴近。因此，通过一个角度探讨中医证候的多样化和表观遗传学的相关性，试图揭示证候学理论的实质。

表观遗传学研究

遗传学告诉我们，通过基因结构的改变可以引起生物体表现型（phenotype）的改变，而且这种改变可以从上一代传到下一代。而表观遗传学则是指基于非基因序列改变所致基因表达水平变化，基因表达的改变也可以导致可遗传的表现型变化，如DNA甲基化和染色质构象变化等，这种表现型变化没有直接涉及基因的序列信息。于是，遗传学的研究又开辟了一个新的领域——表观遗传学。

表观遗传学虽然是在20世纪80年代后期就已经逐渐兴起，但却是在2000年以后才真正受到广泛重视并取得了一系列进展，目前已经成为当今生命科学研究的前沿和热点。1999年在欧洲成立了人类表观基因组协会，把解析人类DNA甲基化谱以及进行"基因组的表观遗传可塑性研究计划"作为主要任务，并拟绘制不同组织类型和疾病状态下的人类基因组甲基化可变位点的图谱。

目前，表观遗传学研究主要集中在DNA的甲基化、组蛋白密码和染色质重塑、非编码RNA调控等方面，而DNA的甲基化是基因组DNA的一种主要表观遗传修饰形式。在脊椎动物中，DNA启动子区 CpG 岛成簇状存在，它是 DNA 发生甲基化的主要位点，所以研究 DNA 甲基化常与 CpG 岛相关联，目前对 DNA 启动子区 CpG 岛异常甲基化的研究是表观遗传学的一个热点。

Srinivasan 等研究发现，对新出生的雌性幼鼠采用人工喂养高糖牛奶的方法，可以导致慢性高胰岛素血症和成年发病的肥胖，而且这种高胰岛素血症和肥胖表现型可以继续传给它们的下一代，但是通过轻微的饮食控制就可以逆转甚至也可以在它们的后代中预防这种表现型的发生。因此，有研究者提出从某种意义上讲，2 型糖尿病也是一种表观遗传性疾病。

而在糖尿病肾病的发病机制方面，有研究显示，高同型半胱氨酸血症、高血脂、炎症和氧化应激等因素都可促进 DNA 的异常甲基化，从而导致糖尿病肾病的发生。而且糖尿病肾病和"代谢记忆效应"有关，基因与环境的关系可以导致染色质的特异变化，而早期强化治疗控制血糖有长期的代谢性记忆效应及减少糖尿病肾病和其他糖尿病并发症的发病率，其机制可能和表观遗传学有关。而在 1 型糖尿病患者中，有研究者也发现 DNA 的甲基化和糖尿病肾病患者的年龄、起病时间和性别相关，而且证实了 19 个 CpG 岛和糖尿病肾病进展相关。有研究者对出现慢性终末期肾病的糖尿病肾病患者和单纯的 2 型糖尿病患者的基因甲基化进行筛选，发现了 187 个（21%）候选基因存在差异。

中医证候实质与表观遗传学

牟新曾对 360 例 2 型糖尿病和糖尿病肾病患者进行横断面研究，对糖尿病肾患者群不同体质类型、不同证候及其与 TGF-β1 基因 T869C 多态性的内在关联及其交互作用进行分析，发现糖尿病肾病的部分体质和 TGF-β1 基因 T869C 基因多态性有一定的相关性。而对糖尿病肾病患者的证候与 TGF-β1 基因 T869C 多态性进行二分类 Logistic 回归分析，发现最后无相关证候进入回归模型。这与证候的动态性和受后天环境因素影响较大有关，因此，有必要引入表观遗传学的研究方法进一步探究证候的实质。

从以上研究可看出目前中医在证候实质的研究方面，已经取得了许多进展，但由于证候的复杂性，很难从微观的角度寻找诊断某一证候的实验室指标。随着现代科学技术的发展，以期从表观遗传学有所突破。基于此，提出了表观遗传学是中医证候多样性的部分物质基础这一假说，认为以基因多态性为代表的遗传学改变是中医体质易感性的物质基础，发病后出现的证候多样性则和表观遗传学改变更为相关，不同发病途径的 DNA 甲基化导致了不同的证候，而这恰恰丰富了疾病的发生不外乎"先天禀赋和后天失养"这一中医病因学的内容。这些表观遗传学的微观指标可以作为中医证候宏观辨证的必要的补充，对探究证候的实质提供了新的理论思路。

60 证候诊断标准研究的方法学

制定客观、规范的中医证候诊断标准，是当前中医学研究的重中之重，而要实现这一目标的关键则在于方法学的合理运用。虽然中医理论中有"异病同证"的概念，但是在不同疾病中同一证候的表现总是会有所差别，而建立一个能适合所有疾病的证候诊断标准的确十分困难。同时，尽管目前研究发现了很多与证候标准相关的微观指标，但多数缺乏系统性和特异性，尚无法完全应用于中医辨证。因此，学者赵晖等在以病统证的前提下，从中医临床研究角度对证候诊断标准的方法学应用进行了梳理归纳和探讨。

明确研究单元

研究单元，即指研究对象，在证候诊断研究中，只有首先科学地确定研究对象，才能明确研究方向，收到事半功倍的效果。既往的中医证候诊断标准研究多以证候为研究单元，近年来，亦有学者提出对证素和单证进行研究。

1. 证候 又称证型，简称证，是中医诊疗疾病的首要依据。临床上常见的证名，一般是由两种或两种以上分别代表病位与病因、病性的不同证候要素相互组合成的，如湿热蕴脾证、肝火犯肺证等。以证型为研究单元所需要建立的诊断标准的个数将是十分庞大的数字。而一个具体疾病在临床上究竟涵盖多少个证型仍是个未知数，也不是一个课题组所能全面收载和研究的。因此，以证型为研究单位去建立疾病的证候诊断标准，是有现实困难的。

2. 证素 是证候分类的最小单元，是通过对症状、体征的辨识，而确定的单个病位或病性，是构成"证名"的基本要素。临床上证候千变万化，但证候要素的数量却是有限的。朱文锋认为证素主要可分为病位证素和病性证素。病位主要有心、肝、脾、肺、肾等，病性主要有气血阴阳虚、痰饮水湿、气滞血瘀等，总计约50项。证素辨证先采用"降维"的办法，把复杂的证候分解成较为简单的证素，再采用"升阶"的办法，进行证素组合，建立证候诊断标准，具有非线性的特征，符合证候复杂、多变、动态的特点，解决了以证型为研究单位过于繁杂的问题，受到许多研究者的青睐。但是，当有两个以上病位证素或病性证素同时存在时，其组合将会出现不确定性。例如证素为肝、脾、气虚、气滞，许多研究者都认为其证名应该是肝郁脾虚证。根据证素组合规则，"脾"证素不可能与"气滞"对应，"脾"证素与"气虚"证素组合构成脾气虚证，这一点大家都认同。但"气虚"证素不能与"肝"证素组合，且"气滞"必然要定位到"肝"构成肝郁证，这一点就存在不确定性。因为"气虚"证素也能与"肝"证素组合构成"肝气虚证"，"气滞"的病位也能定位到全身如"气滞血瘀证"。因此，以证素为研究单元只适用于病性证素与病位证素之间的组合规律是一一对应关系的情况。对于不同的疾病，病性与病位的组合规律又不相同，若想全面掌握证素间的组合规律则显得更为复杂。

3. 单证 目前对单证还没有一个成熟的定义。一般认为单证是介于证素和证型之间的研究单元，是病位证素与病性证素的有机组合形式。将单证作为研究单元即先按照组合规律将病性与相应的病位组合成单证，然后秉承证素辨证体系"降维升阶"的思想建立证候诊断标准。一方面将证型拆分成单证，比原来的证型少，达到了降维升阶的效果；另一方面先将病性与病位进行组合，避免了证素组合的不确定性。目前已有学者尝试建立了单证的诊断标准，如吴崇胜用隐变量分析建立了抑郁症的肝郁证、脾气虚证、心血虚证、痰证、火证5个单证的诊断标准。

建立证-症对应关系

证-症对应，即在建立的证候诊断标准中如何纳入具有诊断价值的症状、体征。主要的研究手段是针对文献、专家问卷和临床资料等信息，运用科学的数理统计筛选出具有诊断意义的症状、体征。其中常用的统计方法有频次法、构成比法、Logistic 回归、聚类分析和主成分分析法、条件概率法、因子分析、判别分析、模糊数学、粗糙集法、隐变量分析等。

1. 通过文献资料建立证-症对应关系 通过文献资料确定证-症对应关系，存在发表偏倚。因为一些作者根据个人的专业知识和经验，倾向于写某些证候相关的文章，导致这些证候的发生率高。因此仅通过对文献的统计分析来建立证-症对应关系是不够全面的。

2. 通过专家问卷建立证-症对应关系 目前许多研究者在对文献资料进行统计分析的基础上，结合临床实际制定专家问卷，然后运用 Delphi 法确定证-症对应关系。迄今为止，中医学在某种意义上仍属于经验医学的范畴，其精华也就必然特别集中体现在专家的临床经验中。因此，通过专家问卷，用 Delphi 法汇总专家意见，不仅可以高效、科学地提取专家经验，充分发挥专家的集体效应，而且能消除个别专家的局限性和片面性，是建立证-症对应关系研究的一个可行而相对科学的途径。

3. 通过临床资料建立证-症对应关系 运用临床资料确立证-症对应关系，所用的数学模型大体上有两类：一是探索性数学模型，二是验证性数学模型。目前报道的文献中，多数都采用探索性数学模型，包括对未分类资料（事先不对证候进行判定）的探索和已分类资料（有初始辨证标准）的总结两种。

（1）探索性数学模型：对已分类临床资料运用探索性数学模型，是一种有监督数据的分析方法。保证临床资料辨证的正确性对已分类资料的分析至关重要，其关键在于选择一个初始辨证标准以明确病例的病证类型。由于目前尚无统一的证候的"金标准"，在以往的研究中，用来作参照的初始辨证标准归纳起来主要有 4 种：①由课题组、专业委员会或某科研机构制定的诊断标准；②临床医生的经验辨证；③应用流行病学的方法建立初步辨证标准；④专家经验辨证。赵晖认为，对于已分类资料，用 Delphi 法建立专家经验诊断标准，从总体上来说更能保证辨证的正确性，但要严格按 DME 的原则对辨证资料进行收集和分析。

对未分类临床资料运用探索性数学模型，目的在于用纯数学方法对数据进行分类，找出证-症对应规律，然后用专业知识来解释这些规律。在目前证候研究没有形成"金标准"的情况下，这种无监督数据的分析方法似乎更符合证候研究的需求，成为证候研究的新方法。其局限性主要表现在具体数学模型的应用上还不十分成熟，一些方法的合理运用还有待商榷。如聚类分析是对指标按相似性的单一归类，它并不能把同一个指标在不同的簇中都体现出来，而在中医证候学中，同一个症状经常在不同的证型中出现，这就一定程度上限制了聚类分析在中医证候学研究中的应用；因子分析要求公因子之间是独立的，而中医的证候或证素之间却存在着相互的关系，而且不同的因子提取方法和因子旋转方法，得到的因子载荷也不是唯一的。鉴于这种情况，赵晖认为数理统计方法的引入，必须切合中医的特点，反复研究，才能找到最适合研究中医证候学数据的方法。

（2）验证性数学模型：验证性数学模型主要是采取隐变量分析（亦称结构方程模型）。隐变量分析的全模型包括测量模型和结构模型。一般是通过理论框架建立证-症对应关系初始模型，然后运用隐变量分析对临床调查数据进行验证并完善初始模型。目前，已有学者用到隐变量分析的测量模型——证实性因子分析，如申春悌等的更年期综合征辨证诊断标准研究，陈启光等的脑梗死证-症关系研究。根据中医理论与临床实际，证候之间存在着因果关系，如果不考虑证候（隐变量）之间的因果关系，仅用隐变量分析的测量模型来建立证-症对应关系，就把一个相对复杂的关系过于简化了，其结果就会有一定的偏差。因而验证证-症对应关系，必须同时考虑证候之间因果关系和证-症关系，即运用隐变量分析的全模型来进行统计分析，并根据统计结果中的参数检验和修正指数对模型进行修正，完善模型，如吴崇胜采用全模型建立了抑郁症 5 个单证的诊断标准。

权重赋值

权重赋值即根据相关症状对某证贡献程度的大小而赋予不同的分值，从而以不同的权重反映了不同症状的主次关系。在此主要探讨专家问卷和临床资料的分析方法。

1. Delphi 法中权重系数的确定 关于 Delphi 法中权重系数的确定方法主要有两种：①将某一项指标之得分值被该证各项指标总得分值除，其商即为该项指标之权重系数；②将认为某证具备某症状或体征的专家数除以总专家数的百分比作为权重系数。两个方法都是单个证型单独统计，证型之间的区分度差，特异度低，因而误诊率高。

2. 临床资料分析中权重系数的确定 临床资料的权重系数的确定，用到的数理统计方法有逐步线性回归、Logistic 回归、条件概率、判别分析、因子分析等。逐步线性回归根据各指标的标准偏回归系数及偏回归平方和计算其对证候的贡献值；Logistic 回归根据各变量比数比值（OR 值）的大小来评价变量对证候的贡献大小；条件概率法首先计算证候各相关因素的条件概率，再将条件概率转化为诊断指数，按照诊断指数的大小对相关因素赋分。这些方法在一定程度上丰富了数理统计赋分方法的内容，但也存在不足，如探索因子分析很难达到预期结果；证实性因子分析在统计时未考虑证候之间的因果关系等。因此目前有学者提出运用结构方程模型中的通径系数作为症状的权重系数。

确定诊断临界值

诊断临界值，也就是指症状积分或诊断概率达到多大即可诊断为某证。主要有以下 5 种方法：

1. 叙述法 列出证候的某些相关临床表现。教科书及一些医家的专著多采取这种形式。多数标准的内容主要是症状、舌脉，但遗漏了病因、病程、生活饮食习惯等其他重要临床信息。

2. 项目组合法 主要表现为主症若干项+次症若干项或不分主次症而是直接符合几项症状。许多学术机构、专家论著、政府部门组织编写的有关标准采取这种形式。

3. 积分法 目前主要分为两种。①最小积分法：以各项症状都具备且都为轻度时的积分值为诊断临界值；②最佳临界值法：调整界值，以与临床医生辨证结果符合率最高时的最佳临界值为最终的诊断临界值。最小积分法纯属人为规定，验证强度差；最佳临界值法是建立在临床医生的辨证是完全正确的不合理假设基础上的，而且每例患者都是由一个或少数几个专家来辨证的，很难保证辨证的结果符合多数专家的意见。

4. 隶属度最大法 ①条件概率法：计算各指标的条件概率，建立证候计量诊断表，并进一步简化为诊断计分表。就诊时，根据各指标的出现与否，将相应的指数累加，哪一类的指数和大，就判为属于哪一类。②判别分析法：建立各证候的判别函数，将各症状分值代入计算，把各病例归入到函数值最大的一类；或计算每一例的后验概率，将各病例归入到后验概率最大的一类。隶属度最大法只适用于以证型为研究单元，对证素或单证研究是不适合的。

5. 先验概率法 汇总某病的证候学流调资料，计算各证型的先验概率；调整该证的诊断临界值，以后验概率等于先验概率时的临界值为最终的诊断临界值。这种方法适用于中医认识比较成熟的疾病。

临床验证

临床验证是判断建立的标准是否有临床应用价值的关键，同时根据临床验证的结果，还可以对建立的标准进行适度的修订使之更适应临床实际，因此是否科学地进行临床验证在证候诊断标准研究中起着至关重要的作用。进行临床验证，首先要确定"金标准"。根据临床流行病学原理和方法，可严格按

DME进行设计,将专家经验作为对照的"金标准"进行临床验证。为了保证验证的科学性,应严格按照DME诊断性试验原则选择敏感度、特异度、阳性似然比等作为评价指标。临床验证一定要避免循环论证的不足,建立量化标准所依照的"标准"与用来临床验证的"标准"不能是同一个标准,否则起不到真正的验证作用。可尝试以另行设立的专家辨证为"金标准"进行临床验证,以避免循环论证带来的不良后果。

近年来,随着DME、统计学、计量学、模糊数学等学科知识的不断渗透,中医证候诊断标准的方法学研究取得了一些成果,但迄今为止,还未能有突破性进展,研究中还存在着一定的缺陷。不管研究单元是证候、证素或单证,都要认识到目前还没有一种能够解释中医复杂证候、完全符合中医思想体系的数理方法,每一种数理统计方法都有其局限性。因此,在研究时一方面要谨慎地审查数学方法对数据的要求,另一方面不能脱离中医整体观的辨证理论体系。联合应用多种数理统计方法从多角度探寻证候的内部特征将是一种有益的探索,将为建立和完善证候诊断标准的研究提供强有力的方法学支持。

61　中医证候规范方法

随着时代的进步，各学科的不断发展，水平不断进步，各行各业形成了各自的标准，各自系统的理论，对学科的规范化，持续发展起到了积极作用。同时也促进了学术间的交流。在这样的形势下，中医学也面临着同样的问题，比如在诊断治疗过程中的用词不规范，诊断标准不规范，医疗信息采集不规范，这些都大大限制了中医药的进一步发展。

学者焦宏官等从文献中挖掘中医证候信息，进行规范研究，以期对中医的规范化，现代化起到借鉴作用。其选取西医病名的4个疾病，在中国生物医学文献数据库中进行检索血瘀证的症状数据，其中包括血瘀证及其兼证的症状信息，从"证候-疾病（证-病）"的角度进行了聚类分析和判别分析。另外，选取糖尿病作为基本疾病来研究其证候规律，即"疾病-证候（病-证）"的角度来进行分析。将所有病种所有症状信息进行提取，建立数据库，将症状、证候的词语进行规范，使其成为最小中医信息单元，输入计算机，转换成计算机可以识别计算的数据。使用WEKA进行判别分析。SPSS进行聚类分析，得出证候信息。

研究背景

中医望、闻、问、切四诊的过程，是对患者症状、体征进行测量的过程，影响每个测量指标的随机因素很多，每个因素都可能对测量指标产生影响。中医病、证的判定，主要取决于临床症状及其变化情况的全面考察。通常将其主、次症状的若干项作为判断该病、证的必备条件。这种方法简便易行，由于忽略不计症状表现程度上的差别，故而不能对病、证的整体状况做出比较客观的度量。

证候是中医学的特定概念，是中医对疾病反应状态认识的概括和临床处方治疗的依据，准确把握和辨识证候是正确诊断、合理治疗疾病的关键。临床信息是患者病理状况的外在反映，如何准确全面地收集临床信息是正确辨证的关键环节之一。这些都是进行证候规范化研究的原因所在。症状的量化与症状术语的规范问题由于中国文字蕴意的丰富性和一词多义、一义多词现象，使得中医症状在用文字表述时，存在有一种症状用多种词汇表达及某些术语内涵外延模糊的现象。这种表述上的混乱造成了学习者把握上的困难，也给中医药的研究及对外交流带来了障碍。

目的和意义

1. 研究目的　在文献中进行中医证候分析，利用数据挖掘技术对文献中证候信息进行提取、整理、分析，探索出一套从文献的角度进行证候规范化研究的方法。

2. 研究意义　利用文献进行证候规范化方法的研究，可以探索出一个从文献的角度进行证候规范化研究的方法。证候规范化对中医发展能够起到积极作用，为中医学的传承和发展打下坚实基础。

3. 研究流程　本研究过程主要包括确定研究目标、数据采集、数据预处理、数据处理、结果分析等5部分。

4. 数据准备　文献收集的时间范围为1983～2008年10月。限于时间等因素，选取几个病种作为研究对象，分别从"证候-疾病（证-病）"，"疾病-证候（病-证）"的角度进行研究。以血瘀证作为基本证型，在《内科学》《妇产科学》中，选取4个病种，分别为糖尿病、胃炎、痛经和肺癌。另外选取糖尿病作为基本疾病，基于糖尿病进行各种证候的研究。在中国生物医学文献数据库中进行搜索，检索模式为"缺省"，即题目、主题词、关键词、文摘、刊名内容的组合检索。具体的检索式为，证候-疾病：血瘀＋糖尿病、血瘀＋胃炎、血瘀＋痛经、血瘀＋肺癌；疾病-证候：糖尿病＋证候、糖尿病＋证型。

5. 数据处理

（1）数据预处理：对在中国生物医学文献数据库检索到的文章题录进行初步加工、去重。然后下载文章（在中国知网 CNKI 数据库和万方 WANFANG DA-TA 数据库下载，两个数据库中找不到的进行过刊查询），之后进行筛选，其中包含证候分型，症状信息的文章收录，不符合要求的，即无证候信息的文章剔除。对文献进行数据提取，将证候信息提取出来，然后对搜集到的文献中数据信息进行整理，建立数据库。之后对数据库中的数据进行清洗、拆分，保留最小信息单元（能表达中医信息的最小单元），整合近义词，对数据库中的数据进行规范化。其中肺癌并血瘀的文章下载 62 篇，入选文章 24 篇，整理证候信息 96 条；糖尿病和血瘀的文章下载 635 篇，入选文章 144 篇，整理证候信息 818 条；痛经和血瘀的文章 246 篇，入选文章 116 篇，整理证候信息 1 363 条；胃炎和血瘀的文章下载 204 篇，入选文章 64 篇，整理证候信息 16 条；糖尿病和证候文章下载 452 篇，入选 127 篇，整理证候信息 888 条。

（2）数据处理分析：将得到的数据导入计算机软件，进行统计分析，用判别分析和聚类分析方法找到关联性强的症状群，得出证候分型。在进行数据处理时主要使用了 txt、word 和 excel 进行各种数据转换和统计，将各种数据按照需求进行去重、拆分和匹配。并使用了数据挖掘软件 WEKA 和统计分析软件 SPSS。

1）软件介绍：①临床科研信息一体化平台应用广安门医院课题组开发的"个体诊疗临床科研信息一体化平台"对数据进行处理，该平台是面向中医临床诊疗实践的临床科研信息一体化平台，该平台在临床术语规范研究的基础上，实现对中医临床病历数据的结构化采集，并通过临床数据的集成管理，实现囊括海量临床数据存储、数据抽取—转换—装载、数据整理、多维分析和数据挖掘等功能的中医临床数据仓库平台。将全部数据导入，进行单一症状、证候名称、疾病名称频次排序，对数据进一步整理，规范，包括同义词等。然后给规范后的症状信息赋予变量名称，使其成为计算机可以识别计算的数据。②WEKA 是基于新西兰维克多大学研发的智能平台，WEKA 里有非常全面的机器学习算法，包括数据预处理、分类、回归、聚类、关联规则等。关联分析是数据挖掘中的一种方法，是从数据库中发现知识的一类重要方法，若两个或多个数据项的取值同时出现且概率很高时，它就存在某种关联，可以建立起这些数据项的关联规则。关联分析的目的是寻找给定数据记录集中数据项之间隐藏的关联关系，描述数据之间的密切度。该应用软件的功能原理是在样本中提取出一部分数据进行训练，随机反复提取部分数据训练，然用这个模型对其余的数据进行测试，得出结果。

2）具体数据分析过程：计算过程包括 WEKA 程序的数据挖掘、判别分析，以及应用 SPSS 进行数据的聚类分析。应用临床科研信息一体化平台将 WEKA 分析后的数据进行变量转换，使结果中变量转换成可以阅读的中文变量。

结果分析

通过文献可以反映出目前临床或研究人员对证候的理解，得出大多数人相对认可的观点。

1. WEKA 判别分析用 WEKA 分别对 4 个疾病，即糖尿病、胃炎、肺癌、痛经根据证型进行判别分析。将疾病、证型、症状进行关联分析，找出它们之间关系密切的组合进行分类。

（1）血瘀证判别分析：血瘀证判别分析结果得到的证型有 21 种，分别是血瘀证寒凝血瘀、血瘀证气虚血瘀、血瘀证气滞血瘀、血瘀证肾虚血瘀、血瘀证阴虚血瘀、单纯血瘀证、肺癌气虚血瘀证、肺癌气滞血瘀证、肺癌血瘀水停证、糖尿病气虚血瘀证、糖尿病气滞血瘀证、糖尿病肾虚血瘀证、糖尿病血瘀水停证、糖尿病阴虚血瘀证、痛经寒凝血瘀证、痛经气虚血瘀证、痛经气滞血瘀证、胃炎气虚血瘀证、胃炎气滞血瘀证、胃炎肝火犯胃血瘀证、胃炎阴虚血瘀证。

（2）糖尿病"疾病-证候"判别分析：糖尿病"疾病-证候"判别分析后得到12个证型，分别是糖尿病气阴两虚、糖尿病气虚血瘀、糖尿病气虚证、糖尿病气滞血瘀、糖尿病湿热证、糖尿病阳虚证、糖尿病阴虚热盛证、糖尿病阴虚血瘀、糖尿病阴虚燥热、糖尿病阴阳两虚、糖尿病阴虚证、糖尿病血瘀证。

2. SPSS 聚类分析　分别对糖尿病、胃炎、痛经、肺癌四种病的血瘀证进行聚类分析。聚类分析应用的方法是 K-means 聚类方法。K-means 算法接受输入量 k；然后将 n 个数据对象划分为 k 个聚类以便使得所获得的聚类满足：同一聚类中的对象相似度较高；而不同聚类中的对象相似度较小。聚类相似度是利用各聚类中对象的均值所获得一个"中心对象"来进行计算的。

（1）血瘀证聚类分析：血瘀证症状群里有4个病种，所以按四类进行聚类分析。每个类别里的结果按照变量的出现频次排序。最后得到血瘀证及其伴随证聚类结果分为4类，分别是血瘀水停证（肺癌，糖尿病共同拥有）、痛经的气滞血瘀证、糖尿病的血瘀证、痛经的寒凝血瘀证。

（2）糖尿病聚类分析：糖尿病症状证候信息聚类得到结果分为9类，分别是糖尿病的痰湿热结证、痰湿证、血瘀证、气虚（阳虚）证、阴阳两虚证、阴虚证、气阴两虚证、血瘀气滞证。

讨　论

从以上结果可以看出，各类证型的分析结果最后都或多或少地回归到权威部门所编写的证候规范和标准上，说明文献作者对现有标准规范的认可程度。同时因为发表文章、开发新药等原因，导致作者向现有标准、规范靠拢，这对文献的影响是深远的，所以对试验结果造成了一定的影响。在血瘀证候研究中，可以看出每种疾病的血瘀证中包含疾病的信息，可以反映某个病的特有症状，这说明不是所有的证候都是一成不变的，不同的病相同证候有相似之处，同时也有某种疾病本身的特点。另外，结果中出现一些与我们目前所公认的理论相悖的信息，这样的结果考虑可能是因为有些结论是现在文献作者认同的，相关教科书、标准没有录入的知识。这些信息还有可能是我们目前中医理论无法解释，但在临床上有它的实际意义，是客观存在的。这样的结果有可能对中医理论的发展造成一定的影响。

证候是疾病发生和演化过程中某阶段本质的反映，它以一组相关的症状不同程度地揭示病因、病位、病性、病势等，为论治提供依据。证候是客观存在的，有一定规律可循，但至今仍不能进行系统的规范化、标准化，其原因主要是因为现有证候规范不能很全面的表达疾病的证候特征，不能完全覆盖一个证候的所有症状，这使得证候规范、标准的制定非常困难。

如果将证候的概念分解为证素（证素要求是由最常见的症状组合，由不可再分的元素组成），制定一定的规则进行证候组合，可能对简化规范证候的复杂性具有一定的作用。

"证素"，即辨证的基本要素，证素是通过对证候（症状、体征等病理信息）的辨识，而确定的病位和病性，是构成"证名"的基本要素。一般还不等于完整的证名诊断，临床上常见而规范的"证名"都是由病位证素与病性证素相互组合而构成的，一个完整规范的证名，一般应当有病位证素、病性证素，辨证所确定的证素相同者，其证名应该相同。证素要求是由最常见的症状组合，不可再分的元素组成。

类比说明一下，这跟英文的道理比较相似，每个字母不表示具体含义，就好像单个中文字，并不带有中医的症状证候信息；将字母组合起来就成为英文单词，表达一定的含义，同样，将中文单个字组合起来可以表达一定的含义，也就是可以在中文词里体现出中医的信息；英文单词再联合起来，可以表达更复杂，具体的含义，将带有中医信息的中文词组合起来，即可以表达复杂的中医内容，即证候、疾病等。

英文单词是固有的、已经固定的信息单元，表达中医的中文词同样也可以视为固定的中医信息单元；英文单词按照一定的规则（即语法）组合成词组、句子，构成单词不能表达的复杂信息，带有中医信息的中文词也按照规定的规则进行组合，来表达复杂信息。这里中医的规则指的是中医证候、症状里的主谓关系，修饰关系等。在症状中往往带有时间、程度等副词，将这些语法上的东西在中医特定环境下进行规范，使其符合中医特点，来形成中医的语法规则。

结　　论

1. 数据挖掘方法的应用　数据挖掘方法在证候规范化研究中应用是可行的。从以上结果中可以看出，用这种基于文献的证候规范方法得出的结论是与权威部门相关标准、相关规范大体上一致的，不同之处是些细微差别，于中医理论不相矛盾，而且文献中反映的内容是标准、规范所不能涵盖的。所以这可以作为证候规范化研究的一个方法。

2. 统计分析的前提条件　在中医证候规范过程中运用统计软件进行数据分析所得结果具有一定的参考价值，但是需要有一个前提，即文献中证候信息不能是来源于某个规范、某个标准的，只能是医生自己独创的证候组合信息。这样，得出的结论才不会仅仅是某个规范、标准的回归，而是一些新的内容。

3. 方法总结　本文研究后的结果可以看出，总结出一套基于文献的证候规范方法，即在文献中提取证候症状信息，提取的证候症状信息要求不是来自于某个标准某个规范的，然后对数据进行拆分、清洗，将其中的信息拆分成中医最小信息单元，将拆分得到的数据导入计算机，进行统计学分析，统计学分析包括判别分析、聚类分析。将统计分析得到的结果进行规范，然后得出证候、症状信息。最后结果就是本方法要得出的结论。在整个研究过程中要引入证素的概念，以证素为基础进行证候规范研究。

62 论证候层次和结构

证候有其本身的各种特性与基本内涵，更有其特定的层次与结构。掌握证候层次与结构，有利于逐步取得对病证的全面了解、深入认识、准确判断及有效指导预防和治疗。学者尹必武等就证候的层次与结构做了论述。

证候层次

中医对疾病认识、辨别是多途径、多方位的，虽然都利用同一的"四诊"搜集同一来源的病理资料，但历代各医家所持的学术观点或辨证思维方式的不同及对时局多发病之不同认识，产生了多种辨证方法，如八纲、病因、气血津液、脏腑、经络、六经、卫气营血、三焦辨证等，可谓繁多。但从各种辨证的结果及其与临床具体防治关系分析，证候明显存在着层次之不同。

1. 纲领证候 又称核心证。即由表、里、寒、热、虚、实、阴、阳等病性和病机特征的症状与体征所组成者为"纲领证候"。它是从各种具体证候个性中提炼出带有普遍规律的共性。纲领证候可谓是几类典型病理整体反应状态的概括，而这些状态又是患者所患疾病实体在该具体个体特性及特定环境的基础上，加上构成该疾病的病理过程在疾病发展具体阶段的变化而组成的整体规律的反应；对任一病证来说其病位总不离表或里，病性均可分寒或热，邪正双方消长又都反映为虚或实，病证类别俱可归属阴或阳。因此，疾病的病理变化及临床表现尽管具有极为复杂之特性，然运用纲领证候来予以归类即可起到执简驭繁、提纲挈领之作用，纲领证候间的相兼、转化与错杂，又生动地描绘了病证始终发展变化着的千姿百态之局面。故祝味菊在《伤寒质难》中称之为"以应无穷之变"。

纲领证候的确定，既是诊断思维的起始，又是辨证确定方向正确与否的关键，对证候正确无误地诊断起到了核心指导作用。因整体规律不总是局部规律的简单总和，只了解疾病实体的各个局部过程（病理过程）的规律性而不了解或不重视患者的整体规律性，就不能全面正确认识疾病；即使是六经、卫气营血和三焦辨证，也必须在纲领证候确定后，方可按各自的层次发展规律去辨别病位与层次所在。所以又称之为"核心证候"。

虽纲领证之确定在整个辨证过程中极为重要，但其在指导临床与确定防治方案上尚不清晰与完备，存在着笼统泛化的现象，严格地说纲领证候仅仅是对病证性质的一种纲领性认识，不能充分揭露病证的根本症结。

2. 基本证候 中医学对发病学的认识主要是两个方面：一是六淫与疫毒、虫等外邪致病及外伤；二是七情、饮食、劳逸失常导致人体物质基础——气血津液的生成、输布和代谢的失常而发病。基于这种疾病观，在认识疾病辨别证候过程中，对疾病证候有了纲领证的确定后，应着眼导致疾病现在病理改变的起始原因，以及气血津液物质基础异常改变的程度及病理变化发展机理的认识。因而在病因方面主要是外感时邪、虫、外伤及七情、饮食、劳逸失常等；在物质基础改变方面主要气血津液之生成、输布与代谢失常等。此两方面有了明确的认识，就需根据疾病发展规律，运用中医理论对疾病现阶段进行分析、判断，从而确立疾病目前病理改变的基本状态，即基本证候。

基本证候涵盖了病因辨证和气血津液辨证以及由核心证候相互兼夹，如阴虚证、阳虚证、实寒证、实热证、虚寒证、虚热证、表虚证、表实证、里虚证、里实证等所包括的各种证候。

基本证候之明确对疾病就有了从证候性质到病理物质基础改变状态的大概轮廓认识，比纲领证深入了一步，在防治上就不会犯"虚虚实实"之误，但仍缺乏针对性，因为疾病的病位所在尚不明确，无法按方药的功效、性味、归经进行遣方用药，因此基本证也只能起到一定的指导辨证之作用，并非辨证之终结和目的所在。

3. 施治证候 是指能够比较客观地反映疾病现阶段病理本质的结论。它概括了病因、病性、病位、病机、病情及病势的整个内容，表述了基本证未明确的病位和病机，是纲领证和基本证之进一步具体化，故又称之为"具体证"。施治证之具体主要反映在它不仅明确了疾病表、里、寒、热、虚、实、阴、阳的属性（纲领证），而且反映了疾病本质的原因和病理改变的基本状态（基本证），更辨清了疾病病理改变发生的中心部位与本质——病位和病机。它包涵了脏腑证候、经络证候以及具有层次病位性质的卫气营血证候、三焦证候和六经证候的所有证型。

施治证之确立标志着诊断暂时终结，防治有了明确依据，只要把握好对证施治，药证（或法证）不悖，就定能收到满意效果。

由此可知，首先，"纲领证"是病证性质和类别的划分，"基本证"是对病证病理改变基本状态的认识，"施治证"则是证候具体定位性病理改变本质状态的全面概括。其层次关系是：纲领证包含基本证和施治证，施治证是基本证和纲领证的具体深化；纲领证与基本证在辨证过程中起分类、指导作用，而施治证才是临床辨证的结论和根本目标。其次，若据众多专家学者对证候所予的概念来界定，"纲领证候"和"基本证候"都不符合证候概念的要求，因为它们虽能"反映疾病全过程中某一个阶段的本质"之部分，却不是"由病因、病位、病势、病性、病机等因素综合和抽象而成的"；只有"施治证候"才完全符合这个概念的要求。故尹必武等认为"纲领证候"和"基本证候"虽称其为证候，也只是在辨证之方法程序中使用，非诊断结论性证候，唯"施治证候"才是具体的防治证候。因此将各种辨证方法之证候类型分为3个层次是必要而又合理的。

证候结构

人们对证候的组成结构几乎都按"主症＋次症"的方法来概括，然其对于那些主症不明显或症状复杂的证候就难以确定，有时甚至显得有些牵强。如"消渴"病临床上往往是"三多一少"症状不明显，不但消渴病难以明辨，更无法确定其属"上消证""中消证"或"下消证"。又如"风寒邪毒证"与"肾虚寒客证"，临床上常可见患者主诉病痛均是齿痛，齿龈、口颊、唇、舌面等处溃疡，皆有得热痛减，得冷痛剧，口唇齿龈及病灶部位色淡，溃烂疮面皆深凹，浓液皆稀薄等共同见症，有的兼症较多而复杂，有的兼症甚少而难以识清，因此对二者的辨别增加了难度，尤其是初涉临床而经验不足者，采取"主症＋次症"的方法去辨识就很难把握。从证候三个层次的不同属性以及在辨证中的不同作用和辨证之思维步骤的结果看，要有效地达到指导防治之目的，提高其针对性，辨得"具体证候"，就必须具备以下几个方面的症状与体征。

1. 定因症 即能确定病证发生发展原因的症状与体征。就中医病因而言，或者通过询问病史，即"问病求因"来了解，如"起居不慎而着凉"，"昨日赴宴饮酒过多而伤胃"，"近日因事与他人发生口角而致胸闷喜太息"等；或者通过对症状、体征等疾病表现来辨识，即"审症求因"，如见有"面目俱黄，黄如橘皮"可推断病因为"湿热"，如"呕吐酸腐臭秽食物"可知是"胃热"，若"咳吐较多清稀泡沫痰"可知为"痰湿"等。

同时，中医从病因上将疾病分成两大类：一类是外感热病，一类是内伤杂病。两类疾病的发生发展规律不同，治疗原则也随之而异。所以从病因症状与体征又可以分辨外感与内伤两类不同的疾病。

定因症状与体征在证候的表述中往往是兼有病性的症状或体征。如"恶寒重，发热轻"为外感风寒，"舌苔白腻而厚"是寒湿或寒痰等。有时甚至是隐晦的，但却是证候不可缺少的组成部分，否则就谈不上"据因论治"和"治病求本"。

2. 定性症 即能够确定证候性质和类别的症状与体征。在"四诊"中均可见到此类症状与体征，正如《素问·阴阳应象大论》云："善诊者，察色按脉，先别阴阳。"如望诊"浮肿先见于头面而后至足跗"为阳水，"浮肿先见于两踝而后见面浮"为阴水；闻诊"呃声高亢而短"为实证，"呃声低沉而长"为虚证；问诊"冷痛而得温痛减"为寒证，"灼痛而遇热痛剧"为热证；切诊"脉数有力"为实证、热证，而"脉迟无力"则为虚证、寒证。这些症状与体征的出现为我们提供了确定证候属寒、属热、属虚、属实、属阴、属阳等病理性质的依据，因而称之为定性症。

需指出的是，由于证候的复杂性，定性症有与证候病理本质一致性的一面，又有不一致性的一面，存在着证候真假的不同，因而它既是对证候的初步印象和表象，又是证候病理本质改变的特定条件下的特征性表现。所以在辨证过程中更要特别注意分析各定性症间的内在联系。

3. 定量症　指能够确定证候所处阶段和病理改变程度的症状与体征。中医学之定量有时是病理改变的多少，如"少气懒言"与"疲惫无力"就是气虚由轻到重的变化，"舌质淡红"到"舌质红"及"舌质红绛"是热势由低升高的表现，而"病暴起，病程短"和"病缓起，病程长"又可能是由实转虚的程度渐变过程等。有时量又表现为层次阶段的改变，因此证候名称亦随之变更，虽然病因病机如故。如"壮热口渴，大汗"到"热势不高，口不甚渴或渴不欲饮"即可是温热病热由气分入于营分的表现，而"发热微恶风寒"到"壮热不退"又可知其为外感风热表证转为里实热证等。故这些症状与体征为判断证候虚实程度、寒热多少和病证处于何期与层次的重要依据，所以称之为定量症。

定因、定性、定量三症在临床上常常是偕同并见，不可分割的，即一个症状或体征的出现，既包含了定因、定性又包含了定量之症，三者往往不易截然划分。如"壮热"既是热性症又是实热症且是高热症，"大汗淋漓"既可是实证又可是虚证，"按之微痛"既是拒按实症又是疼痛程度之症等。这是由于证候具有整体性和双向性而决定的。当然这种定量只能是近似的或模糊的。

4. 定位症　既能够确定证候病理改变之脏腑或相应系统的症状与体征。中医运用的是系统定位法，从《黄帝内经》以降至明清的温病学说，均运用五脏、六经、卫气营血等系统概念来阐述生理、病理以及疾病的分类，其前者用于内伤杂病，后两者主用于外感热病。《素问·调经论》云："人有精、气、津、液、四肢、九窍、五脏、十六部、三百六十五节，乃生百病；百病之生，皆有虚实……五脏之道，皆出于经隧，以行血气，血气不和，百病乃变化而生，是故守经隧焉。"这说明任何部位和组成部分都可发生病变，但各个局部的病变都离不开五脏系统，因为各系统包含着相应的脏腑、经络、官窍等，甚至气、血、津、液、精和神志都分属于各个脏腑系统之中。所以说定位症状与体征，既要辨明具体部位，又要联系到相应脏腑和相关系统。如见有心悸、怔忡、失眠、健忘或神昏谵语等症状可定位在心；见有肌肉萎缩，内脏位置下垂等可定位在脾；见有胁肋部、少腹及外阴部病痛可定位在肝；若因冒雨涉水、久居湿地、过食生冷等由湿邪而发病者可定位在脾；见有巅顶头痛可定位在足厥阴肝经；若病在秋季而发或加重者可定位在肺等。这些症状与体征是确定证候病理改变部位，所属脏腑、经络等的依据，故称之为定位症。

任何局部的病变都会影响到整体以及相关的系统而产生气血紊乱、阴阳失调的变化。因此在辨识定位症状与体征时，不但要辨别具体病变部位，更要联系到整体的反应状态，考虑局部与整体的有机联系。同时，由于证候的诸多特性，病症的部位与证候病理改变的实质部位往往是不同一的，这就要求在辨证时不但能见此知彼，更要特别注意明察细辨。

定因症、定性症、定量症与定位症是证候组成的基本结构，四者之间是相互联系、相互验证，具有一定的内在关系。在临床辨证中，既不能将四症割裂开来认识，又不能一症代四症，必须做到以一症的明辨促他症的辨识，四症合参互用，密切配合为原则，按照显者首辨、明者次验、暗者互证的程序逐个明确，这是其一。其二，在辨证过程中，只有比较清晰地认识了定因、定性、定量和定位的症状与体征，才能对证候的病机、病情与病势等认识更接近客观，对病证本质才真正做到了多途径、多方位更加彻底全面的认识，对证候的诊断也就会准确无误。

63 论疑似复杂证候

所谓疑似复杂证候，是指临床表现疑似隐晦或/和病情错综复杂，涉及两个或两个以上单纯证，难以辨析之证候。近年来，随着辨证论治规范化研究的深入，疑似复杂证候逐渐为人们所重视，欧阳锜集数十年辨证研究之所得，对疑似复杂证的主症辨析标准及辨析的三大关键作了精辟论述。鉴于疑似复杂证候的辨析有十分重要的临床意义，学者朱克俭对此做了深入而广泛的作论述。

疑似复杂证候之发生机理

证，既是疾病发展一定阶段的表现形式，又是病因与发病条件综合作用的结果。因此，任何证都是纵横联系的统一体。证纵横联系的复杂多变，决定了疑似复杂证候发作的必然性。

1. 证的纵向联系及其与疑似复杂证候发生的关系　证的纵向发展，是指证与决定其表现特点的疾病发展某阶段运动状态的关系。疾病处于不同的运动变化之中，疾病的运动阶段性与连续性的统一，量变与质变的统一，并处于一定的空间之中，使得不同时期的疾病具有不同的运动状态，表现形式亦由此复杂多变，从而产生多种类型的疑似复杂证候。

疾病发展的阶段性，是证存在的客观基础。但是阶段只是疾病运动过程中的相对静止状态。只要疾病不被阻断，就会连续由此阶段向彼阶段或多阶段转化。证的转化过程反映于临床，是两证或多证并见，即所谓"过渡证"。如肺痨初起仅见干咳、盗汗，续见倦怠乏力、纳少便溏、呛咳咯血、腰酸耳鸣等，是由肺阴虚向脾气虚、肾阴虚等证转化之过渡证。若病势急骤，转化过程也可不明显而不出现过渡证。

证的形成与转化须经历一个由量变到质变的过程。这样，同一证候，可以出现轻、中、重3种类，过渡证中各证也有轻重不同。轻证多产生于初期，反映于临床，是症少而轻，如风寒感冒，初起可仅见头痛、鼻塞；重证多产生于极期，症繁而重，如感冒重证可见发热，憎寒、头身痛甚、食欲不振、呕吐腹泻、喘咳胸满、脉浮紧等。过渡证，初期可以原发证为主，而继发证仅有一两个先兆脉症及至后期，则以继发证为主，原证仅遗一两个症状。如太阳向阳明过渡之证，初起多以恶寒、头项强痛、脉浮为主，仅有烦躁或口渴为阳明先兆症；若继续发展，则可以壮热、烦渴、大汗为主，而仅遗身痛或恶寒为太阳之症。

人体是疾病运动的空间。在疾病发展的不同阶段，病因作用的部位不同，证候则异。故《黄帝内经》云"气有定舍，因处为名"。然而人体是一个以五脏为中心的有机整体。人体脏器组织不仅各自具有多种功能，而生理上息息相关，病理上相互影响，任何脏器组织的病变都不是孤立的，而会直接或间接影响到一定系统乃至全身。证的病位也就有主次之分，一般不会局限于一脏一腑。病因作用于主要病位所致的功能失调或实质损害的机理，为证之主要病机，是证存在的基础；病因及其作用的主要病位通过人体联系干扰和影响其他脏器，可以导致其他脏器暂时性的功能失调，此为证的次要病机。次要病机随主要病机的存在而存在。由于次要病机的存在及人体脏器组织功能上的多样性，即使一个单纯证候，症状表现也复杂而繁多。如肾阳虚证，可以表现为肾脏功能失调及全身虚寒性的症状，也可以表现在膀胱、经脉、窍道等方面，甚至其他系统。朱克俭仅统计《中医症状鉴别诊断学》中肾阳虚证的症状，就达80多种。证的各种表现，有主有次，有常见有不常见，一般不会同时出现。不同的患者及其处于不同的病程阶段，症可多可少，有时出现这些，有时出现那些，这就导致临床上所谓"内同外异"。

次要病机一般表现为一两个症，但是在疾病发展的一定时期和某些条件下，也可以表现为一组症状。如脾胃气虚证，若失治误治，迁延日久，土虚木贼，可出现胁痛攻窜、腹胀嗳气、关脉微弦等一组肝气横逆之症，貌似两证并存，而实起因于一端，脾旺则肝气自平。在疾病发展的特殊阶段，有时也可以产生与主要病机性质相反的次要病机，现"假症"。如大实内结，壅遏过甚，气血不能外达，可见神疲倦怠、懒言少动等假虚症，这是临床上真假证产生的主要原因，也是脉症不符的重要原因之一。总之，证的主次病机及其相应见症尽管在逻辑上有决定与被决定的关系，但在临床上常常混淆不清，使证候内同外异，内异外同，出现种种疑似、隐晦、复杂之象。

2. 证的横向联系及其疑似复杂证候发生的关系　证的横向联系，是指证与病因及其他发病条件的关系。中医历来不仅重视外来病因，而且也注重患者素质、既往病史、治疗经过及其所处自然、社会环境对证候单纯复杂以及症状明显隐晦的影响。

（1）病因：同一病因作用于不同部位或不同病因侵及同一部位，虽然所致证候不同，但可出现部分症状的相似，如《黄帝内经》论五脏之风证，皆因风所致病，故均有"多汗、恶风"又如六淫侵袭肺卫，尽管病因不同，但皆病在肺卫，可见恶寒、发热、脉浮、咳嗽等肺卫表症。另外，病因种类的单纯复杂、量的多少也直接决定和影响证的单纯复杂及症状表现的特点，数邪合病，证多复杂，其中感邪重者，其证多重，轻者其证亦轻，相应见症即有多少轻重之分。

（2）素质：素质差异，是产生疑似复杂证候的重要原因。不同患者具有不同的体质特点，并通过神、色、形态、舌脉等体征及性格、饮食等情况反映出来，如阴虚体质多为瘦长体形、面色偏红、常鼻燥咽干、舌偏红、脉多弦细、性格急躁、喜冷饮等，这些体质形候临床上与证候之症状混淆在一起，可使脉症不符、苔症不符，如不加区别，最易误诊。患者脏腑组织坚脆刚柔不同，使其对病邪的反应强度有所差别。同一证候，反应较轻者，其证也轻，症状少而不典型反应较重者，其证也重，症状多而复杂。说明体质反应性是产生疑似复杂证的原因之一。

体质与证的单纯复杂也有很大关系。感受温邪，一般表现为温证，而素体阴阳偏盛衰者，却易从阴从阳而化，形成湿热或寒湿兼挟之证。又如体质素虚者，复感外邪，常发两感之证。

（3）既往病史：素有宿疾，复加新病，多表现为复杂证候，并使各证的症状混淆和不典型。

（4）治疗经过：不适当或者错误的治疗也是产生疑似复杂证候的重要原因。治法虽准，用药轻重失度，亦可使病邪欲去未去形成不典型证候。如太阳表寒证，发汗不彻，可出现"其人躁烦，不知痛处，乍在腹中，乍在四肢，按之不可得，其人短气但坐，脉涩"等原证一般没有的表现。不适当的对症处理，常使某些反映证候本质的症状暂时消失，影响以后的辨证。误治，更可直接导致多种多样的变证。

（5）地理环境：徐洄溪曾云："人禀天地之气以生，故其气体，随地不同。西北之人，气深而厚……东南之人，气浮而薄。"指出了地理环境对人体体质的影响，不同地理环境中生活的人，由于受不同水土性质、物产种类、生活条件与习惯影响，形成了不同的体质，患病后的反应类型就有所区别。其次某些地域的发病，有一定特殊性。如高寒山区，感寒多重；卑湿之地，病多挟湿。

（6）季节气候因素：同一证候，可由于季节昼夜阴阳消长而轻重不同。如《金匮要略》云"劳之为病，其脉浮大，手足烦，春夏剧，秋冬瘥"。《黄帝内经》亦云"夫百病者，多以旦慧昼安，夕加夜甚"。

（7）社会因素：一个社会的社会制度，决定人们的医疗保健水平、政治经济地位、工作生活条件、家庭人际关系、心理精神状态，与患者的体质、病史、治疗经过等关系密切，亦可间接地影响到证。

综上所述，疾病自身矛盾运动及作用、影响疾病矛盾运动的病因与发病条件的差异，是临床产生疑似复杂证候的根本原因。尽管不同形式的疑似复杂证候的发生机理不同，但只要从证的纵横联系角度去认识，就可以条分缕析，了若指掌。

疑似复杂证候之表现特点

疑似复杂证候的临床表现千差万别，变化多端，难以具体描述。但是结合其发生机理，大致可归纳为以下 4 个特点。

1. 症状不全 轻证以及数证兼夹时各证症状间相互影响，均可使证候的本质不能充分暴露，临床上仅出现少数，甚至一两个症状，相对典型证候出现一个症候群而言，称为症状不全。例如风温卫分初起可仅见咽红肿痛，阳虚与风寒表证并存时，前者可仅见脉沉迟，后者发热也可不明显或不出现。症状不全，使辨证缺乏足够的依据，若只知按图索骥，难免束手无策。

2. 多相疑似 不同证候病因或病位等部分本质的相似，以及一证之主要病机与他证之次要病机相似，可使症状似是而非、似非而是、多相疑似。例如痰阻胞宫与瘀阻胞宫，病位相同，病性属实，均有经络壅滞，故临床上均有小腹胀大、经闭，若痰阻使血不循经而出现下血紫黑，或瘀阻致湿浊内停而见带下白浊，则二证临床更为相似。症状多相疑似，辨析难明。临证审察不细、鉴别不精，就可能指鹿为马，误诊误治。

3. 繁杂不纯 证候出现多个次要病机，或在过渡阶段，或素有宿疾、误治生变，都可使疾病处于复杂的运动变化状态，表现于外，就是症状繁杂不纯，先后或同时出现多病因、多病位、多病性的症状。例如身热、恶风、汗出、肢体重痛、渴不喜饮、胸闷脘痞、喘咳多痰、苔黄厚腻，为湿、热、痰三因之症；并见胸膈灼热、口舌糜烂、倦怠少气、食少便溏、舌淡脉弱，为上热、中寒之症并见。症状繁杂不纯，如果缺乏多方面、多层次、多关系分析的辨证思维能力，不是广络原野，主次不分，就会偏执一端，不及其余，或是望洋兴叹，无所适从。

4. 症间关系错综复杂 一个典型而单纯的证，症状间关系趋向一致。疑似复杂证候则不然，因其临床常涉及两个或多个单纯证，病机错综复杂，症间关系也由此而复杂。根据各证病机间关系的性质分类，主要有以下 3 个症间关系。

（1）因果关系：先后或同时出现两证或多证，因实起因于一证。如吴鞠通治一厥证患者，先后出现肝郁、血瘀、脾胃虚弱、痰饮犯肺等数证，吴氏认为此案皆起因于肝郁，从肝郁论治而愈。上述肝郁与他证症状间的关系即为因果关系。

（2）真伪关系：临床上出现两组性质截然相反的症状或脉舌症不符，其实一真一假，只存在单方面的寒或热、虚或实。如阳盛格阴，阴寒为假，阳热为真，证属实热内结。上述阴寒与阳热两组症状间的关系即为真伪关系。

（3）兼并关系：无上述因果、真伪关系的两证或数证同时存在，其中，各证病情病势有明显轻重缓急之分者为相兼关系；无明显轻重缓急之分者为并列关系。症状亦然，如湿证与热证同见，有偏于热或偏于湿者，两证症状间关系即为相兼关系，热兼湿或湿兼热，若湿热平等，则相应的症间关系为并列关系。

以上各个特点，是从不同角度进行归纳的，既有区别，又有联系。如症状不全，如果是有重要鉴别意义的症状缺乏，常是产生多相疑似证的重要原因，若只是一般症状缺如而鉴别症存在，则不会导致疑似难辨。多相疑似与症状繁杂及症间关系错综复杂也有一定联系。临床上同一患者会诊，医生们提出不同的辨证，有时就是因为症状繁杂及症间关系复杂，各人所持辨证依据不同造成的。因此，4 个特点临证难以截然区别，结合发生机理从不同角度进行分析归纳，有利于更深刻地认识疑似复杂证候，为辨析打下良好的基础。

疑似复杂证候之临床辨析

由疑似复杂证候的症状认识其病机，必须经过中间环节——辨析。辨析是一个能动的思维过程，应当遵循一定的思维原则和运用具体的思维方法。

基本思维原则。疑似复杂证的临床特点，取决于其内部联系的复杂性。不同形式的疑似复杂证，其发生机理有一定特殊性，同一形式的疑似复杂证，发生在不同患者身上，又有其内在纵横联系的种种差异。唯有运用中医基本理论和辨证原则，按照辨证思维逻辑，对具体证候的发展状况，病因与发病条件的差异进行具体分析，才能透过隐晦的现象，抓住本质理清错综复杂的症间关系，辨别主次。

"诊于外者，斯以知其内"。症状是辨证的桥梁、纽带和依据。疑似复杂证的临床表现尽管不典型和复杂，但毕竟或多或少，或直接或间接，或正面或反面反映疾病的本质，所以，疑似复杂证的具体辨析，首先应该从患者的症状入手。由于疑似复杂证发生机理和临床表现的特殊性，症状分析必须严格掌握主症的辨析标准，着眼于识别和抓住鉴别症状，深入细致地诊察分析症状本身的特点。

每个证候的病机都有主次之分。所谓主症，就是主要病机即证的主要本质的反映，是辨证的主要依据，而次症，是次要病机即证的次要本质的反映，只能作为辨证的参考。由于疑似复杂证内在联系的特殊性，其主症的表现形式也有一定的特殊性，即某些特殊条件所引起的主要病机暴露不充分和主次病机的反映同时并见，亦即主症隐晦不全和混淆不清。因此，在辨析过程中必须严格掌握主症的标准："主要症状是对其他一切症状起决定和影响作用的症状，凡是随着主症的产生而产生，随着主症的转变而转变的，都属次要症状"。临床上，尽管症状不全或不突出，但结合条件具体分析，只要是主要病机的反映，符合以上主症标准，即可作为主症，而症状繁杂时，只有那些符合主症标准的症状，才能作为主症。相反，尽管某些症状表现突出，甚至也能组合成一个有内在联系的症候群，但只要不能反映主要病机，不能决定其他症状的存在，就不能作为主症。如此严格按照主症标准结合具体条件具体分析主症，是疑似复杂证辨析的关键。

所谓鉴别症，是一证区别于他证的特殊症状。不同证候，可以因其病机的某些方面，如病因或病位或病性等的相似，而出现部分相似症状。如邪热壅肺与肺阴虚损，二证病位在肺，均可见咳喘咽痛等症。又如湿蒙上焦、湿困中焦、湿阻下焦三证，病因均为湿，故均可有痞满、苔腻、脉濡等症。证候间病机相似程度越大，相似症状就越多。类似证候鉴别的要点，不在于那些相似的、共同具有的症状，而是那些由本质差异所反映的特殊症状。同理，类似证候主症鉴别的要点，也在于那些主要病机差异所反映的特殊主症。就前例来说，前例区别在于热邪与阴虚病因表现的不同；后例则在于上中下三焦功能失调所反映的病位症状的差异。疑似复杂证候，临床表现不全、疑似或繁杂尤其是主症隐晦和混淆，常需进行鉴别辨证，鉴别症的临床意义也非常重要。在结合具体情况分析症状、鉴别证候时，应着眼于识别类似证候的鉴别症，抓住了鉴别症，就抓住了一证区别他证的特殊本质，抓住了鉴别要点。

证候的表现，是该证病机各结构要素，即病因、病位、病性等的综合反映。证的病因、病位、病性等，可以通过同一症状的不同方面表现出来。因此，当证候内同而外异时，相同的本质可以赋予不同症状某些方面的相同；而当证候内异外同时，本质差异也可以赋予表面相同症状某些不同的特点。如脾胃气虚，一般表现为倦怠少气、食少便溏、脉微弱，有时也可以出现寒热、头身痛、脉浮。2组症状虽然不同，但由于本质无异，故均可具有饮食内伤或久病迁延所致，发病缓，病程长，劳则加重，休息可缓解等特点。后一组症状虽与外感风寒类似，但由于本质不同，相同症状的某些特点迥然有别。脾胃气虚所致者，除常兼其一般症状和具有上述一般特点外，其发热特点为身燥热，面如火燎；恶寒得温则减；恶寒与发热多不同时出现；疼痛绵绵，时发时止；脉浮按之无力。而外感风寒所致者，一般有感受风寒史，发病急、病程短，其发热为肌表之热；恶寒得温不减；寒热并作，疼痛较剧；脉浮按之稍减不空；不发汗解表则诸症不止。由此可知，如果临床上有一定针对性地对某些重要症状各方面的特点进行具体的、详细的诊察和分析，就可能从表现相似的症状本身发现其某些方面的差异，从表面不同的症状发现其某些特点的相同，从而作出正确的诊断。

辨析过程中需要处理好的几种关系

疑似复杂证的辨析，应当遵循辨证的一般原则，但由于其临床及发生机理的特殊性，辨析过程中，又必须妥善处理好以下3种关系。

1. 症状的特异性与非特异性的关系 症状的特异性与非特异性，取决于认识的深度、角度和比较对象，因此是相对的。一个抽象的症状，总是非特异性的，而它出现在具体患者身上，成为带有病机特点的具体症状，就有一定的特异性。如一个抽象的腹痛，无论寒、热、虚、实证候均可出现，并无特异性。但若出现在一个患者身上，带有发病缓、病程长，痛势绵绵，喜温喜按等病机特点，就成了一个虚寒证的特异性症状；孤立地看待一个症状，可能是非特异的，但若与其他有内在联系的症状组合成一个特异性症状群，则该症状群中每一症状都具有一定的特异性。如咳嗽、鼻塞、发热、恶寒、脉浮等症，孤立地看各症皆可出现于多个证候，而从联系的角度去看，就组成了一个风寒犯肺的症状群，上述各症状均可视作风寒犯肺证的表现；一个症状在此证与其他证的比较中可能无鉴别意义，但在此证与彼证的比较中，则成为重要的鉴别症。如伤寒患者汗出一症，在太阳中风证与少阳证、阳明证、少阴证、厥阴证的比较中并无重要的鉴别意义，而在太阳中风证与太阳伤寒证的比较中，却成了关键性的鉴别症。

症状的特异性能深刻反映证的特殊本质，因而是主症中最重要的部分，也同样是辨证和证候鉴别的重要依据。疑似复杂证候症状不全、多相疑似，反复索求鉴别症和症状本身的特点，并利用这些特异性症状进行辨证和证候鉴别，以及追踪观察病情变化，及时收集特异性症状群中应具有的症状，是辨析的常用方法。但是，由于其症间关系错综复杂，特异性的症状，有时只是次要病机的反映，而不是主症。如欧阳锜治一患者，畏寒15年不愈，时轻时重，得温则减，具有阳虚畏寒的特点，伴胀痛，前医皆作阳虚论治。然而，此阳虚并非里阳不足，而是气郁络阻，阳气不能外达所致，是气郁证的次要病机。气郁所致的痛才是真正的主症，畏寒不过是随胀痛的存在而存在的次症，不能作辨证主要依据，故温补反甚。所以，辨析疑似复杂证候，既要重视和利用症状的特异性，又必须避免将相对的东西绝对化，不论条件地过分强调症状的特异性。

2. 证候的典型表现与非典型表现的关系　证候的典型表现，一般由该证一些常见的、突出的、有内在联系即从不同侧面反映证的本质的症状组合而成。各种辨证医籍中的辨证依据，主要是以证的典型表现为基础制定的。然而，辨证是一个由一般到特殊的过程。由于证候内部纵横联系的复杂性，每一个具体病例的表现，尤其是主症的表现形式，总是存在着或多或少，或这样或那样的差异。其中与辨证依据差异程度小的为典型证，差异程度大的为非典型证，后者属于疑似复杂证的范畴。临床中，不仅要善于对表现典型的患者进行直接的对比辨证，而且又绝不能将书本奉为不可移易的金科玉律，要结合证候的发展状况及患者病因与发病条件差异对疾病运动的影响，分析主症在不同运动状态下的特殊表现形式。只有这样，才能在辨析疑似复杂证时，得心应手，左右逢源。

3. 一元辨证与多元辨证的关系　疑似复杂证候病情错综复杂。一个单纯证在其发展过程中，可以出现多个次要病机，有时次要病机还可以表现为一组症状，形成具有因果、真伪关系的复杂证候，尽管临床表现纷繁，主要病机只有一个，因此，辨析疑似复杂证候必须坚持一元辨证的原则，尽可能用一种可能性大的病机概括所有症状，以便抓住证候中起决定作用的主要病机。如前述吴鞠通所治案例，就是从各症出现的先后及其逻辑联系认识到胁痛为主症，由胁痛的病机肝郁为起点，概括饮食不振、抽搐痉厥、经闭、身痛、痰饮咳嗽等症，由博返约，从而抓住了证的主要本质—肝郁。这是一个一元辨证的典型病例。但是，多证并见，除了具有因果、真伪关系外，兼并关系也是客观存在的，且证间因果关系在一定条件下可以转化为兼并关系如果拘泥于一元辨证，势必牵强附会，导致漏诊。因此，辨析疑似复杂证候，必须妥善处理一元辨证与多元辨证的关系，通过具体分析，理清错综复杂的症（证）的关系，作出符合客观实际的结论。

学者朱克俭主要从临床思维角度初步探讨了疑似复杂证候的发生机理、临床特点、辨析原则与方法。由于疑似复杂证候内部纵横联系和临床表现上的特殊性，辨析必须遵循具体病情具体分析的基本思维原则，运用辨证思维原理和方法从多方面、多层次、多关系分析不同类型的疑似复杂证候，由表及里、由此及彼、去粗取精、去伪存真、明辨主症。其次，要辨证地处理好症状的特异性与非特异性、证候的典型表现与非典型表现、一元辨证与多元辨证的关系。总而言之，只要将辨证思维原则与方法同中医基本理论、临床经验有机地结合在一起，综合运用，就能"别阴阳于疑似之间，辨标本于隐微之际"（《丹溪心法》），最大限度地避免误诊、漏诊。

64　代谢组学在证型中的应用探析

代谢组学是系统生物学的组成部分，能准确地反映出生物体实时的代谢情况。中医证型是中华民族传统医学的产物，是疾病发展阶段的病理概括。中医的现代化离不开中医证型的标准化研究，而中医五脏疾病分类可以探索中医分型辨证中较为客观的规律。代谢组学的整体性、系统性、动态性与中医理论的整体观、辨证观高度契合。近年来，利用代谢组学技术在中医证型中的研究已经取得了一定的成效，并且研究的角度和深度不断扩展。学者胡星遥等探讨了代谢组学与中医证型的关联，并从中医临床疾病证型、中医证型动物模型等角度分析了代谢组学的应用，以期代谢组学在中医学领域的研究能更好地服务于临床。

代谢组学着眼于揭示生物体内相对分子量小于1000的代谢物变化情况，并对代谢物进行定量和定性分析研究，广泛应用于生物医学领域，是系统生物学的组成部分，同时也是精准医学用于疾病早期诊断的主要方法。代谢组学的分析技术包括核磁共振（NMR）和液相色谱质谱（HPLC-MS，UPLC-MS/MS）、气相色谱质谱（GC-MS，GC-MS/MS）、液相-核磁-质谱（HPLC-NMR-MS）、电泳-质谱（CE-MS）、以及等离子体质谱（ICP-MS）等联用技术。其常用的生物学样本有血液、尿液、组织、脑脊液、头发、唾液、粪便和呼出气体等，具有待测样品损失小、样品处理高通量、代谢物易检出、检测结果信息量大等优势。在医学研究中，代谢组学技术常与转录组学、蛋白组学、基因组学等其他技术联合应用，辨析病理性反应过程中形成的相关代谢产物，鉴定出有显著变化的代谢物，并分析它们之间的整体关联性，对疾病发生发展中的关键途径进行分析阐释，探索疾病的病因生物学机制，有助于开创新的疾病诊疗模式。

近年来，中医证型标准化研究的成果颇丰，代谢组学技术已成为中医证候学研究的新技术。中医证型包含了病因、病位、病性以及病势的关系，是疾病发展过程中某一阶段的病理性概括，是机体受不同的内外环境影响而引起体内气血阴阳变化，从而导致机体呈现出不同的疾病状态，且随着疾病的发生发展而发生相应的变化。辨证论治是中医诊治疾病的特殊方法，是指导中医临床正确辨证分型、合理用药治疗疾病的基本原则。然而，由于中医证型的诊断要审时度势，根据患者体征和症状的不同，依据不同医生的临床经验、不同版本的教材和诊疗指南等进行辨证分型，主观性较大，故其诊断的量化和客观化、证候的规范化和标准化研究是难点和重点。而代谢组学具有整体性、动态性的特点，与中医的整体观、辨证论治的特性相吻合，差异代谢物可以探查致病因素作用于机体后内环境的变化情况，是对整体病程中某一阶段的病理性变化的客观反映。将两者相结合，糅合成中医证候代谢组学研究技术，即在对疾病进行中医辨证分型后采集生物学样本，通过代谢组学的方法找出中医不同证型间的标志性代谢物及其所在的相关代谢通路，以明确不同证型间相关物质的变化，确定中医证型相关代谢谱群，为中医药理论客观性研究提供新的方法和思路。

代谢组学在五脏疾病中医证型中的研究

在中医基础理论中，人体生命活动的动力是元真之气。《素问·平人气象论》云："脏真散于肝，肝藏筋膜之气也……脏真通于心，心藏血脉之气也……脏真濡于脾，脾藏肌肉之气也……脏真高于肺，以行荣卫阴阳也……脏真下于肾，肾藏骨髓之气也。"表明人体的五脏调和离不开真气的充沛，它是五脏维持正常生理功能的物质基础和能量基础。现代医学研究表明，中医证型均涉及多指标、多系统、多层次的物质变化，五脏之间有共同的递质、激素、细胞因子等传递信息的物质，对人体各系统、器官、组织、细胞进行代谢调节。从整体观而言，代谢组学技术能够从微观层面分析和探讨五脏各自的生理功能和病理特点，把握疾病的整体变化，探索五脏疾病中医证型的衍变机制。

1. 肝系疾病中医证型的代谢组学研究 现代医学的肝硬化、肝腹水、肝炎、肝癌等属于中医肝系疾病"积聚""臌胀""胁痛"以及"肝癌"等范畴。肝者主疏泄、主藏血。若疏泄不畅，易致肝郁、肝阳上亢等证；若藏血不佳，易致肝血虚、肝肾阴虚等证。周玄等的研究显示，肝系疾病中具有诊断潜能的生物标记主要集中在脂类、氨基酸类和胆汁酸类等物质。

代谢组学技术在肝硬化、黄疸、肝炎临床常见肝系疾病应用较多，Song 等利用代谢组学方法对扶正化瘀方改善肝硬化的机制研究中发现肝肾阴虚证患者体内排毒能力和对谷胱甘肽代谢的调节能力均有所增强，表明扶正化瘀方治疗此证型患者的机制可能涉及抗氧化剂途径的调节和自由基的清除。而肝郁证患者出现能量代谢途径显著变化，表明扶正化瘀方治疗肝硬化肝郁证的机制存在糖酵解和脂肪酸代谢的调节。Wang 等对黄疸不同证型患者的代谢组学研究结果显示区别阳黄证患者与健康人的内源性代谢物主要有激动素、胆色素原、吲哚丙烯酸等，参与的代谢途径主要涉及维生素 B_6 代谢，色氨酸、脯氨酸和精氨酸代谢；区别阴黄证患者与健康人的内源性代谢物主要有 2-辛烯二酸，焦谷氨酸，α-N-苯基乙酰基-1-谷氨酰胺等，参与的代谢途径主要涉及类固醇激素和原代胆汁酸生物合成，半胱氨酸和蛋氨酸代谢。李维薇等对婴儿巨细胞病毒肝炎不同证型的代谢组学进行探讨，研究提示脾虚湿困证患儿出现丁酸、马尿酸、氨基丙二酸、3-氨基异丁酸等肠道菌群相关的代谢物紊乱；湿热内蕴证患儿出现柠檬酸、D-麦芽糖和D-葡萄糖等能量相关代谢物紊乱；气滞血瘀证患儿除了出现氨基酸代谢通路之外，还存在柠檬酸循环、乙醛酸和二羧酸代谢等能量相关代谢通路的异常。

2. 心系疾病中医证型的代谢组学研究 现代医学的冠心病、原发性高血压、高脂血症等属于中医心系疾病"心悸""眩晕"等范畴。心者主血脉、主神明。若心血不足、心脉不通，易致心血虚、痰凝血瘀等证；若藏神不佳，易致心肾不交、心火亢盛等证。心系疾病的发生机制主要涉及糖代谢、脂代谢、氨基酸代谢和部分能量代谢。

代谢组学在冠心病中的研究主要集中在痰凝血瘀证和气阴两虚证等证，在高血压病的研究主要是肝阳上亢证和痰湿壅盛证等，在血脂异常症的研究主要是肾阳虚证和痰湿阻滞证等证。不同证型的冠心病代谢组学研究表明：痰凝血瘀证患者糖代谢明显增加，主要涉及赖氨酸降解；气阴两虚证患者机体中的肌酐和琥珀酸含量明显降低，能量代谢紊乱，原因是三羧酸循环受到抑制，涉及的主要通路为色氨酸、精氨酸和脯氨酸代谢。韦桌等基于文献计量学研究发现高血压肝阳上亢证形成过程涉及氨基酸的转运和氧自由基的清除，以及维生素、蛋白质、一氧化氮、多巴胺、肾上腺素、去甲肾上腺素等物质的合成。此外，吴天敏等的研究发现在中青年高血压痰湿壅盛证患者体内出现了氨基酸、脂蛋白和糖代谢异常。利用该研究结果，通过代谢组学技术方法能准确、快速地从普通人群或高血压患者中鉴别出痰湿壅盛证高血压患者。不同证型血脂异常症的代谢组学研究显示：肾阳虚证和痰湿阻滞证患者谷氨酰胺、胆碱、丙氨酸和谷氨酸浓度均低于健康对照组，在氧化与炎症反应、肝脏和能量代谢等方有差异，涉及了丙酮酸代谢途径和甘油酯代谢途径，甘氨酸、丝氨酸和苏氨酸的代谢途径，谷氨酰胺和谷氨酸代谢途径，丙氨酸、天冬氨酸和谷氨酸的代谢途径。其中，肾阳虚证患者的关键代谢物有甘氨酸和丝氨酸，差异性代谢途径有甘油酯代谢；痰湿阻滞证患者关键代谢物有谷氨酰胺、缬氨酸和异亮氨酸，差异性代谢途径有甘氨酸、丝氨酸、苏氨酸代谢。

3. 脾系疾病中医证型的代谢组学研究 现代医学的胃炎、腹泻、胃癌和肠癌等属于中医脾系疾病"胃痛""痞满""泄泻"以及"胃癌"和"肠癌"等范畴。脾者主运化、主升清、主统血。若运化不利，易致脾虚水泛、痰湿壅盛等证；若清阳不升，易致脾气虚、脾气下陷等证；若统血不佳，易致肝脾不和、心脾血虚等证。脾主运化的功能与糖代谢、脂代谢、能量代谢密切相关。

代谢组学技术在对脾系疾病中应用集中在脾胃湿热证、脾胃虚寒证、脾虚证等。慢性萎缩性胃炎代谢组学研究结果显示脾胃湿热证中乳果糖、缬氨酸含量的水平比脾胃虚寒证高，但其肌肽、甲酸和异丁酸的含量低于脾胃虚寒证中的含量，表明慢性萎缩性胃炎的两种证型在脂代谢、糖代谢、核酸和氨基酸代谢方面有差异。在结直肠癌术后研究中，利用代谢组学技术可以区分湿热浸淫证、脾虚证、肝肾阴虚证。其中，肌酐和氨基酸升高可能与湿热浸淫证的形成有关；D-色氨酸降低可能与脾虚证相关；在肝肾阴虚证中，则表现为D-半乳糖增加，而1,2,3-丙三羧酸、L-脯氨酸和2-吲哚羧酸减少。

4. 肺系疾病中医证型的代谢组学研究 现代医学的哮喘、肺结核、肺炎、肺癌等属于中医肺系疾病"哮病""肺痨""喘病"以及"肺癌"等范畴。肺者主气、主行水、主治节、主宣肃。若气机不畅、宣肃不顺，易致肺气虚、肺阴虚、肝火犯肺等证；若行水不利、治节不佳，易致痰浊阻肺、湿热蕴肺等证。肺的宣发肃降功能和氨基酸代谢、脂代谢、能量代谢息息相关。

代谢组学技术在肺癌实证和虚证、支气管哮喘肺虚证和肾虚证等研究中应用较多。Ma等对非小细胞肺癌不同证型进行代谢组学研究显示：实证组与虚证组有10个化合物差异显著，以乳酸、肌醇、葡萄糖和磷酸胆碱最为敏感，其中实证组谷氨酰胺、缬氨酸和葡萄糖含量比虚证组高；虚证组乳酸、肌醇、柠檬酸、丙酮酸、丙氨酸以及磷酸胆碱和甘油磷酸胆碱含量较实证组高。在对支气管哮喘缓解期中医证型的代谢组研究中发现肺虚组和肾虚组能有明显的差异。肾虚组血浆中的缬氨酸、亮氨酸、柠檬酸、丙氨酸、乳酸、肌酸等代谢物相较肺虚组显著下降；乙酰乙酸和丙酮等代谢物含量则显著增加，这些差异与哮喘的气道过敏、炎症和重塑密切相关。

5. 肾系疾病中医证型的代谢组学研究 现代医学的肾病、肾炎、肾癌等属于中医肾系疾病"水肿"以及"肾癌"等范畴。肾者藏精、主水、主纳气。若不能藏精纳气，易致肾不纳气、肾精虚等证；若水液运行失常、津液代谢失司、阴阳失调，易致风水泛滥、肝肾阴虚、脾肾阳虚、肾阴阳两虚等证。代谢组学研究中发现，肾病患者的鞘脂类、类固醇类、胆红素循环等代谢通路有异常。

将代谢组学技术应用在慢性肾病脾肾气虚证和脾肾阳虚证、儿童紫癜性肾炎热伤肾络证中，可以挖掘出如下信息：慢性肾病脾肾气虚证和脾肾阳虚证的代谢产物有显著性差异，其主要差异标记物有氨基酸、鞘脂类、脂肪酸等，主要涉及氨基酸代谢、鞘脂类代谢、脂肪酸代谢等。针对儿童紫癜性肾炎的热伤肾络证进行代谢组学研究，其差异标志物中，醛固酮、同型半胱氨酸硫内酯、均聚L-精氨酸升高，苯丙精氨酸、色氨酰蛋氨酸、L-蛋氨酸和雌酮降低。

以上展示了代谢组学在五脏疾病中医证型中的部分研究结果，主要是利用代谢组学技术对患者和健康人，以及某疾病的不同证型进行鉴别，以此可探究疾病状态下不同证型的发病机制。除此之外，亦有对中医药治疗疾病的疗效进行代谢组学的研究，可为中医选方配药的合理化和整合化提供启发性的指导。

6. 中医证型中常见代谢通路的研究 常见的代谢通路有糖代谢、脂代谢、氨基酸代谢等，结合中医证型的代谢组学研究结果发现特定的生物标记群作为中医证型的鉴定辅助，这些代谢通路的异常亦可以解释不同中医证型发生发展的机制，为疾病诊疗带来新的风向标。

糖为水谷之精微，是机体生命活动不可或缺的物质，由脾运输，疏布于心肺，经肝贮藏，肾代谢。若在糖代谢过程中，某一代谢环节出现异常，可反映出某个或某些脏器出现疾患，糖代谢的异常也能加快疾病的进展。研究显示非小细胞肺癌中痰瘀毒结型复发率最高，糖代谢异常能促使细胞侵袭转移的能力增强，导致余毒死灰复燃、癌毒走窜复发。由此可见，改善糖代谢可以成为治疗痰瘀毒结型非小细胞肺癌一种治疗策略。脂质涉及了机体大量生物学结构的组成，参与了人体各种功能的正常发挥，并能在细胞中保持动态平衡，脂代谢异常已被证明与各种常见的代谢性疾病密切相关。研究证实非酒精性脂肪肝肝郁脾虚证中糖代谢障碍会使葡萄糖利用率下降，脂代谢障碍导致肝脏脂肪沉积增多，糖脂贮积加重了痰湿的瘀积，致使肝气之郁，脾气不行。氨基酸作为蛋白组的基本单位，是氨基和羧基的有机化合物。氨基酸代谢的紊乱会严重影响机体的新陈代谢，打破营养输入、合成与能量需求、供给之间的平衡。有研究报道指出抗生素相关性腹泻脾阳虚证与糖代谢、脂代谢、氨基酸代谢等代谢通路的异常相关，机体能量供给不足，故出现活动减弱等阳气不足的现象。

代谢组学在动物模型中医证型中的研究

在现代医学动物实验中发现，虽然人和动物的机体、机理有所不同，但对动物模型中医证型进行研究并不是为了单纯地复制人类疾病的中医证型，主要目的是探索中医证型的发生机制，以期更好地服务于临床疾病的辨证施治。因此，许多研究者应用代谢组学的技术研究动物模型中医证型，已然取得了一定的成效。

代谢组学在动物模型中医证型的研究存在以下特征：①实验动物大多有品种、雌雄、年龄、体重等不同，但最多选用的实验动物是雄性大鼠。②中医证型的造模方法存在差别，即使是同种中医证型模型，研究结果亦略有不同。③代谢组学的技术平台、待检测样本有所不一，超高压液相色谱-飞行时间质谱联用在代谢组学的分析技术中最常用，中医证型研究代谢组学样本最常选取的是血液和尿液。不同分析技术会带来结果的差别，但即便在同一实验下不同样本也会使代谢差异物不同。④在不同实验条件和方法下，对同一中医证型进行研究：可以找到实验结果相同的部分差异代谢标志物，这意味着对中医证型研究的重复性是有意义的，有利于提高中医辨证分型的统一化和标准化。⑤对不同时间段的代谢样品进行检测，或发现差异标各不相同，或有的同一差异标志物在不同时间会呈现相反的趋势，有利于推进对中医证型动态变化的研究。

在动物模型中医证型中与肝脾相关的证型，如肝阳上亢证、脾气虚证等多涉及胆汁酸和脂肪酸代谢。胆汁为肝之余气，胆汁排泄异常会影响肝脏和胃肠的正常生理功能，临床研究表明肝硬化肝肾阴虚证患者的初级胆汁酸水平显著升高，湿热蕴结证患者的次级胆汁酸水平显著升高，从改善胆汁酸代谢入手治疗，可能对阻止肝硬化发展有意义。

与血瘀有关的证型多出现氨基酸代谢和能量代谢紊乱的结果。徐利云的研究指出与气滞血瘀证相关性最高的是氨基酸代谢的异常，经药物治疗后氨基酸代谢紊乱可以得到改善，使因三磷酸腺苷（ATP）合成不足导致能量代谢异常的情况得到缓解，使因能量运输障碍导致气血运行不畅的症状有所缓解。

与肾虚相关的证型中可见花生四烯酸代谢异常。肾脏中花生四烯酸代谢的调节，基于环氧合酶途径、脂氧合酶途径、细胞色素P450途径这三种代谢途径，转化为多种触发肾脏不同炎症反应的代谢物，这些代谢物通过自分泌和旁分泌产生的生物活性介质，来参与机体各种生理和病理过程。

中医证型中代谢组学与其他组学技术的结合

现代研究发现，多组学结合能够提供更多的生物学信息。近年来，多组学结合应用在各个方面应用广泛，但在中医证型的研究中代谢组学与其他组学结合的研究仍相对较少。中医证型研究的复杂性以及各种生物分子代谢产物表达的差异性，更使得许多中医证型的调节机制和信号通路仍处于有待研究的阶段。所以系统地整合从基因组学、转录组学、蛋白质组学等和代谢组学收集的信息，有利于探索中医证型的发病机制，为未来的研究和临床实践寻找相关生物标志物、基因和蛋白等。

1. 中医证型中代谢组学与蛋白组学联合 Jiang等报道了糖尿病肾阴虚证代谢组学和蛋白质组学的联合分析，结果显示肾阴虚证组中苯丙氨酸代谢、酪氨酸代谢、蛋白质和儿茶酚胺生物合成这三个细胞过程差异最显著，主要涉及的代谢途径有牛磺酸和牛磺胆酸代谢、甘氨酸代谢、丝氨酸和苏氨酸代谢以及苯丙氨酸的代谢。张淼等对艾滋病肺脾气虚证进行代谢组学和蛋白质组学研究分析发现患者血清中甘油三酯和载脂蛋白A-Ⅱ（APOA-Ⅱ）升高，锌-α-2-糖蛋白1（AZGP1）和载脂蛋白B（APOB）降低，表明艾滋病肺脾气虚证患者存在脂代谢异常。闫清华联合代谢组学和蛋白组学分析，发现四君子汤对干预脾虚证均涉及了脂肪酸代谢。

2. 中医证型中代谢组学与基因组学联合 汪洋从代谢组学和基因组学出发，研究类风湿性关节炎脾虚证发现其潜在生物标记物有苯丙氨酸、亮氨酸、甘氨酸、丙酸，两组学联合分析表明在感染、炎症、蛋白质代谢等通路上存在关联。汪梅姣应用代谢组学和基因组学技术探讨痛风脾虚证，结果发现其潜在生物标记物有异亮氨酸、亮氨酸、甘氨酸，两组学联合分析发现该病证主要改变集中于脂质代谢、药物代谢、炎症和免疫系统相关方面。

中医施治注重整体观，其多从宏观角度出发去认识疾病，对微观特征的细节描述客观性欠佳。然西方医学主要依赖于现代生物化学检测技术，从微观角度对疾病进行量化诊断。代谢组学在中医证型中的研究，将两者相结合，对不同中医证型机体内的代谢物进行分析，找到不同证型的差异标志物，寻求共性，完善中医辨证分型的微观辨证，明确中医证型的判别标准。在特定条件下，探究中医药对不同证型治疗效果的定性定量研究或联系疾病的病因和发病机制等开展代谢网络的探索。

未来研究应注重对中医证型开展深层次、多样本、全方面的研究：一是以中医基础理论为中心思想，加强中医证型的鉴定标准，以确立中医证型的中西结合的动态化、规范化的诊断标准，明确疾病变化的机制。二是以现代医学代谢组学技术为基础，加强对大量样本数据的挖掘，筛选不同证型的特异性代谢物，以提高中医证型辨证分型的客观化、科学化。三是代谢组学与其他组学技术和学科相结合来研究中医证型，加强研究结果的说服力、可信度。四是在中医证型动物模型的研究应逐渐完善各中医证型动物模型的最佳造模法，包括动物选择、方法结合、药物配比、时间选定等各方面，以及模型成功的判定标准，建立起统一规范的中医证型动物模型造模方法和标准体系。以期推动将科研成果转化为临床指导，进而更好地应用于疾病的辨证施治，为疾病诊疗提供新思路、新方法。

65 网络证候学

清代医家叶天士曾云:"医道在乎识证、立法、用方,此为三大关键,一有草率,不堪司命。然三者之中,识证尤为紧要。"可见辨明证候是中医临床诊疗的关键。证候是中医辨证论治的重要环节,是对疾病某个阶段的病因、病位及病理性质的反映,并随着机体的功能改变而呈动态变化。中医证候注重宏观表征对机体状态进行认知和分类,整体把握人体功能状态是其优势,然而也存在主观性较大等局限,业内普遍认为证候有其共性的内在基础。从西医学角度科学揭示病证关系,阐明其生物学基础,解决中医临床辨证难题,开展证候宏观与微观的深入系统研究,对于推动中医药现代化进程以及丰富现代医学体系意义重大。

但由于长期以来对中医证候及其演变规律的生物学基础认识不清,病证关系难以厘清,缺乏科学有效的实验方法和研究模式,限制了中医证候理论的发展和临床疗效的进一步提高。随着系统生物学、网络药理学等现代科学技术在中医药领域的深度结合,已在中药领域广泛应用并取得了诸多进展,为中药新药研发提供了靶标筛选、优化和预测,在中医证候学研究领域还处于探索阶段。

因此,学者李正等提出"网络证候学"的理论概念,将网络药理学的理论模型和分析技术引入到中医证候研究之中,有助于揭示证候与疾病之间非线性、非静态的复杂网络关系,有助于挖掘蕴藏在临床、实验等大数据背后的规律和特征,为中医证候学研究构建全新的研究策略和模式。李正等并从中医证候学的研究现状及需求分析,网络证候学提出的背景及研究模式,网络证候学在中医证候学研究中的应用等方面进行了论述。

中医证候学的研究及需求分析

中医之"证"和西医之"病"分别构成了两大医学体系的基石,病证结合是中医证候学研究的重要模式。病证结合是将疾病概念体系与证候概念体系相结合研究疾病的发生发展规律,用于指导疾病防治。中西医分属不同医学体系,疾病概念相似,但理论基础不同,分类亦不相同,因而病证结合研究多见"以证统病"或"以病统证"两种形式,难以统一整合。

当前,不同学者应用系统论、信息论、耗散结构、协同论等方法对病证结合进行多角度、多层面的诠释和探索,从不同侧面取得了一些研究进展,为临床诊治提供了一些客观依据。但其研究模式多为使用多元统计方法(如聚类分析、主成分分析、因子分析、典型相关分析、结构方程模型、隐结构模型等)对复杂问题进行线性简化,既不能解决变量间的多重共线性和非线性关系,也有与实际问题脱节的可能。病证结合研究的疾病与证候之间应是复杂的网络关系,简单线性关系不能真正反映其内涵实质。

随着病证结合研究朝探索证候的生物学基础方向不断深入,系统生物学方法逐渐成为本领域的研究热点。系统生物学综合数学、计算机和生物学等多学科知识,在基因组、mRNA组、蛋白质组和代谢组等各个层面开展组学研究。田道法等应用AtlasTM反义DNA阵列法检测了气虚证模型大鼠鼻咽上皮细胞基因组A区基因表达谱;王光平等应用mRNA差异显示技术研究了肝阳上亢证(化风证)与正常受试者的基因表达情况;刘希成等用质谱获得差异蛋白的肽质量指纹图谱,通过蛋白功能分析发现33种蛋白质的差异表达与肾阳虚证密切相关;陈家旭等以慢性束缚法制作肝郁脾虚证候的应激大鼠模型,经NMR数据采集与分析发现正常组与模型组之间存在代谢产物谱的显著差异。

通过组学数据的整合分析,为中医病证结合的生物学基础研究提供了大量的实验数据,所建立的证候模型在一定条件下也具有特异性的生物学特征。然而，单一类型的组学研究虽然数据庞大，但仍属于还原论的研究模式，难以反映中医病证结合的复杂性及其内在规律。因此，中医证候学研究，特别是中医病证结合研究亟需建立一种符合复杂系统、网络关系、多维度、多层次的研究方法。

网络证候学提出的背景及研究模式

1. 网络证候学提出的背景　近年来，一方面中医证候研究积累了大量的组学数据，如果还沿袭传统研究模式（证候动物模型构建+组学基础研究）会逐步走入数据泥沼，难以应用于中医临床诊疗。另一方面西医对疾病的生物学基础早已进行了大量研究，物质基础和作用机制较为明晰，积累了海量的组学数据。中医证候研究不能再低水平重复研究，而是需要加强中医病证结合研究，打通"疾病"与"证候"的"最后一里路"。网络药理学的思维模式和技术手段将发挥巨大作用，为证候的生物学基础研究直接共享西方最新科研成果搭建桥梁。

网络药理学认为疾病是机体应对病原诱导而引发复杂网络调控的结果，治疗需要发现药物如何干预疾病的病理网络，而非与疾病相关的个别基因，需要对多种基因及调节蛋白的干扰进而影响疾病网络。网络药理学的理论思想与中医药的整体观和辨证观十分契合，因而对中医药研究产生了深远影响，主要包括基于网络的疾病基因预测、中药成分的靶标谱和药理活性预测、药物-基因-疾病的共模块分析、中药方剂多成分协同作用的大规模筛选、中药方剂的配伍规律和网络调节机制分析等。李梢将中医药与网络药理学相结合，提出了"中医证候与分子网络相关""中药方剂疗效机制在于网络调节"的假说，开展了清络饮、六味地黄丸等方剂的药效物质与作用机制等方面的研究。程翼宇提出将来源于实验与文献的多层次多维度数据进行整合分析，既可以在生物网络的基础上解析中药作用机制，又可以在网络模型上诠释中医药理论。徐筱杰运用分子对接和复杂网络分析技术研究治疗慢性肾病中药所含化学成分和靶标之间的相互作用，为快速筛选出治疗慢性肾病中药的有效成分群及其关键靶标提供研究方法。

中医证候学研究需要与网络药理学的理念和方法进行深入整合，丰富自己的研究领域和技术手段。因而，李正等提出"网络证候学"的理论体系和研究模式，旨在通过复杂网络技术挖掘证候与疾病在生物分子层面的关联，进而通过"临床和实验"数据验证和完善中医证候网络模型，发现中医证候的靶标群并用于指导中医临床诊疗和创新药物研发。

2. 网络证候学的研究模式　网络证候学研究主要包括证候临床研究、证候实验研究和证候网络研究3个方面，三者之间是相互协同影响的有机整体、缺一不可。证候临床研究主要通过合理设计临床分组，开展队列对照研究，进行结局效应评价，并采集临床生化和组学样本；证候实验研究主要通过构建相关证候的体外和体内模型开展生物学基础研究，并对临床生化和组学样本进行检测，验证证候生物学基础假设；证候网络研究主要以文本挖掘或流行病调查方式发现病证关系，进而构建疾病子网络和病证结合网络，通过网络计算分析对临床和实验研究进行预测和优化，并借助临床和实验数据对中医证候网络模型进行完善和验证。网络证候学研究模式。

（1）证候临床研究：证候临床研究是网络证候学研究的起始点和目的地，要从中医临床入手，解决中医临床问题，是网络证候学的研究主线。证候临床研究主要涵盖研究场所、研究对象、纳入标准、排除标准、样本含量估计、干预实施规范、全要素观察、前瞻性登记、患者依从性、临床指标采集、数据管理与统计等方面。中医证候临床研究为认识证候的生物学基础提供了最为重要的数据来源，数据的可靠性直接依赖于证候标准的准确界定。临床生化、组学数据提供了连接中医证候与生物分子作用网络的桥梁。

（2）证候实验研究：证候临床研究产生证候生物学基础的科学假设，证候实验研究则通过动物模型和细胞模型在具体机制上进行实验验证。证候实验研究主要涵盖证候动物模型构建、证候相关细胞实验设计、组学分子机制研究等方面。证候实验研究是网络证候学研究的科学基础和数据来源，要科学合理设计研究方案，为中西医专家所接受，是网络证候学的研究难点。

（3）证候网络研究：证候网络研究是网络证候学研究的核心方法和关键技术，要努力搭建中医与西医、临床与实验的沟通桥梁，是网络证候学的研究特色。证候网络研究主要涵盖病证结合文本挖掘、疾病子网络构建、病证结合网络构建、网络计算分析和预测、网络模型完善和验证等方面。证候网络研究为证候的临床数据和实验数据提供一个分析、阐释的工具和平台，通过综合分析证候、疾病、分子、生化等多方面信息，系统给出证候相关的生物通路及其相互作用关系。

证候网络研究主要应用网络构建、网络分析工具如 IPA、Cytoscape 等生物信息软件和自主开发的中医证候网络分析平台进行网络构建和研究。

网络证候学在中医证候学研究中的应用

李正等以冠心病痰瘀互结证为例开展网络证候学示范研究，系统进行了冠心病痰瘀互结证的证候临床研究、证候实验研究和证候网络研究，是国家重点基础研究发展计划课题"冠心病痰瘀互结证病证关系及其生物学基础研究"的阶段性总结。

以冠心病痰瘀互结证为实例开展中医临床辨证基础的示范研究，有助于揭示冠心病痰瘀互结证的病证关系及其生物学基础，对于充分发挥中医药防治心血管疾病的优势，提高中医药临床服务能力，改善民生，创新中医药现代科学体系，提升中医药国际竞争力，具有十分重要的现实意义和深远的历史意义。本研究立足"痰—脂质代谢紊乱、瘀—微循环障碍、痰瘀互结—炎症介导"的假设，从宏观到微观开展冠心病痰瘀互结证的整体网络调控异常研究，阐释冠心病痰瘀互结证生物学基础。以网络证候学方法，探索冠心病痰瘀互结证宏观与微观结合多层次辨证方法，并通过方证对应验证，为解决冠心病痰瘀互结证的临床辨证难题提供理论基础。

1. 冠心病痰瘀互结证的证候临床研究　选取冠心病痰瘀互结证、冠心病气阴两虚证，以健康人为对照，给予丹蒌片干预，开展队列研究。检测脂质代谢、炎症介质、内皮细胞损伤、凝血功能等评价病证关系的生化基础，检测血浆代谢组学，SNP 基因分型和全基因表达谱芯片，揭示与"痰—脂质代谢紊乱""瘀—微循环障碍""互结—炎症介导"等系统相关的生物学基础。

2. 冠心病痰瘀互结证的证候实验研究　借助载脂蛋白 E（apoE）、内皮型一氧化氮化合酶（eNOS）基因敲除动物模型、细胞模型等模拟"痰、瘀、痰瘀互结"不同状态开展实验验证，明确冠心病痰瘀互结证病证方对应关系。在网络证候学指导下，从核因子（NF-κB）、白细胞介素-1（IL-1）、血清可溶性 CD40 配体（sCD40L）等入手，深入探讨炎症介质介导冠心病痰瘀互结证复杂网络关系时空相证机治演变的网络调控特征。

3. 冠心病痰瘀互结证的证候网络研究　首先通过文献挖掘发现冠心病痰瘀互结证与脂质代谢紊乱、微循环障碍和炎症反应等病理表现相关，并且发现与冠心病痰瘀互结证相关的疾病主要有冠心病、冠状动脉疾病、缺血病心脏病、血栓、高脂血症、动脉粥样硬化等。使用 IPA 生物信息学软件构建冠心病痰瘀互结证的疾病子网络，包括疾病相关的基因、蛋白、通路等生物分子信息。

在冠心病痰瘀互结证疾病子网络的基础上构建冠心病痰瘀互结证病证结合网络，通过对冠心病痰瘀互结证病证结合网络进行节点度频数分析，其中 apoE、eNOS 两个基因靶点与实验设计有较好的吻合度，预测环氧合酶靶点在痰瘀互结证临床和实验研究中应给予高度关注。

讨　论

中医证候学的现代研究从 20 世纪 60 年代兴起的证候本质研究，到始于 20 世纪 80 年代的证候规范化研究，不同学者为揭示证候的科学内涵和规律进行了大量研究和探索，取得了《中药新药临床研究指导原则》《中医病证诊断疗效标准》《中医病证分类与代码》《中医临床诊疗术语》等诸多成果，但仍存在着诊断标准版本众多、临床指导较难应用、生物物质基础不清等问题。中医病证结合研究是中医证候研究的重要领域，尝试沟通中医、西医两大医学体系，但受概念定义和疾病分类的干扰，病证难以结合。两种医学对疾病的认识各不相同，都植根于各自长期临床诊疗的经验总结，两者必然具有相通的物质基础，而网络证候学是解决该问题的有效方法。临床辨证是基于证候临床宏观表征集合，关联特定病理生理网络调控异常过程，是对人体功能状态多层次复杂关系及其演变规律的认知与分类。当前，多学科特别是复杂科学、系统生物学的进展为证候研究提供了解决的可能，集成引入、应用、创新现代科学技术方法，有望实现证候临床辨证基础研究的实质性突破。复杂性科学被誉为"21世纪的科学"，基本方法是定性判断与定量计算相结合、微观分析与宏观综合相结合、还原论与整体论相结合、科学推理与哲学思辨相结合。网络证候学的提出，正是认识到证候与疾病在生物分子层面具有一定的一致性，通过复杂网络分析技术，可以摆脱具体概念范围的束缚，直接发现具有相关性的生物靶标群，并用于指导中医临床诊疗和创新药物研发。

66 证素与证素辨证

学者朱文锋首次提出了"证素"的概念与"证素辨证"理论。中医辨证是非线性复杂巨系统。通过证概念的约定，全面收集、规范 700 个证候，选取 53 项通用证素，由证素组成 200 个常见证，研制出证候辨证量表，从而建立起完整的证素辨证体系。

证有关概念的约定

"病"是与健康相对应的概念，是对疾病全过程的特点与规律所做的病理概括。

"证"是中医诊断的一个特有概念，是对疾病某阶段机体整体反应状态所做的病理概括。

"证候"即证的外候，指特定证所表现的、具有内在联系的症状、体征等全部证据，是辨证的依据。

"证素"为证的要素。"证"古为證，指病变所表现出的证候及其内在病理本质。"素"，始也、本也，指本来的、原有的，如素质犹本质，素性犹本性；带有根本性质的物质，如色素、毒素、元素。"证"和"素"二词组合成"证素"，即证的要素，指辨证所要辨别的脾、肾、肝、胃、表等位置和气虚、血瘀、痰、寒等性质。证素是通过对证候的辨识而确定的病理本质，是构成证名的基本要素。

"证名"为证的名称，是由病位、病性等证素所构成的诊断名称。如风寒束表证、肝胆湿热证、脾肾阳虚证等。

"辨证"是根据中医学理论，对证候（症状、体征等）及相关资料进行分析，辨别病位、病性等证素，并作出证名诊断的思维认识过程。

辨证原理与规律

证是中医学特有的理性概念，是哲理、医理与临床实践的结合，是认识论、科学观与生命科学、医学实际内容的结合。揭示辨证原理，把握辨证规律，有利于辨证水平的提高。中医辨证的原理是"司外揣内"。中医辨证的思维过程，是对患者所表现的各种病理信息，在中医学理论的指导下，进行综合分析，从而对病体整体反应状态——病位、病性等证素做出判断，然后形成完整证名。因此，辨证是医生头脑中对患者病变本质的主观认识。

疾病中总会有一定的证候表现于外，如对寒热的感觉饮食、大小便、精神状况，有无疼痛等症状，面色、舌象、脉象等，这些都是判断机体整体反应状况的主要依据。只要有一定的病情资料，充分运用医师的知识、智能，从外揣内，就能进行辨证。辨证是一种思辨的抽象，分析、联想、综合、判断、推理、演绎等，是辨证过程中的基本思维形式。

辨证是中医知识与实际病情的对照。即辨证是患者的病情，触发了医生头脑中所贮存的医学知识（书本知识和临床经验）而作出的联想，将这些新（患者病情）旧（既往知识）进行比较分析，按照一定的规则作出综合判断的思维认识过程。

根据证候，辨别证素，组成证名。以症为据、从症辨证，遵循中医学理论，从整体上进行综合评判，这都是中医辨证的原则。

证的三阶双网结构

证候→证素→证名,既是辨证的原理、规律,也是辨证思维过程中的三个层次、台阶和步骤。中医辨证具有多维复杂性,各证候与各证素之间有着广泛联系,各证素可组合成无穷的证名。证候、证素、证名三者之间,形成复杂的"三阶双网"结构。

1. 辨识证候为基础 证不是机体的局部反应,而是涉及多器官、多系统、多水平的整体反应状态。所以,证候的全面收集以及真实、客观、规范,是准确辨证的前提。患者所表现的各种具体病情,要变成统一的医学术语。证候的辨证意义已有明确认识,如盗汗多属阴虚、苔腻主痰湿等。因此,对证候的正确认识,本身就是一种辨证。这是辨证的第一个步骤和台阶。

2. 辨别证素是关键 心、肺、脾、肝、肾,痰、湿、寒、热、阳虚、阴虚、气滞、血瘀等证素,是对疾病现阶段整体反应状态的概括。辨证有很大的灵活性,根据临床证候而作具体分析,随证素的变化而作出不同的证名诊断,从证素的分布、演变中,可以反映疾病的发展趋势。因此,辨证的关键是要确定病位、病性,证素是辨证的核心,是辨证的第二个层次和台阶。

3. 辨定证名为目的 病位、病性证素之间有一定的内在规律及因果、主次关系,根据所辨证素,按照中医学理论,准确地抽象为完整的规范证名。证名是辨证的最后结论,既要精炼规范,每个字都代表一定的本质,又要准确、全面,病位、病性等要概括于证名之中。因此,定证名也是整合思维、"辨"的过程,是辨证的第三个台阶和步骤。

通用证素的选定

证素的基本特征是:证素不等于证候,证素是根据中医学理论而确定具体诊断单元,证素是构成证名的要素,包含正邪相争的本质,证素应当包括病位,不宜称作病机,而与病理概念近似,证素间有一定的组合规则和重叠涵盖关系。

古今诸种辨证方法,必有对证候本质特征的共同认识。历代医家都在寻找并确定辨证的基本病理改变,如《素问·至真要大论》的"病机十九条";八纲辨证的表、里、寒、热、虚、实、阴、阳;脏腑辨证的心、肺、脾、肝、肾……;秦伯未的风、寒、暑、湿、燥、火、疫、痰、食、虫、精、神、气、血"十四纲要辨证"等。

根据证素的基本特征,证素设定要满足临床实际需要,证素要精、不宜过细,遵循约定俗成等原则,对古今所提到的约120项证素概念,进行逐项分析辨别,从而提取出规范的通用证素53项。即:

病位证素20项:心神[脑]、心、肺、脾、肝、肾、胃、胆、小肠、大肠、膀胱、胞宫、精室、胸膈[上焦]、少腹[下焦]、表、半表半里、经络、肌肤、筋骨[关节]。

病性证素33项:(外)风、寒、暑、湿、燥、热[火]、痰、饮、水停、虫积、食积、脓、气滞、(气)闭、血瘀、血热、血寒、气虚、气陷、气不固、(气)脱、血虚、阴虚、亡阴、阳虚、亡阳、精亏、津(液)亏、阳浮、阳亢、动风、动血、毒。

此外,尚有五官专科病位9项:肉轮、血轮、气轮、风轮、水轮,耳、鼻、咽[喉]、齿[龈]。

证候规范

证候规范,是指对症状、体征等的名称、概念、具体表现及其程度等所作的规范、约定。

病情表现极其多样、复杂;许多证候是难以用语言精确表达的模糊概念;中医学对症状的描述极其生动、精彩;证候存在着一症多名,或多症一名的现象;症状之间的质、量差别不够明确。而证候是辨证的根据,因此开展辨证研究,首先应对症状、体征等病理信息进行规范化处理。证候的完整、规范,是实现准确辨证、制定辨证诊断标准的基础。

症状规范的内容包括①症名要规范：将实际含义相同的症状，选定最恰当者作为正名，其余作为别名，尤其是可作为主症的症名，更应当使用规范症名。②症状各自独立：对似是而非的症状，应当加以区分，不得混同。③不使用诊断性术语：对有诊断性含义的症名应作出正确处理。④有利于反映病情本质：从辨证或诊病的目的出发，对症名尚未能充分反映病情者，需进一步明确。⑤正确诠释症状：对每一症名作出明确的定义，诠释其内涵、外延。⑥症状轻重的区分：主症和次症在诊断上的价值不全相等，对症状的轻重程度应尽可能进行分级量化。⑦注重客观体征及检测指标的采用：以补充四诊的不足，将某些对辨证有较确切意义的指标纳入中医辨证体系，为中医辨证服务。

研制证候辨证量表的原则

病和证的概念及其认识角度均有不同，中、西医学对病变诊断的思维原理和方式有很大差别。因此，对证素辨证的研究，不能照搬西医制定疾病诊断标准的思路与模式，一定要以临床准确辨证为目标，必须符合中医学的理论和辨证的原理、规律、方法，综合研制出从症辨证的"证候辨证量表"，制定出证素诊断标准、常见证诊断标准。

1. 坚持从症辨证的原则　以症为据，从症辨证，这是辨证时不能变更的原则，这种思维过程不能颠倒。辨病分型、以证套症，颠倒了思维发展程序，不能排除兼并证、夹杂证，难以对证型起到鉴别诊断的作用。即使证型的建立比较完整，仍然无法应付千变万化的临床情况，削足适履、刻舟求剑，必然难以"套"准。

2. 坚持整体辨证特色　证的诊断缺乏精细指标，应当把患者表现的所有病理信息作为一个有机联系的整体进行分析，从各个方面诊察疾病中机体现阶段的整体状态，全面评估症状与证型间的定性定量关系。中医需要制定适用于全病域的辨证标准，对证候进行整体综合分析，才能起到诊断与鉴别的目的。

3. 坚持中医学理论的指导　证是中医学特有的理性概念。辨证既是医学的实践，具有客观实在性，又有主观思辨的抽象性。中医学的辨证思维，无不贯穿着中医学的基本理论，不熟悉中医基本理论，便不能归纳、分析诊法所收集的临床资料，就不能确定它们相互间的病理生理联系，也就无法确定其临床意义，达不到据症辨证的目的。

4. 制定全病域的证候辨证量表　病的特异性很强，每种病都有各自的特征性指标，比较适合于制定单病种的诊断标准。中医辨证是从整体上判断机体的反应状态，不是以个别精确资料作为判断的根据。各种证素、证型之间并非彼此孤立，其间有因果、兼并等联系。中医辨证并不是从几个证型中对号入座式地选取一个证，而是从症辨证，一通百通。因此，中医辨证应制定综合性的证候辨证量表，建立完整的辨证体系和平台，"千症一表"，用以"通诊百病"。

建立辨证数据库

开展辨证的流行病学调查，建立辨证数据库的目的是为实现计量辨证提供信息依据，直接体现为证候对证素、证型的诊断贡献度（权值）。

高质量辨证数据库的建立，能为辨证参数的获取奠定坚实的基础。只有症状、体征等病理信息完整、规范，才能体现出"证"是疾病中机体的整体反应状况，才能从中挖掘出有意义的信息。为了建立能适用于全病域的通用证候辨证量表，因而要求流调的样本量大，病种全面，涉及证广，应包含各科诸病种的证候与证素，证候应当规范，辨证要求准确。

本"证素辨证数据库"的资料（症状、证名、证素等）入库时经过规范化处理。数据库已收集5800例资料，常见症状、体征及某些客观检测指标等近700个，涉及内、外、妇、儿以及皮肤、眼、耳鼻喉等临床各科的数百种疾病，而不是单病种或几个病种的调查；涉及近千个证名，而不是集中在常见证型；各证素所见证候有着较全面合理的分布。

辨证的定性定量分析

以往对每一症状的辨证意义，主要是直接用文字进行定性描述。如盗汗为阴虚，白苔主表证、寒证等。这种模糊定性判断固然简捷有效，但带有较强的经验性和主观性。

目前所制定的一些证候诊断标准，区分证候的主、次、有、无及其轻、中、重程度，而分别记以0、1、2、3分，这仍然只是量化的一种粗略形式。

实际上，每一证候对多种证素或证型具有不同的诊断价值，各证候所起的作用并不均等，症与证之间并不是一对一、有或无的简单关系。对于某证素或证型的诊断，往往需要根据多种临床表现才能明确。因此，辨证时不仅要认识证候与证素之间、证素与证名（型）之间的多维网络联系，并且应充分认识每个证候具有的不同诊断价值，不能机械、绝对平均地看待每一证候对证素、证型诊断的贡献度，要对这些关系的强度进行定量刻画，明确每一症状对有关证素、证型的诊断贡献度。

在开展计量辨证研究时，可借鉴量表法的思路与方法。在辨证参数的获取上，通过流行病学调查、名老中医辨证经验总结、古今文献资料研究等，运用数理统计、数据挖掘和信息处理等现代科学技术进行整合量化。同时，应遵循中医理论和辨证规律，根据临床实际及辨证的具体要求，从证候、证素、证型等不同角度综合考虑，区分证候在证素中所特有的性质（必有症、特征症、主症、否定症等），还要考虑到症状的轻重程度、出现频率、单独出现或复合出现、证素或证型所见证候的多少等因素，从而合理分配诊断权值，综合得出辨证参数。尤其要通过临床实际运用，不断对数据进行调整修正。

确定证候诊断权值的双层频权剪叉算法

在中医辨证研究中，通过辨证的临床流行病学调查，主要目的是从中挖掘出证候对证素的诊断权值。

中医临床辨证的实践提示，证候辨证具有多维复杂性。每个症状对各证素判断的贡献度，并不是简单地以出现频数的多少为依据。有些证候临床出现的频数虽然很高，但其对证素的判断能力并不强；与之相反，某些证候临床发生的频数虽然不高，但其对证素的诊断具有很强的特异性。为了避免一些变量的频数范围过大，另一些变量的频数范围过小，从而造成局部优化、判别偏移的弊端，应将频数转化成权值，即根据证素中所见证候的不同属性、证素与证候间的不同关系，拟定各证候的标准化权值、各证素的标准化权值。使每个证候纳入判断的机遇相等、每项证素纳入判断的机遇相等，应明确"高频数变量的权值轻、低频数变量的权值重"的原则，这就是"频权剪叉"。据"频权剪叉"原理，将证素所见证候的权值进行分配，将各症状对相关证素的贡献度进行分配，从而形成证候标准化权值、证素标准化权值，故为"双层"。

确定权值的方法是①从"证素辨证数据库"资料中统计出证候、证素频数（证候总频数、证素总频数，各证候发生相关证素的频数、各证素发生相关证候的频数）。②按"高频数变量权轻、低频数变量权重"的原理，据各证候的总频数计算各自的权值、据各证素的总频数合理分配各自的权值。③将某证候在某证素中出现的频数乘以该证候的权值、乘以该证素的权值，即为该证候对该证素判别的实际权值。根据临床辨证的实际，"双层频权剪叉算法"能从杂乱无章的数据中找出中医辨证的规律，合理度量变量间的相关性，能明确证素、常见证的特征证候，明确各症状的诊断贡献度，建立起证候与证素、证型间的非线性映射函数，使隐性变量转化成显性参数，将模糊信息变成清晰数据。这对认识证候与证素、证型间复杂的非线性关系具有重要意义，为解决中医辨证研究中证候辨证权值的确定这个关键问题找到了一种简便、准确的新算法。

加权求和浮动阈值运算，"阈值"是指各证素、证型达到诊断水平的基本定量值。由于"证候辨证量表"要适应全病域的辨证，因而有必要设置统一的判别阈值，并随病情轻重、简繁的不同而能随之进行浮动调节。设定阈值的目的：作为计算后判断的标准，各证候对各证素、证型权值之和达到或超过阈值时，诊断才能成立；事前围绕阈值，合理分配各证候对相关证素、证型诊断的贡献度。辨证时，将患者表现的各种证候，按其对有关证素、证型的贡献度，分别进行权值累加，然后对各证素、证型之累加值，用阈值进行判别，达到及超过阈值的证素、证型成立，这就是"加权求和浮动阈值运算"。加权求和浮动阈值运算，包含着质、量互变的科学原理。它可使各模糊证候不加截割地进入数学模型，充分利用中间过渡信息，将定性描述转换成计量分析，使诊断有明确的参数提示。然后通过阈值对各种数据进行截割处理，复将计量分析转换成定性判决，以明确诊断及其轻重程度。

证素辨证的意义

证素辨证体系的内容，主要包括约 700 个证候的规范、量化；53 项通用证素的规范、特征证候；全病域的证候辨证素量表；200 个常见证的诊断标准及判别方法等。证候—证素—证名之间，形成复杂的三阶双网结构，构建起完整的证素辨证体系。

1. 辨证方法的继承与创新 在继承中医辨证学术精华，综合各家研究成果的基础上，归纳提炼出辨病位、病性的 50 余项辨证要素，形成"证素辨证"体系，是原有辨证理论的升华。它整合、涵盖了以往诸种辨证方法的实质，可以克服诸法混用，概念不清、内容错杂的弊端。因此，证素辨证比六经、八纲等辨证方法更全面、更规范，适用面更广，将具有更强的生命力。

2. 证素辨证是科学的认识观 证素辨别是中医学认识论的一大特色。临床上的证候、证名均极其灵活、复杂，并处于动态、演变之中，证候有近千种，证名可能有数千。然其本质则无非是病位、病性的不同，而证素只有 50 余项，相对来说是有限的、固定的、静态的，但其相互组合则难以数计。证素越少，医生越容易掌握，可操作性越强；证素的组合越多，更能反映病情的复杂多样性。以证素为核心进行辨证，用有限的证素统无限的证候与证名，能够执简驭繁地把握复杂、动态的"证"，既可使辨证规范、量化，又能保持思维的灵活性，满足临床实际需要。

3. 证素辨证揭示了辨证的规律 辨证思维的基本原则是以症为据，从症辨证。证候→证素→证名三个认识台阶，思维层次分明，理论层次清楚，符合辨证实际，便于理解，容易掌握，有规律可循，能够提高辨证的准确性、规范性和可重复性。证素辨证可适用于各科诸种疾病的辨证，无论病的诊断是否明确，只要掌握了证素的特征和辨别方法，都可以进行证素的辨别；通过四诊等而获取的各种病理信息，都是为了辨别证素；以往各种辨证方法涉及的实质内容，其核心思想都是辨别证素；现代对"证实质"研究的基本单元，如气虚、血瘀、肾虚等，都是为了论证证素；任何规范的证名，都是由证素的相互组合而形成；各种具体治疗方法及方药的主治功效，主要都是针对证素而治。因此，证素是辨证论治的核心和关键。

67 证素与证素辨证研究

自《黄帝内经》始，在中医学的发展中，病、症、证都贯穿始终，其个中要义，至今多有论述，实为中医学的精髓，其中辨证论治确立了证的核心地位。无论身患何病，无论有何不适，如要施治，首要辨证，再依证制定治法治则，遂遣方用药，如此构建了中医学不同于西医学以诊病为先的诊疗理念，即病虽有千变万化，而辨证论治始终如一是中医基本特征。传统的中医辨证有八纲辨证、脏腑辨证、六经辨证、卫气营血辨证、三焦辨证、三因辨证、经络辨证等多种辨证方法，在其发展过程中，极大地丰富中医学辨证论治的内容和精髓。在诊疗的过程中，医者首先要选择适宜的辨证方法，有时还需要多种辨证方法相结合，因此，给医者在临床上进行精准辨证带来了难度，要想实现一致的治疗方法也就变得不可能，治疗效果自然就有了差异。如何找到一种避繁就简，易于操作，并形成共识，甚至与现代自然科技相结合，能够被现有的数理统计所设计挖掘，发现其中规律的辨证方法就尤为重要。证素辨证就是遵循中医的基本理论，综合各种辨证方法的基础上提出的，通过综合统一的一种辨证方法，大大简化了临床辨证，提高临床辨证的准确度。学者李建超等就近年来有关证素及证素辨证的研究做了梳理归纳。

证素基本概念的提出、内容、特征及发展

1. 证素及证素辨证的提出及内容 早在1984年朱文锋就首先提出建立统一辨证体系的设想。朱文锋指出中医辨证是根据病情表现，在中医学理论指导下，辨别疾病当前证候的性质和部位，根据病位和病性的不同而概括为完整证名的过程。1996年，黄惠勇等再次提出需要结合中医学经典的辨证方法，建立一个相对完整的规范辨证的统一体系，才能真正促进中医学术的发展。到2002年，朱文锋等通过对原有辨证八法的研究，列出辨证八法关系图，分析其中隐含的辨证原理，认识到"辨证"的关键，就是要确定疾病患者就诊当前阶段的病位与病性等辨证要素，这是形成辨证统一新体系的基础。具体提出辨证要素并加以归纳，主要包括共性病位证素19项：心、神（脑）、肺、脾、肝、肾、胃、胆、小肠、大肠、膀胱、胞宫、胸膈（焦）、下焦（少腹）、表、半表半里、经络、肌肤（皮肤、肌肉）、筋骨（关节）。病性证素31项：（外）风、寒、暑、湿、（外）燥、火（热）、痰、饮、水停、虫积、食积、脓、气滞、气闭、血瘀、血热、血寒、气虚、气陷、气不固、气脱、血虚、阴虚、亡阴、阳虚、亡阳、精（髓）亏、津（液）伤、阳浮、阳亢、动（内）风。从而使辨证要素术语统一，概念内涵清楚，理论层次明确，表述严密，对增强辨证的准确性、规范性，提高临床辨证诊断水平，具有重要的意义。2004年朱文锋提出创立以证素为核心的新的辨证体系——"证素辨证"体系。

2. 证素的定义及特征 2005年明确定义"证素"，即辨证的基本要素。证素是通过对证候（症状、体征等病理信息）的辨识，而确定的病位和病性，是构成证名的基本要素。并指出其有八大基本特征①证素是根据证候而辨识的病变本质；②证素主要指辨证所确定的病位和病性；③证素的内容是据中医学理论而确定的；④证素是构成证名的要素；⑤病性证素是对正邪相争的本质概括；⑥证素为具体诊断单元而非分类纲领；⑦证素有一定的组合规则；⑧某些证素间可有重叠涵盖关系。并进一步对病位证素的特征及辨别病性证素的意义和方法加以论述。

3. 证素的发展 证素从概念的提出、证素的内容及特征进行定义以后，得到了中医界认可和迅速的发展。王永炎等提出证素和证素靶位的提取具有重要的意义。从而标志证素及证素辨证被中医药界学者广泛接受并认可。严石林等提出构建新的证素辨证方法，从病位、病因、病性、病势中医证概念的原

创思维出发对辨证要素进行分类，以中医教材已被大家公认的症状体征为准，制定各种证素的判断指标，结合半定量积分的方法，计算证素分值，然后进行证素归类，最后做出证名诊断。

证素与证候要素

证素是由朱文锋提出并定义为辨证的基本要素，包括病位证素和病性证素，具有八大基本特征，并借此创立证素辨证体系。王永炎等则指出证素和证素靶位的提取具有重要的意义。张启明等认为证候要素具有以下 3 方面的特性：组成证候的最小单元；每一证候要素都有不同于其他要素的特异性症状；临床所见的所有证候都可由证候要素组合而成。薄敏敏认为"证素"就是"证候要素"的简称，是证候辨识的病变本质，主要指辨证所确定的病性与病位，除此还有辨证要素，是指确定某一证型或者证素的主要证候，两者存在差别。相反的观点认为证候要素为证候因素，当时共规定了 29 个证候因素，认为可对疾病出现的证候进行简化分解，使用时再实行组合，所有因素均为病性属性，并无位置属性。后来，"证候因素"修改为了"证候要素"，又提出了"证候靶点"的概念（着眼于病位，即证候要素作用的靶点）。梁昊等则认为证素与证候要素，源于同一理论、同一标准，但绝非同一概念。二者在基本定义、病证结合、应证组合 3 方面存在一定分歧。

证素研究常用数字化分析方法

1. 现有证素研究的数理统计方法及研究领域 自引入证素的概念后，对中医学的研究逐步趋向客观化，证素相关的研究也层出不穷，尤其现代计算机辅助的数理统计学研究方法的运用更为广泛，对中医学标准化、规范化、国际化起到积极的作用。有学者提出建立数字化中医药系统，用数字化技术手段完整重现与认识中医药。常用的数字化分析方法主要有贝叶斯网络、双层频权剪叉算法、评定量表法、减权法、粗糙集理论、D-S 证据理论、关联规则、聚类分析、因子分析和复杂网络技术、神经网络、构建有向图数学表达模型。证素研究的范围包括文献、期刊研究，名老中医辨治经验研究，结合现代医学的临床研究 3 个方面。

2. 证素相关的数字化文献研究 通过对期刊文献进行收集整理，结合数据挖掘技术可以对某类疾病的主要症状、相关证素、治则治法、遣方用药进行总结研究，发现其中的规律。陈欣然通过对近 15 年来国内期刊刊载的中医药治疗反流性食管炎的文献进行搜集整理，结合数据挖掘技术对证候要素、证候靶点、症状及遣方用药规律进行分析，常见证型归纳为肝胃不和证、肝胃郁热证、气郁痰阻证、脾胃湿热证、脾虚痰湿证、痰热互结证、气滞血瘀证 7 类。以清热药、化湿药、理气药、温里药、消食药、化痰止咳降逆药为主要用药，得到了瓜蒌、沙参、枳实、蒲公英、丹参等 7 组常见证型的用药配伍；并发现了大血藤和黄芪、升麻和当归、牡丹皮和泽泻 3 组新药对。从常见证型和主要用药规律来看，两者之间并无对应关系。向茗通过对 2004～2014 年间，国内外期刊收载的中医药证治 2 型糖尿病的相关文献进行收集整理，运用频数统计、聚类分析、关联规则等数据挖掘技术发现神疲乏力、头晕、渴欲饮冷是 2 型糖尿病最为常见的症状，脉象主要以细脉为主，舌象主要以舌淡为主。常见的肢体肌肤麻木、舌暗红、脉涩等 6 类证候群。常见的证素，病位主要在肝、肾、脾、心、胃；病性主要是阴虚、气虚、湿、热［火］、阳虚、血虚、痰、气滞、阳亢、血瘀。证素组合规律为①肾、气虚、阳虚、血虚；②阴虚、热；③肝，心，阳亢；④胃，气滞；⑤脾、湿、痰；⑥血瘀。常见的红花、桃仁、赤芍、川芎、当归、鸡血藤、柴胡、枳壳、郁金、白术等 6 组药物群；发现黄芪与倦怠乏力等的多组药症关系。

3. 基于数据挖掘对专病专治及名老中医用药规律进行证素研究 基于数据挖掘对专病中医证治规律的研究及名老中医对专病用药规律进行研究，使辨证变得简单、规范、标准、可重复性强，发现不同时期疾病中医证型特点与规律，发现相应的治疗规则及用药规律。

杜建超对 325 例符合标准的冠心病不稳定型心绞痛患者证素及用药规律利用 Excel 及 liquorice 软件

进行数据挖分析，发现冠心病不稳定型心绞痛的证素以血瘀、气虚、痰浊、阴虚最为常见，证素常相互组合发病；治疗以补气、活血、祛痰、养阴为主，随证佐以理气、温阳、清热、利水等法。李金洋等通过对王行宽 267 份治胸痹心痛医案，运用 Weka 3.6 软件对证候、证素、病机、治法、药味等进行描述性统计，采用 Apriori 算法对主要病机→治法进行关联规则分析。发现证候包括胸闷（痛）、心悸、气短、舌淡（黯）红等；证素辨证以肝、心为主，尚有血瘀、痰、气郁、热等；病机关键为肝心失调，包括肝木失疏、心络瘀阻等；治疗原则为肝心同治，治"肝"以疏肝木为主，治"心"包括通络、化痰瘀、宁心、益气营等；主要病机与治法的关联置信度均≥0.50，其中肝心失调与肝心并治关联置信度为0.71，用药讲究通补兼施，"通"予丹参、薤白、三七、柴胡等，"补"予白参、麦冬、白芍、茯神、炙远志等。揭示其治疗胸痹心痛"心痛治肝、肝心同治、通补兼施"的临症辨治精髓。

舌象与证素关系的研究

舌象主要有舌色、舌形、舌的部位几个内容。有关舌象与证素关系的研究的文献共收集到 28 篇，其中 27 篇均来源于戴芳、唐亚平等领导的同一研究团队，约占文献资料的 96.4%。该研究团队主要研究了淡白舌、淡红舌、红舌、青舌、紫舌、胖大舌、裂纹舌与病位、病性证素之间的关系；黄苔、白苔、腻苔、薄苔、剥落苔、燥苔与病位、病性证素的关系；还研究了舌尖与脏腑之间的关系；阴虚、血瘀以及肺与证素的关系。

1. 舌色及舌形与证素之间的关系研究　淡白舌与病位证素脾、肾的关系较为密切，与病性证素阳虚、血虚、气虚的关系最为密切，与湿之间亦有一定的密切关系。淡红舌与病位证素脾、胃、肝、肾的关系较为密切，与病性证素气虚、气滞、湿、痰的关系较为密切。红舌与病位证素肝的关系较为密切，与病性证素热、阴虚关系密切。青舌与病位证素心、脾关系密切，与病性证素血瘀、寒、气滞关系较为密切。紫舌与病位证素心、肝、肺的关系较为密切，与病性证素血瘀、气滞的关系最为密切。胖大舌与病位证素脾、肾的关系最为密切，与病性证素阳虚、水停的关系较为密切。裂纹舌与病性证素阴虚、热的关系较为密切，与湿、血虚及气虚也有一定的相关性。

2. 舌苔与证素之间的关系研究　腻苔与病位证素脾、肺、肝、胃等病位证素的关系较为密切，其中与脾、肺的关系尤为密切，与病性证素湿、痰、热的关系较为密切，其中与湿、痰的关系尤为密切。白苔与病位证素脾、肾的关系较为密切，与病性证素阳虚、寒的关系较为密切，同时与湿、痰、气虚等病性证素也具有一定的相关性。黄苔与病位证素肝、肺、胃的关系较为密切，与病性证素热的关系最为密切，与湿、痰、阴虚也有较为密切的关系。薄苔与病位证素肝、脾、肾、表的关系较为密切，与里证的密切关系值得注意。剥落苔与病位证素肝、肾、肺、胃有较为密切的关系，与病性证素阴虚的关系最为密切，与气虚、血虚也有较为密切的关系。燥苔与病性证素热、阴虚及津（液）伤的关系最为密切，与湿、痰、血瘀等亦有一定的关系。

3. 舌象与证素相关的其他研究　舌尖与病位证素心、肺的关系较为密切，舌尖主心肺的理论有一定的实际临床意义。瘀斑瘀点舌、紫舌对血瘀诊断的意义很大，但在血瘀病例中出现频率并不高。阴虚与红舌、黄苔的关系最为密切，与剥落苔、燥苔也有较为密切的关系。肺与黄苔、红舌及腻苔的关系较为密切。朱镇华等运用双层频权剪叉法对常见舌象研究其诊断权值：舌有斑点对于血瘀 25.59，舌紫黯对于血瘀 24.48，舌苔腻对于湿 23.61、对于痰 18.77，舌淡对于血虚 19.29，舌苔黄对于热 18.96，舌赤对于热 17.85，均具很高的诊断价值，苔黄对于湿的诊断权值有 13.04，舌赤对于湿的诊断权值有 12.05。值得注意的是，所有的有关舌象与证素关系的研究均有朱文锋的参与，说明其证素学说对中医重要证候舌象诊断学发展的影响，所有研究不仅证实了原有中医诊断学舌象与对临床诊断的指导价值及契合度，也发现了一些原有中医诊断学中没有的信息，如舌象与病位证素之间的关系，舌象与湿、痰、阴虚之间密切的关系等，都对舌象诊断学发展及临床有很强的指导意义。

证素相关实验研究

有关证素实验研究的文献较少，明荷研究胸痹心血瘀阻证大鼠的证素特征，发现心血瘀阻证组心电图 J 点位移变化，心肌组织经 HBFP 特殊染色后心血瘀阻证组心肌细胞大面积呈深红色改变，并有炎细胞浸润，心血瘀阻证组有 N0 的降低，ET 明显增高，心血瘀阻证组血液流变学全血黏度的高切、中切、低切、血浆黏度各项指标显著性升高。揭示心血瘀阻证的病位证素为心脉，病性证素为血瘀，既有全身血瘀的表现，也有心脏本身心肌细胞缺血缺氧的病理改变。

李文杰以肿瘤坏死因子（TNF）-a 诱导类风湿关节炎（RA）成纤维样滑膜细胞（MH7A），构建 RA 细胞模型，再用治疗 RA 的经典药物甲氨蝶呤（＜MTX）及盐酸青藤碱（SIN）分别作用于 MH7A 细胞，以 Western blotting 的方法检测不同浓度 MTX 及 SIN 对血瘀标志物血栓素合酶（TxAS）和细胞增殖与迁移标志物 a 辅肌动蛋白-1（ACTNl）表达的影响。结果显示 MTX 及 SIN 均能抑制 TxAS、ACTN1、COX-2 的表达；COX-2、ACTN1 及血瘀生物标志物 TxAS 在 TNF-诱导模型组里的表达均高于对照组；TxAS、ACTN1、COX-2 的表达趋势具有一致性。

并选取 RA 临床常见 3 个中医证型（湿热痹阻、寒湿痹阻、肝肾不足）患者的关节滑膜组织，以 Westernblotting 的方法检测 TxAS、ACTN1 蛋白在 RA 不同证型滑膜中表达的差异。结果显示，TxAS 和 ACTN1 在寒湿痹阻证和肝肾不足证高表达，且它们的表达趋势一致。

证素的临床研究

自证素概念被引入后，随着对证素及证素辨证的熟识度逐渐增多。关于证素的研究逐渐增多，尤其有关证素的临床研究更是广泛开展，理论性的研究涉及方剂主证，具体的脏腑如脾、肺、肝、肾病、腑病证素研究，痰证、血瘀、气虚、血虚等证素的研究，专科证素研究等。临床研究涉及临床各种疾病，不仅涉及内、外、妇、儿常见病多发病，还广泛涉及诸如鼻咽癌放疗术后、勃起功能障碍、带状疱疹、毒品成瘾强制戒毒及戒毒后、黄褐斑、绝经期后骨质疏松、大骨节病、寻常痤疮、HIV 感染者或携带者等，还有诸如甲型 H1N1 流感等流行病、血流感染性疾病与证素的研究。不仅有咳嗽、偏头痛、腰痛、不寐、失眠等症状证素的研究，更多的是关于某一具体疾病的证素相关研究，还涉及肿瘤、放化疗后、手术后及围手术期的研究。有名老中医治疗专病的证素辨证规律的研究，有涉及现代化检测指标的有关疾病与证素的研究、微观证素辨证研究。还有中医体质、中医健康管理、生活质量与证素相关的研究。还有很多地方区域性的研究，涉及地域包括福州、广东、山西、新疆、长沙甚至台湾等地区。

1. 有关名老中医对某病辨治规律的研究　如赵瑞成等以张崇泉治疗缺血性中风恢复期所用单味中药为基础，"以药物测证素"形成不同的证素，进一步采用主成分分析和聚类分析研究证素的组化规律、采用相关分析研究证素组化结果与症状、药物的关系。经过统计分析及张崇泉亲自校正，得到了张崇泉治疗缺血性中风恢复期最常见的气虚血瘀，脾胃虚弱；气虚血瘀，肝风上扰，风邪痹阻；脾肾亏虚，痰瘀阻络；肝肾亏虚，风阳上扰，心神不宁；肝肾亏虚，肝风上扰，瘀血阻络 5 种证型和相应的症状、体征以及用药规律。

2. 常见病与证素关系的研究　如张望之等选取 200 例 2 型糖尿病早期肾损害患者，采用证素辨证方法分析 2 型糖尿病早期肾损害患者中医病位、病性证素分布规律特点。结果发现病位证素权值肾的证素积分最高，其次为脾和经络；实性病性证素主要为痰、血瘀、湿，其比率为痰＞血瘀＞湿。虚性病性证素主要为阴虚、气虚和阳虚，其比率为阴虚＞气虚＞阳虚。证素分布：肾病中阴虚证素积分最高，脾病中气虚证素积分最高，经络证素中血瘀积分最高。故认为肾、脾、经络是 2 型糖尿病早期肾损害的主要病位；本病虚证以阴虚、气虚和阳虚偏重，实证以痰、血瘀、湿偏重；临床多见肾阴虚证、脾气虚证及瘀血阻络证等。

3. 现代检验指标与证素相关性的研究　如石志平等收集212例早期乙型肝炎肝硬化患者四诊信息资料，应用酶联免疫试剂盒（ELISA）分析福州地区早期乙型肝炎肝硬化患者肝纤维化指标层粘连蛋白（LN）、Ⅲ型前胶原（HPC-Ⅲ）、Ⅳ型胶原（COV-Ⅳ）、透明质酸（HA）水平与其病性证素湿、热的关系。结果发现早期乙肝肝硬化湿热证的主要兼夹病位证素在肝、脾，其次为胆、胃、肾。Ⅲ型前胶原（HPC-Ⅲ）含量与湿、热证素积分均呈正相关。故认为湿热是早期乙肝肝硬化的主要病理性质，随着湿热程度的加重及其兼夹病性和病位的变化，其肝纤维化程度也相应加重。又如宋晓龙等认为胸痹心痛病中医病性证素分布与冠状动脉CTA结果之间存在一定相关性。

4. 病原体的微观证素研究　张倩等选择100例符合诊断标准的幽门螺杆菌相关性胃炎患者，根据胃镜报告，统计病性、病位证素出现的频数、频率，病性与病位相结合，得出常见证型。幽门螺杆菌相关性胃炎的病位证素以胃窦最为多见；病性证素主要涉及热、湿、痰瘀、虚、瘀血；常见证型有胃热证、痰瘀阻胃证、湿热蕴胃证、胃虚证、湿困胃证、瘀阻胃络证。通过微观辨证指导临床治疗上应以清热利湿、活血化瘀、化痰散结、健脾益气等为基本大法。

5. 地域性的证素相关研究　如伊凡等对100例酒精性胃炎患者的中医症状、中医证型和证素分布情况进行横断面调查研究发现，新疆维吾尔自治区民族酒精性胃炎患者病性证素主要为阴虚、气虚、阳虚，病位证素主要集中在肝、胆、脾、胃。中医证型排名第一位的是胃阴亏虚证。提示新疆维吾尔自治区民族酒精性胃炎基本病因病机为胃阴亏虚。

对证素及证素辨证的思考

证素及证素辨证体系的引入，不仅使中医诊断变得客观、规范、标准，而且可以实现中医的精准化诊断及治疗，与现代检验指标相结合，还能够应用现代数理统计方法对其进行挖掘研究，探索期分布规律并发现隐含规律，进一步指导临床治疗，提高临床疗效。

从证素的提出到现在，不到20年的时间，证素及证素辨证不仅被人们认可和接受，而且广泛应用于文献研究、名老中医经验研究、各科的各种疾病的临床研究等各个领域，足以见得其真正的价值及生命力。究其原因，证素辨证是对其他原有各种辨证方法的高度概括和总结，并摆脱了原有辨证法受古代哲学思想的圆囿与束缚，不仅很好地体现了中医辨证论治的精髓，还有利于对其进行规范和统一。应用现代数理统计方法加以研究，挖掘并探寻证、治之间内在的联系和规律势在必行。

有关证素和证候要素的概念差异的问题。证素与证候要素究其本质实属一类，与其说是学术争鸣，不如说是不同流派各自提法不一而已。证候要素实为证候因素，均为病性属性，并无位置属性。为了补充病位属性的缺乏，又提出了"证候靶点"的概念。综合两点，体现病性属性的证候要素＋病位属性的证候靶点，即等于囊括病性和病位属性的证素的内容。因此，为了便于理解和掌握，有必要对其概念进行统一规定。

对于证素研究的数理统计方法的思考。目前应用于证素研究的数理统计方法各种各样，各有优劣，对其统计方法的选择多由研究者对统计方法的掌握熟练情况来决定的，并非都切合，因此有必要对各种统计方法进行筛选，选择一种统一的、适合的证素研究数据处理方法，甚至有必要创建一种新的数据统计方法。

68　证素辨证体系的创新性

证素辨证为近年朱文锋教授提出并倡导的辨证新体系。自 2000 年以来，朱文锋已经接连发表相关论文十多篇，表述了证素辨证新体系的概念、理论框架、科学意义等；并于 2008 年在人民卫生出版社出版了专著《证素辨证学》，对证素辨证新体系做出系统的阐述。现在证素辨证新体系已被不少中医同道者认同，也从不同的方面对其进行了探讨。学者李奕等在中国知网数据库以"证素辨证"为主题，先以"智能检索"方式进行检索，共检出相关文献 11 159 篇；后以"题名/关键词/摘要"为检索方式进行检索，共检出 2011～2022 年相关文献 2 098 篇，其主题涉及证素辨证的多个方面，以将证素辨证运用到临床具体疾病的诊断分析者为多。近年来，数版《中医诊断学》教材亦采纳其核心内容，先入附录，后进正文，影响可谓广矣。而证素辨证新体系之创新性、独创性、原创性究竟体现在何处，李奕拟就此问题进行了探讨。

证素概念

1. 形式逻辑下定义的方法　为了明晰探讨证素辨证新体系的创新性，首先要明确证素的概念，《形式逻辑原理》中载"下定义是揭示概念的内涵，从而认识事物的特有属性的方法"。下定义的方法有多种，用得较多的是属加种差的定义。有关证素概念的数十篇文献中，对证素下的定义也多采用属加种差的方法，运用此法首先要找出包含被定义对象的一个较大的事物类，即找出被定义对象的属，然后以种差对这属加以限定，而揭示被定义对象的特殊性。

2. 两种证素定义　以属划分各证素定义大致可分为两种，以"本质"为属者，以"诊断"为属者。

以"本质"为属者，朱文锋指出"证素，是通过对证候的辨识而确定的病理本质"；"各种辨证方法与辨证纲领的核心，是辨识和确定证候的本质，即辨别证素"。黄碧群等亦认为"'证素'通过对证候的辨识而确定的病变本质"。王越等总结道："尽管诸家在证素概念的表述上存在差异，但合而观之，其中观点是一致的，即证素是对疾病某一阶段表现于外的证候的本质概括。"此定义用以限定本质的种差是：①通过证候的辨识而确定的；②某一阶段。

以"诊断"为属者，朱文锋在另一文中指出"证素是根据中医学理论而提炼出的具体诊断单元"。王永炎等亦认为"证候要素是对证候病因病机的表述，证候要素靶位则是关于证候要素发生部位的厘定"。此处之"表述""厘定"均可理解为诊断。因其所"表述"的"厘定"是诊断结果，用以限定诊断的种差是：①根据中医学理论而提炼；②对证候病因病机的表述。

两类定义的属虽不同，而两者的种差不仅不相冲突，而且可以相容，可以互换互补，适应此者亦适应彼，互换互补后可从更多方面更加准确地揭示证素的特殊性，所不同者在于属。然即使是属，并无根本冲突，如朱文锋既以诊断为属下定义，又以本质为属下定义。从理论、理想的角度看，诊断的目的就是要诊断出本质，诊断的结果即是对证候本质的揭示。

若两者相比，以"诊断"为属者比以"本质"为属者更趋于合理，可以更加正确、更加贴切地反映证素的特殊性。辨证为诊断过程，而辨识证素是其中的一个环节，从属于诊断。辨证得出证名，是整体诊断，作为其前辨识出的各项证素，宜于分别对病位、病性、病邪等做出分诊断，是组成整体诊断证的素材；若是诊断正确，则可以说是反映了疾病的本质。但是从概率上看，进行诊断就难免误诊，误诊永远消灭不了，而误诊不能反映本质。十全上工，世所罕见，多数医者还是中工，不能十全，所以还是以

"诊断"为属比较妥当。

3. 证素的定义及内容 根据逻辑学属加种差下定义的方法，综合各家研究成果，试为证素下一定义。首先确定属：诊断。再确定种差：①学科限定——根据中医学理论。②对象限定——通过证候的辨识而确定的。③时间限定——某一阶段。④范围限定——分诊断（最小的，或最基本的诊断单元）。⑤目的限定——组成证。

证素是根据中医学理论，通过对证候的辨识，确定疾病某一阶段的关于病位、病性、病邪等最小的分诊断，为组成为证提供素材。证素与证都同属于诊断，且在学科、对象、时间等方面的种差限定都一样，区别只在于分与合。证素是分别对病位、病性、病邪等做出的分诊断，证是将病位、病性、病邪等组合而成的整体诊断。证素概念的创新性就在于将证分解成了更小的诊断单位，以便更深入地理解证，揭示辨证过程，使辨证更具有可操作性。依据证素定义，朱文锋对古今医家所提出的约120项证素概念分析筛选，初步提取出规范的共性证素计50项。

属于病位的证素有1项：心、神（脑）、肝、脾、肺、肾、胃、小肠、大肠、胆、胞宫、膀胱、胸膈（上焦）、下焦（少腹）、表、半表半里、肌肤（皮肤、肌肉）、筋骨（关节）、经络。属于病性的证素有31项：（外）风、湿、暑、（外）燥、寒、火（热）、饮、痰、水停、食积、虫积、脓、毒、气闭、气滞、血热、血寒、血瘀、气虚、气不固、气脱、气陷、血虚、阴虚、亡阴、阳虚、亡阳、津（液）伤、精（髓）亏、阳浮、阳亢。待定或暂作特殊者9项：动（内）风、怒、悲、喜、忧思、惊恐、气逆、结石、燥屎。

证素辨证体系的创新性

1. 证素辨证体系的创新要点 关于证素辨证之创新性、独创性，目前似乎已经成为共识，不仅提倡者朱文锋本人一直表示证素辨证体系为其"构建""创立"的"新体系"，而且其他学者对此亦认可。例如路志正评《证素辨证学》时说："《证素辨证学》一书，据中医先辈之思想，独创证素辨证体系，思路新颖。"吴承玉认为，证素辨证学"揭示了辨证的普遍规律，实现了辨证的原创思维，是中医辨证史上巨大的创新与重大发明，是辨证史上的里程碑"。梁昊等学者也认为"证素辨证开创了中医诊断学研究的新领域，是辨证方法的一次创新"。黄碧群等同道亦认为，证素辨证新体系是"经过32年的深入研究"而"创立"的。其他众多相关文献的作者，或论证了证素的内容，或论述了证素辨证新体系的意义，或指出了证素辨证的优势，或论证了证素与西医检测指标的关系等，均可视为不同程度地认可了证素辨证的创新性。

朱文锋说："证素辨证体系所确立的辨证思维模式，就是根据症状等临床信息而识别证素，然后由证素组合而作出证名诊断。辨证思维的基本原则是以症为据，从症辨证。证候→证素→证名，3个认识环节，思维层次分明。"在《证素辨证新体系的内容及科学意义》中说："根据证候，辨别证素，由证素组合为证名，这就是新的'证素辨证'体系。"朱文锋在其著作《证素辨证学》之"证素诊疗应用举例"一节中，列举了16则由其团队研制的计算机"中医（辅助）诊疗系统"，按证素辨证新体系辨证诊疗病例。如某患者头晕5年、心悸半年，症见头痛、头重脚轻感、腰膝酸软、胸闷、下肢冷甚、夜尿多、尿清长、睡眠不实、夜尿多、头汗出、咽干、面色赤、舌红胖、脉弦、尺脉弱，辨证要素为肾、阳虚、阳浮，证名为肾阳虚浮证；又一患者症见急躁易怒、偏头痛、烦躁发热、失眠、口渴引饮、口苦、尿黄短、大便干结、面色赤、脉弦数、舌赤、舌苔微黄，辨证要素为热、肝，证名为肝火炽盛证。由此可看出证素辨证的要点，即在"症状"与"证名"之间插入了"辨证要素"的识别；如果抽去证素识别过程，则与中医辨证、中医医案并无实质性的区别。证素的插入正是体现了证素辨证新体系将证分为病位、病性两类证素，分别加以识别，然后由证素组合而做出证名诊断的学术主张。

2. 对证素辨证新体系之创新性的评述

（1）证素辨证新体系与相关文献的对比：复习中医学文献，不难发现，古代及近现代医家已经有类似证素辨证的论述，及类似或者相同的辨证过程，如明代医家楼英在《医学纲目》中云："故诊病者，必先分别血气、表里、上下、脏腑之分野，以知受病之所在；次察所病虚实寒热之邪，以治之。"主张诊病先别病位，次察所病之邪。而其言"受病之所在"，与"病位"不过是近义词的关系，"所病之邪"亦是"病性"之组成部分，只是未能将"虚实、寒热之邪"概括为病性，而明确地提出病位、病性二词。类似还有清代的医家江涵暾，在其著《笔花医镜·例论》中云："盖病总由脏腑，总不外虚实寒热，审知其为何脏何腑之虚症实症、寒症热症，而联其病类以集之，则药归同路，疗一病可，疗千万病亦无不可。"其"审知其为何脏何腑之虚症、实症、寒症、热症，而联其病类以集之"近于病位与病性结合而构成证名。在中医临床实践中，部分临床人员尚未明确认识到"证候→证素→证名"3个环节，但是若欲进行正确辨证，会自觉或不自觉地按此3个环节进行，例如当代中医临床名家焦树德在其著作《从病例谈辨证论治》一书中自述对一眩晕患者的辨证过程："诸风掉眩，皆属于肝，症见头晕久久不愈，知病在肝。观其面黄，脉细易急躁，知为血虚阳旺，肝风上扰……四诊合参，诊为血虚肝旺。"此案先依"头晕"按《黄帝内经》理论辨识病位在"肝"，后据"面黄，脉细"辨识病性为"血虚"，然后加以合参而形成证名——"血虚肝旺证"。此案之辨证与证素辨证过程并无二致，只是没有明确提出"病位"与"病性"的概念。

而方药中教授在朱文锋之前对此类辨证方法已经明确地运用，在其1979年出版的著作《辨证论治研究七讲》中先于朱文锋提出了先"定位"，后"定性"，再"合参"的辨证方法，主张"脏腑经络定位；阴阳、血气、虚实、表里、风、火、燥、湿、毒定性；定位与定性合参"，并有数则示范病例，以彰其论。

由上可见，基于3个认识环节的证素辨证过程在中医临床实践已经存在的事实，而非"新体系""新方法"。对这已"存在"并"应用"的证素辨证，只能解析、发现、揭示、总结，而不能再"独创""创建""确立"。因此，对"证素辨证新体系"的提出就不宜再称为"实现了辨证的原创思维，是中医辨证史上巨大的创新与重大发明，是辨证史上的里程碑"等。

（2）证素辨证新体系的创新性在于确立了证素概念：朱文锋的创新性不在于独创了证素辨证新体系，而是在提出的"病位""病性"的基础上又进了一步明确提出了"证素"的概念。历史上各位医家虽然提出了若干辨证要素，如明代楼英所列之"血气表里上下脏腑""虚实寒热"，清代程钟龄在《医学心悟·内伤外感病十九字》中提出的风、寒、暑、湿、燥、火、喜、怒、忧、思、悲、恐、惊、阳虚、阴虚、伤食及20世纪秦伯未提出的辨证十四纲要"风、寒、暑、湿、燥、火、疫、痰、食、虫、精、神、气、血"等，但是以上种种只是初步罗列内容，未能进行分类整理、抽象概括，因此头绪不清，不得要领，缺乏可操作性。方药中在以上各位医家基础上进了一步，将其以上所列之各种辨证要素进行分类、抽象，分别概括为"病位"与"病性"，使得对"病位""病性"的认识更为抽象化，不再拘泥于"血、气、表、里、上、下、脏、腑""虚、实、寒、热""风、寒、暑、湿、燥、火、疫、痰、食、虫"等这些具体病位与病性。此种基于医理的高度概括有助于跳出、摆脱具体表达的证素用语的桎梏，在更高层次上认识证及其用语，如在"病性"的概念下，不充、弱、衰、不养、失养、亏、耗、虚、损、竭等都可表"虚"这一病性。而朱文锋又进一步将"病位"与"病性"合而概括为"证素"。在证素的概念之下，不论"病位"之心、肝、脾、肺、肾、胃、胆、小肠、大肠、精室、胞宫、表、里、半表半里、经络、肌肤，或"病性"之寒、热、燥、痰、湿、风、火、毒、虫、积、气虚、血虚、血热、血寒、阳亢、阳浮等，都是根据中医学理论而提炼出的具体诊断单元。而具有综合概括性质的证则是由这些具体诊断单元所组成，证名则是由数个具体诊断单元的用语根据一定规则的顺序组合而成。例如前面所举《证素辨证学》，其证是由两个辨证要素——病性"热"和病位"肝"组成，证名则是按先"病位"、后"病性"的规则，以表达病位的用语"肝"和表达病性用语的"火炽盛"组成为"肝火炽盛"之证名。正因为通过概括抽象确定了证素的概念，才能从更高的层次看待具体的病性用语，才能用"肝火炽盛"作为"肝热证"的证名，因"热"与"火"虽然具体用语不一致，但是都可以表达同一病性，而"肝火炽盛"更合于中医学表达证名的习惯，故被采用。因此，有理由将证素插在证候与证名之间，明确区分确立"分析证候→确定证素→构成证名"的3个认识环节,从而将"证素"这一从证中分解出的诊断分概念确认为辨证体系中承前启后的重要的一环,如此才能比方药中更深刻、更明晰地表述解析辨证的分合过程与证名的生成过程,从更高理论的高度来说明、揭示辨证的普遍规律。

(3)确立证素概念的意义:证素概念的确立有利于明确认识证素,自觉运用证素辨证,从证素角度认识疾病、分析疾病。自此以后出现了一批从证素角度研究病症的论文,如《冠心病"痰瘀"证素特征的临床研究》《冠心病患者的证素辨证与中医体质的关系初探》《高血压病中医证素分布与组合特征研究》等,众多的此类研究拓展出中医学临床研究的新领域。故证素概念为研究病症提供了一新视角,以更方便、更深入、更全面认识病症。由于在症候与证名之间插入证素,明确了由"症"到"证"的中介过渡环节,故更有利于理解中医学辨证过程,犹如给汉字加了拼音而更容易理解字音的形成。此外,证素概念的提出还有助于中医辨证教学,提高学生辨证分析的能力,这在中医教学实践中已初见成效,并将继续发挥更大的积极作用。

朱文锋在证素方面的创新性不在于构建了证素辨证新体系,而在于在各位先贤研究辨证论治的基础上首次明确了"证素"的概念,并从此入手,阐明了证素辨证体系的逻辑结构,更为清晰完美地揭示了证素辨证的过程。由于证素概念的明确,还为中医临床研究拓展出了新领域。近几年,以证素相关研究的论文呈指数级增长即是此创新价值的体现。

69 构建主诉——证素诊病辨证体系

中医一直在寻找一种贴合临床诊疗实际、能统一各种辨证方法、对临床普遍适用、过程量化并能全面反映病证特征的理想的诊病辨证方法。郭振球提出的"主诉辨治法"和朱文锋创立的"证素辨证",都是穷毕生心血,集古今大成,是逐渐靠近理想诊病辨证方法的重要成果,其理论承前启后,发人深省。前者侧重从临床信息的主次、贡献度研究辨证,后者侧重从疾病本质的概括研究辨证;前者注重于现象的辨识,后者注重本质的抽象,前者特色在于着重辨证过程的前期阶段,后者着重于辨证过程的后期阶段。在继承前贤学术思想的基础上,将二者有机地结合,必将相得益彰,为临床提供更为高效、便捷、规范的辨证思路,为中医人工智能诊疗、中医精准诊疗提供有益探索。学者刘旺华等对构建"主诉-证素"诊病辨证体系的思路做了探讨。

主诉辨治法和证素辨证的特点及结合的优势互补

"主诉辨治法"是郭振球多年临床经验的总结,其基本内容为抓住主诉,开展有序的望、闻、问、切四诊,以外揣法、整体观、病传论为三大原则,推进询问病史、探讨病因、落实病位、阐明病机、分清病性、详悉病势、确定证名、依证立法、按法制方、验证疗效 10 个步骤。"证素辨证"是朱文锋在总结前人辨证规律的基础上,通过全面收集整理和规范临床常见证候和证素,制定"常见症计量诊病"和"常见症计量辨证"量表,确定病位证素与病性证素,再由证素灵活组成规范证名,从而形成"证候证素-证名"的三阶双网辨证结构。

"主诉辨治法"和"证素辨证"均为当代辨证学研究的重要成果。前者紧紧抓住主诉,以主症为主线展开诊查,符合临床思维和实际,广为临床医师潜移默化地使用,但目前其具体内容欠详实,理论体系不够丰满,过程也缺乏量化。后者理论体系比较完善,能覆盖多种辨证方法,行业认可度高,有较详实的量化过程,不过在从证候到证素的过程中,虽然大的方向体现了据症辨证,但没有对症状进行以主症为纲的队列式梳理,未能紧紧贴合临床思维,临床普及率不高。

由此可见,二者是从不同层次和角度对中医诊病辨证方法的有益探索,各有所长,具有极强的互补性,为了实现诊断效率的最大化,有必要进行有机整合。即用围绕主诉主症诊查的临床思维,引导"证素辨证";用"证素辨证"较详实的理论体系和量化的诊断过程来贯彻"主诉辨治法",从而形成"主诉-病候-病名"和"主诉-证候-证素-证名"的"主诉证素"诊病辨证基本框架。如此一来,即可在相当程度上实现临床诊断思维与计量诊断的融合。

主诉——证素诊病辨证基本框架

"主诉辨治法"和"证素辨证"有机整合后,基本框架已明确,但其具体过程仍有一些尚待丰富和完善之处:①主症的定义及其诊病辨证路径有待明晰。郭振球虽然创见性地提出了"主诉辨治法",也进行了高度概括性的说明,但作为关键词的主症,未予明确定义。同时围绕主诉主症如何"推进询问病史"及如何进一步诊查实现诊病辨证,仍有待明晰。②在从主诉主症到病名或证素的过程中,症状间复杂关系对诊断贡献度的影响不容忽视。既往包括"证素辨证"在内的各种计量诊病辨证方法,在从症到病或证素/证的诊断过程中,都是简单地采取将相关症状对某病或证素/证的贡献度进行 $1+1=2$ 的累加，显然忽视了症与症之间错综复杂的内在关系，不能完整全面地反映据症诊病辨证的内涵。③在从证素到证名的应证组合中的一些问题也亟待解决。主要包括证素组合与证之间的等价性、证素组合的多样性与证的唯一性等问题。以上问题的解决是"主诉-证素"诊病辨证由基本框架到完整体系的必经之路，基于以上不足之处，对"主诉-证素"诊病辨证体系的构建提出几点思路。

构建主诉——证素诊病辨证体系的思路

1. 明晰主症含义及基于主诉的诊病辨证路径 对于主症的含义，不同医家和学者都有各自的认识，有待统一。如朱文锋认为，主症为某疾病或证素的主要表现，常为患者就诊的主要痛苦；欧阳锜认为，具有某些特点，可作为诊病辨证的线索，在证的纲目结构中占据主要位置的症状，称为主症。为了适应"主诉-证素"诊病辨证体系，约定主诉症即为主症。主诉症是患者就诊时最感痛苦的症状或体征，把主症定义为主诉症，既是对疾病关键线索的重视，也是对患者主要诉求的尊重，界定清楚，可操作性强。在明确主症的定义后，应对临床常见主症进行统计筛选，建立"常见主症数据库"，这是今后构建"主诉-证素"诊病辨证体系的一项基础工作。

中医认为，"有诸内者，必形诸外"，即人体是一个有机的整体，脏腑与肢体是内外相应的，疾病变化的病理本质虽藏之于"内"，但必有一定的症状反映于"外"（当然，特殊情况有"信息延后"或"信息干扰、失真"等，但主要的是"对应"，即有诸内必形诸外，如太阳伤寒表实证的"或已发热，或未发热，必恶寒"）。根据这一基本原理，临床医师往往采用司外揣内的方法，遵循从现象到本质的认识规律，通过诊查患者的症状，以推测内在的病理变化。

主症是表现于外的现象，是疾病本质的反映，是认识病证的线索和向导。围绕主症的诊病辨证路径可按如下几步进行：第一步，依据影响患者生活质量的症状、患者自我感受及诉求确定主症，作为诊断的主要线索；第二步，对主症进行纵向挖掘，即明确主症的部位、性质、程度、出现与持续时间、加重和缓解的因素、演变过程等，可以概括为"抓住主症问深全"；第三步，围绕主症展开横向挖掘，包括与之相关的伴随症状、全身症状等，即"相关症状紧相连"；第四步是四诊合参，并借助现代辅助检查手段将微观表现与宏观症征创新关联，全面了解病情，完善诊查资料，为病位、病性证素的辨别提供依据；第五步是综合、整理、分析病情资料，并根据相关"病""证"的不同特点，作出正确的诊断和鉴别诊断。这便是主症诊病辨证路径。如主症为头痛，首先应当详细询问头痛的病程、具体部位、疼痛性质、剧烈程度、每次持续的时间、诱发及缓解因素等；其次应了解头痛的伴随症状，如有无恶寒发热、项背强痛及头晕目眩、耳鸣耳聋、目赤肿痛、肢麻乏力、胸满闷、恶心呕吐等；再次是询问全身的表现，如有无汗出、睡眠、饮食口味、二便等情况；然后望舌、切脉，并根据需要，进行必要的检查，如测量体温、血压、查血常规、脑脊液、颅脑 MRI、CT 等；最后综合分析病情资料，确定诊断。对上述建立起的临床常见主症数据库中的主症，则可逐一建立其诊病辨证路径，构建"常见主症诊病辨证路径数据库"，这项工作为中医诊断规范化提供了新的课题。

2. 明晰症状分类及症状组合对诊断贡献度的影响

（1）症状按诊断贡献度分类：要研究症与病证之间复杂的关系，首先需对症状进行分类。疾病可表现出各种不同属性的症状，而不同属性症状具有不同诊病辨证意义，症状对不同疾病或证素的诊断意义，取决于其在相应疾病或证素中所具有的性质。基于此，《证素辨证学》将临床上的症分成必有症、特征（异）症、主症、常见症或（偶）见症、一般症和否定症，共7种，并进行了简要定义。这种分类方法兼顾了症状的诊病辨证贡献度和发生频率，是症状分类学中不可多得的范式。但七分法也有过细、相当部分难免重叠和不便于具体症状属性界定等疏漏。因此，不妨直接将症状按诊病辨证贡献度分成特征症、一般症和否定症，共3类。为避免与以往概念混淆，需要进行重新定义。在此，我们约定：特征症为对某病或证素具有较高正向诊断意义的症，其特异性较强，贡献度大。如口中吐蛔与蛔厥证，胁下硬质肿块与肝积，肺部痨虫与肺痨。一般症为对某病或证素具有一般正向诊断意义的症，既非必备，又非特异，既无决定作用，也无否定意义，贡献度小。如咳痰、胸闷之于肺癌，不欲饮食之于表证。否定症为对某病或证素能起到负向或否定诊断的症，贡献度为负；从另一个角度看，否定症对某些病或证素即是特征症，其以否定症身份出现多是在与其他症不协调或矛盾的情况下，如一派表寒之象若见咽喉红肿疼痛，提示已化热入里，已非单纯表寒之证。值得一提的是，作为患者就诊时主要痛苦的主症，既可能是特征症，也可能是一般症。如主症为头痛，对于头痛病是特征症，而对于感冒则属一般症，则需逐一明晰其在不同病证诊断中的贡献度。

（2）症对、症队的概念及其诊病辨证意义：症状是疾病病理本质的外在反映。由于疾病的病理常涉及许多环节，形如病态链（有时甚至是环形或网络状的），各病理环节间的关联程度不同可导致各症状在部位、性质、时间等方面常有联系，而那些内在联系紧密者，即形成了症对，进而组成症队。在此，我们约定：症对是指同一病程阶段出现的具有内在联系的一对症状或体征，如"夜热"与"早凉"组成"夜热早凉"症对，"饥饿"与"不欲食"组成"饥不欲食"症对；症队是指同一病程阶段出现的具有内在联系的3个及3个以上症状或体征的组合，常见症队组合方式：多个症状、多个症对、一个或多个症对与一个或多个症状。如"腹痛、里急后重、下痢赤白脓血"症队，"潮热、盗汗、五心烦热、舌红少苔、脉细数"症队。症对和症队可揭示症状间的复杂关系，反映病证病理本质，对于病证诊断指向性明确，这是绝大多数单一症状所不能替代的。如"夜热早凉"是"夜热"与"早凉"组成的症对，体现了温病后期温邪内伏、气阴耗伤、阳气不足之象，单纯的"夜热"或"早凉"均无此内涵。因此，只有"夜热"与"早凉"组成症对时，才可作为温病邪热内伏证的关键诊断依据；同样，只有"腹痛、里急后重、下痢赤白脓血"症队才能全面地体现气血邪毒凝滞肠腑脂膜、气滞血阻、传导失司、腑气不通、脉络受损的基本病机，作为痢疾的诊断。

既往各种计量诊病辨证方法，关于相关症状对某病或证素的贡献度都是采取简单累加的方式，忽视了症与症之间错综复杂的内在关系。症对和症队概念的提出，则是积极面对这一问题，并向解决这一问题迈出的第一步。症对、症队能揭示症状间的复杂关系，有助于病证的诊断，完全可以作为联结主症与病或证素之间的桥梁。引入症对、症队概念，并建立"围绕主症的症对及症队数据库"，也是构建"主诉-证素"诊病辨证体系的基础工作。

（3）症对、症队诊病辨证贡献度的增益、叠加和减损：在确定了症对和症队在主诉诊病辨证过程中的桥梁作用后，就不得不涉及症对、症队的诊病辨证贡献度。症对、症队既然是为了揭示症状间复杂关系而提出，那么在计算其诊病辨证贡献度时，就必须注意组合元素之间是叠加关系（1+1=2）、增益关系（1+1>2），还是减损关系（1+1<2），而不能再是以往统一的1+1=2的叠加模式。若以主症为纲将上述特征症、一般症、否定症进行组合、复合，就可能出现以下情况：主症＋……＋特征症（增益，甚至确诊）；主症＋……＋一般症（叠加）；主症＋……＋否定症（减损，甚至排除）。

增益：主症＋……＋特征症。如以咳嗽为主症的患者，若发现肺部有痨虫，基本确诊为肺痨；若咯腥臭脓血痰，多为肺痈；若肺部有癌性肿块，基本定为肺癌；若咳时喉间哮鸣有声，基本定为哮病。辨证亦然：若咳嗽病患者出现恶寒发热，基本考虑外感咳嗽诸证，若还有咽喉红肿疼痛，基本定为风热犯肺证。可见，这些特征症的出现，不再是原有基础上简单的数值相加，而是有明显的增益效果，部分甚至可凭此直接确诊。

叠加：主症＋……＋一般症。同样以咳嗽为主症的患者，如凭肺部癌性肿块基本定为肺癌后，若再加咳痰、胸闷等一般症，则采取在贡献度赋低值的同时，进行简单叠加，作为佐证。辨证亦然：在基本定为咳嗽病风热犯肺证，再加头身疼痛、不欲饮食等一般症，只能简单叠加，作为佐证。

减损：主症＋……＋否定症。同样以咳嗽为主症的患者，伴咯血、潮热、盗汗及形体消瘦，似乎诊断肺痨的五大症都具备了，若发现肺部有癌性肿块，则减损甚至排除了肺痨的诊断。辨证亦然：若咳嗽病出现恶寒发热，基本排除内伤咳嗽诸证，若有咽喉红肿，排除或不再是单纯的风寒袭肺证。

通过对症对、症队概念的严格定义及其诊断贡献度的准确计算，便可引进症对、症队，形成全面反映病证特征的"主症-症对-症队-病"和"主症-症对-症队-证素-证名"的主诉诊病辨证路径，为中医人工智能诊疗系统的构建奠定基础。但症状组合对病和证素诊断贡献度的具体计算方法和规则还有待进一步研究,在此基础上,建立"常见症状组合计量诊病辨证数据库"也将成为未来攻坚的关键课题。

3. 引进证素对、证素队,完善症-证素对应关系问题　证素,即证的要素,指辨证所要辨别的脾、肾、肝、胃等病位和气虚、血瘀、痰、寒等病性,每一证素都有相应的特征性证候,证素间有一定的组合规则和重叠涵盖关系,临床所做的具体证名诊断都是由证素相互组合而构成的。与症对和症队的概念相应,在此我们也约定证素对和证素队的所指:证素对是指同一病程阶段出现的具有内在联系的一对证素,如证素"湿"与"热"组成"湿热"证素对;证素队是指同一病程阶段出现的具有内在联系的3个及3个以上证素的组合。如证素"寒""热"或证素对"寒热错杂"与证素"胃"组成"胃寒热错杂"证素队。

之所以引进证素对、证素队,是因为二者可解决应证组合中的一些问题。其一,解决证素组合与证之间的等价性问题。如诊断得出既有证素"湿",又有证素"热",那么,二者加起来就是"湿热证"?显然不一定,如湿热证有"身热不扬"等特征性表现,而单纯的"湿"和"热"均无,若认为湿热证仅是以证素"湿"和"热"的症状相加,难免有失偏颇。但如果在"湿""热"证素的基础上,还有一个"湿热"证素对的诊断标准,而该证素对含有如"身热不扬"等湿热证的特征症,那么,在得出"湿""热"证素后,再与"湿热"证素对进行比对,若符合即可诊断,若不符,则应当进一步诊查,从而实现真正意义上的证素组合与证之间的等价,避免误诊和漏诊。其二,化解证素组合的多样性与证的唯一性之间的矛盾,尤其是对于一些病机复杂、证素较多的证。如对于《伤寒论》中属"胸中有热,胃中有寒"的"黄连汤证",用"证素辨证"可能得出证素"心""胃""寒""热",那么,其常见排列组合有"心热胃寒""胃热心寒"和"心热胃寒热错杂",这3个组合在临床上都可能出现,但当前的证却是唯一的。面对这一矛盾,若能在"心""胃""寒""热"证素的基础上,还有"心热""胃寒""胃热""心寒""寒热错杂"等证素对及"胃寒热错杂"等证素队的诊断标准依前法进行比对,那么,这个问题同样可较好地解决。基于这样的考虑,临床"常见证素对及证素队数据库"的建立也将成为构建完整的"主诉-证素"诊病辨证体系的重要组成部分。

4. 构建起完整的"主诉——证素"诊病辨证体系　上述工作都是构建完整的"主诉-证素"诊病辨证体系的重要环节,而各环节建立起的数据库即是组成该体系的仓库,数据库中的各主症,主症诊病辨证路径,症对、症队及其诊断贡献度,证素对,证素队,即是该体系中储存备选的零部件。我们可在有机整合"主诉辨治法"和"证素辨证"的基础上,通过突出主症和明晰主症定义及其诊病辨证路径,分类症状并引进症对、症队、证素对、证素队,逐步构建起"主症-症对-症队-病名"和"主症-症对-症队证素-证素对-证素队-证名"路径的"主诉-证素"诊病辨证体系(中医人工智能诊疗系统)。具体操作时,先由主诉对应"常见主症数据库"中的主症,然后按照"常见主症诊病辨证路径数据库"中该主症的路径进行有条不紊的诊查;与此同时,根据收集到的病情资料从"围绕主症的症对及症队数据库"中提取出相应症对和症队,再依据"常见症状组合计量诊病辨证数据库"中相应症对、症队对各病和证素的诊断贡献度,留取超过阈值的病名和证素;然后由证素组成证名,若有多种组合方式时,则需从"常见证素对及证素队数据库"中提取可能组成的证素对或证素队,然后将其与收集到的病情资料比对,选取符合的证素对或证素队组成证名,最终确定中医病名、证名诊断。

"主诉-证素"诊病辨证体系在以往"主诉辨治法"和"证素辨证"基础上,既有继承发展,又有突破创新。该体系符合抓住主要矛盾,重视主诉,围绕主诉进行诊察的临床思维,相当程度上统一各种辨证方法,将症状进行分类,引入症对、症队、证素对、证素队的概念,重视症状分类、症状组合与诊断权值的紧密关系,能比较全面地反映病证特征,是对更理想的诊病辨证方法和精准诊断的有益探索。然而,在这一体系之下,也还有诸多具体环节需要一一面对,逐个突破,尤其是症状组合对病和证素诊断贡献度的具体计算方法和规则的制定以及各种数据库的建立,工程浩大,过程繁琐,非能毕其功于一役,离不开大量人力物力的投入,同时需要借助循证医学、流行病学调查、数理统计、计算机等现代科学和技术,方能从中医这一伟大宝库中发掘出真金白银。另外,"主诉-证素"诊病辨证体系对治法选方有更明确具体的指导性,有时甚至是唯一性,故在该体系指导下的"论治"也需进一步完善。

70 证素辨证原理的健康状态辨识

学者李灿东等从证与状态的范畴论述了辨证与状态辨识的关系，从状态要素的内涵明确了状态辨识的主要内容、辨识的结果以及状态辨识的重要意义。

证素与证素辨证的原理

1. 证与证素 证，是中医诊断的一个特有概念，尽管关于证的概念，历代存在争议，但是，现代中医诊断学已经形成共识。证是对疾病某一阶段机体整体反应状态的病理概括。证名是证的名称，是中医学特有的诊断名称；证候是证的外候，指特定证所表现的、具有内在联系的症状、体征等全部证据，是辨证的依据。例如脾气虚证是指脾气不足、运化失职，以食少、腹胀、便溏、气短、乏力、神疲、舌淡、脉虚等为主要表现的一种病理状态。脾气虚是证，也是证名，而食少、腹胀、便溏、气短、乏力、神疲、舌淡、脉虚是脾气虚的证候。而证型是指证的类型，是临床常用而规范的标准证名，一种疾病可以分为几个常见的证型，例如消渴病常见的有肺胃燥热、气阴两虚、肾阴亏虚、阴阳两虚等证型。

证素，是证的要素，指辨证所要辨别的脾、肾、肝、胃等病位和气虚、血瘀、痰、寒等病性，证素是构成证名的基本要素，也是辨证论治的核心和关键。

2. 证素辨证的原理 证素辨证的基本原理是：任何一个证都是由病位、病性等要素构成的，通过对证素的辨识能够把握病理状态的本质。辨证的过程不是依靠个别特异性的精确资料作为判断依据，而是强调从整体上进行分析，因为任何病理信息（症）对于特定的证（或证素）都具有不同的诊断价值，各症状反映的贡献度不同，症和证（证素）之间也不是一对一的简单关系，需要综合多种临床表现才能为辨证提供依据。例如发热对于诊断热证、阴虚可能有肯定意义，而对于诊断寒证可能有否定意义；口渴对诊断热证、津亏、阴虚、燥证有意义。但单凭发热或口渴不能诊断为热证，只有当发热、口渴、面红、大汗等同时出现时才可以诊断为热证。

临床上的证候、证名极其灵活、复杂、多样，并处于动态、演变之中，中医的证候有近千种，中医的证名可能是数千个，但究其本质就是病位、病性的不同，因此，任何病变都可以进行证素的辨别，每个规范的证名都是由证素组合而成的，如脾气虚是由脾、气虚2个证素组成的，脾胃气虚是由脾、胃、气虚3个证素组成的。辨证时只要能准确判断证素，便抓住了病变当前的病理本质，以证素为核心进行辨证，即是用有限的证素统无限的证候与证名，能够执简驭繁地把握复杂、动态的"证"，既可使辨证规范、量化，又能保持思维的灵活性，准确判断各种复杂的病情。

证素是不能再分解的具体诊断单元，根据证素的基本特征，证素必须与整个中医学的理论体系以及治法方药相对应。经过对文献的挖掘、归纳和提炼，目前初步提取出规范的通用证素有53项，包括病位证素心神（脑）、心、肺、脾、肝、肾、胃、胆、小肠、大肠、膀胱、胞宫、精室、胸膈、少腹、表、半表半里、经络、肌肤、筋骨（关节）等20项，病性证素（外）风、寒、暑、湿、燥、火（热）、痰、饮、水停、虫积、食积、脓、气滞、（气）闭、血瘀、血热、血寒、气虚、气陷、气不固、（气）脱、血虚、阴虚、亡阴、阳虚、亡阳、精（髓）亏、津（液）亏、阳浮、阳亢、动风、动血、毒等33项。

辨证与健康状态辨识的关系

1. 证与状态的范畴

（1）证的范畴：证是对特定阶段病理状态的概括，辨证的思维过程，就是在中医学理论的指导下，综合分析四诊采集的各种与疾病相关的信息（症或称状态表征），对机体在特定病理阶段的整体反应状态的病位、病性等证素作出判断，然后形成完整证名。从证本身的定义看，证是一种病理的概念，它不能用于概括未病态和欲病态。

（2）状态的范畴：状态是人的生命过程中，在内外因素的作用下，人体脏腑、经络、气血作出与之相适应的调整而形成的生命态，它是对生命时序连续过程的概括。状态不是一成不变的，是动态变化的，通过辨识可将其分为未病态、欲病态、已病态3种反映整体健康的状态。因此，状态既可反映人的整体健康情况，包括证、体质、生理病理等特点，也可反映局部脏腑的功能状况，如在一定的情况下，人体整体状态是健康的，但某一脏腑的状态却存在"偏"的情况。从这一意义上说，状态的范畴涵盖了证的概念。

2. 辨证与辨状态的关系　辨状态就是对人体阴阳自和过程中态势的判断。无论处于哪一种状态，都可以通过对其外在表征的综合、分析和判断，这些表征也就是辨识人体处于不同状态的重要依据，正如《灵枢·本脏》所云："视其外应，以知其内藏。"阴阳自和是阴阳维持在一定的范围所达到的动态平衡，在这种平衡失调的过程中可以出现欲病和已病状态，证就是对这一过程某一阶段的已病状态的概括，只是其中一点，因此辨证是辨状态的一个组成部分，即辨病理状态，它不能涵盖辨未病态和辨欲病态。但是，对未病态和欲病态的辨识仍可借助辨证的原理和方法。在以往证的研究过程中，我们曾经提出了无证（零证）、前证、显证的概念，实际上是对传统辨证范围的扩大，对应起来即无证（零证）属于未病态，前证属于欲病态，显证属于已病态。

基于证素辨证原理的健康状态辨识

状态辨识是健康认知的落脚点，中医学自张仲景创立辨证论治的体系以来，对健康状态的判断更多地侧重于疾病状态辨识。随着中医学的学术发展和医学模式转变的需要，本领域的研究有三方面的需求显得十分突出：①对于正常状态及疾病前状态的辨识；②状态辨识过程和结果的量化；③处理各种因素间的兼杂、主次、缓急关系。由于状态辨识和辨证的共同性，我们借鉴和应用证素辨证的原理为状态辨识提供依据，即状态是由若干要素构成的，状态表征参数对于特定状态要素的辨识有一定的贡献度，采用合理的算法模型能够提取相应的状态要素。

1. 状态要素　尽管健康是一个复杂的过程，所包含的状态也是多种多样的，但是，无论状态怎么复杂，都可以用状态要素来描述，如程度、部位、性质等，这些要素与证素是统一、不可割裂的，如证素辨证中的病位、病性分别属于状态要素中的部位和性质。同时状态要素又是对证素的继承和发展，它涵盖了证素所未涉及的未病态、欲病态的辨识要素，使健康状态辨识更加完整。

（1）程度：即阴阳自和的功能状态偏离正常的幅度，程度反映了状态好坏的程度、预后及转归。传统中医对程度描述较少，而且程度的标记大多是定性的，如"肥人多痰""瘦人多火"等，这些程度的描述受患者主观感觉及辨治者主观因素的影响。因此，引入数据挖掘及信息处理等现代科学技术对每个表征信息进行整合量化，获得数字化的辨识参数，从状态表征参数、状态要素和状态等不同角度综合考虑，合理分配权值，同时根据实际应用设置诊断阈值，确定程度的轻重。程度要素辨识的意义在于：区分未病、欲病、已病3种状态，通俗地说是"正常不正常"？"要不要紧"？从证的角度看，状态的程度可以分为无证、前证、显证，而显证还可分为轻、中、重3种程度。在证素辨证中，程度的判断的依据就是证素的积分，各证素诊断的确定，以100作为通用阈值。

(2) 部位：是人体状态变化所发生和影响的脏腑、气血、经络、四肢百骸等。在已病态时称为病位，如心、脾、肾等，在未病态及欲病态时部位是反映不同个体（年龄、性别、群体）的生理病理特点、体质偏颇的重要依据，如反映小儿生理特点的"肝常有余，脾常不足"，反映体质偏颇的"五行之人"等。而部位的辨别除特定部位本身反映于外的表征外，还要参考内在因素以及生命活动的规律，如年龄、禀赋与肾关系密切，同时还要参考中医学理论，如火邪容易影响心，湿邪经常侵犯脾和关节以及经络的走向分布等。辨别部位的意义在于了解"是哪里的问题"？这对于状态和演变趋势的判断是很重要的。常见部位除上述病位外，还包括五官、五体等。状态有望成为中西医学融合的切入点，因此，未来状态部位还包括器官、组织等。

(3) 性质：是机体在特定状态发生的内外平衡、阴阳偏颇、邪正斗争的态势和特征，如寒、热、气虚、血虚、气滞、血瘀等。性质是状态辨识的核心和关键，性质的辨别结果，直接关系到干预、调护及治疗方法的确定，对任何状态的辨识都不可缺少，疾病状态的性质即为病性。辨别病性的意义在于判断阴阳偏颇、正气强弱、体质差异、邪气性质等，具体地说有什么生理病理特点、体质类型、疾病的寒热虚实等，即"有什么问题"？"是什么状态"？性质是状态调整、治疗立法的主要依据。未来状态性质还将包括西医的病、病理等。

2. 状态要素辨识　状态要素的辨识主要以健康状态相关的参数或变量即表征参数为依据，通过采集宏观、中观、微观等表征参数来判断特定阶段的程度、部位和性质，借鉴证素辨证的思想及现代数据挖掘和信息处理等手段和方法，对表征参数与状态要素之间的隶属关系进行计量刻画，逐步探索从定性到定量的转变，最终建立宏观、中观、微观三观参数体系，赋予每个参数对相关特定状态要素的诊断贡献度、确定要素的诊断阈值，建立"健康状态辨识量表"，从而判断人体健康状态，能够更加全面客观地反映生命这一系统整体状态变化的时序连续过程。

具体运用时，就是对个体人的每一表征资料，按提示的状态要素分别进行加权求和，确定各状态要素的总权值，然后提取超过诊断阈值的状态要素进行组合，从而构成完整的状态名称。

状态辨识的结果和意义

1. 状态辨识的结果　状态辨识最终是要判断每一个人是处于哪一种状态，有什么风险？辨识的结论包括：一是程度，二是由部位和性质组成的状态名称。从程度上说，可分为"已病""欲病"还是"未病"3种健康态，实际应用时可根据参数的阈值判断人体状态的轻重程度。但是，由于生命的复杂性，临床上往往是几个要素同时存在的，不同要素的程度是不同的，所以需要综合分析，才能作出正确的判断。另一方面，通过表征参数对状态要素的辨识，确定部位和性质，组合成证名或状态名称，如肝郁脾虚证、纯阳之体、痰湿体质等。由于人体健康是一个动态的过程，不同阶段的状态表征参数可能表现不同，因而反映人体内在本质、整体反应性的状态要素，也不是静止不变的，可从状态要素的程度轻重、主次、出现或消退中体现。即从演变中反映趋势，如欲病态与已病态并非截然分开，欲病态可以看作是病之轻者，更多的是提示患病的风险，未病态可以向欲病态转变，通过治疗，已病状态也可以向未病态转变。同时根据状态辨识的结果可以采取干预措施，及时调整，如对痰湿体质的调护可以降低相关疾病如糖尿病、高血压等的患病风险，又如见肝之病，知肝传脾，当先实脾等，这些也说明状态是可以调整的。

2. 状态辨识的意义　辨状态是中医诊断的核心，是辨病和辨证的结合。21 世纪以来，医学模式逐渐从"疾病医学"向"健康医学"转变，随着现代科学的发展，人类对生命的理解不断深入，追求健康的意愿也更加强烈，中医学"治未病"理念日益受到人们重视，但由于传统的"治未病"理论缺乏可操作性平台，限制了其在临床实践中的广泛应用。

状态辨识理论是在总结中医辨证思维规律、分析辨证原理的基础上，为进一步发挥中医整体理论的优势，适应现代医学模式转变提出的。它根据状态表征判断状态要素，随状态要素的变化做出不同阶段不同状态的诊断,它以有限的状态要素统无限的状态表征和状态名称,从不同的轻重、部位、性质的组合中体现个体差异,能够准确地把握复杂、动态的状态,既具有规范性,又不失灵活性。

状态辨识适用于各种群体,无论是已病、欲病还是未病,都能灵活地辨别各种现象。只要掌握了各种表征参数(信息)的获取,就可以判断状态要素的特征和辨别方法。它涵盖了临床各科诸种疾病,各种具体治疗方法及方药的主治功效,如祛痰、解表、健脾等,主要都是针对要素而行。此外,状态辨识还可用于健康维护、早期诊断、临床干预和效果评价。

状态辨识理论是对传统中医辨证思维的继承和发展,完善和丰富了中医的健康理论,顺应了疾病医学向健康医学的医学模式转变,基于证素辨证原理的状态辨识的体系的建立,适应了未来健康医学发展的需要,将会为中医健康理论开辟新的领域。

71 证素辨证原理的微观指标辨证意义

随着西方医学的渗透及科学技术的发展,越来越多的客观化指标被应用于临床与科研当中,不少学者围绕中医证的物质基础、中医证候的规范化与标准化研究等对微观指标的中医内涵进行了广泛的探索。虽然众多学者在不同领域深入研究,形成了百家争鸣的局面,但普遍存在"研究多,整合少""病种多,深入少"、微观指标的中医内涵混淆不清等问题。如何在中医思维指导下,整合已有的中医证现代研究资源,运用现代临床研究方法及信息技术,建立集理论-方法-临床为一体的微观指标临床辨证意义研究是当前亟待解决的难题。

学者李明珠等通过梳理微观指标中医内涵研究发展源流,分析目前研究存在的局限,提出了从理论、方法、临床3个方面建立微观指标临床辨证意义研究的基本框架。指出在整体观念为核心的中医思维指导下,运用证素分类、数据+智慧驱动的实证分析的方法,赋予微观指标中医辨证意义,为推动微观辨证发展及完善状态辨识体系提供了思路。

微观指标的中医内涵研究之源流

在医学上把通过仪器检测的客观化诊断信息称为微观指标,而对微观指标进行中医辨证或者作为辨证参考和补充的过程称为微观辨证。自近代西医传入中国,历经"中西汇通""中医科学化""中体西用"等热潮,中西医结合的基础与临床研究迅速铺开,为微观辨证的扎根萌芽提供了沃土。在20世纪80年代,针对因为证候隐匿性强、早期症状不明显导致难以运用传统辨证的"无证可辨"窘况,罗金才、沈自尹、杨毅玲先后提出了"潜证""隐潜性证""隐证"的概念,这为微观辨证的提出奠定了理论基础。直至1986年,沈自尹基于肾阳虚的本质探究首次提出了"微观辨证""辨证微观化"的设想。伴随着放射影像、分子生物学等技术的发展,人体的微观结构被分析得越来越细微,进一步推进了微观指标的研究进程。不少学者对微观辨证进行了发挥,如蔡辉提出具体疾病结合中医证型的宏观与微观辨证相结合的"专病微观辨证";郭振球认为微观辨证应经历经典辨证、系统辨证、信息化的微观辨证3个历程,助力了微观辨证的发展。到了90年代,中医微观研究蔚然成风,颇具代表性的是,陈可冀等依据血瘀证患者血小板、血液流变学、凝血因子等差异,将血瘀证分为"血瘀证高流变性型"和"血瘀证低流变性型",这种对中医辨证分型及阐释血瘀证发病机制具有积极意义。直至21世纪,解建国编写了我国第一部中医微观辨证专著《中医微观辨证学临证要略》,书中提出辨病与辨证、宏观辨证与微观辨证相结合的体系,使微观指标的中医内涵得到进一步的丰富。新时代背景下,相关学者注重中医学与生物信息学、网络药理学等学科交叉融合,引入人工智能、各组学等先进技术,使相关辨证微观化研究规模盛况空前。

微观指标的中医内涵研究存在的局限

受西方医学的渗透及循证科学的影响,目前微观辨证相关的研究颇丰,虽然科学技术助力了微观指标朝着精细化、客观化发展,但这个过程逐渐暴露了一些问题。

1. 指导思想缺乏整体性 以各组学技术为代表的新兴手段不断被学者吸纳并应用到微观辨证的研究中,然而多数试验局限于单一组学技术的初步分析,缺乏各组学信息整合及相互印证,难以反映思路和技术上的整合性。另一方面，实验、影像等技术更新诚然延展了四诊的范围，机体各结构甚至能被细致拆分到达基因水平，却恐有无穷逐物，以"分"为本的还原分析之嫌疑，现有的研究大多是"病证结合→微观指标"的过程，实质是还原论主导下的研究。可见，以整体观念为主导的中医思维未被重视，指导微观辨证的中医思维尚未得到充分认识。

2. 方法研究缺乏共性 当前，相关微观辨证研究积累的数据颇丰，但大多呈碎片化，相关研究成果缺乏系统整理及归纳。另一方面，无论从病证结合还是从证的角度进行探究微观指标的中医内涵，不同研究者采取的辨证方法不同，或脏腑辨证或卫气营血辨证或气血津液辨证等，辨证方法多样，容易因宏观辨证缺乏共性语言造成挖掘或筛选出的微观指标的中医辨证意义混杂模糊。因此，急需一个共性的分类标准对宏观辨证进行证名规范及内涵统一，从而沟通微观指标与证之间的繁杂关系。

3. 临床应用缺乏实证 就目前研究报道情况来看，众多学者从病证结合的模式进行证本质的研究。如李修阳等运用NMR检测对20例多囊卵巢综合征痰湿证患者和20名健康人的血清样本进行代谢物差异分析，筛选得到乳酸等13种代谢物可能为多囊卵巢综合征痰湿证的潜在生物标志物；付长庚等通过系统评价方法总结冠心病血瘀证相关实验室指标，并经过专家咨询及横断面临床研究，将微观理化指标融入到冠心病血瘀证诊断标准中，这些病证结合或者证本质研究模式下挖掘出的微观指标中医诊断意义无疑局限于专病专证中，约束了微观指标的中医内涵价值。此外，虽然运用了先进的科学技术对微观指标进行检测，却未能进一步实践及反复验证，将研究成果推广于临床应用中。

基于证素辨证原理的微观指标中医辨证意义的探究

李明珠等从指导思想、共性方法、临床研究3个部分勾勒了微观指标中医内涵研究的基本框架。指导思想通过梳理微观辨证发展沿革、现状及局限，以整体观念为核心思想，系统阐释相关中医思维，挖掘其对微观指标中医辨证意义的指导价值。方法研究通过整合以中医微观研究主题的临床文献资源，引入证素分类方法，形成规范的"证素-微观指标"分类体系，建立微观指标与证素的关联规则；另一方面，采用临床调查的方法，基于证素辨证原理，通过"证候表现→证素→微观指标"挖掘微观指标与证素关联，综合专家咨询，计算微观指标对证素的综合诊断权重，并利用机器学习等人工智能技术构建微观辨证的模型。在此基础上，基于真实世界的临床研究，对微观辨证模型进行不断优化校正，实现基于数据+智慧驱动的微观指标中医辨证意义的赋予。

1. 坚持以整体观为中心的中医思想 目前众多研究者基于现代医学研究范式，采用还原分析的方法从疾病、证型开展中医学"实质""微观机制"研究，以期寻找中医微观辨证的突破口。整体观念是中医思维的核心，贯穿于中医诊疗的全过程。其认为人体是个有机整体，结构上相互联系，功能上相互为用，形体与精神共生，内部与外部统一。因此，微观指标的中医辨证意义研究不应只往精细化、客观化发展，还应实现整体化的回归。在整体观念的指导下，通过"整→分→合"的路径，建立在大量临床实验基础上的辨证整体观，不仅保持了中医的特色，而且比中医对整体的认识更客观、更清晰。

2. 构建微观辨证体系的方法探析

（1）以证素辨证原理为共性分类工具：通过分析历代医家辨证思维特点，在总结中医辨证原理和规律的基础上，朱文锋创造性提出可以涵盖诸多辨证实质的辨证方法—证素辨证。证素，即证的基本要素，任何一个证都可以通过对证候辨识进而确定病位和病性这两类证素，从而把握证的病理特点。同时，通过系统研究症状与证素之间的计量关系，明确每一症状对诊断不同证素的贡献度进行赋分，这个"证候-证素-证名"的证素辨证过程不仅规范了证名而且统一了辨证内涵，实现了中医辨证客观化、规范化。无论是宏观的四诊证候信息，还是微观指标，都是疾病发展演变同一状态下不同层面的病理表现。因此，在构建微观辨证体系中，可以引入证素这一工具，基于证素辨证原理，运用证素辨证对异常微观指标进行病位、病性的证素判别及分类。借助证素分类这一共性方法，微观指标的中医内涵得以规范、量化。

（2）基于数据＋智慧驱动的实证分析：随着大数据时代的到来，生物科学得到了蓬勃的发展，数据引领决策已经成为医药卫生领域的特征。目前，以临床流行病学和循证医学为代表的传统临床方法被运用到中医证候特征、衍变规律、证与理化指标关系等研究当中，一定程度上推动了中医证本质研究的发展。然而，以随机对照试验为基石的循证医学存在难以体现中医个性化、整体性、动态性和复杂性特点，故近年来基于大数据的真实世界研究的观察性研究被科研工作者强烈推荐运用到中医现代化研究中。观察性研究基于客观的临床事实，切实记录中医诊疗实际数据。在此基础上，应用人工智能、机器学习等技术，从海量的临床数据中窥视当中关联的规律。此外，经验在决策中的作用不容忽略，故应充分结合专家意见，形成基于真实世界研究，以数据为驱动，专家智慧经验为导向，大数据、人工智能等科技技术为源动力的实证研究模式，为探寻微观指标的中医辨证意义提供实现路径。

当前中医证本质的临床研究被大量报道，这些研究成果是探究微观指标中医辨证内涵的重要证据来源。因此，通过文献研究筛选出高质量的以中医微观研究为主题的临床试验文献，引入证素分类方法，对研究中与微观指标相关的证型进行提取、拆分，并归类到不同的证素。继而将相应的微观指标进行关联、标记、分类，初步形成微观指标与证素关联规则。然而从"微观指标→证素"的诊断过程是复杂非线性、高维多阶的，因此需在专家咨询的基础上，结合临床流行病学调查，探究微观指标对证素诊断的权重及构建微观辨证的模型。最后，基于真实世界的临床大数据，对微观辨证模型进行不断优化、校正，形成以"微观指标-证素-证"为路径的微观辨证体系。

3. 微观指标中医内涵研究的应用价值

（1）推进微观辨证发展，辅助中医临床诊疗：通过赋予微观指标中医辨证意义，一方面，促进中医认识机体状态从宏观表象拓宽到微观变化，弥补传统四诊的不足，进一步推动微观辨证的发展。另一方面，改善应用传统辨证无法辨证的困境，有利于辨识病证的发生发展及病情转归，为实现临床早期诊疗创造便捷的条件。

（2）作为辨证客观指标，为中医疗效评价提供依据：探究微观指标的中医辨证意义，不仅使中医疗效可视化、可量化，而且突破既往以患者治疗前后症状的评分情况、借鉴西医疗效评价方法完全以生化指标评估中医疗效的瓶颈，进一步推动具有中医特色的中医疗效评价体系的建立，为中医疗效评价提供客观化、规范化的尺度。

（3）丰富微观参数体系，优化中医健康管理：中医状态学既从整体角度横向反映了生命多维时空动态的功能变化，又从还原角度纵向延伸了疾病生理病理的微观结构特征，是对人体生命历程不同阶段生命特征的概括。通过对机体进行宏观、中观、微观三观参数采集，辨明以病位、性质、程度等状态要素为特征的健康状态，将有利于实现对生命进行全周期、动态化、个性化的中医健康管理。探究微观指标的中医辨证意义不仅细化了具有中医特色的微观参数体系，而且通过明确微观参数对证素诊断的权重，进一步完善中医状态辨识体系，为中医健康管理提供理论依据。

构建符合中医思维的微观辨证体系是中医现代化发展的迫切需求。在中医整体观念的核心思维指导下，通过证素分类的共性方法，系统整理既往的证本质研究，应用文献挖掘、临床调查、专家咨询、真实世界的研究方法，开展微观指标的中医辨证意义研究，这对发展微观辨证、丰富微观参数体系具有重要的意义。

72　证素辨证与藏象辨证的关系

在长期的医疗实践中，历代医家提出了多种辨证方法，常见的有六经辨证、八纲辨证、卫气营血辨证、三焦辨证、脏腑辨证等。这些辨证方法相互交织重叠、互相补充，共同指导中医临床实践。然而，这些辨证方法有无共同之处，如何把握各类辨证方法的精髓，如何在临床中有效甄别使用，这些问题阻碍了中医诊断学的发展。为了规范辨证方法，实现中医辨证的规范、统一，近30年来，中医界开展了"证"的规范化研究，出现了新的辨证理论和体系，其中比较有代表性的包括证素辨证、藏象辨证（也称五脏系统辨证）、病机辨证等。其中证素辨证与藏象辨证在思维模式和理论特点上存在相似之处，学者杨涛等就这两种辨证方法的关系进行分析和阐释。

证素辨证与藏象辨证

1. 证素辨证　朱文锋潜心研究中医辨证方法，1978年研制了"中医数字辨证机"，1985年研制成"中医辨证电脑诊断系统"，编制症状1000种，标准证型1500个，演绎证型5 000余个。2002年研制"WF文锋Ⅲ中医辅助诊疗系统"，2003年开展国家重点基础研究计划"中医辨证论治关键科学问题的基础研究——构建以证素为核心的辨证体系"，制订了证素、常见证诊断标准。2008年出版《证素辨证学》，标志着证素辨证体系的成熟和完善。

证素辨证是以辨别证素为核心的辨证方法。证素，即辨证的基本要素，通过对证候（症状、体征等临床信息）的辨识而确定病位证素和病性证素，是构成证名的基本要素。根据辨证思维的认识过程，形成"根据症状、辨识证素、组成证名"的辨证模式，其中"证素"为辨证体系的核心。

2. 藏象辨证　吴承玉自20世纪70年代开始中医辨证体系研究，2001年发表《统一、规范中医辨证体系——证候辨证系统研究》，详细阐释藏象辨证的思维模式和推演规律。经过10余年的完善和发展，于2011年发表了《五脏系统病位特征与基础证的研究》，以及心系、肺系、脾系、肝系、肾系病位特征与基础证研究等系列论文，标志着藏象辨证体系的成熟和完善。

藏象辨证以五脏系统为病位中心，按病性分类立证，研究由单一的病位与单一的病性构成的基础证，将其有机组合后可以执简驭繁地把握灵活多变、动态的证。将临床信息划分成4类：主症（A）、次症（B）、舌脉表现（C）、现代检测指标（D），提出了规范而灵活的辨证思维模式，依据下列组合规律进行临床信息的辨识：$A+B+C+D \to X_n \to Z$；$A+B+C \to A+B+C \to Z$；$A+B+D \to X_n \to Z$；$A+C+D \to X_n \to Z$；$B+C+D \to X_n \to Z$；$A+B \to X_n \to Z$；$A+C \to X_n \to Z$；$A+D \to X_n \to Z$；$B+C \to X_n \to Z$；$B+D \to X_n \to Z$；$C+D \to X_n \to Z$；$A_1+A_2+\cdots\cdots+A_n \to X_n \to Z$（$A_n$代表多个并存的主症，$X_n$为病位、病性，$Z$为证）。

证素辨证与藏象辨证的相似之处

证素辨证和藏象辨证对辨证问题的认知，以及创建辨证新体系的目的具有相似性。两种辨证体系的提出，均建立在系统梳理历代辨证方法的基础上，深入分析各种方法的特点和适用范围，总结归纳中医辨证出现的各类问题，包括辨证方法相互错杂、临床难以灵活应用，临床辨证缺乏规范性和可重复性，临床辨证存在"以病套证"等问题。

两种辨证体系均倡导建立统一、规范的辨证模式，用以揭示辨证的基本规律、实质和特点，既要符合中医临床思维过程，也要易于学习掌握，能够灵活应用到临床各科辨证中，克服以往诸法混用、临床辨证混乱的局面。此外，两种辨证体系对证、证候、病位、病性等基本概念的认知具有一致性。

中医学对证的规律性、系统性阐释不够清晰，对辨证的内涵把握不够深入。临床上症情千变万化，证型异同难辨，辨证方法越来越多，辨证思维却越发混乱，这给临床辨证带来极大困惑。如何把握辨证的普遍规律及思维特点，这是中医教学、科研及临床亟待解决的一道难题。证素辨证和藏象辨证明确了"证"由病位和病性两部分组成，缺少任何一部分都不是一个规范的证。将临床上复杂的辨证过程转化为病位、病性的辨识问题，抓住了病位和病性，就抓住了辨证的核心和关键。这一思路揭示了辨证的基本规律、实质和特点，做到了规范性和灵活性的统一。

藏象辨证在证素辨证基础上的发展

1. 病位划分更加系统 证素辨证的病位初期以空间和时间划分，分为空间性病位和时间性病位，其中空间性病位有心、心神（脑）、肺、脾、肝、肾、胃、胆、小肠、大肠、膀胱、胞宫、精室、胸膈、鼻、耳、目、筋骨、表、半表半里、经络、肌肤、筋骨（关节）等；时间性病位有卫分、气分、营分、血分、太阳、阳明、少阳、太阴、少阴等。后期又单独划分了五官专科病位，包括肉轮、血轮、气轮、风轮、水轮、耳、鼻、咽（喉）、齿（龈）。这一病位划分方式与其他辨证体系的融合效果较好，涵盖了脏腑、六经、卫气营血等多个辨证方法的病位，但系统性和规律性略显不足。

藏象辨证在系统研究证素辨证病位划分特点的基础上，提出以五脏系统划分病位，形成"藏系统"病位。所谓"藏系统"是以五脏为中心的5个生理、病理系统（心系统、肝系统、脾系统、肺系统、肾系统），包括了五脏和与五脏直接相关联的脏器、形体、官窍、华、液、志等组织结构及功能的总称。由于人体是以五脏系统为中心，联系五官、五体、人体以五脏为中心组成5个功能系统，通过经络，将六腑、五体、五官、九窍、四肢百骸等全身组织器官联系成一个有机整体。因此，藏象辨证的病位划分符合中医学对人体的认识，更具系统性和规律性。

2. 辨证思维更加缜密 证素辨证的思维过程概括为根据症状、辨识证素、组成证名，贯穿辨证的核心环节为"证候-证素-证名"，其中辨证候是基础、辨证素是关键。证候、证素、证名三者构成了证素辨证体系的"三阶双网"结构。

藏象辨证提出以五脏系统为病位中心，按病性分类立证的辨证思维模式，将临床信息（症状和体征分成4类，即主症（A）、次症（B）、舌脉表现（C）、现代检测指标（D），从4类临床信息提取病位特征和病性特征，继而辨别病位和病性，由单一病位和单一病性构成基础证，多个基础证构成临床上纷繁复杂的证。

证素之间的组合逻辑极其复杂，并不是所有的证素都能组合，而证素辨证尚未对多证素的组合规律进行阐释。藏象辨证将临床信息分成了4类，将现代检测指标纳入中医诊断，符合现代中医诊断学的发展要求；此外，藏象辨证遵循"以象测藏，从症辨证"思维，建立了"临床信息—病位和病性—基础证—复合证"的思维过程，明确了病位、病性并不是随意组合，只有临床信息提示能够构成基础证的病位、病性才能组合，并以基础证为桥梁，厘清了复杂证型的组合逻辑，具有较强的层次性和逻辑性。

3. 证名规范更具层次 证素辨证有完整的证名规范：①证名中有病位证素和病性证素；②规范证名中加袭、犯、蕴、凝、困、阻等病机术语，以使证名符合常用习惯；③没有病位证素或病性证素不是规范的证名；④眼、耳、鼻、喉等专科，尚有专科病位，由病性证素和专科病位组成证名，构成规范证。《证素辨证学》提出了加权浮动阈值求和的计量辨证方法，并给出了证候辨证素量表。依据上述规则，总结出临床常见证512个，其中心神类证30个，心病类证34个，肺病类证39个，脾胃肠病类证86个，肝胆病类证48个，肾系类病证48个，脏腑兼证66个，形体病类证73个，其他类证88个。

藏象辨证提出了证名规范的层次性，例如"虚证—阴虚证—肾阴虚—肝肾阴虚"体现了辨证的4个层次,"虚证"是辨证的最初层次,气血阴阳未辨,无法指导临床用药;"阴虚"是辨证的第二层次,病性明确但病位不明,而不同病位的阴虚表现各不相同;"肾阴虚"为辨证的第三层次,明确了病位和病性,构成了基础证;"肝肾阴虚"为辨证的第四层次,体现了多基础证的组合。藏象辨证要求至少达到辨证第三层次,并将证型分为了基础证和复合证。基础证由单一病位和单一病性构成,而复合证由多个基础证组合构成。复合证又可以分为单病位、多病性复合证,如心气血两虚证;多病位、单病性复合证,如脾肾阳虚证;多病位、多病性复合证,如心脾气血两虚证。藏象辨证体系总结了常见的五脏系统基础证 67 个,其中心系基础证 18 个,肺系基础证 17 个,脾系基础证 12 个,肝系基础证 10 个,肾系基础证 10 个。

  证素辨证有着一套完整的证名规范原则,并总结了加权浮动阈值求和计量诊断方法和证候辨证素量表,信息量化和可操作性强,但对证型的分类不够系统,且"其他类证"中的大部分证型不是规范的证,例如火热证、痰阻证、水停证等。藏象辨证提出了基础证和复合证的概念,并以五脏系统划分证型,系统总结了五脏系统病位特征和常见的五脏系统基础证,对证的层次性、系统性的阐释更加清晰。

  辨证是中医学对疾病本质的一种特殊认识,是对疾病现阶段机体整体反应的高度概括。证素辨证开创了现代辨证体系研究的先河,创造性地提出证素概念,以及病位证素和病性证素的组合模式,对传统辨证方法进行了统一和规范。藏象辨证在继承证素辨证的基础上,根据藏象学说的相关理论,创造性地提出"以五脏系统为病位核心,按病性分类立证"的辨证思维,从病位划分、思维模式和证名规范多角度进行了探索,使得病位划分更加系统,思维模式更加缜密,证名规范更具层次,有效推动了现代中医辨证体系的发展。

73　论证候要素与方剂要素

学者李宇航基于证候要素（证素）理论，提出方剂要素（方素）的概念，并在"方证对应"的辨证论治原则基础上，提出"方-证要素对应"的方剂组成原则，进而探析了"方-证要素对应"与"君臣佐使"方剂组成原则的关系，认为两种配伍原则存在着纵横呼应的内在联系，二者相互补充、相辅相成，对于充实方剂配伍规律的理论内涵，指导中医临床实践等，均具有一定的积极意义。

中医方剂是在辨证审因确定治法之后，选择合适的药物，酌定用量，按照组成原则，妥善配伍而成，是辨证论治的主要工具。因此，每首方剂的组成，应当根据病情，在辨证立法的基础上选择合适的药物，但在配伍组成方面，还必须遵循严格的原则，这一原则称为"组方原则"。就中医方剂配伍的组成原则而言，目前占主导地位的是"君臣佐使"理论。然而纵观古今名方，其遣药组方并非仅此一种程式，既不是每一种意义的君臣佐使药都具备，也不是每药只任一职。可见，对中医组方原则理论而言，还有待不断总结古今文献，结合临床实践，进一步挖掘、提炼，使之得以完善和发展。近年来，在中医证候研究方面，取得了可喜的进展，特别是"证候要素"的提出，对中医辨证论治、理法方药的应用等均产生了深刻的影响。证候要素的提出，引起了对组方原则的思考及"方剂要素"概念的提出，进而产生"方-证要素对应"等新的方剂组方原则。

证候要素与证素

证素是"证候要素"或"证候因素"的简称。

2004年，王永炎院士提出"证候因素，应证组合完善辨证方法体系"的新观点，2007年又进一步指出"提取证候要素，厘定证候靶位，应证组合"的辨证方法。以中风病为例，可提取风、火、痰、瘀、气虚、阴虚阳亢6个基本证候因素，落实到患者个体应证组合上，则可能是风+痰2个证候因素组合，或风+瘀+气虚3个证候因素组合等。这样的辨证方法，使"复杂的辨证方法体系具有可控性"，从而极大地丰富了中医辨证方法体系的理论内涵。

2005年，朱文峰教授简称"证候要素"为"证素"，并指出证素即辨证的基本要素，有一定的组合规则和重叠涵盖关系，并分析了证素的一些基本特征。

2006年，衷敬柏等进一步诠释证候要素理论，认为"证候要素是与生理、病理相关联，以病机学说为基础，并能由可测量和观察到的症状体征等信息集合直接表达的病机单元，同时它又是诊断学的概念"，并强调"在辨证中引入证候要素这一概念的目的是降低证候的维度，便于分析探讨其病机，实现辨证的目的"，还进一步概括了证候要素低维度、不可分、可实证、有机联系等4个特征。

概括而言，证候要素就是病机单元，既是诊断要素，也是指导临证治疗用药的明确靶点。"证候要素"概念的提出，对于辨证程序规范化、科学化，以及发展中医辨证论治体系等，均具有重要价值。

方剂要素与方素

方素是"方剂要素"的简称。

1. 方元　2003年，陈萌等提出经方方元的概念，即指构成经方（张仲景方）的有规律可循的最小方剂单元。方元具有以下特点：①针对病机的关键环节组合而成，是经方化裁的基础；②大量存在于经方之中，是仲景组方的特色；③方元大多为2～3味，可以使经方研究趋于简化，有利于精致处方。

2. 组方要素 2008年，赵前龙等提出"组方要素"概念，认为"组方要素即遣药组方的基本要素，其具体内容是药物的功效、性味、归经、升降浮沉等。其目的是针对病变要素选择合适的药物来组合成方剂，使方剂中各药物的组方要素的合成恰好能覆盖患者的病变要素"。而"'病变要素'，是反映疾病本质的病理变化要素，具体内容是组方要素所针对的病位病性等，其实质是对'证素'的进一步扩充，并与组方要素一一对应"，并对古代医著所提到的组方要素内容进行归纳和总结，如《伤寒论》中所提到的组方要素有表、半里半表、里、血室、头、喉、胸（膈）、心下、膈间、上脘、膈下、腹中、肠间、少腹、经络、皮肤、腠理、筋骨、骨髓、四肢、五脏、六腑、三焦、散风、散寒、清热、祛湿、化瘀、渗湿、利水、化饮、理气、温寒、益气、益血、凉血、补阳、补阴、回阳、固血、生津潜阳、升陷、消肿、活血、驱虫、四气五味、升降沉浮等。

3. 方剂要素 是指中医方剂中与证候要素相对应的药物组成部分。这些组成，往往能够体现治疗原则，示人以法。

例如《伤寒论》栀子豉汤由栀子、豆豉2味药物组成，主治"热郁胸膈"之证。分析其方剂要素，针对"热""郁"两个证候要素（病机单元），热者清之、郁者宣之。因此，栀子则为本方中的"清热"要素，豆豉为"宣透"要素。体现出治疗本证当以"清宣郁热"为原则，并示人大凡热郁之证，主以清宣之法。临证之时，结合病位，即便选用其他清热或宣透的药物，也都是符合仲景治法的。所谓"宁舍其药，不失其法"。

方剂要素一般具有如下基本特征：①方剂要素是相对"证候要素"而提出的，所以两者之间存在着对应关系。因此，方剂要素不是简单的药物或组合，而应该具有较强的针对性。②方剂要素可以是一味药，或是几味药物，但皆能示人以法。正如甘伯宗《名医录》评价仲景论著所云："其言精而奥，其法简而详。"后世医家研究经方采用"以方测证"的方法，正是利用了这种"药-法-证"三者之间的链式对应关系规律。③历代众多著名方剂，蕴含着丰富的"方剂要素"内容，这些内容均是历代医家临床经验的结晶。特别是一些名方的方剂要素，如同品质优良的"配件"或称"组件"，是临证合方、拆方、加减化裁的基本单位。

综上所述，方剂要素与上述"经方方元"及"组方要素"对照，有颇多相似之处。但经方方元从方剂构成的角度出发，深化对经方化裁规律的认识；从赵前龙等所述组方要素列举病位、药性、治则等内容来看，是从针对病变要素角度出发，其概念所涉及范围比较广泛；而方剂要素则从针对证候要素角度出发，对于临证组方而言，强调的是对应性和靶向性。

方证对应与方证要素对应

1. 方证对应 也称"方证相对""方证相应"或"方证相关"，是指方剂的主治与人体所表现出来的主要病证或病机相符合。这是临证选方之时，决定能否取得满意疗效的关键因素。

《伤寒论》奠定了"方证对应"的理论基石，第16条"观其脉证，知犯何逆，随证治之"强调的是辨证论治，有是证则用是方，论中以方名证，既是此意，如第149条"以他药下之，柴胡证仍在，复与柴胡汤。此虽已下之，不为逆"。第317条通脉四逆汤方后注"病皆与方相应者，乃服之"，则是体现"方证对应"学术思想指导临床实践的经典实例。

伤寒名家刘渡舟指出认识疾病在于证，治疗疾病则在于方。方与证乃是伤寒学的关键，而为历代医家所重视。黄煌则进一步明确指出"方证相应是取效的前提和条件"，并引徐灵胎《金匮要略心典·序》："仲景之方，犹百钧之弩也。如其中的，一举贯革；如不中的，弓劲矢疾，去之弥远"，强调"方证必须相应，方证相应了就是特效方，不对应就是无效方"。可见，方证对应是辨证论治的原则之一。

2. 方证要素对应 是指"方剂要素"与"证候要素"之间存在的对应关系。仍以《伤寒论》栀子豉汤为例，其方证的证候要素是"热＋郁"，方剂要素是栀子（清）＋豆豉（宣）。其中，方剂要素栀子

（清热）与证候要素的"热"相对应，而方剂要素的豆豉（宣透）则与证候要素的"郁"相对应。

再如逍遥散，其主治病机为血虚、脾虚、肝郁。针对这3个病机环节（证候要素），确立有3个方剂要素：①当归、白芍2味，养血柔肝；②白术、茯苓、煨生姜、甘草4味，益气健脾；③柴胡、薄荷2味，疏肝解郁。共奏养血健脾，疏肝解郁之功。可见，逍遥散方中的养血柔肝要素为当归、白芍；益气健脾要素为白术、茯苓、煨生姜、甘草；疏肝解郁要素为柴胡、薄荷。这些名方"组件"，可根据"方证要素对应"原则，在临证之时灵活选用。

因此，方证要素对应是辨证论治临证组方过程中的重要参考依据。根据证候要素确定方剂要素，是中医方剂的组方原则之一，即"方-证要素对应"组方原则。这一组方原则在临床上具有较强的实用性和可操作性，与"君臣佐使"组方原则的有机结合，将对丰富中医方剂学组方配伍理论，具有积极意义。

3. 方证对应与方证要素对应的关系 对比而言，"方证对应"是选方原则，而"方证要素对应"则属于组方原则范畴。

例如，在临床上，通过辨证确定了患者的主要病机，此时如果能够找到与本病机相对应的中医方剂（经方、时方或验方等）便可直接选用该方。但是，临床情况往往是复杂的，假如找不到与患者病机完全相符的方剂，则可针对患者的证候要素（病机单元），根据以往所掌握的方剂学知识，提取相应的方剂要素临证组方，或选择较为接近的方剂进行加减化裁。可见，方证要素对应是在方剂需要加减或需要重构时应当遵循的一项基本原则。

方-证要素对应组方原则与君臣佐使组方原则的关系

1. 君臣佐使组方原则 君臣佐使原指君主、臣僚、僚佐、使者四种人分别起着不同的作用，后指中药处方中的各味药的不同作用。《神农本草经》及《素问·至真要大论》中均有类似记载，后发展成方剂配伍组成的基本原则。

君药：针对主病或主证起主要治疗作用的药物。

臣药：有两种含义。①辅助君药加强治疗主病或主证的药物；②针对兼病或兼证起主要治疗作用的药物。

佐药：有3种含义。①佐助药，即配合君药以加强治疗作用，或直接治疗次要症状的药物；②佐制药，即用以消除或减轻君、臣药的毒性，或能制约君、臣药峻烈之性的药物；③反佐药，即病重邪甚，可能拒药时，配用与君药性味相反而又能在治疗中起相成作用的药物。

使药：有两种含义。①引经药，即能引方中诸药至病所的药物；②调和药，即具有调和方中诸药作用的药物。

分析君臣佐使组方原则的主要意义在于分清方剂中药物配伍的主从关系，或称之为药物等级结构。这种组方原则，在组成方剂时，既有明确分工，又有紧密配合，因此能够发挥最佳的治疗效果。同时，能够使方剂得以优化，使其针对性强、组织严谨、方义明确、重点突出。

2. 方-证要素对应组方原则 临证之时，要根据"方剂要素"与"证候要素"之间存在的对应关系来组方用药，即"方-证要素对应"组方原则。

这种组方原则的特点为能够使"方剂要素"与"证候要素"一一对应，从而使组方的药物靶向更加明确，使得组方药味多而不杂，少而义明。

但需要特殊说明的是由于临床证候具有"动态时空""多维界面"等特征，临证之时所提取的证候要素之间，有时可能存在着某种因果关系，如气滞-血瘀，亡阳-液脱等。此时的组方治疗，只要针对关键证候要素（源头病机）施治，即可事半功倍，不一定要面面俱到。从而使方剂更加简捷，药少而力专。

方证要素对应组方原则，属于临证组方的一种基本思维模式，更加强调"理法方药"之间的逻辑关系。而君臣佐使组方原则，则立足于更高层次的思考，更加强调突出重点、提高疗效。前者为目，后者为纲，两者相互结合，优势互补，纵横相贯，则纲举目张。

3. 中医临证处方的 3 个原则 著名方剂学家王绵之指出"方剂不是药物的任意组合，而是有目的的、有理论指导的配合。通过配伍组合以后，这些药物在方里成为一个有机的整体。辨证立法是组方的一个前提原则。方从法出，法随证立，以法统方。方剂的实质是融理法方药为一炉，将理法方药融会贯通起来"。

方-证要素对应、君臣佐使组方原则与方正对应相结合，则能构成较为完整的辨证论治临证处方用药原则。概括起来，主要包括 3 个层面的内容。

一是"选方"原则。即"辨证论治，方证对应"。这是方剂发挥临床疗效的关键所在，也是准确有效地运用成方的一条捷径。古方今方并无优劣之分，只要与证候相合即可选用，如徐灵胎《医学源流论·执方治病论》所云"欲用古方，必先审病者所患之证，悉与古方前所陈列之证皆合，更检方中所用之药，无一不与所现之证相合，然后施用，否则必须加减"。

二是"组方"原则。即"方-证要素对应"。若临证之际，无适合之方可选，可师古方之法，加减化裁或创立新方。正如《医学源流论·古方加减论》所云："能识病情与古方合者，则全用之；有别证，则据古法加减之；如不尽合，则依古方之法，将古方所用之药，而去取损益之，必使无一药之不对证，自然不悖于古人之法，而所投必有神效矣。"

三是"优化"原则。即君臣佐使。整个方剂通过君臣佐使的关系来控制各味药物的地位和作用，形成特定的整体效应。其设计甚为周密，既主次分明，配合严密，又相互兼顾、相互制约。正如喻昌《医门法律》中所云："药之治病，各有所主。主治者，君也；辅治者，臣也；与君相反而相助者，佐也；引经及引治病之药至于病所者，使也。"其目的，则在于增强疗效，减少毒副作用，提高所用药物使用效率。

此外，还应考虑到所用中药的"七情"等因素，临床制方宜用相须相使增进疗效，利用相畏相杀消减毒性，而相恶相反是用药的配伍禁忌。遵《神农本草经》所云："有单行者，有相须者，有相使者，有相畏者，有相恶者，有相反者，有相杀者，凡此七情，合和视之。"

辨证论治是中医理论核心、是中医临床医学的精髓，而证候要素和方剂要素则是贯穿于辨证论治过程中的两个相互呼应的重要组成部分。因此，证候要素应证组合是辨证的重要手段，方剂要素应证配伍是论治过程中的基本方法。

74 病、证、症三概念辨析

病、证、症是中医学的3个基概念,但是在中医理论体系中,对这3个概念的界定,目前可谓歧义颇多、含混不清,使用时则各取所需、随意取舍,毫无逻辑性与规范性可言。在当今要求中医理论现代化与规范化呼声越来越高的今天,为这3个概念正名已刻不容缓。学者廖福义就此做了阐述。

从文字演化来看病—证—症

在古医籍中,"症"与"证"都指疾病的外在表现和证据,二者相通。如《黄帝内经》《伤寒论》中就往往将"症""证"统称为"证"。又如《医方集解》说:"凡病必有证。证者,证也。"《医林绳墨》亦云:"诸病莫难于劳症。"很明显,前一句的"证"当为"症",后一句的"症"当作"证",但古人混用,说明二者无明显区别。后世时有将"症状"写成"证状"就源于此。随着时间的推移,"症"与"证"有了各自的分工,而不仅仅是字形上的改变。自明代吴有性提出"如病證之'證',后人省文作'证',嗣后省'言',加'徵''症'"之说以来,"症"的含义有缩小的趋势,而"证"的含义则有扩大化的趋向。其变异如下:

"症",指症状,特指患者自觉不适的现象。如恶寒、发热等单个症状。《医学源流论》说"症者,病之发现者也"正是这个意思。此外,古籍中还有"症候"这一概念,由于《黄帝内经》《诸病源候论》诸书往往把'候'作疾病表现讲,因此,"症""候"属同义复词连用,在细微区别方面,症状多指单个的临床表象,而症候则表两个以上的症状。

"证",《玉篇》云:"证,验也。"《增损》云:"证,候也。"《宋书·沈约自序》云:"探摘是非,各标证据。"可见,古代的"证"当证候、现象、证据讲。在医学上,"证,表'证候'较为统一。但就"证候"的内涵而言,在理解上出现了歧义,归纳起来有以下三种:一为"症状群说"(或称纯疾病表象说),如20世纪70年代初由中医研究院等编的《中医名词术语选释》中说:"证候,是由若干症状综合构成的。"一为"症状群加疾病本质说",如20世纪60年代中期出版的《中医诊断学讲义》说:"证"字,它"不仅是表面的综合症状群",它还"包括内外致病因素,全面而又具体地反映了疾病的特征、性质和在这个阶段的主要症结。"一为"阶段性病理说",亦即通过对疾病症状体征的分析,是对疾病某一阶段病因、病位、病性以及邪正双方力量对比等各方面情况的病理概括。由于它将"证"表疾病现象的内涵完全剔除掉了,演变成纯病机论了,故称这一观点为"阶段性病理说"。这一观点最早由1978年出版的中医高校教材《中医学基础》所提出,目前已成为中医界对"证"概念认识的主体意识流。

"病"在古代与"疾"同,都指"疾病"。二者间微妙的差异仅在于疾轻病重。如《说文解字》云"疾,病也","病,疾加也"。在《黄帝内经》中,疾病称"病能"。《中医大辞典·基础理论分册》解释病能时说:"能,古通态。疾病的临床表现及病因、发病机理的统称。"所以,《医学源流论》说:"凡病之总者,谓之病。"以上都是从疾病所包含的内容方面来给"病"下定义的。综上所述,从文字的演变可以看出,症与证经过了一个先合后分、先同后异的演化过程,而病的概念则较稳定。从字义上看,"症"表症状(或疾病表象);"证"表证候;"病"表疾病,即对疾病临床表现及病因病机的统称。

从基本内容来看病—证—症

"症"的内容除包括症状症候外，随着医学实践与认识的发展，目前，人们习惯上往往将望、闻、切诊所收集的临床"体征"（如舌脉象、形态等）归属于"症"的范畴，此说也不无道理。因为，不论症状还是体征，它们都是机体患病时的客观外在表象，因此，将二者"合并同类项"也是必要的。为了避免理论上的混乱和便于行文，将二者合称"症征"较为合适。其间的差异就在于"症状"表患者机体异常的自觉感受而"体征"则表医生检查所得到的临床资料。

"证"所包含的内容，鉴于前述的"三义"说故难于确定。但有一点是可以统一的，不论是症状群，还是症状群加疾病本质说，抑或是阶段性病理说，虽然它们表达的内涵有别，但它们所研究的对象都与"症征"有关。就此而论，廖福义以为"证"的基本内容就是疾病在某一阶段按照自身的演变规律所表现出的、有着固有联系的若干"症状群"的逻辑组合。不难一看出，廖福义支持"证"表症状群说，但要说明的是，所说的症状群并非杂乱无章之症状的简单堆砌，而是通过医学逻辑学按一定的标准进行严格分类和定义所规定的关于证的名称体系。这种个"症状群"的命名不是由医生个体所能作出的，而是经过反复的医疗实践，由医学界以某种方式来权威性地加以确定的，它的确定必须得到医学界的公认，它是一种固有的理论模式。至于"证候"表症状群加疾病本质说与阶段性病理说的观点是错误的，道理很简单：其一，症状群说是一种理论模式，因此，从诊断学的角度来看，症状群说所对应的"证候"概念，是诊断结论，而后两种学说所对应的"证候"概念，却是诊断过程，它们所说的那种内涵，纯属"辨证"概念的内涵；其二，从逻辑关系上讲，症状群说属"果"，而后两种学说属"因"（过程）；其三，从理论价值上看，症状群说是一种理论模式，它对辨证论治具有指导性的价值；而其他两种学说，它们所揭示的"证"的内涵，实际上是为了适应某种理论模式所作的主体上的临床诊断过程，故毫无理论价值可言。

"疾病"，是在致病因素的作用下，导致机体内、外环境动态失衡所产生的一种异常的生命现象。它囊括了特异性的临床表现证候群、病史、性别、年龄、体质、职业、生活与心理状况、时令气候、生态环境，以及各种辅助检查的技术参数。它的功能在于描述临床资料，解释症状体征，提出诊断依据；阐发疾病的总的病因病机，发展演变趋向，预测疾病的转归；按一定的标准对证候进行分类，提出总的治则及各个证型的治法方药等。

总之，从内容上看，由症构成证，由证构成病，它们在逻辑上具有种属关系，换言之，由症—证—病，构成一个立体的三维结构。

从发生机制来看病—证—症

从认识论的角度讲，"症状"是通过医者的感官直接观察和病者的直接陈述所获得的临床资料。这些资料的可靠性完全取决于医者的临床经验和患者的自我描述。因此，症状这一概念具有明显的直观性、表面性、经验性、原始性和随意性等特征。由于它的形成是由感性认识所决定，没有通过理性加工的过程，因此，"症状"概念毫无理论负荷性可言。所以，"症状"这一概念在认识层面上属于经验医学层次的范畴。

"证候"概念的形成，是由感性认识上升到理性认识的产物。在长期的实践活动中，人们经过不断的总结，发现在疾病发展的一定阶段，有些貌似杂乱无章的症状之间，有着固定的内部联系，于是人们就将有着内在联系的某些症状有机地组合起来，并作为一种理论模式固定下来，用以代表一定阶段疾病的本质并指导临床。这样就产生了"证候"概念。今人以太阳中风证、太阳伤寒证等概念来指导临床，之所以能得心应手地运用，其原因就在于仲景设计的这种"证候"模式，具有间接性、概括性、理论负荷性以及指导价值等理性抽象的特征。因此，"证候"概念在认识层面上属于具体医学层次的范畴。

"疾病"概念的形成，则是对具体医学层次的又一次理性认识的飞跃。虽然"证候"概念的建立，使临床活动受益匪浅，但是，"证候"概念所揭示的仅是疾病某一阶段的或纵向的规律，而不能揭示疾病的总的或横向运动的规律。于是，在长期实践活动中，人们就将那些有着内部联系的"证候群"有机地组合在一起，用以阐明疾病发生、发展和变化的全貌与揭疾病的最本质的最一般的规律，并以一种理论模式固定下来，这样就产生了"疾病"概念，并以之指导实践。如太阳病这一概念的设立，就是为了说明太阳提纲—太阳中风—太阳伤寒—太阳经证—太阳腑证—太阳传变—太阳变证—太阳类似证等子系统的内部联系与演变的一般规律，为诊治该病提供总体理论依据。因此，"疾病"概念在认识层面上，属于一般医学层次的范畴。它所具有的理论负荷性是全方位的。

总之，就认识层次和结构关系而言，症、证、病的关系，恰似汉语语法中的词、词组和句子的关系一样，是逐步抽象所得来的，每一次抽象并不等于低层次内容的简单相加，而是一定的规律与逻辑形式的有机组合，具有质的飞跃。低层次是高层次的构建素材，高层次是低层次的理论框架，这个立体三维结构的构成，是高低层次间双向的、反复作用的结果。通过以上分析，我们完全有理由对病、证、症3个概念的内涵作如下表述：

症，指症征。是疾病过程中反映出来的个别的、原型的、外在的表象。患者反映的异常感觉称为症状，医者收集到的其他资料称体征。

证，指证候。是指疾病在某一阶段按照自身的演变规律所表现出来的具有内部联系的若干症征群的有机组合。它是一种固定的理论模式，代表着疾病某一阶段本质，并能作为最小的辨证论治单位。

病，指疾病。是指在致病因素的作用下，人体内、外环境动态失衡而产生的一种异常的生命现象，它是具有内部联系的若干证候群及其他临床资料的有机组合而成。它同样是一种固定的理论模式，它有描述、解释、诊断、说明、预测、分类、指导等功能。具有揭示疾病最本质的最一般的演变规律，为诊治疾病提供总体理论依据的作用。

75 病、症、证、证候概念

在开展证候规范化研究中，现在对"证""证候"等概念仍众说纷纭，未能统一，以致觉得越规范越糊涂。关键是"证""证候"均包含病变的现象和本质两种内涵，从而导致理解和应用的混乱。因此，学者黄碧群等认为，首先必须对病、症、证、证候等概念作出规范，统一认识，避免概念混淆。

病的概念

病、疾病的概念已经比较清楚，《辞海》称"病"是"失去健康的状态"，说明广义的"病""疾病"是一个非常笼统、抽象的概念，外延很广，是与健康相对而言的。WHO指出"健康"的定义："健康是一种在躯体、精神和社会均完好的状态。"因而"疾病"就是"机体在一定的致病因素作用下所发生的一种结局，机体可表现形态、结构、机能和代谢上的一系列变化，呈现临床症状，或为无明显症状与体征的亚临床表现，以及病原体携带状态。健康与疾病是一个移行的过程，健康状态不仅指机体和精神上的完善，而且应能对环境作出灵敏的反应，有较大的适应能力"。

以上关于病、疾病的定义，是广义的。而具体的病，如感冒、痢疾、麻疹、消渴、胸痹、痛经、红丝疔、内痔、股骨骨折、凝脂翳、鼻渊、喉癌等，是指由病名所代表的各种具体疾病。每一病名及其定义所确定的"病"，是对该病全过程的特点（如病因、病理、主要临床表现等）与规律（如演变趋势、转归预后）所作的病理概括与抽象。每一具体的病，强调的是它特殊的病因、病理和病情表现。每种病都有自己特殊的因机位性和临床表现及演变规律，病与病之间是各不相同的，应当鉴别。

症的概念

症字是从"證"字演变简化而成，比较容易理解，认识也基本相同。症又称"症状"，指患者主观可以体会到的痛苦或不适等异常感觉，如疼痛、耳鸣、恶心、胸闷、烦躁等。还有一个"体征"，"征"字是从"徵"字演变简化而成。体征指通过客观检查到的异常改变，如舌苔黄、脉浮紧、喉中哮鸣声、血压高、胸腔积液、血色素低等。有些异常改变，既能主观感觉到，也能客观检查到，所以既是症状，又是体征，如气喘、发热、咳嗽等，且"證与徵通"，故症状、体征又可统称为"症"。"症"或者"症状"以及"体征"，是机体有了病变时的各种单个表现，是疾病的征象，而这些征象是判断病种、进行辨证的主要依据。

证的概念

证古为"證"。證，《说文解字》："告也，从言，登声。"《玉篇》："验也。"故證的本义为证据、证验、证明。对于疾病的现象，有多种称谓，如病状、病态、病形、證候、征象、症状、体征、病理信息等，均属诊断的证据，古均称为證。故證是中医学用来表述病变现象的规范字。然而，《增韵》释證为"候也，质也"。即證除了指征象以外，还有本质的含义。《伤寒论》里面提到的"辨證""随證治之""柴胡證""表證"等，所说"證"都是指病变的本质。"证"就其所指变的本质而言，是指病变当前阶段机体的整体反应状态，这也就是广义的"证"的含义。

证候的概念

应该说,"證"除指病变的证据外,尚指病变的本质;"候"除指病变的征候外,还指时候、火候、气候等征候。中医学中最早把證与候连成一个词的是王叔和,他在《脉经·序》中说"声色證候,靡不赅备",书中并有"论五脏六腑气绝证候"篇。由于古代词少,故一字可有多义。"證、候→證候",如同"疾、病→疾病"、"症、状→症状"、"健、康→健康"等一样,都是由单个字发展成的复合词,而其含义则相同。證候成为中医学的一个专用名词术语,其词义较證、候更加明确、具体,主要指病变的征候、证据,如赵恩俭主编的《中医证候诊断治疗学》,其所列全部都是症状。但证候也仍然可指病变的本质,如程绍恩、夏洪生主编的《中医证候诊断治疗学》,所列为 300 证名,赵金铎主编的《中医证候鉴别诊断学》,所列 483 条,全系证名,冷方南的《中医证候辨证轨范》、邓铁涛的《中医证候规范》等,都是对常见证型所作的规范。

证与证候概念的辨析

虽然"证(證)"既可指病变的征象,又可指病变的本质,但就"证"与"病"相对而言,作为对病变诊断认识的两大概念,这里的"证"应是指本质。即"证"指病变的本质,"证候"则为证所表现的征候、诊断证的证据。这就是二十世纪八十年代中医界对"病"、"证"、"症"三个语词所表达的概念所作的区分:"证是对疾病某阶段本质的反映";"证候,是一种证名(或证型)相关或相应的症状和体征"。

赵国平指出"宋以前,无论证、候分列,或是证候并列,皆指临床表现,无原则性区别"。"证是证候的病机概括,证候是证的外在表现,两者是现象和本质的关系"。刘进等也指出"证和证候这两个概念的含义既相同,又有本质区别。从历史上看,它们借以演变的早期概念'證'和'證候'的含义是相同的;而从现实来看,它们的含义是截然不同的"。"证是机体在疾病发展过程中某一阶段的病理(包括病因、病位、病性、邪正关系、病势等)概括"。

证候,作为指病变的证据来说,是指病变中各具内在联系的症状、体征及气候、体质等有关病变的全部证据、征候。而"症"只指症状(或包括体征),一般为单个表现。因此,"证候"比"症"的概念更广,较症、症状、体征、病状、病形等全面。

有学者提出"以象为素,以素为候,以候为证是证候研究的依据",将"证候"分解成了象、素、候、证四个概念。其所谓"象"是指舌象、脉象、病象、气象等现象、象征与方式;"素"是因素、元素、要素,如气虚、阴虚等;"候"指时空动态变化的外在表现,具体内容未举例;"证"为证明、证据,指病机或状态;"为"是作为依据。在这里,一是"象"指脉象等现象和"候"指外在表现这两个词的概念重复、混淆,看不出以象为素与以候为证的差别;二是证候要素主要体现病机与证指病机或状态,又使"素"与"证"两个概念产生了混淆;三是对"为"字很难理解成"为依据",一般理解"为"乃作为、以为、当作、是也,若如此就容易理解成:把现象作为要素,将要素当作征候,征候就是证。"以象为素,以素为候,以候为证"的本意,是说症状等现象是辨别证候要素的依据,证候要素是产生时空动态表现之候的依据,时空动态表现之候是诊断证的依据。从现象到本质,本质决定现象,由表现到判断,这同样使辨证思维程序、论理过程往返不清。如果约定"证"是指病变的本质,"证候"是指病变的征候,那么"证候鉴别""证候规范""证候诊断标准""证候因素"等称谓,很容易导致理解的分歧,这个"证候"不知是指的症状,还是指的证名;是症状的鉴别还是证名(证型)的鉴别;是对症状进行规范或是对证名进行规范;证候因素是指症状等证据抑或是证的本质。一般而言,不存在对症状等"候""象"的诊断标准,只能是"证(证名、证素)"的诊断标准。证的规范应包括证候(症状等)的规范和证(证名、证素)诊断的规范。

76 病、症、证的概念及其关系

疾病、症状、证候的内容，早在《黄帝内经》中就有了记载。然而，何谓病、症、证？其义界如何？联系与区别何在？尚不甚明了。由于历史的原因，三者长期混同，致使病名不统一，分类不一致，在一定程度上影响了中医学的发展。故此，学者李庆生对上述问题进行了探索。

病、症、证混同之所由来

所谓混同，即指其客观内容有着区别和联系，在认识概念及表述方法上却义界不清，体例不别。没有客观内容的区别，就无从辨析混同。因此，只有简溯历代医论及实践中病、症、证的客观内容，才能辨析三者混同的情况，明确三者混同之由来。

《灵枢·水胀》云："水与肤胀、臌胀、肠覃、石瘕、石水何以别之……水始起也，目窠上微肿，如新卧起之状，其颈脉动，时咳，阴股间寒，足胫肿，腹乃大，其水已成矣。以手按其腹，随手而起，如裹水之状，此其候也……肤胀者，寒气客于皮肤之间，𣍿𣍿然不坚，腹大，身尽肿，皮厚，按其腹，窅而不起，腹色不变，此其候也。臌胀如何……腹胀身皆大，大与肤胀等也，色苍黄，腹筋起，此其候也。"此文论及了水病与胀病，又辨别了胀病中的肤胀与腹胀之异，虽皆表现为胀，却不拘于胀。从对胀的认识入手，分析了胀与其他症状的不同组合，从而区别了同一种病中的不同情况，这就是证。该文是病、症、证客观内容中既相联系又有区别的实例。如此记载，《黄帝内经》中比比皆是。由于《黄帝内经》多论少方，病、症、证既相联系又有区别的关系，还需经过实践进一步验证。

《伤寒论》《金匮要略》，以"病"立篇，辨脉证并治。如疟病，以寒热往来有定时，脉弦为基本症状，但依此无法对"症"下药。在此基础上见热多时呕、骨节烦疼，即辨为温疟（证），用白虎加桂枝汤清热除疟，若见寒多热少，纳少胸脘闷，脉滑者，辨为寒疟（证），用蜀漆散祛痰抗疟，若疟久不差，结为癥瘕者，辨为疟母，用鳖甲煎丸攻坚破积。二书都以这种方证相对的方法，辨证施治。方证相对，一是使中医学的理论原则与临床实际结合起来，接受实践的检验。若用某方治某证而愈，证明辨证准、组方对，称为"方证相符"，反之亦然；二是通过方证相符的检验，在固定组方的同时，摸清并确定了一些证。后世所谓"以方测证"的研究方法，其理在此。方证相对，充分体现了"证"在病、症、证中的意义，从而确立了它在三者中的重要地位，对"症"下药亦就发展为辨证论治。继张仲景之后，历代医家通过长期反复的医疗实践，不断地丰富和完善着辨证论治体系，病、症、证各自的内容和相互关系更加明确。

病、症、证各自的内容在客观上已将三者区别开来。但历代在认识概念及表述方法上却是混乱的。这种混乱是三者的混同不分所致，集中表现为病名不统一。

病名不统一，其原因是各种命名方法的依据不同。归纳起来，主要有下列情况：一是从病立名，即独立的病。《黄帝内经》记载的水病、疟病，《金匮要略》的痉病、喝病、狐惑病、中风病、消渴病、淋病、下利病，《诸病源候论》的积聚病、九虫病、疝病、癥瘕病等，皆属此类。二是以症名病，依据一些常见的临床症状作病名，如咳嗽、呕吐、胀、便秘、汗、不寐、头痛、腰痛等。三是借证名病，依据是疾病的病机变化，如痰饮证、血瘀证、宿食证等。凡此种种，长期以来都作为病名看待，有的又在其中分证论治，致使病名无法统一。

病名是各种疾病的代表名称，有其特定的内容。这就是每个病都有各自的本质变化及其发展的完整过程的特点，每个病的这些特点，是由病的根本矛盾所决定的。病名反映和代表着这些内容，因而是独立的，不能互相代替的。具体的症状，只是疾病的一种现象。同一症状可出现于不同的病或证之中，它的出现并不是一个必然的、完整的过程，因此，若不加以一定的标识作为限制，就不能作病名。如呕吐，可见于眩晕、霍乱、黄疸等病，与不同的症状组合为不同的证，与脘腹胀满、嗳气厌食同见，为食滞证，与头眩心悸、舌苔白腻、脉滑同见，为痰浊中阻证；与嗳气频繁、胸胁满痛、胃脘痛同见，为肝气犯胃证。具体的证，虽可反映出疾病发展过程中某阶段的本质变化，成为某阶段的主要矛盾，但不能完整地反映疾病各自的本质变化的全过程，亦不能作病名。如血瘀证，以痛有定处、痛如针刺、面色晦暗、舌有瘀斑青紫、脉涩或弦等为主要症状，不论何因出血，瘀血未清，或脉道堵塞，或心气不足，无力运血，或肝气不疏而气滞血凝等，皆可致血行不畅，乃至瘀滞而成此证。不论何病，只要在其发展的某阶段具有血瘀证生成的条件，就会产生血瘀的病机而成该证。因此，它可见于黄疸、臌胀、积聚、噎膈、狂、痹、痿、中风等病。反之，某种病亦可在其不同的发展阶段出现若干不同的证。中风病，可见肝风升扰、痰浊内阻、血液瘀滞、肾精内夺等证，消渴病可见肺热津伤、胃热消谷、肾阴亏损、阴阳两虚等证。

必须指出，历代医家借此名病，如果确实是独立的病，应在肯定其客观内容的前提下，逐步统一，不应再以"证"名病。如习称之痹证，即是一种病，它以风寒湿邪为病因；风寒湿邪阻络，或久郁化热，筋脉痹阻不通为病机，肢体关节麻木疼痛，或红肿痛为主要症状。可分为风湿痹、寒痹、热痹等证，并有相应的方药。且痹证称为"痹病"古已有之，应与统一。

还有一些代表了分类方法的"病名"，如心病、肝病、脾病、肺病、肾病、耳病、鼻病、四肢病、头面病、伤寒太阳病、阳明病等。这些都不是独立的病，是因分类方法不一致，将病、症、证的内容进行不同归类而形成的。历代医家在著述时，分类体例多法相杂，有以病因、病机分类，有以外感、内伤、杂病分类；有以脏腑病位分类等，基本上都是病、症、证的内容并列，如《诸病源候论》记载：中风病，不但列有心中风、肝中风、脾中风、肾中风，肺中风五证，口噤、舌强、失音、偏枯、半身不遂等症状亦分为一候。痢病，不但列有水谷痢、久水谷痢、赤白痢、血痢、脓血痢、冷痢、热痢等证；呕逆、心烦、口渴、脱肛、肛门痒等症状亦分为一候。多样化的分类方法，不仅造成分类体例不一致，而且更促成病、症、证的混用。这是三者长期混用，又不容易明辨的重要原因。

证由一定的症状组合而成，对它的认识必须经过思维活动，不如症状直接明察易识，加之古代文字又是"症""证"通用，因此，症、证不分在所难免。如《景岳全书·卷十九·杂证谟·咳嗽》所云："咳嗽一证，窃见诸家立论太繁，皆不得其要，多致后人临证莫知所从，所以治难得效。以余观之，则咳嗽之要，止惟二证，何为二证，一云外感，一云内伤而尽之矣。夫外感之咳，必由皮毛而出，盖皮毛为肺之合也，凡外邪袭之，则必先入于肺，久而不愈则必自肺而传入于五脏也。内伤之嗽，必起于阴分。"此文用"证"字共四次，却病、症、证之义皆涉，第一个"证"字，当指咳嗽症状，第二个"证"字，为证字本义，"临证"即具体辨证论治；第三、4个"证"字，当作病字看，意即某种以咳嗽为主症的病，病因无非内伤与外感两类。历代医论中如是之例，举不胜举。又如《医学阶段》载："病有相似，症有不同，有寒症、有损症、有顺症、有逆症、有危症、有险症、有杂症、有坏症，症之名状，不一其等。如劳风咳嗽，有似损症，其病可治，如阴虚竭症咳嗽，其病不可治。"很明显，该文所言"症"，全是证。所谓顺逆症、危险症等，都不是指具体症状，而是必须对不同症状进行分析辨别，才可定论，因而是证的概括。乃至近代，仍有"辨症论治"名书，并分立"虚症""实症"者。

症证不分，不仅是文字的代用和混淆，也反映出认识证的辨证思维的产生具有自发的特点。中医最初是以对症下药的方法认识和治疗疾病的。实践证明这种方法不能区别疾病发展变化的不同情况，亦就不能解决疾病的根本矛盾。这是因为，对症只是认识了每个症状的个性，一定症状组合为证，有其内在联系，即这些症状所反映出来的共性，只有认识了这种共性，才能反过来进一步认识各个症状的个性，依此治疗才有效，这就是辨证论治。从对症下药到辨证论治，是实践的需要，亦是认识方法逐渐深化的结果，关键的是辨证思维方法的逐步完善。由于受朴素唯物论和自发辩证法思想的影响，早期的中医学理论中的辨证思维方法是不完善的，如《素问·咳论》已观察到咳嗽与其他症状的组合不同，可分为心肝脾肺肾咳，其立论却认为"乘秋则肺先受邪，乘春则肝先受之，乘夏则心先受之，乘至阴则脾先受之乘冬则肾先受之"。实践的需要已自发地认识到症、证的不同。自张仲景始，"对症"深化到了"辨证"，形成了辨证论治的理论。然而，各位医家多以自己的直接经验为出发点，按个人的思想去理解前人的经验，出现了继承学术思想不完整，深化理论不系统的情况，未能自觉而系统地运用辨证思维方法，因而对辨证思维的产物"辨证"的认识不统一，导致了症与证在客观上具备了各自的内容，认识上却未能明确地将二者分开的历史状况。因此可以说，症、证不分的关键就是缺乏系统的辨证思维方法，它是在一定的历史条件下形成的，对此，我们不必泥古不前，对其作科学合理地区分，使它们名胶其义，义有所别，对于区分病、症、证之间的关系，从而统一病名无疑是有益的。

病、症、证的基本概念及其关系

疾病，是由于内外之邪作用于人体，破坏了人体的动态平衡所产生的异常状态。每个具体的病，必然有具体的病因、病机，因而也必然有具体的症状和证候，以及相应的治则方药，并有一定的预后可测。由于每个病都有各自的本质变化及其发展变化的规律（过程），这种变化发展又都由病的根本矛盾所决定，尽管在发展过程中有时缓和，有时恶化，可以分出阶段，可以有不同的证表现出来，但作为病的根本矛盾没有完结，病也就没有结束。所以，病的根本矛盾贯穿于病的始终，各个病的根本矛盾有所不同，这就是各个病的本质上的差异。

症状，是患者形体上反映出来的病态，是由四诊察知疾病的具体表现，如形体、神态、色泽、排泄物以及舌苔、脉象等的变化，也包括患者自身感觉—主诉症状。同一症状可出现于不同的疾病或证候之中，因此，不可能单纯依据散在的症状来断定一种疾病或辨明一个证候。

证，是疾病各个不同阶段的表现形式。它由一定的症状组合而成，受疾病的本质变化所制约，因而证可以揭示病的本质变化。可以说，证也就是疾病每个发展阶段本质变化的反映，疾病过程中的若干个证的本质反映，共同揭示出整个病的本质发展变化规律。因此，依据证就可以确定相应的治则，进而以法统方，形成完整的"辨证论治"体系。证是辨证论治的中心环节，医者只有掌握住这个中心环节，才能实现辨证论治的目的。

综上所析，病、症、证三者既有相互联系，又有严格区别。三者的联系均统一在人体的病理变化的基础上，病是由证表现出来，证是由症状组成，区别在于病是由于它的根本矛盾所决定，这种矛盾贯穿于病的全过程；症状只是病的具体表现之一；一定的症状组合为证是由病的某阶段的本质变化所制约的，证就是此阶段本质变化的反映和概括，亦是此阶段的主要矛盾，但终究是受病的根本矛盾所决定的。证将病与症状联系起来，揭示出它们的内在联系。因此，治疗时重点解决主要矛盾，有利于解决根本矛盾，如消渴病，在肺热津伤及胃热消谷阶段，可见烦渴多饮、多食。当及时用甘寒之药清热生津，可避免发展成为肾阴内损、阴阳两虚之证。

从质量互变看病、症、证的转化关系

各种证候所见症状并无定数，但是各证均需要一些症状方可成立。因此，症状就有主症与次症之分。主症，是构成证候的较固定的基本症状，它在证候中居主导地位，具有决定性的分量，缺少主症，则此证不能成立。主症同时亦表达着病变的主要方面，也可以说是病在某阶段的本质反映。判断主症的标准是：这种症就可以对其他一切症状起着决定和影响作用，次症是证候中不固定的非基本症状，它的出现与否，不影响证候的成立。

证与证的变换首先表现为主症的变化。如热邪犯胃证以发热、口渴、苔黄、烦呕不能食为主症，转为热结肠胃证则以日晡潮热、大便不通、腹硬满痛为主症。主症各自的强弱、明显与不明显、多与少，就是量的变化，几个主症的组合更有量的意义，主症分量的改变导致证的改变。辨证定性，既是从主症的变化入手，亦可据此分析量变。因此，通过主症改变的分析，从而揭示新产生的证候的本质变化，就存在着辨证定量的关系。

没有离开量的质变，亦没有离开质的量变。疾病过程中的质量变换，与其发展变化的一切因素，诸如病因、体质、病理损坏、药物、机体修复能力等均有关，取决于正与邪两方面的均势，邪气即致病力，包括病因、体质虚、错误治疗、恶劣环境；正气即抵抗力，包括修复力、体质壮、正确治疗、良好环境。疾病过程的质变，归结于不同的病理损害的变化，表现为病性的改变；量变，集中于病损的程度，表现为病情的轻重、病势的缓急。疾病的质量互变关系，可概括为病机变化。如痹病日久，筋脉闭而不通，久则失养，筋脉渐弛为量的积累，当弛缓至一定限度则发为痿弱不用，病就发生质变，此为病与病的转化。温病卫分证，若病邪未去，治疗不当，正邪交争，热盛而邪入气分，则为阶段性的质变；此时治疗仍不力，热邪更盛，又可由气分证变为气营两燔证，甚或热伤营血，产生营分证血分证；反之，若气营两燔证能透热转气，热邪得以外透，则仍可见气分证，再用清气之法，则邪退病愈，这是证与证的转化。

人体复杂的生理病理状态，决定病变过程的不平衡性和多层次性，形成了整体的、全过程中的质量互变和局部的、阶段性的质量互变关系。当疾病过程的质量互变涉及整个机体，或形成一个独立的较完整的过程时，其表现即是一个独立的病，此时的进一步转化就是病与病的转化。当疾病的质量互变仅在某一系统或层次之内，或在某个阶段变化，则集中地表现为证的产生和变化，即证与证的转化。整体由局部各系统构成，全过程由多阶段组成，因此，在由局部至整体，各阶段至全过程的关系上，存在着量的积累到质的突变。痹病转为痿病，始时多为风湿痹证，寒痹证，热痹证，久治不愈，累及脏腑，以致气血不足，肝肾亏虚，遂致筋痿、骨痹等证。证与病的关系亦是局部与整体、阶段与全过程的关系，证的不断变换加重不愈就是量的积累，最终由证这个量的变化导致病的质变。由此可见疾病的变化发展，首先是由证的变化和证与证的转化而来。

症状作为疾病表现于外的信息，本身就具有一定的量，各种症状组合为证的关系，亦存在着量的关系，它们的变化即表现为量的变化，起决定作用的是主症的量，这种量变引起证的变化，即是证性的改变，结果是旧证变新证，由分析主症的量变，可以揭示出新的质变。因此，疾病过程的质量互变关系完整地体现于证与主症之间。需要指出，病的本质变化表现为症状时是病→症状→证，从体外认识疾病是从症状开始，并归结为证来揭示疾病，认识的过程恰好与表现的过程相反，症状→证→病。所以，从分析主症的量变引起证的质变，完全能够揭示出疾病的质量互变关系。由于疾病的质量互变的不平衡性和多层次性，证的改变也就由一些预兆性的主症逐步反映出来。当这些主症已比较明确地由量变反映出质变时，旧证到新证的转化也就完成，如卫分证转为气分证时，多以恶寒消失、热势渐增为预兆性主症；当出现口渴、身热、脉洪数，卫分证已转为气分证。气分证发展为营分血分证时，热渐入营，先出现舌尖红，或尖边俱红，或中心无苔，或发斑疹，待舌已红绛、夜寐不安、神昏谵语等症备见，则已转属血分。主症与证的关系即是质量互变的关系，因而它能反映出病的质量互变，病机分析的方法则能揭示出这种关系的实质。辨证定量只能是定主症的量，因此，辨证定量就有两个具体标准：一定主症本身程度的轻重、多少；二定几个主症量的总和，从而辨别证的性质。必须注意的是，有的主症是一个单方面的信息，即疾病本质的直接反映，如胃热津伤证的大汗、大渴、脉洪大，这比较容易确定；另外的情况是，一些主症是由某些假象从反面证明其本质的，如身大热反欲得近衣，身大寒反不欲近衣，前者是真寒假热、后者是真热假寒，它们可以反证的对比来确定主症。因此，症状中的某些假象反证着主症的性质，是辨疑难证中不可少的参考，因其不是疾病的本质反映，不能作为定量的依据。由此说明，在辨证定量中，不能仅依某个症状的轻重、多少来定量，"身大热反欲得近衣"的"大热"，较之微热、低热亦有量的概念，却不能作为热证的定量依据，因此，定量离不开定性，定性亦必然需要定量。证候中主症的量，才有辨证定量的意义，其他的次症，亦就不能用"按症记分"的方法将它们的量进行累积，只有撇开那些次症，才能突出主症，抓住疾病的主要矛盾，对于各种证候，经过数千年的实践，有关辨证专著已积累并形成了若干既定的标准，各证中的主症有的已经明确，所以，辨证定量不是漫无边际的任意自定量，这是进一步运用数学方法研究辨证定量时必须注意到的问题。

总之，辨证定量的目的是通过辨主症来分析证和病的本质变化，从而掌握疾病发展变化的趋势，从预兆性主症和构成证的所有主症揭示证和病的质量变化关系，其作用在于，从证立法，依法立方选药，以药对证、治疗量对疾病量，就可药到病除。

辨证定量揭示了疾病某阶段的质变，而病是发展变化的，质量互变的过程亦是一个动态变化的过程，动态变化决定疾病绝不会永远停留在一个水平，只要动态变化未停止，疾病就有向恶化和康复方面转化的可能；若动态变化停止，质量互变也就终结。病与病的转变，由实转虚、由缓变急，则病情加重，病势急证与证的交换，充分体现了这种动态变化。

病、症、证的混用虽由来已久，但依其客观内容，完全可以分清义界，揭示关系结构，把握它们的相互联系与区别，为统一病名和疾病诊断规范化提供客观依据。

病、症、证的联系与区别在于，病是由证表现出来，证由症状所组成，病是由它的根本矛盾所决定的，这种矛盾贯穿于病的全过程，症状只是病的具体表现之一，证是疾病某阶段的本质变化的反映和概括，亦是此阶段的主要矛盾。证将病与症状联系起来，揭示出它们的内在联系，治疗时重点解决主要矛盾，有利于解决根本矛盾。要揭示病、症、证三者的关系结构，必然要涉及辨证定量问题，原理在于主症与证的关系完整地反映着疾病的质量互变关系，因而能揭示疾病的质量互变。质量互变的过程，亦是一个动态变化的过程，这是医者临证时尤其应该注意的。

77　证、候、证候的溯源和诠证

证、候与证候，是中医诊断学的基本概念、核心概念，为中医常用词，但现代中医对证候及证、候的解释颇不一致。学者沈澍农分析所读到的相关文献，认为现代对证候"的研究还比较肤浅，大体是根据历史积淀下来的印象加以现代规定与现代表达，而未能从这一概念的源起与其演变作动态的、立体的梳理，特别是对"候"的认识偏差较大，因而不够准确和全面。通过对早期重要古医籍"证""候"二字用例和后世变化情况的梳理，并与字义溯源相互印证，探求了二者初始的用法和引申变化，最终确定"证""候""证候"应该如何正确理解或定义。

证候及证、候的现代看法

证与候的连用大约起于东汉末，但是早先的文献中该词使用并不多。大约宋代以后，其用例才明显增多，又到近现代才被广泛使用。而试图对其做规范释义或定义，则更是近几十年的事。

据邓铁涛等《中医证候规范》一书介绍，1984年和1986年，曾经组织过两次全国性的"中医证候规范"专题会议。在第一次会议上规定了："证代表证候，症代表症状，病代表疾病。"第二次会议规定了"证候"的概念是："证候是疾病发生和演变过程中某阶段本质的反映。它以某些相关的脉症，不同程度地提示病因、病机、病位、病性、病势等，为论治提供依据。"该书又说："在中医诊断学上，三者之间有着有机的联系，假如把疾病看作是中医诊断模式的经线，证候便是这一模式的纬线，而症状则是构成这些经、纬线无数的点。"

赵金铎等《中医证候鉴别诊断学》一书也介绍："1984年4月卫生部在京召开的中医证候规范学术讨论会议上起草的初步定义：证候是疾病本质的反映，在疾病发生发展的过程中，它以一组相关的脉症表现出来，能够不同程度地揭示病位、病性、病因、病机，为治疗提供依据，并指明方向。"与邓铁涛传述的文字相比，虽然二者小有差别，但显然是同一来历；不过这个记述出自第一次会议（1984）还是第二次会议（1986），二书说法却是不同的。

《中医证候鉴别诊断学》释云："证候，又称病证……通常简括地总称之为'证'。它既不是症状，也不是病名。按古汉语字义及构词法：证字繁体作證，《说文》段注云'证者谏也'；'伺望也'。证候一词大体上可说是经过医生全面仔细的诊察和思考之后，用以说明疾病情况的一种凭据或术语。此说侧重于将"证候"理解为医生一方对"疾病情况"的"说明……凭据"。

程绍恩、夏洪生《中医证候治疗学》则云："'证'，即我们平时所说的'证候'。'证'，指'证明证据'；'候'，是'表现'，比如风、寒、暑、湿、燥、火各有其表现，为之'候'；人体正常的生理现象和病理变化均有其表现，亦即为'候'。根据不同的表现，才能确定为何种证候。"此说似乎着重解释了"候"，但"证明证据"和"表现"是怎样的组合？"证""候""证候"三者关系未得融通。

王庆其《中医证候病理学》释义："证候，又简称证。它既不是症状，亦不是病名，是中医诊断学中一个具有特定含义的重要概念。……我们认为，证候是在致病因素作用下，机体内外环境、各系统之间相互关系发生紊乱所产生的综合反应。它是反映疾病处于某一阶段的病因、病性、病位、病势等病理要素的综合性诊断概念。'证'是生命物质在疾病过程中具有时相性的本质性的反映；'候'原意是说明事物变化的情状，在医学范畴是指病变的临床表现。""证"是"反映"，"候"是"表现"，似乎是以"内"（本质）"外"（表现）分"证""候"。

以上释义有简有繁，比较一致的方面是，认为"证候"就是"证"，是疾病特定阶段病因、病性、病位、病势等各方面因素的综合表现，王庆其特别强调了"时相性"。而关于"候"，赵金铎引用了《说文》对"候"的解释，但没有进一步说明；程绍恩说"候"是"表现"，包括病邪的表现和人体的生理、病理反应；王庆其说"候"是"事物变化的情状"，也是"病变的临床表现"，后二者较为接近。

《中医大辞典》"证候"条释义为："辨证名词。即证的外候，是疾病过程中一定阶段的病位、病因、病性、病势及机体抗病能力的强弱等本质有机联系的反映状态，表现为临床可被观察到的症状和体征。因此，从证候的意义上反映出中医学对疾病的认识论和方法论特点。参见证、辨证各条。"

《中医大辞典》"证"条释义云："①是对疾病过程中一定阶段的病位、病因、病性、病势及机体抗病能力的强弱等本质的概括。②古人用同'症'，即症状之意。如《伤寒论·少阳病篇》：'但见一证便是，不必悉具。'随着中医名词术语日趋规范，现在逐渐在淡化这种用法。③凭据。《医方集解·序》：'凡病必有证，证者，證也。'"

上条释义第2义项说"（证）古人用同'症'"，王庆其《中医证候病理学》一书说："古代'证'与'症'通用"。"同"和"通"不是一回事。较为准确的说法应是："'证'后作'症'，'症'是'证'的后起字。"另外，上引"证"释义的第3义项引《医方集解·序》"凡病必有证，证者，證也"一句，《医方集解》最早本康熙刻本作："凡病必有症，症者，證也。"较为合理。《中医大辞典》所引当为清中期以后刻本。

上引《中医大辞典》对"证"的释义与前数家大体相似，但涉及"候"时，将"证候"解释为"证的外候"，这里的关系有些不顺。

《中医大辞典》"辨证论治"条释义云："又称辨证施治。是理、法、方、药运用于临床的过程，为中医学术的基本特点。即通过四诊八纲、脏腑、病因、病机等中医基础理论对患者表现的症状、体征进行综合分析，辨别为何种证候，称辨证；在辨证基础上，撰写出治疗措施，称论治。"

又，《中医大辞典》"候"条释义云："①气候、时节（例略）。②证候、征兆。《素问病机气宜保命集》：'凡觉中风，必先审六经之候。'③诊脉的部位。《素问·三部九候论》：'故人有三部，部有三候……三候者，有天有地有人也。'④诊察、推测。《素问·四时刺逆从论》：'刺伤人五脏必死，其动则依其脏之所变，候知其死也。'"

将此数条勾连起来，会导致一些逻辑问题："证候"是"证的外候"，重心在"候"？那为什么说"辨证"而不说"辨候"？"候"在"证候"中是"外候"，何为"外候"？有无"内候"？"候"又被释为"证候、征兆"，那么"证候"是"证的外候"——"证的外证候"？

对于"证候"一词的内部结构，邓铁涛、赵金铎是作为一个完整概念，未作该词的内部结构的分析；而在《中医大辞典》的释义中，"证候"是定语中心词结构；程绍恩、夏洪生书中释"候"是"表现"，王庆其书中释"候"是"情状"，基本上也是把"证候"看成定语中心词结构。

另有李洪成等《中医证候学》一书，则完全按自己的理解重新定义"证候"，提出了新的"证候组合形式：症象+脉象+舌象→证象→候→证"。"证象是证候的外在表象……包括症象、脉象、舌象三个要素，其中症象不同于传统的症状，包含西医学的症状、体征，以及理化检测结果。""'候'是复合的病机状态在临床上的具体组合形式，是由多个证象所组成的，即三个及三个以上的单位病机所构成。""'证'，是致病因素在病变部位上的矛盾反映。"

不难看出，该书是站在现代实用的立场，重新定义传统概念。这样的定义与古人所用原义实际上若即若离。

但是，"证候"是一个历史概念，不论我们现在出于何种考虑、如何为其重新定义，我们总是要先把它的历史定位理清楚，对历史上这个词的含义、用法及其演化有了清晰的、动态的、立体的认知，然后才可望给出正确的定义。

重要古医籍证、候用例与相关概念

"证候"一词，是从"证"与"候"的本义基础上引申再连用而成。在"证候"连词之前，"证"与"候"已经分别先行用于中医领域，见载于各种中医古籍。因此，要说清楚"证候"之义，可以先分析"证"与"候"的各自用例。

出土秦汉时期简帛医籍中无"证"字；"候"除了通"猴""喉"外，只用于等候之义，没有与诊病相关的用法。马王堆汉墓中有"阴阳脉死候"篇，但此标题为现代所拟加，此"候"字不属古例。早期涉医历史文献《史记·扁鹊仓公列传》中，也未出现"证""候"。

因此，以下主要从早期经典医籍中"证""候"的用例，以观察二者在早期医籍时代的基本用法，帮助我们正确理解"证""候""证候"。

1.《素问》《灵枢》 此二书中只有《素问》一处提到"证"，出于《至真要大论》："气有高下，病有远近，证有中外，治有轻重，适其至所为故也。"此"证"字指病位。但《至真要大论》属"七篇大论"，为唐代王冰补入的内容，因而可以认为《黄帝内经》时代中医学中还没有引入"证"的概念。

"候"则出现较多，用法也多样，一般意义有气候、节候、判断气候、判断运气变化、等候等。在中医范围，"候"多和诊断有关。"候"用于望诊诊测体内情况与疾病之例，如：

愿闻六府之候。岐伯云：六府者，胃为之海，广骸大颈张胸，五谷乃容；鼻隧以长，以候大肠；唇厚人中长，以候小肠；目下果大，其胆乃横；鼻孔在外，膀胱漏泄；鼻柱中央起，三焦乃约。此所以候六府者也，上下三等，藏安且良矣。(《灵枢·师传》)

黄帝云：以官何候？岐伯云：以候五藏。故肺病者，喘息鼻张；肝病者，眦青；脾病者，唇黄；心病者，舌卷短颧赤；肾病者，颧与颜黑。(《灵枢·五阅五使》)

黄帝云：人之善病风厥漉汗者，何以候之？少俞答云：肉不坚，腠理疏，则善病风。(《灵枢·五变》)

后篇之下有平行的若干问："何以候肉之不坚也？""人之善病消瘅者，何以候之？""何以知五藏之柔弱也？""何以候柔弱之与刚强？""人之善病寒热者，何以候之？""何以候骨之小大，肉之坚脆，色之不一也？""何以候人之善病痹者？""人之善病肠中积聚者，何以候之？"不难看出，各例"候"都是借体表征象诊测、判断体内疾病或性状特征。各例"候"多为动词，个别转为名词，如"六府之候"。

"候"用于脉诊诊测体内情况与疾病之例，如：

尺内两旁，则季胁也，尺外以候肾，尺里以候腹中。附上，左外以候肝，内以候膈；右外以候胃，内以候脾。上附上，右外以候肺，内以候胸中；左外以候心，内以候膻中。前以候前，后以候后。(《素问·脉要精微论》)

黄帝问云：人病胃脘痈者，诊当何如？岐伯对云：诊此者，当候胃脉，其脉当沉细，沉细者气逆，逆者人迎甚盛，甚盛则热。(《素问·病能论》)

"一其形，听其动静"者，持气口人迎，以视其脉：坚且盛且滑者，病日进；脉软者，病将下；诸经实者，病三日已。气口候阴，人迎候阳也。(《灵枢·四时气》)

黄帝问于伯高云：余闻气有逆顺，脉有盛衰，刺有大约，可得闻乎？伯高云：气之逆顺者，所以应天地阴阳四时五行也；脉之盛衰者，所以候血气之虚实有余不足。(《灵枢·逆顺》)

刺伤人五脏必死，其动则依其脏之所变，候知其死也。(《素问·四时刺逆从论》)

诸"候"字都指用脉象、脉位诊察体内的疾病乃至判断生死。如第一例，以脉位对应内脏。第二例"候胃脉"，动作为"候"，所候为"脉"。末例引申为对"死"的预判。

从诊断方法角度，"候"主要可分两类，一类是望诊，一类是切诊（此外闻诊也部分地属于候法）。《素问·举痛论》开篇就介绍，疾病可以"言而可知，视而可见，扪而可得"，接着以寒气、热气所致诸痛，论述了"言而可知"，可据知"言而可知"者指病痛、病证。

其后该篇释云：帝云……视而可见奈何？岐伯云：五藏六府，固尽有部，视其五色，黄赤为热，白为寒，青黑为痛，此所谓视而可见者也。帝云：扪而可得奈何？岐伯云：视其主病之脉，坚而血，及陷下者，皆可扪而得也。

本条中，"视而可见"指五色诊病，"扪而可得"指诊"主病之脉"，二者皆属于由表及里的"候"。《素问·五藏生成论》亦云：夫脉之小大滑涩浮沉，可以指别……五色微诊，可以目察。能合脉色，可以万全。

后世文献也能看出"候"有这样的指向，《备急千金要方》卷一《大医精诚》云：张湛云："夫经方之难精，由来尚矣。"今病有内同而外异，亦有内异而外同，故五藏六腑之盈虚，血脉荣卫之通塞，固非耳目之所察，必先诊候以审之。而寸口关尺，有浮沉弦紧之乱；俞穴流注，有高下浅深之差；肌肤筋骨，有厚薄刚之异。唯用心精微者，始可与言于兹矣。今以至精至微之事，求之于至粗至浅之思，其不殆哉！

本条指出体内的"五藏六腑之盈虚，血脉荣卫之通塞"，"非耳目之所察，必先诊候以审之"。排除了"耳目"之用，这就把"候"限定为手诊即"切诊"了。且其下三句，说到了"寸口关尺""俞穴流注""肌肤筋骨"的差别，更表明"诊候"就是指用手的诊断。在不少情况下，"候"又特别偏重前者即脉诊。

再引申，又指用以诊察的位置、脉象，转为名词。典型之例如：

故人有三部，部有三候，以决死生，以处百病，以调虚实而除邪疾。帝云：何谓三部？岐伯云：有下部，有中部，有上部。部各有三候，三候者，有天有地有人也，必指而导之，乃以为真……九候之脉，皆沉细悬绝者，为阴主冬，故以夜半死。盛躁喘数者，为阳主夏，故以日中死……形肉已脱，九候虽调，犹死。七诊虽见，九候皆从者，不死。（《素问·三部九候论》）

帝云：尺候何如？岐伯云：北政之岁，三阴在下，则寸不应；三阴在上，则尺不应。南政之岁，三阴在天，则寸不应；三阴在泉，则尺不应。左右同。（《素问·至真要大论》）

《素问·三部九候论》之"九候"，指人头、手、足三部各三处诊脉部位，即例条中的"三部"各"三候"，合称"九候"。在《素问》以及多种中医古籍中，"九候"概念被广泛使用。同篇后条两处"九候"，当指前文所称之"九候之脉"，因而已经略等于"九脉"。下例"尺候"指诊脉时尺部的脉候，即脉象。

但基于望诊将体表官窍直称作"候"的用例，到《难经》《脉经》才出现。"候"还可与"脉"连言成"脉候"。

七诊虽见，九候皆从者，不死……若有七诊之病，其脉候亦败者，死矣。（《素问·三部九候论》）

"脉候"即指脉、脉象。后世医书中不乏"脉候"连言的用例。《脉经》卷一第三标题为《分别三关境界脉候所主第三》，该篇分两层，前部述三部脉的定位，即所谓"境界"；后部述三部"脉候"所主，即：寸主射上焦，出头及皮毛竟手；关主射中焦，腹及腰；尺主射下焦，少腹至足。

宋《史载之方》卷上《伤寒论》云："余今辄以病证、脉候陈其一二，庶几世人缘此之传也。"其下分六日各述一条，如第五日为"五日，少阴受之，其脉直行者，从肾上肝膈，入肺中，循喉咙，夹舌本//故口燥舌干而渴//其脉最为洪大，六七至以上，心脉隐隐应指，来去如一。"其基本格式为：先陈述受病经脉的循行，次述该经对应所发"病证"，最后即为特定脉象（例中以双斜杠区分3个层次）。本条中，鲜明地将"脉候"与"病证"作为并列关系。

明代张景岳《景岳全书·小儿总论》云："故必内察其脉候，外观其形气，中审其病情，参此数者而精察之，又何虚实之难辨哉？"本条将小儿诊病分为三条：在内为脉候（切诊所得），在外为形气（望诊所得），在中为病情（最终诊断）。此"中"不是与前二句"内""外"相对，而是指诊出的身体之病。

清代魏之琇《柳州医话》云："凡治小儿，不论诸证，宜先揣虚里穴。"王士雄注："大人亦然。小儿则脉候难凭，揣此尤为可据。"本条"脉候"亦显然指脉搏、脉象。

清代《罗氏会约医镜》，全书多个病证下专列"脉候"一项，其项专论该病证所见脉象。如卷十

《论疟疾》之《脉候》条："疟脉自弦。弦数者多热，弦迟者多寒。微者为虚，代散则死。"但类似内容其他病证门下也有其他名目。如卷七《论腰痛》下称为"脉息"；卷八《论反胃噎膈》下称为"论脉"，卷九《论喘促哮三证》下称为"脉论"。诸名义同，"脉候"说的就是脉象、脉情。

"候"既然也是判断疾病的"证据"，因而广义的"候"也可虚化为诊病的依据，甚至似乎也引申指一般的病象、证状。

帝云：其时有生者，何也？岐伯云：浆粥入胃，泄注止，则虚者活；身汗得后利，则实者活。此其候也。(《素问·玉机真脏论》)

小肠病者，小腹痛，腰脊控睾而痛，时窘之后，当耳前热，若寒甚，若独肩上热甚，及手小指次指之间热，若脉陷者，此其候也。(《灵枢·邪气藏府病形》)

黄帝云：六气者，有余不足，气之多少，脑髓之虚实，血脉之清浊，何以知之？岐伯云：液脱者，骨属屈伸不利，色夭，脑髓消，胫酸，耳数鸣；血脱者，色白夭然不泽，其脉空虚。此其候也。(《灵枢·决气》)

疽者，上之皮夭以坚，上如牛领之皮；痈者，其皮上薄以泽。此其候也。(《灵枢·痈疽》)

岁少阳在泉，火淫所胜，则焰明郊野，寒热更至。民病注泄赤白，少腹痛，溺赤，甚则血便，少阴同候。(《素问·至真要大论》)

少阳在泉，客胜则腰腹痛，而反恶寒，甚则下白溺白。主胜则热反上行而客于心，心痛发热，格中而呕，少阴同候。(《素问·至真要大论》)

水始起也，目窠上微肿，如新卧起之状，其颈脉动，时咳，阴股间寒，足胫瘇，腹乃大，其水已成矣，以手按其腹，随手而起，如裹水之状，此其候也……鼓胀……腹胀，身皆大，大与肤胀等也，色苍黄，腹筋起，此其候也。肠覃……寒气客于肠外，与卫气相搏，气不得荣，因有所系，癖而内着，恶气乃起，瘜肉乃生，其始生也，大如鸡卵，稍以益大，至其成，如怀子之状，久者离岁，按之则坚，推之则移，月事以时下，此其候也。(《灵枢·水胀》)

总之，《素问》《灵枢》中的"候"，基本点是诊察，也可以指诊察的内容，诊察内容又以脉最为多见。有些用例中也笼统地用于指一般的病证，但若仔细辨读，可以发现，各例言"此其候"处，往往并不是指一般性的病证，而是偏于有鉴别诊断意义的病证，提示医者注意这些鉴别点。所以，此种用法的"候"可以理解为"鉴别要点"。

2.《难经》《难经》全书篇幅较小，"证""候"二字使用都不多。"证"的用例集中在《十六难》，这一篇的开头提到了"九候"。该篇特别之处，是全篇以"内证""外证"展开。该篇不长，全录于下：

脉有三部九候，有阴阳，有轻重，有六十首，一脉变为四时，离圣久远，各自是其法，何以别之？

然。是其病有内外证。

其病为之奈何？

然。假令得肝脉，其外证：善洁，面青，善怒。其内证：齐左有动气，按之牢若痛。其病：四肢满，闭癃溲便难，转筋。有是者肝也，无是者非也。

假令得心脉，其外证：面赤，口干，喜笑。其内证：齐上有动气，按之牢若痛。其病：烦心，心痛，掌中热而哕。有是者心也，无是者非也。

假令得脾脉，其外证：面黄，善噫，善思，善味。其内证：当齐有动气，按之牢若痛。其病：腹胀满，食不消，体重节痛，怠惰嗜卧，四肢不收。有是者脾也，无是者非也。

假令得肺脉，其外证：面白，善嚏，悲愁不乐，欲哭。其内证：齐右有动气，按之牢若痛。其病：喘咳，洒淅寒热。有是者肺也，无是者非也。

假令得肾脉，其外证：面黑，喜恐，欠。其内证：齐下有动气，按之牢若痛。其病：逆气，少腹急痛，泄如下重，足胫寒而逆。有是者肾也，无是者非也。

《难经》本篇出现了多例"证"字，但也仅见于本篇。仔细辨读一下可知，本篇的"证"用法比较鲜明，将"证"以"外""内"修饰，赋予了"证"不同于一般文献中的意义。其"外证"，主要是面部的气色和表情，为望诊所得；其"内证"，是脐周腹部的改变，为切诊所得。也就是说，二者都属于《素问》《灵枢》中的"候"。而各条下句的"其病"，才是通常所说的"证"。至于"脉"，则在各脏之病的首句，为五脏之脉。

《难经》中其他篇出现的"候"，第一义还是"九候"。

脉有三部九候，各何所主之？然。三部者，寸关尺也。九候者，浮中沉也。（《十八难》）

此释"九候"与《素问》"九候"不同，定义为寸关尺三部各以浮、中、沉取，而得"九候"。

二是诊测疾病的依据，主要是基于望诊所作判断。手足三阴三阳气已绝，何以为候，可知其吉凶不？然，足少阴气绝，即骨枯。少阴者，冬脉也，伏行而温于骨髓。故骨髓不温，即肉不着骨。骨肉不相亲，即肉濡而却。肉濡而却，故齿长而枯。发无润泽者，骨先死。戊日笃，己日死。（《二十四难》）

本条为足少阴（肾）的望诊，以外部迹象判断体内变化乃至预判死证和死期。以下还排比有足太阴（脾）、足厥阴（肝）、手太阴（肺）、手少阴（心）的望诊。

寒热之病，候之如何也？

然。皮寒热者，皮不可近席，毛发焦，鼻槁，不得汗；肌寒热者，皮肤痛，唇舌槁，无汗；骨寒热者，病无所安，汗注不休，齿本槁痛。（《五十八难》）

本条"候"义近"诊"，而所诊内容则约似前文之"外证"。

三是五藏对应的外窍，也可以认为是内藏在体表的功能反映区。共出现两条。经言：肝主色，心主臭，脾主味，肺主声，肾主液。鼻者肺之候，而反知香臭；耳者肾之候，而反闻声，其意何也？（《四十难》）

3.《伤寒论》《金匮要略方》《金匮玉函经》 张仲景著作中，广泛使用了"证"。与《难经》"证"只见于一篇且意义特别相比，仲景著作中的"证"有多种不同层面的意义。

一是个别的证，即指症状。《金匮玉函经》第三篇："伤寒中风，有小柴胡证，但见一证便是，不必悉具。"

二是以方为名的证候群。如桂枝汤证、葛根汤证。

三是以经命名的证候群。如太阳证、少阴证。

四是以病证命名的证候群。如血证、结胸证。

五是以内外命名的病证。常见者如表证、外证、里证、表里证。

六是以属性命名的病证。如热证、寒证、阳证、阴证。以上各义都与"证"的"证验"之义有关，是从"证验"引申为一般的现象。

七是泛指的病证、证状或证状群。如桂枝汤节度语："服一剂尽，病证犹在者，更作服。"《伤寒论》第八篇云："脉但浮，无余证者，与麻黄汤。"总体看，都是疾病的表现。有时也将"候"包含其中。

与此相对，仲景书中"候"用例较少。《伤寒论》中，一例"候"指向脉诊：

伤寒脉阴阳俱紧，恶寒发热，则脉欲厥，厥者，脉初来大，渐渐小，更来渐大，是其候也。（《伤寒论·辨不可下病脉证并治第二十》）

此"候"指脉象变化无疑，但全书典型用例只出现这一处。另一处是指疾病表现，但仍指向有诊断意义的疾病表现。

湿痹之候，其人小便不利，大便反快，但当利其小便。（《伤寒论·辨痉湿暍脉证第四》）

《伤寒论》一书中，若不算前三篇，则"候"字只出现了以上两例。后条亦见于《金匮要略方》《金匮玉函经》。《金匮要略方》中除"湿痹之候"这一例之外，另有两条：

夫病酒黄疸，必小便不利，其候心中热，足下热，是其证也。（《金匮要略方·黄疸病脉证并治第十五》）

右二味，为散，以大麦粥汁，和服方寸匕，日三服，病随大小便去，小便正黄，大便正黑，是候也。（《金匮要略方·黄疸病脉证并治第十五》）

此二例之"候"，较偏于证状，又有"证明""鉴别点"之义。

张仲景是横空出世的医圣，他将之前较为粗糙的"辨病论治"改造成为"辨证论治"，被尊奉为医界之圣。他的著作中怎么会疏于论"候"呢？当然不会是疏漏。仲景著作中较少说"候"，应是因为张仲景强调脉诊，把"候"具体化地用脉诊、舌诊等来记述。

可证之于《伤寒论》与《金匮要略方》的诸证治篇的标题：《伤寒论》中如"辨太阳病脉证并治上第五""辨不可发汗病脉证并治第十五"，《金匮要略方》中如"腹满寒疝宿食病脉证并治第十""妇人妊娠病脉证并治第二十一"，各篇皆以"脉""证"二者标目。《伤寒论》中还有"脉证"连写在行文中的，《伤寒论·辨太阳病脉证并治上第五》："观其脉证，知犯何逆，随证治之。"因为突出了"脉"，所以张仲景著作中也就较少提及"候"了。

在具体行文中也是这样体现的。如：

血痹//阴阳俱微，寸口关上微，尺中小紧//外证身体不仁，如风痹状，黄耆桂枝五物汤主之。(《金匮要略方》第六篇)

"血痹"是病，其下三句为脉，亦即候，但未以"候"指称；其下冠以"外证"二字，此"外证"与《难经》中的"外证"有所不同，指一般意义上的"病证"或"外表病证"。

另外，《金匮玉函经》也很少论"候"，共见6处。其中两处与前述《伤寒论》论脉条文同条，两处为混用，两处见于首篇《金匮玉函经·证治总例》篇，其中出现了两处"候"。

古者上医相色，中医听声，下医诊脉。诊候之法，固是不易。又云：问而知之，别病深浅，命云巧焉。上医相色知病……中医听声知病……下医诊脉知病。(《金匮玉函经·证治总例》)

若主候常存，形色未病，未入腠理，针药及时，服将调节，委以良医，病无不愈，咸共思之。(《金匮玉函经·证治总例》)

前例首先说到望(相色)、闻(听声)、切(诊脉)三诊，跳接后句"又云"中的"问而知之"，则合为中医四诊。其中"诊候"的"候"字即前句之"脉"。从语感看，"诊候之法，固是不易"一句，应是后人旁批混入正文。批语意谓：虽然说"下医诊脉"，但诊脉也不是容易的事。然则批语作者确实是把"脉"指为"候"的。后例"主候"即主脉、常脉，"候"即指"脉"。

《伤寒》《金匮》标题多并言"脉证"，《金匮玉函经》篇题中略去了"脉"，诸篇标题以"形证"标目，如："辨太阳病形证治上第三""辨不可发汗病形证治第十三"，这应出于后世传抄中的改动。《伤寒论·平脉法》云："脉有灾怪，何谓也？师云：假令人病，脉得太阳，与形证相应，因为作汤，比还送汤，如食顷，患者乃大吐，若下利，腹中痛。师云：我前来不见此证，今乃变异，是名灾怪。""脉"与"形证"相对，"形证"后文又简称为"证"，可见，"形证"是"证"的复音化的一种表达。但《金匮玉函经》中的这一改动，在一定意义上说明改动者对张仲景的辨治体系未能深入理解，因而把关键概念"脉"给删去了。

总之，张仲景医著中"候"出现得很少，被具体化为"脉"；但仅见的几例"候"用法与《黄帝内经》中主要用法相合，而与"证"相对。

4.《脉经》《脉经》是脉学文献的汇编，源文献有不同来历，因而书中"证""候"乃至一些相关概念都有用法不一致的情况。《伤寒论》主体各篇皆以"脉证"标目，包括卷七之后的诸"可"与"不可"篇皆同，如"辨可发汗病脉证并治第十六"，而《脉经》卷七(与《伤寒论》诸"可"与"不可"内容对应)则作"病可发汗证第二"，用"证"而无"脉"。《金匮要略方》诸篇亦以"脉证"标目，《脉经》卷八(与《金匮要略方》内容对应)却与之相同，如《金匮要略方》"痓湿暍病脉证并治第二"，《脉经》作"平痓湿暍脉证第二"；《金匮要略方》"血痹虚劳病脉证并治第六"，《脉经》作"平血痹虚劳脉证第六"。呈现出不同的变化情况。

此外，《脉经》卷四有《诊四时相反脉证第四》这一篇题，该篇只出现肝脉、春肝脉、心脉、夏心脉之类笼统的说法，并未言及"证"。考《脉经》卷四的卷目录下该题无"证"字，《千金要方》卷二十八引该篇标题中亦无"证"字，"证"当为衍文。

《脉经》中"候"的用例亦较多。

相病之法，视色听声，观病之所在，候脉要诀，岂不微乎？脉浮如数，无热者，风也；若浮如数，而有热者，气也。（《脉经》卷五《扁鹊脉法第三》）

此谓"候脉"，显然是对脉象的诊察。

"候"还用于指脏腑的外候，也就是所谓"窍"。如《脉经》卷三：（肝）"其候目，（心）"其候舌"，（脾）"其候口"，（肺）"其候鼻"，（肾）"其候耳"。

《脉经》卷二《平三关病候并治宜第三》共有寸脉17条，关脉18条，尺脉16条，各条格式相同，如下举寸脉之例：

寸口脉浮//中风，发热，头痛//宜服桂枝汤、葛根汤，针风池、风府，向火灸身，摩治风膏，覆令汗出。寸口脉紧//苦头痛，骨肉疼，是伤寒//宜服麻黄汤，发汗，针眉冲、颞颥，摩治伤寒膏。寸口脉微//苦寒，为衄//宜服五味子汤，摩茱萸膏，令汗出。

各条体例统一为：先记脉位与脉象，再记对应之病与治法，即为篇题所称"病""候"与"治宜"。三部的后标题分别为"右上部寸口脉十七条……右中部关脉十八条……右下部尺脉十六条"。篇题中的"病"就是通常所称之"证"，文中的"脉"就是篇标题中的"候"。

5. 证、候概念的演变 在观察了较早时期几部重要的中医典籍中"证""候"的用例后，再从古代字书所释字义来验证与分析。证、候二字都是多义字，这里只说与中医学有关的演变状况。

《说文·言部》云："證，告也。"即指告发、证明。段玉裁注："今人为证验字。"医书之用以此为起点，引申指患者之"告"（主诉）与其他的确定病象的依据，即病的表现、病的证状（晚近作症状）、病的证验。在此基础上，古人观察到了各别疾病有不同证状集群出现的现象，再将其概括为"证"（亦即后世与现代人常说的证候）。明代《正字通》云"證，《说文》'告也'。又验也，候也，质也。古通作'徵'。"这一释义与中医古籍中的"证"的用法基本相合。

《说文·人部》云："候，伺望也。"段玉裁改为"司望"，并注云："凡覷伺皆云候。"引申指窥视、侦察。《广雅·释诂三》云："候，觇也。"按：《方言》卷十云："凡相窃视……自江而北谓之，或谓之觇。""窃视"，即"窥视"。又由此引申指医疗中的诊察、诊察的部位、诊察的结论。

动态地看，"证""候"二字中，"候"更早地进入了中医领域，指各种由表及里、由微知著的技术性诊断方法（动词、名词用法皆有），包括望诊、切诊以及某些闻诊。望诊又包括望体、望舌，切诊又包括切腹、切脉。需要注意的是，"候"常特指"脉"诊方法与对脉诊印象即脉象的描述。此外亦指用"候"诊断得到的印象、判断。

而"证"则较后进入中医领域，《伤寒》《金匮》中的"证"偏指病者自我感知、主诉的或外观较为直观易见的病象。历史上，"证"原本偏于现象的描述，最早指具体的病状，后用指各种集合概念的"证"。

因而，从"证""候"二字字义引申的源流来看，二者原本各有所指。从"证"与"候"各自的字义和使用特点看，大致可做如下概括：

大体的为"证"，细节的为"候"；容易了解者为"证"，不易察得者为"候"；患者客观的病象和自觉的（主诉的）苦楚为"证"，医者侦得的迹象和主观之判断为"候"。主体上，"证"在于患者，"候"在于医者。

用现代医学上的常用术语比照，大体上，"证"与"症状"相近，"候"与"体征"相近。

邓铁涛等《中医证候规范》一书在介绍"证""候"二字常见义项后，有这样一段表述："从中医学角度领会其含义，'证'是患者患病时自我感觉的各种异常变化，并足以证明自身患有疾病的证据—症状，引申于广义时代表患者全部的临床资料；'候'是医者运用各种诊察手段，经过一定时间对患者进行诊察检查而获得的形体上的各种异常征候—体征，引申于广义时亦代表患者全部的临床资料。故前人或单称'证'，或单称'候'，或'证候'合称。"此仍有些简单化，不够系统、深入和精准。前举《中医大辞典》关于"证候"的释义中也说道："证候……表现为临床可被观察到的症状和体征。"此所释则更为笼统，没有注意到"证"和"候"与"症状与体征"大致的对应关系。

6. 证、候的趋同 由于证、候都是疾病的表现，体表的部分表现也不一定能够确分属"证"还是"候"，事实上某些"候"（如面色）也可以视为"证"，因而使用中二者也会渐渐相混。《素问》《灵枢》中有"候"偏向于"证"的，《伤寒论》《金匮要略》中也有"候"指一般病证的用例，《难经》中则又把"候"分成了外证、内证。

这里再另举数例观察之：

太阳病，脉浮紧，无汗而发热，其身疼痛，八九日不解，其表候仍在，此当发其汗。（《金匮玉函经·辨太阳病形证治上第三》）

"表候"，同书《辨可发汗病形证治第十四》同此，但"仍在"作"续在"，《脉经》卷七第二同条亦作"表候续在"；《伤寒论》亦两见，但"表候"皆作"表证"，当从。在表可见者为证"，不为"候"。《金匮玉函经》发生错用，正因为传抄者已不能确分，因而错抄。

问云：妇人病如癫疾，郁冒，一日二十余发。师脉之，反言带下，皆如师言。其脉何类，何以别之？师云：寸口脉濡而紧，濡则阳气微，紧则荣中寒……疾起年少时，经水来以合房室，移时过度，精感命门开，经下血虚，百脉皆张。（《脉经》卷九）

患者"病如癫疾，郁冒"，追溯病因时称"疾起"顺理成章；但却有传本作"候起"，显然是古代流传中被改成了"候"，改动的背景自然是"候"与"疾"字义趋同了，而"疾"在此亦与"证"同义。后世，用"候"泛指证状，就更常见了。隋代巢元方所撰《诸病源候论》，论诸病之"源"与"候"。全书以"病"作一级分类，以"候"作二级分类，各候条文除"源"之外，以述"证"为主，少数涉及"脉"，因而，此"候"字应是通常意义上的"证"。可能是由于对"候"的理解泛化，把一般的"证"都视作诊断依据，故泛称"候"。

凡病自有外候危急而反易差者，服一方即差，亦有不治自若差者。（《小品方》卷第一《述增损旧方用药犯禁决》）

此"外候"亦一般地指病象、证状，已非其诊病之用的"候"。

可见，"证""候"趋同的主要变化表现是，人们不经意中渐渐忽略了"候"的特定含义，用"证"概"候"，或以"候"称"证"。"证"有时以"疾""病""病证"相称，有时也混称"表候""外证""形证"，各称名内涵变化不多。

近代特别是现代中医，有意将"证"规定为对疾病综合的、本质的认知，这样有利于现代对"辨证论治"概念的表述，却并非古代原有之意。

即使是"证""候"趋同后，按二者原义使用的例子仍有不少。可以认为，二者演化成为"浑言不别，析言有异"的关系。

7. 附说証、症 "証"和"症"都曾经是"證"的替代写法。《说文·言部》云："證，告也。"段玉裁注："今人为證验字。"《说文·言部》云："証，谏也。"段玉裁注："《吕览》士尉以证静郭君。高云：証，谏也。今俗以证为證验字，遂改《吕览》之証为證。"《说文》中"證""証"本为两个不同的字，虽然后世在"證验"义上混用，继而在证明、证状等词义上亦写作"証"，但引用《说文》时不能交错。

对于二字混用的情况，《王力古汉语字典》云："宋代以前'証''證'本不同音，也不同义。'証'在耕部，'證'在蒸部。'證'是證验，'証'是劝谏。直言纠正长上的过失就是'証'，这是'正'的使动用法的结果。《吕氏春秋》往往作'正谏'，例如《慎大》云：'为天下戮，不可正谏。'《恃君达郁》云：'是故天子听政，使公卿列士正谏。'元代以后两字变成同音，明代开始以'証'通'證'。《正字通》云：'証，与證通。'"

按，"證"混写为"証"，可能比王力先生所说稍早，至少要提前到元代。沈澍农据湖南科学技术出版社影印北京大学藏元版《世医得效方》，翻检其书，已有"証"用同"證"之例。如卷六云："小三黄圆治热証大便秘结，每服三十圆，温水下。""导气圆，治诸痞塞，关格不通，腹胀如鼓，大便结秘等証。"明代医书中，"証"的用例就渐渐多了些。如明代蓝格抄本《甲乙经》中就有数处"証"字。

大约在明代，人们又新造"症"以代替"证"，字从"疒"，强调与疾病有关。在指向病证这一意义上，原本二字同义。现代规定"症"表症状，"证"表证候，意在便于区别使用。"症"在古代字典中全无踪迹，最早收进此字的字典是民国期间的《中华大字典》，释义为"俗證字"。"症"的产生年代，《王力古汉语字典》指为元杂剧《倩女离魂》，《简化字源》更指为宋李昂英《文溪集》，沈澍农怀疑他们所用的版本并非元、宋当时古本。先有"證"混写为"証"，才能进一步变化为"症"，"症"字当在"証"字基础上发生。前引王力说："明代开始以'证'通'證'。"则"症"不应发生在此之前。当然，沈澍农上文已经将"证""證"混用时间提前到元代，但"症"字的出现需要有个时间差，依然较大可能在明代始见。

明代吴有性《温疫论》下卷有《正名》一篇，论云："《伤寒论》云发热而渴不恶寒者为温病，后人省氵加疒为瘟，即温也。如病證之證，后人省文作证，嗣后省言加疒为症。又如滞下，古人为下利脓血，盖以泻为下利，后人加疒为痢。要之，古无瘟、痢、症三字，盖后人之自为变易耳，不可因易其文，以温、瘟为两病，各指受病之原。"其论主要指向"温"与"瘟"，旁及"症""痢"二字用以佐证。而其对此三字演化路径和字义的解释，是完全正确的。三字演变出的从"疒"的新字形，原本与原字形是完全同义的。

在古医籍中，所见"症"的最早用例出于《金匮玉函经》。《金匮玉函经》卷二《辨痉湿暍第一》："太阳病，其症备，身体强，几几然，脉沉迟，此为痉，瓜蒌桂枝汤主之。"该书系清康熙年间上海医家陈世杰校刻，沈澍农考其底本主体为南宋抄本，但经陈世杰校勘整理而刊刻传世。此"症"字在该书也只是仅见之例，很有可能是陈世杰校刻时改入，只是无从确考了。而明代医著中，"証"和"症"就都不少见了。

现代定义"证"为证候，"症"为症状，但古代原无此区分。此外，《简化字方案》将"癥"简化为"症"，这是当年拟定方案时根据音近原则所做的规定，此字的处理有失轻率。从古代用例看，"癥"指癥结、癥瘕，与"症"全无干涉，故中医界使用"癥"字时，很少有人按"方案"规定简化使用。

证与候的连用

在分析了"证""候"发生期的用法后，"证候"连用的早期用法也就比较容易理解了。"证""候"在出土医药简帛中都还未出现，"证"在《素问》《灵枢》中也只见有唯一一例，且出于后补篇章；其他书籍中"证"较广使用则起于东汉末的《伤寒论》。故"证候"连用，也只能起于后汉或更后。现今可见早期用例可举出以下各例。

1. 张仲景《伤寒论·伤寒例》 《伤寒论·伤寒例》篇两次论及"证候"：

今搜采仲景旧论，录其证候诊脉声色，对病真方，有神验者，拟防世急也……脉阴阳俱盛，大汗出，不解者，死。脉阴阳俱虚，热不止者，死。脉至乍数乍疏者，死。脉至如转索，其日死。谵言妄语，身微热，脉浮大，手足温者，生。逆冷，脉沉细者，不过一日死矣。此以前是伤寒热病证候也。（《伤寒论·伤寒例》）

本条省略号省去的文字，主体上都是论述热病症状与脉象的，与省略号后面保留下的 6 条文字意旨和表达格式相同，都是说某脉、某证、某结果。察其文，研判病情判断生死，主要靠的就是证与脉，而段末总括为"证候"，说明"脉"就是"候"。段首谓"录其证候诊脉声色"，颇疑"诊脉声色"是旁批混入正文，因为"诊脉声色"恰恰就是"候"的具体内容。由于这两处"证候"分别见于该篇开头的概述段和结束句，因而从语感看，当是前人用以概括《伤寒论》中诊病依据的，实际指向的也就是篇中的证与脉（或包含舌、苔诊）。《伤寒例》一篇成为"例"的，有 10 条"凡"（以"凡"字起头的句子，凡如何则如何），其中 3 条"凡"下又有分述，故"伤寒例"共有 20 多条。陶弘景《本草经集注·序》云"伤寒证候亦有二十余条"，二说相合，陶弘景所说的"伤寒证候"，应当就是《伤寒例》篇中的 20 余条。《伤寒例》篇开头就说"搜采仲景旧论"，因而当然不是仲景原文，但其内容应该是有比较早的来历的，有人推测为王叔和所撰。陶弘景之语与此篇相合，可为此说增加一个旁证。

《伤寒论·伤寒例》中还有一处"证候"。

死生之要，在乎须臾，视身之尽，不暇计日。此阴阳虚实之交错，其候至微；发汗吐下之相反，其祸至速。(《伤寒论·伤寒例》)

死生之要，在于[须臾，瞬]息之间，克于时限，然阴阳虚实交错者，证候至微也。发汗、吐、下相反者，祸福至速也。(敦煌本《伤寒论》)

传世本作"其候"，敦煌本作"证候"，本条以"证候"并提为长。敦煌本中，与"证候"对见的是"祸福"，"祸福"实际偏指"祸"，这是偏义复词。可能在宋臣整理时，未理解此为偏指的用法，因而改作"其祸"，相应地也就将"证候"改为"其候"，但本处当为"证候"并举，"证候至微"，指"证"与"候"都很微妙。本例全句当以敦煌本为长。

2. 王叔和《脉经》 《脉经》卷四有《诊五藏六腑气绝证候第三》一篇，该篇述各种"气绝"下可以视见之表现，如"患者肝绝，八日死。何以知之？面青，但欲伏眠，目视而不见，人汗出如水不止。"标题中笼统地称为"证候"。分析各条文，多数包含着望诊的内容，如"肝绝"之"面青"，"胆绝"之"眉为之倾"，"筋绝"之"手足爪甲青"等，虽然也有几条望诊所指不是很常规的望诊对象。如"患者胃绝，五日死，何以知之？脊痛，腰中重，不可反覆。""患者大肠绝，不治，何以知之？泄利无度，利绝则死。"但总体上看，本篇的"候"是望诊鉴别之候。

3. 南朝陶弘景著述 陶弘景著述中有如下2例。

按今药之所主，说病之一名。假令中风，乃有数十种；伤寒证候，亦有二十余条。更复就中求其例类，大体归其始终，以本性为根宗，然后配合证以合药尔。病之变状，不可一概言之。(《本草经集注·序》)

本条在《证类本草》中篇题为《梁陶弘景序》，为陶弘景为《神农本草经·序》所作多条解说中的一条。敦煌卷子中亦有此篇，彼文作"诊候"，应同"证候"。就本条来说，也不能提示"证候"是什么。但本条可和前文所引《伤寒论·伤寒例》篇互参。彼篇述及"伤寒例"共有20余条，而本条陶注恰恰说伤寒证候有"二十余条"，两方一致，可以互证。因而本条"证候"当与《伤寒例》"证候"用法相同，指"证""候"两事。

余又别撰《效验方》五卷，具论诸病证候，因药变通，而并是大治，非穷居所资，若华轩鼎室，亦宜修省耳……故备论证候，使晓然不滞，一披条领，无使过差也。(《肘后备急方》陶弘景《华阳隐居〈补阙肘后百一方〉序》)

二条"证候"所在语境，对其词义或词素义没有足够提示，但因属"大治"(有别于简验方，是诊治系统比较齐备的方剂记载)，从当时的通行用法看，"证候"应指"证"与"候"两方面。回溯"证""候"二字各自用法以及从"证候"早期用例看，"证候"一词原本分指二事，是明确的。

4. 证候概念的演变 "证候"一名，约起于东汉末至魏晋南北朝。从该词的发生和使用情况看，"证候"一词早期的用法明显是由两个并列的词素构成(而不是定语中心词结构)：一是"证"，一是"候"。"证"主要指证状、病象，也就是疾病表现，指外在可见或患者主诉的病痛；"候"则指能够反映体内病变的体表细微变化。"候"往往不能被病者自我感知，而需要医者通过特殊的观测来了解、观察这些细微变化，并借助专业知识和技能去估量、评判体内变化。如望诊中通过体表望诊之"部"对体内疾病的判断，闻诊中通过听患者声音了解患者体质，切诊中通过手的扪循(通"揗")对腹部病的诊察，又常特别指通过脉诊对全身疾病的诊断。

"候"虽然是多方面的，但以"脉"为中心，因而有"脉证"一词的存在。

之后，"证候"之"候"原义淡化，"证候"成了"证"的双音化表达，这样的用法早在隋唐已经开始出现，宋以后更为流行。这时候，"证候"笼统地表示脉象之外的所有临床表现即病证。例如：

病既入藏，其脉有三品，内外证候相似，但脉异耳。若病患脉得浮大及缓，宜服续命汤两剂；若风盛，宜作越婢汤加术四两。(隋代巢元方《诸病源候论》卷十三《脚气缓弱候》)

假令伤风自汗，若脉浮而弱，设当行桂枝汤，服后无桂枝脉息、证候而烦者，即不可再服也。（宋代朱肱《活人书》卷九《问自汗者何也》）

至于中风脉浮紧、伤寒脉浮缓，仲景皆以青龙对之，何也？予尝深究三旨，若证候与脉相对，无不应手而愈。（明代王肯堂《证治准绳》卷四十一《伤寒·太阳病》）

前例中，"证候"与"脉"对见，则"证候"不包括脉而只是"证"；中例中，"证候"与"脉息"对见，则"候"不指脉息而只是"证"；后例中称"证候与脉相对"，此"证候"更明显是不包含"脉"的，则此"证候"就是"证"。可见，当时的医家对"候"的本义已经不太明了，把"证候"视为"证"。此时的"证候"，与现代语中"病情"相当。此义在中医古籍中颇为常见。

大概就是因为古代的"证候"很多情况下相当于现代的"病情"，因而就有了当代中医学者把"证候"解作证的"表现"、证的"外候"一类说法。实际上，当"证候"只表示"证"的意义时，"证候"的内部结构当是偏义复词，即"证"单独地表达了整个词义，"候"只是音节的陪衬，并不表达意义。现代规定"证候"等同于"证"，反之"证"即是"证候"，站在现代立场，可以接受。但是，这与该词在古籍中的原有用法不是一回事，不能以今律古，忽略、忘却其本来意义；也不能强解"候"的词素义，把"证候"视为偏正结构。

此外，因为"证"与"病"意义相近，所以，"证候"有时也说成"病候"，多数情况下，"证候""病候"也指"病情"。例如：

大凡治疗，要合其宜，脉状病候，少陈于后。（《中藏经》中卷《论诸病治疗交错致于死候第四十七》）

当然，肯定还会有医家理解"候"的本义，按本来用法来表述。如《千金要方》卷二十八《诊五藏六腑气绝证候第十一》：

患者肝绝，八日死。何以知之？面青，但欲伏眠，目视而不见人。汗出如水不止。患者胆绝，七日死。何以知之？眉为之倾。患者筋绝，九日死。何以知之？手足爪甲青，呼骂不休。患者心绝，一日死。何以知之？肩息回视，立死。患者肠绝，六日死。何以知之？发直如干麻，不得屈伸，白汗不止。患者脾绝，十二日死。何以知之？口冷足肿，腹热胪胀，泄利不觉，出无时度。患者胃绝，五日死。何以知之？脊痛腰中重，不可反复。

该篇论"五藏六腑气绝证候"，其中各"绝"为病，亦为"证"；各句"何以知之"以下，为诊断依据，即是标题中的"候"。此篇之"候"主要属望诊，多为一些鉴别诊断的关键点。但就普遍情况看，已经多将"证候"等同于"证"了。

重拟释义

基于以上讨论，沈澍农尝试为一些相关概念重新拟写释义，希望能提供一个重新认识的基础，以便进一步研究与完善。

1. 证 ①指具体症状。《伤寒论·辨太阳病脉证并治中第六》："伤寒中风……但见一证便是，不必悉具。"②概指病证。即人生病后外观可见或自我感知的各种病象的综合，常常用以代称证候群。如少阳证、桂枝汤证。③现代定义："证"为医者对疾病过程中一定阶段的病位、病性、病势、病因及机体抗病能力的强弱等本质情况的综合认识。相对于历史概念，"证"包括了证、候两个方面。

2. 候 ①犹言诊断。医者借助专业知识，通过望诊、闻诊、切诊对人体健康或生病状态由表及里、由微知著的感知。《灵枢·逆顺》云："脉之盛衰者，所以候血气之虚实有余不足。"《脉经》卷五《扁鹊脉法第三》云："相病之法，视色听声，观病之所在，候脉要诀，岂不微乎？"②指诊候部位。医者从体表感知他人身体状况的点、位，如五官、面色、脉搏、舌苔。《脉经》卷三云：（肝）"其候目。"③身体的特异反映。指人体健康或生病状态在体表细微的反映，医者可借以了解对象的身体状况。《灵枢·邪气藏府病形》云："时窘之后，当耳前热，若寒甚，若独肩上热甚，及手小指次指之间热，若脉陷者，此其候也。"④特指脉象。《伤寒论·辨不可下病脉证并治第二十》云:"伤寒脉阴阳俱紧,恶寒发热,则脉欲厥,厥者,脉初来大,渐渐小,更来渐大,是其候也。"《金匮玉函经·证治总例》云:"若主候常存,形色未病,未入腠理,针药及时,服将调节,委以良医,病无不愈,咸共思之。"⑤泛指病证,或诊断依据,与"证"混用。《金匮玉函经·辨太阳病形证治上第三》云:"太阳病,脉浮紧,无汗而发热,其身疼痛,八九日不解,其表候仍在,此当发其汗。"《伤寒论》同条作"表证"。《金匮要略方·黄疸病脉证并治第十五》云:"夫病酒黄疸,必小便不利,其候心中热,足下热,是其证也。"

3. 证候 ①疾病的综合感知。指患者生病后外观可见或自我感知的各种病象(证)与医者通过望诊、切诊对人由表及里、由微知著的感知(候)两方面的整体描述。《伤寒论·伤寒例》:"谵言妄语,身微热,脉浮大,手足温者,生。逆冷,脉沉细者,不过一日死矣。此以前是伤寒热病证候也。"《本草经集注·序》云:"伤寒证候,亦有二十余条。"很多情况下,"证候"指"证"与"脉"。②偏指"证",是"证"的复音化,犹言"病情",但一般不包含脉象。《诸病源候论》卷十三《脚气缓弱候》云:"病既入藏,其脉有三品,内外证候相似,但脉异耳。"《仁斋直指方论》卷三《中暑论》云:"其或六脉沉伏,冷汗自出,闷绝而昏不知人,此则中暑证候又加重耳。"③同"证"。④现代定义云:"证候"为医者对疾病过程中一定阶段的病位、病性、病势、病因及机体抗病能力的强弱等本质情况的综合认识,是对病者证象、面象、舌象、脉象等病情与体征总体评估后所得出的病机、适用治法、预后等情况的总体评判。

4. 症 ①"證"的分化字,约起于元明之际,因"證"混用为"证",再由"证"字分化而来,为强调疾病类而改从"疒"部。可用于"證"的各个义项。②现代规定,"症"指患者的主观感受和体验。

5. 症候 同"证候",指病情,疾病的状况。《普济方》卷一百二十一:"然则桂枝下咽,表和则愈;承气入胃,里平则痊。明当消息病之症候,不可乱投汤药,虚其胃气也。"

6. 诊候 ①犹言"诊脉"。《金匮玉函经·证治总例》云:"古者上医相色,中医听声,下医诊脉。诊候之法,固是不易。"②泛指切诊。《备急千金要方》卷一《大医精诚》云:"今病有内同而外异,亦有内异而外同,故五藏六腑之盈虚,血脉荣卫之通塞,固非耳目之所察,必先诊候以审之。"③同"证候"。

7. 脉证 脉证犹"证候"。"脉"是主要的"候"。《伤寒论·辨太阳病脉证并治上第五》:"观其脉证,知犯何逆,随证治之。"

8. 脉候 即"脉""脉象"的复音化。《素问·三部九候论》云:"七诊虽见,九候皆从者,不死……若有七诊之病,其脉候亦败者,死矣。"宋《史载之方》卷上《伤寒论》云:"余今辄以病证、脉候陈其一二,庶几世人缘此之传也。"

9. 病候 ①犹"证候"。指"病象"与"脉候"两方面。《脉经》卷二篇题:"平三关病候并治宜第三"。②犹言"病情"。《千金要方》卷七第一云:"凡小觉病候有异,即须大怖畏,决意急治之。"

10. 形证 形证犹"证",即"证"的复音化,指病象。《伤寒论·平脉法》:"脉有灾怪,何谓也?师云:假令人病,脉得太阳,与形证相应,因为作汤,比还送汤,如食顷,患者乃大吐,若下利,腹中痛。师云:我前来不见此证,今乃变异,是名灾怪。"

78 症、证、病概念的研究

20世纪50年代始至今中医证候规范及与之同步的证候诊断的研究，使得症、证、病等基本概念也逐步有了较为明显的区别，诊断用语逐步受到注意。随着研究的深入，逐步明确了"症""证""病"等基本概念的本质与内涵，阐明了三者之间的联系与区别，澄清了长期存在的病证同称、证症不分的理论混乱，理清了历史上各家混乱不一的症名、证名、病名等基本概念。学者郭小青等对此研究做了梳理归纳。

症概念的研究

1. 中医"症"概念 "症"是疾病中所表现的各种现象，统称"病状"，其概念是广泛的，主要包括"症状"和"体征"两部分。中医诊断学规划教材指出"症"是患者能主观感觉到的单个症状。"征"指能被客观发现的体征，症状和体征又被统称为"症"。朱文锋指出体征还包括通过仪器设备检测所得到的病理指征，并且有些"症"，患者自己能主观感觉到，医生也能客观检查到，所以既是症状又是体征，是疾病过程中患者主观或客观病理反映的"信息反馈"，是通过四诊获得的最有价值的病情资料，是构成各种证型概念的基础，是中医诊断病证的基本依据，但不能以症状作为正式的诊断名称使用。

2. "证候"与"症" 证候是具有内在病理联系的一组症状和体征，而症可以是有内在病理联系的一组症状和体征，也可以是没有内在病理联系的一组症状和体征，也可以是单个的症状和体征。

3. 中西医"症"的不同 西医没有中医望诊中的望神、色、舌，切诊中的切脉的内容；中西医问诊的内容除主诉外各随其理论特点而差异很大；西医往往不大关注中医听声音、嗅气味的闻诊内容，其体格检查的内容大多是中医没有的。而中医更关注一组症状之间的相互联系和演变趋势，并且与体质、心理、社会、自然等方面联系起来综合考察。因此，要注意中西医各自症概念表述的单一性。

4. "隐症"的概念 杨毅玲等提出"隐症"的概念，认为中医四诊检查无明显临床症状和体征而经现代科技检测发现有明显病理变化的疾病应属中医隐症的范畴。这与朱文锋指出的体征还包括通过仪器设备检测所得到的病理指征的观点有一致之处，即中医"隐症"是没有外在临床症状和体征，且不能为传统的四诊手段所诊察的病理指征，这为中医症概念增添了新的内涵。

5. 增加、明确精神心理及性机能异常的概念 王天芳等认为，有关生殖及性功能异常的症状如阳痿、阳强等，与患者自身体验有关的精神心理和躯体感觉异常的症状如抑郁、焦虑、恐惧、疲劳等没有和缺乏明确定义及一些不符合临床实际的症状，在吸取、总结最新科研成果的基础上应给予增加、修正和完善。

证概念的研究

1. 证候分论说 申维玺将证与证候进行分辨，认为"证是从证候出发，经过辨证思维而得出的结论。证源于证候，又高于证候。证候不仅是证的现象，而且是证候之生命候，是证本质的组成部分"。郭蕾认为，证候是一个非线性的"内实外虚""动态时空""多维界面"的复杂巨系统，包括"证"与"候"两个方面。证，是指对疾病所处一定阶段的病机概括，或非疾病机体的一定阶段的机体状态的概括；候，是指这种疾病或状态的可被观察到的外在表现。持此观点者认为，证与候分别是两个相对独立的概念，不能混为一谈。

2. 综合因素说　1986年方药中等将证的范围加以扩展，认为证就是判断疾病性质的各种证据。凡与疾病有关的各种因素如年龄、性别、平素健康状况，直接病因、发病季节、气候、时间、地域、临床表现、病程、治疗情况等，均属于中医学中证的范围。因此，杨维益将证候的概念表述为"在天、地、人、病的综合影响下出现的机体反应表现于外的症候群，其中的机体反应是核心"。方肇勤认为，证包含有两层含义，内在的病机概念和外在的证据概念，外在的证据即"辨证信息"，基本包含了上述内容。持此观点者从中医学术整体特征考察证候，指出证候的内涵不仅仅与疾病相关联，而且是包含多种因素在内的综合表现。

3. 动态反应说　陆寿康认为"证是疾病发展过程中有临床表现的一种机体反应状态，它可以部分地反映疾病发展变化的本质"。李致重认为"证候是中医学的专用术语，即通过望、闻、问、切四诊所获知的疾病过程中表现在整体层次上的机体反应状态及其运动变化，简称证或者候"。综上所述，证有动态的概念，在一定条件下可以向其他证转化。持此观点者强调了证候的动态反应性特征。

4. 阶段本质说　比较权威的表述是1986年全国中医证候规范研究第二次会议在综合有关研究成果的基础上提出的："证候是疾病发生和演变过程中某阶段本质的反映，它以某些相关脉症，不同程度地揭示病因、病机、病位、病势等。"是对致病因素与机体反应性两方面情况的综合，既不同于中西医的"病"，也不同于单纯的症状组合，而是疾病阶段本质的反映，这是目前被普遍认可的对证候概念的理解和认识。

5. 现代属性说　申维玺等提出"中医的证是机体在致病因素的损害作用下，某些组织细胞的基因表达调控失常，诱发性表达产生一些蛋白质和肽，如细胞因子等，组织中这些蛋白质和肽的含量、生物学活性相对或绝对升高，破坏了细胞因子网络调节系统的自稳态平衡，引起神经—内分泌系统也发生相应的继发性改变，在体内产生一系列异常的级连病理生理变化反应，从而引起证的证候和实验室改变，即中医的证"。日本学者认为"证是由遗传因子或遗传因子加上环境因子所形成的临床上的综合病理、生理变化的反应以及针对这种临床表现的治疗依据"。持此观点者结合现代科学研究的最新成果，用现代科学语言对证候的概念进行表述。

病概念的研究

1. 对中医"病"概念的认识误区　有人认为，中医的病不过是一个比较突出的证候而已。虽然有的病与西医病名相同如痢疾，但实际上各有不同的病因和病理变化。而且，有些病下面列几个相平行的证，这些证之间又不构成时间和空间上的联系，相似于西医的症状鉴别诊断，并不能反映疾病的发展变化过程。中西医都有辨病，但作为对疾病本质的概括则分别是中医的证和西医的病。这是对中医"病"概念认识的误区，病作为一个独立的发展演变过程来说，有其基本矛盾，与西医没有不同，但证体现病发展演变某一阶段的主要矛盾，与西医不同。

2. 中医"病"概念的命名原则　由于病、证都是对疾病本质的认识，而以往对病、证的概念又缺乏严格的规定，并且都是以病因、病性、病位、病状等作为命名的主要依据，因而二者的概念常有混淆。而且中医的"病"与西医的"病"在理论上的立足点有所不同。为此，1990年"全国中医病名与证候规范研讨会"确定了疾病、病名、病候的概念，并提出对于病名规范化，要以继承性、实用性、先进性、特异性、准确性、公认性（权威性）、稳定性等七项标准为原则。

病、证、症三者关系的研究

中医诊断学21世纪教材指出，病即疾病，是在病因作用下，正邪交争，阴阳失调所引起的具有自己特定发展规律的病变全过程，具体表现为若干特定的症状和不同阶段前后衔接的相应证候。症、证、病三者，含义各不相同，但都统一于广义"疾病"的总概念之中，都是由疾病的病理本质所决定。这一约定基本上明确了三者的实质与关系。

恩格斯说："每一种事物都有它的特定的否定方式，经过这样的否定，它同时就获得发展，每一种观念和概念也是如此。"对"症""证""病"等中医诊断基本概念内涵的整理、规范的研究，正是这样一个不断否定、不断发展的过程，它必将通过自身概念和概念体系的矛盾运动扫清前进路上的障碍，形成专业术语统一，概念内涵清楚，理论层次明确，表达严密的中医诊断理论体系。

79　证候、证、症概念及其关系

证候是中医临床辨证论治的重要依据，同时也是中医基础理论的重要组成部分。证候学的有关问题已成为中医基础和临床研究的重点与热点。对近 20 年文献资料的回顾显示，目前已经"明确给出证候概念表述的有 3 余条"，这些文献从不同的角度对证候进行了有益的探讨。其中，郭蕾等提出的证候概念以及证候"内实外虚""动态时空""多维界面"的特征，在辨证论治临床评价方法研究过程中对证候、证、症等概念的内涵、外延以及证候的层次、构成等方面的认识有所裨益。本文对这些概念的阐述，在一定意义上说是对上述证候概念及其特征的进一步理解和表达。学者刘保延等通过对证候概念内涵与外延的辨析，为辨证论治临床评价方法和规范的建立奠定了基础。

证候是从治疗角度对人体运动状态和方式的概括和描述

证候是中医理论体系的重要组成部分。在中西医两种医学体系的比较中可以清楚地看到，两种医学都在研究人体生命活动的变化规律，其目标均是调控机体的功能而达到治疗的目的。但由于在研究中所选择的切入点不同，则形成了不同的发展途径与模式。西医学在近代还原论理念的指导下，在人体解剖学和血液循环学说的原始驱动下，以人体的形态结构作为切入点，采用分析、分离和鉴别等方法，借助近代科技的先进技术，形成了从系统、器官、组织、细胞和分子等不同层次微观结构（物质）及其机能变化的认识。西医学的认识以人体形态结构为核心，解释了相关层次能量、信息的相互运动变化的规律，形成了以"病为中心"的医学体系与具体模型，其中大多数概念都是建立在对人体形态结构研究的"实体"之上。近代科技的发展大大地促进了对人体结构认识的深化和细化，取得了举世瞩目的成就，但其局限性也日趋明显。中医学则在东方文化与人文哲学的环境中，在整体观念指导下，以人体功能状态作为切入点，借助人体信息器官，采用观察、类推和求道等方法，运用抽象化模型"司外揣内"，阐述了人体内部结构与外部联系相互作用的运动变化规律。此种方法借助层面理论从不同的角度或高度将人体抽象概括描述为藏象、气血、经络、病因、病机、证候等概念，建立了中医学以人为中心，以抽象概念模型为主体的独特基础理论体系。在这一理论体系中，每一个概念都是对人体运动状态和状态改变方式（简称方式）的高度抽象、概括和描述，均具有整体、动态和个体化的特性，只是由于在对人体功能状态抽象概括时所处的角度或高度不同而形成了各概念的内涵与外延的差别。藏象是中医从人体脏腑器官作用的角度对人体运动状态和方式的概括和描述；经络则是中医从人体内外各部相互联系的角度对人体运动状态和方式的概括和描述；病因是从疾病发生的角度、病机则是从疾病变化过程的角度对人体运动状态和方式的概括和描述；而证候则是中医从治疗的角度，对人体运动状态和方式的概括和描述。

证候、证、症的基本概念及其内涵

证候是中医在中医理论的指导下，从治疗的角度，对客体运动状态和方式的概括和描述。其中"中医"是证候概念产生的主体，是中医学科的人格化；"客体"是相对于主体而言，是被中医主体感知、认识、抽象概括的对象。"运动"是泛指人体一切运动，包括了精神、心理运动。"运动状态"是指客体运动在空间上所表现的性状和态势，也就是客体的临床表现——"症"，包括了症状、体征和生物学特征；"运动方式"即运动状态改变的方式，是指客体运动在时间上所呈现的过程和规律。"中医理论"是指在对客体进行感知和抽象概括的过程中，在理解、判断客体运动状态和方式时所遵循的理论依据，如藏象、病因、病机、阴阳、五行、经络等。"治疗的角度"是指中医主体辨别证候的目的是为"治疗"服务的，所以主体在以往诊治中所形成的临床经验，以及所采用的治疗或干预方法的特性等都会在主体理解、判断和抽象概括客体时产生直接的重要影响。根据以上证候概念，可以就证、候、症、证候做进一步阐述。"证"是中医在中医理论的指导下，对客体运动状态的概括和描述，也就是中医对客体运动在空间上所呈现的形状和态势，即客体临床表现——"症"的概括和描述；而"候"是中医在中医理论的指导下，对客体运动状态改变方式的概括和描述，也就是中医对客体运动状态在时间上所呈现的过程和规律的概括和描述。"证候"则是证和候的总括。它概括描述了客体运动在一定时空中的状况，具有"动态时空"的特征。由于"证"是对客体某一具体时点、某一阶段运动状态的概括，所以常常单称为某某"证"。而客体运动在时间上所呈现的过程和规律，是指客体"运动状态"的改变方式，没有运动状态也就没有状态改变的方式了，所以在实际中很少单用"候"来概括和描述证候。"候"所表达的时间过程与规律是通过"病"的发生、发展、转归以及"天人相应"四季阴阳变化过程中的"证"体现出来的。也就是说，只有病证的结合才能真正呈现出证候"动态时空"的特性。从以上证候概念内涵的解释可以看到，证候是中医这一主体对客体的"运动状态和方式"的概括和描述，属于认识论的范畴，在此范畴的证候也就是认识论证候。由于中医理论中的证候基本都是指认识论范畴的证候，所以通常所称的证候，如果不加特殊的说明均应泛指认识论证候。

证候实质的研究

在上述的认识论证候概念中，如果没有"中医"这一主体条件的约束，也就不存中医主体在中医理论以及治疗经验指导下对客体的概括和描述了。这样"证候"就成了泛指人体的运动状态和状态改变的方式，成为本体论范畴的证候了，也可以称为本体论证候。本体论证候揭示了证候的实质即人体运动状态和状态改变方式。从根本上回答了证候是什么。

由于人体的运动从整体的角度来看是"天人合一"的结果，也就是人体内部结构包括人体精神心理活动与外部环境（包括自然环境与社会环境）相互作用的结果，从此意义上说，"证候"的实质也就是人体内外结合相互作用的外现。这种相互作用不是某一器官、某一组织或某一细胞或分子所决定的，而是人体各个部分在内外环境的作用下，相互制约、相互促进，而形成的一种动态的过程。某一器官、组织、细胞的异常活动会对人体的运动状态和方式造成影响，或者成为主要的影响因素，但绝不可能是唯一的因素，也不可能代替人体内外环境中的其他因素，尤其是自然界四季阴阳变化的因素。从这个意义上看，西医学的"病"只是中医"证候"形成中的一个影响因素；而证候所概括的人体运动状态和方式中包含了西医"病"在内的各种因素对人体的相互作用。西医学的"病"往往是指由人体内可以看见的形态学"病理变化"或可发现的特殊致病因素（细菌、病毒等）所导致的人体一系列的有规律的病变。所以西医学更注重"人的病"。但中医学将这些"病"看作影响人体运动状态与状态改变的因素之一，其所关注的是"病的人"，与人相关的自然界气候、节气、地域、空气状况、环境状况以及社会中家庭、人际关系、工作压力和感受等均直接影响人体的运动状态和状态的变化，这些因素与"病"共同作用于人。所以从中医证候的实质来看，人体的运动状态和方式并非只是病理变化的结果，而是包括病理变化在内的多种因素作用于人体的综合反应。如果简单地将"证候"与西医"病"的概念相提并论，用某一局部的、单一的结构和机理来说明证候的实质往往是不全面的，是很难真正揭示证候实质的。但证候实质也并非不可知，通过"证、治、效"的紧密相连，在临床大量实践的过程中，从认识论证候向本体论证候的逼近，从某一患者具体证候的掌控，到最终"方证"的形成，就是对证候实质认识和掌握的过程。早在张仲景时代，古代中医已经成功地创立了研究证候实质的先进方法。

在本体论证候人体运动状态和方式的基础上，随着中医主体以及与其伴随的中医理论、临床经验等的介入，证候概念从本体论进入到认识论的范畴。由于中医主体的认识是多元的、极其丰富多彩的，这就产生了证候"多维界面"的特征与对证候把握程度的差别,产生了"异病同治""同病异治"的现象。对于同类或同一客体,在同一时空其运动状态和方式是相同的,但由于主体不同,在抽象和概括客体的运动状态和方式时所依据的中医理论不同,或对同一中医理论的体会不同,各自的临床经验不同,也就是从人体外部对人体运动状态和方式在观察、概括和描述时,各自所处的高度、角度不同,对同一客体被描述出的证候就不会相同,从而形成"同病异证""同病异治"。这也就产生了证候"多维界面"的特征,出现了同一患者不同证候诊断的现象。如果忽略中药质量差异的影响,通过论治的效果往往可以看到,不同证候的辨别可以反映出对证候实质把握的程度和水平,也就是说诊疗水平越高,治疗效果越好,说明其所概括出的证候与本体论证候所代表的运动状态和方式就越相近。从这个意义上看,名医成长的过程在很大程度上就是从认识论证候向本体论证候的发展过程。从认识论到本体论的过程也是整个中医学学术发展的过程。

证候类别与层次的研究

从上节本体论证候与认识论证候的分析可以看到,随着证候概念中约束条件的改变,证候的外延随之发生着变化。同样将证候概念中的"客体"具体化,随之就会产生出不同类别和层次来。如果将"客体"分别变换成具体的正常人体、患者体、亚健康人体,证候就变成了中医在中医理论指导下,分别对正常人体、患者体或亚健康人体运动状态和方式的概括和描述,所描述出的证候也就有了健康人证候(往往是其他类别证候的参照物,以虚拟的形式存在)、亚健康证候和疾病证候的区别。这样从人体健康状况的角度就可以将证候分为以上3种。健康状态证候的分类对于认识证候与"病"的区别、认识证候的本质以及研究亚健康的干预等均有实质性的临床指导意义。用同样的方法,将证候中的"客体"变成"某一具体患者",其所定义的证候就变成了是对一个具体患者的运动状态和方式的概括和描述,那么此证候就成为一个"具体证候";如果将"客体"变成"具有共同特征的某群患者",其所概括和描述的证候就是一种"类证候";如果将客体变成具有共性的人群,其所概括和描述的证候就是一种"理论证候"。由于约束条件从某一患者、某群患者到人群的转变,证候则可从具体证候向类证候、理论证候转化。这种转变的内在原因是对客体抽象概括程度上的差别。具体证候的抽象程度最低,它包括了类证候中的共性特征,还有具体患者的个性特点,是二者的融合、升华和抽象;而类证候同样比理论证候抽象程度低。这样由于抽象程度的变化就形成了证候的层次性。抽象程度越高层次越高,理论性就越强,适应的人群就越广,但距离具体的患者就越远。通过对证候层次性的分析可以对证候诊断标准等研究的发展方向和定位做深入的探讨。

通过改变证候约束条件或内部条件的方法,可以就证候的许多属性及其内涵和外延加以深入细致的分析研究,这是建立证候逻辑体系的重要方法之一。

证候构成的研究

从证候的概念内涵我们可以探知具体证候的形成过程,即医生主体在中医理论的指导下,应用中医"四诊"的手段或人体感官延长的手段感知到处于疾病某一时点的具体患者的"症"(临床表现)这一客观存在,也就是具体患者的运动状态和方式。这是形成证候的第一步。没有"症"就无证可辨;在感知的基础上,医生进一步根据中医理论和临床论治的经验,结合患者的既往病史、个人史、治疗情况以及四时阴阳、地域变化等情况,通过综合归纳"审症求因"对患者的临床表现从中医病因、病机、病位、病势等角度进行理解,这是形成证候的第二步;最终,还是在中医理论和临床经验的指引下,在以上感知与理解基础上,从治疗或干预的角度,通过对患者共性特征与个性特点(内实外虚的特征)的深入分析,对具体患者的运动状态和方式做出定性和定量的判断,并用中医语言将其描述出来,形成了证候的临床诊断,这是证候形成的第三步。三步中缺少一步都不可能形成一个完整的证候。同样从这一过程可以看到一个完整的证候应该包括感知到的临床表现、理解的病因病机以及判断后的诊断描述三部分内容。"辨证"的过程就是证候三部分内容获取的过程。在构成证候的三部分内容中，"症"是客观存在的，是中医主体所要抽象概括和描述的对象，没有"症"就没有证候，但"症"不能代替证候，不能与认识论证候等同。

证候构成以及形成过程的研究结果，为我们对辨证论治方法、证候描述规范、证候诊断量化描述与"方证"实质及其形成过程等深入研究奠定了基础。

刘保延等阐述了对证候概念及其关系研究的初步结果，有关证候的属性如普遍性、复杂性、动态性、个体性、涌现性等内容，有关证候演变的动力系统，有关证候表述的规范、证候量化诊断的描述、提高证候诊断水平的途径与方法、病证结合的中介——症分布规律、辨证论治临床评价方法等，均是本课题正在研究的主要内容。期望通过对证候学的系统研究，为辨证论治临床疗效评价方法提供理论基础，为完善临床评价体系，客观、真实、可靠地展示辨证论治效果奠定基础。

80 论病、证、症的时空性

整体观念和辨证论治是中医学区别于其他医学的两大特色。病、症、证是中医基础中重要的3个概念。正确认识和区分病、症、证，是中医学辨证论治过程中必不可少的环节。掌握三者的涵义、相互关系及其在临床中的作用，对全面系统掌握中医理论、培养临床思维能力、提高疗效具有重要意义。现代医家对于病、症、证的论述颇多，学者杨家蕾等从时空的角度对此做了论述。

早在《黄帝内经》时期，医者就认为"治病者，必明天道地理，阴阳更胜，气之先后，人之寿夭，生化之期，乃可以知人之形气矣"。（《素问·五常政大论》）明代医学家张景岳更是把《黄帝内经》这一整套由阴阳五行干支所建构起来的生命过程时空模式概括为几句歌诀："东方甲乙寅卯木，南方丙丁巳午火，西方庚辛申酉金，北方壬癸亥子水，辰戌丑未壬四季，戊己中央皆属土"。（《类经图翼》）这几句歌诀，涵盖了空间变换、时间推移、物质属性及其演化过程（生克制化）。可见，时间性、空间性在中医理论中占有重要的位置。时空概念更是在中医基础、诊断、中药方剂中处处体现，故可以说时空概念贯穿中医学始终。

中医学对时空的认识

人类与天地万物息息相通，环境的变化直接或间接地影响着人体生命。《灵枢·岁露》云："人与天地相参也，与日月相应。"自然条件的不同，如气候特点、气象变化、地理环境、水土性质的差异等，形成各区域独特的不同饮食结构、生活习惯、社会民俗等，影响或制约生活在不同区域人群的体质。人类为了维持正常生命活动，必须随自然条件的变迁而不断进行自我调节，以顺应生存环境的变化规律，保持生理活动的平衡协调。

1. 时间对人体的影响 《素问·生气通天论》云："阳气者，一日而主外，平旦人气生，日中而阳气隆，日西而阳气已虚，气门乃闭。"李东垣在《脾胃论》里也专门论述了人之脏腑和天之四时五运的关系："五行相生，木火土金水循环无端，惟脾无正，形于四季之末，各旺一十八日，以生四脏。四季者，辰戌丑未是也，人身形以应九野。左足主立春，丑位是也；左手主立夏，辰位是也；右手主立秋，未位是也；右足主立冬，戌位是也。"（《脾胃论·藏气法时升降浮沉补泻之图》）

2. 空间对人体的影响 《素问·异法方宜论》提出，因地势高下，及湿燥之不同，地理环境、气候条件及饮食习惯的不同均会对人体体质产生相应影响，如东方为鱼盐之地，海滨傍水，其民食鱼而嗜咸，故其民皆黑色而肉理疏松；南方低下水流归之，水多故土弱而雾露所聚，其民嗜酸食腐，故其民肉理致密色赤；西方为金玉之域，沙石之处，天地之气收引，其民居高陵而多风，食酥酪骨肉而人体脂肥等。

病、症、证的概念

病、症、证皆为人体疾病的反映。一般认为，病反映疾病全过程的总体属性、特征或演变规律；证是疾病全过程中某一阶段的本质或内部联系；症指症状体征，是疾病的外在表现。"十五"规划教材《中医基础理论》亦持类似观点，认为病是机体阴阳失调，脏腑组织损伤或生理功能障碍的一个完整的生命过程；证是疾病过程中某一阶段或某一类型的病理概括，包括了病变的部位、原因、性质和邪正盛衰变化，能够揭示病变的机理和发病趋势；症是症状和体征的总称。

病、症、证的时空性

现实世界是四维的物质世界，其基本框架是由时间和空间支撑起来的。物质世界中所有的物质和概念，特别是生命现象都是客观的，都具有时间性和空间性。正如前文所提到的，传统医学与时空概念紧密连接，处处体现出天人相应的时间性和空间性，故病、症、证有各自的时空性。

1. 病的时空性 因"病"是机体阴阳失调，脏腑组织损伤或生理功能障碍的一个完整的生命过程，可以认为，疾病本身就具有时间性和空间性，疾病本身就是一个时空轴：有原因（病因），有开始（发病），有过程（病程及转归），有结果（预后）。

2. 症的时空性 "症"即症状和体征，是疾病的临床表现，是患者主观感觉或医者进行检查所获得的结果；是在疾病这个时空轴上的诸多"信息点"。因此，疾病的时空轴是由许多症状和体征的"信息点"汇聚而成。如同排列组合原理，不同的时空轴是由不同的"信息点"或者同样"信息点"的不同顺序汇聚组成，即不同的疾病有着不同的症状表现。

3. 证的时空性 "证"是疾病过程中某一阶段或某一类型的病理概括，包括了病变的部位、原因、性质和邪正盛衰变化，能够揭示病变的机理和发病趋势。它是疾病这个时空轴上的某一个阶段或是某一个横断面，是由这一阶段的很多代表"症"的"点"汇聚而成。当然，这个"证"的横断面可以出现在此"轴"，亦可以出现在彼"轴"。

综上所述，症是症状，是单一的信息；证是证候，是症状的瞬间总和，是信息群；而病是疾病，是症状和证候的主体，是一种状态，也是一个过程。必须认识到疾病是一个完整过程，是由发生到发展到康复或死亡的一个过程。任何疾病都可以人为地划分为若干时段，如初期、中期、康复期、终末期等。假设某疾病是个立体的时空轴，那么"证"，就是这个时空轴上的某个阶段或者一个横断面，而"症"又是组成这个横断面的很多个信息点，或者这个阶段的外在表现。

由于"病"本身是一个时空轴，故不同时间、不同空间下所表现出来的"症"和四诊合参辨识出来的"证"自然也就不同。

不同时空下的病、症、证

整体观念是中医学理论的基本特点之一。因此在注重病、症、证自身的时空性的同时，还应该观察外界的时空环境对病、症、证的影响。

1. 不同时空对"病"的影响 其一，时间不同、空间不同，对于多发病、常见病的发生会有所影响，这在很多疾病的流行病学调查中都会有所体现。比如纬度高的地区易发生多发性硬化病；比如冬春季节容易发生感冒。《黄帝内经》中亦云"春胃微弦云平，弦多胃少云肝病……夏胃微钩云平，钩多胃少云心病……长夏胃微软弱云平，弱多胃少云脾病……秋胃微毛云平，毛多胃少云肺病……冬胃微石云平，石多胃少云肾病"。虞抟在《说选》中也云："西北之地，山广土厚，其俗所食黍麦粱肉，故其禀若壮，而多风痹之疾；东南之地，图薄水深，其俗所食粳稻鱼虾，故其禀受差弱，而多脾胃之病。"

其二，时间不同、空间不同，对于疾病的转归和预后会有所影响。如《灵枢·顺气一日分为四时》中提到"朝则人气始生，病气衰，故旦慧；日中人气长，长则胜邪，故安；夕则人气始衰，邪气始生，故加；夜半人气入脏，邪气独居于身，故甚也"。在人体发生疾病后，病情会随着时间的变化而有"慧、安、加、甚"之不同。又如《素问·脏气法时论》云："病在肝，愈于夏，夏不愈，甚于秋，秋不死，持于冬，起于春……病在脾，愈于秋，秋不愈，甚于春，春不死，持于夏，起于长夏……病在肺，愈于冬。冬不愈，甚于夏，夏不死，持于长夏，起于秋……病在肾，愈在春，春不愈，甚于长夏，长夏不死，持于秋，起于冬。"再如《伤寒论》所论述的六经病，其时间规律非常明显。太阳病欲解时，从巳至未上；阳明病欲解时，从申至戌上；少阳病欲解时，从寅至辰上；太阴病欲解时，从亥至丑上；少阴病欲解时，从子至寅上；厥阴病欲解时，从丑至卯上。这个"时"提示如果在该时服药，将得"天时"之助，而促使疾病由"欲解"到病解。

2. 不同时空对"症"的影响 其一，时间不同、空间不同，对于患者来讲，其症状或体征的程度变化会受到影响。如"阳气者，一日而主外，平旦人气生，日中而阳气隆，日西而阳气已虚，气门乃闭。无扰筋骨，无见雾露，反此三时，形乃困薄"（《素问·生气通天论》）。即同样的病、同样的症，会因其时空不同，而出现严重程度的不同。再如久居湿地而出现皮肤红疹瘙痒的患者，若其移居到干燥清爽之地，其皮肤红疹瘙痒的症状会有所减轻。

其二，时间不同、空间不同，会出现不同的症（或者以出现什么症状为主）。如巢元方在《诸病源候论·不伏（服）水土候》中指出："不伏（服）水土者，言人越在他境，乍离封邑，气候既殊，水土亦别，因而生病。病之状：身体虚肿，或下利而不能食，烦满气上是也。"《诸病源候论·不伏（服）水土痢候》云："夫四方之气，温凉不同，随方嗜欲，因以成性，若移其旧土，多不习（伏）服，必因饮食，以入肠胃，肠胃不习，便成下痢。"现代医学亦有诸多关于地区差异的流行病学调查论述。

3. 不同时空对"证"的影响 其一，时间不同、空间不同，对于患者来讲，会造成其"证"的转化。如《伤寒论》第74条"中风发热六七日"，转为太阳蓄水；第124条"太阳病六七日"，转为太阳蓄血；第135条"伤寒六七日"，转为大结胸；第144条"妇人中风七八日"，转为热入血室。

其二，时间不同、空间不同，则多会出现不同的证（或是以出现什么样的证为主）。如吴又可在《温疫论·诸家瘟疫正误》中所云："西北高厚之地，风高气燥，湿证稀有；南方卑湿之地，更遇久雨淋漓，时有感湿者。"再如前人总结的，春季多风证，夏季多火热证，长夏多湿证，秋季多燥证，冬季多寒证。

辨证论治是中医的特色，时空整体观亦是中医的一大特色。生命本身不仅具有时空对其的影响性，同时也具有进化时空性；不仅具有整体性和统一性，也具有个体的独立性和差异性。从临床辨证角度来看，任何证候都是现实的证候，是个体、自然、社会、时空之间协调失常的结果，包含的内容对象极为复杂，既不能脱离具体的时空环境，更不能脱离具体生命本身。

《黄帝内经》云："不知年之所加，气之盛衰，虚实之所起，不可以为工矣"（《素问·六节藏象论》），"不知年之所加，气之同异，不足以言生化"（《素问·五常政大论》），明确指出不知道中医时空整体观者，"不可以为工"。传统中医是以时空整体观为最基本的认识论和方法论的。没有学会五运六气、没有认识到时空对医学的重要性，就体悟不到传统医学的精髓。辨证论治不仅仅是辨别证候，还应包括辨时间、辨空间。在辨证、辨病的基础上对疾病的整体时空性的把握，这样的辨证论治才是站在一定的高度上体现中医整体观的辨治思维，从这个层面讲，辨证论治是高出于西方医学辨症、辨病的辨治思路。

81 《伤寒论》病证和证本质

文字是概念载体，滞后于实践，随语境的不同具有不同含义。"学科属性决定认知逻辑，决定概念对象。"概念根植于学科原则，服从于学科逻辑。对概念的理解和确定，必须根据学科发展实际，立足学科原则和逻辑。《伤寒论》创立辨证论治，立足中医理论原则，运用病机逻辑理解其"证"字的现代含义，对于理解中医证候本质，明确辨病与辨症的关系，具有十分重要的理论意义和临床意义。对此，学者黄开泰认为，随着认识的深入，有必要再重新加以认识。

"证"字含义再认识

疾病可以分为疾病现象和疾病本质两个方面。疾病现象的概念现在大多用症状表达，疾病本质的概念大多用证候表达。但证候作为疾病本质范畴的概念，客观对象是中医临床辨证思维作出判断后形成的结果，本质的内涵是病机，外延是病机的证据，包含了多种中医辨证学的概念。由于文字的有限，仲景一个"证"字，表达了疾病现象、证候病机、证候证据、证候、病的代称等。

症状是未经主体思维认知的客体存在，是辨的对象，作为疾病现象是确定的。它是医学对患者的不适感、异常行为和非正常状态（体征和各种检验、影像结果的异常等）的泛称，一个症状名就是对一个疾病现象界命名的形成，具有时空稳定性和理论规范性。《伤寒论》时期只有"证"字没有症字，仲景把除脉象外的症状皆用证字表达，如篇名"辨××病脉证并治"、第16条"观其脉证"中的"证"。在临床，无论中西医学的症状都具有双重性，一是它的自然客观性，一是它的理论从属性。自然客观性是未经主体思维逻辑认知的症状的基本属性，理论从属性在不同医学具有不同本质，在中医表现为症状的病机可证性，即症状经过主体病机逻辑思维认知，能够证明内涵病机，可以作为辨证结论的证据。

症状的病机可证性，是症状从自然客观转化为主体认知后的证据的内在依据，表现为经主体"辨症求机"逻辑思辨后可以证明某种病机，即在经过中医病机逻辑推演后，症状便会被赋予具有标识病机意义的作用。"证"字所表达的症状的病机标识意义，在《伤寒论》有病标识、证候标识和病机要素标识三个不同层次。第48条"若太阳病证不罢者，不可下，下之为逆"。这里的"证"缀在"太阳病"之后，指具有标识太阳病病机意义的症状，这里的"证"所具有的临床证据作用，就是太阳病的病标识，即"太阳之为病，脉浮，头项强痛而恶寒"。第101条"伤寒中风，有柴胡证，但见一证便是，不必悉具。凡柴胡汤病证而下之，若柴胡证不罢者，复与柴胡汤"中的"柴胡证""但见一证便是""柴胡证不罢"的证字，是指具有标识柴胡汤证病机意义的症状，概念位小于"柴胡汤病证"之"证"。"柴胡汤病证"的"证"指柴胡证的证候，概念位包含了外在的证候标识和内在的证候病机，"柴胡证"则针对柴胡汤证的证候标识而言，"但见一证"的"证"是指其柴胡汤证的证候标识中的一个，"柴胡证不罢"是指作为柴胡汤证证候标识的症状没有解除。第146条"伤寒六七日，发热，微恶寒，支节烦疼，微呕，心下支结，外证未去者，柴胡桂枝汤主之"。这里的"外证"，指能够证明外在肌表病位的症状，属于病位要素的标识。病标识虽然和证候标识一样都是复合性病机标识，但在空间概念位病病机相对于证候病机要小，属于证候病机构成内容，因此，在症状所具有的三个不同层次的标识意义中，证候标识是最终的、最具有论治意义的临床证据，它包含了病标识和病机要素标识，是多种病机标识的综合体。

证候是《伤寒论》中具有最终论治意义的疾病单元，包含了证候病机和证明证候病机的证候标识，大多与具体的治疗方剂相对应。如第34条"太阳病，桂枝证"的"证"，指与桂枝汤相对应的证候；第

125条"血证谛也"的"证",指与抵当汤相对应的证候。这里的"证"字,是对通过辨症形成的证候标识所证明的内在证候病机的确定性的概括。

"病"字含义再认识

"病"字除了疾病的状态、病位、病种等概念,还具有证据/假性证据的含义。第30条"证象阳旦……病形象桂枝";第166条"病如桂枝证"。这两个"病"字似乎是证候的含义,但结合整个条文看,仲景并没有把它当作证候,而是当作疾病的表现,是与桂枝证的证候标识相类似的表现,其内在病机本质则与桂枝证不同,其实是一种类似于桂枝证的假性证据,具有辨症鉴别意义。第1条、第263条、第273条、第281条、第326条等"××之为病"的病;第6条"风温为病"、第280条"太阴为病"的病,其后紧随的症状,是对"××病"临床症状的理论规范,具有标识病病机的作用,可以作为辨病证据。

需要再次说明的是"病"字作为病种概念的认识。"病是对疾病全过程的特点与规律所作的概括,具有相对稳定的临床过程,包含了一个以上证候,主要有三大内容:病病机、病病机标识、一般证候特点。"病病机决定病本质,是"具体疾病彼此相区别的、在一定时空中病变相对稳定的、具有相对独立性的病机过程,带有一般、普遍的特点。它勾画了疾病从发生、发展到传变它病的病变规律,不管哪种疾病变化发展的哪个阶段所出现的证候,都是在病病机的基础上演变形成的,因此病病机在辨证论治中具有规矩准绳的意义,是一种病的规范。"用"病"进行疾病种类界定,是《伤寒论》"病"字最为普遍的命题意义。仲景将"病"作为后缀与六经名相联系,使之成为一种病而与其他病相区别,所谓太阳病、阳明病、少阴病等。病病机通过病标识反映出来,《伤寒论》用"××之为病"的格式确立病标识。

证候本质由证候病机决定,病是证候的构成要素

中医的证候概念形成于2000多年前,其含义在《伤寒论》十分清楚:①辨症结论的泛称,相当于西医用"病"概括临床诊断结果。如第16条"观其脉证,知犯何逆,随证治之"。这里用"证"字表达了两个中医学所面对的客观对象,一是疾病现象—症状,即"观其脉证"的证字,这个证字和脉并列,指除脉之外的其他症状,是"观"的对象不是辨的结果;二是经过主体思维"知犯何逆"后,症状转化为证明内在病机的证据—证之外候,即"随证治之"的证字,这个证字表达的对象是"知犯何逆"后的所有结论,其对象界是辨症结论的泛称。②具体辨症的结果,如"桂枝证""柴胡证"等,相当于西医的具体疾病如"冠状动脉粥样硬化性心脏病"等,这些"证"不是一般意义上的证候,而是如同西医有特定的病理生理过程、诊断标准、治疗方法的具体疾病一样,它们都是具有自己的特定病机和特定治法、方药、用量、调护的证候,是中医对具体患者进行具体辨症得到的具体病机结论。证概念对象界有一般和具体的区别,具体的证候是三因制宜思辨后形成的具有时代特征和个体特征的证候,病机本质千差万别,所以《伤寒论》有"××之为病",没有"××之为证";证候有"××汤主之"的对应,病没有"××汤主之"的对应。

从《伤寒论》条文体例看,"病"属于证候的构成内容之一,从"病"的层次上升到证候层次是其辨症的基本途径。从空间概念大小的角度看,《伤寒论》中证候的概念位大于病的概念位,病属于证候病机的构成要素,病包含于证候之中。从时间概念大小的角度看,证候从属于病,是具有病病机特征的、在不同条件下出现的具有某种相同病病机特点的证候。简单地讲,病与证候的关系,就是"线"与"珠"的关系,"珠"包含"线","线"贯穿"珠",穿"珠"之线既可能是单一的,也可能是多种的,多种的《伤寒论》称之为"合病""并病"。具体到临床,无论什么"线"、无论多少"线"贯穿"珠","线"都只有通过"珠"才能得到,即任何疾病的任何时间段或者时间点,都必须通过具体患者体现出来,只有通过对当时患者的具体情况具体分析,才能把握住"病"在具体空间的具体时间段的本质特

点。病的时间稳定性，决定了它的可规范性，但规范了的证据落实在具体患者身上，由于患者存在状况不同具有非一致性，故《伤寒论》没有对证候进行规范，而是结合既往史、病史和治疗史，通过对具体"病""脉""证"的辨来形成证候结论。

由于生命体及其疾病的极端复杂性，病和证候的关系并非那么单纯，《伤寒论》大致有①同病异证关系，即同一种疾病，因为具体条件的不同，表现出不同证候，如太阳病中风，可以出现桂枝汤证、桂枝加葛根汤证，也可以出现桂枝加附子汤证、桂枝去芍药汤证等。②多病一证关系，如"合病""并病"之证。③异病同证关系，即同一证候可以出现在不同疾病中，如太阳病中有桂枝汤证，阳明病中有桂枝汤证，太阴病也有桂枝汤证。我们无法用一个具体的病去规定证候，只能实事求是地从临床实际出发，分析症状内涵的病机。"因为病机是内在的，故辨证论治只有通过循证、求证的辨症才能得到真实的证候病机。如果用标准的概念来规范中医的临床客观证据的话，这种标准就是病机的一致性，离开病机的规范，主体证据不仅可靠性大大降低，而且可重复性极差。"

证本质是指决定证候性质、演变的根本属性，概念小于证候。《伤寒论》的证候本质是由病机决定的，证本质即证候病机，但证候是以证候标识证明证候病机的综合体，证候病机是证候的内在本质，证候标识是证候的外在证据。可以从一般角度在理论上对证候下一定义，也可以从众多同类证候中归纳出某个证候病机的证候标识，但这种证候标识只是辨症的工具，不是标准，故《伤寒论》从具体症状出发辨"病""脉""证"，求证证候病机。从"知犯何逆，随证治之"的一般意义讲，"证候是立法、选方、用药、定量及其调护等论治对象，是具有最终论治意义的最小的病机单元，是结合治疗史分析，对症状及其他临床资料经过病种之辨、病因之辨、病位之辨、病性之辨、病形之辨、病势之辨后，因人、因时、因地、因治所作出的一定疾病刻诊当时的具有个体特征的病机结论。"究竟"所犯何逆"的具体角度讲，证候病机是"具体疾病在刻诊时间的具体的病变机制，它不仅是病病机临床规律的具体表现，而且是病病机因人、因时、因地、因治随机发生的非线性的最小病机单元，为病之机括所在，反映病病机在当时、当地具体病人的病变之关键，是辨证的目的，论治之靶，具有个别、变易的特点"。

辨症是辨证的主要内容，基本特点是从病的层次上升到证候层次

《伤寒论》辨的对象是症状，概括起来有两大步骤：第一步，依据"××之为病"等病标识，对临床症状进行病标识的症状确认，获取具体的病病机，故《伤寒论》多在条文开头冠以病名，其中明确了六经病名的就有第146条。第二步，运用正邪、阴阳、脏腑经络等理论因人、因时、因治地在辨病的前提下对其他或然症状进行随机性的综合分析，作出当时疾病阶段的本质结论——证候。

《伤寒论》辨症是从病的层次上升到证候层次，反映出从一般到具体的病机思维逻辑，体现出"症状群—病—证候病机"的辨症程序。病病机仲景以"××之为病"的方式表现出来，通过具体"脉""证"等症状群加以规范证明。不过，规范后的病不是表面症状的雷同，而是通过内涵的病机意义对病机过程在时间稳定性上的规范，故当病病机可以确定但无法确定病标识时，仲景直接用病机来说明，如第180条："阳明之为病，胃家实是也。"能够标识病病机的症状具有内在病机联系和比较特异的诊断意义，但从理论到临床偏倚无处不在，如果将病标识绝对化，不进行具体情况具体分析的确认，临床辨病结论的正确性将大大降低。

任何临床疾病都不是理论的简单复制，不会与理论完全同一。桂枝证的证候标识不等同于太阳病病标识，白虎汤证的临床表现不等同于阳明病，但桂枝证从属于太阳病，包含了太阳病的病机；白虎汤证从属于阳明病，包含了阳明病的病机。从太阳病上升到具体的桂枝证，从阳明病上升到具体的白虎汤证，使临床论治具有确切的靶，必须结合"太阳之为病"和"阳明之为病"的病机，对临床症状进行实事求是的病机分析推演，才能形成太阳病桂枝证和阳明病白虎汤证的判断，才能作出桂枝汤主之、白虎汤主之的决策，柯韵伯将其称之为"从旁细看法"。

病标识和证候标识都以症状作为自己的表现形式，但不是症状本身，不经过"观其脉证，知犯何

逆"的辨证过程，症状内涵的病机意义不能明确。从"观"到"知"，反映中医临床辨证的全过程。"观"是收集临床资料，"知"是辨知，即分析临床资料；"观"是"知"的前提，"知"是"观"的继续。《伤寒论》略于"观"而详于"辨"，其辨证的主要内容是辨症——对症状的辨。"辨证是中医收集、分析、判断的临床思维过程的概括，是获得证候标识的基本方法，包括①用四诊等方法收集和确认临床资料。②分析临床资料。③归纳作出证候病机结论。其中分析临床资料就是辨症，是一个对症状及其相关因素与病机对应关系的真实可靠的认知过程，是一个对症状所反映出来的病机要素关系的确认过程，是判断证候病机的关键环节。"遗憾的是，由于"'证'的多义性，导致我们把辨析症状、进行推理的方法叫辨证；把从四诊开始到作出证候诊断结束这一过程也叫辨证，逻辑关系不清，与临床实际也很不一致。"

  临床资料的收集和确认隐含了辨知内容，辨证的三个环节不可能有明确的界线，但收集的对象毕竟不同于辨知后的对象，症状通过主体思维逻辑的推演明确了内涵的病机意义，已经不是自然客观了，它不仅具有了病机要素和病病机的标识意义，而且具有了证候病机的标识意义，不能把症状—疾病现象与证据—疾病本质的判断相等同，也不能把辨证和辨病、辨症相等同。中医临床知病的途径是辨而识之，不是诊而断之，症状、证据、病、证候和辨病、辨症、辨证等概念的病机逻辑关系，反映中医辨证论治的临床规律。中医临床，只会把通过四诊所获得的患者的不适感和异常体征当成症状，不会把它们当作证候；把经过病的规范性认识和具体情况具体分析的辨之后形成的结论当成证候，不会当成症状。症状、病、证候和证据是不同的，辨病、辨症和辨证也是不同的，在病机逻辑关系上具有从属、包含和转换、递进等不同关系，体现了中医阴阳神气观念。症状是疾病现象，在进入主体思维之前属自然，是辨的对象和材料，进入主体思维之后，随着其内涵的病机意义的明确，症状逐渐具有了证明病机的证据作用，最终形成证候结论。症状和证候的关系不是从属关系，更不是包含关系，而是从客体到主体的转换关系。如果把症状当成证候构成要素，或把症状等同于证之外候，不仅混淆了中医学中疾病现象与本质的概念，而且扰乱了辨证对象和结果的逻辑关系，病机逻辑思维可能被否定。

  作为疾病现象的症状，内在本质的确认依赖于主体逻辑思维。中医对症状内在疾病本质的把握，依赖于医生的病机逻辑思维，离开病机逻辑思维，中医不可能在临床存在。中医病机逻辑思维过程，《伤寒论》命之为"辨"，现代称之为辨证，它以四诊收集症状为开始标志，以证候结论形成为结束标志，以症状转化成证据——从症状走向证候标识为基本表现形式，包含了辨病内容。辨症是指辨证过程中，对症状的分析综合，没有把四诊包括在内，概念位小于辨证，是辨证的从属概念，但大于辨病；辨病是辨症的重要内容，是从病的一般过渡到证候的具体需要经过的辨症过程。

82　从《黄帝内经》证的认识解读方药与证的关系

《黄帝内经》是中医理论的渊薮，也是辨证论治的学术源头，辨证论治是中医的精髓，对"证"的认识是其关键。方药与证一脉相承，是辨证论治的集中表现，正确认识方药与证的关系是方药证研究及提高中医临床疗效必不可少的基石。学者郭文娟等基于《黄帝内经》对"证"内涵的认识，即证是对疾病从整体功能关系失调角度概括的综合性动态病理模型，解读了方药与证的关系。

《黄帝内经》对证内涵的认识

证最早见于《素问·至真要大论》"病有远近，证有中外"。此处证指病证。《素问·至真要大论》云："谨守病机，各司其属，有者求之，无，者求之，盛者责之，虚者责之，必先五胜。"属，即主属、本质。诊治疾病，必须掌握其本质而具体疾病的本质即其病机，此辨识过程就是分析邪正虚实、五脏六腑盛衰，包括病因、病位、病变性质、发展态势等，实质即辨证过程。《黄帝内经》理论虽有一定的解剖基础，但其主要是从长期的生活现象观察、疾病体验、临床实践验证以及哲学理论的渗透、归纳整理出来的，具有从活体动态、内外整体、功能和谐角度研究生命活动的学术特点。《黄帝内经》对疾病本质的认识，必然受上述观念的制约，同时也与动态宏观调控的治疗特点相呼应，这就使病机类型，即证具有以下学术内涵。

1. 证是内外环境致病因素刺激机体的整体性病理反应　《黄帝内经》从生命个体内外环境相统一的角度整体研究疾病的本质。《素问·著至教论》有"上知天文，下知地理，中知人事，可以长久"的论述，将疾病发生及其病理变化与自然环境的异常、社会人事的刺激有机联系起来，这就说明证是内处环境致病因素刺激机体的整体性病理反应。

2. 证是机体与致病因素相互作用所产生机能失调的综合反应　《黄帝内经》以疾病自然流露于外的信息（症状、体征）为观察对象，经过异同互证、综合分析的思索，从机体各种机能之间相互关系失调研究疾病本质，概括出其病变机理之类型。这种病理类型更像是一种系统模式，乃体内病理变化在机能活动上的综合反映。如《素问·举痛论》"怒则气上"所说的气机上逆证，从其症状眩晕、昏厥、呕血及飧泄看，应是多系统的整体性病理变化。因而其所谓的病机只能是对机体病理反应的整体概念。

3. 证是疾病运动变化于某一阶段病理本质的全面反应　哲学史和科学文化史表明，中国人传统的时空观念以时间为主，以空间为辅从。古代医家借用了四时阴阳消长的时相变化作为重要参数，来考察人体脏腑经络、阴阳气血之间的不同变化，从而赋予了中医证以动态时序性，无论外感病还是内伤病，其病机除因病变阶段不同而出现差异外，又因患病个体的年龄以及时令不同而有所变化，从而形成证的时间内涵，标志着中医学对疾病本质独特的认识方式、方法。因此可以说，"证"实质上是对疾病从整体功能关系失调角度概括的综合性动态病理模型。

从证内涵解读方药与证的关系

方剂的本质是关系学。方药与证是一脉相承的，方药发挥功效是遵循证所蕴含的内涵的，即通过因证论效、整体取效、组织调理、恒动化裁共同作用来实现对证的调理关系。

1. 因证论效　中药和方剂的本质特征，是在中医基本理论的指导下，为辨证论治服务。第一，方药的作用对象是证而不是病；第二，对于方药的功效判定，不是在实验室中根据其物质成分、理化性质、药理作用来论定，而是在辨证论治使用方药的实践中，通过功能性调理产生对证的整体治疗效应来认识和论定其功效，即因证论效。因证论效是证与方药关系中一个最基本的矛盾。

"司岁备物"是《黄帝内经》阐述药物气味性用形成的学说，它将药物气味差别、治疗作用各异与自然界大生化联系起来。中药四气、五味、升降浮沉、归经及由药物组合成的方剂功效等都是针对特定的证的调理作用性质而言的，是药物的效应现象，以药物性味阴阳偏性纠偏补弊，使机体功能关系恢复和调的状态。如桂枝汤治疗的病机是"营卫失调"，它的多种双向调节功效，都是针对其"营卫气血不调"，即特定的证而言的，究其原因在于方中诸药组合后的相互作用。方中桂枝辛甘温，气薄升浮，入太阴肺、太阳膀胱经，芍药酸苦微寒，入肝脾血分，为手足太阴肺脾行经药，二者等量相配，一辛一酸，一散一敛，一开一合，调和营卫；桂枝、炙甘草辛甘合化，温通心阳；芍药甘草酸甘化阴，滋阴养血，缓急止痛；生姜大枣益脾和胃，生姜辛散助桂枝以调卫，大枣味甘助芍药以和营，炙甘草调和诸药。诸药合用既外调营卫，又内和脾胃，滋阴和阳。故外证得之，可解肌和营卫；内证得之，能化气调阴阳。

许多实验已证明证与多种理化指标的改变有着复杂的关系，也就难于把方药对证的调理效应归结为对某项理化指标的特异性作用。单纯以药理研究成果为依据，组方配伍是不科学的，离开中医理论，离开中医治疗的基本原则，离开辨证论治，就谈不上中药方剂。因证论效包含着更深刻的机制和规律，具有更高的临床价值和科学价值。

2. 整体取效　"药有个性之特长，方有合群之妙用"，方的合群之妙，就在一个"合"字上。方药针对其主要适应证，用的是中药和方剂的整体功效是"1+1＞2"的。如四逆汤是回阳救逆之方。方中附子单用时虽然有一定的强心升压作用，但其作用不如全方，且可导致异位心律失常；单味甘草不能增加心肌收缩度，但有升压效应；单味干姜未见任何意义的生理效应，但由此3药组成的四逆汤，其强心升压效果优于各单味药。有学者用正交设计法研究真武汤及其拆方对动物实验性心力衰竭的治疗作用，结果显示以真武汤原方组合效力最佳，附子是强心的主要药物，方中其他各药起协同作用。乌梅丸是以中药性味组方的代表方，有学者将组成药物按性味分为乌梅丸全方组、酸味组、苦味组、辛味组及甘味组5组，各拆方组中在降血糖、降血脂、改善一般状况的综合作用上，全方组优于其他各拆方组，效果最佳。

拆方研究的大量事实证明，方剂和方内药物之间的"整体大于部分之和的关系"是普遍的。一味中药往往含有几十种成分，一个复方则有上百种甚至数百种成分，究竟是何种成分起治疗作用？目前尚难以定论，更何况中药复方的整体功效并非是单味药物功效的相加，而是复方中君臣佐使结构（剂量比例）、七情和合、药物气味、归经、升降浮沉性能等相互作用基础上所产生的原物质基础本身所不具有和不能解释的新现象，这正是中医整体观在治疗学上的体现。

3. 组织调理　中药有其特异性作用，但从根本上说，辨证论治所运用的主要不是这种特异作用，而是通过药物的组织调理，特别是调动和发挥机体内在的自主调节能力，包含对中药的作用效应进行转化，产生出对病证的治疗效应。发挥这种转化作用的，有人身之气、脏腑功能等。

《黄帝内经》对人体正气的力量有充分的估计，善于因势利导，调动正气的积极性。《素问·五常政大论》云："大毒治病，十去其六……无毒治病，十去其九，谷肉果菜，食养尽之，无使过之，伤其正也。"对于久治不愈的慢性病又提出："化不可代，时不可违……故大要曰：无代化，无违时，必养必和，待其来复。此之谓也。"再次强调正气在疾病恢复过程中的主导作用，即人体自我调节机能的正常发挥。

如左归丸、右归丸，"壮水之主，以制阳光；益火之源，以消阴翳"。是通过对"水之主""火之源"的调节，推动它发挥对"水""火"的调节作用，进而发挥为对"阳光""阴翳"的治疗效应。有些方药可由较小的药物引起较大的调理效应，如肾气丸中纳桂、附于滋阴剂中十二倍之一，意不在补火，而在微微生火，即生肾气，即取"少火生气"之义。中药的升降浮沉和性味归经难用西药的药动学原理来解释，实际上也涉及药物对机体自主调理机制的调动作用。如半夏泻心汤是针对寒热错杂之证：呕而肠鸣，心下痞者。《金匮要略心典》云："是虽三焦俱病，而中气为上下之枢，故不必治其上下，而但治其中。黄连、黄芩苦以降阳，半夏、干姜辛以升阴，阴升阳降，痞将自解。人参、甘、枣则补养中气，以为交阴阳通上下之用也。"这都说明方药通过组织调理的作用，最终表现为对证的治疗效应。

4. 恒动化裁　恒动化裁，亦即随证施治的灵活性。强调从整体出发，通过具体分析，于动态中审证，处方遣药依法而行，法据证出，而证则随时变化，即方药以恒动化裁的整体功效来适应证。其途径除改变君臣佐使基本结构外，还有药味的加减变化与药量的加减变化。

再从桂枝汤之药物加减、剂量加减及其演变窥其一斑。李东垣云："仲景治表虚，制此汤……故桂枝为君，芍药甘草为佐；如阳脉涩，阴脉弦，法当腹中急痛，乃制小建中汤，以芍药为君，桂枝甘草佐之。一则治其表虚，一则治其里虚，故各有所主也。后学当触类而长之。"又如太阳病误下，致胸阳受挫而脉促胸满责者，桂枝去芍药汤主之，若微恶寒者，桂枝去芍药加附子汤主之。太阳病误下，邪陷太阴而腹满时痛者，桂枝加芍药汤主之。《金匮要略》治"妇人年五十所病下利数十日不止"之冲任虚寒，少腹瘀血的温经汤——桂枝汤演变方等。这些足以说明在整体的高度上方药随证灵活化裁的恒动观。

中医学注重人体内外部的相互联系、重功能而轻形质，这在中医的生理、病理和治疗层面无处不体现出来。据以上分析，我们可以解读出：方药与证实质上都是关系学，根据中医药理论配伍精良的方药，通过整体取效来调动和激发人体的自我调整能力，针对证的整体功能关系失调而发挥调理效应。

83 《伤寒论》证与方证相应

"方证相应"起源于《伤寒论》，在其发展历程中得到了后世医家的重视和深入研究，但目前中医学术界关于"方证相应"的内涵及其具体运用却有不同理解，对临床、科研、教学工作产生了直接影响。因此，有必要对"方证相应"的内涵及源流进行梳理，以更好地指导临床实践。学者王莉兰等从中医传统理论与现代中医药科研成果出发，认为"方证相应"并非提倡"一方一证、一证一方"，而是方证之间广义的相应，即从理法角度的相应，同时是药物配伍组合后的"药证对应"。

方证相应的现有认知及争鸣

方证相应普遍被理解为一个方的功效与其所对应证具有统一性和针对性，即有是证，用是方。然而，一方一证、一证一方的临证思辨方法，会将中医学辨证论治思维中所体现出理、法、方、药变化的灵活性转换为简易的辨证模式，甚至脱离证而谈方病相应。这很可能会导致中医临床治疗模式的刻板化。事实上，真实世界能再现经典著作中所描述的方证场景是比较少见的，加之某方剂形成后就不会再受原来证的约束了，因为某证虽然有其对应之方，但对应之方并不是只对应某一种证。另有学者提出"方证相关"的概念，认为有效方剂实际上可能更多地表现为方剂与病证之间不同程度的对应，存在适配性大小的区别。还有学者为了解释一方用于多证的现象，将同证异方、同方异证的情况归属为特殊的方证相应，然而同证异方、同方异证情况的存在乃是辨证论治的结果，与方证相应的概念完全不同。虽然这些研究者勇于打破"一方一证"这一传统理念，但所提出的"方证相关"或"同证异方、同方异证"的观点可能会将概念本就模糊的"方证相应"更加复杂化。王莉兰等认为，"方证相应"的本质是中医理法方药指导下的产物，应立足于《伤寒论》证内涵及中药配伍运用的多维性，对"方证相应"的内在旨趣进行深入解析。

从《伤寒论》证本质解构方证相应内在旨趣

1. 回归《伤寒论》证本质，打破传统证内涵 对于"证"的传统内涵，有的解释为症状、证候（证象），有的认为是阶段性病理本质（证机）的概括，这样解释证的内涵似乎不够全面。《伤寒论》之"证"是以有规律的证象组合的形式去反映功能状态，辨证乃是从这些有规律的证象组合抽象出核心表现；同时，证具有多维性，在不同患者、不同疾病中证象表现亦有不同，故而"证"的核心内涵当是证机与证象的整合。王莉兰等认为，张仲景意不在倡导"一证一方、一方一证"的理念，而是主张在将证之核心表现与多维性相结合的基础上进行遣药组方。如《伤寒论》中第243条、第309条、第378条叙述了吴茱萸汤的主治，其主治病位有着六经及脏腑的不同，可分治阳明、少阴、厥阴三经病证及脾胃、肾、肝之疾。根据传统"证"内涵三个汤证当属异病同证同方，但若从《伤寒论》证的本质来看，虽其核心表现都属肝经寒甚，但因人、因地、因时之不同而出现本经自病、相乘、子病及母的不同证象，故三个汤证当为异证。但仍可用吴茱萸汤以散肝经寒邪而诸证象自愈，此乃扩大经方临证运用的具体体现。又如叶天士临证常用小柴胡法，亦非该方简要抽提出相关证型。《临证指南医案·疟》记载"翁，脉左弦，暮热早凉，汗解渴饮。治在少阳。青蒿、桑叶、丹皮、花粉、鳖甲、知母"。吴鞠通认为"青蒿鳖甲汤，用小柴胡法而小变之，却不用小柴胡之药者，小柴胡原为伤寒立方，疟缘于暑湿，其受邪之源，本自不同，故必变通其药味。以同在少阳一经，故不能离其法"，可知重在把握其法，即证象及证机本质，灵活运用经方而获良效。因此，若用传统"证"的概念囊括《伤寒论》"证本质"则不够全面，且试图通过"一方一证、一证一方"归结方证相应及其背后之理法亦失之偏颇。

2. 依托《伤寒论》病证层次理论，延伸方证相应内涵 以张仲景《伤寒论》为标志，中医形成了病证体系的层次性结构，在太阳、少阳、阳明、太阴、少阴、厥阴诸病体系之下，相类病证、证候间又有着多级多向性结构：包含与被包含关系，如热证有表热与里热之分，在里热证中又有邪热壅肺、热结胃肠、热入血室、热结膀胱等类证；交叉关系，如寒热错杂痞证，有半夏泻心汤、生姜泻心汤、甘草泻心汤等类证之分；交叉递进关系，如三承气汤证随着热结程度的上升，由调胃承气汤证到小承气汤证，再到大承气汤证。从上述列举中可以看出，六经病体系下病证层次结构网络由横向的包含与交叉关系及纵向的递进关系构成。

如此而言，《伤寒论》"证"的概念有层次大小、交叉、递进的变化，其病证的层次性决定了"相应"方剂具有相对的适用范围。证的层次越低，内涵越具体，则治方的相关程度就越高；对于固定的成方而言，方证相关程度高者，其适用范围则窄，反之，则适用范围广。如《伤寒论》之热结旁流证选用了大承气汤急下之，"少阴病，自利清水，色纯青，心下必痛，口干燥者，可下之，宜大承气汤"；而《温病条辨》选用了调胃承气汤，即"阳明温病，纯利稀水无粪者，谓之热结旁流，调胃承气汤主之"。其缘由在于三承气汤证间本有着递进交叉关系，虽同是热结旁流证，伤寒之中病在少阴，津液所剩无几，其病急重，故用大承气汤急下；而温病中，津液尚存，用调胃承气汤和之即可。此外《温病条辨》中还用调胃承气汤治疗胃热发斑，朱肱、秦之桢认为伤寒发斑的病因乃因胃有积热，胃热包含了其更具体的胃热发斑证，这也从侧面说明了与胃热相对的调胃承气汤可用于其下属证的治疗。故而"方证相应"的内涵不能仅用"有是证用是方"的方式来涵盖或替代，也绝非"一种病证只能用一个方剂来治疗，一个方剂只能用于一种病证"这样一种绝对的思维方式可以表述清楚的。同时，若将方证相应固化为"一方一证、一证一方"有着以管窥豹之虑，且无从把握《伤寒论》细致入微的辨证方法及理论。"方证相应"内在旨趣实际乃理法角度的相应，同时是辨证论治之精髓，其深层内涵是将中医博大精深之医理如抽丝剥茧般一层层呈现并有序排列。

从中药配伍运用之多维性构建方证相应新内涵

1. 传统中药理论视域下中药配伍运用的多维性 中药特性具有多维性，包括了四气、五味、升降浮沉、刚柔动静、归经、良毒、专能等，这些特性决定了中药的功效，而方剂的功效取决于多种不同中药功效的配伍与组合。陈嘉谟《本草蒙筌》云："鼓掌成声，沃火成沸，二物相合，象在其间也。"不同中药的不同特性组合会发挥出多种功能，如麻黄汤中麻黄、桂枝之辛温与甘草之甘相合，辛甘发散以解表；麻黄主升，杏仁主降，二药相合以宣降肺气，故麻黄汤常用于风寒郁滞腠理所导致的经络不通和肺气失宣等呼吸系统疾病。此外，就功效而言，麻黄散寒之功合桂枝温经通脉之效，使麻黄汤还可治疗痹证、胸痹、痛经等多种内伤杂病。国医大师许润三善用麻黄汤加减治疗抑郁症、慢性便秘及失眠等病症，其运用心得不仅在于辨证准确，深究疾病、症状之本源，还必须对中药、方剂功效总结认知、深刻领悟，以达到理论与临床融会贯通、精妙用药的效果。正如《神农本草经疏》所云："气味相兼，性质各异，参合多少，制用全殊，所以穷五味之变，明药物之能，厥有旨哉。"中药功效复杂多样，两三味药的组成就可以发挥多种功效治疗多种疾病，在更为复杂的复方当中其功效肯定更为多样化。而方证相应的特征在于证对方有亲和、选择作用，若没有这样一个证，方的这部分有效成分就不能或难以发挥作用。换言之，一个方剂的某些功效作用于该证，而其他功效则作用于他证。日本汉医家吉益东洞将方剂和方证视作两个集合，认为药证对应是两个集合所遵循的映射法则，为保护方剂的系统特征，采取"主药原则"和"增损离合原则"，可见药证对应才是方证间高度一致性的基本点。

2. 现代药理学视域下中药复方有效成分的多维性 复方所含化学成分复杂，多种效应成分通过多途径、多环节和多靶点而表现出综合或整合作用，作用机制亦复杂。段金廒等基于方剂功效物质组的方-证-病关联分析，构建表征方法技术体系，探讨四物汤类方与原发性痛经血瘀证的相互作用与整合调节作用机制，发现原发性痛经寒凝血瘀证及气滞血瘀证的发生机制均与神经-内分泌-免疫网络密切相关，涉及神经鞘脂代谢物的改变、内分泌雌激素的变化、炎性因子的升高以及血液功能改变等；少腹逐瘀汤及香附四物汤均通过调节上述机制以治疗寒凝证、气滞证，只是涉及的生物标志物有些许差异，可见分子生物层面亦支持方证相应的不唯一性。王恒和等提出的"证治代谢组学"假说理论亦指出，不同的证候存在"证相关代谢谱群"和"证相关生物标志物"的关联，这可能是中药药效的物质基础。可见，不同证候存在着针对相互关联的中药药效物质基础发挥作用的现代代谢组学及生物标志物，这也是方证相应不唯一的重要佐证。

此外，大量现代科学研究表明同一证候可适用不同方剂，印证了中药复方的多维性及多靶点特征。如不同的研究团队分别使用三仁汤、甘露消毒丹、蒿芩清胆汤干预湿热证型病毒性肺炎（风温）小鼠模型，研究其多靶点作用，结果显示上述3个方剂通过影响不同的炎性相关因子、抑制病毒核酸mRNA表达、正向调节细胞免疫功能，从而发挥减轻肺炎相关病理及症状的作用。由此可见，上述三个清热利湿的方剂干预病毒性肺炎湿热证（风温）有着各自的靶点特征，也进一步说明了中药有效成分组合的多维性是方证相应新内涵的重要特征之一。

现代基础及临床研究还阐释了"一方多证"相关的生物学机制。如苓桂术甘汤常用于治疗阿尔茨海默病之脾虚饮停证、心力衰竭（心悸）之心肾阳虚证、非酒精性脂肪肝（胁痛）之脾虚痰湿证，这当属异病异证同治。从现代药理学角度分析，苓桂术甘汤的有效成分可以通过不同信号通路作用于此病证，即苓桂术甘汤分别通过调控MAPK和NF-κB信号通路、甘油磷脂代谢和花生四烯酸代谢途径、Nrf2/ARE信号通路改善阿尔茨海默病（痴呆）、心力衰竭（心悸）、非酒精性脂肪肝（胁痛）的病理及临床症状。现代药理学视域下"一证使用多方，一方用于多证"的分子机制得以明晰的同时，更证实了"方证相应"所蕴含之理法的精妙性及准确性。

方证相应的新内涵主要有两个层次的变化，一是将传统"证"内涵回归到《伤寒论》"证"的本质，扩大其内涵和影响范围；二是因中药配伍运用具有多维性和药效多靶点的特征，方证相应实则是药证相应。事实上，后世医家及现代学者致力于不断扩展复方和经典方的主治范围，但是各家的思想依旧停留在传统的方证相应上，需要调整思想，使思维跟上方证内涵的变迁。应摆脱方证捆绑的固化模式、探寻更为灵活的思辨方法，找到方证间的内在逻辑关系，发现新的方证相应原则及规律，同时扩大效方的临床使用范围。

84　从文化背景探讨方证内涵演变

黄煌教授认为，"证，字义证据、证实、证验、症状。方证是以方为名的证。方证就是用方的指征与证据"。方证相应是理解方证内涵的核心，"相应是互相呼应。有是证，用是方，方与证的关系是相对应的，两者浑然一体。方证相应是取效的前提和条件"。学者管仕伟等结合历史文化背景探讨了不同时期对方证内涵的认识。

先秦时期的方证内涵

先秦时期为方证思想的萌芽时期，《五十二病方》集中体现了最朴实、最原始的方证思想。此时期的"方"指代治疗疾病的一切方法与手段，包括药物方剂及非药物治疗，甚至包括祝由等。如"牡痔居窍旁，大者如枣，小者如枣（核）者方：以小角角之，如孰（熟）二斗米顷，而张角，絜以小绳，剖以刀。其中有如兔，若有坚血如抇末而出者，即已"。此处"方"指的是"角法"即拔罐疗法。"为药浆方：取茎干治二升……（署）芘（蓣）汁二斗以渍之，以为浆，饮之，病已而已"。此处"药浆方"指的就是现代内服方剂。此时期并没有明确提出"证"，"证"字在先秦时期使用较少，但却出现不少原始的病名，如上面提到的"牡痔"等。这一时期虽然没"证"的提法，但是《五十二病方》初步体现了方证相应的思想，如上面的"牡痔居窍旁，大者如枣，小者如枣（核）者方"。此处"方"前冠以病名，体现了方与病相对，从而体现了后来的方证相对的原始形式。

人类是在实践中不断发展，医学也是一样的。先秦时期为中医学萌芽时期，随着人类在医学领域的不断实践，慢慢总结出一些治疗疾病的方法，从而形成最原始的"方"与"病"。最初的医学实践，如近火可以祛寒，食用一些植物可致呕吐、泻下等。这些粗浅的医疗行为，或视作动物本能，或看作劳动生活经验的积累，都始终停留在混沌、纯朴的层次，"方"与"病"的产生实质就是治疗经验的总结。

因这一时期人类对自然的认识很浅，巫医的影响很大。人类学家认为，巫术根基于初民对经验以外和自然事件不可预知性的探索和忧惧，从而认为世界上有神秘力量存在于普遍的事物与现象之中，而职业巫医则是沟通这种"神秘力量"的存在。因此，可以在《五十二病方》发现，巫术与药物兼容，以及以后的《神农本草经》中提到不少药物"杀百精老物殃鬼""避不祥"的作用。这些足见巫医对医学的影响。

汉唐时期对方证内涵的理解

汉唐时期是方证思想形成时期，主要以东汉张仲景的《伤寒论》及唐代孙思邈《千金翼方》为代表。

很多学者认为，方证思想首见于《伤寒论》，如第317条"病皆于方相应者，乃服之"。《伤寒论》中详细记录了使用某方的指征、证据，这些内容主要以"某某方主之"的语法表现出来，如第13条"太阳病，头痛发热，汗出恶风者，桂枝汤主之"。《伤寒论》中112方，与《五十二病方》相比有了明显的进步，不但数量上大大超出，而且每方都有其使用的具体指征与证据，也就是我们所说的证，并且使用方法灵活多变，处处体现随证治疗的特色。这不得不说是医学史上的一大进步。细看张仲景那些关于某方的使用指征、证据，也就是我们说的"证"，主要包括以下基本内容。

症状：症状作为所收集病情资料组成的最基本单位，应该是总结医疗实践经验最早注意的要素之一，如在《五十二病方》中就记录很多症状。然而经过对比，《伤寒论》中症状比以前更多、更细化。比如最明显的是《伤寒论》中多了舌象、脉象，以及最原始的腹证等。

疾病：疾病病名自古以来就是运用方的重要指标与证据，这从《五十二病方》到《伤寒论》中都得到了体现。两书都有不少疾病名称，只不过到张仲景的时候，疾病名称比以前更多，涉及内、外、妇、皮肤科等，如伤寒、湿病、宿食、胸痹、结胸等。

六经：《伤寒论》将所有疾病以六经来统领，如六经病篇的"之为病"条，就是六经病的标准和依据，所以又称六经病提纲。六经病也是张仲景用方的重要依据。如"太阳病，发汗，遂漏不止，其人恶风，小便难，四肢微急，难以屈伸者，桂枝加附子汤主之"。又如"阳明病下之，其外有热，手足温……栀子豉汤主之"。诸如此类条文很多，足可见六经病在运用方时的重要参考价值。虽然现代学者对六经的意见不一，但是作为张仲景方的运用的重要指征与依据是不容置疑的。

腹证：张仲景诊病非常重视腹证，并将之与方药相结合，如《伤寒论》第 154 条"心下痞，按之濡，其脉关上浮者，大黄黄连泻心汤主之"。其中"心下痞"即仲景所创的腹证专名，诸如此类的还有心下满、心下悸、心下支结、少腹满、少腹肿痞、少腹急结、胸胁苦满、胁下硬满等。现代学者王凌认为，张仲景的腹证与方药相结合，可谓特有的腹诊模式，它为后人开辟了腹诊辨证施治之先河。不仅为历代医家所遵循，而且影响于日本汉方腹诊的发展。

到唐代孙思邈《千金翼方》时，他采用"方证同条，比类相附"的体例，创造性地按照"某某汤法"归类思路将《伤寒论》条文重新编排，如将太阳病篇分为太阳病用桂枝汤法第一、太阳病用麻黄汤法第二、太阳病用青龙汤法第三、太阳病用柴胡汤法第四、太阳病用承气汤法第五等。这种编排虽然未改变使用方的重要指征与依据，但是使方证对应思想更为明确，从而使方证对应变得一目了然，实为方证发展史上的一大进步。

在汉唐时期，方证思想已经变得非常明朗，较之先秦时期取得了很大进步。自秦一统天下，采取统一文字、度量衡、修建运河等一系列措施，大大加强了各地区的文化交流。至东汉时期，张仲景著《伤寒论》时拥有大量的书稿可以借鉴参考，正如张仲景在序言中所写："上古有神农、黄帝、岐伯、伯高、雷公、少俞、少师、仲文，中世有长桑、扁鹊，汉有公乘阳庆及仓公"。张仲景正是在吸取大量前人医疗实践经验与理论总结的前提下，才能完成《伤寒论》的著书工作。可以说这是一个时代的精华集结之作，同时也不可避免地打下当时的时代烙印。比如《伤寒论》就受当时道家思想的影响较大。道家思想作为我国土生土长的一种思想，有着悠久的历史。西汉初年，当时统治者就采用道家思想"无为而治，休养生息"。东汉采用董仲舒"罢黜百家，独尊儒术"，儒家逐渐成为统治阶层青睐的对象。然而在民间道家思想影响始终存在。道家思想对方证思想的影响主要体现在以下方面。

从张仲景著《伤寒论》参考书目来看，其中参考了《神农本草经》大部分内容。而《神农本草经》则是基于道家"轻身延年""不老神仙""长生不死"的思想而写的。其将药物分成上、中、下三品，而分类标准是看其是否有养性延命作用。这种用"养性""养命"的方法来分类药物的方法，显然受到了早期道家思想的影响。《伤寒论》94 味药物中有 74 味药物皆载于《神农本草经》，其药证也都与《神农本草经》相符。如《神农本草经》中关于大枣的作用"补少气、少津液"，而《伤寒论》炙甘草汤中大枣用 30 枚，即张仲景取其"补少气、少津液"，以治"伤寒脉结代、心动悸"者。由此可见，在道家思想指导下的《神农本草经》对张仲景的方证思想存在一定影响。

从"六经"来源来看，一般学者认为"三阴三阳"来源于《素问·热论》。然而在追溯《黄帝内经》的"三阴三阳"时，发现"三阴三阳"来源于先秦哲学的"一分为二"（阴阳）思想，和"一分为三"（三才）思想，而直接来源于《易经》的"六爻卦"和《易传》的"六子卦"。《老子》云："一生二，二生三，三生万物"，提出了"三生万物"的观点。道家的"三生万物"思想体现了"一分为三"的思想。

此外，从依据"方证同条，比类相附"原则，对《伤寒论》重新编排的孙思邈的身份来看，他自己就是一个道教信仰者。《伤寒论》经他的重新编排后，更加突出方证相应思想，并且看上去简洁、朴实、易懂，体现道家"大道至简"的真谛。

宋元时期对方证内涵的理解

自宋以后，曾经出现一个研究《伤寒论》的热潮，我们可以从历史上流传下来的有关伤寒的众多文献中看出。如庞安时的《伤寒总病论》、朱肱的《南阳活人书》、许叔微的《伤寒发微论》、成无己的《注解伤寒论》等。有人统计仅宋代319年间有关《伤寒论》的研究著作即有87种。这一时期除了继承张仲景方证思想基本内容外，同时也将病因病机引入指导运用方的思维之中。如许叔微从表里虚实论治伤寒。这一时期医家对方证相应思想论述较少，只有宋代医家朱肱提到"药证"即我们说的方证。他认为，"所谓药证者，药方前有证也，如某方治某病是也"；同时指出"须是将病对药，将药合病，乃可服之"。这一时期医家大都从《黄帝内经》角度来理解《伤寒论》，因此，或多或少有些偏离张仲景本意。细究其成因，也是与当时思想文化有关。

宋代医家之所以好谈理论，是因为宋代政府很强调医学理论，注重对医生的理论水平进行考核。范仲淹认为，医生水平低是不经试授、道听途说造成的，解决的办法就是要学习《素问》《难经》等理论著作。同时理学在宋代成为一种时代思潮，理学思潮诱发了医家对运气学说的重新认识。宋徽宗期间运气学说盛行至极点。医学教育将运气大义列入考试范围，如《太医局诸科程文》中，每卷均有一道运气题。这种措施大大促进了运气学说在民间的发展。因此，此时注重实证与方证对应的方证思想并没有很大的发展。繁琐的理论解说慢慢遮挡了简洁明了的方证对应思想。对于运气学说，在宋代也有医家反对，如南宋医家杨介曾云："五运六气，视其岁为药石，虽仲景犹病之；至于本草，则仲景深矣。"

明清时期对方证内涵的理解

明清时期研究《伤寒论》的医家很多，主要形成3个学派：一是错简重订派，二是维护旧论派，三是辨证论治派。在这些医家中倡导方证相应的主要有喻嘉言、柯韵伯、徐灵胎等。如喻嘉言将方证相应解释为"有是病即有是药，病千变药亦千变"。柯韵伯则认为，"仲景之方，因病而设，非因经而设，见此症便与此方，是仲景活法"。其代表作《伤寒来苏集》就采用了以方类证，以方名证，方不拘经，充分体现了张仲景方证相应思想。徐灵胎认为，《伤寒论》"非仲景依经立方之书，乃救误之书"。同时又认为，"方之治病有定……随其病之千变万化而应用不爽"。这里的"方之治病有定"，就是方证相应。其《伤寒论类方》将仲景112方分为桂枝汤、麻黄汤等12大类方。主方之下，列述该方有关证治条文。

综上所述，可以看出方证思想，尤其是方证相应思想得到不少医家提倡与发展。这些医家有一个共同特点就是尊经崇古，认为张仲景之书是神圣不可侵犯的。这与清代考据之风盛行有关。考据学家们摒弃宋儒空谈义理的学风，尊崇、提倡汉儒惯用的训诂考订的治学方法，故时人称其为"汉学"。因其贵朴实，重考证，故亦称其为"朴学"。这种学风也在当时医学界产生很大影响。

民国至当代对方证内涵的理解

这一时期，重视方证思想的一般都是比较有名的经方大家，如曹颖甫、余无言、祝味菊、胡希恕、叶橘泉等。各家都非常推崇张仲景的方证之学，不但继承前人对方证内涵的理解，也加入不少自己的感悟，使方证内涵较之以前更丰满、更细化。比如在运用方的证据中，除了包括以前张仲景的症状、疾病、六经外，还加入了以下内容。

体质：将体质作为运用方的指征与证据是这一时期运用方的一大亮点。如祝味菊指出："体质之论，为中医之精神之所寄。"黄煌对方证体质研究非常有特色，他以药物或方名直接命名各种体质名称。如桂枝体质、麻黄体质、柴胡体质、大柴胡汤体质、炙甘草体质等，提出"方—病—人"三角关系原理，很有见地。这些都是其多年临床经验的总结，很有实用价值。大提高了运用方的安全性与有效性，是一大创新。

腹证：腹证源于《伤寒论》，后来在日本不断发展壮大。1939年，叶橘泉翻译并出版了《腹诊考》，1949年出版了《中医直觉诊断学》，详细介绍了腹诊的方法。1986年发表学术论文《仲景学说〈腹诊与方证〉研究》探讨腹诊与方证学关系。叶橘泉在临床上常凭胸胁苦满、腹部左侧动悸亢进、腹直肌拘挛紧张的腹证来诊断脏躁等。

微证：将微证引入方证领域的是现代学者张丰强，在他的《中医名方应用大全——现代方证学》书中提到，"我们将四诊观察不到的、靠现代理化检查等手段所获得的疾病征象称为'微证'"。重点研究方与微证的对应关系，这一观点的提出，拉近了中医与西医之间的距离，或者说是中西医学结合点之所在。

回顾了方证思想的发展过程，从这里可以看出，方证内涵经历了一个由简单到复杂、由粗犷到细化的演变过程。而方证内涵的每一步演变，无不与当时的历史文化背景息息有关。

85　方证相关论

方证的概念源于张仲景的《伤寒杂病论》，并经历代医家不断演绎、丰富，成为中医学中的学术名词。"方证"通常含有特定方剂与其适应病证之间的对应或绑定，蕴含辨证论治中病证与方药的相互关系，而"方证相关"作为中医方证关系的逻辑表述实现了由经验现象向科学问题的转化，蕴含"方证关联性大小及其生物学内涵"这一关键问题。辨证论治是中医诊疗最具特色的部分，方因证而立、因证而效，决定了方与证之间存在着密切关系，即"方证关系"。基于方证关系内涵提出的"方证相关"，作为对中医方药与病证关系的一种理论概括，不仅是中医辨证论治的核心内容，同时作为沟通方剂学知识体系的学理基础，也是方剂学中的一个重要的学术命题。方证相关蕴含有方剂（方药）与作用对象（证）之间的关联规律，其科学问题是方证之间关联程度大小及其现代生物学基础。近年来，方证相关（方药与病证相关）正在成为中医现代研究最活跃的领域之一。学者刘进娜等从研究对象与范围、概念内涵及学科方法论等不同角度，探讨了"方证相关"这一新领域的形成、发展及其走向。

方证相关内涵及领域界定

学界围绕辨证论治中方证关系的理论内涵曾进行过较为广泛的探讨。现代伤寒学者刘渡舟根据孙思邈"方证同条，比类相附"（《千金翼方》）的方书编排思路和宋代朱肱"病药相对"（《类证活人书》）的主张，提出"方证相对"概念。朱邦贤在此基础上进一步演绎，并指出"方证相对"是指某方与某一特定病证之间存在直接对应的主治关系，认为这一关系是建立在该方内涵的"理"与"法"之上。杨江萍等根据《伤寒论》第317条"病皆与方相应者，乃服之"，明确提出用方药须与病证相应，即临床只有据证选方用药，使方药针对病证，病证之应方，才能获得疗效。衷敬柏等基于临床证治和制方学理的不同层次，提出"方证相应"包含"直接对应"（方剂主治证候与患者的病证表现对应）和"间接对应"（方剂之理法与证候之病机相统一）的观点。不过有观点认为"方证相应说"和强调方与证对应的"方证相对论"并无本质不同，并将"方证相对"和"方证相应"两种观点直接合并为"方证对应"。"方证对应"强调了方证关系中方对于证的针对性和证对于方的响应性，即方与证的相互作用关系，既可表现为整个方证的证治体系中普遍存在的大体对应，又可表现为具体方剂与证候之间的单一对应，即"一证一方"的对应。方证对应还体现在方剂结构、性质、程度、位置等与病证的病势、病位、病情、病性等在多个维度上的动态对应。另有研究根据辨证论治过程中"证变方变"，提出"方证从化"的概念，认为临床中的方因证设，证因方变，方证之间存在动态变化的对应关系。

"方证对应"的核心在于强调临床辨治中"有是证用是方"或"一证一方""证变方变"的用方或组方原则。然而在现实的经验中，一方面古方原方证并非固化不变，其在历代临床中不断被拓展变化，表现为现存方书中不少有关一方主治多病或多证的记载；另一方面，临床中一方常被用于多证，一证也可接受多方的治疗，已成为一个普遍的事实。这些表明方剂与病证的关系并不是人们理解的"一方一证"，而是一方多证和一证多方的关系。鉴于此，"方证相关"的概念被提出，即在辨证论治宏观层面上，方证相关指现有的方药证治体系中的任何一个方或证均可能涉及与多个证或方的关联，但其关联度有大小之不同，落实于临床则表现为关联度与疗效大小的密切关系；在方药学理的层面上，"方证相关"则是指一个方剂的制方要素（药味、药量、剂型、用法）与其所主治的病证（方证）病机（病因、病性、病位、病势）之间存在高度的关联或对应性。基于证的时空特性，方药和病证的关系主要表现在不同空间和时间上的遣方用药规律，即以方证的空间分布为特征的"一方多证"或"一证多方"，和以病为背景、以证候演变为依据的"方随证变、随证加减"或"依序用方"的经验特征，其中疗效则是方药与病证之间关联大小的直接反映。"方证相关"说将方证关系置于中医辨证论治的大背景上，基于现实中的方与证之间复杂的交互关系，提出基于疗效的方证之间对应度大小（方证关联）的概念，由此引发出中医辨证系统中的方证之间是否关联、其关联性大小如何判断、方证之间的关联规律、方证关联的现代内涵等一系列有待实证的科学问题，标志着"方证关系"作为一个研究领域的独立。

目前，方证关系作为一个研究领域（方证研究）可以被表述为以比较医学为方法论基础，以中医证的内涵和中医方药要素紧密关联为逻辑基础，以中医辨证论治中的药—方—证—效的经验为背景，以具有特定属性的病证模型和特定组成的方药为研究工具，探究药/方与病/证之间的对应关系及其内涵的一门新的研究领域。

基于临床观察对方证关联的探索

方证关系的临床研究主要是针对临床特定病证对不同方药效用所进行的比较观察，涉及方剂运用的证候规律及其安全、有效性评价等，较为多见的是基于临床资料运用相关数据分析技术，对方药与病证关联规律所进行的探查。收集当代名老中医治疗流行性感冒医案72则，采用统计软件进行病因与中药、证候与中药、症状与中药之间的关联分析，结果发现①从病邪来看，风邪所致流行性感冒与连翘、金银花和桂枝关联度较高，火邪与连翘和金银花、寒邪与桂枝和麻黄、暑邪与香薷的关联度较高。②从证候来看，风热犯表证与连翘、金银花、黄芩的关联度较高，风寒束表证与桂枝的关联度较高。③从症状来看，恶寒与麻黄、桂枝、荆芥、防风，发热与连翘、金银花、黄芩、柴胡，头痛与羌活、桂枝，喷嚏、鼻塞流涕与荆芥、防风、麻黄，咳嗽与桔梗、百部、黄芩、天花粉的关联度较高。

龚燕冰等对2 501例糖尿病病历数据库进行分析，从所涉及的122首中药方剂中选出使用频数最多的生脉饮、六味地黄汤和四君子汤3首，分析其与症状之间的关联关系，结果发现服用生脉饮的患者倦怠乏力、口干口渴、溲频尿多、肢体麻木、视物模糊、口渴欲饮、夜尿频多、气短懒言等症出现的频率较高；服用六味地黄汤的患者倦怠乏力、口渴欲饮、视物模糊、夜尿频多、口干口渴、肢体麻木、气短懒言、腰膝酸软等症出现的频率较高，且这些症状之间存在多重相关的关联关系。李欣等基于文献回顾及课题组前期临床数据，运用经典统计和数学集对分析相结合的方法分析了寻常型银屑病血热证与所用方药的相关性，结果显示荆芥、白芍、白鲜皮、蜈蚣、全蝎、苦参、金银花、土茯苓、蛇莓、牡丹皮、生地黄、重楼、赤芍、地肤子、莪术等药味用于治疗寻常型银屑病血热证均为强同势，提示以上中药与寻常型银屑病血热证之间具有较高的关联性。一项从方证对应及疗效关系的角度进行的临床循证研究以冠心病心绞痛的中医气虚血瘀证和痰瘀互阻证为切入点，选择中成药参芍片和丹蒌片，其中气虚血瘀证和痰瘀互阻证的方证对应组分别给予参芍片＋丹蒌片模拟剂和丹蒌片＋参芍片模拟剂，二证的方证次对应组则分别给予丹蒌片＋参芍片模拟剂和参芍片＋丹蒌片模拟剂（模拟剂在外观形状、大小、颜色、重量及包装外观上均与真实的参芍片和丹蒌片完全相同），西药对照组给予双模拟剂，各组均治疗28天。结果发现经验中的方证对应组在心绞痛缓解、中医证候、生活质量、炎症因子、斑块因子、血栓因子改善等方面均显著优于方证的次对应组及常规西药组，从循证医学的角度论证了中医方证对应及其辨治经验。

基于文献信息对方证规律的探查

随着对"方证相关"概念的认同，方药文献学的研究正在从以往只是关注方药配伍，开始转向对方与证及其之间对应规律的探讨。有研究以《中医方剂大辞典》中活血祛瘀方为对象，对所收集的历代活血化瘀方的信息进行标准化处理后，运用数据挖掘技术，在获得此类方剂的主治病证（病名、证候、症状、病机等)和方药内容(高频药物/药对/药团、基本配伍结构、类别、剂型、用法)的基础上,首次对其中的方药要素与方证要素的关联性进行研究,以发现历代活血祛瘀方中蕴存的"证—法—方—药"关联规律。此后又有研究以类方为对象,对柴胡类方的界定和《中医方剂大辞典》柴胡类方的收集及其方药(方名、方源、药物、剂量、剂型、用法)和病证(病因、病机、病名等)要素进行规范化处理的基础上,建立柴胡类方的方证信息数据库,运用频次分析、关联规则、聚类分析等方法,从不同角度探查柴胡类方的方药证治规律。刘芳等以古方乌梅丸为切入点,通过对其历代证治的相关文献的搜集整理与数据分析,发现该方的应用规律。路振宇等应用数学状态空间理论,在建立阴阳球—八纲三级结构系统模型的基础上,基于不同药物在寒热、表里、虚实不同维度上的作用趋势给予赋值,对《伤寒论》中常用的73味中药和112首方的空间质点矢量位置及其变化规律进行表征,试图在八纲证治的模型框架中通过药、方、证的空间质点中的位置变化来直观呈现《伤寒论》方的方证对应规律。

基于以方测证对证候模型的辨识

"以方测证"作为证候模型研究的一种思路被广泛沿用至今。王文萍等采用持续缺氧的方法复制慢性间歇性缺氧小鼠模型,选择体重、摄食量、自发活动及心电图等指标,观察补气养阴方剂生脉散对该模型的作用,通过其有效性以判断该模型的中医证候的属性。李俊丽以甲状腺片悬液灌胃复制肾阴虚大鼠模型,观察该模型和经左归饮作用后的模型大鼠的肝、肾、血中的蛋白组学的变化,以探讨肾阴虚证的分子内涵及左归饮方所作用的蛋白靶标。这种根据"方因证而效"的经验,通过相关方药对模型干预的有效性以论证模型证候类属,在思路上虽然有一定的合理性,但由于研究中缺乏公认的疗效标准和排他性的组别设计,在方法学上曾受到质疑。鉴于此,近年出现了基于"异方同证"探查证候模型的研究思路,即针对某一待测病证模型,通过比较、评价多个相关验方对该模型作用的综合效应,以获得该模型的中医证候属性。如在复制二甲基亚硝胺(DMN)诱导的大鼠肝纤维化模型的基础上,比较茵陈蒿汤、茵陈五苓散和栀子柏皮汤对该模型的防治效应,综合分析发现茵陈蒿汤对该模型效应最好,并根据方证关联性原理推测该模型属于中医湿热证候的研究。有研究从"同方异证"角度,通过比较同一方剂作用于不同病证模型或同一疾病不同阶段的证候模型后的效应,以辨识或判断被研究模型的中医证候属性。如在用去势法、羟基脲法及利血平法分别复制大鼠两个肾虚模型、脾虚模型的基础上,大鼠尾根部皮下注射Ⅱ型胶原与不完全弗氏佐剂混合物诱导出关节炎(CIA)的不同中医证候模型,之后均给予益肾蠲痹丸灌胃处理,结果发现益肾蠲痹丸对两个肾虚证、脾虚证、单纯性CIA四个模型大鼠均有一定的治疗作用,其中以对两个肾虚证CIA大鼠的治疗作用较优,尤以对去势法肾虚证CIA的治疗效果最佳,推测去势法肾虚证CIA模型与关节炎肾虚证更相符。另有研究采用高脂高糖喂养大鼠4周后腹腔注射链脲佐菌素(STZ)制备糖尿病大鼠模型,以空腹血糖、随机血糖、血清总胆固醇、甘油三酯、糖化血清蛋白、胰岛素、胰高血糖素以及胰腺病理变化为效应指标,比较滋阴方(增液汤)、益气养阴方(生脉散)、滋阴补阳方(肾气丸)对不同时期(4周、8周、12周)模型大鼠干预后的效果,结果发现不同方药对不同时期模型的干预作用有明显差异,其中肾气丸、生脉散、增液汤分别对Ⅰ期、Ⅱ期、Ⅲ期具有较好的干预效果,由此推测此模型的初期(Ⅰ期)偏于阴阳两虚,中期(Ⅱ期)偏于气阴两虚,后期(Ⅲ期)偏于阴虚。

基于以证探效对类方效应的评价

方剂的药理研究通常涉及效应评价和机理探查两个方面,以往研究大多是选用正常和疾病模型动物作为研究对象。但在中医"方证相关"的原理中"方效依证而显",即方剂效用与其作用对象(证候)具有密切关系。目前这一概念正在影响方剂药理学的研究取向,表现为研究中更加关注对中医证候或病证结合模型的选择,通过对病证内涵与方药效用相互印证来探查方药作用机理的思路。如胡小勤等在以往单一的缺血性脑卒中模型观察的基础上，通过建立该病的气虚血瘀证模型，选择糖代谢、脂代谢、血液流变学及脑细胞凋亡等多项指标，比较补阳还五汤和黄芪桂枝五物汤对该病证模型大鼠的防治效应，以探讨体现不同治法的方剂在效应上的差异。另有研究运用血清药理学方法和蛋白质组学技术，比较分析正常人、高血压病气虚血瘀证患者、高血压病气虚血瘀证患者口服补阳还五汤后的不同含药血清对体外培养人脐静脉血管内皮细胞株（CRL-1730）蛋白组学的影响，结果发现与健康对照组比较，高血压病气虚血瘀证患者血清作用的内皮细胞的 30 个差异蛋白中有 16/14 个蛋白上调/下调；与高血压病气虚血瘀证组比较，服用补阳还五汤的血清作用的内皮细胞的 14 个差异蛋白质中有 9/5 个上调/下调，其差异蛋白的功能多与细胞凋亡有关，为认识高血压病气虚血瘀证的内涵和补阳还五汤调节凋亡作用机制提供了一定的蛋白组学依据。高月等运用基因、蛋白及代谢组学技术，在作用对象的整体、细胞及分子和方药的全方、有效部位及组分不同层面上，观察补血方四物汤对辐射损伤、化学损伤及综合放血引起的不同血虚证模型的作用，以探查补血名方四物汤的补血效用机理及其物质基础，该研究则较为集中地反映了这一领域中多角度、综合运用多种技术的特点。

对方证关联现象的论证及其内涵的探讨

利用同一病证模型比较不同方药的作用异同以论证经验中的方证对应关系，正在成为方证相关领域的主要探索。严蓓等采用丙肾上腺素注射＋剥夺睡眠的方法复制气阴两虚证心肌缺血性大鼠模型，运用气相色谱/飞行时间质谱（GC-TOF/MS）检测技术，比较分析生脉注射液、丹参注射液和普萘洛尔对该模型大鼠的心肌病理、血浆 ET 及代谢组学的影响，结果发现无论从 PLS-DA 散点图还是从内源性化合物变化个数来看，生脉注射液的疗效都优于其他两种药物；研究还发现代谢物组学的变化与心血管和睡眠密切相关的指标内皮素-1 的变化相一致，生脉注射液的作用与调节能量代谢、脂代谢、氨基酸代谢等多条代谢途径有关，为生脉散与气阴两虚证（心肌缺血）对应及其机制提供了一定的依据。基于中医证候的外观表征特点，将中医证候与实验室指标结合以综合评价疗效是此类研究中值得关注的方面。如以血压、面部温度、抓握能力及狂躁打斗等为综合指标，比较羚角降压方、天麻钩藤方、金匮肾气方对灌服附子汤、盐水＋注射麻黄碱诱发的高血压肝阳上亢证大鼠模型的干预效应，结果发现天麻钩藤方、羚角降压方均能缓解大鼠的狂躁症状，改善"腰膝酸软""面部烘热"，降低收缩压；金匮肾气方虽可缓解模型大鼠的"腰膝酸软"症，改善其毛色，但不能缓解躁狂症状，也没有降压作用，表明天麻钩藤方和羚角降压方有平肝潜阳的作用，与该证模型具有较高的关联性。另有研究在复制肝郁脾虚证大鼠模型的基础上，系统观察柴胡疏肝散、四君子汤、柴疏四君汤对该模型的外观表征和包括胃肠系统在内的多个系统的生理、病理指标的影响，发现此 3 方对于肝郁脾虚模型均有不同程度的调节作用，其中以柴疏四君汤的效果最佳，表明柴疏四君汤与肝郁脾虚证具有较高的相关性，为全面认识中医肝郁脾虚证及其方证相关的现代内涵提供了一定的客观依据。还有研究通过复制中医肝郁、脾虚、肝郁脾虚模型，比较柴疏四君汤对此 3 个模型作用的效应差异，从"同方异证"角度来探查中医方证的关联性及其生物学内涵。

网络药理学是将药物作用网络与生物网络整合在一起，分析药物在此网络中与特定节点或模块的相互作用关系，从而理解药物和机体相互作用的一门科学，为中医方证内涵的认识提供了新的研究思路。牛旭艳等以热证类风湿性关节炎（RA）为切入点，运用定向文本挖掘，筛选出治疗 RA 热证的常用中药（黄柏、知母、苍术、牛膝），通过 PubChem 小分子化合物数据库检索到该 4 种中药的有效成分涉及的人类活性靶蛋白，通过比较分析获得典型 RA 热证患者与正常人的外周血 $CD4^+$ T 细胞的差异基因，进一步利用 IPA 生物分析软件，分别构建针对 RA 热证的中药靶标蛋白及 RA 热证相关基因的相互作用网络，比较分析二者的生物学通路的异同来探讨"药—证对应"的机制。李梢等从生物网络调控的角度探查中医寒/热证与热/寒方药关联的生物网络，从临床医学数据库的 4 000 多种被详细描述的疾病中筛选出 21 种寒证和 38 种热证的相关疾病，比较寒证与热证相关疾病的致病基因分布，发现热证相关疾病的致病基因显著分布于细胞因子通路,两组疾病的共同致病基因显著分布于神经递质通路;网络拓扑结构分析发现寒、热证生物分子网络具有无标度特性;以寒、热证网络中的多个关键节点作为靶点,比较寒、热方剂对类风湿性关节炎大鼠的干预效应,结果发现热性药(附子、白术、桂枝、卷柏)作用于寒证网络节点,而寒性药(苦参、黄柏、青风藤、萆薢)主要作用于寒证和热证的网络节点。虽然此类研究的结果与中医方药——病证内涵的真实联系还有待全面论证,但作为一种思路具有借鉴意义。

此外,基于中医证的时间演变特性对变化中的证进行方药动态干预以探讨方证关系的研究,通过对疾病背景下的证候分布规律,特别是在了解其证随时间演变的规律的基础上,探查相关方药干预效应及其药物进退规律的研究,将有助揭示方证关系的科学内涵,并孕育对病证结合辨治规律认识的突破。

有关方证相关内涵的各类研究正在推进该领域的发展,其中从方药文献和临床辨治经验的角度探查方证关联的内容将为认识方证关系提供经验依据;基于方证关系中"方证异同"的经验,从"同方异证"和"异证同方"不同角度开展的"方证相关"的临床和实验研究,为论证中医的方证对应提供了客观实证依据;而基于系统生物学,综合运用现代多种分析技术,特别是在系统、器官、组织细胞及分子多个层面上围绕方证关联及其内涵的探查,则将推进对中医辨证论治科学内涵的全面揭示。

由于中医病证系统、方药系统及其相互关系的复杂性,引入系统生物学方法及复杂数据的分析技术正在成为该领域研究的趋势。同时,中医病证涉及整体、系统、器官、组织、细胞及分子等不同生物学层面,方药则涉及药味、部位/组分、成分等不同的物质层面,对其关联效应的探查则可能因目标不同而有药理作用谱和化学指纹图谱不同方向上的侧重。方证关联探讨的结果最终如能在这两个方向上实现逻辑对接,无疑将成为对中医辨证论治科学内涵的完美论证。

86　方证对应内涵和原则

方证对应是探讨方药与病证之间一一对应关系的学说，是探讨传统中医临证思维特点的学说。简而言之，有是证用是方，证以方名，方随证立，方与证之间存在着高度的契合关系。近年来，方证对应理论越来越受到广泛关注。学者王阶等就方证对应内涵、原则及意义做了论述。

方证内涵

方，即是方剂，是治疗的主要手段措施。中医学，古称"方脉""方书""方技"，意即方是中医学的代表，是中医学的代名词，中医学是一门用方的技术。从中医学的学术发展史不难看出，唐以前的代表著作均以方书为主，体例相似，病下系证，证下列方。如《伤寒杂病论》《备急千金要方》《千金翼方》《外台秘要》等，其中所载之方多为经验有效的简便方。后世在此基础上，衍化派生出众多方剂，如《太平惠民和剂局方》《圣济总录》《普济方》《中医方剂大辞典》等。面对浩如烟海的方剂，应当从流溯源，执简驭繁，从作为"群方之主"的经方学起，因为它是众方之根之源，"药少而精，重配伍，药味配伍及药量配比法度森严，变化有一定规律""用之得当，常能愈大病，起沉疴"，最经得起历史的考验和临床实践的重复，并且一直沿用至今而长盛不衰。

证，即是证据，是诊断的依据凭证。中医学是一门严谨规范的学科，其方药的使用均要有很严格的证据作支撑。这种使用方药的证据是古人长期对在人体自身反复进行的大规模方药试验结果的提炼和升华。有是证用是方，有是证用是药就是对这种严格契合关系的高度概括。宋代以降，中医学开始逐渐分化出不同的学术流派，有主张气化学说者，有主张医易同源说者，有主张补土说者，有主张滋阴降火说者，有主张命门说者，有主张温病说者，有主张阳气说者，但是一旦落实到临床治病，还是要用方用药，并且用方指征不可能因为学术渊源的不同、历史的推进、空间的变移而发生变化，正如桂枝汤永远不可能用于麻黄汤证的治疗一样。明确了用方指征，就可以以不变应万变，正如徐灵胎所云："盖方之治病有定，而病之变迁无定，知其一定之治，随其病之千变万化而应用不爽。此从流溯源之法，病无遁形矣。"

中医界对《伤寒论》是治疗外感抑或内伤的争鸣不断，若从方证对应的角度来看则一目了然，有是证用是方，外感可以，内伤也可以。值得注意的是，这里"方证"的概念要比教科书中所说的"风寒表证""肾阴虚证"等提法更加明确具体，这是对现行脏腑辨证、八纲辨证等模式的具体化。如"太阳病，头痛发热，汗出恶风者，桂枝汤主之"，这里的"头痛发热，汗出恶风"即是桂枝汤的使用指征，这与同为风寒表证而表现为"头痛发热，身疼，腰痛，骨节疼痛，恶风，无汗而喘"的麻黄汤证差异显著。

方证对应关系

方证研究的关键是方证对应，在临床上，方证对应关系有如下 4 种：证与方完全契合时则守原方；证与方大部分契合时，根据药证和量证的原则随证加减变化；证与多首方契合时，根据合方原则治疗；证与多首方相似时，根据类方原则鉴别筛选。

1. 方证原则　方证就是方剂的主治依据。和方剂对应的不仅仅是病机，更是病机大原则之下的具体症状和体征，因为后者才能更准确地指出用方的关键点，才能更直接地指导临床，才是"有的放矢"之"的"。如和麻黄汤相对应的不仅是风寒表实的病机，更是"头痛发热，身疼，腰痛，骨节疼痛，恶风，无汗而喘"的症状组合。因此，可以认为风寒表实证不等于麻黄汤证，前者范围比后者要大得多。

具体方证的归纳主要来自于3个方面：一是从文献中得来，主要是对经典条文的学习继承；二是从临床中得来，通过大量临床实践观察，发现并提炼方药的使用规律和指征；三是从构成方证的药证中得出。

以酸枣仁汤为例，《金匮要略》以"虚劳虚烦不得眠"为其主治依据。"虚劳"是说病程长；"虚烦不得眠"是指患者辗转反侧，难以入眠，或者睡后早醒，这与黄连主治的实烦不同。验之临床，本方对于失眠时间较长，体质相对偏弱，体型中等或偏瘦，经常头痛头晕，舌苔不厚腻的患者效果较好。一般多见于高血压病、脑动脉粥样硬化、脑神经衰弱等疾病。因此，长期失眠兼有头痛头晕就是酸枣仁汤证。

2. 药证原则 药证就是中药的主治依据。与方证一样，和药物相对应的不仅仅是功效，更是功效之下很明确的主治症状和体征。如和黄芪对应的不仅是"健脾补中，升阳举陷，益卫固表，利尿，托毒生肌"等抽象的功效，更是具体的"身体肿""身重""身体不仁""汗出""汗沾衣，色正黄如檗汁""身常暮盗汗出""皮水"等症状。再如心下痞硬是人参证，口干渴是石膏证，下利是干姜证，下血是黄芩证、生地黄证等。

从经典文献（如《伤寒论》）入手，药证的归纳主要来自于四个方面：一是根据经典原文增损药物的习惯得出；二是根据含有某药的单方、小方、简方得出；三是根据含某药的系列方的方证条文中出现相同主治的频率得出；四是根据使用某药的最大剂量的方剂主治得出。另外，在临床上不断发现归纳某药的主治规律也是重要途径。

仍以酸枣仁汤为例，若从药证分析，按照张仲景的用药原则，方中配伍川芎不是因为其有"散肝"作用，而是因为患者长期失眠后有头痛头晕症；用茯苓不是因为可以宁心安神，而是有自觉的心慌上冲症；用知母不是因为可以除虚烦，而是有口渴、小便黄、大便干结症；用甘草不是用之调和诸药，而是有长期失眠后的烦躁急迫症。

在临床上，当病证与方药不尽一致时就要根据药证进行加减变化。《伤寒论》就有这样的范例，如对桂枝汤、小柴胡汤、理中丸、四逆散和小青龙汤的加减变化。这与现行的根据病机、治法加减的风格迥异。

另外，在某方证的基础上进行药物的加减有一定的规律可循，这提示方证与所加减的药证之间可能存在着深刻的衍化组合关系，可以间接反映疾病的证候变化规律。以小柴胡汤证为基础的咳嗽最常见的有两种类型，一是少阳阳明同病型，除咳嗽迁延，咽干不适，自觉咳嗽从咽部而起的少阳证外，若兼见口干渴、饮冷，则加石膏，若兼见痰多色黄，则加桔梗、薏苡仁；二是少阳太阴同病型，若兼见下利、口不渴饮，则取小柴胡汤加减方中的去人参、大枣、生姜，加五味子、干姜方。再如桂枝汤配附子、白术，逍遥散配牡丹皮、栀子，四逆散配蒲公英，小柴胡汤配地黄等，临床屡试不爽。

3. 量证原则 量证就是药物剂量的主治依据。随着药物剂量的不同，其功效主治也会不一样，这类似于现代医学所说的量效关系。如桂枝汤中用桂枝三两主治"太阳病，头痛发热，汗出恶风"，若再加桂枝二两则变成了主治"气从少腹上冲心"和"奔豚"的桂枝加桂汤；桂枝汤中用芍药三两配桂枝调和营卫，若再加芍药三两则变成了主治"腹满时痛"的桂枝加芍药汤；小柴胡汤中用大剂量柴胡主治"往来寒热"，四逆散中小剂量柴胡则主治四肢逆冷。提示在临床上要充分考虑到药物的量效关系，而不是千篇一律地使用常规剂量。

4. 合方原则 合方就是两首或两首以上方剂的联合使用，是对单一方证的有序组合。当某单一方剂不能囊括患者的所有病证时就应当考虑是否需要合方治疗。在《伤寒论》中就有合方的先例，如主治"伤寒六七日，发热微恶寒，支节烦疼，微呕，心下支结，外证未去"的柴胡桂枝汤，即是小柴胡汤和桂枝汤的合方。其他还有桂枝汤与麻黄汤的合方，桂枝汤与越婢汤的合方等。

在某方剂的基础上进行合方也有一定的规律可循，这提示方证之间可能存在着某种深刻的衍化组合关系，也可以间接反映疾病的证候变化规律。如后世医家总结摸索出柴朴汤、柴苓汤、柴平汤等合方规律。常取小建中汤合保和丸治疗口疮，小建中汤合半夏厚朴汤治疗胃炎，逍遥散合桂枝茯苓丸治疗痛经，逍遥散合酸枣仁汤治疗失眠等。

5. 类方原则 类方是指在功效或者组成上具有一定的相似特征，或者具有源流衍化关系的一类方剂。类方具体可以分为两种：一是按功效主治分，如麻黄汤、葛根汤、九味羌活汤等皆属于治疗风寒表证类方；二是按照组成（主药或者基本方）分，如桂枝汤、桂枝加桂汤、桂枝附子汤、桂枝加龙骨牡蛎汤、小建中汤、桂枝人参汤、黄芪桂枝五物汤等皆属于桂枝类方。

后一种分法是徐灵胎"探求三十年，而后悟其所以然之故，于是不类经而类方"，将《伤寒论》方分为"桂枝汤类""麻黄汤类""葛根汤类""柴胡汤类""栀子汤类""承气汤类""泻心汤类""白虎汤类""五苓散类""四逆散类""理中汤类"和"杂法方类"等十二类，"每类先定主方，即以同类诸方附焉"，这种分法更能反映某一基本方证的证候衍化组合规律。

由于构成类方的方剂之间具有部分相同的组成药物，因此，在主治证候上也就有了相似重叠之处，重叠的药物越多，方证就越相似，鉴别也就越困难。如逍遥散和当归芍药散的方证主治较为相像，相同药物有当归、白芍、茯苓和白术，四味药占前方50%，占后方66.7%，两者相似度很高。因此，临床上就需要既把握其相似性，又区分其特异性，根据药证、方证进行鉴别筛选。

方证对应意义

1. 实现中医规范，提高临床疗效 中医学不仅隶属于自然学科，同时也具有鲜明的人文学科特征，属于前者范畴的内容可以进行定性定量的规范，而属于后者范畴的则不能准确规范。但如果夸大中医学的主观性，认为不能加以规范则又陷入了主观思辨和虚无主义之中。中医学中属于技术层面的内容，如诊断、用药、针灸完全可能而且应该制定标准。杂方、偏方、自拟方等使用的不规范，临床疗效的不稳定，经不起重复验证等问题的出现，其症结就在于方证不对应，主治不明确，缺少临床用方用药的规范指南。

方证对应思想认为，一方一药的使用均要有严格的证据支持。如果把方剂看作是箭矢的话，那么病证就是靶点，两者之间严格契合，所以徐灵胎在《金匮要略心典序》中感慨"仲景之方，犹百钧之弩也，如其中的，一举贯革，如不中的，弓劲矢疾，去的弥远"。方证对应，则会丝丝入扣，效如桴鼓。因此，对具有明确主治的方证、药证进行系统的学习、继承、深化和提炼，有望为中医临床的规范用方用药提供一些参考，进而保证疗效的稳定和可重复。

2. 深化辨证论治思维模式 现行的辨证论治模式认为，只要符合理法原则，采用对应方药就可以治疗，而且应该有效。如认为针对气阴两虚证，只要是具有益气养阴功效的方剂都可以治疗，代表方剂如生脉散。但从方证对应角度来看，还应当具体落实到方证、药证的识别上，只有方药对应才会有疗效。因此，还要具体分析气阴两虚证中是否具有人参证、麦冬证和五味子证，如若患者有泛酸症状，或者不喜酸味，则很可能就不是生脉散的完全的对证。

方证，是联系方剂与病证的桥梁。辨别方证的过程实质就是实现诊断与治疗一体化的过程，这与辨证论治的理法方药一体化的过程相似而不完全雷同。"方证对应与辨证论治并不矛盾，辨证论治包括方证对应，方证对应是中医辨证论治原则的体现"，因此，方证对应思想是对现行辨证论治模式的深化、简化和具体化，可操作性更强。

医学的目的和意义就是治疗疾病和维护健康，中医学如果不能达到上述的两个目的也就失去了存在的价值和必要。方证对应是临症取得疗效的关键，方证对应则有效，反之则无效。因此，方证对应思想必然渗透表现在中医学形成发展的各个阶段。可以认为，方证对应思想是中医学的必然要求，是中医学的"潜规则"，是中医学的核心所在，是中医学亘古长青的亮点。方证对应思想探讨的是方与证之间的关系，筛选的是方药的最佳适应人群，追求的是完美的个体化治疗方案。充分认识方证对应的意义，熟练掌握经典名方的方证主治，无疑会对我们提高临床疗效，实现中医学的传承创新产生重大影响。

87　方证内涵和应用法则

传统的方证研究以经方为主要对象，主要运用"以方测证"等方法探究经方所治疗的证候和解释经方方义。学者陈光等认为，重视方证的内涵、方证要义和症、证、方一体化是应用方证的关键。

方证内涵

方证内涵反映其本质属性，是强调辨明用方指征的一种用方方法和临证思维。

1. 方证释义　《说文解字注》云："方，并船也。"本义为两船相并，后引申为药物的合用成方。而方证的方往往指经方，泛指汉代以前的方剂，特指《伤寒杂病论》所记载的方剂。"证，鉴也。"是证据、依据的意思。对于方证的证，因"证"与"症"通假，相互为用，故学术界众说纷纭，归纳起来，一种认为是证候，如刘渡舟《方证相对论》中所言"《伤寒论》的证，又叫'证候'"；另外一种认为是症状和体征的外在表现，是诊断的客观依据，如胡希恕认为，"经方治病的方式方法，不是依据致病的具体病邪、病因，而主要依据症状反应"。方证的本义是辨别、判断方剂的用方指征，即根据患者的客观症状和体征辨别方与证的对应关系。

2. 方证形式　《伤寒论》第317条所云"病皆与方相应者，乃服之"，以及"某某症状，某汤主之"的行文特点说明了方与证之间的密切关系。"经方源于神农之药，发展而成'汤液'之方，又发展而成仲景之论"，而张仲景的伟大之处在于其基于大量临床实践经验，运用辨方证的思想，将方与证对应起来，指导后世运用经方治疗各类疾病。总结其方证的对应形式，不外乎"一方对一证""一方对多证"和"多方对一证"3种，对于前者，古朴的对症用方不失为一种用方方法；对于后两者，需要辨别用方，而辨别的核心在于辨证，即所谓对证用方。

3. 方证新解　方证的实质强调用方的客观指征，并根据方证对应形式的不同，采用对症用方或对证用方。用方指征并非症状体征或者证候，而是二者的有机结合，对症用方与辨证用方也并非孤立，而应实现"主症-证候-经方"的一体化。进一步讲，疾病体现基本矛盾，而此矛盾决定疾病的发生、发展和预后，为辨症和辨证指明了大方向，所以辨明疾病也很重要。方证的研究对象往往是经方，但疾病谱的改变和新兴症状的出现都限制了经方的应用范围。如同柯韵伯所云："于症中审病机察病情者，良工也。"据病机拓展用方指征，也可据病情复杂程度而合用经方，但经方仍只适用于当下一部分疾病。值得强调的是，方证是一种用方的方法，追求的是构建用方的标准，同样适用于时方。扩大方证的研究对象，是发展的需要，也是与时俱进的体现。

方证要义

1. 解词明义　对于条文中症状和体征的正确理解是运用方证的前提，所以解词明义至关重要。查阅汉代及以前的文字工具书，如《说文解字》《释名》《方言》，并结合各注家注解以及名家临床医案等方法均有助于解词明义。比如，《伤寒论》第82条中的"振振欲擗地"，"振"字在《说文解字注》中解释为"振，举救之也。一曰奋也"，段玉裁注之云："振振，信厚也。"信厚既形容内在品质，也形容外在表情神态，可理解为沉默、安静，与少阴病提纲症"但欲寐"相呼应；而金代成无己《伤寒明理论》解释为"不能自主持"；明代方有执《伤寒论条辨》云"振振，振作也"，理解为身体瞤动，站立不稳。

对于原文症状的解释往往众说纷纭，必勤求博采而验之于临床，方有所得。

2. 厘定主次 《伤寒杂病论》每一个注明方药的条文中往往有很多症状和体征，但并非每一症状、体征临床单独出现时都可以为该经方所治，其中经方主要治疗的症状、体征为主症，而伴随主症出现的为兼症。如《伤寒论》第107条"伤寒八九日，下之，胸满烦惊，小便不利，谵语，一身尽重，不可转侧者，柴胡加龙骨牡蛎汤主之"，其中胸满烦惊、谵语、一身尽重、不可转侧均为主症，小便不利则为兼症，二者区别在于如果只见主症，不见小便不利，符合证候病机即可用方，但只见小便不利而不见胸满烦惊等主症则不考虑用此方，而应该考虑以小便不利为主症的经方，如五苓散、猪苓汤、真武汤、瓜蒌瞿麦丸等。临证未厘定经方原文诸多症状体征的主次的关系，抓不住主要矛盾，往往抬高了方证的应用门槛，造成经方的错用。

3. 巧思明辨 主次的厘定必有法可依，有据可循，需要在方证研究中巧思明辨。其一，通过对比分析前后文的共同点得出主症。《伤寒论》从第102条到第124条有方剂的条文大部分与烦躁惊狂等精神类症状有关，张仲景之深意在于相同的主症，即烦、郁郁微烦、如狂、烦惊、惊狂、烦躁、发狂分别是小建中汤、大柴胡汤、桃核承气汤、柴胡加龙骨牡蛎汤、桂枝去芍药加蜀漆牡蛎龙骨救逆汤、桂枝甘草龙骨牡蛎汤、抵当汤的主症。其二，于无字句处读之，通过理解张仲景虚实的写作手法得出主症，虚是指义藏于内，仔细分析方可得出隐藏在文字背后的主症。《伤寒论》第38条"太阳中风，脉浮紧，发热，恶寒，身疼痛，不汗出而烦躁者，大青龙汤主之"；第39条"伤寒脉浮缓，身不疼但重，乍有轻时，无少阴证者，大青龙汤发之"。由第38条可知大青龙汤主症有烦躁，而少阴病也可见烦躁，所以第39条中"无少阴证"反映烦躁为其主症，但需与少阴病鉴别。以此类推，第27条"太阳病，发热恶寒，热多寒少。脉微弱者，此无阳也，不可发汗。宜桂枝二越婢一汤"，此处"脉微弱"说明其有与少阴病需要鉴别的主症，即烦躁。另外，以方测证等方法也可用于厘定主次，但必将分析结果验之于临床，因为实践才是检验真理的唯一标准。

症、证、方一体化

1. 以经类证 证候是多层次的，但六经辨证和八纲辨证是基础。六经可统百病，而经方分属六经，是实现症、证、方一体化的理论基础，正如清代医家柯韵伯《伤寒来苏集》所云："伤寒之外皆杂病，病名多端，不可以数计，故立六经而分之。"如对于下利这一主症对应多方的情况，应首辨六经八纲，下利且符合太阳病提纲症以及阳明经表证"缘缘面赤额头痛，目痛鼻干卧不宁"者，病位在表，用葛根汤；符合太阳病提纲症以及少阳病提纲症者，病位表里兼见，且下利臭秽属热者，用黄芩汤；兼见喘而汗出者，病位由表及里，且属热者，用葛根芩连汤；兼见发潮热、手足持续汗出为阳明病实证，自利清水色纯青属热者，用大承气汤。对于下利清谷属三阴病里虚寒者，见太阴病提纲症，用理中汤；见少阴病提纲症，则用四逆汤类，脉沉者用四逆汤，脉微者用白通汤，无脉者用白通加猪胆汁汤，脉微欲绝兼有面赤者用通脉四逆汤；见厥阴病提纲症，且为久利者，用乌梅丸。但经方仍有吴茱萸汤分属阳明、少阴、厥阴三经之类，需特殊对待。

2. 以法统方 证下有法，以治法统领一类经方，在六经八纲以经类证后进一步明确症、证、方一体化用方的范围。此法由清代注重方证研究的尤在泾提出，其以太阳病治法为例，云："太阳之经，其原出之病，与正治之法，不过20余条而已，其他则皆权变法，斡旋法，救逆法，类病法也。"如太阳病中对于主症发热、恶寒、脉浮，在排除饮酒后和内痈患者后，应予以正治法，据有汗无汗而选桂枝、麻黄之法，从汗解之。若此主症病程较长，且呈阵发性，每天发作2~3次，考虑其为实邪且见虚象，应治以权变法，用桂枝麻黄各半汤或桂枝二麻黄一汤，虚实兼顾；兼有咳喘泡沫痰，则素体内有寒饮，也应选择权变法，用小青龙汤表里兼治。若用桂麻之剂后邪不外散，或成膀胱蓄水蓄血，或伤阳气，应给予斡旋之法，分别用五苓散、桃核承气汤、真武汤。若因误治而成结胸、痞证、汗漏，则应急以救逆之法，分别用大小陷胸及诸泻心汤、四逆之辈。若为风温、温病等类似狭义伤寒之类，则相应给予类病法治疗。如此，六经类证，法从证出，以法统方，有条不紊。

3. 类方详辨 在类方中根据主症的细微差别和兼症的不同选择最合适的经方，可使症、证、方一体化更加准确。认为张仲景之书"字字金科玉律，不可增减一字"的清代医家徐灵胎在《伤寒论类方》中提出"不类经而类方"，将每一类经方汇总起来比较异同，将其加减变化运用自如。如对于太阳病中发热恶寒脉浮而汗出者，应用桂枝类，若详辨桂枝类方，则兼见项背强用桂枝加葛根汤；兼见喘用桂枝加厚朴杏子汤。对于发热恶寒脉浮而无汗者，应用麻黄类，再详辨麻黄类方，则兼见项背强用葛根汤；兼见烦躁或身重、水肿用大青龙汤；兼见喘咳用小青龙汤。此外还有柴胡类方、大黄类方、石膏类方、黄连类方、干姜类方、附子类方、半夏类方等。在众多经方中异中求同，归类而汇成类方；在类方中同中求异，分析而详辨最佳。

88　方证对应理论研究

方证对应是探讨方药与病证之间一一对应关系的学说，是探讨传统中医临证思维特点的学说。简而言之，有是证用是方，证以方名，方随证立，方与证之间存在着高度的契合对应关系。方证对应是临证取效关键，方证对应则有效，反之则无效。可以说方证对应是中医学的核心所在，是中医学萌芽、发展、完善的必然要求和内在规范。认识疾病在于辨证，而治疗疾病则在于用方，将方证结合进行研究，方与证达到某种统一和契合，标准规范，切用于临床。鉴于其蕴含的独特学术内涵巨大临床价值，学者熊兴江等将其研究做了梳理论述。

方证对应概念

方证对应，又名方证相对、方证相应、方证照合、汤证辨证、方剂辨证、方证辨证等，是指方药与病症和病机之间存在着契合对应关系，如"方剂的主治病证范畴及该方组方之理法与患者所表现出来的主要病症或病机相符合"，"方剂的主治病证范畴及该方组方之'理法'为基础，通过对患者表现出来的主要病症（或病机）与'方证'相符与否的分析，选择合乎理法的方剂主治疾病的一种辨证施治方法"。

证的内涵

1. 证是病机　对方证对应中"证"内涵的不同认识是现前争鸣焦点所在。一般认为证是病机意义上的，是疾病某一阶段的病理概括，包括病因、病位、病性和邪正关系，具有时相和空间的特性，是一种具有多环节、多层次病理生理特征的时空模型，是疾病状态下的机体阴阳、脏腑、气血紊乱的综合反应。在中医证型中，各症状的出现并非必然，常是随机的，加之目前中医症状尚无法准确量化，难有客观标准，使中医的证具有相当的模糊性。

2. 证是症状　也有学者认为证是方证中的特征性症状，指出作为患者临床表现的"症"是客观存在的临床事实，"症"能够反映疾病的本质，人们所说的《伤寒论》的方证，其证字其实就是症状的"症"，《伤寒论》六经提纲辨六经病脉证并治的证也是指"症"，并建议将伤寒学界所谓的"方证"改称为"方症"。

3. 证是证据　证在《说文解字》中训为"告也"，字义证据，有学者认为证专指证据指征，这个证是以人的外在表现为依据，古代的方证就是用望闻问切采集到的患者的外在表现，方证的着眼点是"人"而不是"病"。其内涵是可以是西医所说的病，也可以是某种综合征，可以是中医通行的证，也可以仅仅是某个症状，并不局限于阴阳表里寒热虚实，也不是与辨病治疗相对立的一个完美的疾病单位，而是一种与诊断用药浑然一体的辨证模式。它朴实而具体，是中医辨证论治的基本单位。

对应层次

1. 方证相关　由于对证内涵的认识见仁见智，方与证之间的对应关系与层次也不完全一致。有学者指出从理论上讲，对于一个特定的病证具有最佳治疗效果的方剂只有一个；在临床上，也期望所拟处方能高度针对于特定的证，即"方证对应""一方一证"。但事实上，高度对应于特定证的方剂只是理想中的，临床上用于治疗某一病证的方剂常有多首，即所谓"同证异方"，而同一首方又可用于数个病证，即所谓"同方异证"，且能获得一定疗效。很显然，"同证异方"或"同方异证"的经验与辨证论治中的"方证对应"的原则相悖，进而指出方证对应关系可能是方与证之间的适配性或关联性，即"方证相关"，表现为多个或某类方剂治疗某一病证在不同程度上显现疗效。

2. 直接对应，间接对应 有学者认为是一种直接对应与间接对应关系，直接对应是方剂主治证候与患者病症表现的对应，间接对应是方剂之理法与证候的理法（病机治法）相统一。方证相应的关键是主要的、关键的病机层面上的对应，证候中的病机应与方剂所针对的病机吻合方能取效。无论是直接对应还是间接对应，实质都强调理法方药的统一。

3. 病势、病位、病情、病性对应 有学者认为辨证论治中的"证"包含病变部位、病势缓急、病情盛衰程度和疾病的性质或属性，相应地"方"也包含方药作用部位、方药作用峻缓、方药作用强度和方药作用性质或属性，因此，方证对应关系遵循定位同步原则、定势同步原则、定量同步原则以及定性相异原则。

4. 特征症对应 有学者认为是与特征症的对应，在临床上不管患者病症多么错综复杂，只要能发现某一方症的特征性表现，可以是患者非主诉的、个别的但却能够反映疾病本质的症状，或者疾病本质初露苗头的细微表现，就可以见微知著地确定为某方证，径投该方治疗。

方证对应与辨证论治关系

1. 方证对应隶属于辨证论治 方证对应是辨证论治内涵的体现。辨证论治模式是目前最为常用的一种临床辨治方法，具体有八纲辨证、气血津液辨证、病性辨证、脏腑辨证、卫气营血辨证、三焦辨证、六经辨证以及经络辨证，殊途同归，最终临证处方时还要落实到每一个具体方证的识别上。经方大家胡希恕感慨"方证是六经八纲辨证的继续，亦即辨证的尖端"，有学者也指出方证对应与辨证论治并不矛盾，辨证论治包括方证对应，方证对应是中医辨证论治原则的体现，成方的应用既是辨证论治的结果，也是遵循方证对应原则的体现，方证对应是对辨证论治模式的深化、简化和具体化，可操作性更强。

2. 方证对应独立于辨证论治 方证对应是一种独立的理论体系。有学者认为方证对应是一种独立的理论体系，在张仲景《伤寒论》《金匮要略》及叶天士《临证指南医案》等典籍中蕴藏着与辨证论治截然不同的辨方症论治体系，辨证论治是一种最基本的临床辨治方法，而辨方症论治则是一种高级的、特殊的辨证方法。

方证对应科学内涵研究

1. 文献研究 方证对应是对既有成方方证主治的升华，因此有必要运用传统的文献研究方法探索每一方证的组方特征及主治规律，从理论上阐明方与证的对应关系。有学者对筛选古方研究方证的思路进行梳理，认为应当着眼于宋以前古方，以循证医学理念为指导，以《中医方剂大辞典》为基础，调查、分析古方价值特征，制定剔除参考依据和入选参考依据从而进行古方筛选的具体操作，最后建立一个有多种检索途径和研究功能的古方数据库，进而开展对药方证的多方位深层次研究，为明确证（症）药相关、方药应用指征和配用规律提供依据，为实验研究、新药开发提供线索。学术界对常用方剂的方证进行归纳总结，有学者对古今运用五苓散的 3 362 则医案进行统计分析，发现其主症为小便不利、呕逆、水肿、泄泻、舌质淡，苔白腻或薄白、脉沉或滑，其基本病机是三焦气化失司，水气内停，且脾运不健是病变之关键，主要病种包括关节腔积液、尿路结石、胆汁淤积性黄疸、急性肠炎、慢性肾炎、鞘膜积液等。其他还有小柴胡汤方，大柴胡汤等方证研究。

2. 临床研究 有学者开展了冠心病病证结合方证对应的临床示范性研究，冠心病心绞痛血瘀证方证对应组给予血府逐瘀口服液，方证不对应组给予生脉Ⅱ号口服液，气阴两虚证方证对应组给予生脉Ⅱ号口服液，方证不对应组给予血府逐瘀口服液，研究显示方证对应治疗不仅能改善临床证候，对客观指标也有改善作用，效果优于方证不对应治疗，因此认为临床疗效取决于方证对应程度。有学者运用复方拆方研究血府逐瘀汤干预冠心病心绞痛血瘀气滞证的临床疗效，将患者随机分为血府逐瘀组、精制血府逐瘀组、柴胡-赤芍对组及安慰剂组，其病证疗效依次为血府逐瘀组、精制血府逐瘀组、柴胡-赤芍对组、安慰剂组（$P<0.01$），血府逐瘀各组在血液流变性、血管内皮功能及降低炎性介质等客观指标的改善上优于安慰剂组，研究表明，相同治法不同配伍的中药复方临床疗效及客观指标的改善出现差异，理法方药一致时优于理法方药不一致时。

3. 实验研究 通过实验研究观察方与证之间的相关性，并力求揭示方证对应的科学基础是本领域的重要组成。有学者运用"以证验方"法研究发现，左金丸能明显防治胃热证模型大鼠的胃黏膜损伤，而对胃寒证模型则相对较差，反左金对胃热证模型无效，但能明显减轻胃寒证胃黏膜损伤，研究提示两方的寒热属性随配伍用量不同而发生变化，其对应的证候也随之发生改变，实验结果与左金丸、反左金的临床证治规律相符，验证了中医学"有是证用是方"的方证对应理论。也有学者运用"以方测证"法探讨下瘀血汤、茵陈蒿汤、一贯煎、黄芪汤对CCl4大鼠肝硬化成型阶段的干预作用及方证病理基础，发现CCl4大鼠肝硬化成型阶段肝内纤维结缔组织的快速增生，以及由此引起的组织结构改建是下瘀血汤发挥作用、血瘀阻络方证病机的病理基础；而此阶段的肝实质严重受损，是一贯煎发挥效应、肝阴虚损方证病机的又一病态表现。

4. 方法学研究 有学者对如何运用现代科学技术，运用多学科知识对方证对应内涵的跨领域多角度研究进行了探索。陈家旭认为结合基因组学、蛋白质组学、代谢组学等技术与方法，提出开展基于中医证候宏观表象结合微观病理变化的多靶效应环节，中药复方组分配伍作用机制的方证对应研究模式的研究，张杰从蛋白组学角度出发，认为证的物质基础应是一组相关物质，方证相应学说是发现证相关物质的理论基础，可在蛋白质表达的水平上阐明证候的本质。还有学者提倡从系统生物学、系统工程理论等角度开展相关研究。

综上所述，业内对方证对应概念、证的内涵、方证对应层次以及与辨证论治的关系作了部分探索，在文献研究、临床研究、实验研究和方法学研究等方面也取得一定成绩，但对其中证的内涵这一关键问题尚未形成共识，因而带来对其科学理论的认识存在一定差异。

方证对应理论源自张仲景《伤寒论》第317条"病皆与方相应者乃服之"，它是中医学经典中蕴藏的一种独特的疾病辨治方法。《伤寒论》的贡献之一就是将方剂与其主治病证之间的契合对应关系以113个方证的形式明确固定下来，后世医家在此基础上又对此不断进行重复、验证、发展和完善，临床上只要见到使用方剂的适应证，就可以不拘泥于任何疾病病名诊断和现行中医证型诊断径投该方予以治疗，且必能取效，实质上这就是在重复张仲景当年的临证经验，诚如徐灵胎所言"盖方之治病有定，而病之变迁无定，知其一定之治，随其病之千变万化而应用不爽。此从流溯源之法，病无遁形矣"（《伤寒论类方·序》）。

方证对应是中医学中古老而永恒的课题，它是建立在对每一首方和每一味药的运用经验之上，并且经临床不断提炼升华而成为一种临证主治规律。因此，通过借鉴现代科学研究手段、方法与思路，充分发掘古代文献，并结合临床实践归纳总结具体方剂的方证特点、每一味药物的药证主治、方药剂量主治特征（即量证）以及方证的加减变化原则，深化方证对应理论的科学内涵及其与辨证论治的异同特点将是今后方证领域深入研究的方向。

89 病证研究思路和方法

近年来各地研究动态表明，诊断研究已突破了旧的模式向多视角研究的方向发展，有关中医四诊客观化、病证诊断规范化、临床证候动物模型的研制以及辨证新体系的建立等方面的资料逐年丰富。在这些研究中既重视了现代科研思路和方法的引进，又注意保持和发扬了中医学的理论体系和特色。新的研究思路与方法的运用，对中医诊断学的发展起到了重要作用。学者吴承玉等就中医病证研究思路与方法做了探讨。

证的研究

证的研究目前主要包括证的规范化，证的指标客观化和证的实质的研究3个方面。

1. 证的规范化研究 主要是对证的理论的规范化研究和证候诊断标准的研究。

（1）证候理论的规范化研究：包括对证概念的本质和内涵、证的命名及其特点等进行整理和规范。

1）证概念的本质和内涵研究：20世纪80年代以来，许多学者以不同的思维和方法主要从下面4个方面进行探讨。①从中医诊断学史的角度对病、证、症3个概念的关联进行研究，阐明了3者之间的联系和区别，对长期以来存在的病证同称、证症不分的理论混乱进行澄清，弄清历史上各家混乱不一的病名、证名、症名，为纯化证理论奠定了基础；②从证诊断的临床思维过程研究，揭示了证诊断的思维特性；③从系统论的角度研究，揭示了证的整体性的最一般特点。④从文字语义学和名辨学的角度，探讨了证的涵义，为辨证论治术语的标准化提供了建设性的意见。

2）有关证的命名方法：许多学者主要采取文献整理和临床调查的方法，提出命名应符合科学性、实践性、传统性、精炼性以达到证的规范化、标准化的目的，并通过专家学者确定。

3）证的特点的研究：多数从临床学的角度进行深入探究，总体研究认为证的特点，即具有恒动性、可度性、反应性、阶段性、传变性等特点；有学者从文献学的角度研究了证的特点，认为证具有相对定型性的特点；证的相对定型化，有利于规范和指导临床辨证过程，使中医辨证有规矩可循；还有学者从模糊数学的角度研究证的特点，认为证是一种模糊集合元，证的这种模糊集合性，是建立证的数学病理模型的依据，也是确定证候标准可供参考的一个重要因素；尚有专家从证候本质多元特征的形成过程研究证的特点具有整体性、多系性、层次性、变幻性、连续性，使得零散的证候信息资料能够多轴汇聚。

（2）证候诊断标准的研究：主要采用文献调查与临床实践相结合，专家论证与数学模型、电脑模拟相配合的方法。其具体作法是：首先在全面、系统地搜集归纳和整理历代文献的基础上，加以框架和规定，作出证候标准的基础。然后进行广泛临床调查实践，既注意到时地因素又注意年龄、性别的特点，从而提炼出具有普遍意义的基本症状作为确定标准的基础。在此基础上先由专家确定证候规范标准，确定的诊断标准除必须遵循科学性、实用性、继承性等原则外，还应体现辨证的发展性、证候的特异性和稳定性。再将规范性的标准转变为计算机程序，当计算机工作到一定的时候，即具有一定数量的病例时，对病例进行数学处理，然后根据病例筛选出对证候具有诊断价值及鉴别诊断意义的指标，作为证候规范统一的依据。

2. 证指标客观研究 所谓证的客观化研究，一般理解为应用现代科学理论、方法、技术和设备，尤其是现代医学的技术和方法，对中医证的组合要素，进行定性、定量、定位的研究，用具体的数量图像音像等描记患者的病理生理状况，使中医的证诊断具有确定的统一的客观指标。其研究主要从两个方面展开：一是对四诊方法的客观化研究；二是对证的各项组合要素的综合性指标的客观化研究，目前主要借用现代医学的理化检测手段来实现。在物理方面，充分采用了现代医学物理诊断的先进技术和方法，如核技术、磁探技术、超声技术。

激光技术、影像技术和显微技术等先后都被引入证的客观化研究，这些指标纳入到中医的辨证施治，一般就被看作是某证诊断的现代依据。例如，在采纳现代理化指标进行辨证时，只能说某些指标对于某些病证有某种相关性或提示性，而相关的程度和提示的准确与否，并不很清楚；同样，某些指标归属某证，只能言其大概，不够确切和清晰。因此，要使现代医学的理化指标准确地纳入中医的证指标，还须经过周密严谨、科学的实验和临床深入细致的观察与不断的总结。

3. 证实质的研究 探求证的物质基础，阐释其运动规律，是证研究的核心。其研究方法一般先从文献调查入手，对所研究的某证的有关概念及其历史沿革，按研究课题的需要，首先相应的整理、归纳，然后运用现代科学的理论和方法，凭借先进的科学技术和设备，从不同学科、不同的方面探求证的实质。这种多学科的开发研究方法，概括起来可以表现为如下方面。

（1）分子生物学研究：主要以中医基础理论的实质研究为突破口，在多层次、多环节研究基础理论实质的同时，探索证实质。

（2）病理形态学研究：主要致力于确定证候理论的形态学依据，其基本的研究方法有两个方面，即临床病理研究与实验病理研究。在证的临床病理研究方面，通过活体组织与细胞学的检查，包括血液细胞学、脱落细胞学、手术切除器官与组织等，以及对临床上比较典型的证作尸检研究，探明了一些证候的物质基础。在实验病理研究方面，主要以动物模型法来模拟中医证的状态，从而进行在人体上难以或不能进行的有关病理形态改变的研究。

（3）生物化学研究：研究认为中医的证是体内的化学变化的状态反映，因而运用生物化学的理论和方法，研究体内的化学变化，可探明证候理论的物质基础及其变化规律。近年来，运用生物化学方法探求证候与体内大分子物质及阴阳离子、微量元素的改变的关系，为阐释证候的本质，找到了很有说服力的客观依据。

（4）微循环与血液流变学研究：微循环在证实质的研究中，尤其在探索气滞血瘀等证候的实质时，发挥重要作用。在临床研究方面，基本的研究方式为甲皱、球结膜和舌尖微循环的观察，从血管袢及微血管的异常改变等方面的指标，来阐明证候的实质或为辨证分型提供依据。在动物实验方面，通过对肠系膜、肝肾及软脑膜等微循环的观察，对证的动物模型获得更细致的认识。血液流变学的研究方法，主要从临床血液流变学和血液微流变学两方面进行，测定血液黏度、血浆黏度、血细胞比容、血小板的聚集活性以及血液内生化大分子含量，通过这些基本项目的测定，为研究证实质提供了血液流变学方面的客观依据。

（5）内分泌学研究：通过体内某些内分泌物的测定，观察有关证的物质基础改变的情况。如肾实质研究中发现肾阳虚证与下丘脑-垂体-肾上腺轴功能紊乱有关，证实了肾阳虚证的主要发病环节可能为下丘脑的调节功能紊乱。近年来许多学者对脾虚等证采用内分泌学方法的研究也都获得了重大进展。

（6）免疫学研究：以细胞、分子水平的免疫学方法来探讨中医八纲、脏腑、气血等证候的物质基础，已显示了广阔的前景。一般认为，中医的各种证特别是虚证与免疫功能的变化密切相关。

（7）物理学研究：从血液流变学角度来研究证的实质，就是应用物理学中的流体力学原理来研究"证"中血液运动规律的一种方法。引进物理学中的电磁场原理和方法，来研究气及气功的实质，阐明特异生命现象及有关经络、气血病证的实质，提供了某种启示和线索。利用物理学的核技术、电镜技术、超声技术、影像技术及显微技术具有灵敏、特异、简便等优点，在证实质的研究中日益显示其重要作用。

（8）数学研究：应用数学中的数和量间的关系，对证的各项指标进行定量的研究，这是证研究中常用的一种方法。根据模糊数学原理，认为证的实质是一个模糊概念，可以使用模糊数学中的"隶属度"来刻画，进行量化分析，确定证的模糊集合中某些症状隶属于某证的程度，从而建立起证的数学模型，使之精确化。

（9）动物模型研究：证的动物模型多从模拟原因、模拟症状、模拟指标3个方面来建立。由于动物模型造型简单，指标稳定，复演性较好，可作为证的研究的重要方法之一。

（10）神经系统与能量代谢研究：证的病理变化，常可导致神经系统与能量代谢的改变。如采用电生理的方法，通过对某部位某组织的电位、电波的测试，了解神经系统的功能状态，进而阐释证的病理本质。又如有报道阳虚证能量代谢水平多低下，而阴虚证则多见尿肌酐量升高，尿素氮量升高，提示能量代谢水平偏高。

4. 其他方面的研究 不少单位和学者注重人体生命疾病过程的整体和普遍联系上研究人体，在其理论体系中广泛应用了"黑箱"原理、反馈原理、同构原理等符合现代系统论、信息论、控制论的多种原理和方法。还有学者运用了遗传工程学、时间医学、气象医学和生物能学等新学科的理论和方法。此外精神心理、体质性格、人文社会等因素，在病证诊断中均有着重要的研究价值。对探求证的实质，取得了一些富有意义的成果，为证的实质的研究开拓了视野，扩大了范围。

病的研究

病的规范研究主要包括病名研究，疾病诊断标准与鉴别诊断，病种的分化，疾病分类等内容。由国家技术监督局发布《中医临床诊疗术语》，国家中医药管理局颁发的《中医病证诊断疗效标准》、中华人民共和国国家标准《中医病证分类与代码》等国家和行业标准，朱文锋主编的《内科疾病中医诊疗体系》、张震主编的《临床中医内科学》等书，对于中医疾病病名的整理、分化、分类、诊断标准等作了大量的工作。其主要研究思路与方法，在整理研究历代中医对疾病的诊断与命名沿革、借鉴西医学在疾病命名与表达技巧之长处的基础上，通过明确中医病理概念的基本涵义，运用病类与具体病种间共性与个性的关系进行推导、归纳，中西医病名互相对照、启发。同时，经过学术研讨，对于疾病的中医命名原则、命名形式、取舍依据、中西医病名的对照原则与方法等，逐渐取得了较为统一的认识，对临床诊病水平和科研水平的提高起到了重要作用。

90 异病同治的科学基础

随着时代的发展,中医药在世界范围内的影响日趋扩大,国际的交流也逐渐增多,但诸多因素影响了中医药走向世界的脚步,诸如理论的载体是传统医学的语言与思维;既往中医药的疗效评价大多集中在一方治一病,相关的疗效评价方法欠严谨,且机理研究不够深入,并不能完全反映出中医药的特色;有效方剂的成分纷繁复杂且作用机制特别是成分间的协同机制不明等,这些都是中医药现代化所必须逐渐解决的问题。鉴于此,学者董竞成等通过建立以异病同治为特色的中医药干预及疗效评价体系,并阐释其疗效背后的作用机理和物质基础将对中医药的现代化研究产生重大影响,同时也将推进现代医学相关领域的发展,而针对若干伴有肾虚气虚证型的炎症性疾病的临床和实验研究将是一个重要而又合适的切入点。人类大多数疾病均与炎症有关,比如哮喘、慢性阻塞性肺疾病和变应性皮炎等,尽管分属于现代医学不同疾病,但均与炎症有关,均具有明显的共性与个性,这些疾病严重威胁人类健康,而现代医学干预能力有限,给世界各国造成极大负担。此类疾病中医辨证肾虚气虚证型常见,补肾益气理法方药用于治疗伴有肾虚的炎症性疾病,疗效明显,且在有些方面较现代医学具有优势,但其深层次的作用与作用机理、物质基础等则需逐步认识与阐释,特别是这种病证结合表征的科学基础及相关组方疗效的分子机制和有效组分间的协同作用。因此,借助于从补肾益气方药治疗若干伴肾虚证型的多种炎症相关性疾病与状态入手的研究,能够进一步揭示相关的疗效和疗效机理,特别是对机体固有抗炎机制等的调节,阐释异病同治的科学内涵,实现中西医在理论和实践上的互动与融合并推动中医现代化的进程。

"症""病""证"与异病同证

清代学者徐灵胎认为:"凡病说者,谓之病,而一病必有数症……如疟,病也;往来寒热、呕吐、畏风、口苦,是症也,合之为疟。"这段话表明了"症""病""证"这些古老而又现代的医学概念内涵和相应外延的发展与变迁。"症"在现代一般是指疾病过程中机体内的一系列机能、代谢和形态结构异常变化所引起的患者主观上的异常感觉,也称为症状(symptom),如疼痛、不适、畏寒等。异常变化所引起的现象如能用体格检查的方法检出,就称为体征(sign),例如心脏杂音、肺部哮鸣音、血压升高、神经反射异常等,现今一般说的症状是广义之症状,包含症状和体征两个方面。中医"症"这个概念和现代医学"症状"之概念比较,无论就其内涵还是外延应该是大同小异。"病"之概念在中医和现代医学中应该说差别较大,其在现代医学中是指在一定病因作用下,机体自稳调节发生紊乱,从而产生异常生命活动过程,并引发一系列代谢、功能、结构的变化,表现为症状、体征和行为的异常,这种异常的结局可以是康复(恢复正常)或长期残存,甚至导致死亡;而在古老中医理论中,"病"字里面是一个"丙"字,"丙"则是火的意思,在五脏里面,丙又代表心,所以,"丙火"又可以称为"心火",心里有火,人就患病。当然,随着时代的发展和现代医学的影响,"病"这个概念在两种医学体系中的内涵和外延变得越来越相似。"证"是指中医证候,是中医特有的,证候是疾病发生和演变过程中某阶段以及患者当时所处特定内、外环境本质的反映,它以相应的症、舌、脉、形、色、神等表现出来,能够不同程度地揭示病因、病位、病性、邪正盛衰、病势等病机内容,由诊察和思辨所得,为辨证论治提供依据。简而言之,"证"是对疾病所处一定阶段的病因、病性和病位等所作的高度概括,"症"是辨"证"的依据,"病"的全过程可有不同的"证",而"证"又可见于多种"病"中,辨"证"主要是辨病位(脏腑辨证)、找病因(病因辨证)和审病性(八纲辨证)。

因此，中医不同的疾病可以辨证为相同的证候，即所谓"异病同证"，尽管病不同，但只要证同，就可以用相同的理法方药进行干预，即所谓"异病同证同治"。另外，不同疾病的个性使其成为"病"，而不同疾病的共性则有可能成为"证"的部分基础，成为同法同方同药干预有效的科学基础。

不同疾病特征中的共性与个性

现代医学的"病"是其认识人类病理生理变化并进行相关干预的基础概念和目标，但是，现代医学各种疾病定义的精确性是有限而又相对的，彼此之间设定的围墙随时有倒塌或者被渗透的可能，因为机械而又孤立地构建各种疾病的定义显然和人类机体整体性、动态性、平衡性和相对性的特点难以完全吻合。因此，正确区分不同疾病特征中的共性与个性将会更符合实际，因为个性使其成为特定的病，而共性则使其处于同类疾病中的一员，并有可能成为中医所谓"证"的构成要素及部分科学基础，成为所谓中西医结合干预的基础。炎症相关性疾病与状态一直是困扰人类的大问题，所谓炎症是指具有血管系统的活体组织对损伤因子所发生的防御反应，炎症产生的同时，机体启动了固有抗炎机制，使炎症反应维持在恰当的水平，如炎症反应过强或持续时间过长可形成炎症性疾病，如哮喘、慢性阻塞性肺疾病属气道炎症性疾病；变应性皮炎则属皮肤炎症性疾病；肺癌、抑郁、衰老也与炎症状态密切相关，而致炎/抗炎机制的紊乱则是此类疾病的共性之一。慢性炎症的持续存在，机体固有抗炎机制紊乱是其重要内因，HPA轴是机体应激反应和固有抗炎机制的主要组分，也是机体神经内分泌免疫（NEI）网络调节的关键环节，糖皮质激素（GC）为其终末产物，通过与细胞浆中的糖皮质激素受体（GR）结合，使后者活化并发生核转位，一方面通过与激素反应元件（GRE）结合启动相关靶基因的转录，另一方面可以抑制其他核转录因子如NF-κB的活性，影响其下游靶基因的转录，最终发挥其调节机体代谢、免疫、炎症等重要作用。大量研究表明，慢性炎症性疾病往往是炎症过度与HPA轴功能紊乱并存，甚至形成恶性循环，造成了疾病迁延难愈。上述疾病基于现代医学的共性与个性，特别是在免疫性炎症和HPA轴的变化等方面。

1. 哮喘的炎症和HPA轴变化特点　哮喘是一种由炎症细胞、细胞因子和炎性介质共同参与的慢性气道非特异性炎症，其中嗜酸细胞（EOS）、淋巴细胞、肥大细胞是最重要的效应细胞，并表现为Th1/Th2失衡，Th2亚群亢进，Treg功能减弱；参与的细胞因子主要是IL-3、IL-4、IL-5、IL-6、IL-13、GM-CSF等，其中IL-4是哮喘发病的关键因子，它使Th0向Th2分化，并诱导B细胞产生特异性IgE，IL-5则能促进嗜酸性粒细胞增殖，目前已知参与哮喘发病的细胞因子多达50余种。哮喘的HPA轴功能状态与哮喘的病情、病程密切相关，一般认为，初发哮喘患者接受变应原刺激后HPA轴活动增强，是对机体的保护性反应，但长期应激状态下哮喘HPA轴的功能状态和机体的炎性环境则呈现不同的面貌，近来的研究表明哮喘长期发作HPA轴呈现不同程度的功能减弱或紊乱，且于炎性因子呈现一种异常的相关性。

2. 慢性阻塞性肺疾病的炎症及HPA轴变化特点　慢性阻塞性肺疾病（COPD）是一种具有气流受限特征的疾病，气流受限不完全可逆、呈进行性发展，与肺部对香烟烟雾等有害气体或有害颗粒的异常炎症反应有关。COPD以气道、肺实质和肺血管的慢性炎症为特征，在肺的不同部位有肺泡巨噬细胞、T淋巴细胞（尤其是$CD8^+$）和中性粒细胞增加，部分患者有嗜酸性粒细胞增多，从而导致气道反应性增高。激活的炎症细胞释放多种介质，包括白介素-8（IL-8）、白三烯B4（LTB4）、肿瘤坏死因子-α（TNF-α）等，这些介质能破坏肺的结构和/或促进中性粒细胞炎症反应。研究表明，COPD患者由于长期缺氧，使下丘脑分泌功能紊乱，血清皮质醇水平降低。COPD多发生在老年人，老年人的性腺及肾上腺皮质功能衰退，HPA及免疫调节功能下降，呼吸道防御功能减退，单核-吞噬细胞系统功能退化。

3. 特应性皮炎的炎症和HPA轴变化特点　特应性皮炎是一种以Th1/Th2失衡为特点的免疫紊乱性疾病，在特应性皮炎患者皮损部位发现有大量的IL-4、IL-5和IL-13，但没有IFN-γ，说明出现了Th2细胞因子优势应答的特点。IL-4和IL-13促进IgE的合成，并诱导B细胞将其他形式的免疫球蛋白转变为 IgE，同时它们进一步促进了 VCAM-1 的表达，VCAM-1 是一种募集嗜酸性粒细胞的黏附因子。嗜酸性粒细胞是特应性皮炎时常见的炎性细胞，IL-5 加强嗜酸性粒细胞的产生并刺激其分泌毒性蛋白，这些毒性蛋白与激活的嗜碱性粒细胞、肥大细胞的毒性蛋白共同对组织造成损伤。另外，Kanwar AJ 等的研究显示半数的特应性皮炎患者出现基础皮质醇水平下降的现象，并且这一现象随着病情的加重而越来越明显，同时肾上腺皮质对促肾上腺皮质激素（ACTH）的反应性降低，即 HPA 轴出现抑制现象。研究表明患特应性皮炎的新生儿 HPA 轴有亢进的反应，但长期患有特应性皮炎的患者却有 HPA 轴抑制现象，内在机制可能是在慢性的前炎性因子刺激下，皮质醇长期的升高产生的负反馈效应抑制了 HPA 轴的反应性。Vasiadi M 等研究显示，特应性皮炎患者血清中促肾上腺皮质素释放激素（CRH）增高，皮肤部位的 CRHR-1 基因表达下调。

4. 肿瘤伴抑郁的炎症和 HPA 轴变化特点　最近英国爱丁堡大学的研究表明，大约 22%（674/3071 例）的肿瘤患者伴有抑郁症，患病率十分惊人。近年来，炎症在抑郁发病中的作用日益受到重视，抑郁症患者血液中前炎症细胞因子（TNF-α、IL-1、IL-6、TGF-β）较正常人升高，与抑郁的严重程度呈正相关，且随着抑郁的改善而下降。抑郁患者一方面 HPA 轴亢进，另一方面炎症失控。其原因可能为内源性皮质醇长期升高，使炎症细胞糖皮质激素受体下调，发生内源性激素抵抗，导致炎症失控。大量的研究表明，炎症与肿瘤关系密切，炎症的加重可促进肿瘤侵袭转移，影响预后，炎症可能是抑郁和肿瘤之间的纽带。

5. 衰老的炎症和 HPA 轴变化特点　衰老进程中的一个主要特征是慢性促炎症反应状态随增龄进行性升高，参与的细胞主要是淋巴细胞，也有 Th2 细胞功能增强和 Th1 细胞功能逐渐减弱的倾向；参与的炎性因子主要是 IL-1、IL-6、IL-8、TNF-α 等，大量人群研究表明血清 IL-6 水平可作为老年人功能残疾的可靠标志，也可作为老年人炎性衰老的预测指标。研究还表明 HPA 轴在衰老过程中发生一些重要改变，参与介导、推动衰老进程。在海马、下丘脑、边缘系统，神经元在衰老进程中显著减少，而有胶质细胞的代偿性生成；ACTH 和可的松浓度随着年龄增加并不减少，夜间的可的松浓度反而有升高趋势，老年个体对外源 ACTH 刺激出现延迟反应；HPA 受外源刺激后恢复的时间延长；下丘脑、海马的皮质类固醇激素受体数量显著减少或功能受损；另外，随着衰老的进展，HPA 轴和多种前炎性细胞因子之间的关系进一步趋向紊乱。

可以看出，上述五种疾病和状态除了各自的特点以外，还有其明显的共性，主要是它们都有 Th 细胞比例失衡，多种细胞、细胞因子和炎性介质交织成了某种炎症状态；这五种疾病和状态均有自身抑炎能力的下降，特别是作为机体抗炎主要机制的 HPA 轴功能等表现出减弱或者紊乱；从中医证型而言，它们往往均有肺肾两虚的表现或"隐潜性肾虚"。

异病同证与同治

"异病同治"和"同病异治"均为辨病与辨证相结合的治疗原则，体现了中医辨证论治的精神，是中医学的一大特色。在不同疾病发生发展过程中的不同阶段，经常会出现相同或相似的病理变化，即出现相同或相似的证，根据中医辨证论治的原则，证相同治疗也就相同，即"异病同治"。异病同治的基础是证同治亦同，证是决定异病同治的关键。"证"是辨证论治的起点和核心，证是指在疾病发生、发展过程中一组具有内在联系的、能够反映疾病过程在某一阶段的病理病机，是机体对致病因素做出反应的一种整体状态，它以一组相关的症状和体征，不同程度地揭示病因、病机、病位、病性、病势；也有认为证是人体生命活动状态的划分。因此，证既可体现疾病某阶段的状态，也可体现亚健康时的状态。传统的辨证过程，依赖于从宏观的层次上，通过对"四诊"获取的信息进行分析和辨别。如今，随着科技不断进步，人们有可能借助现代科学技术和手段，从人体的不同层次和水平（系统、器官、细胞、亚细胞、分子、基因等）去阐明证候在结构、代谢、功能诸方面的物质基础，寻找对证候具有诊断价值的微观指标，建立证候的现代诊断标准体系，并和组成证候的诸"症"一起，成为考核干预效果的评价指标。补肾益气是临床极为常用的异病同治之法，可用于多种疾病与状态，并都能奏效，其根源于"肾"和"气"的重要性。众所周知，肾为五脏之一，是先天之本，内寓真阴、真阳，为一身阴阳的根本，是生命活动的原动力。气是人体活力很强的一种精微物质，通过气化运动，参与了机体的各种生命活动。中医学认为，肾为气之根，脾胃为气之源，肺为气之主，以"气"为桥梁，可以将肾与肺有机相联。气为阳，也根于阳，阳气是人体各种功能运动之基础，而阳则根于肾。古人云"脾为五脏之母，肾为一身之根"，肺主气，司呼吸，位居上焦，为五脏之阳，为气机升降之枢纽。肺肾虚，正气则虚，易于出现疾病，故扶养正气贵在温补肺肾，正如《黄帝内经》所言"离照当空，阴霾自散"。同时从五脏之气病变的病机角度而言，元气是五脏之气的根本，为五脏生理功能活动的原动力，因此五脏之气病中，先天元气虚所致之病较后天之气不足之病重，其发病特点多是病情渐进性加重，不断治疗却依旧缠绵难愈。而元气正是源于肾中先天之精所化，赖后天肺宣发肃降疏布于全身各处，即传统医学中肺与肾均在"气"的生理性维持中发挥了关键性的作用，因此临床上由"气"的病理性改变而出现在肺或肾的各类病证，均可实施肺肾同治，或肺肾兼治，这也可体现为异病同治。所谓"肾气亏虚"标志着机体整体调节和抗病功能的衰退，这种衰退成为一种或多种疾病的共同基础，并和一病或多种疾病的致病有着间接和直接的关联，这也为补肾益气理法方药异病同治的疗效奠定了基础。沈自尹院士 20 世纪 50 年代注意到现代医学全然不同的六种疾病，在疾病的某个阶段都有肾虚的症状，异病同治，采用相同的补肾药可提高疗效，并认为上述疾病可能有其共同的物质基础。深入研究后发现，肾阳虚患者尿 17 羟皮质醇明显降低，从肾上腺皮质功能往上追溯，将肾阳虚解释为 HPA 轴功能的多环节、多层次紊乱。近年来，董竞成等以卵蛋白致敏、激发、气管内滴注内毒素（LPS）及熏烟 BN 大鼠等方法制作了哮喘、COPD 和 COPD 伴 AHR 模型，观察相关的炎症因子 IL-4、IL-5、IL-6、IL-8、TNF-α、IFN-γ 等，另外，也检测了 HPA 轴相关的靶腺激素 ACTH、CORT、CRH mRNA 的变化，发现哮喘、COPD 和 COPD+哮喘均有炎性免疫的紊乱，HPA 轴也呈现多水平、多环节的功能障碍，其中炎性免疫的紊乱以哮喘最为复杂，HPA 轴功能低落以 COPD+哮喘最为明显；用补肾益气方干预以后，哮喘、COPD 等的动物模型相应的表征明显改善，肺功能提高，炎性免疫得到了某种程度上的纠正，HPA 轴功能有所改善。这些研究在某种程度上为证本质的研究和异病同治科学基础的研究开拓了新的路径。近些年来的研究表明哮喘、COPD、特应性皮炎等炎症性疾病临床十分常见，发病机理及现代医学治疗等方面的共性明显，而现代医学干预能力有限，前述疾病中医辨证往往同属肾虚、气虚证型，异病同证同治，采用补肾益气理法方药干预，疗效较为明显，其初步机理可能是补肾益气药能够作用于这些炎症性疾病的共性化病理环节，即 HPA 轴和炎性反应网络中心疗效靶位群，其中补肾药主要作用于 HPA 轴靶位群，而益气药主要作用炎性反应靶位群，并能调节 HPA 轴功能和炎症反应之间的关系，且补肾药与益气药相互之间有协同作用。

补肾益气理法方药异病同治的作用与作用机理

前述五种疾病或状态除了各自的个性以外，还有若干共性，比如均是炎症性疾病或与炎症有关、HPA 轴功能均有所减弱或紊乱、中医辨证往往多见肺肾气虚证型等。根据中医异病同证同治的思想，可用补肾益气理法方药干预上述疾病或状态，多项临床和相关基础研究表明，用补肾益气方药干预上述疾病或状态疗效明显，补肾益气方药能够改善免疫性炎症状态和 HPA 轴功能，其中补肾药侧重于调节 HPA 轴功能状态，益气药侧重于调节免疫紊乱。

1. 哮喘、COPD 哮喘和 COPD 属中医"喘病""哮病"和"肺胀"等范畴。《素问·藏气法时论》云"肺病者，喘咳逆气，肩背痛，汗出……虚则少气不能报息……肾病者，腹大胫肿，喘咳身重"。清代叶天士所著《临证医案指南》进一步把喘证的证治纲领总结为"在肺为实，在肾为虚"，肺肾亏虚是喘证的基本证候。复旦大学附属华山医院中西医结合科开展哮喘和 COPD 研究，历时 35 年的研究发现哮喘患者大部分属于肺肾两虚，采用补肾药在缓解期服用，观察患者第二年哮喘发作的情况，累计观察病例上万例，采用随机、双盲的方法总结 1 008 例，总有效率 57.7%～86.9%，对照组仅 5%～22%。表明补肾方药在预防哮喘季节性发作方面效果显著，并证明补肾药的疗效主要通过提高肾上腺皮质功能而获得，从而使补肾治疗支气管哮喘的主要机理得以阐明。在 20 世纪 80 年代后期，论证了补肾益气中药可减少哮喘和 COPD 急性发作、保护和改善患者 HPA 轴功能等作用。从 1992 年开始，侧重于气道炎症性疾病发病机制的研究，通过数万人次的观察和大量动物实验发现哮喘反复发作大鼠神经-内分泌-免疫网络（NEI）紊乱，主要表现为反映 HPA 轴功能的 CRH mRNA 和皮质醇（CORT）降低；反映 Th1/Th2 状态的 IFN-γ 降低和 IL-4 升高。而补肾中药淫羊藿可以使 CRH mRNA 和 IFN-γ 升高，益气中药黄芪使 IL-4、IL-6、TNF-α 等炎症因子下降，表明淫羊藿能特异性地改善 HPA 轴功能，而黄芪则主要直接调节免疫。此外，还发现哮喘反复发作大鼠血液和肺泡灌洗液中嗜酸性粒细胞明显增多，淫羊藿可下调嗜酸性粒细胞表面 CCR3 和 eotaxin 表达，从而抑制嗜酸性粒细胞趋化，减轻嗜酸性粒细胞浸润及气道炎症。COPD 伴气道高反应性（AHR）大鼠模型 HPA 轴功能更显低下与紊乱，IL-8、TNF-α 等是参与 COPD 气道炎症过程的重要的细胞因子，IL-6 可能也参与了 COPD 的气道炎症过程，其中，IL-8 在哮喘反复发作中也起作用。在 COPD 伴 AHR 模型组中，血清和灌洗液的 IL-4 值均有升高，而 INF-γ 下降明显，推测 IL-4/IFN-γ 平衡可能在 COPD 伴 AHR 发病中起到一定作用。由淫羊藿和黄芪组成的补肾益气方可以改善 HPA 轴功能，调节炎症免疫，同时能够改善 COPD 伴 AHR 大鼠模型的肺功能。在利用皮质酮诱导的大鼠下丘脑神经元损伤实验中，发现淫羊藿苷可以通过阻断 P38MAPK 信号通路，抑制皮质酮诱导的神经元凋亡，从而有效地保护了神经元，而黄芪甲苷则无此作用，从而进一步证实了补肾药作用于 HPA 轴或更高水平中枢如海马等。

2. 肺癌伴抑郁 最新的研究发现，肿瘤患者伴抑郁的比例很高，一般为 20%～50%，就肺癌而言，伴抑郁的比例在 35% 左右。另外，中医"肾"在抑郁中的作用日益受到重视，唐启盛等将抑郁症的中医症状归纳为 16 个因子，与汉密尔顿抑郁量表（HAMD）因子进行相关性研究，结果发现，对于代表抑郁症核心症状的 V 阻滞因子，各项中医证候因子仅肾精不足、肾阳虚与之有相关性。作者指出抑郁的病机为素体肾精不足者，长期紧张担忧，或经历惊吓恐惧，而致使肾精受损，脑神失养，而肝肾同源，肾精亏虚，则水不涵木，肝失所养，肝气郁结，最终形成肾虚肝郁。南京大学发现温阳代表药淫羊藿对多种经典抑郁模型均显示了抗抑郁作用，可抑制病理性亢进的 HPA 轴和过度的炎症。临床上，采用补肾益气方联合逍遥散等方治疗肺癌伴抑郁的患者，效果十分明显。相关实验研究表明补肾益气方主要药物淫羊藿、黄芪及其组分淫羊藿苷和黄芪甲苷能有效地促进荷瘤宿主的免疫应答，具有显著的体内抑制肺癌转移的效果，机理研究表明它们能改善免疫性炎症、调节 HPA 轴、抑制肿瘤血管新生，通过下调 AQP1、VEGF 及 MMP-2、MMP-9 的表达从而对肺癌细胞的增殖、迁移、侵袭发挥抑制作用。

3. 特应性皮炎 特应性皮炎临床十分常见，根据其发病机理与支气管哮喘类似，其本质属肺肾气虚或"隐潜性肺肾气虚"，临床采用补肾益气方药为主进行干预效果也较明显。与此同时，补肾益气方药干预特应性皮炎动物模型的研究，并从皮炎状态、免疫指标、HPA 轴等方面观察疗效，也获得了一些较好的结果。

4. 炎性衰老 增龄性肾虚与自然衰老密不可分。《素问·上古天真论》云"丈夫八岁，肾气实，发长齿更，二八肾气盛，天癸至，精气溢泻，阴阳和，故能有子……五八肾气衰，发堕齿槁……七八肾脏衰，形体皆极"，提出肾气盛衰主导着机体生、长、壮、老、已的自然衰老规律。上海中医药大学统计历代 13 部有代表性的方书中，关于延年益寿的方剂有 124 首，经分析其中补肾为主的有 87 首，占 70.2%。复旦大学中西医结合研究所在系统的研究中，发现补肾药能改善老年个体对 ACTH 的延迟反应；提高外周血淋巴细胞糖皮质激素受体的表达；提高血浆脱氢表雄酮（DHEA）的浓度和下丘脑双氢睾酮受体密度，研究揭示了补肾通过改善 HPA 轴延缓衰老的分子基础。采用补肾方药延缓衰老，系列研究表明补肾可改善老年人多种神经内分泌功能减退或紊乱；补肾方和从淫羊藿中提取的有效组分淫羊藿总黄酮（EF）能调控衰老的 HPA 轴分子网络异常。总而言之，多项研究表明，补肾益气理法方药干预多种炎症性疾病取效的基础，往往和炎性免疫和 HPA 轴功能等的改善有关。

证、异病同治等是中医学的重要概念，底蕴深厚、临床运用广泛。肾气虚证是所选炎症相关性疾病与状态的基本证候之一，肾阳（气）虚证可初步解释为HPA轴多层次、多环节的功能紊乱与低落，以及与炎性反应之间相互关系的紊乱。哮喘、COPD、特应性皮炎等炎症性疾病临床十分常见，其发病机理及现代医学治疗方法等方面的共性明显，而现代医学干预能力有限。前述疾病中医辨证往往同属肾虚、气虚证型，异病同证同治采用补肾益气理法方药干预，疗效较为明显，其初步机理可能是补肾益气药能够作用于这些炎症性疾病的共性化病理环节，主要是HPA轴和炎性反应网络中心疗效靶位群，其中补肾药主要作用于HPA轴靶位群，而益气药主要作用于炎症反应靶位群，并能调节HPA轴功能和炎症反应之间的异常关系，且补肾药与益气药相互之间有协同作用。随着研究的进一步深入，未来将在更深的层次上认识HPA轴与炎性反应之间的反馈机制和模式，其间主要的信息分子和作用环节与方式，认识疾病、证型与上述机制与环节的因果关系；随着包括系统生物学技术在内的新方法的运用，将对HPA轴和炎症相关性疾病与状态之间的复杂的、动态的、网络状的关系作出更清晰的描述；中医"久病及肾""恐伤肾"和"久病耗气"等概念的现代生命科学内涵将得到部分阐明，补肾益气方的作用将得到进一步的肯定，其作用的靶位群将更加清晰，而补肾药有效组分和益气药有效组分的作用靶点以及它们相互协作，纠正HPA轴功能紊乱和炎性反应过度的分子基础将得以部分阐明。

91 求病机还是看形似

辨证是中医临床知病全过程的概括，辨症是辨证过程中对症状进行分析、综合形成证候结论的关键环节。症状具有标识病机意义的性质；证候病机是辨证的最终目的。中医之病是以临床辨证论治为事实依据，运用中医病机理论，抽象规范形成的具有一定时间稳定性的病机过程，它作为证候病机的构成内容，在病证关系上表现为"线"与"珠"的关系。学者黄开泰对辨证和辨症，病、症和证及证候标识做了深入而广泛的逻辑思考

从历史角度看，"立足临床求病机，是中医认知疾病实质和发展的基线。从《黄帝内经》到《伤寒杂病论》，再到《脾胃论》，最后到《温病条辨》，无一不是通过对药物作用人体后的反应和对一定时空中生命状态的观察（疗效反观），应用"道法自然""取类比象"思维（同象思维）探求病机形成。可以说，中医的发展历史，实质上是病机发展的历史。"病机的发展通过不断的辨证论治实践来实现，历史的辨证实践过程是对疾病的认识不断深化、明细，使中医病机理论日趋系统、完善，反过来促进了临床辨证，使中医临床辨证技能不断成熟，形成了实事求是的三因制宜、从"果"求"因"等为基本准则的病机逻辑推演方法，强调临床辨证结论——证候的时代特征、地域特征和个体特征——表现出中医临床对实际客体对象的界定分化越来越细。从《伤寒论》的证到《瘟疫论》的症，从仲景规范的病到叶天士规范的病，中医辨证的视野和辨证对象的精细程度都有了极大的发展，通过以病机为核心的临床辨证，可以清楚地明白症、病和证的概念以及它们之间的逻辑关系。

从实际出发，立足学科原则，遵循学科逻辑，是明确学科概念的基本前提。中医的辨证经历了从辨症到辨证的历史发展过程，在这一过程中，中医对临床疾病的认知对象不断分化界定，确立了临床辨证的循证和求证原则，形成了从病的层次上升到证的层次的辨症方法，创建了中医以病机为核心的从理论走向临床的桥梁。《素问·至真要大论》病机十九条是对具体症状内在的病因、病位、病性等病机要素意义的认知，《伤寒论》是对证候的病机辨识，从《素问》到《伤寒论》，中医临床辨症由症的病机对应发展到以病为基础的证候病机对应，今天的辨证概念将从四诊开始到辨症结论形成的整个临床过程包括其中，使辨症成为了辨证的构成。运用病机逻辑，通过语境联系可以清楚看到，《伤寒论》早就明确了症、病和证的概念及其病机逻辑关系。可是，由于忽视了语言总是滞后于实践的历史事实，忽视了相同文字在不同学科可以表达不同概念，在同一学科、同一文献的不同语境同样可以表达不同概念这一十分普遍的现象，忽视了"学科属性决定认知逻辑，决定概念对象"这一基本规律，文献考证成了概念认知的桎梏，一般逻辑或非中医逻辑取代了中医逻辑，过于看重疾病外在表现的形似，把病机与证候分离，导致了证概念认知的跨学科错位，不仅把中医证固定在西医病的框框里，成了学术研究的主流，而且将证和症等同视之，看不到辨证是中医临床知病全过程的概括这一客观实际，把辨和证割裂为动宾词组，提出"走出证概念的误区"，认为辨证论治不能胜任"中医学术主要特点和中医诊疗基本规律"的表述任务，提出"用'审机定治'取代'辨证论治'"，使疾病的现象——症状和疾病的本质——证候的概念表达模棱两可，辨证的依据、对象和结果之间的病机逻辑关系含混不清，辨证和辨症的客观对象不能进行分化界定，严重阻碍了中医自身学术发展。

病机逻辑的历史选择

正确界定辨证的客观对象，明确辨症目的，是正确理解证、病、症概念，弄清它们的逻辑关系的重

要前提。中医辨证肇端于辨症,辨症的目的在于获取证候病机,不是疾病现象——症状的书面吻合度。第 2 版《中医大辞典》:"症状指机体因发生疾病而表现出来的异常状态,包括患者自身的各种异常感觉与医者的感觉器官所直接感知的各种异常机体外部表现。"症状是医学的事实基础,遵循医学理论原则认知症状的疾病性质,既反映医学基本观念又反映医学临床特征,运用不同医学逻辑认识症状,会有不同的方法,不同的病变性质:西医是以实验还原为诊断方法、解剖组织结构为基础的生理病理,是显性的;中医是以天地合气和辨症求机的,从"果"求"因"为认知方法、阴阳神气观为基础的病机意义,是内在的。遵循什么样的医学理论和方法认知症状,就会得出什么样的病变结论。

中医临床不是从本本的规范标准出发认知疾病本质,而是从具体患者反映出来的症状,结合患者客观存在的各种因素出发(三因制宜),运用中医病机逻辑推演,形成认知结论。症状是疾病之"果",是疾病的最终表现形式;病机为疾病之"因",生命体内在阴阳神气和与外界协调/调节失常为疾病发生的根本原因,立足症状之"果"及其相关因素探求内在病机之"因",反映中医实事求是的逻辑思维取向。明代《医学六要·病机部序》云:"谨守病机,尝谓人之生也,寒暑相荡,喜怒交浸,其变甚速,况乎所感有浅深,所发有轻重?良工精而候之,因其发动所由,乃辨名定经,溯流讨源,随机应变,始可以言治矣。"《黄帝内经》奠定了从"果"求"因"的辨症求机逻辑,病机十九条对症状进行的病因、病位、病性等病机要素的分析,确立了中医临床"谨守病机,各司其属"基本程序:症状→病机。《伤寒论》则发展到从病的层次上升到证的层次,对症状内在的病机意义进行综合辨析,形成了"观其脉证,知犯何逆"的"辨症求机"的逻辑推演方法,提出了证候——对临床症状分析综合地辨症而得到的病机结果这一临床辨证学范畴的概念,强调了症状在中医学理论和临床的疾病本质特征——病机的认知方法——辨症,把辨症程序确定为:症状→病→证候病机。在以后的历史中,虽然历代都有不少医家运用辨症求机逻辑方法进行临床活动,发展了中医的病机理论,开拓了病机逻辑的临床视野,使"辨症求机"的基本技能不断发展,确立了病机在临床上无可替代的地位,但从症状到症状之形似的僵化思维方式仍然不时发生,就是今天我们还是把证混同于症,分不清疾病的现象和疾病的本质,造成了病机的逻辑混乱。面对从症状到症状的形似带来的惨痛教训,元代李东垣、明代吴又可、清代吴鞠通等医家发出了"为害实甚""随手杀人哉"的呼喊;《病机汇论·陆序》叹云:"若仅袭师说,赌形似以去病也远矣!"对只看症状形似不求内在病机真实的批判虽然不绝于史,可《黄帝内经》奠定的从"果"求"因"的逻辑程序,仲景确立的"辨症求机"逻辑方法,在历史上乃至今天并未完全被人们所认识,只要症状形似不求病机真实的教训反复发生,现在症、证概念在理论上发生了混乱,把证当症的观点、将病与证并列的思维、把辨证的辨和证割裂论述等常常见诸报刊和书籍网站,近期有人干脆提出:"在中医文献里根除'症'字,才能正本清源,真正走出'证'概念的误区。"其实,证概念的误区是重形不重神、只看疾病表现不讲病机逻辑的结果。

文字滞后于实践,一个证字在中医文献身兼多职,证通症成了古文献十分普遍的现象。虽然文献考证存在不同的看法,但在 20 世纪 70 年代中医就用症状一词,把原来由证字所承担的表达对象——疾病现象和疾病本质区别开来,使分化了的客体对象有了各自规范的表达词。疾病的表现形式是症状,通过对疾病现象内在病机的逻辑分析形成的结果是证候。证候是中医对当时疾病内在病机的本质把握,具有时代特征、地域特征和个体化特征,它不是外在症状表现形式的相似,症状表现形式的相似不是中医辨症的目的,从症状到症状违背中医辨症的基本程序,中医辨症的目的在于症状内涵的病机及相互间的关系,从症状到证候才是病机逻辑推演的必然。由此不难发现中医古文献中由于语境的不同,证字作为症状和证候的含义是十分清楚的,不可相互替代。由于疾病的表现不等同于内在病机,从病机理论到临床症状存在偏倚,没有现成的框框,故仲景创立的辨证论治体系,以"辨××病脉证"的内在病机为核心的临床求证方法,成了中医的历史选择,为历代医家所推崇。

辨证对象界的思考

"在中医历史上只讲病象形似，不求其病机真实的教训十分惨痛。经历史的思考，中医建立在以生命为代价基础上的辨证论治临床方法，摒弃了简单的对号入座式的机械思维方式。"通过对症状的辨获取内在病机是历代中医从事临床医疗活动的基本手段。唐代孙思邈提出"病有内同而外异，亦有内异而外同，故五藏六腑之盈虚，血脉营卫之通塞，固非耳目之所察，必先诊候以审之。"元代朱丹溪撰"治病必求其本论"，指出"形色既殊，脏腑亦异，外证虽同，治法迥别。"明代张景岳对症状的表里寒热虚实等病位、病性的病机认知称之为"六变辨"，明确指出"病机为入道之门，为硅步之法，法有未善，而局人心目，初学得之，多致终身不能超脱，习染既久，流弊日深"。清代陈士铎则以"辨证"作书名，《辨证录·序一》中以对寒热症的辨别为例，对不知辨症求机的庸医提出尖锐批评。历代医家大多用"辨""辨证"，说明从症状到证候病机的临床求证方法，其"辨证"是对症状的分析与综合——"辨症求机"的临床客观过程的概括，本质是辨症——对症状进行病机思辨。到20世纪70年代前后，辨证概念发生了变化，大多医家将四诊——收集症状的过程包括在辨证范围。如任应秋认为中医基本操作技能"包括用四诊的观察方法来辨证；根据八纲辨证的结论来立法；复据八法的确定来处方遣药"。《简明中医辞典》云："通过四诊八纲、脏腑、病因、病机等的中医基础理论对患者表现的症状、体征进行综合分析，辨别为何种证候，称之为辨证。"1978年版高校教材《中医学基础》云："所谓'辨证'，就是将四诊（望、闻、问、切）所收集到的有关疾病的各种现象和体征，加以分析、综合、概括、判断为某种性质的'证候'。"并在此基础上对证和症作出了区别界定。《蒲辅周医疗经验》在"略谈辨证论治"一节，把四诊明确列为辨证内容。可见，现代的辨证概念，将中医从收集症状到形成证候病机结论的临床全过程都包括在其中，其概念位从对症状的辨，扩展为症状的"收集→辨→证候病机"的整个临床知病过程。

从古代的辨症状发展到今天的辨证，辨证成了概括中医临床知病全过程的专门术语，反映了中医从理论走向临床和从临床走向理论的医学特征，不仅体现了中医的基本观念，而且体现了中医病机逻辑思维的基本过程，其概念位不是辨的概念和证的概念的简单组合，如同炒股不是炒和股的概念相加。炒股不是炒大腿，辨证不是辨证候，把辨和证当成动宾词组来分析中医辨证的概念显得十分荒谬。从辨症到辨证是中医的进步，辨证的概念位包括了辨症，辨症是辨证过程的主要环节，其对象界包含于辨证之中，充分体现了辨证论治理、法、方、药、护以病机为核心的逻辑一致性。遗憾的是，由于"'证'的多义性，导致我们把辨析症状、进行推理的方法叫辨证；把从四诊开始到作出证候诊断结束这一过程也叫辨证，逻辑关系不清，与临床实际也很不一致。"无论什么理由，不能因为古文献以单音词为主和存在证字与症字相通的情况，忽视辨证概念发展的客观实际，仍然用古代的语言来看待今天的发展；更不能因为追求外在形似的规范标准，淡化症状客观存在的内涵病机的临床事实，违背从症状到病机的基本辨症程序，忽视具体情况具体分析地辨析症状病机的中医逻辑。

至今辨症并未和辨证加以分化界定，辨证等同辨症，没有反映出中医理论的实际发展状况。辨证作为临床知病全过程的概括这一概念，反映了中医临床真实和理论真实，"包括：①用四诊等方法收集和确认临床资料。②分析临床资料。③归纳作出证候病机结论。"等相互区别、相互关联、逐步递进的具有内在病机逻辑的3个环节。收集→分析→综合判断是辨证技能的具体操作过程，反映医生的中医理论修养和临床思维性质。不可否认，由于症状与病机的理论联系，已经赋予了症状某种病机意义，在许多情况下四诊实质上已经是辨症的开始，但是，理论到临床存在极大偏倚，临床症状并非完全等同于书面理论，作为临床医生在四诊阶段的主要任务是全面准确地收集症状及相关临床资料，在收集中作出分析判断。无论怎样，四诊等方法收集和确认临床资料是分析临床资料的前提，分析临床资料是归纳作出证候病机结论的基础，只有证候病机结论形成，一个具体的辨证才算完成。辨证概念的对象界，以四诊收集症状及其相关资料为开始的标志，以证候病机结论形成为结束的标志，确立症状内在的病机意义值为其基本逻辑方法，从症状过渡为证明内在病机的证据为整个过程的基本表现形式，体现了从病上升到证的从理论到临床的逻辑过程。严格地讲，《伤寒论》"观其脉证，知犯何逆"已经规范了这一辨证概念，"观"即收集，以"脉证"为对象；"知"即辨知，以"逆"为结论，从"观"到"知"就是辨证。只是《伤寒论》详于辨而略于观，其辨证的主体内容是辨症。

在辨证的第一个环节，中医遵循"审察病机，无失气宜"原则，运用四诊方法（及其延伸的现代实验室手段）收集以症状为中心的一切相关临床资料，如气候寒暑、地理特征、社会环境、个人特点等，要求做到"天地合气"，关键在于防止收集失偏和观察失真。临床症状在未经主体逻辑思辨认知之前，是疾病外在表现的客观存在，和证候有本质差异性，属"自然"。第二个环节对四诊收集的临床资料进行"谨守病机，各司其属"的分析求证，从具体实际出发，对症状进行病因、病位、病性、病形和病势等具体要素的"有者求之，无者求之，盛者责之，虚者责之，必先五脏"的病机分析，症状就逐渐具有了一定的病机要素标识意义，有了证明某种病机的作用。第三个环节在分析症状病机要素值的基础上加以归纳，对各病机要素的轻重程度及它们之间的具体关系进行综合求证，症状则转化为证明当前患者具体病机性质的证据（证候标识），形成证候病机的判断。临床虽然不会截然划分得如此清楚，但凡真正遵循中医理论、按照病机逻辑思维进行临床活动的医生，有谁可以不经过这样的辨证过程去进行临床论治呢？

症状是现象，证是本质，证症不能混淆

从辨证整个过程来看，涉及的客体——疾病——所包含的内容十分庞杂、丰富，是自然动态而具有时代特征和个体特征的异常生命过程，可以分化界定的对象尚未完全区别，但用一般逻辑的观点看大致可以分为两类：疾病的现象和疾病的本质。古人用"病能""脉证"和"证"等来概括疾病的现象，用"病机""本"和"证"等概括疾病的本质，到今天我们用症状概括疾病的现象，用证候概括疾病本质，对疾病基本内容的分化有了规范的表达术语。虽然"1987年卫生部在北京召开的中医证候规范学术会议关于疾病、证候、症状的定义和《中医临床诊疗术语》"对相关术语进行了研究、规范，但我们至今仍然没有将这些概念明确区别开来，"在中医学术史上以及现代文献中，证候是一个多义术语，或以证为症状，或称病为证，或为病机学概念，或为诊断学概念。"把疾病的现象和疾病的本质仍然混为一谈，使理、法、方、药、护以病机对应为核心的逻辑关系发生混乱，辨证和辨症未能进一步分化界定。

任应秋在引用了徐大椿《医学源流论·知病必先知症论》"当每症究其缘由，详其情况，辨其异同、审其真伪，然后详求治法，应手辄愈"后认为："徐大椿所说的症，即是症状，不是证候。所谓'辨其异同、审其真伪'，这接近证候了。中医辨证是从若干复杂症状（包括脉象舌苔等）中，经过分析辨成为某种证候。症状虽然复杂，但是，它是有规律可循的，总不外六淫、七情、脏腑、经络、气血几个方面的变化，根据这些变化，从而分辨其在表、在里、为寒、为热、属虚、属实、是假、是真……因此说，从复杂的症状辨识而为证候，这是中医辨证的精髓。"症状不同于证候，从症到证需要经过中医辨证的过程，中医如果根除"症"字，是否又要回到一个"证"字既表疾病现象又表疾病本质的一词多义的情况中去，使本来已经分化了的、明确了它们之间逻辑关系的客体对象又相互含混起来？那么，又如何理解中医的辨证？辨证的对象和结果又用什么来加以区别？如果从病机逻辑出发对辨证论治的临床过程加以分析，不难看出20世纪70年代对症状和证候进行的规范，其概念位具有十分清晰的边界，彼此之间并不矛盾、含混，它们之间的关系就是中医的病机逻辑关系。

从文字学角度看，症是证的后起字。吴有性明确指出："病证之证，后人省文作证，嗣后省'言'加'疒'为症。"20世纪70年代关于辨证论治的讨论，把症状和证候的客体对象明确分化界定下来，病机逻辑关系——现象与本质关系在中医学中的实质性内涵更加清晰，是中医学发展的标志。可是不能因为古人用"证"表达多种客体对象，或者因为"证"字表达具体对象的频率多少，而把"证"字的含义局限在症状，把证候等同于证之外候。

不可否认，任何学科的任何概念都必须通过某种文字符号表达出来，反之，文字符号表达的学科概念又是语言词汇的收集对象。"人为自然立学，人为社会立学，没有人，一切科学都不存在。但人之立学，具有动力学目的论的意义；学之所立，具有丰富多样性的差别"。文字符号的相对成熟，是立学的基本条件；但有了文字条件，所立之学的正确性就在于事实反映的真实性，概念的规范性就在于事实范围界定的准确性，故任何学科新概念的符号表达，并不是该文字原先含义的机械重复。"通过符号的组合，把对象界加以规定并使之条理化，然后将有联系的对象界的事物和现象，反过来作为判定符号联结的正确性（真假）的标准。"从《说文解字》到《康熙字典》再到《辞源》，可以清楚看到，作为文字符号所包含的概念，一般具有由简到繁，由单义到多义的特点，而且因为认识表达的需要，构成词汇的文字符号的字形或音节也不断发生变化，这是由于人们认识世界不断深入、扩展的必然。

从汉语工具书可以看出，随着人们认识视野的扩大和深入，汉字符号的含义一般是越来越多，而且衍生出不少新的复合词，通过复合词使"名"与"实"的对应日渐准确，逐层分别细化。但是，事实具体远比文字理论丰富复杂，所以一个字词反映多个对象的情况仍然十分普遍，语言工具书编纂的字词所反映的概念，实际是对过去各个学科语言研究分析后的总结，它是字词过去已有概念的一种集合，并不代表现在具体学科内概念对象界的变化发展。可见，汉语言文字各种含义的汇集，是把以汉语言作为表达符号的各个学科对事实对象进行界定形成的概念加以收集的结果，汉语言工具书中所收集的含义，只是过去的一般的常见概念的集合。因此，作为元语言的汉语言学，其词汇是对各个对象学科过去的符号意义的反映，不是对象学科概念现在发展的体现，哪怕学科专业的工具书也同样如此，即对本学科符号过去含义的集合。故对概念的认识，不能墨守语言工具书中固有的含义，不能机械地用本学科过去符号表达的概念限定今天的认知，更不能用元语言工具书中的含义去规定学科发展所需要表达的实际对象界，否则，学科必然走向衰亡。然而，过多地关注汉语言词汇，固守"证"这个符号过去的概念，忽略中医现代辨证论治的临床实际，使"证"概念跨学科错位，导致在概念位上分不清疾病的现象和本质。

有人认为："据《汉语大字典》记载'证'乃'证'的简化字，用作名词有'证据'、'凭证'之义，可引申为'病况、症候。后多作症'。表明医学上'证'的本义是指患病的证据和诊断的凭证，即现在所说的症状、体征等临床表现……汉语常由单音节字向多音节词发展，'证'字亦派生出复合词'证候'等，其词义较'证'更加明确、具体，并缩小了一字多义的范围……《汉语大字典》'证候'条下的释义较'证'字锐减，却仍载有'症状'之义……'证'的本义和首要内涵是用作诊断凭据的症状、体征等临床信息，后来可引申用作证候、证型和病证3个不同的简称"。这里虽然反映了中医文献部分理论真实，却陷入了作为元语言的汉语工具书的词汇框框里。中医学的语言符号是汉语言，汉语言词汇的收集对象必然包括了中医学内容，但其词汇搜集的医学概念不可能绝对完整。而且，作为汉语言对象的各学科语言的作用是对事实对象区分界定，具有一定的概念位界，可以存在它最早（所谓本义）/最多表达的概念，但并不能因此而认为其概念是什么"首要内涵"，也不能因为符号的对象界变化而出现多个概念，就应该有首要和次要之分，只有概念位界定是否真实准确之别。中医临床面对的是十分复杂的异常状态下的生命体，临床辨证论治的对象，是现实条件下具有个体差异性的活生生的人的疾病，可以分化表达的对象至今没有完全界定清楚，汉语工具书对"证"的释义，不能规定中医临床实际对象的复杂情况，何况古代汉语符号相对简单，不可能胜任学科复杂对象分化表达发展的需要。古人利用学科语言联系，对某个符号的对象界加以具体限定，以表达学科认知客体的深化，于是有了假借、转注的用字方法，有了互训的释字方法，通假字成了古汉语系统的一种普遍现象。虽然《汉语大字典》收集了中医过去用"证"对某些对象界的表达含义，但这种收集，绝不能成为"证"概念对象界认知的桎梏，绝不能因为"证"在汉语言工具书中包含了"症状"就忽视中医自身学术的理论实际和临床实际，把证概念界定为疾病现象，或者证、症不分。

症状概括疾病的现象，证候概括疾病的本质，不仅体现了中医病机逻辑关系，而且反映中医学术的进步。只有运用分化了的证、症概念，去认识古文献中证字在具体语境中的意义，才符合中医辨证论治以病机为核心的逻辑规律。

证候的本质与证据

  病机是中医一切临床活动的核心，辨证论治如果离开病机，我们无法明确"理"的性质，无法做到法、方、药、护的逻辑对应。"疾病现象""疾病本质"是从一般逻辑角度对客体对象的表述，没有具体的医学意义，不具备实质性的内涵。由于中西医学的本质差异性，疾病本质的实质性内涵和用以证明其本质的证据是根本不同的。中医用证候概括辨证结果，病机为其内涵特征，确认了与内在病机关系的症状为其证据，因此，证候病机是中医对疾病本质的把握，证明证候病机的证候标识是证候结论的证据。

  从临床辨证角度看，任何证候都是现实的证候，是现代时空、社会、个体之间的协调性和生命体内在自我调控失常的结果，包含的对象极为复杂，不能脱离具体的时空环境，更不能脱离具体生命，非生命体和与生命整体存在相分离的任何组织中都不可能存在中医的证候。证候是"辨"的结果，其本质"是由人体内部阴阳失调或正邪交争等一系列矛盾运动构成的，它包含着病机变化的各种内部联系，不同病机，可赋予证候以不同质的差异性，而不同的症状则是体内病机变化的外部联系或反映，即已表露出来的各种临床征象。"病机决定证候本质，证候本质具有三因制宜的基本规律，通过因人、因时、因地、因治的病机分析加以明确，把握症状与病机联系的现代特点并从中形成具有普遍规律性的认识，不仅是形成证候病机证据的唯一手段，而且是发展辨证论治的基本方法，是衡量中医是否现代化的标准。李东垣的《脾胃论》、吴又可的《瘟疫论》、叶天士的《温热论》等理论的出现，正是把握了当时疾病现象的内在病机特点，有效地解决了现实疾病的结果。不过，由于医学的客体不仅具有存在时空的刻度，而且具有进化时空的烙印；不仅具有生命的统一性，而且具有个体的差异性；不仅具有可以剖而视之的形态结构组织，而且具有不可分解和不能孤立的生命之核——无法拆零的内涵神气，所以无论在什么样的时空条件下，证候病机"都是内在的，不可剖而视之，只有应用中医主体证据对外在病象进行实事求是的辨识，确认了病象与病机的真实性关系后，才能获得形成证候病机结论的证据。"这种证据称之为证候标识，是中医结合具体环境条件对临床症状经过病机逻辑推演后形成的。

  证概念和证与病的关系问题既是热点又歧义最多，证概念不同、证本质内涵不同、病证关系不同。其实，证概念形成于 2000 多年前，其含义在《伤寒论》中十分清楚：①辨症结论的泛称，相当于西医用"病"概括临床诊断结果。如 16 条"观其脉证，知犯何逆，随证治之"。这里用证字表达了两个中医学所面对的客观对象，一是疾病的表现——症状，即"观其脉证"的证字，这个证字和脉并列，指除脉之外的其他症状，是"观"的对象不是辨的结果；二是经过主体思维"知犯何逆"（逆即证候病机）后，症状转化为证明疾病内在病机的证据——证之外候，即"随证治之"的证字，这个证字表达的对象是"知犯何逆"后的所有结论，其对象界是中医临床辨证结论的泛称。②具体辨症的结果，如"桂枝证""柴胡证"等，相当于西医的具体疾病如"冠状动脉粥样硬化性心脏病"等，这里的证字前冠以桂枝、柴胡，就已经明明白白告诉我们，这些"证"不是一般意义上的证候，而是如同西医有特定的病理生理过程、诊断标准、治疗方法的具体疾病一样，它们都是具有自己的特定病机和特定治法、方药、用量、调护的证候，证候病机本质各不相同，其对象界是中医对具体患者进行具体辨证得到的具体病机结论。从症状到证候必须经过主体的病机逻辑推演过程，在这个过程中，最基本、最重要的是把握症状的内在病机，病机一旦明确，症状就从自然客观转化为具有主体意识的临床证据—证候标识。《伤寒论》对证候概念进行的界定包含了一般证候和具体证候。一般证候的概念用以概括临床主体思维认知所有的结果，具体证候的概念是三因制宜思辨后形成的，是论治之的，其证候病机本质千差万别，证候标识各不相同。

  证候本质即所谓证本质是指决定证候性质、演变的根本属性，是通过主体病机逻辑推演后得到的当时疾病内在病变特点的结论，其概念位小于证候。证候不仅包含了证候病机，还包含确认了与病机具有真实性联系的症状，即证候是以证候标识证明证候病机的综合体，离开证候标识，证候病机成了主观空想；没有证候病机，证候标识的证据意义便没有着落。我们可以从一般角度在理论上对证候下定义，也可以从众多同类证候中归纳出某个证候病机的证候标识（证型），但这种证候标识只是辨症的工具，是证候认知的范例，不是临床具体辨症的结果。从"知犯何逆，随证治之"的一般意义讲，"证候是立法、选方、用药、定量及其调护等论治对象，是具有最终论治意义的最小的病机单元，是结合治疗史分析，对症状及其他临床资料经过病种之辨、病因之辨、病位之辨、病性之辨、病形之辨、病势之辨后，因人、因时、因地、因治所作出的疾病刻诊时的具有个体特征的病机结论。"从究竟"所犯何逆"的具体角度讲，证候病机是"具体疾病在刻诊时的具体的病变机理，它不仅是病病机临床规律的具体表现，而且是病病机因人、因时、因地、因治随机发生的非线性的最小病机单元，为病之机括所在，反映病病机在当时、当地具体患者的病变之关键，是辨证的目的，论治之靶，具有个别、变易的特点"。当然，离开中医的理论原则和病机逻辑，证候的本质和证据是多样的、不确定的，其论争的中医学意义需要时间才能证实或证伪。

证候标识证明证候病机

证，"谏也"，引申为证据，在中医文献常常用作症状、证候（简称证）或病概念的表达词。根据中医病机逻辑，从理论实际和临床实际来说，证以症状为表现，而症状在古代文献主要指患者的异常感觉，多脉症并称，现在"习惯上，将症状、体征和社会行为异常，通称为症状"。它是医学对患者的不适感、异常行为和非正常状态（体征和各种检验、影像结果的异常等）的泛称，是疾病表现形式的一般概念，在未经主体逻辑思维之前，属临床自然客观，不具备具体的医学性质。但经过主体的病机逻辑推演，明确了症状内在的病机意义值后，症状便从自然客观转化为具有证明主体辨证结论——证候病机的证据了，这时的症状已经从客体自然状态变成了病机证据，具有了某种病机的标识意义。任何证据都是主体认知的结果，不同于客体症状，两者必须加以区别。理论上没有区别，容易陷入机械的对号入座式的从症状到症状的按图索骥中去。

症状是中医对客体疾病现象的泛称，既非证候，也非证之外候。客体症状要成为证之外候，需要通过四诊收集包括症状在内的所有临床资料，对这些资料进行实事求是的病机逻辑分析推演，把握了症状的病机意义值后，症状才能转化为证之外候，具有证候病机证据意义。就诊时的症状常常是多个症状群的存在，即以症状群的方式表现出来。四诊临床的主要任务，一是收集症状，避免症状收集失偏，保证症状群的完整性；二是确认症状，防止观察失真，保证每个症状的客观真实性。四诊合参的目的，在于防止就诊时症状群的观察失真和收集失偏。辨析症状则不同于四诊的收集症状和确认症状，"辨"的目的在于获取临床症状内涵的病机，不仅要明确具体症状的病机要素及其值的大小，而且要明确症状群的病机要素之间的关系及其值的大小，通过"辨"，症状群则转化为证候标识，成为证候病机的临床证据。简单地从症状到症状，停留在疾病现象层面，只看临床症状和书面症状的吻合度，症状群的证据作用可靠性很差。

中医不是现象医学，辨证论治不是简单的症状确认和症状收集，通过症状深入到内在的病机本质，才能进行辨证论治。临床症状具有自然客观性和理论从属性。自然客观性，即症状是患者发生疾病后出现的自然现象，是内在病变的外在表现形式，与患者存在的多种因素相关，复杂多样难以尽述，有莫可名状者，有表现怪异者，有含混不清者，有隐而不显者，不因主体而左右，不因理论而多少。症状的自然客观性还在于它的语言表达的多样性，同样症状在不同地方有不同表达语言，如一个胀的感觉，四川人说"胀"，山西人说"憋"。理论从属性，即医生临床运用什么样的医学逻辑认知症状，症状便有了什么样的客观对象，便从属于什么样的疾病性质。症状在不同医学有不同本质，存在不同的医学特征。在西医，症状本身就是临床证据，不同症状构成不同疾病的诊断标准，只是有的症状是金标准，其证据作用是确定的。中医则不然，其临床证据——证候标识并不是症状表现形式的对号入座，需要对症状进行病机逻辑认知后形成，未经辨症之前，症状本身并不具备病机意义，只有辨症之后，症状内在病机意义才能明确，才能成为证候病机的证据。证候标识不是从书面症状到临床症状现象形似的确认能够形成的。

通过《伤寒论》我们发现，证候标识的构成有三个层次：病标识、病机要素标识和证候标识。病标识是病病机（具体疾病彼此相区别的、在一定时空中病变相对稳定的、具有相对独立性的病机过程）的证据，以一定的具有内在联系的特异群和症状为表现形式，如《伤寒论》"××之为病"，即柯韵伯所谓的"病有定体"。证候标识是包含了病标识、综合了当时所有病机要素及其构成关系后得到的证据。如31条："太阳病，项背强几几，无汗恶风，葛根汤主之。"这里的葛根汤证的证候标识由"太阳病"和"项背强几几，无汗恶风"构成。"脉浮，头项强痛而恶寒"是"太阳之为病"的证据，即太阳病的病标识；"项背强几几，无汗恶风"是"风寒伤及太阳经输"——具体的病位、病因等病机要素的标识，由此构成了葛根汤证的证候标识。从表面看，疾病单一的证候，其证候标识=病标识+病机要素标识；患病多种的证候（"合病""并病"之证），其证候标识=病标识+病标识+病标识+病机要素标识，但实际上证候标识是病标识和其他病机要素标识或者多种病标识在现实条件下的有机综合体，各种构成关系不是简单的加和关系，是以具体时空存在为条件，以具体藏象、气血、经络等为联系，以实际正邪状况为内涵的，不仅反映了患者体质性格特征，体现了某种疾病过程，而且反映了患者客观存在环境的各种影响因素的实际作用，是疾病现代特征在具体患者的客观表现，症状群为其表现形式。

证候标识以症状为表现，但不是症状本身，而是明确了与病机真实性关系的症状，即确定了症状的病机意义值后，才能得到证候标识。证候标识以病机要素标识为最小构成单元，病机要素标识不仅是确立证候标识的基础，而且是病标识的基本构成。分析症状内涵的病机要素意义值，是临床最基本的辨症技能。根据症状与病机的基本关系，我们把病机要素标识分成两大基本类型：正值症状和负值症状。症状在未辨之前为0值，医学意义是不确定的，不是病机要素标识；已辨之后则有正值、负值及其值的大小的不同，但都是病机要素标识，对病机意义的证明是确定的。正值症状说明症状与病机的正向关系，表明症状与病机的一致性，如寒证反映寒性病机、热证反映热性病机；负值症状说明症状与病机的反向关系，表明症状和病机非一致性，如表现为热证但却是寒性病机的真寒假热，表现为寒证但却是热性病机的真热假寒。临床症状的病机意义值不是均等的，正值之中有大小，值越大在证候标识中的主导作用越大，如"柴胡证，但见一证便是"；值越小在证候标识中的病机意义越小，所以有"舍脉从症、舍症从脉"。负值反映症状和病机的反向关系，不是对病机的否定，而是对特定情况下的病机的证明。这种反向的负值症状，"是由那些歪曲或倒错地反映病机的症状造成的，它们之间的这种反常的关系即属于'反'的联系"。

负值症状既可见于病性要素，又可见于病位要素。真寒假热、真热假寒；大实有羸状、至虚有盛候是病性要素的负值症状。病位要素的负值症状，是指病位在里反而表现出肌表症状，病位在表反而表现出内在脏腑症状。肌表的症状简称表证，内在脏腑的症状简称里证。表证"是机体在疾病状态下，经皮毛、肌腠、经络等外周组织所反映出来的异常感觉和客观表现，有广义和狭义之分。广义表证泛指经皮毛、肌腠、经络等外周组织所反映出来的所有异常感觉和客观表现，既有他觉症状，如皮毛的斑疹疥癣、脱发起屑，肌肉经络的拘挛震颤、瘫痪歪斜；也有自觉症状，如皮毛的恶寒发热、瘙痒麻木，肌肉经络的筋骨疼痛、肢体倦怠等。狭义表证是指恶寒发热，头身疼痛，脉浮等临床表现，是外邪中人、疾病初起的一般表现形式。"里证则是经由内在脏腑反映出来的异常感觉和客观表现，简单地讲，凡一切非肌表症状，皆属于里证范畴。病位在里反见表证者，如《瘟疫论》达原饮之证，邪在"夹脊之前，肠胃之后"，病位不在肌表却出现肌表症状——憎寒发热，头痛身痛；病位在表反见里证者，如《医门法律》中的邪入肌表内犯胃肠而成痢疾之活人败毒散证，邪居于肌表，病成于胃肠，所以要逆流挽舟。"人是一个以五脏为中心的整体，皮毛、肌腠、经络、筋骨及口、眼、耳、鼻、前后二阴等外周组织器官，无一不与内在脏腑密切相关，邪中脏腑可表现于外，邪中外表可传之于内。表与脏腑内外相联的关系，是多方式、多层面、多途径的"，虽然在表者多表证，在里者多里证，但同样存在病位在里反映为表证、病位在表反映为里证的情况，故不能见到表证就下病位在表、见到里证就下病位在里的结论。张景岳告诫说"第于内伤外感之间，疑似之际，若有不明，未免以表作里，以里作表，乃致大害，故当详辨也"。

从症状到证候标识的基本途径——辨症的分析与综合

症状作为客体存在，既是医学的事实基础，在书面成为证明病机的证据，是理论构成；又是医生辨症的入手处，在临床为疾病各种现象，是客体对象。换句话说，症状有临床存在和书面存在的区别，临床存在之症状是医学的客体，不以主体意志（理论）为转移；书面存在之症状是医学主体理论，从一般意义反映了某种疾病性质，其病机意义值具有理论规定性，一定的症状构成一定的证候标识。书面的证候是确定的、静态的证候，其证候标识是固化的，症状群的病机意义值具有理论规定性，是过去临床辨证结论的理论抽象，其可靠性建立在群体真实基础上，具有非现实性特点，相对临床而言，属于辨证工具而非辨证结果。理论与临床既具有同一性又具有差异性，同一性越大，症状病机意义越易于辨别；差异性越大，症状的病机意义越难以辨别。从理论到临床偏倚无处不在，临床症状的病机意义值具有个体化特点，需要遵循中医病机逻辑，运用相关理论进行具体情况具体分析，求证内在病机真实，其可靠性取决于"辨症求机"思维的正确性。没有对症状进行实事求是的"辨"，理论的证候标识无论怎么可靠，都不能决定临床证候标识，不能证明当前病机，故中医把辨证作为从理论到临床的基本手段。

证候病机由病因、病位、病性、病形、病势、病种等六项构成，是通过辨症"因人、因时、因地、因治所作出的一定疾病刻诊当时的具有个体特征的病机结论。"这一辨症过程，从症状入手，对病机要素项及其具体构成进行分析，了解证候病机要素的具体内容，然后综合病机要素，明确它们之间的关系，确定证候病机。这是临床中医必需的基本技能，大致可分为两个阶段。

一是分析阶段，即症状内涵病机要素值的认知阶段，主要分析症状是哪个病机要素的外在反映，其反映形式是正值关系还是负值关系，值的大小如何。分析是辨症的初级阶段，要解决的问题是症状和病机要素的关系，明确症状是哪个病机要素的证据，关键在定性分析，把握症状反映的病机要素性质。《素问·至真要大论》病机十九条通过具体症状，例举了症状与病因、病位、病性等病机要素的关系，赋予了症状的病机要素性质，使症状从临床客观变成了带有主体思维逻辑内容的病机要素标识。如"诸痛痒疮，皆属于心"，将"诸痛痒疮"与病位——心相联系，成为心发生病变的证据；"诸禁鼓慄，如丧神守，皆属于火"，将"诸禁鼓慄，如丧神守"与病因——火相联系，成为火邪致病的证据；"诸胀腹大，皆属于热"，将"诸胀腹大"与病性——热相联系，成为热壅于内的证据。病机十九条症状内涵的病机要素，都是正值关系，症状和病机要素呈正向对应，具有理论规定性，属于定性分析。但临床症状的病机要素值是有条件的，不是无条件的，条件是极为复杂和变化的，不是一模一样的，故分析任何症状的病机意义值不能孤立地确认，需要与时空背景相联系（天地合气），需要四诊合参，而且必须落实到生命个体客观实际（生活实际、医疗实际等），即所谓"审察病机，无失气宜"，才能真实地分辨出症状内涵的病机性质，刻舟求剑得不到真实的病机意义值。现代八纲等所列举的症状具有的病机要素值与病机十九条相类似，都是从理论上对具体症状进行单一病机要素意义的抽象，即将具有病位要素标识意义的症状归纳在表、里，将具有病性要素标识意义的症状归纳在寒热、虚实等，是分辨症状病机要素性质的依据，具有极为重要的指导意义。

分析之中有综合。病种作为证候病机的构成要素，实质是包含了病因、病性、病位和病形在内的复合型要素，作为理论规范，其病机构成的要素是固化和确定的，作为其证据的病标识具有规矩、准绳的意义。具体到临床患者，在证候病机之中，病病机和书面理论并不完全相等，其病机构成要素及其关系特点虽然同样存在，但在程度主次上由于慄的具体情况不同而存在差异性，反映出不同的证候，在病病机要素之外同时还存在其他的与病病机有区别的病机要素。所以，同样是太阳病经证的伤寒病，同样具有"风寒侵袭肌表，卫阳外发受阻，肌表营阴郁滞"的病机，但因程度（实质是量）差异和其他病机要素的不同，而分别有五类不同的证候病机。可见，具体到临床，对作为证候病机要素的病机的辨析依然十分重要。

二是综合阶段，即病机要素关系值认知阶段。证候病机包含构成要素和要素关系，"病机要素是基础，病机关系是机括，离开要素便不存在机括，离开机括就没有论治目标。"辨症最终必须落实到对病机要素关系值的把握，即对症状内涵的各病机要素之间的关系值的确定，病机要素构成关系存在正值的正向关系，负值的反向关系两种不同情况。正值关系，指所有病机要素在证候病机要素关系中呈正向关系，如外感暑热气津两伤证，其病位要素——气津出现的病性—虚，和病因要素——暑热致病的特点相一致，病因、病位、病性之间呈正向构成关系。这种由病因为主导形成的各病机要素的正向关系，称之为病因主导性正值关系；若是病性为主导，则叫病性主导性正值关系，如"肾阳虚证"；病形为主导则名病形主导性正值关系，如"积聚"等。病机要素负值关系，指的病机要素在证候病机中和主导病机要素呈反向关系。如《伤寒论》317条："少阴病，下利清谷，里寒外热，手足厥逆，脉微欲绝，身反不恶寒，其人面色赤，或腹痛，或干呕，或咽痛，或利止脉不出者，通脉四逆汤主之。"孤立地分析"面色赤""咽痛"，一般为阳热病性的外在表现，但其症状出现在少阴病，同时有"下利清谷"和"手足厥逆，脉微欲绝"等反映少阴阴寒内盛的症状，里和外相反，寒和热相反，在这样的反向病机要素关系中，主导病机要素为证候病机之本，和主导病机要素呈反向关系的标识——"身反不恶寒，其人面色赤"，则为负值关系的症状。这里的负值症状，是对证候主导要素——阴寒内盛的病势状况——格阳的证明，没有这样的负值症状，格阳证便不能成立。在这种情况下，反向负值关系的值越大，说明主导病性要素的病势越深重，如格阳证进一步逼阳气外现，出现无根的"回光返照"，则是阴阳即将离决了。病机要素负值关系同样因为主导病机要素的不同，而有病因主导性负值关系、病性主导性负值关系和病形主导性负值关系等的不同。

"合病""并病"之证的病种构成关系是辨证的关键。"合病"的证候关键在于把握病种构成的主次关系，如《伤寒论》太阳与阳明"合病"，若以太阳病为主而"必自下利"，说明其病机构成关系为外邪内传阳明，邪迫大肠，其阳明病因太阳病邪而起，所以发散风寒逆流挽舟，用"葛根汤主之"（32条）；太阳与少阳"合病"，"自下利者"说明病机构成关系为热邪偏盛于少阳，少阳热邪下注胃肠而成，太阳之为病是随少阳而起，所以应清泄少阳而"与黄芩汤"（172条）；"三阳合病"，如果阳明病为证候病机的主导病种，病种构成关系以阳明气分热盛为主，具有"自汗出"的临床表现，论治的关键就在阳明气分，故"白虎汤主之"（219条）。至于"并病"之证，仲景对病种构成关系一般着眼先起之病，先起之病的状况是辨症重点，如果先起之病已罢则后起之病为该证候病机关键，所以当太阳与阳明并病，须在"太阳证罢"的前提下，用"宜大承气汤"（220条）；如果先起之病未罢则先起之病为证候病机重点，所以太阳与少阳并病，"头项强痛"之太阳病标识存在，刺足三阳交会的大椎和太阳经穴肺俞、肝俞而以疏太阳之邪为主（142条）。

症状群与证候标识

症状是单一的，证候标识一般是多个具有一定病机意义值的症状构成，这多个症状不是人为的组合，而是以病机为内在根据的多个症状群和，是生命自控调节机制在疾病状态下做出的自然反应，所包含的疾病现象及变化遵循自身病机演变规律，其反应形式不受理论的支配。

群，指证候病机的症状表现形式并非单一、纯粹，证候标识既存在多种不同的症状，症状和症状之间在某个方面又可能有共同之处，或特征同一，或部位同一，或时间同一，如手足心热是特征的同一，心中烦热是部位的同一，时发热汗出是时间的同一等。和，指具体证候标识表现为哪些具体症状缺乏理论规定，在临床，是患者自身病机非主观意愿外在表现的自然状态，这种自然状态是机体自身及其与外界阴阳神气自控协调性异常发生的一种病态的共和存在，与患者存在时空、环境条件密切相关，各个疾病现象以病机为联系而共存，服从内在病机的演变规律，病机发生变化，症状的群和状态相应变化，既没有规定性和一致性，也并非杂乱无章；在理论，证候标识的症状群是临床证候标识表现形式共性的抽象，反映临床证候的基本外在特点，不是从理论到理论的人为症状组合，而是临床实际的规律性反映，体现了理论和临床的事实和谐。

症状群是具有内在病机关系的自然症状群和，无论临床和理论作为证候标识都具有确定性。临床客观条件不同，作为证候标识的症状群的实际表现都是随机性的，这种随机性在本质上是由当时患者内在病机及其反应特点所决定的具有个体化特征的确定性，因此，不同症状群在临床可能是相同证候标识的表现，相同症状群可能是不同证候标识的表现；通过临床形成的理论性证候标识，症状群在症状特征和症状数量上具有确定性，这种确定性是临床绝大多数同类证候标识表现形式的理论归纳，其症状群内的症状构成是一定相关，不可分离的。

随机症状群所标识的证候病机，没有规定性；一定相关的症状群所标识的证候病机，没有现实性，临床症状群反映的病机要素值及关系值与理论既具有同一性又具有差异性。但任何同一性都必须落实在具体患者，临床没有脱离具体患者的同一性；同一性之中存在差异性，临床和理论没有绝对一致的，两者之间不是模具和产品的轧制关系。反之，任何差异性都内涵着病机逻辑的同一性，无论什么症状都是病机的外在表现，只要运用正确的病机逻辑推演方法，都能够求证出符合临床客观实际的证候病机。岳美中可以从××大便燥结等症状中形成甘草泻心汤证病机的结论，不囿于雷鸣下利的理论；朱进忠可以从冠状动脉粥样硬化的表现中分辨出"痰郁气结、枢机不利"病位在肝胆、"气阴俱虚，膈简支饮"病位在脾肾、膈间等的不同，不陷于形态组织的巢臼，都以实实在在的临床实践证明，只有通过患者的具体症状群及其客观存在，运用中医病机理论进行实事求是的分析、综合，求证具体患者内在的病机特点，把握其个体化的确定性，才能进行有效论治。

理论是辨症工具，病机是辨症逻辑，证候病机是最终结论，学习理论是"辨症求机"的基础。

1. 症状群的一定相关　指证候标识的症状群是一定的，是对临床具有某种病机要素及构成关系的症状群进行理论升华形成的，是中医病机逻辑从临床走向理论的必然。这种由内在病机要素及其构成关系所决定的症状群形成的证候标识，实际是一种理论抽象，这种抽象一旦固定下来，症状与症状之间的关系就表现为一定相关，症状群和关系不可分离。

《伤寒论》的一定相关症状群是在病标识基础上对证候标识进行的理论说明。病标识的表现形式也是症状群，但其症状群是具有某种特异性的症状群，群和症状数一般少于证候标识的症状群。特异群和症状反映了病机的时间稳定性，和证候标识相比，症状群和的相关性更大。

理论上讲，证候标识是某种疾病在某些时空条件下的具体病机性质外在症状表现的一定相关的理论表达，通过临床辨症求机的逻辑推演、群体抽象形成，是临床辨症的理论依据，具有启发辨症求机思维、提供逻辑依据的积极作用。但任何症状，孤立地看其病机意义是不确定的；联系地看和症状不同病机意义不同。《伤寒论》症状群的一定相关大多从病的层次过渡到证的层次的模式形成（计有146条），辨病以明确证候的病种属性，是把握具体症状病机意义的前提，如果离开病，不从病标识的病机性质出发进行辨症，就不能把握具体症状内涵的病机意义。"如太阳伤寒病的病机是卫阳外发受阻，肌表营阴郁滞，风寒独甚于肌表，太阳'开'的机制发生了问题，以当'开'不'开'而表现出'合'大于'开'的一类症状为病标识。在此基础上，卫阳因风寒侵袭受激增加的外发量被郁阻于中，外发之势转而上逆，就会影响肺、胃气机，所以3条以呕逆、35条以喘、40条以干呕作为伤寒病卫阳受阻的病势标识，症状不同但在病机要素关系上，具有共同的病势意义：一是卫阳具有应激增加外发量的反应，说明机体不存在卫阳储备不足和不能应邪的情况；二是卫阳趋邪指向性没有紊乱，说明机体卫阳抗邪的病位识别机制正常；三是卫阳外发通路不畅，说明卫阳运行肌表阻碍不能保证抗邪需要。故它们治则都相同——汗而发之，因势利导消除阻碍，促使卫阳顺利外发以驱邪。倘若脱离太阳伤寒病的病机，呕、喘标识的病机要素意义及其关系值将截然不同，证候病机性质也截然不同。

2. 症状群的随机性　临床证候具有现代特征，中医辨症就是根据就诊患者存在的所有群和症状，结合具体的各种各样的时空条件，"无失其宜"地把握当时症状群的病机要素及其要素关系，形成证候病机判断。没有现代证候认知，就没有辨证论治，历史如此，今天也如此。现代时空环境及社会人文状况的认知和了解，是形成现代条件下的证候标识、提高辨证论治准确性的重要前提。

但临床症状群的发生及变化，没有理论规定性，纯粹自然不为理论所左右，既便存在医疗的干预等社会人为因素，这些因素相对于患者内在病变机制而言，是外在的、因具体情况而异的，可以说，临床证候标识的症状群是现实条件下具体生命过程中的阴阳神气及其与外在环境协调性异常的反应，究竟以什么方式发生，只有具体情况具体分析。一般可以归纳为三种情况：

一是证候标识由特异群和症状和其他症状的随机群和而成，说明临床证候是在某个具体疾病基础上发生和形成，其证候病机基本从属于病的病机，只是其中某些病机要素出现变化或者存在病病机之外的病机要素而表现出某种差异性，但这种变化没有脱离病的病机过程，病的病机依然是基本的，证候的病种属性没有改变。这种情况下，证候病机和病的病机在主要方面具有同一性，证候标识表现出的随机群和症状较为单纯，辨症难度相对较低。

二是证候标识由多种特异群和症状随机形成的症状群，其症状群既有可能为多种不同的特异群和症状构成，又可能还包含有反映其他病机要素的具体症状，基本体现为多种随机出现的特异群和症状与其他具体症状的随机群和，这种症状群是"合病""并病"之证的表现形式。在现代条件下，临床以内伤杂病为主，"患病大多不是单一的，常在一个患者身上同时存在多种疾病，证候每每成为多种疾病'合病''并病'的综合体"，辨症状群中特异群和症状的多少和类别十分重要。

三是证候标识只有反映病机要素标识的症状随机群和构成，即症状群中没有特异群和症状，通过具体症状的病机要素值及其之间的病机关系值的分辨，来确立证候标识。按某些强调辨病的理论，临床证候标识应是特异群和症状与其他症状的随机反映，即以病标识为基线而表现出来的随机性，但中医之病是对具有线性特点的病机过程的理论抽象，如果缺乏大量患者整个病程的病机特点的具体观察，没有对其观察形成的病机结论进行历史的疗效反观证实，反映病机过程的病就难以规范，病标识的特异症状群的理论抽象无法形成。外感疾病病程较短、病机过程相对单纯而且症状较相似，易于观察和形成比较一致的病机结论并在临床得到检验证实；内伤杂病病程较长、病机过程相对复杂而且具有存在时空（运气影响、地理环境、社会状况等）的特征，症状表现不尽一致，辨证论治过程中医患的相对关系还存在很多变数，很难全面地观察始终并积累到病规范需要的病案数，且临床验证的历史过程较长，疾病又是随时空变化的，故对内伤杂病的反映病过程的病机认知相对薄弱，将以某个症状为主的随机症状群进行四诊合参作为辨证论治着眼点，成为历代中医的共同现象。这并不影响辨证论治，一是因为内伤杂病的病机过程稳定性较大，症状群表现也比较稳定，通过具体症状病机意义值的辨析，就能够在某种程度把握病的病机过程；二是由于分析、综合对症状病机要素值和关系值的确认，本身就是对疾病内在本质和程度的把握，其实包含了对病机整体过程的辨知，临床只要"药随证转"同样可以十全，这是历史证明了的客观事实。任应秋认为"不管你识病与不识病，立法施治，总是从辨证入手的……不管已知的病，和未知的病，辨证始终是主要的。甚至可以说，已知的病，也是经过了长期的不断地辨证，不断地施治，不断地总结，才把它认识了……未知的病，仍然有待我们在实践中不断地辨证，不断地施治，不断地总结，逐渐地认识它们，肯定在将来一定会被人们认识的"。

症状群的一定相关是证候标识的理论表达，反映群体真实，具有辨症指导意义；症状群的随机性是证候标识在临床的具体表现，反映个体真实。随机症状群中寓有一定相关，一定相关是随机症状群的理论必然，它们同一性的大小决定临床证候标识与书面理论表达的一致性的大小，决定辨症难度的高低。

中医的病证关系及其逻辑误区

中医的证候，并非是症状的代名词，它和症状具有本质的不同，它们之间通过病机逻辑联系起来，是临床辨证过程中的两个不同的对象，概念位具有本质差异性，通过证候标识可以十分清楚地看到这一点。但站在不同学科立场会有证概念的不同解读，会有不同的证本质。如果不能立足中医基本观念和理论原则，不能运用病机逻辑分析来认识，证概念是不确定的，其本质差异极大。

从中医病机逻辑出发，根据《伤寒论》的辨症理论，可以清楚看出，病是证候的构成内容，从

"病"的层次上升到证候层次是其辨症的基本途径。任何疾病如果不能落实在具体证候，便无法进行具体论治，根本谈不上理法方药的丝丝入扣。

从空间概念大小的角度看，证候的概念位大于病的概念位，病属于证候病机的构成要素，病包含于证候之中；从时间概念大小的角度看，证候从属于病，是具有病病机特征的、在不同附加条件下出现的具有某种相同病病机特点的证候。虽然时空观不同，病和证候的从属关系不同，但在临床实际，根本没有离开空间的时间，任何病病机的时间过程都是通过具体患者表现出来。简单地讲，病与证候的关系，就是"线"与"珠"的关系，"珠"包含"线"，"线"贯穿"珠"，穿"珠"之线既可能是单一的，也可能是多种的，多种的《伤寒论》称之为"合病""并病"。但具体到临床，无论什么"线"、无论多少"线"穿"珠"，不管"线"是怎样穿"珠"，"线"都只有通过"珠"才能得到，即任何疾病的任何时间段或者时间点，都必须通过具体患者在具体时间体现出来，只有通过对当时患者——既包含了疾病时间又包含了疾病空间的载体具体情况具体分析，才能把握住病病机在具体空间的具体时间段的具有个体真实性的证候病机。病作为具有相对稳定和独立性的病机规范，是辨症确立证候病机的一个前提，但不是辨症的终极目的，不具有最终的论治意义，只有把握了证候病机，才能进行有目的的论治。

由于生命体及其疾病的极端复杂性，病和证候的关系并非那么单纯，存在某种不确定性。《伤寒论》中的病证关系大致反映出这样三种情况：一是同病异证关系——"线"穿"珠"，即同一种疾病，因为具体条件的不同，表现出不同证候，如太阳病中风，可以出现桂枝汤证、桂枝加葛根汤证，也可以出现桂枝加附子汤证、桂枝去芍药汤证等；二是多病一证关系——多"线"穿"珠"，即多种疾病同时出现在同一患者的同一时间，如"合病""并病"之证；三是异病同证关系—不同的"线"在不同时间表现出同一个"珠"的情况，即不同疾病在某种情况下可以出现相同证候，如太阳病有桂枝汤证，阳明病有桂枝汤证，太阴病也有桂枝汤证。可见，我们无法用一个具体的病去规定和限制证候，只能实事求是地从临床具体出发，分析症状内涵的病机，只要把握了证候病机，病的诊断就在其中了。

从中医自身学科逻辑来看，病和证的关系是清楚的，在理论反映为"线"与"珠"的关系，在临床体现为现实条件下具有个体化特征的病机要素及其关系的有机统一体。可现实的情况是用西医的病理生理取代中医证候病机，并且用西医的理论原则和逻辑方法作为中医证候及其相关概念的评判标准，有人把这种情况冠冕堂皇地称之为"唯一性原理"。可是"唯一性原理"规定下的证概念，为什么不是以中医为"唯一"而是以西医为"唯一"呢？为什么断言"中医的证属于西医的基本病理过程"而只看到"中医证的现代医学概念"呢？"在解剖形器观作用下，西医总是企图把生命的内在外在化为临床证据"，其"临床证据的实质根植于形态组织的标准之中，所以把病理学检查（组织活检和尸体解剖）、外科手术所见、特殊的影像学检查等作为金标准，临床诊断十分强调标准的符合与否"。西医以显性可见的标准作为临床诊断的依据，过于看重过去临床或实验室形成的认知，把过去的认知作为现实的规范，是否符合过去形成的诊断治疗标准，就成了衡量医生临床的诊治是否正确的唯一尺度，中医则以病机理论作为辨症工具，强调临床从患者的实际情况出发，对由一切显性可见的疾病现象所形成的症状群进行实事求是的病机认知，把证候标识的现实性作为内在规定，以疗效反观考查医生辨证论治的准确性。

西医诊而断之不同于中医辨而识之的临床方法，符合标准与否的诊断逻辑和中医运用病机逻辑推演外在表象中的内在病机意义有天壤之别。为了适应西医的逻辑方法，不得不背离证候的病机内涵，强调疾病现象——症状的表现形式，以症状的形似作为判断的依据，把证候和症状的概念弄得模棱两可，在中医证概念和病证关系等问题上形成了逻辑误区。因此，黄开泰认为建立中医的"临床辨证学"，形成从症状走向证候标识的病机逻辑规则，培养后来人的"辨症求机"思维，在现实情况下极为重要和迫切。但首先要破除医学唯一论对中医学的负面影响。唯一是排他的，因为唯一，不能其他；既然唯一，何必其他？这本身是对中医、西医、中西医结合三种医学并存的否定，也是对中西医结合自身的否定。

认知疾病能够唯一吗？能够以西医唯一吗？《作为认识论和逻辑的辨证法》云："思维形式的区别不在于一些形式反映一些客体，另一些形式反映另一些客体。它们之间的区别在别的方面；同一个客体（或者客体的同一个方面）可以用不同方式以不同的目的反映在不同形式中；因此每一种形式都在思维向客观真理运动中履行自己的职能。"而且"同样的事实可以纳入不同的理论，因为人们从不同观念的角度考察这些事实，并从中找到不同的规律性"。不能因为中医和西医面对的是同一个客体——疾病，就不顾客观实际，简单地认为它们应当同一，而削足适履地和西医的东西（包括其他非中医学科的东西）对号入座，用西医逻辑取代中医逻辑，把西医的病作为中医证的规范。应当明白，"西医唯形的解剖组织观念决定它找寻以形态组织结构为基础的规律，它的理论发展表现在对组织结构认识的不断深化，所有实验室得到的各种影像、分析、化验结果，基本是具有静态特征的器官组织的器质性改变。中医重视的阴阳神气观念决定它主要探求以阴阳整体联系为根本的内涵神气变化规律，它的理论发展以病机的个体真实为临床证据的事实基础，将生命体的疾病放在天地宇宙、社会人事的进化时空中，运动、联系地加以认知，临床辨证论治都是三因制宜、动态分析决策，辨证结论是既反映患者当时个体化病变性质还包含可能发生传变的证候病机"。遗憾的是，"我们长期把中西医区别定位在宏观与微观、整体与局部，把中医局限在西医解剖结构框框里，在有形中寻求中医的实质，从六经、命门、三焦到证本质，孜孜不倦，大有不在形态中找到证明中医科学的证据誓不罢休之势"。因此，现在普遍流行的是西医的病加中医的证，在西医器质性改变的病的框框里去进行辨证分型，用固定的中药处方去治疗西医的病，以至于"在新药的审批中，中药方剂的治疗对象是西医的疾病，只是附以中医的证型。临床科研中，绝大多数的文章是中医方剂治疗西医疾病，这种西医辨病附以中医辨证的思路已经成为常见的模式"。在"部分主要学术期刊所载论文中"，"用西医病名诊断而用中医方法进行治疗的文章比例高达82.8%～97.2%，而真正按中医病名进行辨证论治者仅占2.6%～17.2%。实际上，实行辨病论治已成为中医临床工作的主流与方向"。遵循解剖组织观念寻求中医证候实质并将其当成中西医结合学科之路无可厚非，但将其作为中医自身学术发展方向，必将导致中医学科独立性的弱化，发展下去便没有"辨证论治的医"而只有"开中药的医"了。"辨证论治的医"才是中医，病机逻辑为其衡量标准。科学发展到今天，对人体生命的认知还远远不够，我们怎么能够就把西医当成是唯一正确的东西而要中医向西医靠拢呢。

《中医与传统文化》在引用林中鹏先生的话"我们不能以西医的标准作为证伪或取代中医的历史审判庭"后指出"自从20世纪初'科学'一词传入中国，我们对'科学'的推崇已达到迷信的程度，而中医所受到的伤害最为深重"。认为"中医药学与西医药学应该是平起平坐、相互补充，而又不能相互取代的两大医疗保健体系。二者理论与实践完全不同，不能相互作为证伪的标准"。然而，西医病的基础上进行的中医证概念研究，用西医形器组织的生理病理取代中医病机逻辑，西医辨病附以中医辨证的病证关系，已经成了中医学术的普遍，这些客观存在的跨中西医学科的逻辑错位，表现为中医自身学术和临床全面萎缩，如果还不加强中医自身学术的研究，不研究在现实条件下的症状和病机关系的时代特征，不研究现代医疗仪器获取的各种异常生命现象——症状的内在病机意义（微观症状的辨证），提高辨证论治水平，"现代化"的结果必然是"化"掉中医。我们不从中医存亡的高度认识这个问题，不重视中医病机逻辑及其辨症的学术研究，仍然沉溺于证字文献考证，忽视中医自身的病的理论，后果是不难想象的。任应秋早在1980年就明确指出，中医的辨证与西医的辨病结合，"没有太多的道理。而这种提法的思想根源，是以为中医只辨证而不辨病。西医辨不辨证我不太理解，若说中医不辨病，那是不对的……如果从中西两个不同医学的角度来说，两个疾病的概念是不一样的。从目前来说，现代医学确诊的疾病，如果要用中药治疗，还得以传统的辨证方法为主导"。

中西医结合有中西医结合的逻辑规律，中医有中医的逻辑规律，我们不能用中医逻辑取代中西医结合的逻辑，同样不能用中西医结合的逻辑取代中医逻辑。中西医结合是中医和西医相互渗透的产物，其目的应该是形成一种既不同于中医，又不同于西医的新型医学，而不是以消灭中医为己任。可现实是，在中医学术界，中西医结合的学科探索取代了中医的学术发展；在中医教育界，中西医结合的教育超然于中医的教育。中医病机逻辑及其辨证、证、症和病等概念的日渐混乱，说明中医作为一个独立的学科在学术发展问题上即将亡失。多年来中医西化的客观实际，要求中医应该对把内在病机认知结论的证嫁接在西医组织器官形态异常的病的枝头上有所反思：是否有利于中医辨证论治和自身学术发展？是否是导致中医概念含混和逻辑混乱的根源？器质性改变在中医究竟是辨症结果还是辨症对象？要知道，凡是可以被感官感知的都是现象，只有通过思维把握的才是本质。本质不能被感知，中医的证候就是运用中医理论逻辑对疾病现象——症状进行病机逻辑思维的结果。

中医、西医、中西医结合是三个不同的医学体系，不应厚此薄彼以此医学去评判彼医学，更不应违背自身理论原则和逻辑。自身理论原则和逻辑的丧失就意味着自身的消亡。加强中医"辨症求机"逻辑思维的培养，发展中医自身的临床辨证技能，真正培养出具有病机逻辑思维的临床中医，在现实条件下显得十分紧迫，关系中医存亡。

92 病机辨证新体系的构建

中医学所面对的临床问题已有显著变化，应重视在传承和临床实践基础上谋求新的理论创新。辨证体系的形成肇始于张仲景《伤寒论》，不同的辨证方法具有各自的适用范围和特点，但其共性在于把握病机。学者周仲瑛等认为辨证应首重病机分析，以病机为核心构建辨证论治新体系，融多元辨证为一体，提炼形成更为实用、灵活、综合性强的辨证方法，能够活化辨证，执简驭繁。病机辨证的基本要素包括病理因素、病性、病位、病势，并由此构成辨证诊断的病机证素。病机辨证的应用要把握病机的层次性，明晰病机复合、兼夹的复杂性，区别病机的同一性与差异性。病机辨证以疾病病机为主体制定辨治方案，其内容以病机证素为条目，列有辨证、病性、病位、病势演变、治法、方药范例、加减、临证备要诸项。

构建中医病机辨证新体系是临床的需求

1. 辨证是中医临床取得疗效的关键 辨证论治是中医学临床诊疗的基本思路和方法，辨证是中医学的灵魂，取得疗效的关键。临床常用的辨证方法包括八纲辨证、脏腑辨证、经络辨证、气血津液辨证、六经辨证、卫气营血辨证、三焦辨证和病因辨证等，不同的辨证方法具有各自的适用范围和特点，并相互补充。近现代以来，中医学所面对的临床问题已有显著变化。由于疾病和证候的复杂多样，加之医者水平、学术流派等影响，对同一疾病的辨证方法和辨证分型各有不同，致使证候分类繁多，无法统一，容易机械、僵化，未能充分体现中医辨证的圆机活法和个体化治疗的特色与优势。因此，应重视在传承和临床实践基础上谋求新的理论创新，更好地服务于临床。

2. 以病机为主线构建辨证新体系 周仲瑛在近70年的医、教、研生涯中，逐步认识到最具有中医特色的辨证论治——理法方药诊疗体系，原本是机圆法活的一种思辨技能，而今却难以与辨证标准化、规范化、量化等要求合拍，虽然已经制定多种病证的诊疗标准、指导原则、指南与临床路径，却不能求得共识，较难在临床执行实施，值得人们反思、共商。

周仲瑛由《素问·至真要大论》"病机十九条"得到启示，认为"审察病机"是辨证论治的前提，"谨守病机"则是论治必须遵守的原则。不同辨证方法的共性在于把握病机，辨证应首重病机分析。从病机层次解析中医辨证过程，符合中医临床辨证思维认识过程。周仲瑛回顾自身临证实践，反复质疑，逐渐感悟到若能应用病机理论指导辨证，既能反映病情的复杂多样性、个体性和辨证的灵活性，又可执简驭繁，以免陷于僵化的固定分型思维，达到活化辨证的目的，充实、完善和发展中医学理论。由此萌生了以病机为核心构建辨证论治新体系的设想。

由此可见，深刻理解各种辨证方法在临床应用中的针对性和兼容性，在继承各种传统辨证方法优势的基础上，融多元辨证为一体，以病机为主线提炼形成更为实用、灵活、综合性强的辨证方法，自能活化辨证，起到由博返约、由繁至简、提纲挈领的作用，借此可提升应对复杂难治性疾病的诊疗能力。强调病机在辨证论治中的核心地位，对于真正领会中医学的原创思维和认知方法，有效地指导临床实践，促进中医学术发展有着极为重要的理论意义和实用价值。

中医病机辨证的基本要素

张景岳云："机者，要也，变也，病变所由出也。"病机是指疾病发生、发展、变化的机理。其内涵包括病理因素、病性、病位、病势，并由此构成病机辨证的基本要素，即证候诊断的基本要素，简称"病机证素"，交叉组合成为证候的名称。临床依据采集的四诊信息，需从病理因素、病性、病位、病势分析病机，从而揭示疾病发生、发展、演变的规律。

1. 病理因素 病理因素是疾病病变过程中因脏腑功能失调所产生的致病因子，又可直接或间接地导致多种病证，应注意与病因的区分。从中医学理论体系而言，病理因素属病机概念的范畴，大致包括风、寒、湿、燥、火、热、痰、水、饮、瘀、郁、毒等。病理因素作为病机辨证的主要内容，其中的风、寒、湿、燥、火并非外感六淫的病因概念。内生五气致病，是凭借"司外揣内"分析、推测而知，皆应归属于病机之"病理因素"范畴。

2. 病位 疾病的病位主要在五脏、六腑、经络、表里，也可在卫气营血、上中下三焦等。人体以五脏为中心，配以六腑，通过经络系统外合五体、五官、九窍、四肢百骸，从而组成有机联系的整体，并借助精、气、血、津液的作用，完成机体统一的机能活动。因此，辨别疾病病位所属应以五脏为核心。辨识病位不仅要确定五脏所属，还应进一步分析各脏腑气、血、阴、阳病机变化状态，如肝气郁结、脾气亏虚、心血不足、肺阴亏虚、肾阳虚衰等。

3. 病性 病性即病理性质，或病理变化的本质属性。辨证论治首先要从整体上或宏观上把握病变之属性，这是中医临证的基本要求。只有准确辨识病性，方可确立基本治疗原则和治疗方法。疾病的基本病性主要包括阴、阳、寒、热、虚、实，表现有阴盛阳衰、阳盛阴衰、实寒、虚寒、实热、虚热等交叉复合关系。

4. 病势 病势是指病机转化的趋势，即疾病发生、发展、转归等过程中病情的轻重缓急，或邪正交争所致的病机动态演变的趋势。同一病邪可多向转化，导致多种病邪杂呈。既往对病性之阴阳、寒热、虚实之间互相转化、错杂为患的阐述较多，但对其他病理因素之间转化规律论述尚少。如湿邪化热而成湿热，湿邪得寒而成寒湿，湿郁生痰而成痰湿等；气滞则有血瘀、水停、湿阻、痰凝、化火等多种转化趋势。

中医病机辨证的要领

1. 把握病机的层次性 辨证论治的实质是"审症求机、辨机论治"。辨证的过程是对不同层次的病机进行推演、分析、归纳的过程。病机分析大致包括基本病机、病类病机、证候病机、疾病病机、症状病机等层次，但最终都必须落实到具体的证候病机，才能确定针对性的治法，依法选方用药施治。

基本病机反映的是疾病发生、发展与变化的一般规律。尽管疾病种类繁多，病情错综复杂，而疾病的发生总由各种病邪损伤正气，使机体阴阳平衡失常，脏腑、经络、气血功能紊乱。因此，基本病机大致可概括为邪正盛衰、阴阳失调、脏腑经络功能失调、气血失常、津液代谢失常等。病类病机是指一类疾病或一个系统疾病发生、发展、变化的病机，如肺系疾病的主要病机为肺气宣降失常，心系疾病的主要病机为血脉运行障碍与神志失常。疾病病机是指某一疾病发生、发展、变化的机理，如肺痈的主要病机为邪热郁肺，蒸液成痰，热壅血瘀，血败肉腐，成痈化脓。证候病机是指疾病在某一阶段所表现证候的发生机理，如胁痛肝郁气滞证的病机为肝失条达，气机郁滞，络脉失和。症状病机是指患者所表现的某一症状体征的发生机理，如咳嗽是由肺气上逆所致，目赤多由肝火上炎所致。

2. 明晰病机复合兼夹的复杂性 病机的多元交叉、因果转化是发病学基础。认识疾病病机的发生、发展、演变、转归，便可理解证候的可变性、时相性、交叉复合性，并非是固定不变的程式。

作为辨证诊断依据的病机证素可由单一病机、兼夹病机和复合病机构成。兼夹病机由单个病机组成，是两种以上的单行病机之间的杂合，虽有主次关系，但无新的质变。复合病机则指两种以上的病理因素互为因果，胶结和合，形成新的致病特质，促使病势的演变发展。如瘀热病机不同于单纯的瘀或热，尚有自身的致病特性。病机若是由两个或两个以上的单一病机组成，则要明确其相互关系，如并列、主从、因果、先后等。病机的错综复杂具体表现有多病理因素、多病位、多病势的兼夹和复合。多种病理因素常互为因果，如风火相煽证的病机特点表现为风助火势，火动风生；湿遏热伏证的病机特点为热处湿中，湿遏热外，如油入面。多病位即指多脏同病，《素问·玉机真脏论》云："五脏相通，移皆有次，五脏有病，则各传其所胜。"显示了脏腑整体观的特色及病理生理的相关性，如多个病种表现的肝脾、肺肾、肝肾、肺脾或肝脾肾等同病，特别是在急难病证方面的多脏同病探究，对临床更有重要的实用价值。多病势即指同一病理因素，可多向转化，若多因杂呈，则病机转化更是错综复杂多变，因果互为交并，病势演变多歧。

辨识复杂病机，还应注意"无者求之"（《素问·至真要大论》）。在治疗疾病时，要把握病机态势、病机隐潜等特性，着眼于病机中蕴涵的演变发展趋势，因势利导，以提高疗效。如系统性红斑狼疮病初为风毒痹阻、营血热盛，每易损及肝肾之阴，故治应兼以滋养肝肾。对无证可辨之病，可依据已有的认识，并借助实验室检测指标。如高尿酸血症，往往体检发现，平素并无不适，可从湿浊瘀阻辨治，予化湿泄浊、活血通络之剂，湿浊泄化则血尿酸亦随之下降。

3. 区别病机的同一性与差异性　同病异治、异病同治是中医辨证论治特色在临床的具体体现，而病机的异同是其治疗的依据。此意即病同证异者，治法亦当有异，同中求异，注意疾病的个性；病异证同者，治法亦基本相同，应异中求同，把握疾病的共性。

同一疾病，由于病机不同，呈现不同的证候，治法方药各异，如同为痹证，皆由风寒湿热侵袭所致，亦有风胜、寒胜、湿胜、热胜的区别，因而类风湿关节炎有风寒湿痹、风湿热痹、寒热错杂的不同；再者，同一疾病，即使证候类同，亦往往同中有异，存在个体特异性。类风湿关节炎女性产后起病，多兼气血不足；老年发病，多兼肝肾亏虚。不同的疾病，因病机相同，可见相同的证候，如头痛、眩晕、中风皆可由肝阳上亢所致；系统性红斑狼疮、皮肌炎、干燥综合征、白塞病等风湿免疫病，临床表现肌肤红斑、赤丝缕纹、舌质暗红者，可从瘀热痹阻辨治，用凉血化瘀之犀角地黄汤加味每获良效。

临床实践表明，基于病机的同病异治、异病同治理念，不仅适用于中医传统的病证名，还同样适用于西医学的病名，只有提高病机辨析的准确性，遣方用药方可精准，此即《素问·至真要大论》"审察病机，无失气宜"及"谨守病机，各司其属"之意，是值得重视的临证思路和研究途径。

中医病机辨证的具体应用

中医病机辨证体系的构建是以病理因素为主导，病机证素为条目，症状、体征为依据，病性、病位为核心，脏腑理论为基础，多元辨证为内涵，活化辨证谋创新，提示治则为目的，真正体现辨证论治的灵魂。

1. 抓纲带目，倡建病机十三条　从宏观整体层面上，根据病理因素的不同特性和临床表现，结合病位、病性、病势，周仲瑛创建病机13条，即风病善变、寒多阴伏、火热急速（温暑同类）、湿性缠绵、燥胜伤津、郁病多杂（气病多郁）、瘀有多歧（血病多瘀）、痰证多怪、水饮同源、虚多久病、毒多凶顽、疫为戾气、多因复合，以此为病机证素主要条目。体现证是病机单元交叉组合的客观现象，能反映病机的动态演变。

2. 突出重点，以疾病病机为主体　病证结合是目前临床基本诊疗模式，辨病与辨证相结合是临床医疗的必然要求。临证在辨证论治为主导的前提下，还应重视辨病，此包含明确中医病名和西医病名，西医学的病名诊断与中医学的以证名病应相互联系，深化对疾病的认识。辨证治疗可补充辨病之不足，辨病则有助于掌握不同疾病的特殊性及发展、转归，并结合病的特异性进行处理。因此，中医病机辨证体系构建应以疾病病机为主体，从宏观整体层面进一步延伸至具体病证。

病机证素是识别证候的病机要素，通过对症状、体征的辨析取舍，提取可供辨证的病机要素组合成证候名，使病机与证候做到有机的统一。从临床实际而言，病机辨证的基本点在于疾病的证候病机。具体实施应以病机13条为纲要，在此基础上建立每个疾病的病机证素主要条目，制定病证的病机辨治方案，指导临床应用。

3. 病证病机辨治方案的内容　首先应精练论述该病证的概念、病理要点、临床特点、治疗原则，以助理解与病机证素的相关性。次以病机证素为条目，各条目下列有辨证、病性病位、病势演变、治法、方药范例、加减、临证备要诸项。为突出临床实用性，将辨证内容分列为特异症、可见症、相关舌脉3部分，根据"但见一症便是，不必悉具"的启示，尤以特异症为重点；阐述病性、病位、病势意在提示辨证的印象；治疗部分列举治法、方药范例、加减及兼夹病机证素的处理，以供参考应用；并列临证备要，以加深实践启悟；附加病案举例，学以致用。以类风湿关节炎为例，病机证素条目有风寒湿痹、风湿热痹、肝肾亏虚、气血亏虚、痰瘀互结。风寒湿痹条目下的特异症为关节冷痛、遇寒痛增、得热痛减；可见症为四肢清冷、关节怕冷、关节拘痛；舌脉表现为舌质淡或淡红，舌苔薄白，脉紧或迟。病性属实，病位在肢体关节；病势演变多为寒郁化热，而呈寒热错杂。治宜祛风散寒，除湿通络，方选薏苡仁汤，并根据风、寒、湿三者之偏盛加减用药。仅以此条目的主要内容为范例，可举一反三。

中医辨证体系的研究应突破还原论的线性思维，从治"人和人的病"的视角，建立符合中医学理念和方法学精髓的诊治思维，彰显中医认知疾病的原创思维模式，更好地指导临床实践，以应对疾病谱的变化，解决临床新问题，适应社会需求。《医经小学》云："学医之初，且须识病机，知变化，论人形而处治"。"审证求机、辨机论治"是灵活应用辨证论治的重要思辨方法，病机辨证所制定的治疗方案是提供原则性的指导，并未规定固定的证型、方药。旨在综合运用基础理论知识，通过病机的思辨分析，使基础理论转化为临床实用技能，显示中医学实践性强的特色。构建病机辨证新体系，能使辨证论治的诊疗特色从源头上得到活化，打破目前僵化、教条的辨证分型论治模式，回归到临床实践，走中医继承发展、自主创新之路。

93 三基辨证体系及其理论渊源

自 20 世纪中叶，任应秋、秦伯未、蒲辅周、孙世荃、姜春华、吴德钊等发表一系列文章奠定了辨证论治在中医理论中的特殊地位以来，学术界兴起了多次"证实质研究"的热潮。经过大批学者数十年的努力，已经明确了一部分辨证论治所涉及概念的内涵，如证、症、病等，也制订了一些国家标准及行业标准，如《中医病证分类与代码·中医证候名称与分类代码》《中医临床诊疗术语·证候部分》等。但就辨证体系本身而言，古今诸法混用、内容不完整、概念欠确切，甚至相互矛盾等问题依然存在。有研究表明，对于证候名称，各书籍中表述统一的不足 10%。作为时代产物，如何改良辨证论治理论体系，使其适用于中医诊断现代化，引起了学术研究与临床诊疗的双重困惑。王永炎院士与朱文锋教授基于其各自的学术积淀，分别提出了以"证候要素"及"证素"为中心的辨证新体系，在中医界产生了巨大影响。随着计算机技术的飞速发展，多学科不断交叉融合，四诊仪器的研制与基于人工智能的中医诊法研究方兴未艾。为克服辨证论治体系的上述问题，满足智能诊断需要，学者赵宗耀等提出一种"三基辨证"新体系。

三基辨证体系的理论渊源

1. 证候渊源 辨证论治作为最基本的技术规范、最普适的临床指导原则，支撑着中医诊疗全过程，而辨证则是其思维过程的核心。因此，想要改良辨证体系，就必须明确证候的内涵。目前学术界对此颇存争议，有诸如证候一致说、证候分论说、证候反应状态说、证候疾病本质说、证候综合涵盖说、证候细胞因子说等多种学说，莫衷一是。现在一般认为，证是对当前阶段正邪作用于人体所引起的病理生理变化的本质概括。

辨证论治的"证"作名词，是证据的意思，是一系列复杂的生理病理变化的概括性证据；"候"也是名词，是"征兆"的意思，是能被诊查感知的"证"的征兆。人患病是因有六淫邪气、金石虫蚁等致病因素侵袭人体，在皮毛、脏腑等部位产生一定的生理病理变化，然后通过一定的整体性改变表现出来。所以说治病求本，不应局限于一些局部的病理变化。《黄帝内经》言"寒者热之，热者寒之，温者清之，清者温之"；"治病必求于本"。从这一角度来讲，中医诊疗是一种基于朴素唯物主义的医疗实践，强调针对疾病成因进行诊治。但致病因素不易观察，复杂的生理病理改变难以完全把握，因此，抓住主要矛盾，找出其中对人体影响最大的本质部分作为施加医疗干预的凭证和证据，这一部分就称之为证。因此，证，是证据的意思，是一系列复杂生理病理改变的本质证据，也是中医医疗干预的凭证。但"证"内在隐秘，难以被直接感知诊查。候，是征兆的意思。人具有整体性，见微知著、司外揣内，有其"证"则有其整体性表现，有的能被医师诊查，有的能被患者自我感知，将这两类统称为候。因此，候是证的征兆，也是辨证论治体系中最直接、最原始的数据。

2. 治病求本与论证求本 证在中医诊疗体系中处于关键地位。一方面，要实现中医现代化，解决难以重复的弊端，就必须进行证的标准化、客观化研究；另一方面，由于证是一系列复杂生理病理改变最主要的部分，具有高度特异性及不可测量性，因此，证的标准化、客观化研究往往落入不切医疗实际的樊笼，反而弱化了辨证论治体系。既往研究往往通过流行病学调查或文献资料或专家咨询，列出某种疾病的几个常见证型，然后制定诊断标准。虽然这是一种可操作的简化方法，但据病套证、以证套症的模式，既不能满足临床诊疗的实际需要，也不符合中医辨证论治的原理。

治病求本不仅是指医疗干预要直达根本，也强调对疾病的诊查要直达根本。临床诊疗作为一种医疗实践，纵然以"候—证—本"的顺序，也能求得某一具体患者的根本而加以诊治，因为诊疗实践只要把握患者个体的情况就能加以诊疗。但实践具有局限性，试图以低阶推高阶，以低维推高维，从千头万绪无穷尽的医疗实例中总结出上位概念的客观规律，以此种方式来实现证的规范客观、实现中医现代化是十分困难的。以前"证"的实质研究，其本质都是尝试从医疗实践所总结的"候证"本身出发去规范证，从无穷中推有限，因此，一直未有突破性进展。治病不求于本，则处处需治而处处皆不得治；证的研究不求于本，则证证皆用而证证皆不得用，因此，论"证"亦当求其本。

三基辨证体系的提出

1. 物质、空间、运动趋势 有学者指出，构建辨证论治顶层理论体系是适应人工智能与大数据时代需要，构建辨证论治知识图谱的首要环节。而求"证"之本，无疑是其关键工作。证本质以及形成过程的研究，是辨证论治方法、证候描述规范、证候诊断量化描述与方证实质及其形成过程等深入研究的基础。以常达变易，见微知著难。若从临床千头万绪的证本身进行分解降维（从下往上，由繁致简），以临床证的征兆——候为基本资料来归纳证，则难；若以证所产生的根本原因和途径进行分解推衍（从上往下，由简致繁），以证的起始——病因＋病机来推衍证，则易。基于此应以事物运动的先后顺序来研究证，将证划分为证基物质（有无）、证基空间（病位）、证基运动（趋势）三种维度基础，便可以解决前文所述的种种问题，亦能适应中医现代化智能诊断的需要及临床诊疗实际。

世界是物质的，物质是运动的，物质运动是事物发生发展的基础和动力。《黄帝内经》云"人以天地之气生，四时之法成""谨守病机，各司其属，有者求之，无者求之，盛者责之，虚者责之"。中医理论自奠定以来就蕴含着朴素唯物主义观点。赵宗耀等梳理理论文献，初步认为证基物质可分3大类，20小类。大类分为生理物质、有形病理物质、无形邪气3类，其中生理物质可分为阴、阳、精、气、血、津、液、神8小类，有形病理物质可分为痰饮、结石、脓、食积、虫积5小类，无形邪气可分为风、寒、暑、湿、燥、火、疫毒7小类。这20类物质便是证的物质基础，是相互独立、不可再分的最细微致病物质。证基物质应具三大性质，一是实践可诊性：在诊疗实践中，其引起的人体变化易被诊查，即确有其候；二是认识可溯性：在理论体系中，对其的认识可以回溯到中医世界观；三是不可再分性：作为致病的最细微物质，应相对独立、不可再分。值得一提的是七情过极致病，首先，七情过极致病属于过程概念，而证是对最终结果的本质表述。举例而言，忧思过极伤脾，形成脾气虚证，见便溏、纳差、疲乏、劳则加重等"候"。忧思伤脾强调因思虑过甚，损伤脾气这一过程；而脾气虚证强调脾气虚损这一结果。如因衣物单薄而受风寒，形成风寒袭表证，其中因衣物单薄而受风寒，强调风寒袭表证形成的过程，而风寒袭表证才是对当前疾病运动结果的本质表述。

病机十九条已分五脏病位与上下病位。《血证论》云："脏腑各有主气，各有经脉，各有部分，故其主病，亦各有见证之不同。"而自张元素完善脏腑辨证理论，辨别病位便成为诊疗实践的重要内容。例如，肺热与小肠热、心阴虚与肝阴虚，其理法方药必有所差异。而辩证唯物主义强调，物质运动不可能脱离空间存在。通过梳理理论文献，初步认为证基空间可分为4大类、19小类。大类分为五脏、六腑、奇恒之腑、机体组织4类，其中五脏分为肝、心、脾、肺、肾5小类，六腑分为胆、小肠、胃、大肠、膀胱、三焦6小类，奇恒之腑分为脑、髓、骨、脉、女子胞5小类，机体组织分为筋、肉、皮3类。证基空间具有三大性质，一是诊疗可组性：证基空间作为对病果本质的空间描述，理论上应能与证基物质相互组合，如肝气、脑髓、心火等，因此，在诊疗实践中与证基物质组合较少的，如肘、膝、腕、眉等不予纳入；二是来源独立性：证基空间作为证的基本组成单元，在理论体系中应相对独立，除非充分满足诊疗可组性，因此，爪、耳、咽喉、鼻、眼等与其他证基空间联系紧密者不予纳入；三是概念实在性：证基空间作为证的组成单元，直接指导诊疗活动，其概念应清晰明确无争议，因此，对于学术界尚存争议的膜原及皮里膜外等不予纳入。此外，《温病条辨》言"邪气深伏阴分"，此阴分本质上不是空间描述，而是对温病后期热邪耗伤阴液之后所形成的"热实阴虚"这一病果的描述，因此，阴分实际上是一个证的概念，阴分证即"脉热实阴虚证"。

《黄帝内经》云："故生之来谓之精，两精相搏谓之神，随神往来者谓之魂，并精而出入者谓之魄。"《景岳全书》云："太极动而生阳，静而生阴。"中医理论持有一种动态整体观。物质是运动的物质，运动是物质的根本属性和存在方式，离开运动谈物质是形而上学，离开物质谈运动是唯心论，证基物质亦是如此。因此，证基运动可分为虚、实、过速、过缓、反逆 5 类，如肺气不降是肺气反逆证，心悸是心过速证。值得注意的是，应有的物质缺乏或消失，是为虚；不应有的物质增多或出现，是为实。虚、实可以看作静止这一特殊运动形式，是相对的、有条件的、暂时的。过缓之极，则为实；过速之极，则为虚。如"食滞胃脘证"是"食积"这一证基物质以"胃"这一证基空间为参照的相对静止状态，因此为胃食积实证。

2. 与证素及证候要素的区别　三基辨证体系与传统"证候要素""证素"辨证体系的主要区别在于：其一，证候要素、证素的组成元素缺乏概念独立性。如病性中气虚、血虚、血瘀、气郁等，均可以划分到证基物质之气、血与证基运动之虚、实、过缓的范畴。不同于以往对证的层次性探究，三基辨证体系充分借鉴现代哲学认识，将一切元素划分到空间、物质、运动三范畴，相当于对证候要素、证素的组成元素进行了一个可解释的符合中医原理的主成分分析降维，因此，各元素之间概念清晰、相互独立，易于智能诊断与收集真实世界数据。具体表现在，选择任一证基空间、证基物质、证基运动加以组合，只要符合中医理论，都能组合成证，从而真正适用于临床实际。其二，三基元素的确定是来源于辩证唯物主义世界观的发展，相对客观，概念清晰明确，能进行有充分依据的自我更新完善。而证候要素、证素元素的确定往往来源于专家共识，有一定的思辨主义色彩，自我更新缺乏客观世界依据。其三，证候要素、证素的实际应用往往都是一病一共识，一证一讨论，依托于疾病框架进行，数据采集具有疾病特异性，缺乏统一的采集及辨证标准，因而无法互用。而三基辨证体系不依托疾病的特性，可以研制全病域的三基辨证标准量表以供使用。

三基辨证体系的应用优势

三基辨证体系的应用优势主要在于证的标准化研究与智能诊断。证候分类与标准研究是一项复杂的系统工程，存在诸多问题，在智能诊断的应用领域，主要有三大难点：一是各证之间的概念并不独立，往往互有交叉，难以有效区分；二是有相当部分的证虽然常用，但其内涵难以客观表述，缺乏统一的表述体系；三是对同一证而言，证本质具有异质性，甚至出现同证异方、同方异证的现象。如以瘀血块为主要表现的证和以舌质瘀斑为主要表现的证可能在病机方面并不相同，可能也难以诊断为同一的血瘀证。三基辨证体系的提出为上述问题的解决提供了新方法。每一个证都可以分解到证基空间、证基物质、证基运动三范畴，因此，可以将分解范畴相同但表述不同的证以及组合证都加以规范。如将太阳表实证、麻黄汤证、风寒束表证统一规范为风寒皮实证；将肝郁脾虚证规范为肝气过缓证与脾气虚证；将血瘀证分解到三基辨证的三个维度，以找到血瘀证的异质性来源。对于目前难以规范的中医内涵不明确的证如命门火衰证、邪客膜原证、百合汤证等，将三基辨证作为其规范性基础进行实质研究，直到对其的认识能分解到证基空间、证基物质、证基运动三个维度。通过上述工作，使每一证都内涵明确，概念独立。由此三基辨证体系通过提供一种客观表述标准，为证的标准化研究提供了新思路。

有学者提出，中医证问题的实质是"类"与"分类"，构建中医证的数学模型，可以为客观定量地辨识证奠定基础。目前的辅助诊疗系统，某种疾病或某一证的诊断量表研制、诊断模型构建所面临的共性问题是证型标注不平衡、特征数据采集困难、样本多标签，因此，实现中医诊断智能化的数据共用是极富现实意义的。例如，一项研究收集了几千例肾气虚证的数据，另一项研究采集了几千例肝气郁滞证的数据，即使采集的舌脉症状数据大部分重合，其数据也不能互用，而通过三基辨证体系将其分解为证基空间肝、肾，证基物质气，证基运动虚、过缓，便可建立一个统一模型。具体而言，对每例样本进行自动化标注，如肾气虚证标注为肾1、肝0、气1、虚1、过缓0，而后通过采集到的共有特征进行诊断模型构建。若1例样本的模型预测是10110，便是肾气虚，若预测是01101，便是肝气郁滞。通过对三基元素的分解建模，能区分证基空间肝、肾的不同，从而有效利用了不同研究的数据，特别是对证三维分解解决了证型标注不均衡导致的模型效果较差的问题。若是将肝气郁滞证、肾阳虚证、心火证、脾气虚证、肺气虚证等数据组合起来，便能进行五脏诊断；若是将肾阴虚证、脾阳虚证、心气虚证的数据组合起来，便能进行阴、阳、气的诊断。三基辨证体系通过分解独立建模，而不必为每一种具体的证采集数据单独建模，大大降低了"全证"诊断模型所需的数据量，为数据互用提供了新方法。

在证的本质研究中，学术界不断引入新的检验指标与方法，试图找到某一证型的特性指标或指标序列，但这些指标往往不具有特异性，甚至相互矛盾。如早期的证实质研究提出尿17-羟皮质类固醇是肾阳虚证的特异性指标，但在后续的研究中发现，尿17-羟皮质类固醇的含量在脾阳虚证和肾阴虚证者亦普遍低于正常人。中医证的内涵包含证基空间、证基物质、证基运动三范畴，因此，各证之间必然会出现内涵交叉现象。在引入三基辨证体系后可以发现，尿17-羟皮质类固醇很有可能是证基运动"虚"的特异性指标，用其特异诊断肾阳虚证显然是不合理的。有学者提出，不能单纯采用现代科学的还原方法寻求证的特异性指标，而必须建立符合中医自身特点的科研方法。因此，三基辨证体系通过对证进行规范化的三维分解，为证的生物学基础或实证研究提供了新思路。

从理论上初步创立了一种三基辨证新体系，其组成元素概念明晰、独立客观，辨证结果标准规范，可为中医证候标准化研究、中医智能诊断提供参考，并从理论层面促进了中医诊断现代化。

94　辨证论治研究

辨证论治是中医学的特色之一，是中医医学的特点与精华，是中医基础理论的具体运用，其作为临床诊断治疗的根本法则，最能体现中医学在认识和处理疾病过程中的思想方法。近 20 年来，辨证论治的研究论述颇多，学者陈宏志等就辨证论治的定义、体系、方法 3 个研究重点进行了梳理归纳。

辨证论治定义的研究

关于辨证论治的定义，可谓众说纷纭，许多学者都提出了自己的见解。

贺保卫等认为，所谓辨证论治，就是运用易学思维这一理论，对八纲（阴阳、表里、寒热、虚实）进行辨证，并确定治疗方针和具体措施。这里辨证的核心是阴阳，论治的是人体脏腑、气血营卫。没有易学思维，辨证论治就没有灵魂。没有辨证论治，易学思维就不能得到正确运用。

陈伟海认为，辨证论治就是医师通过各种手段，获取患者的各种病状信息，并参考患者的体质、年龄、发病时间、地理特点等相关因素，经分析、综合，判断为某种特定的病机，并根据病机确定相应的治法。

张永鹏认为，辨证论治作为一种思维方式或观念，是指诊治疾病要用相互联系和发展变化的眼光观察辨析客观征象，这与马克思主义的唯物辨证观是一致的。中医辨证论治有别于西医祛除病原治疗和对症治疗，也不等于中医辨病论治，更不能代替所有具体的中医诊治方法。

孟庆云认为辨证论治是对医生临床诊治患者的操作程式和思维乃至技艺的理论概括，并特别强调辨证分型与辨证论治有质的不同，尚不能代替，更不应该取代辨证论治。

原明忠等认为辨证是以主症为中心，分析辨别"内联性相关症征"，从而作出病因、位、机、性的诊断；论治是据证立法，以法选方，合理择药，从而使"证法方药"有序，环环相扣而统一。

以上对辨证论治定义之见解可谓见仁见智，但仅是各自阐发，未见全面。陈宏志等认为，近 20 年来对辨证论治定义概括比较全面的当属《中医大辞典》：辨证论治是"理、法、方、药运用于临床的过程，为中医学术的基本特点，即通过四诊、八纲、脏腑、病因、病机等中医基本理论对患者表现的症状、体征进行综合分析，辨别为何种证候称为辨证；在辨证基础上，拟定出治疗措施，称为论治。此定义用词严谨，概括全面，最能体现中医特色。

辨证论治体系的研究

在数千年的临床实践中，历朝历代医家结合当时的实际，创造了许多辨证方法，形成了较为完善的中医辨证体系，不同学者又根据自己的理解而各有阐发。

张清苓等通过对《伤寒论》与《金匮要略》中所体现的辨证方法与辨证论治体系的研究，明确了辨证论治体系是在辨中医病的基础上所进行的辨证论治，提出中医学中的辨证论治体系是在确立针对特殊疾病所用辨证方法的基础上配以相应的治法与方药而形成的。

周福生等认为外感病六经、三焦、卫气营血辨证论治和内伤病的脏腑经络辨证论治间有着不可分割的内在联系，且都以八纲为总纲和脏腑经络为基础，因此，很有必要将之冶于一炉，熔为一体，成为一个统一的辨证论治体系。结合"周易思维"和"脏腑关系"，提出了"三位一体"辨证新模式：心-脾-

肝"三位一体论治血虚;"肺-脾-肾"三位一体论治气虚;"心-肝-肾"三位一体论治阴虚;"心-脾-肾"三位一体论治阳虚;"心-脾-肝"三位一体论治更年期综合征;"肝-肺-胃"三位一体论治气逆;"肝-脾-胃"三位一体论治痞满;"心-胃-大肠"三位一体论治胃肠功能性疾病;"肝-脾-大肠"三位一体论治肠易激综合征。

韩捷认为在考察分析各种辨证方法的实质时,可以看到任何疾病的症状,均与一定的病位、病性等"辨证要素"相关,任何复杂的"证",都是由病位、病性等"辨证要素"的排列组合构成。中医辨证的关键,是要确定疾病当前阶段的病位与病性等"辨证要素",并以之形成新的辨证体系,称之为辨证统一体系。这种体系创立的标志即由病位、病性等"辨证要素"组成的 800 个规范证名,即《中医临床诊疗术语——证候部分》。

朱文锋提出了"证素辨证"体系,通过对古今医家所提出的约 120 项具体证素概念的分析辨别,确定为病位、病性 2 大类,筛选出 50 项共性证素,即病位证素 19 项:心、神(脑)、肺、脾、肝、肾、胃、胆、小肠、大肠、膀胱、胞宫、胸膈(上焦)、下焦(少腹)、表、半表半里、经络、肌肤(皮肤、肌肉)、筋骨(关节)。病性证素 31 项:(外)风、寒、暑、湿、(外)燥、火(热)、痰、饮、水停、虫积、食积、脓、气滞、气闭、血瘀、血热、血寒、气虚、气陷、气不固、气脱、血虚、阴虚、亡阴、阳虚、亡阳、精(髓)亏、津(液)伤、阳浮、阳亢、动(内)风。根据证候,辨别证素,由证素组合为证名,即是"证素辨证"新体系。

随着中医事业的蓬勃发展,现代中医不断利用科技进步成果充实自己的手段,在原有以整体辨证为主、结合局部辨证的传统中医辨证论治体系基础上,很多学者对中医的辨证论治体系又有进一步的充实和发展。

原明忠等提出了"四诊、理化合参辨证论治模式",认为中医传统四诊方法与现代医学理化等辅助检查具有互补性,临证二者互参可更加准确地辨别疾病的病因、病位、病机和病性,尤其对"无证可辨"者可拓宽辨证论治思路,从而提高临床疗效。

陈志强等认为现代中医辨证论治体系应包括整体辨证、局部辨证与微观辨证,三者构成了现代中医辨证论治体系。整体辨证是辨证论治的基础;局部辨证是辨证论治的重要组成部分,更能体现专科辨证;微观辨证是辨证论治体系的发展,弥补了整体辨证、局部辨证的不足,是现代中医辨证论治体系的特征,体现了现代中医与时俱进的理念。又进一步提出现代中医学辨证论治体系除了必须发展微观辨证,实行整体辨证、局部辨证和微观辨证相结合以外,还必须发展辨病论治,实行辨病论治与辨证论治相结合。

薛飞飞等认为中医辨证论治体系随着辨证方法的变化而发展,"微观辨证"是"宏观辨证"的深化和补充,提出通过病证结合、宏观与微观结合以寻求中医"证"的共性与个性指征,结合中药方剂的特点从化学角度分析为多组分、作用于机体的靶点亦是多环节的复杂体系与中医"证"的相关性,建立以证候多维靶点为目标的中医辨证论治新体系。

张佛明等认为"群体辨证论治"和"个体辨证论治"体现了证候的"群体"共性与"个体"个性之间的区别。提出群体辨证论治是指通过收集群体对象的病史资料,进而分析、归纳该群体在病因、病性、病位和病势等方面的共性与个性,判断该群体所共有的主要证候,以群体证候的共性为主,适当兼顾个性,制定群体治疗原则和方法。群体辨证论治丰富了中医学辨证论治体系的内容,提高了临床疗效,有利于对疾病的群防群治,并且引领了临床研究的发展。

王永炎认为辨证方法体系应包括证候的名称、分类、诊断、辨证的程序与辨证行为等内容。指出证候的共性特征,其核心是内实外虚。所谓"实"是指最能反映该证候病机的权重最大的关键内容,是群体在某一特定病变过程中所具有的共性症状信息,是干预的依据。"虚"是指具体某一患者所表现出的一系列个性化症状信息,对干预原则和方法具有一定的影响作用。"内实"部分指寓于诸多个性之中的共性;"外虚"则是表现于外的个体化症状信息的集合。

综合以上各家所述,陈宏志等认为中医辨证论治体系应是多因素、多层次的一个系统,目前研究多从整体辨证着手，各位专家学者根据自己的经验，总结出不同的辨证模式、辨证体系，呈现百家争鸣的局面，极大地丰富了中医辨证论治体系。此外，近年在局部辨证与微观辨证的研究上，也有长足的发展，此二者与整体辨证相辅相成，共同构成了现代中医辨证论治体系，也是今后研究的3个主要方面。

辨证论治方法的研究

中医辨证论治体系中，八纲辨证、病因辨证、气血津液辨证、脏腑辨证、经络辨证、六经辨证、卫气营血辨证、三焦辨证是8种获得公认的辨证方法。不同的辨证方法，从不同方面总结和认识病证的规律，既各有其特点和适用范围，又有相互联系和补充。近年来，传统辨证论治方法的研究已日益深化，不同学者提出了诸多新见解。

何建成主编的《中医诊断学》教材中，认为八纲是辨证的总纲，是其他辨证方法的基础和指南。但它只是一种分析疾病共性的方法，远远不能表达脏腑经络受邪以后的病理变化。这就需要结合并运用其他辨证方法，才能完整地反映疾病的病理变化。如内伤杂病辨证，可以脏腑辨证为中心，若气血津液表现突出者，则须与气血津液辨证结合应用；若与十二经脉所过部位症状有关者，则须与经络辨证结合应用；若情志症状突出者，则须与情志内伤辨证结合应用。外感病辨证，可以六经辨证、卫气营血辨证、三焦辨证为中心，若脏腑症状明显，则须与脏腑辨证结合应用等。

朱文锋主编的《中医诊断学》教材中，认为八纲辨是辨证的基本纲领，脏腑辨证、经络辨证、六经辨证、卫气营血辨证、三焦辨证，是八纲中辨表里病位的具体深化，即以辨别病变现阶段的病位（含层次）为纲，而以辨病性为具体内容。其中脏腑辨证、经络辨证的重点是从"空间"位置上辨别病变所在的脏腑、经络，主要适用于"内伤杂病"的辨证；六经辨证、卫气营血辨证、三焦辨证则主要是从"时间（层次）"上区分病情的不同阶段、层次，主要适用于"外感时病"的辨证。

季绍良等主编的《中医诊断学》教材中，所述8种辨证方法的观点与前述两种教材相似，唯此书列专门章节探讨"辨证与辨病相结合"，认为正确认识辨证与辨病各自的优势与适应范围，是提高临床诊治水平的重要途径。提出三个观点：①辨病在先，以病限证；②从病辨证，深化认识；③辨病辨证，相得益彰。

周鹰认为中医治疗疾病采用辨证论治的方法，辨证的内涵，一为定性，二为定量。八纲辨证、气血精津液辨证、六经辨证、脏腑辨证、卫气营血辨证、三焦辨证、经络辨证，都是中医临床分析、确定患者疾病属性（定性）及程度（定量）方法。定性就是确定疾病的属性，为中医治疗疾病正确与否的基础，可以用语言和文字来表达（如寒、热、虚、实、瘀、阻、郁等）。定量就是确定疾病寒、热、虚、实、瘀、阻、郁的程度，为中医疗效的关键，不能用语言、文字来表达。定性，决定中医治病的方向性；定量，决定中医治病的准确性。疾病治疗的好坏，定性是基础，定量是关键。

江泳等认为张仲景强调中医辨证论治应"辨病"与"辨证"相结合，而这二者皆离不开人所表现出来的症状。因为人生病后，症是病的表现，证是某一阶段疾病症状的总和，而病是证的总和，只有将人-症-病-证相结合的辨证方法才是完整的辨证论治体系，才能正确地辨证识病。

洪净也有类似观点，认为辨证与辨病相结合、宏观与微观辨证相结合的方法，可简化辨证影响因素，提高辨证针对性。一是辨证与辨病相结合；二是宏观辨证与微观辨证相结合。匡萃璋认为宏观辨证与微观辨证相结合是中医研究与中西医结合的一大方法学进步，指出这两种辨证方法相结合的方法论本质是要阐明内外之间、宏观与微观之间、上一层次与下一层次之间的联系。

黄明河结合临床实践，探讨分析了在临床上经常应用的辨证论治的方法，包括辨证分型论治、辨证分型与辨病相结合论治、辨证论治与对症治疗相结合、宏观辨证与微观辨证相结合，认为这是临床医生必须掌握的辨证论治的方法。

张炜悦等对方剂辨证论治方法进行了研究，认为方剂辨证是将四诊收集到的症状、体征进行分析、归纳，从而确定属于某一方证的方法。在此基础上分析病因病机，确立治法，选择该方剂，或在该方基础上进行加减治疗疾病的方法就是方剂辨证论治。该法简明易学，以证对方，便于掌握和传承。

郑嘉岗等通过电子胃镜技术，着重观察分析慢性胃炎与胃黏膜微观辨证分型的相关性，对慢性胃炎与微观辨证分型的相关性及临床意义进行了初步探讨。

朱毅等认为要利用现代诊疗技术发展中医理论体系，形成多视角的辨证内容。应充分利用现代医学科技成果如超声波、X线、CT、MRI、DSA等来补充四诊所收集资料的不足，在中医基础理论的指导下，对宏观的症状、体征及微观的实验室检查、影像学检查指标，进行分析、推理、判断、综合，辨证施治。

综上所述，目前对辨证论治方法的研究可分为两大类，一是从中医角度，二是应用现代科技成果。两方面研究的目的都是要将辨证论治的方法具体化，以利于普及和推广。在继承前人成就的基础上，以八纲辨证为纲领，各种辨证方法综合运用，因人、因时、因地而采用，提高辨证针对性。同时结合现代科学技术，通过开发创新，推出新的辨证方法，将更加有利于中医辨证论治的发展和提高。

95 中医辨证方法体系

辨证论治是指以中医理论为依据，对所收集到的患者临床资料进行分析、综合，从而对疾病当前阶段的病位、病性作出判断的思维过程，是中医临床诊疗的基本思路和方法，也是中医立法处方用药、取得疗效的关键步骤，体现了中医学的特点和精髓。辨证论治在中医古籍中共有41种不同的记载方式，"辨证论治"一词始见于清代章虚谷的《医门棒喝·卷三》。任应秋于1955年首次明确提出"辨证论治"的概念。紧接着秦伯未在《中医辨证论治概说》中全面论述了辨证论治体系，并指出"辨证论治"是在中医基础理论上产生的一种说法。随后由南京中医学院编写的《中医学概论》也多处可见辨证论治的提法，进一步奠定了辨证论治在中医学中的地位。随着时代的进步，历代医家在继承前人经验的基础上，并结合自身的临床实践，逐渐形成丰富多样的辨证方法体系。学者宋美芳等对此做了梳理归纳。

传统中医辨证方法体系的历史及现状

1. 八纲辨证 八纲辨证，是一种从整体层次上高度概括证候的辨证方法，即通过综合辨析患者的病情资料来探求病因、病性、病位、病势等情况，并将其归纳为阴阳、表里、寒热、虚实八类证候。《黄帝内经》中"善诊者，察色按脉，先别阴阳"及"谨察阴阳所在而调之，以平为期"，均强调明辨阴阳是辨证的总纲，奠定了八纲辨证的形成基础。据薛飞飞统计，《伤寒论》中有116条条文明确提出虚、实、寒、热、表、里、阴、阳、有余、不足等"八纲"具体名称，《金匮要略》亦有105条。可见仲景时期就已应用八纲的思维对疾病进行辨证论治。八纲辨证在明代最终形成并得到发展。至清代，八个纲领更加明确，得到医家们的普遍应用。直到近代，"八纲"一词才被名医祝味菊在《伤寒质难》中明确提出。随后，"八纲"被第2版《中医诊断学》教材正式列为专章进行讨论，至此，八纲辨证的内容得到普及。总之，把复杂的辨证高度概括、归纳为八字纲领、四对矛盾，使其简单易懂，在临床诊疗过程中具有提纲挈领、化繁为简的作用，可以说八纲辨证是对中医学的一大贡献。

2. 脏腑辨证 脏腑辨证，即以脏腑的生理功能和病理特点为理论依据，来判断病变属何脏何腑及其气血阴阳虚实寒热等变化，从而为治疗提供依据的辨证方法。有学者认为，脏腑辨证的相关理论最早记载于《黄帝内经》，《金匮要略》形成了脏腑辨证的雏形，明代有所发展，清代已广泛运用于临床。也有学者认为，脏腑辨证理论体系的研究以宋金时期为分水岭，之前主要是系统研究，是一个关于各脏各腑在理论上均衡发展的体系；之后主要是专题研究，是一个关于在先后天脾肾两系统上各有侧重的理论体系。简言之，脏腑辨证作为中医基本的辨证方法之一，能较准确地辨清病变脏腑，即在辨病位方面有一定优势，在疾病诊断过程中亦得到广泛应用。

3. 卫气营血辨证 卫气营血辨证是一种论治外感病的辨治方法，即依据疾病发展过程的不同，将其分为卫分证、气分证、营分证、血分证四个阶段。一般认为，其产生于《黄帝内经》，由《黄帝内经》中的卫气、营气理论经众多医家学术思想的传承，叶天士的借鉴及发展而形成。卫气营血四个阶段皆有其各自的证候特点，用以阐释病位的深浅、病情的轻重及其传变规律，并用于指导临床处方用药。但卫气营血辨证亦存在不足可考虑将卫气营血辨证与脏腑辨证、三焦辨证结合起来运用于临床诊疗过程中。近年来有研究表明，卫气营血辨证与脏腑辨证相结合可很好地解决单用卫气营血辨证的不足，可从以下三点入手：一是将藏象理论融入卫气营血概念；二是引入脏腑辨证以助于阐释卫气营血辨证的传变；三是与脏腑辨证结合以扩大卫气营血辨证的范围，可最为有效地阐释和发挥卫气营血辨证理论。

4. 三焦辨证　三焦最早出现在《黄帝内经》，一指六腑之一；二指人体上中下三焦的合称。三焦辨证，由吴鞠通创立，是以六经辨证和卫气营血辨证为理论基础，再结合温病的传变规律及其病变所累及的脏腑的症状体征，以上中下三焦为纲，温病病名为目，及是否兼夹湿邪来分类的辨病与辨证相结合的一种辨证方法。有学者认为，三焦辨证虽以三焦分证，实则卫气营血的病机始终贯穿其间，不可片面地认为，上焦病，病在心肺，病情较轻，即温病早期；病至中焦时，则病在脾胃，处于温病中期，病证多是实证；病至下焦，病在肝肾，虚实夹杂，多为温病后期，病情多较严重。三焦辨证能较明确地辨别病变部位的上下及所属脏腑、病势，及对疾病的预后及转归作出一定判断，三焦辨证尤其是在辨明疾病处于上、中、下三焦中的何部时，对临床选方用药有重要的指导作用。

5. 六经辨证　六经辨证，指依据外感病在发生发展变化过程中所表现出的不同的症状体征，以阴阳为纲，按疾病的不同层次、性质分为三阳病证和三阴病证的一种辨证方法，其分别从邪正关系、病变部位、病势进退等方面阐明了外感病各个阶段的病变特点。六经辨证分为太阳病、阳明病和少阳病三阳病，太阴病、少阴病和厥阴病三阴病，故六经辨证亦称三阴三阳辨证。方有执在《伤寒论条辨》中说："六经之经与经络之经不同，若以六经之经断然直作经络之经，则不尽道。"经络之经仅指病位，而六经之经则不仅能反映病位，还可反映病性、病势、病变层次等。经络辨证偏向于脏腑辨证，而六经辨证较之于经络辨证，对疾病的预后有一定的优势。亦有研究者认为，《伤寒论》中并无"六经"或"六经辨证"的提法，"六经辨证"其实是对《伤寒论》"三阴三阳辨证"的误解。因此，有必要将"六经辨证"回归到"三阴三阳辨证"，以便更准确地解释《伤寒论》的"六经辨证"体系，更直观地将经络辨证与六经辨证区分开来。

6. 气血津液辨证　气血津液辨证，即通过探究机体内物质在病因作用下发生的具体变化来反映出疾病在气、血、津、液四个不同方面微小的病理变化，被认为是八纲辨证属性划分的一种细化、深化、具体化，是连接八纲辨证和其他辨证方法的枢纽。但气血津液辨证仍过于笼统，缺乏针对性，还有待于与病因、病性、病位、病性等内容紧密结合，进行更深入的研究。

7. 病性辨证　病性辨证，从病因辨证发展而来。五版《中医诊断学》教材首次记载"病因辨证"一词，并将其定义为，通过分析患者的病态反应，根据这种病因的致病特点来推求病因所在，从而为治疗提供理论支撑。随后六版教材认为，病因辨证不仅指致病因素，还指疾病当前证候的性质，明确补充了病因辨证的含义。可见此时"病因"包含的范围较广，不但包含导致疾病发生的直接原因，还包含了人体在受到各种内外因素作用后导致疾病发生的客观因素或特定趋势，为病因辨证向病性辨证奠定了基础。从七版教材开始，病因辨证被病性辨证所取代，病性辨证中不仅包括病因辨证的内容，还涵盖气血、津液、阴阳，这种表达方式一直延续至九版教材。病性辨证是对病因辨证的补充与发展，更偏向于辨病机，更接近中医证的本质，具有整体、动态的特点。

8. 经络辨证　经络辨证，即依据经络学说来辨析患者的临床资料，以判断病变部位所属的经络，以及病性的虚实寒热等，从而确定病因病机的辨证方法。早在《黄帝内经》就有经络辨证的相关内容，提出经络诊察的望诊及切诊方法，通过望络脉、望皮肤、经络切诊、经穴切诊、切脉象来辨识疾病所属何经何络。依据经络的循行理论可将某些病位相距甚远，看似毫无联系的临床症状联系起来，给临床医生的辨证带来方便。近代各种经络穴位诊断仪器的出现，经络发光特异性探测法、穴位声发射信号、红外热成像等技术在临床实践的普遍应用，为经络辨证论治、观察病情变化及评估疗效等方面提供了客观依据。经络辨证指导着针灸临床，依据经络理论不仅能辨明病证的归经，还能区分病位的深浅层次和病性的虚实寒热，从而指导针灸临床选经择穴治疗，针刺手法上据证而施温清补泻。

现代中医辨证方法体系的发展

1. 微观辨证　微观辨证，由沈自尹首次提出，指在中医临床收集病情资料和辨证过程中引入现代医学手段，从微观层面上认识脏腑组织的结构、功能和代谢特点，以从本质上阐明证候的生物学基础的一种辨证方法。简言之，即依据理化指标在微观层次上认识与辨别中医证候。近年来"微环境"学说的提出及将微环境引入微观辨证体系，不仅体现了中医整体、动态发展的特点，还解决了单一微观指标的局限性和片面性。宏观辨证较之于微观辨证，存在主观性强、定量分析困难、辨证标准难以统一等诸多不足，而后者作为前者的必要补充，能促进中医证候规范化的研究，使病证结合模式得到发展，推动传统医学现代化和国际化，两者结合运用则能提高临床疗效。目前微观辨证多用于辅助病情诊断和评价临床疗效，但从单一微观指标对某一证候的特异性方面还有待于进一步研究。

2. 证素辨证 证素，即辨证要素，通过对临床资料的辨识而确定的病理本质，主要对病位和病性作出诊断，是辨证的基本诊断单元，与证候、证名共同组成辨证体系。朱文锋创立的证素辨证，构建了以"病位证素"和"病性证素"为主要证素的辨证体系，既是辨证的原理，也是辨证的规律。证素辨证的3个过程是辨别证候、识别证素、组成证名，亦是前后次序不可颠倒的3个认识层次，而证素则是整个证素辨证的枢纽。随着科技的发展，证素辨证不但丰富了中医辨证论治体系，阐明了辨证论治的普遍规律，而且证素辨证的思想体系为现代数字中医药奠定了基础，是中医药与现代科技结合的关键理论中枢，对促进中医药现代化研究起着重要作用。

3. 方证辨证 汤方辨证，是指以方剂的适应病证范围、病机、治法、禁忌症等相关内容为框架，将临床上所收集到患者的四诊信息，进行分析、归纳、总结，确定其属于某一方证，进而立法处方，亦称为方证辨证、方剂辨证、辨方证。方剂辨证思想最早可见于《五十二病方》。《伤寒杂病论》最早提出"汤证"的概念，以"汤证"命名来表现方药与证候之间的相互对应关系，开汤方辨证之先河。唐代孙思邈首次提出了"方证"一词，促进了方证研究的发展，并相继促进了宋代朱肱的"药证"说，明代刘纯的"药证相对"学说和徐宏的"类方"说，清代徐灵胎的"不类经而类方、见证施治"学说，以及现代中医大师胡希恕的"辨证尖端"学说的诞生。近代中医迅猛发展并走向世界，方证的观点也受到当地医家的认可，以日本的"方证相对"说为代表。方证相对，即方证相应，首见于《伤寒论》"病皆与方相应者，乃服之"，是确保临床疗效的前提。畅达认为，"汤方辨证"的含义至少包括3种临床思辨形式：专病专方、专证专方、同类方剂中探求方证对应。汤方辨证是仅有的一种"以汤名证，以证名方"的辨证方法，强调汤证与病证的对应，方与证之间互为因果，是辨证论治各法中最直接的思维形式。中医辨证的最终目的是论治，而汤方辨证使"辨证"与"论治"融为一体，极大地提高了临床疗效，同时汤证的直接对应关系也为临床经验丰富但理论水平相对较低的民间医生的诊疗降低了难度。总之，方证辨证在临床实践中具有很高的实用价值，值得深入研究。

4. 藏象辨证 "藏象辨证论治理论体系"的概念由严世芸提出，她认为"脏腑"仅仅指人体内的脏器及其生理功能，而"藏象"还包括脏腑与体表、自然环境等的各种内在联系。可见，"藏象辨证"是对之前传统辨证方法的补充、发展与创新，涵盖了中医学中的阴阳、五行、脏腑、经络，以及病因病机、治则治法等诸多理论。简言之，藏象辨证是对脏腑辨证的补充、发展与创新，与现代生物—社会—心理医学模式有契合点，在一定程度上为中医辨证论治实现统一、规范、客观的目标奠定了基础。

5. 病机辨证 病机辨证，是以病机为核心来确定治疗方案的一种辨证方法。周仲英提出了辨病机是辨证论治的核心，辨证应首重辨病机，不同的辨证方法共性在于抓病机，病机辨证始终贯穿于辨证的各个环节中，辨症状、体征、病因、病性、病位、病势等，皆需要以病机为核心，如真寒假热证、戴阳证等，若不能明辨病机，则立法选方用药差矣，甚则害人性命。需注意的是，病机是对病证的一个动态的、系统的、全面的分析，是不断变化的，辨出的病机只是当前的病机，反映的是当前最主要的矛盾，因此，在运用病机辨证时，要把握病机的层次性，明确辨别复合病机、兼夹病机，并区别病机的同一性与差异性，以便临床精确的处方用药。简言之，病机辨证是其他诸多辨证方法的总结和升华，可用病机辨证来验证其他辨证方法的准确与否，为临床疗效提供保障。

6. 病证结合辨证 病证结合辨证是中医临床的主要诊疗方式之一，主要包括以下3种，即中医辨病与辨证论治结合模式、中医学和现代医学双重诊断与辨证论治结合的模式和现代医学诊断疾病与辨证论治结合的模式。在目前中医证候研究尚未形成统一的标准的前提下，第三种模式是比较公认的行之有效的方法，在现代临床与科研中占主导地位。随着中医发展和疾病谱的变化，只辨病或只辨证已不能满足临床需要，而病证结合辨证充分发挥了中西医诊疗的优势，被称为中西医结合的契合点。病与证结合，二者各取所长，互补为用，极大地提高了临床诊疗效果。

辨证相关问题的思考

辨证论治是中医的基本特点，但辨证在前，论治在后，要想取得好的临床疗效，快速、准确地辨证是首要的，只有准确辨证后才能正确论治，而病情资料收集全面与否直接关系到辨证的准确与否。随着现代科技的高速发展和疾病谱的不断扩增，中医传统的"四诊"理论在临床诊疗时存在一定的局限性，对证候的判断过于依靠医生的临床经验，对一些边缘化症状体征的鉴别存在较多的主观性。因此，除了应用传统的四诊来获得病情资料外，还应该结合现代科学技术手段（简称"查"）来获取更全面、更客观的病情资料，为准确辨证奠定基础，形成现代中医"五诊"（望、闻、问、切、查）理论。而准确、全面的病情资料的获取也离不开患者对医者的信任、配合，如实描述自身感受、交代病史等，但需注意的是，切不可过度关注辨病、辨证等诊疗技巧，而忽视了整体观念，忽视了医者救治的是"病的人"，而不是"人的病"，故医疗工作者可在诊疗过程中增加必要的人文关怀。另外，中医的病证尚未得到规范化，证型的诊断标准也尚未统一，这就给准确"辨证"带来了一定的阻力，同一个患者不同的医生常常辨为不同的证，临床疗效也大打折扣。医者要思考如何利用现代科学信息技术对中医证候进行规范化、量化，对特异证候临床表征的识别及其对应微观指标的测量，及如何利用现代科技手段规范地处理收集到的病情资料等。总之，现代中医"五诊"理论弥补了传统中医"四诊"理论的不足，"查诊"是利用现代科技检查手段来反映疾病在微观层面上病变的病理本质，同时通过机体微观层面上的变化来预测疾病的发生发展及变化，为中医传统的"司内揣外"和"治未病"理论提供了科学依据。随着社会的发展及人类生存环境的变化，疾病谱的不断变化，原有的中医病证类型已不能满足如今的辨证需要，不能硬套书本上现有的病证类型，先辨病后辨证的病证结合模式的辨证方法将是今后的研究方向之一。

96 辨证方法系统回顾和研究

如何辨证一直是中医界关注的重大问题。在数千年的临床实践中，历代医家结合当时的实际情况，创造了许多辨证方法，建立了较为完善的中医辨证体系，其中八种经典的辨证方法（八纲辨证、病因辨证、气血津液辨证、脏腑辨证、六经辨证、卫气营血辨证、三焦辨证、经络辨证）得到了广泛认可。随着对"证"认识的深化，当代（1949年以后）学者也对辨证论治进行了深入的研究，探索提出了许多新的辨证方法。学者许伟明等系统回顾了当代提出的主要辨证方法，并对未来辨证方法的研究进行了展望。

当代提出的主要辨证方法

检索中国知网全文数据库、万方数据库、维普医药资源信息库，纳入发表于"中国科技论文统计源期刊"（即中国科技核心期刊）中的辨证方法研究；同时根据专家意见进一步补充专著中的辨证方法。将以上文献和专著中有明确定义的辨证方法进行整理和分析，每种辨证方法尽可能全面收集其提出时间、代表医家、名称、辨证要点等信息。

当代中医辨证方法的研究

经以上梳理，当代提出的辨证方法在对八种经典辨证方法及其辨证思想进行系统阐发和继承创新的基础上，体现如下三大特点。

1. 更加凸显病证结合的辨证模式　中医学自古以来就重视辨病与辨证的有机结合，只是在不同的历史时期，相应的社会文化背景对医家认识和诊治疾病的思维方法与模式具有或多或少的渗透与影响，故而有辨病论治或辨证论治孰主孰辅之别。随着西医学的不断渗透以及临床实践的深入，当代中医学界在坚持传统辨证论治的同时，对疾病的认识也日益深刻，既有中医病与中医证的结合，也有西医病与中医证的结合。

（1）对疾病的认识更为深入细致：古代的辨证方法都能涵盖一大类疾病发生、发展、变化的各个方面，如《素问·热论》的六经辨证用于"伤于寒"之热病；《伤寒论》的六经辨证主要用于伤寒病；《温疫论》的表里九传辨证主要用于温疫，该书区分"伤寒"与"温疫"是两种病；《外感温热论》的卫气营血辨证主要用于外感温热病；《湿热条辨》的三焦辨证主要用于湿热病；《温病条辨》的三焦辨证则用于较为广义的温病，既提出温热，又提出湿热。从《素问》《伤寒论》到《温疫论》《湿热条辨》再发展到《温病条辨》，古代医家对疾病的认识逐渐细化。当代辨证方法汲取西医注重微观认识疾病的长处，对疾病的认识更为深入细致。如疾病下的辨证分型已经是一种全国各类学术学会制定辨证标准以及在中医统编教材中普遍采用的方法，如糖尿病的三型辨证、痴呆的三元辨证体系等辨证方法是针对某一个特定的疾病而言，微观辨证则提出用西医疾病的微观指标来辨别证，均反映了此种趋势。

（2）关注慢性非传染性疾病、情志病等病种：从当代辨证方法涉及的病种来看，慢性非传染性疾病（包括饮食劳倦引起的内伤杂病）、情志病日益增多，基于这些疾病的临床实践而提出的辨证方法日益得到重视。如络病辨证以络病理论为依据，分析、判断疾病中有无络病的相关证候存在，并将收集到的络病症状、体征和有关络病的病情资料进行综合分析，判断络病所在的部位、病因、病机、病变趋势，从而为临床提供治疗依据，络病辨证已经在心脑血管疾病中得到应用。刚柔辨证和肝郁辨证则是针对情志病而提出的新辨证方法。如刚柔辨证根据人的气质的阳刚和阴柔的属性不同，认为素体阳刚，七情过极，则出现疏泄太过阳亢阴虚的肝旺证候，称之为刚证；素体阴柔，七情过极则出现疏泄不及、肝郁气滞血瘀湿困的肝郁证候，称之为柔证。

（3）注重抓疾病与证的演变规律和临床特征：临床特征是指对于该类疾病或证的诊断来说，信度与效度都很高，能够扼要鲜明地反映其典型特征的临床表现。当代辨证方法的发展应更加注重抓住疾病和证的演变规律及临床特征。陈可冀院士提出，"病证结合的临床诊断方法，对中医证的外延有了更明确、科学的界定，使得中医辨证不但能够准确把握患者特定的临床表现，而且更能体现中医证自身的演变规律，并在疾病范围的限定下，使演变规律更加清晰。同时还可以用疾病演变这条主线将不同阶段的中医证贯穿起来，突出了不同疾病阶段中医证的特点，使之更加易于把握"。

上文归纳的当代辨证方法中，方药中提出的辨证论治七步，其中第一步"脏腑经络定位"，认为可根据患者临床表现部位上的特点，各脏器功能上的特点，各脏器在体征上的特点，各脏器与季节气候方面的关系和影响，各脏器与病因方面的关系和影响，各脏器与体型、体质、年龄、性别的关系和影响，发病时间和临床治疗经过的特点等方面来进行定位，其实质反映的是如何抓"证"的临床特征；第四步则提出"必先五脏"，即在分析疾病的发病机转时，要根据其发生发展变化的过程，确定哪一个脏腑及哪一种病理生理改变在其中起主导作用，其实质可认为是抓证演变过程中的主导因素。证候要素、病机辨证、动态辨证、时相辨证、过程辨证等辨证方法均注重疾病或证的动态演变，而证素辨证、部位辨证、定位辨证、主症辨证、类证辨证、定量辨证等无不强调疾病或证的临床特征。

与古代辨证方法多面对单纯的外感疾病不同，当代中医辨证面对的疾病往往是慢性内伤杂病，且病多合并存在，更由于环境、药物、饮食等诸多因素的影响，疾病和证的演变更细微、更漫长、变异性更大，给临床归纳某一个（类）具体疾病或证的传变规律和临床特征带来了不小的挑战。

2. 更加重视辨证的规范化　古代的辨证方法各自在不同的历史条件下形成和发展，尚未形成统一的诊断规范和辨证标准，辨证依据主观因素多，客观指标少，难于对比，不易重复，给临床、教学、科研带来很大的困扰。针对证的分类、命名、诊断均尚未统一的现状，当代在辨证的规范化方面开展了广泛而深入的研究。王永炎院士提出的"证候要素"，将复杂的证候系统分解为数量相对局限、内容相对清晰的证候要素；再通过各证候要素间的组合、证候要素与其他传统辨证方法系统的组合等不同的应证组合方式，使辨证方法体系不再是一种由各种具体证候单纯的线性联系组合的平面，而形成一个以证候要素、应证组合为核心的多维多阶体系，有望解决证的非线性特征。朱文锋教授将辨证的内容归纳为辨病位、病性的50项证素，并提出"证素辨证"，在一定程度上可克服以往古今诸法混用、概念不清、内容错杂的弊端。国医大师周仲瑛倡导以病机为核心、以病机证素为单元构建辨证论治新体系，从病机层次解析中医辨证过程，既能反映病情的复杂多样性、个体性和辨证的灵活性，又可执简驭繁，以免陷入僵化的固定分型，似可解决中医理论研究与临床脱节的问题。

当代中医辨证方法中证候要素、证素、病机证素等概念的提出及其深入研究，将复杂的辨证从病位、病性、病势、病因、病机等角度进行进一步分解，使辨证更细化、更具体、更具临床操作性；并且在抓住证的复杂性、灵活性、个体性等特征的基础上，力图建立完整、规范、统一的辨证方法体系，成为辨证规范化研究的重要成果。

3. 开始关注辨证策略　辨证方法的实质是辨识证的方法或策略，"策略"一般可解释为"可以实现目标的方案集合"。在辨证方法中，我们更愿意将"辨证策略"看成是个体医者在辨证方法一般原则指导下临床中具体的"技巧"，这种技巧逐渐固化、成熟，从而成为不同的辨证方法。收集到的一些辨证方法实际上是辨证策略，这些辨证策略主要关注以下几方面。

（1）收集辨证信息的方法：中医传统的辨证方法主要为"宏观辨证"，反映医生辨证的依据主要是四诊收集的症状、体征等宏观指标。随着病证结合研究的不断进展，当代中医学家尝试用微观指标认识与辨别证，"微观辨证"应运而生。沈自尹院士提出，"在临床上收集辨证素材的过程中引进现代科学，特别是现代医学的先进技术，发挥它们长于在较深入的层次上，微观地认识机体的结构、代谢和功能特点，更完整、更准确、更本质地阐明证的物质基础，从而为辨证微观化奠定基础"。在微观辨证的基础上，还有研究者提出功能辨证、代谢辨证和形态辨证等方法，希望将传统中医辨方法与现代医学形态辨证结合起来，以便从患者功能变化和内在形态变化等方面确切把握病变本质。

（2）处理和加工辨证信息的方法：中医师在一定的理论指导下，从收集辨证信息到辨证结果的过程，必然经历对辨证信息进行思维加工的过程，后代学者对此进行了较为深入的探究。这类辨证方法包括平脉辨证和主脉辨证、症状相关辨证、特征辨证、症状比较辨证、识别假象辨证、主症辨证、类证辨证等。在主症辨证中，当一些症状、体征具有特异性的辨证意义时，可以作为确定某个证的主要依据，如《伤寒论》第101条"伤寒中风，有柴胡证，但见一证便是，不必悉具"，指伤寒或中风，若已传少阳，但见往来寒热、胸胁苦满、心烦喜呕、默默不欲饮食四症中一症，便可予小柴胡汤，可谓是典型的抓主症辨证。

（3）从治疗反推辨证："有是证用是方"，从治疗的角度反推辨证，就出现以方剂辨证为代表的辨证策略。所谓方剂辨证，又称之为"方证辨证"或"汤方辨证"。有关方剂辨证的概念目前尚无权威的统一定论。一般认为，方剂辨证源于张仲景的《伤寒论》，是中医辨证论治体系之鼻祖，所制113方，既有方名，又有病证，每个汤方都有相应的证，只要有此证即可用此汤方，常称"汤证"，故称之为方剂辨证或者汤方辨证。根据《伤寒论》辨证思想，当代还提出了治疗反馈辨证法和试探性辨证等，治疗反馈辨证法指的是根据前次诊断治疗后出现的种种反应情况而进行的再辨证，以便进一步把握疾病的本质的辨证方法；而试探性辨证又称药物试探性辨证，是指在疾病性质已基本确立而病位或特异性病机尚未定论的前提下用药物逐步确诊的辨证方法。

（4）注重辨证的时空变化："证"在一定的时空条件下处于不断发生、发展的动态变化过程中。从辨证的时空变化角度，学者总结了动态辨证、时相辨证、过程辨证等辨证策略。根据疾病的动态变化去辨证分析，把握其发展趋势，并指导治疗的辨证分析方法称为动态辨证法；而时相辨证则定义为"任何疾病都处于发生、发展、转归的动态变化过程，鉴于六经所属经络脏腑及生理特点各异，反映出的病势趋向各不相同，根据疾病在发生发展转归过程中所处的阶段性和时间性进行辨证"；过程辨证则是观察疾病动态发展变化表现，把握疾病发展演变趋势（含治疗变证），全面认识疾病自身发展规律的辨证论治方法。另外，运气学说通过应用五运六气的相关内容，研究气候变化及其与人体健康和疾病的关系，进而可以指导辨证，如顾植山认为，运气学说对传染性非典型肺炎（SARS）的临床辨证论治具有很大的指导意义。

辨证方法研究展望

当代研究者从多个层面探讨了辨证方法，取得了很大进展。但我们也应看到，和古代经典的辨证方法相比，当代提出的辨证方法尚未达到学界一致公认的程度。在回顾以上研究进展的基础上，许伟明等提出未来辨证方法研究的展望。

1. 聚焦重大疾病病证关系研究 当代的辨证方法已经关注到慢性非传染性疾病和情志病的问题。目前慢性非传染性疾病已经成为中国卫生领域被忽视的最大挑战。《中国居民营养与慢性病状况报告（2015年）》指出2012年全国居民慢性病死亡率为533/10万，占总死亡人数的86.6%。随着现代社会生活节奏的加快，情志病越来越多，超过以往任何时期，防治心身疾病已成为医学发展的方向。临床实践的总结和升华是形成新辨证方法的重要途径，未来辨证方法研究的对象仍应继续聚焦于慢性非传染性疾病和情志病。同样值得重点关注的是辨证论治在传染病中的临床实践。近年来，新发、突发传染病时有爆发或流行，中医药充分发挥"未病先防、既病防变"与"辨证论治"的优势，积极参与到各种新发、突发传染病的临床救治与防控工作中，为提高传染病整体防控能力与水平做出了积极贡献。目前已经有学者探讨了 SARS 的辨证模式，可以预期，这些中医药参与新发、突发传染病诊疗经验的积累将给辨证方法的创新提供新鲜充实的素材。

在上述病种相关的证研究方面，复杂或复合证的研究可能是未来研究的新突破点。周仲瑛提出内科急难病证的共性病机特征是复合病机，是临床辨识病机证素论治的核心内容。同时朱文锋将证候分为病性证素和病位证素后，从证候到证素的研究已基本成熟，学界的关注点转向证素如何组合成证名问题即证素之间的关系问题。从临床流行病学调查来看，复合证在临床中十分常见，如对华北 5 省市 1 007 例冠心病患者的中医证候要素分布规律临床横断面调查显示，大多数患者同时具有两种及两种以上中医证候要素，多证素病例占所有调查病例的 94.04%。

2. 朝向临床表征引导下的个体医学 "精准医学" 计划是基于目前大规模生物学数据库（如人类基因组序列）、区别患者特征的强有力方法（包括蛋白组学、代谢组学、基因组学、多样化的细胞检验，甚至包括移动健康技术）以及分析大规模数据的计算机工具，通过对于大样本人群与特定疾病类型进行生物标志物的分析、鉴定及验证，从而精确寻找到疾病的原因和治疗的靶点，然后针对特定疾病的不同疾病阶段，设计个性化治疗方案，提高疾病诊治水平。这种个体化诊疗的思想与中医辨证论治的理念是相通的。清代徐灵胎提出，"天下有同此一病，而治此则效，治彼则不效，且不唯无效，而反有大害者，何也？则以病同而人异也"。

与 "基因微观" 为主体的精准医学不同，中医学对于症状/体征等临床宏观表征的刻画和描述无疑更为丰富和精细，这正是中医学原创优势所在。如明代张景岳总结的《十问歌》，关注到了寒热症状、汗出症状、疼痛症状、头部症状、躯体症状、胸部症状、腹部症状、眼部症状、耳部症状、睡眠情况、饮食情况、口中感觉、二便情况、七情变化等诸多方面。再以西医学常易忽视的舌象为例，中医可分别从舌质、舌苔、舌下络脉等多个方面刻画，观舌质又可细分为舌神、舌色、舌形、舌苔等多个维度，并且随着季节和时间的不同、年龄或者体质的差异，舌象会有不同的表现。另外，已有研究证实，症状及体征与疾病、基因和蛋白之间存在着联系。因此，应充分发挥中医学的原创优势，吸收借鉴中西医病证研究进展，促进基于个体临床表征的精准医学的发展。

从辨证方法的角度，促进基于个体临床表征的精准医学的发展，尤应关注特异证候临床表征的识别及其测量。症状、体征等临床表征是临床辨证的主要信息，这些辨证信息的完整、全面、真实、客观是准确辨证的基础。目前中医临床表征在术语、量化分级、诊断意义、信息采集等方面均有待进一步规范。未来辨证方法的研究，应重点从具有特异证诊断价值的临床表征的准确识别及精确测量起步，构建定量或者半定量的辨证标准。

辨证方法研究需关注的另一个重大问题是辨证标准如何指导中医学个体化临床实践，把这一问题归结为标准的应用问题。证的诊断标准与个体化的诊疗实践可归结为共性规范与个性化应用的关系问题。证有其共性实质内涵，辨证标准一定是共性的、针对群体特征的，而个体化治疗则是个性化的实践过程，二者并不矛盾。

3. 借鉴多学科方法 以象为素，以素为候，以候为证，病证结合，是构建辨证方法体系的中心理论。当代辨证方法的创新，在研究方法上应坚持病证结合的原则。应该注意，此处的病证结合不仅包括西医病和中医证的结合，还应当包括其他的病证结合模式。这些病证结合模式对中医辨证方法的研究都是有所裨益的，其目的就是 "希望辨病与辨证通过对各种现象的对比、分析、辨别、判断，抓住本质……创出目前中医或西医单独所不能达到的疗效"。

鉴于中医证本身的复杂性、辨证策略的灵活性，以及辨证过程中环境、遗传、时空等因素的交互作用等特性，应特别强调进一步加强多学科知识特别是复杂性科学、系统生物学、网络医学在辨证方法研究中的应用。王永炎院士认为，中医证的复杂性表明，对于证的研究不能单纯使用西医学的手段和方法，而用于复杂系统和复杂现象研究的系统科学理论为证的研究提供了新的思路。目前复杂系统等方法已经在证的研究中得到了成功应用。相信这些多学科方法对辨证方法的研究与创新具有重要的借鉴意义。

可以预期，随着证及辨证方法的深入研究，统一、规范的辨证方法体系是未来重要的发展方向之一。坚持病证结合，吸收病证研究最新进展，综合运用复杂性科学、系统生物学等多学科手段，融合中西医优势，聚焦慢性非传染性疾病、情志病、新发传染病等重大疾病，对其复合证开展示范性研究，相信定能促进基于个体临床表征的中医学"精准医学"的发展。

97　论中医证和辨证论治

现在说起中医治病，必然离不开辨证论治，辨证论治与中医的整体观念并称为中医的两大基本特点，认为是指导中医临床诊疗的基本原则和方法。毫无疑问，中医有自己的医学理论体系，如独特的藏象学说、经络学说、营卫气血理论；有自己独特的病因病机学说和诊疗方法。其特色特点是多方面的，像脉诊就是世界上独一无二的一种疾病诊断方法，但对于中医现在"证"的概念以及中医历来是不是"辨证论治"这一观点却值得探讨。如果现在中医的一些基本概念和基本理论与中医的内涵本质不相符合，将严重影响中医发展，所以，很有必要对中医的一些重要基本理论进行研究和总结。学者朱敬等认为，现在中医对"证"的定义混淆了中医固有的疾病、症状（证）、病因病机的概念，用"辨证论治"的方法来指导中医临床诊疗是片面的，不利于中医的发展，有必要对其进行回顾总结和探讨。

自古以来中医是不是辨证论治

首先我们来看看现在中医对"辨证论治"的解释："证，即证候，或证型，是机体在疾病发展过程中的某一阶段的病理概括，包括了病变的病因、病位、病性、病势以及邪正关系等，反映了机体当时阶段抗病反应能力和整体反应状态，因此，是疾病发展过程中某一阶段的病理变化的本质。辨证，就是将四诊（望、闻、问、切）所收集到的信息资料，运用中医学理论进行综合分析和提炼归纳，明确原因、病位、病性、邪正关系等，最后判断为某种性质的证候（证型）。论治，就是根据辨证的结果，决定治则和治法，实施治疗。"

我们总是说"辨证论治"有几千年的历史，是中医的精髓所在，对于这个论点需要学者们深入地予以考证。大家知道，《黄帝内经》是中医理论体系形成的标志，书中阴阳五行、脏腑经络、营卫气血、病因病机等中医理论体系已经相当完善，是中医的精髓所在，以后中医的各种理论和学说无不在《黄帝内经》的基础上发展和提高。《黄帝内经》在表述疾病和症状时是有明确概念的，在表述疾病的症状时确切讲用的是"状"，如《素问·咳论》云："肺咳之状，咳而喘息有音……肝咳之状，咳而两胁下痛。"并且也明确有了疾病的概念，对疾病的称呼广泛使用"病"字，如《素问·奇病论》云："病胁下满，气逆，二、三岁不已，是为何病？岐伯云：病名曰息积。"而"证"字在《黄帝内经》中仅出现一次，《素问·至真要大论》云："病有远近，证有中外。"所以，《黄帝内经》疾病和症状的概念还是比较明确的，至于"证是机体在疾病发展过程中的某一阶段的病理概括，包括了病变的病因、病位、病性、病势以及邪正关系"这一中医理论与《黄帝内经》是没有丝毫关系的，书中无一处有"证"及"辨证论治"的理论或概念。如果有人认为，没有"证"字不能代表《黄帝内经》没有"辨证论治"的内涵或本质，那么，请学者们予以考证。

《伤寒杂病论》是与"辨证论治"关系最密切的一本书，因为现代学者认为张仲景的《伤寒杂病论》创立了"辨证论治"理论体系，这是一个需要深入探讨的问题。在《伤寒杂病论》中，疾病和症状的概念也是相当明确的，症状广泛用"证"字来表达，如《伤寒论·辨阳明病脉证并治法》云："阳明病，外证云何？答云：身热，汗自出，不恶寒，反恶热也。"可见，"证"即是现在疾病"症状"的意思。疾病的概念就更加明确了，确定了太阳病、阳明病、少阳病、太阴病、少阴病、厥阴病等六经病以及杂病，如《金匮要略》中的百合、狐惑、阴阳毒病、疟病等病名，而现在经常用太阳证、阳明证、少阳证、太阴证、少阴证、厥阴证来代替六经病可以说是不太符合其病本义的，"某某病"指的是某种疾病，

"某某证"指的是某种疾病的症状,这在《伤寒杂病论》中是非常明确的,如《伤寒论·辨太阳病脉证并治法》云:"伤寒二三日,阳明少阳证不见者,为不传也。"这里的"阳明少阳证不见"的"证"指的是症状,不能说是"阳明少阳病不见",更不能用现在"证型"的观点来理解。再举例说,像《金匮要略》云:"百合狐惑阴阳毒病脉证治。"如果将百合病等称为百合证、狐惑证、阴阳毒证,显然与病的称呼明显不符,也可以说是病、证(症状)不分了。至于《伤寒杂病论》的精髓是"辨证论治"这一观点,希望学者们进行深入的探讨,因为即使在对《伤寒杂病论》研究的巅峰时期——明清时代,众多伤寒学家都无一有《伤寒杂病论》是"辨证论治"的观点。纵观《伤寒杂病论》,可以说通篇均以辨某某病为纲领,如"辨太阳病脉证并治法""辨阳明病脉证并治法""百合狐惑阴阳毒病脉证治"等,在辨某某病的纲领下,首先是辨病,后面所论述的脉证主要是为了辨病和辨因,所以,还不如说《伤寒杂病论》是辨病、辨因论治更合理一些,在这里暂且不争论《伤寒杂病论》的内涵本质是辨病论治、辨因论治、辨证论治,甚或是辨脉论治,但书中的"脉证"指的就是疾病的脉象和症状,"证"即是疾病的症状之意,所以"证"字在书中的本意与现在"辨证论治"中"证"的含义相去甚远。

在《伤寒杂病论》之后,中医书籍中出现"证"字就非常普遍了,但其含义也就指的是疾病的症状、征象,如《小儿药证直诀》云"杂病证:目赤兼青者,欲发搐……不治证:目赤脉贯瞳仁";《脾胃论·脾胃胜衰论》云"不渴而小便自利,妄见妄闻,乃瘀血证",这些"证"都指的是疾病的症状,如果用现在"辨证论治"中"证"的含义来解释,明显不符合其本意。可以这么说,历代中医书籍、各家学说没有中医现在这一"证"的概念和"辨证论治"这一理论的阐述,学者们在追寻辨证论治的来源时,也大多只能从《景岳全书》《医门棒喝》《慎斋遗书》等书中找到只字片语,并且都是与现在的"辨证论治"理论毫无瓜葛。

辨证论治理论的形成

如前面所说,中医历来没有"辨证论治"这一理论体系,那么,"辨证论治"理论是什么时候形成的呢?"辨证论治"理论的形成有其时代背景,那就是自从西医药进入中国后,中医医学理论和西医医学理论碰撞,到了20世纪50年代,在政府对中医药事业的重视下,培养了一大批西医学习中医的医疗科研人员,试图用现代医学科学知识来发掘、解释、研究、发展中医,可以说这是中医现代化的一次尝试。由于中医和西医医学理论体系的不同,分歧是必然的,中医"辨证论治"的观点正是在这一时期形成的。"辨证论治"作为中医固定术语的真正出现应该是在1955年,该年任应秋先后在《中医杂志》上发表了《伟大的祖国医学的成就》和《中医的辨证论治体系》两篇文章,提出了"辨证论治"这一中医理论,得到了当时中医学界诸多名家的响应。1957年秦伯未在《江苏中医》杂志上发表了《中医辨证论治概说》一文,附和者接踵而至。中医学者们认为,西医是对"症"治疗,中医是对"证"治疗,学者们认为中医的"证"不同于西医的"症"。

而以上还只是学术观点,使"辨证论治"一统中医的事情还在后面,1974年出版的《中医学基础》4版教材将"辨证论治"作为中医基本特点写进了教科书,而以后的教科书均继承了"辨证论治"是中医的基本特点和诊疗原则这一观点。大家要知道,解放以前,中医的存在主要是师带徒的形式,各种中医理论、学说、流派、经验、疗法得以传承和发展。自从"辨证论治"作为中医的基本特点和指导临床治疗的基本原则写进教科书,从此千千万万的中医学子,也可以说以后所有的中医工作者都必须经过"辨证论治"理论的洗礼,因为自从有了中医院校,政府不承认除了中医院校毕业的其他人员的中医从业资格,要想从事中医工作的其他途径已经基本不存在,从这一点上看,政府虽然对中医采取扶持发展的政策,但无形中却限制了中医通过其他途径的发展,其结果是中医的诊疗方式从此进入了清一色的"辨证论治",中医从此才进入到了一个"证"时代,那就是现在的"辨证论治"时代,所以,中医现在的"证"以及"辨证论治"的概念和定义是20世纪50年代以后才逐渐形成的一个中医理论。可以这么认为,"证"这个字与中医是有着悠久的历史,但现在对"证"的定义以及"辨证论治"理论观点在中医的历史长河里却只有几十年的历程。

证以及辨证论治的科学性

首先，我们说一下"证""症"与疾病"症状"的关系。现在使用的汉字"证"和"症"是由繁体字"證""癥"简化而来，1956年国务院公布第一批汉字简化字时，将"證"和"癥"分别简化为"证"和"症"。

"证（證）"，古汉语有"告发、验证、进谏、病症"的意思，在表述疾病方面是"病症"之意，与现代汉语的"症"相通，表示疾病的症状、征象。

"症（癥）"，古汉语一般专指"腹中结块的病"，而现代汉语"症"的含义一般是指疾病的症状，所以，"癥"简化为"症"后含义已经发生了很大的变化，从专指腹中的结块之病演化为泛指疾病的症状。

在古代，疾病和症状还是有明确区分的，疾病在古籍中一般用"病"和"疾"来称呼，"古称轻者为疾，重者为病"，所以，在1956年汉字没有实施简化以前，古医籍中的"证"字是疾病症状（包括体征）的意思，即"证"通现代的"症"。而古医籍中的"症"字是专指腹中结块的病，没有疾病症状的含义。

古医籍中的"证"本来就是疾病的症状、征象之意，概念明确。而现在把"证"解释为是机体在疾病发展过程中的某一阶段的病理概括，包括了病变的病因、病位、病性、病势以及邪正关系等。虽然现在中医给"证"赋予了如此丰富的含义，但这样的定义其科学性需要深入的探讨，不然极易引起中医概念和理论上的混乱。在中医史上，疾病、症状（证）、病因、病机都是明确的科学概念，虽然很多时候以症状（证）代替疾病，如咳嗽、头痛等，但那是因为古代科学技术落后对疾病的诊断没有现在科技先进，但如现在所说，"证"是机体在疾病发展过程中的某一阶段的病理概括，包括了病因、病位、病性、病势以及邪正关系，这样一个"证"的概念还是很难予以考证的，因为它既非疾病又非症状、既非病因又非病机，却又包含有疾病、症状、病因、病机的一个混合体，确实令人费解。广义上来说，任何疾病的表现（包括症状、脉象、色象、实验室检查等任何一点）都应该是"疾病发展过程中某一阶段病理变化的本质"的反映，不是只有"证"才是"疾病发展过程中某一阶段病理变化本质"的反映。中医可以有自己的疾病定义，有自己独特的病因病机理论和诊疗方法，但中医现在需要厘清疾病、症状（证）、病因病机与"证"的复杂关系，可以这么说，现在对"证"的定义使证与病、证与症、证与病因病机出现了错综复杂的关系，混淆了中医历来的疾病、症状、病因病机这样清晰的概念。

在科学技术高速发展的今天，各个科学领域包括现代医学（西医）都取得了巨大的成就，而中医围绕"证"的研究（如微观辨证、证候模型设计等）却是收效甚微。为了证明"证"的科学性和先进性，学者们虽然从多种途径对"证"进行了大量的研究，如循证医学、微观辨证、证候模型设计等，但是少有收获，所以，一个人为给予的、超越了自身含义的混合体其科学性值得探讨。现代科学已经在疾病的诊断方面取得了巨大成就，包括古代中医在内的成千上万种疾病得到了科学的诊断，而多年以来与所投入的财力、物力、人力相比较，中医"证"研究所取得的成效几乎是微乎其微，可以说至今为止还没有任何一个"证型"能够以科学客观的指标予以确立，所以，有学者在从事"证"研究几十年后，也提出了这样的问题："证的研究（主要是实验研究）进行了近40年……人们有理由要问，几十年来，我们的科研策略、研究思路、研究方法是不是正确？"

中医诊疗的关键是否是辨证论治

辨证论治，使中医诊疗的重中之重成了判断"证型"。毋庸置疑，中医有自己独特的医学理论体系和诊疗方法，《难经·六十一难》云："望而知之谓之神，闻而知之谓之圣，问而知之谓之工，切而知之谓之巧"。中医望、闻、问、切四诊所收集到的信息资料，关键是为了辨"证型"吗？自古以来，中医通过望、闻、问、切四诊（现在还有实验室检查）来诊断疾病、分析病因病机这是毫无疑问的，而通过四诊来判断"证型"，自古以来中医还缺乏此说。事实上，在疾病、症状、病因病机、治疗方法这样明确有序的概念下，要对患者再判断出一个"证型"来进行辨证论治是很不现实的，如同一个患者同一种病，如果找不同的中医师看病治疗，可能会得到几种完全不同的证型和方药，这样的情况在临床上非常普遍，由于"证型"缺乏客观的科学标准，谁对谁错根本无法予以区分，中医辨证论治的主观性和随意性可见一斑，如此，"辨证论治"何以体现中医的科学性和先进性？我们知道，中医古代许多疾病已经被现代医学所证明，如消渴与糖尿病、中风与脑血管意外、胸痹与冠心病等，而中医现代发展确立起来的证型却无法被现代科学证明，是现代科学技术跟不上中医的发展，还是中医跟不上高速发展的科学技术？或者是中医的"证型"学说自身有问题呢？这一点值得深思。

我们先不说"辨证论治"中"证"的定义正确与否，如果像它所说"证"是机体在"疾病"发展过程中"某一阶段"的病理概括，那么，疾病与证的关系应该就是主要与次要、整体与局部的关系，而把辨证凌驾于辨病之上，这就颠倒了主要与次要、整体与局部的关系，可以说是主次不分了，简单说，中医是治"病"还是治"证"？

"辨证论治"是20世纪50年代提出并逐渐形成的一个中医观点，是对中医内涵本质的一次探讨，只有短短几十年的时间。中医有几千年的发展历史，有其完善的医学理论体系，有独特的病因病机学说、阴阳五行学说、藏象学说、经络营卫气血理论，有丰富的中医各家学说，现在中医对"证"的定义和将"辨证论治"作为中医的基本特点和治疗原则，是否体现了中医的内涵和本质需要进一步的探讨。许多事实已经说明，中医需要对"证"以及"辨证论治"进行反思，青蒿素不是在辨证论治下取得的。中医能够治疗很多疾病这是毋庸置疑的，但现状是，除了不以"辨证论治"为指导的青蒿素治疗疟疾外，中医还没有明确哪一种药或方剂能够治疗某种疾病，是中医真的治不了病还是现在中医所走的路（辨证论治）有问题呢？

朱敬等认为，"证"应该恢复其"症状、征象"之本义，中医历来是辨"证（症状、体征）"求因、辨"证"求病，在这一点上，中医的科学性与现代医学并无二致，而辨"证"求证则是亘古未有，于理不通。现在中医对"证"和"辨证论治"的定义是近代学者人为造成的一个概念，其来源依据和科学性值得重新商榷。如果"辨证论治"作为中医的基本特点和指导临床诊疗的基本原则如此重要的理论出现错误，或者这一中医基本理论缺乏科学性，那么，中医将在错误的方向上前行，特别是会对将来千千万万中医学子的教育造成失误，最终将严重影响中医的发展，所以对现在中医理论中"证"和"辨证论治"进行科学的回顾总结，对它的科学性进行探讨和研究刻不容缓。

98　基于中医状态学论前证内涵及其临床应用

社会医疗水平的提高及社会生活方式的急速改变，使人类疾病谱发生了较大的变化，慢性疾病与亚健康状态人群以高速增长的趋势遍及全球，医疗模式也逐渐以症状治疗为中心的模式向预防性、预测性、个体化及参与性的"4P"模式转变。随着现代科学技术的发展，中医防治疾病与现代医学信息技术结合共同发展的趋势越来越明显，出现了智能化中医"治未病"健康管理模式探析、中医"治未病"健康管理体系构建的探索、互联网+中医智慧医养结合社区养老服务模式的提出、基于病例大数据的中医"治未病"机器学习方法等新的模式。

根据中医状态学理论，前证是以证为方法学对"欲病态"的命名。中医健康状态学起源于中医证素辨证，根据人体健康水平分为"未病态""欲病态""已病态"三类人群，对于状态的形成起重要作用的是人体阴阳自和的能力。状态（State）是系统科学常用的概念之一，中医认为状态是结构和功能的统一体，继承并延续了中医对世界及人体健康/疾病的基本思维，认为身体机能运行与时空、外界环境密切关联，不可分裂；同时认为机体内部（气血、脏腑、经络）运行的状态可通过外状态表现，即表征。表征可以作为要素通过参数形式表现，并结合自然界、社会环境等宏观因素，多层次多方面的辨识状态，从而达成中医健康诊断中最重要的一步。

"前证"的提出基于人类疾病发展变化与未来医疗趋势，既对中医治未病理论进行了补充，对构建中医健康管理模式提供了理论基点；同时中医状态学的前证具有一定的临床潜力。故学者朱建平等从上述几方面对"前证"的内涵及意义进行了论述。

基于中医状态学提出的前证

徐迪华等认为，证具有"临界状态"，又包括"证的前沿状态"和"临界证"两个阶段，这是前证最早的提出。他认为前证状态下临床医学信息量少，需出现佐证才能形成证，并且佐证具有活跃的变化，可左右最终的辨证。罗金才综合"潜证"和"显证"，论述了证的三态。李灿东以状态为逻辑起点，提出中医状态学，涵盖了人体机能的全部状态，即"未病态""欲病态""已病态"3种状态。既往的中医学甚至是现代医学都着眼于"已病态"，治疗已经出现的临床症状，而中医状态学的提出将中医干预提前了1～2个阶段，并结合现代科学手段对欲病态做出预判。

根据中医状态学，前证属于"欲病态"的范畴。前证是指进行正常生命活动的人体，由于各种致病因素的影响，或者自身功能失调，出现的病理变化或趋势，但证还未真正形成。虽然没有疾病的典型症状，但体内出现病机变化，处于尚未发作或没有显露的阶段。发病前的状态可称为前证，与患病状态相比，前证与健康状态虽有着本质的不同，但目前两者间界限模糊，前证是处于健康与患病间的中间状态，但它们并没有明确的界限，而是存在一个中间状态。

上述即为基于中医状态学提出的前证概念，前证的状态与亚健康状态相似，与中医治未病研究范畴一致，但更具有中医辨证思想，前证概念的引入丰富了治未病的思想，使中医辨证贯穿人体全部状态，完善了中医辨证理论。

基于中医状态学前证的意义

1. 具化了治未病思想　前证的提出为中医学提供一定的理论支撑。基于中医状态学下前证的精华在于将治未病理论思想与证素辨证结合，形成一套基于中医辨证的治未病理论。治未病体现在未病先防、既病防变等多个方面，并应用于多种治疗方法，为人们养生保健、疾病防治提供了指导原则。关于治未病的思想，大致发展如下。①《素问·四气调神大论》云："圣人不治已病治未病，不治已乱治未乱，此之谓也。"这是治未病思想的首次提出。②《鹖冠子·世贤第十六》中提出"上医治未病，中医治欲病，下医治已病"的著名思想。③《金匮要略》中体现了"治未病"思想。④孙思邈在继承扁鹊的思想上疾病分为"未病、欲病、已病"三个阶段，要求医生要"消未起之患，治未病之疾，医之于无事之前"，孙思邈的养生方法极大地充实了"治未病"思想。经后世医家不断补充，治未病思想逐渐丰富，但始终无法成为系统的理论体系。李明奎指出，中医伏邪在前证或者潜证的及时干预原则体现了治未病思想，并能给予"治未病"状态较好的解释。普通情况下，疾病显露，患者症状明显，疼痛感明显，临床医生易于进行辨证论治，所以临床医师主要是针对这类患者进行治疗。而前证由于医患的双方忽视，大部分患者的病情未能得到充分的干预，以致病情加重。因此，在前证进行及时干预是极其重要的，符合未病先防、既病防变的治未病思想。在前证阶段进行干预可以推迟发病，促使向愈，降低死亡。

2. 为构建中医健康管理体系提供理论支撑　随着现代医学信息的迅速发展和亚健康状态人群的高速增长，目前中医"治未病"的思想无法支撑一个巨大的健康管理体系。基于中医状态学提出的前证，相比于中医治未病中"欲病态"，更具有中医辨证思想。前证的理论体系与中医辨证理论相似，通过收集宏观、中观、微观参数刻画"前证"状态，利用证素辨证的思想及现代科学技术，对参数与要素之间的隶属关系进行刻画，逐步实现从定性到定量的发展，最终建立宏观、中观、微观三观参数体系。前证的证素不仅包含了症状，并能借助现代医学的技术对体征、舌脉做出评分，又在数学建模和大数据的支持下对机体的整体状态以及易患病趋势做预判与分析。

3. 具有临床应用潜力　辨明疾病的前证在临床中有着重要的指导意义。单一地进行临床辨证不能反映疾病的全貌，也易导致治疗的失误。如果仅注意到显证而没有考虑前证，则可能造成漏诊；若把前证当作证则会导致治疗过度。基于中医状态学以前证建立中医健康辨识体系，能及早地对目标人群进行干预，减少医疗与患者负担，尤其针对重大疾病及慢性消耗性疾病患者。

（1）前证应用于肺系疾病的临床潜力：儿童慢性咳嗽是一种普遍的呼吸系统疾病，多指持续咳嗽时长超过8周以上，经X线检查显示，肺部病变不明显。据报道，儿童慢性咳嗽的门诊患病率为1%～3%，占儿童哮喘的24%～59%，若未得到及时治疗，患儿大概率会发展成典型的支气管哮喘，因此通过前证进行早期干预至关重要。小儿于生长发育时期，极易引发慢性咳嗽，加之诱因较多，如果医护人员在问诊过程中忽略前证，容易出现漏诊、误诊现象。当患儿被误诊为肺炎或支气管炎后，往往使用抗生素或激素类药物，不仅得不到有效治疗，还会引发一系列并发症，损害身体健康。

因此，临床应当加强重视，早期干预工作，明确不同病因导致的前证差异，便于慢性咳嗽的确诊。也可以利用前证的出现干预防治，防止疾病的进一步发展演变，有利于患儿的康复痊愈。王俏等利用先证而治的原理，将前证应用于临床，治疗咳嗽变异性哮喘疗效显著。咳嗽变异性哮喘是目前临床上常见的呼吸系统疾病之一，以慢性咳嗽为唯一或主要临床表现，是儿童慢性咳嗽的一个重要的原因，发病率呈逐年上升趋势，可发生于任何年龄，儿童时期高发。《杂病源流犀烛·感冒源流》云："风邪袭人，不论何处感受，必内归于肺。"风性善动，游走不定，风邪致病来去迅速，因而风邪发病常表现为突发、阵发、剧烈的干咳。王有鹏在"客邪贵乎早逐"理论的基础上，认为治疗风邪所致疾病，应先于证予药，提倡早用祛风药，防止风邪与他邪相合而进一步传变。此外，王有鹏认为，临床上若能做到先于证识证，既能做到有是证用是药，亦可提高临床疗效、缩短病程、减少患者负担。

（2）前证应用于冠心病的临床潜力：冠心病是由冠状动脉发生粥样硬化，出现管腔狭窄闭塞，继而引发心肌缺血缺氧的心脏病，具有高致残率、高死亡率的特点。随着人口老龄化及城镇化进程的加速，我国心血管疾病危险因素大幅增加，作为我国乃至全世界都极为重视的一项公共卫生问题，心血管疾病的患病率和死亡率正在持续上升，更令人担忧的是，心血管疾病发病年龄正在年轻化，这将严重影响我国居民的生活质量及健康状态。此外，据研究显示，冠心病的年粗发病率和标化发病率男性均高于女性，这与男性人群的较高强度工作，不良的生活习惯如吸烟、饮酒等有关，中医并无冠心病这一病名，一般将其归属胸痹、心痛、心痛的范畴。复合证和单个证素是冠心病辨证分型的2种常用方法。韩旭从气论治冠心病，认为气机失调是人体发病的本质，气病可逐渐发展为血病，气血为病，其本在气。归纳冠心病总病机为气虚和气滞，病机为气血失调，本在于气。冠心病可分3种类型，一为元气虚衰，此类型多出现在老年患者，病机为心气亏虚，无力推动血行，导致气虚血瘀；反过来气虚无以生血，导致气血两虚，从而出现胸部闷痛等症状。二为宗气不足，宗气居于胸中以贯心脉，促进心脏推动血行；宗气不足则心气、心血皆虚，心血虚不能濡养心脉，不荣则痛；心气亏虚则心血运行无力，血脉瘀阻，不通则痛，发为"胸痹""心痛"。三为气机郁滞，此类型多发于年轻患者，表现为平素即有情志失调、肝郁气滞，因其他原因伤肺、伤脾、伤心皆导致气机阻滞，血行瘀阻，气滞血瘀，发为胸痹。故在冠心病的前证时期，特别是中老年患者，医师应重视患者出现的气虚气滞的轻微症状，及时进行干预治疗，防止其向冠心病进一步发展。而对于年轻患者，在出现气郁气滞表现后，也要警惕冠心病的发生。

前证的客观化表达依赖三观参数的建立

状态辨识是实现中医健康诊断的核心，筛选出具有某疾病倾向的人群进行中医干预，降低患病风险，符合未来医疗发展的趋势。李灿东等提出基于中医状态学理论，用宏观、中观、微观三观参数刻画"前证"状态。利用证素辨证的思想及现代科学技术，对参数与要素之间的隶属关系进行刻画，实现从定性到定量的发展，最终建立宏观、中观、微观三观参数体系，赋予每个参数对相关特定状态要素的诊断阈值，设计健康状态辨识量表，使反映生命状态变化的过程更加全面客观。

与健康状态相关的天气、环境、时间等参数称为宏观参数，由天、地、时3个部分的参数组成。天由天文、天气、空气质量、自然灾害等组成；地主要分为地域、海拔、植被、土壤、水源、环境污染等地理因素；时包括季节、节气、日期、昼夜等。其中有关天和地的参数内容则需要借助各相关管理部门发布的数据等来获取，有关时的参数内容可以通过就诊时间、发病时间等来确定。人生活在自然中，人体的生理功能和病理变化必然受到自然的影响。中医认为，时间与空间密切联系，人与自然息息相关，与外界通过物质、能量和信息交换相连，与周期性变化相适应，形成自身的运行规律。时间和空间的改变会对人体产生影响。因此，这些自然环境因素在一定程度上与人体的健康状态相关，而成为判断健康状态的表征参数之一。

中观参数由生、心、社3个部分的参数组成。生理参数主要由四诊收集的资料和各种量表构成；心理参数包括各种心理测评量表，如康奈尔医学指数、韦氏智力测验等；社会参数主要由社会环境、社会适应力等组成。中观参数的采集主要通过医生的四诊和个人的自评来获取。这些人体自身直接表现或密切接触的参数，就是辨识健康状态的重要表征参数。

微观参数是指以现代科学技术手段采集的参数，如中医脉诊仪、舌诊仪等和医学理化指标、病理检查等。微观参数由理、化、病3个部分的参数构成。理是指采用物理检查，如影像资料和仪器采集结果；化是指采用化学检测方法，主要包括人体体液、分泌物、排泄物等检测指标和分子生物学指标；病主要指病理检查报告。微观参数作为中医健康状辨识的依据之一，在建立健康状态辨识中具有重要意义，主要体现在突破了传统四诊的局限，从微观层次将临床证据客观化表达，填补了状态辨识依据的不足。但是微观参数中理化指标基础还是西医病理，因此如何区分证的微观指标与病的微观背景，是微观辨证的研究中急需解决的问题。因此，应用微观参数进行状态辨识应重视中医思维，赋予微观参数中医学含义，建立中医特色的微观参数体系，遵循中医思维规律，充分挖掘微观指标在健康状态辨识方面的积极意义。因此，对前证的刻画应以中医状态学理论为基础，结合现代科学技术及三观并用的健康辨识体系，可以达到执简驭繁的目的。但是，无论是参数体系的建立，还是参数分析、筛选和优化都需要不断发展完善，这不仅与科学认识水平和医学模式有关，还强调中医理论的指导，注重发挥中医整体医学的优势，以适应未来从疾病医学向健康医学发展的需要。

基于中医状态学的前证不仅帮助完善中医"治未病"理论，为构建中医健康管理体系提供理论支撑，更在临床应用中有发展潜力。对于前证的干预治疗体现了中医治未病的理念，对建立健康辨识体系有重要作用。通过对前证参数的分析，从宏观、中、微观三个角度对临床的各种症状进行预判，建立客观的健康辨识体系，使用中医手段阻断疾病的发生发展，大大减少及减缓患病人群或疾病状态。

99　基于辨病、辨证、辨症的临床方药应用

近年来随着现代医学的发展、中医基础理论的完善以及现代中医临床实践的需要，临证方药应用形式越来越灵活多样，医者既要把握疾病发生的一般规律和个体发病过程中的证候特征，同时也要注重缓解患者主要的不适症状，即病-证-症相互兼顾。遣药组方可在辨病基础上拟定"专方专药"，也可针对证候病机于辨证基础上进行"主方辅药"加减，或在辨症基础上针对"症"选取"药对或药组"，或病-证-症结合综合立体组方。"因病因证因症结合"组方思路突破了以往单纯的辨证论治、辨病施治的局限性，把辨病、辨证、辨症相互有机结合，以达到提高临床疗效的目的。学者张业等对基于辨病、辨证、辨症的现代临床方药应用做了探析。

病、证、症的辩证关系

"病"是对疾病发生发展全过程的特征与规律的概括，是人体内外环境动态平衡失调的结果，由疾病本身固有矛盾决定，是疾病本质的反映，也是疾病发展全过程的根本矛盾。"证"是对疾病发展过程中某一阶段的特征与规律所作的概括，相对于病而言，是疾病当前阶段的主要矛盾（或矛盾的主要方面），是当前阶段疾病本质的反映。"症"往往表示单个症状或体征，是机体患病于某一阶段所表现的各种现象，是构成病或证的基本单元。不同的症对疾病本质的反映程度不同，症有时亦不完全依附于证，而独立地作为当前阶段的次要矛盾（或矛盾的次要方面）而存在。

病、证、症三者不是孤立的，而是相互联系、纵横交错的。在对某一疾病的诊疗过程中，医者在搜集"症"的基础上通过加工（逻辑思辨）获得对事物本质的认识，得出"病"和"证"的概念。因此，反映在某一疾病发展过程中，疾病的本质总是规定并表现为一定阶段的证或症，而证总是从症中获得，由特定症构成并有其特定的主症。症是外在的表象，证是疾病阶段的本质和基础，病是特异的标象，病、证、症三者之间是相互依赖、相互交错的网状关系，是点、面、体的融合。在现代临床方药应用中，应当把三者有机结合，多模式交叉，全面立体组方。

基于辨病、辨证、辨症的现代方药应用

基于对病、证、症及其辩证关系和中药药性及其专能的认识，现代临床一些医家在把握疾病发展演变规律和配伍用药经验的基础上，以病、证、症为中心，形成并发展了多种组方配伍思路。

1. 辨病为主，因病选择专方/专药　不同的疾病有其自身发展、变化的规律，其中多有贯穿其全过程的病因病机。中医学强调辨证，但也重视辨病施治，并在长期医疗实践中积累了针对某些病的具有一定专属性的有效方药，如治疗饮食积滞常用保和丸、针对梅核气多用半夏厚朴汤、胸痹之患多考虑枳实薤白桂枝汤、治疗疟母多用鳖甲煎丸、肺痈治疗常用苇茎汤、治疗白喉常用养阴清肺汤、破伤风多用玉真散等，这些专病专方多来源于经方，是治疗某种病证的临床高效方、常用方。其他常用专病专药如黄疸主用茵陈、痢疾主用黄连、白头翁、呕吐主用生姜、半夏、血淋主用小蓟、蛔虫症主用雷丸、乌梅、疟疾主用常山、槟榔、梅毒主用土茯苓等。临证辨识病名、通识药性，因病选药，是组方的重要思路之一。"辨病施治、因病选药"，特别是专方专药的运用，可以提高方药的针对性和适用性，是对辨证论治理论的深化与发展。

2. 辨证为主，因证加减主方　辨证论治落实在临证组方环节，强调以证候为中心进行主方加减配伍。因证组方以疾病当时的综合反应状态为调节要点，综合考虑证候病机中的病因、病位、病性、病势等诸要素，在治法指导下，有主次地、有针对性地配伍用药。例如治疗"胸痹"，属心血瘀阻证，多用血府逐瘀汤加减以活血化瘀，通络止痛；属痰浊内阻证，多用瓜蒌薤白半夏汤加味以通阳泄浊，豁痰开结；属阴寒凝滞证，多以瓜蒌薤白白酒汤加味辛温通阳，开痹散寒；属气阴两虚证，则以生脉散合人参养荣汤以益气养阴，活血通络。

另外，不少中药以治证为专长，如人参补脾肺之气而生津液，附子补火助阳而能温经逐寒，当归养肝血而能活血，熟地黄滋肾阴而能填精益髓，干姜温中暖脾而守中，牛膝活血而能逐瘀下行等，多为临证组方的常用辨证药味。因证配伍强调把握疾病的阶段性矛盾，多环节和动态调节，是临床"异病同治"的基础，也是中医临证遣药组方中最常用、最有特色的一种模式。

3. 辨症为主，因症配伍药对/药组　症状的轻重缓急及其在病证中的主次关系是组方遣药的重要依据之一。针对"往来寒热"，常用柴胡-黄芩退寒热（小柴胡汤）；针对"夜热早凉、热退无汗"，常用青蒿-鳖甲清虚热（青蒿鳖甲汤）；针对"自汗"，常用麻黄根-浮小麦收敛止汗（牡蛎散）；针对"翳障"，常用枸杞子-菊花明目消翳（石斛夜光丸）；针对"鼻塞"，常用苍耳子辛夷通鼻窍（辛夷汤）；针对"胁肋胀痛"，常用柴胡-枳实疏肝解郁止痛（柴胡疏肝散）。其他诸如乳香-没药散瘀痛、罂粟壳-诃子止肠泻、杜仲-桑寄生安胎、白前-紫菀止咳嗽、乌药-益智仁缩尿、丁香-柿蒂降呃逆、白果-椿根皮止白带、甘草-桔梗利咽喉等，均为"辨症论治"的常用药对。药对（药组）往往形式固定，针对病证的某些常见症状而专设，治疗有较强的针对性。

另外，单味药如杜仲强腰膝，仙鹤草止血，椒目平喘，蛇床子止痒，麝香开窍，木贼退翳，延胡索止痛，煅瓦楞子制酸等，也都是临床因症用药的范例。这种方药临证应用一般指征比较明确，可灵活地根据症状加减配伍。

4. 辨病、辨证、辨症结合，综合组方应用　临床诊疗中在把握"病""证""症"同一性的基础上，根据特定时空下三者间的矛盾主次，实施针对重点的整体性处理原则，落实在组方中则有"因病-因证-因症结合"的基本思路，其组方模式的基本原则是"辨病用药""辨证用药"及"因症用药"相结合。具体实施或以辨证为中心，兼顾因病、因症用药；或以辨病为中心，兼顾因证、因症用药；或以辨症为中心，兼顾因病、因证用药。如有学者针对糖尿病周围神经病变气虚血瘀证，见下肢痛麻等异常感觉，辨证为气虚血瘀证，予益气活血法（辨证）；以下肢痛麻为靶点，考虑为血脉闭阻之血痹，黄芪桂枝五物汤主之（辨症）；又参考糖尿病的周围神经病变及下肢血管病变特点，酌加抵当汤活血化瘀（辨病），以改善血液流变学指标，防止血小板聚集和斑块形成。又如针对尿路结石病属于肾阴不足、虚火内灼的尿血证，有学者这样组方：三金排石汤（辨病以通淋化石）+知柏地黄丸（辨证以滋肾泻火）+小蓟（症以凉血止血）。这两个例子中因病-证-症兼顾，全面综合配伍，均效如桴鼓。

辨病、辨证、辨症及结合模式组方的临床意义

1. 辨病论治组方，有利于增强方药的特异性　每种疾病都有自身的病理改变、发病过程、演变规律，只有有目的地针对这些疾病的自身特异性治疗才能提高临床疗效。辨病论治组方，多因病选择专病专方，如消渴丸用于2型糖尿病，半夏厚朴汤治疗慢性咽炎；或依据病理药理选择专病专药，如治疗属"胃脘痛"的消化性溃疡，常使用具有抑制胃酸分泌、抗幽门螺杆菌（Hp）的海螵蛸、瓦楞子、吴茱萸、蒲公英等。这样不仅使方药对病证的特异性与针对性增强，而且使用药更具科学性和合理性，有利于提高临床疗效。

2. 辨证论治组方，有利于发挥方药的整体性　辨证论治是中医的特色，证是对不同疾病或疾病的不同发展阶段的病因病机的概括，与病的特异性不同，证往往具有共性，证是基础和主线。"辨证论治"综合考虑证候病机的病因、病位、病性、病势等诸要素，从整体上把握病证。辨证论治组方多因证进行

主方的加减，这些主方如四物汤、四君子汤、二陈汤、平胃散、白虎汤等都是针对某一类疾病的核心病机所确立的，在此基础上加减组方，最接近疾病的本质，能够保证整体治疗方向上的正确性，也能够最大程度上改善证候，起到较好的治疗作用。

3. 辨症论治组方，有利于突出方药的灵活性 症状是疾病的外在表现，也往往是患者最痛苦的主诉。通过抓主症，在繁杂的临床现象中迅速厘清思路，确定治疗的主攻方向，是一种简便易行、执简驭繁的临床思维。"辨症论治"宜于确定主攻方向，增强治疗针对性。在疾病变化时，针对症状对方剂加减是最简单有效的方法，所加之药多是针对最新出现的主症，所减之药多是由于某种症状的减轻。药对/药组是针对病证的某些常见症状而专设，是临床灵活加减变化的常见用药方式。

4. 辨病、辨证、辨症结合点、面、体综合组方，有利于全面增强方药疗效 病、证、症在临床治疗上缺一不可，如果只注重证候，治疗就缺少特异性；若只注重症状，治疗就容易"头痛医头，脚痛医脚"；只注重病的话，则失去了中医辨证论治的特色。只有在抓住主要症状的基础上，辨证论治，并结合现代疾病，才能实现共性与个性、局部与整体的统一。病、证、症结合模式是实现疾病诊疗的多层次、全方位统一的较好途径。基于"病-证-症"结合的现代方药组方应用，把握疾病发展的规律，揭示疾病的本质，辨病为先，辨证施治，病、证、症结合，既改善了传统中医症状、证候，又能解决现代疾病的治疗问题。其疗效评估体系既包括了症状与体征，还包括了实验室检查、影像学检查、组织病理学检查等微观指标。基于"病-证-症"结合的现代方药组方应用，还有利于不断发现一些用之有效的专用药物、药对、方剂，扩大经方的使用范围，有利于中药新药的开发应用。总之，在坚持辨证论治的前提下，发展辨病论治，突出对症论治，病、证、症结合，点、面、体综合组方模式是发展中医、提高临床疗效的关键。随着中医对病证认识的不断深化和用药经验的不断拓展，"病-证-症"结合组方理论也将不断得到完善，并将成为传统"君、臣、佐、使"制方理论的一个重要补充。

100　以证为主、证病结合的临床和科研思路

辨证论治是中医诊疗的基本特色，是中医整体观念在临床实践中的具体运用，病证结合是中医临床与科研的主要模式。根据病、证、症病因病机在临床上的主次、轻重、缓急等的不同，病证结合在临床又有"以病为主、病证结合""以证为主、证病结合""以症为主、症病或症证结合"3种不同方式。其中"以证为主、证病结合"是以辨证论治为主，适当结合患者所患疾病立法选方、择药论治的病证结合方式。以证为主、证病结合是古今中医临床最常用、最能体现中医特色的方式。正确认识和处理证病关系，与确保临床疗效和科研结论的可靠性具有非常密切的关系。学者朱克俭等提出了"以证为主、证病结合"的临床与科研思路。

证的概念及其与病、症的相互关系

证、病、症是以机体内在病理变化为本质的不同的表现和认识形式。证候的概念有广义与狭义的区别。广义的证候是中医学对人体病变一定阶段的一种宏观认识，即在病因、体质、环境、既往病史等综合作用下，机体一定阶段整体或局部气血阴阳失调，表现为从病因、病位、病性及其动态变化不同角度反映内在病变的具有内在联系的一组症状群。狭义的证候是具体疾病演变过程中所处一定阶段的病因、病位、病性及其发展趋势各阶段本质的综合反映。疾病的概念亦有广义与狭义之分。广义的疾病，是机体健康状态受到损害，发生病变的总称，实际上包涵了狭义的病、证和症状体征。而狭义的疾病即具体的疾病（包括传统中医疾病和现代医学疾病），是在一定病因作用下，人体特定脏腑和组织气血阴阳失调或虚损发生、发展、转归的有一定规律的病理演变过程。症状是患者自身感觉到的异常变化及医者通过四诊获得的异常体征，是疾病和证候病因病机的外在反映、表现，也是影响患者工作及生活质量的直接因素。现代中医所借鉴的现代医学的各种检验、窥镜及影像学检查等可以视为人体感官的延伸，各种检查结果是医者借助各种现代医学检查手段获得的生理病理信息，亦属于疾病发生、发展、变化及转归各阶段本质的反映。从这种意义上来说，亦可以理解为是疾病及其各阶段的"症状"或"体征"。

病、证、症三者均是人体病变在不同层次、空间、时间中的反映形式。每种疾病都有其基本症状，但病在各个阶段是以证候表现出来的；证候也是由一定的具有共同主要病因病机的症状组合所组成，是病在一定阶段及一定条件下的表现形式。其区别在于，疾病是人体内外环境动态平衡失调所表现出来的病变全过程，是由疾病的特殊本质决定的，病的特殊本质贯穿于疾病全过程的始终；证候是疾病所处某一阶段多种因素综合作用所致主要本质的反映，是病在这一阶段的主要表现形式，但又主要由病的特殊本质变化决定。疾病与其所有见证之间，表现出纵横两方面的联系，纵向是由疾病的特殊本质所决定的，梯次表现出疾病发生、发展、变化等全过程的不同阶段；横向多因发病季节、易感体质及地域性等而异。具体到患者，错综复杂的广义的病和证临床常见，相对单纯的狭义的病和证反而少见。症状是病证本质及其变化的表现形式，每一种或一类具体病证都有其主要症状及其主症的组合形式，病与病、证与证之间的发生、加重、恶化或减轻、消除，主要通过症状的变化反映于临床。症状的性质及其特点与病、证息息相关，即同一症状出现于不同疾病或证候，其特点多有所不同。

以证为主、证病结合的临证诊疗思路

临床上疾病某一发展阶段的证候非常典型或危重，应当着重于病情的缓解或立即逆转病势，以及典型证候主症所反映的病因、病位、病性、病势与疾病特殊本质及其发展规律有一定差别时，宜采用辨证为主，适当结合辨病、对症加减的论治方式。在当前对大多数慢性疑难疾病的特殊本质、发生发展演变规律、主要证候及其转变关系尚不十分清楚或统一的条件下，以证为主、证病结合是病证结合方法运用于临床的常用方式。

以证为主、证病结合，要求在做出中医证候、西医疾病诊断之后，应该进一步分析证候及其组成部分与患者主要疾病，既往或新发其他合并病症、体质心理、季节气候、地域环境、治疗经过等之间的相关性，以及各相关因素的先后因果、主次轻重、缓急等，在此基础之上立法、选方、用药。

由于证、病均有广、狭义之分，临床接诊同一患者四诊合参所辨之证候可能是该疾病一定阶段的主要或/和常见证候，此即狭义证候，也可能是与合并病症、体质心态、气候环境、失治误治等相关甚至居主导地位的广义证候或相兼证候。换句话说，贯穿发生、发展、转归全过程的疾病的基本病因病机与其四诊合参所辨证候之病因病机可能一致，亦可能不一致，因为该证候可能是疾病发展过程一定阶段由于疾病特殊病因病机所致之继发病因和次要病机或证候，亦可能是其他合并病症的证候，或是与患者个体体质心态、所处地域环境、就诊时季节气候有关的证候，或是因失治误治导致坏证变证及其相兼或一定时期突出的证候。当所辨证候与患者就诊主要疾病病因病机一致时，病、证疗效实际上是一致的，即辨证论治和辨病论治是统一的；但二者不一致时，病与证的疗效就可能不一致。也就是说，如果该证候是患者就诊疾病发展一定阶段的病因病机的反映，要分析该证候是疾病主要证候即特殊本质的反映还是次要病机的反映，以此有助于判断治疗着眼于治愈或控制疾病，还是暂时、不同程度缓解患者痛苦。因此，医者临床以证为主、证病结合立法、遣方、用药要知常达变，一方面应强调"治病必求于本""审因论治"，另一方面又要注重"急者治标，缓者治本""间者并行，甚者独行"的根本原因。

"异病同治"的方法学依据是不同疾病在其发生发展的不同阶段，可能出现相同的主要病因病机。但由于不同疾病的特殊病因病机不同，论治时应注意"异病同证，同中有异"。临床以证为主，证病结合，在以辨证论治为主的同时，应根据不同疾病特殊病因病机在患者就诊阶段证、病主要和特殊病因病机的主次、轻重、缓急及其发展趋势，酌情考虑辨病用药的主次、轻重、缓急及其加减调整。

任一具体疾病发生、发展及转归虽受其特殊病因病机所主导，但过程中可因此主要病因病机直接或间接损伤脏腑气血出现次要病因病机及其证候，尤其是在一定时期出现一些严重影响患者生活质量或生存期的突出症状或症状群时，这些证候或症状虽只是病证之标证，但临床必须"急者治标"。例如恶性肿瘤的基本病因病机为癌毒积聚，治疗的基本原则是解毒散结。及至晚期，出现一派脏腑气血阴阳虚损之证。辨证论治，虚者补之，疗效主要体现为改善患者生存质量，延长生存期。主要原因，恶性肿瘤晚期之虚证，乃因癌毒迅速增长，耗损正气，因实致虚。补之虽能扶正，但癌毒不除，病终难愈。这可能是一些治疗方法或药物治疗肿瘤主要疗效表现在证候改善的深层次原因。

对于患者诊疗过程中出现的合并病症或与患者个体体质心态、就诊时季节气候、失治误治导致坏证变证相兼或一定时期突出的证候、症状，如果这些证候或症状严重影响患者生活质量，尤其是有可能造成严重后果甚至危及患者生命时，临床应该及时调整诊疗思路，以处理上述证候或症状为主。

以证为主、证病结合的临床科研思路

中医临床科研，最常见的是对临床效验方药和特色诊疗技术的效应和安全性的探索、评价。通过对特定的中医处方或特色治疗技术的分析，方药技术针对该病发展过程中一定阶段的常见或主要的病因病机。有一定的寒热补泻偏重，则可由此择定此方药技术的目标适应证为中医证候，即可采用以证为主、证病结合的临床科研设计思路。

以方药技术为研究对象的证病结合的临床研究，其目的主要在于评价受试方药技术临床应用的安全性、有效性及其特点，为该方法的临床推广应用、社会经济价值以及功能主治、用法用量、禁忌证及注意事项的探索制定提供临床依据。

以证为主、证病结合病例选择诊断标准中目标主治证候辨证标准的制定为重中之重。建议在制定证候辨证标准的同时制定鉴别证候标准。以证为观察主体的中医临床科研和中药新药临床评价，从理论上而言，应纳入可出现该证候的全部病种，但从临床试验的工作量、时间和经费考虑，实际上这是无法做到的。因此，在制定了辨证标准后，还应选择纳入病种。纳入病种的选择主要依据新药处方临床经验和文献，即前期临床应用疗效较好且所观察证候为常见证候的病种，所纳入的病种一般不宜超过 3～5 种。如果不同纳入病种的主要临床表现差别较大，应根据不同病种临床特点分别制定辨证标准和证候鉴别标准以提高其可操作性。纳入受试者应符合目标主治证的典型证候，不符合有必要排除的鉴别证候，应排除非典型证候包括初期或过渡期已部分或有趋势转化的证候。

各纳入观察病种的样本数应符合统计学要求和多中心临床观察的要求。目前以证候为治疗目的的研究相对不多，以证候为治疗目且经过 RCT 研究者更是少见。故样本含量的计算以入选证候指标为计算依据尚显勉强，应根据目前的研究水平和趋势选用疾病的疗效或关键指标作为计算依据，再根据对照和试验设计的类型选择相应方法计算样本量。随机分组方法，应采用以病种为依据的分层或区组随机方法。在考虑病情变化及其对受试者的健康影响且不违反伦理学原则的前提下，至少在初期探索性研究阶段，建议尽可能应采用安慰剂对照或包括极低剂量组的剂量反应对照。如果因伦理的原因必须采用阳性药物对照，可考虑选用以证候为主治的传统名方制剂或标准汤剂。安慰剂对照应选择优效性设计，阳性药物对照则根据研究目的选择优效性或非劣性、等效性设计。主要观察指标除应列入证候的主要症状（含舌脉）并制定操作性强的分级记分标准外，各病种的主要诊断和疗效检测指标均应逐一选择。鉴于证候及其主要症状和体征为主要观测指标，只有采用双盲观察方法，才能最大限度地减少医患双方的主观偏倚，保证研究结果的可靠性。

以证候为主体的证病结合临床研究结果的分析评价，应主要抓住证的特征性本质，结合疾病疗效进行综合分析，尤其要注重二者的相关性分析，以明确试验方药技术的作用特点，证候及其变化对疾病的发生、发展、转归的影响和效应。目标主治证候疗效分析，可包括该证候综合疗效及其密切相关主要症状疗效和非密切相关次要症状疗效及其动态变化，证候积分及主要症状评分和轻中重分度治疗前后构成比的动态变化，纳入观察病种疾病综合疗效及其主要疗效指标治疗前后改善情况分析，不同病种证候综合疗效、证候积分、主要症状变化改善情况分层分析及其对照比较。目标主治证候与纳入观察病种疗效的相关性分析，主要包括证候综合疗效与不同疾病综合疗效相关性分析、目标主治证候积分及其主要症状、体征计分与不同疾病主要疗效指标的相关性分析、研究过程不同时间窗证候积分、主要症状计分动态变化及其与不同病种主要疗效指标同时间检测结果的相关性等。安全性研究结果分析，除统计总的安全性指标异常和不同类型不良反应外，还应按照不同病种分层统计。对各种安全性检测指标异常及不同类型不良反应与证候疗效、证候积分动态变化、纳入观察疾病及其主要观察指标检测结果的相关性进行分析。

综上所述，以证为主、证病结合的临床诊疗和科研设计，应立足于证、病的概念及其相互关系，临证知常达变，既强调治病求本，又能灵活运用标本治则。临床科研设计和总结分析，必须以目标主治证候为核心，从不同层次、不同方面设计、观测、总结分析纳入疾病与证候有效性、安全性及其相关性。掌握运用这种证病结合模式，有助于保持和发扬中医临证特色，保证理、法、方、药丝丝入扣，对于完善中医临床科研设计和证候实质研究思路亦不无裨益。

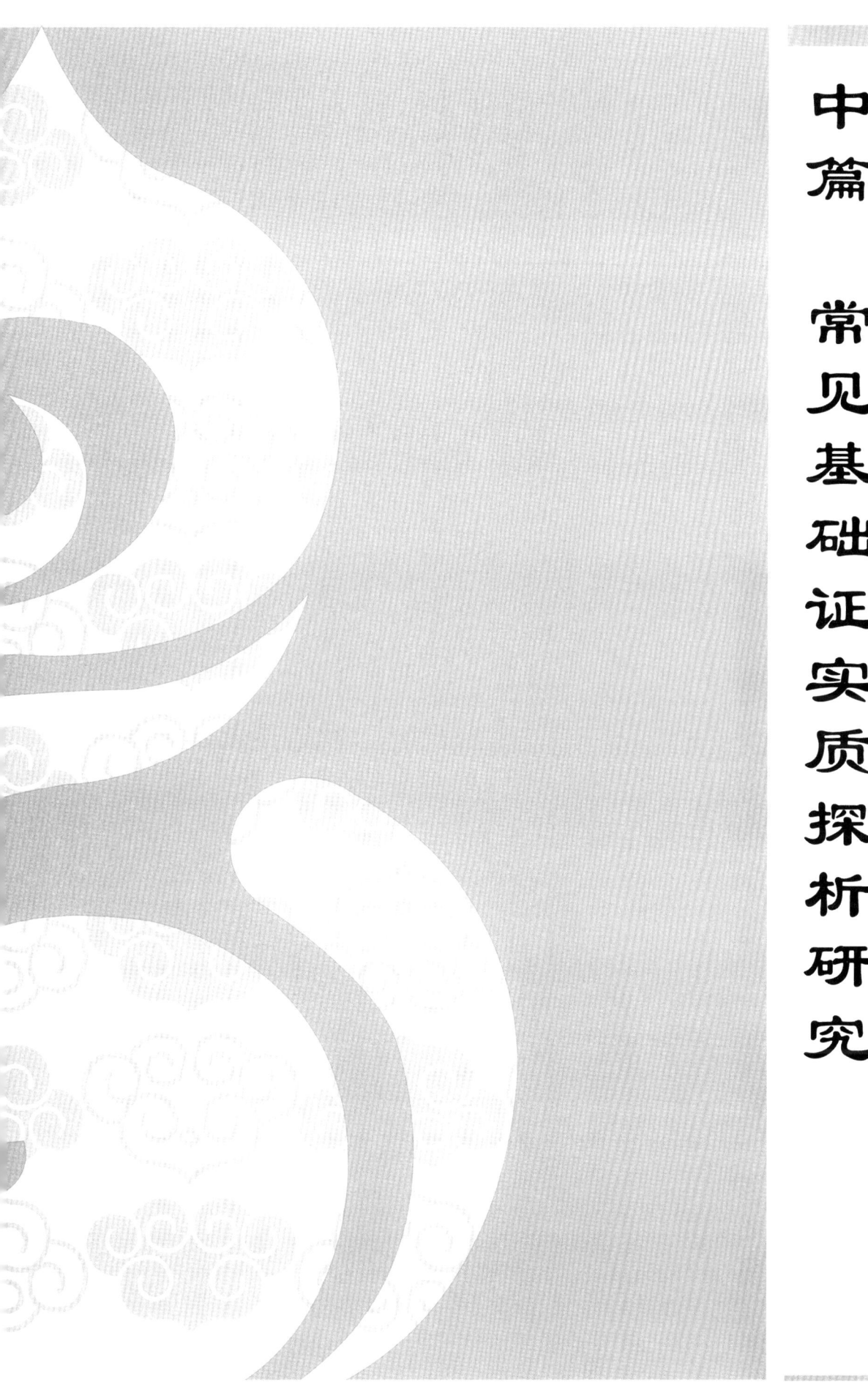

中篇 常见基础证实质探析研究

101　气虚证候特征谱

证候是中医学的特有概念，是人体内部结构（包括人体精神心理活动）与外部环境（包括自然环境与社会环境）相互作用的结果，挖掘与寻找证候的规律属性与基本认知是中医药的现代化研究的基础。近年来，由于生物学基础研究与临床研究的文献数据量急速增加，通过这些大数据如何及时、准确、高效的挖掘与整合其中的有效信息是需要关注的问题，文献挖掘是解决这一问题的有效途径，该方法对海量文献中的数据进行整合、分析，从而获得更具有代表性与可信度更高的结果。生物学家通过验证挖掘出的实验假设与建议可得到新的科学发现，提高人们对生物医学现象的认识。中医药学家可以通过中医学文献进行文献挖掘可以为证候的诊断标准提供依据，可以构建证候的 NEI 分子网络体系等。刘建勋提出的病证结合动物模型拟临床研究方法亦将中医临床文献的回顾性研究作为一个重要组成部分，也是模式动物拟临床研究的首要步骤。

气虚证是中医学的一个基本证候，与临床常见病、多发病，如高血压、糖尿病、冠心病、慢性心衰、中风等的发生、发展密切相关。气虚证的现代物质基础研究，对于临床的精准预防与治疗、证候的标准化研究、益气方药的作用机制研究等中医药现代化进程有着不可估量的意义。近年来诸多学者在气虚证的理论研究、分子生物学等研究中取得一些成果。但其实质性、结论性的研究还需要在方法与思路上进一步创新。同样，对于气虚证的基本规律与认知是一切研究的基础，通过文献挖掘的方法，不仅有助于对气虚证的研究进行深入分析与再认识，亦有助于了解、掌握该证候的特征谱。

学者陈进成等采用频数统计、关联规则、复杂网络的文献挖掘方法，选择适宜的算子和算法，利用中国中医科学院中医药信息研究所开发的数据挖掘工具，从中文临床与基础研究的文献中研究疾病、证候、症状、检测指标以及病因之间的关系，挖掘出气虚证的相关特征，研究气虚证候的特征谱。气虚证的证候特征谱利用文献关联规则的方法得到了一定的辨识，为气虚证物质基础研究、诊断标准研究、证候模型的研究、病证结合研究、方药的作用机制研究提供了可靠性的特征性、指导性数据。

资料与方法

1. 数据来源　全面检索 2006~2016 年国内中医药科技期刊论文收载的相关研究文献，选择中国知网（CNKI）的中国学术期刊网络出版总库（CAJD）、万方数据服务平台、中国生物医学文献数据库（CBM）作为国内期刊科技论文信息检索来源。

2. 数据检索　在题名、主题词、关键词、摘要中以"气虚"为关键词进行检索，限定条件为病例报告、临床试验、随机对照试验、Meta 分析、多中心研究、实验研究、硕博论文等，检索后筛选得到 7 659 篇文献，下载全文得到 7 165 篇文献。

3. 文献的纳入标准与排除标准

（1）纳入标准：对"气虚证"有实质性研究内容的动物实验研究文献与临床研究文献。

（2）排除标准：①文献综述，经验传承文献；②以气虚作为对照的研究文献；③复合证型中气虚证权重低的文献；筛选纳入研究的文献数量为 3 765 篇。

4. 数据采集　中国中医科学院中医药信息研究所在"气血相关生物学基础研究"课题的背景下开发的"病证结合气血相关理论的文献数据采集平台"，在此平台上进行相关研究。

5. 数据规范　根据中国中医科学院中医药信息研究所建成的标准表，补充缺失数据，删除错误数据，统一疾病名称，证候名称、症状名称、检查指标名称等。术语的标准化，参考《中医临床诊疗术语》《标准医学名词对照表》《中医药主题词表》《中国药典》2015 年版等国家标准；将表达同义的数据进行归类，包括中、西医术语进行归类整合，并标准化处理；结果以标准化的术语建立相关的数据链接，以进行数据的关联挖掘。

6. 关联分析方法 采用由 Agrawal 等于 1993 年首先提出的关联规则进行关联分析，同时满足最小支持度阈值和最小置信度阈值的规则建立强关联规则。关联规则具有 2 个重要的属性支持度：$P(A \cup B)$（即 A 和 B 这 2 个项集在事务集 D 中同时出现的概率）；置信度：$P(B|A)$（即在出现项集 A 的事务集 D 中，项集 B 也同时出现的概率）。本文使用 apidminer 5.2 设置支持度最小阈值和置信度最小阈值，计算各个因素与气虚证之间的强关联关系，研究气虚证的特性证候谱。

将复杂的系统内部各个组成部件抽象为节点，部件之间的关系抽象为边，那么就构成了一个具有复杂连接关系的网络。本研究通过复杂网络软件 Cytoscape 3.3.0 研究气虚证与强因素的强关联规律。

结　果

1. 气虚证的相关疾病分析 通过文献挖掘的方法，将文献 ID 号与相关数据进行匹配关联，对所获得的数据进行频次统计，获得涉及气虚证候的疾病数据按由高到低排序为冠心病、心力衰竭、慢性阻塞性肺疾病、糖尿病、脑卒中、缺血性脑卒中、脑梗死、高血压病以及糖尿病肾病等，网络分析，频次统计。

2. 气虚证相关的症状分析 气虚证相关的症状分析，即气虚证的主要表现为乏力、神疲、气短、舌淡、自汗、心悸、脉沉细、食少以及苔薄白等，这与中医学相关论著的表述是相一致的。

3. 气虚证相关的临床指标与生物学指标分析 本研究将临床文献与基础研究文献分别进行统计，统计的结果显示，临床中的总胆固醇（TC）、甘油三酯（TG）、心电图、血液流变学与血压为常规检查指标；而肿瘤坏死因子（TNF-α）、超敏 C 反应蛋白（hs-CRP）、一氧化氮（NO）、内皮素（ET-1）以及炎性因子是频次最高的生物学指标。

4. 气虚证相关的信号通路分析 在分子生物学研究中，气虚证的相关研究在 NF-κB，Ca^{2+}-CaMK Ⅱ、ERK、Fas/Fasl、MAPK 等信号通路的研究中检测的频次最高。

5. 气虚证形成的因素分析 将文献研究中涉及气虚证的形成因素进行提取，得到的结果显示，疲劳、泻下、饥饿、饮食失节等是气虚证形成的关键因素。

讨　论

本研究利用频数/次统计、关联规则以及复杂网络的文献挖掘方法研究气虚证的相关特征，从相关文献中，挖掘疾病的归属、症状、指标群、信号通路以及证候形成的因素，并将结果进行整合分析，以期得出气虚证的特征谱，为证候的研究提供有效的支持。

通过系统性挖掘，疲劳与饮食等因素是气虚证的主要致病因素，这与"劳则喘息汗出，外内皆越，故气耗矣"（《素问·举痛论》）与"谷盛气盛，谷虚气虚"（《素问·刺志论》）的理论是相一致的，本研究对照了前期的综述性讨论，在气虚证候或病证结合模型的建立过程中，证候的因素集中体现在"劳"与"饥"。然而，在证候模型的建立过程中，采用的干预因素是应以疲劳为主还是以饥饿为主，许多学者做了相关性研究。由于实验室指标体系的特异性与系统性不足，规范、统一的气虚证诊断标准有待进一步构建等因素限制了符合中医学理论的气虚证模型的建立。

心脑血管疾病，特别是缺血性心脑血管疾病以及高血压等临床常见病的基本病机为气虚证，气是维持人体与构成人体的最基本物质，元气虚损势必会影响机体功能的下降。虽然现在此类疾病的年轻化趋势明显，饮食结构变化也增加了诸如血瘀、痰浊等合并证，但本虚依旧以气虚证为主。这也提示在临床的辨证施治过程中，益气药的适当应用对疾病的转归有重要意义。

在多年的气虚证诊断标准研究中，由于缺乏顶层设计研究的切入点，研究力量分散，缺乏多机构间的广泛合作，以及诊断术语的标准化、诊断阈值等问题使得气虚证证候诊断标准的研究还存在许多问题。在本研究中，气虚证的主要临床表现集中体现在了乏力、神疲、舌淡、自汗、脉沉细、食少、苔薄白等症状上，这为证候诊断标准的进一步规范提供有力支撑。

近代以来，随着现代医学的发展与其病名被中医临床使用，使得中医临床思维方式也发生了改变，突出以辨病与辨证相结合的方式，这种方式在大量的临床与基础研究文献中也得到了具体体现，而这种方式往往将凸显疾病因素，检测的指标也均以临床疾病的检测指标为主，在本研究中证候与相关指标的关联发现，血脂、血压、血液流变、炎症相关以及非特异性的 NF-κB，Ca-CaMKⅡ等信号通路在研究中显示出较高的频次，说明研究的中心是学者应该注意的问题。中医学认为"有诸于内，必形诸于外"，从另一角度说明外在的功能表现必然有内在物质的变化，努力探究中医证候中蕴藏的科学内涵，挖掘中医证候的物质基础，是现代中医学面临的重大科学问题。有学者利用文献挖掘的方法将气虚血瘀相关的基因进行分析，得出显示气虚血瘀相关集群与内分泌、信号传导、造血细胞系、炎症反应等相关，中医证的内在生物学特征可以在 NEI 水平上进行有效的辨识，但研究的局限性没有突出中医学的整体观念，从整体上把握气虚证的基本规律与认知中医药现代化研究的基础。

现代中医药学的发展，无论是临床研究还是基础医学的相关研究，使得中医药信息数据海量、增长迅速、类型多样且价值密度低。从中挖掘具有价值的信息对于中医药学的现代研究有指导性作用。气虚证是中医学的一个基本证候，在历代的文献研究与现代的医学研究中占有较大的权重。综合本研究的结果，对气虚证的证候特征谱可概括为缺血性心脑血管疾病的主要病机为本虚标实，而这个"虚"是为气虚；气虚证的主要临床表现为神疲、乏力、气短、舌淡、自汗，这也是临床辨证特征性的关键点；对于临床指标与生物学指标如血脂、血流变、血压、炎性因子、NO、ET-1 甚至频次较低的信号通路 NF-κB 等，是临床相关疾病的指标，这些指标与气虚证有一定的相关性，但证据链的完善需要进一步研究，由此也说明气虚证的生物学基础研究是现代中医学亟待解决的重大问题。

综上所述，基于频次分析、关联规则以及复杂网络的文献挖掘方法研究气虚证的特征谱，既包括了相关疾病、指标群又包括了证候的基本症状表现与形成因素，这为中医证候的特征性生物学特征的有效辨识提供基础数据，也为证候的模型研究，系统性评价以及相关药物的作用机制研究提供了一定的指向性。

102　气虚证的非定位性

以现代科学为背景，现代的中医研究全方位地渗透了更多的理性，因而有更大的信息量，极大地推动了中医学术的发展。就证候实质研究而言，现代的中医研究已促使中医基本证候的实质得以揭示。与字面描述不同，中医证候实际上均是非定位的。学者陈小野论述了气虚证的非定位性。

定位不同的气虚证其病理实质无本质性差异

1. 定位不同的气虚证其治疗药味基本一致　全身性的气虚证（四君子汤治疗），实际上是全身性气虚证代表的脾（胃）气虚证（四君子汤或六君子汤治疗）、不同局部定位的气虚证（肺气虚证—四君子汤加黄芪，或玉屏风散治疗；心气虚证——养心汤治疗；虚性疮疡——托里消毒散治疗；慢性脓耳——托里消毒散治疗；鼻窒——温肺止流丹加五味子、白术、黄芪，或参苏饮，或参苓白术散加石菖蒲、苍耳子、藿香治疗等），其主要治疗药味均是人参（党参、西洋参、太子参）、黄芪、白术、茯苓、山药、白扁豆等。

2. 定位不同的气虚证相涉时其病理改变基本一致　脾气虚患者与心气虚患者一样，也可有心功能降低。心气虚患者与肺气虚患者一样，也可有肺通气功能降低。脾气虚、心气虚、肺气虚患者的唾液淀粉酶活性均降低。慢性阻塞性肺部疾患的发展过程中，X线胸片肺气肿程度、超声心动图、肺通气功能、微循环、消化道X线、木糖排泄试验、细胞能量代谢、尿17-羟、尿17-酮、血清蛋白结合碘、血清多巴胺β羟化酶、呼吸道局部免疫、细胞免疫、体液免疫、自身免疫、环核苷酸等的异常基本依肺气虚→脾气（阳）虚→肾阳虚顺序加重，说明肺气虚和脾气虚病理改变基本一致。

脾气虚证是全身性气虚证的代表

脾气虚证不是定位于脾（胃）局部的气虚证，而是全身性气虚证的代表。

1. 直接论述　程维克曾云"中医学认为气虚的主体是脾气虚"。《中医方药学》云："本方（四君子汤）为补气的基本方剂。脾胃为后天之本，脾胃健旺，消化力强，则五脏六腑得以营养，机体自然强壮，故补气多从脾胃着手。"高忠英云："《方剂学》中补气法仅有补中气之法和诸方，而其他四脏气虚证如何补益则为空白，甚至连锁影响到补阳法的全部空缺，进而出现了'补中气就可以补五脏六气'的谬论。"

2. 与局部气虚证不同，脾气虚证于全身的众多病种皆可见到　危北海云"脾虚证与多系统疾病有关：多数脾虚证学者认为，脾不仅与消化系统密切相关，而且与其他系统亦有明显的联系……总的来看，一些原发病灶不在消化系统的疾病，如慢性支气管炎、功能性子宫出血、子宫脱垂、妊娠中毒症、妊娠呕吐、重症肌无力、血小板减少性紫癜、白血病、肾炎、乳糜尿、中心性视网膜炎、功能性低热等几十种全然不同的疾病，在病程的某一阶段都可能出现脾虚证，应用健脾方药可以取得疗效。匡调元曾统计，一般杂病在其发展过程中出现脾虚证者达87.9%，仅补中益气汤就能治疗30余种病证，健脾法则在临床各科有着广泛的应用范围"。

杨素芳云："益脾固本法的研究与发展可为调治全身疾病提供理论依据，诚所谓'人以脾胃为主，而治病以健脾为先'（明代方隅《医林绳墨》）、'唯理脾一法，虽五脏见证，而能治者尚多，此又其一也'（明代喻昌《寓意草·面议何茂倩令媛病单腹胀脾虚将绝之候》）、'诸病不愈，必寻到脾胃之中，方无一失。何以言之，脾胃一伤，四脏皆无生气，故疾病云多矣，万物从土而生，亦从土而归'（明代周之干《慎斋遗书·辨证施治》）、'病证多端，颠倒难明，必从脾胃调理，乃岐黄之正法也'（《慎斋遗书·辨证施治》）。""脾为后天之本""内伤脾胃，百病由生"。

3. 劳倦是脾气虚证的主要病因之一，而劳倦的损伤显然是全身性的 《脾胃论》云"此病皆由饮食劳倦损其脾胃""今饮食损胃，劳倦伤脾，脾胃虚""形体劳役则脾病，脾病则怠惰嗜卧，四肢不收，大便泄泻，脾既病，则其胃不能独行津液，故亦从而病矣"。《内外伤辨惑论》云："人在围城中，饮食不节，乃劳役所伤……其朝饥暮饱，起居不时，寒温失所，动经三两月，胃气亏乏久矣。"《景岳全书》云"脾胃之伤于外者，惟劳倦最能伤脾"。

4. 气虚证的"尴尬" 气虚证逻辑上是全身性气虚证的最恰当用词。但在实际文字中，"气虚证"与"脾气虚证"往往前后互换。或辨证为"气虚"，治则却是"健脾"。

5. 衰老"五脏气虚"的"尴尬" 衰老时显然五脏皆衰（包括气虚），但在衰老学说中，气虚方面是"脾气虚"而非"五脏气虚"占主流地位。

6. 进化原理和虚证病理的逆向重演律决定作为全身性气虚证代表的脾气虚证有较明显的中焦（脾胃）症征 两侧对称动物身体的进化集中于前部。虚证病理的逆向重演律：虚证（包括生理条件下的衰老）的病理以逆向重演生物个体发育和生物进化过程为主要特点。所以，如慢性支气管炎患者由肺虚到脾虚到肾虚的演变过程，也就是中医所谓从上焦到中焦到下焦、病情由浅而深的过程，与自主神经系统功能紊乱由胸腔向腹腔、盆腔逐渐扩散的过程有关。脾气虚证是气虚已达全身阶段，但又未"虚极及肾"，所以以中焦（脾胃）症征为主。

总　　结

1. 结论 ①气虚证是非定位的。②脾气虚证是全身性气虚证的代表。

2. 中医证候的非定位性，决定了五脏证候的不对称性 由于中医证候均是非定位的，所以不必五脏都有，有一脏代表即可。所谓"肾主虚无实""肝无补法"也是要求五脏虚、实证候，气、血、阴、阳虚证候均要对称的一类观点，看似有道理，但推广不开。李如辉说："历代文献少论肝阳虚的原因，除了肝脏生理病理特点所决定的肝阳虚较之肝阴虚确属少见外，最深刻的原因在于以脾阳、肾阳概言肝阳。"实际上，即使主张"肝气虚证"的文献，其补肝气药味仍与健脾益气药味基本一致。

3. 肺的脾气虚证、心的脾气虚证 脾气虚证是全身性气虚证的代表，因而也就是气虚证的代表。所以，局部的气虚实际上即是局部的脾气虚。如肺气虚证即是"肺的脾气虚证"、心气虚证即是"心的脾气虚证"。

103　气虚证肺系病证治

气虚证为肺系病常见的一类证候，包括肺气虚证及相关脏腑的气虚证（心肺气虚证、肺脾气虚证、肺肾气虚证等），见于多种肺系病中，既有气虚证的共性，又有其类证的个性。充分认识气虚证的共性及个性，有效运用以证统病形式下的诸多肺系病气虚证的证治方法，对于提高肺系病临床诊疗水平具有实际意义。学者李建生对此做了梳理归纳。

气虚证肺系病的范围

1. 肺气虚证　肺气虚甚者可见畏寒、痰白清稀，称为肺气虚冷或肺气虚寒。症状为①神疲或乏力或气短，动则加重；②自汗、动则加重；③平素畏风寒，或易感冒；④舌质淡，或脉沉细或沉缓或细弱。多见于中医虚体感冒、咳嗽、哮病、喘病、肺痿、肺胀等及西医的急性气管支气管炎、特发性肺纤维化（简称肺纤维化）、慢性阻塞性肺疾病（简称慢阻肺）、支气管哮喘（简称哮喘）、支气管扩张症等。不同疾病的气虚证临床表现尤其是主要临床表现有所不同，如虚体感冒的尚有①恶风寒或并发热；②鼻塞、流涕；急性气管支气管炎尚有咳嗽，或咯痰无力；肺纤维化、慢阻肺、支气管扩张症尚有咳嗽，或喘促，动则加重。

2. 心肺气虚证　心肺气虚证以虚证为主，常兼有痰饮（痰湿、水饮、痰热）瘀。症状为①咳嗽或胸闷气短，动则加重；②心悸或怔忡，动则加重；③易感冒；④神疲乏力，或自汗；⑤面目虚浮；⑥舌质淡、舌苔白，或脉沉细或细弱。多见于呼吸衰竭、肺源性心脏病（简称肺心病）等。

3. 肺脾气虚证　症状为①咳嗽；②气短，或乏力，动则加重；③自汗；④纳呆或食少；⑤胃脘胀满或腹胀；⑥舌质淡或苔薄白、舌体胖大或有齿痕，或脉沉细、沉缓、细弱。多见于肺炎、慢阻肺、哮喘、支气管扩张症等。支气管扩张症、慢阻肺、哮喘尚有喘息，或胸闷，动则加重，恶风、易感冒，痰多或白黏。

4. 肺肾气虚证　肺肾气虚证以虚为主，常兼实邪如痰热、痰湿、血瘀等。症状为①喘息、胸闷、气短，动则加重；②乏力或自汗，动则加重；③易感冒，恶风；④腰膝酸软；⑤耳鸣或头昏或面目虚浮；⑥小便频数、夜尿多，或咳而遗溺；⑦舌质淡、舌苔白，或脉沉细或细弱。多见于肺纤维化、慢阻肺、呼吸衰竭、肺心病、哮喘等。

气虚证肺系病的常用方剂

肺系病中单一脏腑气虚证较少，多以两个以上脏腑气虚多见，并常兼有痰浊等邪。对繁多的气虚证方剂进行明确分类较难。根据肺系病气虚证类的特点及治法，大体上将方剂可分如下。

1. 肺气虚证　人参胡桃汤（《济生方》），人参养肺汤（杂症会心录），人参养肺丸（《太平惠民和剂局方》），人参蛤蚧散（《博济方》），玉屏风散（《究原方》），补肺汤（《妇人大全良方》），人参补肺饮（症因脉治），黄芪理中汤（备急千金要方）等。

2. 心肺气虚证　七福饮（《景岳全书》），养心汤（《证治准绳》），保元汤（《博爱心鉴》）等。

3. 肺脾气虚证　六君子汤（《医学正传》引《局方》），香砂六君子汤（《古今名医方论》引柯韵伯方），参芪补脾汤（《赤水玄珠》），拯阳理劳汤（《医宗必读》），参苓白术散（《太平惠民和剂局方》），黄芪补中汤（《医学发明》），人参茯苓丸（《圣济总录》）等。

4. 肺肾气虚证 参苏温肺汤（《医学发明》），大补元煎（《景岳全书》），黄芪劫劳散（《赤水玄珠》），生脉地黄汤（《医宗金鉴》），肾气丸（《金匮要略》），右归丸（《景岳全书》），人参补肺汤（《证治准绳》）等。

气虚证肺系病的类证类治

肺系病的气虚证类包括肺气虚证、心肺气虚证、肺脾气虚证、肺肾气虚证等，以肺气虚证为核心。虽气虚证主要是肺气虚证的共性，但又常因病因、病位、病势、主症、程度、病性等的不同而有所差异。应在益气补肺的共同治法及方药的基础上，注重其中的差异而佐以不同治法方药。

1. 病因病位不同之治 发生气虚证的原因或诱因及病位有所不同，决定了在益气相同治法基础上而佐以针对病因病位的治疗。素体脏气（肺、脾、肾等）虚弱、患病后复损脏气；或者肺炎等急性病后期或恢复期，肺气受损未复又伤及脾气；或者慢性肺部疾病日久逐渐损伤正气，以肺为始，以肾为本为终，时及脾胃，大致随着疾病进展而逐渐发生呈现。肺气虚感冒，病位内在肺，外在腠理、鼻咽，病位表浅，宜补益肺气、宣肺散邪止咳，方如补肺汤合玉屏风散、参苏饮（《太平惠民和剂局方》）等；急性气管支气管炎、肺炎的后期或恢复期容易出现肺气虚证，病位在肺但轻浅，肺炎更容易出现肺脾气虚，常伴有痰浊，故治宜补肺或补肺健脾，佐以化痰止咳，方如参苓白术散合六安煎（景岳全书）。慢阻肺、肺纤维化、支气管扩张症等慢性呼吸疾病，肺气虚较重而病位深，时或损及肾气，宜人参胡桃汤合人参养肺丸，或黄芪劫劳散合人参补肺汤等。慢性呼吸疾病的肺气虚多兼有痰浊，时或有血瘀，在扶正时佐以化痰，或佐以活血化瘀药物，可选用人参胡桃汤合黄芪理中汤等。心肺气虚证多见于肺心病等，多兼有血瘀、痰浊，在补益心肺如保元汤合七福饮或养心汤的基础上，佐以活血、化痰药物。肺脾气虚证多见于肺炎、慢阻肺、哮喘、支气管扩张症等。多由肺气虚久、累及脾气，子病累母而成肺脾气虚，治疗宜补肺健脾，助脾之健运为关键环节，常用六君子汤等。肺炎等恢复期或老年人肺炎出院后，常表现为肺脾气虚，常兼痰浊未尽，宜六君子汤、参苓白术散合六安煎等。慢阻肺、支气管扩张症等慢性呼吸疾病的肺脾气虚证，宜六君子汤合黄芪补中汤、六君子汤合三子养亲汤或拯阳理劳汤合参芪补脾汤等。慢性呼吸疾病的肺脾气虚多兼有痰浊，时或血瘀，在扶正时佐以化痰或活血化瘀药物，可选用人参茯苓丸等加减。肺肾气虚证多见于肺纤维化、慢阻肺、肺心病、哮喘、呼吸衰竭等慢性呼吸疾病，病位深而重，治宜补益肺肾、纳气平喘，如人参补肺汤，或人参补肺饮、人参胡桃汤合七味都气丸，或保元汤合大补元煎等。肺肾气虚常兼有痰浊、血瘀及痰瘀互结，在扶正时佐以化痰、活血或软坚散结药物。

2. 病势不同之治 由于病势不同，决定了在主要相同治法基础上而存在着针对病势方面治疗的差异。如肺脾气虚证，在肺则因气不足而司呼吸乏力，卫外不足而容易感受外邪；在脾则运化乏力，一则精微不充养肺气而肺气益虚，二则水湿不化而酿成痰浊，三则气虚湿阻则中焦气滞。故在补肺健脾时，注重脾之运化，注重化湿理气、畅达中焦，如六君子汤、香砂六君子汤等。如肺肾气虚证，多存在慢性呼吸疾病中，除了肺气虚证的病势外，尚存在着在上由肾不纳气而气逆于上，出现喘息、气短等，在下由肾气不固而出现尿频甚至因咳喘而遗尿等。因此，在补益肺肾的基础上，根据病势而在上喘息、气短者则佐以纳平喘，药如蛤蚧、补骨脂、沉香等；在下尿频、遗尿者则佐以收敛固涩，药如山茱萸、莲子、桑螵蛸、覆盆子、五味子等。

3. 主症不同之治 肺气虚证症状有神疲乏力，气短，自汗，动则加重，平素畏风寒，易感冒等。在肺气虚证的症状基础上，心肺气虚证尚有心悸或怔忡，动则加重等；肺脾气虚证尚有纳呆或食少，胃脘胀满或腹胀等；肺肾气虚证尚有喘息、动则加重，腰膝酸软，耳鸣或头昏或面目虚浮，小便频数、夜尿多，或咳而遗溺。因此，在补益肺气的基础上，心肺气虚者，伍以养心安神的七福饮或养心汤等；肺脾气虚证者，伍以健脾益气的六君子汤等；肺肾气虚证者，注重补肾填精的鹿角胶、龟甲胶、紫河车等，补肾纳气的蛤蚧、补骨脂、五味子等，补肾固涩的五味子、乌梅、覆盆子、山茱萸等。

不同疾病同一证候的主要病机一致，其差异症状及其病机有所不同，如肺炎、支气管扩张症的肺脾气虚证均有咳嗽，肺炎的多兼痰湿未尽，支气管扩张症的痰多或白黏或黄白多预示着虚中兼有痰浊（毒）。故治疗上，在补肺健脾基础上，肺炎则佐以燥湿化痰止咳，支气管扩张症则佐以化痰解毒。

4. 程度不同之治　同为气虚证，一是因疾病的不同而气虚程度等有所不同。如慢阻肺等慢性呼吸疾病的肺气虚证较急性气管支气管炎、肺炎的较重，常兼有痰浊稽留，疗程久、用药重并宜缓图；如支气管扩张症等慢性呼吸疾病的肺脾气虚证较肺炎的较重，常有痰浊毒稽留难祛并容易反复，在补肺健脾同时，注重长程化痰解毒。二是存在脏气虚证之所偏，如肺脾气虚证的肺气虚、脾气虚的偏重，用药应有所侧重。以肺气虚为主者，重在补益肺气，佐以健脾助运；脾气虚为主，常有气滞湿阻的，以健脾益气、理气化湿为主。实际上，临床上难以仔细分辨，只是大体辨别虚之所偏即可指导正确辨证用方。三是同一证候的轻重程度不同，如肺气虚的轻重，决定着用药的味数、用量及配伍之讲究。

5. 病性不同之治　随着疾病发展而使疾病不同阶段所呈现的病理生理本质及轻重不同，从而影响着不同疾病的不同阶段出现同一证的差别，并影响着治疗用药的差异。

（1）疾病因素的影响：如急性气管支气管炎、支气管扩张症的肺气虚证有所不同。急性气管支气管炎的肺气虚证，常伴有外邪稽留于表，或痰湿内蕴，或素有寒饮等，在益气补肺的基础上，外邪稽留于表者佐入疏散风邪的荆芥、紫苏等，内有痰湿者佐入燥湿化痰的二陈汤、六安煎等，内有寒饮者佐入温化寒饮的干姜、细辛等。支气管扩张症的肺气虚证，常兼并痰浊（毒）及瘀，治疗宜补益肺气佐以化痰解毒或活血；支气管扩张症的急性加重时多兼痰湿阻肺，治在益肺气的同时重在燥湿化痰解毒等。

慢性呼吸疾病的肺肾气虚证，共同点为常兼实邪如痰浊、血瘀及痰瘀互结，临床应把握扶正不妨祛邪、祛邪不碍扶正，同时顾护脾胃方能缓图。有所不同的是，肺肾气虚证的慢阻肺、肺心病等，气虚容易发展为阳虚并常有内生痰饮、寒饮等，治疗宜补益肺肾、温阳化饮等；肺肾气虚证的肺纤维化，气虚容易伤阴而形成气阴两虚甚至阴阳俱虚，治疗补肺益肾佐以养阴、温阳等。

（2）疾病不同临床阶段的影响：如肺脾气虚证可存在哮喘的全过程，显现于临床持续期、临床缓解期，均可兼有痰浊阻肺，但以前者明显而称之为气虚痰阻，治宜益气化痰、降气平喘，方宜参苏温肺汤合三子养亲汤等；临床缓解期以肺脾气虚证为主，或兼有痰湿，方用补肺汤合香砂六君子汤加减。

104 气虚证诊断标准及其量化标准

气虚证是一类以神疲乏力、少气懒言、声低息弱、自汗、动则加剧等为临床表现的虚弱证候，是中医辨证论治理论体系中最重要的证候之一，其发病机制主要是元气不足，导致气的推动、温煦等基本功能或脏腑组织功能活动减退。气虚证在多数情况下仅表现为一些症状，而这些症状常不足以诊断为某一特定的疾病。流行病学调研结果显示，女性较男性更容易出现气虚体质，且随着年龄增长而呈递增趋势。世界中医药学会联合会发布的《2017年度国民体质辨识报告》显示，气虚质健康人更容易发生亚健康疾病，且亚健康人群中气虚体质占偏颇体质的前3位，尤多见于青年人，因而气虚质可能是促进健康转化的内在因素。

由于气虚证在心脑血管疾病、内分泌疾病、老年性疾病等诸多慢性疾病中存在相关辨证类型，其诊断标准多为专家从临床经验中总结的相关症状，因此界定客观准确的气虚证诊断标准及量化标准，是满足临床疗效判定需要、优化临床治疗方案的证候基础。学者宋燕娟等通过回顾近几年的相关研究，对不同疾病气虚证诊断标准的研究进行综述，分析症状、舌诊、脉诊的量化方法，追本溯源，通过对前人研究成果的细致梳理，以期为建立具有前瞻性的气虚证诊断及量化标准起到一定的推动作用。

气虚证诊断标准及量化标准的研究

近年来，气虚证诊断标准经历了一定阶段的探讨，取得了长足发展，在其辨证要点的确立方面愈发严谨，但仍缺乏对其相关性疾病证候表现的具体化描述及客观化实质研究。1982年的全国中西医结合虚证与老年病防治学术会议制定了《气虚证辨证标准》，认为气虚证的判别主要侧重于患者的精神状态、全身状况及舌脉。1986年河南郑州对广州制订的《虚证辨证标准》进行了深入探讨，将气虚证的诊断标准修订为具备其中任意3项，即神疲乏力；少气或懒言；自汗；舌胖或有齿印；脉虚无力（弱、软、濡等）。而在1990年由邓铁涛主编的《中医证候规范》中则规定气虚的诊断标准为：符合典型表现者；主症4个并见主舌、主脉者；主症4个，或见症1个，并见本证任何舌脉者；主症3个，或见症不少于2个，并见本证任何舌脉者。随后在1995年卫生部制定了《中药新药临床研究指导原则》，其中关于气虚证的诊断标准为呼吸气短，神疲乏力，少气懒言，自汗，纳谷少馨，舌淡胖或有齿瘀，脉细虚无力（弱、软、濡），并将气虚证分为轻、中、重3度，其疗效评价分为临床痊愈、显效、有效、无效4种，首次界定了气虚的疗效判定标准。除此之外，国家中医药管理局于2002年颁布的《中药新药临床研究指导原则》（试行）中更新了气虚证的中医证候诊断标准①主症：气短，神疲，乏力，脉虚；②次症：自汗，懒言，舌淡（符合2项主症及1项次症可诊断为气虚证），并制定了气虚证症状分级量化表。2012年由陈家旭主编的《中医诊断学》认定气虚的主要辨证要点为神疲乏力，气短懒言，动则加剧，其临床表现主要为神疲乏力，少气懒言，声低息弱，或面白少华，头晕，自汗，活动后诸症加重，舌淡嫩，脉虚。

临床气虚证表现为脏腑气虚证，包括肺气虚证、心气虚证、脾气虚证、肾气虚证，也可以兼见在疾病中如中风病气虚证等，在这些具体脏腑疾病的气虚证诊断标准和量化标准上，国内外学者也做了大量工作，故宋燕娟着眼以上所述要点分述其辨证要点。

1. 肺气虚证相关疾病诊断及量化标准研究 国家中医药管理局在《中药新药临床研究指导原则》中规定肺气虚证的证候主症为咳喘气短，咳声低弱，易患感冒；次症为久咳不愈，自汗，恶风，神疲乏力，少气懒言，舌淡，脉弱。王明乐等关于气虚型慢性阻塞性肺疾病的研究参照《中药新药临床研究指导原则》和《中医诊断学》拟定肺气虚证的诊断标准为咳喘无力，少气短息，动则益甚，咳痰清稀，语声低怯，或有自汗、畏风，易于感冒，神疲体倦，面色淡白等症状，但这一诊断标准缺乏舌苔脉象的确立，随后刘鲁炯等以前人的治疗效果及经验为基础，确立肺气虚型慢性阻塞性肺疾病的诊断标准为咳嗽，呼吸困难，喘息气短，劳则气耗，神疲自汗，舌边有齿痕，脉虚。此外，刘曼曼等在临床流行病学调查和数理统计的基础上，运用 Logistic 回归分析进行筛选，确定肠癌肺气虚证症状标准为 5 项：痰白、少气、短气、咳嗽、脉无力，并分别赋分为 16 分、9 分、12 分、15 分、5 分。证是一个动态的概念，是机体在疾病发展过程中某一阶段的病理概括，因此上述内容在肺气虚证的证候规范上具有模糊性，并未明确辨证要点，具有一定的局限性。

2. 心气虚证相关疾病诊断标准及量化标准研究 杨涛等利用因子分析方法分析 621 例心气虚患者，结果显示心气虚证的主症为神疲乏力、胸闷、心悸，次症为头晕、目眩、自汗、失眠，并见舌淡白、苔薄白、脉细弱，其研究为五脏系统病证的规范化提供了方法学研究平台。在冠心病心绞痛气滞血瘀、气虚血瘀患者与心率变异性分析的相关性研究中，提出患者主症应为胸痛阵作、动则尤甚、胸闷气憋、自汗无力、脉沉细。关于心气虚证计量诊断研究中，潘毅等参考《中医虚证参考标准》以及教科书，确定心气虚证相关因素：心悸心慌、胸闷、失眠多梦、神疲乏力、舌淡或淡胖有齿痕、脉虚无力。并利用最大似然法确定诊断阈值为 55 分，且敏感度、特异性分别为 97.6%、87.0%。该研究从中医四诊合参的角度纳入中医舌脉制作量化诊断标准，具有明显的特征性。黄敏华参照《中药新药治疗充血性心衰的临床研究指导原则》（2002 版）确立心气虚型慢性心力衰竭证候诊断标准：心悸气短，倦怠懒言，面色少华，头晕，自汗，舌质淡，脉细弱。为改善患者心功能及中医证候临床疗效提供了理论支持。史琦等研究发现，虚证中的心气亏虚证、气阴两虚证、心阳气虚证、心阴亏虚证患者的舌下络脉多见短中细、轻度迂曲、颜色淡紫等特点。上述研究中关于心气虚证主症均有心悸、胸闷、头晕、胸闷、神疲、乏力、舌淡等，具有参考价值，然而未能以多角度分析心气虚证量化标准。

3. 脾气虚证相关疾病诊断及量化标准研究 刘士敬等采用多元回归分析选出了对诊断产科脾气虚证贡献度最大的 17 个因素：滑胎，胎漏，脉象虚弱一类，胎动不安，舌质胖嫩，食欲不振，恶露不下，舌苔薄腻，恶露不尽，胞衣不下，肌力减退，舌有齿痕，产后发热，失眠，妊娠眩晕，妊娠腹胀，妊娠腹痛。张聪等研究电针足三里、三阴交穴对脾气虚证大鼠血清 NO、ET-1 的影响，确立了评估大白鼠脾气虚证的主要依据：体质量减轻，消瘦；肛温无明显变化或降低；粪便时软、时溏（排便次数的增多，便形溏稀，肛周污秽）；食量减少；游泳耐力下降；倦怠，懒动，蜷缩聚堆，眯眼，弓背。奚锦要等参照中国中西医结合学会消化系统疾病专业委员会制定的《功能性消化不良的中西医结合诊疗共识意见（2010，苏州）》中脾胃气虚证功能性消化不良的诊断标准：主症脘腹痞满隐痛，劳累后加重或饥饿时疼痛，纳差而饱，大便溏软，舌质淡，体胖有齿痕，舌苔薄白或白腻。次症泛吐清水，嗳气不爽，口淡不渴，头晕乏力，脉细弱。具备以上主症 2 项加上次症 1 项，或者主症 1 项加上次症 2 项即可诊断为脾胃气虚证功能性消化不良。在关于原发性肝癌脾气虚证量化标准的研究中，宋燕娟运用 X^2 检验选出与脾气虚证具有相关性联系的因素：乏力、纳呆、脘腹胀满、便溏、体质量减轻、面色萎黄、神疲、腹水、下肢浮肿、口淡、恶心、呕吐，并对其进行量化标准赋分，分别为 10 分、13 分、8 分、7 分、7 分、5、5 分、7 分、4 分、6 分、5 分、8 分。结果表明，原发性肝癌脾气虚证量化诊断标准最低分为 34 分，量化诊断标准回顾性和前瞻性检验的敏感度、特异度、准确度均在 85% 以上，阳性似然比分别为 9.6 和 11.33；程度分级标准为轻度 34~48 分，中度 49~62 分，重度≥63 分，其研究对于不同证候间进行横向比较具有一定的临床应用价值。LIN Hui-yan 等认为，脾气虚证的临床表现为食欲不振，疲劳，注意力减退，苔白。由此可知，研究者们对于脾气虚证的探讨较为多元化，诊断标准及量化研究全面深入。

4. 肾气虚证相关疾病诊断及量化标准研究 万廷信等主张 IgA 肾病慢性持续期主要病机以正虚为主，参照慢性肾炎中医证候诊断标准及 IgA 肾病中医辨证分型文献拟定：主症腰脊酸痛，肢倦乏力，肢体浮肿，纳呆食少，或脘腹胀满，自汗怕风，或易于感冒；次症少气懒言，大便溏，舌质淡红、有齿痕、苔薄白，脉细弱。临床脾肾气虚型糖尿病肾病的诊断标准则列为：主症小便频数或清长，或浑浊如脂膏，纳呆，疲乏；次症面色苍白，腰膝酸软，或少尿，肢体浮肿，舌淡胖，苔薄白，脉细滑。主症具备2项结合次症2项即可确诊。肾为先天之本，育一身之阴阳，各脏器的衰退最终无不损及肾，而见腰酸膝软、疲倦乏力等肾气虚证症状，中老年肾气虚证常以《中医病证诊断治疗标准》（1994年）为临床诊断标准：年龄≥45岁，符合肾气虚证诊断标准：具备肾气虚证的主症2项，或主症1项加次症2项。中医证候诊断标准：主症腰脊酸痛，疲倦乏力，或浮肿，纳少或脘胀；次症大便溏，尿频或夜尿多，舌质淡红有齿痕，苔薄白，脉细。在泌尿内科疾病脾肾气虚证量表的研究中，研究者利用因子分析法，认为泌尿内科疾病脾肾气虚证主要由5个维度组成：2个症状维度为肾气虚、脾气虚，1个体征维度，1个一般感觉维度，1个二便维度。上述研究中肾气虚证诊断标准均有乏力、肢体浮肿、纳呆、舌淡苔薄白等症状，可具参考性，其量化标准研究较少，可利用统计方法进行赋分处理。

5. 中风病气虚证相关诊断及量化标准研究 国家中医药管理局脑病急症科研组在1994年制定了《中风病气虚证的临床诊断标准》，即神疲乏力或少气懒言，语声低怯，或咳声无力，倦怠嗜卧，鼻鼾细微，舌淡，舌胖大，边多齿痕或舌痿。并对症状进行赋分，将其分为轻度、中度、重度3级，分别为1分、2分、3分、4分、3分、4分、5分。症状积分≥7分者即可诊断为气虚证。潘峰等通过探讨1252例急性缺血中风病患者急性缺血中风病临床证候分布规律，确立了有关气虚证的主要证候及权重赋分：静卧不烦（17分）、倦怠乏力（17分）、舌质淡（15分）、健忘（12分）、寡言少语（8分）、头痛（5分）、自汗（5分）、肢冷（5分）、小便频数（5分）、痰白（3分）、脘闷（3分）、多汗（2分）、右脉迟（2分）、右脉微（1分），其证候诊断阈值，气虚证占33.7%，诊断阈值≥0分。区珮嘉等在探讨中医体质气虚质中风患者的临床护理方面，根据《9种基本中医体质类型的分类及其诊断表述依据》的指导，确立其诊断标准为精神萎靡，容易疲劳，易发汗；气短懒言，平素语音低弱；舌边有齿痕、舌淡红、脉弱，主要表现为盗汗、气促、气短以及疲乏。患者均以肌肉松弛不实为形体特征表现且性格内向。袁国强等运用"基于熵的复杂系统分划方法"，结合诊断性试验中《ROC曲线分析动脉硬化性脑梗死中医证候的量化诊断标准》，以症状对症状集合（证候）的关联度，反映症状对症状集合的贡献度，对于络气虚滞各症状的实际贡献值排序为：气短（0.050725）、乏力（0.064395）、神疲（0.051918）、懒言（0.049684）、自汗（0.033856）、脉弱（0.008202）、舌淡（0.009438），贡献度均显著高于其他症状，与临床实际相符，为动脉硬化性脑梗死中医证候的规范化以及病证结合动物模型、证候病理生理学机制研究奠定基础。

讨 论

近年来，随着临床流行病学调查、数据挖掘等多种方法应用于中医证候研究领域，越来越多的研究着眼于证候诊断标准的建立，然而建立的标准多是定性的，且不同研究的标准差异性较大，制约了中医、中西医结合科研及临床疗效的提高。气虚证诊断标准的量化及程度分级不仅可以服务于临床，而且便于与西医学及其他学科进行交流与合作。因而建立规范化、标准化、定量化的气虚证诊断标准及量化标准，是促进中医学术发展不可或缺的一环。

1. 证候诊断因素的规范化问题 气虚证证候的规范化研究不论是在研究内容，还是统计方法上都取得了很大进展，然而就目前分级量化诊断标准的研究来看仍存在一些问题：一是各证候间的复杂关系尚无统一认识，二是症状轻重程度标准模糊、差异性较大，三是气虚证各症状表达术语不规范，四是气虚证证候需对增减证候诊断因素的轻重程度加权处理。

2. 量化标准应完善证候模型及统计学方法 证候是一个复杂的巨系统，而不是简单的线性关系，在对气虚证诊断标准及量化标准的研究中，不能只注重于单独因素对结果的影响，如此会导致联合作用因素的缺失。因此机体在疾病发展过程中，某一阶段的病理概括需要通过前瞻性的研究方法，如采取逐步回归分析方法的研究,联合流行病学、统计学分析进行数据处理和量表设计,精确判断量化评分标准,梳理"病-证-症"复杂系统相互间的因果关系,为气虚证量化标准的确立奠定基础。

3. 临床研究方法还需改进　Hui-Chu Chiang 等认为,某些气虚证症状表现"数量"是诊断的唯一标准,具有一定的局限性,若能在证候量化诊断标准的临床验证中,从多个角度出发,如与微观指标进行结合、研究证候本质及方-证相关性等方面,适当参考专家辨证经验,方能更好地服务于临床实际。因此,在进行气虚证症状的纳入筛选时,要联合文献研究、专家问卷、统计学分析 3 种方法,并借鉴具有诊断效能、特异度、灵敏度特点的西医手段分析中医传统"以方测证"方法的准确性,从而科学更新或增改纳入标准及诊断方法。在"病证结合"的模式下,把握"证"的本质,制定出适用于气虚证诊断与发展过程分级量化的"金标准"。

105　气虚证的生物化学和分子生物学研究

气虚是中医学中的一个基本证。气虚者主要表现为面色苍白而无光泽，少言懒言，疲倦乏力，食欲不振，不耐劳动，稍动即头晕、气短、自汗，平时易感冒。舌质淡或舌边有齿痕，苔少，脉虚无力。气虚证与高血压、糖尿病、冠心病、慢性心衰、中风、急性脑梗死、乳腺癌等多种疾病的发生密切相关。对于气虚的现代物质基础的研究，有利于更好地预防和治疗这些疾病，也有利于气虚证临床诊断指标的量化，对于中医药现代化有着不可估量的意义。已有许多学者从生物化学和分子生物学的角度对气虚证的现代物质基础进行了若干研究，学者于赫等对此做了梳理归纳。

三磷酸腺苷

陈文为认为，从来源看，气和三磷酸腺苷（ATP）均来自通过呼吸作用进入体内的氧气和物质代谢产生的营养物质，而且二者的功能都包括提供能量、维持体温、保护机体、固摄精液等，所以 ATP 应为气的物质基础之一。气虚者体内 ATP 的产量减少。

祁建生等的研究进一步验证了此观点。他们测定了 102 例慢性胃炎患者和 30 例正常人基础和胰岛素刺激后红细胞膜 $Na^+-K^+-ATPase$ 活力、红细胞 ATP 含量及 24 h 尿 17-OHCS 排出量，结果表明，脾胃湿热膜 $Na^+-K^+-ATPase$ 活力和细胞内能量代谢亢进；脾胃气虚膜 $Na^+-K^+-ATPase$ 数量有一定程度减少，细胞内能量代谢在应激情况下有所减退；脾肾气虚不论基础或应激情况下膜 $Na^+-K^+-ATPase$ 活力均明显减退，细胞内能量代谢严重低下，已经失去代偿功能。尿 17-OHCS 与 $Na^+-K^+-ATPase$ 和 ATP 存在正相关。

血糖和血脂

有学者从同病不同证的患者入手，观察其血糖和血脂的变化情况，并以此作为中医辨证的参考，但都没能得到用于鉴别气虚证的确切指标。

如黄先长等采用回顾性研究方法分析了 316 例脑梗死患者血糖和血脂的变化。结果 32.28% 的脑梗死患者血糖值高于正常范围，但不同证型患者血糖升高百分率差异无显著性（$P>0.05$）；脑梗死痰瘀内阻型患者总胆固醇（TCHO）、甘油三酯（TG）升高百分率明显高于气虚血瘀型（$P<0.05$），但与阴虚阳亢型比较，差异不显著（$P>0.05$）；而低密度脂蛋白（LDL-Ch）升高所占百分率则明显高于气虚血瘀型与阴虚阳亢型，差异极其显著（$P<0.01$）。郑关毅等研究发现，高甘油三酯血症各证型血糖（BG）与对照组均无显著差别。孔炳耀等观察 55 例急性期中风患者血清血脂及其亚组分胆固醇的变化，结果 HDL-Ch、HDL_2-Ch、HDL_2-ch/HDL_3-ch 呈风火上扰＞痰瘀痹阻＞气虚血瘀；LDL-Ch、TG/HDL-Ch、TG-HDL-Ch/HDL-Ch、LDL-Ch/HDL-Ch 则呈气虚血瘀＞痰瘀痹阻＞风火上扰。

抗氧化能力与免疫能力

韩勃等认为，自由基的代谢失衡可能是气虚证产生的机制之一。脾气虚和肺气虚患者血中超氧化物歧化酶（SOD）活性明显高于正常人，肾气虚患者则低于正常人；心气虚患者红细胞内 SOD 活性也低于正常人。郑关毅等选择血清甘油三酯大于 1.8 mmol/L 患者，按中医辨证分为气虚证组、阴虚证组、阳虚证组、痰湿证组和血瘀证组，并设立对照组，各组平均 24～26 例患者，比较各组血浆丙二醛（MDA）、SOD、谷胱甘肽过氧化物酶（GSHPx）等指标的差异。结果高甘油三酯血症各证型 MDA、高于对照组，而 NO、SOD、GSH Px 均较之为低（P 均$<$0.01），痰湿证组、血瘀证组 MDA、SOD、GSH Px 均高于气虚证组、阴虚证组与阳虚证组；阳虚证组 SOD、GSHPx 则较气虚证组与阴虚证组显著降低（P 均$<$0.01）。

王东方等对慢性鼻炎（CR）及正常健康人群进行中医气虚辨证，将具有典型与非典型气虚者分别测定鼻腔分泌物中分泌型免疫球蛋白 A（SIgA）的含量，结果发现 CR 及正常健康人群中具有典型气虚者 SIgA 含量降低，但是 CR 组与正常组血清 IgA、IgG、Igm 相比差别却无显著性。认为鼻腔分泌物 SIgA 含量降低为 CR 气虚证的病理生理学基础之一。陈辉等通过对年龄为 20～82 岁的 100 例气虚证患者（男性 55 例，女性 45 例）研究发现，气虚证组患者 IgA、TgM、OKT_3、OKT_4、OKT_8、淋巴细胞转化率（淋转），无论男女，均值均低于对照组，$P<0.01$，有显著性差异，气虚证组患者男女之间免疫功能各项指标无显著性差异。

有学者则认为气虚证患者免疫系统仍具有较强的反应能力。如张战平等对 54 例气虚证患者的免疫球蛋白和补体水平进行测定分析，结果显示，气虚证组患者体液免疫功能 IgG、IgA、IgM、C_3、C_4 均有不同程度的上升趋势，其中 IgG、IgM、C_3、C_4 与对照组比较有高度统计学意义（$P<0.01$）。张瑾等对乳腺癌的研究也表明，患者 IgA、IgG、IgM、B 因子、G_3、C_4 水平升高，TF 水平降低。孔令钧等采用单克隆抗体和流式细胞仪技术，研究了气虚血瘀患者血小板活化分子溶酶体完整膜蛋白（CD63）、α-颗粒膜蛋白（CD62p）及凝血酶敏感蛋白（1SP）阳性细胞百分率的变化。结果气虚血瘀组的血小板 CD63、CD62p、TSP 表达量亦明显高于正常对照组（$P<0.05$）。

激素与微量元素

朱辟疆测定了 82 例肾病综合征血浆 ACTH 及皮质醇，结果阴虚型 ACTH 正常，但皮质醇显著增高，气虚型 ACTH 及皮质醇均降低，气阴两虚型 ACTH 及皮质醇比气虚型更低。高志扬等将 37 例 2 型糖尿病病例分为气虚型、气阴两虚型、气虚血瘀型与湿浊型，检测其血糖、胰岛素、2 小时 C 肽水平，并利用胰岛素敏感指数（空腹血浆胰岛素×空腹血糖的倒数）判断其胰岛素敏感性。结果餐后 2 小时 C 肽分泌量气虚型与气阴两虚型比较及气阴两虚型与湿浊型比较有统计学意义（$P<0.05$）。胰岛素敏感指数由高到低为气虚型、气阴两虚型、气虚血瘀型、湿浊型；气阴两虚型与湿浊型，气虚型，气虚血瘀型，湿浊型各型之间有统计学意义（$P<0.01$）。唐巍等研究发现，冠心病患者的血清胰岛素、胰高血糖素均明显高于正常对照组，冠心病虚证组明显高于实证组，其中气虚组$>$阴虚组$>$阳虚组$>$气滞血瘀组$>$寒凝痰浊组。

有报道血清 Zn 在气虚证患者显著降低，血清 Cu 在气虚证略升高，Zn/Cu 比值在气虚证患者明显升高。也有报道典型气虚症状的白细胞减少患者血清 Cu、Zn、Mg 含量均较正常人体高，治疗后含量减少。林松波等对 100 例中风恢复期患者（平均年龄 61±9.8 岁）的研究表明，气虚血瘀型血清铁含量显著增高（$P<0.01$）。郭恕等比较观察了冠心病气虚证、冠心病痰浊证和冠心病阴虚证患者微量元素变化，结果表明，气虚证患者中 Zn、Mn 元素含量及 Zn/Cu、Cu/Fe 比值降低，Cu 元素含量及 Cu/Fe、Cu/Mn 比值升高，与正常人、痰浊证、阴虚证比较，有显著性差异。朱文锋等采用光谱分析技术检测心气虚证 15 例、肺气虚证 15 例自汗患者与正常人 15 例汗液和血液的钠、氯、钾、钙等含量。结果提示虚证自汗汗液成分的钠、氯、钾等含量较正常人组明显增高，差异具有显著性（$P<0.05$）。习俊峰等观测了 341 只成年猕猴及 138 只老年猕猴的中医指标及两组各 10 只的毛、血清微量元素，发现毛、血清微量元素比较，老年组锌降低（$P<0.05$），血清钙、镁降低（$P<0.01$）。

细胞因子和介质

1. 肿瘤坏死因子和白介素 有学者通过研究探讨肾虚与肿瘤坏死因子和白介素含量的关系,但未能发现有力的证据表明它们与肾虚有必然的联系。

陈锦芳等对慢性乙型肝炎的研究表明,湿热蕴脾证和脾胃气虚证 TNF-α、IL-6 均升高,与健康对照组比较差异有显著性 ($P<0.01$);两证型治疗后 TNT-α、IL-6 均下降,与治疗前比较差异有显著性 ($P<0.01$)。顾卫等对急性脑梗死(ACI)中医辨证分型后进行研究,发现 ACI 患者治疗前后 TNF-α、IL-2R、IL-6 均显著高于健康对照组(P 均<0.01),治疗后 TNF-α、IL-2R、IL-6 均明显降低,与治疗前比较均有显著性差异(P 均<0.05);但风痰瘀阻、痰热痹阻、肝阳上亢型患者 TNF-α、IL-2R、IL-6 活性水平均显著高于阴虚风动和气虚血瘀型,差异有显著性(P 均<0.01)。黄庆仪等采用中风病专家经验辨证量表和全国脑病急症协会辨证诊断标准对急性缺血性中风的 151 例患者在发病初期进行中医证候评分,分为气虚证组与非气虚证组。并以放射免疫(RIA)分析法测定两组患者 TNF-α 及 IL-6 的含量,并与 60 例正常人作对照。结果气虚证组与非气虚证组免疫细胞因子含量均显著高于正常组($P<0.01$)。而气虚证组免疫细胞因子含量则明显低于非气虚证组($P<0.01$)。而朱辟疆对肾小球疾病气虚证、气阴两虚证的研究则表明,两型虚证血清 IL-2 均显著低于健康对照组($P<0.05$),但气虚证 SIL-2R 增高($P<0.05$),TNF-α 与健康对照组无差异,气阴两虚证 SIL-2R 与健康对照组无差异,但 TNF-α 显著低于健康对照组($P<0.01$)。

2. 血浆内皮素和 NO 对血浆内皮素和 NO 的研究得到了近乎相同的结果。一些疾病的患者与健康对照组相比,存在着血浆内皮素和 NO 含量的差异,但往往不同证型间差异不显著,或者显著差异的结果将辨证指标指向其他证型。如翁超明将脑梗死急性期患者分为痰热组、气阴虚组、阴虚阳亢组、气虚组,分别测各组的血浆内皮素(ET)及 NO 值。结果脑梗死急性期患者痰热组与气阴虚组 NO 水平与其他组相比有显著性差异;阴虚阳亢组 ET 水平与其余各组均有显著性差异。但气虚组与气阴虚组 ET 水平无显著性差异;ET 与 NO 显著相关。马聪敏等在对缺血性中风的研究中发现,缺血性中风患者各辨证类型 ET 水平高于健康对照组($P<0.01$),肝阳暴亢、痰热腑实及风痰阻络 3 个实证 T 水平明显高于阴虚风动,气虚血瘀两个虚证。郑关毅等对高甘油三酯患者的研究表明,各证型 ET、组织型纤溶酶原抑制剂(PAI)均高于对照组,而 NO、组织型纤溶酶原激活剂(tPA)均较之为低(P 均<0.01),痰湿证组、血瘀证组 ET、PAI 均高于气虚证组、阴虚证组与阳虚证组,而 NO、tPA 则较低(P 均<0.01)。李保东等通过对 115 例中风患者辨证分型后血浆 ET 检测分析表明,风痰阻络、气虚血瘀、阴虚风动三型均明显高于健康对照组($P<0.05$);风痰阻络、气虚血瘀二型明显高于阴虚风动型($P<0.05$);风痰阻络与气虚血瘀二型相比无显著意义($P>0.05$)。陈甦等发现急性脑梗死的风痰血瘀、痰热腑实、肝阳暴亢、气虚血瘀、阴虚风动各证型患者血浆 NO 含量仅气虚血瘀下降显著($P<0.05$)。

基 因

田道法等采用药物加疲劳法在 Wistar 大鼠制作气虚证模型,随机分为治疗组与对照组,以 AtlasTMcDNA 阵列法检测各组动物鼻咽组织 A 区、B 区和 C 区基因表达谱,比较分析其表达谱差异。结果模型组动物鼻咽组织 A 区表现为细胞核转录因子亚单位基因 C-jun 和 c-kit 原癌基因表达下调,前胸腺素 a 和钙结合蛋白 2 基因表达上调。治疗 1 周后,表达上调的 2 基因活性恢复正常,但表达下调的 2 基因活性仍维持低表达状态。模型组动物鼻咽组织 B 区表现为 I-kBa 链、MAPKl、MAPK2、GNB2 基因表达上调,MEK5、PIES、RGP(Rab 相关 GTP 结合蛋白)基因表达下调;治疗 1 周后,表达上调的 MAPKl、MAPK2 二基因活性恢复正常,其余 5 个基因表达活性仍维持治疗前活性状态。模型组动物鼻咽组织 c 区表现为蛋白激酶 B(PKB)、甘丙肽(galanin)前体、钙泵(PMcA)基因表达下调。治疗 1 周后，表达下调的 PKB 和 PMCA 基因活性恢复正常，但 galarlin 基因活性仍维持下调状态。提示这些基因可能为肾虚证相关基因。

此外，林宗广在探讨乙肝后肝硬化失代偿期血清前白蛋白（PA）、转铁蛋白（Tf）、铜蓝蛋白（CP）的临床意义及与中医辨证分型关系时发现，观察组 PA、Tf 较对照组显著下降（$P<0.01$），CP 显著升高（$P<0.01$），肝肾阴虚组 PA、Tf 下降及 CP 升高的幅度显著大于脾胃气虚组。

其 他

对其他的血管活性物质和介质的研究结果则要相对乐观一些。王清海等选择原发性高血压患者，按中医辨证分为肝火亢盛型、阴虚阳亢型、阴阳两虚型和气虚痰浊型，用放射免疫法测定其血浆血管活性物质的含量，用 SPSS 统计软件进行分析。结果收缩血管物质中血栓素在各证型中均明显升高，而以气虚痰浊型和阴虚阳亢型为最明显，血管紧张素Ⅱ（AngⅡ）只在肝火亢盛型中明显升高，其他证型则无明显变化；内皮素在各证型中均无明显升高。在舒张血管的活性物质中，6-酮-前列环素 Fla 和降钙素基因相关肽均有明显升高。周英等用放射免疫法测定了 85 例心血管病表现心虚证患者的血浆肾素活性（PRA）、AngⅡ和醛固酮（ALD）浓度变化，心虚证组 PRA、AngⅡ和 ALl 增高，增高的程度与心虚证的类型有关，其规律气阴两虚型＞心阳虚型＞心气虚型＞心阴虚型。黄惠勇等对不同证型冠心病心绞痛患者血浆心钠素（ANP）进行临床检测，心气虚证组＞心脉瘀阻证组＞正常人组＞心阴虚证组。蔡耀南等的研究表明，血瘀证、气虚血瘀证组与健康对照组相比血浆血栓素磁（TXB2）均增高（$P<0.01$），且气虚血瘀证高于血瘀证组（$P<0.05$），两组患者前列环素的代谢产物血浆 6-Keto-PGF$_{1a}$ 水平与正常组相比未见显著性差异，但 TXB$_2$/6/Keto-PGF$_{1a}$（T/K）值均明显增高。气虚血瘀型急性脑梗死患者血浆降钙素基因相关肽（CGRP）和气虚血瘀型缺血性中风患者内啡肽［（βEp）晒］均高于正常人，但不能证实为此证型的特殊指标。

106 气虚证的评价指标

气是构成人体并维持人体生命活动的最基本物质，它对于人体具有多种重要的生理功能。《难经·八难》云："气者，人之根本也。"《素问·举痛论》云："夫百病生于气也。"提示人身离不开气，人身有病首先是由于损伤了气。气虚证是指元气不足，脏腑组织机能活动减退所表现的虚弱证候。形成的原因很多，如禀赋不足、年老虚衰、久病失养、外感六淫、劳倦过度等，均可造成气虚证。气虚证波及的范围甚广，在病机演变过程中也可累及全身脏腑经络系统。近年来学者从不同层面对气虚证型进行研究，学者蔡铭等对其进行了梳理，以期对临床客观评价及诊断提供帮助。

量化评分

1. 分级量化诊断 气虚证的病机主要表现在温煦、鼓动、卫外、固摄、气化等功能的失职，出现全身虚弱的证候。依据国家技术监督局发布的《中医临床诊疗术语（证候部分）》，气虚证常见症有气短乏力，神疲懒言，自汗，舌淡，脉虚等。《中医诊断学》以神疲乏力，少气懒言，自汗，活动时诸症加剧，脉虚为辨证要点。2002版《中药新药临床研究指导原则（试行）》则分为主症：气短，乏力，神疲，脉虚；次症：自汗，懒言，舌淡。具备主症2项及次症1项即可诊断。

其他标准还有《中医虚证辨证参考标准》、《中医临床气虚证证候分级表》等，临床可酌情参考。

2. 相关因素赋分 气的生成运化功能正常，内则护养脏腑周身、协调有度，外则荣于形体官窍、活动有常，反之气不足者也会在四诊情况中表现出来。应用数理统计方法，学者们根据症状积分权重，确定诊断阈值及分级计算标准，如林韵研究显示，出桥本甲状腺炎气虚证的相关因素有17项：神疲、乏力、健忘、畏寒、失眠、口干、痛经、舌淡、舌淡红、舌淡暗、舌暗红、苔薄白、苔白、苔白腻、脉沉、脉细、脉弱，通过对其赋分并计算得出气虚证的诊断阈值为13分，13~20分为轻度，21~42分为中度，43分或以上为重度。此方法较单纯根据经验分析更能客观反映临床实际。

3. 患者报告结局（PRO） PRO是一种直接来源于患者的对于其自身健康状况各个方面的测量证据，具有客观、准确、重复的特点。郭晓慧运用决策树C5.0和CART两种算法，对脾肾气虚夹湿热瘀阻证慢性肾脏病患者的PROs进行数据挖掘，判断正确率分别为75.11%与75.11%。周冬研究以肺气虚表现为主的慢性阻塞性肺疾病（COPD）PROs中医评价量表，发现患者的中医证候、生理功能、心理状态、日常生活活动能力、总体评价等，均有不同程度的负性改变。

4. 其他相似量表的研究 根据气虚的表现，其他疾病相关量表也可作为本证的辅助评价工具。如慢性疲劳综合征的中医证候以气虚证最为多见，贡献度与水谷化生、形体失养、卫表不固等方面相关，较高的指标有神疲、乏力、懒言、气短及自汗等。其评价量表包括疲劳量表、汉密顿焦虑量表、汉密顿抑郁量表等。再如由全身多系统储备能力下降或身体衰退引起的虚弱综合征，多发于老年群体，以力量和耐力减少、生理机能降低为主要特征。表型常见体质量减轻、乏力感、体力活动减弱、步速减慢、握力减退等，与气虚症状相似度高。常用的评估项目有虚弱表型及虚弱指数、SOF量表、FRAIL-NH量表等，都具有较好的信度和效度。

免疫指标

《黄帝内经》认为"邪之所凑,其气必虚","正气存内,邪不可干"。人体的气具有抵抗外邪、清除有害物质、促进康复及对外界环境的适应能力。这种能力和现代免疫功能颇为一致。研究表明,COPD 肺脾气虚证大鼠的 IgG、IgM、IgA 水平及 $CD3^+$、$CD4^+$、$CD4^+/CD8^+$ 比值显著低于正常对照组,非特异性免疫调节反应中 IL-8、TNF-αmRNA 表达升高,胸腺、脾脏等免疫器官指数均低于正常水平。与健康人比较,气虚证者 CD3、CD4、CD4/CD8 均下降,IgG、C4 有不同程度的上升趋势。在疾病治疗中,唐志民等采用黄芪注射液治疗气虚自汗症患者,结果治疗组 T 淋巴细胞亚群、免疫球蛋白、补体 C3 均得到明显改善;凌家艳等针刺治疗气虚型慢性疲劳综合征患者,发现治疗后 $CD3^+$、$CD8^+$ T 细胞比例明显增高,$CD4^+/CD8^+$ 明显下降。提示气虚证在免疫方面的表现较有特异性。

呼吸、循环功能检测

气为血之帅,能生血、行血、摄血;血为气之母,能养气、载气。二者一阴一阳,相互维系。气血功能的发挥失常,会表现为呼吸、循环系统的改变。

1. 氧合指标 芦煜等将血氧饱和度选定为气虚个体量化指标,合并动态屏气试验改变氧值间接揭示机体的代谢状况。研究还发现,与非气虚组比较,气虚组的动脉血氧分压、动脉血氧饱和度、动脉血氧含量水平显著降低,动脉血二氧化碳分压、动脉血二氧化碳总量、碳酸氢根水平显著升高,提示气虚证患者体内氧代谢失调。

2. 血液学指标 王尚洪等观察发现,气虚 SD 大鼠在高、中及低切变率下全血黏度和血浆黏度高于正常组。结合患者情况,血液学指标会有不同表现,如妇科腹腔镜术后气虚证出现白细胞、中性粒细胞百分比升高,红细胞、血红蛋白、红细胞比容、血小板计数、总蛋白、白蛋白下降,红细胞沉降率明显加快;气虚型红细胞增多症患者主要发生在海拔 3 000 m 左右地区,并随海拔升高红细胞数、血红蛋白、红细胞压积也升高,且兼证增多。

3. 心、肺功能检测 实验证明,心气虚小鼠左心室结构及功能有所改变。临床发现气虚证患者重点指标心率变异性总功率低于健康者。肺气虚证患者的肺功能指标也有不同程度的异常,王国俊等提出肺气虚证分级标准:第 1 秒用力呼气容积 $\geqslant 50\%$ 为轻度,$<30\%$ 为重度,介于之间者为中度,供临床诊断参考。

分子生物学检测

1. 代谢组学 代谢组学是中医药现代化研究的热门之一,早有学者认为三磷酸腺苷应为中医气的物质基础之一,而自噬是正气亏虚下机体的自救方式,因此体内代谢物质会随之改变。这些观点在研究中也陆续得到证明:林贺发现与正常组比较,气虚证模型大鼠体内免疫功能、能量代谢及抗氧化能力发生了紊乱;战丽彬等检测脾气虚证代谢综合征组的潜在标志物疑为 carnitineC8:0,GPCho38:6)和分子量 341.282 的化合物;李晓璇发现冠心病心气虚证组的血浆环磷酸腺苷 cAMP、儿茶酚胺类物质 E、去甲肾上腺素(NE)水平显著上升;通过呼出气冷凝液代谢物质的比较,COPD 肺气虚患者的 2,4,4-三甲基-1,3-双-异丁酸戊酯含量显著增高,7,9-二叔丁基-1-氧杂螺-癸-6,9-二烯-2,8-二酮含量降低。

2. 蛋白组学 有学者认为蛋白质组总的功能状态或气场即气。应用 NanoLC-LTQ-Orbitrap 技术,陈银芳等发现与空白组、人参组比较,气虚大鼠能量代谢、糖代谢、电解质平衡及物质转运、炎症和细胞骨架相关蛋白表达均明显下调。丛培玮发现肺气虚证模型大鼠会引起肾组织中相关蛋白的变化。临床研究肾气虚证的输卵管性不孕症患者卵泡液有43个蛋白质斑点与对照组存在显著差异，其中与内分泌或免疫系统相关的视黄醇结合蛋白、甲状腺运载蛋白、载脂蛋白-A、补体C4-B及结合珠蛋白差异具有统计学意义。

3. 基因组学 基因组及其气场化生的各种蛋白质，参与人体活动，完成物质代谢，应是气在人体发挥功能的过程。临床报道心力衰竭患者NE转运体基因启动子区总甲基化率与气虚积分均呈正相关，提示气虚会增加心力衰竭风险。还有学者发现脾虚证患者在涉及脂、蛋白质、核酸和糖代谢的相关基因表达异常，表现为脂肪酸分解和胆固醇转化降低，蛋白质合成和糖基化和磷酸化修饰降低，蛋白质泛素化降解异常，参与尿素循环、自主神经等生物学过程的氨基酸代谢降低，DNA复制和转录降低，DNA损伤修复增加，聚糖和糖原合成降低等。

其他检测

1. 穴位变化 气是针灸理论的重要基础，Yang E S等推测其为机械波、声波剪切波和钙离子波等不同波形的总称，这些波形介导进入从中枢神经系统中分离出来的独立细胞通讯通道发挥第二信使的作用。通过观察气虚患者穴位变化，可以发现太渊、太溪两穴电阻明显低于正常人；心气虚患者内关穴区红外辐射强度多数显示高温特征；对比补气要穴足三里针刺前后间质液，显示腺苷浓度显著升高，其他嘌呤的浓度也有增加。

2. 肠道菌群 粪便肠道菌群变性梯度凝胶电泳指纹图谱显示，老年脾虚证患者的肠道菌群结构与其他证型相较具有明显特异性，并与临床诊断结果基本一致。黄沁对2型糖尿病患者干预前后的血清进行差异代谢物筛选，在气虚型患者的血清中发现与肠道菌群有关的差异代谢物——氧化三甲胺。实验则发现脾虚小鼠模型肠道双歧杆菌、乳酸杆菌、大肠杆菌、脆弱拟杆菌数量与正常鼠相比均有所上升，且菌落计数法计算所得B/E值下降，应用益气健脾药物对肠道菌群具有调节和改善作用。

另外还有学者报道在激素水平、微量元素、骨密度、神经功能、超微结构等方面，气虚模型或患者也存在特异性改变。

107 气虚证的实质

气虚证指元气不足，气的推动、固摄、防御、气化等功能减退，或脏器组织的机能减退，以气短、乏力、神疲、脉虚等为主要表现的虚弱证候，是中医辨证论治理论体系中最重要的证候之一。现代医学临床心脑血管疾病、代谢性疾病、内分泌疾病、感染性疾病、肿瘤等诸多慢性病、危重病的中医诊断都存在气虚证的辨证类型。探讨气虚证的实质对于明确该证候物质基础、确定中医药治疗疗效指标及进一步优化临床治疗方案都具有重要的理论及实践意义。学者方金苗等对气虚证实质的研究做了梳理归纳。

气虚证理论内涵的整理

中医辨证体系经过几千年的发展，呈现出多种学说交叉并立的状况。所谓同病异治，既以同病异证为依据，又与各家学说对疾病不尽相同的分析角度密切相关。气虚证作为独立的证候诊断，在八纲辨证中属于虚证范畴，气血津液辨证属于气证，卫气营血辨证则偏于卫气功能的不足等。客观准确的认识、界定气虚证需要溯本求源，对其历史认知进行细致梳理和多层次综合。

气在中医理论中的有多种含义，但总的归纳无外乎广义之"气一元论"之气，属于哲学认识论范畴；及"形气"之气，属于物质方法论范畴。气一元论认为，万事万物包括人体，均由一元的"气"构成，既包括其可见的有形的部分，也包括不可见的无形的部分，从这一观点出发，气虚证意味着人整体构成物质的衰少；而中医"形气说"则认为"阳化气，阴成形"，故气虚证又可体现为与人体可见之形阴相对应的无形之气阳的不足。同时，依据形的分类不同，气虚证与血虚证、阴虚证等相对立而存在；而在形的不同定位上，气虚证又可归属于人体表里、脏腑、经络等形成卫气虚证、心气虚证、经气虚证等不同辨证。人体内不同概念的气，具有各自独立的功能属性；元气为本，胃气为养，五脏气维持人各种基本的生命活动，经络气代表了运行之气的充足程度，营气精于内在的濡养，卫气擅长外部的防御等。

《黄帝内经》有多处关于气虚的理论阐释，《素问·通评虚实论》云"所谓气虚者，言无常也……气虚者，肺虚也"；《素问·平人气象论》云"平人之常气禀于胃……人无胃气云逆，逆者死"，皆是从人整体之气而论，肺主一身之气，虽气虚的表现多样，但总须首先责之于肺；脾胃为后天之本，胃气不足，则气之生化缺乏根源，故肺气虚、胃气虚，虽体现了一脏一腑的局部气虚，同时也是导致人整体气虚证发生的重要使动因素；另有《灵枢·天年》云"肝气始衰……脾气虚……血气虚"等，对有形之五脏、营血津液之气分别进行了描述；《素问·逆调论》则讨论了阳气、阴气、荣气、卫气虚衰导致的病理变化，"阴气少而阳气胜，故热而烦满也……太阳气衰，肾脂枯不长……故寒甚至骨也……荣气虚则不仁，卫气虚则不用"等。所以中医气虚概念的内涵不是固化不变的，而是从人体正气的整体思维出发，根据病机所处的不同理论分支维度，如阴阳观、五脏观、荣卫观、气血津液观等而各有所指。

中医"虚实观"认为，虚与实相对，中医之气虚，既可以正气之虚单独致病；又可因虚致实或因实致虚，出现虚实错杂的复杂辨证。对于气虚证客观实质的认识，首先必须明确正虚与邪实的力量对比。作为独立辨证，气虚证应当以正气之虚为主要表现，甚至将病情定位于纯虚无邪，方可与气虚证之虚的证型定义严格契合。同时，气维系健康的根本在于充，在于动，当人体之气在充不足，在动不达时，皆为气虚。在治疗上依据虚则补之的原则，以补益方剂为主要治法；《黄帝内经》还主张"气虚宜掣引之"，重视气机"动"的根本性质，通过掣引，即导引行气的方法使气运行通畅，则虚处得到补益。

气虚证实质研究

中医辨证以司外揣内、见微知著、以常衡变为基本原则，证候表现往往以人体外在的、可见的宏观"象"为主要观察对象和定义方式。如气虚证的象表现多见气短、乏力、神疲、脉虚等。这些表现同时也存在于现代西医诊断学关于症状、体征的论述范围之内，但缺乏疾病诊断必要的特异性。所以，对于气虚证实质的分析必须明确相关"象"表现所对应的微观病理变化及客观发生机制。

1. 气虚证与组织结构变化 梁俊清等采用基础饮食复合强迫负重游泳法建立气虚动物模型，观察气虚大鼠血管内皮结构和功能的变化，发现气虚证大鼠血清中一氧化氮（NO）的含量及超氧化物歧化酶（SOD）活性明显降低，丙二醛（MDA）含量显著升高，血浆中内皮素（ET）及血管紧张素Ⅱ（AngⅡ）的含量明显升高；胸主动脉标本电镜显示细胞微绒毛明显减少，细胞质高度水肿，部分细胞膜破裂，胞质外溢，粗面内质网扩张，且有脱颗粒现象，线粒体大部分嵴融合或消失，吞饮小泡减少；主动脉组织中血管紧张素转化酶、抗凝血酶受体、ET受体、过氧亚硝基阴离子（$ONOO^-$）被诱导表达，内皮型一氧化氮合酶略为减少。认为气虚证时有血管内皮损伤，其机制可能与自由基的大量产生有关，$NO/ONOO^-$通路可能是气虚状态下血管内皮损伤的机制之一。

盛平等以限制日摄食量法复制兔气虚模型，比较烟酰胺在正常兔皮肤与气虚模型兔皮肤上的促透作用，发现气虚组皮肤的渗透系数降低。正常兔皮上皮细胞排列较为疏松，细胞间隙较大，上皮组织薄，脂肪等吸水性物质较多，脂肪层厚；气虚模型兔皮上皮组织细胞排列较紧密，脂肪较少。与正常组比较，气虚模型兔皮肤表皮呈不规则皱缩，毛囊变短，毛孔头数明显减少。马卓飞研究了益气固表方剂玉屏风散对亚急性皮肤衰老模型小鼠皮肤的影响，发现玉屏风散能抑制皮肤郎格罕氏细胞（LC）超微结构的改变，提高SOD活性，减少MAD含量，增加皮肤脯氨酸的含量等。认为卫气虚是皮肤衰老的基本病机之一，通过补益卫气可以抑制皮肤LC结构的改变，提高皮肤抗氧化能力，并增加皮肤胶原蛋白含量，起到延缓皮肤的衰老作用。

2. 气虚证与物质代谢 陈久林等采用强迫跑步结合灌服心得安建立心气虚证大鼠模型，观察模型大鼠脑内阿尔茨海默病（AD）病理标志物β淀粉样蛋白（Aβ）1~40及其前体蛋白APP）mRNA的表达状况，探讨心气虚证与AD发病的内在联系。研究发现各模型组Aβ蛋白表达都明显增加，小剂量组Aβ表达上调可能是APPkpi基因的过量表达导致的，而中大剂量组Aβ升高可能与APP基因无关，认为心气虚证通过多种途径引起脑内Aβ升高可能是AD的发病基础之一，反映了"心主神明"理论的科学内涵。

王小红等采用"证素辨证"方法，使用福建中医药大学的健康状态辨识信息采集软件诊断气虚证，研究不同气虚分级的盆腔器官脱垂（POP）患者胶原蛋白降解过程的重要酶类，基质金属蛋白酶-9（MMP-9）、基质金属蛋白酶抑制剂-1（TIMP-1）mRNA的表达变化，发现MMP-9、TIMP-1mRNA在不同POP气虚证分级大鼠的表达差异显著，认为此差异性，可作为POP患者气虚程度量化评估的参考依据。连方等观察肾气虚不孕症患者卵泡液蛋白质组分变化及二至天癸颗粒的干预作用，鉴定出治疗组与安慰剂组之间5种主要的差异蛋白质：结合珠蛋白、视黄醇结合蛋白、甲状腺运载蛋白、载脂蛋白-A及补体C4-B，认为这5种蛋白质可能是肾气虚的物质基础之一。中医理论认为不孕症的根本病机为"肾气有亏，冲任不调"，故二至天癸颗粒能改善肾气虚症状，发挥其补肾固冲功能，可能与调节卵泡液蛋白质表达有关。

梁忠等根据现代生理学对氧代谢的认识及中医经络经气的理论研究，提出了关于经气经络实质的假说。认为经气实质与氧代谢密切相关。氧在体内的运行离不开携氧蛋白，中医之经气也要与血结合方能敷布全身，二者具有同一性，经气虚与缺氧在致病过程上亦具有相似性，探讨二者之间的相关性有利于阐明气虚证之实质,并开展一系列相关实验研究佐证了这一观点。

林谦等采用左冠状动脉前降支结扎法造成大鼠心肌梗死,制备心气虚证慢性心衰大鼠模型,并根据中国中西医结合虚证与老年病研究专业委员会1986年5月修订的虚证统一诊断标准,通过相关指标评价模型大鼠心气虚证。研究发现心气虚大鼠呼吸频率、心率加快,力竭性游泳时间缩短,左心室收缩压峰值、左心室内压变化速率均明显降低,左心室舒张末压显著升高,心肌PCr、ATP含量显著下降。认为心肌能量物质的不足和能量代谢障碍是慢性心力衰竭心气虚证的重要病理机制。

徐文娟等测定了不同证候糖尿病患者血浆游离脂肪酸代谢图谱,利用花生四烯酸和油酸的相对浓度绘图,通过判别函数画线将气虚证与其他证候成功区分,认为花生四烯酸和油酸可作为糖尿病气虚证的潜在标志物。

3. 气虚证与免疫细胞功能　肺气虚证患者存在不同类型免疫细胞的新生、凋亡或比例失衡,致使机体免疫能力下降。曹福凯等用香烟熏吸和脂多糖(LPS)复制肺气虚证模型;用大黄液灌胃,复制脾气虚证,研究慢性阻塞性肺疾病(COPD)肺脾气虚证大鼠的体液及细胞免疫功能,发现肺脾气虚证模型大鼠IgA、IgG、IgM及$CD3^+$、$CD4^+$、$CD4^+/CD8^+$比值较空白组降低,而$CD8^+$无显著变化。任周新等研究发现人类免疫缺陷病毒/获得性免疫缺陷综合征(HIV/AIDS)脾肺气虚证患者$CD8^+T$淋巴细胞显著活化,天然免疫功能受到一定的损害。该课题组又进一步研究发现$CD4^+CD_{45}RAT$和$CD4^+CD_{28}^+T$细胞数量分别与$CD4^+T$细胞数量呈显著的正相关;$CD8^+CD_{28}^+T$淋巴细胞数量与$CD4^+T$淋巴细胞数量则无线性相关,认为某些$CD4^+T$和$CD8^+T$细胞亚群联合应用可以作为辅助指标用于HIV/AIDS脾肺气虚证证候判断。金戈等研究发现心气虚证家兔模型血清Zn、Fe、Ca含量降低,AngⅡ含量升高,经益气活血中药治疗后各指标都有所恢复。该课题组还进一步研究了该证大鼠模型外周血T淋巴细胞功能,发现$CD3^+$、$CD4^+$降低,而$CD8^+$含量升高。

4. 气虚证与内分泌功能　卢文丽等以四诊计量检测和辨证方法从正常小鼠中筛选出正常气虚小鼠;H_{22}荷瘤小鼠中筛选出肿瘤气虚证小鼠,研究不同气虚证小鼠之间内分泌系统的差异。发现气虚证小鼠垂体促甲状腺激素(TSH)与甲状腺TSH受体表达量均增加。甲状腺腺苷酸环化酶和蛋白激酶A在单纯气虚证组未见表达增加,而荷瘤气虚证组则增加活跃,Ras基因亦然。认为正常气虚证小鼠甲状腺G蛋白通路中大多基因表达不活跃,而荷瘤小鼠气虚证系因实致虚,故表现有所不同。说明单纯气虚证与虚实相兼之肿瘤气虚证可能有不同的客观物质基础。对于证候实质的研究,采取病证结合的模式更有利于区分不同疾病背景下气虚证的特异性及共有的物质基础。

5. 气虚证与炎症因子　王成阳等采用烟熏加脂多糖气管滴入方法建立COPD肺气虚证模型,发现模型大鼠肺组织损伤,肺功能降低,炎性因子白介素(IL)-1β、γ干扰素(IFN-γ)、IL-6升高,抑炎因子IL-4、IL-10降低;肺组织JAK1、STAT3、p-STAT3及MMP-9基因和蛋白表达升高,TIMP1基因和蛋白表达降低,六味补气胶囊治疗后可改善IFN-γ、IL-6,JAK1、p-STAT3、MMP-9基因及蛋白表达以及TIMP1表达的改变。提示气虚证与大鼠的炎症倾向性具有相关性,且六味补气胶囊通过调控JAK/STAT信号转导途径,抑制炎症反应,发挥益气作用。王明乐等收集COPD缓解期肺气虚证和肺阴虚证患者,检测血清炎症因子IL-8、IL-1β、肿瘤坏死因子-α(TNF-α)的水平,发现肺气虚证和肺阴虚证患者血清IL-1β、IL-8、TNF-α水平均明显升高,且阴虚证明显高于气虚证,提示炎症因子的活性增强与多种虚证相关,可作为中医辨证分型的客观依据,且阴虚证较气虚证的炎症反应可能更加严重。

思　考

现有临床及实验研究成果在器官、组织、细胞、分子等多种层次均有涉及,分别从对机体整体影响的非特异指标,诸如能量与物质代谢、免疫炎症反应、氧化损伤、内分泌改变、皮肤韧带功能等方面,以及疾病相关的心、脑、肾、肺、血管等组织器官特异性改变方面进行了探讨。因此在明确气虚证之气的具体概念,定义其特征性象表现,准确描述证候的基础上,探索其与人体生理、病理代谢之形的客观对应关系是可以实现的。

病证结合模式是当前整体观、综合性处置疾病理念的探索性诊疗模式,区分疾病本身特征性病理改变与基于气虚证的体内变化,以及明确二者之间的相关性及具体的相互作用方式是研究必须解决的重要问题。气虚证与其相关疾病之间必然具有共同的体内客观指标的改变,并对不同疾病产生相似的及特异性的作用。这些共性及特征性的物质改变也正是气虚证的客观化实质研究需要鉴别和明确的内容。

108　气虚血瘀证源流

　　气虚血瘀证指气虚运血无力，血行瘀滞，以面色淡白而晦暗，身倦乏力，少气懒言，局部疼痛如刺，痛处不移，舌淡紫或有紫斑，脉沉涩等为常见症的证候，1997 年《中医临床诊疗术语——证候部分》将其列为证候规范名。有关气虚血瘀的论述散在于古代医籍中，其含义大致相近，但各有侧重。学者许继文等对气滞血瘀证源流做了探析梳理。

先秦两汉时期是气虚血瘀证的萌芽期

　　先秦两汉时期并未见到"气虚血瘀"的表述，多见对气血关系的描述，并对气虚及血瘀分别进行阐释。《素问·五藏生成》云："诸血者皆属于心，诸气者皆属于肺，此四支八谿之朝夕也。"论述了气血相合是人体正常运行的重要条件。《灵枢·邪客》云："故宗气积于胸中，出于喉咙，以贯心脉，而行呼吸焉。营气者，泌其津液，注之于脉，化以为血，以荣四末……宗气不下，脉中之血，凝而留止。"言明宗气是鼓动心脉、运行血液的重要物质，营气是血液化生的重要物质基础，而宗气运行不畅则会带来血脉不通的病理结果。

　　《黄帝内经》对气虚学说多有提及，如《素问·上古天真论》云："天地之精气皆竭。"《素问·通评虚实论》云："脉气上虚尺虚，是谓重虚……所谓气虚者，言无常也……气虚者肺虚也……余藏皆如此。"既论述了一身之气虚少的现象，又进一步阐释了五脏气虚。其后又见对五脏气虚临床表现的详释，《灵枢·本神》云"肝气虚则恐""脾气虚则四肢不用，五藏不安""心气虚则悲""肺气虚则鼻塞不利少气""肾气虚则厥"。

　　先秦两汉时期，血瘀一词出现次数较少，而《黄帝内经》各篇中多见"血脉凝泣""血凝泣""恶血""留血"及"脉不通"的表述，外感六淫之邪、情志所伤、饮食不节、跌打损伤、年高体虚皆可导致血瘀，《灵枢·痈疽》云"寒邪客于经络之中则血泣，血泣则脉不通"，提出寒邪致瘀的理论；《灵枢·九宫八风》云"风从西北方来……脉闭则结不通，善暴死"，论述风邪致瘀；《灵枢·营卫生会》云"老者之气血衰，其肌肉枯，气道涩"，论述体虚致瘀；《灵枢·厥病》云"真心痛，手足青至节，心痛甚，旦发夕死，夕发旦死"，描述因气虚血瘀所致真心痛的典型症状；《灵枢·经脉》云"手少阴气绝则脉不通，脉不通则血不流"，论述心气亏耗，无力运行血液，则血脉痹阻。《金匮要略·惊悸吐衄瘀血胸满病》始有"瘀血"概念，张仲景提出了"瘀血""蓄血""干血证"等不同名称，并详细描述血瘀证的病因、症状、脉象、治法，创立了理气活血法、活血逐瘀法、泄热祛瘀法、扶正祛瘀法等活血化瘀的方法，并创立抵当汤、桃核承气汤、下瘀血汤、桂枝茯苓丸等方剂治疗血瘀诸证。

隋唐时期是气虚血瘀理论的发展期

　　隋唐医家加深对病因病机的探讨，《诸病源候论》是我国第一部病机证候专著，对多种脏腑疾病的证候和病因病机进行了系统论述，提出气虚与血瘀的关系。《诸病源候论·虚劳病诸候上篇》云"虚劳之人，阴阳伤损，血气凝涩"，说明因虚劳所致阴阳二气的亏损是血凝的基础；《诸病源候论·心痛病诸候》云"心痛而不能饮食者，积冷在内，客于脾而乘心络故也。心，阳气也；冷，阴气也"，明确指出心之阳气虚损是血络不通、瘀而致痛的病因；唐代王焘《外台秘要》云"脉涩无阳是肾气少"，言明肾气虚、运血无力则血液运行缓慢瘀滞而凝涩。

宋金元时期是气虚血瘀理论的成熟期

金元时期，医家对气虚血瘀学说的认识进一步深入。李东垣强调脾胃功能失常是气虚、血瘀形成的重要原因，《脾胃论·脾胃胜衰论》云："脾胃不足，皆为血病，是阳气不足，阴气有余，故九窍不通。"阐明元气不足，是血瘀内生的重要原因，创立了气虚血瘀的学术思想。李东垣在气虚不足可致瘀血的理论基础之上，重视脾胃强弱与瘀血内生的内在关系，开创补益脾土、益气活血的治法，认为脾旺则可益气祛瘀，常用黄芪、党参、白术等补中益气之品，辅以桃仁、红花、当归、丹参等活血化瘀之药。

南宋医家杨士瀛明确提出气血之间的关系，《仁斋直指方》云"气为血之帅，血为气之母"的理论，"血脉之所以流行者，亦气也"，强调了气血在生理、病理上的重要联系，血脉的正常运行依赖气的推动，并指出气血关系是以气为主导："盖气者，血之帅也"。并在对气血关系的深刻认知基础上，提出气血同治的治疗原则，强调气血并调，不可偏废，"然而调气之剂，以之调血而两得"，突出强调调理气机对改善血液运行的功效。

明清时期专科专论的发挥

在前世医家气血理论基础之上，明代医家提出"气虚血滞"，用以言明因气虚而导致的血瘀病症，并解释其病因病机。薛己《正体类要》云："气虚血滞……此元气虚弱，不能运散瘀血而然耳。"张景岳《景岳全书》云："然有气血本虚，而血未得行者，亦每拒按，故于经前亦常有此证，此以气虚血滞，无力流通而然。"张景岳《妇人规》云"此以气虚血滞，无力流通而然"，言明痛经气虚血瘀的病机。王肯堂《证治准绳集要》云"将来而作痛者，气虚血滞也，四物汤加茯苓、白术、香附"，言明痛经气虚血瘀的用药遣方。李中梓《雷公炮制药性解·卷二·草部上·人参》云"肺寒者，气虚血滞，故云可服"，言明人参在气虚血瘀中的功效。

清代医家王清任认为气血运行失常是疾病产生的重要基础，《医林改错》云："无论外感、内伤……所伤者无非气血。""元气既虚，必不能达于血管，血管无气，必停留而瘀，以一气虚血瘀之症。"第一次提出了气虚血瘀的概念，含有病机、证候的双重含义，指明气虚不能推动血行是血瘀的原因。在此基础上提出"治病之要诀，在于明白气血……审气血之荣枯，辨经络之通滞"的治疗原则。唐宗海《血证论·吐血篇》云："其气冲和，则气为血之帅，血随之而运行……故血之运，气运之……血瘀于经络脏腑之间……惟赖气运之。"皆诠释气血之间的关系，血液的正常运行必须有赖于气的充盛，并在此基础上提出"气行则血自不留也""凡治血者必调气，使气不为血之病，而为血之用"的治疗原则。叶天士《临证指南医案》云"初为气结在经，久则血伤入络……久病血瘀"，提出起病初期病位较浅，久病必耗气伤血，形成气虚血瘀的局面。

明清学者在前人基础上，更加详尽地描述了妇科、内科、眼科、外科等各科疾病中气虚血瘀证的临床表现、脉象特征、经典方剂。如王馥原《医方简义》云"近时妇女，两尺沉滞涩小者居多，因吾乡地属东南，湿热为胜，气虚血滞者为多……遍身疼痛难忍者，因产时百脉纵弛，气虚血滞，化出内风，游走不定"，言明妇人之病气虚血瘀的病机、脉象的特点。郑寿全《医法圆通》云"人见昏迷，困倦嗜卧，少气懒言，神衰已极，又当以气虚血滞"，描述了气虚血瘀证的症状。裘庆元《三三医书·经历杂论·目疾论》云"气虚血瘀不能生光退红者亦复时有"，言明眼目疾病气虚血瘀证的特征表现。章楠《医门棒喝三集灵素节注类编》云"涩甚者，气虚血瘀，成肠，微涩者，成内，皆肠痈之类，故多下脓血也"，罗东逸《内经博议》云"其脉见涩，为气虚血滞"，言明气虚血瘀的脉诊以涩为特征。清代医家更提出对诸病气虚血瘀证的治法方药，如龚自璋《家用良方》云"遍身痛：生化汤加薤白二十根，肉桂八分，是气虚血滞，非寒也"。姚俊《经验良方全集·卷四·痘诊易知》云"若色灰白，此气虚血凝，当以保元汤加四物汤主之"。张璐《张氏医通》云"花蕊石散（局方）治气虚血凝，瘀积壅聚，胸膈作痛宜用重剂竭之"。

近现代气虚血瘀证规范的确立

1984年出版的第5版《中医诊断学》正式提出"气虚血瘀证"，并明确其定义："气虚血瘀证，是气虚运血无力，血行瘀滞而表现的证候。常由病久气虚，渐致瘀血内停而引起。"此后，各版《中医诊断学》教材沿用至今，1997年国家标准《中医临床诊疗术语——证候部分》出版，正式将"气虚血瘀证"列为规范证名。

通过对文献的梳理溯源，清其脉络，发现在古代医籍中，气虚血瘀一词最早见于《医林改错》，在此之前，与之较为对应的是"气虚血滞""气虚血凝"，均包含了病机、证候的双重含义，《医林改错》首次提出气虚血瘀一词后，言明"明白气血"是"治病之要决"，强调治疗瘀血首当辨明一身之气的虚荣，而治疗方法也应审明证因，不可拘泥，其后的医学典籍根据不同疾病，提出了针对性的治则治法及经典方剂。1984年出版的《中医诊断学》正式提出气虚血瘀证的概念，明确了气虚血瘀证的临床表现，随着中医诊断学及中医名词术语的不断完善，将气虚血瘀证的概念统一为："气虚运血无力，血行瘀滞而表现的证候"，20世纪90年代中医临床诊疗术语规范后正式确立为规范名。

109 气虚血瘀证与循环系统

中医认为气和血既是构成人体的最基本物质，又是维持人体生命活动的基本物质。气属阳，血属阴，阴阳相济，气血平和，则脏腑功能正常，人体健康。"气为血帅，血为气母"，若气虚鼓动无力，循经之血缓慢滞涩，则瘀积于经脉中形成瘀血。因而，气虚是形成血瘀的重要因素，气虚为本，血瘀为标。数年来许多研究者利用现代医学手段对气虚血瘀证与循环系统的关系进行了多方面的研究，学者陈瑾等对其研究做了梳理归纳。

气虚血瘀证与心脏结构功能的关系

"诸血者，皆属于心，人心动则血行诸经"。血液的正常运行依赖于心气的充沛，气包含和代表了部分心脏功能。刘家骏、翟虹燕将气虚血瘀证患者同健康组的心功能比较发现，气虚血瘀证者心输出量（CO）、搏出量（SV）、心搏指数（SI）、心脏指数（CI）明显低于健康组，而血管外周阻力（RT）高于健康组。王崇行、钱岳晟将高血压气虚血瘀证组同正常组的超声心动图参数进行比较，发现反映心脏形态学的指标左心房内径（LAD）、左心室收缩期内径（FSD）、左心室舒张期内径（EED）、室间隔厚度（IVST）、左心室后壁厚度（PWT）、射血分数（EF）、平均周径纤维缩短率（mvcf）、EFV 明显增加，尤其以 IVST、PWT 更显著。提示气虚血瘀证心脏状态结构和功能有明显改变。

气虚血瘀证与血液流变学的关系

1. 气虚血瘀证与血沉、血黏、外周阻力 王清任在《医林改错》中认为"元气即虚，必不达于血管，血管无气，必停滞而瘀"。林港祥观察气虚血瘀证心血管病患者发现其血沉、血浆比黏度、红细胞压积、红细胞电泳时间明显高于对照组。王崇行、钱岳晟将高血压病气虚血瘀证组同成年组的全血黏度，全血还原比黏度及红细胞滤过指数（IF）进行比较，发现其数值较成年组明显增高，提示气虚血瘀证血黏及红细胞变行性有明显变化。周活对 100 例气虚血瘀证患者血流变学研究，发现红细胞压积、红细胞聚集指数、血沉、纤维蛋白原均显著高于正常值。钱岳晟用静脉阻断式肢体容积描记术比较气虚血瘀证组、成年组纵向组间外周血流动力学参数，发现气虚血瘀证组的基础状态血流阻力（R）、最小血流阻力（Rm）、代表肢体阻力血管收缩程度的（R/Rm）均高于成年组，提示气虚血瘀证外周阻力血管的上流阻力及血管结构状态有明显变化。

2. 气虚血瘀证与微循环 史培圣观察气虚血瘀证冠心病者甲襞、球结膜微循环发现，其形态学、流态学、周围状态学分别积分和总积分均明显高于健康组。甲皱微循环清晰度差、管袢数增加、畸形增多，袢顶瘀血，输入支变细，输出枝增宽。血流多为慢粒流，呈泥沙状，红细胞聚集出现率高，血色紫暗，微小血栓形成。乳头平坦，乳头下静脉丛和汗腺导管增加。球结膜出现缺血区，动、静脉比例增大、粗细不等、边缘不齐、走行异常、网格结构形成，束状扩张，微血管球增加。刘家骏、翟虹燕发现气虚血瘀证的微循环半更新时间（ALT）、微循环平均滞留时间（TM）均显著较健康组延长。王崇行观察甲皱微循环障碍发生率老年组为 50%，气虚血瘀证高血压组为 91.7%，成年组为 16.7%，提示气虚血瘀证存在明显微循环障碍。

气虚血瘀证与凝血-纤溶系统的关系

血管内皮细胞既能促进血小板活化，启动凝血过程，又能促进纤溶活性，发挥抗凝血作用。沈庆乐发现气虚血瘀证冠心患者的血浆假血友病因子（Vwf）低于正常，而血小板α-颗粒膜蛋白（CMP-140）高于正常。王笑民发现气虚血瘀证肺癌患者的纤维蛋白原、血栓素 B_2（TXB_2）、前列腺素 I_2（PGI_2）的稳定代谢产物 6-酮-前列腺素 F1a（6-keto-PGF_{1a}）显著高于正常值，而纤维蛋白溶解酶活力明显降低。黎本发研究气虚血瘀证急性脑血栓形成者的血浆血栓性球蛋白（B-TG）、血小板 IV 因子（PF4）发现其值均较正常组明显增加。段学忠发现，气虚血瘀证者组织型纤溶酶原激活剂（t-PA 和 PAI）均降低，而反映血小板活化程度的 CMP-140 正常组增加。林松波观察到气虚血瘀证者血浆纤维连接蛋白（FN）、TXB_2 活性较正常降低，而 6-keto-PFG_{1a}、TXB_2/6-keto-PGF_{1a}、Ⅷ因子相关抗原Ⅷ Ag 则明显增高。孔令均观察气虚血瘀证患者血小板活化因子α-颗粒膜蛋白（CD62p）、溶酶体完整膜蛋白（CD63）、凝血敏感蛋白（TSP）均较正常组增加，但和同种疾病气滞血瘀证比较，其表达明显减低。气虚血瘀证存在不同程度的内皮细胞受损，凝血机能亢进，纤溶活性降低的趋势。

气虚血瘀证与血管活性物质的关系

近年逐渐深入地认识到血管平滑肌细胞是一种内分泌细胞，能合成多种血管活性物质，对血管的舒缩功能及血流动力学进行调节。吴玉生研究发现，气虚血瘀证慢性肾炎患者具有扩张血管作用的降钙素基础相关肽（CGRP）低于健康组，收缩血管作用的内皮素（ET）和 ET/CGRP 高于健康组。段学忠观察气虚血瘀证高血压患者血浆神经肽 Y（NPY）、ET 含量普遍高于正常。王春喜观察到动脉硬化闭塞症气虚血瘀证者外周循环血内皮细胞计数（CEC）、肿瘤坏死因子（TNF）、细胞黏附分子（CAM）、P-选择因子（P-S）、血管紧张素（AT-Ⅱ）、TXB_2 均较正常增高，而一氧化氮（NO）、CGRP 较正常明显减少。韩梅观察到用益气活血中药血清可使 ET-1 诱导的两种大鼠血管平滑肌细胞增殖显著受抑制，并能促进诱导型一氧化氮合酶（iNOS）基因的转录。认为 NO 生成增多是该方药益气的结果，NO 可介导药物行使"行气活血"的功效。刘志龙研究益气活血经典方补阳还五汤对沙鼠脑缺血损伤，发现补阳还五汤组的 NO 含量及 NOS 活性均显著高于模型组。

综上所述，气虚血瘀证患者存在心脏结构异常，功能降低，血液流变学呈黏、聚倾向，微循环障碍，凝血功能亢进，纤溶活性降低，血管内皮细胞受损，缩血管物质增加，舒血管物质减少，细胞酶活性降低，免疫细胞功能低下的变化。既往的研究证实，气虚血瘀证具有循环系统物质基础的改变，从而为证本质的研究提供了有利的科学依据。

110 气虚血瘀证组学研究

气虚血瘀趋向是现代人群一个突出的体质病理学特征。它在心脑血管疾病、肿瘤等慢性疾病中较为常见。组学是研究 DNA 或 mRNA、蛋白质、代谢物等分子结构及其相互作用的学科，其多层次、多角度的研究特点与中医证候的整体性、复杂性有着异曲同工之妙，学者们在组学获得大量数据的基础上模拟机体分子间的网络及其相互作用，这种高通量、数字化特点为研究中医证候提供了可行性，故在一定程度上可用组学阐释气虚血瘀证的本质。近几年来，学者们通过先进的技术手段从基因组学、蛋白质组学、代谢组学等方面对气虚血瘀证进行了一系列系统化研究。学者刘艳婷等就气虚血瘀证组学研究做了梳理归纳。

气虚血瘀证基因组学相关性研究

基因组学是一门研究基因的结构、组成、存在方式、表达调控模式、功能及相互作用的科学，它运用基因表达谱、基因芯片等高通量技术以及实时荧光 PCR 等定量分析技术对生物体的基因进行绘图、核苷酸序列分析以及基因定位和功能分析。2000 年，人类基因组 DNA 序列图的完成宣告了后基因组时代的到来，基因组研究也随之倾向基因的功能，如基因组的多态性、基因组的表达及调控机制、基因组序列比较等。在后基因组时代，中医证候基因组学是指运用功能基因组学的方法探讨证候基因变异及差异表达，从而揭示与某一证候形成相关的所有基因及其功能，从整体基因表达的水平阐明证候的质。

1. 气虚血瘀证相关基因的表达　王维等用免疫组织化学法检测气虚血瘀证大鼠股动脉平滑肌细胞中 bcl-2 呈强阳性表达，bcl-2/bax 比值明显高于正常对照组，因 bcl-2 抑制细胞凋亡和 bax 促进凋亡的作用只有构成二聚体结构才能发挥，所以 bcl-2/bax 比值的高低是决定细胞是否发生凋亡的关键，由此可知气虚血瘀证存在细胞凋亡相关基因的表达。刘雅等应用全基因芯片技术对气虚血瘀证大鼠和正常大鼠进行全基因表达谱检测，结果显示气虚血瘀模型组较正常组大鼠比较，表达上调的基因有 831 个，已知功能的基因 563 个，与炎症免疫相关的基因有 50 个；表达下调的基因 782 个，已知功能的基因 544 个，与炎症免疫相关的有 17 个，包括介导细胞因子的生成、免疫反应的调节、信号转导等生物功能，揭示出气虚血瘀证与炎症免疫反应密切相关。

2. CYP2C19*2 基因多态性　张娅等分别抽取经皮冠状动脉介入术（PCI）后气虚血瘀证组和非气虚血瘀证组患者的外周静脉血提取 DNA，采用 PCR-RFLP 基因分析方法检测 CYP2C19*2 基因多态性，单因素分析显示：气虚血瘀组 CYP2C19*2 基因突变型明显高于非气虚血瘀组，发现 CYP2C19*2 基因突变通过降低 PCI 术后抗血小板治疗的基石氯吡格雷的作用来促进气虚血瘀证的形成。

气虚血瘀证蛋白质组学相关性研究

蛋白质组学是在大规模水平上研究蛋白质的组成、表达水平、翻译后的修饰及各蛋白质之间相互作用等。目前蛋白质组学的研究技术主要有蛋白质分离技术、蛋白质鉴定技术及生物信息学技术等三大技术。其中蛋白质分离技术包含双向凝胶电泳、差异凝胶电泳、高效液相色谱及毛细管电泳等，蛋白质鉴定技术包括质谱技术、同位素亲和标签技术等，在这些技术中双向凝胶电泳、质谱技术和生物信息学技术是蛋白质组学研究的三大核心实验技术。

苗兰等用质谱鉴定气虚血瘀证大鼠血清并与数据库对比，结果显示，与正常组相比，升高的蛋白质是结合珠蛋白、补体C3、ZN-α-2糖蛋白、免疫球蛋白λ轻链，降低的蛋白质是CD5抗原样蛋白。这些蛋白的产生于机体抗氧化损伤、炎症反应、免疫调节等有关，有利于气虚血瘀证生物标记物的发现。

赵慧辉等应用高解析离子淌度质谱与纳升级超高效液相色谱联用新技术（LC-MSE），发现与冠心病不稳定性心绞痛非气虚血瘀证组患者和健康人比较，仅在冠心病不稳定性心绞痛气虚血瘀证组患者的血浆中表达的是肌动蛋白，仅在其高表达的是纤维连接蛋白、载脂蛋白H、膜联蛋白。此外，与健康人比较，血清淀粉样蛋白、铜蓝蛋白、肌球蛋白H11及补体C6在冠心病不稳定性心绞痛气虚血瘀证患者中高表达，载脂蛋白A4、凝溶胶蛋白、血红蛋白B及转铁蛋白等6种蛋白在冠心病不稳定性心绞痛气虚血瘀证患者中低表达。这些血浆蛋白表达的异常为不稳定性心绞痛气虚血瘀证分子标志物的发现和药物新靶点的研究提供线索。

刘涛等将大鼠气虚血瘀证模型组和假手术组的缺血心肌进行蛋白质组学的分析，运用双向凝胶电泳发现气虚血瘀证组与假手术组相比，有18个差异蛋白，其中4个表达上调，14个表达下调，对其中差异最显著的10个蛋白进行了肽质指纹图谱分析，与NCBInr数据库中相应的蛋白质覆盖率高的有8个，下调的为Malate Dehydrogenase1，NAD（苹果酸脱氢酶）、NADH dehydrogenase Fe-S protein 8（NADH脱氢酶，铁硫蛋白）、myosin, lightαpolypeptide 3（肌浆球蛋白轻链）、Cu-Zn superoxide dismutase（铜锌超氧化物歧化酶）、Gpx1 protein（谷胱甘肽过氧化物酶）；上调的为alpha B-crystallin（αB-晶状体蛋白）、Protease（prosome，macropain）28subunit（蛋白酶前体或α亚基）、Tpi1 protein（磷酸丙糖异构酶）。这些差异蛋白的表达表明气虚血瘀证的病理变化与能量代谢、氧化损伤、缺血心肌保护的应激反应蛋白等有关。

胡小勤等在建立高血压病气虚血瘀证和肝阳上亢证细胞模型后，利用双向凝胶电泳技术发现高血压病气虚血瘀证与肝阳上亢证比较，差异蛋白有27个，其中，有11个蛋白上调，16个蛋白质下调，有可能为高血压病气虚血瘀证和肝阳上亢证的辨证提供分子生物学基础。气虚血瘀证代谢组学相关性研究代谢组学是研究机体在一系列条件下机体的内源性代谢谱及与其外在环境相互作用的一门学科。代谢组学研究步骤包括样品采集、预处理、数据采集、分析及解释四个部分。样品的选择主要有尿液、血浆或血清、唾液、细胞和组织的提取液。预处理主要运用气相色谱（GC）、液相色谱（LC）、毛细管电泳（CE）等分离技术，数据采集分析技术主要为核磁共振（NMR）和质谱（MS）等技术。Heng Wei等将糖尿病前期的50名男性患者分为气阴两虚证、气阴两虚兼湿滞滞（A亚型）、气阴两虚兼血瘀证（B亚型）三组（三名中医内科医师辨证，且结果达到85%的一致性），用GC-MS技术分析各组的尿液代谢物，发现气阴两虚兼血瘀证（B亚型）尿液中的糖、氨基酸比气阴两虚兼湿滞滞（A亚型）明显增高，提示B亚型的糖尿病前期患者存在更为严重的碳水化合物代谢和肾功能紊乱，这也有助于糖尿病前期证候亚型的诊断。

李林等运用基于核磁共振氢谱的组学分析法发现气虚血瘀证大鼠对比于正常大鼠尿液中甲酸、肌氨酸酐含量增高，α-酮戊二酸、柠檬酸、牛磺酸、氧化三甲胺、琥珀酸、马尿酸含量降低，其中肌氨酸酐含量明显增加，提示着气虚血瘀证的发生与肾功能异常有关。华何与等对冠心病不稳定型心绞痛痰浊痹阻证、气虚血瘀证患者的血浆样本进行氢核磁共振（1H NMR）检测。结果显示，气虚血瘀组患者柠檬酸、高密度脂蛋白、不饱和脂肪酸、氧化三甲胺含量高于痰浊痹阻证患者，而乳酸、葡萄糖、半乳糖、N-乙酰糖蛋白、低密度脂蛋白、脂类化合物、酮体、天门冬氨酸、谷氨酰胺、酪氨酸、脯氨酸的含量低于痰浊闭阻证患者，从能量代谢、糖代谢、脂质代谢、氨基酸代谢等方面揭示了不稳定性心绞痛气虚血瘀证患者和痰浊闭阻证患者的标志性代谢物。

气虚血瘀证作为中医临床常见的证型，可见于许多疾病发生、发展的过程中。从以上的论述中可以得知：其一，基因组学、蛋白质组学及代谢组学一定程度上反映了气虚血瘀证发生的物质基础，但某些组学技术还有待改善，如蛋白质组学和代谢组学仅能测量到数百个蛋白质或代谢物，与基因组学已形成较完整的数据库差距还很大。其二，以上对气虚血瘀证的研究多为表象描述，对差异基因、蛋白、代谢物的生物学意义及相互间联系等方面的研究还有待加深。另外，组学研究思路仍属于还原分析法，是以寻找证候的特异物质为目标，这与证候的复杂性和多态性是有矛盾的，并且证候的形成还受情志、心理等意识活动的影响，组学技术还不能完全地诠释这些高级神经活动。最后，如何运用现代技术复制出能揭示中医基本科学问题及用于新药研究的气虚血瘀证模型是气虚血瘀证组学研究不可回避的障碍。虽然组学研究在某些方面存在不足，但其整体性、动态性的研究还是让人们看到了气虚血瘀证现代化研究的曙光，尤其是代谢组学技术，有望在中医药领域取得突破性进展。

111　气虚血瘀证与细胞凋亡

气虚血瘀证是临床多个学科、多种疾病常见的中医证候之一，在心血管等慢性老年性疾病中较常见。细胞凋亡是指由基因控制的细胞自主有序的死亡，1972年由病理学 Kerr 教授根据形态学特征首先提出的。近年来，国内外通过对细胞凋亡发生机理的研究，对其本质的认识不断深入。认为这一过程和细胞坏死、肿瘤的发生和发展、动脉粥样硬化的斑块形成、细胞破裂的发生和发展均有密切的关系。气虚血瘀证存在细胞凋亡，益气活血方药可抑制细胞凋亡，学者吴培等从这两个方面论述了气虚血瘀证与细胞凋亡的相关性。

气虚血瘀证与细胞凋亡

1. 气虚血瘀证与内皮细胞凋亡　胡小勤等观察高血压病气虚血瘀证患者血清诱导体外培养的人脐静脉内皮细胞凋亡的情况，结果发现利用流式细胞仪检测，高血压病气虚血瘀证模型组早期与晚期内皮细胞凋亡率之和与健康对照组相比显著增加；荧光显微镜下，模型组可见较多凋亡细胞，细胞核呈现深染、致密的颗粒状荧光；通过透射电镜检测，模型组内皮细胞表面有少量细长的微绒毛，多数内皮细胞胞质内所含的饮液泡较对照组多，大小差别很大。同时细胞线粒体肿胀或空泡变，管网状结构碎裂，嵴消失。细胞核收缩变圆。从而证实了气虚血瘀证存在内皮细胞凋亡。

2. 气虚血瘀证与平滑肌细胞凋亡　荣晓凤等通过造模气虚血瘀证大鼠，观察大鼠胸主动脉血管内膜形态学，检测血管平滑肌细胞的凋亡指数及 Bcl-2、Bax 相关凋亡因子蛋白的表达。结果发现，模型组大鼠血管平滑肌细胞凋亡指数较空白对照组明显下降，Bcl-2 和 Bax 比值明显增高，因 Bcl-2 抑制细胞凋亡和 Bax 促进凋亡的作用只有构成二聚体结构才能发挥，所以二者的比值的高低是决定细胞是否发生凋亡的关键；光镜下观察，模型组大鼠血管内膜增厚，平滑肌与弹力纤维粗大，层数增多，排列致密，中膜向内膜过度增殖；电镜下观察，模型组细胞核浆比例明显增大，细胞器不丰富，主要为幼稚血管平滑肌细胞。从而证实了气虚血瘀证大鼠存在血管平滑肌细胞增殖和凋亡严重失调。

3. 气虚血瘀证与神经细胞凋亡　张允岭等采用 TUNEL 法观察急性期脑梗死气虚血瘀证大鼠脑组织神经元凋亡情况，染色显示凋亡神经元出现核染色质疑集，细胞核体积缩小变形，染色呈深棕色。李净等通过造模气血血瘀证大鼠，观察脑组织神经细胞凋亡率、NO 含量、iNOS 和 eNOS 蛋白表达的变化。结果发现，模型组神经细胞凋亡率、脑组织 NO 含量均显著升高。有研究证实，脑缺血再灌注后过量产生 NO 与神经细胞凋亡的发生有关；减少 NO 的产生可以降低神经细胞凋亡的发生率。

4. 气虚血瘀证与心肌细胞凋亡　细胞凋亡导致心肌细胞丢失在心肌梗死及心力衰竭的过程中发挥重要作用。李瑜欣等通过造模心力衰竭大鼠，用 TUNEL 法检测模型鼠心肌细胞凋亡指数，结果发现模型鼠较空白对照组心肌细胞肥大、排列紊乱、凋亡细胞数明显上升。徐颖智等通过建立心肌梗死和气虚血瘀证心肌梗死模型，观察发现各模型组 TRL-4、GSK-3β 蛋白及 NF-κB 基因表达增高，β-catenin 基因表达降低。TRL-4 可通过信号通路激活 NF-κB 影响 NF-κB 的活性，从而参与细胞的分化、增殖、凋亡；NF-κB 能降解 β-catenin 使其含量减少，达到抑制促增殖、抗凋亡基因转录的目的。

益气活血方药可抑制细胞凋亡

1. 益气活血方药抑制软骨细胞凋亡 唐勇等通过观察补肾益气活血方含药血清对兔关节软骨细胞的增殖凋亡和端粒酶活性的影响，结果显示补肾益气活血方含药血清组软骨细胞的凋亡率明显降低、延缓细胞水平老化的端粒酶活性明显增高。从而证实了补肾益气活血方可以抑制软骨细胞的异常凋亡。

2. 益气活血方药抑制肿瘤细胞凋亡 在黄芪、莪术对胃癌细胞株凋亡的实验中，通过凋亡检测发现益气活血中药合用可以有效地下调抗凋亡基因 Bcl-2 表达，从而促进肿瘤细胞凋亡。李东涛等研究益气活血软坚解毒方对肝癌细胞凋亡的影响后发现，该方能够提高肝癌细胞凋亡促进基因表达，降低细胞凋亡抑制基因表达，从而促进肝癌细胞凋亡。

3. 益气活血方药抑制心肌细胞凋亡 在心肌肥厚及心力衰竭的发生发展过程中，血管紧张素Ⅱ起着重要的调控作用。郭书文动态观察血管紧张素Ⅱ作用于心肌细胞后细胞凋亡变化情况，结果显示，与空白组比较，加入血管紧张素Ⅱ的模型组 24～96 小时心肌细胞凋亡增加；加入益气、活血药物的中药组 48～96 小时心肌细胞凋亡率明显低于模型组。研究表明，血管紧张素Ⅱ刺激交感神经系统兴奋或者直接促进心肌蛋白合成，使心肌细胞肥大而致左心室肥厚，而心肌肥大向心力衰竭转变可能是细胞凋亡机制之一。益气活血药对其有改善作用。韩树山等造模心梗后心力衰竭大鼠，通过观察益气活血方对其心功能影响及细胞凋亡情况，结果显示心梗后心力衰竭模型鼠心脏左室射血分数（LVEF）、右室短轴缩短分数（LVFS）显著降低，与模型鼠相比，给予益气活血方可以显著改善 LVEF、LVFS。研究表明心功能下降与心肌细胞的死亡和凋亡及心室重构密切相关，中医使用益气活血方可以改善心梗后心功能。

4. 益气活血方药抑制神经细胞凋亡 研究表明，脑缺血有神经细胞凋亡的参与，细胞凋亡主要出现在半暗带，因此阻断缺血半暗带神经细胞凋亡，可以减少脑梗死体积。李净等检测益气活血法对脑缺血半暗带神经细胞凋亡的影响，观察发现其神经细胞凋亡是一个动态过程，1 日达最高峰，后逐渐减弱；与模型组相比，益气活血治疗组，通过促进 Bcl-2 的表达，抑制 Bax 基因的表达，使神经细胞凋亡率显著降低、脑组织损伤明显减轻。邓奕辉通过对缺血性脑损伤最敏感的海马 CA1 区神经细胞变化观察，发现滋阴益气活血法通过减少 NO 合成，降低谷氨酸含量，抗氧自由基毒性，从而起到抗海马 CA1 区神经细胞凋亡的作用。

5. 益气活血方药抑制平滑肌细胞凋亡 在动脉粥样硬化（AS）过程中，来源于巨噬细胞和平滑肌细胞的细胞凋亡始终存在。在严重的 AS 斑块中，以平滑肌细胞为主的等基因表达量极少。在糖尿病动脉粥样硬化模型组中，平滑肌细胞凋亡率显著增高，抗凋亡基因蛋白 Bcl-2、Bax 表达显著下降。刘春梅通过观察益气活血中药对平滑肌细胞凋亡及 Bcl-2 和 Bax 相关蛋白表达影响，发现平滑肌细胞凋亡率明显下降，Bcl-2 表达增加，且大剂量组优于小剂量组。由此说明，益气活血中药可以通过上调基因蛋白表达从而抑制平滑肌细胞凋亡。

综上所述，气虚血瘀证存在细胞凋亡，另一方面，基于"以方测证""以药测证"的原则，益气活血方药可抑制细胞凋亡，间接表明了气虚血瘀证存在细胞凋亡。因此，气虚血瘀证与细胞凋亡存在密切的相关性。

112　代谢组学在气虚研究的应用

学者王妮等通过检索国内外数据库中的相关文献，对近年来代谢组学在气虚研究中的运用做了梳理归纳。

代谢组学作为系统生物学中的重要组成部分，其研究思路与中医学整体观和辨证论治特点相似，以生物体液和组织样本为研究对象，样品只经过简单的处理，目的是尽可能地保留和反映总体代谢产物的信息。代谢组学多采用色谱-质谱联用、核磁共振或毛细管电泳-质谱联用等方式获得样本代谢物谱，再通过多种数据处理、绘图软件将传统的代谢途径扩展为代谢网络的研究，通过非目标性地识别全部代谢物在生物体系内的动力学变化。由于体内外各种因素的影响，人体的代谢产物会产生潜移默化的变化，通过了解生物体代谢随时间变化的规律，比较代谢物差异并反相推导生命体内的动态过程，可找出与之相关的生物标志物，从而揭示传统方法无法观测到的代谢网络中不同途径之间的关系。代谢组学分析物为体内最终代谢产物，是体内活性物质变化时的物质状态的直接反映物，所以分析结果可直观表现出机体已经发生的物质变化。代谢组学技术已在"治已病"和"治未病"及相关药物研究等多方面广泛运用。

代谢组学在中医气虚中的应用

1. 代谢组学在气虚证及其治疗药物研究中的应用　目前，核磁共振技术用于代谢组学中的研究已较成熟。在中医理论中疾病的证型有不唯一性，将代谢组学运用于中医证型进行探究，在证型的外候和内涵、了解疾病的本质及药物治疗机制研究等方面都发挥了其独特的分析优势。

在探究药物治疗气虚证疾病机制方面，李泽庚等对40例慢性阻塞性肺疾病稳定期肺气虚证患者给予六味补气胶囊干预，并设立健康对照组37例。运用高效液相色谱-二级质谱联用仪对干预后的尿液和血液进行代谢组学分析，在数据统计分析中发现患者的代谢谱明显趋向健康对照组的代谢谱，说明六味补气胶囊对慢性阻塞性肺疾病稳定期肺气虚证患者具有明确的治疗作用，评价了六味补气胶囊的治疗效果，同时发现了多种潜在的疾病标志物，可将患者和健康者区分开，说明代谢组学在气虚证患者诊治及药效评价方面可提供科学的依据。于修芳等运用气相色谱-质谱联用技术对给予五加生化胶囊干预的气虚血瘀证大鼠血浆内源性代谢物进行代谢组学分析，结果表明，干预在一定程度上减缓了气虚血瘀证大鼠机体的紊乱状态，加快了内源性代谢物恢复趋势，发现气虚血瘀证的潜在生物标志物在给药后有向正常转归的趋势，初步推测出五加生化胶囊是通过调节三羧酸循环、氨基酸代谢及能量代谢从而发挥治疗作用。邝翠云等运用核磁共振技术，对给予中药复方益肾喘宁汤的肾气虚哮喘大鼠血清进行代谢组学研究，通过分析正常组、模型组和给药组大鼠的血清代谢差异，得知大鼠血清代谢产物的形成机制与中药复方益肾喘宁汤的作用机制基本一致。结果表明，基于核磁共振技术的代谢组学可用以探讨和确认药物作用机制，为发现潜在治疗靶点提供帮助。

在气虚证候诊断及探究其本质方面，杨宇峰等复制脾气虚证2型糖尿病大鼠模型后，运用超高压液相色谱-四极杆-时间飞行串联质谱仪技术对模型组及空白对照组的血清标本进行代谢组学分析，通过数据分析得到多种潜在生物标志物，得出脾气虚证2型糖尿病的发生与糖类、脂类和蛋白质代谢紊乱有关，提供了可参考的代谢综合征中医证候的物质基础，能避免中医传统四诊方法的局限性，可从人体代谢物组的角度对方证相应的现代内涵提供依据，为中医证候诊断规范化提供基础科学依据。恽海峰等选取 80 例消化性溃疡气虚血瘀证患者为研究对象，以健康者为对照组，对受试者的血清样本进行高效液相色谱-质谱联用分析，根据 2 组的代谢物图谱差异可进行临床诊断，在治疗的过程中可辨别患者疾病的严重程度。李跃进等选择同时符合西医慢性肾功能衰竭诊断和中医脾肾气虚证诊断的患者及健康者，对受试者尿液和血清进行 ^{1}H 核磁共振检测，寻找代谢生物标志物组间差异，发现患者与健康者的代谢谱图不同，患者的代谢紊乱途径与多种参与体内能量代谢的重要氨基酸有关，为治疗慢性肾衰竭早中期脾肾气虚证的药物研究提供了代谢组学证据，为中医肾脏疾病现代化研究和临床实践提供了有益的参考。

将代谢组学理念及技术用于中医证型的研究，可促进"证"本质的研究、中医辨证的科学化和定量化。利用代谢组学方法来探寻虚证生物学基础，可弥补现阶段研究气虚证成果的不足，为进一步认识虚证的本质及相关药物的治疗机制和新药研究等方面提供了方法和技术条件，为中医虚证的科学、精准治疗提供依据。

2. 代谢组学在体质学研究中的应用　体质是对人体的物质形态、心理状态和生理机能的综合评价，是人类的人体个性特征，可作为决定性因素影响疾病的发生与否。体质可以反映人体精、气、血、津、液等精微物质的变化状态，不同的体质类型其代谢产物也会具有相对应的体质特征。

代谢组学可在各病理体质状态中预先寻找到相关疾病发生的早期代谢组标志物簇，获得"欲病"时代谢物异常的确切依据，在多种体质学研究中也显现其独有的技术特性。已有学者借助代谢组学在中医体质辨别分型及体质的本质研究中取得了一定成绩。刘飞等运用核磁共振波谱的代谢组学方法，对健康体质者和阳虚体质者的血浆代谢物进行了分析，结果表明，阳虚体质组中低密度胆固醇脂蛋白、脂肪酸、氧化三甲胺、N-乙酰糖蛋白及乳酸均有不同程度的下降，而谷氨酰胺、磷脂酰胆碱与葡萄糖均有不同程度的升高。2 种体质既存在多种代谢差异，又存在脏腑功能及神经递质的改变，这也解释了阳虚体质患者与健康体质者相比怕冷、手足不温等一系列表征不同的原因。倪致雅等运用色谱-质谱联用技术的代谢组学对平和质、超重组非痰湿质、痰湿质和肥胖组痰湿质者的血清样本进行了分析，结果证实中医痰湿体质者体内存在严重的脂代谢紊乱，更易出现高胰岛素水平及胰岛素抵抗状态，是肥胖症的易患体质，提供了中医关于"肥人多痰湿"的科学依据。代谢组学在体质方面可获得疾病发生前的代谢物异常的依据，能够较准确地得知中医各种体质的物质基础，从而将体质的判定以多维多息图谱的形式在代谢物水平上进行量化标准化。

3. 代谢组学在人参干预气虚中的运用　气虚体质是中医体质中较为主要的体质类型。气虚体质的主要特征为人体之气虚弱，机体及脏腑功能状态低下，易与血虚、血瘀、痰湿兼夹，其内在实质变化主要有能量代谢低下、免疫功能低下等，主要表现为元气不足、疲乏、气短和自汗等。体质的形成与先天禀赋和后天环境因素有关，因久病则耗气，曾经患有大病、一些慢性疾病或经历手术治疗的患者，会因气的生化不足，导致元气不足、气虚体弱。临床上很多亚健康症状如慢性疲劳、易感冒等一些疾病症状常因气虚体质而发生，而长期生活工作压力过大、脑力劳动过度及夜间工作等不良生活习惯亦可导致亚健康疲劳状态，引发气虚证。体质与证既有区别又有联系，体质是机体在非疾病状态下气血阴阳偏颇的状态，证是机体在疾病状态下的临床表现类型。多种因素会形成气虚体质，而没有及时干预则最终会转化成气虚证，通过对气虚体质进行干预和调理，可以预防许多疾病的发生和发展。

人参有大补元气、安神、抗氧化、抗病毒、增强机体免疫功能等多方面功效，主治劳伤虚损等一切气血津液不足之症。《本草正》中提到"人参气虚血虚俱能补"；《药性论》中提到"人参主五脏气不足"，说明人参对气虚证具有较好的治疗作用。现代药理学研究也证实，人参及其制剂对机体免疫功能有调节作用。代谢组学技术运用于人参治疗气虚证研究中也取得了一定研究成果，Lin H 等运用超高效液相色谱-四极杆飞行时间质谱对人参治疗气虚组、正常对照组及气虚模型组 3 组大鼠尿液进行分析，鉴定了 15 种潜在的生物标志物，人参治疗组的代谢特征在给予人参后趋向正常对照组，证明了人参具有良好的调节能量代谢、免疫功能和抗氧化活性的能力，部分地揭示了人参对气虚大鼠模型的生物学干预机制，可在中药作用于动物模型的确证和鉴别中发挥作用。陈银芳等对气虚大鼠模型分别进行人参和黄芪灌胃给药，运用超高压液相-四极杆-飞行时间串联质谱对空白组、气虚模型组和人参给药组、黄芪给药组大鼠的血浆代谢组学进行研究，通过分析得出人参、黄芪等补气药可能是通过调控马尿酸、脱氧胞苷、十八碳烯酸、溶血磷脂酰胆碱、吲哚乙酸和十八碳酰胺等物质而改善大鼠气虚。现有的研究多是对大鼠气虚模型的研究，运用代谢组学对人参及其制剂治疗气虚体质人群的研究还未见报道。可以运用代谢组学技术来探究人参及其制剂对气虚体质患者的治疗机制，寻找气虚体质人群潜在的疾病标志物，分析服用人参制剂后的特异代谢产物变化，为人参制剂产品的开发提供依据。

代谢组学在气虚证研究中对潜在疾病标志物的发现、提供中医证候的物质基础、评价药效、寻找药物潜在治疗靶点并用以精准治疗的新药研发等多方面展示了其在中医药现代化研究中的优势。在中医体质方面的研究表明，它可以映射早期生化变化对疾病的扰动，从而提供开发预测性生物标志物的机会，这些生物标志物可以为疾病早期干预和对疾病机制的研究提供借鉴。目前，关于气虚体质标志物的文献报道甚少，气虚体质评判指标也没有统一的标准，如果发现气虚体质患者特异性的标志物并及时给予药物进行干预，将对其预防、诊断、治疗和预后等有重要意义。人参作为补气要药，为气虚证疾病治疗首选药材并沿用至今，但对气虚体质的治疗机制仍不清楚。代谢组学在阐明人参及其制剂治疗气虚体质本质方面蕴涵着巨大潜力，可用以寻找气虚体质人群服用人参制剂后的特异代谢产物变化，寻找潜在的疾病标志物，通过调节体内代谢来达到提高体质、治疗及预防疾病等目的，为人参及其制剂治疗气虚体质的研究提供先进的技术支持和科学依据。

113　用补剂必以通络指导气虚证用药

清代医家韦协梦在《医论三十篇·用药必先通络》中云"泻剂之通络不待言，而补剂如四君子必用茯苓，四物必用川芎，六味地黄必用牡丹皮、泽泻，皆以通为补。"一方面，此论强调了"用补剂必以通络"的重要性；另一方面，从"以通为补"的角度阐释了如何更好地发挥补益剂的效能。"虚则补之"是《黄帝内经》中提出的具体治则之一，对于治疗人体气血阴阳的虚损有着重要的指导意义。因此，学者庞大承等在研读中医经典和当代理论书籍的基础上，对"用补剂必以通络"理论进行了阐释，并以气虚证为例，分析补气必兼以通络的病机思路和临床用药。

"用补剂必以通络"之涵义解析

1. 理论背景　"虚则补之"是《黄帝内经》中的一般治则，然用补剂有效与不效两途，何也？一者在于补不得法。二者在于不识其经。所谓不识其经者，谓病得之在此，而药施治于彼。故有谚云：芪外、参内、草中央。意即黄芪、人参和甘草三者同属补气之品，皆有益气之能，但黄芪味甘性温，走肺、脾二经，其治在卫表，功效益气固表、补气升阳；人参味甘微苦、性微温，归肺、脾、心经，重在大补元气、复脉固脱，诚拯危救脱之要药；甘草味甘性平，归心、肺、脾、胃经，功在补中益气，又可调和缓急。若回阳救逆选用黄芪，则略显不足，调和缓急而用人参，似药重病轻，此二者皆属用补不识其经。三者在于其经络不通。脏腑亏虚而经络不通者，譬如河浅泥瘀，舟滞难行。此时当于补益剂中加入通络之品，则犹如引渠导源，亦本文所谓"用补剂必以通络"之意。

2. 涵义解析

（1）体虚者当用补剂：《素问·评热病论》云"邪之所凑，其气必虚"，"虚"是指在正邪交争的过程中，以正气的相对不足及功能的低下为主要表现的病理状态。正所谓"精气夺则虚"，而要恢复被"夺走"的精气就必须进行有针对性的补益。诚如《素问·三部九候论》中所载"以调其气之虚实，实则泻之，虚则补之"，用具有补益作用的方药来恢复机体气血阴阳的偏衰，譬如用益气养血的方药来充盈亏虚的气血，以滋阴补阳的方药来纠正阴阳之相对不足。亦如颜德馨所言，补法是针对虚证而施，要在中医整体观思想的指导下，注意横向的平衡，以通为补，从通畅气血、恢复功能着手。

（2）用补剂必以通络：临床实践发现，诸补益不得效者颇多，其中以经络不通者为甚，这与疾病虚实相间的复杂病理状态有关。经络既是机体气血运行的主要场所，也是外邪侵袭人体的主要途径，同时还是药物发挥治疗作用的重要通路。若经络不通，则补气自壅，愈补而经络愈壅，脏腑愈虚。欲破此窘境必于补剂中加入通络之品，待经通而补剂得效，诸病自解，此即"以通为补"之意。周丽珍等认为"以通为补"是指在运用补益药时配伍辛通流动之品，使补而不壅、滋而不滞的方法。"用补剂必以通络"须讲求气血阴阳始终保持通而不滞，确保经络"通畅"，从而达到"补而兼通""通中寓补""补中寓通"的状态。此法也是对"虚则补之"这一大治则的灵活运用。

补气必兼以通络的病机

"用补剂必以通络"是针对病久体虚、久病入络的疾病病理状态所提出的一种具体的遣方用药原则。正如仝小林院士认为诸病缠绵，入络累脏，皆属于慢，将这种疾病状态归结为"慢病"，同时提出"慢病"的中医病机有多虚、多瘀、多变三大特征，并总结出宜早期通络、全程通络的治疗思路。其与"用补剂必以通络"的治则有着异曲同工之妙。吴以岭院士针对络脉瘀阻、络气郁滞、痰浊阻络等病机变化，提出"络以通为用"的治疗原则。在重视本虚的基础上，强调通络的重要性，认为其是补偏救弊、调整虚实的重要手段，其最终目的是恢复机体的正常生理状态，即《素问·至真要大论》中所云："谨守病机，各司其属……必先五脏，疏其血气，令其调达，而致和平，此之谓也。"以气虚络病的病机为例，从气虚络瘀、气虚络滞及气虚痰阻三个方面进行具体论述。

1. 气虚络瘀者，须补气化瘀通络　以气虚络瘀为病机，以补气化瘀通络为治法者，首推清代医家王清任。其在《医林改错·瘫痿论》中提出："元气亏五成，下剩五成，周流一身，必见气亏诸态。"此思想继承和发展了中医学气虚血瘀的理论，认为气虚无力推动血行而为血瘀，其根在于脏腑气虚，其标在于经络血瘀。因此在治疗上提倡以补气为先，以提高正气为本，但是"专用补气者，气愈补而血愈瘀"，必须"通开血道"才能使元气流通全身，其使用补阳还五汤治之，即补气化瘀通络之意。贾美华治疗虚劳病，推崇《金匮要略》大黄䗪虫丸，提出若专以参、芪、归、地等补虚治疗，实难获效，必以虫动其瘀，通去其闭，方竟全功，见有瘀象，亦以通行瘀血为先，寓补于通。王永炎院士进一步提出活血、化瘀、通络是针对3种血液瘀滞状态而采取的3个不同层次的治法，在治疗上倡导以补气为主，兼顾活血、调气，而以通络法贯穿其中。这种提法与中医络病学理论及其临床实践高度契合。

2. 气虚络滞者，须补气行气通络　以气虚络滞为病机，以补气行气通络为治法者，即清代医家叶天士所谓"虚气留滞"。是因气虚而引起的气化及气机紊乱的功能性病理状态。正如汪昂在《医方集解》中云："气与血犹水也，盛则流畅，虚则鲜有不滞者。"人之有生赖乎气，一方面取决于机体正气的充沛与否，另一方面有赖于气机的运行和经络的畅通。其本在于体虚，其标在于经络阻滞，气机运行不畅。因此在治疗上当遵循"补虚无速成之法，调气则可速成"的原则，以补气虚为本，以治络滞为标，意在恢复气机的流通，虽云标本同治，但重在补虚。如归脾汤中之木香、补中益气汤中之陈皮、参苓白术散中之砂仁、陈皮等皆属此意。

3. 气虚痰阻者，须补气化痰通络　以气虚痰阻为病机，以补气化痰通络为治法者，皆因痰湿阻滞，变化多端，故旧有"风为百病之长，痰为百病之母"之说。根据痰湿的性质作有形、无形之分，有形之痰咳于外、无形之痰壅于络。前者以"脾为生痰之源，肺为贮痰之器"立论；后者以脾失健运、水谷精微不化为本，以壅塞气机，阻滞经络为标。又因痰湿流注经络之部位不同而变化多端，阻于脑络而神变，流注四肢则痿痹，至于中风偏枯、半身不遂及胸痹心痛者不胜枚举。在总结补气化痰通络药物时发现益气药多选用黄芪、党参、西洋参、茯苓、白术、红景天等健脾益气之品，化痰药多选用瓜蒌、半夏、石菖蒲、陈皮、胆南星、天竺黄、枳实、僵蚕、竹沥等化痰通络之品，具有确切的临床疗效。

补气必兼以通络的临床用药

古谚云："脏腑以气血为本，经络以流通为用。"故治疗脏腑气虚且经络不通者，在方药的选择上除用补气之品外，还要突出流行，着眼于通。具体表现为在大队补益剂的使用中，针对血瘀、气滞、痰浊的不同，分别加入理气行血、利湿祛痰的药物，使之在补益的同时不致壅滞脾胃且能促进补剂的吸收，从而更好地起到补虚的作用。对气虚证的治疗也当兼顾化瘀、行气、化痰。

1. 血中瘀滞用桃红，虽有桃红用无伤　补气化瘀通络法以补阳还五汤为代表，用药如地龙，《本草纲目》云其"性寒下行……而通经络"；桃仁，《本草经疏》云其"性善破血，散而不收，泻而无补"；红花，《本草汇言》云其"破血、行血、和血、调血之药也"。此三者皆助归尾、芍、芎通经络、祛瘀血，瘀祛络通，诸症渐愈，正所谓"血中瘀滞用桃红"。而重用生黄芪至四两以峻补脾胃之元气，使气旺促血行，祛瘀不伤正，以治气虚之本。《医学衷中参西录》云："（黄芪）能补气，兼能升气，善治胸中大气下陷。"重用补气药配伍桃仁、红花等活血化瘀药，即所谓"虽有桃红用无伤。"本方本着"重补气，少活血"的组方原则，方中虽仅有黄芪一味补气药，但其药量数倍于其余诸药，应用时绝不可轻重倒置。

又如补气回阳、化瘀通络之急救回阳汤，本方包含有四逆汤（回阳救逆）、理中汤（温中祛寒、补气健脾）等经方，并在此基础上又加入桃仁、红花等活血化瘀之品。本欲挽将绝之阳于内，欲救将脱之气于中，奈何寒凝血瘀于经络，虽有回阳之心，缺少化瘀之力，故桃仁、红花的加入是本方点睛之笔，亦为"用补剂必以通络"之意。方中姜、附合用，挽元阳之欲绝，《本草求真》云："干姜合以附子同投，则能回阳立效，故有附子无干姜不热。"甘草解毒，缓其烈性；又加入党参、白术与甘草、干姜合为理中剂，补脾胃之气而扶中焦之阳以治其本；络滞之处，酌加桃仁、红花以化瘀通络而治其标。此方之妙，在于大补元气、温阳固脱与活血化瘀同用，标本兼治，诚乃疗久病气虚络瘀之良方也。

2. 补气须得气机畅，升柴香砂少少添 　治病之要在于知晓气血通滞，明白标本虚实，兼顾补气、行滞与通络，使得气旺血行，络通新生。气虚者其络亦虚，所以益气养血是扶正通络之本，而在众多扶正药中，又以补气之药，其性甘温，仍属阳动之品，行气之药，升降迅速，能入经通络，当配伍使用。代表方如升陷汤，方中以黄芪治胸中大气下陷，短气不足以息，又经络不通，补气不足以自由升降，须升提引导之；通经破滞，少少与柴胡，引少阳之气左升，升麻引阳明之气右升，桔梗为舟楫而载诸药上达胸中。又如香砂六君子汤中之香附、砂仁。《本草求真》云："香附，专属开郁散气……以为行气通剂。"砂仁，辛散温通，行气和中，气味芬芳，为活泼流通之品，属阳动通络药，《开宝本草》云"砂仁，治虚劳……腹中虚痛，下气"，配合六君子汤之甘温益气，属静中有动，即所谓"或加香砂胃寒怯"之意。

再者如叶天士《临证指南医案·调经》中云："女子属阴，以血为主……故月经之本，所重在冲脉，所重在胃气，所重在心脾生化之源耳……其次最重调肝，因女子以肝为先天，阴性凝结，易于拂郁，郁则气滞血亦滞。木病必妨土，故次重脾胃。"气弱者当补，气滞者宜疏，可于八珍汤中去术、草、地等呆滞之品，加入香附、蕲艾等行气之药，以栽培生气。于补气之中加入行气之品，以其气味辛香而通经络，正所谓"香附开郁血亦安"。

3. 化痰通络半夏陈，二陈加入诸痰除 　清代医家程钟龄在《医学心悟·杂症主治四字论》中云："气虚者，宜四君辈……寻常之痰，可用二陈辈，而顽痰胶固致生怪症者，自非滚痰丸之类不济也。"所谓寻常之痰，即有形之痰，视之可见，闻之有声，吐之有物。治此种痰舍六君子汤而其谁？方中以人参为君，补气荣络，生津固脱，以治气虚之本；臣白术健脾，佐甘草调中，最妙者为茯苓，以泻参、术、草之壅而开络之滞，用药讲求以通为补。朱丹溪云："善治痰者，不治痰而治气，气顺则一身之津液亦随气而顺矣。"加入理气行滞之陈皮，以增强全方行气通络之力，正如《本草纲目》云"陈皮，总取其理气燥湿之功。同补药则补……同升药则升，同降药则降"，其行气通络之力可见一斑。半夏，专除痰涎，为燥湿化痰之要药，治标之功倍，即所谓"化痰通络半夏陈"。

汪昂在《医方集解》中曾云"治痰通用二陈"，然顽痰胶固致生怪症者需在此基础上随症加减，如"风痰加南星、白附、皂角、竹沥；寒痰加姜汁、半夏；火痰加石膏、青黛；湿痰加苍术、白术；燥痰加杏仁、瓜蒌；食痰加山楂、神曲、麦芽；老痰加枳实、海石、芒硝；气痰加香附、枳壳；胁痰在皮里膜外加白芥子；四肢痰加竹沥"。临证以补气运脾为基础，以半夏为治痰通药，以陈皮行气通络，诸药灵活加减，以辨治不同种类之痰邪。

病久气必虚，久病必通络。综上所述，机体因病久而脏腑虚弱，经络因久病而气滞、络瘀、痰阻，诸直补、通补乏效者，以其经络不通也，故凡用补剂必以通络。然补无骤法，用药当"以通为补"，经络有血瘀、气滞、痰凝之过，治法当以祛瘀、行气、化痰通络为佐，层层递进，逐渐深入，使药达病所，冀恢复经络出入之自由，充盈脏腑满溢之状态。辨证之重，在于知晓分寸，施治之要，贵在巧妙配伍，故录前人经验效方加以阐释。

114　心气虚的认识

中医学认为，心脏的正常搏动主要靠气。《素问·平人气象论》云："心脏，血脉之气。"心气虚就会出现以心脏为主的全身功能减弱的症候。近年来，人们从物质结构和含量方面进行研究，使这个摸不着、看不见的"气"有了定位、定性、定量的评价指标，并能作出准确的诊断，为临床提供了客观依据。学者杨俊燕等就此提出了对心气虚的认识。

心电图与心气虚的联系

心电图可以定性和定量反映心脏的电生理变化，也可以准确地反映心肌厚度、心腔大小、心肌供血及心律失常等异常变化。林棋观察表明心气虚症的左心室肥厚的发生率较高，这一点与心肌图、阻挠血流图及超声心动图的检测结果较为一致。究其原因，可能与心气虚患者的心气久虚、心脏泵功能下降有关，继而出现左心室代偿性肥厚及左室腔扩大，故心电图上表现出左心室肥厚图形。提示心气虚患者可能存在潜在的心功能不全。心气虚是患者的自我感觉及外在表现，而心肌肥厚、心肌收缩力下降可能是心气虚的内在改变，故心电图测定及动态观察有可能为心气虚患者的临床辨证、确定病情的轻重及评定中医药治疗效果提供可靠的客观参数。

甲状腺激素与心气虚的联系

甲状腺激素（TH）是甲状腺分泌的激素，甲状腺激素包括四碘甲状腺原氨酸（T_4），三碘甲状腺原氨酸（T_3）和反三碘甲状腺原氨酸（rT_3）。T_3 和 T_4 可由甲状腺细胞直接产生，进入血液中，但是 T_3 大部分是在甲状腺以外的组织中由 T_4 脱碘成为 T_3，T_3 具有较高的生物活性，另外 45% 在与脱碘酶的作用下，内环脱去单碘成为反三碘甲状腺原氨酸（rT_3 无生物活性；T_3 和 T_4 都具有生物活性），T_3 和 T_4 相比，T_3 的生物活性比 T_4 高 3~5 倍。甲状腺激素的主要作用是促进物质与能量代谢，促进生长和发育过程。

谢梦洲通过对 40 例冠心病心气虚患者外周血 TH 水平进行测定，并分别于冠心病非心气虚组及正常对照组比较，均发现外周血 T_3 显著下降（$P<0.01$），而 rT3 明显升高（$P<0.01$），T4 在各组间无显著差异（$P>0.05$）。可见，心气虚患者存在甲状腺激素的改变，说明甲状腺激素与心气虚证之间存在紧密关系。

谢梦洲进一步比较了心气虚证患者甲状腺激素与心功能级别的关系。结果显示，随心功能级别的增加，T_3、T_4 下降越明显，rT_3 上升越明显，与心功能级别均呈显著相关性（$P<0.01$）。可见，甲状腺激素变化程度与心气虚证患者的心功能级别密切相关，其变化的基本规律是：T_3 常有不同程度的降低，病情越危重，降低越明显；rT_3 常有不同程度的增高，病情越危重，增高越明显；T_4 虽在正常范围内波动，但随着病情的加重，也逐渐降低。因此，对心气虚证患者检测其甲状腺激素水平的变化，具有一定的反映病情状况的作用。

由此可见，血浆甲状腺激素的水平不仅作为心气虚证辨证诊断的客观指标之一，而且可作为监测心气虚证患者病情变化的一项客观指标。

甲状腺激素与中医的阴阳寒热关系最为密切，甲状腺激素不足时，机体代谢产热减少，体温下降，这多属于中医阳虚的表现,阳虚则寒,而古人有"气有余便是火""气不足便是寒"的说法。可见,甲状腺激素不足的气虚证同属寒证,说明甲状腺激素与心气虚证之间存在着紧密联系,甲状腺激素可作为心气虚证诊断的客观指标之一。另外,既往的研究中发现,在甲状腺疾病多证型中均有甲状腺激素的改变,而本研究结果显示,冠心病心气虚证患者亦存在甲状腺激素的改变。这就充分体现了"异病异证"中的"证"也具有共性的东西。辨证论治中的"证"本质不仅具有个性,而且具有共性,是共性与个性的统一。

促甲状腺激素与心气虚的联系

甲状腺激素(TH)是由甲状腺的腺上皮细胞合成和分泌的激素。正常人的甲状腺每天分泌 80~100 mg TH,其分泌量所以能保持恒定,主要是通过下丘脑的促甲状腺释放激素(TRH)、垂体的促甲状腺激素(TSH)和甲状腺激素(TH)之间的相互作用来实现。

谢梦洲认为促甲状腺激素(TSH)值并不因 T_3 之降低而呈反馈性代偿性升高,相反,在正常范围内波动,说明心气虚证患者存在反馈调节功能严重减退。

气的推动作用是气的生理功能之一,是指具有激发和推动作用。气是活动很强的精微物质,能激发和促进人体的生长发育和各脏腑经络等组织器官的生理功能等。心气虚症患者气的各项生理功能都有所减弱,当气的推动作用减弱时,可影响人体的生长、发育或出现早衰,亦可使脏腑、经络等组织器官的生理功能减退,出现一系列的病理变化,而反馈调节能力也属于人体的生理功能之一。因此,可以说反馈调节功能减退可能是心气虚时气的推动作用减弱的表现之一,TSH 值不升高也可能是心气虚时气的推动作用减弱的表现之一。

TNF-α、白细胞介素与心气虚的联系

血清肿瘤坏死因子-α(TNF-α)是单核-巨噬细胞被细菌毒素、组织损伤和肿瘤细胞激活时产生的一种细胞毒性蛋白。TNF-α 作为一种重要的炎性介质具有广泛的生物学效应,能刺激其他细胞因子的白细胞介素-4(IL-4)、白细胞介素-6(IL-6)等释放,扩大其生物学效应,从而介导创伤后细胞炎性反应,引起多器官组织损伤。

刘怀明认为,慢性充血性心力衰竭(CHF)心气虚证与心阳虚证 TNF-α 含量有显著性差别,据此推测 TNF-α 的升高可能是心气虚向心阳虚进展过程中的内在物质基础。IL-6 在心气虚向心阳虚进展过程中起着与 TNF-α 类似的作用。心气虚证患者白细胞介素-10(IL-10)水平,明显高于心阳虚证者,IL-10 水平可以用来判断心虚证的程度。在 CHF 病程进展过程中,存在着 TNF-α,IL-6 等细胞因子的损伤性作用,使心气虚证逐渐向心阳虚证发展,导致临床症状逐渐加重。李秋风认为血清中 TNF-α 水平与心功能分级(NHYA)呈正相关,为中医辨证慢性心力衰竭心气虚、心阳虚证的客观化、标准化研究提供理论依据。王瑶瑶认为 TNF-α 的释放引起心肌重塑,导致心脏泵血功能下降,印证了中医基础理论中心气、心阳的功能定位。

大鼠自由基损伤及心肌超微结构观察与心气虚的联系

自由基,机体氧化反应中产生的有害化合物,具有强氧化性,可损害机体的组织和细胞,进而引起慢性疾病及衰老效应。唐烨霞认为实验中观察组动物血清超氧化物歧化酶(SOD)含量均明显下降($P<0.01$),丙二醛(MDA)含量升高,与临床心气虚患 SOD 含量明显低于健康人($P<0.05$)一致。这是由于心气虚证机体抗氧化作用减弱,对脂质过氧化物清除能力减弱,而导致生物体的自由基代谢的动态平衡失调。

电镜结果显示造模组心肌超微结构出现明显变化，包括肌原纤维排列紊乱、线粒体肿胀、嵴溶解等现象，其原因很可能与自由基浓度增高有关。心气虚动物心肌超微结构出现明显改变，血中自由基含量明显增加可能是其原因，并导致环磷酸腺苷（cAMP）浓度明显降低，致使心功能出现改变。

血浆儿茶酚胺变化与心气虚的联系

儿茶酚胺是一种含有儿茶酚和胺基的神经类物质。儿茶酚和胺基通过L-络氨酸在交感神经、肾上腺髓质和亲铬细胞位置的酶化步骤结合。通常儿茶酚胺是指多巴胺、去甲肾上腺素和肾上腺素。这3种儿茶酚胺都是由络氨酸结合。

白宇乾对冠心病气虚证患者的儿茶酚胺（CA）水平进行观察，结果表明，心气虚证患者血浆中去甲肾上腺素（NE）、肾上腺素（E）均升高，与非心气虚证组和正常人组比较差异显著（$P<0.01$）。说明冠心病心气虚证患者血浆中儿茶酚胺明显升高。儿茶酚胺可作为冠心病心气虚证诊断客观指标之一。肾上腺素和去甲肾上腺素是由肾上腺嗜铬细胞分泌的儿茶酚胺类的激素。肾上腺素和去甲肾上腺素贮存在肾上腺髓质细胞的囊泡内以待释放。交感神经兴奋和促肾上腺皮质激素（ACTH）释放均可促进儿茶酚胺的合成。但是，当机体儿茶酚胺分泌增多时，会对机体带来许多不利的影响。

因此，对冠心病心气虚证的中西医结合治疗，可以选择抑制醛固酮系统和交感神经活性的血管紧张素转换酶抑制剂（ACEI）类药物或调节心肾的药物，以降低儿茶酚胺的含量，应有良好的效果。

冠状动脉造影与心气虚的联系

冠心病属于中医"胸痹"范畴，对其病机的认识多认为属本虚标实，标实为瘀血、气滞、痰浊、寒凝等。本虚为气血阴阳的亏虚。冠状动脉造影是诊断冠心病的金指标，随着冠状动脉造影的普及，对冠状动脉病变与中医证型的研究成为热点。侯发琴研究发现冠状动脉病变与中医证型间有相关性，实证（心血瘀阻型、痰浊内阻型）冠心病患者冠脉病变较虚证（心气虚弱型、心肾阴虚型）重，实证以多支病变为主，虚证以单支病变为主，在冠脉病变积分上不同证型病变积分有差异，冠脉病变积分由高到低为心血瘀阻型＞痰浊内阻型＞心气虚弱型＞心肾阴虚型；实证较虚证高，提示冠脉病变程度实证较虚证重，研究结果提示气滞血瘀和痰浊可能是导致冠状动脉粥样硬化斑块形成的主要病理基础，说明现代医学认为的冠状动脉粥样硬化、血栓形成等引起的冠状动脉狭窄、闭塞，冠脉供血不足的病理变化不能单以血瘀论来解释，在重视血瘀论的同时，必须考虑到痰浊、寒凝等其他病理因素的影响，冠状动脉病变可以为冠心病中医辨证提供客观依据。

B型脑钠肽（BNP）与心气虚的联系

B型脑钠肽（BNP）是1个由32个氨基酸组成的多肽激素。人体心房、心室均能分泌，左心室是其产生的主要场所，心室压力增高促使其分泌血浆BNP具有排钠利尿、扩展血管、抑制肾素血管紧张素-醛固酮系统的作用，心功能不全时，血浆中BNP浓度升高，可见于心力衰竭的患者。肺疾病导致的急性呼吸困难BNP浓度正常，而心力衰竭导致的急性呼吸困难患者血浆BNP浓度明显高于正常，在诊断分级上有一定的参考价值。慢性心力衰竭患者血浆BNP浓度升高，与患者病情严重程度呈正相关，不仅可以识别患者有无心功能不全，而且在判断左心室重构和死亡危险方面有重要意义。BNP对于心功能不全是一个敏感性和特异性均较高的一项指标。运动平板试验异常组血浆脑钠肽高于正常组，说明血浆脑钠肽可作为反映无症状心肌缺血（SMI）的客观指标，多元线性回归分析示BNP可作为独立预测SMI的独立预测指标。其机制可能是，心肌急性或慢性缺血时可以引起局部心肌功能障碍和心室壁张力增加，而心室容量改变和室壁张力的增加是影响BNP分泌的主要因素。脑钠肽升高可提示患者存在心功能不全，测定气虚血瘀型心力衰竭患者血清脑钠肽水平对其心脏损坏判断具有一定价值，可作为超声心动图评价心功能的重要补充。心气虚是慢性心力衰竭和心肌缺血的基本病机，由于血浆 BNP 浓度测定方法简单、方便、准确、客观，有望成为心力衰竭患者简便易行的常规检查项目。血浆 BNP 的升高不仅与高血压患者血压升高程度有关，同时也与患者是否存在左心室重量增加有关。BNP 是预测高血压患者病情严重程度的强有力的预测指标，对其水平的监测、预防、降低高血压心血管事件的发生和病死率有重要临床意义。

心肌肌酸与心气虚的联系

从心肌能量代谢入手研究慢性心力衰竭（CHF）心气虚证与心肌能量物质肌酸水平的相关性。李岩认为实验印证了心梗后 CHF 大鼠模型符合心气虚证表现，利用核磁共振波谱（NMR）检测结果表明 CHF 模型大鼠心肌能量物质肌酸减少，提示 CHF 心气虚证与心肌肌酸水平存在正相关性。

内皮素与心气虚的联系

内皮素（ET）不仅存在于血管内皮，也广泛存在于各种组织和细胞中，是调节心血管功能的重要因子，对维持基础血管张力与心血管系统稳态起重要作用。

ET 血浆水平在心气虚证→兼阴虚证→兼血瘀证→兼水肿血瘀证的演变过程中发生了一系列规律性变化，其水平逐步升高可能是 CHF 不同中医证型的物质基础。CHF 不同中医证型患者有不同程度的左心室收缩与舒张功能障碍，其中兼水肿血瘀证明显具有左心室收缩功能障碍。左心室舒张功能障碍则随着心气虚证→兼阴虚证→兼血瘀证→兼水肿血瘀证而逐渐加重，并且呈现出明显的组间差异，可能是作为 CHF 中医辨证分型的客观指标。

盛晓静认为物质结构和功能的表达是唯物辩证的关系，因而对中医脏腑物质结构的研究将有助于功能的研究。以上学者对心气虚证有关微观物质的研究成果表明对心气虚证的研究已进入了物质基础研究的崭新阶段，随着"人类基因组图的作图与测序"的公布，生命科学即将进入后基因阶段，如果心气虚证亦能用基因与蛋白质组学来解释，那么心气虚证的本质将有望被突破。

中医证候诊断的客观化和标准化是一个需要解决的问题，应用实验指标进行的计量诊断是中医实现现代化的一个方向，把中医的哲学思想真正用物质去验证，是我们现在要做的一件事情。

115　肝气虚和肝阳虚证治

肝为刚脏，体阴而用阳，且通而不滞的生理特点决定了肝在多数状态时阳偏盛，临床常表现为"阳常有余，阴常不足"，故前人多谓肝无虚证，提及肝虚也以血虚、阴虚概之，论及阳虚、气虚之证者少。《素问·调经论》云"百病之生，皆有虚实"，阴阳两种属性存在于万物之中，因此肝病中肝阳虚与肝气虚亦应是客观存在的证型。学者张鑫磊等探析了历代医家肝气虚与肝阳虚的证治规律，以期提高肝病的临床疗效。

肝气虚与肝阳虚证的历史沿革

1. 肝气虚的历史沿革　肝气虚最早见于《黄帝内经》。《灵枢·本神》云："肝气虚则恐，实则怒。"明肝气虚与情志的关系。《素问·上古天真论》云："丈夫……七八，肝气亦衰，筋不能动。"认为筋的功能与肝气虚密切相关。隋代巢元方《诸病源候论·温病诸候》云："肝气虚……重者生疮疡也。"认为肝气亏虚，热毒上攻，会导致目赤肿痛及视物障碍等症。唐代孙思邈在《千金翼方》中提到补肝汤"主肝气不足，两胁满……悉主之方"。方中以山茱萸、肉桂补肝虚之脱，以制防风、细辛、柏子仁散肝虚引起的虚风内动，同时以茯苓、甘草、大枣培补脾土，全方不仅注重补肝之虚，且防病之传变的组方模式为这一时期肝虚证的临床用药提供了清晰的思路。北宋末年《圣济总录·肝脏门》所载的柏子仁丸、沉香煮散等方在治疗肝元气虚的基础上，考虑到了肝与他脏之间的病机关系，为钱乙提出"视病之新久虚实，虚则补母，实则泻子"的治则打下了坚实的基础。清代魏之琇《续名医类案》载肝气虚所致痛痹的病例"一妇人臂痛肢挛……正陈良甫所谓肝气虚……治之而瘥"，认为肝气虚而血弱，血不养肝则筋失荣养而痛，故治以滋养肝气肝血，则筋舒而痛减。及至近现代，著名医家张锡纯提出肝虚可致脱证理论，重用山茱萸以收敛之，为研究肝气虚提供了宝贵的经验。

2. 肝阳虚的历史沿革　古代医家并没有将肝阳虚的概念单独提出，而是将肝阳虚纳入肝气虚的范畴，但肝气虚和肝阳虚并不可一概而论。肝阳虚的产生必然伴随肝气虚，而肝气虚更深入的发展则会出现寒象，即肝阳虚。肝阳内虚，寒邪乘虚侵及厥阴肝经。《伤寒论·辨厥阴病脉证并治》第51条"手足厥寒，脉细欲绝者，当归四逆汤主之"。《金匮要略·呕吐哕下利病脉证治》云："干呕，吐涎沫，头痛者，茱萸汤主之。"此二方皆以温肝法治疗肝寒。此外，《金匮要略》论述的妇人病中，有以腹痛、月经异常等肝经循行部位症状为主的寒证，治疗以芎归胶艾汤、温经汤等温经散寒，亦属温补肝阳之列。唐代孙思邈《备急千金要方》载虎骨酒"治肝虚寒劳损……筋挛缩，烦闷"。北宋王怀隐等编写的《太平圣惠方》指出"夫肝虚则生寒……如人将捕之"。由此可见，肝阳虚在肝气虚诸症的基础上，增加了肝失温养、筋脉挛缩等肝寒的表现。南宋严用和所著《严氏济生方》提及肝阳虚，"治肝气虚寒，两胁胀满……面青口噤"，亦是在肝气虚证的基础上，出现了面青口噤等肝寒表现。清代唐大烈编撰《吴医汇讲·卷四治肝补脾论》提出"此指肝之阳虚而言……必得补土之阳……则肝木之阳气自必畅茂条达矣"，以逍遥散调肝补脾法治疗肝木阳虚。

肝气虚与肝阳虚证的病因病机

肝性喜条达而恶抑郁，若因情志所伤或病邪侵袭而郁遏肝脉，则肝失条达，疏泄不利，日久引起肝气郁滞；而肝气运行不畅又使肝升发之力不足，推动无力，继而肝气渐衰，出现肝气虚证。肝气虚进一步发展，则会导致肝阳虚损；或因肾脏虚衰，水不涵木，肝气肝阳虚损；或因脾失健运，生化乏源，肝失濡养，则肝阴肝血不足，久而阴损及阳，肝气肝阳亦虚。若禀赋不足或素体虚寒，则脏腑娇嫩，肝气肝阳自衰。其他或因用药不当，攻伐无度，酒食不节等，皆可耗损肝气肝阳。

肝气虚证与肝阳虚证的症状表现

肝气虚证的表现可见以下4方面。①气虚的共见症状，包括神疲倦怠，气短声低，少气懒言，动则汗出等。②肝脏特有的症状，包括善恐易惊，精神恍惚胁肋满闷，情志不畅，善太息，筋脉拘急，爪甲枯槁，口苦咽干等。③足厥阴肝经循行所过部位的症状，包括视物不明，头晕头痛，耳鸣，少腹疼痛，疝气，腰痛，女子月经不调，男子睾丸胀痛等症。④损及他脏所表现的状包括久病及脾所致的腹胀，泄泻，以及累及肾阳所致的阳痿，遗精，少腹冷痛等症。舌象多见舌质淡白，舌体胖大，苔白滑或白腻。脉象多以沉弱或虚细无力为主。

肝阳虚证则是在肝气虚证的基础上，进一步出现肝寒的表现，如形寒肢冷，少腹冷痛，面青口噤，男子阳痿，女子月经不调，闭经等症。舌质淡，苔多白润或滑，脉多弦迟或弦弱。

肝气虚与肝阳虚证的治疗

历代医家在肝气肝阳虚衰的治疗方面探索出诸多不同的方法，提供了不同的用药思路。多以黄芪、人参等补肝气，以吴茱萸、桂枝、干姜、肉桂等温肝阳。

《金匮要略·呕吐哕下利病脉证治》云："干呕，吐涎沫，头痛者，茱萸汤主之。"肝胃虚寒，寒饮内停，浊阴上逆，见口吐涎沫，胃中之寒循足厥阴肝经上行而扰于头，见头痛，故以茱萸汤温肝暖脾而下逆气。方中吴茱萸辛热，功能散寒温中，既能温脾胃，又能暖肝肾；人参甘平，功能益气扶正；生姜辛温，既可散寒温中，又可化饮止呕；大枣甘温，可补益中气。四药和合，既能温中补虚，降逆止呕，又能温暖肝胃，化饮逐寒。

南梁陶弘景所著《辅行诀脏腑用药法要》中以"肝欲散……用辛补之，酸泻之""肝苦急，急食甘以缓之"为原则，组方大补肝汤以补肝气，治"其人恐惧不安，气自少腹上冲咽，呃声不止，头目苦眩，不能坐起，汗出，心悸，干呕不能食，脉弱而结者"。方中桂枝味辛以助肝用，补肝之虚；干姜助桂枝温肝阳，益肝气；五味子味酸以泻肝体，降逆气，其收敛之性可防桂枝、干姜辛散动火，又可与桂枝配伍以平冲逆；旋覆花味苦辛咸以降逆气；山药味甘以缓中；竹叶、牡丹皮性寒味苦以泻心火，抑肝生火之源，清热除烦，除上焦郁热，可制约干姜、桂枝之热。全方可达温补心肝之气，升清降浊之功。

唐代孙思邈《备急千金要方》中提出以补肝汤治疗肝气不足所致的胁肋胀满、筋脉挛急、四肢厥冷、爪甲干枯、面目青紫等症。方中肉桂、山茱萸温肝补肝；甘草、大枣、茯苓健脾助运，以防肝郁乘脾；桃仁行气活血；细辛、防风、柏子仁助肝气升发条达，且可散因肝虚而感之风寒湿邪。全方不仅注重温肝暖肝，同时考虑到了脏腑关系与疾病的传变，为肝气肝阳虚衰的治疗提供了明确的思路。

明代王肯堂《证治准绳》以滑伯仁的补肝散治因肝肾气血不足引起的胁肋疼痛、头目眩晕、筋脉拘急等症。方中黄芪补肝气；山茱萸滋阴养血以强肝体；山药、白术培补脾胃以助肝气条达；熟地黄、当归、酸枣仁滋阴养血以助肝用；川芎、独活生发阳气，调畅气机以助肝用，且可防补药壅滞。全方共奏温补肝脾，调畅气机之功。

明代张景岳《景岳全书》中记载的暖肝煎经历代医家临证，在治疗痛经、疝气疼痛、小腹疼痛等辨证属肝肾亏虚、寒凝肝脉者，效果良好。方中肉桂辛温，入足厥阴肝经以温肝阳；当归、枸杞子滋养肝血，以化生肝阳；乌药、沉香、小茴香味辛性温，同归足厥阴肝经，可助肉桂温肝阳，同时有行气解郁之功；生姜、茯苓以健脾助运。全方共奏温补肝肾，行气止痛之功效。

明代孙文胤在《丹台玉案》中云："肝气虚，则补之以姜橘，肝气实，则泻之以芍药，此本经之补泻也。然肾为肝之母，虚则以地黄黄柏补肾，心为肝之子，实则以生甘草泻心。"认为肝气虚则血不养肝，筋不受荣，故筋脉不和，头空少睡，当以干姜、橘皮以养肝气，同时以熟地黄、黄柏补肾水而生肝木，以达到补肝气的作用。

近代医家张锡纯在《医学衷中参西录》中提出："黄芪之性温而上升，以之补肝原有同气相求之妙用……山茱萸得木气最厚，酸性中大具开通之力，以其木性喜条达故也。"认为黄芪性味甘温，功能补气健脾，升阳举陷，为补肝要药。山茱萸酸涩微温，能补益肝肾，敛元气而固脱，用于肝虚脱证，阴阳气血将散者。

李翰卿认为，肝阳虚由命门火不足或心火不足引起，主要表现为寒疝、脏寒魂怯、精神耗散、遗精惊悸等，当选用桂枝甘草龙骨牡蛎汤、当归四逆加吴茱萸生姜汤等方治疗。朱良春认为，肝阳虚会导致肝用不及，主症为神疲乏力、少气懒言、食后腹胀、大便干稀不调等，脉多弦细，舌淡苔白，当以当归补血汤合桂枝汤加味治疗。也有医家在治疗肝气肝阳不足时，多应用黄芪以益肝气，炮附子、巴戟天、桂枝、淫羊藿等以温肝阳，茯苓、当归、白术、党参、柴胡等以兼顾脾胃，使肝得脾润而不旺，脾得肝助而不滞，临床疗效显著。

相较古代而言，现今社会节奏更快，压力更大，因精神刺激或情志不遂而导致的肝气肝阳虚衰的患者逐渐增多。此类患者最初表现多为不愿与人交流或抑郁寡欢、善太息等，日久则出现头痛、耳鸣、腹胀、腹泻、口苦等症。此时在治疗上应注意加入黄芪、桂枝等补肝气、温肝阳之品，使肝气肝阳得复，则肝之温煦、升发及疏泄功能恢复，诸症自解。

气虚为阳虚之渐，阳虚为气虚之甚，肝气虚与肝阳虚在症状表现上较为相似，主要通过寒象的有无及脉象进行区分。临床上或因素体虚寒，或因失治误治，或因久病阴损及阳等引起的肝气、肝阳虚损的证候并不少见，切不可只知清肝泻肝而不顾补肝护肝，补肝时亦不可一味地堆叠补肝之品，应同时兼顾肾及脾胃，以达到补母益子的效果，同时应注意调畅气机，以防补药壅滞。

116 脾气虚证实质研究

脾为气血生化之源，若先天禀赋不足，或素体脾胃虚弱，或饮食不节、劳倦过度、情志失调、年老体衰等，导致元气未复，失于调养，脾气亏虚，运化功能失常，气血生化乏源，形成脾气虚证。随着古代哲学的发展和临床经验的积累，中医脾的概念不断完善，逐渐发现中医脾包含了胃、大小肠及胰腺在内的消化系统，也包括"神经-内分泌-免疫"系统，其可调控人体消化吸收、血液生成、能量转化、水液代谢等一系列生理功能，维持人体各系统的生理平衡。现代研究发现脾气虚主要与脑肠肽、神经调节、下丘脑-腺垂体轴指标和水盐代谢等指标变化相关，主要体现在消化吸收功能障碍，神经、免疫、内分泌和运动等系统调节紊乱，表现为多系统和多器官功能衰弱的综合病理变化。因此，中医脾包含了西医学的消化系统、神经系统、内分泌系统、血液循环系统、免疫系统、运动系统等，是一个功能的集合。从现代医学来看，脾居中焦，运化水谷，输布精微以濡养全身脏腑、四肢百骸，消化系统能摄取、转运、消化食物和吸收营养、排泄废物；运动系统能够维持人体简单和高级运动，构成机体基本形态，若运化、升清失常，则消化、运动功能失常；脾主统血，血液循环系统使血液在血管内流动，将氧、各种营养物质、激素等供给器官和组织，以保持机体内环境的稳态、新陈代谢和维持正常的生命活动；脾旺不受邪，免疫系统能识别和排除抗原性异物、与机体其他系统相互协调，共同维持机体内环境稳定和生理平衡的功能，若脾气亏虚则血液代谢紊乱、免疫低下。学者刘婧等基于上述四个系统从脾气虚证实质的相关研究进行了梳理，探讨脾气虚证的实质来明确脾气虚证的物质基础，有望通过确定脾气虚靶点来提高中医药疗效及进一步优化临床治疗方案。

脾气虚证的中医内涵

1. 脾气的生理功能 中医脾位于腹腔上，膈膜下，与胃以膜相连，"形如犬舌，状如鸡冠"，其生理功能包括主运化、主统血、主升，为"气血生化之源"，又称为"后天之本"。脾气指脾的运化功能以及其赖以产生的精微物质或动力，脾的精气主要表现为可滋养肌肉、四肢乃至全身脏腑经络的精气。中医学对于脾及脾气功能的描述很多，如《医学入门》云"脾居于中，合和四象，中理五气"；《灵枢》云"脾气通于口，脾和则口能知五谷矣"；《素问》云"饮入于胃，游溢精气，上输于脾，脾气散精，上归于肺，通调水道，下输膀胱"。脾气是机体饮食消化、吸收及输布的基础。气一元论认为，气是物质的基础，是万物的本源，是万事万物相互联系的中介，气的运动是万物变化的根源，因此气虚则整体运动及物质都会出现虚弱症状。

2. 脾气虚证候表现 脾虚证是一组比较集中地反映脾的生理功能减退的综合征候群，是机体消化、神经、内分泌、免疫等系统功能降低或紊乱而产生综合病理状态，包括脾气虚、脾阳虚、脾气下陷、脾不统血等多种证型，而脾阳虚证、脾虚气陷证、脾不统血证均以脾气虚为发病基础，具有脾气虚的一般见症。因此脾气虚是脾虚证的基础，其内在动力是气机的升降运动。脾气充足才能运化水谷以补充机体元气，维持一身之气，若脾气虚损则百病由生，如《脾胃论》云"元气之充足，皆由脾胃之气无所伤，而后能滋养元气。若胃气之本弱，饮食自倍，则脾胃之气既伤，而元气亦不能充，而诸痛之所由生也"。脾气虚则功能失常，出现脏腑虚损，津液失常，如《灵枢》云"脾气虚则四支不用，五藏不安，实则腹胀，经溲不利"。脾气虚作为中医症候的重要对象研究，其病机主要为脾失健运、脾不升清、脾失统摄等，导致水谷精微运化失常、气血化生不足及精微输布失常等，临床主要表现为不欲食或纳少，腹胀，食后胀甚，便溏，神疲乏力，少气懒言，肢体倦怠，或浮肿，或消瘦，或肥胖，面色萎黄，舌淡苔白，脉缓或弱等虚弱症状。临床疾病多伴有脾气虚症状表现，加强对脾气虚现代机制的探讨，有助于明确脾气虚的发病机理，辅助疾病诊治。

脾气虚与消化系统

脾主运化是脾最主要的生理功能，是后天生命活动的基础，生命活动所需的营养物质均来自脾胃运化水谷所化生的精微物质，如《医学入门》云."脾气壮则能消磨水谷，以荣养四脏"，中医学认为脾胃为"后天之本""气血生化之源"，因此，脾气虚最根本的本质为饮食物的消化吸收障碍，主要体现在消化吸收功能紊乱。

1. 脾气虚与消化道 胃肠激素是一类由胃肠及胰腺的内分泌细胞和旁分泌细胞分泌、由胃肠壁的神经末梢所释放的一组小分子高效能生物活性物质。其中促使胃肠平滑肌兴奋的胃肠激素主要有胃泌素（GAS）、胃动素（MTL），使其抑制的胃肠激素主要有生长抑素（SS）、血管活性肠肽（VIP）等。田茸等发现脾气虚证模型大鼠肠管收缩不规律、幅度小、力度轻，小肠组织和血清中 GAS 和 MTL 降低，SS 和 VIP 升高，脾气虚可能导致胃肠激素紊乱从而导致消化功能下降，出现有食少、纳呆、食欲减退、泄泻或便秘等消化系统表现。李静儒等也发现脾气虚大鼠胃窦 VIP 含量显著升高，VIP 的 mRNA 表达水平显著升高，可能是导致胃肠道运动功能降低，食量显著减少的机制之一。郑小伟、施旭光等发现脾气虚模型组 GAS 水平、GAS mRNA 表达下降，经用益气健脾类方药治疗后，胃窦 GAS mRNA 表达增强，GAS 回升，脾气虚症状逐渐减轻。

修宗昌等发现脾气虚大鼠小肠 VIP 含量降低，平滑肌张力增强，导致小肠收缩力增强，推动性肠蠕动加快，吸收障碍，见脘腹胀满、大便溏泄、食少纳呆、消瘦乏力等。碳水化合物大部在小肠上皮被分解为单糖，通过小肠上皮吸收转运进入血循环，从而提供机体的绝大部分能量，这一过程需要依赖一种葡萄糖转运体（GLUT）来完成，GLUTs 家族（GLUT1-GLUT5）是细胞葡萄糖转运的主要载体，研究发现脾气虚组大鼠下丘脑葡萄糖转运体（GLUT）1、GLUT3 mRNA 表达水平及其蛋白表达水平降低，大鼠空肠组织 GLUT5 mRNA 及其蛋白表达水平均降低，因此推测，脾气虚时小肠对葡萄糖的消化吸收减少，从而导致机体糖代谢紊乱。

综上所述，脾气虚会导致胃肠激素紊乱，胃肠运动失常，引起胃肠吸收功能障碍、机体能量代谢通路紊乱。

2. 脾气虚与消化腺 李庆明等发现脾气虚患者胃蛋白酶储备不足、G 细胞分泌能力差，分泌功能下降、餐后血清 GAS 分泌减少，胃黏膜超氧化物歧化酶含量升高。慢性非萎缩性胃炎及重症肌无力脾气虚患者唾液淀粉酶（sAA）活性均显著低于健康人，且 sAA 比值与脘腹胀满、食后腹胀、疼痛性质及脘腹疼痛呈正相关。施旭光等发现脾气虚大鼠肝组织葡萄糖激酶活力、胃黏膜 H^+，K^+—ATPase 升高、血清淀粉酶、血清乳酸脱氢酶降低，糖代谢酶活性紊乱，葡萄糖生成减少。基于中医脾胰同源的理论，认为脾的散精作用包含胰脏的生理功能，胰脏内分泌细胞所分泌的激素属于脾气散"精"的物质基础，"脾气散精"是津液代谢中的重要生理环节，血糖波动异常是津液代谢失常的外在表现，"脾气散精"障碍是糖尿病的关键病机。脾气亏虚，运化失常，枢机不利，津液代谢失常，机体组织对糖的吸收利用障碍导致糖尿病的发生。因此，脾气虚弱是糖尿病的基本病机之一。研究发现脾气虚大鼠胰岛素介体活性降低，胰岛素在周围组织摄取和清除葡萄糖的作用降低，脾气虚证显著影响并加重 2 型糖尿病大鼠的胰岛素抵抗。因此，脾气虚影响消化腺的分泌功能来调节机体代谢，导致代谢紊乱。

脾气虚与免疫系统

"四季脾旺不受邪"，提出脾气健旺是避免外邪入侵的关键。气具有温煦、气化、固摄、防御等作用，当机体气不足时就会导致脏腑组织功能低下或衰退，抗病能力下降，气虚则防御固摄能力低下，与现代免疫功能低下有着相似之处。因此，脾气虚时卫气化生减少，气的防御固摄能力低下，卫外不固，脾气虚损通常伴有免疫功能低下的表现。

1. 脾气虚与免疫器官　胸腺是一种初级淋巴器官，对协调适应性免疫反应的 T 淋巴细胞的发育至关重要；脾脏是体内最大的次级淋巴器官，具有广泛的免疫功能，对机体的免疫功能起重要的调节作用，若胸腺、脾脏的功能受到影响，则机体的免疫功能也会受到影响。研究发现脾气虚大鼠脾脏质量、胸腺质量、胸腺指数、脾脏指数均显著降低，淋巴细胞数量减少，脾脏萎缩、病变严重，脾脏组织形态及淋巴细胞破坏，提示脾气虚模型组大鼠免疫功能受损，免疫力降低。肠道不仅是消化吸收的重要场所，同时也是机体防御外界病原入侵的重要免疫器官，肠道黏膜免疫系统在免疫防御方面发挥了重要作用，研究发现脾气虚大鼠胃肠黏膜免疫功能低下。脾气虚免疫低下可能与胸腺、脾、肠相关淋巴组织结构异常，从而导致免疫功能低下。

2. 脾气虚与免疫细胞　免疫细胞包括淋巴细胞、固有免疫细胞、各种吞噬细胞、骨髓红细胞和白细胞等，淋巴细胞是免疫系统的基本成分，主要是 T 淋巴细胞，T 淋巴细胞源于骨髓，在胸腺中分化、发育成熟后，通过淋巴和血液循环而分布到全身的免疫器官和组织中发挥免疫功能。研究发现 T 淋巴细胞亚群数目与比值参与了脾气虚型亚健康状态大鼠的生理变化过程，脾气虚大鼠白细胞计数、淋巴细胞数、淋巴细胞百分比均降低，脾气虚可能导致免疫细胞减少，引发免疫功能低下。罗云坚等发现脾气虚证慢性胃炎与溃疡性结肠炎患者外周血白细胞中 CD9，CD164 等基因表达下调，脾气虚证患者有免疫相关基因组学表达异常。因此推测，脾虚时机体免疫功能紊乱，细胞免疫低下。此外，红细胞 C3b 受体花环率活性最能反映红细胞免疫功能状态，研究发现脾气虚大鼠 RBC C3b 降低，慢性阻塞性肺疾病脾气虚证患者红细胞免疫指标 C3b 受体花环率、红细胞免疫复合物受体花环率下降，说明脾气虚可能导致红细胞免疫力下降。

3. 脾气虚与免疫分子　细胞因子由活化的免疫细胞及某些组织细胞分泌的一类具有多种生物学活性的小分子蛋白质，包括肿瘤坏死因子（TNF）、白细胞介素（IL）、淋巴因子、单核因子、干扰素（IFN）和转化生长因子（TGF）等，其中 IL-1、IL-6、IL-8、IL-12、TNF-α、IFN 等促进炎症反应，为促炎细胞因子，而 IL-4、IL-6、IL-10、IL-11、IL-13、TGFβ 等为抗炎细胞因子。研究发现，脾气虚与小肠黏膜能量代谢功能相关酶活性和细胞因子免疫应答平衡紊乱相关，脾气虚大鼠 IL-2、IL-1β、IL-6、IL-8、TNF-α、IFN-γ 等促炎因子水平明显增高，而 IL-4、IL-10 等抗炎因子水平明显降低。李成等发现脾气虚犬小肠分泌型免疫球蛋白 A（SIgA）蛋白阳性表达水平、小肠各段免疫球蛋白（Ig）-A、IgG、IgM mRNA、血清中 IFN-γ、IL-2 水平均降低，血清 IL-4、IL-6 水平显著升高。徐文等发现脾气虚质大鼠 IgA、IgG、环磷酸鸟苷（cGMP）均明显下降，IL-1β、TNF-α 增加，炎症反应加重。邹明等发现脾气虚大鼠 IgA、IgG、cGMP 水平显著降低，IL-1β 和 TNF-α 水平均显著升高。脾气虚大鼠免疫功能低下，可能与免疫相分子分泌紊乱相关。

脾气虚与血液循环系统

中医认为脾能够生成、运行血液；中焦脾胃功能正常，能运化水谷精微上输心肺，奉心化赤为血，如《灵枢》云"中焦受气取汁，变化而赤，是谓血"。脾气固摄功能正常，能使血液运行于脉道内，如《血证论》云"脾统血，血之运行上下，全赖乎脾"；"运血者，气也"。若脾气亏虚，则血液生成、运行障碍。

1. 脾气虚与血液生成　气与血都源自水谷精微，气虚与血虚密切相关。贫血症是血红蛋白低于正常的一类疾病，临床多种疾病可出现贫血症，贫血症多伴有气虚症状，气能生血，临床补气中药对贫血有很好疗效，而单用补血药则疗效一般，气血同源，气能生血，气虚运化失常，常伴有血液生成减少，表现为血虚症状。徐文等发现脾气虚质大鼠 TNF-α、IL-1β 明显高于对照组，表明机体处于炎症状态，而炎性细胞因子的过高表达会影响红细胞生成，通过抑制红细胞成熟、铁代谢受损以及抑制促红细胞生成素的产生或反应及增加细胞凋亡等损害红细胞的存活，导致未成熟红细胞过早地进入血液循环。现代医学认为红细胞是人体内携带氧气的重要物质，红细胞和血红蛋白下降会影响人体气体交换，出现气短、倦怠、易于感冒、恶寒、自汗等类似于气虚的症状，脾气虚可能引起红细胞、血红蛋白减少而见气虚症状。林贺等研究发现脾气虚大鼠红细胞、血红蛋白减少，脾气虚引起脾主生血不足，导致机体失于濡养而致气短乏力等症状。卜油酰基甘油磷酸胆碱是一种溶血磷脂，而溶血磷脂是一类具有较强表面活性的磷脂，能使红细胞及其他细胞膜破裂，引起溶血或细胞坏死，而溃疡性结肠炎脾气虚证患者血清中卜油酰基甘油磷酸胆碱、溶血磷脂丰度升高，脾气虚可能导致红细胞损伤，可能与"脾主生血"相关。研究发现不同类型脾气虚小鼠的红细胞计数、血红蛋白含量、红细胞比容、平均红细胞体积、平均红细胞浓度、红细胞分布宽度具有不同程度的降低。综上所述，气能生血，脾气虚导致血液生成减少或红细胞破坏过多，与炎症因子、溶血磷脂升高等因素相关，从而导致机体红细胞分布宽度改变、红细胞减少等。

2. 脾气虚与血液运行　气为血之帅，血为气之母，气能行血，血能载气，气血相互依存。血液的生成与运行需要气的温煦、推动功能，因此气虚会导致血液循环障碍，脾气虚会导致水液、血液、食物运化失常，从而形成病产物痰瘀，痰瘀进一步胶结在血管壁形成动脉粥样硬化，益气健脾类药物对动脉粥样硬化有显著疗效，因此脾气虚生痰瘀、痰瘀互结导致动脉粥样硬化，从而影响血液的正常运行。乔海峰等发现脾气虚大鼠胰腺、胃、小肠和肠系膜血流量均显著减少，血清血栓素A2和血清血栓素A2/前列环素I2比值也明显下降，因此，脾气虚会导致气的推动减弱、温煦功能降低，导致血液瘀滞，瘀血不去，新血不生，进一步导致血液生成减少，同时气虚推动减弱导致血流量减少，从而导致机体器官血供不足，引起消化、吸收障碍、脾气虚血液运行障碍，导致血液流变异常。

脾气虚与运动系统

营气由脾胃所运化，是水谷精微的精华部分所化，中焦脾胃生成营气以充养肌肉、温煦四肢，《四圣心源》云："肌肉者，脾土之所生也，脾气盛则肌肉丰满而充实。"《类经》云："脾主运化水谷以长肌肉，五脏六腑皆赖其养。"脾胃运化水谷，营养肌肉及脏腑，因此脾胃之气充足，则肌肉满盛。若脾气产生的精气不足，则四肢肌肉萎软无力。

1. 脾气虚与肌肉　研究发现脾气虚大鼠股四头肌三磷酸腺苷（ATP）、线粒体膜电位（MMP）下降；微管相关蛋白1轻链3B蛋白表达增加、选择性自噬接头蛋白表达减少；腺苷酸活化蛋白激酶（AMPK）、类似自噬激活激酶1（ULK1）升高，"脾气虚四肢不用"可能与AMPK/ULK1途径激活所致的线粒体自噬水平降低有关，脾气虚时股四头肌线粒体损伤，异常线粒体无法及时清除从而诱导细胞凋亡。宋飞飞等发现ATP、MMP、PTEN诱导激酶1（PINK1）、帕金森蛋白、LC3-Ⅱ表达均明显下降，ATP和超氧化物歧化酶水平下降，反应性氧簇水平升高，MMP下降可激活PINK1/Parkin通路而启动线粒体自噬，超氧化物歧化酶及反应性氧簇与氧化应激相关，脾气虚时股四头肌线粒体内出现了氧化应激，相关蛋白可能因此受损。因此，脾气虚股四头肌线粒体损伤可能与PINK1/Parkin通路激活有关。成映霞等发现脾气虚大鼠骨骼肌组织钙调蛋白（CaM）信号通路中CaM、钙调蛋白依赖性蛋白激酶Ⅱ（CaMKⅡ）基因低水平表达，在CaM细胞信号通路中，CaM可与游离钙离子可逆性结合，并激活CaM依赖的蛋白激酶-CaMKⅡ，还能调节肌肉收缩和舒张、神经递质的合成与释放、调节糖代谢等。因此，脾气虚肌肉无力可能与CaM信号通路相关。脾气虚会导致线粒体结构异常，通过影响线粒体自噬系统，诱导细胞凋亡，从而导致结构损伤、肌肉能量减少，引起肌无力，还能通过信号通路来调节蛋白表达从而导致肌无力。

2. 脾气虚与骨骼　"脾合肌肉主四肢"，四肢运动与骨骼结构密不可分，脾运化水谷滋养全身，骨骼康健则运动灵活。骨质疏松症以脾虚为本，多发生于女性，与女性闭经有密切关系；脾失健运，则气血生化乏源，气血亏虚、营血不足，从而导致任脉虚，太冲脉衰少，天癸竭，地道不通，加速月经的闭止和骨质疏松症的发生。脾气虚时，雌二醇分泌减少、雌激素受体减少，孕酮升高，由于雌二醇和雌激素受体的水平下降，影响下丘脑神经递质分泌，从而对下丘脑-垂体-性腺轴产生抑制，导致了子宫的萎缩；脾气虚证可导致大鼠血清雌二醇、血清睾酮、性激素水平下降，而骨质疏松症的发生与年龄相关，绝经女性雌激素水平低下，雌激素缺乏通过增加破骨细胞再吸收活性而不相应增加成骨细胞活性来损害正常循环，因此再吸收的骨量大于沉积的量，导致骨的净损失，骨质疏松发病率升高。脾气虚是骨质疏松症的重要病机，脾气虚时会引起性激素分泌紊乱从而导致骨质破坏。

　　脾为气血生化之源，能够化生水谷精微以濡养全身，对于人体生长发育至关重要。现代医学消化系统、血液循环系统、免疫系统、运动系统等疾病都存在脾气虚损的情况，可见脾气虚证的证候表现，临床辨证分型具有脾气虚证辨证类型。近现代以来，随着医药科技的不断进步及中医药研究的不断深入，现代医学对于脾气虚证的研究更加深入，对脾气虚的机理进一步明确，各学者们基于中医传统理论与现代科学技术深入探索了脾气虚证的本质，目前对脾气虚证的研究已从消化吸收障碍、胃肠运动障碍、免疫功能低下、四肢无力等宏观表现逐渐过渡到胃肠激素、免疫因子、信号通路等微观指标，这为中医的微观辨证提供了依据。现代研究发现，中医学脾气虚证的证候表现与现代医学中物质与能量代谢、内分泌、组织结构等相关，病因复杂，中医药在治疗此类疾病多以益气健脾为主。刘婧等深入探讨了脾气虚证的中医学本质，为现代中医证型的规范化研究提供了一种思路。深入了解脾气虚的本质，了解疾病的发病机制，有助于临床靶向治疗，提高中医药的有效性。

117　脾气虚证研究分析和策略

长期以来中医界、中西医结合界开展了大量的证基础研究，取得了很多成绩，但由于各种原因，到目前为止一直未能取得突破性的研究成果，证本质研究不断受到质疑，与此同时，随着西医学在基因和蛋白质组学领域的进展，许多人又开始进行证与基因、蛋白质组学的相关研究，对此有学者倡导应认真反思。有关脾虚证、脾气虚证本质的现代研究至今已经有20余年的历史，在中医证研究中具有代表性，人们给予了较多的关注，脾气虚证内涵相对更为清楚，因此近年脾虚证研究多转向了脾气虚证等方面，学者杨小波等以脾气虚证为代表，对其本质研究的概况及存在问题做了分析，并初步提出了相应的解决策略。

脾气虚证本质研究

国内多家学术单位均开展了大量的脾气虚证相关研究，有代表性的如王建华等的系列研究，综合来看，脾气虚证涉及西医学的消化、神经、内分泌、免疫、心血管等多个系统，指标超过70余种，目前普遍认为中医"脾"是以消化系统功能为主，涉及多个系统功能的复杂系统，"脾虚"是以消化道病理改变和功能障碍为主，涉及代谢、内分泌和免疫等多系统和器官的紊乱。

近年来分子生物学迅猛发展，也成为了脾气虚证的研究热点，从已有研究看，脾虚证、脾气虚证分子水平研究涉及生物膜结构、细胞信息传递、基因等方面，如陈蔚文主持的国家自然科学基金重点项目"脾虚证消化吸收障碍亚型的功能基因谱及模式识别研究"等。然而从研究思路和方法上分析，分子生物学方面的研究与既往研究相似，仅在指标上有所不同，因此可以预见的是其将面对相同的困难。

脾气虚证本质研究存在的关键问题及其分析

目前脾气虚证本质研究取得了很大成绩，然而面对脾气虚证本身的多态性、面对各系统层次越来越多的阳性结果，研究者的研究设想似乎得到了证实，又似乎没有得到证实，研究结论很难明晰，人们开始无所适从，问题出在哪里呢？很多学者都在思考，结合自己的研究和体会，杨小波等认为其中的关键问题在于对藏象概念多态性、对证候本身复杂性、对微观研究定位等问题认识和把握得不够深入。

1. 藏象概念的多态性问题　脾气虚证涉及指标众多，然而无法找出特异性较强的指标，各个指标反映的均是脾功能的局部而不是整体，有学者提出"脾气虚证在不同方面的改变是否有着本质的内在联系有待进一步研究"；"对脾气虚证的特异性的探索是非常必要的"。这实际上是许多研究者都试图解决而又找不到有效解决途径的问题。这里的关键是对藏象多态性的理解。

异病同证的脾气虚证是否完全相同？同是脾气虚证是否意味着一定有共同本质？中医的脾有脾主运化、脾主统血、脾主肌肉四肢、脾在液为涎等功能多态性，从临床上讲，同为脾气虚证虽在立法用药上有相同之处，但并不是完全相同的，如脾主统血与脾主涎两种不同态的脾气虚证，两者诊断、立法、用药上即有不同。从微观角度讲，不同功能脾气虚证的共性在于可影响不同脾功能的"气虚指标"，个性在于"不同脾功能的相应指标"。

中医的脏是一个抽象的复合概念，其可能涉及西医的一个或几个系统，归入同一脏并不意味着就有共同的物质基础。西医学认为不同功能有着不同的指标反映，不同功能的"脾"或"脾虚"自然归入不同系统、不同指标,没有人进行"消化系统"共同本质指标的研究,既往研究从西医学角度对不同功能的脾试图得出共同的脾或脾虚本质,本身即缺乏理论基础。因此要开展藏象研究应首先进行藏象概念单元的细化,尽可能明确研究目标的针对性。

2. 藏象研究与证候研究的混淆 脾有多态性,气虚证本身即是一个独立的研究对象,既往脾气虚证研究多将脾藏象复杂概念与气虚证结合在一起开展研究,研究思路上不同程度地受到脾脏实质思维的影响,其实际开展的是某一种或几种脏腑结构和功能解释性研究的前提下进行不同证候间差别的分析,未能体现证候本身的特性(可能为弱特异性)。

杨小波等认为藏象研究与证候研究虽有交叉,但基本是两个相对独立的不同研究对象,藏象研究侧重局部、侧重结构与功能相结合,而基础证(如气虚证)的研究则侧重整体、侧重功能,二者当有不同的研究设计,从微观角度讲,不同脾气虚证的共性在于气虚,针对此共同机制开展的研究即是证本质研究,其侧重的是整体状态的气虚证、阳虚证等的特异性探讨,其指标必须是在具体藏象功能指标的上位、对各功能指标均有影响,而不是具体功能指标本身。因此,藏象本质研究应与证本质研究相区分,当然正因为证具有整体、动态等的特点,并与机体多个不同脏腑、不同功能均有联系,因此证本质研究的难度更大,需考虑更多的问题。

3. 研究对象同质性——证宏观标准的问题 证宏观标准是否规范统一,是一个研究能否保证研究对象"同质性"的前提,目前国内还没有公认的脾气虚证的金标准,研究者发现研究过程中仅按照已有标准,如有代表性的《中药新药临床研究指导原则》中脾气虚证诊断标准,不进一步加以限制和排除,则很难说清楚该研究的研究对象到底是什么,既往很多研究存在的结果不一致情况,亦与此有关。因此,王建华等提出即使是脾气虚证,也存在"诊断依据和同一诊断依据包含不同病理状态的多态性,应规范脾气虚证诊断标准"。

不同质的问题,表面上看是证候标准不统一,深层次上看是脾、脾虚、脾气虚等的概念内涵、层次结构不清楚的问题,"脾气虚证到底是脾虚与气虚的单纯组合还是气虚证下的一个分证候尚有不同见解,使得研究难以获得一个明晰的深入路线。弄清楚上述中医理论的基本关系,将有助于构建正确的证候诊断标准。即使如此,由于证的复杂性,如脾气虚证本身的多态性影响、中医症状的弱特异性、个体相对性、证候本身的轻重/演变等,单一、僵化、固定模式的证标准必然不符合临床实际,这就造成了学术本身要求与所谓研究要求的矛盾,且证标准的构建又受证层次的影响,如以证统病层次、类病层次、具体病证层次,层次越靠上,标准越难精确。

临床诊断过程非常复杂,保证诊断标准的正确性是首先需要考虑的,中医学术本身决定了证宏观标准的复杂性,片面追求客观化、量化等反而可能造成诊断标准的僵化,甚至错误。考虑中医证概念实质和辨证思维过程的特点,证宏观诊断标准应包括证规范名称/内涵、证候基本临床特征、具有较高诊断价值的特异性指标(如定性/定位指标)、指标重要性及指标间关系的界定、诊断标准构成及操作、必要的鉴别诊断要点(如脾虚各证间的鉴别)等内容。

4. 脾气虚证与相关指标间的关系定位问题

(1) 研究目标定位:脾气虚证的许多研究在目标上存在偏差——试图寻找一个或几个特异性很强的能够完全取代宏观脾虚证的指标。许琦等的观点较为合理:"并非想借此代替其宏观理论,并非想以此重构、证实中医理论。其在于用两者互斥的语言同时并存,即用不同的认识方法全面说明一个事实。"即无论是偏重藏象还是偏重证候,其各个不同层次的研究应该定位在丰富、深化、延伸中医对脾气虚证的认识,而不是试图替代中医宏观理论(包括宏观诊断标准),是互补而不是排斥的关系,从互补出发有助于找到辅助脾气虚证诊断等的有益指标。

(2) 多个指标间关系的问题:既往脾气虚证研究从不同方面得到了多个阳性结果,有学者认为:"在证研究中应该选择有代表意义的指标群,也就是说,多指标合参是证实质研究的唯一选择。"太多的指标让人感觉信息超载,那么对于多个指标如何综合分析和看待呢?综观既往研究,较少有研究对多个结果、多个指标间的关系进行分析,有研究对指标间关系作了尝试,如对脾气虚证与 Th1/Th2 细胞因子失衡关系的探讨,并不是真正意义上的指标间关系的研究。

近年来系统生物学受到越来越多的重视,其实质即是对指标间关系加以考虑的研究思路。杨小波等认为,对指标间关系的探讨,至少应包括专业上的分析和数理分析(如多元统计)两个方面,而后才能得出恰当的综合结论。

(3)指标临床价值的研究:证微观研究的主要目的有两个:阐述证发生机理和发现可用于进行疗效评价及辅助临床辨证的客观指标,后者的研究方法称为诊断性试验,因此评价指标有无价值,能否在临床上应用,应是脾气虚证研究的重点内容之一。有学者对中医脾、肾证微观诊断性试验文献进行了质量评价,发现既往很少见到真正意义上的诊断性试验。

因此,对指标临床价值的判断应予重视,可参考诊断性试验的原则与方法,同时考虑到证候的多指标改变及整体性特点,在分析方法上也不应局限于诊断性试验的串联并联方法,可更多地考虑与证整体特点相适应的多水平统计方法。

研究策略

中医药现代研究应在中医理论指导下,进行中医研究,不是研究中医,只有在充分认识和深刻把握相关中医理论自身科学内涵的前提下,开展的研究才能更加合理、更有价值。目前情况下,应全面加强中医药理论的现代诠释研究。针对脾气虚证本质研究中的存在问题,提出以下建议,希望对相关研究有所裨益。

1. 细化中医概念单元　中医许多概念单元,存在概念模糊、内涵宽泛等问题,如藏象的多态性,影响着研究目标的制定和研究对象的同质性,增加了研究难度;目前对复杂系统的研究方法也要求先将复杂系统进行子系统的清晰定位、分解。科学研究中对概念的界定除了概念的真实定义之外,对概念的详述常常要靠名义定义和操作定义,而中医在此方面有所欠缺,因此对中医复杂概念单元的研究应先细化概念单元,保持其相对独立性。

2. 把握藏象研究、证实质研究的区别与联系　藏象研究与证本质研究有区别、有联系,二者放在一起的证候研究实际是在某一种或几种脏腑结构和功能解释性研究的前提下,进行不同证候间差别的分析,未能体现证候本身的整体性、异病同证等的内在要求,而当病证本质趋同(如以阳虚为主要病机的中西病种与阳虚证)时,二者可能会有交叉。因此,对藏象研究与证研究应有所区分。

3. 从中医学术自身出发构建证宏观诊断标准　应在明确和细化脾、脾虚、脾气虚等的概念内涵基础上,从中医学术自身要求、从临床辨证思维和辨证过程要求等方面出发,构建正确的证标准,而不是单纯片面追求量化等。

4. 恰当确立研究定位　首先应明确的是,从系统科学的层级结构理念来看,证作为宏观概念在机体的不同层次有相应的本质,人类对最终本质的追求是无止境的,综合不同层次的本质才能构成对生命认识的完整图景。中医药侧重的是宏观层次,开展现代研究并不是要代替、改变中医,而是从更多层次尤其是微观层次上深化、延伸中医药的认识,二者是互补的。条件成熟时即可起到阐述机理、辅助诊断等的作用。

5. 重视证相关指标间关系的分析　对众多不同指标,应重视指标间关系的探讨,至少有专业上的分析和数理分析(如多元统计)两个方面,专业分析占主导地位,可涉及指标独立性、指标所在层级结构、指标间的相关关系、指标间的因果关系等方面,数据分析起验证证实、知识发现的作用,二者结合才能得出恰当的综合结论。

118　脾气虚证 PRO 量表概念框架的探讨

脾气虚证作为临床常见的中医证候之一，是许多疾病特别是慢性非传染性疾病的共同表现，其病程长、治愈难，严重影响了患者的生存质量。对于脾气虚这样的慢性过程、以患者自身不适为主要临床特征的证候来说，患者自身的感受对疗效的评价显得十分重要。患者报告结局（PRO）量表是一种用于患者对其自身健康状况的各方面进行评价的测量工具。PRO 量表从患者的角度获取临床相关资料，为诊断治疗提供参考，对临床治疗实践具有十分重要的意义。美国食品药品监督管理局（FDA）在《测量患者报告结局的行业指南（草案）》中提到了 PRO 量表研制的一般过程，其中概念框架的提出与构建是量表建立的基础，对量表的整体构建如条目池建立和条目筛选等具有根本的指导作用。构建概念框架的过程可分为：概念的澄清与界定、列出概念的领域组成、界定领域内容、发展测量指标、建立条目。概念框架的建立至关重要。学者林建东等立足于中医基础理论，参照 PRO 量表的制作原则及流程，探讨了中医脾气虚证 PRO 量表初步构想及其概念框架，为进一步研制中医脾气虚证 PRO 量表奠定了基础。

脾气虚证概念的操作与界定

脾气虚证是中医脏腑辨证中的基本证候，在临床实践中占有举足轻重的地位。但是脾气虚证内容繁杂，历代医家的认识不尽相同。建立其 PRO 量表必须首先明确其概念范围。

首先，有关"脾"的概念。中医学的"脾"是以解剖学意义上的"脾脏"为基础发展而来的，目前大部分专家认为中医的"脾"是以消化系统为主的多系统的功能综合单位。

其次，有关"脾气"的概念，书中多有记载。《素问·经脉别论》云："脾气散精，上归于肺，通调水道，下输膀胱。"《诸病源候论》云："胃为水谷之海，主受盛饮食者也，脾气磨而消之，则能食。"《中医药基本名词》云"脾气：脾之精气，为脾运化、升清和统血的功能活动，也指脾之生理功能的物质基础"。《简明中医辞典》中云："脾气：指脾的运化（包括升清）功能及统摄血液的功能。"

再者，有关"脾气虚证"的概念的内涵。邓铁涛、朱文峰等在各自编写的多版《中医诊断学》教材中均认为脾气虚证是指脾气不足，运化失职所表现的证候，亦称脾失健运证。《中医证候规范》《中医证候诊断治疗学》《实用中医诊断学》也认为其是脾气不足，运化失健所表现的证候。1986 年全国中西医结合虚证与老年病研究专业委员会拟定的虚证辨证参考标准，认为脾气虚证包括脾虚与气虚两部分，脾气虚是脾虚与气虚的相加关系。《中药新药临床研究指导原则》的脾气虚诊断标准也把脾气虚证视为脾虚与气虚的相加关系。

有关"脾气虚证"概念的外延）：脾气泛指脾的运化、升清和统血的功能，那么脾气虚就应该包括这些功能的不足，即脾失健运、脾不升清、脾不统血。全国高等中医药院校规划教材《中医基础理论》把升举无力，甚则下陷及脾失统摄归在脾气虚弱证中。《实用中医学》《中医学概论》《中医大辞典》《辞海》中也认为脾气虚也包括脾虚不运、脾不升清、脾不统血、脾虚下陷等证候。综上所述，目前"脾气虚证"的概念仍然存在以下一些分歧，如"脾气虚证"是脾虚与气虚的组合还是气虚证下的一个分证候？"脾气虚证"概念的外延到底是只涉及脾失健运还是应该包括脾不升清、脾不统血、脾气下陷等方面？

目前只能根据上述脾气虚概念范围的认识，经专家讨论，初步确定本次 PRO 量表构建过程中"脾气虚证"概念操作的内涵为脾虚加气虚,外延涉及了脾失健运、脾不升清、脾不统血、脾气下陷等方面。

中医脾气虚证 PRO 量表概念的领域组成

中医整体观念主要体现于人体自身的整体性和人与自然、社会环境的统一性两个方面。人体自身的整体性,体现于"五脏一体观"和"形神一体观"。人与自然、社会环境的统一性,体现于"天人相应"。这与世界卫生组织(WHO)的健康概念,即"健康不仅是没有疾病和虚弱,而且是身体、心理和社会上的完好状态"相一致。结合现代 PRO 理论的相关研究经验,林建东等按照 PRO 量表概念框架中生理、心理、独立性和社会自然 4 个领域划分的惯例,确定中医脾气虚证各领域下的具体内容如下。

1. 生理领域

(1)脾的生理功能和生理特性:脾居中焦,与胃相表里,开窍于口,在体合肉,主四肢,其华在唇,在志为思,在液为涎。脾的主要生理功能是主运化和主统血,其气主升,脾为太阴湿土,又主运化水液,故喜燥恶湿。

脾主运化表现为运化食物和运化水液两个方面。《素问·厥论》云:"脾主为胃行其津液者也。"若脾气的运化食物功能减退,影响食物的消化和水谷精微的吸收而出现腹胀、便溏、食欲不振以至倦怠、消瘦等。脾气运化水液的功能失常,则导致水液在体内停聚而产生水湿痰饮等病理产物,甚至导致水肿。

脾主统血,是指脾气有统摄、控制血液在脉中正常运行而不逸出脉外的功能。"五脏六腑之血,全赖脾气统摄"。若脾气虚弱,运化无力,气生无源而固摄功能减退,血液失去统摄而导致出血,称为脾不统血。

脾气主升表现为升清和升举内脏两方面。《素问·阴阳应象大论》云:"清气在下,则生飧泄,浊气在上,则生䐜胀。"若脾气虚弱而不能升清,浊气亦不得下降,则上不得精气之滋养而见头目眩晕,精神疲惫;中有浊气停滞而见腹胀满闷;下有精气下流而见便溏、泄泻。若脾气虚弱,无力升举,反而下陷,可导致某些内脏下垂,如胃下垂、子宫脱垂(阴挺)、脱肛等。

脾在体合肉,是指脾气的运化功能与肌肉的壮实及其功能发挥之间有着密切的联系,《素问·痿论》云:"脾主身之肌肉。"若脾胃的运化功能失常,肌肉得不到水谷精微及津液的营养和滋润,必致瘦削,软弱无力,甚至萎废不用。

脾主四肢,是指人体的四肢需要脾胃运化的水谷精微及津液的营养和滋润,以维持其正常的生理活动。若脾失健运,转输无力,则四肢的营养缺乏,可见倦怠无力,甚或萎废不用。

脾开窍于口,是指人的食欲、口味与脾的运化功能密切相关。脾的经脉"连舌本,散舌下"舌又主司味觉,如《灵枢·脉度》云:"脾气通于口,脾和则口能知五谷矣。"若脾失健运,湿浊内生,则见食欲不振,口味异常,如口淡乏味、口腻、口甜等。

脾之华在唇,是指口唇的色泽可以反映脾气功能的盛衰。如《素问·五藏生成论》云:"脾之合,肉也;其荣,唇也。"脾气健旺,气血充足,则口唇红润光泽;脾失健运,则气血衰少,口唇淡白不泽。

脾在志为思,是指脾的生理功能与思志相关。如"思出于心,而脾应之"。正常限度内的思虑,对机体并无不良影响。但思虑过度,或所思不遂,则会影响气的运动,特别是脾气的运化功能,致使脾胃之气结滞,因而出现不思饮食、脘腹胀闷、头目眩晕等症。

脾在液为涎,涎为口津,即唾液中较清稀的部分,由脾精、脾气化生并转输布散。脾精、脾气充足,则涎液化生适量,上行于口而不溢于口外。若脾气不摄,则导致涎液化生异常增多,可见口涎自出。若脾精不足,津液不充,或脾气失却推动激发之能,则涎液分泌量少,口干舌燥。

(2)脾气虚证五脏相关:中医学认为五脏通过"内属于腑脏,外络于肢节"的经络系统相互联系,脾脏的病变，常涉及肝、心、肺、肾等脏腑功能。如脾失健运导致心失所养则心悸怔忡，失眠多梦，头晕，健忘。脾虚生化不足而致肺气虚弱，宣降失职，则咳嗽不已，气短而喘；肺气虚，不能输布水津，聚湿生痰，故咯痰清稀。脾失健运，不能耐受肝气的克伐，则胸胁胀满、纳呆嗳气；气滞湿阻，则肠鸣矢气，便溏不爽。脾气虚衰，不能充养肾阳，运化、吸收水谷精微及排泄二便功能失职，则见完谷不化，大便清冷；脾肾阳虚，不能温化水液，泛溢肌肤，则为全身水肿；阳虚不能温煦全身，则畏冷肢凉；阳虚水泛，面部浮肿，故面色㿠白等。

根据脾自身的生理功能和生理特性及"五脏相关"，构成脾气虚证 PRO 量表中的生理领域维度。

2. 心理领域 "形神一体观"是中医整体观念的重要组成部分，人是形体和精神的统一体，精神和形体相合生命体才能得以存在。

狭义的神，是指人的精神意识思维活动，包括情绪、思想、性格等一系列心理活动，可从积极感受、消极感受等心理领域进行考察。脾在志为思，"思出于心，而脾应之"。正常的思虑是建立在脾气旺盛，气血生化之源充足基础上，不会对机体产生不良影响。只有当思虑、思考太过，才会影响机体正常的生理活动，特别是脾主运化、升清的功能，出现不思饮食、脘腹胀满、头晕目眩等临床表现。现代研究表明过度脑力劳动、精神紧张、精神过于集中就会影响胃肠道的功能，出现消化系统功能减弱，而出现不思饮食，纳食减少等临床表现。所以在进行脾气虚证中医疗效评价时，"形神一体观"可通过心理领域维度进行评价。

3. 独立性领域 《黄帝内经》云："上古之人，春秋皆度百岁，而动作不衰。"又云："是以圣人陈阴阳，筋脉和同，骨髓坚固，气血皆从。如是则内外调和，邪不能害，耳目聪明。"中医学认为健康的理想表现包括"耳目聪明""动作不衰"等日常生活能力。这与现代医学生存质量中的独立性领域不谋而合，脾气虚证患者在日常饮食等方面受影响较大，在生存质量中起着重要的作用，因此在脾气虚证中医疗效评价时，有必要对日常生活能力、工作学习能力等独立性领域进行考察。

4. 社会领域 "天人相应"包括人与社会相统一和人与自然相统一两个方面。由于在前期患者访谈的过程中，发现脾气虚患者对自然领域的感受不是很突出，且该领域中脾气虚证的条目多为病势、病因类对疗效评价的贡献较少，因此删除自然领域的设置。

人生活在纷纭复杂的社会环境中，其生命活动必然受到社会环境的影响。不利的社会环境，使人精神压抑、紧张、恐惧，从而影响身心机能，危害身心健康。在脾气虚证的治疗过程中，中医学十分强调对社会因素的考虑和重视，尽量避免不利的社会因素对人的精神刺激，创造有利的社会环境和融洽的社会关系，获得有力的社会支持，预防疾病的发生，并促进疾病向好的方面转化。所以在进行脾气虚证的疗效评价时，"天人相应"应该作为脾气虚证 PRO 疗效评价量表的一个评价维度，即社会领域维度。

通过以上中医理论的探讨，在生理、心理、独立性和社会 4 个领域的基础上，拓展为可以反映脾气虚各个领域的 9 个方面。

讨 论

1. 脾气虚 PRO 量表与美国患者报告结果测量信息系统（PROMIS）研究 PRO 量表时建立概念框架的异同 PROMIS 是由美国国立卫生研究院（NIH）成立的一个旨在制定有效、可靠、标准化的用来测量患者报告结果问卷或工具的研究小组。PROMIS 小组围绕生理健康、心理健康和社会健康 3 个主要成分展开对 PRO 概念框架构建的研究，目前已发展到 20 个领域，在每个领域下又进一步建立了不同的方面与测量指标（条目），虽然 PROMIS 构建的概念框架是围绕 WHO 的健康概念展开的，能够较全面地反映了患者的健康状态，但将其运用的到脾气虚 PRO 量表的构建时，林建东等发现以 PROMIS 构建的概念框架所发展而来的条目针对性过于宽广，无法准确表达"脾气虚"的概念，也不能体现中医辨证的特色。本研究所探讨的脾气虚 PRO 量表的概念框架在主体内容上与 PROMIS-PRO 是相同的，都是以 WHO 的健康概念为基础，但由于 PROMIS-PRO 在生理领域上缺乏中医特色，林建东根据中医脾脏生理功能和生理特性及"五脏相关"对脾气虚认识在生理领域重新做了调整，并结合"形神一体观""天人相应"等整体观念在生理、心理和社会三大领域的基础上增加了独立性领域，使量表的概念框架更为全面，更能准确地表达"脾气虚"这一概念。另外，由于考虑到构建的脾气虚证候 PRO 量表主要希望应用于临床疗效评价，在患者用药前首次使用时可能存在无法填写对治疗的满意度及药物依赖的实际情况，所以删除了独立性领域和社会自然领域中相对应的满意度方面，使量表的概念框架更符合于临床疗效评价的实际操作情况。

2. 脾气虚证 PRO 量表与脾胃系 PRO 量表概念框架的异同 随着国内对 PRO 量表的广泛认可，越来越多的中医学者开始探讨如何将其与中国的文化相结合从而制定出具有中医特色的 PRO 量表。刘凤斌等基于中医脾胃系疾病患者的自身感受，结合中医对疾病的认识，研制了中医脾胃系疾病 PRO 量表，在本领域进行了极为有意义的探讨。该量表与本文研究的脾气虚 PRO 量表的概念框架基本相同，在领域上均包含生理、独立性、心理、社会领域 4 个领域。但前者 PRO 量表针对的是脾胃系疾病，其在生理领域上主要集中消化系统的临床表现。而林建东期望的脾气虚 PRO 量表则是针对脾气虚证候为对象，以证统病而不仅限于消化系统的脾气虚。事实上中医脾气虚的病变范畴远远大于消化系统，它似乎更多应该是一个以消化和代谢两个系统紊乱为主的多系统的病变单元。

119 从脾主涎探索脾气虚证本质研究的启示

证是中医辨证论治的核心内容，其研究牵动中医药基础理论和临床实践现代化发展的全局，一直受到高度重视。脾藏象理论是中医基础理论的重要组成部分，脾虚证是临床最常见的中医证候之一。60多年来，广大研究人员从脾虚证的理论、临床和实验研究方面开展了大量研究工作，取得了不少研究成果。广州中医药大学脾胃研究所从1975年起在脾虚证本质研究方面做了大量工作。根据"脾开窍于口""脾主涎"等中医理论，率先发现脾（气）虚证患者唾液淀粉酶活性比值（酸刺激后/酸刺激前）较健康人明显下降，该结果在国内10多家单位的研究中得到重复，并在不同疾病（慢性胃炎、心血管系统疾病、重症肌无力等）脾气虚证中得到重复。为此，1993年卫生部颁布的《中药新药临床研究指导原则》将该指标列入脾虚证疗效评价的参考指标，是为数不多的得到政府部门认可的证候微观指标。从"脾主涎"理论探讨脾气虚证本质的研究是脾虚证客观指标研究的代表性内容，将唾液淀粉酶活性负荷试验应用于脾虚证客观指标探索是脾虚证研究的重要创新点之一，成为中医证候研究的范例。

纵观数十年来的证候本质研究工作，尽管取得了长足进步，但迄今为止，尚未取得实质性的突破，相关研究成果对临床诊疗的指导意义有限。为此，学者们一直在思考，既往证候本质研究的思路与方法存在什么问题？证候本质的研究方向该何去何从？这成为中医基础理论发展的重大科学问题。当前中医药发展正处于"天时、地利、人和"的大好时机，学者林传权等认为，基于"脾主涎"理论探索脾气虚证本质的研究模式是证研究值得珍视的宝贵历史经验，进行研究思路梳理与反思对今后开展证研究具有重要的理论价值和临床实际意义。

研究启示

唾液淀粉酶活性比值指标只是一项普通的生化指标，并非"高精尖"的先进指标。但基于"脾主涎"理论创新性地将唾液淀粉酶酸负荷试验的"负荷"理论运用于脾虚证客观指标研究，之后数十年，几代研究人员围绕这一专题在中医理论指导下，进行系统深入的科学研究，实践证明选择唾液淀粉酶活性作为反映脾气虚证指标是有效和可行的。这种研究模式和协作精神在证研究领域难能可贵，对今后开展证研究的思路具有重要的指导意义，尤其在以下4个方面提供了借鉴经验。

1. 科学选取能反映证本质的客观指标 在开展证本质研究的前期，由于既往对该证的科学内涵了解较少，研究从何入手，选取哪些指标，怎样研究，难免带有一定的盲目性。选取指标应满足以下基本要求。

（1）须根据中医理论内涵、患者的临床表现和所选疾病的现代医学发病机制：依据"脾开窍于口""脾主涎""脾在液为涎"的中医理论，结合脾虚患者常伴有口泛清涎、纳呆症状；脾的主要功能是"主运化"，其内涵类似于现代医学消化系统对食物的消化与吸收；消化吸收障碍是消化系统疾病的主要病理生理机制之一；唾液消化酶对食物有消化作用，且唾液淀粉酶是最主要的一种唾液消化酶。据此，推测脾气虚证可能存在消化功能障碍和唾液分泌改变，并初次观察消化系统疾病脾气虚证患者唾液淀粉酶活性改变，后续实践证实该思路是正确可行的，也由此开启了脾虚证本质研究的新篇章。

（2）充分考虑所选指标的有效性及代表意义：选定一个新指标之后，必须加以证实和巩固，才能使之具有代表意义并真正反映证候本质的内涵。脾虚研究团队开展了系统研究,以确定所选指标可作为脾虚证本质研究的有效性指标:①严格标准化唾液标本收集(包括柠檬酸滤纸面积及浓度,唾液采集方法)与淀粉酶活性检测方法。②分析发现便秘和腹痛是唾液淀粉酶活性比值的干扰因素而便溏和口淡是该指标的增强因素。③采用"病证结合"模式不断扩展研究病种类型、进行虚实证型对照,观察该指标随着脾气虚证好转发生相应的改变。④观察并发现指标的动态变化规律,上消化道出血处于出血"火热"状态时唾液淀粉酶活性比值上升,而血止2周后"火热"病机消失、呈现脾气虚状态,该指标则显著下降。

(3) 选择指标应紧扣研究目的,不能"撒网式":指标的多少或先进性,并不能直接反映研究水平的高低。确定指标的首要条件是必须与研究目的有着本质联系。一个指标无论怎样"高尖新",若不具备此条件,则对研究毫无用处,只是指标的堆砌而已;相反,即使是"经典"的指标,若与研究目的紧密关联,研究结果及意义照样可居领先地位。根据"脾主涎"、脾与消化系统、唾液淀粉酶与消化功能的联系,始终围绕如何运用唾液淀粉酶活性比值反映脾本质的这个研究目的,在中医理论指导下从不同方向开展系统深入的科学研究,较好地反映出脾虚证的规律,该模式是证候研究指标选择的参考范例。

2. 合理运用负荷试验充分"暴露"证的本质 起初认为脾气虚患者唾液淀粉酶活性应该低下,基础状态下大部分患者该指标反而高于健康人,考虑此现象可能是脾虚证的唾液腺分泌功能呈现代偿性兴奋状态,于是运用负荷理论,给予柠檬酸刺激负荷后脾气虚患者淀粉酶活性才呈现下降趋势;后又以唾液流率为观察指标,获得相似结论,即脾气虚患者基础状态的唾液流率高于健康人,但酸负荷后健康人流率的增加明显超过脾气虚患者。上述结果提示在有效负荷下,充分暴露脾气虚的"虚象",研究结果才能很好地反映出脾气虚证的特征。负荷试验能对虚证病理机制的某个环节起作用,能充分暴露虚证患者已显露的或潜在的有关系统、器官、组织功能低下状态,从而能有效地区分出虚证、实证及正常状态的不同反应,这对证候研究,尤其虚证研究,具有重要价值。

3. 开展多方面对照观察以提高证候指标的特异性 "对照"是科学研究最重要的原则之一,在中医证本质研究中必不可少。为此,在与健康人对照的基础上,采用多方面对照观察并最终证明唾液淀粉酶活性比值指标的特异性和严谨性。①治疗前后对照:重症肌无力脾气虚患者淀粉酶活性比值显著低于健康人,经益气健脾治疗后脾气虚患者的指标显著提升。②同证异病对照:在不同疾病(慢性浅表性胃炎、消化性溃疡、重症肌无力、心血管系统疾病等)脾气虚证中均得到淀粉酶活性比值下降现象,且在消化系统疾病与非消化系统疾病之间指标无统计学差异。③同病异证对照:消化系统疾病脾气虚患者淀粉酶活性比值下降,而健康人、肝胃不和及痰热证患者反而上升。④不同脏腑辨证对照:脾气虚、心气虚、肺气虚患者较健康人淀粉酶活性比值均显著下降,其中脾气虚患者指标下降最明显。

4. 进行多指标合参以更全面深入地揭示证本质 "脾"的生理功能很广泛,脾虚证的表现也是多方面的。某一指标仅说明某一个方面的实质性问题,难以全面展示脾虚证的本质。鉴于唾液分泌直接受植物神经调控,结合脾虚患者多伴有腹胀、纳差及口流清涎等自主神经功能失调症状,初步发现脾气虚证唾液淀粉酶活性改变与自主神经功能紊乱有关,但尚难以明确脾虚证自主神经功能变化特征。为此,在脾气虚证唾液淀粉酶活性特征改变的基础上,选取皮肤电位、体表胃电、尿3-甲氧基-4羟基-苦杏仁酸及血浆环核苷酸等反映自主神经功能的指标,进行同步观察并多指标合参,最终较清晰地展示出脾气虚证自主神经功能状态特征,即在有效负荷下,脾气虚证交感神经与副交感神经应激能力低下,健脾方药可提高脾虚证自主神经的应激能力。这提示即使选择了一个较好的指标作为研究突破口,如果未能围绕该研究方向进行多指标同步考察并合参分析,往往难以得到预期结果,未能全面或更全面地认识到证候本质特征,这样的研究也失去了原有的价值。

研究思路的反思

运用唾液淀粉酶活性比值反映脾气虚证特征是证本质研究的范例,其成果有目共睹,但在脾气虚证研究思路上面临着瓶颈问题。除了脾虚证诊断标准规范统一、脾气虚证唾液淀粉酶活性改变机制揭示、脾气虚证"病证结合"动物模型构建等有待解决的问题,还需对以下问题梳理思考。

1. 片面强调证候微观化可能导致证候本质研究失去中医特色　在研究初期,研究将视角放在脾虚证与唾液理化指标的相关性,发现唾液淀粉酶活性比值可以较客观地展示脾气虚证的部分特征,这给早期脾虚证乃至整个证研究领域的学者们带来极大的鼓舞和信心。随后,大量投入到寻找反映脾气虚证特异性微观指标的研究热潮中,不断引入新的指标与方法,期间有学者还提出"微观辨证",希望实现"证候微观化"并以此突破辨证论治过程中"识证"的模糊性和经验性。然而随着研究范围的扩大和深入,此前被寄予厚望能反映证候本质的所谓"金指标"呈现特异性弱化,甚至同一指标在不同观察者出现矛盾结果。例如唾液淀粉酶活性比值在脾气虚、心气虚、肺气虚患者均较健康人明显下降,但三者间无统计学差异,提示该指标改变并非单一脾气虚证所特有。肾阳虚证的特异性指标(尿17-羟皮质类固醇)在脾阳虚证和胃阴虚证同样出现普遍低于正常人,致使该指标的特异性大打折扣。究其原因,主要是证本质研究"还原论"思路的局限。中医证是指人体对疾病某一阶段的整体反应状态的概括,具有宏观特征,涉及多个系统及多个层面的指标改变。脾虚证常涉及消化吸收、免疫、呼吸及心血管等系统功能的改变,脾气虚证可以纳差或久泻甚至肌肉无力为主要表现。如果简单机械地将某一项或某一些微观指标改变联系甚至归纳为脾气虚证本质,这显然与中医的整体、恒动等理念相悖,背离了脾气虚证本质研究的初衷,所获得的研究结果也必定难以反映脾气虚证的本质。以"还原论"和"线性思维"为主导的病因观是现代医学的基本特征,这与中医重视整体状态和动态变化甚至带有思辨特色的思维方式完全不同。过分强调"证候微观化"的理念本质上属于还原论思维,企望用简单的"线性"思维揭示中医证候复杂的"非线性"特征,这明显脱离中医理论指导。此外,如果证微观指标的选择总是跟在现代医学研究之后亦步亦趋,随着研究的越深入越会发现其实早已迷失自我,其研究也会不由自主地失去中医原本的特色。

大量实践业已证明,寻找单项生化指标作为证的"金指标"是不现实的,也不可能实现,王建华一直担心进入这个"研究误区",不断强调运用整体观研究脾虚证本质,从不同病理生理角度组合分析,多指标合参,促进脾气虚证本质研究的深入。但该方面研究尚未有成功的案例报道。因为在中医视角下,不论是表现于外的临床证候特征还是机体内部微观的器官、组织、细胞及分子生理病理信息都属证候的表征,只是不同方面而已,均可按阴阳、寒热、虚实进行分类,并非"一种表征是另一种表征的本质"。因此,即便是发现某个微观指标或指标群与某一证候有高度关联性,也未能就此认定前者是后者的本质。

2. 重拾中医证的整体观　人的认识过程是螺旋式上升的过程。纵观数十年来的证本质研究,其工作假说大多是基于证候表现都有一定的物质基础,必定有具体的解剖结构或实体成分作为支撑。然而,物质的存在形式并非都是实物的、质量的,还有场的、能量的表现形式。因此,某一生理功能的物质基础可以是实体的也可以是非实体的形式,这种仅把"实体物质"作为世界物质性的认识,仍然属于"还原论"的思维范畴。目前大多数研究者仍然沿用还原分析的研究思路,试图将多因素、多变量相互作用而集成的中医证还原为某种或某些致病物质。事实上,证不是通过解剖、实验等实证方法形成的,而是通过观察人体对致病因素反映的表征,运用中医理论分析并最终形成对疾病某一阶段病理状态特征的整体性概括;因此,"实体论"和"还原论"的思维模式因背离中医理论本身的特色而陷入瓶颈,其结果容易导致中医证本质研究走向寻求物质基础实体的误区。"整体论"认为,意识和智能是复杂物质系统的高级产物,体现该物质系统的功能性;它们在粒子中不存在,在蛋白质中也不存在,甚至在细胞中也不存在,但是却可存在于由这些东西组成的复杂系统里面。例如"五脏藏五志""脾主思",证常含有诸多心理方面的因素（如心慌、烦躁、焦虑等）。因此，证本质研究须注意证候的"整体性"和"功能性"特征，充分重视证候整体功能的改变。既往脾虚证研究主要围绕"脾主运化"功能，很少涉及"脾主思"方面。其实，早期研究已提供了这方面研究的苗头，即基于自主神经系统调控唾液分泌观察并发现脾气虚证自主神经系统紊乱，由于当时研究条件及知识水平的限制，未就此进行深入研究。现研究发现，唾液淀粉酶能较客观地反映心理状态及情绪压力，并已作为运动员心理状况的检测指标。在前期基于"脾主涎"理论探索脾气虚证本质的研究基础上，开展基于"脾主思"理论探讨唾液淀粉酶在脾气虚证的变化特征及其意义，在脾虚证整体观理念的指导下，相互合参以更深入探知脾气虚证的本质。

众所周知，系统生物学的灵魂在于"整合"理念，这与中医学"整体观"异曲同工。为此，有学者基于系统生物学挖掘中医证的本质，尝试构建"证候基因组谱""证候转录组谱""证候蛋白质组谱"及"证候代谢组谱"以精确且可量化地预测证候类型，已获得不少可喜的新进展。不可否认，该研究方法较既往绝大多数实验采用单一组学技术的研究手段有明显进步。实践已表明，规范的证诊断标准和客观的中医疗效评价方法是证本质研究的关键基础；否则，不论采用何种先进指标，其结果都难以准确、有效地反映出证本质特征。至今，同一证的诊断标准在不同版本诊疗指南及不同研究机构中仍存在诸多不同内容，中医疗效的客观评价仍是目前中医尚未被攻克的关键科学问题，这直接限制了运用系统生物学探索证本质的成效。此外，由于各组学在研究目的、内容及手段上不尽相同，导致难以充分反映系统生物学在思路和技术上的整合性，导致该研究仍未能取得实质性的突破。为此，如何综合各大组学技术、系统整合数据及精确构建证诊断模型已成为该领域亟待优先解决的关键科学问题。

3. 证本质研究与病机辨识研究的转换　中医对辨证有着深刻的认识，张仲景所倡导"随证治之"中的"随证"充分表明"证"具有动态变化特征，临证用药大多依据"病机辨识"而选定，并非固守证候。中医临床贵在临证思辨，即进行病机辨识的过程，是保证疗效的关键所在。事实上，辨证的过程就是对病机进行推演、分析及归纳的过程，病机是辨证的核心。周仲瑛认为病机是证发生及变化的根本原因，更直接提出"证候不是病的源头，病机才是疾病的实质"。毋庸置疑，证的辨识及分类对中医临床具有很好的规范效应及促进作用，通过证候分型可以大致掌握疾病表现的类型及其演变的规律，否则难以示人以规矩，更难以总结诊疗经验。但不能因此将辨证的过程变成一种僵化的模式，反观数十年来的大部分证研究工作均不同程度地嫁接新技术、新方法获得僵化了的数据，未能提升到对中医病机的研究层面，与临床实际工作基本处于"脱节"状态，其研究结果自然不能切实指导临床诊疗。为此，相较于中医证本质研究，开展"病机辨识"的方法学及内涵研究对临床更具有实际指导意义。可在开展证本质研究之前，先立足于病机的研究层面，引入复杂性科学、人工智能及大数据分析等新技术、新方法整理并挖掘出目标证的辨证论治特征，经临床验证后形成系统化的病机认识体系，而不急于用各类指标去证明它的存在或它的合理性。当然在这个过程中，如果发现一些微观指标能够辅助该研究，使之更加客观化，其研究也更具价值。

事实上，已有学者尝试用微观指标展示病机的变化特征，早期研究发现唾液淀粉酶活性比值在上消化道出血处于出血"火热"状态上升，血止2周后"火热"病机消失，转为脾气虚病机后该指标却显著下降。该研究对揭示"病机辨识"的科学内涵富有启发意义，但它仍属于初步探讨，被观察患者仅为24例。不可否认，"病机辨识"的客观阐释是一项挑战性很强的研究工作。例如，对于"见肝之病，知肝传脾，当先实脾"的病机认识，如果根据脾虚证诊断标准或脾气虚证唾液淀粉酶活性比值改变，难以提供"当先实脾"的用药依据，但在"病机辨识"临证思维范畴里则很容易被理解。由此提示，临证应充分运用"病机辨识"认识疾病的动态变化，在变化中找出"不变"的规律并加以归纳运用，最终提高中医诊疗效果；避免误入"求证式"的研究模式，更不可因为结合或借用其他学科的思路、方法和技术而迷失自我。

唾液淀粉酶活性比值开启脾气虚证本质的研究，历经数十年、几代研究人员的研究证明该指标可较客观地展示脾气虚证的部分特征，为脾气虚证乃至整个证本质研究带来极大的鼓舞和启发，尤其是在证候客观指标选择、负荷试验理论运用、多方面对照观察及多指标合参等研究思路提供了宝贵经验。针对证本质研究尚未取得实质性突破、对临床诊疗指导意义仍有限的现状，结合基于"脾主涎"理论以唾液淀粉酶活性比值为指标探索脾气虚证的研究启示，林传权认为脾气虚证研究：①应理性评价证候微观指标，切勿在"还原论"思维局限下走向探寻证"金指标"的研究误区。②充分重视并运用中医"整体观"，从不同病理生理角度组合分析，多指标合参，冲破认知瓶颈而更全面深入地揭示中医证本质。③研究重心优先拓展至"病机辨识"研究，运用"病机辨识"认识疾病的动态变化，并找出"不变"的规律并加以归纳运用，最终提高中医诊疗效果。④避免误入"求证式"研究模式，盲目嫁接新技术、新方法而迷失自我。

120　卫气虚证内涵及其诊断标准

证候是中医诊断学的基本概念，是临床辨证论治的前提和依据。证候的规范化研究是中医研究的热点领域，主要包括证候名称、证候内涵、证候分类以及证候诊断标准等方面，而建立证候诊断标准是其中的核心内容。当前证候诊断标准的欠缺在很大程度上阻碍了中医科研和临床的发展，以及中医药现代化的进程。卫气虚证作为临床常见证候，既可见于多种疾病，也可见于体质较弱、易患感冒的亚健康状态人群。但在实际应用中，卫气虚证存在着内涵与外延界定不清晰的现象。《中医临床诊疗术语·证候部分》在气虚证下提出了卫气虚证（也称为卫气亏虚证、卫表不固证），在肺系证下提出了肺卫气虚证（也称为肺虚表疏证、肺卫不固证）。《中医诊断学》中没有卫气虚证或肺卫气虚证的证候分型，只涉及了肺气虚证，并将恶风、自汗、易于感冒等原属于卫气虚证的内容归属为肺气虚证。因此，为全面分析卫气虚证的临床表现，学者车钰文等以卫气虚证、肺卫气虚证及其别称（如卫气虚证/卫气亏虚证/卫表不固证/肺卫气虚证/肺虚表疏证/肺卫不固证）为检索词，系统检索中国知网（CNKI）、万方数据知识服务平台（WF）、维普数据库（VIP）、中国生物医学文献数据库（CBM）及 PubMed 数据库从建库至 2022 年 2 月的相关文献，对其诊断依据及临床表现等信息进行提取，分析卫气虚证的应用现状，在此基础上进一步探讨了卫气虚证的内涵，并对卫气虚证的诊断进行思考和分析，为促进卫气虚证诊断标准的规范化、标准化提供了思路。

卫气虚证应用

1. 卫气虚证可作为独立证候应用于临床　共检索到卫气虚证诊断研究的相关文献 24 篇，其中 14 篇是基于专家经验及临床病例总结形成的自拟标准，10 篇是引用或参考已发布的相关标准或专著、教材等。在有明确引用或参考诊断依据的文献中，4 篇文献的诊断依据证候名为卫气虚证或卫表不固证，涉及《中医临床诊疗术语·证候部分》及《中医皮肤科常见病诊疗指南》；4 篇文献的诊断依据证候名为肺卫气虚证，涉及《中医病证诊断疗效标准》及《中医耳鼻喉科学》；2 篇文献的诊断依据证候名为肺气虚证，涉及《中药新药临床研究指导原则（试行）》及《慢性阻塞性肺疾病中医证候诊断标准》。通过总结、归纳发现，出现频率≥10%的症状、体征中反映了卫气虚证最核心的基本特征，其中自汗、畏风寒、易感冒等为卫气亏虚主要临床症状，是卫气护卫肌表，抗御外邪，温煦皮肤、腠理、肌肉，司汗孔开阖功能下降的表现；易疲劳、气短、少气懒言、面色淡白、舌淡、苔薄白、脉弱、脉细等为气虚主要临床症状，是身体机能下降的表现。此外，卫气虚的一些症状表现与所涉及的具体疾病相关，如与慢性荨麻疹相关的皮疹、皮肤瘙痒等，与各类鼻炎相关的鼻塞、流涕、打喷嚏、嗅觉减退等，与慢性阻塞性肺疾病、哮喘、反复呼吸道感染相关的咽痛、咳嗽、喘促、气短、咯痰等。

2. 肺卫气虚证涵盖了肺气虚证和卫气虚证　肺卫气虚证研究的相关文献共 36 篇，其中 15 篇是基于专家经验及临床病例总结形成的自拟标准，21 篇是引用或参考已发布的相关标准或专著、教材等。在有明确引用或参考诊断依据的文献中，16 篇文献的诊断依据证候名为肺气虚证或肺卫不固证，涉及《中医临床诊疗术语·证候部分》《中医病证诊断疗效标准》《中医耳鼻喉科学》《24 个专业 104 个病种中医诊疗方案》《中医儿科学》《中医儿科临床诊疗指南·小儿汗证》《咳嗽中医诊疗专家共识意见》；5 篇文献中的诊断依据证候名为肺气虚证，涉及《中药新药临床研究指导原则（试行）》《中医诊断学》及《实用中医诊断学》。

在肺卫气虚证的临床表现中出现频率≥10%的症状、体征可概括为两类，一类是肺气虚相关的表现，如咳嗽、喘息、鼻塞、流涕、咽痛等；另一类是卫气虚相关的表现，如自汗、畏风、易感冒、舌淡、苔薄白、易疲劳、面色淡白、气短、少气懒言、脉弱、脉细、脉浮等。说明肺卫气虚证涵盖了肺气虚证与卫气虚证的临床表现，是此两类证候特征的合并证候。目前看来，卫气虚证可以作为一个独立证候存在，但在现行标准体系下又很难将其与肺卫气虚证、肺气虚证截然分开。鉴于目前卫气虚证的内涵与外延界定不清晰，为了建立更加规范、统一的卫气虚证诊断标准，进而服务于临床，急需对卫气虚证的内涵进行界定。

卫气虚证的内涵

1. 卫气的概念及功能 卫气是中医理论的重要内容，早在《黄帝内经》中便有诸多记载，如《素问·痹论》指出："卫者，水谷之悍气也，其气慓疾滑利，不能入于脉也，故循皮肤之中，分肉之间，熏于肓膜，散于胸腹。"指出卫气属于脾胃运化的水谷精微中慓疾滑利的部分，其活动力很强，不受脉道约束，循行于脉外，布散于体表。此外，《灵枢·营卫生会》中具体描述了卫气的化生过程，云："人受气于谷，谷入于胃，以传与肺，五脏六腑，皆以受气。其清者为营，浊者为卫。"饮食在脾气运化下化为水谷精微，气浊者为"卫"。因此，卫气是由饮食水所化生的悍气，行于脉外，具有护卫肌表，抗御外邪，温煦皮肤、腠理、肌肉与司汗孔开阖的功能，正如《医旨绪余·宗气营气卫气》指出"卫气者，为言护卫周身，温分肉，肥腠理，不使外邪侵犯也"。可见，卫气布于体表，发挥着人体屏障的功能，使外邪不能侵入机体。卫气还可以温煦皮肤、腠理、肌肉，发挥温养作用，保持人体的体温恒定，维持脏腑进行生理活动所适宜的温度条件。卫气司汗孔开阖的作用体现在可以调节控制肌腠的开合、汗液的排泄，根据人体生命活动的需要，有规律地调节肌腠的开合来调节人体的水液代谢和体温，以维持人体内外环境的平衡。当卫气亏虚时，相对应出现易感冒、畏风寒、自汗等卫外不固的表现。

2. 卫气与肺、脾关系密切 肺气与卫气的关系尤为密切，肺主一身之表，外合皮毛，宣发卫气。卫气护卫肌表、防御外邪功能的正常发挥，依赖于肺气的宣发。若肺气亏虚，失于宣散，卫气不能外达皮毛，则可导致卫气护卫肌表、温养肌腠皮毛及调节腠理开合的功能失调。因此，当肺气虚证与卫气虚证同时出现可合称为肺气虚证。卫气虚证的临床表现中也包含了"纳少、便溏"的脾气虚症状，这是由于卫气是由脾胃运化的水谷精微所化生，脾胃功能的正常与否会影响卫气的生成。脾胃健运，水谷精微运化充足，则卫气充足；脾失健运，水谷精微运化不足，则导致卫气虚弱。当临床出现纳少、腹胀、便溏等症状时，提示可能是卫气虚同时伴有脾气虚存在。

《灵枢·营卫生会》中云"营出于中焦，卫出于下焦"。有研究者据此提出了"卫气根于肾"的观点，认为肾气运行于三焦而通达各个脏腑，维持和推动脏腑的功能正常运行，使卫气得以汲取中焦之养，从上焦而宣。也有研究认为这里的"出"指运动之所出，可理解为卫气在夜行于阴的过程中得到肾中元气的充养，使得卫外的功能更加充盛，这是肾中先天之精对卫气生成作用的辅证。梳理相关文献发现，目前的国家标准及相关教材、专著中，肾气虚证下没有卫气功能失调相关的临床表现，说明卫气与肾的关系在现代并没有得到认同与使用。

3. 卫气虚证的内涵 结合卫气虚证的当代认识，卫气虚证可作为一个独立证候应用于临床，尽管卫气与肺、脾之间存在着一定的联系，但卫气虚作为一种病理现象，其病位在表，主要表现应以卫外不固为主，而不应再涵盖脏腑病位。因此，卫气虚证的内涵即是因卫气本身的虚弱导致其护卫肌表，抗御外邪，温煦皮肤、腠理、肌肉及司汗孔开阖功能失调，并伴随气虚表现的一种证候类型，临床以自汗、畏风寒、易感冒为主要症状，伴见易疲劳、少气懒言、气短、舌质淡、苔薄白、脉细弱为特征。

卫气虚证诊断标准

1. 目前证候诊断标准构建的模式与结构 目前证候诊断标准的模式可概括为两大类，一类是病证结合模式，即从病与证的不同层面反映疾病的发生发展规律，体现该疾病的特点。"病"既可以是现代医学疾病，如冠心病血瘀证诊断标准，也可以是中医体系下的疾病，如风湿病脾虚湿阻证证候诊断标准；另一类是单纯证候模式，即以证为研究对象，不关注疾病的类别，体现该证候最基本、最核心的内容，突出中医特色，适用于多个病域，如肾阳虚证诊断标准。

从构成诊断标准的内容来看主要有以下 3 种形式：其一是宏观表现与微观指标，即证候的症状、体征及借助现代医学技术得到的生理、病理等方面的客观指标。其二是定性与半定量的诊断，定性诊断标准的内容由单纯症状组成（一般分为主症和次症），满足其中若干项即可诊断。而目前更多见的是半定量诊断，即对构成诊断标准的条目赋予一定分值，当各条目所赋分数的总和达到某证所规定的分值时，即可诊断为该证候。其三是基于证候要素的角度建立标准，包括病位和病性两个方面，对其诊断条目进行不同维度的划分，并且这种构成形式是建立中医证候诊断标准的趋势所在。

2. 卫气虚证诊断标准的构建 卫气虚证反映的是卫气亏虚致其功能失调的表现，其病位在表，可理解为是卫表部位的功能失调，同时由于卫气虚属于气虚的一种，可伴随有气虚所致全身机能下降的基本表现。因此，基于卫气的概念及功能，从证候要素的角度入手，可将卫气虚证的临床表现概括为卫外不固和气虚两个部分，作为今后构建卫气虚证诊断标准的两个维度。在此基础上，结合德尔菲专家问卷调查及名义群体法征询专家意见，形成卫气虚证诊断标准的专家共识，并通过临床验证，以最终建立卫气虚证诊断标准。

总之，卫气虚证是卫气亏虚致其功能失调而相应出现畏风、自汗、易感冒等卫外不固的表现，同时伴有气虚的基本表现的一种证候类型。基于卫气的概念、功能及其与脏腑间的关系，明确了卫气虚证可以作为独立证候应用于临床，当临床表现中同时出现肺气虚证的症状时，可被合称为肺卫气虚证。未来应从证候要素的角度入手，围绕卫气功能的失调及气虚两个维度构建卫气虚证诊断标准，以促进证候的规范化、标准化研究。

121 肺气虚证的定量化研究

肺为娇脏，又为华盖之脏，外邪侵入，最易犯肺；五脏之虚，常由肺始，肺虚渐及脾、肾、心、肝，肺气虚是临床最常见的征象。肺气虚的定义症状为气短、气促、易乏力、语言低微、自汗、易感冒，伴或不伴舌淡、苔白、脉虚。从中西医结合临床的角度来看，它主要见于慢性支气管炎、哮喘缓解期、过敏性鼻炎轻中度患者。目前对于肺气虚的辨证研究集中在微观——即细胞分子水平上，少数从宏观角度——即机体整体功能和综合表现出发。学者谈珍等对近10年肺气虚证的研究做了梳理归纳。

微观辨证

1. 生理学

（1）血液动力学：姚伟等建立气体输运的血液动力学模型进行分析，发现心肺系统的参数异常改变会引起细胞代谢活动的外环境——组织液的氧分压降低，进而导致各种肺气虚症状的出现，由此解释气短气促是缺氧或二氧化碳浓度过高的代偿反应，疲倦乏力来源于无氧呼吸或能量物质不足。因此建议将组织液中氧分压作为表示肺气虚的指标。

（2）血液流变学：动物和临床实验都证明肺气虚患者存在血瘀现象，微循环障碍。杨牧祥等发现肺气虚证SD大鼠模型的全血黏度、血浆黏度及全血还原黏度均高于对照组（$P<0.001$），且RBC电泳时间延长（$P<0.001$），RBC压积增加（$P<0.01$），表现为高凝、高聚和高黏状态。王元勋等对102例肺气虚证患者测定血液流变学及TXB_2、$6\text{-}Keto\text{-}PGF_{1a}$。结果肺气虚证组低切、高切速下全血比黏度、血浆比黏度、红细胞压积均显著增高，红细胞电泳率下降，红细胞变形指数增大，且随肺气虚程度加重而更为明显。TXB_2显著增高，PGF_{1a}显著降低，该结果提示已存在TXA-PGI2的平衡失调，可能引起血小板聚集、血管收缩、肺微循环障碍、肺动脉高压等，这是从气虚致血瘀证发展中的重要物质基础，提示TXB_2升高伴$6\text{-}Keto\text{-}PGF_{1a}$下降可以作为肺气虚证的一个重要参考指标。

另外，杨牧祥等通过对实验性肺气虚证大鼠肺部组织NOS表达特征的检测，发现其肺脏间质有较多的巨噬细胞呈密集阳性反应。说明在肺气虚状态下巨噬细胞免疫活性中NO具有重要介导作用。NO合成增多，可作为"肺气"御邪的积极反应。同时，当邪气持续侵害致"肺气"虚乏时，肺组织供血状态则呈现出NO扩张血管作用减退所致的"瘀血"征象。这是肺气虚证气虚血瘀的又一解释和可能的物质基础。

从现代医学的角度来分析，中医辨为肺气虚的慢性支气管炎、哮喘都存在慢性气道炎症，会涉及大量炎性介质如组织胺、血小板活化因子、溶酶体酶、缓激肽等。这些介质除引起气道高反应性及支气管痉挛外，也可导致血管内皮细胞损伤、激活血液中凝血因子、凝血物质增加，发生凝血反应，引起肺微血管收缩，导致微循环瘀滞。

2. 免疫学

（1）免疫功能：杨健芳等测定26例血虚证，30例气虚证以及34例气血两虚证患者的外周血T淋巴祖细胞集落（TL-CFU），三种虚证与正常人比较均因TC-CFU值下降而出现免疫功能低下，气血两虚证患者TL-CFU值下降最为明显，其次是血虚证。徐锡鸿将肺气虚证患者（哮喘、慢性支气管炎）分为4组进行观察，以血清IgA、IgG、IgM、唾液SIgA、淋巴细胞亚群CD4、CD8、CD4/CD8为观察指标。结果显示与健康组相比三组患者均表现为免疫功能下降；肺气虚慢支组的免疫功能要略强于多脏器虚组；肺气虚慢性支气管炎组和肺气虚哮喘组的免疫功能未表现出明显差异。

（2）自由基的变化：宋卫东等对血、肺泡及支气管肺灌洗液（BALF）进行一系列的研究，结果认为肺气虚证患者BALF中过氧化脂质（LPO）明显升高，超氧化物歧化酶（SOD）明显下降，而外周血SOD、LPO与健康对照组无明显差异。但李泽庚等研究结果稍有不同，他们检测肺气虚证患者外周血SOD活力下降、LPO含量升高，与正常组比较有意义（$P<0.01$），而体内自由基代谢紊乱与肺气虚证严重程度密切相关。

3. 生物化学

（1）内皮素：近年研究表明，内皮素（ET）是已知最强的气管和支气管平滑肌收缩剂，在支气管哮喘、慢性阻塞性肺疾病、肺动脉高压等发病机理中起着十分重要的作用，特别是哮喘患者BALF中，血浆或呼吸道上皮细胞EF-1水平明显增高。李君等研究结果表明肺气虚证模型大鼠的血浆ET含量大大高于健康大鼠（$P<0.01$）。并且随着肺气虚证的逐渐形成，大鼠血浆ET含量也呈一斜率上升。故认为血浆ET含量可作为肺气虚证辨证的客观指标之一。

（2）心钠素：许涛观察了肺气虚证的动物模型20例和肺气虚证患者60例的心钠素（ANP）变化。结果病模组大鼠及肺气虚证患者ANP明显高于正常对照组。因此建议ANP可以作为肺气虚证的诊断和判断病情严重程度的参考标准之一。

（3）血浆纤维结合素（Fn）：程惠娟等对30例肺气虚证患者进行Fn测定，并与21例正常对照组患者对比。结果发现正常对照组血浆Fn明显高于肺气虚组，差异有显著性意义。同时发现肺气虚时血浆Fn水平与PaO_2呈负相关，与$PaCO_2$呈正相关。因此认为血浆Fn水平在一定程度上反映了肺气虚患者呼吸功能的代偿程度。

（4）微量元素：微量元素含量过多或不足都会影响机体代谢活动。而这些活动与中医的"气"有密切关系。研究证实当肺气虚时，微量元素就会出现相应的改变。杨作成等观察肺气虚大鼠皮毛中微量元素变化。结果模型组大鼠Zn、Fe、Ca、Mg含量明显低于对照组（$P<0.01$），而Cu的含量较对照组高（$P<0.01$）。李鹏对常年性过敏性鼻炎患者头发微量元素Zn、Cu、Mn的检测发现患者Zn值降低，Cu、Mn值升高，其中Zn值降低的顺序为肺气虚＞脾气虚＞肾阳虚。治疗后的动态变化更证明这种改变。耿宏伟对120例慢阻肺肺气虚患者用黄芪及丹参针剂进行治疗，并于治疗前后对肺功能及血浆、红细胞、尿中微量元素的变化进行了测定。结果患者肺气虚症状得到改善；血浆Zn、Fe值增高，Cu值降低；红细胞中Zn、Fe值降低，Cu值增高；尿中Zn值降低，Cu、Fe值升高；VC、FVC、FEV_1、V_{25}、V_{50}、MMEF与治疗前比较有差异$P<0.01$）。

李浩等实验发现大鼠在长期有害气体的作用下，表现出肺-气虚证的证候，其鼻腔出现与气管和肺同步的病理变化。扫描电镜下见模型组大鼠下鼻甲和气管黏膜纤毛细胞数量显著减少，杯状细胞增多，胞浆充满黏液颗粒，黏膜及黏膜下层浆细胞浸润，结缔组织增生。同样，在临床研究中，徐锡鸿等用纤维支气管镜钳取哮喘、慢性支气管炎中医辨证为肺气虚证患者的支气管黏膜组织，用扫描电镜进行观察。结果肺气虚证患者的气管基底层中可见有较多数量的白细胞，纤毛细胞及其纤毛数量减少，胞质中线粒体数目减少并存有损伤，杯状细胞数量增多，内质网发达，分泌颗粒增多，分泌旺盛。

宏观辨证

1. 肺功能 李若钧采用肺功能仪检测肺肾气虚型慢性阻塞性肺气肿患者120例，结果显示随着肺肾气虚证的逐级加重，肺功能检测其通气功能障碍亦逐渐加重，二者呈正相关。国内调查显示哮喘患儿缓解期存在明显的肺功能障碍。王乃礼报道哮喘缓解期肺功能检查75.15%患儿有通气功能损害。

2. 心功能 有研究者把心功能多数归于心，较少与肺气虚相联系。王成等通过观察心电向量图的变化检测20例临床无心功能不全症状的哮喘儿童，结果显示哮喘组QRS环时间延长（$P<0.01$），故认为哮喘患儿心脏有潜在受损。哮喘儿童多存在肺气虚证，因此可推测肺气虚与心功能状态有一定

联系。

3. 气道高反应 这主要是针对哮喘病的肺气虚证患者而作的研究。气道高反应性是哮喘的主要病理生理特征和诊断指标，与预后也有相关性。多年观察初步证实哮喘患者的气道反应性越高，其哮喘越严重，治疗效果越差。

徐锡鸿等用组织胺激发试验测定，结果肺气虚组和肺气未虚组肺通气功能均较健康组低，而气道反应性则均较健康组高，吸入组胺的累积剂量肺气虚组明显少于肺气未虚组。提示辨证为肺气虚和肺气未虚的哮喘患者都存在气道高反应性，但肺气虚患者的气道反应性明显高于肺气未虚者。柴秀娟等对43例患者做乙酰甲胆碱激发试验，结果显示哮喘患者气道反应性增高，但肺气虚者较肺气未虚者的基础阻力更高，反应阈值更低。

望 诊

1. 山根青筋 临床上哮喘患儿较多存在山根青筋。时毓民等分析了61例有青筋的哮喘患儿，发现脾肺虚证占了大多数，其中肺虚占首位，脾虚次之。值得注意的是小儿哮喘病有山根青筋者高达70%，有35例患儿发病时青筋显露，好转后青筋变浅，提示山根青筋的进退与病变轻重有一定关系。

2. 舌象 张远炎等将患者划分为心肺气虚组、脾胃气虚组、肾气虚组。观察结果表明气虚证在舌体的特点是胖大、有齿痕，约占气虚患者的2/3。气虚证在舌质上以淡白为主，尤其是心肺和脾胃气虚证者都占半数以上，其次是暗红色舌质，主要集中在肾气虚证者，约占60%。气虚证者舌苔薄白者居多（52.17%～76.47%），且心肺、脾胃、肾气虚3组之间比较并无统计学意义。心肺气虚组中黄苔数略多于脾胃气虚组，并有统计学意义。

四诊综合

潘毅收集了182例肺系疾病患者的四诊资料（92例肺气虚证，90例非肺气虚证），应用计数资料的两类判别方法，将四诊所得资料按出现的频率定分值，建立了一个肺气虚证的计量诊断表，并进一步简化成诊断计分表。该表与全国对肺气虚证的诊断参考标准比较，诊断符合率为93.4%。研究特点是借鉴现代心理行为学、精神病学的诊断方法，将软指标定量化。

综上所述，从实验室检查来看，肺气虚证主要变化是组织液氧分压下降，免疫功能下降，自由基损伤，血液高凝高聚高黏，ET、ANP增高，Fn下降，微量元素改变，肺功能下降，鼻和支气管同步出现病理改变，舌淡白、苔薄白或黄，哮喘肺气虚证还存在气道反应性增高，山根青筋和心功能下降。

辨证论治是中医学区别于现代医学及其他传统医学的一大特色，由于"证"是有物质基础的，应该可以定量或定性判断，因此证的客观化、定量化、标准化是目前中医辨证研究的发展方向。但传统中医是宏观辨证，目前大家公认证是一种综合性的功能态，因此任何单一的特异性指标、微观改变或实验室检查目前尚不足以说明肺气虚的实质。

中医肺气虚从现代医学角度来看，其实是心肺功能低下、组织易于缺氧或组织能量易于耗竭的状态。对组织液氧分压的研究是将微观宏观辨证联系的有益探索。肺气虚证中不同的病有自己的共性，以人群为基础，以单个病为突破口，借助现代器械，将宏观辨证和微观辨证结合起来，将定性指标和定量指标结合起来，应该不失为肺气虚证的新的研究思路。

122　肺气虚证与免疫学

肺气虚证是中医肺系疾病的常见证候，是以肺功能减退为主要特征的全身多系统功能衰退综合征，其发病率随年龄的增加而增加。本证发展缓慢，多是渐进性、持续性，进而导致多系统、多脏器功能障碍，容易引起哮喘、肺气肿、慢性支气管炎，慢性阻塞性肺病（COPD）等呼吸道疾病，肺气虚证临床主要表现为咳喘无力、气短喘促、易患感冒、面色淡白、神疲乏力、少气懒言、舌淡苔白，脉弱。目前许多研究证实肺气虚证与机体免疫功能下降有着密切联系，学者曾典等就近年关于肺气虚证免疫功能的相关研究做了梳理归纳。

文献研究

肺气虚，出自《素问·方盛衰论》，又称肺气不足。中医学认为，肺主气，合皮毛，司呼吸，输布精液于全身脏器，维持各脏腑的正常生理功能。其理论基础与《素问·经脉别论》中"肺朝百脉，输精于皮毛，毛脉合精，行气于府，府精神明，留于四脏"的观点相吻合。肺虚气衰则治节之功受损，《理虚元鉴·卷上》云"肺主皮毛，外行卫气，气薄而无以卫外，则六气所感，怯弱难御，动辄受损"。究其病因，肺气虚证的成因为劳伤、久咳、暑热及重病之后，损伤肺气，或脾虚不能上升清气于肺，而致肺气亏少，功能活动减弱。如《素问·通评虚实论》云："气虚者，肺虚也。"《诸病源候论·卷三十七》亦云："气病，是肺虚所为。肺主气，五脏六腑皆享气于肺。忧思恐怒，居处饮食不节，伤动肺气者，并成病。"而《医学心悟》则认为肺气虚有因"脾虚不能生肺"而成者，现代中医学认为肺气虚多由寒温不适，久咳伤气，悲伤不已，劳逸不当所致。其治疗原则以补益肺气为主，如《医学心悟》云："肺气虚，则腠理不固，治宜解表兼补肺气。"肺气虚证的临床表现为咳喘气短，声音低怯，自汗畏风，易感外邪，气短乏力，面白神疲，舌淡苔白，脉弱等。如《诸病源候论·卷三十七》云："其肺气虚，谓之不足，则短乏少气。"又如《重订通俗伤寒论·卷九》云："肺气虚，不能通调水道，致水溢外膜而成肿。"在治疗方面《诸病源候论》认为"肺气不足，则少气不能报息，耳聋嗌干，是为肺气之虚也，则宜补之"。《医学心悟》根据肺气虚证及其变证，明确指出其辨证论治与用药遣方："患虚损者，当就其真阴未槁之时而重养之，义庶乎其可矣；治虚损者，当就其阴血未槁之时而早补之。治疗时若肺虚咳喘则可用补肺汤或人参胡桃汤；肺卫不足易感外邪可用玉屏风散；合并肺阳虚者可用保元汤，脾肺俱虚则可用五味异功散、六君子等药补土生肺，反掌收功，为至捷也。"

实验研究

1. 免疫细胞研究　免疫细胞主要包括淋巴细胞、天然杀伤细胞、吞噬细胞、树突状细胞、单核/巨噬细胞、粒细胞、肥大细胞等，各类型免疫细胞的数量稳定性以及相互协同作用对于维持机体正常的免疫功能具有重要作用。国外研究证实肺气肿、慢性阻塞性肺疾病（COPD）存在巨噬细胞、中性粒细胞、树突细胞，Th17/Treg 比例失衡的现象，说明巨噬细胞，中性粒细胞，树突细胞，Th17，Treg 等免疫细胞参与了肺气肿，COPD 的发生，免疫细胞数量变化的研究对于 COPD 等肺系疾病的具体发病机制研究具有重要意义。利用烟草烟雾烟熏 BALB/c 小鼠 5 天后，检测发现烟熏组小鼠支气管肺泡灌洗液嗜中性粒细胞，肺组织嗜中性粒细胞和嗜酸性粒细胞含量均显著增加。另有研究证实，烟熏组小鼠肺泡灌洗液有大量中性粒细胞，巨噬细胞以及淋巴细胞募集，说明烟雾可以诱导机体募集大量巨噬细胞、中性粒细胞、淋巴细胞等炎性细胞，促进炎性细胞浸润，引起肺气肿，慢性阻塞性肺病的发生。张葵等利用烟、SO_2定量熏吸并复合木瓜蛋白酶雾化吸入法，制造大鼠肺气虚证稳定期COPD模型，支气管肺泡灌洗液（BALF）细胞学检查同样发现模型组大鼠BALF白细胞数量显著增加，其中巨噬细胞，淋巴细胞增加尤为显著，由此推测肺气虚证的发生与大量炎性细胞的浸润相关，并伴随着炎症的发生。烟草烟雾刺激可导致小鼠肺组织树突细胞数量显著增加，且树突细胞的激活依赖于IL-IRI/IL-1α。杨宏新等研究$CD4^+$、$CD8^+$在肺气虚证大鼠肺和皮肤中的表达时发现，肺气虚证大鼠肺脏和皮肤$CD8^+$细胞均升高，皮肤$CD4^+$细胞发生迁移，但数量没有变化，肺$CD4^+$细胞数量没有变化，提示其自身免疫功能下降。可见，肺气虚证患者存在不同类型免疫细胞比例失衡或免疫细胞新生、凋亡平衡紊乱的现象，致使机体免疫能力下降，进而引发哮喘、肺气肿、慢性支气管炎，COPD等呼吸道疾病。

2. 细胞因子研究 免疫细胞因子含量的稳定对于维持机体正常的免疫功能不可或缺，其平衡的破坏是肺气虚证发生的重要因素之一。钱琛等利用烟熏法复制COPD肺气虚证大鼠模型并测定其血清TNF-α、IL-6、IL-8的水平，结果发现模型组血清TNF-α、IL-6、IL-8水平较正常组显著升高，说明TNF-α、IL-6、IL-8作为重要的细胞因子，在肺气虚证的发生中，引起细胞因子网络失衡，从而造成大鼠的免疫调节紊乱，诱发或加重支气管的炎性反应和肺组织的损伤。研究发现利用烟草烟雾烟熏大鼠可导致大鼠支气管肺泡灌洗液中IL-8含量显著增加，IL-17含量显著降低，因而推测IL-8含量升高及IL-17含量降低共同参与了COPD的发生。程惠娟等通过复制肺气虚证大鼠模型研究β防御素在肺气虚证大鼠发病中的作用，观察发现模型组大鼠在感染后3天，肺部急性感染明显，血清β防御素、肺匀浆$β_2$防御素水平显著升高；感染30天、100天时，大鼠肺部显示慢性感染，血清β防御素和气管灌洗液、肺匀浆$β_2$防御素水平显著降低，因而认为β防御素参与了肺气虚证的发病过程，发病急性期参与炎症反应，慢性期诱发或加重肺气虚证。此外有研究发现肺气肿患者体内存在凋亡肺细胞大量堆积和血管内皮生长因子（VEGF）水平及其受体表达降低的现象。研究表明，随着小鼠体内VEGF逐渐消耗，Rac1被激活，巨噬细胞吞噬凋亡细胞的能力受到抑制，导致凋亡细胞累积进而发展成为肺气肿，利用抗体封闭或药物抑制VEGFR1活性也可达到类似效果，而VEGF高表达则可增强吞噬细胞对凋亡细胞的清除能力，由此推测VEGF可能通过与VEGFR1相互作用激活Rac1，从而达到增强吞噬细胞对凋亡细胞的清除率，间接参与肺气肿的发生。席斌等通过建立肺气虚——变应性鼻炎病证复合动物模型研究发现，肺气虚型变应性鼻炎豚鼠血清IL-4升高、INF-γ下降及TNF-γ/IL-4比值降低，表明Th1/Th2细胞因子网络失衡在肺气虚证及变应性鼻炎的发生中具有重要作用。黄颖等用烟雾诱导肺气肿大鼠模型，检测发现烟雾暴露组大鼠$CD4^+$IL-$21R^+$T细胞比例显著升高，将IL-21与从烟雾暴露组分离得到的肺单核细胞混合培养，其Th1、Th17细胞百分比显著升高，由此认为IL-21可能通过诱导$CD4^+$T细胞分化和促进Th1、Th17反应来促进肺气肿的发生。肺气虚型肺气肿小鼠Th17细胞可通过IL-21增加$CD8^+$T细胞的细胞毒性，而IL-17可通过调节$CD8^+$T及升高IL-1β、IL-6、IL-23、TGF-β和INF-γ水平来参与促进肺气肿的发生，从而参与肺气肿炎性反应的发生。

3. 免疫球蛋白分子研究 免疫球蛋白分子是机体重要的免疫活性物质，广泛分布于血浆、体液及各组织器官中，参与机体的各种免疫应答反应。IgA、IgG、IgM等免疫球蛋白具有抵抗、抑制致病微生物在呼吸道粘附、增殖的作用，是呼吸道局部体液免疫的重要成分。杨牧祥等研究证实，肺气虚证大鼠血清IgG，IgM含量均明显低于正常对照组，提示肺气虚证大鼠免疫功能出现明显下降，推测IgG，IgM含量降低是促进肺气虚证发生的重要因素之一。张伟等通过检测肺气虚证大鼠肠组织中slgA含量变化证实，肺气虚证大鼠肠组织slgA含量明显降低，说明肺气虚证大鼠免疫功能降低，这与呼吸系统、消化系统的感染性疾病、免疫疾病的发生密切相关。侯辉等研究慢性支气管炎肺气虚证患者支气管-肺泡灌洗液中免疫球蛋白IgA含量明显降低，且伴有嗜中性粒细胞和巨噬细胞比例显著下降，淋巴细胞比例显著升高等免疫功能下降的指标出现。李廷天通过测定比较COPD、糖尿病（DM）和COPD合并DM模型大鼠肺泡灌洗液（BALF）中分slgA含量同样也证实：与正常组比较，COPD组的slgA含量显著下降，DM 组和 DM 合并 COPD 组的 slgA 含量显著升高，说明 COPD 组模型组大鼠呼吸道黏膜防御功能下降。

4. 基因与蛋白质表达研究 基因是遗传的物质基础，其作为唯一能够自主复制、永久存在的单位，其生理学功能及病理致病机制通过调控相关蛋白质的表达得以实现。肺气虚证往往先出现相关基因及功能蛋白的表达异常，继而引起该证的发生与发展。李泽庚等通过复制肺气虚证大鼠模型，4 周后对两组动物进行电镜观察和免疫组化检测，结果发现模型组大鼠肺组织细胞（包括肺泡Ⅰ型细胞、肺泡Ⅱ型细胞及炎性细胞等）凋亡明显增加，Fas、FasL 蛋白在肺组织中的表达显著上调，肺气虚证模型大鼠 Fas、FasL 蛋白表达与细胞凋亡增加呈平行关系，由此推断 Fas、FasL 蛋白可能参与了肺气虚的发病及肺组织细胞凋亡的调控。张葵等利用烟、SO_2 定量熏吸并复合木瓜蛋白酶雾化吸入法构建肺气虚证 COPD 大鼠模型并观察其气道重构中支气管肺组织 NF-κβ 和 MMP-9 的表达情况，结果发现模型组 NF-κβ 活化和 MMP-9 蛋白在支气管肺组织中高表达，小气道管壁及平滑肌层均显著增厚，由此推测 NF-κβ 可能通过调控肺气虚证 COPD 支气管肺组织中 MMPs 表达，直接影响其支气管平滑肌增殖，从而参与肺气虚证 COPD 气道重构的病理过程。刘向国等的研究也表明，肺气虚证大鼠支气管和肺组织中 MMP-2 和 MMP-9 的表达均显著增多，活性显著增强，由此认为 MMP-2 和 MMP-9 对于肺气肿的发生、发展以及炎症的持续具有重要作用，是肺气肿肺气虚证发病的主要机制之一。张彩琴等利用小青龙汤研究 COPD 小鼠基因表达谱时发现，与 COPD 发展相关的基因有 56 条，其中 32 条属于上调基因，24 条属于下调基因，这些基因都与机体免疫应答反应、新陈代谢、细胞转移、信号传导以及基因调节相关。辛爱萍等研究发现香烟烟雾刺激可以增加大鼠 PDGF-B、PDGFRβ 蛋白和 mRNA 表达量，由此推测香烟烟雾可通过调节 PDGF-B、PDGFRβ 的表达量，进而促进肺动脉高压，导致 COPD 的发生。胡国平等利用香烟烟雾烟熏大鼠 4 周后，检测发现肺组织谷氨酸-半胱氨酸连接酶催化亚基（GCLC）蛋白表达量显著增加。有研究利用类似的方法研究证实香烟烟雾可通过 MyD88/IRAK1 激活 TL4R 信号通路，进而调节 MMP-1 的表达，香烟烟雾烟熏组家兔肺组织 TL4R 和 MMP-1 表达量显著增加。

临床研究

临床肺气虚证患者多见，往往是诸多疾病的起始证候，失治或误治将演变成肺脾气虚、脾肾两虚等证。临床常常运用益气固表、补脾益肺作用的汤药进行治疗，治疗效果除了主观症状改善外，常采用免疫蛋白及淋巴细胞亚群等体液免疫角度进行评价。寇琼等利用补肺汤治疗肺气虚患者 30 例，发现咳嗽、喘息、自汗、神疲、乏力、少气懒言等症状改善更为明显，且感冒次数也明显减少，说明益肺汤治疗肺气虚患者疗效好。陈志斌等利用补肺Ⅰ号方治疗 60 例 COPD 肺气虚证患者，结果发现与治疗前相比，补肺Ⅰ号方能显著增加 COPD 肺气虚证患者的 $CD3^+$、$CD4^+$ 的免疫应答，减少增高的 $CD8^+$，从而提高患者机体免疫力。马砚涛等利用玉屏风散治疗 33 例稳定期 COPD 肺气虚证患者，结果发现玉屏风散治疗组与对照组对 COPD 肺气虚证患者总有效率分别为 78.79%、53.13%。与对照组相比，玉屏风散能显著提高血清 IgA、IgG、IgM 的含量，增强机体体液免疫功能。廖亚玲等利用玉屏风散配合常规疗法治疗 30 例稳定期 COPD 患者，结果同样证实玉屏风能显著提高血清 IgA、IgG、IgM 的含量，进而提高机体免疫力。李大军等通过对治疗组加用加味玉屏风散辅助治疗 COPD 患者，结果发现治疗组总有效率显著高于对照组，肺通气功能改善也更为显著，说明玉屏风散对于治疗 COPD 却有良好效果，与传统药方联合用药治疗肺虚疾病能够取得更加好的治疗效果。陈斯宁等采用利金方和氨茶碱分别治疗 40 例 COPD 稳定期肺气虚证患者并比较两组治疗前后细胞免疫和体液免疫指标的变化，结果显示利金方治疗后 $CD3^+$、$CD4^+$、$CD4^+/CD8^+$ 及 IgA、IgG、IgM 水平均较治疗前升高，提示利金方可显著提高 COPD 稳定期肺气虚证患者细胞免疫和体液免疫功能，增强 COPD 稳定期肺气虚证患者的免疫力。潘红斌等利用补肺固本汤治疗 55 例 COPD 肺气虚证甲状腺功能低下患者，结果显示治疗组总有效率 87.27%，对照组总有效率 50.98%，两组总有效率差异有显著性，且与对照组相比较，治疗组治疗前

后血清 T_3、T_4 均出现明显升高，说明补肺固本汤可通过增强甲状腺功能，增强机体免疫力，对于治疗肺气虚疾病有良好疗效。

综上所述，肺气虚证作为中医临床常见的证候，主要源于肺气虚损、卫阳不固，以肺气亏少，功能活动减弱为病理特征，以咳喘气短，声音低怯，自汗畏风，易感外邪，气短乏力，面白神疲，舌淡苔白，脉弱等为主要临床症状。近年对肺气虚证的研究，研究者从不同的角度对肺气虚证的本质并进行了诸多研究，也取得了可喜研究成果，这为探究肺气虚证本质客观指标的定量研究奠定了基础。今后对于肺气虚的研究应该在继承前人研究的基础上，强调对证要有真正深入的理解。同时，要与实验动物学、现代免疫学及分子生物学等学科相结合，突破传统思维，既要对与肺气虚证发生的相关分子、蛋白及基因进行深入微观研究，又要从基因组学、蛋白组学、代谢组学及免疫功能等进行宏观阐释。建立统一的诊断与治疗标准，系统解释肺气虚证的本质，从而推动肺气虚证的基础研究、临床研究和新药开发等，为中医临床有效治疗肺气虚证提供帮助。

123　肺气虚证与神经内分泌免疫网络

　　1977年Besedovsky提出，人体内存在有免疫神经内分泌网络假说以来，神经、内分泌、免疫三大系统之间的相互关系得到了广泛关注。现代医学对生命规律的认识逐步由整体器官水平向细胞水平乃至基因水平深入。在不断发现新事物新现象的同时，人们越来越重视机体整合调控机制的探索。大量研究资料表明，机体各细胞、器官、系统的功能活动不仅依靠神经内分泌系统的调节，而且有赖于免疫系统的参与。目前已经证实机体的三大调节系统：神经系统、内分泌系统和免疫系统之间存在交互信息传递机制，即神经、内分泌系统能调节免疫系统的功能，而免疫系统也能反过来调控神经内分泌系统的某些功能。它们相互交织、协调作用，构成一个立体的网络结构，共同负责机体对不同外环境和内环境的适应性反应。学者李泽庚等对肺气虚证的神经内分泌免疫网络研究做了梳理和探讨。

神经内分泌免疫网络学说与中医整体观念

　　神经-内分泌-免疫网络学说的提出和发展，与几千年来中医理论提倡的整体观念可谓不谋而合、殊途同归，并在一定程度上为来源于长期临床实践的中医理论提供了现代医学证据。中医学历来非常重视人体本身的统一性、完整性及其与自然界的相互关系，认为人体是一个有机整体，构成人体的各个脏器、组织或器官，在结构上是不可分割的，每个脏腑各自有不同的功能，又有整体活动下的分工合作，人体正常生理活动，一方面，要靠各脏腑组织发挥自己的功能，另一方面，又要靠脏腑间相辅相成的协同作用和相反相成的制约作用。这种机体自身整体性的思想。是古代唯物论和辩证法思想在中医学中的体现，它贯穿到中医生理、病理、诊法、辨证、治疗等各个方面，诸如阴平阳秘、五行生克乘侮、五脏相互协调、辨证施治以及方剂配伍中的君臣佐使等，无不体现了整体调节的思想。与中医整体观念极为相似的是，神经内分泌免疫网络学说提出：神经、内分泌、免疫三大系统除了各自独具的经典内容外，共同担负着控制机体内基本生命活动的重要作用，包括呼吸、循环、消化、泌尿生殖和防御。三个系统在体内的分布和作用均十分广泛，其系统内部分别存在着极其严密和精细的调节机制，在细胞、分子和基因水平上构成一个动态平衡的网络，通过相互刺激、相互制约，达到系统内部的自我调制和相对稳定。沈自尹提出：中医证是一种综合性的功能态，有具体的功能网络和调控中心，而这种网络就是神经内分泌免疫网络。

古代肺系文献对神经内分泌免疫网络的认识

　　中医的发展需要善于引入西医理论来破译中医理论中模糊而深奥的"黑箱"内容，逐步建立和发展清晰而完善的理论体系。藏象学说中的肺是中医基础理论中极为重要的组成部分。而整体观念是中医理论的精髓所在，它非常重视脏腑间的动态平衡，所谓"亢则害，承乃治，治则生化"，这与神经内分泌免疫网络理论有着十分相似的观点。

　　肺主气是中医肺理论体系中的重要组成部分，"肺者，气之本"，"诸气者，皆属于肺"。《素问·五脏生成论》云"肺为清气之源，而统领脏腑之华盖"，都证实了肺主气的理论含义。肺主一身之气指肺是体内交换气体的场所。毛细血管既可以吸收各器官转化的物质（宗气），又可将这些物质分送到各组织并带走那里的二氧化碳和其他代谢产物（浊气），这一功能也是交换气体的重要环节，因而毛细血管也是气体交换的重要场所。就肺本身气体交换而言，它也是通过肺组织的毛细血管来完成。这些生理功能与中医学概括论述的"凡脏腑经络之气，皆肺所宜"基本一致。因此从肺主一身之气和呼吸之气来说，微循环应属于肺。正是这样，肺通过气与脏腑形成沟通。"肺家气旺，则心脾肝肾四藏之气皆旺"（《本草通玄·卷上》）。因此，肺这一重要的器官与其他脏腑功能有着密切的联系。"肺在志为忧"，精神、思虑等活动是以气为物质基础的，若肺气足，则气血充沛，精神活动正常；若肺气虚衰，生化不足，精神失养，则会出现一系列如眩晕、失眠等精神神志异常的症状。可见肺与神经系统关系密切。

"肺主一身之气，气为邪阻，不能行水，故湿无由化，浊邪归浊道，故必传胃肠，浊中清者必传膀胱"（《医原·百病提纲论》）。"肺气不能下输，水湿因而泛滥"（《张隶青医案·卷十一》）。肺气受阻，水不下行，故会导致水肿等疾病，所以与内分泌系统又不无关系。

疾病的产生是人体正气不足邪气入侵所致，而"正气"也就是人体的免疫力。"子于父母，一体而分，而禀受不可不察，为禀肺气为皮毛，肺气不足，则皮薄怯寒，毛发不生"（《幼幼集成·卷二》）。"肺主皮毛，外行卫气，气薄而无以卫外。则六气所感，怯弱难御，动辄受损"（《理虚元鉴·卷上》）。肺的主气和肃降功能正常，卫气充盛，人体则不易受外邪的侵扰，可见，肺与先天和后天的免疫功能的关系亦十分密切。

肺气虚证与神经内分泌免疫网络

肺本质的研究是中医基础理论研究中的一个重要课题。一般对肺本质的研究多从肺气虚证入手，因为肺气虚是一组能够比较集中地反映肺的各种生理功能不足表现的综合症候群。经过20多年的研究表明，肺是以呼吸系统为主的多系统多功能的综合单位，它的功能与西医学中的呼吸系统、血液系统、神经内分泌系统、免疫系统的部分功能有着密切的联系。因此，肺气虚证与神经系统、内分泌系统及免疫系统功能均应有密切的联系。

1. 肺气虚证与神经系统 肺气虚证机体存在自主神经功能紊乱，以副交感神经兴奋增强，交感神经兴奋降低为主。资料表明肺气虚证慢阻肺患者血中真性胆碱酯酶含量显著高于健康对照组。宋卫东报道肺气虚证患者支气管灌洗液（BALF）中胆碱酯酶（Che）明显上升，而去甲肾上腺素（NE）下降，表明肺气虚证患者局部自主神经功能紊乱，提示局部以副交感神经兴奋占主导。但隐性肺证患者 BALF 中 Che 未见明显下降，而 Nc 明显上升，提示隐性肺证局部交感神经兴奋性增强，扩张支气管，以抵抗炎证反应及其他因素所引起的支气管狭窄。因此，在肺气虚证早期（隐性肺证）肺脏局部神经功能代偿性改变为主，晚期以失代偿（紊乱）为主。

2. 肺气虚证与内分泌系统 肺气虚证机体存在内分泌紊乱，林求诚报告检测 8 例肺气虚证患者尿 17-羟、17-酮类固醇含量均值低于对照组；检测 40 例肺气虚证患者血清蛋白结合碘含量均值低于对照组；检测 16 例肺气虚证患者血清多巴胺 8 羟化酶含量均值低于对照组。汪慰寒等报告 42 例心肺气虚患者（其中 11 例肺气虚）血浆心钠素含量较健康人显著降低。程氏等对 30 例肺气虚证患者进行血浆纤维结合素（Fn）测定，并与 21 例正常对照组患者对比，结果发现正常对照组血浆 Fn 明显高于肺气虚组，差异有显著性意义；同时发现肺气虚时血浆 Fn 水平与二氧化碳分压（PaO_2）呈负相关，与 $PaCO_2$ 呈正相关。因此认为血浆 Fn 水平在一定程度上反映了肺气虚患者呼吸功能的代偿程度。李泽庚等通过对 102 例肺气虚证患者红细胞超氧化物歧化酶（SOD）和血浆过氧化脂质（LPO）的检测，发现肺气虚证患者普遍存在 SOD 活力下降，LPO 含量升高，与正常组比较有显著性差异（$P<0.05\sim0.01$），说明体内自由基代谢紊乱与肺气虚证严重程度密切相关。另外，王元勋报道肺气虚证患者血浆 6-酮-前列腺素 F_{1a}（6-keto-PGF_{1a}）降低；血浆血栓烷 B_2（TXB_2）水平升高，并把这作为肺气虚证诊断的一个重要参考指标。宋卫东报道肺气虚证患者血和 BALF 中皮质醇（COR）较正常人明显下降，肺泡巨噬细胞（AM）中环磷酸腺苷（cAMP）和环磷酸鸟苷（cGMP）代谢紊乱，在内环境的各种因素的作用下，AM 中 cAMP 和 cGMP 明显升高，但 cGMP 升高更明显，而导致 cAMP 和 cGMP 比值降低，并且还发

现 AM 中 cAMP 和 cGMP 代谢紊乱与局部 COR 有关,表明在病理情况下,局部内分泌对 AM 的第二信使有调节作用。李君等实验研究发现肺气虚证模型大鼠的血浆 ET 含量大大高于健康大鼠。并且随着肺气虚证的逐渐形成,大鼠血浆内皮素(ET)含量也呈一斜率上升。许涛等采取动物实验和临床观察同步研究的方法,用放射免疫法分别测定肺气虚证病模组(烟熏法造模)大鼠、对照组大鼠的血浆心钠素(ANP)含量。研究结果发现肺气虚证大鼠血浆 ANP 高于正常大鼠血浆 ANP,提示血浆 ANP 含量可以作为肺气虚证的诊断及判断病情严重程度的参考指标之一。该研究结果为动物模型出现有血浆 ANP 显著升高,且与病变严重程度呈正相关。李泽庚研究发现 96 例肺气虚患者血浆 TXB_2 水平升高,PGF_{1a} 水平降低,T/P 比值增大至 12~21,二者平衡失调,且随着肺气虚程度的加重,有 TXB_2 增高,6-keto-PGF_{1a} 逐渐降低趋势,但在重度肺气虚时,6-keto-PGF_{1a} 有升高趋势。

3. 肺气虚证与免疫系统 现代研究发现肺气虚证存在免疫功能紊乱。王元勋等研究结果显示炭粒廓清试验模型组循环免疫复合物(CIC)下降缓慢,嗜中性粒细胞噬菌率、淋转率、大吞噬率、红细胞 C_3b 受体花环率、血清 IgG,SIgA 等均下降,表明不仅体液免疫功能低下,细胞免疫功能也受到影响。徐锡鸿等的研究表明,血清 IgG 含量和 T 淋巴细胞转化率,肺气虚组大鼠和健康组比较均有非常显著性差异($P<0.01$)。杨牧祥等对肺气虚证 SD 大鼠模型进行免疫功能测定表明:肺气虚证大鼠免疫功能低下,表现为血清免疫球蛋白 IgG、IgM 均明显低于对照组($P<0.05$)。李平观察 40 例肺气虚证患者,发现肺气虚患者血清干扰素(IFN)明显低于正常人,说明了肺气虚证与 IFN 的降低有着内在的关系。徐锡鸿研究发现 92 例肺气虚证患血清 IgA、IgG、IgM、唾液 SIgA、淋巴细胞亚群 CD4、CD8、CD4/CD8 等指标与健康组相比有明显的差异性,表现免疫功能下降;这种免疫功能低下的现象,随着机体正气的逐渐虚弱(由肺气虚向其他/合并其他脏器虚证的发展)而显示出加重的趋势,从而在临床上表现为弱不禁风而极易患病。杨牧祥通过对实验性肺气虚证大鼠肺部组织一氧化氮酶(NOS)表达特征的检测,发现其肺脏间质有较多的巨噬细胞呈密集阳性反应,说明在肺气虚状态下巨噬细胞免疫活性中一氧化氮(NO)具有重要介导作用。NO 合成增多,可作为肺气御邪的积极反应。方志斌研究发现肺气肿肺气虚证大鼠检查显示肺组织有慢性支气管炎及肺气肿病变,血中细胞因子白介素-6(IL-6)有升高趋势,白介素-8(IL-8)、肿瘤坏死因子 α(TNFα)显著升高,可以作为肺气虚证的一个重要参考指标。肺气虚证有轻、中、重度之分,发展到中度就会出现肺气肿,而血中细胞因子 IL-6、IL-8、TNFα 升高与肺气肿的形成有关,可能是肺气虚证从轻度向中、重度发展的重要原因之一。虽然西医学中肺脏的概念与中医"肺"的概念不相同,但它包含在中医"肺"的范畴中。

肺气虚证与神经系统、内分泌系统及免疫系统均有密切的联系。主要表现为肺气虚时自主神经功能紊乱,内分泌失调及免疫系统功能低下,有研究表明,肺组织、支气管中存在大量的神经元、丰富的肺脏神经内分泌细胞和免疫细胞,它们在肺组织中主要呈弥散分布,相互之间在空间上紧密联系,加之许多相同的生物活性物质和受体在它们之间起信息传递作用,使得任一系统都处在另两系统和自身分泌物所形成的复杂的微环境之中。因此,在肺组织神经、内分泌、免疫三个系统之间有足够的机会相互作用,因此肺很有可能是通过调节神经内分泌免疫网络来发挥其功能的。目前神经内分泌免疫网络作为机体的调节整合系统备受国际、国内医学界的重视。中西医结合工作者已运用神经内分泌免疫网络理论来进行肾本质的研究,并取得了令人瞩目的成果,近来也有学者开始重视肝本质及脾本质与神经内分泌免疫网络调控的研究。

124　肺气虚证与呼吸功能

肺为娇脏，在五行属金，为魄之处、气之主。《素问·五脏生成论》云"肺主一身之气"，"诸气者，皆属于肺"。《中藏经》也指出"肺者，生气之源"。可见，肺与气关系之密切。而《素问·宝命全形论》云："天地合气，命之云人。"可知"气乃生之本也"，是构成人体的基本物质。由此可见，肺气对人体的重要性，而肺气虚证无疑也是临床的常见证候，亦是研究的重点证候。

肺的生理功能可概括为主气、司呼吸、主宣发和肃降、通调水道、朝百脉、主治节。其中肺主气、司呼吸是肺最基本的生理功能。运用现代医学手段来研究主肺呼吸，为研究肺气虚证本质提供了思路和可能。呼吸功能检测包括肺功能测定、气道反应性测定、血气分析及肺阻抗血流图等。学者彭波等从这几方面并结合现代研究成果对肺气虚证与呼吸功能的关系做了探讨。

肺气虚证与肺功能关系的研究

肺功能测定是以呼吸生理为基础的医学计量测试技术，是现代肺科不可缺少的检测项目，对呼吸系统疾病诊断、鉴别诊断、治疗效果评定等具有重要意义。王会仍对 68 例肺气虚证Ⅰ度或Ⅱ度舌下淤筋患者组与 25 例健康正常组进行肺功能及动脉血气测定的对照观察。结果发现①肺活量（VC）、肺活量占预计值百分比（VC%）、每分钟最大通气量（MVV）和 MVV%、一秒钟最大呼气量 FEV_1）和 1 秒用力呼气容积占肺活量比值（FEV_1%）、最大呼气中期流量（MMEF）、50%肺活量最大呼气流速（V_{50}/H）和 25%肺活量最大呼气流速（V_{25}/H）的变化。正常对照组与舌下瘀筋Ⅰ度组及Ⅱ度组比较差异有非常显著性（$P<0.01$）。Ⅱ度组 80% 患者表现为中、重度肺功能损害，而Ⅰ度组仅 1 例为重度，余皆为轻度或中度的肺功能损害，表明舌下瘀筋程度越重，则 VC、VC% 下降愈加显著。从肺通气功能障碍的程度看，Ⅱ度组仅 1 例为轻度，余均为中、重度的通气功能障碍；Ⅰ度组除 1 例为重度、9 例为中度者外，余均属轻度通气功能障碍。同样显示出 MVV 和 MVV% 的降低随舌下瘀筋程度的加重而加重。在Ⅱ度组中 FEV_1 和 FEV_1% 的均值远低于正常值，中、重度通气功能障碍者占半数以上，其舌下瘀筋程度越重，FEV_1 和 FEV_1% 下降越明显。MMEF 的降低明显受舌下瘀筋轻重程度的影响。V_{50}/H 和 V_{25}/H 的变化中，Ⅰ度组仅 5 例正常，Ⅱ度组则全部异常。舌下瘀筋是小气道病变患者血瘀证的重要指标。②气道阻力（Raw）的变化。正常对照组与舌下瘀筋Ⅰ度组及Ⅱ度组 Raw 有非常显著性差异（$P<0.01$）。Ⅰ度组仅 3 例异常，而Ⅱ度组异常率却为 43% 左右。此结果表明，只有在舌下瘀筋较重时才会出现 Raw 的异常变化。③残气/肺活量百分比（RV/TLC%）的变化。正常对照组与舌下瘀筋Ⅰ度组及Ⅱ度组 RV/TLC% 比较，差异有非常显著性（$P<0.01$）。舌下瘀筋Ⅰ度组及Ⅱ度组的均值均高于正常，但以Ⅱ度组尤甚。综合上述各项肺功能的变化，可以看出，肺功能损害程度与舌下瘀筋的轻重程度密切相关。同时进一步证明，气虚可导致血瘀的产生，血瘀的出现也必然有气虚存在。郭一钦等应用肺灌注扫描、肺功能检查，对 50 例慢性支气管炎（简称慢支）的肺气虚患者进行分析，探讨"肺气虚"的血流情况与通气功能。结果发现，肺功能正常者 16 例，占 32.00%，其中Ⅰ级肺气虚患者 11 例，占 68.75%；Ⅱ级肺气虚患者 24 例中，肺功能正常者占 16.66%。故认为轻度肺气虚——Ⅰ级肺气虚者肺功能损害也不显著。王会仍等将慢性阻塞性肺病患者分为肺气已虚及肺气未虚两组，同时以无肺气虚表现的健康人作对照，研究发现肺气已虚组与正常对照组及肺气未虚组比较，肺功能各项指标均有非常显著性差异（$P<0.01$），且均值均异常于正常值范围。表明肺气虚患者不仅存在明显的小气道通

气功能损害，而且大气道通气功能也同样存在明显的异常。李力等选择Ⅰ期煤工尘肺66例，中医辨证为肺气已虚组46例，肺气未虚组20例。发现肺气已虚组大气道通气功能指标FVC、V_{75}、PEF、$FEV_{1.0}$、MVV明显低于肺气未虚组（$P<0.01$）；肺气已虚组的小气道通气功能指标MMEF、50%肺活量（V_{50}）、25%肺活量（V_{25}）亦低于肺气未虚组（$P<0.01$）；肺气已虚组VC显著低于肺气未虚组（$P<0.01$）；RV肺气已虚组显著低于肺气未虚组（$P<0.01$）；而功能残气量（FRC）、肺总量（TLC），肺气已虚组与肺气未虚组无明显差异（$P<0.05$）。结果提示肺气虚患者表现为全气道通气功能障碍、气道阻力增加、肺弹性回缩力降低。该研究也表明，肺气虚与Ⅰ期煤工尘肺发生发展密切相关，其病理演变呈现肺气未虚→肺气已虚→肺脾肾虚的发展过程，了解尘肺证型演变规律及证型与各项客观指标的关系，对早期防治是十分必要的，如果把肺功能测定值作为肺气盛衰的指标，将有益于尘肺诊断水平的提高。周庆伟的研究表明，慢阻肺肺气虚患者VC、FVC、$FEV_{1.0}\%$、V_{50}、V_{25}、MMEF均明显低于正常人，表明慢阻肺肺气虚患者存在着通气功能障碍。李若钧等采用肺功能仪检测120例肺肾气虚证慢性阻塞性肺气肿患者的肺功能。结果显示，随着肺肾气虚证的逐级加重，通气功能障碍亦逐渐加重，二者呈正相关关系。张立研究发现，心肺气虚时肺通气功能各项指标与正常对照组有明显差异。黄开珍等对120例缓解期支气管哮喘肺气虚证患者进行临床研究，观察补肺片防治缓解期哮喘的远期临床疗效。结果发现，观察组肺通气功能改善优于对照组（$P<0.05$），治疗后VC、FVC都显著增加。说明补肺片有较好的疗效。周庆伟等测定120例慢性阻塞性肺病患者口服"血神口服液"（由黄芪、当归、血余测定提取物等组成）前后的肺功能，结果表明VC、FVC、$FEV_{1.0}\%$、V_{50}、V_{25}、MMEF均明显低于正常人，表明慢阻肺肺气虚患者存在通气功能障碍。赵勤萍等以补肺止嗽胶囊治疗慢性支气管炎肺气虚证53例。结果临床控制8例，显效22例，好转18例，无效5例，总有效率为90.86%。治疗后肺功能与治疗前相比明显改善（$P<0.05$或$P<0.01$）。说明补肺止嗽胶囊在补益肺气、降气平喘、止咳化痰的同时，能纠正肺通气、换气障碍，改善机体低氧状态，从而获得较好的疗效。耿宏伟对120例慢阻肺肺气虚患者用黄芪及丹参注射液治疗，并于治疗前后对肺功能进行了测定。结果肺气虚症状得到改善，VC、FVC、FEV_1、V_{25}、V_{50}、MMEF比治疗前明显改善（$P<0.01$）。结果表明，黄芪、丹参能提高慢阻肺肺气虚证患者的免疫功能和改善肺通气功能，具有益气养血活血功能。齐幼龄等对肺气虚患者进行4年康复治疗的研究。治疗组（82例）施以呼吸操锻炼及扶正固本中药（以玉屏风散为基础，加党参、麦冬、蛤蚧、绞股蓝等配制成补肺丸），每年服药3～6个月，间断服药者，每年总疗程不少于5个月。连续用药3～4年，并配合内病外治、冬病夏治等疗法。设对照组32例。从症状、体征、肺功能等方面进行综合疗效评价。结果康复治疗组总有效率为74.3%，对照组为48.1%（$P<0.05$）。该实验证明，呼吸操锻炼可以改善肺气虚患者肺功能，内服补肺丸亦起了不可低估的作用。结果表明，三伏天药物穴位敷贴对减轻咳喘症状、减少急性发作确有一定效果，该康复治疗方案可推广为COPD的康复措施。韩云等的研究发现，COPD患者存在阻塞性通气功能障碍，FVC、FEV_1、FEV_1/FVC、MVV均明显下降，而脾气虚组比肺气虚组下降更明显，表明COPD脾气虚患者比肺气虚患者阻塞性通气功能障碍更为严重。COPD肺气虚患者最大吸气压（MIP）降低，最大呼气压（MEP）无降低；而脾气虚组MIP、MEP均降低，且与肺气虚组比较，MIP降低更为显著。结果表明COPD患者确实存在呼吸肌肌力的下降。两组比较，脾气虚患者肺通气功能下降更为明显，更易发生呼吸肌疲劳，但是两者的呼吸运动均增强，表明无论是在通气功能还是在呼吸肌疲劳方面，从肺气虚到脾气虚是病情逐渐加重的过程。

肺气虚证与气道反应性关系的研究

气道反应性是指气道对于各种物理、化学、药物或生物刺激的收缩反应。若这种刺激在正常人呈无反应或反应程度很轻，而在某些人却引起了明显的支气管缩窄，即称为气道高反应性。徐锡鸿等对158例受试者进行气道反应性测定，结果发现健康对照组肺功能基本正常，肺气虚组和肺气未虚组肺通气功能均较健康组低，而气道反应性则较健康组高，吸入组胺的累积剂量肺气虚组明显少于肺气未虚组。研究表明，肺气未虚者的肺通气功能较健康者下降，肺气虚者又较肺气未虚者下降。肺气虚组和肺气未虚组患者的支气管激发试验均呈阳性，而吸入组胺的累积剂量前者明显少于后者（分别为 2.40 ± 0.52 和 6.70 ± 1.25）。提示肺气虚和肺气未虚的哮喘患者都存在气道高反应性，但肺气虚患者的气道反应性明显高于肺气未虚者，这一点可作为哮喘肺气虚患者辨证的客观指标之一。柴秀娟等对 43 例受试对象进行气道反应性检测，发现气道反应性阈值，肺气虚组较肺气未虚组明显降低（$P<0.05$）。无论是反应点的浓度或是累积浓度剂量，两组间均存在显著性差异。但两组哮喘患者均出现气道高反应性增高后，其持续时间和收缩强度（阻力上升程度）并无显著性差异。由此可见，哮喘患者气道反应性增高，但肺气虚者较肺气虚未虚者的基础阻力更高，反应阈值更低，提示哮喘患者都存在气道高反应性，但哮喘肺气虚患者的基础阻力明显高于肺气未虚者，反应阈值明显低于肺气未虚患者，可作为哮喘肺气虚证的客观指标之一。徐锡鸿等对哮喘肺气虚证患者的情志因素与气道反应性的关系进行调查分析，研究结果表明，中医辨证分型和气道反应性以及五志属性之间存在着某种客观联系：气道反应性增高的 74 例肺气虚患者多表现为悲忧志和思志，气道反应性增高的 42 例肺气未虚患者多表现为喜志和怒志，提示哮喘肺气虚患者气道高反应性与五志属性之间存在着某种相关联系，为临床治疗哮喘疾病提供了客观依据。

肺气虚证与血气分析的研究

血气分析系指对血液中的 O_2、CO_2 和 pH 值的测定，及由上述 3 项所衍生出的有关氧代谢及酸碱平衡的一系列指标的分析。程惠娟等应用免疫扩散法对 30 例肺气虚证患者进行血浆纤维结合素（Fn）测定，并与 21 例正常对照组患者对比。结果发现，正常对照组血浆 Fn 为（410.18 ± 29.70）$\mu g/ml$，肺气虚组为（198.53 ± 89.66）$\mu g/ml$，两者相比，差异有显著性。同时发现肺气虚时血浆 Fn 水平与动脉血二氧化碳分压（pCO_2）呈负相关，与动脉血氧分压（pO_2）呈正相关。因此血浆 Fn 水平在一定程度上反映了肺气虚患者呼吸功能的代偿程度。王会仍测定了 68 例肺气虚证舌下瘀筋Ⅰ度组及Ⅱ度组与 25 例正常组的肺功能及动脉血气。结果发现，舌下瘀筋程度与动脉血气的关系：不论是男女各组，还是正常对照组、舌下瘀筋患者Ⅰ度组及Ⅱ度组比较，pH 值均无明显差异（$P>0.05$）。pCO_2、HCO_3^-浓度在正常对照组、舌下瘀筋患者Ⅰ度及Ⅱ度组之间，虽随舌下瘀筋轻重程度的不同而异（$P<0.05$），但均值全在正常范围内，表明机体代偿功能良好，尚能维持自身的酸碱平衡。pO_2、动脉血氧饱和度（SaO_2）在正常对照组、舌下瘀筋患者Ⅰ度组及Ⅱ度组之间有非常显著性差异（$P<0.01$）。这些结果充分表明，肺气虚患者舌下瘀筋程度越重，肺的换气功能及组织低氧状态也越重。王会仍等研究发现，肺气已虚组与正常对照组及肺气未虚组比较，动脉血气分析结果表明，肺气已虚组除 pH 值和 pO_2 与正常对照组及肺气未虚组无显著性差异外（$P>0.05$），而 PO_2、SaO_2 和肺泡-动脉血压分压差（$P_{(A-a)}O_2$）3 项指标却明显异常于前两组（$P<0.01$）。若以文献规定的低氧分级标准（即 PO_2 $10.53\sim8.00$ kPa 为轻度低氧，$7.87\sim5.33$ kPa 为中度低氧，低于 5.33 kPa 为重度低氧），则肺气已虚组约 30% 患者存在低氧表现，且 3 例已趋向于中度低氧水平。同时肺气已虚组极少数患者 PCO_2 略高于 6.0 kPa，提示有轻度的二氧化碳潴留的情况。此外，从 $P_{(A-a)}O_2$ 这一指标看，肺气已虚组约近 40% 患者高于正常值。据此，肺气虚患者不仅存在肺通气功能低下，而且不少患者已从通气功能障碍发展至换气功能障碍，并导致机体处于低氧状态。黄开珍等对 120 例缓解期支气管哮喘肺气虚证患者进行临床研究，观察补肺片防治缓解期哮喘的远期临床疗效。结果发现治疗后观察组 PO_2、PCO_2 改善程度优于对照组（$P<0.05$）。赵勤萍等以补肺止嗽胶囊治疗慢性支气管炎肺气虚证 53 例，治疗后血气分析结果与治疗前相比明显改善，差异有显著性（$P<0.05$ 或 $P<0.01$）。齐幼龄等对肺气虚患者进行 4 年康复治疗的研究，结果康复治疗组总有效率为 74.3%，对照组为 48.1%（$P<0.05$）。该实验证明呼吸操锻炼可以提高血氧分压。

肺气虚证与肺阻抗血流图的研究

肺阻抗血流图又称肺积压图，系利用抗生素技术检测肺血管在心动周期中的血流容积的变化，是一种无创检测肺循环血流动力学的生理物理新技术。张立发现心气虚证患者可见肺静脉瘀阻的表现，左心房压力增高，故见 α 波与 S 波高度的比值（$H\alpha/H_S$）、D 波与 S 波的高度比值（H_D/H_S）增大。心肺气虚证患者，肺阻抗血流图除见 $H\alpha/H_S$、$H\alpha/H_S$ 增大外，还见 α、S 波上升的最大速率（VMAX）减小，说明肺动脉积压流量明显减少，肺静脉血流明显受阻。由此可见，肺气虚与心气虚导致循环障碍的环节是有一定区别的，也说明心气虚与肺气虚证患者的病理生理学基础是不一致的。

125　肺气虚证与大脑皮质相关性

　　学者章天寿等从中医的"肺主气司呼吸",大脑皮质功能及其在呼吸运动的作用,以及从神经-内分泌-免疫网络探讨了肺气虚证与大脑皮质的相关性。肺气虚证的形成是由于大脑皮质对呼吸运动的调节减弱,或引起自主神经功能紊乱,或引起免疫功能下降。这可为进一步揭示肺气虚证形成机制提供一个新的思路。

　　肺气虚证是指肺气虚损、功能减弱致呼吸不利、卫外功能失常的病理变化。临床表现为咳喘气短、声音低怯、自汗畏风、易感外邪、气短乏力、面白神疲、舌淡苔白、脉弱等。因而病理上,肺气不足可表现为卫外功能减退、呼吸功能失常和治节功能障碍。齐南认为此证可呈现肺气不足、肺气虚冷、肺气脱陷3个不同的病理阶段。经过多年的探索,已经积累了大量的研究成果和研究经验。但是仍然没有从根本上揭示肺气虚证的本质所在。

　　脑是人体生命活动中一个极为重要的器官,脑的功能正常是生命活动的基本条件之一。体内各系统和器官的功能活动都是在大脑的直接或间接调控下完成的。大脑皮质是调节机体功能的最高部位,由于研究方法的复杂性和功能的不确定性,在证候实质研究中容易被忽视。多年的实验研究和临床实践证实,大脑皮质的改变与肺气虚证有着密不可分的相关性,可能也正是肺气虚证的本质所在。

从肺主气司呼吸探讨肺气虚证与大脑皮质的相关性

　　中医认为肺主气,司呼吸,通过肺的呼吸作用,不断吸入自然界的清气,呼出体内浊气,吐故纳新。肺吸入的自然界清气是人体气的主要来源之一,肺主气司呼吸的功能正常与否直接关系气的生成。《素问·六节藏象论》云:"肺者,气之本。"《素问·五脏生成论》云:"诸气者,皆属于肺。"《本草通玄·卷上》云:"肺为清气之源,而统领脏腑之华盖。""肺家气旺,则心脾肝肾四藏之气皆旺。"《杂病源流犀烛·诸气源流》云:"肺藏气,肺不足则息微少气。"因此肺主气是指肺有化生、调节人体宗气、营卫之气、清阳之气等后天之气的功能,在人体生命活动中发挥着重要的作用。肺司呼吸功能正常,清气吸入,浊气得以排出,则气的化生充足;反之,肺呼吸功能减弱,吸入清气不足,则气的化生乏源,以致气虚。呼吸功能失常,如肺气不足可见呼吸无力、动则气喘而出现肺气虚证。早在《灵枢·口问》即有"上气不足,脑为之不满"之记载,王冰认为脑为"真气之所聚",可以看作是对气与脑功能关系之初步认识。脑为奇恒之府,气的升降出入运动是脑髓发挥正常生理功能的基本形式,脑的气机升降特点是以降为主,降中有升。人体是一个有机的整体,脏腑与脑在气机上相互协调。脑的功能正常,则需要脑与五脏六腑的气机协调,当然离不开"肺主气司呼吸"功能的调节作用。中医认为脑与肺的关系主要表现在肺主气对脑的濡养作用以及通调水道对脑内津液代谢的影响上。《素问·经脉别论》云:"饮入于胃,游溢精气,上输于脾,脾气散精,上归于肺,通调水道,下输膀胱,水精四布,五经并行。"通过肺主气维持着脑的正常生理功能活动,包括肺主宗气,为气血津液布散至脑提供了动力源泉;肺主营卫之气,为脑的功能活动提供了物质基础;肺主清阳之气,保证脑主五官七窍的功能正常。肺助心行血,朝百脉,保证脑的正常血运。肺气的宣发和肃降调节着脑的生理功能。所以《类经·藏象类》认为"肺主气,气调则营卫脏腑无所不治。"

　　现代医学研究认为,所谓"卫气功能",实质上是在大脑皮质及整个中枢神经系统、自主神经系统即神经-体液调节下实现的。因此"肺主气司呼吸"的功能对大脑皮质有着支持和濡养的作用,若肺气亏虚，呼吸不利，必然导致元神失聪，神明逆乱，而出现气短、懒言、乏力等症状。

从大脑皮质功能探讨肺气虚证与大脑皮质相关性

中医认为脑有支配脏腑功能活动的功能，五脏六腑及五官七窍的活动都由脑来支配，肺主气、脾胃主运化、心主血脉、肝藏血、肾藏精等都和脑的功能有关系，都离不开脑功能的正常发挥。《素问·灵兰秘典论》云："心者，君主之官，神明出焉。肺者，相傅之官，治节出焉……凡此十二官者，不得相失也。故主明则下安……主不明则十二官危。"《黄帝内经》所说神明之心实质为脑，明确指出脑与其他脏腑之间的生理病理联系，其中即包括脑与肺的关系。

大脑皮质不同的脑叶或功能区参与不同的功能系统。大脑边缘系统是内脏活动的重要调节中枢，用电刺激边缘系统不同部位可引起很复杂的内脏活动反应。如可表现为血压升高或降低，呼吸加快或抑制。若吸气中枢出现抑制现象，人体会出现气短不足以息的现象；言语无力、不欲多言是人的情绪反应，此与大脑皮质的调控有关；人体的汗腺等腺体也是受大脑皮质调控的刺激皮质的一定部位，可出现竖毛、出汗，以及上下肢血管的舒缩反应。

呼吸运动受随意（行为性）和非随意（自主节律性）两个解剖和功能不同的中枢系统的调节。节律性呼吸（自稳态功能）受非随意系统（主要是低于脑干呼吸中枢）的控制；与呼吸有关的非通气功能（行为功能）如说话、唱歌、谈笑、姿势和屏气等受随意系统（大脑皮质）的控制。大脑皮质对呼吸运动的控制作用很强，在意识控制下最大呼吸时，每分通气量可达 50 L，如剧烈运动或吸入 CO_2 引起的通气量增加大得多。而肺气虚证患者，出现呼吸减弱、声音低怯、言语无力等与呼吸有关的非通气功能（行为功能）异常的症状，与大脑皮质对呼吸运动的调控减弱有着密切的关系。

正是因为大脑皮质对脏腑有着很强的调节功能，"主不明则十二官危"（《素问·灵兰秘典论》）。若大脑皮质病变，则其调控机制必然紊乱，受其调控的脏腑也必然受到影响。临床上脑卒中后遗症、脑梗死、脑缺血、脑肿瘤、癫痫等疾病都可能会出现肺气虚的症状，如气喘息短、自汗畏风、言语无力、少气懒言。特别是癫痫患者大发作后都会出现非常典型的肺气虚证的症候群，如气喘息短、言语无力、少气懒言。而癫痫正是由于大脑神经细胞突然异常放电所引起的短暂大脑功能失调的慢性综合征，这也提示肺气虚证与大脑皮质有着密切的相关性。

从神经-内分泌-免疫网络探讨肺气虚证相关指标的改变

神经、内分泌和免疫三大调节系统以共有、共享的一些化学信号分子为通用语言进行经常性的信息交流，相互协调，构成整体性功能活动调制网络。对机体内环境稳态和免疫防御功能具有重要意义。从神经-内分泌-免疫网络调节的生理角度很容易认识肺气虚证患者的体内神经、内分泌、免疫系统的异样改变。

现代研究证实，肺气虚证机体存在自主神经功能紊乱，以副交感神经兴奋增强、交感神经兴奋降低为主。几乎所有内分泌腺都受自主神经支配，肾上腺髓质分泌直接受交感神经节前纤维的控制；甲状腺、胰岛以及胃肠内分泌细胞等的功能活动无不受自主神经支配调节。这种自主神经功能紊乱，必然引起内分泌紊乱，三碘甲状原氨酸、甲状腺素均明显低于肺气未虚患者，不同程度肺气虚证患者组间比较，差异也有显著性。肺气虚者血浆心钠素含量较健康人显著降低。肺气虚证患者血浆血栓素 B_2 水平升高，前列腺素 $F_{1\alpha}$ 水平降低，6-酮-前列腺素 $F_{1\alpha}$ 呈逐渐降低趋势。

肺气虚证患者多存在不同程度的免疫失调状态。免疫器官都受自主神经支配，如支配胸腺的交感神经具有促进胸腺细胞发育、T 细胞成熟等作用。实验表明，交感与副交感神经对免疫反应的调节可分别产生抑制性和增强性效应。肺气虚证程度与自然杀伤细胞活性呈负相关。中性粒细胞、巨噬细胞和淋巴细胞计数及 IgA、IgG 含量都有改变。肺气虚证患者 IgG 含量增高。血中细胞因子白介素-6 有升高趋势,白介素-8、肿瘤坏死因子α显著升高。这些指标的变化与神经调节有着直接的关系。

大脑皮质是人体的最高调节部位,它直接或间接地调节其他中枢神经,临床上某些脑损伤患者免疫功能极度低下。人为地破坏动物的大脑皮质可以明显地引起免疫功能的变化,如大面积损毁小鼠左侧大脑皮质后T细胞数量和反应性降低,NK细胞活性降低。免疫功能下降,患者则易感外邪,也正是肺气虚证患者的一个主要临床特征。

总之,肺气虚证与大脑皮质的改变有着密切的相关性。若大脑皮质对呼吸运动的调节减弱,则会引起肺功能下降,而出现咳喘无力、气短懒言、言语低微等;若引起自主神经功能紊乱,则出现畏风、自汗;若引起免疫功能下降,患者会易招外感。所以侯灿认为,"肺气虚"的主要症状体征是气喘息短、自汗、言语无力、不欲多言主要是由慢性低氧症导致呼吸中枢代偿功能减退,加上大脑皮质兴奋功能减退所引起。中医对脑的功能具有独到的认识,除了自身的功能外,脑的功能还与五脏功能有关。中医藏象学说,将脑的生理和病理统归于心而分属五脏,因此五脏的某些病变本质应归属脑的病变。现在从大脑皮质入手来探讨中医证候的本质,也是将原属于脑的功能重归于脑,是探讨中医证候本质的新途径、新思路。

126　肺气虚证研究

　　肺气虚证是以肺的功能减退为主的全身性病变。学者李立等对 1992~2001 年有关肺气虚证的临床与实验研究做了梳理归纳。

分子生物学的研究

　　江明等发现，肺气虚患者 cAMP、cGMP 与对照健康组相比显著减低（$P<0.01$），cAMP、cGMP 明显上升与对照组相比亦有显著差别（$P<0.01$）。宋卫东等检测 76 例慢性支气管炎患者及 36 例正常人血、支气管肺灌洗液（BALF）和肺泡巨噬细胞（AM）内 cAMP 和 cGMP。结果表明①正常人和肺气虚证患者外周血、BALF 和 AM 内 cAMP 和 cGMP 无明显差异。②肺气虚证舒喘灵对 AM 内 cAMP 刺激率明显低于正常人，而皮质激素 AM 内 cAMP 和 cGMP 之抑制率明显高于正常人。表明肺气虚证 AM 内 cAMP 和 cGMP 与局部内环境密切相关，一方面局部神经-内分泌-免疫系统可以通过免疫受体改变细胞内 cAMP 和 cGMP 含量，另一方面细胞内第二信使变化通过调节各种炎症介质分泌而影响局部内环境。AM 内 cAMP 和 cGMP 变化对于研究肺组织局部内环境及肺气虚本质有一定意义。赵红云等检测 40 例慢性支气管炎肺气虚证、39 例慢性支气管炎隐性肺证患者及 36 例正常人外周血、BALF 中皮质激素以及 AM 内 cAMP 和 cGMP 含量。结果表明，肺气虚证局部内分泌功能紊乱，隐性肺证局部内分泌功能基本正常，皮质醇（CORT）对 AM 内 cAMP 和 cGMP 含量具有明显调节作用。

生物化学的研究

　　1. 自由基研究　　程惠娟等对 30 例肺气虚证患者进行血浆纤维结合素（FN）及血气分析测定，并与 21 例正常对照组患者对比。结果正常对照组血浆 FN 与肺气虚证组相比有显著性差异，同时发现肺气虚时血浆 FN 水平与 $PaCO_2$ 呈负相关，与 PaO_2 呈正相关。因此，血浆 FN 水平在一定程度上反映了肺气虚证患者呼吸功能的代偿程度。李泽庚等通过对 102 例肺气虚证患者红细胞超氧化物歧化酶（SOD）和血浆过氧化脂质（LPO）的检测，发现肺气虚证患者普遍存在 SOD 活力下降，LPO 含量升高，与正常组比较有显著性差异（$P<0.05$~0.01），说明体内自由基代谢紊乱与肺气虚证严重程度密切相关。另外，通过对肺气虚患者肺通气功能、血气分析、肺动脉压力估测及血液流变学指标的同步检测，发现自由基代谢紊乱也与这些指标间密切相关（$r=0.473$~0.730）。赵红云等检测 40 例慢性支气管炎肺气虚证患者及 36 名健康人外周血、BALF 中 SOD、LPO 以及 AM 内 SOD 含量。结果表明，肺气虚证患者外周血 SOD、LPO 与健康对照组无明显差异。BALF 中 LPO 明显升高，而 SOD 明显下降。相关分析表明，BALF 中 SOD 主要与 AM 数量相关，而 LPO 主要与中性粒细胞数量相关。BALF 中 SOD 和 LPO 是评价肺气虚的指标之一。宋卫东等检测 40 例慢性支气管炎肺气虚证、39 例慢性支气管炎隐性肺证患者及 36 例正常人外周血、BALF 中 SOD、LPO 以及 AM 内 SOD 含量，结果表明，在肺气虚证肺脏局部氧自由基参与的损伤及抗损伤中，AM 发挥主要作用，而局部氧自由基对肺气虚肺脏局部的神经-内分泌-免疫功能均有不同程度影响。李君等对肺气虚证模型组、模型动态观察组和健康组大鼠分别进行血浆内皮素（ET）测定，结果显示，肺气虚组明显高于健康对照组（$P<0.01$），并且随着肺气虚证的逐渐形成，大鼠血浆 ET 含量也呈上升趋势。然后将肺气虚模型大鼠分为两组，分别给予灌

喂补肺汤（补肺汤组）和冷开水（肺气虚组），结果表明，补肺汤组血浆 ET 含量明显低于肺气虚组（$P<0.01$），揭示血浆 ET 测定可以作为肺气虚证辨证和疗效观察的客观指标之一。许涛等采取动物实验和临床观察同步研究的方法，用放射免疫法分别测定 20 只肺气虚证病模型（烟熏法造模）大鼠、12 只对照组大鼠和 60 例肺气虚证患者（另选 30 例健康人做同步对照）的血浆心钠素（ANP）含量。结果 20 只病模组大鼠的血浆 ANP 含量为（299.26±43.68）pg/ml，较对照组 12 只大鼠 ANP 含量为（240.34±65.40）pg/ml 明显升高（$P<0.01$）；60 例肺气虚证患者血浆 ANP 含量为（221.03±25.68）pg/ml，30 例健康人血浆 ANP 含量为（152.27±25.68）pg/ml 显著升高，表明 ANP 含量与肺气虚证有相关性，可以作为肺气虚证的诊断和判断病情严重程度的参考标准。赵世芬等建立了豚鼠哮喘动物模型，对服用益气定喘汤治疗前后其 AM 中过氧化反应产物共轭双烯（CD）和丙二醛（MDA）含量及相关抗氧化酶 SOD、过氧化氢酶（CAT）、谷胱甘肽氧化酶（GSH-Px）活性以及谷胱甘肽（GSH）含量的变化进行了观察，结果可降低 CD 和 MDA 水平，升高 SOD、CAT、GSH-Px 和 GSH 水平，表明益气定喘汤可提高哮喘豚鼠的抗氧化能力。朴胜夫等应用电子自旋共振（ESR）方法测定肺心病患者全血自由基水平，用放射免疫方法测定血清 SOD 含量，并用生化方法测定 MDA、维生素 E（VE）、全血硒水平及全血硒谷胱甘肽过氧化物酶（SeGSH-Px）、CAT 活力与正常人作对照，结果表明肺心病患者全血自由基及血清 MDA、SOD 水平增高，全血 SeGSH-Px、CAT 活力及血清 VE 处于较低水平，提示肺心病患者存在着自由基代谢紊乱。

2. 微量元素研究 人体内 1000 多种酶有 50%～70%需要微量元素参与或激活，所以微量元素含量过多或不足，都会影响机体蛋白合成以及生物氧化、能量代谢、自身解毒以及防护免疫等代谢活动。

全润芹等测定 60 例慢性阻塞性肺疾病（简称慢阻肺）肺气虚患者，血浆中 Zn、Fe 值低于正常对照组（$P<0.01$），Cu 值高于正常对照组（$P<0.01$）；红细胞中 Zn 值上升，Cu 值降低与正常对照组相比意义显著（$P<0.01$）；尿中 Zn 值上升，Cu 值下降，与正常对照组相比意义显著（$P<0.01$），提示慢阻肺肺气虚证患者反复发作，可能与上述微量元素失调有关。周庆伟等对 120 例慢阻肺患者口服血神口服液的情况进行研究，测定治疗前后血清、红细胞及尿中微量元素含量。周庆伟等和耿宏伟则分别对 120 例慢阻肺患者应用黄芪针加丹参针，结果治疗组血浆 Zn、Fe 值低于正常对照组，Cu 值高于正常对照组（$P<0.01$）。治疗后 Cu 值降低，Zn、Fe 增高，与正常对照组相比无显著性差异（$P>0.05$），与治疗前相比均有较显著性差异（$P<0.01$）。治疗组红细胞中 Zn、Fe 值增高，Cu 值降低，与正常对照组相比有显著差异（$P<0.01$）。治疗后，Zn、Fe 值降低，Cu 值升高，与正常对照组相比无显著性差异（$P>0.05$），与治疗前相比有极显著性差异（$P<0.01$），尿中 Zn 值升高，Cu、Fe 值降低。治疗后，Zn 值降低，Cu、Fe 值升高，与正常对照组相比无显著性差异（$P>0.05$），与治疗前相比，均有极显著差异（$P<0.01$），表明慢阻肺肺气虚患者存在着微量元素代谢紊乱。而 Fe、Zn 与免疫防卫机能关系密切，血神口服液及黄芪针合用丹参针均能提高患者的免疫功能。陆桂祥等用百年乐治疗 30 例肺气虚患者，其中 25 例用药前后做血 Zn 检测对比，发现用药后有明显提高（$P<0.01$）。赵勤萍等应用原子吸收方法对慢性气管炎肺气虚证患者全血、头发、血清中 Ni、Fe、Co、Mn、Cu、Zn 6 种元素的含量进行分析，结果表明慢性支气管炎肺气虚证患者体内 Ni、Zn 含量降低，Cu、Fe 含量升高。

3. 肺功能改变的研究 周庆伟等测定 120 例慢阻肺患者口服血神口服液前后肺功能，结果患者肺活量（VC）、用力肺活量（FVC）、1s 用力呼气容积（$FEV_{10}\%$）、25%肺活量最大呼气流量（V_{25}）、50%肺活量最大呼气流量 V_{50}、最大呼气中段流（MMEF）治疗前与正常人比较有显著差异（$P<0.01$），治疗后与治疗前相比有显著差异（$P<0.01$），与正常人相比也有显著差异（$P<0.05$），表明慢阻肺肺气虚患者存在通气功能障碍，血神口服液能改善肺通气功能。徐锡鸿等对肺气虚证与气道反应性关系进行了研究，结果对照组 40 例肺功能基本正常，肺气虚组 76 例和肺气未虚组 42 例肺通气功能均较对照组低，而气道反应性则均较对照组高。柴秀娟等对哮喘病肺气虚患者 15 例、肺气未虚 13 例和健康人 15 例进行了气道反应性检测，激发阳性率结果表明，哮喘患者的气道反应性明显高于健康组，而哮喘患者肺气虚与肺气未虚两组在激发试验阳性的概率上无任何差异。乙酰甲胆碱激发试验结果显

示,哮喘患者气道反应性增高,但肺气虚者较肺气未虚者的基础阻力更高,反应阈值更低,可作为哮喘肺气虚证辨证的客观指标之一。徐锡鸿等对哮喘肺气虚者的精神因素与气道反应性关系进行调查分析,结果气道反应性增高的 74 例肺气虚患者的五志属性以悲、忧志和思志为主;气道反应性增高的 42 例肺气未虚患者的五志属性以喜志和思志为主,揭示哮喘肺气虚患者气道高反应性与五志属性之间存在着某种相关联系,为临床治疗哮喘病提供了客观依据。李力等对Ⅰ期煤工尘肺肺气虚患者肺功能进行测定,结果表明,肺气虚组大气通道通气指标 FVC、V75、最大呼气流量(PEF)FEV_{10}、最大通气量(MVV)明显低于肺气未虚组($P<0.001$),肺气虚组的小气道功能指标 MMEF、V_{50}、V_{25} 也显著低于肺气未虚组($P<0.001$);肺气虚组 VC 显著低于肺气未虚组($P<0.01$),肺气虚组残气量 RV 显著高于肺气未虚组($P<0.001$),而功能残气量 FRC、肺总量 TLC 肺气虚组与肺气未虚组无明显差异($P>0.05$),提示肺气虚患者表现为全气道通气功能障碍,气道阻力增高,肺弹性回缩力降低。赵勤萍等以补肺止咳胶囊治疗慢性支气管炎肺气虚证患者 53 例,结果临床控制 8 例,显效 22 例,好转 18 例,无效 5 例,总有效率 90.6%。治疗后肺功能检查和血气分析结果与治疗前相比明显改善($P<0.05$ 或 0.01)。齐幼龄等对肺气虚患者进行 4 年的康复治疗研究,结果总有效率 74.3%,肺通气功能普遍改善。齐幼龄等选择心气虚、心肺气虚证患者及正常对照组,进行了肺通气功能及肺阻抗血流图的检测,初步发现心气虚时肺通气功能有较轻的异常变化,心肺气虚时则明显异常。并通过对肺阻抗血流图和微分图的检测也发现心气虚时,右心收缩功能无明显异常,但心肺气虚者则有明显异常。心气虚证患者可见肺静脉瘀阻的表现,左心房压力增高,故见 Ha/Hs、H_D/Hs 增大。心肺气虚者除见 Ha/Hs、H_D/Hs 增大外,还见 α、V_{Max} 减小,说明肺动脉血流量明显减少,肺静脉血流受阻更明显。由此可见,肺气虚与心气虚导致循环障碍的环节是有一定区别的,也说明心气虚、肺气虚证患者的病理生理学基础是不一致的。王会仍等的测试结果表明,肺气未虚组多数指标虽与正常对照组存在有显著性差异($P<0.05\sim0.001$),但均值除部分小气道通气功能低于正常值外,其余多在正常值范围内;肺气已虚组与正常对照组及肺气未虚组比较,各项指标均有非常显著性差异(P 均<0.001),且均值异常于正常值范围。这一结果表明,肺气虚患者不仅存在明显的小气道通气功能损害,而且大气道通气功能也同样存在明显的异常。王会仍等将研究对象分为正常对照组 50 例,肺气已虚组 69 例,肺气未虚组 41 例。动脉血气分析结果表明,肺气未虚组各项指标与正常对照组比较均无明显差异(P 均>0.05);但肺气已虚组除 pH 值和 $PaCO_2$ 与正常对照组及肺气未虚组无显著差异外(P 均>0.05),PaO_2、SaO_2 和 $P_{(A-a)}O_2$ 3 项指标都明显异常于前两组(P 均<0.001)。若以文献规定的缺氧分级标准(即 PaO_2 10.53~8.00 kPa 为轻度缺氧,7.87~5.33 kPa 为中度缺氧,低于 5.33 kPa 为重度缺氧),则肺气未虚组仅个别接近于轻度缺氧;而肺气已虚组约 30%患者存在缺氧表现,且 3 例已趋向于中度缺氧水平。同时,肺气已虚组极少数患者 $PaCO_2$ 略高于 6.0 kPa,提示有极轻度的二氧化碳潴留现象。此外,从 $P_{(A-a)}O_2$ 肺的换气功能指标看,肺气未虚组仅极少数略大于正常值(2.67 kPa),而肺气已虚组约 40%的患者高于正常值。说明肺气虚患者不仅存在肺通气功能低下,而且不少患者已从通气功能障碍发展到换气功能障碍,从而导致机体处于低氧状态。

4. 免疫功能状态的研究 李平临床观察 40 例肺气虚患者,结果显示肺气虚患者血清干扰素(IFN)明显低于正常人,而肺气虚各型 IFN 活性无明显差别。该实验表明,肺气虚患者 IFN 均值明显低于对照组($P<0.01$),说明肺气虚与 IFN 降低有内在的相关性。刘中本等通过对肺气虚证与肺实证患者血液及 BALF 中 T 淋巴细胞亚群的比较发现,肺虚证组与肺虚夹实证组外周血 $OKT3^+$、$OKT4^+$ 和 $OKT4^+/OKT8^+$ 比值均小于肺实证组,而 $OKT8^+$ 则无显著差异,说明其辅助性 T 细胞功能处于低下状态。同时肺气虚证组患者局部 BALF 中 $OKT4^+/OKT8^+$ 比值均低于肺实证组,而 $OKT8^+$ 则显著高于肺实证组。赵江云等通过对肺气虚、肺气阴两虚患者 T 淋巴细胞亚群观察,结果发现肺气虚组外周 T 淋巴细胞亚群各项指标与正常对照组比较有显著差异,肺气虚组 BALF 中 $OKF4^+$ 与 $OKT4^+/OKT8^+$ 比值均较外周血明显降低。这些变化在 BALF 中较为明显,并通过相关分析表明肺气虚证局部 $OKT8^+$ 与 AM 内 cAMP 与 cGMP 增加有关。王元勋等对肺气虚证动物模型进行实验研究,测定其各种

免疫功能的变化，发现病模动物免疫功能有较明显变化，在细胞免疫方面，不仅大小吞噬细胞的吞噬功能均有降低，而且淋巴细胞转换率也低于正常对照组。宋卫东用分段支气管肺泡灌洗术研究，表明肺气虚患者免疫功能受到抑制，免疫调节功能紊乱。杨牧祥通过对实验性肺气虚证大鼠肺部组织 NOS 表达特征的检测，发现其肺脏间质有较多的巨噬细胞呈密集阳性反应，说明在肺气虚状态下巨噬细胞免疫活性中 NO 具有重要介导作用。NO 合成增多，可作为"肺气"御邪的积极反应。郭孝月等通过对小儿脾肺气虚咳嗽 403 例进行微观研究，发现观察组患儿的唾液免疫球蛋白（IgA、IgG）明显低于健康对照组，经统计学处理（$P<0.001$），血清中体液（IgA、IgG、IgM）亦低于正常，与对照组比较（$P<0.05$）。而刘中本等报告运用支气管、肺灌洗术观察肺气虚证患者外周血中仅 IgG 明显降低，而 IgA、IgM 则无显著变化，可见肺气虚证血清 IgG、IgA 和 IgM 值受多种因素的影响，用 BAL 观察 BALF 中 SIgA 的含量，发现肺气虚患者 BALF 中 SIgA 含量较正常人降低，说明肺气虚证患者局部体液免疫处于低下状态。蔡丽芬报告用 Encore 生化自动分析仪检测 IgG，30 例肺气虚患者中 IgG 值低于正常者 27 例，正常范围者 2 例，高于正常者 1 例。白细胞计数有两种结果，全身症状较重的患者，白细胞计数正常者 12 例，低于正常者 17 例，高于正常者 1 例。同时，肺气虚证患者查白细胞计数大多数低于正常，但随着症状好转而恢复正常。徐锡鸿等为了解肺气虚患者（哮喘、慢性支气管炎）的免疫学表现，分肺气虚哮喘组、肺气虚慢支组和健康对照组进行观察，观察指标为血清 IgA、IgM、IgG，唾液 SIgA，淋巴细胞亚群 HIV 辅助细胞计数（CD4），HIV 抑制细胞计数 CD8 和 CD4/CD8。结果与健康组相比，三组患者均表现为免疫功能下降，肺气虚慢支组的免疫功能要好于多脏器虚组，这种免疫功能低下的现象，随着机体正气的逐渐减弱而显示加重趋势。李平等通过对红细胞 C_{3b} 受体花环率测定，进一步证实肺气虚证患者 C_{3b} 受体花环形成率显著低于正常对照组（$P<0.01$），尤其是三期中明显，究其 C_{3b} 受体下降的原因可能与肺气虚患者抗氧化酶活性降低有关，吞噬细胞的正常吞噬依赖于 SOD 参与，另 SOD 活性下降，氧化加强，细胞膜呈刚性，造成了 C_{3b} 受体的减少。郭孝月等采用补脾益肺的方法用自拟中药复方制剂保肺片治疗小儿脾肺气虚型咳嗽 125 例，有 30 例做治疗前、后唾液免疫球蛋白检测（琼脂扩散法），其治疗前、后唾液免疫球蛋白（IgA、IgG）变化经统计学处理有显著差异，说明保肺片有提高唾液免疫球蛋白的作用。周庆伟、钱朝余、许得盛等在补气的基础上辨证遣方用药，通过不同侧面提高了肺气虚证患者的免疫功能。马融等用抗感至宝口服液与左旋咪唑对比治疗反复呼吸道感染患儿，结果发现治疗后两组患儿红细胞 C_{3b} 受体花环率明显提高，与健康儿比较无明显差异（$P<0.05$）。两组药物治疗后 T 淋巴细胞亚群 CD3、CD4、CD8 均较治疗前明显改善，尤其是防治组改善更为明显；两组治疗前、后免疫球蛋白比较，50 例患儿治疗后 IgG、IgA 和 IgM 与健康儿童比较无显著性差异（$P<0.05$）。因此，说明抗感至宝口服液具有提高和调节细胞免疫功能的作用，然而患儿服用抗感至宝口服液后，红细胞 C3b 受体花环率明显提高，与健康儿比较无明显差异（$P<0.05$），从而推测该药治疗复感儿的疗效可能与提高机体的红细胞免疫功能有关。赵湘等用小剂量灭活卡介苗对治疗前后细胞免疫功能进行了观察，结果表明，慢阻肺肺气虚患者 54 例外周血 T 淋巴细胞亚群（CD3、CD4、CD8、CD4/CD8）及淋巴细胞转化率均明显低于健康人组（$P<0.01$），治疗半年后外周血 CD3、CD4 及淋巴细胞转化率较治疗前显著提高（$P<0.05$）。CD4/CD8 较治疗前也有显著改善（$P<0.05$），治疗组治疗后 CD8 值与对照组比较无显著性差异（$P<0.05$），提示细胞免疫功能提高。由此说明小剂量卡介苗是通过内存的调节作用，调节已被减弱的细胞免疫功能来增强皮肤黏膜的屏障作用。王宪富等用康莱特（为 10% 乳化注射液，每瓶 10 mL，200 mL 静脉滴注，每天 1 次，连续 14 d）对肺癌术后肺气虚患者进行临床观察。结果显示，治疗后 CD3、CD4、CD8、CD4/CD8、CD20 和自然杀伤细胞 NK 各项免疫细胞指标趋于正常，免疫平衡恢复，治疗后各值与用药前比较 $P<0.05$。宋卫东等检测 40 例慢性支气管炎肺气虚证，39 例慢性支气管炎隐性肺证患者及 36 例正常人外周血，BALF 中 T 淋巴细胞亚群（OKT8）、皮质醇及去甲肾上腺素以及 AM 分泌 $TXB_2/PGF_{1\alpha}$。结果表明，肺气虚证局部神经-内分泌-免疫网络系统 NEIS 紊乱较明显，与 AM 分泌的 TXB_2 和 $PGF_{1\alpha}$ 有关。陆桂祥等用百年乐治疗 30 例肺气虚患者，服用 2 个月后气虚症状普遍改善，血清 IgG、IgM 与治疗前相比有明显增加（$P<0.01$）。

徐小玉等选择免疫指标异常的气虚证慢阻肺患者，用益气免疫冲剂治疗，结果气虚症状显效率 65.3%，总有效率 93.1%，对免疫指标过低的纠正复常率 43.7%，总有效率 88.6%；对过高指标的纠正复常率 52.9%，总有效率 78.2%，提示益气免疫冲剂明显改善气虚症状，显著增强机体细胞免疫功能，调节免疫功能紊乱。徐锡鸿等观察补肺汤对肺气虚型哮喘、慢性支气管炎患者免疫功能的影响，结果在服用补肺汤 21 d 后，肺气虚型哮喘的血清 IgA 含量较治疗前有了明显提高（$P<0.05$），肺气虚型慢性支气管炎的血清 IgG 含量较治疗前有了明显提高（$P<0.05$），提示肺气虚型哮喘和肺气虚型慢性支气管炎患者具有不同的免疫学机制，前者对 IgA 敏感，后者对 IgG 敏感。王会仍等观察 IgA、IgG 及 IgM 等变化，肺气未虚组与正常对照组比较均无显著性差异（P 均>0.05）；肺气已虚组三项测值均显著低于正常对照组及肺气未虚组（$P<0.05\sim0.001$）。在细胞免疫方面，肺气未虚组 ANAE 测值虽明显低于正常对照组（$P<0.05$），但均值属于正常值范围；肺气已虚组则远低于肺气未虚组及正常对照组（P 均<0.001），且均值显著低于正常值。

血液流变学的研究

杨牧祥等通过动物实验证明，补气活血方、补气方和活血方均能降低实验性肺气虚证大鼠红细胞聚集性、血液黏度和红细胞压积。前两方除上述作用外，还能减低红细胞刚性，增强红细胞变形能力。但在抑制该模型高聚、高黏状态作用上，补气活血方显著优于补气方和活血方。因此，可以认定对肺气虚证的血瘀状态，只有补益肺气，辅以活血化瘀，才能最有效地促进气血运行，改善组织器官的供血供氧，进一步证实气对血的推动作用、生化作用的科学性。在此基础上，杨牧祥等比较了补气方、活血方、补气活血方对 120 例肺气虚证患者血液流变学的影响。结果表明，患者的全血高切黏度、全血低切黏度、血浆高切黏度、红细胞刚性指数（IR）、红细胞聚集指数（RCI）、红细胞压积（HCT）均明显高于对照组（$P<0.01$），提示肺气虚证患者血液存在高黏、高聚、高浓流变特性，红细胞变形能力减弱，与动物实验结果一致，进一步证实了肺气虚证存在血瘀状态。治疗后与健康对照组比较，补气活血方能使各指标降至正常，疗效优于补气方和活血方。补气活血方能通过降低红细胞聚集性、血液黏度和红细胞压积，抑制血液的高黏、高聚、高浓状态，减低红细胞刚性，增强红细胞变形能力，改善微循环，亦既能补肺气之不足，又能通血之瘀滞，最有效地促进气血运行，故能取得良效。王元勋等对肺气虚证动物模型血液流变学研究结果表明，肺气虚全血黏度比、血浆黏度比、全血还原黏度及红细胞压积均升高，红细胞电泳时间延长。王元勋等对 102 例肺气虚证患者测定血液流变学指标，结果肺气虚证组低切、高切全血比黏度、血浆比黏度、红细胞压积均显著增高，红细胞电泳率下降，红细胞变形指数增大，且随肺气虚程度加重愈显。李莹对 40 例肺气虚证患者血液流变学及甲皱微循环进行测定，结果肺气虚证患者不仅肺功能受到损害，且伴有血液的"高、黏、浓、聚"性及甲皱微循环的异常改变，具有一定相关性。王会仍等的观察结果表明，肺气未虚组各项血液流变学指标与正常对照组比较，均无显著性差异（P 均>0.05）；肺气已虚组则所有指标均远高于正常对照组和肺气未虚组（P 均<0.001），这一结果表明，慢阻肺从肺气未虚发展至肺气虚，其血液流变性也从正常状态发展至出现血液高黏滞性的病理改变，从而导致临床瘀血证的发生。

肺病理组织学研究

徐锡鸿等用纤维支气管镜钳取支气管黏膜组织，用扫描电镜进行观察，结果肺气虚证患者的气管基底层的结缔组织中可见有较多数量的白细胞；纤毛数量减少，纤毛细胞的纤毛数量减少，纤毛与绒毛的比例失调，胞质中线粒体数会减少并存有损伤；杯状细胞数量增多，内质网发达，分泌颗粒增多，分泌排浊旺盛。杨牧祥等对实验性肺气虚证进行肺组织病理学研究，结果表明在肺气虚状态下，无论在小支气管黏膜下，还是在肺泡组织间，均有显著的小静脉扩张。多数腔内有红细胞聚集，组织间隙有慢性炎性细胞浸润，而且肺组织中的血管分布变少，显现瘀血与缺血并存的现象。高雪等应用补肺汤对肺气虚证大鼠下呼吸道病理变化进行观察，结果证明，给肺气虚证模型大鼠灌服补肺汤煎液可显著减轻下呼吸道的病变程度，说明补益肺气的方药能保护呼吸道抵御外界有害气体的伤害，或者促进受损的呼吸道组织修复。

其 他

王元勋等测定 102 例肺气虚证患者血栓素 B_2（TXB_2）、6-酮-前列腺素 $F_{1\alpha}$（6-Keto-$PGF_{1\alpha}$），结果 TXB_2 显著增高，前列腺素 $F_{1\alpha}$（$PGF_{1\alpha}$）显著降低，提示血栓素 A_2-前列环素（TXA_2-PGI_2）平衡失调。张立分别对心气虚证、肺气虚证及正常对照组进行左心 STI 及泵血功能检测及分析，结果肺气虚组与心气虚组左心 STI 检测均值二者存在极显著性差异，而泵血功能各项指标均值二者却无明显差异，提示左心 STI 检测可为鉴别心气虚、肺气虚两证提供一定的客观依据。

127 肺气虚证宏微观研究

肺气虚证是中医学肺系基础证型，是由肺气虚损，功能减弱而致呼吸不利，卫外功能失常的病理变化，也是肺主气、卫外功能失职、肺功能活动减弱所表现的虚弱症候。临床表现为神疲乏力，劳作则气喘吁吁，呼吸气促；或声音低怯，易于感冒，吐痰清稀；或见皮肤干燥、皱缩、瘙痒；或面色淡白、畏寒自汗，神疲体倦、舌淡苔白、脉弱等。近年来学者王成阳等对肺气虚证进行了系统、多角度研究，发现肺气虚证不但表现在中医整体观的宏观方面，而且也表现在"神经-内分泌-免疫"网络的微观领域，通过对肺气虚证整体宏观研究与实验室微观研究的有机结合使得二者信息交流、相互协调，共同构成整体性功能活动，可以对肺气虚证本质研究做全面认识。

肺气虚证宏观研究

1. 肺气虚证与卫外功能关系 肺主气、司呼吸，肺有卫外固密肌肤的作用。肺气虚，易影响宗气的生成，可表现为呼吸功能的减退，肌表腠理不固。《太平圣惠方》云："夫肺为四脏之上盖，通行诸脏之精气，气则为阳，流行脏腑，宣发腠理，而气者皆之所主也。"肺气虚"卫外功能"主要表现在肺系疾病的基本病理、生理方面。肺系疾病发生时肺气亏虚，其卫外功能发生变化，进一步导致疾病的发生。杨宏新等研究发现，当肺系发生疾病如慢阻肺等后，患者外周血 $CD4^+$、$CD8^+$ T 细胞的表达频率发生异常，通过血液循环运输免疫细胞的功能发生障碍，细胞和细胞外担负信号转导功能减弱，同时 $CD4^+$、$CD8^+$ T 细胞对信号作用的调节作用，造成免疫器官对肺组织脏器炎性反应，最终导致肺组织的"卫外功能"减弱。陈震霖等通过对肺气虚证大鼠皮肤过敏反应变化的观察，发现肺气虚证能导致大鼠被动皮肤过敏反应加重。有医家通过药物的研究也进一步证明肺的卫外功能。黄高等根据肺有"固表实卫"作用，实验通过肺气虚证模型复制，并予以小青龙汤加减，发现小青龙加减治疗肺气虚证大鼠，不但能改善大鼠的临床症状，还能提高皮毛中矿物质的表达水平。

2. 肺气虚证与脏腑表里关系 肺与脏腑主要是通过脏腑发生表里联系，主要体现在肺与脾、肾、大肠的关系。肺与大肠相表里，肺气亏虚时易发生肠系疾病。王哲等通过对肺气虚模型大鼠结肠组织 AQP 的表达，并观察大鼠 ET、TNF-α、IL-1β 的表达，结果发现肺气虚证大鼠在 ET、IL-1β、TNF-α 表达升高时，结肠组织 AQP 表达含量减少。肺气宏观的肺与大肠表里关系可以体现在分子水平，任秀玲通过对肺气虚证患者肺、大肠组织的细胞凋亡研究发现，肺气虚时组织 Fas 及其配体 Fas-L 表达量升高。同时，肺气宏观理论体现在与肺脾关系上。吴景东通过对文献的整理总结，研究发现脾肺气虚之间关系可以体现在皮肤衰老方面，并采用健脾补气、益卫固表的方法治疗能明显改善皮肤的衰老，这一理论也为延缓皮肤衰老提供重要依据。肺气宏观理论体现在与肺、肾关系上。王哲等通过观察肺气虚证大鼠模型肺、肾水通道蛋白表达及 ET 的表达，结果发现肺气虚证大鼠肾水通道蛋白表达量明显升高，肺组织水通道蛋白表达含量减少，相关性分析可知，两者存在关联。张伟等通过对肺气虚证大鼠血、尿中肾脏的 β_2-微球蛋白的观察，发现肺气虚证大鼠 β_2-微球蛋白表达升高，说明肺肾之间存在联系。

3. 肺气虚证与口鼻声系关系 肺气虚证宏观还可以表现在肺功能方面，肺功能的表现可直接体现肺气虚证程度。王国俊等通过对肺气虚证患者的肺功能进行分级分析，并将分级结果与临床症状相结合，结果发现，肺功能分级与临床症状的分级是一致的。肺气虚和肺阴虚在肺功能方面表现不同，而肺功能的变化情况可直接反映痼疾变化本质，李泽庚等对肺气虚证、肺阴虚证患者的肺功能进行检测，结果发现，肺气虚证患者肺功能明显低于肺阴虚证。林馨等通过研究发现，肺气虚证患者嗓音声学可发生变化。音调发音对嗓音可造成影响，相关性分析也发现，肺气虚证患者临床症状的严重程度与患者的嗓音声学参数呈正相关。席斌等通过复制肺气虚证兼变应性鼻炎病证的复合模型，并观察复合模型大鼠辅助T细胞等细胞因子的变化，结果发现辅助T细胞与肺气虚证呈一定的相关性，主要表现为辅助T细胞中Th1、Th2网络失衡，具体是辅助T细胞中Th2反应增高。陈炜等进一步通过免疫反应研究肺气虚证与口鼻的关系，结果发现在同样的致敏原作用下，肺气虚证大鼠较正常大鼠对致敏源的应答反应强烈，从而更容易发生鼻炎等病变。说明肺-口鼻之间存在很大关联。张伟等通过观察复合模型大鼠鼻黏膜P物质的含量水平，并观察鼻黏膜病理组织变化，结果发现肺与鼻之间存在内在联系，肺气虚证大鼠模型鼻黏膜组织发生明显变化，同时P物质表达含量水平升高。

4. 肺气虚证与形态理化的关系 李泽庚等通过对肺气虚证豚鼠模型肺功能、血气分析的观察，结果发现，肺气虚证模型肺功能参数降低，同时肺气虚证模型豚鼠出现低氧血症、高碳酸血症的现象。进一步研究发现，在具体病症如慢阻肺肺气虚证大鼠中不但存在血液高黏、高浓、高聚特性，而且也有低氧、高碳酸血症症状。且与其他证型比较，肺气虚证表现更明显。刘茜等和刘向国等对肺气虚证大鼠免疫功能研究发现，肺气虚证大鼠机体免疫功能下降，具体表现在脾脏系数、胸腺系数降低，而采用补益肺气的方法可明显提高肺气虚证大鼠机体免疫力，提高胸腺、脾脏系数。王艳擎对呼吸道感染肺气虚证大鼠模型气道炎症反应的研究发现，肺气虚证大鼠全身症状反应同气道炎症一致，同时支气管、肺组织炎症反应升高，且炎症反应与pH、PO_2、SaO_2（%）、血清IL-8水平表达密切相关。李泽庚等通过高分辨率CT观察肺气虚证患者影像学变化，结果发现肺气虚证患者CT影像学变化主要表现为肺纹理增多、增粗或紊乱，疾病主要是肺气肿、支气管扩张等。而动物实验也进一步发现肺气虚证大鼠肺组织影像学发生变化。

肺气虚证微观研究

1. 肺气虚证与炎症细胞关系 肺气虚证微观量化表现之一在于细胞因子表达方面，包括致炎性细胞因子、抑炎性细胞因子和生长因子等。张新芳等通过观察肺气虚证、肺阳虚证模型大鼠血清TNF-α、IL-1、IL-6、IL-8、IL-10等变化，发现致炎性细胞因子、抑炎性细胞因子均参与肺气虚证与肺阳虚证的发病过程。刘向国等通过免疫调节和炎性反应角度，进一步观察肺组织IL-10、TNF-α、基质金属蛋白酶（MMP）-2、MMP-9的变化，发现MMP-2、MMP-9在肺气虚证模型大鼠支气管和肺组织表达增多、活性增强。说明肺组织中细胞因子也参与肺气虚证发病过程，也是肺气虚证演变的重要原因，其在肺气肿形成、发展、炎症持续方面起了重要作用，是肺气肿肺气虚证发病的主要机制之一。刘涌等观察肺气虚证大鼠血清氧化应激指标丙二醛（MDA）和TNF-α表达，发现MDA、TNF-α升高，说明氧化应激反应同样参与肺气虚证的发生发展过程。肺气虚证的微观指标也可以从生长因子的表达方面分析。李振卿等通过观察转化生长因子（TGF）-$β_1$在肺气虚证大鼠模型中的表达，结果发现其表达水平降低，说明TGF-$β_1$是慢性支气管炎发病的重要因素。

2. 肺气虚证与神经递质 肺气虚证的发生同样也表现在神经递质表达的异常。杨胜兰等观察肺气虚证大鼠肠道动力的发生情况，拟复制肺气虚证模型大鼠，观察肺气虚证大鼠血清血管活性肠肽、一氧化氮和P物质的表达水平，发现肺气虚证大鼠体内上述指标明显异常，说明肺气虚证大鼠肠道动力学异常改变受神经系统影响，神经递质的分泌、介导和调控能调控肠道动力学的改变。程惠娟等观察肺气虚证模型大鼠血清、支气管灌洗液、肺组织伊防御素的表达，结果发现β-防御素发生明显变化，说明β-防御素参与了肺气虚证的整个发病过程。官妍等进一步检测肺气虚证大鼠血清、气管冲洗液、肺组织溶菌酶表达，发现溶菌酶含量异常，说明溶菌酶表达异常会加重或减轻肺气虚证的发生。

3. 肺气虚证与免疫功能 肺气虚证免疫功能紊乱也是其微观表现之一。李泽庚等采用流式细胞术观察肺气虚证患者外周血T细胞的表达频率，结果发现肺气虚证患者外周血T细胞异常，说明肺气虚证多存在表现为其 T 细胞免疫功能低下，其免疫功能发生失调。张四春等进一步对疾病如慢阻肺（COPD）的研究发现，COPD 肺气虚证患者存在 T 细胞表达水平降低，而肺阴虚证患者较肺阴虚证表现更明显。进一步对不同疾病的肺气虚证患者研究显示，不同疾病免疫功能紊乱病机不同，同时不同疾病的肺气虚证分度存在差异。唐永祥等观察肺气虚证与血管内皮之间的观察，结果发现肺气虚证患者血管内皮细胞功能出现损伤，具体体现为肺气虚证患者血液处于高凝状态。陈彩英等观察肺癌、慢阻肺肺气虚证患者血小板的变化，结果显示肺气虚证患者均出现血小板活化，同样使血液处于高凝状态。

4. 肺气虚证基因研究 基因水平研究的提高为肺气虚证的微观本质研究提供了有利保证。李泽庚等通过基因芯片技术研究肺气虚证患者 T 淋巴细胞基因表达的差异，结果发现较正常人比较，肺气虚证患者外周血 T 淋巴细胞相关差异基因出现明显异常，具体表现为 45 条异常基因中上升占 41 条、下降占 4 条；肺气虚证、肺阴虚证共同差异基因有 15 条；与肺阴虚证比较，肺气虚证患者差异基因 43 条中上升占 27 条、下调占 16 条。研究结果说明蛋白质芯片技术用于筛查肺气虚证基因谱，可辨别肺气虚证患者 T 淋巴细胞相关差异基因的表达。王煜等通过观察补肺益寿合剂Ⅰ号对肺气虚大鼠血清、肺组织 ET-1 mRNA 的表达，结果发现补肺益寿合剂Ⅰ号可明显改善肺气虚证大鼠血清、肺组织 ET-1 基因的高表达。

综上可见，肺气虚证的研究宏观和微观结合，在广度和深度上有了很大拓展，研究角度也日趋多维，取得了可喜的成果。王成阳等认为肺气虚的研究实际上是证本质的研究，应该继续沿用病证结合的模式，以证统病，适当开展其他内科证肺气虚证的研究；细化肺气虚证的症状、排除标准，实行量化分级，建立一套行业公认的规范；宏观结合临床实际，微观联系科技前沿，以实事求是的工作态度去对待它，深化其他临床研究的方法，拓宽思路。

128　肺气虚证现代研究

肺气虚证是指肺气虚弱，宣肃、卫外功能减退，以咳嗽、气喘、自汗、易于感冒及气虚症状为主要表现的证。西医中的慢性支气管炎、支气管扩张、肺气肿和肺源性心脏病等疾病常见肺气虚证。肺气虚证多因久耗肺气或肺气生化不足而成，随病情加重可发展为脾虚证、肾虚证、肺肾两虚等，因此在肺气虚阶段应及时开展治疗。肺气虚证的实质研究和相关疗法治疗肺气虚证的疗效评价及机制研究对指导临床治疗肺系疾病有重要意义，学者李文丽等对近5年肺气虚证的研究做了梳理归纳。

实验研究

1. 动物模型的构建　人类疾病动物模型是指在医学研究中建立的具有人类疾病模拟表现的动物实验对象和材料。囿于临床经验的局限性，选用人作为实验对象来推动生命医学的发展受到诸多限制，故而研究者将疾病概念投射到动物身上进行实验设计和观察，用以全面认识疾病的本质。

构建肺气虚证动物模型主要有病因造模和病证结合造模两类方法。病因造模是使动物反复感受风寒燥邪，久咳耗伤肺气而形成肺气虚证，包括单因素造模和多因素造模，如仅采用烟熏法作为单因素造模，采用烟熏加风寒刺激法为多因素造模。病证结合造模是在构建出西医疾病模型的基础上，再根据中医理论叠加证候模型，使西医疾病表现出相应的中医证型，如气管内注入脂多糖构建西医慢性支气管炎，再施加烟熏复制肺气虚证，二者联合建立肺气虚证慢性阻塞性肺疾病（COPD）模型。目前制作肺气虚证动物模型的方法主要包括烟熏法、烟熏加冰水法、脂多糖联合烟熏法、二氧化硫烟熏联合木瓜蛋白酶刺激法、博来霉素气管内注入法、呼吸道生物被膜铜绿假单胞菌滴鼻加冷水游泳法等。烟熏法是目前肺气虚证实验中使用最多的造模方法，而研究者仍然在不断摸索更优的建模方法。如贺前松等认为，"烟熏＋冷风刺激＋改良经口气管注射脂多糖"的方法能成功建立"肺气虚外感"大鼠模型，该方法能减轻对大鼠呼吸道的机械损伤，减少术后伤口感染等干扰因素，更符合"肺气虚外感"的病理生理演变过程。

2. 肺功能研究　肺功能广义上指肺具有的呼吸、防御、代谢等多种功能，狭义上仅指呼吸功能。中医认为"肺主气，司呼吸"，肺气虚在一定程度上表现为肺呼吸功能下降。肺气虚证模型大鼠肺功能呈现气道高反应性，基础阻力增高，气道阻塞，气流受限，存在明显的通气功能障碍，且肺容量降低，肺及胸廓的顺应性和吸气肌力量减退，给予补益肺气的中药可有效改善肺气虚证大鼠的肺功能。此外，研究发现在铜绿假单胞菌生物膜感染气道所致大鼠产生早期肺气虚症状，应用鱼腥草酸钠可以预防肺气虚证的发生。

3. 病理形态学研究　病理形态学是研究宿主细胞、组织与器官外部形态结构病理变化的学科。肺气虚证多由肺失充养或久病耗伤肺气引起，与肺气充盈的机体相比存在形态上的病理变化。肺气虚证大鼠气道内有炎性黏液分泌，肺脏中度充血，肺血管平滑肌肥大增生、内膜增厚，支气管周围、血管壁和肺泡壁均有炎症细胞浸润，主要为淋巴细胞、单核细胞和嗜中性粒细胞，部分支气管腔内见上皮细胞脱落坏死并有渗出物，肺泡壁间隔破坏、变窄以及肺泡腔扩大融合成肺大泡。

4. 血液流变学研究　血液流变学研究血液宏观流动性质和血细胞微观流动性质及生物化学成分，分析机体血液与血管、心脏之间的相互作用。中医认为"肺朝百脉，助心行血"，气行则血行，若机体肺气虚而无力行血，则气虚血瘀。王平等发现，肺气虚证模型大鼠血浆黏度增加、出现红细胞聚集和变形异常，机体呈高凝状态，提示有血栓性疾病，证实肺气虚证伴有血瘀的病理表现。李逊给予肺气虚证COPD大鼠加减补肺汤，可有效改善大鼠外周血象，降低血液黏度，减轻肺损伤。

5. 免疫学研究 中医认为"正气存内，邪不可干""邪之所凑，其气必虚"。其中"气""正气"的功能与现代医学中的免疫功能，即机体对疾病的抵抗力有极高的类比性。刘永琦等提出脏腑虚证现代免疫学的本质即为免疫网络的异常。肺主一身之气，司开合，有防御卫外的功能，一旦肺气虚则外邪易乘虚而入。研究表明肺气虚证的病理过程与机体免疫功能的紊乱密切相关。

张发君等研究发现，白细胞介素（IL）1β和IL-18很可能参与肺气虚外感大鼠的炎症病理过程。丁利忠等发现，肺气虚证哮喘小鼠血清IL-4含量显著升高，干扰素γ（INF-γ）含量明显降低，表明肺气虚证哮喘机体处于明显免疫抑制状态，机体Th1和Th2细胞因子网络调节紊乱。李代深检测到肺气虚证COPD大鼠模型血清和支气管肺泡灌洗液中IFN-γ升高、IL-4降低以及Th1/Th2水平显著升高，证实Th1和Th2细胞因子失衡与肺气虚证COPD密切相关。陈伊芮认为，IL-4及Toll样受体（TLR）-2可能参与肺气虚型变应性鼻炎（AR）的发生，并且提出IL-4、TLR-2可作为衡量AR模型复制成功与否的指标及治疗疗效的指标之一。许江涛等发现，黄芪多糖可有效改善肺气虚证AR大鼠鼻黏膜炎性症状，其作用机制与下调鼻黏膜组织TSLP、OX40 L的mRNA表达有关。聂江洪证实，摄涕止鼽方可有效改善肺气虚证AR大鼠全身及鼻部症状，其作用机制可能是通过影响TLR-5蛋白表达进而调控Th1/Th2平衡偏移。曾典观察到肺气虚证大鼠与正常大鼠相比，呼吸频率显著升高，血清免疫球蛋白E含量升高，脾淋巴细胞活性降低，腹腔巨噬细胞活性及其吞噬功能降低，自然杀伤细胞活性下降，表明肺气虚证大鼠呈免疫紊乱状态。杨胜等发现，肺气虚证大鼠血清中IL-3、IL-6水平及T淋巴细胞中$CD8^+$比例明显升高，T淋巴细胞中$CD3^+$、$CD4^+$比例及$CD4^+/CD8^+$比值降低，证实肺气虚证存在免疫功能紊乱。吴桂英等发现，参芪补肺汤可抑制COPD肺气虚证模型大鼠支气管平滑肌增殖，其机制与提高组蛋白去乙酰化酶（HDAC）2表达，减少核转录因子κB（NF-κB）p65表达有关。

6. 细胞凋亡与细胞自噬研究 细胞凋亡是细胞经历一个细胞周期后衰老并死亡的正常生理现象，细胞自噬指细胞本身的代谢和某些细胞器的更新。研究表明，肺气虚证的病理过程与细胞自噬、细胞凋亡具有一定的相关性。颜培正证实，肺气虚会降低大鼠体内的细胞自噬水平，而补气药黄芪可以提高寒饮蕴肺证哮喘大鼠的自噬水平，改善其哮喘气道炎症。张发君认为，含半胱氨酸的天冬氨酸蛋白水解酶-1介导的细胞凋亡，参与了肺气虚外感大鼠的炎症病理过程，肺气虚外感证与β-防御素-2（BD-2）的表达密切相关，且很可能与NF-κB信号通路有关。

7. 代谢组学研究 通过对肺气虚证发生过程中代谢标志物的研究，可以为肺气虚证疾病的发病规律、诊断及治疗提供新方法、新思路。刘志刚等认为，组胺、17-羟基亚麻酸、四氢叶酸酰-L-谷氨酰、前列腺素E2、乙烯乙酰氨基己酸可能是肺气虚证COPD大鼠模型的疾病标志物。

8. 蛋白质组学研究 蛋白质组学以蛋白质组为研究对象，研究细胞、组织或生物体蛋白质组成及变化规律，肺气虚证的发生与蛋白质的差异表达有关。王平等鉴定出10个与肺气虚证可能相关的差异表达蛋白质，初步证实肺气虚证大鼠与正常大鼠存在差异蛋白质交集，并且此种差异蛋白质的功能主要涉及机体激素调节、免疫应答和物质代谢等，其中转胶蛋白、真核翻译起始因子与肺气虚证的发生有相关性。

临床研究

诸多研究者运用中药内服、针灸疗法、穴位贴敷、康复训练等中医治疗手段开展了肺气虚证相关的临床研究。

1. 证候学研究 确立症状的量化标准是证候诊断的核心内容，研究者尝试用现代科学技术归纳中医证候"肺气虚证"的临床特点和实质，寻求更具客观性的、准确的、量化的指标解读肺气虚证，以满足临床疗效判定需要、优化临床治疗方案。陈川等调查显示，肺气虚证是老年人五脏虚证的14种基本证型之一。周游等评估不同证型COPD稳定期患者的病情程度和预后情况，得出肺气虚证为COPD稳定期轻症，预后较肺肾气虚证与肺肾气阴两虚证更好。杨波等发现肺气虚证、肺脾气虚证、肺脾阴虚证、肺肾气虚证、肺肾气阴两虚证等不同中医证的老年稳定型COPD患者的高分辨率计算机断层扫描（HRCT）成像表型具有显著性差异。彭楠等发现，COPD稳定期肺气虚证患者的肺叶容积及气肿组织百分比与患者各症状积分分级具有一定相关性。崔鸿儒证实，COPD患者气虚的严重程度和血瘀症状有相关性，随着病程增长，COPD患者由肺气虚证到肺脾气虚证再到肺肾气虚证，血瘀程度越深，越容易形成血栓。

2. 中医内治　中医药内治法治疗肺气虚证疗效显著。大量临床观察显示，参芪补肺汤可显著提升COPD稳定期肺气虚证临床有效率，且安全性优于常规治疗。张伟煌证实，补肺一号方可减轻COPD稳定期肺气虚证患者气道炎症，发挥气道保护作用。罗明等认为，麦杏补肺汤能够改善COPD稳定期肺气虚证患者炎性损伤，改善外周血T淋巴细胞亚群相关指标，调节细胞免疫功能。此外，利金方、益气化瘀活血汤、益气补肺汤、六味补气方和宽胸理肺汤治疗COPD稳定期肺气虚证患者均疗效显著，可明显改善肺功能，减少急性发作次数，提高患者生活质量。

王凤英等发现，玉屏风桂枝汤能有效改善支气管哮喘慢性持续期肺气虚证患者临床症状。刘相辉研究证实，玉屏风散能够在一定程度上降低肺气虚证老年患者股骨转子间骨折术后发生的肺部炎症反应。王春丽等发现，补肺宣肃汤能显著降低肺气虚型咳嗽变异性哮喘患者气道反应性，最低反应阈值、传导率下降斜度明显改善。周景华研究发现，肺气虚证哮喘缓解期患儿服用防哮饮治疗后咳嗽、流涕、喷嚏等症状均有明显改善，且不良反应发生率低，安全性高。

中成药以其疗效佳、毒副作用小及便于服用、携带、贮藏诸多优点在临床上广为使用，选用中成药治疗肺气虚证具有极高的可推广性。尹婷婷等认为，"肺气虚，肺失治节"为COPD肺血管收缩发生的重要机理，口服芪白平肺胶囊可延缓或阻断COPD患者向肺心病的演变。陶静怡等发现，玉屏风颗粒能有效改善反复上呼吸道感染肺气虚证患者免疫功能，降低炎症水平。李梅等证实，芪参补气胶囊具有良好的增强免疫功能，可改善肺气虚证COPD患者临床症状。沈丹丹等研究发现，六味补气胶囊通过信号传导及转录激活蛋白（STAT）4/STAT6和基质金属蛋白酶（MMP)-9/基质金属蛋白酶组织抑制因子（TIMP)-1改善COPD稳定期肺气虚证患者的肺功能。王成阳等提出，六味补气胶囊可刺激COPD稳定期肺气虚证患者调节性T淋巴细胞增殖并降低辅助性T细胞17（Th17）表达，从而改善肺功能，且对吸烟的COPD患者疗效显著。

3. 中医外治　中医外治囊括针刺、灸疗、推拿、穴位贴敷和康复训练等形式多样的治疗方法，因其简便廉价的特点应用广泛。刘颖等证实，参甘鼻喷剂治疗肺气虚证AR有较好疗效。脐灸可以改善肺脾气虚证特发性肺间质纤维化合并胃食管反流患者肺的通气及弥散功能，且具有一定的长期疗效。敷穴化痰散穴位贴敷可改善COPD稳定期肺气虚证患者临床症状，降低患者呼吸困难量表（MMRC）评分，改善6分钟步行试验（6MWT）和减少COPD急性加重（AECOPD）发作次数。邓丽金等发现，六字诀有氧训练可以降低COPD稳定期患者炎症水平，提升老年肺气虚证患者的生活质量。

4. 综合治疗　临床治疗疾病往往采用多种手段联合治疗，研究表明中医药联合治疗肺气虚证疗效显著。庞彩苓证实，利金汤联合临床康复训练能明显提高COPD肺气虚证患者的临床疗效，改善肺功能，提高患者生活质量。李世涛发现，益气补肺汤联合穴位埋线治疗COPD稳定期肺气虚证患者的疗效优于常规西药治疗。朱静研究发现，八珍汤联合肺俞埋针治疗肺气虚证COPD可有效改善患者肺功能及生活质量，其作用机制可能与调控免疫系统有关。张仟等随访观察COPD稳定期肺气虚证患者采用隔姜灸联合中药雾化与常规西药治疗后1年的临床疗效，发现患者肺通气功能显著改善。杨柳发现，补肺正气汤与穴位贴敷联合常规疗法治疗可有效改善肺气亏虚证肺心病患者的肺功能和免疫功能状况，疗效优于西医常规治疗。马红霞等发现，补肺汤联合穴位贴敷可显著提升中晚期肺癌肺气虚证咳喘的临床有效率，降低患者炎症水平，缓解肺功能下降，改善咳嗽症状。

研究者通过大量动物实验研究明确，肺气虚证存在肺部病理形态变化、机体血液流变异常和机体细胞自噬水平降低，且证实肺气虚证模型大鼠与正常大鼠存在蛋白质差异表达，涉及机体激素调节、免疫应答、物质代谢等多方面功能。肺气虚证病理过程实质的免疫学研究成果显著，已经形成肺气虚证与机体免疫系统紊乱具有高度相关性共识。在临床上，研究者将肺气虚证的证候特点量化、客观化，便于临床精确诊治。中医药治疗肺气虚证手段繁多，不论内治、外治均具有良好疗效，可显著改善临床症状，提高患者生活质量且安全性高，具有长期效应。

在临床研究中，研究者多选用肺功能、血清细胞因子等指标作为肺气虚证的诊断和疗效指标，可尝试寻求更具有客观性、可量化的指标来明确中医证的概念，这种量化指标的引入，可以增加中医药治疗疾病的客观性及可信度，并有充分的证据证明中医药内外合治肺气虚证的疗效优于单一治疗。

129 基于系统生物学的肺气虚证本质

肺气虚证是中医肺系证候研究的主要基础证型，以咳喘无力、吐痰清稀、面色淡白、神疲体倦、少气短息、语声低怯，并有自汗、畏风、易于感冒、舌淡苔白、脉虚等为主要证候。然而传统中医辨证常缺乏可量化的评价体系，临床辨证时往往过于主观或模糊化。学者朱洁等结合肺气虚证的研究，探析了运用现代系统生物学的技术方法，建立科学客观的中医证候评价体系，以揭示肺气虚证的本质要素。

系统生物学与中医证本质研究的相关性

证是指在疾病的发生、发展过程中具有内在联系的、能够反映疾病过程在某一阶段的病理病机。证作为一种有规律的病理表现或一种功能表现，必然有内在物质结构支持。揭示中医证理论中蕴藏的科学内涵，找到中医证的物质基础，实现微观辨证的依据，是中医证本质研究的目的所在。由于证是一个非线性的"内实外虚""动态时空"和"多维界面"的复杂系统，只有采用与证候复杂性相适应的复杂性科学理论及思维方法对其进行研究，才能阐明其科学内涵。

系统生物学是研究"一个生物系统中所有组成成分，包括基因、mRNA、蛋白质、代谢物等组成，以及在遗传、环境等因素变化时，组分之间相互关系的学科"。系统生物学强调的整体性、动态性、复杂性研究思路与中医传统理论的"整体观""动态观""辨证观"有很多相似之处，是21世纪中医药现代化发展的核心驱动力。近年来，国内外学者积极引入系统生物学等研究方法，将基因组学、蛋白质组学、代谢组学等系统生物学核心技术广泛运用于中医证本质的研究，通过多信息融合和体系模型构建，探索证的多系统、多层次之间的关联，从系统的角度整合所有信息，也推动了肺气虚证证本质的客观化研究。

系统生物学在中医肺气虚证本质中的应用

1. 证候——基因组学与肺气虚证 在中医证理论指导下，疾病的证候分型不同，必然存在内在证本质的差异。研究发现，肺气虚证患者局部和整体的神经-内分泌-免疫系统功能紊乱，肺气虚证患者血浆中环磷酸鸟苷（cGMP）和环磷酸腺苷（cAMP）的含量下调，cAMP和cGMP比值明显上升（$P<0.01$）。宋卫东等认为肺气虚证患者肺泡巨噬细胞内cGMP和cAMP的含量变化与肺组织内环境关系密切，说明肺气虚证的证本质存在客观化的生物标记物。

随着基因组学的兴起，中医证本质的研究从整体基因的角度揭示证候的本质，探讨证候的性质和发生发展的规律，并取得了"证候——基因组学"研究的共识。李泽庚等认为肺气虚是慢性阻塞性肺疾病（COPD）的始发因素，贯穿着COPD的整个病程，通过基因芯片技术和聚类分析原理研究COPD肺气虚证和肺阴虚证患者T淋巴细胞基因表达谱，发现肺气虚证与肺阴虚证在证候本质上既存在一些共同的基因表达谱改变，也存在差异。与健康人相比，肺气虚证和肺阴虚证患者和健康组对比，同时高表达的差异基因有15条，其外周血T淋巴细胞表达基因，肺气虚证组有45条存在差异，上调的有41条，下调的4条；肺阴虚证的相关差异表达基因有32条，有19条上调，13条下调。众多的研究表明，诸多肺系疾病如慢性阻塞性肺气肿COPD）、肺纤维化等，均存在遗传基因多态性，这些基因的多态性一定程度上会调控特异性蛋白的表达水平或影响表达产物的活性，进而导致疾病的易感性。证候基因组学通过基因分型芯片、比较基因组杂交阵列芯片、转录水平的基因表达分析芯片和各种数据库分析软件，进行候选基因和全基因组关联分析，可分析药物应答与不同证候分型之间的关联，推动个体化医疗实践，指导临床的合理用药。

2. 证候——蛋白质组学与肺气虚证 肺气虚证的客观化研究表明，肺气虚模型大鼠的肺组织 Fas、FasL 蛋白表达显著上调，而结肠组织的水转运蛋白 AQP2 表达下调，肿瘤坏死因子-α（TNF-α）、血浆内皮素（ET）、白介素-1β（IL-1β）含量上调，张葵等发现 COPD 肺气虚模型大鼠的基质金属蛋白酶抑制剂-1（TIMP-1）和 MMP-9 在支气管肺组织中高表达，用参芪补肺汤通过抑制其 MMP-1 和 TIMP-9 的蛋白表达，可以干预 COPD 肺气虚证大鼠的气道重构。吕磊等发现 COPD 肺气虚证大鼠的肺泡上皮细胞、支气管上皮细胞和炎症细胞中的热休克蛋白（HSP70）高表达，六味补气胶囊能够减轻其炎症反应程度，下调 HSP70 的表达水平。诸多证据表明不同中医证候之间的差异，在蛋白质表达水平可以体现出不同的差异和变化规律，这些蛋白质表达的特异性改变，可能是中医辨证论治的靶点分子。

蛋白质组学的证候研究将以往仅关注个别蛋白分子表达的零敲碎打扩展到探究一个基因组、一个细胞或某一特定组织所表达的全套蛋白质研究。近年来，蛋白组学技术趋于成熟，双向电泳、生物质谱证、蛋白芯片和生物信息学等核心技术日臻完善，通过比较不同证型之间蛋白质谱表达的差异，构建不同证候的蛋白质组数据库，预测与证本质相关的所有蛋白质结构、性质和功能，在蛋白质表达水平上揭示证候本质，从而促进临床证候标准化判定，指导临床用药。李泽庚等利用 Array-ELISA 蛋白芯片平台比较肺气虚证和肺阴虚证，发现 COPD 和支气管哮喘的肺气虚证组和肺阴虚证组点的灰度值均显著高于健康组点的灰度值；而 COPD 和支气管哮喘肺阴虚证组点的灰度值显著高于肺气虚证组；并推论肺气虚证和肺阴虚证均表现为以肺部为主的慢性炎症综合症，且肺阴虚证比肺气虚证有加重趋势，由此初步揭示肺气虚证、肺阴虚证与蛋白质组表达的相关性，为进一步揭示肺气虚证的本质研究奠定基础。

3. 证候——代谢组学与肺气虚证 代谢组学是继基因组学、蛋白质组学之后发展的一门学科，代谢组学作为系统生物学的重要组成，能通过监测和分析生物体的代谢物质和代谢表型的动态变化，直接体现生物体的生理和生化状态，被认为是"组学"研究的最终方向。

在肺气虚证本质研究中，李泽庚等运用代谢组学方法，采用高效液相色谱-二极质谱联用仪准确定量，研究 COPD 稳定期肺气虚证及其中药干预的尿液代谢组学特征，发现肺气虚证组尿液治疗前的代谢谱与健康对照组显著不同，其中胆酸、甲羟戊酸、羊毛固醇、钝叶醇等 13 种代谢物为 COPD 肺气虚证可能存在的生物标记物。刘志刚等进一步动态检测肺气虚证的血浆的代谢图谱变化，认为十六烷酸、辛酰甘氨酸、二十碳烯酸等 15 种物质可能为 COPD 肺气虚证密切相关的生物标记物。利用高灵敏的色谱等检测技术，追踪生物体内对证方药代谢物组的组成和变化，揭示各种不同证候与内源性代谢物组变化的关系，特别是研究同病异证或异病同证时代谢组的差异，能更客观和动态地反映机体在疾病不同阶段下病理生理状态的整体性变化，从而确定生物标记物，筛选并建立肺气虚证的代谢组学表达谱，并最终阐明中医辨证论治的作用机理。

生物机体作为一个整体化和网络化的复杂系统，在基因-蛋白-代谢终产物这样一个生物信息传递链中，机体需通过不断调整复杂的网络系统来维持自身与外界的互动平衡。基因组学、蛋白质组学和代谢组学虽然还不能称之为完整的系统生物学研究，但却是系统生物学研究的首要内容。众多学者将组学技术广泛运用于中医证本质的研究，在构建"证候基因组谱""证候蛋白质组谱""证候代谢组谱"的探索中，提出了证候生物分子网络标志的构想，分析了证候生物分子网络标志在证候客观化与个体化诊疗、中医药临床效应评价等研究领域应用的可能性。丛培玮等以肺气虚证大鼠模型为载体，以 P38MAPK、NF-κB 两条信号转导通路对水转运蛋白 AQP1、AQP2 调节机制为切入点，探讨中医"肺肾"在水液代谢过程中相互关联的信号转导机制，表明肺气虚导致模型大鼠血浆 TNF-α 含量升高，肺气虚证大鼠模型组与对照组比较肾组织 AQP1、AQP2 转录和蛋白水平表达上调，同时肺气虚证大鼠模型组 p-p38 MAPK、NF-κB p65、CK2 蛋白表达上调，IκB-α 蛋白含量明显降低，推断肺气虚状态下模型大鼠肾组织 AQP1、AQP2 基因和蛋白的改变可能通过 TNF-α-MAPK 信号转导通路参与调控。该结论为从系统生物学角度研究肺气虚证分子网络的提供了科学依据和研究的可能性。

130　肺系病辨证纲要与证候

辨病治疗、辨证论治、病证结合是中医临床诊疗模式。病证结合是目前常用的诊疗模式，包括中医辨病与辨证结合和西医诊治与中医辨证结合两种。后者根据主从关系又分为以证统病和以病统证两种形式。目前，在临床上被广泛应用的是西医诊治与中医辨治相结合的病证结合模式和以病统证的形式，但也存在一定的局限，须以证统病诊疗形式的补充或支撑。无论病证结合何种模式及病证统领何种形式，阐明证候分类与辨证有关问题至关重要，也是实施诊疗模式和形式的重要理论基础及应用依据。学者李建生就肺系病的有关问题进行了探析，以期为肺系病诊疗提供支持。

肺系疾病分类

肺系病包括肺脏本病及相关疾病。肺脏本病主要是指肺脏主要功能如主气、司呼吸、宣肺肃降等形态（体）及其功能（用）异常所发生等疾病，如咳嗽、喘病、哮病、肺痈、肺痿等，主要内容与西医呼吸系统疾病一致；相关疾病主要指肺的在液（涕）、在体华（皮毛）、在窍（鼻）等异常所发生的疾病，如感冒、瘾疹、痰饮、鼻衄、鼻渊等，包括感受外邪类：感冒、风温、秋燥、肺风、劳风等；水液运化异常类：痰饮、水气等；鼻咽疾病类：鼻衄、鼻渊、喉喑、喉痹等。肺脏本病及相关疾病两者有时相互影响，如感冒诱发喘病、哮病加重，喘病日久损伤正气又易反复感受外邪，容易感冒。

辨证纲要

表、里、寒、热、虚、实、阴、阳等 8 个纲领的辨证方法即八纲辨证，为中医辨证的纲领。其中阴阳为总纲，统领表、里、寒、热、虚、实，即二纲六变。"阴阳既明，则表与里对，虚与实对，寒与热对，明此六变，明此阴阳，则天下之病，固不能出此八者"（《景岳全书》），此是阐释疾病共性的辨证方法。不同科属不同系统的疾病，既有共性也有个性，在掌握共性的基础上把握疾病的个性，方能提高辨证治疗的具体化、准确性即精准诊疗。肺系疾病的辨证，应在应用八纲辨证基础上进一步具体化包括六变的具体化，即虚、实、寒、热、表、里、脏、腑的肺病辨证八纲，其中以虚实为总纲，统领寒、热、表、里、脏、腑。

虚与实：首辨虚实。虚证如肺气虚证、肺阴虚证、气阴两虚证、心肺气虚证、肺脾气虚证、肺肾气虚证、肺肾气阴两虚证、肺肾阳虚证、阳虚水泛证及阴竭阳脱证等 10 种，以肺气虚证、肺阴虚证、气阴两虚证、肺脾气虚证、肺肾气虚证常见。实证包括风寒证、风热证、风燥证、暑湿证，以前两种为常见；表里同病的外寒里热证、外寒内饮证；里证的风邪恋肺证、风痰阻肺证、肺热炽盛证、痰热壅肺证、痰湿阻肺证、饮停胸胁、热陷心包证、痰蒙神窍及血瘀证等，以后 3 种常见。虚证、实证常与寒证、热证及表证、里证互见，形成证候的复杂性，如里虚热的肺阴虚燥热、里虚寒的肺气虚冷等。

表与里：次辨表里。应明辨是否有表证、表证兼里证即表里同病、里证，其中辨明表证与否为关键。表证包括风寒证、风热证、风燥证、暑湿证等；表里同病包括外寒里热、外寒内饮、虚体感冒如气虚风寒等；里证的范围广泛，如虚证的肺气虚、肺脾气虚等，实证的痰热壅肺、痰湿阻肺等。

寒与热：三辨寒热。寒证如风寒犯肺、外寒内饮等。热证如风热犯肺、肺热炽盛、痰热壅肺等。寒证、热证常与表证、里证互见，如表热的风热犯肺、表寒的风寒犯肺，里热的痰热壅肺、肺热炽盛，里寒的寒饮伏肺等。

脏与腑：四辨脏腑。肺系疾病以肺脏为核心，但常涉及有关脏腑，包括与肺表里的大肠及功能密切的脏腑如胃、脾、肾、肝等，即脏腑皆令肺病，非独肺也。

常见证候

每种肺系疾病可有不同证候即同病异证，每一证候可见诸多肺系疾病即同证异病。异病中同证，既有着共同表现，也有个性特征。结合文献梳理与以往有关肺系病证候的研究实践，初步归纳提出3类25种证候并试论之。病有标本、证有缓急，常以虚实为纲。为突出危重急候而特设危重证类，而危重证候也寓于虚实之列。

1. 实证类

（1）表证类：

1）风寒证：多见诸感冒、急性气管支气管炎、慢性阻塞性肺疾病急性加重期等。后二者的风寒证多称为风寒袭肺证。症状①恶寒、无汗，或并发热；②鼻塞、流清涕；③头痛，或肢体酸楚甚则酸痛；④舌苔白，或脉浮或浮紧。感冒有喷嚏、咽痒；急性气管支气管炎有咳嗽、痰白、清稀，或干咳；慢性阻塞性肺疾病急性加重期有咳嗽或喘息，痰白、清稀。

2）风热证：多见诸感冒、急性气管支气管炎、社区获得性肺炎早期等。后二者的风热证多称为风热犯肺证。症状①恶风或并发热；②鼻塞、流浊涕，或鼻窍干热；③头昏、胀甚至头痛，或肢体酸楚；④口干甚则口渴；⑤咽干甚则咽痛；⑥舌尖红，或舌苔薄白干或薄黄，或脉浮数。急性气管支气管炎、社区获得性肺炎有咳嗽，痰黄或白黏，或痰少，咯痰不爽甚至难咯，或干咳。

3）风燥证：多见诸感冒、急性气管支气管炎等。后者的风燥证多称为燥邪犯肺证，多为温燥范畴。症状①恶风或并发热；②唇鼻干燥；③口干燥甚则口渴；④咽干燥甚则咽痛；⑤干咳；⑥舌尖红，或舌苔薄白干或薄黄，或脉浮或浮数。急性气管支气管炎有干咳，或痰少黏、难以咯出。

4）暑湿证：多见诸感冒，症状①恶风，或并发热、身热不扬；②头重如裹，或肢体困重；③口黏腻或纳呆，或口干甚则口渴；④汗出不畅或无汗；⑤胸闷，或心烦；⑥舌质红，或舌苔白腻或黄腻，或脉濡或滑或濡数。上述风寒证、风热证、风燥证等在感冒中为表证，当出现咳嗽、咳痰等风寒袭肺证、风热犯肺证、燥邪犯肺证时多为以表证为主的表里同病，临床不可不识。

（2）表里同病类：

1）外寒里热证：多见诸感冒和急性气管支气管炎、社区获得性肺炎的早期等。症状①发热、恶寒、无汗，或肢体酸痛；②咳嗽；③痰白干黏或黄，咯痰不爽；④口渴或咽干甚至咽痛；⑤舌质红、舌苔黄或黄腻，或脉数或浮数。常有外寒与内热的轻重所偏表现有所不同。

2）外寒内饮证：多见诸慢性阻塞性肺疾病、慢性肺源性心脏病、支气管哮喘等。症状①咳嗽或喘息；②恶寒、无汗，或鼻塞、流清涕，或肢体酸痛；③痰白稀薄或兼泡沫、痰易咯出；④喉中痰鸣；⑤胸闷甚至气逆不能平卧；⑥舌苔白滑，或脉弦紧或浮弦紧。若无风寒表证表现的恶寒、无汗，或鼻塞、流清涕，或肢体酸痛等，有畏寒、肢冷等，称为寒饮伏肺或寒饮停肺；如果痰稠者称为寒痰阻肺。临床实际上常因感受风寒诱发寒饮或寒痰发作。慢性肺源性心脏病的咳喘较重，常呈咳逆喘满不得卧。

（3）里证类：

1）风邪恋肺证：多见诸感染后咳嗽、咳嗽变异性哮喘、急性气管支气管炎等。症状①咳嗽阵做，或伴咽痒；②干咳或少痰，咯痰不畅；③常因冷、热空气、异味、说笑诱发；④常因外感诱发或加重；⑤无明显寒热，舌脉象变化不明显。

2）风痰阻肺证：多见诸上气道咳嗽综合征、支气管哮喘、急性气管支气管炎等。风痰阻肺证也称风痰恋肺证，因其经久不愈并容易反复。症状①喘促或咳嗽或胸闷、气短；②遇异味等则喘或喉中痰鸣；③鼻痒或喷嚏、流清涕或咽痒；④痰白黏或咯痰不爽；⑤脉滑或弦滑。上气道咳嗽综合征白天咳嗽明显，清喉频繁，咽后有黏液附着感、鼻后滴漏感等；支气管哮喘常呈发作性喘促或咳嗽或胸闷、气短，容易反复发作，此类临床特征在其他证候常现。本证与风邪恋肺证的区别在于，后者少有或无痰，无喘促、胸闷、喉中痰鸣等。

3）肺热炽盛证：多见诸急性气管支气管炎、社区获得性肺炎等。症状①干咳或少痰，或喘息；②口鼻气热；③发热，或口渴；④咽干热甚至红肿热痛；⑤大便秘结；⑥舌质红，或舌苔黄，或脉数或滑数。本证与痰热壅肺证的区别在于，后者有痰或多痰而热轻。

4）痰热壅肺证：多见诸急性气管支气管炎、社区获得性肺炎、弥漫性间质性肺病（简称间质性肺病）、特发性肺纤维化（简称肺纤维化）、慢性阻塞性肺疾病、慢性呼吸衰竭、慢性肺源性心脏病、支气管哮喘、支气管扩张等。症状①咳嗽；②痰黄或白干黏，或咯痰不爽；③发热，或口渴；④大便秘结；⑤舌质红，或舌苔黄或黄腻，或脉数或滑数。社区获得性肺炎有咳嗽甚则胸痛；间质性肺病如肺纤维化有喘促、气短，或干咳；慢性阻塞性肺疾病、慢性呼吸衰竭、慢性肺源性心脏病、支气管扩张有喘急、动则加重；支气管扩张有痰黄或有腥味，或咯血。

5）痰湿阻肺证：多见诸急性气管支气管炎、社区获得性肺炎、肺纤维化、慢性阻塞性肺疾病、慢性呼吸衰竭、慢性肺源性心脏病、支气管哮喘、支气管扩张等。症状①咳嗽；②痰多、白黏或泡沫；③口黏腻，或纳呆或食少；④胃脘痞满；⑤舌边齿痕，或舌苔白或白腻，或脉滑或脉濡或弦滑。社区获得性肺炎有气短或腹胀；肺纤维化、支气管扩张有气短、胸闷；慢性阻塞性肺疾病、慢性呼吸衰竭、慢性肺源性心脏病有喘促、胸闷、气短，动则加重，或腹胀。支气管扩张痰黄白或有腥味，或腹胀。

6）饮停胸胁证：多见诸渗出性胸膜炎、慢性肺源性心脏病胸水等。症状①胸闷、气促甚至呼吸困难；②胸胁胀闷甚至疼痛，咳唾则痛甚；③身体转侧或深呼吸时牵引胸胁疼痛；④舌苔白滑或白腻，或脉沉弦或弦滑。

7）血瘀证：多见诸肺纤维化、慢性阻塞性肺疾病、慢性呼吸衰竭、慢性肺源性心脏病、支气管哮喘、支气管扩张等，在肺疾病的血瘀证也称为瘀阻肺络、血瘀肺络。血瘀为兼证，多兼虚实证中，常兼有疾病和其他证候的主要症状。血瘀症状①面色晦暗；②口唇青紫；③舌质暗红或紫暗或有瘀斑；④舌下脉络迂曲、粗乱。

2. 虚证类

（1）肺气虚证：多见急性气管支气管炎、肺纤维化、慢性阻塞性肺疾病、支气管哮喘、支气管扩张等。肺气虚甚者可见畏寒、痰白清稀，称为肺气虚冷或肺气虚寒。肺气虚，常兼实邪，如虚体感冒多兼风寒等，其他疾病常兼有痰热、痰湿、血瘀。症状①神疲或乏力或气短，动则加重；②自汗、动则加重；③平素畏风寒，或易感冒；④舌质淡，或脉沉细或沉缓或细弱。虚体感冒尚有①恶风寒或并发热；②鼻塞、流涕。急性气管支气管炎有咳嗽，或咯痰无力；肺纤维化、慢性阻塞性肺疾病、支气管扩张有咳嗽，或喘促，动则加重。

（2）肺阴虚证：多见诸间质性肺疾病特别是特发性肺纤维化、尘肺早期等。肺阴虚常与内生燥热共存，也称阴虚燥热或肺虚热，症状①喘促，或气短；②干咳，或咳嗽少痰或咳痰不爽；③口干或咽干；④手足心热或午后潮热；⑤盗汗；⑥舌质红，或舌苔少或花剥或无苔、干燥，或脉细数。尘肺、肺癌可见胸闷甚至胸闷胀痛。

（3）气阴两虚证：多见诸虚体感冒、急性气管支气管炎、社区获得性肺炎、支气管扩张等。肺的气阴两虚多兼实邪，如虚体感冒多兼风热、风燥等；急性气管支气管炎、社区获得性肺炎多为风热、风燥伤及气阴或者素体气阴两虚而感受燥热；或者急性气管支气管炎、社区获得性肺炎、支气管扩张中痰热日久伤及气阴、痰热减消而气阴两虚显现，常呈现以气阴两虚为主兼见痰热。症状①神疲或乏力或气短，动则加重；②平素畏风寒，或易感冒；③自汗或盗汗；④手足心热；⑤口干甚则口渴；⑥舌体胖大甚至边有齿痕或舌体瘦小，或舌质淡或红，或舌苔薄少或花剥，或脉沉细或细数。感冒有恶风寒或并发热、鼻塞、流涕；急性气管支气管炎、社区获得性肺炎有干咳或少痰或咯痰不爽；支气管扩张有干咳或少痰，痰白黏或黄白，痰中带血或反复咯血。

（4）心肺气虚证：多见诸慢性呼吸衰竭、慢性肺源性心脏病等。心肺气虚证以虚证为主，常兼有痰饮（痰湿、水饮、痰热）瘀。症状①咳嗽或胸闷气短，动则加重；②心悸或怔忡，动则加重；③易感冒；④神疲乏力，或自汗；⑤面目虚浮；⑥舌质淡、舌苔白，或脉沉细或细弱。

（5）肺脾气虚证：多见诸社区获得性肺炎、慢性阻塞性肺疾病、支气管哮喘、支气管扩张等。症状①咳嗽；②气短，或乏力，动则加重；③自汗；④纳呆或食少；⑤胃脘胀满或腹胀；⑥舌质淡或苔薄白、舌体胖大或有齿痕，或脉沉细、沉缓、细弱。支气管扩张、慢性阻塞性肺疾病、支气管哮喘有喘息、或胸闷、动则加重，恶风、易感冒，痰多或白黏。

（6）肺肾气虚证：多见诸肺纤维化、慢性阻塞性肺疾病、慢性呼吸衰竭、慢性肺源性心脏病、支气管哮喘等，肺肾气虚证以虚为主，常兼实邪如痰热、痰湿、血瘀等。症状①喘息、胸闷、气短，动则加重；②乏力或自汗，动则加重；③易感冒，恶风；④腰膝酸软；⑤耳鸣或头昏或面目虚浮；⑥小便频数、夜尿多，或咳而遗溺；⑦舌质淡、舌苔白，或脉沉细或细弱。肺纤维化有咳嗽、干咳。

（7）肺肾气阴两虚证：多见诸间质性肺病、肺纤维化、慢性阻塞性肺疾病、慢性呼吸衰竭、慢性肺源性心脏病等，肺肾气阴两虚证以虚为主，常兼实邪如痰热、痰湿、血瘀。症状①喘息、气短，动则加重；②自汗或乏力，动则加重；③易感冒；④腰膝酸软；⑤耳鸣，或头昏或头晕；⑥干咳或少痰、咯痰不爽；⑦盗汗；⑧手足心热；⑨舌质淡或红、舌苔薄少或花剥，或脉沉细或细弱或细数。间质性肺病如肺纤维化有咳嗽，神疲乏力或肢体倦怠，动则加重。慢性呼吸衰竭、慢性肺源性心脏病有胸闷、气短，动则加重，甚则不能平卧。

（8）肺肾阳虚证：多见诸支气管哮喘、慢性阻塞性肺疾病、慢性呼吸衰竭、慢性肺源性心脏病等。症状①喘息或胸闷或气短，动则加重；②畏风寒，或肢体欠温；③神疲或乏力，动则加重；④易感冒；⑤腰膝酸软；⑥耳鸣，头昏；⑦夜尿频多，或咳而遗溺；⑧舌质淡，或舌苔白或白滑，或脉沉或沉缓。

（9）阳虚水泛证：多见诸慢性呼吸衰竭、慢性肺源性心脏病等。阳虚水泛证为阳虚兼水饮，为虚中兼实证，常兼有痰、瘀。症状①咳嗽，或喘促或胸闷气短甚者不能平卧、动则加重；②肢体浮肿；③畏寒甚则肢冷；④心悸，动则加重；⑤神疲乏力，或精神萎靡甚则嗜睡；⑥舌质淡或暗红，或脉沉细或滑或弦滑。

3. 危重证类

（1）热陷心包证：多见于社区获得性肺炎等危重时，症状①咳嗽或喘息、气促；②心烦不寐、烦躁甚或神志恍惚、昏蒙、谵妄、昏愦不语；③高热、身热夜甚；④舌红甚至红绛，或脉滑数或细数。

（2）痰蒙神窍证：多见诸慢性阻塞性肺疾病、慢性呼吸衰竭、慢性肺源性心脏病等危重时，为痰热、痰湿所致窍闭神昏的实证，常兼血瘀。症状①神志异常（烦躁、精神恍惚、嗜睡、谵妄、昏迷）；②肢体瘛疭甚则抽搐；③喘息气促；④喉中痰鸣；⑤舌质淡或红、舌苔白腻或黄腻，或脉滑或数。慢性呼吸衰竭、慢性肺源性心脏病或伴头痛。

（3）阴竭阳脱或阳气暴脱证：多见于社区获得性肺炎、支气管哮喘等危重时。社区获得性肺炎多见阴竭阳脱或邪陷正脱证，表现①呼吸短促或气息外弱；②神志恍惚、烦躁、嗜睡、昏迷；③面色苍白或潮红；④大汗淋漓；⑤四肢厥冷；⑥舌质淡或绛、少津，或脉微细欲绝或疾促。偏于阴竭者可见面色潮红、舌绛少津、脉细数或疾促；偏于阳脱者可见面色苍白、四肢厥冷、舌质淡、脉微细欲绝。支气管哮喘多见阳气暴脱，症状①喘促、气急或伴张口抬肩、不得平卧；②神志异常（恍惚、烦躁、嗜睡、昏迷）；③面色苍白、大汗淋漓，或四肢厥冷；④脉微细欲绝或脉疾促。

以上25种证候在临床常见，可单独存在并容易理解，但常常呈现复杂情况需要思考、辨识。一是证候的复杂性：可单独表现的证候常常呈现两种甚至更多的证候兼杂而形成复杂证候，如痰热壅肺与血瘀、痰热壅肺与气阴两虚、痰湿壅肺与肺脾气虚、痰湿壅肺与阳虚水泛及血瘀等，这些复杂证候即可表现在同一疾病也可表现在不同疾病；二是异病同证的证候个性：异病包括多种肺系病中的同一证候，有共同表现，也有个性特征，这些差异因素包括：异病同证但证的要素如病因、病位、病势、症状主次、兼证等有所差异，即证同而病因不同、证同而病位不同、证同而病势不同、证同而主症不同、证同而病性不同、证同而程度不同、证同而兼证不同；异病同证但疾病的性质不同；异病同证但疾病某一阶段的病理本质不同。只有正确把握证候的复杂性、异病同证的证候共性及个性，方能实现同治（强调证候共性）或类治（强调基于共性的个性），以更有效、精准地指导临床辨证治疗。

131 血虚证的本质

中医血虚证是由失血过多，或脾胃虚弱，或血液生化之源不足，或因瘀血阻滞新血不生等原因所导致的血液不足或血液营养功能低下，脏腑组织器官失养的病理状态。学者曾常春等从现代医学"贫血"的常规研究对中医血虚量上的不足入手，对中医血液的功能低下所致血虚证进行了深入探讨。

血液的功能特点

欲探求血虚的本质，必然要从血液的功能说起。《难经·二十二难》云"血主濡之"，就是对血的营养与滋润作用的简要概括。张景岳对血液的具体功能进行了较全面的论述，认为血的功能主要是"灌溉一身，无所不及。故凡为七窍之灵，为四肢之用，为筋骨之和柔，为肌肉之丰盛，以至滋脏腑，安神魂，润颜色，充营卫，津液得以通行，二阴得以调畅，凡形质所在，无非血之用也。是以人有此形，惟赖此血，故血衰则形萎，血败则形坏"。《证治汇补·血症》对血的生成、属性以及功能作了更具体的描述："血者，水谷之精气也。饮食入胃，取汁变化，生于脾，总统于心，藏于肝，宣布于肺，施泄于肾，和调五脏，洒陈六腑，其入于脉也。源源而来，灌溉一身。目得血而能视，耳得血而能听，手得血而能摄，掌得血而能握，足得血而能步，脏得之而能液，腑得之而能气。是以出入升降之道，濡润宣通者，皆血之使然也。生化旺则诸经由此而长养，衰耗竭则百脉由此而空虚。"诸多论述都在明确一个基本点：血液的基本功能就是对全身脏腑百脉起着营养作用。

血虚证的动物模型

中医血虚证的现代研究中，往往将其与现代医学的"贫血"相对称，或引用其相关的研究方法。中医血虚证动物模型的研究亦受此影响，多采用动物外周血红细胞减少、血红蛋白含量降低，或采用动物骨髓抑制等方法进行复制。目前常用的动物模型有失血性贫血血虚模型、失血性贫血加营养不良血虚模型、溶血性贫血血虚模型、再生障碍性贫血血虚模型、复合模型等，这些模型在中医血虚的病理状态与药物疗效观察上起着重要的作用。

尽管血虚证动物模型存在其局限性，动物模型在当前还不能准确地反映人体血虚证的全部实质，但作为替代实验对象，其作用仍十分重要。通过动物模型的研究，表明血虚证伴有多种病理变化，包括骨髓造血功能和外周血红细胞变化、血液流变学改变、机体免疫功能下降、氧自由基代谢紊乱、激素及神经递质的改变、生育功能降低等。血虚证候的外周血红细胞变化依然是目前研究的重点，表明了血虚证存在红细胞功能（如膜内蛋白活性与膜的流动性等）的异常，血红蛋白给机体脏腑组织器官运输与供应氧分是血液营养功能的主要方面之一。通过血虚证动物模型的研究，特别是血虚证动物模型的标准化与指标的标准化的日趋完善，无疑对探求血虚的病理变化特点起着重要的作用。

血虚的评价方法

血虚证不外乎是若干因素导致血液的不足，或血液的营养与滋润功能低下，所表现脏腑百脉失养的病理状态。目前研究进展表明，对血虚的评价主要体现在两个方面：血液的不足（包括其各种具体有形成分的不足）和脏腑百脉失养的病理状态。

1. 血液的不足 这是对血虚证最基本与普通的评价方法，对血液总体量的检测，或血液中某种有形成分的检测，具体表现在①红细胞、血红蛋白值，以及造血生长因子促红细胞生成素（EPO）等；②骨髓造血细胞活性低下，如骨髓红系祖细胞（CFU-E、BFU-E）和粒单系祖细胞（CFU-GM）等；研究表明补血中药对辐射所致造血功能低下的血虚小鼠的骨髓蛋白质表达具有改善作用；③免疫细胞与因子的下降或失调，包括细胞免疫、体液免疫及红细胞免疫等；④微量元素不足，如血液中的 Cu、Zn、Fe、Mg、Mn、Ca 和 Se 等，研究显示微量元素参与体内多种酶的合成、催化和代谢过程，其不足影响着血液的功能；⑤血液流变异常与凝血因子的不足口印；⑥激素及神经递质改变等。

2. 脏腑百脉失养的病理改变 对于脏腑百脉失养所致的病理性改变，如《重订通俗伤寒论·气血虚实》所云："心主血而藏神，虚则心烦不寐、精神衰弱，甚则五液干枯、夜热盗汗；脾统血而运液，虚则唇口燥裂，津不到咽，甚则舌肉干枯、肌肤甲错；肝藏血而主筋，虚则血不养筋、筋惕肉瞤，甚则一身痉挛、手足瘛疭；至于两颧嫩红、唇淡面白，尤其血虚之显然者也。"目前，如《中药新药临床研究指导原则》关于血虚证的诊断标准，就是根据脏腑缺乏血液营养的病理改变为依据，以面色淡白或萎黄、头晕眼花、心慌心悸、失眠、手足麻木、月经量少与色淡、脉象和舌质改变的不同程度进行临床症状积分评价。

血虚证的本质与研究方向

近年来许多学者对血虚与"贫血"之间的关系进行了研究与探讨，结果表明血虚证与贫血之间既有一定的区别，又有密切的联系。有中医血虚证与现代医学贫血的相关性研究显示，血虚证与血红蛋白无直线相关关系，贫血的患病率明显高于血虚证的患病率；在临床调查中发现，存在贫血程度严重的患者不符合中医血虚证标准，而血虚证患者常常出现血红蛋白水平正常的现象，表明中医"血液"与现代医学的"血"的概念存在一定的差别性。血虚证的流行病学调查与研究进展亦指出，目前血虚证动物模型因单纯的病因方法难以概括血虚证的全部，同时动物模型在当前还不能准确地反映出人体血虚证的全部实质；血虚证与贫血症在病情的轻重缓急方面存在明显的差异，在主要发病原因和主要发展变化方面有本质的差别。目前，血虚证研究重点主要集中于血液的各种有形成分，如血细胞、血红蛋白、血细胞膜或细胞内的功能蛋白（也包括血液中的微环境状态）量的变化，这些指标的变化无疑不能完全代表血虚，在某些情况下会导致错误的判断结果。对脏腑百脉失养的病理改变进行的临床积分评价，其结果常受到其他因素的影响与干扰，如局部痰阻血瘀所致的手足麻木、心悸，这虽然是局部组织失养的表现，但却不是真实的血液营养功能低下的概念。

中医血虚证的研究，除血液的量和组织失养的病理改变之外，无疑还得从血液的基本功能入手，也就是以血液的营养与滋润作用为出发点，这是把握血虚实质的关键。从现代医学角度来说，也就是血液给机体脏腑组织器官运输与供应养分的能力，代表着血液的功能，这也是血虚证中西医结合研究的基本融合点。血液的量、血液的营养功能、以及失养的病理改变三个方面进行综合考虑，将对血虚证的评价更具有实质性意义。

探求一个实际有效的血液的营养功能评价方法，以血液对机体组织供应氧分的能力为衡量点，可在一定程度上解释血液的营养与滋润功能，也就是说可应用现代自然科学阐释中医血液的生理功能。这种血液的营养功能的衡量，也可以说就是代表着血液的效，这时就可以弥补血液的量这种简单的评估方法，血液量与效综合性分析方法的应用，将对"贫血"与血虚证的界定具有积极作用，也能明确中医血虚证的实质性内涵。

132 血虚证病理

血虚证是中医临床常见证，多因生血乏源、失血过多、肾经亏损或大病久治不愈等引起。临床表现为面色苍白或萎黄、皮肤和毛发枯黄、唇舌、指甲色淡无华、头晕、心悸失眠、手脚发麻、脉细弱无力等。近年来对血虚证的病理变化进行了较为深入和广泛的研究，取得了许多新的进展。学者郭平等就此作了梳理归纳。

骨髓造血功能和外周血红细胞的变化

动物实验和临床研究证实，血虚证可出现骨髓造血功能及外周血红细胞（RBC）含量和功能的改变。梁毅等用体外培养骨髓细胞的方法观察到，由免疫介导和综合放血法制备的血虚证小鼠模型，其红系集落形成单位（CFU-E）、暴增式红系集落形成单位（BFU-E）、粒系-巨噬系集落形成单位（CFU-GM）显著降低。马增春观察到化学损伤性和放射损伤性血虚证小鼠骨髓细胞出现典型的凋亡变化，骨髓造血干祖细胞数量减少，外周血细胞减少。王建青对血虚证患者的回顾性分析显示，64.71%的患者血红蛋白（Hb）低于正常。并且 Hb 含量越低，血虚证的程度及症状出现率越高。石林阶等认为，血液中 Hb 减少是肝血虚的主要病理生理学基础。

ATP 酶是 RBC 膜上重要的酶，该酶催化 ATP 水解，释放能量并主动转运 Na^+ 和 K^+，这对于 RBC 正常结构、形态和功能的维持具有重要的作用。石林阶等研究显示，肝血虚证患者 Hb、血清铁蛋白、RBC 膜 ATP 酶及 RBC 耗氧量均降低。后二者的降低提示 RBC 能量代谢低下。何东初等研究表明，Na^+，K^+—ATP 酶和 Ca^{2+}，Mg^{2+}—ATP 酶活性与患者血虚证轻、中、重的程度密切相关，四物汤治疗后，血虚症状明显改善，ATP 酶活性明显升高，表明血虚证的发病机制与 RBC 能量代谢、ATP 酶活力及细胞内环境的紊乱密切相关。陈如泉等对血虚证患者的 RBC 免疫功能进行了检测，血虚证患者的 $RBC-C_3bR$ 花环率降低，RBC 免疫复合物花环率升高，RBC 变形指数降低。同时，对血虚证家兔模型的 RBC 免疫功能及变形指数进行造模前后对照检测，也得到了与临床血虚证患者相同的结果。

血液流变学的改变

陈昌华等和石林阶等研究了肝血虚证患者的血液流变学和 RBC 变形能力，肝血虚证患者全血比黏度高切、低切均降低，呈低黏血症，但还原黏度高切变率增高，血沉增高，RBC 压积降低，RBC 变形能力降低。说明肝血虚证患者不仅有"血虚"，同时，因微循环阻力增大而存在"血瘀"现象。同时，RBC 变形能力降低，易被网状内皮系统破坏，使 RBC 寿命缩短。血虚证轻、中、重型与血液流变学指标的关系十分密切，其全血黏度、血细胞比容越低，则血虚证程度越重。

免疫功能的改变

造血与免疫功能存在内在的联系。免疫功能一直被看作是人体正气的内涵。"气为血之帅，血为气之母"，强调气血互生。因此，血虚证患者多存在着免疫功能的低下。陈如泉等研究显示，血虚证患者 T、B 淋巴细胞转化率显著降低。反映出机体的细胞免疫功能呈抑制状态。同样，血虚证家兔的 T、B

淋巴细胞转化力也明显低于正常，灌服补血方剂后，不仅其症状和体征等均有不同程度的恢复，T、B淋巴细胞转化力等也得到相应改善。外周血 T 淋巴细胞集落形成单位（TL-CFU）属于 T 淋巴祖细胞，其变化既反映淋巴系造血动力学变化，又反映机体免疫功能状态。杨健芳等检测了具有气血虚衰证患者外周血 TL-CFU，发现气虚证、血虚证及气血两虚证患者 TL-CFU 值普遍降低。王燕平等研究显示，血虚证小鼠 T 淋巴细胞增殖能力显著降低。

淋巴细胞是机体免疫应答的核心。活化的淋巴细胞能分泌多种淋巴因子。白介素-2（IL-2）主要由 $CD4^+$ 细胞分泌，参与机体的免疫应答与调控。IL-6 参与免疫应答等多方面的作用。苗明三等的研究表明，血虚证小鼠血清 IL-2、IL-6 均显著减少。补血中药能使其显著回升。郑金福的研究显示，血虚证患者 IgG、IgA 水平降低，淋巴细胞转化率降低。可见，血虚证存在不同程度的免疫功能低下或紊乱，而补血方药则可增强或改善机体的免疫功能。

自由基代谢的变化

正常情况下，机体的抗氧化酶能不断清除代谢过程产生的自由基。血虚状态下，能量代谢受阻，新陈代谢降低，超氧化物歧化酶（SOD）活力下降，使机体清除自由基的能力降低，使自由基在体内增多。陈如泉等研究显示，血虚证患者和动物模型 RBC 的 SOD 活力均降低，过氧化脂质（LPO）含量升高。方邦江等研究表明，血虚证患者全血谷胱甘肽过氧化酶活力及血硒含量降低，且两者的降低呈正相关。在动物实验中，通过对血虚证模型家兔的治疗，显示补血方剂具有增强 RBC 免疫功能，改善自由基代谢，使 SOD 活力提高，LPO 水平下降，同时 RBC 的变形性得到改善口。

激素及神经递质的改变

肝血虚证患者出现多种激素分泌的紊乱。包括血浆降钙素基因相关肽和醛固酮升高，心钠素降低。心钠素的降低和醛固酮的升高，用以维持肝血虚证患者机体相对恒定的循环血量及保持机体内环境相对稳定；血浆降钙素基因相关肽含量水平的增高可使血管扩张，外周阻力下降，以改善肝血虚证患者血液有形成分减少后机体组织细胞的有效灌注；血浆去甲肾上腺素、肾上腺素降低，表明其外周交感-肾上腺髓质机能减退；血清甲状腺素降低，提示机体代谢率降低，组织器官供能不足；血浆血栓素 B_2 升高，6-酮-前列腺素 F_{1a} 降低，两者比值升高。血栓素 A_2 与前列腺素 I_2 具有相反的生理作用，在维持组织的正常灌注及血流畅通方面起重要作用。在血虚证时前者的升高和后者的降低可能与血虚证氧自由基产生过多有关。王蕾等认为中医的肝调节血量是通过体内的这两种血管活性物质的平衡而实现的。肝血虚证患者血浆血栓素 A_2 升高和前列腺素 I_2 的降低，同时扩张血管的血浆降钙素基因相关肽含量增高，提示肝血虚证存在调节血管活性物质的紊乱。

视网膜变化

亢泽峰等研究了血虚证大鼠视网膜的病理变化，发现随着血虚证的进展，视网膜病变逐渐加重，早期大鼠视网膜各层结构轻度水肿，内外核层细胞排列稍紊乱，后期视网膜出现稳定的萎缩病变，内、外核层细胞数减少，细胞密度、视网膜厚度降低。

综上所述，血虚证可伴有多个系统、器官的病理变化。血虚证的研究在许多领域已取得了重要进展。但同时也应看到，还需进一步从病理生理学、生物化学、分子生物学的角度，从整体、细胞、分子水平上进行更为系统、广泛、深入的探讨，以从根本上阐明血虚证的发生、发展的机制，并为阐明补血方药的作用机制、补血新药的开发以及血虚证的临床治疗奠定基础。

133　血虚证病因证候和治法

血虚证主要是指人体血液绝对或相对不足，不能濡养滋润脏腑经脉、四肢百骸，而出现一系列虚弱性表现的证候总称。血行脉中，周流全身，多种原因可导致血虚，血虚又可表现为多种证候，在血虚的治疗方面，历代医家总结多种有效方药。临床以血虚证理法方药体系为指导，治疗血虚所致发热、血虚相关的皮肤疾病等，取得较好的临床疗效。学者刘先利等以血虚证源流考为基础对血虚证理法方药体系进行了探析。

病因病机

1. 化源不足　化源不足，与血生成的各个环节密切相关。在血的生成方面，《灵枢·营卫生会》云："中焦亦并胃中，出上焦之后，此所受气者，泌糟粕，蒸津液，化其精微，上注于肺脉，乃化而为血。"指出血的形成，与中焦胃受纳水谷精微之气以及上焦的肺脉密切相关。《灵枢·邪客》云："营气者，泌其津液，注之于脉，化以为血，以荣四末，内注五脏六腑。"指出血的形成，与营气相关。《灵枢·痈疽》云："中焦出气如露，上注溪谷，而渗孙脉，津液和调，变化而赤为血。"指出血的形成，与津液相关。从以上可以看出，血的形成，与脾胃运化、营气、津液、肺脉密切相关，当脾虚胃弱、营气不足、津液干涸、肺脉不利时，均可导致化源不足而出现血虚。

2. 损耗过度　《素问·腹中论》云："病名血枯。此得之年少时，有所大脱血，若醉入房中，气竭肝伤，故月事衰少不来也。"指出失血及酒后房劳气竭肝伤是导致血虚的两个因素。《血证论》云"男子精薄，则为血虚"，从精血同源的角度提出精亏可导致血虚。此外，明代戴原礼《秘传证治要诀及类方》强调"病后血虚"与"本体血虚"，指出慢性疾病可导致血虚，当注意鉴别原发与继发病因。

3. 瘀血内阻　外感寒邪或内生寒邪可导致瘀血内阻而引起血虚，《素问·调经论》云："血气者，喜温而恶寒，寒则泣不能流，温则消而去之。"指出血的生理特点是喜温而恶寒。《素问·举痛论》云："寒气客于背俞之脉则脉泣，脉泣则血虚。"指出寒气导致血虚的原因为客于血脉导致血脉凝滞。清代唐容川对血虚有较多论述，《血证论》云："瘀血不去，新血且无生机，况是干血不去，则新血断无生理。"指出干血不去，瘀血内阻，可导致血虚。

证候特点

1. 情志睡眠异常症状　《灵枢·本神》云："肝藏血，血舍魂，肝气虚则恐。"出血虚在情志方面的表现为恐，血虚则魂无所附，容易惊惕不安，有莫可名状的恐惧感。《灵枢·海论》指出"血海不足，则常想其身小，狭然不知其所病"，指出血虚会出现自卑的心理。《金匮要略》云："新产妇人有三病，一者病痉，二者病郁冒，三者大便难。"指出血虚的典型症状为抑郁。明代戴原礼《秘传证治要诀及类方》云："妇人血虚，怒气用心者，如颠状，又如心风，或笑歌，或妄语。月事来及产中，多有此证。"指出血虚的患者，在月经期及产后，容易发生妄语或笑歌等情志异常症状。在睡眠方面，《景岳全书·不寐》云："无邪而不寐者，必营气之不足也，营主血，血虚则无以养心，心虚则神不守舍。"认为血虚则心失养，而出现不寐的症状。戴天章在《重订广温热论》中提出"血虚则神志不宁，健忘怔忡失眠"认为血虚的典型表现为神志不宁，并出现健忘、怔忡、失眠。综上所述，在情志睡眠方面，血虚主要表现为恐惧、神志不宁、郁冒、自卑、失眠。女性患者常在月经期或产后以上症状反复发作或加重。

2. 血虚发热 血虚发热，既可表现为类似白虎汤证的大热大渴，也可表现为肌肤燥热、五心发热、寒热往来。如李东垣《脾胃论》云："如发热、恶热、烦躁、大渴不止，肌热不欲近衣，其脉洪大，按之无力者，或兼目痛、鼻干者，非白虎汤证也，此血虚发躁。"明代王化贞《产鉴》载"治肌肤燥热，目赤面红，烦渴引饮，昼夜不息，脉洪大而虚，重按全无，此血虚证，误服白虎汤必死"，继承发挥了李东垣的血虚发热理论。"其人往来寒热，或五心发热"。此外，南宋张锐《鸡峰普济方》提出"如产后三五日内觉头痛身热或汗自出，脉浮大者，此只是血虚证候"，指出产后血虚可表现为头痛身热。清代李用粹《证治汇补》云"血虚者，其症朝凉暮热，手足心热"，指出血虚发热的特点是朝凉暮热，手足心热。清代程国彭《医学心悟》也提及"血虚证"，并指出血虚发热的特点为"日晡发热，清晨即退"。

3. 血虚风动筋急 血虚风动，《难经正义》云"风在六气，属厥阴肝木，厥阴主营血，血虚则招外风"，指出血虚易招风。在症状方面，《伤寒论》提出"血虚则筋急"，张景岳在《类经》中指出"血虚则不能荣养筋脉，故腰胁相引而痛"。清代沈金鳌《杂病源流犀烛·筋骨皮肉毛发病源流》提出"血虚无以荣筋，因拘急而惕惕然跳，且四体百骸，亦瞤瞤然动"。

4. 血虚发燥 血虚发燥，与血的濡养功能失职有关。《金匮要略》提出"大便难"，李东垣《脾胃论》明确指出"虚坐而不得大便者，皆因血虚也"；"恶热、烦躁、大渴不止、肌热不欲近衣、目痛、鼻干"。戴天章《重订广温热论》提出血虚证候特点为"五心烦热作渴""肠燥便艰，口干舌萎或口舌生疮"。清代沈金鳌《杂病源流犀烛·筋骨皮肉毛发病源流》明确提出"皮肤多燥涩，血虚也"。

5. 头面、肢体、胸腹部症状 血虚有典型的面部色泽变化，《金匮要略·脏腑经络先后病脉证》提出"色白者，亡血也"。清代俞根初《重订通俗伤寒论·气血虚实》明确指出"至于两颧嫩红，唇淡面白，尤其血虚之显然者也"。戴天章《重订广温热论》也指出血虚证候的特点是"面唇淡白"，此外，明代戴原礼《秘传证治要诀及类方》提出血虚表现为"面色萎黄"。血虚有典型的头面、肢体症状，皆因血虚不能荣养所致，《金匮要略·妇人产后病脉证治》提出血虚导致"郁冒"的症状，《诸病源候论》指出"血极，令人无颜色，眉发堕落，息息善忘"，说明血虚不能荣华颜面而毫无色泽，发为血之余，血虚不能荣发而致眉发堕落，血虚不能养心神故善忘。清代唐容川《医学见能·头证》指出"头痛而晕，自眉梢上攻，而心悸、舌淡、脉虚者，为血虚所致"。在肢体症状方面，张景岳《类经》中指出"血虚故为不仁，气虚故为不用"。胸腹部症状方面，赵献可《邯郸遗稿》中指出"盖血虚证亦能作小腹痛，但重按之痛若缓者，是血虚也"，进一步明确血虚腹疼的特点。此外，血虚还可累及五脏，产生相应的症状，如《金匮要略·血痹虚劳病脉证》指出"卒喘悸，脉浮者，里虚也"。

6. 体形变化 体形变化方面，主要表现为体重下降，形体消瘦。刘完素《素问玄机原病式》提出"血实气虚则肥，气实血虚则瘦"。《类经》注解《灵枢·岁露论》也指出"血虚则肌瘦，故腻垢剥落，类乎风消，表之虚也"。此外，清代沈金鳌《杂病源流犀烛·筋骨皮肉毛发病源流》也指出"人之瘦者，气则实而血必虚"。

7. 汗出异常及月经变化 在血虚导致汗出异常方面，《金匮要略》提出"但头汗出"及"喜汗出"。清代陈廷儒《诊余举隅录》明确指出"盗汗，有血虚证"，清代俞根初《重订通俗伤寒论·气血虚实》也指出"心主血而藏神，虚则心烦不寐，精神衰弱，甚则五液干枯，夜热盗汗"。在月经异常方面，清代李用粹《证治汇补》提出"血虚则唇白，女子月事前后不调"。

8. 血虚所致舌脉变化 血虚有特征性的舌象及脉象。舌象变化方面，清代俞根初《重订通俗伤寒论·六经舌苔》提出"血虚，舌色多红"，戴天章《重订广温热论》明确指出血虚舌象为"舌苔嫩红而干，或绛底浮白，或舌绛而燥"。清代唐容川《医学见能·头证》指出血虚的舌象为"舌淡"。脉象变化方面，《伤寒论》明确指出"阳脉浮阴脉弱者，则血虚"。南宋张锐《鸡峰普济方》提出血虚证候的脉象特点为"脉浮大"，《类经》注解《素问·调经论》提出"脉虚血虚"。《寿世保元》提出"气虚，脉细或缓而无力，右手弱。血虚，脉大或数而无力，左手弱。"清代唐容川《医学见能·头证》也指出血虚的脉象为"脉虚"，清代俞根初《重订通俗伤寒论·按胸腹》指出"轻按洪大，重按虚细者，血虚之候"。

此外，清代李用粹《证治汇补》提出血虚的脉象为"脉细无力"。

治则治法

在血虚的治疗原则上，当分清病致血虚及血虚致病的区别。对因病致血虚的治疗，《重订通俗伤寒论·气血虚实》明确指出："若因病致虚，去病为要，病去则虚者亦生，断不可骤进蛮补，补住其邪，使邪气反留连而不去。"而对于血虚致病的治疗，张景岳《质疑录》提出"果属血虚，亦当补气，以气有生血之功"。此外，张从正《儒门事亲集要》还提出"血虚禁吐"的基本原则。在具体治法上，《金匮要略》所载小建中汤、当归生姜羊肉汤、炙甘草汤等，均是治疗血虚的有效方剂。四物汤是目前公认的补血基本方，宋代《太平惠民和剂局方》指出此方能"调益荣卫，滋养气血"。南宋张锐《鸡峰普济方》提出："但只与四物汤加人参与羊肉汤相兼服自愈，大山芋丸，人参丸，鹿角胶散皆可服之。"李东垣《脾胃论》提出"此血虚发躁，当以黄芪一两，当归身二钱……水煎服"；"血虚则里急，或血气虚弱而目睛痛者，皆加当归身"。明代戴原礼《秘传证治要诀及类方》提出"芎归汤加羊肉少许。或十全大补汤、四物汤、养荣汤服之"。赵献可《邯郸遗稿》中提出"宜服人参当归散"。清代唐容川《医学见能·头证》提出宜用"加味四物汤"。

血虚证是临床常见证候，中医对血虚证有系统且规范的认识，理清血虚证形成的病因病机、证候特点、治疗原则及具体方药，明确其理法方药体系，对临床应对具体疾病进展至血虚证时的诊断及治疗，有重要的指导作用。

134　血虚证的现代研究

中医证候病理机制研究是中医现代化的重要组成部分，也是中医基础理论研究的重要领域。在中医理论的指导下，应用现代科学技术和方法研究中医药基本理论，这已成为当前中西医结合研究的基本模式。学者吴江等就血虚证的现代研究做了梳理归纳。

血虚证病因

血虚证是指血液亏虚不能濡养脏腑、经络、形体器官，以面、睑、唇、舌色淡白，毛发不泽、头昏、脉细、乏力等为特征的综合性证候。血液亏虚的主要原因，一是血液生化或来源不足，如相关脏腑（脾胃、肾等）功能减退所致；二是血液耗损过多，可见于出血之后或因大病、久病而劳神太过暗耗阴血等。从病因、临床特点分析，现代医学认为血液生成不足，可见于缺铁性贫血、巨幼红细胞性贫血、肾性贫血、再生障碍性贫血、放化疗所致骨髓抑制等；血液损耗过多，可见于溶血性贫血及失血后贫血、各种慢性疾病所致贫血等。中医所指血虚，其所包含病症丰富，其临床表现也较现代医学中的贫血复杂，血虚与贫血两者既有联系又有区别。在研究中根据它们之间的相关性，可借鉴现代医学对贫血的研究模式，在中西医结合思想的指导下，为血虚证提供基本的研究方法和思路。

在应用 Logistic 回归分析血虚证病因的研究中，根据相对危险度（RR）数值分析，药物毒性损伤对血虚证发病的贡献最大，二到四位依次为情志因素、不良饮食习惯、生育因素。药物毒性损伤成为危险性最大的病因。随着社会工业化快速发展，同时出现严重的环境污染问题，已成为新的毒性损伤因素。同期恶性疾病发病率逐年提高，而化疗药物导致的药物毒性损伤所致血虚证尤应值得人们的重视。

血虚证动物模型

可靠的动物模型是中医证候病理机制研究的基本条件。建立一种可重复、标准化的动物模型也是中医证候研究的重要组成部分。把中医血虚证理论及辨证论治思想与现代医学实验动物模型理论相结合，将人类血虚证的某些特征在动物身上模拟，是建立血虚证动物模型的主要指导思想。

1. 失血性血虚证模型　建立此类模型主要依据中医血虚证病因：血液损耗过多。分为急性和慢性两种。急性模型制备方法为：一次大量放血，造成动物失血过多，而建立血虚模型，该方法的缺点是易导致实验动物死亡，且血虚证维持时间较短与中药药效表达周期长相矛盾；慢性模型可采用综合放血法（隔日放血＋强制游泳＋控制食量，此法与单纯放血相比，与中医血虚证理论更相符）和单纯放血法。主要通过眼眶后静脉丛放血、断尾放血、动静脉抽血法造模，此方法难点在于无法精确控制失血量。

2. 溶血性血虚证模型　依据中医血虚证病因之一，血液损耗过多，可以采用乙酰苯肼（APH）破坏红细胞（RBC），建立血虚证模型。APH是一种强氧化剂，进入机体后可氧化RBC胞膜骨架蛋白，破RBC内的抗氧化系统，降低RBC可塑变形能力，使RBC容易发生破裂溶血，导致血虚症状。APH可使外周血中RBC和Hb明显减少。APH通常采用皮下注射，但血虚症状维持时间短，药物剂量在不同报道中差别较大，影响模型的可重复性。

3. 辐射损伤法血虚证模型 辐射损伤法是采用放射线作为损伤源破坏骨髓造血功能，抑制造血干/祖细胞，导致血细胞生成减少，符合血虚证血液生成不足的病因。常用 $^{60}Co\gamma$ 射线全身照射。此模型动物全血细胞都有不同程度减少，与血虚证临床表现较为相符，但此方法需要特殊设备，且每只动物的照射剂量难以控制，影响了其应用。

4. 化学损伤法血虚证模型 化学损伤法是利用化学药物的毒性损伤作用，破坏血细胞或抑制血液生成而制备血虚动物模型。常选用化疗药物环磷酰胺（CTX）。可采用大剂量一次性完成或小剂量连续注射等不同的方法。CTX 为细胞周期抑制药物，对骨髓细胞抑制作用尤为明显，使造血干/祖细胞由 G1 期进入 S 期延迟，血细胞生成减少。亦符合血虚证血液生成不足的病因病机。此模型也存在血虚症状维持时间短的问题。由于环磷酰胺属于临床化疗药物，此造模方法可用于化疗药物之药物毒性损伤所致血虚证的机制研究。

5. 综合造模法 以上模型制备方法均存在各种不足，如维持血虚症状时间短，可重复性低等问题，研究者可以应用综合造模的方法，即把上述方法结合使用。常用溶血法＋化学损伤法，其维持血虚症状较久，有利于中药药效的表达；稳定性、重复性较好。

尽管动物模型制备方法多样，但没有哪一种能模拟血虚证的全部临床表现，在今后的研究中应不断改进和发展，逐渐摸索出更加稳定、更加符合中医学理论的血虚证模型。

组学在血虚证研究中的应用

中医学的基本特点是整体观念和辨证论治，是从系统、宏观、整体的角度来阐述生命科学。蛋白质组学、代谢组学从整体角度出发，研究某器官、组织、细胞的功能和代谢状态。在中医证候研究中应用组学研究方法，同中医整体观高度一致，与中西医结合的思想更加契合。

1. 蛋白质组学在血虚证研究中的应用 郭平等在研究四物汤对血虚证小鼠骨髓蛋白质表达影响的实验中，应用蛋白质组学技术发现放射线致血虚证小鼠骨髓细胞中存在 18 个上调和 6 个下调的蛋白质的表达，四物汤可以不同程度逆转其中部分蛋白质。宋志学等在当归水煎液对血虚小鼠补血作用机制研究中，利用蛋白质组学技术检测到模型组与正常组比较有 11 个差异表达蛋白质，其中与细胞分化和凋亡相关的热休克蛋白上调，而与细胞能量代谢相关的某些蛋白质下调，给药组与模型组比较上述蛋白质均有不同程度逆转。

2. 代谢组学在血虚证研究中的应用 应用代谢组学技术可以对代谢终产物进行综合分析，可在整体上反映生物体内的生物化学变化，具有系统化、动态化、整体化的特征。在研究疾病的发生发展中利用代谢组学更能契合中医整体观的特色。通过代谢组学研究可以寻找中医证候的标志性代谢物，为证候研究提供了新的研究平台。

应用代谢组学对血液、尿液及组织进行检测分析，可发现与血虚证相关的差异性代谢物。在用四物汤干预综合放血法所致血虚证动物模型的实验中，采用 600MHz 超导傅立叶变换核磁共振波谱仪进行检测，结果表明模型组乳酸、牛磺酸、胆碱等 11 种代谢产物含量发生明显变化，而采用四物汤干预的治疗组这些代谢物水平都有相应的回调。用四物汤干预辐射致血虚证模型小鼠的实验中，通过超高效液相色谱-四级杆飞行时间质谱联用（UPLC-QTOF-MS）检测血虚证小鼠血清代谢产物，发现 7 种代谢物（包括单酰甘油、溶血磷脂、神经氨酸等）有明显变化，检测组织（胸腺及脾脏）也发现有相应代谢物的变化。通过对这些生物标记物进行分析，发现辐射损伤致血虚小鼠的脂类代谢、糖类代谢及部分氨基酸代谢紊乱，四物汤可逆转其改变。在研究佛手散对血虚小鼠的补血作用实验中，通过 UPLCQ-TOF-MS 分析血虚小鼠血浆样品，发现 22 个潜在生物标记物可能与硫胺代谢、鞘脂类代谢等 11 条紊乱的代谢通路相关，佛手散处理后，可使之向正常方向转归。应用 GC-MS（气相色谱-质谱法）对当归干预的血虚模型小鼠的尿液进行检测，表明葡萄糖、乳酸、丙酮酸、丙氨酸及柠檬酸等代谢物在当归干预后有相应的变化，其补血机制可能与调节柠檬酸循环及糖酵解/糖异生等的合成和代谢有关。

因此，应用蛋白质组学、代谢组学的研究方法，找出血虚证病症差异表达的蛋白质或代谢物，能增强评价指标的科学性，以此来分析病症病机和药物作用的物质基础，为疾病的诊断和寻找新的治疗途径提供新思路，也为证候标准化的研究提供了一种可行的研究方法。

血虚证的治疗方药

虚则补之，是虚证治疗的总则。中医根据血虚证的不同病因、病机、证型，辨证施以补血法。常用方有四物汤、当归补血汤、八珍汤、归脾汤等。现代研究表明许多补血方药都通过增强免疫，促进造血干祖细胞的增殖分化，促进血细胞的生成而发挥补血作用。实验研究较多的有以下几种。

1. 四物汤 白芍、熟地黄补血，川芎行血，当归行血、补血，四物相配，补而不滞，平调阴阳，补血养血。许多实验研究表明，四物汤通过多成分、多环节改善血虚证动物的造血功能，促进外周血中 WBC、Hb、RBC 和骨髓有核细胞数的回升，促进骨髓造血干祖细胞的增殖，增强骨髓造血干祖细胞的集落形成能力，抑制细胞凋亡，促进骨髓基质细胞分泌造血因子（G-CSF、GM-CSF、DPGF），抑制造血抑制因子（M-CIP）的分泌，增强血虚时红细胞膜上 Na^+-K^+-ATP 酶的活性，增加 CD34 抗原分子的表达等。研究认为四物汤可调节血清中蛋白质或骨髓蛋白质表达而促进骨髓造血、发挥补血作用。马增春等用双向电泳、质谱鉴定等蛋白质组学技术在分子水平上研究四物汤对血虚证小鼠血清蛋白的影响，结果发现四物汤可下调血虚证小鼠血清中 12 个蛋白质和上调 4 个参与 DNA 双链损伤修复的蛋白质-DNA 依赖蛋白激酶，肌细胞增强蛋白，马达蛋白，肌动蛋白结合蛋白。实验结果证实，四物汤可作用于骨髓的多个靶点，通过降低造血细胞蛋白质酪氨酸磷酸酶（HCP）、生长因子受体结合蛋白-14，升高骨髓淋巴细胞特异性蛋白质-1、蛋白酶体 26S、ATP 酶亚组分 4、H-ars 和 3-磷酸甘油醛脱氢酶，调节骨髓组织糖代谢，促进基因转录、造血生长因子信号转导和造血细胞的生长和分化，并由此发挥补血作用。

2. 当归补血汤 当归补血汤由黄芪和当归按 5∶1 比例组成，黄芪大补脾肺元气、裕生血之源，当归益血和营、补血养血。研究认为当归补血汤有增强免疫力，促进血细胞的生成、保护心肌、抗自由基、耐缺氧等作用。研究发现当归补血汤能显著增加血虚模型小鼠的红细胞、白细胞、骨髓有核细胞的数量，改善网织红细胞在外周血中的比例及骨髓超微结构，延长模型小鼠的游泳时间、升高体温、提高血浆 cAMP/cGMP 比值等。宁炼等采用整体实验法、MTT 比色法、3H-TdR 参入法、半固体造血细胞集落形成技术等，测定血虚小鼠外周血象、骨髓有核细胞数和造血干祖细胞集落水平后，认为当归补血汤的多糖与非多糖组分可在不同的作用环节上促进造血细胞的形成，从而起补血作用，多糖组分作用较强，尤以当归多糖的作用更显著；非多糖组分中以阿魏酸作用最强，黄芪异黄酮等也有一定的作用。苗明三等研究显示当归补血汤多糖能显著升高大鼠血虚模型血清 IL-2、IL-6，促红细胞生成素（EPO）水平，认为当归补血汤多糖在补血的同时也有增强免疫力的作用。

3. 八珍汤 八珍汤由人参、茯苓、白术、甘草四君子汤和当归、熟地黄、白芍、川芎四物汤组成，具有气血双补之功。现代研究认为八珍汤能显著增强机体的免疫功能，促进骨髓造血干祖细胞的增殖，促进淋巴细胞活化及分泌 IL-2 等。实验证明，该方及其制剂能增强血虚小鼠的细胞免疫、体液免疫和非特异性免疫作用，防治实验性白细胞减少，提高失血后小鼠的 Hb、BRC 及红细胞 C3b 受体（RBC.c3bR）水平，降低红细胞免疫复合物（RBC.CIR）水平，改善气虚大鼠的血液流变学及细胞形态学异常，改善贫血症状。研究认为八珍汤补血的作用与刺激脾淋巴细胞产生集落刺激因子（CSFs）、EPO 及 EPO 样生长因子的分泌、造血微环境的基质细胞分泌正性和负性造血生长因子等有关。研究显示八珍汤能促进环磷酰胺所致血虚模型小鼠骨髓细胞增殖，经八珍汤诱导制备的巨噬细胞、脾细胞、肺条件培养液和骨骼肌条件培养液能促进血虚模型小鼠骨髓细胞增殖，促进血虚模型小鼠骨髓基质细胞分泌肿瘤坏死因子（TNF）。

在血虚证的研究过程中，根据中医整体观和辨证论治的思想，建立标准的重复性高的动物模型是血虚证研究的基础。利用现代组学技术，寻找差异表达蛋白或代谢物，确定血虚证的特异性指标或标志性代谢物，探讨血虚证的病理本质，可为中医证候的规范化、现代化研究提供有价值的研究经验。但在临床病例收集整理过程中，中医多是通过四诊来确定证候诊断标准而收集病例资料，这无疑会影响到实验动物造模方式、观测指标等。动物模型能否全面、量化地表达中医某个证候的内涵，这是摆在每位研究者面前的一个课题。随着现代医学的快速发展、高性能的现代科学仪器的进一步升级换代，应用代表着整体观、动态观的组学研究手段，充分发挥中西医结合的优势，必然会加速中医证候的研究进程，有利于拓展中西医结合医学研究思路和方法。

135 血虚证中医药研究

学者张文卓等就血虚证与贫血、免疫功能关系及中医药治疗血虚证的研究做了梳理归纳。

中医对于血虚证的认识

1. 血虚证的概念　血虚证是由失血过多，或脾胃虚弱，或血液生化之源不足，或因瘀血阻滞新血不生等原因所导致的血液不足或血液营养功能低下，脏腑组织器官失养的病理状态。临床常见面色淡白或萎黄、毛发不泽、唇舌、爪甲淡白、头昏、视物昏花、心悸、健忘、失眠、乏力等虚弱证候。

2. 血的生成及与脏腑的关系　中医认为血的生成过程与五脏功能活动密切相关，尤以脾胃重要，但与心、肺、肝、肾有着密不可分的关系，脾胃为后天气血生化之源；心主血脉，心生血；水谷精微注肺生清血；肾藏精，精血互化，归精于肝而化清血。

（1）脾胃：柴瑞震指出"中焦受气取汁，变化而赤是谓血"，脾有生血，藏血，统血功能的三重表现。生成血液的基本物质，主要来源于脾胃所化生的水谷精微，饮食经过胃的腐熟消化和脾的吸收转输后，生化气血精津，内营五脏六腑，外营四肢百骸。脾的病理与出血、血虚、血瘀有关，且三者之间有一定的联系。脾虚不能摄血，可以导致出血，出血达一定数量，必然引起血虚。胃在血液的生成中也很重要，胃主受纳水谷，而水谷是化生血液的原始物质，胃参与血液的生成，胃虚生化之源不足可治血虚。《温病条辨》亦云"血虚者，补其气而血自生"，故治疗上应遵循阳生阴长，气能生血的原则，拟健脾益气，养营滋血为其大法。所以补血先补气，养血先养脾胃，才是最佳的方法。临床常用的方法有益气补血法，如当归补血汤、八珍汤。补血药与健脾益气药合用，如归脾汤、人参养荣汤、养真汤等。

（2）心：刘艳等指出，"心生血"理论见于《素问·阴阳应象大论》和《素问·五运行大论》，"南方生热，热生火，火生苦，苦生心，心生血，血生脾"，实质上是强调"心火"在血液生成过程中的作用。心气不足，血脉亦弱，心阳不振，温煦失职，化血不足。因劳力过度，劳心太过，大病病耗伤精气，心气不足，血脉亦弱，化生无力，津不化血，可导致血虚。大汗、呕吐下利等耗伤阳气，或大病、久病后失于调理，正气亏损难复，精气损伤，因虚致损，逐渐发展成为虚劳，阳气不足，化血不足；或因热病或感受温热邪毒耗伤阴液，病久不愈，阴损及阳，心阳不振，温煦失职而致化血不足；或因肾阳一衰，火之源则竭，肾阳不能上行于心，心阳气衰者，心阳不振，温煦无力，不能赤化，津不化血，乃使化血不足而见血虚之证。心阳虚或心气虚多伴有心血虚，心血虚多伴有心之气，阳不足。刘艳等临床运用"心生血"的理论治疗血虚证，特别是对比较顽固性的血亏患者，心阳虚或心气虚多伴随心血虚，以温阳补火为主，兼补血生血；心血虚伴有心之气、阳不足，以补血养心、健脾益气为主，加用温阳补火之品，常能提高补血的效果。

（3）肺：张琰阐述，《素问·经脉别论》云"经气归于肺，肺朝百脉"。"经脉"包含经脉之气血，汇聚于肺，再布散于全身百脉，以营养各脏腑组织。气、血和津液在体内相互转化，都是维持脏腑功能活动的物质基础，只是根据其存在的状态不同而立三类。肺虚除有肺气虚和肺阴虚，还有血虚的含义。肺血虚证从其病理因素而论，有两种由来，一是肺循环（小循环）之血虚，可由于失血等所导致的血容量的绝对减少或由贫血所造成的血含量的相对减少所致。二是供养肺脏之营养血液减少，导致肺脏之功能衰减，此系肺血虚证之主体。张琰通过对肺血虚证的存在性进行一系列的探讨，充分论证了肺血虚证的存在性,作为一个证型,必须有其相应的临床表现。其临床表现多见面白无华或萎黄,咳嗽,气喘或胸痛,肢体麻木,妇女常见月经量少色淡,延期甚则经闭,舌淡苔白,脉细无力等。

(4)肾:中医学认为,"肾为五脏六腑之根""肾为先天之本,藏真阴而寓元阳,为人参生命之根"。血的生成离不开肾,肾是血液化生的源泉和动力。肾主藏精,是元气之根,为生血之源。肾可以化生血液,肾精肾水是血液生成过程中"变化而赤"的物质基础,肾阳是"变化而赤"的根本动力,肾中精微物质只有经过肾阳的蒸腾气化才能变为赤色的血液。肾精亏虚,精不化血,则血虚。治疗应用滋补肾经之方。如参氏地黄汤酌加黄精、何首乌、龟板、阿胶。人参、黄氏健脾益气,六味地黄丸滋补肾阴。

3. 血虚证的病因病理 张磊等阐述,《黄帝内经》中对于引起血虚证的病因主要有外感六邪(风邪、湿邪、热邪),内伤七情,劳倦过度,瘀血致虚,出血,年迈体衰。中医认为血虚形成的原因,一是血的生成不足,如气虚不能生血,或脏腑功能减退,如脾失健运,胃气虚弱,不能运化水谷精气,难以化生成血液;或来源不足,则血液生化乏源。二是失血过多过快,新生之血来不及补充。三是久病不愈,慢性消耗,或劳神太过,耗伤精血。龚文君等论述,现代调查研究分析血虚证的病因依次是情志因素、不良饮食习惯、平素体质、疾病病程、失血史、生育因素、药毒损伤和出生时体质。与传统的血虚证认识比较,增添了药毒损伤这个病因。

血虚证的中医基本病理主要有气不生血,瘀血不去,新血不生等多种类型。血虚患者全血比黏度降低,还原黏度明显升高,红细胞沉降率加快,血细胞比容降低,红细胞数量减少,血红蛋白含量降低,网织红细胞增多,红细胞变形能力降低。血虚患者因 ATP 来源障碍,机体新陈代谢减慢,清除自由基能力降低,自由基积累使细胞膜的不饱和脂肪酸发生脂质过氧化反应,导致超氧化物歧化酶(SOD)活力降低,而过氧化脂质(LPO)水平增高。血虚患者 CD3 型、CD4 型细胞水平下降,CD8 型细胞水平不变,CD4/CD8 比值降低。血虚证患者机体为保持自身内环境的相对稳定,代偿性地作出了相应的适应性变化。

4. 血虚证与贫血的关系 中西医对血的概念都是循行于血脉中的血液。由于中医学和现代医学对"血"的概念的近似描述,使得中医学和现代医学"血"的概念容易发生混淆。

(1)血虚证与普通贫血的关系:贫血是指外周血中的单位容积内的血红蛋白浓度(Hb)、红细胞计数(RBC)和(或)血细胞比容(HCT)低于相同年龄、性别、地区的正常标准。血虚证在西医病种分布上,不仅见于贫血,还可见其他病,如冠心病、神经官能症、病毒性心肌炎等。从研究中发现血虚证的血红蛋白量与血虚证的程度、血虚证的症状出现率呈相应关系,血红蛋白含量越低,血虚证的程度及症状出现率就越高。血虚证的血红蛋白量在正常值范围内,并不表示其血红蛋白含量没减少,而只是表明其减少的程度较轻,尚未达到西医界定的正常值的下限。由此反映出作为诊断贫血的血红蛋白量的标准,并不完全适合血虚证的诊断。刘卫民等对 732 人进行了调查,通过分析发现,中医血虚证与现代医学的贫血有着很大的区别。血虚证与 Hb 无直线相关性,贫血的患病率明显高于血虚证患病率。另外,从调查中还发现,血虚证与贫血之间有着密切的联系。贫血常常是一个症状,而不是一个独立的疾病。各系统疾病均可引起贫血。贫血中以气血两虚为主要症型,其实质反映了气与血的关系,由于血虚,使气失去了血的充养及依附进而导致气虚,最终出现气血两虚。但是,若针对原发病治疗,随着即发病的好转,贫血往往也随之好转。通过血虚证与贫血的对比研究可以看出,血虚证和贫血在概念上都是血液的减少,两者之间有一定的关系,但又不能互相等同。

(2)血虚证与再生障碍性贫血的关系:刘苹等总结,再生障碍性贫血(AA,简称再障)通常是指原发性骨髓造血功能衰竭综合征,发病机制十分复杂。主要表现为骨髓造血功能低下和贫血、出血、感染。传统学说认为再障可能通过三种机制发病:原发、继发性干/祖细胞(种子)缺陷、造血微环境(土壤)及免疫(虫子)异常。

邹长鹏指出,在中医古籍中,并无"再障"病名的记载或针对此病的系统论述,再生障碍性贫血临床上主要表现为进行性贫血、出血、反复感染及全血细胞减少,按其症状归属于中医学的血虚证的范畴。因此再生障碍性贫血与血虚证有密切的关系。临床上对于再生障碍性贫血的治疗一般按中医血虚证病因病机进行辨证。

从病因和病机上看，中医学认为再生障碍性贫血的主要病因病机①脾肾亏损为本，脾虚气血生化无源，可致气血不足，肾虚则精气不足，无以生髓化血。②虚火伤络为标，再障主要特征之一是出血，临证常表现为紫斑、衄血和月经过多。《济生方·吐衄》云："血之妄行者，未有不因热之所发，盖血得热则淖溢，血气俱热，血随气上，乃吐衄也。"再障患者气血亏虚，营卫不固，易感外邪，化热伤络，而发出血。再障患者肾精亏损，或脾虚气弱，阴火内生，虚热伤络，亦为出血。③瘀血内留为变，皮下瘀斑是再障患者另一表现，病机是脾肾亏损。脾虚则统摄无权，血溢脉外，离经之血蓄积体内，便成瘀血，瘀血不去，则新血不生，瘀血内留，气血化生不畅，经络阻滞不通，而发诸证。

临床治疗上，再生障碍性贫血的治疗也是按血虚证辨证治疗的。血虚证本虚标实的特点符合再生障碍性贫血的特征。因此治宜采用健脾补肾以固本、泻火止血以治标、活血化瘀以生新的治疗原则，补虚而不泻火，则热邪不除，泻火而不补虚则易伤正气，补虚泻火而不化瘀则不能生新。

5. 血虚证与免疫功能的关系 现代医学证实，人体在贫血状态时，各种免疫功能均下降。淋巴细胞是机体免疫应答的核心，活化的淋巴细胞能分泌多种淋巴因子。现代研究也多围绕这些淋巴细胞对血虚证的影响而展开。何广胜等通过探讨 $CD4^+$ 调节性 T 细胞在再生障碍性贫血免疫发病机制中的作用，发现在免疫应答起始阶段或效应阶段，AA 正性调控共刺激因子表达增加，而负性调控共刺激因子表达减少或无变化，是免疫平衡向持续增强偏移，调节性因素增高利于造血恢复；对于增强的免疫应答，AA 的 $CD4^+$ Treg 呈下降趋势，可能与发病有关。正常情况下，Th1-Th2 细胞处于平衡状态，Th1-Th2 细胞的平衡影响细胞因子网络的平衡，与许多疾病的发生、发展、治疗、转归有密切的联系。白细胞介素-2（IL-2）主要由 $CD4^+$ 细胞分泌，在造血、免疫应答过程中起着非常重要的作用。正常造血不仅受造血微环境的影响，而且也受淋巴细胞和淋巴因子间相互作用的调节，一旦淋巴细胞或淋巴因子调控失衡就会导致造血紊乱。马增春等通过观察环磷酰胺（CTX）诱发的血虚证小鼠骨髓中干/祖细胞的数量和骨髓细胞周期的动态变化，发现 CTX 可以动员骨髓造血干/祖细胞进入细胞周期而增殖，增加了骨髓中造血干/祖细胞的数量，但此过程加速了干/祖细胞池的损耗，从而对骨髓造成更大的损伤，这可能是 CTX 诱导小鼠血虚证的机制之一。

中药治疗血虚证实验研究

中医学认为，脾胃为主血生化之源，将血虚与脾胃虚弱等同起来，每见到血虚证，必投以健脾和胃、补气养血之品，诸如四君、四物、归脾、八珍之流。四物汤具有提高 RBC 功能，改善血虚症状，刺激免疫功能恢复和消除自由基的作用。谭玮等通过观察四物汤对综合放血法致小鼠血虚证造血功能的影响，发现四物汤小、中、大剂量可使血虚证小鼠红细胞显著升高，使血虚证小鼠 S 期骨髓细胞数显著增加，从而证明四物汤可以在一定程度上逆转综合放血小鼠的造血损伤。杨岚等则采用慢性失血法、溶血法和骨髓抑制法制造三种血虚证模型，发现四物汤对三种动物模型均有一定疗效。谭洪玲等通过系统考察 $^{60}Co\gamma$ 射线、环磷酰胺和综合放血法致血虚证小鼠模型骨髓细胞周期变化的特点，发现 3 种模型骨髓细胞周期都出现了 G2/M 期阻滞，但 S 期的变化存在明显不同，认为四物汤可以促进射线损伤致血虚证小鼠骨髓细胞 G0/1 进入 S 期的作用。八珍汤有补气之功效，用于治疗气血两虚等症，淳泽等通过探讨八珍汤对由环磷酰胺引起的小鼠骨髓造血功能抑制的调控作用，发现八珍汤对环磷酰胺所致血虚模型小鼠骨髓细胞有促进增值作用，经八珍汤诱导制备的巨噬细胞、脾细胞、肺条件培养液和骨骼肌条件培养液能促进血虚模型小鼠骨髓细胞增殖，促进血虚模型小鼠骨髓基质细胞分泌肿瘤坏死因子，认为八珍汤对环磷酰胺所致化疗损伤的造血调控作用可能与直接或间接刺激造血微环境的基质细胞分泌正性和负性造血生长因子有关。红参的醇提取液、石油醚萃取物、乙酸乙酯萃取物具有较好的补气生血作用。当归补血汤具有补气生血，急固浮越之阳之效，是补气生血的传统经典方剂。

血虚证的研究有较长的历史，人们经历了对血虚证的研究认识由浅入深，由简单到复杂的过程，但是，中医学中的血虚证是一个涉及人体多系统、多组织、多器官的病证，尽管学者们已从整体、细胞、分子等不同层次水平对血虚证和发病病因、病理、模型复制等方面进行了深入的研究，但是仍不能完整地反映中医血虚证的实质，因此还需对血虚证的发生、发展、病机、病理、治法、方药等开展广泛深入的研究。

136　代谢组学与血虚证和血瘀证

代谢组学主要对机体接受外界刺激后代谢产物的变化进行动态性全景式检测，可同时体现上游基因和下游蛋白的变化。中医的证是对疾病发展过程中不同阶段及不同病机的概括，可反映在基因及蛋白等水平上。代谢组是基因组的最终产物，因此证的物质基础可以反映在代谢组学层面。血虚及血瘀证是中医临床常见证候，与现代医学所提到的急、慢性失血及心脑血管、妇科病等相关。采用代谢组学技术可了解相应证型发展过程中伴随的生物学变化，探讨其病理机制。学者杨秀娟等就代谢组学技术及近些年学者们对其在血虚证和血瘀证中的研究做了梳理归纳。

代谢组学的研究

代谢组学在国际上存在 metabolomics 和 metabonomics 两个词汇的定义。以细胞为研究对象多用 metabolomics，以生物体液和组织为研究对象多用 metabonomics。在植物、微生物领域多用 metabolomics；在药物研究和疾病诊断中一般用 metabonomics。

根据生物体系的代谢产物可将代谢层次分为 4 类：代谢物靶标分析、代谢轮廓分析、代谢组学、代谢指纹分析。其中，代谢物靶标分析主要是采用一定的预处理技术，对某个或某几个特定组分进行分析，可提高检测灵敏度；代谢轮廓分析是对所预设的少数一些代谢产物的定量分析；代谢组学是在限定条件下对特定生物样品中所有内源性代谢组分的定性和定量分析；代谢指纹分析是通过比较代谢物指纹图谱的差异对样品进行快速分类。

代谢组学研究一般包括样品采集和制备，数据的采集、预处理，多变量数据分析，标志物识别和途径分析等。样品预处理结束后进行数据采集，可采用的分析技术主要有气相色谱-质谱联用（GC-MS）、液相色谱-质谱联用（LC-MS）及核磁共振波谱（NMR）。生物标记物筛选与鉴定，可采用的分析方法包括主成分分析（PCA）等模式识别方法、t 检验和方差分析等。代谢组学常用的数据处理软件有 Agilent 的 MassHunter、Waters 的 Markerlynx 等；常用的数据库有化学数据库（PubChem）、代谢物数据库（HMDB）、质谱数据库（如 NIST）等。

代谢组学是在新陈代谢的动态过程中，系统研究代谢产物的变化规律，解释机体生命活动代谢本质，是系统生物学研究的最终方向。代谢物的分析可反映机体的生理和病理状态，代谢谱具有通用性，检测技术多样及其标本容易获得。

代谢组学在中医血虚证中的应用

中医理论认为，血虚证是血液亏虚，临床表现为面色淡白或萎黄，毛发不泽，唇舌、爪甲淡白，头晕，视物昏花，心悸、健忘、失眠及乏力等。与现代医学中常见的急、慢性失血、缺铁性贫血及再生障碍性贫血等相关。为阐释清楚血虚证的本质和病理变化，有学者采用蛋白质组学进行血虚证研究。也有采用代谢组学对血液、尿液及组织进行检测分析，可发现与血虚证相关的差异性代谢物。

霍超等通过综合放血法复制血虚证动物模型，采用四物汤干预，并用 600 MH 超导傅立叶变换核磁共振波谱仪进行检测，结果表明模型组中乳酸、低密度脂肪酸、牛磺酸、胆碱、丙氨酸、不饱和脂肪酸、乙酰乙酸盐、丙氨酸、肌酸酐、甘油及 β-羟基丁酸可作为潜在的生物标记物，而治疗组中这些代谢物水平都有相应的回调。同时，研究发现四物汤可促进淋巴细胞增殖及增强血虚小鼠免疫功能。马增春等用四物汤干预辐射所致血虚证小鼠模型，通过超高效液相色谱-四级杆飞行时间质谱联用（UPLC-Q-TOF-MS）检测血虚证小鼠血清代谢产物，发现 7 种代谢物（包括单酰甘油酯、溶血磷脂、神经氨酸及葡糖苷酸等）有明显变化，检测组织（如胸腺及脾）也发现有相应的代谢物发生变化，如二甲基精氨酸、苯丙氨酸、磷脂酰丝氨酸、羟基丁酸、棕榈酸及甲基腺苷、谷甾醇、肉毒碱、磷脂酰肌醇及胆固醇等。通过对这些生物标记物进行分析，发现辐射所致损伤血虚小鼠，其机体的脂类代谢、糖类代谢及部分氨基酸的代谢发生了紊乱，而采用四物汤可使之逆转调节至正常。王穆等通过 NMR 检测环磷酰胺所致血虚模型小鼠血清和组织中的代谢物，发现葡萄糖、亮氨酸/异氨酸、牛磺酸、胆碱等 17 种代谢物在不同程度上有相应下调及上调的变化，四物汤治疗血虚证的机制可能与改善线粒体功能、稳定细胞膜及调节糖酵解等方面有关。李伟霞等采用代谢组学技术研究佛手散对乙酰苯肼和环磷酰胺联合复制的血虚小鼠的补血作用，通过 UPLC-Q-TOF-MS 分析血虚小鼠血浆样品，结果发现 22 个潜在生物标记物可能与硫胺代谢、鞘脂类代谢、组氨酸代谢、烟酸和烟酰胺代谢、糖代谢、酪氨酸代谢和柠檬酸循环等 11 条紊乱的代谢通路相关，而给予佛手散处理后，可使之逆转并向正常状转归。纪鹏采用 GC-MS 对生当归及其不同炮制品干预血虚小鼠模型进行代谢组学研究，结果证实补血机制是通过恢复谷胱甘肽代谢通路、磷酸戊糖途径、甘氨酸及丝氨酸与苏氨酸代谢、氨基糖和核苷酸糖代谢、丙氨酸与天冬氨酸及谷氨酸代谢来干预血虚证，共筛选出 7 个血虚代谢标志物。宋楷淇采用 NMR 对 60COγ 射线照射、腹腔注射环磷酰胺、综合放血所致血虚证模型进行代谢组学研究，发现 3 种诱因所致血清、骨髓、胸腺和脾中代谢成分均有相应的变化，如其中的胆酸、牛磺酸、亮氨酸等不饱和脂肪酸等。WANG 等通过 GC-MS 对当归干预的血虚模型小鼠的尿液进行检测，结果表明葡萄糖、乳酸、丙酮酸、丙氨酸及柠檬酸等代谢物在当归干预后有相应的变化，其补血机制可能与调节酮体、丙酮酸盐、柠檬酸循环及糖酵解/糖异生等的合成和代谢有关。

综上研究，无论是单味中药还是复方在干预血虚模型动物的代谢组学研究中大多都与乳酸、丙酮酸、羟基丁酸、柠檬酸、精氨酸、缬氨酸、甘油、琥珀酸、苹果酸及糖酵解等代谢产物的变化有关，可能通过调控这些生物标志物发挥补血作用。同时，糖类、氨基酸、脂肪酸、能量及糖类相关代谢通路可能与血虚发生机制及其药物的补血机制相关联。

代谢组学在中医血瘀证中的应用

血瘀证是中医临床中常见的证型，常见的类型有寒凝血瘀、气滞血瘀、气虚血瘀、痰凝血瘀、血热血瘀及外伤致瘀等。临床表现有面色萎黄、局部疼痛、痛有定处、口燥但欲漱水不欲咽、舌苔有瘀斑瘀点、脉迟或涩等。常见的血瘀证模型较多，如寒凝血瘀证动物模型，采用冰水浴加皮下注射盐酸肾上腺素来复制血瘀模型。气虚血瘀证动物模型，采用游泳力竭法造成气虚血瘀证模型。血虚血瘀证动物模型，通过动脉放血造成血虚致瘀模型等。为揭示血瘀证的本质和机制变化，采用代谢组学对血液、尿液及组织进行检测分析，可发现与血瘀证相关的生物标记物，从而找出相关的代谢通路。

黄美艳等采用 UPLC-Q-TOF/MS 检测由冰水浴游泳和皮下注射盐酸肾上腺素法复制的急性血瘀大鼠模型中的尿液，结果给予佛手散治疗后，在大鼠的尿液中发现并鉴定了 11 个潜在生物标志物，如琥珀酸、肌酸、氨基己二酸、精胺及山梨醇等，这些标志物主要与苯丙氨酸代谢、色氨酸代谢和鞘脂类代谢 3 条代谢通路相关，并使其向正常状态转归。郜科明等采用血竭干预急性血瘀模型大鼠，并通过 GC-MS 检测出血浆中的若干差异性代谢物，包括乳酸、缬氨酸、异亮氨酸及 D-3-羟基丁酸等，这些变化可能与大鼠能量代谢、γ-谷氨酸循环及氧化应激等代谢通路有关。叶华采用冰水刺激加皮下注射盐酸肾上腺素建立血瘀小鼠模型，采用 GC-MS 评价复方丹参片对血瘀小鼠血浆代谢谱的影响，结果显示，给药后丙氨酸、缬氨酸、苹果酸和花生四烯酸这 4 个生物标志物的含量均被抑制。用 GC-MS 法对心血瘀阻证中血浆的代谢物进行检测分析，发现乳酸、丙氨酸、缬氨酸、琥珀酸、苹果酸、硬脂酸、花生四烯酸及果糖等8种代谢物可能与"血瘀"病理的改变有一定的关系。李炜采用香附四物汤干预气滞血瘀模型大鼠，通过UPLC-Q-TOF-MS检测出血浆和尿液中18个潜在的代谢标记物，从而找出了6条代谢通路可能与血瘀模型相关，分别是牛磺酸和亚牛磺酸代谢、甘油酯代谢、淀粉和蔗糖代谢、磷酸肌醇代谢、甘油磷脂代谢及甾体激素类代谢等。华何与等采用氢核磁共振NMR对属痰浊痹阻证和气虚血瘀证冠心病不稳定型心绞痛的血浆进行检测，从能量代谢、糖代谢、脂质代谢、氨基酸代谢等方面找出了潜在标志性代谢物，如柠檬酸、不饱和脂肪酸、低密度脂蛋白、高密度脂蛋白、葡萄糖、半乳糖、酮体及氧化三甲胺等。

血瘀证的发展过程可能涉及微循环障碍、血液流变学异常、炎症及免疫性炎症反应等。各类致病因子所造成全身或局部血瘀，有可能进一步导致各组织器官水肿、血栓形成及炎症渗出等一系列病理变化。因此，找出与血瘀证相关的代谢产物对评价和诊疗其他相关病证可提供一定的参考依据。综上所述，血瘀证相关的代谢标记物主要包括丙氨酸、缬氨酸、苹果酸、花生四烯酸、牛磺酸及牛磺胆酸等，苹果酸含量的升高，可能与血瘀证模型心肌在缺血状态下影响了体内的三羧酸循环，牛磺酸与胆酸在肝中生成牛磺胆酸，可促进脂肪及脂溶性维生素的消化吸收，其作为一种磷酸源，可参与机体能量代谢，因此血瘀证相关的代谢通路可能与能量代谢也有关联。

近年来，代谢组学技术也开始运用到中医证候中，如运用现代高性能仪器与中医上血虚证和血瘀证型相关联，找出不同证型中的差异代谢物，提高了诊或评价指标的科学化，用代谢通路来分析发病和起效的物质基础及病理机制，为疾病模型的诊断和寻找新的治疗途径提供新思路，也为证候标准化的研究提供了一种可行的方法。但是中医证候很多，所以在造模的选择上比较广泛，同一个证型又有很多造模种类，前动物模型的代谢组学研究较多，而临床研究偏少，这就需要在以后的研究过程中尽可能全面地将代谢组学技术运用到临床研究的各种证型中，并结合其他组学技术，如蛋白组学、基因组学，多角度进行组合研究，使中医证候研究更科学合理化，从而使中医学的现代研究发展更上一个新台阶。

137　肾生血与肾血虚证

"肾生血"一词出典于清代沈金鳌的《伤寒论纲目》，"肾血虚"一词首见于清代岭南名医梁玉瑜《医学答问》，现行中医教材中少有记载。肾主水，主藏精生髓化血，乃生气之源、阴阳之根，为生血之始、行血之初、清血之根，肾脏的生理机能与血液的功能发挥密切相关。肾脏病变可影响血的生成而导致血虚证，反之血液亏损又可因血不养肾而引起肾血虚证。基于此，学者付秋月等深入探究了"肾生血"理论来源、生理基础，系统阐述了血虚从肾论治之法及肾血虚证的病变特点及其兼证，旨在丰富中医治疗血液病的脏腑辨治体系。

肾生血理论来源

《伤寒论纲目·热入血室》云："肝藏血，肾生血，心主血，脾统血，而其源则汇于冲，冲起肾下，与肾贴近，血之由冲而出者，即如由肾而生，故曰肾生血……血必由源而出，不有源，则无根。"这里的"冲"，即指冲脉，冲脉与少阴之大络起于肾下。肾中元精元气旺盛，则冲脉血海满溢。如《杂病源流犀烛·冲脉病源流》云："故冲则独主血海，而其所以主血海，以其为先天精气之主。"以上内容指出，血由冲脉而出，源头在肾，肾为生血之根源。

肾生血的生理基础

1. 肾藏精生髓，精化血，髓生血　中医学认为气血根源于肾中元精，肾精能直接化生血液。如《侣山堂类辩·痘论》云："肾为水脏，主藏精而化血，又为生气之原。"血也能滋养肾精，故有"精血同源"之说。中医学于《内经》时代即认识到骨髓与血液在生理病理上的密切联系。《灵枢·经脉》云："精成而脑髓生……血气乃行。"髓满则血液充沛，反之肾虚髓亏则血枯。现代医学亦发现骨髓内含造血干细胞。《素问·平人气象论》云："肾藏骨髓之气也。"肾贮藏髓液于骨内以造血，阐明肾可通过影响骨髓的造血功能从而对血液的生成起到主宰作用。现代医学亦发现肾脏合成的促红细胞生成素、肾上腺皮质激素等具有刺激并调节骨髓生成红细胞的功能。

2. 肾主水，津血互化以生血　《本草问答》云："血者，肾中之津液。"人体水液进入胞中化身为尿液，注入脉道化身为血液，营养全身的脏腑肌腠，因此血液也是肾所主之水的一部分。《罗氏会约医镜·论失血》云："盖血即水也，肾主水，水化为液、为痰、为唾、为血，皆属阴也。"肾通过参与津液代谢过程，摄取其中的精微物质，并为血液化生的原材料。《诸病源候论·膀胱病候》云："五谷五味之津液悉归于膀胱，气化分入血脉。"津液出于中焦，归于膀胱，经肾阳气化分泌津中之清者渗入脉中，不断化血并维持血量充沛。《灵枢·决气》云："谷入气满，淖泽注于骨，骨属屈伸，泄泽补益脑髓，皮肤润泽，是谓液。"提示津液注入骨内化为膏为髓，并在骨中化成血液。若津液亏虚则将导致"肾脏燥凉，髓枯血少"（《校注医醇賸义·秋燥》）。

3. 肾乃生气之源，气能生血行血　《医学研悦·病机》云："肾属水，乃生气之原，若男女交接不时，施泄无度，则元气伤，元气一伤，则根本枯槁矣。"肾为生气之源，肾中元气由肾精所化，主持诸气，为"水火之根，气血之母"（《冯氏锦囊秘录》），总司全身气机和气化。肾脏也有助于肺部吸入清气以保持吸气深度。现代医学证实肾脏可通过促红细胞生成素影响呼吸，从而影响到一身之气的生成与运行。《医林改错》云："元气既虚……血管无气，必停留而瘀。"肾中元气的规律施行保障一身血液的循环流动。若元气温煦、推动功能下降，运血无力则血液循环受阻，停滞成瘀并阻碍新血的生成。营气隶属于气，布散运行根于下焦元气，行于脉中，乃血液化生之重要来源。《类经·痈疽》注云"中焦出气如露，营气也"，营气"上注溪谷而渗孙脉"，与津液一起化血。

4. 肾为阴阳之根，阴阳调和以生血　血的生化以肾为本。《环溪草堂医案》云："此火足则气旺，而后阴生血长。"此火为真火、肾阳，肾阳资助肝阳，推动肝木化生清血。肾精元阴"命门之真阴"是血液生成过程中"变化而赤"的最根本的物质基础。杨时泰谓："肾水之阴，即营血之母。"现代医学亦认为红细胞中的血红蛋白为血液中的染色剂。红细胞来源于造血干细胞，由肾中阴精所化生，并适时施泻于血脉之中，将脉中血液"化赤"呈红色。肾为木脏之母，肝藏阴血，有赖于肾水的资助。《素灵微蕴·吐血解》云："肾水温升，则化肝血。"肝阴得肾中真阴之气资助方可正常发挥肝生血气的功能。肝阳亦赖肾阳的温煦涵养，肝木得荣，可防肝脉寒滞无以化血。《素问悬解·养生》云"肾气温升，化生肝木"，木温则血和。

血虚从肾论治之法

血属阴，难成易亏。肾精、肾气、肾阳、肾阴及津液在血液的生成中发挥重要作用，因此肾脏病变可影响血液的生成而导致血虚证。由肾系疾病造成的血虚证，临床治疗时应以从肾论治为基本原则，并以益肾养血为治疗大法。

1. 填精益髓以资血　肾中精髓是化血的本源物质，精髓受损将导致气血虚衰，宜补益精髓以养血。然而在临床实践中，补益药的分类中有补阴、补阳、补气、补血药之分，却没有单独列出补精药；方剂学中也有补阴、补阳、补气、补血之方，但补精之方也不在掌握要求之中。事实上，补精药虽无单列，却分散在补阴、补阳、补气、补血药中。补肾精的代表方为《景岳全书·新方八略》中的左归丸，方中重用熟地黄益精填髓，山药固精补脾，山茱萸涩精滋肾，龟鹿二胶峻补精髓，诸药合菟丝子、川牛膝共奏填肾精益精髓之效。孙伟正团队用20年临床实践证明基于左归丸合右归丸化裁而成的补肾生髓颗粒能够改善再生障碍性贫血患者的中医证候。

2. 补益肾气以养血　气与血皆源于后天水谷，可彼此转化，血为气母，气能生血，当肾气不足时则无力激发各脏腑化血，引发血虚病变。吴昆云："有形之血不能自生，生于无形之气故也。"故对于肾气衰退而引起的血虚证可采用补益肾气补血法，该法代表方有《金匮要略》中的肾气丸。如柯琴所云："血自……肾来者，肾气丸主之。此补血之大法也。"值得强调的是，他脏气虚，一般采用参芪、补中益气汤等补气方药，然肾气虚用一般补气方药疗效欠佳。肾内含元阴元阳，肾气虚伴随阴阳两方面的不足，在治疗上仅补阳则耗阴，只补阴则伤阳。正如《灵枢·终始》所云："少气者……则阴阳俱不足，补阳则阴竭，泻阴则阳脱。"故应于补阴药中佐以补阳药为是，即如肾气丸，纳桂附于大堆滋阴剂之中，肾阴在肾阳少火温蒸之下，氤氲化为肾气。

3. 温肾阳、滋肾阴以生血　元阴、元阳为气血之根。《中医辞典》云："若元阴元阳虚损，则不能推动、滋助气血之生化，可致气血不足，全身虚衰。"血液的生成离不开元阳的激发、推动，元阴的抑制、润养，由肾之阴阳亏虚引起的血虚证宜采取滋肾阴、温肾阳补血法。《周慎斋遗书·阴阳脏腑》云："大凡一身只阴阳二气，阳气生发，阴气皆化为血，阳气不足，阴气皆化为火。"阳气的温煦蒸化作用是血液化生的动力，阳气充足，阴气才能正常化血。五脏化血的动力根源于肾阳，"阳虚不能生血"，法当补肾阳以促生血，组方以明代张介宾的右归丸、右归饮为首选。临床治疗血虚证兼肾阳虚患者，可在补血的基础上加鹿茸粉、肉桂粉少量，意在火中生血，有促进和鼓舞血液生成的作用，可提升疗效。

《医门法律·先哲格言》记载了虞天民的论述："血虚即阴虚，止可用四物，决不可用参芪之类，殊不知血脱益气，古圣人之法也……惟真阴虚者将为劳极，参芪固不可用，恐其不能抵当，而反益其病耳，非血虚者之所忌也。"血虚由肾中真阴亏损所致者，只可用四物汤类滋阴养血，不可再用参芪竭耗其阴。《医贯·阴虚发热论》亦云："盖因阴字认不真，误以血为阴耳，当作肾中之真阴，即先天也。"赵献可进一步指出真阴不足所致的血虚与一般阴血亏损型血虚不同，简单补血是不充分的，唯有补益肾中先天元阴才能奏效。此类血虚证在临床上常见的疾病有癌症化疗所见的白细胞低下、再生障碍性贫血等，属伤及"命门之真阴"类血液疾病。治疗此类血虚证代表方有宋代钱乙的六味地黄丸、明代张景岳的左归丸及《医便》中的二至丸等，通过滋补肾阴以促生血。

现代药理研究发现滋补肾阴与平补肾阳药物具有刺激骨髓巨核细胞发育成熟的效应，药如熟地黄、山茱萸、女贞子、墨旱莲、枸杞子、菟丝子、补骨脂、龟甲、阿胶、何首乌、巴戟天、仙茅、淫羊藿、紫河车等。

肾血虚证的临床表现及兼见的其他证候

1. 肾血虚证的病变特点 中医教材中对"肾血"概念鲜有记载。"善者不可得见，恶者可见"（《素问·玉机真脏论》）是中医学的观点，肾血的存在往往只在"恶"，即病态下容易体现出来。李中梓云："不嗽而血从络出，此肾血也。"林佩琴云："痰唾杂红点红丝者肾血。"

"肾血虚"一词首见于清代岭南名医梁玉瑜《医学答问》，"大便秘结二三日出一次者，多是实热，间有肾血虚"，肾司二便，肾血虚失于濡养则见便秘。《素问经注节解》中论述肾血虚则云"尺脉涩而不应"。《医学心悟杂症要义·尿血》云："治肾血者，用枸杞子、地骨皮、沙苑子、五味核、淡菜、龟胶以柔养之。"《兰台轨范·通治方》记载明代邵应节之方："七宝美髯丹……此补肾血之方。"提示肾血虚证可以选用上述药物与方剂治疗。由上可见肾血虚证有其常见的证、脉、方、药，有别于心血虚的心悸、失眠，肝血不足的眼睛干涩、视力下降。肾血虚的典型表现有白发或毛、发脱落，耳鸣或耳聋，月经不调或闭经、痛经，不孕（或）男子不育，腰膝酸软无力，面色淡白或萎黄，唇舌色淡，脉涩细弱。本证可因房劳过度而耗伤精血，或崩漏，或久病伤及营血等引起；也可因脾失健运，生血之源不足而导致。此证当以补血益肾为治疗原则，以四物汤、七宝美髯丹（《兰台轨范》）、左归丸等为治疗基础方。

2. 肾血虚证常合并有肾精亏虚 精血同根互化，皆属于阴，肾精与肾血常相兼发病，彼此互相累及，因而肾血虚证常伴有肾精亏耗。如《伤寒杂病论》云："夫失精家……目眩，发落。"肾精不足引起气血虚衰，血不养肾则肾血虚，毛发失于精血滋养则枯落。反之肾血不足又可因血不养精而引起肾精亏损。肾血与阴精相互资助，故肾血虚者常伴有肾精不足之证。肾血虚证病变特点除有面色淡白、舌淡脉细等一般血虚表现外，还常见腰膝酸软、耳鸣耳聋、白发脱发、月经病变及生殖功能减退或丧失等肾精衰减症状。

3. 肾血虚证常伴随肾阴虚 肾血、肾阴性质属阴，肾血虚证与肾阴虚证均含阴液不足，濡养功能下降的病理特征。肾阴为五脏阴气之本，因强调肾阴的重要性，医家大都只知肾阴虚而忽略肾血虚。肾血虚证与肾阴虚证的表现都包括耳鸣或耳聋，白发或毛、发脱落，腰膝酸软无力等肾脏失于滋养的特征，两者不同的是前者具有面白无华、月经过少等典型的血虚症状，后者呈现骨蒸潮热、脉细数等阴虚现象。可见肾血虚与肾阴虚有别，前者属血虚失荣失养而无热象；后者为肾气中属阴的部分虚少，不能制阳而出现典型的阴虚热象。若肾血虚同时兼见热象，应为血虚既久损及阴分，阴虚内热，或血虚合并感邪所致也。

4. 肾血虚证常并存肾气虚 "血为气之守"，肾血虚证可伴随肾气虚损症状，即肾血虚证也可表现有肾气不固或肾不纳气的病理特点。明代李梴云："肾有两枚，纳气、收血、化精。"其"收血"实指肾之纳气在血液运行中的固摄作用。肾不收血可见血溢脉外，导致机体上部出血。《医贯·吐血论》云："吐血多起于咳嗽……余谓咳嗽咯唾皆出肾。"肾中元气虚衰以致无权摄纳，气不归肾，血随气逆则见吐血、咯血及唾血等病理表现，久而失血量多则形成肾血虚证。《周慎斋遗书·血崩》云："凡血崩……先少后多者肾虚。"清代程国龄云："在溺前乃与溺俱出者也……其中有肾血焉。"肾气亏于下不能固摄血液引起机体下部出血，日久不愈则发展为肾血虚证。以上所述肾血虚由肾不纳气及肾气不固牵累而致，因此肾血虚证常合并有咯血唾血、崩漏及尿血等肾气不足的病理表现。

综上所述，肾精、肾气、肾阴、肾阳及津液在血液的生成中发挥重要作用，因此肾脏病变可影响血的生成而导致血虚证，提示临证治疗血虚证时可从肾脏论治：填精益髓以资血，补益肾气以养血，滋肾阴、温肾阳以生血。肾脏衰退可产生血虚证，反之血液亏损又可因血不养肾而引起肾血虚证，肾血虚证的病变特点在于骨、耳、发等失于濡养而导致的腰膝酸软、耳鸣耳聋、白发脱发等，且与肾精虚、肾阴虚、肾气虚等证并存。肾生血理论丰富了肾脏系统的辨证论治体系，也拓展了血虚类病证的脏腑辨治思路。

138　阴虚证内涵源流

阴虚证是临床常见基本证候之一，也是中医诊断学证候类名词中重要的名词术语。《中医大辞典》云："该证是指津液精血不足所出现的证候，多由真阴虚衰或热病伤阴，或久病耗伤阴液所致。"据考，"阴虚"一词最早出现于《黄帝内经》中，"阴虚证"一词最早出现于《普济本事方·伤寒时疫（下）》中，亦有"虚热证"和"水亏证"等别名。经过历代发展演变其名称及含义逐渐达成共识，为了清晰地了解"阴虚证"证候名称的来源及内涵，学者姜芬等对阴虚证进行了系统的源流考证。

秦汉——阴虚证的萌芽

1.《黄帝内经》对阴虚理论的构建　秦汉时期，未见阴虚证的记载，"阴虚"一词最早见于《黄帝内经》之中，《素问·评热病论》云"阴虚者，阳必凑之"。《素问·疟论》云"阴虚而阳实，故先热而渴。"《黄帝内经》对阴虚有诸多论述，"阴虚"共出现11次之多，其内涵包括以下几个方面。

(1) 强调阴精之重要性：首先，《黄帝内经》重视阴精对人体的重要性。如《素问·五常政大论》云："阴精所奉其人寿。"《素问·金匮真言论》云："夫精者，身之本也。"《素问·生气通天论》云"阴者，藏精而起亟也"等。《黄帝内经》认为阴精不仅能滋养五脏六腑，更是人体功能活动的物质基础，体现了阴精以及养阴的重要性。

(2) 详述阴虚症状表现：其次，《黄帝内经》对其阴虚症状的描述也颇多，如《素问·评热病论》云："阴虚者，阳必凑之，故少气时热而汗出也。小便黄者，少腹中有热也。"《素问·疟论》中提到"阴虚而阳实，故先热而渴"等。

(3) 阐述阴虚病机：《黄帝内经》指出，年老、外邪，饮食、情志影响以及脏腑的关系失调都是阴虚的病因病机。如《素问·阴阳应象大论》云："年四十，而阴气自半也，起居衰矣。"《素问·六元正纪大论》云"燥胜则干"，《素问·五脏生成论》云"多食苦则皮槁而毛拔，多食辛则筋急而爪枯"，《素问·举痛论》云"恐则精却"，《灵枢·本神》云"是故五脏，主藏精者也，不可伤，伤则失守而阴虚，阴虚则无气，无气则死矣"，并且阐述了"阴虚生内热"的机理。如《素问·调经论》云："阴虚生内热奈何？岐伯云：有所劳倦，形气衰少，谷气不盛，上焦不行，下脘不通，胃气热，热气熏胸中，故内热。"

(4) 列举阴虚治法：最后，对于其治疗原则《黄帝内经》中也有不少概述，如"春夏养阳，秋冬养阴"等。《素问·至真要大论》中所提到的"虚者补之""燥则润之""衰者补之"等，同样提出养阴保精的观念。《素问·四气调神大论》云"秋冬养阴，以从其根"。总之，《黄帝内经》中有关阴虚的内容非常丰富，为后世"阴虚"理论的发展奠定了必要的理论基础。

2.《伤寒杂病论》对阴虚证治理论的发展

(1) 阴虚证候的描述与辨治：东汉张仲景所著《伤寒杂病论》在继承《黄帝内经》阴虚理论的基础上，将其与临床病证紧密结合。如《伤寒论·辨太阳病脉证并治》提出"阳盛则欲衄，阴虚小便难"。《金匮要略·五脏风寒积聚病脉证并治》中提到"阴气衰者为癫，阳气衰者为狂"，均对特定疾病的阴虚表现做了具体描述。其中《金匮要略·血痹虚劳病脉证并治》更是专篇来讨论阴虚："男子平人，脉虚弱细微者，善盗汗也""虚劳里急，悸，衄，腹中痛，梦失精，四肢酸疼，手足烦热，咽干口燥""四肢者，诸阳之本，劳则阳耗，阴虚而生内热，故手足烦。凡劳伤多属阴虚，宜收敛而忌张散""梦失精者，阴虚不守也。手足烦热者，脾为至阴，阴虚生内热也"等。张仲景针对阴虚病因病机也提出了自己的看法，《伤寒论·辨太阳病脉证并治》云："大下之后，复发汗，小便不利者，亡津液故也。"他认为大下以后，复发汗，故津液伤，阴虚更盛。

（2）阴虚证治方剂的提出：同时张仲景提出诸多治疗阴虚的方药，如酸枣仁汤、甘麦大枣汤、百合地黄汤、黄连阿胶汤、猪苓汤等，以上方剂均对中医治疗阴虚证有着非常深远的影响，是治疗阴虚的代表方剂，至今仍在临床广为应用。

由上可见，《黄帝内经》强调阴精的重要性，认为精是人身之根本，阴精所奉者腠理紧密故而寿高。其次对于阴虚病因病机、症状以及治疗原则的阐述都是后世医家对阴虚理论发展的圭臬。而《伤寒杂病论》在继承《黄帝内经》阴虚理论的基础上将其与临床病证紧密结合，并提出诸多阴虚用药良方广为后世流传。可以说，从《黄帝内经》到《伤寒杂病论》，已经建立了比较完整的"阴虚"因机证治的理论体系。

隋唐——阴虚证治与脏腑理论的结合

1. 基于脏腑理论对阴虚证的论述 隋唐时期，五脏分证的发展促进了阴虚理论的纵深发展。隋巢元方《诸病源候论》开始以脏腑为纲，分门别类的论述阴虚证候。以肾病为例，《诸病源候论·虚劳病诸候上》较为系统地论述了肾阴虚的相关证候："虚劳而热者，是阴气不足，阳气有余，故内外生于热，非邪气从外来乘也。"《诸病源候论·消渴病诸候》云："五脏六腑，皆有津液。若脏腑因虚实而生热者，热气在内，则津液竭少，故渴也。"可见，这一时期已从病因病机的角度将阴虚和脏腑的病变联系起来，同时也对阴虚的症状有更深入的描述，更加贴近临床实践。如《诸病源候论·心腹痛病诸候》中提出"阴虚者，病苦心腹痛，难以言，心如寒状，心腹痛，不得息"以及《诸病源候论·妇人杂病诸候》"阴虚者，主月经不利，腰腹痛"，《诸病源候论》虽然没有记载阴虚的治法和方药，但却对阴虚证候条理化有极大的促进作用。

2. 基于脏腑理论对阴虚证的治疗 唐代孙思邈所著《备急千金要方》将五脏与阴虚结合得更进一步。《备急千金要方》卷十一、十三、十五、十七、十九中分别以心、肝、脾、肺、肾为主，分门别类地论述"阴虚"，以脏腑分类论述病证方药，对于临床有重要参考价值。

总之，隋唐时期对"阴虚"的论述突出体现在开始从各脏腑角度出发将阴虚与五脏紧密结合起来，这对于临床应用有着重要意义，也说明阴虚在临床上的广泛应用。

宋金元——阴虚证治理论的深入发展

宋金元时期，阴虚和阴虚证的内涵得到了进一步的发展，其中突出表现在首次出现"阴虚证"这一名词。"阴虚证"一词首见于宋代《普济本事方·伤寒时疫（下）》："又记有人病伤寒下利，身热神昏多困，谵语不得眠，或者见下利，便以谵语为郑声，为阴虚证也。"该论述中"阴虚证"主要有身热、神昏、谵语、不得眠症状。这与现在大家所认知的"阴虚证"的内涵并不完全一致。

1. 钱乙的滋阴理论 北宋钱乙撰写的《小儿药证直诀》中记载了不少治疗阴虚用药的名方，至今仍广为应用，其阴虚理论起到了承上启下的作用。如钱乙从张仲景的八味肾气丸化裁而来的六味地黄丸为养阴良方，治疗阴虚火旺，而这对后世倡导养阴的医家有一定的启示。如李东垣的益阴肾气丸以及朱丹溪的大补阴丸，均是受此启发而来。除六味地黄丸之外，钱乙还提出许多滋阴方药，如养肺阴的阿胶散和治疗盗汗的止汗散、香瓜丸等，诸如此类的证治用方体现了钱乙对滋阴理论的独到见解，其影响作用不言而喻。

2. 刘完素的补阴泻阳论 金刘完素从人体阴虚阳亢立论，提出"六气皆从火化"。火热之邪容易耗损人体的阴精阴液，用补阴泻阳治疗因为火热耗伤阴精的病证，促进了阴虚学说的发展。同时在《素问玄机原病式·六气为病》中提到"故老人之气衰，多病头目昏眩，耳鸣或聋，上气喘咳，涎唾稠黏，口苦舌干，咽嗌不利，肢体焦痿，筋脉拘倦，中外燥涩，便溺秘结，此皆阴虚阳实之热证也"，认为老人多呈现阴虚阳实之证。并且主张用养肾水、泻心火的方法对热病后期的阴虚火旺进行治疗，养肾水治其本，泻心火治其标，标本兼治达到"泻实补虚，平而已矣"的疗效。刘完素滋阴泻火的方法是滋阴的重要方法，也对金元其他医家有着重要的影响。

3. 朱丹溪的阴常不足论 元朱丹溪后世称为"滋阴派"创始人，他倡导"阳常有余，阴常不足"，尤其擅长选用知柏等滋阴降火之剂。并依据《黄帝内经》认为"阴"不仅难养而且易损易伤，强调养阴的重要性以及根据《礼记》原文提出"五十养阴"说，形成了丹溪学派所倡导的滋阴学说。对于其病因认为，饮食不节、过度偏爱某类食物都会导致阴虚。如《丹溪心法·卷三·消渴》云："酒面无节，酷嗜炙煿糟藏咸酸酢醢，甘肥腥膻之属，复以丹砂玉石济其私，于是炎火上熏，腑脏生热，燥炽盛，津液干焦渴，饮水浆而不能自禁。"《丹溪心法》中还有不少对阴虚症状的描述，譬如午后嗽多、脉数无力、盗汗发热、耳内哄哄然、小便涩、身体疼痛等。对于阴虚的治疗原则朱丹溪也有自己的见解。从《丹溪心法》来看，全书共一百门，滋阴法的应用占据很大比例，先后提到"阴虚证本难治，用四物汤加炒黄柏降火补阴，龟甲补阴，乃阴中之至阴也""阴虚自小腹下火起冲于上喘者，宜降心火，补阴"，并首创虎潜丸用于滋阴降火，强壮筋骨，主治肝肾不足和阴虚内热之痿证。同时他也注重食疗对于补阴的作用，如《格致余论·茹淡论》中提出"天之所赋者，若谷、菽、菜、果，自然冲和之味，有食人补阴之功，此《黄帝内经》所谓味也"，朱丹溪的滋阴学说对于阴虚理论发展的贡献是不可替代的。

宋金元时期是阴虚理论发展的重要时期，"阴虚证"首次出现，钱乙的六味地黄丸对现今的影响不言而喻，刘完素的补阴泻阳思想对于阴虚火旺的治疗以及滋阴派创始人朱丹溪的滋阴理论都对后世阴虚理论的发展有非常深远的影响。

明清——诸家对阴虚证的多角度论述

1. 张景岳真阴论 明清时期医家从不同角度论述阴虚，使阴虚理论不断完善。明代张景岳不仅重视真阴同时也重视真阳，他在《类经图翼·真阴论》中从5个方面论述阴虚，即真阴之象、真阴之脏、真阴之用、真阴之病、真阴之治，其所述真阴论认为阴气在人体中的作用不可小视，对真阴亏虚的鉴别及治疗做了相应概述，对后世的影响不容小觑。认为阴虚的原因多是暴怒邪思而损伤真阴所致，如《景岳全书·杂证谟·虚损》云："怒生于心，肝必应之，怒不知节，则劳伤在肝。盖肝为阴中之阳脏，故肝之为病，有在阴者，有在阳者。如火因怒动而逼血妄行，以致气逆于上，而胀痛、喘急者，此伤其阴者也。"同时也记载了对阴虚症状的描述，如《景岳全书·传忠录·虚实篇》云："阴虚者，水亏也，为亡血失血，为戴阳，为骨蒸劳热。"《景岳全书·杂证谟·瘟疫》云："但察其喉口热极，唇舌干焦，大便秘结不通，而大渴喜冷者，此阴虚水亏证也。"在《景岳全书·传忠录·十问篇》中提到阴虚的因机证治，分别论述了五脏阴虚的症状表现："凡内证发热者，多属阴虚，或因积热，然必有内证相应，而其来也渐。盖阴虚者必伤精，伤精者必连脏。故其上而连肺者，必喘急咳嗽；在中而连脾者，或妨饮食，或生懊，或为躁烦焦渴；在下而连肾者，或精血遗淋，或二便失节，然必倏热往来，时作时止，或气怯声微，是皆阴虚证也。"其内涵与现今教材和中医大辞典稍有不同，而相比于上述《普济本事方》中对于"阴虚证"的论述则更加贴近临床实践。

同时代医家周慎斋撰写的《慎斋遗书》卷七中更有一章节专门论述阴虚，不仅阐述了阴虚的病因病机和症状，如用药寒凉伤及胃气成阴虚火动之证，以及真阴衰竭的表现。更是罗列出许多治法方药，如补水益元汤、补元益阴汤、元参甘草汤、固真散、当归百合汤、滋阴生脉散、益水汤等。

2. 叶天士滋养胃阴论 清代医家叶天士提出"滋养胃阴"的观点，并在《临证指南医案·脾胃》中云："所谓胃宜降则和者，非用辛开苦降，亦非苦寒下夺，以损胃气；不过甘平或甘凉濡润，以养胃阴，则津液来复，使之通降而已矣。"养胃阴降胃气、以润为补是治疗重点。而且提出了"救阴不在血，而在津与汗"的学术观点，把阴、血、汗、津联系在一起，认为温病和阴伤有密切关系。这一学术观点对于温热伤阴病证有极其重要的临床指导意义。

3. 吴鞠通清热养阴论 著名温病医家吴鞠通在总结前人经验的基础上创立了"清热养阴"的观点。在《黄帝内经》对阴虚认识的基础上认为，温病发生的关键是阴虚体质，因此要重视对阴津的保护，其所著《温病条辨》对阴虚证有较为详细的论述，认为误汗、误下以及误利是阴虚的重要原因。《温病条辨·上焦》中云："岂有上焦温病，首用中下焦苦温雄烈劫夺之品，先劫少阴津液之理。"温病忌汗，初起又忌寒冷，他根据病情用辛凉轻剂之桑菊饮、平剂之银翘散，重剂之白虎汤为主方，以清热保津。病邪深入下焦，吴鞠通根据伤阴的不同见症认为，当下后阴虚者，用一甲复脉汤养而涩之；当阴虚而阳失潜者，用二甲复脉汤养而镇之，当阴虚而不上济于心，用三甲复脉汤养而济之，养阴则一，然有涩、镇、济之不同。在《温病条辨》中的200多个方剂中，有不少是治疗阴虚病证的，如增液承气汤、大定风珠以及清营汤等，都体现了其清热养阴的观点，为后世提供了宝贵的临床经验。

由上可知，明清时期阴虚理论发展得更加成熟而贴近临床，切合应用。张景岳的"真阴论"和对"阴虚证"的概述，叶天士的"滋养胃阴论"以及温病医家吴鞠通的"清热养阴论"，不仅从不同角度促进了"阴虚理论的成熟，同时也对其他相关理论和学说如温病学说有所影响。

近现代时期——阴虚证候及名词术语规范化

民国时期，张锡纯认为"阴"的范围很广。如《医学衷中参西录》中云："人身之阴，所盖甚广，凡周身之湿处皆是也。"张锡纯认为，阴虚包括津液不足、阴血虚少、阴精虚损等各个方面。因此他重视养阴，尤其重视养脾阴，提倡"脾阴足，自能灌溉诸脏腑也"。

新中国成立以后，中医系列教材陆续出版并逐步完善。1979年出版的《中医学》给"阴虚证"的定义为："指阴液不足，即一般所说的虚热证，主要表现有手足心热，午后潮热，消瘦，盗汗，口干咽燥，尿短赤，大便干，舌红少苔，脉细数无力"。1988年出版的《中医诊断学》提到阴虚证是指"机体阴液不足所表现的证候"。此后各版教材都在此基础上进行了完善，1991年出版的《中医诊断学》对其定义为："指机体精、血、津液等属阴的物质亏损而导致阴不制阳的虚热证候。"自此以后，各版《中医诊断学》教材沿用此说法至今，虽叙述略有不同但其内涵基本一致。1999年出版的《中医学基础》指出，阴虚证是指体内精血、津液等阴精亏少，对人体脏腑组织器官滋润、滋养作用减退，并出现阴不制阳现象所形成的虚热证候，由此"阴虚证"亦可称为"虚热证"。《中医临床诊疗术语·证候部分》国家标准中用"阴虚证"命名，同时也称为"液亏证"，其定义为阴液不足，不能制阳，以潮热盗汗，午后颧红，五心烦热，口燥咽干，舌红少苔，脉细数等为常见症的证候。2005年全国科学技术名词审定委员会审定颁布的《中医药学名词》将"阴虚证"作为规范名，至此"阴虚证"作为中医证候的规范名成为共识。

"阴虚"这一名词术语最早出现于《黄帝内经》，"阴虚证"最早出自《普济本事方》之中，从秦汉时期到近现代，历经几千年的发展，阴虚理论逐步完善。《黄帝内经》强调阴精的重要性，论述阴精的保护方法以及将阴虚证病因病机概括得条理清晰；《伤寒杂病论》将阴虚证与临床紧密结合，罗列多种阴虚证治法方药。唐宋时期，五脏分证学说的发展拓宽了阴虚证的范围。到后来朱丹溪的滋阴学说、张景岳的真阴论、吴鞠通的清热养阴论等都促进了阴虚证内容的发展与完善。阴虚理论在其发展过程中，与临床紧密结合并指导着临床应用实践，其理论内容也日益丰富完善，间接促进了温病学说的发展，到近现代阴虚证这一名词术语被准确定义并规范命名。

139 肝阴虚证研究

肝阴，指肝的营血和阴液。肝的营血和阴液，在生理上能滋养本脏，涵敛肝阳，使之不易偏亢；疏利肝气，使之疏泄条达适度而不郁滞，濡养筋膜，使之坚韧有力；上荣于目，使之视物清明。《灵枢·本神》云："五脏，主藏精气者也，不可伤，伤则失守而阴虚。"因此，一旦肝之阴血、津液被劫、被损，就会发生肝系的病理变化而出现相关的临床证候。学者石林阶等对肝阴虚证的研究做了梳理归纳。

古代文献对肝阴虚证的论述

1. 病因

(1) 饮食所伤：《灵枢·痈疽》云"中焦出气如雾，上注溪谷而渗脉络，津液调和，变化而赤，是谓血"。因"精血同源""津血同源"，如饮食饥饱失常导致脾胃损伤，则气血、精、津液的生成乏源。饮食的偏嗜，亦可致阴阳的偏盛偏衰，朱丹溪云："酒而无节……脏腑生热，燥热炽盛，津液干焦。"《素问·五脏生成论》云过食辛味，"则筋急而爪枯"。同时饮食不洁，如引起吐泻，也是阴液损伤的原因之一，《医宗必读·泄泻》云："水液去多，甚而转筋，血伤，故筋挛急也。"

(2) 房室所伤：肝肾同居下焦，肝藏血，肾藏精，精能生血，血能化精，精血相互滋生，相互转化，故有"肝肾同源"之称，二者之间的关系极为密切，陈士铎云："肝木得肾之滋，枝叶条达，筋有不润者乎？"若房室不节，纵欲过度，则可使有形之精液耗损而致肝肾阴虚，如《医学源流论》云："若纵欲不节，如浅挟之井吸之无度，则精枯矣。"

(3) 情志所伤：突然或长期持久的精神刺激，也是损伤肝阴的因素之一。《灵枢·百病始生》云："喜怒不节则伤脏。"张景岳云："怒生于心，肝必应之，怒不知节，则劳伤在肝……如火因怒动而逼血妄行，以致气逆于上而胀动喘急者，此伤其阴者也。"《素问·疏五过论》亦云"暴怒伤阴"。

华岫云云："肝为风木之脏，体阴而用阳，其性刚，主动主升，全赖肾水以涵之，血液以濡之，肺金清肃下降之令以平之，中宫敦阜之土气以培之，则刚劲之质，得以柔和之体，遂其条达畅茂之性。"可见肝阴是"肝用"的物质基础，同时肝阴的生成与来源不是孤立的，而与其他脏腑的生理功能关系十分密切。综上所述，引起肝阴亏虚的原因是多方面的，但主要与摄生、饮食、情志等因素及脏腑的互相影响密切相关。

2. 证候与病机 肝阴亏虚所出现的证候及其病机，主要表现为肝的阴液失调，肝血的柔养功能减弱及其肝阴制约肝阳的关系失调等方面。

(1) 头晕：《笔花医镜》云"头眩者，血虚风动也"。蒲辅周云："肝阴虚，则眩晕。"林佩琴云："肝脏乃风木之脏，内寄相火，其性主动主升……阴不吸阳，以致目昏耳鸣，震眩不定。"说明阴虚眩晕的发生责在肝肾。

(2) 视物昏花，两目干涩：《灵枢·五阅五使》云"目者肝之官"。《灵枢·口问》云："目为诸精灌注而成，内本有精液水津润滋。"又云："精由液而化，孔窍得液而充，故以灌精濡空窍也。液去精伤则目昏，以至渐无所见者，是其夺精也。"《诸病源候论》云："目，肝之外候也……其液竭者，则目涩。"《笔花医镜》云："目干者，水不养木也。"可知目得肝之阴血所养才能保证视觉功能正常，若精血亏虚，目失濡养，则会出现视物昏花，两目干涩。

(3) 胁肋隐痛：足厥阴肝经贯膈，布胁肋，肝之阴血不足，经脉失养则胁肋隐痛。张景岳云："肝虚者，肝阴虚也，阴虚则脉细急，肝之脉贯膈布胁肋，阴虚血燥则筋脉失养而痛。"《笔花医镜》亦云："胁痛者，血不营筋也。"

（4）肢体麻木：《素问·宣明五气论》云"肝主筋"。《素问·痿论》云："肝主身之筋膜。"筋即筋膜，附着于骨而聚于关节，是连接关节，肌肉，主肢体运动的主要组织。《素问·经脉别论》云："食气入胃，散精于肝，淫气于筋。"说明筋的正常生理活动有赖于肝之阴血以滋养。若肝之阴血亏虚，则会出现筋脉拘急，屈伸不利，肢体麻木。

（5）失眠：张景岳指出"不寐虽病有不一，然惟知邪正二字则尽知矣。盖寐本乎阴，神其主也，神安则寐，神不安则不寐……无邪而不寐者，心营血不足也"。因"肝藏血"，且"肝藏魂"，若肝之阴血亏虚，则心之营血亦不足而神、魂不安，导致失眠、多梦。张锡纯认为"阴不能潜阳，是以不寐"。

（6）阴虚内热证候：《素问·调经论》云"阴虚则内热"。张景岳云："阴虚者多热，以水不济火而阴虚生热也。"肝阴不足，阴不制阳，故可同时具有五脏阴虚证的共有证候，如情绪易于激动，口咽干燥，潮热盗汗，五心烦热或手足心热，舌红少苔，脉细弦或细弦数等。

综上所述，肝阴虚证的证候应具有①主症（肝的定位症）：视物昏花、两目干涩；胁肋隐痛；肢体麻木。②次症：头晕，失眠，情绪易于激动。③阴虚内热症：口咽干燥，潮热盗汗，五心烦热或手足心热，舌红少苔，脉细弦或细弦数。石林阶等认为必须具备主症1项，次症1项及阴虚内热症2项者方可辨证为肝阴虚证。

3. 治则与方药　治宜养阴柔肝，当遵循《难经·十四难》"损其肝者，缓其中"的原则。近代名医秦伯未云："肝主藏血，虚则宜用滋润补养，故云补，云养、云滋。"阴虚阳不潜化，可化风上扰，在滋养中佐以酸收，使阴充则阳自敛，风自息，故云敛。补、养、滋、敛四者基本相同，均为肝阴不足的重要治法。

常用药物：当归、白芍、生地黄、玄参、柏子仁、枸杞子、阿胶、鳖甲皆可选用。并可在此基础上，佐以敛肝的乌梅、五味子、木瓜。

常用方剂：①一贯煎（《柳州医话》）由沙参、麦冬、当归、枸杞子、生地黄、川楝子组成，具有养阴柔肝之效，主治阴虚肝郁，胁痛绵绵之症。②叶天士养肝阴方《临证指南医案》由生地黄、天冬、阿胶、女贞子、墨旱莲、白芍、茯神、鸡子黄组成，具滋阴柔肝之效，主治肝阴亏虚。③补肝汤《医宗金鉴》由生地黄、麦冬、当归、酸枣仁、木瓜、白芍、川芎、甘草组成，具滋阴养血柔肝之效，主治肝之阴血亏虚。④涵木养营汤（《谦斋医学讲稿》）由生地黄、熟地黄、人参、麦冬、五味子、当归、白芍、酸枣仁、秦艽、木瓜、桑枝、大枣组成，具滋阴柔肝之效，主治肝阴不足之症。⑤杞菊地黄汤（《医级》）由枸杞子、菊花、熟地黄、山药、泽泻、牡丹皮、茯苓组成，主治由肝阴不足，阴虚阳亢所致的头目眩晕，视物昏花，两目干涩疼痛及夜盲等症。

4. 类证鉴别

（1）肝阴虚证与肾阴虚证：肝藏血，肾藏精，精血同源，二者临床表现颇为相似，皆可有阴虚内热的临床见症。但二者病因并不完全相同，同时由于二者的生理功能有别，其临床表现亦各有异。肝开窍于目，主筋，胁为肝经所布，肝阴不足，临床以视物昏花、两目干涩、胁肋隐痛、肢体麻木等肝的定位症及脉细弦或细弦数为特征。肾开窍于耳，主骨生髓，齿为骨之余，腰为肾之府，肾阴亏虚，临床以眩晕耳鸣，健忘，两足痿软，足跟痛，发脱齿摇，腰膝酸软及脉沉细或沉细数为特征。

（2）肝阴虚证与肝肾阴虚证：肝肾同居下焦，肾阴不足可致肝阴亏虚，肝阴不足亦可致肾阴亏虚，故肝阴虚证与肝肾阴虚证极易混淆。肝阴虚证为一个单独证，而肝肾阴虚证则为复合证，即同时具有肝阴虚证与肾阴虚证的临床表现。肝阴虚证病位在肝，肝肾阴虚证病位则涉及肝和肾，二证应加以鉴别。

（3）肝阴虚证与肝血虚证：两证病位均在肝，同属肝之虚证，病因病机及临床表现均十分相似。但肝血虚证具有面色萎黄，唇爪苍白，舌质淡白等血虚的临床见症。肝阴虚证往往为肝血虚证的进一步发展或由肝之精，津液亏损所致，由于阴不制阳，而具有阴虚内热的临床特征。

（4）肝阴虚证与阴虚生风证：阴虚生风证是在肝阴虚证或肝肾阴虚证的基础上发展演变的结果，由于阴不敛阳，虚阳上扰引动肝风所致，如叶天士云："肝为风脏，因精血衰耗，水不涵木，木少滋荣，故肝阳偏亢，内风时起。"其临床除有肝阴虚证或肝肾阴虚证表现外，尚具有眩晕欲倒，肢体蠕动或，筋脉拘挛等"内风"症状为特征。

肝阴虚证的现代研究

有报道阴虚肝火旺患者尿 17-OHCS 含量增高，认为可能与下丘脑-垂体-肾上腺皮质轴机能活动亢进或肝脏灭活功能的增强有关。孙怀瑾报道肝炎中肝阴虚证组细胞免疫功能多正常，而 IgG 与 IgM 正常及有所升高，但与其他组比较无显著差别，认为与神经体液调节功能失常或激素代谢紊乱有一定联系。王冠庭报道慢性肝病肝阴虚证组 T_3、T_4 降低。有研究发现阴虚患者血清锌下降，血清铜升高，其中肝阴虚证尤为明显，推测锌铜两种微量元素失衡引起体内多种酶系统代谢障碍，可能是产生肝阴虚证的物质基础。王冠庭报道肝阴虚证血清锌含量低于正常对照组而铜含量与正常对照组比较无差异。

肝阴虚证是中医肝病的主要证型之一，可出现在慢性肝病、眼科等多种疾病中。但查阅了近 16 年以来国内各类医学期刊 38 种，发现对阴虚证的研究报道较多，而对肝阴虚证的研究文献报道甚少，究其原因，石林阶认为主要存在以下两个方面的问题。一是辨证标准问题。肝阴虚证目前尚无统一的辨证标准，因此在临床辨证时就出现了不少随意性现象，其表现在①病位界定不准确——肝阴虚证与肝肾阴虚证相互混淆。②病性诊断不准确——肝阴虚证辨证为肝血虚证。③对证的传变性认识不足——肝阳化风证辨证为肝阴虚证。二是证名的命名欠规范。规范的证名应具有准确而具体的病位、病因、病性等内容，一个规范的虚证的证名，病位、病性是绝不可少的。但有不少人将肝阴虚证以"肝虚"名之；更多的是命名中缺少定位标志，如以"阴虚""阴虚证""津液亏虚"作为证名，这些显然是不全面的。一个完整的证名，应当明确病变所在的位置，不可随心所欲或漫无边际地去给证候命名，也不可含糊其辞而使证名处于模棱两可之间。

要解决以上存在的问题，必须加强对肝阴虚证证候诊断标准的研究和认识，首先应进行文献调查，通过调查古代及近代文献，找出肝阴虚证的证候规律，结合肝的生理功能及病理变化特点，初步制订出肝阴虚证的证候辨证标准；制订的辨证标准进行临床调查，调查的地域要广，病种要多，病例要丰富，尽可能多地收集临床资料；应用糊模数学的原理和方法，运用计算机将所收集的资料进行规范化数学模拟，达到辨证的计量目的，确定肝阴虚证的数学模型，对肝阴虚证证候中的模糊概念进行比较精确的、定量的描述，并找出不同疾病中肝阴虚证的证候特点，从而使肝阴虚证的证候辨证标准基本上确切、具体、客观。

140 肝阴虚证候特点和用药规律

肝阴虚证是中医典型证候之一。肝阴，指肝的营血和阴液；虚，亏虚，损耗，肝的营血、阴液被损耗，导致肝脏的营血、阴液不能很好地滋养本脏，所以会出现一些相应的临床证状：形体消瘦、视物昏花、胁肋隐痛、口咽干燥、五心烦热等。有研究显示，203 种疾病在一定阶段都会出现肝阴虚证的临床表现的全部或部分症状，其中常见于肝病、糖尿病、高血压、眼病、围绝经期综合征等疾病。根据异病同治的理论，当疾病的某一阶段出现了肝阴虚证，只要按照肝阴虚证进行诊治即可获得疗效。学者贾岚等以现代临床研究文献为依据，对肝阴虚证的病因病机、证候特点、治疗方药进行了系统的梳理，以期形成较为成熟的肝阴虚证的诊疗方案，为科学地阐明肝阴虚证本质，更好地指导临床用药提供了依据。

资料与方法

1. 文献来源　中国期刊全文数据库（CNKI）1960 年 9 月 1 日至 2019 年 1 月 10 日。

2. 检索策略　以主题"肝阴虚"进行系统检索，排除会议论文及其他文献。

3. 纳入标准　①1960 年 9 月 1 日至 2019 年 1 月 10 日有关肝阴虚证的研究文献；②文献主题有"肝阴虚""病因病机""临床表现""中药"等。

4. 排除标准　①除外综述；②除外会议论文及其他文献；③除外重复发表文献。

5. 数据的规范与数据库的建立

（1）数据库的建立：依据检索策略，初检获得文献 703 篇，经过阅读文献题目及摘要，排除会议论文 36 篇及其他文献 64 篇。初筛纳入文献 603 篇，下载阅读全文后排除 211 篇，其中包括有关其他证候文献 63 篇，肝阴虚证定义未明确文献 19 篇，有关疾病临床治疗文献 16 篇，调查类文献 5 篇，食品保健类文献篇，综述文献 3 篇，重复发表文献 3 篇，其他文献 99 篇。

（2）数据库的规范：严格按照纳入标准筛选后，最终纳入文献 392 篇，其中与病因病机相关文献 10 篇，证候表征相关文献 69 篇，证候属性疾病相关文献 267 篇，临床用药相关文献 76 篇。

6. 数据统计　按照纳入标准，通过仔细阅读纳入的 392 篇文献后分类并进行频次频率统计。

结　果

1. 肝阴虚证病因病机　本次研究最终纳入文献 392 篇，其中与肝阴虚证病因病机相关文献共 10 篇，其中 3 篇文献认为其病因病机是肝主疏泄功能异常；3 篇文献认为是肝郁化火，阴虚内热，耗伤肝阴；3 篇文献认为是肾阴肾精的亏虚造成肝阴的不足；3 篇文献认为阴血同源，血虚引起肝阴虚证；1 篇文献认为是饮食饥饱失常、房事不节、突然或长期持久的精神刺激造成。

2. 肝阴虚证证候表征　本次研究最终纳入文献 392 篇，其中与肝阴虚证证候表征相关文献共 69 篇，共涉及证候表征 36 种，总频数 517 次。其中出现频数≥25 次，频率≥52% 有脉弦细数、舌红少津、头晕目眩、口咽干燥、两目干涩、胁部隐痛、失眠多梦，整理肝阴虚证频数大于 12 的证候表征汇总。

3. 肝阴虚证证候属性的疾病　本次研究最终纳入文献 392 篇，其中与具有肝阴虚证及相关证候属性疾病相关文献共 267 篇，共涉及临床疾病 69 种，总频次 267。其中出现频数≥10 次，频率≥45% 有肝炎、高血压、糖尿病、甲状腺功能亢进、肝硬化、肝纤维化、失眠，整理肝阴虚证频数大于2的具有肝阴虚证及相关证候属性疾病汇总。

4. 肝阴虚证遣方选药的规律 本次研究最终纳入文献392篇，其中与肝阴虚证遣方选药相关文献共78篇，共涉及处方35种，总频数78；共涉及中药118味，总频数569。治疗肝阴虚证涉及的处方中出现频数≥4，频率≥50%有一贯煎、补肝汤、四物汤、芍药甘草汤，整理治疗肝阴虚证频数大于1的处方汇总；治疗肝阴虚证涉及的中药中出现频数≥30，频率≥50%有生地黄、白芍、枸杞子、当归，整理治疗肝阴虚证频数大于9的中药汇总。

讨 论

关于肝阴虚证的病因病机，张会芹等认为肝主疏泄，主情志，喜条达，恶抑郁，其病因病机多与七情有关。卢跃卿等认为肝失濡润，肝之疏泄功能减退，气之升发不足，而造成肝阴虚证。石林阶等则认为肝阴虚证的病因是多方面的，但主要与摄生、饮食、情志等因素及脏腑的互相影响相关；其还认为素体阴虚、精血衰耗，或里有郁热、烦劳动火均可耗损肝阴；或肾阴素亏、不能养肝、水不涵木等。高广明等认为肝阴虚证病机主要为阴虚内热，阴虚阳亢而致阴虚化风，最后致阴阳两虚。总结相关文献，可知肝的营血和阴液能滋养本脏，涵敛肝阳且肝主疏泄，一旦肝之营血、阴液被劫或肝之疏泄功能失常，就会发生肝系的病理变化，导致肝阴虚证。肝阴虚证的病机则是由于肝失疏泄，气机郁滞，化火伤阴，阴液亏虚，失于濡养。

肝阴虚证证候表征出现频次由高到低有脉弦细数，舌红少津，五心烦热，头晕目眩，口咽干燥，两目干涩，胁肋隐痛等。肝阴虚证中肝疏泄失常，气郁不利，阴虚内热则脉弦细数，舌红少津，脉象舌象在肝阴虚证的表征中占有重要位置，是肝阴虚证在外部的表征；肝阴虚，阴虚阳亢则头晕，阴血同源，阴血不足，目失所养则目眩；阴虚内热，逼迫津液外出，故五心烦热，潮热盗汗；肝阴不足，津液亏虚，故口咽干燥；五脏六腑之精皆上行于目，肝开窍于目，目得血乃能视，肝阴不足则两目干涩、视物模糊；肝主筋，肝阴虚则致瘀，故胁肋隐痛；阴血不足、阴虚火旺则失眠多梦；肝肾同源，肾开窍于耳，精血亏虚，耳窍失养则耳聋耳鸣；肝主筋，肾主骨，肝肾亏虚，筋骨失养则肢体麻木、腰膝酸软；津液亏虚，传导失常则大便干结；肝主疏泄情志，肝失疏泄，肝气郁而造成情绪易激动，主要为烦躁易怒。

《中医诊断学》中肝阴虚证的证候表征为头晕眼花，两目干涩，视力减退，或胁肋隐隐作痛，面部烘热或两颧潮红，或手足蠕动，口咽干燥，五心烦热，潮热盗汗，舌红少苔乏津，脉弦细数，以头晕、目涩、胁痛等与虚热症状共见为辨证的主要依据。通过文献分析，现代中医临床对肝阴虚证的证候表征的认识基本与国家的诊断标准相一致的，为临床辨识肝阴虚证病位、病因、病性、病势的属性表征提供了理论和实践的依据。

临床具有肝阴虚证及相关证候属性的疾病频次由高到低有肝炎、高血压、糖尿病、甲状腺功能亢进、肝硬化、肝纤维化、失眠等。将上述中所涉疾病证候属性分类，可分为5种，其中属肝肾阴虚证的疾病10种，属肝阴虚证的疾病7种，属心肝阴虚证的疾病2种，证候属性属阴虚阳亢证的疾病2种，证候属性属阴虚火旺证的疾病1种。肝阴虚证主要是肝的阴血、津液被劫或被损而导致的病证，故临床上与肝阴虚证相关的疾病主要为肝炎。

《千金要方》指出"夫五脏六腑者，内应骨髓，外合皮毛肤肉"，五脏的功能失调与疾病的发生发展密切相关。在疾病的诊疗过程中，不仅病与病之间需要相互鉴别，每个证型之间亦如此。崔丽安等研究发现，慢性肝炎患者肝之气机疏泄失职，出现疲劳乏力、脉虚细数等临床表现。易少凌等研究发现，肝纤维化过程中，阴虚、湿热与血瘀等中医病机共存。杜宏波等调查发现，原发性胆汁性肝硬化患者大体肝肾阴虚，气阴不足，形体偏瘦，面色偏黄，脉弦细偏沉。基于肝脏阴阳平衡失调理论：肝脏生理特征以血为本，以气为用，体阴而用阳，张荣珍认为关于高血压的中医辨证分型多见肝肾阴亏而肝阳不亢的虚证。2型糖尿病可结合兼症、舌脉等进行综合分析，辨为肝肾阴虚、脾肾阳虚和胆胃湿热3种证型，肝病传脾，肝郁脾虚，转输失调，升降失司。孙贺营认为脾不能为胃行其津液，脾气散精无权，精微不得正常化生而血糖升高，精微随尿而出则尿糖升高。许仁楚认为甲状腺功能亢进的病理属于阴虚阳亢，以心肝阴虚为本，尤以肝阴虚为最，肝体阴而用阳，喜条达恶抑郁，今阴不足肝失所养，阳气亢盛，肝火内动，上扰心神，肝气横逆，犯胃乘脾，故见心悸失眠，怕热多汗，多食易饥、腹泻等症。甲状腺功能亢进临床治疗中采用中医辨证分证治疗方法提供了极大的施展空间。董湘玉认为睡眠是阴阳双方的此消彼长，故失眠的病理机制取决于机体阴阳的盛衰变化。中医学将白内障归入"圆翳内障"范畴，认为该疾病发生同年老体衰、肝肾亏虚、精血不足、气血虚弱不能上荣于目相关。

不管任何部位、疾病，只要出现"肝"脏象系统的"症状或者体征"，都归类为"肝"脏象系统，如高血压本属血液血管系统的病变，但因为高血压病会有脉弦细数、头痛等"肝"脏象系统的症状，所以将其归属于"肝"脏象系统；糖尿病病位胰腺本属"脾"脏象系统，但是因为糖尿病会有口咽干燥、视物模糊的症状出现，将其归属于"肝"脏象系统。

临床上治疗肝阴虚证使用处方频数由高到低为一贯煎、补肝汤、四物汤、芍药甘草汤等，此外还有大补阴丸也用于治疗肝阴虚证。其中一贯煎是临床使用率最高的方剂。一贯煎由生地黄、枸杞子、沙参、麦冬、当归、川楝子六味中药组成。生地黄、枸杞子为君药，滋水益肾；沙参、麦冬为臣药，清肺益胃；当归为佐，补血活血，乃血中之气药；川楝子为使，疏肝泄热、理气止痛。全方补、清、疏并用，寓疏于补清之中，使补而不腻，疏而不散，是中医治疗肝阴虚证的著名方剂，临床上治疗肝硬化肝阴虚证的代表方，亦可以治疗慢性乙型肝炎肝肾阴虚证。范魏伟认为一贯煎还具有减轻炎性反应，抑制肝纤维化，调节机体免疫功能的作用。

临床上治疗肝阴虚证使用中药频数由高到低为生地黄、白芍、枸杞子、当归、麦冬等。肝阴虚证中肝失于濡养，阴液不足，而生地黄清热凉血，并可养阴生津；白芍具有养血敛阴，柔肝止痛，平抑肝阳等作用。麦冬可养阴生津。肝阴虚证肝阴亏虚，枸杞子可滋补肝肾；肝血同源，肝阴虚证可能由肝血虚证引起，当归可补血活血滋阴。叶天士云："治肝之法无非治用治体。"在临床治疗肝阴虚证时，主要的治疗法则为酸甘养阴，酸敛补肝，治疗药物中以枸杞子、白芍、生地黄为主，也可少量选用吴茱萸、桂枝等振奋肝阳。

治疗肝阴虚证的中药材以养阴柔肝，平补肝肾为主；治疗方剂组成的规律一般为：由于肝肾同源，肝阴虚会导致肾阴虚，治疗方剂中以平补肝肾的药为主，同时肝阴虚可能会导致肝火上亢，故辅以滋阴或者清热降火、清虚热的药物，同时肝血同源，肝阴虚可能会导致肝血虚，故可佐以补血活血的药物。

中医学认为在生理常态下，肝脏赖肾水之滋涵、血液之濡润等以维持其阴阳平衡，一旦肾阴不足或血虚日久，必然耗伤肝阴。肝阴虚证证候特点方面，从本次研究结果的肝阴虚证证候表征分布来看，其辨证要点主要为脉弦细数，舌红少津，头晕目眩，五心烦热，口咽干燥，两目干涩，胁肋隐痛。肝阴虚证肝疏泄失常，气机郁滞，化火伤阴而脉弦细数，舌红少津；肝失于濡养，阴液亏虚，而头晕目眩，口咽干燥；阴虚内热，逼迫津液外出，而五心烦热；肝开窍于目，肝经直达巅顶，肝阴亏虚头目失养则两目干涩，视力减退；肝之经脉布胸胁，肝脉失养则胸胁隐痛，说明肝阴虚证证候表征与其病因病机所致症状相符。从本次研究结果具有肝阴虚证证候属性的疾病分布来看，所涉及的临床67种疾病在一定阶段均出现肝阴虚证证候表征的部分症状。肝炎、肝硬化、肝纤维化、肝癌等，此类疾病均会出现肝区疼痛的症状；高血压病会出现头晕目眩、口干口苦等症状；糖尿病临床会出现口干舌燥的症状；甲状腺功能亢进在中医学看来属于"肝火""瘿瘤"等范畴，会出现脉弦细数、舌红少津的症状。其后的失眠、眼病、胃脘痛、眩晕、膝关节骨性关节炎也是如此，说明具有肝阴虚证证候属性的疾病分布与肝阴虚证证候表征分布相吻合，"共同症状"的桥梁作用可以把中医的证与西医疾病联系起来。

肝阴虚证辨证用药规律方面，从本次研究结果的治疗肝阴虚证的处方以及单味药分布来看，一贯煎是治疗肝阴虚证的经典名方，如《柳州医话》中讲，肾阴不足或血虚日久，会耗伤肝阴，一贯煎中生地黄、枸杞子滋养肝肾之阴血，补血养血，使肝木柔和；当归入肝，补血活血。沙参、麦冬益胃，川楝子疏肝解郁，条达气机，以平肝气横逆，使之补中有利，补而不滞。单味药使用高频药物为生地黄、白芍、枸杞子、当归、麦冬、沙参。肝阴虚证的病因主要是肾阴不足或血虚日久，肝气阻滞，肝失于濡养致肝阴亏虚。生地黄、枸杞子可滋养肝肾，养阴补血，同时生地黄清热生津，治疗肝气郁而化火；白芍入肝经，柔肝敛阴，平肝止痛，同时可养血调经；当归养血补血，同时可通经活络；麦冬、沙参养阴补虚。说明肝阴虚证遣方选药与其病因病机相吻合。

肝阴虚证是肝之阴血、津液被劫或被损而发生的肝系的病理变化的中医证候，其病因病机导致的证候表征主要为脉弦细数，舌红少津，头晕目眩，口咽干燥，两目干涩，胁肋隐痛；在西医疾病中，具有肝阴虚证证候属性的疾病主要有肝病（病毒性肝炎、肝硬化等）、高血压、糖尿病、甲状腺功能亢进，此类疾病在不同时期均会出现不同程度的肝阴虚证的证候表征。在肝阴虚证辨证用药方面，一贯煎方中君臣佐使均针对其病因病机进行治疗，是治疗肝阴虚证的经典名方，同时生地黄、白芍、枸杞子、当归、麦冬、沙参等单味药亦在不同程度上补充肝之阴血、津液来治疗肝阴虚证，是治疗肝阴虚证的高频单味药。

贾岚等通过检索现代文献关于肝阴虚证病因病机、证候表征、证候属性疾病、遣方选药的规律的论述并进行频数统计，对于肝阴虚证的证候特点以及辨证用药规律做出系统的总结与归纳，同时分析中西医文献肝阴虚证的研究成果，将有关肝阴虚证的论述联系起来，形成统一的整体，为揭示肝阴虚证的本质与临床上形成较为成熟的肝阴虚证治疗方案提供了参考。

141 基于生物信息数据探究肾阴虚证病理机制

证是中医药理论体系中的核心部分，承接着中医基础理论与临床治疗，其具有内在的联系，能够反映疾病过程中某一阶段的病机，以及机体应对致病因素和体内外各种环境变化做出反应的一种功能状态，是对疾病当前本质的总结。肾阴虚证是临床常见证候之一，多见于骨质疏松、2型糖尿病、原发性高血压等疾病。肾阴为一身阴气之源，"五脏之阴，非此不能滋"。肾阴亏虚，则全身的脏腑、经络、形体、宫窍失养，而出现虚性亢奋症状。研究肾阴虚证病理机制有助于理解肾阴虚证，提高临床辨证的准确性。既往有关肾阴虚证实质研究大多是采用"一病一证"，研究内容相对单一，缺乏多层次、多视角的研究。故学者彭菊琴等采用生物信息数据挖掘方法，得到骨质疏松、2型糖尿病、原发性高血压"三病"以及肾阴虚证"一证"的病证结合靶点，并进行模块分析，通路富集分析，以期揭示肾阴虚证的病理机制。六味地黄丸是经典的中医名方，在临床上被广泛应用于治疗各种肾阴虚证候，疗效显著。故结合六味地黄丸——肾阴虚证方证结合靶点，对药物成分进行文献挖掘，通过"以方测证"进一步验证基于数据挖掘分析获得的肾阴虚证病理机制。

资料与方法

1. 肾阴虚证症状靶点筛选 根据《中药新药临床研究指导原则（试行）》中肾阴虚证辨证标准，采用 SymMap 和人类症状-疾病网络（HSDN）数据库对肾阴虚证主要的中医症状进行检索，获得肾阴虚证中医症状靶点。

2. 疾病靶点筛选 疾病-基因网数据库（DisGeNET）、治疗靶标数据库（TTD），GeneCards 数据库和 Drugbank 数据库对骨质疏松、2型糖尿病和原发性高血压3种疾病进行搜索，检索词分别为 "essential hypertension""diabetes mellitus type2""osteoporosis"。DisGeNET 和 GeneCards 数据库靶标筛选标准为 score≥中值4倍，合并去重后分别得到骨质疏松、2型糖尿病和原发性高血压疾病靶点。

3. 病证结合靶点筛选 肾阴虚证中医症状靶点分别与骨质疏松、2型糖尿病和原发性高血压3种疾病靶点取交集，获得各自共同靶点，然后逐个导入 PINA 平台。PINA 是蛋白质-蛋白质相互作用数据库，包括来自 IntAct、MINT、BioGRID、DIP、HPRD 和 MIPS/MPac 等6个公共数据库的蛋白质相互作用数据。使用 PINA 平台分别检索每个共同靶点的相互作用蛋白，将得到的互作蛋白通过 Uniprot 数据库进行基因名称的标准化，过滤标准为 "Homo sapiens" 和 "Reviewed"，得到3种疾病的疾病靶点-肾阴虚证中医症状靶点的互作蛋白数据集。对3种互作蛋白数据集取交集，获得肾阴虚证病证结合靶点。

4. 六味地黄丸化学成分筛选 采用中药系统药理学数据库与分析平台（TCMSP），中药综合数据库（TCMID），中医百科全书（ETCM）和中药分子机制的生物信息学分析工具（BATMAN-TCN）数据库分别对熟地黄、山茱萸、山药、泽泻、牡丹皮、茯苓进行检索，获得化学成分相关信息。依据成分药物动力学参数（ADME），筛选口服生物利用度（OB）≥30%，类药性（DL）≥0.18药物作为活性成分。使用 PubChem 数据库对化合物分子结构进行确证，根据 PubChemCID 进行化合物名称的标准化和去重。

5. 六味地黄丸成分靶点预测 采用 Swiss Target Prediction，STITCH 和 TCMSP 数据库预测六味地黄丸成分靶点。Swiss Target Prediction 数据库和 STITCH 数据库检索条件设置为 "Homo sapiens"，

Confidence score≥0.9 或 Probability≥0.9，TCMSP 数据库仅纳入了经过实验验证的靶点。通过 UniProt 数据库进行标准化后得到六味地黄丸成分靶点。

6. 方证靶点筛选　将得到的六味地黄丸成分靶点逐个导入 PINA 平台，搜索成分靶点互作蛋白，通过 UniProt 数据库标准化筛选后，获得六味地黄丸成分互作靶点。将肾阴虚证病证结合靶点与六味地黄丸成分互作靶点取交集，获得六味地黄丸-肾阴虚证的方证结合靶点。

7. 模块分析　网络模块是指网络中高度互连的节点集。通过模块识别可以降低复杂网络的复杂性，并避免网络集成过程中的信息丢失，帮助发现和揭示网络内的隐藏生物信息，是理解生物系统的关键方法之一。采用 PINA 平台内置马尔可夫聚类（MCL）方法分别对病证结合靶点以及方证结合靶点进行关键模块分析。参数设置：选用 Benjamini 方法校正 P 值，FDR cutoff＜0.001，Minimum number of modules to return：10。然后使用 PINA 平台分别对各个模块进行 GO 基因本体和 KEGG 通路分析，保留 $P<0.001$ 富集途径。

8. 文献验证　从中国知网（CNKI）和 PubMed 数据库，分别对六味地黄丸中活性化学成分进行检索，通过检索到的中药成分的药理作用机制对模块分析结果进行文献挖掘验证。

结　果

1. 肾阴虚证中医症状靶点　肾阴虚证中医症状包括 11 项，分别为腰膝酸软、五心烦热、心烦失眠、耳鸣、口干、咽干、盗汗、少津、头晕、大便干结、舌红。从 SymMap 数据库获得肾阴虚证症状靶点 280 个，HSDN 数据库获得肾阴虚证症状靶点 381 个，合并去重得到肾阴虚证症状 540 个。

2. 骨质疏松、2 型糖尿病、原发性高血压疾病靶点　从 DisGeNET 数据库获得骨质疏松 459 个靶点，2 型糖尿病 6 个靶点，原发性高血压 76 个靶点；从 GeneCards 数据库获得骨质疏松 318 个靶点，2 型糖尿病 1 119 个靶点，原发性高血压 961 个靶点，从 TTD 数据库获得骨质疏松 35 个靶点，2 型糖尿病 82 个靶点，原发性高血压 69 个靶点；DrugBank 数据库获得骨质疏松 50 个靶点，2 型糖尿病 121 个靶点，原发性高血压 180 个靶点。合并去重后，得到骨质疏松疾病靶点 597 个，2 型糖尿病疾病靶点 1 205 个，原发性高血压疾病靶点 1 113 个。

3. 病证结合靶点　将骨质疏松、2 型糖尿病、原发性高血压 3 种疾病靶点分别与肾阴虚证症状靶点取交集，得到肾阴虚症状-骨质疏松共同靶点 53 个，肾阴虚症状-2 型糖尿病共同靶点 151 个，肾阴虚症状-原发性高血压共同靶点 142 个。通过 PINA 平台分别对 3 类共同靶点进行蛋白互作分析，取交集后，得到 1 061 个病证结合靶点。

4. 六味地黄丸活性化学成分筛选与靶点预测　六味地黄丸中的 6 味中药分别从 4 个数据库获得 397 个化合物成分，其中 65 个成分来自 TCMSP，126 个成分来自 ETCM，93 个成分来自 TCMID，113 个成分来自 BATMAN-TCM。标准化后去重，获得 241 个化合物靶点。熟地黄 14 个成分，山茱萸 80 个成分，山药 54 个成分，茯苓 56 个成分，牡丹皮 24 个成分，泽泻 28 个成分。其中 13 个成分为 2 个及以上中药所共有。

从 Swiss Target Prediction 数据库获得 124 个成分靶点，STITCH 数据库获得 232 个成分靶点，TCMSP 数据库获得 78 个成分靶点，合并去重后得到 365 个成分靶点。通过 PINA 平台进行蛋白互作分析后，得到六味地黄丸成分互作靶点 5 964 个。

5. 方证结合靶点　将 1061 个病证结合靶点与 5 964 个六味地黄丸成分互作靶点取交集后，得到方证结合靶点 882 个，其中方证结合靶点占病证结合靶点的百分比为 83.1%（882/1061）。

6. 模块分析　病证结合靶点模块分析，共得到 11 个有效关键模块。1 方证结合靶点模块分析，共得到 10 个有效的关键模块，且均与病证结合模块相同。10 个方证结合模块 GO 功能富集的结果包括 585 个生物过程（BP），93 个细胞成分（CC）和 113 个分子功能（MF）。10 个方证结合模块 KEGG 富集分析获得 45 条 KEGG 途径，主要聚焦于免疫相关（33.3%，15/45），还包括癌症（17.8%，8/45），传染性疾病（包括病毒、寄生虫和细菌）（13.3%，6/45）、遗传信息处理（13.3%，6/45）和细胞过程（8.9%，4/45）等。排名前 10 位的通路为细胞周期、核糖体、Jak-STAT 信号通路、2 型糖尿病、胰岛素信号通路、醛固酮调节钠的重吸收、RIG-I 样受体信号通路、NOD 样受体信号通路、RNA 转运、DNA 复制。

7. 文献验证　通过中国知网（CNKI）和 PubMed 数据库，分别对六味地黄丸 241 个化学成分进行搜索，验证发现 6 味中药中共有 34（14.1%）种成分具有调节免疫细胞、免疫因子的作用。

讨　论

异病同治是指导临床诊疗的重要法则，也是对证候灵活应用的高度体现。在临床中，疾病的因、位、症、性等虽异，但具有相同的证候，则可采取相同的治疗方法。肾阴虚证是临床上常见的基本证型之一，基于肾藏象理论，中医"肾"即肾—膀胱—骨髓—耳、二阴—发，是包括现代医学中肾、颅脑、卵巢、子宫、女性生殖、男性生殖、耳、骨、前列腺、胰腺等多个器官的一个大的系统，而非单纯解剖意义上的肾脏，故多种疾病均可表现肾阴虚证症状。研究肾阴虚证的病理机制有助于增加对肾阴虚证的认识，提高辨别肾阴虚证的准确性，以便于指导临床治疗。

本研究方证结合靶点关键模块的通路富集分析发现，33.3% 通路与机体免疫炎症反应相关。对排名前 10 位通路进行分析，其中 NOD 样受体和 RIG-I 样受体均为先天性免疫系统识别受体，在多种类型的细胞中广泛表达，发挥检测、抵抗病原体的侵袭，调节免疫，保护机体的作用。NOD 在细胞溶胶中一般是处于自抑制单体状态，当细菌肽聚糖（PGN）进入细胞后，NOD 能够识别细菌细胞壁中保守 NOD 片段，并发生构象变化，从而激活下游的 NF-κB 和 MAPK 信号通路，导致促炎因子分泌以及宿主防御基因的转录上调，而发挥促炎和抗微生物反应。NOD 蛋白除了诱发固有免疫应答中的作用外，还可以调节适应性免疫应答。NOD 单独刺激会产生以 Th2 依赖性的适应性免疫反应为主，而与 TLR 激动剂共同刺激则会促进 Th1、Th2 和 Th17 细胞发生免疫反应。RIG-I 样受体属于胞质宿主 RNA 解旋酶，能够识别非自身 RNA 信号，触发机体先天免疫应答，如 I 型 IFN 以及促炎性细胞因子和趋化因子的产生，先天免疫细胞激活，以及机体适应性免疫反应。排名前 10 位的 JAK/STAT 信号通路在免疫调节和宿主防御中同样发挥着重要作用。各种 I/II 型细胞因子可与 JAK 亚基结合，导致特定 JAK 途径的激活，从而启动细胞因子受体以及下游的一种或多种转录因子 STAT 磷酸化。例如通过介导 IL-23 和 IL-6 信号传导，STAT3 能够诱导 Th17 分化；通过介导 IL-2 传导信号，STAT5A/B 促进 Treg 细胞的分化，增强 Th1 应答；通过介导 IL-7 信号传导，STAT5A/B 增加 B 淋巴细胞生成等。其中胰岛素信号通路能够刺激代谢过程增加，促进 T 细胞养分吸收以及相关的糖酵解和呼吸功能，从而增强 T 细胞抗原特异性增殖和促炎细胞因子的产生，以及针对流感病毒的抗原特异性免疫力。方证结合靶点 45 条 KEGG 通路富集结果显示，除了免疫相关通路，还包括癌症（17.8%），传染性疾病（13.3%，包括病毒、寄生虫和细菌）。癌症与传染性疾病发生发展也涉及固有免疫和适应性免疫构成的防御屏障异常。本研究结果提示，机体免疫功能异常是肾阴虚证的病理机制之一。

已有研究分别从不同的层面探讨肾阴虚证病理机制，如全基因表达层面，lncRNA、miRNA 和 mRNA 转录层面，也均发现多种疾病的肾阴虚证与免疫以及防御应答功能相关，涉及 JAK/STAT 信号通路、胰岛素信号通路、MAPK 信号通路等。本研究共得到肾阴虚病证结合靶点 1 061 个，六味地黄丸－肾阴虚证方证结合靶点共 882 个，方证结合靶点数占病证结合靶点数 83.1%，同时方证结合靶点模块分析得到 10 个关键模块均与病证结合关键模块相同，提示六味地黄丸与肾阴虚证"方证相应"。研究发现，六味地黄丸具有调节免疫功能，能够逆转脾脏细胞增殖下降，改善 T 细胞、B 细胞的功能，恢复 Th1/Th2、Th1/Treg 的平衡而发挥抗炎调节免疫功能。进一步通过文献挖掘，发现六味地黄丸 6 味中药中共有 34（14.1%）种成分具有调节免疫细胞和免疫因子的作用。固有免疫主要取决遗传因素，即"禀赋"，适应性免疫则需要后天之精的充养来发挥正常功能。若肾阴阳失衡，来自先天或者后天之精的肾阴化生减少，滋润濡养宁静的功能不足，抗御内外邪气能力相对太过，导致机体处于虚性亢奋，免疫功能过度激活，则会引发多种疾病。因此，本研究对方证结合靶点富集分析，以及对六味地黄丸成分的文献挖掘，通过"以方测证"说明免疫功能异常是肾阴虚证重要的病理机制之一。

方证结合模块通路富集结果还包括遗传信息处理过程（13.3%），如核糖体、RNA 转运、DNA 复制等，提示"肾阴"参与中心法则的全过程，即遗传信息从 DNA 传递给 RNA，再从 RNA 传递给蛋白质，完成遗传信息的转录和翻译，以及遗传信息从 DNA 传递给 DNA，完成 DNA 复制。这是所有细胞结构的生物所遵循的法则，也贯穿了人体生长发育。肾为"先天之本"，为生命之本原，肾藏精，主生长、发育、殖、脏腑气化。由肾精分化而来的肾阴具有调控各脏腑形体官窍的生理机能，进而调控机体精、气、血、津液的新陈代谢及其能量转化。中医理论中有关"肾阴"生理功能解释也与本研究结果相符，提示遗传信息传递过程异常也可能是肾阴虚证的另一病理机制。

彭菊琴等通过对获得"三病一证"靶点进行功能富集分析，并结合六味地黄丸"以方测证"，发现肾阴虚证病理机制以免疫功能紊乱为主，同时还可能伴随遗传信息传递过程异常。本研究结果为更加充分理解肾阴虚证病理机制提供理论依据。

142　肝肾阴虚证研究

在中医基础理论体系中，阴阳学说是借助自然界物质运动变化规律来推理演绎人体的生理功能及病理变化，用来说明人体机能活动和组织结构之间的相互关系，并用于指导临床疾病诊疗和防治。近年来，在阴虚的基础和临床研究方面开展了多角度、多层次、多系统的研究，并取得了一定的进展。阴虚是中医的主要病机，也是诸多临床疾病的基本病机之一，见于多个脏腑组织器官的单独或同时病变。通常以肺、肝、肾为主要病变脏腑，常见证型有肺阴虚、肝阴虚和肾阴虚，若其他脏腑阴虚，久延不愈，则最终也可发展为肺阴虚、肝阴虚和肾阴虚。其中肝肾阴虚是由肾阴亏损导致肝阴枯涸，或是由肝阴不足而致肾阴亦损所致，是许多疾病发展到后期阶段的证候。学者胡星遥等对肝肾阴虚证的研究从中医学和现代医学两方面做了梳理归。

肝肾阴虚的药物治疗研究

肝与肾的关系早在《黄帝内经》就已明确，"肾生骨髓，髓生肝"。李中梓《医宗必读》亦云："乙癸同源，肾肝同治"，都表述了"肝肾同源"的思想。肝藏血，主疏泄；肾藏精，主封藏。肝血滋肾化精，使肾之封藏开合有度；肾精养肝化血，使肝之疏泄通达有序，两者"精血同源"，共荣共损。肝肾阴虚主要包括胁痛、眩晕等肝阴虚表现，腰酸、耳鸣等肾阴虚表现，并伴随午后潮热、口燥咽干、齿摇发脱、形体消瘦等阴虚症状。故在肝肾阴虚的治疗上多是两者兼顾，肝肾同治。针对不同疾病的肝肾阴虚证型，中医药治疗多从中药方剂、针灸等方面进行辨证论治，根据疾病的不同情况，采用不同的药物配伍和针刺选穴，而现代医学治疗多采用中医和西医相结合的治疗手段。

1. 肝肾阴虚的中药方剂治疗　郑绍勇等针对干燥综合征肝肾阴虚证方药运用研究显示，常用方剂按频次排序，依次为六味地黄丸、一贯煎、二至丸、左归饮、大补阴丸等，常用中药按频次排序，依次为枸杞子、山茱萸、茯苓、山药、熟地黄等，且这些方药对于其他疾病的肝肾阴虚证也有较好的治疗效果。冯璐等在运用六味地黄汤治疗肝肾阴虚型感觉统合失调患儿研究中，发现观察组患儿的各项能力评分及总有效率均高于对照组。另有研究显示，应用一贯煎治疗肝病的文献中肝肾阴虚型占75%，一贯煎在治疗肝肾阴虚型胃病、妇科病、高血压、糖尿病、干燥综合征、失眠、头痛等方面，也取得了较好的效果。

2. 肝肾阴虚的中西医药物治疗　应用药物治疗肝肾阴虚的特点主要包括：一是临床上肝肾阴虚证多见于肝病和肾病，但又不仅限于肝或肾脏疾病，其他脏腑疾病证型也多有肝肾阴虚型；二是同一药方可治多种不同疾病的肝肾阴虚证，或同一疾病的肝肾阴虚证可选多种不同药方治疗；三是肝肾阴虚治疗的选方用药多以补肾、调肝、滋阴的药物为主，再辅以其他药物对病对症治疗，西药则多用相关疾病的常规用药。

3. 肝肾阴虚以针刺为主的综合治疗　针灸是以经络辨证为主的独特治疗方法，在选穴处方上，医者根据穴位特点、疾病的主要症状和伴随症状、患者体质特点等进行主穴配穴结合，通过作用于各系统的不同成分，激发不同的通路或机制来获取更好的疗效。在肝肾阴虚证的针灸治疗中，现已不是单纯使用针刺进行治疗，而是以针刺为主并结合其他治疗方法，如艾灸、刮痧、药物、音乐等，相辅相成，以达最佳疗效。

肝肾阴虚动物模型研究

现代医学研究中肝肾阴虚证动物模型的制作方法很多，主要有依据某些西药的临床表现或中医形成机理进行单纯证型的造模，或应用两种及以上的方式建造病证结合的模型。

1. 肝肾阴虚单纯证型造模方法 某些西药作用机体后其临床表现与肝肾阴虚相契合，例如艾浩等通过腹腔注射化疗药顺铂致卵巢功能早衰肝肾阴虚证，同时，随着药物剂量的增大，肝肾阴虚证的表现加重，在一定程度上体现了临床化疗过程中卵巢功能早衰肝肾阴虚证的机制。任小巧等于实验第1天起给实验大鼠灌服利血平和甲状腺素的混悬液，同时于实验第1天和以后每3天皮下注射四氯化碳花生油，进行肝肾阴虚证大鼠模型的病理研究，结果表明肝肾阴虚证大鼠多个内分泌腺的重量均有所减少，且在形态上腺体的病理变化较为显著。有研究者依据肝肾阴虚的中医病因建立动物模型，例如金培志等应用情志激怒造模法，将大鼠双后肢束缚固定在盖网上，2只相对进行激怒刺激，第1天保持应激20 min，以后每隔1天增加10 min，造模20 d。激怒表现为疯狂粗叫、扭打成团以及互相撕咬，建立肝肾阴虚证模型。

2. 肝肾阴虚复合模型造模法 复合造模是使用2种或2种以上的造模方式进行造模，肝肾阴虚证的复合造模多是病证结合的造模。如刘文兰等采用四氯化碳腹腔注射和长期激怒法相结合的方法，建造了急性肝损伤肝肾阴虚证模型，此模型同时具备急性肝损伤病和肝肾阴虚证的特点。俸道荣等通过喂以高脂饲料（含胆固醇2%，猪油10%，胆酸钠0.5%）和复制长期激怒法，建造大鼠高脂血症肝肾阴虚证模型，对大鼠血浆 E_2、睾酮（T）、环磷酸腺苷（cAMP）等进行检测，结果显示 E_2/T 比值显著升高，说明高脂血症肝肾阴虚证造模成功。

从既往的实验研究可见各种造模方法都有优缺点，其用药品种的选取和剂量的大小、造模时间的长短、刺激方法的种类等都会对动物模型效果有不同程度的影响。无论是用何种方法建立肝肾阴虚动物模型，只有正确认识实验动物的中医证候，才能更清晰地观察病证结合的动物模型，这是中医动物模型发展的必然趋势。

肝肾阴虚的系统生物学研究

系统生物学通过代谢组学、蛋白组学、基因组学等技术揭示生物体内各组成成分的相互作用和运行规律，其整体性、动态性与中医基础理论的整体观、辨证观不谋而合。通过系统生物学方法建立抽象的中医证候诊断与客观的量化指标的联系，对实现中医药现代化有深远意义。

1. 肝肾阴虚的代谢组学研究 机体发生的一系列病理变化，其代谢产物也会随之产生相应的变化。通过对组织、尿液或血液等这些生物代谢产物的变化进行数据采集、分析，发现差异表达的多种内源性物质，找到疾病的生物标记物，有助于临床对疾病的诊断与分型，为疾病的药物疗效评价提供丰富的机理信息。代谢组学研究中发现在肝脏疾病中具有诊断潜能的生物标记主要集中在脂类、氨基酸类和胆汁酸类等；肾病患者有鞘脂类、类固醇类和胆红素循环等代谢通路紊乱，肝肾阴虚患者常有氨基酸、胆汁酸、类固醇等关键代谢途径的异常。

唐渝璐通过对系统性红斑狼疮患者尿液的代谢物分析发现，肝肾阴虚组 20-羟基白三烯 E4、苯丙酮酸、泛酸、N-乙酰基磷和 S-羟甲基）谷胱甘肽代谢物含量较脾肾阳虚组低，主要涉及三羧酸循环（TC Acycle）、苯丙氨酸代谢、脂肪酸和磷酸脂代谢等相关代谢通路；肝肾阴虚组十八烷酸、甘氨酸、N-甲酰犬尿氨酸、α-酮戊二酸、α-羟基马尿酸、柠檬酸三乙酯和岩芹酸代谢物含量较脾肾阳虚组高，主要涉及脂肪酸和苯丙氨酸代谢、色氨酸和丝氨酸代谢和 TC Acycle 等代谢通路。这为肝肾阴虚和脾肾阳虚证型出现不同临床表现提供了科学依据。王燕等通过对更年期综合征妇女血浆进行代谢组学分析发现，肝肾阴虚型妇女血浆代谢产物中 L-高丝氨酸、甘氨酸、组氨酸、尿素、肌醇、肌酸酐、葡萄糖及亚油酸甲酯含量显著高于健康同龄妇女，花生四烯酸、2-苯基丙酸、磷酸肌酸、L-溶血卵磷脂、3-羟基丁酸、乙二酸、壬二酸和亚油酸含量显著低于健康同龄妇女。魏滨等在大肠癌术后和肝癌术后的比较研究显示，两者肝肾阴虚证共同的血浆代谢物是尿素、色氨酸、丙氨酸和甘氨酸，肝肾阴虚证扰动区域均以氨基酸代谢为主，且以氨基酸的降解为侧重点，为临床中医疾病证候的"异病同证"和"异病同治"提供了科学依据。Wang X N等通过对乙型肝炎后肝硬化肝肾阴虚患者的尿液代谢物观察，发现乙型肝炎后肝硬化患者相较于健康人在能量代谢、TC Acycle、氨基酸、胆汁酸、类固醇和肠道微生物代谢等关键代谢途径有异常；而肝肾阴虚组中乌头酸、柠檬酸和2-戊二酸存在着明显改变，为进一步验证和筛选乙型肝炎后肝硬化诊断的潜在生物标志物提供了依据。

2. 肝肾阴虚的蛋白组学研究 蛋白质组是指某一生物体同一时刻全部的蛋白质表达的图谱，可以阐明发病过程、药物作用机制，以及从分子角度寻找与生命现象密切相关的生物标志物。目前蛋白质组学技术也广泛用于不同疾病中医临床证型物质基础探索研究。

季青等研究发现肝肾阴虚证大肠癌和肝癌患者的血浆共同的表达蛋白有8个，包括人激肽酶原1、血红蛋白α2、血红蛋白β、α1微球蛋白/蛋白前体、性激素结合球蛋白、羧肽酶N催化链、重组人丝氨酸蛋白酶抑制因子和间α胰蛋白酶抑制剂重链H1等，这些表达的蛋白与纤维蛋白凝血过程息息相关。Zhai Y Y等通过检测肝肾阴虚证大鼠血清和尿液，整合潜在代谢物和通路构建相关网络蛋白，得出五种中枢代谢物（花生四烯酸、L精氨酸、睾酮、牛磺酸和氧戊二酸），它们可能与二至丸对肝肾阴虚证的治疗作用有关。此外还揭示了从疾病基因开始并以代谢物为结束的最短路径，而CAV1和ACO1等衰老基因可能是治疗肝肾阴虚证和解释其病理机制的潜在靶点。Lu Y Y等通过研究慢性乙型肝炎中医证候动态网络生物标记的动态变化，结果表明纤溶酶原和凝血因子Ⅻ在中医证候肝肾阴虚发展过程中均有显著表达，其涉及纤维蛋白凝块的溶解反应，使得肝肾阴虚证能够较好地区分于肝胆湿热证和肝郁脾虚证。刘友平等通过对慢性乙型肝炎肝肾阴虚证患者血浆的检测，发现了4个差异表达的蛋白质（Apo AⅠ、Apo AⅡ、结合珠蛋白和视黄醇结合蛋白），在一定程度上可以反映肝脏功能受损的情况。

3. 肝肾阴虚的基因组学研究 基因组学是有关基因组建构、变异、重复内容和进化的大规模数据采集、综合研究和技术的发展。基因组图谱可以提供有关体细胞点突变、拷贝数改变、易位和基因融合的临床相关信息。基因组的特征可通过更全面地测序进行检测，并为临床疾病的治疗方案选择提供参考意见。

Weng L等研究表明在具有显著性功能差异的基因中，原发性肝癌肝肾阴虚证相较于非肝肾阴虚证，上调的表达涉及跨膜转运、细胞周期停滞、细胞转录、调控细胞质内Ca^{2+}的释放、核糖核酸（RNA）转位和转移以及诱发凋亡等；下调的表达涉及抗凋亡、协调转录、协调细胞周期和调节细胞免疫应答等。Guan Y等研究显示肝肾阴虚证失调的基因主要涉及干细胞的维持、一氧化氮合成酶调节因子和过氧化物酶的活性等方面的功能，以及细胞周期中肿瘤抑制基因P27磷酸化的调节、信使RNA的多腺苷酸化和色氨酸代谢等信号通路有关。

关于肝肾阴虚的系统生物学研究多集中于临床某病肝肾阴虚的代谢组、蛋白组和基因组等。其研究结果相差甚远，几乎很难见到共同的潜在生物标记物、关键代谢途径、相关网络蛋白、功能差异基因和信号通路等。由此可见，弥补此研究方面的空白可能成为未来研究肝肾阴虚的趋势。

综上所述，研究者已从药物和针刺等综合治疗、动物模型、代谢组学、蛋白组学、基因组学等不同层面、不同角度、不同方法对肝肾阴虚证开展了大量研究，探索肝肾阴虚的生物标记物及其分子表达和调控规律。随着个性化治疗要求的不断提高，准确地进行中医辨证分型已成为疾病诊断和治疗的重要环节。肝肾阴虚诊断分型标准的统一规范，其根本在于明确肝肾阴虚证的物质基础。目前，关于肝肾阴虚证的基础研究专注于动物模型的生理生化指标的变化和药物的作用机制，而临床研究关注药物和针灸的临床治疗效果。因此，为提高肝肾阴虚诊断的准确性，应结合临床与基础研究两方面，形成统一的规范化诊断治疗标准，这有助于肝肾阴虚的个性化诊断与治疗，为临床辨证施治提供准确依据，具有临床实用价值的意义。

143 论脾阴和脾阴虚证

中医学是一门十分重视人体脏腑阴阳体系完整性的学科,《素问·宝命全形论》云:"人身有形,不离阴阳。"指出人体是一个阴阳统一体,那么作为人体五脏之一的脾,也有阴阳之分。脾阴也同脾的气、血、阳一同完成并维持脾的正常生理功能。但是纵观现行中医学教材,在描述脾脏病时,多侧重于脾阳及脾阳虚,很少提及脾阴及脾阴虚,或者将脾阴与胃阴混为一团,显然不符合阴阳一体观。既然脾阴与脾阴虚是客观存在的,因而学者何兰娟等认为,探讨脾阴的生理作用及分析脾阴虚的病机证治,对于完善藏象学说的理论及指导临床的治疗都具有十分重要的意义。

脾阴理论的提出

关于脾阴的理论,可以追溯到《黄帝内经》,《素问·厥论》云:"酒入于胃,则络脉满而经脉虚,脾主为胃行其津液者也,阴气虚则阳气入,阳气入则胃不和,胃不和则精气竭,精气竭则不营其四支也。"《灵枢·五邪》云:"邪在脾胃,则病肌肉痛。阳气有余,阴气不足,则热中善饥。"《素问·示从容论》也云:"四支懈堕,此脾精之不行也。"可见在《黄帝内经》时期已经有了脾阴的雏形。后世脾阴理论的发展多以此基础衍化而来。

脾阴学说由明代的缪希雍提出,他在《神农本草经疏·脾虚中满》中云:"若脾虚,渐成腹胀,夜剧昼静,病属于阴,当补脾阴。"又云:"世人徒知香燥温补为治脾之法,而不知甘寒滋润益阴之有益于脾也。"(《先醒斋医学广笔记·卷三》)因此,对脾阴不足之证另立补脾阴之法,以酸甘柔剂作为补脾阴之原则,对后世医家颇有启迪。

现代医家汤一新则创建了"中医脾阴虚临床证治体系",对脾阴的功能及病症表现均有所论述,他揭开了中医基础理论中"脾无阴虚"这一斯芬克斯之谜,将脾阴虚创建为临床证治体系,被称为"汤氏理论",填补了中医脾理论的不足。

脾阴的内涵

目前,关于脾阴虚的说法层出不穷,不甚统一。但是现在一般把脾阴认为是脾脏的阴液,即水谷精微所化生的营血、津液、脂膏等物质,是介于血气(阴阳)之间似气似血的物质,与他脏之阴有异。

但李其忠指出这种说法是值得怀疑的,他认为上述水谷精微所化生的物质,只是能促进脾产生功能活动的物质,而不是促进脾功能活动的前提;并且脾阴应该是只独属于脾的一类物质,但是水谷精微所化生之物则要输送全身,因此,那些物质不能作为脾的概念,只能说明它们与脾阴之间的化生关系。缪希雍《先醒斋医学广笔记·痘疹续论》云:"胃气弱则不能纳,脾阴亏则不能消。"万密斋《养生四要·寡欲》云:"受水谷之入则变化者,脾胃之阳也;散水谷之气成营卫者,脾胃之阴也。"周之干《慎斋遗书·亢害承制》云:"胃不得脾气之阴,则无运转,而不能输(精)于五脏。"唐宗海《血证论·男女异同论》也指出"脾阳不足,水谷固不化,脾阴不足,水谷仍不化也。"根据上述古代医家的论述,他总结出脾阴指的是协助脾气、脾阳等运化水谷精微的重要前提因素,而不是其过程中的产物。

脾阴的生理功能

脾阴与脾阳是相辅相成的，二者既相互依存又相互对立，共同完成脾主运化、统血和升清的职能。因此，脾阴的功能也主要表现在以下这几个方面。

1. 濡养功能 脾阴，相对于脾阳而言，指脾中具有阴性作用的物质，而阴则一般具有濡润的作用，陶汉华认为脾生理功能中起濡润滋养作用的部分也是脾阴。脾为后天之本，在体合肉，主四肢，同时水谷精微的输布，也依赖于脾的运化功能，而脾的运化功能必然也要依赖于脾阴。所以，脾阴的濡养作用，不仅体现在脾脏本身，同时体现在它可以濡养五脏六腑，四肢百骸，正如清代唐宗海所云"脾润则长养脏腑"。

2. 统血作用 脾主统血，主要是靠脾气的固摄作用，但是和脾阴也是密不可分的，唐宗海《血证论·唾血》中有"其血走泄胃中，为唾而出，是脾之阴分受病，而失其统血之常也"之说，亦云"脾津乃气分之阴津，源于中焦，注于脉中，以化为血；脾之统血，功于脾气，也功于脾阴"。《素问·阴阳应象大论》中云"精化生气"，则脾气由脾精化生而来，而脾精的生成又必须依赖于脾的运化功能，也就必须依赖于脾阴，所以，脾精可以说是脾气的物质基础。

3. 脾阴与脾阳的相互作用 阴阳的互根使脾阴在滋生脾阳的同时也辅助脾阳，共同完成脾的功能，正如《血证论》云："脾阳不足，水谷不化，脾阴不足，水谷仍不化也。譬如釜中煮饭，釜底无火固不熟，釜中无水仍不熟。"明代李中梓在《医宗必读》中也指出"无阳则阴无以生，无阴则阳无以化"。阴阳相互制约使得脾阳在脾阴的制约作用下不会太过，从而达到阴阳平衡的状态，正如《素问·生气通天论》所云："阴平阳秘，精神乃治。"否则就会如张景岳所云："凡劳热脾而发热者，以脾阴不足，故易于伤，伤则热生于肌肉之分，亦阴虚也。"

脾阴的病理

1. 脾阴虚的辨证要点 脾阴虚多是由于饮食不节、情志内伤、劳倦过度、外感六淫、久病虚损、医药误治等原因引起，从而导致运化失司，濡养无权，精血亏虚，阴虚内热。因此其临床多表现为脾虚加阴虚的症状。贝叔英提出脾阴虚的主症舌红少津、苔少或无、口干唇燥、不思饮食、食后腹胀、大便不调（便秘、便溏或先坚后溏）；次症形成消瘦、色无华、手足心热、脉细无力。凡具备4项主症或3项主症加2项次症，而都有上述舌象改变者，可诊断为脾阴虚证。

2. 脾阴虚的治则 脾阴虚证的治疗原则应以滋养脾阴，养营生津为主。《灵枢·经脉》云"虚则补之"。《素问·刺法论》云："欲令脾实，气无滞饱，无久坐，食无太酸，无食一切生物，宜甘宜淡。"提出了甘淡养脾阴之法，因此，其治法大概可以分为以下几种。

（1）甘淡平法：按五行配属的规律，甘入脾，加之甘味"能补、能缓、能和"，故甘能补脾阴之不足。清代张锡纯在《医学衷中参西录》中指出："淡味之品，善能养脾阴液。"故应选淡之品，补而不腻，易于渗湿，正好符合脾的"喜燥恶湿"之性。尤在泾在《医理信述》中也指出："土具冲和之德，乃为生物之本。冲和者，不燥不湿，不冷不热，乃能生化万物，是以湿土宜燥，燥土宜润，使归于平也。"脾主运化水湿，所以脾虽恶湿，但也离不开湿，因而用药之时，应选用平性药物，阴阳宜平不宜偏。所以，总体来说，脾阴虚选药的基本准则是甘淡平。

（2）温中益阴：阴阳双方具有相互滋生、促进和助长的作用，《素问·阴阳应象大论》云："阴在内，阳之守也；阳在外，阴之使也。"脾阴的亏虚，除了脾阴自身的不足的原因外，也可能由于脾阳不足而导致脾阴化生无源，造成阴阳两虚的情况，如果单用温燥之品，则会使脾阴更亏；而单用滋补之品，会有碍脾的运化，故采用温中益阴之法，温而不燥，滋而不腻，使脾阴脾阳均恢复正常。如宋代陈无择的六神散、明代胡慎柔的养真汤、明代张景岳的补阴益气煎及理阴煎等均是温中益阴的代表方。

（3）升提布津：脾阴的输布需要脾气的推动作用。脾气主升，若脾气失司，则津液无法上承，即使脾阴不匮乏，也会呈现出口干唇燥等一派脾阴虚之症，如金代李东垣在《东垣十书·脾胃虚论》中所云："气少则津液不行。"故采用升提布津之法，健脾气为升提之源，升脾阴以濡燥之标，脾气升则自然脾阴自能濡养脏腑，解上涸之症，清代傅山的"升阴汤"就是根据此原理创立的。同时水液无法上行，则有会出现足跗肿胀、飧泄便溏等水湿下注之症，此时应与脾阳不振、脾失健运等证区分开来。

（4）清燥救阴：火热伤阴，燥火亦可导致脾阴不足。脾阴不足，则可见虚火上炎之势，造成阴虚内热之象，故在治疗时应在补脾阴的基础上加上清燥之法，以救护阴液，滋阴降火。补阴为治其本，清燥乃治其标，正如清代王泰林在《环溪草堂医案》中所指出："补藏阴为治本之缓图，清郁热乃救阴之先着。"精辟地指出了救脏阴必先清燥热之法。汉代张仲景的麻子仁丸、清代唐宗海的清燥养营汤、清代吴瑭的沙参麦冬汤等均是此法的发展运用。

综上所述，脾阴是客观存在的，并且具有其独特的内涵，张锡纯在《医学衷中参西录》中曾指出："脾为太阴，乃三阴之长，故治阴虚者，当以滋脾阴为主，脾阴足，自能灌溉诸脏腑也。"充分说明了脾阴的重要性，历代医家也在脾阴虚方面积累了丰富的经验，具有良好的临床指导意义。

144　论脾阴虚及其证治规律

历代医家在论及脾胃病的虚证时，多侧重脾胃气虚、脾胃虚寒、胃阴不足等，而忽视了脾阴虚之证。其实，脾阴虚是客观存在的，在这方面古今医家均有论述，只不过是隐而未彰，不够系统和完整，因此，未能引起人们的足够重视和深入探讨，致使其在临床研究中受到一定影响。鉴于此，学者徐伟超等阅览先贤古籍，结合个人体会，从脾阴学说的形成、脾阴虚证候的特征及其治疗规律做了阐述。

脾阴学说形成的认识

脾阴是水谷所化生的营血、津液、脂膏之类，具有灌溉脏腑、营养肌肉、濡润筋骨、补益脑髓的作用。纵观古今立说，论脾阴者颇多。早在《黄帝内经》中曾有初步论述，如《灵枢·本神》云："五脏之藏精者也，不可伤，伤则失守而阴虚。"《黄帝内经》虽没有明确五脏的某脏阴虚，但其内涵已包括脾阴虚在内的立言。汉代张仲景研制麻子仁丸治脾阴不足的大便难，始创脾阴虚治疗之先河。其后，宋、金医家受《脾胃论》的影响，在调治脾胃病虚证时多偏执温补，以致温燥伤阴之弊日甚。因此，王纶叹云："近世论治脾胃者，不分阴阳气血……所用之药又皆辛温燥热，助火消阴之剂，遂致胃火益旺，脾阴愈伤。"他既遵李东垣维护脾胃元气，又承朱丹溪强调补阴，斡旋于两家之间，提出了有关脾阴虚的论述。后经明、清医家的深入研究，使脾阴学说日臻完善。如缪希雍在《神农本草经疏》中云："胃主纳，脾主消，脾阴亏则不能消，胃气弱则不能纳，饮食少则后天元气无自生，精血坐是日益不足。经云：'损其脾者，调其饮食，节其起居，适其寒温，至此论也'，不如是者则不足以复其脾阴。"对脾阴虚证，又是缪希雍在《先醒斋医学广笔记》以"脾阴不足之候"首次提出。认为脾阴不足，食不能消，则脾虚中满，不思食；胃不和则卧不安，阴不制阳则病热。说明病不属脾气虚，而为脾阴虚，可谓是创造性地提出了脾阴虚证的医家。其罹病的机制，清代医家唐宗海认为"李东垣后，重脾胃者但知宜补脾阳，而不知滋养脾阴。脾阳不足，水谷固不化；脾阴不足，水谷仍不化也"。李东垣重视脾胃，脾为阴土，主运化功能，起辅助脾阴的作用。脾阳虚，固然可使运化失常，纳减瘦消，而脾阴不足，亦可影响运化，见饱胀肉消。可见水谷入胃，将其腐熟、蒸化，输布五脏六腑，除脾阳的作用外，必须依赖脾阴的资助，脾之阴阳缺一不可，此说弥补了李东垣未逮，丰富了脾胃学说的内容。吴澄在《不居集》中也认为"古方理脾健胃，多补胃中之阴，而不及脾中之阴"是片面的。对脾阴虚的症状，已故名医蒲辅周在总结前人经验的基础上，结合自己的临床实践，也提出了"五脏皆有阳虚阴虚之别"，并提出"脾阴虚以手足烦热，口干不欲饮，烦满，不思食"为主症。现代著名中医学家方药中先生亦曾说："脾无滋法，滋阴只是滋胃阴之说，这种说法是不合适的，因为人体任何器官都应分阴阳，而阳生于阴，也就是任何作用都是在物质基础上化生的，无一例外。事实上滋脾法在临床上是常用的。"其论亦提示了脾阴在临床上的重要性。

脾阴虚的发病与表现

脾阴虚是指脾阴不足，失其濡养所表现的证候。因此，脾阴虚证常伴有阴不能制阳，虚热内生的表现。脾之阴阳对立而统一，脾阴与脾阳，既相互制约，又相互依存，相互为用，在脾阴和脾阳协调运动的同时，彼此相互制约，维持相对的阴阳动态平衡，共同完成脾主运化、主肌肉、升清、统摄血液的作用。唐容川将其形象地比喻作釜底之火和釜底之水，脾主运化的功能就"譬如釜中煮饭，釜底无火（脾阳虚）固不熟；釜中无水（脾阴虚）亦不熟"。即所谓有"质"才有"能"之理，没有脾阴，脾阳（气）则无以发动，故脾阴不足是脾脏的重要病理之一，不可忽视。在病理上，脾为阴中之至阴，主灌溉四旁，为气血津液之源，故凡能引起人体阴液变化的因素均可影响到脾阴。常见的原因，主要有本脏受损和他脏累及。而本脏受损是脾本脏之阴受到内外因素的直接损伤，如脾喜燥而恶湿，故气候之暑湿、湿温、风温等邪郁而化热，可损伤脾阴；脾主运化，饮食不节，暴饮暴食，耗伤脾阴，或过食辛辣之品，饮酒过度，灼伤脾阴；中药误治，滥用刚燥、辛热之剂，或误用火针、火灸以及过用汗、吐、下法等皆可伤及脾阴；脾主四肢、主思虑，故劳累、思虑过度，积劳成疾，致神疲乏力，暗耗脾阴；脾阴补充于后天水谷所化生之精微，故脾胃功能虚弱，长期摄入不足，阴精化生无源，可导致脾阴不足，如小儿疳积日久所致的脾阴耗伤。脾阴虚亦可由他脏累及或传变所致，凡因五脏功能失调均可影响脾阴，如五志过极则化火而损伤脾阴、五脏阴亏则脾失充而匮乏等，皆影响脾阴之充沛。

脾阴虚的证候特点是脾阴虚与脾不健运症状共见。其临床诊断标准，后世医家论述极少，即使有也没有代表性。历版《中医诊断学》教材中对此也鲜有论及，唯独王忆勤主编的新世纪全国高等中医药院校七年制规划教材中首先提出，可谓是填补了这一空白。王忆勤将脾阴虚的主要症状归纳为"食少，腹胀，食后尤甚，大便溏薄，或秘结、溏结不调，口干舌燥，形体消瘦，面色无华，倦怠乏力，手足心热，舌红少津，苔少或无，脉细无力"。据证分析，脾主运化，水谷入胃，将其腐熟蒸化，输布五脏六腑，除脾阳的作用外，还必须依赖脾阴的资助。脾阴不足，运化失职，故见食少，腹胀，食后尤甚，大便溏薄，或秘结、溏结不调。脾阴亏虚，则营血不能敷布而营养全身，故倦怠乏力，形体消瘦，面色无华。脾阴虚则大肠失润，故出现秘结。"脾之液为涎"，脾阴匮乏，涎液减少，故口干舌燥，舌红少津。手足为脾之外候，掌心属阴，脾阴不足，虚火内扰，故见手足心热。舌苔少或无，脉细无力，均为营阴不足，阴虚火旺之候。可见，没有脾阴的支持，脾阳是不能单独完成脾脏生理功能的。因此，脾脏的虚证，除阳虚、气虚外，尚有阴虚。

脾阴虚证的治疗规律

脾阴虚证不仅泛指脾所主之阴津亏乏，更包含其营血不足，故临证既有阴津枯涸、干燥失润之症，又有营养不良、营精不充的征象；既有阴虚燥热之表现，又有食运不化之征兆；既有秘结、阴津布敷不足之势，又有便溏、不饥不食、水谷不化之候。其治疗原则，缪希雍云："胃气弱则不能纳，脾阴亏则不能消，世人徒知香燥温补为治脾虚之法，而不知甘寒滋润益阴之法有益于脾也。"张锡纯亦主张"脾为太阴，乃三阴之长，故脾阴虚者，当以滋脾阴为主，脾阴足自能灌溉诸脏腑也"。这是治疗脾阴虚证的大法，但因症状繁多，故滋养脾阴并不单纯拘泥于滋阴之法，应通过症状分析，根据辨证原则，由此得出治疗的规律。概括起来有以下几种治法。

1. 甘寒柔润法　此法首创于缪仲淳，他提出"法当用甘寒""宜远苦寒"。用甘能益脾阴，寒能清热，甘寒相合，能滋阴清热。适用于燥热干涸证，症见口舌燥、口渴、便结、舌红少津为主的脾阴虚者。常用沙参、麦冬、石斛、生地黄、白芍等药物。方剂可用吴鞠通的益胃汤（沙参、麦冬、生地黄、玉竹、冰糖）及滋脾益阴汤（石斛、西洋参、黄精、白扁豆、白术、玄参、火麻仁）为代表。若热象不明显，则应酌量使用甘寒之药，切勿过用。否则，损伤脾阳。

2. 甘淡育阴法　这是滋养脾阴的主要治法。盖甘能益脾阴，淡能泄湿，甘淡相合，寓补于泻，而且补而不峻，利而不猛，能生津化液又不碍脾运。适用于阴亏脾虚者，症见面色萎黄，体倦乏力，气短，口干舌燥，舌红少苔。常用药物有山药、莲子、白扁豆、薏苡仁、白术、茯苓、甘草等。代表方则用缪希雍的资生丸（白术、人参、茯苓、橘红、山楂、神曲、黄连、白豆蔻、泽泻、桔梗、藿香、甘草、白扁豆、莲子、薏苡仁、山药、麦芽、芡实）和喻昌辉的益脾汤（太子参、茯苓、白术、桔梗、山药、莲子、薏苡仁、芡实、白扁豆、石斛、谷芽、炙甘草），方中均以药用食物为君，以此充其化源而补其不足。

3. 酸甘化阴法　常以甘药守中，能滋阴悦脾，佐以酸能生津增液，酸甘而能化阴，使阴液易充。适用于脾阴虚兼脾虚运化失司而致的大便溏薄、久溏不止、腹满者。多用味甘药白术、莲子、山药为主；酸药以乌梅、五味子、诃子、石榴皮为辅。方剂可用参苓白术散伍酸收之品。

4. 滋补脾营法　用甘平或甘温，具有营养滋补作用的血肉有情之品为主治疗。适用于脾营不足者，症见面色萎黄或淡白不华、体瘦肉削、纳谷少思、食后脘胀、舌淡少苔、脉沉细的脾阴虚证。药用莲子、山药、胡桃仁、龙眼肉、大枣、燕窝、海参、紫河车等为主。方用吴澄之理脾益营汤（制何首乌、莲子、海参、黑料豆、山药、白扁豆）和中理阴汤（人参、燕窝、山药、白扁豆、莲子、陈仓米）为代表。

5. 清热养阴法　寓清热、养阴二法于一体，以知母、生地黄、玄参、地骨皮等清其虚火，以顾其标症，又伍沙参、麦冬、玉竹、黄精、石斛、西洋参等养阴滋润之品以润其燥，补其阴而治其本。正如王旭高云："补脏阴为治本之缓图，清郁热乃救阴之先着。"主要用于虚热内生的兼脾阴虚者，症见低热，手足心烦热，颧红如妆，口干舌燥，体倦乏力，食少纳呆，尿黄便结，舌红少苔，脉细数。

6. 化浊养阴法　用甘淡或甘平、气味芳香之品组成方药，以甘淡能补益脾阴；芳香能化湿祛浊，合方共奏滋补脾阴、化湿祛浊的作用。适用于病久阴伤及阳，脾失健运，水谷不化，浊毒内蕴而病的脾虚兼湿浊中阻的脾阴虚证。症见大便溏薄或溏结不调，伴口干、口淡无味、纳差，食后脘腹痞闷，舌淡红，舌苔中光剥而其余苔腻，脉虚细。此时运用化浊养阴法为治，使阴津得复，脾之阴阳相互化生，脾司运化功能正常，则浊毒自化，诸症消除。常用药物有太子参、黄精、山药、薏苡仁、茯苓为主，辅以砂仁、藿香、佩兰、白豆蔻、草豆蔻等芳香化浊药。

综上所述，脾阴虚证隶属阴虚的范畴，同时具备脾虚的共性，但与脾气（阳）虚又有截然不同的证候表现，是一种独立于脾气（阳）虚证之外的单独证型。其病理变化多为阴阳（气）俱虚，或偏阴亏，或偏气虚，或偏内热，或偏营血虚，或有湿邪等，是脾阴虚证候的临床特征。治疗虽以滋补为主，但滋补脾阴的特点是：当治以甘平为宜，即《素问·五脏生成论》所言的"脾欲甘"之理。因甘平相合，无寒热之偏，既能滋补脾阴，又可照顾脾气，而且有养阴而不腻，补气而不燥之优点，所以是治脾阴虚证的最佳疗法。其他治法则是针对脾阴虚的兼症而分治之，方可得心应手而无谬。

145 脾阴虚内涵和方证

迄今为止，中医基础理论研究对于脾阴虚的论述尚缺乏完整的理论体系，但脾阴虚证型在临床中客观存在。《素问·宝命全形论》云："人生有形，不离阴阳。"从中医阴阳理论角度来看，五脏疾病均可划分阴阳，因此深入研究脾阴虚理论，以尽可能发挥其临床应用价值，具有重要意义。学者杨九天等立足于发掘历代医家对脾阴虚的散在论述，进而明晰其内涵及方证特点，以期为临床治疗此类疾病提供参考。

对脾阴虚的认识

脾阴虚理论萌芽于两汉时期，发展于宋金元时期，成熟于明清民国时期。根据历代医家对脾阴虚的描述及探讨，在此对脾阴的生理功能和病理状态进行详细阐释。

1. 脾阴本质为营　《灵枢·本神》云"脾藏营"。关于营的解释，《灵枢·邪客》云："营气者，泌其津液，注之于脉，化以为血，以荣四末，内注五脏六腑。""泌"，《说文解字》释义："侠流也。"根据钱玄同记录章太炎讲授的记录："侠流者，夹流也。夹之使沮剩而流清也。"由此可见，脾中所藏之"营"可划分为营气和营阴两个部分，营阴即自胃而来之水谷精微。其中营气通过夹带"胃中而来之水谷精微"注入脉中化而为血，一部分外达四末以濡养四肢，另一部分内注五脏六腑以濡养在内之脏腑。营气主转输，营阴化血主濡养，故脾中之"营"兼具转输和濡养的作用，后世医家即将此归纳为脾阴。如《丹溪心法》中记载"脾土之阴受伤，转输之官失职，胃虽受谷不能运化，故阳自升阴自降，而成天地不交之否"，说明脾阴在运化和输布水谷精微过程中的重要性；张锡纯在《医学衷中参西录》中指出"治阴症者，当以滋脾阴为主。脾阴足，自然灌溉诸脏腑也"，说明脾阴在濡养灌溉五脏六腑过程中的重要性。

2. 脾阴虚本质为气阴两虚　脾阴包含营气和营阴两部分，故脾阴虚临床多表现为气阴两虚。明代缪希雍首先对脾阴虚的临床表现进行了详细阐发，并在《神农本草经疏》中云："若脾虚，渐成腹胀，夜剧昼静，病属于阴，当补脾阴。"同时期的张景岳提出劳倦发热当从脾阴论治的观点，其后蒲辅周指出了脾阴虚的具体症状"手足烦热，口干不欲饮，烦满，不思食"。气虚则不运不升，故临床多见腹胀纳呆及乏力劳倦等症状；阴虚则不濡不敛，故临床多见唇干舌燥及手足烦热等症状。值得注意的是，脾阴虚患者大便多溏结不调，营气虚失于转输运化则大便溏薄，营阴虚失于濡润滋养则大便燥结。

脾阴虚具体证型细辨

脾阴虚临床根据虚实的不同可分为虚损伤脾阴、胃热伤脾阴以及湿热伤脾阴3种证型。其中虚损伤脾阴为纯虚证，胃热伤脾阴和湿热伤脾阴为虚实夹杂证。

1. 虚损伤脾阴证　虚劳伤脾阴证最早见于张仲景《金匮要略》虚劳病篇云："虚劳里急，悸，衄，腹中痛，梦失精，四肢酸疼，手足烦热，咽干口燥，小建中汤主之。"细观其所言之症即为脾阴虚证。腹为太阴之地，脾阴伤失于濡养则里急腹痛；脾主四末，脾阴伤则见手足烦热；脾阴伤则其余四脏失于灌溉濡养，故心血亏虚则见心悸；肺阴亏虚则见鼻衄，肾阴亏虚、热扰精室则见梦失精，肝阴亏虚、筋失濡养则见四肢酸疼；脾络上系舌本，肾络上挟咽喉故见咽干口燥。张仲景之后，明代张景岳明确提出脾阴伤的虚损疾病，并在《景岳全书·传忠录》云："凡劳倦伤脾而发热者，以脾阴不足，故易于伤，伤则热生于肌肉之分，亦阴虚也。"指出劳倦伤脾之发热为脾阴不足所导致。其后胡慎柔对此进行了更为细致的阐发，并在《慎柔五书》中对虚损病分为三关，第一关为大病之后，十数日间阳气虚弱内陷发热，此时以内热郁闭为主，脾胃元气虚损为次，主李东垣升阳散火汤以发郁热；第二关为虚损日久，脾胃元气虚损日显，内热郁闭为次，呈现正衰之势，主保元汤、四君子汤之类以扶元气；第三关为元气亏损日久，气损及阴，致脾阴亏虚，临床见六脉俱数、声哑、口中生疮、昼夜发热无间等阴伤表现，主四君子加黄芪、山药、莲子肉、白芍、五味子、麦冬以健脾气、滋脾阴，由此可见，虚损伤脾阴证早期以脾气虚为主，日久而气伤及阴，导致气阴两虚。

2. 胃热伤脾阴证 胃热伤及脾阴证的思想最早见于张仲景的《伤寒论》，其所言之"脾约"证即为胃热伤脾阴证。细观其条文"趺阳脉浮而涩，浮则胃气强，涩则小便数，浮涩相抟，大便则硬，其脾为约，麻子仁丸主之。"此为太阳阳明证，伤寒外袭太阳后不解，内入阳明，邪热聚于阳明胃土则脾脏营气受约束而不能为胃行其津液，水谷精微无法由胃输送至脾，故而出现脾阴虚的表现。热迫太阳之腑故见小便频数；邪气充塞阳明阻滞胃脉气机，同时邪热耗伤津液，脉道津液亏虚故见趺阳胃脉浮涩，肠道津液亏虚故见大便燥结坚硬。麻子仁丸以枳实、厚朴及大黄之小承气汤意以泄胃热，麻子仁、杏仁、白芍以养脾阴而润燥，同时以蜜和丸，亦取蜜能润燥之意。此时以胃腑邪热及脾阴亏损并见，为虚实夹杂之证。

3. 湿热伤脾阴证 脾为阴脏，喜燥而恶湿。长期饮食失节或脾气亏虚日久，则会导致脾脏运化失常而生湿，湿停中焦，阻滞气机则脾中营气益虚，湿邪日久不化则郁而生热，进而伤及脾中营阴。吴鞠通在《温病条辨》中云"湿之入中焦，有寒湿，有热湿，有自表传来，有水谷内蕴，有内外相合。其中伤也，有伤脾阳，有伤脾阴，有伤胃阳，有伤胃阴"，此即湿热伤及中焦之论。其后关于伤及脾阴的临床表现，又言"伤及脾阴，则舌先灰滑，后反黄燥，大便坚结"。湿为阴邪，始入中焦而未化热则舌灰滑，至其化热伤阴则舌转为黄燥，大便干结，此即为湿热伤及脾阴之传变，又为本虚标实之证。

治疗脾阴虚的方药特色

补益脾阴的方药多不失甘淡平和之性。张仲景益脾阴多用白芍，如小建中汤、麻子仁丸等一系列方剂，后世医家取张仲景之所长，发挥出一系列滋补脾阴的方药。

1. 白芍为益脾阴之要药 《本经》言白芍"主邪气腹痛，除血痹，破坚积，治寒热疝瘕，止痛，利小便，益气"，其中关于"益气"一说，张隐庵在《本草崇原》中云"益气者，益血中之气也"，此"血中之气"即指脾中营气。成无己在《注解伤寒论》中亦明确有云："芍药之酸收，敛津液而益荣。"白芍敛营阴而益营气，实为补脾阴之要药。关于临证应用白芍补脾阴的方剂，首推张仲景小建中汤。小建中汤乃桂枝汤之变方，柯琴在《伤寒论附翼》中赞桂枝汤"为仲景群方之魁，乃滋阴和阳，调和营卫，解肌发汗之总方也"，其中调和营卫所指即为桂枝和白芍。他在后文有云："惟芍药微苦微寒，能益阴敛血，内和营气。"桂枝汤中桂枝与白芍等量，营卫之气同调，加生姜作用于肌表以御外，小建中汤加倍白芍用量，再加入饴糖大补脾阴，作用于中焦以安内。

2. 甘淡平和为益脾阴之法门

（1）药用甘淡平和：甘淡平和益脾阴之法，最早可追溯至《黄帝内经》。如《素问·刺法论》云"令脾实……宜甘宜淡"。由于脾阴虚的病机为气阴两虚，故用药须甘淡平和，甘则能补，淡则能利，补而不腻，过于辛燥则会重伤营阴，过于滋腻则会重伤营气。关于具体选方用药，宋代《局方》参苓白术散可谓益脾阴之代表名方。后世如缪希雍创立之资生丸，胡慎柔所创之养真汤，用药多受此方启发。观其用药，多以山药、莲子肉、白扁豆等药物甘平补益脾阴，薏苡仁、茯苓等药物甘淡益脾渗湿。重用山药滋补脾阴最早可追溯至张仲景《金匮要略血痹虚劳病脉证》篇的名方薯蓣丸方。《本草求真》直言其"气虽温而却平，为补脾肺之阴"，其后张锡纯等也喜重用山药补益脾阴；莲子肉甘涩平，黄宫绣谓其

"气禀清芳，味得中和，甘温而涩，究皆脾家药耳"；《本草求真》言扁豆"得味之甘，故能于脾而有益也"；薏苡仁甘淡微寒，《本草述》言其"除湿而不如二术助燥，清热而不如芩、连辈损阴，益气而不如参、术辈犹滋湿热，诚为益中气要药"；茯苓甘淡性平，《本草经疏》谓其"甘能补中，淡而利窍，补中则心脾实"。由此可见，虚损伤脾阴单用山药、莲子肉、白扁豆等甘补之药即可，对于湿热伤脾阴证，需加用薏苡仁、茯苓等甘淡之药以渗湿泄热。

（2）煎煮甘淡平和：对于滋脾阴药物之煎服法，胡慎柔在其《慎柔五书·虚损秘诀》中所论甚详。认为煎煮益脾阴之药物时应"煎去头煎不用，止服第二煎、第三煎"。究其原因其后文有言"盖煮去头煎，则燥气尽，遂成甘淡之味。淡养胃气，微甘养脾阴"。药有四气五味，头煎、快煎多存其气，末煎、久煎多留其味，取其甘淡之味而去其香燥之气，胡慎柔称之为"养脾阴之秘法"。

脾阴虚在临床客观存在，但关于脾阴亏损目前并无系统理论提出，均散见于历朝历代医家之论述中。本文旨在从历代医家之论中发掘关于脾阴虚之记载，总结脾阴虚临床常见证型及方药特色，以冀为临床医家在治疗此类疾病提供参考。

146 补脾阴方用药规律

目前，中医学对脾阴理论还没有形成完整的知识理论体系，但脾阴虚证临床症状却又特殊、复杂，特别容易与其他证候混淆，尤其是与胃阴虚之证。因此，学者郭婉琴等从中医古籍方剂入手，通过对脾阴概念、生理功能、脾阴虚的证候分析和证候表现、补脾阴方用药规律及常用对药6个方面进行探析。研究发现，对搜集到的86首方剂、157味药物进行分析统计，发现其中常用药物有人参、白术、白芍、山药以及生地黄等；医治方剂以清热、补气和补血药为主；药味以甘味为主；药性以温、平及微寒并用；药物归经以脾、肺和肝为侧重经络；常用对药以补益对药为主，以清热、理气和消食对药为辅，共同组成补脾阴方，以期对临床治疗脾阴虚证用药起到指导作用，提高临床用药疗效。

目前，脾阴理论研究不够深入。《黄帝内经》对脾阴的生理、证候分析、证候表现及医治等多个方面进行了论述，但未明确提出到"脾阴"概念。张仲景在麻子仁丸脾约理论中提到"保胃气，存津液""起脾阴化燥气"，被历代脾胃医家认可和推崇为"养脾阴之法"。脾阴学说真正始于元代，朱丹溪所提出的"滋阴"理论，成为后世脾阴的辨证论治纲要，提出了"脾土之阴"的调养之法，但后期由于受到李东垣补脾宜理气升阳为主理论和明清期间叶天士等各位医家创立推崇的胃阴学说影响，使中医学习者对脾阴和胃阴，产生曲解和认识上的不足，混为一谈者甚多，而提及脾阴者极少。

脾阴研究

1. 脾阴的概念及生理特征 中医认为万物是阴阳的表现体，是大地万物存在与变化的根本之法则，世界万物，有阳必定有阴，对立且统一，维持着阴阳的相对动态平衡，脾脏既有脾阳，又有脾阴。《素问·金匮真言论》云："中央黄色入通于脾……藏精于脾。"五行之中的土包含有黄色，脾也属土，故黄色入脾，开窍于口，精、涎皆为脾之阴液。《灵枢·本神》云"脾藏营"，李时珍解释此为"营者阴血"。脾为气血生化之源，气属阳，血属阴，所以，脾血也为脾阴之物，滋润濡养机体、四肢肌肉。脾阴是由中焦化生的人体阴液的一部分，包含脾所分布于各个脏腑的精、血、津、液等，以及脾所留于自润的水谷精微物质，包括脾血、精津、营液、涎、膏脂等阴液，是维持脾脏正常生理活动的物质基础。

脾阴的功用主要体现在灌溉濡养、助运化、制约阳热和宁静作用4个方面，并且对各脏腑发挥正常生理功能有极其重要的作用，如朱丹溪在《格致余论》中提到"脾有坤静之德……故能使心肺之阳降，肾肝之阴升……是为无病之人"。同时脾脏对心、肝、肺、肾升降有序有重要意义。

2. 脾阴虚证候分析和证候表现 在治疗脾胃病时，人们往往都是从脾阳虚弱、脾气不足、胃阴虚等入手，很少从脾阴虚的方面考虑，宇宙万物皆由阳阳构成，因此，脾病辨证时，也应当考虑脾阴虚的证候分析和证候表现，从内因、外因和不内外因入手研究，可以概括为以下几个方面。

（1）七情内伤：因为情志变化的复杂性、交错性和多变性，故七情直伤脏腑，可由单一情志伤之，也可多种情志互相交错在一起直伤脏腑，《素问·五运行大论》云"在脏为脾，其志为思，思伤脾"。对于脾脏而言，"脾阴主血……阴常不足"，思虑太过，必定使得脾阴血耗损。而情志郁堵不畅，动气发怒，此时木旺乘土，肝火累及脾脏，化火伤及脾阴，津血不足，心神无以安养，出现烦燥、精神萎靡、倦怠乏力、肌肉消瘦、口唇生疮、皮肤干燥或皲裂等症状。

（2）饮食失调：饮食为人体的五脏六腑、四肢肌肉提供营养之物。对于脾脏，过饥过饱、偏食辛温燥热之物等不良饮食习惯，均会伤其脾阴。《素问·调经论》云："夫邪之生者，或生于阴，或生于阳……其生于阴者，得之饮食居处。"邪气可生于阴或者阳，而邪气生于阴者大都来自于饮食居住，其中饮食不调是造成人体阴虚的常见因素，伤及的五脏阴气以脾阴为主，体现了饮食不调对脾阴的损伤，同时脾阴不足也使得饮食不调，彼此互为影响，临床上多见饮食不化、大便干结、食后呕吐或食后腹胀等症。

（3）劳逸损伤：劳逸适度对于人体健康极其重要。张景岳《景岳全书》中提到"凡劳倦伤脾而发热者，以脾阴不足……伤则热生于肌肉之分，亦阴虚也"。《素问·痿论》云"脾气热……肌肉不仁，发为肉痿"，都体现了脾阴不足，脾阳之热无法被制约，热象产生，热使得津液煎熬，损伤脾的阴津，脾主肌肉四肢，脾阴虚则不能润泽滋养肌肉，临床上可见皮肤干燥、肌肉酸痛、消瘦、四肢萎缩，也可致肉痿等症。

（4）六淫之邪：脾主升，喜燥恶湿，是脾的生理特性之一，而往往曲解了"湿"之意，《素问·异法方宜论》云"中央者，其地平以湿"，清代何梦瑶云"湿在天为湿气，在地为土，在人为脾胃"，因此说明五行之中，土、湿、脾为同一属性，值得注意的是，此处是正常的湿气，以雾霭弥漫之态靠脾气散布于人体内，属于营养物质，化生津血及精微物质滋养润泽机体，但是脾位于中焦，脾阳易损，导致脾阴极盛，脾阳与脾阴协调运化功能失调，脾之正常"湿气"化而为邪。而当气候异常变化而机体无法做出相应的自我保护措施，或人体免疫力低下，当外界气候的六淫之邪侵袭人体时，互相影响，比如暑湿、湿温、湿热等相互影响，均可郁而化热，煎熬阴津，造成脾阴不足，出现口渴不欲饮、咽干舌燥、食欲减退、小便短黄等各种症状。

（5）久病虚损：久病必然机体失养，五脏受伤，包括脾脏功能失常，此时体内水谷精微无以运化输布转运，虚损无以复，五脏再伤，脾脏亦伤，形成一个恶性循环，此时脾阴必然受到影响。因此，有脾胃学家提出了"虚不受补"之法，研究久病之后对脾脏的调养，保护脾阴。

（6）其他：平素精血亏虚、大吐大泻、热病、误用攻伐药物、过用辛热苦燥之物等导致阴津乏源或伤及脾脏，造成脾阴的损伤，致使机体内津血亏虚，机体滋润、濡养、宁静和凉润等作用减退，出现各种以上提到的症状，脾胃无伤，诸可无虑。

无论七情所伤、饮食失调、劳逸损伤、六淫之邪、久病虚损还是其他原因伤及脾阴，都会有阴虚的症状，包括五心烦热、盗汗、形体消瘦、脉细弱而数等。脾阴虚证候表现多以濡养无权、津液亏虚、运化失司、阴虚内热为主，在西医上可见各种皮肤干燥综合征、2型糖尿病、慢性萎缩性胃炎、慢性肝炎、胃十二指肠溃疡、消化道肿瘤、溃疡性结肠炎等疾病。

（7）脾阴与胃阴：需要注意的是，脾阴与胃阴的不同，朱丹溪《局方发挥》中云："脾土之阴受伤，转输之官失职，胃虽受谷不能运化，故阳自升阴自降，而成天地不交之否。"对水谷精微的转输和胃受纳腐熟产生影响，脾主升主运化，胃主降主受纳，只降不升、有纳无化为脾病，只升不降、不纳无所化为胃病。《温病条辨》中云："伤胃阴，则口渴不饥。伤脾阴，则舌先灰滑，后反黄燥，大便坚结。"从证候表现上区别了胃阴虚证和脾阴虚证。研究发现，脾阴虚证多为慢性消耗性疾病和功能衰退性疾病，大吐大泻等伤及营血阴津，一般为久病，内伤病程长，病位深；胃阴虚证多由热病、外邪、饮食失调等伤及津液，一般为新病，病程短，病位浅。

现代研究也在实验方面证明脾阴虚与胃阴虚的区别，如胡彩钦等研究表明，脾阴虚和胃阴虚患者在唾液过氧化物酶（SPO）活性和分泌型免疫球蛋白（S-IgA）水平方面差异具有统计学意义。

资料研究与统计方法

1. 研究方法 本研究参照《中华医典》中涉及脾阴方的医书，共收集到包括补脾理阴汤、理脾阴正方、加味归脾汤、四物济阴汤和资生丸等86首补脾阴方，对同名不同方的方剂进行筛选保留，对同方不同名的方剂保留1个；对于出现的157味中药，均是按照《中药学》《本草纲目》中对药名、功效分类、性味等进行规范统一，同一药物不同炮制方式，功效相同或类似，按照同一药物进行处理；功效相差较多者，按两种药物对待；按照《对药的化学药理与临床》对出现的药物进行常用对药使用规律的浅层分析。

2. 统计学方法 应用 Excel 2016 建立补脾阴方的信息采集，采用 SPSS Statistics 17.0 统计分析软件对数据进行频率分析，分别从补脾阴方中常用药物频率统计、药物功效分类情况、常用药物药性特点、药物药味特点、药物归经情况、常用对药的使用情况探讨，将采集的 86 首方剂、157 味药物按照上述要求进行分析。

结　果

1. 常用药物频率统计 研究结果表明，在 86 首方剂、157 味中药中，使用频次居于前 6 位的是甘草、人参、茯苓、当归、白芍、麦冬，使用频次超过 4 次的还有山药、玉竹、生地黄、地骨皮等；使用频次超过 3 次的有荷叶、白豆蔻、黄柏等；使用 2 次的有芦根、大青叶等；使用 1 次的有石斛、玉竹等。对出现频次超过 20 次的药物进行频率统计，其中甘草出现 54 次，占前 11 味药物频次的 54.16%；人参出现 43 次，占前 11 味药物频次的 43.13%；茯苓出现 35 次，占前 11 味药物频次的 35.10%；当归出现 33 次，占前 11 味药物频次的 33.10%；白术出现 31 次，占前 11 味药物频次的 31.9%；白芍出现 30 次，占前 11 味药物频次的 30.9%；麦冬出现 24 次，占前 11 味药物频次的 24.7%；陈皮、山药均出现 23 次，占前 11 味药物频次的 23.7%；生地黄、熟地黄均出现 21 次，占前 11 味药物频次的 21.6%。

2. 药物功效分类情况 统计结果显示，补脾阴方中的药物，依据《中药学》中药功效的分类，包括补气药（如甘草、人参等）、清热药（如地骨皮、黄连等）、补血药（如白芍、龙眼肉等），以及其他效用的药物，其中以补气药、清热药、补血药、理气药居于前 4 位。

3. 常用药物药性特点 经统计分析，补脾阴方中的药物，一共涉及 6 种药性，包括寒性药物（如地骨皮、黄连等）、凉性药物（如薏苡仁、葛根）、平性药物（如茯神、莲子肉等），还有微寒、微温以及温性药物，其中以温、平、微寒居于前 3 位。

4. 常用药物药味特点 统计结果显示，补脾阴方中的常用药物所涉及的药味以甘、苦、辛三味为主。

5. 药物归经情况 统计结果可见，补脾阴方中的药物归经以脾、肺、肝经居于前 3 位。

6. 常用对药的使用情况 补脾阴方中的药物，以补气药、清热药、理气药、补血药居于前 4 位，因此根据《对药的化学药理和临床》中对药的分类原则，对补脾阴方中常出现的药物从补益、清热、理气及消食对药 4 个方面进行探讨。

（1）补益对药：对补脾阴方中常用药物，按照《对药的化学药理和临床》中 96 对补益对药进行统计可见，一共出现了 47 对对药，以人参-白术、白术-茯苓对药最多，出现频率均为 23 次；白术-甘草、白芍-当归对药出现 18 次，频率居于第 2 位；居于第 3 位的是出现频率为 17 次的白芍-甘草、当归-熟地黄对药。

（2）清热对药：本研究对 97 对清热对药进行统计可见，补脾阴方中共出现了 29 对对药，以生地黄-黄连和生地黄-熟地黄对药最多，其次为知母-甘草和生地黄-大黄对药分别居于第 2、3 位。

（3）理气对药：42 对理气对药中，补脾阴方中出现了 9 对对药，枳实-白芍和陈皮-木香分别居于前 2 位。

（4）消食对药：对 9 对消食对药进行统计可见，补脾阴方中共出现了 5 对对药，其中以白术-神曲、神曲-陈皮及神曲-山楂居于前 3 位。

讨 论

在临证补脾阴方中药物功效观察中，用药以补气与补血药居多，因为脾为气血生化之源。气和血是人体的两大基本物质，气主动，属阳，有推动等效；血主静，属阴，具有凉润等作用，中医理论之中又认为气能生血，故气是血液生成的能源，因此使用补气药与补血药可以促进阴血的生成。清热药位居第2位，因为脾阴虚时会出现各种阴虚内热的症状，同时由于体内津液亏虚，津血同源，从而影响血液的化生。本研究证实，脾阴虚时，将补气、补血和清热药合用，在临床中能够获得较好的医治效果。

补脾阴方中药物药性以温、平、微寒居于前3位。中医认为，热、温属阳，寒、凉属阴，平性则药性平和，寒热偏性不明显，因此在滋阴之时，取寒性之物用于滋阴降火，但易于伤及脾阳，故加温性药物为辅，防止过用寒凉之物伤及脾阳，不用热性药物，避免造成以大热之性助阴虚之热的不良后果，也体现了《素问·生气通天论》中"阴平阳秘，精神乃治"，《春秋繁露·顺命》中"独阴不生，独阳不长"的阴阳互资互用关系。脾阴虚证一般以慢性疾病为主，需长期服药，现代医学研究表明，长期服用寒凉药，对机体的自主神经系统功能会降低，反之亦然，所以，寒性与温性药物配伍使用，使得机体自主神经系统维持一定的动态平衡水平。因此，研究发现使用温、平、微寒之药，对于脾阴虚证的临床用药具有一定的指导作用。

补脾阴方中的常用药物所涉及的药味，以甘、苦、辛三味为主。当脾脏受损之时，容易出现"虚不受补"状态，因此脾病与其他病同时出现之时，先用平和甘淡之物补益脾胃，使虚损得以复，五脏可得气血精微物质的滋养。甘味入脾，因此甘味药物对脾脏具有补虚、缓和药性、调和药味之功，可缓解平滑肌痉挛，使补而不峻。苦味，具有清热、泄下、降逆的作用，对脾阴虚造成的大便干结、呕吐之症可以起到很好的治疗效果。辛味具有行气、活血之性，悦脾醒胃，防滋腻伤中，同时脾阴虚的热症，会使体内被煎熬之血得以化，表现了"瘀血不化，新血不生"和气能生血理论，在实验研究中，辛味药具有很好的解热，调整肠道平滑肌运动等作用。研究证明治疗脾阴虚证时选用甘、苦、辛味药可对临床方药的选择起到很好的指导作用。

补脾阴方中药物归经以脾、肺、肝经居于前3位。临床上，药物的归经对于提高用药的准确性有较好的帮助作用，同时考虑到联系脏腑彼此之间的关系可以达到整体调治的效果，在临床用药时，不仅仅拘泥于见脾治脾，单纯地选择某经主治，其效果可能不尽人意。脾脏五行中属于土，肝属木，木克土，容易形成"木旺乘土"和"土虚木乘"两种情况，肝火太旺或者肝郁气结化火，影响脾阴或者加重脾阴虚证。反之，脾阴自身不足，不能耐受肝火的克伐，造成脾阴虚的进一步发展。《难经》中认为，"生我"者为母，"我生"者为子，脾属土，肺属金，土生金，脾肺为母子关系，脾为母，肺为子，易形成母病及子，脾阴缺乏之时，影响肺脏的正常性能。同时，肝藏血，对脾血的不足可以达到补充作用，肺主气，对阴血的生成也有促进作用，功能上相互影响。研究发现补脾阴方用药时多选择归脾、肺、肝经的药物，会起到更好的治疗效果。

对位居前3位的补益药对进行探析发现，人参-白术对药，人参补益元气、脾肺之气，白术善补脾胃中气，合用使补气健脾之效加强，并且可以促进中气、元气互资互生。白术-茯苓对药，在《不居集·上集》茯苓汤中用此对药进行利湿化浊，并没有使用清热药物泄热，"盖湿去则火无所附，自当从小便而下也"。《古今医统·卷五十一》术苓汤中使用此对药，"脾气健，元气充，阴火降"。白术-甘草、白芍-当归以及当归-熟地黄对药的使用均可加强健脾益气、缓急止痛，白芍-当归和当归-熟地黄对药还可治疗阴血亏虚。白芍-甘草对药的镇静作用对脾阴虚证引起的胃炎、胃痛、慢性非特异性溃疡性结肠炎等各种消化系统疾病的胃脘嘈杂不安起到较好的缓解作用，并且还可增强抗炎、止痛效果。补益药中，对药的使用对脾阴虚证临床药物的选择和配伍起着很好的指导作用，以期提高治疗效果。

本研究中，补脾阴方中清热药对共出现了29对，以生地黄-黄连和生地黄-熟地黄对药最多，其次为知母-甘草和生地黄-大黄对药分别居于第2、3位。生地黄-黄连对药，生地黄以甘、苦、寒之性与黄连的苦、寒之性结合，清热凉血、养阴生津泻火，针对脾阴虚引起的糖尿病有着明显的治疗作用。生地黄-熟地黄对药用于滋阴、清泻烦热，可治疗皮肤干燥瘙痒综合征。知母-甘草对药中，知母苦寒，清热泻火之力强，用甘草的甘平之性，补脾益气、缓和药性，共同发挥补脾清热滋阴之效，并且泻火不伤正。生地黄-大黄对药，两药发挥协同作用，攻补兼施，达到滋阴增液、通便泄热之功。因此，当脾阴虚证较为明显之时，可多选用以上对药进行临床治疗。

补脾阴方中出现了9对理气对药，枳实-白芍和陈皮-木香居于前两位。枳实-白芍对药中，枳实疏肝理气，白芍柔肝止痛，两药合用，使郁热外透，针对肝脾不和脾胃有郁热有较好的治疗效果；陈皮-木香对药，二者皆芳香理气，陈皮理气健脾，木香香气浓郁，行气止痛功效更甚，两药合用，协同起效，行气宽中、醒脾止痛，以上两种药对，可治疗脾阴虚证中出现的胃痛、脘腹胀满、消化不良等各种消化系统疾病。

对9对消食对药进行统计可见，补脾阴方中共出现了5对对药，其中以白术-神曲、神曲-陈皮及神曲-山楂居于前3位。白术-神曲对药中，白术偏于健脾、补中气，神曲行气消食，两药相辅为用，达到消食健脾之功效。神曲-陈皮对药，神曲辛散行气，辅以陈皮加强行气消积之功效。神曲-山楂对药，山楂消积化瘀、破泄之力较强，神曲醒脾行气，导滞之力较强，相须配伍，增强消积健脾、破滞除满之力。因此，此3对对药的使用，可以健脾消食，治疗脾阴虚证中消化不良、胃脘积滞、饮食无味等各种消化系统疾病。

在本研究中，对药共出现了467次，其中以补益对药出现363次居第1位，占总比例的78%，清热、理气和消食对药依次出现69次、20次和15次，占总比例的15%、4%和3%。可见补脾阴方中以补益对药为主，以清热、理气和消食对药为辅，达到益气健脾、滋阴润燥、理气和胃及消食导滞之功，可提高临床治疗的效果。

综上所述，补脾阴方用药选择时，药物方面可以选择人参、白术、山药、白芍、生地黄、玉竹、当归、陈皮、地骨皮等药物；药物功效分类方面，以补血、补气和清热药为主，气血同调与清热同治，可辅以理气和消食药，共奏健脾运化之功。药性方面以温、平、微寒为主，寒性与温性药物配伍使用，达到阴阳互资互用；再加上平性药物的平和之性，对脾阴起到较好的调治作用。药味方面以甘、苦、辛为主，用以调补脾脏、滋阴降火、行气助脾血的生化，促使脾阴精血的充足。归经方面选择药物时以归肝、脾、肺经为侧重，以整体观念辨证论治，多脏共调，维护机体各脏腑的生理功能。补脾阴方中常用的对药以补益对药为主，以清热、理气和消食对药为辅，达到益气健脾、理气消食和清热生津的功效，对临床用药起到指导作用。

147　论脾阴虚证与衰老

中医学博大精深，两千多年的临床实践，使之积累了丰富的医疗经验，并形成其独特的衰老理论。今天，中医药已经成为延缓衰老，提高生命质量，最终解决人口老化问题的焦点。随着研究的深入，脾阴虚证及其与衰老关系渐渐为人们所关注。学者曲明阳等对脾阴虚证与衰老的关系做了梳理阐述。

对脾阴虚证的认识

《素问·宝命全形论》云："人生有形，不离阴阳。"《医学必读·水火阴阳论》云："无阳则阴无以生，无阴则阳无以化。"这说明了阴阳的相互依存关系。脾作为五脏之一，亦应有阴阳之分，脾阴是客观存在的。《灵枢·本神》云："脾藏营。"《难经·四十二难》云："脾裹血。"《黄帝内经》中亦有"脏真濡于脾"。这些说明脾脏之阴精乃是水谷化生的营液、血液、津液、消化液及膏脂之类，它们与气相对应而言属阴，故称脾阴。脾阴也就是脾脏的阴液。

随着中医学脏象、阴阳学说理论的发展，诸多医家对脾病阴虚的认识也渐渐丰富起来，脾阴虚证便初露端倪。明清以后，历代医家对脾阴虚的认识逐步有了深化，如明代王纶云："胃火愈旺，脾阴愈伤。"指出胃火过盛可以灼伤脾阴。胡慎柔在《慎柔五书》中，"微甘养脾阴。"指出调养脾阴要用微甘之品。缪仲淳，"胃气弱则不能纳，脾阴亏则不能消。世人徒知香燥温补，为治脾虚之法，而不知甘凉滋润益阴之有益于脾也。"即明确指出了脾脏阳虚阴虚之治，二者不可偏废。清代吴澄在《不居集》中，针对世人对脾虚证治疗之时弊而指出："古代理脾胃，多偏补胃中之阳，而不及脾中之阴。"并根据"虚损之人，多为胃火所炼，津液不足"之病理特点而新定滋补脾阴之法，并制定了理脾阴之方，"以补前人未尽之余蕴也"。现代名医蒲辅周也明确地指出"五脏皆有阳虚阴虚之别""脾阴虚，手足烦热，口干不欲饮，烦满，不思食"。《岳美中论医集》中则强调指出"脾胃虽互为表里，脾阴虚、胃阴虚之用药有相似之处，但终有别……差异甚多，不应含混"。从上述可见，古今医家都确认脾阴虚证是客观存在的。

脾阴与衰老的关系

脾胃虚弱与衰老相关学说亦来源于《黄帝内经》，唐、宋、元、明、清诸医家均对其有所发展。《素问·上古天真论》云："女子七岁，肾气盛，齿更发长……五七，阳明脉衰，面始焦，发始堕。"说明衰老是从"阳明脉衰"开始的。以后，李东垣创立脾胃论，更进一步提出了"肾为先天之本，脾为后天之本"的理论及"脾胃病元气衰，元气衰折人寿的思想"。指出"元气之充足，皆由脾胃之气无所伤，而后能滋养元气；若胃气之本弱，饮食自倍，则脾胃之气既伤，而元气不能充"（《脾胃论》）。脾在人体生命活动中所占的地位（《脾胃论》）。同肾一样被重视起来。李时珍亦非常重视脾微的后天作用，因而他力倡"脾乃元气之母"之说，并指出"土者万物之母，母得其养，则水火既济，木金交合，而诸邪自去，百病不生"。即脾胃健旺，元气充沛，则不受戕害。后天无伤，枢机升降有序，气血化源充足，则寿命自可延长。清代叶天士阐扬经旨，提出"五旬又四，阳明脉衰"及"高年阳明气乏"之要言，将阳明脉衰作为人体衰老的重要原因。肾虽藏精而抗衰老，但精除来自先天外，更主要依靠后天脾胃所化水谷精微的不断补充。《杏轩医案》云："肾者主水，受五脏六腑之精而藏之，是精藏于肾，非精生于肾也。譬诸钱粮，虽储库中，然非库中自出，须补脾胃化源。"脾胃为后天之本，气血生化之源。气血是构成人体和维持人体生命的基本物质,气血旺盛通畅是保证人类健康长寿的重要因素。《素问·生气通天论》云:"气血以流……长有天命。"脾胃化生水谷精微是生成气血的主要物质基础。《灵枢·营卫生会》云:"人受气于谷,谷入于胃,以传于肺,五脏六腑皆以受气,其清者为营,浊者为卫,营在脉中,卫在脉外。"宗气的生成亦离不开脾,《灵枢·邪客》云:"谷气入于胃也,其糟粕、津液、宗气分为三隧。故宗气积于胸中,出于喉咙,以贯心脉而行呼吸焉。"元气亦资生于脾,《质疑录》云:"元气为生身之精气,而实主于胃。"血源于水谷精微中的津液和营气,经心肺的气化作用而成。《灵枢·决气》云:"中焦受气取汁,变化而赤,是谓血。"血健旺则机体得用,长有天命;脾亏血虚则机体失和,病生衰现。张景岳概括"凡七窍之灵,为四肢之用,为筋骨之和柔,为肌肤之丰盛,以至资脏腑,安魂魄,润颜色,充营卫,津液得以通行,二阴得以调畅,凡形质所在,无非血之用也,是以人有此形,惟赖此血,故血衰则形衰,血败则形坏,而百骸表里之属,凡血亏之处,则必随所在而各见其偏废之病。"《灵枢·营卫生会》云:"老者之气血衰。"而气血源于脾,若脾胃虚弱,气血化生不足,元气失养,脏腑组织功能受损,机体抵抗力削弱,外邪乘虚而入致病,因病而衰。

脾胃又是人体气体升降的枢纽。气的升降出入作用,是人体生命活动的根本。气化是生命的基本特征,没有气化便没有生命。气化得其正,则健康无病,气化失其和则邪气内生。《素问·六微旨大论》云:"夫物之生从于化,物之极由乎变,变化之相薄,成败之所由也……出入废则神机化灭,升降息则气立孤危。"肝肾气之上升,肺心气之下降皆由于脾胃斡旋,脾升清气,胃降浊气,使水火既济,通调津液,输布精微,鼓舞气机,协调运动,五脏通和,气血相顺,营卫不悖,规律不变,周而复始,循环不已,生生不息,生命旺盛。只有脾胃健运,才有正常的升降,生命才得延续。若脾虚不升,气化失宜,则影响其他脏腑的升降出入运动,脏腑功能失调,最终导致疾病与衰老的发生。

脾为"仓廪之官,后天之本,谨之则昌,伐之则衰";"百病皆由脾胃衰而生"(《脾胃论·脾胃虚实传变论》)。张景岳亦指出"土气为万物之源,胃气为养生之主……是以养生之家当以脾胃为先"(《景岳全书·卷十七·杂证谟·脾胃》)。临床所见老化现象以及内科老年病,其产生原因多由脾胃虚弱,纳运失调、升降失常所致。故"若使衰老晚至,必先保护脾胃""老年更以调脾胃为切要"(曹庭栋《老老恒言·卷一·饮食》)。脾阴是指存在于脾脏的阴液(包括血、津液、水谷精微等)和脾的物质形态及其滋润濡养功能。其主要生理功能与脾阳相辅相成,共同完成主运化、升清、统血功能。脾的生理功能是脾之阴阳共同作用的结果。脾阴虚证是脾虚诸证中的一个重要方面,临床以脾运失职和阴虚内热为主要辨证依据,在脾虚致病的过程中起重要作用。"脾阴不足水谷乃不化也""阴虚又不能滋生血脉"(《血证论》)。水谷不化,血脉不生,则后天之本化生无源,各脏腑组织无以濡养滋润,气机郁滞,功能失常,最终因虚因病而衰。因而脾阴与衰老关系密切。李德新注重调理脾阴,在补中益气汤和理脾阴正方的基础上,结合多年实践化裁为培补中宫汤,应用于临床并获得良好效果。

脾阴虚证的现代研究

1. 脾阴虚证与自主神经功能的关系 消化系统主要受自主神经支配,从此入手探讨脾虚本质具有相当的意义。魏睦新等的研究结果显示脾阴虚证 AchE、cGMP 水平均有升高,血浆 cAMP 含量下降,脾阴虚证患者颧、劳宫穴皮温升高。由此推测副交感神经机能亢进是脾阴虚所导致"运化失司"的部分客观病理学基础;而皮温改变,是脾阴虚证"阴虚内热"的客观反映。而交感神经兴奋性的低下与衰老时表现出的脏腑功能减退有关。

2. 脾阴虚证与机体防御功能的关系 环核苷酸(cAMP)是调节人体免疫机能是重要因素之一。cAMP 有增加 B 细胞数量和促进抗体活性的作用。脾阴虚证免疫球蛋白 IgG 降低,提示本证型存在体液免疫功能低下趋势,而这种改变可能与 cAMP 的下降有关。滋补脾阴药物治疗后,两项指标均有所改善,进一步证实了脾阴与免疫的联系。脾阴虚至少是免疫系统衰老的原因之一。

3. 脾阴虚证与脂质过氧化损伤(LPO)的研究 根据中医发病学原理,采用复合因素塑造脾阴虚证动物模型，并在此基础上检测模型动物的 LPO 及各种抗氧化酶活性，以探讨脾阴虚证体内 LPO 的变化，进而与生物膜的关系。这其中具有代表性的是李德新科研组对脾阴虚证与生物膜功能和结构的关系进行的系列实验研究。结果表明，脾阴虚动物模型血清 LPO 升高，谷胱甘肽过氧化物酶（GSH-Px）、过氧化氢酶（CAT）、超氧化物歧化酶（SOD）3 种抗氧化酶的活性呈不同程度的降低，机体抗氧化能力（GSH-Px/MDA）显著下降，明确了在脾阴虚状态下，膜系统受到了过氧化损伤。李德新同时作了药物疗效方面的研究，结果显示健脾益气药、温补脾阳药和滋补脾阴药均能降低 LPO、升高抗氧化酶活性，但尤以滋补脾阴药效果最为显著。滋补脾阴可以通过抑制过氧化损伤而延缓衰老。

4. 滋补脾阴方药对衰老鼠能量代谢障碍的影响 脾阴虚与机体能量代谢障碍之间关系尤为密切。战丽彬等研究发现，老龄大鼠脑线粒体膜存在过氧化损伤和能量代谢障碍。又发现滋补脾阴方药具有显著调节线粒体膜磷脂代谢障碍和膜修饰作用。因此，战丽彬又以脑线粒体膜共轭双烯（CD）、丙二醛 MDA）、GSH-Px、SOD、Na^+—K^+—ATP 酶、Ca^{2+}—Mg^{2+}—ATP 酶等为主要指标，进一步研究滋补脾阴方药的作用。实验结果提示，该方能显著提高脑线粒体膜抗氧化酶 SOD、GSH-Px 活性，降低脂质过氧化物 CD、MDA 含量，提高其抗氧化能力；改善线粒体膜 Na^+—K^+—ATP 酶、Ca^{2+}—Mg^{2+}—ATP 酶活性，从而保障能量代谢的顺利进行，延缓脑老化的进程，这一结果也为临床防治脑衰老和老年性疾病提供了药理学基础。

5. 滋补脾阴方药对衰老鼠中枢胆碱能递质的影响 王彩霞等报道，学习、记忆障碍大鼠血液中 AchE 活性增高，Ach 水解增强，含量下降，大脑神经元膜 M-受体结合容量下降。用滋脾阴方药可以提高智能障碍模型动物脑内磷脂酰胆碱（PC）的含量，进而通过合成 Ach 来调节胆碱能神经系统的活动。研究发现，该方药同时还能显著提高大鼠神经元膜 M-受体结合容量，降低 AchE 的活性，最终调整整个胆碱能神经系统的功能平衡。而中枢胆碱系统功能障碍是导致衰老时学习记忆减退的重要因素。

6. 滋补脾阴方药对衰老鼠脑超微结构的影响 衰老以学习记忆能力的下降为主要表现。学习、记忆是大脑皮层，尤其是海马部位的重要功能，对近事痕迹的保持具有首要意义。王彩霞等以自然衰老大鼠基础上的铝中毒模型为对象，研究理脾阴正方对海马超微结构的影响。结果该方能明显改善铝中毒所致的神经细胞老化和变性征象，如脂褐素堆积，空泡性改变，细胞内结构减少等。

另外，有研究发现蛋白激酶活性在大鼠脾虚模型中发生改变，进而将信号转导与脾虚联系起来；对酶学的相关研究发现，多种代谢酶、抗氧化酶以及肌酸磷酸激酶、谷丙转氨酶在脾虚证中表达异常。而魏睦新等运用信息学原理和计算机技术建立了量化的脾阴虚诊断体系魏睦新使之临床诊断趋向客观化。这些结果将为脾阴虚与衰老的研究，提供新的空间和方法，进一步丰富滋补脾阴抗衰老的理论基础。

脾阴与它脏阴阳一样，是脾脏行其功能的一个重要方面。脾阴虚是脾病辨证理论中的重要部分，脾阴虚证与衰老的发生密切相关，而滋补脾阴方药抗衰及其作用机制也渐渐成为研究的热点。所以，在中医整体观理论指导下，应用现代分子生物学和细胞生物学技术，对脾阴虚证进行深入的探讨和研究，加强其与衰老关系的基础实验及临床研究，探索其与现代生理、病理的关系，进一步阐释脾虚的本质及补脾抗衰方药药理的研究，最终使中医药在养生防老抗衰中造福人类。

148 脾阴和脾阴虚证现代研究

脾阴指存在于脾脏的阳液，包括血液、津液等。脾阴虚即脾阴不足。脾胃为后天之本。人体各部的濡养有赖脾气散精输布。本病多由劳倦内伤，思虑过度等损伤脾之阴血及津液所致，进而阴虚火旺，形成本病。临床常见不思饮食，食后腹胀，口唇干燥、干呕，大便干枯，形体消瘦，舌红苔薄等。学者赵霞等对脾阴、脾阴虚证现代研究做了梳理归纳。

脾 阴

1. 历代医家论述 脾阴理论是中医脾胃学说的重要组成部分，但迄今为止，脾阴理论还没有形成完整的理论体系。对脾阴的认识最早始于《黄帝内经》，虽没有明确提出"脾阴"，但在众多内容中，仍可探寻到脾阴的瘀迹；例如《素问·生气通天论》中提到"脾气不濡"。《素问·五运行大论》中云："脾其性静兼，其德为濡，其用为化。"《素问·平人气象论》云"脏真濡于脾"。《灵枢·本神》中云"脾藏营"。汉代张仲景在《金匮要略》中创立"麻子仁丸"治疗"脾约"，开创了脾阴证治的先河。后明代医家缪希雍在继承李东垣的脾胃学说基础上，创造性地提出了脾阴不足的理论，为首次明确地提出脾阴之说的医家。到清代吴澄则在总结前贤的基础上，于《不居集》提出"理脾阴"一法。后吴塘在《温病条辨·中焦篇》提出"脾胃之病，有伤脾阳，有伤脾阴……彼此混淆，治中不窾，贻害无穷"。又唐容川在《血证论》云"脾阴虚又不能滋生血脉"。清代秦皇士在《脉因证治》中亦云："脾虚有阴阳之分，脾阴虚者，脾血消耗，虚火上炎……必得滋补脾阴，则阳退而无偏胜矣。"

2. 现代医家认识 现代多数学者认为，脾阴为脾脏阴液，包括脾的营阴、血液、消化液、水谷津液、膏脂等。汤一新也指出脾阴是消化吸收（运化）功能的消化器官中呈现液态的营养物质，是脾脏功能活动的物质基础，具有濡养、充盛脏腑、机体的作用，同时也是脾阳、脾气的物质基础。但"脾阴"与"脾湿"并不相同，阴为阴精，是一种生理物质；而湿邪为病理产物、致病因素。戴传贵等认为脾阴虽不等同于胃阴，但为避免临床上分型过多，脾阴可通胃阴，可不必细分。徐发莹则认为脾阴并不是脾脏本身的物质，只是与脾阳功能相对的一个概称，其生理功能是与脾阳共同主运化、升清和统血，主要表现在濡养、成形和制约阳热三个方面。祝建材依据阴阳的依存互根原理，指出阴为阳之基，阳为阴之统；只有两者协调运动，彼此互相制约，才能维持机体阴阳平衡。

脾阴虚证

1. 病因病机 国医大师徐景藩教授认为脾阴虚多由饮食劳倦、久病虚损，伤及脾胃，体内气血不盛、水谷津液不充，而致脾阴不足，运化失司。杨英也总结到六淫、内伤情志、治法不当也是脾阴虚的常见病因。方磊等认为脾阴为阴中之至阴，是机体气血津液之源，所以阴液变化的影响因素即为脾阴虚的病因。脾运失健，不能化生津液及他脏亏虚损伤脾阴，是脾阴虚证的主要病理机制。

2. 临床表现 已故名医蒲辅周在《医疗经验集》总结了脾阴虚临床表现为"手足烦热，口干不欲饮，烦满，不思食"。后在1986年5月郑州会议制定全国《中医虚证辨证参考标准》结合临床实际，归纳为不思饮食，食后腹胀，大便干燥，口干咽燥，舌红少苔或光剥苔。次要症状为形体消瘦，面色无华，手足心烦热，或见少量出血症状（如吐血、衄血、紫癜等），脉细无力。凡具备上述4项主症或2

项主症 2 项次症（都必具舌象）者即可诊断为脾阴虚。此诊断标准既定性又定量，简洁精练。后贝淑英根据此标准又提出主症：舌红少津、苔少或无，口干唇燥，不思饮食，食后腹胀，大便不调（便秘、便溏或先坚后溏）；次症：形体消瘦，色无华，手足心热，脉细无力。具备 4 项主证或 3 项主症加 2 项次症，而都有上述舌象改变者都即可诊断为脾阴虚证。

现多数医家将脾阴虚临床表现总结为三个方面：①脾阴不足，运化失常致不思饮食，食少，食后腹胀；②脾津亏虚，气血不能濡养养机体而为体倦乏力，形体消瘦③脾阴亏虚，而虚火炽盛表现为身热盗汗，手足心灼热，口燥唇焦、舌红少津、脉细数等；若迫血妄行，故可见吐血、衄血。临床中所见的脾阴虚证有别一般的阴虚火旺证，若热象相对比较明显，脏阴症状不突出，即阴虚不严重，虽有热象而非火旺。此外可见手指尖边角质化、脉象为微数脉或濡脉。此外可见带下色白量多、质稠无异味，或经行腹泻、子肿、尿浊；唇炎，掌心色白而干燥，视物模糊，毛发脱落等。

脏腑兼证：脾阴虚多会导致肺、心、肾、胃的阴虚证，出现兼证。若脾阴不足，阴液不能上输于肺，可见咳嗽、咳痰、痰少而黏，甚则咯血、潮热盗汗等症。若脾阴不足，而致肝阳上亢，则见头痛、烦躁、目涩、肢麻、肉瞤。若脾阴虚则导致肾阴不足，可见腰膝酸软、潮热、盗汗、尿浊、遗精、耳鸣、健忘之症。胃阴与脾阴互相滋养转化，若脾阴虚，胃行津液功能减退，致胃阴不足，见身热、食少、口干、舌红少苔，脉细数等胃阴虚症；脾阴虚还可致胃阳偏亢，而生湿热，而见消渴、噎膈、痰火、疮疡之症。脾阴虚弱，气血化源不足，心失所养则心悸心慌，失眠，遗精盗汗等症。

现代医学中，脾阴虚多见于消化系统疾病中，如慢性萎缩性胃炎、小儿厌食症、习惯性便秘、老年性便秘、胰腺癌、肝硬化腹水，但又不限于消化系统如帕金森症、痴呆、糖尿病、干燥症、神经官能症等均可存在脾阴虚。

3. 治则方药　　脾阴虚证的治疗原则，一般遵循《黄帝内经》的治则，即《素问·刺法论》提出的"欲令脾实……宜甘宜淡""脾欲缓，急食甘以缓之，用苦泻之，甘补之"。可知甘淡为实脾大法。古代医家将脾阴虚证治法总结为甘淡法、芳香甘平法和酸甘柔润法三法，然各家又有略微不同，唐容川认为补脾阴应以开胃进食为先，以存津液为宗旨，总结出"甘寒益胃阴，甘淡实脾阴"的观点，但后世医家亦有不同见解。王敬珍结合临床经验提出三法为淡味滋养法、补阴益气法、温脾理阴法。戴传贵认为因脾阴证多复杂，应养阴，宜甘凉（或甘寒）滋润，以避免温补助火劫津，育阴碍脾运化。徐树楠概括为甘淡育阴法、甘寒柔润法、酸甘化阴法、滋补脾营法、清燥养阴法。龙桂珍总结为甘淡平补法、甘凉滋阴法、酸甘升润法、滋脾益气法四法。陆中岳、徐长辉还指出应少佐温药，如滋脾方药中少佐干姜，既可防滋脾凉腻之偏，又鼓脾阳生发之气，终得相反相成之效。同时徐氏还强调应重视药食同用，既可使脾阴渐充，又有利脾运的恢复。徐仕宏提出以滋养脾阴为治疗原则；但临床上若未出现大便秘结者，治疗不用甘温而宜用甘淡之品；若出现大便硬或秘结，宜滋养脾阴，泻热通便。杨容青、杨来禄认为补脾阴当养阴开胃，还重视滋养肾阴。另阴虚大多兼有脾气虚，所以治疗时既要滋脾阴，又要益脾气。

选药主要以甘淡柔润为主，如山药、砂仁、扁豆、黄精、茯苓、百合、玉竹、粳米、甘草等；甘能补之，淡者渗之，补而不腻，无助湿、助火之忧。常用方剂可用陈无择的六神散、周慎斋的养真汤、吴澄的理脾阴正方、陈藏器《三因方》的六神散、《圣济总录》的山芋丸，杨西山的甲乙化土汤等，皆为滋养脾阴的良方。以四君子汤外，加山药、扁豆、莲子肉，特别提出了山药的补脾阴功用。此外需佐酸敛生津之药，少量升清之品（桔梗，葛根）。有些医家遵循养脾阴的原则自拟了一些方剂。如滋脾饮，益脾汤，补脾阴经验方、滋脾煎、脾阴煎等。朱友林在临床上还根据分型用到归脾汤、麦冬养荣汤。龙桂珍等认为针对"阴虚火旺"病机，可选用沙参麦冬汤、益胃汤加减。杨容青选用小柴胡汤合甘麦大枣汤加减治疗肝郁伤阴，脾胃阴虚型的慢性浅表性胃炎。卢岱魏、王静怡认为方中初可加山楂、麦芽消食助运、桔梗芳香理气之品外，可加入黄连清脾消滞。若出现脾约证应用仲景方麻子仁丸。关于煎煮方法，早在《慎柔五书·虚损秘诀》中详细介绍了补脾阴方剂的煎煮方法："煎去头煎不用、止服第二煎、第三煎，此为养脾阴秘法也"。后清代赵晴初在其著作《存斋医话稿》中总结指出"只用头煎，不用第二煎的，是取其轻扬走上之性……微甘能够补脾阴"。黄西园认为，理脾阴剂量应小，才能有较好疗效。

实验研究

近年来，有关脾阴理论的现代研究日渐丰富。现代脾阴虚证的实验研究，在中医对脾脏及脾阴虚证的病因病理、临床证治认识的基础上，借助现代医学的技术和方法，探讨脾阴虚证的实质和各种病理变化，以其找到诊断脾阴虚证的客观指标和更准确、全面地认识该证。

1. 模型建立　陈德珍在参照阴虚和脾虚的制作模型的基础上，创造出用番泻叶和甲状腺素合用胃饲致类脾阴虚模型的方法，并用实验方法证明了该模型除具有临床脾虚运化失司的症状外，还具有饮水量增加、躁动不安等类临床阴虚内热的表现，即脾阴虚的症状。

2. MDA 含量　丛培玮等发现脾阴虚模型组大鼠血清和脑皮质中 GSH-Px 活性、SOD 活性、T-AOC 显著降低（$P<0.05$），MDA 含量升高，即脾阴虚模型大鼠体内存在着明显的自由基攻击和氧化损伤，从一定角度揭示脾阴虚的生理病理实质。柳承希等也发现脾阴虚证肝组织的丙二醛（MDA）含量升高显著，并推断端粒长度缩短可能是脾阴虚证的病理机制之一。

3. 消化系统功能　脾阴虚证患者存在血浆 cGMP 和红细胞胆碱酶活力升高，而唾液淀粉酶活力、尿蛋白酶、血浆 cAMPt、血浆胃泌素含量、D-木糖排泄率、胰功定（BT-PABA）排泄率均明显降低。这可能是脾阴虚证"运化失司"所导致的机体消化腺的贮备功能降低，应激能力下降有关。刘雁云通过实验研究发现脾阴虚大鼠组织胃动素明显增高，且用甘淡养阴方进行治疗，治疗组胃动素水平明显下降，客观证实了甘淡养阴法可作为临床治疗脾阴虚证的主要治法，并推断其作用机制可能是通过降低血液及组织中 MTL 含量而实现的。

4. 皮温测定　贝氏等的研究发现，脾阴虚组的颧髎、劳宫穴皮温均显著高于正常组。经分析，皮肤温度升高的程度与患者阴虚内热的症状（烦热、口唇干燥、舌红苔少等）呈现正相关，符合阴虚内热的病理特点。陈德珍也通过实验发现脾阴虚大鼠模型较健康对照组肛温和皮温上升。

5. 血浆蛋白含量和血浆 P 物质　毛炯等自测定 30 例脾阴虚证的血浆蛋白含量，结果显示 γ-球蛋白明显高于正常组（$P<0.05$）、血浆总蛋白（$P<0.01$）；血浆白蛋白、α1-球蛋白显著低于正常组（$P<0.01$）。后又对 30 例脾阴虚证患者进行血浆 P 物质水平测定，发现脾阴虚组血浆 SP 的含量显著低于健康人组和脾气虚组（$P<0.05$）；血浆血管活性肠肽的含量脾阴组为（3.12 ± 20.11）ng·L^{-1}、脾气虚组为（47.07 ± 28.59）ng·L^{-1}，脾阴虚组高于对照组、低于脾气虚组。脾阴虚患者的血浆蛋白含量和血浆 P 物质等客观指标的变化，与脾阴虚患者消化功能降低、蛋白质合成减少有着密切的关系，是诊断脾阴虚证的病理指标之一，为脾阴虚，运化失常所致。

6. 细胞信号传导　李丹等研究发现脾阴虚证状态下，大鼠心脏组织 MAPK 为 39.53 ± 6.82（$P<0.05$），正常对照组为 25.87 ± 9.53；与正常组相比显著升高。即脾阴虚证状态下，大鼠心脏组织 MAPK 参与的细胞信号转导发生改变。实验还证明，运用滋脾阴方药后心脏组织 MAPK 为 57.66 ± 14.51（$P<0.01$），滋脾阴方药能有效调控脾阴虚证大鼠心脏组织 MAPK 活性变化，可能为滋脾阴方药作用机制之一。蛋白激酶 C（PKC）是胞内信号传导过程中的关键分子之一。易杰通过实验发现，脾阴虚证大鼠肝组织细胞膜和细胞浆 PKC 活性分别为 24.04 ± 3.25、84.63 ± 18.79，与对照组相比，均明显升高（$P<0.01$）；经过使用滋补脾阴中药治疗后肝组织细胞膜和细胞浆 PKC 分别为 36.35 ± 5.46、22.27 ± 5.25，活性均明显下降（$P<0.01$），且能使肝组织细胞浆 PKC 活性恢复正常水平。该实验说明脾阴虚证可以出现脾、肝组织细胞 PKC 活性的异常变化，滋补脾阴中药均能够使其失去活性。但其调节机制需要进一步进行实验研究。

7. 细胞内代谢　刘景峰发现青年脾阴虚证大鼠较青年健康组相比，出现海马组织神经元胞体超微结构的变化，包括神经元胞体内溶酶体、脂褐素大小和形态不规则，线粒体出现肿胀变形，嵴断裂和空泡样改变；细胞核出现核膜内褶断裂和核仁边移。而老年脾阴虚大鼠较老年健康大鼠比较，则细胞中存在典型的细胞凋亡特征。经结果分析为脾阴虚可以加剧细胞凋亡过程。

8. 其他方面 魏睦新等经过对 25 例脾阴虚患者血清测定发现维生素 A 0.313 ± 0.160 与正常健康人组有明显差异（$P=0.0250$），维生素 E 2.981 ± 0.947、维生素 C 12.644 ± 4.218，与正常健康人组对照物明显差异，结果表示血清维生素 A 有可能作为脾阴虚证诊断的客观指标之一。

滋脾方剂临床应用研究

现代临床上，滋脾方剂被广泛运用于各种消化系统疾病和痴呆、糖尿病、肿瘤等多种常见病中，并取得了良好的治疗效果。

1. 慢性肝炎、肝硬变腹水 马冠军从临床实际出发，经理论分析得出，慢性肝炎患者多存在脾阴虚，并以濡阴健脾为治疗原则，自拟濡脾汤（鳖甲、蜂蜜、莲子、扁豆、粳米、山药、黄精）治疗多例慢性肝炎患者，疗效明显。

2. 痴呆 占丽彬等研究发现，与空白对照组相比，脾阴虚痴呆组有 9 个蛋白表达差异点，脾阴痴呆组＋ZBPYR（滋补脾阴方药干预后组）只有 2 个蛋白表达差异点。滋补脾阴方药可以通过保护和维持树突棘正常形态结构、抑制 SNK-SPAR 途径信号传递与调控 NMDA 受体亚基 mRNA 表达变化来保护脑神经，以提高其抗氧化能力和延缓脑衰老进程。

3. 糖尿病 胡守玉等通过观察大鼠大脑皮质胰岛素信号通路的变化，探讨滋补脾阴方药（ZBPYR）的作用机制，结果 DM（糖尿病）组、脾阴虚（pi）组、piDM 组 p-IRS-l（丝氨酸磷酸化）表达较 cont 组增加（$P<0.05$）；DM（糖尿病）组、piDM 组 p-Akt 表达减弱（$P<0.05$），滋补脾阴方药治疗（ZBPYR）组 p-IRS-1（丝氨酸磷酸化）较 DM 组、piDM 组减弱（$P<0.05$），p-Ak 表达较 DM 组增加（$P<0.05$）。说明 ZBPYR 具有纠正糖尿病及脾阴虚糖尿病大鼠脑胰岛素信号转导障碍的作用，这可能也是 ZBPYR 改善认知功能的一个重要作用机制。梁丽娜通过实验研究发现滋补脾阴方药可能通过影响内质网应激 PERK 信号传导改善脾阴虚糖尿病大鼠学习记忆障碍。

4. 腹泻 慢性泄泻多由脾阳不振、久泻而致脾阴暗伤，即出现阴虚泄泻。林穗芳等利用余绍源经验方治疗脾阴虚慢性泄泻 42 例，有效率达到 85.71%。傅慧婷认为脾阴虚是导致久泻的重要因素，采用滋脾温化法治疗，取得良好临床疗效。

5. 小儿厌食症 王棉娟采用理脾阴正方加减治疗小儿厌食症脾阴虚型，结果显示治疗组 40 例治愈 13 例，显效 22 例，有效 3 例，总有效率达 95%，与对照组比较 $P<0.05$。经过症状、体重变化观察均优于对照组。

6. 萎缩性胃炎 杨尚荣在遵循脾阴虚证"甘淡平补"治疗原则上，创建了科研方脾阴 1 号丸（山药 30 g，莲子 15 g，芡实 24 g，石斛 12 g，党参 30 g，麦芽 24 g），治疗脾阴虚型萎缩性胃炎 36 例，疗程 8 周。临床结果显示显效 16 例，有效 17 例，无效 3 例，总有效率 91%，经胃镜检查及病理复查后，显效 14 例，有效 16 例，Hp 阳性者 7 例，阴转率 70%。其中 4 例肠化生，有 2 例显效，1 例无效，无 1 例恶化。

综上所述，脾阴虚证是具有阴虚证共性，且区别于脾阳（气）虚证的一种客观存在的脾虚证。脾阴虚证的现代研究，虽在动物模型、动物实验研究、病理实质、滋脾方剂作用机制、现代临床疾病应用、复方研究等方面均取得了较大的进展，但仍需要进一步拓宽思路、扩大研究范围，加深课题的研究难度，测定出更多客观指标，力争探求到其病理实质，更完整、全面认识脾阴虚证，以更好地运用于临床实践。

149　胃阴虚证治机制

学者冯自铭探析了胃阴虚证治的机制。

胃阴学说的源流

胃阴学说的理论，渊源于《黄帝内经》。如《灵枢·玉版》云："人所受气者谷也，谷之所注者胃也，胃者水谷气血之海也。"方法则始于仲景，从《金匮要略》麦门冬汤滋养肺胃之阴、《伤寒论》三承气汤之攻下以存阴、人参白虎汤之清热救阴等，可体现其对保胃阴的重视。此后历代医家对脾胃的论述，虽然各有阐发，但均不及李东垣《脾胃论》精详，独惜其详于阳而略于阴为美中不足耳。喻嘉言议胃津，制清燥救肺汤开润燥之门，及叶天士出，提倡"救阴必扶胃汁"的至要理论，立养胃阴法，为胃阴学说奠定了理论基础。

胃阴在人体的作用

胃阴，是指水谷精微和胃中所生化的津液，包括消化液体而言。在《黄帝内经》则概称之云"胃气"，实际上概括胃阴、胃阳两个方面互根的同一物质。盖胃阴是水谷精微和津液，而胃阳则是胃阴所生化的气，所谓阴即阳之本也。如胃阴不足，则五脏之阴精随之而虚，生命活力也因之而受影响。《素问·本神》指出："五脏主藏精者也，不可伤，伤则失守而阴虚，阴虚则无气，无气则死矣。"由此可知，胃阴的盛衰，直接关系及人身之健康与生命之存亡。所以前人认为"保得一分津液，留得一分生机"，确切论也。

胃阴虚诸证论治

《素问·调经论》云："大邪之生也，或生于阴，或生于阳，其生于阳者，得之风、雨、寒、暑；其生于阴者，得之饮食居处，阴阳喜怒。"形成胃阴虚诸证，亦不例外。考胃阴虚之由，外感、内伤皆可致之。其因于外感者，不外饮食劳倦、七情暗耗耳。然胃阴虚损，每易株连五脏，见证至繁，治法总是以护养胃阴为主。正如吴鞠通所云："十二经皆禀气于胃，胃阴复而气降得食，则十二经之阴皆可复矣。"可算一语中的。复阴之法，有泻、有补，因于热盛劫阴者，以泻阳为主，所谓"泻阳之有余，即补阴之不足也"。因于内伤胃阴暗消者，重在养阴济阳，世习有"补气着重肺脾、养阴偏重胃肾"之说，可资借鉴。

1. 热病伤阴　因阳热炽盛劫烁胃阴之证，通常以外感热病为多见。其或因寒邪化热入里，或因温热内郁，总以阳明里热炽盛见症为中心。其治之或清热，或泻下，旨在泻阳护阴，如邪热深入下焦，灼烁肝肾之阴，其治之或熄风，或潜阳，或固脱，要在增液养阴为首务。盖阴液充而生阳得济也。

（1）阳明气分热盛伤阴：症见壮热心烦，汗大出，渴喜凉饮，舌苔黄燥，脉洪大数。此乃无形气热蒸迫，胃津受损之候。治宜益气清热救阴，以人参白虎汤为主方。方中人参补气，石膏、知母擅清阳明实热，甘草、粳米养胃生津，并有甘守津还之功。用于阳明气热炽盛伤阴之证，效若桴鼓。若内热炽盛，引动厥阴肝风，风火相煽而致手足抽搐，甚或角弓反张者，此热极生风之象，当于汤中加入羚羊角、钩藤凉肝熄风之品，自可退热痉解。

（2）阳明腑实，热结伤阴：症见日晡潮热，谵语或神昏，大便燥结或旁流，具恶臭，舌苔黄燥，脉沉数有力。证属燥屎内结，里热熏蒸，热扰神明所致。腑以通为用，此时非用软坚攻下泄热之剂，难以存阴，以调胃承气汤为主方。汤中以芒硝咸寒软坚，大黄苦寒攻下泄热，甘草缓硝、黄之峻，使其留中缓下，自可热退神安。

（3）热入下焦，劫烁肾阴：症见身热，心烦不得卧，舌红苔黄，脉细数。此属热灼肾阴，心火炽盛，阴虚阳亢之证。宜投黄连、黄芩、阿胶、白芍、鸡子黄、谷芽、扁豆、石斛等味，以收和胃清热育阴之效。

（4）热邪久蕴，肝肾阴伤：症见身热面赤，手足心热，口干舌燥，耳聋神倦，脉虚大。证属邪少虚多，虚热内扰，真阴欲竭。治当滋养阴液，应与炙甘草、地黄、白芍、麦冬、阿胶、麻仁、玉竹、扁豆等味，以收甘酸化阴，养胃阴而除虚热之功。

2. 内伤耗阴　胃阴虚损，其因颇杂，或嗜食五味之偏，或过饮辛辣之酒，或与孕妇温补燥烈之药，或饥饱劳倦失宜，或精神过于偏激，均可耗伤胃阴而累及它脏。故《素问·玉机真脏论》云："五脏者皆禀气于胃，胃者五脏之本也。"盖胃阴虚则五脏之阴随之不足，多有脏腑兼证。所以临证辨治，通常以脏腑辨证为依据。如单损者独治，同损者复治等。

（1）纯胃阴虚证治：胃阴虚证，一般以胃纳状况及其兼证来权衡轻重。证之轻者，可见食不甘味，大便干而不燥，微渴，舌红欠润，脉虚数等。此时胃阴虽虚，尚未大损，宜用谷芽、扁豆、石斛、芦根、蔗汁等薄味养胃之品，甘寒益阴即可。

证之重者，症见渴饮不欲食，食或噎膈，大便干结，但腹无所苦，精神倦怠，舌红无津，脉细数。缘由胃阴虚损，消化道失濡所致。宜用人参、玉竹、扁豆、麦冬、白芍、石斛、花粉、梨汁、甘草、白蜜等味益胃生阴，令甘守津还，则病可解。其有胃阴先虚，继而胃阳亢盛者，可出现消谷善饥、多尿、便秘、舌干燥，脉虚数等中消脉症。当用甘酸化阴，清热救阴法，益胃生津以济阳。以乌梅、白芍、石斛、花粉、麦冬、沙参、蔗汁、石膏、甘草等味。促令胃阴来复，则热中善饥之症可解矣。

证之危者，可出现表情冷漠，面色无华，眼眶凹陷，皮肤干皱，气短懒言，不饥不食，唇裂、舌干光如镜，齿干如枯石，脉细无序等脉症。此属胃阴衰竭，生机将竭之候。急宜大剂人参，及石斛、玉竹、麦冬、熟地黄、麦仁、沙参、五味子、花粉、甘草等固气阴生津之品，频进服，可望救干涸之阴而挽危济亡。若阴津不复，最后难免神昏痉厥，阴竭告终。

（2）胃阴虚及心证治：胃阴虚损，心血来源不足，心失血养则心火易动而出现心烦失眠，神志恍惚，心悸易惊，眩晕健忘，食减、口干、便秘，舌红无津，脉濡数等脉症。此胃阴本虚，累及于心，心阴不足，神失所养使然。宜用炙甘草、浮小麦、人参、玉竹、麦冬、酸枣仁、石斛、大枣等味。如此养胃阴以滋其化源，补心阴安其神志，病可向安。

（3）胃阴虚及肝证治：胃阴虚损，消化功能衰怠，肝失滋养，每易导致肝气横逆而出现胃脘胀满，胸胁疼痛，食欲缺损，或嗳气呕恶，舌红苔黄，脉弦数等。此属胃阴不足，肝气犯胃之证。治宜养胃疏肝，用柴胡、白芍、川楝子、沙参、玉竹、石斛、麦冬、粳米、甘草、白扁豆等味。若胃阴久虚导致肝阴亏损者，可见头痛目眩，四肢麻木，或伴震颤，胸胁苦满，胃纳不佳，或干呕，咽燥，口渴，舌红无津，脉弦细等脉症，此因肝胃阴虚，气机升降失调所致。宜与沙参、麦冬、生地黄、枸杞子、制何首乌、玉竹、扁豆、石决明、牡蛎等味以滋阴潜阳。能使胃气生、肝阴充、阴阳调，其风可息矣。

（4）胃阴虚及脾证治："太阴湿土，得阳始运，阳明燥土，得阴自安"，此指脾胃之常也。其有胃阴虚损，脾阳亦虚，运化无权，则脾阴相应面损，而出现脾阴虚之症，每易为人们所忽视。吴鞠通云："湿淫固为人害，人无湿则死。"前者指病理之湿，后者指生理之湿，属于津液"阴"的范畴。由此可知，当脾胃之阴虚，津液敷布不足时，就可造成脾阴虚证。通常出现眩晕气短，体倦神疲，四肢痿软，潮热消瘦，嗌干纳呆，舌干无津，脉濡数等脉症。宜用人参、玉竹、石斛、扁豆、山药、莲肉等味，益气养阴健脾。如因虚为内扰，灼伤脾阴者，可少佐黄连、白芍、甘草，甘酸化阴、苦以清火，注意点到即止，以防过苦伤脾。脾喜燥而恶湿，人所熟知，但不知脾阴不足，相火亢拒，误投温燥，则反助火劫阴也。所以对脾阴虚之论治，务要审证准确，用药恰宜。应知火起于心治火，见痰于心治痰，务求补养有法，治宜缓图。

(5) 胃阴虚及肺证治：胃阴虚损，无以生金润肺，肺为华盖，其位最高，朝百脉，临脏腑，以布治节之令。若肺津不足，治节无权，虚火上炎，肺津受灼，可见咳嗽不已，痰中带血，或胸次震痛，口干，咽痛，潮热，舌红少津等，脉来细数。宜用沙参、玉竹、桑叶、麦冬、扁豆、花粉、地骨皮、墨旱莲、阿胶等味，养胃生津降火。能令津生火降，则诸症可解。若肺胃之阴久损不复，阴虚生内热，肺金受灼，发为肺痿，出现咳嗽气喘，痰胶白，间发寒热，形体消瘦，精神萎弱，口唇干燥，其源在胃。宜用麦冬、法夏、人参、粳米、大枣、玉竹、沙参等味，益胃生肺。能使胃阴来复，津液上输，肺得所养，病可渐愈。

其有肺胃阴虚，津液不布，筋骨失濡而产生肢体痿弱不为所用的痿证。病见手足日渐软弱，临床以下肢为多见，肌肉麻木不仁，皮肤干枯失泽，重则举动无力，患肢肌肉萎缩，毛发稀疏，或伴有潮热，食欲不振，唇干舌红不润，脉虚数等痿证。宜用熟地黄、龟甲、陈皮、白芍、锁阳、虎骨、人参、玉竹等味，养胃生肺，强壮筋骨。即《黄帝内经》"治痿独取阳明"之意。

(6) 胃阴虚及肾证治：肾与胃，为人身先后天之本，彼此协调，以维持人身生命活力之需。胃阴虚损，肾精之化源不足，可产生腰脊疼痛，俯仰不灵，股膝疲软，甚则举步维艰，骨隙间觉疼热，纳减神衰，听不聪，咽痛，舌燥，脉虚数等。此胃阴亏损，肾精不充，骨骼失濡所致。据"上下交损当治其中"的治则，法当养胃生精。宜用人参、沙参、玉竹、石斛、扁豆、黄柏、制何首乌、枸杞子等。使生生之本旺，纳谷正常，肾阴得复，本固症自解矣。若肾阳虚甚，而致腰酸遗泄，盗汗耳聋，阴土受损，而生噎膈，腹满便难，口渴，唇舌焦黑，脉细数者。此真阴虚损，累及脾胃。治宜补益肾阴为主，佐之养胃。用熟地黄、山药、枸杞子、茯苓、山茱萸、炙甘草、玉竹、扁豆等。方以玉竹、扁豆、山药、茯苓、炙甘草、健脾养胃，以奠生金之母，肺得滋而肾才有所荫也。复以熟地黄、山茱萸，枸杞子填补肝肾之阴，使水旺心制火，滋阴以配阳，诸症必能缓解。

总之，胃阴虚及肾者，以养胃为主，佐以益精，肾阴虚甚者，以补精为主，佐以养胃，主胃、主肾，随证变通，旨在调其阴阳，复其正气，以求康复矣。

讨 论

胃阴虚证之成，病因虽多，概言之，不越外感内伤两途，皆以耗伤胃阴为主。临床常以不饥不纳，口渴思饮，大便干结，气短神疲，脉象细数或虚数等脉症为多见。若是热炽伤阴，定有外邪为患之证可据，如因内伤耗阴，必有脏腑虚损兼证可凭，如能留心细察，自然辨认。

在论治中，或独养胃阴以复后天生化之本，或泄阳热以防阴津之被动，或养阴液以济虚火之燃灼。总之，对胃阴虚证，应早期养胃，这既是培本之要着，又可杜其影响它脏之阴衰。若五脏无论何脏之阴虚而关于胃者，亦应先从胃治。盖阳明胃阴得充，胃气有权，则脏腑皆可复矣。所以胃之关系一身，实为至要。如胃阴虚及它脏者，则应在养胃阴的基础上，佐以滋养它脏之品。若肝肾虚甚者，又当以滋养肝肾之阴为主，佐以养胃之品。然过用阴柔滋腻，恐抑脾阳，燥剂补土，有拂肺金之清肃，苦寒降火，有伤州之土化。因而必须注意，滋养脏阴，不碍中州之土，培土调中，勿损至高之气，此论治选药之不可忽也。

养阴首宜养胃，目的是通过药物的作用，促进阴精生化之源的一种治疗方法。但人体对营养物质的吸收、输布、排泄，须赖气的推动来完成，这是阴阳互根之常理，故于养阴药只佐以益气之品，阴中佐阳，每能收到预期的疗效，足见阴阳之贵乎平衡，用药亦不例外。人之禀赋不同，受病深浅各异，兼证传化不一，阴损程度各殊，其证多变，难以尽书，是贵乎医者之明辨，审证立法，以尽其变通之妙则善。

150 从古方分析肾阴虚症状和用药规律

肾阴虚证为临床常见证候之一，在《中医诊断学》中将其定义为肾阴亏损，失于滋养，出现的虚热内扰的证候，多由热病伤阴、房事不节、过服香燥之品所致，临床表现为腰酸而痛、遗精、经少等，常见于消渴、虚劳等病。《素问·逆调论》认为"肾脂枯不长，水不能胜二火"，言明肾阴常虚的特性，历代医家在不断总结与完善肾阴虚证治疗的经验的基础上创立了许多方剂。学者曾子玲等采用数据挖掘的方法探索古代方剂中肾阴虚证的用药规律，以期为肾阴虚的临床诊疗提供一定参考。

资料与方法

1. 处方来源 以"已上市经典名方数据库"中的"古代方剂数据"（包含了从秦汉时期至民国时期共8万余首方剂）为数据来源，通过检索方名或功效主治中含有"肾阴虚""肾阴不足""肾经不足""肾经虚火""肾水亏""肾水少""肾水枯"等关键词获得治疗肾阴虚的方剂，共检索到方剂195首。

2. 处方筛选

（1）纳入标准：明确治疗肾阴虚的方剂，方剂中主治功效包含"肾阴虚""肾阴不足"等关键词；包含肾阴虚的脏腑兼病证候，如"肝肾阴虚""肺肾阴虚"。

（2）排除标准：外治法中使用的方剂；重复出现的方剂；兼夹其他证候，如"湿热证""血瘀证"。

3. 数据规范 符合纳入标准的共计122首方剂，包含症状148个，中药155味。参照《中医症状鉴别诊断学》《中医临床常见症状术语规范》对方剂中的主治症状进行规范。如"小溲不利""尿短欠"统一为"小便不利"；"肌肉消瘦""形体苍瘦"统一为"形体消瘦"；"咳喘"拆分为"咳嗽""气喘"。参照2020版《中华人民共和国药典》和"十三五"国家级规划教材《中药学》对方剂中涉及药物名称进行规范。如"真山药""淮山药"统一为"山药"；"山萸肉""山芋肉"统一为"山茱萸"；"生地黄""熟地黄"因炮制后药性、功效发生了改变，故分别录入。

4. 数据录入及分析 将规范后的方剂录入中国中医科学院中医药信息研究所研发的古今医案云平台V2.2.3的"医案统计分析"，创建数据库，并反复核对以确保数据准确性。使用数据挖掘分析模块对肾阴虚古代方剂中的症状和药物进行症状统计、用药统计、关联规则分析、层次聚类分析。使用Pajek 645.11软件进行复杂网络分析。并用Cytoscape 3.8.2软件将症-药关联结果进行可视化。

结　果

1. 症状分布 在122个治疗肾阴虚证的古代方剂中治疗症状出现频次前20位包括口干渴、遗精、耳鸣、咳嗽、小便不利、盗汗、头晕、心烦、潮热、咽喉痛、目昏、发热、咳痰、消瘦、腰膝酸软、骨蒸、小便浑浊、气喘、耳聋、咯血。

2. 常用药物 治疗阴虚证的古代方剂中共包含155味中药，使用频次排序前20位为熟地黄、山茱萸、茯苓、五味子、山药、牡丹皮、麦冬、生地黄、当归、泽泻、甘草、白芍、黄柏、知母、枸杞子、牛膝、天冬、菟丝子、人参、地骨皮。

3. 药物属性 在122个治疗阴虚证的处方药物中，四气为平性的药物所占频次最高，为235次，五味中以甘味频次最高为620次，药物归经以肾经为主，为590次。

4. 基于关联规则的药对分析 采用Apriori关联规则进行挖掘，选择置信度≥0.75、支持度≥0.1的条目，共得到包含13个满足阈值要求的药对，置信度和支持度较高的药物组合为山茱萸—熟地黄、茯苓—熟地黄、山药—山茱萸、山药—熟地黄、五味子—熟地黄、牡丹皮—熟地黄、泽泻—牡丹皮、泽泻—山药、泽泻—茯苓、泽泻—山茱萸、泽泻—熟地黄、枸杞子—熟地黄、牛膝—熟地黄。

5. 基于关联规则的症药分析 采用Apriori关联规则方法，选择治疗阴虚证的古代方剂中置信度≥0.5、支持度≥0.08的条目，共得到包含24个满足阈值要求的症—药关联条目。依据症状、中药、同现频次、置信度、支持度、提升度从高至低为口干渴—熟地黄、遗精—熟地黄、盗汗—熟地黄、口干渴—牡丹皮、口干渴—山茱萸、咳嗽—熟地黄、遗精—茯苓、口干渴—山药、小便不利—熟地黄、小便不利—山药、遗精—山药、遗精—山茱萸、盗汗—山茱萸、心烦—熟地黄、耳鸣—牡丹皮、耳鸣—茯苓、耳鸣—山茱萸、小便不利—山茱萸、盗汗—牡丹皮、盗汗—茯苓、盗汗—山药、耳鸣—熟地黄、小便不利—茯苓、咳嗽—五味子。

由此可知，治疗口干渴常用熟地黄、牡丹皮、山茱萸、山药；治疗遗精常用熟地黄、茯苓、山药、山茱萸；治疗盗汗常选用熟地黄、山茱萸、牡丹皮、茯苓、山药；治疗咳嗽以熟地黄、五味子为主；治疗小便不利常选择熟地黄、山药、山茱萸、茯苓；治疗耳鸣常选用牡丹皮、茯苓、山茱萸、熟地黄。

6. 基于层次聚类的核心组方分析 采用层次聚类的方法对前15味高频中药进行聚类分析，选择"欧氏距离""最长距离法"进行药物聚类分析时共得到3类。其中类1：熟地黄、茯苓、牡丹皮、泽泻、山茱萸、山药；类2：五味子、麦冬；类3：枸杞子、黄柏、知母、当归、白芍、生地黄、甘草。

7. 基于复杂网络分析的核心药物分析 在临床诊疗的实践中，医者多采用复方对患者进行治疗。因而，采用复杂网络的方法分析中药的联合使用情况，选择节点度排序前20位的核心药物绘制网络图，并根据节点度来设置节点大小，同时在边上标出两种核心药物的共现频次。排名前20位的核心中药包括熟地黄、茯苓、麦冬、五味子、牡丹皮、生地黄、当归、山茱萸、牛膝、白芍、枸杞子、山药、甘草、知母、黄柏、泽泻、人参、菟丝子、龟甲、芡实。

讨 论

1. 肾阴虚的常见症状分析 "阴虚者，水亏其源"，虚火内生则见口干渴、盗汗、骨蒸潮热、消瘦、咽痛等虚热症状。"肾主骨，生髓，通脑，又主二便，开窍于耳"，故肾阴亏虚则小便不利、小便浑浊、腰膝酸软、耳聋、耳鸣、头晕；相火妄动则见遗精。"肾液不营，肝风乃张"，肾阴亏损不能涵养肝木，阳亢于上，亦会出现头晕、耳鸣、目昏等症；"肾阴不足，虚火上扰心神"则心烦；"火烁肺金"可见咳嗽痰喘、咯血等。由此可见，肾阴虚证的症状是由阴虚、肾阴虚的特征组成，并常合并心、肝、肺三脏的症状。

2. 肾阴虚中药药性分析 古代方剂中治疗肾阴虚证的155味中药，四气以平性为主，其次为寒与微寒。平性药，性平力缓，缪希雍言其"性禀冲和，无猛悍之气"，味以甘居多，有缓补之功效，较多应用于补益剂中，可缓复肾阴之亏损。肾为水火之宅，阴不足则阳易亢，形成虚热的证候，故使用苦寒之药可以泻虚火，助肾阴，以泻为补。除使用针对虚热病机的平性和寒性中药外，古代医家还重视温热类药物在肾阴虚证中的使用。阴亏虚则相火妄动浮于上，须将温热药加入滋阴药之中以引火下行，如王肯堂云："同气相求，火必下降矣。且火从肾出者，是水中之火也。火可以水折，而水中之火不可以水折……得水则炽，得火则熄。"五味除甘味和苦味应用较多以外，辛味药的应用也较为常见。《黄帝内经》："肾苦燥，急食辛以润之。"治疗肾阴虚常使用辛润补肾之品，可开腠理、通气机，行津液，散内热。中药归经以肾经为主，其次归肺、肝、心、脾经。五脏一体，肾与其他四脏皆相关，五脏之阴藏于肾，肾阴亏损也势必影响其他脏腑而出现相应的病理改变，而他脏阴精充足亦会补养于肾。

3. 药物配伍规律分析

（1）症药关联分析：通过症状与药物之关联性研究可知，肾阴虚所致的虚火上炎、相火妄动的症状如口干渴、耳鸣、遗精等均以熟地滋填摄纳补真阴治其本，可退劳热、利耳目。并在此基础上运用山茱萸、五味子收涩之药固精止汗，牡丹皮清虚火，并以茯苓、山药健脾补肾固涩肾中精气。

（2）常用药对分析：通过关联规则算法挖掘的 13 个药对，熟地黄最常与其他中药组成药对，多与山茱萸、茯苓、五味子、牡丹皮、枸杞子、牛膝联合使用。配伍山茱萸、枸杞子能佐其滋阴填精之功。五味子、山茱萸酸涩收敛，配熟地黄滋阴固精。茯苓、泽泻淡渗利湿，可减熟地黄滋腻之性，还可引导涩味以固精，如唐宗海所云："利水则阴益畅。"牛膝性善下行，走而能补，既补肝肾，又引药下行，与熟地黄配伍可增熟地补肾之功效，亦防其滞涩。泽泻除与熟地组对以外，还常与山茱萸、牡丹皮、山药、茯苓组成药对，均是以其通利之性，或减他药固涩之性，或入水脏泻水中之火，或相须为用共奏利湿泻浊之效。

（3）核心组方分析：通过层次聚类方法对高频药物进行聚类，得到 3 类药物组合。类 1：熟地黄、茯苓、牡丹皮、泽泻、山茱萸、山药；类 2：五味子、麦冬；类 3：枸杞子、黄柏、知母、当归、白芍、生地黄、甘草。类 1 是养阴名方六味地黄丸，其由宋代医家钱乙所创，历代医家对其推崇备至，《吴医汇讲》称赞其"制方周备，兼补五脏，久服偏盛之虞，为万世不易之祖方"，历为补肾阴之基本方，其补泻并施，有平补肾阴之功。类 2 用麦冬、五味子补肺肾之阴。肾阴亏虚于下，虚火灼于上则易伤肺阴，且肺为肾之母，补肺则补肾，故而用麦冬、五味子上能敛肺气，下可补肾阴。如《本草新编》所云："古人所以用麦冬必加入五味子，非取其敛肺，正取其补肾也。"类 3 用当归、白芍、生地黄、枸杞子滋补肝肾之阴，肝肾母子相生，精血同源互化，阴阳互资，共寄相火，肝肾阴亏常同时出现。补肾的同时常合用补肺肝之药，是以补肝血亦填肾阴。方中用黄柏、知母苦寒坚阴，缪希雍谓其为"专治阴虚生热诸证……非常药可比"。由类 2 和类 3 可知，肺、肝作为与肾联系最为紧密的脏器，在生理上有"肺肾同源""乙癸同源"的关系，在治疗上则体现为金水相生、肝肾同治，补肾的同时常合用补肺肝之药。

（4）高频中药与核心中药分析：高频药物中，补阴施以熟地黄、生地黄、山茱萸、当归等品。其中熟地黄能补真阴，历代医家均以熟地为补肾要药，如张景岳赞其"阴虚而神散者，非熟地之守不足以聚之，阴虚而火生者，非熟地之重不足以降之；阴虚而躁动者，非熟地之静不足以镇之"。生地可益肾水，李东垣认为其可疗手足心热，适用于阴虚热象较重者。当归能生血滋阴，可用于阴分亏损之证。高频药物中又用山茱萸、五味子等收涩之品，既可补肾中之阴，又可涩肾中之精。阴虚者多兼有火动，在滋养肾阴的同时多加入黄柏、知母、牡丹皮等以达降火益阴之功。又以茯苓、泽泻、牛膝等药去肾中邪气，即利水湿，又可泄相火。山药、人参既补肾又健脾，先后天并补，以资化源；山茱萸、枸杞子，肝肾同补，母子相生，麦冬、天冬补肺之阴，以达金水相生之用。

通过复杂网络分析方法得到治疗阴虚证的核心中药除龟甲、芡实外均包含在高频中药中。龟甲"属金而有水，为阴中至阴之物"，张景岳谓其能"清阴火，去劳热"，可治疗肾阴虚所致骨蒸劳热、盗汗遗精等症。芡实有收涩之性，具补肾固精之功，并能健脾养阴，能疗肾阴虚引起的腰膝酸软、遗精等症。高频和核心中药包括补肾养阴、滋阴降火类中药，还有收涩固精以及泄利肾浊之品，可体现古代医家治疗肾阴虚通补并施的思想，如叶天士认为非通无以导涩，非涩无以固精。只补不固乃是徒劳空补耳，只固不通则敛太过，通药可以引导涩味药固精，使其能更好地发挥补肾的作用，又如《本草纲目》中所云："古人用补药，必兼泻邪，邪去则补药得力。一辟一阖，此乃玄妙。"通过数据挖掘可知，高频和核心中药与肾阴虚内热的病机相契合，符合临床实际。龟甲、芡实虽使用频次不高，但其作为常用佐使药与君药等配伍，亦是完善治疗肾阴虚不可或缺的核心药物。高频中药和核心中药不仅是治疗肾阴虚方剂中的重要组成部分，亦可作为对阴虚证进一步研究的基础。

肾阴虚用药特点主要为：治疗肾阴虚的方剂用药开阖相济、通补并施，常将固涩阴精之品与通利之药合用；六味地黄丸为治疗肾阴虚的祖方，古代治疗阴虚证的高频及核心中药、常用药对、核心处方中皆有六味地黄丸的组方，由此可见六味地黄丸确为疗肾阴虚的祖方，后世医家在创立治疗肾阴虚的方剂时大多受其影响，由其加减演变而来；补肾时常合并使用补肝肺之药，肺为肾母，肝为肾子，三者在生理上有相生之理，在病理有相传之能，在临床治疗中则同舟共济。

辨证论治是中医优势所在，肾阴虚为临床常见证候，中医在阴阳学说的指导下，恰当运用补肾养阴之法，往往能取得较好的疗效。通过数据挖掘手段，探索肾阴虚证证治规律，挖掘结果与临床实践相符。

151 肾阴虚证与生物化学和分子生物学

肾阴虚证为中医学的基本证型之一，临床主要表现为干咳少痰，短气喘息，口燥咽干，甚至可见午后低热，五心烦热，潮热盗汗，头晕耳鸣，眩晕目涩，牙齿松动或疼痛，腰膝酸痛，失眠多梦，遗精早泄，性欲亢进，颧红目赤，大便干结，小便短少等。长期以来，临床上都是以上述指标作为依据，进行临床诊断和治疗。如何将这些指标进一步标准化、客观化，成为中医药现代化的一个重要课题。为此，许多学者在肾阴虚证的现代物质基础方面作了大量的研究，学者于赫等从生物化学与分子生物学的角度对这方面的研究进行了梳理归纳。

激素与神经肽

关于肾阴虚与激素和神经肽的关系，是众多学者研究的焦点，相应的文章最多，而且形成了较为一致的结论，即肾阴虚患者表现为下丘脑-垂体-肾上腺皮质轴、下丘脑-垂体-甲状腺轴功能的亢进，下丘脑-垂体-性腺轴也呈紊乱状态。

祁建生等测定33例慢性胃炎女性肾阴虚证患者24 h尿17-羟类固醇（17-OHCS）含量，并对22名同年龄段正常女性进行对照试验。结果患者组24 h尿1-OHCS显著低于对照组。周清发等报告，慢性肾小球疾病患者肝肾阴虚型T3、T4高于正常对照组（$P<0.05$ 和 $P<0.01$）。任小巧等以慢性激怒应激法制造的肝肾阴虚证模型大鼠表现为血清游离三碘甲腺原氨酸（FB）、游离四碘甲腺原氨酸（FT4）同时降低，三碘甲腺原氨酸（FT3）增多，下丘脑TRH分泌增加，垂体促甲状腺素（TSH）、血清TSH降低；加味一贯煎治疗组上述指标与正常对照组比较无显著差异。也有研究表明，慢性肾衰竭（CRY）患者脾肾气虚、脾肾气阴两虚、肝肾阴虚、阴阳两虚4个不同证型中的血清甲状旁腺激素（PTH）和甲状旁腺激素相关蛋白（PTHrP）含量较正常对照组明显升高，但4个证间彼此没有差异。何成奇等对原发性骨质疏松（POP）肾虚三证的研究结果表明，女性POP患者性激素睾酮（T）、T/E_2 的变化按肾气虚、肾阴虚、肾阳虚逐渐升高，雌二醇（E_2）则逐渐降低；男性POP患者性激素T、T/E_2 的含量变化依肾气虚、肾阳虚、肾阴虚逐渐降低，E_2 则逐渐升高。吴水生等对中老年男性肾虚三证的研究结果与此相同，对女性的研究结果T、T/E_2 的变化与此相同，E_2 的降低则无组间差异。丘瑞香等对32例男性冠心病肾虚患者的研究结果也支持肾虚两组T显著降低，不同之处是，肾阴虚组 E_2、E_2/T 明显升高，肾阳虚组 E_2 则明显降低（$P<0.01$）。孙彪和马泽声则报告狼疮性肾炎（LN）肾阴虚证、肾阳虚证和肾气虚证患者男女两组 E_2、黄体生成素（LH）及FSH均较对照组升高，T没有显著差异。也有报告慢性再障肾阳虚、肾阴虚两证患者比较，TSH、女性T没有显著差异，男性 E_2、T有显著性差异，阴虚患者 E_2 高于正常人，T均低于正常人，阳虚 E_2 和T有低于正常人的趋势，但差异不显著。后面这些不完全一致结果的出现，应与相应的样本含量较小，不能完全反映总体差异有关。唐发清等的研究表明，肝肾阴虚证高血压病患者血浆去甲肾上腺素（NE）和肾上腺素（E）与健康人没有显著差异，肝阳上亢证患者则表现为NE和E的升高。鄢东红等对220例中医肝病证候患者进行NE和E检测，结果发现肝病实证（肝阳上亢证、肝火上炎证、肝阳化风证）血浆NE、E测定值均明显高于健康人组；肝病虚证（肝气虚、肝血虚、肝阴虚证）含量则明显低于健康人组；肝肾阴虚→肝阳上亢→肝阳化风证血浆NE、E含量依次递增，肝肾阴虚的含量有高于健康人的趋势，但差异不显著。胡随瑜等报告，肝肾阴虚证患者血浆β内啡肽（βEP）水平均显著低于健康人。蔡定芳和刘彦芳等报告左旋

单钠谷氨酸（MSC）大鼠血 CORT、ACTH 和下丘脑 CRFI 含量明显升高（$P<0.05$）及下丘脑单胺类递质中多巴胺、去甲肾上腺素等含量显著降低；同时还表现体重减轻、肥胖、鼻-肛长度缩短等生长受抑现象。不同浓度的滋补肾阴名方左归丸灌胃后。能不同程度减轻 HPA 轴的功能亢进状态及上述异常指标。

维生素与微量元素

魏睦新等测定了 25 例脾阴虚患者、20 例肾阴虚患者及 30 例健康人血清中的维生素 A（VitA）、维生素 C（VitC）及维生素 E（VitE）水平，结果显示，VitA：脾阴虚组高于健康人组和肾阴虚组，差异显著（$P=0.0250$ 和 $P=0.0410$），肾阴虚组和健康人组之间无显著性差异（$P=0.99$）；VitC：各组间均无显著差异；VitE：脾阴虚组与健康人组之间无显著性差异，肾阴虚组低于健康人组和脾阴虚组，有显著性差异（$P=0.0026$ 和 $P=0.0431$）。陈德珍等对 25 例脾阴虚证患者、20 例肾阴虚证患者血清中的 Cu、Zn 含量进行了测定，并与健康人组作对照。结果显示，血清 Cu、Zn 三组间均无显著性差异，但脾阴虚组血清 Cu 较健康人组有下降趋势，而肾阴虚组有升高趋势；血清盈脾阴虚组、肾阴虚组较健康人组均有下降趋势；ZrdCu 值脾阴虚组与健康人组之间无显著性差异（$P>0.05$）；肾阴虚组低于健康人组和脾阴虚组，有显著性差异（$P<0.05$）。提示肾阴虚的特征为血铜下降，血锌升高。刘晶霞等则认为，锌铜含量同时升高是肾阴虚的辨证指标之一。原因是肾阴虚证无论老年组或非老年组，不论男或女，血浆中锌铜含量均较同龄健康组明显升高，有统计学意义；六味地黄汤可使升高的锌铜含量下降。而老年与中青年健康组血浆中锌铜含量基本相同，未发现随年龄变化的趋势。朱秀英等对阴虚小白鼠所作的实验也支持此观点。方学韫和鲁欣对左、右归饮及左、右归丸的研究也支持血锌说。他们采用 JP-2 型示波极谱仪对左、右归饮及左、右归丸中微量元素锌、铜、铁、锰进行测定。结果表明治疗肾虚患者微量元素缺乏症应用左、右归丸较左、右归饮效果好，其治疗机制可能是左归丸给肾阴虚患者补充锌、铁含量，右归丸给肾阳虚患者补充铜、锰含量。还有的学者认为，肾阴虚与缺钙有关。华平东对 319 例儿童、青少年屈光不正患者检测了头发中铁、铜、锌、钙含量，并进行了相关分析。结果发现中医辨证属脾胃气虚者占 42.22%，多与缺锌相关；属肝肾阴虚者占 51.40%，多与缺钙相关。李福凤等对 72 例慢性肾衰（CRF）患者的研究则表明，脾肾阳虚型血钙含量低于肝肾阴虚型。郭金瑞和严惠芳选择临床上慢性肾炎肾阴虚患者为研究对象，检测肾阴虚、肾阳虚和正常人的唾液中 Na^+、K^+ 浓度，结果发现肾阴虚患者唾液中 K^+ 浓度明显高于正常人及肾阳虚证患者（均 $P<0.01$）；Na^+ 浓度明显低于正常人及肾阳虚证患者（均 $P<0.01$）；肾阴虚证患者 Na^+/K^+ 明显低于正常人及肾阳虚患者（$P<0.01$）。

能量代谢与脂类代谢

任小巧等检测了 35 例肝肾阴虚证患者血清中与能量代谢密切相关的异柠檬酸脱氢酶（ICD）和乳酸脱氢酶（LDH）的活性，结果显示，肝肾阴虚患者 ICD 活性明显高于非肝肾阴虚组及正常对照组（$P<0.001$），LDH 活性肝肾阴虚组较非肝肾阴虚组低（$P<0.01$）。此结果提示，肾阴虚证患者有氧氧化代谢增强，无氧酵解反应域弱，反映了机体能量代谢增加，说明"阴虚生内热"的中医理论有物质基础。任小巧等还报告肝肾阴虚患者血清 TG、LDL-Ch 含量均明显高于正常人组和非肝肾阴虚组（$P<0.01$，$P<0.02$），HDL-Ch 各组间差别不显著。认为 TG，LDL-Ch 的升高，可能是肝肾阴虚证的本质之一。庄德成等在探讨高脂血症的辨证分型与血脂指标的相关性时，也发现肝肾阴虚证表现为 TG 单相升高，TG 在正常或临界水平。王秀宝等对 60 例绝经后冠心病（CHD）患者的研究也支持肾阴虚者 TG 和 LDL-Ch 水平升高，同时还发现 HDL-ch 与 A_1（$apoA_1$）水平明显偏低。王宪波等发现慢性乙型病毒性肝炎患者血清载脂蛋白 A_1、载脂蛋白 B（$apoA_1$、apoB）水平均降低，在中医辨证分型

中，肝肾阴虚型的水平下降幅度最大。也有学者的研究结果与上述矛盾，如郭大庆等在对132例原发性肾小球疾病进行研究时发现，肝肾阴虚证apoB、apoB/apoA，均高于正常值。

此外，师晶丽和黄馥竹在对61例肾小球疾病进行研究时发现，血脂增高可作为肝肾阴虚、脾肾气虚辨证分型参考指标之一。唐风英等对慢性肾小球肾炎（CGN）患者的研究表明，32例肝肾阴虚者HDL_2含量均低于正常对照组，HDL_3含量则均高于正常对照组，但与其他证型之间无显著性差异；检测血清卵磷脂胆固醇酰基转移酶（LCAT）活性水平，结果CGN 4个不同中医证型中LCAT活性均低于正常对照组。排列顺序为正常对照组＞肺肾气虚组＞气阴两虚组＞肝肾阴虚组＞脾肾阳虚组，各证型之间LCAT活性水平均有显著性差异（$P<0.05$）。

免疫能力与抗氧化能力

周虎等报告慢性病毒性肝炎患者IgG、IgA和IgM高于正常对照，且肝肾阴虚IgG和IgM最高，脾肾阳虚最低，IgA在各型间没有显著差异。朱方石对79例6种证型肝硬化患者血清免疫球蛋白检测结果也显示IgG、IgA和IgM均较正常人不同程度的升高，其升高幅度以肝郁脾虚证为最低，以脾肾阳虚证和肝肾阴虚证为最高。任小巧等对若干种病症的肝肾阴虚证患者的研究表明，肝肾阴虚组患者血浆过氧化脂质含量明显高于正常人及非肝肾阴虚者（$P<0.05$），说明肝肾阴虚者存在有自由基反应的增强。对高血压病、慢性肾衰竭和中风患者的研究表明，肝肾阴虚和肾阴虚者红细胞和血浆超氧化物歧化酶（SOD）活力、全血谷胱甘肽过氧化物酶（GSH-PX）活力低于健康成年人，血中丙二醛（MDA）含量高于健康成年人。这进一步证明，肾阴虚者机体抗氧化能力减弱。吕爱平等的研究则表明，脂质过氧化损伤是脾肾阴虚证形成的共同病理生理基础。

酶与蛋白质

陈德珍等测定25例脾阴虚患者、20例肾阴虚患者及30例健康人组唾液溶菌酶（LYZ）含量。结果显示，单位时间内唾液LYZ的含量脾阴虚组、肾阴虚组均较健康人组低，且有显著性差异，而脾阴虚组与肾阴虚组并无显著性差异。祁建生等报告，慢性胃炎女性肾阴虚证患者血清多巴胺β羟化酶（DBHase）明显高于对照组，且与E_2呈负相关。朱方石等报告，肝肾阴虚型肝硬化患者血清总蛋白（TP）、白蛋白（ALB）及球蛋白比例（A/G）显著低于正常人。林宗广在探讨乙肝后肝硬化失代偿期血清前白蛋白（PA）、转铁蛋白（TRF）、铜蓝蛋白（CER）的临床意义及与中医辨证分型关系时发现，观察组PA、TRF较对照组显著下降（$P<0.01$）。CER显著升高（$P<0.01$），肝肾阴虚组PA、TRF下降及CER升高的幅度显著大于脾胃气虚组。王伟等运用免疫组化方法研究原发性IgA肾病患者肾组织中细胞周期调控蛋白27（p27）、增殖细胞核抗原（PCNA）的表达，发现随着湿热→肝肾阴虚→气阴两虚的进展，p27的表达呈现出逐渐减少的趋势，而PCNA的表达呈现出逐渐增加的趋势。

细胞因子与介质

詹林达等报告，肝肾阴虚湿热型慢性肾炎患者血清肿瘤坏死因子（TNF）水平明显高于正常对照组（$P<0.01$）。应用中药丹芍汤治疗后，TNF水平降低。张玲端等对慢性再生障碍性贫血（CAA）患者的研究中，也发现肾阴虚组与肾阳虚组患者肿瘤坏死因子α（TNFα）均高于正常人，肾阴虚组尚显著高于肾阳虚组，同时还发现患者外周血γ干扰素（γIFN）也呈现这种差异。阮诗玮等则探讨轻度肾小管间质病变的慢性肾炎患者尿表皮生长因子（EGF）与中医证型的关系，发现轻度肾小管间质病变患者尿EGF含量高于正常人组（$P<0.01$）；其中肺肾气虚、气阴两虚和肝肾阴虚组患者尿EGF含量明显高于脾肾阳虚组。王永霞等对不同中医证型的高血压病患者的研究表明，肝肾阴虚组血中内皮索

（ET）高于正常对照组，降钙素基因相关肽（CGRP）水平则显著降低，其降低程度大于其他证型；NO含量变化无显著性差异。吴玉生等对95例急性脑梗死患者的测定结果也显示：血浆ET升高，CGRP降低，且在肝肾阴虚、气虚血瘀、痰瘀蒙闭三证型之间存在显著差异，失衡程度依次加重。阮诗玮等对慢性肾炎患者的研究表明，血ET含量在中医各证型中依次为正常人组＜肺肾气虚组＜气阴两虚组和脾胃阳虚组＜肝肾阴虚组。马建伟等也报告，不同证型的慢性肾病患者血中ET水平均明显高于健康对照组，中医辨证分型显示，髓水平依次是脾肾阳虚＞肝肾阴虚＞气阴两虚＞肺肾气虚；同时还报告，患者心钠素（ANP）水平也明显高于健康对照组，ANP水平依次是脾肾阳虚＞肺肾气虚＞气阴两虚＞肝肾阴虚。古继红等探讨辨证分型治疗视网膜色素变性（RP）与患者血管内皮-血小板功能改变的关系。发现RP患者血浆血栓素B_2（TXB_2）、T/K升高，6-酮-前列腺素$F1α$（6-K-PGF1α）降低。脾肾阳虚组患者TXB_2、T/K较肝肾阴虚组升高更为明显。梁晖和黄弘征对急性脑梗死患者的研究也表明，以肝肾阴虚为主要病理改变的阴虚风动、肝阳上亢2型存在PGI_2-TXA_2系统的紊乱，6-K-PGF1α明显下降，TXB_2/6-K-PGF1α显著升高。

基　因

孙伟正等对40例CAA患者的研究表明HLAC1基因可能为肾阴虚CAA易感基因的标志基因。唐发清等报告，用Southern Blot分析酪氨酸羟化酶基因（TH）扩增状态，发现肝肾阴虚证高血压病患者TH扩增与健康人没有显著差异。谌兵来等报告，应用PCR-SSCP方法对酪氨酸羟化酶及单胺氧化酶基因相关微卫星多态性进行分析，也发现肝肾阴虚证高血压病患者与健康人没有显著差异。

此外，对慢性肾功能衰竭患者的研究表明，肝肾阴虚型血浆中分子物质升高，而对急性脑梗死研究则显示了相反的结果。高唱等报告，左旋单钠谷氨酸大鼠大脑皮层、海马、下丘脑神经细胞凋亡数增多，以海马和下丘脑更明显（$P<0.05$，$P<0.001$），左归丸可减少神经细胞凋亡（$P<0.001$）。徐勤和杜标炎等的研究表明，糖皮质激素肾阴虚模型胸腺和脾动脉周围淋巴鞘见较多T淋巴细胞凋亡，正常对照组动脉周围淋巴鞘少有T淋巴细胞凋亡，滋阴补肾中药六味地黄汤组动脉周围淋巴鞘T淋巴细胞凋亡数明显低于模型组（$P<0.05$）。

152 肾阴虚证与现代生化指标

中医认为肾藏先天之精、主生殖，为生命之本源，即"先天之本"。肾阴虚是指由于肾阴亏损、失于滋养、虚热内生所致的证候，中医称肾阴虚证。"证"是对机体在疾病发展过程中某一阶段病理反应的概括。肾阴虚证多由久病耗伤，或禀赋不足，或房劳过度，或过服温燥劫阴之品所致。肾阴虚证由于肾阴不足，或髓减骨弱、骨骼失养，或脑海失充、水火失济，或心火偏亢、心神不宁，或相火妄动，君火不宁，扰动精室，或经血来源不足，虚热内生。证见腰膝酸痛、头晕耳鸣、失眠多梦、五心烦热、潮热盗汗、遗精早泄、咽干颧红、舌红少津无苔、脉细数等。由于中医"证"是一个动态发展的过程，缺乏准确定性、定量的诊断标准，对其诊断多以经验为主。现代多借助西医学对病变认识的观点和方法，通过研究某个或某些指标的变化来间接对"证"进行诊断。学者邹海淼等以肾阴虚证生化指标分类为依据，全面调研了以不同生化指标为检测依据的肾阴虚证的研究，以便从生化指标的角度全面认识肾阴虚证，为该证的深入研究提供一定的参考依据。

神经内分泌系统方面指标

肾主藏精，包括先天之精和后天之精，主人体的生长、发育和生殖；肾主骨，骨生髓，而脑为髓之海。与现代研究中认为肾阴虚证的主要发病环节在下丘脑-垂体-靶腺（肾上腺皮质、甲状腺、性腺）轴的观点较为一致。下丘脑是调节内脏活动和内分泌活动的较高级神经中枢；垂体是身体内最复杂的内分泌腺，所产生的激素不但与身体骨骼和软组织的生长有关，且可影响内分泌腺的活动；另外，肾上腺皮质、甲状腺、性腺等靶腺也是主要的内分泌组织。这些器官和组织分泌的激素可以调控机体新陈代谢、生长速率、精神状态、体内钙平衡及其他的机体系统。

近年来，在实验室研究方面，主要以血浆激素含量变化作为肾阴虚造模及药物疗效的考察标准。如王德秀等、陈晓阳等以血浆促肾上腺皮质激素释放激素（CRH）、促肾上腺激素（ACTH）和皮质醇（CORT）含量显著上升结合组织病理学现象作为肾阴虚大鼠模型造模成功的判定标准，并以血浆CRH、ACTH、CORT含量回归作为六味地黄汤、忧虑康液等药物起效的评价指标。任小巧等则以大鼠下丘脑促甲状腺激素释放素（TRH）分泌量显著增加，而垂体、血清促甲状腺激素（TSH）明显降低作为肾阴虚大鼠模型造模成功的判定标准，研究加味一贯煎对实验性肝肾阴虚证大鼠的治疗作用。任永申等则以大鼠血浆环磷酸腺苷（cAMP）水平明显升高，环鸟苷酸（cGMP）无明显差异，cAMP/cGMP升高作为肾阴虚大鼠模型造模成功的评判标准，对肾阴虚动物模型基础代谢进行研究。许小强等在研究二精丸有效部位对大鼠记忆障碍的影响时以大鼠血清雌二醇（E_2）含量上升、睾酮（T）含量下降、E_2/T比值上升作为肾阴虚大鼠模型造模成功的评判标准。王华富等以大鼠血清促卵泡生成激素（FSH）和促黄体生成激素（LH）的含量升高为肾阴虚大鼠模型造模成功的评判标准，研究百合知母汤不同配比的疗效。

在临床研究方面，对于肾阴虚证的研究主要集中在下丘脑-垂体-性腺轴方面，如吴水生等研究280例中老年患者发现，不同肾虚证型的女性患者的血清T、E_2含量呈上升趋势，而男性血清E_2升高，T及T/E_2水平呈下降趋势。李媛媛等对60例患者研究时也发现肾阴虚患者E_2含量升高。陈玉玲对46例患者研究发现肾阴虚症状与骨吸收水平及FSH水平呈低度正相关。王丽等对40～50岁之间的肾阴虚患者研究发现患者血清FSH、LH含量增高。

根据以上研究发现，下丘脑 CRH 分泌量增加，促进脑垂体前叶释放 ACTH，进而使肾上腺皮质分泌 CORT 量上升，促进蛋白质分解和肝糖原异生；下丘脑 TRH 分泌量显著增加，而垂体、血清 TSH 明显降低，cAMP 水平明显升高，cGMP 无明显差异，提示阴虚机体基础代谢率升高，阴虚组大鼠体质量下降，体温升高，一般状态表现符合中医肾阴虚表现。FSH 可以促进男性睾丸曲细精管的成熟和精子的生成，促进女性卵泡发育和成熟，及协同 LH 促使发育成熟的卵泡分泌雌激素和排卵，它受卵巢 E_2 的反馈调控，对男女两性的性、生殖功能起决定性作用。肾阴虚机体血清 FSH、LH、E_2、T 水平异常会影响机体生殖功能，与中医肾主生殖的说法一致。因此，以下丘脑-垂体-靶腺轴为主的神经网络系统相关的指标可以作为诊断肾阴虚证的标准之一。

免疫系统方面指标

机体由于长期缺乏滋润、宁静以及抑制过度阳热等作用的"肾阴"，久病耗伤导致机体免疫功能减弱。相关的免疫因子水平呈现某一方向的偏离趋势。另外实验研究表明，CORT 分泌量的升高可以在一定程度上抑制细胞免疫功能，许多学者认为，免疫因子、T 细胞亚群、免疫球蛋白等可以作为肾阴虚诊断的标准之一。

实验室研究方面采用该指标的研究较少，胡旭光等研究六味地黄汤对甲状腺素和利血平建立肾阴虚小鼠模型小鼠脾 T 淋巴细胞亚群的影响中发现，模型小鼠在服用药物 1 周后，CD4/CD8 比例显著下降。

而临床上对于肾阴虚患者免疫功能方面的研究成果较多。如李丽发现肾阴虚患者血清白细胞介素-6（IL-6）、肿瘤坏死因子-α（TNF-α）水平显著高于健康人。冯兴中等对肾阴虚患者研究发现，其血清 CD3、CD4 水平显著降低，CD8 显著升高，CD4/CD8 比例显著下降。全建峰等采用病证结合的方法，选取慢性肾炎和糖尿病的肾阴虚证患者研究肾阴虚证患者的血清免疫球蛋白 IgG、IgA、IgM 及补体 C3、C4 相关性。在慢性肾炎及糖尿病患者中，肾阴虚证患者均呈现体液免疫功能相对亢进的相似变化，其中，以血清 IgM 升高较为显著，血清 IgG 及血清补体 C3 也有相对升高。

免疫系统是机体抵抗外界环境变化的工具，正常免疫应答的形式依赖于免疫因子的正常表达，T 细胞亚群之间的相互促进或相互制约及免疫蛋白平衡的细胞网络系统。如果 TNF-α、IL-6 因子，T 辅助细胞 CD4、CD8 数量不平衡，免疫球蛋白及补体 C3、C4 等水平异常，细胞网络就失去平衡，导致免疫功能失调、衰老，体液免疫相对亢进，使机体呈现出与老年人类似的免疫功能低下，细胞免疫网络紊乱的现象。因此，免疫系统相关的生化指标也可以作为肾阴虚证诊断的标准之一。

自由基方面指标

近年来，研究发现肾阴虚患者血清超氧化物歧化酶（SOD）、过氧化脂（LPO）及丙二醛（MDA）等含量水平也呈现一定的变化趋势，实验室研究方面，李娴发现不同造模方法建立的肾阴虚模型大鼠血清 SOD 活力均呈现降低趋势。吕爱平等发现，肾阴虚模型大鼠 LPO 升高，3 种抗氧化酶活性均下降。傅紫琴等发现，肾阴虚模型小鼠的血清 SOD 活性降低，MDA 含量升高。张瑞雪发现，肾阴虚小鼠血清 SOD、谷胱甘肽过氧化物酶（GSH-PX）活性显著低于正常组，MDA 的含量高于正常组。

临床研究方面，陈晏珍等在肾虚与 SOD 关系初探中对 66 例肾虚证患者进行了外周血细胞 SOD 活性定量测定，结果发现其 SOD 活性明显降低，病情愈严重，SOD 活性愈低；病情愈长，或有夹杂证则 SOD 活性愈低。江明等在老年脾肾虚与 LPO 关系研究中发现，老年肾虚组与正常老年组相比，LPO 含量显著增多。

SOD 是生物体内清除自由基的首要物质。LPO 是氧自由基与多聚不饱和脂肪酸反应的产物，在正常情况下，LPO 的含量极低。脂质氧化的终产物 MDA 会引起蛋白质、核酸等生命大分子的交联聚合，具有细胞毒性。SOD、LPO 及 MDA 含量的异常会使自由基对细胞的伤害增大，破坏生物膜、核糖核酸和脱氧核糖核酸，并抑制免疫功能，可以作为肾阴虚证诊断的标准之一。

生物膜蛋白方面指标

生物膜水通道蛋白 1（AQP1）及水通道蛋白 2（AQP2）与肾脏调节水的重吸收密切相关。现代研究表明，肾阴虚机体肾组织 AQP1、AQP2 含量也呈现一定趋势。单德红等、徐文聪等采用不同方法建立肾阴虚大鼠模型，均发现模型组大鼠肾组织 AQP1、AQP2 含量显著升高。两项研究中肾阴虚大鼠饮水量增多而尿量减少，表明了模型大鼠存在水液代谢紊乱。肾组织 AQP1、AQP2 含量升高，AQP1 及它的同系物能够让水分子自由通过（不必结合），但是不允许离子或是其他的小分子（包括蛋白质）通过，在功能上都可以作为一个独立水通道；AQP2 主要对抗利尿激素，而作出重吸收反应，两种物质含量升高表明肾脏对水的重吸收加强，因此，AQP1、AQP2 含量可作为肾阴虚证评判的标准之一。

微量元素方面指标

微量元素是人体所必需的营养成分，每种微量元素都有其特殊的生理功能，对维持人体中一些决定性的新陈代谢十分重要。近年来研究表明，肾阴虚证会引起微量元素含量的变化。郭金瑞等选择临床上慢性肾炎肾阴虚患者为研究对象，研究发现，肾阴虚患者唾液 K^+ 浓度明显高于正常人，Na^+ 浓度明显低于正常人，Na^+/K^+ 明显低于正常人。在脾、肾阴虚证患者血清铜、锌含量的变化研究中发现，脾阴虚组、肾阴虚患者组相比健康人组均有下降趋势。肾阴虚组 Zn/Cu 值明显低于健康人组和脾阴虚组。

其他指标

在组学技术方面，基因组学研究历史较悠久，已经开始走入临床研究。陈娟等对中医辨证的肾阴虚证患者进行研究，均发现 CLCF1 mRNA 表达水平明显低于健康人。谢丽华等发现，肾阴虚患者与健康人相比表达的 PRLR、JUN、JUNB 和 INSR 等差异基因均下调。对差异表达基因的生物学功能进行分析发现，差异基因与免疫表达，细胞的生长、增殖及周期，STAT 蛋白转录因子和 JAK/STAT 信号通路的负反馈调节及衔接蛋白等相关。

蛋白质组学和代谢组学方面实验室研究较多。如孙晓敏等均发现热休克蛋白-27（HSP-27）与亚健康状态下肾阴虚证的关系密切，并发现血浆视黄醇结合蛋白、转甲状腺素蛋白以及 HSP-27 在肾阴虚证患者血浆内存在高表达；纤维蛋白原重链、α1-抗胰蛋白酶和补体 C4-β 在肾阴虚证患者血浆内存在低表达。差异蛋白的功能主要涉及机体激素调节、免疫应答、氧化应激、信号传导、细胞骨架等。孙永宁等发现，肾阴虚大鼠的尿液中甘氨酸、琥珀酸含量显著升高，十六烷酸、胆固醇含量显著下降；在血液代谢组学研究中甘氨酸、乳酸、尿素、D-葡萄糖、葡萄糖、半乳糖含量均显著升高。蒋宁等发现肾阴虚小鼠尿液中葡萄糖及其衍生物、醋酸、琥珀酸、柠檬酸、α-酮戊二酸、牛磺酸等 10 种代谢物水平上升；亮氨酸、二甲基甘氨酸、苯丙氨酸、酪氨酸、二甲胺和肌酸等 6 种代谢物水平下降。

以上实验对肾阴虚证组学方面进行了研究，初步寻找了一些与肾阴虚证相关的基因、蛋白质和代谢物，但造模方法和样本量方面尚没有形成成熟的实验体系。组学技术采用先进的生物学、计算机学等方法，从整体的角度分析生物体内的动态变化，揭示蛋白质、代谢物功能与机体生命活动规律，与中医学"天人合一"的整体观不谋而合。相信通过学者们进一步研究，组学技术将为肾阴虚证的诊断和治疗提供新的突破点。

近几十年研究总结发现，多数学者从反映神经内分泌网络（下丘脑-垂体-靶腺免疫轴）、免疫系统、自由基、水通道蛋白、微量元素及其他指标（基因组学、蛋白质组学、代谢组学）等方面，从反映肾功能的指标入手来探究肾阴虚证的发病机制及药物对肾阴虚证的作用机制。其中，反映下丘脑-垂体-肾上腺轴生化指标主要包括 CRH、ACTH、CORT 含量上升；反映下丘脑-垂体-甲状腺轴生化指标主要包括下丘脑 TRH 分泌量增加，血清 cAMP、cAMP/cGMP 值升高；反映下丘脑-垂体-性腺轴生化指标主要包括 E_2 含量上升、T 含量下降、E_2/T 比值上升，血清 FSH 和 LH 的含量升高；反映体液免疫功能失调生化指标主要包括免疫调节因子 IL-6、TNF-α 分泌增加，T 细胞亚群 D3，CD4 下降，CD8 上升，CD4/CD8 下降，免疫球蛋白 IgM，IgG，IgA 及补体 C3、C4 含量显著升高；反映自由基代谢的主要生化指标有 SOD 活性明显降低，病情愈严重，SOD 活性愈低，病情愈长，或有夹杂证则 SOD 活性愈低，脂质氧化产物 LPO、MDA 含量升高；反映微量元素的生化指标主要有 K^+ 浓度明显高于正常人及肾阳虚证患者；Na^+ 浓度明显低于正常人及肾阳虚证患者；肾阴虚证患者 Na^+/K^+ 明显低于正常人及肾阳虚患者，肾阴虚组 Zn/Cu 值明显低于健康人组和脾阴组；生物膜水通道蛋白 AQP1 和 AQP2 含量均显著升高；并进一步采用基因组学、蛋白质组学、代谢组学技术等进行深入研究。

邹海淼等认为，组学技术（基因组学、蛋白质组学、代谢组学）采用先进的生物学、计算机学等方法，从整体的角度分析生物体内的动态变化，揭示蛋白质、代谢物功能与机体生命活动规律，与中医学的整体观不谋而合。肾阴虚作为中医理论体系中的重要证候之一，应将传统中医药理论与现代科学分析手段进行结合，扩大造模类型及样本量，采用传统生化指标与组学技术相结合的方法寻找与生理病理变化的相对应的关系，以提高诊断的科学化、定量化，避免人为主观因素的干扰及不确定性，为证候标准化的研究提供一种可行的方法。

153　肾阴虚证本质与现代医学

证研究是中医基础研究的一个关键的科学问题。在整个中医药理论体系的框架内，中医的证问题始终处于核心的地位，因为它是连接临床和基础理论的桥梁。"证"是指在疾病的发生、发展过程中，一组具有内在联系的、能够反映疾病过程在某一阶段的病机，机体对体内外各种环境变化和致病因素做出反应的一种功能状态。肾作为先天之本，在中医藏象学说中占有极其重要的地位。肾藏精，寓元阴元阳，元阴即为肾精，人体根本之阴，具有滋养、温煦脏腑，充骨、养脑和荣发的作用。无论元阴还是元阳，皆宜固密封藏，忌消耗，固言肾无实证，多虚。

肾阴虚是肾阴液不足的表现，多因病久亏损，或素体阴虚，或性欲过度，或失血耗液，或情志内伤，暗耗真阴，或过服温劫阴之品所致。临床除见有腰酸膝软、头晕耳鸣、齿动发脱、失眠健忘等肾之为病的共性特点外，由于虚火内生，相火扰动，还会出现如五心烦热、潮热盗汗、午后颧红、形体消瘦等。现代临床亦见于高血压，糖尿病，女性围绝经期以及亚健康部分人群等。学者原雪等从现代医学神经内分泌、免疫调节以及组学应用的角度，梳理归纳了肾阴虚证的最新研究。

肾阴虚神经内分泌的变化

1. 下丘脑-垂体-靶腺与褪黑素　关于肾阴虚与下丘脑-垂体-靶腺轴的关系，研究比较多，统一的观点认为肾阴虚和免疫低下患者下丘脑-垂体-靶腺轴功能亢进，血液中糖皮质激素水平升高，内分泌功能失常，表现为下丘脑促肾上腺激素释放激素（CRH）、促肾上腺激素（ACTH）增加，进而刺激肾上腺皮质释放糖皮质激素，使血浆糖皮质激素水平明显升高。同时CRH及糖皮质激素的大量释放可在下丘脑、垂体、性腺多水平对性腺轴产生抑制作用，从而导致生殖内分泌的紊乱。祁建生等测定33例慢性胃炎女性肾阴虚证患者24小时尿17-羟类固醇（17-OHCS）含量，并对22名同年龄段正常女性进行对照试验。结果患者组24小时尿17-OHCS显著低于对照组。蓝健姿等发现慢性肾小球肾炎肾阳虚组的甲状腺素T3、T4含量明显低于肾阴虚组。任小巧等以慢性激怒应激法制造的肝肾阴虚证模型大鼠表现为血清游离三碘甲腺原氨酸（FT3）、游离四碘甲腺原氨酸（FT4）同时降低，三碘甲腺原氨酸（rT3）增多，下丘脑TRH分泌增加，垂体促甲状腺素（TSH）、血清TSH降低。邢薇薇用左旋单钠谷氨酸（MSG）对大鼠造模，大鼠表现典型的肾阴虚证，且下丘脑-垂体-肾上腺（HPA）轴功能亢进，出现明显的骨质疏松症状，血清雌二醇含量也显著下降，提示雌激素参与下丘脑神经细胞凋亡引起的骨质疏松；二至丸能对抗MSG对小丘脑神经细胞的损伤，从而改善骨质疏松。史正刚等选用给大鼠每日腹腔注射氢化可的松的方法形成肾阴虚模型，模型组大鼠血浆皮质激素（CORT）、ACTH、CRH含量和肾上腺指数显著低于空白组（$P<0.01$）。外源性激素的负反馈抑制作用使大鼠垂体及下丘脑处于受抑制状态，肾上腺萎缩。吴水生等分别对中老年男性和女性肾虚三证研究，结果显示肾阴虚原发性骨质疏松（POP）患者男性性激素睾酮（T）、T/E_2的含量变化小于肾气虚和肾阳虚患者，雌二醇（E_2）相较最高。而肾阴虚女性性激素睾酮（T）、T/E_2的变化在肾气虚和肾阳虚之间，E_2的降低无组间差异。

褪黑素是哺乳动物和人类松果体产生的一种胺类激素。它的合成受光周期的制约，夜间分泌量较白天多，成昼夜节律性变化。褪黑素具有镇静、抑制肾上腺皮质、甲状腺、性腺功能，清除自由基，调节免疫等功效。王剑等通过对大鼠增加光照的方法，使其体质量和血清中褪黑素（MT）含量均下降，睾酮（T）、肾上腺素（E）和去甲肾上腺素（NE）含量升高，提示持续光照所诱导褪黑素分泌下降可升高交感神经的兴奋性水平，而经滋肾阴清相火方药治疗后，MT 含量升高至正常水平，而 NE 和 E 的含量下降至正常水平。

2. 活性多肽　心钠素是心房肌细胞合成和释放的一类多肽。具有强大的利钠、利尿、舒张血管、降低血压和对抗肾素-血管紧张素系统和抗利尿激素作用。郭文娟发现慢性肾炎肾阴虚证组患者血浆心钠素（ANP）含量明显高于健康人组及肾阳虚证组患者（均 $P<0.05$）。心钠素的释放受多重因素的影响，除了主要的交感神经兴奋的促释放外，还有垂体-肾上腺皮质系统、腺苷酸环化酶系统影响（cAMP 促心钠素的释放，而 cGMP 不引起或抑制释放）等。出现肾阴虚证组患者水平高，可能与肾实质受损后心钠素受体减少或破坏；肾血流量减少，肾小球滤过率降低；失去心钠素对肾脏水盐的调控作用，以及降低了肾脏对心钠素的降解作用有关。肾素、血管紧张素及醛固酮分泌增加，也促心钠素释放。

除了心钠素，内皮素-1（ET-1）也与肾阴虚有联系。陈小燕等选择糖尿病肾病肾阴虚患者，用放免法检测其 ET-1 含量，结果发现肾阴虚证组 ET-1 含量显著高于肾阳虚证组和正常人组（均为 $P<0.01$），肾阳虚证组 ET-1 含量也高于正常人组（$P<0.05$）。分析认为高血糖状态持续损伤血管内皮细胞引起 ET-1 大量释放，ET-1 又引起周围血管长时间收缩，加重组织缺氧缺血和细胞损伤。这些基本因素引起肾血管收缩，肾小球滤过率降低，加重糖尿病肾病。同时 ET-1 会引起交感-副交感神经功能紊乱，能刺激肾上腺素、去甲肾上腺素从髓质嗜铬细胞中释放，并能增强儿茶酚胺的反应性，提示交感神经兴奋性增高。

肾阴虚与免疫功能

孔月晴等对慢性肾炎患者的血液进行分析，发现慢性肾炎肾阴虚患者血清肿瘤坏死因子（TNF-α）的浓度明显高于肾阳虚组及正常对照组，正常对照组血清 TNF-α 浓度与肾阳虚组比较无显著性。且肾阴虚组和肾阳虚组患者血清白介素-2（IL-2）浓度均低于正常组，但两者比较无统计学意义。郭文娟对慢性肾炎肾阴虚证患者的研究发现也证实了这一点。在另一项临床观察中，严惠芳等证实除了 TNF-α，IL-6β 在慢性肾炎肾阴虚组血清中的含量也高于肾阳虚组和正常组（分别为 $P<0.05$，$P<0.01$）。李丽对肾阴虚型围绝经期综合征妇女外周血的观察结果表明 TNF-α、IL-6 水平显著高于正常对照组，提示绝经后机体处于慢性炎症状态，服用大补阴煎加味能改善临床症状且显著降低血清中 TNF-α、IL-6 的水平。骆文郁等实验发现肾阴虚型糖尿病大鼠血清 Th1 型细胞因子（IFN-γ）明显升高（$P<0.01$），IL-4 变化不明显（$P>0.05$），且 IFN-γ/IL-4 比值明显升高（$P<0.01$）。胡旭光等用甲状腺素和利血平建立肾阴虚小鼠模型，发现模型组小鼠脾脏 T 淋巴细胞 CD4/CD8 比值与空白组比较显著下降；经六味地黄汤及其生物制剂治疗后，比值显著提高。周虎等报告慢性病毒性肝炎患者 IgG、IgA 和 IgM 高于正常对照组，且肝肾阴虚 IgG 和 IgM 最高。在史正刚等用氢化可的松造成大鼠肾阴虚模型中，也发现模型组免疫球蛋白 G（IgG）较空白对照组显著下降（$P<0.01$）。

张弢等发现肾阴虚雌性小鼠的卵巢组织中，活性氧（OFR）含量明显升高，而与此同时超氧化物歧化酶（SOD）活性却有所下降，会进一步造成炎性反应。傅紫琴等的实验也验证了这一点，肾阴虚模型小鼠血清 SOD 活性明显降低，丙二醛（MDA）含量明显升高。而山茱萸多糖对肾阴虚模型小鼠有一定的抗衰老作用。全建峰选取慢性肾炎和糖尿病肾阴虚证患者为研究对象发现，两种疾病患者与正常人相比，血清中 IgM 和 IgG 含量有所升高（$P<0.01$，$P<0.05$），血清 IgA 含量也有升高趋势，但无显著性差异。血清补体 C3 有显著升高（$P<0.05$），补体 C4 有升高但无显著性差异。

肾阴虚的"组"学研究

崔丽娟等运用抑制性消减杂交技术（SSH）构建糖尿病肾阴虚证 DNA 消减文库，经蓝白斑筛选后得到548个阳性克隆,随机挑取92个,经聚合酶链反应分析证实86个克隆的质粒内均载有200～1000 bp大小的单一片段,可能是将来要寻找的与糖尿病肾阴虚证发生发展有关的特异性基因片段。赵晓山等从糖尿病、慢性肾炎、狼疮性肾病以及亚健康状态等肾阴虚证入手,应用RNA微量扩增、抑制性消减杂交、基因克隆等技术方法,分别构建肾阴虚的cDNA子消减文库,再运用核酸分子杂交原理和PCR筛选相同部分,最后筛选出阳性重组质粒,构建了肾阴虚证的cDNA文库。魏敏等也用SSH技术分离差异cDNA片段,成功构建了IgA肾病肾阴虚证的cDNA文库。谢丽华等对绝经后骨质疏松肾阴虚证相关基因进行了信息学的分析,发现其与GPR27,ASB1,PROK2,CLCF1和GSTM5基因的表达有关,并与谷胱甘肽代谢通路、细胞因子与其受体相互作用通路和JAK-STAT信号传导通路存在关联。孙晓敏等采用双向凝胶电泳技术分析亚健康肾阴虚证患者与正常人血浆总蛋白,发现相较于正常人,亚健康肾阴虚证血浆表达量升高的蛋白质斑点11个,表达量降低的蛋白质斑点6个;选取表达量升高差异放大的3个蛋白质斑点进行PMF鉴定,得到热休克蛋白27,显示与亚健康肾阴虚证发生发展关系的密切。沃兴德等对甲亢型肾阴虚大鼠肝线粒体蛋白质组的研究发现,肾阴虚大鼠能量代谢活跃,线粒体内物质氧化分解作用加强,柠檬酸循环和氧化磷酸化加速,存在以NF-κB过量表达为主的免疫炎性细胞因子紊乱和凋亡抑制状态。李俊丽从方证相应的角度,对肾阴虚模型组大鼠肝肾组织进行蛋白组学分析,找出左归饮调节纠正的蛋白质点21个,已知18种蛋白包括α2烯醇化酶(Eno1)等,涉及糖代谢、脂肪代谢、信号传导等酶类蛋白质。孙永宁等发现糖尿病肾阴虚证模型大鼠尿糖、尿蛋白较正常组增高,尿中甘氨酸、琥珀酸含量显著升高,十六烷酸、胆固醇含量显著下降;模型组大鼠血液中包含的甘氨酸、乳酸、尿素、D-葡萄糖、葡萄糖、半乳糖含量均显著升高($P<0.05$)。

除此以外,还有血清微量元素,血流变学以及病理态学的研究。英锡相等研究发现慢性肾炎肝肾阴虚证等患者血清微量元素与正常组比较,Zn、Fe、Cu明显低于正常值($P<0.05$),Mn元素高于正常组($P<0.05$)。严惠芳等研究发现慢性肾炎肾阴虚证与肾阳虚证患者血红细胞变性能力均低于正常人(均$P<0.01$);且肾阴虚证较肾阳虚组偏低($P<0.01$)。陈晓阳等通过观察肾阴虚抑郁模型大鼠下丘脑后发现,其下丘脑室旁核边界不清,神经元数目减少,细胞大小形态不一,部分胞体明显增大,细胞呈圆、亮的特性,细胞核污染,胞浆增多,染色变浅,甚至有空泡样变化。骆文郁等观察肾阴虚型糖尿病大鼠胰腺组织发现,模型组切片胰岛数目减少,胰岛内形态欠规则,细胞排列紊乱,常有细胞缺失、塌陷。400倍镜下胰岛内B细胞有严重的脱颗粒现象。

随着实验技术手段的不断发展进步,新的研究不断地证实了一些以前的发现,并且找到了更多、更细、更广的关联。不管是从临床人体发现的角度还是用动物造模模拟验证,或是方药功效测证的切入点,越来越多有关肾阴虚本质的信息展现在面前。中医的"证"既不同于症状,也不同于症候群,作为疾病当前阶段的本质反映,涉及机体多个系统、器官等结构功能体。在对"证"进行现代研究时,也应以中医基础理论为指导,运用整体观,联系其他脏器,寻找宏观和微观的联系。科技发展日新月异,修正的方法学不断得到运用,随着未知不详的深入,对肾阴虚证的认识会上升一个台阶,从而更好地服务肾阴虚证疾病的治疗。

154　肾阴虚证与代谢组学

中医学认为肾在人体是一个极其重要而又包含多种功能的脏器，内藏元阴元阳（肾之阴阳的别称）为水火之宅，是先天之本，生命之根。肾阴是一身阴气之本，具有滋养全身脏腑阴气的作用，"五脏之阴气，非此不能滋"，肾阴充足，则全身脏腑之阴皆充足。肾阴亏虚则可导致全身脏腑之阴亦虚。而任何脏腑阴阳的偏衰，日久也会累及肾之阴阳，导致肾之阴阳的不足。近年来，在中医证候实质研究中已初步证实肾阴虚证具有现代病理生理学基础。学者王彬等对肾阴虚临床表现、研究机制及研究方法等进行了梳理归纳。

肾阴虚的症状表现

肾阴虚证为中医学的基本证型之一，临床主要表现为干咳少痰、短气喘息、口燥咽干、五心烦热、潮热盗汗、头晕耳鸣、眩晕目涩、牙齿松动或疼痛、腰膝酸痛、失眠多梦、遗精早泄、性欲亢进、颧红目赤、大便干结、小便短少等症状，在现代医学中常见于糖尿病，急、慢性肾炎，高血压病、结核病、骨质疏松症、甲状腺功能亢进等病。肾阴为命门之水，滋养机体五脏六腑之阴，调补肾阴可能通过改善神经内分泌网络从而对各系统疾病发挥治疗作用。

肾阴虚的机制研究

众多学者运用现代技术和方法对肾阴虚证本质进行研究，现从神经-内分泌、免疫、微量元素和骨密度、血液流变学、能量代谢等生化方面阐释肾阴虚的发生机制及其科学性，为肾阴虚证的客观指标评价提供参考。

1. 神经-内分泌　肾阴虚与激素和神经肽的关系是众多学者研究的焦点，研究成果形成了较为一致的结论：①下丘脑-垂体-肾上腺皮质轴-胸腺（HPAT）轴上基因组的改变；②下丘脑-垂体-甲状腺轴功能的亢进；③下丘脑-垂体-性腺轴呈现出紊乱状态。有报道慢性胃炎肾阴虚证型患者尿中17-羟类固醇（17-OHCS）含量显著低于正常人；肝肾阴虚证血清中下丘脑TRH、T3、T4分泌增加，游离三碘甲腺原氨酸（FT3）、游离四碘甲腺原氨酸（FT4）、垂体促甲状腺素（TSH）和血清TSH、血浆内啡肽都降低；原发性骨质疏松肾阴虚证中，女性患者性激素睾酮、T/E_2升高、雌二醇逐渐降低，而男性患者正好相反；狼疮性肾炎肾阴虚证患者男女2组E_2、黄体生成素及FSH均较对照组升高；左旋单钠谷氨酸大鼠血浆CORT、ACTH和下丘脑CRH含量明显升高，下丘脑单胺类递质中多巴胺、去甲肾上腺素等含量显著降低。

2. 免疫功能　阴虚影响免疫功能，研究表明阴虚阳盛患者机体的免疫功能下降，IgM、IgG显著升高，出现各种类型的免疫缺陷病或容易产生自身免疫性疾病。陈小锋等采用酶联免疫法测定肾虚患者的血清，发现白细胞介素-2（IL-2）低于正常对照组，而白细胞介素-6（IL-6）高于正常对照组；徐俊等运用红细胞C3b受体花环实验和125I标记的方法，检测了67例肾虚患者的红细胞免疫功能和补体CRA，显示肾虚患者红细胞免疫功能和补体CRA均降低。

3. 微量元素、骨密度　研究发现肾阴虚证患者血浆中锌铜含量均较同龄健康组明显升高，说明锌铜含量同时升高是肾阴虚的辨证指标之一；朱秀英等的阴虚小白鼠实验也支持此观点。郭金瑞等发现肾

阴虚患者唾液中 K^+ 浓度高于正常人，Na^+ 浓度明显低于正常人，肾阴虚证患者 Na^+/K^+ 明显低于正常人。相关研究检测了319例青少年屈光不正患者头发中微量元素含量，发现肝肾阴虚者占51.40%，多与缺钙相关；原发性骨质疏松症也表现肾阴虚症状，肾虚证骨密度明显低于正常值，赵咏芳指出应按"肾主骨"的理论论治；也有研究提示肾阴虚患者骨密度较肾阳虚、肾气虚低，较正常人更低。

4. 血液流变学 "肾虚则精亏""精血同源"，肾阴虚起初表现为红细胞变形能力减弱，随之出现肾虚衰退表现。血液属阴，肾阴虚则化生血液功能失常。研究发现肾阴虚患者红细胞变形能力受到严重损伤；肾阴虚证患者红细胞变形指数明显低于正常人。

5. 能量代谢 能量代谢是生物体内物质代谢过程中所伴随的能量释放、转移和利用等的变化反应。肾阴虚影响能量代谢，从代谢产物中反向分析疾病或药物对机体的作用机制。肾阴虚证患者血清中异柠檬酸脱氢酶活性明显升高，乳酸脱氢酶活性明显降低，此结果吻合了中医理论"阴虚生内热"的理论，肾阴虚证患者有氧代谢增强、无氧酵解反应减弱、机体能量代谢增加。朱方石研究发现肾阴虚证患者血清TG、LDL-Ch含量升高，红细胞和血浆超氧化物歧化酶、全血谷胱甘肽过氧化物酶活力降低，而血中丙二醛含量升高，进一步证明肾阴虚者机体抗氧化能力减弱；肝肾阴虚证肝硬化患者血清总蛋白、白蛋白及白球蛋白比例显著低于正常人。肾阴虚与肾气虚、肾阳虚、脾虚证组比较，显示肾阴虚证组患者甘油三酯、胆固醇、收缩压、舒张压、脉压差、平均动脉压增高最显著，高密度脂蛋白胆固醇降低显著。王彬等通过检测甲亢阴虚大鼠尿液后发现大鼠体内三羧酸循环发生障碍，糖、脂质、氨基酸等物质能量代谢出现紊乱。

肾阴虚代谢组学研究

代谢组学是20世纪90年代中期发展起来的一门新兴学科，在生命活动的动态过程中，搜集代谢产物的变化资料，考察生物体受刺激或扰动后其代谢产物的变化规律，从而揭示机体生命活动本质。代谢组学采用全面、系统的研究方法，与中医"整体观念"思想和"司外揣内"思维模式有诸多相通之处，可实现中医药生物效应的整体性和动态性评价。很多研究将代谢物组学方法引入肾阴虚证的现代研究，着重从动物模型着手，选用病证结合的动物模型，采用的技术有色谱、质谱、核磁共振、毛细管电泳、红外光谱对血样或尿样等代谢产物进行检测（最常用 NMR 和 LC-MS 方法），根据代谢产物标记物了解和发现代谢产物变化与脏腑生理、病理的相互关系，使治疗肾阴虚的中药或中成药的整体性作用机制和疗效得到充分的展示和"挖掘"。

1. NMR方法的应用 NMR方法对于样品的前处理较为简单和便捷，分析时间周期短，无损伤，不破坏样品的结构和性质，能完成代谢产物中大多数化合物的检测，能满足代谢组学对尽可能多的化合物进行检测的目的。高岗采用NMR方法对氢化可的松导致的肾阴虚模型大鼠尿液分析发现肌氨酸酐、琥珀酸含量升高，二甲胺、天冬氨酸、牛磺酸、马尿酸含量降低；对其血浆分析发现乳酸、醋酸、丙酮、胆碱、酪氨酸含量升高，琥珀酸、柠檬酸、甲酸含量降低。李英帅采用NMR研究阴虚体质患者的尿液，其中尿肌酐、二甲胺、柠檬酸、氧化三甲胺浓度降低，甘氨酸、葡萄糖浓度升高；血浆中乳酸、丙氨酸、葡萄糖、脂类化合物浓度降低。

2. LC-MS方法的应用 LC-MS技术法具有更低的检测限，更高的灵敏度，适合于生物样本中复杂代谢产物的检测和潜在标记物的鉴定，对含量低的代谢产物研究具有独特优势，被越来越多地用于代谢组学研究。高岗采用LC-QTOF-MS分析手段对氢化可的松导致大鼠肾阴虚模型进行研究，根据化合物的准确质量数在HMDB, KEGG, METLIN, LIPID MAPS, PubChem等数据库中查询可能的化合物结构，对标记物进行分析，寻找到马尿酸、色胺酸、芥子醇等标志物。采用相同方法对血浆进行研究，寻找到1-棕榈酰-sn-甘油-3-磷酸胆碱，LysoPC［18∶1（9Z）］两种脂类标志物。

综上所述，代谢组学研究从整体角度对肾阴虚的生物特征进行了探索，肾阴虚与机体的各项活动有密切关系，影响了人体生物功能的调节，使代谢产物发生潜移默化的变化，寻找肾阴虚的指标性物质对肾阴虚的治疗也有一定的重要意义。

155　肾阴虚证现代研究

中医学认为"肾为先天之本",在人的生长、发育、壮盛和衰老的生命过程中起着举足轻重的作用。《黄帝内经》认为,人系"阴常不足"之体,"夫以阴气之成,止供得30年之视听言动已先亏矣""年四十而阴气自半起告衰矣""阴虚则病",肾寓元阴元阳,故人身之阴根于肾,肾阴不足,则全身阴液随之亏矣,诸病随之而来。

中医对肾虚的认识,着重于功能方面。而任何功能及其改变都是建立在物质基础之上。自1959年上海医科大学脏象研究组从肾阳入手,开始了肾虚、肾本质研究以来,对肾阳虚本质研究报道较多,而肾阴虚本质研究甚少。鉴于肾虚和阴虚的研究,肾阴虚必见于二者中,这为探索肾阴虚证本质提供了诸多方面的思路,学者郭文娟等对肾阴虚证现代研究做了梳理归纳。

肾主生殖与内分泌

中医肾实质的研究显示肾虚与丘脑-垂体-性腺轴功能失调密切相关。邝安堃研究发现 E_2/T 比值的上升是作为反映"肾虚"的一种生物学标志之一。吴水生研究结果:男性肾虚证 T 及 T/E_2 降低程度呈现为正常人<肾气虚<肾阳虚<肾阴虚;E_2 升高幅度呈现正常人>肾气虚>肾阳虚>肾阴虚。王琦等用放射免疫法测定了23例阳痿患者的性激素水平,发现肾阳虚的雌二醇(E_2)浓度明显高于正常对照组;血清睾丸酮(T)浓度则明显低于正常对照组;肾阴虚组 E_2 浓度亦升高,T 浓度也低于正常组。朱楣光研究发现男性肾虚症 LH、FSH 均有一定程度改变。俞瑾在实践中发现了肾阴虚妇女中血 FSH 偏高或很高,肾阳虚者血 FSH 常较低,用补肾化痰中药治疗某些表现为阴虚血瘀证的高胰岛素血症(PCOS)出现40%~60%的排卵率,其作用机理为使血 E_2 降低,下丘脑弓状核 ER 升高,局部 NPT 下降、GnRH 升高,FSH、LH 升高,卵巢 T 下降、E 升高,出现排卵。现代医学认为,大量的 E_2 可抑制腺垂体分泌 FSH,FSH 与 T 共同作用才能刺激精曲管发育使精子产生和发育成熟,因此肾阴虚者较肾阳虚者 E_2 的升高和 T 的下降必会影响精子的成熟而影响生育功能,说明肾阴虚比肾阳虚使肾精损失更重。这与中医"肾主生殖"较一致。

吴瑞荣对83例肾阴虚患者尿17-OHCS昼夜节律变化进研究发现,阴虚证者17羟显著升高,以过夜值为主。有学者报道肾阴虚患者尿中 VMA 明显升高,而肾阳虚患者的尿 VMA 量明显减少。由于 VMA 是大脑神经介质的代谢产物,实验结果提示肾阴虚和肾阳虚的本质可能有大脑介质参与。现代医学认为,下丘脑的神经激素通过垂体门脉系统到达垂体前叶,调控垂体前叶激素的分泌。李恩观察肾性高血压中医分型与血浆前列腺素、肾素、血管紧张素Ⅱ、核苷酸变化,发现阴虚组 PGA2 值高于阳虚组有显著性差异。蓝健姿研究发现慢性肾炎肾阴虚组 T_3、T_4 含量明显高于肾阳虚组。聂莉芳发现肾脏病患者胰高血糖素均值明显高于正常,而肝肾阴虚型又明显高于气阴两虚型、脾肾阳虚型和肺肾气虚型。

肾主骨与骨矿物含量、骨密度

《黄帝内经》提出了"肾主骨"的理论。中医学肾的功能涵盖了现代医学肾的功能。现代研究证明,钙的吸收和代谢与肾有关,促进骨和软骨生长发育的生长间素,必须由生长激素经过肾脏(或肝脏)的处理后转化而来。蔡新吉报告了184例肾虚证与非肾虚证患者尺、桡骨骨矿物含量的检测结果，肾虚证组骨矿物含量显著低于非肾虚证组及对照组，且同病种的肾虚证组与非肾虚证组之间骨矿物含量有显著差异。郭素华发现按同性别、同年龄比较，肾虚证骨密度明显低于正常值和无肾虚证受试者，也区别于肺虚证、脾虚证受试者。说明肾虚证有骨密度的相应变化，验证了中医"肾主骨"的经典理论。陈训华等检测结果提示肾虚、肾阴虚骨密度较肾阳虚、肾气虚更低。赵咏芳研究发现原发性骨质疏松症的中医证型主要是肾阴虚，宜按肾主骨的理论论治。现代研究亦证实，中医的肾作为一组功能单位，肾虚证是以下丘脑-垂体-多个靶腺系统功能紊乱，全身生理功能减退为特征的一种机体反应状态。肾虚证患者可能由于垂体功能减退，生长激素分泌减少或雌激素、雄激素减少，影响钙、磷代谢，引起骨密度减低而致骨矿物含量下降。

肾藏精、精血同源与血液流变学、甲皱微循环

申春娣在肾虚证与红细胞刚性的研究中发现，肾虚患者红细胞变形能力受到严重损伤。现代医学认为，红细胞变形能力不仅决定血液的流动速度以保障微循环，调节血液黏度，还决定红细胞的寿命；它不仅影响红细胞从骨髓到循环血的释放，还与红细胞从循环血中的清除过程有关，因而红细胞变形能力能维持微循环血流态正常，保证微循环的正常灌注，达到滋润、濡养、温煦、气化全身的作用。肾虚则精亏，精血同源，红细胞变形能力减弱，随之出现肾虚衰退表现。刘新研究证实，肝肾阴虚型血浆黏度最高，主要是血脂增高所致，符合中医的阴液亏损，血脉不充，血液运行不畅而致瘀滞的理论。血液属阴，肾阴为血液化生的物质基础，肾阴虚则化生血液功能失常。俞亚琴的检测再生障碍性贫血者不同证型间甲皱微循环改变，指标异常以肾阴虚为重。

肾开窍于耳与微量元素、血脂水平

《黄帝内经》中有"肾主耳，在窍为耳"的记载，"肾气通于耳，肾和则能闻五音矣"。刘鲁明发现肾虚有耳鸣耳聋组血钙明显低于肾虚无耳鸣耳聋组，24 h 尿钙排泄量亦低于无耳鸣耳聋组，而性别、年龄与血清钙则无明显关系。俞军发现有肾虚证表现者，血清微量元素铁、锌的含量明显低于无肾虚证患者与健康人，且血清铁含量降低程度与听损害的程度成正比，还发现肾虚证表现的患者中，高频听力损害发生率为83.6%，明显高于无肾虚者。有肾虚证表现者血脂水平也明显高于无肾虚证及健康人。刘蓬研究在同样的致聋因子（卡那霉素）作用下，肾阴虚组动物较正常动物更容易招致耳蜗外毛细胞的损害而造成听力下降，这可能是肾虚致聋的机理之一。

肾其华在发、发为血之余与微量元素

《素问·六节脏象论》云："肾者……其华在发。"汪坤发现头发中锌元素含量的低下肾虚组与正常人有显著差异；骨质增生组、肾虚骨质增生组与正常人有非常显著差异。肾虚骨质增生组头发中锌元素的含量最为低下，头发中铁元素的含量仅在肾虚骨质增生组有差异。镁、钙元素的含量，肾虚患者较非肾虚患者有显著差别，且以含量减低为主。这反映中医学认为肾气盛衰可能表现在人发的生机上。朱玫初步发现不同病种阴虚、阳虚患者血清 Cu 含量均明显升高，且阴虚者升高更为明显；二组患者的 Zn/Cu 比值均明显降低且以阴虚者为显。此外，阴虚者血清 Fe 含量明显升高。陈德珍报道肾阴虚患者血清 Zn 下降，Cu 升高，Zn/Cu 比值下降。

肾在液为唾与唾液生化及舌象变化

秦吉华用现代医学的方法研究阴虚、阳虚患者舌象变化与唾液上生化及舌象细胞学的关系，结果表明正常人舌面 PH 值接近中性，阴虚患者偏酸者居多，阳虚患者偏碱者居多；阴虚组和阳虚组唾液钠含量明显低于正常人，阴虚组较阳虚组更低；唾液钾阴虚、阳虚均高于正常组，其中以阴虚组最高，钠/钾比值阴虚组降低最明显。认为通过测定唾液钠、钾含量，可以作为阴虚、阳虚辨证的客观指标之一；唾液尿素氮阴虚、阳虚组均高于正常组，以阳虚组最高。舌苔脱落细胞学研究，巴氏染色阴虚组以不全角化细胞为主，阳虚组以完全角化细胞为主。

肾为之主外、卫出于下焦与免疫

《灵枢·五癃津液别》云"肾为之主外"，《灵枢·营卫生会》云"卫出于下焦"。中医的肾为先天之本，具有防御外邪的功能，与现代医学免疫相关。肾虚与免疫的关系是近年来肾本质研究中有不少进展的方面。朱滨弟测定慢性原发性肾小球肾炎患者的血、尿 IgM 含量后发现，脾肾气虚组血清 IgG、IgM 明显低于肝肾阴虚组，尿中 IgA、IgM 脾肾气虚组亦明显低于肝肾阴虚组。张宏伟认为尿中 IgG、IgA 的升高，则可能提示肾阴虚型肾炎比肾气虚型在"肾精"损失方面更甚。霍保民对慢性肾小球肾炎研究显示阴虚型 CIC 的形成与沉积较阳虚型多，提示阴虚型病程较长，更为难治。

在细胞免疫和补体方面，吴正治检测了 24 例慢性肾炎患者的 ANAE，结果发现细胞免疫功能低下是肾虚的共性，肾阳虚以 Tm 减少为主，肾阴虚以 TG 低下为主。肾虚者 C_3、CH_{50}、C_3b 受体花环率和补体 CRA 活性均低于正常人。达南发现阴虚组血、尿 $\beta 2$-MG 增高，提示阴虚患者免疫机能及代谢处于活跃状态，细胞合成 $\beta 2$-MG 增高。陈小锋研究表明 NK 细胞活性低下是多病种肾虚的共同表现之一，研究认为外周血 IL-2 水平降低和 IL-6 水平升高是肾虚的免疫病理基础之一。方素钦研究表明，中老年人肾阴虚证组 T 细胞亚群中 CD4、CD4/CD8 显著降低。

阴虚则内热与自主神经、能量代谢、甲皱微循环

方素钦研究分析表明，肾阴虚证组 SBP、脉压差、平均动脉压显著升高且与肾阴虚证积分显著相关。认为肾阴虚证实质与血压关系密切，推测与交感神经偏亢等因素有关。田鄂华认为血清 MAO 增高及全血 ACHE 活性低下可反映患者自主神经功能失调，可作为阴虚证的客观指标，患者 ICD 活性显著增高，LDH 活性显著降低提示有氧代谢增强，无氧酵解反应减弱，反映了机体能量代谢增强，说明"阴虚则内热"有其物质基础。张宏伟亦认为 IgM 在肾阴虚组患者中的升高提示"阴虚内热"有其病理基础。王鸿发现肾阴虚患者皮肤微循环的管襻数目开放增多，有利于热量的扩散，以有利于调节中医所说的"阴虚内热"，管襻内血色深红，血流速度稍慢，可以理解为中医所说的"血瘀"。俞亚琴研究再生障碍性贫血患者肾阴虚型甲皱微循环，以襻周状态周围渗出、出血改变为突出，这是由于阴虚则内热，热能迫血妄行所致。

肾阴虚与其他

丁伟璜发现慢性肾炎阴虚患者内生肌酐清除率显著低于正常人，肌酐系数却显增高。尹永诜报道肾阴虚患者的血清总胆固醇水平显著高于肾阳虚者，而甘油三酯则显著低于后者，肾阴虚主要表现为Ⅱa 型，肾阳虚患者主要为Ⅳ型。陈晏珍发现肾虚患者 SOD 活性显著降低，且肾虚病情愈重、病程愈长者 SOD 活性愈低。张文彭研究发现老年组中肾虚者 LPO 与 TC 水平显著高于非肾虚者，血浆 HDL-C 水

平及 HDL-C/TC 比男女肾虚组均明显降低。提示 LPO 可作为衡量体内肾气是否充盛的重要指标。阮诗玮研究发现，血浆 ET 含量的增加可作为判断肾阴虚严重程度的一个客观指标，血清 NO 含量的变化可以反映出脏腑病损的严重程度。成玉斌等研究显示 DN 肾虚证与 ACE 基因多态现象相关，在非肾虚证、DN 肾阴虚证、DN 肾阳虚证中，ACEDD 型的频率和 D 等位基因的携带率逐渐增高，而 II 型的频率利 I 等位基因的携带率明显降低。同时肾阳虚证基因型以 DD 为主，肾阴虚证以 DI 为主，提示 ACE 基因的不同基因型与等位基因与 DN 肾虚及不同证型有关，可能是 DN 患者肾虚证的物质基础之一。

鉴于以上方面的研究，对肾阴虚证本质的研究应注意证内涵的准确性与选证的典型化、证机理的阐释、肾功能间的联系，从多病种、多层次、多角度，充分应用现代科技手段去研究，为临床异病同治、同病异治做出指导。

156 从寒冷刺激适应性析阳虚证畏寒肢冷实质

阳虚证是中医临床常见证候之一，其临床表现主要包括畏寒肢冷、神疲乏力、面色苍白、舌淡苔白、脉沉迟等。国内阳虚证实质的现代研究涉及面广泛而深入，取得了许多可喜进展。然而不可否认的是，这些研究大多关注西医诊断学指标，较少从中医学对疾病发生、发展的认识角度出发，忽视了中医药理论注重机体和环境相互作用的特点。同时，在运用现代医学知识解读传统中医学概念时，有必要对中、西医两种不同的认知方法进行比较，分析其异同点。基于此，学者金锐等以中医文献学认识为根本，结合现代医学知识，层层递进，探索性分析了中医阳虚证畏寒肢冷的实质，并就中西医对畏寒肢冷的认识作了比较。

中医理论注重机体与环境之间的相互作用

与现代医学基础理论重视疾病诊断和治疗的视角不同，具备朴素唯物主义特质的中医基础理论重视人体与大自然之间的相互作用，并基于此阐释了其医学理念：防病治病就是要调整人体的气机，使其顺应环境的变化。陆广莘认为"中医学的研究对象是'天人之际的健病之变'，是人在与环境的相互作用中关于健康和疾病互相转化的过程。"马伯英认为"'阴阳、五行、气'学说便是对自然生态与人体生理病理变化的共通规律的高度抽象。"因此，作为自然界最显著、最重要变化之一，四季交替对生产生活的影响很早就受到特别的重视，四时阴阳理论也成为古代中医家防病治病的重要依据。《黄帝内经》开篇即述及《四气调神大论》，阐释了"夫四时阴阳者，万物之根本也""逆之则灾害生，从之则苛疾不起，是谓得道"的道理。相应地，中医学理论概念术语也与环境密切相关，如阴阳、气、寒暑湿燥火等。所以，在研究中医学认识、诊断和治疗疾病的原理时，在运用现代医学理论中生理病理学概念描述中医学理论的相关内容时，必须充分考虑机体与生存环境之间的相互作用，而这也成为中医药理论现代研究的切入点。

中医理论对阳虚证的认识

《黄帝内经》中"阳虚—外寒—冬季"概念之间具有密切联系，阳虚证患者的畏寒肢冷与冬季时健康机体在外之阳气不足的表现非常相似。

根据孙广仁的研究，《黄帝内经》中与"阳虚"概念相关的表述有23条，表达出"阳虚"概念的3个层面，包括阳气亏虚、人体在外之气的不足及人体在上之气的不足。其中，有11条论述直接将"阳虚"与"冬""寒"联系起来。如《素问·厥论》之"春夏则阳气多而阴气少，秋冬则阴气盛而阳气衰"。《素问·水热穴论》之"冬者水始治，肾方闭，阳气衰少，阴气坚盛，巨阳伏沉，阳脉乃去"。《灵枢·根结》之"发于秋冬，阳气少，阴气多，阴气盛而阳气衰，故茎叶枯槁，湿雨下归，阴阳相移，何泻何补？"同时，对于阳虚证最常见、最典型的症状畏寒肢冷，也有多条论述明确提及。如《灵枢·口问》之"寒气客于皮肤，阴气盛，阳气虚，故为振寒寒栗"。《素问·疟论》之"衰则气复反入，入则阳虚，阳虚则寒矣"。而最经典的论述莫过于《素问·调经论》之"《经》言阳虚则外寒，阴虚则内热，阳盛则外热，阴盛则内寒，余已闻之已矣，不知其所由然也"。对于这个问题，岐伯的回答是"阳受气于上焦，以温皮肤分肉之间，今寒气在外，则上焦不通，上焦不通，则寒气独留于外，故寒栗"。由此可见，对于作为畏寒表现的"寒栗"，中医注重表里辨证，认为其与"寒气在外""寒气独留于外"相关。

同时，冬季自然界阳气衰，阴气相对偏盛。"人与天地相参"，人体阳气亦衰，因此健康机体也会表现出怕冷、手脚冰凉，这与《黄帝内经》中所说表现为"寒栗"的"外寒"相对应。同样，阳虚证患者畏寒肢冷的原因也是患者在外之阳气不足，从而形成"外寒"症状，并与表现为"寒气积于胸中而不泻""血凝泣"的"内寒"有所区别。这说明从概念上看，"阳虚"与"冬季""外寒"密切相关，即阳虚证患者的畏寒肢冷与冬季时健康人体在外之阳气不足的表现非常类似，并与"阴盛"代表的"内寒"不同。此认识也为国内阴阳理论研究学者所认同。

现代医学对阳虚—外寒—冬季相关性的解读

寒冷应激后机体发生的最重要适应性改变之一就是体表组织血流量（热量）的减少，这与冬季时健康机体在外之阳气的不足密切相关。

现代医学认为，生物体的适应性是生物体在复杂环境中生存的关键。动物实验表明，摘除双侧肾上腺的动物只能在没有刺激的状态下生存，轻微的有害刺激即可导致其死亡。由此可见，生物体的适应性对于生存非常重要，不能对外界环境刺激做出及时、恰当反应的生物是无法生存的。因此，对生物体适应性的研究非常重要，而研究健康人应激反应（适应性改变）的特点，可以为探讨疾病状态下机体适应性低下的实质提供思路。

冬季与中医阳虚状态关系密切。从现代医学角度来说，机体感受到冬季的寒冷，会产生一系列变化调整自己以适应环境。人体感觉舒适的环境温度范围即热平衡温度区在裸体休息时为27℃左右。一般情况下，得益于体温调节过程中的血管舒张和收缩，人体的热平衡维持在4℃以内。当低于热平衡温度区时，代谢产热增加（寒战），当高于热平衡温度区时，热量散失增加（出汗）。而机体暴露在寒冷中，皮肤的温觉感受器受到刺激，引起交感神经的兴奋，进而导致皮肤、手臂和大腿的血管收缩，以肢端血管尤为明显。一方面，皮肤和四肢减少的血流量可以使表面组织的热绝缘能力增加300%，减少散热；另一方面，血管收缩也会使血压升高、血浆黏度增加、血容量减少，从而增加心脏做功，全方位地抵御寒冷刺激。而从宏观体征上看，这时候的大脑皮层接收到相应信号，表现为主观上的怕冷；同时，体表组织（皮肤和四肢）的血流量减少，组织得到的热量减少，温度降低，于是又表现为客观上的四肢冰冷。以上是机体对寒冷刺激迅速且主要的适应性调整，主要是心血管系统的变化。此外还涉及代谢方面的变化，包括血浆游离脂肪酸（FFA）增加、棕色脂肪组织（BAT）增生、尿中环腺苷酸含量（cAMP）和环鸟苷酸含量（cGMP）升高，以及三碘甲腺原氨酸水平（T_3）升高等。

根据以上分析，冬季时，健康人体在寒冷刺激后发生适应性改变，主要包括快速的以交感神经为主的心血管系统变化，以及一些较为缓慢的物质代谢变化。其中，交感神经兴奋可以引起体表组织血流量（热量）的减少，进而发展为主观上的怕冷（畏寒）与客观上的四肢冰冷（肢冷），即人体在外之气不足而引起的"外寒"状态。

阳虚证患者畏寒肢冷的实质

疾病导致的体表组织血流量（热量）减少是阳虚证患者畏寒肢冷的可能原因，已知的病理性因素有心力衰竭、循环功能障碍和甲状腺功能减退。

在探讨阳虚证患者畏寒肢冷的实质之前，先就相关概念做出说明。首先，阳虚证患者畏寒肢冷与健康人冬季怕冷手脚冰凉的概念不同。前者是由病理性因素引起的病理状态，后者是由于环境温度变化引起的机体适应性反应。但是，从中医学理论上讲，两种状态均是人体"在外之阳气"的不足造成的，只是引起的原因不同。其次，疾病是机体在一定条件下受病因损害作用后，因机体自稳调节紊乱而发生的异常生命活动过程，所以对生理性自稳调节的研究正是探寻病理性自稳调节紊乱的基础。故本研究基于健康机体对寒冷刺激的生理性调节机制及表现，探讨病理性阳虚证畏寒肢冷的实质。

健康人因冬季的低温影响，辐射及传导散热均增加，体表组织的温度降低，温觉感受器受到刺激，将寒冷刺激的信号传给大脑皮层，同时机体产生一系列适应性变化，以交感神经兴奋为主导，这是正常的生理反应。然而，体表组织温度的降低并不一定是只由外界温度的降低造成，尚有其他因素，例如某种疾病（如循环功能障碍或心功能下降）造成皮肤和四肢血流量减少，导致血液携带到体表组织的热量减少，从而造成体表组织温度降低；或是某些疾病造成机体产热能力的下降（如甲状腺功能减退等），尽管体表组织血流量没有改变，但因同体积血容量中的热量减少，血液携带到体表组织的热量亦减少，造成体表组织温度降低。无论是上述何种原因造成体表组织温度降低后，都会刺激温觉感受器，使得机体在不寒冷的舒适环境中也表现出怕冷手脚冰凉。而这些疾病便是造成畏寒肢冷的病理性因素，需要针对性的治疗。因此，某些疾病（如循环功能障碍、心功能下降或甲状腺功能减退等）造成的体表组织血流量（热量）减少很可能是患者畏寒肢冷的原因，是中医阳虚证的可能病理实质。

另外，国内许多研究也关注阳虚与上述因素之间的关系。例如，许多学者利用甲状腺功能、耳缘静脉微循环观察阳虚状态。其中甲状腺功能方面的研究较早开始，持续时间较长，阳虚与甲状腺功能减退的关系也基本得到公认。较为深入的研究包括体温调节、能量代谢和热力学熵，且许多研究直接证实了体表温度降低或体表温度恢复速率减慢与阳虚证畏寒肢冷的相关性。同时，国外对于怕冷和手脚冰凉的认识和治疗也多着眼于循环功能障碍、心力衰竭和甲状腺疾病。因此，有理由认为，阳虚证畏寒肢冷与体表组织血流量（热量）的减少密切相关，而已知造成此病理状态的因素有循环功能障碍、心力衰竭和甲状腺功能减退。

以方测证，验证结论

"以方（药）测证"是中医认识病证的一种手段，也是证候的现代研究中常用的方法之一。它主要是指根据方剂药味组成及效用（单味药性味功效）推测所主治对象的症状和病机。即根据临床常用于治疗阳虚证的具有温里及补阳功效中药的现代药理研究结果，可推测得到阳虚证的可能实质。收集的研究结果显示，十余种经典中药单味药及复方均具有或强心，或扩张外周血管，或升高体表温度的药理作用，印证了本结论。同时，有理由推测，这些中药对患者畏寒肢冷症状的缓解也正是通过强心、扩张外周血管或升高体表温度的途径增加体表组织血流量（热量），从而减轻温觉感受器受到的刺激而实现的。

讨 论

阳虚证可见于临床多种疾病中，而不同疾病有不同的病理表现。但是，从中医学理论独特的思维方式看来，这些不同的病理过程中包含着相似的机体状态，即阳虚状态。在中医学认识"阳虚"的过程中，重视对冬季自然界和人体表现的观察，认为怕冷和四肢冰冷就是冬季机体"在外阳气"不足的表现，并将此概念核心延伸至阳虚证患者畏寒肢冷的病理表现，而寒冷应激理论证明，这种体征与体表组织血流量（热量）的减少密切相关。

造成体表组织血流量（热量）减少有很多因素，其中就包括冬季气温降低导致的热量散失增加。适度的热量散失是正常的生理性变化，在人体可调节的范围内，而过度的寒冷刺激就会造成机体损伤，造成病理状态。其他已知的病理性因素包括心力衰竭、循环功能障碍和甲状腺功能减退。显而易见，各因素的叠加会加重体表组织血流量（热量）的减少，而这就是阳虚证患者"能夏不能冬"的原因，因为本身不足的体表组织热量会因为气温的降低而更加严重。同时，具有心功能轻度不全、循环功能轻度障碍及甲状腺功能轻度减退的亚健康人群，虽然病变程度不足以诊断为疾病，但是冬季寒冷气候因素的叠加会使其较其他人更加怕冷，他们就是具有阳虚体质的人群。

中西医学对畏寒肢冷的认识角度不同。中医学主要从全身整体状态认识阳虚证畏寒肢冷，在此基础上进行脏腑辨证，做到有针对性的治疗。同时，注重患者体质，对具有阳虚体质的患者给予扶阳治疗。而西医学主要从明确的局部性的病因角度认识畏寒肢冷，不仅建议受此困扰的患者做甲状腺功能及心脏功能方面的检查，而且还大量研究手部外伤与肢冷的关系。由此可见中西医学的不同之处。

中医证候十分复杂，实非短期研究可阐明，但是不顾及中医药理论的特点和符合逻辑思维的解释，只是频频运用先进的现代医学研究技术却也值得商榷。金锐等基于中医药理论注重机体与环境之间相互作用的特点，结合现代医学相关研究成果，对阳虚证畏寒肢冷的实质进行了合理说明与阐释，为中医阳虚实质研究提供了思考。

157 阳虚证与身体功能状态

阳虚证是中医临床较为常见的一种病理状态，多由于人体内部阳气虚衰，造成温煦、推动和气化功能亏虚而致。阳虚主症为畏寒肢冷、面色苍白、大便溏薄、小便清长、脉沉微无力等。由于涉及的脏腑部位偏重不同，中医学上又把阳虚证细分为肾阳虚、脾阳虚、心阳虚、脾肾阳虚与兼证证型。如肾阳虚多伴随腰膝酸冷，少尿、小便清长、夜尿多、尿后余沥、小便失禁，滑精或早泄或性欲减退等。脾阳虚多出现腹部冷痛、喜温、喜按，食欲不振，大便稀溏、久泄久痢、完谷不化等，心阳虚则常见心悸怔忡，胸闷气短等。学者李连珍等收集临床阳虚证患者和健康对照者进行比对，观察患者内分泌、免疫、物质能量代谢等系统功能变化，以期为虚寒状态模型研究提供依据。

资料与方法

1. 一般资料 30例患者来自××医院住院及门诊，健康对照者30例来自××大学职工。患者年龄在30～75岁之间，平均年龄（58.41±12.57）岁。男性12例，其中肾阳虚入组4例，脾肾阳虚入组4例，心脾肾阳虚入组4例，心肾阳虚1例。女性18例，其中肾阳虚入组5例，脾肾阳虚入组5例，心脾肾阳虚入组6例，心肾阳虚1例。健康对照组年龄在30～75岁之间，平均年龄（55.23±5.19）岁，男性20例，女性10例，经统计学处理，两组在年龄上差异无统计学意义。

2. 诊断标准 参照中华人民共和国国家标准《中医临床诊疗术语——证候部分》《中药新药临床指导原则》选择。阳虚共见症①畏寒，②肢冷，③口淡不渴或喜热饮，④舌淡、淡胖，苔白、白滑或白润。各脏专有症①肾：腰膝酸冷，少尿或小便清长或夜尿多或尿后余沥或小便失禁，滑精或早泄或性欲减退，水肿。共见症3项+肾阳虚专有症2项，共见症2项+肾阳虚专有症3项，结合脉象（脉弱或沉迟无力）即可诊断为肾阳虚证。②脾：腹部冷痛、喜温、喜按，食欲不振，大便稀溏或久泄久痢或完谷不化，带下清稀量多，下肢水肿。共见症3项+脾阳虚专有症2项，共见症2项+脾阳虚专有症3项，结合脉象（脉弱或沉迟无力）即可诊断为脾阳虚证。③心：心悸怔忡，胸闷气短，下肢水肿。共见症3项+心阳虚专有症2项，共见症2项+心阳虚专有症3项，结合脉象（脉弱或沉迟无力或结代）即可诊断为心阳虚证。

3. 纳入标准及排除标准

（1）纳入标准：①中医证候评分符合阳虚证诊断。②受试者年龄范围为30～75岁。③受试者体质量45～90 kg。④受试者近1个月内未曾服用具有补益作用的汤药或中成药。⑤受试者或者监护人签署知情同意书。

（2）排除标准：①受试者不配合采血分析。②试验开始后发现受试者不符合病例纳入标准。③合并有心、脑、肺、肝、肾和造血系统等严重疾病患者。尤其排除有肾上腺、甲状腺、性腺等内分泌疾病的患者。④慢性疾病长期服药控制者。⑤近3个月内有激素类、免疫抑制剂、免疫激活剂药物服用史者。⑥患有精神疾病或法律上的残疾患者。⑦妊娠或哺乳期妇女。⑧共见症3项外出现舌红或苔黄者。⑨共见症3项外出现怕热者。

4. 试验方法 收集符合纳入标准，且不符合排除标准的阳虚患者和健康对照者。30例阳虚患者和30例健康对照者均在清晨7点半至8点，抽取静脉血3 mL，静置1小时后，3 000 r/min，离心15分钟，分离血清。血清免疫球蛋白（IgG）、免疫球蛋白（IgM）、补体3（C3）、补体4（C4）、乳酸

(LAC)、血糖（GLU）、总胆固醇（TC）、甘油三酯（TG）、总蛋白（TP）、白蛋白（ALB）等指标由贝克曼 CX4 型全自动生化分析仪检测；血清皮质醇（COR）、三碘甲腺原氨酸（T3）、甲状腺素（T4）、促甲状腺激素（TSH）等指标放免法检测。

5. 统计分析　实验结果采用 SAS8.2 统计软件包进行统计学分析，计量资料用均值±标准差（$x\pm s$）表示，正态分布计量资料的组间比较采用两独立样本 t 检验，偏态分布计量资料的组间比较采用秩和检验，$P<0.05$ 为差异有统计学意义。

结　果

1. 血清免疫相关指标变化　与健康人比较，阳虚患者血清中 IgM 含量明显降低（$P<0.05$），IgG 含量亦有降低趋势，但未见统计学差异，血清补体 C3、C4 含量则有升高趋势，也未见统计学差异。

2. 血清物质能量相关指标变化　与健康人比较，阳虚证患者血清中 GLU 和 TC 的含量偏高（$P<0.01$，$P<0.05$），TG 有降低趋势，TP 和 ALB 含量变化不明显。阳虚证患者血清 LAC 含量明显降低（$P<0.05$），可能与阳虚证患者能量代谢低下有关。

3. 血清内分泌系统相关指标变化　与健康人比较，阳虚证患者血清中 T3、COR 明显降低（$P<0.05$），T4 有降低趋势，TSH 变化不明显。

讨　论

在证候研究的过程中，动物模型的构建是关键环节。虚寒状态是临床常见的一种机体状态，是由于人体阳气虚衰，温煦、推动和兴奋功能减退所表现的病理状态，临床又称为阳虚证或虚寒证。通过对临床阳虚证患者的机能状态进行研究，能为虚寒状态动物模型构建提供参考依据。鉴于此，本实验收集临床阳虚证病例，从内分泌系统、免疫系统和物质能量代谢等方面，对其机体状态进行研究。

1. 病例纳入标准　中医证候诊断的客观化、标准化一直是制约中医药学科发展的瓶颈。中医证候的量化研究是国内中医药界倍受关注的研究课题。目前已参考《中华人民共和国国家标准·中医临床诊疗术语证候部分》、全国高等医药学院 8 版教材《中医诊断学》及《虚寒证辨证因子等级量化标准的研究》中虚寒证的诊断标准，初步拟订虚寒证辨证标准。①主症肢冷，倦卧，畏寒怕冷，喜温喜暖，舌淡胖，苔白。②定位诊断为心阳虚：心悸怔忡，胸闷气短，胸痛。脾阳虚食少纳呆，脘腹胀满，大便溏薄。肾阳虚腰膝酸软，夜尿频多，小便清长。在排除热证基础上，具备虚寒证主症 2 项以上者，可诊断为虚寒证。

据此，本研究参照中华人民共和国国家标准《中医临床诊疗术语——证候部分》、《中药新药临床指导原则》制定诊断标准、纳入标准和排除标准，并制定阳虚证临床观察表，收集临床病例。然后采用卫生部药政司《新药（中药）临床研究指导原则》中医证的记分法，计算主症综合积分。主症综合积分包括定性和定量积分。定性积分：证候有计 1 分，无计 0 分。定量积分：根据虚寒证的评分原则打分，每项按轻、中、重各记 1 分，2 分，3 分。主症综合积分大于 7 者，即为典型阳虚患者。

2. 机能状态研究　对于虚寒证的现代研究主要涉及神经内分泌功能、物质能量代谢、免疫功能变化、信号通路和基因等诸多方面。神经内分泌系统是调节机体内环境的一个重要环节，影响机体的营养、代谢等基本生理功能，参与机体防御外邪、调控发育等重要作用。临床研究显示，虚寒证患者，机体内分泌系统相关激素水平降低，内分泌系统功能处于低下或紊乱状态。本研究结果表明，与健康人比较，阳虚患者 T3、COR 明显降低，T4 降低，但未见统计学差异，TSH 变化不明显。

物质能量代谢是机体维持正常生命活动的基础，临床虚寒证患者物质和能量代谢均发生了一定改变。严石林、陆明等的研究显示，虚寒状态时，机体物质和能量代谢方面处于低下的水平，则机体用于维护正常生命活动的能量减少，无法维持体温和温煦四肢，这可能是临床四肢发冷，畏寒怕冷等寒凉表现的物质基础。本实验结果显示，阳虚患者血清中 LAC 含量偏低，GLU 含量偏高，TP 和 ALB 含量偏低，TG、TC 偏高。可见，虚寒患者能量代谢降低，物质代谢紊乱。

阳虚证患者往往伴随机体免疫功能低下。张宏伟等认为肾阳虚证主要表现为血清 IgG 下降，抗病邪能力较差。郑星宇发现，肺阳虚组患者的 IgG、IgM、IgA、C3 指标较肺气虚组降低，说明其免疫力下降。谭从娥等研究表明，阳虚证患者往往伴随机体免疫功能下降，实验结果显示，阳虚患者血清中 IgM 含量降低，IgG 含量偏低，但未见统计学差异，C3、C4 变化不明显。提示阳虚患者可能存在免疫功能低下。临床阳虚患者在内分泌系统功能、物质能量代谢和免疫功能等方面表现出功能低下或紊乱，可见阳虚患者处于整体机能低下状态。

158 辨治心阳虚证八法及其药对

心阳虚证是指因心阳虚衰、鼓动无力、虚寒内生所表现出的证候，其主要症状包括心悸怔忡、胸闷乏力、喘促气短、畏寒肢冷、面色苍白、肢体浮肿等，严重者可见心阳虚脱的危候。心阳虚证是心血管疾病的常见证候及最终转归，亦可由其他脏器疾病发展而来，是患者死亡的主要原因之一。张仲景所著《伤寒论》和《金匮要略》被尊称为"方书之祖"，其中关于心阳虚证的治法方药内容丰富，堪称后世中医临床典范。学者徐立思等就仲景对于心阳虚证的治法特色及其常用药对做了探析，以供临床借鉴。

经方辨治心阳虚证八法

根据原文症状描述，凡有心悸、心胸闷痛、胸痹心痛的心系症状，同时伴有畏寒肢冷、手足厥逆等阳虚症状，脉象见脉沉细微弱或脉微欲绝者，均可作为心阳虚证的研究范围。部分条文虽未言明主症，但以方测证，病机相合，其主方亦可治疗心阳虚证者，亦予纳入。经筛选，《伤寒论》和《金匮要略》中治疗心阳虚证的方剂共有29首，用药37味。按其不同功效侧重分类，主要可分为以下八法。

1. 温振心阳法——桂枝甘草汤　温振心阳法主要适用于心阳不振，气血无法布达于四肢或全身的心阳不足证。此类阳虚证的症状较轻，原方主治"发汗过多，其人叉手自冒，心下悸，欲得按者"。桂枝甘草汤是温振心阳法的基本方，温通中寓温补之意，柯琴谓此方为"补心之峻剂"。后世医家治疗心阳不足之方众多，但多在此方基础上化裁而成。例如桂枝去芍药汤主治"太阳病，下之后，胸满脉促"，去酸寒之芍药有利于宣通心胸阳气，其配伍以心脾双补为特点，实为桂枝甘草汤加生姜、大枣而成；若出现心阳虚衰进一步加重而见脉微恶寒，则加炮附子以温阳复脉。又如桂枝救逆汤和桂甘龙牡汤偏重于温振心阳、重镇安神，方中以龙骨、牡蛎配伍桂枝、甘草，能收敛飞越之心气，潜镇安神。

2. 通阳宣痹法——瓜蒌薤白白酒汤　通阳宣痹法主要适用于胸阳不振、阳气不通、心脉痹阻之证，即"阳微阴弦"所致的胸痹心痛病。瓜蒌薤白白酒汤为本法代表方，可通阳散结、豁痰宣痹，是治疗胸痹的基本方。原方主治"喘息咳唾，胸背痛，短气，寸口脉沉而迟，关上小紧数"。方中用瓜蒌、薤白宣通上焦心胸阳气，配白酒亦可通阳活血。同为瓜蒌薤白剂的瓜蒌薤白半夏汤主治心阳不振兼有痰浊阻滞所致的胸痹，其病位仍以心为主。而枳实薤白桂枝汤则为心脾同治，主治在胸痹基础上兼见的"心中痞，留气结在胸，胸满，胁下逆抢心"，实为病情进一步加重，病位进一步趋下。方中用瓜蒌薤白剂以豁痰开结，枳实、厚朴消痞泄满，桂枝振奋心阳以平冲降气。全方既可理气化痰以治其标，又能温通心阳以顾其本。

3. 温阳降逆法——桂枝加桂汤　温阳降逆法主要适用于心阳不振兼气机上逆的证候，其症状主要以"奔豚"（气从少腹上冲胸咽）或脾胃气逆呕呃为主。桂枝加桂汤为本法代表方。苓桂草枣汤与桂枝加桂汤均主治心阳不振、气机逆乱所致的奔豚病，两方中都有桂枝、甘草、大枣，其中桂枝、甘草相配以温振心阳。但前者又用茯苓化气利水；后者即在桂枝汤的基础上加重桂枝至五两，为《伤寒论》中桂枝用量最大，取桂枝"既可温通心阳，又可平冲降逆"之功。此外，尚有桂枝生姜枳实汤可治心阳虚兼气逆痰阻所致"心中痞，诸逆心悬痛"。

4. 阴阳双补法——炙甘草汤　阴阳双补法主要适用于心之气血阴阳俱虚的证候，但其临床表现却各不相同。炙甘草汤是治疗心之气血阴阳俱损而见"脉结代，心动悸"之代表方，其配伍特点是温心阳药与滋心阴药同用。方中君药为生地黄，其与桂枝、人参、生姜相配，类似后世张景岳"善补阴者，必于阳中求阴，则阴得阳升而源泉不竭"之意，通过振奋心阳能更好地达到滋阴复脉的目的。此外，主治心之气血虚损轻证的小建中汤，遵《难经》"损其心者，调其营卫"的治则，通过温建中州、调和营卫，使中气得复而气血生化有源，心得所养。

5. 温阳散寒法——乌头赤石脂丸　温阳散寒法主要适用于心阳衰微、阴寒内结、心脉瘀阻的证候。此类病症与上述瓜蒌薤白剂证相比，病情相对较重，虚寒表现更为明显。故治法上当温通心阳兼散寒。乌头赤石脂丸为本法代表方。方中乌头、附子、干姜、蜀椒大队辛热之品同用，意在峻逐阴寒之邪，对于阴寒侵袭、损伤心阳及经络阳气的患者，可用之振奋衰微之阳气；而赤石脂性涩微温，一则可固涩心阳、收敛阳气，二则可固涩肠胃、填补中焦。此外，薏苡附子散用附子温阳散寒除痹，对于心阳虚衰而兼有寒湿痹痛证的患者，根据病情，可以长期服用。

6. 温阳利水法——真武汤　温阳利水法主要适用于心阳虚衰、气不化饮而导致的水饮内停证候，心阳虚和水饮是其辨证要点。根据张仲景"病痰饮者，当以温药和之"的治则，真武汤为本法代表方，其配伍特点是以温补心阳药配伍利水药。中医利水法包含多种具体治法，如发汗利水、健脾利水、活血利水等，即《黄帝内经》所谓"开鬼门""洁净府""去菀陈莝"治水三法。真武汤以温阳利水及健脾利水为主，临床运用广泛，无论内外妇儿诸病，只要抓住阳虚水泛的病理表现，如恶寒肢冷、水肿、小便不利、心悸怔忡、舌淡苔白腻、脉沉等，均可选用。此外，同属温阳利水法的木防己汤以木防己与人参、桂枝相配，具有寒热并用、攻补兼施的治法特点，主治"膈间支饮"。

7. 温阳解表法——麻黄附子细辛汤　温阳解表法主要适用于少阴病心肾阳虚、复感外邪证，属心肺肾同治。麻黄附子细辛汤为本法代表方，具有温通心肾、助阳解表之功效，主治"少阴病，始得之，反发热，脉沉者"。麻黄可温振心阳，心阳充足则可使心火下济于肾，心肾相交，则内外阴寒凝结可破。《本草正义》云："仲景麻黄汤之专主太阳病寒伤营者，以麻黄与桂枝并行，乃为散寒之用……若不与桂枝同行，即不专主散寒发汗矣。"邹润安于《本经疏证》中谓麻黄能"通心阳，散烦满"。麻黄附子细辛汤中麻黄不局限于发汗解表，而主要是振奋、提升阳气。若治心阳虚之本，麻黄必须与人参、附子、干姜、细辛同用，才能更好地发挥其作用。

8. 回阳救逆法——四逆汤　回阳救逆法主要适用于心阳大衰或心阳暴脱的危候，其辨证要点在于心阳虚兼见亡阳证。四逆汤为本法代表方。临床中，以四逆汤为基础加减的八首方剂统称为"回阳八方"，均可归属于回阳救逆法。此八首方剂在用药上具有共同点，即均用生附子配干姜以回阳固脱；但针对症状的不同特点，每首方剂又有所侧重。四逆汤具有回阳救逆、温补心阳之功效。陆渊雷认为，少阴病为热病之变型，"少阴病者，热病过程中心脏之机能的衰弱也"，治疗需用四逆辈等强心药。干姜附子汤仅用生附子和干姜，且采用顿服法，主治在太阳病外感早期阶段出现心肾阳虚所致的烦躁症状。茯苓四逆汤主治"伤寒汗下之后，病证不解而烦躁者"，其以四逆汤破阴寒、回心阳，加人参大补元气、安精神、定魂魄；方中人参、附子合用，具有迅速温通心阳、回阳固脱之效，现多用于心力衰竭、心源性休克等危症。通脉四逆汤适用于四逆汤证的重证，治疗心脾肾阳气大虚，甚或暴脱之真寒假热证。而白通汤则用葱白、生附子、干姜三味，用于治疗心脾肾三脏同病而导致的下利脉微。四逆加人参汤用于霍乱下利所致的心阳虚脱，因此生附子与干姜、人参同用，意在回阳救逆。另两方为通脉四逆加猪胆汁汤、白通加猪胆汁汤，其意与通脉四逆汤和白通汤类似，主要针对因服阳药发生格拒者，加猪胆汁意在反佐。

经方辨治心阳虚证药对

在仲景29首治疗心阳虚证的方剂中，桂枝和附子是最主要的两味药。同时，仲景善于运用药对配伍辨证治疗心阳虚证及其不同的兼夹证。

1. 桂枝配甘草　桂枝、甘草是张仲景温通心阳最为常用的药对，在多达9首方剂中出现。桂枝辛温，入心肺经，甘草甘平；桂枝、甘草相配，有《黄帝内经》"辛甘发散为阳"之义，既可温通阳气，又可温补阳气，为温振心阳、通阳复脉之要药。其配伍作用体现在三个方面：一是通心脉，使心中阳气充足，发挥其正常的主血脉功能；二是通心阳，桂枝辛温通达，使阳气布散胸中，心阳振奋则心悸自止、神有所藏；三是补心阳，桂枝性温而非大热之品，温可稍补其火以助其阳，体现《黄帝内经》"少火生气"的思想。在配伍剂量上，甘草均为2两，桂枝一般用量为3两。在桂甘龙牡汤中桂枝用1两，因主症以烦躁为主，加入龙骨、牡蛎重镇安神后，可略减桂枝用量，去其轻扬外散之性。在桂枝甘草汤中因需取其速通心阳的功效，故桂枝加重至4两。而在苓桂草枣汤和桂枝加桂汤中，因其"奔豚"症状突出，故桂枝分别加大用量至4两和5两，以通心阳、平冲逆。

2. 桂枝、附子配茯苓 桂枝辛温，配茯苓是仲景常用的药对，可通阳利水。附子辛甘大热，温补阳气，亦常与茯苓相佐，温阳利水。仲景之书中，茯苓、茯神不分，因此茯苓除了健脾利水外，还有宁心安神之功效，故对于心阳虚证所致的烦躁不安，亦有疗效。剂量方面，仲景辨治心阳虚证使用茯苓者共有4方。其中苓桂草枣汤和茯苓四逆汤中茯苓分别用到半斤和4两，主要为宁心安神；而木防己汤去石膏加茯苓芒硝汤和真武汤则分别用到4两和3两，主要用于淡渗利水。可见，仲景治疗心阳虚证兼奔豚、烦躁等症时，茯苓用量较大，配伍桂枝、附子以平冲悸、安心神；若治疗心阳虚证兼有水气泛滥时，茯苓反而用量较小，配伍桂枝、附子以通阳化气利水。

3. 桂枝配龙骨、牡蛎 桂枝与龙骨、牡蛎相配出现在桂甘龙牡汤和桂枝救逆汤中。两方均为治疗因火逆变证而出现的烦躁、惊狂等精神神志症状。因心阳虚则心气易散，心神不宁，常可见烦躁不安等；龙骨、牡蛎咸涩质重，能收敛飞越之心气，潜镇安神。故以龙骨、牡蛎配伍桂枝，可用于治疗心阳虚而致的烦躁症。剂量方面，桂甘龙牡汤证症状相对较轻，药物用量亦相对较轻，桂枝1两，龙骨、牡蛎各1两。若症状加重，由烦躁变为惊狂不安，则宜用桂枝救逆汤，桂枝和龙骨、牡蛎分别加重其用量至3两、4两、5两。

4. 附子配干姜 附子配干姜是仲景治疗心阳虚证的常用药对，共有9首方剂中同用干姜、附子，均具有回阳救逆的功效。附子辛甘大热，归心、肾、脾经，为回阳救逆第一要药。《本草正义》云："附子本是辛温大热，其性善走，故为通行十二经纯阳之要药。"干姜温中祛寒，亦归心经，其性善守，具有通心助阳、温化回阳之作用。"回阳八方"中均以生附子配干姜，走守结合，意在迅速扶助危重患者的心阳以救逆。剂量方面，仲景一般情况使用附子1枚、干姜1两或1两半。对于心阳虚衰的重证，甚或心阳暴脱者，用量则翻倍，用大附子1枚、干姜3两，或如干姜附子汤采用"顿服"方法，以速通心阳。因此，附子配伍干姜是仲景治疗心阳虚重证或心阳暴脱证的第一药对。

5. 附子配麻黄 附子配伍麻黄、细辛的特点在于温散并用，温补心阳与散寒解表相伍。麻黄附子细辛汤与麻黄附子甘草汤均可治疗太、少两感证，即在少阴病心肾阳虚的基础上复兼外感表证，属阳虚外感。但由于汗为心之液，阳随阴脱，麻黄发汗过多亦可损伤心阳。现代药理研究表明，麻黄中含有的麻黄碱和伪麻黄碱具有兴奋心脏、加快心率的作用，但对于心阳虚衰患者而言，用之反易加重心脏自身负担。因此在运用附子配伍麻黄时，需中病即止，以免伤正。

6. 瓜蒌配薤白 瓜蒌、薤白相伍出现在《金匮要略·胸痹心痛短气病》中，瓜蒌薤白剂三方均为治疗胸痹的主方。胸痹的病机总为"阳微阴弦"，即上焦心胸阳气衰微，不得宣发布达，导致阴寒之邪上泛。瓜蒌利气宽胸、豁痰开窍，为主治胸痹之要药；但其性寒凉，单用亦影响上焦阳气。薤白性辛温，归心肺经，可温散阴寒痰浊之凝结，陶弘景《名医别录》云其可"去水气，温中，散结"。瓜蒌与薤白相配，一温一寒，相反相成，宣通上焦心胸阳气，驱散痰浊阴邪，是治疗胸痹的经典药对。

经方辨治心阳虚证特色

1. 善用桂附，通补结合 仲景治疗心阳虚证时，最常用的药物是附子和桂枝，但针对轻重程度不同的心阳虚证，又有温通与温补治法侧重之不同。对于心阳不足证，仲景多用桂枝配甘草温通心阳，以扶助机体正常阳气的流转为主，略微补助心阳。对于"阳微阴弦"之胸痹，其病位相对偏上、病势较急，仲景用瓜蒌、薤白或白酒通阳散结、豁痰宣痹，以治标为主。对于心阳虚衰重证或兼阳虚水泛证者，仲景多选用炮附子等温补心肾之阳，同时配以利水剂，标本兼治，以散一身阴寒之邪，如乌头赤石脂丸、真武汤等。若进一步见心阳暴脱之危重证，仲景则干姜、生附子合用，峻补心肾之阳，速求固本回阳救逆，如四逆汤、通脉四逆汤等。

2. 五脏同调，尤重脾肾 心阳与五脏均具有相关性。仲景治疗心阳虚证，若为因误汗骤伤心阳，致阳气不通之急症或心之气血阴阳俱虚的重证，则直接从心论治，或以桂枝甘草汤顿服温通心阳，或以炙甘草汤气血阴阳并补。但仲景辨治不是见心仅治心，而是更注重五脏之间的整体关联性，尤其重视脾肾对于心阳虚证的重要影响。

心阳与脾的关系主要体现在气血生成方面的相互促进、依存，尤其是"保胃气"以养心，是仲景学说的特色之一。如素体羸弱，或劳倦伤脾，导致气血亏虚、心失所养的心阳虚证，仲景治从脾胃，用小建中汤甘温建中，以滋气血生化之源。心阳与肾阳之间的关系主要体现在心阳有赖于肾阳的鼓动生化。肾阳为元阳，是一身阳气之本。如肾阳虚则气化失司，水气上凌于心，仲景用真武汤温阳化气利水，既祛扰心之饮邪又温补元阳，继而使心阳得振，心悸自平。重"胃气"者，为重后天之水谷精微的化生；重肾阳者，为重先天之真阳。二者并不矛盾，均是仲景辨治心阳虚证体系中兼顾五脏思想，以及"扶阳气，存津液"精神的体现。

张仲景在《伤寒论》和《金匮要略》中对于心阳虚证的辨治有其丰富的证治方药体系，根据患者不同的病机特点，在温心阳的同时，或兼用其他不同的轻重缓急治法。仲景治疗心阳虚证以桂枝和附子为最常用的两味药，还善于辨证配用不同的药对治疗；同时，其重视五脏的整体关联性，尤其是脾肾对于心阳的重要性，用以指导遣方用药，体现其辨治的灵活和精细，其经验具有较高的临床实用价值。

159　论肺阳和肺阳虚证

五脏皆有阴阳虚实，肺亦不应例外。然而，历代中医文献中，有关脏腑阴阳虚实之论颇详，但论肺阳虚者少见。受其影响，现行教科书中，亦极少涉及肺阳，在肺病的辨证中，亦只论肺阴虚，而不言肺阳虚。或将"肺气"与"肺阳"等同，认为"肺阳虚"即"肺气虚"。阳之与气，虽属同类，亦常阳气相提并论，但两者终归有别。气属于阳而不等同于阳，阳气包含气而不仅限于气。就病理而言，气虚乃阳虚之始，阳虚乃气虚之渐。两者范围大小，病程长短，病势轻重有别，证因脉治亦有所不同，故肺气与肺阳不能混淆。肺阳的生理功能和肺阳虚证是客观存在的，进一步探讨肺阳的生理、病理，分析归纳肺阳虚证的病机证治，对于丰富藏象学理论和指导临床实践都有重要意义。故学者程畅和等对肺阳和肺阳虚证做了广泛的论述。

肺阳和肺阳虚证客观存在

首先，中医理论认为，阴和阳是对立统一的，二者既相互对立，又相互依存，互根互用，任何一方不能脱离另一方而单独存在。所以《素问·宝命全形论》云："人生有形，不离阴阳。"李中梓则进一步阐明"人生之水火，即阴阳也，即气血也，无阳则阴无以生，无阴则阳无以化"。以五脏而言，心有心阴心阳，肝有肝阴肝阳，肾有肾阴肾阳，脾有脾阴脾阳，五脏皆有阴阳，肺有肺阴，就应有肺阳。《黄帝内经》云"孤阴不生，独阳不长"，若无肺阳，肺阴从何而化生？其次，历代医家对肺阳、肺阳虚早有认识，只是长期以来未明确使用"肺阳"和"肺阳虚"的名称。如《素问·汤液醪醴论》云："其有不从毫毛而生，五脏阳以竭也……五阳以布，疏涤五脏。"此处"五脏阳"及"五阳"明确指出了五脏皆有阳气，当然也包括肺阳。在《黄帝内经》的其他篇章里有关肺阳虚的论述亦颇多，如《灵枢·邪气脏腑病形》云"形寒饮冷则伤肺"，《素问·宣明五气论》云"肺恶寒"，《灵枢·百病始生》云"重寒伤肺"等，说明阴寒之邪可以损伤肺阳。张仲景在《金匮要略·肺痿肺痈咳嗽上气》中详细阐述了虚寒肺痿的证治。其云"肺痿，吐涎沫而不咳者……所以然者，以上虚不能制下故也。此为肺中冷……甘草干姜汤以温之"。此处"肺痿"，病位在肺，性质虚寒，主要病机是上焦阳虚不能化气摄津，治用甘草干姜汤，甘辛合用，是温肺复气之法，可见所称"肺中冷"即是肺阳虚无疑。后世医著有关肺阳虚的记载亦不鲜见。如孙思邈在《千金要方·卷十七肺脏》中载有"肺虚冷"一证，既虚又冷，且其所用治方中又多用附子、桂心、干姜、细辛等温补肺阳之品，其属肺阳虚不言自明。此外，喻嘉言《医门法律·咳嗽门》和林佩琴《类证治裁·咳嗽门》分别载有"上焦虚寒"和"肺胃虚寒"病症，但从其均以温肺汤治疗来看，当为肺阳虚。唐容川在《血证论·咳血》中明确地指出了肺阳虚亦可引起咯血，云"失血之人，多是阴虚火旺，亦有一二属肺经虚寒者，若肺肾之阳俱虚，元气不支，喘息困怠者，则宜用保元汤加五味子，此乃温补肺阳法"。锡纯《学衷中参西录》中有"用黄芪以补肺阳"之说，间接肯定了肺阳虚的存在。特别是当代名医蒲辅周，不仅直接提出了"肺阳虚"的概念，而且对肺阳虚的临床表现及其病机颇有阐发。如《蒲辅周治疗经验》中说："五脏皆有阴阳之别，肺阳虚则易感冒，因肺气虚，抵抗力弱。"与肺气和肺阴相比较而言，历代医家为何很少直接提及肺阳和肺阳虚的概念呢？程畅和等认为原因有三：一是从脏腑阴阳的属性划分来看，肺位最高，居阳位而为阳脏，从理论上讲阳偏多而阴偏少，故阴易亏而阳不易亏，从临床实践来看亦是如此。故对肺论其阴虚者众，而言其阳虚者寡。二是从阳与气的关系言，阳之与气可分不可离，由于肺为"气之本"，主一身之气，肺阳的具体功能又往往借助于肺气来实现，肺阳虚的病理也常与肺气虚混合出现，所以关于肺阳和肺阳虚的理论远不及肺气和肺气虚完备。三是肺叶娇嫩，性喜凉润而恶燥热，其气主收敛肃降，不提肺阳虚者，惟恐用药过于温燥，以致肺叶被灼，清肃不行，肺气不宁，气逆作咳，甚则肺络伤损而咯血，诚如历代医家出于对肾中精气阴阳的高度重视，惟恐对肾妄加攻泻，因而多论肾虚而不言肾实的道理一样。

肺阳的生理功能

因为肾阳为一身阳气之根本，五脏之阳气非此不能发，因此肺阳的产生，根源于肾。同时土能生金，脾为肺母，肺阳又赖脾阳之济养。肺中阴阳是互根互用关系，肺阴则概括肺本质及其所涵津血等有形物质，为肺之体，是肺阳活动的物质基础。肺阳的生理，主要体现肺的功能，为肺之用，具体来说肺阳的生理功能主要有以下几个方面。

1. 司呼吸而主宗气 张景岳《类经图翼》中云"肺叶白莹，谓之华盖……吸之则满，呼之则虚，一呼一吸，为人身之不足之橐龠"。意指肺为呼吸之橐龠，自然之清气由肺吸入，体内之浊气由肺呼出，一呼一吸必须赖肺中阳气提供动能。肺中阳气，推动呼吸功能，其所吸入之清气，与脾胃运化的水谷精气化合，而为膻中宗气。故宗气生成，与肺阳作用密切相关。

2. 蒸化阴津 肺为娇脏，赖阴津的滋养，才能发挥正常的生理功能，但肺中阴津又依靠肺阳的温化，津液经肺阳温化蒸腾，才不致于凝聚，若"雾露"般发挥其正常滋润濡养作用。正如魏之秀《续名医类案》所云"肺易感受寒邪，既病于主气之肺阳，阳气益不得施化，而水中之阳气更微，致湿淫滋患"。

3. 鼓动升宣 肺主宣发肃降，主要依赖肺气的作用，但肺气的功能实际上包含了阴阳两个方面。阴主敛降，阳主升散，肺的升宣与发散功能主要依赖肺阳，只有在肺阳的升宣鼓动下，津液才能敷布至全身，卫气宣达于体表，浊气才能排出体外，才能使肺正常发挥主一身之气的作用，陈修园《医学实在易》云："气通于肺脏，凡脏腑经络之气，皆肺气之所宣。"

4. 温煦卫外 《素问·生气通天论》云"阳气者，若天与日，失其所则折寿而不彰"。说明阳气应具有温煦功能。《素问·疟论》云"阳虚则寒"。从病理方面反证了阳气之温煦功能。人体五脏之阳气的温煦作用，主要体现于两个方面，一是对内温煦本脏及邻近器官组织，二是对外温煦本脏所属组织器官。因此，肺阳在内温煦肺、心、胸膈；在外温养皮毛鼻窍，围护体表，防御外邪的入侵。《素问·生气通天论》云："阳者卫外而为固也。"

5. 化气行水，参与水液代谢 津液的生成，输布与排泄与肾阳、脾阳、肺阳密切相关。《素问·经脉别论》云："饮入于胃，游溢精气，上输于脾，脾气散精，上归于肺，通调水道，下输膀胱。"肺阳通过其温化水液，鼓动升宣的作用化气行水，通调三焦水道，使水液不仅宣发敷布至全身，而且下输膀胱。所以水液代谢的完成，也与肺阳推动、温煦、升宣的作用密切相关。

6. 化生血液、朝百脉 《灵枢·营卫生会》云："中焦亦并胃中……泌糟粕，蒸津液，化其精微，上注于肺脉，乃化而为血。"说明肺亦参与血液的化生，其途径可概括为两端：一者，肺阳的动力作用，使肺吸入清气，并将清气和所转输来的营气、津液合为血液，经心之系络下灌于心脉，如《医贯·内经十二宫》所云"肺之下有心，心有系络上系于肺，肺受清气，乃灌注"；二者，金能生水，肺阳下降煦肾，使肾水不寒，促进肾精之气化，亦可变血，即所谓"精血同源"。又肺为主气之脏，肺之阳气有帅血之功，能助心行血。将所化之血宣散布施于脏腑百脉，乃至孙络，故十二经脉的流注，始自于手太阴也。

肺阳虚的病因病机

关于肺阳虚证的形成原因和病理变化，前人虽未系统和专门论述，但历代医籍的有关记载并不罕见。如《灵枢·邪气脏腑病形》云"形寒饮冷则伤肺"。《灵枢·百病始生》云"重寒伤肺"。这些论述虽未直接提及肺阳虚，但众所周知，阴寒之邪，最易损伤阳气。肺为娇脏，不耐寒热，寒邪伤肺，必然损伤肺阳。概括起来，肺阳虚病因病机主要有以下几个方面。①寒邪侵袭，损伤肺阳：寒邪外犯，循经内传于肺，轻则肺阳被遏，肺气壅塞不得宣通，重则阳气受损，津液不得布散，聚液生痰。②寒饮伏肺，肺阳被遏：受寒饮冷，肺中阳气被遏，日渐耗伤，阳虚失于温运，肺气不能布津，饮邪留伏，更伤肺阳。③肺气肺阴亏虚，累及肺阳：素体薄弱，病后体虚或久病咳喘耗伤肺气，气病及阳；或虚热日久、阴损及阳，以致肺虚有寒，气不化津，肺失濡养。④脾肾阳虚，波及肺阳：脾主运化水谷精微，为后天之根本，若脾阳不足，运化不健，津液凝聚生湿化痰，"脾为生痰之源，肺为贮痰之器"，痰饮为阴寒之邪，痰湿久停则耗伤肺阳。肾阳为人身阳气之根本，肾阳虚衰无以温养肺阳；反之肺阳不足亦可累及脾阳、肾阳，从而导致肺、脾、肾阳气亏虚。以上4条中，寒饮伏肺、肺气不足、脾肾阳虚是主要因素，而寒饮犯肺，往往是病情反复、加剧的诱因。

肺阳虚的辨证要点

临床上肺阳虚多由内伤久咳、久哮、肺气耗损所致，多见于肺痿、咳嗽、哮喘、水肿、痰饮等疾病中，以肺气虚与寒象并见为辨证要点，概括起来有3个方面的表现。①可见肺系疾病的常见症状：如咳嗽、咳痰、喘促、胸闷等。②兼见肺气虚症状，如咳喘无力、气短（动则尤甚）、痰液清稀、声低、神疲体倦、自汗、恶风、易感冒等。必见阳虚征象，如畏寒肢冷、胸闷不适、唇色淡或暗、气短喘促、心悸、颜面虚浮、尿少浮肿、舌淡胖、苔白、脉濡细或沉、迟、弱等，因肺阳虚则主气、温煦、通调水道功能失调所致。

肺阳虚的证治

肺阳虚临床表现总以畏寒肢冷、短气、神疲、咳嗽不已、痰涎清稀或色白如泡沫、胸闷不适、面色㿠白虚浮或自汗、易于感冒、唇舌色淡、苔白滑腻、脉沉细无力为主症，亦即在肺气虚的基础上兼见寒象。故治疗大法总以温肺散寒为主，常用药物有干姜、附子、五味子、细辛、桂枝、巴戟天等。但因肺阳虚的形成原因、病理机制及证候表现各异，故治疗时必须结合他脏相应症状和表现，进行分型论治，才能取得满意疗效。常见有以下几种证型。①寒邪袭肺：症见咳喘气急，胸部胀闷，痰多稀薄色白，兼有头痛，恶寒，或伴发热无汗，苔薄白，脉浮紧。治以宣肺散寒，选方麻黄汤加味。②寒饮伏肺：症见咳逆喘满不得卧，咳吐涎沫量多，经久不愈，甚则面浮跗肿，或平素伏而不作，每遇寒即发，舌苔白滑或腻，脉浮紧。治以温肺化饮，选方小青龙汤加减。③肺阳不足，表卫不固：症见汗出恶风、稍劳尤甚、易于感冒、体倦乏力、面色少华、脉细弱、苔薄白等。治以益气温阳固表，选方玉屏风散加味。方中黄芪补肺之阳气，张锡纯认为黄芪有补肺阳的作用。④肺阳虚衰：多由久咳不愈，肺气耗伤累及肺阳。症见咳吐涎沫、其质清稀量多、不渴、短气不足以吸、头眩神疲乏力、食少、形寒畏冷、小便数、遗尿、舌质淡、脉虚弱等。治以温肺化痰，选方甘草干姜汤合六君子汤，或温肺汤加减。⑤脾肺阳虚：多由脾阳虚累及于肺阳虚所致，症见咳嗽气喘，痰多清稀，气短乏力，语音低怯，形寒肢冷，食欲减退，腹胀便溏，舌淡苔白，脉沉迟无力。治以健脾益肺，温阳化痰，选方六君子汤酌加干姜，细辛，桂枝等。⑥肺肾阳虚：多由肾阳虚累及于肺或肺阳虚衰，久病及肾而成，症见喘促日久，动则喘逆，呼多吸少，气不得续，痰清稀量多，形瘦神疲，腰膝酸冷，跗肿，畏寒肢冷，遗尿或咳则尿出，舌淡或暗，脉微细或沉弱，甚则浮虚无根等。治以温补肺肾，化饮定喘，方选金匮肾气丸合甘草干姜汤加减，如见喘脱危象，急加参附汤送服黑锡丹以扶阳固脱，镇摄肾气。

综上所述，肺阳不仅是客观存在的，而且有其特定的生理功能和病理变化，历代医家在治疗肺阳虚的病症方面已经积累了丰富的经验。所以肺阳和肺阳虚不仅有理论依据，而且有其临床实践基础。

160　肺阳虚辨证诊疗新解

肺系病症，有正虚和邪实之分。就虚证来说，肺阳与肺气可分而不可离，传统习惯上将气虚和阳虚视同一体，各种中医文献关于肺气虚、肺阴虚的论述颇多，而肺阳虚则较为少见，于是形成一种客观假象，肺之虚证皆为肺气虚，并无阳虚的存在。现代医家临证辨证肺系疾病时亦常常忽略"肺阳"概念，《素问·五藏生成论》云"诸气者，皆属于肺"，以及《素问·六节藏象论》所云"肺者，气之本"，致使多数医家更重视肺气的概念，而忽视肺阳的重要性。张景岳所云："气不足便是寒。"明确指出气虚及阳虚在临床表现上只是轻重程度上的差异，故肺气虚与肺阳虚更难辨别。同时，由于肺系疾病在临床表现中以干咳无痰或痰少而黏，声音嘶哑，口燥咽干，鼻腔干燥，潮热盗汗等肺阴虚证者居多，故历代医家尤为重视对肺阴的顾护，即使临床表现出咳嗽，咳大量痰涎，清涕不止，形寒肢冷等肺阳虚证，也多以五脏相生相克理论辨证为肾阳虚或脾阳虚代之。

王国斌教授临症经验丰富，对内科疑难杂症的中医临床辨证诊治拥有独到见解。学者陈东晖等就王国斌对肺阳虚证的临床证候辨别与证治经验做了梳理归纳。

肺阳虚的临床证候特点

根据全国中西医结合虚证与老年病研究专业委员会制定的《中医虚证辨证参考标准》，肺阳虚证诊断标准为主症：①久咳、声低气怯、痰涎清稀、日痰量在100mL以上、或夜间及清晨痰50mL以上；②喘息、气短；③背畏寒；④体胖舌质淡、边有齿痕或舌质暗淡、苔薄白或白润；⑤脉虚弱无力、或沉迟无力或迟缓。次症：①反复感冒、怯寒、自汗；②面色白或颜面虚浮；③胸部憋闷。临床诊断条件：主症中①～③项为必备，加上主症一项或次症2项即可诊断为肺阳虚证。

1. 肺阳虚的特点　肺阳虚证有2个特点，一是肺气虚的症状；二是阳虚生寒的症状和舌脉症象；临床辨证尤为重要。中医诊治疾病，重在辨证归经、遣方用药，气虚乃阳虚之渐，阳虚乃气虚之甚，张景岳所云"气不足便是寒"莫过于此，所以肺阳虚与肺气虚一字之差，临床辨证治疗则方药迥异。

2. 肺阳虚与肺气虚鉴别　肺阳与肺气可分而不可离，肺阳虚证必然兼有气虚的症状，反之则非。阳虚生寒，故气虚和阳虚的鉴别关键在于临床证候有无寒象。肺气虚证主要是肺气虚损，肺脏功能减弱，临床呈现气短神疲、咳喘无力、面色白、倦怠懒言等症状。而肺阳虚证除有气虚证候外，临床见症更多是肺寒虚冷征象。主要证候包括阳虚肺寒，气无所主，肺气肃降失权，所致的咳喘气逆、痰白清稀等症状；肺寒气化不行，通调水道失司，所致水饮停聚、浮肿、小便不利等症状；以及肺寒卫阳亏乏，卫外不固，所致畏寒肢冷、自汗易感冒等症状。肺气虚证可发展成肺阳虚证，肺气虚阶段病变尚轻浅，没有寒象或寒象不明显，而肺阳虚证则寒象较重。沈承玲等提出"肺阳是肺气中具有温煦、宣发、推动、兴奋的部分，肺阳不等于肺气，仅是肺气中的一部分，即肺之阳气"，亦持此观点。

肺阳虚的病因病机

1. 肺气虚乃肺阳虚之渐，肺阳虚乃肺气虚之甚　《素问·六节藏象论》所云"肺者，气之本"，肺气为脏腑之气，以阴阳而分为阴气、阳气，即凡对人体具温煦作用之气，谓之阳气，而对人体具有滋润作用之气，谓之阴气，就肺脏而言则为肺阳和肺阴。肺之阴阳可分不可离，肺阴主凉润、肃降，肺阳主温煦、宣发，两者相辅相成、宣降相依则肺气运行有度，脏腑津气布散得益，机体经络得以濡养和固护，所谓"水精四布，五经并行"。《金匮要略·肺痿肺痈咳嗽上气病脉证并治》云："肺痿，吐涎沫而不咳者，其人不渴，必遗尿，小便数，所以然者，以上虚不能制下故也。此为肺中冷，必眩，多涎唾，以甘草干姜汤温之。"首提"肺中冷"病机为肺阳虚，既冷且虚，自是肺阳虚证。肺阳虚，温化无力，津液不化，留肺作饮，故口多涎唾而不咳不渴，并诠释"上虚不能治下"的临床辨证治疗大法。杨容青则认为，肺阴主要为滋润肺脏的阴液，肺阳是指肺中阳气而言。气之于阳，都属于功能活动，但肺气是从属于肺阳，肺阳旺盛才能使肺气充足，即"阳化气，阴成形，阳不足，化气无源"，痰饮停于肺中，阻碍津液输布，发为咳嗽。沈承玲等则认为外感风寒湿邪、内伤脏腑经络导致寒饮蕴肺证而伤肺阳，肺阳亏虚则"朝百脉、主治节"职能失用，表现为通调水道、温煦卫外失节，导致水液内停聚而为饮，伏于肺中发病，故肺阳不足、肺气宣降是肺阳虚证的主要病因病机。宫晓燕等提出肺脏阳虚不能布津、津液凝聚，是慢性咳嗽症见肺阳虚证的基本病机。程畅和等将肺阳虚咳嗽病因病机归纳为①寒邪侵袭、损伤肺阳；②寒饮伏肺、肺阳被遏；③肺气、肺阴亏虚，累及肺阳；④脾肾阳虚，波及肺阳。

2. 肺脾肾相互影响

（1）肺阳不足，肺气宣降，朝百脉，主治节功用失司：从水液运化来讲，肺为水之上源，脾主运化水湿，津液输布失常亦多两脏同病。脾阳虚，则水湿痰饮上贮于肺消耗肺阳，且脾阳虚亦可直接导致肺阳虚，母病及子。从先后天来讲，脾为后天之本，脏腑均赖后天濡养，后天失养肺阳亦无以维持，久必衰微。外界清气有赖肺系吸取，脾主运化，摄纳谷气有赖脾胃化生，故气分病变多从肺脾论治。从五行相生相克来讲，土生金，金生水，脾、肺、肾三脏尤为密切，脾肾二脏气虚阳虚，则土不生金而致肺气虚，脾气虚水谷精气无力运化上达于肺而致肺气虚，肺阳与肺气可分不可离，日久则肺阳必然受损。肾气虚则子盗母气，且肾为先天之本，肾阳乃五脏阳气之本，命门之火不足，肺阳必然渐消。

（2）肺脾肾三脏相生相克，互为因果：肺主气而脾益气，气属阳，脾胃水谷精气上输于肺而输布全身。脾阳不振则中气不足，肺气虚而肺阳无以充养，后天失用则肺气衰败，临床表现呼吸短促，肌表不固、纳呆、乏力，以及全身营养缺乏等症状，即所谓"土不生金"。"肺为气之主，肾乃气之根"，脾肾之中，肾阳的盛衰与肺阳的关系又尤为密切。人的呼吸虽由肺所主，但更有赖肾气的固摄作用方可发挥肺主纳气的功能，谓之"肾主纳气"。肾阳虚衰，气不归元，临床即见短气喘逆、咳逆汗出等症状，病机称为"肾不纳气"。

（3）肺肾阳虚，肺卫失用，久病致咳：《难经》云"形寒饮冷则伤肺""肺为娇脏，不耐寒热"，肺主卫外，外感寒邪侵袭机体，肺先受病。肾阳虚日久伤肺而子病及母或脾阳虚而母病及子。肾阳为一身阳气之根本，肾阳虚衰则无以温煦肺阳，肾阳亏虚导致肺气虚，卫外不固而致外邪更易侵袭人体，发为咳嗽。肾为水之下源，肾阳亏虚，气化失司，水湿内停发为痰饮，上阻于肺，肺失宣降，气机上逆则咳。

总之，母病及子，脾气虚，则土不生金，脾肺气虚，久则肺阳必然受损，脾阳虚，水湿痰饮停滞而消耗肺阳，且脾为后天之本，后天失养，肺阳也无以维持，久必衰微。肾阳乃五脏阳气之本，命门之火不足，肾气虚，子盗母气，肺阳必然渐消，发为本病。而外感寒邪、水湿停滞犯肺，是病情反复和加剧的主要诱因。

肺阳虚辨证论治的要点

根据肺阳虚的病因病机及临床征候，肺阳虚证的治疗，当以温肺散寒为主。然因肺阳与肺气，肺气与肺阴，脾阳、肾阳与肺阳，肺阳与卫阳等存在相生相克等紧密关系，故对肺阳虚的辨证论治，临床鲜有单用温肺治法。

1. 辨证明确，洞悉兼变证 肺阳兼气虚证，应温扶阳气为先，辛甘化阳，温肺益气为主；肺阳虚累及阴虚，应滋阴补阳，使阴阳合和为主；脾虚日久累及肺阳虚，则应培土生金，健脾燥湿，肃肺化痰为主；肾阳亏虚，不能助肺吸气，累及肺阳，则应补肾纳气，肃肺化痰为主；肺阳虚卫阳不固，应温肺益气卫外固表为主。《医理真传》云"肺为清虚之脏，着不得一毫阴气，今心肺之阳不足，故不能制僭上之阴气也"，故肺阳虚之治总宜温补。《金匮要略·肺痿肺痈咳嗽上气病脉并治》中"此为肺中冷，必眩，多涎唾，甘草干姜汤以温之"所述，甘草干姜汤取甘草之甘、干姜之辛，甘辛化合为阳之意。

2. 肺阳虚治则应温补肺阳为主，宜缓宜轻，徐徐图之 忌用温燥伤肺阴，佐以散寒、化饮、温脾、补肾等法。《金匮要略》提出肺阳虚证"病痰饮者，当以温药和之"之治法。外入之寒，温必兼散；内生之寒，温必兼补。故肺阳虚咳嗽，治宜温补肺阳、宣肺化痰、寒热并用。肺阳虚证重在依据病情轻重、辨证论治：轻者标本兼治，多用干姜、细辛、五味子，重者扶正祛邪，更加附子，阳虚重症，辛甘化阳徐徐图之。故在太阴病的治疗过程中，尤其需重视阳气的作用。杨容青等认为肺阳兼气虚证，应温扶阳气为先，辛甘化阳，温肺益气，方选《金匮要略》甘草干姜汤，酌加人参、白术、茯苓等药健脾益气；若肺阳虚及阴，应滋阴补阳，方选生脉散加沙参、玉竹等药滋阴生津；若是脾虚日久致肺阳虚，则应健脾燥湿，兼以肃肺化痰，方选二陈汤、参苓白术散、六君子汤等加减；若是肾阳亏虚，不能助肺吸气，累及肺阳，则应补肾纳气，温肺化痰，方选金匮肾气丸；若是肺阳虚引起卫阳不固，应温肺益气卫外固表，方选玉屏风散加味。王好古临床常用方剂大多为小青龙汤、甘草干姜汤、苓甘五味姜辛汤、保元汤、补肺汤、温肺汤等以"补肺之阳"，多选用人参、黄芪、干姜、甘草、肉桂、附子、五味子等温补肺阳之类的药物。若兼见肺阳不足、卫表不固，合用玉屏风散加减益气温阳固表；若久咳不愈，肺气耗伤、肺阳虚衰，合用温肺汤加减温阳补肺化痰；若脾肺阳虚，合用六君子汤合理中丸或小建中汤加减健脾益肺，温阳化痰；若肺肾阳虚，合用济生肾气丸合甘草干姜汤加减温肾补肺，化饮平喘。程畅和等认为肺阳虚的治疗大法总以温肺散寒为主，常用药物有干姜、附子、五味子、细辛、桂枝、巴戟天等。选方多用甘草干姜汤合六君子汤，或温肺汤加减。

3. 肺阳虚临床辨证论治应谨守病机，灵活辨治 秉持"肺阳根于肾阳，济养于脾胃"病机，注重肺脾肾相生相克关系。肺阳虚病因常由久病咳喘、痰饮、气虚、外寒等不同因素所致或诱发加重，治疗多以温肺散寒为主、兼以化痰平喘止咳、补脾益气、温肾纳气、解表散寒等法。董道艺认为肺阳根于先天肾阳，濡养于后天脾胃，与五脏关系密切。治疗依据"金水相生""土能生金"等五脏相生相克，临床多用人参、黄芪、干姜、炙甘草等温润药物温补肺气；淫羊藿、锁阳、肉苁蓉、蛤蚧、阿胶等固护肾阳药物配伍应用。谢莉莉等认为肺阳虚病因多由久病咳喘、痰饮、气虚、外寒等不同因素所致或诱发加重，故临床诊治用药多佐以化痰平喘止咳、补脾益气、温肾纳气、解表散寒等治法，但总以温肺散寒为治疗大法，常用药物多为干姜、细辛、桂枝、五味子、巴戟天、淫羊藿、附子等；代表方如甘草干姜汤、苓甘五味姜辛汤、小青龙汤、肾气丸等皆可酌情加减选用。

4. 谨忌补阳太过化燥伤阴 肺为娇脏、不耐寒热，其性清灵，若补阳太过易化燥伤阴，恐适得其反。故治疗上应温和轻补，以温补肺阳为主，佐以滋阴润燥之剂，以宗阴中求阳，阴阳和合之旨，并酌加散寒、祛痰、化饮、健脾、补肾之品。治疗本病，尤应注重五脏相生相克关系，肺、脾、肾三脏之间的通调水道及与营卫之气的关系。

人体每一脏腑都需要气血阴阳的充养，才能维持其正常生理功能。因此，肺脏之肺气、肺津、肺阴、肺阳，当为肺脏精气阴阳理论体系的基本构成。肺阳具有温化、宣发、卫外、通调水道和藏魄功能。肺阳不等同于肺气，仅是肺气中的一部分，即肺之阳气，肺气从属于肺阳，肺阳旺盛才能使肺气充足。肺为娇脏，以阳为用，肺阳不虚方能发挥化气、温煦、宣发输布功能。肺居上焦，人体诸脏之上，谓之"华盖"，且肺脏与外界相通，邪气内犯，最易伤肺，肺阳失司、肺卫不固，所谓"高处不胜寒"。肺阳虚证咳嗽临床表现以咳嗽、咳痰、恶寒等，辨证以阳气亏虚为主。治疗上谨记"辨证明确、洞悉兼变证，谨守病机，灵活辨治，谨忌补阳太过、化燥伤阴"，以轻补肺阳、温阳补虚为主，兼以散寒、化饮、祛痰、温补脾肾，药物当选轻清温润之品，忌用温燥，以免伤阴耗气、耗损气血阴阳根本，加重病情。

161 肾阳虚证论析

肾阳是人体生命活动的原动力，为人体生命之根本，被视为生命的象征，受到历代医家的重视。现代医家对肾阳虚的研究表明，肾阳虚的出现标志着机体各种功能处于低下状态。肾阳虚因有轻重程度的差异，而有病前肾阳虚体质和临床肾阳虚证的区别。因此，学者张晓琳等对包括肾阳虚体质在内的隐潜性变化、肾阳虚主证和常见兼证以及进一步发展演变的几种主要证候的辨证论治进行了详细探讨，以反映肾阳虚体质、肾阳虚证及其发展转归之间的内在关联性，为肾阳虚体质的改善、肾阳虚证及其发展转归的防治进行了有益的探索，在理论和临床实践方面有着实际意义。

中医对肾阳及肾阳虚的认识

1. 肾阳 生命的原动力肾阳，又称命门之火，为人体阳气之根本。中医基础理论认为肾阳是建立在肾之精气基础上，具有温煦、蒸腾、气化、推动、激发以及固摄等生理作用，具体表现在能增强脏腑组织器官的功能活动，促进机体新陈代谢作用，制约体内阴寒之气，并不断化生人体所必需的阴精物质等方面。肾以气的形式发散到人体全身脏腑组织器官及四肢百骸等具体部位而发挥以上各种作用。肾阳主宰着人体一身之阳。肾阳足，全身之阳亦足，则生命力强壮；肾阳衰，全身之阳亦衰，则生命力衰弱；肾阳亡，则全身之阳随之而亡，生命也就不复存在了。因此，肾阳被视为人体生命活动的原动力，在整个生命活动过程中占有至关重要的地位。

2. 肾阳虚证认识的历史渊源 《黄帝内经》在肾虚病证概念中虽无"肾阳虚"之名，但对肾阳虚的证候已有明确记载。《素问·脏气法时论》云："肾病者……虚则胸中痛，大腹小腹痛，清厥，意不乐。"《素问·厥论》也云："少阴厥逆，虚满呕变，下泄清，治主病者。"为后世医家对肾阳虚证治的认识奠定了基础。

汉代著名医家张仲景擅长治疗肾阳虚证，他以肾阳的盛衰存亡及回复与否作为审定疾病预后转归的重要依据，后人把这一学术思想总结为"存得一分阳气，便有一分生机"；"阳回则生，阳亡则死"；体现了张仲景以温扶阳气为治伤寒阳虚证的思想原则。他以四逆汤为代表的温阳诸方至今仍广泛应用于临床，甚至在急救方面还发挥着一定作用。

宋代许叔微认识到肾阳如"釜底之火"，是脾胃运化腐熟水谷的动力，他借助煮饭的自然原理来作比喻，"有人全不进食，服补脾药皆不验，予授此方（二神丸），服之欣然能食。此病不可全作脾虚，盖肾气怯弱，真元衰劣，自是不能消化饮食。比如鼎釜之中，置诸米谷，下无火力，虽终日米不熟，其何能化？"宋代严用和进一步把医易原理结合起来认识肾阳的属性，提出"坎水""真火""真阳"的概念。

元代朱丹溪对生理性相火的认识是"天非此火不能生物，人非此火不能有生"。很明确，"此火"即是指肾阳而言。

明代张景岳充分认识到命门与肾的密切关系，提出"命门总主乎两肾，而两肾皆属于命门，命门者水火之府，阴阳之宅，为精气之海，为生死之窦，若命门亏损则五脏六腑皆失所恃，而阴阳病变无所不至"；"命门为元气之根，为水火之宅，五脏之阴气，非此不能滋；五脏之阳气，非此不能发"。为最终以肾替代命门的作用，转化成以肾阴、肾阳为全身阴阳之本的现代认识奠定了坚实的基础。张景岳依据《黄帝内经》阴阳互生互化的原则，虽然强调阴阳的辨证统一，但认为阳处于主导地位。指出"生化之权，皆由阳气……夫阳主生，阴主杀。凡阳气不充，则生意不广，而况于无阳乎。故阳惟畏其衰，阴惟畏其盛，非阴能自盛也，阳衰则阴盛矣。凡万物之生由乎阳，万物之死亦由乎阳，非阳能死物也，阳来则生，阳去则死矣……得阳则生，失阳则死"。并认为"难得而易失者惟此阳气；既失而难复者也惟此阳气"。将肾阳的作用比喻为自然界的红日，其云："天之大宝，只此一丸红日；人之大宝，只此一息真阳。"这些对阳气的观点和认识正是他倡导温补治疗的理论依据。

肾阳虚类型简析

肾阳虚从总体上有肾阳虚体质和肾阳虚证的差别。肾阳虚体质主要包括禀赋性肾阳虚体质和老幼阶段性肾阳虚体质两种情况。同时，肾阳虚体质的形成还受气候环境、饮食、疾病以及生活行为等因素的影响。何裕民等认为体质是个体生理特性整体性的综合反映。在生理上表现为机能、代谢等方面的个体差异，在病理上表现为对某些病因和疾病的易感性或易罹性。证是机体在疾病发展过程中的某一阶段多方面的病理特性概括。当机体肾阳虚程度处于比较轻浅的范围内，并无显著突出的临床症状，如常感畏寒、四肢不温、小便偏多，此当属生理状态范围内的病理改变，即属中医的肾阳虚体质。在一定因素作用下，肾阳虚进一步发展，其病理改变超过一定程度时，则进入疾病状态，此时对其具体的证候、体征进行病理概括，所得出的诊断结果即是肾阳虚证。"证"的表现之中往往或多或少地体现出个体的体质特征。中医体质学说的倡导者匡调元认为体质是形成"证"的物质基础之一。

1. 肾阳虚体质

（1）禀赋性肾阳虚体质：禀赋性肾阳虚体质者，即父母的先天因素决定了子代具有本类体质特点，表现为素体性肾之阳气发挥其推动、温煦及调节作用处于较弱的功能状态。这类体质者较之他人有着对寒湿气候及苦寒食物和药物更为敏感的特征，具有喜热恶寒、喜夏恶冬的特点，容易为阴寒所伤而出现肾阳虚证的表现。如寒冷气候易致腰、骨、关节冷痛及畏寒怕冷等症；进食寒凉食物或药物则易见腹痛、泄泻等症。

（2）幼老阶段性肾阳虚体质：在人生的两个特殊时期，肾阳虚体质尤为多见，一是在生长过程中，小儿肾中精气不足，肾气无力固摄，大脑发育不够完善而见遗尿，有的还兼有生长发育迟缓等征兆。随着年龄逐渐增长，肾中精气日渐充盛，肾阳虚的证候逐渐缓解，以致于最后消退而发育成熟。其次，是老年人肾中精气因增龄而日见匮乏，肾阳的生理功能也自然减退，从而在不知不觉中出现一定程度的畏寒怕冷、腰膝酸软、腰骨关节疼痛不适、五更泄、夜尿多等症，肾阳虚随着年龄的不断增长会有加重的发展趋势。寒冷的气候环境和饮食也会加重肾阳虚的程度。老幼阶段性肾阳虚亦是肾阳虚体质中常见的情形，只不过有着明显的年龄阶段的时相性特点，随着年龄变化和饮食的影响，可能转化为正常或发展为病态。肾阳虚体质属于病前的亚健康状态，在重视健康、重视生活质量的今天，关注对肾阳虚体质的改善，对防病健身有着特殊的现实意义。可以通过常食用如狗、牛、羊肉、生姜、肉桂、胡椒等温热性食物，及兼补肾精、肾阴的滋补或血肉有形之品，从阴求阳，以起到改善肾阳虚体质的作用。

2. 肾阳虚证 肾阳虚证或由上述两种情况进一步发展而来，或由虚损性疾病的不断演变而成。肾阳虚证包含一大类临床表现，因存在个体差异而有多种兼证的变化。

（1）肾阳虚主证：肾阳虚主证主要表现有机体各部失于温煦，并伴随各脏腑及生殖功能减退，水液代谢失调等方面异常的证候，如腰膝冷痛、畏寒、小便量多等。根据古代文献，参照当今临床，肾阳虚证有以下几种常见兼证。

（2）肾阳虚阴寒内盛证：如因寒邪损伤肾阳，或以祛邪之法伤及肾阳，或因素体阳气不足肾阳虚体质），反复受寒，致使阴寒内盛，而见手足逆冷、畏寒、身蜷、精神委顿、腹痛、小便清长及下利清谷，舌淡苔白，脉沉微。治以四逆汤（附子、干姜、炙甘草），温阳散寒。

（3）肾阳虚兼经脉不通证：长期感受寒湿之邪，或常进寒凉饮食者，或阳虚体质者受寒而致肾阳虚，不能温通经脉，不通则痛，可见腰膝疼痛，身体关节疼痛，背恶寒，四肢逆冷，舌淡苔白，脉沉紧，治以附子汤（附子、人参、茯苓、白芍、白术），温经散寒止痛。此证以女子多见。

(4) 肾阳虚兼脾失温运证：饮食失节是本证的主因，暴饮暴食，或过食寒凉损伤脾胃功能，日久及肾而致肾阳虚，火不生土，不能助脾运化，可见形寒肢冷，五更泄泻，完谷不化，面色苍白，神疲乏力，舌淡苔白，脉沉微。治以四神丸（肉豆蔻、补骨脂、五味子、吴茱萸、生姜、大枣），补肾暖脾、固肠止泄。

(5) 肾阳虚兼水饮泛滥证：感受寒湿之邪，或过汗伤阳以致肾阳虚气化不利，不能制水，使水饮泛滥，凌心犯肺而见心悸胸闷，咳嗽气喘，小便不利，浮肿，舌淡苔白，脉沉弱。治以真武汤（附子、茯苓、白术、白芍、生姜），温阳化气利水。

(6) 肾阳虚命门火衰证：因年老或久病肾阳虚致命门火衰而无湿浊者，感神疲乏力，畏寒肢冷，腰膝软弱，阳痿遗精，性欲淡漠，不育不孕，食少下利，遗尿，舌淡苔白，脉沉迟。治以右归丸（熟地黄、山药、山茱萸、枸杞子、鹿角胶、菟丝子、杜仲、当归、肉桂、附子），温补肾阳，填精益髓。

(7) 肾阳虚兼肾阴不足水气不化证：长期反复受寒湿之邪侵害致使肾阳虚，且兼肾阴不足，不能温煦、滋养下焦而见腰痛脚软，腰以下有冷感，小腹痛，肾阳虚不能化气利水，则小便不利，或小便多，入夜尤甚，或见痰饮，水肿，消渴，脚气，转胞，舌淡胖，脉沉弱。治以金匮肾气丸（附子、肉桂、熟地黄、茯苓、山药、山茱萸、牡丹皮、泽泻），补肾助阳益阴，化气行水。

肾阳虚证的发展转归

由于阴阳具有互生、互化、互根、互制的特点，一方是以另一方为自己生存的条件，当肾阳虚发展到一定程度，必然导致肾阴、肾阳相互依存和相互制约的功能失常，从而呈现阳损及阴；阴阳格拒；阴阳向分离方向发展，导致阴阳离决等危重病理状态。此时因病势危重，性命攸关，论治尤需慎重、准确、及时。

1. 肾阳虚，阳损及阴的肾阴阳两虚证 肾阳虚若未得到及时有效的调治，不断发展使肾阳虚损日久，肾阴无以化生，以致肾阴阳俱虚，并使肾中精气也遭耗损，在肾阳虚证为主的同时，也见腰膝酸软，潮热，心烦不安等肾阴虚证。治以右归饮（熟地黄、山药、山茱萸、杜仲、枸杞子、炙甘草、附子、肉桂），阴阳并补，益肾填精。

2. 肾阳虚极，阴盛格阳证 过用汗、吐、下等攻邪之法耗伤肾阳，使肾阳虚极，阴寒内盛，阳不制阴，致阴阳之间的相互牵制难以维系，内盛之阴寒将虚阳格拒于外，虚阳无根而表现出内真寒如手足厥逆，下利清谷，脉微欲绝等症的同时，伴见身反不恶寒，或面赤、咽痛等外假热之象。治以通脉四逆汤（重用附子和干姜、炙甘草），回阳救逆，通达内外，可加少量苦寒反佐药如猪胆汁或黄连，有助于解除阴阳格拒的病势。

3. 肾阳虚脱，阳气外亡的亡阳证 由于阳气的突然大量耗损，如素体阳虚者，疲劳过度，阳气耗损过多；或过用汗、吐、下法，使津气大量损失；或大失血，气随血脱；或慢性疾病，阳气耗损至极，肾阳虚极，阴盛格阳证进一步发展而致的全身阴阳行将离决的证候，可见面色苍白，四肢逆冷，冷汗淋漓，呼吸微弱，脉微欲艳。治以参附汤（人参、附子），急救回阳固脱。

162　肾阳虚证细化分型证治

肾阳虚证是临床常见的基础证候。全国高等中医药院校《中医诊断学》教材（5版）提出的肾阳虚证的临床表现，是当前国内外肾阳虚证具有权威性的诊断标准之一。这一诊断标准的提出，对临床和中医新药的研究均具有重要的指导意义。但在临床实际运用过程中，发现患者的表现并非如此典型，与诊断标准时有出入，要作出正确判断十分困难，不得不引起对此诊断标准的反思。应当说，这一诊断标准是前贤临床经验的结晶，是毋庸置疑的，关键在于这个诊断标准存在过于笼统的状况，其原因如下：

"异病同证"的产物：肾阳虚证是若干种不同性质的疾病，发展到一定的阶段，出现大致相同的病机和相似的表现，即所谓"病不同而证相同"，于是肾阳虚证应运而生，成为临床最常见的基础证候。这样的证候，带有多种疾病的烙印，故诊断范围较广，组成症状复杂，特异性差，不便于临床操作，也容易误解为诊断标准模糊，证候不规范、不标准，不便于中西的交流，不利于中医现代化和走向世界。

证相同而治有异：按照"异病同治"的观点，即使病名不同，一旦诊断为肾阳虚证，理应用肾气丸治疗而获效。而实际临床中，不同疾病中的肾阳虚证，治疗可选用的方剂多种多样，非肾气丸一方所能统治，从而提出异病"同证异治"的思想。由于证相同而治疗有异，从临床运用角度反映肾阳虚的诊断标准有失笼统，针对性不足。

病机不断发展变化：肾阳虚证都有着肾阳虚衰，脏腑功能减退这一最基本的病机特征。但任何证候都会发生动态变化，肾阳虚证在基本病机不变的情况下，受不同疾病主要矛盾的影响，其病机发展趋势或侧重面会发生改变，具体的病变部位、主症均会发生变异，形成在笼统肾阳虚证下的细小亚证。因此，教材中提出的肾阳虚证的诊断标准是综合、概括而形成的基础证，临床上患者所表现的具体证是肾阳虚病机发展变化而出现细小证或亚证。

由于肾阳虚是一基础、复合而笼统的证候，为适应临床辨证的需要，有目的、有依据、有步骤地对肾阳虚的证候进行细化分型，使肾阳虚的证候更富有针对性和可操作性。肾阳虚证的诊断标准直接服务于临床，不仅是脏腑细化分型研究的意义所在，也是用新的思路和方法，探索实现肾阳虚证诊断标准规范化、客观化的初步尝试。

根据"同证异治"的思想，随着肾阳虚病机发展趋势、病位、主症的不同，细化后的肾阳虚证，学者严石林等可分为下列16种类型。

1. 阳虚畏寒证　可见畏寒肢冷，下肢尤甚，面色㿠白，舌体淡白，又可见面色黧黑，腰膝酸冷，精神萎靡，头昏耳鸣，自汗恶风，容易反复感冒，小便清长，大便溏稀，舌淡苔白，脉沉迟而弱等症。治宜温补肾阳。方选《济生方》十补丸。药用鹿茸、附子、肉桂、熟地黄、怀山药、山茱萸、泽泻、茯苓、牡丹皮、五味子。

2. 阳虚腰痛证　可见腰背冷痛，不得屈伸，绵绵不已，遇寒加重，得温可减，腰痛引少腹拘急，时常怕冷，手足不温，面色㿠白，少气乏力，小便清长或尿闭，舌质淡，苔白，脉沉缓无力。治宜温肾助阳，强腰止痛。方选《太平惠民和剂局方》青娥丸。药用杜仲、补骨脂、黑桃肉、大蒜加肉桂、附子、鹿角胶。或方选《幼幼集成》河车八味丸。药用紫河车、鹿茸、肉桂、附子、牡丹皮、茯苓、山药、泽泻、麦冬、五味子、大枣加杜仲、怀牛膝。

3. 阳虚眩晕证　可见头昏眼花，阵阵眼黑，或晨起头眩，片时自定，或眩晕昏倒，精神萎靡，面色苍白，自汗气短，腰膝酸软，畏寒肢冷，舌淡胖，苔白滑，脉沉细。治宜温补肾阳，益气止眩。方选《重订严氏济生方》三五七散。药用天雄、细辛、山茱萸、干姜、山药、防风，加白芍、当归、肉桂。

4. 阳虚耳鸣证 可见耳鸣如蝉，听力减退，神情恍惚，健忘遗事，腰酸胫软，疼痛不可屈伸，畏寒怕冷，小便遗溺，舌淡苔白，尺脉微细无力等症。治宜温阳补肾，填精益髓。方选《重订严氏济生方》鹿茸丸。鹿茸、川牛膝、五味子、石斛、菟丝子、杜仲、巴戟天、山药、阳起石、附子、川楝子、磁石、官桂、泽泻，加黄精、核桃肉。

5. 阳虚喉痹证 可见咽喉漫肿淡白，疼痛隐隐，反复发作，咽后壁淋巴滤泡增多，晶莹透亮，咽部有痰，夜尿频多，大便偏稀，畏寒肢冷，腰膝酸冷，容易感冒，舌质淡或淡紫，苔白润或白腻，或微黄多津，或黑润，脉沉弱，或脉浮而散，或弱而涩。治宜温肾补阳，祛寒利咽。方选《伤寒论》四逆汤合麻黄附子细辛汤。

6. 阳虚鼻鼽证 可见长期鼻痒、喷嚏、流清涕、鼻塞、鼻甲黏膜苍白水肿等鼻窍症状，兼反复感冒，面色苍白，形寒怕冷，四肢不温，腰膝酸软，遗精早泄，夜尿频多，苔白润，质淡嫩，脉沉细等症。治宜温肾壮阳，益气固表。方选温阳固肾汤（经验方）。药用附子、肉桂、细辛、淫羊藿、白芷、苍耳子、白蒺藜、诃子、乌梅、枸杞子、山茱萸。

7. 肾虚阳痿证 可见阳痿不起，或举而不坚，或精少、精冷、不育，性功能减弱，淡漠，不能持久，早泄，精滑白浊，女子宫寒而不孕，舌淡苔白，脉沉弱等症。治宜温肾阳，补精血。方选《景岳全书》赞育丹。药用熟地黄、白术、当归、枸杞子、杜仲、仙茅、巴戟天、山茱萸、淫羊藿、肉苁蓉、韭子、蛇床子、附子、肉桂。

8. 阳虚水肿证 可见全身浮肿，尤以腰以下肿甚，按之凹陷不起，下肢逆冷，小便不利，四肢沉重疼痛，阴囊冷汗，头目眩晕，腹大脐肿，腹痛下利，心悸怔忡，胸闷气短，咳嗽气喘，吐痰，舌淡胖嫩，苔白滑，脉沉微等症。治宜温阳利水。方选《伤寒论》真武汤。或选《济生方》济生肾气丸。

9. 阳虚骨痹证 骨节酸痛而沉重，刺痛，痛处固定，屈伸不利，昼轻夜重，遇寒痛增，得热稍减，或关节变形，腰弯背痛，畏寒肢冷，面色晦暗，唇甲青紫，舌淡或紫暗，苔白，脉沉细缓，或脉沉细涩。治宜温肾壮阳，活血止痛。方选《外科证治全生集》阳和汤。药用肉桂、鹿角胶、熟地黄、炮姜、麻黄、白芥子、甘草，可加附子、胆南星、细辛、五灵脂、乳香、没药、全蝎、蜈蚣。

10. 阳虚消渴证 口干口渴，喜饮热，尿频量多，饮一溲二，尿如脂膏，面色苍白或黧黑，阳痿早泄，畏寒肢冷，少气懒言，腰膝酸软，大便溏稀，舌淡嫩有齿痕，苔白滑，脉沉细无力。治宜温补肾阳，止渴固涩。选方《金匮要略》肾气丸加减。药用附子、桂心、熟地黄、山茱萸、山药、茯苓、牡丹皮，加五味子、鹿角胶、益智、淫羊藿、菟丝子。

11. 阳虚便秘证 大便初硬后溏，排出艰难，或大便数日不解，排便干结，小便不利或清长，脘腹冷痛，喜暖喜按，气短懒言，畏寒肢冷，舌淡胖有齿痕，舌苔薄白。是由于阳气不足，不能温化，肠道推动无力所致。治疗当温补肾阳，益气通便。方用《景岳全书》济川煎加减。药用肉苁蓉、怀牛膝、当归、升麻、枳壳、泽泻加肉桂、附子或硫磺。亦可选用《古今录验》五噎丸加减。药用附子、花椒、干姜、肉桂、吴茱萸、细辛、人参、茯苓、白术、陈皮，加砂仁、白芍、肉苁蓉、当归、何首乌等。

12. 阳虚腹泻证 可见下利不止，完谷不化，五更泻利，腰膝酸软，精神萎靡，形体消瘦，舌淡胖嫩，苔白滑，脉沉迟无力等症。治宜温肾补火，暖脾健运。方选《太平惠民和剂局方》附子理中汤，或选《证治准绳》四神丸。

13. 阳虚不固证 可见小便失禁，或小便频数，色白量多，夜尿频多，小儿尿床，腰膝酸冷，畏寒肢冷，舌淡白，苔白滑，脉沉微等症。治宜温补肾命，固涩水泉。方选《景岳全书》巩堤丸。药用熟地黄、菟丝子、白术、五味子、益智、补骨脂、附子、茯苓、韭子。或选《全生指迷方》固脬丸。药用制菟丝子、茴香、附子、桑螵蛸。

14. 阳虚失纳证 可见喘促日久，反复发作，呼多吸少，动则尤甚，气不得续，畏寒肢冷，面青唇紫，咳痰清稀量多色白，或夜尿多，或面浮肢肿，神疲乏力，时自汗出，形瘦无华，腰膝酸软，舌苔淡白或黑润，脉微细或沉弱等症。治宜温肾壮阳，纳气定喘。方选《金匮要略》肾气丸合《和剂局方》黑锡丹。黑锡、硫磺、肉桂、附子、补骨脂、胡芦巴、阳起石、沉香、木香、茴香、肉豆蔻，加核桃肉、紫河车。

15. 阳虚发热证

（1）阳浮于上证（戴阳）：可见面红如妆，心烦干呕，恶寒，四肢厥冷，下利清谷，久利不止，小便色白，脉沉微，或厥逆无脉等症。治宜温肾散寒，破阴通阳。方选《伤寒论》白通汤。或《伤寒论》白通加猪胆汁汤。

（2）格阳于外证（格阳）：可见全身发热，不怕冷而反怕热，却欲盖衣被，面目红赤，口淡不渴，或口干、口渴喜热饮，汗出如油，手足逆冷，脉微欲绝等症。治宜补肾壮阳，回阳救逆。方选《伤寒论》通脉四逆汤。

16. 冲任虚寒证

（1）冲任失调证：可见月经紊乱，时时烘热汗出，表现出妇女更年期的症状，形冷畏寒，面色淡白，头目昏眩，胸闷心烦，少寐多梦，精神萎靡，焦虑抑郁，腰酸膝软，舌淡胖，苔白滑，尺脉虚弱无力等症。治宜补肾泻火，调理冲任。方选《景岳全书》右归丸。

（2）胞宫虚寒证：可见性欲淡漠，婚久不孕，月经推迟，经行腹痛，遇寒加剧，带下清稀，或如白淫，面色萎黄或晦暗，腰酸腿软，四肢冰冷疼痛，倦怠无力，舌淡白，苔白滑，脉沉细或沉迟等症。治宜温经暖宫，益气补血。方选《傅青主女科》温胞饮。药用巴戟天、补骨脂、菟丝子、肉桂、附子、杜仲、白术、芡实、人参。或选《仁斋直指方论》艾附暖宫丸。药用香附、艾叶、当归、黄芪、吴茱萸、川芎、白芍、熟地黄、肉桂、续断。

（3）寒凝血瘀证：可见月经后期，小腹冷痛拒按，得热痛减，经血量少，色淡暗有块，畏寒喜暖，四肢不温，关节冷痛，舌质暗淡，脉沉迟。或舌质晦暗，有瘀斑、瘀点，脉细涩等症。治宜温经散寒，祛瘀调经。方选《医垒元戎》姜附四物汤。药用干姜、附子、当归、川芎、熟地黄、白芍。或选《韩氏医通》女金丹。药用藁本、当归、白芍、人参、白薇、川芎、牡丹皮、桂心、白芷、白术、茯苓、延胡索、石脂、没药、香附、甘草。

综上所述，肾阳虚证除具备肾阳虚衰、脏腑功能减退这一基本病机外，随着病机发展趋势和侧重的不同，从而形成16个细（亚）证。这些细化证都具有肾阳虚衰的基本病机，同时又有自己相对独立的病机倾向，不仅临床上客观存在，而且也经得起实践检验。细化分型后的肾阳虚证，病位落实，病机单一，主症明确，针对性强，操作方便，对临床辨证有十分重要的指导意义。

163 肾阳虚证源流及关键问题

肾阳虚证这一概念出现较晚，清代才开始逐渐应用于临床，如叶天士《临证指南医案》、林佩琴《类证治裁》等，提到了肾阳虚、肾阴阳俱虚等相关证，因而对这个证进行源流梳理是有些困难的。王琦《中医藏象学》将肾阳虚证解释为元阳不足、命门火衰："肾阳虚又称命门火衰，命火式微，是以元阳不足、气化无权而出现的温煦失职、水湿内盛以及性机能衰弱等临床表现的概称。"肾阳虚证以阴寒偏盛为主要证候特点，是"既有虚，又有寒"的虚寒性病证。《中医藏象学》又设命门辨证，谈到命门火衰证的机制是种种原因损伤肾阳，而使"元阳虚""元阳不足"。可见肾阳即指"元阳""命门火"。元阳又称真阳，命门火即相火、真火，学者谷建军等认为，要正确认识肾阳虚证，就必须从这些概念入手进行文献的回溯。

肾阳虚证形成的历史沿革

1. 两汉隋唐是肾阳虚证形成的雏形阶段 肾阳虚证的形成与发展，在医学史上基本可分为3个阶段，两汉隋唐是本证形成的雏形时期，宋金元为发展阶段，至明清而最终达到理论与临证的系统成熟。宋以前肾脏证主要因袭《黄帝内经》，有两种证型，一为肾气实，又称肾实热，简称肾实；一为肾气虚，又称肾虚寒，简称肾虚。这种虚实辨证的方式沿用了很久，宋代《圣济总录》、明代《普济方》中的"脏腑卷"均有保留，二书"肾脏门"肾脏证皆称"肾虚""肾实"。肾虚证、肾阳虚证历代发展已有论文作了较为全面的阐述，如张晓琳等《肾虚证治的历代认识和发展脉络》、汤朝晖等《肾阳虚证治发展的历史渊源初探》等。应该注意的是，《黄帝内经》中并无元气、元阳的概念，肾气的含义不等同于元阳、元气。《难经》虽然记载了元气概念，但这一概念在两汉隋唐时期均未应用于辨证，彼时肾虚证、肾实证从病机和证候表现上看，也不能完全等同于现在的肾阳虚、肾阴虚，如《备急千金要方》"肾脏卷"专列一篇论肾脏辨证论治，"肾虚实第二"中记录了肾实热、肾虚寒2个证。肾虚寒证的主证有心中闷、下重、足肿不可以按地、足胫小弱、恶寒、足寒、小腹胀满等，生殖系统病变以及虚损虚劳等证虽然也有从肾虚辨证者，但皆单独列出，并未收录到肾虚寒证中，总体上与今肾阳虚证有明显区别。无元气、元阳等概念的参与，彼时的肾虚证尚不宜直接称为肾阳虚，故而本文称其为雏形。与现代肾阳虚证理论意义相同的证出现是宋以后普及元阳、相火概念后的结果。

2. 宋明时期元阳、相火的普及应用是肾阳虚证形成的前提条件 宋代以降，从宋徽宗《圣济经》提出"肾藏天一，元气为本"的肾本元思想后，元气元阳概念开始较多地进入辨证中。如《圣济总录》将肾称为"元脏"，主藏元气，卷第二百"神仙服饵门·神仙炼丹"论调养五脏，云："凡人须先养脾，脾王则肝荣，肝荣则心壮，心壮则肺盛，肺盛则元脏实，元脏实则根本固，是谓深根固蒂长生久视之道也。"是书中元气又有天一、下元、肾元、真元、元阳、真阳等种种称谓，《圣济总录》很多疾病皆用"补元脏""补元气""补真元"之法，如卷一百八十七"补益门·补益诸疾"说气血以"肾为之本"，若"本脏虚损，则气血从之，动辄生疾"，故"治虚损诸病，大补益元脏"，用天雄丸、乌头丸、鹿茸丸、山芋丸；治"元脏伤惫"，补虚冷、调元气、壮筋骨、明耳目，有草还丹、小还丹、椒红丸等方。"补益门"还专设"补壮元阳"一篇，针对阴阳伤惫之疾、气血虚损之证，责之于"劳动妄作，嗜欲过度，戕真太甚"，下设14条方证，用方有椒附丸、草四神煎、楮实丸等。补元脏、补元阳法多出自"补益门"，用于阴阳伤惫、虚损诸疾，可见彼时虽未出现"肾阳虚"证的概念，但从机制上可以看出这些虚损诸疾的辨证以及用药均符合此证的基本特征。

"相火"概念的普及，源于朱丹溪《格致余论·相火论》，朱丹溪充分论述了相火的生理特点、致病机制，使相火妄动成为内伤发热的主要病机。其后直到明清，相火一直是医家阐述内伤病机制的一个极为重要的概念，甚至可以说内伤发热的病机演变始终以相火为关键词展开。尽管这一概念如此重要，但在很长一段时期内相火的含义一直不明晰，命名也多种多样，如阴火、龙雷之火、命火、游火、无根火、少火、壮火，等等，给这一概念的理解与应用带来很多困扰。直到明代温补学派命门学说形成，对相火的存在状态和运行机制做了系统规范，其面貌得以最终浮现。张景岳《景岳全书·君相火论》执元气、元阳、相火三位一体论，云："元气惟阳为主，阳气惟火而已。"《大宝论》则将相火称为"真阳之火"。清代医家郑钦安亦云："相火，真火也……真火即肾中之阳。"关于相火与元阳的关系，可以从水火与阴阳的关系进行推演，如《素问·阴阳应象大论》云："水火者，阴阳之征兆也。"张景岳注云："阴阳不可见，水火即其证而可见也。"又张志聪注云："水火有形，故为阴阳之征兆。"《圣济经·精神内守章》云："阴阳肇判，精神生焉……五行兆化，水火其象也。"可见水火是阴阳的征兆、表象，故可以推知，相火则为元阳元气的外在表象，是元阳元气化育功能的体现，相火"根荄在下，为枝叶之本也。"由此可见，肾阳虚证的机制，实则为元阳元气的不足，以致相火化育功能失常，从而引发一系列病证表现。

3. 明代命门本体模型建构是肾阳虚证形成的理论基础 虽然宋以后从元阳元气不足论病已经极为常用，但医学家一直未对这类证进行系统讨论，到明代命门学说建立，肾阳虚证理论才逐步走向系统与成熟。命门学说的主要贡献是建构了人体气机运行的基本模型，明确了元气的构成和在人体中的运动形式，进而解析了元气不足的病机和辨证。

命门本体模型脱胎于周子太极图，其结构主要分两部分，一是真水、真火统一于命门元气，二者构成水火既济关系，由赵献可所建构；二是孙一奎建立的心肾相交构架，命门动气从下焦上行，在脾胃枢纽的斡旋下达于上焦心肺，孙一奎称为流戊就己、取坎填离。在这个气化流行中，心肾之间也构成一个宏观的水火既济关系，真水真火、真阴真阳在这个气化关系中流行于五脏六腑、四肢百骸，以滋养周身。心脾肾三脏是命门本体模型的关键纽结。命门为病的机制和辨证，赵献可和张景岳均作了系统讨论。二家的思想基本一致，将命门亏损分为真阴虚、真阳虚两个基础证，又从真水火出发，称为水虚、火虚。其中真阳虚、火虚即肾阳虚证。

从命门本体模型的结构和功能可以推知，肾阳虚证的病变应从两个层次进行讨论：一是在真水真火的水火既济层面，若元阳元气自身亏虚，可使真水、真火关系紊乱，造成火不足而水气化无权；又若真水不足，同样使水火既济关系失调，可见相火妄动，实质是元阳元气化源不足。二是在心肾相交层面，若元阳元气自身亏虚，可使心肾不交，气化流行出现障碍，进而脏腑形体皆可出现各种病变，而作为纽结的心脾肾三脏所受影响最大；反之，脏腑形体的病变亦皆可致元阳元气受损。因而若能从命门学说出发，在本体模型的结构和功能视角下看待肾阳虚证，其内涵便不仅仅是一脏、一证。

肾阳虚证的几个关键问题

1. 肾阳虚证是元气本体的不足，体现虚证的本质属性 讨论肾阳虚证的本质，不能离开命门，元气概念首见于《难经》，与命门、肾出现于同一语境，三者是不可分割的关系。《难经》以左肾为肾，右肾为命门，命门藏精神、系元气，是肾功能的实际承载者。《难经·三十六难》云："然肾两者，非皆肾也，其左者为肾，右者为命门。命门者，诸神精之所舍，原气之所系也，男子以藏精，女子以系胞。"原气即元气，原气在两肾之间，为动气，故又称"肾间动气"，是五脏六腑之本，是生命的本原。至明代孙一奎命门学说，将肾的功能彻底置换到命门中，肾与命门合一，并提出元气为命门动气，是生命的本体。孙一奎说元气禀于有生之初，"此原气者，即太极之本体也。"称为动气，是生生不息之意，"盖动则生，亦阳之动也，此太极之用所以行也。"元气与动气是体与用的关系，即体即用，体用一源。赵献可则将真水、相火统一于命门，合为一太极，"此一水一火俱属无形之气"，在人身日夜潜行不息，"阴阳者，虚名也；水火者，实体也。"真水、相火即真阴、真阳，共同成为元气本体的组成部分，"火为阳气之根，水为阴气之根，而火与水之总根，两肾间动气是也。"（按：此处阳气指周身之阳气，非指真阳；阴气指周身之津液，非指真阴）命门学说的建构，将元气、真水、相火等概念统一于命门本体的架构中，使人体五脏五行关系发生重大变化，赵献可指出："人身五行之外，另有一无形之火、无形之水，流行于五脏六腑之间。"真水、相火因其本原属性，不属于五行并高于五行，主宰五行，作为命门本体同义词的肾也同时拥有了高于并主宰其他四脏的超然地位："五脏之中惟肾为真，此真水、真火、真阴、真阳之说也。"肾阳虚证是作为主宰的元阳相火本体的不足，因而这个证的机制已经涉及本体亏虚的层面，与其他脏腑证有本质区别。

2. 肾阳虚证是脏腑辨证的顶级辨证　两汉隋唐的脏腑证采用虚实辨证，除表里脏腑外极少见兼证，如《脉经》《千金方》等医籍所载，肾脏证有肾虚、肾实、肾膀胱俱虚、肾膀胱俱实四证，余脏皆同。可知彼时脏腑证的各自体系一直保持相对独立的特性，较少与其他脏腑发生交叉，肾脏辨证方法与其他四脏并无明显区别。宋以后随着命门学说的形成，肾脏辨证进入本体层面，已不再仅仅是作为五脏之一前提下的辨证方法。

肾藏有真水真火，通过二者与其他四脏建立了五行关系，由于本体的主宰化生作用，真水真火与木金水之间已经不再完全遵循原五行生克关系，除原有的水生木外，赵献可又提出了水养火，指先天真水养真火；水生金，指肾水养肺金（此处肾水统指真水与真火）；火生土则释为相火生脾土；心火则由相火滋养。先天水火主宰后天五行，一损俱损，一荣俱荣，郑钦安总结仲景立法："只在这先天元阴、元阳上探取盛衰，不专在后天之五行生克上追求。"故而明清时期肾脏辨证的地位已超越其他脏腑，进入脏腑辨证的顶端。

虽然先天真阴、真阳皆为后天形体的主宰，二者在相互化生的同时实有主次之分，肾阳虚证和肾阴虚证也同此理。张景岳作《大宝论》谈真阳的重要性，说真阳是造化之原，性命之本，阴以阳为主，得阳则生，失阳则死，故云："天之大宝只此一丸红日，人之大宝只此一息真阳。"赵献可也同样持主火论，将相火比作走马灯中之火，《医贯·玄元肤论》云："拜者、舞者、飞者、走者无一不具，其中间惟是一火耳。"相火为人身至宝，"欲世之养身者、治病者，的以命门为君主，而加意于火之一字。"郑钦安在重阳的基础上更提出"万病一气说""阳气无伤，百病自然不作，阳气若伤，群阴即起。"诸病皆生于一元阳气的有余或不足："病有万端，发于一元""一气盈缩，病即生焉，有余即火，不足即寒"。论治上亦主张从扶阳益元气入手，"用药以治病，实以治气也"；"治之但扶真阳，内外两邪皆能灭，是不治邪而实治邪也"。由此可见，从理论到应用，肾虚二证相较，显然肾阳虚证的辨证层次要高于肾阴虚证，故而在脏腑辨证中，肾阳虚证事实上属于顶级辨证。

3. 治疗肾阳虚证应注重培补本元，代表方为四逆汤　治疗肾阳虚证的经典代表方诸家多推崇八味丸和右归丸，如赵献可《医贯·先天要论》首载八味丸，用于治疗命门火衰，下元虚惫；张景岳又从真阳当纯补无泻出发，制右归丸、右归饮，二家皆谓真阴为真阳之根，将元阳真火的亏虚称为"阴中之火虚"，故方中皆配伍大量补阴药，以使阳从阴中生，达到阴中求阳的目的，是为"益火之源以消阴翳"。但若比照肾阴虚的代表方六味丸作进一步推敲，这一解释中含有明显的逻辑漏洞。若谓真阴阳、真水火的亏虚当从阴阳相济、水火互济关系论治，那么六味丸中则当用补阳药，故而相较六味丸，八味丸反而更适合用作肾阴虚的代表方；若从六味丸补肾阴的配伍思想出发，肾阳虚证方用药则应集中作用于补元阳之虚。很明显，作为肾虚证的经典二方，从配伍与所形成的治疗机制而言，六味丸与八味丸并不相匹配，张景岳的左右归也同样如此。对于八味丸，而今皆从以方测证的角度出发，从其配伍推导出肾阳虚证必包含肾阴虚证，但事实未必如此。

这一问题郑钦安在《医法圆通》中作了专题讨论，"益火之源以消阴翳篇"提出消阴翳重在益火，"必是在辅助坎中一点真气上说"，八味丸"何得又用熟地、枣皮之滋阴，丹皮之泻火，山药、茯苓、泽泻之甘淡养阴利水乎？"阴邪盛反而滋阴，益火偏又泻火，用于补真阳"实属不通"。又列举伤寒少阴病见四肢厥逆、腹痛囊缩、爪黑唇青、大汗淋漓等，"满身全是阴翳，何不重用此熟地、枣皮、丹皮、苓、泽之品，而独重用姜、附、草三味，起死回生，其功迅速。"故而能够真正益火消阴的并不是八味丸，而是白通汤、四逆汤等。文后唐步祺阐释说，在《金匮要略》中八味丸"并非为培补元阳而立"，是方"阴药多而阳药少，牵制阳药之效"。因而此方更适合用于阴阳两虚证，换而言之，八味丸本就是肾阴阳两虚证的基本方。

作为伤寒学派的代表，郑钦安多从培补元阳的角度解析温热性经方，一方面强调元阳真气的主宰作用，如谓"但有形之躯壳皆是一团死机，全赖这一团真气运用于中，而死机转为生机"。另一方面又极重视后天脾土对先天的滋养作用："真气虽存，却借后天水谷之精气而立。"在阳虚证的立法上主张直补真阳，先后并补。命门本体模型的构架以心脾肾三脏为纽结，形成了心肾相交的气化机制，郑钦安的经方思想完全合于命门本体模型的基本原理。四逆汤为回阳之主方，郑钦安述及立方之意，谓附子是一团烈火，"力能补先天欲绝之火种"，又能"启水中之阳上交于心"，故为君药；阳虚者阴寒内盛，干姜辛温而散，可"荡尽阴邪，迎阳归舍"，以使"火种复兴"；甘草补中，"中阳不运，上下即不相交""土得火生而中气可复"，同时又取"伏火"之意，可使"真火伏藏，命根永固"。附子、甘草相须并用，大有深意。四逆汤三药相伍，可用于一切阳虚者，"凡世之一切阳虚阴盛为病者皆可服也"，无需拘泥于四逆汤的条文主证。又如白通汤，郑钦安说此方既是回阳之方，又是交水火之方。附子、干姜的作用如前述，葱白可"引离中之阴下交于肾"，与附子相合，使阴阳相交、水火既济，而上下和调。其余如附子甘草汤、附子理中汤、潜阳丹、封髓丹等皆同此理。

由此可见，相较八味丸，四逆汤组方形式更为符合命门本体模型的基本原理，此方与其类方无疑更适合作为肾阳虚证的代表方。

4. 肾阳虚证的辨证面向慢病、大病和危重症　命门本体论形成以后，明清医家多从先天论治后天，以真阴阳、真水火为立命之本，肾阳虚证在慢性病、重大疾病、危重症的辨治上起到极为重要的作用。赵献可《医贯》卷四、五为"先天要论"，卷六为"后天要论"，其中"先天要论"记录了痰证、咳嗽、吐血、喘证、咽喉痛、眼目病、口齿病、耳病、消渴、胀满、噎膈、泻利、大便不通、小便不通与不禁、梦遗滑精等多种病症的辨治；"后天要论"只收载了伤饮食、中暑、湿、疟、痢疾数种，二者相较收录病种数量上有明显差异。且"后天要论"也处处体现先天主宰后天之意，强调补先天元气为要，如谓"先后天不得截然两分""后天脾土非得先天之气不行"，补土须"随母而补，故欲补太阴脾土，先补肾中少阳相火"，补中益气汤的作用是"补益后天中之先天"。又如痢疾肠澼下脓血之症，病久传于少阴，若经补中益气、建中汤等治疗不愈是为无火，当"急补命门之火，以生脾土之母"。清代医家冯兆张亦极为推崇赵献可、张景岳的肾命思想，论病皆以先天元阳之气为要，其云："圣人尝制药方，总为保全此气。"有感于时医不查病情，勿审寒热，"一遇发热即为疏散，疏散勿效消导继之""和解、寒凉、迟利之药杂然而进"，若无是病则使"元气受伤而日困矣"。此时若能急予培元固本，"尚可留一线之微阳"，反之，"设或因喘而治痰理气，因惊而清热镇心，势必将丹田所剩依稀之元阳消磨而丧尽"，致病者身死而后已。冯兆张因制全真一气汤，用于治疗中风大病、阴虚发热、吐血咳嗽及一切虚劳重证，"活人甚众，见功甚速，取用甚多，去病甚稳"。大病、慢病、重症往往阴阳两虚为多，故其制方亦同赵、张之阴阳相济思想，以真阴为真阳之根，用水火互济之法，全真一气汤用药有熟地、麦冬、白术、牛膝、五味子、制附子，参汤冲服，可先后并补，纳气藏元，金水相生，使"真阳能交于下，真阴自布于上"，得既济之象，为"土金水一气化源之药"。冯兆张用此方治疗洪姓郎暑月壮热、张宅令郎右手足痿痹、洪飞涛四令郎劳伤发热等证，皆得痊愈。尤其徐管朗夫人疟案，患者七十余，患疟疾重症，见咳嗽、吐血、泄泻、胸膈胀甚，以致粒米不进、人事不省，以参汤冲服全真一气汤，随即"疟止神清"。后欲予八味丸调理，但患者自谓胸有停滞，不肯用补，只得假托消食丸予之，日以参汤送服，最终"胸胀、泄泻、吐血诸症痊愈"。

郑钦安则善用经方治疗大病重症，其将阳虚从三焦分治，上焦阳虚当扶上阳，用桂枝、参、芪；中焦阳虚当扶中阳，用姜、蔻、西砂之属；下焦阳虚当扶下阳，用天雄、附子、硫磺之类。关于硫磺，唐步祺阐释此药大热纯阳,"能补命门真火不足""凡命门火衰、沉寒痼冷之症,用之特效"。如其治疗刘某之贲门癌,从哽咽病阳虚命门火衰入手,以附子理中汤加味,入硫磺 20~30 g,三月痊愈。《医法圆通》收录心病、肺病、脾病、肝病、肾病、七窍病、喘证、呃逆、痢疾、胀满、中风、癫狂等 50 余种内伤病,求本之治皆以扶阳、回阳为重。如小儿惊风抽掣,由内伤所致者,病久则元气日微,因虚极而生抽掣,即慢脾风,症见面白唇青、饮食减少、困倦无神、口冷气微,或溏泄,或发热汗出,时发抽掣,郑钦安析为"元气虚极,神无定主,支持失权",治之"只有扶元一法",用附子理中加砂仁、半夏,或回阳饮加砂仁、半夏。"若妄以祛风之品施之,是速其已亡也"。唐步祺用此法治一小儿慢惊风,见眼扯嘴歪,二三分钟扯一次,伴见面容青白而黯,手口冰凉,鼻翼翕动等阳虚表现,用附子理中丸冲服,逐渐减轻,后又予附子理中汤加砂仁、半夏、琥珀,"连服八剂而愈"。又如中风一证,郑钦安亦主先天真阳虚衰,"治之但扶其真元""是不治邪而实以治邪,未治风而实以祛风,握要之法也"。若要专主祛风化痰,则"每每酿成脱绝危候"。又说祛风化痰之品"皆是耗散元气之斤,未有不立增其病者"。唐步祺引陈修园语,说中风固脱,固肾气宜用参附汤,固脾气宜用归附汤,固卫气宜用芪附汤,固营气宜用术附汤,"先固其气,再治其风"。唐步祺亦曾治一 60 余岁中风偏瘫 2 年,百药无效患者,症见恶寒甚、下身冰冷、两腿无力、不能站立,舌苔白厚腻,脉沉细。唐步祺断为阳虚阴寒湿盛,先用四逆汤加桂、术,10 剂后可扶杖站立,略微行走;又用麻附细辛汤温经散寒祛湿,再以白通汤、四逆汤加童便,通达周身阳气;又用附子理中汤加桂,配鹿茸粉服之,诸症大减,已可不用手杖而行。惜其后误信江湖医生改用他药,以致前功尽弃。

总之,肾阳虚证的形成经过了较为漫长的历史时期,在命门学说建构的本体模型视角下,此证已经进入本体层面,获得了新的理论内核,与其他脏腑证有本质区别。从先天主宰后天出发,肾阳虚证从辨证、用方到覆盖的病种均有极大拓展。明清时期肾阳虚证文献极为丰富,这一辨证论治理论与方法仍需要进一步系统发掘与研究。

164　肾阳虚证历史和现代研究

肾为先天之本，肾中寓真阴真阳，肾阳主一身之阳气，命门火衰则阳虚之证迭出。肾阳虚证是中医临床常见证型之一，其证候表现相对稳定和持久，利于研究。学者林森等对肾阳虚证做了历史性的回顾和探讨，并从现代医学角度对肾阳虚证从宏观向微观，深入到神经内分泌、免疫、代谢、蛋白质、基因等方面的研究进行了梳理归纳。

肾阳虚证历代认识和发展

1. 肾阳虚证认识的基础　对于肾阳虚证的论述可追溯到《黄帝内经》，如《素问·厥论》云"阳气衰于下则为寒厥，阴气衰于下则为热厥""少阴厥逆，虚满呕变，下泄清"。《素问·脏气法时论》云"肾病者，腹大、胫肿、喘咳、身重、寝汗出、憎风；虚则胸中痛，大腹、小腹痛，清厥，意不乐"。《素问·至真要大论》云"诸寒收引，皆属于肾"。以上是对肾阳虚证的证候和病机特点的概括性描述。"命门"一词，首见于《黄帝内经》，在《灵枢·根结》《灵枢·卫气》两篇明确指出："命门者，目也。"此是从经络学和诊断学的角度提出的。《难经》对"命门"之说赋予了新的内涵，指出"肾两者，非皆肾也，其左者为肾，右者为命门"，并由此引发了后世医家对命门概念和功能的激烈争论。可见，《黄帝内经》《难经》开创了中医学理论体系的同时，也奠定了肾阳虚证认识的基础，并开启了命门学说之门。

2. 对肾阳虚证认识的深入　晋代王叔和的《脉经》是中国第一部脉学专著，涉及许多肾虚的内容，其指出肾阳虚的脉象特点，"肾与命门，俱出尺部""肾部在左手关后尺中是也""脉来沉滑，坚如石，肾脉也"。隋代巢元方所著《诸病源候论》是我国第一部病因病机证候学专著，该书对多种肾脏疾病的病因病机和证候进行了系统论述，其中在《虚劳候》《虚劳小便利候》《虚劳膝冷候》《虚劳阴冷候》等章节中有关肾阳虚证的阐述可谓为后世在肾阳虚证病因学和证候学方面的研究奠定了基础。唐代孙思邈《备急千金要方》在《肾脏篇》中对肾虚寒病证提出诊断要点，认为"左手尺中，神门以后，脉阴阳虚者，足少阴经也。病苦心中闷，下重足肿不可以按地，名曰肾虚寒也""右手尺中，神门以后，脉阴虚者，足少阴经也。病苦足胫小弱恶寒，脉代绝时不至，足寒，上重下轻，行不可按地。小腹胀满，上抢胸痛引胁下，名曰肾虚寒也"。王焘在《外台秘要》中汇集并整理了唐以前及初唐的大量涉及肾阳虚证治的医学著作，将前人的理论研究与治疗方药全面系统地结合起来。如"肾劳虚寒，关格塞，腰背强直，饮食减少，阳气羸，人参补肾汤"。金元时期的王好古在内伤阴证方面有独到的见解，认为内感阴证的发病无论见何证，均具有"元阳中脱"的病机。他在《阴证略例》中云"阴证……乃嗜欲之人，耗散精气，真水涸竭，元阳中脱"，在治疗上强调"调中"，认为"身冷脉沉，服调中药，阴自内之外，身体温和而愈"或使"阳从内生，唤人外热"。

3. 肾阳虚证认识的逐步完善　明代赵献可发挥了命门学说，他论述的命门是十二经、十二官的君主，称之为君主命门。此君主命门也论水火，尤以火为重，主张以养火为主，其在《医贯》中对肾阳虚的多种证候表现和影响它脏而出现的证候表现做了详细的描述，并提出治疗原则。他认为"若肾中寒，龙宫无可安之穴宅，不得已而游行于上，故血亦随火而妄行"；"肾中无火，则水冷金寒而不敢归，或为喘胀，或为咳哕，或为不寐，或为不食，如丧家之狗"；张景岳认为寒厥、尿频、呃逆、关格、喘促、痞满、喉痹等病证的发生均为"命门火衰"，"真阳不足"所致，即皆与肾阳虚的病机有密切的关系。清代林佩琴明确归纳了肾阳虚证的病机、相应的脉症表现及具体的治疗方药，提出"肾阳虚者，脉微无细，小便清利，神疲气短，宜益火之源，肾气丸、鹿茸丸"。

4. 肾阳虚的辨证论治 东汉张仲景在总结前人成就的基础上结合自己的临床实践，将病、脉、症、治同论，把理、法、方、药有机地贯穿起来，以辨证论治为指导原则，开创了肾阳虚辨证论治的先河。其在《伤寒论》中，针对阳虚气化不利，水液内停证创制苓桂术甘汤、苓桂甘枣汤、茯苓甘草汤、五苓散、真武汤和附子汤等专方；也有用于疾病后期肾阳虚衰，湿热壅滞，水毒潴留的附子泻心汤、牡蛎泽泻散等。《金匮要略》中的肾气丸用于虚劳病之腰痛、腹痛、小便不利或消渴病之小便多，饮一溲一；痰饮病之微饮短气；妇人杂病之转胞，烦热不得卧，倚息不得溺四种不同病证，虽然证候表现各有差异，但均为肾阳虚所致，故治疗均以肾气丸于补肾阴之中求得补肾助阳，以达到温经祛寒、化气利水，或蒸化水液等治疗作用。《中藏经》对五脏六腑病证虚实寒热及生死逆顺设专论阐述，并在五脏六腑的生理、病理、诊断、辨证治疗及预后等方面作了较全面的论述，其中不乏多种与肾阳虚有关的症候表现，如"肾有水，则腹大，脐肿，腰重痛，不得溺，阴下湿如牛鼻，头汗出，是为逆寒，大便难，其面反瘦也""肾病，手足逆冷，面赤目黄，小便不禁，骨节烦痛，小腹结痛，气上冲心"。

肾阳虚证的现代研究

1. 肾阳虚与神经内分泌功能的关系 早在20世纪50年代就开启了肾阳虚的现代研究，沈自尹从"异病同治"入手，开创了肾阳虚证中西医结合的本质研究，取得了一定的成果。他通过一系列研究总结了肾阳虚证与各轴系统的关系：肾阳虚证具有多靶腺（三轴都累及）功能紊乱，两轴平行观察未见轴间相互影响证据，温补肾阳法治后各轴均有一定程度的恢复，故可推论肾阳虚证的主要发病环节为下丘脑（或更高中枢）的调节功能紊乱。老年人组在两轴上的异常表现和肾阳虚组甚为类似，因此，肾阳虚证的外象又意味着下丘脑-垂体及其某个靶腺轴上有一定程度的未老先衰。沈自尹还通过对不同病种肾阳虚者的定位研究中发现，其24 h尿17羟皮质类固醇含量普遍低下，经补肾后其值有所提高。蔡定芳等通过观察温补肾阳代表药-附子（有效成分乌头碱注射腹腔）对正常大鼠下丘脑促肾上腺皮质激素释放激素（CRH）含量的影响，结果表明，正常大鼠下丘脑CRH含量与乌头碱成呈剂量依赖性增高，提示乌头碱可能直接兴奋下丘脑CRH的合成与分泌。补肾中药能改善垂体超微结构的损伤，而调整垂体、肾上腺功能，改善肾阳虚症状。

2. 肾阳虚与免疫功能的关系 李庆阳等发现老年肾阳虚证患者CD3、CD4显著降低，CD8显著升高，CD4/CD8显著降低。T细胞亚群水平变化，提示了老年肾阳虚证患者T细胞免疫功能的变化。操红缨等研究发现，肾阳虚多尿模型大鼠CD3、CD4百分比，较正常对照组明显减少，CD3、CD8百分比，较正常对照组明显增加，说明肾阳虚大鼠的免疫机能紊乱。

3. 肾阳虚证与细胞信号传导系统的关系 高博等发现肾阳虚证模型大鼠下丘脑组织胞膜和胞液中蛋白激酶（PKA）和蛋白激酶C（PKC）的活性降低，以胞液的变化更为明显，但PKC的活性胞膜大于胞液。研究还发现补肾药能增加下丘脑细胞中PKA和PKC水平。由此可见肾阳虚与PKA、PKC之间的关系主要体现在细胞信号传导系统方面。肾阳虚时，下丘脑-垂体-肾上腺轴Ca^{2+}、钙调蛋白（CaM）信号系统发生改变。宋春风等发现，肾阳虚大鼠下丘脑和肾上腺组织中钙调蛋白依赖性蛋白激酶Ⅱ（CaMPKⅡ）显著升高，补肾中药对肾阳虚大鼠下丘脑和肾上腺组织升高的CaMPKⅡ活性具有下调作用。

4. 肾阳虚与能量及细胞代谢的关系 秦路平等发现肾阳虚证与物质代谢和能量代谢相关，肾阳虚患者的血浆中前列腺素E2（PGE2）、前列腺素F2α（PGF2α）、环磷酸腺苷（cAMP）、环磷酸鸟苷（cGMP）均有改变。并且PGE2与PGF2α、cAMP与cGMP似乎与中医的阴和阳有着对应关系。董慧等对19例肾阳虚证患者红细胞的过氧化脂（LPO）、超氧化物歧化酶（SOD）进行检测，研究表明，肾阳虚证患者红细胞的LPO明显升高，SOD活性明显减低，提示红细胞脂质过氧化反应增强，而清除氧自由基能力下降，抗氧化能力降低，红细胞的结构损害，其免疫能力也随之下降。

5. 肾阳虚与蛋白质代谢的关系 黄黎明等通过蛋白质组学方法研究肾阳虚证异病同证，认为许多不同疾病都可以表现为肾阳虚证，如慢性支气管炎、支气管哮喘、病态窦房结综合征、冠心病、慢性心功能不全、肾病综合征、慢性肾功能不全、慢性肾小球肾炎；与内分泌有关的围绝经期综合征、老年骨质疏松、糖尿病等均与肾阳虚证有关。他们认为可以通过对这些典型疾病的研究，找到这些疾病共性的物质基础-肾阳虚蛋白质组。卢德赵等在对肾上腺切除的肾阳虚大鼠肝线粒体蛋白质组的研究中发现，通过差异蛋白质分析共找到12个差异蛋白，其中有7个蛋白质点在肾阳虚动物中表达量增高，而有5个蛋白质点表达量降低，这些蛋白质可能参与肾阳虚疾病形成，是肾阳虚可能的特征性蛋白。

6. 肾阳虚与基因调控的关系 杨裕华等在"劳倦过度、房事不节"肾阳虚小鼠模型脑基因芯片研究中发现，上调基因主要为炎症、免疫、促细胞凋亡相关基因以及影响多巴胺生成的限速酶、影响凝血纤溶机制和精子发育代谢的相关基因，下调基因有生长激素、泌乳素、促性腺激素、黑色素和脑脂肪酸结合蛋白（B-FABP）相关基因。同时杨裕华等还通过金匮肾气丸对"劳倦过度、房事不节"肾阳虚小鼠模型进行干预，金匮肾气丸可使肾阳虚小鼠模型显著下调的生长激素、黑色素显著上调并促进细胞增殖，从而在基因水平上揭示金匮肾气丸的作用机制和肾阳虚证的本质。丁汉荣等以基因芯片技术分析骨关节炎肾阳虚证与信号转导相关差异表达基因，结果显示差异表达基因中与信号转导元件相关的基因有28条，其中调节蛋白酪氨酸激酶8条、丝氨酸/苏氨酸磷酸化激酶9条，与G蛋白相关11条，而且大部分表现为下调。此研究表明细胞间信号转导异常可能在肾阳虚证骨关节炎的发生、发展过程中起着重要作用。

7. 其他 马威等用非线性映射方法对肾阳虚模型动物全血的微量元素改变进行研究，发现肾阳虚模型动物全血铜、铁、锌等元素明显下降，灌服右归丸后有所缓解。王大健等通过研究认为骨密度值可作为肾阳虚辨证的客观评价指标和治疗效果的参考依据，骨密度下降是肾阳虚的一种特征性表现。查良伦等也发现了肾阳虚患者红细胞钠泵功能下降，通过温补肾阳法发现约半数患者钠泵活性增强，可推论温阳中药可能通过此途径激活了 Na^+—K^+—ATP 酶，促进三磷酸腺苷（ATP）水解，改善肾阳虚临床症状。

中医学肾阳虚理论历经数千年的发展，成为中医学发展史上的一个不可缺少的重要组成部分，经历了由早期的理论、原则构建，到命门学说的兴起，不断地总结、积累，逐渐地丰富、创新、完善，最后形成了症-证-治-理-法-方-药相对较为完善的体系。但随着时代的进步，对于肾阳虚的研究已经透过现象，深入本质研究。目前现代医学研究的热点是通过现代医学理论与技术，研究客观化的指标，揭示肾阳虚的本质，然而一个或者数个指标显然难以体现证候的特点和变化，从指标的变化及相互关系的角度研究证候微观机制，或许更能体现证候整体的、动态的特征，从而更靠近证概念的方法学体系，为阐释证实质提供一种可行的全新研究模式。

165　肾阳虚证的病位证素探析

肾阳虚证是由于久病阳虚、年老体衰、房劳过度等原因，导致机体阳气损耗过度，不能温煦机体的一类虚寒病证。朱文锋等在其首创的"证素辨证"体系中，通过对证候的提炼辨析来确定疾病的病位及病性，形成了"证候-证素-证名"的辨证新思维。证候要素是作为组成证候的主要元素，由病位要素及病性要素构成，它是从证候诊断中拆分出来的最小单元，是最核心、最关键和最具有意义的内容。因此，客观、准确地对中医证候要素进行判别，对规范临床辨证、提高临床医家对疾病病机的认识有着重要作用。据此分类方式，可将肾阳虚证的证候要素分为病位证素肾及病性证素阳虚。学者白璐铭等对肾阳虚证的病位证素进行了探析，以期对临床上肾阳虚证的治疗有所帮助。

肾系统疾病

肾为五脏之一，在人体中起着重要的作用。《黄帝内经》云"肾者，作强之官，伎巧出焉""主蛰，封藏之本"，说明了肾的主要生理特性。《难经·四十二难》中云"肾有两枚，重一斤一两"。宋代朱肱《类证活人书》云："肾脏有二，形如豇豆，相并而曲，附于膂筋，外有脂裹，里白表黑。"这些论述都说明中医在很早的时候就已经对肾之形有所认识。各医家还会采用取象比类的方法来对肾的特点进行阐述，如《医部全录》中云："冬令之时，阳气封闭，蛰虫深藏，肾主冬藏，故为封藏之本。"说明了肾"封藏之本"的特点。除此之外，人们也逐渐认识到肾并不是独立的个体，肾可以通过经络联系其他脏腑器官，对人体产生影响。如《灵枢·经脉》中就有对与肾相关的经络在人体内的循行路线的明确描述："肾足少阴之脉，起于小指之下，邪走足心……其支者，从肺出络心，注胸中。"肾脏通过与相关经脉直接或间接的联系沟通身各经脉脏腑，从而达到调控全身机能的功能，共同构成了一个整体的"肾藏象"系统，为肾生理功能的表达提供了物质基础。

肾系统是肾及与肾直接相关联的，受肾的直接影响的脏腑官窍等组织结构的总称，如膀胱、二阴、骨髓等，都属于肾系统的一部分。可以通过这些部位的病变来判断疾病的具体病位在肾。

1. 肾阳虚导致肾-精系统疾病

（1）肾与精：肾精系统作为肾系统的核心，在促进人体生长发育和生殖方面起着至关重要的作用。《黄帝内经》中明确地提出"肾藏精"的概念，先天之精与后天之精是构成肾精的主要物质。《灵枢·本神》云："故生之来谓之精。"《灵枢·决气》云"两神相搏，合而成形，常先身生，是为精""肾者主水，受五脏六腑之精而藏之，故五藏盛，乃能泻"。由此可见，先天之精是人体与生俱来，构成生命的最基本物质，五脏六腑之精则是后天之精的主要来源。五脏六腑虽皆有精，但最主要的存在部位在肾脏，称为肾精，肾精又分为肾阴与肾阳，《类经》云："阴阳者，一分为二。"张景岳认为，肾阴与肾阳都是肾精的一部分，二者是对立统一的，肾精中属阴的那部分称为肾阴，有着滋润、濡养的作用，属阳的部分则为肾阳，有温煦、升发的作用，只有二者达到"阴平阳秘"的状态，才能使肾精正常发挥其促进人体生长发育和生殖的功能，若肾阳不足，肾精亏虚，则会出现小儿生长发育缓慢，"五迟、五软"，倦怠乏力，腰膝酸软等阳虚的症状。

（2）肾与髓：①骨髓。《素问·六节藏象论》云："肾主骨，生髓。"《平人气象论》云："肾藏骨髓之气也。"《素问·六节藏象论》中云："肾藏精，精能生髓，髓以养骨。"都说明了肾精是充养骨髓的原始物质，骨骼能否健康地生长发育，取决于肾精的充盛与否。《素问·上古天真论》中也通过对机体生长发育和衰老的过程进行描述，反映了肾与骨之间的密切关系。除此之外，还有许多疾病的病名也是依据其病位在骨而命名的，如"骨痿""骨痹""骨枯"等，病位虽在骨，但究其根源均与肾的盛衰息息相关。若肾精亏虚，骨髓生化无源，则会出现腰脊疼痛酸软，足痿不能触地，难以行动等症状。因此骨髓病变常可从肾论治。②脑髓。肾与脑的关系十分紧密。《黄帝内经》中对肾与脑的关系作出了解释，《灵枢·经脉》云："人始生，先成精，精成而生脑髓。"《素问·五脏生成论》云："诸髓者皆属于脑。"而《灵枢》中"脑为髓之海"则进一步说明了髓是构成脑的重要组成部分，也证明了肾与脑的联系。肾与脑的联系主要通过肾藏精的生理功能得以实现，精气的充盛也是脑髓活动的物质基础，无论是对外界的认知还是骨髓的生成，都因肾精的盛衰而变化，肾精化生骨髓，由命门温养，"脑髓即由肾气从督上滋"，并充于脑。肾精充裕，脑髓的功能才能够得以正常发挥。

（3）肾与神："神"在中医学中具有广义和狭义两种解释，《中医基础理论》教材中将广义的神定义为人体生命活动的主宰或其总体现，包括了形色、眼神、言谈、表情、应答、举止、精神、情志、生息、脉象等方面；狭义的神可以指人的意识、思维、情感等精神层面的活动。"心者，君主之官也，神明出焉。"心为五脏六腑之大主，主导着人体的一切生命活动及情志变化。情志活动虽由心做主导，但五脏亦在同时分管不同的情绪，《素问·宣明五气论》云："心藏神，肺藏魄，肝藏魂，脾藏意，肾藏志，是为五脏所藏。"即所谓的五藏神。《灵枢·口问》云："故悲哀愁忧则心动，心动则五脏六腑皆摇。"若心神受到不同的外界刺激，反映在具体的五脏上，就如张景岳在《类经》中所云："忧动于心则肺应，思动于心则脾应，怒动于心则肝应，恐动于心则肾应，此所以五志惟心所使也。"因此可以将肾神的体现总结为肾藏志与肾在志为恐。

1）肾藏志：即是指肾具有主宰意志和记忆的功能，《灵枢·本藏》云："志意者，所以御精神，收魂魄，适寒温，和喜怒者也。"由此可见，肾与神志活动有着紧密的联系，志是对神志活动的高度概括，是精神活动的集中体现。吕爱平等认为"志"的含义分为广义和狭义两种，广义之志与"神"的含义是相同的，狭义之志则是指意志与记忆，而肾中之志既包含广义，又包括狭义。李如辉等则认为狭义之"志"即意志与记忆，才是肾藏志中"志"的真正意义。但二者均同意肾藏志的发生与肾藏精的功能息息相关，肾精充盛则生命活动得以正常运转，具有较强的意志力和生命力，如果肾精不足，则会使人对外界的判断和决策产生偏差和错误。《黄帝内经·素问集注》中云："肾藏志，志立则强与作用。能作用于内，而伎巧施于外矣。"由此可见，肾能藏精的生理功能也是肾藏志的前提基础。

2）肾在志为恐：《素问·阴阳应象大论》云"肾……在志为恐"。恐惧属于中医学"七情"病因中的一种，其中"恐"的情绪与肾的关系最为密切。"人有五脏化五气，以生喜怒悲忧恐。"五脏藏精，精化为气，气的运动对外界环境进行回应而产生情志活动，而情志活动又会反过来对脏腑产生相应的影响。《素问·举痛论》云："百病生于气也。怒则气上，喜则气缓，悲则气消，恐则气下，思则气结。"指出了情绪过度对人体造成的影响。前文已经说明了神志与精气的关系，因此可以推断，恐惧的发生与脏腑精气的盛衰也具有密不可分的关系。恐惧伤肾主要体现在其对肾精的严重损伤，《灵枢·本神》云："恐惧而不解则伤精。"《类经·情志九气》中也提出"恐惧伤肾则伤精，故致精却"。肾精受损，则不能发挥其应有的功能，导致人体的生殖、生长发育的主要功能，及受肾精调控的其他功能都受到影响，进而影响到其他脏腑。而五脏受邪同样可以反致惊恐，仅《黄帝内经》就对五脏病导致惊恐的现象做了许多阐述。《灵枢·本神》云："肝气虚则恐，实则怒。"《素问·调经论》云："血有余则怒，不足则恐。"《素问·宣明五气论》云："胃为气逆为哕为恐。"由此可见，惊恐并不是单一的肾志，也受五脏影响，但肾对其具有较大的影响。

2. 肾阳虚导致肾-津液系统疾病 《素问·逆调论》云"肾者，水藏，主津液"。肾气对机体内的水液代谢有着促进作用，能够对与津液调节相关的其他脏腑和尿液的生成和排泄进行调节。津液是机体一切正常水液的总称，《难经·四十九难》云："肾主液，入肝为泣，入心为汗，入脾为涎，入肺为涕，自入为唾。"五液分属五脏，受肾脏调节。《本草问答》中云："血者，肾中津液。"则指出血液也是津液的一部分。《诸病源候论·小儿杂病候》云："骨是髓之所养，若禀生血气不足者，即髓不充强。"尿液作为津液代谢的产物，也同样属于水液的一种，同样受到肾的调节。肾对机体水液的调节作用则是通过气化这一步骤来实现的，肾的气化功能依赖肾阳的温煦和推动，《素问·经脉别论》将津液的代谢过程简要地概括为"饮入于胃，游溢精气，上输于脾，脾气散精，上归于肺，通调水道，下输膀胱。水精四布，五经并行"。肾阳充盛，温煦脾阳，使体内的津液上达于肺，由肺将水液下输膀胱，膀胱对其进行蒸腾气化，使水液通过三焦输送到全身各个部位。若肾阳不足，温煦无力，则水液运化无权，导致腹胀，水肿之类病证，《诸病源候论·水肿病诸》中云："肾虚不能宣通水气，脾虚又不能制水，故水气盈溢，渗液皮肤，流遍四肢，所以通身肿也。"就说明了肾阳不能温煦脾阳而导致水肿证的原因，因此水肿病亦可从肾论治。

3. 肾阳虚导致肾-气系统疾病 "气"是人体内存在的极细微物质，是构成人体和维持人体生命活动的基本物质之一。中医学界普遍认为"气"可以分为先天之精气和后天之宗气。其中，先天精气与肾的关系是最为密切的，先天之精化生的先天之气被称为元气，是人体中最基本、最重要的气，是人体生命活动的原动力。而元气又是主要由肾所藏的精气所化生，以三焦为通道走行全身。

精与气是密不可分的。宏观上，气是指人体内的极细微物质。《黄帝内经》十分重视"肾气"，肾气的作用主要体现在其主宰人的生殖和生长发育、肾主水和肾主纳气。《素问·上古天真论》中云："女子七岁，肾气盛，齿更发长……今五藏皆衰，筋骨解堕，天癸尽矣，故发鬓白，身体重，行步不正，而无子耳。"可见人体的生长发育和脏腑盛衰皆由肾气的盛衰调控，肾气强盛，则人体发育正常，生殖功能正常，若肾气衰败，如年老体衰，则身体机能随之衰退，生殖能力则随之减退。《诸病源候论·虚劳病诸候》云："肾主精髓，开窍于阴。今阴虚阳弱，血气不能相荣，故使阴冷也；久不已，则阴萎弱。"则说明肾气的盛衰也可以影响到与生殖相关的脏腑。

从具体的脏腑角度来说，肾-气系统疾病可以理解为肾的纳气功能出现问题所导致的一系列病变。肾的纳气功能是人体呼吸运动的重要环节之一。肾主纳气是指肾具有摄纳肺所吸入的自然界清气，保持吸气深度，防止呼吸表浅的作用。《黄帝内经》对于肾与呼吸的关系已经做出过相关论述，《素问·逆调论》就指出："肾者水藏，主喘与卧也。"《难经·四难》云："呼出心与肺，吸入肾与肝。"也已经将肾与吸入的关系阐述得比较明确。张景岳《景岳全书》中云："肺出气也，肾纳气也，肺为气之主，肾为气之本。"自然界的清气由口鼻吸入人体，通过肺的宣发肃降功能输至全身，再由肾对其进行摄纳，使机体呼吸有度，保持正常的呼吸运动，让人体能够正常的运转。肾主纳气的实质就是肾对肺主气功能的调节作用的概括，主要体现在肾藏肺精和金水相生两方面。肾藏五脏之精，肺属金，肾属水，肺为水之上源，肾为水脏，位置在下，"气上升至肺而极，升极而降，由肺而降，故曰肺为气之主。肾主纳气，故丹田下为气海，肺为气中，故胸中为上气海"。肺与肾一上一下，调控着全身的气机运行。

非肾系统疾病从肾论治

肾的病变除了能够导致肾本身及相关系统的病变，同时也会造成机体其他系统的病变。

1. 从肾论治心系疾病 《素问·五脏生成论》云："心之合脉也，其荣色也，其主肾也。"就阐释了心与肾的密切关系。心主血，血行脉中，所以心合脉；血之华在貌，故其荣在于色；心属火而肾属水，水能克火，故以肾为主。心位于上，心火下降，防止肾水泛滥并以心阳助肾阳；肾位于下，肾水上升，使心火不至于过亢且以肾阴滋心阴。只有心阳、肾阳互滋互助，才能保证心肾之阴阳平衡，君相安位，肾才能发挥其主持水液气化的作用。除此之外，心血与肾精之间的互生关系是心肾相交的基础。若心与肾之阴阳出现失调，使心火不能下制肾水，肾水不能上滋心阴，则称心肾不交。若肾中阳气亏虚，气化功能失常，不能温肾水化肾气以上滋心阴，则会出现下焦肾水泛滥，从而导致失眠、心悸、水肿等一系列病变。

心主神明，因此心的病变可导致许多神志类疾病，抑郁症就是其中之一，现代社会中人们的压力越来越大，抑郁症的发病也越来越频繁，在现代医学缺少有效的治疗手段的情况下，可以通过中医的方式，将抑郁症类比于郁证来进行治疗，在临床上也取得了良好的疗效。白艳甫通过针刺患者中脘、下脘、气海与关元四穴来"引气归元"，调后天以补先天，调节脾升胃降，培肾固本，以达到治疗抑郁焦虑的目的。孙媛媛等也提出抑郁症的发病与人体的阳气不足，尤其是肾阳不足有很大关系，因此认为肾阳虚是抑郁症的核心病机。

2. 从肾论治肝病 肝藏血，肾藏精，精能化血，血能生精，《类经》云："肾之精液入心化赤而为血。"说明精与血可以互化。《赤水玄珠·调经门》云："夫血者，水谷之精气也，和调于五脏，洒陈于六腑，男子化而为精，女子上为乳汁，下为经水。"徐文弼在《寿世传真》中云："人身液化为血，血化为精。"可知精与血和水谷精微同出一源，相互滋生，相互转化，血旺则精充，精足则血足，因此肾精的亏虚可导致血虚。肾能藏精，保证肝气疏泄有度，防止其疏泄太过；肝主疏泄，能够促进肾精的生成并使肾气闭藏，二者互根互用，协同发挥应有的作用。除此之外，肾阳又能温煦肝阳，防止肝寒凝滞；肾阴可滋养肝阴，涵养肝木，以制约肝阳。肝肾同居下焦，共寄相火。

临床上应用肝肾同源理论治疗的疾病日渐增多。吴韶飞等认为慢性乙肝的病因病机与肾阳虚密切相关，当应用补肾法促进肝细胞再生，增强人体免疫力来进行治疗。江兴利也通过给予补肾填精中药来促进人体激素分泌，恢复肝合成蛋白质的功能，并重建肝内微循环来加快肝硬化等慢性肝病代偿期或失代偿期患者的恢复，取得了良好的疗效。

3. 从肾论治肺系疾病 《灵枢·经脉》云"肾足少阴之脉，起于小指之下，邪走足心，出于然谷之下，循内踝之后，别入跟中，以上腨内，出腘内廉，上股内后廉，贯脊属肾络膀胱；其直者，从肾上贯肝膈，入肺中，循喉咙，挟舌本；其支者，从肺出络心，注胸中"。可见肺与肾两脏有着十分密切的关系。若肾气虚损，肾不纳气，肺部下传的清气就不能潜藏，肺失宣肃，临床可见咳嗽无力、气喘、呼多吸少等症状。临床可采用宣肺利水、温补肾阳等治法来治疗。郑耀建等则探寻了使用麻黄附子细辛汤治疗小儿肺肾阳虚咳嗽变异性哮喘的疗效，并认为本病病因为肾阳不足，温化无力，导致寒饮犯肺，痰饮内伏，当以温药和之，益气温阳，散寒化饮。除了肺病的治疗，亦可根据此理论进行肾病的治疗，如高向峰等就尝试通过肺肾同治法来治疗IgA肾病并取得良好疗效。白强民等将金水相生的理论运用在前列腺增生病的治疗中，使用黄芪、桑白皮、夏枯草、菟丝子、肉桂等药金水同调，通窍利水，补肺气的同时固护肾气，从而达到治疗效果。

4. 从肾论治脾胃病 有学者将脾与肾比作鼎釜与薪火，肾阳充足，才能上助脾阳运化水谷，若肾阳亏虚，下焦无火，则中焦脾胃无法发挥其运化功能。脾与肾关系密切，因此临床上也经常出现脾肾同病的情况。王红霞等运用改良式铺灸治疗脾肾阳虚型溃疡性结肠炎患者，通过在患者的督脉与任脉实行艾灸以振奋阳气，温补脾肾，温补命门之火使阳气充盛，从而健壮脾胃。张园等则使用针药结合的方式治疗脾肾气虚型糖尿病肾病，选用黄芪、山药、熟地黄、泽泻、茯苓、苍术、芡实、桑螵蛸、丹参和甘草以补肾健脾降浊，同时选用肾俞、脾俞、足三里等穴位来健脾益肾。庞礴等认为亦可通过调理脾升清降浊的功能，并辅以黄芪、党参、菟丝子等补气补肾之药来治疗肾虚水肿。

肾阳虚证的病位证素是疾病重要的组成部分，在疾病的发生发展过程中占有重要地位，对肾阳虚证素进行单独分析，有助于更深入地理解肾阳虚证的发生机制及其与机体的内在联系，从根本上找到肾阳虚证的发病原因，认识肾阳虚的本质，同时也能够为临床治疗提供依据。

166 肾阳虚证候要素和核心病机

肾阳虚证是临床常见的证候之一，涉及内、外、妇、儿等各科疾病。学者郑洪新等阐述了肾阳虚证的证候要素、病因病机及其相兼诸证。

肾阳虚证的证候要素

1. 证候要素内涵 证，古为證，本义为证据、证验。《康熙字典》云："《说文》告也。《玉篇》验也。《增韵》候也，质也……又与征通。"《中医诊断学》将"证"的概念定义为：证是对疾病过程中所处一定（当前）阶段的病位、病性等所做的病理性概括，是指机体对致病因素做出的反应状态，是对疾病当前本质所做的结论。候，《说文》无候字。《集韵》云："访也。又伺望也。"《释名》云："候，护也，可护诸事也。"《康熙字典》云："又气候，证候。"《诸病源候论》所谓"候"，是指具有内在联系的症状及体征。

证不等于证候。"证候"作为中医学对疾病现象特有的认知形式，是中医理论在临床诊疗中最具体的体现。证候要素又称证素，即中医证的基本要素。《秦伯未医文集》列"十四纲要辨证"，包括风、寒、暑、湿、燥、火、疫、痰、食、虫、精、神、气、血。张震"中医辨证规范化"将辨证内容分为核心证候，包括虚、实、寒、热、气、血、阴、阳；病位证候包括心、肝、脾、肺、肾等；基础证候包括阴虚、气虚、血虚、阳虚、气滞、气逆、血瘀、湿热、痰浊等。朱文锋首创"证素"名词，辨病位证素为19项，辨病性证素为31项。根据证候辨别证素，由证素组合为证名，这就是新的"证素辨证"体系。王永炎主张"证候要素"，首创"以象为素，以素为候，以候为证，据证言病，病证结合"辨证方法的链接。

以中医原创思维为指导的证候要素（证素）理论，可以对众多证候进行高度凝练和概括，体现了中医学证候的本质与精髓，对中医理论及临床实践起到由博返约、执简驭繁的作用。

2. 肾阳虚证的证候要素特征 肾阳虚证的证候要素特征有三：一是病位证候要素，病位在肾与命门；二是病性证候要素，性质为阳虚之虚寒；三是病势证候要素，有虚寒之轻、虚寒之重、虚寒火不归元3种病机变化。

（1）病位证候要素：病位在肾与命门。命门虽有有形无形之辨、属火属水之争、右肾两肾或两肾中间之议，但总属于肾则无疑。肾藏先天后天之精，为水火之脏，内寓元阴元阳，为人体生长发育之根，五脏六腑之本。肾藏精，精生髓，脑为髓之海；肾主骨，齿为骨之余；腰为肾之府，肾其华在发，开窍于耳及前后二阴，故肾之病位异常变化以脑、腰、齿、骨、发、耳及前后二阴、生殖功能为主要外候。肾虚可见腰部酸痛、脑转神疲、耳鸣耳聋、发白早脱、齿牙动摇、阳痿遗精、精少不育、女子经少经闭以及二便异常等临床表现。

（2）病性证候要素：病性为阳虚之虚寒，乃火之不足，非水之有余。人身之火又称"少火"，为生理之火，即具有温煦脏腑、养神柔筋作用的阳气。相对心之君火而言，肾为相火即肾阳。阳虚是指机体阳气不足，温煦、推动、气化等功能减退，出现虚寒内生的病机变化，其病机特点为阳气不足，阳不制阴，阴相对偏亢，临床表现为虚寒证，即所谓"阳虚则阴盛""阳虚则寒"。可见畏寒肢冷、小便清长、大便溏薄、舌胖苔白、脉沉迟等症状。

（3）病势证候要素：病势有虚寒之轻、虚寒之重、虚寒火不归元3种病机变化。医病机理论的主要特点，是从整体观、辨证观和恒动观来认识和研究疾病发生、发展、变化的机理。素体阳虚，发病时间缓，病情比较轻，病程比较短，多称肾阳虚证，或肾阳不足证。由于疾病变化，或误治失治，或调护失宜，肾阳耗损逐渐加重，病势则会由轻转重，病情比较重，病程比较长，多称肾阳虚衰证，或命门火衰。水火阴阳具有相互依存、相互制约的关系，水升火降，坎离既济，阴阳和谐。若肾阳虚衰，相火离位，虚阳上越或外浮，多称火不归元或虚火上浮。可见足冷畏寒而面色浮赤、口舌糜烂、生疮等症状，临床则有"引火归元"治法。

肾阳虚证的基本证候及核心病机

1. 肾阳虚证（虚寒之轻） 肾阳不足，功能减退，机体失却温煦，以腰部冷痛、畏寒肢冷、骨脆易折、发白早脱、齿牙动摇、小便清长、夜尿多等为主要症状。

古籍别名：肾虚寒（《中藏经》《备急千金要方》等）、肾虚冷（《诸病源候论》《肘后备急方》等）、肾阳不足（病因脉治》《读医随笔》等）。

形成原因：多由先天禀赋不足，或年高肾虚，或久病损伤肾阳，或房事过度、损伤肾阳等原因所导致。

证候表现：腰部冷痛，畏寒肢冷，尤以下肢为甚，不耐寒冷，精神萎靡，脑转神疲，耳鸣耳聋，骨脆易折，发白早脱，齿牙动摇，性欲减退，男子阳痿遗精，精少不育，女子经少经闭，宫寒不孕，小便清长，夜尿多，面色㿠白或虚浮似肿，或面色黧黑，舌淡苔白，脉弱。

核心病机：肾阳虚证核心病机有四。一是肾阳不足，功能减退，正气虚弱；二是虚寒内生，以虚为主，虚而有寒；三是温煦失常，相火不足，阳不制阴；四是气化失常，代谢减退，开合失司。

病机分析：腰为肾之府，肾阳亏虚，虚寒内生，不能温养腰府则腰部冷痛；不能温煦肌肤，故畏寒肢冷；阳气不足，阴寒盛于下，故下肢尤甚；阳气布达肌表减少，故不耐寒冷；阳虚髓海不足，失于振奋，故精神萎靡，脑转神疲；耳为肾窍，肾阳不足，清窍失养，故耳鸣耳聋；骨骼失于充养，故骨脆易折，齿牙动摇；肾虚不荣，故发白早脱；肾阳亏虚，生殖功能减退，故性欲减退，男子阳痿遗精，精少不育，女子经少经闭，宫寒不孕；气化功能减退，小便清长夜尿多；虚寒内生，面目失于温煦，故面色㿠白或虚浮似肿；浊阴弥漫肌肤，肾之本脏色外现，则见面色黧黑；舌淡苔白、脉弱皆为阳虚所见舌脉特征。

治疗方法：温补肾阳，填精益气。

基本方剂：大补元煎（《景岳全书》）。药用人参、山药、熟地黄、杜仲、山茱萸、枸杞子、炙甘草。右归饮（《景岳全书》）。药用熟地黄、山药、山茱萸、枸杞子、炙甘草、杜仲、肉桂、制附子。

2. 肾阳虚衰证（虚寒之重） 肾阳虚惫，温煦、气化功能低下，甚则阳气衰竭，以四肢厥冷、水肿尿少、下利清谷、喘息气急等为主要症状。

古籍别名：命门火衰（《素问病机气宜保命集》《金匮钩玄》《类经》《内经知要》等）、下元衰惫（《太平惠民和剂局方》《世医得效方》《医贯》《临证指南医案》等）、真元虚惫（《太平惠民和剂局方》《医垒元戎》《本草纲目》《医醇賸义》等）。

形成原因：多由于肾阳虚证、失治或误治、病情发展而来；或慢性消耗过多，或久病损伤肾阳，或邪气亢盛伤阳等因素所致。

证候表现：精神萎靡，四肢厥冷，水肿尿少，食欲减退，恶心呕吐，下利清谷，小便涩滞或失禁，喘息气急，呼多吸少，面色㿠白或黧黑，甚则冷汗淋漓，舌淡苔白，脉微弱欲绝。

核心病机：肾阳虚衰证核心病机有三。一是肾阳衰惫，推动、固摄、温煦、气化功能低下；二是命门火衰，火不制水，阴寒内盛；三是阳微欲脱，功能衰竭。

病机分析："阳气者，精者养神，柔者养筋"，肾阳衰惫。兴奋功能减退则精神萎靡；"清阳实四肢"，阳气不能布达于四肢，则四肢厥冷；肾阳虚衰，气化功能低下，水液代谢障碍，则水肿尿少；"脾阳根于肾阳"，釜底无薪，运化失常，升降失司则食欲减退、恶心呕吐、下利清谷；"肾司二便"，肾虚失于固摄贮藏则小便失禁；肾不纳气，清气失于摄藏则喘息气急，呼多吸少；冷汗淋漓，脉微弱欲绝为阳气欲脱之象。

治疗方法：温肾助阳，益火培元。

基本方剂：肾气丸（《金匮要略》）。药用熟地黄、山茱萸、山药、泽泻、茯苓、牡丹皮、桂枝（肉桂）、附子。右归丸（《景岳全书》）。药用熟地黄、山药、山茱萸、枸杞子、鹿角胶、菟丝子、杜仲、当归、肉桂、制附子。

3. 火不归元证（虚寒火不归元） 肾阳虚衰，相火离位，虚阳上越，虚火上浮，以足冷畏寒而内伤发热、口干消渴、面色浮赤、喘促虚痨、咽痛喉痹、口舌生疮、牙痛齿浮等主要症状。

古籍别名：火不归原（火不归源）（《医学心悟》《成方切用》《张氏医通》《冯氏锦囊秘录》等）、无根之火（《汤液本草》《类经》《景岳全书》《医方集解》《本草纲目》《辨证录》等）。

形成原因：多由于肾阳虚衰，相火失守离位，或过用辛热之品所致。

证候表现：内伤发热，口干消渴，面色浮赤，烦躁恶热；或呕吐痰涎、出血；或咳而上气，喘促虚痨，咽痛声哑，喉痹喉痛；或口舌生疮，牙痛齿浮，眩晕耳鸣；但足冷畏寒，腰酸膝软。舌胖大苔白，脉浮大或数、按之无力等。

核心病机：火不归元证核心病机有二。一为本虚下寒，肾阳虚衰，阳虚阴盛，下焦虚寒；二为无根之火，虚火上浮，上焦反热，此非水虚乃火不足。

病机分析：《景岳全书·火证》云"阳虚者，亦能发热，此以元阳败竭，火不归原也"。肾阳虚衰，寒从中生，则阳无所存浮散于外而内伤发热，口干消渴，面色浮赤，烦躁恶热；"凡气实于内而为寒者，有如严冬阳伏于下而阴凝于上，故冰雪满地而井泉温暖也；气虚于内而为热者，有如盛夏阴盛于中而阳浮于外，故炎暑逼人而渊源清冷也"（《景岳全书·火证》）。阳虚火热上浮有伤于胃，则呕吐痰涎、出血；有伤于肺，伤于肺气、肺系、肺络则咳而上气，喘促虚痨，咽痛声哑，喉痹喉痛；虚阳上浮于头面，则口舌生疮，牙痛齿浮，眩晕耳鸣；但肾阳虚衰为本，下焦虚寒，则必有足冷畏寒，腰酸膝软之本质表现；舌胖大苔白，多见于肾阳虚衰；脉浮大或数，按之无力，正是火上浮之象。此证阳虚火浮，多见于头面、咽喉、肺胃；但亦有陷下者，张景岳所云："阳陷于下而见于便溺二阴之间者，此其下虽热而中则寒，所谓失位之火也。"

治疗方法：温肾助阳，引火归元。

基本方剂：同肾阳虚衰证。如《医学心悟·火字解》所云："肾气虚寒，逼其无根失守之火，浮游于上，当以辛热杂于壮水药中，导之下行，所谓导龙入海，引火归元。如八味汤之类是也。"

肾阳虚证相兼诸证

1. 脾肾阳虚证 脾肾阳气不足，温化无权，虚寒内生，以浮肿尿少或五更泄泻、久泻久痢为主要症状。古籍中亦有将此证混于"命门火衰"之中。

形成原因：多由于久病损伤脾肾之阳；或阳虚水泛，肾病及脾；或久泻久痢，脾病及肾等原因所致。

证候表现：畏寒肢冷，面色㿠白，腰酸冷痛，或四肢浮肿，下肢尤重，尿少甚则癃闭，或五更泄泻，腹部冷痛，久泻久痢，完谷不化。舌淡胖，苔白滑，脉沉迟无力。

核心病机：脾肾阳虚证核心病机，一为水液代谢障碍，脾肾阳气不足，气化功能失常；二为水谷腐熟运化失常，脾主运化、肾主固摄功能减退。

病机分析：肾为先天之本，脾为后天之本；"脾阳根于肾阳"，脾主运化，布精微，化水湿，有赖命火之温煦；肾寓元阳温养脏腑，须靠脾精供养。元阳不足，命门火衰，不能温养脾阳，或脾阳久虚，日渐损及肾阳，则肾阳亦损。阳虚无以温煦形体，则畏寒肢冷；阳虚内寒，则面色㿠白；大腹属脾，腰为肾府，阳虚内寒，经脉凝滞，则腹部腰酸冷痛；脾肾阳虚，蒸腾气化失司，水湿失于运化，溢于肌肤则四肢浮肿，下肢尤重；水湿内聚，气化不行，开合失常，则小便不利。五更时分为天地阴阳交替之际，脾肾阳虚则五更泄泻；水谷不得腐熟运化则完谷不化，久泻久痢。舌淡胖、苔白滑、脉沉细属阳虚水寒内蓄之象。

治疗方法：温补脾肾，益火补土。

基本方剂：四神丸（《内科摘要》）。药用肉豆蔻、补骨脂、五味子、吴茱萸、生姜、红枣。或十补丸（《济生方》）。药用附子、五味子、山茱萸、山药、牡丹皮、酒蒸鹿茸、熟地黄、茯苓、肉桂、泽泻。

2. 心肾阳虚证 心肾两脏阳气虚衰，阴阳水火既济关系失调，以心悸怔忡、肢体浮肿、小便不利或唇舌青紫为主要症状。

形成原因：多由于久病不愈，劳倦内伤；或心阳虚衰，君火无以下温肾阳，或肾阳虚衰、水气上凌于心、心阳不足所致。

证候表现：心悸怔忡，肢体浮肿，小便不利，畏寒肢冷，腰背冷痛，唇甲青紫。舌淡暗或青紫，苔白滑，脉沉微细。

核心病机：心肾阳虚证核心病机主要是心肾阳气虚衰，心肾阴阳水火既济关系失调，功能减退或衰竭。一为血脉寒滞，心功能不全，阳虚阴盛，血液运行失常；二为水气内停，肾功能不良，气化失司，水液代谢障碍。

病机分析：心肾阴阳水火既济，心阳下降以温肾阳，使肾水不寒；肾水上升以滋心阴，使心火不亢。心肾阳虚则阴阳水火既济关系失常，导致功能减退或衰竭，血行瘀滞，水气内停。阳气衰微，心失濡养则心悸怔忡；不能温煦肌肤腰背，则畏寒肢冷，腰背冷痛；肾阳虚衰，气化失司则小便不利；水液停聚，泛肌肤则肢体浮肿。阳虚运血无力，血行瘀滞，可见口唇爪甲青紫，舌淡暗或青紫，苔白滑，脉沉微细，皆为心肾阳气衰微、阴寒内盛、血行瘀滞、水气内盛之象。

治疗方法：温补心肾。

基本方剂：苓桂术甘汤（《金匮要略》）合真武汤（《伤寒论》）。药用茯苓、桂枝、白术、炙甘草、白芍、附子、生姜。

3. 肺肾阳虚证 肺肾两脏阳气虚衰，呼吸功能减退，以呼吸困难、气少息微、咳吐涎沫、腰酸足冷、面目虚浮似肿为主要表现。

形成原因：多由于久病咳嗽哮喘、耗损肺肾之阳气所致，多见素体阳虚或年高体弱之人，每于冬寒季节病情加剧。

证候表现：呼吸困难，气少息微；咳吐涎沫，质清稀而量多，口不渴，易感冒，自汗，背寒如掌大，腰酸足冷，面目虚浮似肿，小便不利，神少乏力。舌质胖淡，苔白滑润，脉迟缓。

核心病机：肺肾阳虚证的核心病机主要是肺肾阳气虚衰，呼吸功能减退，同时兼有温煦、推动、固摄、气化功能失常。

病机分析：肺为气之主，肾为气之根。久病肺肾阳气不足，功能减退则呼吸困难，气少息微；卫外防御功能减退则易感冒；固摄功能减退则自汗；肺失宣发肃降、津液不化则咳吐涎沫，质清稀而量多，口不渴；肌肤失于温煦则畏寒肢冷；背为阳，阳虚不温则背寒如掌大；肾阳虚衰则腰酸足冷；气化失司则面目虚浮似肿，小便不利；阳气不足，失于振奋则神少乏力。舌质胖淡、苔白滑润、脉迟缓皆为肺肾阳虚、津液不化之象。

治疗方法：温补肺肾。

基本方剂：甘草干姜汤（《伤寒论》）合肾气丸（《伤寒论》）加减。药用炙甘草、干姜、熟地黄、山茱萸、山药、泽泻、茯苓、牡丹皮、桂枝（肉桂）、附子。

4. 肝肾阳虚证 肝肾阳气虚衰，藏精与疏泄功能减退，以腰酸膝软、畏寒肢冷、性欲减退、睾冷囊湿、阳痿早泄、经迟崩漏、带下清冷、宫寒不孕等为主要表现。

形成原因：多由于素体阳虚，或老年肾亏；或房事过度，或久病伤肾等，损伤肾阳，累及肝阳；或阳虚体质，寒邪直中厥阴、滥用寒凉药物等，损伤肝阳，累及肾阳所致。

证候表现：腰酸膝软，畏寒肢冷，性欲减退，少腹拘急，睾冷囊湿，阳痿早泄，耳聋耳鸣，多郁善恐，经迟崩漏，带下清冷，宫寒不孕，精神萎靡，头晕目昏，面色㿠白或黧黑。舌淡胖，苔薄白，脉沉迟无力。

核心病机：肝肾阳虚证核心病机是肝肾阳气虚衰，以藏精与疏泄功能减退为主，多见生殖系统功能异常。

病机分析：肝肾之阳皆为相火，肾司闭藏，肝主疏泄，相火守位，藏泄互用。肝肾阳气不足，功能减退，藏泄失司则性欲减退，阳痿早泄，经迟崩漏，带下清冷，宫寒不孕；虚寒内生、温煦失常则少腹拘急，睾冷囊湿；耳为肾窍，肝之门户，清窍失养则耳聋耳鸣；肾在志为恐，肝喜条达，肝肾不足则多郁善恐；腰为肾之府，膝为筋之府，肝肾阳虚则腰酸膝软，畏寒肢冷；阳气不足，失于振奋则精神萎靡，头晕目昏；面色㿠白或黧黑，为阳虚之兆、肾病之色；舌淡胖，苔薄白，脉沉弦迟，尺脉无力，皆为肝肾阳虚之象。

治疗方法：温补肝肾。

基本方剂：补肝汤（《三因极一病证方论》）合肾气丸（《金匮要略》）加减。药用细辛、桃仁、柏子仁、防风、制川乌、熟地黄、山茱萸、山药、泽泻、茯苓、牡丹皮、桂枝（肉桂）、附子、炙甘草。

综上所述，肾阳虚证的证候要素为病位在肾与命门，病性为虚为寒，病势为虚寒之轻、虚寒之重、火不归元；基本证候为肾阳虚证、肾阳虚衰证（命门火衰证）、火不归元证；其相兼证候为脾肾阳虚证、心肾阳虚证、肺肾阳虚证、肝肾阳虚证。把握肾阳虚证的证候要素、基本证候与相兼诸证，对于证候规范化以及相关疾病辨证论治的临床实践具有指导意义和应用价值。

167 肾阳虚证的现代生化指标

肾阳虚属于中医理论体系中的重要证候之一，由禀赋不足、年老体虚、耗损过度、补养不足及气机阻滞所引起。临床表现多见面色苍白、形寒肢冷、腰膝酸痛、下肢软弱无力、小便不利或小便频数、少腹拘急。男子主要表现为阳痿早泄，女子主要表现为宫寒不孕。目前肾阳虚证的研究已取得一定进展，也有学者对肾阳虚证的发病机理、造模方法等作了相关综述，但关于肾阳虚证常用生化指标的研究较为鲜见。学者邹海淼等以肾阳虚生化指标为分类依据，全面调研以不同生化指标为检测依据的肾阳虚证的研究情况，以便从生化指标的角度来全面认识肾阳虚证，为今后该证的深入研究提供一定的参考依据。

反映下丘脑-垂体-靶线轴功能低下的指标

下丘脑-垂体-靶腺轴主要包括下丘脑-垂体-肾上腺皮质轴、下丘脑-垂体-甲状腺轴、下丘脑垂体-性腺轴和下丘脑-垂体-胸腺轴。目前研究表明，肾阳虚证主要在上述轴的不同环节发生了不同程度的功能紊乱。

Bei Li 等首次建立和比较了中医"肾阳虚证"和维医"异常黑胆质证"的大鼠模型，发现这两种模型可以通过高剂量注射肾上腺酮成功建立。在生物学特性上，这两种模型具有相似的改变，其主要表现为下丘脑-垂体-靶器官轴的功能紊乱。

1. 反映下丘脑-垂体-肾上腺皮质轴 Li Y 等在研究不同提纯温度和用量的绵羊油对改善淫羊藿对肾阳虚证的治疗作用时发现，相比于天然药（单用淫羊藿），加入了绵羊油的淫羊藿温肾壮阳效果更明显。在提纯温度为 30 ℃时，加入 30%的绵羊油效果最好，进一步研究表明，其发挥疗效的机制主要是改善下丘脑-垂体-肾上腺-胸腺轴的抑制情况。

沈自尹等将大鼠随机分成了青年组、老年组和药物干预组，并采用基因芯片技术对不同部位标本的基因表达情况进行了系统研究。结果表明，下丘脑-肾上腺皮质-胸腺轴上基因组的改变是导致肾虚的重要原因，而药物干预可调整 HPAT 轴上基因表达。通过以药测证的方法，证实了肾虚证大鼠模型存在神经-内分泌-免疫以及神经-内分泌-骨代谢两大基因调控路线的紊乱，而补肾可以纠正该网络功能低下的情况。

周文江等进行了阳虚证与下丘脑-垂体-肾上腺（HPA）轴的功能低下相关性的临床研究，通过注射皮质酮抑制 HPA 轴模拟肾阳虚证，由此推测出外源皮质酮可通过引起大鼠胸腺指数及肾上腺指数发生明显减少，从而导致皮质醇血清浓度下降及淋巴细胞转化率增强。

苟小军等采用氢化可的松造模，通过检测氢化可的松大鼠模型的体重、三碘甲状腺原氨酸（T3）、雌二醇（E2）、甲状腺素（T4）、血清皮质醇（CORT）和睾酮（T）等指标的变化。同时观察模型下丘脑-垂体-肾上腺轴、甲状腺轴、性腺轴个轴的变化，研究表明，大鼠氢化可的松的肾阳虚模型可出现明显的体重下降、血清 T3 和 T4 下降、血清 CORT 下降，而对性腺轴的影响不明显。

同样，伍庆华等也建立了类似的肾阳虚大鼠模型。采用分批宰杀的方法对早、中、晚期肾阳虚大鼠垂体-性腺轴以及垂体-甲状腺轴的各项功能指标及进行了观察。发现肾阳虚时垂体-甲状腺轴与垂体-性腺轴之间并非相互抑制作用，而是平行关系-二轴同时受损。

许兰芝等观察了淫羊藿总黄酮对肾阳虚大鼠下丘脑-垂体-甲状腺轴内分泌功能及钙调蛋白基因表达的影响。结果表明淫羊藿总黄酮可以促进肾阳虚大鼠甲状腺激素的分泌，较大剂量时能明显抑制其促甲状腺激素的分泌，且对肾阳虚大鼠下丘脑、甲状腺组织中钙调蛋白基因的表达有显著的抑制作用。

王建红等通过肌内注射可的松复制肾阳虚大鼠模型，采用分批宰杀的方法观察早期、中期和晚期肾阳虚大鼠垂体-甲状腺轴功能指标，分析变化规律和特征，结果表明肾阳虚不同时期垂体-甲状腺轴功能下降程度不一，较理想的肾阳虚动物模型时间为15～30天。

梁汝圣等采用大鼠灌胃甲状腺激素抑制剂丙基硫氧嘧啶PTU的方法建立肾阳虚模型。研究表明，阳虚组的大鼠体重和体温明显下降，甲状腺T3和T4的含量下降，且相比于阴虚组，阳虚组的cAMP/cGMP值明显下降，其表现符合中医肾阳虚的表现。

2. 反映下丘脑-垂体-性腺轴 徐红艳等探究了中药壮阳促孕散对雌性肾阳虚大鼠垂-性腺轴分泌激素的影响，采用氢化可的松导致的雌性大鼠肾阳虚模型。通过比较研究发现，模型组造模后大鼠出现明显的阳虚症状：体重下降、血清中E2和P下降、LH和FSH升高；而给药后阳性对照组和中药治疗组大鼠表现为体重增加、血清中E2和P升高LH和FSH下降。

反映免疫系统

沈自尹等采用双盲对比实验，研究了正常对照组、"肾阳虚证"模型的皮质酮大鼠以及老年人组。结果表明，"肾阳虚证"大鼠和老年人都存在T细胞过度凋亡，同时伴有凋亡级联反映上调。其中，出现高表达的是促凋亡基因包括Fas、FasL、TNFR1和Bax；出现低表达的是抗凋亡基因包括TNFR2、Bcl-2、cIAP1和cIAP2。该研究从基因的角度进一步说明"肾阳虚证"大鼠免疫功能低下。

谭从娥等采用美国Aflymetrix公司的HG-ul33Plus 2.0基因表达谱芯片来筛选肾阳虚患者差异表达基因，研究结果显示患者的免疫系统反应（特别是MHC-1I类分子介导的抗原加工及提纯过程）的异常可能是引发肾阳虚证的主要免疫机制。李荣荣等探讨了麻黄细辛附子汤对肾阳虚外感模型（腹腔注射苯甲酸雌二醇）小鼠的干预作用，发现通过麻黄细辛附子汤中、高剂量组治疗后，小鼠血中TNF-α水平显著升高，表明该方能明显地延长肾阳虚外感小鼠的平均生存时间。同时升高小鼠体温、改善体征，并在一定程度上减轻小鼠流感肺炎症状、增强机体非特异性免疫功能，为临床用于流感的治疗提供了现代药理学依据。

反映肾功能

陈素红等采用腹腔注射苯甲酸雌二醇造成小鼠肾阳虚模型，比较何首乌水提取物组、正丁醇提取物组、乙酸乙酯提取物组和石油醚提取物组对小鼠体征、肛温、抓力、游泳时间、自主活动次数、血清肌酐及尿素、血液学指标、睾丸和精囊腺指数的影响。发现何首乌水提取物能提高肾阳虚小鼠游泳时间同时降低Cr水平；乙酸乙酯提取物也具有相同的效果且能提高睾丸指数和MCV；正丁醇提取物能提高MCV和MO、降低UR水平；石油醚提取物能提高游泳时间和MCV、降低UR水平，各项生化指标变化与肾阳虚兼证"肾阳虚水泛证"对应。

太史春等采用腹腔注射卡那霉素造成大鼠肾气虚模型，发现引起模型大鼠尿量增多的主要原因是肾脏水通道蛋白在模型大鼠体内表达减少，因此导致了肾脏AQP2的表达减少，结果与中医学肾主水理论一致。

王辉等通过给雄性大鼠腹腔注射苯甲酸雌二醇、给雌性大鼠腹腔注射丙酸睾酮造模，采用金匮肾气丸连续给药12天，测定大鼠血清Cr、UR、TP、ALB、AST、ALT水平，取脾、肝、肾计算脏器指数，发现杜仲组肌酐水平显著降低，杜仲、海马皆能明显降低尿素水平；何首乌、海马、菟丝子提取物组的总蛋白明显升高，何首乌、海马组的白蛋白明显升高；杜仲、海马组的丙胺酸氨基转移酶明显下降，何首乌、菟丝子组也有下降趋势，各组间天冬氨酸氨基转移酶未见明显差异，为探讨"甘温归肝肾经"中药的共同规律提供实验依据。

李屹等运用灌服腺嘌呤和肌内注射氢化可的松两种方法制备大鼠肾阳虚模型，采用常规生化法检测血肌酐、血尿素氮和尿肌酐的含量；冰点比重法检测尿渗透压；高岭土法检测尿17-羟皮质类固醇含量；通过结果推测水通道蛋白可能是肾阳虚证的物质基础之一。

高岗采用代谢组学的方法研究了肾虚证，通过注射氢化可的松造模，研究了六味地黄方的干预作用，结合了现代分析手段GC-MS、NMR、LC-MS和LC-TOF/MS采集了大鼠尿样和血样进行了生物信息挖掘，发现肌氨酸酐的含量在模型大鼠中有所增加，提示肾虚与肾功能的异常有着密切的关系。

陶秀梅通过氢化可的松诱导以及腺嘌呤诱导两种方法建立"肾阳虚"大鼠模型，采集了不同时间点的大鼠的尿样，并进行气相质谱联用仪（GC-MS）分析。发现酪氨酸和丙氨酸的相对含量在这两种"肾阳虚"动物模型的差异性代谢物中均有显著升高，初步推测"肾阳虚证"是一种以酪氨酸代谢升高为主，并在一定程度上关系到其他代谢通路变化的特定代谢轮廓状态。该研究结果初步显示了代谢组学的方法对于具有共同代谢表型的疾病分型有很大潜力。

反映能量代谢

沈自尹研究了老年大鼠的肝脏，发现与氧化磷酸化有密切关系的细胞色素P450、谷氨酸脱氢酶、NADH脱氮酶、葡萄糖-6-磷酸酶均为低表达。

Huang Dan xue等给大鼠注射氢化可的松模拟"肾阳虚证"，考察了朝鲜淫羊藿提取物对该症的改善情况，通过检测其血浆及尿液中的苯丙氨酸、色氨酸、胆酸、柠檬酸、血肌酐等代谢物含量变化情况，推测朝鲜淫羊藿提取物可通过调节氧化-抗氧化平衡，改善能量代谢对该症发挥一定的治疗作用。

Wang Chun Mei等检测了大鼠体内的CYP3A酶的活性，发现相对于正常大鼠，这种酶的活性在肾阳虚模型大鼠体内降低了20%，而给大鼠灌胃一定剂量仙茅后，该酶的活性得到一定程度的恢复。该研究结果有利于提高对中药交互作用的认识。

Xiu mei Lu等运用超高效液相色谱-质谱联用技术（UPLC/MS），主成分分析骨碎补治疗组（氢化可的松诱导大鼠模型后给予骨碎补乙醇提取物）的苯丙氨酸、N2-琥珀酰-1-鸟氨酸、肌酐、柠檬酸盐等代谢物变化情况，发现这些代谢物在造模及给药后变化显著，该研究有助于探讨"肾阳虚证"和骨碎补的治疗机理。

反映环核苷酸系统的变化

谭勇等采用肌内注射氢化可的松琥珀酸钠的方法造大鼠肾阳虚模型，探索附子对正常和肾阳虚大鼠血液生化指标影响的差异，结果发现给药前模型组cAMP/cGMP和促肾上腺皮质激素（ACTH）低于正常组，随着给药剂量的增加，两者有升高的趋势。

Su W等采用给Wistar大鼠肌内注射氢化可的松造模，检测给药前后24小时内尿样中cGMP含量、cAMP与cGMP的比例及血浆AVP的含量变化情况从而比较研究益尿方低剂量组、高剂量组的治疗效果，表明益尿方可提高血浆AVP的容量并通过调节肾阳虚大鼠cAMP/cGMP的比例发挥疗效。

反映自由基代谢

郭伟星等通过比较益肾降压颗粒对腹腔注射氢化可的松诱发的肾虚小鼠模型体内自由基代谢的影响发现，益肾降压颗粒清除自由基的机制可能为抑制自由基生成或促进自由基清除剂的生成，从而进一步抑制自由基引起血压升高的病理过程，达到降血压的目的。

反映细胞信号系统

严石林等通过基因筛选，发现基因表达在慢性肾炎、糖尿病肾病、阳痿这三种疾病中均存在差异表达。除此之外，还存在332条共同的差异表达基因。通过对转录组的特征分析，发现共有37个共同信号通路与肾阳虚证相关。结果说明，不同的疾病虽然具备各自特征的信号通路调控基因，但同时也具有共同的信号通路调控，这与传统中医学说中的"异病同证""异病同治"的经典论述提供了理论依据。

反映生殖细胞的凋亡

刘贺亮等观察了实验性肾阳虚大鼠生殖细胞凋亡及Bcl、xl、Bad蛋白表达的变化，发现凋亡细胞主要是初级精母细胞和圆形精子细胞。肾阳虚所致生殖功能障碍可能是生殖细胞凋亡所引起。

反映特殊蛋白功能

刘希成等利用双向电泳（2.DE）优化分离了除去高丰度蛋白（白蛋白和IgG）的老年体虚肾阳虚患者血清样本，对比分析了pH 4~7范围的2.DE谱图，发现其中33种蛋白质的差异表达与肾阳虚证密切相关，该研究结果为进一步阐明中医肾阳虚证的机理提供了新依据。

通过对近几年来以不同生化指标为检测依据的肾阳虚的相关研究进行总结，发现多数学者主要从反映肾上腺、甲状腺、性腺三轴，反映免疫系统功能，反映肾功能的指标入手来探究肾阳虚的发病机理、药物对肾阳虚的作用机制以及肾阳虚动物模型的造模方法。其中，反映下丘脑-垂体-肾上腺轴的生化指标主要包括CaM和mRNA增高、肾上腺皮质细胞减少、胸腺指数、肾上腺指数减少、血清T3和T4下降、血清CORT下降。反映下丘脑-垂体-甲状腺轴的生化指标有甲状腺分泌增加，钙调蛋白高表达，CAMP/CGMP含量下降、甲状腺T3和T4下降、体温降低。反映免疫系统的指标主要有IL-6和唾液溶菌酶增高、SIgA下降、抗凋亡基因TNFR2、Bcl-2、CIAD1，CIAD2）低表达、促凋亡基因（Fas、Fasl、TNFR1、Bax）高表达。反映肾功能的指标主要有血肌酐和尿素氮同时增高，血清ALT、UR、Cr、肌氨酸酐、酪氨酸含量的增高以及血清ALB、MCV、睾丸指数的降低。也有学者采用能量代谢、自由基代谢、环核苷酸系统的变化等指标研究肾阳虚。其中反映能量代谢的生化指标主要是P450、NADH、谷氨酸脱氢酶、葡萄糖-6-磷酸酶的降低。反映环核苷酸系统的生化指标主要是环磷酸腺苷（cAMP）/环磷酸鸟苷（cGMP）、促肾上腺皮质激素（ACTH）、GLU、ALT的降低等。反映自由基代谢的生化指标主要SOD、NO、NOS、MDA值的增加。

邹海淼等认为，肾阳虚作为中医理论体系中的重要证候之一，应在传统中医药理论的指导下有效结合现代科学分析手段进行系统研究，特别应注意在充分利用现代分析手段的同时不脱离中医理论的指导。中医药理论始终强调整体观，因此采用单一指标或少数几个指标难以反映实际情况。代谢组学是20世纪90年代发展起来的研究关于生物体被扰动后（如基因的改变或环境变化后）其代谢产物（内源性代谢物质）种类、数量及其变化规律的科学。以先进分析检测技术结合模式识别和专家系统等计算分析方法，对生物体内所有代谢物进行定量分析，并寻找代谢物与生理病理变化的相对关系。可以提高诊断的科学化、定量化，避免了人为主观因素的干扰和不确定性，为证候标准化的研究提供了一种可行的方法。比较适合于中医中药多靶点、多系统的整体研究。研究者们应设立多个评价指标以全面考察肾阳虚证，并努力寻找各个生化指标之间的联系，从宏观的角度对肾阳虚的发病机理、病因病机、肾阳虚动物模型的造模方法、药物对肾阳虚作用机制等方面进行探索。

168 肾阳虚证与代谢组学

学者陈烁等根据国内外文献，总结了代谢组学在肾阳虚证代谢产物与代谢通路的研究，表明肾阳虚证可能存在机体某种特定代谢轮廓的变化。

中医"证"是对疾病发生过程中不同阶段病因病机的高度概括，既然同一证有共同的临床表现和病理机制，那么它肯定有共同的物质基础，而这种物质基础很有可能反映在基因、蛋白水平上，而实际上许多生命活动是发生在代谢物层面，所以"证"的物质基础更有可能反映在代谢组学水平上。代谢组是指某一生物或细胞在某一特定生理时期内所有的低分子量代谢产物，代谢组学具有的在体观察、代谢产物检测以及根据时间变化动态观测等方法，与中医学整体观念的特点与司外揣内的思维模式有相通之处。肾阳虚证乃中医的基本证型之一，常伴随在不同疾病发生和发展过程中。基于肾阳虚证的普遍性，由于机体系统的代谢物能真实反映机体在不同生理和病理状态下代谢终点的信息，假设肾阳虚证可能存在机体某种特定的代谢轮廓的变化，利用代谢组学的方法捕捉肾阳虚证所具有共性的代谢特征探究并验证肾阳虚证特定代谢轮廓，对于研究肾阳虚证的本质是一个新的思考方向。代谢组学对肾阳虚证代谢组的分析为其发病机制所引起的代谢通路变化的研究起到关键作用。

动物机体在化学试剂诱导下，会出现一系列的内源性代谢物的紊乱和失调，导致病理和生理改变。按照中医脏腑辨证标准，外源性氢化可的松造成动物外观的病态表现，符合中医肾阳虚证的临床表现，也符合现代医学研究认为的肾阳虚证存在下丘脑-垂体靶腺轴（肾上腺轴、甲状腺轴和性腺轴）功能不同程度的紊乱。本文所引用文献除了直接对肾阳虚证患者的尿液或血液进行代谢组学的研究，多采用该种方法造肾阳虚证动物模型，并对动物尿液或者血液进行代谢组学的分析研究。

肾阳虚证往往会导致机体发生广泛的病理生理变化，目前学者对肾阳虚证下丘脑-垂体-靶腺轴（肾上腺轴、甲状腺轴和性腺轴）生理指标做了大量的研究。本课题组前期通过分析肾阳虚时相关激素指标的变化表明垂体-肾上腺轴内分泌活动在肾阳虚发病机制中起到关键作用，垂体-肾上腺轴与垂体-性腺轴之间的调控失衡可能是肾阳虚发生的重要环节之一。肾阳虚证生理指标的研究是研究该证本质的基础，而通过代谢组学的分析研究能帮助建立起生理指标与相关代谢产物之间的联系，从而可以深入探讨肾阳虚发生时在神经内分泌系统激素调节下相关代谢通路的变化。这对揭示肾阳虚证本质有着重大的意义。

肾阳虚证主要代谢通路变化及其对应的代谢产物

1. 肾阳虚证能量代谢及其代谢产物　早期有研究表明肾阳虚证动物的胃黏膜有较明显萎缩病变，十二指肠隐窝核分裂相频数及酸性黏液减少与幽门黏膜增殖能力的减弱同步，说明了肾阳虚证与甲状腺功能减退引起的能量代谢有关。较早的文献从尿液代谢组学的角度运用流动注射分析/质谱（FIA/MS）、液相色谱/质谱（LC/MS）、气相色谱/质谱（GC/MS）、毛细管电泳/质谱（CE/MS）或毛细管电色谱/质谱（CEC/MS）以及多维色谱与质谱联用以获取代谢组学指纹谱的方法研究慢性肾病Ⅲ期肾阳虚证患者代谢物质的变化，发现有关能量代谢通路变化的代谢产物，关键代谢产物的变化为丙氨酸水平上升、胺基丙二酸二乙酯水平下降和柠檬酸水平下降。虽然没有很清楚地阐述肾阳虚证是如何影响能量代谢通路，但是能明确相关代谢产物的变化方向，能很好地区分肾阳虚与非肾阳虚的差异性。氢化可的松造肾阳虚证大鼠模型的研究中发现丙氨酸浓度升高可能是氢化可的松通过影响丙氨酸和葡萄糖循环的某种酶的代谢影响糖异生。

在氢化可的松诱导的肾阳虚证大鼠尿液中乳酸和醋酸水平升高，三羧酸循环相关代谢产物如柠檬酸、琥珀酸和α-酮戊二酸水平下降。这表明肾阳虚状态下，机体能量代谢紊乱。无氧酵解和酮体生成活动加强，有氧代谢活动减弱。

疲劳型亚健康肾阳虚证患者血浆中还原型烟酰胺腺嘌呤二核苷酸磷酸（NADH）、烟酰胺腺嘌呤二核苷酸（NADPH）、天冬氨酸水平下降，乳酸、丙酮酸及2-羟丁酸水平明显升高。NADH、NADPH天冬氨酸是三羧酸循环的关键酶和中间产物，它们的减少表明细胞有氧代谢减少，酸性代谢产物在体内累积，对细胞有直接的损伤作用。有氧代谢过程主要在线粒体中进行，这提示肾阳虚证患者可能存在线粒体功能障碍。

在皮质酮诱导的肾阳虚证大鼠尿液中的烟酸含量降低，烟尿酸含量升高，推测烟酸代谢通路紊乱，烟酰胺氮氧化物的代谢通路受到抑制，推断NAD^+的降低，能量代谢受到抑制，细胞有氧代谢减少。而线粒体是进行有氧代谢的主要场所，表明肾阳虚证存在线粒体功能障碍。

2. 肾阳虚证氨基酸代谢及其代谢产物

（1）组胺代谢和氨转运功能：研究慢性肾病Ⅲ期肾阳虚证患者尿液代谢物质的变化时发现其尿液中有关组胺代谢通路变化的代谢产物，关键代谢产物的变化为组织胺水平下降。在慢性心力衰竭肾阳虚证患者的尿液中也发现组胺水平下降。在皮质酮诱导的肾阳虚证大鼠尿液中的1-甲基组胺和咪唑乙酸核苷酸值均显著增加，同时该文献中作者较详细地阐述并推测了1-甲基组胺和咪唑乙酸核苷酸值均显著增加的原因可能是组胺被过度转化。同时在肾阳虚证大鼠尿液中发现3-甲基组氨酸的含量降低。表明肾阳虚证大鼠肌肉蛋白分解减慢，代谢受到抑制。另外有文献对尿液中丙氨酸含量增加的原因，作出了一个推测，即肾阳虚状态下丙氨酸-葡萄糖循环可能受到扰动，机体氨转运功能受阻。

（2）色氨酸、苯丙氨酸、精胺酸和脯胺酸代：皮质酮诱导肾阳虚证大鼠尿液中4,6-二羟基喹啉显著增强，推测5-羟色氨酸被过度表达，5-羟色胺含量降低，有文献表明5-羟色胺能促进下丘脑释放神经递质的作用，说明下丘脑神经递质的分泌被抑制。苯乙醛是苯丙氨酸代谢通路中的重要物质，在皮质酮诱导的肾阳虚证大鼠尿液中苯乙醛含量增加，表明肾阳虚证模型大鼠产生一定的神经系统毒性，抑制能量代谢，苯丙氨酸代谢通路出现紊乱。研究慢性肾病Ⅲ期肾阳虚证患者尿液代谢物质的变化发现有关精胺酸和脯胺酸代谢通路变化的代谢产物，关键代谢产物的变化为脯胺酸水平上升。

（3）牛磺酸代谢：牛磺酸是一种含硫的非蛋白氨基酸，在大脑的神经递质、细胞膜稳定性和钠、钾、锰等离子的传导中起着重要的作用。在皮质酮诱导的肾阳虚证大鼠尿液中牛磺酸和5-L-谷酰基-牛磺酸含量升高，推测机体正常的牛磺酸代谢被破坏，产生神经系统毒性，无法对机体产生抗焦虑和抗惊厥的作用，同时表明大鼠肾小球过滤作用被降低，肾功能产生一定的损伤。

3. 肾阳虚证其他代谢通路及其代谢产物 除了以上介绍的代谢通路，文献已报道的肾阳虚证的关键代谢产物主要涉及儿茶酚胺生物合成、脂肪酸代谢、肾损伤、肠道菌群、猪毛菜酚代谢、甲基转移反应、氧化应激、HPA等多方面功能改变。另外，氢化可的松造肾阳虚证大鼠模型可引起大鼠血浆代谢物溶血磷脂酰乙醇胺（LPE）水平和溶血磷脂酰胆碱（LPC）水平的下调。

综上所述，不同文献研究分析血液与尿液所筛选出的关于能量代谢的关键代谢产物虽然不同，但是都指明肾阳虚证会影响三羧酸循环，存在线粒体功能障碍等。同时，上述文献研究对象有慢性肾病Ⅲ期肾阳虚证患者，属于肾阳虚证证候中的一种具体病症，对于研究肾阳虚证证候关于能量代谢通路变化的对应关键代谢产物可能会有一定的特殊性。

上述文献研究对象有慢性肾病Ⅲ期肾阳虚证患者和慢性心力衰竭肾阳虚证患者，属于肾阳虚证证候中的某一种具体病症，但是文献表明两种病症患者都出现组胺水平下降，表明组胺代谢通路的改变在肾阳虚证中具有一定的普遍性。文献阐述了组胺代谢通路平衡被打破对机体的具体影响，并推测肾阳虚证影响组胺代谢通路变化的本质。

现阶段的研究表明可以初步推断，肾阳虚证是一种以酪氨酸升高的代谢紊乱为主，还涉及其他代谢通路变化的一种特定代谢轮廓状态。由于中医证候的复杂性，动物模型可以部分反映肾阳虚证本质，但是不能忽略动物模型与人体存在的差别。

中医认为肾为脏腑之本，是机体阴阳消长之枢纽，因此肾阳虚证的本质一直是研究重点。津液代谢的过程主要依靠肾阳的温煦气化，输送到全身，经过代谢后则化为尿液排出体外，因此，尿液中代谢产物能部分反映肾阳虚证的本质。而尿液的形成与血液循环有着密切的关系，因此血清中也蕴藏着能反映人体代谢通路发生改变的代谢产物。同时肾阳虚证靶组织中也可以筛选出特异性的代谢产物，因此结合尿液、血液以及肾阳虚证的靶组织的代谢组学研究，能对目前的研究结果起到互相验证和补充的作用。

由于研究方法的不同，在不同文献中会出现研究同一代谢通路的改变，对应该通路的关键代谢产物不同的情况。通过研究某一代谢通路的多个关键代谢产物，进而更加详细明确地阐明肾阳虚证具体如何影响某一代谢通路的变化是未来研究肾阳虚证本质的重点之一。通过阐明肾阳虚证所涉及的主要代谢通路的变化机制，对肾阳虚证代谢轮廓进行补充，才能比较全面深入地研究肾阳虚证候的本质。代谢轮廓状态的提出，能对肾阳虚证的本质进行比较全面的探究与分析，为目前肾阳虚证本质及其他中医证候本质研究提供了一个新的思考方向。

169 肾阳虚证与基因表达谱

基因芯片是将大量靶基因片段有序地、高密度地固定在玻片、硅等载体上的一项技术。而基因表达谱芯片是以几千个基因特异的探针或其 cDNA 片段固定于一块基因芯片上，对来自不同个体、不同组织、不同细胞周期、不同发育阶段、不同病变、不同刺激下的细胞内 mRNA 或逆转录产物 cDNA 进行检测，进而对这些基因的表达特性进行综合分析和判断。基因芯片技术为中医证候微观整体研究开辟了一个前所未有的领域。目前，基因芯片技术较多应用于肾阳虚证的研究。学者宋洁从肾阳虚证动物模型及临床肾阳虚证两方面梳理归纳了肾阳虚证基因表达谱的研究。

肾阳虚证动物模型的基因表达谱研究

1. 肾阳虚证皮质酮大鼠的基因表达谱研究 沈自尹等以青年大鼠作为对照，肾阳虚证采用皮质酮大鼠模型，用淫羊藿总黄酮（EF）以药测证，分别取下丘脑、垂体、肾上腺、淋巴细胞组织，采用基因芯片技术研究肾阳虚证及 EF 干预后的下丘脑-垂体-肾上腺-胸腺轴（HPAT）的基因表达谱。结果表明与青年大鼠比较，肾阳虚造模大鼠基因表达下调 1.5 倍以上的是神经递质类如多巴胺（DA）、肾上腺素受体（ER）、C-氨基丁酸（GABA）、谷氨酸受体（G luR）；生长激素类如生长激素释放激素（GHRH）、泌乳素（PRL）、胰岛素样生长因子结合蛋白（IGFBP）、神经生长因子（TGF）、葡萄糖耐受因子（GTF）、表皮生长因子（EGF）；性激素类如促性腺激素释放激素（GnRH）、卵泡刺激素（FSH）、黄体生成素（LH）；肾上腺皮质激素（CRH）；甲状腺激素类，如促甲状腺激素释放激素（TRH）、促甲状腺激素（TSH）、甲状腺激素（TH）；能量代谢如细胞色素 P450（CytP450）、热休克蛋白（HSP）。其中，甲状腺激素基因表达显著下调。EF 干预后肾阳虚皮质酮大鼠原来下调的表达基因，几乎全面翻转为上调，其中 TSH 剧升 128 倍，CytP450 和 HSP 也显著上调，TSH 促进甲状腺素的合成与释放，而甲状腺素促使氧化磷酸化解偶联作用以及活化 Na^+-K^+-ATP 酶，加速 ATP 水解为 ADP，从而使耗氧量与产热量增加，对生长发育、能量和物质代谢均有重要的调节作用。揭示了肾阳的内涵包括了甲状腺轴的被激活，从而促进能量代谢，尤其是氧化磷酸化的反应。

2. 肾阳虚证"劳倦过度房事不节"肾阳虚小鼠的基因表达谱研究 杨裕华等应用基因芯片探讨"劳倦过度，房事不节"肾阳虚小鼠模型脑基因改变，结果显示差异表达基因中下调基因主要为生长激素、泌乳素、促性腺激素、黑色素以及脑脂肪酸结合蛋白（B-FABP）相关基因。其中显著下调的前 5 位均为激素，如糖蛋白激素 A 链前体、泌乳素前体、生长激素前体、食欲肽前体（下丘泌素）以及黑色素（MCH）前体基因。下丘泌素、MCH 与下丘脑分泌有关，其余则与下丘脑-垂体的促性腺、促甲状腺的调节有关。腺苷酰环化酶相关蛋白 1（CAP1，ra tio 0.2639）和泛素-细胞色素 C 还原酶复合物核心蛋白 1 也出现下调（UQCRC1，ratio 0.4985）。以上结果提示模型小鼠氧化磷酸化不活跃，处于全身功能低下和代谢低下的状态。上调基因主要为炎症免疫、促凋亡相关基因以及影响多巴胺生成的限速酶、影响凝血纤溶机制和精子发育代谢的相关基因。上调的前 15 位差异表达基因中，主要是炎症免疫相关基因，两次出现 IgK-C（ra tio 72.4285 和 23.4759）以及细胞黏附分子（CAM s，ratio 为 9.2581）。特别是子宫珠蛋白是类固醇依赖分泌蛋白，有显著的抗炎和免疫调节作用。

用金匮肾气丸对"劳倦过度，房事不节"肾阳虚小鼠模型进行干预，造模组下调而治疗组显著上调的基因有生长激素、原黑色素前体、反义 RNA 重叠 MCH 蛋白、鸟苷酸结合蛋白 G（I）/G（S）/G

(0)、跨膜蛋白10、腺苷酰环化酶相关蛋白（Cap1）和孤儿核受体。金匮肾气丸通过上调GH基因促进机体合成代谢；上调CAP1改善氧化磷酸化不活跃、全身功能及代谢低下的状态；显著上调D点结合蛋白，其功能在于识别并与激素反应元件（HRE）结合，HRE是基因启动子和增强子中能与核内激素受体结合的DNA序列，而HRE由2大类组成：糖皮质激素孕/激素反应元件，含雌激素、维生素D_3反应元件和甲状腺激素反应元件；上调神经基因差异因子6及孤儿核受体基因，提高机体的激素水平，如糖皮质激素、雌激素和孕激素等类固醇激素，以及非类固醇激素的维生素D_3、甲状腺激素和前列腺素等；上调鸟苷酸结合蛋白，以调节细胞周期，促进细胞增殖，减少细胞凋亡。造模组上调而治疗组下调的基因主要涉及炎症免疫、神经传递信号转导和转录翻译。如淋巴细胞抗原（NM-010738）、溶细胞性T淋巴细胞相关抗原-2-B蛋白前体（NM-007796）以及子宫珠蛋白相关蛋白前体（NM-054037），参与细胞的炎性反应。

用右归丸对"劳倦过度，房事不节"肾阳虚小鼠模型进行干预，下调的基因有32个，主要是炎症免疫、神经传递信号转导等基因。上调的基因有12个，主要是与黑色素、孤儿核受体相关的基因。右归丸可使肾阳虚小鼠模型显著下调的黑色素显著上调，改善与孤儿核受体有关激素的作用并促进细胞增殖。

金匮肾气丸、右归丸对肾阳虚小鼠模型影响的脑基因图谱比较研究显示，两治疗组均下调的基因共有2个，其中8个主要基因涉及炎症/免疫，如淋巴细胞抗原复合物（Ly6f）、淋巴细胞抗原Ly26A2/Ly26E1前体以及子宫珠蛋白相关蛋白前体等。酪氨酸32羟化酶（多巴及黑色素生成限速酶）、丝氨酸/苏氨酸蛋白激酶Sgk1（血清糖/皮质激素调节激酶），为参与信息传递的蛋白激酶，也是DNA激活的蛋白激酶，主要参与信号转导并可因脑损伤诱生上调而起抗凋亡作用。两治疗组小鼠基因变化显著不相同的基因有金匮肾气丸组GH基因显著上调，而在右归丸组则是显著下调。右归丸组可显著上调脂肪酸结合蛋白（FABP）及脑脂肪酸结合蛋白（B-FABP）基因，FABP可与长链脂肪酸及其辅酶A（CoA）衍生物有高的亲和力，主要将长链脂肪酸运送到细胞膜上甘油三酯和磷脂合成的位点，维持细胞膜磷脂结构的完整性。

临床肾阳虚证的基因表达谱研究

1. 肾阳虚体质青少年差异表达基因研究 倪红梅通过采集外周血，分离白细胞并抽提RNA，对肾阳虚体质青少年差异表达基因进行研究，结果筛选出127条差异基因，其中上调基因63条，下调基因64条，其涉及免疫相关、细胞周期蛋白、发育相关、细胞生长、细胞凋亡相关蛋白、代谢、离子通道、转运蛋白、转录因子以及信号传导系统。说明体质的本质是人体防御免疫功能、自我代偿修复和自我调节的反映，其内在机制是多系统多环节的。

2. 肾阳虚骨关节炎基因表达研究 杨丽萍等以温针治疗肾阳虚骨关节炎，筛选出与免疫相关基因，其中上调基因5条，下调基因4条，上调基因主要有NCF1基因和CCR7基因，前者编码中性粒细胞因子，后者编码G蛋白受体家族成员-趋化因子受体7。温针治疗下调基因CD97，其编码一个EGF-TM 7家族成员，并存在于大部分活化的白细胞表面的糖蛋白，有G蛋白偶联特征。丁汉荣等以基因芯片技术分析骨关节炎肾阳虚证与信号转导相关差异表达基因，结果显示，差异表达基因中与信号转导元件相关的基因有28条，其中调节蛋白酪氨酸激酶8、丝氨酸苏/氨酸磷酸化激酶9条，与G蛋白相关11条，而且大部分表现为下调。差异表达基因涉及多个信号转导通路，最重要的有3条：JAK-STAT（Janus3/激酶信号转导子与转录激活子）、肿瘤坏死因子（TNF）及丝裂酶原活化蛋白激酶（MAPK）信号转导通路。JAK-STA通路广泛参与细胞增殖、分化以及免疫调节等过程，是众多细胞因子信号转导的重要途径。TNF是一种具有广泛生物学功能的多态类细胞因子，在机体的细胞功能调节、免疫和炎症反应等过程中起重要作用。MAPK级联反应是转导胞外增殖信号进入胞核的一条重要信号转导通路，是细胞外信号刺激细胞增殖分化的细胞内信息传递的共同通路，参与细胞生长、发育、分裂及细胞间功能的同步等多种生理过程。上述结果表明细胞间信号转导异常可能在肾阳虚证骨关节炎的发生、发展过程中起着重要作用。

3. 典型的肾阳虚家系基因表达研究　陈晓玲等设正常人 1 人作为对照，对 1 个典型的肾阳虚家系 15 成员，以寡核苷酸杂交技术来研究肾阳虚患者外周血红细胞基因表达谱，结果典型肾阳虚证/正常对照组：上调基因 100 条，下调基因 33 条；肾阳虚证/正常对照组：上调基因 148 条，下调基因 3 条；典型肾阳虚证治疗显效者治疗前/治疗后：上调基因 12 条，下调基因 47 条；典型肾阳虚证/正常配偶：上调基因 66 条，下调基因 44 条。这些基因主要涉及物质代谢、信号转导、能量代谢和免疫调节等，初步反映出肾阳虚证患者恶寒喜暖、肢冷蜷卧、面色淡白等宏观证候在微观基因表达水平的分子生物学基础。

4. 老龄肾阳虚证基因表达谱研究　谭从娥等筛选出典型肾阳虚证患者 2 例和正常对照 2 例，利用基因芯片技术获得肾阳虚患者差异表达基因，以探讨肾阳虚证发生的特征功能基因集。结果显示 2 例患者和正常人比较获得 680 和 503 条差异表达基因，通过 g：GOSt 基因芯片数据分析平台进行基因功能分类，发现 2 例肾阳虚患者差异表达基因相同的 GO 功能类主要集中在刺激反应、创伤愈合和凝血作用等几个方面。两例患者差异表达基因还涉及两条共同的分子通路，KEGG：04510 和 KEGG：04512。提示肾阳虚证的发生与免疫反应功能类基因的异常表达密切相关。肾阳虚证发生与免疫功能类基因的关联性研究显示：通过芯片数据间的两两比较分析，得到 20 条共同差异表达基因。借助 GO、FuncAssociate、FatiGO+、KEGG Pathway 等网络分析工具，筛选到 3 个具有显著性的 GO 术语，排在第 1 位的是 GO：0002504，即经由 MHC-Ⅱ类分子介导的肽或多糖抗原的加工和提呈过程。由于 GO 的层层注释关系，该 GO 类的一级和二级节点分别为 GO：0002376（免疫系统反应）和 GO：0019882（抗原加工和提呈），提示肾阳虚证的发生以免疫系统反应功能异常占主导。与免疫系统反应功能相关的基因有 4 条，即 HLA-DQA1、LILRA3、HLA-DRB4 和 IFI6，其中 HLA-DQA1 和 HLA-DRB4 基因编码 MHC-Ⅱ蛋白复合物（GO：0042613），参与抗原加工和提呈。差异表达的 KEGG pathway 中，hsa04612、hsa04514、hsa04640 等分子通路都涉及免疫过程，其中 hsa04612（抗原加工和提呈）是一条重要的免疫相关通路，推测肾阳虚证的发生可能与抗原加工及提呈通路的 MHCⅡ pathway 部分关系更为密切。另外，差异表达基因中的 HLA-DQA1 和 HLA-DRB4 均被注释到 GO：0002504 和 GO：0019882 类，并且参与抗原加工和提呈通路，提示这 2 条基因的异常表达和肾阳虚证免疫功能异常的发生有着重要的关联。

目前利用基因芯片技术研究肾阳虚证的现代科学机理，多从差异表达基因的功能、差异表达基因涉及的信号转导通路、差异表达基因的特征功能基因集等角度探讨。依据多基因致病的关联特性，用基因组学的理论与方法，从基因表达谱或表达产物的差异性分析，研究肾阳虚证发生的基因表达调控规律、肾阳虚证表现的基因特性、基因表达调控的变化及其规律，可以据此探讨疾病证候、正常生命活动状态基因表达的差异性。虽然基因芯片技术为肾阳虚证的微观整体研究拓展了一片新的视野。

170　生物信息融合与肾阳虚证治的交叉合论

生物信息学（Bioinformatics）发展的基本动力是研究基因、蛋白的信息源、数据库、计算网络与软件等方面迅猛增长的时代需要。信息融合（informaton fusion）要处理由多类检测所获得的针对同一目标大量复杂的数据，以便最有效地综合利用，提取最有用信息。信息融合产生于军事，现扩展于生物。中医证候基因组研究，尤其是较多的肾阳虚证基因组研究，引入生物信息学和信息融合，可将多源性、多层次、多性质、多方面的肾阳虚证治数据进行总结并前瞻设计信息的最佳组合，形成数字模型，以揭示其规律。学者张洛欣等将生物信息融合与肾阳虚证治的交叉研究过程进行了合论。

肾阳虚证治的底层次状态向高层次发展势态的估计

20世纪后期进入所谓信息时代，在信息爆炸的背景条件下，甚至出现了严重的"信息腐烂"（数据不能及时有效地处理），生物信息学等新学科、信息融合等新技术，便应运而生。信息融合经30多年发展至今天，已经成为一种广泛应用的、强有力的数学工具。张洛欣等将"肾阳虚证治"为靶点引入中医研究，就信息融合论的多源信息、多方面数据的信息抽象，信息融合的步骤、方法和内容，融合高低层次的发展势态等，从理论上思考信息融合在中医前沿科学研究中的应用框架及方法步骤。

中医诊疗最基础的症状信息，如肾阳虚证治的症状、体征、行为等底层次信息，有夜尿多、手足寒、舌淡白、尺脉迟等40个肾阳虚证的症状。这些症状体现了中医宏观辨证最基础的初级形态资料。在这些症状的基础上提升辨证的概括为"证"，如肾阳虚证、脾胃虚寒证等的证候。当今中医开始结合现代阳虚证研究及理化测试，如FT_3、FT_4等内分泌激素及皮质醇，甚至冷热激蛋白基因、脑脂肪酸合成蛋白基因等。引入生理、病理、生化、免疫、基因作指标，丰富和发展了肾阳虚证治的辨证信息。目前，倡导的现代指标的微观辨证，正在提升中医辨证水平，还应该向数字化、数学模型化发展。

临床医学高层次的目的在于整体评价方面，集中于疗效的提高。肾阳虚"因其衰而彰之"，"寒者热之"（《素问·至真要大论》），中医对肾阳虚证及其温补肾阳治疗有着独到的疗效，如用温肾药物治疗宫寒不孕、寒哮等，或肾阳虚支气管炎、寒痹骨关节炎等方面，在肾阳虚证治中是中医临床的一种优势。肾阳虚证治的重要载体之一是附子，其可代表温热药物及温补肾阳的方剂。当今中医对附子的单方、复方、及其中乌头碱等主要化学成分都有研究，还有关于其对有阳虚证症状小鼠血浆的影响。这些都可以看作是"温补肾阳"作用于机体的反应状态，为更高层次的活体、整体的信息状态打下基础。

若研究肾阳虚证治的高层次势态，就要立足于中医整体论来评价和估计肾阳虚证治疗的整体疗效。如果通过信息融合的方法，研究对肾阳虚证通过热药温补治疗之后达到的整体证候，包括症状减轻或消失、各种理化指标正常或改善，可称为治病的战术势态。对于这类祛除疾病与保持健康的总结，中医术语叫"以平为期"（《素问·至真要大论》），张景岳强调"和（合）调于术（计算技术）数（数理思维）"（《类经·养生类》）。这是基于中医肾阳虚等证治的整体调和观。中医两千年实践的确实疗效，信息融合要求将多方面数据抽象处理，进而形成数学模型，才利于成为科学共同语言走向世界，高层次地估计中医学科学观的发展前景。以高科技含量的方法去研究，可将中医有效、有用、独到的肾阳虚证治数学模型化，从而推向当今科学的洪流中，为中国和世界的保健作出贡献，这是高层次战略的追求。

肾阳虚证治的多源模糊信息和多方面数据抽象的处理

肾阳虚证治有症状、药性、化验、基因、环境等五类模糊数据信息来源,张洛欣等对这五方面的信息分别称:基础、反应、参照、发展、背景信息。而这五类信息每一类又都包含有不同层次、不同性状、不同病证的多方面数据的信息抽象需要处理。

1. 基础信息:肾阳虚证与辨析症状 症状是中医辨证的基础,其信息来源比较复杂,而且有众多不确定因素。如恶寒、肢冷等,是阳虚患者的主观自我感受,而脉迟、舌淡等是医生个人的主观临床体验。其中肢冷等本来是可直接进行温度测试,以客观数据反映的指标,但目前几乎被临床忽视,这是今后应加强的基础信息。传统中医四诊信息都是多源模糊信息,具有相当多的不确定因素,目前从客观测试来说很难精确,但这其中模糊信息却是含有辨证的合理内涵,深藏着有效的机制。对这一类的模糊信息,目前应该着力研究其信息获取方式,如应加强对症状的客观化、微观化、计量化等方面研究,以提高获取的基础信息价值。

2. 反应信息:四气药性与温补温肾 中药的基本理论有四气、五味、升降浮沉、归经等主要方面。在上述几个方面中四气药性(寒、热、温、凉等药物性质)是最基础、最重要的方面,是中药定性的两大纲领,是温热剂和清解剂本质属性的体现。中医方剂药性是对人体作用的一种反应状态,所谓热性药物和温补方剂,通过对寒证患者的有效作用而体现在温度的增加、活力的加强、功能的恢复和寒邪的祛除,表现出热的药性作用。这也是中医对自然药物的独到见解。但是中药寒热药性和温清方剂的数据信息取法有限,是研究存在困难之一。目前已取得一些新进展,如附子为君药的四逆汤,为肾阳虚证的温补肾阳代表方,能使心肌缺血时 β-AR 密度上调,促进 β-AR mRNA,抑制 β-ARK-lmRNA 的表达,使血浆和心肌 cAMP 水平明显上升,为肾阳虚证治的反应信息提出了新的指标。

3 参照信息:病理免疫与理化指标 目前中西医结合主流的方式,是以西医的病名诊断,参照相关的生理、病理、免疫、生化等检查,往往形成在现代医学疾病的范畴内辨证论治,在病名的基础上进行中医辨证分型。中医的肾阳虚证治研究中,也有一些现代医学的测试方法。比如循环免疫复合物(CIC)、淋巴细胞转化率、自然杀伤细胞(NK)、IL-2、FT_3、FT_4、睾酮、雌二醇等检测,并作为肾阳虚证治的参考信息。当然也应该在当今研究的基础上,用信息融合的新方法寻找其规律,及其与症状等方面的网络关系。

4. 发展信息:生物信息与基因数据 生命科学进入了分子生物学时代,基因、蛋白质数据海量般地产生,生物信息应运而生,其兴起对医学甚至整个科学带来了巨大的影响。中医肾阳虚证基因组研究中,通过基因芯片等现代技术,对肾阳虚证通过病证结合、温针反证、温肾反证角度的研究,发现大批与肾阳虚证相关的差异基因表达谱,其涉及的基因面极广。如人类 TOⅡ样受体 5、磷酸二酯酶、LPL 脂蛋白脂肪酶 1、α 诱导蛋白等相关的基因数百条;在肾阳虚证治家系中,温补肾阳和非温补肾阳证者有雷诺町受体、翅型整合位定家族成员 A、神经紧张肽等 81 个有差异基因;另外,微生物实验中,已发现冷激蛋白的基因、热激蛋白基因对附片等温热药的反应状态差异。对上述几类不同来源、不同性质的实验在发展中也要引入信息整合的方法,进行处理,寻找其共性基因,比较各类差异基因的层次,分析其相互关系。

5. 背景信息:环境运气及其他信息 中医整体观念强调"天人相应",将人体生命活动与疾病状态联系到环境进行整体的思考。从理论上看中医对环境的认识集中于五运六气,有着环境地理医学的原始涵义。以前年流行的非典为例,其症状类似于"瘟疫内陷胸膈"(《瘟疫论类编·绪论》),为春瘟的一种,如果以春瘟与环境的关系而论,发于春天,从南到北流行。而传统中医用天干地支来推算,是很复杂的,而且这些信息数字化也是很困难的,但是确实具有一定道理,应该加强相关研究,以便将其纳入信息融合推算,从而寻找其科学合理的内涵。

肾阳虚证治信息融合的步骤与内容

1. 探测——"消息之" 探测指对常规结果的评价、认识，类似《温病条辨》中"消息之"。现在肾阳虚证治的研究法之一是通过温肾补阳治疗肾阳虚证患者，对其治疗前、后症状进行评分，通过 t 检验等评价改善效果；再如用 p53、bcl-2 已知功能基因作探针，去研究对肾阳虚证治的影响。这一类属常规评价方式，仍然是比较单一而有限的。因为探测"消息之"，毕竟是肾阳虚证治信息融合的第一个步骤。

2. 互联——"推之" 第二步是互联，应该注意到同类信息与异类信息各种因素之间的相互关系，及各种关系中的权重，或者说影响因素的大小。比如在中医症状和证候的模糊信息中，手足寒与小便清长、喜热饮、舌苔淡白等两两、两三或三五之间的关联性，可以从《素问·至真要大论》"推之"去延伸理解互联关系。从中医辨证来看，如果与小便清长、腰疼密切相关时，就可以考虑肾阳虚，中医这种模糊信息有不确定性特点，都需要用信息融合的新尺度去比较症状间相关性的大小，进而确定其不同等级的关联系数，以对症状的表现及证候的概括更为深刻地理解。

3. 比对——"及于比类" 进一步进行比对，又称为相关性，要求充分注意到各因子之间信息的可比性。当然对症状体征、理化指标、基因表达等多源性的信息处理显示出其复杂性，对症状等不确定因素的大量出现决定了比对是困难的。如肾阳虚证治中肾失"作强"而"伎巧"不行，肢冷恶寒的行为萎缩，而对实验大鼠有的 pH 值、氧分压、肛温、空地测试数值下降等之间的比对关系如何？要看到这种比对不是一对一的线性对比关系，而是复杂的网络对比关系，《素问·示从容论》也主张"及于比类，通合道理"。如果在实验中加用金匮肾气丸，探讨它对 pH 值、氧分压、肛温、空地测试数值等影响的比对，当然还涉及那些条件。如果运用信息融合技术的优势，可更合理协调多源数据的对比关系，充分综合有用信息，提高肾阳验辨证多变因素的正确诊断能力，并逐渐建立数学模型。

4. 估计——"知其源" 估计是对线性的数据信息合理地推测。肾阳虚证治中，附子等热药对寒热不同遗传背景的个体的作用不同，怎样估计它的合理性和有效性，这需要引入隐马尔科夫模型，综合估计有用的数据。中医证候症状是随机性较大的模糊数据，较之肾阳虚证实验中相关基因表达等精细的海量数据在源头和性质上差异很大。"欲知其源，窘乎哉"（《素问·灵兰秘典论》）。要探索平滑聚类，或其他数学方法，选择最佳途径，以利于对获取的模糊数据和信息作较好、较准确、较有效的估计。

5. 信息组合——"和于阴阳" 最后是信息组合，要"和于阴"（《素问·上古天真论》），是将多源性、多层次、多性质、多方面的数据信息，最佳化组合成一种数字模型，以揭示其规律，并前瞻性地展示出发展的势态。比如肾阳虚证选四逆汤的热药温补肾阳，将治疗后证候、症状、疾病、理化测试、基因表达谱及环境条件影响等多类信息的影响，按照数据的性质、效度充分分析现有的信息组合，进而进行综合推导，前瞻性地展示较好及最佳的信息组合。其既能科学地揭示肾阳虚证治在当今意义上的合理解释，同时也属于优化的信息组合，展示出整个战术势态的科学预测。

171 论寒证的研究方法

寒热是八纲中重要的两个方面，是阴阳发生偏盛偏衰所引起的基本病理变化，寒证包括"阴盛则寒"的实寒证和"阳虚则寒"的虚寒证。寒热证候的重要内容，贯穿于中医理法方药之全过程。传统的寒证诊断、辨证、治疗均采用主观、宏观的方法，无可非议辨证论治是中医独特的理论体系，是行之有效的诊治范式，但辨证论治也存在着主观性太强、在辨病过程存在一定的局限性及缺乏规范性等特点。这一现状决定了中医证候的研究需要与现代科学方法相结合，方能有利于增强辨证论治的科学性和客观性，有利于促进中医的现代化。学者杨红亚等从主观（专家系统）客观（数学系统）结合、宏观（症状）微观（基因）结合、中（证候）西（疾病）结合和人文与科学方法结合等4种方法探讨了寒证的现代研究方法。

主观（专家系统）客观（数学系统）相结合

中医辨证和疗效评定主要是主观性的，如寒证主症的四肢怕冷、畏寒身冷、口渴饮热、喜温喜按几乎全是寒冷的主观症状感觉，结合医生对舌、脉、症的体验而进行辨证论治，这种专家诊断系统确实是重要的、有用的、有效的。但是，科学发展到今天，这种单靠主观性进行诊断、评价疗效的手段是不够的，故中医界也在强调证候的客观化、微观化、定量化。对寒证的研究最直接、最客观、最容易起步的是肢体温度的客观测试，如魏瑶等采用红外热像仪和热电偶探针，激光多普勒血流计等研究中医舌诊中的生物传热问题，揭示不同的舌色可以表现为不同的舌温和血液灌注率，证明用生物传热理论对中医舌诊定量化进行研究的可行性，为舌诊定量化的深入研究提供了思路和依据。在温针治疗寒痹骨节炎的研究中，对体温、自主神经系数、交感皮肤反应等方面进行客观测试，发现温针不仅能改善患者主观感觉和生活质量，也可调节患者客观的体表温度，并探讨主、客观两者之间关系，进而深层次地寻求其分子生物学基础。

当然这种寒证的主、客观结合研究不是简单的、线性关系的客观量化，如脉学中寒证的迟脉，不可以仅以一呼吸之间至数3次以下，还要与症状结合来综合考虑。中医脉诊是通过自己的手指作为探测器，借助切脉方法，实际上是一种综合的生物信息处理方法去诊断病证，它不像其他硬科学领域那样，期望在短期内获得突破性的成果。中医诊断的评价应该符合其自身特点，即作为一个复杂的研究对象，研究的过程是渐进的、积累的。若仅沿用非交叉学科和非复杂性研究对象方面的评价标准，来评审中医生物信息处理方面的研究是不适宜的。自然科学基金信息学部支持的"PVDF复合式传感器脉诊检测系统及其原理研究"项目则充分体现主、客观交叉研究的特点：脉搏传感器的研制应能体现中医脉诊的主要特点及多点分布测量的要求，以提取寸、关、尺不同部位；浮、中、沉不同深度以及脉搏信号的强度、相位和波形特征等信号。脉诊数据资料的分析处理程序应尽量体现中医诊断的经验积累的一些主流方法，即将中医专家的脉诊经验与信号分析处理和编程结合起来。通过这种真正意义上的主、客观相结合交叉研究，能简易实用地获得脉搏多点同步资料，为科学研究、中医教学和临床诊断创造良好的条件。

宏观（症状）微观（基因）相结合

生物学可概括为宏观生物学与微观生物学。宏观生物学包括诸如种群、进化、生态、形体、发育、行为、病症、体征，及性状遗传、作物形态、生物分类、心身健康、记忆思维等方面。传统中医学从理论到实践，从疗效到保健，尤其是证候几乎全部属于宏观生物学。微观生物学则主要指生命活动的细胞、分子机制，如分子进化学、医学分子生物学、基因心理学、分子遗传学等学科。近年来，中医学科中也出现生药分子学、中医分子生物学等微观生物学的新兴学科。

课题组近年来以"寒证-基因组"为命题，对寒证（证候症状）与基因组（差异基因表达谱）的宏、微观结合进行探索研究。既重视证的机体整体的病理反应状态，又积极探索证候、症状的细胞水平、基因水平的微观生物学基础，尤其是分子生物学机制。证（包括寒证）乃一类功能基因组的表达（mRNA 和蛋白质水平），强调的是宏观的证候是由微观的基因功能组所产生的蛋白质组，及其相应的不同层次的生命体征综合表现。寒证必须结合证候症状深入进行多基因、基因表达谱、功能基因组的研究，要将当代处于带头学科的分子生物学的科学前沿理论与方法创造性地引入到复杂的中医证候研究中。

如手足寒作为寒证的主症之一，它是患者宏观的体验，是"软"指标。课题组对典型寒证患者、正常对照组、治疗组进行基因芯片杂交的研究，分别得到其差异基因表达谱，再进行信息融合研究，可以实现对虚寒证及其症状组合与基因表达谱的相关性研究，以揭示虚寒证基因组的规律。根据差异基因表达谱与虚寒证的相关程度，建立虚寒证基因表达谱的数学模型，进而探讨虚寒证的基因诊断指标和疗效的分子评价。若此规律成立，则将手足寒的"软"症状指标变为基因表达的"硬"指标。

中（证候）西（疾病）相结合

中西医病证结合是将西医疾病诊断与中医辨证相结合的临床研究模式，运用中医、西医和中西医结合的知识与方法，通过综合分析临床上的各种问题，从而获取对患者最佳的治疗方案。中西医病证结合在临床中的广泛应用是对中医学发展的巨大贡献，充分体现了中西医两种医学的优势互补，也是我国临床医学发展的必然趋势。

有关寒证的中西医结合基础研究，梁月华 30 多年来，一直努力沟通寒热证与自主神经的关系，她用寒、热药进行热证、寒证动物造模，并进行病理、生化观察。如采用免疫组织化学的方法进行形态学观察，发现寒药组动物神经细胞内 5－羟色胺（5-HT）着色加深，热药组着色变浅。去甲肾上腺素（NE）在细胞内的改变与 5－羟色胺相反，所以寒凉药使脑内 5-HT 含量增加，NE 量减少；而温热药使 NE 含量增加，5-HT 含量减少。并观察到形态学改变与机能变化一致。中西医结合方法在病毒性疾病的治疗中更是发挥了重要作用，刘建平等发现中西医结合治疗严重急性呼吸综合征（SARS）在缩短平均发热时间、改善全身中毒症状、促进肺部炎症吸收、降低重症者患者病死率、改善免疫功能减少激素用量、减轻临床常见副作用等方面有明显的优势。陈亚平用虎蛇汤和拉米夫定配合治疗慢性乙型病毒性肝炎，其有效率要高于单纯的西药组或单纯的中药组。值得重视的是，在推进中西医病证结合的研究中，应避免只是简单的中医、西医、中药、西药加减法，或者完全以西医的标准来衡量中医，而是要联系中西医理论、整体与局部相结合来认识和处理临床诊疗问题，从实质上进行中西医病证结合，而实现两者真正的优势互补。

人文与科学方法相结合

中医学基于传统历史的原因其研究方法有明显人文科学的倾向性，有时甚至是主导的方法。所谓人文学科研究方法是以自然观察为主，思辨性的文字概述为基本方法，一般不用实验去定性定量研究，而且定性也是模糊的，带有浓厚的文、史、哲的倾向。当今自然科学的研究方法是建立在现代数理基础上，以实验观察为主导的方法，进行定性、定量的分析、归纳、比较，再概括其结果，并尽可能地应用数学方法去确切地论证与说明。

辨证论治是中医学区别现代医学及其他传统医学的一大特色，"证"是中医辨证的基础，也是中医的精华所在。但证、证候的把握至今仍非现代科学的定性、定量方法，而是以患者的自我感受的症状为主体，结合医生对症状的体会和分析，这种体会和分析以文字描述性为主，缺乏客观的、数量化的当今自然科学分析方法。课题组在寒痹骨节炎的研究中，发现温针对肢冷等症状有较好的调节作用，治疗前后采用电刺激法测定左侧上、下肢交感皮肤反应（SSR）潜伏期和幅度，其结果与患者主观感受一致，若再对穴位温度、舌尖温度等进行测试论证之，则更有说服力，因此中医学科研引入数理科学是十分必要的、迫切的。

中医的阴阳、表里、寒热、虚实等八纲辨证方法，具有广泛的适用性，从方法上看它是基于易学的哲理，阴阳二极，两两相对，而进行理性概括，大体上是一种文科哲理式的研究方法。以寒热两纲来看，人与天地相因，与日月相应，十分重视环境与发病的密切关系，其中环境因素中四时寒暑、昼夜的温差、冷热的刺激等往往是十分明显的致病因子，与辨证中出现的寒热症状、证候息息相关。课题组在气温较低的四川彭州山区对寒痹骨关节炎进行研究，比较山区的温度、湿度、海拔等方面的条件才能更好地说明高地多阴，进一步证实长期生活于偏僻的寒冷地带的人多寒证、易于寒痹这一观点。这是人文社科与自然科学方法结合研究的起步探索。

综上所述，在科学昌明的今天，单一的继承已完全不能适应时代的要求，因此中医界也强调证候的定量化、客观化、微观化，以适应科研和临床的需要科研和临床的需要。在研究寒证这一传统证候时，应进一步贯穿其数理思维，渗入自然科学的定性、定量方法，则有利于更好地指导临床辨证、辨病和方药指导，同时也有利于传统中医学向当今科学前沿穿插与赶超，其结果也有助于丰富现代科学的内容。

172 《伤寒论》阳明中寒证辨治

阳明中寒证见于《伤寒论》阳明病篇，《伤寒论》原文第190、第191条均涉及阳明中寒证，结合此二条文所反映的证候病机特点，历代医家一般认为《伤寒论》第194条、第195条、第197条、第225条、第226条、第243条亦属该证内容。鉴于上述原文反映的证治特点，全国高等中医药院校规划教材《伤寒论讲义》《伤寒论选读》均表述为阳明中寒证是患者平素胃阳不足、寒邪内侵所致的脾胃受纳、腐熟、传输功能障碍。在此认识的基础上，孙志远、郭龙龙等认为该证不属于阳明病，而将其归属太阴病范畴，郑利钦认为该证既然冠以阳明病，应存在肠中燥热之机，或具有虚寒与邪热错杂的中间状态。关于《伤寒论》阳明中寒证的争议所涉及的实质问题：①病因病机与证候方面，阳明中寒证是否属于阳明病本证，是否具有"发热，汗自出，不恶寒反恶热"的典型阳明外证。②与类似证的症状方面，阳明中寒证所见不能食、小便不利、手足濈然汗出、大便初硬后溏等症状，均亦可见于阳明病其他证型，并且与太阴病证候同样存在虚寒性病机变化，应当如何辨析各证。③施治方药方面，阳明中寒证治原文仅见第243条，吴茱萸汤是否即为阳明中寒证主治方，经方中有无其他适施于该证者。学者张永康等从原文解析入手，结合后世医家临证经验，探讨了阳明中寒证的病机特征、诊断要点、治法方药，总结其证治规律，以期对临床辨治外感病及相关脾胃病证有所裨益。

证候分析

《伤寒论》原文第190条"阳明病，若能食，名中风，不能食，名中寒"首次明确以"能食"与"不能食"为标准区分阳明中风证与阳明中寒证，将阳明病性质作出基本分类。第191条提出证属"中寒"者可存在"不能食，小便不利，手足濈然汗出……必大便初硬后溏"等症状。通过分析可知，阳明中寒证的病机构成包括正虚与邪实两个方面。

1. 不能食 有两种含义，一是指食欲减退，二是指厌食，《伤寒论》阳明病篇涉及8次条文。张仲景以"不能食"作为阳明中寒证的特征性症状，具有反映中风与中寒基本病机差异的意义。

《伤寒论》阳明病篇共3处直接以"胃中冷""胃中虚冷"阐释"不能食"的病机概念，即第191条"不能食……所以然者，以胃中冷"、第194条"阳明病，不能食，攻其热必哕，所以然者，胃中虚冷故也"、第226条"若胃中虚冷，不能食者，饮水则哕"。可知，"不能食"不光辨别风寒邪气之异，更是辨别胃气虚实之法。张仲景纵或不言"虚"，实际"虚"亦由"不能食"而体现，而"胃中冷""胃中虚冷"即是胃气虚寒之谓。因胃气虚寒而不能食者，以进食勉强，不食亦不饥，甚则食则欲呕或朝食暮吐为主要表现，属饮食减退范畴。

2. 小便不利 指小便短少或排出不畅，又见"小便难""不尿"等不同表述，阳明病篇涉及13次条文。在阳明病辨治中，小便次数、性状具有探查机体津液多寡与脏腑气化功能的辨证意义。

阳明胃腑为水谷之海，是津液代谢之源，胃气虚寒则"游溢精气"职能失常，水饮不能化为精微津液四布周身，《伤寒论》第226条"若胃中虚冷，不能食者，饮水则哕"即是强调了饮水不消，停留胃脘，可导致水寒相搏的呃逆症状，如张锡驹云："夫既不能食，则水必不化，故饮水则哕。"水饮内停于胃，机体缺乏津液新陈代谢，尿液乏源，膀胱空虚，小便短少，是以小便不利之症见，故而柯琴云："按大肠小肠俱属于胃，欲知胃之虚实，必于二便验之……亦知小便难、小便不利、小便数少或不尿者，皆阳明病乎。"

3. 手足濈然汗出 是局部汗出的类型之一，在阳明病篇共见 3 处，又称"手足絷絷汗出"。原文中，张仲景言及手足汗出必与大便症状并举，手足汗出乃是判断邪热入胃与否的要点。

成无己云："四肢者，诸阳之本，手足汗出者，阳明之证也。阳经邪热，并传阳明，则手足为之汗出。"阳明邪热入胃，则手足汗出与大便硬并见。如第 208 条"手足濈然汗出者，此大便已硬也"及第 220 条"但发潮热，手足絷絷汗出，大便难而谵语"。阳明中寒证所见手足汗出与大便部分结硬，其病机亦不外乎邪热入胃。如第 190 条、第 191 条俱冠首"阳明病"，柯琴认为首揭"阳明病"则必然存在第 182 条"身热，汗自出，不恶寒反恶热"的一般外证。况第 194 条明言"阳明病，不能食，攻其热必哕。所以然者，胃中虚冷故也。以其人本虚，攻其热必哕"，直接提示"胃中虚冷"与"热"并存，是知阳明中寒证亦有邪热内炽。阳明邪热内攻胃口，蒸化津液，发越于阳明所主之四肢，则见手足濈然汗出。

4. 大便初硬后溏 是指大便初头结硬，后部为溏粪，阳明病篇共见 4 次。在阳明病中，胃气与邪热的盛衰对阳明化热化燥有重要影响，大便则具有直观反映其化热化燥程度的辨证意义。

《伤寒论》第 209 条"若不大便六七日……少与小承气汤……若不转矢气者，此但初头硬，后必溏，不可攻之"、第 238 条"腹微满，初头硬，后必溏，不可攻之"、第 251 条"若不大便六七日，小便少者，虽不受食，但初头硬，后必溏"，补充了大便初硬后溏同样存在腹满、六七日不大便的症状，依从"阳明病，胃家实是也"之提纲。其中第 251 条不能食、小便少等症，与第 209 条误用攻下致胀满不能食、饮水则哕等症，亦可视为阳明中寒证的典型症状。阳明邪热入胃，肠中燥热则大便结硬；胃气虚寒，水谷不别则粪便稀溏，形成大便初硬后溏之症。

综上之论，阳明中寒证以胃气虚寒为本，阳明外热为标，既存在发热、汗出、不恶寒反恶热的一般阳明外证，又因胃气虚寒而存在不能食、小便不利、饮水则哕等特征性症状。随着病情发展，邪热内攻胃口，症状可传变为手足汗出、大便初硬后溏、六七日不大便。其"热"与"实"的病理演变过程与一般阳明热实证具有一致性，亦属阳明本证。

类证辨析

1. 与阳明病其他证候辨析 前述证候皆非阳明中寒证所独有，阳明热实证中大承气汤证亦可见不能食、小便不利、手足汗出。大便初硬后溏与燥屎内结、热结旁流导致的"大便乍难乍易"极易混淆，小便不利是阳明发黄的主症，可见原文写作中列举的阳明中寒证症状表现，偏重于相关证候的共有症及鉴别点。

阳明热实证由阳明病直线向前化热化燥转变而成，手足汗出是阳明病邪热入胃的一般标志。阳明腑实，燥屎内结，也可见不能食、小便不利、大便乍难乍易等症。然而，本证病机关键在里气壅滞，不能食表现为恶闻食臭，饮食不下，属厌食之类；小便不利则由于气机壅滞，多伴少腹胀满；大便乍难乍易表现为大便黄褐秽臭，或挟裹粪块，其量不多，虽排便而腹中尤能触及结块。此外，阳明腑实必伴有潮热、谵语、烦躁、腹满痛等。

阳明湿热发黄证主要症状也表现为小便不利、局部汗出或无汗。然而，本证病机为湿热郁蒸，小便不利因湿热之邪壅滞气机，气化失常，表现为少腹满，小便排泄困难；局部汗出因热被湿郁，郁热上蒸表现为"但头汗出""额上微汗出"，与阳明中寒证的手足汗出不同。此外，阳明湿热发黄尚有目黄、身黄、小便黄等症状。

2. 与太阴里寒证辨析 阳明与太阴互为表里，经络连属，脏腑相邻，生理病理关系紧密，并且阳明中寒证与太阴里寒皆存在虚寒病机，其发病见证亦多相似。

在病机变化上，多以阳明燥化、太阴湿化概括二者病机特点。《伤寒论》原文第 187、第 278 条分别出自阳明病篇与太阴病篇，论述了"系在太阴"的几种不同转归。两条原文的前半段完全相同，仅对发病七八日后提出了"大便硬者，为阳明病也""虽暴烦下利日十余行，必自止"两种不同转归。可见，太阴、阳明并非截然孤立，其相互转化之机在阳气盛衰，而阳气的关键在胃阳。《素问·太阴阳明论》云："阳道实，阴道虚"。若胃阳充沛则邪不入脏，正邪交争愈盛愈实，若胃阳不足则邪易入脏，致"脏有寒"而愈耗愈虚，柯琴又将其概括为"胃实则太阴转属于阳明，胃虚则阳明转属于太阴"。

在症状上，虽太阴病证治散落诸篇，而其证却不出太阴病提纲所括。结合第 278 条"太阴病当发身黄，若小便自利者，不能发黄"，太阴里寒可存在食不下、小便不利、自利益甚等阳明中寒证相似症。不同之处在于，太阴里寒证病机为寒困脾阳，脾虚则胃亦虚，无发热之外证；里证上，脾行津液之职失常，诸症皆甚于阳明中寒证，不能食转为食不下而呕吐腹满，大便初硬后溏转为下利渐自加重。

治法方药

在《伤寒论》中，除阳明病第 191 条、第 194 条、第 226 条外，尚有第 89 条"胃中冷"、第 122 条"胃中虚冷"、第 380 条"胃中寒冷"等 6 处明确提出胃气虚寒的概念，均未在条文下出具方剂。张仲景于"无字处"提示诸胃气虚寒并夹伤寒者，胃气虚寒乃辨治关键，其他症状次之，即《医宗金鉴》所云："仲景立法无方之条，皆是此等阴阳错杂，表里混淆之证，但教人俟其病势所向，乘机而施治也。"

《伤寒论》原文第 184 条云："阳明居中主土，万物所归，无所复传。"提示邪传阳明需重视胃肠功能的调节，采用相应治法使邪从阳明而去。正如喻嘉言提出的"（阳明中土）其妙惟在于传，设一日不传，则积滞而不能化"，针对"皆是为胃气虚寒，余邪不能传散者"之阳明中寒证，治当以俾阳明传散余邪为要。就此可斟酌病情的正邪盛衰，分别采用标本分治和标本同治两种治法。

1. 标本分治 阳明中寒证以胃气虚寒为本，虽有外热而不宜直用寒药行清热之法，不然轻则"攻其热必哕"，甚则热去寒起，变生"除中"危候，如《叶天士医学全书》华玉堂按云："不能食者，势虽轻而终致延剧"。

张仲景以"先其救里"的治本思想辨治一般热证而兼里虚寒者，于阳明中寒证同样适用。《伤寒论》中最为典型的是第 29 条误用桂枝汤成阳虚阴燥者，纵有谵语烦乱之阳明证，仍先以甘草干姜汤挽救中阳，待中阳恢复方少与调胃承气汤。此外，对第 29 条中调胃承气汤的应用亦有注家认为是为阳复太过，或热药过量所设。另如第 91 条、第 225 条里寒而兼表邪、外热者，亦以四逆汤温救里阳为先。辨治阳明中寒证，更宜由治胃气虚寒中把握阳明之邪传散之机。如叶天士论《伤寒论》第 89 条云"先用理中汤……热不退，或呕恶脉数者，方用小柴胡汤。此症身虽躁热，口虽燥渴，忌用寒凉"，于补虚温阳后，又随证施以枢转之法。

考《临证指南医案》载叶天士治胃阳虚兼邪诸案，理法方药源自张仲景，颇能发明阳明中寒证辨治法。例如，治蔡妪胃阳虚邪伏不食案，叶天士挟议自注，认为治病当先论体质、形色、脉象，此三者与客邪共同决定病情，伏邪而胃阳虚者，尤当"虑虚其阳"。用方遣药当顾"寒凉不能攻热清邪，便是伤及胃阳之药"之虞，此证"若不急和胃气，无成法可遵"，乃自"参拟一方"，以人参、半夏、于术、枳实、茯苓、生姜治之（后简称参苓姜夏枳术汤）。在范某胃阳虚浊阴上逆案中，又重申"胃阳大虚，不必因寒热而攻邪"之诫，三诊皆以温药治之，先疏人参、茯苓、半夏、姜汁、乌梅、陈皮诸药，继因胃阳大衰而予附子、干姜、益智以"理中兼摄其下"。

叶天士参苓夏姜枳术汤乃由茯苓甘草汤、小半夏汤、大半夏汤、附子粳米汤等经方化裁而来，可作辨治胃气虚寒之基础方，并上文言及之甘草干姜汤、理中丸、四逆汤、吴茱萸汤等，皆可施于阳明中寒证。

2. 标本同治 阳明中寒证虽以胃气虚寒为本，终究存在阳明外热，须虑其邪热炽盛程度，津液耗损轻重，及大便燥结与否。邪热势急者，宜酌加对症之药以治其标，如郑钦安所云"即或有挟热情形，当于温中药内稍加一二苦寒"。

张仲景辨治热证而兼里虚寒者，亦有标本兼治之例可参。如《伤寒论》第 80 条误用丸药攻下，外热不解，寒气留中，上焦留热者，治以栀子解烦、干姜逐内寒以散表热；第 163 条下后里虚，协热下利者，治以桂枝人参汤，方中桂枝以解表热，余药温理中焦。阳明中寒证邪热在内，标急甚者，法当温通中阳，兼清邪热。此乃权宜之法，不宜用辛寒散解之石膏、知母，从郑钦安之法，少佐苦寒清泄之黄芩、黄连较恰当。

例如，《临证指南医案》中何某热邪内结呕吐案，患者平昔胃阳最虚，叶天士认为"热邪内结，体虚邪实，最防痉厥"，疏方人参、黄芩、半夏、姜汁、黄连、枳实，于温补之中加黄芩、黄连，苦降入里泄热，有"热伏于阴，苦味坚阴"之妙。佐用苦寒药时，恰当的煎服方法亦助于取用避害。如吴某胃阳虚浊阴上逆案，患者寒热邪气扰中，胃阳大伤并加高年下元衰惫，叶天士认为"拟用张仲景附子泻心汤，通阳之中，原可泄热开导"。方中人参、熟附子、干姜、半夏、枳实、茯苓皆用至一钱以上，唯黄连仅用六分，且只用滚水煎三十沸，用以泄热开导，不碍"釜底暖蒸，中宫流通"。

综上之论，阳明中寒证辨治之法渐明。当以顾其胃气虚寒为要，中阳充足方利于阳明传散邪气，治疗以"温通胃阳，传散邪气"为法，重通阳而轻守补。阳明中寒里证复杂多变，可选用相应方剂，如不能食可选用大半夏汤、附子粳米汤等，寒浊上逆则首选吴茱萸汤，湿郁中焦者可用理中汤，小便不利宜施茯苓甘草汤，下利清谷则当以四逆汤回阳救逆。若阳明邪热较盛者，可少加黄芩、黄连清泄热邪，慎不可纯攻热邪。待胃气恢复，饮食恢复，尚有余证不解者，诊察邪之所在，随证治疗即可。

阳明中寒证以发热为外证，具备"热"与"实"的病理演变，属于阳明本证，其病理特征以胃气虚寒为本，阳明外热为标。在症状表现上受脏腑虚寒与外感实热共同影响，既与其他阳明病证候具有相似性，又和太阴里寒有共同点，存在一定辨析难度。张仲景方中甘草干姜汤、理中丸、四逆汤、茯苓甘草汤、大半夏汤、附子粳米汤等皆可随证应用于阳明中寒证，并非仅吴茱萸汤为阳明中寒证主方，叶天士针对胃气虚寒拟创之参苓姜夏枳术汤，亦可供临床取用。

现代人因饮食不规律、熬夜、嗜冷饮等因素每致胃气虚寒，又因习惯于暖气、空调，适应外界气候变化能力减低，容易出现虚实夹杂、燥湿兼具的阳明中寒证。从《伤寒论》阳明病篇入手，结合后世医家的临证发挥，能够更好地梳理此类病证的辨治规律。温通胃阳、传散邪气之法，不仅可用于阳明中寒证，还为疾病中存在胃气虚寒病机因素并兼其他诸邪者的辨证治疗提供了思路。

173 热证的神经内分泌微观辨证

寒热是中医八纲中的重要内容。病邪的基本性质包括阴和阳两个方面,由于寒热较突出地反映了疾病中机体阴阳的偏盛偏衰,所以将寒热确定为辨别疾病性质的纲领。

历来研究热病的理论渊源,均推崇《素问·热论》对热病的病因与发病,病机与演变规律,预防与治疗,死候的预测等。张仲景在《伤寒论》中具体地将八纲内容运用于诊疗,列出证候变化有表里之分,寒热之异,虚实之别,阴阳之复,并详细论述了真热假寒证。其后,唐代孙思邈、金元四大家以及明清时期的温病学派等,均对热证有较为详尽的论述,对热证的认识逐步深入。

运用现代科学方法研究和解释热证的形成机理,现代研究认为,八纲不仅是理论逻辑(现象)概念,而且也可找到相应的病理、生理变化规律,是对机体在疾病情况下出现的病理反应态的一种特别归纳和概括。随着近年来中医微观辨证学的长足发展,人们采用现代医学的先进技术,通过理化检测手段,如生化免疫指标,电生理,微循环,阻抗血流图,血液流变,细胞分光,微量元素,病理形态等,在较深的层次上,对病情进行较为微细的检测。将四诊延伸到微观视野进行,弥补和纠正了传统的望、闻、切诊之不足;并将其检测结果逐步纳入中医诊断理论体系,从本质上阐明证的物质基础。近年来,对热证的研究内容涉及神经-内分泌、代谢、病理、血液流变学和微循环等多方面。尤以神经-内分泌方面的研究最为深入。

自主神经系统中交感与副交感神经的功能活动在机体的正常生理条件下是一个动态的平衡,他们对人体的血压、心率、排汗、体温、胃肠道、膀胱、瞳孔等进行共同的调节与控制。而当机体处于寒热不同证候时,二者机能状态是不同的。现代研究认为,儿茶酚胺、前列腺素、单胺类物质及环磷酸腺苷等生物活性物质是内源性致热原引起体温调节中枢调定点上移的中介。因此,通过对血液和尿液中多种神经递质、酶、受体、中间代谢物和终末产物的检测,可以反映热证状态与神经-内分泌功能之间关系的改变。学者元颖对热证的神经内分泌微观辨证做了探析。

1. 儿茶酚胺

(1) 谢氏等运用 AH Anton 和 Mkshellenberger 氏法测定尿儿茶酚胺的量,运用放免药箱测定 cAMP 和 cGMP 的量。结果实热和虚热不同脏腑病变患者尿中儿茶酚胺和环核苷酸排出量均高于正常组,其变化程度不同,但方向一致;而虚寒与虚热虽同属虚证,但变化方向迥异。说明中医根据症状、舌象、脉象等所辨别的疾病寒热属性是有其共同物质基础的,体内儿茶酚胺水平的降低和升高以及环核苷酸水平的变化可能是病证寒热属性的部分生化和分子生物学基础,交感-肾上腺髓质系统功能的增强在热证的形成中起着重要作用。

(2) DBH 为 DA 转化为 NE 过程中不可缺少的 CA 合成酶之一,它与分解 CA 的酶共同调节 CA 量的变化,所以应用血浆中 DBH 活性变化来反映整体的交感神经系统功能状态超过测定神经递质本身。参照 Nag astu 方法及分光光度法检测血浆中 DBH 活性和尿 CA 排出量增高,DBH 活性变化与尿 CA 中 A、NA、DA 排泄量变化趋势呈正相关,P 值均 <0.05,这为从交感神经-肾上腺髓质系统功能变化角度来阐述热证的产生机理提供了依据。

(3) 富氏等用高压液相色谱法测定人血 CA、HVA (高香草酸)、5-HT。得出同样的结果,热证组的 NE、E、DA、5-HT 含量均高于正常组 ($P<0.01$)。

(4) 虽然通过多种检测,均表明热证患者体内儿茶酚胺的量高于正常状态,但还必须排除此种变化是由于不同病种对神经递质排出量影响的可能。为此,有学者专门选取了 134 例脾胃病患者进行儿茶酚胺测定。结果表明，若不按寒热辨证分组，尿中 CA 排出量与正常人接近，而无论何种疾病，热证组中尿中 CA 排出量均增加，且差异具有显著性。由此说明，交感-肾上腺机能活动的减弱和增强分别为寒热的病理生理学基础，其中不包括脏腑的影响，即与疾病的病种无关。

2. 前列腺素（PG） 是广泛存在于人体内的重要组织激素，可由各种组织产生和释放，具有调节局部细胞的功能，属局部激素。研究测定尿中前列腺素的排出量的变化不仅反映肾脏合成及分泌 PG 的能力，还间接反映全身 PG 合成及代谢状况。有学者运用放射免疫法测定虚热、虚寒和健康人尿中 PGE2、PGF2A 排出量的变化。结果显示虚热证患者尿中 PGF2A 排出量增多，PGE2/PGF2A 的比值升高，同时有 PGE2 抑制神经末梢 NE 的释放导致细胞内 cAMP 增多，PGF2A 促进神经末梢 NE 的释放导致细胞内 cGMP 增多的表现。说明尿中 PGE2、PGF2A 排出量的变化，既可作为观察病证寒热变化的指标，又为进一步探讨自主神经系统与中医寒热关系的机理提供了有用的线索。

3. 乙酰胆碱酯酶 自主神经功能是通过介质来实现的，乙酰胆碱在体内合成、贮存、释放等过程在一定程度上反映着胆碱能神经的机能状态。而红细胞膜上的 AchE 为真性胆碱酯酶，它反映副交感神经及其神经介质乙酰胆碱的变化。富宏等运用紫外分光光度法测定红细胞膜上 AchE 活性，结果虚热组低于正常组（$P<0.05$）。表明人体处于虚热状态时，副交感神经是抑制的，而交感神经的兴奋性增高。

4. 皮质醇及其受体 皮质醇是人体血浆中主要的糖皮质激素，它对机体的物质代谢、水盐代谢、循环系统和应激反应均有影响。由于皮质醇只有作用于相应的受体才能发挥作用，所以皮质醇的生物效应强弱不仅与血浆皮质醇浓度有关，而且与机体对皮质醇的反应性，即组织细胞内的皮质醇受体的质量和数量有关。张广宇等采用放射免疫分析法测定血浆皮质醇的浓度，用放射配体分析法测定白细胞皮质醇受体（GCR）含量。结果虚热证患者血浆皮质醇浓度显著升高，白细胞 GCR 含量亦有升高趋势（$P<0.05$），细胞内形成的具有生物活性的皮质醇-受体复合物增多，最终导致体内糖皮质激素的生物效应增强，从而引起一系列的机体反应。这说明皮质醇及其受体也是引起疾病寒热变化的物质基础之一，它在一定程度上反映了寒热的本质。

5. 甲状腺素 正常情况下，机体在体温调节机制的调控下，使产热过程和散热过程处于动态平衡，维持正常的体温。生理状态下的机体"寒""热"状态反映了能量生成和能量利用之间的平衡关系，其中主要是 ATP 的生成利用和产热作用。现代研究用肝脏肝细胞腺苷酸激酶（ADK）活性和细胞能荷作为反映能量生成状态的指标，肝 $Na^+-K^+-ATPase$ 活性作为能量利用状态的指标，来检测热证状态下代谢机能的异常表现。结果 ADK 活性高，细胞内能量生成率高；$Na^+-K^+-ATPase$ 活性高，新陈代谢率快。认为这种代谢机能功能状态的改变源自神经-内分泌等因素的影响，多种激素参与调节，其中甲状腺素是主要因素。甲状腺素是一种缓慢而长效调节产热的激素，具有增强基础代谢，促进生长发育，增强高级神经的活动，动员儿茶酚胺释放等作用。它与核受体结合后，刺激 RNA 聚合酶Ⅱ诱导产生专一性 mRNA 由此翻译成相应的蛋白质，增加细胞膜 $Na^+-K^+-ATPase$ 的含量，导致大量 ATP 消耗，从而产生热效应。同时，甲状腺素增多时，机体所呈现出来的体温升高，食欲亢进，心率加快、形体消瘦等症状亦是虚热证患者的常见临床表现。

6. 性腺激素 有学者采用双抗体放射免疫法检测血清孕酮、睾酮、雄二醇含量。热证组孕酮和睾酮含量远高于正常组（$P<0.01$）。同时这种激素水平的改变干扰了生殖系统机能，使动情期有调整或缩短的趋势。

7. 肾素-血管紧张素系统 肾素-血管紧张素系统（RAS）对维持人体血压和水电解质内环境的稳定起着重要作用。唐树德等运用放射免疫法平行测定 RAS 和 ATⅡ，发现虚热证患者 RAS 和 ATⅡ 水平均比正常人高，RAS 处于增强状态。可以推测 RAS 参与下丘脑-交感-肾上腺髓质系统活动，由于 RAS 状态增强，引起系统功能增强，RAS 可能作为物质基础之一，参与热证的形成过程。

综上可知，机体在热证情况下，神经-内分泌系统机能增强，下丘脑-垂体-甲状腺轴、下丘脑-垂体-肾上腺皮质轴、下丘脑-垂体-性腺轴的功能均处于不同程度的兴奋状态，而副交感神经则处于抑制状态。热证的产生确实在神经中枢具有相应的物质基础。但其中实热证主要通过神经体液（丘脑下部，垂体前叶）的途径增加甲状腺素、肾上腺素和肾上腺皮质激素的分泌，使氧化分解代谢增高，产热显著增多，体温上升。虚热证则是以自主神经功能失调，交感神经占优势并伴有环核苷酸代谢障碍的一组病理状态。

174 热证诊断标准研究

热证作为中医基本证型之一,虽有历代医家对其进行过详细阐述,但目前尚未有公认规范的诊断及量化标准。学者周铁成等将近年来有关热证诊断、分级量化及其应用于疗效评价的研究进行了梳理归,希望为热证的分级诊断及量化提供参考。

热证分级诊断标准研究

综合归纳目前众多有关热证诊断标准的研究,周铁成等认为,以单一证素排列组合为基础的分层多级证候诊断模式,即把热证诊断标准分为一级诊断、二级诊断、三级诊断和四级诊断将会更加符合临床应用的实际,不仅使用起来更加便捷,也使证候的分级量化工作变得容易。周铁成等的设想是:一级诊断即为热证诊断;二级诊断则是在一级诊断下的实热证和虚热证诊断;三级诊断是在二级诊断实热证和虚热证的基础上加上风、暑、湿、燥、火、痰、瘀、郁、毒、阳、气、血、阴、津等单一病性证素做出的诊断,如实热证包括风热证、暑热证、湿热证、燥热证、火热证、痰热证、瘀热证、郁热证、毒热证、气热证、血热证、津热证等,虚热证包括阳虚热证、气虚热证、血虚热证、阴虚热证、津虚热证等;四级诊断就是在三级诊断的基础上加上脏、腑、奇恒之腑、十二经脉、奇经八脉、上中下三焦等单一病位证素得出的诊断,如实热证诊断系列可得出肝湿热证、肝经湿热证、下焦湿热证等诊断,虚热证诊断系列可得出肝血虚热证、肝经血虚热证等。如遇有复合证候(即具有多个单证组合)的患者,可按上述系列的层级诊断方式一一作出诊断后再进行组合诊断为规范的复合证候。

近年来有关热证诊断的研究发现,目前虽有各种各样的有关热证的诊断定义,但多是对热证不规范且又混乱的三级、四级诊断,对于一级和二级诊断的研究则相对较少,十分不利于对热证的深入研究。

1. 热证的一级诊断 热证的一级诊断看似简单,但由于热证病机的复杂性,使得热证很难简单论述,因此,对于热证的一级诊断论述较少,而且没有广为认同的标准。如《中医证候鉴别诊断学》中列举了热证(一级诊断)的临床表现,主要有"高热、恶热……脉滑数有力;或烦躁失眠、梦遗失精……脉细数或虚数"等,实际上这还是从实热和虚热这两个二级诊断层级对热证进行的描述,所以虽可借鉴,但仍需改进。《中医诊断学》中亦把"发热、恶热喜冷、口渴欲饮、面赤……舌红、苔黄燥少津、脉数"等定义为热证。刘四军等以文献中出现的频率确定指标,应用条件概率换算方法建立症状体征赋分表,得到27个热证诊断指标,并对每个指标进行赋分,应用最大似然判别法确定量化诊断阈值,最后计算出大于63分即可诊断为热证。这一研究为热证诊断标准的研究建立了很好的方法,但欠缺热证的分级标准,且没有进一步对27个指标进行主次分析。

2. 热证的二级诊断标准

(1) 虚热证的诊断标准:《中医证候规范》中将虚热证的临床表现从主症、主舌、主脉,或见症,或见舌,或见脉及典型表现7方面加以论述,制定了7条均可用于诊断的标准。这一规范不仅论述了虚热证诊断标准,而且详细论述了血热证等三级诊断标准,以及小肠实热、心实热、大肠湿热等众多四级诊断标准。如此众多的热证诊断标准虽然为今后深入研究打下了良好基础,但其论述却显得有些杂乱,缺乏条理性。

国家标准《中医临床诊疗术语·证候部分》中列举了虚热证和虚火证的诊断标准,其中虚热证是以"低热不退、盗汗颧红……脉细数"等为常见症的证候;虚火证则是以"心烦失眠、口燥咽干……脉细数"等为常见症的证候。本标准论述了虚热证和虚火证的诊断标准,火为热之极,"火""热"程度上的不同导致两者诊断标准略有出入。为了使问题简化且易于掌握,二者合二为一制定一个标准即可,可以按照分级量化的原则体现二者的区别。上述标准虽已比较详细地论述了虚热证的诊断标准,但它们没有对相关证候进行量化及分级,使得所述标准留有欠缺,一些标准还将虚热证与本该分在三级诊断中的阴虚热证混在一起没有进行区别,这也是后续研究工作中应该避免的。

(2) 实热证的诊断标准:目前为数不多的单独阐释实热证的标准见于《中医临床诊疗术语·证候部分》,其有关实热证的标准以"发热、口渴饮冷……脉数或洪数"等为常见症状。目前对于实热证诊断标准的研究很少,应当在今后的研究中予以加强。

3. 热证的三级诊断标准

(1) 与病性证素结合的虚热证三级诊断标准:虚热证与阳、气、阴、血、津等病性证素结合,可以包含阳虚热证、气虚热证、阴虚热证、血虚热证、津亏热证等,但至今仅关于阴虚热证的研究较多,如1986年全国中西医结合虚证与老年病防治研究专业委员会对1982年制订的虚证辨证标准进行了深入探讨,其中为阴虚证制订了4项主症和3项次症,明确阐述了阴虚的诊断标准,为之后其他阴虚热证标准的研究提供了重要参考;而有关阳虚热证、气虚热证、血虚热证和津亏热证的诊断研究却相对不足,如《中医证候鉴别诊断学》中仅描述了气虚发热证的临床表现。

(2) 与病性证素结合的实热证三级诊断标准:1987年赵金铎主编的《中医证候鉴别诊断学》详细介绍了血热、湿热、痰热、毒热、瘀热、风热等证候的临床表现,虽未制订规范的实热证三级诊断标准,但为后来标准的制订提供了基础。1990年邓铁涛主编的《中医证候规范》则详细论述了血热证的诊断标准,把血热证临床表现分为主症、主舌、主脉,或见症,或见舌,或见脉及典型表现7项,并规定了3个并列的诊断标准,此规范中对于临床表现和诊断标准的描述层次分明、清晰可见,对于今后制定热证的三级诊断标准提供了良好参考。近年出版的《中医证候辨治轨范》不仅从主症、次症及舌脉3个方面论述了血热、痰热、毒热、瘀热、暑热等证候的临床表现,而且给出了明确的诊断标准。

4. 热证的四级诊断标准

(1) 与病位证素结合的实热证四级诊断标准:《中药新药临床研究指导原则(试行)》中阐释了胃热证的临床研究指导原则,将胃热证定义为火热炽盛、壅滞于胃所致的证候,实为胃火热证的四级诊断标准。该原则中对"胃热证"的诊断、分级量化及疗效评价均做了详细介绍,其诊断标准为具备3项主症,或主症2项加次症2项;对除舌脉以外的9个症状按轻、中、重3个级别进行了分级量化;还制订了临床痊愈、显效、有效及无效4个级别的疗效判定标准。此标准为后来相关领域的研究提供了一个客观、量化的证候疗效评价模式,具有重要参考价值并已被多加引用。

在2008年中华中医药学会中医诊断学分会发布的《中医常见证诊断标准》中,列举了中医常见证124个,详细介绍了每个证的定义、必备证素及常见证候,并对相应的诊断标准进行了分级量化,其中除了单纯实热证的二级标准外,还涉及了如心、肺、脾胃、肝胆、膀胱、胞宫等的四级实热证诊断标准。这一标准对于热证证候诊断标准的制订较前而言相对合理,首先确定了病位这个证素,然后针对不同病位加入病性证素,这样使得整个标准条理清楚,易于掌握,也更符合临床,为今后制订更完善的热证诊断标准提供了坚实基础。

(2) 与病位证素结合的虚热证四级诊断标准:除四级实热证诊断标准外,《中医常见证诊断标准》同时也列举了心阴虚、肺阴虚、胃阴虚、肝阴虚、肾阴虚等虚热证的四级诊断标准。邓铁涛主编的《中医证候规范》亦详细列举了肺虚热证、肝虚热证、肾虚热证等脏腑虚热证的四级诊断标准,但没有将虚热证更明晰地进行阳虚、气虚、血虚、阴虚、津亏等分类。此外,杜雪翠通过收集文献、专家评测、统计学筛选等制订了心悸的证候诊断模型和诊断阈值,得出与心阴虚诊断有关的5个条目,即心慌、多梦、乏力、盗汗、胸闷;安佰海研究原发性高血压病肝肾阴虚证诊断标准,得出了肝阴虚的诊断指标为双目干涩等3项,肾阴虚的诊断指标为口干、五心烦热等5项,这两个研究类似于对虚热的四级诊断,其论述层次清晰。

证候的分类、分级及其标准的困扰多年来一直未能得到很好解决，如果能够按照上述四级层次诊断的思路对热证诊断标准进行制订，将使得复杂证候的热证得以规范有序地进行分解，且便于对分解出来的每一个单一证候进行量化分级，这将有利于中医临床诊断的开展以及临床疗效和试验结果的对比评价。

单病热证诊断标准的研究

随着证候研究的深入，许多学者发现不同疾病的热证存在着不同的特点，从而促进了单病种热证诊断标准的制订，这为今后制订规范、统一的热证诊断标准提供了重要的参考。目前单病科热证诊断标准主要有以下几种。

1. 冠心病热证诊断标准　于海对冠心病患者进行研究，提出了冠心病热证包括主症苔黄及 5 项次症，具有苔黄主症再加 1 种以上次症即可诊断。本研究从一级层次介绍了热证的诊断标准，为后来者研究制订热证诊断标准提供了较好的研究方法。

2. 多器官功能障碍综合征（MODS）热证诊断标准　曹书华等对 MODS 的中西医结合诊疗标准进行了探讨，制订了毒热证诊断标准，属三级诊断层级。该标准不仅包含了症状体征等临床表现，而且含有白细胞、血炎性介质等客观的实验室指标，故其特色是有客观的实验室指标的加入，为更加规范和全面的热证诊断标准提出了有益的见解。王超等对 410 例包含中西医信息的 MODS 患者进行回顾性研究，筛选出面色、口干欲饮、体温、白细胞变化等 18 个对热证诊断有意义的指标，并得出面色、白细胞变化及体温这三个因素对实热证诊断有独立意义，该研究还总结出 MODS 实热证（属二级诊断）的 3 条诊断特点。

3. 慢性阻塞性肺疾病（COPD）热证诊断标准　胡旭贞运用聚类分析方法，统计 CODP 急性加重期中医证候分布频率，总结出了该病痰热壅肺证诊断标准，得出了诊断参考阈值及轻、中、重 3 个量化级别；李建生等研究得出 COPD 痰热壅肺证的 11 项主症和 6 项次症，并据此规定了痰热壅肺证的诊断标准。两者均对痰热壅肺这个四级热证的诊断标准制订了较为完善的诊断及量化标准，这为痰热证的诊断甚至是实热证诊断标准的制订提供了重要的数据资料，同时也说明三级尤其是四级诊断标准如果能结合每个具体疾病进行阐述将会更适合临床和科研的实际。

4. 慢性胃炎热证诊断标准　万莹对慢性胃炎患者临床证候进行调查统计，发现胃炎热证包含幽门螺旋杆菌（Hp）感染率高等 9 项与其他证型所不同的特异性表现；刘小琼对慢性胃炎患者进行聚类分析，得出脾胃湿热（四级诊断）的主要辨证症状；周慧敏对慢性胃炎患者脾胃湿热证进行初步研究，不仅得出湿热证（三级诊断）的诊断标准，而且进一步对其进行分级量化，以上这些研究为完善湿热证的诊断标准提供了帮助。

5. 慢性肾小球肾炎（CGN）热证诊断标准　周玥总结了 200 例 CGN 患者的症状与中医证型的关系，记录了频数最多的 20 个四诊变量，得出 CGN 风热证（三级诊断）与咽红、咽痛、扁桃体肿大关系密切，湿热证（三级诊断）则与小溲黄赤关系最为紧密；薛雪对 122 例 CGN 患者进行研究，得出了湿热证（三级诊断）的常见症状，但是并没有制订出诊断和分级量化标准，以上数统计为 CGN 的诊断提供了中医证候分布方面的资料。2006 年中华中医药学会肾病分会制订了 CGN 的中医诊断标准和湿热证（三级诊断）诊断标准，同时规定了湿热证疗效评价标准，但同样欠缺该证型的分级量化标准。

6. 糖尿病热证诊断标准　中华中医药学会糖尿病分会制订了糖尿病中医诊疗标准，论述了痰热（三级诊断）、毒热（三级诊断）、肠道湿热（四级诊断）等 6 个证型的临床表现，但并没有给出很明确的诊断标准。此外，杨易的研究得到与燥热证（三级诊断）有关的 8 项指标，并分别将其赋分计算出燥热证的诊断阈值为 7 分；赵灵燕采用和杨易相似的手段，得出了 2 型糖尿病燥热证（三级诊断）的诊断和量化标准。

7. 抑郁症热证诊断标准　吴崇胜制订了由便秘、易怒、面红等 7 项条目组成的抑郁症火热证诊断标准（三级诊断）；尹冬青认为，抑郁症火热证与易怒、头晕、脉数等12个指标关系密切，但其仅为心肝火旺证（四级诊断）制订了分级量化标准，这与心肝火旺证与抑郁症的关系很大有关。

8. 类风湿关节炎（RA）热证诊断标准　赵新秀等收集了770例RA患者的资料，得出RA湿热痹阻证（三级诊断）的3个主要症状和6个次要症状，认为符合主要症状2项或主要症状1项加次要症状2项即可诊断湿热痹阻证；白云静等收集765例RA患者的数据，研究了湿热证、阴虚热证、毒热证（三级诊断）3个有关RA热证的不同级别的证型，但没能给出确切的诊断标准。

9. 中风病热证诊断标准　"缺血性中风病证结合的诊断标准与疗效评价体系研究"课题组研制出的缺血性中风证候要素诊断量表，确立了由21项证候指标组成的中风病内火证量化标准；任玉乐统计临床四诊信息，经Logistic回归分析并经专家论证筛选后得出缺血性中风病中经络中痰热腑实证（四级诊断）和风热证（三级诊断）类似诊断标准的诊断条目。

10. 原发性肝癌热证诊断标准　凌昌全等应用文献整理、专家研讨等方法初步建立了原发性肝癌常见中医基本证候诊断规范，其中涉及肝癌实热证（二级诊断）和阴虚证（三级诊断）的诊断标准，2个证型都研究出5项指标，并据此得出了两者的诊断标准。

上述不同疾病有关热证诊断标准的研究为今后制订更加完善的热证标准提供了大量宝贵数据及许多可参照的研究手段，对热证四级诊断体系的研究也有很大的帮助。

讨　论

热证诊断标准的研究纷繁复杂，临床实际工作和科学研究需要一个严谨规范、简单易用、得到广泛认可的标准，这已成为目前迫切的研究任务。从既往相关研究的内容看，目前所存在的各种标准由于没有按照从上到下依层级排序的方法进行设计，对复杂证候的组合没有细致分解到单一证素层面，导致所得结论标准的混乱和缺陷，造成临床和科研工作中使用的不可操作性，或由于在采用这样的标准后所得研究结论相互之间不可重复和不可对比。考虑到临床实际工作中临床诊断和疗效评价对复杂证候所含证素组合分解的需要，周铁成等推荐以单一证素有序组合为基础的多层级诊断标准层层推进的模式，进行包括热证在内的证候诊断标准研究：一级诊断是对热证这个顶级证素进行阐释，可以帮助区分其有无热证，统领整个热证的诊断标准；二级诊断是通过对实热证和虚热证的阐释对热证这个证素进一步区分和细化；三级诊断则是在确定了实热和虚热的基础上，再结合风、暑、湿、燥、火、痰、瘀、郁、毒、阳、气、血、阴、津等外感和内生六淫致病之邪等单一病性证素作出的诊断；四级诊断就是在三级诊断的基础上加上机体的解剖部位，诸如脏、腑、奇恒之腑、十二经脉、奇经八脉、上中下三焦等单一病位证素得出的诊断。这样的四级诊断体系条理清晰、病性清楚、定位明确、灵活易用，能对热证的临床和基础研究提供帮助。

175 寒证和热证本质

中医学理论的"证"是对疾病发展过程中某一阶段的病理概括，是辨证论治的基础。1979年北京医科大学中西医结合教研室率先开展了寒、热证本质的研究，通过对临床患者及寒、热证模型动物的观察，明确了寒证、热证与神经-内分泌-免疫系统功能的关系。近些年来伴随各种先进研究技术及手段的应用，对寒、热证本质的认识更加深入，使中医学理论、治疗等更科学化、现代化。学者梁月华对寒、热证的本质研究做了梳理归纳。

热 证

热证是指机体感受热邪或阳气亢盛，阴液不足时所表现的证候。患者表现发热、口干、脉率快等热象。临床研究表明，患者是处于神经-内分泌-免疫系统功能提高的状态。

1. 中枢神经系统

（1）蓝斑-交感-肾上腺髓质系统蓝斑核位于脑干是蓝斑-交感-肾上腺髓质系统的中枢，是对病因刺激反应最敏感的部位，其中的去甲肾上腺素能神经元的上行支可联系杏仁复合体、海马结构，通过边缘系统和边缘皮层等的兴奋，引起警觉、紧张、焦虑等的情绪反应。下行纤维主要分布于脊髓侧角，可调节交感神经系统和肾上腺髓质系统的功能。

热证时交感神经系统兴奋提高，脑内去甲肾上腺素（NE）、多巴胺（DA）等递质增多。在温病研究中，患者血液内NE的含量是增多的，同时在疾病的发展过程中血液内炎症因子IL-6的水平随卫气营血各期的发展而增多，而抑制炎症的因子IL-10变化不大或减少。

在成年大鼠侧脑室注射IL-β（60 ng/kg），下丘脑中NE含量比对照组显著升高，而5-羟色胺（5-HT）含量显著降低。在虚热证的动物模型中，脑内特别是下丘脑和延髓区的NE、DA递质含量也增多，而5-HT含量下降。所以热证时神经递质的变化与脑内5-HT增多和5-HT减少有关。

（2）交感中枢兴奋对机能的影响：交感中枢兴奋使其下行的交感-肾上腺髓质系统产生强反应，可提高整体的防御能力。例如广泛的血管收缩使血压升高，可保证心、脑等血液供应，保证防御动作。支气管扩张，可增加肺泡通气量，满足机体对的需求。但是过度的增强则引起器官的功能障碍。如临床肝火上炎证的热证患者，其临床症状可有烦躁易怒、耳暴鸣暴聋、口苦、便结等，检测血浆NE、肾上腺素、皮质醇等含量均明显升高。

热证时，交感神经提高兴奋对其他脏器也有影响。肝脏的交感神经兴奋时，肝内血管收缩，血流量减少，门静脉压升高。NE对肝星状细胞有促激活和增殖作用，长时间的兴奋可能促进肝纤维化的发生和进展。肾脏的血管与肾单位仅有交感神经的支配。交感神经受刺激后可使入球和出球小动脉收缩，导致肾脏血流量减少，交感神经兴奋促使肾素的释放，提高肾素-血管紧张素-醛固酮系统的活性，增加水钠的重吸收，影响尿的排出量，中医描述为尿短赤症状。高度交感神经兴奋，特别是腰部的交感神经高兴奋，可以直接导致入球小动脉收缩，出现少尿甚则无尿。

2. 内分泌系统 内分泌系统是参与热证形成的重要系统。

（1）下丘脑-垂体-肾上腺皮质系统（HPA）：HPA轴的中枢在丘脑下部的室旁核，上行神经纤维主要与杏仁复合体、海马结构、边缘皮层有广泛的往返联系。热证时下丘脑的促肾上腺皮质激素释放激素（CRH）释放增多，引起焦虑、烦躁或抑郁等症状。下行神经纤维控制腺垂体，促进促肾上腺皮质激素（ACTH）的释放，则肾上腺皮质激素分泌增多。其中糖皮质激素有抗炎作用，它不仅能抑制前列腺素等炎症介质、细胞因子的合成和释放，而且也可诱导多种抗炎介质的产生。在临床的热证研究以及热证动物模型的研究均发现，热证时垂体-肾上腺皮质系统的机能增强，表现在尿内17-羟皮质类固醇（17-OHCS）的排出量增多。

（2）下丘脑-垂体-促甲状腺激素系统（HPT）：临床由于病因不同，形成的热证类型也不同，甲状腺系统的功能变化也有差别。如衡先培等对老年糖尿病患者阴虚热盛证、气阴两虚证、阴阳两虚证甲状腺功能进行研究，发现TT_3、TT_4、FT_3、FT_4、TSH的均值以阴虚热盛证最高，而气阴两虚证、阴阳两虚证逐渐降低。蓝健姿等对慢性肾小球肾炎患者的观察，患者分为肾阴虚和肾阳虚证两类，结果显示，肾阳虚证的T_3、T_4含量明显低于肾阴虚型，T_3含量也低于正常组。所以有热证时，甲状腺功能有不同程度的提高。

（3）下丘脑-垂体-促性腺系统：在热证时性激素等也受影响。如桑霞等观察多囊卵巢综合征（P-COS）患者中医辨证分型有肝经郁火证、痰湿证等。测量血清中促黄体生成素（LH）、催乳素（PRL），睾酮（T）等含量。结果提示PCOS肝经郁火证患者血清LH、PRL、T的水平均较痰湿证、肾虚证P-COS患者血清含量明显增高，组间比较差异有统计学意义（$P<0.05$）。

PCOS肾虚证患者的血清FSH水平明显低于其他证型，组间比较差异有统计学意义（$P<0.05$）。P-COS肝经郁火证的热证患者血清LH、PRL、T水平高于肾虚等证型，因此热证患者月经周期经常提前，甚者可闭经。

3. 免疫系统

（1）神经对免疫功能调节：中枢免疫器官包括胸腺，骨髓等。胸腺是T细胞分化、成熟的场所，来自骨髓的前T细胞进入胸腺后，最终发育为成熟的T细胞，随后进入外周淋巴组织，对外来多肽起免疫应答反应。骨髓是B细胞发育成熟的地方，成熟的B细胞定位于淋巴结、脾脏，起体液免疫作用。外周免疫器官包括淋巴结、扁桃体、脾脏等是成熟T细胞、B细胞产生免疫应答的部位。胸腺有交感、副交感神经、膈神经纤维分布。脊神经中的内脏纤维伴随骨动脉进入骨髓，支配骨髓内的血管和实质细胞，骨髓的生血机能与神经的调节有关。5-HT对免疫功能也有影响，低剂量5-HT可促进T细胞转化，高剂量则抑制其功能。同时5-HT可抑制小鼠IgM、IgG的合成。因此5-HT增多时，对细胞和体液免疫均有抑制作用。所以，整个免疫系统是在神经、内分泌的调解下保持各级的机能平衡。

（2）热证免疫功能改变：急性传染病多诊断为热证，热证时交感神经系统、肾上腺髓质系统兴奋，使血中NE含量增多，脑内CRH增多，导致糖皮质激素释放增多，这些物质对免疫功能有兴奋或抑制作用。温病的研究证明，在卫分、气分时淋巴母细胞转化率增强，发展到营分、血分时期细胞免疫功能下降，而IgM升高，IgA降低。对重症急性呼吸综合征（SARS）患者研究发现，由于大量病毒复制刺激$CD4^+$和$CD8^+$ T淋巴细胞，使大量的细胞因子释放。过度的免疫反应消耗大量的免疫细胞，使T淋巴细胞亚群全面下降，因此后期免疫功能低下。

慢性病虚热证由于损伤的持续刺激，免疫功能也受持久抑制。杨程等报道，选慢性阻塞性肺疾病（COPD）、支气管哮喘患者，辨证为肺气虚证和肺阴虚证，分别检测血清中IgG、IgM、IgA的水平。结果显示，肺气虚组IgG、IgM水平均低于肺阴虚证患者，但二者均高于健康对照组，差异有统计学意义。各组间IgA水平无明显差异。因此肺阴虚证患者血清中的IgG、IgM水平明显高于肺气虚证。

4. 热证与能量代谢、血液流变学变化 寒、热证的外在表现的特点之一是体温的变化，因此能量代谢成为证的形成和生命活动的重要因素，也是研究的重要指标。线粒体是糖类、脂肪和氨基酸最终氧化释放能量的场所。在有氧呼吸过程中，1分子葡萄糖经过糖酵解、三羧酸循环等过程可产生30～32分子的三磷酸腺苷（ATP）。线粒体是直接利用氧气产生能量的部位，因此线粒体功能不可忽视。在各脏腑的寒、热证中也观察到对线粒体功能的影响。如实热证、虚热证时肝细胞能量代谢旺盛与线粒体功能提高有关。

温病的病变过程中热毒和血瘀有一定相关性。例如，用大肠杆菌内毒素制成温病动物模型，检测血清肿瘤坏死因子-α（TNF-α）、血浆内皮素-1（ET-1）水平。结果，TNF-α、ET-1 的水平明显高于对照组，并随注入剂量加大而递增，说明 TNF-α 和 ET-1 的含量与温病的病情轻重有密切的关系。ET-1 是由血管内皮细胞所产生的收缩血管最强的细胞因子，TNF-α 能直接抑制纤溶系统以促进血凝，并促进中性白细胞产生大量脂质代谢产物，如前列腺素、白三烯、血小板活化因子等，引起微血管舒缩异常和微血栓形成。所以急性病的后期，血液流变性变化较大，容易出现血瘀证，比如 SARS 病在后期，甚至出院后检查时仍有部分患者有肺纤维化，中医辨证属于血瘀证。

5. 热证与基因、蛋白质等的关系 早期研究证明神经-内分泌-免疫系统机能的调节对维持正常机能平衡的重要性，机能紊乱是发生疾病的内在因素，而真正起主导作用的是有关细胞内的基因功能的异常。绝大多数发病率高、危害性大的疾病，如肿瘤、肝、肾等系统疾病，多属于多基因病，这类疾病也有热证、寒证的证型。所以中医学的热证的形成与基因活动、蛋白质的表达等均有一定关系。如吴元胜对系统性红斑狼疮（SLE）患者与健康人基因表达谱的研究。选中医证候热毒炽盛型、阴虚内热型患者，采集静脉血用基因芯片检测基因。发现 9 例 SLE 患者与健康人比较，其差异基因有 89 条，其中上调基因 45 条，下调 44 条，涉及细胞因子及其受体相关基因、免疫相关基因、信号传导和传递蛋白、离子通道等功能变化的基因。4 例热毒炽盛型基因水平明显提高，5 例阴虚内热型患者基因水平也均升高，而热毒炽盛型代谢相关基因明显高于阴虚内热型。再如，用肝阳上亢证的热证大鼠模型，取下丘脑组织进行差异蛋白质表达检测，发现模型组蛋白质表达上调的有 6 个，下调的有 10 个。这些蛋白质多与细胞周期转换、抗氧化、自身免疫等功能有关。说明热证时，因交感中枢的兴奋提高以及引起的反应是在中枢基因调控下，通过蛋白质等的调节进行的。用酵母发热的动物模型，取下丘脑组织进行蛋白质基因检测，发现蛋白表达点增加，可多达 668 个。给予桂枝汤治疗后，有 8 种蛋白表达水平明显升高，6 种蛋白表达水平明显下降，1 种蛋白有明显的等电点改变，因此认为桂枝汤的解热作用可能与改变下丘脑组织中某些蛋白质的表达及修饰有关。

以上研究说明，热证是个整体的机能变化，损伤刺激引起中枢兴奋性神经细胞基因表达提高，启动相应蛋白质、相应的网络因子及通路，提高中枢的兴奋性。如交感中枢、HPA 等功能提高，同时或相继动员内分泌、免疫系统等功能形成热证的机能背景。因相应器官的功能增强或失调，出现热证的症状。

寒 证

由寒邪引起的或因阳气不足所产生的机能衰退、阴气偏盛，表现为寒证。急性炎症之后病因未全清除或隐性感染潜伏后发病，均可发展为慢性病，使整体机能低下，中医辨证多属寒证。寒证的形成也与体内神经-内分泌-免疫系统机能低下有关。

1. 中枢神经系统

（1）中枢神经：临床寒证研究发现，寒证患者尿内儿茶酚胺（CAs），17-OHCS 等减少，5-HT 增多。

虚寒证模型大鼠在下丘脑的室旁核、弓状核、脑干的脑桥部位，NE 神经元的酪氨酸羟化酶（TH）阳性细胞比对照组着色较浅，而脑干的缝际核 5-HT 神经元着色较深。说明虚寒证鼠脑内 NE 含量降低，NE 含量增多，提示中枢抑制性增强，因此出现整体机能低下症状。

（2）副交感神经系统：胆碱能神经元的胞体主要分布于基底前脑和脑干，延髓的迷走神经背核、孤束核等，称为迷走感觉运动中枢，含乙酰胆碱（ACh）等多种递质及相应受体。内脏的炎症感觉冲动，沿迷走传入纤维终止于孤束核，传入中枢可引起抗炎反应。副交感神经末梢释放 ACh 有消炎作用。在寒证时，交感机能减弱，副交感机能增强，一般的感染不引起高烧，可能与副交感的抗炎作用有关。高烧的热证患者，其副交感机能降低，因此调动胆碱能抗炎通路（CAP）很重要。CAP 是近些年发现的，ACh 受体发挥关键的作用。

中药的清热药有丰富的生物碱，可能含有作用于胆碱能受体的成分，研究发现柴芩承气汤在降低重症急性胰腺炎大鼠的治疗中，可能影响 ACh 水平，影响 CAP，进而增强消炎作用。因此，在急性炎症中如能用药提高迷走神经兴奋，降低交感神经兴奋性，有利于迷走神经发挥其抗炎作用，中药的寒凉清热药多有此作用，因此清热消炎的作用很明显。

（3）5-HT：5-HT 神经元胞体主要集于中缝核，其神经纤维几乎遍及中枢神经系统。其下行纤维进入脊髓，可到达脊髓节段（L6-S2）的腰骶髓后连合核，分布于后角和前角运动神经元周围，对内脏、盆腔的信息有调控作用。5-HT 广泛分布于人体内，其中约有 90% 在消化道黏膜，8% 在血小板，1% 在中枢神经系统，有小部分在各种组织的肥大细胞中。由于血液中的 5-HT 很难穿过血-脑屏障，因此中枢和周围的 5-HT 分别属于两个独立的系统。在虚寒证动物模型的研究中发现，大鼠脑组织、肺、消化道、卵巢、胸腺、血液内 5-HT 的含量普遍升高。

寒证时在消化道 5-HT 由胃肠道腺腔基底部的肠嗜铬细胞合成、分泌并重摄取。嗜铬细胞在十二指肠上皮内密度最高，其次是胃、空肠、食道等。5-HT 通过受体发挥作用，已知的受体有 5-HT 1，2，3，4 和 5-HT 7 等，由于受体的功能及分布的不同，对胃肠道引起的结果也不同。如有的使胃肠运动增强而腹泻，也有使运动减弱而便秘。临床有的患者腹胀便秘多用泻药而不愈，用附子理中丸反而缓解，可能与调节 5-HT 的受体有关。

5-HT 综合征即各种原因引起 5-HT 增多出现的疾病，5-HT 综合征典型病例表现有心动过速、高血压和高热（可达 40 ℃）、肠鸣音亢进、出汗等。重度患者可有严重的高血压和心动过速、焦虑、腹泻、发热、恶心、呕吐、肌肉强直、震颤等。这些症状与寒、热夹杂证也颇为相似，可能与不同的受体参与有关。

2. 内分泌系统　寒证时机体多处于慢性应激状态，在急性病的早期，CRH 分泌增多影响海马功能和结构变化，可引起情绪改变等症状。病期延长成为慢性病。因 CRH 影响胸腺、淋巴结等功能，使机体的免疫能力下降。甲状腺系统机能也降低，许多酶的活性降低，线粒体的氧化活动减弱，能量代谢低，产热不足，因而虚寒证患者常伴有畏寒肢冷、喜热饮等症状。

寒证时性腺系统机能也降低。例如，成秀梅等研制寒凝血瘀证模型，大鼠表现有寒战、蜷缩少动、耳色暗红、小便色清、大便湿软等寒证的症状。检查下丘脑神经递质的变化及其对生殖内分泌的调节和影响。采用放射免疫分析方法测定血清孕酮（P）、雌二醇（E_2）、T、卵泡刺激素（FSH）、LH 的含量及下丘脑 β-内啡肽（β-EP）含量。采用荧光分光光度法测定下丘脑 5-HT、NE、DA 含量。发现模型组大鼠的血清 E_2、P、T、LH、FSH 明显降低，下丘脑 NE、DA、β-EP、5-HT 升高。β-EP、5-HT 对垂体-性腺系统激素均有抑制性调节。因此在寒证状态下，中枢抑制性因素占优势，使生殖机能降低，临床常见月经错后、量少、不孕、阳痿等症状。

3. 寒证与免疫　寒证对免疫功能也有很大影响。虚寒证的 NE 含量在中枢、肺、胃、卵巢、肾、胸腺、脾脏内含量均低于虚热证，而 5-HT 含量在上述部位，除肾脏外均高于虚热证，因此虚寒证时，抑制性因素占优势，免疫功能明显降低。

曹蓓等通过检测健康人与慢性肾炎患者 T 淋巴细胞亚群水平，发现慢性肾炎患者血 IgA、IgA、$CD3^+$、$CD4^+$、$CD4^+/CD8^+$ 降低，$CD8^+$ 升高。脾肾阳虚患者 T 细胞免疫下降更明显。

张振宇等通过对慢性乙型肝炎（CHB）各中医证型患者外周血 T 淋巴细胞亚群及 Th1 细胞和 Th2 细胞分泌的细胞因子进行分析，探讨中医辨证分型与免疫功能关系。将 150 例 CHB 患者分别为湿热中阻、肝郁脾虚、肝肾阴虚、脾肾阳虚、瘀血阻络 5 型。用酶联免疫吸附法检测外周血的 Th1 细胞和 Th2 细胞分泌的细胞因子。此仅提供湿热中阻和脾肾阳虚以作寒、热比较。结果发现，与脾肾阳虚型比较，湿热中阻型：$CD4^+T$、IL-2、IFN-γ 均升高，$CD8^+T$、IL-6 和 IL-10 均降低（$P<0.01$，$P<0.05$）。结果说明，热证时炎症因子偏高，抗炎因子受抑制，免疫功能增强，抗免疫的功能受抑制。寒证时炎症因子偏低，抗炎因子提高起消炎作用，抗免疫的功能虽有些提高但总体上免疫功能受抑制。

4. 寒证与其他因素关系　寒证状态时机体内基因、蛋白质的表达同样出现相应的改变。王米渠等对典型寒证患者的血液进行基因表达的检测，发现与能量代谢相关的基因有 5 条，表达均下调，与糖代谢相关的有 2 条。此外与核酸代谢相关的基因有 10 条，以下调为主，上调为辅。与蛋白质代谢相关的基因共 16 条，除少数上调外，其余均下调。与免疫功能有关的基因 15 条，大部分为下调，少数上调。与内分泌代谢相关的基因有 1 条，具有促进能量代谢的功能。其他虚证和阳虚证也有基因表达的改变，总体来说，寒证时与代谢有关的基因多数下调，影响代谢功能。

对 154 例青少年肾阳虚者基因芯片研究，筛选出 127 条差异表达基因，其中 63 条上调，64 条下调，其中涉及免疫、细胞周期蛋白、发育、细胞凋亡、代谢、信号转导系统等功能。5 例心阳虚证患者与健康人比较，差异表达基因 231 条，主要涉及代谢、细胞发育和免疫应答相关等功能，其中以下调为主。

在代谢方面，卢德赵等认为肝脏是物质代谢的重要器官，与能量代谢相关的细胞器是线粒体。用肾阳虚大鼠和正常大鼠的肝线粒体蛋白质样品检测，获得 16 个差异蛋白质，经鉴定 11 个蛋白质被确定，其中热休克蛋白 60 和 70、肌氨酸脱氢酶、氨甲酰磷酸合成酶、亚硫酸盐氧化酶、ATP 合成酶、醛脱氢酶和 NADH 脱氢酶等表达量增加。而丙酮酸脱氢酶、α-酮戊二酸脱氢酶、脂酰辅酶 A 脱氢酶和鸟氨酸氨基转移酶等表达量均降低。实验表明，肾阳虚大鼠主要表现为三羧酸循环和脂肪 β 氧化受阻，因此线粒体内有关酶的活性降低引起肾阳虚动物能量代谢降低。

寒证是在病因长期作用下，在基因、蛋白质或非编码的 RNA 等参与下，引起的神经-内分泌-免疫功能紊乱，使整体机能降低，表现在中枢神经抑制性增强，免疫功能、内分泌机能、生殖系统、代谢等功能均降低，形成了寒证的机能背景。在此背景下，机体对刺激反应缓慢，适应能力减弱，容易引发疾病或旧病反复发作而加重。

寒、热证的辨证施治与精准医学

精准医学是以个体化医疗为基础，随着基因组、蛋白组以及生物信息学与大数据科学的应用发展起来的新型医学。对疾病实行精准诊断和精准的治疗以及预防，为人类卫生健康事业发展带来全新的局面。中医学辨证是因人、因时、因地而异，又因个人的体质不同，病因、病机等不同，在疾病发展的过程中可有多种证型。所以精准医疗与辨证施治都强调个体差异，只是侧重点不同。寒证和热证是疾病时两种机能状态，对同一种刺激可有不同反应。在现代医学的靶点研究中也证明，靶点药物在寒证和热证状态中也有不同的反应。

1. 类风湿关节炎（RA） 寒、热证患者血管内皮生长因子（VEGF）的含量不同。VEGF 是一种高度特异性的促血管内皮细胞生长因子，与受体结合起作用。血管内皮生长因子受体（VEG-FR）分为 3 类，包括 VEGFR-1、VEGFR-2 和 VEGFR-3。VEGF 生物学功能有促进内皮细胞增生，增加血管通透性，血管内皮细胞迁移、改变细胞外基质在低氧环境下促使血管生长。所以 VEGF 参与许多血管生成依赖性疾病的发病及发展，包括某些炎性疾病、糖尿病视网膜病变，特别是癌症。这些受体主要分布在肿瘤血管内皮表面或淋巴内皮表面，它们调节肿瘤血管或淋巴管的生成，所以有促癌发展或转移作用。覃光辉等在寒、热证研究中检测 37 例 RA 患者处于寒证或热证时外周血清 VEGF 的含量，结果偏寒证患者 VEGF 含量为 115.30 ± 26.62，偏热证型为 100.71 ± 12.48。偏寒型 VEGF 水平比偏热型患者高，提示寒证容易发展成各种疾病，包括癌症。而这种差异对靶向药物治疗很有参考意义。

2. 肺癌的靶向治疗与寒、热证的关系 肺癌是目前最常见的肿瘤，当前非小细胞肺癌（NSCLC）多用靶向药物治疗。以表皮生长因子受体（EGFR）为靶标的酪氨酸激酶抑制剂（TKIs）应用最为广泛，代表药物有吉非替尼和厄洛替尼等。

EGFR 基因分为两类，稳定的称为野生型，另一类为突变型。然而，EGFR-TKIs 药物在野生型患者中有效率却仅为 10%～15%，在突变型可达 50%～80%，临床选择 EGFR-TKIs 治疗 NSCLC 的患者以突变型为主。因此必须对 EGFR 基因进行检测。目前只有大型医院才能开展检测，而且价格昂贵，导致基层单位和不发达地区不能用药或者不经检测筛选就应用药物，使治疗的效益不定。

冯贤慧观察临床非小细胞肺癌患者253例，经基因检查野生型组共167例，突变型组共86例。患者分为寒证和热证。其中野生型组寒证72例，占43.1%，热证有95例，占56.9%。突变型组寒证59例，占68.6%，热证组共27例，占31.4%，说明EGFR基因野生型的患者多表现为热证，而EGFR基因突变型多表现为寒证。

该研究也证明癌症的转移与EGFR基因状态也有一定关系。EGFR基因突变型患者有远处转移的比率占84.9%，野生型的转移率为69.8%。突变患者比野生型患者更容易发生骨转移、脑转移。因此，寒证的肺癌患者更适合EGFR-TKIs的靶向治疗。

肺癌靶向治疗的效果令人鼓舞，可是治疗一段时间之后，患者多出现耐药现象，导致其无法再进行靶向治疗。有研究报告，中西医结合治疗效果更好。

3. 中医辨证施治对胰腺癌生存率的影响 胰腺癌是消化系统恶性程度最高的肿瘤，近年来发病率呈上升趋势。也是预后最差的恶性肿瘤之一，5年生存率不到5%。晚期胰腺癌放疗、化疗效果均欠佳。史帅卫对胰腺癌患者采用中西医结合治疗方法。在临床共选98例晚期胰腺癌患者。观察组49例辨证为湿热蕴积证患者，用清胰化积方为主结合放化疗治疗，对照组49例，用其他中西医结合方案治疗。结果观察组患者的6个月生存率为73.1%，1年生存率为38.5%，3年生存率为26.9%，中位生存期为(12.5 ± 2.6)个月。而对照组6个月生存率为32.7%，1年生存率为10.2%，3年生存率为4.1%，中位生存期为(5.1 ± 1.8)个月，因此观察组明显好于对照组，差异有统计学意义（$P<0.05$）。所以用中西医结合治疗方式对胰腺癌患者确有临床疗效，其中以清胰化积方结合放化疗方案的治疗效果最佳。

潘岩等也用该方进行研究。临床老年胰腺癌以中晚期患者居多，多伴有肝脏或远处转移，适合手术切除、放化疗治疗的人群较少。该研究对190例老年胰腺癌患者进行中西医结合治疗。根据辨证，患者有湿热蕴积证，肝气郁滞，肝郁血瘀，脾虚湿阻等证型，治疗时随证加减。其中辨证为湿热蕴积证患者用清胰化积方治疗。方药成分半枝莲、白花蛇舌草、天南星、白蔻仁、灵芝、绞股蓝、薏苡仁为主方；因患者有热证、湿证，结合辨证加减用药，如便秘加大黄、虎杖；腹水加车前子、大腹皮、泽泻；阴虚加沙参、石斛、芦根等，连续5年。结果发现190例胰腺癌老年患者中，服用清胰化积方102例，占53.7%，中位生存期为8.7个月。非清胰化积方药组患者88例，占46.3%，中位生存期为4.7个月。所以针对胰腺癌"湿热"型患者给予清胰化积方，具有清热化湿解毒功效，使机体减轻热证，趋向平衡，其治疗效果强于其他方法。结果提示，根据中医学"热则寒之"的治则，选择寒凉中药清除热证，调整EGFR基因的差异性，有增强靶向药物的治疗作用。

从中药靶点入手研究中医的精准医学

靶点的研究多采用基因芯片筛选，如中枢的组织液或某种疾病患者血液，用芯片筛选与病有关的基因，可发现有上百个上调或下调的基因，再一一筛选。选定有关的靶点，再通过靶点做成药物。药物是否有效还需通过大量的动物和临床实验方能确定，也有已在市面销售，但因疗效不佳或不良反应过大而被停止使用。

中药的疗效是从临床治疗的反复试验而总结出来的，它积累了几千年的经验保留至今，因此它的成分，它的疗效是肯定的。李梢采用寒证、热证模型，构建了基于神经-内分泌-免疫系统寒证、热证生物分子网络。将寒、热证网络的多个关键节点作为靶点，来观测寒、热方剂干预炎症大鼠的生物效应。结果发现热性方剂主要作用于寒证的网络关键节点，寒性方剂主要作用于热证的网络关键节点。说明中药成分作用在相应的靶点上是真实而可靠的。

今后的工作应该对这些中药作用的靶点进行深入研究，掌握其关键基因、蛋白的变化，作用在神经-内分泌-免疫系统的部位、靶点的结构，与病或证的关系等。在此研究基础上，用同一个有效的复方中确定的靶点成分组成多靶点复方，形成中医式的复方多靶点药。

这类多靶点的复方，既符合中医整体调节的特点，又具有西医的单靶点治疗的特点，同时可能避免单体的副作用。用古典复方或已确定临床疗效的新复方的某些成分探寻治疗相应病或证的靶点和药，这也是中国的精准医学发展的方向和特点。

中医和西医均承认人体的机能是保持平衡的，中医学称为阴阳平衡，西医称稳态。诊断均考虑外部的症状和内部的机能变化，治疗上均以用药为主同时配合其他外部的手段，这些均是相同的方面可称为共性。但也有许多不同的方面，中医侧重整体内外环境的平衡调节，西医侧重人体的内环境稳定。诊断上中医侧重明确整体平衡的状态，随病的发展作证型的诊断，西医侧重局部病理和化学的诊断。在治疗上中医侧重用复方调节整体的平衡，西医侧重在用单体药，以一点带全局的药物治疗。这些均是各医学的特点，可称为特性。

近年来中西医结合工作广泛开展，通过寒、热的研究，看到许多中医、西医的优点和不足。例如，精准医学已发展到用靶向药物治疗，但仍有很多问题需待解决。在肿瘤发生时与之相关的基因突变位点成千上万，而起决定性作用的突变基因仅占少数，如何从海量的突变中找出关键的基因并非易事。由于肿瘤的异质性，同一种肿瘤在不同患者具有不同的基因突变谱，在同一肿瘤的不同部位甚至不同的细胞群都有不同的基因突变谱。因此一种靶向药不能杀灭所有的肿瘤细胞，只能对敏感的细胞有效。而对药物不敏感的癌细胞依然继续生长繁殖，同时关键基因突变的随机组合，各种新突变及融合基因的积累等，均可能导致靶向治疗药物失效或肿瘤复发。所以，目前对于大多数肿瘤依然缺乏特异性的治疗方法。

中医学根据症状及体征来辨证，几千年来有关症状的描述至今变化不大。各种症状的相关基因如何变化，早期虽无研究，至今也应大致相同。这些成千上万的基因变化最终也是引起病理变化和外在的症状表现。这些症状反映整体机能提高或降低，这些方面正符合中医的阴寒、阳热平衡失调的理论。

根据研究，中医学寒、热辨证确能为基因诊断概括的分辨出哪些患者适合用哪类靶点药。有效的靶点药引起不良反应时，中药的复方确能调节寒热平衡，缓解不良反应并延长疗效。因此不能低估中医辨证施治在精准治疗中所起的作用。两医学之间有共性也有特性，对待共性应肯定和提高各自的论述，对其特性应互相学习，补充，互相配合用于临床以提高疗效。这样可充实共性，发挥其特性，可促进中国医学的发展，上升到更新的阶段。

176 寒证和热证实验研究

寒证、热证作为反映疾病性质的一对纲领,在指导疾病的诊断、治疗过程中起着重要的作用。运用现代科学方法研究解释其形成机理,开始于20世纪60年代。随着科学技术的发展,寒证、热证本质研究也随之而逐步深入。学者吴斌等对寒证、热证从动物模型、实验研究、寒热体质方面的研究进行了梳理归纳。

动物模型

1. 寒热药造模　梁月华等选用雌性大鼠体重180～230 g,寒证、热证模型分别采取灌胃服寒性中药和热性中药的方法制成。寒证组所用造模方剂有二:寒①方由知母、石膏、黄柏、龙胆按1.5:2:1:1的比例组成;寒②方由知母、石膏、按1.5:2比例组成。热证组也用2个造模方剂:热①方由附子、干姜、肉桂按1:1:1比例组成;热②方由附子、干姜按1:1比例组成。以上诸方均制成100%水煎剂,每日4 mL,一次灌服,对照组给以等量生理盐水。于服用造模寒药3周,热药2周而成。

2. 类表寒证模型　沈映君等将大鼠皮下注射经一定处理的新鲜啤酒酵母后,可见2～3小时的低温时相,动物表现为耸毛、蜷缩、四肢发冷、耳壳发白,肛温下降1.5℃左右,3小时后恢复正常,随即体温逐渐升高,7～8小时发热达高峰,这一体温变化过程类似中医所说的表寒化热,他们将此低温时相视作"类表寒证"模型。

3. 卫气营血的动物模型　熊启达等以健康白毛家兔随机分组,病原菌系从败血性病患者培养分离出的同一株普通大肠杆菌,用动物接种传代,保持细菌毒力,感染实验动物前,将细菌接种于普通琼脂体培养基上,培养16～18小时,然后吸0.1 mL转种于普通琼脂固体培养基上,培养16～18小时,再用生理盐水洗下细菌,摇匀后经麦氏比浊管比浊计数,以每毫升含大肠杆菌27亿个。在自然清醒状态下的白兔,按0.75 mL/kg菌液计量,经兔耳缘静脉缓慢推注菌液,动物感染后,连续进行证候观察,当出现卫气营血的典型证候时,迅速取血送检,从模型的病因、症状、体征、病理及化验检查结果,均与人体大肠杆菌暴发性败血性温病相似。

4. 气分温热模型　陈扬荣等选取体重1.8～2.5 kg的健康家兔,每只家兔由耳缘静脉注入内毒素液1 mL/kg,家兔在注射内毒素30分钟到1小时左右开始发热并出现耸毛、发抖、蜷缩、拒食、心率加快;眼结膜未见充血,舌质无改变,2小时左右耸毛、发抖、蜷缩逐渐消失,而发热愈加,心率更快,呼吸急促,频频饮水,眼结膜充血明显,部分动物舌质偏红;但耳郭皮下未见出血瘀点,神志清醒。

5. 热盛伤阴红舌证动物模型　王光瑞等直接从重症化脓性胆管炎患者胆汁培养液中提取大肠埃希菌生理盐水混悬液,每毫升含细菌30亿株。将实验家犬以846复麻剂2 mL肌内注射,全麻后作家犬腹腔内注射上述大肠杆菌以诱发家犬急性腹膜炎模型。当上述方法制成诱发腹膜炎后,每8小时肌内注射速尿40 mg,禁水不输液,家犬迅速发生热盛伤阴和出现一系列气阴两伤、红舌无苔的典型舌象。

6. 温病湿热模型　王新华等采用气候、饮食、感染等多因素模拟建立温病湿热证的动物病理模型。选用纯种健康新西兰白兔。于造模前动物禁水12小时,测定肛温、体重后置于造模箱(木结构、体积为90 cm×70 cm×80 cm,箱内壁用薄膜覆盖,四周钻有透气孔)内,调节箱内温度保持(29±2)℃,湿度(92±3)%。在正常喂养基础上,每日每只动物给予猪脂30 g,拌蜂蜜10～15 mL喂饲,共喂2

天。于造模第 48 小时及第 52 小时，造模动物按每次每千克体重 100 ng 的计量，分别经兔耳缘静脉缓慢推注大肠埃希菌内毒素（浓度为 200 μg/L），正常对照组动物推注等量生理盐水，复制了湿热证候。

7. 肾炎湿热模型 章友康等根据反复小剂量注射牛血清白蛋白造成家兔系膜增殖型肾炎的发病机理，拟与人类受到反复感染后导致的慢性进行性肾炎相似，亦类似中医湿热毒邪致病的病理过程。首先，进行预免疫，每只兔背部皮下分点注射完全弗氏清剂 1 mL 含 10 mg 牛血清白蛋白（BSA）；再致病免疫，于 1 周后，每日兔耳静脉注射 BSA 10 mg，每日 1 次，连续 4 日，以后每日 1 次耳静脉注射 BSA 25 mg 共 6 周，最后 1 周 BSA 剂量加倍；并进行辅助免疫。

8. 肺热证模型 陆平成等用仙台病毒经鼻腔感染小鼠，造成小鼠病毒性肺炎。感染小鼠表现出明显的热象和肺部病理改变，而且用治疗肺热证的方剂治疗可以明显减轻肺部病变，因此符合肺热证的表现。

实验研究

1. 寒证、热证研究

（1）寒热与自主神经功能：梁月华等测定了尿中儿茶酚胺 CA 在寒证和热证状态下的含量，发现热证组自主神经平衡指数 Y 值均为正值，且大多超过正常范围；尿 CA 排出量都有所增加，说明其交感神经-肾上腺髓质机能活动增强；寒证组 Y 值偏于负值，尿 CA 排出量低于正常，说明其交感神经-肾上腺髓质的机能活动低下。

环核苷酸在寒证、热证的研究中也发挥了一定的作用。谢竹藩等比较了虚寒证、虚热证和实热证 3 组患者尿环核苷酸的排出量，其结果虚寒证者 cAMP 较正常降低，cGMP 增高，cAMP/cGMP 比值明显下降，而虚热证和实热证 cAMP 均增高，以实热证者更为明显。

郭宇光等用放射免疫方法测定 17 例虚寒证患者，15 例热证患者及 19 名健康人尿中前列腺素 E_2（PGE_2）和前列腺素 $F_{2\alpha}$（$PGF_{2\alpha}$）排出量的变化，结果发现虚寒证患者中 PGE_2 排出量下降，$PGF_{2\alpha}$ 排出量升高，$PGE_2/PGF_{2\alpha}$ 比值明显下降；而虚热证患者尿中 PGE_2 排出量升高，$PGF_{2\alpha}$ 无明显变化，$PGE_2/PGF_{2\alpha}$ 比值升高。提示 PGE、PGF 与中医寒热辨证密切相关。

（2）寒热与能量代谢：许上林报道，热证患者基础代谢率偏高，侯灿把热证的原因归结为机体能量过剩。李华安提出体温的高低标志着机体热量代谢的盈亏。张伟荣研究寒体、热体的 Na^+-K^+-ATP 酶活性及 T_3、T_4、睾酮、孕酮、雌二醇等含量变化，结果表明热体上述指标的活性和含量偏高而寒体偏低。

（3）寒热与肾上腺功能：尿 17-OHCS 也是寒证、热证本质研究涉及的指标之一。梁月华发现，热证者 24 小时尿 17-OHCS 排除量较正常组有所增加，而寒证组明显低于正常组。万淑援对阴虚火旺各子证的观察也验证这一结果。张广宇报道虚热证患者不仅血浆皮质醇浓度有显著性升高，且白细胞 GCR 含量亦有上升趋势，说明热证可能使细胞内形成的具有生物活性的皮质醇-受体复合物增多，最终导致体内糖皮质激素的生物效应增强。

（4）寒热与中枢神经系统功能：许上林认为热证患者相对于寒证而言，中枢神经系统兴奋性增强。梁月华等测量了电刺激对寒证、热证动物痛阈及惊厥阈值的影响。结果发现热证时电刺激的痛阈和惊厥阈值比对照组降低，表明热证动物的有关中枢兴奋过程占优势。寒证时是刺激的痛阈和惊厥值比对照组升高，说明寒证动物有关中枢抑制的平衡关系被改变，所以同一种刺激反应的方式和程度不完全一致。梁月华等利用大鼠造模，发现寒证、热证造模大鼠寒证组脑内各区（脑干、间脑区、前脑）的 5-HT 含量均较对照组相应区明显增高，而 NE、DA（多巴胺）的含量与对照组比较则变化不大。热证组间脑区 NE 含量略高于对照组；其他区的 NE、DA 和 5-HT 含量两组均无明显变化。

2. 卫气营血研究

（1）卫气营血的病理变化：曾祥国等对卫气营血动物模型病理报告如下 2 个规律。①超微结构变化的连续性:如肺泡壁上皮细胞内线粒体的肿胀和内质网的扩张程度,胞质内空泡和次级溶酶体的多少,毛细血管的充血和内皮细胞的肿胀及空泡变性等,从卫分到血分的损害逐渐加重,以致在血分时的细胞器多呈减少而出现拉空现象。②病理变化的时相性:如肝内狄氏间隙的扩张和微绒毛的增减,结合肝细胞的内质网和肝糖元的变化及葡萄糖-6-磷酸酶、乳酸脱氢酶活性等的改变,卫、气、营、血证候脑电的变化等,从形态与初步证实了卫、气、营、血证候在连续性病理改变的基础上,具有时相性。

(2) 卫气营血的超微结构变化:王远萍等对肺肝(卫气营血)超微结构观察,①病理变化的连续性:如肺、肝、脾等大体和 H、E 染色的一般病理变化,从卫分到血分,瘀血水肿逐渐加重,从轻度渗血、出血和发炎到严重出血和脓肿形成,以至相互融合成大的脓肿,在血分多伴 DIC 形成。其他黏多糖性质的改变,RNA 在大脑的神经细胞和脾内的增减,多种胞浆内膜酶,线粒体酶以及溶酶体内酶的活性等,均有从卫分起到营分的某种变化。②病理变化的时相性:如大体改变和 H、E 染色一般病理改变可将病变分为轻(卫)、中(气)、重(营)和最重(血)四个类型,后者除发炎坏死及脓肿形成外,多伴 DIC 和严重出血,因此,血分的证候是危险的征兆。另外在脾脏红髓内浆细胞增多情况、黏蛋白的增减与黏多糖性质变化等亦具有四个时相。

3. 热病伤阴研究 王光瑞等实验证明热盛伤阴动物,当血清钾低于 3.5 mmEq/L 以下,机体伤阴程度与红舌的形成正相关。血球压积的下降程度较实验前低 30% 以上,CO_2 结合力降低,代谢性酸中毒时多出现红舌证候,从而表明红光舌的出现与机体的内环境变化程度紧密相关,因此,认为"热盛耗损津液"是机体内在环境复杂的综合表现。另外动物红舌模型的舌组织活检扫描电镜观察显示:气阴两伤证红舌组织的亚微结构形态有变化,蕈状乳头水肿,蕈状乳头变化,血管变形,形态严重的呈枯萎改变。

4. 温病湿热证研究 王新华等对温病湿温动物进行了症状、病理方面的研究,在症状方面,成功地复制了温病湿热证的症候,如发热、纳呆少饮、大便变软或溏泄、嗜睡、懒动、体重减轻、苔腻等。病理方面,肉眼可见湿热动物胃肠道明显充血,肿胀及腹腔渗出液;镜下湿热动物胃肠黏膜层可见明显充血及炎性细胞浸润,其他脏器如心、肝、肾主要表现为充血及浊肿。

5. 肝火证、肝胆湿热的研究 黎杏群等对 70 例肝火证、87 例肝胆湿热证患者进行了不同层次多项指标的实验研究,发现①机体处于应激状态,两证血浆去甲肾上腺素(NE),肾上腺素(E),多巴胺(DA)均升高;醛固酮(AID)升高;肝胆湿热证皮质醇升高,肝火证皮质醇具有升高趋势;两证血清 T_3、T_4 降低,TSH 升高,表现为交感-肾上腺髓质,肾上腺皮质机能亢进,应激状态下,垂体-甲状腺分泌调节起生理保护作用。②炎症介质释放增加:血中肿瘤坏死因子(TNF),前列腺素 E_2(PGE$_2$),前列腺素 $F_{2α}$ 升高。③调节血管平滑肌舒缩功能的活性物质含量变化:具有收缩血管作用的血浆血栓素(TXB_2),$PGF_{2α}$ 升高;具舒张血管作用的 6 酮-前列腺素 $F_{1α}$(6-Keto-PGF1α),PGE_2 和 P 物质的升高;肝火证 TXB_2/6-K-$PGF_{1α}$ 值降低;肝胆湿热证 $PGF_{2α}$/PGE_2 值降低。以上说明舒张血管的活性物质含量增多占优势,血管舒张。

肝火证植物神经功能测定呈交感亢进;肝火证红细胞内核苷酸含量 ATP 降低,AMP 升高,腺甘酸池及蓄功能率降低;表现代谢旺盛,能量消耗增加,能量贮备减少,肝火证红细胞超氧化物歧化酶(SOD)及血浆丙二醛(MDA)含量无明显变化;而过敏反应有关炎症介质白三烯 C_4(LTC$_4$)升高,上述结果推论肝火证可能是以内源性内分泌代谢失调,机能代谢偏亢,对炎症过敏反应为特征。

肝胆湿热红细胞 SOD 活性降低,血中 MDA 升高,与肝火证相比较,肝胆湿热证呈 TXB_2/6-K-$PGF_{1α}$ 值升高,PGE_2 升高,$PGF_{2α}$/PGE_2 下降,此外对疼痛起调节反应释放 β-EP 增加,说明肝胆湿热以外源性所致炎症反应为主要特征。

6. 舌苔寒热辨证研究 吴正治等运用细胞化学定位定性定量技术对 29 例虚寒证(白苔)及 14 例火郁证(黄苔)进行舌苔上皮细胞 DNA、糖元(PAS)、琥珀酸脱氢酶(SDH)、酸性非特异性酯酶(ANAE)的对比观察,发现两组间各项指标均有不同程度的显著性差异,为舌诊寒热辨证的客观比、微观化提供了一定的物质基础。

7. 唾液蛋白与寒热辨证　秦吉华等对不同中医辨证分型的患者及正常人，进行了唾液蛋白含量的测定。结果发现，湿热患者的唾液蛋白含量明显高于虚证患者，阴虚又明显高于阳虚及气血两虚，说明辨证各组不同的病理变化均可反映于唾液。

寒体与热体

体质是人群中个体在其生长发育过程中形成的代谢、机能与结构上的特殊性。这种特殊性往往决定着他对某种致病因素的易感性，及其所产生的病变类型的倾向性。体质最基本的分型为寒体和热体。

有学者依据匡调元提出的体质分型学说，对 Wistar 雄性大鼠筛选寒体与热体。并观察寒体和热体在能量代谢与内分泌激素方面的差异。寒体组大鼠在肝细胞腺苷酸激酶（ADK）活性及细胞能荷。肝脏 $Na^+-K^+-APTase$ 活性比热体大鼠低，另外 T_3、T_4、孕酮和睾酮含量方面比热体大鼠低。提示今后在从事动物实验时应考虑到动物体质的因素。丁镛发等从 Wistar 大鼠的自然群体中筛选出热体、寒体与常体大鼠，作为研究对象。用动物的外周血和脾脏作材料，通过细胞体外培养，紫外线损伤，同位素掺入及液闪测定等方法，观察比较各组大鼠脾淋巴的体外增值能力，外周淋巴细胞 DNA 损伤后的复制合成能力。实验指标结果提示，热体大鼠比寒体大鼠具有更高的水平，而常体大鼠居中。

寒热研究至今已有 40 余年，然而对寒热的现代研究却十分薄弱，并未取得突破性进展，近 10 年来甚至处于徘徊停滞状态，罕见到寒热证的论文。而且一些研究结果还存在不一致，说明寒热证问题的复杂多样性，这除了与研究方法有关外，可能与所选指标也有很大关系。在已进入分子生物学的时代，看待既往的以代谢为中心的细胞水平的研究是粗浅的，它是难以揭示寒、热证如此复杂的问题的。目前人类基因结构已全面揭示，基因组、蛋白质组的研究壮景渐次展开。根据中医寒热的理论思维在 V. A. Mckuick《人类孟德尔遗传》OMTM 在线服务数据库检索结果：人体由于应激等原因而表现出寒热或寒热感觉的基因有高温易患基因等 2 个，腺苷脱氢酶等 17 个相关酶类，上游指示因子缺乏等 8 个相关细胞因子，血红蛋白 β 位等 17 个相关蛋白，亨廷顿病等 43 个遗传相关性疾病，热休克蛋白 27KD 蛋白等 13 个冷热激蛋白。显然基因组、蛋白组将成为寒热研究新的方向。

177　血瘀证治古文献脉络

血瘀证是临床常见的证候，其形成原因主要是血行不畅而壅滞于血脉、停留于脏腑组织器官，或离经之血不能及时被排出或消散，由此引起了多部位青紫、瘀斑、静脉曲张、腹痛等一系列表现。临床上血瘀证可出现在心血管系统、消化系统、呼吸系统、泌尿系统等多个系统的多种疾病中，虽然不同疾病、疾病不同阶段、不同个体处方用药会有所差异，但根据中医辨证论治的基本原则，一般均会采用活血化瘀的治法进行治疗。学者冷媛媛等通过查阅古籍文献，按照朝代发展顺序，从理、法、方、药层面梳理了血瘀证及活血化瘀治法的源流及发展，提炼了出各朝代代表性著作中有关血瘀证及活血化瘀治法的论述。

萌芽阶段——先秦西汉时期

血瘀证及活血化瘀思想最早可追溯至先秦西汉。《楚辞·九辩》中云"菊櫹槮之可哀兮，形销铄而瘀伤"，最早记载了"瘀"字。《吕氏春秋·古乐》云"民气郁阏而滞著，筋骨瑟缩不达，故作为舞以宣导之"，描述了以舞蹈宣导瘀滞。《难经·二十二难》云"血壅而不濡者，为血后病也"，提出因血脉瘀滞致病。《黄帝内经》虽未明确提出"血瘀证""活血化瘀"等相关理论，但书中多处出现"留血""恶血""血凝泣""脉不通"等词句。《素问·至真要大论》中云"诸风掉眩，皆属于肝……诸呕吐酸，暴注下迫，皆属于热""谨守病机，各司其属……疏其血气，令其调达，而致和平"。一方面说明了通过总结不同临床表现可归纳出不同的病机，另一方面说明了治病须紧扣病机和重视气血条达的理念。可见，在这一时期已有血瘀证及活血化瘀思想的萌芽。

1. 诸因皆可致瘀的最早认识　《黄帝内经》提出"天寒日阴"之寒邪可使"人血凝泣"成瘀；"病久入深"之久病可使"荣卫之行涩"成瘀；"大怒则形气绝"之情志过激可使"血菀于上"成瘀；"多食咸"之饮食不节可使"脉凝泣"成瘀；"举重"之外来损伤可使"恶血归之"成瘀；"六十岁，心气始衰"之年老可使"血气懈惰"成瘀；"宗气不下"之人体之气运行失常可使"脉中之血，凝而留止"成瘀。可见对血瘀证同而原因各异这一认识，《黄帝内经》中已有之。

2. 活血化瘀药物的最早记载及不同活血化瘀方剂的萌芽　这一时期对药物治病的认识较为粗浅，多数是基于日常生活实践。《山海经》是先秦时期的一本百科全书，书中记载了一些活血化瘀药物，如芎藭（川芎）、麝香等，但对于药物的药性、疾病的病机等描述甚少。《五十二病方》中载方283首，其中有多首活血化瘀方剂，这些方剂中多包含乌头、川芎、酒等药物，如含有乌头的方剂有11首，用于治疗金刃跌扑损伤、痈疽肿痛、疥疮瘙痒、牡痔（痔疮）、痂、巢（体表有溃疡面的肿瘤）等，这些疾病均出现了血脉失调，即类似血瘀证的基本病机。《黄帝内经》仅载13方，其中多数为活血化瘀方剂，如治疗血枯血瘀并见之经闭的"四乌鲗骨一藘茹丸"，治疗血瘀窍闭之尸厥的"左角发酒"，治疗气血运行不畅之筋脉挛急的"马膏膏法"，治疗寒邪入侵血脉凝滞而痛之寒痹的"蜀椒干姜方"。这些方剂针对血瘀证不同的疾病和不同病因，处方用药有所不同，配伍也相对简单，但基本是以利血脉、行气血为要，且这一时期已初步认识到酒具有活血通经、助药力的功效，在许多方剂中均有运用，对后世产生了深远的影响。

初建阶段——东汉时期

许慎在《说文解字》中将"瘀"解读为"瘀，积血也"，进一步明确了瘀血的概念。《神农本草经》载药 365 种，书中详细阐述了各种药物的药性药理，其中活血化瘀药有四十余种，如丹参、牡丹皮、牛膝、桃仁、红花、大黄、蒲黄等，在药物层面对血瘀证及活血化瘀的发展起到了极大的促进作用。东汉时期出现了我国第一部临床治疗学方面的巨著——《伤寒杂病论》，作者张仲景勤求古训，博采众方，理论结合实践，在《伤寒杂病论·辨瘀血吐衄下血疮痈病脉证并治》中首次将"瘀血病"作为一个病名提出并立专论，将辨病与辨证相结合，以证统法，以法统方，以方统药，首次将理法方药融为一体。血瘀证及活血化瘀治法至此已具雏形。

1. 对诸因致瘀认识的深入及多因复合致瘀概念的初步认识　《伤寒杂病论》中妇人"热入血室，其血必结"以及太阳蓄血证均是因热致瘀；妇人"腹中血气刺痛"是因风致瘀；"蓄结痈脓，吐如米粥"之肺痈是风热致瘀；患者"面赤斑斑如锦纹""唾脓血""身痛如被杖""咽喉痛"之阴阳毒，是阴阳毒致瘀；"其人常欲蹈其胸上"之肝着是气滞致瘀；"产后七八日……少腹坚痛，此恶露不尽""曾经半产，瘀血在少腹不去""产妇腹痛……此为腹中有干血着脐下"，皆是产后致瘀；五劳过极，而成"内有干血，肌肤甲错，两目黯黑"是因虚致瘀；各种黄疸经久不愈，邪入血分而成黑疸为湿邪致瘀；津血同源，"血不利则为水"，水不利也可致瘀；"因虚、积冷、结气……血寒积结胞门"是因虚寒致瘀；痛在全身多个关节之历节病是风、寒、湿、热、饮食、虚共同致瘀。这一时期在血瘀证的病因认识上又向前迈进了一大步，同时也认识到诸多因素交杂也可导致血瘀证。

2. 活血化瘀方剂的丰富及异病同方的有效实践　《伤寒杂病论》中记载了许多药物精简、配伍得当、疗效显著的活血化瘀方剂，如温经祛瘀的温经汤，泄热通瘀的桃核承气汤、大黄牡丹汤、赤小豆当归散，解毒祛瘀的升麻鳖甲汤、雄黄汤，补虚祛瘀的大黄䗪虫丸，行气化瘀的旋覆花汤、王不留行散等。同时，《伤寒杂病论》中用抵当汤（丸）治疗太阳病表现为"热在下焦，少腹满，小便自利者"或"小便自利，其人如狂者"，也用于治疗阳明病表现为善忘者或"妇人经水不利下"者；用旋覆花汤治疗"肝著，其人常欲蹈其胸上"者，以及妇人小产表现为月经淋漓不尽者。虽是不同疾病，由于病机高度相似，可采用同一方剂进行治疗。

3. 开虫类药及酒活血化瘀广泛实践之先河　《伤寒杂病论》中存方 113 首，其中活血化瘀类方剂有 26 首，虽然根据临床情况方剂会灵活变化，但却常配伍大黄、桃仁、红花等。仲景继承《黄帝内经》思想，喜用酒以助行药势、温阳通脉、行血通络，113 方中用酒方剂多达 28 首，且常用水蛭、虻虫、蜣螂、蛴螬等虫类药来加强活血化瘀之力，对后世产生了深远的影响。随着临床实践的丰富，此时期医家对药物的认识逐渐趋于深入，方剂配伍也更加灵活。

成长阶段——隋唐时期

隋唐时期中国的政治、经济、军事、文化等各方面均得到了前所未有的发展，在这样的历史背景下，中医学术思想、临床技术水平空前提高，不仅现了许多综合性的医书和本草著作，如《备急千金要方》《外台秘要》《新修本草》等，还出现了一些专论医书，如专论病因、病机、证候的《诸病源候论》等。精气血津液理论作为历来为医家所重视的理论之一，血瘀证及活血化瘀思想在这一时期也逐步完善。

1. 诸因致瘀理论的进一步完备　《诸病源候论》中多处提到风邪与血气搏结，而致血气壅塞不行，此为因风成瘀；"此由寒气客于肌肉，折于血气，结聚乃成痈"，是因寒成瘀；"肿之生也，皆由风邪寒热毒气，客于经络，使血涩不通，壅结皆成肿也"，是因风、寒、热毒成瘀；"诸气愤郁，不遂志欲者，血气蓄积"，是情志不畅成瘀；"少苦消渴，年四十已外，多发痈疽""年衰亦发痈疽，腑脏虚热，血气否涩故也"，为虚热体质成瘀；"虚劳之人，阴阳伤损，血气凝涩，不能宣通经络，故积聚于内也"，是虚劳成瘀；"若因堕落损伤，即血行失度，随伤损之处即停积，若流入腹内，亦积聚不散，皆成瘀血"，是因跌扑损伤成瘀。在继承《黄帝内经》《伤寒杂病论》等书思想的基础上，《诸病源候论》对血瘀证的病因有了更加完备的认识。

2. 活血化瘀方药的承前启后　孙思邈继承了《伤寒杂病论》活血化瘀思想中喜用虫类药及酒的特点，结合自己的临床经验，创立了大量活血化瘀方剂，如朴硝荡胞汤、破血下癥汤、虎骨酒等，这一思想影响深远，其中许多方剂也成为了后世温病学家治疗血瘀证的主方。

3. 活血化瘀方剂一方治多病实践进一步发展　《备急千金要方》中记载了一些活血化瘀方剂，这些方剂又衍生很多"又方"，即基本药物相同，根据不同病证予以化裁后的处方。如桃仁汤，基本药物为桃仁、大黄，其不同化裁后可以治疗"从高堕下，落大木车马，胸腹中有血，不得气息"，可以治疗"堕落瘀血""腕折瘀血"，还可以治疗"月经不通"；鳖甲丸系列方剂可以治疗"女人小腹中积聚"、月经不调、不孕，也可以治疗妇人产后虚冷结坚、月经不调、腹痛、不欲饮食，还可以治疗小儿腹中结坚、胁下有疹、手足烦热。随着对血瘀证这一病机认识的进一步深入，异病同方也有了更丰富的临床实践。

4. 大量外来方药传入国内　这一时期中外交流频繁，大量外来活血化瘀药物涌入中国，如《诸蕃志》中记载的来自阿拉伯国家的乳香、没药、血竭、丁香等，《外台秘要》中记载的安息香、龙脑香、麝香等，《新修本草》中记载的豆蔻、胡椒、苏木等，极大地扩大了当时医家治疗血瘀证的药物选择范围。同时，这一时期传入的药物中有大量的香药，因其自带芳香开窍、行气活血作用，对后世温病学派的形成也产生了深远影响。一些活血化瘀方剂也在这一时期传入中国，如从古印度传入的耆婆万病丸。耆婆是古印度名医，耆婆万病丸记载于《备急千金要方》卷十二，其主要组成为麝香、犀角、当归、川芎等活血化瘀药物，可治气血不通的痞块、癫病、妇女胞中瘀血等多种病症。

发展阶段——宋金元时期

宋金元时期，由于政府的重视，中医学出现了流派纷呈、百家争鸣的局面，不仅涌现出许多官修医药书籍，如《太平圣惠方》《圣济总录》《太平惠民和剂局方》《开宝本草》《嘉祐本草》等，还有众多民间医药书籍如《三因极一病证方论》《普济本事方》《小儿药证直诀》《养老奉亲书》《妇人良方大全》《外科精要》《经史证类备急本草》等。这些书籍或从医理，或从方药方面对中医学进行了阐述，前者使得中医学体系逐步迈向全面化、系统化，后者使得中医学理论逐步迈向多样化、思辨化。再加上有丰富临床实践经验的金元四大家的出现，代表着中医学在理论与实践相结合层面进入了一个新的历史阶段。血瘀证及活血化瘀理论便在这一时期得到了飞速发展。

1. 病因学专著出现，金元四大家论血瘀立新说　《三因极一病证方论》中多处提到血瘀证病因，如发汗不彻、吐衄不尽成瘀；"大怒汗血淋湿，停蓄不散"成瘀；因坠扭伤筋骨肌肉，五脏损伤出血，停留于体内成瘀；"内外有所感伤，凝停在胃"成瘀等。朱丹溪《格致余论》提出脾阴受损致瘀，李东垣《脾胃论·脾胃盛衰论》提出"脾胃不足，皆为血病"。在前人的基础上，各医家纷纷提出自己对于血瘀证病因的看法。

2. 活血化瘀方剂极大丰富　《太平惠民和剂局方》中有不少名方，如四物汤、失笑散、逍遥散、小活络丹等；《妇人良方大全》认为妇人以血为本，书中尤其重视养血活血，创立了不少妇人活血化瘀专方，如温经汤、蓬莪术丸等。这一时期，以金元四大家为代表的医家注重创新，创制出许多活血化瘀方。李东垣自创活血化瘀方80余首，如复元活血汤、通幽汤等；刘完素创辰砂大红丸、大延胡索散、朱砂斑蝥丸等；朱丹溪创血块丸、越鞠丸等。

3. 活血化瘀方治新病实践的发展　随着许多临床大家的出现，一些配伍精当的活血化瘀方也被发掘出更大的主治范围。《太平惠民和剂局方》中的四物汤，本是《仙授理伤续断秘方》中治疗重伤肠内瘀血之方，在此书中首次被用于治疗妇女月经不调、崩中漏下、胎动不安、癥瘕腹痛、产后恶露不下等，刘完素也灵活运用此方治疗多种辨为血瘀证的产后病。该方经后世不断发展，逐步成为"妇科圣方""一切血病通用方"。

4. 活血化瘀药物的个性化　这一时期，对血瘀证的认识及活血化瘀理论的实践已非常丰富，同时也有较为鲜明的用药特点及个人特色。隋唐以来，大量外来香药输入，而宋金元时期众医家对气与血的关系认识更为深刻，许多医家在治疗血瘀证时常配伍香附、木香、丁香、沉香等行气香药以加强活血化瘀之力，香附在女子身上得到广泛运用，开始拥有了"妇科之主帅"的美誉。李东垣喜用红花，《脾胃论》《兰室秘藏》等著作中有53首方剂用到红花。《世医得效方》中记载二十五味接骨方，其组成大部分为活血化瘀药物，跌扑损伤之疾，无问轻重，悉能治之。

成熟阶段——明清时期

历经数代发展，至明清时期，陈修园于《金匮要略浅注》中明确提出"血瘀证"一词。这一时期重视血瘀证及活血化瘀理论的医家众多，提出了许多新见解，还出现了如《医林改错》《血证论》等血证专著，它们共同将血瘀证及活血化瘀理论推向成熟。

1. 血瘀证病因理论的成熟　叶天士于《温热论》中提出温热毒邪侵袭人体，后期便会耗血动血，出血的同时也会炼液成瘀，治疗需要凉血散血。《医林改错》继承了李东垣"正气自虚"的思想，进一步提出"元气既虚……必停留而瘀"的观点。《血证论》提出了对血瘀证的新看法，认为不仅血虚成瘀，离经之血也是瘀。值得一提的是，这一时期的医家对血瘀证的病位也多有阐发，如《血证论·卷五》立瘀血专论，详细论述了瘀血在经络脏腑、在上焦、在中焦、在下焦、在里、在腠理等不同部位的辨证论治，《医林改错》甚至认为血瘀证可发生在头面、四肢、周身血管、胸、肚腹等全身各个部位。

2. 活血化瘀经典方剂的涌现　《医林改错》中虽仅有23首活血化瘀方剂，但多数成了活血化瘀经典名方，如血府逐瘀汤、通窍活血汤、身痛逐瘀汤、少腹逐瘀汤、补阳还五汤等。《医宗金鉴》作为当时官方教材，其中桃红四物汤、凉血四物汤、加味圣愈汤等也常为后世所沿用。

3. 活血化瘀方异病同方的临床广泛实践　这一时期许多医家形成了自己独特的学术思想，常创制可通治数病的方剂。王清任在《医林改错》中直接以几大逐瘀汤为纲目阐述其主治病症，如通窍活血汤治五官病、皮肤病、妇人干劳、男子劳病及小儿疳症等，书中更直言"无论何病，交节病作，乃是瘀血"；血府逐瘀汤治头痛、胸痛、胸不任物、胸任重物、呃逆、干呕、瞀闷、不眠、肝气病等；膈下逐瘀汤治胁腹部积块、小儿痞块、痛症、腹坠、泄泻等。《临证指南医案》中许多方剂只列药物而无方名，书中沿用《伤寒杂病论》的旋覆花汤，多次用旋覆花、新绛、青葱管、桃仁、当归等组方治疗多种疾病，如计氏便血案、沈氏胁痛案、张氏瘕病案等。傅山根据妇女产后多虚多瘀的生理病理特点创制了生化汤，并用其化裁治疗多种产后疾病。

4. 活血化瘀药配伍灵活化及虫类药用以活血化瘀的进一步发展　这一时期，由于对血瘀证及活血化瘀药物认识更加深入，虽然方剂众多，但用药更加精炼，配伍更加灵活。王清任23首活血化瘀方仅用了如桃仁、红花、当归等17味活血化瘀药。《临证指南医案》继承了《伤寒杂病论》中劳伤血痹"每取虫蚁迅速飞走诸灵"的思想，创立"久病入络"说，常用全蝎、蜂房、蜈蚣等虫类药以活血化瘀。

血液运行不畅是多种疾病共同的病理基础，故血瘀证成为多种疾病的基本证型，活血化瘀法也成为贯穿血瘀证治疗始终的基本治法。从先秦西汉时期对血瘀证、活血化瘀的模糊描述，到东汉时期血瘀证及活血化瘀治法的初步建立，再到隋唐时期血瘀证及活血化瘀治法的丰富，宋金元时期血瘀证及活血化瘀治法的飞速发展，最后在明清时期这一理论趋于成熟。

178　血瘀证治源流和发展

中医对血瘀证的认识历史悠久,自古以来为众多医家所重视,所涉内容十分翔实,经过不同历史时代医家的不断补充和完善,已形成了理、法、方、药俱备的理论体系。学者谢辉等通过对血瘀证治源流的追溯和当代发展现状的探究,为当今对血瘀证实质及活血化瘀治法的临床、教学、科研提供了较为全面的资料。

《黄帝内经》奠定了血瘀证理论基础

《黄帝内经》中虽无瘀血一词,但有"恶血""血脉凝泣""血凝涩""脉不通""留血""血著"等30余种近似瘀血名称的记载,并在一些篇章里谈到了瘀血产生的原因及瘀血导致的症状,例如《素问·举痛论》云"寒气入经而稽迟,泣而不行,客于脉外则血少,客于脉中则气不通",《灵枢·痈疽》云"寒气客于经脉之中则血泣,血泣则脉不通",说明了血受寒凝致瘀的病理变化。《黄帝内经》认为瘀血与情志有关,《素问·阴阳应象大论》云"人有五脏,化五气,以生喜、怒、悲、忧、恐""肝在志为怒""心在志为喜""脾在志为悲""肺在志为忧""肾在志为恐",指出五脏与七情的关系;《灵枢·平人绝谷》云"血脉和利,精神乃居",《素问·生气通天论》云"大怒则形气绝,而血菀於上,使人薄厥",说明情志活动异常,超过人体正常生理活动范围将导致瘀血形成。《黄帝内经》还认为瘀血与饮食有关,《素问·五脏生成》云:"多食咸,则脉凝泣而变色。"《黄帝内经》又认识外伤可致瘀,《灵枢·贼风》云"若有所堕坠,恶血在内而不去……则气血凝结";《灵枢·邪气脏腑病形》亦云"有所堕坠,恶血留内";《素问·刺腰痛论》云"衡络之脉,令人腰痛,不可以俯仰,仰则恐仆,得之举重伤腰,衡络绝,恶血归之",均提及外力损伤则瘀血留内。关于病机,《黄帝内经》指出气血调和、脉道通利是血液运行的基本条件,血、脉两方面的异常是导致血瘀的病理基础,《灵枢·本脏》云"血和则经脉流行";《灵枢·经脉》亦云"脉道以通,血气乃行"。在治疗上,《黄帝内经》有疏决通导、祛瘀、温阳、血脉并治等法则,如《素问·阴阳应象大论》指出"血实者宜决之";《素问·至真要大论》指出"疏其血气,令其调达,而致和平""坚者消之""结者散之""留者攻之";《素问·汤液醪醴论》云"去菀陈莝";《灵枢·小针解》云"菀陈则除之者,去血脉也";《素问·调经论》指出"病在脉,调之血;病在血,调之络"。以上可见《黄帝内经》已形成了瘀血及活血化瘀的基本概念,是血瘀证理论的雏形,为后世医家研究发展血瘀理论、创制活血化瘀方药奠定了理论基础。

《伤寒杂病论》首创血瘀证辨证论治体系

东汉时期,张仲景在《金匮要略》"惊悸吐衄下血胸满瘀血病"中总结前人的经验,首先提出了"瘀血"这一名称,并用活血化瘀法治疗各科疾病,开后世瘀血证治之先河。张仲景在《伤寒论》太阳和阳明病中,对血瘀证作了比较详细的论述,并在蓄血、癥瘕、虚劳、血痹、产后腹痛等疾病中,叙述了瘀血的主要症状及脉象;他在《金匮要略·肺痿肺痈咳嗽上气病》篇章中谈到了瘀血产生的原因,"热之所过,血为之凝结",《伤寒论·阳明病》云"发热七八日至六七日不大便,有瘀血也","阳明证,其人善忘者,必有蓄血也",指出因热致瘀血病理变化,再如"夏日热久入血,最多蓄血证"。《金匮要略·血痹虚劳病脉症并治》谈到血痹的成因,"血痹之病……骨弱肌肤盛,重因疲劳汗出,卧时不动摇,加被微风，遂得之"。他首创血瘀的辨证论治法则，建立了理气活血、泄热化瘀、除湿化瘀、逐水破瘀、温经祛瘀等多种灵活多变的活血化瘀方法，并且创制了一批有疗效的活血良方，如桃核承气汤、大黄牡丹汤、温经汤、茯苓丸、鳖甲煎丸、下瘀血汤、抵当汤、当归芍药散、大黄䗪虫丸、旋覆花汤等。张仲景用药精当，法度严谨，对指导临床遣药组方意义深远，开拓了伤寒、杂病、妇科血瘀论治的新领域，为后世治疗血瘀证奠定了坚实的基础。

后世对血瘀证的补充与完善

汉代之后，人们在长期的医疗实践中对血瘀证的认识越来越清楚，使血瘀证在理论、治法、方药等方面得到进一步发展。隋唐时代，《诸病源候论》《千金方》《外台秘要》等书已将血瘀作为一个证候，并在血证、积聚等病机中加以阐述。巢元方认为"月经否涩不通"或"产后余血未尽"是瘀血证。孙思邈《备急千金要方》以张仲景抵当汤、桃核承气汤、大黄䗪虫丸为基础加减化裁出治疗妇女月经不通、结成癥瘕的桃仁汤、芒硝汤、桃仁煎、桂心酒方，其治水肿注意行气利水与活血散结并用。王焘《外台秘要》所治从高处坠落及折伤方16首和折腕瘀方4首，均由活血化瘀药物组成。宋代《太平惠民和剂局方》对于"产后心腹痛欲死，百药不救者"，以五灵脂与蒲黄组成失笑散救治；陈无择认为"发汗不彻""吐衄不尽"可致"血蓄在内"，出现"面黄、唇白、大便黑，甚则狂闷"，认为"皆血瘀所致"。金元时期出现了四大医学流派，刘完素、张从正、李东垣、朱丹溪在各自的医学流派中进一步推动了血瘀理论的发展。刘完素认为"六气皆从火化"，阐明了热邪、燥邪致瘀的特点，云"燥之为病，血液衰少，而气血不能流畅"，故治疗燥病时，除用"退风散热"之品外，还要注意合用"活血养液、润燥通气之凉药"。李东垣在《医学发明》中提出"血者，皆肝之所主，恶血必归于肝，不问何经之伤，必留胁下"，并创制了复元活血汤，对外伤性瘀血的治疗做出了重要贡献。朱丹溪认为"气血冲和，万病不生，一有怫郁，诸病生焉"，创立了气、血、痰、湿、食、火六郁之说，其中以气血之郁尤为重要，并创制越鞠丸治疗该病，郁证可看为血瘀之轻证。明代朱橚等编写的《普济方》在诸血门云"人之一身不离乎气血，凡病经多日治疗不愈，须当为之调血……用药川芎、莪术、桃仁、灵脂、生地、大黄为要，呕甚者多加生姜，以此先利诸瘀"。

清代，叶天士、王清任、唐容川三位医家对血瘀证理论作出了较大的贡献。叶天士提出了"久病入络"的理论，倡导"通络"之法。他认为初病在经，久病入络，经主气，络主血。他所著《临证指南医案》云："大凡经主气，络主血，久病血瘀。"对癥瘕、疟母、噎膈、郁证、痹证、月经胎产等多种有血瘀证候的病症，在治疗上他主张以辛为用，包括辛润、辛温、辛咸（虫、蚁之类），并多以丸剂缓图。叶氏治疗温病出血者，提出了"入营尚可透营转气"，阐述了清营汤中配伍金银花、连翘、淡竹叶的重要意义；他还提出"入血尤恐耗血动血，直须凉血散血"之观点，指出治疗血分病必须辅佐丹参等活血药的理论："热病用凉药，须佐以活血之品，始不致有冰伏之虞，盖凡大寒大热病后，脉络之中必有推荡不尽之瘀血，若不驱除，新生之血不能流通，元气始不能复，甚有转为营损者"，这对近世治疗出血病症，如弥散性出血、流行性脑炎、败血症、弥散性血管内凝血等应用清热凉血化瘀之法，颇有指导意义。

王清任对人体脏腑解剖和生理功能进行了深入细致的研究，创造性地写出了《医林改错》专著，对血瘀证治做出了重要的贡献。他创制了以五逐瘀汤为代表的活血方药，血府逐瘀汤、通窍逐瘀汤、膈下逐瘀汤、少腹逐瘀汤、身痛逐瘀汤，从而使活血方得到了极大的丰富与发展，这些方药至今仍对临床治疗血瘀病症具有重要的指导意义。王清任对血瘀证治的另一重大贡献是提出了气虚血瘀理论，并创制了代表方剂"补阳还五汤"。王氏对于中风半身不遂的病机，首次提出是元气亏损、半身无气而致瘀血内停，认为"半身不遂，亏损元气，是其本源"，"元气既虚，必不能达于血管，血管无气，必停留而瘀"。故治疗这种血瘀证时必须以补气为主，兼以活血化瘀，方能使"周身之气通而无滞，血活而不瘀"，其"气虚血瘀"理论开创了补气活血法治疗中风的先河。唐容川对血瘀证治也有重要的贡献，他著写的

《血证论》，详细论述了各种出血证的证治，同时论述了气与血、血瘀与新血、祛瘀与活血的关系，阐明了瘀血和出血之间的关系，把祛瘀作为血证四法之一，并认为祛瘀与生新有着辨证关系，主张"凡吐血衄血，不论清、凝、鲜、黑总以祛瘀为先"，极大地扩大了活血化瘀治法的应用范围。其对血瘀的治疗，强调按照血瘀的部位选方用药，《吐血》篇云"瘀血著留在身，上下内外又有部位不同，分别部居，直探巢穴，治法尤百不失一。审系血瘀上焦，则见胸背肩疼痛麻木逆满等证，宜用血府逐瘀汤或人参泻肺汤加三七、郁金、荆芥，使上焦之瘀一并廓清；血瘀中焦，则腹中胀满，腰胁着痛……宜用甲己化土汤加桃仁、当归、姜黄主之；血瘀下焦腰以下痛、小腹季肋等处胀痛……宜归芎失笑散主之"。

现代对血瘀证的创新与发展

近几十年来国内外学者在继承前人的基础上，充分运用现代科技手段和方法，对血瘀证进行了广泛的研究。血瘀证研究兴起于 20 世纪 60 年代，以冠心 II 号治疗冠心病心绞痛为先导，血瘀证研究已成为中西医结合学术研究最有活力、最见成效、最受国内外关注的领域之一。血瘀证现代创新与发展主要有以下成就。

1. 提出了血瘀证的客观化、量化标准　1982 年全国第一次活血化瘀学术会议确定了血瘀证的诊断试行标准，并于 1986 年进行了修订。从主要依据、其他依据、实验室依据等方面提出了血瘀证的客观化、量化标准，为血瘀证及活血化瘀研究提供了有效的、统一的指标，1988 年血瘀证研究国际会议制定的血瘀证诊断参考标准，为血瘀证的国内外研究提供了规范的依据，有力推动了血瘀证及活血化瘀领域的研究。

2. 活血化瘀疗法在临床应用　冠心病属中医胸痹心痛的范畴，中国科学院院士陈可冀应用活血化瘀治疗冠心病，认为血瘀是心绞痛的重要病因，其主持完成的精制血府胶囊及芎芍胶囊治疗冠心病、预防冠脉介入治疗后再狭窄的临床及实验研究，已取得了可喜的成果。再如针对脑出血患者以往很少使用活血法治疗，但是 80 年代后，人们认识到中医"离经之血为瘀血"，在实验研究的基础上，对出血性脑中风亦使用活血化瘀方药，如复元活血汤、血府逐瘀汤，对中小剂量脑出血取得了较好效果，开创了活血化瘀在出血疾病领域的应用。如今血瘀证及活血化瘀疗法已陆续涌现了许多重大成果，尤其在临床危重病以及疑难病治疗方面取得了许多可贵的经验及成就。

3. 血瘀证的动物模型研究　建立在病因基础上的模型以模拟性为主，例如在风寒环境及持续低温受冻的条件下建立大鼠"寒凝血瘀"，重物击打所致的外伤血瘀证模型等，而建立在病理基础上的模型以相似性为主，如采用化学刺激诱导血栓闭塞法制备大鼠急性大脑中动脉血栓模型，或用二氯化铁引起大鼠大脑中动脉血栓形成致急性血瘀证，以及采用阿霉素、给予高胆固醇和高脂饲料喂养等方法造模。血瘀动物模型的研究为当今开展血瘀证研究提供了一个科学、规范的平台，为大规模的科研实验奠定了基础。

4. 血瘀证从宏观向微观发展　现代分子生物技术、基因芯片等手段的不断进步，为血瘀证研究提供了一个广阔的前景，人们对血瘀证的认识已从过去的宏观转向了微观的客观化水平。血瘀理论源远流长，可以说起源于《黄帝内经》，奠定于东汉张仲景，经过历代的不断补充与完善，已形成了集理、法、方、药为一体的中医理论体系。

179　六辨瘀证探微

《说文解字》云："瘀，积血也。"瘀，既为致病因素，又为病理产物，且易兼夹他邪为患。瘀证包括血瘀证与瘀血证两大证候群，其主要以"肌肤甲错、癥瘕痞块、口唇发绀、但欲漱水不欲咽、舌紫暗、舌体有瘀斑、舌下络脉迂曲、脉弦涩"等为临床表现。随着现代医学的发展，研究发现瘀证微观可见血液流变学改变、微循环障碍、血液呈浓、黏、凝、聚状态，血管损伤，血管内皮细胞改变、动脉粥样硬化形成以及炎症反应等，同时亦可见于神经、内分泌、免疫调节等方面紊乱的相关疾病。

阮诗玮经多年临床实践探索总结了从"辨因、辨位、辨势、辨体、辨时、辨象"6个方面辨治瘀证。学者杨运劼等将阮诗玮临证心得做了归纳总结，以期为辨治瘀证拓展思路，进一步丰富瘀证的学术理论体系。

瘀之概念及瘀血、血瘀辨

"瘀"字最早见于《楚辞》"形销铄而瘀伤"。瘀证包含了瘀血、血瘀两大证候群。国家标准《中医临床诊疗术语·证候部分》将血瘀证定义为瘀血内阻，血行不畅，以局部出现青紫肿块、疼痛拒按；或心、肝、脑等主要脏器，瘀血阻络，功能障碍；或腹内肿块、刺痛不已、拒按；或出血紫暗成块，舌紫暗，脉弦涩。而《中医药学诊疗术语》认为瘀血是血液滞留或凝结于体内，包括血溢于经脉外而瘀积，也包括血脉运行受阻而滞留静脉腔内，既是病理产物，又可成为继发性致病因素。两者本质上均为血运失常。有学者认为两者可相互解释，仅为表述差异。然两者存在不同之处。第一，在概念内涵方面，血瘀为血液运行不畅或瘀滞不通之病理状态，属病机学概念；瘀血是指体内因血行滞缓或血液停积所形成的病理产物，属病因学概念。第二，在病情轻重、预后转归方面，血瘀证病情较轻，属功能性病变或器质性病变之早期，经治疗尚可逆转；瘀血证病情较重，属器质性病变之晚期，治疗难度较大。第三，在形态方面，血瘀属液相，指血液流行滞缓，尚未形成有形之积，病情尚轻；瘀血属固相，指已形成积块，本质上属"静止之血"，病情较重。

六辨论瘀证

《金匮要略》云："病人胸满，唇痿舌青，口燥。但欲漱水，不欲咽，无寒热，脉微大来迟……为有瘀血。"可见瘀证之临床表现形式多样，病理机制复杂，临证诊治存在辨识困难、误诊漏诊，处方用药捉襟见肘等不足，且现今医家对瘀证系统论述者鲜矣。故阮诗玮总结瘀证诊治当从"因、位、势、体、时、象"6个方面综合考虑，以进一步提高临床疗效。

1. 辨因论瘀证　因，即病因。阮诗玮认为瘀证之成因纷繁复杂，变化多端，然不外乎正虚致瘀、邪实致瘀。阮诗玮提出"正邪辨证"观，以了解正气的虚实、体质的寒热，分析邪气盛衰、性质归属、病情轻重，由此估计病性发展趋势和权衡用药的分量。此即"正邪致瘀"论之理论雏形。正如朱丹溪《丹溪心法》所云："气血冲和，万病不生，一有怫郁，诸病生焉。"根据正邪之主次、轻重，以确定三分补益，七分祛邪，或是三分祛邪，七分补益之治疗大法，使"气血流通，瘀去新生""流水不腐，户枢不蠹"。

正气方面，包括辨别正气强弱及体质偏颇。此多责之禀赋不足，不耐寒热，加之摄生不当，暗耗正气，一损再损，渐及五脏阴阳气血虚衰。故有气虚而无力行血致瘀，血虚而脉营不荣致瘀，阴虚而失却濡润致瘀，阳虚而温煦失职而致瘀。即"气虚血瘀、血虚血瘀、阴虚血瘀、阳虚血瘀"。

邪气方面，包括辨别外感六淫乖戾邪气，七情偏颇及内生病理产物。当依据具体病证情况，辨其邪气兼夹从属。故有寒性凝滞，血行滞涩不畅致瘀；热盛燔灼，煎熬津液致瘀；气机郁滞，血行不畅致瘀；痰浊阴凝，津液运行不畅，痹阻血络致瘀；毒邪久羁，蕴结不解致瘀；水饮内停，血脉留滞致瘀。即"寒凝血瘀、热盛血瘀、气滞血瘀、痰瘀互结、毒瘀互结、痰饮血瘀"。

2. 辨位论瘀证 位，即病位。《医林改错》云："著书不明脏腑，岂不是痴人说梦；治病不明脏腑，何异于盲子夜行。"辨析瘀证病位之重要性可见一斑。具体言之，病位有"四肢九窍，经络浮孙"之别，亦有"五脏六腑、三焦四层（气营血）"之异，故诊治瘀证，可综合运用"脏腑、三焦、四层、六经"等辨证法，以正确指导临床遣方用药。

（1）脏腑络病瘀证：阮诗玮认为络病是广泛存在于内伤杂病和外感诸证中的一种病理状态，以络脉阻滞为特点。络脉系统分布广泛，外达皮腠，内连脏腑，无所不至。《类经》云："深而在内者，是为阴络，浅而在外者，是为阳络。"阴络，又名脏腑络，如《临证指南医案》便有"肺络""肝络""肾络""脾络"等称。"阴络即脏腑隶下之络"，此之谓也。阮诗玮在继承叶天士"久病入络"学说基础上，提出"脏腑络病"论。

肺络病，常见于咳嗽病。病久不愈，余邪深伏，缠绵难解，辨证属痰气交阻，肺络不畅，临床习用千金苇茎汤加减治之；或暑湿犯肺，肺络不畅者，可予清络饮加减。胃络病，常见于胃痞病，纳呆脘痞，胀闷不舒，时有腹痛，发作时刺痛为甚，缓解又如常人，病情反复不解；此属久病胃络瘀滞，气机不畅，常以丹参饮合蒲公英加减治之。心络病者，常见于胸痹心痛病，久病而痰浊痹阻，血脉瘀停；证属痰瘀互结，心络痹阻，用瓜蒌薤白半夏汤合血府逐瘀汤加减。肝络病，常见于臌胀病，辨证属阴血不足，肝络失和者，常用一贯煎加减；气郁化火者，改滋水清肝饮加减。肾络病者，常见于癃闭病，辨证属湿热蕴结，肾络瘀阻，州都气化失司者，当以东垣滋肾丸化裁。

（2）经络九窍瘀证：《血证论》云"阳络者，谓躯壳之外，肌肉皮肤之络脉之血"。阳络属表，卫外而固御，可分布于肌表腠理，故阳络瘀阻，病位涉及头面、周身、四肢、历节等。

瘀阻头面清窍，症见头重昏瞀，耳目窍闭，痛处固定者，予通窍活血汤加减。方中麝香，多以白芷代之。肝阳上亢者，予天麻钩藤饮加赤芍；痰湿上蒙者，予半夏白术天麻汤加川芎；浊邪干窍者，予泽泻白术汤加红花、泽兰、荷叶、僵蚕。

瘀阻经脉、周身不适者，予身痛逐瘀汤加减；风湿痹阻者，予羌活胜湿汤加减；瘀热犯表者，予麻黄连翘赤小豆汤加减；血热蕴湿者，合自拟截断扭转汤加减（盐肤木、秦艽、豨莶草、土茯苓、威灵仙、防己、防风、车前草、生地黄、甘草、姜黄、海桐皮）。

瘀停胁肋，胁肋刺痛，满闷不适者，予复元活血汤加减；瘀停胸膈，胸膈痞块，固定不移，坚硬不舒者，予膈下逐瘀汤加减。

顽痰瘀血阻滞历节，病程日久，肢节肿痛者，可选大活络丹、小活络丹加减；痰瘀互结者，予双合汤加减；湿热下注者，予四妙散加减；火毒湿热浸淫者，予四妙勇安汤加减；寒湿痰瘀阻络者，予阳和汤加减。

（3）三焦瘀证：《金匮要略》云"腠者，是三焦通会元真之处，为血气所注。理者，是皮肤脏腑之纹理也……三焦膀胱者，腠理毫毛其应也"。《难经》亦云："三焦者，原气之别使也。"三焦者，为气液运行之通道，以脏腑原气为始发动力，呈辐网状内散于脏腑，外络于肌腠。若邪阻气机，或三焦气化失职，则瘀浊、痰湿等内生，故瘀亦与三焦关系密切。

1）瘀位上焦，湿郁瘀阻，治上焦如羽，非轻不举，治宜轻清宣散。盖肺主一身之气，气化则湿浊、瘀血、痰饮等亦化，可用上焦宣痹汤、千金苇茎汤、藿朴夏苓汤等。

2）瘀居中焦，治中焦如衡，非平不安，可用丹参饮理气化瘀，调和脾胃；证属痰饮中阻，瘀水互结者，刘渡舟称为"水心病"，组方苓桂茜红汤治之。

3）瘀停下焦，膀胱蓄血，治下焦如权，非重不沉，正所谓"大凡客邪贵乎早逐""癥瘕尽而荣卫昌"。张景岳《景岳全书·杂证谟·血证》云："血有蓄而结之，宜破之逐之"。故蓄血轻证，其人如狂，可予桃核承气汤；蓄血重证，其人发狂，可予抵当汤。

（4）卫气营血瘀证：叶天士云"大凡看法，卫之后方言气，营之后方言血。在卫汗之可也，到气才可清气，入营犹可透热转气，如犀角、玄参、羚羊角等物，入血犹恐耗血动血，直须凉血散血，如生地黄、牡丹皮、阿胶、赤芍等物"。瘀在"卫气营血"四层，当分而治之：

1）瘀停卫、气分，清阳痹郁，干呕吐哕，头重昏蒙，胸满不适，治宜调气为主，拨转枢机，可选上焦宣痹汤，药用苦杏仁、桔梗、川芎等。

2）瘀阻营分，身热夜甚，时有谵语，目喜闭不开，治宜清营养阴，透热转气，则瘀血消遁无形，可选清营汤。

3）瘀停血分，口干不欲漱饮，大便色黑易解，治宜凉血散血，犀角地黄汤主之。

3. 辨势论瘀证 势，即病势。明辨病势可评估病情预后及转归，有"未病先防、既病防变"之意义。

（1）病势急：急则治其标，以祛除病邪为主。陈可冀所论"十瘀论"中"急瘀"一说，系指"暴病、急症"多瘀。现代医学所论肺栓塞、心肌梗死、脑梗死、弥散性血管内凝血等疾病，均可参之。目前，现代医学多采用溶栓、经皮冠脉介入术（PCI术）等诊疗技术。而中医药治疗急危重症之作用亦不容忽视。如外治方面，可配合外治小针刀、艾灸、三棱针点刺放血等刺灸疗法；内治方面，可内服《伤寒论》少阴四逆类，或《医林改错》急救回阳汤急温之，重用附子、川乌等破阴回阳之品，所谓"重剂起沉疴"，以提高急危重症抢救成功率。又如外伤术后，有所堕坠，恶血留内，常予复元活血汤加减。若妄投补益固涩，则易闭门留寇，瘀血不去，新血不生。

（2）病势缓：缓则治其本，以燮理阴阳，顾护正气为要。实践证明，活血化瘀广泛地应用于治疗辨属瘀证表现的外感内伤诸证，疗效显著。《伤寒论》第16条明训道："观其脉证，知犯何逆，随证治之。"临床辨证运用活血化瘀一法，针对不同病证灵活遣方用药才能取得良好疗效。譬如，冠心病以"活血化瘀"法治疗已成共识，然仍需辨证施治，其属气虚血瘀者，常予以补阳还五汤加减益气活血；痰瘀互结者，当予瓜蒌薤白半夏汤和丹参饮加减化痰活血理气；阴虚血瘀，可予一贯煎化裁养阴活血。若一味活血化瘀，多因其味辛性窜，有耗气伤阴之虞，民间谓其性"破"，于正虚之体则不宜。仅守化瘀一法，不知变通，犯虚虚之戒，徒伤正气，只有权衡正邪之势，"随证治之"，中病即止，方可圆机活法，不落窠臼。

4. 辨体论瘀证 体，即体质。阮诗玮将素禀体质分为6个方面：正常质、腻滞质、燥红质、迟冷质、倦㿠质、晦涩质。认为倦㿠质多气虚夹瘀，治宜益气活血，方选补阳还五汤加减；迟冷质多虚寒夹瘀，治当散寒活血，方选桂枝红花汤加减；腻滞质者，多痰瘀互结，治当活血化痰，方选瓜蒌薤白半夏汤合丹参饮加减；燥红质者多阴虚夹瘀，治当养血活血，方选一贯煎合桃红四物汤加减；晦涩质多瘀毒互结，治当解毒活血，方选四妙勇安汤合桃红四物汤加减。

5. 辨时论瘀证 时，即时令。时令与人之生理状态、病理改变休戚相关。如《素问·宝命全形论》云："人以天地之气生，四时之法成。"《灵枢·岁露》云："人与天地相参也，与日月相应也。"此即体现了天人合一之思想，表明时令之变化可影响人体脏腑之功能、气血之运行，对瘀证可以产生影响。如春时，此谓发陈，天地俱生，万物以荣，气血升发条达，法象肝木，通于风气；若不慎受之虚邪贼风，则气血升降出入乖戾，气行受阻则瘀血内停，此"风邪夹瘀"之候，故可用血府逐瘀汤、银翘散、桑菊饮等。夏时，此谓蕃秀，天地气交，万物华实，气血旺盛满溢，法象心火，通于暑气；暑性升散，耗气伤津，夺汗者无血，血气受损，脉道不利，则瘀血内停，此"暑邪夹瘀"之候，可用王氏清暑益气汤、东垣清暑益气汤等。秋时，此谓容平，天气以急，地气以明，气血收敛肃杀，法象肺金，通于燥气；燥邪客袭，津伤络滞，正如刘完素云："燥之为病，血液衰少，而气血不能流畅。"此"燥邪夹瘀"之候，可选百合固金汤加减。冬时，此谓闭藏，水冰地坼，无扰乎阳，气血沉闭降敛，法象肾水，通于寒气；

寒性收引，血受寒则凝成瘀。正如《素问·调经论》云："寒独留，则血凝泣，凝则脉不通，其脉盛大以涩，故中寒。"此"寒邪夹瘀"之候，可用温经汤或当归四逆汤。长夏时令，湿土用事。正如《素问·太阴阳明论》云："脾者，土也，治中央，常以四时长四脏，各以十八日寄治，不独主时。"病湿温、暑温等多见，以三仁汤、甘露消毒丹加泽兰、益母草、丝瓜络等治之。

《素问·五常政大论》云："必先岁气，无伐天和。"瘀证之辨融入"时令"辨证元素中，不仅可加强辨病辨证，指导处方用药，更能防治未病，养生保健，预测疾病逆顺，从而增强临床疗效。

6. 辨象论瘀证　象，即病象。《素问·五运行大论》云："阴阳者，不以数推，以象之谓。"病象客观存在，因不以医者之主观而改变，故较为可靠。象，有潜象、显象之别，亦有固象、液象之异。潜象，即陈可冀提出的"潜瘀"之象，系指患者多无临床主观不适，然有舌紫暗或青，舌体瘀斑、瘀点，舌下络脉迂曲，脉沉涩，且实验室检查提示血液黏稠或高凝状态，血小板聚集及体内血栓易于形成；或是肾脏病理象提示细胞外基质积聚、血管襻闭塞、球囊粘连、局灶或节段性肾小球硬化与肾间质纤维化等佐证。此类患者多数属"无证可辨"情形。张景岳言"独处藏奸"，即是此理。显象，相对潜象而言，瘀血病象较为明显，如临床所见肌肤甲错、癥瘕痞块、疮疡肿毒、口唇发绀、但欲漱水不欲咽，或是出血紫黑成块者，均归入其范畴。

此外，液象，即血瘀之象，系指血行滞缓和血液黏稠，但尚未到凝滞不动的程度。治疗上，以养血活血为主，方选桃红四物汤加减。固象，即瘀血之象，系指血液凝滞瘀结不散而成为凝血、死血，甚者组织变性、积聚、成块等，本质上属"静止之血"。治疗上，以破血散结为主，方选大黄䗪虫丸加味，药选三棱、莪术、水蛭等破血散结之品。两者有别，临证不可不察。

验案举隅

病案1　患者，男，38岁，2021年11月20日初诊。主诉反复胸闷胸痛3年余，加重1个月余。患者3年余前无明显诱因出现胸闷痛，以劳累活动后、夜间为甚，未予重视及系统诊治。1个月余前胸闷痛较前加重，就诊于外院，考虑急性心肌梗死，行冠脉造影及PCI术。术后予双联抗血小板聚集、降脂稳斑等对症处理。胸闷痛较前缓解，仍反复。既往8年余前确诊系膜增生性慢性肾小球肾炎。观其人形体丰腴。刻下症见偶有胸闷痛，平素易汗出，双下肢轻度浮肿。小便泡沫量多，大便尚调。舌暗红，苔黄厚腻，脉沉弦。2021年11月5日辅助检查示：血清肌钙蛋白0.064 ng/mL；血常规、凝血功能正常；白蛋白32.9 g/L；尿素氮9.83 mmol/L；肌酐130.3 mmol/L；甘油三酯3.20 mmol/L；24 h尿蛋白定量5.546 g/d。西医诊断为冠状动脉粥样硬化性心脏病，心脏支架置入术后状态。中医诊断为胸痹（痰瘀互结证）。治以燥湿化痰，活血通痹。方予瓜蒌薤白半夏汤合失笑散加减。

处方：丹参30 g，瓜蒌15 g，薤白6 g，法半夏6 g，黄芪30 g，太子参30 g，麦冬30 g，山茱萸15 g，蒲黄15 g，五灵脂6 g，覆盆子15 g，鹿衔草15 g，五味子3 g。14剂，每日1剂，水煎分早、晚2次温服。

二诊（2021年12月4日）：诉胸闷痛未再发作，仍感乏力。舌暗淡苔薄黄腻，脉沉弦。予原方加灵芝15 g。21剂。

三诊（2022年3月12日）：诉无特殊不适，偶感乏力。舌淡红，苔薄白腻，脉弦滑。复查24 h蛋白定量2.678 g/d。效不更方，守二诊方以巩固疗效，14剂。半年后随访，患者病情稳定。嘱不适随诊。

按语：本案患者因突发心肌梗死，当属"急瘀"一证，然经PCI术干预，病程日久，病势又由急转缓，如此病势缓急，正邪交争，虚实错杂，当属难辨。阮诗玮不为病情复杂所惑，从"六辨"着手，抓住患者的体质特点，认为患者属腻滞之质，痰湿内蕴其中，故辨其属痰瘀互结，痹阻心脉之胸痹病。拟方瓜蒌薤白半夏汤合失笑散加味，方中瓜蒌清热化痰、法半夏蠲痹温阳；二者一寒一温，共同为君。佐以薤白通阳化气，蒲黄、五灵脂化瘀行滞。恐诸药辛温动火，故合丹参凉血活血。因其人易汗出，虑其气阴有伤，故加太子参、麦冬、五味子，是生脉散之义。黄芪补气健脾，利水消肿，是顾其本虚。如此标本兼顾，守方月余，不仅胸闷痛症状改善，顽固性蛋白尿亦有明显下降之趋势，效果明显。

病案 2 患儿，女，9 岁，2021 年 11 月 15 日初诊。主诉反复尿隐血 2 年余，外伤后加重 1 周。患儿 2 年余前因憋尿后下腹痛，伴尿痛、尿色深如酱油，就诊于外院。查尿常规示：隐血（3+），红细胞 11 368.9 个/μL，红细胞 2 046.4 个/HP，白细胞（3+），白细胞 9 032.8 个/μL，蛋白质（3+）。尿红细胞形态：①红细胞大小明显不一，近半以上红细胞偏小；②红细胞苍白区扩大，血红蛋白重度丢失；③红细胞呈多形性，可见瘤状红细胞＞5%；④畸形率 85%。泌尿系彩超：左肾静脉压迫声像。考虑"胡桃夹综合征"可能性大。1 周前患儿玩耍时不慎摔伤致右下肢骨折，于外院行"石膏固定术"。复查尿常规：隐血（3+），红细胞 1 724.9 个/μL。刻下症见小便中泡沫少许，尿色深如酱油，大便调。舌红，有点刺，苔薄微黄，脉细滑。尿常规检查：尿胆红素（+），隐血（3+），红细胞 1 724.9 个/μL，红细胞 310.5 个/HP。西医诊断为胡桃夹综合征。中医诊断为尿血（湿热瘀阻证）。治以清热利湿，化瘀通络。方予小蓟饮子加减。

处方：大蓟 15 g，小蓟 15 g，藕节 12 g，蒲黄 12 g，滑石 12 g，生地黄 12 g，当归 6 g，炒栀子 3 g，淡竹叶 6 g，甘草 3 g，薄荷 6 g，骨碎补 12 g。14 剂，每日 1 剂，水煎分早、晚 2 次温服。

二诊（2021 年 5 月 29 日）：患儿诸症大致同前，复查尿常规隐血（3+），红细胞 468.4 个/μL。舌暗红，苔薄微黄，脉细滑。系离经之血，潜瘀伏内，予改方复元活血汤加减。

处方：柴胡 6 g，桃仁 6 g，红花 3 g，天花粉 15 g，当归 6 g，炮穿山甲 3 g，酒大黄 3 g，甘草 3 g，滑石 12 g，牛蒡子 12 g，薄荷 6 g，蝉蜕 6 g。7 剂。

三诊（2021 年 6 月 5 日）：家属代诉患儿尿色渐淡转黄。舌淡红，苔薄黄腻，脉滑细稍数。复查尿常规：隐血（3+），红细胞 261.5 个/μL。予二诊方去炮穿山甲，加地龙干 10 g，金钱草 12 g，14 剂。后定期随访，复查尿常规红细胞波动在 200~300 个/μL，患儿病情平稳。

按语：本案患儿为胡桃夹综合征，表现为顽固性尿血，后又因不慎外伤，血尿程度较前加重。细思其因，系宿瘀伏内，又逢跌仆外伤，离经之血与伏瘀胶结日久，终有化热动火之虞，故首诊予小蓟饮子加减，清热凉血以治其标。方中大蓟、小蓟、藕节、蒲黄凉血化瘀；生地黄、栀子凉血清热；滑石、通草、竹叶淡渗以导湿热邪气外出，以消灭邪气鸱张之势；佐以当归养阴血，甘草护正气，并合骨碎补续骨疗伤。二诊时患儿尿中红细胞大量减少，属瘀去新生之象。《灵枢·邪气藏府病形》云："有所堕坠，恶血留内。"当下标象已除，本象尽显，此系"潜瘀"之象，非破血散结之品不能担此"斩关夺将、直捣巢穴"之功，故予复元活血汤加减，行气活血，通络化瘀。三诊时虑患儿有内热，故予金钱草以寒凉直折。家属嫌穿山甲昂贵，故以地龙干代之。纵观本案，根据患儿症状、体征以及现代医学考虑"胡桃夹综合征"，患儿素有"伏瘀于内"属晦涩之候，此系血瘀之固相。然不慎跌仆，外伤致瘀，又系血瘀之液相。而病象之固态液态之别，治疗方案迥异。当此矛盾之时，阮诗玮诊治该案，不为表象所囿，先以清热凉血活血为主，祛除血瘀之液相，而后以理气破血为要，铲剔瘀血之固相。阮诗玮明析"瘀证"固液潜显之虚实寒热，辨清次第，遣方用药如层层抽丝剥茧，疗效彰显。

阮诗玮认为瘀证"六辨"为多维诊疗体系，由表及里，涵盖时象，要结合临床微观检测指标，如血液流变学、肾脏病理活检、影像学结果等，作为中医四诊之延伸，从宏观到微观，俾瘀证思辨臻于周全，通过宏观思辨以解决微观问题。阮诗玮提出瘀证"六辨"诊疗体系，对瘀证的研究更加微观化、客观化、可视化、具体化，不仅拓展了临床诊疗思路，还丰富了瘀证理论体系。

180　从血脉相关探析血瘀证

血瘀证作为中医最常见的基本证候之一，是包括心脑血管疾病、肿瘤、免疫性疾病等多种重大疾病发病或进展的共性基础。证候临床流行病学研究显示，血瘀证在冠心病中约占78.63%、恶性肿瘤中约占83.8%。而与血瘀证对应的活血化瘀法或活血通脉法也被广泛应用于上述疾病的中医治疗中，且疗效切实可靠。血瘀证与活血化瘀研究一直也是中医学与中西医结合研究中最为活跃的领域。随着对血瘀证实质研究的不断深入，发现基于"血脉相关"理论解读血瘀证具有较好的指导价值。学者徐甜等通过对"血脉相关"理论的梳理和总结，探析血瘀证实质，以期为血瘀证的整体性特征、演化规律及其生物学机制等研究提供参考。

血脉相关理论内涵

血脉二者常相提并论，"血脉相关"理论滥觞于中医奠基之初的秦汉时期，以"血脉营卫，周流不休"立论，气血调和、脉道通利是血液正常运行的基本条件；宋元时期医家普遍认为"气能推动血脉运行"，进一步深化了血脉的具体内涵；明代楼英提出"中风皆因脉道不利，血气闭塞"，明确指出中风病与血脉受损、血气闭塞密切相关；清代王清任认为"血管无气必停留而瘀"，阐明形成血瘀证的具体原因，拓展了血脉相关理论的中医学内涵，明确提出气虚血瘀学说，并创制了30余首活血化瘀方剂；清末民国时期唐宗海提出"木气冲和，血脉得畅"，论述了肝与血脉之间的联系；现代中医在总结前人经验的基础上提出"血脉相关"的三层内涵，即"血病及脉、脉病调血、血脉同治"，此外脉还发挥了气血交互的枢纽作用。

中医认为血脉是人生长发育、维持思维活动和五脏六腑正常功能的重要生理基础。血脉包括血和脉两部分，血是构成和维持人体生命活动的基本物质之一，"人有阴阳，即为血气。阳主气，故气全则神旺；阴主血，故血盛则形强。人生所赖，惟斯而已"，生理层面而言就是"夫人之生，以气血为本"，病理层面而言就是"人之病，未有不先伤其气血者"。血的营养和滋润作用，使得五脏六腑和四肢百骸维持正常的生理活动，《难经》将其总结为"血主濡之"。而"血者，神气也"说明血还能够作为精神活动的物质基础存在，血液供给充分，思维活动正常。血发挥生理功能的重要条件是血行顺畅，而这又以脉络系统完整和脏腑功能正常为前提。脉是血运行的管道，被称为"血府"，脉道和畅通利才能约束血行和运行血液，正如《灵枢·决气》中论述的"壅遏营气，令无所避，是谓脉"，脉络之气保障血液不致外溢；与此同时，心主血脉、肺助心行血和肝主疏泄等脏腑之气相互配合，平衡协调，维持血的正常循行。因此，气可以理解为能量推动下的器官做功，气为血之帅实际上就是心、肺、肝之气提供基础推动力，脉络之气提供调节固摄力。而血为气之母实为血载能量，任何器官无能量不可做功。"血脉相关"理论的内涵指的是血和脉共同构成一个维持和调节人体正常生命活动的功能系统，涵盖了血和脉之间的关系。

血液形质改变和脉络流通失常是血瘀证的实质内容

血脉布散全身，周流不休，二者协同，运行气血，以使"血脉和利，精神乃居"；若是血行不畅，脉络不利，则会导致血瘀、出血，在此基础上还会出现血虚等病理变化。在诸多血脉病变中，尤以血瘀最能体现血与脉交互作用的病理变化，具体表现在血液运行失度、血液成分改变和（或）脉络不利等不同环节，上述病理改变引起血脉的各项异常而产生一系列临床证候群统称为血瘀证。临床所见的血瘀证不是一个孤立的证候，气滞血停成瘀，气虚血行迟缓成瘀，痰阻脉络不畅成瘀，寒凝血涩不流成瘀，热邪煎灼而血稠成瘀，常常这些相关致病因素是因，血瘀是果。因血瘀而导致的基本病证可概括为疼痛，肿块，出血，精神症状，肢体麻木或偏瘫，舌质紫暗或有瘀斑、瘀点，脉细涩或结代等致病特点。

在血瘀证的形成过程中，存在血液形质改变和脉络流通失常两个最主要因素，这两个因素可以单独为病，也经常同时出现，并互为因果。因阴虚、血虚、湿阻所致的血瘀证，多与血液形质改变密切相关；而因跌扑脉损、寒凝脉缩、气虚不行、气滞血瘀、热灼脉焦形成的血瘀证，则更多与脉络流通失常关系密切；而痰瘀互阻的血瘀证，则可能与血液形质异常、脉络流通不畅均有关联。三者虽同属血瘀证，但是在治疗法则的确立上，却有着明显不同。养血活血、凉血活血、祛湿逐瘀等治法主要是为了改善血液的凝滞缓流状态；而理气活血、温阳活血、补气活血等治法可能更多的是调节脉络流通不畅；至于痰瘀同治，则可能包括了对两种因素的共同调节；更有甚者，如补阳还五汤的治法则与脉络修复及血管新生相关。

从现代科学的角度看，用血液形质改变与脉络流通失常也可以归纳血瘀证研究的主要进展。血瘀证的生物学基础既涉及血流成分与性状的改变（如出现黏、浓、凝、聚和血小板活化等）；又涉及血管舒缩功能等血管因素的失调（如血管内皮细胞的损伤，动脉粥样硬化，血栓形成，微循环障碍等）。前者属于血液形质改变的范畴，后者则属于脉络流通失常的范畴。陈可冀团队发现血瘀证与血液流变性失常、血流动力学异常和结缔组织代谢异常等有关。但当时血瘀证现代科学内涵研究，主要关注血液本身的变化，对脉络的改变尚缺少足够重视。吴以岭院士提出"脉络-血管系统病"的概念，认为络脉是气血畅行的通道，其团队发现通心络胶囊能够减少微血管内皮细胞凋亡，保护内皮细胞紧密连接蛋白，维持内皮屏障功能，改善内皮细胞分泌功能。这标志血瘀证的研究进一步深入，已经关注到了血管、微血管功能改变导致血瘀证的现代生物学机制。

中医理论认为血属于精微营养物质，其生理病理特点大都能在血液的生物成分中找到对应，而中医学中"脉络为血之府"的功能则与西医学血管、微血管及微循环等有着高度的吻合性。疾病状态下，脉络损伤会引起凝血功能变化，而缺血和再灌注损伤也可导致脉络严重受损。因此，基于血脉相关理论，从血液形质改变和脉络流通失常两个视角，从二者有机关联，相互影响的交互点入手，可能是血瘀证现代生物学基础研究取得突破性进展的有效着眼点。

活血脉、化瘀滞方药对血瘀证确有疗效

活血化瘀方药治疗血瘀证的作用机制广泛，临床疗效显著。研究表明在常规治疗的基础上，联合使用银杏叶提取物能够明显改善患者的血液流变学和血脂指标，提高患者的神经功能状态和日常生活评分。由三七的有效成分三七皂苷精制而成的血塞通注射液能够改善脑循环，还可显著上调缺血性中风患者血清中血管内皮生长因子浓度。从活血化瘀的代表性中药红花中提取的红花黄色素，能够在一定程度上缓解冠心病血瘀证患者的临床症状，改善血液流变学相关指标，增加冠状动脉血液供应。丹参具有抑制血小板聚集和激活、降低血液黏度、抑制凝血酶激活和促进纤维蛋白降解等作用，用其主要活性成分丹参酮ⅡA磺酸钠来干预非ST段抬高型急性冠脉综合征血瘀证，能够提高临床疗效，明显改善血瘀证积分，并保护血管内皮功能。在基础研究方面，借助急性血瘀证动物模型，与模型组比较，延胡索组、桃红四物汤组血液流变学指标均降低，而血府逐瘀汤组、金铃子散组血液流变学指标均显著降低；同时网络药理学预测表明，肿瘤坏死因子（TNF）信号通路与血液流变学密切相关，其作用通路与关键靶点白介素-6（IL-6）、TNF、胱天蛋白酶3（CASP3）密切相关。脑心通胶囊对血瘀证大鼠的保护作用与改善凝血功能、增强抗氧化能力和抑制炎症反应等密切相关。川芎嗪对于心脑血管保护主要与钙稳态、抗血管平滑肌增生、抗血小板聚集、抗血栓形成和抗氧化抗炎等作用有关。

活血化瘀类方药作用于血瘀证确有疗效，说明血液瘀滞和脉络瘀阻都是血瘀证的核心病机。活血化瘀具体可分为"活血脉"和"化瘀滞"两大方面，活血脉是针对因血脉因素导致的血瘀，通过改善血管的功能，血液的物理、化学性质，血小板及凝血系统的功能，畅通微循环等达到临床疗效；化瘀滞则是针对血液运行失常产生结、凝、聚等病理状态而导致的血瘀，通过改善血液状态以达到抑制血小板聚集、抗凝、抑制血栓形成等效果。血液瘀滞与脉络瘀阻是密切相关的，二者既是血瘀证的不同病变环节，也是导致血瘀证的两大主要因素，针对治疗血瘀证的活血化瘀法也要关注血与脉两大要素。

血脉相关理论可以阐释不同疾病血瘀证的同证异象

证候不是一个孤立的实体，而是对四诊信息表达的疾病病理阶段整体反应状态的概括。不同疾病的证候分类具有一定的重叠或相似性，由于疾病本身的病理生理特点不同，或遗传背景、环境因素的不同，同一证候在不同疾病中的主要临床症状往往差异很大。中风的血瘀证，其症状主要为猝然昏仆、不省人事、半身不遂和口眼㖞斜等；冠心病的血瘀证，其症状主要为胸闷胸痛、心悸气短等；妇科疾病的血瘀证，其症状主要为月经色黑有血块、腹痛腹满、癥瘕包块等；肢体疾病的血瘀证，其症状主要为肩痛、腰痛、腿痛和游走性疼痛等。多中心大样本的临床流行病学调查发现，血瘀证在冠心病、高血压、脑梗死中的表现并不完全相同，症状体征对于血瘀证诊断的贡献度也不相等，这表明不同疾病血瘀证存在"同证异象"的区别。

血瘀证"同证异象"的生物学基础如何认识，这与不同疾病涉及脏腑组织的血管结构功能各异有关。比如，供应心脏血流的冠状动脉属于大血管，若因血液性质改变等原因可造成冠心病；大脑的血流量虽然小于心脏，但是大脑的血管基本是小血管，更容易发生血流障碍性疾病。不同脏器的血管形态会在一定程度上影响血流动力学，促进斑块生长以及血管壁成分改变，导致动脉粥样硬化。颅内血管在解剖学上不同于心脏或周围其他循环床，一旦动脉粥样硬化斑块形成，脑内的动脉区域就会移位，反映出血管狭窄以外的灌注减少和邻近动脉来源的侧支血流，这些血管的解剖学特征决定了脑缺血再灌注和半暗带损伤的结果。由此可知，重视血瘀证在不同疾病中存在的同证异象，是血瘀证实质研究的重要方向。

血脉相关理论对于血瘀证实质研究具有重要的指导价值

血瘀证的研究既需要在"病证结合"原则的指导下考虑疾病的特异性，选取最典型、最能体现血瘀证特点的疾病；又需要在"血脉相关"理论的指导下考虑血液与血管双重因素的作用，关注血与脉之间的相互作用和生物特征组合规律，阐述在复杂系统下，血瘀证的整体性特征、演变规律及其内在生物学机制。而缺血性中风是最典型、最能体现血瘀证特点的疾病。随着发病时间的推移，缺血性中风的证候要素、证候组合的演变存在明显规律。发病第1天，血瘀证患者的神经功能缺损程度较非血瘀证患者更为严重，且其美国国立卫生院神经功能缺损评分（NIHSS）分值在疾病过程中持续高于非血瘀证组。后遗症期血瘀证也是缺血性中风复发的最重要危险因素。缺血性中风急性期以内风、内火、血瘀和痰湿为主，恢复期以内火、血瘀和痰湿为主，后遗症期以血瘀和气虚为主。即使采用rt-PA静脉溶栓后2 d，仍有一部分患者表现为血瘀证。这些研究表明，虽然缺血性中风急性期多夹杂风、火、痰证，恢复期及后遗症期多夹杂气虚证，但血瘀证是贯穿缺血性中风病程始终的主旨证候，并和其他兼夹证候互相影响、互为因果。

明代医家楼英在《医学纲目》中首次提出"中风皆因脉道不利，血气闭塞"的中风血瘀假说，这与缺血性中风的现代生物学机制不谋而合。缺血性中风的发病，以血液形质改变而言，存在血液黏稠度、凝固性增高和血液流变学的变化；以脉络流通失常而言，存在动脉粥样硬化和动脉管壁内粥样斑块形成；而脑血流缓慢，血栓形成，直至脑微血管失调是二者相互作用的结果。中医把血栓、动脉粥样硬化和动脉斑块定为有形之瘀，而将血液黏稠度增加和血液动力学障碍定为无形之瘀。这表明血瘀是缺血性中风的核心病机，缺血性中风的病理生理机制与血瘀证的中医内涵具有一定的通约性。因此，在解析缺血性中风血瘀证实质时要关注血液与血管双重因素的综合作用。

中医认为血脉包括血和脉两个部分。生理状态下，"血主濡之"与"脉为血之府"双向作用，共同维持人体生长发育、思维活动和五脏六腑正常功能。病理状态下，血液形质改变和（或）脉络流通失常均可导致血瘀证的产生，这两个因素可以单独为病，也经常同时出现，并互为因果。"活血脉，化瘀滞"的活血化瘀类方药对血瘀证确有疗效，佐证了血瘀证发生发展过程中存在血液与血管双重因素的综合作用。而不同疾病血瘀证存在"同证异象"的区别，通过选取最典型、最能体现血瘀证特点的疾病研究血液与血管双重因素的作用，整体关注血脉的相互联系、生物特征组合规律才能系统性理解血瘀证实质。缺血性中风的病理生理机制与血瘀证的中医内涵具有一定的通约性，贯穿缺血性中风病程始终的血瘀证则是在血行不畅基础上的脉络受阻。因此，厘清"血脉相关"的理论体系，从血液形质改变和脉络流通失常两个视角，从二者有机关联，相互影响的交互点入手，能够为血瘀证的实质研究和临床诊治提供重要的参考。

181　命门火衰与血瘀证

命门学说，自刘完素后，逐渐成为中医界关注的焦点。明代之后，众多医家和流派对命门的位置、生理功能各抒己见，其中"命门火衰"成为研究热点。大多数医家认为"命门火衰"为虚证，是"肾间动气"衰微引起机体各器官功能普遍的、逐渐的降低的过程，类似于现代医学的"衰老"。明代医家孙一奎提出"命门无实证"，但在临床实践中发现，对"命门火衰"者用大温大补之法，往往不奏效，而且许多衰老患者表现为眩晕、中风、胸痹、心痛、消瘦、舌暗脉涩等血瘀证表现。《医学入门》云："人皆知百病生于气，而不知血为百病之胎也。"因此，衰老的症状和体征遍及全身并相互联系，是机体在新陈代谢过程中出现瘀血的结果。又《证治准绳》云："夫人饮食起居，一失其宜，皆能使血瘀滞不行，故百病由污血者多"。可见，瘀血与"命门火衰"有着一定的联系，学者王珏莲等就此做了阐述。

瘀血与命门火衰

中医学中，命门学说起源于《难经·八难》。《难经》中有关"肾间动气"是"五脏六腑之本，十二经脉之根，呼吸之门，三焦之原"的论点，便是命门学说的雏形，并指出命门寄于右肾。自金元之后，受到宋明理学的影响，很多医家深入阐发命门理论，使之也成为热点。命门学说盛于明代，孙一奎、赵献可、张景岳并称"命门三家"。他们分别提出"命门动气""君主命门"和"水火命门"3种学说，在很大程度上反映出三家对命门学说的深入理解。命门学说明确指出，命门为一身原气之宅，为生命之起源，能孕育"先天之精"以充养脏腑。人之生始于精，由精而成形，精是胚胎形成和发育的物质基础。人出生之后，犹赖精的充养才能维持正常的生长发育。随着精气由盛而衰的变化，呈现生、长、壮、老、已的生命运动规律，因此，命门学说是一门与发育、衰老、新陈代谢密切相关的学说，"命门火衰"则易致人体脏腑衰竭，早衰早老。

"瘀血"两字始见于《金匮要略》中，但最初起源于《黄帝内经》，《灵枢》所称的"恶血"即为瘀血最早的记载。机体发育成熟后，随着年龄的增长，体内各种脏腑机能组织的生理功能不断减退，气血阴阳亏虚均可导致体内瘀血的形成。诚如《不居集》所云："气即无形之血，血即无形之气……一身气血，不能相离，气中有血，血中有气，气血相依，循环不已。"反之，如《素问·调经论》云："五脏之道，皆出于经隧，以行血气，血气不和，百病乃变化而生，是故守经隧焉。"气血为人体阴阳的主要物质基础，气血失和，形成离经之血或瘀血，必将导致体内阴阳失衡，从而引起多种病变。

《素问·灵兰秘典论》云："主不明则十二官危，使道闭塞而不通……以此养生则殃。"张志聪注云："使道者，血脉之道路也。"使道不通，即为瘀血阻道也。瘀血阻道可致多病夭殃。《灵枢·脉度》云"壮者之气血盛……气道通，营卫之行不失其常……老者之气血衰……气道涩"，气道涩必致血瘀。若气血通行流畅，则神清，脏腑肢体功能通利。若气血瘀滞，则脏腑机能衰退，以致百病生而衰夭至。古代所谓"虚劳""劳损""劳伤"等虚衰病症，亦包括早衰在内。如张仲景《金匮要略》中的大黄䗪虫丸方证，其所主即为"五劳虚极，腹满羸瘦，不能饮食，食伤、忧伤、饮伤、房劳伤、饥伤、劳伤、经络营卫气伤，内有干血，肌肤甲错，面目黯黑"的瘀血内停，精气亏虚病症。患者长期体内经络与津道不通，影响津液输布及气化，则脏腑失于濡养，久之则命门火衰。故瘀血亦可致命门火衰。

命门火衰、衰老及血瘀证的关系

人体气血流行全身，是脏腑、经络、形体等一切组织器官进行各种生理活动的物质基础。气血不畅，瘀血丛生，从而影响机体的气化及津液输布，最终导致经络不畅，进而导致命门火衰，命门火衰将促进人体衰老的进程。而命门火衰及衰老又会加重瘀血的发生。因此，命门火衰、衰老和瘀血互为因果关系。

1. 命门火衰与衰老密切相关 《素问·生气通天论》云"生之本，本于阴阳""阴者藏精而起亟也，阳者卫外而为故也"，说明阴阳为人生的根本，两者互根互用，相辅相成。《黄帝内经》认为阴阳两者与人的衰老有密切关系。《素问·生气通天论》云："阳气者，若天与日，失其所则折寿不彰。"因此，《素问·五常政大论》云："阴精所奉其人寿，阳精所降其人夭。"唐代孙思邈认为人的衰老，主要由于阳气的虚衰，如《千金翼方·养老大例》云："人年五十以上，阳气日衰，损与日至。"明代张景岳提出较为完善的阴阳虚衰学说，他认为人之阴阳互根互用，平和为贵，如《类经附翼》所云"阴以阳为主，阳以阴为根"。《景岳全书》指出"阳强则寿，阳衰则夭"，"即日虑其亏，亦非过也"，说明了阳虚与衰老密切相关，而《黄帝内经》最早描述的"天癸竭，地道不通，故形坏而无子"与命门火衰的"肾气不充，形坏无子"密切相关，可见两者颇有渊源。

2. 命门火衰与衰老的血瘀证表现 命门火衰，则元气元阳不足，久而久之则气化不利，经络不通，瘀血丛生，五脏六腑、四肢百骸皆受损。如清代唐容川在《血证论》中云"凡心有瘀血，亦会健忘"；《伤寒论》云"其人善忘者，必有蓄血"。如《医林改错》云"夫人身之气血也，精神之所依附者，并行而不悖，循环而无端，以成生生不息之运用尔"，"故血乱而神即失常也"，说明血瘀致心失所养，而出现健忘、智力减退，甚至痴呆、精神失常等。临床上健忘的老人也经常合并心痛、心悸、怔忡等症状。《黄帝内经》云"肝藏血，血舍魂""肝开窍于目""目受血而能视"，丹波元坚《杂病广要》云"瘀血停留，上冲作逆，亦作眩晕"。命门火衰则肝血不能上荣于目而致视力下降。同时由于脏腑气血失调，眩晕、少寐等表现也体现了肝风内动，气血不畅，瘀阻清窍的结果。如《医林改错》则云"夜睡梦多，是瘀血"；《素问·太阴阳明论》云"四肢皆禀气于胃，而不得至经，必因于脾，乃得禀也。今脾病不能为胃行其津液，四肢不得禀水谷气，气日以衰，脉道不利，筋骨肌肉，皆无气以生，故不用焉"。说明脾气虚衰，脉道瘀阻，可导致四肢不用。同时，由于脾主运化，若脾虚失运，亦可导致纳少。《黄帝内经》云"肺合皮毛，其荣在毛"，而老年人皮肤粗糙，缺乏弹性，有老年斑等，类似于中医所说的肌肤甲错，如《金匮要略》中"内有干血，肌肤甲错"，《医门法律》中"肌肤甲错，面目暗黑而羸瘦，不能饮食，全是营血瘀积于中"，肌肤甲错是由于老年血瘀内停，新血不生，肌肤失于濡养而致，是瘀血的症候。《血证论》云"血瘀下焦，腰以下痛，小腹季肋等处胀满"。老人小便不利，比如癃闭，多因肾虚，瘀血阻滞尿道所致。老年气虚血瘀，新血不生，则发无所养，故头发脱落发白。如《血证论》云"瘀血在上焦，或发脱不生"，《医林改错》云"皮里内外血瘀，阻塞血络，新血不能养发，故发脱落，无病脱发，亦是瘀血"。

研究命门火衰、衰老和瘀血关系的现实意义

1. 命门火衰、衰老和瘀血关系的现代研究 命门火衰作为中医的一种病因病机，主要以衰老为其主要临床表现。现代研究主要侧重于衰老与瘀血的相关联系。通过对衰老与瘀血的研究，进而量化及体现命门火衰与瘀血的关系。樊乐娟通过大鼠实验研究发现，衰老时多巴胺、5-羟色胺、去甲肾上腺素在下丘脑中的含量均减少，祛瘀方对3种神经递质在模型对照组基础上均有升高作用，最后得出瘀血的形成与衰老有密切关系，瘀血是衰老的病理产物。唐汉庆等用血府逐瘀汤对血瘀衰老模型大鼠进行血液流变学干预的实验，实验证明用药组和老年对照组比较，体外血栓形成、血小板凝聚率、红细胞变形能

力方面的差异均有统计学意义（$P<0.01$），结果表明血府逐瘀汤能有效改善血液流变性。周慎等观察温肾、滋肾、活血法对老龄小鼠海马 CA1 与 CA3 区的影响，研究发现用药组神经细胞密度与对照组比较有明显的升高。李志新等通过对比不同补肾健脾化瘀方药对小鼠免疫功能和自由基代谢的影响，结果表明老年机体存在正虚挟瘀的体质，给药后老年小鼠无论是抗氧化酶，还是自由基的代谢产物，和青年小鼠相比均有明显的差异。

2. 活血化瘀促进干细胞生长，改善命门火衰　命门学说与干细胞理论在人体的生长发育、生命动力、组织分化、功能等方面极其相似，联系紧密。命门学说明确地指出命门为一身原气之宅，为生命之起源，能孕育"先天之精"以充养脏腑。而在现代医学多能干细胞可以向各个组织细胞分化，有一定的可塑性，并随血液流布于全身，可以分化为心肌细胞、神经细胞、肌肉细胞、肝脏细胞、成骨细胞等。先天之精在出生后的作用主要通过多能干细胞分化为各器官系统的成体干细胞及其先后分化的终末细胞的正常功能来体现。发育过程中，成体干细胞按一定的时间与空间顺序增殖分化，分化为人体组织器官，故命门可能为多能干细胞产生的场所。

曾意荣等观察补肾活血中药含药血清对大鼠骨髓间充质干细胞体外增殖的影响，发现补肾活血中药含药血清能促进干细胞在体外增殖。多位学者也证明补肾活血中药龟板、丹参等能促进神经元干细胞生长。

基于此新理论，提出研究中药可通过全身神经内分泌系统、局部微环境中细胞因子与生长因子等途径影响干细胞的增殖、分化、损伤修复等机制，提出研究以干细胞及其调控系统为中心的中药药理药效学，这或许能为开发研究治疗衰老的中药新药提供一个新的突破口。

《景岳全书》云："是以人有此形，惟赖此血，故血衰则形萎，血败则形坏，而百骸表里之属，凡血亏之处，则必随所在，而各见其偏废之病。"由此可见，瘀血与命门火衰联系密切。通过探讨瘀血与命门火衰的关系，可为临床及基础工作者提示新的研究途径，为"命门无实证"的传统中医理论提出新的视觉，并为干细胞治疗等全新领域提供理论基础。

182　血瘀证病理机制

血瘀证涵盖疾病种类广泛。血瘀证病变除出现微循环障碍、血液凝固性增高外，还包括炎症、变性、萎缩、坏死、病理性肿块等多种病理改变，其机制涉及凝血亢进、血小板活化、血液流变学异常，以及炎症因子、细胞增殖因子和促纤维化因子的表达异常等。学者金妍等从血管内皮功能、基因组学研究、代谢组学研究等方面对血瘀证的现代病理机制研究做了梳理归纳。

血管内皮功能与血瘀证

血管内皮细胞是一类十分活跃的代谢及内分泌细胞，许多血管活性因子都由血管内皮细胞所分泌。各种诱因引起血管内皮细胞激活，从而引起了机体微环境中血管内皮细胞的腔面与血管周围的变化。血管内皮细胞合成、释放多种活性物质，参与血管舒缩、血栓形成等过程的调节。研究表明，血管内皮细胞的损伤是月经病寒凝血瘀证形成的实质所在，血管内皮细胞内分泌异常则是病理基础之一。江泳等探讨糖尿病血瘀证与血管内皮功能障碍之间的关系，结果表明血瘀证贯穿于糖尿病始终，且与血管内皮细胞功能障碍具有相关性。

内皮细胞分泌的血管活性因子主要有①血栓素 A2/前列环素 2（TXA2/PGI2），前者引起血小板聚集，血管收缩，后者则相反。生理状况下，两者保持动态平衡，共同维持循环通畅。两者不稳定，随即转化为稳定的代谢产物血栓素 B2（TxB2）和 6-酮-前列腺素 Flot（6-keto-PGF1α）。血瘀证患者血中 TXB2 含量增高，而 6-keto-PGF1α 含量降低。项志兵等研究表明，心血瘀阻、痰阻心脉两型的血浆血管血友病因子（vWF）、6-keto-PGF1α、TXB2 水平均高于心肾阴虚、气阴两虚两型。②内皮素（ET）/一氧化氮（NO），已被列为血瘀证诊断参考指标之一。ET 是作用最强的缩血管物质，NO 作用相反。二者平衡以维持血管正常的舒缩功能。NO 具有协同 PGI2 抑制血小板聚集，对抗 TXA2 引起的血小板激活，防止血栓形成。血瘀证时 NO 水平显著降低，而 ET 水平明显升高。赵玲等同以高脂饲料喂养 SD 大鼠 2 周、4 周、8 周、16 周后，检测血脂、血液流变学、血浆内皮素和血清 NO 含量，结果发现与正常对照组比较，高脂饲料喂养的大鼠血液黏度在 8 周时明显升高，红细胞变形指数在 8 周时明显降低，ET 明显升高，NO 有降低的趋势，二者比值明显升高。甘卫东等的研究表明血管内皮相关因子与血瘀的形成关系密切，雌激素通过促进 NO、PGI2 等血管舒张活性因子的表达，抑制 ET、血管紧张素Ⅱ（AngⅡ）、TXA2 等血管收缩因子的表达，对血瘀证病理变化有一定影响。

胡小勤等发现高血压病血瘀证患者血清可促进内皮细胞分泌血管性血友病因子（vWF）、血栓调节蛋白（TM）、内皮细胞蛋白 C 受体（EPCR）等损伤标志物。杨军辉等研究认为血管内皮损伤是冠心病血瘀证的重要因素，其分子标记物血清 NO、ET、vWF 值是冠心病血瘀证不同亚型微观辨证的可靠指标。黄敏等比较各组新西兰实验大鼠血瘀证目征积分，同时观测各组血清中 vwF、ET-1 水平的变化，认为血瘀证目征与血管内皮细胞损伤密切相关。

循环内皮细胞（CEC）则是心血管病患者内皮细胞的特异而直接的指示物。为此，马丽红等检测了 150 例不同疾病、不同心功能、不同中医证型心脏病患者的 CEC 数量，结果心血管病患者血 CEC 的数量明显高于正常人，且以风湿性心脏病患者 CEC 数量为最高；同时发现血管内皮细胞（VEC）的损伤与患者的心功能相关，心功能越差，VEC 损伤越严重。中医辨证分型中以阳虚痰瘀互阻型患者 CEC 数量最高，与气阴两虚患者比较差异有显著性（$P<0.05$）。说明心血管病患者 VEC 严重受损，内皮功能

紊乱；VEC 与中医阳虚、痰瘀互阻密切相关。

基因组学研究与血瘀证

基因组学的发展预示着疾病基因多态性研究是发展个体化临床医学的新途径。中医学很早就认识到体质的差异导致了病证的易感性和多样性，同一种疾病可以表现出不同证候。证候是一种多基因参与的，且已超出了人体正常的网络调节能力而产生症候群。这些症状群之间是通过能表达各自症状的相关基因构成一个调节网络来维系的，但每个相关基因在网络调控中的作用及地位是不同的，其差异性既是区别于其他证候的物质基础，又是确定其所代表症状在证候中重要性、贡献度的根据。

血瘀证是冠心病临床最常见的中医证型，因此对冠心病血瘀证相关基因的研究较多。Lanfear 等发现，在接受 β-肾上腺素受体（β-AR）阻滞剂治疗的急性冠脉综合征（ACS）血瘀证患者中，不同 β2-AR 基因型患者的 3 年病死率最多可相差 1.67 倍，其中 79CC 和 46AA 组有较高病死率，提示 β2-AR 多态性可能影响心血管病的预后。研究还显示携带有 β2-AR-1023AA 型易导致重度血瘀证，其机制可能是此位点多态性影响了 β2-AR 的功能，通过上述可能的一些机制促进血瘀证的形成。

以往研究表明，冠心病血瘀证相关基因包括凝血因子Ⅶ（FVⅡ）基因多态性、血管紧张素转换酶（ACE）基因多态性、G 蛋白 β 亚基（GNB3）基因 825TT 基因型及胆固醇运输蛋白基因（ABCA1）多态性等。袁肇凯等利用基因芯片技术，通过对芯片数据的筛选（差异倍数≥3），发现家系冠心病（CHD）血瘀证差异基因表达主要涉及趋化因子、白细胞介素、补体、基质金属蛋白酶、成纤维细胞生长因子、内皮细胞黏附因子等，从而得出结论 CHD 血瘀证遗传相关的差异基因与炎症、斑块形成及血管内皮损伤密切相关。李建军等用聚合酶链式反应（PCR）方法测定 ACE 基因多态性变异，比较血管狭窄支数与 ACE 基因型分布的关系，认为冠心病血瘀证患者 ACE 基因 DD、I/D 型者病情严重程度较 FⅡ 型高，存在多支血管病变。王萍等则采用表达谱芯片检测法探讨冠心病血瘀证差异表达基因及其启动子甲基化的情况，结果表明冠心病血瘀证差异基因 KLF5 和 LRPl2 的启动子甲基化状态与健康人比较有显著性差异。冯霞等进一步研究发现 GNB3 基因 825TT 等位基因携带对冠心病血瘀证的治疗预后有直接潜在的影响，在活血化瘀的基础上，酌情给予益气通阳、豁痰开窍、健脾祛湿的综合治疗可以提高疗效。

有关血瘀证和高血压关系的研究，骆杰伟等收集高血压病血瘀证患者 532 例，高血压病非血瘀证患者 298 例，血压正常对照者 512 例，抽外周静脉血提取 DNA，研究 β2～AR 基因多态性及单倍体型与高血压病血瘀证的相关性，结果显示携带 β2-AR 基因-1023AA 型可能是重度血瘀证易患因素之一，A－A 单倍体型高血压病患者可能易患血瘀证。骆杰伟等发现 MTHFR 基因 CT/TT 类型可能是汉族人群高血压病血瘀证发病的易感危险因素之一。

蛋白组学研究与血瘀证

人类蛋白组学的研究方法学内容与中医学整体观、辨证观有许多相似之处。近年来生命科学从结构研究方向向功能研究方向的转变，及对基因之间的相互联系、相互作用日趋重视，反映出基因组学和蛋白组学两个学科在用于研究中医学的方法学上的趋近性。蛋白质组学成为寻找中医证候物质基础的较理想的技术手段。在中医药应用研究技术方面，蛋白质组学已成为寻找疾病分子标记和药物靶点的方法之一。

周倩倩等以冠心病血瘀证患者和健康者为研究对象，筛选冠心病血瘀证的血清中的差异蛋白，研究发现血清中冠心病血瘀证相关的特异性蛋白质有 4 个：视黄醇结合蛋白 4、结合珠蛋白、血清白蛋白，均为上调的蛋白表达点；载脂蛋白 A1 为下调蛋白表达点。Liu Y 等对冠心病血瘀证患者的血小板差异蛋白-凝溶胶蛋白进行研究，发现冠心病血瘀证患者富血小板血浆 qhgelsolin 含量及胞浆钙离子浓度明显高于冠心病非血瘀证患者，且与血小板膜蛋白 CD62p 的表达高度相关，进而影响了冠心病血瘀证的形成和发展。刘蕾等利用基于荧光差异凝胶电泳（DIGE）差异蛋白质组学的方法筛选心肌缺血血瘀证小型猪血浆差异表达的蛋白，初步发现白蛋白、碱性磷酸酶、肌球蛋白、白细胞抗原相关酪蛋白磷酸酶相关蛋白、磷酸核糖焦磷酸合成酶相关蛋白 1、血红素蛋白、烟酸受体、CH4 和猪 IgM 分泌区（IgM）、突变免疫球蛋白重链、磷脂酶 C 可能与心肌缺血血瘀证相关。

李雪峰等用荧光差异显示二维凝胶电泳法筛选冠心病血瘀证组患者差异功能蛋白，用基质辅助激光解析/电离-飞行时间质谱对血小板差异功能蛋白进行鉴定，寻找冠心病血瘀证患者冠脉事件关键血小板功能蛋白，对鉴定了的差异蛋白采用 Western blot 法进一步验证。结果筛选出 13 个差异蛋白点，质谱成功鉴定 7 个，认为 CD41 和 Actin Y 是冠心病血瘀证的标志蛋白，其他血小板功能蛋白的异常表达可能在冠心病血瘀证事件发生发展中起关键作用。

刘军莲等对高脂血症及动脉粥样硬化不同痰瘀证候（包括痰证、血瘀证、痰瘀互阻证）血浆差异蛋白表达谱分析发现：能区分血脂异常及动脉粥样硬化患者痰瘀类证候与非痰瘀类证候的血浆标志蛋白群可能为纤维蛋白原 β 链和载脂蛋白 AI 前体；能区分痰证与痰瘀互阻证可能的标志蛋白群是纤维蛋白原 γ 链、白蛋白和载脂蛋白 AI 前体；能区分痰证与瘀证的可能标志蛋白群为结合珠蛋白前体、肾上腺髓质素结合蛋白前体、白蛋白和补体 C4；能区分瘀证与痰瘀互阻证的可能标志蛋白群为白蛋白和肾上腺髓质素结合蛋白前体。

李白坤等探讨桃红四物汤治疗产后血瘀证的作用机制，发现桃红四物汤能够明显下调 p-RhoA 及 PAI-1 蛋白的表达水平，认为桃红四物汤治疗产后血瘀证的机制与下调 Rho/ROCK 通路相关蛋白的表达水平有关。

孙校男等采用蛋白组学技术比较了姑息期血瘀证、气血亏虚证大肠癌患者血清蛋白质表达，发现在血瘀证及气血亏虚证中均升高的蛋白质为触珠蛋白、白细胞介素-8（IL-8）、转移相关蛋白、血管生长因子受体-1，均降低的蛋白质为血清淀粉样蛋白 A，在血瘀证中高表达而在气血亏虚证中低表达的是载脂蛋白 A-1 前体，在血瘀证中低表达且在气血亏虚证中高表达的是纤维结合蛋白。

血瘀证的研究已从宏观向微观发展。现代分子生物技术、基因芯片等手段的不断进步，为血瘀证研究提供了一个广阔的前景，人们对血瘀证的认识已从过去的宏观转向了微观的客观化水平。血瘀证的客观化研究借用新技术，实现中西医学的交汇与融合，取得中医现代化的新突破，反映了中西医结合诊断研究的一个侧面，是病证结合实质研究的具体体现，对血瘀证的诊断、疗效观察及预后判断都具有重要意义。

证候研究是中医现代化的必由之路，其研究难度与复杂性致使研究进程缓慢。随着微观辨证的发展以及各项新技术的应用，有可能将证的研究引向深入。加强多系统、多指标综合研究血瘀证微观变化的物质基础，不断创新与发展研究思路和方法，最终才有可能达到防治血瘀证的目的。中医诊断的特点是由外揣内，整体审察，重在定性，难以客观化和量化，临床辨证难度大。中西医结合对病证进行宏观与微观相结合的深入研究，通过发现中医病证的生物标记物，寻找中医证的生物学本质，为其临床客观诊断提供依据和方法，以期从整体水平评价"证"的实质和为解释中医理论中的同病异治、异病同治提供物质基础。建立血瘀证的识别模式，探寻其中的物质基础，这将是血瘀证的病理机制的研究方向。

183 血瘀证现代研究

血瘀证的基础研究大约从 20 世纪 70 年代开始，经过中医学者的不断努力，已经取得了很多意义深远的成果。血瘀证的现代研究主要从血液生化、血液流体力学、血液黏稠度、血小板功能、自身免疫代谢等方面着手。随着生命科学技术的发展进步，如今已有许多中医药研究者将基因组学、蛋白质组学、全基因网络系统应用于中医证的研究中。学者李果等对血瘀证现代研究做了梳理归纳。

血瘀理论的形成、发展和完善

血瘀理论源于《黄帝内经》，然《黄帝内经》中并无血瘀病名。东汉张仲景在其所著《金匮要略·惊悸吐衄下血胸满瘀血病脉证治》中首先提出"瘀血"病名。经后世医家不断丰富和发展，至清代其概念证候基本完善。血瘀证大家王清任专注于血瘀证研究，对血瘀的发展做出了很大贡献，创立了活血化瘀类方 30 余首，如血府逐瘀汤之类经久不衰，现今仍然广泛应用于临床。血证大家唐宗海在其所著《血证论》系统阐述了血瘀证的形成及演变，尤其在血瘀篇中详细论述了血瘀证的发生发展演变及预后，对后世医家治疗血瘀证有重要启示。近半个世纪以来，血瘀证型研究的深度和广度日益增强，越来越受到中医甚至西医学者的关注，而血瘀理论也成为西医接受及学习中医的认同点及入手点，在西医院中很多活血化瘀的中成药制剂被广泛应用。

现代血瘀理论的研究

当代中西医结合大家张锡纯先生擅长以活血化瘀治疗疑难杂症，《医学衷中参西录》中记载了不少有关血瘀证的验案。20 世纪 80 年代，秦万章及李明富等主张活血化瘀的学者开始发表有关血瘀证及活血化瘀的文章，阐述了血瘀证概念、病因性质、症状的诸多方面问题，活血化瘀法越来越受到中医学者的关注。在 1982 年、1986 年、1988 年举办了三届全国性的活血化瘀学术会议，在这三次会议的引导下血瘀证诊断标准不断充实和完善，包括症状体征及现代医学的理化检查等，标志着血瘀证理论体系的成熟和完善。至 1999 年，陈可冀院士等著《实用血瘀证学》，系统总结血瘀证及活血化瘀中西医结合基础及临床研究成果，标志着血瘀证正式成为一门独立的学科。吴以岭院士根据清代瘟病学家叶天士"久病入络、久痛入络"的病机著《络病学》一书，提出了"三维立体网络系统"这一络病学理论框架，使中医活血化瘀理论发展到一个新高度。

血瘀证客观指标研究

随着现代医学的进步，科学技术的发展，古老的血瘀证理论也有了飞速发展，集中体现在血瘀证现代化客观指标的研究上。血瘀证的客观研究主要从血小板、凝血及纤溶、血管内皮细胞、血流动力学、血液流变学、微循环、炎症反应、蛋白组学、基因组学等方面进行探索。

1. 血小板相关因子 目前很多学者普遍认为血瘀证和血小板功能有密切的关系。血栓素 A2（TXA2）的作用是可以收缩血管、激活血小板，并且凝聚血小板以防止出血，相对的，前列环素（PGI2）是血栓素 A2 对抗剂，对血小板功能产生抑制作用，在生理状态下，两者活性相对保持动态平衡，而在血瘀状态下，两者平衡失调，TXA2明显升高，PGI2不变甚至减少。

2. 血管内皮细胞 现在公认血瘀证的微观病理改变与血管内皮细胞（EC）功能缺失关系密切。内皮素（ET目前所知最强的缩血管物质）和一氧化氮（NO）是血管内皮细胞自身产生并释放与血液中的活性因子。二者对微小血管的功能，血细胞的聚集和黏附有显著作用，在血瘀证形成过程中有着不可重要的作用。蔡钦朝等观察20例血瘀证患者体内一氧化氮及内皮素水平，与健康对照组比较，结果血瘀证患者NO及NO/ET比值均明显减低（$P<0.05$）。揭示了血管内皮细胞内分泌功能异常是血瘀证发病的病理基础之一。杜金行回顾性研究证实血管本身的内分泌异常可能是导致血瘀证的病理基础之一。

3. 血液流变学 血液流变学是研究血瘀证及活血化瘀法的重要客观指标。回顾诸多的研究，不难发现血瘀证客观化指标大多是围绕血液循环的各项指标来研究，这些客观的指标不外乎血液、血管、血流及它们之间的相互作用。梁宝华报告指出，高血压病血瘀证患者血流变全血黏度高切变率（ηbH）、血浆比黏度（ηP）、红细胞压积（HCT）和血浆纤维蛋白原（Fib较正常组均显著升高（$P<0.01$），而治疗组在服用活血化瘀中药治疗后，各项指标均较前明显降低。吴玉生通过研究人体血细胞参数得出相近似的结果：血瘀证患者MCV、RDW-CV、MVP均异常增高，而上述指标与血液流变学指标呈直线正相关。陈可冀早年研究发现，高血压病血瘀证与血液流变学关系密切，血瘀证患者血液处于浓、黏、凝、聚状态，此观点为大多数学者接受并采纳。

4. 血流动力学改变 血瘀证患者常表现为血流动力学障碍。王金荣观察305例老年高血压病血瘀证患者左心有效泵力（VPE）、心搏出量（SV）、心输出量（CO）、心脏指数（CI）、心搏指数（SI）、外周血管总阻力（TPR）等指数，并且与100例健康老年人对照，结果表明血瘀组每搏输出量、左心有效泵力减少，而外周血管总阻力明显增高，与正常对照组有显著性差异（$P<0.01$），这与老年高血压患者生理病理密切相关。袁肇凯报告气滞血瘀型高血压病患者心血管功能的外周阻力明显增高，动脉顺应性（AC）显著降低；而气虚血瘀型高血压病患者心搏出量、心输出量、心搏指数、心脏指数均明显减低。通过上述试验指标可以看出外周阻力升高而心搏出量正常是气滞血瘀证形成的微观机理，而脏腑机能减退，左心有效泵力减低，心输出量减低致组织缺血灌注不足是气虚血瘀证的病理生理特征。

5. 纤溶功能衰退 纤溶系统活性的强弱对体内血液保持液态及大小血管的畅通有着十分重要的作用，集中体现在纤维蛋白溶解酶（纤溶酶）、纤溶酶原激活物（t-AP）和组织纤溶酶原激活物抑制物（PAI）。吕中等观察80例高血压患者，其中血瘀组30例，非血瘀组50例，结果显示高血压病血瘀证患者血浆纤溶酶原激活物含量、活性相较于健康对照组及非血瘀证组明显降低，而纤溶酶原激活物抑制物含量及活性则明显升高，直接说明了在高血压病血瘀证的形成与发展过程中，纤溶功能衰退起着重要作用。在凝血方面，常观察凝血指标如：血小板最大聚集率（AGG）、纤维蛋白原（Fg）、血栓素（TXB2）以及TXB2/PGF10。周胜发观察53例高血压病血瘀证及非血瘀证患者并与健康人相比较，研究显示血瘀型患者AGG、Fg、TXB2及TXB2/PGF10较非血瘀证组及健康对照组患者明显升高，相反t-AP明显降低，而PAI、PAI/t-AP则显著高于非血瘀证组及健康对照组（$P<0.01$）。

6. 微循环功能障碍 微循环是微动脉与微静脉之间的血液循环，微循环也是人体代谢、能量转换的主要场所。微循环虽然细小，但在血瘀证的研究中却有着十分重要的地位。研究显示血瘀状态下机体会出现多种多样的微循环功能缺失，常表现为微循环血流形态的改变，如粒缓流、停滞等。另一方面，微循环血管形态的改变，如异形微血管增多，毛细血管袢变得比正常细小，血管周围渗出或出血，直至微血管由于各种原因而阻塞，丧失物质交换功能。血瘀证的病理特征之一即是微循环功能缺失。

7. 炎症反应 炎症学说为当下研究血瘀证的热点方向。目前认为许多疾病过程中都有炎症反应参与，如心脑血管疾病、免疫疾病等。各种理化因素所引起的炎性刺激，最终造成炎症细胞侵润，与凝血有关某些自由基被激活，启动凝血系统，引起了血瘀证。李韵清观察58例冠心病患者，研究显示冠心病血瘀证患者自身血清超敏C反应蛋白（hs-CRP）、细胞间黏附因子（Sicam-1）二者水平明显高于非血瘀证患者，并且两者都高于健康人，间接表明炎症反应贯穿于血瘀证的始终。炎症反应学说的提出为血瘀证的研究开辟了新方向。基础研究证实 TNF-α 促进白介素（IL-1、IL-6 和 IL-8）的表达，增加了炎性介质渗出及氧自由基的产生，从而促使炎症的发生与发展。总之，炎症学说的提出，在血瘀证的研究中有着里程碑式的意义。

8. 特殊基因表达　基因组学技术的发展，为许多疾病特别是疑难杂症提供了新的研究方向，血瘀证的研究已经深入到基因组学领域。血瘀证可见于许多疾病中，为基础病变，同时受多基因调控。杨保林观察冠心病血瘀证患者外周血白细胞的 mRNA，发现 b13、49b 和 57d 3 个差异基因片段，并对这 3 个基因片段进行了研究，结果发现上述 3 个差异基因在血瘀证组十分活跃。而这些差异基因片段参与动脉粥样硬化的慢性炎症过程。其中 b13 与淋巴细胞活化因子 1（Slamf1）具有 100% 同源性，为自分泌的一种糖蛋白，调节淋巴细胞和巨噬细胞的活性。对特殊基因的研究有望为冠心病血瘀证治疗提供新的有力靶点。

9. 蛋白组学　生物的基因是遗传信息的携带者，基因调控蛋白的表达，蛋白则直接参与有机体的生命活动。蛋白组学技术的发展为血瘀证的证候学研究提供了新的方向和思路，有助于阐明血瘀证发生、发和变化，为治疗疾病提供相关证据。蛋白组学的优点是可以分析没有携带有遗传信息的生物体液如血浆、血清、胸腹腔体液等，而基因组学则不能分析这些没有 RNA 的体液。吴红金等对冠心病血瘀证血浆蛋白质组学的研究发现：血瘀证患者与正常人群相比，血清中有数个特殊的基因会产生固定的表达变化，其中包含了特殊的免疫球蛋白——纤维蛋白原粒酶，有望将此种蛋白作为诊断冠心病血瘀证的客观指标。蛋白组学技术的应用，可能将中医证候的研究引向更高层次，获得全世界研究者的认可，为中医证型的客观诊断提供依据和方法。

10. 全基因网络系统研究　纵观血瘀证基础研究的半个多世纪，研究的深度和广度都有了质的飞跃，然而如同所有中医证型研究一样，血瘀证的本质及客观诊断标准等诸多问题仍然未得到实质解决。血瘀证研究是否能有新突破，基因组学、蛋白组学都无法阐释的问题，利用最新的全基因测序技术使得血瘀证的现代化客观化研究有了新希望。应用新的全基因测序技术，将对人类复杂疾病的诊断治疗和预防产生巨大影响。任何疾病都是各种因素综合作用的复杂结果，依靠计算机技术利用全基因信息构建复杂的网络，分析网络中关键变异节点或通路的拓扑结构，从而阐述血瘀证产生的根源，为其诊断和治疗提供客观帮助。中医证型的研究有望在此技术的支持下更进一步发展，同时血瘀证的研究进入一个新的阶段。将来中医证型的研究可能和全基因网络系统研究密切相关。

中医证型研究目前进入一个生命科学研究热门的时代，然而中医证型是以人为主体，现代生命科学研究往往要在实验动物上来完成。如何将人类血瘀证模型复制到实验动物身上，是每一位研究者必须面临的问题。复习相关文献，现阶段我国所用血瘀证模型大多以血液循环障碍为主，造模因素单一，周期较短，检测方法有待提高，不能完全依靠实验室检测手段，更重要的是缺少病证结合血瘀证动物模型研究。另一方面，将来有望在中医证型的研究中摆脱实验动物造模的影响，经过严格的安全评估和分析，直接于临床患者中观察和研究，或许中医证型的研究会有很大进步。

中医整体观与现代研究结合，中医的两大特点是辨证论治和整体观念，而现代医学研究通常以某一个点为切入点着手研究，如此便忽视了中医学以人为整体的观念，而只强调某个疾病的概念。如何在现代医学研究中体现人的完整性越来越受到研究者的重视，"生物-心理-社会"医学模式的转变推动中医向世界传播，在此大环境影响下，全基因网络系统研究的优势更加明显。

184 血瘀证本质研究

血瘀证的中西医结合研究是两种医学结合研究的一大热门，且已成为中西医结合学术研究最受国内外关注的领域之一。《黄帝内经》中就有类似瘀血名称记载有"留血""恶血""血凝泣"等。仲景在《伤寒杂病论》首先提出了"瘀血"的病名，而且《金匮要略》中对血瘀有专门的论述。历代医家又在病因病机及其血瘀证的治疗进行了补充和发展。

血瘀，是指体内有血液停滞，包括积存于体内的离经之血，或血运不畅，阻滞于经脉及脏腑内之瘀血。血瘀的形成，一是因气虚、气滞、血寒、痰浊、阴虚、郁热等原因，使血行不畅而凝滞；二是由于内外伤、气虚失摄或血热妄行等原因造成血瘀经脉，积存于体内而形成瘀血。目前国内外对它的研究已达到细胞超微结构和分子生物学水平。

血瘀证本质的微循环障碍及血液流变性异常已从大量临床与实验资料得到证明，血瘀证一般都伴有微循环障碍，微循环障碍时可出现血瘀证，这与中医学"有其内，必有其外""司外揣内""表里统一"的理论观点相一致。微循环障碍应该说是血瘀证一个重要具体客观指标，血瘀证则是中医学对微循环障碍一类疾病的统称，血瘀证的范围较之微循环障碍更为广泛。血液流变异常作为血瘀证另一重要客观指标是由于血液成分与性状改变，而致黏、浓、凝、稠、聚。很多资料表明：血瘀证伴有全血黏度、血浆黏度、血细胞比容、血小板聚集性增强，电泳时间延长，体外血栓形成的干湿量及长度增加，纤维蛋白原增高等。目前多数学者认为瘀血证除与上述两种病理异常有关外，还与局部缺血缺氧、炎症病理过程、免疫功能障碍、血液凝固系统、动脉粥样硬化、结缔组织代谢异常、细胞增殖性病变，内脏病理肿大、内脏及肢体血流量的分布异常有关等病理变化过程有关。血瘀证是一种系统质病，这种病变在不同的条件下呈现不同的"态"，是在人的血液中实际发生的广泛的病变过程。认识它的本质不应是仅从血液流变学或血流动力学等某一方面或某一层次来把握，而应该从整体水平，涉及免疫、神经内分泌、细胞分子水平等方面和层次来研究，以达到对血瘀证本质深刻、全面、系统的认识。学者刘军莲等对中医血瘀证本质研究做了梳理归纳。

血瘀证与内皮细胞的关系

血瘀证是在多种内外致病因素作用下，血液产生一种浓、黏、凝、聚的倾同，现代医学认为血管内皮细胞不仅是血液和血管平滑肌的屏障，而且是高度活跃的代谢库，它能合成多种血管活性物质，从小分子气体的一氧化氮（NO）到肽类大分子内皮素（ET-1）与缓激肽，对血管的舒缩功能与血液的流动性有不可替代的调节作用，对维持正常血液循环有重要的生理意义。

内皮素与血瘀证的关系临床研究显示外周循环内皮细胞（CEC）数量是判断在体血管损伤的重要指标，而且与内皮素的水平存在相关，在以血管病变为基础的相关疾病中，CEC数升高可能与血瘀证相关，但尚需按大量的流行病学研究来进一步证实CEC升高与血瘀证的相关性。活血化瘀中药可以对抗CEC的升高并伴随有临床病情的缓解，提示活血化瘀治疗的机理可能与该类药物对内皮细胞损伤的保护作用有关，但作用环节仍不清楚。与血管内皮细胞损伤有密切关系，检测ET水平将为血瘀证诊断提供重要的参考指标，同时亦为活血化瘀药治疗血瘀证提供理论依据，在血瘀证中随证选用活血化瘀药应具有重要的临床意义。

Takahashi H等认为，外周循环血液内皮细胞数量的增加是活体血管内皮细胞受损的唯一指标，并认为增高的 CEC 同内皮细胞损伤程度密切相关。

血瘀证与一氧化氮的关系

一氧化氮作为一种新的细胞间信息交换的重要载体，广泛参与生理功能的调节，尤其在心血管系统。由于 NO 介导着许多生物信息从血管内皮细胞向周围组织和细胞的传递，不仅能够舒张血管，抑制血小板的聚集和黏着，以防止动脉硬化的形成，而且对血管内皮细胞有着重要的细胞保护作用。观察发现冠心病血瘀证 NO 明显降低，这种改变造成心肌需氧和微血管舒缩状态之间的不平衡，使冠脉血流减少，以致发生心肌缺血甚至心肌梗死。

血瘀证与降钙素的关系

降钙素基因相关肽（CGRP）是一重要的血管舒张因子，CGRP 具有较强的舒张血管、拮抗 ET 作用，可改善脑组织缺血的程度，对梗死组织有保护作用。在脑梗死病变时，ET 水平明显升高，CGRP 浓度明显降低，拮抗 ET 的作用减弱，小动脉强烈痉挛，进一步导致血管内皮功能失衡。CGRP 活性降低不仅见于血瘀证，谭效锋等报道冠心病心绞痛患者血浆 CGRP 活性降低，给予活血保心冲剂治疗后则可使 CGRP 活性升高。陈氏等检测 100 例各种证型的冠心病患者的血浆 ET 与 CGRP，其血浆 CGRP 活性均高于正常人。

有研究发现地龙的有效药用成分——蚓激酶，可使 ET 水平显著下降，CGRP 浓度明显升高，显著改善血管内皮功能与脑组织缺血缺氧状态，从而发挥活血化瘀通络作用，因此根据"以药测证"的中医药理论也证明血瘀证与降钙素相关肽的相关性。

又有研究表明，碟脉灵注射液，通过降低 ET 水平、提高 CGRP 水平来保护心肌。碟脉灵注射液可有效抑制 ET 分泌，增加 CGRP 释放，该药对缺血心肌的血管内皮损伤起到了良好的保护和修复作用。

血瘀证与单核细胞及白细胞的关系

冠心病（CHD）血瘀证存在单核细胞促凝活性增高和纤溶活性降低，且凝血/纤溶指标的改变，可能是血瘀证形成的病理改变之一。这可能说明冠心病血瘀证患者已处于血栓前状态。CHD 患者循环血单核细胞、中性粒细胞 CD_{11b}、CD_{18} 表达增加，提示其单核细胞和中性粒细胞被激活，黏附性增加，显示单核细胞和中性粒细胞的活化程度与心肌缺血严重程度相关，与中医血瘀证有密切的关系。

血液中的主要有形成分是红细胞（RBC）和白细胞（WBC），尤其 WBC，数量仅为 RBC 的 1/700，因其大而硬，内黏度比 RBC 高 3 个数量级，又易于活化嵌塞于微血管内，并释放大量的氧自由基，引起 RBC 和血管内皮的损伤。流经毛细血管时，变形较慢，阻力较大，因此 WBC 的活化状态和流变性对血流异常、微循环障碍即"血行失度"起着十分重要的作用。有研究证实，血瘀证的白细胞黏附性增强，黏附分子表达增加。因此 WBC 高活化状态可能是瘀证一个重要特征。

WBC 活化后其磷酸化并与细胞骨架相连，胞外段变构，由低亲和力状态变成高亲和力状态，使 WBC 黏附功能增强，聚集性也增强。活化 WBC 释放的超氧阴离子自由基及蛋白酶损伤血管内皮，破坏血管壁的完整性。血管内皮细胞受刺激后产生的可溶性激活因子又成为促进 WBC 活化的因素，黏附于血管内皮表面的 WBC 也相互激活，产生血管活性物质细胞黏附分子，促进血管收缩，诱导血小板聚集，引起血流缓慢及血栓形成，组织缺血缺氧甚至坏死，加重血瘀证的症状。因此认为，WBC 自发活化率、黏附性、黏附分子表达、全血黏度增加及 RBC 变形性降低是构成血瘀证"血行失度"的共同病理基础。

血瘀证与凝血系统的关系

血浆组织型纤溶酶原激活物是对抗血栓形成的重要因素，而组织型纤溶酶原激活抑制因子可抑制前者的活性。组织型纤维蛋白溶酶原激活物（t-PA）、纤溶酶原激活抑制剂（PAD 与各种疾病中血瘀证的关系非常复杂，有的表现为血浆 t-PA 活性升高，有的表现为血浆 t-PA 活性降低。

凝血因子Ⅶ是凝血过程中一个重要的辅助因子，是参与因子 x 外源性激活途经中唯一的凝血因子。Ⅶ被活化后，其促凝血活性明显增加，Ⅶc增高是冠心病发生的危险因素。通过对血浆 FⅦc、抗凝血酶Ⅲ（AT-Ⅲ）活性的检测探索 FⅦC 与冠心病心血瘀证之间的关系研究表明：CHD 血瘀证患者血浆 FⅦC 明显高于非血瘀证和健康对照组，而 AT-Ⅲ活性明显低于 CHD 非血瘀证组和健康对照组。以往的研究表明 CHD 血瘀型冠状动脉狭窄程度均较其他型 CHD 为重，内皮细胞损伤严重，内皮下层、中层胶原纤维裸露，从而激活了凝血系统，凝血因子的大量生成，AT-Ⅲ因其结合从而导致血中浓度的明显下降，说明血瘀证患者可能存在明显外源性凝血途径的激活，FⅦC 活性升高可作为冠心病血瘀证的辨证参考依据。

血小板的主要生理功能是参与止血和血栓形成，并且在动脉粥样硬化形成等疾病和炎性反应中起重要作用。血小板在止血或病理过程中所起的作用与其黏附、释放和聚集反应等密切相关。血小板黏附、释放和聚集等反应统称为血小板活化，GMP-140 在血小板活化时从 α-颗粒转移到膜上，是血小板活化的标志物，在血栓性疾病发病时 GMP-140 显著升高。不仅如此，由于血小板膜上 GMP-140 表达增多，α-颗粒中的血小板球蛋白、和血小板第 4 因子（PF4）释放增多，血浆中 von Willebrand 因子（vWF）及 FVⅡ升高，AT-Ⅲ下降，PAI-1 升高，纤溶活性下降，因而造成一种血栓前状态。

GMP-140 显著升高可作为血栓性疾病监测和评价血栓前状态的有效指标。研究表明血小板活化是冠心病心肌梗死发病的主要机制之一，修复中发挥重要作用。纤溶活性下降是血管内凝血、血栓形成和动脉硬化的重要因素。纤溶系统是体内防止血栓形成的重要机制，其中心环节是纤溶酶原激活物将纤溶酶原转化成纤溶酶从而发挥纤溶作用，纤溶系统的失衡与动脉粥样硬化（AS）性疾病和血栓形成有关。检测 PA 及其抑制物的活性可反映机体的纤溶平衡状态。有研究表明血瘀证反映血小板功能状态的特异性指标 GMP-140 含量明显高于其他证型组。血小板活化、低纤溶状态与血瘀证形成有关；GMP-140 可作为冠心病血瘀证微观辨证的参考指标。

血小板含有 3 种颗粒：α-颗粒、致密颗粒及溶酶体，血小板在正常血液循环中处于静止状态，当血管内皮细胞损伤或在某些病理情况下，血小板被激活，随着血小板脱颗粒与释放反应，导致其颗粒膜与质膜或表面连接小管系统膜相融合，使原来位于颗粒膜上的糖蛋白，即血小板活化分子得以在质膜上暴露并释放入血浆中，发挥其生物学活性。血小板被激活后，因其构象发生变化，与纤维蛋白原配基及相应的受体结合，在血小板之间起到"桥梁"作用，进而使血小板聚集成团。这些颗粒膜蛋白在静止期血小板不表达或少量表达。当血小板活化后，血小板活化分子在血小板表面表达明显增强，成为识别活化血小板的特异分子标志物。

不同的实验室采用不同的实验方法对多种疾病的血小瘀证患者血小板活化分子进行了测定，发现血瘀证往往伴有血小板活化现象，血小板活化、功能亢进在血液循环和微循环障碍、血栓形成及血液流变性异常等血瘀证本质的各个环节中均起重要作用。因此血小板活化分子不仅可作为血瘀证重要的微观辨证指标，还可作为辨证用药、中药疗效观察的客观指标。

冠心病血瘀证患者外周血单核细胞 t-PA 活性明显低于非血瘀证组。而 PAI-1 活性在血瘀证和非血瘀证均明显增高，提示冠心病血瘀患者在单核细胞水平上纤溶活性降低，其改变的趋势与血浆部分相同；同时表明冠心病血瘀证的形成与血液循环障碍有关外，亦与血液成分的改变相关。

冠心病血瘀证血浆和单核细胞纤溶活性降低，改变的趋势相同，其产生有冠脉严重狭窄的病理基础。血液成分的改变也参与冠心病血瘀证的形成，使之处于血栓前状态，因此有必要进行积极的治疗以防止疾病的进一步发展。

冠心病血瘀证患者血浆FVⅡC明显高于非血瘀证和健康对照组，而AT-Ⅲ活性明显低于非血瘀证组和健康对照组。CHD血瘀型冠状动脉狭窄程度均较其他型CHD为重，内皮细胞损伤严重，内皮下层、中层胶原纤维裸露，从而激活了凝血系统，凝血因子的大量生成，AT-Ⅲ因与其结合从而导致血中浓度的明显下降。说明血瘀证患者可能存在明显外源性凝血途径的激活，FVⅡC活性升高可作为冠心病血瘀证的辨证参考依据之一。

血瘀证与其他因素的关系

在冠心病形成与发展过程中，存在着脂质代谢、血液流变性的异常，有研究表明，脂质代谢的异常是"痰凝心脉"的物质基础；血液流变性的异常是"痰瘀痹阻"的客观指征。外周血单核细胞中PDGF-AmR-NA的异常表达是"痰瘀"病理的分子机制，从非痰非瘀—痰凝心脉—痰瘀痹阻，基因表达量依次增加，从分子水平阐明了"痰瘀"病理变化实质。因此，外周血单核细胞中PDGF-AmRNA的异常表达很可能是冠心病因虚（非痰非瘀）致实（痰瘀）、因实致虚、终致虚实夹杂的分子机制。

近来又有研究发现丙二醛作为脂质过氧化的中间产物，在血液中的蓄积会造成红细胞悬浮液黏度的增加，为血瘀的生化本质提供了新的补充。

红细胞变形性是调节血液黏度和保证微循环有效灌注的重要因素，红细胞变形指数的值越小，表示红细胞的变形运动能力越差。有观察中发现血瘀证患者红细胞变形性都有一定程度的降低，其中冠心病血瘀证组表现明显。说明冠心病患者红细胞变形性降低引起组织的血流灌注减少，使组织缺血、缺氧，高血压病患者的红细胞变形性低下，使微循环的阻力增加，从而导致一系列的病理生理改变。认为红细胞变形性的降低可能是血瘀证发生的既为病因又为病理的因素之一。

冠心病血瘀证患者存在明显的血管内分泌功能失衡，ET/NO平衡失常导致冠状动脉痉挛是冠心病血瘀证形成的重要因素，认为ET/NO升高是血瘀证的重要标志。既往对冠心病血瘀证的研究也表明心脉瘀阻患者AgⅡ血浓度明显高于健康人群及其他证型冠心病患者。血管紧张素转换酶ACE在血管的调节和血管平滑肌的增生中起重要作用，直接影响动脉粥样硬化的形成。研究表明ACE水平受基因多态性与心肌梗死或包含其他类型的冠心病有同样的相关性，并与冠状动脉病变严重程度相关。

近年来氧自由基与疾病的关系受到广泛的注意。当氧自由基大量产生或清除功能发生障碍时，可对组织造成明显的病理损害。已知氧自由基对蛋白质、多糖、核酸和胶原成分都有毒性作用。而构成细胞膜的不饱和脂肪酸对自由基最敏感。自由基可诱发脂质过氧化反应，直接损伤细胞膜、线粒体、溶酶体和微粒体。自由基还可激活血小板及粒细胞导致微循环障碍，加重组织损伤的作用。体内存在的内源性酶清除系统，目前主要是通过测定红细胞的SOD活力了解机体清除氧自由基的能力，以及测定LPO产物，间接了解氧自由基损伤细胞的程度。有学者研究发现血瘀证患者存在有明显的微循环障碍的同时，伴有SOD活力显著下降，提示血瘀证患者的血瘀与氧自由基对组织细胞的损伤有密切关系。

血瘀证分子机制的精确阐述必将引发中医证候诊断客观化的一场新革命，正如国际血液流变学专家Dintenfass指出："对于未来几代人来说，血液黏度的科学、速度梯度的血液凝集与血栓形成以及血细胞的流变学是很重要的，其重要性会如今天的细菌学与病毒学之于我们一样。今天血液流变学仍面临着种种延误与困难。明天，这一切将会被人们视为可笑的无知。这正如细菌学与防腐剂诞生后也经历过困难，通过奋斗才得到理解与公认。"因此认清血瘀证的病理机制同样需要一段漫长的历程。

185 现代血瘀证学形成和发展

现代血瘀证研究前后历经50余年，在基础研究方面不断深入，深刻揭示了血瘀证的本质，在临床应用方面已辐射到临床各科，有力推动了临床治疗理念的改变。目前，现代血瘀证学已经形成一门新兴学科，并引领着中西医结合医学的发展方向。学者付长庚等对现代血瘀证学的形成与发展做了梳理归纳。

血瘀证学的历史考辨

1979年陈可冀在国内率先对血瘀证和活血化瘀的历史源流进行系统考证，指出《楚辞》是最早记载"瘀"字的书籍，书中有"形销铄而瘀伤"之语；我国在甘肃武威出土的汉代医简中和长沙马王堆汉墓出土的《五十二病方》中都提出了活血化瘀治法，这证明活血化瘀治法在两千多年前已经形成；但奠定血瘀证理论基础的文献却是先秦时期的《黄帝内经》，书中不仅对血瘀证的成因和症状表现进行了描述，还提出了血瘀证基本的治疗原则。东汉的《伤寒杂病论》首创血瘀证的辨证论治体系；唐、宋时期血瘀证和活血化瘀治法在理论、方剂、药物方面得到进一步发展，对血瘀理论进行了很好的补充；明、清时代血瘀理论和方法更加完善，王清任《医林改错》使活血化瘀治法发展到了新的高度。有关血瘀证源流的考辨，对系统的认识古典血瘀证学的发展过程具有重要意义，也为现代血瘀证学的建立奠定了基础。

现代血瘀证概念的确立

1973年中国中医研究院西苑医院心血管病研究组最早提出活血化瘀的四个基本理论观点，即"气帅血行""血分虚实""瘀分寒热""治风先治血，血行风自灭"。1978年梁子钧提出血和脉共同构成"血行"，而血瘀是"血行失度"，即血在脉中的运行失去其正常之度，血瘀证乃是"血行失度"所致的各种有关的临床综合病症，表现为两类情况：一是血在脉中的循行流动状态失常，即"血凝而不流""血瘀滞而不行"，从而造成全身或局部的"血脉不通"；二是经脉受损，造成血溢出脉外，形成"离经之血"。这是最早的血瘀证现代概念。

1987年陈可冀、张之南等编撰了现代血瘀证学第一本专著——《血瘀证与活血化瘀研究》，成为现代血瘀证学确立的标志，书中对血瘀证的概念进行了详细的讨论，认为"瘀"较之"瘀血"和"血瘀"的含义要广泛，"瘀"这一概念中，不仅包括血的"瘀"，即"血瘀"或"瘀血"，还包括气的"瘀"，即"气滞血瘀"。而"瘀血"和"血瘀"的概念相同，有广义和狭义之分，广义的血瘀是污秽和有毒之血，血瘀证是污秽和有毒之血所引起的一切病症；狭义的血瘀是"血液瘀滞或停滞"，血瘀证是"体内血液瘀滞于一定处所的病症"。这一观点标志着现代血瘀证概念日趋完善。

21世纪初陈可冀通过总结血瘀证现代微观检查的结果，以及活血化瘀方药的反证，提出血瘀证在大体上表现出两种趋势，一种是表现为高黏滞状态，称为血瘀证Ⅰ型，患者可存在一种或多种血液高黏、高凝、高纤维蛋白原、高血栓素水平或高血栓栓塞风险；另一种表现为低黏滞状态，患者往往凝血功能不良，称为血瘀证Ⅱ型。这一分类方法不仅标志着血瘀证概念的成熟，也为血瘀证的现代研究提供了便利。

血瘀证本质的研究

近40年来，有关血瘀证本质的研究一直是中西医结合医学界研究的热点，大家从微循环障碍、血流动力学异常、血小板活化、血管内皮受损、炎症反应等不同侧面对血瘀证的本质进行了深入阐释，有力推动了现代血瘀证学的发展。

1. 血瘀证与微循环障碍 1976年，中国医学科学院活血化瘀研究协作组首次通过临床和实验研究证实血瘀证和微循环障碍密切相关。1982年，金惠铭在《中西医结合杂志》发表了题为《微循环障碍与"血瘀"及"活血化瘀"》的综述，首次对活血化瘀治法改善微循环障碍的可能机制进行了探讨。此后，翁维良等观察了20种活血化瘀药对实验性微循环障碍的影响，证实活血化瘀药物能够改善微循环状态。徐应抒等通过对高血压病气滞血瘀证的微循环和血液流变学进行研究，首次证实血瘀证与其他证型在微循环方面存在客观指标的差异。随着有关血瘀证微循环改变的研究越来越多，研究方法也越来越先进，韩新民等在1987年即对心脑血管病血瘀证患者应用激光多普勒显微检测技术进行多指标定量分析，初步提示患者的微循环血流速度明显减慢，证实其量值变化与健康成人或同龄组健康老人比较均有显著性差异。赖世隆等在1990年即对血瘀证患者血浆血栓素A_2（TXA_2）和前列环素（PGI_2）水平与微循环指标进行相关性分析，提出微循环障碍和TXA_2-PGI_2平衡失调是血瘀证的病理生理学基础。舒荣等通过观察针刺对血瘀证大白兔微循环的影响，发现针刺可以减轻红细胞聚集、改善微循环灌注，同时缓解血管管袢的收缩，为针灸治疗血瘀证提供了证据。20世纪80年代以后，随着血瘀证动物模型的建立，血瘀证的研究日渐深入。近来有研究通过观察5种血瘀证亚型兔球结膜微循环改变，分析5种血瘀证的不同特性，提出微循环改变的不同特点可以反映血瘀证亚型的不同特性，这为以后血瘀证的精细化诊断提供了新的思路。

2. 血瘀证与血流动力学异常 20世纪70年代，梁子钧等在《新医学杂志》上发表了《从血液流变学和血流动力学探讨中医的"血瘀"和"活血化瘀"》，首次提出从血液流变学角度研究血瘀证的思路。随后，李连达等观察了20种活血化瘀中药对犬心脏血流动力学的影响，证实活血化瘀中药具有改善血流动力学的作用。廖福龙等在1986年率先进行了活血化瘀药物药性的血液流变学研究，发现活血化瘀药物对凝血过程有一定的规律性影响。此后，刘晨波等发现血瘀证的不同证型之间的血液流变学规律存在差异，而马瑞莲等发现不同疾病的血瘀证之间血液流变学指标也各不相同，这为血瘀证的血液流变学研究带来困惑。对此，刘剑刚等通过总结既往研究成果，指出中药药物的单味药和复方药对于宏观血液流变学指标和细胞流变学指标均具有广泛的作用，但由于中药成分的复杂性，往往对血液流变学的多项指标都具有作用，作用机制不够明确，因此建议从细胞血液流变学、分子血液流变学水平研究中药药物的作用机制，这对血瘀证的血液流变学的深入研究起到了指导作用。

3. 血瘀证与血小板活化 从血小板活化角度研究血瘀证始于20世纪70年代。中国医学科学院活血化瘀治则研究协作组通过观察活血化瘀方药冠心2号对ADP诱导血小板聚集的影响，发现活血化瘀药物具有抑制血小板聚集的作用，从而开了从血小板活化方面阐释血瘀证的先河。徐理纳在1981年通过实验研究发现活血化瘀药物具有对抗血小板凝集素A_2（TXA_2）的作用，初步揭示了活血化瘀药物的作用机制。1988年吴锦等在电镜下观察冠心病血瘀证患者的血小板超微结构和功能，发现血瘀证患者的血小板既存在大型血小板比例增高且易于变形，糖萼增厚，糖原增多，膜的异常运动增多等形态上的异常，又存在聚集功能增强，细胞膜融合发生较早，释放反应活跃，吞噬能力降低，腺苷酸环化酶活性降低等功能上的异常，这些异常表现与血瘀程度线性相关，故提出血小板的变化是冠心病血瘀证中的一种实质性表现，这一论断开启了血瘀证客观化研究的大门。此后，有关血瘀证与血小板活化的研究日新月异，张荣华等发现血小板体积及分布宽度与老年病血瘀证显著相关，证实了"老年多瘀"的科学性。马民等发现血瘀证患者存在D62p基因、HSP70基因的异常表达，且基因异常表达水平的高低与血瘀证各型之间存在密切关系。2008年底，马晓娟等历经4年完成的"冠心病血瘀证血小板活化相关因子的基因组学研究"，通过临床血清学实验验证了目标基因 IL-8 与冠心病的相关性，证明 IL-8 可通过影响血小板活化介导冠心病血瘀证的发病过程，为血瘀证客观化诊断和治疗提供了分子靶标。随后，他们又在国内率先开展了冠心病血瘀证血小板差异功能蛋白筛选、鉴定及功能分析研究，发现 CD41 和 Actinγ 是冠心病血瘀证的标志蛋白，使血瘀证的研究进入了蛋白质组学时代。

4. 血瘀证与血管内皮损伤 20 世纪 90 年代，血管内皮细胞是重要的内分泌器官的全新概念提出以后，有关血瘀证血管内皮功能改变的研究也日渐兴起。王奇等率先发现血瘀证的血管内皮细胞存在病理性损伤，且内分泌功能紊乱，而血府逐瘀汤对血管内皮细胞具有保护作用。他们通过观察血瘀证血管内皮细胞抗凝与纤溶功能的变化规律，进一步发现血瘀证模型中血管内皮细胞存在抗凝与纤溶功能障碍。2006 年，袁肇凯等对冠心病血瘀证血管内皮细胞功能进行了大规模的检测分析，他收集了冠心病血瘀证、冠心病非血瘀证、非冠心病血瘀证和健康人各 100 余例，检测分析血管内皮细胞产生的一氧化氮（NO）、内皮素（ET）、血管紧张素Ⅱ（AgⅡ）、可溶性细胞间黏附分子（sICAM-1）和可溶性血管细胞黏附分子（sVCAM-1）等血管活性物质，结果显示 ET、AgⅡ、sICAM-1 和 sVCAM-1 的异常程度与血瘀程度相关，提示这些血管活性物质可能是冠心病血瘀证的重要病理标志物。此后，陈利国等进行了高血压病血瘀证血管内皮细胞损伤模型的研究，谭光波进行了冠心病血瘀证血管内皮细胞功能与 ACE、FⅦ、ApoE 基因多态性的研究，这些成果使人们对血瘀证本质的认识日渐深入。

5. 血瘀证与炎症反应 1974 年，天津市南开医院观察了活血化瘀药对几种不同实验性炎症过程的影响，首次证实活血化瘀药物具有抗炎作用。此后相当长的时期内，有关血瘀证与炎症反应的相关性研究都是集中在活血化瘀药物对炎症性疾病的治疗作用上。直到 2007 年，马晓娟等才通过文献综述正式提出血瘀证在某些活性因子、临床治疗及动物模型方面与炎症存在着密不可分的关系，炎症反应从一个侧面揭示了血瘀证的实质。从此以后，血瘀证与炎症反应的相关性研究日渐受到重视。黄政德等通过研究活血化瘀药对血瘀证心肌缺血再灌注损伤家兔内源性活性因子及炎症因子的影响，发现活血化瘀药可以调节内源性血管活性因子 TXA_2/PGI_2 平衡，降低炎症因子水平。徐浩等将传统中医理论对"瘀""毒"的认识和动脉粥样硬化的炎症反应理念相结合，提出"瘀毒致变"引发急性心血管事件的假说，并进一步对冠心病血瘀证"瘀毒"病机转变的蛋白质组学进行研究，初步阐明了瘀毒转化的生物学基础，这些研究成果对血瘀理论进行了创新性发展。

血瘀证诊断标准的建立

血瘀证诊断标准是血瘀证客观化、规范化进程中的重要课题，也是活血化瘀研究的基础和热点。1982 年，陈可冀等在中国中西医结合研究会第一次全国活血化瘀学术会议上主持制定了第一个现代"血瘀证诊断标准"，该标准首次把现代理化指标纳入中医证候诊断体系，对中医证候的客观化研究产生了重大影响。1986 年召开的第二届全国活血化瘀研究学术会议又对此标准进行了修订，在实验室依据里增加了血液凝固性增高或纤溶活性降低、特异性新技术显示血管阻塞等客观指标，使诊断的客观化程度进一步提高。1988 年 10 月在血瘀证研究国际会议上也制定了血瘀证诊断参考标准，最后一项规定为"理化检查具有血液循环瘀滞表现"，这一宽泛的描述使理化检查的重要性更加突出。但尽管血瘀证的诊断标准不断完善，血瘀程度的量化问题一直未能解决，这也对疗效的判定造成困难。为了建立血瘀证的量化诊断标准，20 世纪 80 年代中期，王阶等收集和整理了 202 例各类疾病患者的临床资料，采用电子计算机和多元线性逐步回归方法，建立了第一个血瘀证的定量诊断标准。该标准中的指标都是以定量形式出现，通过分值的积累，可以明确诊断是否存在血瘀并判断血瘀的轻重程度，既可以凭症状、体征构成诊断，也可以凭客观指标构成诊断，开创了血瘀证量化诊断的先河。

同一时期，血瘀证的专科诊断标准也逐渐建立起来。眼科、皮肤科、儿科等分别制定了各自的诊断标准，用以指导临床诊断和疗效评价。近年来，侯风刚等建立了肠癌血瘀证的量化辨证标准，刘永衡建立了中晚期原发性肺癌的血瘀证量化标准。此外，一些特殊体征在血瘀证诊断中的意义也受到大家的重视,李国贤等对血瘀证目征与血瘀证诊断标准进行了比较研究,王阶、陈可冀等对瘀血腹征进行了探讨,这些研究都对血瘀证诊断标准的发展起到了推动作用。

近10年来,人们逐渐发现既往建立的血瘀证诊断标准在证和病的关系以及在疾病发展过程中的动态变化规律方面仍存在分歧,原因在于血瘀证的范畴太大,无法用单一的诊断标准衡量诊断不同病种内出现的血瘀证证候,同时不同疾病也具有自身独特的特点。因此,血瘀证诊断标准的研究逐渐向病证结合的方向转化。2012年,付长庚等进行了冠心病血瘀证诊断标准的研究,率先建立了冠心病血瘀证病证结合的量化积分标准并得到了行业的认可。同时,针对冠心病急性心血管事件的发病特点,陈可冀等经过5年多的深入研究,制定了有关"瘀毒"的冠心病稳定期因毒致病的辨证诊断及量化标准,有效地指导了临床实践。

活血化瘀中药的现代分类研究

活血化瘀中药的现代分类研究始于20世纪70年代,研究者在传统中药分类方法的基础上,结合现代药理研究证据,宏观与微观相结合,开创了活血化瘀中药的现代分类方法。1973年,中国中医研究院西苑医院心血管病研究组首次将137种活血化瘀中药按其不同强度分为四级,第一级主要通过补血、养血达到活血化瘀的目的,包括何首乌、当归、赤芍等15种;第二级具有一般所指的祛瘀生新、活血化瘀作用,包括川芎、红花、益母草等68种;第三级具有攻瘀、散血作用,包括苏木、延胡索、大黄等20种。这是首次对活血化瘀中药进行现代分类。

1990年,陈可冀等对《神农本草经》《药性论》《本草纲目》等16部本草学专著进行总结归纳,集传统中药分类方法之大成,充分结合现代药理研究结果,根据活血化瘀中药的作用特点和强度将其分为和血、活血、破血三大类,其中和血类药物包括当归、丹参、牡丹皮、赤芍、生地黄、鸡血藤6种具有养血和脉作用的中药;活血类药物包括川芎、红花、蒲黄、五灵脂、刘寄奴、郁金、姜黄、三七、大黄、穿山甲、益母草、苏木、泽兰、牛膝、延胡索、鬼箭羽、乳香、没药、紫薇、蛴螬、王不留行共21种具有活血行血祛瘀作用的中药;破血类药物包括三棱、莪术、水蛭、虻虫、血竭、桃仁、干漆共8种具有破血消瘀、攻坚作用的中药。这种分类方法将传统中药学理论和现代药理技术完美地融合在一起,得到行业的普遍认可。经过几代人的努力,现代血瘀证学将古典血瘀证理论和现代科学技术有机结合,已经形成一个开放的、多元的、动态发展的学科体系,并进一步形成了活血化瘀学派。

186 中西医结合血瘀证本质研究

中医和西医这两种医学体系分别起源和发展了几千年，其研究对象是相同的，却形成了不同的学术内容和学术风格。造成这种差异有其深刻的历史渊源，其内在根据是中西医学各自不同的思维方式。西医的思维方式是还原论，而中医的思维方式是朴素系统论。西医的还原论思维是以原子论、元素论为理论基础，把事物和人理解为原子或元素组合而成的整体，遵循人的可分解性和可还原性原则，对人进行分解、还原研究，对问题作出还原性的解释。中医学的思维方式是以元气论为思想基础，把事物和人理解为由元气运化而生的，遵循人的整体性、功能性原则，对人进行整体和功能上的研究，对问题作出有机性的解释。然而，中医和西医同样都是医学，两者的目的都是为人类的健康服务，其根本问题是看是否对患者有疗效。人的疾病与健康有多条规律，中、西医分别认识了不同的规律，有的规律中医认识了而西医没有认识，有的规律西医认识了而中医没有认识，还有的规律中医和西医现在都还没有认识。两者各自建立了自己的理论体系，但都不是完整的理论体系，都没有全面地反映全部客观规律。这样中西医结合的宏观要求就是通过新的研究和发展，建立一个一元化的完备的理论体系。其中最重要的一项就是将两者研究的思维方式一元化，思维方式决定着医学研究的角度和视野，造成"仁者见仁（不见智），智者见智（不见仁）"的片面性和局限性。从现代科学和哲学提供的根据来看，新的思维方式的发展方向是现代系统论思维。因而，应当把现代系统论和系统科学的理论和方法移植运用于中西医统一的研究中，把中医的朴素系统论思维和西医的还原论思维提高或转变为现代系统论思维，从而发展新的医学系统论思维。而血瘀证的中西医结合研究是两种医学结合研究的一大热门，且已成为中西医结合学术研究最受国内外关注的领域之一。学者秦旺华等运用系统论思维从不同角度阐述了血瘀证本质的研究及发展方向。

从人与自然之间的关系看血瘀证的本质

人作为自然、社会、思维属性的统一体，必然与外界环境之间进行物质、能量、信息的交换。在这个过程中如果受到环境因素的影响，人自身也必然随外界环境的变化而变化。因而人体自身适应环境的能力强，其患病的概率就少，反之不能适应外界环境的变化，人体就容易发生病变。即中医理论所认为的"从其气则和""违其气则病""外气变化莫不为利，莫不为害"。血瘀证作为人体的一种病理状态，与外界环境因素的变化有一定联系。即中医所说的血瘀证"因于寒""因于热"。中医的"寒"包括"外寒"和"内寒"，"外寒"即指环境温度的降低，而"内寒"则不属于上面所讲的范畴。《素问·八正神明论》云："天寒日阴，则人血凝泣而卫气沉。"即属于"外寒"范畴。程守科等研究表明寒冷可导致血液黏度升高，在冬季冠心病心绞痛患者的血液流变学异常进一步加重。施永德等发现正常人血浆中存在着冷凝蛋白，而且在一年12个月中冷季为高，热季为低，且在缺血性中风、急性心肌梗死和肿瘤患者中的含量远高于正常人，其含量对全血的流变学行为产生明显的影响和相关性。国外有研究证实环境温度每下降1℃，许多脊椎动物的血液黏度上升约3%。中医的"热瘀"也包括"外感邪热"和"内生邪热"，前者的是由于环境温度的升高或体表摩擦而引起血瘀，后者不属于上面所讲的范畴。《医林改错》指出"血受热则煎熬成块"，说的是"外感邪热"致瘀。当天气变热时，毛细血管网广泛开放，也会使血液瘀积。人的血液黏度除受天气的影响外，还受所处环境的磁场、重力场、海拔高度等因素的影响。此外，外界环境的变化对人的心理状态也会产生影响，外界的各种信息都会影响到人的心情好坏，所以健康积极的心态对机体防病也很重要。如吕新华等发现精神病患者的血液黏度比普通人高；刘秀平等通过在正常大鼠血液中加入神经递质如去甲肾上腺素也可使红细胞的变形能力减少，血液黏度升高。中医理论认为"慢性恼怒致血瘀"。其可能原因为人在恼怒状态下体内的各种激素水平都有上升，如内皮素（ET）、血栓素（TXA_2）等，两者具有强大的收缩动脉血管和血小板致凝剂的作用。推测"慢性恼怒致血瘀"的原因与体内下丘脑-垂体-肾上腺皮质轴的功能发生紊乱导致各种激素的协调平衡关系被打破有关。

从人体内部八大系统的相互关系看血瘀证的本质

血液作为循环系统的一部分，其运行的状态必然受到其他七大系统的影响与制约。当人体内的某个系统发生病变时，由于血液在体内的广泛分布，不停地与周围系统进行物质和能量交换，它必然会造成血液黏度的变化。即中医理论所认为的"初病在卫，久病入血"。在临床上有多种疾病伴随着血液黏度的升高，如神经系统的缺血性脑血管病、老年痴呆，消化系统的慢性胃炎、消化性溃疡，呼吸系统的慢性支气管炎、弥漫性间质性肺纤维化，泌尿系统的急、慢性肾小球炎，内分泌系统的糖尿病、高脂血症等。可见血瘀证中有很大一部分疾病跟炎症密切相关。从现代医学的角度看，各种炎症性反应常导致血管内皮细胞及中性粒细胞等氧自由基的生成和释放，氧自由基跟体内蛋白和脂质发生反应形成各种不饱和醛酮，如丙二醛、4-羟基2-壬烯醛等中间产物，最近的研究表明这些产物会在体内产生广泛的交联而对人体产生生理或病理性的损伤，在血液中则会造成血液黏度的上升。自由基的生成和释放还会刺激巨噬细胞产生和分泌大量的 TNF, TGF, PDGF, PAF, IL-1, IL-6 等，其中 TNF 具有各种生物学效应，它可刺激脏器中的血管内皮细胞、白细胞和血小板，引起表面黏附分子表达增强。TNF 等细胞因子作用于血管内皮细胞也引起内皮素的合成与分泌增加，可引起小血管和毛细血管收缩与闭塞，引起血液黏度的升高。李晶洁等发现白细胞因子 IL-6 也能诱导 C 反应蛋白的产生，它作为一种系统性的炎症因子，其浓度与血液黏度密切相关。还有如糖尿病、胃癌、脑中风、脑梗死、风湿等其他系统的疾病等都会造成血液黏度的升高。

从循环系统中血液与其他组分的相互关系看血瘀证的本质

血液作为循环系统的一部分与系统内其他组分有着密切的关系。中医对血脉及其功能早有论述，《黄帝内经》云"血之清浊，脉之长短，皆有大数"；"大者为经脉，小者为络脉，再小者为孙络，血络，浮络"。它们"内属于脏腑，外络于肢节"，而"络脉浮"则"浮而常见"，这里所说的络脉是指皮肤浅表的微血管。医对血在脉中的循环更为重视，认为在正常生理状态下，血在脉中的循环流动应是"如水之流"，而"血有清浊之分"，"清者为营，浊者为卫，营在脉中，卫在脉外，营周不休，五十而复大会，阴阳相贯，如环无端"。这与现代医学关于血和微循环对组织、器官和细胞的营养供应以及代谢产物的排出是一致的。现代医学研究证明，人体各部和器官内的微循环组织一般都包括微动脉、后微动脉（中间微动脉）、真毛细血管、直捷通路（通血毛细血管）、动静脉吻合支及微静脉6个部分。管壁有完整的平滑肌，受交感神经和体液因素的调节。近来的研究表明，血管内皮细胞不仅是机体的重要屏障和半透膜，而且是机体内最大的内分泌器官。由于内皮细胞遍布全身各个器官和组织，因此机体所有器官和组织无一不受血管内分泌功能的影响和调控。如内皮细胞分泌的 NO 内皮素对血管具有强烈的作用，NO 能使血管扩张及抑制血小板的黏附和聚集，造成血液黏度的下降。如果某些病理因素使小动脉发生持久收缩，则会使微循环血流减少，造成血液瘀积。同样心脏在血液循环中起着十分重要的作用。中医理论认为"心主血脉""气为血帅""气行血行"，血液的运行主要依赖心气的推动。"心气不足""帅血运行无力可致瘀"，这与西医的血流动力学和微循环有不少共同之处。如冠心病患者由于心脏的搏动无力，血流速度缓慢而造成血液的黏度过高，引发血瘀；高血压病也会出现血黏度升高的现象。

从血液内部各组分的关系看血瘀证的本质

从血液内部系统来看，血液是由血细胞、血浆、血小板、电解质、蛋白质、脂质等成分组成的复杂系统。系统内任一组分在外来因素如温度、pH值、渗透压的影响下或自身发生的变化都会导致血液系统内部各成分之间已有的平衡关系被打破，进而从宏观上引起血液黏度的变化。从血细胞的角度来看，其中红细胞的聚集性、变形性和红细胞的压积是影响血黏度的主要指标。如羰基应激和氧化伤害红细胞，会造成红细胞悬浮液的黏度上升。白细胞也会对血液黏度产生直接或间接的影响，如白细胞增加会引起血液黏度的升高。李志新等研究发现单核巨噬细胞产生的白细胞介素IL-1具有广泛的生物学活性，除能作用于免疫细胞，诱导其活化、增殖及分化外，也能刺激骨髓和其他细胞而促进造血。在产生白细胞介素IL-1的同时也能促进IL-2的产生，IL-2可能与改善机体自由基代谢有关，因而可影响到红细胞的聚集性及变形性，进而影响到血液的黏度。血浆中还含有多种蛋白，会对血液黏度产生影响。如纤维蛋白原含量的增加可引起红细胞聚集，降低其变形能力，促使血小板活化，使血流缓慢，血液黏度升高。大分子蛋白尤其是不对称或网状大分子球蛋白易在切应力的作用下增加对血液的阻力，如IgM的异常增高而使巨球蛋白血症、多发性骨髓瘤患者的血浆黏度明显升高；低浓度的高密度脂蛋白也会造成血液黏度的下降。陈可冀等指出在血液中存在着血凝跟抗凝两大系统，正常情况下，两大系统保持着微妙的平衡关系。心血管血液既不会由于血液的凝固出现凝块，也不会因为纤维蛋白的溶解而引起毛细血管壁通透性增加而出血。小板在正常情况下以分散相分布于血液中，并随血流运行，而因某些因素如ADP的存在，使血小板激活后则相互聚集在一起，引起血液黏度的升高甚至血液的凝固。

从分子水平看血瘀证的本质

在血液中存在以下几种分子平衡系统：凝血因子-抗凝因子；前列环素-血栓素；内皮素-降钙素基因相关肽等。这些平衡系统受到各种体液激素的调节而在体内保持着微妙的平衡关系，一旦这种平衡关系被打破，极有可能造成血液的瘀积。在生理状态下，它们经神经、体液和局部的正、负反馈的内调节作用，在数量、活性和效应上是平衡的，维持着人体血压、凝血、纤溶等血流动力学和血液流变学的正常；但在病理条件下，它们之间的动态平衡发生了改变，使血液处于高凝低纤溶状态，或引发血管的高阻力状态，或产生了血管组织结构的重塑。如前列环素（PGI_2）和血栓素（TXA_2）具有完全相反的作用，前者具有扩张动脉、抑制血小板功能的作用；后者具有强大的收缩血管和血小板致凝剂的作用。PGI_2/TXA_2的活性保持平衡是机体一个重要生理作用，可以控制机体的正常止血和防止血栓的形成。如李泓研究表明脑缺血时脑组织细胞内Ca^{2+}浓度增高，释放出ADP、5-羟色胺和儿茶酚胺等生物活性物质，刺激血小板中花生四烯酸代谢产物TXA_2-PGI_2平衡失调，导致动脉血管收缩，血小板聚集，引发血瘀。血浆中各种离子和激素浓度的变化也会直接或间接影响到血液黏度。于敏华等研究表明Mg^{2+}有稳定纤维蛋白原和血小板，防止血管内凝血的作用，它含量的增高会使全血黏度下降；而血液中高浓度的NaCl、Zn^{2+}会引起血液黏度升高。姜全心等在心脑血管病患者中发现血浆心钠素的含量与高切黏度、血浆比黏度呈显著的正相关；范存芳等研究发现雌激素也能使血液黏度降低。近来的研究发现丙二醛作为脂质过氧化的中间产物在血液中的蓄积会造成红细胞悬浮液黏度的增加，为从分子水平看生理状态下的血瘀的生化本质提供了新的补充。

综上所述，血瘀证是一种系统质病，这种病变在不同的条件下呈现不同的"态"，是在人的血液中实际发生的广泛的病变过程。认识它的本质不应是仅从血液流变学或血流动力学等某一方面或某一层次来把握，而应该从整体水平的、涉及免疫、神经内分泌、细胞分子水平等方面和层次来研究，以达到对血瘀证本质的深刻、全面、系统的认识。

187　血瘀证与血小板改变

中医血瘀证是指体内血液停滞或血运不畅，阻滞于经脉及脏腑内，以疼痛、肿块、出血、舌紫、脉涩等为主要表现的证候。早在《黄帝内经》中就有"恶血""留血""血凝泣"的记载。《金匮要略》提出了血瘀的概念，描述了瘀血的主要症状及脉象，产生原因和治则。清代王清任重视血瘀证的辨证施治，创立了以血府逐瘀汤等为代表的活血化瘀类方30余首，至今仍广泛应用于临床。

血瘀证与活血化瘀研究是中西医结合以及中医药现代化研究中最为活跃的领域。自20世纪70年代起，研究人员积极采用现代科学技术，从宏观表征、器官组织、细胞分子水平对血瘀证进行了系统研究。随着研究的深入，发现"血瘀"与血小板形态功能异常密切相关，在冠心病血瘀证、脑梗死血瘀证等缺血性心脑血管疾病的诊断中，血小板的变化会早于CT、MRI等影像学指标的改变。随着生命科学技术的进步，许多学者以血小板为切入点，采用蛋白质组学、基因组学、生物信息学等方法探索了血瘀证理论和活血化瘀治法的作用机制。学者王紫艳等就血瘀证血小板变化及活血化瘀中药干预血小板治疗血瘀证的相关研究进行了梳理归纳，为进一步的研究提供了参考。

血瘀证血小板功能变化

血小板为圆盘形无核血细胞，具有多种功能，在人体血液中循环7~10 d后，在脾和肝中被消除。正常生理状态下，血小板参与人体的凝血过程，当机体血管受损时，血管内皮细胞暴露的胶原激活人体的凝血因子，进而引起血小板激活，导致血小板聚集率上升，同时血小板释放颗粒，更多的血小板被活化，形成血栓。血瘀证会出现血小板聚集性亢进，血小板活化因子释放增加等血小板功能变化。虽然西医的血栓类疾病与中医血瘀证密切相关，但中医血瘀证的涵盖病理过程更广，不仅仅是表现为血栓的出现，还有血液流变性异常、心功能降低等。大量研究显示，血瘀证存在着血小板异常、功能变化等现象，是血瘀证常见的表现之一，血小板聚集性增高是血瘀证临床诊断标准之一。

1. 血小板异常活化　血小板活化一般发生在某些生理条件下以及血管内皮受损、血管壁完整性遭到破坏或粥样斑块破裂时，血小板膜受到刺激，通过调节蛋白和第二信使的信号跨膜传导，触发血小板的变形、黏附、聚集和释放反应。血小板会发生活化反应，使血液黏度升高，最终造成高黏滞血证。血小板活化是血栓形成的始动因素，在瘀血产生及血瘀证形成中起到至关重要的作用。

（1）血小板形态学改变：在静息状态下，未被激活的血小板呈圆盘形，边界清晰膜表面光滑，基本不聚团，随全身血液流动。而当血管受损血小板被激活时，其形态发生改变。在扫描电镜下观察，与健康组受试者对比，血瘀证患者的血小板在一般状态下伪足形成及细胞表面变化较多，黏附及聚集性增强，细胞膜的融合程度更为严重。气虚血瘀证和气滞血瘀证模型的大鼠扫描电镜和透射电镜观察，血瘀证血小板大量激活，伪足伸出增多，聚团现象明显，并且血小板内部存在的巨型颗粒，提示血瘀证中后期血小板受损，表现在形态和内部结构的改变。

血小板体积的大小影响血小板功能，体积大的血小板功能活跃，致密小体含量多，酶活力高，更易聚集，对胶原的黏附力强，易于形成血栓。因此，血小板平均体积（MPV）、血小板体积分布宽度（PDW）、大血小板比率（P-LCR）等血小板形态学指标常常用来反映血小板的功能。血瘀证患者MPV、PDW较正常人对照组明显增高，提示血瘀证血小板大小不均，且以大血小板居多；PDW、MPV增大使血液处于"高聚"状态，血行不畅，从而导致血瘀证的发生。研究发现，不同辨证分型血瘀证患者血小板功能存在差别，寒凝血瘀证患者 MPV、PDW 较其他辨证分型血瘀证患者高；血小板体积越大，黏附功能越强。

（2）血小板微粒释放：血小板微粒（PMP）是直径为 100 nm～1 μm 的活化血小板膜脱落的囊泡，这些微粒子表面带有负电荷磷脂和多种受体、酶，具有细胞间信息传递的作用，是血小板功能的延伸。血小板在生理性的激活剂（如凝血酶、胶原），或者非生理性激活剂（如 Ca^{2+}）及高剪切力作用下活化后产生 PMP，另外任意细胞在凋亡时都会产生颗粒，所以血小板在自身凋亡的情况下也会产生 PMP。血小板中主要有 3 种微（颗）粒，即 α 颗粒、致密颗粒、溶酶体，其中致密颗粒中含有大量的 ADP、5-HT、ATP、Ca^{2+} 等血小板活物质，血小板活化后会释放出有激活作用的血小板颗粒，致使更多血小板被激活，进一步扩大血小板活化效应。

血小板膜表面的糖蛋白 CD62p 和 CD63 属于细胞内部颗粒上的膜糖蛋白，在未活化的状态下，储存于血小板内部的颗粒内，活化后伴随颗粒的释放，在血小板膜表面表达。冠心病不稳定型心绞痛血瘀证患者血小板微粒及其表面血小板膜糖蛋白 CD62p 表达水平明显高于非血瘀证组，并与血瘀证存在正相关。血瘀证大鼠模型血小板膜糖蛋白 CD62p 和 CD63 表达率研究表明，气滞血瘀证与致密颗粒释放增多相关性更大，气虚血瘀证在致密颗粒释放的同时，α 颗粒释放也增多。

2. 血小板黏附 是指血小板黏附于异物表面，是血小板的一项重要的止血功能。在生理性止血过程中，血小板黏附到暴露的血管内皮基质并发生血小板活化是血栓形成的起始阶段，进而产生血小板的聚集和释放反应，最终导致血小板血栓形成。在动脉血流的高剪切应力环境下，循环中血小板为了迅速黏附在受损的内皮和其基质，需要有血小板膜糖蛋白 GP/Ⅰb/Ⅸ/Ⅴ 复合物与血管性血友病因子（vWF）的协同作用。血小板一旦附着在血管壁上，其受体便与固定在损伤部位上的内皮基质蛋白和血浆蛋白相互作用，形成不可逆的黏合力。GP/Ⅰb/Ⅸ/Ⅴ 复合物除了能介导血小板黏附之外，还能启动细胞内信号发生过程，导致血小板表面整合素 αⅡbβ3 的构像改变，使之能够结合可溶性黏附配体（如 vWF 和纤维蛋白原），从而能够促进血小板进一步活化和聚集，使血栓变得更加牢固。张明雪等通过检测各组冠心病心阳虚血瘀证大鼠 vWF 浓度的变化，发现温阳活血中药复方能够通过降低 vWF 浓度来保护血管内皮细胞，抑制血小板黏附。

3. 血小板聚集 血小板聚集是指血小板之间通过黏附受体相互黏附形成血小板团，这一过程需要纤维蛋白原、Ca^{2+} 及血小板膜上的 GPⅡb/Ⅲa 的参与。在致聚剂（诱导剂）的激活下，GPⅡb/Ⅲa 分子上的纤维蛋白原受体暴露，在 Ca^{2+} 的作用下纤维蛋白原可与之结合，从而连接相邻的血小板，充当聚集的桥梁，使血小板聚集成团。血瘀证患者血小板聚集性亢进，有学者提出血小板聚集率异常可以考虑作为冠心病血瘀证的 5 个首选诊断指标之一。气滞血瘀证、气虚血瘀证大鼠模型研究显示，由花生四烯酸（AA）、二磷酸腺苷（ADP）及瑞斯托霉素（RISTO）3 种诱导剂诱导的血小板最大聚集率（MAR）和平均聚集率（AAR）较正常组明显升高。韩新民等采用电阻抗法和光电比浊法分别测定了血瘀证缺血性心脏病患者的血小板聚集活性，结果显示全血及血浆血小板聚集率均有所增高。

许多中药及其有效成分通过血小板聚集有解聚发挥活血化瘀的作用。如川芎嗪可抑制磷脂酶 A2 的活性，进而抑制血小板凝集，对已聚集的血小板也有解聚作用，其可以用于治疗血瘀证。LIL 等进行细胞实验研究表明，缺血性中风是由骨髓间充质干细胞（BMSCs）向血栓梗死区移动的能力差所导致，而川芎嗪会使 CXC 强趋化因子受体 4 的表达增加，促使 BMSCs 向缺血灶移动，从而改善血液流动。在分子水平方面上分析，川芎嗪通过减少花生四烯酸 2 的代谢，增加血液中血小板以及血浆内环磷酸腺苷（cAMP）的浓度，血小板内聚集的大量 cAMP 抑制了腺苷二磷酸（ADP）的释放，从而减少了 ADP 介导的血小板活化作用，抑制血小板凝集。同时川芎嗪能改变血小板膜上的钙离子浓度，使得血小板膜上正电荷减少，负电荷增加，相同电荷增加之后发生同种电荷排斥效应，也可有效阻止血小板聚集。

目前临床和动物关于血小板活化的研究数目多且方面广，但关于研究血瘀证对血小板聚集率的影响大多停留在观察描述阶段，研究多证实了血瘀证会引起血小板聚集，但对于其中研究的深度往往还欠缺，应更多深入探讨影响其聚集的分子机制，从而可得出用药靶点，方便治疗和改善血瘀证患者的病症。对于血瘀证影响改变血小板形态的研究也大多停留在描述性分析，应进一步进行机制探索，找到调控的蛋白以及通路，对临床用药，抗血小板治疗将有重大意义。

血瘀证血小板组学研究

1. 血瘀证血小板蛋白质组学 血小板蛋白质组（PPs）是通过鉴定血小板在静息或活化状态时表达的特殊蛋白质及血小板代谢的相关信号通路，进而分析血小板蛋白质在正常与病理状态下的功能变化。2012年，BURKHART J M采用定量质谱技术，首次全面、定量地建立了人血小板功能蛋白质组，鉴定出超过2 500个磷酸化位点，共包含有4 000种血小板蛋白。血小板蛋白质组研究不仅有助于揭示功能机制，而且有助于识别与病理状况的发生或发展相关的靶蛋白。

近些年来，中西医在血瘀证与血小板蛋白质组学的联系上做了许多努力，收获了许多进展和成果。刘玥等研究发现，冠心病血瘀证与非血瘀证组最终找到10个有可靠数据支撑的血小板差异表达功能蛋白质点，从中可以发现除血小板膜蛋白外，还包括了许多血小板骨架蛋白；通过对血小板骨架蛋白凝溶胶蛋白gelsolin的临床验证，证实冠心病血瘀证患者血小板gelsolin的含量较冠心病非血瘀证患者及健康对照人群显著升高。同时又将血小板gelsolin含量与冠心病不同分型（稳定型冠心病、急性冠脉综合征）之间的相关性开展了临床研究，结果表明其水平与急性冠脉综合征（ACS）的发生高度正相关。李雪峰等发现CD1和actinγ是冠心病血瘀证的标志蛋白，其他血小板功能蛋白的异常表达可能在冠心病血瘀证事件发生发展中起关键作用。区文超等应用二维凝胶电泳筛选冠心病患者和健康志愿者之间的血小板差异蛋白，初步鉴定了6个蛋白点，其中血小板结构蛋白有丝束蛋白-2、冠蛋白1A、膜联蛋白A1，血小板功能蛋白有凝聚素、过氧化物氧化还原酶-6、过氧化物氧化还原酶2，为研发血小板新型药物及发现冠心病抗栓治疗新靶点提供一定的线索。

多项体外血小板蛋白质组学研究表明血小板蛋白在静止或激活状态下存在蛋白的泛素化、乙酰化及磷酸化修饰，而这些蛋白修饰的发生可能与血小板的活化、聚集相关。然而以往的血瘀证的血小板蛋白质组学研究，多聚焦整体轮廓的改变，忽视了蛋白修饰水平及位点的变化。

2. 血瘀证血小板转录组学 血小板为无核细胞，缺乏转录工具所以无法转录核酸基因或在转录水平调节基因表达，因此大多数功能的调控研究都是在转录后水平进行的。然而最近研究表明血小板中含有丰富的线粒体，其中包含大约16kb的基因组DNA，可以编码13种基因，所以在循环血小板中很可能被主动转录。此外，血小板还能够以信号依赖的方式处理前mRNA以产生mRNA。血小板转录水平的差异可以揭示导致血小板反应性不同的机制，疾病发生或预后的机制，如心肌梗死患者的血小板转录组特征可以提供关于心肌梗死事件相关的血小板的特征证据，或解释不同反应性血小板因子的特征将会导致疾病的种类。解决这些未知问题的研究，有望对血瘀证患者提供新的诊断或治疗机会。

由文献研究可知，炎症和心血管事件等因素可能影响血小板核糖核酸的分布。而在各种疾病中使用基于血小板的基因表达特征可以开辟新的诊断途径，血小板的RNA表达谱增加了对其RNA含量的数量和质量的理解。仍需要进一步的研究来阐明这些基因及其编码蛋白的功能作用，或者这些基因是否仅仅是炎症或致癌环境的结果。

血小板中存在的另一类核糖核酸是微小核糖核酸（miRNAs）。2011年，首次报道血小板反应性与血小板中微小核糖核酸的丰度有关，揭示了血小板微小核糖核酸作为血板活化生物标志物的潜在用途。这些跨越微小核糖核酸（miRNAs）的21～24个核苷酸（nt）是真核基因表达的已知关键调节因子。微阵列和RNA测序（RNA-Seq）分析确定了人类血小板中多达532种不同的微小核糖核酸。此外，对心肌梗死患者血小板微小核糖核酸的RNA-Seq分析显示，与健康对照组相比，有9种差异表达的血小板微小核糖核酸在血小板聚集时释放，并通过囊泡依赖机制被内皮细胞吸收。调查研究表明，大多数来源于血小板的循环微小核糖核酸及其特征的改变在潜在心肌梗死患者的血浆中被发现。使用阿司匹林和普拉格雷的抗血小板药物治疗显著降低了血小板微小核糖核酸的水平，这表明血浆微小核糖核酸的表达可以作为血小板活化和抗血小板治疗效果的替代标志物。并且，最新研究显示在抗血小板治疗监测中，微小核糖核酸具有作为血小板活性生物标志物的潜力。血小板分泌的微小核糖核酸是靶细胞信号通路的重要调节剂，可作为疾病生物标志物，或作为活化和治疗反应标记。

血小板在血液中循环时也会老化。网状血小板（RPs）被认为是新释放的循环血小板的一个部分。与成熟血小板相比，RPs通常更大，其中含有更多的RNA，在某些情况下具有高反应性。临床上，RPs与心血管事件相关，会使血栓形成风险升高。通过流式细胞技术，研究人员从成熟血小板中分离出RPs（定义为噻唑橙染色最高的血小板）。然后对细胞群进行测序和比较，以此验证了之前的结论。并且，RPs中存在大量的差异表达（DE）转录物（$n=1\,744$），可以说与血小板活化和止血相关的生物学过程在RPs中得到了富集。微小核糖核酸测序仅鉴定出RPs中少量的DE miRNA。而且，含有9个微小核糖核酸都在反应蛋白中下调。在RPs中上调并参与血小板活化和止血的基因包括凝血酶受体PAR4、血栓烷A2受体和大量整合素和黏附分子，包括ITGA2B（CD41）。因此，这项基于转录的研究为先前的观察提供了新的见解，即RPs是高反应性的，并支持其与血栓事件之间的联系。

3. 血瘀证血小板代谢组学 应用血小板代谢组学的方法可以针对代谢通路层面反映药物作用对于血小板代谢的影响，进而找到血小板导致疾病发生的代谢网路。实验研究发现，采用LC-MS代谢组学技术测定丹红注射液的体外血小板聚集率，发现不同剂量与浓度下的丹红注射液对血小板聚集率有不同程度的降低作用，且随着剂量与浓度的增大，血小板聚集率逐渐降低。目前，以血小板为主要研究对象的代谢组学研究仍然较少。虽然有数据库使用了血小板组学（plateletomics）这一名称，但是其限于血小板RNA相关的年龄和性别的研究。系统地针对血瘀证的血小板蛋白质组学、修饰蛋白质组学和代谢组学等血小板多组学研究尚未见报道。

活血化瘀方药对血瘀证血小板的作用

1. 中药复方治疗活血化瘀证 多种中药复方具有显著抗血小板作用，活血化瘀中药在抗血小板治疗中具有优势，可以有效帮助血瘀证患者减轻症状，争取治疗时间。活血化瘀中药抗血小板治疗可通过降低血小板黏附性，抑制血小板活化、聚集、释放反应等几个方面实现。

桃红四物汤录自《玉机微义》，具有养血、活血的双重功效。体外实验研究表明，桃红四物汤醇沉的沉淀部位、醇沉的上清液部位及20%~30%醇洗脱部位均对ADP诱导的血小板聚集具有显著的抑制作用。有实验研究发现，桃红四物汤醇沉的上清液部位、沉淀部位、醇洗脱部位都会抑制血小板聚集。有研究者采用旋转玻球法测定血小板黏附率，比浊法测定血小板聚集率，结果发现桃红四物汤能显著抑制大鼠血浆vWF水平的升高，有效降低血小板黏附率。实验研究证实，桃红四物汤可以使大鼠血浆TXB2水平、TXB2/6-keto-PGF1α比值显著降低，血小板膜颗粒蛋白（GMP-140）含量降低，从而抑制血小板聚集、黏附。更深入研究发现，桃红四物汤对血小板活化各个环节均有抑制作用，具有多靶点、多途径的特点。

血府逐瘀汤出自《医林改错》，是活血化瘀法治疗胸痹心痛的经典方剂之一。通过对动脉血栓模型大鼠的研究，发现血府逐瘀汤可以抑制血小板形成，其机制可能与增加大鼠血浆中6-keto-PGF1α水平和降低血浆中TXB2水平有关。张艳丽探讨血府逐瘀汤对冠心病不稳定型心绞痛患者血管内皮损伤、血小板活化及血栓前状态的影响，结果表明血府逐瘀汤通过降低血清内皮素（ET）、vWF和血小板膜糖蛋白水平来抑制血小板活化，发挥抗血小板聚集作用，对预防动脉血栓性疾病的发生、发展有一定的积极意义。

补阳还五汤出自清代医家王清任所著的《医林改错》，是治疗中风之气虚血瘀证的中医名方。现代药理学研究表明补阳还五汤具有改善血液流变学、降血脂、抗动脉粥样硬化、抑制血小板聚集及抗血栓等作用，是目前血栓性疾病应用频率最高的方剂。实验结果表明，补阳还五汤可降低血小板黏附、抑制血栓的形成、抗血小板聚集、抑制血小板释放等作用。同时能够通过对干扰素分泌干预，改善血管异常收缩，保护血管内皮，进一步抑制对血小板黏附。有研究对不同组冠心病血瘀阳虚证大鼠 vWF 浓度状况进行分析，发现补阳还五汤通过降低 vWF 浓度，进而保护血管内皮细胞，有效抑制血小板的进一步黏附。

丹参饮由丹参、檀香和砂仁组成，来源于《时方歌括》，具有化瘀行气止痛的功效。现代药理学研究表明，丹参饮广泛应用于治疗中医气虚血瘀证、冠心病、心绞痛等方面。实验发现，丹参饮通过显著改善 cAMP 与 cGMP 的水平达到抑制血小板聚集的目的；可显著降低 β-TG 和 PF4 水平，对血小板的释放具有一定影响；丹参饮还可能通过使平衡系统向纤溶方向发展，从而达到抑制血小板聚集的效果。

舒脑欣滴丸是具有理气活血、化瘀止痛功效的滴丸制剂，由川芎、当归 2 味中药经现代工艺精制而成，对于中医辨证寒凝气滞血瘀证也有良好的疗效。实验研究证明，舒脑欣滴丸能够明显抑制 ADP、CG 和 AA 诱导的模型大鼠血小板聚集率的升高，表明舒脑欣滴丸能显著降低血大鼠血小板大聚集率，随药量增加，抑制效果增大。且同样给药剂量下，对于不同的诱导剂（ADP、CG 和 AA）所致的血小板聚集，同样给药剂量组显示 AD 诱导组抑制效果较好。

2. 单味药有效成分和单体 关于中医血瘀证的治疗，其发病机制主要为内阻瘀血，活血化瘀为首要的思路方法。大量临床研究及基础实验证明活血化瘀类中药对瘀血证的作用机制主要在于活其血脉（改善心脑血管功能、血液物理化学性状、血小板及凝血系统功能、微循环等生理功能）、化其瘀滞（抗心肌缺血、脑缺血，抑制血小板聚集，抗凝、抗血栓形成等）。随科技手段的不断更新，中药通过对于血小板的发挥作用来达到治疗中医血瘀证的思路应用越发广泛，许多中药制剂、活血化瘀类中药及其有效成分能够抗血小板聚集，降低血小板黏附性，从而达到抗血栓的疗效。而且中药在治疗血瘀证方面有自身强大优势，因具有作用温和、多靶点作用等特点，所以在临床心脑血管治疗中疗效甚好。除了上述的一些代表名方之外，为深入研究其药理药效，找到其各单味药有效成分及其作用通路，更加明确中药抗血小板的药理作用机制。

血瘀证与现代医学中的凝血、抗凝功能失常、微血栓形成密切相关，现代中医临床诊断心脑血管疾病时，常以血液流变性、凝血功能和血小板聚集能力等作为血瘀证的客观评价指标。血小板是血栓形成的中心环节，血小板活化黏附、聚集、释放以及纤溶等是一系列相关联过程。当前血瘀证研究重点逐步转向多组学研究，涉及基因组学、表观遗传学、蛋白组学、转录组学等方向。这些由组学构建起的多靶点网络，可以基于病证本身复杂性，从而更全面地构建血瘀证的潜在分子网络机制。

血小板相关的研究一直是中医血瘀证现代化研究的热点，从多组学、生物信息学等角度进行探索是血瘀证血小板研究目前较为新颖的思路。目前，血瘀证发生及演变机制的研究还未完全明确，聚焦血小板这一方面，利用多组学和系统生物学技术和方法开展血瘀证生物学基础与机制的研究，对于进一步阐释活血化瘀药物对于血小板作用的机制和找到其作用靶点有推动作用。

综上所述，王紫艳等认为可以从以下几方面开展血瘀证血小板的研究。①单纯的血瘀证在临床并不常见，多为兼证和病证结合，而且随着疾病的变化而发生演变与演化，因此血瘀证血小板研究应当采用病证结合的方式动态观察血小板的变化。②应改变描述性、简单的血小板聚集率等指标，探索建立新的血瘀证血小板形态功能改变评价体系，深入研究血小板改变的分子机制。③采用生物信息学、系统生物学、血小板组学、网络药理学、计算生物学等现代研究技术与方法，通过临床与实验基础研究相结合，综合研究血瘀证血小板变化。今后应多从细胞、分子基因水平深入研究血瘀证本质及活血化瘀复方药物的作用机制研究，进一步为临床提供理论支撑。

188 血瘀证与血脂代谢

血瘀证是由离经之血未能及时排出或消散，停留于体内，或血行不畅，壅遏于经脉之内，及瘀积于脏腑组织器官而导致的瘀血内阻病变，其临床表现以局部出现青紫肿块或腹内癥块、刺痛不移、拒按，或出血紫暗成块，舌紫或有瘀斑、瘀点，脉涩等为主。中医有关血瘀证的论述诸多，早在《黄帝内经》时期就有"凝血""恶血""留血""脉凝泣"等描述。在医圣张仲景于《金匮要略》首次提出"血瘀"一词后，历代医家均对其进行了深入的研究，包括《妇人大全良方》《证治准绳》《医林改错》《血证论》等著作，国医大师颜德馨更是提出"久病必有瘀，怪病必有瘀"的观点。这说明血瘀证是临床常见证候，对其病因病机、病理机制的深入了解有助于临床诊治。

血瘀证形成的原因较多，而血脂代谢紊乱是其中之一，如《素问·通评虚实论》云："凡治消瘅仆击，偏枯痿厥，气满发逆，甘肥贵人，则高粱之疾也。"即素体肥胖并多食膏粱之物者，易出现血液黏稠而阻遏气机，使气血运行不畅而导致血瘀证。现代医学研究亦指出血瘀证的形成主要涉及微循环障碍、血流动力学改变、凝血-纤溶系统失衡、炎症反应、血管内皮功能障碍、血脂异常、免疫功能紊乱等。学者赖丽娜等从血瘀证与血脂代谢的关系及血脂代谢对血瘀证形成的影响两个方面进行了梳理归纳，明确二者之间的微观关系，以期对从血瘀证角度研究血脂代谢紊乱的药物治疗提供新思路。

血瘀证与血脂代谢的关系

血瘀证患者的血液多处于浓、黏、凝、聚的状态，而血脂是血液的组成成分之一，血液的浓、黏等状态与血脂代谢紊乱密切相关。已有诸多研究证明血瘀证中多伴有血脂代谢的紊乱，如邵正斌等对300例冠心病合并2型糖尿病患者不同证型血脂指标进行观察，发现阳虚血瘀证患者总胆固醇（TC）和甘油三酯（TG）水平最高。王安琪等对120例冠心病患者不同证型血脂及脂蛋白水平进行观察，这些证型均与血瘀相关，其血脂及脂蛋白水平均高于正常值，且痰浊瘀阻组、痰浊血瘀组的TC、低密度脂蛋白胆固醇（LDL-C）、载脂蛋白A1（ApoA1）水平明显高于气虚血瘀组、气滞血瘀组，而与其他证型相比，痰浊血瘀组的TG水平升高最明显。另外，蒋雨辰将91例冠心病患者按照中医辨证分为血瘀证组与非血瘀证组，发现血瘀证组TC、LDL-C、载脂蛋白B（ApoB）均较非血瘀证组升高。以上说明血瘀证及其不同的分型均有血脂代谢的紊乱，且不同分型的血脂代谢紊乱程度不同。

中医理论认为，血脂亦称为"膏""脂"，其代谢紊乱或进食太多，易出现脾运化失常，痰浊内生而阻滞经脉，导致气血运行不畅而引起血瘀证的发生，即血脂代谢紊乱或高脂饮食可引发血瘀证，这也是现代动物实验研究中血瘀证造模理论的依据。如杨洪雁等利用"饥饿+高脂饲料+肾上腺素"复合因素方法制备血瘀证模型，在造模结束时行血脂检测，发现模型组TC、TG、LDL-C均较对照组显著升高。张伟健等用"高脂饲料+力竭游泳"的方法制备气虚血瘀证模型，并在造模结束时对血脂、血液黏度等指标进行检测，发现其均有明显的升高。另外，潘琳娜等通过"饥饿+高脂饮食"的方法制备气虚血瘀的大鼠模型，造模结束时通过大鼠表征出现不同程度的眼球暗红、蜷缩少动等症状，从而提示气虚血瘀证造模较为成功。以上均说明高脂饮食的动物造模方式能成功制备血瘀证模型。

血瘀证与血脂代谢关系密切，不同分型的血瘀证多伴有血脂代谢的紊乱，高脂饮食的造模方式亦能成功制备不同分型的血瘀证模型。现代医学诸多研究证实血脂代谢紊乱可通过炎症反应、内皮细胞功能障碍、微循环障碍、血液流变学改变及凝血-纤溶系统等层面参与血瘀证的形成。

血脂代谢对血瘀证形成的影响

1. 炎症反应 炎症反应是免疫系统对有害刺激物产生的反应，目的是消除有害刺激物并启动愈合过程。其在血瘀证形成中有重要作用，主要表现为在各种理化因素刺激下引起炎症因子的释放及炎症细胞的浸润，导致与凝血相关的某些自由基被激活而启动凝血系统，最终导致血液凝滞，从而促进血瘀证的形成。诸多研究证实血脂代谢紊乱可促进炎症因子的释放，如CHANGP等指出高脂饲料造模的兔子体内的LDL-C通过氧化低密度脂蛋白受体（LOX-1）途径可诱导巨噬细胞产生白细胞介素-1β（IL-1β）、白细胞介素-6（IL-6）和肿瘤坏死因子-α（TNF-α）等炎症因子，而IL-1β是心血管疾病发病机理中主要的促炎症因子。LUBRANO V等证实在中至高水平的LDL-C和氧化低密度脂蛋白胆固醇（oxLDL-C）存在的情况下，炎症细胞因子（如IL-6）的表达呈剂量依赖性方式增加。另外，已有研究指出血脂代谢紊乱可通过诱导炎症细胞引起炎症反应甚至增强炎症反应，如RHOADS J等指出oxLDL-C在血液中以游离的状态大量存在，其很大一部分会与特异性抗体结合形成免疫复合物，而这些含oxLDL-C的免疫复合物（oxLDL-IC）能够在巨噬细胞和树突状细胞中诱导炎症反应。并且oxLDL-IC还能通过免疫复合受体Fcγ受体Ⅰ（FcγRI）发出信号，诱导细胞激活，进一步导致炎症因子生成和泡沫细胞形成。除此之外，ROSENSONRS等发现富含甘油三酸酯的脂蛋白（TRL）可以通过直接和间接方式参与炎症，其间接方式为TRL在脂蛋白脂肪酶（LPL）的介导下水解产生高浓度脂解产物，例如氧化的游离脂肪酸，从而激活促炎和促凋亡信号通路；直接方式为TRL本身可直接激活许多促炎和促凋亡信号通路。WANGY等还指出，TRL的水解残余物能上调细胞间黏附分子-1（ICAM-1）和血管细胞黏附分子1（VCAM-1），从而促进白细胞经内皮迁移到炎症部位增强炎症反应。

血脂代谢的紊乱可通过促进炎症因子的释放及炎症细胞的激活，从而导致炎症反应的发生，最终促进血瘀证的形成。

2. 血管内皮细胞功能障碍 血管内皮细胞保持血管通畅和血液正常流动的功能与中医"脉"的功能相似，其功能的维持主要通过血管张力、血压以及凝血与抗凝的平衡等作用。对于血管张力、血压的维持，主要依赖于血管舒张因子一氧化氮（NO）、前列环素等以及血管收缩因子内皮素（ET）、血管紧张素Ⅰ、Ⅱ等。NO有舒张血管、抑制血小板聚集、阻滞白细胞黏附而抑制炎症反应的作用，其生理水平的维持是血管内皮稳态的关键因素，而ET有收缩血管及致炎和致栓的作用。已有研究表明血瘀证中多伴有NO的降低及ET的升高，二者平衡的失调可导致血管收缩，血管腔狭窄，血流阻力增大，从而促进血瘀证的发生。血脂代谢紊乱可影响内皮细胞的功能及NO的分泌，故其可能通过此途径促进血瘀证的形成。

oxLDL-C及其触发的一系列反应能引起内皮细胞（EC）的损伤及NO的分泌失调，甚至引起EC的凋亡。如GLIOZZIM等发现血液中oxLDL-C含量的增多能引起一氧化氮合酶（eNOS）组成型表达的eNOS活化失衡，促进该酶的可诱导同工型（iNOS）活化，从而导致NO分泌减少。这是因为eNOS能在分解L-精氨酸成为L-瓜氨酸的过程中产生NO，iNOS则不能。同时PIRILLO A等指出oxLDL-C与LOX-1受体结合可诱导内皮活化和功能障碍，这是由于增加的oxLDL-C可导致EC中LOX-1受体过表达，从而引起血管发炎，继而导致NO的产生失衡及保护性自噬的减弱，最终引发EC凋亡。

有研究指出TG的过量存在亦可导致内皮细胞功能的障碍，如通过评估血流介导的血管舒张功能情况，指出高脂餐后血清TG水平快速升高与内皮功能异常显著相关。MATSUMOTOS等通过以高甘油三酯血症兔（PHT兔）作为动物模型，以健康的日本白兔（JW兔）作为对照组，研究发现PHT兔中乙酰胆碱诱导的内皮依赖性舒张作用减弱，并指出这可能是由于NO生成减少所致。即TG的存在可引起NO分泌的减少从而引起EC舒张性降低。

另外，对于TRL而言，其水解产物能通过一系列的反应引起内皮细胞功能的障碍及促进炎症因子的分泌，如 PENGJ 等指出经 LPL 和胆固醇酯转运蛋白（CETP）水解的 TRL 及其裂解产物，可增加活性氧（ROS）的产生和减少 NO 的释放，并上调某些分子如 ICAM-1、VCAM-1 等在 EC 中的表达，从而导致内皮细胞功能障碍。其中 ROS 还可通过破坏 PI3K-AKt-eNOS 信号转导途径，引起 NO 合成和释放减少。LUCEROD 指出 TRL 会对乙酰胆碱介导的血管舒张产生抑制作用，而其水解残留的脂蛋白也会导致内皮依赖性血管舒缩功能受损，其可能与 ROS 的增加从而导致血管内皮通透性增加相关。此外，高浓度的 ROS 亦可引起细胞损伤和死亡，特别是 EC，而残留物样脂蛋白颗粒还可通过对 eNOS 的直接和间接作用而损害内皮功能。还有研究表明 TRL 残余物可通过增加促炎症因子，如 TNF-α 和 IL-1β 等的分泌来诱导内皮细胞凋亡，其中 TNF-α 是细胞炎症中最重要的分子之一，对内皮细胞功能障碍具有实质性作用，并且调节 eNOS 的表达从而导致内皮细胞 NO 产生功能障碍。

血脂代谢紊乱中的 LDL-C、TG 及其代谢产物等能通过调节 NO 的分泌、炎症因子的释放及内皮细胞的凋亡等过程影响内皮细胞的正常功能，使其不能维持血液流畅从而促进血瘀证的形成。

3. 微循环障碍 微循环是指微小动静脉间的血液循环，其主要功能是调节组织与血液间的氧气、二氧化碳、营养物质及代谢产物间的交换并负责血液的分配及组织灌溉。当微循环出现障碍时会导致局部血流减速及代谢产物的淤积而出现微血栓、炎症等反应，从而引起血液的停滞出现血瘀证。有研究证实血脂代谢紊乱是引起微循环障碍的危险因素之一，如谢滨萱等通过对 92 例受试者的观察，发现血脂异常组的甲襞微循环的管袢形态、血液流态、袢周状态积分均明显高于正常组。王文燕等指出与正常组相比，高脂血症组大鼠的微循环管径和血管数均明显降低，说明血脂代谢紊乱可引起微循环中血管的畸形及血管缩窄并减少微血管的数目从而引起微循环障碍，导致血液流动缓慢甚至郁滞引起血瘀证的发生。除此之外，MARANHAOPA 等通过对肥胖症组及对照组进食高脂饮食后的微血管反应的观察，发现高脂饮食能导致微循环障碍，且肥胖症组较正常组更早出现微循环障碍，并指出高脂饮食导致微循环障碍的出现的机制是使内皮细胞功能受损。

血脂代谢紊乱可通过影响微血管形态、数目的改变及内皮细胞功能的损害而破坏微循环的正常功能，从而引起血液停滞，导致血瘀证的形成。

4. 血液流变学改变 血液流变学是研究血液及其成分以及血管的流动性和其变化规律的一门学科，其常用检测指标包括全血黏度、红细胞比容、全血还原黏度、血浆黏度、红细胞沉降率、红细胞聚集指数、红细胞刚性指数等，通过这些指标的改变说明血液的高黏滞状态。血瘀证的形成与血液的黏滞状态密切相关，即血液流变学的改变可反映血瘀证的发生。已有研究证实血脂代谢紊乱可引起血液流变学的改变，如王垣芳等通过高脂乳剂灌胃复制高脂血症大鼠模型，且检测显示模型组大鼠全血黏度、血浆黏度和红细胞聚集指数均较正常组大鼠显著升高。其机制主要为血脂代谢紊乱者血浆中的大分子脂蛋白含量增加，并吸附在红细胞、血小板等细胞表面上引起膜表面负荷的降低，从而使细胞间的排斥力下降，增大黏附、聚集力，导致血液黏度、红细胞聚集指数等升高。常宁通过彩色多普勒超声诊断仪对 136 例受试者进行观察，发现红细胞聚集征组的纤维蛋白源（Fbg）、D-二聚体（D-D）指标均比正常组偏高，而二者是纤维蛋白原的降解产物，也是体质血栓前状态的指标。

血脂代谢的紊乱可引起全血黏度、血浆黏度和红细胞聚集指数等血液流变学的改变，促进血液黏度的增高及血栓等的形成，最终参与血瘀证的发生。

5. 凝血-纤溶系统 凝血系统功能的障碍包括两方面，一方面为凝血功能减退从而出现出血难以凝固，另一方面为凝血功能亢进从而促进血栓等的形成，即凝血系统功能的障碍可使血液处于高凝状态或血溢脉外，从而促进中医血瘀证的形成。血脂代谢紊乱伴有 oxLDL-C 的增多，其可促进 LOX-1 在血小板上的表达并激活血小板，相比于仅表达 CD36 的血小板，LOX-1 表达增加的血小板介导的 oxLDL-C 结合也增加了，从而增加血小板黏附在内皮细胞的能力，促进凝血的同时也促进炎症反应的发生。汪银燕通过对高脂状态大鼠血栓形成的研究，发现 LDL-C 和 oxLDL-C 参与动脉血栓的形成，并且 LDL-C 参与血栓形成的全过程；其还发现高脂状态下的血栓脱落受抑制，说明了血脂代谢紊乱可引起血栓的形成以及血管的阻塞从而促进血瘀证的形成。高水平的 LDL-C 合并低水平的 HDL-C，还可增强血小板的活化。除此之外，EC 不仅具有防止血液暴露于促凝平滑肌细胞（SMC）和内皮下基质的功能，而且还积极参与凝血及其预防，血脂代谢紊乱可引起内皮细胞功能障碍，从而导致凝血系统失衡，引起血液凝滞状态的发生。

血脂代谢紊乱可通过参与血小板的活化、血栓的形成及破坏内皮细胞功能导致凝血功能的障碍从而引起血瘀证的形成。

6. 其他 HDL-C 通常被认为是"好胆固醇"，其能将血液中的胆固醇逆转运至肝脏进行排泄，从而促进血脂代谢，除此之外其还有抗氧化、抗炎和保护内皮细胞的作用。有研究指出在较高的 TG 水平下，从 HDL-C 通过 CETP 转移到含 apoB 颗粒的胆固醇酯（CE）增加，最终导致 LDL-C 含量升高以及 HDL-C 含量降低。同时较高的 TG 水平还可以促进 HDL-C 向大颗粒的转化，导致浓度和大小均发生改变的 HDL-C 不仅不能通过 T 调节细胞参与抗炎过程，还通过促炎性 T 细胞促进炎症反应的发生。因此，血脂代谢紊乱中 HDL-C 浓度的降低及大小的改变，使其逆转运胆固醇、抗氧化、抗炎等功能受损，不仅不能保护内皮细胞，还会促进内皮细胞功能障碍、血小板活化等，最终导致血瘀证的形成。

综上所述，血瘀证与血脂代谢关系密切，血脂代谢紊乱可通过一系列途径参与血瘀证的形成，目前研究已经在炎症反应、内皮细胞功能、微循环、血流动力学、凝血-纤溶系统等方面进行了相关探索，并指出内皮细胞功能障碍在血脂代谢紊乱促进血瘀证形成的过程中有至关重要的作用。

189 代谢组学与血瘀证

近几十年来，有关血瘀证的研究一直是中西医结合医学界研究的热点，血瘀证涵盖疾病种类广，现代医学中认为血瘀证的本质是微循环障碍、血液凝固性增高，还包括炎症、变性、病理性肿块等多种病理改变，其机制涉及凝血亢进、血小板活化、血液流变学异常以及炎症因子、细胞增殖因子和促纤维化因子的表达异常等。

如何对中医血瘀证的诊断和治疗进行尝试性量化，对中医学的现代化进程具有重大意义；系统生物学尤其是代谢组学的提出为中医血瘀证的现代化研究提供了很好的发展方向。代谢组学是继基因组学、蛋白组学和转录组学之后，又一门新兴的"组学"，它利用现代分析技术定量测定生物体液中的内源性代谢产物，考察生物体在不同状态下代谢产物的变化，通过对于代谢物图谱的整体分析直接认识生理、病理状态，结合化学信息学分析方法确定内源性小分子代谢物成分的变化模式，获得相应的生物标记物群，表征或揭示生物体在特定时间和环境下的整体功能状态。代谢组学强调把人或动物作为一个整体来研究，同时在方法学上具有无创伤、动态、接近生理条件下研究等特点，与中医药治病整体性、动态性原则极其相似，为传统中医药研究提供了崭新的和强有力的技术手段。因此将代谢组学方法应用于中医血瘀证的研究中，有可能使以经验为基础的中医血瘀证证治得到统一的疗效判定，取得广泛的共识性。

学者谢雅革等通过对近年来中医血瘀证代谢组学实验研究和临床研究文献进行了梳理和分析，总结归纳了代谢组学在中医血瘀证动物模型、血瘀证"证本质"和血瘀证中药治疗方面的研究，为中医血瘀证的进一步客观化研究提供了参考。

血瘀证的概念

血瘀证为中医学中特有名词，《中医大辞典》解释为"病证名，血液瘀滞的各种病证"，临床各科许多疾病在其发生与发展过程中都可见到血瘀症状。东汉时期医家张仲景在《黄帝内经》理论基础上，首先确定"瘀血"病名，并于《伤寒杂病论》中创立了血瘀证完整的辨证论治体系；唐、宋时期血瘀证和活血化瘀治法在理论、方剂、药物方面更是得到进一步发展，对血瘀理论进行了很好的补充。

近现代中医学研究者梁子钧提出血和脉共同构成"血行"，而血瘀是"血行失度"，即血在脉中的运行失去其正常之度，血瘀证乃是"血行失度"所致的各种有关的临床综合病症。现代中医学认为，血瘀证当有狭义和广义两个方面，狭义概念的血瘀是血液运行不畅而停滞，广义的血瘀是因多种病因导致血液流行不畅，或积于脉内，或溢于脉外，或形成血栓，及导致血液相关系统异常，使血液功能、性质、成分发生改变者，都可称之为血瘀证。

动物模型的代谢组研究

动物模型是联系基础研究与临床实践的重要桥梁，建立合理有效的中医证候动物模型是实现中医药现代化的关键。代谢组学整体性、动态性、系统性特点与中医理论相吻合，在中医证候动物模型研究领域中展现出重要应用前景。利用代谢组学技术寻找中医证候的生物标记物，为建立合理的中医证候动物模型与评价体系提供依据。

吴德坤等在对急性心肌梗死血瘀证大鼠模型的心肌组织进行代谢组学研究中发现11个代谢产物，

参与了24条代谢路径，其中柠檬酸循环、丙酮酸代谢、氨酰-tRNA等合成代谢通路影响值差异有统计学意义，结果表明大鼠急性心肌梗死血瘀证病理过程涉及糖、蛋白质最终共同通路的三羧酸循环、氨基酸合成、转运等方面。黄烁等通过皮下注射盐酸异丙肾上腺素加冰水中游泳方法建立急性血瘀证大鼠模型，并将SD大鼠分为正常组和模型组，应用液相色谱和质谱联用仪的代谢组学方法检测急性血瘀证大鼠血清中代谢物的变化，实验结果显示模型组中磷脂酰胆碱和脂肪酸含量均大幅下降，3-Dehydrosphinganine和Dihydrosphingosine两个神经鞘磷脂类成分出现上调；通过分析认为急性血瘀证动物模型中磷脂酰胆碱、脂肪酸、神经鞘磷脂等成分的代谢都受到了干扰，这些代谢途径的变化可能导致能量代谢的异常，影响血小板功能，进而导致血瘀证的发生。

证的代谢组学研究

从中西医结合医学的角度来看，中医证本质的含义是指证发生发展的物质基础，这些物质决定着证发生发展的动态变化过程，是在证的发生发展过程中产生的特殊物质群。血瘀证是中医临床中常见的证型，不同的条件下呈现不同的"态"，是人实际发生的广泛的病变过程。认识它的本质不应该仅从现代医学意义上的血液流变学或血流动力学等某一方面或某一层次来把握，而应该从整体水平，涉及免疫、神经内分泌、细胞分子水平等方面和层次来研究。代谢组学能够通过对生物体液和组织进行系统测量和分析，对生物体的代谢物进行动态的跟踪检测、定量和分析，并与病理生理过程中的生物化学和生理学关联起来，确定发生这些变化的靶器官和作用位点，进而确定相关的生物标志物，因此对血瘀证患者或动物模型，进行代谢组学研究，找到中医血瘀证候的生物标记物，有利于进一步阐释中医血瘀证候的本质。

1. 病证结合 楚淑芳等将血瘀证与非血瘀证2型糖尿病患者的血浆进行代谢组学对比分析，探讨2型糖尿病血瘀证患者血浆代谢组学特征，推断得出血瘀证2型糖尿病患者可能存在更为严重的脂肪代谢、氨基酸代谢紊乱以及能量代谢障碍。魏星通过将冠心病患者分为非血瘀证、血瘀证及健康人3组，借助代谢气相色谱-质谱联用技术进行检测和观察，注意到与冠心病血瘀证密切相关的代谢标记物有氨基酸类、脂肪酸类、有机酸类、糖类、醇类以及其他类物质如磷酸、尿素等，分析认为胆固醇、木糖醇极有可能作为冠心病血瘀证潜在的代谢标记物，提示冠心病血瘀证潜在的生物标志物存在于氨基酸、脂肪酸、糖类等代谢差异图谱中。罗小芳采用液相色谱-质谱联用技术对22例肝硬化血瘀证患者和20例非血瘀证患者的尿液标本进行代谢组学轮廓分析，从中找到丙氨酸、D葡萄糖、甘氨鹅脱氧胆酸、溶血磷脂酰乙醇胺、柠檬酸、脯氨酸、胆汁酸7个认为是肝硬化血瘀证的潜在代谢标志物。方海燕选取41例正常人血浆、46例脑梗死血瘀证患者治疗前和治疗后血浆进行血清代谢组学分析，结果显示与正常组相比，患者治疗前组有58个代谢物浓度存在显著性差异，这些物质主要为氨基酸、有机酸、脂肪酸及糖类衍生物，其中L-鸟氨酸浓度显著降低，而其余57个代谢物浓度显著升高，表明脑梗死血瘀证患者血浆中糖、蛋白质及脂类均发生一定程度的代谢异常；而经治疗后，有棕榈酸、肌醇、亚油酸、反油酸、胆固醇5种代谢物浓度显著下降，有向正常组回归趋势，这一研究成果为脑梗死血瘀证的疾病诊断、病理机制研究提供了重要依据。

黄亚丽等选取符合标准的冠心病和肝硬化血瘀证患者与同病非血瘀证患者，采用代谢组学方法，对各组血清样本（各15例）进行检测，分析各组间的差异性代谢标志物，结果得出琥珀酸、柠檬酸、3-羟基丁酸、谷氨酰胺、组氨酸、N-乙酰糖蛋白和氧化三甲胺7种内源性代谢物为血瘀证的潜在生物标志物，并分析得出血瘀证患者存在能量代谢、脂代谢方面的异常，可增加氧自由基，促进血管收缩，同时可引起肾脏功能的损害。

2. 单纯证型 Xinjie Zhao等利用UPLC-Q-TOF/MS对大鼠血瘀证模型进行代谢组学研究。经主成分分析（PCA）分析得出模型组与空白组尿液代谢轮廓有显著性差异，分析找到7个可作为血瘀证潜在生物标记物：胆汁酸、二羟基胆烷酸、苯丙氨酸、犬尿喹啉酸、色氨酸、精氨酸、N-2-琥珀酰-鸟氨酸；推测这些标记物与体内苯丙氨酸、5-羟色氨生物的代谢通路有关，能够影响 NO 的合成路径进而影响心血管系统的功能。简维雄等通过对心血瘀阻证大鼠血浆的代谢产物、血液流变学指标的变化，以及养心通脉方干预后指标的改变，运用 GC-MS 法进行检测分析，发现乳酸、丙氨酸、花生四烯酸及果糖等 8 种代谢物可能与血瘀证病理的改变有一定的关系。

中药治疗的代谢组学研究

代谢组学的引入与发展，为中药作用于人体产生的作用机制的现代研究提供了全新的技术手段，应用代谢组学技术研究中药及其复方作用下血瘀证患者或动物模型生物体内代谢方式的改变和代谢产物的差异，力求对在作用机制、复方配伍规律及安全性评价等多方面给予科学阐释，必将有力地推动对中药治疗血瘀证机制的更深层次认识。

1. 病证结合 Pei L 等基于 UPLC-Q-TOF/MS 代谢组学方法，研究气滞血瘀型原发性痛经患者的血浆以及尿液样本的代谢产物，结果发现患者体内甘油磷脂等 3 种代谢产物发生异常，其中分析鉴定出患者血浆中含 7 个潜在标记物，尿液中含 8 个潜在标记物，经香附四物汤治疗后，代谢物谱趋于正常，以上 15 个潜在标记物均有显著改善。何磊等在探讨川芎酚酸组分通过活血化瘀功效治疗大鼠偏头痛的机制时，运用代谢组学方法得出川芎中川芎酚酸可通过降低 1-磷酸鞘氨醇、12-羟基二十碳四烯酸的含量调节花生四烯酸（AA）代谢，减少血栓烷 A2、血栓烷 B2 生成，发挥活血化瘀功效治疗偏头痛。黄晓晨运用代谢组学方法探究少腹逐瘀汤干预治疗原发性痛经大鼠模型的作用机制，分析并鉴定了 25 个潜在标志物，并在鉴定生物标志物的基础上，对标志物进行峰面积半定量分析，发现少腹逐瘀汤对这些发生变化的 25 个内源性生物标志物都具有一定的调控作用。

2 单纯证型：孟宪生等根据寒凝证的临床表现，制造寒凝血瘀大鼠模型；利用 UPLC/Q-TOF BPI 离子流图谱，分别绘制空白组、血瘀模型组、川芎大小剂量给药组的血浆 BPI 离子流指纹图谱，对图谱中分子离子峰进行分析，得出川芎对寒凝血瘀证大鼠的作用机制，可能是通过抑制使磷脂酰胆碱转化为花生四烯酸的磷脂酶 A2，使血栓烷的合成水平降低，影响磷脂酰胆碱代谢途径，使血瘀症状减轻而发挥治疗作用的结论。郜科明等将大鼠分为正常对照组、血瘀证模型组和血竭给药组，采集血浆并采用 GC-MS 方法检测各组大鼠血浆中的内源代谢产物，通过分析发现了若干血瘀证大鼠差异代谢物，包括乳酸、D-3-羟基丁酸、缬氨酸等，这些变化可能与大鼠能量代谢、γ-谷氨酸循环及氧化应激等代谢通路有关；血瘀证大鼠经过血竭给药之后，其血浆中的差异代谢物的浓度发生明显的变化，即各差异代谢物指标与血瘀证模型组相比都有一定的恢复作用，代谢组学研究结果与血瘀证大鼠血液流变学实验结果相吻合，从代谢组学的角度证实了血竭对血瘀证的治疗作用。

叶华建立血瘀动物模型，实验分为对照组、模型组、阿司匹林组、复方丹参低剂量组和复方丹参高剂量组，采用基于 GC-MS 技术的代谢组学方法评价复方丹参片对血瘀小鼠血浆代谢谱的作用，结果得出复方丹参片能有效改善血瘀小鼠血浆中代谢产物的变化，对于花生四烯酸，其作用优于阿司匹林肠溶片，但对于丙氨酸、缬氨酸和苹果酸，其作用与阿司匹林肠溶片效果相当。李朋玲采用基于 LC-Q/TOF-MS 的代谢组学方法检测空白对照组、血瘀模型组、桃红四物汤组和阳性对照组（阿司匹林肠溶片灌胃）4 组大鼠尿液，并对各组尿液进行主成分分析，得出桃红四物汤可以通过调节尿液中的半胱氨酸和蛋氨酸代谢、苯丙氨酸代谢及酪氨酸代谢，或者调节血浆中的花生四烯酸代谢、三羧酸循环及谷氨酸和谷氨酰胺代谢而发挥活血作用。

代谢组学的兴起为研究生命活动和疾病的发生发展规律提供了新方法，将代谢组学方法运用到中医血瘀证的研究中，开辟了中医血瘀证研究的新思路，并在多方面取得了一定的成果。随着代谢组学技术的不断成熟以及多种技术手段的联合运用，对中医血瘀证研究将更加深入，推动从微观水平上认识中医血瘀证的机制，为中医血瘀证的预防、诊断和治疗提供更加有效的技术和方法。

190 从血瘀论辨体调体与辨证论治的异同

中医体质类型与中医证候都是对人体生命现象的描述。体质以"人"为研究主体，应用范畴以"治未病"为主；证以"病"为研究主体，应用范畴以"治已病"为主。前人对"体质"与"证"的关系已做了丰富论述，如王前奔等从"体质影响证的形成"和"体质制约证的传变和转归"两个方面论述了体质和证的关系；匡调元从形成原因、变化速度、分型繁简和调治难易等方面论述了辨体质与辨证的不同；王琦等从9个方面对体质与证的概念作出界定，并从形成、性质、转化3个方面细述其关系。在以上理论指导下，辨体质与辨证在维护人类健康中各自发挥其作用。然而同时也看到，前人论述偏于从整体上进行理论探讨，对不同偏颇体质与相应证型的辨识与调治尚缺乏深度解析，目前仅见马嘉轶等基于体质与证候的辨析探讨了阳虚体质主药主方的筛选。因此，学者杨培英等以血瘀为例，探析了血瘀体质的辨体调体与血瘀证的辨证论治之异同所在，以期为临床实际应用提供具体参考。

血瘀体质与血瘀证的概念异同

血瘀体质是体内有血液运行不畅的潜在倾向或瘀血内阻的病理基础，以血瘀表现为主要特征的一种体质状态。参照《中华人民共和国国家标准中医临床诊疗术语证候部分》，血瘀证的概念为：瘀血内阻，血行不畅，以局部出现青紫肿块、疼痛拒按，或腹内癥块、刺痛不移、拒按，或出血紫暗成块，舌紫或有斑点，脉弦涩等为常见症的证候。两者在概念上有相似性，内在生理病理基础均为血行不畅，瘀血内阻。然而，血瘀体质强调的是人体，是生理的、潜在的、整体的特征，而血瘀证则侧重于疾病，是病理的、突出的、局部的症状，所以两者在概念上既有相同之处，又有本质的不同。

血瘀体质与血瘀证的辨识要素异同

体质的辨识有4个维度：人的形态结构、生理功能、心理状态和适应能力。而证候辨识则以病位证素与病性证素为辨识核心，其辨识过程有赖于医生在四诊合参的基础上整体把握，从舌象、脉象、病象、气象等临床信息中提取证素。以血瘀为例，在8种偏颇体质中，血瘀体质特征尤为复杂多变：形态结构的表现为瘦人居多；生理特征的常见表现为平素面色晦暗，皮肤偏黯或色素沉着，易出现瘀斑，易患疼痛，口唇黯淡或紫，舌质黯有瘀点或片状瘀斑，舌下静脉曲张，脉细涩等；心理状态常见表现为性格内郁，心情不快易烦，急躁健忘；适应能力的表现为不耐受风邪、寒邪。而血瘀证的主要表现和常见症状则更多表现为病理性的，诸如疼痛、出血、发热或寒热交作、咳喘、癥瘕积聚、痈肿，甚者肢体废用等，其精神症状见癫狂神魂或哭笑不休、失眠健忘等。由此可见，体质的辨识是多维度的，是在人体未发生疾病的前提下，通过形态结构、生理功能、心理状态和适应力4个维度，作出的人体模块化分类；而血瘀证则是已病状态下医生诊断辨识的瘀血阻滞的病位与病性情况的高度概括，其判断依据包含了病因、病势以及患者患病前后的生理、病理、情绪的综合变化。

血瘀体质和血瘀证的成因、部位异同

血瘀体质的形成因素有先天和后天两大方面，先天因素为禀赋遗传，后天因素则包含情志忧郁、病久入络等。血瘀体质的常见表现部位遍居全身，以皮肤（偏黯或者色素沉着、瘀斑）、口唇（黯淡或紫）、舌（舌质黯有点、舌下静脉曲张）、脉（细涩或结代）、眼眶（黯黑）、鼻部（黯滞）等为主要部位。血瘀证的形成因素则多与后天有关，多因跌打损伤、内伤出血、劳伤过度所致。血瘀证的瘀阻部位灵活多变，并由于瘀阻的部位不同出现不同的症状。按病位不同划分，可有瘀阻心胸、瘀阻少腹、瘀阻下窍胞宫、瘀阻肢体局部等不同的证候。如按照气血阴阳辨证，则有血热血瘀证、血寒血瘀证、气滞血瘀证、气虚血瘀证。由此看来，血瘀体质是根据先天和后天的相互作用下得出的综合的稳定的固有特质，其辨识结果基本固定，不因采用的辨体方法不同（如人工辨识、量表辨识、人脸识别等）而发生改变，其特点是全身性的，程度较轻；血瘀证则是后天因素所导致的一组症状群的综合概括，其辨识常需结合具体发生血瘀的部位进行，并因辨证方法的不同（脏腑辨证、气血津液辨证等）而结果各有侧重，其病位较局限，其病情较重。

血瘀体质与血瘀证的调治目的异同

血瘀体质是由于先天因素与后天因素而缓慢形成的相对稳定的、固有的体质状态，其形成是外因与内因共同作用下的长期结果，并一直贯穿于生命的全周期，包括了"生、长、壮、老、已"的生命全过程。因此，体质具有相对稳定性和动态可变性，两者形成了血瘀体质的调体特点：①体质可调，血瘀可通；②体质难调，周期较长。又由于体质与人体正气的强弱密切相关，血瘀体质的特性也决定了其对某些致病因素和疾病的易感性和易患性，如眩晕、胸痹、中风、癥瘕等病变，常有出血倾向。为了防止向疾病的方向发展，调理血瘀体质使其更趋于平和，是治未病的有力干预举措。

血瘀证的特点是与疾病发生发展过程密切相关，随着疾病的演变和康复，相应的脉症和体征将变化消失。由此，血瘀证的诊疗是对疾病的干预举措，其目的是使证候消失，是治已病的临床运用。

试以案例说明：一血瘀体质之少女，平素有面色晦黄、有瘀斑，神疲乏力等表现，自月经初潮就有严重痛经，头冒冷汗，每逢月经期前2天，难以正常生活和学习，经辨证属血瘀证，经桂枝茯苓丸合失笑散治疗3个月经周期，痛经消失，身体并无不适，但其血瘀体质的特征仍在，需对其进行长时间的体质调理，方能防止其日后复发或酿生他病。

血瘀体质与血瘀证的选方用药异同

血瘀体质和血瘀证在调体和治疗时均需遵循辨体-辨病-辨证治疗的原则，先判断患者的体质，然后紧握患者的最主要问题，并甄别出是何种体质的土壤上所衍生出来的表象，证型上兼顾其他变证，最后再选用适当的活血化瘀方药及变证加减。两者常用药有丹参、赤芍、桃仁、苏木、红花等；两者常用基础方有王清任的五大逐瘀汤、桂枝茯苓丸、桃红四物汤、金铃子散等。

体质的遗传性和可调性决定了血瘀体质调体方的基本法则，整体把握和长期干预，其调体法则是活血祛瘀，疏利通络，因此应着重考虑以"溯本求源"的原则进行选方用药，即应基于导致血瘀体质的根源入手进行干预，又要结合体质本身的特点，注意减少药物的不良反应。主要包括以下3个方面：①活血调"经"药，补气行气。此"经"非指妇人月事，而是经络之经，药物宜用如丹参、红花、牛膝、鸡血藤、益母草、玫瑰花、月季花、凌霄花等调达气机、疏通经络之品，发挥疏利通络的作用。如唐容川在《血证论》中言"气与水本属一家，治气即是治水……水病累血"。血瘀体质的调体妙在配伍行气或者补气之剂，在体质兼夹时尤为重要，兼气虚质者补气以行血有力，兼气郁质者行气以郁开血行。②调体宜缓，忌用峻剂。血瘀体质的调体忌用破瘀消癥或破气散血之品。若选此类药物作为长期调理用药，则易导致耗血动血，耗气伤阴等病证，如明代缪希雍在《本草经疏》中对莪术的评价："逢莪术行气破血散结，是其功能之所长，若夫妇人小儿，气血两虚，脾胃素弱而无积滞者，用之反能损真气，使食愈不消而脾胃益弱"。③津血同源，养阴活血。血瘀体质之人可因瘀血内阻常致津液不通，渐致津亏液少，出现阴虚质的兼夹现象。此时之调体当注重养阴活血。若见腹胀有形块，腹满不欲饮食者，可用大黄䗪虫丸原方调理，津血同源，水阴不足，"干血"独存，调以养阴活血。

相比而言，血瘀证的调体则有所不同，治法体现在"祛病扶正"上，选方配伍应该以治愈疾病并使正气恢复为目的。其选方用药特点体现在3个方面：①攻邪宜急，中病即止。血瘀证的治疗宜在量病情轻重的基础上适当选用活血峻剂加强疗效。与此同时，也应当注意"中病即止"，当患者血瘀证消失时应及时调整方药或剂量，甚至停药，避免损伤气血。②配伍增效，引经报使。用于治疗血瘀证的代表方较多，其配伍各有特点，当结合病情恰当选用。如莪术散，其中以三棱配伍莪术，当归配伍香附，以求气血同调，破血兼有行气，适用于气滞血瘀证患者。同时应结合其病位脏腑选择合适的方药，如五大逐瘀汤对不同部位各具专效。再者结合药物特性不同进行选择，如以川芎上行、牛膝下行、桂枝横行手臂、川楝子引入肝经等。③标本兼顾，止痛为先。血瘀证患者就诊时最常见问题有疼痛、出血、触及肿块等，临床上应相应地选用具有活血止痛、活血止血、活血疗伤或者破血消癥功效的药物，如延胡索、乳香、没药、酒大黄、血竭、骨碎补、水蛭等，及时缓解患者的疼痛，减轻痛苦。

血瘀体质调体专方

目前临床上血瘀证的备选方药较为丰富，血瘀体质的调理专方相关论述尚少。血瘀体质的调体虽可借鉴血瘀证的方药，有其一致性，但亦因体质本身的特点，有其差异性。应用血瘀证的相应处方进行调体，需要很大程度上依赖医生根据自己的经验进行合理加减变化，缺乏体质靶向性和可推广性。王琦教授在为血瘀体质之人调理体质时，有其专方专药和独到的用药配伍，作为血瘀体质的调体方药干预效果显著、靶向性强，便于推广应用。因此，从古今研究两个方面展开论述和分析。

血瘀体质调体专方：桃仁9 g，桂枝9 g，生甘草6 g，葛根9 g，生山楂10 g，陈皮6 g，昆布10 g，鸡内金9 g。方中的主药为桃仁和桂枝，两药配伍源于张仲景的经方桂枝茯苓丸，桂枝辛甘助阳，《神农本草经》云其"通血脉"，使血调畅，《医学衷中参西录》云其"又能导引三焦，下通膀胱以利小便"。桃仁和畅气血以生新，为活血通经常用之药。两药相须而加强药效，通而不滞。生山楂酸、甘，性微温，归脾胃肝经，长于消食化积、活血散瘀之功，陈皮配伍生山楂，气血同调。昆布味咸，咸能软坚，咸能入肾走水；而鸡内金味涩，入脾、胃、小肠、膀胱四经，消食积、健脾胃、止遗、化坚积、消结石，其涩味与昆布之咸味相佐制，防止利尿太过而伤阴。

葛根在《中药学》历版教材上没有活血化瘀之功效，但具有清扬升举之性，长于疏解外来之邪导致的运行不利，经脉失养的症状，现代研究表明，葛根有舒张血管、降低血管阻力、增加血流量、改善微循环等作用。海带提取物和鸡内金均具有明显的降血脂和减少脂肪堆积的作用。桂皮油能使血管扩张，增强血液循环，改善外周循环，桃仁提取物有显著抑制血凝的作用，并且能扩张外周血管，增加器官血流量。

此方的重要特点为除桂枝外所有的组成药物均为药食同源，其组方配伍非仅活血行气，还有针对血瘀体质易患的癥瘕积聚，体现了体质调理"未病"和"已病"同治的调治目的；并结合了现代的药理学研究，使方药也适用于血瘀体质有兼夹体质者，如兼夹气郁质、痰湿质、阳虚质者亦有良效。药食两用的食物对于体质的调理有较高的安全性，食物与药物相比不良反应小、口感好、接受度高、经济实惠、适合长期食用。

血瘀体质与血瘀证两者虽均有"血瘀"二字，但两者的概念、辨识要素、成因、部位、调治目的、调治原则均有不同之处，决定两者调治方药亦有所差异。体质与证候是两个密切相关但又处于不同层次的认知模式。体质以"人"为研究主体，证候以"病"为研究主体，辨体调体与辨证论治既有上述的诸多不同，又在临床上常相须为助，如此将"人的病"与"病的人"结合起来，在"未病"时通过辨体实现"未病先防"，在"已病"时通过辨证与辨体相结合实现当下的辨证论治与全程的辨体防变，并在"病后"实现辨体防复，从而形成人类生命全周期、全过程的健康链条。

191 肾虚血瘀相关证候

肾为先天之本，藏精，生髓化血。肾精在机体生命活动中具有很重要的作用。《素问·上古天真论》云："女子七岁，肾气盛，齿更发长……七七，任脉虚，太冲脉衰少，天癸竭，地道不通，故形坏而无子也。丈夫八岁，肾气实，发长齿更……七八……肾脏衰，形体皆极。八八，则齿发去。"描述了肾精盛衰对人体生长发育的影响。肾精充足则形体气血旺盛，肾精亏虚则形体气血衰弱。

血为全身的生理活动提供营养物质，是人体生命活动的根本保证。《诸病源候论·小儿杂病诸候》云："血之在身，随气而行，常无停积。"描述了正常生理状态下的血液是运行不息的。血瘀证为瘀血阻滞于脏腑、经脉所引起的证候，各种致病因素对血液循环如有不良作用就会发生血瘀证。血瘀证与脏腑、经络、气血津液失调具有重要的相关性。

肾虚一般分为肾阳虚证、肾气虚证、肾阴虚证及肾精不足证等。《读素问钞·论治》云："恐伤肾，肾主血，心肾有伤，血脉凝涩，故经络不通，病生不仁。"肾虚可以直接造成血瘀，肾虚产生的血瘀又可导致脉络瘀阻不畅，阻碍肾气的生化、肾阳的推动、肾阴的滋润，加重肾虚。故肾虚血瘀证是因虚致瘀、因瘀致虚导致恶性循环，故有病情缠绵难愈的特点。肾虚血瘀证最多见于老年病人中，现代实验研究证明，老年患者其红细胞变形能力下降，全血及血浆黏度明显增高，导致血流缓慢、血液瘀滞。从临床看，许多老年病其血液循环无不存在浓、黏、凝、聚的瘀血状态，说明肾虚血瘀是老年病的病理基础。学者郑在根等认为肾虚血瘀作为主要证候又可分为10个相关证候，并对此做了辨析。

肾精不足兼血瘀证

形成原因：先天禀赋不足，后天调养失宜，年老肾亏，劳伤久病，房事过度。

诊断依据：精少经闭，不孕不育，滑精，阳痿，两足痿弱，腰脊刺痛，智力减退，精神呆钝，脱发齿摇，耳鸣耳聋，舌紫暗或有瘀斑、瘀点、脉沉涩。

辨证要点：本证以肾虚精亏为本、血瘀为标，属虚实夹杂、本虚标实之证。肾精不足，可见精少经闭、不孕不育、滑精、阳痿、两足痿弱、精神呆钝、脱发齿摇、耳鸣耳聋等症；精亏血少，脉络不荣，或久病成瘀，可见腰脊刺痛、舌紫暗或有瘀斑瘀点、脉沉涩等。

治法方药：治法以补肾益精、祛瘀化血为主，代表方剂为左归丸加活血逐瘀药。

现代运用：用益精活血法治疗男性不育症、痴呆等属肾精不足兼血瘀证，获得良好的临床疗效。

肾气虚兼血瘀证

形成原因：年老虚弱、禀赋不足、后天食养不足、久病体劳、房劳过度等。

诊断依据：神疲乏力，气短懒言，腰膝酸软而痛，疼痛常为刺痛，耳鸣耳聋，少尿或多尿，小便清长、浮肿、面色白而虚浮、舌淡胖而灰黯、或见瘀斑、瘀点，脉沉无力而涩。

辨证要点：肾气虚衰，元气不足，五脏六腑之气化乏源，必致气虚无力行血而致血瘀造成上述病状。本证以肾气虚为本、血瘀为标，属虚实夹杂、本虚标实证。

治法方药：治法以温补肾气、活血化瘀为主，代表方剂为金匮肾气丸加部分活血化瘀药物。

现代运用：实验研究提出补肾活血中药复方能降低血液黏度，具有抗血栓、降脂作用。临床资料中，应用补肾益气活血化瘀法治疗脑卒中有明显疗效。

肾阳虚兼血瘀证

形成原因：先天禀赋不足，素为阳虚体质，年高肾亏，房劳过度，久病及肾等。

诊断依据：腰膝酸软冷痛，或疼痛如针刺刀割或夜间加重，畏寒肢冷，头目眩晕，精神不振，阳痿滑精，痛经，不孕，白带清稀而多，尿频，完谷不化，泄泻，浮肿，面白或黧黑，舌质黯，或见瘀斑瘀点，脉多沉迟而涩。

辨证要点：本证以肾阳虚为本、血瘀为标，属虚实夹杂、本虚标实证。肾阳不足，虚寒内生，不能温煦、推动气血，气血痹阻，形成血瘀所致上证。

治法方药：治法以温阳补肾、活血化瘀为主，代表方剂为金匮肾气丸加部分活血化瘀药物。

现代运用：温肾祛瘀法常用于妇科、男科、心脑血管及骨性疾病属肾阳虚兼血瘀证患者，有良好的临床效果。

肾阴虚兼血瘀证

形成原因：先天禀赋不足，久病阴液亏损，或他脏病变而累及肾阴，久病体劳、劳心太过、房事过度等。

诊断依据：腰膝酸软而痛，疼痛常为刺痛，头晕目眩，耳鸣耳聋，失眠多梦，男子阳强易举，遗精早泄痛经多见瘀块、经闭或崩漏；肌肤甲错，皮下紫黯斑点，潮热盗汗，五心烦热，咽干，舌紫黯津少，或见瘀斑瘀点、脉多细而涩。

辨证要点：肾阴虚，则血液失于充养，脉道也失于滋养，血液黏稠，血行不利，致血滞脉络，而成血瘀故造成上述病状。本证以肾阴虚为本、血瘀为标，属虚实夹杂、本虚标实证。

治法方药：治法以滋补肾阴、活血化瘀为主，基本方药为六味地黄丸加部分活血化瘀药物。

现代运用：研究表明，滋阴活血法对老年性脑病、糖尿病、慢性肾病、骨关节型疾病、妇科疾病、男性疾病及斑秃、黄褐斑等皮肤科疾病属肾阴虚兼血瘀证患者，有较好的临床疗效。

肾不纳气兼血瘀证

形成原因：年老虚弱，禀赋不足，久咳久喘，房事过度。

诊断依据：咳喘，呼多吸少，气不得续，动则喘息加重，腰膝酸软，跗肿，少尿或多尿，自汗神疲，声音低怯，面白或黧黑，舌淡胖而灰黯，或见瘀斑瘀点，脉沉无力而涩。

辨证要点：肺为气之主，肾为气之根，肺主呼吸，有赖于肾之摄纳。久病咳喘，肺损及肾，或因衰老伤及肾气而累及肺气亦虚，肾虚摄纳无权，气不归元；血之运行依赖于气之推动，肺肾气虚日久，血行无力而致血瘀造成上述病状。

治法方药：治法以补肾纳气、活血化瘀为主，代表方剂为金匮肾气丸合参合散加活血化瘀药。

肾气不固兼血瘀证

形成原因：禀赋不足，年老体虚，房事过多，久病肾伤。

诊断依据：腰膝酸软，面白神疲，眼眶暗，形寒肢冷，小便频数，遗尿或尿后余淋不尽，夜尿频数，滑精早泄，月经淋漓不尽甚至崩漏，带下清稀而多，胎动易滑，舌淡暗，或见瘀斑瘀点，脉沉弱而涩。

辨证要点：肾气不固是肾气亏虚而致固摄功能失职的证型。肾气不足，封藏失职，不振阳气，虚寒内生，气血推动无力，气血痹阻，形成血瘀所致上证。

治法方药：治法以补肾固精、活血祛瘀，或止血为主，代表方剂为金匮肾气丸加活血化瘀或活瘀止血药。

肾虚水泛兼血瘀证

形成原因：久病肾伤，禀赋不足，年老体虚，房劳过度。

诊断依据：腰膝酸软，耳鸣，身体浮肿，腰以下尤甚，按之没指，小便短少，畏冷肢凉，腹部胀满，或见心悸，气短，咳喘痰鸣，面色晦暗，舌质淡胖，苔白滑，脉沉迟无力。

辨证要点：肾阳或肾阴亏虚，气化失权，水湿泛滥，湿浊进入脉道，血液凝涩而运行不畅，形成血瘀导致上述症状。

治法方药：治法以补肾行水、活血化瘀，代表方剂为济生圣气丸或五苓散加桃红四物汤等活血化瘀药。

现代运用：实验研究结果显示，心力衰竭若属气虚血瘀、心肾阳虚、阳虚水泛型，则都存在血液黏度增高的现象。

肾虚火旺兼血瘀证

形成原因：禀赋不足，年老体虚，饮食偏嗜，久病及肾阴亏损、劳心太过、房事过度等。

诊断依据：潮热盗汗，五心烦热，虚烦少寐，头晕目眩，颧红唇赤，腰膝酸软而痛，疼痛常为刺痛，口干咽燥，耳鸣，阳兴即遗，尿赤便秘，舌紫暗津少，或见瘀斑瘀点，舌苔少，脉来细数而涩。

辨证要点：肾阴不足，虚火偏亢，阴津耗损，血液失于充养，血液黏稠，血行不利，致血滞脉络而成血瘀所致上证。

治法方药：治法以滋肾降火、活血化瘀为主，基本方药为六味地黄丸合交泰丸加活血化瘀药物。

肾虚水毒兼血瘀证

形成原因：禀赋不足，年老体虚，多由水肿、淋证、尿血等病迁延经久不愈发展而成。

诊断依据：神萎倦怠，嗜睡，面色萎黄或晦浊而暗，形寒肢冷，腰膝冷痛或腰脊刺痛，全身浮肿，按之没指，皮肤瘀斑，口苦乏味，不思饮食，口中尿臭，时时呕恶，胸闷烦躁，小便短少而黄，或伴血尿、无尿，大便溏泻，舌体胖嫩，舌质紫暗或见瘀斑瘀点，苔薄白而滑或黄厚腻，脉沉细无力而涩。

辨证要点：先天禀赋薄弱又久病而肾伤，肾气亏虚，膀胱开合不利，水泛肌肤；肾虚水道不利，水湿久留，而痰浊产生；肾虚水湿泛滥，经络疏通阻滞，气血运行不利，血液运行缓慢而产生血瘀，最后水湿、痰浊与瘀血互结而转化为毒，故造成上述危急症状。

治法方药：治法以补肾化气行水、活血化瘀，代表方剂为济生肾气丸合吴茱萸汤加活血化瘀药物。

肾经寒湿兼血瘀证

形成原因：先天禀赋不足，年老体虚，风寒湿邪袭经。

诊断依据：腰脊刺痛，夜间加重，或腰部冷痛重着，转侧不利，渐渐加重，虽静卧亦不减或反加重，遇阴雨天疼痛加剧，口不渴，小便自利，舌淡暗或见瘀斑瘀点，苔白腻，脉沉迟而涩。

辨证要点：腰为肾之府，肾虚而风寒湿易于腰部所侵。《诸病源候论·腰背病诸候》云"肾经虚，风冷乘之","劳损于肾,动伤经络,又为风冷所侵,血气击搏,故腰痛也"。认为肾经寒湿证的基本条件为肾虚。寒湿为收引凝滞之性质,寒湿留在经络,经络疏通阻滞,气血运行不利,血液痹阻形成血瘀所致上证。

治法方药：治法以补肾祛寒湿、活血化瘀为主,代表方剂为右归丸和甘姜苓术汤加活血化瘀药物。

古医书文献上未见"肾虚血瘀"一词,但现代多有以"肾虚血瘀"论及证治者。肾虚血瘀证为虚实错杂之证,常见于肾精不足兼血瘀证、肾气虚兼血瘀证、肾阳虚兼血瘀证、肾阴虚兼血瘀证四证；肾不纳气兼血瘀证、肾气不固兼血瘀证、肾虚火旺兼血瘀证、肾虚水泛兼血瘀证、肾虚水毒兼血瘀证、肾经寒湿兼血瘀证亦有见之。临证自当详审病因病机,根据辨证要点正确诊断,方能取得预期疗效。

192 肾血瘀证研究

肾系疾病为临床常见病，据临床资料显示，其发病率呈逐年上升趋势。肾藏精，为生命之根，先天之本。自宋朝以来，多数医家认为肾少有余，多不足，因此关于肾血瘀证的相关论述甚少。近年来，肾血瘀证的研究日益受到医学界的重视，学者张昕等对相关文献进行收集整理，梳理了肾血瘀证相关理论知识。

病因病机

肾系疾病的发生、发展、演变、转归无不与瘀血密切相关。在肾系疾病的发展过程中，各种因素都可以导致肾血瘀证的产生。肾系疾病早期多以湿热为主，因湿邪重浊黏腻导致肝肾精血运行不畅而阻滞气机，气行则血行，气机不畅则瘀血为患。肾系疾病多迁延日久，正气渐耗，治疗过程中又反复使用抗生素或苦寒清利之剂，损伤阳气，阳虚寒凝则血运不畅，血瘀乃成。湿热流连不解，耗伤气阴，气虚则血行无力，阴虚则血黏而凝，血运失畅而形成血瘀。肾血瘀证一旦形成，即会影响肾系疾病转归，导致其迁延难愈。

分型论治

1. 湿热血瘀证 湿热血瘀型症见眼睑面肿，延及全身，小便不利或尿量减少，紫癜时隐时现，病情反复，血尿以镜下血尿为主，可伴有蛋白尿、关节肿痛、乳蛾肿痛；或颈胸、臂有血痣；舌质偏红或有瘀点，或舌下脉络迂曲，苔腻或薄黄，脉涩、滑或弦细，治以活血化瘀、清热利湿为主。沈大水采用制大黄、桃仁、红花、当归、赤芍、郁金、丹参、泽兰、益母草、蒲公英、白花蛇舌草、金银花、连翘、半枝莲、土茯苓等治疗湿热血瘀型肾瘀血证。黄文政采用桃仁、牡丹皮、穿山甲、土鳖虫、王不留行、牛膝、酒大黄、肉桂、白花蛇舌草、山慈菇、黄柏、茯苓、萹蓄、半枝莲、冬葵子、砂仁、鸡内金等治疗该病。吕波等采用三仁汤合桃红四物汤加减治疗，药用薏苡仁 30 g，桃仁、红花、川芎、当归、赤芍、滑石、法半夏、小蓟各 15 g，蒲黄、豆蔻、苦杏仁、通草、甘草各 10 g，均取得较好效果。

2. 瘀血阻络证 瘀血阻络型症见面目与四肢浮肿明显，甚或由脚膝肿满入腹；小便滴沥不尽，或尿时涩痛，反复血尿经久不已，多伴有蛋白尿，色呈暗红，小腹胀痛或刺痛；腰及腰骶臀部疼痛如刺，喜热熨，或腰部转侧弯曲不利有僵直感，甚者呼吸时亦出现疼痛，多在夜间、体力劳动或阴雨天时加重。患者面色黧黑或眼圈暗黑，肌肤干燥，毛发不荣，大便多秘结，舌质紫黯或有瘀斑，脉沉涩或细涩。X 线片检查各椎体结构无异。治以活血化瘀为主，马永才采用血府逐瘀汤加减治疗，药用生地黄 15 g，桃仁、牛膝各 10 g，红花、当归各 9 g，川芎、桔梗、柴胡、枳壳各 7 g，赤芍 6 g，甘草 3 g。张根腾采用自拟方归芍泽兰汤（白茅根 30 g，大蓟、小蓟各 15 g，当归、赤芍、刘寄奴各 10 g）或桃红四物汤加减（桃仁、红花、当归、赤芍、川芎、牛膝各 10 g）治疗，两方疗效俱佳。胡庆寅采用丹参 30 g，当归、泽兰叶、益母草、血余炭各 20 g，赤芍、炒蒲黄（包煎）各 15 g，桃仁 10 g，红花、生大黄（后下）各 5 g 治疗。郭维淮采用续断 15 g，当归、杜仲各 12 g，大黄、补骨脂、骨碎补、枳壳各 10 g，小茴香 6 g，广木香 5 g，甘草 3 g 等治疗，均取得较好效果。

3. 气滞血瘀证 气滞血瘀型症见小便滴沥，甚至排尿困难，出现血尿暗红或夹有血块，反复发作，腰腹胀痛或刺痛拒按，或小腹绞痛可触及积块，时有低热，舌紫黯，或有瘀斑，苔薄白，脉沉涩、弦紧或涩，治以行气活血为主。王楚乔采用金钱草30 g，海金沙15 g，王不留行、石韦各12 g，三棱、莪术、穿山甲、川牛膝、枳壳、乌药各9 g，厚朴6 g治疗。刘春莹采用四逆散合桃红四物汤加减治疗，药用黄芪30 g，丹参、益母草、白茅根各20 g，土茯苓15 g，当归、赤芍、生地黄各12 g，红花、川芎、柴胡、枳壳各10 g，砂仁6 g。张智刚等采用制香附15 g，制大黄、两面针各12 g，当归尾、川芎、赤芍各10 g，三七粉（吞服）3～6 g，琥珀（研末冲服）6 g，红花4 g治疗，均取得较好效果。

4. 气虚血瘀证 气虚血瘀型症见全身浮肿较剧，腰以下为甚，按之凹陷不起；面色晦暗，气短，神疲懒言，头晕目眩，纳差腹胀，易于感邪，小便短少不利。男性多见少腹坠胀及于阴茎，时有刺痛，舌淡胖有瘀点，或舌底脉络迂曲，脉沉涩、沉细或细涩，治以益气化瘀为主。张云程采用牛膝、胡芦巴、沙参、薏苡仁、木通、白术各15 g，桃仁、木香各12 g，益智10 g，土鳖虫、甘草各9 g，蜈蚣1条治疗。齐放采用补阳还五汤治疗，药用黄芪30 g，当归、川芎、桃仁、红花、赤芍、地龙、路路通、乌药各10 g，水蛭、肉桂各3 g。丁凡采用黄芪、丹参、赤芍、桃仁、红花、怀牛膝、当归、川芎、葛根、山茱萸、灵芝、黄精、蒲黄治疗。

5. 阳虚血瘀证 阳虚寒凝型症见面身水肿明显，或伴有腹水、胸水；面色晦暗或㿠白，畏寒肢冷，腰膝酸重或腰部冷痛，神疲乏力，纳呆便溏，耳鸣重听，性功能低下；女性多月经不调，小便不利，男性多排尿射程缩短，尿线分叉，白昼小便频繁，尿后余沥不尽，或不自主渗出小便，多阴囊和阴茎冷缩，小腹和阴部自觉冰冷；舌淡胖，边有瘀点、瘀斑、齿印，脉沉细而涩或沉迟无力。以上诸症常于阴天寒冷时加重，治以温阳化瘀为主。赵记生采用益气温肾化瘀煎治疗，药用丹参、黄芪各30 g，葶苈子、泽泻、党参各15 g，白芍、川芎、制附子、白术、生姜皮、陈皮各10 g。沈大水采用桃仁、红花、当归尾、川芎、水蛭、丹参、益母草、炒白芍、桂枝、淡附子、菟丝子、巴戟天、炒白术、茯苓等治疗。华良才采用济生肾气丸去牡丹皮，酌加桑螵蛸、沉香、淫羊藿、荔枝核、补骨脂、沙苑子、小茴香、枸杞子、生黄芪等治疗该病，均取得良好效果。

6. 肾虚血瘀证 肾虚血瘀型症见明显腰痛或腰酸，喜按揉，遇劳累或阴雨天加重，伴有耳鸣；排尿困难，排尿时需等待较长时间才能排出，小便黄赤，尿道灼热，夜尿频；面色淡白灰暗，唇色暗红，失眠，纳差，饥饿时胃痛，大便秘结，梦遗失精，兼五心烦热；舌边尖红，少或无苔，有小裂纹，舌心稍黯，脉细涩或细数，尺稍沉，治以补肾活血为主。刘道芳等采用补肾祛瘀汤治疗，药用熟地黄、山药各30 g，枸杞子20 g，菟丝子15 g，怀牛膝、桃仁、补骨脂、杜仲、续断、狗脊各10 g，红花、土鳖虫各6 g，三七粉（冲）3 g。邓中炎采用黄芪45 g，熟地黄25 g，山茱萸、茯苓、山药各12 g，土鳖虫、牡丹皮、泽泻各10 g，三七、肉桂各3 g治疗。明红等采用金钱草、海金沙各60 g，牛膝、黄芪、杜仲各30 g，王不留行、当归、鸡内金、萹蓄、车前子、瞿麦各15 g，三棱、莪术、赤芍各12 g治疗。齐放采用黄芪30 g，茜草20 g，川牛膝、党参各15 g，益母草、泽兰、巴戟天、菟丝子、瞿麦、杏仁各10 g，生大黄（后下）6 g治疗，均取得较好效果。

现代医学研究

现代药理学研究证实，活血化瘀类中药大黄具有清除血液小分子毒素、促进蛋白质合成、抑制肾小球系膜细胞及肾小管上皮细胞增生、减缓肾脏受损后代偿性肥大、抑制残存肾单位高代谢状态、调节机体免疫平衡的作用。桃仁和䗪虫具有抑制血小板凝固及血栓形成、促进纤溶、抑制细胞外基质合成、减轻肾纤维化程度的作用。

刘立等研究发现四物汤对大鼠急性血瘀模型的各项指标作用不甚明显，但配伍活血化瘀药对桃仁-红花的桃红四物汤可降低大鼠急性血瘀模型的全血黏度，延长凝血时间，表明桃红四物汤改善血液流变学的功效与桃仁-红花药对具有较强的活血作用有关。赵艳明等采用5/6肾切除法建立慢性肾衰竭大鼠模型，灌胃给药10周，观察发现具有活血化瘀功效的桃核承气汤能明显改善大鼠肾脏病变、降低肾小球硬化指数及血肌酐（SCr）、尿素氮（BUN）水平，其作用机制可能为增大肾小体囊腔面积、改善肾小球高滤过、高压力状态。此外，桃核承气汤还具有降低血黏度、延长凝血时间、抑制血栓形成和血小板凝集、抗肾衰等作用。张又云等研究表明，可活血化瘀的抵当汤具有保护肾脏微小血管内皮细胞、调节肾小球血管舒缩功能、改善肾脏微循环及血流动力学的作用，使得肾小球高滤过状态得以纠正，避免肾功能进一步受损并使其逐渐恢复正常。现代实验研究表明，不论是活血化瘀药还是具有活血化瘀作用的方剂均可起到保护和修复肾功能的作用，这也为临床运用活血化瘀方药治疗肾血瘀证提供了实验依据。

综上所述，肾血瘀证广泛存在于肾系疾病中，且以活血化瘀法为主辨证治疗各型肾血瘀证，如湿热血瘀型、瘀血阻络型、气滞血瘀型、气虚血瘀型、阳虚血瘀型、肾虚血瘀型等均取得了较好疗效。

193 中药不同组分治疗血瘀证

学者张玉昆等对中药不同组分在血瘀证防治方面进行了研究，围绕皂苷类组分、黄酮类组分、有机酸类组分、多糖类组分、生物碱类组分及其他活性成分在改善血液流变学异常、高凝状态、血小板活化和黏附聚集、血栓形成方面进行了梳理归纳。基于组分—病证相关的思想，检索近20年的相关文献，分类总结不同组分在血瘀证防治的成果，希望能为中药组分药理作用研究、中药组分配伍研究、中药组分制剂研究等方向的深入研究提供思路。

中医药传承和发展的过程，是在中医药基本理论的指导下，不断汲取现代理念、方法和技术逐步完善中医药科学内涵诠释的过程。中药组分的提出，在一定程度上简化了中药多成分、多靶点的复杂科学性问题，加快了中药现代化、国际化的步伐，为新时代背景下的中医药传承、发展带来了新方向。近年，中药组分的研究已然成为热点，张伯礼等提出以中医药理论为指导，遵循方剂配伍原则，组效关系为基础，针对临床适应病症，用"中药组分配伍"的思想来研制现代中药。张贵君等认为组分中药是中药发展的必然趋势，并提出了"中药药效组分"理论，中药药效组分能够系统地反映中药临床特点，是药效成分的有序组合，包括配伍组分、化学组分和信息物质组分。配伍组分是由化学组分和信息物质组分遵循自然规律有序组合构成。王厚伟等基于中药药性理论提出了"药性组分"，认为中药宏观药性的物质基础是微观不同"药性组分"贡献力叠加作用呈现的结果。相关学者在中药组分研究方面均提出了自己的观点和理论，并取得了一定研究成果，为后续科研工作者提供了重要的思路和方向。

中医"瘀血"最初由医圣张仲景在《金匮要略》中明确了概念，后续医家逐渐完善了对"瘀血"和"血瘀证"系统性阐述，涉及诸多方面。临床血瘀证的证候表现为痛有定处，肌肤甲错，口渴而不欲咽，舌质紫暗或有瘀斑，脉涩或迟等。陈可冀等认为血瘀证的病理生理改变包括以下方面：一是与血液循环和微循环障碍相关；二是与血液高黏滞状态相关；三是与血小板活化和黏附聚集相关；四是与血栓形成相关；五是与组织和细胞代谢异常相关；六是与免疫功能障碍等多种病理生理改变有关。其中，血液流变学异常、高凝状态、血小板活化和黏附聚集、血栓形成也是最早被研究并取得广泛认可的领域。

中药组分的研究包括中药和中药复方有效组分的鉴定、有效组分配伍的优化、组分中药的研制，以及有效组分作用机制及作用靶点的明确。当前，中药组分研究集中在以上几个方向，并取得了重要的成果。中医药的方证相关研究较多，"组分—病证"相关研究尚需深入。中医药理论有"百病皆瘀"的说法，气血津液运行失常，均会影响血脉正常运行，形成血瘀之证。血瘀证涉及多种疾病，尤其在心脑血管疾病、肾病、糖尿病、高脂血症中更为常见。因此，本研究基于"组分—病证"相关研究的思想，旨在阐述中药不同组分在血瘀证方面的研究进展，希望能为中医药基础研究、临床常见病症的防治以及中药现代化研究提供思路。

本研究在CNKI数据库中以"活血化瘀"为主题并含"组分"进行检索，文献来源为"核心期刊"，共检索到49篇文献；以"活血化瘀"为主题并含"成分"进行检索，文献来源为"核心期刊"，共检索到207篇文献。剔除不相关和重复文献，最后获得有效文献58篇。对以上58篇文献进行整理归纳，具有活血化瘀作用组分类别涉及皂苷类成分相关文章22篇，涉及生物碱类成分20篇，涉及黄酮类成分19篇，涉及有机酸类成分11篇，涉及多糖类成分5篇，其他类活性成分5篇。因此，确定了本研究应从皂苷类组分、黄酮类组分、有机酸类组分、多糖类组分、生物碱类组分5种组分进行展开。为扩大检索范围，确定以上5种中药组分后，再进行专项检索，分别对5种不同组分在改善血液流变学异常、高凝状态、血小板活化和黏附聚集、血栓形成方面检索，总结归纳了近20年的相关文献。

皂苷类组分活血化瘀作用

近年来，皂苷类组分研究较多，以人参皂苷、三七皂苷、知母皂苷、薯蓣皂苷为代表。相应的研究涉及各个方面，例如提取分离研究、化学成分研究、药物制剂研究、药理活性研究等。皂苷类组分在血瘀证方面的研究包括动物实验研究和临床研究两个方面。在动物实验研究方面，黄芪皂苷能改善老龄大鼠血液流变学特性，起到控制血栓形成作用。三七总皂苷能显著抑制血小板聚集，使血液黏稠度降低、改变血液的高凝状态，使血液流变学得到改善，从而增加组织的血液供应。人参总皂苷能改善急性血瘀大鼠血液流变的特性，人参皂苷 Rg_1 可明显减弱三氯化铁（$FeCl_3$）诱导血小板黏附与血栓形成，并延长血管闭塞时间。桔梗水溶性皂苷具有抗血栓形成、抗动脉粥样硬化的作用。毛冬青总皂苷能改善血液循环从而改变脑缺血造成损伤的耐受程度。紫苏三萜皂苷能显著抑制兔血浆血小板聚集。知母皂苷 AⅢ 能抑制血小板聚集、变形、释放等作用。在临床研究方面，薯蓣皂苷对慢性肾病患者全血比黏度、血浆比黏度、纤维蛋白原水平均有降低作用。白蒺藜皂苷对青光眼患者全血比黏度、血浆比黏度具有显著的改善作用。薤白皂苷对冠心病寒痰阻滞证患者二磷酸腺苷（ADP）诱导的血小板聚集有较好的抑制作用。三七花醇提物（主要为 Rb_3，Rc，Rb_2，Rb_1，Rd，Fc 等几种皂苷）对健康人血小板活化、黏附及聚集等功能均有抑制作用，对心脑血管疾病有预防作用。皂苷根据苷元的不同可分为三萜皂苷和甾族皂苷，是一类结构相对较复杂的化合物，生物活性较高，本研究发现，皂苷类组分对血瘀证的作用显著，药理作用较为全面，从改善血液流变学异常、改善血瘀的高凝状态、抗血小板、抗血栓等方面起到活血化瘀作用。

黄酮类组分活血化瘀作用

中药中黄酮类成分种类繁多，以 C6-C3-C6 作为基本骨架，多以 2-苯基色原酮结构为母核。结构的多样性决定了黄酮生物活性的多样性，已有研究发现黄酮具有抗氧化、抗肿瘤、抗炎、抗癌、抗菌、免疫调节等作用。黄酮类组分在血瘀证方面的研究包括动物实验研究和临床研究两个方面。在动物实验研究方面，红花总黄酮能显著改善血瘀证动物模型血液流变学特性，使血液黏度和红细胞聚集指数降低，抗凝血和抗血栓形成。三七总黄酮能使模型动物的全血黏度降低，使血浆黏度降低，使血沉和红细胞压积降低，延长凝血酶原时间（PT）和降低纤维蛋白原（FIB）水平。滁菊总黄酮能使模型动物的全血黏度降低，使血浆黏度降低，使血沉和红细胞压积降低，延长 PT 和降低 FIB 水平；还能抑制血小板聚集。龙血竭总黄酮具有改善血液流变学特性，使全血黏度降低，使血浆黏度降低，使红细胞压积和红细胞聚集指数降低，使红细胞变形指数升高，对血小板聚集有抑制作用。碎补总黄酮能促进微循环血流量，降低血液黏度，抑制血小板聚集。毛冬青总黄酮可降低全血黏度从而保护小鼠血瘀合并脑缺血耐受模型的脑损伤。黄杞总黄酮、血竭总黄酮、罗汉茶总黄酮、三棱总黄酮、紫荆花总黄酮，均具抗血小板聚集、抗血栓的作用。益母草中蒙花苷和芹菜素-葡萄糖苷对血小板聚集有明显抑制作用。橘红 6 种黄酮均能抑制血小板聚集，其中川陈皮素抑制作用最强，其余作用强度依次是橘红素、橙皮素、柚素、橙皮苷、柚皮苷。蒺藜总黄酮具有抑制血小板黏附和聚集的作用。蜂胶黄酮能抑制血小板的活化，降低其在受损膜表面的黏附活性。沙棘总黄酮可过抑制钙超载保护内皮细胞和抑制血小板活性而起到抗血栓的作用。在临床研究方面，红花黄色素具有扩张冠状动脉、善心肌供血、抗凝血、抑制血栓形成的作用，尤其对稳定型劳累性心绞痛患者效果较好。黄酮类组分在血瘀证药理作用与其改善血液流变学异常、改善高凝状态、抗血小板活化和黏附聚集、抗血栓形成等作用相关。

有机酸类成分活血化瘀作用

有机酸类成分常见于中草药中。刘岱琳等研究了 19 种有机酸类化合物对 ADP 体外诱导兔血小板聚集作用的影响，发现丹皮酚、没食子酸、对羟基桂皮酸、阿魏酸、酒石酸、琥珀酸、壬二酸及香草酸都有明显抑制血小板聚集作用。樊宏伟等究发现金银花有机酸类化合物包括绿原酸及其同分异构体、异绿原酸、咖啡酸等，有抗 DP 诱导血小板聚集作用。丹参的水溶性成分主要是原儿茶酚醛和儿茶酚的衍生物，两者是活血化瘀的主要成分。丹参芳香酸类可保护心肌、抑制血栓形成，对动脉粥样硬化、高血压、心肌梗死、高血脂等病症有一定疗效。当归和川芎的主要活性成分阿魏酸具有抑制血小板聚集、抑制 5-羟色胺从血小板中释放、阻止静脉旁路血栓形成、清除氧自由基等作用。阿魏酸衍生物对 ADP 诱导血小板聚集具有较好的抑制作用，其中阿魏酸钠可以降低大鼠全血黏度、抗血小板聚集、改善血液循环。可以看出，中药有机酸类组分活血化瘀的药理作用主要集中在抑制血小板活性方面，且活性组分多为单体，因此，对具有活血化瘀作用的中药酸类成分进行深入研究，为治疗血瘀证或者血栓形成前状态的新药研发提供新的方向。

多糖类组分活血化瘀作用

中药多糖是中药中活性多糖成分的总称，具有增强免疫力、抗炎、抗肿瘤、降血脂、抗病毒等药理活性。中药多糖组分在活血化瘀方面的研究取得了一定进展。当归多糖具有降低全血黏度和抑制红细胞聚集性作用，抗凝血作用；有利于血液流变学的改善。藻类中药多糖在抑制血小板聚集和抗血栓方面的研究成果较多。刘志峰等对 5 种海藻多糖进行体外抗血小板聚集研究，发现萱藻多糖抗血小板聚集作用最优，鼠尾藻多糖、海带多糖、石莼多糖也具有不同程度的抗血小板聚集作用。昆布多糖具有抗血小板聚集作用，还能抑制血小板活化后的释放功能。褐藻多糖硫酸酯、野木瓜多糖均有抑制血小板聚集，抗血栓形成的作用。人参多糖、黄芪多糖、香菇菌多糖均有抑制血小板聚集的作用。怀牛膝多糖具有抑制凝血功能的作用，使小鼠凝血时间延长，使大鼠血浆凝血酶原时间延长，使白陶土部分凝血活酶时间延长。山药多糖对糖尿病模型大鼠血小板生物学特性具有影响作用。板栗多糖能抑制血小板活化和抑制凝血，起到降低动脉血栓形成的作用。当归、人参、黄芪、山药属补益类中药，其中的多糖组分对血瘀证的药理学作用主要表现在改善血液流变学和抑制血小板聚集 2 个方面。

生物碱类组分活血化瘀作用

生物碱类组分是中药的重要活性成分之一，生物碱是一类碱性的含氮有机化合物，具有广泛的药理作用。川芎的主要活性成分川芎嗪能抑制血小板聚集，使全血黏度下降，使红细胞压积和红细胞聚集性明显下降，使红细胞变形性增加，逆转急性微循环障碍。延胡索总生物碱可稳定血流动力学参数，延胡索乙素具有抑制血小板聚集作用。盐酸益母草碱、吴茱萸生物碱、桔梗生物碱、枇杷叶生物碱对血小板聚集具有显著的抑制作用。宋其玲等研究发现藜芦总生物碱及组分中的单一生物碱对 ADP、凝血酶诱导的家兔血小板聚集均具有抑制作用，还能显著降低血栓湿质量、延长凝血酶时间等作用。曲玮等从鱼腥草中分离得到 9 种生物碱，进行抗血小板聚集实验，发现其中缺碳金线吊乌龟二酮 B（1），4,5-Dioxodehydroasimilobine（2），马兜铃内酰胺 BⅡ（4），马兜铃内酰胺 AⅡ（5），三白草内酰胺（6），胡椒内酰胺 A（7），Splendidine（8），马兜铃内酰胺 FⅡ（9）均能够抑制血小板聚集。刘洋等研究发现荷叶中荷叶碱、生荷叶总生物碱具有抗凝血活性。乌苏里藜芦总生物碱具有抗血栓活性。补阳还五汤生物碱类组分是抗血小板的主要活性物质。生物碱类组分在抗血小板聚集方面具有显著的药理活性，如盐酸益母草碱、吴茱萸生物碱、桔梗生物碱、枇杷叶生物碱等；除此之外，还发现生物碱类组分具有善血液流变学、血液动力学、抗凝血、抗血栓形成的作用。生物碱类组分治疗血瘀证的研究中发现许多单体成分，结构确定，疗效确切，具有深入研究的价值和意义。

其他成分

中药有效组分对血瘀证的药理作用研究中发现，除皂苷类组分、黄酮类组分、酸类组分、多糖类组分、生物碱类组分外，其他类的成分也具有较好作用，如萜苷类、萜类、香豆素类、内酯类等。白颖等研究发现山茱萸环烯醚萜苷具有抗血小板聚集作用。XIA等发现郁金的莪术二酮能抑制抗血小板聚集、抑制凝血。吴雪松等研究发现白芷中香豆素类化合物能够改善血液循环，且效果显著。XIAO等对从益母草中分离得到的二萜类化合物进行了抗血小板聚集实验，结果显示其有潜在的抗血小板聚集作用。益母草中的苯乙醇苷类化合物能抑制血小板聚集。杨槐等对益母草中分离出的10个香豆素类化合物，进行体外抗血小板聚集活性筛选，结果表明其中异栓翅芹醇和九里香酮2种化合物作用明显。季传平等研究发现银杏内酯注射液具有抗血小板聚集作用。陈一竹等研究发现白术内酯-3能明显抑制血小板聚集、抑制血小板释放功能，并影响血小板活化过程中丝裂原活化蛋白激酶（MAPK）和磷脂酰肌醇-3激酶/蛋白激酶B（PI3K/Akt）信号通路。王玉玖等研究发现穿心莲内酯能显著抑制核转录因子-κB（NF-κB）信号通路，从而起到控制血栓形成的作用。

张玉昆等从中药的皂苷类组分、黄酮类组分、有机酸类组分、多糖类组分、生物碱类组分及其他成分进行了梳理。发现人参、黄芪、三七、紫苏、桔梗和毛冬青等中药的皂苷类组分具有改善血瘀证的作用。红花、骨碎补、毛冬青、黄芪、三七、血竭、龙血竭、罗汉茶、益母草、三棱等中药的黄酮类组分具有改善血瘀证的作用，其中一些黄酮类单体表现出了明显的药理活性，如槲皮素、异槲皮素、芦丁、柚皮素、橙皮素等。有机酸类组分也具有明显的改善血瘀证的作用，如牡丹皮的活性成分丹皮酚、银花中的咖啡酸、绿原酸、异绿原酸等。昆布、人参、黄芪、当归、香菇菌、怀牛膝、山药、板栗中的多糖组分具有改善血瘀证的作用。延胡索、益母草、桔梗、枇杷叶、藜芦、鱼腥草、荷叶、川芎中的生物碱类成分具有改善血瘀证的作用。此外，山茱萸中的环烯醚萜苷、郁金中的莪术二酮、白芷中香豆素类化合物、益母草中分离得到的二萜类和苷类化合物、银杏内酯和穿心莲内酯都具有活血化瘀的作用。中医中药宝库内涵丰富，中药不同组分的研究是挖掘中医药文化的一个方向，"组分—病证"相关研究的思想是中医药方证相关研究思想的延续。

194 活血化瘀方药对血瘀证模型的作用机制

学者周瑜等对近年血瘀证模型实验、药理研究进行了总结，分析了活血化瘀方药对血瘀病证模型在血流动力学、血液流变学、微循环、血小板功能、血管内皮功能乃至分子生物学方面的作用机理。

活血化瘀与血瘀证研究一直是传统中医药和中西医结合研究中最为活跃的领域。大量临床研究及基础实验证明活血化瘀类中药对瘀血证的作用机制主要在于活其血脉（改善心脑血管功能、血液物理化学性状、血小板及凝血系统功能、微循环等生理功能）、化其瘀滞（抗心肌缺血、脑缺血，抑制血小板聚集，抗凝、抗血栓形成等）。作为血瘀证治的经典治疗大法，活血化瘀法的研究也在随着血瘀证的实质不断阐明而逐步深入。现代药理学研究显示活血化瘀方药的作用机制主要表现在以下几个方面。

改善血流动力学

血流动力学主要是研究血流量、血流阻力、血压以及它们之间的相互关系。而活血化瘀方药一般都有扩张外周血管，减少血流阻力，增加机体血流量，降低血液比黏度（血比黏度、血浆比黏度、全血比黏度），保护缺血缺氧组织的作用。

研究表明，大鼠在肾上腺素及冰水刺激下，全血黏度、血浆黏度与对照组比较均明显升高，所造成动物急性血液循环障碍，使血液流变学呈高凝、高浓、高黏状态，而具有益气养阴，活血化瘀，通络止痛之功效，由丹参、葛根等多味中药组成的复心片可明显降低血瘀证大鼠全血黏度和血浆黏度。

血流动力学通过对大鼠血流速度动态观测，能较好地评价血瘀证的产生，其中血流速度可以作为血瘀证的量化评价指标之一。加减温经汤可明显加快功血患者双侧子宫动脉血流量，增加平均流速，降低阻力指数；降低全血黏度、血浆黏度及纤维蛋白原，使血液的黏稠度下降，从而使微循环障碍得到改善，促进子宫内膜修复。

改善血液流变学

中医学的"血瘀"和血液生理、生化、形态的改变有密切关系，血瘀证患者血液一般表现为浓、黏、凝、聚状态。血液流变学指标异常已作为诊断血瘀证的重要客观指标，其异常如血管的流变性、血液的流动性、黏滞性、变形性及凝固性等，主要是由于微血管内皮细胞损伤和受损细胞释放生物活性物质（组胺、5-羟色胺、缓激肽等）所致。活血化瘀药及其复方可以降低全血黏度及血浆黏度，调节血液流变性，改善血瘀证患者血液的浓、黏、凝、聚状态。

药理实验研究结果表明，桃仁油对正常小鼠耳郭微循环有明显的改善作用，并能改善寒凝血瘀模型大鼠血液流变学指标；桃仁油能明显降低模型动物全血黏度、血浆黏度，降低红细胞压积及纤维蛋白原，明显扩大动物耳郭微动脉微静脉口径，增加毛细血管开放量。丹参内所含的丹参酮甲、乙、丙，丹参醇Ⅰ、Ⅱ、维生素等成分，能扩张微动脉，加快血液流速、增加流量，保护血管内皮抑制血小板聚集，从而改变血流变及微循环。黄芪、地龙、牛膝、丹参等组成的脑脉通胶囊可明显降低血瘀大鼠低切变率下的全血黏度，全血还原黏度，红细胞聚集指数，并可抑制血瘀大鼠红细胞聚集，降低血液黏稠度和浓度，从而改善血管内的血液瘀滞。

温经汤能显著降低急性寒凝血瘀证模型大鼠全血黏度、血浆黏度以及红细胞聚集力和红细胞压积，并提高红细胞变形性,提示温经汤能有效改善血瘀证的血液流变学指标。黄芪桂枝五物汤及其配方颗粒均可以降低血液黏度、血浆黏度以及红细胞聚集指数和红细胞变形指数,改善微循环血液流变学性质,阻断或纠正血液高黏滞状态。

血液流变学指出了各种影响血流的因素可通过不同的途径产生同一效应,即血液的流动性质和黏滞性的现象。可看出各种活血化瘀药物有扩张血管、降低血液黏度、解除痉挛、改善通透性、抑制血小板的解聚、避免聚集态的形成、降低脂质等作用。实际上最终均可达到改善血液的流变性和黏滞性的目的。

抗血栓

血瘀证常表现为血栓闭塞性疾病,如心肌梗死、脑血栓形成、血栓闭塞性脉管炎、视网膜血管阻塞等。研究表明许多活血化瘀药都有抗血栓形成的作用,活血化瘀药及其复方一般均能降低血小板表面活性,抑制血小板聚集,提高纤维蛋白溶解酶活性,因此对上述疾病均有良好的疗效。活血化瘀药抗血栓的形成主要作用于以下几个环节。

1. 抑制血小板聚集 血小板聚集有多种诱导机制,AA、ADP、PAF 是通过三条不同的机制来诱导血小板聚集的,这三条途径也是血小板聚集的主要途径。虽然途径不一样,但最终都是通过降低血小板 cAMP 水平和增加 Ca^{2+} 浓度而引起血小板活化的,随之血小板黏附,从而形成血栓。血瘀患者血液的浓、黏状态,引起血流缓慢,血小板易于在血管内膜损伤处黏着,活血化瘀药改善血液流变学特性,减少了血小板的黏着和聚集。此外活血化瘀可降低血小板的表面活性,从另一方面抑制血小板聚集,如赤芍、当归都能非常明显抑制由 ADP 诱导的血小板聚集,且与浓度成正相关。其他如川芎、红花、水蛭、虻虫、土鳖虫等都有这种作用。有的药物能使已聚集的血小板发生解聚,如川芎的有效成分川芎嗪,其可抑制 ADP、胶原和凝血酶诱导的血小板聚集。这主要是由于川芎嗪有抑制血小板聚集和降低血黏稠的作用。血小板激活因子(PAF)是最强的血小板聚集激活剂,在血液循环疾病中起重要介导作用,红花中的水溶性成分红花黄色素主要含查尔酮类成分,陈文梅等研究发现红花总黄色素抑制 PAF 导致的血小板聚集及血小板内游离 Ca^{2+} 浓度的增加。夏玉叶等研究发现羟基红花黄色素静脉注射对血栓形成和 AA(花生四烯酸)诱导的血小板聚集具有明显的抑制作用,减轻由于 AA 的释放可能导致的脑缺血后低灌注、血小板微血栓形成及脑循环障碍。TXB_2 是一种活性很强的血小板聚集剂,而 PGI_2 是体内最强的抗血小板聚集物质,二者的平衡在诱导血小板聚集和血栓形成过程中起着重要作用。蒲黄能促使血小板中 cAMP 增加,抑制血小板聚集和 5-羟色胺(5-HT)的释放,防止血栓形成;同时能抑制血栓素 A_2(TXA_2)的合成和活性,提高 PGI_2 或 PGI_2/TXA_2 的比值,且蒲黄有机酸对 ADP、胶原、AA 诱导的家兔体外血小板聚集性有明显抑制作用。当归、川芎等传统活血化瘀中草药的主要有效成分阿魏酸,药理学研究表明,其具有抑制血小板聚集、抑制 5-羟色胺从血小板中释放、阻止静脉旁路血栓形成、抗动脉粥样硬化、抗氧化、增强免疫功能等作用。体内药效筛选结果显示,阿魏酸衍生物对二磷酸腺苷(ADP)诱导的血小板聚集具有较好的抑制活性。

2. 促进纤维蛋白溶解酶活性 纤溶系统是将血管内、外沉积的纤维蛋白溶解,保证血管通畅,防止血栓形成的一种重要防御机制。t-PA 和 PAI 是体内调节纤溶系统功能的重要活性物质。生理情况下,t-PA 与 PAI-1 之间的作用相互调节,维持了正常的血浆纤溶活性,对防止血液低凝、高凝状态至关重要。一旦血液循环中 PAI-1 作用增强或 t-PA 作用减弱,则局部纤溶活性受抑,血液呈现高凝状态,容易诱发血栓形成。研究表明,五加科人参属植物三七根的主要有效成分三七总皂苷具有改善纤溶活性,降低纤维蛋白原,抑制血小板聚集,改善血液流变学,防止血栓形成等作用,从而能够改善微循环,延缓动脉粥样硬化的形成。三七皂苷 Rg1 能够有效对抗由于 PAI-1 活性增高和 t-PA 活性降低所引起的血栓。由蚯蚓中的有效成分分离纯化而成的蚓激酶具有类似组织纤维蛋白溶酶原激活物(t-PA)成分,可作为一种预防和治疗血栓类疾病的药物。虻虫多糖还能明显延长大鼠凝血酶原时间,提示该物质是通过干扰外源性凝血系统因子的活性，而抑制凝血酶原向凝血酶的转变，从而使纤维蛋白原向纤维蛋白的转变受到抑制。大鼠注射当归注射液后，血浆优球蛋白溶解时间缩短，纤维蛋白原含量下降，结果表明当归可促进纤溶过程。当归有明显抗血栓作用，可使血栓形成时间延长，血栓长度及重量减少，凝血酶原时间延长，血浆纤维蛋白原减少。大黄苷元可抑制血小板聚集，抑制细胞钙内流，改善血液流变性，增强红细胞变形能力，提高 cAMP 含量。在缺血再灌注（I/R）损伤时，大黄可使血液一氧化氮合成酶（NOS）活性增强和一氧化氮含量增加，肿瘤坏死因子（TNF）含量下降，可抑制血栓素 A_2（TXA_2）合成 6Keto-PGFIa，提高纤溶酶活性，促进阻塞血管再通。加味瓜蒌薤白白酒汤的溶栓作用进行研究，对阐明其作用机理有积极作用。研究结果表明加味瓜蒌薤白白酒汤能延长小鼠凝血时间，抑制血浆纤维蛋白形成。加味瓜蒌薤白白酒汤的抗凝和溶纤作用为其临床应用提供了实验依据。

改善微循环

临床上血瘀证患者常表现有微循环障碍，如冠心病、脉管炎、子宫内膜异位症、慢性肝炎、肝硬化、硬皮病等都普遍存在微循环障碍。实验研究证明，许多活血化瘀方药都具有改善微循环的作用，如川芎、丹参、蒲黄、红花、当归、黄芪桂枝五物汤等均用此功效。

活血化瘀方药改善微循环表现在以下几个方面：①改善微血流。治疗后微循环改善常首先表现为微血管改善，使流动缓慢的血流加速，这可能主要是血液流变学特性及血液的浓、黏、凝、聚倾向改善而产生的间接影响。②微血管形态改善。表现为微血管痉挛解除，循环内红细胞的瘀滞和汇集减轻，微血管轮廓清晰，形态趋向正常。③毛细血管通透性降低，微血管周围渗血减轻或消失。

现代药理研究表明：川芎能增加脑血管及肢体血流量，降低外周阻力，降低血小板表面活性，抑制血小板聚集；葛根能扩张脑血管，增加血流量，使外周阻力下降，改善微循环。丹参能扩张冠脉，增加血流量，减低血黏度，加快微循环、血流速度。西洋参能协助丹参改善微循环，麦冬能提高机体耐缺氧能力。

修复受损血管内皮细胞（VEC）结构或功能

关于血管内皮细胞与"血瘀证"形成之间关系的研究表明，血瘀证形成过程中，存在内皮功能紊乱。表现为 ET/NO、PGl_2/TXA_2、t-PA/PAI 失衡，血管内皮还能分泌血小板 α-颗粒膜蛋白（GMP-140）及血小板活化因子（PAF）浓度显著升高。而血瘀证发生时，血管内皮细胞的胞内游离钙浓度升高，这可能是其屏障功能下降的原因。

对具有活血化瘀作用的中药复方或单体的药理研究表明，中药复方或单体在恢复内皮的屏障功能、抗氧化防止内皮损伤、影响血管活性因子释放及凝血与纤溶平衡中均发挥着积极的作用。近年来研究表明含黄酮类的蒲黄组分有强烈的刺激内皮细胞产生 PGl_2、t-PA 活性作用。同时还抑制 ADP 诱导的血小板聚集；另外，观察丹参注射液及人工合成的丹参素对内皮细胞抗凝和纤溶功能的影响时，发现丹参注射液能促进内皮细胞分泌 t-PA，提高 PGl_2 的产生，降低 PAI 的活性。

杨艳秋等研究表明，治疗老年冠心病心绞痛时，当归的主要活性成分阿魏酸钠具有清除自由基、减轻膜脂质过氧化、提高抗氧化酶活性的作用；同时可降低血浆内皮素（ET）水平，升高一氧化氮（NO）水平，从而改善血管内皮功能。王学莉等从整体和细胞水平探讨复方丹参滴丸干预大鼠心肌再灌注损伤的作用机制，研究发现复方丹参滴丸能够明显降低黄嘌呤氧化酶、细胞色素氧化酶、烟酰胺脱氢酶/烟酰胺腺嘌呤二核苷酸磷酸（NADH/NADPH）氧化酶的活性，减少氧自由基的生成，达到保护血管内皮细胞的作用。活血化瘀类中药可通过降血脂、抗氧化损伤、调节内皮活性物质分泌、平衡凝血与抗凝系统活性、抗细胞凋亡等方面，保护血管内皮细胞功能，并能启动外源性 VEGF 和 bFGF 促进缺血区侧支循环形成，从而从单纯改善血供转向促进侧支循环的建立。

多项研究认为血瘀证病理改变基础与血管内皮细胞损伤密切相关，周永红等利用血瘀证患者的血清损伤培养人脐静脉血管内皮细胞，探索建立一种病证结合的血瘀证血管内皮细胞损伤模型的方法。通过观察2型糖尿病血瘀证和高血压血瘀证患者血清培养的正常人脐静脉内皮细胞后造成的细胞形态、细胞活性、细胞内分泌功能、细胞内游离钙浓度和骨架微丝的分布来分析血管内皮细胞损伤和血瘀证之间的关系，可以初步了解血瘀证血管内皮细胞损伤模型的共性，为中医学"同病异证""异病同证"的证候模型研究提供参考依据。寻找出血瘀证中某些具有普遍意义的最基本的客观指标，为病证结合细胞模型的深入研究提供实验和理论基础。

此外传统上认为炎症与血栓形成是两个互相独立的病理过程。近年来人们发现炎症与血栓形成之间存在着密切的联系，认为炎症引发促凝作用以及凝血-炎症网络的相互作用所致的恶性循环可能是血栓形成的重要发病机制。一些促炎物质如内毒素，TNF-α，IL-1等可引起单核细胞/巨噬细胞和血管内皮细胞表达组织因子。TF途径不仅主导生理性止血中凝血过程的启动，而且在病理条件下的血栓形成过程中也起着关键作用。

基因组学及蛋白组学研究

近几年在优化血瘀证诊断标准的基础上，深入研究血证状态下基因在时空上的特异表达及其复杂调控网络，总结血瘀证发生的基因组学特征，建立血瘀证基因诊断基础，是血瘀证基础研究的一个重要方向。实验研究表明HSP70、c-fos均为原发性高血压血瘀证患者密切相关的基因，参与了原发性高血压血瘀证的发生发展；魏世超等采高血压患者外周静脉血提取DNA，利用PCR-RFLP法检测法发现携带CYP11B2-TC/CC基因型、SLC6A2基因启动子3-AG/GG型、β2-AR基因-1023AA型可能是高血压病重度血瘀证易患基因。陈可冀等研究发现血小板GPⅡb的HPA-3多态位点是汉族人冠心病发病的危险因素；在冠心病和冠心病血瘀证的发生发展过程中，血小板活化相关因子GPⅡb-Ⅲa、GMP-140活性明显增强，可作为血瘀证微观辨证的客观指标之一。

开展血瘀证与其他证候的比较蛋白质组学研究，获取与证候相关的蛋白表达群，也是证实质研究的一个切入点。基因组和蛋白质组学研究从整体水平上反映了疾病过程中不同阶段基因/蛋白质随时空变化表达的动态演变过程，活血化瘀方药的多层次多途径多靶点作用在血瘀证型的分子基因水平的机制的研究无疑将是一个新的研究热点。

由于中医动物模型的研制一直是一项探索性工作，并且带有一定的局限性，"血瘀"的本质尚未完全阐明，临床血瘀证又不是一个孤立的证候，常常与其他证候如气滞、气虚、痰阻、寒凝等夹杂并存，往往气滞、气虚、痰阻、寒凝等是因，血瘀是果；甚或因果夹杂。因此在血瘀证细胞模型的研制中应当坚持"病""证"结合、"宏观"与"微观"结合，抓住病因病机进行模拟，才能将血瘀证证候模型的研究推向深入，为临床病证的再认识和新理论的建立提供依据。

195　活血化瘀中药调节血瘀证的分子机制

汉代医家张仲景总结《黄帝内经》学说，在《金匮要略》中首次提出"胸满，唇痿舌青，口燥，但欲漱水不欲咽，无寒热，脉微大来迟，腹不满，其人言我满，为瘀血"。血瘀证是由血液运行不畅，瘀积凝滞内阻而引起的病证。临床症状表现主要为舌暗有瘀点或瘀斑，出血肿块，皮肤黑斑，肌肤甲错，舌腹静脉曲张，唇青舌紫，少腹硬满急结，口燥欲漱水不欲咽，疼痛夜甚或痛处不移，脉微大来迟或涩等，这些症状和体征是中医临床辨认血瘀证的基本指征。血瘀证与心脑血管疾病有明显的关联性，其相关研究已成为国内外学者的研究热点。现代研究表明，血瘀证患者一般均有血液"浓、黏、凝、聚"的改变。血瘀证的形成与人体五脏，气血津液，外感六邪有密切联系。中药是世界医药宝藏中极为重要的组成部分，而活血化瘀中药是不可缺少的一部分，在治疗血瘀证方面起着至关重要的作用。中药治疗血瘀证从多角度、多层面、多靶点出发，作用于不同的组织器官达到治疗效果，临床应用日益广泛。学者潘祥龙等从活血化瘀中药的作用途径及靶点角度着手，通过系统地查阅和整理国内外相关文献资料，对活血化瘀中药治疗血瘀证的相关分子机制进行了梳理归来，以期为后续深入完善对血瘀证的机制研究提供一定参考依据。

活血化瘀中药运用于血瘀证的研究

中医在血瘀证和活血化瘀治法方面有着悠久的理论知识和临床经验。中医学以"血瘀滞而不行""血凝而不流""血泣则不通""凝血蕴里而不散"等来描述血瘀证，都说明血在脉中不能"如水之流"而发生瘀滞的状态。西医研究显示，血瘀证发生的生物化学基础主要是血液理化性质、血液循环及血液流变学等的改变。

活血化瘀中药药性多温，味多辛、苦，主入心、肝二经，味辛则能散能行，味苦则通泄，且均入血分，故能行血活血，瘀滞消散，达到疏其气血，血脉畅通的目的。有学者研究认为对于寒凝血瘀证和瘀热互结证，平性药具有"双向适用，条件显性"的药性特征。常见的活血化瘀中药有川芎、丹参、红花、桃仁、郁金、莪术、延胡索、益母草、王不留行、土鳖虫、自然铜、穿山甲、五灵脂等，具有通利血脉，消散瘀血的作用，根据其作用特点及临床应用的不同可分类为活血止痛药、活血调经药、活血疗伤药、破血消癥药。其中有研究表示中药组合川芎、红花和丹参主要运用于心血管和脑血管疾病。陈可冀等研究活血化瘀方药的临床应用范围，提高临床用药的针对性提供了科学的依据，同时证明其作用机制主要在于活其血脉，化其瘀滞。

现代药理研究表明，活血化瘀中药具有改善血流动力学，加快血流速度的作用；具有改善血液流变学，恢复血流异常的作用；具有改善血液微循环障碍的作用，以促进病理变化的恢复；具有抗凝血功能，防止血栓形成；具有改善机体代谢功能的作用，促使受损血管内皮细胞修复愈合；具有改善毛细血管通透性作用，减轻炎症反应，促进炎症病灶的消退和吸收。近年来，随着对活血化瘀中药的不断深入研究，逐渐揭开了其作用于血瘀证的奥秘，发现该类中药通过改善血流动力学、血液流变学、抗血栓形成、改善微循环障碍、修复受损血管内皮细胞以及减轻炎症反应等途径来实现。

活血化瘀中药对血瘀证的相关分子机制

1. 改善血流动力学分子机制

（1）改善心脏血流动力学：杨文潮等研究比较丹参-红花不同比例配伍对急性血瘀证大鼠血流动力学的影响。实验结果表明，丹参-红花不同比例配伍均能降低大鼠全血黏度、血浆黏度、血沉，并可抑制缺血导致的大鼠左心室收缩压，左心室最大上升速率和下降速率的降低及左心室舒张末期压力，ST段的升高，其中以丹参-红花3：1配伍对急性血瘀证大鼠血流动力学有显著的改善作用。

（2）改善脑血管血流动力学：活血化瘀中药具有扩张微血管口径，扩张脑动脉，增加红细胞变形能力，抵抗自由基损伤，降低血管阻力，拮抗 Ca^{2+} 内流，提高脑组织抵御缺氧能力并且有明显的保护作用。周玉珍等通过对患者舌下含服复方丹参滴丸前后对比分析，发现服丹参后患者血压略升高，脑血流速度加快，表明复方丹参滴丸可迅速增加脑血流速度，改善脑血液循环状态。

（3）改善肾血流量动力学：活血化瘀中药对肾血流动力学的影响机制主要体现在调节血管舒缩性因子，肾素-血紧张素，前列腺素类，一氧化氮（NO），内皮素等作用。张春艳等研究参芪治疗慢性肾功能衰竭患者治疗后发现，NO水平显著升高，内皮素浓度显著降低，结果表明参芪能改善慢性肾功能衰竭患者的肾脏血流动力学。

（4）改善血流异常动力学：活血化瘀中药具有缓解平滑肌痉挛、降低全血黏度、降低血管阻力、扩张血管、增加肾血流量，并可抑制血小板聚集，增加纤溶活性。莫恭晓等实验研究表明大黄和虎杖能够降低全血黏度，红细胞浓度减少，可以改善血瘀证大鼠的血流变异常。狄柯坪等研究表明川芎嗪通过增加微血管的开放数量，加快微血管内血流速度来增加血瘀证时肠系膜微血管内的血液灌注，改善血流异常，达到活血化瘀的作用。

2. 改善血液流变学分子机制 血液流变学异常的特征是血液的黏滞性、浓稠性、凝固性、聚集性增加，导致血流缓慢、组织灌注不足以及红细胞聚集等病理表现。李丽琴等研究表明血液流变学临床检测6项指标，即全血黏度、血浆黏度、血细胞压积、红细胞变形性、红细胞聚集性和血浆纤维蛋白原含量。廖福龙认为血液流变学检测指标已成为血瘀证临床诊断与疗效评定的标准。唐汉庆等以血府逐瘀汤对家兔冠心病血瘀证动物模型进行实验干预来探讨中药活血化瘀作用机制，研究结果显示家兔全血比黏度、全血还原比黏度、红细胞压积均显著降低，体内血栓的形成时间显著升高，体外血栓形成质量、血小板凝聚率、红细胞滤过指数均显著降低，改善血液流变学异常状况。贾梅等研究结果表明四物汤可显著降低急性血瘀模型大鼠全血黏度、血浆黏度，明显延长凝血酶时间（TT），凝血酶原时间（PT），活化部分凝血活酶时间（APTT），降低血浆纤维蛋白原含量（FIB），能抑制二磷酸腺苷（ADP）诱导的血小板聚集。

包怡敏等建立皮下注射盐酸肾上腺素复合冰水浴造成大鼠血瘀证模型，采用全自动血液黏度测试仪测定大鼠各项血液流变学指标，用酶联免疫吸附法（ELISA）测定γ-干扰素（IFN-γ），白细胞介素-4（IL-4），肿瘤坏死因子-α（TNF-α）含量，研究显示银杏酮酯干预血瘀证大鼠后，降低全血黏度、血浆黏度、红细胞压积、红细胞聚集指数以及减少红细胞数量，同时降低血清TNF-α含量，增加IFN-γ和IL-4的表达，提示银杏酮酯调节炎症反应，使免疫因子表达增加，增强免疫功能。

杨慧玲等蒲黄总黄酮能明显降低急性血瘀证家兔的全血低切、中切、高切变率黏度，降低红细胞压积、血沉，改善血液瘀滞状态并且呈现一定的量效关系。蒲黄黄酮类化学成分能促使血小板中环磷酸腺苷（cAMP）增加，抑制ADP等诱导的血小板聚集和5-羟色胺（5-HT）的释放，抑制血栓素 A_2（TXA_2）的活性，提高前列环素$_2$（PGI_2）和 PGI_2/TXA_2，延长复钙时间。

3. 调节微循环障碍分子机制 微循环既是血液循环的重要通路，又是器官、组织、能量、细胞物质、信息传递的主要场所。血瘀证与现代医学心绞痛、动脉粥样硬化、血栓等疾病发生息息有关，微循环血液灌注障碍为基本病理表现。研究表明益气活血中药可以作用于冠脉微血管，增大毛细血管直径，减小毛细血管内皮细胞和基底膜厚度,增大毛细血管开放率和半开放率,降低毛细血管闭塞率,增加舒血管物质,减少缩血管物质,减少心室重构和周围神经重构,从而推测其可能是通过核因子相关因子2-抗氧化反应元件(Nrf2-ARE)信号通路起作用,使血管及时持续供血,提高组织灌注水平,减轻缺血坏死,改善冠脉微循环障碍。采用桃仁干预寒凝血瘀证和瘀热互结证模型大鼠,改善循环障碍主要表现在降低血黏度,改变小动脉舒缩状态,其对寒证通过上调血小板-内皮细胞黏附分子(CD31),核转录因子κB(NF-κB),血管紧张素受体Ⅰ(AT1)功能而得到改善,而对热症可能与减少细胞凋亡、降低血管内皮生长因子(VEGF),增强蛋白B细胞淋巴瘤/白血病-2(Bcl-2)表达有关。

丹参酮ⅡA为丹参中分离的二萜醌类化合物,其改善微循环机制主要表现为①通过抑制缺血脑组织中乳酸脱氢酶(LDH),提高超氧化物歧化酶(SOD)活性、减少丙二醛(MDA)的过量产生,抗氧化、抗应激。②抑制神经细胞内钙超载,保护神经细胞,抗凋亡。③扩张小动脉,降低血液黏度,增加红细胞变形能力和携氧能力,降低血小板的最大聚集率。

黄益素研究表明NF-κB是一种可结合DNA转录复制因子,其活化后可以调控例如血管细胞黏附分子(VCAM-1),E-选择素,化学趋化因子(MCP-1),细胞间黏附分子-1(ICAM-1),IL-2,T细胞受体等的表达,导致微循环紊乱,丹参注射液干预大鼠后NF-κB表达水平明显下降,血清TNF-α,IL-2等炎症因子水平也明显下降,发现丹参注射液可以通过抑制NF-κB活性下调炎症因子,从而改善微循环。

陈瑶等进一步研究发现,丹参通过保护内皮细胞改善微循环,并且对于急性肺组织损伤和急性肾组织损伤所致水液代谢障碍的防治作用是通过上调单克隆抗体AQP1的表达实现。熊天琴等研究发现毛冬青总提取物能增加热刺激后的局部微血管血流百分变化值,降低皮肤微血流的基值RF与充血后最大微血流值PF的比值(RF/PF),减少颈总动脉血栓质量,减低小鼠黑尾发生率和相对长度,改善微循环障碍。裴瑾等实验证实桃仁油可明显降低寒凝血瘀模型动物的全血黏度、血浆黏度,降低红细胞及纤维蛋白压积,扩大耳郭微动和静脉口径,增加毛细血管开放量,对动物的血液流变学及耳郭微循环有一定的改善作用。

4. 活血药抗血栓的分子机制 血小板功能的研究主要基于血小板α-颗粒膜蛋白(GMP-140),血小板胞质游离Ca^{2+}浓度,血小板活化因子(PAF),5-HT等方面。GMP-140是迄今最具特异性的血小板活化标志物,测定其血浓度就可反映血小板活化和破坏的程度。

岳海涛等研究发现红花注射液能降低血瘀模型大鼠的血液黏稠度,抑制血小板聚集,提高红细胞变形能力,表明红花主要通过抑制血小板聚集和抑制凝血系统达到延长凝血时间和抗血栓作用。刘玥通过体外联合应用芍药苷、川芎嗪,发现其对聚集活化后的血小板具有明显抑制作用,且能明显降低活化后血小板(Gelsolin)的含量,增强血浆肌动蛋白清除系统活性,抑制血小板聚集反应,降低血小板聚集率。血府逐瘀汤通过改变血小板的花生四烯酸代谢途径血浆中6-酮-前列腺素F1a(6-keto-PGFla)含量和降低血栓素B_2(TXB_2)含量,维持血液中TXB_2/6-ketoPGFla平衡,抑制血小板聚集。通过与AT-Ⅲ结合,促进蛋白C(PC)对凝血因子的灭活,提高抗凝系统的活性。通过增加组织型纤溶酶原激活物(t-PA),纤溶酶原活化剂抑制物降-1(PAI-1)及汗溶酵原(PLG)含量,调节t-PA/PAI-1,纠正t-PA,PAI-1之间失调平衡,增强纤溶系统的活性。通过升高NO含量,显著增加一氧化氮合成酶(NOS)活性,结构型NOS(cNOS)酶活性及内皮型NOS(eNOS)基因表达水平,从而达到抗血栓形成的目的。

XIAO等研究发现川芎干预载脂蛋白E基因缺陷小鼠,导致血清三酰甘油(TG),总胆固醇(TC),胆固醇低密度脂蛋白(LDL-C)含量降低,下调ICAM-1,MCP-1的表达,抑制NF-κB依赖性黏附分子的产生,改善小鼠动脉粥样硬化。丹参,川芎等组成的升钠康水煎剂(RSNK)能下调大鼠血浆内皮素(ET)和TXA_2水平,升高血浆eNOS水平和血清PGI_2水平,有显著的抗血栓形成作用。

5. 活血药修复受损血管内皮细胞(VEC)分子机制 血管内皮细胞既是血液和血管平滑肌的屏障,又是重要的内分泌器官,一旦血管内皮细胞受损,各种调控机体的活性物质如血凝-纤溶及血管舒缩功能因子的正常水平必然受到影响，导致机体容易出血或形成血栓。血管内皮细胞的结构和功能直接关系到内皮细胞的通透性，其损伤引起的病理变化与多种疾病的发生及发展密切相关，改善血管内皮细胞功能对于疾病的预防和治疗具有重要意义。

马晓静研究发现 PGl_2 在体内迅速分解为 6-keto-PGFla，TXA_2 迅速分解为 TXB_2，当 6-keto-PGFla/TXB_2 的失衡可以引发 AS 发病，三黄泻心汤活血化瘀优势方可使动脉粥样硬化（AS）大鼠血清中 NO，6-keto-PGFla 含量显著升高，ET，TXB_2 含量降低，表明其对于血管内皮的结构具有一定的保护作用，并能改善血管内皮功能。田露等实验研究表明气虚血瘀证大鼠与 VEC 损伤密切相关，体现为明显升高 ET-1，TXB_2 水平，显著降低 NO，6-keto-PGFla 含量，6-keto-PGFla/TXB_2 下降，血小板凝聚，血液黏度增加，血管舒缩功能异常。李润生研究表明桃红四物汤通过保护血管内皮细胞，改善血管内皮细胞的分泌功能，调节 IL-1，ET-1，TNF-α 及 NO 的失衡，调理肢体血流灌注和缺血状态，改善动脉粥样硬化和动脉硬化闭塞症（ASO），同时表明桃红四物汤是 ASO 早期、中期的有效治疗方药。

丹酮ⅡA 能显著降低血清 TG 水平，下调粥样斑块内 Bax 的阳性细胞表达率，上调蛋白 Bcl-2 的表达，降低 Bax/Bcl-2，下调 MCP-1 表达，抑制 TNF-α 诱导的 I-κB 激酶（IKK）/NF-κB 信号通路的活化，调节 VCAM-1，ICAM-1 和趋化因子的表达，进而表现抑制 AS 的形成。张涛等实验研究表明丹红注射液通过降低血清 ET，血管性假血友病因子（vWF）及同型半胱氨酸（HCY）水平，升高 NO 和肱动脉介导内皮依赖性舒张功能（FMD）水平，从而改善血管内皮功能。

6. 调节炎症反应分子机制 体内外多种环境因素的变化，都可诱导机体的炎症反应。血瘀证患者可伴有不同程度的炎症因子异常所导致的组织缺血缺氧、循环障碍及血栓形成等诸多病理变化，特别是炎症相关分子 NOS2，前列素内环氧化物合成酶 2（$PTGS_2$），IL-6，IL-1β，TNF-α 可能是活血化瘀中药抗血栓形成机制的一个新起点。解华等探索了载脂蛋白（ApoA-Ⅰ），α1-抗胰蛋白酶（α1-AT）蛋白质与冠心病心绞痛血瘀证参与炎症发病机制的关系，研究表明高密度脂蛋白（HDL）释放 ApoA-Ⅰ并通过参与白细胞等炎性细胞相互作用，下调中性粒细胞脱颗粒 IgG 介导以及过氧化物产生，α1-AT 通过抑制弹性蛋白酶活性而保护血管组织。

梁爱华等研究显示，LPS/Ca 联合造模大鼠血栓后 2～4 h 迅速引起血液中炎症因子 TNF-α 和 IL-6 浓度增高并且以造模后 2 h 最为显著，提示炎症因子参与血栓形成密切相关。黄政德等建立血瘀证家兔 IRI 模型，表明活血化瘀中药调节内源性血管活性因子 TXA_2/PGI_2 平衡，降低炎症因子 TNF-α 和 IL-2 水平，防治炎症因子在缺血区血管中黏附、聚集。张红珍等研究补阳还五汤干预动脉粥样硬化动物后显著降低炎症因子超敏 C 反应蛋白（hs-CRP），IL-8 及 IL-6 表达水平。胡文娟等认为炎症反应参与血瘀证的形成，炎性细胞因子 TNF-α 在炎症因子中起主导作用，可直接作用于血管内皮细胞，引起内皮损伤，影响血管通透性，导致炎症介质渗出、增殖，使血小板活化诱发血栓形成，也可直接引起局部多核白细胞聚集和炎症介质的激活和释放，还可诱导黏附因子（AMs），前列腺素 E_2（PGE_2），IL-8，IL-6，IL-2 等进一步增强这种作用。

调节免疫障碍功能

1. 基因组学研究 基因组学是阐明整个基因组的结构、结构与功能关系以及基因之间相互作用的科学，包括结构基因组学、功能基因组学以及比较基因组学。冠心病血瘀证 SNP 的研究主要涉及 PAF-AH 基因、血小板膜糖蛋白Ⅲα 基因、血管紧张素转换酶基因、血管紧张素原基因、肌细胞增强因子 2A 基因。

LIU 等研究血瘀综合征基因的差异，获得了气虚血瘀证特异性基因，阴虚血瘀证特异性基因和血瘀共同基因 3 个失调基因亚组，其中 NF-κB1，表皮生长因子受体（EGFR）和半胱氨酸天冬氨酸蛋白水解酶（Capase)-3 被鉴定为枢纽基因，而 T 细胞受体，蛋白激酶（MAPK）和凋亡途径分别是枢纽通路，提示这些枢纽基因可作为血瘀证的生物标志物。狄柯坪等观察川芎嗪注射液干预大鼠血管平滑肌细胞（VSMC）异常增殖过程中增殖相关基因表达变化的影响，结果表明川芎嗪通过下调增殖相关基因 AP-1 及 PCNA 的表达而抑制 VSMC 增殖，发挥抗血管内膜增生的作用。

2. 蛋白组学研究 蛋白质组学是在蛋白质水平上重新认识生命机制的学科，其整体性、复杂性、动态性、阶段性、稳定性的特点与中医证候的整体观、恒动观、辨证论治思维模式不谋而合，已经被广泛应用于生命科学研究的各个领域，同时已成为人类重大疾病诊断、治疗的有效方法之一。

张和韡运用蛋白质组学 SELDITOF-MS 技术，通过服药后的蛋白差异反证血瘀证的差异蛋白，结果表明 m/z 为 8 713.48 的蛋白在 IgA 肾病血瘀证患者呈高表达，水蛭可能通过干预 m/z 为 8 713.48 的蛋白表达从分子水平上改善血瘀证。LIU 等通过血小板差异蛋白-凝溶胶蛋白（gelsolin）研究，发现血瘀证患者富血小板血浆中 gelsolin 含量及胞质钙离子浓度明显高于非血瘀证患者，且与血小板膜蛋白（CD62p）的表达高度相关。

3. 代谢组学研究 代谢组学是在新陈代谢的动态过程中，系统地研究代谢产物的变化规律并解释机体生命活动的代谢本质。ZHANG 等采用桃红四物汤干预急性血瘀模型大鼠，通过 LC/QTOF-MS 检测出尿液中 24 个潜在代谢标志物，从而找出了 2 条代谢通路与血瘀的机制密切相关，氨基酸代谢包括精氨酸、脯氨酸、组氨酸、丙氨酸、天冬氨酸、谷氨酸、苯丙氨酸、酪氨酸、色氨酸、苯丙氨酸等；脂质代谢包括甘油磷脂、亚油酸、α-亚麻酸等。鄢科明等采用血竭对急性血瘀模型大鼠干预，GC-MS 检测出血浆中若干差异性代谢物，包括乳酸、缬氨酸、异亮氨酸及 D-3-羟基丁酸等，这些变化可能与大鼠能量代谢、氧化应激及 γ-谷氨酸循环等代谢途径有关。

过去人们对血瘀证的研究仅是基于宏观层面，随着现代分子生物技术、基因组学及蛋白组学等手段的不断进步，为血瘀证研究提供了广阔的前景，人们对血瘀证的认识已从宏观层面转向了微观层面进行研究。中西医是两种不同的医疗体系，在思维方式和研究方法上存在着差异，西医疾病可以有多种中医证候，而中医证候也可见于多个西医疾病，在治疗血瘀证的病证当中存在不同方式，把一或两个病因加在动物身上模拟中医传统病因建立的动物模型并不一定能够得到想要的证候。目前，活血化瘀中药的研究多集中在有效单体，有效成分及单味药，而对复方中药作用机制的研究，特别是在细胞分子水平上的阐释较少，这可能与中药复方成分复杂多样性有关。现有学者提出，差异蛋白质组学的研究方法即分别从健康人群、同病异证、异病同证和同一患者不同证候阶段着手，并从中提取样本作为研究对象，对每种疾病进行差异蛋白质组学分析以鉴定差异蛋白。

196　气滞血瘀证生物学基础

证候是疾病发生和演变过程中某阶段以及患者个体当时所处特定内、外环境本质的反映，是中医临床诊断和治疗的基础和靶标。一般认为疾病引起的机体改变、症状表现都具有相应的生物学基础，证候同样包涵症状、体征等内容，因此认为，证候也应该存在与之相对应的生物学基础。证候的生物学基础研究是中医现代化研究的关键部分，也是阐明和坚定中医科学本质的核心环节。目前，学者从整体、细胞、分子等多个层面对证候生物学基础做了相关探索，并取得一定成果和突破，为阐释传统中医病机和现代疾病发生发展机制以及两者的联系提供了一定的帮助。气滞血瘀证是中医临床常见证候，学者对其生物学基础开展了较为广泛的研究，主要集中在微循环障碍、血液流变学改变、炎症、凝血-纤溶系统失衡、血管内皮功能、血脂异常、分子生物学等层面，学者何浩强等归纳、整理、分析了当前的研究，以期为气滞血瘀证生物学基础的进一步深入研究带来启发和思考。

气滞血瘀证与微循环障碍

微循环是指微动静脉之间的血液循环，它负责组织与血液间的氧气、营养和代谢产物交换以及血液的分配和组织灌注。微循环障碍会导致局部甚至广泛的血流速度减慢，出现微血栓、血液暂停等病理情况。中医认为气血是构成和维持人体生命活动的基本物质，两者在物质和功能上互生互用，"气为血帅、血为气母"。病理上，无论是气滞无法推动血行，还是血瘀致使气行不畅，都可造成气滞血瘀发生，最终导致气血瘀滞不行，一则不能滋养脏腑经脉，使正气亏虚，二则与其他邪气相互搏结，促进邪实，两相叠加，使机体出现病变，这一认识与现代医学对微循环障碍致病机制的理解一致。

微循环障碍主要表现在毛细血管袢变细、数量减少、走行改变以及局部血流速度变慢。袁肇凯等研究气滞血瘀证微观辨证指标在甲襞的表现，结果显示甲襞、舌尖微循环出现微血管袢痉挛，红细胞聚集、瘀阻，血液流速减慢，絮状血流等情况，认为这些改变为气滞血瘀证临床诊断提供了客微观指标。赖真等观察冠心病气滞血瘀证患者的微循环变化，发现甲襞微循环呈现异形管袢明显增多、排列紊乱，血管球呈粗粒或絮片状悬浮的情况。彭汉光等研究发现气滞血瘀证精索静脉曲张患者甲襞微循环以血管袢畸形和数量减少为主要表现。气滞血瘀证模型兔的球结膜微循环呈现血管扭曲，瘤样改变，血流速度减慢，气滞血瘀证模型大鼠肠系膜微循环也显示血流速度降低。

气滞血瘀证与血液流变学改变

血液流变性表现在血液流速、流态和凝固性等方面，正常的流变性是维持组织灌注和代谢功能的基本条件，而流变性改变导致的血液循环紊乱，是临床多种疾病发生的重要原因。血液流变学改变包括①剪切率、血管壁剪应力等物理性质的改变；②红细胞变形、血小板黏附性、白细胞聚集等血细胞形态的改变；③红细胞膜蛋白、膜受体表达，钙离子等血液分子物质改变。中医认为气滞血瘀成因有二：其一，经脉不通，《灵枢·经脉》云"脉道以通，血气乃行"，相反，"脉道不通，血气不行"，这与流变学改变时血管壁剪应力异常相似；其二，气血不畅，《灵枢·痈疽》云"血泣则脉不通"，"邪与气血两凝，结聚络脉"，这与流变学改变时血液流动性、凝滞性、血液黏度的表现相同。林港祥等观察心血管病气滞血瘀证血液流变学变化，结果显示，全血比黏度高、低切值，红细胞压积，红细胞电泳时间，血浆比黏度等7项指标均高于正常组，认为血液流变性的浓、黏、聚改变是气滞血瘀证的物质基础。丘瑞香等研究不同证型与血液黏滞性的联系，其中，气滞血瘀组全血比黏度、血浆比黏度、红细胞聚集指数、红细胞压积均高于正常组，且红细胞聚集指数一项高于其他证型，认为这一改变是"血瘀"的本质，肝郁气滞可能是始动因素。气滞血瘀证模型大鼠研究提示，大鼠血液流变学在建模前后发生改变，体现血液浓稠、黏滞、聚集流变特性的全血黏度切变率、血浆黏度、红细胞压积、红细胞聚集性等指标出现不同程度的升高。

气滞血瘀证与炎症

炎症是机体组织对有害刺激物产生的复杂的保护性生物反应，是重要的基本病理过程。临床检测常提示相关炎症因子的水平异常。炎症局部常表现为红、肿、热、痛，因此，许多中医学者认为其应归属于"热毒"的范畴。实际上，炎症与气滞血瘀关系同样紧密，原因①临床表现，炎症局部的肿胀、疼痛、按时加重与气滞血瘀临床症状基本一致；②病理变化，炎症介质诱导的血栓形成、血管内皮损伤、局部瘀血、微循环障碍、流变学改变与气滞血瘀的病机十分相似；③发病原因，情绪激动、压力紧张、应激状态是炎症的诱因，同样也是气滞血瘀证的诱因，正如《灵枢·百病始生》提及"若内伤于忧怒则气上逆，气上逆则六输不通，凝血蕴里不散"。

刘南等发现急性冠脉综合征（ACS）气滞血瘀证患者与高敏C反应蛋白（hs-CRP）、白细胞介素-6（IL-6）、单核细胞趋化蛋白-1、基质金属蛋白酶-9存在相关性。Ma C Y等则发现ACS气滞血瘀证患者细胞间黏附分子-1（ICAM-1）表达量增高。倪永骋等探索了高脂血症中医证型与炎症因子的相关性，结果显示气滞血瘀证患者血液中hs-CRP、肿瘤坏死因子-α（TNF-α）和IL-6水平显著增高，炎症反应明显。刘丽敏等检测了痛经气滞血瘀患者神经生长因子（NGF）、5-羟色胺（5-HT）的水平，结果表明血清NGF及5-HT高于正常组，认为NGF、5-HT含量升高与痛经气滞血瘀证的发病机制有关。动物研究得到相似结果。动物实验发现，气滞血瘀证大鼠白细胞介素-6水平异常，血瘀证家兔模型中TNF-α水平在造模后明显升高，经活血化瘀药物干预后，二者水平下降，侧面反映了炎症与气滞血瘀证的内在联系。

气滞血瘀证与凝血-纤溶系统失衡

凝血和纤溶系统是调节人体血液凝固和纤维蛋白溶解的两大调控系统，对维持血液的正常功能以及血管的通畅具有重要作用。当凝血-纤溶系统失衡时，血液处于血栓前状态，或者形成血栓，将导致多种血栓性疾病的发生。凝血-纤溶系统失衡主要表现在①凝血因子活化或含量增高；②抗凝因子含量减低或结构异常；③纤溶因子含量减少或功能减退。另外，血小板活化也在凝血-纤溶系统失衡导致血栓形成的过程中扮演重要角色。多数学者认为血栓是"瘀血"的客观物质，血栓前状态与"血瘀"证发展趋势一致，凝血-纤溶系统失衡或是"血瘀"证发展始末的关键因素。此外，失衡导致的血液流变学改变与"气滞无力推动血行"，和血栓形成导致的局部肿胀、疼痛等临床表现与气滞血瘀相吻合。

唐荣德等通过监测凝血酶原时间（PT）、活化的部分凝血活酶时间（APTT）和纤维蛋白原（Fg）3种凝血相关指标探讨高脂血症中医证型与凝血功能的关系，结果显示气滞血瘀组PT和APTT较其他证型偏低，Fg偏高，提示气滞血瘀患者处于高凝状态。王阶等研究不稳定性心绞痛中医证型与血清组织型纤溶酶原激活物（t-PA）及纤溶酶原激活物抑制物（PAI）的关系，结果显示，t-PA与PAI数值与气滞血瘀存在一定的相关性，提示血液纤溶功能下降。孔令钧等临床观察老年气滞血瘀患者CD62p、CD63及凝血酶敏感蛋白（TSP）的变化，结果显示，气滞血瘀患者的CD62p、CD63、TSP的表达量显著高于气虚血瘀组和正常对照组，认为血小板活化参与了血瘀证发生发展过程，尤其与气滞血瘀关系密切。陈民利等通过气滞血瘀证大鼠模型发现，模型组大鼠PT、TT、APTT明显减少，血小板聚集率和血小板黏附率增加,结果与人体研究一致。

气滞血瘀证与血管内皮功能障碍

血管内皮功能障碍是指内皮细胞在氧化应激、氧化低密度脂蛋白等病理因素刺激下出现的内皮功能异常,其主要表现为血管张力调节障碍和黏附分子表达异常。内皮细胞释放一氧化氮(NO)、前列腺素I2(PGI2)、内皮素(ET)、血栓素A2(TXA2)等血管活性物质,同时,也参与凝血系统激活、血栓形成、平滑肌细胞生长、免疫应答和炎症反应等多个生理病理环节。中医强调脉与气血的关系,《灵枢·本经》记载"经脉者,所以行血气而营阴阳",经脉是气血运行的通道,也能濡养气血。脉道壅塞、损伤可引起气滞血瘀,正如《临证指南医案》云"久病在络,气血皆窒","经年累月,外邪留着,气血皆伤,其化为败瘀凝痰,混处经络",这与现代血管内皮功能障碍和血液状态变化的研究在认识上有相似之处。

王春喜等研究动脉硬化闭塞症血瘀证患者内皮细胞活性因子变化,结果显示气滞血瘀证患者血浆NO、6-酮-前列腺素F1α(6-K-PGF1α)降低,ET、TXB2、外周循环血内皮细胞计数升高,同时还伴有血黏度增加等血液流变学变化。张增堂研究发现冠心病气滞血瘀证患者内皮依赖性舒张功能损伤,NO、ET、血管性假血友病因子水平出现一定程度的变化。王陵军等则发现行气活血化瘀中药可以改善气滞血瘀型不稳定型心绞痛患者血管内皮功能,治疗后血浆ET-1、TXB2降低,6-keto-PGF1α和NO升高。气滞血瘀大鼠模型研究显示,模型组大鼠一氧化氮/一氧化氮合成酶(NOS)体系下调,血中、肝组织NO水平以及NOS的表达均低于对照组。冠心病气滞血瘀大鼠模型则显示血浆NO/ET分泌紊乱,同时,超氧化物歧化酶活性下降,丙二醛含量升高,揭示了气滞血瘀可能与血管内皮功能障碍引起的氧化应激存在一定联系。

气滞血瘀证与血脂异常

血脂异常是动脉粥样硬化的主要原因,同时,对血液流变学、微循环和血管内皮功能也有一定影响。王燕报道高脂血症患者全血黏度、血浆黏度要明显高于健康人。亚白柳等提出高脂血症可以诱导血液微循环发生改变。Granger DN研究显示高脂血症会引起微血管内皮细胞氧化应激反应增强,血小板黏附增加,表面炎性反应增强,导致内皮损伤。中医对脂质论述较早,《黄帝内经》谓其为"脂""膏"也。现代医学认为血脂异常多由饮食引起,《灵枢集注》也指出"中焦之气,蒸津液化,其精微溢于外则皮肉膏肥,余于内则膏脂丰满"。水谷精微有余则化生膏脂,膏脂在内堆积,反渗入血,致血液黏滞,凝着不行,气机不畅,久而必成气滞血瘀之证。

李璐等研究血脂异常与证候分型的关系发现,气滞血瘀组总胆固醇(TC)含量最高,认为TC含量增高可作为气滞血瘀证诊断依据之一。许青媛等观察冠心病气滞血瘀证患者的血脂变化,结果显示患者血清甘油三酯(TG)增高,高密度脂蛋白胆固醇含量降低,认为二者水平异常是形成冠心病气滞血瘀的主要生化物质基础。孙锡印等观察比较了冠心病气滞血瘀与气虚血瘀证患者载脂蛋白水平的差异,结果显示两者均存在载脂蛋白代谢紊乱,且气滞血瘀组紊乱更加严重,其ApoA-Ⅰ水平低于气虚血瘀证,而ApoB水平、ApoB/ApoA-Ⅰ比值均高于气虚血瘀证。余冬严等使用血府逐瘀汤治疗气滞血瘀证高脂血症患者,在改善气滞血瘀证的同时TC和TG水平降低,动物实验同样证明行气活血药物具有调节血脂的作用,从侧面提示了气滞血瘀证与血脂异常存在一定联系。

气滞血瘀证与免疫功能紊乱

免疫功能紊乱是指机体免疫系统对异物或抗原性物质进行非特异或特异性识别和清除的功能发生异

常。目前，免疫球蛋白（如 IgA、IgE、IgG 等）、补体（如 C3、C4、C8 等）、细胞因子（如 IL、TNF 等）等免疫分子是观察免疫功能的常用检测指标。有学者提出免疫功能紊乱为中医"邪气"的假说，认为其由"正气转变为邪气"。不管是由于免疫功能减弱引起的异物、抗原清除不足，还是由于免疫功能亢进引起的抗体、免疫复合物产生过多，都将导致病理产物的堆积，正如中医之内外邪气，积聚于经脉脏腑，或阻碍气血流行，或与气血相搏成瘀，《黄帝内经》所谓"客于脉中则气不通，卒然而痛"。最新文献也报道免疫功能紊乱与动脉硬化的发生有关，进一步反映了其与血脉的联系。

廖奕华等对冠心病气滞血瘀证患者免疫功能做了初步探索，结果红细胞免疫复合物（RBC-Ic）花环率较健康者升高，认为可能与气滞血瘀证患者血液中存在更多的循环免疫复合物（CIC）有关。RBC-Ic 可以反映红细胞的免疫功能。陈志伟等发现 CIC 在系统性红斑狼疮气滞血瘀证患者中显著升高，且认为 CIC 的形成与"瘀血"相似，可作为气滞血瘀的微观辨证指标。卢继福等研究溃疡性结肠炎患者不同证型免疫水平，结果显示气滞血瘀证患者血浆 IgG、IgM 水平明显高于其他证型。子宫内膜异位症气滞血瘀型大鼠血清 IL-4 水平较正常大鼠升高，且存在辅助性 T 细胞 2（Th2）偏移，提示机体清除异位内膜组织的能力降低，导致"异位内膜"这一气滞血瘀病理产物的形成。

气滞血瘀证的生物学基础研究已经在微循环、血液流变学、炎症、凝血-纤溶系统、血管内皮功能、血脂、免疫功能等方面进行了相关探索，并且在不同方面间找到了一些潜在联系，为揭示气滞血瘀证本质铺垫了可靠资料。同时，也提示气滞血瘀证生物学基础并非只是机体某一方面或是某一生物功能的变化，而是整体的病理变化的综合，单独研究某一方面可能无法触及气滞血瘀证候本质。从系统生物学层面入手，或能找到新的突破口。与一般的分子生物学只研究某些基因、蛋白不同，系统生物学研究基因、RNA、蛋白质、代谢物之间的相互作用及其调控机制，可以比较全面地解析生命运动的全过程，利用系统的思维方式、复杂性科学的理论以及整体性研究的手段来揭示生命现象的一些基本原理和本质规律。气滞血瘀证生物学基础已在基因组、转录组、蛋白组、代谢组开展部分探索性研究，已发现一些可能与气滞血瘀证本质相关的分子物质，但在机制研究方面尚未取得突破性进展，有待进一步深入的剖析与挖掘，但在方法学上为气滞血瘀证候研究指明了新的方向。

197 气滞血瘀证的微观辨证

辨证论治是中医学的主要特色，它注重思辨，从宏观上对疾病进行把握，但依赖医者的经验。20世纪90年代发展起来的以生物技术为主导的微观辨证学将经典的辨证理论加以延伸，试图更完整、更准确地阐明中医病症的实质，对于证候的规范化研究具有重要的临床意义。气滞血瘀证作为中医基本证候之一，其病证实质的研究仍属当前中西医结合研究的热点，以冠心病为代表的多种疾病气滞血瘀证的微观辨证不断拓展、深化，取得了一些成果。学者张辰浩等对以冠心病为代表的多种疾病，包括慢性肝炎、肝硬化、恶性肿瘤、免疫系统疾病、慢性前列腺炎、前列腺增生、闭塞性动脉硬化症、股骨头缺血性坏死、骨质疏松症、子宫内膜异位症、口腔扁平苔藓等多种气滞血瘀证的微观辨证研究做了梳理归纳。

冠心病

1. 血液指标研究 内皮细胞功能紊乱的相关指标如血栓调节蛋白（TM）、E选择素（SES）以及同型半胱氨酸（Hcy）是确定ACS患者冠脉斑块存在不稳定性的有效指标，可作为急性心血管事件的独立危险因素。刘南等研究发现，气滞血瘀证患者TM、SES浓度高于其他3组（痰浊闭塞证组、阴血虚组、阳气虚组），血浆TM及SES与ACS中医气滞血瘀证存在一定相关性。另一研究发现在ACS的4种证型中，痰浊闭塞证及气滞血瘀证的超敏C反应蛋白（hs-CRP）、白细胞介素-6（IL-6）、单核细胞趋化蛋白-1（MCY-1）、基质金属蛋白（MMY-9）、内脂素（Visfatin）、丝裂原活化蛋白激酶（MAPK）浓度均显著高于阴血虚证及阳气虚证，说明了ACS中的不同证型可能对应着炎症反应严重程度的高低，即痰浊闭塞证与气滞血瘀证患者可能发生了更加明显的炎症反应。任毅等对血瘀及兼证、非血瘀证2组比较，发现血瘀证可能和大内皮素（Big ET-1）相关，Big ET-1升高可能构成了冠心病血瘀证的病理基础。王阶等探讨血浆组织型纤溶酶原激活物（t-PA）及纤溶酶原激活物抑制物（PAI）与不稳定型心绞痛危险度分层和中医证型之间的关系。发现在4组中医证型中，t-PA数值气滞血瘀证最高，而PAI数值气滞血瘀证最低，差异有统计学意义。丘瑞香等发现血瘀证不同证型有不同的生化基础，气滞血瘀组低切速全血黏度、红细胞聚集指数（AI）显著升高，前列环素（PGI_2）/血栓素（TXA_2）明显下降，可作为血瘀证微观辨证指标。

2. 心电图研究 谷旭放比较了冠心病心绞痛气虚血瘀证与气滞血瘀证平板运动试验各指标的差异，认为气滞血瘀证患者表现为总运动时间相对较长，最大运动当量相对较多，最大ST段下移毫伏数、ST段下移总和相对较小。尹承娥等运用动态心电图检查，分析心率变异性（HRV），对比观察迷走神经张力（SDNN、RMSSD、PNN50、HF）、交感神经活性（VLF、LF）、交感与迷走神经平衡关系（LF/HF），探讨冠心病心绞痛患者自主神经功能紊乱与中医辨证分型的相关性。发现气滞血瘀型组LF及LF/HF相对增高，提示气滞血瘀型以交感与迷走神经平衡失调为主。

3. 冠状动脉造影研究 王显等选择支架植入成功的冠心病患者，观察患者冠脉狭窄支数、狭窄程度和ACC/AHA病变分型积分值在各证型间的变化。结果发现冠脉狭窄程度气滞血瘀者明显较轻，且未见冠脉完全阻塞的情况，冠脉病变ACC/AHA分型气滞血瘀证多见A、B1型病变。马晓昌等冠状动脉造影研究发现气滞血瘀患者的血管病变支数较少，冠状动脉狭窄程度较轻。

慢性肝炎、肝硬化

传统医学认为慢性肝炎的病因病机为邪毒炽盛，伤及阴阳，可出现湿热中阻、肝肾阴虚，随着病情的发展，久病入血，久病多瘀，邪毒逐渐侵入血分，致气滞血瘀，瘀血阻络。肝纤维化属于肝脏疾病的中晚期，已有多项研究提示肝脏纤维化与气滞血瘀证之间密切相关。

张健等采用放射免疫法测定慢性肝病患者瘀血阻络、湿热中阻、肝肾阴虚的肝纤维化指标及 CG 水平。结果各中医证型组的肝纤维化 3 项指标均较对照组升高，以瘀血阻络组的透明质酸（HA）、Ⅲ型前胶原（PCⅢ）升高最为显著。李筠等研究发现瘀血阻络型肝组织Ⅳ型胶原（Ⅳ-C）阳性率高于肝郁脾虚型；肝脏 Actin、CK 及Ⅳ-C 的增多与血瘀证密切相关。陈润花等探讨了酒精性肝纤维化患者的中医证型与肝纤维化 4 项、影像学和病理分期之间的关系，结论与上述研究相似；同时影像学检查发现门静脉增宽、肝大、脾大等 3 个影像学指标，均以气滞血瘀证为最常见，明显多于其他证型。肝功能检查方面，朱方石等对 6 种证型肝硬化患者血清 AST、ALT 检测及 AST/ALT 比值进行分析显示，ALT 在证型中呈台阶式波动性增高，在气滞血瘀型为最高。分析原因考虑为气滞血瘀型正处在代偿期和失代偿期的过渡，病变活动明显，可能与中医的正邪交争激烈、阴阳消长、互为胜负而导致一过性阴阳盛衰的病理机制有关。

肿瘤

1. 肝癌 沈墙等利用彩色多普勒对中医不同证型原发性肝癌患者血流变化进行分析，湿瘀搏结型肝固有动脉收缩期最大血流速度显著增高，其次为气滞血瘀型；气滞血瘀型与对照组及湿瘀搏结型比较，门静脉每分钟血流量显著增多。原发性肝癌的骨转移在肝癌的转移中发生率相对较低，但尸检检出率较高，通常只有患者出现骨骼疼痛才行骨骼的影像检查，张继武等回顾性分析了原发性肝癌骨转移单光子发射型计算机扫描显像图像表现特点及其中医辨证分型的构成情况，发现原发性肝癌骨转移的中医分型中以气滞血瘀型多见，有助于提高临床检出率。

2. 肺癌 胡小梅等发现晚期非小细胞肺癌患者的细胞免疫功能与中医证型密切相关。各证型组之间比较，按照气滞血瘀型、肺脾气虚型、痰湿瘀阻型、气阴两虚型的顺序，CD4、CD4/CD8、IFN-γ 依次减少；而 CD8、IL-4 依次增多。T 细胞亚群、IFN-γ、IL-4 可作为晚期非小细胞肺癌患者中医辨证分型的客观依据。房才龙等探讨原发性支气管肺癌中医证型与外周血 T 淋巴细胞亚群及癌胚抗原（CEA）的关系，发现气滞血瘀型 CEA 最高，各证型间及与健康人比较均有显著性差异。T 淋巴细胞亚群及 CEA 可作为反映肺癌患者正虚邪实病机及不同证型正虚邪实状况的较好参考指标。

3. 喉癌 彭桂原等发现喉癌前病变气滞血瘀证与血管内皮生长因子（VEGF）的表达存在相关性，喉癌前病变中气滞血瘀证的恶变趋势高于痰浊凝聚证。提示 VEGF 可作为气滞血瘀证的微观指标，为中医药活血祛瘀法防治喉癌提供理论依据。

4. 前列腺癌 王伊光等探讨前列腺癌的中医证型及与临床理化指标的相关性，发现不同于肾虚痰瘀互结型，肾虚气滞血瘀型辨证与前列腺质地、表面是否光滑、指诊是否有结节、经直肠前列腺 B 超低回声结节 4 个方面无明确相关性，其辨证主要依据中医传统四诊。

免疫系统疾病

1. 系统性红斑狼疮 张峻岭等应用实时荧光定量技术观察系统性红斑狼疮各中医证型患者外周血单个核细胞（PBMCs）中白细胞介素-10（IL-10）mRNA、白细胞介素-18（IL-18）mRNA、FasRNA 的表达差异。结果 3 种细胞因子的 mRNA 表达量从气血热盛型、脾肾阳虚型、气阴两虚血瘀型到气滞血瘀肝郁型依次递减。分析原因可能是气血热盛型与脾肾阳虚型多为疾病的急性期或活动期，而气阴两虚血瘀型和气滞血瘀肝郁型多处于病情较稳定期。陈志伟等将 SLE 患者辨证分为热毒炽盛、肝肾阴虚、脾肾阳虚、气滞血瘀 4 型，同时检测免疫学实验指标淋巴细胞亚群、免疫球蛋白、自身抗体、补体、血清蛋白电泳（γ-G）、循环免疫复合物（CIC）等。结果气滞血瘀证 CIC 上升比例最高，有非常显著性差异，可作为气滞血瘀的微观辨证指标之一。同时该证抗核糖核蛋白（RNP）抗体阳性率最高，IgA 均值较高，C3 下降较少，仅次于肝肾阴虚证，与脾肾阳虚证间有显著性差异，可作为临床辨证时的参考。研究发现 ANA 及 ds-DNA 虽为诊断系统性红斑狼疮的重要指标，但用于辨证意义不大。

2. 干燥综合征 马武开等运用免疫组化法检测各证型患者舌苔上皮细胞凋亡基因 TGF-β、Fas、bax、bcl-2 的阳性表达率。结果显示阴虚内热型和气阴两虚型患者舌苔细胞凋亡基因阳性率高于气虚失运型和气滞血瘀型患者。从病情活动指标方面，气滞血瘀型血沉（ESR）和 C 反应蛋白（CRP）较高，说明病情活动期表现为气滞血瘀者居多，其余各证型 ESR 和 CRP 相比较无显著性差异。

泌尿外科

王伊光等发现湿热下注型、气滞血瘀型慢性前列腺炎患者前列腺液白细胞介素-8（IL-8）水平均高于正常对照组，气滞血瘀型存在局部的免疫反应异常增强的现象。张亚大等对术后经病理报告证实的良性前列腺增生伴慢性前列腺炎患者进行辨证分型，并对患者的证型与前列腺质量、膀胱残余尿量、尿流率、前列腺特异抗原（PSA）和组织形态学等进行相关性分析。发现与客观指标密切相关的证型主要为肾虚证和气滞血瘀证，这两类患者前列腺质量较大，尿流率较低，PSA 较高。朱勇等探讨前列腺指诊和前列腺液常规参数与慢性前列腺炎中医证型的相关性，发现气滞血瘀证组患者前列腺质地与其他各组相比明显偏硬，前列腺有压痛的比率高于其他各组，气滞血瘀证组患者前列腺液 WBC 异常比率与其他证型组相比差异有显著统计学意义。前列腺长期充血可引起腺叶阻塞，引流不畅，导致炎性细胞浸润，与中医理论"瘀则不通"相符。

血管外科

马民等用流式细胞技术对闭塞性动脉硬化症血瘀证和非血瘀证患者进行治疗前后血小板活化分子颗粒膜蛋白（CD62p）基因表达的观察。发现血瘀证组血小板 CD62p 的表达水平显著高于非血瘀证组；气滞血瘀组血小板 CD62p 的表达水平明显高于气虚血瘀组、阴虚血瘀组和痰浊血瘀组，提示气滞血瘀与血小板 CD62p 的关系最为密切。同时发现行气活血中药可有效抑制 CD62p 基因的异常表达。

骨　科

黄宏兴等探讨骨保护素、核因子 κB 受体活化因子配体在绝经后骨质疏松症不同中医证型间变化的内在关系。发现气滞血瘀组骨保护素、核因子 κB 受体活化因子配体含量明显高于肾阳虚组、肝肾阴虚组、脾肾阳虚组，同时气滞血瘀型患者年龄较大，病程较长，病情相对较重。提示肾阳虚是绝经后骨质疏松症的早期阶段，病情较轻，而气滞血瘀是绝经后骨质疏松症的晚期阶段，病情相对严重，与中医"久病入络""因虚致瘀"的理论一致。在骨质疏松症的中医证候转变过程中，随着证候的变化，血中骨保护素、核因子 κB 受体活化因子配体、雌激素以及骨密度也随之变化，表明证候的转变是有物质基础的，上述骨生化指标可能为量化辨证提供理论依据。

张泽玫等筛选中老年股骨头缺血性坏死患者和体检健康的中老年人进行血液流变学指标的检测。发现反映高浓稠血症的红细胞压积在气滞血瘀型中高于正常对照组；反映红细胞聚集症的红细胞聚集指数在中医 3 型均高于正常对照组。可见中老年股骨头缺血性坏死患者血液的浓稠性、聚集性、黏滞性增高，与中医的瘀血证相一致。

妇　科

超声是妇科常用的检测手段，研究发现某些妇科疾病的超声特征与证型之间存在显著相关性。刘明观察子宫内膜异位症患者实时 B 超，发现气滞血瘀型患者部位以子宫直肠陷凹为常见，形态以不规则积液为主。黄碧群将卵巢囊肿、多囊卵巢的患者辨证分为痰湿蕴结证、气滞血瘀证和无明显证型，B 超图像主要分为浆液性和黏液性，在黏液性卵巢囊肿图像构成比例中，气滞血瘀证与痰湿蕴结证、无明显证型差异均有统计学意义。结合四诊资料综合分析表明，B 超所见为黏液性卵巢囊肿特征，而又有少腹、乳房胀满刺痛，舌质紫暗，脉涩等症者，多属气滞血瘀型。

魏明等选择卵巢子宫内膜异位症手术患者进行辨证分型，多因素回归分析不同证型与血清实验室指标的相关性，发现气滞血瘀型、肾虚血瘀型、寒凝血瘀型子宫内膜异位症均与磷（P）、糖类抗原 125（CA125）有关，气滞血瘀型同时与血小板计数（Plt）相关。提示不同证型的子宫内膜异位症可出现血清实验室指标的异常改变。

口腔科

朱翠娣发现口腔扁平苔藓的中医证型与患者的免疫功能，局部微循环改变有一定的相关性。气滞血瘀型口腔扁平苔藓免疫功能测定有偏亢亦有低下，微循环改变特征为血管痉挛、血流速减慢，血黏度增高，与气滞血瘀造成经络阻塞、血脉不通而引发疼痛相吻合。

20 世纪 90 年代以来随着微观辨证概念的提出，其在中医学的各个领域得到了广泛的应用，对传统的中医宏观辨证形成了很好的补充。目前，越来越多先进的现代化检查诊断技术用来为中医的现代化来服务，实现中医的规范化、标准化。特别是对于临床症状偏少的患者，微观辨证是提高中医辨证论治疗效的一个有效途径。综合分析上述不同疾病气滞血瘀证的微观辨证研究，发现以下方面值得总结和注意。

首先，目前多数研究采用先对某一疾病进行宏观辨证分型，再利用现代技术手段检测，寻找微观辨证和宏观辨证的关联，这就要求宏观辨证要准确。由于临床经验的差异，不同的研究者可能辨识出不同的临床证型，张辰浩认为可参考如下方法解决：①中医辨证分型采用公认的、权威的中医辨证分型标准。如黄宏兴等结合了《中医虚证参考标准》《血瘀证诊断标准》及《中西结合诊治骨质疏松症》中对骨质疏松症进行的中医辨证分型等作为骨质疏松辨证分型标准。②临床研究者应掌握统一的中医临床四诊信息采集操作标准，保证不同研究者对四诊信息采集的一致性。③患者入院后由 2 名高年资中级职称以上的中医临床医师分别进行中医证候诊断，如有分歧者，可请示中医主任医师进行确认。

其次，在临床研究设计过程中需注意中医证候和西医病种间的相互联系，证候往往出现于疾病的特定阶段而不是全程，不同的疾病出现该证候的阶段也不完全一样，因此，病证结合的研究，必须明确疾病所处的特定阶段。

另外，进行微观辨证时应尽量选择特异性的微观指标，因为其更能揭示本质，便于重复，更为客观，如 CD62p 是目前所知最能反映血小板活化的特异性指标，这样有助于精确规范辨证，有利于深入研究。

198　热毒血瘀证与炎症的相关性

据中医传统思维之所见，血瘀证且同时兼有气虚、气滞、血虚、痰阻、偏寒或偏热等情况，可有不同的中医分型，如气虚血瘀、气滞血瘀、寒凝血瘀及热毒血瘀等。气虚血瘀、气滞血瘀、寒凝血瘀的概念早已为人熟晓，但传统观念中"热"是可以活血化瘀的，譬如跌打损伤后局部热敷活血化瘀，或者受寒后饮酒生热活血散寒，所以对于"热毒血瘀"这一概念人们往往存在着疑问。这种疑问的产生在于人们只注意到了"热"而忽视了"毒"。此"热"因"毒"而生，"毒"受"热"助乃蕴留，故"热毒"当指热邪火毒滞留难祛而耗损人体津液，是致机体发生"血瘀"这一病理性改变的主要病因之一。

古往今来，医家们对于血瘀证及其各种不同分型之病因机理作了许多有益的探索和研究。关于热毒血瘀证的病因病机，早在《金匮要略》中便有记载："热之所过，其血必凝"。通俗地说便是发热的日子久了，则血液干涸凝结而生瘀血。可见古人深深把握住了热毒血瘀证中的"热过津涸"这一主要实质。随着传统中医学的发展，医家们对于热毒血瘀证的病证机理有了进一步的认识。王清任在《医林改错》中指出"瘟毒在内烧炼其血，血受烧炼，其血必凝"。周学海《读医随笔》中更形象地概括为"夫血犹舟也，津液水也，津液为火灼竭，则血行愈滞"。可见后期传统医家们的观点更倾向于热毒血瘀证乃温热病邪灼伤人体津血，血受熏灼则凝结瘀塞，从而导致血瘀。近十几年来，作为中医学和中西医结合研究中的热门领域之一，热毒血瘀证的基础研究主要集中在血瘀证与炎症、炎症因子、血流动力学、微循环等相关性方面。学者们将中医传统理论与现代医学宏观及微观研究所见相结合，认为热毒血瘀的产生是炎症反应波及血液内各种成分变化和凝血机制变化，然后引起微循环障碍和血液流变的异常，最终导致组织器官的缺血、缺氧、血瘀和变性。其中炎症与热毒血瘀证在病理、病机及治疗方面存在着密切的联系，是现代医学多系统疾病研究中的热点环节之一。学者杨威等对热毒血瘀证与炎症相关性研究做了梳理归纳。

炎症和热毒血瘀证动物模型

血瘀证动物模型是揭示中医血瘀证的现代生物学基础，为开展相关新药的研发提供实验依据的一个重要手段。一个良好的血瘀证动物模型，不仅要紧扣传统中医理论，具备血瘀证的各种经典证候表现，还应具备较高的科学性，符合研究已明确的病理生理改变。其中热毒血瘀证动物模型的制作一般有两种方法：一是根据热毒血瘀证病因病机建立模型；二是根据热毒血瘀证相关研究中发现的病理生理异常制作热毒血瘀证模型。目前为许多学者采用的由炎性因子介导的微生物感染或内毒素致热毒血瘀证的模型就属于第二种方法。杨超等以大鼠于不同时间点连续定时腹腔注射细菌内毒素（LPS）造模，并将传统中医学表征与现代科研技术相结合，从不同视角动态观察了注射期间和注射后不同时间点模型大鼠的症状表现，成功地在SD大鼠上复制了热毒血瘀证的表现。同时该研究分析了不同时间段造模大鼠的热毒血瘀证的外在表征和内在客观实验室指标之间的联系，认为处于中医所谓"热毒血瘀证"的大鼠发病后1周内主要是炎症所致血液的低凝状态伴随血脂的先升高而后降低；1~4周主要是血液黏度的变化及红细胞功能的改变；4~8周逐渐形成高脂血症、血小板聚集增强及血浆黏度的升高。其中血液的低凝状态、血脂的异常、血细胞的功能异常和血黏度的异常是最终导致组织器官缺血、缺氧、变性的基础，同时随着造模时间的延长，上述实验大鼠组织器官缺血、缺氧、变性等程度逐步加重，而大鼠在皮毛、爪甲及舌像上表现出的热毒血瘀证则越发典型化，该实验客观地揭示了此类热毒血瘀证模型的现代生物学基础，从现代生命科学的角度阐释了中医学中的"热由毒生，变由毒起"的原理，在这一角度上证实了中医的"热毒血瘀证"与现代医学的内毒素血症颇为相似。梁爱华等以细菌内毒素（LPS）与角叉菜胶（Ca）两种因素联合造模，制备一种方法简便、稳定的血瘀证和血栓形成病证结合动物模型。该模型表现出微循环障碍以及全血黏度增高、血小板聚集率异常等血液流变学指标的改变，同时还由于血栓形成消耗了大量凝血因子和血小板，而表现出凝血指标延长。该研究提示血液炎性因子 TNF-A 和 IL-6 浓度一过性显著增高，是 LPS/Ca 血栓模型最早的病理生理特征，是关键的发病机制。推测出 LPS/Ca 诱导血栓形成模型的发展过程为：血管炎症→炎性因子大量释放→白细胞激活和黏附→血栓形成。上述两个热毒血瘀证动物模型均为主要由外源性炎性因子（LPS）介导的血瘀证动物模型，其机理符合中医学中外感温毒疫邪后邪毒灼伤津血，血受熏灼则凝结瘀塞，从而致热毒血瘀的观点，是较为理想的热毒血瘀证动物模型。

热毒血瘀证相关的炎性因子

现代医学中所谓的炎症是指机体组织发生形态、结构上不同程度的损伤、充血、肿胀、渗出、变性，血管坏死或增生栓塞，局部组织缺血、缺氧伴有代谢机能改变、循环障碍、血流变异等过程。从中医的观点来说，炎症因子类似于热毒血瘀证中的"毒邪"，可分为外来毒邪和内生毒邪。其中外来毒邪类似于温热疫毒，内生毒邪乃受损的机体组织坏死崩解后所释放的各种毒性物质。热毒血瘀模型中造模所用的细菌内毒素当属外来之毒，而其作用于机体之后产生的多种内源性炎症因子及在其他各种疾病过程中由机体组织受激后合成并释放的多种炎症因子则属内生毒邪。在不同的疾病过程中，发挥着致病作用的各种炎性因子与热毒血瘀证之间体现出了密切的相关性。

1. 致热毒血瘀证之外来毒邪　革兰氏阴性菌内毒素即脂多糖（LPS），是革兰氏阴性细菌的细胞壁组成成分。机体在受到革兰氏阴性细菌的感染时，LPS 作用于细胞膜受体，过细胞内信号传递级联使基因表达发生变化。LPS 与细胞膜上相应受体作用后，启动胞内信号传递链，引起核转录因子 JB（NF-JB），p38，ERK 的活化，启动基因转录，从而介导内皮细胞、平滑肌细胞、成纤维细胞、上皮细胞等实质细胞以及单核巨噬细胞的激活，诱导炎症前细胞因子、趋化因子、生长因子和其他多种因子如白细胞介素（IL）、肿瘤坏死因子（TNF）等的合成和释放，发挥其毒性作用。一定剂量的 LPS 作用于人体或动物后，其毒性作用所致的临床表现类似于中医学中外感温毒疫邪后形成的热毒血瘀证，症见发热、舌质紫黯、口唇齿龈黯红、黑便、赤溺，脉结代或无脉等，因此 LPS 亦常用来制作中医热毒血瘀证动物模型。中医学的热毒血瘀证动物模型的制作需长期定量给予模型动物 LPS 刺激，而造模过程中形成的慢性炎症在其他多种疾病中被认为是肿瘤发生的关键因素之一。其中有研究发现阻断 NF-JB 信号通路可抑制 LPS 所诱导的结肠癌和乳腺癌的发生发展。恶积可因瘀血不消蓄积日久而化，但当慢性炎症得到控制后形成热毒血瘀证所需的炎性病理微环境得到纠正，从而阻断了血瘀凝块进一步蓄积而发展为恶性肿瘤的可能。

另有研究发现，革兰氏阴性菌内毒素作用于机体时所发挥的并不仅仅限于损伤机体组织，诱发肿瘤等有害的毒性作用。如 LPS 作用于机体的早期可促进 IL-1，IL-6，IL-8，IL-12 及 TNF-A 等细胞因子的合成与释放，引起粒细胞、巨噬细胞趋化聚集，毛细血管通透性增高，淋巴细胞浸润等炎症反应，从而发挥早期免疫应答的效应。另如 JNK 信号转导通路是 LPS 所有信号转导通路中的另一条重要的通路，JNK 介导了许多细胞功能，如 JNK 的活化能诱导肿瘤细胞凋亡，在 TNF-A 与 IL-1B 刺激所介导的炎症因子活化中，JNK 起到了重要的转录调节功能。而早在 20 世纪末，Bush 和 Co ley 等医生发现得了急性细菌感染（丹毒）的患者，其所患肿瘤会部分或全部消退。此后 Co ley 用从患者的丹毒感染灶中分离出的化脓性病菌的培养滤液制成了 Co ley 氏毒素。这种制剂在当时尚未开展放射治疗及化学治疗的时代，作为临床抗肿瘤一线制剂一直沿用至 20 世纪 70 代。后经研究证实，Co ley 氏毒素中的有效成分既为大量的内毒素，经内毒素激活的巨噬细胞和外周血单核细胞，在效靶结合时以一种非吞噬的方式，产生大量的氧自由基直接把细胞膜破坏，从而起到对肿瘤细胞的杀伤效果并导致肿瘤组织的出血坏死。此外，LPS 刺激机体外周组织，通过神经介质传递给大脑温控核团相应的信号后，产生体温调节效应而导致机体的发热反应。这一应激性的高热反应所产生的对于肿瘤组织的物理性热杀伤原理衍生出现今更为完善的可控制加热区域的肿瘤高温疗法。

由此可见，外感温毒疫邪早期，温邪未入营血分，机体正气未虚，正邪斗争剧烈，故而往往有高热、大汗、口渴、赤溺等实热证表现，而瘀血证不显。此时若医治得当，祛除温邪、扶助正气，则正胜邪去，预后良好。这一阶段类似于外来毒邪侵犯机体，引发机体的早期免疫应答效应后即被清除，未能更进一步地诱发自体多种细胞因子、信号通路参与导致的级联放大性全身炎症反应综合征（SIRS）。而外感温毒疫邪后期，疫邪深入营血分，机体正气亏虚，瘀热内阻，动血耗血，症见身热夜甚，斑疹隐隐，躁扰不安，便血，舌质深绛等，热不甚而瘀血证明显，证候凶险，预后不良。这一阶段类似于外来毒邪侵犯机体，长期的病理性刺激所诱发的慢性全身性过度性炎症反应，辗转反复，瘀血蓄积难消，甚至产生恶变，终致各个器官功能永久性的损伤甚至衰竭。

2. 致热毒血瘀证之内生毒邪 机体在应激状态下合成、释放的大量炎性因子，如 IL-6，TNF-A，IFNs 等均属致热性细胞因子。它们通过体液介质传递给大脑温控核团相应的信号后，产生体温调节效应从而导致机体的发热反应。它们所介导的发热及炎症反应多见于各类炎性感染、心脑血管、免疫系统疾病及恶性肿瘤等。

（1）血清白介素-6（IL-6）：IL-6 要由单核巨噬细胞、活化 T 细胞、纤维母细胞和内皮细胞合成分泌，是由一条单链多肽组成的糖蛋白，IL-6 的增高使免疫球蛋白增多，形成免疫复合物也相应增多，通过经典和旁路途径大量激活补体，引起炎症反应和靶细胞损伤，在炎性反应、抗感染及损伤等过程中发挥多种生物学作用。IL-6 作为一个重要的炎性因子，它的致炎作用与酪氨酸蛋白激酶（JAK）/信号转导因子和转录活化因子（STAT）信号通路密切相关。近年研究显示，JAK/STAT 通路与多种心血管疾病关系密切，心力衰竭、缺血预处理诱导的心肌保护，以及缺血再灌注引起的心功能障碍都与该通路相关。此外，有学者发现，在急性胰腺炎的发病过程中，IL-6 等炎症介质的快速释放与胰腺炎症程度密切相关。可见，炎症因子 IL-6 参与并介导了众多具有热毒血瘀证表现之疾病发生与发展的过程。

（2）肿瘤坏死因子（TNF-A）：TNF-A 要是由激活的单核巨噬细胞产生的一类具有多种生物活性的前炎症细胞因子。TNF-A 能促进内皮细胞黏附白细胞，刺激内皮细胞分泌炎性介质，激活凝血系统，抑制纤溶，增加炎性渗出及氧自由基的产生，促进单核巨噬细胞释放 IL-1、IL-6 和 IL-8 等，这些功能促使炎症的发生与发展。TNF-A 触发和"级联放大"而诱导过度炎症反应的关键促炎因子，在心肌缺血再灌注损伤的病理生理发展过程起到重要作用。近年研究表明，TNF-A 也可由成熟的心肌细胞分泌，血管内皮是 TNF-A 作用的重要靶细胞之一，由 TNF-A 介导的血管内皮损伤在很多心血管疾病的发病中具有重要意义。心脏毒理学方面的研究发现 TNF-A 过度产生可以诱导心肌细胞凋亡及心室重构，参与了缺血性心脏病、心肌炎、心肌病、心力衰竭、原发性高血压等疾病的发生发展过程。而此类心血管疾病急性期往往伴有发热的临床症状，而疾病后期则可见口唇紫黯，舌质紫，手足麻木，皮下瘀血斑等血瘀证表现，当属中医学热毒血瘀证之范畴。

（3）干扰素（IFNs）：是一种具有广泛抗病毒、抗肿瘤和免疫调节作用的炎症因子，是一种强巨噬细胞、NK 细胞、血管内皮细胞活化剂。根据 IFNs 产生细胞、受体和活性等将其分成两种类型：Ⅰ型和Ⅱ型。Ⅰ型主要包括 IFN-A、IFN-B、IFN-X 和 IFN-S，Ⅱ型又称免疫干扰素或 IFN-C。Ⅰ型和Ⅱ型 IFN 都具有增强多数肿瘤细胞对死亡受体（Fas）介导的凋亡作用的敏感性。IFN-A 可通过直接活化 caspase-3 而激活 caspase-8，或通过使线粒体释放细胞色素 C 而间接活化 caspase-3 诱导细胞凋亡信号的转导，调节肿瘤细胞对 Fas 介导细胞凋亡的敏感性。IFN-C 能促进某些细胞发生凋亡或增加细胞对细胞凋亡信号刺激的敏感性，IFN-C 激活 JAK1 和 JAK2，导致 STAT1 磷酸化和二聚化，诱导细胞凋亡信号的转导。另有研究证明，IFN-C 增强抗原提呈，活化 T 淋巴细胞，与多种致炎因子相互作用，诱导泡沫细胞形成并活化内皮细胞，从而促进粥样病变处炎症反应，加重动脉粥样硬化病变的进展。

IFNs 参与并介导的多种炎症、发热反应；诱导细胞凋亡、抑制肿瘤血管生成及肿瘤细胞生长从而导致肿瘤组织缺血性坏死；促进动脉粥样硬化病变的进展等病理生理学过程，均具有中医学热毒血瘀证的表现，属热毒血瘀证之范畴。

传统中医疗法在热毒血瘀型炎性疾病中的运用

临床上许多炎性疾病及其并发症具有热毒血瘀证的表现，如风湿热，癌性发热，过敏性紫癜，系统性红斑狼疮，急性重症胰腺炎，弥漫性血管内凝血，细菌性或病毒性心肌炎和急性心肌梗塞及其后遗症等。上述多种疾病发展过程中往往伴有发热、口渴、汗出，舌质红绛或色紫，舌下脉络瘀滞，溺赤便黑，固定性疼痛，肢体抽搐，精神异常，皮下可见出血点或瘀血斑等热毒血瘀证典型症状。传统中医以清热解毒、养阴生津、活血化瘀、通经活络为治疗大法，在此类炎性疾病的治疗中取得了理想的疗效。

刘长玉等用解毒活血汤配合急性心肌梗死常规治疗原则治疗急性心肌梗死 40 例，发现联合中药治疗组的心肌梗死患者急性期后白细胞和 C 反应蛋白等炎症反应指标较单纯西医治疗组明显下降，表明解毒活血中药可能具有抑制梗死后炎症反应的作用。徐伯平等研究发现，解毒活血化瘀中药流浸膏对化学治疗引起的局部组织药物性炎症有良好的治疗作用，其止痛和消肿的速度明显快于喜疗妥（hirudoid），可作为化疗引起的药物性炎症的治疗用药。赵健雄治疗过敏性紫癜，依中医辨证施治结合自身多年用药经验，实者治以热解毒、凉血止血，辅以利湿化癣；虚者则清热解毒、滋阴降火，辅以益气摄血，取得了良好的临床疗效。柯凌等治疗系统性红斑狼疮合并皮肤细菌性溃疡 24 例，发现加用三七总皂苷，牛黄解毒片等清热解毒，活血化瘀之成药的患者细菌性溃疡的平均治愈天数显著低于单纯激素联合免疫抑制剂治疗组，痊愈率显著提高。张飚将病毒性心肌炎按临症不同分为 3 期分型论治。初期以清热解毒为主法；中期以扶正祛邪，益气养阴，活血化瘀为主法；后期则以补益阴阳，协调气血为主法，辨证施治，取得了较好的疗效。方勇等对 40 例急性胰腺炎患者血液及尿液中 IL-6、TNF-A 及 NO 进行临床观察，发现在常规治疗基础上联合清热解毒、活血化瘀中药灌肠的患者血液及尿液中上述炎性细胞因子表达水平明显低于仅接受常规治疗的患者，且在症状缓解效率上具有明显优势，证明了在急性胰腺炎治疗中，常规基础治疗联合清热解毒、活血化瘀中药灌肠可有效调节促炎性分子的合成与释放，能积极地阻断 SIRSM/ODS 病理生理反应过程。

近年来大量针对血瘀证与炎症、血流动力学、血小板功能、微循环等的相关性研究，进一步加深了对血瘀证本质的认识，确立了血瘀证客观化诊断标准体系，其中关于热毒血瘀证与炎症相关性的研究反映了中医辨证诊断研究的一个侧面，是证的实质研究的具体体现。大量热毒血瘀证与炎症相关性研究显示，热毒血瘀证在动物模型、细胞活性因子及临床治疗方面与炎症存在着密不可分的关系，炎症反应从一个侧面揭示了热毒血瘀证的实质，但其本质的全面阐释，尚需在免疫组化、病理生理、细胞生物学、蛋白质组学及基因组学等多领域综合研究，并立足于临床，从多方位、多层次、多系统的变化及相互影响来揭示证的实质。

199 湿热证理论源流

中医学认为，湿热证是指一切由湿热病邪共同为患所引起的，兼具"湿象"和"热象"双重特点的病证。随着环境变化以及人们饮食、生活方式的改变，疾病谱也发生了很大的变化，由湿热因素导致的疾病也越来越多。由此，国医大师路志正提出"北方亦多湿，湿热致病广泛"，近代名医孔伯华认为"湿热致病之多，达到十有八九的地步"。学者夏聪敏等认为，通过对中医古籍中湿热理论系统、深入的研究，有助于提高现代中医临床对湿热病的辨证施治。

先秦两汉——湿热理论的奠基

1. 湿热理论概念的发端 湿热理论的渊源可追溯到《黄帝内经》，在《素问·阴阳应象大论》有"热胜则肿……湿盛则濡泻""湿伤肉""诸痉项强，皆属于湿""暴注下迫，皆属于热；诸呕吐酸，皆属于热"等记载，对湿邪、热邪有分别的论述，并且归纳出两种邪气致病的特点和规律。湿"与"热"合用也首见于《黄帝内经》，《素问·生气通天论》云："因于湿，首如裹，湿热不攘，大筋緛短，小筋弛长，緛短为拘，弛长为痿。"《素问·六元正纪大论》云："四之气，溽暑湿热相薄，争于左之上，民病黄瘅而为胕肿。"阐述了湿热邪气导致的临床症状，确定了湿热是湿邪和热邪相互搏结的概念，并且提示其发生和时令季节有很大的关系。另外在其他篇章中也论述了痹病、脾风、脾瘅等因湿热而导致的疾病，《素问·奇病论》云："有病口甘者……此五气之溢也，名曰脾瘅……此人必数食甘美而多肥也，肥者令人内热，甘者令人中满，故其上溢，转为消渴。"论述了过食肥甘可导致脾胃湿热，发为"脾瘅""消渴"。又如"肠中热则出黄如糜"一句，后世医家如张景岳认为此为小肠湿热之证。

《难经》《脉经》中对"湿温"及"湿热"的论述，对湿热内涵的阐述有很深远的影响，《难经·五十八难》云："伤寒有五，有中风，有伤寒，有湿温，有热病，有温病。"说明"湿温"是广义的伤寒，即外感热病的一种。《脉经》在《难经》的基础上，论述了"湿温"的病机，"伤寒有湿温，其人常伤于湿，因而中暍，湿热相搏，则发湿温"，说明湿温的发病是先有内伤湿邪，再有湿邪和热邪相互搏结，因此，湿热是"湿邪"和"热邪"两个概念融合的结果，"湿热"的概念远比"湿温"要广泛。

2. 湿热论治首载 《黄帝内经》首次记载了湿热病的治疗，《素问·至真要大论》云"湿淫于内，治以苦热，佐以酸淡，以苦燥之，以淡泄之……湿淫所胜，平以苦热，佐以酸辛，以苦燥之，以淡泄之，湿上甚而热，治之苦温，佐以甘辛"；"寒者热之，热者寒之"；提出了淡渗利湿、苦温燥湿、清热等治疗湿热病的方法。《黄帝内经》记载了3个方治疗湿热病：兰草汤治疗脾胃湿热导致的脾瘅，泽泻饮治疗湿热导致的酒风，鸡矢醴治疗湿热臌胀，可以说《黄帝内经》开创了湿热病治疗的先河。

《神农本草经》虽未出现"湿热"二字，但介绍了清热燥湿、清热利湿的中药，例如黄芩、黄柏、泽泻、茵陈之类，体现了当时对湿热病治疗已有较多的临床实践。东汉末年张仲景在《伤寒杂病论》中记载了"风湿、湿痹、淋证、湿家发黄等病证，虽未见"湿热"，但湿热病机无疑，例如《伤寒论》"阳明病，无汗，小便不利，心中懊憹者，身必发黄"；《金匮要略·痉湿暍病脉证治》所述"湿家之为病，一身尽疼（一云疼烦），发热，身色如熏黄也"；《金匮要略·黄疸病脉证并治》所述"瘀热在里，身必发黄"，"黄家所得，从湿得之"；明确认识到黄疸的发生与湿热密切相关。"病黄疸，发热烦喘，胸满口燥者，以病发时火劫其汗，两热所得。然黄家所得，从湿得之。一身尽发热而黄，肚热，热在里，当下之"；同时介绍了治疗以湿热为核心病机的经方，如茵陈蒿汤、茵陈五苓散、栀子柏皮汤、麻黄连翘赤小豆汤、白头翁汤、湿热蕴结中焦之泻心汤类方等，开创了对湿热病辨证施治的先河。

隋唐宋元——湿热理论的发展

这一时期的医家在继承前人理论的基础上，注重对客观实际的观察，进一步发展了湿热理论，主要体现在两个方面，一是对湿热病因病机的丰富和发展；二是提出了内伤湿热理论。

1. 湿热病因病机的发展　隋代巢元方所撰《诸病源候论》对湿热论述颇多，但所主病机则相对局限在湿热成疮，如"湿热相搏，故头面身体皆生疮"。唐代孙思邈在《备急千金要方》中提出"若暑月久坐久立湿地者，则湿热之气蒸入经络，病发必热，四肢酸痛烦闷"，说明湿热与气候密切相关，并且对湿热病因病机已突破"湿热生疮"的范畴。《华佗神方》中明确提出"大肠湿热""湿热下注"等病机。随着对湿热病进一步认识，湿热病的病因病机逐步完善。

（1）外感湿热：湿热病以夏秋之交多见，阳淫热疾，雨淫腹疾，盛热蒸动，地湿上蒸，天地气交，人多感触。杨士瀛在所著《仁斋直指方》中提出"湿热病多由出入雨水而中湿气而得"。宋代庞安时在《伤寒总病论·伤寒感异气成温病坏候并疟证》云"病人尝伤于湿，因而中，湿热相搏，则发湿温"，明确提出了外感湿热之邪可导致湿热病的发生。

（2）内伤脾胃：胃主受纳，脾主运化，脾胃功能强健，水湿不易停滞，脾胃损伤，水谷运化失司，湿邪内生，湿郁生热而致湿热病。《仁斋直指方》云"饮食失调而生湿热"，《脉因证治·三十三·肿胀》指出"脾土转输失职，胃虽受谷，不能运化精微，聚而不散，隧道壅塞，清浊相混，湿郁于热，热又生湿"。湿热病与多个脏腑关系密切，但内伤脾胃是湿热病产生的主导因素。

（3）气机失调：升降出入是人体气机运行的基本形式，肝主疏泄起到至关重要的作用，一是肝失疏泄，气机郁结，易郁而化热，木郁土壅，水液输布失常，水湿不化，热盛湿阻而致湿热内生；二是肝失疏泄，升发太过，气实化火，内热丛生，热生湿而致内生湿热，正如刘元素在《宣明论方·水湿门》提出"湿病本不自生，因于火热怫郁，水液不能宣行，即停滞而生水湿。故凡病湿者多自内生，而热气尚多以为兼证，当云湿热，亦犹风热，义同"。

2. 内伤湿热理论的提出　宋金元时期，四大家蜂起，新学肇兴促进了医学的发展，有关湿热的理论承袭前代论述，并拓展了"湿热"病机及证候，特别是"内伤湿热"理论的提出，促进了湿热理论的发展。

（1）内伤湿热理论的内涵：内伤湿热是区别于外感湿热的病证，是由于人体脏腑功能失调所导致，属内伤杂病的范畴。刘完素依据火的气化规律创制火热论，对湿热病提出"积湿成热"学说，揭示了湿热病中湿与热相互转化的病理机制。湿热相互化生的结果使病情趋于加重，湿愈重而愈生热，热愈重而湿愈生，湿热胶着。张子和从临床实际出发，创造性地提出"标本中气从火从湿"论，为"湿热"导致多种疾病奠定理论基础。两位医家拓展了对湿热理论的认知，同时揭示了"内伤湿热"理论的内涵。

（2）诸病湿热证治发挥：李东垣创立了脾胃学说，提出"百病皆有脾胃衰而生"，在《内外伤辨惑论》云"湿热病皆由饮食劳倦，损其脾胃，乘天暑而病作也"，建立了湿热病与脾胃之间的联系，同时描述了湿热病的临床表现："四肢困倦……胸满气促，肢节沉痛；或气高而，身热而烦，心下膨痞，小便黄而数，大便溏而频；或痢出黄如糜，或如泔色"等复杂的证候。治疗方面，创制清暑益气汤，健脾祛湿，选用苍术、白术、黄柏、泽泻燥湿、化湿、利湿。

朱丹溪在《格致余论》中云"因见河间、戴人、东垣、海藏诸书，始悟湿热相火为病甚多""六气之中，湿热为病十居八九"，在《脉因证治》中对"内伤湿热"进行了大量的描述，包括湿热致病特点及湿热病的治疗，他认为痢疾、黄疸、滑精、白浊、带下、浮肿、淋证、痹症及中风等数十种疾病，均多由湿热所致，如《丹溪治法心要》云"赤痢自小肠来，白痢自大肠来，皆湿热为本""疸不必分其五，同是湿热""滑精专主乎湿热""浊主湿热""治肢节肿痛，痛属火，肿属湿，此湿热为病，兼之外受风寒而发动于经络之中，湿热流注肢节之间而无已也"等。治疗方面，创立二妙散，是治疗湿热病的经典名方，至今仍指导临床应用。

明清——湿热理论的成熟

明清时期是湿热理论发展的顶峰，尤清代中叶温病学派的兴起，使外感湿热与内伤湿热进一步区分以及在治疗上的创新，推动了湿热理论的发展，使之成为一个内容丰富、理论充实、应用广泛的中医学理论。

1. 辨证体系的完善

（1）三焦辨证：薛生白《湿热论》开创了湿热病的三焦辨证，即湿热之邪在人体上、中、下三焦所导致的各类证候的辨治体系。湿热病病情复杂，变化多端，可发于多个部位，薛生白首立湿热病的提纲证："湿热证，始恶寒，后但热不寒，汗出，胸痞，舌白，口渴不引饮"，将湿热病病变部位具体化，湿热入于上焦，则发咳喘、恶寒、汗出；湿热伏于中焦，则口渴、身重、胸痞；湿热流于下焦则自利、溺赤。治疗方面，注重湿热证候中湿与热的孰轻孰重，采取分解湿热，三焦同治，遵循"上焦如雾，升而逐之""治上焦如羽，非轻不举""中焦如沤，疏而逐之""治中焦如衡，非平不安""下焦如渎，决而逐之""治下焦如权，非重不沉"，采用开上、畅中、渗下的治疗原则，发展和完善了湿热病的辨治方法。

（2）卫气营血辨证：叶天士继承仲景之学，又旁征博引，创立卫气营血辨证体系，阐述了温热病在发展过程中卫气营血四个不同阶段，同时对证候的归类、病位、治疗原则都进行了总结，对温热病中湿热病辨证论治有提纲挈领的作用。叶天士《临证指南医案》云"初病湿热在经，久则瘀热入络"，同时注重湿热之邪伤及津液等情况。

2. 湿热病诊断方法的发展和丰富 中医学对于疾病的诊断有其特殊的方法，舌诊是中医学特色的诊疗手段之一，温病学派尤其注重舌诊，舌诊可以帮助湿热病的诊断、指导遣方用药，并且还可以帮助预测湿热病的进退和预后。薛生白擅用凭舌辨证的方法来辨治疾病，《湿热论》第五条："湿热证，壮热口渴，舌黄或焦红"，第十三条自注中云"凭验舌以投剂，极为临证时要诀"。叶天士对湿热病舌色枯荣、舌质、舌苔进行了详细的描述，如"若白苔绛底者，湿遏热伏也""舌苔不燥，自觉闷极者，属脾湿盛也""舌上白苔黏腻，吐出浊厚涎沫，口必甜味也……乃湿热气聚与谷气相搏，土有余也"。吴鞠通对湿热病的诊断也重视舌诊，根据舌苔颜色辨别湿邪的有无和热邪的轻重，根据舌质颜色辨别病位深浅，同时将舌苔的润燥作为伤津化燥的诊断依据，从而形成了特有的舌诊辨治思路。另外，温病学家还将验齿、发疹、白㾦作为望诊的内容，发展和丰富了湿热病的诊断方法。

3. 湿热论治 湿与热邪，性质相反，湿与热合，如油入面，胶结难解，清热易助湿，燥湿易化热，诚如吴鞠通所云："徒清热则湿不退，徒祛湿则热愈炽。"湿热病的治疗应根据病邪之微甚，病位浅深，湿与热孰轻孰重等情况，随证立法，依法定方。原则为祛湿清热，而以祛湿为主。因感邪的轻重，人的体质有异，湿与热两种邪气的偏重程度有别，因此湿热证可分为3种不同类型。

（1）湿重于热：若素体阳虚或湿邪偏盛者，多表现为湿重于热，症见身黄似熏黄，食少纳呆，渴不欲饮或不渴，周身困重，头重、头痛、胸脘痞闷，纳呆、呕吐，便溏或便秘，苔腻不黄，脉濡缓不数。治以苦温燥湿、兼以泄热，方宜吴鞠通加减正气散或三仁汤。薛生白所云"湿多热少，则蒙上流下"，随病位的不同而有所变化，偏于上焦者，宜加入芳香宣化之品；偏于中焦者，以苦温燥湿为主；偏于下焦者，加入淡渗利湿之品。叶氏提出"渗湿于热下，不与热相搏，势必孤矣"，"热自湿而出，当以湿为本治"，因此，湿重于热当以祛湿为本。

（2）热重于湿：若素体阳盛或热邪偏盛者，或湿渐化热者，多表现为热重于湿，正如叶天士《外感温热篇》所云："在阳旺之躯，胃湿恒多在阳盛之体，脾湿亦不少。"热重于湿，症见身黄重，身热烦躁，口苦口臭，烦渴饮冷，小便短赤，脉滑数，舌质红，苔黄腻，较之湿热并重热象更显，治以清热为主，佐以化湿，方选白虎汤加苍术。清热需根据热邪的不同性质采用辛寒清气和苦寒清热法。

（3）湿热并重：若脾虚与胃热并重者，则多呈湿热并重。湿热并重症见身目黄色，黄色鲜明，身热有汗不解，脘痞呕恶，口渴不欲多饮，便溏色黄味臭，小便短黄，舌苔黄腻，脉濡数。治以苦温苦寒并施，方如王氏连朴饮。湿热并重亦当立足于祛湿，配合清热，湿去热清。华岫云在《临证指南医案》中指出"其用药总以苦辛寒治湿热，以苦辛温治寒湿，概以淡渗佐之"，无论是寒湿还是湿热都可使用淡渗利湿法祛除湿邪，说明了祛湿的重要性。另外，对于湿热并重患者，叶氏加用芳香理气化湿之品，认为"清热开郁，必佐芳香，以逐秽为法"，可选用藿香、佩兰、草果、蔻仁之类。

中医湿热理论源远流长，经过历代医家不断实践、总结和创新，使其成为中医学重要的理论基础。近年来，许多临床工作者通过对湿热理论的深入认识，从湿热论治内、外、妇、儿、骨伤等临床疑难病，取得较好的疗效。也有很多学者，运用系统生物学对湿热证进行客观化研究，取得了一定的成果，但中医证候作为一个复杂的巨系统，仍需多学科、多系统相互配合，在中医理论指导下规范化对其进行研究，为临床提供更加客观化证据。

200 湿热证历代演变

学者焦振廉对湿热证的发端及历代演变与发展进行了系统梳理，提出隋唐时期关注"湿热"与地域、气候及体质的关系，病机病候多论"湿热成疮"。宋金元以迄明代是"湿热"理论的繁荣时期，"内伤湿热"的研究尤其丰富。清代早期仍以"内伤湿热"为主，其后温病学派在"外感湿热"方面取得理论突破，但"内伤湿热"在病机理论等方面仍有拓展。

湿热证是中医药学最早发现并确认的疾病证候之一，历代多有论述与实践。现代湿热证更多表现在慢性疾病的过程中，中医古籍有大量关于"湿热证"的内容，通过深入、系统研究，结合现代研究的成果，有可能在慢性肝病、肾病、糖尿病等重大疾病防治方面取得突破。

隋唐之前

"湿热"一词首见于《素问·生气通天论》，称"因于湿，首如裹，湿热不攘，大筋緛短，小筋弛长，緛短为拘，弛长为痿"。在《素问》以外早期经典医书中，《脉经》提出"湿热相薄，则发湿温"。《伤寒杂病论》中未见"湿热"一词，但如《伤寒论》所述"阳明病，无汗，小便不利，心中懊憹者，身必发黄"，《金匮要略·痉湿暍病脉证》所述"湿家之为病，一身尽疼，发热，身色如熏黄也"，《金匮要略·黄疸病脉证》所述"病黄疸，发热烦喘，胸满口燥者，以病发时火劫其汗，两热所得。然黄家所得，从湿得之。一身尽发热而黄，肚热，热在里，当下之"，病机之湿热是显然的。《伤寒杂病论》中茵陈蒿汤、茵陈五苓散等方在后世广泛用于湿热证候的治疗，可证其所针对的是湿热病机。

隋唐时期

《诸病源候论》是一部专论病因病候的经典，对湿热论述颇多，但所主病机则相对局限在湿热成疮，如卷五渴利后发疮候称"渴利虽瘥，热犹未尽，发于皮肤，皮肤先有风湿，湿热相搏，所以生疮"，卷之三十口吻疮候称"其腑脏虚，为风邪湿热所乘，气发于脉，与津液相搏，则生疮，恒湿烂有汁，世谓之肥疮，亦名燕口疮"，卷三十五头面身体诸疮候称"肺主气，候于皮毛，脾主肌肉，气虚则肤腠开，为风湿所乘，内热则脾气温，脾气温则肌肉生热也。湿热相搏，故头面身体皆生疮"，卷五十头疮候称"腑脏有热，热气上冲于头，而复有风湿乘之，湿热相搏，折于血气而变生疮也"。《诸病源候论》内容丰富，但于湿热所涉则多属对于"湿热成疮"的病机讨论，可知当时医学对于湿热的认识还相对局限。

《备急千金要方》提出"江南岭表，其地暑湿，其人肌肤薄脆，腠里开疏"，虽以"暑湿"名之，"湿热"自在其中，且与地域气候有关。又称"若暑月久坐久立湿地者，则湿热之气蒸入经络，病发必热，四肢酸痛烦闷"，虽季节仍为"暑月"，却未明言地域，可知"湿热"与地域有关，又应不限于地域。至于暑湿伤后见"四肢酸痛烦闷"，则已突破"湿热生疮"的范围，可知当时对湿热病因病机的认识有所拓展。

宋金元时期

北宋时期，有关湿热证的病机病证大致承袭前代论述，即如《太平圣惠方》《圣济总录》等，卷帙浩繁，内容丰富，有关湿热证的内容相对不多。南宋金元时代是"湿热"病机及证候研究有所拓展，并广泛用于指导临床的时期。以金代刘完素论，仅其《宣明论方》中便在病机方面提出"湿热内郁，而时有汗泄者""病本湿热内甚，本自利者""诸湿热内余，小便赤涩，大便溏泄频并，少而急痛者，必欲作利也""夫湿热吐泻，当见阳脉，若亡液气虚，亦能反见诸阴脉也""湿热内甚，而为滑泄"等。方药也多针对湿热而订，如桂苓甘露散所治有"湿热内甚，头痛口干，吐泻烦渴，小便赤涩，大便急痛，湿热霍乱吐下，腹满痛闷"。可知湿热病机病候理论的巨大进步。

其后医家论"内伤湿热"者渐多。李东垣在《脾胃论》中称"心与小肠来乘脾胃也，脾胃脉中见浮大而弦，其病或烦躁闷乱，或四肢发热，或口苦舌干咽干。盖心主火，小肠主热，火热来乘土位，乃湿热相合，故烦躁闷乱也"，对脾胃湿热的病机与证候进行了详细的描述。在《内外伤辨惑论》中，更提出"湿热乘其肾肝，行步不正，脚膝痿弱，两脚欹侧，已中痿邪"，即湿热可以致痿。

张从正认为"痹病以湿热为源，风寒为兼，三气合而为痹，奈何治此者不问经络，不分脏腑，不辨表里，便作寒湿脚气"；小儿"伤乳过多，反从湿化，湿热相兼，吐痢之病作矣"；"虫之变不可胜穷，要之皆以湿热为主，不可纯归之气虚与食生，要之皆以湿热为主"；至于"脾疸之证"，是因为"湿热与宿谷相搏故也"。

朱丹溪师从罗知悌，"始悟湿热相火为病甚多"，提出"血受湿热，久必凝浊，所下未尽，留滞隧道，所以作痛，经久不治，恐成偏枯"的观点，更指出"六气之中，湿热为病，十居八九"。

罗天益《卫生宝鉴》论述湿热者20余条，如"二术苦甘温，青皮苦辛温，能除胃中湿热，泄其壅滞，养其正气""泽泻咸平，茯苓、猪苓甘平，导膀胱中湿热利小便而去癃闭也""黄芩……治肺中湿热""黄连……泻心火，除脾胃中湿热""汉防己……疗腰以上至足湿热肿盛"等，涉及病机、药物、方剂、医案、治法等。王好古称"火土合德，湿热相助，故为温病"，是较早提出"湿热"导致"温病"的医家。

明清时期

明代关于"内伤湿热"的研究有所深入。明初《玉机微义》认为"四肢不举，舌本强，足痿不收，痰涎有声，皆属于土，悉是湿热之病"，是为内伤之"湿热"。

《医学正传》认为湿热是瘟疫的病源之一，"医书云疫疠，云黄病，岭南闽广等处云瘴气，盖指山岚、雾露、烟瘴、湿热、恶气而名之也，一皆触冒四时不正之气而为病焉"，将湿热与地理环境关联起来，是为外感之"湿热"。并从天人一体的角度，提出"湿热郁蒸之久，在天地则为霖雨雹雪等物，在人身者为积聚、为癥癖、为痰气痞满之类"，将外界湿热与一些慢性疾病的发生关联了起来。又提出"清浊相混，隧道壅塞，湿郁为热，热又生湿，湿热相生，遂成胀满，经云鼓胀是也"的观点，对一些慢性疾病的湿热病机进行了探讨。

《丹溪心法》对湿热证候论述丰富，认为"凡肥人沉困怠惰，是湿热""有湿热太甚为痔者""疸不用分其五，同是湿热""精滑，专主湿热，黄柏、知母降火，牡蛎粉、蛤粉燥湿""痿证……有湿热、湿痰、气虚、血虚、瘀血"。

《古今医统大全》对湿热证从病机、脉候、治法、药方角度进行了系统论述，提出"疸证虽有五种，总为湿热不散""夫翻胃病，其始皆成于湿热""诸水肿者，湿热之相兼也"，关于湿热证候的研究丰富而详悉。

《景岳全书》卷7至卷47列病类43个，其中37个与湿热相关，涉病种50余个。如风痹"有湿热之为病者"，咳嗽有"秋月湿热伤肺"者，肿胀有"湿热相因"者，痢疾有"湿热邪盛"者，腰痛有"湿热聚于太阳"者。

在清代，由于温热病流行，医家们较前重视对"外感湿热"的研究，有关外感湿热的实践与文献受到重视。叶天士《温热论》所论"湿热"有湿热陷入、湿热内传、湿热气聚、湿热熏蒸、湿热化风、湿热伤肺等。薛生白著《湿热病篇》，专论"外感湿热"，详悉而系统，列叙湿热病候46条，从因、机、证、治进行了系统的总结，是关于湿热证候的里程碑式文献。《温病条辨》则综合前说，对"外感湿热"予以系统论说，如"舌上黄者，肺气不化则湿热聚而为黄苔也""暑兼湿热，偏于暑之热者为暑温，多手太阴证而宜清；偏于暑之湿者为湿温，多足太阴证而宜温""夏秋疟病，湿热气蒸，外干时令，内蕴水谷，必以宣通气分为要"。因其书以"温病"立论，于内伤湿热少有论及。

需要注意的是，在温病学派发展并取得巨大成果的同时，湿热与内伤杂病的发病、诊治、预后等的关联仍为医家所重视。清代《冯氏锦囊秘录》所论"湿热"有胃中湿热、中焦湿热、膀胱湿热、下焦湿热、肠胃湿热、阳明湿热、大肠湿热、脾经湿热、肝经湿热、酒饮湿热、气中湿热、内虚湿热、痰火湿热等，又有湿热流注、湿热郁滞、湿热郁遏、湿热相搏、湿热上蒸、湿热下流、湿热下注、湿热乘脾、湿热发黄、湿热下迫、湿热怫郁、湿热壅滞等数十种病机变化，反映了当时医家"湿热证"在内伤杂病病因病机病证方面的深化与归纳。

现当代

在现代社会条件下，湿热虽仍具有"温病学"所属的内涵，已更多被纳入内伤杂病或慢性疾病的研究范畴。以"湿热证"为主题词对中国生物医学文献数据库（CBM）、万方数据库、CNKI等检索系统进行检索，检得1997年1月至2017年8月与湿热证相关且为核心期刊的文献1975篇，其中理论研究24篇，涉及《黄帝内经》《伤寒论》《金匮要略》等古籍；临床研究1020篇，涉及溃疡性结肠炎、慢性胃炎、慢性乙型肝炎、慢性肾脏病、痤疮、功能性消化不良、IgA肾病、慢性肾衰竭、慢性肾小球肾炎、肠易激综合征、糖尿病等。证型以脾胃湿热、肝胆湿热、脾虚湿热为主，如孙婕怡等采用三位一体疗法治疗湿热蕴积证盆腔炎，予妇科千金片对照治疗，治疗组改善白带异常、经行腹痛加重优于对照组，差异有显著性（$P<0.01$）。实验研究700余篇，脏腑湿热证模型主要有大肠湿热、脾胃湿热、肝胆湿热、膀胱湿热、IgA肾病湿热、多发性肌炎湿热、温病湿热证动物模型等；借助计算机技术开展湿热证候数据挖掘32篇，主要对湿热证诊疗经验进行总结。

讨 论

湿热证是中医药学最早发现并确认的疾病证候之一，《素问》中已有"湿热不攘，大筋短，小筋弛长，短为拘，弛长为痿"的病机病候论述。隋唐时期关于湿热论述并不少见，关注湿热与地域、气候及体质的关系，病机病候则多论湿热成疮。南宋金元时期是湿热理论发展的繁荣时期，刘完素为湿热证候及诊治理论的重要开拓者，李东垣、张从正、朱丹溪也多有论述。明代关于湿热的研究在外感与内伤两个方向都有所深入，关于内伤湿热的研究尤其丰富。

《玉机微义》《医学正传》《丹溪心法》《古今医统大全》《景岳全书》等都对内伤湿热有创见性的论述。清代关于"湿热"证的研究在内伤、外感两个领域都有重要进展。清代中期温病学派兴起，对"外感湿热"进行了多层面的研究与实践，并取得理论上的突破，但"内伤湿热"仍受到医家关注，并在病机理论等方面有所拓展。

201 《金匮要略》湿热证治

湿热最早见于《黄帝内经》"四之气，溽暑湿热相搏，争于左之上……民病黄疸，而为胕肿"；"因于湿，首如裹，湿热不攘，大筋䌐短，小筋弛长，䌐短为拘，弛长为痿"。湿热多由湿邪郁结气机化热转化而来，而湿邪久留则聚为水，水停成饮，故湿与水、饮同源，遂本文亦将水热、饮热收纳入湿热的范畴。《金匮要略》中没有论述湿热的专篇，但并不乏治疗湿热的方药，从其用方用药中又可窥见湿热的理法。仲景在辨证论治的基础上遣方用药，学者羊维等从病因病机、辨证论治及预防原则三个方面针对《金匮要略》中湿热及水热的证治方药进行了分析。

病因病机

湿热病的主要致病因素为湿热、水、饮。湿邪重浊黏滞，侵犯人体可导致身体困重、关节痛等，湿邪易阻碍气机化热，热邪又易致人体水液代谢与肝、肺、脾、肾四脏关系密切，肝主疏泄，肝气调达有利于水液的布散；肺主行水，正常的宣发肃降能够使水液上至头目，外达皮毛，下输脏腑，起到濡养周身的作用；脾主运化升清，能够将水谷精微等营养物质上输于头目，若脾失健运则导致水湿停聚，且脾虚之人水谷运化不利，肌表失于充养，易外感湿邪；肾为水脏主开阖，"肾气从阳则开"，"肾气从阴则阖"，肾气充盛阴阳平衡，则使水有去路开阖有度。所以四者功能失调均可导致水湿内聚，化生湿热。《金匮要略》四脏均有涉及，但着重从脾肾两脏论述湿热发生的病因病机。由于湿热之邪易阻碍气机、胶着难化的特性，气滞则血瘀且热邪又会耗伤阴血，所以又常见湿热兼夹血瘀、血虚、阴虚等证，如湿热虫毒酿腐成脓所致的狐惑重证、湿热瘀结或水热互结热盛伤阴膀胱气化不行所致小便不利。

辨证论治

湿热侵犯人体分为内生湿热与外感湿热两种，内生水湿与外感湿邪郁久均可化为湿热，但内生湿热根本原因在于肝、肺、脾、肾四脏功能失司导致水湿停聚，故内生者在疾病发展的不同阶段常见"本虚"兼"标实"；外感湿邪根本原因在于脾虚、肺虚，导致表虚易感外湿，故脾虚者又常见内生与外感湿热并存。从《金匮要略》中治疗湿热的诸多方药可以看出，内生湿热的治疗常"补""泻"并重，外感湿热多宣发调和，若内生兼有外感则两法并用。

1. 内生湿热 肝、肺、脾、肾四脏对于水液的代谢起着重要作用，肺失宣肃、脾虚不化、肾气失司、肝气郁滞均会化湿生热，《金匮要略》中侧重论述脾肾两脏，治疗以清热利湿兼顾补虚。

（1）脾虚湿热：《素问·至真要大论》云"诸湿肿满，皆属于脾"。脾主运化水谷、水湿，脾居中焦，为人体气机升降的枢纽，脾失健运会导致水液停滞，而产生水湿、痰饮等病理产物，甚则形成水肿，运化失常则中焦气机受阻而化生湿热。《金匮要略》中常佐用白术、人参、大枣等健脾益气的药物治疗此型湿热，如《百合病篇》云："狐惑之为病……蚀于喉为惑，蚀于阴为狐，不欲饮食，恶闻食臭……蚀于上部则声喝，甘草泻心汤主之。"湿热化生虫毒流窜于周身上下则有惑、狐，脾胃气虚则不欲饮食、恶闻食臭，方中用人参、大枣补脾益气以助苦寒药化湿，脾健湿热去则虫毒可去；另有"黄疸病，茵陈五苓散主之"，茵陈五苓散以白术、茯苓健脾利湿，使湿去脾健则热邪无以依附而湿热得去。

（2）肾虚湿热：《素问·逆调论》云"肾者水脏，主津液"。肾主水，对于体内津液的输布和排泄，维持体内津液代谢的平衡起着极为重要的调节作用。湿聚为水，《素问·水热穴论》云："肾者，胃之关也，关门不利，故聚水而从其类也。上下溢于皮肤，故为胕肿。胕肿者，聚水而生病也。"如果肾阳虚，肾中精气的蒸腾气化功能失常，则可引起津液代谢障碍，治疗此型湿热当以寒温并用。仲景向来善用附子温补肾阳，张元素曰附子能够"温暖脾胃，除脾湿肾寒，补下焦之阳虚"，如瓜蒌瞿麦丸用附子温肾阳而化水气，并用瓜蒌根、茯苓、瞿麦等淡渗利水，主治由肾阳虚导致的"小便不利者，有水气，其人若渴"上燥下寒水停的湿热证，下焦阳虚则气化不利水湿内聚，郁而化热。方精妙之处在于附子"以热治热"，看似违背了"热者寒之"的用药原则，实则不然。这里的热是从湿得，肾阳不生则湿不化，湿不化则热难消。"此下焦阳弱气冷，而水气不行之证，故以附子益阳气"，"下积之阴，非暖不消"，仲景在此以附子温补肾阳，肾阳充足则湿化热自去，如此才能使湿热彻底去除，且阳不虚湿无以积聚，又起到了防病的作用。

2. 外感湿热 素体脾虚，脾阳虚失于健运，或久居湿地，均易外感湿邪，湿郁于表化热则可见到"一身尽疼""身热疼重""一身悉肿""发热"等水湿困表，兼见郁热的症状。外感湿热可见于《金匮要略》中湿病、暍病、风水。外感湿热以湿困在表、身体困重为主要表现的，可参考仲景外感风湿的治疗方法，以少量辛热药如麻黄发汗，"病痰饮者，当以温药和之"，并以生姜、细辛等温化水饮，湿重者并可酌加白术、薏苡仁等燥湿、渗湿。表湿久困化热或热入于里扰乱肺气，如大青龙汤证，则用石膏清郁热，麻黄、杏仁宣降肺气。若湿邪较重郁闭阳气，如暍病，"身热疼重而脉微弱，此以夏月伤冷水，水行皮中所致也"，则当急去水气，使水去则热无所依，药用一物瓜蒂汤。

3. 内外同病 《金匮要略》中此型湿热常见于肺、脾虚，素有水饮复感外邪，或外感湿邪，日久入里化热，症见"上气喘而躁""咳而上气……其人喘，目如脱状，脉浮大""咳而上气，烦躁而喘，脉浮"或"身体肿，发热汗出而渴，状如风水，汗沾衣，衣正黄如柏汁，脉自沉"。素有水饮者，水饮在先，外感在后；外感在先者，外感为首、湿热入里为其次。此两者外感先后各有不同，在治疗时当加以辨别。内生痰饮在先者，以水饮停聚于里引起的症状咳而上气，喘，烦躁等为主要表现，如咳嗽上气病、肺胀；外感在先者，多水饮郁闭于肌腠，营卫失和，以身体肿、发热黄汗出而渴等为主要症状，如黄汗病。治疗时，前者以宣肺平喘，化饮清热为主，药用麻黄宣肺平喘、外感重者加桂枝解表，细辛、半夏、生姜、干姜等温化水饮，以石膏清郁热。"水从汗孔入"，兼热邪内郁，以益气兼调和营卫、清郁热为法，如黄芪芍药桂枝苦酒汤，药用黄芪等益气之品顾护肌表兼祛湿，芍药、桂枝调和营卫湿热郁滞，苦酒即米醋可泄营中郁热。

4. 湿热兼夹

（1）湿热夹阴虚：此型湿热多见于湿热久郁，热伤阴液，治疗当注意养阴，《金匮要略》中主要用阿胶来滋阴养血。如猪苓汤证，水热互结，热盛伤阴，膀胱气化不行导致"脉浮，发热，渴欲饮水，小便不利"。方中用阿胶养阴润燥，在去湿热的同时使阴液得养，"一用猪苓，为其水与热结，而阴气复伤也"。因湿邪有重浊黏腻的特性，且滋补养阴之品容易留恋邪气，所以历代医家治疗湿热鲜用滋补之品，然若单用苦寒之品，又恐怕会加剧阴伤之势。仲景以苦寒之品清利湿热并以阿胶益阴，集祛湿清热之功，而无苦寒伤阴之弊、养阴恋邪之虞。

（2）湿热夹血虚：此型湿热见于《金匮要略·妇人妊娠病篇》，治疗以清热利湿养血并用。妇女妊娠，需供养胎儿，最易血虚，仲景治疗血虚兼夹湿热多酌用当归、白芍、白术等养肝补脾补血。血虚热郁，通调失职，若兼膀胱湿热蕴结，出现"妇人小便难，饮食如故"，方用当归贝母苦参丸；若因肝脾不调导致血虚湿热，方用当归散。当归贝母苦参丸由当归、贝母、苦参组成，"小便难而饮食如故，则病不由中焦出，而又无腹满身重等证，则更非水气不行，知其血虚热郁，而津液涩少也，本草当归补女子诸不足"，"妊娠之后，最虑湿热伤动胎气"，若妇人素体肝血不足，脾运不健，则湿热更易得，当归入肝、心、脾经，为补血要药，芍药可养肝血，故以当归、芍药补肝养血，配川芎活血行气则补而不滞，白术健脾除湿，黄芩清热、养血的同时兼清湿热，血足则胎得养，邪去则胎自安。

（3）湿热夹血瘀：湿热之邪易阻碍气血运行，导致瘀血的产生，湿热入于血分则可以表现为"目赤如鸠眼""小便不利""发黄""热利下重",湿热瘀滞兼有。针对此型湿热的治疗,《金匮要略》中主要以清利湿热为主,同时兼用入血分的中药如:当归、蒲黄、血余炭、大黄、白头翁、硝石,以达到清血分热,凉血行血的功效。《金匮要略》中此类方剂有赤豆当归散、蒲灰散、滑石白鱼散、茵陈蒿汤、栀子大黄汤、硝石矾石散、大黄硝石汤、白头翁汤,此八方均治湿热兼有瘀血,虽然在病情初起为本虚,但是在疾病发展的此阶段以标实为主,若补益则易碍邪,所以治疗均偏于"泻实",清利湿热为主并用行血之法。

预防原则

"未病先防、已病防传"贯穿于仲景辨证论治思想的始终。由此结合湿热的致病特点可以总结出湿热的防治原则为①内养正气,外慎邪气。《金匮要略》中云"若五脏元真通畅,人即安和""若人能养慎,不令邪风干忤经络""更能无犯王法、禽兽灾伤;房事勿令竭乏……不遗形体有衰,病则无由入其腠理",湿热之邪正是由外感与内伤共同作用于人体致病的,脾胃素虚之人平时要加强体育锻炼,注意预防外感,并且忌寒凉油腻、节房事以防损伤脾肾,同时可以在医生的指导下酌用健脾补肾化湿的食药调养。②已病早治。湿热胶着难去,最易阻滞气机,病久则易入血,所以治疗湿热应"适入经络,未流传脏腑,即医治之"。但是,由于湿热黏腻胶着的性质,在早期忌用滋腻之品补益,以防碍邪。总之,湿热为两邪相合,在治疗时均要兼顾。虽然湿热多因为脾、肾虚导致,但是在治疗时忌用纯补的方法,应当补虚与驱邪都有所顾及,再在辨证论治的基础上,做到两个方面各有所侧重,"风雨寒热,不得虚,邪不能独伤人",在治疗湿热的同时应加强身体锻炼,注意调补脏腑。

202 湿热证病症分布规律

湿热证是中医病证病候中的一类，自《素问》而下代有载述。湿热为患是临床常见难题，常以身热不扬，口渴不欲多饮，大便泄泻，小便黄，舌红苔黄腻，脉滑数等为主要表现。湿邪与热邪相合致病，湿为阴邪，热为阳邪，2种病邪性质相反却相兼致病，"徒清热则湿不退，徒祛湿则热愈炽"，治疗上往往难以兼顾。因此，对湿热证精准辨证，辨识湿热间轻重不同，精准把握病机变化，对判断疾病预后，开展施治意义重大。因此，学者项磊等对临床及基础研究常用的3本指导用书中湿热相关证型深入分析，提取证候要素特点，探讨不同疾病湿热证型分布特征和规律，为湿热证准确辨证与科学施治提供了借鉴。

资料与方法

1. 资料来源 收集和整理《中医内科学》《中西医结合内科学》《中药新药临床研究指导原则（试行）》中的所有疾病及其证型。

2. 资料的收集与分析方法 将疾病病名与证型相对应，如糖尿病的证型有阴虚热盛证、湿热困脾证、气阴两虚、阴阳两虚、血瘀脉络证等，分析疾病与对应证型；提取证型里的证候要素，如湿热困脾证、湿重于热证、湿热下注证等，提取湿热作为证候要素进行归类。归类后按证候要素在该类证型中出现的次数计算频次，如肝胆湿热证、湿热留恋证、湿重于热证、热重于湿证、水热蕴结证、湿热中阻证、湿热阻胃证，归纳为湿热，累加各个证型数即为该证素的总频次。

结 果

《中医内科学》中共收集76个疾病，其对应有358个证型；《中西医结合内科学》有91个疾病，其对应465个证型；《中药新药临床研究指导原则（试行）》共63个疾病，其对应302个证型。分别对上述证型提取证候要素，共提取出阴虚、痰证、脾虚、气虚、阳虚、湿热、血瘀、郁证、血虚、气滞、血虚、风寒、风热等299个证候要素。

1. 湿热证素的分布特征（按频次分布） 3本指导书中排名前10的证候要素，占比75%～90%，有广泛的代表性。在《中医内科学》中列出的证候要素依次是阴虚、痰证、脾虚、气虚、阳虚、湿热、血瘀、郁证、血虚、气滞，湿热证素位列第6位，频次为27次，湿热证素相关证型占全部证型的百分比为7.54%（27/358）；《中西医结合内科学》中，列出的证候要素先后是阴虚、气虚、痰证、阳虚、血瘀、湿热、血虚、脾虚、郁证、脾胃两虚，湿热证候要素位列第6位，湿热证候要素频次为34次，湿热证素相关证型占全部证型的百分比为7.31%（34/465）；《中药新药临床研究指导原则（试行）》中，列出的证候要素分别是阴虚、气虚、血瘀、阳虚、湿热、痰证、脾虚证、气滞、郁证、风热，湿热证候要素位列第5位，湿热证候要素的频次为22次，湿热证素相关证型占全部证型的百分比为7.28%（22/302）。从这个分布可以看出湿热证素相关证型在这三本指导用书中占比基本一致。与排前几位的证素不同，湿热证是唯一的复合证素，在辨证和施治上难度要大于单一证素。

2. 湿热证相关证型 湿热证相关证型繁多，在《中医内科学》和《中西医结合内科学》中，湿热相关证型 20 个，《中药新药临床研究指导原则（试行）》中湿热相关证型有 14 个，反映了湿热相关证型的丰富。纵向比较每本指导用书，湿热命名往往缺少统一，如《中医内科学》中湿热聚毒证、湿热郁毒证、湿热蕴毒证等，证型上极为相似。从横向上看 3 本指导用书，湿热相关证型命名也不统一，如《中医内科学》中的湿热蕴毒证，《中西医结合内科学》中的湿热毒蕴证，虽然命名不同，基本上可统一成一种证型。而对同一疾病辨证分型也有差异，如肝癌在《中医内科学》教材中辨证为湿热聚毒证，在《中西医结合内科学》辨证为肝胆湿热证和湿热淤毒证，在《中药新药临床研究指导原则（试行）》中辨证为湿热证（或热毒证）。诸如此类的湿热相关证型不统一，造成了教学、临床和科研工作困惑，不利于临床诊治和基础研究的开展。

3. 湿热相关证型对应的疾病及系统分布特征　　在 3 本指导用书中，对含有湿热证型的疾病与具体的湿热证型对应，按西医的疾病分属系统进行聚类分析，《中医内科学》中有 21 个疾病密与湿热证相关，占全部疾病的 27.6%（21/76）。主要有胁痛、痞满、尿浊、水肿、黄疸、鼓胀、胃痛、泄泻、腹痛、痢疾等。《中西医结合内科学》中与湿热证密切相关的有 29 个疾病，占 31.9%（29/91），主要有慢性肾病、脂肪性肝病、肝硬化、急性肾小球肾炎、IgA 肾病、慢性胃炎、消化性溃疡等疾病。《中药新药临床研究指导原则（试行）》中，湿热证主要与 21 个疾病相关，占 33.3%（21/63），主要为糖尿病、慢性肾病、病毒性肝炎、泄泻、慢性胃炎等。其中湿热内蕴（结）证、脾胃湿热证、湿热证、湿热下注证对应的疾病较多，分别对应 11 个、8 个、7 个、4 个疾病；而黄疸是对应的湿热证型最为复杂的疾病，分别对应湿热留恋证、湿重于热证、热重于湿证；对以上疾病进行的系统分类显示，湿热证涉及消化、泌尿、内分泌、神经、免疫、循环等多个系统。

讨　　论

1. 湿热证素是临床常见、多发疾病基本证候组成　　《中医内科学》《中西医结合内科学》《中药新药临床研究指导原则（试行）》是目前中医临床、教学和科研工作的权威参考资料，对相关工作具有重要的指导作用。对以上资料的分析中可以看出，湿热证素在全部证型频次中占有重要地位，湿热证素相关证型与临床常见、多发疾病如糖尿病、慢性肾病、慢性胃炎等密切相关。既往的研究也显示，湿热证在糖尿病患者中的发生率达 30.7%，在糖尿病肾病Ⅴ期中占 50.53%，在慢性胃炎中占 71.84%。项磊等团队前期的研究亦显示，湿热证在代谢性疾病、泌尿系疾病、消化系疾病中尤为突出，是临床常见基本证候。湿热为患"热得湿而愈炽，湿得热而愈横"。常常清热取苦寒，但不利湿之温化，祛湿用温燥，又不利热之清除，温清两难，互相掣肘，在治疗上非常棘手；再加上热重于湿、湿重于热、湿热并重的不同，对其轻重缓急、寒热温凉选方用药之度方面往往难以把握。因此，对湿热为患亟需利用现代技术深入研究，实现湿热证的精准辨证与施治。

2. 湿热证相关证型的命名与辨证需统一和规范　　湿热证相关证型的复杂多样，一方面体现了湿热之邪致病对人体影响广泛的特点，如肝胆湿热、胃肠湿热、湿热下注、膀胱湿热、湿热中阻等，另一方面，各证型界定不够清晰，如湿热毒蕴证、湿热淤毒证、湿热浸淫、湿热蕴结。造成临床的辨证施治和科研规范化难度增加，难以高效的指导临床和科研工作。应从"湿热证"研究的历史渊源与现代临床实际出发，梳理与"湿热证"有关的古籍医药文献、现代医药文献和非医药类文献研究成果，界定"湿热证"的内涵与外延，归纳"湿热证"名称、病因病机、病位病势、症状体征、治法方药、调理预防等的古今研究成就，厘清"湿热证"发展源流、演变规律及与相关因素的关联性，并积极和深入探讨当代多发性、难治性疾病与"湿热证"的关联性，结合大样本临床流行病学调研，形成可指导现代临床实践的"湿热证"统一的辨证规范体系。

3. 湿热证与多个系统的重大或慢性疾病有关　　从湿热证型对应的疾病的分布来看，湿热证以中焦和下焦疾病最为常见，与脾胃、肝胆关系密切，体现了湿邪重浊，易袭下位的特点，病位以肝脾肾为主。对湿热证型的病证分布规律研究显示，湿热证还涉及代谢性疾病（糖尿病、脂肪肝、肥胖）、泌尿系统疾病（慢性肾病、急性间质性肾炎、急性肾损伤）、免疫性疾病（系统性红斑狼疮、类风湿性关节炎、强直性脊柱炎等）、肿瘤（如肝癌、大肠癌、膀胱癌）等多个系统，与多个重大或慢性疾病有关。因此，应注重湿热证与重大或慢性疾病的关联性研究，发挥中医药在防治重大或慢性疾病方面的特色和优势。

203　从系统生物学和整体观分析湿热证候

整体观念是中医学的核心理论和关键思维，辨证论治是中医诊疗的核心基础，中医证候的准确把握是治疗的关键。证候是疾病发生发展过程中特定阶段和患者所处的特定时间及内外环境的本质反映，以症、舌、脉、形、色、神的形式表现出来，揭示了病因、病位、病性、邪正盛衰、病势等病机内容，综合反映了致病因素及人体反应。

湿热证候是现代社会常见的病证之一，可出现在各种病症中，涉及多个脏腑，影响呼吸、消化、泌尿、生殖等多个系统。湿热性质胶着缠绵，且易生变，化生其他障目之症，影响全身脏腑功能，证候的准确分析把握是其治疗有效的关键。

系统生物学是一门整合科学，是将系统内不同性质的构成要素，如基因、mRNA、蛋白质、生物小分子等，作为一个整体进行研究，运用多途径、多手段的研究思路和方法，实现从基因到细胞、到组织、到个体的各个层次的整合。这种"三维式"的整合是系统生物学的灵魂。

传统中医的辨证依赖"望闻问切"所收集的四诊信息，且辨证过程受医者主观经验影响较大，不利于中医规范化诊疗的应用推广。中医证候研究和系统生物学的结合，有助于全面客观、真实清晰地探索证候的本质，揭示证候的生物学基础，为深入阐释中医理论的核心提供了科学客观的评价依据。学者徐雯雯等从系统生物学与中医整体观角度分析了湿热证候。

整体大于部分之和——多层次整合视角下的湿热证候

系统生物学的核心基于"系统论"的观点，即构成系统的关键不是其组成的物质，而是组成部分的相互作用或部分之间的关系。中医学的整体观念认为"人自身是一个整体，人与自然界也是一个整体，即人体各个部分是互相联系不可分割的；人与整个宇宙也是一个大的整体，相互联系，不可分割"。这都是一种关注机体综合性生命功能的整体视角。

证是疾病过程中有时相性的病理生理变化状态，是疾病连续的全过程中的具体的环节，可以反映疾病发生的病因、病机、部位、范围、程度，是疾病本质的表观体现。机体内外环境以及整体系统中各部位相互关系的病理变化导致了"证候"的产生。

湿热证候是由外因和内因交互而为病，季节交换、环境变化即是外因，内生湿热则是发病的内因。薛生白云："太阴内伤，湿饮停聚，客邪再至，内外相引，故病湿热。"强调的就是湿热证候病机中内外因素联合致病的情况，割裂内外因的交互作用和相互联系，不利于证候病机的准确把握。湿热证候的特点在于其缠绵难愈，反复发作。湿性重浊、黏滞，而热性炎热，易伤津耗气，化燥伤阴，湿热相合则若油入面，湿遏热伏，胶着难愈，可伤及皮肤、肌肉、筋骨、中焦脾胃、下焦之肾等全身各系统、多脏器功能。

传统中医学对证候的把握体现在对其症状的特点、脏腑的功能、病机的变化上，而系统生物学探讨的不仅仅是其结构和功能，还有体系内部各个组成部分的相互作用和运行规律。湿热证候客观化建立在其生物学基础上，包括生理、病理、基因、蛋白、代谢等方面。这些生物学特征的整体性、复杂性、多样性与中医证候内涵的整体观念、个体差异、动态变化有着相似的特点。统生物学分析还原、三维整合的方法，可以把孤立的物质和整体系统联系在一起，可以把中医的整体观念上升到高度综合的现代系统理论，不局限于特定疾病的湿热证型，而是可以反映湿热证候的整体特征，还能反映证候各部分的联系和影响，以及证候变化各层次的特性。多层次、整体化的系统生物学视角能为湿热证候的客观化、科学化、具体化提供理论上的可能。

譬如湿热证的典型中医病带下病，传统中医学对病机、治疗的把握就体现了其整体性。它不单单强调基本的中医基础知识中的湿邪为患，经典的《傅青主女科》中就强调带下病的辨证突出奇经和肝脾肾三脏。强调任督损伤，水谷精液聚集为湿邪，发为带下病。此外肝脾肾三脏的子母生克关系导致了带下病的发生。这就体现了中医学从经络及脏腑整体把握证候及病机的特点。并且在其治疗中，五色带下的辨证中体现了肝脾肾同调，其《傅青主女科》中完带汤、易黄汤、加减逍遥散等方剂的应用也对应了其整体视角对病机的认识，使之成为多层次视角下的湿热证。这与现代系统生物学系统论的核心内容是一致的，既能体现整体性，也能在每一个部分上进行研究，这与湿热证的多途径研究方式在细节上又能达到统一。

各显神通——湿热证候的多途径研究方法

系统生物学的研究内容包括基因组学、蛋白组学、代谢组学、免疫组学等，同时将这些组学的水平型研究和垂直型研究整合起来。基因和蛋白质的变化告诉我们生命体可能会发生什么，而代谢物质和代谢表型所反映的是已经发生了什么，直接体现生物体系生理和生化功能状态。运用系统生物学的多途径研究方法探索中医湿热证候的物质基础，是中医现代化、客观化研究的新思路、新方法。

1. 基因组学与湿热证候　基因支持着生命的基本构造和功能，储存生命活动的全部信息，演绎生命的生理过程，是生命体的内在核心因素，物质性和信息性是基因的根本。证候的形成建立在生命的整体基础上，是内在的体质因素在外界环境及致病因素的作用下的生命反应。不同疾病在体质差异的特异调控下，表现为不同的证候及转归。基因及其表达反映了"证"的核心，用基因组学的方法研究湿热证候，不同于单个基因的研究方式，而是从整体的角度把握基因活动的规律，能揭示参与湿热证候形成的基因组及其功能，探索体质因素在湿热证候发生发展过程中的具体作用，从基因调控的层面阐述湿热证候的核心本质。

有学者从基因组学层面研究中医痰湿人群的基因特点。如王琦等发现痰湿相关基因主要与固醇运载体活性、酶活性有关，参与各种生命活动，如胆固醇代谢、糖异生途径、脂肪酸氧化作用、葡萄糖调节作用、脂肪酸生物合成途径、体温调节平衡作用等。吕凤娟等从人类白细胞抗原 HLA）角度研究发现湿热体质与 RB1 * 09012、DQB1 * 05011、DRB1 * 15021、DQB1 * 03032 表型频率升高，DRB1 * 11011 表型频率降低关联。周珊珊等利用表达谱测序技术从湿热质和平和质人群中筛选表达差异显著的湿热相关基因并初步分析其主要功能路径，发现其基因表达特点与免疫防御，自身免疫性及炎性疾病相关，如 T1DM、AITD、SLE、肿瘤、类固醇、叶酸代谢，编码结合蛋白与核小体结构蛋白，细胞外基质裂解等，因此自身免疫性及代谢性疾病中的湿热证候发生的可能性更高。

2. 蛋白组学与湿热证候　湿热证候的病机演变中有热重于湿与湿重于热的不同证型，决定病机转归。正如《湿热病篇》云："热得湿而热愈炽，湿得热则湿愈横。湿热两分，其病轻而缓，湿热交合，其病重而速。"系统整合湿热证候的演变进展，对有效的辨证论治、预测疾病的转归意义重大。

证候的本质，可以理解为基因及其表达，蛋白质则执行了基因的功能活动，直接体现了生命活动、疾病进程的复杂性和多边性。蛋白质组学也有着系统性、阶段性的特点，符合证候演变过程的特点。蛋白质组学从整体的角度，分析生命体细胞内动态演变的蛋白质组成成分、表达水平与修饰状态，是生命体从基因层面到蛋白质层面的深化，运用蛋白质组学的研究技术有助于揭示湿热证候发展、演变动态过程的物质学基础。

郝平生等应用蛋白组学研究方法（iTRAQ 技术）对银屑病（湿热证）患者的血清进行研究，发现寻常型银屑病湿热证在发生和发展的过程中存在特异蛋白的表达改变，如免疫球蛋白类、补体类、脂蛋白类、角蛋白类、IGFs 及 IGFBPs 类、ECM 类及 CAM 类、肿瘤相关蛋白类、VEGFR 类、TGF 类、

TIMP 类、S100 类。研究所得的目标蛋白组涉及免疫、炎症、肿瘤等各方面。刘垠浩等用电离-飞行时间-质谱技术进行蛋白质指纹图谱检测，发现 IgA 肾病湿热证患者血清中质荷比（M/z）为 4,987.92 所代表的 β-防御素 3 蛋白可能是其特异血清蛋白标志物。利用其建立的证候决策模型能很好地区分 IgA 肾病湿热证，敏感性达 92.86%，特异性达 87.50%。Beta-de-fensin3 是防御素家族成员中的一员，参与了抗病毒、抗菌、细胞毒作用，免疫调节等环节，推测 Beta-de-fensin 3 蛋白在 IgA 肾病湿热证演变中发挥重要作用。另有研究通过分析免疫细胞因子相关基因表达，推测湿热体质者可能出现免疫应答功能紊乱，炎症反应增强。提示湿热型无症状乙肝病毒携带人群更容易发生炎症反应，较早出现肝组织损伤。

3. 代谢组学与湿热证候 湿热证常见的症状有肢体困重、头重如裹、肢节酸痛、胸闷不舒、胃脘胀闷、疲乏劳倦、纳呆腹胀、恶心呕吐等。"视其外应，以知其内脏，则知所并矣"，观察临床表现，把握四诊要素，从而认识证候的病理本质，此乃把握中医证候的精髓之一，即"司外揣内"。从系统生物学观点出发，要认识复杂生命体的病理生理本质，需要通过代谢物组这样一个生命活动的终点集合组来窥视内在的基因、蛋白质、细胞等物质的变化，与中医证候学"见微知著""司外揣内"的特点不谋而合。"候"是"证"的外在表现，代谢产物则是基因、蛋白的外在反映。对湿热证候代谢产物的研究可以反映其内在的生物学本质。

近年来，有学者使用 1H-NMR 技术（氢核磁共振波谱法）检测血液或尿液的波谱研究湿热证候人群的代谢物组。如邱玉明等探讨了湿热体质的尿液代谢物组变化，发现湿热质人群的代谢产物与平和质人群有明显差异，如三磷酸甘油酸、肌酸酐、丙氨酸、磷酸肌酸、鸟苷、辅酶 Q、α-酮戊二酸、乳酸、葡萄糖、乌头酸。刘畅等以慢性乙型病毒性肝炎、非酒精性脂肪性肝病及慢性肾小球肾炎的典型湿热证患者为研究对象，应用超高效液相色谱-四极杆飞行时间质谱仪和气相色谱-飞行时间质谱仪两个代谢物检测平台，探索 3 种不同疾病湿热证的共性及特异性变化物质。结果提示尿苷、肌苷、油酸甘油酯、天门冬氨酸、乳酸盐是其共同变化物质。为中医"异病同证"理论提供了代谢组学上的客观依据。程静茹等获取湿热体质干预前后的血浆代谢指纹图谱，建立湿热体质的诊断模型，从代谢组学角度探讨湿热体质及二妙丸干预湿热体质的代谢途径及代谢产物的变化规律，发现湿热体质的代谢紊乱与三大能量代谢途径的旺盛、炎症免疫反应增强、中枢神经系统抑制、细胞渗透性增强、胃肠道功能紊乱、肌肉疲劳等密切相关。

4. 数学模型与湿热证候 构建判定湿热证的数学模型有助于提高证候诊断的准确性及效率，而筛选、提取影响模型判定的关键因素有助于规范化辨证的实现。毛羽丰等基于多视图策略的改进协同训练算法构建了慢性乙肝中医辨证模型，并采用信息增益法筛选慢性乙肝湿热证的主要证素，提高了辨证准确性，为辨证的规范化提供了客观依据。

衷中参西——"黑箱""白箱"的融合之路

中医学甚至传统科学的思维研究模式是传统的"黑箱操作"，不能解释系统内部的组成部分和相互作用，系统生物学采用的是"白箱思维"，除了了解系统的结构和功能，还要探索系统内部各组成部分的相互作用以及系统的运行规律。

"证候"为辨证论治的核心，寻求其理论的物质基础，是中医学与现代化科学融合的必要途径，也是中医学进展的有力探索。在整体观念的指导下，找到湿热证候与系统生物学的交叉点和互融点，还需进一步探索其潜在的深层的共性和多元化的差异。还要分析在湿热证患者研究中所得到的具体基因、标志物、代谢组物是否直接等同于湿热证候的物质基础，有待更大量的研究来验证。

任青玲研究的宫颈癌前病变作为带下病，湿热证型的代表性疾病，从肝脾肾和带脉的整体辨证入手，采用加味二妙颗粒针对气虚带脉失约，利用升燥之品健脾，补涩之品固肾，再予对症湿热之品清利湿热热毒。同时如有肝郁气滞，重视"肝"在带下病中作用，应用母子生克关系，肝气郁集，肝木乘脾，脾虚湿盛，予疏肝理气解郁。以上在中医学的角度从肝脾肾三脏及带脉整体辨证，符合系统论的核心思路。同时又细化到了各脏腑经脉予以对应治疗形成了整体。体现了"黑箱"的思维模式。而同时在研究中应利用西医学的系统生物学"白箱"思维方法对该疾病及方剂进行系统生物学的研究，探索宫颈癌前病变的中西医病机之间的相互联系，探索加味二妙颗粒各组分对各脏腑经络的作用模式、靶点通路。做到中西医的高度契合和统一，"黑箱""白箱"的同一性和殊途同归。

中医学一直在不断充实探索发展的过程中。系统生物学是一门迅速发展、日新月异、不断补充优化的尖端科学。基因、蛋白、代谢的检测技术开发虽然已经到了如火如荼的时代，但对生命体核心本质的认识也还在初探中。生命活动的信息浩瀚如海，基因不是唯一的起点，蛋白表达不是仅有的路径，代谢组物也不是最后的终点。中医学借鉴系统生物学的观点、思维与方法，不仅可以丰富发展本学科，也可以充实系统生物学协同作用，促进生物学、医学、科学的发展。

204 湿热证与肠道微生态

证，是对疾病发展过程中某一阶段的病理和生理反应的概括，反映了疾病在某一阶段的病因、病位、病性、邪正关系和发展趋势等本质，是临床遣方用药的重要依据。湿热证是指湿热之邪蕴结体内，脏腑经络运行受阻，出现全身湿热症状为主的重要证型。湿热证涉及多个脏腑功能的失调，脏腑辨证中湿热证包括肝胆湿热、脾胃湿热、大肠湿热等。

人体肠道中栖息着数量庞大、种类繁多，以细菌为主的微生物，这些细菌被统称为肠道菌群。肠道菌群和其寄居的肠道环境共同组成了肠道微生态系统。这个复杂的微生态系统，在一定范围内保持着相对的平衡状态，即肠道微生态平衡。肠道菌群在发挥机体生理功能上起着非常重要的作用，包括生理营养作用、生物拮抗作用和免疫调节作用等。随着肠道微生态学的快速发展，人们逐渐认识到了维持肠道微生态系统的稳定对人类生理健康的重要意义，也发现了肠道微生态系统与传统中医学理论的诸多相似之处。学者程成等就肠道微生态系统与中医基础理论以及中医湿热证的相关性做了梳理归纳。

中医基础理论与肠道微生态学的内在联系

整体观念是中医学的基本特点之一。中医学认为人体是一个有机的整体，人体与外界环境也是一个有机的整体，这种内外环境的统一性称之为"整体观念"。整体观念与微生态学强调的生物与环境的统一学说具有共同理论基础。微生态学认为生物与环境对立统一，微生物是人类生存的必要条件，参与并影响着人的生命活动，而人的生命活动也对进入人体的微生物产生影响。环境不但影响人体的生理状态，而且也影响正常微生物群的生存状态。人体的肠道菌群与肠道环境处于一个相互制约、相互依存的平衡状态，它们共同组成了肠道微生态系统。一旦肠道微生态系统失衡，即会导致生理功能紊乱，各种疾病随之发生。因此中医学整体观念与肠道微生态的稳定有共同的理论基础。

1. 中医阴阳学说与肠道微生态学的联系 辨病辨证是中医学的重要规律总结，阴阳代表着相互对立又统一的事物属性，阴阳相互依存、相互对立又相互制约，处于此消彼长的运动变化之中。而在肠道微生态系统中，肠道内菌群的组成和数量，在不同的环境和时期，会有不同的变化，但在正常情况下始终保持着相对平衡状态，有益菌和有害菌的共生共存的平衡状态称为"内稳态"，可以维系机体健康。阴阳平衡理论和肠道稳态极其类似。

2. 中医正邪理论与肠道微生态学的联系 《黄帝内经》云"正气存内，邪不可干"；"邪之所凑，其气必虚"；认为发病的根本原因在于正气不足。李庆生等认为"邪正发病学说"与微生态平衡、免疫功能稳定等方面存在着一致性与统一性，微生态平衡，以及在病原微生物的刺激下免疫系统正常的应答反应能力及其所表达的功能是构成"正气"的重要因素。姜良铎等认为，肠道微生态相对平衡，肠道屏障抵御外邪皆属于"正气"的范畴；微生态平衡被干扰或破坏，如菌群比例失调，菌群易位，外籍菌的入侵等，属于"邪气"的范畴。可见正邪理论与肠道微生态失衡在致病机理上可以产生联系。

3. 中医脾胃学说与肠道微生态学的联系 藏象学说是研究脏腑生理功能和病理变化的重要理论，而"脾胃学说"作为藏象理论的重要组成部分，与肠道微生态联系最为密切。胃司受纳，脾司运化，纳运和调才能使水谷化为精微，以化生气血津液，供养全身，故将脾胃合称为后天之本，气血生化之源。彭颖等研究表明，当脾胃功能不足时，肠道菌群失调，会导致有害菌的数量上升和有益菌的数量减少，进而影响肠道对食物的消化和吸收。同时脾脏作为重要的免疫器官，还与肠道稳态一起参与机体的免疫防御。因此脾胃学说和肠道稳态对于促进营养吸收和维持免疫防御等方面有共同的作用。

湿热证与肠道微生态失衡的病因相关性

1. 外淫致病与肠道微生态失衡 中医学认为风寒暑湿燥热（火）是最主要的外感致病因素，人体病变与外界环境因素的变化息息相关。湿热证是指湿热之邪蕴结体内，脏腑经络运行受阻，以出现全身湿热症状为主的重要证型。湿邪和热邪蕴结体内是导致湿热证的最直接因素。湿为阴邪，具有重浊、黏滞、趋下特性，易损伤阳气，阻遏气机，以困重、酸楚、痞闷、腻浊、便溏为主要临床表现。热为阳邪，燔灼迫急，易伤津耗气，以发热、口渴、烦躁、疮疡、出血为主要临床表现。而现代医学研究发现湿热之邪致病常与肠道微生物紧密相关。例如夏季暑湿和热邪炽盛，易致中暑，会造成上吐下泻的病症。而在肠道菌群中引起细菌性痢疾的志贺氏菌、引起胃肠型食物中毒的沙门氏菌、副溶血性弧菌、金黄色葡萄球菌、大肠埃希菌等都会导致腹泻的症状。王婷等在建立温病湿热证小鼠模型时发现，在模拟外湿热环境下饲养的小鼠大肠埃希菌属、肠球菌属、梭菌属等条件致病菌过度增长，而双歧杆菌属、乳杆菌属等益生菌的含量受湿热发病机制的影响出现含量表达的差异。因此可推测在外界湿热环境下，肠道菌群的组成和比例都会出现变化。

2. 饮食失宜与肠道微生态失衡 脾胃主运化，饮食不节易造成脾胃病变。过食生冷之品，易伤脾胃之阳，以致脾胃虚寒，运化无力，饮食积滞，常出现里急后重、吐泻不止的症状。这种泻痢症状往往表现为湿热蕴结之证。而不同的饮食习惯同样对肠道菌群的构成有很大影响。国外 Cani 等研究者发现，高脂饮食导致小鼠肠道菌群中的双歧杆菌等有益菌减少，而其他能产生内毒素的菌明显增多。Filippo 等分析了欧洲和非洲儿童的粪便菌群后发现因为饮食差异，非洲儿童的拟杆菌门所占比例较高而厚壁菌门较少，同时非洲儿童的粪便中还含有更多的短链脂肪酸和较低的志贺菌及大肠埃希菌。国内也有研究表明，饮食和环境的差异会导致小鼠肠道菌群的改变。尹业师等用不同的生活环境和饲料去干预小鼠生长，结果表明，当菌群结构趋向稳定时，饲料和生活环境是肠道菌群改变的主要影响因素，在不同的饲养方式下，小鼠肠道菌群的多样性和结构性都发生了改变。因此饮食习惯对于湿热证的出现和肠道菌群的改变都有重要影响。

脏腑湿热与肠道微生态失衡的病因联系

1. 肝胆湿热证与肠道微生态失衡 肝胆湿热证指的是湿热之邪蕴结肝胆，肝胆疏泄功能失司所表现的证候，以胁痛、厌食、口苦、黄疸、阴痒与湿热为主要表现。此证多由外感湿热之邪；或嗜食肥甘厚腻，酿生湿热；或脾胃失运，湿邪内生，蕴结肝胆所致。叶永安等通过检索国内外有关中医药治疗慢性乙型肝炎（CHB）的文献，将符合纳入标准的 522 篇文献进行证型分布情况统计和评价。结果发现湿热内阻证是慢性乙型肝炎最主要的证型之一。大量研究表明肠道菌群在肝脏的炎症反应进程中起到了非常重要的作用。刘嘉颖等对 300 名 CHB 患者和 149 名健康对照的粪便样品进行了肠道菌群的结构分析，研究了 CHB 患者的肠道菌群结构特征以及疾病对肠道菌群的影响。结果表明，CHB 患者肠道菌群多样性显著降低，而一些优势菌群的比例在两组人群中也存在显著差异，如拟杆菌门以及其中的机会致病菌普雷沃氏菌属丰度均在 CHB 患者中显著增加，而厚壁菌门以及其中最优势丁酸盐产生菌罗氏菌属、益生菌双歧杆菌属的丰度则显著降低。

2. 脾胃湿热证与肠道微生态失衡 脾胃湿热证是指湿热蕴结脾胃而形成的证候。以胃脘嘈杂隐痛，胸骨后灼热灼痛，口苦黏腻，嗳腐吞酸，恶心纳呆，大便不调，舌红苔黄腻，脉弦滑为主要表现。此证多因饮食不调，膏粱厚味，酿成湿热，内蕴脾胃而引起，亦可因感受湿热，交阻于中焦而致病。脾喜燥恶湿，胃喜润恶燥。脾为湿土最易病湿，胃为燥土最易病燥。这与肠道菌群失调导致的脾胃疾病联系密切。卢林等观察了中药健脾渗湿汤对脾虚湿盛泄泻的患者肠道微生态及舌苔变化的影响，结果表明脾虚湿盛泄泻的患者粪便中双歧杆菌比健康人明显减少（$P<0.05$），并且其舌部（腻苔）的菌群构成与健康人（薄白苔）差异有显著性。江月斐等对脾胃湿热证 21 例，脾气虚证 22 例，及健康人 25 例肠道微生态进行初步研究，发现腹泻型肠易激综合征脾胃湿热证患者与正常组比较：肠道菌群中革兰氏阳性杆菌比例明显下降，而革兰氏阴性杆菌及革兰氏阳性球菌比例明显上升；与脾气虚证比较：革兰氏阳性杆菌比例明显升高，肠道菌群密集度明显升高。而燥邪伤胃时，耗伤人体津液，易出现便秘症状。肠道菌群失调也与老年性便秘联系密切。余英等用微生态制剂干预研究老年性便秘与肠道菌群失调的相关性，结果发现老年便秘人群肠道中肠杆菌、肠球菌、梭杆菌数量增多，乳酸杆菌、双歧杆菌、类杆菌数量减少。经过微生态制剂治疗后肠杆菌、肠球菌、梭杆菌数量有所下降，乳酸杆菌、双歧杆菌、类杆菌数量有所增高。

3. 大肠湿热证与肠道微生态失衡 大肠湿热证是指湿热蕴结大肠，传导功能失职所表现的证候。临床表现为腹痛、下痢脓血黏液便、里急后重，或肛门灼热，发热烦渴等。此证多因夏秋之季，暑湿热毒侵犯大肠，或饮食不洁，湿热秽浊之邪蕴结肠道所致。肠道微生态是由肠道微生物和肠道环境共同组成的，周正华等观察口服中药联合青赤散灌肠对大肠湿热型溃疡性结肠炎患者肠道菌群的影响，通过 16SrDNA 高通量 Illumina 测序技术分析患者治疗前后粪便标本后发现厚壁菌门和放线菌门丰度增加，双歧杆菌丰度显著增多，乳酸杆菌、大肠埃希菌和肠球菌显著降低，即中药可以通过增加有益菌和减少有害菌来改善大肠湿热型结肠炎患者症状。姚万玲等在建立大鼠大肠湿热证模型后分析肠道菌群发现，相比正常对照组，模型组中拟杆菌和变形菌的丰度显著升高，而厚壁菌的丰度显著降低。

湿热证治法治则对肠道菌群的影响

传统中药在我国预防和治疗疾病已经有几千年历史，其绝大多数给药途径以口服为主。药物中的有效成分进入胃肠道后与肠道菌群相互作用，中药中很多有效成分必须经过肠道菌群代谢后才能被吸收而发挥药理作用。同时中药能够保护胃肠道黏膜屏障功能，促进益生菌的繁殖，抑制有害菌的生长，对维持肠道微生态系统平衡起着关键作用。清热利湿法是治疗湿热证的常用治法。现代研究认为肠道微生态很可能是清热利湿类中药的重要作用靶点，清热利湿中药可以通过抑制胃肠道的有害菌群、调节菌群结构来发挥治疗作用。

高云等通过调节肠道菌群和预防肠道菌群失调动物模型中给小鼠灌服清热利湿类中药，后无菌采取粪便，观察各组双歧杆菌，乳杆菌，肠杆菌及肠球菌数量，结果表明，清热利湿中药可产生调节小鼠肠道菌群，有增殖双歧杆菌和乳杆菌的作用。也有实验研究发现健脾化湿类中药白术、茯苓等对动物肠道菌群有一定的调整作用。该研究表明中药白术低剂量对雄性昆明小鼠肠道菌群无显著影响，而高剂量可使双歧杆菌和乳杆菌的数量增多，肠杆菌减少，但肠球菌无变化。曾艺鹏等在研究葛根芩连汤治疗对 2 型糖尿病湿热证肠道菌群影响时发现，湿热证减分率和 Bac-teroides 含量成负相关，湿热证减分率和 Fusobacterium 含量呈正相关。认为 Bac-teroides 和 Fusobacterium 两种肠道菌可作为葛根芩连汤治疗 2 型糖尿病湿热证疗效观察的标志物。

此外还有研究表明联合运用中药和肠道益生菌可显著提高临床疗效。王爱平等用口服茵栀黄口服液联合肠道益生菌（小培菲康活性菌散剂）治疗轻中度新生儿高胆红素血症，结果表明联合用药效果确切，清热、利湿、退黄兼稳定肠道菌群，协同治疗效果显著。

肠道微生态与机体的健康、疾病有着密切的联系。而中医中药凭借其"简、便、效、廉"的特点以及毒副作用小等优势已经被广泛接受和应用。肠道微生态学与中医理论存在很多相似之处。深入研究湿热证与肠道微生态的关系可以赋予中医证候学说新的微生态学内涵，也可以为中医药的现代化研究和临床应用提供新的思路。

205 湿热证与肠道微生物的相关性

中医学理论强调人体自身是一个有机整体，包括生理上、病理上以及诊治上的整体性。微生态研究亦认为生物和环境是统一的，探讨微生物同宿主及环境的相互关系，可以认为微生态系统的平衡学说与"天人合一"的整体观及阴阳平衡的总原则是相吻合的。就肠道微生物而言，作为人体的一部分，本身就是人这一整体的组成部分，它的变化必定会影响人体"阴平阳秘"的最佳活动状态。《灵枢·本藏》云："视其外应，以知其内脏，则知所病矣。"而辨证论治作为中医治病的关键，只有基于对证候的准确把握，才能获得好的临床疗效，但通过"望闻问切"所获得四诊资料主观性强，客观指标少，而以肠道微生物为研究靶点。通过异病同证的探求以研究不同疾病同一证候在肠道菌群丰度、多样性上的特性和共性，可能会给中医证候客观化的研究提供一些量化依据。学者吴巧玲等对湿热证与肠道微生物相关性的研究做了梳理归纳。

湿热证与肠道微生物

1. 湿热证 湿邪和热邪相合致病而为湿热证，湿热之邪，氤氲不化，蕴结于脏腑经络，导致脏腑功能失调，临床上以脘腹胀满，不思饮食，嗳腐吞酸，大便稀溏，舌红苔黄腻，脉滑数等为主要表现。湿热致病，其病位涉及脾、胃、肝、胆、大肠、小肠、膀胱等诸多脏腑，病性以实证为多，亦有虚实夹杂证。其致病性十分广泛，可以出现在各个系统的疾病中，对于中医证候的研究是一个重要切入点。研究发现肌苷、尿苷、天门冬氨酸、油酸甘油酯、乳酸盐是 3 种疾病同一证候—湿热证的共同变化物质，说明"异病同证"理论确实存在一定的物质基础，也为研究肠道微生物在湿热证中的变化提供依据。

2. 肠道微生物 肠道微生物相当于人体的虚拟器官，提供有益于宿主的基本代谢和生物功能。人类胃肠道的细菌主要从属于 4 个门类，分别为厚壁菌门、拟杆菌门、变形菌门和放线菌门，其中厚壁菌门和拟杆菌门占 80%～90%，变形菌门和放线菌门占 10%～20%。目前研究认为肠道微生物及其代谢产物共同维持着人类肠道内稳态，并且与机体各个系统均有关联。肠道微生态紊乱可造成肠易激综合征、溃疡性结肠炎等肠道疾病，还与糖尿病、肝炎、肥胖、心脑血管疾病等肠外疾病密切相关。

3. 湿热证与肠道微生物紊乱的相关性 从病因来看，饮食不节，偏嗜肥甘滋腻之品，起居无常，久病劳倦，先天不足等因素均可以损伤脾胃，导致脾胃运化功能失常，水湿运行输布异常，水湿内停，郁而化热，酿生湿热而为病。就肠道微生物而言，其物种的多样性和丰度与饮食、遗传、年龄等因素亦是息息相关。有研究显示，高盐高脂饮食会导致小鼠肠道内拟杆菌门、放线菌门数量增加，厚壁菌门、变形菌门数量降低，进而削弱肠道微生物对肠道的保护作用；徐雯丽的研究也认为动物基础饮食及高盐摄入会引起部分有益菌丰度的下降，潜在致病菌丰度的升高。

从临床表现来看，湿热蕴结证可见不欲饮食、脘腹胀满不适、大便稀溏、恶心呕吐、身热不扬等症状；而在临床上肠道微生物紊乱时也会出现腹泻、腹痛、恶心呕吐、发热等症状。可见湿热证和肠道微生物紊乱在临床表现上具有共性。另外，有研究发现湿热证模型小鼠肠道微生物存在条件致病菌过度增长，益生菌含量减低的变化。周祎青等通过建立岭南湿热小鼠模型也发现小鼠肠道在门水平上，拟杆菌门、变形菌门增加，厚壁菌门减少；在属水平上，普氏菌属和颤螺菌属减少，大肠埃希菌属增加；经连翘灌胃后原本升高的拟杆菌门所占比例下降，厚壁菌门则相反；同时，属水平上的普氏菌属、颤螺菌属等有益菌属占比显著上升，螺杆菌属等机会病原菌显著下降。由此可见，湿热证会导致肠道内有益菌丰度的减少，致病菌丰度的增加，而运用清热祛湿复方可以逆转肠道内微生物的变化。

常见疾病湿热证的肠道菌群特点

1. 2型糖尿病 2型糖尿病是临床上最为常见的糖尿病类型，可归属于中医学"消渴病"的范畴，临床上可见口渴多饮，多食易饥，尿量频多，形体消瘦，尿有甜味等表现。随着人们生活水平的提高，西式饮食中高热量食物的摄入，体力活动的减少，营养过剩、肥胖患者日益增多，糖尿病湿热证已普遍存在于2型糖尿病的病程中。既往研究表明，2型糖尿病患者其肠道内柔嫩梭菌属、乳酸菌属、双歧杆菌属和消化链球菌属的拷贝数降低，且空腹血糖和糖化血红蛋白水平与前3个菌属拷贝数呈显著负相关。另有研究发现2型糖尿病湿热证患者肠道内有益菌减少、潜在致病菌增加，运用葛根芩连汤复方治疗后其肠杆菌科、肠球菌科数量下降，双歧杆菌、梭菌较治疗前增加，且明显优于单纯西药治疗；并且患者症状改善率、空腹血糖、餐后2小时血糖、糖化血红蛋白水平变化情况均优于西药治疗。曾艺鹏等研究还发现湿热证减分率与拟杆菌属含量呈负相关，与梭杆菌属含量呈正相关；并且认为拟杆菌属和梭杆菌属的丰度变化可以衡量2型糖尿病湿热证治疗的疗效评价。

2. 肠易激综合征 肠易激综合征（IBS）是临床常见的功能性肠病，以腹痛、排便习惯的改变为主要症状，中医上归属于"腹痛""泄泻"等范畴，根据罗马Ⅳ标准临床上可分为IBS腹泻型、IBS便秘型、IBS混合型和IBS不定型，其中以IBS腹泻型（IBS-D）最常见。赵斌等的研究发现IBS患者肠道内双歧杆菌、乳酸杆菌数量较健康人低，肠杆菌、肠球菌数量较健康人高，且肠道炎症因子水平与肠道微生物有密切关系，炎症因子IL-8、IL-6、IL-18与双歧杆菌、乳酸杆菌含量呈负相关，与肠杆菌和肠球菌呈正相关。岳珍珍等运用葛根芩连汤合四逆散治疗湿热型IBS-D，治疗后患者IL-6明显下降。方慧朝研究亦发现脾胃湿热与外周血IL-6和IL-10因子呈显著正相关。由此可见，肠道微生物可以通过影响患者的免疫系统，进而影响湿热型IBS-D的进展，而通过中医中药治疗后，炎症因子水平降低，有益菌丰度升高，致病菌丰度下降，从而达到治疗疾病的目的。除了炎症因子外，在小鼠湿热证模型中，马薇等研究发现九香止泻片可以抑制湿热型IBS-D模型小鼠的肥大细胞（MC）的异常表达，从而达到止泻的目的，而柯少雄等研究发现IBS患者肠黏膜MC脱颗粒率的升高与泰式菌的丰度有关。

3. 溃疡性结肠炎 溃疡性结肠炎（UC）是一种慢性非特异性炎症性疾病，以腹痛、腹泻、黏液脓血便等为主要表现，病程反复迁延，严重影响患者生活质量。现有的治疗方法主要有氨基水杨酸类抗炎药、糖皮质激素、免疫抑制剂或者结肠切除术等，虽然可以使患者症状缓解，但并发症日渐增多，随着对肠道微生物群的不断研究以及中医药的介入为治疗UC患者带来了新的手段。

既往实验研究发现，UC模型小鼠肠道菌群的物种多样性明显降低，部分菌属的丰度发生改变，其中益生菌双歧杆菌、乳酸杆菌属的占比显著下降，潜在致病菌脆性细菌、大肠埃希菌占比升高。李舒在研究不同证候UC患者肠道微生物的结构中发现，不同证候的UC患者肠道微生物存在差异；大肠湿热证作为活动期UC的最主要证型，其肠道微生物群的多样性、优势菌群的丰度与健康人相比存在不同。丁庞华等发现大肠湿热证患者肠道内微生物存在不同程度的变化，其中拟杆菌门、厚壁菌门的丰度较健康人低，变形菌门、疣微菌门的丰度较健康人高，且以乳杆菌属、乳杆菌科、Erysipelotrichace、Erysipelotrichaceae等为主。芦煜纳入UC活动期辨证属大肠湿热的患者20例，通过口服祛风肠宁汤治疗28d后，观察其肠道微生物的变化，结果发现治疗后在门水平上放线菌门、拟杆菌门数量上升，变形菌门数量减少；在属水平上拟杆菌属、类球菌属、Tyzzerella菌属、梭杆菌属、萨特氏菌属数量增多。另有研究发现黄芩汤联合柳氮磺吡啶治疗后结肠黏膜上双歧杆菌、乳酸菌数量上升幅度高于单纯西药治疗，大肠埃希菌则相反，临床疗效亦更高；并且治疗后血清中的炎症因子IL-6、IL-1β及TNF-α水平降低，IL-10水平升高；IgA及IgG水平降低，认为黄芩汤可以通过上调益生菌及下调机会病原菌的丰度、抑制炎症反应、调节免疫、修复肠道黏膜屏障等机制而发挥治疗作用。另有多项研究显示，清热祛湿类复方如白头翁汤、清肠化湿汤、肠宁汤、黄连解毒汤治疗UC模型小鼠后可以增加有益菌（普氏菌属、乳杆菌属、双歧杆菌、鼠李唐乳杆菌）的丰度，抑制潜在致病菌（金黄色葡萄球菌、肠球菌、大肠埃希菌）的生长，进而恢复肠道稳态，并通过提高免疫功能，减少炎症因子的释放从而治疗UC。

4. 非酒精性脂肪性肝病 近年来，随着"肠-肝轴"学说的不断深入研究，维持肠道微生物的平衡，成为治疗非酒精性脂肪性肝病（NAFLD）的重要创新性和辅助性方法。肠道微生物失衡可通过影响能量、胆汁酸及胆碱的代谢、影响短链脂肪酸的作用、增加内源性内乙醇产量、增加肠道通透性等多种途径引起肝脏损伤，促进NAFLD的发生或发展。Dai J Y等发现NAFLD湿热证患者具有与菌群关联密切的氮代谢、胺代谢和丁酸代谢通路的紊乱。既往研究亦证实了慢性肝病湿热证与非湿热证患者的肠道微生物在组成和丰度上存在差异。吴珊珊等在研究NAFLD中肝郁脾虚证和湿热内蕴证患者肠道微生物的特征中发现，湿热内蕴组拟杆菌门、酸杆菌门的所占比例分别低于正常对照组、肝郁脾虚组。徐立等研究发现与健康对照组相比NAFLD湿热蕴结证患者肠杆菌、葡萄球菌数量高，拟杆菌、双歧杆菌和乳酸杆菌数量低，在运用加味茵陈五苓散治疗后患者肠杆菌、葡萄球菌数量降低，且低于单纯口服多烯磷脂酰胆碱和枯草杆菌肠球菌二联活菌，而拟杆菌、双歧杆菌、乳杆菌则相反。另有研究亦认为茵陈蒿汤可改善NAFLD模型大鼠厚壁菌门、拟杆菌门、放线菌门及变形菌门多样性的失调。

盐酸小檗碱主要存在于黄连、黄柏等清热燥湿药中，大量临床研究和动物试验证实了盐酸小檗碱在治疗NAFLD中具有调节肠道菌群的作用。黄佩佩等在观察104例非酒精性脂肪性肝病患者的研究中发现盐酸小檗碱联合甘草酸二铵肠溶胶囊较单纯口服甘草酸酸二铵治疗后患者转氨酶、血脂水平、Treg细胞、Th17细胞以及Treg/Th17比值显著降低，而HDL-C显著增高；肠道内双歧杆菌、乳酸杆菌的丰度增高，大肠埃希菌丰度降低，差异均具有统计学意义。另有研究显示小檗碱可以改善高脂饮食诱导形成的NAFLD模型大鼠的肝脏脂肪变性，改善回肠组织黏膜损伤，下调增高的厚壁菌门比例，上调降低的拟杆菌门比例及有益乳酸菌的比例。

5. 消化性溃疡 消化性溃疡（PU）是消化系统的常见疾病，也是中医治疗的优势病种，可以归属于中医"腹痛""胃痛""胃痞"等范畴，脾胃湿热证是其常见临床证型。研究发现，PU辨证属湿热证的患者其幽门螺杆菌（Hp）及CagA基因阳性率高于其他证型；并且脾胃湿热证患者胃黏膜Hp感染程度、炎症程度及活动性更为明显；还发现Hp感染程度与胃黏膜乳酸杆菌的含量呈负相关。同时，Wang Y H等发现益生菌联合三联疗法治疗PU可提高Hp根除率，并且上调双歧杆菌、嗜酸乳杆菌的数量以及下调大肠埃希菌数量，可见PU的发生发展与微生物密切相关。除了Hp外，赵琳琳等研究还发现PU湿热证患者在肠道微生物的结构上也存在变化，且与其他证型肠道微生物的组成不同，脾胃湿热组中厚壁菌门所占比例低，变形菌门所占比例高，且以厚壁菌门中的韦荣球菌的变化较为突出。梅一岚根据Miseq平台测序进行生物信息分析发现脾胃湿热型患者疣微菌门较健康人减少，认为其可能为脾胃湿热证的特征菌群，还发现异常球菌-栖热菌门是不同于其他证型及健康人的新物种，其丰度较脾气虚弱证、脾胃虚寒兼胃络瘀阻证患者均增多。临床中以清热祛湿法治疗湿热型PU患者疗效确切，并可显著提高Hp的根除率，改善临床症状，但探讨中药复方治疗消化性溃疡对其他细菌的影响的相关研究较少。

206　代谢组学与湿热证

证是指对机体在疾病发展过程中某一阶段的病因、病理、病机、病位的概括。湿热证是临床最常见的证型之一，指湿热之邪蕴结体内，脏腑经络运行受阻，出现全身湿热症状为主的证型，包括脾胃湿热证、湿热内蕴证、湿热中阻证等。中医学认为"有诸内者形诸外"，湿热证的病理改变必然引起一定的物质结构改变。

代谢组学是研究机体内源性代谢产物的变化规律。著名学者German J B等认为"只有代谢组学才真正反映已发生的"。代谢组学是从整体上展示生物体内在的变化状态，这种"自上而下"式研究方法与证候研究在方法论原理上具有统一性。因此代谢组学在阐明湿热证本质方面有巨大潜力，能从人体代谢物的角度对湿热证的客观化研究提供新思路。应用代谢组学等手段来进行湿热证的研究，有利于对湿热证的微观辨证提供依据，是湿热证客观化研究的重要出路。学者朱春梅等梳理了近20年基于代谢组学研究湿热证的文献，以阐释湿热证代谢组学研究的最新进展。

基于代谢组学的湿热证临床研究

1. 慢性胃炎湿热证与代谢组学临床研究　慢性胃炎湿热证常作为挖掘证候生物学基础、建立证候现代化诊断方法的一个理想切入点。现阶段基于代谢组学的慢性胃炎湿热证研究较多，采集的样本主要是尿液、血液及唾液。

（1）尿液代谢组学与慢性胃炎湿热证临床研究：在尿液代谢组学与慢性胃炎湿热证临床研究方面，施旭光等发现慢性浅表性胃炎脾胃湿热证患者尿液差异代谢产物为马尿酸、牛磺酸、岩藻糖、葡萄糖、琥珀酸、肌酐等。孙易娜发现慢性胃炎脾胃湿热证组上调的差异代谢物为牛磺酸、岩藻糖、甘油、氧化三甲胺、葡萄糖，下调的差异代谢物为马尿酸、胡芦巴碱、磷酸肌酸。王祉发现慢性胃炎脾胃湿热证组尿液差异代谢物为酒石酸、D-木糖与β-羟基-β-甲基戊二酸。

（2）血液代谢组学与慢性胃炎湿热证临床研究：在血液代谢组学与慢性胃炎湿热证临床研究方面，颜凤蛟发现，慢性胃炎和消化性溃疡湿热证患者的血液代谢谱与其他证型有明显差异。王亮等发现慢性萎缩性胃炎脾胃湿热证患者的血浆代谢组学中缬氨酸、乳果糖较脾胃虚寒证患者含量降低，异丁酸、甲酸、肌肽较脾胃虚寒证患者含量升高。

（3）唾液代谢组学与慢性胃炎湿热证临床研究：在唾液代谢组学与慢性胃炎湿热证临床研究方面，童宁宁发现慢性胃炎湿热蕴脾证患者唾液差异代谢产物有白氨酸、苯丙氨酸、丙酸盐等。郑丽红发现慢性胃炎湿热蕴脾证患者唾液中醋酸盐、丙酸盐、丙氨酸含量相对较高。赵晓山等发现慢性胃炎湿热蕴脾证组的唾液代谢产物与脾气虚证组、正常对照组比较，乙酸、丙酸盐、牛磺酸等物质含量相对较高。

2. 肝脏疾病湿热证与代谢组学临床研究　多位学者应用代谢组学进行肝脏疾病湿热证研究，其中研究最多的肝脏疾病有乙型病毒性肝炎、肝硬化及肝功能衰竭等，采集的样本主要是血液及尿液。

（1）乙肝湿热证与代谢组学临床研究：乙肝是指感染乙肝病毒超过6个月而未能消除者，是一个全球的重大公共卫生问题，采集的样本均为血液。

在血液代谢组学与乙肝湿热证临床研究方面，李波发现，乙肝湿热中阻证患者血清中潜在代谢标志物可能是胆红素、对二甲基精氨酸、甘氨鹅脱氧胆酸、胆酸葡萄糖醛酸、牛磺酸以及溶血磷脂酸。刘友平等发现，14种乙肝湿热中阻证患者差异代谢产物中，牛磺鹅脱氧胆酸、胆烷酸、胆酸葡萄糖醛酸等主要与胆汁酸代谢密切相关；溶血磷脂酰胆碱（C18∶3）、溶血磷脂酰胆碱（C18∶2）、溶血磷脂酰乙醇胺（C22∶1）、二羟基雄甾烯酮硫酸、磷脂酰胆碱、磷脂酰乙醇胺（C24∶1）等主要与脂类代谢密切相关。罗琼发现，脂类化合物（L1）和丙氨酸可能为乙肝脾胃湿热证诊断的潜在标志物。

（2）乙肝联合其他肝脏疾病湿热证与代谢组学临床研究：乙肝是导致肝硬化、肝功能衰竭以及肝癌等的主要因素，多位专家对乙肝联合其他肝脏疾病湿热证进行代谢组学临床研究，取得丰硕的成果。采集的样本主要包括血液和尿液。

1）血液代谢组学与乙肝联合其他肝脏疾病湿热证临床研究：在关于血液代谢组学与乙肝联合其他肝脏疾病湿热证临床研究中，最多的是乙肝联合肝功能衰竭的代谢组学研究。宋婧等对湿热发黄证之乙肝功能相关慢加急性肝功能衰竭不同分期（早、中和晚期）患者的血清进行分析，发现了8种代谢标志物，分别为视黄醇维生素类物质、甾体类激素、甘油三酯类物质等。朱洁对慢加急（亚急）性乙肝联合肝功能衰竭湿热证与寒湿证患者以及正常人的血液进行分析比较，发现卵磷脂类、溶血卵磷脂类、肉毒碱类、次黄嘌呤、甘氨鹅脱氧胆酸、N-癸酰甘氨酸可以作为肝功能衰竭湿热证诊断的小分子生物标志物。黄蕾发现，乙肝与慢加急（亚急）性乙肝联合肝功能衰竭湿热证这两种肝病的湿热证有4类15个共有标志物，分别为氨基酸类、胆汁酸类、肉毒碱类和溶血卵磷脂类。宫嫚等鉴定出乙肝相关慢加急性肝功能衰竭湿热发黄证与瘀热发黄证患者血清中有26个差异表达的内源性生物标志物。

此外，刘畅等发现肌苷、尿苷、天门冬氨酸、油酸甘油酯、乳酸盐是乙肝、非酒精性脂肪性肝病、慢性肾小球肾炎3种疾病湿热证的共同变化物质。

2）尿液代谢组学与乙肝联合其他肝脏疾病湿热证临床研究：在尿液代谢组学与乙肝联合其他肝脏疾病湿热证临床研究方面，郭孜等发现，乙肝后肝硬化湿热内蕴证患者与肝肾阴虚证患者间存在支链氨基酸的差异。王晓柠发现，乙肝后肝硬化患者苏氨酸、脯氨酸、α-氨基丁酸、马尿酸、3,4-二羟基苯乙酸、吡啶-4-羧酸代谢异常仅见于湿热内蕴证。

3. 其他肝脏疾病湿热证与代谢组学临床研究 在其他肝脏疾病湿热证与代谢组学临床研究中，马欣等研究发现，非酒精性脂肪性肝病湿热内蕴证和肝郁脾虚证的血清差异代谢物主要涉及糖类代谢物、脂类代谢物、氨基酸代谢物等5类通路。李维薇等鉴定出鞘磷脂和甘油三酯可作为人巨细胞病毒肝炎湿热内蕴证潜在的生物标记物。周超等发现，肝功能衰竭湿热证患者血清代谢差异物有溶血卵磷脂（18∶0）、琥珀酰腺苷、胆红素、牛黄鹅去氧胆酸和亚油酰肉毒碱。

基于代谢组学的湿热证实验研究

目前基于代谢组学的湿热证实验研究较少，张晓松采用高温高湿、高糖高脂结合生物因子产肠毒性大肠杆菌方法建立大肠湿热证大鼠模型，对模型大鼠血清进行分析，发现牛磺酸、色氨酸等9种差异代谢物可能是苦豆草治疗大肠湿热证的潜在代谢标志物。马琪运用高糖、高脂饮食，高温湿度环境及腹腔注射大肠杆菌等复杂因素为诱导发病条件的方法建立湿热泄泻大鼠模型，发现湿热泄泻机体尿液潜在代谢标志物可能是5-羟基-N-甲酰犬尿氨酸、左旋谷酰基-左旋半胱氨酸、左旋甲酰犬尿氨酸等。

讨 论

纵观以上文献，可以看出基于代谢组学在湿热证研究中对慢性胃炎、肝病的研究较多，研究的样本主要是血液、尿液和唾液。证明了代谢组学为湿热证的研究从主观到客观、从抽象到量化提供一个过渡的桥梁，若能找到与湿热证相关的代谢物标志物，可推动湿热证证候客观化和微观辨证的发展。朱春梅等从同病同证和异病同证两方面对文献中的差异代谢物进行了比较和分析。

首先是同病同证方面的比较：①在慢性胃炎湿热证患者尿液代谢组学中，施旭光等、孙易娜以及王亮等均发现有差异代谢物马尿酸，其中施旭光等与孙易娜发现4个相同差异代谢物，分别为马尿酸、牛磺酸、岩藻糖、葡萄糖；王亮等与施旭光等发现 3 个相同差异代谢物，分别为肌酐、马尿酸、柠檬酸。②在慢性胃炎湿热证患者唾液代谢组学中，童宁宁、郑丽红均发现差异代谢物丙酸盐。③在乙肝湿热证患者血液代谢组学中，李波、刘友平等发现胆酸葡萄糖醛酸和甘氨鹅脱氧胆酸 2 个相同差异代谢物，且李波、刘友平等和罗琼研究发现，差异代谢物均与脂类代谢密切相关。④在乙肝联合肝功能衰竭湿热证患者血液代谢组学中，朱洁、黄蕾、周超等均发现，溶血卵磷脂类是肝功能衰竭湿热证的潜在标志物。⑤马欣等、刘畅等发现，非酒精性脂肪性肝病湿热证患者血清差异代谢物均涉及脂类代谢物和氨基酸代谢物。

其次是异病同证方面的比较：①孙易娜、王晓柠发现，马尿酸是慢性胃炎和乙肝后肝硬化湿热证患者共同尿液差异代谢物。②宋婧等、李维薇等发现，甘油三酯是乙肝相关慢加急性肝功能衰竭以及人巨细胞病毒肝炎湿热证患者共同血液差异代谢物。③李波、周超等发现，胆红素是乙肝与肝功能衰竭湿热证患者共同血液差异代谢物。

然而以上研究仍存在一些不足，可以采取以下方法改进：①代谢物往往受如饮食、环境、生活方式等诸多因素影响，而大多研究未排除上述混杂因素对代谢物的影响，难以保证结果的可重复性，需要在以后的研究中更加重视排除混杂因素的影响，增加样本量的积累，寻找有效的统计学方法和生物信息学方法，以提高结果的可信度和可重复性。②在相同疾病的湿热证代谢组学研究中，得到的差异代谢产物也不尽相同，且得到的差异代谢产物未进行验证，因此需要观察已得到的差异性代谢标志物在湿热证改善前后，是否发生改变，以验证和评价上述试验所得的差异代谢标志物是否有意义。③未发现基于粪便代谢组学的湿热证研究，有研究认为粪便代谢物的变化能够反映机体整体代谢的特征，基于粪便代谢组学的湿热证研究，能直接反映肠道菌群与宿主的代谢互作关系，更能有效描述肠道菌群和宿主之间的共代谢，全面反映宿主代谢轮廓。④大多数基于代谢组学的湿热证研究仍停留在湿热证与几个代谢物的相关层面上，不能体现系统生物学整合性的研究思想，需要四诊信息与验证的差异性代谢标志物和菌群微生态特征间进行关联分析，为湿热证诊断模型的构建提供基础。

207 代谢组学与湿热异病同证

中医学以整体观念和辨证论治为理论基础和思维特色。"证"是中医临床诊治的核心，是中医从诊断到治疗的桥梁和关键。然而，中医证候具有主观性、复杂性、多态性，既往以还原论的思路出发的研究发现的证候的微观指标往往是主观、分散、非特异性的，无法客观、全面、真实地反映中医学证的本质。因此，揭示"证的生物学基础及其规律"仍是中医学有待突破的关键科学问题之一。

代谢组学是研究生物体系受到内外因素的扰动后，全体分子量低于1 000的代谢产物随之产生相应改变的一种组学方法，具有能够从整体、动态的角度进行综合分析的特点。代谢组学研究通过整体观察生物体代谢系统网的终端表象，分析生物体机能状态，与中医学的系统观、整体观相一致。代谢产物的变化是机体生理、病理改变的代谢水平的体现，因而可以很好地揭示中医"证"的本质，代谢组学技术为中医证候的物质基础和临床有效性研究提供了方法学依据。

学者刘畅等以慢性乙型病毒性肝炎（CHB）、非酒精性脂肪性肝病（NAFLD）及慢性肾小球肾炎（CGN）3种不同疾病的典型湿热证患者为研究对象，并以健康者为对照，联合选用超高效液相色谱-四极杆飞行时间高分辨质谱联用仪（UPLC-QTOFMS）和气相色谱-飞行时间质谱联用仪（GC-TOFMS）两个代谢物检测平台，对患者的血清样本进行血清全谱代谢组学检测，采用多维统计方法进行数据分析，最终发现肌苷、尿苷、天门冬氨酸、油酸甘油酯及乳酸盐与三种疾病湿热证相关的5种共性物质和反映各自不同疾病的差异物质。

材料与方法

1. 研究对象 收集自2012年10月至2015年2月期间在上海某医院肝硬化科病房、脂肪肝专科门诊、肾病科专家门诊以及在某中医院肝病中心就诊的慢乙肝、非酒精性脂肪肝及慢性肾炎3种不同疾病湿热证患者各30例（按人体Ⅰ期临床探索性试验最小样本量30例，并同时满足代谢组学检测人的样本所需最小样本量要求）。并在某医院体检中心收集健康志愿者30例。

（1）纳入标准：受试对象符合CHB、NAFLD、CGN疾病诊断标准及湿热证诊断标准。湿热证诊断标准参照《中药新药临床研究指导原则》，主症①身目黄染，黄色鲜明；②胁肋胀满或痛；③脘腹胀闷；④烦热；⑤口干而苦，或口渴少饮；⑥小便黄赤；⑦舌质红，苔黄腻。次症①食欲不振；②恶心呕吐；③肢体困重或困倦乏力；④皮肤瘙痒；⑤大便秘结或便溏不爽；⑥脉弦滑数。凡符合上述主症3项（舌象必备）；或主症2项（舌象必备），加次症2项的患者，即辨为湿热证。

（2）排除标准：研究对象的排除标准包括①有甲、丙、丁和戊型肝炎等病毒重叠感染；②重型肝炎；③肾功能不全者（$Scr \geq 177\ mmol \cdot L^{-1}$）；④合并恶性肿瘤、结缔组织疾病者；⑤妊娠或哺乳期妇女；⑥过敏体质及明确有其他重要疾病者。本研究方案经所在医院医学伦理委员会批准并签署知情同意书后实施。

2. 仪器与试剂 YB-86-400LA型低温冷冻冰箱；TGL-16B型离心机；5500型离心机；QL-901型微型漩涡混合器；BS124S型电子分析天平；Mill-QⅡ型超纯水器；Xevo G2型超高效液相色谱-四极杆飞行时间高分辨质谱联用仪（UPLC-QTOFMS）；气相色谱-飞行时间质谱联用仪（GC-TOFMS）；KQ-250DB型数控超声仪；LightCy cler480实时荧光定量PCR仪，实验方法为固相吸附法；DXC 800型全自动生化分析仪；Elecsys 2010型电化学发光自动免疫分析仪；μs-2200型全自动血细胞分析仪；ACL7000 型全自动凝血分析仪；STZH-HMF-1 型肝纤四项检测仪。

双（三甲基硅烷基）三氟乙酰胺；无水乙醇、氯苯丙氨酸、甲醇、乙腈、十七酸、氯仿、吡啶、甲氧胺均为分析纯，购自国药集团化学试剂有限公司；实验用水为超纯水。

3. 血样采集 采集早晨空腹血，用 4 mL 非抗凝真空采血管采血 4 mL，4 ℃，3 000 rpm·min^{-1} 离心 15 min，离心后用移液器吸取上清（血清）分装放入 EP 管内，每管 400 μL，标注后，-80 ℃下保存备用。注意事项：①血清样本采集前避免剧烈运动；②样本采集前 1 周嘱患者饮食宜清淡，不宜高脂饮食，摄入适量蛋白质，禁止饮酒，并忌用刺激性食物如辣椒、胡椒、芥末等，尽量不抽或少抽香烟，不宜喝浓茶及咖啡。

4. 生化检测 生化检测指标包括总胆红素（TBIL）、直接胆红素（DBIL）、丙氨酸氨基转移酶（ALT）、天门冬氨酸转氨酶（AST）、γ-谷氨酰转氨酶（GGT）、尿素氮（BUN）、血肌酐（Scr）、白蛋白（ALB）、球蛋白（GLB）、血糖（GLU）等指标均在上海××医院检验科采用全自动生化分析仪和全自动血细胞分析仪检测。

5. 代谢组学检测

（1）血清样品预处理方法

1）UPLC-M 待测样品制备方法：取解冻后的血清样本，混合均匀，精密吸取 40 μL 于 1.5 mL 的离心管中，加入 0.3 mg·mL^{-1} 的氯苯丙氨酸水溶液 20 μL，再加入 40 μL 水后，加入于 4 ℃下放置过 30 min 的萃取溶剂甲醇：乙腈（1:9）500 μL，混旋 2 分钟，超声 1 分钟。于 -20 ℃下放置 10 分钟后，于 4 ℃下，12 000 rpm 离心 15 分钟，取上清液各 150 μL 于玻璃进样瓶中的内插管，-80 ℃冻存。

2）GC-TOFMS 待测样品制备方法：血清溶解，涡旋混匀后移取 100 μL。加入甲醇溶解的 1 mg·mL^{-1} 的十七酸 10 μL 和水溶解的 0.3 mg·mL^{-1} 氯苯丙氨酸 10 μL，混匀后加入混合溶剂 300 μL（氯仿：甲醇=1:3, v/v），涡旋混匀，-20 ℃下静置 10 分钟，4 ℃下离心 10 分钟（10 000 rpm）。取 300 μL 上清液于 1.5 mL 高回收进样瓶中，室温下真空干燥。抽干后用氮气对样品再次干燥，以确保样品中没有水分并排除空气中水分对衍生的影响（衍生时，空气湿度≤35%）。氮气吹干后加入 15 mg·mL^{-1} 吡啶溶解的甲氧胺 80 μL，密封后振荡 30 秒，30 ℃摇床（220 rpm）反应 90 分钟；反应结束后，在反应瓶中加入 80 μL 的 BSTFA（含 1% TMCS），密封后振荡 30 秒，70 ℃下反应 60 分钟。反应结束之后，振荡 10 秒，置于室温下 1 小时后进样分析。

（2）UPLC-MS 分析条件：色谱分离时采用的色谱柱为 AcquityBEHC18 分析柱，柱温为 60 ℃，流速为 0.4 mL·min^{-1}。自动进样器温度设为 4 ℃，每次进样 5 μL。流动相：A 相为含 0.01% 甲酸水溶液，B 相为含 0.01% 的乙腈：甲醇（95:5），洗脱方式为梯度洗脱。

质谱分析采用 ES-（W）模式，检测参数设置如下：毛细管电压为 2 300 V，锥孔电压为 40 V，离子源温度 350 ℃，脱溶剂气温为 120 ℃，脱溶剂气流量，700 L·h^{-1}；锥孔气流量，40 L·h^{-1}；扫描时间为 0.2 s；扫描范围为 50~1 000 m/z。

（3）GC-TOFMS 分析条件：色谱分析时，取 1 μL "（1），2）" 项下得到的样品于 GC-TOFMS 色谱系统进样。色谱及质谱参数如下：系统载气及流速为氦气（1 mL·min^{-1}）；电子碰撞电离为 70 eV；全扫描范围（m/z）为 30~600；进样口温度为 260 ℃；接口温度为 270 ℃；离子源温度为 200 ℃；色谱柱升温程序为 80 ℃，保持 2 分钟；以 10 ℃·min^{-1} 的速度升温至 180 ℃，以 1.5 ℃·min^{-1} 的速度升温到 300 ℃，保持 8 分钟。

质谱分析条件和参数设置包括：溶剂延时 5 分钟，电离方式 EI，电子能量 70 eV，质谱扫描范围：m/z 30~600。

6. 代谢组学数据处理 将原始数据导入到 R2.7 软件中，完成基线校正，峰辨识，峰对齐及内标扣除和归一化等计算过程，最终得到一个保留时间、质荷比和峰强度组成的三维矩阵表。将三维矩阵导入 SIMCA-P11.5 软件中进行多维统计分析。利用商业化的代谢物谱库及本实验室建立的标准品代谢物谱库进行代谢物鉴定。

7. 统计学分析 运用 SPSS 19.0 进行统计分析。计量资料以 ($\bar{x}\pm s$) 表示，组间比较采用单因素方差分析，两组间差异的比较，采用 t 检验。计数资料以率表示，采用 χ^2 检验，以 $P<0.05$ 为差异有统计学意义。

实验结果

1. 人口学特征 分别入组 CHB 湿热证患者（YS 组）、NAFLD 湿热证患者（FS 组）、CGN 湿热证患者（SS 组）各 30 例为病例组；同时收集健康志愿者（N 组）30 例以对照。

2. 生化检测 与 N 组比，YS 组的 TBIL、DBIL、ALT、AST、GGT、BUN、ALB、GLB 含量有显著差异（$P<0.05$ 或 $P<0.01$），FS 组的 GGT 及 S 组的 ALB 的含量有显著差异（$P<0.01$）。与 YS 组比，FS 组的 DBIL、ALT、AST、BUN、ALB、GLB 及 SS 组的 TBIL、GGT、ALB 含量有显著差异（$P<0.05$ 或 $P<0.01$）。与 FS 组比，SS 组的 BIL、GGT 和 ALB 的含量有显著差异（$P<0.05$ 或 $P<0.01$）。

3. 代谢组学

（1）代谢谱分析：为弥补不同检测平台的缺陷，联合采用气质和液质 2 个代谢物检测平台进行检测。GC-TOFMS 平台检测了 91 个物质，UPLC-MS 平台检测了 79 个物质。为观察所有样本的大致趋势以及样本的自然分布和组别关系，发现聚类和奇异点，首先使用非监督的主成分分析（PCA）法，分别对 CHB、NAFLD 及 CGN 的湿热证和健康对照人群（每组 30 例）的血液代谢谱进行分析。结果显示，在无监督状态下各组血代谢物谱不能明显区分。为进一步筛选对分类有重要贡献的代谢物，再采用有监督的偏最小二乘法（PLS-DA）分析方法，对上述 4 组人群的空腹血清样本的代谢谱进行分析，结果显示：每两组间能完全区分开。

（2）差异物质分析：联合采用单维 Mann-Whitney 方法的 P 值（M-W-P，$P<0.05$，FDR＝0.1）和多维模型给出的 VIP 值（VIP>1）筛选每两组间的差异物质。结果显示，与 N 组比，YS 组发现 β-丙氨酸等 58 种差异物质，FS 组找到胱氨酸等 55 种差异物质，SS 组找到胆胺等 49 种差异物质；3 种不同疾病两两组间比较：发现 YS 组与 FS 组的差异物质 63 种，YS 组与 SS 组的差异物质 57 种；FS 组与 SS 组的差异物质 57 种。

（3）不同疾病湿热证的差异性代谢物分析：通过对上述 3 种疾病的湿热证组与健康对照组比较，找出了既包括湿热证也包括疾病信息在内的差异物质。而通过对不同疾病湿热证组间差异物质的比较，则可以发现与疾病信息相关的差异物质。故在不同疾病湿热证整体的差异物质中减掉与疾病相关的信息，便可得到仅与湿热证相关的特异性物质。

1）CHB 湿热证的物质基础分析：通过与健康对照组比较，找出 CHB 湿热证的 58 种差异物质；通过对 CHB 湿热证与 NAFLD 湿热证组疾病差异物质的比较，找出反映两种疾病的 63 种物质信息。从 CHB 湿热证的物质中减去 CHB 疾病的特异性物质，得出 CHB 湿热证的特异性物质。

2）NAFLD 湿热证的物质基础分析：通过与健康对照组比较，找出 NAFLD 湿热证的 55 种差异物质。再通过将 CHB 湿热证组与 NAFLD 湿热证组的差异物质比较，找出反映两种疾病的 63 种物质的信息。从 NAFLD 湿热证的物质中减去 NAFLD 疾病的物质后，即为 NAFLD 湿热证的 28 种特异性物质。

3）CGN 湿热证的物质基础分析：通过与健康对照组比较，找出 CGN 湿热证的 48 种差异物质。又通过 CGN 湿热证与 CHB 湿热证组比较，找出 57 种反映两种疾病的物质信息。再从 CGN 湿热证的物质中减去 CGN 疾病的特异性物质后，就是 CGN 湿热证的 24 种特异性物质。

（4）湿热"异病同证"的物质基础分析：通过比较三种不同疾病各自湿热证特异性物质中的共性物质，便可发现其共性物质基础，即异病同证的物质基础，共找到肌苷、尿苷、天门冬氨酸、油酸甘油酯及乳酸盐 5 种与湿热证相关的共同物质。

讨 论

"证"的生物学基础及其规律，是当下中医研究有待突破的关键环节之一。既往对证的研究，由于未将"病""证"结合讨论，故无法厘清所得特异性代谢物是与证相关还是与疾病相关。为此，刘畅等研究以 CHB、NAFLD、CGN 3 个具高典型度湿热证病种的湿热证患者为研究对象，并与健康者对照，运用 GC/MS 和 LC/MS 代谢组学技术及多维统计分析技术，探索湿热证的共性变化物质，以阐释中医异病同证的科学内涵。

CHB、NAFLD、CGN 均为临床常见疾病。虽然三者病因迥异，但炎症反应是引起三者肝、肾损伤的共同特点，而相关研究表明，炎症与湿热证密切相关，炎症反应可能是湿热证形成的一个重要病理基础。本研究通过对 3 个疾病组与健康组肝肾功等生化检测指标比较发现，CHB 湿热证组的肝功能指标明显升高，提示肝细胞损伤、炎症状态明显；NAFLD 湿热证组仅见 GGT 明显升高，提示脂肪性肝病主要以 GGT 的变化为主；CGN 组则见 ALB 显著降低，提示 CGN 患者肾小球滤过率异常。3 种不同疾病组相互比较，CGN 湿热证组与两个慢性肝脏病湿热证组比较，差异主要反映在肝脏功能改变上，显示了不同脏器疾病的损伤特点；而两种慢性肝病相比，在不同的肝功能指标上也有显著差异，提示两种不同的肝脏疾病也存在损伤程度及机制的区别。但 3 组湿热证没有发现特异性共性变化指标，因而需代谢组学方法探索其相关物质基础。

代谢组学检测平台常用的为气质联用、液质联用和核磁共振，因每种仪器都有各自的检测范围及缺陷，因而一种仪器不可能检测到所有物质。联合采用气质和液质 2 个代谢物检测平台检测以弥补不同平台之不足。结合多元统计分析方法，结果发现不同湿热证组及健康组每两组间能完全区分开。而通过联合采用单维和多维模型筛选每两组间的差异物质，分别发现了 3 种不同疾病湿热证组各自的特异性物质（分别为 58 种、55 种、49 种）；两两组间比较，发现 YS 组与 FS 组、YS 组与 SS 组及 FS 组与 SS 组的差异物质分别为 63 种、57 种、57 种。

为寻找不同病、证的差异性物质及湿热证的共性物质，需去除与病、证无关的影响因素。故选取了年龄、性别及体重基本可匹配的 30 例健康志愿者为对照。但因 3 种疾病中，CHB 及 NAFLD 女性发病率比较低，3 组间在性别上有显著性差异。因而在数据的前处理过程中，采用标准化、中心化以及数据过滤技术以排除性别的影响。

此外，为了去除疾病的影响因素，理论上还应以非湿热证组病例为对照。但考虑到非湿热证组混杂因素较多，为提高对照效能，理想的方案是选择同种疾病中的隐证者，即传统中医四诊"无证可辨"或因信息量少"难以辨证"，而实验室检查或影像学诊断发现疾病的患者为对照。但受临床研究时间及患者量所限，很难在有限时间内收集到与 3 个不同疾病各自对应的真正隐证的患者。有些看似隐证的患者也只是症状表现不典型而已。最终只收集到了医院的优势病种且隐证者相对多见的慢乙肝患者隐证 30 例。因而，选择通过对三种不同疾病的湿热证差异物质进行比较分析以去除疾病信息的方法（经与慢乙肝中与隐证者对照的方法比较，得到基本一致的结果，具体结果略），最终找到肌苷、尿苷、天门冬氨酸、油酸甘油酯及乳酸盐等 5 种湿热证共同的差异物质。这 5 个物质，除了肌酐在非酒精性脂肪肝患者血清中升高外，其他 4 个物质在 3 种疾病患者血清中表达均是下降的，变化的趋势一致，表明 3 种疾病的湿热证具有共同的物质基础。

肌苷属于机体的正常成分，为腺嘌呤的前体，与体内能量代谢、核酸代谢及蛋白质的合成密切相关。能活化丙酮酸氧化酶系，提高辅酶 A 的活性，而辅酶 A 是体内诸多酶促反应的辅助因子，与人体能量代谢、物质合成、免疫系统的激活都密切相关，可使组织细胞在低能缺氧状态下的代谢能够继续顺利进行。其特异性变化反映了湿热证可能与机体组织细胞缺氧状态相关，其外候可能与其影响体内一系列代谢及免疫功能的状态有关；尿苷，即尿嘧啶核苷酸，是嘧啶合成代谢的中间体，与核酸代谢相关，揭示湿热证可能与嘧啶代谢紊乱相关；天门冬氨酸对生物体的合成至关重要。是生物体内赖氨酸、苏氨酸、异亮氨酸、甲硫氨酸等氨基酸的合成原料之一，同时也是嘌呤、嘧啶碱基的合成的前体。它是鸟氨酸循环的必需物质，具有增强肝功能、消除疲劳的作用。有报道表明天门冬氨酸含量与湿热伤阴耗气所导致的疲劳感联系密切。天门冬氨酸作为底物可生成谷氨酸和草酰乙酸，谷氨酸可进一步转化为谷氨酰胺和谷胱甘肽，谷胱甘肽具有抗氧化和解毒功能，草酰乙酸参与三羧酸循环，为组织细胞提供能量，促进损伤肝细胞的修复与再生，恢复肝脏功能。这也从另一方面表明湿热证与能量代谢有很大关系；油酸甘油酯属于不饱和甘油酯，是由油酸和甘油酯化所生成的，其代谢水平改变可能与湿热证患者厌食油腻，甘油三酯摄入不足，或是肝脏分解甘油三酯功能减弱有关；乳酸盐参与调控机体的代谢平衡，对酸碱平衡、ATP 的合成等方面起重要作用。乳酸盐可以在肝脏进行糖异生，但大部分是通过血液到达氧充足的脏器进行氧化反应。乳酸盐水平的变化从另一个角度证明了机体氧化反应增强，新陈代谢加快。

上述 5 种物质的发现，提示 CHB、NAFLD 及 GGT 3 种疾病湿热证的出现，可能与体内核酸代谢、能量代谢、脂肪酸代谢以及氨基酸失调等环节有关。因而部分揭示了中医"异病同证"存在共性物质基础的假说。魏滨等通过采用 GC-MS 检测平台及 PCA 方法对大肠癌和肝癌两种不同疾病术后肝肾阴虚证、脾虚证、湿热证和隐证的血浆代谢物谱进行分析，亦发现了甘氨酸等 7 种湿热证的共同代谢产物，同样涉及能量代谢通路，与我们的结果有相似之处。因而表明代谢组学方法是研究"异病同证"生物学基础的有效工具之一。

208　中药治疗湿热证现代药理学机制

湿热证是中医临床常见的一种证候类型，涉及疾病种类众多且患病率高，病程较长，病情缠绵反复，可侵淫肌腠、经络，痹阻筋骨，蕴蓄脏腑，化燥、伤阴、郁阻气血，给人们的生活造成困扰。在六淫邪气致病中，湿热因素占比颇多，涉及心血管、呼吸、内分泌等多个体系，路志正认为"湿热致病广泛"，孔伯华提出"湿热致病之多，十有八九"。临床应用中药治疗湿热证历史悠久，如选用茵陈蒿汤、甘露消毒丹、龙胆泻肝汤等复方治疗经验丰富，病证结合诊治手段成熟，擅长从整体出发，通过辨证论治清除患者体内的湿热邪气，达到体内协调、阴阳平衡的状态。通过整理中药治疗湿热证的现代药理学文献，发现对于治疗湿热证的药物研究已深入细胞、分子水平，主要通过调节肠道菌群、蛋白质水平、抗炎、抗氧化应激等方式发挥治疗作用。学者李威莹等对中药治疗湿热证的药理学机制进行了梳理和分析，为中药治疗湿热证提供了现代科学支撑，在继承和发扬中医辨证优势的基础上，为研发既能反映中药疗效特色又符合国际要求的湿热证治疗药物提供了参考。

调控肠道菌群

肠道菌群是寄居于人体肠道内的大量细菌所构成的微生物群落，它们可维持肠道黏膜的完整性，抑制肠道致病菌的生长，对人体的免疫调节、代谢、营养吸收等起到重要的调控作用。目前已证实湿热证发生过程中存在肠道菌群的紊乱。从病因上看，湿热证多由外感湿热邪气、内食肥甘厚味所致，而高温高湿环境及高脂高糖食品的过度摄入会改变肠道微生物群的结构和功能，导致菌群丰度及多样性失衡并介导疾病的发生，由此可见在湿热证感染过程中肠道菌群也会随之发生变化。从发病机制上看，研究人员已从肠道菌群角度推测了湿热证炎症发生的原因，主要为两方面，一为肠道菌群在肥甘饮食及湿热外环境的持续刺激下失调，Toll 样受体 TLR4（TLR4）被激活模式识别，对脂多糖（LPS）有解毒作用的碱性磷酸酶含量降低，肠道黏液层变薄，完整性被破坏，通透性增加；二为大肠埃希菌感染及 LPS 异常增多会激活免疫细胞的 TLR4，从而导致炎症信号级联反应发生。从临床表现上看，湿热证的主要症状有便溏、泄泻，而条件致病菌大肠埃希菌是导致腹泻的重要菌属。从治则上看，脾虚易生湿，久则化热，清热补脾是湿热证的重要治则，而肠道菌群的稳定性有赖于脾运化功能正常，由此可见，中药治疗湿热证的同时也在对肠道菌群进行调节。

通过查阅文献分析发现，在多数湿热证发生过程中，有益菌如双歧杆菌、乳酸菌、拟杆菌、普氏菌属、颤螺菌属等含量增多，致病菌如大肠埃希菌、肠杆菌、螺杆菌属等含量减少。偶有例外，如以脾阳虚为病机诱导的湿热证中双歧杆菌属、乳杆菌属等益生菌属含量减少，以湿邪困扰为病机诱导的湿热证中含量相对增多，这是由于湿热证不同的发病机制所导致的，也与中医"同病异治""异病同治"的思想相谋合。

中药对湿热证肠道菌群的调节主要为维持肠道菌群的平衡，促进益生菌生长，抑制致病菌繁殖。目前常用的有连翘等单味中药，芍药汤、葛根芩连汤、茵陈蒿汤、加味茵陈五苓散、藿朴夏苓汤等中药复方，大黄利胆片、肠宁汤、运脾止泻合剂等中成药，这也体现了在中医"辨证论治""整体思想"理论指导下治"未病"的思想。

调控蛋白水平

蛋白质是人体生命活动的直接承担者和表现者，与生命现象和疾病的发展密切相关，也是药物治疗的主要作用靶点。湿热证的形成与人体相关蛋白表达水平的变化关系密切，这些异常表达的蛋白包括水通道蛋白（AQPs）、热休克蛋白（HSPs）、环氧合酶-2（COX-2）、B淋巴细胞瘤-2（Bcl-2）蛋白、炎性半胱氨酸天冬氨酸蛋白酶-1（caspase-1）、紧密连接蛋白等。

1. 湿热证与AQPs、HSPs 湿热证是"湿证"与"热证"相结合的症候群，其发生发展与三焦水液代谢功能紊乱有关。AQPs是一种普遍存在于细胞膜的通道蛋白，能够促进水分子和其他小溶质的跨膜运输，参与人体水分重吸和液体分泌，对体内水液代谢平衡起决定性作用，其异常表达可能是形成湿病的重要基础，也可能在三焦水液代谢过程中发挥重要作用，共同影响湿热证中"湿"的发生发展。HSPs一组能够促进蛋白质折叠并维持其结构和功能的蛋白质，在细胞暴露于极端温度、缺氧、重金属、药物等导致机体产生应激反应的环境中起保护作用，其常按分子量命名（HSP27、HSP40、HSP60、HSP70等），表达水平随机体遭受应激刺激而升高。徐艺峰等研究发现，湿热之邪侵袭可能会诱发HSP70的应激性高表达以保护机体，从而发生HSP70表达水平与湿热证"热"的程度呈正相关的现象，而HSP70也可能是研究湿热证"热"的重要蛋白。研究表明水通道蛋白在湿热证中的变化有较大差异，谢婧等通过动物实验发现温病湿热证中AQP1、AQP3、AQP5表达水平升高，AQP4表达水平降低；陈更新等通过临床试验发现脾胃湿热证中AQP3、AQP4表达水平升高，并认为这可能是湿热证发生的重要原因；廖荣鑫等通过动物实验发现，脾胃湿热证中AQP2含量于湿偏重时降低，热偏重时升高，并认为其可能为湿、热量化的重要指标。

李威莹等认为出现上述情况的原因可能有两点：一是动物实验与临床试验在证候的还原度上有一定的差异，动物实验不能完全复制人的临床表现；二是湿热证按照不同的分类标准有不同的划分，如按地域划分的岭南湿热证、按脏腑划分的脾胃湿热证、按病邪性质划分的温病湿热证等，它们虽在临床表现上有相似之处，但在疾病形成与症状的偏重上具有不同倾向性。相应治疗药物也略有差异，如温病湿热证常选用宣通气机、燥湿利水的藿朴夏苓汤；而脾胃湿热证常选用宣畅气机、清利湿热的三仁汤。

2. 湿热证与Caspase-1、Bcl-2、COX-2、Claudin 细胞焦亡是一种新发现的程序性细胞死亡形式，Caspase-1蛋白的激活是其最突出的特点，可被模式识别受体NLRP1、NLRP3和NLRC4/NAIP及黑色素瘤缺乏因子2（AIM2）等识别，释放炎性因子，诱导细胞焦亡。细胞焦亡发生机制与中医阴阳理论有一定契合度，已有研究发现，脾胃湿热证中存在NLRP3和Caspase-1蛋白表达的升高，中药复方三仁汤可能通过降低蛋白的表达，减少胃黏膜细胞焦亡，抑制胃黏膜炎症的暴发，从而达到防治脾胃湿热证的目的。

细胞凋亡是在基因调控下发生的主动过程，也是细胞程序性死亡的一种类型，基因Bcl-2及抑癌基因P53是抑制细胞凋亡的重要调节因子，而COX-2的过度表达会对细胞的生长、繁殖及分化产生影响，从而产生抑制效果。已有研究发现，脾胃湿热证中存在胃黏膜P53、Bcl-2及COX-2表达水平升高，而中药复方王氏连朴饮可通过调节其胃黏膜细胞增殖与凋亡的失衡对胃黏膜损伤进行修复，从而达到治疗脾胃湿热证的目的。

跨膜蛋白Claudin是构成肠黏膜紧密连接分子屏障的主要骨架蛋白，其中Claudin-2蛋白通过形成离子通道维持肠黏膜的通透性，而Claudin-5蛋白表达减少时肠上皮细胞与血管内皮细胞的通透性增加。研究发现，嗜食肥甘厚味者易患与肠道通透性增高相关的疾病，而持续的腹痛、腹泻症状是肠道通透性增加的相关表现，这亦是湿热证的主要临床症状。由此可见，湿热证发生过程中可能存在肠道通透性的异常。傅书山等研究发现，湿热型溃疡性结肠炎疾病中存在Caspase-1、Claudin-2蛋白表达水平升高，NLRP6、Claudin-5蛋白表达水平降低，而由黄连、黄芩、白芍、木香等中药煎制的清肠化湿方可通过调节蛋白水平达到对疾病的防治作用。

调节蛋白质水平是中药防治湿热证的重要环节，单味中药如黄芩、苍术等，中药复方如清热化湿方、藿朴夏苓汤、三仁汤、王氏连朴饮、清肠化湿方、芍药汤等，中成药如清肾颗粒、胃复康颗粒、前列消汤等通过调节水通道蛋白、热应激蛋白，抑制细胞焦亡、凋亡等角度改善病理反应，发挥治疗作用。

调节细胞因子

炎症是机体遭受损伤时发生的以防御为主的局部组织反应，相关研究已证实湿热证发生过程中存在炎症反应。从病因上看，"湿热邪气"可对炎症的发生发展产生影响，且湿热之邪胶着难解是炎症微环境持续存在的重要因素，而湿热之邪侵袭亦是湿热证发生的主因。从微观指标检测上看，相关炎症指标如细胞因子、C-反应蛋白、粪便钙卫蛋白等在湿热证发生过程中表达水平随之升高，这也进一步证实了湿热证中炎症的存在。目前，常通过检测细胞因子来研究湿热证及中药治疗的现代学机制，这些异常表达的细胞因子包括白细胞介素（IL-1、IL-2、IL-3）、肿瘤坏死因子（TNF-α、TNF-β）、干扰素（IFN-α、IFN-β、IFN-γ）等。

1. 湿热证与 IL 白细胞介素（IL）是一类具有免疫调节功能的细胞因子，它们在传递信息、激活和调节免疫细胞、介导 T 细胞和 B 细胞等方面发挥重要作用。白细胞介素在湿热证中的变化有较大差异，例如张秀荣等通过临床试验发现湿热型盆腔炎性患者 IL-2、IL-4、IL-10 含量下降，IL-6、IL-8 含量升高；刘容等通过动物实验发现脾胃湿热证中存在 IL-4 含量的下降。而由忍冬藤、柴胡、枳壳、薏苡仁、川牛膝、延胡索等中药组成的银蒲四逆四妙失笑散及中药复方葛根芩连汤分别有很好的调节作用。

2. 湿热证与 TNF 肿瘤坏死因子（TNF）是一种由宿主本身的巨噬细胞产生的细胞因子，研究发现目前肿瘤坏死因子角度湿热证实验研究多聚焦于 TNF-α。TNF-α 是一种有效的多功能细胞因子，可诱导生物活性，控制细胞增殖、分化和凋亡。TNF-α 在湿热证发生过程中含量升高，且中药通过抑制 TNF-α 的表达治疗疾病，如脾胃湿热证选用的单味中药黄芩、苍术，肝胆湿热证早期急性胰腺炎疾病选用的中药复方大柴胡汤等。

3. 湿热证与 IFN 干扰素（IFN）是宿主细胞应对病毒和其他致病性感染时释放的主要抗病毒细胞因子，研究发现目前干扰素角度湿热证实验研究多聚焦于 IFN-γ。IFN-γ 是一种多效性细胞因子，具有抗病毒、抗增殖和免疫调节等功能，在湿热证发生过程中含量表达上升或下降。郑文彬等通过临床试验发现湿热下注型混合痔患者 IFN-γ 含量升高，加味清解汤对其表达具有抑制作用；张仲博等通过临床试验发现急性痛风性关节炎湿热痹阻证患者 IFN-γ 含量降低，萆薢胜湿汤对其异常改变有升高效果，由此可见不同的湿热证疾病，IFN-γ 含量的表达不同，而中药均对其具有较好的调节作用。

调控氧化应激水平

氧化应激是指机体在应对各种有害刺激时，产生超过机体清除氧能力的活性氧（ROS）和活性氮（RNS），导致氧化系统和抗氧化系统失衡，造成组织损伤的病理过程。目前从氧化应激角度出发的湿热证实验研究多聚焦脂质过氧化物（LPO）、总抗氧化能力（TAOC）、丙二醛（MDA）、超氧化物歧化酶（SOD）等。湿热证发生过程中存在血清 SOD 活性下降，MDA、LPO 含量上升，且中药调控湿热证氧化应激水平方面较为一致，可升高 SOD 活性，抑制 MDA、LPO 活性。例如湿热证大鼠模型中选用的中药复方清香散，湿热型病毒性肝炎小鼠模型中选用的单味中药藏茵陈等，湿热型肛窦炎患者选用的龙胆泻肝汤等。

调节血脂水平

人体脂质的主要成分为甘油三酯（TG）、总胆固醇（TC）、低密度脂蛋白胆固醇（LDL-C）和高密度脂蛋白胆固醇（HDL-C），具有稳定细胞膜、储存能量、吸收和聚集膳食脂肪等作用。研究发现持续的高温环境、高脂高糖饮食会导致人体血脂异常的风险性增大，这与湿热证病机有相似之处，且湿热体质人群是高脂血症的主要患病群体之一。中药在调控湿热证血脂水平方面较为一致，多起到降低 TC、TG 及 LDL-C 水平，提高 HDL-C 水平的作用，效果显著，不良反应小，药物依赖性低，可广泛参与激活受体、信号转导和免疫识别等生理病理过程。例如湿热型高脂血症急性胰腺炎患者选用的中药复方大承气汤，湿热型 2 型糖尿病患者选用的加味黄连温胆汤，湿热型非酒精性脂肪肝患者选用的中成药飞利肝宁胶囊加中药茶饮（太子参、葛根、丹参、茵陈、山楂等）等。

在中医理论指导下，在继承与创新的实践中，研究人员为治疗湿热证积累了大量安全性高、有效性好、不良反应小、价廉易得的优秀中药品种的临床用药经验。湿热证多由长期居于湿热环境，嗜食肥甘厚腻加之邪气感染所致，结合中医对湿热证病因病机的分析发现中药治疗湿热证多选用清热祛湿类药物且其相关研究紧跟时代步伐，积极探求在现代药理学机制方面的治疗作用，并在肠道菌群、蛋白水平、细胞因子水平、抗氧化应激、降低血脂水平等研究层面取得不错的进展。

目前，中药治疗湿热证的药理学机制研究仍处于起步阶段，其现存问题及后续研究可从以下方面展开。①积极促进湿热证治疗中药的统一与规范化。由于湿热证治疗医家派别、理论及经验的丰富性，湿热证的治疗药物具有多样性。这易造成同一证候模型选用不同的治疗中药组，虽进一步验证了中药治疗湿热证的科学性及可靠性，却导致研究之间横向对比及延续性不足；且由于治疗中药在产地、炮制方面缺乏统一的质控标准，研究结果的稳定性和重复性存在不足，这将影响成果转化和临床推广。国家及相关机构应积极促进治疗湿热证中药的统一及规范化，以上焦湿热、中焦湿热、下焦湿热等划分一定的疾病范畴，并对中药的提取、规格、炮制制定严格的质控标准，加快完善中药治疗湿热证疾病体系，选择代表性、理论性、实践性较强的中药组进行集中重点研究。②积极寻找治疗湿热证中药的相关信号通路及作用靶点，促进新药的研制与开发。目前治疗湿热证中药的研究多集中于中药复方及经验方，单味中药及中药有效成分的研究较少甚至缺乏，作用部位、作用靶点等方面不够深入，且一些实验存在原创性不够、重复研究较多等问题。基于目前研究发现，中药可以通过调控 NF-κB、FXR/FGF15/FGFR4 等信号通路发挥治疗湿热证的作用，但相关研究较少，且由于治疗中药组及湿热证涉及疾病类型不同，可比性较差。研究应加大对中药有效成分的开发，深入药物作用靶点的研究，积极寻找中药治疗湿热证的相关信号通路，促进新药的研制与开发。③从湿热证病因病机角度出发，寻找湿热证与现代医学的契合点，挖掘新的研究方向。例如，长期高脂高糖饮食是内生湿热证的主要病因，而研究表明高饱和脂肪和精制糖的过度摄入会导致肠道菌群失调、肠道通透性增加，并可能导致肠漏综合征的发生。由此可见，湿热证或与肠漏综合征存在一定的联系。可以借助现代科学技术的支撑，挖掘湿热证与相同病因导致的西医疾病或综合征之间的联系，从不同角度探讨中药治疗湿热证的药理学机制。

209 湿热阳亢证原理探究

湿热证是以体内水湿停聚、湿热交蒸为主要病理特征的证候，阳亢证是以阳气升发太过为主要病理特征的证候，包含狭义的肝阳上亢证候，因肝气、肝火、肝阳、肝风同出一源，实质皆由阳气升发太过所致，故肝气上冲、肝火上炎、肝阳上亢、肝风内动等均可以阳亢证统称之，由此可见阳亢则有实证和虚证之分。

而"湿热阳亢"证则是指湿热证和阳亢证兼有的复合证候。临床主要表现为头身困重、晕沉或胀痛，耳鸣伴湿痒，面部油垢，口苦口黏，口渴不欲饮，胸脘痞闷，腹部胀满，肢倦乏力，大便黏腻不爽或便溏，舌质红，苔黄腻或白腻，脉沉弦或弦滑，寸脉滑动。此证在初期往往归咎于中下焦湿热或实热，若时日不长则该证主要病位在气分属实；若迁延日久、湿热热化伤阴或寒化伤阳，可致阴伤阳亢或虚亢火浮，则此证病位已波及血分属虚实夹杂。临床上除湿热表现外，可兼见头重脚轻，动风抽搐，舌质红，舌苔有裂纹或剥落等阴伤阳亢症状。此证机制复杂，医者往往容易忽视和误判，造成治疗效果不佳甚则误诊，因此学者李三念等认为，对湿热阳亢证病因、病机、证治及现实意义进行探讨不可或缺，以期增加医者对此证的辨识能力和诊治经验。

历代医家关于湿热阳亢证的论述

《素问·通评虚实论》云："凡治消瘅、仆击、偏枯……甘肥贵人，则高粱之疾也。"此处指出仆击、偏枯的中风病机，皆因恣食肥甘、酿生湿热、化热生风袭扰于上、阻滞经络所致，这是早期对湿热阳亢证候的描述。金元时期朱丹溪在《丹溪心法·中风》云："东南之人，多是湿土生痰，痰生热，热生风也。"指出中风病可由湿热生风、阳亢于上所致，这与《黄帝内经》所论仆击、偏枯的中风症状机理是一脉相承的。

明清时期，随着温病学家对湿热病研究的不断深入，对湿热阳亢的证治认识也不断具体和深化。温病四大家之一的薛生白以善治湿热病著称，在其所著《湿热病篇》中已有多处论及"湿热阳亢"。如该书第二十条云："湿热证，数日后，汗出热不除，或痉，忽头痛不止者，营液大亏，厥阴风火上升。宜羚羊角……生地、女贞子等味。"认为湿热蒸腾于里，腠理开泄则汗出热不除；湿热化燥化火，营阴亏耗，肝风窜扰，筋脉失养，则挛急致痉；湿热伤营，肝风上扰则头痛不止。治疗用钩藤、羚羊角凉肝平肝息风以治其标，同时用玄参、生地黄、女贞子养阴增液滋营以治其本。正如其在该条自注云："湿热伤营，肝风上逆，血不荣筋而痉，上升巅顶则头痛，热气已退，木气独张，故痉而不厥。投剂以息风为标，养阴为本。"可知薛生白将此"湿热阳亢"病机概括为"湿热化燥伤营，肝风窜扰上逆"，并给出相应治法和药物。又如第十六条提到"湿热证，呕吐清水，或痰多黏腻，湿热内留，木火上逆。宜温胆汤加栝楼、碧玉散等味"。认为湿热久留、缠绵留恋则痰多黏腻；湿热内留，郁而化火，致肝火犯胃上逆，则呕吐清水。以温胆汤之辛开苦降、调畅气机、分消走泄之法以祛除湿热，加入瓜蒌以清涤湿热，同时宣畅气机以化湿热，正所谓"气化则湿亦化"，加入碧玉散以凉泄上逆肝火，又可祛除湿热。同理，薛生白将此条"湿热阳亢"病机概括为"湿热化火郁阻，肝火犯胃上逆"，也同样给出了相应治法及处方用药。通过以上条分析，可知湿热阳亢证病机证型形式多样，临床表现、治法方药亦有差别。可见薛生白不仅只对单一湿热证候的精通辨治，而且对湿热阳亢复合证候的证治认识亦有独到见解，其所创治疗方法和处方用药，对于后世和当今临证治疗此证具有重大指导意义。

同为温病大家的王孟英对湿热病也有精研。在其《王氏医案》中有关湿热阳亢的记载颇多，如"湿得热则蒸腾而上熏""误投温补，动其肝阳，痰饮因而上逆""脉虽弦数而滑，乃痰夹风阳而厥"真阴素亏，水不涵木，风阳内炽，搏液成痰"等，其常以调肝与清化湿热并法治疗，极为灵活。如肝阳亢盛易生湿热者，常用小陷胸合温胆汤、当归芦荟丸等，以开泄豁痰、祛除湿热、清泄肝火、平肝潜阳。另外认为滥用温补之品、七情内扰、素体阴亏等因素，均可致湿热内生、风阳肆扰，常以"运枢机、通经络"大法治疗，可见其对此证的认识和诊治别具匠心。

综上可见，湿热阳亢证上可追溯至《黄帝内经》，下可屡见记载于后世历代医家医著，应属于中医临床常见的证候，同时在辨证治疗时应注意湿热阳亢虚实之别而予以不同治则方药。

湿热阳亢证的原理及治疗

湿热阳亢证是湿热证和阳亢证二者兼有的复合证候，根据其病变程度轻重以及层次、部位差异可在病因病机、辨证论治方面有所区别。

1. 由湿热致阳亢的成因论治　外来湿热侵袭或素体湿热内蕴，加之过食辛烤炙煿、误服温补滋腻之品，久之易化燥化火，热扰肝经，肝阳上亢或肝火上炎或肝经湿热；久病耗伤阴液致阴伤阳亢或阴虚风动，皆导致"湿热阳"。由于湿热具有蒙上、阻中、流下、弥漫三焦的特点，故治疗常采用分消走泄法祛除三焦湿热，所谓"治湿不治三焦，非其治也"。温胆汤便是对分消走泄法很好的诠释，常作为临证治疗湿热病的首选方。在祛除湿热基础上，根据阳亢虚实成因之不同，然后或以平肝潜阳、清肝泄火、清利肝胆湿热、滋阴潜阳、柔肝息风等法进行标本同治，相应选取方剂如天麻钩藤饮、当归芦荟丸、龙胆泻肝汤、镇肝息风汤、大定风珠等进行化裁运用。

2. 由阳亢致湿热的成因论治　情志扰动，郁怒化火，肝阳亢盛，克犯脾胃，内生湿热；素体禀赋不足、房事不节、外感热病等因素耗伤阴液则阴伤阳亢、相火妄动，蒸动体内津液化生湿热。正如《医贯》所云："阴虚火动，则水沸腾动于肾者，犹龙火之出于海，龙兴而水附，动于肝者，犹雷火之出于地，疾风豪雨，水随波涌而为痰。"以上因素亦可致"湿热阳亢"。此阳亢证治疗临常以潜阳法施治，根据阳亢虚实类型不同，细分为平肝凉肝潜阳、清肝泄热潜阳、滋阴息风潜阳、重镇降逆潜阳、引火归元温潜等诸法，相应代表方剂如天麻钩藤饮、龙胆泻肝汤、一贯煎、镇肝息风汤、金匮肾气丸等。在潜阳基础上，根据湿热成因和临床表现不同，如舌苔黄腻、湿热壅盛明显者，则可选用温胆汤、三仁汤以分消走泄三焦湿热；如舌质有裂纹或红绛、苔浮腻、阴伤或营血热盛明显者，在祛湿热选药用药原则上应选取甘平、甘淡之品以淡渗湿热，如茯苓、竹茹、通草、淡豆卷、薏苡仁、滑石之品，亦可选取砂仁、桑寄生、杜仲等温化湿热之品，慎用苦温辛温、芳香燥烈等助热伤阴之品。

总之，无论湿热证与阳亢证成因先后，此证病位在中下二焦，若时日不长，则该证主要病位在气分属实证。此证若迁延日久，湿热热化，耗伤阴液，致阴伤阳亢或阴虚风动，如湿热寒化，损伤阳气，下焦虚寒，致虚亢火浮，病位已波及血分属虚实夹杂。治疗应秉持气血（分）同治的原则，合理配伍用药法度。针对湿热阳亢证，绝非是将潜阳和祛湿热的方药进行简单叠加运用。若只顾治湿热证而过用辛温苦温燥烈、芳香透散渗利等祛湿之品，则易化燥化火伤阴加重阳亢之势；若只顾治阳亢证而过用滋阴潜阳、平肝潜阳等阴柔重镇之品，则易阻碍气机，不利湿热气化，反而加重湿热泛滥缠绵之势。治疗应在中医高度理法的角度上予以整合变通施治，数法并行，务使润燥合宜，刚柔协济。

验案举隅

代某，男，57岁，平素嗜酒，3年前曾有过脑出血病史，因担心脑出血病复犯现来就诊。症见经常视物模糊不清，头痛，头胀，失眠，腹胀，便黏不爽，舌质红，苔黄厚腻，脉弦滑。左手血压 140/100 mmHg，右手血压 156/106 mmHg，辨证属湿热蒸腾弥漫、肝阳上袭脑窍，治以分消走泄三焦湿热、平肝息风潜阳。

处方：陈皮 10 g，制半夏 10 g，茯神 15 g，生甘草 10 g，枳实 10 g，竹茹 10 g，生白术 15 g，黄芩 10 g，蝉蜕 10 g，茵陈 15 g，牡丹皮 15 g，白芍 40 g，生地黄 30 g，麦冬 25 g，钩藤 40 g，白芷 10 g，川牛膝 15 g，桑寄生 15 g，杜仲 15 g，远志 20 g，天麻 15 g，生牡蛎 40 g，生姜 15 g，嘱其戒酒、饮食清淡。

服药 20 剂后，患者反馈头痛头胀、视物模糊明显减轻，失眠、腹胀、便黏不爽均消除，查其血压下降，左手血压 130/90 mmHg，右手血压 136/94 mmHg，舌诊图示舌苔黄厚腻减退，脉转缓和，但患者自诉服药期间大便次数增多、发黑、排气多、眼部分泌物增多，自觉四肢关节不利。大便次数增多、发黑、排气多、眼部分泌物多，此为分消走泄，湿热浊毒外排之象，嘱患者不必担心，继续服药。因患者四肢关节不利，后微调处方加入豨莶草 20 g，继服 20 剂，诸症不适消除，舌苔厚腻明显减退，脉象缓和。停药 3 年随访无明显不适。

按：该患者有脑出血史，中医称本病为"中风"。患者常年嗜酒，酒助湿热，又因其舌质红、舌苔黄厚腻，可知素体湿热盛，湿热困阻脾胃气机故腹胀；湿热弥漫随肝阳上亢蒸腾，上冲脑窍故头痛头胀、脉弦滑；湿热阳亢冲扰心神故失眠；湿热流注阻滞大肠故便溏不爽；湿热流注关节，阻遏脉络，筋脉失养故四肢关节屈伸不利；湿热熏蒸肝胆，肝阳上亢，循经上扰于目故视物模糊。通过舌脉症互参，辨证属湿热蒸腾弥漫、肝阳上袭脑窍，治以分消走泄三焦气分湿热，平肝息风潜阳。选用温胆汤加黄芩以辛开苦降、调理气机，分消走泄三焦气分湿热；加生白术助气化祛湿热，白芍、生地黄、麦冬以养阴柔肝潜阳，又防祛湿热伤阴；蝉蜕息络中风阳、引气血下行、退目翳通络；川牛膝引气血下行，补肝肾强筋骨；菊花、钩藤凉肝热、清肝火、潜肝阳；远志辛开苦降，调理气机，化痰安神；牡丹皮凉血热、泄肝火、息风阳、散瘀血；天麻平肝阳、息内风、祛风痰、通血络，同桑寄生、杜仲祛除湿热、潜镇阳气、补肝肾、强筋骨；茵陈、白芷辛开苦降，调理气机，祛湿热、解酒毒；生牡蛎收敛浮越上亢阳气，降逆养阴安神；豨莶草祛除湿热、解毒通络、通利关节，诸药合用达祛湿热和潜阳气并举之功，即获良效。

关于"湿热阳亢"的论述方式主要基于中医学气血津液与卫气营血辨证体系。气血津液辨证就是分析和判断疾病中有无气血津液亏虚或运行障碍的证候存在。随着时代发展、社会进步，人们生活环境、社会环境、生活方式不断发生变化，如大气污染、气候变暖、营养过剩、缺乏运动、精神紧张、压力过大等，湿热类致病作为阻碍人类气血正常运行的致病因素已经不容忽视，而"湿热阳亢"证的亚健康和疾患者群越来越多。相较于教材传统采用的脏腑辨证、气血津液辨证具有病理特征和鲜明的优越性，而卫气营血辨证具有涵盖面广、病理层次清晰的特点，二者结合能够更好地突出当代疾病谱和流行病谱特征。

张福利多年临证发现以湿热体质或阳盛体质为基础而出现的"湿热阳亢"现象，在当下已经凸显其存在的普遍性和多样性，此证广泛存在于临床各科杂病中，如高血压、脑出血、脑梗死、癫痫、神经性头痛、面神经炎、围绝经期综合征等。因此对其研究可以丰富医者对湿热为病的认识，提高其中医临床疗效。

210 脾胃湿热证历代医论

脾胃湿热证是中医脾胃病症的重要类型，属临床常见证。脾胃湿热是"脾湿脏"与"胃燥腑"相济共营，"运化""升清""降浊"的生理功能失调所致的。"脾湿和胃热交蒸"，而表现出阴阳两性的病理变化，易滞气、伤络，可偏湿重、热重，亦可寒化、热化。病居中焦，能上蒸扰窍、蒙神、熏肺；旁达肝胆、筋节、肌肤；下注膀胱、二阴、胞宫等。起病缓慢，症状矛盾，反复难愈。流行病学调查研究表明，脾胃湿热证涉及的病种广泛，临床表现多样，而与消化系统疾病关系最为密切，尤以慢性胃炎占首位。学者史文彬等将历代有关脾胃湿热证的相关研究做了梳理归纳。历代关于脾胃湿热证研究大致经历了秦汉萌芽，唐宋、金元奠基，明清形成及新中国成立后发展几个阶段。

两汉时期研究

《素问·阴阳应象大论》云："其在天为湿，在地为土，在藏为脾。"《素问·至真要大论》云："诸湿肿满，皆属于脾。"《素问·调经论》云："胃气热，热气熏于胸中。"《素问·病能论》云："人病胃脘痛者……则热聚于胃口而不行，故胃脘为痛也。"由此可见，湿邪、热邪与脾、胃病密切相关。治疗上，《素问·宣明五气论》云："脾苦湿，急食苦以燥之……湿淫所胜，平以苦热，佐以酸辛，以苦燥之，以淡泄之。"从而确立对脾湿的治疗原则，为后世医家进一步阐释脾胃湿热证奠定了理论基础。而后《难经》有"湿温"病名，《伤寒杂病论》有"脾色必黄，瘀热以行"；"阳明病……瘀热在里，身必发黄，茵陈蒿汤主之"等论述。上述学术思想的出现开创了后世脾胃湿热证理论的先河。

唐宋时期研究

唐宋医家明确提出"脾胃湿热"一词，并简述了部分病因病机和治法方药。《银海精微》载"解脾胃湿热"。《外台秘要》云黄疸是"热气郁蒸"；《太平惠民和剂局方》云"脾胃受湿，瘀热在里，或醉饱房劳，湿热相搏，致生疸病"；《伤寒总病论》云"患者尝伤于湿，因而中暍，湿热相搏，则发湿温……不可发汗"；《类证活人书》云"湿温……白虎苍术汤主之"；《仁斋直指方论》认为"湿而生热""湿瘀热则发黄""治法纲领大要，疏导湿热于大小便之中"。

金元时期研究

医学流派蜂起，各家学说争鸣。将脾胃湿热分为外因、内因，病机则有"因热致湿""湿热共致"和"湿热伤气"诸说。

刘完素《宣明论方》明确提出了湿与热相互转化的病理机制，即积湿生热，湿自热生。一方面湿气不祛，郁而生热；另一方面，"湿病本不自生，因于火热怫郁，水液不能宣行，即停滞而生水湿"。治疗上注重"宣通气机，清热利湿"，主张"以其辛苦寒药，能除湿热怫郁痞隔故也"。

张从正重视对湿热之邪的辨治，其在《儒门事亲》中对脾胃湿热证的临床表现和病机有具体的论述："小儿除胎生病外有四种：云惊，云疳，云吐，云泻。其病之源止有二：云饱，云暖。惊者，火乘肝之风木也；疳者，热乘脾之湿土也；吐者，火乘胃膈，其则上行也；泻者，火乘肝与大肠而泻者也。

夫乳者，血从金化而大寒，小儿食之，肌肉充实。然其体为水，故伤乳过多，反从湿化。湿热相兼，吐痢之病作矣。"治法特点擅长宣上导下，倡导"攻邪论"，提倡以通为用。对湿热的治疗擅长发汗祛湿和导滞泄下治法。

李东垣认为脾胃湿热的形成以脾胃虚弱为前提，提出"肾为先天本，脾为后天本"，外感湿热为诱因。治疗上重视健脾益气，如使用人参、白术、甘草等益气健脾药物，以奏扶正祛邪、邪去正安之功。李东垣《脾胃论》对湿热形成的机制阐述为"又因气虚下陷，湿流下焦，阴被其湿，下焦之气不化，郁而生热，形成阴火……中焦之湿，与上冲之火，合而为邪""脾胃气虚，则下流于肾，阴火得以乘土位"。因气虚下陷，湿流下焦，阴被其湿，下焦之气不化，郁而生热，形成阴火；火性炎上，逆而上冲，脾胃又首当其冲，脾胃之湿与阴火相合，李东垣称之为湿热。李东垣著作中所论的湿热，大致可以分为两类，一是指外感湿热；二是指内生湿热，乃由于脾胃气虚，水谷不化精气，不得上输于肺而下流，成为湿浊，湿郁而生内热。治法特点为益气降火，升清降浊。认为湿热和气虚常相兼为病，脾胃湿热证的治疗，应以调补脾胃、升阳气，甘寒以泻火热、清暑湿为治则。清暑益气汤是健脾除湿的代表方，方中黄芪、人参、甘草为"除湿热、烦热之圣药"，用以治疗"始得则热中"的轻浅病证，并配以苍术、黄柏、白术、泽泻等以燥湿、化湿、利湿。

对其病因病机，朱丹溪《格致余论》指出"东南地土卑弱，湿热相火为病甚多"，"六气之中，湿热为病，十居八九"。强调了湿热致病的地域性和广泛性。朱丹溪对脾胃湿热所致吐酸病机的认识与李东垣有所不同，认为乃湿热所致。其在《丹溪医集》中指出"吐酸是吐出酸水如醋，平时津液随上升之气，郁积而成，郁积之久，湿中生热，故从火化，遂作酸味。其有积之日久，不能自涌而出，伏于肺胃之间，咯不得上，咽不得下，肌表得风寒则内热愈郁，而酸味刺心"。并创制了闻名后世的左金丸。以善用苦寒清热燥湿为治法特点。朱丹溪擅用黄连、黄芩、黄柏等苦寒药清热燥湿治疗脾胃湿热，提出"去中焦湿及痛热，用黄连……若中焦湿热积久而痛，乃热势甚盛，宜黄连用姜汁炒"。并且创制了黄连六一汤，治疗脾胃湿热所致的反胃证。

金元四大家论治脾胃湿热证各有特色，但并非针锋相对，而其中不乏共同规律：一是重视顾护胃气，湿热证虽主要为实证或本虚标实，但整个过程中都需要顾护胃气和阴液。刘完素在治疗中注重保护脾胃之阴，把胃中润泽作用放到重要位置，胃中既不可太湿，又不可太干，即"常令润泽"又"湿而不滋"。张从正虽为攻邪派，但亦重视胃气的作用，治疗常常在药攻祛邪之后，施以调和胃气之药，或以粥食调养胃气，确实有苏醒胃气、恢复脾胃功能的效果。李东垣不仅选方用药注重益气健脾，药量亦小，意在轻调，防止剂量过大戕伐脾胃。朱丹溪虽为养阴派，但临证时非一味养阴，而是将健运脾胃思想融入其中，临证擅长用姜枣调护中脏，清养脾胃，因姜枣相配性温和，能温和脾胃，补养脾胃之气阴。二是因势利导，以湿热涉及的病位和病情阶段为依据选择治法，若湿热较重弥散中下焦可用清热利湿、苦温燥湿；若湿热阻滞脾胃气机，脾胃不运，可用辛开苦降；若尚有湿热郁遏肌表，可用微汗宣透；若湿热与积滞搏结于大肠可导下湿热。

明清时期研究

明清时期中医学理论与实践发展达到一个高峰，也是脾胃学说发展与完善的时代。明代的温补学派充实和发展了脾胃学说，清代的温病学派全面推动和完善了脾胃学说。

在病因方面，吴又可增"戾气"致湿热疫之说。叶天士则认为湿热证乃内外湿邪相合而成，而外邪与环境有关；内邪与饮食有关。"外邪入里，里湿为合，在阳旺之躯，胃湿恒多；在阴盛之体，脾湿亦不少，然其化热则一"。并进一步阐述湿热侵犯人体的病变重心在中焦脾胃，如"湿伤脾胃""湿郁脾胃之阳"等。治疗上主张分利湿热，而以祛湿为先，且重视气机的调畅，指出"湿热浊气，交扭混乱……比日分消"，"宜从开泄，宣通气滞，以达归于肺"。对中焦脾胃湿热，当以清胃热、化脾湿、宣理气机为主。薛生白指出"湿热病，属阳明太阴经者居多"，"太阴内伤，湿饮停聚，客邪再至，内外相引，故病湿热。若湿热之证,不挟内伤,中气实者,其病必微。或有先因于湿,再因饥劳而病者,亦属内伤挟湿,标本同病……劳倦伤脾为不足,湿饮停聚为有余"。明确指出湿热的病变中心在脾胃,湿热的发生有外感和内伤之分,有无内伤可影响病情的轻重。对中焦湿热证的治疗"或责在太阴湿盛,而治以辛香开泄,燥湿泄热;或责在阳明热多,而治以清热燥湿;或为化燥而热结阳明,亦用攻下泄热之法,总以清化湿热,开达中焦气机为主",以"分解湿热,不使相合"为原则。同时又要留意养阴与扶阳,指出"热邪伤阴,阳明消灼,宜清宜凉;太阴告困,湿浊弥漫,宜温宜散",丰富了湿热证的治法。吴鞠通指出"湿温病……势虽缓而实重,上焦最少……中焦病最多",且"脉无定体"。治疗上吴鞠通亦分三焦论治,有新加香薷饮、三仁汤、黄芩滑石汤、薏苡竹叶汤、清络饮等。

据翁晓红等统计明清时期治疗脾胃湿热证的治法用药,其中以"利水渗湿药、补虚药、清热药、理气药、芳香化湿药"5类药物最多,多使用性味苦寒、辛寒、辛温、甘平、甘温的药物,药物归经以脾、胃为主,使用频次居前10位的药物是茯苓、黄连、橘皮、泽泻、白术、厚朴、猪苓、黄芩、甘草、苍术。明清医家脾胃湿热方的用药状况表明,湿热内蕴、脾胃失运、气机升降失常是脾胃湿热证的主要病因病机,治疗以祛湿清热、理气健脾为基本大法。

近现代研究

近现代脾胃湿热证的研究同样得到医家们的重视。现代医家多从病证结合入手对脾胃湿热证进行探讨,发展、完善了脾胃湿热证理论,在脾胃湿热证诊断标准的制定和治疗药物的筛选等方面都取得了一定的成绩。借助现代医学手段,从炎症、内分泌、感染、免疫、胃肠动力、细胞能量代谢和基因等多个角度对脾胃湿热证的本质进行了探讨。如张向菊等采用不透X线标记物-钡条法检测胃排空、用体表胃电图法检测胃电,以探讨慢性胃炎脾胃湿热证患者胃电图与胃排空的关系,其结果显示脾胃湿热证患者胃排空低于对照组,但明显高于脾虚组,而其胃电图各指标与对照组无明显差异。冯莲君等对胃脘痛的不同证型与Hp感染及胃黏膜的组织病理变化关系进行观察,结果发现中性白细胞浸润及渗出坏死越明显,则Hp阳性率越高,且脾胃湿热型Hp阳性率(87.14%)明显高于其他证型。祁建生等从细胞和细胞膜酶分子水平探讨慢性胃炎中医证型病理生理特点,测定了慢性胃炎患者基础和胰岛素刺激后红细胞膜Ca^{2+}—Mg^{2+}—ATPase及红细胞Na^+—K^+—ATPase的活力,并检测红细胞ATP含量及24 h尿17-OHCS排出量,其结果表明湿热证细胞膜活性和细胞内ATP含量呈代偿性增高。李灿东等通过实验探讨脾胃湿热证患者胃黏膜细胞凋亡及其基因调控的情况,结果显示脾胃湿热组和脾胃气虚组胃黏膜AI增加,P53、BCL-2表达显著高于健康人组,脾胃湿热组Fas表达也显著高于健康人组,提示胃黏膜在正常→实证→虚证的变化过程中,细胞凋亡逐渐增多。杨春波等用免疫组织化学等方法检测,发现慢性胃炎脾胃湿热证患者淋巴细胞亚群在胃黏膜和外周血的反应明显增强。

211 明清时期脾胃湿热证用药规律

脾胃湿热证是中医脾胃证候中一个常见的实性证候。中医学对脾胃湿热证的认识当追溯到秦汉时期，而明清时期中医学理论与实践发展达到一个高峰，也是脾胃学说发展与完善的时代。崛起于明代的温补学派充实和发展了脾胃学说，创立于清代的温病学派全面推动和完善了脾胃学说。脾胃湿热理论经明清医家的继承与发展，其内容更广泛，学术观点更丰富，有较大的理论探讨和应用参考价值。学者翁晓红等以明清时期脾胃湿热方药作为切入点，借助计算机技术，运用现代统计学方法和数据挖掘技术，客观地总结出明清医家辨治脾胃湿热证的用药规律，以期为现代脾胃湿热证的临床与实验研究提供有价值的数据与线索。

资料与方法

1. 方剂收集 本研究数据的收集范围为明代至清代（公元1368～1912年）医籍中属于内科范畴的有关脾胃湿热证的文献资料。所查找的医籍文献包括综合性医著、方书、专书、本草、类书、医案、医论、医话等120余部。凡属于脾胃湿热证内治范围的中医方药均可入选，即丸、散、丹、汤、膏、酒等均可入选。基于本研究的需要，结合中医学理论，根据发病途径和感邪的不同以及特殊的病变部位和临床表现，将脾胃湿热证分为外感脾胃湿热证、内伤脾胃湿热证、脾胃湿热型黄疸和脾胃湿热型泻泄与痢疾4类。共收集了明清时期治疗脾胃湿热证方591条，其中治疗外感脾胃湿热证方144条，内伤脾胃湿热证方210条，脾胃湿热型黄疸方93条，脾胃湿热型泻泄和痢疾方144条。

2. 数据库的建立 本研究使用ACCESS建立数据库，包括方剂库和药物库。方剂库中，对检索到的方剂记录以下指标：方名、年代、文献出处、功效、主治、药物组成、剂型等7项，共建字段170个，获有效记录591条。药物库收录所涉及的161味中药的名称、分类、亚类、功效、性、味、归经、毒性等，共建字段14个，获有效记录161条。

3. 分析方法 采用现代数理统计方法与数据挖掘技术相结合。统计学分析包括频数分析和Logistical多元逐步回归分析；数据挖掘技术主要指药－证关联规则挖掘。然后结合明清医家对脾胃湿热证的认识，运用中医药理论对分析结果进行讨论。

结 果

1. 频数分析结果 共收集了明清时期治疗脾胃湿热证方591条，涉及用药161味，药物出现总频次为4 999次。其中，利水渗湿药、补虚药、清热药、理气药、芳香化湿药的使用频率明显高于其他种类的药物，是构成明清医家治疗脾胃湿热证组方的五类主要药物；明清医家多使用性味苦寒、辛寒、辛温、甘平、甘温的药物，酸涩、寒热偏亢的药物则较少使用。其中苦寒如黄连等清热燥湿，辛寒如石膏等清泻阳明胃热，辛温如藿香、厚朴等芳香化湿，甘平如茯苓、猪苓等淡渗利湿，甘温如白术等健脾益气；药物归经定位以脾、胃为主；使用频次居前10位的药物是茯苓、黄连、橘皮、泽泻、白术、厚朴、猪苓、黄芩、甘草和苍术，是明清医家治疗脾胃湿热证的核心药物。

2. Logistic逐步回归分析结果 根据Logistic统计，筛选出明清医家治疗脾胃湿热各病证的主药，并定量地表达这些药物对相应病证的重要性。例举如下：治疗内伤脾胃湿热证的主药茯苓（0.484）、白术（0.484）、橘皮（0.440）、黄连（0.323）、厚朴（0.227）、人参（0.211）、半夏（0.163）；治疗外感脾胃湿热证的主药香薷（1.727）、滑石（0.485）、葛根（0.324）、石膏（0.272）、黄连（0.252）、杏仁（0.244）、黄芪（0.221）；治疗脾胃湿热型泻泄和痢疾的主药木香（1.823）、黄连（0.667）、藿香（0.567）、白芍（0.547）、槟榔（0.401）、神曲（0.391）、山楂（0.365）、黄柏（0.352）；治疗脾胃湿热型黄疸的主药茵陈蒿（0.618）、栀子（0.535）、猪苓（0.444）、滑石（0.357）、木通（0.327）、甘草（0.312）、泽泻（0.230）、大黄（0.182）。

药物后面括号内的数值是标准化回归系数，其大小表示不同药物对相应病证的影响程度，可以直接反映不同药物对相应病证的作用强弱。我们将与治疗内伤脾胃湿热证密切相关的药物按标准化回归系数大小顺序排列，这个顺序表示，茯苓、白术对治疗内伤脾胃湿热证最为重要，其他依次是橘皮、黄连、厚朴、人参、半夏。余者同理。从而使不同药物对相应病证的影响程度具有可比性。

3. 关联规则分析结果 通过关联规则挖掘，发现了明清脾胃湿热方中一些有意义的药——证相关模式，如治疗内伤脾胃湿热证的高频药对和药组：橘皮与半夏，黄连与半夏，茯苓、橘皮与半夏等；治疗外感脾胃湿热证的高频药对和药组：白术与人参，人参与黄芪，人参与栀子，香薷与栀子、白术、人参与黄芪，白术、人参，葛根与麦冬等；治疗脾胃湿热型泻泄和痢疾的高频药对：黄芩与白芍，黄连与木香，黄连与白芍等；治疗脾胃湿热型黄疸的高频药对和药组：茵陈蒿与枳实，茵陈蒿与茯苓，茵陈蒿与泽泻，茵陈蒿与猪苓，茯苓、茵陈蒿与枳实，泽泻、茵陈蒿与枳实，泽泻、猪苓与茵陈蒿，茯苓、泽泻、猪苓与茵陈等。

以上药对和药组从组成来看，均出现在一些具有代表性的经方、名方之中，如半夏泻心汤、小陷胸汤、黄连汤、二陈汤、香薷饮、清暑益气汤、香连丸、芍药汤、茵陈五苓散等；从功效来看，包括了祛邪、扶正、扶正祛邪三大类。相当数量的药对和药组包含利水渗湿、益气健脾、清热燥湿、理气解表相伍的特点，这与脾胃湿热证的病因病机和临床证候特点基本一致。

讨 论

将所有药物使用频次由高到低排列，并结合统计学析方原则，分析出明清医家治疗脾胃湿热证的核心药物，合为一剂为茯苓、黄连、橘皮、泽泻、白术、厚朴、猪苓、黄芩、甘草、苍术、半夏、滑石、人参、茵陈蒿、木香。上述组方可以作为临床论治脾胃湿热证的基本方。观此药方，大体由5个经方加减而成，即茵陈五苓散、半夏泻心汤、平胃散、香连丸和六一散。茵陈五苓散出自《金匮要略》，渗湿利水、健脾化气之五苓散加茵陈蒿，有利湿退黄之功效，主治湿热黄疸之湿重于热、小便不利者。半夏泻心汤出自《伤寒论》，药物性味多苦辛平，主治心下痞满、呕吐、肠鸣下利、舌苔薄黄而腻、脉弦数。平胃散出自《太平惠民和剂局方》，以燥湿运脾、行气和胃为功，临床运用以脘腹胀满、舌苔白腻而厚为辨证要点，证属湿热，宜加黄芩、黄连以燥湿清热。香连丸亦出自《太平惠民和剂局方》，主治湿热痢疾、胸膈痞满。六一散是金代刘完素创制的一首清暑利湿的名方，载于《伤寒直格》，主治暑邪夹湿之身热烦渴、小便不利或泻泄。以上诸药相伍，可收清热利湿、燥湿行气、运脾和胃之功效，可谓多方兼顾、标本同治，正合古今医家论治脾胃湿热证之主旨。

从统计结果看，明清时期治疗脾胃湿热证的用药主要集中在利水渗湿、补益、清热、理气几个方面。以药测证，可见明清医家的辨治特色是抓住脾胃湿热证邪、虚、滞的病机关键，以祛湿清热、理气健脾作为防治脾胃湿热证的正法，并根据不同的证候特点和发病部位，辨证各异，治疗和选药各有侧重。如Logistic统计结果所提示，明清治疗内伤脾胃湿热证用药以利湿、健脾补虚居多，故其辨证主导思想是湿热兼脾虚。外感脾胃湿热证用药以祛湿、解表为主，体现了外感湿热病邪的辨证主导思想。其中，香薷散表湿、石膏清胃热、杏仁宣肺气，在其他3个证型中则少用，为特色用药。而脾胃湿热型泻泄和痢疾方以祛邪行滞为主导，辨证思路是湿热兼气滞。以木香、黄连、藿香、白芍为主药，是古今医家临床较为公认的治疗脾胃湿热型泻泄和痢疾的常用药物，明清医家起到了承前启后的作用。针对脾胃湿热型黄疸，力主祛邪，以茵陈蒿为首选药，栀子也是常用之品，并配合苦寒攻下逐邪之大黄，体现了湿邪与瘀热蕴结、湿热俱盛的辨证思路。

关联规则所挖掘的数据提示，变化复杂的明清脾胃湿热方其基本结构主要有以下几种模式：①基于利水渗湿药构建。如诸利水渗湿药共同作用，针对水湿内停，湿多热少，代表方如五苓散、茵陈五苓散。利水渗湿药与行气药配伍，主要针对气机阻滞，水湿内停。利水渗湿药与清热利湿药配伍，治疗湿热内盛，如清热渗湿汤、茵陈蒿汤等。②基于健脾益气药构建。有运脾配合化湿理气的平胃散系列，有健脾益气配伍清暑解表的清暑益气汤系列。③基于清热燥湿药构建。清热燥湿药与行气药配伍，如黄连配木香治疗湿热下痢。清热燥湿药与化痰止咳药配伍，像黄连配半夏，主要针对湿热痰浊内阻，如小陷胸汤。翁晓红等认为，脾胃为枢、灵活辨治是防治脾胃湿热证的基本原则，祛湿清热、理气健脾是防治脾胃湿热证的基本方法。即一方面要顺应脾胃之性，加强脾升胃降的枢纽之职；另一方面，组方用药上应从脾胃着手，以调理脾胃病变中心为治疗关键，达到"灌中央以溉四旁"的目的。然而，脾胃湿热证病由多端，其病机复杂多变，应审症求因，灵活辨治，以期治有所则，不出大端。

212 明清时期脾胃湿热证研究

中医学对脾胃湿热证的认识源流当追溯到秦汉时期，其中以《黄帝内经》为代表作。脾胃湿热理论经明清医家的继承与发展，其内容更广泛，学术观点更丰富，有较大的理论探讨和应用参考价值。学者翁晓红等查阅了明清70多位医家的120余部医籍，系统收集整理了明清防治脾胃湿热证的文献资料，从中分析归纳了脾胃湿热证的症状体征、病因病机、防治方药，总结明清脾胃湿热证的辨治要点，从整体上把握明清脾胃湿热证的辨证论治发展规律，为今后的研究奠定了理论和文献学基础。

脾胃湿热证的病名与证候

1. 病名或证名 明清医家所论述的与脾胃湿热证相关的病名或证名，主要有如下几种。①与脾胃肠道有直接关系者，痞气、泄泻、脾泄、霍乱、痢疾、吐酸、吞酸、呕吐、胀满、蛊胀。②与肝胆有关者，黄疸。③与外感有关者，湿温、暑湿、疟疾、白痦、水痘。④与肺脏有关者，咳嗽、咳喘、痰饮。⑤出血症，咯血、便血（痔血）。⑥其他，水肿、唇烂、口糜、足肿痛（流火）、晕厥、耳聋、痿痹、遗精、不眠、虫病、淋浊、赤白带下、疮毒等。

说明这一时期脾胃学说之运用，已经由内科向妇、儿、外等各科全面展开。

2. 症状 明清医家对脾胃湿热证所引起的临床症状的描述主要有如下几种——呕吐、呕恶、呕逆、胸痞、胃脘痞满、脘中阻痛、腹膨腹满、腹痛、膈间烦闷、霍乱转筋、胸中胀痛、胸满气促、心胸间时烦热、大便溏、大便不爽利、下痢、腹中不和、腹鸣如雷、嗜卧、四肢困倦、不思饮食、谷米不消、头目昏痛、神识如蒙等。

3. 体征 明清医家对脾胃湿热证的体征论述主要体现在舌脉方面，如王旭高认为"舌有黄腻浊苔，便泄臭秽，必兼湿热"；张聿青发现"舌苔淡黄腻，尤为湿郁热蒸之确据"，并总结见"舌红苔黄腻，中心微燥"，此为"阳明之湿热，渐化燥热也"。"舌白转黄，口腻而苦"，是因"湿中生热，遂成湿热壅遏之局"；尤在泾提出"右关独大而搏指，知病在中焦，饮食不化，痞闷时痛，积年不愈"，"此脾家积热郁湿"等。

脾胃湿热证的病因病机

明清医家认为，脾胃湿热证的病因病机是多方面而复杂的，如明代龚廷贤《寿世保元》所述，有"七情内伤，六淫外感，饮食不节，房劳致虚"，致使"脾土之阴受伤，转输之官失职，胃虽受谷，不能运化，故阴阳不交，清浊相混，隧道壅塞，郁而为热，热留为湿，湿热相生"而成脾胃湿热证。现将明清医家对脾胃湿热证病因病机认识总结分述于下。

1. 病因

（1）外感病邪：归纳明清医家有关脾胃湿热证的外邪记载，主要有如下5种。

1）湿热病邪：外感湿热病邪是脾胃湿热证最为常见的外因，清代薛生白在《湿热病篇》中对湿热病邪的感邪途径、湿热病邪易侵中焦脾胃的机理等论述较为精确："湿热之邪从表伤者，十之一二，由口鼻入者，十之八九。阳明为水谷之海，太阴为湿土之脏，故多阳明太阴受病。"章虚谷进一步注解："胃为戊土属阳，脾为己土属阴，湿土之气同类相召，故湿热之邪始虽外受，终归脾胃也。"道出了湿热病邪以中焦脾胃为病变中心的病位特点。

2）暑湿病邪：暑湿病邪除了暑热之性易径入阳明外，湿的特性亦多以脾胃为病变中心，如《叶天士先生方案真本》所云："暑湿必伤脾胃。"清代张秉成《成方便读》提出"暑必夹湿，而湿必归土，乘胃则呕，乘脾则泻"之论，指出暑湿伤脾碍胃，或呕或泻的临床表现特点。清代名医陈莲舫在其医案中更明确地论述暑湿形成及其与素体的关系："暑乃郁蒸之热，湿为濡滞之邪。暑雨地湿，湿淫热郁，惟气虚者受其邪，亦惟素有湿热者感其气。如体肥多湿之人，暑即寓于湿之内，劳心气虚之人，热即伏于气之中，于是气机不达"，中焦脾胃湿热乃生。

3）寒湿化热：明清医家注意到引起脾胃湿热证的另一种病因是寒湿化热。对此，叶天士明言："下痢腹痛，是初因寒湿伤脾，久变湿热，蒸于肠胃……当以苦泄小肠，兼分利而治。"但寒湿化热作为脾胃湿热证的外因相对上述两种病邪较为少见。

4）山岚瘴气：山岚瘴气亦可引起脾胃湿热证，如《叶氏医案存真》载，某患者于二三月间，"久雨阴晦，入山行走，必有瘴气湿邪，着于脾胃。腹中胀闭溏泄，挟积，溺赤不爽，目眦肌肉悉黄。夫湿为阴邪，郁久必热，热自湿中而出，当以湿为本治"。山岚瘴气作为脾胃湿热证的一种外感病因，其病邪特性与湿热病邪有相似之处，其性质仍属湿热之性。

5）洗浴致湿：前人认为洗浴时，亦可外受湿热之气，导致脾胃湿热黄疸。如《叶天士先生方案真本》云："热水洗澡，迫其冷湿深入，水谷之气与冷热互蒸，肌肉发黄。"但此类少见。

（2）内伤情志：情志内伤引起脾胃湿热证者，常见为思虑伤脾，多怒伤肝两大类。思虑伤脾，不能为胃行其津液，水谷之湿内停；脾气失健，胃纳失运，加重水谷津液内停而湿热内生。多怒伤肝，肝木失于疏泄，横逆犯胃，脾土气机亦失和畅，引起水谷之湿停聚，郁久终为湿热，诸症由生。清代《王九峰医案·中卷·诸虫》云："蛔厥作痛，呕泻俱出，皆缘平素劳郁，多怒伤肝，思虑伤脾，脾气日横，胃气日亏，饮食少进，遂致湿热蒸郁生虫。"陆渊雷《清代名医医案大全·尤在泾医案》亦认为，泄泻可因"恼怒伤中，湿热乘之，脾气不运，水谷并趋大肠而为泄"。王旭高之意是肝木乘脾，火不生土，以致湿热互结。

（3）饮食失宜：对饮食失宜导致脾胃湿热内生者，明清医家论述颇多，以饮酒过度、饮水过量、多进湿热之食物以及嗜食膏粱厚味等为饮食失宜的常见原因。如叶天士多次指出饮酒之人，"平日嗜饮，聚湿变热，蟠聚脾胃……湿本热标"。清代吴仪洛《成方切用·卷七·消暑门》记述有"冒暑伏热，引饮过多，脾胃受湿，水谷不分，清浊相干，阴阳气逆，脏腑不调"而致霍乱吐泻等脾胃湿热之症。清代何梦瑶《医碥·卷三·杂证》对过食湿热之物引起脾胃湿热型痢疾之机制论之尤详："痢由湿热所致，或饮食湿热之物，或感受暑湿之气，积于肠胃，则正为邪阻，脾胃之运行失常，于是饮食日益停滞，化为败浊，胶粘肠胃之中，运行之机益以不利。"膏粱厚味属油腻之品，易于碍胃伤脾，过食则难以消化，作为脾胃湿热证的成因也是明清医家所重视的内因之一。如清代张璐《张氏医通·卷三·诸气门》认为，嗜食膏粱、厚味，致使"湿热不得施化，郁于内而成胀满"。此外，在脾胃湿热证的治疗过程中，如过早采用滋腻壅补的药物，有碍脾胃气机畅行，湿热难以消散，每可引起"食复"或"再燃"。清代《张聿青医案》对此十分注重，论述深入："湿恋未清，而服血肉大补之剂，致令湿热壅滞，压坠腑气，少腹作胀。再服养血以助湿，甘寒以伐气，遂令湿热充斥。"出现脘腹胀满，舌红苔腻之症。

（4）体质因素：从明清医家的论述可以看出，影响脾胃湿热证发生发展的体质因素主要有以下几点。

1）脾胃气虚：素有脾胃气虚，或因在脾胃病久，脾胃之气日损致虚，引起脾运化水湿功能失常，湿热由内而生。如张聿青认为湿热郁久可伤脾胃之气，"湿温逗留日久，湿蒸阳明"，出现"脉数濡软，苔白"等症，属"邪湿日恋，原气日伤，将延入损途"。

2）肥胖多湿：清代《陈莲舫医案》认为"体肥多湿之人，暑即寓于湿之内"，于是出现湿热阻滞中焦脾胃。王旭高也有相同经验："体肥多湿之人"多因"湿热蒸痰"，痰饮除了阻于肺经，亦碍于中焦脾胃，出现脾胃湿热见症。另外，清代尤在泾指出湿热与痰浊关系密切，提出"湿热生痰"之说。

3）酒客里湿：叶天士在《温热论》中指出："酒客里湿素盛，外邪入里，里湿为合。"《成方切用·卷四·消导门》提示，酒客长期酗酒，出现"酒热而兼湿，湿热积于肠胃"引起"或呕吐，或泄泻，痞塞"等症状。

2. 病机

（1）脾胃湿热证的总病机：脾胃湿热证的病变部位以中焦脾胃为中心，可上逆影响肺脏，下流伤及肠道，横逆波及皮肤。除了见脘痞、恶心、呕吐等中焦脾胃升降失司主要表现外，并可见气喘、咳嗽等湿热阻郁肺气，肺气失宣的上焦肺经病变，出现便溏、下痢等湿热下流肠道的病变和身目发黄等湿热横泛肌肤的表现。综合分析明清文献记载，表明明清中医对脾胃湿热证的病理特点有了更为深刻的认识，归纳脾胃湿热证的总病机为湿热困阻中焦，脾胃升降失司，上逆下流横泛。

（2）对脾胃湿热各病症的病机认识：明清医家深入阐述了脾胃湿热引起的各种症状体征不同的病机特点，举例分论如下。

1）脾胃病证：包括脘痞、腹胀、嗳气、吞酸、呕吐等。胸脘痞满、腹胀、嗳气、吞酸、呕吐等是脾胃湿热证常见的症状。清代沈金鳌《杂病源流犀烛·卷五·肿胀》指出"心下痞塞填满"之症，"本由脾气虚及气郁不能运行……有湿热太甚而成者"。《王旭高临证医案》云："湿热作胀，病在太阴阳明脾胃。"并认为气臌腹胀是因"脾有湿热积气，渐渐腹满、足肿，纳食则胀，证成气臌"。《陈良夫医案》对嗳气的病因病机及治法记述较详，认为其病因是"暑湿蒙混于中……胃气弱而不和"，升降失调；证候为便溏，苔黄腻；病机是"中宫湿热，阻遏气机"；治法予"清疏中宫，参醒脾胃为治"。吞酸一症，龚廷贤《寿世保元·卷三·吞酸》云："湿热在胃口上，饮食入胃，被湿热郁遏，食不得化，故作吞酸。"关于呕吐，《症因脉治》云："脾胃湿热，食久不化，熏蒸结聚……上逆而吐。"

2）肌肤病证—黄疸、黄水疮：黄疸形成为湿热蕴结于脾胃，郁而发黄。《万病回春·卷七·黄疸》云："黄疸者，脾胃湿热也。"《王九峰医案》云："黄为土色，脾为土脏。脾为湿热熏蒸，则中央正色越越于外。"《顾松园医镜·上·卷十》云："黄疸多属太阴脾经，脾不能胜湿，复挟火热，则郁而生黄。"从明清医家对黄疸的病因病机论述可以看出，不论何种黄疸（五疸）均与脾胃湿热关系密切。《寿世保元·卷三·吞酸》认为"五疸，俱是脾胃湿热相蒸，以致遍身发黄如栀子水染者是也。"清代冯兆张《冯氏锦囊秘录·杂证大小合参》有类似论述，"疸不用分其五，同是湿热，实因脾虚为本，而湿热是标也"。

白痞亦是脾胃湿热的外在表现，《陈良夫医案》谓为"阳明之热，太阴之湿"所致，治"从疏化之中，参入芳香，以破秽浊"。水痘则是"由湿热熏蒸，湿多热少，湿在胃中"而致。清代吴谦《医宗金鉴》认为黄水疮"由脾胃湿热，外受风邪，相搏而成"。

3）肠道病证：包括痢疾、霍乱、出血等。痢疾之患病位虽在肠道，但《张聿青医案》认为"大肠与胃相联续"，"感受暑热，热与湿合，阻于肠胃，发为痢疾"。《成方便读·卷三·清火之剂》指出，痢疾"皆由湿热郁蒸肠胃而致"。清代薛生白《扫叶庄一瓢老人医案》则认为下痢、腹痛，可因"寒湿伤脾，久变湿热，着于肠胃"所致。明清医家把痢疾又分为疟痢、噤口痢、休息痢等。如《陈良夫医案》认为疟痢是"中州湿热，其传化本无一定，熏蒸出表则为疟，急迫下达则为痢"；《医门法律·卷五·痢疾门》指出噤口痢"乃脾胃湿热之毒，熏蒸清道而上，以致胃口闭塞，而成噤口之证"；《张聿青医案》认为，休息痢迁延数载，病时复作，此为"湿热伏留肠胃，根蒂未清，所以触之即动也"。霍乱的发生与湿热内阻中焦脾胃密切相关，如《巢崇山医案》认为霍乱"乃热郁湿伏，扰乱中宫，脾胃升降失司"所致。对久利久泄而致泄中带红出血之便血，叶天士《临证指南医案·卷三·肿胀》认为此"为脾胃湿热，必致中满败坏"。

4）其他病证：如咳嗽、口疾、晕厥、耳聋、不寐、遗精、足肿、虫疾等。《金子久医案》云："痰绿痰黄，乃胃家湿火所化；痰臭痰浓，亦胃家湿火所生。""晨起痰先浓后薄，定是脾胃湿痰。早起便常薄而溏，亦是脾胃湿热。"说明中焦脾胃湿热除了引起胃肠病变外，亦可生痰阻于上焦肺经，导致肺气失宣而咳嗽。《张千里医案》认为吐血痰嗽是因"胃中湿热熏蒸，致吐血痰嗽"，指出湿热可引起咯血，症见"舌胖苔黄，脉濡左小弦数，此属肺胃湿热蒸郁"，"湿热蒸伤阳络所致"。

明清医家认为，口腔糜烂乃"湿热内蕴于脾胃之中，热上蒸而为口糜"。治宜"和中清化湿热为法"。唇烂是"心经之热，脾家之湿，湿热混淆，由湿化火，由火成毒，以致唇口腐烂"。清代余景和《外证医案汇编》认为口臭产生的病机是"脾湿与胃热互结，郁久化热，热气熏蒸，满口糜烂，延及咽喉，兼以泄泻、口臭"。《寿世保元》云："小儿鹅口、口疮者，胃中湿热也。"

湿热困阻中焦，可出现晕厥，《陈良夫医案》认为其机理是"胸中清旷之区，竟为湿热熏蒸之地，神机自难转运"。或见厥象，并有腹痛，不能转侧，不思纳食，脉弦滑数，苔厚腻等症。

耳聋目痛，名医金子久认为乃暑湿阻于脾胃，"清阳窒阻，浊痰蟠踞"，引起气机通降受阻，浊气上泛塞清而致。

脾胃湿热病变可致夜寐不安，如《马培之医案》所记："昨晚肚腹胀势较甚，气冲胸胁，不能安卧，为湿热内生。"正所谓"胃不和则卧不安"也。

脾胃湿热可引起遗精梦泄，如明代王肯堂《证治准绳·第六册·大小腑门》指出："殊不知此因脾胃湿热所乘，饮酒厚味痰火之人，多有此疾。"《顾松园医镜·下·卷十五》亦云："有脾胃湿热下流，使精扰动而失者。"

脾主四肢，湿热困阻脾胃可引起足肿足痛，临床出现足肿，遍体虚浮，两胫红赤，小便不利，脉形沉滑，《张聿青医案》认为此为"脾虚而湿热泛滥"所致。又《张千里医案》记载，足肿痛名流火，"乃湿热阻遏阳明之络"及"湿热阻腑"引起。

明清医家认为湿热内阻脾胃肠道是肠道生虫的机理之一，如《万病回春·卷四·诸虫》之"诸虫者，肠胃中湿热所生也"，为其代表论述。

脾胃湿热证的治法方药

明清脾胃湿热证的治法方药零散记载于各家著作、医案等文献资料之中，可谓立法众多，内容丰富。现选择摘录、归纳部分医家和医著中具有代表性的论述于下。

明代虞抟《医学正传·卷之三·痢》治疗痢疾时论云"痢为湿热甚于肠胃怫郁而成"；"治痢者，必用寒以胜热，苦以燥湿"；表明了苦寒清热燥湿的观点。

明代赵献可《医贯·卷六·湿论》认为"有湿热发黄者，当从郁治。凡湿热之物，不郁则不黄"，可用清利湿热方药合逍遥散治之。

明代朱橚《普济方》分别在"脾脏门""胃腑门""寒暑湿门""黄疸门""呕吐门"等下列出防治脾胃湿热方剂10余首，如清暑益气汤、藿香半夏丸、大橘皮汤、戊己丸等。

明代刘纯《玉机微义》指出"湿热郁阻大肠屈曲之间"而致痢下难止，腹中作痛，药中合苦寒攻下大黄，取其"通因通用"之法，药后"痛痢大减"。刘纯治疗"中焦湿热下痢势恶，频并窘迫，或久不愈，诸药不能止，须可下之，以开除湿热痞闷积滞"，方用"宣明玄青丸"，方中除了取黄连、黄柏苦寒燥湿外，配合大黄苦寒攻下，更伍以甘遂、芫花、大戟、牵牛峻下之剂。药力猛，制成丸剂作用稍缓和，但服法上注意"以快利为度"。这种苦寒攻下湿热和峻下逐水祛湿法虽非为治疗脾胃湿热证常用治法，但值得借鉴参考。

明代李时珍《本草纲目》卷三"百病主治药"列防治湿热药物46种，并且分别在"脾胃""呃逆""霍乱""痢""泻泄""胀满""心下痞满""黄疸"等门下列出相应的防治湿热药物，诸如白术、苍术、连翘、茵陈、黄连、茯苓等。

清代叶天士认为"湿热非苦寒不解"。其治"阳明湿热"，药用黄连苦寒清热燥湿为主，配合半夏、枳实苦辛通降。并提出治脾胃湿热"当以芳香逐秽，其次莫如利小便"，其芳香逐秽化湿取豆蔻仁、厚朴、橘白、佩兰叶等；滑石、茵陈、寒水石等清利小便。做到苦寒清热燥湿、芳香行气化湿和渗利小便除湿多法并投。对脾胃湿热病变后期的饮食所宜及选药特性，叶天士则认为"腹胀已缓，脉来弦实，此湿热犹未尽去，必淡泊食物，清肃胃口，以清渗利水之剂"治之。

薛生白治疗"湿热证，初起发热，汗出胸痞，口渴舌白，湿伏中焦"，药用藿香、豆蔻仁、杏仁、枳壳、桔梗、郁金、苍术、厚朴、草果、法半夏、石菖蒲、佩兰、六一散等味。全方以芳香行气化湿为主，佐以淡渗利湿，体现"从疏化之中，参入芳香"以化湿热的治疗特点。

吴鞠通创制"三香汤"（瓜蒌、桔梗、黑栀子、枳壳、香郁金、香豉、降香末），以及所拟制的5个"加减正气散"，皆突出芳香行气利湿的治法特点；并揭示了通过宜肺化气以祛除湿热的机理："盖肺主一身之气，气化则暑湿俱化，且肺脏受生于阳明，肺之脏象属金色白，阳明之气亦属金色白，故肺经之药多兼走阳明，阳明之药多兼走肺也。再肺经通调水道，下达膀胱，肺痹（闭）开则膀胱亦开，是虽以肺为要领，而胃与膀胱皆在治中。"

清代《陈莲舫医案》对中焦脾胃湿热证的治疗选方用药作了较为详尽的比较论述，陈氏认为白虎汤辛寒清气，只能折轻浮之热，不能解郁结之火；而承气类只能攻有形之滞，不能去无形之滞。白虎汤、承气汤虽为治疗中焦病之主方，但均不适宜治疗中焦脾胃湿热证，只有用"黄连色黄，去脾家之湿，并能解毒"的苦寒清热燥湿之品，方为正法。

对于湿热蕴久，伤气伤脾而致气虚，《明清十八家名医医案·问斋医案》云："长夏炎蒸湿郁，阳明胃土先伤……暑既伤气，湿复伤脾，二气素亏，正不敌邪，堪虑。"除清利湿热外，复配人参、黄芪、白术、炙甘草益气健脾之品。体现了既清热燥湿祛邪又兼顾益气扶正的治疗思想。

名家王旭高对年老体弱患脾胃湿热者，治疗上多配合益气顾虚之法，如治疗湿热下痢，在清利脾胃湿热时，并投西洋参益气固虚防脱。同时，注重通过宣肺化气以祛除湿热，治疗上取杏仁、桔梗、枇杷叶重在开肺气，通过"轻宣肺气"以达"气化则湿亦清也"。

明清医家在治疗脾胃湿热证时，重视病之后期的调理。《张聿青医案》指出湿热久蒸脾胃，引起脾胃之气损伤，法"拟和中醒脾"，用茯苓、白术、党参以益胃健脾；再合藿香、佩兰以醒脾滞；谷芽、橘白、半夏以降胃逆。

脾胃湿热兼见阴虚在临床上相对少见，但明清医家亦有治案记述其治法用药之例，如清代何书田《山草堂医案》所载："阴虚湿热，脉无力而面黄，久必肿满。"药用炒知母、炒黄柏、苦参清热燥湿；白术、茯神、泽泻健脾利湿；另配合生地黄、酸枣仁以滋阴液。复诊时生地黄改为熟地黄，另用山茱萸补阴。说明即使生地黄等滋腻养阴之品可致碍湿，但阴虚已现，在清利湿热方中仍可配合养阴之品，这是前人立法用药独到之处。

讨 论

1. 明清医家治疗脾胃湿热证的辨证思路 中医学发展到明清时期，由于理论和实践的飞跃发展，促进了对脾胃湿热证病因病机认识的不断深化，对其临床表现观察更为细致，从而在临床辨证上更具合理性和客观性。综观明清文献中治疗脾胃湿热证的理论与方药，尽管没有统一的分型标准，但通过对方药的分析，可以结出明清医家对脾胃湿热证的辨证分型大体可归纳为实证和虚实夹杂证。如《普济方》中的大橘皮汤、戊己丸，《玉机微义》的大黄汤以及茵陈蒿汤、清热渗湿汤、当归拈痛汤等，主要用于治疗实型脾胃湿热证。而针对虚实夹杂证，如湿热内阻兼脾胃气虚，拟和中法，使中虚自振，湿热自然而去。对于湿热内蕴脾胃但年事已高者，则不宜纯用清利之法，配以益气顾正之人参等，方如清暑益气汤化裁。湿热为实，阴伤为虚之虚实夹杂型脾胃湿热证，宜宣通垢滞，顾护阴气，用药清热化湿，又入生地黄、白芍养阴之品。对湿热伤人，素有阳气不足者，湿胜则阳微也，须要顾其阳气。法应清凉，然而到十分之六七，不可过于寒凉，恐成功反弃。

2. 明清脾胃湿热证的治则要点

（1）燥行利宣四大法，诸法并投：明清医家认为，不论脾胃湿热的何种病变，祛除湿热病邪是治疗的第一要义。以清热燥湿、淡渗利湿、芳香化湿为主要治法以祛除湿热之邪，并宣上焦肺气，使气行则湿化，即燥行利宣四大法并投，以适应复杂的病情需要。如叶天士医案对饮食水谷之糟粕与湿热邪气交混阻于肠胃，"致清浊交混，忽然烦躁，难鸣苦况"者，其治"法当苦寒泄热，辛香疏气，渗泄利湿，无形之湿热去，有形之积滞自通"。药用黄芩、黄连苦寒泄热；白豆蔻、厚朴辛香疏气；通草、猪苓渗泄利湿的综合疗法。名医张聿青针对脾胃湿热证的治法也有"辛以开，苦以泄，芳香以破浊，淡渗以引湿下行"。何书田治疗既有阳明热结下痢色红夹黄，又见苔黄腻腹胀，为"阳明热邪积湿交结为患"，用"清通"之法，酒大黄、厚朴、枳实承气法以通热结，又投黄连苦寒清热燥湿，藿香芳香化湿，滑石甘寒利湿。薛生白《湿热病篇》也常宣湿、化湿、燥湿、渗湿四法并投，体现了薛氏治疗湿热证的基本大法。

（2）清热祛湿两不忘，运用广泛：早在《黄帝内经》时代，人们就已经认识到了暑湿热三气杂至，最易损伤脾胃。明清医家在此基础上阐述了脾胃湿热证的病因病机为外感暑湿、湿热，湿热同犯中焦，阻遏脾胃。故采用以清热祛湿为主的治疗原则，务必力图湿祛热除。《素问·六元正纪大论》提出"湿热两合，其病重而速"，故治疗上宜分解湿热，"湿热两分，其病轻而缓"。叶天士据此提出"热自湿中而出，当以湿为本治""热从湿中而起，湿不去则热不除也"的论述。因此，清热祛湿作为正法被明清医家广泛应用于外感等脾胃湿热证、内伤等脾胃湿热证、脾胃湿热型黄疸、脾胃湿热型泻痢等之中，应用范围最广。

（3）祛湿行气常合用，不补之补：行气化湿法是用具有芳香行气燥湿作用药物为主组成的治法，常用药物如藿香、厚朴、苍术、砂仁、陈皮、豆蔻等。芳香之品能醒脾化湿，药物性味多偏苦辛温，温燥亦能燥湿健脾，又有疏理气机等功能，适应于脾胃湿热证中湿重热轻者；宜肺化气是用具有宣肺化气祛湿作用药物为主组成的治法，常用药物如杏仁、桔梗、枇杷叶、枳壳等。肺气行则三焦水道得以开通，有利于中焦湿热的消散，不拘于单纯清化中焦之湿热，这是明清医家治疗上的一种特色。气行则湿去，湿去则脾运，达到不补之补的目的。

（4）苦寒攻下非禁品，大胆突破：苦寒攻下湿热法多用于脾胃湿热证热重于湿或湿已化燥化火内结于肠道，出现大便不通或通而不爽，或下痢等见症。如刘纯《玉机微义》有一方为"大黄汤"，取大黄一味，治疗脾胃湿热导致"泄痢久不愈，脓血黏稠，里急后重，日夜无度"。服药"取利为度"，大便通，湿热肠垢得除则停药。此外，《张聿青医案》认为，对湿热伤肠络，热伤血分而下血较多，此时应凉血养阴，但"苔黄腻"为"肠胃湿热仍然未清"，此时"补泻两难，为棘手重证"。治疗上采用"坚阴泄热，为上下分治之法"，即凉血养阴与苦寒泄热攻滋并用。可见，明清医家在继承宋元时期祛湿清热、利水通淋、健脾止痛治法基础上，对脾胃湿热证有了新的认识和突破。

213 脾胃湿热证源流

脾胃湿热证是以脾胃功能失调为主要病机的一类湿热病证，是脾胃学说的重要组成部分，并在长期医疗实践中逐渐形成了理法方药自成一体的完整理论。对脾胃湿热证理论的文献整理研究是脾胃学说研究的重要内容，也是进行脾胃湿热证现代研究的理论基础。学者李合国等通过对有关文献进行整理，探讨了脾胃湿热证理论的源流。

萌芽于秦汉时期

古代医家对脾胃湿热证的认识始于秦汉时期。《黄帝内经》作为中医学基础理论的经典著作，以"天人相应""五运六气""藏象学说""阴阳五行"等理论，初步论述了脾、胃、湿、热之间的相互关系，以及生理、病理特点和治疗原则。

1. 脾胃间的生理关系　《黄帝内经》有"脾合胃""太阴阳明为表里，脾胃脉也""脾为胃行其津液""饮入于胃，游溢精气，上输于脾，脾气散精"等阐述。

2. 六气中的湿热二气　湿是长夏主气，热是夏季主气，二者密切相连。在五行阴阳属性方面，《黄帝内经》认为湿为阴气属水，热为阳气属火，说明湿热、阴阳、水火是矛盾的统一体。在反常情况下，湿为阴邪属水气，热为阳邪属火气，湿与热变为六淫中的二邪，二者或内伤、外感分别为病，或相兼为病，也可相互转化。如"湿盛则濡泻"（《素问·阴阳应象大论》）"暴注下迫，皆属于热；诸呕吐酸，皆属于热"（《素问·至真要大论》）"因于湿，首如裹，湿热不攘，大筋软短，小筋弛长，软短为拘，弛长为痿"以及"湿伤肉""诸痉项强，皆属于湿"（《素问·生气通天论》）。湿热致病与环境、体质相关，如"肥者令人内热"（《素问·奇病论》）"寒温不适，饮食不节，而病生于脾胃"（《灵枢·小针解》）。

3. 脾胃与湿热的关系　《黄帝内经》云："中央生湿，湿生土，土生甘，甘生脾……其在天为湿，在地为土，在藏为脾。"《素问·至真要大论》有"诸湿肿满，皆属于脾"及过食肥甘致脾胃湿热内蕴之"脾瘅""消渴病"等论述。如《素问·奇病论》记载"有病口甘者……此五气之溢也，名曰脾瘅……此人必数食甘美而多肥也，肥者令人内热，甘者令人中满，故其气上溢，转为消渴"。

4. 脾胃湿热证的治疗　《素问·至真要大论》认为"脾苦湿，急食苦以燥之……湿淫于内，治以苦热，佐以酸淡，以苦燥之，以淡泄之……湿淫所胜，平以苦热，佐以酸辛，以苦燥之，以淡泄之，湿上甚而热，治之苦温，佐以甘辛"。《素问·奇病论》关于"脾瘅"治疗也提到"治之以兰，除陈气也"。王冰注曰："兰，谓兰草也，又名香草。"《本草再新》将兰草正式改名为佩兰，其芳香化湿，可除胸中陈腐之气，故可治"脾瘅"口甘。

《黄帝内经》将温病隶属于广义伤寒之中，认为"今夫热病者，皆伤寒之类也"。而《难经》中则指出"伤寒有五：有中风、有伤寒、有湿温、有热病、有温病，其所苦各有不同"，由此将湿温与热病、温病区别开来，并对湿温的脉象进行了具体的表述："阳濡而弱，阴小而急"为后世研究湿热病开了先河。

东汉张仲景《伤寒杂病论》确立了六经辨证和脏腑辨证的理论体系，其中对湿邪、湿热致病已有了一定的认识，如在论述黄疸时云："黄家所得，从湿得之……湿病之为病，一身尽痛，发热，身色如熏黄也。"并创立了治疗湿热黄疸的名方茵陈蒿汤。

由上可见，秦汉时期的医籍虽未直接对脾胃湿热证进行描述，但其中有关的学术思想却是脾胃湿热证的理论发端。

奠基于金元时期

金元时期，医学流派蜂起，各家学说争鸣，这一时期的诸多医家对湿热又有了新的认识，为脾胃湿热证理论的形成奠定了基础。

"脾胃湿热"一词首先见于唐代《银海精微》记载的连翘药性中："泻心火，解脾胃湿热，除心经客热"。元末刘纯《医经小学》也有"湿热生虫……焦阳火热甚……兼脾胃湿热"的记载。可见当时对脾胃湿热的病机、用药已有所认识。

金代刘完素在《宣明方论》中明确提出了湿热的概念和"积湿生热""湿自热生"的论点，并详细阐述了湿与热相互转化的病理机制，即"湿为土气，火热能生土湿……湿病本不自生，因于火热怫郁，水液不能宣行，即停滞而生水湿。故湿者多自热生"。治疗上强调"风胜湿，湿自土生，风为木化，土余治之以风，脾盛治之以燥"，"辛苦寒药，能除湿热怫郁痞膈"，并创立了三花神佑丸、木香散、芍药汤、大橘皮汤、栀子柏皮汤等多个治疗湿热证的方剂。

金代李东垣十分重视脾胃的作用，认为"内伤脾胃，百病由生"。并首先认为脾胃湿热证"皆由饮食、劳倦、损伤脾胃，乘天暑而病作也"。同时认为"湿热相合，阳气日以虚"。其临床表现多为"四肢困倦，精神短少，懒于动作，胸满气促，肢节沉痛，或气高而喘，身热而烦，心下膨痞，小便黄而数，大便溏而频，或痢出黄如糜，或如泔色……不思饮食"。治疗上创立健脾除湿的清暑益气汤，指出方中黄芪、人参、甘草三药为"除湿热、烦热之圣药"，用以治疗"始得则热中"的轻浅病证，并配以苍术、黄柏、白术、泽泻等以燥湿、化湿、利湿。

元代朱丹溪发展了《黄帝内经》湿热病因学说，他认为，东南地土卑弱，"湿热相火为病甚多""六气之中，湿热为病，十居八九"（《格致余论·序》）。首次提出湿热相合为病，并认识到湿热发病不仅具有地域气候特点，且与饮食习惯密切相关。在《丹溪心法》中也提到"若中焦湿热久而痛，乃热势甚盛，宜黄连用姜汁炒"。

元末医家王安道在《医经溯洄集》中指出"温病不能混称伤寒"。王氏对温病的病因病机、症状、治疗分别作了详细的论述，并通过"辨其因，正其名，察其形"，对伤寒与温病作了明确的区分。

这一时期的医家们对脾胃与湿热的关系有了更为充分的认识，并根据湿热病证的特殊症状和发病季节，参考患者体质异同与饮食特点，进一步探求了湿热病证的辨治规律，从而为脾胃湿热证理论的形成奠定了坚实的基础。

形成于明清时期

明清时期的叶天士、薛生白、吴瑭等医家对脾胃湿热理论的形成作出了很大的贡献。叶天士《温热论》阐明了温病的发生发展规律，创立了卫气营血辨证体系，为温病学理论体系的形成奠定了基础。薛生白《湿热条辨》、吴瑭《温病条辨》提出了温病的三焦辨证理论，进一步丰富、完善了叶天士的学说。

清代叶天士在论及湿热病因时，既强调外湿的形成与地域、季节、气候、居住环境等密切相关，如"粤地潮湿，长夏涉水，外受之湿下起""长夏阴雨潮湿"等；又重视内湿，如"酒客里湿素盛""酒肉之湿助热，内蒸酿痰"。同时认为湿热证乃内外湿邪相合而形成"外邪入里，里湿为合，在阳旺之躯，胃湿恒多；在阴盛之体，脾湿亦不少，然其化热则一"，并进一步阐述湿热侵犯人体的病变重心在中焦脾胃，如"湿伤脾胃""湿郁脾胃之阳""湿久脾阳消乏""时令潮气蒸，内应脾胃"等。患者临床上表现为"脾胃不醒，不饥不渴""舌黄脘闷，秽湿内著""脉缓，脐上痛，腹微膨，便稀尿短不爽，此乃湿郁脾胃之阳"。辨证中尤重舌诊，"若白苔绛底者，湿遏热伏也""舌苔不燥，自觉闷极者，属脾湿盛也""舌上白苔黏腻，吐出浊厚涎沫，口必甜味也……乃湿热气聚与谷气相搏，土有余也"。治疗上主张分解湿热，而以祛湿为先，且重视气机的条畅，指出"湿热浊气，交扭混乱……必日分消""热自湿中来，徒进清热不应""气阻不爽，仍以通为法""宜从开泄，宣通气滞，以达归于肺"。对中焦脾胃湿热，认为当辨清湿热轻重不同而区别用药：若湿偏重者，宜用豆蔻仁、厚朴、藿香梗、大腹皮、茯苓等以芳香化湿、宣理气机，配以淡渗；若热偏重者，用石膏、知母、厚朴、杏仁、半夏等以清胃热、化脾湿。

清代薛生白在《湿热条辨》中系统论述了湿热病症，认为湿热的病变中心在脾胃，指出"湿热乃阳明太阴同病也""湿热病属阳明太阴经者居多"。强调脾胃内伤是主要病因，认为湿热病是脾胃先伤，复感湿热邪气形成，"湿热之邪，从表伤者十之一二，由口鼻入者十之八九。阳明为水谷之海，太阴为湿土之脏，故多阳明太阴受病"。辨证时以"湿"与"热"的偏重分合为准绳，"湿热两分，其病轻而缓；湿热两合，其病重而速"。湿热偏盛可导致不同的病情演变，"湿多热少，则蒙上流下"，"有湿无热，上能蒙蔽清阳，或阻于上，或阻于中，或阻于下"，"湿热俱多，则下闭上壅，而三焦俱困"。治疗时强调应按三焦辨证分治，在中焦者，须辨太阴湿盛为主或阳明胃热为主，湿盛治以辛香开泄，燥湿泄热，热重治以清热燥湿；热结阳明，宜攻下泻热。具体治疗以分解湿热、不使相合为原则。湿多者以渗湿燥湿、辛开芳化、宣通气机为主；热多者以清热为主，佐以燥湿；湿热俱盛者，清热除湿兼投并进。用药重视养阴保津、扶阳救阴，所谓"热邪伤阴，阳明消灼，宜清宜凉；太阴告困，湿浊弥漫，宜温且散"。并指出湿热证也可用汗法、下法。

清代吴瑭《温病条辨》广泛汲取了历代医家在治疗湿热病方面的理论精华，对叶天士诊治湿热病的学术思想和临床经验作了全面的整理和继承，创立了三焦辨证理论，制定了三焦分证的治疗大法。书中记载了不少治疗湿热证的名方，如三仁汤用以治疗湿温初起之湿重于热；黄芩滑石汤用于治疗湿居中焦之温热并重等。

明清时期的温病学家从病因病机、临床表现、诊断、治疗用药等方面对湿热病证进行了系统论述，并突出了湿热病变中心在脾胃，从而促使了脾胃湿热证理论的形成。

新中国成立以后，尤其近10年来，脾胃湿热证的研究得到医家们的重视。现代医家从病证结合入手对脾胃湿热证进行了深入的探讨，进而发展、完善了脾胃湿热证理论，在脾胃湿热证诊断标准的制定和治疗药物的筛选等方面都取得了一定的成绩。同时，借助现代医学手段，从炎症、内分泌、感染、免疫、胃肠功能、细胞能量代谢和基因等多个角度对脾胃湿热证的本质进行了探讨。多数研究结果认为，脾胃湿热证是呈亢进状态的实证病理反应，既有感染、炎症的基础，又有神经、内分泌、免疫、代谢等系统的病理改变。

动物模型研究方面，采用与脾胃湿热证发病规律相近的病因造模方法复制动物模型，结果大多出现了与临床相符的外观与病理改变，对脾胃湿热证本质与清热化湿药物的作用机制的研究起到了良好的促进作用，也为脾胃湿热证理论的进一步完善提供了理论依据和发展思路。

214 脾胃湿热证机制

脾胃学说是中医藏象理论的重要组成部分。脾胃湿热证乃脾胃实证中的常见证型，是以脾胃功能失调为主要病机的一类湿热证，尤以南方地区最为多见。临床上脾胃病的诸多症状皆可由脾胃湿热产生。调查发现湿热证在普通人群中患病率为10.55%，脾胃湿热证涉及西医病种72个，其中消化系统疾病占多数，约为38.9%，其次是呼吸系统（13.9%）、泌尿系统（13.9%）。对于脾胃湿热证的研究有助于进一步揭示脾的本质。近年来，越来越多的学者已从脾虚证方面转到了对脾胃湿热证的研究上来，并取得了显著的成果。学者李贺元等从幽门螺杆菌感染、炎症、细胞超微结构、胃肠动力学、水通道蛋白、微生态学等方面对有关脾胃湿热证的研究进行了梳理归纳，可使脾胃本质得到进一步阐释。

脾胃湿热证与幽门螺杆菌感染

现代医学已经证实，幽门螺杆菌（Hp）与慢性胃炎、消化性溃疡、胃癌及胃黏膜相关淋巴样组织淋巴瘤（MALT）等疾病的发生密切相关。通过对 Hp 相关胃病患者 Hp 感染与中医证型之间的关系分析发现，Hp 感染以实证、热证为多见；在各种证型中，脾胃湿热证 Hp 感染率最高。基于此，有研究者提出，Hp 属于中医"邪气"的范畴，具有类似"湿热"邪气的致病特点，可将之归于六淫湿热之邪。脾胃湿热证致病隐匿、渐进和缠绵易反复的特点与 Hp 相关胃炎的临床表现亦相类似。有研究认为湿热邪盛损伤了胃黏膜的屏障功能，Hp 感染可导致脾胃湿热，而脾胃湿热又为 Hp 侵入致病提供了有利环境，二者互为因果，相互影响。

鉴于 Hp 感染后具有诸多中医湿热邪气的特点，不少医家提出脾胃湿热证是 Hp 相关胃病的主要辨证特点，临床上可以通过清热解毒利湿的原则来治疗，量的研究结果证实，用清热祛湿法治疗脾胃湿热证胃炎和根除 Hp 感染效果显著，除了这类中药对 Hp 有直接抑杀作用外，也通过改变胃内"湿热"环境，从根本上改变脾胃功能及脾胃湿热的内环境，而不利于 Hp 的生长繁殖。

脾胃湿热证与炎症

脾胃湿热证在病理上与炎症关系密切，尤其与以循环系统障碍、渗出为主的炎症急性期和亚急性期关系更为密切。王启章等发现慢性胃炎脾胃湿热证胃镜下胃黏膜充血、水肿明显，血管炎症性显露也较多，与脾气虚组差别明显。危北海研究表明，脾胃湿热是邪正交争的剧烈阶段，胃黏膜病理表现为急性充血、水肿、糜烂或伴出血点等急性炎症改变，多为活动性炎症。有学者发现，慢性胃炎脾胃湿热证与肠上皮化生呈负相关、与活动性炎症呈正相关，主见于红斑渗出性、出血性和平坦糜烂性胃炎。郭永洁等则发现湿热证型者胃液中 GSH-PX、PGE_2 指标较脾虚肝郁型、肝胃不和型偏高，以及 Hp 阳性率高、炎症以渗出水肿为主。而对于胃溃疡，研究表明，热证组 Hp 感染及感染密度明显高于寒证组。急、慢性炎症程度在热证组较寒证组重。IL-在热证组胃黏膜中明显高于寒证组及无明显寒热证组。提示溃疡病寒热证型与 Hp 感染、急慢性炎症程度明显相关。

在动物实验方面，佟丽等研究发现机体氧化与抗氧化能力失常及部分微量元素缺失与湿热证模型大鼠的发病有密切的关系。而用清热化湿法治疗后能显著提高大鼠血液 Zn、Se、维生素 E、NO 含量及 GSH-PX 活力，降低 Cu 含量，恢复其抗氧化能力。

脾胃湿热证与及细胞超微结构

随着对脾胃湿热证研究的深入开展，部分学者也从超微结构层面上对其本质进行了进一步揭示。韦嵩研究发现，造模后脾胃湿热证组大鼠胃黏膜细胞间间隙增宽，主细胞粗面内织网扩张明显，线粒体肿胀，管系发达，有较多空泡；壁细胞管腔扩张，线粒体大小不一，结构不整，与正常组的差别明显。而经过清热化湿法治疗后仅有细胞粗面内织网轻度扩张，线粒体肿胀减轻，余无明显异常。提示脾胃湿热证大鼠的超微结构变化可能与脾胃湿热证细胞能量代谢亢进、细胞代谢加速、水跨膜转运和细胞分泌加强有关，有效的治疗可纠正致病因素引起的超微结构的改变，有助于细胞功能的恢复。文小敏等发现脾胃湿热证湿偏重组和热偏重组大鼠脾脏内部结构发生了改变，脾血窦狭窄，内皮细胞肿胀，巨噬细胞、淋巴细胞和浆细胞的结构受到损害；细胞胞浆内的细胞器如线粒体、溶酶体、粗面内质网明显肿胀或萎缩破坏，结构不完整；细胞核固缩或水肿。

脾胃湿热证与胃肠动力学

随着胃肠动力学研究的发展，胃肠动力功能障碍在各种胃肠疾病发病上的意义越来越受到重视。脾胃湿热证患者多出现嗳气、腹胀等胃肠动力低下的临床表现。现已证实，脾胃湿热证存在胃肠动力功能障碍现象。罗云坚等经消化间期移行性运动复合波（MMC）测定发现包括脾胃湿热证在内的慢性胃炎实证组主要表现为胃窦十二指肠收缩增强，甚至亢进紊乱；虚证组主要表现为胃窦和十二指肠Ⅱ相运动指数、收缩频率和波幅降低，Ⅲ相不出现或时间缩短、波幅降低。崔琦珍等研究显示，胃脘痛患者属脾胃湿热证胃肠蠕动排空功能减弱，胃张力低，空腹胃内残留液增多。张向菊等利用口服标准钡餐后观察慢性浅表性胃炎不同证型的胃排空率和钡条排出率，发现脾胃湿热组的胃排空率和钡条排出率比脾虚组、正常组低，而脾虚证与正常组之间无显著性差异；且与某些典型症状有关，与 Hp 感染无关。

脾胃湿热证与微生态

我国微生态学创始人魏曦院士曾预言：微生态学很可能成为打开中医大门的一把金钥匙，目前不少国内外学者利用微生态理论来研究中医已经取得了丰硕的成果，为利用现代科学研究中医开辟了一条新的途径。

付肖岩等用选择性培养基对慢性腹泻脾胃湿热证及脾虚证患者和正常人大肠埃希菌、肠球菌、酵母菌、双歧杆菌、乳杆菌、拟杆菌、消化球菌等进行培养，同时计算双歧杆菌和肠杆菌比值（B/E）来研究慢性腹泻脾胃湿热证与肠道菌群的关系，结果发现，与脾虚证组比较，脾胃湿热证组肠道需氧菌肠杆菌、肠球菌、B/E 比值及厌氧菌双歧杆菌、乳杆菌均升高，慢性腹泻脾胃湿热证与脾虚证患者存在不同的肠道菌群失调。陈晓刚在研究小儿再发性腹痛的脾胃湿热证与肠道微生态的关系时也发现，与脾虚证相比脾胃湿热证表现出双歧杆菌与肠杆菌含量的相关性高，B/E 值与腹痛程度、肠杆菌含量与腹胀频率的相关性高也是脾胃湿热证较脾虚证不同的肠道菌群变化特点；而双歧杆菌含量与食量减少的相关性高则是脾虚证与脾胃湿热证不同的特点；此外，脾胃湿热证舌苔黄腻程度与 B/E 值之间也有比较明显的负相关关系。江月斐等从肠道细菌比例、菌群密集度、菌群多样性对腹泻型肠易激综合征的影响进行研究发现，在肠道细菌比例中。湿热证革兰氏阳性杆菌比例明显下降，而革兰阴性杆菌及革兰氏阳性球菌比例明显上升；肠道菌群密集度、肠道菌群多样性。湿热组与正常组无明显差异。与脾气虚证比较①在肠道细菌比例方面，湿热证革兰氏阳性杆菌比例明显升高；②肠道菌群密集度，湿热证明显高于脾气虚证；③菌群多样性，湿热证与脾气虚证组无明显差异。说明腹泻型肠易激综合征存在肠道菌群失调趋势，且脾胃湿热证与脾气虚证不同。

而在舌苔微生态方面，研究表明，腹泻型肠易激综合征脾胃湿热证患者舌苔细菌比例革兰阴性杆菌和阴性球菌明显高于正常组、脾虚证组，而革兰阳性杆菌、阳性球菌明显低于正常组、脾虚证组；在舌苔菌群密集度方面，湿热证组明显高于正常组；在舌苔菌群多样性方面，湿热证组明显高于正常组。说明脾胃湿热证舌苔存在菌群失调。

脾胃湿热证与水通道蛋白

通道蛋白（AQPs）是维持体内水液代谢平衡的分子生物学基础，脾主运化与水通道蛋白关系密切。最近研究显示慢性浅表性胃炎脾胃湿热证患者胃黏膜水通道蛋白3（AQP3）、水通道蛋白4（QP4）基因和蛋白表达的水平均显著高于正常对照组，脾胃湿热证各亚型中，AQP3、AQP4的基因和蛋白表达水平均呈湿重于热＞湿热并重＞热重于湿的趋势，湿重于热亚型显著高于热重于湿亚型；中药清热化湿方可显著降低慢性浅表性胃炎脾胃湿热证患者胃黏膜AQP3、AQP4的蛋白和基因表达水平，其各亚型较治疗前均明显降低，尤以湿重于热亚型改善显著。此趋势在动物试验中也得到了体现，提示AQP3、AQP4的异常表达可能是脾胃湿热证的发生机制之一。在血流变方面脾胃湿热证患者具有高血黏、高血凝和高血细胞压积为特点。

综上所述，经过多年的努力，脾胃湿热证研究已经取得了显著的成绩。但纵观全局，在以后的研究领域里还需注意以下几个方面：①以消化系统为中心，进行多系统之间的合作，为全面、系统地研究脾胃湿热证实质创造一个平台。②采取动物实验与临床实验相结合、基础研究与临床研究相结合的方式对脾胃湿热证多层次、多方位的研究，防止片面、孤立地看待问题。③对脾胃湿热证应采取动态的方式进行研究，这样更符合中医"证"的精神。④用现代科学对脾胃湿热证进行研究的同时，应始终坚持以中医理论为指导、宏观与微观相结合的原则。

215 脾胃湿热证辨治

脾胃为后天之本，二者同居中焦属土，生理相近，病理相连。脾属阴，喜燥恶润，主运化水谷精微；胃属阳，喜润恶燥，主受纳腐熟水谷。脾主升清，胃主降浊，二者相辅相成，相互为用。《黄帝内经》云："饮入于胃，游溢精气，上输于脾。脾气散精，上归于肺，通调水道，下输膀胱。水精四布，五经并行，合于四时五脏阴阳，揆度以为常。"李东垣《脾胃论》中云"百病皆由脾胃衰而生也"。因此无论何种原因所致的脾胃功能失调，都会影响到生理功能，从而变生一列脾胃疾病。

由于脾胃的病理生理特点，脾胃湿热证是临床脾胃病治疗中的难点。清代薛生白《湿热病篇》中论述最详，他明确提出湿热主伤脾胃的理论，即认为脾胃为湿热病变的中心。诚如章虚谷所云："胃为戊土属阳，脾是己土属阴，湿土之气，同类相召，故湿热之邪，始虽外受，终归脾胃。故湿热相搏，干扰胃腑，气机阻滞而致胃痛，此湿热外侵也。若平素纵恣口腹，酗酒嗜酒，或偏食辛辣肥甘，以致湿热内蕴，胃腑失和，其痛乃作，此湿热内生也。"本证的病因病机大多为湿热之邪为患，其发病与饮食、时令气候密切相关。学者姜良铎等论述了脾胃湿热证的辨治。

脾胃湿热证有外感、内伤之分

薛生白在《湿热病篇》中提出外感湿热证提纲："湿热证，始恶寒，后但热不寒，汗出，胸痞，舌白或黄，口渴不引饮。"这里有两个重点，一个是胸痞，一个是舌白、口渴不欲饮。始恶寒者，终非若伤寒于表之恶寒，后但热不寒，则郁而成热，反恶热矣。热盛阳明则汗出，湿蔽清阳则胸痞，湿邪内盛则舌白，湿热交蒸则苔黄，热则液不升而口渴，湿则饮内留而不引饮。然所云表者，乃阳明、太阴之表，而非太阳之表。太阴之表四肢也，阳明也；阳明之表肌肉也，胸中也。故胸痞为湿热必有之症，四肢倦怠、肌肉烦疼，亦必并见。

脾胃素虚、饮食长期不规律等因素亦是脾胃湿热证的另一大类原因，其临床表现与外感六淫邪气所致湿热证迥异。

脾胃湿热证辨治关键

脾胃湿热证是中医内科疾病的难点，历代医家均认为能否处理好脾胃湿热是衡量中医医生水平高下的标准之一。

1. 重视望舌和望咽喉在脾胃湿热证中的价值　脾胃湿热证的主要病机是湿热内蕴，气机升降失常，脾胃失运。临床辨治脾胃湿热证时，要重视湿与热比例的划分，以便更好地指导用药。然而划分往往比较困难，姜良铎经过多年临床经验总结，认为舌苔比较能反映湿热的情况。舌苔的厚薄、润燥、颜色的深浅都能为我们提供一些依据。例如从颜色来看，白苔、黄苔、焦黄苔、黑苔提示热逐渐加深；如果苔是白厚腻的，说明湿邪较重；如果苔白而偏干燥，说明热邪较盛，津液损失较重；若病程日久，湿热之邪伤阴则可见剥苔。

此外，姜良铎强调通过察看咽喉黏膜颜色辨别气血阴阳状态。深红、绛红，表明湿热之邪入血分、热重；淡红表示热轻；深红绛红或可见糜烂点，则提示湿热之邪已经入营血分，在治疗时需要引起重视，加入清热凉血、活血化瘀的药物效果会更好。

2. 治疗脾胃湿热证要重视宣畅气机和滋养津液　所有的湿热证均是人体水液代谢异常的表现，湿邪虽然停滞在某处，但本质上是人体的津液。所以治疗脾胃湿热证关键是要通过宣化气机，恢复脾胃升清降浊的功能，从而将湿热转化为正常津液。辛开苦降之法适用于舌苔腻，颗粒结合紧密的患者。现代辛开苦降法多不太好用，因为现代饮食结构的改变，往往使湿热与胃阴伤共存，厚腻苔中有片状的剥脱苔，正常津液转化成湿热，实际上存在津液的亏虚，如果不滋阴养液，湿热很难治好。因此需在清化湿热药物中加石斛、芦根等养胃阴的药物。姜良铎在多年的临床实践中发现，在治疗肝火犯胃型脾胃湿热证时，可用左金丸加石斛的方法来防止湿热进展所致的阴伤问题，临床效果非常明显。

3. 脾胃湿热的辨治注意事项　辨证要四诊合参，不能依靠患者强调的症状来用药。脾胃湿热证患者常常有怕凉的感受，吃冷东西肚子痛，得暖则减。湿热病的特点是阳明有热，太阴为虚，此时患者怕冷、腹痛实际上是阳气不通的表现。不能通过患者自身感受辨证，要看舌苔、脉象，舌苔红即为有热。医生和患者的感觉是不一样的。

很多符合脾胃病湿热证的患者有严重的腹胀，主要病机是湿热困脾，清气不升，浊气不降导致气机壅滞中焦。治疗时在腑气将通未通之时症状可能较用药前加重，患者感受较痛苦，此时往往需要加大药物用量使腑气得通，而不能随意更方以免前功尽弃。

治疗脾胃湿热证的用药技巧

1. 顺应脾胃生理特性用药　胃为阳土，喜润恶燥，湿热之邪蕴久易伤胃阴，故应慎用辛香燥热之药，注意顾护胃阴。当患者出现胃阴不足时，常用沙参、麦冬、石斛等养阴又不过于滋腻、碍胃的药物。脾为阴土，喜燥恶湿，湿热之邪最易伤脾，故少用甘润滋腻之品，多用醒脾化湿之剂。脾以运为健，运脾可以调气，故可选砂仁、木香、厚朴、陈皮、半夏等芳香辛散药物醒脾运脾。脾气主升，胃气主降。脾气以升为健，常用健脾益气升提之品；胃以降为和，多用和中、益胃、降逆之药。脾胃湿热重在解决升降问题，其中主要在降，胃为水谷之腑，以通为用，以降为顺，降则和，不降则滞，治疗必须着眼于通降，所谓通就是调畅气血，疏其壅滞；降就是顺承胃腑下降之性推陈出新，引导食浊瘀滞下降，给邪出路。

对于病情较轻的患者，常选用瓜蒌、苏梗、枳壳这一组药，瓜蒌甘寒润降，性滑利，既能清润肺胃以涤痰导滞，又能利气散结宽胸，润肠通便；苏梗顺气开郁和胃，治胃脘胀满；枳壳苦降下行，消积除痞，利膈宽中。三者合用，有降气和胃，消胀止痛之功。以大便不通为主要症状时，也可用承气类、枳实导滞汤等，只要大便一天不超过3次，就是比较安全的。有时也不一定要达到泻下的目的，下法本身有通腑气、祛浊毒的作用。有时患者大便次数多，但每次量少，排便不畅，也是腑气不降的表现，若见到此类患者可继续以通降为大法。

在脾胃湿热证早期虽可能兼见脾虚表现，但此时不提倡用补益药物，补益药多甘润滋腻，恐助生湿热之邪。但是，在大便通畅一段时间后，若虚象明显，可以适当补脾气，可用补中益气汤、香砂六君子汤等。脾气健运，有助于湿热之邪的祛除。

2. 随症加减　对于脾胃湿热证的血分证，可用侧柏叶、马齿苋、败酱草以凉血化瘀。赤芍在消化系统中的应用广泛，善于化瘀血，能够清湿热，还能解痉。经典的是芍药甘草汤，芍药之性略近于大黄，可以化瘀通降，有泄下的作用，偏于气分用白芍，血分用赤芍。可以缓急止痛通便。反酸者，加海螵蛸、瓦楞子、牡蛎、石决明制酸；胃痛较甚者，加川楝子、延胡索理气止痛；嗳气频频者，加旋复花、赭石顺气降逆；肝胃郁热，吐酸时作，胃脘灼热，口苦者，以左金丸泻肝和胃；瘀血停胃者，加丹参、蒲黄、五灵脂活血消瘀止痛；胃纳差或兼食滞者，加用炒神曲、炒谷麦芽、炒鸡内金消食导滞；兼湿浊而见舌苔白腻者，加藿香、佩兰、白蔻、生薏苡仁等；腑气不通，便秘加大黄、瓜蒌清腑通热。

3. 单味药及对药应用心得

（1）石膏之妙用：胃脘烧灼感是湿热证最常见的症状，主因肝主疏泄功能失常，肝气郁而化火，消灼胃中津液，胃的功能受到影响。轻者仅觉胃脘部发热，重者有烧灼感。凡治疗胃脘中烧灼感可大胆用生石膏。有医家因《伤寒论》白虎汤以石膏为君，遂相传石膏性猛如虎，惧其大寒之性，出于顾护中焦脾胃的考虑不敢乱投。然而《神农本草经》原谓其微寒，其寒凉之力远逊于黄连、龙胆草、知母、黄柏等药，而其退热之功效则远过于诸药。张锡纯指出石膏其性凉而能散，为清阳明胃腑实热之圣药，无论外感、内伤用之皆效，他脏有实热者用之亦效。姜良铎认为石膏之寒绝非冰之寒，味辛而散，煎服之后，能使内蕴之热邪悉自毛孔出也，因此也能发散郁结于中焦之湿热之邪。

（2）白及和石斛：白及和石斛这类药材煎煮之后中所含的黏液成分可覆盖糜烂面，减少疼痛。对于现代胃镜显示黏膜糜烂的患者，可用三七粉、白及、石斛以减轻患者疼痛，有动物研究表明，白及提取物的效果与硫糖铝和西咪替丁相近，说明白及提取物可能具有改善胃壁血液循环，促进受损胃黏膜愈合的作用，对急性胃溃疡具有较好的预防作用。且对醋酸型胃溃疡疗效显著，说明白及提取物可能具有改善溃疡灶局部血液循环，促进受损胃黏膜愈合的作用，对慢性胃溃疡具有较好的治疗效果。

（3）瓜蒌：瓜蒌既可以宣畅气机，又可以宽胸理气，又能降气，又能通便。现代药理研究证明，瓜蒌有改善心血管疾病、降糖、降脂、抑菌、镇咳祛痰、抗肿瘤、致泻等作用。湿热证患者伴有胸脘痞闷，大便不通时可用瓜蒌以宽胸理气，润燥滑肠。临床来看其分量可用到 30～40 g 之多。

216 脾胃湿热证实质

探讨脾胃湿热证的实质是近年来有关脾胃实证研究的重点和热点,学者们利用现代科学手段从神经中枢、自主神经系统、内分泌系统、免疫系统和消化系统多方面着手,选择许多客观指标进行探索,获得了一些重复性较好的指标,既有助于阐明脾胃湿热证的本质,又为临床辨证论治脾胃湿热证提供了可靠而实用的手段和方法。学者翁晓红就脾胃湿热证实质的研究做了梳理归纳。

脾胃湿热证与免疫系统

脾胃湿热与免疫关系密切,从动物实验到临床研究均证明脾胃湿热证存在免疫功能的改变。脾胃湿热证引起机体免疫功能低下,易被各种外邪(如病毒、细菌)入侵,导致各种疾病的发生。因此,从免疫学角度探讨脾胃湿热证,对揭示脾胃湿热证本质有着重要的意义。对于体液免疫方面,杨春波等发现,胃黏膜和外周血 IgG 均显著增强,IgA、IgM 在胃黏膜显著增强,免疫复合物(CIC)亦明显升高。HP 阳性者胃黏膜的 IgG、IgA 以及 CIC 也增强。认为慢性胃炎脾胃湿热证胃黏膜较外周血免疫反应更敏感。Hp 感染是引起胃黏膜免疫反应的主要原因,而体液免疫增强,与"湿热"病理状态相关。佟丽等也发现湿热证患者外周血 C3、C4、IgG、IgM 升高,揭示湿热证患者体液免疫增强。脾胃湿热证与细胞免疫相关的研究主要从 T 淋巴细胞亚群升高探讨,但研究结果却存在着差异。杨春波等发现慢性胃炎脾胃湿热组 Hp(+)病例胃黏膜 CD3、CD4、CD8 均高于正常组,Hp(-)病例则与正常组无显著差异;而外周血这些细胞免疫反应,Hp(+)和 p(-)病例均与正常组无差异。提示脾胃湿热证局部细胞免疫增强,主要原因是 Hp 感染,而对外周血细胞免疫影响不大。然而,张群豪发现脾胃湿热证患者 T 淋巴细胞总数和辅助性 T 淋巴细胞下降,出现 T 淋巴细胞免疫低下,T 淋巴细胞网络紊乱现象。陈小峰等的研究结果表明,脾胃湿热证患者外周血 T 淋巴细胞总数和辅助性 T 淋巴细胞数目均比健康人低下,且 CD4 和 CD8 比值也明显低于正常人。认为湿热内困脾胃,阻碍正气的抗邪作用,导致机体免疫应答能力下降。林群莲等也发现脾胃湿热、脾气虚、肝胃不和组患者均存在细胞免疫功能低下,表现为外周血 CD3、CD4 下降,CD4/CD8 比值降低,但是与中医证型无必然联系。

脾胃湿热证与胃肠激素

胃肠激素属于脑肠肽的范畴,不仅存在于消化系统中,而且广泛存在于中枢神经等其他组织中,通过旁分泌、自分泌、神经分泌和肽能神经递质等不同途径对机体的多系统起重要的作用,这和现代医学对脾胃学说的认识有惊人的相似之处,因而推测脾胃学说和胃肠激素之间可能存在着某种内在联系。欧阳宏等观察脾胃湿热证患者血液中生长抑素水平没有明显变化,而胃泌素和胃动素水平高于正常对照组,中药治疗后转为正常。以药探理,初步揭示后 2 种激素与湿热证存在一定关系。胃肠激素与胃动力障碍性疾病发病机制关系密切,郭彦清等发现以消化不良为主要表现的脾胃湿热证患者血清胃泌素和胃动素水平升高,并在治疗上与多潘立酮对照,揭示清热化湿方药对胃泌素和胃动素调节作用优于多潘立酮。武一曼等则采用免疫细胞化学技术进一步观测到脾胃湿热组胃窦黏膜分泌胃泌素的 G 细胞数显著高于脾气虚组、分泌生长抑素的 D 细胞数则显著降低,G/D 细胞比值显著升高。并认为其与 Hp 介入有关,而脾胃湿热证与 Hp 系密切,故指出胃泌素和生长抑素是研究脾胃湿热证的首选指标。一些学者则着重研究脾胃病中医辨证分型与胃肠激素之间的相关性。王丽华等发现 Gas、CGRP、EGF3 种胃肠激素在脾虚、脾虚痰湿、脾胃湿热 3 种证型病理发展过程中表现为胃肠激素之间的相互调节，认为 Gas、CGRP、EGF 对消化功能紊乱状态的发展各有不同的调节模式，也是脾虚、脾虚痰湿、脾胃湿热发展过程中人体微观调节的机理之一。林寿宁等探讨慢性浅表性胃炎中医辨证分型与 MTL、GAS、SP 的相关性，发现脾胃湿热证以 GAS 升高为主，肝胃不和以 MTL 升高为主，脾胃虚弱证则三者均最低。治疗后 MTL、GAS 及 SP 均有一定程度的恢复。而 MTL 以肝胃不和证、GAS 以脾胃湿热证、SP 以脾胃虚弱证恢复较为明显。从诊断及治疗的角度说明慢性浅表性胃炎中医辨证分型与 3 种胃肠激素之间存在着一定的相关性，揭示这些相关可能有其相应的物质基础。

脾胃湿热证与细胞因子和蛋白表达

研究脾胃湿热证与基因的关系，实质是上从免疫遗传学和细胞凋亡的角度探讨相关基因与脾胃湿热证的关系。梁卫江等探讨了慢性胃病、胃癌中 TGF-α 和 CyclinE 表达与脾胃分型的关系，结果发现不同的脾证分型中胃黏膜病理组织表达 TGF-α 和 CyclinE 显著不同，二者的阳性率均以脾胃湿热型最高，脾阴虚型次之，二者的表达存在显著的相关性，认为胃癌的癌前病变患者，如属于脾胃湿热和脾阴虚证型，将可能有更高的致癌危险。柯晓等发现久泄脾胃湿热证中 P16 的表达显著低于脾胃气虚及正常对照组，而结肠黏膜 TGF-α 表达明显高于脾胃气虚证及正常对照组，二者的表达存在显著相关性。认为久泄脾胃湿热证可能引起 P16 表达缺失，结肠黏膜细胞增殖周期发生紊乱，向恶变方向发展；而且脾胃湿热证由于特殊的病理状态，影响了细胞的正常分裂周期，促使正常细胞发生不正常的转化，细胞过度分裂修复肠上皮以对抗病变的发展，导致 TFG-α 表达在脾胃湿热证阳性率明显升高。李灿东等以细胞凋亡指数（AI）和 P53、Bcl-2、Fas 等相关蛋白为指标，观察脾胃湿热证胃黏膜组织细胞凋亡特征，从基因调控角度揭示脾胃病的临床变化规律。结果显示脾胃湿热组胃黏膜 AI 增加，P53、Bcl-2 和 Fas 表达显著高于健康人组；并发现胃黏膜从正常到脾胃湿热证到脾气虚证的变化过程中，细胞凋亡逐步增多，Bcl-2 表达逐渐增强，与胃 P53 表达呈正相关。认为细胞凋亡可能是脾胃病虚实证候的病理生理基础之一，而调控基因相关蛋白不同程度的异常表达构成了各个证候的细胞凋亡特征。他还以舌象、胃黏膜及舌上皮细胞凋亡指数为指标进行研究，证实脾胃湿热证以舌红苔黄腻为主，但舌红苔黄腻并非本证的唯一舌象。提示细胞凋亡研究对于探讨证候形成机理、提高诊疗水平具有积极意义。周凡等也研究了脾胃湿热证患者舌苔脱落细胞周期和细胞凋亡，发现患者的舌苔脱落细胞周期中，S 期细胞最多，治疗后 S 期细胞减少，G1 期、G2 期加 M 期细胞增加，同时出现大量的细胞凋亡。提示舌苔脱落细胞周期变化可作为评估临床疗效的客观指标。此外，还发现脾胃湿热证患者舌苔脱菌细胞 CDK3 和 CDK4 阳性率显著高于脾气虚和正常对照组，认为可能与中医证型有关。上述研究将有利于揭示同病异证和异病同证的某些规律，对于探讨脾胃湿热证形成机理，提高诊疗水平具有积极意义。

脾胃湿热证与细胞代谢

杨春波等研究发现脾胃湿热证组 24 h 尿 17-OHCS 含量与正常组比较均无显著差异，但与脾虚证组比较有非常显著增高，表明湿热证存在着组织细胞能量代谢的亢进状态。细胞膜 $Na^+-K^+-ATPase$ 的活性正常是维持细胞能量、水液代谢及各项生理功能的一个重要因素。祁建生等发现慢性胃炎脾胃湿热证的红细胞膜 $Na^+-K^+-ATPase$ 和 $Ca^{2+}-Mg^{2+}-ATPase$ 酶活性、红细胞内游离 Ca^{2+}、血清多巴胺羟化酶（DBHase）、红细胞内 ATP 含量高于正常组和脾虚证组，提示慢性胃炎脾胃湿热证交感神经中枢、交感神经、组织细胞代谢呈代谢性亢进状态，是机体在湿热病理状态下的一种代谢性反应。

近年来关于脾实质的研究，证型上集中在脾气虚证，功能上集中在"脾主运化水谷"，而关于脾胃实证和"脾主运化水液"的研究较少。现代医学认为水通道蛋白（AQP）是生物膜上特异性转运水的整合蛋白质，是水通过生物膜的主要方式，其作用是参与调节水平衡。周正等以水液代谢为切入点，研究慢性浅表性胃炎脾胃湿热证与 AQP4 表达的关系，发现脾胃湿热证胃黏膜的 AQP4 升高，可能引起组织间隙和微血管的水进入胃腺细胞和其他细胞，导致局部水液平衡紊乱，并参与炎症反应。揭示 AQP 可以用来研究中医"脾主运化水液"的发生机制，AQP 的异常表达可能是脾胃湿热证的分子生物学机制之一。

目前对脾胃湿热证的研究较为广泛，由细胞免疫水平深入到分子水平，从更深的角度对其本质进行全面系统的研究。翁晓红认为对脾胃湿热证的研究应以中医理论为指导，利用现代科技手段，从证候群、病理生理客观指标、蛋白质肽谱及功能基因谱等多个层面上整体、综合、动态地对脾胃湿热证本质进行更深入的研究，并与脾胃实证的其他证型，如胃络血瘀证、脾胃湿阻证等进行对照，寻求并确定脾胃湿热证的特异性指标，从而为脾胃湿热证的诊断和治疗提供客观的依据。

217 脾胃湿热证研究

湿热证是脾胃病最为常见的证型,病因多为外感湿热之邪、酗酒嗜烟、饮食肥甘厚腻等。随着人们生活习惯、饮食结构的改变,其发病日益增多。为了提高临床疗效,从循证医学角度讲,必须从证的研究入手,确立湿热证的辨证依据及相关的客观化指标,借以明确湿热证的诊断和疗效判定标准。学者于鹤轩等就近5年对脾胃湿热证的研究做了梳理归纳。

湿热证的概念和内涵

湿热证一是指湿热性质温病中某一阶段出现的病证,如湿温病气分阶段的上、中、下焦湿热证等;二是指临床各种疾病中与湿热相关的病证。这些疾病的某一阶段或因外感、内伤湿热,出现身热、腹胀、困重、苔腻等湿热证候等,但不具备湿热温病的典型病理演变规律,故统称湿热证,如胃炎、溃疡病的脾胃湿热证、肝胆病湿热证等。依据清代温病学家薛生白关于"太阴内伤,湿饮停聚,客邪再至,内外相引,故病湿热"学说,强调湿热病证以脾胃为中心。脾胃湿热证的特点为①舌苔均定为黄腻苔,并强调此证必备;②胃脘或胸腹,痞满或胀痛或灼热;③大便改变,溏而不爽或有黏液;④食欲不振或纳差;⑤口渴而少饮或不喜饮或喜热饮,口苦或干或粘。

脾胃湿热证生化、免疫及相关指标的实验研究

1. 脾胃湿热证微量元素的变化 微量元素是水谷之气的一部分,脾胃为气血生化之源,水谷运化的枢纽,脾胃受病必然引起微量元素发生一系列的变化,即 Zn、Se、维生素 E 含量下降,Co 含量上升。Zn 是人体具有广泛生物活性的微量元素之一,Se、维生素 E 属于抗氧化剂,主要是从胃肠道吸收,由于湿热之邪为患,严重影响消化吸收功能,加之湿热证的发热使动物机体的抗氧化系统启动,相应使 Zn、Se、维生素 E 的消耗增多。因此,湿热证模型动物出现血清 Zn、Se、维生素 E 水平下降。Co 含量上升可能是血清铜蓄积过多,引起体内某些酶系统代谢受到抑制,特别是那些在其活性中必须有-SH 基团的系统。动物模型血清 Co 升高,提示可能与湿热之邪的蕴积有关。

2. 脾胃湿热证舌脱落细胞与细胞凋亡的相关性研究 以慢性浅表性胃炎脾胃湿热证患者为对象,同病脾胃气虚证和健康人为对照。采用舌象、舌印片脱落细胞成熟指数(MI)、成熟价值(MV)、胃黏膜及舌上皮细胞凋亡指数(AI)等为指标进行研究。结果①脾胃湿热证舌象以红舌黄腻苔为主。②舌印片 MI、MV 变化以红舌和黄腻苔最明显。观察发现,热证、实证及相应的红舌、黄苔舌较多的上皮细胞发育至中层便开始脱落,相反寒证、虚证及相应的淡舌、白苔舌的上皮细胞多发育至表层才开始脱落。舌印片的 MI、MV 反映了舌苔脱落细胞构成的比例和上皮细胞成熟趋势,是舌象形成的细胞学基础之一。③胃黏膜 AI 和舌上皮 AI,分别以淡白舌与白厚苔为最高。提示舌象能反映脾胃虚实证候,舌印片 MI、MV 与舌象形成有关,细胞凋亡是 MI、MV 变化的细胞学基础之一。

3. 脾胃湿热证胃黏膜细胞凋亡及相关蛋白的研究 脾胃湿热证患者胃黏膜细胞凋亡与其基因调控性有关。在辨证基础上,检测胃黏膜细胞 AI、凋亡基因相关蛋白 p53、Bcl-2、Fas 等指标。结果①脾胃湿热组和脾胃气虚组胃黏膜 AI 增加。脾胃湿热证作为胃络痛病的主要实证,其胃黏膜炎症反应明显,细胞凋亡增多,而脾胃气虚证胃黏膜功能减退,细胞凋亡进一步增多,符合胃黏膜病理。②脾胃湿热组

和脾胃气虚组 p53、Bcl-2 表达显著高于健康人组，脾胃湿热组 Fas 表达显著高于健康人组。提示胃黏膜从正常→实证→虚证的变化过程中，细胞凋亡逐步增多。p53、Bcl-2、Fas 表达参与细胞凋亡的调控与证候形成。

4. 脾胃湿热证舌脱落细胞与细胞活动周期的关系 将脾胃湿热证慢性浅表性胃炎患者分成 4 组：正常对照组、脾气虚组、脾胃湿热组和脾胃湿热治疗组，用流式细胞仪检测各组舌苔脱落细胞内 DNA 含量。结果，脾胃湿热证慢性浅表性胃炎患者的舌苔脱落细胞周期中，S 期细胞最多，治疗后 S 期细胞减少，G_1 期、G_2 加 M 期细胞增加。凋亡细胞脾胃湿热组和脾气虚组均高于正常对照组。分析认为，脾胃湿热组患者舌苔脱落细胞活动周期停止在 S 期的原因可能与某些病原体感染有关，如 HP 感染后影响 S 期 DNA 的合成，或者使 S 期 DNA 的复制不完全，所以细胞周期停滞在 S 期。另有研究提示，脾胃湿热组 CDK4 和 CDK6 阳性细胞增高与 S 期细胞增加有密切关系。在脾胃湿热组患者的舌苔脱落细胞内，与细胞周期活动有关的 CDK4 和 CDK6 明显增加，CDK4 和 CDK6 在脾胃湿热组患者增高的原因可能与细胞分裂畸变和微核增加有关。因为在细胞增生过程中，除了细胞周期蛋白 D1（Cy-clinD1）增加外，CDK4 和 CDK6 也上调，CDK4 和 CDK6 的增加又有利于细胞周期 G_1 期进入 S 期。

5. 脾胃湿热证与抗氧化功能的关系 自由基对机体的毒性效应在近年的研究中越来越受重视，而机体在不断进化中逐渐具有了各种保护效能，形成了一个完整的抗氧化防御系统。抗氧化剂有酶性和非酶性，氧化物歧化酶（SOD）和谷胱甘肽过氧化物酶（GSH-Px）是机体主要的抗氧化酶，一氧化氮（NO）和维生素 E 是重要的非酶性抗氧化剂。

既往研究发现，热证模型大鼠血浆 SOD 减少，丙二醛（MDA）升高，认为机体氧化与抗氧化能力失常与湿热证模型大鼠的发病有密切的关系。最近实验中亦发现湿热证模型大鼠维生素 E、NO 含量以及全血 GSH-Px 活力显著下降，不仅支持该结论，还进一步表明，湿热状态下机体抗氧化系统被广泛动员、消耗，发病时间越长，机体氧化与抗氧化系统平衡破坏越严重。

形成湿热证的主要病理改变是由于机体的氧化反应增加，抗氧化机制减弱，细胞膜的完整性被破坏，导致大量病理产物堆积。另外，发现血浆 SOD 和 MDA 的变化和湿热证患者的舌苔变化有关。SOD 水平越低，MDA 水平越高，则舌苔越厚，腻苔厚度可能与氧自由基损伤有一定的平行关系，而白腻苔与黄腻苔之间无显著差异，说明 SOD、MDA 的变化与湿邪有关，与寒热性质无关。巯基物质（R-SH）则是与机体抗氧自由基损伤相关的一类含巯基化学基团的物质。湿热证机体的体液是处于感染状态的，处于感染状态的患者血清中巯基含量非常显著地低于健康人，因为体内巯基物质减少，其抗氧自由基损伤的功能下降。

6. 脾胃湿热证血清胃肠激素及细胞因子的变化 探讨以消化不良为主要表现的脾胃湿热证患者血清胃泌素（GAS）、胃动素（MTL）、肿瘤坏死因子 α1（TNF-α1）、白细胞介素 10（IL-10）水平，并观察清热化湿方药对其影响与临床疗效。结果，脾胃湿热证患者血清 GAS、MTL、TNF-α1 高于正常组，IL-10 低于正常组。炎症与湿热证关系十分密切，炎症反应时肠道内炎症介质增多，导致相关细胞因子发生变化，而清热化湿方药对其有明显调节作用。

7. 脾胃湿热证与血浆 ET 和 CGRT 的变化 内皮素（ET）是体内最强的缩血管活性多肽，降钙素基因相关肽（CGRP）是体内最强的舒血管活性多肽。以湿热证造模方法造模，用放射免疫法测定各组大鼠血浆内皮素和降钙素基因相关肽含量；结果湿热模型组 ET 水平较正常对照组明显升高，而 CGRP 较正常组降低，二者呈负相关。湿热证大鼠血浆 ET 水平较正常对照组明显升高，表明湿热证时，由于高温、缺血、缺氧、感染等可能促进 ET 的合成及释放，而血浆 CGRP 水平相应降低。

8. 脾胃湿热证红细胞膜 $Na^+—K^+—ATPase$ 与血清多巴胺 β-羟化酶（DBHase）的关系 有学者测定 67 例慢性胃炎患者和 32 例正常人红细胞膜 $Na^+—K^+—ATPase$ 活力、红细胞 ATP 含量和血清 DBHase 活力。结果慢性胃炎脾胃湿热证患者 $Na^+—K^+—ATPase$ 活力、ATP 含量和 DBHase 活力均明显增加，脾胃气虚证患者 3 项指标与正常组比较，差异无显著性意义。脾胃湿热证组由于 $Na^+—K^+—ATPase$ 活力增高，必然增加 ATP 消耗，说明脾胃湿热证红细胞内能量代谢明显亢进。血清 DBHase

主要由交感神经末梢的囊泡通过胞吐作用释放入血液的，所以测定血清 DBHase 可反映交感神经功能状态。交感神经能促进细胞膜葡萄糖转运体对葡萄糖的转运，增加细胞对葡萄糖的摄入，交感神经的这种促进作用可能是通过增加细胞膜葡萄糖转运体的内在活性来实现。实验结果显示，慢性胃炎脾胃湿热证患者交感神经功能明显偏亢，且交感神经功能偏亢与细胞膜 $Na^+—K^+—ATPase$ 活力提高和细胞内 ATP 代谢增加存在一定的因果关系。揭示慢性胃炎脾胃湿热证交感神经中枢→交感神经→组织细胞代谢呈代谢性亢进特征。

9. 脾胃湿热证胃液及血前列腺素 E_2（PGE_2）水平　PGE_2 是胃黏膜上皮细胞不断合成和分泌的由不饱和脂肪酸组成的活性物质，除在局部发挥细胞保护作用外，尚能刺激黏液分泌，保护"黏液-碳酸氢盐屏障"，促进黏膜血液循环和蛋白质的合成，刺激黏膜上皮细胞更新，抑制肥大细胞脱颗粒和胃酸及胃蛋白酶活性，保护胃黏膜屏障，是维持黏膜完整性的一个重要保护因素。有学者采用放射免疫法对 30 例确诊为消化性溃疡活动期（APU）脾胃湿热型患者血液及胃液中 PGE_2 水平进行检测，并与 20 例非脾胃湿热型和正常对照组比较。结果，APU 胃液 PGE_2 水平均低于正常对照组。说明 APU 存在着 PGE_2 的分泌与合成功能低下，而脾胃湿热型患者胃液中 PGE_2 又低于非湿热型和正常对照组。血中的 PGE_2 检测的结果刚好与此相反，可能与 APU 患者全身反应明显，PGE_2 释放入血液增多有关。说明 PGE_2 与本病中医证型的形成有一定关系。

10. 慢性胃炎脾胃湿热证的免疫组织化学研究　慢性胃炎脾胃湿热证患者淋巴细胞亚群在胃黏膜和外周血的反应明显增强；胃黏膜树状突细胞（DC）明显增加；IgG 胃黏膜和外周血反应均增加，而 IgA、IgM 仅胃黏膜反应显著增强，免疫复合物（CIC）也明显增高。相关分析表明，DC 与胃黏膜的 CD3、CD4、CD8 细胞及 IgG、IgA、IgM 产生细胞呈正相关，说明胃黏膜细胞免疫和体液免疫的增强，与 DC 的抗原递呈作用密切相关。CIC 的升高是由于局部抗原、抗体的结合，产生了较多的免疫复合物，通过激活补体，致使中性粒细胞集聚，引起了胃黏膜的活动性炎症，过多的免疫复合物进入血中，使 CIC 升高，可以认为，过多的 CIC 是湿热的一种病理产物。

脾胃湿热证的镜像变化

内窥镜显示，脾胃湿热型慢性胃炎患者胃黏膜充血、糜烂及出血点，黏液混浊明显高于脾胃虚弱型。病理结果显示，脾胃湿热型黏膜充血、滤泡形成、肠化生不明显，腺体排列规则，分泌现象明显，幽门螺杆菌（HP）阳性率高于其他证型。说明 HP 感染及其引起的一系列反应可能是造成慢性胃炎（脾胃湿热型）的重要原因。

慢性结肠炎脾胃湿热证与脾胃气虚证有截然不同的结肠镜像。脾胃湿热气虚证由于病情日久迁延，正气已虚，患者常呈现虚弱之象，结肠镜像可见黏膜色泽苍白、血管网纹理不清，肠腔常出现狭窄。研究发现脾胃湿热组单个核细胞数明显增高，认为脾胃湿热证具有感染基础，与炎症的活动性密切相关；其 P50 表达缺失，使结肠黏膜增殖周期发生紊乱；TGF-α 表达增高，促进上皮细胞增殖，使病变失控难以痊愈。

脾胃湿热证胃排空功能分析

随着有关脑肠肽及受体对胃肠运动调节作用研究的深入，人们发现，胃肠壁内的肠神经系统（ENS）的神经元也能合成和释放多种脑肠肽，并认为它与胃肠系统、中枢神经系统一道参与了对胃肠运动的调控。根据脑肠肽作用于胃肠肌肉细胞的收缩或舒张效应不同，可分为兴奋性和抑制性脑肠肽两类；胃泌素（GAS）、胃动素（MOT）、血管活性肽（VIP）、促胰液素、胆囊收缩素（CCK）为兴奋性脑肠肽，生长抑素为抑制性脑肠肽。另外，5-HT 及其受体对胃肠运动的调控亦发挥作用。胃纳脾运是在脾气升发、胃气下降中实现的，脾胃气机升降失常与胃肠动力障碍有关。有关实验结果已显示，兔脾胃湿热证模型表现为胃酸分泌减少、胃壁黏液量降低、胃肠推进运动减弱，且血浆胃泌素和全血 5-HT 含量减低，提示两者有一定关联。有学者采用不透 X 线标记物-钡条法，对 62 例慢性浅表性胃炎进行了胃排空试验，并对部分复查病例作了治疗前后对照。结果发现，脾胃湿热证组的胃排空率低于正常组，但又高于脾虚证组。表明慢性浅表性胃炎中脾胃湿热证患者存在明显的胃排空功能障碍。

脾胃湿热证与幽门螺杆菌感染的关系

慢性胃病中 HP 感染率以脾胃湿热型最高，与同病脾虚证相比，有非常显著差异。HP 感染属中医"邪气"范畴，外邪致病多为疾病的早期或急性期，相当于慢性胃炎的急性发作或溃疡活动期，"邪气"在中医病因学里包含着致病微生物，具有传染性。"湿热"既是病因之一，又是病理类型，胃喜润恶燥，受纳水谷，熏蒸蕴热，它适宜 HP 的生长和繁殖。这就形成了 HP 感染可导致脾胃湿热，而脾胃湿热又为 HP 侵入致病提供了有利环境，互为因果，相互影响。有学者认为，作为中西医胃病的两个攻击因子，湿热之邪和 HP 在病因学上应该是等同的，属于同一病原，只不过名称不同而已。

以上从不同角度分析了脾胃湿热证的各项指标变化，在一定程度上揭示了疾病本质，为临床辨证提供了客观依据。

218 脾胃湿热证多层次探析

随着人们生活习惯、饮食结构（吸烟喝酒、饮食肥甘厚味）的改变，脾胃湿热证成为临床上中医脾胃疾病中最常见的一种证型，在消化系统疾病中占有十分重要的地位。学者林敏从中医病因病机、模型研究及现代医学（炎症、Hp 感染、胃肠动力学、细胞凋亡、基因调控、蛋白表达、免疫学、微生态学、胃肠激素、能量代谢等）和舌苔变化、诊断标准的量化、中药现代研究及用药规律等方面对脾胃湿热证的研究进行了梳理归纳，以期多方面、多层次地探清其本质，更好地指导临床实践。

中医病因病机

早在秦汉时期，相关古籍虽然没有直接对脾胃湿热证进行论述，但《黄帝内经》中"湿盛则濡泻""诸湿肿满，皆属于脾"和"脾主湿，急食苦以燥之"等都对此证进行了描述，为后世脾胃湿热证的形成奠定了基础。著名医家李东垣非常重视后天脾胃，提出了"内伤脾胃，百病由生"的思想，并认为脾胃湿热证"皆由饮食、劳倦损伤脾胃，乘天暑而病作"。明清温病大家叶天士《温热论》中"外受之湿下起""酒客里湿素盛""外邪入里，里湿为合"等在论及湿热的病因病机时，既强调外湿与地域、季节、气候、居住环境相关，也重视内湿在湿热证形成中的作用；认为湿热是内外湿邪相合而成；同时指出湿热证病变中心在脾胃。

在中医病因上，无外乎内因和外因。主要包括感受外邪，内伤饮食，情志内伤，劳逸失度，及他脏疾病累及脾胃等。在中医病机上，总病机"为湿热困阻，脾胃升降失司，上逆下流横泛"。病变多以脾胃为中心，偏于脾者，常湿重于热；偏于胃者，多热重于湿；而热性上炎，湿性趋下，故可蒙上流下，往往致三焦同病；且湿热可以从燥化，亦可从寒化，可以伤阳，亦可阻气，故病情十分复杂。同时，热为阳邪，而湿为阴邪，故临床上多可见相互矛盾的症状。

脾胃湿热证模型研究

随着对脾胃湿热证的深入研究，需要大量的实验作证，当然动物模型的建立与完善非常重要。

脾胃湿热证模型主要是借温病湿热模型的方法，用高糖高脂饮食加湿热气候环境加损伤脾胃的白酒或大黄来制作。吕冠华等对温病湿热模型的复制方法进行改造，分外因湿热组、内因湿热组、内外因湿热组进行比较观察。外因湿热组前 10 天普通喂养，后 5 天放入温度 32 ℃，相对湿度为 95% 的人工气候箱；内外因湿热组将大鼠饲以高脂高糖饮食，即在普通喂养的基础上，加 200 g/L 的蜂蜜，自来水饮用，且隔日灌服油脂和白酒 10 mL/kg，共 10 天，然后放入人工气候箱 5 天；内因湿热组隔日交替饲以高脂高糖饮食加白酒，方法同内外因湿热组，共 15 天。结果发现，内外因湿热组出现与临床湿热证相似的症状、体征和病理改变，并出现了内质网扩张、线粒体肿胀等现象。由此确立了以湿热环境加高脂高糖饮食加白酒的综合造模方式。吕文亮等在温病湿热模型的基础上加苦寒药（大黄）和油脂并在兔耳静脉注射大肠埃希菌造模，使病位主要确定在脾胃，从而更加利于对脾胃湿热证的研究。文小敏等则在温病湿热造模基础上，以高脂高糖饮食加湿热环境加伤寒沙门氏菌制作脾胃湿热模型，再在此基础上灌服白酒作为湿偏重组，观察大鼠大便的溏泄或黏滞症状和血中 MTL 和 GAS 含量。从以上造模原理可以很好地看出，内因、外因在脾胃湿热证致病中都非常重要；且说明了机体处于"正邪相争"的状态与感受湿热之邪有密切的关系。

脾胃湿热证现代研究

1. 脾胃湿热证与 Hp 感染 外邪是导致脾胃湿热证的一个主要的原因，很多研究表明 Hp 感染在脾胃湿热证的形成、发展、转归中都起着十分重要的作用，亦是"邪正相争"的主要成因，且 Hp 感染与湿热环境的形成相互促进、相互影响；白介素、干扰素及胃黏膜抗体可以作为其观察指标。臧运华等认为，脾胃湿热证 Hp 感染率明显高于脾气虚证。从而认为 Hp 感染是病程中邪气最盛、正邪交争最剧烈的阶段。冯春霞等认为 Hp 感染可能是引起脾胃湿热证内在病理变化的重要因素之一。徐珊等认为脾胃湿热证与 Hp 感染可以相互影响，使病情恶化，脾胃湿热为 Hp 提供生长环境，而 Hp 又可以加重脾胃湿热发展，从而使疾病缠绵难愈。范好等研究表明 Hp 感染和胃黏膜细胞凋亡基因 BCL-2 的表达和慢性胃炎脾胃湿热证的形成密切相关。陈吉林等研究发现 Hp 感染脾胃湿热证患者增殖与凋亡处于一种失衡状态，可能有高度的癌变风险。可以看出 Hp 作为一种邪气，是引起机体"正邪交争"的主要原因，并影响疾病的预后。

2. 脾胃湿热证与炎症 脾胃湿热证的临床表现与现代医学中炎症很相似。冯春霞等对慢性胃炎脾胃湿热证患者胃黏膜胃镜研究显示：胃黏膜有充血、水肿、糜烂或伴有出血点等炎症改变，并且发现脾胃湿热证患者 Hp 感染率、胃黏膜炎症程度及白介素-8 和干扰素-α 均高于脾虚组和正常组。李合国研究表明脾胃湿热证患者胃黏膜 Cox-2 高于脾虚组和正常组。陈晴清研究表明脾胃湿热证患者体内白介素-1 明显高于其他组，从而说明脾胃湿热证患者炎症反应十分强烈。杨尚凌等研究表明脾胃湿热证患者胃窦黏膜巨噬细胞抑制因子明显升高，进一步说明了脾胃湿热证患者处于强烈的炎症反应状态。黄琴等研究表明脾胃湿热组白介素-1 明显高于其他组，而 NO 则低于其他组，说明脾胃湿热组炎症反应十分强烈，而 NO 下降说明其在炎症抗氧化过程中的大量消耗，从而更有利佐证了脾胃湿热证存在强烈的炎症反应。

3. 脾胃湿热证与胃肠动力学 随着现代内镜及电生理和相关技术的发展，人们对胃肠动力学的研究也日益深入。吕文亮等研究表明大白兔脾胃湿热证模型表现为胃酸分泌减少，胃壁黏液量降低，胃肠推进运动减弱，提示脾胃湿热证患者胃肠动力学受到抑制，为临床腹胀、腹痛等症状的解释提供了一定的依据。郭彦清等研究表明脾胃湿热证患者体内胃泌素、胃动素等均降低，而清热化湿方可以调节其异常，进一步说明脾胃湿热证患者胃肠蠕动能力下降，并为清热化湿方提供临床应用依据。

4. 脾胃湿热证与细胞凋亡、基因调控及相关蛋白表达 分子生物医学及基因组和蛋白组学的日益发展，已深入到医学的各个领域，从而更好地指导对疾病的了解。葛振华等研究表明脾胃湿热证患者细胞凋亡比脾虚组和正常组明显增多，P53 基因表达增加，从而提示脾胃湿热证患者细胞凋亡处于一种加速状态。陈晴清研究提示脾胃湿热证存在一定的免疫遗传学基础，DQA1-0103 基因可能是其易感基因，而 DQA1-0610 可能是其保护基因。陈更新等研究表明慢性胃炎脾胃湿热证患者胃黏膜 AQP3、AQP4 表达增高，胃黏膜细胞分泌及水的跨膜转运处于亢进状态，进而导致胃黏膜充血水肿；而清热化湿方可通过调节 AQP3，AQP4 的表达，而达到治疗目的。邢海伦研究表明在脾胃湿热证患者体内 HSP70 及白介素-8 明显高于脾虚组及正常组，提示脾胃湿热证患者炎症强烈、基因蛋白表达亢进，提示机体处于"正邪相争"状态。陈吉林等研究发现 PCNA、P53 可能是 Hp 感染糜烂性胃炎发生发展过程中的重要分子事件，也可能是疾病治疗和转归中一个较有价值的检测指标。路宇平等发现脾胃湿热证患者细胞凋亡的加速，利于机体对炎症反应的控制，为机体的一种积极反应。上述从分子生物学角度对脾胃湿热证进行了量化和分析，更好地促进了脾胃湿热证与现代医学的接轨。

5. 脾胃湿热证与免疫学 随着医学模式的转变及神经-免疫-内分泌机制的研究和发展，很多学者发现在脾胃湿热证患者体内亦存在着一定的免疫学改变。有研究资料表明，虚证常表现为免疫功能低下，而实证则表现为免疫功能亢进状态。杨春波等用免疫组织化学等方法检测，发现慢性胃炎脾胃湿热证患者淋巴细胞亚群在胃黏膜和外周血的反应明显增强。CD3、CD4、CD8、CD4/CD8、IgA、IgG、IgM 及循环免疫复合物均高于正常组,提示其处于免疫亢进状态。陈晴清的研究表明慢性胃炎脾胃湿热证患者处于一种免疫失衡状态,白介素-1和干扰素-γ平升高,白介素-4水平降低,表明人体细胞因子网络紊乱。亦有学者研究表明脾胃湿热证患者免疫功能低下,这可能与干扰因素及病例选择等有关,同时也说明了人体神经-免疫-内分泌机制的精密及复杂。这与我们所说的"正邪"及"平衡移动"密切相关,亦与"湿热"本身是一对矛盾有一定关系;同时由于个体差异等诸多因素,从而导致在研究中出现一定的偏差,有待更深入的研究。

6. 脾胃湿热证与微生态学 整个自然界是一个总体,是最大的微生态环境,具有强大的自我净化和代偿能力。人机体亦同样具有各个部位的微生态环境,比如说胃肠道、阴道、口腔、鼻腔等都具有自己的稳定性与代偿能力,且很多疾病的发生往往与此相关。其中不仅涉及 Hp 感染,而且有许多革兰氏阳性菌与革兰阴性菌的感染,包括细菌的比例、密度及多样性等方面的改变。江月斐等研究表明脾胃湿热证组细菌密度及比例上明显高于脾虚组,而多样性无明显差异,在一定程度说明了脾胃湿热证的炎症和感染较明显。在舌苔菌群方面,湿热组菌群密度和多样性明显高于脾虚组和正常组,进一步说明湿热组菌群失调更为明显,提示其"正邪相争"更为激烈。傅肖岩等研究表明清热化湿复方可以明显改善脾胃湿热证的症状和体征,并能降低舌苔和肠道菌群的密度和多样性,从而有效证明了清热化湿复方的临床疗效。

7. 脾胃湿热证与胃肠激素及能量代谢 人体有专职的内分泌器官,同时亦有许多组织和器官兼有内分泌功能,比如说胃肠道、心脏、肾、肺等。当然这些激素有些在局部起作用,有的在全身发挥作用。吴娟等研究认为脾胃湿热证患者体内胃动素、胃泌素的分泌减少为其病理基础。郭彦清等研究表明脾胃湿热证患者体内胃泌素、胃动素、白介素-10 等均降低,说明炎症与湿热证关系密切且影响了胃肠道激素的分泌,导致胃肠道细胞因子的产生发生了异常,而清热化湿方对其有明显改善作用。周慧敏等研究发现血清胃泌素升高可能是"脾胃湿热证"的微观证据之一。谭永振等研究表明脾胃湿热证大鼠存在激素分泌紊乱,体内 P 物质及生长抑素含量均降低,而清香散对其有调节作用。祁建生等研究表明慢性胃炎脾胃湿热证患者体内 ATP 酶活性、红细胞内游离钙离子、DBHase 等均高于脾虚组和正常组。提示慢性胃炎脾胃湿热证交感神经-组织细胞代谢处于病理性亢进状态,为一种代偿反应。吕建生等研究表明结果与前者基本相似。上述资料有力地说明了脾胃湿热证患者机体代谢处于亢进状态,具有重要临床意义。

8. 脾胃湿热证与舌苔变化 舌诊在中医诊断中是非常重要的,因为舌象的改变是反映脏腑内在病变的外在表现,即"有诸内,必形于外"。所以现代对其研究非常迅速且十分深入。江月斐等研究脾胃湿热证患者舌苔菌群密度和多样性明显高于脾虚组和正常组。王长洪等研究结果与前者相似,且发现舌苔炎症细胞及上皮细胞数量明显高于脾虚组,二者的研究均说明炎症促进了舌苔细胞的代谢。周凡等研究表明脾胃湿热证患者舌苔脱落细胞中 S 期细胞最多,可能与感染有关,清热化湿治疗后可以逐渐改善。吕军影等发现脾胃湿热证患者舌苔上皮细胞数目增多而凋亡减慢,说明了黄腻苔与湿热熏蒸有密切的关系,且提示脾胃湿热证患者处于激烈炎症反应的"正邪相争"状态。最近,卓冬婷等研究发现清热祛湿法可以促进舌上皮细胞的凋亡,从而维持舌上皮细胞生长、分化、凋亡之间的平衡。从上述资料可以看出,我们可以从舌苔黄腻的厚度、上皮细胞的数量和菌群的多样性与密度等来判断体内湿热的轻重。

诊断标准的量化

脾胃湿热证是临床中医脾胃系疾病中最常见的一种证型,在消化系统疾病中占有十分重要的地位。目前对于脾胃湿热证的诊断标准主要是根据国家药品监督管理局《中药新药临床研究指导原则》的标准进行,但由于地理环境、生活方式的不同,以及不同的人、不同的空间,再加上脾胃湿热证涉及的病种较多，因而此标准常缺乏一定的特异性与针对性。当然在临床上我们可以借鉴现代检查技术，如内镜、Hp检查（C14呼气试验）、分子免疫、病理组织检查、三大常规等来综合说明。

在国家药品监督管理局《中药新药临床研究指导原则》的基础上，劳绍贤等根据其大量的临床病例总结，初步建立了慢性胃炎脾胃湿热证诊断标准①4个主症：舌苔黄腻，胃脘痞满或胀或痛，大便溏，纳呆；②5个次症：口苦而黏，胸闷，口渴少饮，肢体困重，恶心。临床只要具备舌苔黄腻，同时见其余主症2个；或同时见其余主症1个和次症2个；或同时见次症3个以上即可以诊断。这样根据主症和次症既有利于进行统计，又有利于对临床的辨证和诊断应用，且可以很好地量化对脾胃湿热证的诊断。在此基础上，梅武轩等采用条件概率换算法建立相关因素赋分表对主症和次症赋分量化，用流行病学进行回顾性检验，并以聚类分析方法制定程度分级标准：轻度49～57分，中度58～65分，重度＞65分，进一步完善了脾胃湿热证的辨证诊断标准，提高了诊断的敏感性、特异性和阳性率。

中药现代研究及用药规律

纵观目前临床治疗，脾胃湿热证的治疗主要采用中西医结合疗法，西药主要有抑酸药、胃黏膜保护药、胃动力药、消炎止痛药、抗Hp感染、免疫调节剂等；而中药资源广泛、功效显著，且不同的中药、配伍、剂量、剂型等在疗效上是显然不同的，故在临床上可以更好地适应各种复杂的、个体化的病情，正因为如此，现在在中药现代研究及用药规律的研究上，都深入得越来越透彻。从现代研究的结果来看许多中药除了上述西药作用外，还具有抗肿瘤、黏膜修护、提高机体免疫力等作用，且副作用小，因而具有广阔的发展和应用前景。

现代研究最多的方剂主要有王氏连朴饮、藿朴夏苓汤、平胃散、三仁汤、香连丸、半夏泻心汤、六一散等。如黄琴等研究表明王氏连朴饮具有降低脾胃湿热证患者白介素含量、减少致热原、升高血清中NO含量、恢复抗氧化能力、提高机体免疫力等作用。而对于单味中药，许多学者在中医理论的指导下结合现代医学并运用现代先进仪器、设备等进行研究和分析。付玲等研究发现茯苓具有增强免疫、抗炎、抗肿瘤及利尿、排石等作用。常怡勇等研究发现白术具有抗衰老、调节胃肠运动、抑制胃酸分、抗菌、增强免疫、降血糖等作用。王刚等研究发现陈皮具有抑制胃酸分泌、保护胃黏膜、抗胃溃疡、抗血栓形成等作用。余国媛、崔学军等的研究都表明黄连具有抗菌、抗Hp、清热解毒、抗心律失常、抗血小板聚集等作用。刘尧等研究发现藿香具有镇痛解热、抗炎、抗菌、保护胃黏膜、促进消化液的分泌等作用。

除了中医药现代研究外，翁晓红等根据Logistic对明清以来用药进行分类并统计，主要可以分为四大类。①治疗内伤脾胃湿热证的主药：茯苓（0.484）、白术（0.484）、橘皮（0.440）、黄连（0.323）、厚朴（0.227）；②治外感脾胃湿热证的主药：香薷（1.727）、滑石（0.485）、葛根（0.324）、石膏（0.272）、黄连（0.252）、杏仁（0.244）；③治脾胃湿热型泄泻和痢疾的主药：木香（1.823）、黄连（0.667）、藿香（0.567）、白芍（0.547）、槟榔（0.401）、神曲（0.391）；④治脾胃型黄疸的主药：茵陈（0.618）、栀子（0.535）、猪苓（0.444）、滑石（0.357）、木通（0.327）。药物后面括号内数据是标准化回归系数，其大小表示不同药物对相应病症的影响程度，可以直接反映不同药物对相应病症的作用强弱，从而使同证药物具有可比性。从中可以很好地看出各个药物在各病症中的应用情况，从而更好地指导我们临床实践，提高临床疗效。

219　脾胃湿热证与温病湿热证

湿热理论作为中医学重要内容，在中医古代医籍中有不少详细的论述，特别是在明清时期温病学说形成以后，对湿热为病的病因病机进行了更为详细的描述。临床中与湿热有关的证型较多，彼此间多有联系，关系错综复杂，辨证用药时争议也较多。作为湿热理论中一种基本证候的脾胃湿热，近年来，受到人们越来越多的重视，学者吕冠华等就脾胃湿热证和温病学说中论述的湿热证的关系进行了初步探讨。

同为湿热之邪，概念各有侧重

在中医理论中，湿热既指正常"六气"中的二气，又指反常情况下致病邪气"六淫"中的二淫，早在两千多年前，《黄帝内经》就将湿热作为重要的致病因素，如《素问·生气通天论》云："因于湿，首如裹。湿热不攘，大筋緛短，小筋弛长，緛短为拘，弛长为痿。"薛生白在《湿热病篇》中也指出"太阳内伤，湿饮内停，客邪再至，内外相引，故病湿热"。初步描述了湿热为病的病因病机。

温病湿热证是外感湿热病邪引起的以脾胃为病变中心的急性外感热病，它以发热为主症，热象偏重，但大多起病相对较缓，病势缠绵，病程较长，多发生于夏秋季节。它具有温病的一般特点，诸如感受外邪，多具有传染性、流行性、地域性以及发展变化有一定规律性等。其中湿热外感成为必备条件，缺之就不会形成温病。而脾胃湿热证的形成，与人体素质有密切的关系，"邪之所凑，其气必虚"，脾胃虚弱是罹患湿热的前提，外感湿热病邪为湿热证发病的诱因之一，其季节性不是绝对的。

由此可知，温病湿热证可以看作是外邪引起的一类湿热，属于急性外感湿热证的范围，远远不能涵盖湿热所包括的内容，它将湿热作为一种外感热病的致病邪气，其致病途径，传变趋势和与脏腑的关系符合温病的一般规律。而脾胃湿热证是由外感湿热之邪诱发的以脏腑功能失调为主的一类病症，外部湿热邪气只是一种诱因，其主要的发病机理应以脾胃功能失调为主。虽然两者都是以脾胃为中心，其发病机理可以互相影响，但温病湿热证以外感为主，而脾胃湿热证以脏腑功能失调为主，但因脾胃居于中焦，具有运化水湿的功能，水湿之证的发生，不可避免地和脾胃发生关系，因此，在含义上脾胃湿热证比温病湿热证更为广泛，将两者的概念混同起来是不妥的。

病因相同，病机自成特色

脾胃湿热证与温病湿热证的发生在一些方面是相同的，一般都具有季节性，但温病湿热证的季节性更加明显。其发病特点也相似，多为"内外合邪"而致，即外界的湿热之邪多在人体内有蕴湿的条件下易于侵犯而致病。夏季气候炎热，多雨潮湿，人体脾胃功能呆滞，加上饮食不节，恣食醇酒厚味等湿热之品而损伤脾胃，导致脾胃运化水谷功能的减退。此时，外界的湿热病邪乘机侵入人体而致病。

1. 温病湿热证的发病与转化　温病湿热证的形成与发病虽主要由外感因素引起，但也受到某些内在因素的影响，如中气的虚实、阳气的盛衰、体质的强弱和内湿的有无等。这些内在因素不但可以影响到湿热证的形成和发病，而且更重要的是可以影响到发病后的证候类型，病情的轻重虚实和疾病的演变转归。

温病湿热证一般指外感时病，湿热之邪或从口鼻而入，或从肌表而入，但从口鼻而入者更多见，明清时期的温病学家薛雪就认为，"湿热之邪从表伤者十之一二，由口鼻入者十之八九"。湿热之邪作用于人体后，所发生的疾病虽不尽相同，但其在发展过程中的病机传变则不外"卫气营血辨证"和"三焦辨证"的范围。温病湿热证初起，以邪遏卫气为主要病理变化。因湿为阴邪，化热慢，故初起一般病势不盛，随着气分湿热证的加重，卫分见症随之消失。脾胃受伤，运化失常，湿邪停聚，阻遏气机，其病变渐趋于中焦脾胃。气分湿热留恋，其初起阶段，虽湿中蕴热，但多见湿重热轻证。

中气的盛衰，决定着湿热的转化，薛生白云："中气实则病在阳明，中气虚则病在太阴。"即指素体中阳偏旺者，则邪从热化而病变偏于阳明胃，素体中阳偏虚者，则邪从湿化而病变偏于太阴脾。病在太阴者，则湿重热轻，病在阳明者，则湿轻热重。湿热证湿热郁蒸气分，虽然以中焦脾胃的病变为主，但湿热病邪有蒙蔽上窍流注下焦的特性，故又能弥漫三焦，波及其他脏腑。如上蒙清窍，下注小肠、膀胱，内蕴肝胆，外蒸肌腠等。湿热郁阻中焦日久，其热偏盛者，易耗损阴津；其湿偏盛者，易损伤阳气。本病一般规律是，病变以气分阶段为主。湿热病后期，若正气渐复，可调治而愈；若感邪严重，素体阳盛，湿热化燥化火，即可深入营血，除有斑疹、昏谵等营血分一般见症外，多见肠络损伤之便血，甚至因气随血脱而阳气衰亡。此外，亦有因湿困日久，阳气受损而致肾阳虚衰，水湿内停的变证。

2. 脾胃湿热证的发病与转化　脾胃同属中州，为水谷受纳腐熟运化之所，可以感受内外多种致病因素。诸如感受外邪、内伤饮食、劳逸过度和他脏病变累及脾胃等都可导致脾胃损伤，运化失常，水湿内停，形成脾胃湿热病证，有时感受邪气虽未发病，却已潜藏发病之机，一旦受外界不良刺激，即可诱发致病。总之，脾胃湿热证之湿热之邪，有因夏季气候炎热，多雨潮湿，侵袭脾胃而来，脾胃受损运化不利，暑湿之郁邪积体内不得宣化而成脾胃湿热；也有因长期饮食不节，若嗜食辛辣醇酒厚味，损伤胃肠，则停聚胃肠而壅塞不通，致宿食所化之热与中焦停聚之湿相合而成脾胃湿热之证。长期伏案工作，用脑过度，亦可使脾胃运化迟滞，中焦内生湿热。如李东垣所云："形体劳役则脾病……脾既病，则其胃不能独行津液，故亦从而病焉。"过度安逸，则久卧伤气，久坐伤肉，使脾胃功能受损。

脾胃湿热亦可由其他脏腑病变累及者亦较常见，如李东垣在《脾胃论》中指出的"心火亢盛，乘于脾胃"，肝郁气滞，不得疏泄，郁而化火，横逆犯胃和胆腑病变而致中焦脾胃湿热者，对临床都具有很大的指导意义。从上述诸多病因中，可以看出脾胃湿热证的发生必须在脾胃功能失调的基础上才能致病，脾胃功能失调是脾胃湿热产生的病理基础。

脾胃湿热证虽与温病湿热证在发病之初某些症状相同，但其病情在较长时期内保持同一水平，预后多为良好，并无温病之卫、气、营、血的传变过程，也难见其"化燥"之变证。但由于人体是一个统一整体，脾胃湿热持续不解，也会影响其他脏腑或加重其病情，出现其他脏腑的见症，诸如肝胆湿热、大肠湿热、膀胱湿热、痹证痿证、遗精带下、疥癣疹疮乃至痰热阻肺、痰蒙心包等病变的形成，都往往与脾胃湿热的"波及""下注""瘀阻""侵淫"和酿痰上犯有关。

两者临床表现与辨证方法的区别

1. 温病湿热证的临床表现与辨证方法　温病湿热证以脾胃为中心，病在气分，可由于卫气营血的传变而有不同的临床表现，又可涉及少阳、三焦、厥阴而变证多端。邪在卫表表现为恶寒无汗，头痛身重，或身热不扬，或发热汗出。邪在气分：若湿热袭肺则肺气膹满，咳喘昼夜不宁，伴身热面赤气短，痰少，心烦，尿黄不利，舌苔薄，脉实大或弦数；湿热蒙窍阻膈，则胸膈头部不清，眼瞑谵语，热重甚则可见壮热口渴；湿热阻遏在外则营卫不调，寒热如疟，在内则湿浊阻气，脘闷胀满，舌苔滑腻。湿热在中焦，湿与热有偏多偏少之别，病位有在脾在胃之异，其发热、胸痞、苔白为共有之症；湿热兼挟秽浊阻闭中上二焦气机则见胸闷、瞀乱而不知人；湿热阻滞下焦，小肠泌别失职可见小便赤涩，大便溏泄，口渴而不欲饮。湿热伤阳，则大汗出，若汗出过多，则表现为手足冷，脉细欲绝。邪入营血：若气营同病，则灼热夜甚，口渴苔黄或昏谵或笑；若热毒充斥三焦，则壮热烦渴，舌焦红或缩，外发斑疹，或神昏发痉；若湿热化燥，耗血迫血，则血从上溢而吐血，从下溢则便血、尿血，从肌肤外溢而见血汗。若湿热之邪侵及少阳、三焦、厥阴则变症百出，多表现为呕逆、发痉、神昏、下利等危急之症。

温病湿热证是湿热病邪引起的一类急性外感热病，其病势发展不外由表入里，按卫气营血传变过程而传变，临床上以湿热在气分为主要表现，但胃为水谷之海，脾为湿土之脏，故湿热为患多以中焦脾胃为中心。从临床实践来看，初起卫分证与气分证的证候均可出现，难于划分。湿偏重或湿热并重时，往往湿热弥漫上、中、下三焦，气机阻滞，阳气被郁，热中蕴湿，又由于湿为阴邪，其性重浊腻滞，因而湿热易伤阳而不易伤阴，入营血者较少。所以，在湿热证辨证中，虽然有卫气营血辨证、三焦辨证和脏腑辨证等多种方法，而用于温病湿热证的外感湿热，主要有卫气营血和三焦辨证。外邪所致之湿热，一般是"始上焦终下焦"，或者说是先卫气后营血。其中脾胃见症，不仅中焦有，上焦和下焦皆多兼有。在卫分时，气分的脾胃见症常相伴随。在气分时证候虽很复杂，而病变的中心，不是在脾（湿重于热），就是在胃（热重于湿）。

2. 脾胃湿热证的临床表现及辨证方法　脾胃湿热证是夏秋之季常见多发证候，尤以东南沿海及四川盆地为好发，感受暑湿邪气较轻，在较长一段时期仅仅表现为头晕、纳呆、乏力、肢倦、身热不扬、口渴不欲饮、便溏尿赤、舌红苔腻，脉濡数或滑数等一系列表现为特点。脾胃湿热证在临床上涉及面较广，最常见于消化系统疾病，其在消化道方面的表现如食欲不振、呕吐酸苦水、痰涎上壅、胸闷恶心、胃脘疼痛、腹部胀痛、恶油腻、口黏而甜、身重困倦、小便短黄、大便不畅或稀薄，甚则皮肤发黄、妇女带下色黄量多、舌苔黄腻、脉濡数或细数等。

脾胃湿热的辨证多为脏腑辨证，首先，要有在脾胃功能受损加上湿热的临床表现；第二，要辨别湿热的孰轻孰重；第三，要结合辨病，进一步明确病位、病势。在脾胃病的临床辨证中，尤当注重辨口味和舌苔。脾湿明显者，有食热则症缓、饮冷则症状加重的特点；胃热较重者，则有口渴思冷的特点。脾湿胃热并重者，当四诊合参，详细辨证。舌苔乃"胃蒸脾湿上潮而生"，脾胃湿热的典型舌象为舌体胖大有齿瘀，苔黄腻。进一步辨别湿热孰轻孰重，湿重热轻者舌苔白腻或微黄，热重湿轻者舌质红与苔黄腻并见。

二者所包含的现代医学疾病种类不同

从现代医学观点看来，温病湿热证多与现代医学所说的乙型脑炎、伤寒、副伤寒相似，此外，夏秋季某些类型的病毒感染或流行性感冒，以及沙门氏菌属感染、钩端螺旋体病，某些类型的传染性肝炎、胆道感染、急性血吸虫和某些急性消化道疾病等，凡是符合温病湿热证特征的，均可按本病进行辨证施治。

而脾胃湿热证临床涉及面广，但与急性传染性疾病无关，除常见于消化系统疾病外，如急慢性胃炎、胃及十二指肠溃疡等，其他系统疾病也不鲜见，如呼吸、泌尿系统的感染、神经官能症、心肌梗死、白塞综合征、高脂血症、风湿病、糖尿病、痛风、肿瘤、带下、皮肤病、眼结膜炎、鼻窦炎、中耳炎等。

两者在治疗原则上的区别

确定温病湿热证的治疗原则，要分清邪在卫分、气分、营血分的不同而分别施治。湿热病邪在气分，当以清其湿热之偏盛，属湿重于热以化湿为主，大法为芳化、苦温、淡渗，配合宜气；属湿热并重者以辛开苦降为主，大法为苦温、苦寒、芳化、淡渗；属热重于湿者，以泄热化湿为主，适当辅以芳化、淡渗。薛氏根据湿热之邪的病理特点是"蒙上、流下、上闭、下壅"以及阻闭三焦，确定其治疗原则为湿热分治，在上焦者，多治以芳香宣化为主，病在中焦，湿胜者，主以辛开、辛泄、苦温、辛香燥湿畅气；热胜者，清热为主，兼以化湿。湿滞下焦，分利为治，兼开泄中上。

湿热化燥，治疗上有清气分热、凉营、凉血之不同。温病湿热初起，邪从外受，虽可见卫表证候，但为时多短暂，且伴有湿阻中焦的气分证候，表现为卫气同病，湿重于热，治当芳香化湿；湿热病邪传里，致气分湿热蕴蒸，阻遏气机，并波及脏腑，可表现为多种证候，可随证加减。因湿为阴邪，其性重浊腻滞，与热相合，蕴蒸不化，胶着难解，故吴鞠通在湿热证初起提出"三禁"，在湿热证的病程发生发展阶段要忌大汗、大下和滋补，以防重伤气阴以助邪势，要根据湿热病邪所处的阶段应用适当的治法。湿热证后期，若治疗过程顺利，病变从气分直接进入恢复期阶段，若余邪未净，胃气未醒，脾虚不运，治宜调理脾胃气机，清涤余邪，使正气渐复而愈。

而脾胃湿热证系由脾胃功能失调感受湿热之邪而得，其治疗原则应在清热、化湿、理气等祛邪的基础上配合调理脾胃功能的药物。其治疗要点应以化湿为主，清热为次，理气为佐，同时也要结合湿热病证所累及的脏腑特点和兼症情况，与相应的治法相配合。如属肝胆湿热配疏肝利胆；属大肠湿热配行气活血；属膀胱湿热配通淋利尿；属痰热壅肺配清肺化痰；属痰蒙心包配豁痰开窍；属挟积、挟瘀、挟风、挟毒者，分别配导滞、化瘀、祛风、解毒之法等。

总之，脾胃湿热证与温病湿热证的关系错综复杂，既有相似之处，又各具特点。在临床中要注意区分两者的不同之处而辨证施治，以期获得良好的效果。

220 脾胃病湿热理论的创新和应用

湿热合邪形成的湿热病证是临床常见病之一，湿热病证由于其病因病机演变复杂、临床表现多样、涉及病种广泛，近年来一直是临床的研究热点。但有关湿热病证的病因与发病理论研究相对滞后，主流的外感湿热理论无法诠释诸如 Hp 相关性胃炎等临床疾病的发生发展，而基于"伏邪学说"则可较好地诠释此类病变的病机。另外，湿热病演变过程中，传统理论认为，中阳的"虚实"决定湿热的"热化"和"燥化"，即湿热证最终可出现因燥化伤阴、损络而影响血分，出现瘀证。多年来，学者吕文亮等及其课题组潜心研究湿热证病因病机及证治规律，在临床实践基础上，理论方面提出"湿热伏邪"新说、"湿热致瘀论"等学术见解，广泛应用于外感热病以及各系统疾病，如慢性消化系统疾病，Hp 相关性脾胃病，糖尿病，慢性肝病等，具有一定的临床指导意义。

诠释湿热本义

1. 临床湿热致病的广泛性 湿热病证病种较多，可分为外感疾病和内伤杂病两类，涉及内科、外科、妇科、儿科、疑难杂症科等各系统的湿热证。随着全球气候变化和现代人们生活方式的改变，湿热之邪致病已经不像古代医学书籍所记载的那样，有明显的时节和发病的地域特性，湿热疾病的发病率大大增加，与此同时，从全国乃至全球的范围来看，湿热疾病的覆盖率明显提高。

2. 湿热致病的复杂性 湿为阴邪，热为阳邪，湿热相合，病情复杂，病程较长，变化多端。由于个人体质的不同导致湿热各有偏重，由此影响发病的缓急；湿邪的特性是蒙上流下，最易影响三焦，尤其中焦，因为脾为湿土，同气相求，故湿热常停滞中焦，而内外上下无不受湿热影响。湿性缠绵，日久阳气受损，热邪炽烈，病久则伤阴酿毒损络。湿热余邪久羁往往导致实中夹虚，由于正气亏虚，病情更易反复发作。

3. 湿热致病——中焦脾胃中心论 明清时期的数位温病学大家依据自己丰富的临证经验，总结归纳出了湿热之邪致病的病因、病机、证候、治法、转归与湿热变证，并在其医学著作中有详细描述。例如，温病大家叶天士在其代表作《温热论》一书中明确提出被后人认为是湿热发病经典理论的——"外邪入里，内湿为合"，使后人明确了内外合邪是湿热病证的最基本病因。众所周知，体质也是影响发病和疾病转归的重要因素，先贤指出"在阳旺之躯，胃湿（热）恒多；在阴盛之体，脾湿亦不少，然其化热则一"，湿热之邪最易侵袭脾胃，若平素胃中阳热偏盛，湿邪与热互结而为湿热；若平素脾气不足，湿邪则壅盛，但也不乏湿蕴日久，逐渐化热的情况。

所以，湿热病证的正确辨治就尤为重要，可以从三个方面进行辨证，首先，辨清湿邪与热邪的偏盛是基础；其次，明确湿热之邪侵犯部位处于上、中、下三焦的哪一脏腑是准确用药的前提；最后，结合卫气营血辨证的纲领，纵观全局，分清湿热侵袭的层次，有助于判断疾病的转归。在叶天士对湿热疾病认识的基础上，温病大家薛生白进一步完善和补充了其对湿热疾病发病的认识，例如，在其代表作《湿热病篇》中，薛生白就明确提出湿热病起病之初为"内外相引"，辨证用药时参考卫气营血辨证理论，再采用其归纳的湿热病邪三焦定位方法进行准确用药，据此他创立了指导后世医家的以中焦脾胃为中心，体统完善"湿热三焦辨证"体系。

湿热理论创新与临床应用

1. 湿热伏邪新说

（1）湿热伏邪理论的提出："湿热内伤伏邪"的临床应用研究有其重要学术价值。在湿热伏邪的认识方面，观察到余邪伏于体内，遇诱因则发是内伤杂病反复发作的原因。基于此，可对"伏邪学说"内涵进行延伸，诠释"内伤杂病"的发病机理，提出"湿热伏邪"的概念。湿热之邪侵袭人体，隐匿而潜伏于体内，湿性缠绵，热性煎熬，最难速去。这就使得"湿热伏邪"稽留日久，耗气损阴伤阳，正气受损，导致"湿热伏邪"深伏久留，遇到诱因则易于再发。"湿热伏邪"具有郁热、耗阴、瘀阻、潜伏、缠绵的特点，因此，对该类病证确立扶正、透邪、除邪的治疗原则，强调"泄热与透邪并举"。湿热疾病的发病期治疗原则有清透湿热，活血通络，扶正透邪；缓解期则强调扶助正气，治疗原则是健脾养胃，佐以清热化湿，理气活血；结合四时阴阳变化加减化裁，使湿热之邪得以解除。湿热伏邪侵袭并停留人体日久，病位由浅入深，从气分进入血分，湿热慢慢酿毒，湿热之毒煎灼血分而致瘀血，血瘀会直接导致脉络瘀阻。若人体正气尚佳，邪气也不亢盛，就会出现双方实力相持的局面，湿邪与热邪缠绵不解，初起阶段人体可无明显不适症状，但时值春季，风邪偏盛，就会诱发体内的湿热伏邪，出现伏邪与新感俱现的症状。

（2）湿热伏邪理论的临床具体应用：慢性胃炎极易反复发作，治疗时应该以"湿热伏邪"理论为指导，以清除湿邪、透解热邪，使湿热分离是基本指导思想，由于湿热疾病后期可出现瘀血症状，所以治疗时也应加入活血化瘀，解毒通络的药物，扶正透邪，三因制宜，可以有效改善患者的临床症状，降低复发率。幽门螺旋杆菌（Hp）感染是慢性胃炎脾胃湿热证发生的重要原因，Hp作为一种湿热病邪从口腔进入下消化道，进而潜伏在中焦脾胃，感染日久则病邪伏藏于胃络，湿热长期蕴阻中焦，会导致脾升胃降的功能异常，若热邪偏盛，则可能灼伤胃络，导致瘀血；若人体正气强盛亦可不即时发病，Hp于局部反复刺激胃黏膜，损伤人体正气。另一方面，伏邪学说也有助于深入理解慢性肝炎肝纤维化的病理过程，即湿热疫毒之邪长久潜伏于肝脏血络，直接导致肝脏及其他脏腑经络损伤，还会进一步耗损血液中具有濡养作用的阴液，血液黏稠度增加，易形成瘀血阻于局部经脉，或溢出脉外而形成离经的瘀血。伏邪学说也可以指导耐药菌肺炎的预防与治疗，许多学者根据临床经验总结了其病机为风邪夹杂痰湿与热邪，此类邪气阻于肺络，遇到外界的风寒或风热之邪引动，伏而后发，治疗原则以驱邪为主，兼顾扶正，所以透风化痰、泄湿祛热为主，辅以益肺气养肺阴，达到祛除伏邪的目的。除此之外，临床许多难治疾病都可以运用伏邪学说进行调治，例如系统性红斑狼疮、流行性脑脊髓炎、慢性肝炎肝纤维化等。

（3）基于湿热伏邪理论的研究：本团队已进行"参杖颗粒调控Rho/Rho激酶途径对肝星状细胞活化影响的研究"，深入探究了清热化湿解毒、益气养阴、活血通络的参杖颗粒对Rho/Rho激酶途径的上游激活、中间传导及下游效应的调节作用，明确了该药抗肝纤维化作用的新靶点，为揭示参杖颗粒抗纤维化的机制提供了新的实验依据。在此项研究基础上，业已开展了"基于PD-1调控肝枯否细胞分化的参杖颗粒阻断肝纤维化机制研究"，深入研究了肝纤维化进展过程中肝枯否细胞（KCs）亚群的分布变化及程序性死亡蛋白-1（PD-1）介导的PI3K-Akt信号通路对KCs亚群分化的调控，进一步阐明了参杖颗粒阻断肝纤维化基于PD-1调控KCs分化的机制。

2. 湿热致瘀论

（1）湿热致瘀论的提出：《伤寒论》是医圣张仲景的代表作，他明确指出"瘀热在里，身必发黄"，认为黄疸的内因是瘀热之邪伏于体内的缘故。温病学大家叶天士在总结前人经验的基础上提出"久病入络"的观点，也告诉后人湿邪与热邪胶结在一起会影响到人体血分，产生血分病变，其原因是湿性缠绵，不但可以影响三焦气机，还会进一步导致血行不畅；另一方面，或湿热内伏体内会损伤络脉，直接导致营卫不调，进一步导致营卫不通，最终使得脉络瘀滞。课题组根据临床上湿热病证在病理发展过程中常见瘀血证候，提炼出"湿热致瘀"观点，这可以很好地揭示湿热疾病在其发生发展过程中由湿而瘀，进而络脉损伤的病机变化。

各种疾病中，湿热证不同阶段均有瘀血征存在。例如，常见疾病消化性溃疡在胃镜检查中经常可见胃黏膜不同程度的充血与水肿，严重者可出现组织炎性变性溃疡等病理征象，这些表现与我们所熟知各类疾病的脾胃湿热证的病机演变：湿邪久羁、损络致瘀是高度吻合的。

（2）湿热致瘀论的应用：许多湿热病治疗的新思路也在"湿热致瘀"理论中产生，即在治疗湿热病时可灵活运用活血药，截断湿、瘀之间的恶性病理循环，提高湿热性质疑难病诊治的疗效。在慢性乙型病毒性肝炎的治疗中，初期即从湿热，瘀血着手，以清化湿热，疏肝理气化瘀，调理脾胃为法。慢性肝炎肝纤维化病情迁延反复，初起以肝胆脾湿热为主要病机，湿热之邪长久潜伏于体内，首先化瘀继而入络，最终形成"湿热瘀毒蕴结肝脾"的病理变化，在深入了解慢性肝炎的病机演变之后，治疗就有的放矢，治疗时以清热化湿为主要治法，同时也不可忽视解毒活血化瘀，从而达到湿邪去除、热邪清泄、瘀血消除进而及时阻断肝纤维化进程。伏邪学说很大程度上也指导了对慢性胃炎病因病机的认识，例如，萎缩性胃炎中脾胃湿热证的"炎癌"病机转化关键点是湿热酿毒，损络化瘀，基于此认知，早用清热化湿，佐以通络化瘀法，可以作为阻断"炎-癌"转化的基本治法。

建立脾胃湿热证量化诊断标准、规范辨证体系

1. 脾胃病湿热证证候规律研究 湿热病证证候规律研究是将中医药自身特点与现代科学技术方法相结合，应用胃肠动力学、代谢组学、基因组学、临床流行病学等方法开展湿热病证证候规律、复杂干预与个体化诊疗、科研共性方法学等临床研究及证候生物学基础研究，从而揭示辨证论治的科学内涵、提供湿热病证诊疗中循证证据并阐释其内在机制。

（1）基于物质基础的湿热证本质研究：对湿热证本质的研究主要从两个方面进行。

1）复制湿热证模型研究证本质：运用动物造模法从病理、生化、免疫、微量元素等多角度、多侧面进行湿热证本质研究，运用复合因素造模法获得的模型基本可以复制湿热证的典型证候。研究团队自1995年起即开展脾胃湿热证动物模型的研究，通过研究生物致病模型，即大肠埃希菌感染+高脂饮食或伤寒杆菌感染+高脂饮食，以及复合因素造模模型，即伤寒杆菌感染+肥甘饮食+高温高湿环境，揭示了胃肠动力紊乱、促炎因子TNF-α、免疫、IL-1等炎症细胞因子以及活化的补体等抗炎因子与脾胃湿热证的发生密切相关。

2）病证结合模式：从某一疾病的湿热证入手，探讨湿热证本质与相关特异性指标的关系，病种主要涉及消化系统。同时还应该注意对各科湿热证患者进行全面检测，这些检查可以帮助我们从代谢组学、免疫功能、自由基水平、微量元素水平等层面深入揭示临床各科各系统疾病湿热证的本质。如开展了脾胃湿热型非萎缩性胃炎、萎缩性胃炎和胃癌的代谢组学研究，从代谢组学的层面探讨了湿热证的部分物质基础。

2. 脾胃湿热证量化诊断标准研究 实现中医现代化必须经历的阶段是中医证候诊断的标准化，中医临床疗效的评价、证候本质研究的基础和前提都在于证候诊断标准的建立。虽然基于物质基础的湿热证本质研究为本证诊断方法学研究提供了思路，但依靠动物模型这种单一的研究平台，无法阐明温病湿热证的全部问题。另一方面，虽然临床有来自不同专家学术观点的多种湿热证客观辨证参考标准，但多为宏观诊断标准而定量不足。因此，团队自2004年开始，以湿热证的代表脾胃湿热证为切入点，在慢性胃炎脾胃湿热证的量化诊断标准方面进行了大量的研究工作，注重诊断标准的实用性。

脾胃病症分为脾胃实证与脾胃虚证两大类，脾胃湿热证属于前者，全国各地区的流行病学调查结果都提示，脾胃湿热证患者人数在许多地区都表现为持续增长的趋势。研究与数理许多临床流行病学文献后，发现临床各科疾病中湿热证型一类中出现频率最高的是脾胃湿热证，初步统计脾胃湿热证一共涉及21种疾病分别隶属于8个系统。自20世纪末，病证结合模式被许多研究者所认可，在此模式下展开的

脾胃湿热证本质与证候研究也一度成为热点。目前科研团队已有大量研究结论表明，活动性炎症与脾胃湿热证的发生关系密切；胃黏膜固有的保护因子明显减少，与此同时，炎症因子明显增多，与健康人相比，胃泌素水平可能升高；细胞代谢亢进；舌苔、胃肠道微生态失衡；胃肠动力障碍、免疫异常等。

例如，团队开展的"慢性胃炎脾胃湿热证量化诊断标准的初步研究"，确定了脾胃湿热证的诊断阈值为"24 分"，进行了量表回顾性和前瞻性检验，证实了本研究制订的慢性胃炎脾胃湿热证分级量化诊断标准具有临床实用性。此外，还发现 Hp 感染与慢性胃炎脾胃湿热证高度相关，而血清胃泌素升高可以作为"脾胃湿热证"的微观证据之一。

另外，还开展了病证结合的模式下慢性胃炎脾胃湿热证中医临床量化诊断标准研究，通过客观的数据挖掘，发现慢性胃炎脾胃湿热证的发生与饮酒、年龄、饮食偏嗜和体重有关。脾胃湿热证最常见的证候是舌红、苔黄腻、胃脘痞满、脉滑、脉数。

3. 湿热证规范化辨证体系研究　既往人们熟知的中医诊疗手段往往具有明显的局限性，例如，针对同一疾病采取的方药往往不同的医生有不同方案，制定具有普遍指导作用的标准循证医学的证据级别相对较低。因此，探讨疾病与"湿热证"的关联性，厘清"湿热证"发展源流及演变规律，结合大样本临床流调，形成"湿热证"统一辨证规范体系意义重大。团队进行了基于数据挖掘方法的慢性胃炎脾胃湿热证量化诊断标准研究，在全国东部、西部、南部、北部各选取一家医院，中部地区选取两家医院进行临床病例资料收集。探究各不同地域城市之间流行病学、证候和实验室检测指标的差异。

4. 开展临床各科湿热病证异病同治研究　湿热为临床各科各系统疾病的常见病因，最常见的是肝胆脾胃这类消化系统疾病。典型的湿热相关疾病，如 Hp 相关性胃炎、慢性乙型病毒性肝炎、溃疡性结肠炎、非酒精性脂肪肝等疾病，在临床医生的准确辨证后，以清热祛湿法为基本治疗方法，往往可以有较好的疗效。

随着各学科对相关疾病研究日益深入，具有中医病机演化相似性的某些疾病的系统性研究亟待完善。例如目前备受关注的 Hp 相关性非萎缩性胃炎与萎缩性胃炎的"炎癌转化"研究，以及慢性乙型病毒性肝炎中后期的纤维化与重症化，这些困扰临床各科的湿热相关疾病在发生、发展、演化过程中往往具有共性，其不良的预后与其病机演化具有密不可分的关系。辨证论治与相应的理法方药是中医理论体系的精华，其中最关键的就是辨证明"理"，即明确的病机四诊合参是辨清病机的基础，所以，明确湿热病的病机是有效治疗与预防的基础，挖掘湿热疾病的共性病机及转化规律，总结新的病机新理论，从而构建新的实用的特色诊疗新体系，是目前应用湿热伏邪学说防治临床各科各系统重大难治疾病需首先解决的核心问题。

吕文亮等团队进行了基于代谢组学技术的 Hp 相关性胃炎病机转化研究，Hp 可以归属于湿热伏气；湿热久蕴，正气日损，瘀毒渐生是 Hp 相关性胃炎脾胃湿热证湿热病机传变的总体趋势；脾胃湿热证存在客观物质基础，胃炎与胃癌脾胃湿热证的代谢组学差异表明病机有病的特殊性。在此基础上进行了"基于代谢组学技术的脾胃湿热型慢性非萎缩性胃炎、萎缩性胃炎证候演化规律研究"，梳理文献发现湿热久蕴，正气日损，湿热酿毒，损络成瘀是慢性胃炎湿热病机传变的总体趋势。代谢组学分析结果表明湿热夹瘀是"炎癌转化"的关键病机，对于进一步运用代谢组学技术探讨脾胃湿热证病机转化规律，优化防治方案具有重大意义。

讨　论

1. 方法学创新　脾胃湿热证研究是系统研究，传统思维有其局限性。运用理论-临床-生物学基础研究系统思维，立足于中医证候临床表征集合、独立科学内涵、多样化呈现、多层次复杂体系的基本特征，解析中医临证过程是在个体化特征分析的基础上建立共性规范。多学科集成创新：本项目遵循复杂特征还原分析基础上的整体观原则，开展病与证、宏观与微观的流行病学调查，高效实现复杂关系的可比较、可分析；专业建构上考虑宏观表征、生物学基础的不同系统、不同层次及同一层次指标间因果、先后、主次、网络分层/结点/连接等关系，首先进行专业认识的系统梳理与设计、保证"整体-还原"分析目标与方向的正确；数理分析方面，以还原基础上的整体趋势规律为核心，区别关联关系、因果关系的不同，侧重应用系统建模、复杂网络等整体性分析技术，明确"湿、热、脾胃湿热"的异同，从而实现整体理念下合理的关系把握，揭示慢性胃炎脾胃湿热证的生物学基础，集成创新形成可推广运用的脾胃湿热证辨识标准和技术方法。

2. 从微生态学及炎症微环境紊乱入手进行研究慢性胃炎脾胃湿热证 近两年，全球"人类微生物组计划"的实施使得对口腔及胃肠道微生物群落与人类相关疾病发生的关系研究逐渐成为热点。大量研究表明，人体菌群的活动影响着人的健康和疾病转归。本课题采用的16S rRNA基因高通量测序联合代谢组学技术，可为挖掘优势菌群的属与特征性代谢标记物之间的强相关性、寻找微生态生物学表征和动态演变规律发挥重要作用。此外，课题应用免疫组化、Quantitative Real-Time PCR，Western Blot以及Bio-Plex悬浮芯片技术，从多条炎性信号通路及细胞焦亡途径探讨脾胃湿热证的炎症微环境微观属性。因此，从微生态学及炎症微环境紊乱进行研究，对揭示慢性胃炎脾胃湿热证的微观机制、指导中医临床治疗有重要意义。

3. 病证结合动物模型的构建 鉴于既往报道的基础性研究，多数是在仅仅构建了疾病的动物模型上而成，未能构建符合中医"辨证论治"体系、包含中医"证"特点的动物模型。课题组在前期承担的自然基金等项目中，应用多因素复合造模法，构建符合临床中医"证"特点的"脾胃湿热证、脾胃虚弱证"及Hp感染慢性胃炎大鼠模型，为深入开展中医"证"的微观研究奠定基础。

4. 可采用中医经典方方证效应的验证分析 这是慢性胃炎脾胃湿热证研究新的切入点。从慢性胃炎脾胃湿热证患者和动物模型的角度，探讨经中医经典方"连朴饮"治疗后，其代谢异常、炎症因子异常、胃肠道微生物菌群失调等不同病理生理特征的变化，从方证效应的角度，进一步阐释慢性胃炎脾胃湿热证的机制及"连朴饮"的作用机理，具有一定的新意。

5. 基于异病同治的湿热相关消化系统疾病病因病机及诊疗新体系研究 临床消化系统疾病的常见病因为"湿热"，其在幽门螺杆菌（Hp）相关性胃炎、慢性乙型病毒性肝炎、溃疡性结肠炎及非酒精性脂肪肝中这四种常见疾病中表现最为典型，临床多采用清热祛湿疗法且效果显著。目前，针对单一疾病的湿热研究已有一定基础，但真实世界中上述疾病均可能发生如"炎-癌转化"等初始病证的转变，疾病的"异病同证"及"异病同治"机制也尚未最终明确。中医辨证论治在消化系统疾病诊治中具有独特优势，其诊疗模式是通过系统的理法方药来实现的，即利用"理"的阐明来揭示疾病的病机。由于湿热相关消化系统疾病发生发展的根本在于病机的转化，因此，基于审证求机原则，深入挖掘上述四种疾病的共性病机与转化规律，进一步凝练"异病同证"的湿热伏邪新理论，构建"异病同治"的湿热伏邪诊疗新体系，具有重大意义。

6. 应用现代生物信息学技术研究 传统四诊技术的日益客观化，加之目前数据挖掘技术日新月异，开展中医大样本临床研究成为可能；系统生物学方法也是指导中医疾病研究探讨相关疾病证候生物学机制的良好基础，不少学者以肠道微生态作为切入点，深入探究了脾胃湿热证的本质。

221 幽门螺杆菌感染与脾胃湿热证

幽门螺杆菌（Hp）是定居于胃内的一种革兰氏阴性杆菌，是慢性胃炎、消化性溃疡、功能性消化不良、胃黏膜相关淋巴组织淋巴瘤和胃癌等消化系统疾病的主要致病因素。全球有超过半数的人存在Hp感染。1983年，澳大利亚学者Warren和Marshall首次从人胃黏膜活检组织中分离出Hp，之后Hp一直是消化系统领域的研究重点。近年来，众多学者从实验研究和临床应用角度探讨了Hp感染与脾胃湿热证的关系，发现二者间联系密切，中医药和中西医结合治疗方面有较好疗效。学者杨闪闪等对幽门螺杆菌感染与脾胃湿热证的相关性做了探析。

幽门螺杆菌感染中医辨证分型研究

Hp感染是引发胃病的重要因素之一，中医学认为脾胃湿热也是胃病发作的重要病机。关于脾胃湿热证和Hp感染间是否有相关性，诸多学者进行了研究。

唐丹丹研究发现，Hp相关性慢性胃炎中医证型多为脾胃湿热证、肝胃郁热证、肝胃气滞证、脾胃虚弱证、胃阴不足证、胃络瘀血证，最常见者当属脾胃湿热证。刘斌斌的研究证明，慢性胃炎中医各证型Hp感染的发病率由高到低依次为脾胃湿热证、肝郁气滞证、肝胃郁热证、脾胃虚弱证、胃阴不足证、胃络瘀阻证，Hp阳性脾胃湿热证与中医学"湿热生虫"理论高度相关，该理论可以为中医临床根除Hp提供指导。李景巍等探讨Hp相关性胃病中医体质与中医证型的关系，结果显示Hp相关性胃病患者中医体质类型出现的频次由高到低依次为湿热质、气郁质、阳虚质、气虚质、平和质、血瘀质、痰湿质、阴虚质、特禀质，中医证型频次由高到低依次为脾胃湿热证、脾胃虚寒证、肝胃不和证、胃阴亏虚证、瘀阻胃络证。

李培彩等通过文献研究探讨Hp感染相关疾病的中医证候学特点，发现Hp感染相关疾病中医证候以脾胃湿热、肝胃不和和脾胃虚弱最为多见。陈瑶等采用前瞻性横断面分析及多中心的流行病学研究方法，探讨Hp相关性胃病的中医证型及证候要素的演变规律，发现Hp相关性胃病的中医证型以湿热证和肝胃不和证为主，中医证候要素以热、湿、气滞为主。Hp相关性胃病与中医证型及证候要素具有相关性。

综上所述，Hp感染者的中医证型中，脾胃湿热证明显高于其他证型，显示出HP的感染与脾胃湿热的存在明显的内在关系。

幽门螺杆菌感染与脾胃湿热证的实验研究

王小娟等探讨灭幽汤治疗Hp相关性胃炎脾胃湿热证的作用机制，结果显示灭幽汤可能通过抑制Toll样受体2（TLR2）、Toll样受体4（TLR4）及下游炎症因子的表达达到治疗Hp相关性胃炎脾胃湿热证的目的。于靖等研究清热化湿方（黄连、栀子、蒲公英等）对HP感染小鼠的杀菌作用及对核因子κB（NF-κB）p65、白细胞介素1β（IL-1β）、白细胞介素8（IL-8）、肿瘤坏死因子α（TNF-α）表达水平的影响，结果显示清热化湿方对感染小鼠Hp的根除作用有限，但可明显改善胃黏膜炎症。杨馥语研究表明，蒿芩清胆汤可以减轻HP感染慢性胃炎脾胃湿热证小鼠胃黏膜的慢性炎症、活动性炎症、变性及间质充血水肿程度，减轻胃黏膜的炎症反应；可以降低Hp感染慢性胃炎脾胃湿热证小鼠胃黏膜环氧化酶（COX-2）、TNF-α 的表达；其治疗 Hp 相关性慢性胃炎脾胃湿热证的机制可能与通过降低胃黏膜 COX-2、TNF-α 的表达而发挥抗炎和保护胃黏膜的作用有关。

宾金秀探讨胃复康颗粒对 Hp 相关性疣状胃炎（湿热证）患者的临床疗效及其对血清 CagA 抗体浓度、胃黏膜 p38MAPK 蛋白的影响，结果显示服用胃复康颗粒，经病理组织学观察炎症程度得到减轻，受损胃黏膜得到修复，部分病变黏膜得到逆转，单用该方及其联合西药三联均能有效改善 Hp 相关性疣状胃炎患者受损胃黏膜的组织，能使血清 CagA 抗体浓度下降，降低 Hp 毒力；可以减少胃黏膜 p38MAPK 蛋白表达，使血清 CagA 抗体浓度下降。

幽门螺杆菌感染与脾胃湿热证的临床研究

1. 脾胃湿热证中医药研究　在经验组方方面，李国庆以消幽复胃汤治疗 Hp 耐药性慢性胃炎脾胃湿热证患者，观察其 Hp 根除情况及临床症状改善情况，结果显示消幽复胃汤对 Hp 耐药性慢性胃炎脾胃湿热证患者体内的 Hp 具备一定的根除作用；消幽复胃汤能够明显改善 Hp 耐药性慢性胃炎脾胃湿热证患者的中医临床症状，对胃脘有灼热感、口臭口苦、恶心欲呕及大便黏腻等症状的改善更为明显。薛世明研究观察灭幽汤的症状改善效果，结果显示对湿热型 Hp 感染引发的胃炎患者，采用灭幽汤可有效改善嗳气、腹痛等症状，提高机体免疫功能。

在传统方剂方面，张铁铭观察半夏泻心汤治疗脾胃湿热型慢性浅表性胃炎的临床疗效，结果显示半夏泻心汤对胃痛、烧灼感、纳差、泛酸、嗳气等症状改善明显，临床疗效优于对照组。陈国夫探讨黄连温胆汤治疗脾胃湿热型 Hp 阳性浅表性胃炎的疗效。黄连温胆汤能够有效改善脾胃湿热型 Hp 阳性浅表性胃炎的临床症状和胃黏膜损伤，临床疗效显著，Hp 根除效果好，可作为临床治疗优选药物。

2. 脾胃湿热证的中西医结合研究　在经验组方方面，汪红兵观察李乾构教授健脾清化方治疗耐药 Hp 感染性胃炎（脾虚湿热证）的临床疗效，以及健脾清化方联合西药补救三联对耐药 Hp 的根除作用，结果显示健脾清化方联合补救三联对耐药 HP 感染性胃炎（脾虚湿热证）有较好的临床疗效，并对根除耐药 Hp 具有作用。李燕辉以止痛顺气汤联合标准三联疗法治疗 Hp 相关性慢性非萎缩性胃炎脾胃湿热证，结果显示止痛顺气汤联合标准三联疗法治疗 Hp 相关性慢性非萎缩性胃炎具有良好临床疗效，尤其在缓解胃脘痞胀、恶心呕吐、大便黏滞方面，可以有效缓解胃黏膜炎症反应，减少不良反应发生。李勇坚针对 Hp 阳性慢性萎缩性胃炎脾胃湿热证患者应用理气平胃合剂联合三联疗法治疗，可有效提高治疗有效率和 Hp 清除率。沈文娟观察清热化湿汤联合西药治疗脾胃湿热型消化性溃疡的临床效果，发现清热化湿汤联合西药治疗消化性溃疡脾胃湿热证可有效改善患者的临床症状，促进损伤的黏膜修复，提高临床疗效。

在传统方剂方面，彭海平采取随机对照方法，对照组采用 PPI 三联疗法，治疗组在此基础上加服加味半夏泻心汤，结果显示加味半夏泻心汤可提高脾胃湿热型 HP 相关性胃炎 Hp 根除率，改善胃镜病理以及临床症状，且具有不良反应发生率低的特点，对脾胃湿热型 Hp 相关性胃炎具有肯定的治疗作用。王建等以连朴饮加减联合三联疗法治疗脾胃湿热型 Hp 感染阳性慢性胃炎疗效确切，可提高 Hp 根除率，明显改善患者胃脘疼痛、口苦口臭、恶心呕吐症状，降低患者疼痛（不舒服）、焦虑（抑郁感）等。华晖辉等观察连朴饮联合四联疗法治疗 Hp 相关性胃炎（脾胃湿热证）临床疗效发现，连朴饮联合四联疗法治疗 Hp 相关性胃炎（脾胃湿热证）临床效果显著，不良反应少，症状改善明显，可提高 Hp 根除率。张冬英等对照常规四联疗法治疗，在此基础上联合使用藿朴夏苓汤加减治疗，结果显示藿朴夏苓汤加减联合四联疗法治疗 Hp 相关性胃炎脾胃湿热证临床效果良好，基本无明显不良反应，且能够明显提高患者的 Hp 根除率，同时提高治疗效果。王萍等以三仁汤加减联合四联疗法治疗脾胃湿热型 Hp 阳性功能性消化不良患者中发现，三仁汤加减联合四联疗法可显著地提高脾胃湿热型 HP 阳性的功能性消化不良患者的治疗效果。王金会研究发现四妙丸联合四联疗法可提高 Hp 感染（脾胃湿热证）的根除率，可明显改善 Hp 感染（脾胃湿热证）的中医证候疗效，尤其是在胃胀、口腔异味、口渴不欲饮、肢体困重、嗳气、纳差、大便不爽等中医证候方面疗效较显著。

综上所述，临床运用中药治疗幽门螺杆菌的研究可以看出，把握脾胃湿热证的病机，辨病和辨证论治相结合，可以提高治疗 Hp 感染临床效果，改善患者症状，减少不良反应的发生，对临床具有重要指导意义。

幽门螺杆菌感染与脾胃湿热证的相关性

从病因角度分析，饮食失调，嗜食辛辣刺激和肥甘厚味，导致体内微环境发生变化，容易形成 Hp 生存的环境。现代医学对 Hp 感染风险与饮食关系也做了大量调研，通过大量调查研究发现，Hp 感染率与饮食偏嗜和进食习惯相关，饮食偏嗜（饮生水、吃烟熏食物、吃生蔬菜、吃凉拌菜等）、进食习惯（不吃早餐、三餐不定时、喜烫食、进食快、经常聚餐等）通常也是脾胃湿热形成的原因。以上因素导致脾的运化功能减弱，进而水湿在体内停滞，水谷不能运化，湿郁生热而致湿热内生。在传播方面，患者多是通过人-人间的粪口、口口、胃口途径传播的，其中由于我国常见的共餐制而造成感染呈家庭聚集性的观念被大多数医疗及科学研究者所支持。这与传染性疾病多温热和湿热也很类似。

Hp 感染的病机在于本虚标实，湿热邪气致病兼有湿邪和热邪的性质，为标实，而感染的基础在于脾胃功能失常，为本虚。分而言之，中医所说的热，类似西医所说的炎症，表现为局部的红肿热痛，Hp 感染所导致的炎症与热邪为阳邪，易致疮痈有类似之处。《灵枢·痈疽》云："热盛则肉腐，肉腐则为脓。"中医学的"湿"，类似于局部微环境，其所产生的胃肠微生态适合 Hp 侵入，湿性黏滞，阻遏气机，易困脾胃，发病过程中多见胸脘痞闷，纳呆不饥，大便溏滞，舌苔白腻，脉濡等临床表现。湿热合邪，决定了幽门螺杆菌的不易根除和反复发作。"正气存内，邪不可干；邪之所凑，其气必虚"。人体感受湿热的基础在于本身脾胃功能失调，进而导致脾胃运化功能失常，生湿化热。而且 HP 宿主的感染部位以胃为主，同属中医中脾胃的范畴。概而言之，Hp 感染的病机在于脾虚为本，湿热为标，在临床实践中得出 Hp 感染导致炎症进而产生湿热，湿热环境又容易感染 Hp。

从治疗 Hp 感染的专方用药来看，使用最多的是清热药，尤其是清热燥湿药。可见脾胃湿热证 HP 染明显高于其他证型。故而可以认为 Hp 的感染与湿热有着明确的联系。同时大量的研究结果证实，用清热祛湿法清除或根除 HP 感染效果显著，除对 Hp 直接抑杀作用外，也通过改变胃湿热境，从根本上改变脾胃功能及脾胃湿热的内环境，而不利于 Hp 的生长繁殖。同时，相对于 HP 感染的其他证型，脾胃湿热证型往往表现出一定的临床症状，一般建议根除 Hp。从结果反证，HP 感染与中医证型具有相关性，脾胃湿热证 Hp 检出率最高，Hp 根除治疗前后舌象变化具有显著差异，根除治疗后红舌、黄苔所占比例降低。

脾胃湿热证患者容易感染 Hp，Hp 感染者又多见脾胃湿热证，Hp 与湿热病邪之间存在密切的联系。全国中西医整合治疗幽门螺杆菌相关"病证"共识，也提出扶正祛邪是幽门螺杆菌相关病证的基本治则。实者以湿热为主，祛邪重在清热湿。虚以脾虚为主，扶正重在健脾和胃，补中益气。将 Hp 感染证型分为脾胃湿热证、脾胃虚弱证和寒热错杂证 3 种，脾胃湿热证是最重要证型也得到大部分专家共识。

Hp 与湿热病邪之间存在密切的联系，脾胃湿热所产生的局部微生态环境有利于 Hp 的定居，生长和繁殖，Hp 感染率较其他证型高，而脾胃湿热证是胃病发生过程中邪气最盛、邪正交争最剧烈的阶段，多为急性期发病，症状也较其他证型明显。中医学以整体观念和辨证论治为指导思想，这是中医理论体系的特点，证是疾病过程中某一阶段或某一类型的病理概括，脾胃湿热证亦然。Hp 感染和脾胃湿热证型的关系研究，不是否认辨证论治和其他证型的存在，而是阐明 Hp 感染和湿热证型关系密切，一方面，可以通过中医四诊收集脾胃湿热的信息，进而有针对性地进行Hp检测，例如口黏腻、红舌腻苔往往是HP感染的征象，这有利于Hp感染的初步筛查；另一方面，湿热往往会产生临床症状，需要根除Hp，改变饮食，调整湿热体质，也有利于防止Hp反复感染。今后的研究方向应收集更多、更广、更具有代表性的样本，进行定量、定性分析，从病理学、组织学、免疫学、基因学等多学科深入研究，为中医药防治Hp感染提供新的思路和方法。

222　肝胆湿热源流

湿热证是中医临床常见证型之一。然古言湿热必言脾胃，鲜有提及肝胆者，学者陈锦团等通过对肝胆湿热源流进行梳理，旨在正本清源。

湿热、内伤湿热、脾胃湿热与肝胆湿热相关

1. 湿热　湿为长夏主气，其性同水阴寒趋下，其质重浊黏滞，易流滞经络，困肉着筋；热乃火之轻者，为夏之主气，两者均属六淫范畴，而湿热合邪，则兼具两性，早期典籍均以外感湿热为其主要感邪途径，如《黄帝内经》云"溽暑湿热相薄"；《难经·五十八难》云"伤寒有五：有中风，有伤寒，有湿温，有热病，有温病"；至元代朱丹溪云"六气之中，湿热为患，十之八九"；李东垣《脾胃论》亦直言"时富长夏，湿热大胜，蒸蒸而炽，人感之多四肢困倦，精神短少，懒于动作，胸满气促，肢节沉痛"，以及明清时代温病学的发展，基本沿着外感湿热这一学术脉络发展。

2. 内伤湿热　内伤湿热为病虽早有记载，如黄疸、痿、膨胀、淋、疝、呕吐、吞酸、痢、泄泻等，且历代医家不乏其方药、脉案，但限于理论发展的滞后，故其在主观认识上却仍认为是外感湿热邪气所导致。至金元医家李东垣著《内外伤辨惑论》，方将疾病的病因病机分为外感与内伤两大类，开创了中医学从外感和内伤进行辨证论治的新时代，同时也奠定了从外感和内伤两方面对湿热病证进行辨证治疗的理论基础，促使后世内伤湿热的形成发展。

3. 脾胃湿热　对于内伤湿热病理基础的脏腑归属问题，自然而然地归结于脾胃，这由脾胃的"运化水湿"这一生理功能所决定。《素问·灵兰秘典论》云："脾胃者，仓廪之官，五味出焉。"《素问·厥论》云："脾主为胃行其津液者也。"《素问·经脉别论》云："饮入于胃，游溢精气，上输于脾，脾气散精，上归于肺，通调水道，下输膀胱，水精四布，五经并行。"因此，脾胃生湿热有其产生的生理、病理学基础。后世医家进一步阐述，如《脾胃论》云"脾胃虚，则湿土之气溜于脐下"。《仁斋直指方论·总论·五脏所主论》指出"在天为湿，在地为土，在人为脾，惟脾则主湿"；《脉因证治·三十三·肿胀》指出"脾土转输失职，胃虽受谷，不能运化精微，聚而不散，隧道壅塞，清浊相混，湿郁于热，热又生湿"。

4. 肝胆湿热　从理论探究的角度似乎没有肝胆产生湿热的基础，因为肝主疏泄、藏血，如《格致余论·阳有余阴不足论》云"主闭藏者肾也，司疏泄者肝也"，《素问·调经论》云"肝藏血"；《灵枢·本神》云"肝藏血，血舍魂"。《素问·五脏生成论》云"人卧血归于肝"。肝胆的脏腑功能与水液代谢的关系较少，因而缺乏湿热内生的基础。故而古言湿热必言脾胃，而鲜有言及肝胆者。

但因为肝主疏泄，调畅一身气机，故而也间接地影响到了脾胃的水湿运化，从而也参与了湿热的产生，如《医贯·卷六·湿论》指出"有湿热发黄者，当从郁治……当用逍遥散"。《外科正宗·阴疮论》亦指出"七情郁火伤损肝脾"，可导致"湿热下注"而生妇人阴疮。《杂病源流犀烛·肿胀源流》云："或由怒气伤肝，渐蚀其脾，脾虚之极，故阴阳不交，清浊相混，隧道不通，郁而为热，热留为湿，湿热相生，故其腹胀大。"《四圣心源·黄疸根源》指出黄疸"其病起于湿土而成于风木"。《辨证奇闻·肝疸》也指出黄疸之湿热是由于"肝气之郁"。这可能是后世提出肝胆湿热之基础。清代《医原·卷下·湿气论》则直接提出"湿热伤肝"，如"或湿热伤肾，水不济火而为梦遗，为黄浊；或湿热伤肝，流入筋脉而为疝；或湿热伤脾，而为泄泻"。而肝胆湿热证候学诊断名称的真正提出，疑为近清末以来，随

着西学渐进，西医学相关肝胆系统的解剖、生理、病理学发展以及肝病特别是病毒性肝病的广泛出现，是中医学现代发展的一种结果。

肝胆湿热的形成

1. 战国、两汉时期 《黄帝内经》系中医理论奠基之作，其文中对湿热的描述，主要是指外感六淫中的湿和热，两邪气的合邪，如《素问·六元正纪大论》中云："四之气，溽暑湿热相薄，争于左之上，民病黄疸而为胕肿"。又如《素问·生气通天论》云："因于寒……因于暑……因于湿，首如裹，湿热不攘，大筋软短，小筋弛长，软短为拘，弛长为痿。"其范围仅涉及外感范畴，尚未涉及内伤湿热，但为后世内伤湿热的产生奠定了理论基础。

其对肝胆的描述，除其功能、四时、清窍归属等外，如"肝者，将军之官，谋虑出焉。胆者，中正之官，决断出焉"，肝者，罢极之本，魂之居也，其华在爪，其充在筋，以生血气，其味酸，其色苍，此为阳中之少阳，通于春气"。最主要的还是《灵枢·经脉》对肝经循行以及肝经疾病的描述。如"肝足厥阴之脉，起于大指丛毛之际，上循足跗上廉；去内踝一寸，上踝八寸，交出太阴之后，上腘内廉，循股阴，入毛中，环阴器，抵少腹，挟胃属肝络胆，上贯膈，布胁肋，循喉咙之后，上入颃颡，连目系，上出额，与督脉会于巅；其支者，从目系下颊里，环唇内；其支者，复从肝别贯膈，上注肺。是动则病腰痛不可以俯仰，丈夫㿗疝，妇人少腹肿，甚则嗌干，面尘脱色。是主肝所生病者，胸满呕逆飧泄，狐疝遗溺闭癃"。这为后世肝经湿热的提出奠定了理论基础。

2. 宋、元、明时期 胆腑湿热以及肝胆湿热的相关论述，但基于《黄帝内经》对肝经的描述，一些肝经循行部位的疾患，特别五官清窍以及前阴浊窍疾病，开始用肝经湿热来处方，产生一系列治疗清肝化湿的方剂。如宋代陈文中《小儿痘疹方论》载方龙胆草、车前子、木通、当归尾、泽泻、甘草、黄芩、生地黄、栀子。其功效为肝经湿热，或囊痈、下疳、便毒，小便涩滞，或阴囊作痛，小便短少。宋代陈自明著《校注妇人良方》中"九味柴胡汤"的适应症是"肝经湿热下注，便毒肿痛，或小腹胁肋结核；肝胆经一切疮疡或风热结核瘰疬，阴痛，寒热，脉数洪涩"。元代李东垣《兰室秘藏·眼耳鼻门·内障眼论》指出"眼流脓生疮翳，湿热为病"；明代薛己《外科发挥》中"加减龙胆泻肝汤"其适应症言：肝经湿热，阴部生疮，阴囊肿痛，小便赤涩，便毒悬痈，妇人阴挺。

3. 清代 肝胆湿热最早作为诊断名词，首见于清代叶天士《叶天士医案大全》，叶天士提出肝胆湿热诊断，但仅10例病案，且该种提法是否系后世伪作，尚存在诸多争议；叶天士以后50余年，以"中医学史上论述肝病证治最完善者"的王泰林，在其专著《西溪书屋夜话录》，共总结治肝30法，其中提起"泻肝，如龙胆泻肝汤、泻青丸、当归龙荟丸"，但未提及肝胆湿热之说。

4. 民国、新中国成立初期（20世纪50—80年代） 1962年出版的中医学院试用教材重订本《中医诊断学讲义》（2版），其证候分类中，肝脏病证，分为肝火证、肝阳上亢、肝风证、肝郁证、肝寒证5种证型，未涉及肝胆湿热；同期北京中医学校编《辨证施治纲要》中肝病证候分类中分为"肝寒、肝热、肝虚、肝实、肝经经脉主要见证、肝阳上逆（肝经实火、肝经郁火、肝风内动）、肝气不舒、肝病兼证（肝火刑肺、肝气冲心、肝气犯胃、肝脾不和、肝胆不宁、肝肾阴虚、肾阴虚肝阳亢）"亦未提及肝胆湿热。

秦伯未《谦斋医学讲稿》（1964年）设有专论"论肝病"，系统地将肝病相关的病理、病名、症状、治法、用药进行了描述，是新中国成立初期对肝病阐述相对详细的一篇文章，文中将肝病的名词列举为肝虚、肝气、肝火、肝阳、肝热、肝风、肝寒、肝郁等病理学名词，其中未提及肝胆湿热或者肝湿热，而在其症状黄疸中，描述"一般以脾胃湿热和寒湿为主，不属于肝病范畴，但在肝病时亦多出现……黄疸证都有湿浊中阻，脾胃不运现象"。

1979年社出版的《中医诊断学讲义》（4版），在肝脏病证中仅有肝火证、肝阳上亢、肝风证、肝郁证、肝寒证5种证型，未涉及肝胆湿热。

1984年出版的《中医诊断学》（5版），在正规的教材中第一次提出"肝胆湿热证"，其定义为肝胆湿热证是湿热蕴结肝胆所表现的证候。多由感受湿热之邪，或偏嗜肥甘厚腻，酿湿生热，或脾胃失健，湿邪内生，郁而化热所致。临床表现为胁肋部胀痛灼热，或有痞块，厌食，腹胀，口苦泛恶，大便不调，小便短赤，舌红苔黄腻，脉弦数。或寒热往来，或身目发黄，或阴囊湿疹，瘙痒难忍，或睾丸肿胀热痛，或带下黄臭、外因瘙痒等。

因历史的原因，我国台湾中医学发展相对保守，经考证，1973年出版的《中医诊断学》将其肝脏病症分为肝火症、肝阳上亢、肝风证、肝郁证、肝寒证等五证，与大陆中医2版教材（1962年）基本一致；1980年出版的大学用书《中医诊断学》（马建中编著）中，对于肝胆的病症分为肝气郁结、肝火上炎、肝阳上亢、肝风内动、肝血虚5种分型。1985年出版的《中医诊断学》其肝胆症候中，方出现肝胆湿热。但从台湾文献的角度来看，肝胆湿热的出现基本是同步的。

肝胆湿热的辨证标准研究

1.《中医诊断学》肝胆湿热辨证的标准伴随着证名的确定，其辨证标准也较完善

1984年《中医诊断学》（5版），该诊断实际包含了肝经湿热的部分病症在内，但在定义上未见体现。

1987年出版的《中医诊断学》对肝胆湿热证定义为肝胆湿热证，是肝胆脏腑本部及肝胆经循行部位有湿热之邪留恋蕴蒸所产生的多种症候。其临床表现为舌红苔黄腻，脉弦数。胁肋部胀痛灼热，纳呆腹胀，口苦泛恶，大便不调或小便短赤，寒热往来，黄疸，阴囊湿疹，瘙痒，睾丸肿胀热痛，带下黄臭、外阴瘙痒。

1995年朱文锋主编的《中医诊断学》（6版）对肝胆湿热证定义：肝胆湿热证是湿热蕴结肝胆，疏泄功能失职所表现的证候。临床表现胁肋部胀痛灼热，厌食腹胀，口苦、泛恶，大便不调，小便短赤，或见寒热往来，身目发黄，或阴部瘙痒，或带下色黄秽臭，舌红苔黄腻，脉弦数或滑数。

2002年朱文锋教授主编的《中医诊断学》（7版）对肝胆湿热如下定义：肝胆湿热证指湿热内蕴，肝胆疏泄失常，以身目发黄、胁肋胀痛等湿热症状为主要表现的证候。以阴痒、带下黄臭等为主要表现者，称肝经湿热（下注）证。临床表现身目发黄，胁肋部胀痛，或胁下有痞块，纳呆，厌油腻，泛恶欲呕，腹胀，大便不调，小便短赤，发热或寒热往来，口苦口干，舌红苔黄腻，脉弦滑数。或为阴部潮湿、瘙痒、湿疹，阴器肿痛，带下黄稠臭秽等。

2. 肝胆湿热辨证临床调查 对于肝胆湿热辨证的标准，有以下临床调查分析。李家邦等对肝胆湿热制定了辨证标准①胁肋胀痛；②头身沉重；③口苦口干不欲饮；④呕恶纳呆腹胀；⑤或面目周身发黄或带下黄臭或阴囊湿疹；⑥尿黄浊；⑦苔黄腻，脉弦滑数。具备4项，即可诊断。陈国林等认为，肝胆湿热证应为胸胁胀痛，头身沉重，呕恶纳呆或身目发黄，口苦口干不欲饮，尿黄浊，舌质红，苔黄腻，脉弦滑数或滑数，6项中具有胸胁痛、口苦、脉弦任何2项及其他2项者。陈泽奇等在研究中发现肝胆湿热证之症状出现率在文献和临床调查中均超过50%者为胸胁胀痛、口苦，纳呆厌油、呕恶嗳气，尿黄浊涩痛、舌质红、苔黄腻、脉弦，文献中阴痒或带下黄臭和脉滑数出现率高，而临床调查中腹胀腹痛、口干较常见，这些均为湿热蕴结肝胆的特征性症状。

223 肝胆脾胃湿热证渊源

湿热证是中医辨证中的证名之一。湿热既属于外感六淫病邪，又具有内生五邪的特性。湿热证的病机比较复杂，湿与热两者性质相反，湿为阴邪，易伤阳气，阻碍气机；热属阳邪，易伤阴动火。元代朱丹溪说"六气之中，湿热为病，十居八九"。湿热互结多表现在肝胆、脾胃疾病中，如《临证指南医案·卷四·疸》中蒋氏玉按："阳黄之作，湿从火化，瘀热在里，胆热液泄，与胃之浊气共并，上不得越，下不得泄，熏蒸遏郁，侵于肝则身目俱黄。"由于肝胆与脾胃在生理、病理上相互联系、相互影响，湿热引起四脏功能失调出现一系列症状，其中黄疸为主要临床表现。历代医家对其病因病机、治法方药多有论述。学者杨雪山等对肝胆脾胃湿热证渊源做了初探。

病因病机

肝胆脾胃湿热是湿热内蕴中焦，累及肝、胆、脾、胃的证候，多因外感湿热或嗜酒肥甘，酿生湿热，湿热交阻所致。表现为纳呆，呕恶，腹胀等脾胃症状，身目发黄，大便不调，小便赤，舌红苔黄腻等。

肝胆、脾胃湿热的病因病机学说，历代医家的论述，多散见于黄疸等病症中。概括起来，主要可分为两大类。一是指外感湿热。如《伤寒论·阳明病》云："阳明病，发热、汗出者，次为热越，不能发黄也……伤寒瘀热在里，身必发黄。"发黄的关键是湿热郁蒸，外邪不得泄越是发黄的重要因素。《金匮要略·黄疸病脉证并治》中论述为"寸口脉浮而缓，浮则为风，缓则为痹。痹非中风，四肢苦烦，脾色必黄，瘀热以行"。文中"浮缓"即为外感湿热见证。湿热郁久熏蒸于外，必发黄疸。但仲景提出的外感湿热黄疸，受损害的脏腑主要在脾。至金元时期，李东垣《脾胃论》中对此论述颇详。他说："时当长夏，湿热大胜，蒸蒸而炽，人感之多，四肢困倦，精神短少。""六七月间，湿令大行，湿热相合而刑庚大肠。"指出外感湿热而致大肠湿热出现腹痛、泄泻、痢疾等症。清代吴鞠通创三焦学说，把外感湿热之黄疸归于中焦湿热，逐步提出湿热与肝胆的联系。二是指内生湿热。因饮食不节，酗酒过度或饥饱无常，皆能损伤脾胃，以致运化功能失常，湿浊内生，郁而化热，湿热熏蒸肝胆，胆汁不循常道，熏染肌肤可致湿热黄疸。正如《金匮要略·黄疸病》中云"然黄家所得，从湿得之"。从脏腑来看，不外脾胃肝胆，而且是脾胃波及肝胆。又有"谷疸、酒疸"之说，"谷气不消，胃中苦浊，浊气下流，小便不通……身体尽黄，名云谷疸"。《诸病源候论》指出"凡诸疸病，皆由饮食过度，醉酒劳伤，脾胃有瘀热所致"。宋代《圣济总录·黄疸门》云："大率多因酒食过度，水谷相并，积于脾胃，复为风湿所博，热气郁蒸，所以发为黄疸。"薛生白在《湿热病篇》中云："太阴内伤，湿饮停聚，客邪再至，内外相引，故病湿热。"李东垣则针对湿浊郁里化热提出"阴火"之说，"脾为气虚，则湿土之气流于脐下"，"肾间受脾胃下流之湿气，闭塞其下，致阴火上冲"。明代张景岳总结前人经验，完整地提出了肝胆湿热证的立法方药理论，还对黄疸发生的病因明确提出"盖胆伤则胆气败二胆液泄，故为此证"。指出胆汁外溢是发生肝胆湿热型黄疸的主要因素。黄元御《四圣心源》指出"其病起于湿土，而成于风木"。说明黄疸是由脾及肝。《本草思辨录》指出，黄疸之瘀热在表，其本在胃。《临证指南医案》云："若生湿邪，多因膏粱酒醴，必患湿热、湿火之证"。"胆液为湿所阻，渍于脾，浸淫肌肉，溢于皮肤，色如熏黄"。"阳黄之作，是从火化，瘀热在里胆热液泄"。无论外因、内因，二者都有瘀滞不解，内结不散的突出特点。正如程钟龄所云："黄疸者……湿热郁蒸所致，如氤氲相似，湿蒸热郁而黄成矣。"

肝胆脾胃湿热是许多疾病矛盾运动中的综合证，可有热重于湿、湿重于热、湿热并重。很多兼症等复杂的矛盾运动，均在"湿""热"这两个因素的作用下所产生的病理变化。其病变的部位从肝及胆，然偏于肝，于中焦脾胃密切相关。故《临证指南议案·木乘土》鲍案中云："肝为起病之源，胃为传病之所。"由于肝胆与脾胃在生理、病理上相互联系、相互影响。生理上肝胆主气机的升发与疏泄，脾胃能斡旋气机的升降。肝能藏血，脾能统血。病理上肝胆有病易犯脾胃，如"木郁克土"脾胃有病易犯肝胆，如"土壅木郁"。有因脾胃升降运化功能失常，中焦酿生湿热，而胆液疏泄受阻，不能循其常道，泛溢于外而发黄；也有因肝胆受邪传于脾胃，致肝胆失于疏泄，脾胃失于升降运化，而湿困中焦，胆液泛溢而发黄。肝胆与脾胃虽有先病、后病之别，但无不关及四脏者，故将四脏并称。湿热互结、气滞血瘀痰凝、肝胆脾胃功能紊乱，是肝胆脾胃湿热的内在联系，也就是共性。

治法方药

1. 先秦两汉时期 在治则方面，《黄帝内经》虽无专论，但确立了祛湿之治则。如《素问·至真要大论》云："湿淫于内，治以苦热，佐以酸淡，以苦燥之，以淡泄之……湿化于天，热反胜之，治以苦寒，佐以苦酸。"《神农本草经》指出，大黄有下瘀血、血闭及荡涤胃肠、推陈致新之功，言栀子主胃中热气，入胃涤热下行，秉肃降之气以敷条达之用，善清痰郁之热。大黄、栀子配伍，清热活血，荡涤胃肠，引邪下行，由二便而去，其用正合湿热黄疸之病机，是治疗湿热黄疸的主药，为后世广泛应用。《中藏经·卷中·平黄疸寒热疟脉证》中云："然黄家所得从湿得之，一身尽发热而黄，肚热，热在里，当下之。"提出了下利湿热的治则。仲景补《黄帝内经》之不足，提出了清热除湿、淡渗利尿等治则以及行之有效的茵陈蒿汤、茵陈五苓散等。通利小便，《金匮要略·黄疸病》指出"小便当利，尿如皂角汁状，色正赤，一宿腹减，黄从小便去也"。"诸病黄家，但利其小便，假令脉浮，当以汗解之……热在里，当下之"即是黄疸病的基本治则。《伤寒论》中多次提到"若小便利者，不能发黄"。使湿热毒邪从小便下泄，故在古今方剂中，多加茵陈、车前仁、泽泄、猪苓之类的清热利湿药。"阳明病……此为瘀热在里，身必发热，茵陈蒿汤主之"。疏肝健脾，因本证的病变部位从肝及胆，与中焦脾胃密切相关。肝胆属木，脾胃属土，木克土，制则生化，脾升胃降消化正常，也有利肝胆的正常疏泄。《金匮要略》首篇开宗明义："见肝之病，知肝传脾，当先实脾。"黄疸确与脾胃及湿邪关系密切。故当健脾祛湿，湿祛黄退。活血祛瘀，《金匮要略》对黄疸病机的论述最为精辟："脾色必黄，瘀热以行。"对其理解当遵唐容川之说："一个瘀字，便且黄皆发于血分……脾为太阴湿土，主统血，热陷血分，脾湿郁遏，乃发为黄。"

2. 隋唐宋金元时期 元代罗天益《卫生宝鉴》云"身热，不大便，发黄者，治用仲景茵陈蒿汤，身热大便如常，小便不利而发黄者，治用茵陈五苓散。身热大小便如常而发黄者，治用仲景栀子柏皮汤加茵陈"。《丹溪心法》云："黄疸乃脾胃经有热所至，当究其所困，分利为先，解毒次之。"提出了"但利小便为先"的治则。"疸不分其五，同是湿热，如盦曲相似，轻者小温中丸，重者大温中丸。热多加芩、连；湿多者，茵陈五苓散加食积药。湿热困倒胃气，服下药大便下利者，参、芪加栀子、茵陈、甘草"。"黄疸通身面目悉黄，宜生料五苓散加茵陈。又宜小柴胡汤加茵陈、茯苓、枳实、少加朴硝；《济生》茵陈方；《千金方》东引桃根细者，煎，空心服。"又云栀子"大能阵火，从小便泄去，其性能屈曲下降"，指出栀子苦寒泻火通利三焦，使湿热从小便而出，为清热利湿，治疗湿热黄疸的主药之一。

3. 明清时期 《医学正传》云："丹溪云不必分五种，同是湿热……先哲制茵陈五苓散、茵陈汤、茯苓渗湿汤之类，无不应手获效。顾云治湿不利小便，非其治也。又云湿在上宜发汗，湿在下宜利小便，或二法并用，使上下分消其湿，则病无有不安者也。"《慎斋遗书》云："疸证不可过用寒凉，当审其虚实寒热，各从其机，用法治之。诸证莫离脾胃，而胆更为脾胃之病，不可轻忽。"十分重视脾胃的调治。《本草纲目》言大黄泻脾胃血分之邪而降蚀气。用大黄不仅能荡涤胃肠，推陈致新，以去蕴阻中焦之邪，而且能入血分，活血行血，清解入于血分之邪，为治疗湿热黄疸的主药之一。《景岳全书》云

"阳黄证，因湿多成热，热则生黄，此即所谓是热证也……此证不拘表里，或风湿外感，或酒食内伤，皆能致之。但察其元气尚强，脾胃无损，而湿热果盛者，直宜清火邪、利小便，湿热去而黄自退，治此证本无难也"。"阳黄证，多以脾湿不流，郁热所致，必须清火邪，利水，火清则溺自清，溺清则黄自退"。提出治湿须有出路，湿热宜清利的治疗原则。又云"诸黄虽多湿热，经脉久病，不无瘀血阻滞也"。因此不能忽略瘀血这一病理产物。《明医指掌·黄疸》云"虽云湿热，不可纯用寒凉，比佐之以甘温，君之以泄，则湿易除，热易解，其病自愈"。《丹台玉案·黄疸门》云"大法上半身黄甚，则宜发汗；下半身黄甚，则宜利小便，以分消其湿而兼以退热之剂。然又必观其所伤之物而消化之，非徒治其湿热而已"。《张氏医通·九卷》云："以诸黄虽多湿热，然经脉久病，不无瘀血阻滞也。"因湿热之邪阻于中焦，气病及血，邪入血分而成湿热黄疸，治当清热利湿、活血行血、荡涤胃肠。《医方类聚·五疸》云"治法纲领大要，疏导湿热于大小便之中"。提出了通利二便、泄热除湿的治则。龙绘堂《蠢子医》云"黄疸皆由时作热，抑郁之久无从泄……治宜苍术与茵陈黑矾……一切湿气尽引下。按黄病之证，一身尽黄，两目亦黄，虽成于湿热，毕竟脾虚不能分消水湿，以致郁而成黄。余用以薏苡三两、茯苓一两、茵陈三两、陈皮二钱、车前一两、肉桂三分、芡实三钱大剂服之，分消水湿。前药多是健脾固气之品，用茵陈以解释热，肉桂引水入于膀胱，从小便出。三四剂后减半，加白术五钱服之，再用二三剂，用后永无后患矣"。程国彭《医学心悟》云"阳黄者，枝子柏皮汤。若便闭不通，已用茵陈大黄汤……其间有伤食者，名云谷疸。伤酒者，名云酒疸。出汗染衣，名云黄汗。皆阳黄之类也。谷疸，胸膈满闷，嗳腐吞酸，以加味枳术汤加茵陈治之……酒疸更加葛根，黄汗用栀子柏皮汤加白术"。

肝胆脾胃湿热是由外感、内伤所致的湿热互结、气滞血瘀痰凝、肝胆脾胃功能失调的证候，多导致黄疸。历代医家对其多采用清热利湿、活血祛痰、疏肝理气、健脾和胃、泄热通腑等治疗原则，治疗上多沿袭仲景的茵陈蒿汤等加减，茵陈、大黄、栀子为主药。通过以上总结在应用经典古方时应该要注意①辨证与辨病相结合。清代名医徐灵胎云："欲治病者，必先识病之名，能识病之名而后求其病之所由生，知所有生，由当辨其生之因各不同，而症状所由异，然后考虑其之治法，一病必有主方，一方必有主药。"明确提出了辨病的思想。肝胆脾胃湿热是症状，也是病因，可出现或导致多种疾病中，因此，应结合现代的疾病统筹治疗，例如它可致黄，也可不致黄，必须明察。②分清病症所处的不同时期，针对主要矛盾，灵活施治。正如《肝病证之概要》所云："湿热在肝一证"，病因是湿热，病位在肝，因湿热伤肝，肝失疏泄，肝病及脾，脾失运化，湿热又易困脾。因此，调治之法应紧紧把握肝郁与脾困这一矛盾，初期宜采用疏肝与清利湿热相结合，即则脾困颇重，继则疏肝健脾淡渗利湿相结合。"

224　痰病证形成和发展

学者朱曾柏对痰病学说的形成及发展做了系统的梳理归纳。

痰中医分成两大类，一类由咳吐、咳咯而出，辨识诊治均不难，称之为外痰或狭义之痰；另一种是可以停滞、凝聚在机体上下内外、五脏六腑、四肢百骸、气血经络中的病理产物，可导致或加重各式各样疾病的一种细微的致病物质，并称之为内痰或广义之痰。

公元前五世纪《诗经·风》就有"陟彼阿丘，言采其虻"句，"虻"就是医学常用的化痰药贝母。甘肃武威出土的汉简、湖南长沙马王堆三号汉墓出土的医学帛书《五十二病方》中就有至今治痰仍常用的药物，如半夏、服零（茯苓）、白附（白附子）、牡蛎、杏仁、皂荚等十多种，以及用虻（贝母）和漏芦等配伍治疗痰瘀之病症的记载。可见公元前古代医家和劳动人民对痰病、痰证是十分重视的。化痰药物的应用也相当普通。由于历史和文字的原因，《黄帝内经》中没有痰字，将痰归属为饮湿之类，然而记载痰症、痰病的论述则多处可见，如《素问·评热病论》中云"劳风"病时说，"劳风法在肺下，其为病也，使人强上冥视，唾出若涕，恶风而振寒……咳出青黄涕，其状脓"此即是其。《黄帝内经》中十二个方剂中就有两个是可以治疗痰症的，《素问·奇病论》中的兰草方，气味芬芳，轻扬宣泄，善化胸中及胃肠之秽浊痰热，一味单行，有益而无弊，特别是对体质虚弱，脑力劳动而病痰热之人，做单方使用药简力专，单骑独战，疗效是很好的。《灵枢·邪客》中的半夏汤，治目有瞑，不得卧，运用得当，治疗失眠的疗效也是很好的。半夏、秫米，一燥一润，亦降亦补；半夏和胃通滞化痰涎，秫米益胃补虚和营，中调和，痰湿无阻，自收安眠之效。现在仍有不少医家运用本方治疗痰涎中阻、脾胃运化不及之失眠症。当然这只是就《黄帝内经》原文及其治痰之立法遣药原则而言，并不是说两千年的方药都是金科玉律，不能变通。《素问·通平虚实论》中云"肥贵人"是"高粱之疾也"，就是指因痰湿引起的肥胖症。《灵枢·厥病》中记载的"厥心痛"、《素问·痹论》中记载的"真心痛"等病症，不能仅仅看作是瘀血病，其中不少是痰阻胸阳之候。临床上化痰通阳之方用之得当（特别是老年患者），其远期疗效，大大超过单纯的活血化瘀，这既是痰病学中痰瘀相兼先治痰，以及血病从痰治的特色，也是中医痰病学中超越现代医学的有效病例。

张仲景的著作中记载的寒痰结胸、热痰陷胸、痰阻胸阳等多种痰症。《金匮要略》专列了"痰饮""水气""咳嗽"三篇，对后世治疗狭义的痰饮、水气、咳嗽等疾患，开拓了先河。但需要了解的是，《金匮要略》论述痰饮病，虽痰、饮并列，但是以水、饮的病机第一，痰只是推类而及。嗣后巢元方等在《诸病源候论》中专列"痰饮候""诸痰候"和"解散痰癖候"等多篇，对痰病、痰症的论证十分精辟，且将痰和饮分别论述，是最早的痰、饮分类。在"膈痰风厥头痛候"中特别提出了"阴气逆上、上与风痰相结，上冲于头，即令闲痛"。首次明确地提出了痰厥头痛。痰厥头痛的提出，对当前临床实践，仍有指导意义。在"解散痰癖候"中，提出了痰病患者不能"服散而饮过度，将适失宜，衣厚食温"，这些对预防痰病、痰症的发生和加重都很有实际意义。

《黄帝内经》已降，特别是在《诸病源候论》之后，古代医家根据各自的条件、环境、学术见解以及师承关系，因而中医痰病学也在实践中不断得到补充和发展，如唐代《千金要方》卷十九用常山、葱白等治冷热膈痰、痰饮间痛；用皂荚、巴豆、半夏治"积聚癥坚"等顽痰重症都颇有临床意义。现在人们对皂荚的运用，虽有不少发展和体会，然溯其源，多与《千金要方》有关。

宋代严用和云："人之气道贵乎顺，顺则津液流通，决无痰饮之患，（若）调摄失宜，气道闭塞，水饮停于胸膈，结而能痰，其为病也，症状非一，为喘，为咳，为泄，为眩晕，心悸怔忡，为寒热疼痛，为肿满挛癖，为癃闭痞膈，未有不出痰饮之所致也。"并引庞安常的说法"人身无倒上之痰，天下无逆流之水"《济道理方·痰饮论治》。严用和之论，如用西医学衡量，痰病痰症已广泛涉及呼吸、消化、循环、神经、泌尿等人体各个系统的多种疾病。同时也说明广义痰病不仅有慢性病，而且有急性病。严用和当时能够对义痰病、痰症的复杂性提出自己的见解，充实、丰富了中医痰病学的内容，特别是提出"顺气为先"的治疗大法，是十分可贵的，但言"温利之差，可以无害，汗下之错，为病不浅矣"，则又囿于《金匮要略》"病痰者，当以温药和之"之一端。下法不仅可以治痰，而且对顽痰、老痰以及痰热闭阻卒中等危笃重症效果颇佳。

张子和不仅将痰分风痰、热痰、温痰、沫痰（即食痰），而且创造性地提出了"痰迷心窍"之说，为运用中医痰病学的理论治疗精神性疾病，作了有益的启示。现在用化痰、祛痰、吐痰、泻痰法治疗精神病，还保持着较好的疗效。张子和之"痰迷心窍"说，功不可没。宋代杨仁斋所著的《直指方》论痰之处颇多，而且从形态上将痰和饮作了区别——"稠浊为痰，清稀为饮"，这对后来区分和治疗痰、饮之症，无疑是很有裨益的。杨士瀛还对小儿惊风从痰治作了精辟的论述，其云："热盛生痰，痰盛生惊，惊盛生风，风盛发搐。治搐先截于风，治风先于镇惊，治惊先于豁痰。治痰先于解热。其若四症俱有，又当兼施并理，一或有遗，必生它症。"杨士瀛虽然讲的是小儿惊搐症中热风痰的辨证关系，但祛风止惊，热随痰消的术思想是难能可贵的，从临床上对小儿危急病症的抢救，采取排痰汲痰之法为之救治，则杨氏豁痰治惊的学术见解，其妙义之所在，便不言自明了（《仁斋小儿方论》）。

朱丹溪在他的主要著作《金匮钩玄》《丹溪心法》《格致余论》《活法机要》《脉因证》《局方发挥》等书籍中，都列有痰门探讨其痰病、痰症的理法方药。《局方发挥》中云"积成痰"而发病时，言其"或半月或一月，前证复作"，指出了痰病不愈较之其他病症易于复发之特点。朱丹溪讲"气积成痰"系本河间之旨言气火者多，但气逆、气虚、气滞亦可成痰，并对"痰郁""痰喘"等病症论述颇详。《金匮钩玄》一书，其一百三十九门，除专列痰门而外，其中五十三门是从痰论治的，其论证既详，立法亦稳妥，书中不仅言及头晕、头痛、气逆、带下等症"多主于痰"，而且对淋、浊、疝、痿、腹痛、胁痛、妇女不孕等平亦多按痰治，对于"中风"，提出"不可作风治"，应"大补气血，然后治痰"，诚可谓论痰、治痰有识之士。对于"中风"急症，或"中风"后遗症，化痰通腑可以同时起到活血通络的作用，特提出以供中医治疗危、急重症参考。明代孙一奎对内科杂病有丰富的临床经验、撰《赤水玄珠全集》三十卷（又名《孙氏医书三种》），对朱丹溪倡导的气、血、痰、瘀为患之病机极为称道，尤其对丹溪论痰治痰之经验尤为膺服。孙一奎辨痰治痰，善于在古代基础上化裁出入。如治痰厥头痛，他认为痰浊阻于经隧，气血不能畅通，常用二陈汤加天南星、川芎、细辛、枳实，复入酒炒黄芩一味，清降痰火。痰盛者，再吞服玉壶丸。对于心痹症治，他认为心气虚为本，而多夹痰夹瘀，脉滑者有痰，脉数为痰热，常用温胆汤加姜汁黄连益元散，开郁化痰安神。《金匮要略》描述"梅核气"为"咽中如灸脔"，《诸病源候论》则进一步阐发本病病机为"痰气交阻，至孙一奎始立"梅核气"之名，且一直沿用至今。其治则以消痰降气为主，当然病情久宕不愈者，仅用半夏厚朴汤是无济于事的，必须以清润燥痰为主，而兼以调肝。遗精一症一般以肾气不足，精关固而泛用补涩之剂。如年轻气盛，饮食厚味不节，痰火湿热胶为患者，以溉滋渍，往往愈补愈偾事，永无宁日。对此孙氏颇多领悟，自拟"端本丸"一方，孙一奎自云"其方至今行之，百发百中。""百发百中"显然是孙一奎自矜其能，但孙一奎对广义痰病的治疗养之有素这是可信的。临床上确有年轻气盛、好酒贪杯、瓷食豪饮之辈，气火煎炼而痰湿下注遗泻者。朱曾柏思其意而略更变其药味，用清化痰火之剂之吞服浙贝母粉等，常获良效。其他如"白浊""麻木""胁痛""便秘""痹症"以及痈疡之症，对推广广义痰病、痰症症治，无疑是有贡献的。在论痰治痰方面的经验，则堪称见仁见智，各有千秋留人间。

元代王珪创制的"礞石滚痰丸"，治疗热痰、老痰胶固而引起的各种病症，至今仍有效地运用于临床。王珪对广义痰病痰症的论述，将中医痰病学推广、渗透到临床各科，是"怪病责之于痰""百病皆因痰作祟"之先声。

明代张景岳其学术中最可取者是元气虚衰生痰以及治痰力求治本的见解。"盖（痰）即津血之所化也，果使营卫调和，则津自津，血有血，何之有？"治应"治痰之本，使根本渐充，则痰将不治而自去矣""故凡欲治痰而不知其所源者，总惟猜摸而已耳""今举世医流，但知百计攻痰，便是治病，竟不知所以为痰，及因何而起，是何引指以使臂叶以救根乎……欲求愈病难矣"！张景岳这种治痰求本和见痰不治痰之学术见解，对广义痰病，特别是素体虚衰或因病（痰）致虚之症，颇有实践意义，对广义痰病中因病生痰，因痰致病之辨证观点，可谓跃然纸上。明代龚正《痰火点雪》一书，论述痰火、痰病之证的内容十分丰富，是中医痰火证治中一部非常有价值的文献。书中分痰火证治、痰火辨惑，（因痰火而引起的）梦遗精滑、惊悸怔忡健忘、痰火杂证，以及痰火诸方、痰病戒忌和痰火死证等十多类，其论痰火证极其详尽，堪称前无古人，对丰富、充实中医痰病学起了极其重要的作用。

万密斋《万氏妇人科》中论痰治痰的记载较多，而且有不少是自己或祖传之实际经验，如论证妇人调经时，言其"妇人经候不调有三：一曰脾虚，二曰冲任损伤，三曰脂痰凝塞"，将"脂痰凝塞作为月经不调的三因之一是非常正确的。其云："盖妇女之身，内而肠胃开通，无所阻塞，外而经遂流利，无所碍滞，则血气和畅，经水应期。惟彼肥硕者，膏脂充满，脂痰凝塞。元室之户不开，夹痰者痰涎壅滞，血海之波不流，故有过期而经始行，或数月而经一行，及为浊为带为闭经，为无子之病。"其论证可谓精炼而公允。对经讯迟至和"数月而经一行"之症，"如肥人及饮食过多之人，责其湿痰壅滞，躯肢迫害也，用六君子加芎汤主之"。"肥人，责其多痰兼气血虚，用六君子加苍莎导痰丸主之"。对"肥人经水少者，责其痰碍经隧也，用二陈加芎归汤主之""对经闭不行而因于痰者，用苍莎导痰丸主之，更服开郁二陈汤"。《广嗣纪要》中记载妇人妊娠子痫，口噤不能言，多系气虚夹风痰诸邪上扰神明，急用清神汤益气安胎并服寿星丸（天南星、琥珀、朱砂、生姜汁、猪心共为丸，人参汤送下），涤痰息风，安神定志，有效地将痰病学用于妇科难症和急症。上述论痰治痰之说，经久不衰，至今仍为妇科医学家所沿用。

痰生百病食生灾，无一病不关乎气，无一病不关乎痰，以及百病皆因痰作祟等广义痰病的论述，就其主导学术思想而言，那是无可置疑的。这里因为重视广义痰病，并非少数个人或某个历史时期内所出现的短期现象，而是从张仲景至晚清刘一仁一千七百多年间，一直为众多的医学家所推崇的一种可贵的学术思想，兹再列数几位名家如下。

明代医家秦景明云："痰之为病，变化百出。"（《症因脉治·痰症论》）明代王纶云："痰乃津液之变，如天之雾露也。故云痰遍身上下无处不到，盖即津液之在周身。津液生于脾，水谷所乘，浊者为痰，故痰生于脾土也。"（《明医杂著风症》）王纶谓痰生于脾，自然失之于隘，但言痰邪如露，可遍及全身，这是中肯的。清代名医徐灵胎云："痰湿，津液所化，关乎元气，气化则痰可为津液，气不化则津液即为痰涎，是以百病中多有兼痰者。"（《杂病症治·卷十九·选方》）龚信父子在他们撰写的《古今医鉴·痰饮》中还进一步强调"百病中多有兼痰者，世无不知也"。明代吴昆在《医方考·痰门》中云："病不自动也，因气而动，故气上则痰上，气下则痰下，气行则炎行，气滞则痰滞。"人身之气，无处不到，自然痰病痰症，也就可无处不在，所以魏之琇在《续名医类案》中云："痰犹水也，附气而行。"明代王绍隆云："若气虚塞不运，则饮亦停留不行，随不运之处停留，则随停留之处见病矣。"（《医灯续焰·浮脉主病》）王绍隆之论，虽然将饮责之于寒，将痰责之于热，但"随停留之处见病矣"的认识是正确的。万密斋云："痰在身中随气行，内留脏腑外行经。"（《万氏家传保命歌括·卷九·痰病》）万密斋用骈偶句论述痰病的广泛性，朗朗上口，十分形象。

上述医家的论述不仅广泛地涉及了痰病症的发病、气势、部位、性质以及发病特点，涉及痰的生理、病理、定性、定位，而且讲得比较形象、透彻，比《黄帝内经》粗略地论述津聚而为痰，"饮发于中"以及张仲景"痰饮""水气""咳嗽"有了很大的发，大大丰富了中医痰病学的内容，使人们对中医痰的概念和产生痰的病因病理更加清楚了。

李时珍不仅在《濒湖脉诀》中提出"痰生百病食生灾"的学术见解，而且也善于治疗顽痰重症，李时珍在《本草纲目》中辑录的治痰方药就有三百余首,是《本草纲目》一书中按病辑方之最多者,这些论痰见解和治疗方药,无疑对充实、丰富义痰病的治疗是有贡献的。

清代名医喻嘉言,根据实践体会,对痰饮病症的脉象和治疗原则提出自己的见解。其云:"痰饮凝结其中,则开阖之机关不利,而脉因之转为沉弦、急弦、偏弦、弦紧,或伏而不见,非驱去其痰饮,亦胡由脉复其常耶?浅者浅治,深者深治,浅深之间者,适其中而治。留者可攻,伏者可导,坚者可削。"(《医门法律》)证之临床,弦、伏之脉,表现为痰病、痰症者,实不少见。至于浅治、深治以及适其中而治的治疗原则,对于痰病、痰症经久不愈,特别是老年、妇女以及机体素质不好、本虚标实患者,更是一种客观科学论述。陈修园对痰饮病的治疗提出了一种很可取的见解,其云:"凡病痰饮未,或虽盛而未之坚顽者,不可攻之,但消导而已。消者损而尽之,导者引而去之也。"(《医学实在易》)这种消导、化痰的治则,既无偏颇之弊,又可收治痰之功,运用得当很有临床意义。

清代名医叶天士不仅在温病学发展史上作出了突出贡献,也是治疗痰病和痰饮病的高手。其云:"夫痰乃饮食所化,有因外感六气之郁,则脾肺胃升降之机失常,致饮食输化不清而生者;有因郁则气火不舒而蒸变者;有因多食日腻肥腥茶酒而生者;有因本质脾胃阳虚,湿烛凝滞而生者,又有肾虚水泛为痰者……更有阴虚劳证,龙相之火上炎灼肺,以致痰饮者。"对广义痰病的病因病机作了深刻的论述,尤其对阴虚为火炎灼津成痰之主化,有很强的现实意义。在治疗上特别强调"见痰休治痰"这一治痰原则。痰为痰病之标,因此"见痰休治痰"的学术见解,就具有重要的临床意义。其云:"痰证变幻不一,古人不究标本,每著消痰之方,立消痰之论甚多……治之不验,遂称蛭病多痰者矣!"主张"治其所以生痰之源,则不消痰而自消也,如不如此,旋消旋生,有至死而痰未消清者,此乃不治本之故耳"。这种治痰必须溯本求源的学术见解,是十分难能可贵的。叶天士、吴鞠通、薛生白、王孟英等温病大家,对于因湿痰、热痰、燥痰而导致的神昏、高烧(或发热经久不愈)、谵语、烦乱等危急病症,采取上下分消、消热涤痰、开窍辟秽等治疗大法,疗效显著,不仅是中医急性热病学中的宝贵经验,对丰富、发展痰病学也起了重要作用。

成书于十七世纪末叶尤在泾的《金匮翼》中将治痰大法归纳为攻逐消导、和、补、温、清、润治痰七法。尤在泾"治痰七法"至今仍对很多痰病、痰症有很好的治疗作用;特别是补、润二法,进一步开拓了医家治疗各类虚痰、燥痰的视野。"治卒中八法"中,有三法是按痰施治的,即开关、通窍、逐痰涎,现在仍然是治疗卒中等危急重症的有效大法。尤在泾之所以重视化痰除疾,这与他"学术渊深""于古方书靡不毕贯""荟萃各家之说"以及临床经验丰富,"治病多奇中"是分不开的,诚可谓仁者见仁、智者见智是也。

林佩琴很重视临床辨证,以"学不博,无以通其变,累不精,无以识其微"的治学精神,历数十年撰写成《类证治裁》。《类证治裁》成书于清代中叶,作者有条件博采众家之长,故这是一部较好的临床参考书。书中对五脏痰症均有论有方,对肾生痰的论述尤为贴世。常以"姜汁炒地黄""压以美膳"之法治痰。这在理论上摆脱了"病痰饮者,当以温药和之"的藩篱,在具体方药上,突破了治痰忌用滋腻、苦寒等机械立法遣药的作法。

晚清刘一仁将痰的产生归纳为十种因素。其云:"痰不自生,生必有故,或因风,或因寒,或因热,或因湿,或因暑,或因燥,或因酒积,或因食积,或因脾虚,或因肾虚。"刘一仁的生痰"十因",虽不能说是很全面,但简洁明了、纲举目张的语言论述痰病产生的复杂性是可取的,并对各种因素产生的痰的特点和治痰药物,均一一作了介绍;在学术见解上,体现了治痰治本,在治痰药物上弥补了丹溪治痰药物之未逮。

从《黄帝内经》提出"饮发于中""饮积、心痛"和有关产生痰的病理生理理论之后,张仲景在《伤寒论》和《金匮要略》中又比较详细地记载了寒痰结胸、热痰结胸、痰阻胸阳等痰病和痰症。《金匮要略·痰饮》虽侧重阐述饮病和水病,但内容十分丰富。《诸病源候论》不仅专列"诸痰""痰饮""痰癖"等病候,涉及痰病、痰症的内容极广,而且对痰、饮作了分类。《圣济总录》专列痰症一门,内容均极为丰富。嗣后唐、宋、元、明、清论痰之说和治痰之方就更加丰富多彩，可见广义的中医痰病学是在漫长的实践中逐步形成完善的。

中医学痰病学的形成和发展，极大地丰富了中国医药宝库的内容，需要特别指出的是，中医痰病学的形成、发展和不断丰富、完善，其可贵之处就在于她是牢牢植根于广泛的医疗实践之上的一门实用性极强、前景诱人的医学科学。

225 论痰证

痰证并非独立疾病，而是常见于诸多疾病发生发展过程中的一种证候类型。基于近年来工业化的飞速发展，环境污染的不断加剧，工作节奏的普遍加快，生活水平的日益提高，以致每多伴见痰证的代谢、呼吸、心脑血管、内分泌、精神等系统疾病及肿瘤的发病率均呈明显上升之趋势，这就使得痰证实已成为发达社会中老年高发疾病的基本临床特征之一，因此如何认识和研究痰证的问题，无疑具有极其重要的现实意义。学者张笑平就其所涉主要方面做了论述。

出 处

据包括近数十年来从古墓中出土的现存隋朝以前的文献资料，唯独《金匮要略》所设"痰饮咳嗽病脉证并治"篇载有"痰"字，实则该篇乃详在论饮证而略及于痰证，相反的该书广述痰证的应为出有葶苈大枣泻肺汤、皂荚丸等逐痰峻剂的"肺痿肺痈咳嗽上气病脉证治"篇，这就难免给人一种篇名与内容不吻合的错觉。好在西晋代王叔和《脉经》与唐代孙思邈《千金翼方》均将"痰饮"书作"淡饮"，盖因"淡"在古汉语中通"澹"，而"澹"则形容水液处于摇动状态，意即水饮之邪乃体内正常流动的水液停滞所成，如是则使《金匮要略》中相应篇名紧扣该篇所论内容，这样一来，不仅足以反证该书后世流行本中所见"痰饮"之称当由自隋至五代间的有关医家传抄时或北宋林忆等校正时加以改写的结果，而且充分说明隋之前的医籍对痰证有论无名，因此而究其出处，即应归为始出于隋巢元方《诸病源候论·卷二十》，也即该卷曾在"痰饮病诸候"（"候"类于"证"）、"癖病诸候"两节中先后分别有"热痰候""冷痰候"痰结实候""膈痰风厥头痛候""诸痰候"及"痰癖候"等，非但分类较为详细，更重要的还在归纳痰之总的成因的基础上，分论上述各候的具体成因与见症，实不失为对隋以前诸医籍就痰证所作相关论述而进行的一次全面总结。

概 念

欲阐痰证之概念，无疑应先弄清痰义。痰有广义、狭义之分，查阅文献，几乎都是交待狭义清楚而阐述广义含混，如《简明中医辞典》在称其为"某些疾病的病理产物或致病因素"的基础上，并引出两种看法：①指呼吸道分泌的病理产物，②指病因病证，《中国医学大辞典》则谓其为"人体气血不顺，则脏腑津液酿为痰涎，从气管内面之黏膜分泌而出，梗于喉中，由口唾出"，然而备受中医理论体系所重视的广义之痰究竟为何物呢？明代张景岳《景岳全书·痰饮》正是从这一角度而称"痰即人之津液，无非水谷之所化，此痰亦既化之物而非不化之属也，但化得其正，则形体强，营卫充；而痰涎本血气，若化失其正，则脏腑病，津液败，而血气即成痰涎"，这说得更为玄乎，细揣其要旨，无非是说痰乃由水谷所化生的富含营养物质的津液或血气（当指血液中的纯清部分，犹如西医所言血清）失却输布、营运而滞留于体内某一局部所形成的一种有形病理代谢产物，由此则可理解为广义痰乃泛指体内某一局部组织中所潴留的经血液循环携带而来的因蛋白质、脂肪、糖等营养物质代谢紊乱所产生的各种过剩与废毒产物，如因高脂血症、高尿酸血症等疾病而分别滞留于眼底、耳郭及有关部位皮下组织中的胆固醇、甘油三酯、尿酸及其所形成的脂质性乳糜微粒、痛风石等。又因为形成广义痰的原始物质之来源、途径、原因、机制及其形成后所滞留的部位各不相同，这就使之被赋予成因多端、形态殊异、颜色不一、分布广泛、致病复杂、见症莫测等特点，以致它可以遍布全身上下内外，并可分呈状如泡沫、稀粥、乳酪、果核等不同的状态，还可分现白、黄、灰、黑等不同的颜色，更可引致不胜枚举而广泛分涉各系统的相关病证所表现出样样色色的各种见症。至于痰证，则涵盖了生痰与痰生两类疾病且以痰象为主要表现的证候类型，而此两类疾病又无不同时或先后发生于同一患者身上，如郁证可生痰，所生之痰又可能酿致乳癖，痰即成为郁证之果、乳癖之因，只不过郁证易生痰而又未必生痰，而乳癖不论因于气滞或血瘀而又必由痰凝所成，可见痰证仅为郁证可能出现的一种或然证候类型，却为乳癖必然出现的一种基本证候类型，然痰证在生痰之病的高脂血症与痰生之病的缺血性心脏病间的出现概率与临床意义又几乎与前举之例截然相反，这就进一步说明痰证发生率高、涉及面广，与其时所见疾病的关系错综复杂，为因为果、孰轻孰重，都需具体情况具体分析，可以说它是中医认识论的集中体现，治疗优势的实际反映。

病因病机

隋代巢元方《诸病源候论》首阐"诸痰者，此由血脉壅塞，饮水积聚而不消散，故成痰也"；南宋严用和《济生方》则从正反两方面强调痰的生成取决于气道闭塞与否，即"人之气道贵乎于顺，顺则津液流畅，决无痰饮之患"，若"调摄失宜，气道闭塞，水饮停胸，结而成痰"；这与巢氏所论似乎相悖，实则他是将巢氏所说的"血脉闭塞"的原因溯源为气机的呆滞；清代唐宗海《血证论》又补称"血积既入，也能化为痰水"；这与巢氏所论相吻，并将巢氏所说的"血脉闭塞"的后果延伸为络脉的瘀阻。然因痰乃津液与血气化失其正的结果，所以不论气滞或血瘀，都不过是参与津液或血气化生、输布、营运的脾、肺、肾与心、脾、肝及三焦、膀胱等脏腑功能紊乱的原因或后果乃至表现，这正是《素问·咳论》称"五脏六腑皆令人咳"的缘由，盖因咳多般因于痰，后世医家扼其要而谓之"脾为生痰之源，肺为贮痰之器"，从而使之相对偏重于论述狭义痰的病源、病位。推而广之，不论外感六淫，抑或内伤七情，乃至饮食失节、房劳过度，举凡影响到五脏六腑的功能，特别是脾、肺的功能，即可由气滞或血瘀而至津停、水积、饮聚，复加体质性阴阳偏胜或病理性寒热变化，便可煎津、凝饮、耗液为痰，这就引出了痰与津、水、饮及至血同源异流之说。总的来说，痰及痰证的病因病机甚为复杂，然病因乃以外感与内生寒、热、湿为主，病机则以气滞与脾虚为关键。

临床表现

痰证可见于生痰与痰生两类不同疾病的发生发展过程中，有人统计目前正在实施的《中医病证诊断疗效标准》除骨伤、肛肠两科之外的其余各科所列总病证中有痰证的病症为 56/272 种（占 20.6%），其中内科为 20/57 种（占 35.1%），耳鼻喉科为 7/27 种（占 33.3%），外科为 12/38 种（占 31.6%），眼科为 6/46 种（占 13.0%），儿科为 4/33 种（占 12.1%），妇科为 4/35 种（占 11.4%），皮肤科为 3/42 种（占 7.1%），非但涉及病症广，而且可以不同的形态、数量、时间停积于各具不同功能的脏腑、经络及其所属部位，以致见症殊异，变幻莫测，正如元代王珪所指出"痰之为物，随气升降，无处不到，为喘，为嗽，为呕，为泻，为眩晕、心嘈，为怔忡、惊悸，为寒热、肿痛，为痞满、阻塞，或胸胁漉漉如雷鸣，或浑身习习如虫行，或身中结核不红不肿，或颈项成块似疬非疬，或塞于咽喉若梅核，或出于咯吐形若桃胶，或胸臆间如有二气交纽，或背心常作一点冰冷，或皮间赤肿如火，或心下寒痛如冰，或一肢肿硬麻木……或骨节刺痛无常，或腰腿酸痛无力，或吐冷涎、绿水、黑汁，或梦烟火剑戟丛生，或大小便脓，或关格不通，或走马喉痹，或齿痛耳鸣，以致瘰疬、癫痫、失音、瘫痪、妇人经闭带下、小儿惊风搐搦，甚至无端弄鬼，似祟非祟，悉属痰候"（转引《医述》所引王隐君论）。由此可见痰证的临床表现极其复杂多变，如果再加上生痰与痰生两类疾病的其他临床表现，那就更加五花八门，包罗万象。然而，若对痰证的临床表现加以分析，则可归纳为如下 6 个方面。

1. 基本表现　虽然舌体有胖瘦、柔硬之分，舌质有淡红、红、紫暗之别，舌苔有白、黄、润、燥之异,脉象有滑、数、沉、迟之变,但以舌体胖大松弛、舌质偏晦、舌苔偏厚、脉多滑、弦、沉为常见,另眼皮与眶下多见烟灰黑色(《医学纲目》)。

2. 阻滞气机之表现 痰与气滞互为因果,只不过因阻滞不同的脏腑气机而呈现不同的见症,如阻滞心肺气机的伸展、宣肃即可见有胸闷、气短、咳嗽、哮喘、怔忡、惊悸、胸痹等,阻滞脾胃气机的升降则可见呕恶、纳呆、脘嘈、痞满、吞酸、泄泻等,阻滞肝胆气机的疏泄又可见胁胀、太息、咽中炙脔等,阻滞肾与膀胱气机的潜纳、化水还可见喘促、遗精、带下、尿闭、关格等。

3. 阻涩络脉之表现 痰与血瘀也互为因果,因痰而阻涩络脉即可见肢体麻木、骨节肿痛、瘫痪、闭经等。

4. 阻闭孔窍之表现 主要可见头痛、眩晕、耳聋、耳鸣、鼻渊、失语、抽搐、癫、狂、痫、昏迷等。

5. 凝聚局部之表现 主要可见溃疡不敛、噎膈、腹部痞块、乳癖、瘿瘤、瘰疬、不孕及各种癌症等。

6. 弥散全身之表现 如流注、身重、肥胖等。

诊断与鉴别诊断

前人有"肥人多痰""怪病多痰""诸药不效即为痰"之说,然临证若仅据上述情况即断为痰证,未免有失准确,甚或带有偏见、臆测之嫌。一般地说,应据四诊所搜集的第一手资料,首先应搞好鉴别诊断,摒除疑似病症,然后在确诊为痰证的基础上,进一步审病因、定病位、辨病性、出病机、明标本、度病势。

1. 鉴别诊断 需摒除的疑似病证,主要为饮证与瘀证。

(1) 与饮证的鉴别:痰与饮同为水津不化之有形病理代谢产物,且可互相转化,每多联袂为患,以致一般医籍都将两者合称为"痰饮"病,然因两者毕竟存有一定的区别,更何况还常常单独出现,所以北宋杨仁斋《直指方》早就指出"稠浊为痰,清稀为饮";饮几乎都相对量多而属性为寒,痰则相对量少而属性有寒有热,以热居多。

(2) 与瘀证的鉴别:痰与瘀虽然互为因果,并易兼夹为患,但多数仍为单独出现,究及两者的主要区别,乃在于痰证虽见症多变,然又以苔厚、脉弦或滑为常见;瘀证几乎必见局部定点刺痛及/或舌质紫暗,有瘀点、瘀斑,脉涩之类特征性表现。

2. 辨证诊断 痰证的见症变幻多端,但从前举六方面临床表现的出现概率与意义来看,不妨可将常见基本表现列作主症,其余表现列作副症,这样一来,只要具备2项主症及1项副症或1项主症及3项副症者,即可确诊之。然后再据舌苔颜色白、黄、灰黑与质地嫩老、润燥、脉象数迟、浮沉及其他见症乃至病史等,归其病因为外感或内伤及气滞或血瘀,定其病位主要在哪一具体脏腑经络,责其病性孰寒孰热及为实为虚,度其病势孰轻孰重及其可能发展趋势,明其标本究竟为痰邪急或痰邪之与耗气、伤津、损阴等正虚并急,只有辨清上述情况,才能为其时的治疗提供准确的依据。

治 疗

痰证虽复杂,但治疗主要应从以下两个方面入手,那就是缓则治本,急则治标。

1. 缓则治本 这里所说的"本",乃指生痰的原因,也即以适当的方药杜绝生痰之源,明代张景岳与清代华云岫曾先后强调"治痰当知求本,则痰无不清,若但知治痰,其谬甚矣"(《景岳全书·痰饮》);"善治者,治其所以生痰之源,则不消痰而痰自无矣……故古人有'见痰休治痰'之论"(《临证指南医案·痰》华氏按评)。鉴于生痰之本主要为气机呆滞,其次则为脉络瘀阻,故元代朱丹溪《丹溪心法》倡导"善治痰者,不治痰而先治气",意即治痰当先予调理气机,然在某些特殊情况下,又当先治血，也即治痰有时还当先予活血通络。又因气滞及血瘀无不源于外感六淫或内伤七情、饮食失节、房劳过度而影响有关脏腑功能所使然，于是又需将理气活血具体为宣肺降气、疏肝理气、补肾化水、健脾助运、温阳活血诸法。再因脾在诸脏腑中居中央而灌四旁，为一身气机升降之枢纽，气血化生之源泉，在生痰过程中更具重要意义，而引发的痰证尤多见于肺系病证，前人正是基此而引出了"脾为生痰之源，肺为贮痰之器"一说，这对于广义、狭义痰证，特别是狭义痰证出其治本之法无疑具有普遍指导价值，以致临证对各种痰证所出治本之法都不离于健脾理气化痰或健脾和络除痰，如是则既杜其将生之痰，又除其已生之痰，将治本治标有机地融入一方之中，《古今医鉴》与《三因极一病证方论》分别所出参苓白术散（《和剂局方》所出同名方加陈皮而成），人参养营汤便是此两种治本之法的代表方。

2. 急则治标 实际上，只要患者体质较强，即使痰量不多，也应当力祛其痰，而祛痰的方法主要根据停痰的部位、状态、时间、程度、属性、原因及其兼夹病邪而定，即寒者温之，热者凉之，润者燥之，燥者润之，结者散之，痹者开之，坚者软之，初停而近体表者，因势利导而排出于体外，久结而藏于体内深处者，化削并用而散之，如《景岳全书·痰饮》云"痰在膈上，必用吐法"，"痰在肠胃间，可下而愈"。他如壅肺之热痰治用葶苈大枣泻肺汤，驻肺之燥痰治用贝母瓜蒌散，蒙蔽心窍之热痰治用安宫牛黄丸或至宝丹，胶结胸胁之老痰治用礞石滚痰丸或皂荚丸等。总之，具体情况具体处理。

至于标本俱急或俱缓者，又无需要标本兼顾。清代喻昌《医门法律》为痰证出有实脾、行气、燥湿、降火四大治法；清代程国彭《医学心悟》又曾专就狭义之痰而总结其治法为"湿痰，滑而易出，多生于脾，脾实则消之，二陈汤，甚则滚痰丸；脾虚则补之，六君子汤"；若为"燥痰，涩而难出，多生于肺，肺燥则润之，贝母瓜蒌散；肺受火刑，不能下降，则滋其阴，六味丸"；"若命门真火衰微，寒痰上泛者，则用八味肾气丸"。广义痰证则可并用前面所介绍的有关治标治本之法，关键在于灵活而紧扣病机。

226　痰证源流

随着自然与社会环境的深刻变化，慢性复杂性疾病成为当前乃至未来相当长时期里威胁人类健康的主要原因。诸多慢性病显示出以湿、痰、浊、饮、瘀、毒等津液异常代谢蓄积为特征的病理机制。痰是中医学特有的概念，是津、液因气化功能失常在人体内逐渐积聚形成的产物。痰证相关理论历来是中医学重要的组成内容之一，富含着中医学原创性思维，从痰证概念的发轫、演变、成熟，最终成为现今涵义之痰证，其学术发展已历经两千余年，可谓源远流长，代有阐发，对于当今的疾病背景具有指导意义。学者李霄等从理论发展及演变的角度勾勒了痰证理论的脉络，以期为当今痰证理论的发展与创新有所启迪。

痰证概念的发展与演变

1. 痰饮合论至痰证概念的独立　"痰"字通"淡""澹"，《说文解字》云："澹，水摇也。"指水液摇动之状。先秦两汉时期尚未有"痰"字，但医家对"痰"的现象已有一定的认识，如《五十二病方》中已有治痰药物半夏、茯苓、牡蛎等的记载；《黄帝内经》已出现与痰相关病症，如"唾""涎""涕""沫""汁"等，是对于有形之痰较早的症状描述。此外，"结者散之，留者攻之""寒者热之，热者寒之""燥者润之，急者缓之，坚者软之"等治则治法的提出均为后世医家治痰提供了初始认识及理念。

东汉张仲景《金匮要略》中著有"痰饮病"篇，但内容注重于论饮，且据考证，汉代尚未出现"痰"字，《金匮要略》之"痰"可为传抄之误或通假所致。但通览《伤寒杂病论》，外感、内伤杂病从痰论治的证治观已可见端倪，如瓜蒂散方证、痰热结胸、寒实结胸、胸痹心痛病、半夏厚朴汤方证等，均为后世论痰治痰提供了重要参考依据。随后的魏晋时期方书繁富，虽然"痰"字已开始使用，但对其认识较为模糊，有时指饮病，有时介于饮病与痰证之间，病性多属寒，治疗以温药为主。

隋唐时期痰证逐渐脱离"痰饮病"，成为独立病证，实现了痰证概念的第一次系统阐述。隋代巢元方《诸病源候论》列有"痰饮候""痰结实候""诸痰候"等诸篇，首先将痰饮分论，并从病因、病机、病症、证候、证候特点等多角度赋予了痰证内涵。此外，《诸病源候论》对痰证病性已具有多重性认识，不独限于"温药和之"的寒痰、冷涎，此番归纳实为慧举，可谓是对痰证概念与理论的拓展迈出了关键一步。

两宋之后，医家已普遍将痰证与饮病区别对待，并认识到痰与津液、气机等在发病上的关系。如杨士瀛明确指出浊稠者为痰，清稀者为饮，陈无择首以三因系统归纳痰证病因，史堪论述六淫病证、治药，严用和指出津液与气机不畅是为成痰的病机。此外，亦有官修方书将痰专列一门，归纳出了风痰、热痰、寒痰、燥痰、气痰等不同病性痰证的证治方药，总结了一些常见的病证规律，收录了如二陈汤、四七汤、苏子降气汤、青州白丸子等治痰名方。自此痰证概念与理论已完全脱离于痰饮，具有了独立的病证内涵和证治方药。

2. 痰证概念的泛化与病证思维的形成　宋代以前的医家对痰证的认识首先是咳吐的痰液，如"涕""沫""唾""涎"之类；其次是聚集于体内的有形涎液，多停留于胸膈或腹中部位，从而导致一系列病证，如《诸病源候论》云："痰癖者，由饮水未散，在于胸腑之间，因遇寒热之气相搏，沉滞而成痰也。痰又停聚流移于胁肋之间，有时而痛，即谓之痰癖。"集唐以前医学大成的《外台秘要》也指出"气脉闭塞，津液不通，水饮停在胸腑，结而成痰"，可见此期医家对痰证的认识多半是有形之痰实，故其治疗重视吐、下等攻通祛邪之法。

至宋、金、元医家对痰证的概念认识得以泛化，由有形之痰实向痰邪致病的因果二重性转化，强调以痰论治诸病证。宋代严用和云："其为病也，症状非一，为喘，为咳，为呕，为泄，为眩晕，心嘈怔忡，为肿满挛癖，为癃闭痞隔，未有不由痰饮之所致也。"张子和提出"痰蒙心窍"导致情志异常疾病，为从痰论治各类精神异常疾病奠定了基础。至朱丹溪首次明确百病兼痰理论，从宏观、整体角度认识到了痰的致病性，提出"百病兼痰""气积成痰""半身不遂，大率多痰""无痰不作眩""痫……专主在痰……大率行痰为主"等观点，以"痰"作为其论治杂病的四纲之一，并扩展了临床从痰论治内、外、妇、儿、外多种疾病的范围。元代王珪指出，内外百病均生于痰，对"怪病责之于痰"亦多有阐发。

明清之后，诸多医家拓宽了痰证的界域，所论之痰，既有有形之痰涎、痰核、瘰疬等，又有无形之喘病、胸痹、中风、眩晕、头痛、癫痫、狂证、痴呆、痞证、呕恶、郁证、积聚、痹证、淋证、带下、白浊、月经不调等，极大地丰富了痰证的内涵与外延。明代医家楼英在其著作《医学纲目》中列举了30多处痰之变症，清代医家何梦瑶《医碥》云"怪诞百般，不可殚述"，更是列举多达120多种病症，充分体现了古人所谓"百病皆有痰作祟""怪病多痰"之说，并已形成了针对复杂病症的临床思维。

痰证辨治观的发展与演变

1. 吐、下祛痰法的守与变 吐、下治痰法理论源于《素问·阴阳应象大论》，云"其高者因而越之，其下者引而竭之"。随后张仲景开创了痰证证治之先河，尤其是瓜蒂散、三物白散等吐、下方剂体现了其因势利导、标本兼施的原则。魏、晋、隋、唐医家认为，痰为致病之标实，是实邪留滞体内，多取法张仲景，用药直接且不乏猛剂，对后世攻邪派启发较大。葛洪《肘后备急方》中自创治痰饮方、胸中痰澼方、痰厥头痛方涌吐治痰三方。孙思邈不仅提倡在治病进补之前即用攻逐吐下之法扫除痰实，更搜集创制了众多方药，如吐剂之撩膈散、断膈汤、葱白汤、芫花散等，下剂之紫丸、四物紫丸、真珠丸、紫葛丸等。魏、晋、隋、唐时期吐、下攻通祛痰是医家治疗痰证的主要治法。

宋至明清医家对吐下祛痰法的适用范围、施用方法、禁忌等逐渐明晰，并对具体方法进行了发挥与创新。治疗原则上，注重根据病情轻重缓急权衡而治，较之魏、晋、隋、唐医家无论是在适应症、用药还是在吐下后调护之法方面都更为谨慎。杨士瀛认为不可吐下太过，云"津液不守，所以痰多，吐甚痰脱，则精竭而毙矣"。张子和虽以攻邪著称，自创"撩痰法"，但也指出吐法为攻邪治标之法，吐有禁忌，宜中病即止，吐后注重调摄。朱丹溪创"倒仓法"，以黄牛肉荡涤肠胃之糟粕、停痰、瘀血，使中宫得清，又可补虚益损。王珪对于久病之老痰、顽痰创滚痰丸逐去痰积，既可使肠中痰积恶物穿凿而下，又无须洞泄刮肠大泻。张景岳主张治痰先察元气虚实，虽认为祛痰法以吐法最快，但反对滥用攻伐，并创提气吐痰法取代药物，将祛病与养生相结合，以绝伤气之忧。喻昌制定了吐法十二条禁忌，临证时应严格掌握吐、下禁忌。陈士铎认为，吐法伤胃气，吐后旧痰去而新痰又生，常于吐法中兼施和胃平肝化痰之法。

2. "温药和之"藩篱的突破 张仲景针对痰饮病提出"温药和之"的法则，对随后的魏、晋、隋、唐及两宋医家产生了深远的影响。魏、晋、隋、唐时期方书药书众多，为后世辨治痰证之肇始，对于痰证多从冷痰、寒痰、风虚冷涎等立论。如《备急千金要方》中小黄芪酒、附子酒、姜椒酒、姜附汤等温化痰涎之方，少见专治痰热之方。而《外台秘要》汇总了两汉、魏晋、隋唐时期诸家的治痰方药，收集治痰方剂达75首，总体而言温药居多，如冷痰以半夏汤方；《千金要方》中茯苓汤温胃化痰；对风痰积聚，脾胃虚寒选延年白术丸、茯苓汤等，以温脾胃与祛风化痰相合。

至宋、金、元医家对痰证概念的认识已由寒痰、冷涎等扩大至热痰、湿痰、燥痰、气痰、郁痰、老痰、食积痰、酒痰等多重认识，还有包括病症相关论述，如痰郁、痰核、痰眩等，可谓对痰证的认识提升至新层次。杨士瀛明确提出，痰证治疗"温、清、燥、润、散，五治不同"。众多宋元方书中也体现出依据痰性而分治之，痰热方如金沸草散、金化散、真珠丸，寒痰有丁香丸、温中化痰丸，风痰有青州白丸子、星姜汤、香芎散、辰砂化痰丸,气痰有四七汤、苏子降气汤,湿痰有二陈汤等。至朱丹溪已将痰证作为内伤杂病中重要的一部分,更是主张综合病因、病性、病症、病位、新久等治痰,形成了痰证基本诊治思路。

随后之明清医家治痰辨性推因已成定势,如《保命歌括》云:"若风,若寒,若湿,若热之类,当各寻其所受之因,风则散之,寒则温之,湿则渗之,热则清之,气则顺之,食则消之,酒则解之,各有其方,不可一例求也。"王纶主张根据痰之成因、部位、虚实而治,云"热痰则清之,湿痰则燥之,风痰则散之,郁痰则开之,顽痰则软之,食积则消之"。明清医家中龚廷贤《寿世保元》、吴正伦《脉症治方》、秦遇昌《症因脉治》、皇甫中《明医指掌》等均在朱丹溪的基础上,系统地归纳总结了痰证的证治方药,无不注重审兼夹之邪,辨病性病位施治。

3. 治本求源与不治之治思维的贯通 两宋以后,医家对痰的认识逐渐转向以脾、肾为主的脏腑虚损生痰观,多认为痰非病之本,而为病之标,较之隋唐医家在病因病机认识上更进一层。基于此,在治疗时注重健脾和中,燥湿化痰。宋代《圣济总录》云:"脾土也,土能制水,则水不溢,虚损之人脾胃气弱,故于水谷不能克消,土气不能胜水,津液停积,结聚上隔,是为痰也。"李杲认为,脾胃气虚,元气受损为生痰之因,治疗注重健运脾胃,消痰和中,创制半夏白术天麻汤治疗脾胃气虚所致痰厥头痛。朱丹溪推崇脾虚生痰,反对金元以前治痰不求本,专事吐、下、温之法,以致利药过多,导致脾虚更易生痰;提出"顺气为先,分导次之""实脾土,燥脾湿"等治痰之法,并善以二陈汤为基础方治一身之痰,有变有守,临证加减独具特色。

明代理学思想的盛行以及时医囿于寒凉之法造成的寒凉时弊,导致了脾肾为先后天之本的脏腑理论及温补学派的崛起,对痰证的辨治也颇具影响。明代王纶首先提出"痰之本水也,源于肾;痰之动湿也,主于脾";孙一奎尤为推崇朱丹溪论痰治痰经验,认为治痰"当察其所来之源",擅长以二陈汤、温胆汤、半夏白术天麻汤等古方化裁;张景岳认为实痰者少、虚痰众多,尤其重视治痰之本,"温脾强肾以治本",使根本渐充,则痰自去;陈士铎认为,"痰在上宜吐,在中宜消,在下宜降",注重从脏腑论治,总体围绕脾、胃、肾为核心。清代在延续明代健脾补肾为主的论治风格基础上,以叶天士、吴鞠通、王孟英、薛生白等为代表的医家重视从温病角度辨治痰证,亦独具特色。首先温病学派不拘泥于脏腑虚损与生痰的关系,认为温病之痰大多非以痰为主,痰常与气、火、风、瘀血、燥、湿热等相互胶结郁遏、兼夹致病,注重辨痰与火、与风、与湿、与瘀血及虚之间的关系。因此,清代中后期医家更提倡清热化痰、燥湿化浊、上下分消、豁痰开窍、润燥涤痰、养阴化痰等法以杜生痰之源,完善了明代注重脏腑虚损、调补为要的治法。不少医家注重治痰必溯本求源,"见痰休治痰",不治而治之,且遣方立法灵活精妙,别寓巧意,对现代痰证的辨治极具启发。

由此可见,明清以后医家重视治痰之本的观念逐渐深入,与魏、晋、隋、唐医家攻逐痰实的治疗观形成了鲜明的对比,是中医痰证理论认识观的升华,是中医学术的巨大进步。

基于痰证理论发展及演变的思考

纵观痰证理论的发展、演变过程,可谓内容丰富,源远流长。在不同历史发展时期,既可见沿袭之同,又不乏演进之异。东汉时期确立痰饮病,至隋唐时期痰证分化脱离成为独立病证。金元时期新学的肇兴,朱丹溪、王珪等诸家从不同角度完善了痰证病因病机、证候规律等理论框架,治疗实践丰富多彩。而后明代对理学思想的吸纳及对寒凉时弊的批判,促进了脏腑理论和温补学派的崛起,进一步拓宽了痰证理论内涵。清代温病学说的发展和临证各科专题研究的深化,以及清末西医学的输入,为痰证的证治增加了新的观点与见解,使得中医痰证理论框架日臻完备。通过对痰证理论发展源流的总结不难发现,痰证理论牢牢根植于临床实践,其一次次完善与升华均是基于时代背景下的临床实践经验与该时期主流学术思想的融合与提升。当旧的概念与理论框架不能满足临床需要,必然会分离或孕育新的概念与理论,使原有的学术体系也因此得到固化与升华。临床治疗实践是推动中医理论发展的主导,学术理论必经临床的验证与修正，才能得以融合、精确与强化。

　　现代自然与社会环境较之古代发生了巨大的变化，环境污染与气候异常问题日益严重，科技发展改变了人们的生活方式，物质水平的提高伴随着膏粱厚味之害，同时今人之情志不遂亦多见，这些都赋予了当前慢性复杂性疾病的时代特征，使津液处于"浓缩""暗耗""凝结""黏稠"状态，导致了多种病理产物如湿、痰、浊、饮、瘀、毒等在体内的异常蓄积，成为当前重要的致病因素与疾病发生发展过程的关键环节。其中痰证在现代疾病发病过程中的地位日益凸显，不仅表现在其致病的广泛性、复杂性、长期性、难愈性、多变性，而且痰还常与湿、饮、浊、瘀、毒等他邪互生、转化、相兼等，共同交织构成了当前慢性病病机理论的复杂性。由此可见，尽管现今疾病特点与古迥殊，但历经两千年发展而来的痰证理论对于解决当前慢性复杂性疾病仍具有重要的指导意义。中医学历来是与时偕行的医学，如《史记》云："圣人不凝滞于物，而能与世推移。"立足于当下，应认识到目前疾病背景与古代的差异，在追溯经典、继承先贤的基础上，面对多学科交叉的发展环境，秉势而为，以开放包容的姿态，积极吸纳现代科学技术，重新思考、审视、定位符合当前疾病背景的痰证理论，更好地展现中医学原创思维的优势，有效指导临床实践。

227 痰证本质

中医学认为痰是由于水液代谢失常停留体内而形成的一种"其液黏稠"的病理产物，但痰一旦形成又会成为一种致病因素，因其产于体内故也可称为内邪。痰分为两类：一种是经咳嗽，由呼吸道排出，经口吐出的黏液（也有少数是从口吐出胃中的黏液），易为人们所察觉的，称为有形之痰或称外痰；另一种是滞于脏腑经络，或随气而行，循经络滞于四肢百骸、五官九窍、皮肉、脉、筋骨，这种痰不易被人们所察觉，故称无形之痰或称内痰。由痰所导致的病理改变统称为痰证。广义的痰病痰证，涉及临床各科。中医有"十病九痰""怪病多痰""百病多由痰作祟""痰生百病食生灾""百病兼痰""无一病不关乎痰""痰为百病之母"等论述。学者蒋树龙等对痰证本质的现代研究做了梳理归纳。

痰证与血脂代谢、血液流变、微循环

王琦等检测了肥胖人痰湿型体质、非痰湿型体质和正常人三组的血液流变学及甲皱微循环指标，结果表明痰湿体质高于正常组（$P<0.01$）；管袢周围渗出增多（$P<0.05$），甲皱微循环研究提示痰湿体质者存在微循环障碍，与非痰湿体质比较存在一定差异。俞亚琴等将60例高脂血症患者分为痰湿组及非痰湿组，分别进行了血液流变学的检测，发现痰湿组的血瘀证阳性率明显高于非痰湿组，全血比黏度、全血还原黏度、纤维蛋白原及红细胞电泳明显高于非痰湿组。罗凤鸣等通过对慢性阻塞性肺气肿痰湿证与非痰湿证血液流变学、血脂载脂蛋白水平的测定，分析了阻塞性肺气肿痰湿证与非痰湿证血液流变学、血脂代谢及与西医分型的关系。结果发现阻塞性肺气肿痰湿证以支气管炎型为主；血液流变学异常较非痰湿证明显；血脂水平两组无差异；载脂蛋白A_1与载脂蛋白B（Apoal/ApoB）较非痰湿证降低（$P<0.05$或$P<0.01$）；ApoB较非痰湿证增高（$P<0.01$）。袁肇凯等在临床辨证的基础上，对35例痰瘀阻络证、33例脾虚痰凝证、29例非痰非瘀证和30例健康对照组进行了中医症征积分和血脂、血流动力学检测及相关分析，研究了高脂血症痰瘀辨证的病理机制，结果显示痰瘀阻络证和脾虚痰凝证患者的血脂和血流动力学显著异常于两对照组，"痰凝"症征积分与高密度脂蛋白（HDL-C）、低密度脂蛋白（LDL-C）呈高度相关；而"血瘀"症征积分与总胆固醇（TC）及每搏输出量（SV）、射血分数（EF）、总外周阻力（RT）、血管弹性（C）均高度相关。李宝莉等通过对206例痰浊中阻型眩晕的血液流变性和血脂血糖变化的观察，结果发现痰浊中阻型眩晕患者全血黏度、RBC压积、血沉、纤维蛋白原、血栓干重、甘油三酯（TG）和血糖等指标较对照组显著升高（$P<0.05$），而血清HDL-C则明显降低（$P<0.05$）。提示痰浊中阻型眩晕患者与正常人的血液流变性、血脂和血糖水平呈现明显差异。孙磊将56例冠心病患者按性别不同辨证分为痰瘀证型和非痰瘀证型两组，分别与健康组对比检测血液流变和血脂指标的变化。结果显示痰瘀证型性有7项指标，女性有6项指标明显高于健康人，且HDL-C均低于健康人；非痰瘀证型男性有4项标，女性有3项指标明显高于健康人，且HDL-C明显低于健康人；痰瘀证型患者与非痰瘀患者数指标亦有显著差异。汪柏尧从TG、体重指数、臀比值分析，脂肪肝痰湿内阻型其理化指标的异常较其他二型明显，提示临床上脂肪肝体重超标、向性肥胖严重且TG异常者，以痰湿内阻为临床病特点，辨证分型各型与血脂水平、体重指标、腹臀值间存在一定的量化关系，痰湿内阻型其TG水较高，体重指数较大，腹臀比值较大。

苏庆民等检测了痰湿型体质与非痰湿型质的血脂、血糖、胰岛素以及红细胞Na^+—K^+—ATP酶活性。结果表明痰湿型体质的TC、TG、VLTL-C、血糖及胰岛素水平显著高于非痰湿型体质，LTL-C

及亚组分水平,红细胞 Na^+-K^+-ATP 酶活性痰湿型体质显著低于非痰湿型体质。初步提示了痰湿型体质在脂代谢、糖代谢及能量代谢上的特征。

痰证与血糖、胰岛素

魏丹霞等对149例中风病急性期患者按其症状、舌象、脉象进行辨证分析,并对其中血糖升高患者进行证候分布研究。结果中风病急性期血糖升高,中医证候多分布在风痰瘀血、痰热腑实、痰热蒙蔽心神证,提示与痰浊有关。袁肇凯等对高脂血症35例痰瘀阻络证、33例脾虚痰凝证、29例非痰非瘀证患者和30例健康人进行了中医症征积分、空腹血糖(FPG)、血胰岛素(FINS)、胰岛素敏感性指数(ISI)、胰岛素分泌功能指数(IS)、血清脂质过氧化物(LPO)和血清超氧化物歧化酶(SOD)检测及相关分析,结果显示痰瘀阻络证和脾虚痰凝证患者的FPG、FINS、IS及LPO均呈健康对照组<脾虚痰凝证组<痰瘀阻络证组的递进趋势;而ISI、SOD则相反,呈现递减的趋势;"痰凝"症征积分与FPG、ISI分别存在着相关关系(均$P<0.05$或<0.01),而"血瘀"症征积分与FINS、ISI等指标之间存在着相关关系(均$P<0.05$或<0.01),其中ISI异常及相关的程度均明显高于"痰凝"组。

痰证与免疫

李小兵等通过观察心脑血管病痰证患者T淋巴细胞亚群的变化,与非痰证患者及正常人作对照。结果发现心脑血管病痰证患者$CD3^+$、$CD4^+$的值低于非痰证患者及正常人,$CD4^+$则高于非痰证患者及正常人,$CD4^+/CD8^+$比值亦较非痰证患者及正常人低。反映心脑血管病痰证患者总T细胞、辅助性T细胞功能低下,免疫辅助作用减弱。提示心脑血管病痰证患者细胞免疫功能低下及免疫调节存在某种程序的异常。张声生等选择了慢性胃病脾虚证30例,脾虚痰湿证42例,检测其外周血T细胞亚群,结果与正常对照组比较,脾虚证和脾虚痰湿证$CD4^+$、$CD4^+/CD8^+$比值皆明显下降,脾虚痰湿证$CD3^+$也明显下降,$CD8^+$明显上升;与脾虚组比较,脾虚痰湿证$CD4^+/CD8^+$侧比值进一步下降。但$CD8^+$明显升高($P<0.05$)。认为脾虚证和脾虚痰湿证的T细胞亚群调节具有不同模式特点,脾虚痰湿证较脾虚证细胞免疫功能下降更为明显,是一种脾虚失代偿表现。

痰证与细胞因子

李鲁扬等用单克隆抗体做分子探针,经流式细胞术检测了34例2型糖尿病痰湿型患者的血小板活化标记物CIkP、dk、TSP,并与正常组对照,结果显示2型糖尿病痰湿型的血小板活化水平明显升高,与对照组相比差异有显著性意义,表明血小板活化参与了2型糖尿病痰湿型的病理过程,是其潜在的瘀血证的微观指征,并认为血小板活化表达升高是2型糖尿病痰湿型"痰湿夹瘀"或"痰瘀同病"的分子学基础。王东生等将冠心病患者30例,随机分为3组,非痰非瘀组、痰凝心脉组、痰瘀痹阻组,每组10例;另有健康志愿者10例作对照。采用逆转录-聚合酶链反应(RT-PCR)技术,检测外周血单核细胞(PBMC)血小板衍化生长因子A(PDGF-A)mRNA的表达。结果痰凝心脉组、痰瘀痹阻组PDGF-A mRNA表达水平与健康对照组比较,差异有显著性($P<0.05$);痰瘀痹阻组与非痰非瘀组比较,差异也有显著性($P<0.01$)。认为PBMC中PDGF-A mRNA表达的异常可能是冠心病"痰瘀"演变的重要机制之一。王平等探讨了肺虚痰阻病理模型大鼠巨噬细胞功能和黏附分子CD_{11b}的表达,将48只Wastar大鼠随机分为对照组、肺虚痰阻组和化痰治疗组3组,肺虚痰阻组给予二氧化硫烟熏、化痰治疗组在二氧化硫烟熏同时进行化痰治疗,检测3组大鼠肺泡巨噬细胞功能、肺泡巨噬细胞CD_{11b}表达和血中淋巴、中性、单核细胞的CD_{11b}表达。结果表明,肺虚痰阻大鼠巨噬细胞功能增强,肺泡巨噬细胞和血中单核细胞CD_{11b}表达明显增多,而血中淋巴、中性粒细胞CD_{11b}表达增多不明显,提示肺虚

痰阻大鼠以单核-巨噬细胞系统细胞黏附分子表达增多和吞噬功能增强为主。

痰证与自主神经系统

方永奇等研究发现心血管痰证患者的交感神经兴奋性显著高于非痰证患者及正常人，提示痰证患者自主神经功能紊乱，交感神经功能亢进，可导致心跳加快、血压升高、代谢亢进、心悸胸闷、烦躁口干、失眠多梦等。这与中医理论认为的痰即无形之火、火即无形之痰之论相吻合。黄业芳等对30例痰饮咳嗽患者自主神经功能状态进行了检测，检测项目包括自主神经综合平衡指数及心搏间距（包括平卧心率、呼吸差、乏氏动作指数、立卧差、30/15）的变化，并与健康人组作对照，探讨植物神经功能与痰饮咳嗽的关系。结果发现痰饮咳嗽患者自主神经综合平衡指数与健康人组对比差异显著。平卧心率明显增快，乏氏动作指数、立卧差均低于健康人组，认为痰饮咳嗽患者的确存在自主神经功能失调。

痰证与自由基

李保东通过对67例脑梗死患者资料进行分析，发现中风痰证组患者血清丙二醛（MDA）含量显著高于非痰证组（$P<0.05$）和健康对照组（$P<0.001$），而中风痰证组患者血清SOD含量显著低于非痰证组（$P<0.05$）和健康对照组（$P<0.001$）。认为中风痰证证型与自由基增高及超氧化物歧化酶减少，存在着密切相关关系，从临床角度证实了自由基参与痰浊的形成。

近年来，众多学者通过对中医痰证相关疾病的研究，从不同角度对痰证的实质进行了探讨，取得了一定的进展。中医痰证的特点决定了痰证研究的相对复杂性，近几年的研究成果使中医对无形之痰的研究微观化、客观化，丰富了痰证学说的内容，为进一步揭示痰证的本质奠定了很好的基础。

228　痰证研究

随着我国社会经济的发展、人们生活水平的提高和生活节奏的加快、饮食结构和环境的改变，人们的疾病谱发生了改变，疾病中的中医证候分布也出现了新特征。中医证候研究从20世纪50年代中期开始，至今已过半个世纪。中医证候的规范化研究也从20世纪80年代开始，痰证作为中医证候的一大主要类型，其涉及疾病谱的改变及研究历程与中医证候研究类似。整理痰证文献，开展痰证研究，揭示痰证的机制，提高痰证的辨证准确性，可为临床指导有效干预痰证的方药提供理论依据。学者贺小英等对痰证近年来的研究进行了梳理归纳。

痰证的医籍及医家证治研究

时振声探讨了中医学中痰证的病因及《金匮要略》《医学心悟》等中医医著中有关痰证的各种治法，认为痰的形成除了与外因如风、寒、热、湿、燥、火等有关，还与酒积、食积、脾虚、肾虚等内因相关，相应地，其治疗可采用健脾消积、降气化痰、补益脾肾等方法。

柳亚平等整理了北宋陈直《养老奉亲书》中的老年人痰证调养疗法。该书从老年人的体质特点、生活习惯等方面论述了老年痰证的成因，并结合四时气候变化规律有针对性地选择不同的预防、治疗和调养方法，提倡以食疗和药性平和的方剂治疗老年痰证，对于痰病虚证的研究具有一定的参考价值。

田伟等总结了元代著名医学家和养生学家王珪所撰《泰定养生主论》中有关痰病论治思想。王珪认为外感六淫、内伤七情是痰病发生发展的主要原因，也与禀赋密切相关。同时指出，因他病而继生痰病者多因脾肺失其司气功能所致。书中记录的痰证临床表现有近百种。

董小波等对金元时期医家朱丹溪有关痰证的论治经验进行了分析。朱丹溪将痰分为湿痰、风痰、寒痰、热痰、老痰、食积痰、郁痰、内伤挟痰等类，其总治则以健脾理气、燥湿化痰为大法，同时也形成了"痰瘀并存，痰瘀同治"的理论，即治痰要活血，血活则痰化。

马金英对明代医家张景岳《景岳全书》《类经》《类经附翼》等著作中有关痰证理论及治疗痰证相关方药进行研究，认为张景岳对痰证的病因、病机、辨证、鉴别、治疗等诸多方面有其独特而精辟的见解。张景岳指出"痰性痰部有别""五脏生痰"，提出治疗痰证应"注重元气""当求其本"的原则，强调了温补脾肾对治疗痰证及引吐自疗对预防痰病的重要性。张景岳虽反对金元以来妄用苦寒，重视"寒伤脾胃"病机，但其临床上并不回避清热治法，其重视热邪致病，亦不避讳运用寒凉药物治疗痰证相关疾病。

肖俐等整理分析了明代温补学派代表人物之一孙一奎的痰证论治经验。孙一奎所著《赤水玄珠》《医旨绪余》《孙氏医案》等书，针对不同病机所导致的痰证均拟定了一套与之相应的治疗方法，主张从脾湿、阴虚火动、食积、气郁等治疗痰证。

张治国等对清代周学海《脉学四种》中痰证的脉象种类与特点进行分析与总结，认为脉象对痰证具有重要临床意义，脉象可反映痰证的病位、病机、预后等，应予重视。

杜惠芳对清代名医王孟英著作《王氏医案》对痰证的辨治经验进行了分析。《王氏医案》治痰之法重在清涤，用药多选轻清流动之品。

任继学结合自身在治疗肺心病、哮喘、肺气肿、慢性气管炎、脑血管疾病等的体会，概述了痰的发生以及痰病的病因病机、类证，认为痰证可分为湿痰、风痰、寒痰、热痰、燥痰、痰毒等类型，其治则为理肺、健脾、益肾，宣达三焦，以及通经导络、理气；根据临床实际，可采用攻逐、消导、和解、补益、温化、清热和清润七法，并分析了二陈汤、神仙坠痰丸、滋阴清化丸、洁古小黄丸、肾气丸等在治疗痰证中的应用。

各医家对痰证的核心认识与《中医大词典》对痰及痰证的解释是一致的。即痰为脏腑气血失和、津液代谢失常的病理产物，一旦形成又可成为致病因素。痰证为痰浊停留体内的病症，根据痰浊停留部位、病因及症状表现的不同，有风痰、寒痰、湿痰、燥痰、热痰、气痰、虚痰、实痰等病证。痰证的形成与肺脾肾三脏密切相关。有关其证治方药，因各医家其所处时代及辨证思路的不同而证治用药各有特色。

病证结合思路指导下的痰证研究

1. 病证结合中的痰证辨治 目前大部分研究者对痰证的研究是建立在具体疾病基础上的，即针对具有痰证表现的某个具体疾病开展研究。因痰可随气机升降，无处不到，变证丛生，故痰证为害可遍布周身。马宗华对《中医中医药病证诊断疗效标准》中临床7科272种病症因痰致病的比例进行了统计：内科（20/57）35.1%，耳鼻喉科（7/21）33.3%，外科（12/38）31.6%，眼科（6/46）13.0%，儿科（4/33）12.1%，妇科（4/35）11.4%，皮肤科（3/42）7.1%。据谢蓉等的文献研究结果，痰证涉及的病种有心脏病变、眩晕、高脂血症、高血压、肺系疾病、糖尿病、中风、脑病、偏头痛、抑郁症、认知障碍、痛风性关节炎、高尿酸血症、脂肪肝、胃炎、多发性肌炎和皮肌炎、无痛性下壁心肌缺血等。还涉及不孕、月经病、多囊卵巢综合症、代谢综合征、癫痫、肺癌、原发性肝癌、胃癌等。可见，痰证可涉及现代医学内外妇儿等各种疾病，其涉及病种之广，充分体现了中医异病可同证的辨治特点，也应验了中医古人所谓的"痰为百病之母"，百病皆可从痰论治。

不少方药治疗痰证疗效肯定，适应病症较广。方永奇等采用文献分析的方法对温胆汤（主要由法半夏、陈皮、竹茹、枳实、茯苓、炙甘草、大枣、生姜等组成）的适应症进行汇总，发现温胆汤可广泛用于治疗神经精神系统、心血管系统、消化系统、呼吸系统、泌尿生殖系统、妇科、内分泌系统等疾病。张海燕研究表明，经典治痰方二陈汤能够在一定程度上调节晚期非小细胞肺癌痰证患者的免疫功能，缓解部分临床症状，改善患者生活质量，对于晚期非小细胞肺癌痰证具有一定的临床疗效。王清卿研究加味半夏白术天麻汤对痰中阻型高血压患者血尿酸及血脂的影响，结果显示，加味半夏白术天麻汤对患者血尿酸及血脂的异常有显著疗效。

2. 痰证的实质研究 李保良从血液流变学、血脂、自由基、糖代谢、能量代谢酶、机体免疫功能、植物神经系统等方面综述了痰证实质研究的成果。近年来学者们所做的探索提示不同疾病的痰证患者可表现为血液黏稠性、黏滞性、聚集性、凝固性增高等血液流变学和微循环异常，总胆固醇（TC）、甘油三酯（TG）、低密度脂蛋白胆固醇（HDL-C）等血脂水平升高，超氧化物歧化酶（SOD）降低、丙二醛（MDA）升高，血糖、胰岛素水平升高，$Na^+—K^+—ATPase$ 酶活性降低，T细胞亚群 $CD3^+$、$CD4^+$ 降低，$CD8^+$ 升高，$CD4^+/CD8^+$ 降低等机体免疫功能失调，交感神经兴奋增高等。宁倩调查某社区人群中中医痰证的分布情况及实验室相关指标，研究中医痰证与临床常规检测指标的相关性，结果发现检测指标中仅有谷丙转氨酶与中医痰证的发生有一定的相关性，白球比可能与痰证相关，谷草转氨酶、胆固醇、甘油三酯、总蛋白、白蛋白、空腹血糖、尿酸、肌酐这八项指标无论水平正常或异常与痰证均无相关性。李星等观察了中医痰证性疾病患者与细胞黏附分子（ICAM-1）表达的关系，发现甲状腺腺瘤、淋巴结结核、乳腺纤维腺瘤患者血清中 ICAM-1 的含量与中医痰证性疾病有一定的联系。

中医痰证为痰浊（因脏腑气血失和、津液代谢失常的病理产物）停留体内的病症，因痰浊停留部位、病因及症状表现的不同，故可有风痰、寒痰、湿痰、燥痰、热痰、气痰、虚痰、实痰等各种不同的病证。且因痰可随气机升降，无处不到，变证丛生，故痰证为害可遍布周身。有关其证治方药，因各医家其所处时代及辨证思路的不同而证治用药各有特色。

病证结合思路指导下的痰证临床辨治涉及现代医学内外妇儿等各种疾病，但其总的指导思路未脱离中医理论异病同证同治的原则。病证结合思路指导下的痰证实质研究分别从血液生化检查、细胞因子水平等角度探讨了各种疾病痰证的现代医学的病理机制，但其结论多是针对某种或某些疾病，难以外推。贺小英等认为，今后痰证临床研究可参照《伤寒杂病论》的方药相应的方证模式，根据舌脉和主要证候建立异病同证的临床辨证诊治标准，如温胆汤湿痰证、二陈汤湿痰证，有是证，用是方。有关其微观辨证指标可从代谢组学角度，对可能的标志蛋白质（群）数据进行分析，以统计聚类为主导思想，进行变量聚类和样本数据聚类，以得到标志蛋白质群来判断痰证。

　　中医学注重取象比类，重视心法与领悟等，决定了中医证候存在主观性实践性强等特点和难点。痰证作为中医临床常见的比较复杂的证候之一，其涉及的病种较多，治法组方较难掌握。痰证属中医学领域的范畴，故其研究的思路、方法、模式应立足于中医药本身的特征，吸取现代科学研究的成果，寻找到一条合适的路径。

229 孙思邈痰证诊治

唐代孙思邈辨析医理，广集验方，丰富地展现了唐以前的医药学光彩。其所著《备急千金要方》《千金翼方》堪称中医药学术之瑰宝；《银海精微》虽被认为是托名孙氏之作，但其中映射的痰证诊疗思想可与前二书相映生辉，故本文引用相关内容作为参考。孙思邈在中医药学术的发展上做出了宏伟功绩，仅就痰证诊治而言亦有重要贡献。确实给后世以启迪。如治痰名方"温胆汤"就出自《备急千金要方》，但这首方剂最初并非为治痰证而设。乍一看，似乎孙思邈诊治痰证的内容应集中于《备急千金要方》的"第十八卷大肠腑方·痰饮第六"，究其内容则发现，此篇所载多为饮病，也兼部分冷痰之候。因饮病和冷痰都源于中阳不振，临床多相间出现，更多的痰病内容则散在诸篇。为了全面认识孙思邈诊治痰证的学术思想，学者柳亚平等纵览孙思邈著作，观其全貌，撮其要领，做了研讨论述。

风冷伤胃，脾虚生痰

孙思邈认为风、寒二邪是痰饮之外因和助缘。痰饮之患每每缘自风冷伤胃，脾虚生痰。所以其书中常将此二邪和痰饮并提以言病机。如"风虚痰癖""大风冷痰癖""风冷痰饮瘤癖痃疟"等。《银海精微·风牵出睑》云："脾胃受风，壅毒出胞睑之间，睑受风而皮紧。脾受风则肉壅……此土陷不能堤水也。"此论眼睑外翻的病机，也揭示了孙思邈对痰饮成因的认识。所以他所收录的痰饮众方，屡用辛温升散之品。又因风为阳邪，喜化热上行。寒为阴邪，易伤阳下驱；二邪同居，则病机复杂，故常寒温同用以调和阴阳。孙思邈治疗痰饮多因势利导，选择吐、下、消、和之剂；并且不弃药食诸物，皆因性灵活施用。孙氏收方，诸法不废。一法每设多方以备选用，且药物总体品类繁多。以应仓促间药物不齐之变，可算是有备无患了。

胆腑受邪，亦可酿痰

温胆汤流传千古至今，被公认为治痰名方，但孙思邈创方之初却是用以"治大病后虚烦不得眠"，并解释云"此胆寒故也"。《备急千金要方·卷十二》"胆腑"篇所收的其他方剂，如"半夏汤""千里流水汤"也运用了化痰法。这一现象提示孙思邈，或者可以说隋唐时期的医家们，认为胆病与痰证有关。

透过孙思邈对胆腑和胆经病证的描述，也能隐约看到痰证的迹象。如"胆病者，善太息，口苦，呕宿汁，心澹澹恐如人将捕之，咽中介介然数唾……足少阳之脉是动……腋下肿，马刀挟瘿汗出振寒疟"（《备急千金要方·卷十二》）。其"咽中介介然"应该是梅核气的临床表现，其病机后世医家常解释为痰气交阻；"数唾"描绘出患者经常吐痰的情景；"心澹澹恐如人将捕之"也是胃脘痰饮潴留，上凌胸膈，心气受迫之症状；"马刀挟瘿"则为痰核壅滞经络出现的肿物。以上种种表现都是痰证与胆病相关的征象。

其实，痰并非直接出自胆腑，正如古今医家达成之共识，生痰之源仍在脾胃。胆与痰证的相关性，主要由胆与脾胃的五行生克关系辗转而来，这就是孙思邈讲的"邪在胆，逆在胃"。

孙思邈的痰邪生成论是脾胃受风，土陷不能堤水。他继承了《黄帝内经》的脏腑五行生克体系，遵照"风气通于肝"之说，结合隋唐时期"热则应脏，寒则应腑"的辨证思想，将风冷久病诸疾笼统归为胆腑病证，所以《备急千金要方·卷十二》"胆腑方"篇有"万病丸散"一节，下属诸方大都治疗风冷痰饮衍生的各类病候，如"芫花散（大排风散）""耆婆万病丸""仙人玉壶丸"之类通治百病的方剂。由此观之，将温胆汤列入胆病方剂之流，在隋唐医家眼中完全是合乎情理之事，因为痰饮虽生于脾胃，然因风冷而起，故风冷痰癖之证皆归为胆病。

温胆汤的药物组成总体上起清热化痰作用，何以孙思邈认为是胆寒。对于胆寒之界定，孙思邈云"胆虚寒，左手关上脉阳虚者，足少阳经也。病苦眩厥痿，足趾不能摇蹙不能起。僵仆，目黄失精𥆧𥆧，名曰胆虚寒也"（《备急千金要方·卷十二》）。既然称温胆汤，那么上述胆寒之临床症状理应出现，这一点"胆寒"二字和方名就已不言而喻。

胸膈之痰，化热动风

痰虽起自风冷伤胃，然胸膈之痰却常常化热生风，或上扰清空，或内乱神明而引发诸患，如风眩（癫痫）、小儿惊风、多种眼疾、头痛等。孙思邈对痰热生风诸证的治法灵活多变，或化痰清热养阴，以治风之本；或重镇降逆，清热下痰，以平风之势；或清热疏风化痰并举，以全息风之功。

至于风眩（癫痫）、惊风之疾，孙思邈认为"夫风眩之病，起于心气不定，胸上蓄实，故有高风面热之所为也。痰热相感而动风，风心相乱则闷瞀，故谓之风眩。大人曰癫，小儿则为痫，其实是一"（《备急千金要方·卷十四》）。因此，备薯蓣汤一方，以疗胸中痰满之风眩。此外，又设白羊藓汤，治疗胸中有痰之小儿惊痫。这一思想启发后世，在治癫痫等疾病时当重视痰的因素。

痰饮也是眼病的诱因之一。眼科诸疾多以风热为标，其生风化热之由，除感邪和阴血亏虚等原因之外，《银海精微》也注意到痰之影响，如"眼热经久，复有风冷所乘则赤烂，眼中不赤，但为痰饮所注则作痛"（《银海精微·序》）；"瞳仁开大眼不收而展缩者何也？答曰肝受风，痰盛也"（《银海精微·辘轳展开》）；"人之患眼，虚肿及眼眶骨，此痰饮为患"（《银海精微·审症应验口诀》）。《银海精微》中涉及"痰"之眼疾有"风牵出睑""风牵㖞斜""鹘眼凝睛""辘轳展开""眼漠漠暗""患眼头痛"等。

眼科之痰证多因风挟痰湿阻滞头面经络，而导致口眼歪斜、目痛头痛、眼眶肿满等疾患。其证有寒有热，大抵疼痛瞤惕者多夹热；麻痹呆滞者多属寒；然头为诸阳之会，稍有阻滞，郁阳速即化火，又眼疾之患多内蕴肝火，故即使初为寒痰湿冷，未几便酿痰夹热。治疗此类眼疾，除散风清热之外，还需消痰化湿方能全功。代表方剂有"导痰消风散""夜光柳红丸""僻巽锭子""牛黄丸""通顶石楠散""泻肝汤""二陈汤加减方"等。

孙思邈还以患眼头痛的部位偏左偏右，作为判断证候属性的标准。如"头风在右者属痰属热，用苍术、半夏，热用酒制黄芩；在左属风及血虚，风用荆芥、薄荷，血虚者用芎、归、芍药、酒制黄柏"（《银海精微·患眼头痛》）。

《银海精微·卷下·药性论》记载的眼科常用药中，也有许多具有消痰作用，如半夏、旋覆花、陈皮、白附子、枳壳、瓜蒌根、南星、蛤粉、全蝎、藿香、蚕蜕、藜芦、猪牙皂角、杏仁、紫苏、牛黄、青皮等。

痰阻枢机，发寒发热

孙思邈认为痰聚胸中可令人寒热不调，或恶寒发热形似伤寒，或往来寒热发为疟疾，如肺热、痰阻可促成温疟，日久变成劳疟；胸中久寒游实，宿痰隔塞，气不通利，则三焦冷热不调，食饮减少无味，或寒热体重，卧不欲起。小儿腹内有宿食、癖气、痰饮，也会出现往来寒热之候；痰癖结聚成实，可令腹大胀满，身体壮热，不欲哺乳。此类寒热证候并非完全由外邪引起，乃是胸腹停痰、宿积阻碍阳气出入之枢机而然。

疟疾常用药恒山（蜀漆叶）可治"胸中痰结吐逆"（《千金翼方·卷三》），这也是寒热往来之候与痰积相关的佐证之一。痰阻枢机，令阳气时郁时发，而生寒热之变。因此孙思邈云治疟之药皆"除热破癖"(《千金翼方·卷二十二》),其中的"癖"应该就是"痰癖"。

《备急千金要方》发挥《伤寒论》条文,其云"病如桂枝证。头不痛。项不强,而脉寸口浮,胸中硬满,气上冲咽喉不得息者,此以内有久痰,宜吐之"(《备急千金要方·卷九》)。这是在讲临床上有一类证候,病形像桂枝证一般发热、汗出、恶风。但是头项不拘紧,而且胸满、恶心;此属痰证而非伤寒,宜用吐法治疗。这段话即提示了痰郁阳气、变生寒热这一病机。又指出痰积寒热当与伤寒相鉴别,还说明治疗胸中痰积以吐法为妙,是对《黄帝内经》中"其上者因而越之"的治则之发扬。

关于痰积寒热之治疗,孙思邈多用吐法,也用下法;久病劳疟,正虚邪实者则用和解法。胸上蓄实所致之寒热往来,或伴有痰厥头痛、吐逆者,以吐法为宜;小儿痰积腹满,并发之寒热,则以下法为便。从其收载方剂的比例来看,孙思邈治痰非常重视涌吐方剂的运用,种类颇多,用途甚广。治疗痰积寒热诸方中,涌吐剂有松萝汤、蜜煎、葱白汤、常山云母散、杜蘅汤等;泻下剂有紫丸、芒硝紫丸、紫葛丸等;和解剂有乌梅丸、恒山汤、细辛丸、前胡汤等。

痰滞脘腹,阻隔逆上

痰浊水饮停积脘腹、阻滞气机,是痰病最容易出现的证候,其隔塞上逆变生诸证。表现一般比较剧烈,如脘腹胀满、胃痛、饮食不下、呕吐、吞酸、咳喘、眩冒、心悸气冲等。孙思邈治疗此类痰证,注重理顺气机,开通道路,因势利导而施治;并根据虚实寒热,调方选药。偏实、偏热之候,以泻下消导为主;偏虚、偏寒之候,以温化和解为法。

对痰积腹满孙思邈常用下法,即使婴儿也不例外。如"哺乳不进者,腹中皆有痰游也。当以四物紫丸微下之,节哺乳数日,便自愈也"(《千金翼方·卷十一》)。治疗小儿痰实结聚,腹满羸瘦,不能饮食诸方,如"紫丸""芫花丸""真珠丸""芒硝紫丸"等方剂中,也用大黄、巴豆、赭石、芫花、雄黄等今世视为峻烈之品。

心腹胀满多为饮病,也有挟痰浊共同为患者。饮病缘于中阳不振,即便挟痰也是寒多热少,故以温阳化气、辛散淡渗为治。若寒温不明显者,则寒热并用、通调气机为法。饮病方剂常取"和"法,少取攻法,因其本虚寒之故。若病位偏上,出现心胸痰结、心闷寒冷者,也可偶施吐法,如"撩膈散""断膈汤"二方用瓜蒂、松萝等药涌吐,但加甘草、人参以固胃气,并用酒煎来振奋阳气;吐后还需继服通阳化痰之剂调理善后。治疗痰病胸腹胀满的和解剂有"半夏汤""厚朴汤""大蒜煎""甘草汤""茯苓汤""大半夏汤""旋覆花丸""当归汤"等。

心腹卒痛多由心腹胀满发展而来,其病机同样是中阳虚寒、痰饮阻隔。孙思邈在施治时仍以"温通"为法。不过用药较峻烈,常以"下"法解其急迫,如"硫黄丸""顺流紫丸""靳邵大黄丸""吴茱萸汤"等方,多选用巴豆、附子、大黄、桂心等通行、温散之品。

呕逆可因心腹虚冷,游痰气上而成;痰饮游气,郁久化热,肝气犯胃又发为吞酸之候。孙思邈喜用生姜、半夏、橘皮、花椒等辛以散饮,苦以降逆;吞酸又添吴茱萸等入肝之药,方剂有"小半夏汤""大茯苓汤""姜椒汤""白术茯苓汤""半夏汤"等。

痰饮久聚,变异杂证

痰饮积久,影响到脏腑经络的功能,或合并其他邪气共同作梗,可变生黄疸、疟疾、肺劳、失眠、偏枯、肿满、痞块、消瘦等多种复杂病症。这些病症往往病机错杂,风、冷、气、虚、痰、瘀相间。孙思邈收集的万病丸散类方剂,就是力图用某个方子通治诸疾,以不变应万变,这一思想对于今世许多慢性疾病的治疗很有借鉴价值。孙思邈运用"万病疗法"主要是针对经久不愈之杂病,对于许多病机明确的疾病仍以辨证施治为妙。所谓"万病疗法"多为补、泻、通、散、寒、温并用之法,以壮气荡邪为目的,好比十面出击的战术;因考虑的因素多,药物组成也很庞大。

孙思邈提出"吐利出疾法",认为凡膈上冷、少腹满、肠鸣、膀胱有气、冷利者,当用泻下药。凡病在上膈,久冷、痰癖、积聚、疝瘕瘢结、宿食坚块、咳逆上气等痼疾,终日吐唾、逆气上冲胸胁及咽喉者,皆因胃口积冷所致,当用吐法;凡久病之人、虚羸人、老人、贵人,此等人若出现以上病症,应当减少药物剂量。这样虽然见效慢,但病将逐渐内消,不须加吐利药。

孙思邈认为邪尽则病愈。如《千金翼方·万病》"当吐尽乃瘥","方得尽其根源,病乃永愈"之类。凡吐下邪消之后,即使五劳七伤阳气衰损、羸瘦骨立的患者,也会好转;"旬月之间,肌肤充悦脑满精溢"。另外需注意,凡服吐利药过度,吐利若不止者,用水送服大豆屑一方寸匕即定;若无豆屑,嚼蓝叶及乌豆叶亦可安定;久病之人用吐下出疾法后,仍要加补药以扶正气,调理善后。如果患者感受邪毒,病情严重者用吐药大吐,可能会吐出黄汁、赤紫汁,或者五至十块左右鸡蛋大,甚至拳头大小的胶黏痰块。孙思邈将上述汁、块儿等物视为"病之根本",并说"若今日不出此根本之疾,虽得名医与一二剂汤药押定,于后食触,其病还发。善医者当服此药,一出根本,即终身无疾矣"(《千金翼方·卷二十一》)。

由此可看出,对于痰病之类实邪留滞的疾患,孙思邈是主张攻通的。他还强调治病及进补之前,应该先扫除实邪的滞碍,"凡欲服补药及治诸病,皆须去诸虫并痰饮宿澼醒醒除尽,方可服补药。不尔,必不得药力"(《备急千金要方·卷十八》)。这一思想无疑给予后世攻邪派医家极大的启发。无论从攻邪理论和选方用药等方面,孙思邈都留给后人鲜活的印象,为王硅、张从正、张景岳等医家在吐下疗痰等方面的成就做出了铺垫。

另外值得指出的是,除"万病疗法"这一创新思路之外,其他疗法和药物选择的灵活多样性,也处处折射着药王孙思邈的智慧。譬如将苦瓠瓢、柳枝皮、蜜醋等寻常之物作为吐剂,把食盐作为下痰之剂等。

这些充满智慧的医疗发明都源自修道者惜生爱物的理念,无怪乎他们能够达到圣人无弃物的神妙境界;药食同用、诸法并施的医疗养生实践,极大地丰富了痰证疗法。孙思邈在中医药发展史上开创的丰功伟绩,也与他个人身心修炼功夫的深厚积累密不可分,所以他无愧"药王"称号,成为后世医道同修之士的光辉榜样。

230 朱丹溪辨治痰证特色

朱丹溪一生孜孜求学，继承刘河间、李东垣、张子和等诸多医家之精华，并且结合自己的临证经验敢于创新，建树颇多。今人视朱丹溪，即谓其为养阴派之开山鼻祖，其"阳常有余，阴常不足"的观点得到了古今中外众多医家的认同。然而，养阴学说仅为其在医学理论上的主要贡献之一，其辨治杂病亦独具特色。明代王纶将其治疗杂病的核心思想总结归纳为"气血痰郁"这四个方面。朱丹溪临证时每以气血痰郁立论，其治痰学说内容散见于《格致余论》《金匮钩玄》《丹溪心法》等书籍中，学者陈晶晶等对朱丹溪辨治痰证的思想特色做了探析归纳。

痰证的基本内涵

痰证是指机体由于痰在体内生成与积蓄所形成的一种中医证候。痰是由于机体津液代谢障碍形成的具有稠浊性的病理产物。痰具有升降流行、秽浊腐败、症状不一、遍布周身、变化多端等特点。痰是一种病理产物，如朱丹溪云："津液气血皆化为痰矣。"同时，痰亦为一种致病因素。从《黄帝内经》开始，一直到宋代陈无择三因极一病证方论，均将"痰饮"作为病证，而没有作为病因。朱丹溪则突破了前人的病因学的束缚，首次将痰饮作为致病因素来认识。如朱丹溪云"无痰不作眩""顽病怪症多属痰"等。丹溪深刻地认识到百病多由痰作祟，尤其是怪证莫不由兹，这是其对中医病因学的一大创新见解。

痰证的发病机理

朱丹溪云"百病多有兼痰"，指出痰可以导致多种疾病的发生。又云"或因忧郁，或因厚味……气腾血沸，清化为浊，老痰宿饮，胶固杂糅"，可见痰是因情志所伤、嗜食肥甘厚味、过用补剂等，导致机体气化功能受损，津液停聚而成。纵观朱丹溪著作中的治痰论述，痰证的发病机理关键在于脾虚失运、肝气郁结、痰湿体质这三个方面，三者常相互影响，导致机体发生痰饮疾患。

1. 脾虚失运为本 脾虚为生痰之本源，如"东南之人，多是湿土生痰"（《丹溪心法·论中风》）。脾乃气血津液转输的关键枢纽，若脾失健运，则上不能输送水谷精微以养肺，使肺失宣肃，津液不布，则聚而成痰；下不能助肾以制水，使肾阳受损，蒸腾气化无力，停而生痰，故脾为生痰之本源。有学者研究证实，脾乃各种免疫胞居住及增殖的重要基地，直接影响人体的免疫应答，与痰湿类疾病的关系比较密切。故认为脾虚失运乃痰证发生及进展的根本病机。

2. 肝气郁结为标 气是人体津液正常运行的根本动力，对痰证的发生及发展起着至关重要的作用。若气机运行不畅，则会酿生痰饮，从而导致机体发病，正所谓"气结则痰生，气畅则痰消"。朱丹溪认为肝气郁结，久郁化火，火性炎上，灼津为痰，如"七情郁而生痰动火，生痰之由也"。故善治痰者，临床不专用温补，而是佐以行气开导，使痰邪有出路，不治痰而治气，气顺则痰自化矣。因此，认为气郁是痰饮生成的又一关键要素。

3. 痰湿体质为要 朱丹溪在临证时善于运用体质学说。其率先提出了"肥人多痰湿之体"的重要观点。痰湿体质乃机体生痰的病理基础，对痰饮疾患有易罹性。《格致余论》云："肥白人多湿，肥白人多痰饮。"此处丹溪描述的"肥白人"相当于现代"痰湿体质"。王琦认为痰湿体质为水液内停及痰湿凝聚提供病理基础，以黏滞重浊为特征。临床特征乃体型偏胖，腹部肥满，胸闷痰黏，容易乏力，身重如裹，性格偏稳，易患消渴，不耐湿润等，与先天禀赋及后天饮食起居等相关。可见，体质因素为痰饮疾患的重要条件。

痰证的临床特点

痰证在临床上比较普遍，其表现错综复杂。临床发病特点主要有以下4点：①痰随气行而发病。如《丹溪心法》中云"痰之一物，随气升降，无处不到"。临床因随气结聚部位之不同而表现各异。如"结聚于肠，则腹痛、泄泻；结聚于皮里膜外，则为疬；结聚于胁下、则疼痛、咳嗽"等。②痰挟六淫而发病。风寒暑湿燥火六淫，或单犯人体或兼袭人体，均可引动伏痰，从而使病情更加复杂。风挟痰则眉棱痛；寒挟痰则呕吐；暑挟痰则为暑风；湿挟痰则头眩等；火挟痰则干咳等。③痰瘀互结而发病。如《丹溪心法》云："痰挟瘀血，遂成窠囊。"④虚实夹杂而发病。如血虚兼痰可引发中风，如《丹溪心法》云"中风大率主血虚有痰，治痰为先"。

痰证的治疗特色

中医学对于痰证的治疗，首见于《神农本草经》，如"巴豆破留饮痰癖"等。《金匮要略》提出"病痰饮者，当以温药和之"的关键治则。朱丹溪受《太平惠民和剂局方》及此前众多医家的影响，从更广阔的视野进行辨治痰证，其关于痰证的治疗特色主要有以下5点。

1. 健脾、顺气为法，灵活运用下法、吐法　朱丹溪治痰证的原则，主要是健脾、顺气二法。①健脾为本。通过健运脾土，使土旺不留邪，则痰自除，即所谓"治痰者，实脾土，燥脾湿，是治其本"。②顺气为先。顺则痰饮随之而化，即所谓"治痰先治气"。此外，朱丹溪治痰并不摒弃前人运用下法和吐法的经验，指出临证应权衡缓急，来灵活运用下法和吐法。如"痰在膈上，必用吐法……痰在肠胃间，可下而愈。痰在经络中者，非吐不可出"（《金匮钩玄·痰》）。朱丹溪运用吐法和下法之妙在于"因人制宜"，临证应遵循"因大悟攻击之法必其人充实，禀质体壮，乃可行也"（《格致余论·张子和攻击注论》）。

2. 善用二陈汤加减　《医方集解》记载"治痰通用二陈"。二陈汤与朱丹溪提出的"实脾土，燥脾湿""顺气为先"的治痰思想之精髓甚是合拍。朱丹溪推崇朱肱《活人书》的观点，二陈汤乃治痰之准绳，临床上应"审病之寒热虚实，加减而分治之"。在具体用药上，以二陈汤为基本方，并随兼证的不同而灵活选药。如脾虚者，清中气以运痰降下，当加白术之类，以健脾化痰，兼用提药；眩晕、嘈杂，乃火动其痰，加栀子、黄芩、黄连等。

3. 善于审位分经　朱丹溪云"欲上行加引上药，欲下行加引下药"。根据痰停留部位的不同，善用引经药使药物直接到达病灶部位发挥疗效。若痰在胁下，芥子为引；若痰在皮里膜外，用姜汁为引；若痰在四肢，用竹沥为引。若痰结核在咽喉，则用化痰药加咸味软坚药物，如瓜蒌子、杏仁、海浮石，少佐芒硝、生姜；若痰在隔间，使人癫狂、健忘，宜用竹沥；若血滞不行，中焦有痰饮者，予韭汁冷饮三、四酒盏；若痰热膈滞中焦，淋涩不通，加玄明粉；若痰饮成窠囊，则用苍术行痰极有效。

4. 善于审因分型　审证求因、辨证分型是传统中医学的特色和优势。朱丹溪认为，辨治痰证应根据其成因及性质的不同而定，强调审因分型。其总结了较多具有特殊治疗作用的中药，譬如"湿痰，用苍术、白术；热痰，用青黛、黄连、黄芩；食积痰，用神曲、麦芽、山楂……痰清者属寒，二陈汤之类。胶固稠浊者，必用吐。热痰挟风，外证为多，热者清之；食积者，必用攻之；兼气虚者，用补气药送"（《丹溪心法·痰》）。

5. 注重标本缓急　朱丹溪在论治痰证时充分认识到"急则治标，缓则治本"，其认为痰因火盛逆上者，以治火为急，用白术、黄芩、软石膏之类，达到清其热而痰自化的目的。治内伤夹痰者，常用益气化痰法以治其本，必用党参、黄芪、白术之属，多用姜汁传送或加半夏，虚甚加竹沥，适于气虚痰郁诸证。认为虚人中焦有痰，因胃气亦赖所养，故不可尽攻，若攻之，则愈虚也。针对病情轻重，朱丹溪还论述了治痰药物各自的特点专攻，如"黄芩能治热痰，以易降火；枳实泻痰，能冲墙壁"等（《丹溪心法·痰》）。

痰证的预后

朱丹溪认为痰证只要治疗及时，用药精准，一般预后尚可。若痰邪壅盛，夹杂它邪则难治，正如"痰成，或吐咯不出，兼气郁者，难治。气湿痰热者难治"（《丹溪心法·痰》）。痰证多为慢性疾病，病程较漫长，证情顽固缠绵。若肾虚开阖不利，痰可凌心射肺，则预后欠佳；若痰气瘀搏结，可形成癥瘕积聚，则预后不良。若痰邪与癌毒杂合，可形成癌肿瘤块，则预后较差。

现代临床发挥

二陈汤出自宋代《太平惠民和剂局方》，由半夏、陈皮、茯苓、甘草等组成，近代医家对方中生姜、乌梅少用之。诸药配伍，具有健脾化痰、理气散结之功，为临床治疗痰证最基础的方剂。《珍珠囊补遗药性赋》记载"半夏治寒痰及形寒饮冷伤肺而咳"。《医林纂要》云"陈皮主于顺气、消痰、去郁"。《世补斋医书》谓茯苓为"治痰主药"。《名医别录》云"甘草无毒，主温中下气"。丹溪辨治痰证的学术思想和实践经验，具有鲜明的理论特色和重要的应用价值，对现代医家诊治痰证产生了极为广泛而深远的影响。现代医家将二陈汤及其加减方运用于诸多疾病的临床研究，并取得了满意的疗效，如在呼吸科、五官科、儿科、心内科、脑病科及妇科疾病等方面均有效验。

1. 慢性阻塞性肺疾病 慢性阻塞性肺疾病属于中医"肺胀"病范畴，临床以咳、痰、喘为主要证候，其中痰饮乃关键病机所在，朱丹溪云："二陈汤主一身之痰，无所不治。"李春颖等认为治疗COPD当始终以治痰为本，其通过临床观察证实二陈汤联合穴位贴敷治疗AECOPD疗效确切。其将60例患者分为对照组、中药内服组和内服外敷组各20例，10天后结果显示对照组总有效率80.00%，中药内服组总有效率85.00%，内服外敷组总有效率90.00%；内服外敷组在降低临床肺部感染评分，降低血常规、hs-CRP、HMGBI、CCLl8、Hcy，改善血气分析等方面均优于其他两组（$P<0.05$）。

2. 分泌性中耳炎 分泌性中耳炎是因患者耳内鼓室出现积液等，进而导致中耳部位出现非化脓性炎症反应的疾患。中医认为属于"耳闭""耳胀"等范畴，从痰论治为其主要治则。孙盛德等将分泌性中耳炎患者71例分为治疗组35例及对照组36例，对照组采用微波治疗，治疗组此基础上加用二陈汤，治疗6月后，治疗组总有效率优于对照组（$P<0.05$），中耳积液时间明显缩短，证实二陈汤联合微波照射治疗能够有效改善患者气导听力检测结果，降低中耳炎的复发率。

3. 非感染性腹泻 非感染性腹泻是由一些非感染因素诱发，临床表现为大便次数增加及性状改变等特点。二陈汤乃治湿痰之良方，小儿腹泻多因痰湿所致，湿困脾阳，运化失职，湿盛则濡泄。王庆军选取80例非感染性腹泻患儿作为研究样本，治疗组采用二陈汤加味方联合西医基础治疗，对照组予蒙脱石散，观察组在改善患儿临床症状、生命体征及实验室指标等方面优于对照组，二陈汤加味可提高患儿机体的调节能力，改善其整体状况，无明显的毒副反应，安全性高。

4. 冠心病稳定型心绞痛 冠心病稳定型心绞痛是心血管系统常见病，化痰降浊法治疗冠心病稳定心绞痛可有效控制病情。徐运生选取56例冠心病稳定型心绞痛（痰阻心脉证）患者作为研究对象进行临床研究，治疗组运用基础治疗加用二陈汤，对照组服用西药，4周后治疗组在改善中医症状量表以及西雅图心绞痛问卷积分方面明显优于对照组（$P<0.05$）。二陈汤可以使冠心病稳定性心绞痛患者减轻症状，提高患者生存质量及改善预后和转归。

5. 脑卒中后血管性痴呆 脑血管性痴呆，是老年性痴呆的常见类型，中医属于"呆病"等范畴。痰湿阻滞脉络，上蒙清窍为主要病因病机。芦凤琴等观察二陈汤加味治疗脑卒中后血管性痴呆的临床疗效，其将患者随机分为两组，对照组予西医常规治疗，治疗组加用二陈汤，结果显示治疗组在改善长谷川痴呆量表、简易智能量表以及日常生活能力量表等方面明显优于对照组。

6. 多囊卵巢综合征 多囊卵巢综合征（PCOS）是临床妇科常见的生殖功能障碍性疾病。中医属"不孕证""闭经"等范畴。痰湿是引起肥胖型PCOS的关键病理因素，与内分泌系统疾病关系密切。王德军等选取肾虚痰湿型肥胖型PCOS患者157例为研究样本，对照组采用醋酸环丙孕酮片，治疗组在此基础上辅以加味二陈汤，结果显示治疗组在改善前促黄体生成激素（LH），卵泡刺激素（FSH）与卵泡刺激素（T）等指标方面优于对照组。

朱丹溪在痰证的基本内涵、病因学说、体质学说、发病机理、治则治法以及临床用药等方面均有独到见解，对促进中医痰病学术体系的发展，具有重要指导意义。其临证时重视治痰，主次分明，特点突出，并根据痰证的病因、病性、部位及经络之不同，选用不同的药物和方法进行辨证论治，与现代医家推崇的"三因制宜""以人为本"的思想相吻合，实为临床医生之楷模。其从痰论治疾病的学术经验，皆为后世医家借鉴和效仿，至今仍有重要的指导意义。

231　痰证现代生物学基础

痰证普遍存在于现代临床诸多疾病当中。由于痰证证候的多样性与发病的复杂性，导致其辨证标准规范并未达成共识，为了给痰证的诊断提供更加客观的现代生物学依据，从 20 世纪 70 年代至今，关于诊断痰证的客观化指标的研究不断深入。一些团队通过实验研究找到了现代生物学基础中一些与痰证相关的因素。学者李铎等通过梳理痰证现代生物学基础方面的研究，并基于中医基础理论探析了痰证的现代生物学基础。

基于脾主运化理论探析痰证的现代生物学基础

1. 基于脾主运化水液理论探析痰证与水液代谢及其调控的关系　脾主运化水湿。水液代谢及其调控过程需要靠"脾主运化水液""肾主水""肝主疏泄""肺主通调水道"等功能的协调统一，其中脾作为气机升降之枢纽，"脾主运化水湿"的功能在整个水液代谢及其调控过程中起着关键性作用。"痰"作为机体水液代谢失常形成的一种病理产物，若脾不能正常地运化水液，势必会导致痰的产生或加重痰的形成。有研究表明，心脑血管病痰证患者的心钠素、尿素氮、肌酐增高而醛固酮降低。其中尿素氮、肌酐水平的升高说明其肾小球滤过率下降导致了水钠潴留，代谢产物的堆积；而心钠素增高及醛固酮降低，则表明由于水钠潴留，机体调节机制起作用，表现为分泌较多的心钠素并减少醛固酮的分泌，以促进水钠的排泄。由此可见，基于"脾主运化水液"的理论研究痰证，对于痰证的预防和治疗都具有非常重要的意义。

2. 基于脾主运化水谷理论探析痰证和代谢酶的关系　《素问》云："食气入胃……气口成寸，以决死生。饮入于胃……五经并行。"谷食、水液在人体内的代谢过程主要依靠脾运化水谷的功能，同时还需要依赖胃的受纳腐熟，肝的疏泄，肾与膀胱的气化，肺朝百脉，心主血脉等功能的协调统一。若痰浊内生，阻滞气机，致脏腑功能失调特别是脾主运化水谷的功能失调便会影响机体的能量代谢。脂质、糖类等供能物质在机体内的代谢过程与脾主运化水谷的理论紧密相关。王琦等通过检测痰湿体质人的钠钾ATP酶活性，证实了痰湿体质人的确存在能量利用障碍，能量转换水平较低，同时还可导致脂质、糖类等供能物质的代谢异常。

基于中医病因学理论探析痰证的现代生物学基础

1. 基于肥人多痰理论探析痰证与糖代谢的关系　《黄帝内经》最早论述了饮食不节与糖尿病之间的关系。"此肥美之所发也……转为消渴""凡治消瘅……则高粱之疾也"。患者由于平素过食膏粱厚味之品，脾土被壅滞，导致脾失健运，五脏便不能通过"脾气散精"的作用而得到水谷精微的濡养，继而产生五脏功能的失调，助热生湿，炼津为痰，发为消渴。结合"肥人多痰"的理论可以发现，痰证与机体糖代谢之间紧密相关。王琦等发现，由于胰岛素对机体内的糖代谢失去了正常的调节作用，痰湿型体质组的胰岛素和血糖水平与非痰湿型体质组相比明显升高。同时，由于脂类代谢和糖代谢之间存在的负反馈调节机制，糖代谢发生紊乱后进而造成脂代谢异常，最终加重痰证。盛梅笑在分析 102 例 2 型糖尿病患者与痰湿之间的关系后得出结论：痰湿证可以贯穿于 2 型糖尿病患者的病程始终，且痰证的形成与肥胖及饮食不节等因素密切相关。魏丹霞等针对 149 例中风病急性期患者的研究中，对这当中血糖增高的患者进行了证候分布的分析，发现这些患者血糖增高的表现与痰浊密切相关。主要原因为过食膏粱厚味或长期饮酒嗜烟导致脏腑气机紊乱，功能失调，尤其是损伤脾胃的功能。若脾运化功能失健，则更易酿湿生痰，日积月累形体逐渐肥胖而成痰湿之体。

2. 基于百病多由痰作祟探析痰证与自由基之间的关系　作为病理产物性病因之一，痰致病具有广泛性等特点，故有"百病多由痰作祟"之说。方永奇最早提出自由基是一种由机体本身不停生成的病理产物，当这种病理产物与体内的大分子物质相结合后，所生成的过氧化物又变成新的病因造成其他病变。中医痰证理论与自由基的共同之处在于二者均为病理产物性病因，且两者均具有复杂性、广泛性和多变性的致病特点。李保东等通过检测和分析67例中风患者的自由基水平后发现，中风病痰证组患者与非痰证组和对照组相比，其MDA含量明显升高，SOD含量明显降低。方永奇等的研究亦证实，痰证患者的过氧化脂质水平上升，而谷胱甘肽过氧化物酶及SOD含量降。故可以通过测定机体内自由基的水平来间接地反映一个人体内"痰浊"的严重程度。上述内容为自由基可作为痰证的现代生物学指标提供了理论依据。

基于痰的特点探析痰证的现代生物学基础

1. 基于痰性重浊黏滞理论探析痰证与黏附因子的关系　痰性重浊黏滞，易阻碍气机，而且痰能够随气的运动周流全身，所以其致病具有广泛性的特点。腻苔与痰证紧密相关，是中医诊断痰证的重要参考依据之一。而微观下腻苔的形成机制为当膜被颗粒内的糖蛋白和糖脂外排时，增加了角化细胞表面的黏性，使得丝状乳头的表面更容易被脱落的角化细胞、各类渗出物和食物残渣等所黏附。而黏附因子正是广泛存在于细胞与细胞间、细胞与间质间的膜被颗粒内的糖蛋白和糖脂。王剑等在此基础上提出猜想：如果黏附因子在正常水平表达，则归于中医学的"津液"范围，如果黏附因子呈病理性升高表达则归于"痰浊"范围，并从代谢异常的黏附分子与呼吸、消化、心血管等多个系统疾病间关系的角度证实了痰致病的广泛性、复杂性与多变性。故今后可将"黏附因子"作为研究痰证的现代生物学指标之一。

2. 基于痰即无形之火理论探析痰证与自主神经系统的关系　中医素有"痰即无形之火，火即无形之痰"之说。方永奇等的研究表明，痰证患者的交感神经兴奋性明显高于非痰证组患者，表现为心率增加、血压上升、心悸、胸闷、气急、气短、烦躁、口干、失眠多梦、代谢亢进等一系列症状。痰在体内积聚日久，便会从阳化热，郁而化火。痰火扰心则表现为心率增快、血压升高、呼吸急促等；痰火伤及津液则口干；痰火扰及心神则出现烦躁、失眠多梦等症状。黄业芳等通过对30例痰饮咳嗽病患者的自主神经功能状态进行检测后发现，这些患者主要为副交感神经功能减弱，相比较而言交感神经系统功能占优势或相对增强。具体体现在平卧心率加快，而立卧差、乏氏动作指数显著低于对照组。由此再次证实了痰证患者与自主神经系统功能失调密切相关。

基于津血同源理论探析痰证现代生物学基础

津液与血二者均来源于饮食水谷所化生的精微物质，它们在运行和输布的过程中是相辅相成的，故中医素有"津血同源"之说。痰是因为机体水液代谢失常、水湿津液停聚而形生的。按照气血津液理论，津液运化失常，进而凝聚成痰，势必在血液中有所反应，故选用血脂和血液流变学作为痰证的客观化指标。

1. 基于津血同源理论探析痰证与血脂异常的关系　张镜人在20世纪70年代末就提出了血脂升高与痰湿、痰热有关。他认为当脾胃的运化功能失健时，饮食水谷等就不能转化为精微物质，致使脂肪代谢失常，聚湿成痰。因为痰性黏腻，若痰与热胶结，或痰与湿潴留，都会导致心络的脂质沉积。而痰湿或痰热会导致心阳与心气的痹阻，相继产生气滞和血瘀，血瘀与气滞又互为因果，逐渐便会形成冠心病。徐济民等提出形成冠心病痰浊证的主要生化物质基础是甘油三酯含量的升高。沈礼勇的研究结果显示脂蛋白组分及载脂蛋白的改变是痰浊证的基础病变之一，冠心病痰浊证与脂质代谢紊乱关系密切，故血脂异常可作为痰证辨证的客观化指标之一。孙建芝对痰浊证患者血脂水平和血液流变学的改变进行了研究。结果表明与非痰浊组和正常人组相比，痰浊证患者血清总胆固醇、甘油三酯、低密度脂蛋白水平均显著升高。陈可冀等对405例胸痹心痛患者的血脂水平进行比较，结果显示痰浊证与非痰浊证之间血清总胆固醇、甘油三酯、低密度脂蛋白水平有显著差异。喻松仁等对血清总胆固醇与冠心病痰瘀证做了系统评价和Meta分析。结果显示与对照组比较，冠心病血瘀证患者和痰浊证患者的血清总胆固醇含量存在差异明显，故血清总胆固醇水平的变化可作为诊断冠心病痰瘀证的客观化指标之一。如宋剑南研究发现健脾化痰的中药能够明显地降低高脂血症动物模型的血清总胆固醇、甘油三酯、低密度脂蛋白水平。王化猛以痰凝为核心，运用化痰法治疗了46例高脂血症患者，发现患者治疗前后的TC和TG水平有明显的改变。

2. 基于津血同源理论探析痰证与血液流变学的关系　宗文九最早提出痰证的产生可能与动脉粥样硬化斑块有关。李以义提出迫使"津液"离开常道而成痰浊正是血黏度增高、微循环障碍所导致的。方永奇通过实验研究表明血液流变性的改变是痰证的血液循环基础。温化冰通过观察和对比119例瘀血证和痰瘀证患者的血液流变改变后发现，痰证患者主要体现在血液凝聚方面的异常，并且认为"痰可致瘀"，即瘀血证与痰证二者存在着相同的病理基础。王静怡等通过系统观察305痰湿及痰湿夹瘀证患者的血液流变学相关指标后，得出了与温化冰相一致的结论。方永奇等通过研究后提出心血管痰证的一大特点是血液黏滞度和聚集性的增高，并进一步指出可将红细胞聚集指数和全血比黏度作为诊断痰证的现代生物学指标。方显明通过测定和分析45例冠心病痰证患者的6项血液流变学指标后提出，冠心病痰证的主要血液理化基础是血浆黏滞性的升高和红细胞聚集性的加强。王琦等研究了痰湿体质患者血液流变学及甲皱微循环的变化特点。其中血液流变学实验结果提示痰证患者与非痰证患者相比，红细胞电泳时间和全血黏度的低切率值显著增高；甲皱微循环检查表明，痰湿型体质者的确存在着微循环障碍。贺劲通过观察368例冠心病患者的血液流变学指标后发现痰证患者的确存在着微循环障碍。任建勋等在研究中发现，痰瘀组凝血酶原时间、血浆纤维蛋白原含量均高于对照组。痰和瘀分别可视为津液和血运行的病理状态，张景岳有"血浊气浊凝聚而为痰"的论述，结合"津血同源"理论，肥胖人痰湿体质血液流态性改变包含了津液和血的病理状态，再次证实了血浊凝聚可以为痰、痰浊聚集亦可致瘀的痰中挟瘀、痰可致瘀的理论。

3. 基于肺外合皮毛理论探析痰证与免疫功能的关系　《黄帝内经》云："肺者……其华在毛，其充在皮。"，肺外合皮毛，在病理上则表现为皮肤病变。楼英《医学纲目》中有这样一段内容："痰之为物……浑身燥痒……色如锦斑。"有学者认为楼英的记载与现代免疫学中的Ⅰ型变态反应十分相似，并提出了其机制为血管由于受到组织胺的刺激而扩张，使得津液运行不循常道，渗透到组织中便形成了痰浊。脾五行属土，肺五行属金，二者为相生的母子关系，若痰湿困脾，则脾失健运，母病及子，致肺主皮毛的功能失常便会出现上述的一系列皮肤病变。李小兵等的研究结果表明，与正常组相比，痰证组患者的细胞免疫功能较差而体液免疫反应较强，再次说明了痰证与免疫功能有着紧密的联系，为今后从痰论治免疫系统疾病提供了理论依据。

4. 基于"痰湿质"探析痰证与基因组学的关系　随着人类基因组学的发展，人们广泛认为基因是定体质类型及其差异的基础。近年来，对肥胖人痰湿体质的研究较为深入，其中人类白细胞表面抗原的检测结果提示了肥胖人痰湿型体质的确具有遗传特征。聂娅等、莫鸿辉等、曹美群等分别通过实验证实了不同基因与痰证的关系。体质强弱决定发病与否，也影响着个体对不同病邪的易感性与病证的倾向性。所以，如果从"未病先防"的角度出发，通过寻找基因组学和痰湿质的联系，那么对于痰湿质患者疾病的预防将会有重要意义。

综上所述，痰证是由于痰湿困脾，影响了脾运化水谷与水液的功能，结合"肥人多痰""百病皆由痰作祟""痰即无形之火""津血同源""肺外合皮毛""痰湿质"等中医基础理论，发现痰证与现代生物学中的糖、脂质、蛋白质这三大物质代谢及神经和免疫这两系统密切相关，其中代谢酶、氧自由基、黏附因子、血脂、血液流变学等可作为诊断痰证的客观化指标。

232 痰证相关规律对比分析

随着时代的发展和生活方式改变,在环境、饮食、情志、体质等因素的作用下,痰证相关疾病的分布出现了新的特征,疾病谱也发生了改变,衍生了新的规律。痰既是病理产物,也是一种致病因素,痰证被认为是中医主要证候之一,中医各科临床非常多见。在漫长的临床医学实践中,中医理论对痰证有着独到的见解,完整理论体系以及系统的治疗方法。现代痰证研究从 20 世纪 70 年代中期开始,其规范化研究也从 20 世纪 80 年代开始,从临床实验研究逐渐向动物实验研究方向发展。整理归纳痰证相关文献,组织开展痰证规范化研究,阐释痰证病因病机规律,有效提高痰证辨证准确性,完善痰证现代辨证标准,可为临床指导有效干预痰证的治疗提供理论支撑。不同研究阶段的痰证文献梳理结果会随疾病分布规律变化而波动,在痰证研究快速进展的同时,应对引起痰证相关疾病及证候变化的原因进行分析和探究,对不同阶段的痰证文献研究梳理结果进行对比分析,探究痰证相关疾病发展变化规律,从而更好地服务于痰证研究,为痰证研究进展方向提供更清晰的理论数据。故而学者李航等对基于文献的痰证相关规律做了对比分析。

资料与方法

1. 资料来源 以中国期刊全文数据库(CNKI)为资料来源。

2. 检索方法与策略 采用 4 人独立手工检索方式。发表时间为 2013 年 1 月 1 日—2018 年 9 月 30 日。以"证"或含"型"并且"痰"不含"综述"不含"研究进展"不含"理论探讨"为主题词,不限制期刊来源进行精确检索。

文献分类目录选择"医药卫生科技"中"中医学""中药学""中西医结合医学"。将获取文献导入 NoteExpress 2.0 软件进行查重,查重后共计 4 983 篇。在此基础上手工排除不符合纳入标准的文献,最终确定纳入文献。

3. 纳入标准 ①文献内容为含有中医痰证辨证分型,并且明确提及中医或西医病名的临床研究。②与痰证相关的辨证施护、疗效观察或有确切痰证病例的专家临床经验介绍等文献。

4. 排除标准 ①未明确提及病名和辨证分型者。②综述类、摘要、新闻、书评、指南、科普、标准解读、文献研究等类型文献。

5. 入选文献的处理、数据库的建立及统计学方法 遵循 4 人独立挑选原则,在导入题录的 Note-Express 软件中逐条阅读文献摘要及全文,经筛选,符合纳入标准的文献共 1 965 篇。遵照原文,将符合纳入标准的文献信息依次录入 Microsoft Excel 表中,建立数据库。内容包括序号、年代、篇名、作者、西医病名、中医病名、证型、系统等。西医病名参照"国际疾病分类(ICD)- 10"中的疾病名称进行规范化处理。中医病名、证型参考国家技术监督局发布的国家辨证标准发行的《中华人民共和国国家标准——中医临床诊疗术语》中的疾病、中医证型进行规范化处理。4 人分别对数据进行录入与核对,2 人一组进行互检,规范化处理过程中意见不一致时,依据原文献分析讨论并修改至录入内容确切,使所建数据库完全一致。最后对主要的痰证相关西医病名、痰证相关中医病名以及痰证相关中医证型等相关数据进行频数统计。

结　　果

1. 痰证相关西医病名、中医病名、中医证型频数统计　文献整理结果显示，痰证文献中居于前10位的痰证相关西医病名分别是高血压（226次）、冠心病（207次）、糖尿病（169次）、慢性阻塞性肺疾病（120次）、肺癌（116次）、代谢综合征（115次）、多囊卵巢综合征（95次）、血脂异常（87次）、脑梗死（77次）、非酒精性脂肪肝病（67次）。痰证文献中居于前10位的痰证相关中医病名分别是眩晕（151次）、中风（135次）、咳嗽（136次）、胸痹（121次）、痴呆（111次）、肺胀（96次）、消渴（92次）、心悸（58次）、水肿（49次）、不寐（35次）。痰证文献中居于前10位的痰证相关中医证型分别是痰瘀互结（225次）、痰热壅肺（192次）、痰证（119次）、痰湿壅盛（115次）、痰热内扰（106次）、脾虚痰湿（80次）、痰湿证（78次）、痰热郁肺（60次）、痰湿内阻（59次）、痰热闭肺（56次）。

2. 痰证文献相关西医病名、中医病名、中医证型分布排名对比　叶云金等在2015年做了基于文献调研探讨痰证的病症特点及规律，对2007年1月～2013年6月间发表的有关痰证中医临床证型的文献进行检索收集，对998篇文献的信息进行规范化处理，总结了痰证文献中居于前10位的西医病名，前20位兼夹证等。

（1）痰证相关西医病名排名变化：在痰证相关西医病名的排名对比中，高血压、冠心病与糖尿病均占据在前3位，肺恶性肿瘤稳定在第5位，相较于2007～2013年的排名，在2013～2018年的排名中，慢性阻塞性肺疾病上升2位，代谢综合征上升1位，血脂异常上升2位，而多囊卵巢综合征和非酒精性脂肪肝病在排名中出现，分别位于第7位和第10位。

（2）痰证相关中医病名排名变化：在痰证相关中医病名的排名对比中，眩晕始终占据榜首，心悸和不寐分别稳定在第8位和第10位，相较于2007～2013年的排名，在2013～2018年的排名中，中风、咳嗽各上升1位，胸痹、消渴各下降2位，而痴呆、肺胀、水肿出现在排名中，分别位于第5、第6和第9位。

（3）痰证相关中医证型排名变化：在痰证相关中医证型的排名对比中，痰瘀互结始终占据第1位，其余证型排名分布变化较大。相较于2007～2013年的排名，在2013～2018年的排名中，痰热内扰下降1位。痰湿相关中医证型中2007～2013年排名中湿痰排于第3位，痰湿中阻第6位，脾虚痰湿第8位；而在2013～2018年中，将湿痰拆分成痰湿壅盛和痰湿，分别排在第4位和第7位，脾虚痰湿第6位，痰湿内阻第10位。肺系疾病相关中医证型中2007～2013年排名中痰热壅肺第5位，痰浊阻肺第7位，2013～2018年排名中痰热壅肺跃居第2位，痰热郁肺与痰热闭肺分别为第8位和第10位。

讨　　论

从上述结果中可以看出，在不同时间段内，痰证相关西医病名、中医病名、中医证型的排名顺序均有不同程度的波动。在社会大背景的推动下，疾病的发生发展变化较快，痰证相关规律不断演变，现就上述结果中的数据，从病因角度对痰证相关规律进行对比分析。

1. 病理因素　痰饮与血瘀都是机体代谢障碍所形成的病理产物，津与血同源，痰与瘀相关，痰滞则血瘀，血瘀则痰滞，故有医家提出痰瘀同源、同病、同治之理论，临床上以痰瘀并治为主。国医大师雷忠义于20世纪60年代提出胸痹痰瘀互结理论，并自主研发丹蒌片用于痰瘀互结证的治疗，对于痰瘀互结证的研究具有里程碑式意义。2014年胡镜清研究员主持开展了冠心病痰瘀互结证中医临床辨证基础的示范研究，对创新中医药现代科学体系有着重要的现实意义和深远的历史意义，研究获得了丰硕的成果。从上述痰证相关中医证型排名中亦可看出，痰瘀互结始终处于榜首位置。文献检索发现，数据库中有关痰瘀互结的文献是从1982年开始，呈逐年上升的趋势，2007年痰瘀互结相关文献数量上升至每年100篇以上，2012年上升至每年200篇以上，而2016年更是达到了每年300篇以上。痰瘀互结证研究初期主要是针对冠心病，高血压进行研究，新世纪以来，其他系统疾病也逐渐开展了痰瘀互结证的研究，2007年开始，糖尿病痰瘀互结证、代谢综合征痰瘀互结证的研究逐渐增多，2013年以来，慢性阻塞性肺疾病、多囊卵巢综合征以及非酒精性脂肪肝病痰瘀互结证的研究日益增多，冠心病、高血压病痰瘀互结证的研究更加系统深入。在痰证相关西医病名2013~2018年排名中，慢性阻塞性肺疾病的排名较2007~2013年名次有所上升，多囊卵巢综合征、非酒精性脂肪肝病出现在排名中。说明临床研究对痰瘀互结证的挖掘不断细致深入，开展进行多学科交叉，进而能够推动痰证的研究与发展。现阶段有关痰瘀互结证在系统、器官、疾病等研究方面的横向发展中发展迅速，痰瘀相关的研究指标较多，但缺乏能够指导临床诊断治疗的特异性指标，因机证治规律方兴未艾。故应以冠心病痰瘀互结证中医临床辨证基础研究为指导，陆续开展痰瘀互结证其他相关疾病的中医临床辨证基础研究，不仅注重痰瘀互结证的纵向深入研究，更要深入发展横向研究，基于中医同病异治，异病同治理论，在纵向研究中找到痰瘀互结证在各个疾病中的个性差异，在横向研究中总结痰瘀互结证在各个疾病中的共性关系，横纵结合，共同推进痰瘀互结证研究，进而推动痰证的研究与发展。痰瘀互结将仍是未来疾病研究重中之重，需穷理尽微，为提高中医药临床服务能力夯实基础。

2. 体质因素　文献检索发现，湿痰证所包含的疾病病种相对广泛，涉及内外妇儿多个系统疾病，痰湿相关文献自2014年以来，每年发表文献的数量达到了1 000篇，且2013年后高血压病痰湿壅盛证的研究显著增加。随着物质生活的极大丰富，人们的饮食习惯发生了巨大的改变，一系列不科学、不规律、不合理的膳食习惯逐渐增多。日久损伤心脾，聚湿生痰，形成痰湿体质，导致一系列的痰湿相关疾病的发生。当代中医体质学说是由国医大师王琦教授所创立的，王琦在20世纪70年代首次提出中医体质学概念，经过20余年的调查研究总结出痰湿体质等九大体质类型。痰湿体质从此走进了中医药研究领域，应用于内外妇儿各个系统疾病的研究。古人有云"肥人多痰"，痰湿之体质多形体肥胖，身重易倦，易患高血压，糖尿病，高脂血症以及代谢综合征等临床流行病。在痰证相关中医病名的排名对比中，胸痹、消渴、心悸等痰湿相关疾病的研究仍较多，但在2013—2018年排名中，水肿上升到前10位中，水肿相关疾病复杂且多，但相关研究增长最为迅速的是水肿型肥胖。久坐或久站、精神压力增大所致荷尔蒙失调以及饮食过咸过甜等都可能使静脉循环不佳，导致局部水肿情况的发生，而体质性水肿最为常见。在痰证相关西医病名的排名对比中，上述疾病均在前10之列，在2007—2013年排名中，高血压位列第2，糖尿病位于第3，血脂异常位于第10，而在2013—2018年排名中，高血压跃居第1位，糖尿病位于第3，血脂异常位于第8，非酒精性脂肪肝病出现在第10位。现今，嗜食肥甘厚味，喜好烟酒不良饮食习惯的形成，熬夜、过度疲劳及长期大量摄入咖啡因的情况也逐渐增多，导致了痰湿体质人群数量大幅增加，进而导致高血压、糖尿病、血脂异常等疾病的发生率逐年升高。饮食不节制，作息不规律，日久聚湿生痰，是导致痰湿最主要的因素。故在现代临床诊疗过程中，不能仅仅局限于对症用药，应适应当代社会情况，根据患者情况，在给予对症药物医疗手段的基础上，给患者制定相应的饮食和作息标准等，利用社交软件，通过线上交流实现对患者的跟踪治疗。以临床医疗为主，以去除病因为辅，更好地促进临床治疗，增加对疾病的预防，以提高患者的生活质量。

3. 情志因素　文献检索发现，痰热内扰型失眠占据了痰热内扰文献的四分之三还多，其他相关疾病如焦虑症、抑郁症等也均与情志因素有关。失眠属于中医学中"不寐""不得眠""目不瞑"等疾病，而痰热扰心是其中最常见的中医证型。"七情内伤，郁而生痰"，随着生活节奏的加快，社会竞争日趋激烈，来自于工作、学习和生活的精神压力日渐加大，罹患情志类疾病的患者数量呈逐年上升趋势。失眠是临床最常见情志类疾病，一项针对亚健康人群的调查结果显示，睡眠减少及睡眠质量差排在所有症状的首位。痰热内扰相关文献研究大部分与情志相关疾病有关，在社会环境变化的大背景下，情志类疾病的患病率不断提高。虽然在痰证相关中医证型的排名中，在2013—2018年排名中痰热内扰较2007—2018年排名下降一名，痰证相关西医疾病的排名中，失眠等情志类疾病未列入前10位。但精神情志对疾病的影响不容忽视，精神情志影响的不仅仅是精神类疾病，每一个疾病的发生发展都与精神情志息息相关。根据我国疾病预防控制中心精神卫生中心公布的数据显示，我国各类情志疾病患者人数在1亿人以上，而广大群众对于情志疾病的知晓率尚不足一半，就诊率则更低。而且情志类患者在我国疾病患者总负担的排名中居首位，各类情志疾病约占疾病总负担的1/5。说明调摄精神情志为养生第一要义，好的情志状态可以预防疾病的发生，在一定程度上可以促进疾病的好转。故在临床中，医学工作者不仅要对专业知识精益求精，更要注重对于心理学专业知识的学习和研究，在诊疗中，通过对患者精神情志情况的了解，配合专业方向综合考虑，进而辨证施治，更好地指导临床用药。通过调节精神情志进行疾病的预防和治疗，在现实生活中具有更重要的使用价值和现实意义。

4. 环境因素　　古人有云"温邪上受，首先犯肺"，肺脏是最容易遭受病邪侵犯的脏腑。随着现代工业技术的进步，大小工厂层出不穷，车辆使用的普及，汽车尾气排放超标，都造成了环境的严重污染，尤其是2013年雾霾成为年度关键词，导致2013年之后肺系疾病的发生率大幅度提高。青少年儿童免疫力低下，是肺系疾病的高发人群，在季节更替的时间点，更是青少年儿童肺系疾病的爆发期。目前我国抗生素的使用规范尚不明确，对于抗生素的监管力度不足，抗生素滥用的情况时常发生，进而影响了肺系疾病的治愈率，增加了临床治疗难度。吸烟是肺系疾病的重要诱因，更是国际公认的致肺癌最重要因素之一。资料表明吸烟者患肺病的概率比不吸烟者增加2~3倍，吸烟者比不吸烟者肺癌发病率更是增加15~30倍。肺病的论治最主要的方向即是从痰论治，无论是有形之痰还是无形之痰，应合而治之，则痰祛病除。国医大师周仲瑛教授对肺系痰病的治疗有独到的经验，擅长从分痰论治，认为治肺痰应以化痰、祛痰为大法，痰祛则病之原自绝。与痰关系密切的肺系疾病的研究在生态环境等因素影响下发病率逐年升高，且从痰论治的角度多样，病因病机复杂，致痰证相关肺系疾病的研究只增不减。在痰证相关西医疾病的排名中，肺系相关疾病如肺炎、慢性阻塞性肺疾病、支气管哮喘、肺肿瘤等也均在前10位现身，尤其是慢性阻塞性肺疾病，不仅在排名中持续走高，临床发病率更是持续攀升。故在临床治疗中，应在对症治疗的基础上，向患者普及抗生素使用规范，吸烟的危害，以及预防肺系疾病的相关知识，从病因方向预防肺系疾病与痰证发生。从痰论治肺系疾病始终是研究的重要方向，不论是有形之痰，或者是无形之痰，都是肺系疾病的重要因素，共同推进痰证的研究。

中医痰证的研究是非常复杂的，病因病机涉及多个脏腑，病变也涉及多个系统。目前，全国各地对于痰证的诊断标准、疗效标准存在一定的差异，一定程度上影响了临床疗效的与评估。在痰证的研究中，由于病种、纳入标准等的差异，所得到的分析结果亦与辨证标准存在一定差异。痰证相关疾病的发展变化与病理、体质、情志与环境等因素密切相关，应以上述因素为基础，完善和统一痰证辨证标准，以更好地指导临床治疗是目前临床亟待解决的重要科学问题。

233 辨治痰证常用药对

张学文教授从医 70 余载，在中医脑病、疑难病、中医急症等方面均有较深造诣，在诊治疾病时注重辨"痰、瘀、毒"，特别是对痰证有深入的理论研究和丰富的临床经验，对痰证辨证准确，施治善用药对，随证加减，灵活运用，疗效确切。学者严亚锋等将张学文辨治痰证常用药对经验做了归纳总结。

对痰证的认识

痰证是体内水液输布、运化失常，停积于某些部位的一类病证。痰既是疾病形成的病理产物，又是某些疾病的致病因素。痰可分为有形之痰和无形之痰。有形之痰，形质可见；无形之痰，不见形质，只见征象。元代王履、朱丹溪描述痰之为病，"有如无端弄鬼，病似邪鬼，导去滞痰，病乃可安"。由于无形之痰常随气而行，内而脏腑，外而肌肤，无处不到，难以觉察，因而临床许多疑病、奇病、怪病多责之于痰者。《类证治裁》云："痰则随气升降，遍身皆到，在肺则咳，在胃则呕，在心则悸，在头则眩，在背则冷，在胸则痞，在胁则胀，在肠则泻，在经络则肿，在四肢则痹，变幻百端，昔人所谓怪症多属痰。"

造成痰证的病因很多，主要包括外感六淫、内伤七情、饮食失宜和脏腑失调等。张学文集历代前贤之长，结合自己多年的临证经验，针对痰证的性质和病位，提出了治痰十一法，包括活血化痰、清肺化痰、温肺化痰、润燥化痰、燥湿化痰、祛风化痰、行气化痰、化痰散结、涤痰开窍、涤痰清心和通络化痰。

对药对的认识

药对，又称"对药"，是临床上常用的、相对固定的两味药物的配伍组合，是中药配伍的最小单位，也是组成复方的主干。药对是历代医药学家长期临床经验的提炼和总结，也是在临床中被证实行之有效的药物组合。药对的功效不是两个单味药功效的简单叠加，往往是药效的协同增效，药性的相互制约，不良反应的降低甚至消除。药对使用得当，可起到事半功倍的作用。

治疗痰证常用药对

1. 丹参配半夏，活血化痰 丹参性微寒味苦，善活血祛瘀，通行血脉。《本草纲目》云其"能破宿血，补新血"。半夏性温味辛，尤善治寒痰、脏腑湿痰。《医学启源》云："半夏治寒痰及形寒饮冷伤肺而咳，大和胃气，除胃寒，进饮食。治太阴痰厥头痛，非此不能除。"痰和瘀是两种不同的物质和致病因素。

痰来自津，瘀本于血，生理上"津血同源"病理上可"痰瘀同病"。机体脏腑经络气血阴阳失调，易产生痰浊、瘀血等病理产物。痰瘀一旦形成，可互为因果，交结为病。丹参性善通行，半夏辛开散结，化痰消瘀。二者相伍，既可活血化瘀通经，祛瘀生新凉血，又可燥湿化痰，温化寒痰，尤善治脏腑之痰。凉温相配，痰瘀同治，对痰瘀交滞之中风、痴呆、眩晕、顽固性头痛等疾病效佳。

2. 黄芩配半夏，清肺化痰 黄芩苦寒，入肺经，苦燥肺中之痰，寒清肺中之热。《滇南本草》云其

"上行泻肺火，下行泻膀胱火"。现代药理研究表明，黄芩具有抗菌、抗病毒、解热、抗炎等药理作用，临床治疗上呼吸道感染、急性支气管炎、流感、肺炎等疾病疗效确切。半夏辛温性燥，入脾胃二经，化饮祛痰，和胃止呕。《药性论》云其"能消痰涎，开胃健脾，止呕吐，去胸中痰满，下肺气，主咳结"。现代药理研究表明，半夏具有镇咳祛痰、止呕、抗炎、抗菌等药理作用。二药合用，脾肺同治，既杜生痰之源，又清贮痰之器，共奏清肺化痰、降逆止呕之功。用此药对治疗痰热壅肺、肺气上逆之咳嗽痰多色黄者及痰热痞结、气逆不降之呕吐。

3. 干姜配半夏，温肺化痰 干姜辛热，入肺、脾经，善温肺散寒化饮。《珍珠囊》云"干姜其用有四：通心阳，一也；去脏腑沉寒痼冷，二也；发诸经之寒气，三也；治感寒腹痛，四也"。半夏辛温，为温化寒痰之要药。《珍珠囊》云其"除痰涎，胸中寒痰"。张仲景用半夏时多与干姜配伍入药，既解半夏之毒，又能协同发挥温肺化饮功效。寒为阴邪，易伤人之阳气，寒盛阳虚，水液失于温运，凝结成痰。用此二药配伍，协同增效，温脾肺，化痰饮。常用此药对治疗寒痰阻肺，咳嗽气喘，咳痰清稀等病证。

4. 瓜蒌配川贝母，润燥化痰 瓜蒌甘寒而润，清热导痰润燥，为治燥痰首选药物。《本草纲目》云其"润肺燥，降火，治咳嗽，涤痰结，利咽喉，止消渴，利肠消痈肿疮毒"。川贝母苦甘而寒，入肺经，功用润肺化痰，止咳，并可开痰气之郁结。《本草汇言》云："贝母，开郁，下气，化痰之药也，润肺消痰，止咳定喘，则虚劳火结之证，贝母专司首剂。"现代药理研究表明，瓜蒌和川贝母均有镇咳祛痰作用。肺为娇脏，喜润恶燥，燥邪伤肺，肺失宣降，津液代谢失常，津聚为痰。临床常以瓜蒌与川贝母配伍，相辅为用。川贝母重在润肺化痰，开郁泻热；瓜蒌偏于清热化痰，宽胸散结。二药一润一清，且皆具开散之性，故清热化痰散结之力倍增。常用此药对治疗燥热伤肺、灼津成痰、咳痰不利、咽喉干燥等燥痰之证。

5. 橘红配半夏，燥湿化痰 橘红辛苦性温，长于理气宽中，燥湿化痰。《遵生八笺》云其"主下气宽中，消痰止嗽"。半夏辛温燥烈，燥湿化痰，降逆止呕。《名医别录》云其"消心腹胸肠痰热满结，咳嗽上气，心下急痛，坚痞，时气呕逆"。现代药理研究表明，橘红和半夏均有镇咳祛痰作用，橘红还具有抗炎作用。二药配对，橘红得半夏之助，则痰除而气下，半夏得橘红之助，气顺则痰自消。气的升降出入失常，或脾虚运化失司，可致水液输布障碍，水液不化，聚而成湿，停而成痰，故痰湿常同为致病因素，临床常以橘红配半夏，二者相使互助，共奏燥湿化痰、宽中和胃、理气止呕之功。常用此药对治疗咳嗽痰多、胸膈痞闷、肢体困倦等痰湿之证。

6. 天麻配半夏，祛风化痰 天麻味甘质润，药性平和，主入肝经，功善息风止痉，既擅长祛肝风，治各种病因之肝风内动，又能祛外风，通经络，治中风手足不遂。《本草汇言》云其："主头风，头痛，头晕旋，癫痫强痉，四肢挛急，语言不顺，一切中风，风痰。"现代药理研究表明，天麻具有镇静、镇痛、抗惊厥、抗抑郁、神经保护、改善学习记忆等作用。半夏味辛性温，燥湿化痰，为治湿痰之要药。肝生理特点为"体阴而用阳"，其性刚，主动主升，故肝的功能失调，以阳热亢盛之象为主。肝阳亢逆无制，阳盛灼液而为痰，风阳挟痰上扰清窍，而见眩晕、头痛等症。临床常以天麻与半夏配伍，二药相配，以奏祛风化痰之效。张教授常用此药对治疗风痰上犯清阳而致眩晕、头痛、头重如蒙等病症。

7. 川贝母配厚朴，行气化痰 川贝母苦甘微寒，归心肺二经，具有清热化痰、止咳散结之效，且润肺作用强。《日华子本草》云其"消痰，润心肺"。厚朴苦辛温燥，能行气散满，温中燥湿，湿去则痰消，肺气肃降，呼吸通畅，咳喘自止。《名医别录》云其"温中益气，消痰下气"。现代药理研究表明，厚朴不仅有镇咳作用，主要化学成分厚朴酚、和厚朴酚均对实验动物急性肺损伤具有保护作用。外感六淫，肺气失宣，或内伤七情，郁结不畅，均可使气机不畅，而致水液代谢失常，聚生痰浊，临床常以川贝母与厚朴配伍，二药伍用，相使相辅，有良好的化痰降气止咳、开郁消食除胀之功。常用此药对治疗痰气郁结、肺气不利之痰郁诸证。

8. 海藻配昆布，散结化痰 海藻、昆布性味相近，性寒味咸，归肝、肾经，具有消痰软坚、利水消肿之功。二药合用，属相须配伍。此药对见于《外台秘要》昆布散、昆布丸，化痰散结，以治瘰疬痰核、瘿瘤、腹中肿块、睾丸肿痛等症。网络药理学研究发现，海藻配昆布可通过调控细胞蛋白定位、细胞有丝分裂周期的 G1/S 转变、氮化合物的合成等生物学过程及 p53 信号通路、黏着斑、ErbB 信号通路、VEGF 信号通路、Jak-STAT 信号通路等发挥治疗甲状腺肿的作用。痰属阴邪，质性黏稠，滞涩不散，常结于皮下，或结于腹腔、内脏，而症状多见肿块、结节。临床常用海藻与昆布配伍，二者相须使用，化痰散结之力增强。常用此药对治疗瘿瘤等病症。

9. 石菖蒲配胆南星，开窍涤痰 石菖蒲味辛性温，化痰开窍。《重庆堂随笔》云"石菖蒲舒心气，畅心神，怡心情，益心志，妙药也。清解药用之，赖以祛痰秽之浊而卫宫城。滋养药用之，借以宣心思之结而通神明"。现代药理研究表明，石菖蒲具有抗阿尔茨海默病、抗帕金森综合征、抗抑郁、抗癫痫、抗炎等作用。胆南星苦辛而温，燥湿化痰散结，祛风止痉。胆南星燥性已减，而能清化痰热，息风定惊。《开宝本草》云："主中风，麻痹，除痰，下气，破坚积，消痈肿，利胸膈，散血堕胎。"现代药理研究表明，胆南星具有清热、抗炎镇痛、抗惊厥、抗氧化等作用。脑病多病程长，痰浊之邪常易阻滞脑窍而变生诸病。临床常以石菖蒲与胆南星配伍，取石菖蒲味辛性温，芳香走窜，宣气豁痰，开窍醒神益智，化湿醒脾开胃。胆南星苦辛性凉，清热化痰，息风定惊。二者合用，气味芳香，温凉并施，善涤痰豁痰，开窍醒神，息风定惊，主要用于痰浊阻滞脑脏之中风、癫证、痫证、狂证等病症，疗效显著。

10. 天竺黄配半夏，清心涤痰 天竺黄甘寒，长于清热豁痰，清心定惊。《本草正》云其"善开风痰，降热痰。治痰滞胸膈，烦闷，癫痫。清心火，镇心气，醒脾疏肝"。现代药理研究表明，天竺黄具有保护心脑血管、保护神经、改善记忆、镇咳、祛痰、解热、抗炎、镇静、抗惊厥等作用。半夏辛开苦降温燥，偏于燥湿健脾，和胃降逆，脾健土燥，痰涎无以生。《主治秘要》云其"燥胃湿，化痰，益脾胃气，消肿散结，除胸中痰涎"。"久病多痰""怪病多痰"，痰浊之邪常常既是诸多脑病的致病因素，又是其病理产物。痰浊蒙蔽清窍，日久化热，临床常以天竺黄与半夏配伍，相须为用，清热化痰之功甚宏，并有清心定惊作用。常用此药对治疗痰涎壅盛、中风不语或痰热惊搐、癫痫等病症。

11. 地龙配僵蚕，通络化痰 地龙咸寒，性下行降泄而善走窜，入肝经，既清热息风定惊，又通络止痛，兼以平喘。《本草纲目》云："蚯蚓，性寒而下行，性寒故能解诸热疾，下行故能利小便，治足疾而通经络也。"现代药理研究表明，地龙具有神经保护、抗血栓、抗炎等作用。僵蚕辛咸，气味俱薄，升多降少，长于息风化痰止痉，祛风止痛，既可祛外风，又可息内风。《本草经疏》云其"辛胜咸劣，气微温之药也。气味俱薄，浮而升，阳也"。现代药理研究表明，僵蚕具有抗血栓、抗惊厥、神经营养和神经保护等作用。风痰阻络，病位较深，此时草木之品，多不能取效，而需用血肉有情之虫类药，直达病所，以起到搜风祛痰，通络剔邪，化瘀止痛的目的。临床针对风痰阻络诸病症，仿《直指小儿方》"白僵蚕丸"之意，常用地龙与僵蚕配伍，一降一升，升降协调，共奏息风止痉、化痰散结、通络止痛之效。张学文常用此药对治疗风痰阻络之头痛、三叉神经痛等病症。

《诸病源候论》云："百病多有痰作祟。"《济生方》提出"人之气道贵乎顺，顺则津液流通，绝无痰饮之患"的治痰必先顺气的观点。《丹溪心法》提出"治痰法，实脾土，燥脾湿，是治其本"的治痰经验。《临证指南医案》强调"外饮治脾，内饮治肾"的治疗大法。痰证是许多中医疾病的共性证候，涉及的病种很多，故有"百病兼痰"的说法。由于其症状纷繁庞杂，尤其是一些无形之痰病证辨识难度较大，症状不典型，又无明显形质可辨，有些奇病怪病又多责之于痰作祟，故痰证中有相当比例的病证属疑难病。尽管如此，痰证中大多数病症还是可辨可治的，只要积累了丰富的辨痰经验和用药经验，有的放矢，疗效可期。急慢性支气管炎、肺炎、哮喘、胸膜炎、咽炎、眩晕、癫痫、肿瘤等西医疾病，如表现为中医有形或无形之痰的症状及脉舌特征，均可参考中医痰证理论和治痰方药辨证加减论治。奇病、怪病和难病，用常法无效而临床具有痰证的特征或症状时，可按痰证理论辨治，往往可取得较佳疗效。

234 痰证论治思维与慢性疾病的治疗

慢性非传染性疾病，简称慢性病或慢病，主要是指以心脑血管疾病、糖尿病、恶性肿瘤、慢性呼吸系统疾病等为代表的一组疾病，是我国和世界目前主要的致死原因。具有病程长、病因复杂、迁延性、无治愈或极少治愈、健康损害和社会危害严重等特点。因其发病率高、病死率高、知晓率低、控制率低、疾病经济负担重，已成为重要的公共卫生问题。在慢病发病率逐渐增高的同时，目前西医却少有有效治疗措施，中医疗法在慢病治疗方面却很有优势，相关临床和文献统计观察表明，肺炎、支气管哮喘、肺癌、糖尿病、癫痫、冠心病、急性脑血管病（中风）、高脂血症、月经不调、心力衰竭等许多疾病与中医痰证关系紧密。学者林山等从痰证角度探讨论治慢病的意义，以期提高医学界对痰证在慢病治疗中重要性的认识。

痰与痰证

1. 痰的内涵与外延 痰是人体水液代谢障碍所形成的病理产物，较稠浊，一旦形成又成为一种继发性病因。痰可分为有形之痰和无形之痰。有形之痰，指视之可见，闻之有声，或触之可及之痰，如咳嗽吐痰、喉中痰鸣、痰核等。无形之痰，指只见其征象，不见其形质之痰，如眩晕、癫狂等。中医痰的内涵：指津、液因气化功能失常在人体内逐渐积聚形成的产物，具有逐渐蓄积、流动不测、秽浊腐败、凝结积聚、遍布周身、致病广泛的特点。痰的外延：从外形可分为痰核、痰包、流痰；从颜色可分为白痰、红痰、青痰、黑痰、黄痰；从质地可分为稀痰、清痰、稠痰、胶痰、血痰、块痰、柔痰、结核痰等。

2. 痰证 痰证是指痰浊停聚或流窜于脏腑、组织之间，临床以痰多、胸闷、呕恶、眩晕、体胖、包块等为主要表现的证。痰证主要指的是以痰作为致病因素在人体内生成与积蓄所导致的中医证候。

从痰证论治慢病的理论基础

中医对痰证的研究源远流长，痰证是中医学最重要的组成内容之一，痰证的治疗历久弥新。早在先秦时期，我国古代劳动人民和医家就已经有了散在的痰证的记录，如《诗经》中的"陟彼阿丘，言采其虻"中的"虻"指的是化痰药物中的贝母。

1. 历代对痰证的论治 《黄帝内经》是中医理的奠基之作，虽未言痰，但其中不乏痰证的治疗内容，提出了"结者散之""留者攻之""扶正祛邪"的治疗原则。《素问·奇病论》云："有病口甘者，病名为何？岐伯曰：此五气之溢，名曰脾瘅。夫五味入口，藏于胃，脾为之行其精气，津液在脾，故令人口甘也，此肥美之所发也，此人必数食甘美而多肥也，肥者令人内热，甘者令人中满，故其气上溢，转为消渴，治之以兰，除陈气也。"明确指出消渴病是过食肥甘而发，用"兰"治疗。《素问·异法方宜论》云："中央者，其地平以湿，天地所以生万物也众。其民食杂而不劳，故其病多为痿厥寒热，其治宜导引按跷。故导引按跷者，亦从中央出也。"指出了痰证发病的一个重要原因，并指出了导引按跷的治疗方法。《黄帝内经》十三方中的"生铁落饮"为重镇化痰开窍之方，用于治疗"有病怒狂者"；"半夏秫米汤"用于治疗"目不瞑"，乃因其能去中焦痰浊，复其升降枢纽之职，阴阳相交之故。张仲景提出了"病痰饮者，当以温药和之"的治则，《伤寒杂病论》有50多个方子使用了治痰的药物，至今仍被众多医家所应用。张子和在《儒门事亲》中专开"痰证"一门，将痰证按风痰、热痰、湿痰、酒痰进行辨治，并首创吐法对痰证进行行之有效的治疗，丰富了痰证治疗的内容。朱丹溪在《丹溪心法》中提出了"治痰法，实脾土，燥脾湿，是治其本"。李梴在《医学入门》中提出"因气动者曰痰气，顺气导痰汤；因火动者曰痰火，清热导痰汤；因湿动者曰湿痰，祛湿导痰汤主之，通用二陈汤，能使大便润而小便长，尤为分导要药"，并批评了"痰无补法"之说，设立痰病虚证的治疗。张景岳在《景岳全书》提出了"治痰者，必当温脾强肾，治痰之本，使根本渐充，则痰将不治自去"。叶天士在《临证指南医案》运用温补逐散诸法治疗痰证疗效卓著，并强调了"古人见痰休治痰"之论，诚乃千古明训。唐宗海提出"痰瘀相搏"理论并立法组方，为后世痰瘀同治奠定了基础。可见，古人重视痰证论治思维，并卓有建树，痰证治疗源远流长，基础深厚。

痰的致病特点及其与慢病相似之处

1. 痰的致病特点 痰形成之后，作为致病因素可导致更为复杂的病理变化，致病广泛；痰性黏腻胶着，常凝聚于局部形成圆滑的包块，所以容易出现慢病中的各种良恶性肿瘤，如甲状腺结节、乳腺纤维瘤、脂肪瘤、子宫肌瘤、肺癌、脑胶质瘤等，在治疗上不管是手术或者非手术治疗都还是比较困难的。

痰性黏滞，致病病程较长，痰与湿类似，又易与湿同化，如病溃疡、糜烂则伤口滋水渗津，或分秘黏稠脓液，并且溃破之后久不收口；因痰而生之病，如咳喘、癫痫、瘰疬、瘿瘤等多是缠绵难愈，反复发作的。

痰邪致病，部位不同，症状迥异，变化多端，诚如《丹溪心法附余·医略·杂论》所云："凡有怪症，莫不由滋，丹溪十病九痰之论，岂欺我哉！"《症因脉治·痰症论》云："痰之为病，变化百出。"《杂病证治·内因门》云："痰之为病，随气升降，无处不到，为喘，为嗽，为呕，为眩晕心嘈，为怔忡惊悸，为寒热肿痛，为痞满膈塞，或胸胁漉漉如雷鸣，或浑身习习如虫行，或身中结核不红不硬，或头项成块似疬非疬，或塞咽喉状如梅核，或咯出形若桃胶……甚至无端见鬼，似祟非祟，悉属痰证。"由于痰随气升降，流窜全身，内而脏腑，外至筋骨皮肉，无处不到，所以可形成多种病症：痰在肺，多咯痰，常见咳嗽、气喘、胸闷等；痰在脾，名湿痰，常见腹胀便溏、神倦面黄、肢体困重等；痰在胃，多呕痰涎，常见脘痞纳呆等；痰在心，可见胸痹心痛，痰易蒙心神，可见神昏、抑郁、痴呆等；如果痰化热化火，热扰心神，可见神乱、狂躁、谵语等；痰在肝，肝风夹痰，风阳上逆，可见中风、癫痫、梅核气等；痰在肾，痰味咸，迁延久，多虚证，可见腰痛腿麻、阴痿、不孕不育等；痰在经络，可见肢体麻木、肌肤痰核等；痰在颈项，可见瘰疬、瘿瘤；痰在乳房，可见乳痨、巨乳症；痰在胞宫，可见子宫肌瘤、宫颈息肉等；痰滞肌肤，可见肥胖等。总之，痰之为病，病症多种多样、症状复杂。

痰之为病，又易于兼邪致病，故而变化多端；痰性黏滞，阻碍气机，气滞不行，津液停滞，酿生湿浊，痰与湿互恋，为病缠绵；气滞日久，血泣不行，而致血瘀，痰与瘀互结，恶性循环，疾病缠绵难愈，多见复杂难治的之证；痰蕴日久，易化热化火，火热夹痰，上扰心神，多见狂躁、神昏谵语等急危重症；痰为阴邪，阻遏阳气，痰从寒化，清稀为饮，痰饮流窜周身，可为阴疽、流注之病；痰又可夹风，化为中风、眩晕等。

2. 痰证与慢病相似之处 比较慢病与痰的致病特点，不难发现，两者之间存在着较多共性：痰致病广泛，症状迥异，慢病涉及疾病范围广泛；痰证病势缠绵，缠绵难愈，慢病迁延不愈，病程长。例如，在慢病中，毒瘾和肿瘤是两个非常棘手病证，都被证实与痰证密切相关。近来中医在毒瘾和戒毒的研究方面也取得了突破，李灿东、杨朝阳等研究认为"毒瘾"的缠绵难除特性可能与"痰"有关，根据"毒瘾"的特异性，认为"毒瘾"是"顽痰"，"顽痰"是吸毒人群"毒瘾"缠绵难除的特性。痰是毒品成瘾的主要病理因素，虚实夹杂是毒品成瘾的证候学特点。肿瘤的形成和治疗都离不开痰证，古今医家皆认为痰浊内阻是肿瘤发生的重要病机，且近年来从痰与肿瘤细胞内环境、痰与肿瘤转移、消痰散结药物对肿瘤作用等方面都做了较多的研究，随着肿瘤中医基础理论的深入研究，证实了肿瘤细胞和细胞间质之间的津液代谢失调与痰证理论的相关性，以及从痰论治肿瘤的必要性。很多学者报道临床应用痰证理论治疗肿瘤取得良好的效果。此外，慢病产生的主要危险因素恰是痰产生的原因。导致慢病的危险因素很多，世界卫生组织表示，主要的危险因素为不良饮食习惯、缺乏锻炼以及吸烟。随着人们生活水平的提高，人们生活饮食习惯却开始不良化，人们越来越倾向于高糖、高脂的食物，并且随着人们生活的快节奏化，运动锻炼的时间越来越少，随着这些危险因素的加大，慢病发生的风险也随之增加。从中医角度来讲，饮食上膏粱厚味，易化痰生湿；工作、生活、社会压力的增加易致七情内伤，气机郁滞，气机郁滞后津液的代谢必然受到影响，多种因素相加必然极易造成痰证的发生。

从痰证论治慢病的验案启示

临床上，慢病的西医疗效不确切，如果能配合中医治疗，或转治于中医，运用痰证论治的思维将显著提高疗效，有助于慢病的康复。兹列如下验案举隅。

1. 老年痴呆案 患者，女，82岁。2016年11月15日初诊。主诉坐卧不安，手足颤抖。无明显诱因发病，中医、西医多方诊治未见转机。刻下症见坐卧不安，手足颤抖，焦虑健忘，寐欠，夜寐易醒，在家中欲卧不能久卧，欲坐不能久坐，以致频繁起卧，纳差，大便难，一般2~3日一行，近已4日未解，口臭，反应迟钝，言语困难，症状由家属代诉，语声低弱，反复喃喃自语"受不了了""要躺"，但勉强可坐着坚持至就诊结束，步行需两人搀扶。望之面红，目光呆滞，神情淡漠，时有紧张。舌淡红，苔黄厚腻，脉滑数。西医诊断为阿尔茨海默病（老年痴呆症）；中医诊断为百合病；辨证属痰浊蒙窍，心神不宁。治以化痰开窍，宁心安神，辅以通便。

处方：竹茹12 g，枳实8 g，陈皮10 g，法半夏10 g，茯苓12 g，麻仁15 g，百合15 g，生地黄15 g，小麦30 g，大枣6枚，甘草6 g。6剂，每日1剂，水煎分2次服。

二诊（2016年11月22日）：药后诸症如前，仍坐卧不安，反应迟钝，反复喃喃自语"受不了了""要躺"，大便不通，夜间口干，胸闷胃痞。舌淡红紫颤，苔厚微黄，脉弦滑。守方再进，前方加生大黄（后下）6 g。6剂。

三诊（2016年12月6日）：药后症状改善，已能安坐就诊，已无反复喃喃自语，手足稍有颤抖，以右侧为甚，夜尿频，2~3次/晚，无腰酸痛，时心悸不安，易惊，纳食稍增，寐欠安，大便干结难行。望之面色不红，神情已不紧张。舌淡红，苔黄厚，脉弦。效不更方。上方去大黄、麻仁，加丹参15 g。12剂。

四诊（2016年12月20日）：药后舒畅，已无坐卧不安，能与家属和医生正确交流，配合诊疗，时有心悸，易惊，稍有手足颤抖，纳食不多，夜寐较前好转，夜尿1~2次，大便干结，2~3日一行。神情自然，偶有笑容，面色萎黄，唇色紫暗。舌淡红，苔稍腻、黄黑（染苔），脉滑略数。上方调整巩固，去丹参，加神曲10 g，益智10 g。12剂。

按：患者老年女性，坐卧不安，欲卧不能卧，欲坐不能坐，欲食不能食，神情紧张淡漠，目光呆滞，喃喃自语，语声低弱，而又重复言语，似有担心自己病重不能久坐之感，实乃《金匮要略·百合狐惑阴阳毒病脉证并治》"百合病者，百脉一宗，悉致其病也。意欲食，复不能食，常默然，欲卧不能卧，欲行不能行……如有神灵者"的具体表现之一，诊断为"百合病"无疑。患者病势缠绵，胸闷胃痞，伴心悸易惊，夜寐欠佳，苔黄腻，脉滑数，乃痰证无疑，并已化热，标实已重，虽年逾八旬，本虚明显，但是病机错杂，本虚标实皆为紧要，需兼顾虚实而治之。况且，"百病皆由痰作祟"，痰随气机升降，无处不到，更易蒙蔽心窍，多见情志病。《金匮要略·百合狐惑阴阳毒病脉证并治》又云："百合病，不经吐下、发汗，病形如初者，百合地黄汤主之。"综合考虑，以清热化痰，开窍宁神，养心安神并重，处方以百合地黄汤、温胆汤、甘麦大枣汤合方加味。《灵枢·五味》云："心病者，宜食麦。"方中重用小麦润燥补虚固本，养心除烦安神为君，百合苦寒清气分之热、生地黄甘寒凉润除血分之热，且二者均乃阴柔之品皆能滋养心气，热既除，心得滋，则邪不能扰心神，本固而诸症可安；大枣、甘草共奏养心安神之功，以滋本虚；温胆汤出自《三因极一病证方论》，"治心胆虚怯，触事易惊……心虚烦闷，坐卧不安"。《医方集解·和解之剂》云："橘、半、生姜之辛温，以之导痰止呕……枳实破滞；茯苓渗湿；甘草和中；竹茹开胃土之郁"，清热化痰以去标实，标本兼顾，且效不更方，则假以时日诸症自平。然腑实不通，着实棘手，但未见须急下之症，又乃老年患者，肠燥津亏，病症日久，非一日之弊，初诊加火麻仁一味润肠通腑。虽不见显效，但纵观全局，方证相符，故而守方再进。复诊诸症如前，病情未见明显好转。在原方基础之上，加大黄一味，加强通腑泻实之力。再诊诸证减轻，纳食稍增，效果已显，去大黄、麻仁以防通下太过伤年迈本虚之体，加丹参祛瘀凉血，宁心安神。最后一诊，诸症豁然，患者已神情自然，安心就诊，毫无坐卧不安之状，家属喜形于色，患者亦偶见笑容。药已中病，效不更方，去丹参防止寒凉伤胃，加益智仁以益智开窍，并固精缩尿，加神曲和胃助食。纵观全案，患者年老体衰，痰邪蒙窍，病症缠绵难愈，成为慢病，西医诊治难以显效，中医从痰证论治，效如桴鼓。

2. 肥胖案 患者，女，23岁，2015年7月4日初诊。主诉体质量超标多年。体质量80 kg，身高158 cm，食欲可，多荤食，食后胃脘胀，少运动，口中和，稍畏热，夜寐好，大便1~2日一行，偏干，尿畅，月经后期，40~60日一潮，末次月经2015年6月8日，量少，3日干净，黏稠难下，色暗红，无痛经，无腰酸，经期四肢稍有肿胀。巨乳，下坠疼痛，体格检查：乳房无明显压痛结节，下垂明显，自测：下胸围90 cm，上胸围110 cm，内衣尺码E90，2015年5月3日妇科彩超：双侧卵巢多囊样改变。舌偏淡胖大，苔白滑稍腻，脉滑稍虚。西医诊断为肥胖病；中医辨证属痰湿困阻，郁遏阳气。治以化痰消积，利水消肿。

处方：神曲10 g，山楂15 g，茯苓15 g，陈皮10 g，法半夏10 g，连翘10 g，炒莱菔子10 g，炒白芥子6 g，紫苏子10 g，防己10 g，黄芪15 g，白术10 g，甘草6 g，大枣5枚，生姜3片。15剂，每日1剂，水煎分2次服。

二诊（2015年7月20日）：药后二便通畅，大便1~2次/日，尿量增多，体质量稍有减轻，近日称重76 kg，胃脘已不胀，月经来潮已不黏稠难下，量稍增多，4日干净，末次月经2015年7月13日，经期已无四肢肿胀，食寐均好。舌偏淡胖大，苔白，脉滑。上方加当归10 g、益母草15 g。20剂。

三诊（2015年8月10日）：诸症均消，食寐正常，胃脘舒畅，自觉身体轻快，体质量继续下降，近日称重70 kg，口中和，无疲乏，乳房坠痛减轻，体格检查：乳房无压痛，外观体积减小，自测：下胸围88 cm，上胸围106 cm，内衣尺码E90。舌淡红稍胖，舌苔白，脉滑。上方山楂加量至20 g。30剂。嘱增加运动量，控制饮食，少吃荤食。

四诊（2015年9月10日）：周身轻快，食寐正常，体质量65 kg，二便正常，月经量多，6日干净，色红，通畅，无痛经、无腰酸。末次月经2015年8月18日。乳房已无坠痛，自测：下胸围85 cm，上胸围101 cm，内衣尺码C85。2015年9月8日当地彩超：左侧卵巢多囊样改变。舌淡红稍胖，苔薄白，脉滑。效不更方，上方再进30剂。

五诊（2016年3月3日）：咳嗽来就诊，体质量保持62 kg，自测：下胸围83 cm，上胸围98 cm，内衣尺码C85，2016年1月5日当地彩超：子宫、卵巢正常。

按：患者体质量超标多年，体质量指数为32.05，属于"肥胖"或"非常肥胖"的人群范畴，所以诊断为肥胖病。患者多食荤食，肥甘厚味，容易酿生痰证，巨乳，体胖，月经黏稠难下，舌胖大，苔白滑稍腻，脉滑，均提示痰证为患。处方保和丸、三子养亲汤合防己黄芪汤。其中二陈汤、三子养亲汤专注化痰去脂，并有润肠通便之效，以治标；神曲、山楂、连翘等消食化积开胃，恢复脾胃运化水湿痰饮之功，以助脾胃；防己利水消肿，治其经前水肿之症，黄芪、白术补气健脾，并有利水消肿之效，辅以姜枣调和脾胃，诸药并用标本兼顾，脾胃复健，则痰湿、水饮自除，痰湿去，水饮消则月经通畅，巨乳自减，诸症豁然。二诊加当归、益母草助其调经之效。三诊山楂加量，增强消脂、活血之力，提高疗效。现代研究表明，山楂可显著降低血清总胆固醇、低密度脂蛋白胆固醇和载脂蛋白B的浓度，显著升高高密度脂蛋白胆固醇和载脂蛋白A浓度，对血脂有很好的正面调节作用。四诊患者周身轻快，诸症均除，月经正常，乳房恢复健康状态，彩超显示子宫、卵巢也恢复正常，病情告愈。再次验证了慢病、复杂性病证运用中医痰证思维治疗，疗效显著。

3. 精神病案 患者，男，24岁，未婚。2013年5月27日初诊。因家人逼迫，高考失利，抑郁、狂躁交替发作，于某神经精神病防治院治疗多年，西医诊断为精神分裂症，悲喜无常，幻听、偶发狂躁、打人毁物。长期服用安定、奥氮平、黛力新、利培酮等药物，发作期间用过氯丙嗪治疗。刻下症见失眠，长期靠安眠药助眠，药后寐尚可。偶有骂人，急躁发怒，食欲差，泛酸，无嗳气，胃脘胀，咽中如梗，痰白夹黄，身困疲乏感，活动后舒畅，时有黄汗，口中和，自觉畏寒，大便1~2日一行，不甚干，尿黄，右侧偶有偏头痛。舌暗红稍大，苔白浊微黄，脉弦左稍虚。西医诊断为精神分裂症；中医诊断为寐病，辨证属痰浊蒙心、肝郁化热。

处方：竹茹15 g，枳实10 g，陈皮10 g，法半夏10 g，茯苓15 g，柴胡10 g，白芍10 g，郁金10 g，首乌藤20 g，合欢皮20 g，白术10 g，神曲10 g，甘草6 g，大枣5枚，生姜3片。7剂，每日1剂，水煎分2次服。

二诊（2013年6月6日）：夜寐转好，停服安眠药，食欲稍好，急躁易怒减，右侧偏头痛已消，已无胃脘胀，仍泛酸，咽中如梗同前，稍有痰，仍身困疲乏感，口中和，自觉畏寒，大便1次/日，不干，尿黄，面色尚可，微黄。舌淡红稍大，苔白稍腻，脉弦缓滑。上方去首乌藤、郁金，加紫苏梗10 g、厚朴10 g，7剂。

三诊（2013年6月13日）：药后诸症均减，寐安，已无泛酸，咽中如梗已消，身困疲乏已消，稍有烦躁，呕恶感，无嗳气，已无胃脘胀，稍有痰，口中和，已无畏寒，大便2次/日，溏，尿已不黄，偏头痛未发。舌偏暗红稍齿印，苔白腻，脉滑数弦。上方去紫苏梗、厚朴，加炒栀子6 g，淡豆豉6 g，14剂。

四诊（2013年6月27日）：药后诸症均消。时有耳鸣，稍有白痰。食寐已好，期间均未服西药。口中和，二便调。舌紫红，苔白稍腻，脉滑数稍弦。上方加磁石20 g，五味子6 g，30剂。嘱安心休养，勿服西药，适当工作，不可刺激。以后1个月来复诊1次。如此坚持调理将近1年，期间调整服用方剂有黄连温胆汤、涤痰汤、礞石滚痰丸、三仁汤、六君子汤等，病证减轻，病情平稳，1年后停药，已能工作上班。再后来，患者偶尔复诊巩固，联系回访至今已结婚生子。

按：患者就诊当时，主诉失眠，中医诊断为不寐病；综合考虑病史，西医诊断精神分裂症，长期服用西药镇静剂，病情复杂，并且可能有药毒残留体内，中医素有"怪病多痰""百病皆由痰作祟""痰邪易蒙蔽心窍"等说法，结合症状胃脘胀，食欲差，咽中如梗，痰白夹黄，身困疲乏感，活动后舒畅，急躁易怒，舌大苔白浊微黄，脉弦等提示，辨证为痰浊蒙心，肝郁化热。处方用温胆汤合四逆散加郁金、首乌藤、合欢皮、白术、神曲。其中温胆汤化痰清热除烦安神，四逆散、郁金疏肝解郁，首乌藤、合欢皮加强安神宁心之效，白术、神曲和胃健脾，兼顾痰浊阻滞胃肠、影响运化之症。二诊夜寐安好，诸症均减，仍有咽中如梗，类似梅核气症状，故加紫苏梗、厚朴，乃合半夏厚朴汤之义，理气化痰，开郁散结。三诊诸症近消，偶有烦躁，加栀子豉汤清热除烦，已无咽中如梗之症，故去紫苏梗、厚朴。四诊诸症均消，时有耳鸣，加磁石、五味子以开窍聪耳，潜阳安神。至此治疗告一段落，病证渐愈，病情平稳。1个月复诊1次，坚持1年，乃痰邪缠绵难去，需要徐徐图之，假以时日才可渐渐巩固疗效，防止复发。后续调理的方子也都是治疗痰证的经典方剂。

上述3个医案均是病程较长，日积月累形成的慢病，单独西医治疗疗效不满意的较复杂的案例，临床实践证明，以痰证思维辨证论治，用治疗痰证的经典方剂：二陈汤、温胆汤、三子养亲汤、涤痰汤等为主，辅以健脾胃、安心神、利水化湿之类的药物，达到了良好的疗效。

运用痰证的整体思维治疗慢病的必要性

随着疾病谱的变化，慢病呈现复杂性、复合性发展，临床上疾病单一性发病的情况渐渐减少。临床上甲状腺结节、乳腺增生、子宫肌瘤、卵巢囊肿常会同时出现在同一女性身上，西医的治疗方案无非多科室各个击破，该方案面临的窘境是服药种类复杂繁多，易造成药物之间相互影响，甚至严重者需多处手术治疗，且术后身体内环境并没有得到改善，仍会出现复发的情况。中医整体思维的角度分析，上述病症其基本病机皆脱离不开肝郁痰凝，李灿东等临床实践证明，采用开郁化痰疗法疗效比较显著。此外，西医既往并无代谢综合征的病名，随着认识的不断加深，西医认为高血脂、高血压、高血糖、肥胖等目前常见慢病，胰岛素抵抗是其共同的病理基础，所以提出代谢综合征这个病名，但在治疗上仍是分开诊疗，给患者带来的诸多痛苦和不便。上述慢病从中医整体论治的思维出发，从痰证论治，疗效显著。李灿东等长期研究代谢综合征，提出了痰湿贯穿于代谢综合征整个发病过程，是代谢综合征基本的中医病理因素。并说明了代谢综合征不同症候群的病位主要在肝、脾、肾，病性属虚实夹杂，代谢综合征"痰证"患者中湿和热这两个实性证素贯穿于疾病的始终，痰的病位不同、兼杂不同，形成了代谢综合征的不同症候群，临床采用化痰法治疗取得了良好的效果。所以，运用痰证的整体思维治疗慢病在临床上十分必要。

痰证的治疗有深厚的历史基础和理论内涵，是论治慢病的重要思维，临床上运用痰证思维论治慢病疗效显著，也非常必要。痰性黏滞，缠绵难愈，致病广泛，易于兼邪致病，故而致病症状复杂，变化多端，慢病的发病特点与此十分吻合，而这些又是慢病的共性和疗效不好的症结所在，所以，慢病的临床治疗，如能从这些相关特点着手，从中医痰证的角度治疗，必将取得良好疗效，以后，这必将是慢病治疗的一个重要途径。

235　痰饮认知语言学

学者马子密等从隐喻认知的角度，结合中医发生学方法，探讨了"痰饮"作为一种病理产物，同时作为一种致病因素，以及"痰饮"理论作为一种病因病机理论，如何基于认知科学得以架构并系统化，并展望了以隐喻研究为论理工具的中医"痰饮"理论可持续发展的可能性。

中医学理论领域有一个重要的概念性术语——痰饮，基于此概念基础之上，又形成了中医学一个重要的理论——痰饮理论。历史地看，在古代和现代的中医临床实践中，无论在中医诊断方面，还是在中医治疗方面，痰饮理论都发挥着重要的影响。

痰与饮，本质上都属于机体水液代谢障碍而产生的病理产物，此为同源；痰证、饮证在临床表现、致病范围、治疗法则等诸多方面又存在明显差异性，是谓异流。考证于中医理论和临床经典，如《黄帝内经》《难经》《神农本草经》《伤寒论》《金匮要略》，无论其名，还是其证，饮字和饮证都远早于痰字和痰证的出现。

饮（证）

饮为会意字。东汉许慎《说文解字》载有"饮，歠也。"作动词来讲，"水流入口为饮"；作名词来讲，从其字源演变分析，原意为"酒"，后来引申为可以喝的东西。所以，饮的认知起点可以理解为液态的流体。

《黄帝内经》中提到"饮"字共125次，其中有病理意义的共有14处，如"饮"（7次）"溢饮"（2次）"水饮"（2次）"痰饮"（1次）"积饮"（2次），其他111次均为"喝"或"可以喝的东西"。另一部与《黄帝内经》同时代成书的中医药学经典《神农本草经》中有"留饮淡澼""肠鸣上下无常处""肠鸣幽幽""（腹中）雷鸣"等记载。可见，在中医理论成熟时代，"饮"的词义已经从本义"喝"或"可以喝的东西"映射到"与液态流动性相关"的病理意义，而赋予了"饮"以"病证"的含义，并有粗略分类的趋向，直到中医临床经典《伤寒杂病论》的出现，这种分类变得更加明确和完善。《伤寒论》中提到"饮"字共53次，其中有病理意义的共有1处，"（脉）支饮急弦"（1次），其他52次均为"喝"或"可以喝的东西"。并且通过扩大感官感觉的方式（脉之触觉）来巩固"饮证"之词义的稳固性，如"（脉）沉潜水滀，支饮急弦"。而在《金匮要略》中，关于"饮"的病理描述已然表现系统化的趋向。《金匮要略》中提到"饮"字共109次，其中有病理意义的共有44处，已经将"饮"作为病因中的一种来看待，"食伤、忧伤、饮伤、房室伤、饥伤、劳伤、经络营卫气伤"。不仅将"饮证"进行了分类，如"夫饮有四，何谓也？师曰：有痰饮，有悬饮，有溢饮，有支饮"。"膈上病痰，满喘咳吐，发则寒热，背痛腰疼，目泣自出，其人振振身瞤剧，必有伏饮"。"留饮者，胁下痛引缺盆，咳嗽则辄已"。而且对"饮证"的临床表现描述得更加具体，如"其人素盛今瘦，水走肠间，沥沥有声，谓之痰饮；饮后水流在胁下，咳唾引痛，谓之悬饮；饮水流行，归于四肢，当汗出而不汗出，身体疼重，谓之溢饮；咳逆倚息，短气不得卧，其形如肿，谓之支饮"。而且进一步通过扩大感官感觉的方式来巩固"饮证"之词义的稳固性，如通过脉诊之触觉："脉沉者，有留饮""脉偏弦者饮也""脉浮而细滑，伤饮""脉沉而弦者，悬饮内痛"。还有通过望诊之视觉："色鲜明者有留饮""膈间支饮……面色黧黑"等。不仅如此，还将"饮证"的概念进一步扩大，对以"饮证"为主要临床表现的患者还冠以"饮家"的称谓，这样更加突出了"饮"的临床意义。在"饮证"的治疗方面，列举了苓桂术甘汤、五苓散、葶苈大枣泻肺汤等诸多方剂。并提出了"病痰饮者，当以温药和之"的重要治"饮"原则。综观上述，《伤寒杂病论》继承《黄帝内经》的理论渊源，对于"饮"的概念研究，已经远远脱离了其为"喝或可以喝的东西"之原义，而演变为有中医临床意义的"证"的概念，对于"饮"的"理、法、方、药"也一应具备，完成了关于"饮"的范畴的系统化研究。后世关于"饮证"的研究和临床，基本尊奉《伤寒杂病论》所创建的概念和理论系统为准绳，少有实质性创新。

范畴是一个哲学概念，既指领域、范围，也指人的思维对客观事物本质的概括。Berlin，Kay，Lakoff 等发现原型在范畴化中起关键作用，并在此基础上建立了现代范畴理论。认为范畴不能用一组充分必要条件特征来定义，对范畴的确定是一个围绕原型建构的模糊的识别过程。在认知语言学中，可以把范畴看作是事物类别的总体。客观事物固有的类别特征经过认知中介在思维和语言中固定下来，这个过程就是范畴化。通俗地讲，所谓范畴化，对于人体病理过程而言，就是指什么特征的临床认知目标可以归入"饮类"的范围，同理，什么特征的临床认知目标可以归入"痰类"的范围。根据上述理论，如果将"饮"看作一个范畴，就意味着要搞清楚："饮"的范畴建构所"围绕的原型"是什么。因为，"原型是范畴内的典型代表……这个典型代表对于识别范畴起重要作用。"前文已说明，"饮"的词义已经从本义"喝"或"可以喝的东西"转喻到"与液态流动性相关"的病理意义。在这里有必要插入转喻和隐喻的概念的不同。隐喻和转喻是两种不同的认知方式。隐喻建立在相似性基础上，涉及两个认知域，强调从源域到目标域映射的结果。而转喻建立在邻近性原则上，体现同一认知域中两个元素的相关性。由于"饮"的本义"喝"或"可以喝的东西"，"饮证"之"饮"为"与液态流动性相关"的病理产物，同属于"流体物"这一认知域，所以马子密等认为"饮"的本义到"饮证"之"饮"的词义演变是通过转喻，而非隐喻。按照中医传统理论，正常津液的生成和输布在《素问·经脉别论》中描述为："饮入于胃，游溢精气，上输于脾。脾气散精，上归于肺，通调水道，下输膀胱。水精四布，五经并行，合于四时五脏阴阳，揆度以为常也。"这里谈到津液代谢涉及胃、脾、肺、水道（三焦）、膀胱等脏腑和组织的功能。结合中医脏腑功能理论，上述任何一个所涉及的脏腑、组织功能异常，都可能导致津液代谢的障碍，从而导致本应化为水谷精微的水液转而化为痰饮。也正因其所涉及环节和范围的广泛性，为后文将要论及的"痰"所致病的广泛性、复杂性埋下了伏笔。简而括之，痰饮作为一种病理产物，其物质性来源为"变性的津液"。

关于《金匮要略》"痰饮咳嗽病脉证并治"篇，后世研究《金匮要略》的很多学者以及中医药高等教育教科书上也有共识，那就是《金匮要略》中关于痰饮病的记载主要指水饮为患，并不涉及后世所言之痰证。对于通篇论述为"饮证"，篇名却以"痰饮"冠之的现象，也已经有多位学者对其考证，认为汉晋唐时期，"痰"本作"淡"。与《黄帝内经》同时代的《神农本草经》中有"留饮、淡癖"记载，距《金匮要略》出现年代最近的西晋《针灸甲乙经》中有"心下淡淡""溢饮""留饮"记载，无"痰饮"之说，也可以反证《金匮要略》中"痰饮"实为"淡饮"。其后西晋《脉经》与唐代《千金翼方》中均作"淡饮"。东汉《说文解字》"淡，薄味也。从水炎声。"唐代《一切经音义》云："淡饮，谓膈上液也。"北宋《广韵》《集韵》"淡，或作澹，水波荡貌。"三国曹操"观沧海"诗中即有"水何澹澹"语。总之，"淡"与"澹"相通，义指"水液动摇貌"无疑。又《黄帝内经》中"饮证"多与"留""积"字相配用。《说文解字》"积，聚也。"所能聚者，必定要有封闭的限制空间。又根据物质的物理特性，水在地面上原是流动的，使水呈现"摇动荡漾貌"，必然要使水盛在一个有限空间的"器皿"中。其实，基于人类日常生活经验，"饮"的本义为"喝"或"可以喝的东西"，"可以喝的东西"当然为流动性液态无疑，对于流动性液态物质的摄取，我们的祖先在原始社会即发明了盛水的容器，也就是说，"怎么喝"最先会与"盛水的容器"相联系，经验告诉我们只有将水盛在有限空间的器皿中，才能"喝"。据此，可以得出结论："饮证"之"饮"，其性不同于"水病"之"水"。"饮"的特性为"流动性兼积蓄性"，这也可以解释为什么《金匮要略》原文中"痰饮咳嗽病脉证并治"之后，又有"水气病脉证并治"，专门论述了"风水、皮水、正水、石水、黄汗"等水气病。因为，"饮"与"水"同源而异流。

综上所述，可以据此发掘出"饮"的原型：津液的病理状态、流动性兼积蓄性。在此原型基础上，对于"饮"病范畴的确定将会变得清晰：凡是表现为"饮"的原型的临床认知目标，均可将其纳入"饮证"的范畴加以考察。而"饮证"的范畴不仅包涵了"辨证"层面的信息，还包涵法、方、药等"论治"方面的信息，换言之，"饮证"的范畴是一个基于"饮"的概念基础之上的系统，可以根据需要从中分出许多的子系统，最终使对"饮证"的认知系统化，从而减轻在认知过程中的工作负担，这也是运用认知语言学的相关理论来探究中医理论的意义之一。

痰（证）

中医理论的"痰"，较"饮"的认知难度要大很多。不仅字、义的文献考证疑点重重，还有"有形之痰""无形之痰"辨之复杂性。成书于公元前99年到公元前26年（西汉）这段时期的中医理论经典《黄帝内经》中没有"痰"字，但有"痰"的相关记载，如《素问·玉机真脏论》"（夏脉不及）上见咳唾，下为气泄"，《素问·评热病论》"（劳风为病）唾出若涕"，《素问·咳论》"（三焦咳状）使人多涕唾"，《素问·评热病论》"咳出青黄涕，其状如脓，大如弹丸"，《灵枢·经筋》"其成伏梁唾血脓者"等。马子密等发现一些现代研究文献中把"唾""涎""涕""汁""沫"等字作为《黄帝内经》中有关"痰"的记载，甚至是"痰"字的演变，这种说法不准确。因为痰本身是一种水液代谢障碍下所成的病理产物，绝非正常的生理产物。《灵枢·九针论》"五液：心主汗，肝主泣，肺主涕，肾主唾，脾主涎，此五液所出也"。已经非常明确指明上述物质为人体正常生理下的分泌物，自然就不会指义为病理性质的"痰"。《神农本草经》中也无"痰"字，有"涎唾""咳逆""瘿气""瘿瘤气""瘿结气""瘰疬""鼠瘘"等相关记载。东汉《伤寒杂病论》亦无"痰"记载。

作为中医经典的《黄帝内经》《伤寒杂病论》，为什么对"饮"的记载具体而明确，反而对"痰"有记载而不明确呢？马子密等认为，除了通常所说的任何理论的发展都是一个历史的过程外，人类的认知规律也是其中一个重要原因。从认知科学的理论来说，对一个事物能够被认知，进而形成定义或概念，认知因素起着非常重要的作用。心理学研究结果表明，感觉是人脑对事物的个别属性的认识。人类对机体内、外世界的感知，首先也必然凭借的是人类的感官，即视觉、触觉、听觉、嗅觉，哲学范畴所谓感性认识。也只有在此感性认识基础上，人脑的意识（思想）才有可能进一步地行动，即通过思维的机制进行理性加工，从而产生对事物的定义或概念。隐喻认知研究的是概念，概念的实质是思想。这也正如传导隐喻理论开创者雷迪（Michael Reddy）所言，隐喻的原生地是思想，不是语言。对于"痰"和"饮"的认知因素而言，什么因素可能成为古人的认知动力呢？根据语言学一般的词义形成规律，在诸多的感官感觉中，刺激最强烈、感觉最突出的典型体验会得到人们的较早关注，从而产生一种表达它、指称它的需要，也从而较早获得一个名称，在语言符号系统中留下人们关注的痕迹。比较《黄帝内经》中分别对相关"痰"病以及"饮"病描述，发现"痰"是可以通过人体的本能反应"咳""唾""呕"等方式排出来的，即邪气可以外排，自然会相对缓解对机体的损害。而"饮"则是"积""留"于体内而难以通过本能反应排邪外出，所以发现，"饮"病的症状描述确实比"痰"病的要严重，给人印象更深刻。如《素问·气交变大论》"饮发中满食减"。《素问·五常政大论》"水饮内稽，中满不食"。《素问·六元正纪大论》"饮发注下……积饮否隔"等，"饮"病往往导致食物摄取和消化方面的症状。按照马斯洛的"需求层次"理论，食物摄取显然属于人们生理需求中"更加低层次"的需求，因而这些症状较早受到古人重视并赋予其名称，也在情理之中了。

"痰"字，东汉《说文解字》无记载。但"痰"字缺失情况至南北朝时期有了转机。丹波元简考证"痰"字的首次出现，"在我医方，始见《肘后》，乃痰饮耳。"其所指《肘后》为南朝陶弘景增补东晋葛洪《肘后备急方》所成的《肘后百一方》。这一点和现在的"主流"观点"痰字首现于隋代巢元方《诸病源候论》"相左。但"痰"义则始出于《诸病源候论》："痰者，涎液结聚在于胸膈。"此外，唐代佛教经典训诂书《一切经音义》："津液因气凝结不散如筋胶，引挽不断，名为痰癊。"北宋司马光训诂著作《类篇》"痰，病液。"南宋杨士瀛《仁斋直指方论》"夫痰者，津液之异名。"可见"痰"的来源为正常津液，其实质为病态下的津液。那么，古人是如何认知这种病态下的津液呢？考《黄帝内经》，对"痰"最初的形象描述为，《素问·评热病论》"咳出青黄涕，其状如脓，大如弹丸。"可见古人首先以直接的视觉认知"痰"的体状：可以"咳出"，可见"青黄"色，形状"如弹丸"。这也是最早的"有形之痰"的辨别途径。中国传统逻辑采取的最常见的推理原则为"推类原则"，荀子指出，推类是"以类推类"，"类不悖，虽久同理"。在"对人体病理状态进行考察"这一"同一语境"下，对于可见或可触及的"弹丸状"病理产物或病理表现的定义，自然会首先以"归类"加以冠名，如《黄帝内经》《神农本草经》中均有"瘿""瘿瘤""瘰疬""鼠瘘"等另一种"有形之痰"的记载。据此，可以推论"有形之痰"的"原型"为津液的病理状态、可感观（视觉、触觉）、黏附性。

从《黄帝内经》《神农本草经》等早期中医经典文献记载来看，由于这一时期中医病因病机理论的不完善，此时对"痰"的理论认识尚处于萌芽状态，甚至都没有一个相应的汉语名称加以称谓。直到隋代，中医首部病源证候学专著《诸病源候论》的出现，"痰"作为一种病理产物，同时作为一种致病原因，才被巢元方明确界定并分类，书中有"痰饮候""诸痰候""解散痰癖候"等多篇专论。巢氏而下，历代"痰证"理论的发展从此日新月异。且巢氏首倡"百病皆为痰作祟"学说，"诸痰者，此由血脉壅塞，饮水积聚而不消散，故成痰也。或冷，或热，或结实，或食不消，或胸腹痞满，或短气好眠，诸候非一，故云诸痰"，可谓后世"无形之痰"论的"始作俑者"。并指出，痰的生成是由于"客热"："客热者，由人腑脏不调，生于虚热。客于上焦，则胸膈生痰实。"《仁斋直指方论》也指出："痰涎者，由热甚则水化制火而生。"可见，"痰"生成的重要机制之一为"火加于水"，这一点对于"无形之痰"理论的理解非常重要。我们都有烧水煮粥的日常经验，随着火的持续加温，水会蒸发，粥会变稠，锅中液体会由最初的流动性逐渐变得黏附性。《素问·阴阳应象大论》"水火者，阴阳之征兆也"，说明人体阴阳关系本质上是一种类似于水与火的关系。人体中的津液与人体中的热量在病理状态下实质上就是一种水火关系，当这种火加于水的过程发生于人体内部，并未以可见或可触及的形式表现出来，就成为中医对"无形之痰"的辨证依据。当这种病态津液的黏附性出现在体表，就表现为瘿瘤、瘰疬等"有形之痰"；当这种病态津液的黏附程度尚不足以固定成形时，就会随人体气机升降而运动，则表现为历代众多医家所言流窜性及致病广泛性，如《丹溪心法》"痰之为物，随气升降，无处不到"，《格致余论》"百病中多有兼痰"，《赤水玄珠》"痰乃津液之变，遍身上下，无处不到"；当这种流窜之"痰"运行至主神之心窍，如窍孔被"痰"阻塞，即为金代张从正所提"痰迷心窍"说，如肢体经络被"痰"阻塞，又为后世"痰阻脉络"说等；又推而广之，鉴于人体津液无处不在，凡有"火"即有可能随处生"痰"，所以元代王珪倡"痰火"之说，清代汪昂《医方集解》有"痰即有形之火，火即无形之痰"之论。凡此种种，均为"无形之痰"论的各种表现形式。究其"原型"，虽然不似"有形之痰"之可见、可触，然综合以上可以推论："有形""无形"皆为津液之"同源"，"无形"实为"有形"之"异流"。"无形之痰"的"原型"可以归纳为：津液的病理状态、黏附性或（及）流窜性或（及）阻塞性、与气机升降及火、热、燥等因素密切相关。

基于以上"痰"的"有形"与"无形"之原型发掘，"痰"的范畴也可分为"有形之痰"范畴和"无形之痰"范畴两个子类，我们可以依据这样的划分，建立针对中医临床认知目标的"痰证"的理论系统，从而实现认知的清晰化。

综合全文，中医"痰饮"理论的发展遵循了这样一条认知路线："饮证""痰证萌芽"→"饮证""痰证"分立→"痰证"理论的不断深化。即"无形之痰"理论对中医的重要意义。可以说，正是"无形之痰"概念的创立，中医"痰证"理论才获得了一个跨越式发展。正因为"痰"本身所具有的"随气升降，无处不到"的特性，才有了"百病皆为痰作祟""百病中多有兼痰""怪病多痰"等理论或认识，而这些理论或认识对于中医临床来说，无疑开阔了临床视野，扩充了临床武器。古代临床家们运用这些理论取得了怎样的成就，有大量的验案为证。现代在许多疾病的治疗方面，如冠心病、高脂血症等，都取得了新的治疗经验和有意义的新进展，也有大量的文献、报道为证。有学者提出，"伴随中医痰病学说的膨胀，多种不同质、不同因、不甚了了的病证多被认为与"痰"相关，而"有形"与"无形""狭义"与"广义"的"痰"往往被同样论治。"痰"概念的混乱不仅是临床疗效与副作用的问题，对于中医病因学以及治疗学的深化和发展，都起到了阻碍作用……只有回归仲景旧论，扬弃"无形""广义"之"痰"的概念，痰、饮、水、湿的鉴别诊断以及相关领域的研究，方才真正成为可能。"马子密对此观点持否定态度。爱因斯坦说："我们现在所拥有的一切都源于先辈的想象力，而我们的想象力又将构筑世界的未来。"对于中医理论的可持续发展而言，中医继承者的想象力，在某种程度上也意味着中医的未来。从认知科学的角度看，如果人们只能从一个视角去观察世界，对事物只能有一个看法，便没有深入对比的可能，便没有使用隐喻的可能。隐喻的强大威力，在于它容许人们从不同的角度去认识世界，对不同事物建立种种不同的联系，作出千变万化的解释。中医理论中就充斥着大量的概念隐喻，甚至可以说中医理论是构建在隐喻的基础之上。而隐喻认知的重要基石就是——想象力。从本质上说，"痰饮"理论作为中医理论的一部分，和脏腑、经络学说等中医理论一样，都是基于中医先贤想象力之上而被人为构建的中医论理工具，并基于其自身理论的系统化及中医理论整体的系统化，在中医临床中发挥着不可替代的作用。所以，对中医"痰饮"理论进行深入的认知，具有深刻的理论和实践意义。

236 从脾论治痰证

痰是人体水液代谢障碍所形成的病理产物。同时，痰也是多种疾病的致病因素。"脾为生痰之源"，脾虚则运化失调，水液代谢障碍从而停聚成痰。基于近5年关于痰证的文献研究，学者卜志超等通过选取以下3种疾病探讨了从脾治疗痰证的机理。

痰的概念及致病特点

痰饮是由于人体水液代谢障碍，导致机体内津液停聚所形成的病理产物，是由肺、脾、肾等脏腑产生的，经过呼吸道或消化道而排出。《诸病源候论》云："痰饮者，由气脉闭塞，津液不通，水饮气停在胸腑，结而成痰。又其人素盛今瘦，水走肠间，漉漉有声，谓之痰饮。"历代来就有"百病多因痰作祟""怪病多痰"之说。概括而言，其特点具有阻滞气血运行、影响水液代谢、易于蒙蔽心神、致病广泛、变化多端等几个方面。痰饮病形成的内因主要为肺、脾、胃、肾的气化功能异常及三焦水道不利，其中痰饮的形成与脾胃的关系最为密切。

脾虚生痰的病因病机

1. 历史依据 "脾为生痰之源"，脾虚气弱，失其健运，津液不布，则水湿停聚而成痰。《素问·至真要大论》云："诸湿肿满，皆属于脾。"脾虚不能主导运化功能而出现腹部胀满，水湿停留而化湿；明代王伦《明医杂著·风症》："盖即津液之在周身，津液生于脾，水谷所乘，浊者为痰，故痰生于脾也"。天地之湿伤人，常在脾气不足之时。因此，脾虚湿盛是发生痰浊为患的主要病机，明代李中梓《医宗必读·痰饮》云："脾为生痰之源……脾复健运之常，而痰自化矣。"脾胃运化功能正常，津液可以正常输布，痰自消矣，清代周学海《读医随笔》亦云："气虚不足以推血，则血必有瘀。"脾胃气弱为本，痰瘀气滞为标，虚实挟杂，本虚标实，脾胃功能失调，脾虚气弱而致痰瘀气滞，而后者壅滞血脉使膏脂转输失常，又是形成痰饮的直接原因。

2. 现代研究 脾胃虚弱无力，运化失常，水谷精微失于输布，易致膏脂转输障碍而成血脂异常。经脉中的膏脂属于水谷精微的一部分，脾虚气弱，健运失司，水谷精微（包括膏脂）不归正化，水湿内生，聚而为痰，瘀阻络脉。由此可见，痰饮转输与脾的运化功能密切相关，脾虚运化功能失常是导致血脂异常的关键病机。观察"香砂六君子汤对脾虚高脂血症大鼠dyHDL的影响，通过补脾益气法治疗的大鼠血清TC、LDL-C明显降低，HDL-C显著升高。且大鼠肝脏apoA1、PON1 mRNA表达显著升高，SAA mRNA表达显著降低，可发现补脾益气法通过调控脾虚以助运化痰饮水湿，从而使高脂血症大鼠dyHDL的高脂状态得以改善。

脾虚生痰与脏腑疾病

脾为后天之本，气血生化之源。当饮食所伤或因禀赋素虚、久病耗伤、劳倦过多而损伤脾气时，则会引起脾的机能减退，运化无权，水谷不能生化津微，或因津液代谢障碍，气化失司，水湿停聚于内而化痰。痰也是多种疾病的致病因素。故当脾气受损，功能失常而生痰时，则会诱发多种疾病，以下几种最为多见。

1. 糖尿病

（1）脾虚生痰与糖尿病的关系：《素问·奇病论》云："此五气之溢也，名曰脾瘅，夫五味入口，藏于胃，脾胃之行之精气，津液在脾，故令人口干也，此肥美之所发也，此人必数食甘美而多肥也，肥者令人内热，甘者令人中满，故其气上溢，转为消渴，治之以兰，除陈气也。"脾胃运化失常则易引起消渴，故糖尿病在中医属"消渴""脾瘅"的范畴。《素问·经脉别论》云："饮入于胃，游溢精气，上输于脾，脾气散精，上归于肺，通调水道，下输膀胱，水精四布，五经并行，合于四时五脏。"机体经过脾气的散精作用而将水谷精微布散至全身，发挥其营养五脏六腑的功能。湿热日久灼伤津液，加之湿热阻碍脾之升清，津液不能上输于肺，而俱走于下，而见口干、多饮、多尿、日渐消瘦，消渴发矣。可见消渴病发生的根本原因在于脾胃虚弱、化湿成痰，因此在消渴病的防治中除了祛陈气外，还应健脾。

刘云雅等通过对100例糖尿病患者进行研究发现，健脾祛湿化痰的中医治疗方法具有保护胰岛 B 细胞、降低血糖的效果；宋亚一等通过对104例2型糖尿病患者进行研究，发现化痰健脾法对于2型糖尿病患者降低体质量指数、改善血脂血糖等指标有明显效果；王玲玲等通过对94例糖尿病患者的研究发现，半夏白术天麻汤所具有健脾燥湿化痰的功效正是治疗脾虚痰湿型糖尿病合并眩晕症的关键；谢红艳等认为脾虚失运在糖尿病发病之初及血管病变过程中起着至关重要的作用，故及时采用健脾益气、祛湿化痰的疗法对于防治糖尿病血管病变具有重要意义。

（2）脾虚型糖尿病的治疗——参苓白术散加减：方中以人参补益脾胃之气，白术、茯苓健脾渗湿，共为君药。莲子和山药健脾益肺的同时又可涩肠，扁豆健脾化湿，薏苡仁健脾渗湿，共为臣药。佐以砂仁芳香醒脾、化湿止泻。桔梗宣肺，通调水道，肺气宣降得宜，也有助于水液代谢恢复正常，亦为佐药。甘草调和诸药的同时又可补益脾土。

张栎婧等发现参苓白术散中山药-白术、人参-山药、人参-白扁豆、人参-茯苓、茯苓-山药、茯苓-白扁豆药物间共性靶标数量较多，提示这些可能都是治疗2型糖尿病的重要药对。且研究发现，人参、茯苓、白术、山药等均有降低血糖的作用，改善胰岛素敏感性或发挥细胞保护作用。除此之外，黄芪、山楂、半夏、泽泻、陈皮、厚朴、葛根、熟地黄等也被广泛用于糖尿病的治疗。

2. 非酒精性脂肪肝

（1）脾虚生痰与非酒精性脂肪肝的关系：《难经·七十七难》云"见肝之病，则知肝当传之于脾，故先实其脾气，无令得受肝之邪"。仲景《金匮要略》云："见肝之病，知肝传脾当先实脾。"《医学衷中参西录》云："欲治肝者，当升脾降胃，培养中宫，俾中宫气化、敦厚，以听肝木之自理。"《素问·宝命全形论》云"木得土而达"，故脾与肝关系密切，若脾胃功能失调、中焦运化失常，则水谷津液不能正常运转，聚湿成痰，久而痰瘀互结、蓄积于肝，从而导致脂肪肝的发生和发展。

王晓素等认为治疗早中期脂肪肝应采用"健脾化痰"法，可以避免西药副作用的同时减缓防治脂肪肝的发展。李军祥等认为治疗非酒精性脂肪肝患者在中医辨证论治上主要强调健脾疏肝、化痰祛湿；孙靖若等通过服用健脾祛湿方并配合生活方式调整，能够缓解脂肪肝的各种症状，减轻脂肪肝的病变程度，具有较好的临床疗效。连雅君等通过检索相关文献发现非酒精性脂肪肝的主要病位证素为肝和脾，其中脾占40.36%；非酒精性脂肪肝的病性证素共计8个，其中气虚痰湿占58.31%，故治疗应加强健脾祛湿化痰，以达到更好的防治效果。

（2）脾虚痰瘀型非酒精性脂肪肝的治疗——二陈汤加减：本病多由脾失健运、聚湿成痰、痰瘀互结、肝脉受损所致，其脾虚痰阻为重要病机。故应以健脾祛湿、化痰活血为治疗要点。方中半夏燥湿化痰，为"治湿痰之主药"；湿痰既成，阻滞气机，遂以橘红理气行滞，燥湿化痰；茯苓渗湿健脾，少许乌梅收敛肺气；生姜既助半夏、橘红以降逆化痰，又制半夏之毒；甘草调和诸药。《医方集解》称"治痰通用二陈"。

崔玉红等采用二陈汤加味（生山楂、薏苡仁、陈皮、丹参、半夏、茯苓、白术、生姜、乌梅、甘草），治疗痰湿内阻型非酒精性脂肪肝50例，取得较好疗效。曹璐敏等运用柴胡二陈汤治疗非酒精性脂肪肝临床疗效显著，可改善患者肝功能、血脂水平以及体质指数。姚政等采用经典化痰方变化而来的加味二陈汤治疗脂肪肝，认为引起肝细胞线粒体 UCP2 表达的下调可能是其作用靶点之一，从而调节肝细胞脂质和能量代谢，以达到改善脂肪肝症状的效果。

3. 冠心病

（1）脾虚生痰与冠心病的关系：《圣济总录·心痛门》云"中脏既虚，邪气客之，痞而不散，宜通而塞，故为痛也"，说明脏腑虚可以导致胸痹心痛。因此，虚证是诱发冠心病发病的基础。《医宗必读·痰饮》云："痰之为病……十常六七……在心经者……烦热心痛"。可见脾虚生痰与胸痹心痛的发病密切相关。葛洪《肘后备急方》最早记载了如何运用健脾补气化痰法治疗胸痹心痛的案例。《证因脉治》云："胸痹之因，饮食不节，饥饿损伤，痰凝血滞，则闭食闷痛之症作矣。"脾主运化水谷津液，脾虚则津液运化失调。而湿浊困阻中焦，蕴积成痰，胸阳不振，痰浊上逆，痹阻心脉，不通则痛引起胸痹。《备急千金要方》云"心劳病者补脾气以益之，脾旺则感于心矣"，提出了健脾益气的治心之法。

路志正认为治疗胸痹应从调理脾胃入手，脾胃功能失常是本，湿、浊、痰、瘀痹阻不通是标，故喜用四君子汤、六君子汤等健脾益气之法治疗胸痹初期的患者。高晓宇等认为"从脾论治"可有效降低冠心病患者的血同型半胱氨酸（Hcy）值，当 Hcy 超过 15 μmol/L 则为高同型半胱氨酸血症（HHE），而 HHE 已被确立为动脉粥样硬化的独立危险因素之一，且"从脾论治"也有可能干预神经-内分泌-免疫网络。刘彤等通过现代分子技术从血脂异常、纤溶凝血异常以及炎症反应方面剖析了脾主运化水湿在冠心病发病中的作用。赵国定等认为冠心病在中医属"脾虚失运、湿盛痰凝、血瘀阻络"的证候，故治疗应以健脾益气为主，兼以化痰活血通络。

（2）脾虚痰凝型冠心病的治疗——四君子汤合温胆汤加减：方中人参甘温益气，白术既助人参补益脾胃之气，又可与茯苓共奏健脾渗湿之效。配伍理气化痰、清胆和胃的温胆汤，一方面健脾祛湿以杜生痰之源，一方面理气和胃以痰消清热而胃不伤。庄逸洋等根据国医大师邓铁涛治疗冠心病用药规律的数据挖掘研究，发现治疗冠心病多用健脾祛痰化瘀之品。王士超等也认为邓铁涛在治疗冠心病患者过程中尤重心脾，并提出冠心病的"心脾相关""痰瘀相关"理论，认为痰是瘀的初期阶段，瘀是痰浊的进一步发展，冠心病属本虚标实之证，拟定"益气除痰"的治疗方法，此法在临床上十分实用。

痰浊是多种疾病发生的重要病理因素，而脾为生痰之源，脾胃虚弱，则运化水液功能失调，导致水湿停滞不运，湿聚成痰。痰浊瘀阻，胸阳不运，心脉痹阻，不通则痛，从而诱发冠心病；脾胃虚弱，营养功能减弱，脾胃失去濡养，积水成湿，湿热日久灼伤津液，加之湿热阻碍脾之升清，津液不能上输于肺，肾阴耗伤，诱发糖尿病；脾胃功能失调，中焦运化失常，则水谷津液不能正常运转，聚湿成痰，久而痰瘀互结，蓄积于肝，从而导致脂肪肝的发病。现代研究同样发现脾胃虚弱，功能失常也会引起血脂的异常，从而诱发各种疾病。因此，通过健脾益气、渗湿化痰的方法治疗冠心病、糖尿病、脂肪肝、多囊卵巢综合征等多种疾病都具有很好的疗效，进一步证实可以从脾方向治疗痰证。

健脾祛湿化痰的治疗方式在临床上得到了广泛的应用，涉及冠心病、糖尿病、非酒精性脂肪肝、多囊卵巢综合征等多种疾病。因此，在治疗疾病过程中，除了单一的治疗方式外，不妨加入健脾益气的中药，健补脾胃之气，气顺则痰消，以取得更好的疗效。而且中医的整体观念、异病同治的思想也为临床提供了多角度、多方位的治疗思路。

237 从巨噬细胞论治痰证

中医"痰"是指脏腑气化功能失常,津液在人体内逐渐积聚形成的病理产物,具有流动不测、黏腻重浊、遍布周身、致病广泛的特点,而"痰证"主要指的是以"痰"作为致病因素在人体内生成与积蓄所导致的中医证候。现代研究认为慢性炎症是痰证形成的生物学基础之一,并且糖脂代谢紊乱在痰证形成中发挥重要作用。同时巨噬细胞作为免疫细胞广泛存在于机体各组织器官中,局部微环境改变会引起巨噬细胞自身糖脂代谢重编程,从而激活巨噬细胞并迅速改变其功能特征,此过程即为巨噬细胞极化。巨噬细胞糖脂代谢重编程是启动巨噬细胞炎症的核心事件,并且在巨噬细胞的异质化中发挥重要作用。学者唐莉玲等基于糖脂代谢,探讨了从巨噬细胞论治痰证的可行性。

巨噬细胞在糖代谢紊乱相关痰证中的作用

1. 糖代谢紊乱与痰证伴随相生 在机体内糖代谢可分为合成代谢、分解代谢,其分解代谢是机体供能的主要方式之一。糖代谢紊乱则是因人体内参与调节糖代谢相关的激素、酶、组织结构功能异常导致血糖过高或过低的病理状态。糖代谢紊乱常见于糖尿病、肥胖、代谢性综合征等。从中医角度来看,糖代谢紊乱与水谷精微失于运化具有同一性,在疾病角度可与"肥胖""消渴""脾瘅"等疾病对应。关于诱因,中医认为"皆膏粱肥甘之变""此人必数食甘美而多肥也""则膏粱之疾也",近代多项荟萃分析也证实,长期高脂饮食是上述疾病的重要危险因素。同时饮食失节,嗜食肥甘厚味,导致脾胃运化水谷精微不及,易酿生痰邪。在这基础上不难发现糖代谢紊乱的形成和"痰"的生成之间具有相似性。在代谢综合征中"痰"贯穿糖代谢全程,并且痰浊与胰岛素抵抗在病理机制上存在一致性。陈瑜凡等在对1620例糖尿病前期患者进行中医证型和证素分析后发现,脾虚痰湿证是糖尿病前期的主要证型,脾、痰、湿是常见证素。在多囊卵巢综合征(PCOS)中痰湿证患者体质量指数、腰臀比、胰岛素水平、胰岛素抵抗指数等糖代谢特征均高于非痰湿证患者,痰湿证患者存在更为明显的糖代谢异常,同时血清代谢组学分析显示 PCOS 痰湿证患者血清中乙酰乙酸升高,提示其糖代谢缓慢。王巍等实验表明,脾虚痰浊证巴马小型猪心肌组织糖代谢相关酶葡萄糖转运体4、磷酸果糖激酶1、己糖激酶和丙酮酸激酶表达下降,存在葡萄糖转化、利用障碍。以上研究结果都证明糖代谢紊乱与"痰"之间关系密切。

2. 巨噬细胞参与调节体内糖代谢 肝脏是糖代谢的中心器官,即肝脏在糖代谢紊乱中发挥至关重要的作用。库普弗细胞(KCs)是肝内固有巨噬细胞群,主要表现为抗炎型即 M2 型巨噬细胞。在肥胖状态、高脂饮食诱导肠道菌群改变、肠黏膜屏障受损时均可以激活 KCs,并使 KCs 向 M1 型极化,同时招募血液中的单核巨噬细胞进行补充,活化后的 KCs 可分泌 TNF-α、白介素-6(IL-6)、IL-1β 等多种炎症因子。而这些炎症因子又可激活下游糖代谢相关通路,最终抑制肝糖原的生成,促进肝脏葡萄糖的产生。KCs 也参与调解肝葡萄糖的输出以及机体的糖耐量。实验表明,通过葡聚糖包裹的 RNAi 颗粒(GeRP)介导沉默 KCs 中的核因子 κB 促使肥胖小鼠体内葡萄糖耐量改善。这表明巨噬细胞产生的炎症因子在调节葡萄糖稳态方面具有直接作用。另一方面,M2 型 KCs 可通过促进 M1 型 KCs 的凋亡而对肥胖引起的肝损伤起保护作用。

3. 巨噬细胞糖代谢重编程诱发的炎症是痰形成的关键 在静息状态下,巨噬细胞主要以氧化磷酸化(OXPHOS)代谢为主,当巨噬细胞所处微环境发生改变,例如微生物感染、脂多糖(LPS)、干扰素-γ(IFN-γ)等刺激,促使静息态巨噬细胞向 M1 型巨噬细胞极化,极化后的 M1 巨噬细胞糖代谢主要方式则变为糖酵解，然而在寄生虫感染、IL-4、IL-13等刺激下，巨噬细胞向M2型巨噬细胞极化，极化后的M2型巨噬细胞糖代谢主要方式又以OXPHOS、脂肪酸氧化（FAO）为主。在动脉粥样硬化的发生、发展过程中，中医认为痰瘀互结是其关键病机，现代医学病理研究则表明巨噬细胞是动脉粥样硬化发展过程中的关键。研究表明，巨噬细胞介导的炎症反应在动脉粥样硬化发展中发挥关键作用，而LPS诱导巨噬细胞糖代谢重编程是启动该炎症的关键环节，此时涉及的糖代谢重编程主要以三羧酸循环重置、磷酸戊糖途径激活为特征。贾连群等进而提出LPS诱导的巨噬细胞重编程引发的炎症反应可能是痰瘀互结病理因素关键环节。此外，二陈汤化痰可调控结直肠癌痰证小鼠结肠组织中巨噬细胞向M2型极化，同时体外实验表明，在适合浓度范围内，二陈汤可提高巨噬细胞OXPHOS，使巨噬细胞呈现M2型表现。

巨噬细胞在脂代谢紊乱相关痰证中的作用

1. 脂代谢相关指标可作为诊断痰证的参考指标　　在20世纪70年代末就有学者提出血脂升高与痰有关。廖凌虹等通过分析514例体检者生化指标与痰证的相关性后发现，痰证组与对照组生化指标差异集中在脂代谢相关指标，并提出载脂蛋白A1（Apo A-1）、高密度脂蛋白（HDL）可作为"痰"证潜在性指标。世界中医药学会联合会痰证学专业委员会在制定中医痰证诊断标准时，指出低密度脂蛋白（LDL）、甘油三酯（TG）、总胆固醇（TC）可作为诊断痰证的参考指标。在对211例代谢综合征痰证患者生化指标观察及社会网络分析后发现，血清中TC水平与痰证积分呈显著正相关。同时，运用二陈汤化痰治疗可降低痰证小鼠/大鼠血清中TC、TG含量，特别是TC含量。

2. 巨噬细胞介导的脂代谢紊乱有助于慢性炎症的进展　　脂代谢与糖代谢之间存在负反馈调节，糖代谢异常往往兼伴有脂代谢紊乱，并可加重脂代谢紊乱。肝脏作为糖脂代谢的中心器官，是受高脂饮食影响的重要靶器官之一，并且肝脏内KCs的激活对脂肪合成、脂肪变性都有促进作用。除上述高脂饮食、肥胖因素可以激活KCs外，干扰素调节因子5、可溶性胞外域的C型凝集素样受体2、过氧化物酶体增殖激活受体δ、虾青素等均可激活KCs。已证明可溶性CD163（sCD163）是KCs活化的标志之一，而降低血浆中sCD163可减少肝脏内脂肪生成。实验表明，被激活的KCs高水平表达单核细胞趋化蛋白1（MCP-1），MCP-1招募血液中的单核细胞至肝脏，使之成长为肝内巨噬细胞，进而促进脂肪变性。同时活化的KCs表达的TNF-α、IL-1β能够加重脂肪在肝细胞内的蓄积，进而影响肝细胞FAO、TG蓄积。M2型KCs通过促进胱天蛋白酶3凋亡抑制M1型KCs活化，从而减少脂质堆积，防止脂肪肝形成。脂质组学研究表明，脂质代谢在巨噬细胞向炎性表型极化过程中发挥重要作用，在M1巨噬细胞中，脂质作为炎症分子的合成前体，并可增强炎症小体的活化。过氧化物酶增殖激活受体-γ（PPAR-γ）是维持线粒体功能和巨噬细胞中脂肪酸氧化的关键转录调节因子，可促进巨噬细胞替代性激活。最近研究表明，巨噬细胞表达PPAR-γ可以减轻炎症，这进一步展示了脂质代谢在巨噬细胞激活中的重要性。此外，脂质的摄取会导致巨噬细胞中ROS含量升高，从而导致线粒体功能障碍和OXPHOS受损，这使巨噬细胞更倾向于M1型极化并有助于慢性炎症的进展。

3. 巨噬细胞胆固醇逆转运障碍与痰的形成密切相关　　胆固醇逆转运（RCT）主要涉及胞内胆固醇外流、转运及转化、排出3个关键环节，首先胆固醇从细胞内经膜上AB-CA1/ABCG1/SR-B1转运蛋白流出，与血浆中Apo A-1结合，形成HDL并通过血液循环进入肝脏，随后在CYP7A1的催化下转化成胆汁酸，以胆汁的形式进入肠道随粪便排出体内。胆固醇逆转运可清除外周组织中过多的胆固醇，维持胞内胆固醇稳定，而巨噬细胞胆固醇外流是RCT的初始环节，也是最关键的。另一方面，巨噬细胞RCT与炎症反应之间存在相互作用。巨噬细胞RCT障碍促使胞内胆固醇蓄积，而胆固醇过量可通过TLR3/4激活p38-MAPK炎症信号通路造成炎症环境。在RCT中，HDL在B类I型清道夫受体（SR-BI）、ABCG1、AB-CA1等脂质转运体介导下可降低MCP-1的表达，抑制单核细胞趋化，同时促进胞内胆固醇外流，抵消Toll样受体反应，发挥抗炎作用。研究表明PPAR-γ-LXRα-ABC通路在巨噬细胞胆固醇外流中发挥重要调控作用。陈昕等发现益气活血化痰方可通过上调 LXRα、SREBP1、AB-CA1/G1 表达，影响胆固醇逆转运过程，发挥化痰、抗动脉粥样硬化的作用。熊继柏经验方熊氏十味温胆汤或通过下调 miR-33、上调 AB-CA1 促进泡沫细胞 RCT 发挥化痰祛瘀功效。越来越多的研究表明，具化痰祛瘀功效的复方可调节巨噬细胞 RCT 通路中 PPAR-γ-LXRα-AB-CA1、SR-BI 等关键基因的表达，从而促进巨噬细胞 RCT，增加胆固醇外流、转运，进而发挥化痰作用。研究表明，巨噬细胞内胆固醇逆转运障碍是血脂代谢异常的关键环节，也可能是脾虚生痰的微观体现之一。

糖脂代谢紊乱是机体长期高脂饮食后最易出现的病理状态，巨噬细胞又是介导糖脂代谢紊乱的关键细胞。从中医角度来看，嗜食肥甘厚味主要导致痰湿内生，"痰"是主要病理产物。糖脂代谢紊乱与内生痰邪这一病理过程具有相似性。同时"痰"与巨噬细胞在组成、病理特性、治疗等方面也存在相似性。痰可分为无形之痰、有形之痰；巨噬细胞有 M1 型、M2 型之分。痰邪重浊黏腻，"百病皆有痰作祟"；巨噬细胞合成分泌多种细胞黏附因子，几乎参与人类所有的疾病。"痰"和巨噬细胞都可作为临床多种疾病的治疗靶点，体现了中医异病同治。另一方面，痰由脏腑气化功能失常，致使生理状态下的津、液运化失常转变成病理状态下的"痰"，这转化在某种程度上也契合组织常驻巨噬细胞的极化。而组织常驻巨噬细胞功能的特异性或能解释中医各脏腑功能之间的差异，譬如肝内固有巨噬细胞参与调节糖脂代谢与肝主疏泄，有助于脾胃运化。

238　从开阖枢论痰证机制

阖枢的概念最早见于《易经·系辞》。《系辞》云："是故阖户谓之坤，闢户谓之乾，一阖一闢谓之变，往来不穷谓之通。"闢，通辟，开启、开发的意思。开阖枢是一种往来交换变化无穷的概念。《素问·阴阳大论》中阐述了开阖枢与六经的对应关系："太阳为开，阳明为阖，少阳为枢……太阴主开，厥阴主阖，少阴主枢。"太阳主一身之气，主防御、发散，为开；阳明主受纳消化，主聚集，为阖；少阳主气机出入，如枢机；太阴居阴分之表，主开；少阴主上下交通，为枢；厥阴为三阴之里，主能量回归与聚集，为阖。学者刘瑞芳等从开阖枢论述了痰证机理。

开阖枢与关阖枢

近年有不少学者称开阖枢是关阖枢的误读，引起了不少争议。《说文解字》中"关，以木横持门户也""阖，门扇也""枢，户枢也"。因此，有学者提出要关牢一扇门，关（门闩）、阖（门板）、枢（门轴）是必不可少的，而开阖枢只是其误读。刘瑞芳等不甚赞同此观点。如果从局部来看，人体就如一扇门，要把握正气、提携阴阳、防御外邪，关牢门，这三者必然不可少，然而其忽视了人与自然的交通，这犹如闭关锁国，没有与外界物质的来往变化交通，人就不足以立足天地之间。《素问·阴阳离合大论》云："是故三阳之离合也，太阳为开，阳明为阖，少阳为枢……是故三阴之离合也，太阴为开，厥阴为阖，少阴为枢。"开阖枢是为论阴阳之离合，而非单纯门之一体性。因此关阖枢是开阖枢的误读。

对开阖枢的理解一直是大家公认的难点。取类比象思维帮助我们认识本质，开阖枢最早的类象是通过描述"门"来实现的，但是联系六经气化又显得晦涩难懂。王居易所画的笼屉结构图则非常形象地展示了六经的功能与开阖枢的联系。

太阳是笼屉盖，既防御也发散，为开；少阳是蒸笼、少阴是铁锅，主传导热量，为枢；太阴为水蒸气，三阴之表，主发散，为开；阳明是包子，厥阴为锅底水中能量储备，为阖。六经的开阖枢理论揭示了在有形的经络、脏腑之中，还存在着无形的营卫气血的气化过程。

开阖枢与脏腑经络的关系

开阖枢是《黄帝内经》三阴三阳理论的一种非常高度的概括，是对六经气化功能的形象比喻，说明各经之间生理、病理及内在联系。在"气的一元论"中所示，天化气，气化形，天有风、热、寒、暑、湿六气，人以六经承接六气的变化，至内五脏六腑化之。

1. 手足同名经的开阖枢　太阳经承接和化解寒气的变化和伤害，主一身之气，育行阳散寒之功。小肠经受盛化物，分清泌浊，膀胱经藏津液，化气固表共同主宰人体腠理开闭、营血运营，将卫阳之气布散到体表防御寒邪。二者功能的实现需要心肾少阴转输的能量作为保证。少阴经承接和化解火热的变化和伤害，且其为阴分之中，专主三阴之出入转枢，由心和肾共同完成，泻火清心，疏通阴络，为枢。少阳居人体阳之半表半里之间，承接化解相火的变化与伤害，三焦调通水道，配合胆经清泻疏解阳分之火。太阴经为阴分之表，三阴之开，专主在里之出。肺主一身之气，主行水，主宣发与肃降，脾主运化津液，主升清，二者共同配合，行气化湿。手足阳明经（胃、大肠经）均为阳分之里，专主在里之阳，具有腐化水谷、传导糟粕、维养胃气、温煦肌肤的功能。厥阴经（心包、肝经）为三阴之阖，承化风动之变化，收摄而静敛。

2. 开阖枢与五脏别通 五脏旁通源起于《孙氏思邈五脏旁通明鉴图》，明代李梴《医学入门·脏腑》中云"五脏穿凿论曰：心与胆相通（心病怔忡，宜温胆汤为主；胆病战栗癫狂，宜补心为主），肝与大肠相通（肝病宜疏通大肠，大肠病宜平肝经为主），脾与小肠相通（脾病宜泻小肠火，小肠病宜润脾土为主），肺与膀胱相通（肺病宜清利膀胱水，后用分利清浊；膀胱病宜清肺气为主，兼用吐法），肾与三焦相通（肾病宜调和三焦，三焦病宜补肾为主），肾与命门相通（津液亏虚，宜大补右肾），此合一之妙也"。五脏旁通，尤其是心与胆相通，如临床常见心脏病与胆囊病共同存在的发病率很高，"治心先温胆，胆通则心自安"。秦玉龙称五脏旁通是脏与腑的另一种对应关系，他试图用《周易》的理论来解释旁通。这种脏腑之间的对应关系用表里同名有些难以理解，但在临床上却又常见，若是从开阖枢的角度来理解就容易契合了。肺与膀胱都主开，肺为手太阴主里之开，膀胱足太阳主阳分之开；手少阴心之脉与足少阳胆之脉都主枢；心包与胃主阖，心包手厥阴经为三阴之阖，胃足阳明为三阳之阖；小肠手太阳之脉与脾足太阴之脉主开，二者在血液生成及精微运化方面密切联系；三焦手少阳之脉与肾足少阴之脉主枢，二者共同主原气水液转输布散；大肠与肝相通主阖，大肠为三阳之阖，肝为三阴之阖。

开阖枢与痰证的机理

1. 痰的认识 痰证指的是以"痰"作为致病因素在人体内生成与积蓄所导致的中医证候。沈金鳌在《杂病源流犀烛·痰饮源流》中指出："人自初生，以至临死，皆有痰，皆生于脾，聚于胃，以人身非痰不能滋润也。而其为物则流动不测，故其为害，上至巅顶，下至涌泉，随气升降，周身内外皆到，五脏六腑俱有。"中医"痰"的内涵是指津、液因气化功能失常在人体内逐渐积聚形成的产物，具有逐渐蓄积、流动不测、秽浊腐败、凝结积聚、遍布周身、致病广泛的特点。现代研究称痰液是机体水液代谢障碍所形成的病理产物。

2. 痰之病位 喻嘉言云："痰饮为患，十人居其七八。"痰与饮有所不同，张景岳《景岳全书·杂证谟·痰饮》中云："若痰有不同于饮者，饮清澈痰稠浊，饮惟停积肠胃，而痰则无处不到。水谷不化而停为饮者，其病全由脾胃；无处不到而化为痰者，凡五脏之伤皆能致之。"痰在全身五脏六腑以及其他组织都有可能存在，包括肌肉、筋骨组织等。但从病因病机来探讨其病位根源，脾不能"散精"、肺不能"通调水道"、膀胱（肾）不能化气行水，故而"水精"不布、"五经"不行，停积而为痰饮为其主要的病因病机。因而痰证病位多责之于肺、脾、肾三者脏腑及其循行经脉。张景岳云："五脏之病，虽俱能生痰，然无不由乎脾肾。"黄元御《四圣心源·痰饮根源》云："痰饮者，肺肾之病也，而根原于土湿。肺肾为痰饮之标，脾胃乃痰饮之本。"也有现代学者通过研究发现痰证的病位证素为肝、脾、肺、肾。

历代医家对于痰饮的病位根源有不同的看法，但从开阖枢角度归纳则主要在于太阴主开和少阴主阖功能异常而致。脾、肺主开，当太阴主开功能失常（如脾虚湿滞、肺气失宣）时，其发散作用受阻，水液输布异常，痰饮就容易产生。如《诸病源候论·痰饮诸病》云："痰饮者，由气脉闭塞，津液不通，水饮气停在胸腑，结而成痰……诸饮者，皆由荣卫气痞涩……而饮水多，停积而成痰饮。"脾为生痰之本，肺为储痰之器，痰饮为阴邪，湿性趋下，少阴经承担能量转输温煦功能，若无肾阳的温煦与传导转枢热量，阴性痰饮难以化水为气，则容易缠绵反复。形象地拿笼屉蒸包子（水谷精微转化成气血津液）来说，生的包子要蒸熟，需要太阴化生的水蒸气，少阴肾枢转传导热量，太阳膀胱作为蒸笼盖，盖上蒸笼盖能加快包子的熟化，关键还是在于太阴主开、少阴主枢的脏腑经络气化功能正常，若经络气化功能失常，则包子不易熟化或者不能熟化。痰的产生是经络气化功能失常而导致的能量堆积，积聚成痰饮，或遇经络不能气化之六淫之气结合成各类兼杂痰证。因此，可以从调整太阴经、少阴经的气化功能方面考虑痰证的治则。

3. 痰之虚实 《黄帝内经》中并无痰的论述,但是有关于积饮的论述。《金匮要略》中进一步将饮分为4类:痰饮、悬饮、溢饮、支饮。后世医家则在此基础上将痰分为湿痰、热痰、寒痰、风痰、燥痰、疟痰、酒痰等。张景岳云:"痰即人之津液,无非水谷之所化,此痰亦既化之物,而非化之属也,但化得其正,则形体强,营卫充,而痰涎本皆血气;若化失其正,则脏腑病,津液败,而血气即成痰涎。"

开阖枢是阴阳离合和能量转化过程的形象描述,痰之虚实与其密切相关。痰本由水谷精微所化,水谷若能完全转化为精微,则痰无从以生,而影响水谷精微不能完全转化的原因有两大类:一为水谷过量超出转化能力,二为转化能力障碍问题。有一分余就有一分痰,这两大要素就成为痰的实虚来源,转化能力正常,元气足,但水谷过量超出转化能力而化为痰涎,此痰为实痰,如食痰、酒痰等可攻之,祛痰为主;转化能力障碍多见于虚证,元气不足,水谷精微不能完全化生成气血津液而成痰饮,此痰可认为虚痰,以培本为本,兼以祛痰。所以痰有虚实,不可皆攻之。不可见痰治痰,而是要审证求因,追本穷源,因证治宜。相较而言,开阖枢功能异常而致的虚痰容易缠绵反复,张景岳云:"故善治痰者,惟能使之不生,方是补天之手。"《灵枢·根结》云:"太阴为开,厥阴为合,少阴为枢。故开折则仓廪无所输,膈洞,膈洞者取之太阴,视有余不足,故开折者,其不足而生病也……枢折则脉有所结而不通,不通者取之少阴,视有余不足,有结者皆取之不足。"也就是说,太阴脾为仓廪之居,开折则无来源而气不足生膈洞,"膈者,上不开而不受纳;洞者,下关折而飧泄也",开折为不足而生病;少阴经交通上下,若枢折则有所结而不通,此时要分邪之有余与真气之不足,若已有结者则"通其真气,则结自解矣"。总之,因脾虚或肺虚而致的太阴主开功能异常而生痰时,在健脾补肺的同时也要考虑少阴肾经转枢的有余或不足,进而辨证论治,以免痰饮缠绵反复。

4. 痰之兼杂 单纯的痰证相对少见,而临床痰证多兼杂其他,如风痰、湿痰、燥痰、寒痰、热痰等,兼癖而成为的痰癖互结,兼气滞而成的气滞痰阻,兼宿食而成的痰食互结,兼邪毒而成的痰结毒滞,兼虚而成的气虚有痰或阳虚痰阻等,甚至多因素兼杂在一起形成诸如痰湿疲滞、痰热动风等。张景岳云:"痰即人之津液,无非水谷之所化,此痰既化之物,而非不化之属也,但化得其正,则形体强,营卫充,而痰涎本皆血气;若化失其正,则脏腑病,津液败,而血气即成痰涎。"他还用乱世之盗贼和治世之良民来比喻说明痰涎与元气的关系。痰证兼杂大多是因兼杂因素而生痰,痰为标,随着兼杂因素的治愈痰也会自消。从六经气化的开阖枢角度考虑,如厥阴经承化风气,风痰可以结合病位病性从心包经和肝经出发开窍豁痰、祛风化痰,或者调节厥阴经阖的功能,补其不足、泻其有余,也能帮助脏腑功能正常而使风痰得消。

开阖枢是阴阳离合的形象比喻,是经络气化理论的概括,也是机体能量转输的形式。从阴阳离合的角度看"关阖枢"是开阖枢的误读。临床中运用五脏旁通的开阖枢理论有助于疑难杂症的病因病机和治则的理解。现代也有不少学者做相关方面的研究,如黄文豪等通过探讨开阖枢与经络脏腑的关系来指导临床针刺镇痛选穴;梁华龙从六经角度论述开阖枢的渊源及应用;薛海滨从开阖枢功能障碍和药物纠偏角度论述了其理解与应用;梁永林等、史光伟等分别基于少阳为枢、太阳为开用图解大阴阳旦汤、小青龙汤;李慧明等用六经开阖枢理论指导临床慢性湿疹的诊治等。

《临证指南医案》中叶天士针对痰饮提出了开太阳阖阳明的治则,"以参、苓阖阳明,用草、桂开太阳",开阖导饮法"辛通其阳以驱饮"。"然痰与饮虽为同类,而实有阴阳之别。阳盛阴虚,则水气凝而为痰;阴盛阳虚,则水气溢而为饮"。痰体阴而向阳,临床中痰热痰火相对常见,而饮性趋阴。因此,饮证开阖从阳经入手,而痰证则多从三阴开阖枢论治。痰之病位根源主要在于主开的太阴之脾、肺和主枢的少阴经之肾,根据有余与不足从而辨证论治。三阴三阳在开阖枢功能相互协调下,使机体阴平阳秘,五脏协调,经脉气机通达,一身阴阳运转,全赖开阖枢运动。

人秉天地之气生,"天有精,地有形,天有八纪,地有五里,故能为万物之父母。清阳上天,浊阴归地，是故天地之动静，神明为之纲纪，故能以生长收藏，终而复始"。从古至今我们追循着天地自然的智慧，大量的先贤和学者们探索构建了不同的中医理论体系，但殊途同归，都是为了更好地认知世界和人类自身，开阖枢理论也不例外。王居易将开阖枢用"蒸笼结构"形象地描述了六经气化和特点，从开阖枢角度探索诸如痰证等复杂疾病的机理与治则或许能为临床辨证论治提供新思路。

239 痰证相关疾病文献研究

"痰饮"首见于《金匮要略·痰饮咳嗽病脉证并治》篇，仲景系统阐述了痰饮病证治方药体系；隋唐时期《外台秘要》《诸病源候论》《千金要方》中，痰饮占大量篇幅，基本为《黄帝内经》与《金匮要略》之绪余；宋金元时期逐渐从《黄帝内经》时代的"饮"向宋之后的"痰"演变，这种演变是当时医家对痰饮病从有形到无形认识的演变，亦是从痰饮留注局部到随气升降的改变。因此"痰"在古代文献中研究的重要性不言而喻，古代医家提出的"百病皆有痰作祟""怪病多痰""顽痰一症，头绪甚多""痰热生风""无痰不作眩""善治痰者，不治痰，而治气，气顺则痰消"等著名论点，至今临床工作者仍在遵循，在临床有很大的指导实用价值。学者徐宁阳等查阅了近30年痰证文献，对痰证相关疾病病种、归属系统等进行了统计分析，探讨相关疾病，探究了痰证对西医疾病的发展。

资料与方法

1. 资料来源 以中国期刊全文数据库（CNKI）为资料来源。采用4人独立手工检索方式。

（1）检索范围：文献分类中选"医药卫生科技"的中医学、中药学、中西医结合医学三个专题，跨库选择，采用高级检索。

（2）检索条件：以"痰"并含"证"，或"型"不含"综述"不含"研究进展"不含"理论探讨"为主题词，不限制期刊来源进行精确检索。

（3）检索时间：1988年11日—2018年9月30日。

2. 纳入与排除标准 纳入与含有痰相关疾病的临床与实验研究。排除未明确提及痰证相关疾病及病名等信息者，且排除综述、研究进展、理论探讨、新闻、科普、文献研究、动物实验等类型文献。

3. 研究方法 获取文献导入NoteExpress 2.0软件查重，筛选出的文献录入Microsoft Excel表中，形成痰证相关西医疾病数据库。内容包括序号、年代、篇名、临床研究、西医病名、痰相关证型等，4人分别对数据进行录入与反复核对，意见不一致时，西医疾病参照"国际疾病分类（ICD）-10"中的疾病名称进行规范化处理，归属系统参照最新版"十三五"教材进行规范化处理。规范后，运用统计分析方法对所有数据进行频数统计。

结 果

1. 文献检索结果 初检后文献为8 136篇，通过NoteExpress 2.0软件筛选，并以纳入与排除标准为依据，运用统计分析软件最终获得2 469篇与痰证疾病相关文献。

2. 痰证文献中西医疾病系统分类 运用统计分析软件将与痰证有关的2 469篇文献涉及的西医疾病进行频数统计，并对疾病进行系统分类，结果发现近30年痰证相关疾病归属系统有循环系统、呼吸系统、内分泌系统、神经系统、消化系统、妇科、儿科、男科、风湿科、耳鼻喉科、眼科、血液系统、泌尿系统等，并且多与循环、神经、呼吸、内分泌系统疾病关系最为密切，但妇科、儿科、外科疾病等也会涉及。

3. 痰证文献中常见的西医疾病 在与痰证相关疾病文献中，运用统计分析软件检出痰证相关疾病120余种，经统计排名前20种的疾病分别为冠心病频次351，占比14.22%；脑血管病频次236，占比

9.56%；高血压病频次209，占比8.46%；咽部神经官能症频次166，占比6.72%；慢性阻塞性肺疾病频次86，占比3.48%；支气管哮喘频次85，占比3.44%；血脂异常频次84，占比3.40%；糖尿病频次81，占比3.28%；多囊卵巢综合征频次55，占比2.23%；血管性痴呆频次48，占比1.94%；慢性支气管炎频次45，占比1.82%；肺癌频次42，占比1.70%；代谢综合征频次36，占比1.46%；肺炎频次35，占比1.42%；癫痫频次30，占比1.22%；慢性肺源性心脏病频次30，占比1.22%；非酒精性脂肪肝频次27，占比1.09%；慢性心力衰竭频次27，占比1.09%；抑郁症频次26，占比1.05%；心律失常频次26，占比1.05%。

讨 论

1. 痰窜五脏六腑，治其内外百病 痰在肺则咳，在胃则呕……在胆则惊，在肠则泻，在经络则肿，其变不可胜穷，其病难以尽数。可见痰证涉及人体各个器官，通过查阅近30年文献，统计发现痰证引发的疾病已经广泛涉及人体各个系统，其中最常见的为循环与神经系统，其次为内分泌与呼吸系统，但是妇科、儿科、血液系统、泌尿系统也会涉及。其中循环系统以冠心病为首，神经系统以脑血管病为首，呼吸系统以慢性阻塞性肺疾病为首，内分泌则以血脂异常为首。神经系统中脑血管病多因肝肾亏虚，肝阳上扰，肝风内动，挟痰窜上，蒙蔽心窍，阻遏神明而导致意识障碍等症状。对于内分泌系统的血脂异常，董汉良明确提出"高血脂为血中之痰浊"，且宋剑南等通过研究充分证明高脂血症与"痰"有密切关系。而在治疗各类不同系统疾病的中医选方上，各代医家也是名方层出不穷，对于古方的选择如何更好地治疗多种疾病一直是现代医家研究的问题，因此根据"以方测证"研究古代医学对现代疾病的治疗尤其重要。《丹溪心法》云："二陈汤一身之痰都管治……在上加引上药。"对于二陈汤，身为"治痰之主方"，现代医家对此的研究从未停止，孟庆坤等用二陈汤治疗高脂血症，治疗前后患者血清总胆固醇（TCH）、甘油三酯（TG）、高密度脂蛋白胆固醇（HDL-C）、低密度脂蛋白胆固醇（LDL-C）有显著性差异（$P<0.05$）。芦凤琴等选用二陈汤加减结合西药治疗血管性痴呆，治疗组中医证候疗效显著优于对照组$P<0.05$）。吴水盛运用二陈汤加味治疗窦性心律失常，总有效率达85.7%。付强运用二陈汤加味结合西药治疗原发性高血压，其效果显著优于对照组。刘小平等在常规治疗基础上用加味二陈汤治疗慢性阻塞性肺疾病急性加重期，可缩短病程，安全有效。陈利群等运用二陈汤合血府逐瘀汤加减治疗脂肪肝有显著疗效。张光丽等运用逍遥散合二陈汤治疗乳腺增生，总有效率达96.1%。赵鹏英对二陈汤进行加减治疗咽炎咳嗽取得满意疗效，总有效率达97%。可见如李中梓所云："二陈汤为治痰之妙剂，上下左右无此不宜。"二陈汤对全身各系统的疾病均有很好的治疗效果。

2. 痰为百病之母，百病多有痰作祟 查阅近30年与痰证相关文献发现，涉及与痰证相关疾病有120多种，不难发现痰证涉及的疾病范围之广，类别之多。经过统计分析发现排名前20种疾病中，冠心病居于首位。中医称冠心病为"胸痹"，《血证论》曾言"（心）阳痹之处，必痰阻其间"，可见痰浊在冠心病的发病中是一个非常危险的因素，《证治汇补》中对胸痹的病因也提到"有痰结者"，痰浊作为一种有形之物，性黏滞，窜经络，阻脉络，胸阳失展，使胸痹症状时作，影响血液正常运行，导致血液运行不利，心脉为之痹阻，故而引发冠心病。据叶云金等的文献研究结果显示，痰证所致疾病排名前10位的疾病中冠心病也占首位。因此痰与多种心血管疾病的发生有十分紧密的联系。谢蓉等对文献研究结果显示，痰证涉及的病种中心脏病变居于首位，亦有高脂血症、高血压病、肺系疾病、脑病、认知障碍、脂肪肝等，亦涉及多囊卵巢综合征、代谢综合征等。在心脏疾病中，心力衰竭作为多种心脏病发展的终末阶段，其病早期微饮内停，阻滞上焦气机，病变日久，痰邪渐盛，壅滞心脉，病情恶变会损及脾肾阳气，阳虚不得蒸化，水饮内停，则出现下肢水肿，甚至全身水肿，因此张景岳云："盖痰即水也……在肾者，以水不归源，水泛为痰也。"痰作为病理产物，若产生后没有即刻排解，会随气的升降运动流窜至各脏腑经络，产生疾病。《杂病源流犀烛·痰饮源流》云："人身非痰不能滋润也……随气升降，周身内外皆到，五脏六腑俱有。"非酒精性脂肪肝的痰证系痰浊凝聚于肝所致，当脾胃遭到损害、脾失去运化水谷的功能，无力消化饮食和转输水液，会导致痰湿内生，清代张秉成《成方便读》中云："脾为生痰之源。肺为贮痰之器。"故当痰湿凝结于肝，本病证即发。所以若五脏六腑损伤，皆能导致痰的发生。百病多为痰作祟，因此对痰证疾病的高发与多发病种，临床医生要及时审视，多加预防。

3. 承古并创是时之新论，以医当代之时疾 随着人们生活水平逐渐提高，晚睡、膳食结构失衡、脑力过劳、缺乏运动、环境污染等因素导致痰证在现代人群的发病率增高，从而引发各种疾病。同时，血脂异常、动脉粥样硬化等疾患逐年升高，心脑血管等疾病的发病率也逐年增高。而如何预防与治疗痰证疾病，历代医家的思想虽有不同，但却有异曲同工之妙。张仲景对痰饮论述甚详，其所创"病痰饮者，当以温药和之"大法，开创清热涤痰、理气开结先河；朱丹溪首立"百病兼痰"，善用运脾顺气、除湿祛痰之法，指出"善治痰者……气顺则一身之津液随气而顺矣"。孙思邈用温胆汤治疗病后患者烦躁不能入睡的症状，认为此因胆中藏寒所致，胆与痰证的关联性是因胆与脾胃的五行生克理论而来，即"邪在胆，逆在胃"，故用"温胆"疗痰。张景岳则认为五脏生痰，在于脾肾，所以治痰应治生痰之源。从温病学角度，叶天士亦认为善于治疗痰证的医家找到生痰之源治疗，痰消失则病愈。近代王孟英善用清涤之法治疗痰证。可见古人治痰的理念一直影响着后人。

痰这种病理产物，可以遍及各个脏腑，停留在不同的组织器官中，变化莫测，引发多种疾病。对于痰证的治疗，不应该仅仅停留在常见病、多发病，妇科、儿科、血液系统、泌尿系统等疾病也要重视。刘完素在《素问病机气宜保命集·伤寒论第六》中云："此一时，彼一时，奈五运六气有所更……故经所谓不知年之所加，气之盛衰，虚实之所起，不可以为工矣。"现代临床医家要承古并创是时之新论，以医当代之时疾。

240 痰证相关证型文献研究

痰为机体水液代谢障碍所产生的病理产物，属继发性致病因素。痰证指脏腑气血失和，水湿、津液凝结成痰而致的病证。痰证病位多变，病机复杂，临床表现各异，受到各时期医家的关注。学者王钰等通过对近 30 年痰证相关文献进行梳理，揭示其证型分布规律，以促进痰证学说的发展。

资料与方法

1. 资料来源 以中国期刊全文数据库（CNKI）为资料来源。

2. 检索方法与策略 采用 4 人独立手工检索方式。1988 年 1 月 1 日—2018 年 9 月 30 日为时间节点。使用高级检索，以"痰"为主题词并且含"证"或含"型"，不限制期刊来源进行精确检索。文献分类目录选择"中医""中药""中西医结合"。将获取文献导入软件 NoteExpress 2.0 进行查重，查重后共计 8 136 篇。在此基础上阅读全文，将不符合纳入标准的文献进行手工排除，最终确定入选文献。

3. 纳入标准 ①文献内容为含有中医痰证辨证分型并且明确提及中医或西医病名的临床研究。②与痰证相关的辨证施护、疗效观察或有确切痰证病例的专家临床经验介绍等文献。

4. 排除标准 ①未明确提及病名和辨证分型者。②综述类、摘要、新闻、书评、指南、科普、标准解读、文献研究、动物实验研究等类型文献。

5. 入选文献的处理、数据库的建立及统计学方法 遵循 4 人独立挑选原则，在导入题录的 NoteExpress 软件中逐条阅读文献摘要及全文，经筛选，符合纳入标准的文献共 2 469 篇。遵照原文，将符合纳入标准的文献信息依次录入 Microsoft Excel 表中，建立数据库。内容包括序号、年代、篇名、作者、西医病名、中医病名、证型、系统等。西医病名参照"国际疾病分类（ICD）-10"中的疾病名称进行规范化处理，便于后续统计工作。

中医病名及证型参考由国家技术监督局发布、国家辨证标准发行的《中华人民共和国国家标准—中医临床诊疗术语》（以下简称《术语》）进行标注。因中医证候尚缺乏统一的规范，同一种证候可有多种名称，故本研究证型规范主要参考《术语》，如对于痰热内扰证，其相近含义的词汇包括痰热内阻、痰热内盛、痰热搏结、痰热蕴结、痰火郁结、痰火内扰等证，故将此类合并计数。4 人分别对数据进行录入与核对，2 人一组进行互检，规范化处理过程中意见不一致时，依据原文献分析讨论并修改至录入内容确切，使所建数据库完全一致。对《术语》中未提及且不便归类的证型名称，保留其原文词汇进行整理。最后对主要的痰证相关证型进行频数统计，将高频词汇纳入 Excel 表中。

结 果

1. 痰证相关基本证类分布情况 痰证相关基本证类中，频次高于 10 者主要证型排名依次为痰瘀互结、痰浊、湿痰、痰热内扰、痰气互结、痰热内闭、痰湿瘀滞、热痰、气滞痰凝、风痰、寒痰、阳虚痰凝、气虚痰阻、阴虚痰热、痰热动风。

2. 各系痰证相关证候类型分布 《术语》以病位为轴心进行排列，痰证相关证型涵盖肺系、心系、脾系、肝系、肾系、头面官窍、经脉筋骨、卫表肌肤和其他证类等，将出现频次高于 10 者纳入表中。其中肺系证类分布以痰热壅肺、痰浊阻肺、痰热闭肺、痰瘀阻肺为主；心系证类分布以痰火扰神、痰阻心脉、风痰闭窍、痰迷心窍、痰湿蒙闭心神为主；脾系证类分布以脾虚痰湿、痰湿中阻为主；肝系证类分布以胆郁痰扰、肝郁痰火、肝瘀痰阻、胆热痰扰为主；头面官窍证类分布以痰蒙清窍、风痰上扰为主；经脉筋骨证类分布以痰湿阻络、风痰入络为主；肾系证类分布以肾虚痰阻、痰凝胞宫为主。

讨 论

1. 痰证相关基本证类及相关疾病分析 痰证包括实证与虚实夹杂证，实证主要见于痰瘀互结、痰浊、湿痰、痰热内扰、痰气互结、痰热内闭等。参考《术语》，痰瘀互结证包括瘀痰内阻和血瘀痰凝等，研究发现此证所涉及疾病中以冠心病为多；痰浊证包括痰浊阻滞和痰浊凝聚等，以血脂异常为主；湿痰证包括痰湿阻滞和痰湿内阻等，以高血压病为主；痰热内扰证包括痰热蕴结和痰火内扰等，以睡眠障碍中的失眠为首。

痰为实邪，阻滞气机，气病失运，津凝为痰，痰浊壅塞于内，而成痰浊阻滞、痰湿内阻等证；痰阻气机又可加重气滞，出现气滞痰凝、痰气互结等；痰气交阻，影响血液运行，血滞为瘀，痰瘀乃生，导致痰瘀互结、痰湿瘀滞等。"痰为有形之火，火为无形之痰"，痰浊郁久，可化热化火，而为热痰证、痰热内扰证。痰瘀互结证作为痰证之首，反映其临床高发趋势。近年痰浊、气滞等标实证候要素在冠心病的病机中比例增高，痰瘀互结证在冠心病中最为多见，提示防治冠心病时既要兼顾标本，也应注重痰瘀因素。

现代人饮食结构、生活方式发生转变，痰浊也相伴而生，血脂异常患者逐年增多，中医治疗血脂异常相关疾病的优势逐步显露。有文献研究将 23 270 例血脂异常病例的证候要素进行统计分析，得到痰浊排在首位，与本研究中血脂异常痰浊证多见的结果相符，提示祛痰、化痰、除痰之法应成为防治血脂异常的关键。痰湿在高血压中占有重要地位，"脉为血之府"，痰湿壅盛，阻遏血府，脉道不通，气血阻滞，脉管失柔，脉壁增厚，脉络狭窄，故血压升高。有研究发现致病因素痰瘀在高血压中常相互转化，贯穿始终。研究发现近年对老年高血压病痰湿壅盛证的临床研究较多，老年患者脏腑功能虚损与痰浊因素相互促进，加速病情的发展，故推测扶正加祛痰可取得更佳疗效。此外，"痰湿壅盛"一词尚未纳入《术语》，提示中医理论应紧跟时代步伐不断丰富其内涵。有研究显示痰证失眠在临床最为常见且日益增多，这与现代人精神压力巨大、情志不遂关系密切。气郁化火，炼液成痰，痰热内扰，气血不和，阳不入阴，脏腑失衡，心神不安，而致失眠，提示痰在失眠病证中具有重要作用。

本研究中不含病位的虚实夹杂证类以阳虚痰凝居多，其次为气虚痰阻。阳虚痰凝证以甲状腺疾病为主；气虚痰阻证以冠心病为多见。说明痰为阴邪，可损耗人体阳气，而出现阳虚痰凝、气虚痰阻等证。桥本甲状腺炎以脾肾阳虚为本，局部邪实为标，气滞、痰凝、血瘀交阻，结于颈前，病情迁延，耗伤正气，阳气虚损，痰浊凝滞，故见阳虚痰凝证。冠心病患者日久体虚，气虚加重痰浊阻遏，故见气虚痰阻。邓铁涛观岭南土卑地薄，察当地气候潮湿，认为冠心病患者气虚痰阻型最多见。环境失宜促使心气虚损，七情所伤导致气滞于中，气血不畅，痰浊阻滞，血瘀内闭，心脉不通，发为冠心病，因此在论治时更强调益气除痰法。目前痰证虚实夹杂证类研究相对较少，因虚致痰和因痰致虚可相互影响导致疾病迁延难愈，提示临床应审证求因、明确病机以制定相应的治疗方案。

2. 痰证各系主要证类及相关疾病分析 痰致病广泛，临床可因痰浊停留部位不同而见各系病证。本研究发现肺系疾病多见痰热壅肺、痰浊阻肺、痰热闭肺。"肺为贮痰之器"，痰浊常阻于肺系，痰证多出现在肺部。风寒、风热袭肺，肺失治节，宣降失宜，气机阻滞，郁而化热，蒸熬肺津，灼液成痰，热痰停肺，而成痰热壅肺、痰热闭肺证。痰贮于肺，既影响气道通畅，又污染肺内环境，促使细菌、病毒生长繁殖，故痰成为炎证根源而生肺炎。现代气候异常及空气质量下降不利于肺病患者的康复，辨其证候、早期祛痰对肺病的防治尤为重要。

心系疾病以痰火扰神证、痰阻心脉证最为多见。当代人们生活在重压之下，疲劳过度导致脏腑虚损、痰浊内生，痰浊瘀阻、心脉不畅，故发胸痹心痛病。"火为热之盛，热为火之渐"，热盛化火，火热、痰浊相搏结，扰乱心神，常发不寐。"心者，君主之官也，神明出焉"，痰浊蒙闭心神、迷乱心窍，导致神机失用而发痴呆、癫痫。本研究痰证所致失眠可见多个证型，临床区分痰火、痰浊是其治疗关键。

脾系疾病以脾虚痰湿证、痰湿中阻证常见。饮食失宜易伤脾胃，思虑过重忧思伤脾，导致脾气虚弱。"脾为生痰之源"，脾失健运则无力运化水湿，湿聚痰生而阻滞胃肠，痰湿内蕴影响水谷精微之消化吸收，长期能量代谢异常而发展成代谢综合征。"痰湿"在脾胃病中常同时出现，另有研究发现病性证素痰和湿在代谢综合征患者中的构成存在差异，痰的比率更大，提示健脾化痰祛湿是改善代谢水平的重要方式，且健脾化痰为佳。

肝系中多见胆郁痰扰证、肝郁痰火证，主要涉及睡眠障碍、抑郁症。有研究发现气机失调是抑郁症的重要病机，肝失疏泄，气机失于条达而阻滞，或郁结日久化热，发为郁病。本研究发现情志病近年研究较多，折射出人们内心被压力困扰，情绪调节能力有待提高的社会现象，从痰证角度关注情志病、关爱心理健康有一定的优势。

肾系疾病以肾虚痰阻、痰凝胞宫多见，临床常见多囊卵巢综合征。"肾为成痰之本"，肾气亏虚，痰浊内停，阻于胞宫，导致女子不孕，而多囊卵巢综合征是育龄期不孕症患者的常见病因。肾阳虚是其致病之本，痰湿阻滞是发病关键，提示该病可用补肾化痰法进行防治。此外，目前对肾虚痰阻证的研究较多，《术语》中"肾虚寒痰证"少见，因此王钰等认为不应拘泥于原有术语的表述，提示在以后的证候研究中应当注意厘清概念并且丰富和发展中医理论的内涵。

《丹溪心法·痰十三》云："痰之为物，随气升降，无处不到"，说明无形之痰可出现在不同的病位，比如达皮肤、经络、官窍等处，可见痰蒙清窍、痰湿阻络、风痰上扰等证。肝风挟痰，形成风痰，上蒙清窍，可出现风痰上扰之眩晕；痰邪入络，可形成风痰入络之中风；痰邪流注于筋骨关节，可出现痰湿阻络之痹证。此外痰证还可见于皮肤、耳鼻喉、骨伤、眼病等。此类疾患病情怪异、证候复杂，亦有许多罕见疾症，许多疑难杂症、危急重症责之于痰，因此常有"怪病多由痰作祟"之称。

3. 痰证理论之临床应用 本研究涉及西医疾病达百余种，这些疾病多为慢性病，因痰性黏滞、迁延难愈，又易与气血相结，故此类病证又以痰核肿块为多见；部分疾病为急性病，因痰为实邪，易阻气机，引起气血运行不畅，甚至闭塞不通，导致疾病急性发作。体现出痰邪致病的广泛性，痰证相关疾病的普遍性，故常闻"百病兼痰""十病九痰""无一病不关乎痰""人自初生，以至临死，皆有痰"。

研究结果提示临床以痰邪致病理论为指导思想治疗疾病，尤其针对重大、慢性、疑难疾病更有意义。既往许多无法命名的疾病均可从痰论治，且收效甚佳，可窥疑难杂症从痰论治之优越。丹溪学派作为历代医家中治痰的典型代表，理论上主张百病兼痰，实践中从痰论治各科病证，强调治痰当首辨寒热等病性，又当注意脾胃、心脉、经络等病位，这样抓住辨证的核心，更利于临床灵活运用。

本研究发现临床不同疾病可具有相同或近似的痰证相关类型，其病因病机有相通之处，故强调中医谨守病机、辨证施治的重要性。《诸病源候论》揭示了"痰生诸病，其候非一"之特性，探究病证交叉的具体临床表现，观察痰证演变规律，明确从痰论治的优势病种，探索痰邪致病的重要机制，开发有效的治痰方药，确定可行的痰证防治方式，将异病同证、异病同治的理论在"从痰论治"的实践中得到诠释，为今后解决痰证相关问题提供有效途径。

研究痰证相关疾病及证型，在病证结合思路下从痰论治各科疾病具有现实意义。临床须精审痰证类型，结合痰证病机特点，早期干预以防治疾病。文献分析结果可为进一步研究提供数据支持和部分参考，对以后的中医证候与西医疾病相关性的研究、中医证候术语的规范化具有积极意义，对痰证的临床辨识和治疗起到推动作用。

241　多元统计的痰证相关指标分析

朱丹溪云："痰之为物，随气升降，无处不到。"痰邪致病广泛，临床见症复杂多变，涉及全身各系统。中医素有"百病皆由痰作祟""怪病多痰"之说。随着人们的饮食构造和生活形式发生转变，疾病谱也随之发生了改变，痰证逐渐增多。中医认为"食杂而不劳"为主要病因，摄入营养过剩，加之脑力劳动的增多、生活压力增大、忧思过度都易伤脾，脾失健运，水谷精微以及水液代谢失常，导致痰浊内生。随着痰证的增多，挖掘其本质对防治痰证相关疾病具有重大意义。学者刘先璐等从客观指标入手，依托现代文献，收集了痰证相关高频指标和疾病，运用多元统计的方法，对痰证相关高频指标进行分析，挖掘痰证疾病与痰证相关高频指标间规律，对痰证进行了全方位探讨，深入了解痰证的内涵，逐步揭示痰证的本质，为临床对痰证的预防及有效干预开辟了新的思路。

资料与方法

1. 资料来源　中国期刊全文数据库（CNKI）。

2. 检索方式　选择高级检索，文献分类："医药卫生科技"中选择"中医学""中药学""中西医结合"3个专题数据库。检索条件：设定主题词为"痰"不含"综述"进行检索。发表时间：2015年8月31日～2018年8月31日。文献来源：期刊来源-核心期刊-第五编医药、卫生。检索日期：2018年9月。将获取文献导入NoteExpress 3.2.0软件查重。

3. 纳入标准　①文献内容为含有中医辨证痰相关证型的理、法、方、药的临床及实验研究；②与痰相关证型的辨证施治、专家经验介绍、理论探讨等文献。

4. 排除标准　①含有肝郁痰凝等非痰证为主要证型者。②未明确提及痰相关证型、痰相关指标等信息者。③摘要、书评、新闻、指南、科普等类型文献。④重复发表的文献只取其中一篇。

5. 入选文献处理方法　2名研究者独立进行文献筛选，再导入题录的NoteExpress软件中逐条阅读文献摘要及全文，意见不一致时，依据纳入标准、排除标准统一2人意见。经挑选，符合纳入标准的文献共134篇。其中临床研究90篇，实验研究11篇，其他33篇（如理论探讨、专家经验介绍等非临床及实验研究类）。

6. 数据库的建立及数据处理　将符合纳入标准的文献依次录入Microsoft Excel表中，建立数据库。内容包括序号、年代、篇名、作者、临床研究、实验研究、病例数、西医病名、中医病名、痰证相关指标等。2人分别对数据进行录入与核对，规范化处理过程中意见不一致时，依据原文献分析讨论并修改至录入内容确切，使所建数据库完全一致。数据库建立后对数据进行频数统计、因子分析以及关联规则分析。

结　果

将与痰证相关指标和痰证所致疾病进行了统计，对频数最高的21个指标进行因子分析，对痰证所致疾病与相关高频指标进行关联规则分析。

1. 痰证相关指标出现的频数　对痰证相关指标进行频数统计，其中脂类代谢指标出现频数明显高于其他类别指标，将频数最高的21个指标列举出来。

2. 痰证所致高频疾病出现的频数 对痰证所致疾病进行频数统计，选出高频疾病，结果显示有10种疾病为痰证相关高频疾病，代谢综合征出现的频数最多，其次为冠心病、脑梗死等常见心脑血管疾病。

3. 痰证指标的因子分析 提取出现频率大于5%的共21个与痰证相关性最强的指标进行因子分析。运用SPSS 22.0统计分析软件进行因子分析，最终共提取8个公因子及变量载荷系数（载荷系数的数值越，表示变量与公因子之间的关联度越高）。

4. 痰证相关指标的关联规则分析 使用SPSS Modeler 18.0进行对痰证相关高频指标和疾病做关联规则分析，更直观地了解痰证所致疾病与相关高频指标的相关性。

讨 论

本研究发现痰证与脂类、糖类等物质代谢、氧自由基、炎症反应、血液流变学以及肾功能这六大方面关系密切，所致疾病涉及循环、内分泌、神经、呼吸等各系统，并且指标与疾病间存在关联，相关指标异常提示着疾病痰证的发生，为临床治疗和科学研究提供参考。

1. 痰证与脂类、糖类代谢异常 血脂指标是8个公因子里出现频率最高的，说明痰证的发生通常会与脂类代谢异常并见，并且与脂质代谢异常最为密切。公因子2中TC、TG、HDL-C、LDL-C为血脂指标。现代研究认为血清的TC、TG、LDL-C升高是痰证的微观实质和基础。古人曾提出"肥人多痰"。平素嗜食膏粱厚味，脾胃健运失司，脂质属于精微物质范畴，水谷精微失于输布，酿生痰浊水湿。更有学者明确提出"高血脂为血中之痰浊"。公因子3中HOMA-IR、FPG、BMI、AC为反映糖代谢指标，有实验表明，脾虚痰浊证小型猪心肌存在葡萄糖代谢异常饮食失调、劳倦内伤或情志不遂，脾气虚弱，脾失健运，血糖源于水谷精微，脾不散精，痰浊内生。

2. 痰证与炎症反应 公因子6中hs-CRP，公因子7中IL-6、TNF-α都为血液中炎症细胞因子。中医的痰既是病理性代谢产物，又是新的致病因素，炎症因子与之相似。hs-CRP、IL-6和TNF-α参与的血管炎症反应与痰证密切相关。血浆hs-CRP水平可作为脑梗死痰证的辨证微观指标之一。冠心病患者血清IL-6水平与痰密切相关。TNF-α可能是中风病痰证的物质基础之一，参与了痰证的病理过程，可作为中风病痰证辨证的客观指标。IL-6和TNF-α与肿瘤痰证具有相关性。hs-CRP、IL-6和TNF-α作为细胞炎症因子参与了血管斑块的形成和破裂等病理过程。并且与炎症介导的肿瘤启动、生长和增殖相关。与中医理论正气亏虚，脏腑失和，气血津液紊乱，形成痰浊瘀血，痰瘀互结，痹阻心脉或肝风挟痰上扰清窍或痰瘀凝聚腹内成块等理论中痰浊的形成相关。公因子6中的另一个指标FIB为凝血指标，FIB升高，反映了血液处于高凝状态，血流速度减慢，血液黏滞性增加，为痰证主要表现。因子分析结果将hs-CRP和FIB归为一个公因子，提示两者存在关联，FIB既是作为体内重要的凝血物质参与凝血过程，又作为急性时相蛋白参与炎症反应。有研究对hs-CRP及FIB相关性分析显示，两项指标在正常对照组、非脑血管病组及脑梗死组均正相关，且相关性逐渐递减，在脑出血组两者不相关，提示两者存在系，并保持动态平衡，这种平衡与机体受损的严重程度变化相一致，即随着机体受损程度的加剧，两者之间的相关性逐渐降低直至平衡被完全破坏。FIB增多可致血液黏度增高，属于血液流变学相关指标，本次因子分析结果将FIB与hs-CRP归为一个公因子，考虑为大多数文章将FIB和hs-CRP共同作为研究指标导致。公因子5中指标SVCAM-1、SICAM-1为黏附分子。黏附分子可介导细胞的增殖、分化和移行，细胞的信号转导，免疫调节，炎症反应，血栓形成，肿瘤转移等一系列重要生理和病理生理过程。这与痰性黏滞，易碍气机，遍布周身上下的特性相似。

3. 痰证与氧自由基损伤 公因子4中，SOD、MDA为氧自由基指标，有学者提出自由基完全是体内代谢积累下来的痰浊。在现代医学认为自由基是体内不断产生，损害自身的病理产物。同时生物体具有有效的抗氧化系统，维持体内自由基的正常水平，但是随着年龄的增长，抗氧化系统不足以清除自由基，平衡就会破坏，导致自由基蓄积。机体由于衰老，脏腑功能衰退，气血津液运行不畅，机体代谢运化异常，导致津液凝聚而成痰浊，体内的无形之痰随着年龄增长不断增多，发展到一定程度就会引起诸多痰的病变。中医的痰与现代医学中自由基的生成及对人体的损害存在很多共同点。

4. 痰证与血液流变学异常　公因子8中全血黏度和血浆黏度为血液流变学指标。有学者对12种内科病中痰证患者血液循环特征进行研究，结果显示痰证患者突出表现为血液浓稠性、黏滞性、聚集性和凝固性增高，而脑血流量减少，提出痰证患者的血液循环基础是血液流变学的改变。《景岳全书·痰饮》提出"痰涎皆本气血，若化失其正，则脏腑病，而血气即成痰涎"。

5. 痰证与肾功能异常　公因子1中CR、BUN、UA为肾功指标。代谢综合征痰证患者CR、BUN、UA增高。痰证导致肾功指标异常多因脾肾两虚，痰瘀交阻。饮食失节，伤及脾胃，运化职责失司，水谷精微不能正常散布，则痰湿内生。肾主为封藏之本，父母受之不足而肾虚，先天肾失于封藏则会导致后天脾胃失于运化，痰湿滋生。同时肾主水，肾虚无以温煦气化水湿，亦泛成痰。肾虚失于固摄则水谷精微从尿液排出。

痰证与系统、疾病

痰是机体津液代谢失常而导致的病理性产物，因其与人体气机密切相关，故而影响五脏六腑四肢百骸功能，致病范围广，引起人体各脏腑系统疾病，导致各脏腑系统生理指标的异常。

关联规则分析结果显示了痰所致疾病与痰相关指标的对应关系。高脂血症是表现为TC、TG、LDL-C升高，或HDL-C降低的一类脂质代谢异常疾病。属于中医"痰浊"范畴。饮食不节，情志所伤，劳逸失度等原因，导致脾气虚弱，运化失司，水谷不化，痰浊内生。2型糖尿病痰浊证患者TC、BMI、HOMA-IR、FPG升高。2型糖尿病属于"消渴"范畴，过食肥甘，脾胃亏虚，水谷精微和水液代谢异常，痰湿邪热内生，耗伤阴液，闭阻经络，阴津失于输布，使机体失去濡养而发为消渴。代谢综合征痰证表现为TC、TG、LDL-C、BMI、HOMA-IR、FPG、AC、UA、BUN、CR升高 HDL-C降低。代谢综合征是指人体的蛋白质、脂肪、碳水化合物等物质发生代谢紊乱的病理状态，是一组复杂的代谢紊乱症候群。代谢综合征以中心性肥胖为主要症状，同时伴有血糖、血脂、血压等异常，《素问·通评虚实论》中的"膏粱之疾"类似于代谢综合征。可归属于中医学"肥胖""消渴"等范畴。嗜食膏粱厚味，则脾失健运，化生痰浊。痰浊聚于腹部皮下肌肤，则成腹型肥胖；痰浊郁久化热，耗气伤津，气阴两虚，发为消渴；痰浊入血，出现血脂异常和尿酸增高；痰浊煎迫津液，损伤脉道，会引起血管病变；痰浊阻于心脉则胸痹心痛，上冲头目则发眩晕，则发为代谢综合征痰证。高血压痰证患者IL-6、HOMA-IR、TNF-α、SICAM-1、SVCAM-1、全血黏度、血浆黏度升高，HDL-C降低。高血压患者血管中存在炎症反应，并且约50%患者存在IR。高血压在中医属"眩晕""冒眩""郁冒"等范畴。朱丹溪提出"无痰不作眩"，确立了"痰"为眩晕发病中的重要因素。饮食不节，脾运失健，痰浊内生，痰湿郁久而化热，热极引动肝风；加之膏脂内聚，经脉壅塞，血运不畅，导致血压升高。现代医学认为，高血脂久之可导致血管硬化，形成高血压。或因七情内伤，脾气结则运化升清功能失常，精微不化，则变生痰湿，结为老痰宿饮，随气升降，上扰清窍，表现为头痛、眩晕。现代医学研究表明，交感神经活性亢进在高血压的发病过程中有重要作用。动脉粥样硬化痰证患者表现为TC、TG、LDL-C、IL-6、SICAM-1、SVCAM-1升高，HDL-C降低。其中SICAM-1和SVCAM-1只与痰证组相关，可能是动脉粥样硬化痰证的微观实质之一。动脉粥样硬化属于中医"痰浊"的范畴。动脉粥样硬化是动脉对内皮、内膜损伤做出的炎症-纤维增生性反应，导致动脉壁上脂质沉积、平滑肌细胞和纤基质增殖，以致动脉发生粥样硬化斑块为主要病变的疾病。炎症细胞因子参与形成斑块。黏附因子在形成斑块过程中介导炎症细胞与内皮细胞的黏附。中医认为，正气亏虚，脏腑失和，气血津液代谢紊乱，痰浊凝结，滞于血中，结于管壁，使脉道内膜增厚，形成固定不移的有形斑块，致使管腔狭窄。在动脉硬化过程中，脂质不断沉积，炎性细胞浸润，纤维帽变薄，形成不稳定斑块，斑块破裂，则导致严重心脑血管损害。冠心病心绞痛痰证患者TC、TG、LDL-C、FIB、hs-CRP、SICAM-1、MDA升高，HDL-C、SOD降低。

冠心病心绞痛属于"胸痹""心痹""真心痛"等范畴，本病的病因病机为心阳虚导致气血失畅，心气虚于内或七情所伤、气滞于中，均能使血行不畅，气血运行失畅，可引致痰浊内阻或血瘀内闭，使心脉不通从而引起冠心病。SICAM-1 与冠心病痰证关系密切，考虑 SICAM-1 在介导冠心病炎症反应同时，影响机体脂质代谢有关。脑梗死痰（湿）证患者 TC、TG、LDL-C、FIB、hs-CRP、IL-6、SICAM-1、全血黏度、血浆黏度、MDA 升高，HDL-C、SOD 明显降低。脑梗死属于中医"中风"，无论是内因外因，痰浊随风阳之邪上扰经络，导致风痰疾病。风痰上扰清窍，瘀血痹阻脉络则发为中风。中风后炎症的渗出物形成过程从中医理论角度可理解为人体水液代谢失常，痰饮形成的过程。痰证与炎症因子关系密切，炎症标记物可以考虑作为脑梗死早期痰证辨证的客观化指标。慢性阻塞性肺疾病痰证患者 TNF-α、hs-CRP 升高，属于中医学"肺胀"范畴。肺为水之上源，主通调水道，若外感六淫邪气或他脏病变影响及肺，或久病肺虚，都会引发肺失清肃，通调水道失司，水液不行，停聚为痰；脾主运化水湿，子病及母，脾失健运则水液不能布散而停滞为痰浊，痰浊上乘，蕴贮于肺；久病肾虚不能温化水湿，聚成痰浊。肿瘤痰证患者 TNF-α、IL-6、SICAM-1 升高，肿瘤属于中医"癥瘕积聚"。从结构上将恶痰分为痰核、痰浊、痰络等。中医认为，肿瘤本身则是由于体内津液不布，水湿不化，阻滞不通，凝滞而成；或由于邪热灼津，凝结成痰；痰阻脉络，邪郁内聚而成，属于痰核。肿瘤生长内环境的改变即为体内津液代谢异常范畴，属于痰浊。肿瘤细胞因其自身的异常代谢和快速生长而产生了畸形的细胞内环境。细胞间质黏附分子、炎性分子、肿瘤因子异常，属"痰浊"，是促肿瘤生长转移的物质环境，即痰污染环境。痰湿型多囊卵巢综合征患者 HOMA-IR、FPG、BMI 升高，中医将多囊卵巢综合征归在"月经后期""闭经""不孕""崩漏""癥瘕"等病症的范畴，先天禀赋不足，饮食不节或情志失调，导致脾气虚，气化功能异常，水谷不能转化为精微物质，脾不散精，升降出入失常，水湿停聚，痰湿壅滞，瘀阻胞宫，故为此病。

通过对痰证指标频率统计以及结合因子分析结果统计各公因子频率，发现痰证与脂类、糖类等物质代谢、氧自由基、免疫系统、血液流变学以及肾功能这六大方面都具有联系，其中脂类代谢紊乱在痰证形成中占有最重要位置。通过关联规则得出痰证所致疾病与痰（湿）证相关指标的对应关系，由这六个方面所致的痰证疾病涉及循环、内分泌、神经、呼吸等各系统。值得指出的是，上述 6 个方面其实并不是孤立的，其相互间有着十分密切的关系，机体能量利用的障碍、糖代谢的紊乱导致脂肪的堆积、肾功能损害，而脂代谢的紊乱又进一步影响血液流变性的改变。同时随着机体衰老代谢产物不断增多，粥样硬化形成也会引发一系列的炎症反应。因此痰证的实质不是单一的，而是多因素综合的结果。

242 基于代谢模型的痰证生理学基础

在中医理论和实践体系中，痰是疾病演化中的病理产物。《伤寒论》和《金匮要略》论述痰饮和痰证治法。后世医家丰富了痰证认识，形成很多有效方剂。现今中医界将痰分为狭义之痰和广义之痰。狭义之痰是指肺部及呼吸道的分泌物，可以咳出或者呕出，称为有形之痰；广义之痰的概念不仅包括了狭义之痰，还包括了各种原因导致体内津液代谢障碍、停留积聚、蕴结而成的痰，这种痰随气在人体周身运行，无处不到，形成各种症状和体征，广义之痰称为无形之痰。

近些年来，对痰证同免疫、细胞因子、代谢性疾病（糖尿病和肥胖等）以及肿瘤等疾病之间的相关性进行了探讨。肺部感染引起的痰证为狭义痰证，糖尿病、肥胖、高脂血症以及肿瘤等疾病同广义痰证相关。新型冠状病毒肺炎（COVID-19）患者有咳嗽、咳痰等表现，属于狭义痰证。COVID-19 患者重症化过程中，细胞因子风暴起着重要作用，即狭义痰证的重症化过程中同细胞因子风暴有着密切联系。肥胖和糖尿病与广义痰证的相关，也是 COVID-19 患者死亡的危险因素。从这些研究看，广义痰证和狭义痰证之间的交互作用将使疾病出现重症化趋势。学者严冬等认为，中西医理论和实践结合需要探讨痰证的生理学基础，构建狭义痰证和广义痰证之间的联系。

新型代谢模式图的提出为痰证研究提供了新思路

气一元论是中医理论和实践核心。"饮入于胃，游溢精气，上输于脾，脾气散精，上归于肺，通调水道，下输膀胱。水精四布，五经并行，合于四时五藏阴阳，揆度以为常。"这是《黄帝内经》中气化过程的概述。新型代谢模式图遵从了这一论述：能量物质（单糖、脂肪酸和氨基酸）是人体和细胞内代谢过程的起点，食物消化成能量物质的过程为"饮入于胃，游溢精气"的生理学基础（精气指水谷精微，即能量物质）；能量物质在生命体内吸收、存储过程是"上输于脾，脾气散精"生理基础；能量物质在人体和细胞内的氧化过程是气化过程的核心通路，也是"上归于肺"的生理学基础；热能推动水液及代谢终产物排泄的过程是人体和细胞内代谢过程的末端，是气化过程的原动力，也是"通调水道、下输膀胱"的生理学基础。热能推动水液及代谢终产物的排泄过程中形成由足部向头部、由腹面向背面运行的方式，即逆膀胱经、顺督脉的运行通路。上述代谢通路正常时，人体内气机运行过程顺畅，不会出现痰证。

《黄帝内经》缺乏对化血过程的概述，既往研究补充了化血通路：饮入于胃，游溢精气，上输于脾，脾气散精，下合肾精，入肝化血濡养五脏六腑、四肢百骸，复归阳明。在细胞中，水谷精微参与遗传信息的表达，合成蛋白质，更新失活蛋白质，实现化气和化血之间的结合，即"下合肾精，入肝化血濡养五脏六腑、四肢百骸"；蛋白质完成生理功能后失活降解成为能量物质，即复归阳明。在人体中，能量物质参与干细胞分裂分化过程，推动干细胞分裂分化成体细胞，实现体细胞的更新，即"下合肾精，入肝化血濡养五脏六腑、四肢百骸"的生理学基础；体细胞完成生理功能后死亡降解成能量物质是"复归阳明"的生理基础。化血过程本质上是基因表达的结果，在细胞和人体内表现有差异。

以人体和细胞化气和化血通路为核心，还可以将能量物质代谢通路划分成为四个代谢层次：能量物质氧化通路；三磷酸腺苷依赖的代谢通路；有机物合成通路；细胞分裂通路。第一个层次中的代谢通路构成了细胞和人体的代谢骨架，其余三个代层次中代谢通路都起源并回归到代谢骨架，细胞分裂通路构成了人体内干细胞分裂分化基础。

痰证形成的病理生理基础

痰证是病理状态下化气化血交互作用的结果。痰证的形成可以分为外感六淫、内伤七情、饮食劳倦等因素。这些因素导致脏腑内在的气机运行失常，津液不畅而凝结成痰。在痰证形成过程中，肺、肾、脾及三焦气化失常最为常见。连建伟还提出从肝治疗痰证的思路。新型代谢模型为中医痰证的生理学研究带来了新的研究思路。

1. 外感伤寒对痰证形成影响　人体内代谢总体趋势是能量物质氧化形成代谢终产物，释放热能，热能推动水液上行推动化气过程顺利进行。寒邪侵袭后，机体生成的热能抵御寒气而不再推动水液上行，水液停聚成痰饮。在化气通路上，寒邪首先影响膀胱气化而致水液停聚，临床表现为显性或者不显性水肿，如下肢水肿和颜面部水肿等。水饮可逆化气通路停聚于中上焦，诱发"通调水道"异常，轻证表现为胸闷，严重时可以诱发肺泡渗出、胸腔积液、心包积液和腹腔积液等疾病。这类疾病属于太阳伤寒，可长时间稳定不进行传变，治疗以通阳发汗利尿为主。

水饮停于上焦后可以出现传变，即非炎性水肿向炎性水肿、炎症反应传变，传变过程受到人体和细胞内四个代谢层次影响和制约。寒气侵袭，水热排泄受阻，细胞和机体活化三磷酸腺苷依赖的能量代谢过程，增加热能释放，推动水热散失，人体会出现机械运动增强和神经系统兴奋现象，临床可见表现为咳嗽、气喘、恶心、嗳气等症状；热能释放增多，排泄不畅也出现发热等表现，这就形成上焦痰证临床表现。

水液停于上焦后将影响肺部换气功能，机体摄氧下降，能量物质同氧气之间平衡被打破，氧化通路受到阻遏，有机物合成通路被激活。代谢通路改变在不同细胞中表现不同：炎性细胞表现为炎性介质合成释放增多；淋巴细胞表现为细胞因子、免疫球蛋白合成增多，为细胞因子风暴建立了代谢基础。中性粒细胞可以表现为吞噬降解功能下降，坏死细胞及病原体清除能力减低，死亡细胞不能彻底氧化降解形成代谢终产物而残留于组织，诱发炎症介质、细胞因子在局部组织内堆积，诱导炎性反应。对干细胞而言，低氧状态有利于分裂，也会造成分化紊乱：体细胞生成不足，组织修复不良；免疫细胞生成过度，强化细胞因子合成，诱发细胞因子风暴。

上述代谢通路演化过程中，三磷酸腺苷依赖的代谢通路属于"气分"范畴，有机分子合成通路和干细胞分裂分化通路属于"血分"范畴。痰证中代谢通路改变可以是全身性，也可以是局部性。发生在肺部就可以出现咳嗽咳痰，形成狭义痰证。病毒和细菌的入侵和繁殖需要借助人体和细胞内有机物合成通路，加重组织细胞坏死和炎症反应。入侵肺部时将导致肺部感染，诱导狭义痰证的形成。全身性代谢通路改变就形成全身性炎性反应和免疫应答，即广义的痰证。细胞和人体代谢通路调整目的在于强化热能释放、推动水热排泄、抵御外来寒气，恢复化气过程，人体还将通过干细胞有序分裂分化修复受损组织，抑制痰证。针对外感伤寒所致痰证的病机，温阳发汗、推动水液排泄是治疗的首要原则，其次包括化痰行气、温补肾阳等治疗。

2. 过量饮食导致广义痰证的形成　能量物质是人体气化过程的起点，同氧气处于相对平衡状态。环境中氧浓度和人体内的氧含量常处于相对平稳状态，并成为能量物质氧化过程的制约因素，这是"百脉朝肺"生理学基础之一。当细胞和人体内的氧化过程处于饱和状态时，过量的能量物质将在细胞内积存，激活有机物合成通路，促使细胞内脂质、糖类蛋白质、DNA和RNA合成，细胞逐渐长大、功能增强，并逐渐转入分裂通路。这是细胞内"阴长阳长"的生理学基础。如果细胞不能顺利进入分裂通路，细胞内过多积存能量物质将挤占细胞内有限的代谢空间，减缓代谢过程（包括氧化通路和基因表达、蛋白质更新通路）。细胞或通过负反馈抑制能量物质吸收；或合成特定有机物并释放到细胞外，显示细胞功能。

细胞中"阴长阳长"现象是婴幼儿的生长发育过程的内在基础，生长发育过程是人体内"阴长阳长"的外在表现。人体发育成熟后，机体内代谢处于相对平衡状态，"阴长阳长"的现象处于停滞状态，过量能量物质不能被氧化而留存于体内，体内细胞进行代谢通路调整，肝脏和脂肪细胞表现为脂质沉积，人体肥胖；免疫细胞表现为细胞因子合成增多，机体内出现慢性炎性反应，而且病变范围广泛，成为广义痰证形成的病理生理基础。细胞也会负反馈性减少能量物质的摄入，形成腹胀和消化不良等临床表现；葡萄糖和脂肪等在血液内堆积形成高血糖、高血脂甚至演化成为糖尿病，并以尿糖和尿蛋白等形式进行排泄。摄入过量能量物质后，细胞内能量物质堆积，并通过空间挤占减缓蛋白质更新，抑制干细胞分裂分化，导致组织器官内细胞更新减缓，组织抗损伤修复能力下降，这在动脉粥样硬化以及糖尿病血管并发症中有所体现，这或许是新型冠状病毒肺炎病情演化过程中机体修复不良以及糖尿病、肥胖患者疾病恶化的原因之一。充足能量物质供给也会强化干细胞某些分化方向（如免疫细胞生成），严重时可以诱发细胞突变，促使肿瘤形成和发展。

能量物质从代谢起始段诱导痰证的形成和演化，痰证形成时间长，机体内病变广泛，进展缓慢，伴随轻微免疫反应或者慢性炎症，治疗原则在于控制饮食，促进肠道排泄，减少能量物质的吸收；开肺窍，增加氧气摄入。过量能量物质导致痰证和伤寒导致痰证可以相互交织在一起，造成机体内更为广泛、严重的表现。人体摄取过多能量物质也将为病原微生物繁殖和生长提供物质基础。

3. 精血亏虚导致痰证　能量物质氧化过程是机体内化气过程生理基础，基因表达和干细胞分裂分化也是人体内化血过程生理基础。人体内化气和化血过程相互依赖，不可分离；相同的物质基础和代谢通路又造成二者相对对立。化血过程异常将导致机体内气机运行紊乱，诱发痰证的形成。这些气机紊乱现象包括：由于基因表达减弱、细胞更新过程受到抑制，能量物质更多进入化气通路，阻塞化气过程而造成能量物质堆积，推动痰证的形成，典型表现如前述肥胖、糖尿病和炎性反应等。组织细胞更新能力下降使得组织器官在遭受损伤后出现修复不良而诱发炎症反应，在肺部就形成肺部感染（狭义痰证），在其他器官也可以造成炎症反应（广义痰证）。在人体内，干细胞分裂分化过程中多表现为分化紊乱，即某些分化方向出现细胞生成强化，而另外分化方向出现细胞生成弱化，如果在器官内表现为体细胞生成弱化和免疫细胞生成强化的现象就可以诱发机体炎症反应和组织修复不良，如风湿免疫类疾病。干细胞分裂分化过程还可以出现分化失常，细胞突变形成肿瘤细胞，肿瘤细胞过度摄取能量物质用于自身过程生长，加重机体内化气和化血过程的紊乱，导致痰证的形成。

干细胞和基因是人体内肾精的物质基础，细胞内蛋白质更新和机体内体细胞更新是水生木的生理学基础，精血亏虚导致的痰证形成治疗原则也就是温补肾阴肾阳，养血滋阴为主。

4. 情志因素导致痰证形成　七情是中医理论体系中导致疾病形成的因素，包括了喜、怒、忧、思、悲、恐、惊。七情是神经系统功能体现，以人体的机械运动作为外在的表现形式。七情是气分过程的外在体现形式。这种气分异常也会诱导痰证的形成，且多为广义痰证。在遭受外邪的情况下也可以表现为以肺部感染为主的狭义痰证。治疗可以按照中医七情治疗原则辨证用药。

中西医结合需要相应的理论基础。生命本质的认识以及新型代谢模型的构建成为中西医学理论构建的基础。在对痰证生理学基础探讨中，能量代谢过程、细胞内蛋白质更新过程和机体内细胞更新过程的紊乱是痰证形成的病理生理基础。在诱导痰证形成的因素中，寒邪逆向阻碍气化通路而在肺部形成狭义痰证，并通过活化免疫反应、免疫应答向广义痰证进行演化，加重病情；过量饮食则顺化气通路形成瘀阻，诱导痰证的形成；这种痰证多为广义痰证，也与免疫相关。化血过程（基因表达和干细胞更新）不足和化血过程紊乱也将导致痰证的形成。免疫因素和细胞因子风暴本质是人体气机运行紊乱体现，是广义痰证和狭义痰证形成过程中的病理生理现象。

243 痰湿证舌诊特征

自明代以来，舌诊已逐渐发展成中医诊疗中不可或缺的部分，为最具中医特色的诊法的一环，受到古今医家的重视。《伤寒指掌》载有"病之经络、脏腑、营卫、气血、表里、阴阳、寒热、虚实、毕形于舌"，提示舌与脏腑、经络、气血津液关系密切，为五脏六腑之外候，反映着机体状态的变化。一般认为，舌体的形、质、色体现机体气血的盈亏和运行状态，舌苔和舌体的润燥则反映出机体津液的多寡，也有舌质候五脏病变，侧重血分；舌苔候六腑病变，侧重气分的说法。得益于现代科学技术的发展，计算机科学、图像处理、数据挖掘、模式识别等技术的进步与融合，中医舌诊在现代化、客观化、标准化也有着较大的发展。同时，代谢组学、细胞组学及蛋白组学等研究领域的蓬勃发展，也为中医舌象的深层研究带来了新的思路与方法。学者王庆盛等从中医舌诊方面入手，围绕"痰湿"这一常见证型，对比中医传统认知与现代临床研究结论，运用中医舌诊客观化、标准化研究成果，结合组学指标与中医舌象关联性的最新发现，对痰湿证舌象做了梳理归纳，以期为中医临床诊疗提供佐证。

痰湿证的舌象特征及其病因病机

1. 痰湿证的舌象特征 痰湿证是中医临床较为常见的证型，其主要病机可简要归纳为机体津液输布与排泄的失常，涉及肺、脾、肾、肝及三焦等多个脏腑，以脾为要。多本中医诊断学教材对痰湿证舌象特征描述主要集中在舌体形态及苔质方面：舌体胖大，边或有齿痕，舌苔以厚腻为主，可兼见润苔、滑苔。舌色方面则未见与痰湿证关系密切的描述。

2. 痰湿证舌色深暗的病机

（1）痰湿证舌色深暗的分布：随着知识共享网络的建立与统计学的进一步发展，舌象研究也进入了大样本、大数据的时代。近年来有研究表明，舌质颜色偏深、偏暗或与痰湿证存在一定关联性。张莹等研究统计了1 687例体检人群的体质后发现，痰湿质人群相对比平和质人群，舌象中暗红舌、黄苔、厚苔及腻苔出现率显著升高。朱琳等检索统计了1995年至2015年间相关论文的舌象数据，发现暗红舌对应证候占比最高的是痰湿证，达到了23.78%，并且在痰湿体质人群中，暗红舌比例也是第一，达到了30.48%。黄冕等研究对比了102例体胖儿童后得出，体胖儿童痰湿质组的舌根部颜色偏紫暗。王金平等研究了150例稳定性冠心病患者后指出，痰浊内阻证与紫舌、厚腻苔关系较大。

（2）痰湿证舌色深暗的病机：舌质颜色深暗虽主责于"热"与"瘀"，但其与痰湿证的联系亦零散可见。清代王士雄有"绛者，指舌本也……绛而泽者，虽为营热之征，实因有痰"的论述。近代医家曹炳章亦有"苔白底绛，为湿遏热伏""色绛而白苔满布……若兼神气昏瞀者，伏痰内盛也"的认识。探讨舌色深暗与痰湿证的关系，或可从痰湿与血瘀病机层面的联系入手。近来，有不少医家倡导"痰瘀同源"理论，认为"痰"与"瘀"致病常相兼为患、互为因果，主张治痰的同时预防瘀血的化生、痰瘀同治，取得了较好的临床成果。痰湿性重浊黏滞，极易阻遏气机，气不行则血不畅，血液瘀滞于脏腑经络，甚者被迫流行于脉外，瘀血聚积而生；或痰湿日久，脾阳必损，后天之本运化失司，水谷精微运化失调，五脏不得濡养，经络不得温煦，血流艰涩迟滞，瘀血由之而成；或痰湿久滞，郁而化热，痰热灼烁血脉、壅塞经络，熬血成瘀。痰瘀关系密切，痰湿证患者舌色深暗，或是机体瘀血将生之相，值得临床医家的重视。

痰湿证舌诊客观化研究

随着中医临床现代化的发展进程，以现代科学技术研究中医舌诊，促使其标准化，客观化，是舌诊研究的时代潮流。近年来，中医舌诊客观化研究主要是运用计算机图像处理技术，将收集的舌象进行色彩光源校正、部位分割等前期处理，将舌质、舌苔的颜色形态特征数据化量化并分析总结。目前多数研究结果提示痰湿证舌质、舌苔颜色偏深暗，色泽偏润，与传统中医理论及现代研究成果基本一致。

不同疾病痰湿证患者的舌诊参数特征研究取得了一定的进展。陈聪等运用RGB与HSV色彩空间模型对比了冠心病痰瘀互结证患者与血瘀证患者的舌象数据，发现两种证型间舌苔腐腻、厚薄指数无明显差异，但痰瘀互结证组整体苔色分量的G、B值均大于血瘀证组，S值小于血瘀证组，即比起单纯的血瘀证患者，痰湿与瘀血同时存在的痰瘀互结证患者苔色要更加青黄的同时，也更有光泽。舌质方面，痰瘀互结证组整体色彩分量G、B值大于血瘀证组，H、S值小于血瘀证组，即痰瘀互结证组舌质颜色更偏青紫但色泽浅淡。李媛媛等认为H型高血压是以痰湿为主的疾病，对比分析了H型高血压人群及非H型高血压人群的舌象色彩参数，发现H型高血压人群舌中H值小于非H型高血压人群，并指出H型高血压人群舌中部舌苔较非H型高血压人群明显偏黄。孙源等量化分析了104例消瘦儿童舌象后提出，痰湿质组儿童整体舌色R、G、B值、苔色R、G值均小于气血两虚组儿童，认为痰湿质儿童舌、苔色要比气血两虚质儿童颜色深暗。

在大量样本数据的基础上，通过计算机扫描、量化舌象，以客观、规范的方法分析舌象特征参数，从统计学角度为中医痰湿证舌象特征提供了佐证，是中医舌诊现代化的进程的重要组成部分。

痰湿证的舌象本质研究

中医观念中，舌为心之苗，胃气上蒸于舌则成舌苔，舌象灵敏地反映着人体机能的状况。现代解剖学认为舌以骨骼肌为基础，表明覆以黏膜构成，内有丰富的血管及神经。舌背部黏膜上有许多乳头状隆起，为舌乳头。其中丝状乳头浅层上皮细胞角化、脱落并与食物残渣、黏液、细菌和渗出的白细胞等成分混合，附着于黏膜表面形成舌苔。显然，痰湿证舌象特征（舌苔厚腻、舌色深暗、舌质胖大有齿瘀等）必然也有着蛋白质、细胞、微生物等机体内在代谢因素的影响。

1. 厚腻苔的生物学特征研究　目前研究指出，舌苔厚腻可能与普雷沃氏菌属、孪生球菌属、Moraxella catarrhalis菌群、糖代谢、性激素代谢、半胱氨酸代谢、载脂蛋白及某些蛋白质存在较大关联。

（1）厚腻苔的细胞学特征研究：中医认为，腻苔主要是由于痰湿壅盛，郁滞脾土，脾胃运化失司，湿浊积聚于舌面而成。有学者指出，腻苔可能是因为舌苔上皮细胞的能量代谢系统出现紊乱，致使其磷酸戊糖途径活跃，细胞氧化供能增加，上皮细胞增殖分化速度大幅升高，同时角化增殖速度高于细胞凋亡速度，使得上皮细胞密度上升，最终于舌体表明黏膜上形成一层致密而又不易脱落的舌苔。

（2）厚腻苔的菌群特征研究：陈佳等利用计算机图像技术和第二代测序技术对哮喘患儿的舌苔厚、腻度及舌苔菌群结构进行了研究，发现厚苔组中舌苔菌群种类较薄苔组多，腻苔组中舌苔菌群种类明显低于非腻苔组，并提出普雷沃氏菌属、孪生球菌属可能会对应促成厚、腻苔。李福凤等研究了慢性胃炎患者的舌面菌群，发现腻苔组与非腻苔组、健康组与腻苔组之间均存在较大差异，并提出Moraxella catarrhalis菌群与腻苔形成存在密切关联，同时Rothia mucilaginosa菌群可能是阻止腻苔形成因素之一的设想。

（3）厚腻苔的代谢组学特征研究：有研究发现腻苔与非腻苔有差异的可能标志物为3-酮基乳糖、变视紫红（质）、抗坏血酸盐、吡啶甲酸、2-脱氧-D-核糖、组氨酸、UDP-D-半乳糖，并指出这些标志物大部分与糖代谢过程密切相关。徐硕等研究胃癌患者的舌苔后发现，白厚苔组患者血清雄烯二酮、甜菜碱醛上升，认为白厚苔形成与性激素代谢紊乱相关；黄厚苔组患者血清特有代谢通路均与L-半胱氨酸代谢存在相关性，认为黄厚苔与口腔半胱氨酸代谢相关菌群的异常增殖存在密切联系。

(4) 厚腻苔的蛋白组学特征研究：刘晓谷等以蛋白组学为手段，用差异质谱峰分析对比了慢性胃炎脾虚湿热证患者与健康人的蛋白表达差异，发现以质荷比 1148.59 Da、1000.30 Da 为例的 189 个差异蛋白质谱峰（实验组呈高表达），并用决策树方法建立了该病特征舌苔模型，有较好的正确率、灵敏度及特异性。张晓丽等在蛋白质组学技术基础上，筛选出 36 个可能与病理舌苔发生、发展存在关联的差异表达蛋白质，其中病理厚苔组与对照组相比，有 6 个蛋白质点表达上调，7 个表达下调，此结果与刘晓谷团队的研究成果可相互参考佐证。曹美琴等对乳腺癌厚苔患者及正常人群的唾液进行蛋白质组学研究，鉴定出 464 个差异表达蛋白，其中达到严格定量标准的蛋白 125 个，并发现与健康对照组比较，白厚苔患者唾液 APOA1 含量升高的同时在黄厚苔患者中降低，提出厚腻苔的形成可能与机体内载脂蛋白的代谢情况有关。

2. 舌色深暗的生物学特征　舌血管特殊的解剖生理状态决定了舌质的色泽表现变化的敏感性。舌质颜色是行于舌黏膜和舌肌内丰富血管网络的血色，透过白色半透明舌黏膜而形成的。血管、血液或舌粘膜上皮的性状改变均可引起舌质相应的变化。微循环障碍、内分泌失调及营养物质不足等均可使舌质色泽不再鲜红润活，形成暗、紫、无泽等病理性舌象。目前研究提示，舌色深暗与糖化血红蛋白（HbA1c）、视黄醇结合蛋白（RBP）、同型半胱氨酸（Hcy）、冠状动脉狭窄层度及血管内皮功能损伤层度有关。

徐杰等分析 2 型糖尿病患者舌象参数与血糖代谢指标关系后发现，HbA1c 水平与舌色红色度、明亮度呈负相关，即 HbA1c 偏高，舌色会更偏向紫、暗，且残差分析提示，HbA1c 与舌象参数之间存在线性回归方程。这与王辰光等的研究结果存在一致之处，同时王辰光团队还指出，RBP 与 Hcy 也与舌色存在关联，具体为 RBP 水平与舌紫程度、Hcy 水平与舌暗程度呈正相关关系。王金平等探究了稳定性冠心病患者舌象与检查指标的关联，发现 Gensini 积分与紫舌、厚腻苔呈正相关，FMD 值与紫舌、厚腻苔呈负相关，并提出紫舌、厚腻苔患者的冠状动脉病变与血管内皮功能损伤均高于淡红舌、薄苔患者。

随着现代人生活水平的提高，生活方式的剧变，社会疾病的性质也悄然发生着变化。肥甘厚味在日常膳食占比的增加、生活及工作压力的增大、日常机体运动的缺乏均使得痰湿证成为现代社会最常见的中医证型之一。"辨舌质，可辨五藏之虚实；视舌苔，可察六淫之浅深"。舌诊通过对舌质、舌苔的观察，司外揣内，获取一定的疾病性质、病位及病机的信息，为辨证论治提供依据，是中医诊疗中不可或缺的一部分。中医学作为一门注重实践，不断发展的学科，其临床研究成果必然会不断丰富中医学的内涵。近年一些医家提出，舌色深暗或可成为痰湿证新的辨证参考，反映着痰湿与血瘀的病机层面联系。

244 痰湿证现代医学本质

当前越来越多针对中医病因学的研究，更多倾向于寻找出病因学的循证医学证据，即找出可以用来阐明病邪致病核心内涵的共性指标。随着对痰湿研究的逐步深入，很多学者运用现代科学方法探讨痰湿的病理本质，认为痰湿与现代医学多种疾病相关。临床上湿邪、痰邪同时易兼夹热邪，出现湿热、痰热等，故对兼夹证候发病机制的探讨在临床亦很常见。学者任爽等探讨了痰湿现代医学基础，主要包括生物学基础、病理学特征以及在分子生物学上的具体体现，基于痰湿的现代医学基础，提出了痰湿相关性疾病"异病同治"的观点，量化了痰湿检测指标，为痰湿致病机制提供有力依据，同时提示对痰湿相关疾病的治疗应从整体观入手，不应局限在一脏一腑。

痰湿的性质及致病特征

痰与湿类同名异皆属阴邪，是人体脏腑气血失和、水湿津液代谢失常、聚集而成的病理产物。水湿停积，湿聚为痰，痰湿内盛，同时痰湿又成为一种新的致病因素，以重、浊、黏、滞为主要特征。从病因病机来看，外感六淫，内生五邪，饮食不节，起居失常，乃至水湿瘀血等，皆可直接或间接地成为痰湿内生的使动因素。《杂病源流犀烛·痰饮源流》针对痰饮致病所云："人身非痰不能滋润也。而其为物，则流动不测，故其为害，上至巅顶，下至涌泉，随气升降，周身内外皆到，五脏六腑俱有。"痰之所动，脏腑失养，气血失和，气机升降失调，致新陈代谢失常，而使虚者更虚、实者更实，湿邪常与痰邪兼夹存在，黏滞不畅，相互作用，导致多种病证的发生发展，故痰湿致病具有病因兼夹、病机复杂、致病广泛、证型不一等特点。

痰湿产生的生物学基础

痰湿作为津液代谢异常产生的病理物质，主要责之于脾运化不利、肺宣发肃降失常、肾蒸腾气化减弱及三焦布散功能失常，但与脾的关系最为密切。"诸湿肿满，皆属于脾"，盖脾主湿，湿动则为痰；脾虚水液不运，水津失布，或脾虚湿邪壅盛，阻滞气机，水谷津液不归正化，内湿蓄积，或湿停成饮，或湿聚成痰。故在治疗中应以健脾利湿、开宣肺气、温肾助阳化气为法，同时注重疏肝以调畅气机，恢复津液的正常输布则痰湿自消。并以治脾为主，脾性喜燥恶湿，实脾土，燥脾湿，治其本。目前已有研究证实，脾脏通过发挥"运化"作用调控神经-内分泌-免疫系统轴，发挥免疫调节功能中的监督作用，且与血脂异常、炎性反应、纤溶凝血功能异常关系密切，提示进一步探讨痰湿相关性疾病分子机制的方向。

痰湿相关疾病的病理学特征

目前认为痰湿是多疾病发生发展的病理关键，其致病机制主要包括以下内容。

1. 与水液代谢相关　痰与湿均为阴邪，易损伤阳气、阻遏气机，影响肺、脾、肾三脏，导致水液代谢异常。研究显示，机体中与水液代谢相关的调控蛋白以及基因表达异常，可能是痰湿引起水液代谢功能障碍的分子机制。其中痰湿导致的水液代谢失调与水通道蛋白（AQP）关系最为密切。AQP4基因敲除会导致对水分的吸收功能下降，在粪便中可以检测出水分的增多，由此推测 AQP 功能障碍可能是痰湿致水液代谢异常的机制之一。研究显示，通过调节 AQP4 可经心房钠尿肽（ANP）途径调控水液代谢，发挥健脾祛湿的作用。现代生物学技术分析，脾主运化痰湿主要是通过干预细胞外信号调节的蛋白激酶（ERK）/p38 丝裂原活化蛋白激酶（MAPK）信号通路，实现对水通道蛋白的调节。李姿慧实验研究发现，脾虚湿困型大鼠结肠黏膜上，水通道蛋白 3、4 呈低表达状态，被认为是痰湿状态下机体对水液代谢整体调节的局部表现。

2. 与炎症相关　研究发现，痰湿与肺泡巨噬细胞黏附分子等炎性因子水平变化相关。炎症相关基因的异常表达均提示，痰湿质人体处于慢性低度炎症的状态，且与核心炎症信号通路被激活相关。冠心病痰浊证可表现为血浆高敏 C-反应蛋白（CRP）、肿瘤坏死因子-α（TNF-α）、白介素-6（IL-6）等炎症指标含量特异性改变，提示冠心病患者体内存在慢性炎症反应，且慢性炎症反应与脉道内痰浊逐渐积累具有相关性。黄成宝从特性、黏附分子表达异常、血清水平、化痰药对黏附分子表达的调控作用方面，说明痰湿与黏附分子具有相关性。黏附分子可参与介导细胞的增殖、信号传导、免疫调节、炎症反应等一系列病理生理过程，其特性与痰湿性质黏滞、遍布周身、致病广泛的特性相似，由此可以推测黏附分子可能是痰湿致病的微观指标之一。

3. 与血脂代谢相关　目前认为，血脂属于中医学"膏脂"范畴，痰湿的产生与血脂异常关系密切。平素饮食不节、嗜食肥甘之人脾气易损，气运无力，化生乏源，津液不归正化，聚而为痰湿，清浊混淆则发为异常膏脂。现代研究提示，在痰湿人群的血脂检测中，总胆固醇、甘油三酯、低密度脂蛋白等血脂指标均有不同程度升高，高密度脂蛋白则呈现相反的变化趋势，进一步验证两者的相关性。除对血脂的调控作用外，痰湿体质的患者血氧饱和度较低，与血糖和胰岛素呈较明显的相关性，易呈现典型的嗜睡、肥胖等表现。动物实验亦证实，痰湿证组大鼠超氧化物歧化酶（SOD）、丙二醛（MDA）含量明显减少。SOD 是重要的过氧化物分解酶，MDA 为脂质过氧化的终末产物，两者水平反映组织中存在脂质过度代谢。由此可见，痰湿致病过程是一种综合病理反应，通过一系列反应诱发脂质过氧化。

4. 与物质能量代谢相关　脾失健运，水谷运化失调，物质代谢异常，水谷精微不能通过气化作用化生为精气以布散营养全身，脾失健运、湿聚痰生成为致病因素，阻碍了物质间转化及物质转化为能量的过程。腺苷单磷酸活化蛋白激酶（AMPK）是一种对机体物质、能量代谢平衡起中枢调节作用的蛋白质激酶，其介导的环腺苷酸（cAMP）/蛋白激酶 A（PKA）-Gp 通路是物质能量代谢的主要通路之一。研究显示，脾虚痰浊证大鼠的调控作用即是通过介导 cAMP/PKA-Gp 信号传导通路，从而对物质能量代谢进行进一步的调节作用。王巍证实"痰浊证"巴马小型猪心肌组织中，LKB1 基因/蛋白激酶（AMPK）通路上 AMPK 等多个分子表达受到抑制，存在物质利用及能量生成障碍，为中医"痰浊证"在分子水平的体现。

5. 与免疫调节有关　对于痰湿致病缠绵难愈的特点，可从免疫角度阐述探讨。研究显示，湿邪患者存在着免疫功能异常，具体表现为 T 淋巴细胞亚群异常，$CD3^+$、$CD4^+$ 细胞显著降低，而 $CD8^+$ 细胞升高，$CD4^+/CD8^+$ 比例下降，T 细胞免疫功能降低，免疫抑制。T 细胞受体（TCR）是介导 T 细胞识别的分子，研究显示内湿外湿模型组 TCRVβ8 和 TCRVβ18 均降低，提示痰湿与 TCR 相关。机体的免疫功能是维持生命活动、对抗病原微生物入侵的主要屏障，与中医学正气御体防外作用机理相一致。由此推测，T 细胞免疫机制的异常可能是湿邪困阻阳气的内在调控机制之一。

痰湿分子生物信息学的体现

中医辨证施治体现着整体思维，系统生物学能够从生物学角度认识证型的本质，具有动态、整体、层次及整合等特点，契合中医认识和诊治疾病的思维。以代谢组学、蛋白质组学、基因组学为代表的系统生物学技术的出现，使现代医学由还原论思维走向整体思维，可从分子层面揭示"痰湿"的微观基础。

1. 代谢组学的研究　研究显示，基于代谢组学多囊卵巢综合征（PCOS）痰湿证的生物标记物包括1-甲基组氨酸、柠檬酸、低密度脂蛋白L1、脂质L6降低，脂质L7、乳酸等，其代谢组学变化提示，PCOS痰湿证患者体内存在三羧酸循环障碍，糖代谢缓慢，脂肪动员加强。缺血性中风（IS）痰湿证患者生物标志物可以概括分为氨基酸代谢产物、能量代谢产物、脂质代谢产物，揭示其对应代谢过程紊乱，且与血脑屏障破坏、糖代谢、三羧酸循环、脂肪酸β氧化等环节密切相关。杨宇峰通过代谢组学技术寻找代谢综合征痰湿证模型的潜在生物标志物，并通过生物信息挖掘技术进行通路筛选，结果证实其痰湿证模型存在氨基酸代谢、脂质代谢、碳水化合物代谢等物质能量代谢的异常，提示代谢组学研究方法有助于揭示代谢综合征中医证候的微观物质基础。

2. 基因学的研究　杨海燕采用MeDIP-seq测序方法，分析肥胖痰湿证模型大鼠脂肪组织基因启动子的甲基化状态，显示肥胖痰湿证形成过程中确实存在着脂肪组织代谢相关的甲基化状态改变，其中19个启动子呈现降低趋势，36个呈现升高趋势，涉及众多的物质能量代谢过程。温胆汤干预肥胖痰湿证后，与肥胖痰湿证有关的启动子甲基化差异基有7条，即B4galt7、Elof1、Iws1、Kynu、Sc5d、Mutyh、Tgif2。Wu等进行了一项遗传学研究，以评估代谢基因的遗传变异与构成之间的关联，包括PPARD、PPARG和APM1。根据23个单核苷酸多态性（SNPs）基因分型，将中国汉族233个个体分为正常、阳虚、阴虚、痰湿4组。痰湿型PPARG的Hap25、PPARG的Hap14与正常人比较，差异有显著性，提示可能是群体相关的单倍型。

3. 蛋白组学研究　姜月华基于蛋白质组学探讨痰湿壅盛高血压大鼠蛋白的差异表达，并对差异蛋白进行功能分析，根据主要差异蛋白富集结果，蛋白点E14、E22、E43、E51、E56、E87等与细胞骨架相关，其趋势提示细胞骨架被降解；SH3G2（E35）与神经元结构功能相关，提示神经元缺血缺氧；NDUAA（E42）与能量代谢相关；E2N（E99）、鸟嘌呤核苷酸结合蛋白G（F35）、乙二醛酶结构域蛋白4（F40）与应激相关，HINT1（E104）与肿瘤相关。唐莹通过蛋白质的分析技术，得到7个与肺癌痰湿证的相关蛋白。分子功能分析提示，肺癌脾虚痰湿证的差异蛋白功能主要为结合组蛋白，结构分子，运输和连接酶活性，参与生物学过程包括细胞生长、通讯、运输、细胞免疫以及信号传导；富集分析提示，参与的生物学途径包括鞘磷脂代谢、脂质和脂蛋白的代谢、高密度脂蛋白介导的脂质转运等脂代谢反应，提示肺癌脾虚痰湿证可能与机体的免疫反应及代谢有关。

因此依据代谢组学、基因组学、蛋白质组学等现代医学思维加深对"痰湿"内涵的科学研究，将多组学下代谢产物作为诊断"痰湿"的客观性指标，将"痰湿"状态下的物质表达更直观地展现出来，进一步揭示"痰湿"相关疾病的发病机制。

探讨痰湿现代医学基础的意义

1. 对丰富中医理论科学内涵具有重要意义　基于中医病机学分析，痰湿是多种疾病的病变基础及主要病因病机，具有病理产物与致病因素的双重属性，影响着疾病的形成与发展。从现代医学角度出发，探究痰湿相关疾病的生物学基础、病理学特征以及分子层面的生物信息学体现，可从微观角度揭示痰湿致病的机制，有利于拓展其内涵，将中医理论中"痰湿"这一抽象概念直观化、具体化和实质化。

2. 基于痰湿病理生理学基础的异病同治　痰湿致病的作用机制是神经、内分泌、免疫、血液、炎症网络等多个系统发生识别和反应的共同化学信号分子与受体被有机地整合，是各个系统相互作用的结果，因此对于痰湿相关性疾病的治疗应注重整体调控，通过调节水液代谢、脂质代谢、降低炎症反应、调节能量代谢、调节免疫等多个方面对于不同的疾病起到治疗作用，进一步诠释中医"异病同治"的理论内涵。

3. 形成痰湿相关疾病的诊疗模式　痰湿与多种复杂疾病有关，且从痰湿出发可获得较好疗效，体现了中医在整体观念指导下，辨体辨病-辨证相结合的"三位一体"诊疗模式。痰湿患者表现于外的宏观证候与微观的病理基础，是导致多系统疾病产生的关键环节。在疾病的治疗方面，除了从宏观上调节脏腑功能、平衡机体阴阳外，还蕴含着缓解微观损伤的另一层意义，其中包括疾病状态下的病理学基础以及分子层面的生物信息学，因此将现代生物学技术引入中医证候学的研究之中，一方面可以丰富中医理论的科学内涵，另一方面可以促进中西医的有效结合，促进中医的现代化、国际化。

综上所述，痰湿是多种疾病发生发展的始动因素和关键环节，病理学表现为水液代谢异常、脂质代谢异常、物质能量代谢异常、炎症反应以及免疫调节异常，涉及神经、免疫等多个系统，与现代生物信息学中的蛋白质、糖、脂质这三大物质代谢及基因组学相关，其代谢产物等可作为诊断痰湿证的客观化指标，这对于系统分析痰湿致病的发病机制有重要的指导作用。通过对机制网络的整体调控，进而对痰湿相关疾病发挥干预作用，最终形成痰湿状态下的诊疗模式。

245 基于代谢组学痰湿证识别

证候是中医辨证论治的精髓,是机体形态、结构、功能、意识的有机整合,联系着中医的基础与临床、诊断与治疗,对于揭示中医的科学内涵,推动中医各学科的发展具有十分重要的意义。"痰湿证"是疾病状态下的常见证候模式,反映的是在机体在疾病某一阶段的整体性状态,故这样的状态必然会产生一定的物质基础,相反,这样的物质基础也决定了机体的整体状态,即"有诸内者形诸外",因此用现代医学理论来证实中医"痰湿证"产生的物质基础,有助于进一步揭示"痰湿证"状态下机体的科学内涵。代谢组学的出现,为用现代科学技术阐明中医证候内涵提供了突破口。代谢组学可以通过组分的共性加以分析、判断、整合,从而反映出病变过程中机体内物质代谢途径的改变和代谢状况的波动,从中找出有代表性的标记物或是对比多种状态下差异性的代谢产物,通过代谢途径追溯更深层次的病理生理改变,将有助于更好地认识疾病的发生和发展机制,帮助我们从多个层次理解阐明并最终诠释中医证候的科学内涵。因此代谢组学能客观反映整体变化的特征,适合于中医中药多靶点、多系统的整体研究,目前,已有文献证实代谢组学应用于中医证候学本质的研究中,为证候学研究提供了科学可靠先进的研究方法。

学者刘妍彤等回顾了近年来运用代谢组学研究方法进行的中医证候"痰湿证"的研究,归纳了中医证候"痰湿证"的代谢特点和证候本质,从建立"痰湿证"代谢组学数据库,全面获取"痰湿证"的定量研究,从微观角度对"痰湿证"进行了解读,并逐步形成"痰湿证"现代医学的识别模式。

代谢组学研究的作用及其意义

代谢组学是系统生物学中,继蛋白质组学、基因组学及转录组学后兴起的又一门组学技术,研究生命体所有代谢物种类、数量,以及其在受内源性或外源性刺激后的变化规律的学科,主要应用技术包括液相色谱质谱联用(LC-MS)、气相色谱质谱联用(GC-MS)、液相色谱-质谱/质谱联用(LC-MS/MS)以及核磁共振氢谱法(1HNMR)等技术手段。研究对象包括人体的内源性代谢产物,以体液为主,主要包括血液、尿液、组织液等。其操作技术是通过多种信息化的手段,包括结合模式识别、图像分析、人工智能、库检索等化学计量学方法,对样本进行分析、鉴定、还原后再整合,获得不同状态下的生物体的代谢产物,建立生物标志物群,揭示了生物体在特定状态下的整体功能状态。

代谢组学与中医证候的相关性

代谢组学与中医证候学,在方法论原理上具有统一性,在功能学作用上具有一致性,故将代谢组学引入中医证候本质研究中,意在从系统生物学角度搭建一座中医证候学从主观到客观、从抽象到量化的桥梁。

1. 方法论原理上具有统一性——整体观念 中医学有"有诸内必形诸外""视其外应,以知其内脏,则知所病矣""整体观"等思维理念,其核心理念是从系统全面的角度,以整体动态的观念对疾病进行辨证论治。高效、高灵敏度的检测技术结合模式识别和专家系统等计算机分析方法是研究代谢组学的基本方法。代谢组学的核心是从整体层面上,从代谢网络终端的整体角度探索生物体液、组织中内源性代谢产物的变化,对生命体代谢方面的特点及规律进行多元综合分析,多层次、多靶点、动态性地研究和表达集体的功能状态以及外源性物质对生物体所产生的整体效应，具有整体性和系统性的特点，避免了以往采用单一指标或少数几个指标研究某种病理和生理变化，其原理的整体性及动态的功能性，在与中医证候对病理状态表达理念方面是相一致的。由此两者在方法论原理上都具有统一性，将代谢组学引入中医证候学的研究中可以进一步提升从整体水平评价中医证候本质的客观化。

2. 功能学作用上具有一致性——司外揣内　　代谢产物是参与生物体新陈代谢、维持生长发育的小分子化合物，其水平可以被看作是基因或环境发生变化时生物体做出的最终应答，作为人体在健康状态或疾病状态下所传递的信息。代谢组学是通过高能量的分子化合物结合模式分析的方式，来反映机体在某一状态的客观变化，精髓在于构建生物体系中分子族之间相互作用网络，是整个系统生物学的核心亦是终点。中医学的"证"主要反映的是人体内脏腑、经络、气血津液之间以及人体与周围环境之间功能关系的异常，是全身功能关系失调的外在表现，涉及人体多系统、多层面的物质变化，辨证的过程是从机体宏观的外在表象来观察生命活动和疾病变化过程。因此代谢组学通过分析代谢产物来发掘机体产生的病理生理变化，与中医学证候学"司外揣内"识别模式相比较，已经发生的结果生物体系输出的信息逆向分析其内在，故两者在作用上具有一致性。

代谢组学在痰湿证识别中的应用

证候是指在疾病过程中某一阶段的病理特征，因此不用证候存在着不用的生理病理改变，通过收集患者的代谢产物，通过代谢组学的研究手段，发现痰湿证与其他证候之间的差异性代谢产物，推测出与之有关的代谢途径，即可建立"痰湿证"识别模式可靠的客观化及量化的依据。

1. 揭示痰湿证的代谢产物　　"痰湿证"的生物标志物是从机体血液或其他体液、组织液中发现的某种成分，作为痰湿证发生的一种信号，有利于痰湿证的诊断及与其他证候相鉴别。通过对文献内容进行分析，对不同文献主要内容进行提取，包括疾病、样本、检测技术、差异代谢产物、提示意义、参考文献共6部分内容。其中差异性化合物大致分为脂质类：包括脂类化合物、高密度脂蛋白、低密度脂蛋白、极低密度脂蛋白、不饱和脂肪酸、酮体（3-羟基丁酸、丙酮）等；糖代谢产物：包括乳酸、葡萄糖、脱氢脱氧葡萄糖、半乳糖等；氨基酸类：亮氨酸、苯丙氨酸、异亮氨酸、甘氨酸、谷氨酰胺等；本文只筛选出代表性代谢产物进行分类。筛选出的痰湿证特征性代谢生物标志物既可反映出痰湿证的代谢物特征性，又可进一步研究痰湿证的发病机制及其代谢途径。

2. 阐明痰湿证的代谢机制　　对痰湿证的差异性代谢产物进行分析，主要可分为脂类化合物，葡萄糖及氨基酸。脂类化合物是一种供给能量、维持细胞结构的大分子物质。葡萄糖是生物体内新陈代谢不可缺少的重要物质之一，参与糖代谢、脂代谢、能量代谢等多种代谢途径。蛋白质的合成和代谢核心是氨基酸。体内的糖、脂、蛋白质等物质代谢并非是独立的，而是通过一些共同的中间代谢产物互相沟通，促进营养物质在机体的合理利用，当其中一种物质能量代谢障碍时，也会影响其他的物质代谢。从痰湿证差异性代谢产物分析可以看出，主要集中在脂代谢、氨基酸代谢、糖代谢以及其相互作用等方面，由此，痰湿证的病理机制并非是独立而单一的，而是对整体机体的代谢状态产生影响。在寻找痰湿证患者与正常人血浆、尿液差异代谢产物的基础上，进一步尝试探讨痰湿证患者相关代谢产物的变化规律，从代谢物层面建立痰湿证患者的识别模式。

基于代谢组学痰湿证研究应用

1. 基于痰湿证代谢组学的图谱、标志物等特异性成果，构建痰湿证的识别模式　　利用代谢组学技术进行检测和分析，从中了解证候发生和发展过程中所产生的生物学变化和病理学演变，找出相关证候发生的代谢物组标志物簇，以便于对证候进行识别。基于痰湿证的代谢产物分析，痰湿证患者体内存在着脂蛋白代谢、氨基酸代谢和糖代谢异常，且与嘌呤代谢相关。因此，基于"痰湿证"代谢组学图谱、标志物等特异性成果，构建出"痰湿证"系统生物学知识库，以获得"痰湿证"的定量研究，形成中医证候"痰湿证"严谨科学的生物学信息模式。

2. 基于痰湿证的代谢组学特征，进行痰湿证证候学本质的鉴别诊断　痰湿证患者在血浆代谢方面的特点是与能量代谢、氨基酸代谢、糖代谢、脂肪代谢、氧化应激反应等多种代谢通路的异常相关，且多种代谢途径之间相互作用，导致痰湿证患者机体整体功能上的紊乱，且具有一定的特异性。因此，筛选出的痰湿证特征性代谢生物标志物既可从疾病的角度对发病机制进行解释，又可以一定程度上反映出痰湿证的代谢物共性和各自特有性征，从而从代谢组学的角度，将中医"痰湿证"与其他中医证候相区分，为中医多种证候的鉴别诊断提供依据。

3. 以代谢组学为基础，发展系统生物学的整合思想，实现多学科的整合及标准化　对中医证候进行生物标志物分析，形成中医证候特有的诊断识别模式，将会推动中医证候学的研究及发展，加快中医客观化，现代化的步伐，并取得更好的治疗效果，特别是多分析技术方法的引入，进行多学科的整合及规范化探究，为中医药实现现代化创造有利条件。由此可见，以代谢组学为基础，将传统中医学融入现代系统生物学的学术内涵，发展多学科的整合及标准化，是目前中医学发展的必然趋势。

代谢组学作为系统生物学的一部分，具有融整体、动态、综合、分析于一体的特点，与中医证候学"整体观念""司外揣内"的特征相一致。将代谢组学引入中医证候学的研究中，能更加直观地反映出机体目前状态下的生理病理特征，将中医理论用现代科学加以阐释，可促进"证"本质的研究，使得中医证候学研究更加量化及科学化，并建立既符合中医优势及特点，又被国际相接受的中西医结合研究方法，让系统生物学成为中国传统医学走向国际化的通用语言。因此，将以代谢组学为核心的系统生物学技术体系应用于中医药研究是一个引领中医药现代研究的重要之举，能促进中医药学研究的现代化进程。

246 痰瘀相关论

中医传统理论认为痰浊、瘀血是两种不同物质和致病因素，痰浊是人体水液代谢障碍所形成的病理产物，瘀血是指体内血液运行不畅，停滞于经脉或脏腑组织内的血液以及体内离经之血。由于有共同的生理基础，他们之间有着紧密的关系。学者支艳等对痰瘀相关性做了分析和探讨。

痰瘀相关的生理基础

"痰瘀相关"源于中医学"津血同源"的理论。津液和血液同源于水谷精微，化生于后天脾胃。正如《灵枢·营卫生会》所云"此（指中焦）所受气者，泌其津液，化其精微，上注于肺脉，乃化而为血"；水谷入胃，中焦受气取汁，变化而赤为血。可见，津、血都是脾胃消化吸收饮食物中的精华部分，两者同出一源，异名同类。津、血不仅润源于水谷，在运行输布过程中还相辅相成，相互转化。血行脉内，津行脉外，脉外之津液不断渗入脉内，与营气相和，化生血液，成为血液组成部分，脉内的血液也可渗于脉外而化为津液，以濡润脏腑组织和官窍，也可弥补脉外津液的不足，有利于津液的正常输布代谢。《灵枢·邪客》云"营气者，泌其津液，注之于脉，化以为血"；"津液和调，变化而赤为血"；均说明了津、血可相互转化的关系。它们中任何一方运行失常均可影响另一方，伤津则耗血，失血则津亏，这种病变就是津血互耗的病理反映。古代医家根据津血同源的基本概念，在长期临床实践中总结出"夺血者无汗，夺汗者无血"，"亡血家不可发汗。"等宝贵经验。痰和瘀分别是人体水液、血液代谢障碍所形成的病理产物，痰浊源于津液，瘀血源于血液，是津血不归正化的结果，津液和血液在生理上的同源性，构成了痰瘀相关的必然性。清代周学海在《读医随笔》中云："夫血犹舟也，津液水也，医者于此，当知增水行舟之意……津液为火灼竭，而血行瘀滞。"张景岳指出"痰即人之津液，无非水谷之所化，此痰亦即化之物，而非不化之属也。但化得其正，则脏腑病，津液败，而血气即成痰涎"。

痰瘀相关的病理机制

1. 痰和瘀是气机升降紊乱的病理产物 首先，气的病变是产生痰瘀相关的根本。津血运行输布全赖气的推动，"气能行津，气能化水"，若气机调畅，则津液输布正常，反之如气滞、气虚推动无力，温煦、固摄失职，则津液运行迟缓，易凝聚、停滞而为痰；正如李梴在《医学入门》中指出："痰乃津血所成，随气升降，气血调和则流行不聚，内外感伤则壅逆为患。"气为血之帅，血在脉中运行亦时时赖气之率领和推动，气行则血行，气止则血止，故气行正常，则血液运行流畅，反之则血行瘀滞，留而为患。气病既可成痰，又可致瘀，痰瘀是气机升降紊乱的共同病理产物。其次，痰瘀又可因气的病变互相转化。水液代谢障碍形成痰饮滞留体内，痰浊可随气流行，内而脏腑，外而经络，痰性黏滞，阻碍气机，壅塞血脉，气血不畅，由痰致瘀。故《素问·调经论》云："孙道水溢，则经有留血。"瘀血形成过程中亦易滞碍气机，阻滞络道，津液聚集化生痰浊，最终发生痰瘀互结。对痰瘀之间的内在联系，历代医家也有论述，隋代巢元方《诸病源候论·痰饮诸病候》云："诸痰者此由血脉壅塞，饮水积聚而不消散，故成痰也。"清代唐容川《血证论》对痰血的关系也有明确的论述，"血积既久，亦能化为痰水"。又云"吐血、咳血必见痰饮"。朱丹溪首次提出"痰夹瘀血，遂成窠囊"理论。

2. 脏腑功能失调是痰瘀形成的共同病理基础

（1）肺失治节，痰瘀内留：肺气通过宣发和肃降，推动和调节水液的输布、运行和排泄，若肺宣降失司，则将失其主行水的功能，水道不调，水液不能向全身输布以营养脏腑组织器官，同时津液不能化为汗液或生成尿液排出体外，引起排泄障碍，从而水湿停聚成痰。

肺朝百脉而助心行血。血液依赖气的推动运行全身，肺主一身之气，贯穿百脉，故能辅助心脏主持血液循行，若肺气虚，不能助心行血，从而出现血液瘀滞失行。正如《灵枢·邪客》所云："宗气不下，脉中之血，凝而留止。"可见，肺气失调既可影响水液运行致痰，又可影响气运致瘀。

（2）脾运失健，痰瘀内生：脾位中焦，在人体水液代谢中起着重要的枢纽作用，脾在运化水谷精微的同时，还把人体所需要的水液吸收并上输给肺，通过肺的宣降布散到全身，以营养和滋润脏腑组织。同时把机体代谢后的水液转输给肾，经过肾的气化作用形成尿液排出体外。《素问·经脉别论》云："饮入于胃，游溢精气，上输于脾，脾气散精，上归于肺，通调水道，下输膀胱。水津四布，五经并行，合于四时五脏阴阳，揆度以为常也。"饮食不洁、恣食肥甘或愤郁不伸，肝气乘脾等原因，皆能损伤脾胃，使脾失健运，津液代谢失常，水液在体内停滞，产生痰饮等病理产物，故云"脾为生痰之源"。《景岳全书》云："脾胃强健而水谷随食随化，皆为气血，不能尽化，而十留一二，则一为痰矣；十留三四，则三四为痰矣；甚至留七八，则但见血气日削而痰涎日多。"明代《医宗必读·痰饮论》云："唯脾土虚湿，清者难升，浊者难降，流中滞膈，瘀而成痰。"脾主统血，脾气旺盛，气能摄血而血行脉内，若脾失健运，气虚则气的固摄作用减弱，统摄无权则血逸脉外而成瘀血。故脾胃功能失司，则痰瘀同病。

（3）肾气亏虚，痰瘀互结：肾为人身元阳之根，肾主水液，对津液输布起着主宰作用，一方面肾中阳气的蒸腾气化作用是脾的散精、肺的通调水道、小肠的泌别清浊等作用的动力，推动着津液的输布；另一方面由肺下输到肾的津液，在肾的气化作用下，轻者蒸腾，经三焦上输于肺而布散于全身，浊者化为尿液注入膀胱。病理上，肾阳不足，气化失职，开阖失度，水湿泛滥，痰浊内生。三焦为水液运行之道路，膀胱为州都之官，若气化不利，水液代谢障碍，亦可聚水成饮，饮凝成痰。明代《景岳全书·卷三十一》云："五脏之病，虽俱能生痰，然无不由于脾肾，脾主湿，湿动则为痰，肾主水，水泛则为痰。故痰之化无不在脾，而痰之本无不在肾。"故云"肾为生痰之根"。肾中命门之火，为人体阳气之根本，对全身脏腑组织起着推动和温煦作用，命门火衰可致血液无以温煦推动，寒凝血瘀。

（4）心气不足，痰凝血瘀：心主血脉，心气推动血液在脉中运行，不足，无力推动血液循行，心脉气血运行不畅，则心血瘀阻，处于黏、凝、聚的瘀态；心气虚常致心阳虚，心阳不足，温煦失职，血脉、津液失于阳气温煦，而成痰凝血瘀。《灵枢·经脉》云："手少阴（心）气绝则脉不通，脉不通则血不流。"曹仁伯在《继志堂医案·痹气门》中则指出："胸痛彻背，是名胸痹，此病不唯痰浊，且有瘀血，交阻膈间。"

（5）肝失疏泄，痰瘀内停：肝主疏泄，是调畅气机，推动血和津液运行的一个重要环节。肝的疏泄功能正常，气机调畅，则气血调和，津液运行通利，痰瘀无所生；若肝失疏泄，肝气郁滞，气滞及血，形成血瘀。肝主疏泄功能还表现在调畅三焦气机，促进脾肺肾三脏水液代谢功能，若肝失疏泄，三焦气机阻滞则水停，从而形成痰饮。若郁怒伤肝，肝气郁结，郁而化火，或肝阴亏虚，肝火旺盛，亦可迫血外溢，血瘀阻络，或炼液灼津成痰，形成痰瘀互阻之势。

痰瘀相关的现代医学研究

现代医学从不同角度来研究并验证了痰瘀的相关性。

在脂代谢及血液流变学方面：目前多项研究表明高脂血症、高黏血症是痰瘀病邪的生物化学基础。脂质代谢异常可作为"痰浊"的物质基础，而血液的高黏滞性、血液流变性及血小板功能异常与中医"血瘀"病理呈一致性变化。由高脂血化生的痰浊，引起血液黏稠性、聚集性增高，流动性降低，从而产生瘀血，这是由痰致瘀的主要病理特征，也说明了由痰浊引发瘀血的演变过程，可谓"痰浊致瘀"；

瘀血患者血流缓慢，血液瘀滞，组织缺血缺氧，引起细胞膜脂质代谢紊乱，导致脂质堆积，即"瘀血生痰"。韩学杰等对冠心病心绞痛发病机理开展了实验研究，发现高胆固醇血症血小板反应性明显增高，凝血因子活性亢进。同时发现冠心病痰瘀症全血黏度、血浆黏度、红细胞压积、纤维蛋白原增高并与总胆固醇、低密度脂蛋白、过氧化物脂质升高呈正相关，与低密度脂蛋白呈负相关。李小兵等对痰、瘀证病例进行实验，表明痰症的血液循环基础是血液流变性改变，血液黏滞性、凝固性及聚集性均有不同程度增高，从而提示痰能致瘀。

在胰岛素抵抗（IR）方面：IR 是脂肪代谢紊乱的中心环节，IR 和血脂异常存在高度相关性，IR 越严重，血脂异常发生率越高。王东生等通过对冠心病痰瘀证微观的研究，发现在由健康人-非痰非瘀证-痰凝心脉证-痰瘀痹阻证的演变过程中胰岛素水平逐渐上升，胰岛素敏感性逐渐下降，IR 逐渐加重，从而说明 IR 是产生"痰瘀"并由"痰"向"瘀"演变的重要内在生化基础。

在细胞凋亡方面：细胞凋亡是细胞在基因控制下自我消亡的一种生物现象，它调节着机体细胞增殖与更新之间的平衡。研究发现血管平滑肌细胞凋亡紊乱和凋亡小体清除不足是动脉粥样硬化（AS）形成的重要因素，对于 AS 血管内皮损伤，粥样病灶形成，斑块脱落有较大影响。实验用高脂血清 24 h 造成内皮细胞凋亡，运用痰瘀同治方保护损伤的内皮细胞，可减少凋亡发生，凋亡比例与高脂血清及中药量呈正相关。以上研究表明痰瘀互结与细胞凋亡具有一定的内在联系。

在炎症反应方面：近年来痰瘀互结与炎症的关系受到诸多学者的关注。韩学杰等从炎症因子 C 反应蛋白（CRF）、一氧化氮（NO）、肿瘤坏死因子（TNF）含量的动态变化揭示高血压病痰瘀互结证与炎症因子的相关性，结果表明高血压病痰瘀互结证患者炎症因子含量明显增高，经过中药干预，炎症因子浓度含量下降，趋于正常水平。洪永敦等发现急性冠脉综合征（ACS）痰瘀证组的炎症因子水平高于血瘀证组，提示前者的炎症活动可能更为活跃。林桂水等研究显示 D-二聚体、CRP 等炎症因子介导的免疫炎症活动与 ACS 痰瘀证的形成密切相关，可能是 ACS 痰瘀证形成的始动因素。

所有这些研究的开展，丰富了中医学对痰浊血瘀的认识，为中医药治疗相关疾病提供了理论依据。痰瘀相关的理论在临床应用中的意义在于临证中虽然有时只表现痰或瘀某一方面的症状，但痰瘀二者同源而互化，痰阻则血滞而瘀，血瘀则痰结难化，因此治疗中要做到见瘀之证而防痰之生，见痰之象而防瘀之结，治痰兼顾化瘀，治瘀不忘涤痰。痰浊瘀血致病广泛，且见症复杂，现代医学一些尚无病因治疗或疗效不佳的疾病，也多是临床的疑难杂病重症，多与此有关。我们应该充分把握这一点，并根据患者的体质禀赋，临床表现，抓住痰瘀互结的病机，运用整体思想和辨证论治，充分发挥中医学的优势，以期提高临床疗效，改善患者的生活质量。

247　痰瘀互结证源流

痰瘀互结证指痰浊与瘀血相互搏结，以局部肿块刺痛，或肢体麻木、痿废，胸闷多痰，或痰中带紫暗血块，舌紫暗或有斑点、苔腻，脉滑或弦涩等为常见症的证候。目前痰瘀互结证已作为规范证候名使用。近年来，痰瘀互结证越来越受到关注，相关的临床研究、实验研究均取得了较大进展，痰瘀互结证可见于临床内、外、妇、儿各科，是临床疑难杂症发展过程的重要病机。在治疗方面，临床医者也认识到痰瘀互结证较单纯痰浊证或瘀血证更难治疗，单纯活血或化痰已达不到理想疗效，多需要痰瘀同治。从中医文献记载来看，痰瘀互结证治理论古已有之，学者卢红蓉等对痰瘀互结证治理论源流做了梳理，以期展示痰瘀互结证治理论自发端至成熟的发展过程之概貌。

先秦两汉——痰瘀互结证治理论的萌芽期

痰瘀互结证治理论在先秦、两汉时期已现端倪，此时期医学典籍中不仅有痰瘀同病证如"积"的记载，还有痰瘀同治方的记载，如《金匮要略》的痰瘀同治方至今仍有良好的临床疗效，为后世痰瘀互结证治理论的发展奠定了基础。

1. 痰瘀互结证的发端　《黄帝内经》中虽无痰、瘀之名，但有痰、瘀相关描述，如"积饮""汁沫""津液涩渗""唾""涕"等，以及"凝血""恶血""留血""菀陈"等。《灵枢·百病始生》论述了痰瘀互结成积的病因病机，云"湿气不行，凝血蕴里而不散""卒然外中于寒，若内伤于忧怒，则气上逆，气上逆则六输不通，湿气不行，凝血蕴里而不散，津液涩渗，着而不去，而积皆成矣""肠外之络伤，则血溢于肠外，肠外有寒，汁沫与血相搏，则并合凝聚不得散，而积成矣"。积的形成有两方面，一方面是情志因素，忧愤恼怒导致气机逆乱，气机逆乱则津液运行不畅，血行不畅，凝血蕴阻于里，更加阻碍津液运行，津液涩渗成痰，痰和凝血着而不去则形成积，这是由湿致痰、致瘀的过程；另一方面是血溢于肠外，因寒则凝，与汁沫相搏，并合凝聚成积。

2. 化痰、祛瘀方药的首载　化痰药、祛瘀药首见于《五十二病方》，湖南长沙马王堆三号汉墓出土的《五十二病方》记载了半夏、服零（茯苓）、杏仁、蒲荚（即皂荚）、虻（贝母）等多种化痰药物以及川芎、茜草、郁金等祛瘀药，这是目前最早的化痰、祛瘀思想的医学文献记录。东汉初年，则有了痰瘀同治方剂的记载。《武威汉简·治百病方》记载了"瘀方"，由当归、芎䓖（川芎）、牡丹皮、漏芦、蜀椒、虻（贝母）、醇酒组成，方中当归、芎䓖、牡丹皮、漏芦活血养血，贝母化痰散结，是典型的痰瘀同治方。

3. 痰饮、瘀血的提出　东汉张仲景对痰瘀证的发展作出了很大贡献。首先，张仲景明确提出了"痰饮"之名，并列专篇论述。《金匮要略·咳嗽痰饮病脉证并治》云"夫饮有四，何谓也，师曰：有痰饮，有悬饮……水走肠间，沥沥有声，谓之痰饮"。张仲景认为，痰饮形成的主要因素是阳虚阴盛，肺、脾、肾阳气不足，气化失司，以致水液停聚，其中脾虚不运为发病的关键因素。依此张仲景提出"病痰饮者，当以温药和之"的痰饮病治疗总则，以温运、温化之品如苓桂术甘汤之剂温阳化气以治其根本。虽然此处"痰饮"以"饮"为主，但总与痰相关，其治疗思想可资借鉴。其次，张仲景明确提出了"瘀血"病名，并记载了瘀血内停的症状。《金匮要略·惊悸吐衄下血胸满瘀血病脉证治》云："胸满，唇痿舌青，口燥但欲漱水，不欲咽，无寒热，脉微大来迟，腹不满，其人言我满，为有瘀血。"再次，张仲景临证中注重痰瘀同治，《金匮要略》中用痰瘀同治之法治疗多种疑难杂症。如用瓜蒌薤白酒汤方治胸痹证，方中用瓜蒌、薤白豁痰下气，白酒温通血脉。大黄䗪虫丸治疗"五劳虚极羸瘦，腹满不能食……内有干血，肌肤甲错，两目黯黑"，方中使用大量虫类药虻虫、水蛭、蛴螬、土鳖虫等活血化瘀，并配伍杏仁、甘草化痰散结，大黄涤痰化瘀，全方痰瘀同治，津血同治。此外，痰瘀同治方还有鳖甲煎丸、旋覆花汤、当归芍药散、当归贝母苦参丸、土瓜根散等，分别治疗疟母、肝著、妇人腹中痛、妊娠小便难以及月经不调等。《金匮要略》中涉及痰瘀同病的病种几乎占1/3以上。

隋唐宋元——痰瘀互结证治理论的成熟期

痰瘀互结证治理论在隋、唐、宋、元时期得到了长足的发展，一些重要医学典籍中大量痰瘀同治方的记载表明痰瘀同治法在此时期得到了广泛应用。朱丹溪提出"痰挟瘀血，遂成窠囊"，成为痰瘀互结证治理论成熟的标志。

1. 瘀可致痰 "痰""饮"分论始见于隋朝。巢元方《诸病源候论》中提出"痰饮病诸候"，其中又分立"诸痰候""诸饮候"等，将"痰"与"饮"分论，并从脉象对"痰"与"饮"加以区别，云"脉偏弦为痰，浮而滑为饮"，至此"痰"与"饮"成为两个具有不同内涵的名词。巢元方还首次提出瘀可致痰的观点。《诸病源候论》云"诸痰者，此由血脉壅塞，饮水结聚不消散，故成痰也。或冷或热，或结食，或食不消，或胸腹痞满，或短气好眠……故云诸痰"。血脉壅塞，瘀血停滞，脉络不通，气不往来，津液不布，聚为痰涎，与瘀血相并，形成痰瘀同病。

2. 痰瘀同治 唐代同样重视痰瘀同治，此时期重要医学典籍中都有大量痰瘀同治方剂的记载。孙思邈《备急千金要方》千金苇茎汤治疗肺痈，桃仁活血，薏苡仁、冬瓜仁、苇茎化痰；王焘《外台秘要》款冬花散治咳嗽、吐血，款冬花、贝母、杏仁化痰，当归、川芎活血；昆布丸治疗胸满上气，硝石、海藻、昆布、葶苈化痰，桃仁、大黄祛瘀通络。

宋代陈无择从痰饮与气血关系角度对痰瘀互结的形成有新的阐发。《三因极一病证方论》云："人之有痰饮病者，由营卫不清，气血败浊，凝结而成也。"陈无择认为，营行脉中，卫行脉外，运行有序，如果营卫运行失其常道，气血逆乱壅塞停滞，则凝结为痰。此时期的大型方书亦记载了许多痰瘀同治方剂，如《圣济总录·胸痹门》四温散治疗胸痹，枳实化痰散结，蓬莪行血化瘀；当归散治心痛，当归、赤芍活血，桔梗、槟榔化痰；大黄散治心痛，大黄、赤芍、鬼箭羽、鬼臼除血结，桔梗、朴硝等化痰。《太平圣惠方》吴茱萸丸治卒心痛，干漆、当归活血，槟榔、白术、桔梗化痰等。

宋代许叔微最早提出湿痰、痰饮成癖囊说，并记载了用单味苍术治疗的经验。《普济本事方》中记载，许叔微因喜左侧伏案工作，喜深夜饮酒，兼喜左侧卧睡，日久出现肠中漉漉有声、胁痛、呕吐酸苦水等症，许叔微认为水饮内停，已成"癖囊"之疾，如潦水之窠臼，清者可行，浊者停蓄。遂采用燥脾以胜湿，崇土以填窠之法，摒弃常用补、利药物，单服一味苍术，经3月而愈。后世"窠囊"正是由"癖囊"发展而来。

3. 痰瘀互结证的提出 元代是痰瘀互结证治理论形成的重要时期。《丹溪心法》云："自郁成积，自积成痰，痰挟瘀血，遂成窠囊。"朱丹溪首次明确提出了痰挟瘀血、痰瘀互结的观点，并对痰挟瘀血的形成进行了较深入的分析。《局方发挥》云"夫气之初病也，其端甚微，或因些少饮食不谨，或外冒风雨，或内感七情，或食味过厚，偏助阳气，积成膈热，或资禀充实，表密无汗，或性急易怒，火炎上以致津液不行，清浊相干""自气成积，自积成痰，此为痰，为饮，为吞酸之由也""良工未遇，缪药又行，痰挟瘀血，遂成窠囊"。根据朱丹溪的论述，窠囊的产生由轻到重，是一个缓慢、渐进的病理过程。早期因外感、内伤、饮食不节等因素，导致郁热内生，火性炎上影响气机升降，以致津液不行，清气不升，浊气不降，清浊相干，中焦脾胃升降枢纽失常，从而出现痞、吞酸等症状；后又被误以为寒邪所致，误投辛香燥热之品，虽可能得一时之快，诸症暂缓，但厚味叠进、七情反复，日积月累，气郁结成积，气郁化火，郁热炼液成痰，或气积阻碍津液运行，津聚成痰，因反复误治或延误治疗，病情反复发作蔓延，瘀血内生，痰瘀同病，进一步发展则成窠囊。

此外，朱丹溪认为，痰瘀互结可导致多种疾病，《丹溪心法》云"手足木者有湿痰死血"，积聚为"气不能作块，成聚块乃有形之物，痰与食积、死血"。肺胀因"痰挟瘀血碍气而病"（《金匮钩玄》）。痰瘀互结是手足麻木、积聚、肺胀等诸多疾病的重要病机，而且痰挟瘀血，痰瘀互结，治疗起来颇为顽固，"痰病久得涩脉，卒难得开，必费调理"，朱丹溪多选用苍术之类以化痰，或用滚痰丸荡涤老痰，或选用四物汤加减化痰药物来痰瘀同治。

明清——痰瘀互结证治理论的发展期

痰瘀互结理论在明、清时期得到了蓬勃发展，不仅理论上有新的阐发，而且更广泛地应用于临床各科常见病及疑难杂症中。

1. 痰挟瘀血理论的发挥 明代罗赤诚将痰瘀互结分为痰挟瘀血和瘀血挟痰两种形式，云"如先因伤血，血逆则气滞，气滞则生痰，与血相聚，名曰瘀血挟痰……治宜导痰破血，先用导痰汤加苍术、香附、枳壳、白芥子开郁导痰；次用川芎、当归、桃仁、红花、苏木、牡丹皮、莪术以破其血。若素有郁痰，后因血滞，与痰相聚，名曰痰挟瘀血……治宜先破其血，而后消痰；或消痰破血二者兼治"（《医述》引罗赤诚论）。先生痰后致瘀者，为痰挟瘀血；先生瘀后致痰者，为瘀血挟痰，二者病因病机、症状体征及治法用药上均有差异。治疗上瘀血挟痰先治痰后治血，痰挟瘀血则先治血而后消痰，也可消痰破血兼施，以先治本后治标为原则。

明代虞抟对朱丹溪"痰挟瘀血，遂成窠囊"之说也颇有心得。对于瘀血的生成，虞抟指出，因"痰火煎熬，血亦妄行"，从而导致痰血相杂，痰瘀互结。虞抟还从阴阳相滞的角度解释了痰瘀互结的形成机理。《医学正传》云："盖气阳也，血阴也，血行脉内，气行脉外，相并周流……气得邪而郁，津液稠黏，为痰为饮，积久渗入脉中，血为之浊，此阴滞于阳也。血得邪而郁，隧道阻隔，或溢或结，积久渗出脉外，气为之乱，此阳滞于阴也。百病皆由于此。"虞抟认为，临床多种疾病都因阴阳相滞而生，阴阳相滞是痰瘀互结的重要原因，阴滞于阳，因痰致瘀；阳滞于阴，因瘀生痰。

明代孙一奎同样对朱丹溪气、血、痰、瘀为患之论极为称道，指出"若血浊气滞，则凝聚为痰，痰乃津液之变，遍身上下，无处不到"。孙一奎认为，血瘀、气滞导致津液停滞，凝聚为痰，因而论治痰瘀互患之病，如中风、头痛等，应从气、血、水入手。

2. 津液、血败化痰的阐发 明代张景岳阐发了瘀血化痰的观点。《景岳全书》云："痰即人身之津液，无非水谷之所化……但化得其正，则形体强，荣卫充，而痰皆本气血，若化失其正，则脏腑病，津液败，而气血即成痰涎。"又云："精凝血败，皆化痰耳！岂以精血之外而别有所谓痰者耶。"张景岳认为，痰是人体内津液精血运行失常而生，不仅津液败，停聚成痰，血败亦可为痰，痰并非人体本身所有。

3. 窠囊之说的发挥 清代何梦瑶对窠囊之说另有发挥，提出食积、痰积、血积与邪结为窠囊之说。《医碥》云："有形之积，阻碍正气，故痛也。而亦有不痛者，日久则正气另辟行径，不复与邪相争，或邪另结窠囊，不碍气血隧道之故。此为难治，以药不易到也。"何梦瑶认为，积为有形之邪，可因食、因痰、因血等积滞而成，食积、痰积、血积成块后可阻碍正气，也可不阻碍正气，而与邪另结为窠囊，如果食积、痰积、血积与邪结为窠囊则难治。

4. 诸病血瘀的辨治 清代医家对于血证理论贡献大者当数王清任和唐容川。王清任促进了血瘀理论的发展。首先，他非常重视气血在发病中的重要性，《医林改错》云："治病之要诀，在明白气血。无论外感内伤，要知初病伤人何物……所伤者无非气血。"他主张辨治血瘀证时必须"审气血之荣枯，辨经络之通滞"，从而采用活血化瘀之法。王清任还提出"诸病之因，皆由血瘀"的观点，认为久病、怪症、他药无效者均可辨为血瘀，拓宽了中医活血化瘀辨证思路。王清任重视血瘀的论治被后人所熟知，其著作中虽没有明确提到"痰"，但他同样重视"痰"的论治，可从其治疗癫狂的方剂用药中窥见一斑。癫狂梦醒汤方中桃仁、木通、赤芍活血逐瘀，陈皮、桑皮、半夏、紫苏子、大腹皮燥湿化痰、降气开结，同时配伍疏肝理气之品，全方逐瘀、化痰、行气三者兼顾，从气、血、痰三方面入手治疗癫痫以获效。

唐容川撰血证专著《血证论》，详述各种血证的因、机、证、治，对痰瘀互结理论亦多有发挥。他指出"血瘀既久，亦能化为痰水"，"瘀血流注，亦发肿胀者，乃血变成水之证"，"盖失血之家，所以有痰，皆血分之火，所结而成。然使无瘀血，则痰气有消容之地"。论述了瘀血久留化痰、瘀血内阻致津液停滞成痰以及血分虚火炼液为痰等不同血证致痰的过程。

5. 痰瘀阻络的阐发 清代医家中对痰瘀理论贡献大者还有叶天士。叶天士云"百日久恙，血络必伤""初为气结在经，久则血伤入络，辄仗蠕动之物松透病根""风、寒、湿三气合而为痹，经年累月，外邪留著，气血俱伤，化为败瘀凝痰，混处经络，须用虫类搜剔，以动药使血无凝著，气可宣通"。叶天士创立了"久病入络"学说，认为久病者必入络，败瘀凝痰，相互胶结，阻滞经络，众多疑难、幽深、久耽之疾均可称为络病。他主张用虻虫、鳖甲、地龙、蜂房、牡蛎、蜣螂虫、水蛭等虫类动物药，用其血肉之质，动跃攻冲之性，搜经剔络，荡涤固结之痰瘀。叶天士将痰瘀同治法广泛地用于痛证、郁证、痹证、积聚、癥瘕、噎膈以及妇科病证的治疗中。

清代吴鞠通则在叶天士的基础上强调气机在痰瘀阻络形成中的作用。他认为，肝主疏泄，为藏血之脏，性喜条达，凡水谷精微之敷布、气血津液之运行，与肝气之疏泄无不相关。若肝气郁结而失于疏泄，久则或津液不布变为痰饮，或血行不畅留而为瘀，曰"肝气久郁，痰瘀阻络"。

6. 痰瘀互结证的临床应用 明清时期痰瘀互结证广泛用于临床也是此时期痰瘀互结理论发展的特点之一。明代戴思恭师承朱丹溪，指出噎膈因瘀血碍气升降，津液停聚而为痰饮，痰瘀互阻所致，用二陈汤加香附、韭汁、莱菔子治疗。明代龚廷贤《万病回春》《寿世保元》对痰血互结、血从痰化者，也常常治痰而兼活血行血。对于麻木，他认为是湿痰死血，用二陈汤合桃红四物汤加白芥子，并入竹沥、姜汁同服。对于瘿瘤，云"气血凝滞"所致，创制消瘤五海散以化痰软坚、破血祛瘀。

明代万密斋认为，肥胖女子月经不调、不孕因"脂痰凝涩"，"痰涎壅滞，血海之波不流"，痰瘀互阻于胞宫所致。清代何梦瑶提出气、血、水三者相因为病可致水肿。清代唐容川认为，心系、肺系疾病，膀胱及妇科经、带、胎、产诸病痰瘀同病者居多，并结合具体病证提出诸多治疗法则和治疗用药。对于"瘀血作咳"一证，唐容川认为"由瘀血使然，但去瘀血，则痰水自消，宜代抵当丸加云茯苓、法半夏，轻则用血府逐瘀汤加葶苈、苏子"。对于痰挟瘀血肺胀，则用"四物汤加桃仁、诃子、青皮、竹沥、姜汁治之"。对于痈脓，他提出"消瘀则脓自不生，逐水则脓自排去"的治疗法则。由此可见，唐容川主张痰瘀同治宜先活血消瘀，认为瘀血去则痰自消。

总之，痰瘀互结理论源远流长，内容丰富，它滥觞于《黄帝内经》，经汉、隋、唐、宋、元、明、清两千多年，在病因、病机、诊断、治则治法、遣方用药等各个方面都代有阐发，其中以张仲景、朱丹溪、叶天士、唐容川、王清任等医学巨匠的贡献尤为彰著。现代不少临床医者结合现代疾病，提出痰瘀互结是内、外、妇、儿、外等临床各科疑难疾病的重要病机，并对痰瘀互结证的病因病机、辨证、治疗以及痰瘀互结证的生物学基础等方面都作了积极探讨。由于现代疾病种类繁多、病情复杂，以往的研究多侧重某一方面，缺少对痰瘀互结证病因病机、临床发展变化规律、辨证方法以及生物学基础的系统研究，从而制约了痰瘀互结证证治理论的临床应用，所以积极探索痰瘀互结证的临床演变规律，创立执简驭繁的辨证方法，发现特异的生物学指标以及行之有效的治疗方药是今后痰瘀互结证研究的重点和难点。

248 痰瘀互结证病因

痰瘀互结证广泛见于心脑血管、肿瘤、代谢、妇科等多种临床常见疾病中，是一种重要的中医证候类型。从痰瘀论治疾病常可取得较好疗效，故越来越受到医者重视。痰瘀互结理论源远流长，其概念雏形可见于《黄帝内经》，及至元代，朱丹溪明确提出了"痰挟瘀血"一词。痰瘀互结产生的前提条件是先有痰或瘀，或两者兼而有之。鉴于理论上痰瘀之间存在着互生互衍的密切关系，痰久必兼瘀，瘀久也必然兼痰，若经过一系列的复杂演变，终会形成痰瘀互结证。因而学者刘阳等认为，探讨痰瘀互结证的病因，其实质上也就是对中医关于痰、瘀的病因探讨。从临床来看，痰和瘀的生成多与年龄、体质、情志、外感外伤、生活习惯等多种因素有关。

痰瘀互结证概述

痰瘀互结，即痰浊与瘀血相互搏结，以局部肿块刺痛，或肢体麻木、痿废，胸闷多痰，或痰中带紫黯血块、舌紫黯或有斑点，苔腻，脉弦涩等为常见症的证。若以标本虚实来区分，该证大多数情况下属本虚标实之证，本虚可为气血阴阳之虚，标实即由本虚引发的一系列气血津液代谢失常之表现。五脏功能失调均能生痰，其中与脾、肺、肾三脏最为相关。而在血液运行异常方面，则与心、肝、脾三脏关系最为密切。

病因病机

1. 年迈体衰 随着年龄的增长，人体五脏六腑的功能逐渐衰退。如《素问·上古天真论》中就分别概述了人体五八、六八、七八逐渐肾气衰、天癸竭、精少等变化过程，亦提出四十岁左右的人常阴气自半而起居衰。痰瘀本源于体内正常的气血津液，痰源于津，瘀成于血。《景岳全书》认为"痰即人身之津液"，若运转生化不合其常道，则"气血即成痰涎"，强调了"痰皆本气血"。可见，痰和瘀为人体正常的气血津液不正常运行的病理变化表现。若年迈体衰，脏腑化生、推动、温煦、运化、条达气血津液的能力不足，运转生化不规律，就会产生痰和瘀。

从五脏来看，首先，心脏。《千金要方》中指出"年五十以上"之人由于阳气一日比一日衰损，故"心力渐退"。心脏渐衰则行血无力，心阳不足则水湿易停，心阴不足则虚火内生，熬液成痰。诸此因机则必痰瘀内生。再之，肾脏。肾脏渐衰则元阴元阳不足，诸脏虚弱，鼓动无力。《医林改错》中记载元气已经亏虚则"不能达于血管"，必在某局部停留而生瘀。肾阳虚弱不足则不能上达温暖至心，心阳失振，则运血无力，痰浊自内产生，肾阴亏少不足则不能上达交济于心，心失滋润濡养，则虚火内生，加之自生之痰浊阻滞心脉，血液路行不畅，痰瘀黏结。三者，肺脏。肺主管呼吸之气体、主一身之气，朱丹溪云："肺者运行血液，周流一身。"可见肺主气的作用可以影响血液在脉管中的正常循行。肺还可双向调节气机，即宣发和肃降，主治节，为水液代谢之上源，若肺脏虚衰，则会使身体正常之水液代谢失于常而生为痰。第四，肝脏。肝主疏泄，主要负责调整舒畅全身脏腑的气机，众所周知，水液和血的正常流转主要是依赖于气的推动和疏布。唐容川认为"木气冲和条达不遏郁"是血脉得畅的必备条件。若患者由于肝脏虚弱，疏泄理气功能明显失职，则气机不利，津血亦随之停滞而成痰瘀。第五，脾脏。脾为人体后天化生之本，也是气血化生之源。假如脾虚则脾血气亦虚，气虚则行血不利，血行艰涩而易瘀，或者气不摄血，血易溢于脉外而成瘀；脾虚还常常会导致水湿津液输布失常，《医宗必读·水肿胀满》提到"虚人水肿"其本质乃"土虚不能制水也"。水湿痰饮聚集，血行不利，相互胶结而痰瘀内生。

2. 体质偏颇 体质特征是一类人体的一种个性化生理特征，它与人类个体的健康和各种疾病密切关联相关，明确体质特征类型对于各种疾病的早期预防、调治和饮食调养都具有重要指导意义。《黄帝内经》作为中医传统体质类型理论的科学源泉，是中国第一部对不同体质特征类型和其易患疾病分类治疗方法进行论述，并做出系统合理分析的医学书籍，它以"天人相应""形神合一"为科学指导思想，以阴阳及五行学说为方法论，以人体脏腑及气血理论作为基础，对某一种体质从多个角度进行了系统分类。其中记载的"肥人""膏人"等体质类型之人，有明显的易于生痰倾向。

我国目前常用的体质分类方法多数都是参照王琦等所提出的九大体质类型。这九种不同体质个体的多种特殊性，决定着不同个体容易罹患病证的易感性及趋向性。就易患痰瘀证候而言，痰湿体质、血瘀体质本身就容易产生痰湿和瘀血；气虚体质容易罹患外感风邪或内伤劳损等疾病，如《医理辑要》提到易因感风而生病者为"表气素虚"。气虚体质多会因气化失常或气虚推动固摄无力而生痰生瘀；阳虚体质易招致寒湿之邪，正如叶天士之《临证指南医案》指出大部分六气伤人，最终表现出的症状都是因人而化，其中"湿而内生痰瘀；阴虚体质多阴血不足，《丹溪医论选》指出人生来体质就各有不同，"脏腑燥热"偏于阴虚者"易感温病"。阳虚者湿甚，邪伤气分为主"。阳虚体质亦常常因阳虚寒凝，津失温化，血行迟；阴虚体质常因阴虚生热，热耗营血，煎熬津液，血流黏滞不畅而成痰生瘀；湿热体质则多痰热内生，进而阻滞气机，气滞血瘀；气郁体质多由情志郁结不畅致病，如《张氏医通》指出郁症的病因即为"志虑不伸，而气受病"。此类人多因气机不畅而痰瘀内生。

3. 外感外伤 自然气候风、寒、暑、湿、燥、火的太过与不及等异常都会直接影响人体健康。①风为百病之长，善行而走窜，常易兼夹它邪致病，如风邪与寒邪、湿邪合而为风寒、风湿等侵袭人体，阻滞脉络，造成血液和水液的代谢异常，可形成痰和瘀血。②寒邪侵入机体，多损伤阳气，阳气受损则水湿代谢异常，湿聚成痰。寒性主要为凝结滞塞，而血得温则行，得寒则凝，故寒邪内犯血脉，血液运行迟滞则易成瘀。《素问·举痛论》中就提到在经脉不休不止地环周流行过程中，若"寒气入经则稽迟，泣而不行"。③湿性重浊、黏滞，为阴邪，易困遏阳气，易凝炼成痰。素体脾胃虚弱者，外感湿邪常易从寒化而变成寒湿留着体内；平素嗜辛辣而胃中积热火盛之人，若感湿邪常易从热化而变为湿热。无论寒湿或湿热，阻气碍血，血行不畅则易生瘀。湿邪还常伤及脾脏，脾失健运则水湿气化无力，水液聚集不行则生痰湿。④暑多兼湿热之性。⑤燥与火可伤阴津，阴虚则经脉失于濡养滋润，血行涩滞而生瘀；火热亦常炼液而成痰。

自然环境受到污染而产生的雾霾也是生成痰和瘀的一个重要原因。雾霾属于外邪，作为一种致病性的邪气，其病理性质当以湿邪为主，常挟风、寒、热诸邪之性，且兼有毒性。雾霾侵犯人体，多从口鼻皮毛而入，初伤卫气，后及营血，再舍脏腑。明《医贯》中称云雨露雾皆是"在天之湿"，本质上都来源于气，故先伤人体在表之营卫。因其病性复杂，故其病机表现多端，或湿困阳气，或寒凝血脉，或热毒伤阴，可从不同方面影响气血的升降敷布，造成痰湿内停，气滞血瘀。

跌打损伤等外伤因素也是患者体内局部瘀血的重要原因。即《灵枢·邪气脏腑病形》中记载"有所堕坠，恶血留内"。离经之血，不能及时消散或排出体外，则形成瘀血，从而有可能再进一步发展形成痰瘀互结。

4. 生活因素 饮食劳逸等生活因素是痰瘀的重要原因。饮食过饱，过食诸如肥肉、糕点等厚味甘美之品，则易滋生湿热而炼灼津液化痰并进而损伤脾胃，脾自古便被认为乃生痰之源，脾失于健运，故痰湿自生，进而阻塞血脉。正如《笔花医镜》所言痰积者实则是脾不能化之饮食所积，酿而为痰。饮食中一切过咸之物如酱油、鸡精等多食同样可损伤血脉导致血瘀。如《素问·五脏生成》记载多食咸则"脉凝泣而变色"。可见，饮食过咸不利于血液循环。

中医学认为，烟草为热毒之品。清代《温热逢源》成书于烟草盛行之时，书中称烟可使肺中津液熏灼成痰进而"阻室肺隧"。火热毒邪多随烟雾自口鼻入肺，熏蒸上焦，然后侵入血分，循行全身。正如

《本经逢原》所云"毒草之气，熏灼脏腑，游行经络"，故烟毒内犯，津液阴血受灼，则常黏滞凝聚而生痰成瘀。

酒既是我国民族传统饮酒文化的一个重要象征，又是中医药漫长历史中的一个不可或缺的组成部分。《汉书·食货志》已经提出酒是百药之长，中医认为酒的性质多辛热，为水谷之精华所酿成，能够温阳气、散寒邪、活血脉、助长其余药之势。少量的饮酒已被证实是有益于血脉畅通的，但超过自身代谢能力，过度的大量嗜酒则必然会损伤血脉，助生湿热。清代王清任在丰富瘀血理论时明确指出血受热亦会煎熬成块而生瘀。过量饮酒，火热之邪内炽，灼津同时滞血，促生痰瘀，已经成为导致、诱发心脑血管疾病发病或加重的一个重要因素。

劳逸当有常有节，不偏不过，而过劳过逸则会对健康造成损害。过劳包括身体之劳、精神之劳、房事之劳三个方面。中医基础理论认为劳使气耗，思使气结，站立过久伤骨，行走过远伤筋。过度的工作劳累，思虑太过，生活上放纵失节，常会劳形伤身，损及五脏气血，进而气血不畅，生痰生瘀，即所谓积劳而成疾。劳欲皆过度，且不重视养护，久则伤肾，如肾阳损伤不能鼓舞心阳，心阳不振奋，则血脉失于温煦运转，血行便不畅；如肾阴亏虚不能上济养于心，心脉不得养，则虚火内生，灼津而成痰，进一步阻滞气血，由此恶性循环，痰瘀内生并加重。过度安逸亦可损耗脏腑气血，继而出现气血壅滞。《素问·宣明五气》提出久卧久坐可影响阳气和血液的敷布，损耗气血，使肌肉不荣，痰瘀内生从而百病由生。人体应该进行适当的活动，《吕氏春秋》将人体比作流水、户枢，其不腐不蠹的原因总结为动之一字，形气亦然。缺乏适度的运动，则会使五脏六腑、表里内外的气机壅塞不通，故长期养尊处优、好逸少动多可引发痰浊瘀血等问题。

5. 情志内伤 中医常用"七情"，即怒、喜、忧、思、悲、惊、恐描述现代医学中的情志因素。七情生于五脏，五脏各有所主。人体的七情变化可以影响正常的气血运行和脏腑的功能活动，若超过了自身的承受范围则会生病。《素问·举痛论》提出怒易使"气上"、喜易使"气缓"、悲易使"气消"、惊恐易使"气下、气乱"，思易使"气结"；《灵枢·百病始生》云："喜怒不节则伤脏，脏伤则病起于阴也。"七情导致脏腑气血运行失衡后则常可生成痰瘀。

历史上关于七情致病的病机主要形成了七情致"郁"和七情致"虚"两种学说。首先，从"郁"来看，七情致郁可生痰瘀。张景岳在《景岳全书·郁证》专篇论述了"情志三郁"，明确了怒、思、忧均可以致郁，及其不同的症状特点及相应的治法方药。郁者，滞留不通，气、火、湿、痰、瘀等结聚而不得发越。人身之气血在于舒畅，由于忧思恼怒，情志不遂，气血运行失于通达调畅而致怒郁、思郁、忧郁，甚至郁而化火，则必然气血结滞而痰瘀内生。正如《吴鞠通医案》所云"肝气久郁，痰瘀阻络"。

其次，从"虚"来看，七情致虚可生痰瘀。《素问·五运行大论篇》指出"怒喜思忧恐"可伤"肝心脾肺肾"。情志内伤，首先扰动心神，进而影响相应内脏，从而导致五脏亏虚，气血紊乱，津血异化为痰瘀。在分析七情致病的病因病机时，高维等还指出，"虚气留滞"贯穿疾病发生发展之全过程，是七情致病的基本病因病机，存在"气虚为本，气滞为先，痰湿为渐，瘀血为著，毒邪为损"的动态演变规律。所谓"七情六欲者，盗人元气之贼也。（《外科正宗》）"因此，七情致虚，气血津液运行失常，痰瘀自生。

6. 其他因素 疾病日久，失治误治，缠绵不愈，正气受损，邪入血分，常有瘀血。正如《素问·痹论》所言，患病日久病位渐深，经络荣卫行涩，故不通。随着疾病日久，病邪逐渐深入，营卫气血的运行就会艰涩难行。清代名医叶天士最早提出"久病入络"的学说，他在《临证指南医案》中提到"经年宿病，病必在络，因久延，体质气馁，气阻血瘀"。指出了"久病入络"是因为久病影响了络脉的气血运行，血失通利而成瘀，而络血异常又会进一步影响体内的血液流通，并且妨碍体内水液的代谢而生成痰，从而具备了痰瘀互结的前提条件。

形成痰瘀的因素是多种多样的，痰瘀之间还常相互影响转化，常可由痰致瘀，或由瘀致痰。张景岳云："精凝血败，皆化痰耳！岂以精血之外而别有所谓痰者耶！"唐容川云："须知痰水之壅，由瘀血使然。"痰饮既成，常常妨碍气机，阻塞脉络，致使血行迟缓停蓄而为瘀；瘀血已成，亦阻滞气机，影响气对津液之输布、宣发、气化等，导致津液凝聚而成痰饮。痰瘀皆属阴邪，同性相求，故易于相互搏结，日久则难解难消，蕴结堵塞络脉，终成痰瘀互结之证。

需指出的是，从致病因素到痰瘀内生再到成结的过程中，还可能蕴含着多种兼化的复杂病机演变，如寒化、热化、虚化、毒化等，此即刘完素病邪兼化学说思想的体现。而病邪如何兼化除与病邪性质相关之外，还与患者固有之体质、病程长短和病情轻重程度都有密切关系。病理产物的痰瘀之结又可兼夹其他病邪作为继发病因或致病因素，进一步阻滞气血，加重原有的痰瘀互结，导致病情加重。近年来越来越多的学者着力于研究痰瘀互结证形成的分子生物学机制，探讨不同实验室指标与该证的关系，探讨痰瘀互结证与动脉粥样硬化之间的关系，如各类脂蛋白、凝血因子、炎症因子等。未来若能明确其中关联并进一步将其量化，将为诸多与动脉粥样硬化有关的如冠心病、脑卒中、高血压等危害人类健康的急慢性病提供更可靠的早期预防手段及治疗措施。因此，充分认识痰瘀互结证的病因及其内在机制，将有助于明晰危险因素，预见病证发展趋势，对于具有痰瘀互结证这一共性病机疾病的防控与治疗有重要的现实意义。

249 痰瘀互结证辨治

痰与瘀本是两种不同的病理产物，治疗措施迥然有异，但临床实际所见，二者在许多疾病特别是疑难重症中，又常互结相兼为患。学者黄爽明等就痰瘀互结证概念的形成、病理特征、舌脉辨证要点、常见临床表现及治疗方法等进行了详细阐述，强调治疗痰瘀互结证需辨病与辨证相结合，重视久病怪病痰瘀互结的病理因素。

概念形成

古代文献中虽未明确提出"痰瘀互结"，但有关痰瘀同源、同病、同治的理论和实践由来已久。如朱丹溪提出了"痰挟瘀血，遂成窠囊"之论，并认为痰瘀同治可收良效；叶天士对久治不愈的胃痛提出胃痛久而屡发，必有凝痰聚瘀"；柳宝诒在所选继志堂医案中说"胸痛彻背者是名胸痹，此病不唯痰浊，且有瘀血交阻膈间"；唐容川著《血证论》对痰瘀相关的临床价值可谓重视之极，其敬告医者"须知痰水之壅，有瘀血使然，但去瘀血则痰水自消，"吐血、咳血必见痰饮"，"血积既久，亦能化为痰水"等。《医宗金鉴》的丹参饮，《医学心悟》的启膈散等，其组成均依从了痰瘀同治的法则。

病机特征

痰与瘀是中医传统理论中的两类不同病理因素，但又密切相关，互为因果，每常兼夹，复合为病，成为一种新的特质的病理因素。其临床表现为一系列的病症，称之为痰瘀互结证，是痰浊与瘀血相互搏结，以局部形成肿块、刺痛，或肢体麻木、痿废，胸闷多痰，痰中或月经中带紫暗血块，舌紫暗或有瘀点瘀斑，苔腻，脉弦涩等为常见症的证候。

津血同源，为水谷精微所化生，流行于脉内者为血，布散于经脉之外者为津液，赖脏腑的气化作用，出入于脉管内外，互为资生转化，血以津液生，津以血液存。痰瘀是阴精不归正化的病理产物和致病因子，在病理状态下，"积水成饮，饮凝成痰"，血滞则成瘀，痰聚则血结，血凝则痰生，以致互为因果同病，杂合为患，从而为痰瘀互结提供了理论基础。

舌脉辨证要点

痰瘀互结辨证关键首重舌脉，痰证的舌象多从舌苔反映，苔多白厚或黄；瘀证的舌象多从舌质反映，舌质多暗紫或有瘀点瘀斑；痰瘀互结则二者兼有。若此类患者阳气不足，在舌象为舌体胖大边有齿痕，舌且下静脉多青瘀。痰证的脉象，以滑脉或弦脉为常见；瘀证的脉象以涩脉为主；痰瘀互结证的脉象，可见弦滑或沉涩，并有痰瘀之侧重而有不同，痰胜于瘀者，以滑或弦为主，瘀胜于痰者，则以涩为主。

常见临床表现

1. 疼痛 是痰瘀互结证的常见临床表现，正如《张氏医通》云："痰挟死血，随后攻注，流走刺痛。"痰瘀阻滞脉络，不通则痛，此疼痛部位多固定，或刺痛，或持续性阵痛，且疼痛较顽固，疼痛的具体部位常为痰瘀聚集之处，如痰瘀聚于心则胸痹心痛，聚于肝则胁痛，聚于胞宫则痛经，聚于经络则关节疼痛拘急。其中疼痛呈刺痛，固定不移者，常偏于瘀痛；疼痛重着缠绵，经久不愈，偏于痰阻致痛，但临床中两者很难绝对分开。

2. 麻木 朱丹溪认为，肢体麻木者，有"湿痰死血"，痰瘀互结阻滞气血运行，肌表失于濡养，则麻木不仁，痰瘀所致肌肤麻木，日久不愈，或固定一处，或全然不知痛痒，经年累月，无有轻时，或遇寒增剧。

3. 肿块 痰与瘀结，层层相因，凝聚成块，日以积大，形成各种肿块。在表可为外伤及痈肿疮疡，在内多见癥瘕积聚、瘿瘤瘰疬等，正如《灵枢·百病始生》所云："肠胃之络伤，则血溢于肠外，肠外有寒汁沫与血相搏，则合并凝聚不得散而结成也。"

4. 眩晕 五脏功能失调均可产生痰、瘀，多由于饥饱劳倦，伤于脾胃，水谷不化精微，聚湿生痰，痰瘀阻络，致清阳不升，浊阴不降，发为眩晕。耳性眩晕梅尼埃病、迷路炎、内耳药物中毒、前庭神经元炎、位置性眩晕病等脑性眩晕脑动脉硬化、高血压病、椎-基底动脉供血不足等都以痰瘀互结为最重要的病理因素，应引起重视。

5. 精神症状 痰瘀上蒙清窍可见反应迟钝，健忘，甚至突然昏倒，不省人事；久郁化火上扰神明，则可见头痛失眠，烦躁易怒，甚则发狂等。《丹溪心法》谓狂病"多因惊扰，痰血塞于心窍所致"，《重订通俗伤寒论》云"热陷包络，夹痰瘀互结清窍，症必痉厥，并发终日昏睡不醒，或错语呻吟，或独语如见鬼状。"

6. 久咳喘促 肺为贮痰之器，痰瘀互结于肺，气机壅滞，宣降失司，可见咳嗽喘促，咳吐痰血，甚则难于平卧。痰瘀伏肺，胶结不解，其所致咳喘必缠绵难愈，《丹溪心法》云"肺胀而嗽，碍气而病，或左或右，不得眠，此痰挟瘀血"，《血证论》中亦云咳喘为"痰水之壅，瘀血使然"。

7. 异常分泌物 多为炎性分泌物，如咳吐痰血，带下赤白，白浊尿血，脓肿积液等，按中医传统说法，一般红色或紫黑色分泌物多为血化，侧重从瘀论治；黄色或黄白色分泌物，多为津液所化，侧重从痰论治。

8. 妇科症状 痰瘀交阻脉络，气血不得流通，可致月经量少，甚至闭经，或经期延后，或不孕，亦可见带下量多，或夹脓血。

治 疗

痰瘀互结证需辨病与辨证相结合，老年慢性支气管炎、慢性阻塞性肺疾病、肺源性心脏病，除了补肾固本、化痰平喘外，还应加入当归等活血之品，其疗效更佳；高血压除平肝潜阳为常法外，加入利水化痰的法半夏、陈皮、茯苓、泽泻，祛瘀通络的地龙、三七、益母草能明显提高疗效而且作用持久；中风治疗中强调祛痰化瘀，佐以滋阴息风，能大大提高治愈率；中风引起的偏瘫用补阳还五汤加治痰之品，效果更著。通过临床观察，黄爽明等认为妇科疾病的治疗中，经带关系实际上是痰瘀关系，因此提出"治带需调经，调经可治带"，用金锁固精丸加当归、白芍、萆薢等治带下；根据"脓从痰治，血从瘀治"的认识，在仙方活命饮中酌加祛痰化瘀之品，其效更好；外伤初期，在强调活血止痛的同时，再加治痰之品，有助于防止外伤后遗症的发生；痰瘀互结是肿瘤的重要病理特点，治疗除化痰软坚外，宜加三棱、莪术、炮穿山甲等破血搜剔之品，更能稳定病情。此外应结合患者体质情况，中医学有"肥人多痰""体胖多湿"之说，此类患者出现瘀血证候时，应该考虑有痰瘀互结的可能性。临床上应注意某些易伴痰瘀互结的病症，如冠心病、肺源性心脏病、高血压、心功能不全、脑血管病、老年痴呆、精神分裂症、慢性肝炎、脂肪肝、肝硬化、慢性肾炎、肾小球肾病、风湿性关节炎、系统性红斑狼疮、慢性咽喉炎、甲状腺肿大、前列腺肥大、股骨头坏死、恶性肿瘤等疾病，除按辨证分型治疗外，化痰祛瘀法应贯穿于治疗的全过程。

重视久病怪病的痰瘀互结病理因素

久病常使气血虚损，气血运行不畅，则生痰瘀，叶天士创久病入络学说，指出"经年累月，外邪留着，气血皆伤，其化为败瘀凝痰，混处经络"，提示久病入络的本质为痰瘀交混互结于脉络之中，正因为痰瘀互结胶固难化，进一步使得病程迁延难愈，对于久病难愈之症，应考虑痰瘀互结的因素。痰瘀互结证的临床表现广泛而复杂多变，对于疑难杂症，中医学素有"百病皆生于痰""怪证属痰""久病属瘀"之说，临证见癫狂、神情异常、胡言乱语等怪症，可考虑从痰瘀互结入手治疗。此外，当痰病治痰，或瘀病治瘀，久治无效时，也应考虑痰瘀同治。

治疗方法

1. 应以治气为先 人身之气血在于舒畅，而津血的运行，又与气息息相关，气行则血行，气滞则血瘀，气畅则痰消，气结则痰生。气的失常既为痰瘀的病理基础，又是痰瘀同病的继发病变。脾失健运则湿邪停滞，成饮成痰，又因痰瘀同为阴邪，易伤脾胃阳气，困于脾土，致痰湿内阻。脾为气血生化之源，脾气亏虚则气血生化乏源，气血不足运行迟缓而成痰瘀，气血相依，瘀血不去，则新血不生，气亦难复，可致气虚，进而痰瘀复生。痰瘀滞留体内，气机遏制，则胶着更甚，久留不去，形成脏腑气机失调，而痰瘀内生进一步阻滞气机，形成痰瘀胶结、凝而不去的恶性循环，产生各种顽疾怪病。因此，在痰瘀并治的同时，需要调理气机，酌情行气。行气一可促使气津的运行，减少痰瘀产生，阻断上述恶性循环；二可促使已胶结之痰瘀化解。庞安常云："善治痰者，不治痰而治气，气顺则一身之津液亦随气而顺也。"唐容川亦云："治血者必调气，使气不为血之病，而为血之用。"故在化痰祛瘀时，需选加枳壳、陈皮、厚朴、桔梗、苏梗等品，兼顾调畅气机，以利气血运行。

2. 首选芎归二陈汤 芎归二陈汤出自《中医临床手册》，以二陈汤加川芎、当归而成。原方主治肥胖多痰瘀阻夹湿证，症见胸闷腹胀，呕恶不适，月经后期，经来量少，白带较多，质稠黏，口淡腻，脉弦滑等。方中二陈汤为治痰基础方，川芎、当归养血活血，行气止痛，临证只要符合痰瘀互结证候，都可以在此方的基础上加减运用。

3. 治疗当重温阳 因"饮为阴邪，非温不化""血属阴类非阳不运"，痰瘀互结者多见阳气不足，无力温化，水湿则化为痰饮，阳虚则寒凝，血滞则为瘀，痰瘀形成后，又可耗夺已损之阳气。故在化痰祛瘀的同时，可加用一些温阳药，如桂枝、附子等品，此为针对痰瘀互结兼阳虚的一种根本治法。

4. 久病入络者应加搜剔入络之品 久病脉络血瘀者，单用化痰祛瘀之品，恐药力不足，难以奏效，酌情加入虫蚁灵动之品，可搜剔络中之痰瘀，使浊去凝开，经行络畅，邪去正复，常用水蛭、虻虫、土鳖虫、地龙、蜂房、僵蚕等能荡涤痼结之凝痰败血。

5. 治当兼顾补益 治疗痰瘀互结证当选化痰祛瘀法，但此法易伤正气，应中病即止，不可久用。痰瘀互结为患，多为本虚之体，故需根据病情，佐以益气之品，补益脾气可助运化水湿，杜绝生痰之源；补益肺气可通调水道，清化贮痰之器，且可助心行血，调畅血行。临证可选加人参、党参、黄芪、白术、当归、鸡血藤、山药等，但忌滋阴腻膈、助湿生痰之品。

治疗痰瘀互结证的注意事项

首先明确需痰瘀同治，临床上痰瘀互结证较单纯的痰浊证或瘀血证更难处理，痰浊之邪性黏腻而胶固，瘀血之性亦胶浊凝滞，单纯祛痰则瘀血难化，单纯化瘀则痰浊不除，故需痰瘀并治，综合运用化痰祛湿、活血化瘀之法。注意病情侧重，病之成因，分清主次缓急，明确以治痰或治瘀为主，有利于解决主要矛盾，一般痰浊停滞，而致瘀血形成，痰瘀同病者，当化痰为主，活血为辅。痰瘀互结证较之单纯痰证或瘀证顽固，故治当守方缓图，难求速效。正如朱丹溪云："得涩脉，痰饮胶固脉道阻滞也，卒难得开，必费调理。"

250　痰瘀互结证理论和研究

随着社会的发展、人们饮食结构的改变，疾病的证候结构发生了很大的变化，临床观察显示病理因素痰浊和瘀血在心脑血管疾病及内分泌疾病的中医证型中占比逐年增加。痰浊、瘀血相互搏结形成痰瘀互结证，常表现为局部肿块刺痛，或肢体麻木、痿废，胸闷多痰，或痰中带紫暗血块，舌紫暗或有斑点、苔腻、脉滑或弦涩等症状，其证候研究逐渐成为临床研究的热点，受医学界广泛关注。单从化痰或活血入手治疗痰瘀互结证往往不能取得明显效果，但有时运用祛瘀化痰法亦获效不佳，需从其证型演变过程探究气滞、气虚、寒热等其他关键病理过程。学者傅梦薇等将从痰、瘀的理论源流入手，挖掘痰瘀互结理论的研究，为现代中医证的研究提供参考。

痰、瘀之理论源流

1. 痰之滥觞　早在先秦时期，古代医家就已经有了对痰的初步认识与治疗初探。《诗经》"陟彼阿丘，言采其蝱"中的"蝱"即为贝母，具有化痰作用。《黄帝内经》虽未明确提出痰字，但多称其为饮、积饮、汁沫、津液涩渗，并对其进行了一定分类。《素问·六元正气大论》中提到"太阴所至，为积饮否隔"，指出痰主病在中焦脾胃。《灵素节注类编·辨脉平病死旺之象》中"是内有风痰，如中风之类也"指出无形之痰多与风相关；而《诸风病证》篇描述的"肺下之邪，与津液胶结，故唾出稠痰如涕"点明有形之痰多与肺相关。此后，历代医家通过研究痰的病因病机、理法方药等各个方面，发展丰富了痰证的内容。如《金匮要略·咳嗽痰饮病脉证并治》中"膈上病痰……必有伏饮""其人素盛今瘦，水走肠间，沥沥有声，谓之痰饮"描述痰聚集在不同部位可导致不同病证，并提出温化之法；《诸病源候论·虚劳痰饮候》"劳伤之人，脾胃虚弱，不能克消水浆，故为痰饮也。痰者，涎液结聚在于胸膈；饮者，水浆停积在膀胱也"，不仅指出痰证成因，还以停聚部位明确区分痰与饮；《丹溪心法》中"凡痰之为患，为喘为咳，为呕为利……不作脓者，皆痰注也"认识到痰证致病症状的多样性，与"百病多由痰作祟，怪病从痰治"不谋而合。《康熙字典》将痰定义为"液所以养筋血，癃不行，则痰聚于鬲上，而手足弱。旧云病液，非也"，"病液"即性稠质黏的可致病异常水液，高度概括了痰证的内涵。

2. 瘀之渊源　瘀最早记载于战国《楚辞·九辩》，其中"菾櫹橵之可哀兮，形销铄而瘀伤"一句形象地描述了瘀血日久伤身致身体燋枯之貌。古人对病理产物瘀血的认识相对清晰，并称其为菀陈、留血、凝血、恶血、蓄血、䘆等，将血液运行迟缓、流动不畅的病理状态称为血郁。《马王堆简帛·十问篇》"王子乔父问彭祖"一问中记载"阴精漏泄，百脉菀废"，说明当时医家已认识到阴精亏损、脉道不充、因虚致瘀的病机过程；另《素问·针解篇》中"菀陈则除之者，出恶血也"提出祛除瘀血常用刺络放血之法。《金匮要略·惊悸吐衄下血胸满瘀血病脉证治》中"胸满，唇痿舌青……为有瘀血"明确提出瘀血概念，并详细描述了瘀血内停的症状。《证治准绳·杂病》记载了瘀血停留不同部位所起症状的具体描述，并进一步提出相应的方药。清代唐容川在《血证论·瘀血》云"盖血初离经……虽清血鲜血，亦是瘀血"，纠正瘀血应依据病机而非颜色来诊断，此外还详细描述了瘀血的病机概要、蓄积部位及对应论治，极大地促进了瘀血及血瘀证理论的发展。《说文解字》将"瘀"定义为积血，符合古人对于瘀血病理实体的认识。

痰瘀互结之作用机制

1. 气虚生痰 程杏轩《医述》云"痰涎之化，本由水谷……皆成血气，焉得留而为痰"，陈士铎《辨证录》及"痰之本在于肾"，指出痰湿与脾肾密切相关。脾胃主运化水谷精微，当饮食不节、恣食生冷、肥甘、酒醪、黏滑物时，膏脂之物若长停于中而不化为水谷精微气血滋养全身，反滋腻碍胃，损伤脾气，脾气虚弱则津液不得正常敷布，水湿泛溢聚而成痰。《素问·上古天真论》云"肾主水，受五脏六腑之精而藏之"，当劳逸失调、劳久伤肾，致肾气虚弱、无以化精时，精微则上泛为痰。由此可见，脾气受损、肾气亏虚则水谷运化受阻、水液气化不利，水湿不走水道，聚而生痰。

2. 气滞生瘀 《难经》提及心、肝、脾三脏之积，积为血病也，指出血瘀的形成与肝气、心气、脾气密切相关。"气为血之帅"，气行则血行，气滞则血瘀，当情志不畅，肝气失疏，肝脉受阻，肝气郁结，血无气推动，停聚于何处，何处便变为血瘀。停于脑则生中风，停于肝则生胁痛，停于肾则生关格，停于胞宫则生恶露；脾胃主化生气血，心属火畏寒主血脉，饮食不节则损伤脾胃络脉，脾失统摄，同时邪气随经上沿，或迫血妄行，或寒凝血脉，终使血滞于内而成瘀血。故当外因引动内邪而损及肝气、脾气、心气，脏腑气机阻滞，血液不行而内停成瘀。

3. 痰瘀互生 两者在生成中，可由痰致瘀，亦可由瘀致痰，但两者不可直接互化。痰饮虽有有形、无形之分，但其生成后均可直接影响气机，导致血行不畅间接产生瘀血。朱丹溪提及"自气成积，自积成痰，痰挟瘀血，遂成窠囊"，指出由痰致瘀之说。而巢元方《诸病源候论》中"诸痰者，此由血脉壅塞，饮水积聚而不消散，故成痰也"一句，则提示因瘀致痰的病理过程。《血证论》有言"瘀血流注，亦发肿胀者，乃血变成水之证"，《金匮要略》亦有言"血不利则为水"，均表明血行不畅、脉道壅塞则痰浊内生。究其根本，或同由痰致瘀，与气机升降失调密不可分。可见两者在外感寒邪、内伤情志等病因导致的气机失调，作为中间环节来形成瘀血与痰浊。

4. 痰瘀搏结 痰瘀互生后尚须经过中间环节方结痰瘀之证，因二者均为阴邪，根据同气相求之理，二者可搏结而成积，形成有形实邪。正如《灵枢·百病始生》中"卒然中外于寒……凝血蕴里而不散，津液涩渗，着而不去，而积皆成矣"，指出若寒邪与痰瘀相结，寒主凝滞，两者可结聚；又如《金匮要略》所言"热之所过，血为之凝滞"热邪可炼液凝血，使痰瘀结聚；也就是现代医学所认为的斑块、肿块、囊肿、肿瘤等疾病，遂有了后世朱丹溪对痰瘀互结而成"窠囊"的进一步演绎，亦为许叔微运用健脾化痰祛湿药苍术治疗积证奠定理论基础。故痰瘀需在寒热之邪作用下方可凝结积聚成痰瘀互结之证。

痰瘀互结之疾病认识

痰瘀互结证可发生在心病、脑病、气血津液等多种疾病中，尤以胸痹心痛、中风病、血浊等多见，即为现代所称之冠状动脉粥样硬化性心脏病（冠心病）、缺血性脑梗死与血脂异常（高脂血症）等。

1. 胸痹心痛"阴弦"意指痰瘀 《金匮要略·胸痹心痛病脉证并治》云"夫脉当取太过不及，阳微阴弦，即胸痹而痛"，指出胸痹主因在上阳气不足、在下阴寒凝结而成。正所谓"阳化气，阴成形"，阳气虚则生痰，气滞则生瘀，属阴的寒邪、瘀血、痰湿互相搏结，堵塞心脉，不通则痛。"阳微阴弦"对于现代冠心病诊断与治疗具有重要的指导意义，一项冠心病证候临床横断面调查显示其中医证候多属本虚标实，本虚以气虚为主，标实以痰浊和血瘀为主，可见气虚、血瘀、痰浊之间关联度之强。2018年颁布的《冠心病心绞痛主要证型的辨证诊断标准》明确提出痰瘀互结证的诊断标准，突出痰瘀对冠心病发生的作用。

2. 痰瘀是中风起病的关键因素 《素问》中云"凡治消瘅、仆击、偏枯、痿厥、气满发逆，肥贵人，则高粱之疾也"，提示嗜食肥甘厚味之胖人易患中风，而"阳气者，大怒则形气绝而血菀于上，使人薄厥"则指出瘀血是中风薄厥的直接原因。《明医杂著》直云"所以古人论中风偏枯麻木……以血病痰病为本也"，指出痰、瘀在中风病中的重要地位。研究指出，缺血性中风急性期以血瘀证和痰证居多，证候组合以痰瘀互结证最多，中风病多见的证候为风痰瘀证（8.9%）。可见痰瘀互结挟风证在中风病各期进程中起到重要作用。

3. 痰瘀是血浊的主要组成部分　《灵枢·血络论》有云"血气俱盛而阴气多者，其血滑，刺之则射，阳气蓄积，久留而不泻者，其血黑以浊，故不能射"，提出血浊之病。究其成因，与脉道中膏脂过多有极大关系。张景岳《类经》云"膏，脂膏也……为脑为髓，为精为血"。适量的膏脂支持脑髓血脉的正常运转，而过多质地浓稠的膏脂则成痰浊，充于血中阻碍气机，从而导致瘀滞的产生，故血浊实则为痰瘀互结所致。《中藏经》云"阴中之邪曰浊，阳中之邪曰清"，侧面印证痰瘀是血浊的主要组成部分。中医理论认为现代医学之高脂血症与血浊的概念和表现非常相似，故属于血浊范畴。有学者对中医诊治高脂血症文献进行汇总分析后发现，高脂血症中医证型以脾虚痰湿、肝郁化火、湿热蕴结、痰瘀互结及肝肾阴虚5种为主，而实性病机以痰浊、血瘀为主，故痰瘀互结为实性高脂血症的主要证型。

证候生物学研究

1. 脂代谢紊乱　脂代谢紊乱与痰浊、瘀血两大病理产物分别密切相关，并可在一定程度上反映痰瘀互结证。研究表明，痰湿体质人群胆固醇、甘油三酯及低密度脂蛋白均显著高于平和体质者，而冠心病血瘀证患者的胆固醇含量与非血瘀证患者存在显著差异，这表明血脂异常尤其是血浆中胆固醇的升高可能是痰浊证、血瘀证的现代证候生物学表现之一。对于痰瘀互结证而言，有学者将痰瘀互结证患者与健康人的血浆脂质组学对比研究后发现，C16 sphinganine、N-dimethylsafingol、2-hydroxyphytanic acid 等15个脂质代谢物存在显著差异，印证脂代谢紊乱与痰瘀互结证密切相关，因此可推测脂代谢紊乱尤其是胆固醇升高是痰瘀互结证的关键过程。

2. 凝血纤溶系统及血液流变学异常　大量前期研究表明，血瘀证患者与健康人的血浆凝血酶原时间（PT）、活化部分凝血活酶时间（APTT）、纤维蛋白原（FIB）等存在差异显著，揭示凝血是血瘀证的基本状态。对于痰浊证患者而言，其血液流速较健康人下降，血液黏度和凝固性增高，血液流变学异常后易形成瘀血，故最终形成痰瘀互结证。由此可见，凝血纤溶系统及血液流变学异常亦为痰瘀互结证的重要病理过程之一。

3. 血管内皮损伤　目前学术界已普遍认为，动脉粥样硬化斑块是痰瘀互结证最典型的病理实体，而斑块形成过程与血管内皮损伤关系密切。研究表明，活血化痰中药对抗动脉粥样硬化的作用可能与改善内皮功能、减轻血管病理损伤相关。此外，有学者通过对比运用加味温胆汤治疗高血压病痰瘀互结证前后内皮素（ET-1）、一氧化氮（NO）、高敏C反应蛋白（Hs-CRP）的变化后发现，该方能明显改善高血压病痰瘀证血管内皮功能障碍，印证了痰瘀互结证与血管内皮损伤存在密切关系。

4. 神经免疫炎症　研究表明，作为炎症因子的黏附分子在血瘀证和痰浊证患者体内表达均高于健康人，提示炎症反应对于两种病理因素的形成均发挥了一定作用。众所周知，氧自由基在炎症反应中发挥重要作用，研究证实冠心病痰瘀互结证的氧自由基含量与其他证型相比存在显著差异，且痰瘀互结证患者体内肿瘤坏死因子、干扰素-γ、白介素1β等原炎症因子与白介素4、白介素5、白介素13等抗炎症因子会共同出现并相互作用。因此神经免疫炎症亦参与了痰瘀互结证形成的证候生物学过程。

临床治疗

对于痰瘀互结证的治疗，需与疾病相结合，做到病证结合、辨病辨证论治。对于胸痹心痛而言，仲景在本虚标实、痰瘀互结病机的认识下，以温阳活血化痰为法，制定了以瓜蒌薤白半夏汤为代表的系列方剂，方中薤白、白酒通阳行气，瓜蒌、法半夏理气化痰，桂枝散寒逐瘀。现代医家常循仲景之法以瓜蒌薤白半夏汤为底方，加桃仁、红花、丹参、赤芍等加强活血化瘀之功，或联用血府逐瘀汤等，临床获效显著。邓铁涛在遵循活血化痰大法的前提下，提出"温胆加参汤"，药用法半夏、茯苓等化痰药，化瘀常用丹参、鸡血藤或合失笑散。此外，不少基于现代药理及临床研究的中药新药也起到不错的疗效，《冠心病稳定型心绞痛中医诊疗指南》推荐使用丹蒌片治疗冠心病心绞痛痰瘀互结证。

在论治中风病痰瘀互结证时，张仲景运用侯氏黑散治大风的用法，开创了运用活血化痰法治疗中风的先河。后世王纶在倡导活血的同时强调对化痰药的运用，认为"用血药而无行痰开经络达肌表之药以佐之，血药性属阴，颇凝滞，焉能流通经络，驱逐病邪以成功也"。喻嘉言认为中风本在气虚，主张在化痰祛瘀的基本原则下加以益气行气，从而驱邪不伤正。此外，近现代名医张山雷、关幼波等也重视运用活血化痰法治疗中风病，关尤其重视活血药的使用，强调"治痰要治血，血活则痰化"。中药新药方面，脑泰通颗粒被发现具有抗血小板聚集、增加脑血流量、改善血液循环等作用，可保护脑缺血损伤。

血浊病虽不似以上两病论治颇多，但《灵枢》指出"血浊气涩，疾泻之，则经可通也"，提示运用通泻之法。古籍中虽未明确提出具体方药，但可通过其病因病机与治疗原则窥探一二，如《御药院方》运用苓桂剂治疗血浊病时，加以温阳利湿之药，则可起到祛湿化痰、行气活血的功效。现代医家在化痰活血的基础上，根据浊邪的特点及不同成因将其发展为化浊行血之法，强调同用行气、清热、清利等通法。王新陆自拟化浊行血汤以活血化痰泻浊，对于高脂血症可起到一定治疗作用。

王阶通过多年治疗心血管病的实践发现，在冠脉临界病变、冠心病心绞痛及介入术后的冠心病早、中、晚期存在"痰瘀滞虚"核心病机及演变规律，呈现由实转变为虚实夹杂特征，其中"痰瘀"主要参与炎症反应和脂质代谢调控，痰中有瘀、瘀中有痰的痰瘀互结证是冠心病中期的主要证型。王阶以《伤寒论》"气血理论"为理论依据，以"调和气血法"为主要治法自拟的活血化痰方为治疗痰瘀互结型冠心病的经验方，进一步动物实验研究表明该方不仅对痰瘀互结型冠心病有显著疗效，还具有一定降血脂作用，故可同时用于治疗痰瘀互结型高脂血症（血浊）。该发现为痰瘀互结证异病同治的临床实践奠定了基础。

痰瘀互结证作为中医主要证型之一，在生活节奏快、社会压力大、饮食结构不合理的当代社会显得尤为突出。通过追溯痰浊、瘀血的最初含义与理论演变，可明确二者不仅是重要的致病因素，也是疾病进程中的病理产物，且在病机过程中多与气虚、气滞、寒热等其他证候相关，这对于论治临床多种以痰瘀互结证为典型证型的疾病起到一定参考作用，如胸痹心痛、中风、血浊等。进一步综合近年对痰瘀互结证的现代生物学研究，发现与脂代谢紊乱、血液流变学及凝血纤溶异常等病理过程密切相关，为病证结合的探索提供了新的临床思路。综上所述，在辨治痰瘀互结证时，不仅要根据痰浊、瘀血两大关键病理因素运用化痰祛瘀之法，还应依据疾病的差异进行遣方用药，同时关注药物的作用靶点及通路，以更好地提高临床治疗水平。

251 痰瘀互结证现代研究述评

痰瘀互结，据《中医大辞典》（第2版）记载："证名。即痰浊与瘀血相互搏结，以局部肿块刺痛，或肢体麻木、痿废，胸闷多痰，或痰中带紫黯血块、舌紫黯或有斑点，苔腻，脉弦涩等为常见症的证。"痰瘀互结相关理论在中医典籍中早有相关记载和论述。近30余年来，随着对当今许多慢性疑难疾病病因病机认识的深入，痰瘀互结越来越成为中医理论研究与临床关注的重点与热点，在其成因、转归、辨证、治疗甚至在产业转化等方面都取得了诸多研究进展。学者杜松等对1980年~2015年以来痰瘀互结现代理论研究做了梳理归纳和述评，意在温故知新，以利未来相关专题研究的深化。

痰瘀互结定义

以"痰瘀互结"为关键词，在cnki全文数据库中检索相关文献，"痰瘀互结"证名在中医现代期刊文献中出现最早是在1982年，但20世纪有关痰瘀互结研究的文献并不多。部分文献以"痰瘀""痰瘀同源""痰瘀同治""痰瘀相关"等名概以称之。1997年，"痰瘀互（搏）结证"作为标准证名始载于《中医临床诊疗术语——证候部分》："痰浊瘀血相互搏结，以局部肿块刺痛，或肢体麻木、痿废，胸闷痰多，或痰中带紫暗血块，舌紫暗或有斑点，苔腻，脉弦涩等为常见症的证。"与《中医大辞典》的内容表述几乎一致。此说可认作是当前痰瘀互结名词较为公认的定义。其后，特别是2008年以来出现了大量有关痰瘀互结的研究。

痰瘀互结病因病机认识

痰瘀互结相关理论已成为中医理论的重要组成部分。近年对痰瘀互结证病因病机的研究，主要集中在痰瘀与气血津液的关系、痰瘀与脏腑的关系以及痰瘀之间的相互转化关系等方面。

1. 气血津液代谢失常 痰瘀互结属本虚标实之证，责之于气血津液代谢异常。当代多位学者从痰瘀之成因和病机转变等方面阐明其病变机理，包括气虚致痰瘀、气滞（郁）致痰瘀、阳虚致痰瘀、阴虚致痰瘀等。

（1）气虚致痰瘀：邓铁涛早在20世纪70年代论治冠心病时就提出冠心病本虚标实、痰瘀相关的病机。"痰瘀互结，痹阻心络，胸阳不通，发为胸痹"是其对冠心病中医病机的创新性认识。同时结合岭南土卑地薄、气候潮湿、脾土易受困而聚湿生痰的特点，认为南方冠心病患者以气虚痰浊者为多见，临证重视气虚痰瘀在本病中的关键作用。此外，史大卓等也在冠心病痰瘀互结证的研究中认为，本病初期多见心阳气虚、痰瘀阻滞轻微，中后期多为心气（阳）耗损、痰瘀互结、血脉瘀阻。在持气虚痰瘀观点的学者中，气虚和阳虚往往联系在一起，阳虚乃气虚之渐，抑或不同疾病的痰瘀互结证表现为气虚或阳虚的偏重有所不同。

（2）气滞（郁）致痰瘀：气机不畅而致津液、血液运行不畅、成痰生瘀是诸多研究者关注的另一个角度。若气机郁滞不通，则津液水湿停聚，变而成痰；血脉流行不利，滞而生瘀，从而形成痰瘀互结。邓铁涛也认为气滞可致血瘀，在痰瘀互结证的成因上强调气滞的因素。周仲瑛认为气病失运、津凝为痰、血滞为瘀、痰瘀乃生，当人体气机郁结不行，不仅可以直接生痰凝瘀，还可影响脏腑的正常生理功能而导致痰瘀的形成。

（3）阳虚致痰瘀：素体阳虚或寒邪直中伤阳，推动、气化无力则痰瘀自成。很多现代医家遵从古说认为，阳虚尤其是心阳虚是冠心病痰瘀互结证的根本原因。如董建华指出，胸痹的基本病机是"胸阳不振，阴邪上乘或痰浊瘀阻导致气血运行不畅"。曹洪欣等则认为，痰瘀互结证的根本在于本虚标实，本虚中阳虚为主要因素，尤其是冠心病的痰瘀互结证，由于心阳不足，失于温煦，寒自内生，血寒而凝，不通则痛。

（4）阴虚致痰瘀：痰瘀互结证中，阴虚也可能与痰瘀并见。杨关林等认为，如患者久病体虚，脏腑虚衰，气血阴津不足，阴虚筋脉失于濡润，血流不畅，阳亢化火，灼津成痰，故阴液亏虚为本，痰浊瘀血是其标。痰瘀的形成在于气滞、湿阻、热灼津液、损耗津液的过程，说明研究者在痰瘀互结病证结合的研究中注意到阴虚与痰瘀互结的关系。同时，痰瘀互结可加重阴津耗伤，两者可互为因果。

2. 脏腑功能失调 五脏功能失调均能生痰，其中与脾、肺、肾三脏最为相关。而在血液运行异常方面，则与心、肝、脾三脏关系最为密切，脏腑功能失调可致痰瘀形成。有研究者从五脏的生理功能和病机变化角度，详细分析各脏功能失调均可导致痰瘀互结。如"肺失治节，痰瘀内留；脾运失健，痰瘀内生；肾气亏虚，痰瘀互结；心气不足，痰凝血瘀；肝失疏泄，痰瘀内停"等。而针对痰瘀互结证的不同病种，医家们提出了痰瘀互结与五脏相关、心脾相关等不同的观点。如沈绍功、韩学杰等提出了高血压病痰瘀互结证与五脏相关的观点。认为五脏功能失调均能生痰，并通过对古代文献分析五脏致瘀的机理，列举历代医家关于肝脏与痰瘀致病、心包络之脉为痰血所阻塞、脾胃虚弱引起的痰瘀致病、肺脏痰瘀致病、肾虚痰瘀等文献记载。而邓铁涛在论述冠心病痰瘀互结证方面则认为，主要与心脾相关有关，脾虚是冠心病发病起始，脾虚生痰、因痰致瘀、阻塞心脉而发为胸痹。

部分学者在论述痰瘀互结证时，从不同脏腑角度入手而提出新的见解。如郭姣从肝论治"糖脂代谢病"，提出"调肝启枢化浊"学说，认为"肝"是糖脂代谢病发病的核心和枢纽。治疗强调调达肝气，以开启中焦脾胃枢纽，使升降有序、运化正常，化解祛除体内的湿浊痰瘀。刘德桓等在论述高血压病时，也从高血压病人自身肝肾阴虚、痰瘀互结的病机特点出发，从肝肾论治，共奏活血化瘀、祛痰化浊、调补肝肾之功效，使精气充、阴阳复、瘀浊祛，从而改善患者的临床症状，提高其生存质量。这种化瘀浊益肝肾的思路，融合了痰瘀相关理论、血瘀理论、津血同源理论和肝肾同源理论等，对于理论的创新和临床的应用均有一定的意义。

3. 痰瘀相关 有关痰瘀相关是近年来研究和讨论的热点，痰和瘀的发生究竟是谁先谁后、痰瘀为何相关、痰瘀之间如何转化等，学者们都进行了探讨。

（1）痰瘀同源：由于痰源于津，瘀本于血，生理上"津血同源"，病则为痰瘀同源。学者对此的认识略有不同。如邓铁涛的"痰瘀相关"理论就认为"痰与瘀都是津液之病变，两者异中有同"。提出痰、瘀的共同源头为湿，湿邪为患时可引起机体气机不畅，津液输布、转运、排泄等功能障碍，进而津液积聚，化湿为痰，浊痰凝聚，导致气血运行不畅，津液涩渗，遂发血瘀，二者同源同路均为病理产物，又同是致病因素，可以相互影响。也有学者认为，瘀血和痰水作为病理产物和致病因子，是阳气失调下阴精为病的两个表现形式，有分有合，是同源异物，有其同一性和特殊性。阳气失调则阴精为病。气行则血行，气滞则血瘀；气畅则痰消，气结则痰生。痰瘀之间存在着不可分割的内在联系，也就是痰瘀同源、同病、同治的相关性。

（2）痰瘀互生：诸多研究者均认为，痰瘀同病的另一个重要病机特点为"痰可生瘀，瘀可生痰"。如张伯礼根据中医学"津血同源"理论及痰来自津、瘀本于血的认识，提出了"痰瘀互生"的病因病机理论，认为痰可生瘀，瘀可生痰，痰是瘀的初期阶段，瘀是痰浊的进一步发展，痰与瘀是疾病发生、发展、恶化的基本继发因素，痰瘀互生是"病重之源"。沈绍功、韩学杰也认为，痰浊可致瘀，瘀血可生痰。痰和瘀既是病理产物又是致病因素，在某种特定条件下有分有合、相互转化。认为脂质沉着为痰浊，血细胞黏附为瘀血，痰瘀互结证可致血管内皮损伤，从而产生瘀血证。同时，心脉瘀阻、瘀血生痰，血瘀可导致津变，这是瘀血生痰的关键病机。在论治冠心病中，沈绍功认为痰瘀互结、阻遏胸阳、闭塞心络是胸痹的重要病机之一。患者正气亏虚，脏腑功能失调，导致气血失和，气机升降失调，内生痰浊，痰凝气滞，痰阻络脉，瘀阻不通，继而痰浊瘀血交结，而形成痰瘀互结。沈宝藩等认为痰浊与瘀血之间的同源和相互关联，决定了在痰、瘀形成后，不仅可单独致病，还可因痰致瘀、因瘀致痰、相互衍生，终致痰瘀互结，痰瘀之间是一种互为因果的关系。杨关林的观点与之类似，认为痰瘀相关是冠心病的主要病机，冠状动脉粥样硬化斑块与痰瘀互结的胶结状态密切相关，因痰致瘀、因瘀致痰、痰阻则血难行，血凝则痰难化，二者同时并存、相兼为病。吴立文也认为痰瘀的形成可分为两个方面，由痰可致瘀、由瘀亦可致痰、痰瘀同病，痰和瘀均为津血代谢运行失常所致，既是病理产物又是致病因素，二者常互为因果。

（3）痰瘀互化：研究者同样也注意到痰瘀之间可以互相转化。如董汉良认为，痰瘀的转化当从两方面来看，一是量变到质变的转化，二是主要矛盾的转化。由瘀转化为痰，重点是量变到质变的转化，即瘀血化成痰水，而痰转化为瘀，重点是主要矛盾的转化，即痰阻而致血瘀。任继学、黄永生等则认为，痰瘀互结的过程是由血及痰、由痰成瘀、瘀能化水，进一步完善了"瘀能化水"的理论。并认为痰瘀水湿可以相互影响、兼夹转化，如湿聚为痰，血滞为瘀，痰可碍血，瘀能化水。

（4）痰瘀互结：痰瘀相关，从痰瘀的成因来分析可以概括为痰瘀产生的路径相同，二者同源而异物（若从痰瘀产生路径相同来说明痰瘀同源则称之为"痰瘀同路"似乎更为贴切）；而从痰瘀之间的相互影响和病机演变来说，则可以概括为痰瘀互生（化）。痰瘀互结则可以理解成痰瘀共存之后的胶着状态，痰瘀互结一则疾病反复发作，更加缠绵难愈，且虚实夹杂，呈现多脏腑病变；二则更易化热化毒，形成热、毒、痰、瘀的复合证。沈绍功等认为，"痰瘀互结"是痰瘀同病比较严重的状态，大多数"中医心病"的产生是由"痰致瘀"的病机所致，提示痰浊引发瘀血的过程。同时瘀血内阻可影响津液输布，进而津液凝聚为痰，严重阶段时则痰瘀互结为患。

4. 痰瘀互结的转归

（1）痰瘀热化：痰瘀虽性本寒，但易郁而化热。周仲瑛认为，痰、瘀与热、毒关系密切，外感六淫化火可波及营血，致使气血壅滞；也可劫灼营阴，耗伤血液，致使血液稠浊，停滞为瘀，气火偏亢；五志过极，气郁化火；有形之邪，积久化热；病久入络、络瘀生热等，可先导致瘀血和内热的产生，既能因瘀致热，亦能因热致瘀；若温热邪毒内陷营血，热蒸津液聚而成痰，或热毒痰瘀交结。王强亦认为，痰瘀互结型胸痹日益成为临床上的主要证型，其热化的因素愈来愈多，"因邪迫于阳气，不得宣畅壅瘀生热"，病久伤气耗阴，虚实夹杂，缠绵难愈。热化是对痰瘀病机转归的发展。

（2）痰瘀生毒：谢颖桢等认为，痰瘀互结壅积不解，日久则酿生浊毒，成为痰瘀之毒，毒痰瘀胶结深伏交夹为害，使络脉结滞之势加重，病及心、肾、脑、眼、络，而气血营卫无以渗灌，进而毒损脏腑蒙蔽清窍，气血阴阳俱虚，变证百出，病情严重。更有学者指出，痰瘀互结日久，生热化毒，郁热毒邪内伏致营卫不和、气血亏虚，形成痰瘀与热毒互为因果的恶性循环，致病情恶化，是对虚-痰-瘀-毒学说的补充和完善。周仲瑛也认为，痰饮、瘀血作为津液代谢的病理产物，其本身皆能化毒为害，形成痰毒、瘀毒。痰瘀互结，郁久腐化，久则凝聚成毒，从而形成痰瘀毒相互交结，且毒能生痰，毒能生瘀。三者之间不但相互兼夹，而且还往往相互转化，从而形成毒痰瘀同病。需要指出的是，也有学者认为热之甚乃成毒，痰瘀日久、化热生毒而成痰瘀热毒互结之证。

痰瘀互结证之辨

1. 以疼痛、麻木、精神系统症状为主症　尽管痰瘀互结证因其广泛见于多种内、外、妇科等多种疾病而临床表现不一，但其主症具有一定规律可循。在《中医大辞典》中即以"局部肿块刺痛，或肢体麻木、痿废，胸闷痰多，或痰中带紫暗血块，舌紫暗或有斑点，苔腻，脉弦涩等"为痰瘀互结证的常见症状。黄爽明等指出，痰瘀互结证的临床表现主要有疼痛（固定、刺痛、顽固性疼痛等）、麻木、肿块、眩晕、久咳喘促、精神症状（如不省人事、发狂等）、异常分泌物（如咳吐痰血、带下赤白、白浊尿血、脓肿积液等）以及妇科症状（如月经量少、闭经、不孕等）。

2. 重辨舌脉 在对痰瘀互结证辨证要点方面，各家的观点比较统一，都认为舌脉是辨证之关键。舌苔诊痰，舌质诊瘀。痰证患者苔多白厚或黄，化热则苔黄腻；瘀证患者舌质多紫黯或有瘀点、瘀斑。痰证的脉象，以滑脉或弦脉为常见，瘀证的脉象则以涩脉为主。痰瘀互结证之脉象可见弦、滑或沉涩，并视痰瘀之侧重不同而有别：痰胜于瘀者，其脉以滑或弦为主；瘀胜于痰者，其脉则以涩为主。如张镜人认为，痰瘀互结证辨证之要点除掌握一般体征外，重在望舌，无论痰湿、痰浊内阻，舌苔每多腻苔（白腻、黄腻、黏腻、厚腻等）；凡有瘀阻，舌质往往紫暗、暗红或有瘀点、瘀斑，舌下静脉增粗、曲张，紫暗舌色及腻苔是辨证之要点。沈宝藩等在对160例痰瘀互结中风患者的观察时发现，痰瘀互结的舌脉多表现为舌质不同程度紫暗或见瘀斑，而有70%的患者表现为苔腻或滑、脉弦或滑。沈绍功、韩学杰等亦在冠心病痰瘀互结证的诊断中尤重苔腻质暗，"但见舌腻质暗便是，它症不必悉具"。

3. 痰瘀致病迁延变化多端 痰瘀致病多为疑难杂症或迁延难愈的疾病。如朱良春认为怪病多由痰作祟，顽疾必兼痰和瘀。在治疗神经精神疾患时主要抓住"痰""瘀"两端，提出"治痰要治血，血活则痰化"的观点。周仲瑛认为，在病变过程中痰、瘀常互为因果，致痰瘀互结，形成恶性循环。诸多疑难杂症、急危重症、缠绵久病常常与"痰瘀互结"相关联，在辨病辨证基础上，每从"怪症多痰，久病多瘀"着手，特别重视痰瘀同治。王阶等通过大量临床观察也认为，痰瘀互结证病程进展缓慢且冗长，痰瘀胶结为顽痰死血，病情往往缠绵难愈，治疗上有一定的复杂性。所以，病变迁延、变化多端、经久难愈也常为临床医家辨识痰瘀的重要线索。

痰瘀互结证之治

1. 治病求本 痰和瘀的产生各有其病理基础，归根结底是本虚标实之证，所以治疗时除了应当针对"痰"和"瘀"之外，还应寻求根本而治之，所谓"见痰休治痰"之谓。如张镜人强调痰瘀同治时理气药的作用，认为由于瘀和痰的形成与人体气机失调密切相关，除兼顾活血和化痰之外，在治疗痰瘀互结之证时必佐理气药物，以治病求本。

2. 痰瘀同治 痰瘀既多相关，单纯祛痰则瘀血难化，单纯化瘀则痰浊不除。因此，在选方用药上必须痰瘀同治，治痰勿忘治瘀，治瘀常须顾痰，综合运用化痰祛湿、活血化瘀之法。不仅痰瘀互结证如此，有时疾病只表现出痰证或瘀证的症状，但根据其痰瘀同源互生的关系，必须痰瘀兼顾，或治痰为主佐以治瘀，或治瘀为主佐以治痰，或痰瘀同治。曹洪欣等提出"痰瘀活化"的假说。基于痰瘀同治，并通过药物的干预，改变痰瘀的理化性质、生理功能，使之恢复常态或健康态，这是对"痰瘀同治"的另一种诠释。同时，部分医家也提出了应该根据痰和瘀的偏重程度不同而有所侧重，注意痰瘀两者的轻重关系，即痰重则以温阳健脾为主，瘀重就需理气通络为主。

从痰瘀互结论治不同疾病

近年来，从痰瘀互结论治各种疑难疾病得到广泛的重视。研究热点相对集中在心脑血管类疾病、代谢性疾病、肿瘤、妇科疾病等慢性病上，从痰瘀论治都取得了较好疗效。

1. 心脑血管疾病

（1）冠心病：痰瘀互结证是冠心病的常见证型，也是近年来的研究热点之一，其病机为痰瘀互结、阻滞心脉。临床实践证明，痰瘀同治是治疗冠心病痰瘀互结证的有效方法，发作期运用此法能使标实之证迅速缓解；缓解期寓通于补，祛邪以扶正。由于临床上病机错综复杂，医家在临床实践中又有各自的独到之处。如邓铁涛治疗痰瘀互结型冠心病善用温胆汤加减，气虚明显的加黄芪或五龙爪一；心痛则合失笑散或三七粉冲服；脾气虚弱合四君子汤，兼阴虚合生脉散，兼高血压加草决明、珍珠母，兼高血脂症加山楂、何首乌、麦芽等。张伯礼则采用活血化痰、补虚固本法治疗冠心病痰瘀互结证，临证注重痰瘀并治，治痰不忘消瘀，治瘀不忘祛痰。强调用药既勿过于温热，也不能过于寒凉，宜施芳香化浊，佐以清解之法。通过判别痰瘀互结的轻重、胶结程度、寒热性质等的不同，灵活选方用药，采用不同的治疗策略和组方技巧，特别是具有祛湿化瘀双重作用之如佩兰、茵陈、蚕沙等，并善用对药如藿香佩兰、蚕沙半夏、石菖蒲郁金、茵陈苍术、大黄瓜蒌等协同增效。曹洪欣则在痰瘀同治的同时重在温阳，提出温阳益心法是治疗冠心病的基本原则。治疗可在瓜蒌、薤白、法半夏、赤芍、川芎组成的基本方上加桂枝、黄芪、人参等以温阳益气。此外，针对寒、热、瘀的不同而在选方用药上有所侧重，辨证论治。雷忠义提出从痰瘀立论是治疗胸痹的基础，并创制舒心片（瓜蒌皮、丹参、黄芪、葛根、薤白、泽泻、川芎、郁金、骨碎补、赤芍），以通为补、化痰宣痹、活血化瘀。综上各家均抓住冠心病痰瘀互结证"本虚标实"的特点，本着"治病必求于本"的原则，结合自己的临床经验，以化痰祛瘀为基本思路，标本兼顾，随症加减，均取得了较好疗效。

（2）高血压：沈绍功等认为，痰瘀互结、毒损经络证在高血压病中居首位，且发病率在不断升高。认为患高血压病时脏腑间协调平衡关系破坏，在此基础上继发邪生，尤其是痰瘀互结，从而导致"风、火、痰、瘀"的复杂病机。而从痰瘀互结角度论治高血压病，治疗以祛痰化瘀、平肝潜阳，常能收到满意效果。也有文献认为，高血压病除平肝潜阳为常法外，加入利水化痰的半夏、陈皮、茯苓、泽泻，祛瘀通络的地龙、三七、益母草等能明显提高疗效且作用持久。

（3）缺血性中风：王永炎认为，中风乃"风火痰瘀互结作用于人体，使气机升降失常，气血运行逆乱，邪实充斥三焦"所致，并制订化痰通络汤、化痰通腑汤，提高了临床疗效。沈宝藩提出，中风病在非急性期或者当呈现虚证明显时，可按"百病兼痰""百病兼瘀""痰瘀同源"之说论治，应注意痰瘀同治之法贯穿始终，强调应分气虚、阳虚、阴虚各型的血瘀挟痰浊证治疗。祛痰则根据具体情况的不同选用涤痰开窍、清化热痰、温化寒痰、润燥化痰、健脾化痰等药，"痰一化，窍自开，络自通，风自清"。

2. 代谢综合征 代谢综合征之主要病机为痰瘀阻滞，并贯彻病程的始终，治疗应在辨证论治的同时注重从痰从瘀论治，化瘀涤浊，改善代谢障碍。如胥改珍认为，痰浊瘀血与代谢紊乱密切相关，既是病理产物又是致病因素。治疗上要掌握总的病机，重视从痰从瘀论治。根据疾病的不同阶段与不同证之临床表现，或治其痰，或治其瘀，或痰瘀并治，随证治之，才能取得预期效果。胡德华等临证中常从痰瘀并治、兼顾气血出发，以活血通脉、健脾化痰为主来治疗高脂血症，自拟活血降脂汤为基本方随证加减，用以治疗原发性或继发高脂血症和因高脂血症而导致的高血压病、冠心病、心肌供血不足及中风后遗症等。朱良春通过对痛风的深入研究提出了"浊瘀痹"的病名，湿浊瘀滞内阻是痛风的主要病机，创立痛风"泄化浊瘀"的治则"痛风方"（土茯苓、萆薢、薏苡仁、威灵仙、泽兰、泽泻、秦艽、赤芍、土鳖虫、桃仁、地龙等）。有研究者认为，糖尿病血管病变是由于痰瘀互结于脉络（血管）壁形成致病，提出以益气养阴、活血化瘀、化痰散结为原则来治疗，且痰瘀互结贯穿于血管病变之始末，故活血化瘀、化痰散结用于本病之始终。也有临床研究报道，应用血府逐瘀汤加黄芪、瓜蒌治疗痰瘀互结型糖尿病收到良好疗效。

3. 肺系疾病 周仲瑛指出，慢性肺源性心脏病的病理因素主要是"痰浊、水饮、瘀血互为影响，兼见同病"。一些现代学者们也认为痰饮是肺心病的基本致病因素，瘀血是肺心病的必然病理产物，痰瘀互结是肺心病的关键病机，化痰祛瘀是治疗肺心病的基本法则。洪广祥倡导"痰瘀伏肺为哮证夙根"的观点。张士卿也认为，在哮喘治疗中扶正固本与痰瘀同治是长期控制儿童哮喘的关键。徐孝萍等从痰瘀论治慢性支气管炎，在辨证治痰的基础上，从痰瘀为患考虑，加用活血祛瘀通络之品，收到良好效果。

4. 肿瘤 肿瘤的产生一般由于多种内外因素的结果，无论是良性肿瘤还是恶性肿瘤，而其形成大半是有湿浊内生、聚湿生痰、气机不畅、气滞血瘀、痰瘀互结而成。文献中可见多篇有关甲状腺结节、乳腺增生、多种恶性肿瘤从痰瘀论治的报道，一般采用补虚辅以化痰散结逐瘀之剂而获得效果。如应用六君子汤合瓜蒌薤白半夏汤合葶苈大枣泻肺汤治疗肺癌，配以白芥子、贝母以化痰散积，三棱、莪术活血化瘀或合以血府逐瘀汤，临床疗效满意。

5. 其他疾病 在论治老年性痴呆方面，近年来有多位学者认为其病位在心、脑、肾，故治疗上应重视从虚、痰、瘀论治，采用补肾填精、化痰行瘀法，以左归饮加石菖蒲、远志、丹参、郁金、川芎等化痰行瘀开窍，获得满意疗效。从痰瘀论治妇科疾病也越来越多。妇人生理特点决定了其在经、产期均耗血伤血，易产生瘀血内着、经脉闭阻，致使津液不能正常敷布，则生痰为害。或因妇人常易因肝郁气滞则血瘀痰结，而成痰瘀同病。有学者认为，痰瘀互结常致癥瘕、崩漏、闭经、不孕症、乳岩、慢性盆腔痛、宫外孕等妇科常见疾病，都可以从痰瘀互结的角度来论治。主要治法有理气化痰、化痰软坚、祛瘀化痰等，代表性祛瘀化痰方选"桂枝茯苓丸"（《金匮要略》桂枝、茯苓、牡丹皮、桃仁、赤芍）、"紫芝丸"（五灵脂、法半夏、姜汁）等。近年来从痰瘀论治 PCOS（多囊卵巢综合征）渐为大家推崇。

总之，系统、深入探讨痰瘀互结证的因机证治，除其现实指导价值之外，更可为复合证研究起到示范作用。因为现代疑难疾病鲜见单证者，这些复合（兼夹）证有其更复杂的形成过程，临床辨治更为棘手，研究也更为困难。故此痰瘀互结证的专题研究不仅仅有助于深化对许多难治性疾病的病机认识，更可为复合（兼夹）类证的研究和临床辨治提供借鉴。

下篇 诸基础证与病症辨治

252 气虚证与肺癌

肺癌属中医之"肺积""息贲""肺痈""肺痿"等范畴，古今医家多认为正气虚衰是本病的主要病因，循证医学研究成果表明气虚证是肺癌的主要证型之一。学者袁琳等就肺癌气虚证的临床特点及治疗用药研究做了梳理归纳，发掘这一证型的特点与优势，并提出了其诊断标准，供临床与科研参考。

肺癌气虚证的背景研究

古代医家认为肺癌的主要病因是正气虚衰。《杂病源流犀烛·积聚癥瘕痃癖源流》云："邪聚胸中，阻塞气道，气不得通，为痰……为血，皆得与正气相搏，邪既胜，正不得制之，遂结成形而有块。"《医宗必读》云："积之所成，正气不足，而后邪气踞之。"《外证医案》更明确提出"正虚则成岩"。

现代医家临床多以正虚为本进行辨治：刘嘉湘、徐振晔、周岱翰、潘敏求、朴炳奎、郁存仁、马伯亭、张代钊等医家对肺癌进行辨证分型时，大都将气虚证单独列出，或分有脾虚痰湿及气阴两虚型，而后2个证型中合并气虚的比例相对较高。陈涛等在肺癌临床辨证分型方面做了文献学统计，对1994年至2006年国内公开报道的有关原发性支气管肺癌中医辨证分型的文献中共计6 320例肺癌病例进行统计分析，结果显示气阴两虚型（23.86%）、阴虚内热型（18.99%）、气虚型（14.70%）、脾虚痰湿型（14.57%）、气血瘀滞型（13.26%）为原发性支气管肺癌临床常见证型。可见气虚证作为肺癌的一个独立证型，在临床经验上得到普遍认同。

马科等采用聚类分析和主成分分析的规范化、客观化的统计方法，采集310例原发性支气管肺癌的症状、体征，将所得的辨证分型初始模型结合各证型主成分症状载荷分布表，制定证型命名量表，并广泛征求名老中医意见以确立证型名称，最终确定的5个证型中亦包括"肺脾气虚，运化失司证"。张培彤研究组对282例中晚期非小细胞肺癌患者进行详细的中医辨证分型并做统计学处理分析，结果显示气虚证占10.9%，以气虚证为主的兼挟证占到50%以上。在这2项研究中，研究者们抛开了临床惯有的辨证分型思路，回归到证素研究的基础层面，其方法堪称辨证分型研究中具有创新性的尝试，其结论均体现出气虚证在肺癌辨证分型中的重要地位。

肺癌气虚证的临床特点

1. 气虚证与临床分期、病理分型 施志明研究认为肺癌气虚型以Ⅱ期患者为多，气阴两虚型以Ⅲ期患者为多，阴虚及阴阳两虚型以Ⅳ期为多，虚证在病程发展过程中由气虚向气阴两虚、阴阳两虚发展。李慧芬等经研究认为气虚证的发生与肺癌组织分化程度、TNM分期独立相关，中晚期肺癌患者和组织分化程度差的患者易发生气虚证。张培彤研究组研究亦发现中晚期非小细胞肺癌（NSCLC）在腺癌和鳞癌出现最多的证候为气虚证（36.08%，28.63%）和血瘀证（25.32%，22.41%），气虚证与肺癌组织类型无明显相关性。研究结论提示，气虚证可在肺癌各期出现，中晚期多见。

2. 治疗因素对气虚证的影响 李佩文认为手术中失血、化疗中剧烈呕吐，均可致体液丢失过多，而放疗可看作"大热峻剂"，所有这些可致肺气虚损，肺阴不足。陶炼等总结49例非小细胞肺癌术后的中医治疗，辨证分型后气阴两虚型和脾虚痰湿型共占到70%，其中包含气虚证的比例相对较高，也体现出手术后气虚证的多发。杨国旺等观察化学治疗、中药对晚期NSCLC的疗效，发现在晚期肺癌患者中普遍存在气虚血瘀证，与中药组比较，化学治疗可加重气虚证与血瘀证（$P<0.05$），中药能够有效地对其进行干预。

3. 气虚证与预后　张宗岐等分析了 411 例原发性肺癌的中医分型与近期疗效的内在相关性，在化学治疗组的 68 例有效病例中，气虚型较之其他证型对化学治疗相对较为敏感（$P<0.001$）；而化学治疗组 85 例恶化病例中，气虚型的比例则较小，证实肺癌气虚型化学治疗效果较好。唐文秀等对中医证型与远期疗效进行研究，观察 391 例原发性肺癌病例，采取以中医中药为主、配合适当的化学治疗的治疗方法，结果肺脾气虚型 1 年、2 年、3 年生存率为 44%、18%、7%，中位生存期 12 个月，平均生存期 15.3 个月，均高于其他证型，肺癌中医证型的远期疗效由高到低依次为肺脾气虚型、肺阴虚型、气阴两虚型、痰湿痹阻型。恶性胸水是肺癌常见并发症并直接影响预后，徐军临床观察以肺癌为主的恶性胸水治疗前后的证型变化并分析其预后特点，发现胸水治疗前以肺气亏虚型为主，治疗后以阴虚内热型为主。治疗前为肺气亏虚型者基本属中少量积液，治疗效果较佳，中位生存期较长；治疗后表现为阴虚内热者总体胸水控制较理想，中位生存期较长；治疗后仍为肺气亏虚型的恶性胸水均未能得到有效控制。

4. 气虚证与转移　赵丽红等研究发现 NSCLC 术后的未复发转移组中，以脾虚痰湿型和气阴两虚型为主，占 96.2%（25/26），而阴虚型、气滞血瘀型和阴阳两虚型患者多属术后复发转移者，占 62.1%（18/29）。贺单等以 103 例肺癌转移患者为对象，收集患者转移灶所属部位及其临床症候学表现，研究分析发现气阴两虚证是肺癌转移最常见的证型，占单器官及首发转移器官证型分布例次的 40.34%。针对同一研究主题，临床研究结论不一致甚至完全相反，一方面可能是辨证分型标准不同，从而不易进行平行比较；另一方面可能是研究的病例样本量偏小，入选标准有差异，导致研究结论没有可比性或不准确。

5. 气虚证与生存质量　此方面临床研究相对较少。王芬等收集提取 176 例中晚期肺癌患者中医证候主成分，将其与患者生存质量进行典型相关分析，发现中晚期肺癌患者的气血两虚证候与 SF-36 量表中的 GH（一般健康状况）、MH（精神健康）、RE（情感职能）、BP（躯体疼痛）呈显著负相关。结果显示中医的虚证与生存质量有显著的相关性，虚证加重，生存质量下降。

肺癌气虚证的中药治疗

作为肺癌常见的、治疗效果颇具优势的证型，气虚证在中药新药的研发过程中也倍受重视。包括参芪扶正注射液、康莱特注射液、参一胶囊等临床新药均对气虚证有针对性的治疗作用。临床研究表明，参芪扶正注射液气虚证患者有明显的增效减毒作用，可提高肿瘤患者的生存质量，对肺癌患者术后免疫功能也有较好的调节作用。康莱特注射液对气虚、痰湿证有较好的治疗作用，临床研究证实其能明显消除及缓解肺癌患者乏力、心悸、气短等气虚症状，并能明显提高 CD3、CD4 及 NK 细胞比例，降低 CD8 细胞比例，CD4/CD8 比值升高近于健康人水平。参一胶囊的 II 期临床试验总结显示，参一组对气虚证临床症状改善的有效率明显高于化学治疗组（$P<0.05$）。针对肺癌气虚证，自拟方在临床更有大量的研究应用，组方用药多以益气扶正为主，辅以攻邪。杨国旺等在临床疗效观察中，将肺癌的中药治疗组划分为气虚、阴虚、阳虚、血虚、痰湿、血瘀、毒热 7 个型，每个证型对应 1 个由 3~4 味草药组成的固定方，根据患者不同症候特点选用相应的方药，并加用康莱特和榄香烯作为辅助治疗，结果在肿瘤缓解率、中位生存期、1 年生存率方面，中药组、联合组明显高于化学治疗组。杨国旺等研究以单证作为证型要素进行划分，用定性定量的方法统计分析中医症候并指导用药，对于临床分型及辨证治疗的客观化具有一定的借鉴意义。

气虚证的客观指标

1. 免疫功能指标　气与免疫功能的关系是一项研究热点，近年来，随着检测指标增多、统计方法完善，将免疫功能指标引入气虚证的参考标准已渐为可能。申维玺等进行了中医虚证与肺癌生物学行为关系的研究，将211例术前肺癌分为伴有气虚证和不伴气虚证组，发现两组肺癌的生物学行为构成比差异显著（$P<0.005$）；肺癌虚证组比无虚证组患者的原发肿瘤分级高、淋巴结转移率较高，而且随着肺癌 TNM 分期的逐渐增高，虚证发生率也逐渐升高，表明虚证患者常有免疫功能低下，特别是细胞免疫功能下降，而实证患者免疫功能常不降低或降低不明显。

张淑香对107例晚期 NSCLC 进行证候与细胞免疫功能的相关研究，发现各中医证型组间 $CD3^+$ 值比较无显著性差异；$CD4^+$、$CD4^+/CD8^+$ 值均以气虚痰湿型最高、气阴两虚型最低；$CD8^+$ 值以气阴两虚型最高、气滞血瘀型最低。提示中医辨证分型组间存在细胞免疫功能的不同，以气虚痰湿型的免疫功能为最好，气阴两虚型最差。

胡小梅等在晚期 NSCLC 中医证型与免疫功能相关性的研究中，发现与正常对照相比，患病组的 CD3、CD4、CD4/CD8、IFN-γ、明显减少（$P<0.001$），而 IL-4 明显增多（$P<0.001$）；CD3、IgG、IgA、IgM 无明显改变（$P>0.05$）。各证型之间比较，按照气滞血瘀、肺脾气虚、痰湿瘀阻、气阴两虚型的顺序，CD4、CD4/CD8、IFN-γ 依次减少，而 CD8、IL-4 依次增多；CD3、IgG、IgA、IgM 无明显变化。结果表明晚期 NSCLC 患者的细胞免疫功能与中医证型密切相关。

童凤军应用免疫组化法对表皮生长因子受体（EGFR）的表达与肺癌的中医辨证分型相关性进行研究发现，EGFR 在肺癌痰湿蕴肺型、气滞血瘀型、阴虚毒热型、气阴两虚型中依次增加，即正虚、邪实程度最重的气阴两虚型，EGFR 表达最高。

马科等应用流式细胞仪、酶联反应法及 ELISA 方法检测肺癌患者的免疫指标和细胞因子，并运用方差分析探讨免疫指标、细胞因子与各证型之间的相关性，发现肺脾气虚运化失司证型中 IL-2、CD3 均偏低（$P<0.05$），血管内皮生长因子（VEGF）增高趋势明显，提示机体免疫力低下，而肿瘤生长的因素加强，疾病预后不好，认为免疫指标在微观辨证领域具有指导意义。

2. 其他指标 王清任在《医林改错》中云："元气既虚，必不能达于血管，血管无气，必停留而瘀。"循证研究显示气虚证多兼挟血瘀，气虚为本，血瘀为标。杨牧祥等在动物实验基础上，对120例肺气虚证患者血液流变学进行研究分析，通过临床验证揭示肺气虚证患者血液存在高黏、高聚、高浓流变特性，红细胞变形能力减弱，与动物实验结果一致，进一步证实了肺气虚证存在血瘀状态。刘翠霞等经实验研究发现，肺癌患者存在着血液流变学及微循环异常，肺脾气虚痰瘀交结型与其他型的差异主要表现为全血还原黏度、血浆比黏度增高，管袢形态改变及袢周渗出增多。

关于肿瘤标志物作为肺癌微观辨证指标的参考价值方面，张淑香研究比较 NSCLC 中医证型与血清肿瘤标志物 CEA、CA125、TPA 的关系，结果显示气虚痰湿型和阴虚毒热型两型的 CEA 值相对为低，与热毒炽盛型比较差异显著（$P<0.05$）；TPA、CA125 值均以热毒炽盛型为最高，气虚痰湿型和气滞血瘀型相对较低。晏雪生等经观察研究发现气滞血瘀型、痰湿蕴肺型、热毒炽盛型 CEA、CA199 和 CA242 的浓度明显高于气阴两虚型（$P<0.01$），但3个证型之间无显著性差异（$P>0.05$），即肺癌虚证（气阴两虚）的肿瘤标志物升高幅度显著低于实证，这一相似的结论为分子证候辨证提供了一定实验依据。

米逸颖等经研究认为血清铜/锌比值高低反映邪正消长，铜/锌可作为肺癌医辨证分型的参考指标，铜/锌气血两虚型高于阴虚毒热型，但差异不显著（$P<0.05$），阴阳两虚型则明显高于对照组及其他证型组；铜/锌比值呈动态演变，凡证型由气滞血瘀型转为气血两虚型、阴虚毒热型为病进，铜/锌比值上升；由气血两虚型、阴虚毒热型转变为气滞血瘀型为病退，铜/锌比值下降。

在诸多实验室客观指标中，免疫功能与血液流变学方面是开展较早并结论较为统一的，但均只具有相对性的参考价值，尚未有学者提出绝对数值域的诊断指标；多项实验室指标对证候诊断的特异性及敏感性仍待进一步深入研究；而且气虚证可能并不单纯表现为免疫系统等方面的改变，而只是功能方面的变化。

肺癌气虚证的诊断标准

气虚证是一个能体现肺癌病因病机的主要矛盾，在临床上比较能达成共识的证型，但临床各家证型名称有差异，辨证标准不统一，为临床科研带来了诸多不便，一方面是观点认识上不完全一致，另一方面是既有的辨证标准复杂难用，不适合专业需要。袁琳等提出了肺癌气虚证的临床诊断标准，供临床参考。

主症标准：神疲乏力，气短，语声低微，舌质正常或淡白，脉虚无力，具备3项即可辨为气虚证。

脏腑虚证标准：在符合气虚证的同时，如有咳嗽、气短喘促、自汗恶风、易感冒，任何2项者，即可辨为肺气虚证；如有心悸、胸闷、健忘、面色苍白，任何2项者，即可辨为心气虚证；如有食欲不振、食后饱胀、大便溏薄、面色萎黄，任何2项者，即可辨为脾气虚证；如有腰脊疼痛、胫酸跟痛、夜间多尿、眩晕耳聋，任何2项者，即可辨为肾气虚证。

实验室参考指标：流式细胞仪检测的T细胞亚群、NK细胞及B细胞、白细胞介素等，但目前尚无金标准。

辨证论治是中医的临床基础，证型的规范化是基础研究的重要进程，其完善和统一势必会带来临床与科研的双重受益：统一、规范的辨证分型标准可以指引临床进行规范、合理、有效的治疗，在科研方面则可以加强数据的整合，提高资源的利用率。气虚证是肺癌的主要证型，手术、放射治疗、化学治疗后多见，与临床分期密切相关，对化学治疗的敏感性决定了本证较好的疗效与预后，中药治疗气虚证积累有较多经验，并开发了多种中成药新药，丰富的实验室研究成果也为辨证标准的客观化提供了可能。采取以辨单证为基础，然后单证间相互组合构成复证的辨证分型方法，正可以解决辨证分型复杂这一矛盾。单证使用灵活，容易掌握，适用于科研，对优势证型的深入研究、新药的研发十分有益，在临床中的推广性也较强，如能按这一方法进行大样本、多中心的循证医学研究，相信可以为统一的肺癌证候诊断标准找到结论，加速肺癌中医治疗的规范化进程，促进中药的临床研发。

253 从气虚体质论治糖尿病肾病

如今人口老龄化和城镇化加重，糖尿病在我国发病率逐渐增长，1980年我国糖尿病患病率为0.67%，而2017年我国糖尿病患病率达到11.2%，将近40年间，患病率增长达16倍。其中糖尿病肾病患病人数占糖尿病患者数的20%～40%。这与人们的体质因素及生活方式改变息息相关，其中气虚质、痰湿质是糖尿病肾病的主要体质。研究表明糖尿病肾病与动脉粥样硬化、血脂异常等密切相关，糖尿病肾病患者并发冠状动脉粥样硬化性心脏病、高血压病等心血管疾病的风险也随之增加。因此临床上纠正糖尿病肾病是防治心血管疾病发生的至关重要环节。学者王晓鹏等总结了现代医家从气虚论治糖尿病肾病的理论，从而验证从气虚体质角度论治糖尿病肾病的临床基础和治疗优势，为临床提供了新思路。

气虚体质调查研究

1. 气虚体质的概念 气虚体质的特征主要是脏腑功能失调，是长期气虚导致的，表现为语声低微，形体消瘦或偏胖，面色苍白，少气懒言，倦怠无力，常自汗出，动则加剧，舌淡红，舌苔白，脉弱，是一种偏颇体质类型。气虚体质人群主要的性格特征是内向、胆小、怯懦、不善言辞、抗邪能力弱等。

2. 气虚体质的成因

（1）内因：气虚体质的内因主要包括先天禀赋、年龄和生活方式。①中医认为女子以血为本，肝藏血，以肝为先天。而"女子属阴，以血为主"。朱丹溪提出"阳常有余，阴常不足"。血为阴，精血常常不足，血为气之母，则血虚易导致气虚。故女性更容易形成气虚体质。②小儿机体处于萌芽的阶段，五脏未充分发育，气血津液的生成与运行尚且微弱，易形成气虚体质。而人到中年，五脏六腑功能逐渐退化，肾气渐衰，脾胃运化水谷之津气也愈发衰弱。因后天消耗过度和先天生成不足导致气虚。③"久卧伤气，劳则气耗"，皆都说明劳逸程度是导致气虚体质的重要因素。《黄帝内经》云："阴之所生，本在五味。伤在五味。是故味过于酸，肝气以津，脾气乃绝。"由此可见脏腑储存阴精，若饮食不当，酸味摄入过度，使肝气过于亢奋，终致脾气的衰竭。脾乃后天之本，脾气虚弱则运化无能，气血精液不能濡养全身，间接导致气虚体质的形成。故人体的先天禀赋以及后天生活方式皆会影响体质的偏颇。

（2）外因：气虚体质的外因主要来源于季节、气候及居住地理环境的差异，自然条件，如水土性质、地质结构等会对当地人民体质偏颇造成影响。《黄帝内经》云："阳胜则热，阴胜则寒。夏热秋暑，高亢张扬，易伤津耗气。"所以夏季更易形成气虚质。而地区因素也会导致气虚体质，高原地区空气稀薄，容易发生高原反应，导致高原地区人民容易出现气虚体质。

3. 气虚体质的流行病学调查 气虚体质是偏颇体质中最基础和常见的体质，有研究显示，除平和质外，偏颇体质中气虚体质占20%。相关流行病学表明，大学生偏颇体质占72.89%，其中气虚体质占17.31%、阳虚体质占14.77%、阴虚体质占11.69%，其中气虚质占比最高；男生的偏颇体质为气虚质占18.33%、阴虚质占10.49%、阳虚质占8.66%；女生偏颇体质分布为阳虚质占19.93%、气虚质占16.45%、阴虚质占12.69%；可见气虚体质的占比中男性高于女性。除年龄和性别外，气虚体质跟地域也有关系，根据调查，农村气虚体质人数大于城镇人数，东北地区的气虚体质人口数大于华南和西南地区的气虚体质人口数。

4. 气虚体质与气虚证的关系 体质具有可变化性与相对稳定性，气虚体质是气虚证的温床，长期的气虚证可形成气虚体质，是一种正气不足，易感受外邪内淫致病的相对稳定状态；而气虚证是疾病发展的过程中某一阶段的病理表现，存在时间较为短暂，极少感受其他外邪内淫致病，治疗即中病即止，不必尽剂。气虚证迁延不愈是气虚体质患者主要的病理变化，是气虚体质致病的主要原因，而由长期气虚证导致的外邪内淫则是气虚体质的致病次要兼证，因此从气虚体质论治糖尿病肾病的研究可结合气虚证的治疗经验，当从存在的气虚证和气虚感受的外邪内淫方面进行深层次剖析辨治。"正气存内，邪不可干；邪之所凑，其气必虚"。故气虚体质发病的倾向性广泛，气虚体质可单独出现，也可以与其他症状夹杂出现，临床多见气阴两虚、气虚夹痰、夹湿、气虚夹杂血瘀等。在治疗时，应发挥中医的整体观念，从辨体—辨病—辨证出发，将体质与病证相结合，以体为本，以病证为标，标本同治。

糖尿病肾病的中医病因病机

糖尿病肾病是现代医学病名，中医古籍并无记载。但糖尿病肾病是糖尿病继发性病变，而糖尿病被中医学列为"消瘅""肾消""水肿"等范畴。《古今录验方》将消渴分为上消、中消、肾消。有研究对糖尿病肾病病名进行溯源，提示与肾消吻合度较高。由此可从肾消的病因病机对糖尿病肾病的病因病机进行溯源。由"五脏皆柔弱者，皆病消瘅"及"心境愁郁，内火自燃，乃消症大病"以及"消瘅，肥贵人则膏粱之疾也"等记载，可将糖尿病肾病的病因病机归纳为先天禀赋不足和劳逸失调以及房事过度、情志不畅、饮食失宜等。现代医家对此亦有新的认识，糖尿病肾病的本质是本虚标实，虚责之于气阴虚、阳虚等，实责之于瘀、痰湿、热等，发病的核心是气阴虚兼瘀郁，且贯穿疾病的始末。糖尿病肾病在进展的过程中，瘀血、湿浊、痰饮是导致糖尿病肾病的基本伏邪，瘀血是本病发病的使动因素，又由于湿浊内伏、毒邪内伏阻碍气机升降，使病情进一步发展。

糖尿病肾病与气虚体质的关系

1. 糖尿病肾病的体质分布特点 古代医家对糖尿病肾病的易患体质特点有所描述。"五脏皆柔弱者，皆病消瘅"和"肥人多痰，乃气虚也"以及"消瘅，肥贵人则膏粱之疾也"。从记载可知古人认为该病具虚弱性的特点，提示本病与气虚，阴虚、阳虚体质密不可分。余军观察 600 例 2 型糖尿病患者，其中早期糖尿病肾病患者 300 例作为研究组，未发糖尿病肾病 300 例作为对照组。收集由患者填写的《中医体质分类与判定》标准中体质量表的全部问题，并计算出每个问题的得分和转化后得分，统计出 600 例 2 型糖尿病患者的体质分布特点，得出结论：早期糖尿病肾病人群的主要体质是气虚质、阴虚质及血瘀质，其中以气虚质尤甚。李佳琦对 195 例糖尿病肾病患者进行体质辨识，得出易发体质中占比最高的 3 种体质是气虚质、痰湿质、阴虚质，提示人群中这 3 种体质发病风险高于其他体质；同时在糖尿病肾病的不同分期中体质分布也存在异同，一期、二期主要为平和质，三期以气虚质为主，四期、五期以气虚质、阳虚质为主，提示气虚质在疾病各期均有分布。而且王彤通过研究 162 例糖尿病肾病患者，发现年龄大于 65 岁患者气虚质发生概率是 28.57%，病程＞10 年的患者以气虚体质为主。这说明糖尿病肾病与气虚密切相关，因此预防和纠正气虚体质的形成与发展是防治糖尿病肾病的重要环节。

2. 糖尿病肾病的影响因素与气虚体质的关系 《黄帝内经》云："正气存内，邪不可干。"疾病发生否与体内的正气强弱息息相关，正气与体质之间又互相影响，故体质的强弱对疾病的发生起关键性作用。体质不仅影响疾病的发生，还能激发和诱导疾病的进展以及转归和预后。田莉通过观察 800 例 2 型糖尿病肾病患者，收集患者相关资料分析得出：年龄、病程、高血压、血尿酸、吸烟是 2 型糖尿病肾病的危险因素。而年龄高、患病时间长、肥胖又会导致气虚体质。如《黄帝内经》中云："人生十岁，五脏始定，血气已通，其气在下，故好走；九十岁，肾气焦，四脏经脉空虚；百岁，五脏皆虚，神气皆去，形骸独居而终矣。"随着年龄增加，正气逐渐衰败，或者正邪交争时间过长，病程迁延，邪胜正衰，更易导致气虚体质。因此以年龄大、糖尿病病程长、吸烟史久为主的气虚体质的糖尿病肾病发病率极高。李佳琦将筛选出来的195例糖尿病肾病患者按照年龄分组，39～49岁的患者占8.72%，50～69岁占37.44%，70～86岁占12.82%，患者主要年龄分布在50～79岁，可见糖尿病肾病以中老年为主，中老年人群又是气虚体质的主要人群，同样印证了气虚体质与糖尿病及其并发症密不可分。"盛壮之时快情纵欲，极意房中，稍至年长，肾气虚竭"提示肾气衰败导致消渴，是以肾气衰导致水不制火，火旺致阴液更亏为故，而脾气虚和肾气虚皆可归纳为气虚体质，可见气虚与消渴关系密切。由"五脏皆柔弱者，善病消瘅"。可知先天与后天不足之人是消渴的高发人群。"老者之气血衰"，年老体弱，元气不足，正气衰败，无以推动阴血，而阴血因年高病久而本自虚，则口渴作矣；年高者，身体各项机能退化，代谢机制、免疫调节机制出现失调，极易患与代谢紊乱、免疫低下相关的糖尿病疾病以及其慢性并发症，而气虚体质主要表现为糖代谢、脂质代谢等代谢异常。

现代医家从气虚论治糖尿病肾病

气虚体质的患者机体主要病理变化是产生迁延日久的气虚证，导致脏腑亏虚，机体正气不足，抵抗力低下，故气虚体质易内生虚火，夹杂痰湿瘀血，外易感湿、寒、热邪气，导致糖尿病肾病产生，形成虚实夹杂的病理状态，常兼夹与体质不符，甚至矛盾的症状体征，需仔细辨治，无论是气虚生热、气虚致实，还是气虚夹杂瘀、湿，其根本还是气虚体质导致的正气不足，其他病理因素的产生只是患者在气虚体质状态下易感的邪气所致，因此从气虚体质论治糖尿病肾病的研究可结合气虚证的治疗经验，以长期存在气虚证形成的气虚体质为本和以气虚感受的外邪内淫为标两个方面进行深层次的剖析辨治，切不可被郁实痰火之表象迷惑，罔顾体质气虚之本源，失治误治。

1. 气虚致实 元气以三焦为通道输布全身，元气虚弱则三焦气虚，若处于长期的气虚证状态则形成气虚体质，容易因虚致实而内生实邪，三焦又有以通为用的特点。气虚主要与肺脾肾相关，上焦肺气虚则宣降失常，津液无以输布，"雾不散而聚水"，水湿停聚体内；中焦脾胃气虚，则运化失职，痰湿内生；下焦肾气虚则主水功能失常，膀胱气化失司，内生痰浊。可见长期三焦气虚容易使三焦气机升降失常，壅塞不通，内生实邪。痰湿日久犯于下焦，损伤肝肾，则出现小便不通或涩滞，精微外泄而成蛋白尿；犯于肌肤，则出现全身水肿等糖尿病肾病临床症状。对于这种由于气虚体质导致的三焦升降失调而形成的糖尿病肾病，王志刚以清上焦热邪为主，补气养阴为辅治疗邪犯上焦的患者，在玉液汤的基础上重用人参，治疗效果显著，且根据具体表现临证中常用仲景栀子豉汤、玉屏风散、麻杏石甘汤加人参等，皆取得临床疗效；对于邪在中焦的糖尿病肾病患者，辨证为胃热气盛、气阴两伤型者，治以消积导滞、益气养阴、清热凉血，方用黄连温胆汤合白虎加人参、黄连治疗；对于邪犯下焦的患者，辨证为血脉闭阻、水瘀互结、水凌心肺者，施以补气养阴、活血化瘀、利水降气的治法，方用真武汤加减。此方重在温阳利水，是治疗糖尿病肾病脾肾阳虚、水饮凌心型的代表方剂。以上皆以纠正气虚体质为本，兼治其他病理因素为标。

2. 气虚生热 《黄帝内经》最早提出劳倦太过，损伤脾气，气虚而内热自生。金元时代李东垣在《黄帝内经》的基础上结合诊疗经验在《脾胃论》中加以延伸，提出脾胃之气损耗，元气不足，可以产生大热，故脾胃气虚日久，迁延不愈，导致气虚体质形成而易产生内热。

（1）脾胃气虚，肾火由生：《脾胃论》云"夫脾胃虚弱，阴阳气血俱不足，故或热厥而阴虚"。若长期脾胃气虚，气血衰弱，形成气虚体质，日久导致相火亢盛，肾阴亏虚，形成阴虚燥热型糖尿病肾病。而下焦消渴主要是由于脏腑阴虚，阴虚致燥热内生，燥热与阴虚恶性循环，致使阴虚内热灼烧津液，消烁肌肉，发为消渴，李新华临床多采用滋阴清热、滋补肝肾的方法治疗，以六味地黄丸加减，其中重用生地黄，滋养肾水；配以鳖甲、龟板、青蒿以补肾水兼透阴分之热。阴虚迁延，虚热内生，肝肾同源，则日久演变为肝肾阴虚，张法荣治疗肝肾阴虚型糖尿病肾病，治以滋阴养血、疏肝清热，方用滋水清肝饮，取六味地黄丸滋补肝阴肾阴之意，取丹栀逍遥散疏肝郁、清肝热、养血之效，疏肝和滋阴共治。治疗时补其体质，泄其标实，统筹兼顾，乃治病之根本。

（2）脾胃气虚，伏火内生：《脾胃论》云"饮食劳倦所伤，清气不生，阳道不行，乃阴血伏火"。脾胃为气机升降之枢纽，若运化失职，则清气不升，浊阴不降，久于体内而伏火内生。"夫脾虚不能制水，水渍妄行，皆脾土湿热为病"。可诱发湿热蕴脾证的糖尿病肾病。张喜奎治疗脾胃气虚导致的湿热内蕴的糖尿病肾病，在临证时常在补益脾肾的基础上，配以金银花、石韦等清热利湿的中药。张宗礼治疗湿热蕴脾型的糖尿病肾病，方用四叶汤合萆薢分清饮加减治疗，临床疗效显著。孙伟将糖尿病肾病分为3个证型，其中肾阴亏虚、湿热内蕴型治以益气养阴、清热利湿之法。方用人参白虎汤合消渴方加减，在补气的基础上，加以清热养阴，使治疗效果更为显著。以上皆脾胃气虚日久，形成气虚体质，夹杂病邪而致病，治疗当以气虚为根本，外邪为标实，标本同治。

3. 气虚夹瘀 《医林改错》云"元气既虚，必不能达于血管，血管无气，必停留而瘀"。长期的气虚状态是瘀血产生的主要原因，祝谌予亦提出血瘀是糖尿病肾病的病机之一。气虚体质患者产生血瘀，瘀血作为病理产物，加重气虚体质的程度，糖尿病肾病因为元气不足而恢复力差，瘀血又加剧糖尿病肾病的进程，使其迁延难愈。对于本虚标实气虚夹瘀的患者，杨霓芝以益气活血为原则，应用通脉口服液治疗。其主要组成为黄芪、三七，临床观察此口服液可以明显改善血糖水平和肾血流动力学。孙郁芝认为糖尿病肾病气阴两虚夹瘀证多见，根据临床经验提出"肾病多瘀"的理论，并自拟益肾活血汤治疗此种类型的疾病，效果显著。俞仲贤等通过临床研究发现，应用圣愈汤合抵当汤联合西药治疗，可以降低气虚血瘀型糖尿病肾病患者血清炎症因子，稳定肾功能等。在糖尿病肾病发展过程中，气虚体质自始至终存在，长期的气虚而导致诸证生，瘀血作为标实证则为糖尿病肾病发展的夹杂因素，正符合了糖尿病肾病本虚标实的基本病机。

4. 气虚夹湿 《石室秘录》云"肥人多痰，乃气虚也"。可见肥人多气虚，长期气虚人群容易产生痰湿，蕴集不化，外溢肌表，令人肥胖。长期气虚导致肥胖，肥胖加重气虚，恶性循环形成气虚体质，同时又导致胰岛素抵抗，从而加重糖尿病肾病的发展。糖尿病肾病主要病位在肾，肾气易虚，临床上容易形成虚实夹杂的证候，以脾肾气虚为本，以痰湿、瘀血为标实，痰湿既是病理产物，是致病因素，加剧糖尿病肾病进一步发展。王铁良针对脾气亏虚、水湿困脾者，施以补气健脾、温阳利水，方用升阳益胃汤合参苓白术散加减。岳仁宋根据湿浊的性质，将糖尿病肾病辨证为痰湿互结者，用二陈汤加减，以祛水湿、化痰饮。尽管糖尿病肾病病程较长，病情变化复杂，各期有各期的致病特点，各医家治法也各有侧重，但在治疗过程中当以纠正气虚体质为根本，辨治痰浊，瘀血为标，补虚的同时加以祛邪，可加速身体的恢复。

气虚体质的患者在糖尿病肾病中越来越常见，由于正气不足，抵抗力低下，易于寒、热、湿、瘀等多种病邪夹杂致病，且缠绵难愈，反复发作，而病程越久，越损耗正气，进入恶性循环。所以在临证中应该发挥中医的整体观，从体质论治，在治疗的过程中始终以体质为根本，以气虚体质导致的兼证、变证、杂证为标，纠正体质贯穿治疗的始终，辨治疾病各期由气虚体质导致的变证，既可以加快糖尿病肾病患者的恢复，又可以预防其他并发症的发生。

254　心气虚证与神经内分泌免疫调节

中医学理论认为，心为君主之官，为五脏六腑之大主，主血脉而藏神。心的正常搏动依赖于心气和心阳的鼓动和温煦，心之气阳为心功能的基本动力，心力衰竭本质为心阳不足。心气虚是临床常见证型之一，心气虚的临床表现为疲乏、气短、心悸。在临床冠心病患者中心气虚占相当大的比例，中医并无冠心病之称，但从医籍中对心悸、真心痛、胸痹等症的记载及描述来看，与现代医学中冠心病心绞痛、心肌梗死极相似。心居上焦，主一身之阳气。心阳气鼓动周身血脉运行，永无休止，心阳虚则鼓动生化之机能减弱，血脉不得运行，浊阴不得温化，胸中必为阴寒所乘，由此而产生胸痹，即现代医学的冠心病。

心功能不全综合征（即充血性心力衰竭），在中医可归属于胸痹、心悸、怔忡、咳嗽、喘证、水肿、痰饮、积聚等病范畴。脏腑辨证中可将其视为心病的表现。多种心脏病严重阶段常发生充血性心力衰竭（CHF），根据 CHF 的临床表现，按中医理论则分属于心悸、咳喘、水肿、积聚等范畴，并常数病并存。研究表明 CHF 的严重程度与心气虚的轻重一致，中医学认为其发病的机理为心气虚，渐至阳虚，日久及肾，以致心肾阳虚，阳虚水泛，瘀水内停，又因气为血之帅，气行则血行，气虚而致血瘀。作为心主血脉的功能，业已达成基本共识的是，心气虚患者的左心室功能异常，但从中医理论及现代医学的研究看来，心不仅仅起到泵血的作用，还存在神经内分泌功能，而中医理论更指出心主神明，即心功能包括循环系统与高级神经活动。学者许丽梅等从神经内分泌免疫方面探析了心主血脉、藏神的实质。

心气虚证与神经功能

心气虚证的表现如心悸失眠、疲乏、气短等与自主神经功能紊乱有关。柳侃等检测发现①心气虚患者的呼吸差较正常人明显降低，提示心气虚患者迷走神经功能减退。②立卧差明显降低，提示心气虚者的交感神经功能减退。③心气虚者迅速直立后，其心率比对照组上升缓慢。上升不明显或下降不明显，均提示其交感神经和迷走神经敏感性和协调功能紊乱显著。④运动后心率复常时间明显延长。以上表明心气虚者心脏自我调节功能较对照组明显减退。

鲍军等观察冠心病心气虚患者的血清多巴胺-B-羟化酶活性明显降低，推测与副交感神经功能偏亢有关。张道亮等为探讨心气虚、心阴虚证自主神经功能的变化，将 55 例辨证为心气虚、心阴虚心脏病患者分别测定心搏间距、卧立血压差、24 小时尿儿茶酚胺等指标，并与健康人进行比较，结果发现心气虚患者心搏间距、平卧心率虽与健康人无明显的差异，但有 79.9% 的患者呼吸<15 次/min，与健康人组比较，差异有非常显著性意义，同时还有 47.4% 的患者立卧差<15 次/min，立卧血压差也有增大的趋势；心阴虚患者 30/15 比值与健康人比较虽有差异；24 小时尿儿茶酚胺测定显示心气虚、心阴虚患者均明显高于健康人；故认为心阴虚、心气虚均有自主神经功能紊乱，其类型及程度与不同证型有关。

刘德山等对 10 例心气虚证患者进行短潜时体感诱发电位检测。结果显示心气虚证组 N20、P25 波潜伏期、AV（N）13－P25 峰间期及中枢传导时间［AV（N）13－N20 峰间期］均明显延迟；N20 波幅较对照组明显降低。这表明心气虚证患者存在明显的中枢神经机能障碍。

心气虚证与内分泌功能

1. 肾上腺素与去甲肾上腺素 CHF 存在明显的血液动力学紊乱的同时,伴有神经内分泌机制异常。交感-肾上腺系统激活是 CHF 失代偿后的一个重要自稳机制。

沈建平等测定 HF-心气虚证患者,去甲肾上腺素(NE)和肾上腺素(E)含量,与健康人比较无统计学意义($P>0.05$),心阳虚证 NE 和 E 水平较健康人和心气虚证患者显著上升($P<0.05$,$P<0.01$)。心功能不全较重者,心输出量降低和高水平 NE、E、PRA 使周围小动脉收缩,周围组织处于低血供、低氧状态。这可能致使患者出现怕冷、肢冻等阳虚症候。故认为 CHF 心阳虚与 NE 和 E 密切相关,血浆 NE 和 E 升高,对 CHF 心气虚和心阳虚的辨别有一定意义。

廖家桢等观察 20 例心气虚患者 NE 和 E 水平,发现尿 NE 和 E 含量高于正常人,而血胆碱酶活性则未见异常。提示心气虚患者以交感神经机能偏亢关系为主。

2. 肾素-血管紧张素-醛固酮系统 从现代临床和动物实验中均可观察到,肾脏血流量减少,或血钠降低等都可刺激肾脏释放肾素,肾素可促进血管紧张素的生成,使血管收缩。血管紧张素又可使肾上腺皮质释放醛固酮增加,醛固酮可促进肾小管对钠的重吸收,有保钠保水的作用,使血容量增加。

周英等采用放射免疫法测定了 85 例心血管病表现心气虚患者的血浆肾素活性(PRA)和醛固酮(ALD)浓度变化,并以 30 例健康人做对比研究,结果心气虚证组 PRA、ALD 增高,增高的程度与虚证的类型有关。其规律气阴两虚型>心阳虚型>心气虚型>心阴虚型。提示 RAAS 的测定结果可作为临床评定心虚证的依据。

吴齐雁等检测心力衰竭(HF)-心气虚大鼠循环肾素-血管紧张素系统(RAS)及纤溶酶原激活物抑制剂(PAI-1)活性的变化,结果 HF-心气虚大鼠术后出现左心功能不全,右心室收缩压降低,舒张末压增高($P<0.05$)。同时血浆 PRA 水平及 PAI-1 活性增高($P<0.05$),随着心功能的改善,血浆 PRA 水平及 PAI-1 活性下降。提示 HF-心气虚时,RAS 激活对导致机体纤溶系统功能失调有重要作用,可以用以解释严重的心功能不全患者血液呈高凝状态,并且发生血栓栓塞疾病危险性增高的原因,可能为心气虚致心气虚血瘀的病理生理基础。

3. 心房钠尿素(ANP) 也称心钠素,或心房钠尿因子,是心脏产生和分泌的多肽类激素。ANP 具有强大的排钠利尿,扩张血管和降血压,改善心率失常和调节心功能的作用。另外 ANP 能抑制急性心肌梗死左心室重塑,其机制可能与 ANP 抑制 EF1、AF 和醛固酮等有关,静脉注射 ANP 能显著地抑制急性心肌梗死后 1 个月时的左心室重塑。

ANP 在调节心血管系统和内环境稳定等方面起着重要作用。现认为外周血中心钠素样免疫活性物质(irANP)含量的变化常预示着体内某些病理生理的改变,它对心功能的改变尤为敏感。俞兵等实验表明 irANP 与心室射心分数明显相关($r=-0.87$)。提示 irANP 可作为心气虚患者的客观指标之一。无症状左心室功能减退患者中,有 irANP 的明显升高。心功能不全患者由于右肩压,肺动脉楔压,左心室舒张期容积等升高,造成心房牵张而使其处于 ANP 高分泌状态,而 irANP 的循环水平与心功能不全程度直接相关。而心气虚患者有右心房压和肺动脉楔压的升高,有心脏指数和 EP 的降压,且 EP 在心气虚兼阳虚,心气虚兼阴虚及非心气虚患者中呈递减现象,这些都提示心气虚患者有促进 ANP 分泌的因素存在,有与 irANP 负相关因素的降压。从而使心气虚的 irANP 含量明显高于其他组。

4. 内皮及活性因子 内皮素是一个含 21T 氨基酸的肽类,是内皮素肽家族的主要异构形式,后者还包括 ET-2、ET-3、ET-4。其中 ET-1 参与正常心血管的动态平衡。内皮素是血管内皮细胞分泌迄今所知的缩血管活性肽,血管内皮受损伤,ET 分泌增多,冠心动脉舒缩平衡的调节破坏引起冠状动脉连续痉挛,降钙素基因(CGRP)相关肽是体内最强的舒血管活性肽,主要由支配心血管系统转入神经末梢所释放。CGRP 对 ET 的生物效应能产生抵抗作用,而内皮细胞通过产生和释放血管反应性调解因子如舒张因子(EDRT)和 NO,在维持心血管系统稳态中起中心作用。

韩学杰等认为血管内皮损伤后，血浆纤维蛋白质可附着于血管腔表面并转变为纤维蛋白，逐渐渗入到增殖的新生内膜中，破坏细胞正常结构，因此推测血管内皮细胞损伤是动脉硬化最初阶段，也是动脉闭塞症始动环节，并在冠心病、心绞痛的形成和发展中起重要的作用。

陈建鸿等的实验证明，CGRP 不影响血浆 ET 的基础释放，但能抑制病理条件下 ET 的大量释放，CGRP 并不存在冠心病中医证型的特异性。但是对心血管系统产生舒张血管，心肌的正肌肌力和变是作用的生物学效应，但是在夹有血瘀证时可能"瘀血作用"，使之出现 CGRP 的内源保护作用受牵制出现以上的情况。

5. 多指标联合检测 近来有学者对多项内分泌调节因子进行联合检测。黄惠勇等对 90 例不同证型冠心病心绞痛患者血浆 ANP、B-内啡肽（B-EP）、ET 等调节肽指标进行临床检测，结果与 30 例正常人比较，均有统计学意义（$P<0.05$，$P<0.01$）。且舒血管作用的 ANP 和 β-EP 检测结果呈现心气虚证组＞心脉瘀阻证组＞正常人组＞心阴虚证组，且实验观察组 3 组间两两比较，均有统计学意义（$P<0.01$）。而缩血管作用的 ET 检测结果则呈现心阴虚证组＞心脉瘀阻证组＞正常人组＞心气虚证组，且实验观察组 3 组间两两比较，均有统计学意义（$P<0.01$）。提示 ANP、B-EP、ET 等调节肽是冠心病心绞痛临床辨证的主要物质基础之一，似可作为客观化辨证的特异性指标。

蒋梅先等将 112 例充血性心力衰竭（CHF）按照中医辨证分为单纯心病（心气虚）组 45 例和心肾同病（心肾阳虚）组 67 例，观察比较两组患者的心功能及 ANP、肾素（Ren）等检测指标，以探讨CHF 者"心肾同病"病机与循环激素的相关性。结果显示心肾同病组的心功能分级和心衰评分显著高于心病组（$P<0.001$）；心病组 ANP 水平明显升高，心肾同病组 ANP、RAS 指标均明显升高，且后者与心病组比较有统计学意义（$P<0.001$）。提示 ANP 血浆浓度的上升是"心气虚证"的标志，RAS 的激活标志着"心肾同病"病机，上述指标也可作为 CHF 病情判断及药物疗效评估的依据之一。但有严重心力衰竭者血浆 ANP 水平却不升高，反而有所下降，可能与严重心力衰竭时心肌能量代谢障碍，ANP 合成，排泄受阻，以及同时有 ANP 分子降解酶（NEP）活性升高有关。

心气虚证与免疫功能

中医认为"正气存内，邪不可干"，"邪之所凑，其气必虚"。因此，气的防御功能表现为免疫功能的强弱，国内许多研究表明中医虚症者共同存在免疫反应较低。

廖家桢等对冠心病辨证为心气虚、心气阴两虚的患者做淋巴细胞转化试验、E-玫瑰花环试验和淋巴细胞酸性 α-奈-乙脂酸酶（ANAE）染色试验，并测定了血清中 IgG、IgM 和 IgA 含量，结果两型患者的淋转、E-花环试验和 ANAE 染色阳性淋巴细胞百分率皆低于正常人，但此两组间无显著性的差异，而免疫球蛋白变化不明显。赵家琪等重复了这一结论，并提出心气虚患者的淋转细胞中 cGMP 含量增高可能是细胞免疫功能低下的机理之一。

易宇明等观察到心气虚患者的淋转细胞转化率、E-花环形成和 ANAE 染色的测定均显示心气虚患者的细胞免疫功能降低；而反映体液免疫的三项免疫球蛋白中，IgM 有增高趋势。以上表明心气虚亦存在免疫功能的低下。

分析与讨论

从上述研究看，心气虚证在神经内分泌免疫调节的研究有以下的进展：心气虚证患者存在迷走神经功能、交感神经功能减退，交感神经和迷走神经敏感性和协调功能紊乱，副交感神经功能偏亢，自主神经功能紊乱，中枢神经机能障碍，心脏自我调节功能减退。NE、E、PRA、ALD、ANP、ET、降钙素基因相关肽含量增高。淋转、E-花环试验和 ANAE 染色阳性淋巴细胞百分率皆低于正常人，淋转细胞中 cGMP 含量增高，提示免疫功能低下。

心主血脉与心主神明是中医心理论的核心，显然中医是把循环系统与高级神经活动合起来都属于心，"心"概念具有歧义性，"心"的功能远不只是解剖学所指心脏的功能，而是与之有密切联系的系统功能的综合概念，包括推动血液循环的心脏功能，调节心血管活动的神经和体液因素，以及大脑高级神经系统等一系列功能活动。心为五脏六腑之大主，心主神明，是对精神-神经-内分泌-免疫-靶组织这个机体最重要调控网络的整体概括，是中医学整体观念、五脏相关的重要体现。

255 肺气虚证四级分度以证统病的肺病管理

中医"病"是对疾病发生全过程病理特点和变化规律的概括；"证"是疾病某阶段或某一类型病理特征的概括，具有特异性、动态性、多维性的特点。"以证统病"是以病机演变和证候为纲，以疾病为目，突出证候辨识治疗而采用的一种动态整体诊疗形式，其核心是以证为出发点，综合归纳不同疾病证候和病机演变规律的共性及与疾病的相关性，从而制定相似的治则、治法。其出现经历了对症辨病→平脉辨证→以病铃证、按证索方→辨证论治→病证结合、以病统证5个有代表性的阶段，相关理论与实践研究正方兴未艾。肺气虚最早出自《素问·方盛衰论》，是肺系疾病最基本、最重要的证候之一，乃肺脏功能活动减弱或障碍所表现的虚弱证候，可累及心、脾、肾、肠道等脏腑，逐渐演变成全身性病变。"以证统病"是病、证、效和以人为本相结合的一种思维模式，是证候动态流转的时空演化整体观，关键在于整体论与还原论的关联整合。肺系疾病发生发展过程中，多伴随着不同程度的肺气虚病机改变，学者杨勤军等以肺气虚证为切入点，探索了肺系疾病的共性特点和相关性，初步建立了肺气虚证的"以证统病"肺病管理模式，以便指导临床实践。

肺气虚四级分度理论

肺气是指肺脏具体功能活动及运动方式，与一身之气和各脏腑功能活动密切相关，临床肺气虚往往出现虚实夹杂的病机演变，虚实互为因果。为全面、客观、动态地认识肺气虚证，韩明向教授于1993提出肺气虚分度理论，其认为"肺系疾病发生发展过程中始终存在肺气虚的病机，多为渐进性，持续性，进而累及多系统，并形成水湿，痰饮，瘀血等病理产物"。经过不断的研究与完善，根据肺气虚程度和对相关脏腑的影响，观察归纳临床表现逐步形成了现在的肺气虚分级分度理论。一级（轻度肺气虚）：肺的卫外功能或部分主气功能减退，病位主要在肺，临床特征为反复外感或久咳痰白，伴有神疲乏力、少气懒言、恶风或自汗，舌胖或有齿印，脉虚无力。二级（中度肺气虚）：发展至主气功能障碍，病位主要在肺、脾，临床特征为轻度肺气虚临床症状发生频率、持续时间及程度均加重，并表现有气短喘促，动则尤甚。三级（重度肺气虚）：肺的卫外、主气及治节功能的全面失常，病位主要在肺、脾、心、肾，行水行血障碍，临床表现在中度肺气虚症状加重的基础上出现心悸、唇青、舌紫、颈部青筋暴露、尿少、浮肿等。四级（极重度肺气虚）：多脏受损诸症蜂起，兼及肝脑胃肠等，临床特征为在中度肺气虚的基础上出现意识淡漠、谵语烦躁和胃肠功能障碍。四级分度之间既有病机病证上的不同，又有发生、发展、演变的相互联系，比较符合临床实际情况，揭示了肺气虚证的本质，丰富了中医证候学内容，有利于把握肺气虚证的变化而指导临床治疗。

肺系疾病肺气虚证的以证统病

病证结合模式涵盖了中医病、证、西医病3方面内容，可分为"以病统证"和"以证统病"两种形式。目前主流的按疾病诊断相关分组（DRGs）的临床路径是以"以病统证"诊疗模式为基础，广泛应用于临床。"以病统证"模式虽有精准的纳入排除标准，规范化的干预方案，但这种以病为主导性的体系，拆分了中医学诊疗的时空性和整体性，存在外延性弱、难以应对真实世界多因素造成疾病变化、转归和多种疾病序贯性发作等缺点。如过于强调"病"的主导性，无法诊断病名，则无法实施辨证治疗；

多种疾病情况下，难以总结各个疾病在不同时期的共性病机，患者需要服用大量的药物。"以证统病"是区别于"以病统证"的一种临床诊疗模式，以中医学病因辨证、病机辨证、病势辨证等思想为基础，既归纳各种肺系疾病的共性病机和演变规律，也注重个性特点，探讨证与病的诊断、治疗关系，指导临床实践，体现了中医学在动态时空下据象辨证、据证言病、病证结合的认识和实践特点，能有效弥补"以病统证"临床应用的不足。

肺气虚证是肺系疾病发生发展的基础病机，以卫外功能失常为开端，可进一步发展至治节功能失常，肺、脾、心、肾等脏腑功能失常，形成痰饮、瘀血等病理产物，甚至进一步发展，出现肺源性心脏病、胸腔积液等可造成严重后果，其中尤以老年人多见。根据长期临床实践观察与研究，杨勤军团队提出了肺系疾病"气虚-痰饮-血瘀"三角理论。基于"以证统病"思想，将肺气虚证的"气虚-痰饮-血瘀"三角理论应用于肺系疾病的临床诊疗具有重要的实际意义。因而将慢性阻塞性肺疾病、哮喘、肺癌等肺系疾病的共性病机及演变规律，以肺气虚证分度和相关的"气虚-痰饮-血瘀"三角理论探讨"以证统病"模式在相关肺系疾病诊疗中的应用。

1. 慢性阻塞性肺疾病 慢性阻塞性肺疾病发病以老年人为主，多以肺气虚为始发因素，反复感邪，而使病情进行性加重，肺气虚贯穿于疾病始终。慢性阻塞性肺疾病病机可概括为虚、痰、瘀，以气虚为主，虚实并重，常兼痰瘀。早期，肺气卫外与主气功能失常，易感外邪，多表现为风寒袭肺证；病情发展累及脾气亏虚或失常，肺脾行水功能障碍，水湿聚而成痰成饮，亦可郁而化热壅积于肺，而表现为外寒内饮证、痰浊阻肺证或痰热壅肺证，且在气虚和痰阻双重因素的作用下，心肺行血功能异常，形成痰瘀互阻的关键病机；进一步发展累及肾脏，气虚进一步加重，调节功能失常，水液代谢严重障碍，瘀滞进一步加重，可形成水肿，甚则表现为痰蒙神窍证。故治疗当扶正祛邪并重。

2. 支气管哮喘 支气管哮喘是一种反复发作的可逆性气流受限性疾病，肺气虚是其反复发作的重要因素，其病机可概括为痰、风、寒、瘀、虚，以痰为主。气阳虚弱，卫外不固，为哮喘急性发作的易感因素，风寒是哮喘急性发作的诱发因素，痰瘀伏肺是反复发作难愈夙根，痰瘀皆由肺气功能失常所致，且同源互化，哮喘发病往往兼夹血瘀病机，且贯穿哮喘始终。哮喘急性发作期多因卫外不固，风寒袭肺，痰饮干肺，或外寒引动内饮，内外合邪，阻滞气道所致，以痰、寒、饮为主要病机要点。非急性发作期，多表现为虚实夹杂，或正虚，其中以气虚、阳虚为主，病变脏腑涉及肺、脾、肾，依据"气虚-痰饮-血瘀"三角理论，三者相互影响，可化生痰瘀之邪，胶固于内，或进一步耗伤彼此气阴。此期临床常见证型为肺气虚证、肺脾气虚证、肺肾气虚证、肺肾阳虚证。

3. 肺癌 肺癌是有形之邪聚集于肺的恶性病变。《医宗必读·积聚》云："积之成也，正气不足，而后邪气踞之。"强调正气虚损在癌病中的关键作用。其病机可概括为虚、痰、瘀、毒，正虚为本、痰瘀邪毒为标。肺与人体宗气和气机运动密切相关，肺脏功能紊乱或肺、脾、肾等脏气亏虚、功能失调、气血不归正，皆会造成气滞、痰阻、血瘀，痰瘀蕴聚于脏腑经络，日久变生痰毒，进一步耗伤气阴，如此恶性循环，是肺癌发生发展的重要病理因素。肺、脾胃母子相生，肺气、肺阴亏虚常由脾胃气血生化不足和脾胃失运，生痰、生湿、干肺所致，肺气亏损亦可影响脾胃生化。肺肾金水相生，肾气（阳）亏虚是肺功能减退和障碍，生痰、生瘀、化生癌毒的重要内在因素。肝、肺为人体气机调节的重要器官，有"龙虎回环"之称，是人体气血津液运行通畅的重要保障。肝、肺气机升降失常，是气滞、痰阻、血瘀发生的重要因素。肺癌临床常见证型为肺气亏虚证、痰湿瘀阻证、热毒壅肺证、气阴两虚证。

4. 肺间质纤维化 肺间质纤维化是一种慢性复杂性肺病，发病机制尚不清楚，归属于中医"肺痹""肺痿"的范畴，病机可概括为肺（气、阴）虚、痰湿、血瘀互为病理因素，形成恶性循环，肺虚血瘀贯穿整个病程各期，病位在肺肾，涉及脾肝。该病主要表现为肺气虚、肺阴虚证候，如干咳、少痰、气急、喘息、动则加重、胸闷等。金不生水，土不生金，肺金乘肝木，一方面影响气血化生，正气愈虚，病情则进行性加重，一方面影响人体气机和气血的运行，化生痰湿、瘀血，且无力排出，久滞肺叶，功能逐渐衰竭，是病情快速进展的重要因素。肺间质纤维化临床常见证型为气阴两虚证、痰瘀阻肺证、气虚痰瘀证和气虚血瘀证。

5. 肺系感染性疾病 临床常见的肺系感染性疾病包括感冒（流感）、肺炎、支气管扩张等，多由外邪侵袭而发。其共性病机以痰湿（热）为主，可因虚致实，亦可因实致虚。诸病多由卫表功能减弱，外邪趁虚袭表干肺引起，初期以恶寒发热为主要表现。中期则以脏腑功能失调，病理产物积聚为特点，或痰浊阻肺，或痰热壅肺，或热毒壅肺，严重者邪热耗伤气津可致血瘀，甚则可因热陷心包、瘀阻心脉出现危殆之候。后期病邪得去、痰湿（热）得化，肺气、肺阴未复，肺脏功能虚弱，或因余邪留恋，若调护不当，可致使复感，在气虚、阴虚基础上迅速生痰、化热、生瘀，病情变化较明显加快。

肺系疾病共病管理模式

现有 DRGs 的中医"以病统证"临床管理模式应用广泛，如何在中医学"病-因-机-证-治"的诊疗思路和"理-法-方-药"的诊治体系下，通过科学的临床管理，更全面地体现中医整体观念和辨证论治的学术特点、展现简便验廉的疗效和卫生经济学优势，关乎中医的发展。"以证统病"是在中医"异病同治"静态思维基础上整合"证"和"病"的动态时空性、整体性而形成的一种临床管理模式，是中医基础特点综合运用的重要体现，可作为一种并行的中医特色临床诊疗模式，以弥补现有体系的缺点，其在中医学的临床辨治体系中越来越受关注。将人作为一个整体，动态地分析各种肺系疾病的内在病机，综合管理，可提高疗效，减少以病为主导的多重给药所致的身体和经济负担。临床肺系疾病多种多样，且常相兼或继发，"以病统证"的管理模式割裂了整体的内在共性病机，造成了证候和处方的复杂性。通过总结多种疾病动态时空的共性病机，发现肺系疾病的证候和病机演变和转归多遵循肺气虚四级分度理论和"气虚-痰饮-血瘀"三角理论。如肺系疾病往往伴随着呼吸道感染，现代临床在治疗时简单地采用多重用药，在原有基础上针对病原体进行抗感染治疗，疗效欠佳，且加重了患者身体和经济负担。中医认为伴随呼吸道感染往往是原发疾病造成肺气亏虚，卫外不固，从而形成的虚实夹杂证候，可针对病机特点合理采用扶正祛邪的治则实现共病管理。此外，因肺与人体气、血、水的代谢、运行密切相关，不同肺系疾病虽然在一定阶段的临床表现各异，但其病机特点和演变规律具有统一性，或相互关联。因而临床可针对不同疾病所在阶段的病机演变规律，针对气虚（滞）、痰浊（热）、瘀血等共性病理因素和演变规律进行治疗。"以证统病"的肺系疾病管理模式是将看似无关、分散的静态症状、体征归属于动态变化的肺气虚证四级分度理论和"气虚-痰饮-血瘀"三角理论，结合各种疾病的病机特点，对整体的基本病机及其发展变化规律进行分析和实践，确立证候，对证施治，再结合相关兼症加减用药，实施针对性治疗，能有效提高肺疾病共病患者，特别是老年患者的临床管理水平。这一管理模式能够正确地认识和指导治疗临床各种复杂的合病与并病情况，具有普遍适用性。

以上讨论主要针对肺系疾病的共性病机所产生的证候进行阐述，然而"以证统病"管理模式的构建亦需要解决很多理论要点。如何区分相同"证"病因、病机、病位、病势、邪正盛衰等方面的异质性；同时，肺系疾病的证候标准、辨证方法与辨证体系的界定、病情轻重的划分、以证统病分类节点的确立、疗效评价的标准、预后与转归等，都影响着临床诊治模式，是肺病"以证统病"共病管理模式体系建立亟待解决的问题，对于中医辨治肺系疾病，乃至中医学科的传承与发展极为重要。

"证"是中医诊疗疾病的核心，"以证统病"的临床管理模式在中医临证方面的优势正逐步受到关注，符合中医理论以"证"为主导的诊疗思路和"病-证-效"结合诊疗模式的发展趋势。构建完整和系统的中医肺病"以证统病"诊疗模式体系，是在现有理论框架和中医现代化背景下，对中医临床诊疗思维的一次探索，有利于中医药事业的传承发展。

256 从肺气虚论治稳定期慢性阻塞性肺疾病

慢性阻塞性肺疾病（COPD）是一种以持续气流受限为特征的慢性气道疾病，该病属于中医学"咳嗽""喘证""肺胀"等病症范畴，其临床表现可有慢性咳嗽、咳痰、气短或呼吸困难、喘息和胸闷等症状。运用中医辨证论治和整体观的思维进行个体化治疗，能够明显改善患者症状、稳定病情、提高生活质量。慢性阻塞性肺疾病稳定期分为肺气虚证、肺脾气虚证、肺肾气虚证和肺肾气阴两虚证，其中肺气虚证在COPD稳定期中最常见，同时中国知网140篇相关文献中肺气虚证的论述在COPD稳定期中医各证型中占比也最大。学者郑辛通等就慢性阻塞性肺疾病稳定期肺气虚证的研究进行梳理归纳。

病因分析

肺主一身之气。《素问·通评虚实论》中云："气虚者，肺虚也。"《诸病源候论·卷三十七》亦云"气病，是肺虚所为"，指出气虚均与肺虚息息相关，故肺脏虚损，肺气不足导致肺气虚证。《黄帝内经》中的五行学说认为"土生金"，可知若脾胃受损，脾虚运化失常，中焦气机升降失调，可致母病及子，脾虚而致肺气虚证。清代程锺龄《医学心悟》指出肺气虚有因"脾虚不能生肺"而成者，可知肺金有赖于脾土的滋养，若脾虚不健运，则肺失生气之源。《素问·咳论》云："皮毛者，肺之合也，皮毛先受邪气，邪气以从其合也。其寒饮食入胃，从肺脉上至于肺，则肺寒，肺寒则外内合邪，因而客之，则为肺咳。"中医认为肺为华盖，也称为娇脏，可知外邪侵袭，首先犯肺，外邪与内疾里应外合则生肺咳，久咳伤气，则肺气不足，而有肺气虚之证。先天不足，禀赋虚弱或素体肺脏虚弱，正气不足，抵御外邪和自我调节能力差，长期存在肺气虚证。现代研究认为吸烟是COPD的主要危险因素，此外还包括大气污染、肺部感染、气候寒冷、老龄、遗传等。慢阻肺的发病机制涉及氧化应激、线粒体功能障碍、铁离子代谢、蛋白酶/抗蛋白酶失衡、自身免疫、细胞凋亡和基因多态性等，其中以气道炎症为主要发病机制。小气道的慢性炎症、纤维化及黏液阻塞导致气道阻力增大，肺气肿导致肺泡对小气道的牵拉力减小、肺泡弹性回缩力减小，各种病理产物和组织变性破坏共同产生COPD特征性的持续气流受限。

肺气虚证相关西医检查

1. 肺气虚证与肺功能的相关性 刘燕鸿等选取了134例COPD稳定期虚证肺功能FEV1%差异性进行比较，肺功能以第一秒钟用力呼气容积（FEV1）占预计值的百分比（FEV1%）作为指标，结合CAT量表评分和6 min步行距离6MWD）进行研究，结果显示肺气虚证、肺脾气虚证、肺肾气虚证肺、肾气阴两虚证的FEV1、CAT量表评分、6MWD分别为（58.44±2.36）%、（7.58±1.06）分、（413.75±17.29）m；（47.94±1.80）%、（11.33±0.96）分、（370.08±15.54）m；（48.99±2.09）%、（14.28±1.04）分、（362.48±18.31）m；（34.47±1.65）%、（15.57±0.99）分、（298.42±16.89）m；表明肺脾气虚、肺肾气虚证、肺肾气阴两虚组FEV1%均低于肺气虚证组（$P<0.05$）。陈汉跃等选择COPD稳定期患者389例，以吸入支气管舒张剂（沙丁胺醇气雾剂200 μg）15 min后的肺通气功能FEV1.0%、FEV1.0/FVC%、MVV%值，肺容积指标RV/TLC%值和弥散功能DLCO%值为标准，389例CODP病情分级与中医辨证的关系Ridit分析：R肺气虚证=0.173±0.067；R肺脾虚证=0.415±0.050；R肺肾虚证=0.628±0.051；R肺脾肾虚=0.863±0.079；各组间比较$P<0.05$。

结果表明随着中医证候肺气虚证→肺脾虚证→肺肾虚证→肺脾肾虚证的证型转化，肺通气功能逐渐降低，肺容积逐渐增大，弥散功能逐渐降低。所以，通过肺功能测定可以为肺气虚证的辨证和严重程度提供客观化根据。

2. 肺气虚证与血气分析的相关性 毛兵等将60例COPD稳定期患者进行血气分析，结果表明肺气虚型、肺脾气虚型、肺脾肾气虚型的PaO_2分别为（78.15±16.63）mmHg、（63.56±15.06）mmHg、（63.17±19.05）mmHg，肺脾气虚型和肺脾肾气虚型的PaO_2均较肺气虚型明显降低（$P<0.05$）。临床上研究COPD稳定期证型与血气分析之间的关联，可为COPD稳定期患者提供辨证依据，提示PaO_2轻度降低或$PaCO_2$轻度升高时多辨证为肺气虚证。

3. 肺气虚证与影像学的相关性 段鹏鹏应用飞利浦256排螺旋CT Lung Density图像处理软件进行分析，根据慢阻肺HRCT影像学表现将150名稳定期慢阻肺患者分为A、E、M3型，分别对应肺气虚证、肺肾气虚证与肺脾气虚证。结果显示肺气虚型属于慢阻肺初级阶段，从HRCT软件处理可以分析出肺气虚证患者的肺部成像平均低密度区（LAA%）和支气管壁增厚程度（WA%）明显低于其他证型。

治疗方药

1. 常用时方治疗

（1）玉屏风散：Ma J F等牵头玉屏风颗粒治疗慢性阻塞性肺疾病的循证研究，将来自中国8个研究中心的240名患者随机平均分配到服用5g玉屏风组和安慰剂组，以1年以上的恶化率为主要终点，次要终点包括症状评分、以COPD评估试验（CAT）评分和安全性评价。研究结果显示玉屏风组的恶化率（1.15）明显低于安慰剂组（1.55），风险比＝0.677（95%CI＝0.531～0.863，$P=0.002$），第二次发作风险显著降低（95% CI＝0.326～0.772，$P=0.002$）。治疗后玉屏风组CAT评分为（−4.41±7.01）分，与安慰剂组（−2.49±5.31）分比较，差异有统计学意义（$P<0.001$）。

玉屏风散的关键活性物质有黄芪皂苷、白术内酯类、升麻苷等，具有增强细胞免疫功能、抗炎、抗氧化、抗疲劳等作用。其治疗作用的相关机制可能为①免疫调节作用：有关研究表明黄芪水煎液既能抑制又能促进T淋巴细胞的转化，具有双向免疫调节作用；白术多糖能够激活肝巨噬细胞免疫功能，通过调节炎症反应和吞噬作用来实现增强机体的抵抗能力；防风多糖saponikovan A、B、C及JBO-6具有免疫增强活性。②抗菌、抗炎作用：抗炎的物质基础可能包括色原酮和色原苷及挥发油等脂溶性成分，其中升麻素苷具有一定的抗炎作用，并对LPS诱导的急性肺损伤小鼠有一定的保护作用。白术内酯Ⅰ、Ⅲ对巨噬细胞产生炎症因子中TNF-α、IL-1β、IL-6具有显著的抑制作用。陈明辉基于网络药理学机制研究表明玉屏风散在COPD中的作用机制涉及多种化合物、靶点和途径。玉屏风散治疗COPD可促使肺组织中的AQP5蛋白增高，而MUC5AC蛋白水平下降，纠正黏蛋白/水盐比例紊乱。

（2）参芪补肺汤：参芪补肺汤是以《永类钤方》中补肺汤为基础方加减而来，由黄芪、党参、补骨脂、丹参、百部、紫菀、桑白皮组成。此方以补气、运气为主，肺脾同治，具有补肺益气、止咳平喘的功用，主要适应症为肺虚咳喘、短气自汗辨证属肺气虚证者，现代常用于治疗慢性阻塞性肺疾病稳定期肺气虚证。在CNKI检索近2年运用参芪补肺汤治疗慢性阻塞性肺疾病稳定期肺气虚证随机对照试验，经过筛选最终纳入5篇文献，共计902例患者。

从中可知参芪补肺汤＋西药组平均总有效率（90.64%）明显高于纯西药组（62.76%），参芪补肺汤治疗慢性阻塞性肺疾病稳定期肺气虚证有较明显的疗效。参芪补肺汤发挥作用的活性物质有黄芪皂苷、菇类、香豆素类、丹参酮类、含黄酮类化合物等，其对于COPD的作用机制包括①抑制ASMCs增值。参芪补肺汤可通过打破HAT和HDAC的平衡，降低组蛋白H4的表达，增加HDAC2在ASMCs的表达，从而抑制COPD模型大鼠的气道平滑肌细胞增殖；②抑制气道重构。参芪补肺汤可明显降低ECM以抑制气道重构。

2. 经验方治疗

（1）利金方：陈斯宁等运用自拟方利金方治疗慢性阻塞性肺疾病稳定期肺气虚证，通过远期临床疗效研究证实利金方在 COPD 稳定期肺气虚证患者治疗中可以提高患者生活质量、改善肺功能、预防和减少 COPD 急性加重，体现了利金方在 COPD 稳定期肺气虚证患者治疗中远期疗效的优越性。黎展华等通过动物实验研究表明利金方可以逆转 CSE 诱发的 $CD4^+$ T 细胞向 Th17 细胞分化，减少炎症因子 TNF-α、IL-17 的分泌；进一步机制研究发现利金方能够通过靶向调控 JAK2/STAT3/ROR-γt 信号通路逆转 Th17 细胞/$CD4^+$ T 细胞失衡从而减轻 CSE 诱导的炎症反应。JAK2/STAT3/ROR-γt 信号通路可能是利金方发挥免疫调节及抗炎作用的机制之一。

（2）补肺一号方：兰岚等选择 60 例慢性阻塞性肺疾病稳定期患者，对照组（30 例）应用噻托溴铵粉吸入剂，治疗组（30 例）在此基础上联合中药补肺一号方和呼吸康复训练，结果两组患者治疗前后 FEV1%Pred 水平比较差异无统计学意义（$P>0.05$），6 min 步行距离较治疗前显著提高（$P<0.05$），治疗组治疗后 IgG、IgA 水平均显著高于对照组（$P<0.05$），研究表明补肺一号方配合呼吸康复训练治疗慢性阻塞性肺疾病稳定期可以显著提高运动耐力，改善患者的生活质量，通过提升血清 IgG 及 IgA 水平，增强自身免疫功能。另有张伟煌随机对照研究结果示补肺一号方治疗 COPD 稳定期肺气虚证总有效率为 90.60%，而对照组总有效率为 81.82%，治疗组总有效率优于对照组（$P<0.05$），表明补肺一号方治疗 COPD 稳定期肺气虚证的总体疗效优于西医常规治疗，补肺一号方能够改善患者的临床症状，提高生活质量，尤其体现在气短、自汗、易感冒等肺气虚证相关症状方面，可减轻患者气道炎症（血清 CC16），并发挥气道保护作用。

（3）六味补气胶囊：王成阳等将 75 只大鼠随机平均分为正常对照组、模型对照组、六味补气组、金水宝组、脾氨肽组进行实验，结果表明六味补气组在提高 COPD 大鼠肺功能、降低 JAK1、STAT3、p-STAT3 及提高 TIMP1 基因蛋白表达方面优于金水宝组、脾氨肽组（$P<0.05$，$P<0.01$）。表明六味补气胶囊通过上调 TIMP1，下调 JAK1、STAT3、p-STAT3、MMP-9 表达，降低炎性反应，改善 COPD 肺气虚证肺功能及症状体征。

慢性阻塞性肺疾病稳定期肺气虚证与肺功能、血气分析和影像学的表现密切相关，可以根据肺通气功能、肺容积、弥散功能、动脉血氧分压、二氧化碳分压、肺部成像平均低密度区和支气管壁增厚程度进行辨证分析。玉屏风散、参芪补肺汤、利金方、补肺一号方、六味补气胶囊等补肺益气法治疗 COPD 稳定期肺气虚证具有提高机体免疫力、抗菌、抗炎等作用，临床常用时方和验方施治，可以改善患者症状、稳定病情和提高生活质量。

257　慢性阻塞性肺疾病气虚证与免疫功能

慢性阻塞性肺疾病（COPD）简称慢阻肺，是一种以持续气流受限且呈进行性发展为主要特征的呼吸系统常见病，其发生与肺和气道对有毒颗粒或气体的慢性炎性反应增强有关。该病已成为严重的全球性公共卫生问题，如何有效治疗COPD、降低日益增加的发病率是医学界迫在眉睫需要解决的问题。辨证论治作为中医学基本特点之一，用以诊治COPD有其独特的优势并取得良好的临床疗效。规范、精准的辨证是中医药治疗COPD的关键，但目前中医证候的诊断以症状、舌脉为主要辨证依据，主观性较强，难量化，缺乏与疾病理化指标的有效整合。中医证候是对疾病所处某个阶段病理性概括的宏观状态，西医对疾病的认识和诊断则侧重于微观的病理生理基础，临床诊断的客观性、适用性较强，容易形成共识，如能在中医辨证分型过程中，结合西医微观层面的免疫指标的检查，二者相辅相成，取长补短，为中西医结合精准辨证分型研究奠定基础，可实现根据每个患者的免疫功能和临床特征制定个体化治疗方案，提高临床精准辨证论治COPD的水平，进一步为中医辨证论治COPD打开新的思路。学者姚丹等将近10年有关气虚证与免疫功能相关性研究进行了梳理归纳。

现代医学对慢性阻塞性肺疾病的研究

1. 危险因素　COPD的主要危险因素包括个体因素和环境因素，由遗传基因引起的易感性是个体因素的主要原因，如机体高敏状态和气道高反应性都是COPD个体危险因素。环境因素包括大气污染、生物燃料、职业粉尘等，吸烟是COPD重要的环境因素，研究显示，吸烟不仅刺激支气管过度分泌黏液，还激活气道炎症反应。此外有调查显示，23.6%的COPD患者曾接触职业粉尘，20.5%的COPD患者长期暴露于粉尘烟雾。

2. 免疫机制的研究　近年来，免疫机制逐渐成为COPD发病机制中的研究热点，1995年Finkelstein等首次提出肺气肿的程度与肺组织淋巴细胞数量密切相关，成功将免疫机制研究引入呼吸系统疾病治疗。2004年Hogg等研究发现，小气道管腔内炎性渗出物与COPD的发生密切相关，COPD患者气道中$CD4^+$、$CD8^+$、B淋巴细胞明显增多，由此表明，免疫功能失衡也是导致COPD发生与发展的重要因素。刘芬等发现COPD患者外周血T细胞亚群、B及NK细胞水平存在异常，由此表明，COPD的发生发展与细胞免疫和体液免疫功能失衡密切相关。

(1) COPD与细胞免疫：细胞免疫通过T淋巴细胞直接或间接杀灭病原体。$CD3^+$T细胞可表示T淋巴细胞的总量，因其几乎所有的成熟T淋巴细胞表面表达$CD3^+$T细胞，$CD3^+$T细胞下降反映总T细胞下降。$CD4^+$T细胞是辅助T细胞，具有协助B细胞产生抗体、辅助其他淋巴细胞的功能。$CD8^+$T细胞为细胞毒细胞，主要作用通过抑制B淋巴细胞活性，减弱抗体的合成、分泌及T细胞增殖，$CD8^+$T细胞增加对于机体免疫、抗体产生、炎症控制都极其不利。T细胞网是由$CD8^+$T细胞和$CD4^+$T细胞相互诱导与制约共同形成，$CD4^+$T/$CD8^+$T细胞比值可反映机体免疫功能，在细胞免疫调节与维持免疫平衡上具有重要作用，其比值恒定是机体维持正常的免疫功能必要条件。$CD4^+$T/$CD8^+$T细胞比值降低表示机体免疫功能低下；比值过高表示机体免疫力过强，容易引发免疫系统疾病。

(2) COPD与体液免疫：体液免疫通过B淋巴细胞介导使抗原抗体反应从而产生免疫球蛋白，免疫球蛋白不但参与杀灭病原微生物，而且能活化补体，是机体抵抗病菌的重要方式；通过免疫球蛋白测定可直接评估体液免疫功能。根据结构与功能特异性将B淋巴细胞分为IgM、IgE、IgA、IgG。IgG不仅在抗细菌与抗病毒中发挥主要作用，而且是机体再次发生免疫应答的主要抗体。IgM 是体液免疫中最早产生且相对分子量最大的免疫球蛋白，作用于人体早期的免疫防御机制。IgA 分为分泌型和血清型，分泌型 IgA 通过抗细菌、抗病毒与中和毒素，阻止黏膜上皮细胞对病原微生物的黏附，对于抵抗呼吸道黏膜感染具有非常重要的意义。IgE 主要由气道与消化道等黏膜固有层的浆细胞产生，在血清中含量低；IgE 含量显著增加，一般是由于过敏性疾病与某些寄生虫感染所致。随着 COPD 气流受限严重程度增加，同时合并慢性炎症时，呼吸道中的 B 淋巴细胞数量上升。黄美健等通过对 COPD 急性加重期与缓解期免疫球蛋白 IgA、IgG、IgM 研究，结果显示急性加重期比缓解期 IgA、IgG、IgM 降低，差异具有统计学意义，说明急性加重期体液免疫下降。

（3）其他：此外还有研究表明自身免疫、固有免疫也参加 COPD 的发病机制。乔娇艳认为 COPD 的发病还可能与香烟或细胞外基质形成抗原刺激有关，从而产生抗体，由此可以提示 COPD 的发病也有自身免疫的反应参与。微生物感染也是肺部启动自身免疫的重要原因。病原微生物感染后可激活免疫与炎症细胞，同时释放炎症介质与细胞因子，导致肺组织与呼吸道损伤，呼吸道及肺部自身抗原暴露，进而产生自身免疫反应，使肺与气道损伤加重。

3. 治疗 COPD 分为急性加重期与稳定期。急性加重期以缓解症状与预防急性加重的再次发生为治疗目标；稳定期的治疗主要为减轻当前症状和降低未来风险。减轻当前症状主要通过增强肺功能与提高运动耐力，降低未来风险主要预防病情进展、减少急性加重次数和病死率。根据 COPD 不同阶段疾病的发病特点，采取分期治疗，提高防治水平，在 COPD 的治疗中具有重要意义。COPD 的西医治疗手段包括药物治疗与非药物治疗。药物治疗原则为优先选择吸入药物、坚持长期规律药物治疗、个体与差异化治疗。常用药物包括支气管舒张剂、祛痰药、糖皮质激素与免疫调节剂等。免疫调节剂包括胸腺肽、脾多肽注射液、卡介苗多糖核酸、细菌溶解产物以及疫苗等。非药物治疗有长期家庭氧疗、戒烟、营养支持、呼吸训练等康复治疗以及健康管理教育等，必要时根据适应症选择外科手术治疗，有利于改善生活能力，提高生活质量。但长期药物治疗不仅使患者遭受了不良反应带来的痛苦，而且经济负担日益加重。对此人们对 COPD 的预防和诊治提出了更高要求，辨证论治作为中医学基本特点之一，用以诊治 COPD 有独特的优势并取得良好的临床疗效。

中医学对慢性阻塞性肺疾病的研究

1. 对病名的认识 COPD 归属于中医"肺胀""咳嗽""喘证"等病范畴。后世医家多以"肺胀"命名，最早的记载见于《黄帝内经》。《灵枢·胀论》云："肺胀者，虚满而喘咳。"是指病位在肺之胀病，咳、喘、肺部胀满是肺胀的主要症状。《灵枢·经脉》云"肺手太阴之脉是动则病肺胀满膨膨而喘咳"，指出该病的主要症状是咳喘与胸满。在历代的文献中"肺胀"一词除代表病名、症状外，亦表示病机，如《伤寒论条辨·辨太阳病脉证并治》云："胸满者，肺胀也。"指出肺气胀满所致的胸膈胀满之症。《伤寒悬解·太阳经上篇》云："或火升金燥而为渴，或气阻肺胀而为喘。"指出气阻肺胀发为喘症。《重订广温热论·温热兼症医案》云："寒遏伏热，肺为邪侵，气不通利，肺痹喘咳上逆，一身气化不行，防变肺胀。"此处的"肺胀"作为病名而论。

2. 对病因病机的认识 古代医家对 COPD 的病因病机多有论述。如《丹溪心法咳嗽十六》云："肺胀而嗽，或左或右，不得眠，此痰挟瘀血碍气而病。"首次论述了痰浊、瘀血阻滞气血运行是肺胀的病因病机。《症因脉治》云："肺胀之因，内有郁结，外复感邪，肺气不得发泄，则肺胀作矣。"指出了内有痰郁、感受外邪，内外双重病机导致肺胀。

现代医家刘华蓉等认为肺、脾、肾亏虚是 COPD 病的关键，所谓其标在肺，其制在脾，其本在肾，肺气虚对本病的影响最为重要。李杰等指出肺气亏虚是 COPD 稳定期常见的病因病机，贯穿于整个病程，且直接决定 COPD 的发生和发展。肺虚日久，子盗母气，致脾气虚弱，脾虚不能运化水谷，而成湿浊，水湿停积，聚而为痰，深伏于肺。脾肾不足是疾病发展的关键。李修元等认为，COPD 形成的初始为肺气阳虚，病情恶化的关键为脾气阳虚，而该病发生发展的根本则为肾阳气虚，肺、脾、肾气阳亏虚是COPD急性加重的首要内因，阳气虚弱，痰瘀内生，再伤阳气，病情进一步恶化，形成恶性循环。

COPD病机为本虚标实，标实为痰浊、血瘀，本虚多以气虚为本，时或及阴阳。本虚是COPD的病机之本，本病由肺虚渐及脾、肾虚，且以肾虚为主，虚损积久而成诸脏俱虚。肺主气，司呼吸，主表卫外，若气阳虚弱，卫气不足，六淫之邪首犯于肺致宣发肃降功能失常，肺气上逆，出现咳嗽、喘憋；肺虚日久，子病犯母，致脾虚失于健运，津液不化而成痰浊，痰阻气机而致瘀阻脉络，出现咳痰；肺与肾亦为母子，肺虚日久必累及于肾，肾虚不纳气，可见气喘日益加重，动则更甚，发展为肺、脾、肾三脏俱虚而病情难解。根据以往的文献研究和临床调查研究结果表明，COPD急性加重期的病性以痰、热、气虚为主；病位以肺为主，其次为肾、脾。COPD稳定期的病性以气虚为主，其次为阴虚、痰、血瘀；病位以肺为主，其次是肾、脾。气虚证贯穿于COPD始终，主要病位在肺、脾、肾。"邪之所凑，其气必虚"，说明气阳虚弱，卫外不固，致外邪易侵，是COPD反复发作的核心。

慢性阻塞性肺疾病气虚证与免疫功能的相关性

人体免疫系统主要有防御功能、监视功能、自稳功能。免疫防御功能是指机体防御病原微生物入侵人体的作用，这与中医正气具有卫外功能相似；免疫自稳功能是指机体清除自身的衰老细胞，维护体内生理平衡，这与中医正气可调整阴阳、维持阴阳平衡功能类似；免疫监视是指机体监督清除体内异常细胞的功能，这与中医正气具有协调脏腑阴阳平衡的功能类似。正气的抗病能力与免疫功能类似，免疫功能，能一定程度上反映COPD患者正气不足的程度，因此，进一步深入研究COPD气虚证与免疫功能的相关性对指导COPD辨证论治及预后调理具有极其重要的意义。近年来，国内学者从各方面对气虚证与免疫功能紊乱的相关性开展了大量研究。

1. 气虚证与细胞因子 殷文银通过临床观察发现，与吸入舒利迭治疗的对照组相比，加用参芪补肺汤的研究组血清细胞因子IFN-γ、hs-CRP、TNF-α水平均显著降低，说明参芪补肺汤可有效抑制机体炎症状态，调节COPD稳定期肺气虚证患者免疫功能。蔡东林等研究发现稳定期COPD肺肾气虚组TNF-α、IL-8水平较健康对照组、肺气虚组及肺脾气虚组均升高，说明IL-8、TNF-α水平的升高与肺肾气虚证密切相关，评估其水平对稳定期COPD患者病情及预后具有重要意义。

2. 气虚证与T淋巴细胞亚群 张开宇等研究发现肺气虚证COPD患者T淋巴细胞亚群$CD3^+$、$CD4^+$、$CD25^+$、$CD4^+/CD8^+$、$CD3^+/CD25^+$比健康人群显著下降，病情严重的患者的免疫细胞水平下降程度更显著，说明气虚证患者T淋巴细胞免疫功能下降，病情随着气虚证加重，免疫功能出现不同程度的失调状态。彭文照等研究发现肺脾气虚证组、肺脾肾气虚证组Th17、Th22细胞分数、Th17/Treg比值较痰热郁肺证组、痰浊壅肺证组偏低，说明COPD虚证与免疫功能失衡密切相关。刘梅等研究发现，偏虚证组Th17细胞分数、Th17/Treg比值、Th22细胞分数均低于偏实证组，Treg细胞分数高于偏实证组，差异具有统计学意义，说明自身免疫失衡是导致COPD患者由实证向虚证转变的重要原因之一。柯嘉研究发现虚证组患者$CD8^+$升高，$CD4^+/CD8^+$明显下降，实证组$CD4^+/CD8^+$则明显升高，认为构成COPD虚证和实证的病理基础可能为$CD4^+$、$CD8^+$、$CD4^+/CD8^+$水平的变化。

3. 气虚证与免疫球蛋白 曾时杰等研究发现中药干预治疗COPD稳定期肺肾气虚证，不仅可以缓解临床症状，还提高了肺肾气虚证患者血清IgG、IgA、IgM含量，说明该证候与IgG、IgA、IgM指标密切相关。许光兰等研究发现肺肾气虚证患者IgG、IgA水平明显低于痰浊阻肺证、痰热蕴肺、痰蒙神窍证患者，表明COPD中医辨证时，免疫球蛋白检测可作为客观化依据之一。

虚则补之的中医治则

此外，还有一些研究者从辨证论治的角度验证COPD患者气虚证与免疫功能具有相关性，通过

"虚则补之"的中医治则进行治疗，在改善COPD气虚证患者临床症状的同时增强了机体的免疫功能。如赵园园等通过补肺益肾法治疗COPD的Meta，补肺益肾法在调节免疫球蛋白IgA、IgM、IgG和提高生活质量方面疗效显著。邱尚升等采用加味补肺汤治疗COPD稳定期肺肾气阴两虚型，不仅改善了自汗、易感冒、腰膝酸软等症状，而且血清IgM、IgA水平显著提高，说明加味补肺汤在改善虚证症状的同时，增强机体免疫力，使病情不易再次急性加重。胡罗燕等采用补虚汤合参蛤散加味治疗COPD稳定期肺肾气虚证，3个月后发现通过补肺纳肾法治疗后血清$CD3^+$、$CD4^+$、IgA、IgG、IgM水平显著升高，表明补虚汤合参蛤散加味可以增强肺肾气虚证患者的免疫功能。汤翠英等采用健脾益肺颗粒治疗COPD稳定期肺脾气虚型，发现通过补益肺脾，炎症因子IL-6、IL-8表达水平较治疗前明显下降，疗效显著。黄立搜等采用平喘固本汤联合补肺汤治疗COPD稳定期肺肾气虚型，发现通过补益肺肾可以下调肺肾气虚型患者炎症因子白细胞介素-13（IL-13）表达，提高免疫因子IgA、IgG、IgM、$CD3^+$、$CD4^+$、$CD8^+$、$CD4^+/CD8^+$表达水平，效果显著优于常规治疗组。梁剑凌等运用健脾益肺汤剂治疗COPD急性加重期脾肺气虚型，4周后外周血T淋巴细胞水平升高，细胞因子水平下降，与治疗前比较差异有统计学意义（$P<0.05$），说明健脾益肺汤能够通过增强免疫功能降低炎症反应。李林等通过观察补肺益肾方治疗COPD稳定期肺肾气虚证，疗程3个月，治疗后在中医证候积分、中医证候疗效方面均有改善，治疗后血清$CD4^+$、$CD4^+/CD8^+$升高、$CD8^+$降低，与治疗前比较差异显著（$P<0.05$），说明补肺益肾方能有效缓解COPD稳定期临床症状，调节机体免疫力。

　　随着免疫功能低下与COPD的发展、转归密切相关的研究热点，越来越多的中医学者认为现代医学免疫功能相当于正气的抗邪能力，并通过大量临床试验和动物试验证实了气虚证与细胞免疫、体液免疫等具有相关性。气虚证贯穿于COPD病程始终，通过"虚则补之"的中医治则，对COPD虚证采取培补正气的治疗原则，在改善虚证症状的同时增强了机体的免疫功能。将微观辨证与宏观辨证相结合，加强多学科合作、大样本研究、多时点数据采集等可作为今后的研究方向。这样有助于中医辨证分型研究的规范化、精确化，为中医辨证论治COPD探索新的思路。

258 慢性阻塞性肺病稳定期肺肾气虚证辨治

慢性阻塞性肺疾病（COPD，简称慢阻肺），是一种常见的、可预防和治疗的疾病，具有持续性呼吸道症状及气流受限，因严重暴露于有害颗粒或气体引起气道和/或肺泡过度充气继而引发疾病。其临床表现为咳嗽、咳痰、气短或呼吸困难、胸闷、喘息等症状，随着患者肺功能的下降，这些症状也会逐渐加重，并可出现慢性呼吸衰竭、慢性肺源性心脏病、肺癌等严重并发症，给患者的生活带来不良影响，严重时可有危及患者生命的风险。

COPD 分为急性加重期和稳定期，因目前尚无治愈本病的药物，故其稳定期的管理显得尤为重要。西医指南提出 COPD 稳定期的管理目标为减轻当前症状、降低未来风险，同时推荐根据病情严重程度适当使用支气管舒张剂（包括 β2 受体激动剂、抗胆碱药、甲基黄嘌呤类药物）、糖皮质激素等药物，但因其不能延缓疾病进程，而且缓解期患者自觉症状不明显，导致规范化治疗难以广泛推广。

中医将 COPD 归于"肺胀病"范畴。根据中医理论，肺胀病的发生，多为多种慢性肺系疾病反复发作，迁延不愈，导致肺脾肾三脏亏虚，从而导致气道不畅，肺气壅滞，胸膺胀满。其病位在肺，继之影响脾、肾，故 COPD 稳定期，肺脾肾三脏俱虚，从而加重痰浊内生，壅塞气道，气机不畅，出现气滞血瘀，痰与瘀结，故其临床表现为咳、痰、喘反复发作，且气喘症状进行性加重。

肺肾气虚证是 COPD 稳定期的主要证型之一，补益肺肾法是其治疗大法。近几年来，针对肺肾气虚证的治疗逐渐成为学者的研究重点。学者吴龙传等通过查阅文献，发现其治疗方法主要分为内治法和外治法。

内治法

1. 中药汤剂 黄立搜、陈素珍、胡丹丹等将 60 例明确诊断为肺肾气虚证的慢阻肺稳定期患者分为两组，对照组患者行西医常规治疗手段，治疗组在西医常规治疗基础上配合使用平喘固本汤合补肺汤（灵磁石 15 g，黄芪 15 g，党参 15 g，熟地黄 12 g，法半夏、橘红 12 g，五味子 9 g，炙甘草 6 g，款冬花 12 g，紫菀 12 g，紫苏子 12 g，核桃肉 12 g，沉香 3 g）补肺益肾治疗，1 个疗程（3 个月）后评估疗效。结果表明，平喘固本汤合补肺汤加减对慢阻肺稳定期肺肾气虚证患者具有良好的治疗效果，能够改善患者免疫功能及肺功能，减轻炎症因子 IL-13 释放。寇焰、张晓霞采用随机数字表法将 COPD 稳定期肺肾气虚证患者 60 例分为治疗组和对照组，对照组患者行西医常规治疗手段，并加用中成药百灵胶囊口服，治疗组予西医常规治疗配合使用补肺益肾汤（黄芪 30 g，党参 30 g，熟地黄 30 g，麦冬 15 g，紫菀 10 g，款冬花 10 g，紫苏子 10 g，五味子 10 g，百合 15 g，红景天 15 g，核桃肉 15 g，磁石 30 g），使用 1 个疗程（4 周）后发现，补肺益肾汤可改善 COPD 稳定期肺肾气虚证患者的缺氧状态，增加氧分压，减少二氧化碳潴留，使患者病情进一步好转，临床疗效较好。薛鸿浩、孙韵婷、张惠勇采用随机法将 60 例 COPD 稳定期患者分为对照组和治疗组，每组 30 例。对照组患者行西医常规治疗，治疗组患者在行西医常规治疗的基础上，配合服补肾纳气方（淫羊藿 30 g，补骨脂 30 g，覆盆子 12 g，五味子 9 g），治疗时间都为 2 个月。研究发现补肾纳气方可减少慢阻肺稳定期肺肾气虚证患者的中医证候积分及 CAT 评分，同时可以改善患者的体液免疫功能及细胞免疫功能。罗春凤、陈婉、赵丽红等将 93 例患者分为治疗组（45 例）和对照组（48 例），对照组患者行西医基础药物治疗，治疗组患者在对照组所用药物的前提下，加用中药纳气通络方（黄芪 30 g，山茱萸 15 g，补骨脂 15 g，沉香 9 g，干姜 6 g，细辛 3 g，五味子 8 g，桔梗 8 g，葶苈子 9 g，桃仁 12 g，川芎 10 g，厚朴 10 g，陈皮 15 g）。2 组疗程均为 3 个月，治疗结束后随访 9 个月。研究发现纳气通络方联合西药治疗稳定期 COPD 肺肾气虚证患者，在改善慢阻肺患者的临床症状、肺功能等方面疗效显著，可以提高他们的生存质量、增强患者的体质。许兰竹选取 COPD 稳定期患者 120 例，随机分为对照组与治疗组，每组各 60 例。对照组患者行西医常规治疗手段，治疗组患者在对照组患者所用药物的基础上加用平喘固本汤（紫河车 3 g，冬虫夏草 3 g，法半夏 12 g，橘红 6 g，党参 15 g，款冬花 12 g，紫苏子 15 g，五味子 6 g，沉香 6 g，核桃仁 12 g，磁石 18 g）进行治疗。通过临床观察，发现与治疗前相比，治疗组和对照组治疗后血清 IL-6，IL-13 以及 TNF-α 均明显降低，且治疗组上述指标降低水平较对照组更显著。研究发现使用平喘固本汤组的 COPD 稳定期肺肾气虚型患者，不但可以取得明显的临床疗效，而且可以降低患者全身的炎症反应。刘叶芳、黄修解将确诊为肺肾气虚证的稳定期 COPD 患者随机分为治疗组（30 例）和对照组（30 例）。对照组 30 例患者均行西医常规治疗手段，治疗组 30 例患者均在对照组所行治疗的前提下给予玉屏补肾汤加味口服（人参 20 g，黄芪 30 g，麦冬 15 g，白术 20 g，五味子 10 g，防风 15 g，茯苓 10 g，巴戟天 8 g，淫羊藿 6 g，肉苁蓉 6 g，桃仁 10 g，地龙 10 g）治疗。研究表明：玉屏补肾汤加味可以改善中医症候积分，延缓 COPD 患者肺功能下降的趋势。丁念、卢丽君、刘陈等以武汉市中医院院内制剂润肺益肾饮（红参、冬虫夏草、西洋参、茯苓、枸杞子等）治疗 COPD 稳定期肺肾气虚证，将患者分为治疗组和对照组。对照组患者（40 例）行西医的常规治疗手段，治疗组患者（40 例）在对照组所行的治疗基础上，口服润肺益肾饮治疗。研究证明，润肺益肾饮不但可以在改善临床症状，减少患者急性加重次数等方面起作用，而且可以阻止肺功能下降，提高患者的生存质量。

2. 中药膏方 黄文强、梁爱玲、陈文龙等将 56 例随机分为两组各 28 例。对照组患者行西医常规治疗，治疗组患者在行西医常规治疗的同时，加用补肺温肾膏方治疗（炙黄芪 200 g，补骨脂 200 g，女贞子 200 g，党参 200 g，淫羊藿 200 g，甜菊花 200 g，巴戟天 200 g，怀牛膝 200 g，阿胶 200 g，枸杞子 100 g，贝母 100 g，杏仁 100 g，紫苏子 100 g，五味子 100 g，款冬花 100 g，竹茹 100 g，菟丝子 200 g）。研究发现补肺温肾膏方联合西药治疗可提高 COPD 稳定期疗效，无明显不良反应。李鹤、汪为民、刘亚洋等将 40 例明确诊断为 COPD 的稳定期患者随机分为治疗组和对照组，治疗组在冬季服用补肺益肾膏方 2 个月（太子参 225 g，麦冬 150 g，阿胶 150 g，半夏 150 g，白术 180 g，绞股蓝 225 g，桑白皮 225 g，黄芪 225 g，紫苏子 150 g，防风 120 g，当归 200 g，熟地黄 150 g，制陈皮 150 g，山药 150 g，紫丹参 200 g，山茱萸 150 g，淫羊藿 150 g，补骨脂 150 g，按照膏方常规工艺制作）；对照组予以西医常规治疗。在疗程结束后，评估患者中医证候总积分及肺功能，研究证明补肺益肾膏治稳定期 COPD 患者肺肾气虚证，可显著改善慢阻肺患者临床症状，提高慢阻肺患者的肺功能，且补肺益肾膏临床应用安全，疗效确切可靠。程玉峰、马奎军、何蕊等将 COPD 稳定期患者 62 例（肺肾气虚证和肺肾阳虚证），分为对照组和加用膏方的治疗组，对照组患者行西医常规给予的治疗手段，治疗组患者在基础治疗的基础上，配合使用膏方（熟地黄、山药、泽泻、鹿角胶、山茱萸、阿胶、茯苓、五味子、核桃肉、沉香、人参、蛤蚧），服用 3 个月后评估其中医证候积分变化、CAT 评分、肺功能。研究证明补肾固金膏可减少稳定期慢阻肺肺肾气虚证患者的中医证候积分及 CAT 评分，提高慢阻肺患者的生存质量，改善慢阻肺患者的肺功能。

3. 中成药 白淑荣、吴源、王艳等将患者采用随机按数字表法分为对照组 83 例和实验组 85 例。对照组患者行西医常规治疗手段。实验组患者在行西医常规治疗手段的同时，加用百令胶囊（每次 3 粒，每天 3 次），和补肺活血胶囊（每次 4 粒，每天 3 次）。疗程为 24 周，研究结果表明补肺活血胶囊配合百灵胶囊治疗 COPD 稳定期肺肾气虚证患者，能够改善 COPD 稳定期患者的临床症状、提高稳定期 COPD 患者肺功能，改善 COPD 定期患者的生活质量，提高 COPD 稳定期患者免疫力，减轻稳定期 COPD 患者全身炎症反应，稳定 COPD 稳定期患者的病情，起到促进 COPD 患者肺康复的作用。郝英、雷章恒、钟红卫等依据随机平均分组原则将 60 例 COPD 稳定期肺肾气虚证患者分为实验组和对照组各 30 例。对照组患者行常规治疗，研究组患者加用参蛤益肺胶囊口服。结果表明，对于 COPD 稳定期患者，使用参蛤益肺胶囊联合舒利迭能提高临床治疗效果，减少COPD稳定期患者的急性加重次数，改善稳定期肺肾气虚证患者肺功能状态。徐静萍、徐伟刚将肺肾气虚证COPD稳定期老年患者随机分为治疗组和对照组各50例。对照组患者行西医常规治疗手段。治疗组患者在对照组患者所行治疗手段的基础上加用百令胶囊口服，并使用穴位敷贴治疗，在连续治疗12周后，发现百令胶囊联合穴位贴敷，能够改善老年肺肾气虚证患者（稳定期COPD）的临床症状，提高稳定期COPD患者的生活质量，改善稳定期COPD患者的肺功能，且临床疗效较对照组效果更为显著。

外治法

1. 穴位敷贴 周胜利、李京、童佳兵等将40例患者随机分成治疗组及对照组，其中对照组患者给予西医常规治疗手段，治疗组患者在给予西医常规治疗手段的同时，使用中药穴位贴敷治疗。贴敷的药物为颗粒剂，方用细辛12 g，白芥子21 g，甘遂12 g，延胡索21 g，将这些药物研成粉末（上述剂量为3次贴敷的用量，每次使用三分之一的药末），将药物贴敷于患者的肺俞穴、心俞穴、肾俞穴、膈俞穴（双侧）、气海、关元等穴位，10天贴敷一次。2组连续贴敷2个疗程（1月/疗程）。通过临床研究，发现中药穴位贴敷可显著改善稳定期慢阻肺肺肾气虚证患者的临床症状，提高稳定期慢阻肺患者的生活质量，改善稳定期慢阻肺患者的肺功能。李亚、田燕歌、李琳琳等认为慢阻肺稳定期的主要证候为肺肾气虚，夹有痰瘀互结证，以自拟舒肺贴联合补肺益肾方治疗慢阻肺稳定期大鼠，将属于稳定期的慢阻肺大鼠模型随机分为模型组、补肺益肾方组、舒肺贴组、舒肺贴组联合补肺益肾方组、空白对照组、氨茶碱组，每组12只。通过研究发现舒肺贴联合中药方可调节$CD3^+$、$CD4^+$、$CD4^+/CD8^+$表达，得出舒肺贴联合中药补肺益肾方可以提高机体免疫功能的结论。

2. 针灸 李美玲、徐超、李映霞等将收集的COPD稳定期肺肾气虚证患者随机分为对照组和治疗组，其中对照组患者行西医的常规治疗，治疗组在常规治疗的基础上应用肺肾同治结合针刺法进行联合治疗（中药予陈皮9 g，人参9 g，五味子9 g，山茱萸9 g，贝母9 g，淫羊藿9 g，赤芍12 g，炙甘草6 g，紫苏子9 g，枸杞子12 g，黄芪15 g，地龙12 g）。针灸取穴灸气海、关元穴，施以补法，得气后留针20～30分钟。通过上述研究，发现在经过治疗后，治疗组患者呼吸困难积分及六分钟步行实验的距离改善均较对照组显著，2组患者的肺功能进一步下降趋势均得到一定的延缓。故其得出肺肾同治结合针刺法配合西医常规治疗，在稳定期COPD肺肾气虚证患者中可提高临床疗效。

3. 穴位埋线 王世强、楼黎明、陈素珍等将COPD稳定期患者160例分为2组，各80例。对照组给予西医常规治疗，观察组加用穴位埋线结合适时御邪方案。穴位埋线方法：取气海穴、膻中穴、肺俞穴、足三里穴、肾俞穴、丰隆穴。穴位常规消毒，夹取1小段PGLA线体，放入一次性埋线针（9号针），左手绷紧皮肤，右手将针刺入皮下，在得气后将线体推入相应的腧穴内。每2周埋线治疗1次。疗程为3个月，共埋线治疗6次。适时御邪方案：当出现以下情况①季节变化、气温骤变；②密切接触感冒患者；③在拥挤场所出入等；④出现恶寒等感冒前驱症状，予以御邪防感方代茶饮。御邪防感方组成及服药方法：紫苏叶3 g，防风3 g，荆芥6 g，板蓝根12 g，金银花5 g。每日1剂，代茶饮，每剂泡开水3次，每次200 mL感染暴露情况发生后连续用药3天。通过上述研究，其发现在给予OPD稳定期患者常规西医治疗的前提下，穴位埋线疗法结合适时御邪方案可明显提高肺肾气虚型慢性阻塞性肺病稳定期患者的临床症状、运动耐量及免疫功能。

4. 艾灸 周庆伟、崔鑫鑫、钱航在确诊为肺肾气虚证的COPD稳定期患者人群中，将患者随机分为治疗组和对照组，对照组30例患者行西医常规的治疗手段；治疗组30例患者在西医常规方案的基础上配合益肺灸法（患者取俯卧位，充分暴露脊柱。常规消毒脊柱及两侧皮肤，从大椎穴到腰俞穴位之间的督脉处撒上一层中药粉末（药物由肉桂、川芎等组成，磨成细粉）后，在药粉上面铺上一层薄薄的桑皮纸，然后再在上面置宽约0.6 dm、厚约0.4 dm搅碎的生姜泥，在生姜泥的上面平铺宽约0.3 dm、厚约0.3 dm的艾绒条施灸，艾绒条燃尽1次算1壮，共3壮，每次治疗时间约2小时）。治疗时间为

2.5个月。研究发现在治疗结束后,治疗组和对照组2组患者,在临床症状、体征、呼吸困难评分、运动能力、肺功能等方面均得到改善,其中治疗组较对照组改善更为显著,故其认为在西医治疗基础上结合益肺灸,治疗COPD稳定期肺肾气虚证患者是更为适宜患者使用的方法。

传统医学在治疗肺肾气虚证型稳定期慢性阻塞性肺疾病患者时,均以补肺益肾为治疗基本原则,方法方式多样,疗效确切,具有强大的优势和广阔的前景。

259 溃疡性结肠炎脾气虚证代谢特征

溃疡性结肠炎（UC）是一种慢性肠道炎症，当前研究表明其发病机制与机体遗传易感性和外界因素引起的免疫功能紊乱有关。中医证候研究是中医现代化的关键环节，证候的准确辨识是临床论治有效的前提，因此，建立客观的证候诊断标准，对于提高中医的临床诊疗水平具有重要的意义。

素体脾胃虚弱是UC的发病基础，且脾虚证候的演变和转归影响着疾病的发生、发展过程，但目前UC脾气虚证的研究仍然存在诊断标准不统一、主观指标过多、辨证方法单一、生物学内涵不清、可操作性差等不足，阻碍了中医证候研究的规范化和现代化，因此深入研究UC脾虚证的生物学本质，探索其生物学基础对于该病的早期预防和治疗意义重大。UC以活动期和缓解期反复交替发作为主要特征，当前研究认为UC活动期以湿热蕴肠为主要病机，缓解期以脾气虚弱为主要病机，湿热证和脾虚证是UC临床最常见的证候，因此，学者连紫宇等将UC湿热证和脾气虚证进行比较，观察了UC脾气虚证的特征性表现。

代谢组学是20世纪90年代末发展起来的一项研究手段，能够定量化、动态化分析机体内源性小分子代谢物的变化。生理条件下机体代谢处于动态平衡中，当受到病理因素影响时机体内代谢产物水平出现异常变化，代谢稳态被破坏并影响疾病的发生发展。已有研究发现UC患者的氨基酸代谢、脂质代谢与健康人存在差异，表明代谢紊乱与UC的发生发展有关。此外，脾为气血生化之源，具有消化食物运送水谷精微至全身的作用。现代医学认为，机体通过物质代谢从外界摄取营养物质，同时经过体内分解吸收将其蕴藏的化学能释放出来，转化为组织和细胞可以利用的能量以维持生命活动。因此有学者提出，中医理论中脾主运化、主升清、化生气血的功能与现代医学描述的生物体代谢过程极为相似。为了探索UC脾气虚证与代谢改变的内在关联，本研究以UC脾气虚证患者为研究对象，以健康对照人群和UC湿热证为对照，利用代谢组学技术表征UC脾气虚证，以探索UC脾气虚证的生物学本质。

临床资料

1. 一般资料 收集2020年5月至2020年12月某中医院就诊的UC患者61例，其中辨证为脾气虚证者31例，辨证为湿热证者30例，同时收集某中医院进行体检的健康对照组27例。3组患者性别、年龄未发现统计学差异，基线具有一致性。

2. 诊断标准

（1）西医诊断标准：溃疡性结肠炎参照《炎症性肠病诊断与治疗的共识意见（2018年，北京）》诊断标准，结合临床表现、实验室检查、影像学检查、内镜和组织病理学表现进行综合分析，在排除感染性和其他非感染性结肠炎的基础上做出诊断。

（2）中医辨证标准：参照国家中医药管理局发布的《中医病证诊断疗效标准》、中华中医药学会发布的《中医内科常见病诊疗指南》和《溃疡性结肠炎中医诊疗专家共识意见（2017）》中脾气虚证、湿热证辨证标准，由2名接受过严格培训的副高以上中医师辨证。

UC脾气虚证：主症①黏液脓血便，白多赤少，或为白冻；②腹泻便溏，夹有不消化食物；③脘腹胀满。次症①腹部隐痛；②肢体困倦；③食少纳差；④神疲懒言。舌脉①舌质淡红，边有齿痕，苔薄白腻；②脉细弱或细滑。

UC湿热证：主症①腹泻，便下黏液脓血；②腹痛；③里急后重。次症①肛门灼热；②腹胀；③小便短赤；④口干；⑤口苦。舌脉①舌质红，苔黄腻；②脉滑。

3. 纳入标准

（1）溃疡性结肠炎受试者①符合溃疡性结肠炎西医诊断标准；②中医辨证为湿热证或脾气虚证；③年龄在18～70岁之间；④患者知情并签署知情同意书。

（2）健康受试者①在体检的健康志愿者；②年龄在18～70岁之间，性别不限；③体格检查，血白细胞计数，谷丙转氨酶（ALT）、谷草转氨酶（AST）、血尿素氮（BUN）、肌酐（Cr），心电图、胸片检查均在正常范围；④知情同意，自愿受试，获得知情同意书过程应符合伦理原则。

4. 排除标准

（1）溃疡性结肠炎受试者①妊娠期、哺乳期妇女；②具有严重的原发性心、肝、肺、肾、造血系统等疾病；③由于智力或行为障碍不能给予充分知情同意者；④怀疑或确有酒精、药物滥用病史；⑤原发性、继发性感染性疾病患者，如胆囊炎，肺炎等。

（2）健康受试者①粪常规检查异常；②近1月内出现腹痛、腹泻症状；③妊娠期、哺乳期妇女；④具有严重的原发性心、肝、肺、肾、造血系统等疾病；⑤由于智力或行为障碍不能给予充分知情同意者；⑥怀疑或确有酒精、药物滥用病史；⑦具有原发性、继发性感染性疾病患者，如胆囊炎、肺炎等；⑧具有炎症性肠病家族史者。

方　　法

1. 血清样本采集　受试者空腹肘静脉采血3 mL于采血管中，室温静置2小时，待样本分层后吸取上清至新的EP管中，3000 r·min^{-1}，4 ℃条件下离心20分钟，吸取上清置于新的EP管中，−80 ℃条件下保存。

2. 样本前处理　取50 μL离心后的血清于1.5 mL RAfreeEP管中，加入550 μL色谱级甲醇，充分震荡15～20分钟；15000 r·min^{-1}，4 ℃条件下离心10分钟，吸取500 μL上清于新的1.5 mL RAfreeEP管中；真空、室温条件下挥干液体，观察管底部沉淀；管中加入100 μL色谱级甲醇复溶，18000 r·min^{-1}，4 ℃条件下离心10分钟，后再次18000 r·min^{-1}，4 ℃条件下离心10分钟，吸取60 μL上清于进样管中待测。

3. 色谱质谱条件　色谱条件，采用UPLC/MSSYNAPTG2-Si配有WatersACQUITYUPLCH-CIass液相色谱系统进行色谱分析，色谱柱采用WatersAtlantisT3柱（100 mm×2.1 mm×1.8 μm），流动相A为60%乙腈（含有0.1%甲酸），流动相B为90%异丙醇（含有0.1%甲酸），设置流速为0.4 mL·min^{-1}，柱温为55 ℃。采用梯度洗脱以进行色谱分离，梯度洗脱条件：0～2分钟，60%A；2～2.1分钟，57%A；2.1～12分钟，50%A；12～12.1分钟，60%A；12.1～18分钟，60%A；18～18.1分钟，60%A；18.1～20分钟，60%A。质谱条件：采用电子喷雾离子源，正离子模式检测，扫描采用Sensitivity模式，数据采集采用IDA模式，扫描范围为350～1000 m/z。具体质谱参数：质量范围50～1200；扫描时间0.15 s；碰撞电压20～50 V；碰撞能量40 V。采用LockSray进行自动校准。

4. 代谢物鉴定　将质谱分析所得数据导入ProgeneisQI（USA）工作站中，用内标将所得数据进行校正，得到一个包含前体离子m/z并保留时间和峰面积的多元数据矩阵。将包含前体离子m/z、保留时间和峰面积的多元数据矩阵与Human MetabolomeDatabase数据库和KyotoEncyclopediaofGenesandGe-nomes数据库进行比配鉴定，软件自动给出样品中化合物的鉴定结果。导入EZinfo数据处理软件中进行偏最小二乘判别分析，将Maxfoldchange>2的候选化合物通过提取离子色谱峰并手动检查后，剔除假阳性结果。筛选A-bundance>1 000，$P<0.05$的化合物，并且手动剔除无碎片匹配或碎片匹配不合理的化合物，对筛选出的化合物进行匹配鉴定和含量分析。

5. 统计学方法　采用SPSS 16.0软件包进行数据统计，计量资料用$x \pm s$表示，计数资料用频数表示。若计量资料符合正态分布则采用方差分析，否则采用非参数检验。$P<0.05$表示差异有统计学

意义。

结　果

1. 疾病特征比较　2组间病程、病变范围、血沉未发现统计学差异，UC脾气虚证组C反应蛋白、粪钙卫蛋白水平低于UC湿热证组，但差异无统计学意义。

2. PLS-DA分析　3组间具有一定的差异性。

3. 差异代谢物筛选与鉴定　将健康对照、UC湿热证、UC脾气虚证3组血清代谢物丰度Top40进行热图分析，3组间代谢物分布差异明显，与健康组比较，UC患者血清中磷酸胆碱、溶血磷脂、硬脂酰胺、尿酸等代谢物丰度升高，进一步不同证候间比较发现，UC脾气虚证患者血清中上述代谢物丰度均低于UC湿热证者。

4. 溃疡性结肠炎脾气虚证与湿热证患者血清差异代谢物　进一步分析3组间差异具有统计学意义的代谢产物，结果显示，与健康对照组比较，UC脾气虚证组1-油酰基甘油磷酸胆碱、溶血磷脂、鞘氨醇、N-棕榈酰磷酸乙醇胺、棕榈酰肉碱、O-花生四烯酰缩水甘油、2-亚油酰甘油丰度升高，二十二碳三烯酸、棕榈酰胺丰度降低，与UC湿热证患者比较，上述代谢物中2-亚油酰甘油丰度在UC脾气虚证组升高，其余代谢物丰度均降低，提示UC脾气虚证的发生发展可能与上述代谢物丰度的变化有关。

5. ROC曲线分析　采用ROC曲线评估血清代谢产物对于UC脾气虚证的诊断价值，O-花生四烯酰缩水甘油、棕榈酰胺、2-亚油酰甘油在UC脾气虚证中ROC曲线下面积高于湿热证，提示上述3种代谢物可能是诊断UC脾气虚证的潜在指标。此外，多因素联合诊断ROC曲线结果显示，棕榈酰胺和2-亚油酰甘油联合诊断UC脾气虚证效应优于单因素诊断和其他组合的多因素诊断，提示棕榈酰胺和2-亚油酰甘油联合在诊断UC脾气虚证方面具有一定潜力。

讨　论

已有大量研究证实UC的发生发展与代谢紊乱密切相关，Scoville等比较炎症性肠病（IBD）患者和健康人的血清代谢产物，结果发现IBD患者体内与脂质代谢、氨基酸代谢和三羧酸循环相关的多种代谢物发生了显著改变。本研究结果显示，UC患者血清中1-油酰基甘油磷酸胆碱、溶血磷脂、鞘氨醇、N-棕榈酰磷酸乙醇胺、棕榈酰肉碱、花生四烯酸甘油、2-亚油酰甘油等代谢产物丰度高于健康对照组，二十二碳三烯酸丰度低于健康对照组，提示UC患者存在脂质代谢紊乱，与文献报道结果一致。

进一步比较UC脾气虚证和湿热证血清代谢产物差异，结果显示，与UC湿热证患者比较，UC脾气虚证组血清中1-油酰基甘油磷酸胆碱、溶血磷脂、鞘氨醇、棕榈酰肉碱、O-花生四烯酰缩水甘油等代谢产物丰度降低，2-亚油酰甘油丰度升高。1-油酰基甘油磷酸胆碱是一种溶血磷脂，溶血磷脂是一类具有较强表面活性的磷脂，能使红细胞及其他细胞膜破裂，引起溶血或细胞坏死，生理条件下，体内磷脂酶的存在位置和数量受到严格控制，因此机体并不会受到伤害。经过磷脂酶B作用脱去脂肪酸后，溶血磷脂转变成甘油磷酸胆碱或甘油磷酸乙醇胺，即失去溶解细胞膜的作用。

研究发现，1-油酰基甘油磷酸胆碱可以升高内皮细胞黏附分子和生长因子表达，促进单核细胞趋化，从而促进炎症反应。棕榈酰肉碱是长链脂肪酸衍生物，可通过改变膜的流动性和表面电荷在脂肪酸氧化过程中促进长链脂肪酸从细胞质向线粒体的转移，是脂肪酸跨线粒体内膜运输并参与β氧化的重要介质。二十二碳三烯酸属于极长链多不饱和脂肪酸，可以降低IL-1β、IL-6、TNF-α等炎症因子的表达以发挥抑制炎症的作用。本研究结果显示，UC湿热证患者血清中1-油酰基甘油磷酸胆碱、肉桂酸、十二碳三烯酸的丰度均高于脾气虚证，提示湿热证患者存在较为严重的炎症反应。ROC曲线结果显示，O-花生四烯酰缩水甘油、棕榈酰胺、2-亚油酰甘油可能是诊断UC脾气虚证的潜在生物标志物。花生四烯酸是结合和激活内源性大麻素受体 1 和 2 的内源性信号脂质,且内源性大麻素受体的激活具有改善结肠炎症的作用,而机体内花生四烯酸和内源性大麻素受体的水平受到脂肪酸酰胺水解酶的调控。O-花生四烯酰基缩水甘油是脂肪酸酰胺水解酶的抑制剂,研究发现,脂肪酸酰胺水解酶抑制剂可缓解葡聚糖硫酸钠(DSS)诱导的实验性肠炎小鼠体质量减轻和炎症反应,TNBS 诱导的结肠炎大鼠体内脂肪酸酰胺水解酶缺乏或抑制可导致内源性花生四烯酸水平升高,促炎细胞因子水平降低。2-亚油酰甘油是一种单酰基甘油酯,由甘油分子 3 个羟基中的 1 个羟基和 2 个脂肪酸酯化而成。目前研究较多的单酰基甘油酯为 2-花生四烯酰甘油,2-花生四烯酰甘油是机体主要的内源性大麻素,是花生四烯酸的前体,通过作用于大麻素受体来调节突触神经传递。近年来 2-亚油酰甘油在果蝇体内和小鼠脑、脾和肠道中被发现,并且有研究报道 2-亚油酰甘油可以通过影响 Akt 和 ERK 激酶级联剂量依赖性地抑制神经元分化。棕榈酰胺是来自棕榈酸的初级脂肪酸酰胺,关于初级脂肪酸酰胺在生物体中的产生和降解机制至今尚未阐明,目前认为脂肪酸酰胺与内源性大麻素竞争结合酶的活性位点,并且可以增加内源性大麻素的浓度。以上 3 种代谢产物都与内源性大麻素系统有关,内源性大麻素系统包括大麻素受体、内源性配体以及合成或降解酶类组成,具有调节神经系统、缓解疼痛、调节心血管功能的作用,已有研究证实,激活大麻素受体 1 和 2 可以缓解肠道炎症,内源性大麻素系统发挥缓解肠道炎症作用可能与调节胃肠道动力和内脏高敏感有关,本研究结果显示 O-花生四烯酰缩水甘油、棕榈酰胺和 2-亚油酰甘油对 UC 脾气虚证的诊断效能更高,提示 UC 脾气虚证和湿热证的微观生物学基础可能与内源性大麻素系统有关。

代谢组学以客观化的数据阐释了脾气虚证患者代谢改变的轮廓和差异代谢物,提示 UC 脾气虚证与脂质代谢紊乱有关。脾气虚弱是 UC 发病的基础,应用组学技术得出的客观化、微观化指标表征 UC 脾气虚证有助于阐明其生物学本质,为疾病的早期预防和治疗提供参考和证据支撑。

260 脾气虚证与肝纤维化

肝纤维化是慢性肝病的进展过程，属于可逆性创伤修复反应，表现为细胞外基质的沉积，进一步引起肝脏结构和功能的异常改变，是进一步发展成肝硬化必经的病理过程。中医学中虽无"肝纤维化"的病名，但根据其临床表现、发病特点，肝纤维化应属中医"癥积""胁痛"等疾病范畴，基本病机为正虚血瘀，病位在肝脾肾，正虚表现为气阴两虚，血瘀为瘀血阻络。姜春华认为"瘀血郁肝是病原"，但也强调"气虚脾弱是病体"。关幼波在论述肝纤维化"血滞"的同时，也强调了"肝硬化本于气虚血滞"，虚损生积，正气尤其是脾气虚弱在其中发挥重要的作用。重视脾气虚在肝纤维化中的作用，并对脾气虚证进行健脾益气治疗是治疗肝纤维化的重要治法。学者郭涛等对脾气虚在肝纤维化中的作用做了探析。

脾气虚是肝纤维化疾病的重要表现

中医对脾气虚在肝纤维化中的重要作用早有记载，如《诸病源候论·虚劳积聚候》中云："虚劳之人，阴阳伤损，血气凝涩，不能宣通经络，故积聚于内。"提示可"因虚生积"。《景岳全书·积聚》也指出"凡脾肾不足及虚弱失调之人，多有积聚之病"；《医宗必读》则明确指出"壮人无积、虚人则有之"。《卫生宝鉴》中云"善治者，当先补虚，使血气壮，积自消也""养正则积自除"。慢性肝病按病因病机规律归纳为5个证型：肝胆湿热证，肝郁脾虚证，肝肾阴虚证，瘀血阻络证，脾肾阳虚证。在肝纤维化进展过程中，正气不足是病机之本，兼之以湿、热、瘀、毒等实邪，而脾气不足是正气不足的重要部分，不培补脾气不足以驱邪外出。王伯祥等综合众多学者的观点认为慢性肝炎的进展中，正虚有三：脾虚，肾虚，肝阴虚。其病因是毒侵、正虚、气郁、脏器功能失调4个相互联系，相互影响，共同决定本病的发生、发展和转归。正气不扶则毒邪难祛，毒邪不去则正气难扶，郁不解则血难通，血不行则气必滞。慢性肝病常可见到患者肝脏肿大，肝质柔软而血瘀不著，邓铁涛认为脾气虚是矛盾的主要方面，病机在正虚邪实，正虚以气虚为主，邪实主要在于气滞血瘀，二者相互影响。脾气不足证候的发生，不仅本于脾，肝纤维化时亦与肝郁和肾阳虚相互兼夹。慢性肝病进展时，肝失疏泄，横逆犯脾，脾气不足，气机郁滞，运化失常。表现以胸胁胀痛，食少纳呆，脘腹胀闷，四肢倦怠，肠鸣矢气。肝病日久，累及于肾或耗损肾阳，肾阳不足无以温煦脾阳，导致脾阳不足，无以运化，表现以四肢厥冷，面色㿠白，腹胀，小便不利，面浮肢肿。

综合脾气虚证在肝纤维化中的分布规律及随疾病进展的变化，学者们进行了深入的研究。周滔等通过120例非酒精性脂肪性肝病患者临床症状表现行症状单元分析发现，本病以单元证脾气虚、肝气郁结、湿热内蕴为临床基本证候，其中脾气虚证占90.8%。高晶等发现药物性肝损害具有虚实夹杂的病机特点，正虚包含有脾气虚、肝阴虚，标实有气滞、湿热、血瘀、热毒。基本病理性质当属正虚邪实，其中以正虚为发病和邪气留阻的关键，脾气虚贯穿该病的始终。邢宇峰等对3 000例慢性乙型肝炎携带者进行中医证候及辨证分析发现脾虚型患者占其中的20.41%，其中脾气虚占总频次的16.28%，认为慢性HBV携带者的最主要的中医证型是肾虚型和脾虚型，病机在疫毒内伏，脾肾亏虚，正气不足，无力鼓邪外出。王立新等对172例酒精性肝病患者进行临床发病与中医辨证之间的研究显示肝脾气虚型患者占总人数的13.4%，脾气虚患者出现在疾病的早期，在病位上，与肝脾联系密切，在病性上以实证居多，兼见本虚标实，本虚以脾虚为主。

张秋云等比较484例慢乙肝、肝硬化、乙型慢重肝黄疸病的中医证候发现，随疾病进展，肝胆湿热、肝气郁结、肝郁脾虚证出现概率降低，血瘀证、肝血瘀证、脾气虚概率升高，说明随疾病的进展，正气耗损、瘀血、水饮、邪毒日趋严重。张秋云比较慢性乙型肝炎和慢性乙型重型肝炎患者的中医证候分布及组合规律发现脾气虚患者占慢性乙型肝炎患者总频数的42%，而在慢性乙型重型肝炎中为69.2%，为虚证证型的第2位，随着疾病的进展，脾气虚证逐渐增加。杨宏志等分析慢性乙型重型肝炎不同病程的中医证候分布规律发现，在第1周到第8周的证候进展为肝胆热毒夹湿兼瘀证——瘀毒互结证——瘀热毒水湿互结兼肝脾肾气阴两虚证——正虚痰瘀互结证，其脾气虚患者数第1周至5周占总频数逐渐增加，到第8周维持稳定。说明脾气虚患者多出现进展阶段。因此，脾气虚是肝纤维化进展的重要因素，脾气虚影响了慢性肝病的转归。那么脾气虚是如何影响肝纤维化的呢？

脾气虚与肝纤维化的病理生理关系

1. 脾与肝、肾在生理上的关系 肝纤维化的主要病位在肝、脾、肾。正常情况下，肝藏血、主疏泄，其特点在于体阴而用阳，以血为功能活动的物质基础。脾位于中焦，主统血、运化，为后天之本，为气血生化之源。首先，肝与脾在肝的疏泄功能和脾的运化功能之间相互影响。脾的运化，有赖于肝的疏泄，肝的疏泄功能正常，则脾的运化功能健旺，脾胃在消化、吸收、分泌和排泄的功能正常。其次，肝与脾在血的生成、贮藏、运行和防止出血等方面亦有密切的联系，脾运化的水谷精微，经过气化作用生成血液，而肝主藏血，调节血的运动及全身的血量，李梴《医学入门》云"人动则血运行于诸经，人静则血归于肝脏"，肝脏维持全身血液在人体的衡量。最后，脾与肝在消化上相互协助，肝能促进消化，《经脉别论》云"食气入胃，散精于肝"，脾运健旺，生血有源。血不逸脉外，则肝有所藏，有所用。

肾为先天之本，主水；而脾为先天之本，主统血；二者关系主要体现在先后天的相互资生及调控体内水液代谢上，脾气健运依赖肾阳的推动，所以"脾阳根于肾阳"。同时肾中精气有赖于脾气转输的水谷精微充养，才能不断充盈和成熟。脾主运化水液，为水液代谢的枢纽；肾主水液，肾阳的气化作用贯彻在水液代谢始终，故曰"其本在肾，其制在脾"。脾协调了肝与肾的功能，统治一身之气、血、水的运行。

2. 脾气虚与肝纤维化的发生发展 脾与肝、肾在病理上紧密联系，影响着肝纤维化的发生、发展。肝脏疏泄太过则横逆乘脾犯胃，乘脾则脾之清阳不升，出现头晕，腹胀、泄泻等肝脾不和之证。犯胃则胃失和降，出现呕逆、嗳气、胃脘疼痛等肝胃不和之证，若疏泄不及，肝郁气滞，中焦气机受阻则出现胃脘疼痛、少食纳呆、腹胀便溏或便秘等"木不疏土"之证。若脾失健运，则土不涵木，使得肝胆疏泄不利，则胁痛、黄疸、水肿等。若脾气亏虚，则影响肝脏血液的化生，生血缺乏，肝主藏血之功减弱，表现以舌淡、面㿠白、脉虚、视物模糊、肢体麻木等"肝血虚"症状及头目晕花、爪甲、筋脉失去濡养，若肝血亏虚过甚，不能够制约肝脏的阳气，表现以肝风内动，迫血妄行等病理变化。正如徐春甫《古今医统大全》中记载"瘦人眩运，血虚有火"。脾与肾在病理亦密不可分。肾阳不足，无以温煦脾阳，导致脾阳不足，出现腹部冷痛、下利清谷或五更泄泻及水肿等证候，而脾阳虚日久则肾阳虚，脾肾阳虚导致肠道传送无力，大便艰涩、排出困难，伴有腹中冷痛，四肢不温，腰膝酸冷等。以慢性乙型病毒性肝炎为例，其发病按照三焦传变为主，发病早期，湿热疫毒之邪损伤中焦脾胃，出现纳差、乏力、疲乏加重等不适，正不胜邪，病情进展，波及下焦肝肾，肝失疏泄，出现胁痛、黄疸等，肾阳气化不足，水液代谢失常，出现水肿等。慢性肝病早期湿热之邪缠绵稽留损伤正气，造成"因病而虚"，正气不足无力逐邪外出，逐步形成脏腑气血功能失调和机体防御能力减弱，以致湿热内侵，造成"因虚而病"。进展为早期肝硬化时气滞血瘀为本，湿热稽留血分为标。故治疗当以调理中州为先，中州运化，后天得养，五脏得充。

健脾益气在肝纤维化治疗中的作用

治疗肝纤维化脾气虚时当以健脾益气为主。张景岳认为，"治积之要，在攻补之宜，当于孰缓孰急中辨之。凡积聚未久元气未损者，治不宜缓。盖缓则养成之势，所以难制，此所急在积，速攻也。若积聚渐久，元气日虚，此而攻之，则积气本远，攻不易及，胃气切近，先受其伤，愈攻愈虚"。对于病久正气渐亏的主张以培护正气为主，"当从缓治"，力求"主气日强，经气日通，则积痞自消"。然脾与肝肾在生理、病理上密切相关，因此健脾还需与疏肝、补肾、活血等法相配合。

1. 健脾益气 王宝恩等研制的临床治疗肝纤维化的复方中有黄芪等益气功效的药物，在动物实验和临床上证实具有抗纤维化作用。王灵台等结合中西医对肝纤维化的研究成果，认为血瘀为肝硬化的共同病理，在活血化瘀药治疗肝纤维化的同时，配合健脾和胃药，可使气血双调，达到抗肝纤维化的作用。北京301医院的复方鳖甲软肝片，主要以党参、黄芪、当归、莪术、赤芍、鳖甲等补气化瘀，用连翘、冬虫夏草等解毒养阴，临床试验显示服用复方鳖甲软肝片6个月的患者，肝组织炎症活动度和肝纤维化程度均有明显改善，以方测证，方中重用健脾益气药物具有较好的抗肝纤维化的作用。上海中医药大学肝病研究所在既往"中医病因病机的理论继承与创新研究——肝硬化虚损生积的中医病因学研究"中，对黄芪汤的抗肝纤维化作用进行多中心、随机、双盲、对照试验，经112例肝硬化（S4期）患者观察，证实益气补虚的黄芪汤的肝组织炎症改善率为71.4%，纤维化改善率为53.6%，能有效改善肝细胞炎性坏死与逆转早期肝硬化。对不同病理特点的肝硬化动物模型观察发现，黄芪汤对二甲基亚硝胺、四氯化碳、胆管结扎等3种肝硬化大鼠模型有不同程度抑制肝硬化的形成与发展，促进肝纤维化的逆转的作用。

2. 补肾健脾 肝纤维化脾气虚证不惟治脾，亦须补肾。王灵台等认为慢性肝病病程较长时，久病及肾，伴有乏力、耳鸣、腰酸、足跟痛等肾气不足症状，而肾气不足无以温化脾阳，致脾土受伐，出现腹胀、嗳气、黄疸、肝脾肿大等症状或体征，经过补肾法治疗后，肾虚症状消失，消化症状亦随之改变，亦如《济生方》中云"丹田火经上蒸脾土，脾土温和，中焦自治，膈开能食"，因此在肝纤维化时补肾常和健脾益气配合使用。施伯安等认为慢性乙型肝炎的迁延不愈，在于患者"正虚邪恋"的病机，而正虚多归于脾肾亏虚，邪恋在于湿热之邪，通过自拟健脾益肾方对100例病例证实G2S2的患者进行治疗后发现，患者治疗前后乙型肝炎表面抗原、乙型肝炎E抗原、乙肝病毒脱氧核糖核酸的阴转率分别为5%，27%，24%，同时对于患者免疫功能有较好的调节作用，对乙肝病毒脱氧核糖核酸有一定的抑制作用。而王灵台等认为乙肝后肝纤维化病机在于肝肾不足，气阴两虚及血瘀阻络的特点，自拟补肾柔肝方，具有补肾健脾，活血软坚的功效，通过慢性乙肝肝纤维化进行治疗后发现，该方具有改善症状，降低血清球蛋白及γ球蛋白水平，下调透明质酸水平，改善患者肝组织纤维化分级水平等作用。因此在肝纤维化患者证属脾气不足者在健脾益气治疗时还可以适当配伍培补肾气的药物。

3. 活血健脾 王清任在《医林改错》中认为肝积者为脾胃虚弱，血行无力可致瘀血，当以补气健脾为主，同时不忘活血，常用处方以补中益气汤配以丹参、山楂等药物，使气血充足，瘀血自除。王者令等通过针对扶正活血不同组方对肝纤维化大鼠进行研究发现，以桃红活血方为主方加用健脾益气药物组成的活血健脾益气方能够降低四氯化碳诱导的肝纤维化大鼠血清层黏蛋白、透明质酸、Ⅲ型前胶原、Ⅳ型胶原的水平，同时还可以降低肝纤维化大鼠肝组织羟脯氨酸的水平，说明活血健脾治法具有抗肝纤维化的作用。

4. 疏肝健脾 张瑞霞认为依据《金匮要略》中"见肝之病，知肝传脾，当先实脾"之古训，慢性肝病多为本虚标实为患，其本虚之本，以脾胃当先，同时肝气郁结常见于慢性肝病患者之中。见到肝实之病时，应该认识到肝病最易传脾，应注意调补脾气，使脾脏正气充实，防止肝病进展，因此在治疗上应注重疏肝健脾，"中土实则元气足，中土虚则肝木重之"。刘中景等通过疏肝健脾化瘀法对早期肝硬化患者肝组织病理变化发现，经过治疗后，患者肝组织的炎症评分及肝纤维化等级均有显著下降，说明健脾疏肝化瘀的中药复方对于肝纤维化具有改善炎性反应，降低肝纤维化程度的作用。

脾气虚证是肝纤维化的常见证型，脾气虚又影响着疾病的转归。在疾病的不同阶段，或为主导，或为加重因素，与发病与传变密切相关。因此，肝纤维化的治疗离不开健脾，针对慢性肝病肝纤维化患者进行健脾益气的辨证论治，应根据不同发展阶段、邪实与正虚的情况，合理配伍疏肝、补肾、活血、调气、清热利湿等药物，促进患者疾病的向愈。

261　从脾气虚论治艾滋病

艾滋病全称为获得性免疫缺陷综合征（AIDS），是人体免疫细胞不断受到人类免疫缺陷病毒（HIV）攻击，导致人体免疫功能逐渐降低，最后并发各种严重机会性感染和肿瘤的一种致死性综合征。AIDS是一种新的传染病，在中医历代文献中并没有记载。根据该病的病原学及流行病学等特征，大部分学者将本病列入中医学中的"疫病""瘟疫""伏气温病""虚劳""虚毒疫"等范畴。临床治疗中，AIDS多辨证分型为脾气虚证、肺气虚证、肾阴虚证、气阴两虚证、风热蕴络证、湿热内蕴证等。有学者认为，脾气虚证在AIDS发生发展过程中起着重要的作用，影响着AIDS的发生、发展及转归，是贯穿AIDS发展全过程的基本病机。学者赵霞等探析了从脾气虚论治艾滋病。

脾脏在艾滋病发生及发展进程中的作用

"水谷精微，源于水谷，生于脾胃"，脾胃为后天之本，是气血化生之源，精气升降之枢，脾胃运化吸收水谷精气营养五脏六腑。若脾虚，脾胃运化功能减退，气血化生乏源，水谷不能充养，则"四肢不用，五脏不安"（《灵枢·本神》）。《脾胃论》更重视脾胃运化功能，强调"脾胃之气既伤，而元气亦不能充，而诸病之所由生也"。故脾气健运，水谷运化吸收正常，脏腑功能协调，卫气强健抵御外邪，机体不易感受邪气；脾失健运，元气虚损，卫外功能减弱，易于感受邪气而发病。

在AIDS的发病中，张晓伟等认为，脾胃功能失调，升降失司，诸脏腑功能失常，正气亏虚，邪气易于侵犯人体而发病，脾虚导致正气亏虚是感染艾毒的先决条件；艾毒侵犯人体后，脏腑功能失调而致阴阳气血功能逆乱，进而产生湿浊、痰结、血瘀等中间病理产物并进一步加重脾气亏虚，形成恶性循环。正如《四圣心源》所云"中气衰则升降窒，肾水下寒而精病，心火上炎而神病，肝木左郁而血病，肺金右滞而气病。神病则惊怯而不宁，精病则遗泄而不秘，血病则凝瘀而不流，气病则痞塞而不宣"。脾脏损伤，脾气虚损，则五脏、气、血、精、神皆有病变。脾气旺盛，元气充盈，艾毒不易侵犯人体或病毒复制缓慢，病情稳定；脾气亏虚，五脏功能失调，正气虚弱，病情加重最终导致死亡。

脾气虚是艾滋病发生发展过程的主证之一

HIV之疫毒邪气，非一般疫毒之邪，其性猛烈，一经侵犯人体便迅速发病。AIDS是一种以虚性病机为主，夹杂实邪的疾病。HIV之疫毒邪气损伤人体正气，脾气虚是发病过程中的主证之一。

李发枝等认为HIV通过两方面侵害人体。首先损伤脾脏，脾失健运，气血生化乏源，渐致心、肝、肺、肾虚损；另一方面脾失运化，湿邪内生，进一步导致瘀血、痰浊等病理产物产生，阻碍气血吸收运化。故脾虚湿停，五脏气血阴阳俱损是贯穿AIDS发病全过程的基本病机。邱红等对HIV/AIDS患者进行证候的流行病学调查亦发现脾气虚证的发生率较高。

HIV感染无症状期患者以气虚证、湿热内蕴证主，虚和湿是重要病理因素。随着年龄的增加，气虚证比例呈明显增长趋势。谢世平等亦指出脾气虚弱是无症状HIV感染期的基本证候。而到AIDS中晚期，久病伤气、伤阳，当正气虚损到一定程度后便发生各种机会性感染和肿瘤，故临床以脾肾虚损、阴阳两虚证为主。

有学者调研HIV不同感染途径对中医证候的影响，发现因卖血而感染HIV的感染者出现的常见证型中以脾虚证最多见。而静脉注射吸毒感染的 HIV/AIDS 患者以气阴两虚证为主，涉及脾、肝、肾三脏。

脾气虚在艾滋病临床症状中的表现

胡建华等观察 AIDS 患者的症状、体征、脉象，经过统计学分析，总结 AIDS 患者的证候学特点，发现最常见症状体征为乏力、皮肤痒、纳呆、皮疹、胸闷等；舌象特征以舌色暗（紫）、苔薄白或白腻最多见。杨永利等用多阶段整群随机抽样的方法，对某省份 HIV/AIDS 患者进行问卷调查，发现 AIDS 患者的主要症状是神疲乏力、纳呆食少、胸闷胸痛、全身皮肤异常等。

某省因卖血的 HIV/AIDS 患者常见中医症状为乏力、健忘、畏寒肢冷、纳呆、自汗、泻、头晕、脱发、发热等，多为脾虚证表现。方路等对某省经静脉吸毒的 HIV/AIDS 患者的中医证候和症状进行了初步分析，乏力、盗汗、纳差、发热、胸闷、肌肉痛、腹胀、自汗等出现频率较高。证候多见虚实夹杂，以脾气虚证为主。秦国政等对经性接触及静脉吸毒感染 HIV 的患者研究发现，常见症状（出现率在 20% 以上）有恶风、神疲乏力、头晕、盗汗、气短、食少纳呆等 11 种；AIDS 患者免疫功能低下，尤其是气虚质患者表现明显，提示正气亏损与机体免疫细胞损伤呈较高相关性。神疲乏力、纳呆腹胀、自汗盗汗、头晕气短、面色无华、舌质淡胖或有齿痕、苔白黏腻、脉弱或缓等是 AIDS 患者常见症状和体征，而这些均属于脾气虚证，是一种整体免疫功能下降的表现。

从脾气虚论治艾滋病

实验研究中，林心舜等运用大黄煎剂制造免疫抑制小鼠模型，结果小鼠脾脏、胸腺重量及其系数与正常对照组比较，明显减低（$P<0.01$），经给予益气健脾、理气消导的健脾合剂治疗后，上述变化得到纠正而趋于正常对照组水平，从而也验证了中医脾气虚证与免疫器官质量降低具有相关性。关崇芬等对猴 AIDS 模型采用中研 2 号（益气养阴为主）治疗，结果中研 2 号组淋巴结中细胞呈现不同程度激活，而叠氮胸苷、AZT 组及阴性对照组的淋巴细胞表现出一定耗竭现象，从治疗性诊断角度说明了猴 AIDS 淋巴细胞减少与中医脾气虚证密切相关。

在临床治疗中，王树提出当 CD4$^+$T 淋巴细胞低于 200 μL^{-1} 时普遍出现虚损证候。因此提出把 CD4$^+$T 淋巴细胞数作为晚期 AIDS 辨证论治的依据。CD4$^+$T 淋巴细胞稍低于 200 μL^{-1} 者，相当于肺脾气虚、气阴两虚证期，养阴润肺、补气健脾皆可奏效。CD4$^+$T 淋巴细胞低于 100 μL^{-1} 者，拟可视为脾肾阳虚、命门火衰，应该补中健脾，温肾为要，一旦 CD4$^+$T 淋巴细胞低于 10 μL^{-1} 以下，即可看成肾阳衰微、阳气欲脱之证，治当温阳大补元气，慎用苦寒泻下等峻猛之药。

也有医家总结，在 AIDS 发病过程中，根据 AIDS 各期特点，或佐以健脾益气或以健脾益气为主，健脾益气贯穿 AIDS 整个发病过程。急性感染期多为邪毒犯表，营卫失和，治宜清解透热为主，佐以健脾之品；潜伏期（无症状 HIV 感染期）正邪相持，气血阴阳及脏腑功能日渐失调，治宜健脾益气为主，佐以清热化湿解毒，治疗重在提高患者的免疫功能，减轻其被病毒破坏的程度，减少并发症的发生；AIDS 期正气衰竭，各种病邪乘虚而入，正不胜邪，五脏气血阴阳俱损，终致命元败亡、阴阳离绝而死，治宜健脾益肾、清解艾毒，重在减轻症状，延长患者生命。

脾气虚是艾滋病发生发展的基本病机

自 1981 年发现 AIDS，至今已经 30 余年。各个国家的医务工作者不断深入对该疾病的研究。到目前为止，鸡尾酒疗法及各种替代补充治疗可以有效缓解 AIDS 患者的发病，延缓疾病的进程。然而纵观 AIDS 的治疗史，无论是中药或西药都无法彻底清除患者体内的 HIV 病毒。因此，有关专家建议将

AIDS 治疗的重心转向免疫系统，而这恰恰能体现出中医药的优势。从中医学的角度来分析，感染 HIV 相当于邪毒内侵，正邪相争，HIV 不断耗伤人体正气，使机体免疫力逐渐下降，最终导致各种机会性感染和肿瘤而死亡。

脾主运化在 HIV 感染和人体发病中占有重要地位，因为脾胃为后天之本，气血生化之源。脾气虚则运化功能失常，一方面水谷精微不能正常地吸收输布，正气受损，不能御邪而易感染 HIV；另一方面，感染 HIV 后，脾失健运，气血生化乏源，渐致心、肺、肝、肾受损，终至五脏气血阴阳俱虚。临床观察所见，感染 HIV 病毒者初期舌质多偏淡，舌苔多偏白，中后期逐渐出现神疲乏力、消瘦、食欲减退、泄泻、易感冒、汗出等症状，正是脾气虚的反映。大量临床实践证实，健脾益气中药能延缓 AIDS 发病，减轻患者临床症状，提高患者生存质量，故脾气健运，不仅能减少 HIV 感染机会，也能延缓 AIDS 发病进程，是贯穿 AIDS 发展全过程的基本病机。

262　糖尿病从肾气虚论治

糖尿病（DM）是一类由遗传、环境、免疫等多病因引起的代谢疾病，与肾气虚、体内阴精水液代谢失调有着密切关系。学者方朝晖等通过临床实践观察，认为糖尿病非单一疾病，而是以肾气虚为发病之本，津涸液燥为发病之标的综合病症，从肾气虚论治，益气治本，养阴治标，取得了良好的临床效果。

糖尿病从肾气虚论治的理论渊源

消渴之名，首见于《素问·奇病论》云："病有口甘者，病名为何？何以得之？岐伯曰：此五气之溢也，名曰脾瘅……此肥美之所发也。此人必数食甘美而多肥也，肥者令人内热，甘者令人中满，故其气上溢转为消渴。"除消渴病名外，《黄帝内经》多称之为"消瘅"。《说文解字》云："消，欲饮也。"唐代王焘在《外台秘要·消渴消中》引甄立言《古今录验方》云："消渴病有三：一渴而饮水多，小便数，无脂似麸片甜者，皆是消渴病也；二吃食多，不甚渴，小便少，似有油而数者，此是消中病也；三渴而饮水不能多，但腿肿，脚先瘦小，阴萎弱，数小便者，皆是肾消病也。"中医所说消渴病是指以多饮、多食、多尿、形体消瘦或尿有甜味为特征的一组病症。它包括了现代医学糖尿病、甲状腺功能亢进、尿崩症等病，但同时具有这一组特征性临床表现的病症更类似于糖尿病。对消渴病病因的认识最早见于《黄帝内经》，在这部医典中把消渴病的病因归之于"脏脆"，后世多数医家认为内因有素体阴亏、先天禀赋不足，外因诸如饮食不节，过食肥甘，精神刺激，情志失调，形体肥胖，外感六淫，疲劳过度等。其病机主要为阴津亏损，燥热内生。肾阴亏虚为本，肺胃燥热为标，病情日久则阴损气耗阳伤而致气阴两伤，阴阳俱虚。这些观点，至今仍有效地指导着临床实践，随着临床研究的进一步深入，不少学者又提出消渴病瘀血学说、脾虚学说、肝郁学说等，使对消渴病的病因病机的认识焕然一新，既丰富了消渴病的辨证。又拓宽了消渴病的治疗途径。

气是构成人体和维持人体生命活动的最基本物质。人体中血、精、津液等生命基本物质都是由气这种最基本物质所化生的，而"正气存内，邪不可干"。肺脾肾三脏之气—清气、水谷之气和元气在维持人体生理功能中起着重要作用，肺脾肾三脏功能亏虚也即清气、水谷之气和元气不足是内科病证的主要病理环节。

糖尿病以肾气虚为本，精亏液燥为标

中医学认为，气是构成人体和维持人体生命活动的最基本物质，《素问》云："人以天地之气生，四时之法成。"《医门法律》中亦云："气聚则形成，气散则形亡。"简而言之，"气者，生之根本也"。气在维持人体生命活动的生理功能与糖尿病的关系主要体现于①气的推动作用。气推动和激发各脏腑组织生理活动，血和津液的生成运行，以及代谢物的排泄。若因于气虚，脏腑功能低下，就有可能出现如胰腺分泌的胰岛素相对不足，由此而引起体内糖、脂肪、蛋白质代谢紊乱的疾病。②气的固摄作用。气能固摄人体内精血津液，维持精血津液的正常循环，控制其分泌排泄量，气虚固摄无节制，则清浊不分，尿频、尿量增多、脂膏尿，由此而引起阴虚阳亢，津涸液燥之病证。③气化作用。气有促进体内物质转化和能量转化，如饮食物消化吸收，精血津液的生成输布转化，以及汗、尿液、粪便糟粕排泄等，都是由气化来体现，若脏腑气化失司，肺失通调水道，脾"散精"，肾失"蒸腾气化"，便会出现体内精血津液亏少之内燥病症。④气的温煦与防御功能。气是人体热量的来源，各脏腑组织器官的功能活动，精血津液液态物质的循行，全身肌表抗御外邪的侵袭，均依赖气的温煦才能维持正常功能活动。如果气的温煦与防御功能低下，便会出现四肢不温，畏寒肢冷，血脉凝滞，易招致外邪入侵而病。

总之，糖尿病的发生机制关键是因为肺脾肾气虚，三焦元真固摄无力，体内阴精水液代谢失于动态平衡，最终形成阴虚阳亢，津枯液燥之证。

糖尿病患者常易并发肾脏损害，皮肤干燥瘙痒，感邪致皮肤溃疡难易愈合，肢体不温怕冷等症，均与气虚脏腑功能低下不能温养肌肤，抗御病邪有关。同时，气的生成来源是禀受父母先天之精气，后天脾胃水谷精气，肺吸入自然界之清气而成。人出生后主要依赖肺脾（胃）肾的生理功能相互协调平衡，任何一脏功能低下异常，都会影响气的生成不足而出现气虚，导致体内精血津液物质代谢异常的一系列病理变化。糖尿病并非单一而孤立的疾病，而是与肺脾肾三焦多脏腑多系统有关的综合病症，脏腑功能盛衰，尤其是肺脾肾气虚在糖尿病的发生与转归中占有重要地位，并贯穿其全过程。

1. 肾气虚是糖尿病的基本病机 肾为先天之本，不仅促进人体生长发育和生殖，亦主持全身水液代谢，调节体内水液代谢平衡。如《脉决汇辨》云："肾属下焦，统摄阴液。"古有"肾主水"之说。体内阴精水液的代谢过程中，清者上升，浊者下降，皆离不开肾的气化蒸腾作用，若肾气虚，失于蒸腾气化，或失于固摄，便可出现小便频频，或尿中膏脂。总之，糖尿病的发生机制，关键是肺脾肾气虚，三焦元真固摄无力，体内阴精水液代谢失于动态平衡，最终形成阴虚阳亢，津涸液燥之病症。

古今大量研究均表明，糖尿病（消渴）的发生大多以阴虚为本，燥热为标，通过多年的临床证候学调查发现，发现大量的糖尿病患者不仅在晚期而且在疾病发现之初即出现神疲乏力、腰膝酸软、舌淡、脉弱等肾气虚的表现，运用补肾气药物治疗均有良好的治疗效果。据此我们以糖尿病作为研究对象观察肾气虚证的作用特点，认为肾气虚的基本病机在糖尿病的发病特点①肾为先天之本，禀赋不足，先天羸弱，肾气亏虚是糖尿病的基本病机之一。肾气亏虚，导致肺脾气弱，布津不足，导致阴液亏乏，滋生本病。②或因后天失养，或因情志内伤，也可伤及肾气，导致肾气亏虚，同样出现上述病机变化，出现疲乏无力，腰酸膝软，尿长，脉沉弱，舌淡等肾气亏虚病症，导致消渴的系列证候丛生，并可因此出现阴亏津耗，气阴两虚，瘀血内停等变证。

2. 糖尿病的治疗当从益气为本，养阴为标，本标兼治 糖尿病的治疗，传统医学多数强调首先辨别上、中、下消的主次，分别论治，但从临床实践观察，本病有上消口渴多饮，必然有下消多尿或脂膏尿；中消多食，多有善饥、消瘦、神疲乏力，三消病症往往同时兼见，或同时减弱，尤其发病及病机转归中均程度不同存在或潜在着肾气虚的主要矛盾，被临床所忽视，所以，认为三消分别论治和从中医学整体观出发，多有不符合临床实际。

益气法是治疗糖尿病的主要大法，以益气药为主的方药治疗糖尿病取得满意疗效。我们以中医理论为指导，以肾气虚病机为纲目，以神经-内分泌-免疫网络为切入点，对糖尿病开展研究，结合前期工作基础，重点选择糖尿病，对肾气虚证进行全面、系统、深入的理论、临床与实验研究，研究肾气虚证在糖尿病发病中的机制及补肾气方药在防治糖尿病及其慢性并发症中的作用。从整体观辨证论治，始终着眼于从肾气虚为主论治，益气为本，养阴为标，本标兼治，以恢复肾及三焦对精血津液代谢功能，对糖、脂肪、蛋白质精微物代谢平衡。自拟具有补益肾之气，滋养其阴，本标兼治的基本方。

同时临床观察到，老年糖尿病患者多有舌尖边瘀点、瘀斑和舌下静脉曲张，或心痛、头痛、脉结代等血瘀证。调理气血运行正常，改善血液循环，对治疗糖尿病及其并发症是很重要的。王清任云："气通血活，何患不除。"正是此意。据此理念，以益气养阴活血法为主进行组方是治疗消渴病的首选治疗方案，既可控制原发病，又可制约病变的进一步发展。以此为理论依据，选择具有益气养阴活血功效的中药太子参、生地黄、牡丹皮、菟丝子、泽泻、水蛭等组成中药复方丹蛭降糖胶囊。

太子参甘微苦平，归脾肺经，具补气生津、健脾润肺之功。主治脾虚体倦、食欲不振、病后虚弱、气阴不足、自汗口渴等。《本草从新》谓其"大补元气……其力不下人参"，《本草再新》谓其"治气虚肺燥，补脾土，消水肿，化痰止渴"。现代研究表明其富含皂苷、黄酮、鞣质、氨基酸及微量元素等，与黄精等配伍具明显降血糖效果。

牡丹皮微寒苦辛，归心肝肾经。具清热凉血、活血化瘀功效。主含牡丹酚、牡丹酚苷、牡丹酚原苷、牡丹酚新苷、芍药苷、氧化芍药苷及没食子酸等成分。《本草经疏》谓其"苦寒除血热，入血分，凉血热之要药也"。本品清热凉血功效与其抗病原微生物、抗炎、抗过敏、解热作用有关。《药性论》记载"治女子经脉不通，血沥腰痛"，其活血化瘀功效与抗血栓、抗动脉粥样硬化作用有关。能清营分、血分实热及阴虚发热，有凉血止血之功，主治温毒发斑，吐血，夜热早凉，无汗骨蒸，经闭痛经，痈肿疮毒，跌打伤痛等证。《本草汇言》云："丹皮，血中气药也……盖其气香，香可以调气以行血；其味苦，苦可以下气以止血；其气凉，凉可以和血而生血；其味又辛，辛可以推陈血而生新血也。"药理研究表明，其煎剂或提取物具有抗炎、抗菌、抗变态反应、降血压等作用，尚可抑制环氧化酶反应，使血栓素 A_2 的合成减少，进而抑制血小板聚集。丹皮多糖还可以降低正常小鼠及高血糖小鼠血糖。

水蛭咸苦平，有小毒，归肝经，主要成分为 β-内葡萄糖苷酶、组胺样物质、肝素、抗血栓素、水蛭素等。水蛭始载于《神农本草经》，谓其能"逐恶血、瘀血、月闭、破血瘕积聚"。药理学研究表明能抑制凝血酶对纤维蛋白原之作用，阻止血液凝固，阻止血栓形成，同时还能降低全血比黏度、血浆比黏度、血细胞比容、纤维蛋白原、甘油三酯和脂蛋白含量。

生地黄甘苦寒，归心肝肺经，功善清热凉血，养阴生津，用于津伤口渴，内热消渴。本品甘寒，清热养阴，生津止渴，治内热消渴。《珍珠囊》云"凉血，生血，补肾水真阴"。主含 β-甾醇地黄素，甘露醇，葡萄糖、生物碱、铁质，维生素 A 等，生地黄有一定强心、利尿、升高血压、降低血糖等作用，地黄煎剂还有保护肝脏，防止肝糖原减少的作用，并有一定的抗辐射损伤作用。

菟丝子甘温，归肝肾脾经，功善补肾固精，养肝明目，止泻、安胎，既能补肾阳、肾阴，又有固精，缩尿，止带之效。也可用于肝肾不足，目失所养而致目昏目暗，视力减退之症，能益肾养肝，使精血上注而明目，用于脾肾虚泻，能温肾补脾而止泻。《药性论》云"治男女虚冷，添精益髓，去腰痛膝冷，又主消渴热中"。药理研究表明能降低麻醉犬血压；抑制肠蠕动，兴奋体外子宫，延缓大鼠半乳糖性白内障的发展，对氢化可的松所致小鼠"阳虚"模型有治疗作用，并能增强非特异性抵抗力等。

泽泻甘淡寒，归肾膀胱经，功善利水渗湿，泄热。用于水肿，小便不利，泄泻，淋浊带下及痰饮等。本品淡渗，其利水作用较茯苓强，且性寒能泄肾与膀胱之热。下焦湿热，尤为适用。《日华子本草》云"主头眩，耳虚鸣"。泽泻主含三萜类化合物、挥发油、生物碱、天门冬素树脂等，有显著的利尿作用，能增加尿量，促进尿素与氯化物的排泄，对肾炎患者利尿作用更为明显，有降血压、降血糖作用，还有抗脂肪肝作用，对结核分枝杆菌有抑制作用。

本方以太子参补益脾肾之气，生地黄滋养脾肾之阴，菟丝子补肾固精；牡丹皮、水蛭行气活血，化瘀通络；泽泻清热泻痰浊。全方阴阳互济，补通兼施，寒温并调，补不碍邪，攻不伤正，共奏益气养阴、活血化瘀之功，以期达到阴阳平、瘀阻祛之效。尤其值得一提的是，该方中菟丝子的应用，通过调节作用的双相性，体现了中医阴阳调节原理的基本规律。在总方偏于寒凉之中加入甘温的菟丝子，可起到清而不过寒、温而不燥之作用，实为阴中求阳之意。正是因为具有调节的双相性，所以中药复方才有针对性强、副作用小，相对来说疗效比较缓慢的特点。总之，本方肺脾肾之气同补，其阴同滋，健脾渗湿利窍，芳香悦脾助运，活血通络防瘀。从现代医学研究，方中苍术、玄参、泽泻、茯苓均有降血糖作用；党参、黄芪既能降血糖，又能增强机体免疫功能。

糖尿病最有威胁之处并不在于糖尿病本身，而是其众多的并发症。并发症是防治的重点，从中医整体观辨证论治，以中医中药治疗的优势，不仅疗效确切，降血糖效果明显，且稳定持久，不易反弹，从肺脾肾气虚论治，益气为本，使肺气宣降治节，脾气健运，肾气蒸腾气化固摄，三焦气机枢纽调畅，升降有序，则津液自生，消渴乃愈。以中医气虚理论为指导，主要开展肾气虚证在糖尿病发病中的证候学观察及微观辨证研究，以探讨其机制，采用补肾气为主拟定益气养阴活血治法。结合糖尿病强化治疗、整体化管理糖尿病慢性并发症，建立以补肾气为主的防治糖尿病及其慢性并发症的优化体系和疗效评价标准，研制开发系列中药新药。

263 慢性肾炎气阴两虚湿热论

慢性肾炎（CGN）是由多种原因引起的、多种病理类型组成的原发于肾小球的一组免疫性炎症性疾病，临床上以蛋白尿、血尿、水肿、高血压等为主要表现，本病属内科常见病、疑难病。中医学虽没有慢性肾炎的病名，但根据其发病特点、临床表现当隶属于"水肿""虚劳""腰痛""尿血""眩晕"等病症范畴。目前，临床诸医家已达成共识，认为慢性肾炎的基本病机为正虚邪实，虚实夹杂，病变涉及多个脏腑，临床表现多种多样，辨证分属不同证型。就正虚而言，主要有脾肾气虚、肺肾气虚、脾肾阳虚、肝肾阴虚、气阴两虚等；邪实主要为水湿、湿热、血瘀、湿浊等。根据学者王宝玉等临床体会和对近几十年来慢性肾炎证型的有关资料分析，发现临床证型有所侧重，其中气阴两虚湿热证在慢性肾炎发展过程中占相当比例。

气阴两虚的原因及其在慢性肾炎中的地位

1. 慢性肾炎气阴两虚形成的原因

（1）体质因素：素体气虚或阴虚，患慢性肾炎后可发展成气阴两虚。如《症因脉治》云："阴精素虚，色欲太过，肝肾之真阴不足，虚火烁金，水亦不利，《黄帝内经》所云关门不利，聚水而生病也。"另有《杂病源流犀烛·肿胀源流》云："肾水不足，虚火烁金，小便不生而患肿。"说明素体阴亏可致本病。

（2）久病不愈：如急性肾炎迁延不愈成为慢性肾炎或慢性肾炎反复发作，病情缠绵，长期大量蛋白丢失，而蛋白是人体的精微物质，精气外泄，日久则耗气伤阴，形成气阴两虚。同时，慢性肾炎脾肾两虚，脾虚不得运化水谷以化生气阴，肾虚不得藏精化气以资助气阴，最终导致或加重气阴两虚。

（3）药物影响：近年来，随着激素、细胞毒类药物、昆明山海棠、雷公藤等药物的应用，对慢性肾炎的治疗起到了一定的作用，但在使用过程中发现，这些药物的弊端之一是易耗伤阴液，加之慢性肾炎本身气虚，从而表现为气阴两虚。另外，过用中药温燥药、长期应用利水药等，亦可造成津液损伤，久而形成气阴两虚。《丹溪心法·水肿》就有关于利水药伤津耗气的论述，"诸家只知治湿，当利小便之说，执此一途，用诸去水之药，往往多死。又用导水丸、舟车丸、神佑丸之类大下之，此速死之兆。盖脾极虚而败，愈下愈虚，虽刻效目前，而阴损正气，然祸亦不旋踵而至"。时振声曾说"慢性肾炎中脾肾气阴两虚比较多见，其原因多是水肿阶段温阳药过用或服激素，或久病阳损及阴"。

此外，慢性肾炎患者生活调摄不当，如劳累过度、房事不节、情绪过度紧张等皆可间接导致气阴两虚或加重气阴两虚；环境因素对慢性肾炎也有影响。

2. 气阴两虚在慢性肾炎发展过程中的地位 在慢性肾炎的发展过程中，患者可表现出不同的临床症状，分属不同的证型，而气阴两虚证是慢性肾炎最常见的证型。

20世纪80年代有学者统计，在慢性肾炎中气阴两虚证占27.00%，甚至30.55%。此后，气阴两虚证在慢性肾炎证型中所占比例有逐渐增高的趋势。如钟磊治疗慢性肾炎68例，其中属气阴两虚证者占40%，虽样本相对较少，但也说明慢性肾炎气阴两虚证占了相当比例。李平对280例慢性肾炎患者进行统计，发现以气阴两虚为主证，或在疾病的演变过程中呈现气阴两虚证候者占60.7%；王昱秋治疗慢性肾炎114例，其中辨证属气阴两虚证者占68.42%。张秀珍发现慢性肾炎的病理发展趋势是先伤气，后伤阴，气阴两虚是慢性肾炎最常见的临床证型。而王亿平认为慢性肾炎病机虽以脾肾阳虚为本，但因体质因素及久病阳损及阴，部分患者往往以气阴两虚为主。时振声根据自己的临床体会，认为气阴两虚是慢性肾炎的一个重要证型。王钢亦认为本病最常见证型是脾肾气阴两虚证，同时认为慢性肾炎脾肾气阴两虚证的物质基础可能与细胞内环核苷酸双向控制系统失调、免疫功能紊乱有关。

总括诸医家的经验和临床体会，可以认为气阴两虚是慢性肾炎本虚的主要表现形式，气阴两虚证是慢性肾炎的基本证型。

湿热的原因及其在慢性肾炎中的地位

1. 湿热之成因 分析湿热形成的原因主要有以下几方面。

（1）外感湿热：朱丹溪云："六气之中，湿热为病，十居八九。"说明湿热为病的广泛性。《玉机微义》认为水肿与湿热密切相关，"故诸水肿者，湿热之相兼也。如六月湿热太甚，而庶物隆盛，水肿之象明可见矣"。湿热的产生与气候条件密切相关，如在夏秋之交雨湿较重时，湿热病邪易于产生。此外，也受地理环境影响。

（2）湿郁化热：水肿是慢性肾炎常见的临床表现，患者有不同程度的水肿，或眼睑浮肿，或下肢浮肿等。由于水液代谢紊乱，湿邪留著于人体，就构成了湿热产生的物质基础。徐灵胎云"有湿则有热"，虽未必尽然，但慢性肾炎病程绵长，湿邪郁久则每易化热。不仅如此，《蠢子医》云"湿热原从寒上得"，说明寒湿亦可转化为湿热。

（3）久食肥甘：过食肥甘厚味，脾胃受伤，造成湿浊中阻，郁而化热，形成湿热。

（4）药物引起：温阳药物可使病情转化。慢性肾炎脾肾阳虚，过服温阳之药，阳复太过，可使残留水湿化热；水肿期大量应用利水之品，耗伤阴液，可滋生内热；激素是现代治疗肾炎的常用药之一，但它对人体有双重性，长期使用，每易损真阴、抑真阳，使机体阴阳失调，水火失济，气化之机怫郁，水湿无以宣行，于是形成湿与热合。如刘宏伟研究湿热与激素使用的关系发现，63例使用激素治疗的患者，有54例在治疗过程中出现湿热证表现。除激素外，免疫抑制剂、雷公藤制剂等亦可引起"药源性湿热"证。

（5）体质因素：章虚谷云"外邪伤人，必随人身之气而变"。说明体质因素决定着病邪性质的转化。如阴虚阳亢之人，体内水湿易从热化，而成湿热。或本身即为湿热素盛之体，均可形成湿热之证。

2. 湿热病理特点

（1）湿热相兼，病程绵长：《南病别鉴》云"热得湿而热愈炽，湿得热而湿愈横。湿热两分，其病轻而缓，湿热交合，其病重而速"。湿为阴邪，热为阳邪，湿与热合，如油入面，热蕴湿中，湿遏热伏，难分难解。湿热相合，就形成病机比较复杂，症状比较特殊的局面，且易致病情迁延日久，缠绵不愈。

（2）湿热内存，易感外邪：由于湿热内存，极易招致外邪，内外相合，使病情反复乃至加重。薛生白云："太阴内伤，湿饮停聚，客邪再至，内外相引，故病湿热，此皆先有内伤，再感客邪。"即新感引动伏邪之说。

（3）湿热内蕴，久必伤肾：湿热伤肾是肾病的基本特点，且往往贯穿于病程的始终。湿热留羁肾府则腰痛；影响肾之封藏，则精气下泄，尿中出现蛋白。湿热伤及肾中血络，脉络破损，血不归经则见血尿，可为肉眼血尿，亦可表现为镜下血尿。

（4）湿热内阻，日久致瘀：湿热之邪久留于肾，致肾气化不利，日久致血行涩滞，瘀阻肾络，络脉不能宣通，而出现瘀血，因此，湿热往往伴有瘀血的病理改变，这也是使病情迁延、反复不愈的重要原因。刘宏伟统计168例慢性肾炎患者，其中属湿热证者117例，非湿热证者51例，而湿热证组中兼有瘀血表现者占63.25%，非湿热证组有瘀血表现者占27045%，二者有显著性差异，说明湿热易与瘀血兼夹为患。

由上可知，湿热既是慢性肾炎的致病因素，又是慢性肾炎发展过程中的病理产物。

3. 湿热在慢性肾炎发展过程中的地位 近年来，许多医家对慢性肾炎的湿热病机均给予充分重视，认为它是导致疾病发生、发展的重要因素之一。欧阳琦说："慢性肾炎发展过程中必然出现的湿热等证，不应视为标证。"陈梅芳亦有同感，并说"湿热之证亦已从作为肾炎的一种夹杂症或并发症而逐渐列入到慢性肾炎的主要类型之一"。赵绍琴在辨证时也特别重视湿热之病机。另据刘普希统计144例慢性肾炎，属湿热证者占55.6%。熊宁宁报告，慢性肾炎有湿热证者为65.30%。王付民发现，湿热在慢性肾小球肾炎的形成和发展中占主导地位，45例慢性肾炎患者中湿热型占68.9%。

从上面的分析不难看出，慢性肾炎发生发展过程中湿热是客观存在的，且占相当大的比例。因此，处理好湿热证，对于控制病情，保护肾功能都具有重要意义。

慢性肾炎气阴两虚证与湿热证的相关性分析

慢性肾炎本虚表现为气阴两虚，标实以湿热内蕴为主，王宝玉等认为慢性肾炎气阴两虚与湿热内蕴之间具有高度相关性。如《景岳全书·湿证》明确提出"湿热伤阴"，湿热久存极易伤及气阴。《宣明论方》云："其湿热之邪伤肾，湿气先伤人阳气，阳气伤不能通调水道，如水道下流淤塞，上流泛滥必为水灾。一旦水退，干旱从之，亦能使人真阴不能生长，而耗阴液。"阐明了湿热伤肾进而伤阴的病理过程。《景岳全书·肿胀》云："凡素禀阳盛，三焦多火而病为水肿者，其证必烦渴喜冷，或面赤便结，或热而喘嗽，或头面皆肿，或脉见滑实，此湿热相因，阴虚之证也。"说明水肿属阴虚湿热证。《辨证奇闻》云："真水既衰，则虚火必盛，虚火既盛，而真水力不能制……水从火泛……散聚于阴络，随五脏六腑之虚者入而注之，不走小肠而走手足皮肤，而毛窍出水也。"提出阴虚阳亢者易夹湿热而为肿。另《证治汇补·水肿》引入门云："脾虚则津液不化，不特肾精损削且湿热下注，足跗浮肿者有之，必土强而后肾水收摄，以归隧道。"说明脾气虚肾阴伤损的同时湿热下注而出现浮肿。古人的相关论述，为后人认识慢性肾炎气阴两虚与湿热的关系打下良好的基础。

现代临床许多医家也认识到慢性肾炎气阴两虚与湿热之间的关系。如王铁良认为慢性肾炎多为气阴两虚，湿热蕴蓄所致，气阴两虚为病之本，湿热蕴蓄为病之标。张镜人认为慢性肾炎是因湿热内蕴损伤脾肾气阴所致。刘宏伟在探讨慢性肾炎湿热证与正虚之间的关系发现，78例阴虚证型中，夹湿热证者占75.64%；63例气阴两虚证型中夹有湿热者占79.37%。故认为湿热证在阴虚、气阴两虚证型中发生率最高。分析其原因一方面是阴虚、气阴两虚本身的病理变化，气虚易生湿，阴虚易蕴热，从而常与湿热兼夹；另一方面是湿热之邪逗留三焦，上犯伤肺，中侵伤脾，下注伤肾，进而耗气伤阴。于俊生认为湿热贯穿于慢性肾炎的始终，且随着病程迁延或病变加重，湿热久恋又会进一步耗伤肝肾之阴，形成阴虚湿热证。这表明肾虚湿热证在慢性肾炎病程中相当常见。

刘宏伟通过测定肾炎患者肾小球内补体C3与C1q的沉积情况发现，阴虚、气阴两虚和湿热型与肾小球内补体沉积密切相关。提示C3与C1q在肾小球内沉积可作为中医分型的微观指标。从免疫学角度证明中医阴虚、气阴两虚易挟湿热，湿热与气阴两虚有共同的病理基础和内在联系，为慢性肾炎以气阴两虚和湿热为主的病机理论提供了客观指标之一。还有学者从肾组织病理角度说明气阴两虚和湿热的相关性，如胡仲仪研究显示系膜增生型肾炎中阴虚湿热和气阴两虚挟湿热型占多数。这些微观辨证为慢性肾炎气阴两虚与湿热之间的关系提供了佐证。

综上所述，王宝玉等认为气阴两虚湿热证是慢性肾炎最常见的证型之一，抓住这一证型特点，采用益气养阴、清利湿热之法，往往能取得理想的疗效。

264 慢性心力衰竭心气虚证治规律

慢性心力衰竭（CHF）是心血管疾病的终末期和最主要的死因，是 21 世纪心血管领域的重要挑战之一，心气亏虚作为其基本病机，可贯穿疾病发展始终，心气亏虚证也是该病临床最常见的证型。近年来中医药采用补益心气法治疗慢性心力衰竭心气亏虚证在临床上取得了一定进展，为该病的治疗提供了方向。学者高子辰等对慢性心力衰竭心气虚证治规律做了探析。

理论溯源

中医对心力衰竭的描述最早出现于《黄帝内经》。《素问·逆调论》中提出"若心气虚衰，可见喘息持续不已"，认为心力衰竭的病机是心气虚衰，《素问·平人气象论》提到"左乳之下，其动应衣，宗气泄也"，认为心气不足为慢性心力衰竭的病理基础。《金匮要略·水气病脉证并治》云："心水者，其身重而少气，不得卧，烦而躁，其人阴肿。"首次提出了"心水"的概念，认为慢性心力衰竭水肿属于"水气病"范畴。《金匮要略·痰饮咳嗽病脉证并治》提到"凡食少饮多，水停心下，甚者则悸，微者短气"，提出心气虚以致痰饮积聚心下可引起心力衰竭。《金匮要略·水气病脉证并治》提出"血不利则为水"的观点，认为心气虚则瘀血生，瘀久则成癥瘕，血瘀则水难化，水阻则血难行。唐代孙思邈在《备急千金要方·心脏门》中首次提出"心衰则伏"，但与现代所提及的心力衰竭不同。清代王清任《医林改错》提出"无气即虚，必不能达于血管，血管无气必停留而瘀"，提出了"气虚则瘀"的观点。《血证论》指出了气虚、血瘀、水饮三者的关系，认为"水与血相为倚伏""血积既久，其水乃成""水病则累血，血病则累气""水病而不离血""血病而不离乎水"。

现代医家积极探索慢性心力衰竭的临床证治规律，认为此病为本虚标实之证，本虚以气虚为主，心气虚证为此病最多见、最早出现的病理改变；标实以血瘀为主，常兼水饮、痰浊；病位在心，并与肺密切相关。

慢性心力衰竭气虚证的现代研究

慢性心力衰竭最主要、最基本的病机是心气亏虚，常见于该病早期，可贯穿疾病发展始终。现代研究表明慢性心力衰竭心气亏虚证可与以下因素有关。

1. 肾素-血管紧张素-醛固酮系统（RAAS）激活 近年来大量研究发现，慢性心力衰竭的发生、发展和心室重构有着密切联系，神经内分泌系统激活可导致心室重构，尤以肾素-血管紧张素-醛固酮系统（RAAS）的激活为主。RAAS 的过度激活会导致患者的血流动力学状态恶化、症状加重，从而加速心血管疾病的进展。实验证明慢性心力衰竭心气虚越重 RAAS 系统激活越加明显，去甲肾上腺素、肾素、Ang Ⅱ等均可加重心气虚的程度。

2. 肿瘤坏死因子-α 异常 现代研究表明肿瘤坏死因子-α（TNF-α）可引起血管内皮损伤，从而促进冠状动脉硬化的形成和发展，心力衰竭则是在长期心肌缺血下形成的，故 TNF-α 与心力衰竭的发生有着密切的联系。有研究证明，TNF-α 可使心肌收缩力减弱，从而产生舒张功能障碍性心力衰竭，TNF-α 增高可促使心力衰竭的发生和发展。何就明等观察临床 46 名慢性心力衰竭患者，证实 TNF-α 与心衰呈正相关性（$P<0.05$）。张艳认为，慢性心力衰竭早期多以心气虚为主，血清 TNF-α 的显著升

高，说明了 TNF-α 对于慢性心力衰竭气虚证的发生起到了作用。

3. 脑钠肽（BNP）与 N 端 B 型脑钠肽（NT-proBNP）异常 脑钠肽（BNP）又称 B 型利钠肽，大量临床研究证实 BNP 与慢性心力衰竭密切相关，是心室功能障碍的特异敏感指标，对慢性心力衰竭的诊断具有重要临床意义。赵金龙等观察临床 217 例慢性心力衰竭患者，证实了中医证型分级与 BNP 水平间存在正相关性，$\gamma=0.819$（$P=0.000<0.05$），心肺气虚组 BNP 为（198.76±56.53）pg/mL。刘德秀等观察临床 63 例慢性心力衰竭患者，发现不同中医证型的 BNP 比较差异具有统计学意义（$P<0.01$），心肺气虚组 BNP 为（266±127）pg/mL，并表明慢性心力衰竭早期以气虚证为主。崔萍观察临床 102 例慢性心力衰竭患者，发现心肺气虚证患者中以心功能 Ⅱ 级占比最高，且 NT-proBNP 水平按心肺气虚证、气虚血瘀证、心阳虚衰证顺序升高，呈正相关，$P<0.05$，差异有统计学意义，心肺气虚组 NT-proBNP 为（1822.59±1336.75）pg/mL。

4. 左心室射血分数（LVEF）降低 左心室射血分数（LVEF），是指每搏输出量占心室舒张末期容积量的百分比，是反映心脏功能的重要指标，正常情况下左心室射血分数为≥50%。赵金龙等观察临床发现 LVEF 水平与中医证型分级间存在负相关性（$\gamma=-0.679$，$P<0.001$），LVEF 按照心肺气虚、心气阴虚兼血瘀、气虚血瘀、心脾阳虚兼血瘀水停、心脾肾阳虚水泛兼血瘀逐级递减，心气虚证 LVEF 为（55.0±4.9）%。司锟临床观察慢性心力衰竭患者共 106 例，同样发现 LVEF 与病情严重程度呈负相关，心肺气虚组的左心室射血分数最高，气虚血瘀组、心肾阳虚组、阳虚水泛组所测得的 LVEF 值与心肺气虚组比较差异有统计学意义，$P<0.05$，心肺气虚证 LVEF 为（65.62±7.96）%。

慢性心力衰竭气虚证候及治法方药

慢性心力衰竭病位在心，病机以本虚标实为主，正常情况下，心气充沛，推动和调控着心脏的搏动和脉的舒缩，使脉道通利，血流畅通，若心气不足，不能推动血液运行于全身，导致血瘀，瘀血致使水饮停于心下，出现喘咳、心悸、水肿等症状，故发为心力衰竭。该病病机以气虚为本，早期多以心气亏虚证为主，随病程发展，可出现阴虚、阳虚的证候，标实可见血瘀、痰饮。气虚者临床表现为气短、乏力，心悸，活动易劳累，自汗，懒言或语声低微，面白少华，舌质淡或淡红，脉弱；兼阴虚者，症见口渴欲饮，手足心热，盗汗，心烦，喜冷饮，颧红，尿黄或便秘，舌红或红绛，舌体偏瘦，少苔或无苔，脉细或细数；兼阳虚者，症见畏寒肢冷，困倦嗜睡，喜热饮，面色白，小便不利，浮肿，舌质淡，舌体胖或有齿痕，苔白或白滑，脉沉细或迟、结、代；兼血瘀者，症见面部、口唇色暗或青，口干不欲饮，肌肤甲错，舌质暗或有瘀斑，舌下脉络迂曲青紫，脉涩或结、代；兼痰饮者，症见咳嗽咳痰，呕吐痰涎，喘促不得卧，口干不欲饮，胸闷，舌淡胖大有齿痕，苔滑腻，脉沉或弦、滑。

根据其病理特点，当以补益心气为治疗原则。气虚者，用黄芪、人参、党参、白术之类，方选保元汤加减；兼阴虚者，当佐滋阴之品，可用生地黄、麦冬、百合、沙参、玉竹等，或可用生脉散益气养阴；兼阳虚者，当佐温补心阳之品，可用桂枝甘草汤和人参汤，既能补心气，又可温心阳；兼血瘀者，当佐活血化瘀之品，可用三七、川芎、桃仁、红花、丹参、赤芍等，或可用保元汤和血府逐瘀汤益气活血通络；兼痰饮者，当佐利水化痰之品，可用茯苓、猪苓、陈皮、法半夏之类。

补益心气法的临床应用

心气亏虚是慢性心力衰竭发病的重要病理基础，在该病的发生、发展及预后中具有重要意义。充分认识心气亏虚与慢性心力衰竭的相关性，对于进一步掌握慢性心力衰竭的发病规律、疾病转化规律、临床辨证用药和康复都具有指导意义。现代医家在用益气法治疗慢性心力衰竭方面做了积极的探索，取得了显著的疗效。李雨真等以补中益气汤加减（生晒参 20 g，黄芪 50 g，白术 20 g，茯苓 20 g，泽泻 30 g，当归 15 g，赤芍 15 g，柴胡 15 g，升麻 15 g，枳壳 15 g，桂枝 15 g，干姜 10 g，葶苈子 15 g，大枣 15 g）治疗慢性心力衰竭患者 39 例，治疗后对患者症状及炎症因子水平均有显著的改善效。张松以补中益气五苓汤加减（黄芪 60 g，茯苓 60 g，大腹皮 30 g，白术 15 g，猪苓 15 g，泽泻 15 g，党参 10 g，柴胡 10 g，炙甘草 10 g，当归 10 g，桂枝 10 g，陈皮 5 g，升麻 5 g）联合美托洛尔治疗慢性心力衰竭患者 45 例，显效 33 例，有效 14 例，总有效率 97.78%，治疗后患者心功能指标均高于西药对照组，差异有统计学意义（$P<0.05$）。龚升玄以益气强心汤加减（党参、丹参、黄芪各 30 g，泽泻、猪苓各 20 g，葶苈子、白术各 15 g，麦冬 10 g，肉桂 6 g）联合西药强心、利尿、扩血管治疗慢性心力衰竭患者 41 例，显效 25 例，有效 14 例，总有效率 95.12%，对 NT-proBNP 水平及心功能均有显著改善。王存虎等以保元汤合桃红四物汤加减（黄芪、熟地黄、当归各 15 g，白芍 10 g，桃仁 9 g，川芎 8 g，炙甘草、红花各 6 g，肉桂 5 g，人参 3 g）治疗慢性心力衰竭患者 43 例，显效 25 例，有效 17 例，总有效率 97.7%。上述医家用中医药联合西医常规疗法治疗气虚型慢性心力衰竭均未发现不良反应。除中药汤剂外，部分中药制剂在治疗气虚型慢性心力衰竭上亦取得了显著疗效。芪参益气滴丸主要成分为黄芪、丹参、三七、降香油，以益气通脉、活血止痛为主要功效，现代研究认为，芪参益气滴丸有延缓心室重构、抗血小板聚集、改善心肌缺血和损伤的作用。叶文锋等用芪参益气滴丸联合沙库巴曲缬沙坦钠治疗慢性心力衰竭患者 32 例，治疗总有效率为 96.88%，且并未发现不良反应。大量临床研究均显示，用益气法治疗慢性心力衰竭在改善心脏功能、缓解患者症状、改善相应指标等方面有确切证据，为益气法治疗慢性心力衰竭提供了理论依据。

265　慢性心力衰竭心气虚证与线粒体能量代谢

心力衰竭是一类严重威胁人们生命健康的疾病，表现为心脏的充盈和射血能力受损，不能维持机体代谢所需的氧供的病理生理状态，是一类严重威胁人们生命健康的疾病。近些年研究表明，心力衰竭的发生发展除与心室重塑和神经内分泌细胞因子系统激活密切相关之外，心肌细胞能量代谢紊乱已经逐渐成为心力衰竭机制研究的新靶点。作为生物氧化和能量代谢主要场所的线粒体，它能够进行物质的氧化磷酸化反应以及合成三磷酸腺苷（ATP），为机体提供95%以上的能量。因此，线粒体的功能障碍势必影响能量代谢，使心力衰竭恶化。中医认为心力衰竭属本虚标实之证，本虚以心气虚为主，常兼有阴虚、阳虚；标实以血瘀、痰饮为主。但本虚是心力衰竭的根本要素，心气虚作为心力衰竭病机的开端，决定了心力衰竭的发展趋势。学者陆璇等就中医基础理论与现代科研成果，以能量代谢为切入点，探讨了慢性心力衰竭状态下"心气虚"与能量代谢的关系。

心力衰竭状态下线粒体能量代谢异常

1. 慢性心力衰竭状态下能量代谢底物利用障碍　心肌细胞线粒体能量代谢包括三个环节，分别是底物的利用，氧化磷酸化以及ATP的生成。其中60%～90%的ATP通过游离脂肪酸β氧化所产生，其余部分由葡萄糖氧化提供。在正常状态下，葡萄糖和游离脂肪酸代谢通路分别保持平衡。但心力衰竭初期，糖脂代谢紊乱，游离脂肪酸氧化代谢率开始降低，心肌细胞更加依赖于葡萄糖的氧化功能。因为在消耗同等量氧气的情况下，脂肪酸相比葡萄糖在线粒体内的代谢产生较少的ATP，并且脂肪酸β氧化过程中中间产物的蓄积在心力衰竭状态下可以进一步影响心肌收缩功能。推测这种依赖糖类功能的代谢转变可能是心肌细胞自身的一种保护性改变。但从整体情况来看，葡萄糖的供能并不能完全代偿脂肪酸产能的减少，最终结局便是线粒体对底物利用能力不断减弱，总ATP生成减少，内环境紊乱，心功能不断恶化。

2. 线粒体氧化应激损伤　氧化应激损伤同样是心肌能量代谢障碍的另一重要机制。心肌在缺血缺氧的状态下，线粒体本身呼吸链还原氧能力下降，大量的电子漏出生成氧自由基。氧自由基是指含有未配对电子的原子、分子和离子，它可以直接损伤线粒体DNA（mtDNA）和线粒体蛋白，造成线粒体结构破坏。而线粒体能量代谢功能的正常依赖于线粒体膜结构的高度完整性，一旦线粒体内膜受损将加重呼吸链酶的失活，氧化磷酸化生成ATP进一步减少。氧自由基会在原来基础上释放增多，线粒体损伤不断恶化，形成恶性循环。并且氧化应激损伤还会造成细胞内钙超载，造成线粒体肿胀，以及诱导基质金属蛋白酶（MMPs）促进细胞外基质重塑，使mtDNA突变等，调节一系列信号级联反应诱导细胞凋亡，最终心力衰竭进入终末期。可见，线粒体是产生能量的场所，心力衰竭状态下线粒体功能障碍的机制复杂多样并相互联系、相互影响，这与心力衰竭初期心功能恶化存在必然联系。越来越多的研究表明，线粒体能量代谢功能障碍是心力衰竭进展中的关键因素。

心气虚是慢性心力衰竭基本病机

近些年来随着中医学对慢性心力衰竭的深入研究，目前对其基本病机已达成共识，心力衰竭乃本虚标实之证，在发病初期是以"虚"为主，心气虚为根本，常兼有阴虚、阳虚。中医认为心主一身之血脉，《素问·五脏生成论》云"诸血者，皆属于心""气行血乃流"，表明心的主要功能是推动血液在全身经脉中运行以营养濡润全身，所以只有心气充沛，心脏的正常生理功能才可以得到保证。《伤寒治例》云："气虚停饮，阳气内弱，心下空虚，正气内动而悸也。"故心气虚，鼓动血脉运行无力，血液不能布达全身，则周身失养。此外，心主血，亦有生血之效，这与心气本身的气化功能有关，如张志聪《侣山堂类辨》云："血乃中焦之汁，流溢于中以为精，奉心化赤而为血。"水谷精微经脾气上输心肺，与清气结合，灌注心脉，心气气化，化生血液。《素问·阴阳应象大论》亦云："气归精，精归化；精食气，形食味；化生精，气生形……精化为气。"脏腑之精的濡养不仅有赖于脾对水谷精气的运化输布至周身，样不可缺少本身脏腑之气对水谷之精气化以充实。心气虚推动乏力，气化失常，则可出现心悸、气短、精神疲倦等证。久之，气损及阳，阳气虚衰，阴阳互根，阳损及阴，逐渐气血阴阳俱虚；气虚无力运血，则致血脉凝滞成血瘀；心阳不足，津液失于运化，则结于体内而成水结。可见中医对于慢性心力衰竭的机制研究从整体观念出发，以心气虚为开端。

心气虚与线粒体能量代谢的相关性

1. 心气虚与糖脂代谢紊乱 中医认为"气"的实质是精微物质，是由脏腑之精所化，无形但运行不息，推动脏腑活动，调控生理机能的极细微物质，正如《素问·阴阳应象大论》云："精化为气。"心力衰竭初期，心气虚必然与能量代谢相关。从能量代谢方面来看，心力衰竭初期，代谢底物从游离脂肪酸到葡萄糖的优先利用，这是心力衰竭初期心脏本身对缺血缺氧状态下产生更多ATP的一种自身保护性改变。但是总体上，葡萄糖却不能完全代偿产能的减少，因为从氧化的绝对数量看，氧化1个脂肪酸分子，能够产生约129个ATP分子，远远大于葡萄糖的36个。这就说明，心脏本身利用氧的效率在增强，但是却不能够改变ATP生成全面减少的事实。能量的缺失，心功能必然受损，这正与我们所说的心脏本身脏腑气化功能的下降有关。所谓气化，不仅是脾的运化功能，更少不了脏腑本身对水谷精微气化生成脏腑之精的过程。心力衰竭的底物主要是葡萄糖和游离脂肪酸，前者主要来自于体外糖类及碳水化合物的分解再整合，而后者是由甘油三酯在各种脂肪酶作用下被水解而成，可以说二者均主要来源于食物的水谷精微，被人体吸收后化为水谷之气，水谷之气经脾脏将其吸收转输至全身，濡养脏腑之精，正如《灵枢·营卫生会》所云："人受气于味，谷入于味，以传于肺，五脏六腑皆以受气。"而后"化生精，气生形"，心气气化水谷精微充养本身脏腑之精。心力衰竭状态下，底物的利用障碍，就是心气本身对水谷之精不能够气化生成本身的脏腑之精的能力缺损，而"气归精，精归化"，气不能化精，精不能生气，最终气血俱衰。

2. 心气虚与氧自由基的关系 心力衰竭在发展过程中，氧化应激损伤是线粒体功能障碍的又一重大来源，氧化应激反应本身的条件是心肌的缺血缺氧，在能量供应绝对不足的条件下产生。可见，氧自由基来源于心肌缺血缺氧这样的"本虚"条件下。而线粒体正是它的生成部位。它的大量生成进而再次损伤线粒体，使线粒体损伤，能量代谢"车间"减少，氧化磷酸化生成ATP障碍。心气虚是心力衰竭初期的根本病机所在，所以可以理解为氧自由基是在缺血缺氧的心气虚的状态下产生的"邪"。《素问·刺法论》云"正气存内，邪不可干"，所谓"正气"，很多医家认为是卫阳固表之气。但不尽然，孙广仁认为，所谓正气，分布到脉之内外，则为营卫之气，分布到脏腑经络，则为脏腑经络之气，一身之气均可谓正气。故脏腑之气亦有防御抗邪的能力，心气虚则正气缺损，邪气内生，氧自由基生成。《素问·评热病论》又云"邪之所凑，其气必虚"。氧自由基的大量生成，助长邪气，使心气虚更加严重，这与氧化应激反应损伤线粒体后，ATP生成持续减少，能量代谢紊乱的恶性循环不谋而合。同样，临床对氧自由基的研究也有很多，常以代表清除氧自由基能力的超氧化物歧化酶（SOD）及反映脂质过氧化反应强弱的丙二醛（MDA）作为评价指标。范阜东临床观察气虚状态下心力衰竭患者在应用具有补气养阴的生脉注射液之后SOD、MDA水平变化，结果发现治疗后心力衰竭患者SOD活性增强，MDA水平下降明显，心功能有所改善。

总之，心力衰竭和心气虚损的临床证候相似，作为能量代谢工厂的"线粒体"与心气虚损同样有一定相关性。心力衰竭状态下无论心肌细胞利用底物、氧化磷酸化生成ATP等生物氧化功能的紊乱，还是氧自由基的氧化应激损伤线粒体，都可以诱导细胞凋亡，而心功能在这个过程中必然受损。从中医角度来看，心气虚乃慢性心力衰竭病机根本所在，各种病机的演变均以气虚作为开端。有学者从生物力学角度观察"气"的物质性，认为"气"就是人体活动的能量，ATP与"气"有共性的物质基础，一定程度上具有共性内涵。还有研究发现党参等补气中药能够增加能量转化底物，改善线粒体功能，增加能量的产生，根本上改善心功能。所以，可以推断出心肌能量物质代谢障碍是慢性心力衰竭心气虚证病理生理的重要机制，这为临床治疗心力衰竭提供了新思路。

266 慢性心力衰竭心气虚证与心肌能量代谢障碍

慢性心力衰竭（CHF）是由于心脏结构或功能性疾病导致心室充盈和射血能力受损而引起的一组临床综合征，是各种心脏疾病的必然结局。慢性心力衰竭反复发作不仅严重影响患者生活质量，还可能诱发各种恶性心律失常，危及生命。因此，进一步研究心力衰竭的发病机制，寻找新的治疗目标和手段已成为心力衰竭研究的迫切需要。近年来，中医证与现代医学的客观化指标之间的关系得到了广泛关注。众所周知，中医的"气"与现代生物学的"能量"都是机体各种生命活动的推动力，在理论上具有共通性。因此，许多学者认为以心气虚证－心肌能量代谢为切入点开展中西医结合研究，有可能找到治疗心力衰竭、改善心力衰竭预后的新方法，也将进一步揭示心气虚证的科学实质。学者张倩等对慢性心力衰竭心气虚证与心肌能量代谢障碍的关系做了探讨。

慢性心力衰竭的流行病学

根据美国著名心脏病学家 Braunwald 的预测，CHF 将会成为主要心血管疾病中发病率显著增加的唯一病症。近年来流行病学调查也显示，我国及多数发达国家的心力衰竭患者数量都在不断增加，心力衰竭发病率、患病率也在逐步上升。随着治疗水平的进步，心力衰竭死亡率虽较过去水平有所下降，但仍较高，并且预后欠佳。在我国随着经济的发展和生活方式的转变，冠心病发病率正在不断上升，由冠心病导致的心力衰竭是其常见原因。冠心病心肌梗死患者 7~8 年后有将近 1/3 的会发生心力衰竭。

能量代谢障碍是慢性心力衰竭病理生理的关键环节

心肌代谢重构的概念是由 VanBilsen 在 2004 年提出的，指出是由于心肌细胞中糖类和脂肪等代谢紊乱，引起心脏能量代谢途径的改变，最终导致心脏结构和功能发生异常。目前公认的是，慢性心力衰竭的实质是心肌能量生成不足和或能量代谢障碍引起的基因表达异常而导致的一种超负荷心肌病。心力衰竭发生时，心肌细胞缺血、缺氧和炎症损伤可导致心肌能量代谢障碍，从而出现心肌代谢重构，这是慢性心力衰竭病理生理的关键环节。研究表明心力衰竭发展过程中，心肌能量物质产生、转运和存储的各个环节均可发生异常。

心气虚是慢性心力衰竭的基本病机

心气虚证是指由先天不足、年老、久病等导致的心气不足或者功能活动障碍所表现出的临床证候，其病位在心。《素问·痿论》中指出"心主身之血脉"，心脏的正常搏动依赖于心气，心气充沛，才能维持正常的心力、心率和心律，血液才能在脉内正常地运行，周流不息，营养全身，才能保持正常的心功能。心气不足，无力推动心脏搏动和血液运行，血行迟缓，势必会出现心及全身功能活动减退的症状。正所谓"正气存内，邪不可干"，正气亏虚是一切疾病发生的内在因素。心气虚是慢性心力衰竭的使动机制，在心力衰竭早期即已出现，贯穿疾病始终，并参与血瘀、阳虚、水停等其他病理因素的形成，最终加剧慢性心力衰竭的程度。本病病机逐渐从心气虚－气阴两虚、气虚、气虚痰瘀－心阳虚的发生演变。从心气虚到心阳虚患者的临床症状、体征、心功能分级、射血分数（EF）及血 B 型脑钠肽（BNP）

水平均呈现不同程度的恶化。心气虚在临床常表现为气虚兼有心悸者,即心悸、疲乏、气短、舌质淡或舌胖嫩有齿印、脉沉细或结、代、促等。

1. 气虚与血瘀 中医学认为气和血之间在生理、病理方面有着紧密的联系。"气为血之帅,血为气之母",气能行血,气行则血行,二者相辅相成。若心气虚弱,运血无力,必致血脉瘀滞。正如王清任在《医林改错》中云:"元气既虚,不能达于血管,血管无气,必停留为瘀。"瘀血不去则新血不生,又可加重血瘀。《灵枢·经脉》云:"手少阴气绝则脉不通,脉不通则血不流……故其面黑如漆柴。"气虚血瘀常发生在慢性心力衰竭的代偿期,患者没有明显的心力衰竭症状,仅表现为活动耐量减低。临床表现为乏力,懒言,痛如针刺、有定处,舌质黯,或有瘀点、瘀斑,脉沉涩等。

2. 气虚与痰饮 气能推血,亦能行水。津液的输布、排泄等均有赖于气的推动作用和升降出入运动。心气充沛则津液输布、排泄正常。心气不足,无力运化水液则致痰饮形成。血瘀日久也可影响水液运行致痰饮停聚,如《血证论》中所云:"血积既久,其水乃成。"临床以胸闷,咳嗽咳痰,气喘为主要表现。

3. 气虚与阳虚 阳气虚是慢性心力衰竭的病机关键。心主一身之血脉,血液在脉管内的正常运行,有赖于心气和心阳的推动,而心气的充沛又有赖于心阳的温煦,如此使血液保持流动状态。心气虚日久或素体阳虚可累及心阳,瘀血、痰饮也易阻遏阳气,致心阳受损,阳虚则寒,寒则血不能流,形成血脉瘀阻之证。临床上心气虚可无心阳虚的表现,而心阳虚者必兼心气虚。心阳虚是心气虚的严重阶段,如此恶性循环,最终发展为阳气暴脱之危象。阳气虚临床表现是在心气虚的基础上兼见形寒怕冷,四肢不温或浮肿。

4. 气虚与水停 王肯堂云:"血者水也。"血的运行,有赖气的推动;水的运行,也需要气的温化。《血证论》在此基础上进一步指出"血积既久,其水乃成""瘀血化水,亦发水肿,是血病而兼也。"心气虚弱时,既可因统血无力致心血瘀阻;又可因温化失司,致水邪为患。本证多见于心力衰竭的后期,是心气虚证病情恶化的征象。水邪为患有三种表现形式:溢于肌肤而成浮肿;犯肺致咳嗽,咳痰,喘促而不得卧;水饮凌心致心悸,怔忡,脉细微或脉结、代、促。

5. 气虚与阴虚 气的运动而产生的各种变化,称为气化。体内精微物质的化生、输布和废物的排泄都属于气化。由于气虚导致气化功能障碍,使津液生成减少,输布异常;或素体阴虚,长期利尿药的使用均可导致阴虚,突出表现是心烦,口渴喜冷饮,舌红,苔少或无苔,脉细。

《素问·通评虚实论》指出"精气夺则虚"。明代刘纯在《伤寒治例》中云"气虚停饮,阳气内弱,心下空虚,正气内动而悸也",明确地阐述了心气虚是心力衰竭病机中不可或缺的因素。"气"是维持生命活动的基本物质,心气则是心脏搏动和血液运行的动力。心气虚鼓动血脉无力,导致瘀血、水湿、痰浊积聚,最终阴阳俱虚,阴不敛阳,阳不固脱,导致心力衰竭的发生。因此,心气虚是慢性心力衰竭的基本病机。

心气虚与能量代谢障碍密切相关

心气虚贯穿于慢性心力衰竭发病始终,是其发展、恶化最重要的因素,这与心肌细胞能量代谢障碍贯穿于慢性心力衰竭的全过程,是其发生、发展的重要机制十分相似。现代医学中的"能量"与中医中的"气"一样,都是各种人体生命活动的推动力,在理论上具有共通性。实际上,心的功能可以理解为心以能量主导物质代谢(即心主血脉)和维持相应的功能(即心主神志)。基于此,早在20世纪,有学者就从生物学角度探讨了中医"气"的物质性,认为"气"是人体活动的能量,并且通过生物化学和分子生物学方面的研究证实心气虚与细胞中ATP的生成与利用障碍有关。近年来大量心气虚-能量代谢障碍的相关性研究也均证实了这一点。基于以上认识,补气药防治心力衰竭的研究得到了重视。党参、黄芪等补气中药及其有效提取物通过改善能量代谢的不同环节,在改善心衰症状、预后方面均显示了较好的临床疗效,这提示了改善心肌能量代谢可能是益气法治疗心衰心气虚证"方证对应"的药理基础。

益气方药可以明显改善心力衰竭患者的心功能指标，减慢心能恶化的进程，在一定程度上预防和延缓慢性心力衰竭的发生发展，并且与心气虚证的证候改善平行。由此推测，能量生成不足、代谢障碍与气虚有关；心肌能量代谢障碍是心气虚的实质之一。

目前认为慢性心力衰竭病位在心、肺，涉及肝、脾、肾三脏，其病机以气虚血瘀为主，气虚血瘀贯穿于 CHF 的全过程。治疗时应抓住心力衰竭的主要矛盾，气充则血行津布，水道通畅；阳强则寒去，血瘀、痰饮不能化生。针对中医病机和证型分别采取活血化瘀、益气温阳、益气养阴、健脾化痰、清热化痰等法，选用血府逐瘀汤、保元汤、生脉饮、葶苈大枣泻肺汤、温胆汤加减化裁，一则祛除痰饮血瘀，二则阻止痰饮血瘀进一步损伤心阳，切断恶性循环，利于心气虚的恢复，取得了良好的临床疗效。这与现代医学治疗心力衰竭从过去强心、利尿、扩血管转变为当下重视抑制神经内分泌的过度激活、延缓甚至逆转心室重构的治疗理念相吻合。

慢性心力衰竭是长期以来心血管疾病治疗领域的一个难题，目前以改善心肌能量代谢为切入点开展慢性心力衰竭的中西医结合研究，已成为心力衰竭治疗的新靶点。代谢组学将整体研究与微观研究相结合，以代谢物变化规律为线索进行多层次、多靶点的深入研究，这与中医辨证方法相同之处在于强调整体观，即挖掘人体内在的整体代谢规律。

267 从代谢组学探析慢性心力衰竭心气虚证实质

慢性心力衰竭（CHF）是多种心脏病的终末阶段，随着人口老龄化和心脏病治疗水平的提高，其发病率不断升高，将成为心血管科最常见的流行病之一。尽管自血管紧张素受体拮抗剂问世并应用于临床后，其治疗取得了很大进步，但是心力衰竭的发病率、病死率仍然很高。衰竭心脏的心脏功能改变与心肌组织的能量代谢改变是相伴随的，这是心力衰竭治疗过程中采用能量代谢支持治疗的理论基础。现代医学尚缺乏公认的针对心肌能量代谢的特异性药物。中医临床研究认为气虚是引起心力衰竭发生、发展的重要因素，前期实验也提示补气药在改善心肌能量代谢上具有一定的优势。现代医学认为衰竭心脏的心脏功能改变与心肌组织的能量代谢障碍是相伴随的，与中医临床研究认为心气虚证是引起心力衰竭发生、发展的重要因素具有相似性，学者张丹等认为，应用代谢组学的方法深入研究CHF气虚证能量代谢相关的代谢物变化规律，可以更全面地阐释慢性心力衰竭的病理变化机制，并对探析气虚证的证候实质具有一定的科学价值。

心气虚是慢性心力衰竭的基本病机

中医学认为，心气是血液运行的原动力，心力衰竭的病机必然与"心气"相关。目前中医对心力衰竭的病因病机认识基本趋于一致，即本病为本虚标实之证。本虚为气虚、阳虚，标实为血瘀、水阻、痰饮，标本俱病、虚实夹杂是心力衰竭的病理特点。心气虚是病理基础，血瘀是中心病理环节，痰饮和水湿是主要病理产物，因此，心气虚是心力衰竭最基本的病机。心气虚在CHF出现之前或其早期即可出现，并贯穿于CHF的始终；心气虚可以导致阳虚、血瘀、水停等其他病理因素的出现，从而加剧心力衰竭程度。心气虚是中医学认为CHF发病的关键环节，也是中医研究CHF的重点。张丹等前期研究以及其他研究发现，心气虚与心脏收缩、舒张功能下降密切相关，与血液流变学和微循环异常、机体免疫功能低下、神经内分泌紊乱等有关，涉及CHF病理生理改变的诸多方面。既往研究提供了心气虚证实质的初步客观指标，但这些大都是功能性指标，仅仅反映了心气虚证在某些环节的功能变化，尚不能揭示心气虚证本质的物质基础。

心气虚为心力衰竭的基本病机，益气法治疗心力衰竭的研究也由来已久。既往研究表明补气药能增强心肌收缩力，并具有一定的抑制心肌肥厚作用，能够抑制压力负荷动物模型的左心室肥厚，减轻心室增重的程度，是治疗心力衰竭的有效药物。但是，以往研究只能从某一层面解释心力衰竭发生、发展过程中某一阶段的现象，不能解释心肌肥厚到心力衰竭过程中的所有现象。心力衰竭作为一种复杂性疾病，受到多基因和环境的影响，因此，现代医学注重对单个基因、单个靶点的对抗性疗法难以解释和解决复杂的疾病问题。而新近发展的代谢组学方法可以更全面地阐释CHF的病理变化及中药的作用途径。

代谢组学在中医药研究方面的优势

20世纪90年代中期发展起来的代谢组学是继基因组学、转录组学和蛋白质组学之后的又一门新兴的组学技术，是系统生物学研究不可或缺的重要基础学科之一。代谢组学是致力于研究生物体系（细胞、组织或生物体）受外部刺激（或扰动）后所产生的所有代谢产物（内源性代谢物）种类、数量及变化规律的科学，是以生物整体、系统或器官的内源性代谢物质的代谢网络为研究对象，建立以各种分析手段包括核磁共振（NMR）、气相色谱-质谱仪（GC/MS）、超高压液相色谱串联质谱仪（UPLC/MS）、高分辨气相色谱-飞行时间质谱联用仪（GC-TOF/MS）等为核心的超微量、超并行和超灵敏的代谢分析技术体系和相应的模式识别技术体系。代谢组学自出现以来，广泛地应用于各个领域，如疾病诊断、药物毒性评价、营养科学、植物代谢组、微生物代谢组及中医药现代化研究等多个方面，有着重要的现实意义。

从代谢组学的角度分析，疾病是因人体调控网络受到致病因素的"扰动"而致，而药物的干预过程，其实质是对整个系统平衡的恢复。中医学中的"证候"可能是包括基因、蛋白在内的人体生化调节网络变化后所处的一种特异性的、在一定时间内相对稳定的生理状态，即一种特征性生理表型。该特征性表型很可能通过其分泌到血液或尿液中的内源性成分（蛋白和小分子代谢物）的表达谱的改变而客观地反映出来。因此，中医"证候"其本质可能是机体代谢网络受心理、环境、饮食和遗传等因素影响而发生的异常。用现代分析技术可以捕捉到这些细微的变化，获得偏离出正常范围的特征性代谢表达图谱。这些特征性代谢表达图谱可能是中医证候规律的物质基础以"组""群""谱"集成的形式在代谢物水平上的反映。

代谢物的变化规律是慢性心力衰竭气虚证研究的切入点

代谢组学研究方法已应用心血管疾病的研究。代谢组学创始人 Nicholson 教授首先基于 36 例患者的小样本代谢组学研究所建立的代谢组学诊断模型，以冠脉造影作为金标准，建立了判别冠心病及其严重程度的新诊断方法，优于传统的血管造影术，充分证实了代谢组学技术在临床诊断方面的独特优势和潜力。随后，Sabatine 等运用高压液相色谱串联质谱（HPLC-MS/MS）技术，亦证实代谢组学技术能够成功地进行心肌缺血的诊断，并通过代谢功能与趋势分析揭示枸橼酸代谢通路异常在心肌缺血过程中所起的重要作用。目前国内也正在进行冠心病临床诊断的大样本（>100 例）代谢组学研究，以实现冠心病的早期无创且准确的诊断。Steffens 等运用液相色谱-质谱/气相色谱-质谱（GC-MS/LC-MS）技术成功区分并发和不并发抑郁症的 CHF 患者代谢物的差异。代谢组学与中医证候结合进行心血管疾病的研究也已开展并取得了一定成果。中国药科大学药代动力学实验室，采用 GC/MS 技术分析辨证为肝阳亢盛、痰湿壅盛及阴虚阳亢型的原发性高血压患者和正常人血清中的代谢物差别，结果发现原发性高血压患者与正常人及三种辨证分型的高血压患者之间的代谢物存在差异。杜智勇等运用 1H 核磁共振波谱（1H-NMR）技术对 9 例 CHF 患者和 6 例健康人血清进行检测，结果显示 CHF 患者血清代谢组与健康人存在明显差异。郑海生等收集 CHF 肾阳虚证、非肾阳虚证及正常人尿样，通过 GC/MS 联用及模式识别为主的代谢组学方法进行研究，发现 3 者具有不同的代谢模式，与正常人比较 CHF 患者还被发现了柠檬酸、丙氨酸、3-甲基戊烯二酸、丙胺、组胺 5 种代谢物质。简维雄等运用 GC/MS 法进行大鼠心血瘀阻证血浆代谢产物的代谢组学研究，结果提示心血瘀阻证大鼠血浆代谢产物的模式变化与反映"血瘀"病理的血液流变学指标的改变具有一致性，提示发生改变的乳酸、丙氨酸、缬氨酸、琥珀酸、苹果酸、硬脂酸、花生四烯酸、果糖等 8 种代谢物有可能作为心血瘀阻证代谢性生物标志物。进一步排除性别、年龄、代谢性疾病、饮食及睡眠情况的影响，研究代谢物的变化规律可能成为 CHF 心气虚证证候研究的切入点，并筛选出 CHF 心气虚证代谢性生物标志物，对探讨气虚证的证候实质具有一定的科学价值。

心气虚在 CHF 出现之前或其早期即可出现，并贯穿于 CHF 的始终。心气虚是中医 CHF 发病的关键环节，也是中医研究 CHF 的重点。从整体出发、病证结合、宏观与微观相结合是解释证候实质的基本原则。代谢组学将整体与微观研究结合，为研究慢性心力衰竭心气虚证的微观物质代谢提供了技术平台。通过代谢组学分析，以代谢物变化规律为切入点进行多层次、多靶点的深入研究，将进一步阐释心气虚证的实质。

268 肺癌与阴虚证

肺癌是最常见的恶性肿瘤之一，规范化和个体化是其治疗原则，这与中医的辨证论治不谋而合，因而研究肺癌中医证型的相关问题逐渐成为学术热点。阴虚证是肺癌中医辨证中最重要的基础证型之一，探求肺癌阴虚证的规律及相关问题对中医药治疗肺癌有极其重要的价值。学者陈艳斌等对肺癌中医阴虚证的研究做了梳理归纳。

肺癌阴虚证的临床研究

1. 肺癌阴虚证的病例分布 目前尚无统一的肺癌中医辨证分型标准，临床上多以医者的个人经验分型，且多为复合证候。刘嘉湘将肺癌辨证分型为阴虚内热、脾虚痰湿、气阴两虚和阴阳两虚。郁仁存将肺癌分型为阴虚毒热、痰湿蕴肺、气血瘀滞和肺肾两虚。朴炳奎将肺癌分型为肺气不足、阴虚内热、气阴两虚、气滞血瘀和痰湿瘀阻。周维顺认为气虚、阴虚贯穿肺癌发病的始终，气虚型、阴虚型和气阴两虚型是肺癌的主要证型。周岱瀚则将其分为肺郁痰瘀、脾虚痰湿、阴虚痰热、气阴两虚。在上述比较有代表性的肺癌中医分型中，虽均为复合证候且不尽相同，但不难看出它们均是几个基本证型（如气虚、血瘀、痰湿、阴虚等）的排列组合。

为了进一步探求肺癌中医辨证分型的规律，许多学者收集相关病例进行统计分析，结果亦显示出共性。左明焕等统计了各种中医单证在非小细胞肺癌与小细胞肺癌中医证型中的分布规律，结果发现在两种类型的肺癌患者中，表现出中医证型都主要是血瘀证、气虚证、痰证和阴虚证。张培彤领导的研究小组采用前瞻性临床研究方法对中晚期肺癌患者进行了证型研究，认为肺癌中医证候多虚实互见，而总以气虚、血瘀、痰结相兼多见，该研究以辨单证为基础，然后单证间相互组合构成复证的辨证分型方法，所得结果与左明焕研究结果十分相近，充分验证了肺癌中医证型的一致性。

同时，王燕统计了近十年来中医药治疗肺癌的文献，并将临床中医证型按出现的频率排序，结果发现临床肺癌患者的证型以虚证为主，主要是气阴两虚和阴虚内热型。陈涛等查阅了 1994~2005 年国内公开发行的中医肺癌文献，共选择了 68 篇文献，总病例数达到 6 320 例，分布于全国 23 个省市自治区，对中医证型进行统计后发现，6 320 例肺癌病例中气阴两虚型最多，占总病例数的 23.86%；阴虚内热型次之，占总病例数的 18.99%；两者共占所有病例数的 42.85%。

王燕、陈涛等的文献分析结果一致，提示气虚、阴虚为肺癌主要证型。上述所有研究均提示阴虚证是最主要的、基本的肺癌证型之一。所以探求肺癌阴虚证的规律对肺癌的中医治疗有重要的指导意义和研究价值。

2. 肺癌阴虚证与疗效 在对肺癌患者辨证论治疗效的观察中发现各研究者间的结论差异较大，但普遍认为肺癌阴虚证的有效率并不理想。张宗岐等分析了 411 例原发性肺癌的近期疗效，认为可能与患者的中医证型相关，在化学治疗组的 68 例有效病例中，气虚型对化学治疗相对较为敏感，占 57.35%，而气阴两虚型和阴虚型则分别占 23.53% 和 13.24%，痰湿阻滞型对化学治疗相对敏感性较差，仅占 5.88%，统计学处理"肺癌气虚型"与其他各型比较较 $P<0.001$，差异极显著；而化学治疗组 85 例恶化病例之中，肺癌化学治疗后肿块明显增大的病例，痰湿瘀阻型所占比例最大，占恶化病例总数的 38.88%，而气虚型和阴虚型的比例则较小，经统计学处理，除痰湿瘀阻型与气阴两虚型比较无明显差异外，痰湿瘀阻型与气虚型及阴虚型比较均有显著差异（$P<0.001$），肺癌气虚型化学治疗效果较好，

气阴两虚型和阴虚型化学治疗效果中等，痰湿瘀阻型化学治疗效果最差。唐文秀等研究了 391 例晚期原发性肺癌的中医辨证治疗与疗效的关系，指出肺癌中肺阴虚型和气阴两虚型的近期有效率并非最高，分别为 12.73%、18.39%，远低于肺脾气虚的 35.96%，但远期疗效对应关系中，肺阴虚型的平均生存期最长，达 16.1 个月（肺脾气虚型为 15.3 个月，气阴两虚型为 13.7 个月，痰湿瘀阻型为 11.8 个月）。因为目前在肺癌的辨证诊断上没有统一的标准，治疗的个体差异性又较大，所以导致各种中医证型的肺癌疗效可比性并不高。这进一步地反映出临床对肺癌中医证型标准需求的迫切性。只有规范化、标准化的诊断和辨证施治，并进行大规模的循证医学试验，才有可能体现中医治疗的合理性、科学性。

3. 肺癌阴虚证与预后 李柳宁等研究了中医辨证及其与化疗结合治疗对 Ⅲ、Ⅳ 期非小细胞肺癌生存率影响的共 23 个预后因子，用 COX 回归模型多因素分析，发现中医证候分类对生存率的影响有统计学意义（$P<0.05$），且中医证候分类为中晚期非小细胞肺癌预后危险因子。在中医证候中，气阴两虚型、阴虚内热型的预后差于热毒炽盛型、气滞血瘀型、气虚痰湿型，并认为这可能跟气阴两虚型、阴虚内热型多见于 Ⅳ 期非小细胞肺癌有关。这一研究提示肺癌的中医证型可能影响着患者的预后生存，在临床中有必要密切关注患者中医证型的变化。张淑香亦用同样的方法对 107 例晚期非小细胞肺癌患者采用 KaplanMeier 法进行生存分析，采用 COX 回归分析方法进行预后因子分析，结果显示各类中医证型的中位生存期按时间长短分别为气虚痰湿型 210 ± 14 天、气滞血瘀型 196 ± 36 天、阴虚毒热型 186 ± 8 天、气阴两虚型 183 ± 15 天、热毒炽盛型 135 ± 12 天，经 Log-Rank 检验，各证型间的生存率有显著性差异（$P<0.05$），在预后因子分析中发现热毒炽盛型患者的生存时间最短，与其他四型相比有显著性差异，气虚痰湿型患者的生存时间最长，气滞血瘀型患者比气阴两虚型及阴虚毒热型患者生存时间长，气阴两虚型患者又较阴虚毒热型患者为差，与 KapanMeier 方法的生存分析结果一致。可以看出，李柳宁和张淑香的研究结论非常相近，虽然各自使用的证型不尽相同，但在与肺癌阴虚证密切相关的两种证型（气阴两虚型、阴虚内热型）生存时间较其他证型明显偏短，提示阴虚证候的出现可能预示着肺癌病情的进展。

4. 肺癌阴虚证与 TNM 分期 目前临床上普遍使用 TNM 分期来估计病情的进展程度并判断预后。而中医认为任何病变的进展实际为正邪关系的改变，因而不同的辨证分型提示了病情的进展程度，这与 TNM 分期存在一定的对应关系。很多学者都观察到这种对应关系，并进行了大量卓有成效的研究。顾梦飚对 480 例原发性肺癌的中医证型与国际 TNM 分期进行了分析，发现 65 例 Ⅰ 期肺癌患者中 6 例为无证候型，12 例为气虚痰湿型，41 例为局部瘀阻型及 6 例气血瘀滞型；116 例 Ⅱ 期肺癌中肺虚痰热型 36 例，气血瘀滞型 28 例，气虚痰湿型 21 例，局部瘀阻型 22 例，肺肾两虚型 5 例，无证候 4 例；212 例 Ⅲ 期肺癌患者中，肺肾两虚型 79 例，阴阳两虚型 52 例，肺虚痰热型 42 例，瘀毒内阻型 20 例，气血瘀滞型 19 例；87 例 Ⅳ 期肺癌患者中，阴阳两虚型 31 例，肺肾两虚型 29 例，瘀毒内阻型 15 例，肺虚痰热型 12 例。不难看出，TNM Ⅰ、Ⅱ 期肺癌患者中，中医辨证若拆分为单证，则多为无证候型、瘀滞型、气虚型、痰湿型；随着分期的升高，中医证型亦有明显变化，TNM Ⅲ、Ⅳ 期患者的中医辨证中，虚证明显增多，并以阴虚证、阳虚证、肺虚证、肾虚证为主。施志明探讨了 368 例原发支气管肺癌患者中医证型与国际 TNM 分期的关系，结果显示，中医证型在 TNM 各期分布中有极显著差异（$P<0.005$），气虚型以 Ⅱ 期为多，气阴两虚型以 Ⅲ 期为多，阴虚及阴阳两虚以 Ⅳ 期为多，认为虚证在病程发展过程中由气虚向气阴两虚、阴阳两虚发展。吴燕波等深入探究了 100 例原发性肺癌辨证分型与临床分期的关系，得出结论：肺阴亏损型多为肺癌中期证型（Ⅱ期），而 Ⅲ、Ⅳ 期多见肺虚痰热型、脾肾两虚型，考虑是肺癌初期气血不畅，到中期则肺阴不足，晚期致肺脾肾三脏皆虚。由此可见，肺癌阴虚证的出现及加重，可能对应着 TNM 分期的升高。虽然这些学者的诊断分型标准并非完全一致，但仍可发现阴虚证在其中的规律，这与前面肺癌阴虚证与预后的分析中阴虚证型患者的预后较差、生存时间短有着惊人的一致。这也进一步证实了肺癌是本虚标实之病，因虚而得，因虚而实。而在肿瘤的发展过程中，虚证与实证相互消长，推动病情的发展，加重虚证的程度。

5. 肺癌阴虚证与影像学 贾桂娈等分析了 80 例肺癌患者 X 线征象与中医证型的关系，结果发现阴虚内热型在X线征象中以肺不张多见（10/26），远高于痰湿阻肺型（5/24）和气血瘀滞型（3/21）。周伟生等分析了原发性肺癌螺旋增强CT与中医证型的相关性，结果发现分叶征和血管集束征在气阴两虚型中多于其他证型（$P<0.05$），这两种征象均提示肿瘤具有更强的侵袭性和转移性，预后更差，这与中医认为气阴两虚型患者阴阳皆损，抗邪能力大减而易致邪毒内侵加重、预后更差是一致的。

6. 肺癌阴虚证与临床病理 瞿溆芬等观察了420例肺癌患者，在阴虚内热型中鳞癌所占比例最高（91/197），与气滞血瘀型（19/61）、气阴两虚型（32/118）、脾虚痰湿型（1/13）比较有显著差异（$P<0.05$）；腺癌与阴虚证联系不明显；未分化癌中以气阴两虚型所占比例较高（33/118），但无统计学意义。贾桂娄等分析了80例肺癌患者，其中腺癌以阴虚内热型为主，占到40%，并认为中晚期肺癌以阴虚内热型与肺肾两虚型多见。周伟生等分析了中晚期周围型肺癌病理分型与中医证型的相关性，认为不同中医证型的病理类型有统计学意义，其中腺癌占了阴虚痰热型的53.85%。张培彤领导的研究小组研究了282例非小细胞肺癌病理分类与中医证候间的关系，指出肺癌阴虚证与腺癌、鳞癌无明显对应关系。吴燕波等观察的100例原发性肺癌患者，周围型肺癌占75例，其中肺阴亏损型占60%，为最多，经统计学处理与其他各证型差别有意义，故周围型肺癌与肺癌阴虚证可能存在相关性。以上学者研究结论的不一致，提示需注意我国南北方患者的差异，应以跨区域的大样本研究来进一步证实肺癌中医证型与临床病理间的关系。

肺癌阴虚证的基础研究

1. 肺癌阴虚证本质的研究 最初由申维玺等提出肺癌阴虚证的本质可能是IL-1、TNF等细胞因子的假说。为验证这一假说，申维玺等通过对51例肺癌手术患者组织标本进行免疫组化方法的测定发现，肺癌细胞内TNF-α与肺阴虚证有关，肺癌阴虚组病例肺癌细胞中TNF-α染色水平高于肺癌无阴虚组（$P<0.05$）。申维玺等还观察了211例肺癌患者术后肺组织中IL-1、IL-1α、IL-1Rα基因mRNA表达水平有高于肺癌无阴虚组的趋势，但差异无统计学意义（$P>0.05$）；肺癌阴虚组肺组织IL-1α/IL-1Rα基因mRNA表达水平比值高于肺癌无阴虚组，差异有统计学意义（$P<0.05$）。以上实验结果初步验证了肺癌阴虚证本质的假说。申维玺的研究中中医辨证标准是中医临床常用的辨证标准并参考中西医结合虚证和老年病专业委员会的虚证标准，最大程度地排除了兼、挟证的干扰。刘晓燕等为验证上述结论，按中西医结合虚证和老年病专业委员会的标准纳入典型的阴虚证候肺癌患者为观察组，并以不伴阴虚及其他兼证的肺癌患者为对照组，用患者的外周血单个核细胞为材料进行了肺癌阴虚证炎性细胞因子基因表达谱的研究，发现肺癌阴虚证患者中TNFβ等的表达较对照组均升高，IL1、IL-8及其相应受体、TNF-α、TNF等的表达较对照组均升高，而IL-1、IL-2等的表达较对照组降低，说明在肺癌阴虚证的发生发展过程中IL-1、TNF-α、IL-8等致炎因子和IL-1Rα、IL-6等抑炎因子可能起着更重要的作用。并认为机体内的IL-1、TNF等细胞因子基因表达增强，其生物学活性相对或绝对升高，而IL-1Rα、IL-6、血中可溶性细胞因子受体等不能有效地予以拮抗时，就会出现IL-1、TNF等细胞因子活性升高的病理改变和临床症状；同时，由于整个免疫网络失衡，导致阴虚证候的出现。郑慧等亦研究了肺癌等疾病出现阴虚综合征时细胞因子基因表达变化规律，结果发现肺癌阴虚综合征时IL-1β、IL-4、IL-8和TNF-α的基因表达水平上调。这两个验证实验的结果与申氏等提出的阴虚证本质的理论研究相符合，阴虚证的本质是由于细胞因子调控网络的本质性功能紊乱，引起的机体一系列的继发性变化，也进一步验证了阴虚证的本质是细胞因子网络紊乱的理论假设。申维玺等还通过研究初步验证了气虚证本质可能是TGF-β1、TNF-α、PDGF等细胞因子活性增高的理论研究结论，并在国内外首先提出中医虚证的本质是细胞内基因诱生性表达的细胞因子理论假说，并以一系列卓有成效和实验工作予以初步证实。

2. 肺癌阴虚证与肿瘤标记物 晏雪生等测定了32例不同证型的原发性肺癌患者（分为热毒炽盛型、气血瘀滞型、痰湿蕴肺型和气阴两虚型）和30例正常人血清中12项肿瘤标志物的血清水平。结果表明，肿瘤标记物以肺癌实证患者中升高为主，而虚证（气阴两虚型）的升高幅度明显低于实证。房才龙等研究了肺癌中医辨证分型与 CEA 之间的关系，发现 CEA 的值依阴虚内热（8.6±5.9 ng/ml）、痰湿阻肺（13.5±5.2 ng/ml）、气阴两虚（20.0±12.4 ng/ml）、气滞血瘀（28.6±15.4 ng/ml）各型递增，且各证型间比较有明显差异（$P<0.01$）。可见，CEA 可作为反映肺癌患者正虚邪实病机及不同证型的正虚邪实状况的较好参考指标。

3. 肺癌阴虚证与 EGFR 的表达 童凤军分析了 54 例手术治疗的肺癌患者的中医证型与表皮生长因子受体的表达差异，发现 EGFR 在正常肺组织中不表达，而在痰湿蕴肺型、气滞血瘀型、阴虚热毒型、气阴两虚型中依次增加，痰湿蕴肺型的 EGFR 表达阳性率 35.29% 和气阴两虚型的 EGFR 表达阳性率 77.78% 以及正常黏膜（表达阳性率）比较有差异，$P<0.05$。进一步分析发现，痰湿蕴肺型和气滞血瘀型邪实、正虚相对较轻；阴虚热毒型邪实甚、正气虚相对较尚轻；气阴两虚型正虚最甚，邪实较甚。因此，EGFR 可作为反映肺癌患者正虚邪实病机的较好指标，并且从这个复证的研究来看，阴虚证也许是影响 EGFR 表达的因子之一。

肺癌的中医药治疗已经有几十年的经验，大量学者在这方面做了许多卓有成效的工作，尤其是近年来，中医药治疗因能显著提高肺癌患者生存质量、延长生存期而引起了医学界的广泛关注。在此背景下，肺癌的中医证型研究逐渐成为研究热点。当务之急是建立起一套能广泛使用的中医证型标准。因为中医辨证是复杂的，使用复合证型恐难涵盖所有可能出现的证型。但所有复杂的证候都是由基本证候组成的，如果从单证着手，深入研究肺癌单证的规律和相关问题，将十分有利于建立起可重复、可对比、可操作的一套辨证分型标准。张培彤领导的研究小组率先提出以辨单证为基础，单证间相互组合形成复证的辨证方法简单灵活，有利于规范肺癌的中医证型。

269 慢性阻塞性肺疾病阴虚痰饮辨

慢性阻塞性肺疾病（COPD）属于中医"肺胀"范畴，病机为脾肾阳虚、水停痰凝，治疗多遵"当以温药和之"治法。但 COPD 中后期常合并阴虚血少，机体失去阴液滋润、濡养的阴虚内热证，阴虚与痰饮共存，这种情况下治疗时就应滋阴与化痰兼顾，不少医家运用滋养肺肾、化痰止咳平喘之金水六君煎常常取得满意疗效。故学者谭光波等提出在 COPD 发病过程中，痰饮与阴虚两个看似矛盾的证候常共存构成阴虚痰饮证。为进一步认识这一矛盾证候体，有必要探讨其形成机制并分析其辨治特点。

阴虚及痰饮证辨识

1. 痰饮证辨识 水液代谢障碍为津液气化失常所致，水液不得输化，聚而成饮，饮凝而成痰。本病多因感受寒湿、饮食不当、劳欲过度、情志失调等原因诱发。其病理基础为三焦气化失宣，病变脏腑多为肺脾肾。其临床症状因病变部位不同而多样，如痰饮停留于肺，肺失肃降而出现胸闷、咳嗽、咯痰、喘息等症状。治疗时多数医家遵循张仲景《金匮要略》"病痰饮者，当以温药和之"与利小便两法。

2. 阴虚证辨识 阴虚证是指由于阴液的滋润、濡养作用减退所表现出的虚热证候，多由热病之后或杂病日久伤阴，或因五志过极、房事不节、过服温燥之品等暗耗阴液而成。本证既有全身虚热内扰、阴虚火旺征象，还有各脏腑病变阴虚表现，如肺阴虚之干咳无痰，或痰少而黏难以咳出。《黄帝内经》云："孤阳不生，孤阴不长。"在临床中，阴虚者补其阴，同时兼补其阳，使阴有所化。

痰饮与阴虚，一为阳虚阴盛，一为阴虚内热，似为不可调和矛盾体，但确常出现于临床中，如温病后期、湿温、慢性咳喘等疾病。分析其成因、其生理基础为阴液与痰饮同源。阴为濡养人体的物质之一，属于"正气"范畴。津液不归正化形成痰饮的同时，也相应地造成机体正常津液的不足。从病机上看，阴虚可致痰饮、水气内停。根据阴阳互根理论，阴虚损阳、脏腑机能减弱、水液代谢障碍形成痰饮湿证；同时阴虚则阳亢、内热炼液成痰。如叶天士《临证指南医案》指出："更有阴虚痨证，龙相之火上炎灼肺，以致痰嗽者。"

慢性阻塞性肺疾病阴虚痰饮证辨识

1. 证候辨识 在 COPD 疾病的进展过程中，早期呈现为外邪犯肺或烟毒熏灼，影响肺之宣发肃降，气不布津，水液停蓄，聚湿成痰，而出现咳嗽、咯痰症状；中期损伤肺气，导致肺脾气虚；中后期出现肺阴虚改变，有咳喘、痰黏、口干咽燥、形体消瘦、午后潮热、心烦热、盗汗、舌红少津、脉细数等阴虚证与痰多、喘满、水肿等痰饮证并存的现象。

COPD 阴虚痰饮之咳嗽多为干咳无痰或痰少，伴痰液黏稠难以咯出。此时咳嗽为标，脏阴亏耗为本。故治疗《临证指南医案》指出："当培补肝肾之阴以治本，清养肺胃气热以理标。"并举医案云："久咳三年，痰多食少，身动必息鸣如喘，诊脉左搏数，右小数，自觉内火燔燎，乃五液内耗，阳少制伏，非实火也。常以琼玉膏滋水益气，暂用汤药，总以勿损胃为上，治嗽肺药，谅无益于体病。"不仅指出其证候特征为久咳痰多、食少、脉数、内热等，更提出其病机为五液内耗，阳少制伏，非实火，治疗当滋阴而不是用治嗽肺药攻病。

COPD 阴虚痰饮证的咯痰多为无痰或者少痰，其痰稠难以咯出，当与热痰、燥痰相鉴别。热痰之痰黄稠带臭味，或痰色白而胶黏难咳伴胸痛；燥痰好发于秋令时节兼伴表证。本病证亦可见清稀痰，多兼见浊沫，不同于寒痰之痰白而清稀。本证亦间有痰多难咯出、痰有咸味或有黑花者，不同于湿痰之痰多色白易咳出。

本病证治疗宜以滋阴化痰为法。如林佩琴《类证治裁》云："肾阴虚，火必灼金，火结为痰，为痰火上升，故稠而浊；治宜滋阴清润，忌用温品助燥。"阴虚痰结之痰黏稠，治疗忌温燥宜清润滋阴。《医碥》云："肾火盛，水沸为痰，其痰亦清稀。盖龙雷动而雨水随之，卒然上涌，虽略带浊沫，终非黄稠可比，亦宜用甘寒壮水，而不宜于温热者也。"指出其痰可清稀带浊，不能作寒饮治疗。《石室秘录》云："久病之痰，切不可以作脾湿生痰论之。盖久病不愈，未有不肾水亏损者，非肾水泛上为痰，即肾火沸腾为痰。"指出不能因其痰量多作湿痰论治。王孟英指出其痰的性质味咸，《回春录新诠》云："脉细痰咸，阴虚水泛，非熟地，药不为功。"

COPD 阴虚痰饮之喘息常伴有面红烦躁、口咽干燥、足冷、舌红少津、脉细数，不同于肺肾气虚证之声低气怯、呼吸浅短、动则喘甚、神惫畏风、惶惶然若气欲断、咳痰色白如沫、舌淡、脉软弱。有研究表明，肺阴虚证的炎症程度较肺气虚证为重，故《临证指南医案》提出"摄固下真以治根本"。

2. 病理基础 痰饮贯穿 COPD 始终。痰饮形成多为外邪犯肺或烟毒熏灼，影响肺之宣发肃降、通调水道的功能，气不布津，水液停蓄，聚湿成痰，又与脏腑功能失调有关。肺虚日久，子盗母气，致脾失健运，运化失权，水湿内停成饮成痰。由肺及肾，肾气亏虚，肾不纳气，气喘日益加重；肾虚不能蒸化，津液不归正化，水湿上泛，聚而为痰。肾阴亏虚，虚火妄动，煎熬津液为痰；水不润金，肺失清肃，不能布津而为痰为饮。

谭光波等在临床上观察到，COPD 患者存在机体失于濡养而出现虚热证候。刘炳凡注意到患者阳虚气弱的同时，有潜在性的津液不足、阴液亏虚。黄吉赓明确提出"阴虚痰饮病证"概念。谭光波等认为，COPD 阴虚的形成主要有以下 5 个方面的原因。一是发病因素。现代医学认识到 COPD 发生发展与香烟、烟雾、有害颗粒或气体的异常炎症对肺脏损害有关，其中吸烟为其主要致病因素。烟毒为火热之品，长期吸用耗气伤津，"能耗肺气，伤阴血"，损伤阴液。二是发病对象多为老年人。脏腑气血已衰，常有肾精、肺肾阴虚的表现。三是病程长，反复发作。本病在季节变换时多急性发作，寒饮伤阳，阴阳互根，久则阴损；寒饮郁久化热，或反复感受风热、燥热之邪，饮热互结，灼伤阴津。四是每因外受风寒发作。在治疗过程中，多过用辛散药物或针对内饮与水肿过用温燥化痰与渗湿利水之品，导致阴液损伤。如刘渡舟评治寒饮咳喘名方小青龙"因其有效而过服，或辨证不明而误服，则有动冲气、伤阴血等流弊"。现代西药氨茶碱、β受体兴奋剂、糖皮质激素等长期反复使用，利尿、加快心率等副作用，致生湿化热乃伤阴津。五是患者素体阴虚或有糖尿病等疾病致阴虚燥热、复感寒湿，也极易形成阴虚痰饮证候。

因此，本病中后期病理基础为阴虚内热，由此出现阴虚痰饮证。肺肾阴虚，痰饮留伏，触冒风寒郁而发热或感受风热之邪，可出现饮郁内热证。阴损及肾阳衰微则气不化水，水邪泛溢则成阴虚水肿证，水饮凌心肺则喘咳心悸。阴虚血行涩滞成血瘀肺脉证，肺气更加壅塞；心脉瘀阻可见心悸、发绀、水肿、舌质暗紫等症，肾阴亏耗、虚阳上越出现亡阴危证。

3. 辨治方法 对于阴虚痰饮证的治疗，叶天士主张治痰求本，或用甘寒或用辛润。《临证指南医案》云"摄纳肾阴，滋养柔金，为金水同治之法""阴虚喘呛，用镇摄固纳"。程钟龄强调补肾，《医学心悟》云："若肾虚水泛，为痰为饮者，必滋其肾。肾水不足，则用六味地黄丸；若命门真火衰微、寒痰上泛者，则用八味肾气丸，补火生土，开胃家之关，导泉水下流而痰饮自消矣。"赵献可提出用补肾阴之法，《医贯》云"阴虚火动，则水沸腾动于肾者，犹龙火之出于海，龙兴而水附；动于肝者，犹雷火之出于地，疾风豪雨，水随波涌而为痰，是有火者也，故用六味丸以配火，此不治痰之标，而治痰之本者也。"张景岳指出咳喘难治原因为体虚阴虚血气不足，并首出金水六君煎治疗并称其为神效。《景岳全书》云"若外感风寒，咳嗽多痰，喘急而阴虚血气不足，痰有不活，气有不充，则托送无力，邪不易解""治肺肾虚寒，水泛为痰，或年迈阴虚、血气不足，外受风寒，咳嗽呕恶，多痰喘息等证，神效"。

同时指出其适应证是肺肾阴虚，血气不足，痰湿内阻或肾气不足，水泛为痰。后世医家如姚颇真、陈修园等否定其观点。陈修园《景岳新方砭》云："燥湿二气，若冰炭之反，景岳以骑墙之见，杂凑成方，方下张大其说以欺人。"亦有肯定其主张者，如《客尘医话》《柳选四家医案》。近现代名家如萧伯章、程门雪、裘沛然、孟澍江、韩树人、吴银根等用金水六君煎治疗阴虚咳喘痰促患者取得良好疗效。有医家将阴虚痰饮分为3种证型，即痰饮咳嗽、痰饮哮喘、痰饮咳喘，对以肺肾阴虚为主、痰饮湿浊不显的喘证，方选金水六君煎合地黄合剂。

金水六君煎为治疗肾气亏虚引起的肾咳或肾不纳气喘证的名方，主治咳痰如唾、味咸或有黑者、动则喘息、脉细等症。方中二陈汤健脾燥湿、理气化痰，为治一切痰饮通剂；熟地黄滋水补肾，当归养血助肺之主气和肾之纳气功能。全方利湿化痰与滋肾调阴并行，湿痰无以生成，肺无浊痰则清宁肃降，肺肾之阴得复则气能归根，而咳喘诸症得除。实验研究表明，金水六君煎具有祛痰、改善免疫功能及肺通气功能状态及抗疲劳、提高耐氧及抗寒能力的作用。

现代机制研究

气道黏液高分泌可导致气道阻塞、气流受限、通风灌注错配及气体交换减值与细菌定植，因此气道黏液高分泌是慢性阻塞性肺疾病重要的病理生理特征之一。气道黏液是杯状细胞分泌的黏蛋白及黏膜下腺体分泌的水、糖类、蛋白质、脂类及矿物质的混合物。黏蛋白糖基组成的变化是引起黏液理化特性改变的主要原因。如气道黏液高分泌为COPD稳定期痰饮证的基本特征。咳痰为大气道气道黏液高分泌的临床表现，而小气道黏液潴留则与中医学"宿痰伏肺"的观点不谋而合。

中医学认为，人体水液代谢通过肺、脾、肾三脏共同协作完成。水在细胞内外的转输与水通道蛋白有关，从不同组织水通道蛋白变化探讨人体水液代谢理论已成为目前的研究热点。寒饮蕴肺证COPD大鼠肺组织中水通道蛋白1（AQP1）表达持续降低，黏蛋白5ac（Muc5ac）表达持续升高，温阳化饮方能够上调肺组织中AQP1的表达和下调Muc5ac的表达。外燥伤肺、耗津可致小鼠肺AQP1、5表达率下降。研究表明，中药可通过抑制炎症细胞因子与炎症介质的释放，抑制肿瘤坏死因子α（TNF-α）表达，减少核因子κB（NF-κB）mRNA表达，降低气道上皮细胞MUC5AC mRNA的表达，改善气道黏液高分泌。祛痰中药提取物可促进气道黏液上皮细胞MUC5AC的分泌，而无刺激生成的作用。因此，通过对阴虚痰饮病理状况下AQP基因和MUC基因的调控，有效控制黏蛋白的产生，促进水通道蛋白分泌，调节气道黏液的体积，降低黏液黏稠度，从而达到改善气道阻塞、通风灌注错配及气体交换减值的目的，为阴虚痰饮证治疗的可能机制。

270　多模态的高血压阴虚证现代化诊断模式

目前高血压病阴虚证的临床诊断多为基于四诊的主观判定，近几十年来也有将临床理化指标、系统生物学信息等纳入中医证候客观化诊断，但至今缺乏符合现代认知特点的辨证标准。高血压是在遗传和环境等多重因素作用下渐进发展的心血管综合征，"阴虚"也可与多种病理因素兼夹，单以症状或指标而论均不足以反映复杂病证，且主观经验缺乏客观定量可操作。因此，融合多源信息的多模态诊断可能是今后研究的重要方向。在人工智能、生物识别等技术定量采集宏观数据的同时，引入系统生物学信息等微观指标，全面整合多源信息，利用大数据统计算法，建立高血压病阴虚证多模态病证结合诊断模型，从而突破传统辨证论治手段，促成新的中医诊疗模式。学者徐湘茹等基于多模态的高血压阴虚证现代化诊断模式做了初探。

阴虚证是由于阴液不足而引起的以虚热症状为主要表现的中医证型，传统中医对此认识详尽。现代西医认为阴虚是一种亚健康状态，与高血压、糖尿病等慢性疾病显著相关，以高血压为例，目前多认同的发病基础乃肝肾阴虚，肝阳上亢，表现为早期的肝阳上亢、中期的阴虚阳亢及后期的阴虚及阳、阴阳两虚等。高血压阴虚证的客观化研究颇多，但对于其诊断标准的拟定甚少，目前该病证诊断标准多数采用《中药新药临床研究指导原则》中的"阴虚阳亢证"，也有部分采用传统教科书《实用内科学》12版中"肝肾阴虚"或《中医内科学》中"肾精不足"等，其辨证多以医生主观经验为主，缺乏客观性和可重复性。再者，由于纳入的四诊信息多是主观症状和描述性舌苔、脉象，缺乏定量标准，而阴虚证候又可与"风、火、痰、瘀、虚"等多种病理因素兼夹，证候往往复杂可变，给临床制定可重复、可量化的辨证标准带来难度，以致高血压阴虚证的现代诊断标准至今仍无统一定论。如今，中医大数据的积累以及多种现代技术的诞生为中医现代化提供了有力支持，通过将宏观数据与微观数据相结合，现代方法与传统方法相结合，立足中医理论引进现代科研思想，在充分认识高血压阴虚证客观特征的基础上，可进一步探索制定符合现代认知的高血压病阴虚证辨证标准。

基于宏观数据的高血压阴虚证诊断模式

传统中医诊断是对通过望、闻、问、切四诊合参获取的病情资料所做出的综合分析，根据症状和体征，据象以辨证，提倡"以象为素、以素为候、以候言证、据证言病、病证结合"的诊断模式。该诊断模式的可靠性源自医师传承和临床实践的经验累积，因此常伴有主观模糊性与个体差异性。近年来随着中医临床数据的积累以及人工智能技术的不断发展，使得中医诊断在客观化、规范化以及标准化方面取得了显著进展。宏观数据是从宏观层面获取的疾病外在表现，根据症状、体征等不同数据呈现形式，可分为文本数据、视觉数据以及传感器数据等，在不同的应用场景下，通过回归、聚类、贝叶斯网络、支持向量机、神经网络等多种机器算法，将数据进行分类、推理从而得出诊断结论。机器学习的内在逻辑与人脑相似，而高度定量的优势使得诊断过程摆脱了主观因素干扰，可为临床决策提供多种支持。

1. 文本数据在高血压阴虚证诊断中的应用

（1）开发诊断工具：症状是中医辨病辨证的主要依据。然而由于阴虚证的症状表现复杂多样，加之问诊的涉及面广和缺乏针对性的提问，使得临床医师难以快速抓取高血压阴虚证的典型表现，进而导致诊断效率低下。问卷、量表等标准化诊断工具的开发能极大提高临床诊断效率。问卷条目的确定来源于计算机提炼出的核心症状，吴智春等通过文献分析，将筛选的高血压病肝肾阴虚证的差异症状纳入回归模型，经 ROC 曲线评价，确定阴虚发热、健忘、脉弦细、舌红少苔、腰膝酸软为高血压病肝肾阴虚证的核心症状。不过由于问卷结果仍需要临床医师对其再次辨证，且各条目的重要性和代表性无法体现，因此将各条目进行量化赋分制定出诊断量表可进一步满足临床需要。朱羽硕等基于文献资料以及专家意见，采用相关系数法、克朗巴赫系数法、聚类分析法等 6 种统计方法，筛选高血压前期阴虚阳亢证的诊断条目，并对症状条目进行赋分，建立了包含 3 个维度（阴虚、阳亢、舌脉），7 个条目（五心烦热、腰膝酸软、头胀、烦躁易怒、舌红、脉弦、脉数）在内的诊断量表，可作为高血压前期阴虚阳亢证有效且可靠的诊断工具。

（2）辅助诊断决策：清代名医郑钦安在《医理真传》中云："医学一途，不难于用药，而难于识症。亦不难于识症，而难于识阴阳。"临证中由于疾病机理复杂且症状表现多样，常见证的相兼或错杂，而阴阳之说尽管代表相互对立，但仍然有似是而非、诊察难明的情况出现，导致辨证困难。如今借助机器学习不仅可以开发工具用以辅助诊断，还可对数据进行解读从而直接做出诊断。Hu 等采用 2 种神经网络模型对中医非结构化病历数据集进行处理，先通过卷积神经网络对病例中的症状文本进行分类，再利用浅层网络模型区分阴虚或是阳虚，论证了神经网络技术在中医辨证、辅助决策中的可行性。目前人工智能在处理归纳数据的效率上远超人类，利用神经网络等深度学习技术分析文本数据，对于提高中医辨证的准确率，辅助临床决策有重要意义。

（3）构建诊疗系统：中医药在高血压的防治中发挥了特色优势，然而中医人才的培养周期长且整体诊疗水平高低不齐，因此在现有医疗资源有限的情况下，迫切需要提高全体中医的诊疗水平。专家系统的出现可以帮助年轻或基层医师做出更为精准的决策。作为具备完整专业知识和经验的人工智能系统，专家系统能够将医生诊疗的过程（从症状到病证到处方）作为推理模型，通过模仿名中医推理及判断的过程，从而达到专家级别的诊疗水平。本课题组前期以××大学附属医院心内科 9 万多份病例为基础，通过知识获取、系统规划、编程、调试等工作，开发了高血压中医智能诊疗专家系统，该系统通过症状特征分析可自动推理出证候分型并开出处方，诊断准确率可达 95% 以上。专家系统的构建推动了中医诊疗模式的早期智能化发展，虽然前期专家知识稀缺并且需要人工耗时输入，导致其应用范围有限，但专家系统对于传承名老中医经验、提高临床诊疗水平仍然有较大的意义。

2. 视觉数据在高血压阴虚证诊断中的应用 视觉数据主要来自中医望诊，人体的脏腑虚实和气血盛衰均可反映于外，故有"望而知之谓之神"一说。然而望诊常囿于光线干扰和观察者经验等因素，易导致诊断偏差。机器学习结合现代化设备能够更为客观地对采集到的图像进行识别和特征提取。传统机器学习是利用已经训练好的模型对图像进行分析，Kim 等通过计算机舌诊采集分析系统，基于阴虚证已知的舌红少苔征象，采用 Lab 模型，验证了舌红少苔与阴虚证的相关性，并且推测舌红是舌苔减少导致的结果。而深度学习技术不同于传统机器学习需要人工构造特征，其利用深度神经网络模型可进行自动学习和特征提取，在图像识别的准确率上更具优势。如孙旭豪等将图像进行预处理后，采用卷积神经网络构建阴虚证眼象识别模型，对眼象图片进行特征提取以及证候识别训练，验证该模型的识别准确率可达 90.01%。

3. 传感器数据在高血压阴虚证诊断中的应用 传感器数据在中医上多见于脉诊。因血脉贯通全身，故通过脉象即可感知人体的内部状态和脏腑功能变化。然而，脉诊作为诊断疾病、判断病证的重要依据，却有"在心易了，在指难明"的特点。中医凭借指尖触觉和长期经验进行切脉，存在千人千脉的现象，而脉诊仪基于传感器和脉象识别技术，能够将主观感觉转化为客观数据，以此总结脉象规律、指导辨证分型。高血压病的脉象借助于不同的分析方法可以反映出不同的信息特征。张叶青等运用时域分析法研究原发性高血压病的脉象特征，发现时域参数值 h1（脉搏的最大压力值）明显增高，符合高血压病动脉压力增大的特点，反映了高血压病以弦脉为主；薛利媛等基于频域参数分析高血压患者的脉诊信息发现，在诊脉的不同部位可呈现出较强的特征性，主要为左关和右尺的变化，与"眩晕病"病位在肝肾的认识基本一致。除了在疾病之间存在差异，脉象特征在各证型间也存在不同规律。徐琎等检测心系疾病不同证型间的脉象差异，发现心气虚、心阴虚等脉图参数均表现为主波 h1 矮小，重搏波 h5 低平，具有脉形细小、脉力软弱的特征。本课题组研究高血压病阴虚证的脉象特征发现，脉图参数的差异主要体现在大动脉弹性差（h5、h5/h1降低）、外周血管阻力高（w1/t升高）、心脏射血功能低（t1/t延长）以及心率快（t5/t4缩短）这四个方面上，反映了高血压阴虚证以弦细（数）脉为特征。

动态血压值也是常见的传感器数据，是评估高血压最为直接可靠的指标。研究发现血压的节律性改变与中医证型存在关联。鲁成等研究血压变异性规律发现，在原发性高血压病中，肝肾阴虚证患者的血压变异性最高。封锐等研究老年高血压阴虚阳亢证患者的动态血压变化，发现收缩压明显升高并伴有血压变异性大以及昼夜节律紊乱，可作为阴虚阳亢证高血压的辨证参考。

基于微观数据的高血压阴虚证诊断模式

传统中医学主要以宏观症状信息作为辨证依据，现代医学的发展为中医辨证分型引入了微观指标作参考。宏观数据为疾病的外在表征，而微观数据可反映疾病中医证型的内在本质。临床理化指标、系统生物学信息等客观性指标即为从微观层面获取的数据。

从不同角度研究各检测指标和生物信息数据，建立其与中医病证分类之间的对应关系，可为复杂的高血压阴虚证提供客观量化的辨证标准。此外，借助从不同组学平台获取的关于生物系统要素（基因、mRNA、蛋白质、代谢分子等）的全面信息，研究阴虚证型下相关分子的表达差异与变化，通过更深层次的信息，挖掘疾病产生、传变转归的内在物质基础，可进一步探索阴虚证的生物学本质及其在高血压整体病程中的作用机制。

1. 临床理化指标在高血压阴虚证诊断中的应用 临床理化指标在许多中医证型中存在一定规律，利用诊疗过程中方便获取的大量检测数据，可为中医临床辨证分型提供相应的诊断信息。Chen等分析阴虚热证患者的临床资料显示，谷丙转氨酶、谷草转氨酶、白蛋白、血红蛋白、红细胞压积、平均红细胞体积、红细胞分布宽度明显降低，红细胞平均浓度显著升高，表明能耗增加；而白蛋白、嗜酸性粒细胞绝对值、嗜酸性粒细胞百分率、血小板体积、血小板压、血小板宽度和血小板分布明显降低，单核细胞绝对值和百分率升高，提示阴虚热证与炎症和凝血功能改变相关。

2. 系统生物学指标在高血压阴虚证诊断中的应用

（1）基于基因组学的诊断研究：基因组学是对生物体所有基因进行表征和量化，以揭示基因组的结构、功能、相互关系以及表达调控。基因组研究有助于了解阴虚证存在的分子基础。Du等基于全基因组表达谱芯片技术，在肝肾阴虚证肝癌患者的血液中筛选出17个差异表达基因，并在高血压、糖尿病、肝癌等不同疾病的肝肾阴虚证患者中采用PCR验证，发现MLH3基因（MutL Homolog 3）均有下调，表明MLH3可能是阴虚证存在的共同分子基础。Han等利用基因芯片技术检测阴虚内热证大鼠的肝脏基因表达谱，并对差异基因进行功能分析，发现与胆固醇合成和能量代谢相关的基因上调，与防御反应相关的基因下调，提示差异表达基因可能是造成中医"阴虚生内热、精气夺则虚"理论的分子基础。

（2）基于转录组学的诊断研究：转录组学是对基因功能和表达情况的整体研究，可以揭示生物学过程和疾病发展背后的分子机制。通过鉴定阴虚证与健康对照组的差异表达基因，可提供中医辨证分型背后的分子依据。此外，从转录水平研究阴虚证相关基因的转录调控，有助于解释阴虚证潜在的生物学机制。Gan等利用SolexA测序技术，筛选出早期阴虚证患者血清中5个差异表达基因，经PCR验证发现早期阴虚证MT-ND2基因的表达明显上调，与整体能量代谢增强有关。王琦课题组等利用高通量基因芯片技术分析，鉴定了阴虚质、阳虚质和平和质人群之间差异表达的miRNA，其中，Chen等通过研究唾液中的miRNA表达谱，筛选出98个差异表达的miRNAs，分析发现miRNA在调控靶基因（ATP1B1、ATP1B2、ATP1B4等）、调节甲状腺激素信号传导途径中发挥了特定作用；Yu等通过研究外周血单核细胞中的差异表达基因，发现调控脂质合成的靶基因（DGAT2，ACSL1，ABCA1）在阴虚体质人群中下调。这些研究结果均表明，阴虚证与机体的能量代谢失调有关，和中医认为阴虚证"焦虑、消瘦、怕热"的特性相符。

（3）基于蛋白组学的诊断研究：蛋白组学是以基因组表达的全套蛋白质为研究对象，在蛋白质水平上揭露生物体在生理或病理条件下发生的变化，以解释生命现象和疾病机理。通过阴虚证的蛋白组学研究，一方面可获取与阴虚证相关的特异性蛋白，以建立阴虚证的诊断模型。另一方面，分析蛋白质表达水平、结构功能以及变化规律，有助于理解阴虚证发病机理，预测阴虚证背后的机体代谢变化。李继承课题组等应用 iTRAQ 标记的二维液相色谱串联质谱技术，研究阴虚火旺证的血清蛋白质谱以筛选诊断标志物。其中，陈静等从阴虚火旺证患者中筛选到 120 个差异表达蛋白，发现白蛋白（ALB）、补体因子Ⅰ（CFI）和血浆激肽释放酶（KLKB1）联合可作为阴虚证的有效诊断模型；刘昌铭等在阴虚热证大鼠模型中筛选出 92 种差异蛋白，其中激肽原 1（KNG1）、载脂蛋白 C-Ⅲ（APOC3）和对氧磷脂酶 1（PON1）可作为诊断阴虚证的特异性模型。进一步的生物信息学分析表明，阴虚火旺证中差异蛋白的功能主要与物质代谢、补体和凝血途径、免疫应答有关，表明机体在阴虚火旺状态下更可能发生代谢异常、组织损伤、免疫功能下降、炎症反应以及凝血机制异常。此外，特异性蛋白分子除了可作为诊断指标外，其本身也是药物的作用靶点，有助于解释中医药的治疗机制。毛连根等研究知柏地黄丸治疗阴虚火旺证的作用机制，发现其通过恢复与免疫、代谢、炎症、凝血等机制相关的蛋白水平，从而稳定能量代谢、增强组织修复能力、改善免疫功能、缓解炎症反应、促进血液循环，以达到滋阴降火的效果。

（4）基于代谢组学的诊断研究：代谢组学是对生物体内所有代谢物进行定量分析，从而揭示代谢物与机体生理病理状态之间的关系。由于代谢物可与高血压不同中医证型直接相关，因此筛选特定的代谢标志物对于建立阴虚证诊断模型同样具有重要意义。李继承课题组等应用液相色谱质谱联用法，基于代谢组学筛选阴虚证的诊断标志物。其中，甘霖等对早期阴虚证患者血清差异代谢物进行检测，发现联合代谢物（甘氨酸，鞘磷脂，异柠檬酸）可作为早期阴虚证的诊断模型；易文晶等通过筛选阴虚火旺证的诊断生物标志物，发现四种血清差异代谢物（癸酰肉碱、十二酰肉碱、磷脂酰胆碱和天冬氨酸-精氨酸-脯氨酸）联合可作为阴虚热证的诊断模型。此外，分析差异代谢谱的特征，有助于理解阴虚证发展和恢复过程中的代谢途径。江婷婷课题组等采用辛温中药制备阴虚证大鼠模型，对比正常组发现 6 种代谢分子水平明显升高，综合分析其作用主要体现在糖脂氨基酸代谢、组氨酸代谢和类固醇激素合成方面，而通过知柏地黄丸治疗可恢复代谢物的表达。不仅如此，研究发现特定的代谢产物和代谢途径可能是中医药发挥治疗作用的关键机制。张丽课题组等基于四级杆飞行时间串联质谱技术，检测肝肾阴虚证大鼠经二至丸治疗前后血尿中差异代谢物，结合网络分析构建疾病从基因到代谢产物的最短途径，推测二至丸通过调节小窝蛋白 1（CAV1）、乌头酸酶 1（ACO1）等衰老基因干预代谢途径从而影响肝肾阴虚证的病理进展，为中药治疗阴虚证提供了潜在靶点。

基于大数据的高血压阴虚证多模态病证结合诊断模式

中医的病证诊断涵盖了对疾病全过程的规律分析（病）以及对疾病某一阶段的病理概括（证）。传统中医基于四诊合参从人的整体外部表现上认识阴虚证候，譬如"热、烦、红、干、数"等特点，然而传统中医对高血压病的认识欠缺限制了病证结合诊断标准的制定，也无法解释阴虚证在高血压整体病程中的规律特点以及阴虚证的内在本质。现代技术的发展逐渐弥补了传统中医诊断的缺陷，比如基于文献数据可挖掘出高血压阴虚证的核心症状如"五心烦热、腰膝酸软、头胀、舌红少苔、脉弦数"等，引入人工智能可赋予计算机处理并理解"舌红、目赤、脉数"等图像信息的能力，利用生物信息、理化指标等可为阴虚证的意象内涵提供现代科学的解释。然而，目前相关研究的数据来源多为单一模态，无论是四诊信息研究，还是单一组学研究，都是将某一证候要素从整体中孤立开来加以片断理解，这与中医的整体观念相悖。未来，多模态融合研究可能为中医智能化诊断提供新的发展方向，宏观数据着眼于全局，帮助探求高血压病阴虚证的一般规律与特征，微观数据加深对病证本质的理解，通过联合宏观数据和微观指标，在全面整合多源信息的基础上，利用多重信息分析技术，结合不同机器学习算法，精确、量化疾病证候，建立高血压阴虚证多模态病证结合诊断模式。

病证结合是中西医结合的重要模式，以高血压病阴虚证为例，临床尚缺乏统一权威的辨证标准，尽管大数据和人工智能为研究提供了技术支持，但当前图像识别、传感器等中医智能化领域还处于起步阶段，特异性诊断指标研究较少，疾病与证型、宏观与微观研究均较为分散，尚未融合形成统一体系，是以无法适用于临床需求。现阶段对于高血压病阴虚证的研究层次尚浅，因此，仍然需要发展机器学习、生物识别、系统科学等多种现代技术，在临床大样本数据的基础上，对模糊、复杂、多变的中医学辨病辨证过程进行深入探索，逐步揭示阴虚证的本质并量化判定标准，构建规范统一的高血压阴虚证多模态病证结合诊断模型，进一步提高中医辨证的准确性和科学性，促进形成新的中医诊疗模式，实现中医的精准治疗。

271 从阴虚湿热论治难治性心力衰竭

难治性心力衰竭又称顽固性心力衰竭，临床表现为难以纠正的呼吸困难、端坐呼吸、周身水肿、乏力、咳喘、纳呆、尿少等，是各种心血管疾病的最终阶段，具有发病率、住院率及致死率高的特点。现代医学长期的强心、利尿、扩血管治疗有明显的副作用，而中药治疗慢性心力衰竭具有多水平、多靶点且副作用少的特点，且中医对症状复杂、治疗困难的心力衰竭疾病有独特优势，临床上表现出良好的疗效。难治性心力衰竭的基本病机为本虚标实，本虚包括气虚、阴虚、阳虚，标实为痰浊、瘀血、水湿。目前大多医家认为气虚血瘀为本病最常见证候，多以益气活血为治疗大法。学者吴建萍等认为此仅为常法，对于难治性心衰的辨治应从阴虚湿热考虑，以常达变，勤于变通。

病因病机

1. 阴虚湿热研究 阴虚证与湿热证分开来看，古今论述均较多，而合起来专论阴虚湿热证则较少。近年来有学者认为，现代医学中的很多难治之症，如某些慢性肝系疾病、肾系疾病、胃系疾病、皮肤疾病及风湿、类风湿类疾病，从中医辨证角度看多属湿热与阴虚同病。目前，中医学界对这种临床证候之病机实质的认识尚不统一，有学者认为其属于独立证候，称"湿热阴虚证"或"阴虚湿热证"；有学者则认为其属于"湿热证"与"阴虚证"的相兼证候。亦有学者认为其体质按五体分类多以水形人、木形人为主，形体多虚弱，胖瘦不一，患者心中易烦，性情急躁，外向好动、活泼，多不耐热、不耐湿。由此可见，阴虚湿热证并非特例或罕见，多见于慢性、难治性疾病的阶段性过程，若不熟悉或仔细辨证往往易忽视。且其证以数脏同病、多证并存、虚实夹杂、病情迁延难愈为特征，临床辨治往往顾此失彼，难于当机立断而一举中的。

2. 阴虚为心衰发展为难治性的关键病因 阴虚非单指血虚，应与阳相对而言，从精、气、血、津液层面而言，气属阳，精、血、津液均属阴，阴虚应是精、血、津液亏损。刘纯《伤寒治例》云"气虚停饮，阳气内弱，心下空虚，正气内动而为悸也"。目前学者均认识到气虚贯穿于心衰病程始终，为其病理基础。心主血脉功能有赖于心气正常的推动与调控，心气虚则血脉停滞，发为心衰；然心气生成又依靠精的化生，精虽主藏于肾，但五脏均"藏而不泻"，心中之精亦可化生心气，且心力衰竭往往是各种心血管疾病的终末期表现，心肾之精早已在绵长难愈的病程中慢慢耗损，与其说心气虚为心衰病理基础，不如说心肾精亏是根本病因。

以温阳益气为大法治疗心衰收效良好，但仍有部分患者发展成难治性心力衰竭，此时尽管有气虚变生阳虚的进一步虚损，但根本原因仍是心肾之精极度耗损。精可化生气，属阳，也可化生津液与血，津血同源，属阴。心肾之精再度亏损，则阴阳均虚，且阳虚至极，又可阳损及阴，故阴虚为心力衰竭发展为难治性的关键病因。当心阴虚逐渐明显时，阴阳互损，心力衰竭症状越来越复杂，治疗越来越棘手，缠绵难愈。心阴虚常表现为心悸怔忡，心烦眠，五心烦热，盗汗，颧红咽干，舌红苔少，脉细数。已有研究表明心阴虚证主要表现为交感肾上腺系统的兴奋性增高，且心律失常发生率较高，特别是快速型心律失常发生率高。心力衰竭患者死亡的主要原因为泵衰竭或心脏性猝死，而后者50%～75%与室性快速心律失常有关。故阴虚所致快速心律失常发生恶性心血管事件风险大大增加，也从现代医学角度佐证了阴虚为心力衰竭发展为难治性的关键病因。另有研究表明心力衰竭患者合并睡眠质量差高达71%～73%，其主要心理因素是抑郁和焦虑，患者心功能越低抑郁与睡眠障碍相关性越强。而失眠又反过来耗伤心阴，且情志不遂，郁而化火，亦可煎熬心阴，如此形成心阴虚—心力衰竭—失眠—情志失常之间的恶性循环。

3. 湿热既是难治性心衰的病理产物又是其病因　难治性心力衰竭患者往往伴有顽固性水肿，心气虚，无力推动血脉运行，易致血瘀，"血不利则为水"，血瘀脉道又易产生水湿，形成心气虚—血瘀—水湿三者层层递进的关系。尽管《中国心力衰竭诊断和治疗指南（2014）》认为对于有液体潴留的心力衰竭患者，利尿药是唯一能充分控制和有效消除液体潴留的药物，但水肿往往反复出现，难以彻底消除。此内在之水湿如遇外感湿热，或饮食肥甘厚腻，或情志不畅，郁而化火，皆可导致水湿之邪从阳而化，变生湿热，故湿热可为难治性心力衰竭病理产物。

湿热邪气缠绵难愈，又可弥漫三焦，在上则阻碍心的血液运行、肺的呼吸吐纳，使气血运行不畅，加重心衰；在中则阻碍脾胃运化水谷精微，使化生乏源，心失所养；在下则影响肝的疏泄，情志不畅，阻碍肾主水，小便不利，加重心力衰竭。故湿热可为难治性心力衰竭的病因，属标实。

4. 阴虚与湿热不可分割　阴虚与湿热同病，一为人体正常阴液的减少，一为水液代谢异常而增多，看似一少一多，其实存在内在联系。阴虚易阳亢而生内热，可助湿邪从阳而化，变生湿热，再者阴损及阳，甚则心肾阳虚，不能正常蒸腾气化，易生水湿，加重原有湿热之邪。湿热阻碍脾胃运化水谷，则气血生化乏源，心失所养而形成心阴虚。如湿热之邪中以热为主，则易灼伤阴液，正如《温热论》所云"热邪不燥胃津，必耗肾液"，水湿由津液停滞、血瘀脉道而成，阴液则主要由津血化生而成，水湿与阴液虽一病态一常态，但同属阴，本质上均由津血生成，如湿热之邪中以水湿为主，则易致阴液耗伤，正如《温病条辨》云"邪水旺一分，正水反亏一分"，阴虚与湿热相互影响，互为因果，形成恶性循环，故应将其二者看成一个独立的证候——阴虚湿热证。

以育阴清热利湿为治疗大法

阴虚湿热证中有2个病理因素，即阴虚、湿热，由于二者之间的不可分割性，故需仔细辨证，以明确二者之间的轻重。阴虚重于湿热则见皮肤干燥起皱，心烦失眠，五心烦热，口干，舌红少苔，脉细数；湿热重于阴虚则见胸膈痞闷，纳呆纳差，大便溏稀，小便短赤或少，舌红，苔黄厚腻，边有齿痕，脉滑数；如阴虚与湿热并重，则上述症状均可有所表现。

目前多以益气活血为治疗心力衰竭常法，其本质是以心、血脉为核心，而对于难治性心力衰竭则应以育阴清热利湿为治疗大法，以脾胃、三焦为核心。《素问·灵兰秘典论》云"三焦者，决渎之官，水道出焉"，说明三焦是全身水液的通道，肺、脾、肾等对水液代谢的协同作用有赖于三焦的通利。寿清和认为，邪客膜原致三焦气化失司，湿浊积聚，日久生郁热是湿热病邪致病的主要因素之一。《难经》云："上焦者，在心下，下膈，在胃上口，主内而不出；中焦者，在胃中脘，不上不下，主腐熟水谷；下焦者，当膀胱上口，主分别清浊，主出而不内，以传导也。"三焦部位与脾胃息息相关，湿热的产生也与三焦、脾胃密切相关。至于阴虚形成既有湿热之邪的耗伤，也有心肾之精的亏损，而五脏之精均由脾胃运化水谷而化生，故阴虚与脾胃同样关系密切。因此，育阴清热利湿应以三焦为通道，以脾胃为根本，治疗时需把握育阴与清热利湿药物之间偏重。盖滋阴多属柔润之品，滋阴可助湿蕴热，化湿则伤阴损津，故用药时必须恰如其分，才能做到祛湿而不伤正，扶正而不碍邪。

猪苓汤是张仲景为水热互结阴伤所设，开"育阴清热利水"之先河，但用在此处并不合适。有研究表明西药加生脉注射液能够改善心力衰竭患者中医证候和心功能，提高生活质量，增加左心室射血分数（LVEF）及6 min步行试验距离，降低脑尿钠肽（BNP）水平。故可用生脉散合健脾运湿和胃之品，酌情加入温阳、化瘀、利水等药物。生脉散气阴同补，加健脾运湿和胃之品，如白术、茯苓、陈皮、半夏、山药、神曲、木香等，内可补其精，滋其阴，外可祛其湿；加温阳之品，如附子、肉桂、桂枝等，既可助气行水，又可于"阳中求阴"，阴阳互生；加化瘀之品，如当归、川芎、丹参等，血水同治；利尿药与利水药均有消除水肿、减轻水钠潴留的作用，大量、久用均有伤阴耗气之弊，故可单用西药利尿，或酌情加少量利水之品，如薏苡仁、车前子、茯苓、猪苓、泽泻等。

验案举隅

罗某，男，60岁。2017年3月11日初诊。反复胸闷、气喘10年余，加重伴双下肢水肿2个月。患者自10年前因患心肌梗死后反复出现胸闷、气喘，活动时明显，休息后可缓解，后症状逐渐加重，时有心烦、夜间不能平卧，曾多次求治于西医，予利尿、强心、扩血管、营养心肌、改善循环等对症治疗后病情控制平稳，患者长期口服地高辛、呋塞米、螺内酯等药物，患者仍间断发作胸闷、气喘，夜间不能平卧，近5年来患者住院频率进行性增加，住院时间逐渐延长，利尿药用量不断加大。2个月前因受凉后上述症状再次发作，且伴有双下肢中度凹陷性水肿，近期体质量增加4 kg左右，西医予大剂量利尿剂治疗后，患者双下肢轻度水肿，但皮肤松弛干皱。患者出院后为进一步诊治，求治中医。刻诊稍活动后胸闷、气喘，夜间不能平卧，时有心烦心悸，双下肢轻度水肿，皮肤松弛干皱，纳差，口干欲饮，小便少色黄，大便溏稀，每天1～2次，舌黯红，苔薄黄少津，脉弦细数。西医诊断为心力衰竭（心功能Ⅳ级），陈旧性心肌梗死。中医诊断为水肿（心水）。证属阴虚湿热。治宜育阴清热利湿。

处方：生地黄10 g，麦冬10 g，五味子10 g，党参15 g，白芍15 g，附子6 g，桂枝10 g，黄连6 g，猪苓15 g，茯苓15 g，白术15 g，当归10 g，川芎10 g，神曲15 g，炙甘草10 g。每日1剂，水煎2次取汁200 mL，分早、晚2次温服。服14剂。

二诊（2017年3月25日）：患者诉口干较前好转，余症未见明显改善，舌脉同前，上方生地黄增至15 g、白芍增至20 g，加薏苡仁15 g。14剂。

三诊（2017年4月8日）：患者诉心烦、口干好转，纳食增多，小便量较前增多，色淡黄，大便时干时稀，胸闷、气喘稍减轻，夜间仍不能平卧，舌脉同前。二诊方生地黄增至20 g、白芍增至30 g，加泽泻15 g、黄芪15 g。28剂。

四诊（2017年5月6日）：患者诉胸闷、气喘明显减轻，夜间可侧卧入睡，双下肢无水肿，皮肤虽松弛但较前润泽，纳可，二便调，舌红稍黯，苔稍黄，脉弦细。三诊方去麦冬、附子，加陈皮15 g。28剂，以巩固疗效。嘱患者适当活动，注意休息，避免受凉。随访6个月，患者症状控制平稳，未再住院治疗。

按：本例心力衰竭症状未能很好控制，虽经多次治疗，但仍逐渐进展为难治性心力衰竭。初诊时，患者皮肤松弛干皱，口干欲饮均为阴虚表现，双下肢水肿、二便不调为水湿表现，心烦心悸、小便色黄、苔薄黄少津为水湿化热倾向，故患者辨证为阴虚湿热证，且阴虚重于湿热，以生脉散加减，加生地黄、白芍育阴；加附子、桂枝温阳助气行水，"阳中求阴"；加黄连清热燥湿；加猪苓、茯苓、白术健脾利湿；加当归、川芎活血化瘀，血水同治；加神曲固护脾胃。二诊时患者口干好转，说明阴液渐充，故增生地黄、白芍以育其阴，加薏苡仁利湿。三诊时诸症均减轻，说明药已对症，增加生地黄、白芍进一步育阴，加泽泻、黄芪行气利水。四诊时病情缓解，需调养脾胃以善其后，故加陈皮健脾行气。在近3个月的治疗过程中，虽以育阴为主，清湿热为辅，但佐以温阳、化瘀、利水、健脾、和胃等法，且每次复诊时，逐步增加育阴药物剂量，同时加用利尿药物，时时把握二者之间的偏重，使化湿不至于伤阴，育阴不至于助湿。

心力衰竭为各种心血管疾病的终末阶段，心肾精亏为其根本病因，在发展为难治性心力衰竭的过程中，心肾之精进一步亏损，阴阳俱虚，且阳虚之极，又可发展成阳损及阴，故阴虚为难治性心力衰竭的关键病因，湿热既是其病理产物又是其病因，阴虚与湿热二者存在内在联系，不可分割。因此，难治性心力衰竭不同于一般心力衰竭，其病因病机应从阴虚湿热考虑，治疗应以育阴清热利湿为基本法则，以三焦为通道，以脾胃为根本，把握育阴与清热利湿药物之间偏重，可酌情加入温阳、化瘀、利水、健脾、和胃等药物，以辨证施治为原则，提高中医论治难治性心力衰竭的疗效。

272 肝硬化肝肾阴虚证治规律

肝硬化是一种病理状态，又是一组临床和病理学的综合征，各种病因所引起的慢性肝病有25%～40%最终发展为肝硬化。肝肾阴虚证多见于慢性肝病病程较长者，其中以中老年患者、男性患者出现频率较高。学者万凌峰等通过对近10年来国内关于中医药治疗肝硬化肝肾阴虚证报道的文献学研究，整理了中医辨证论治信息，研究了肝硬化肝肾阴虚证中医辨证论治的规律。

资料与方法

1. 文献资料来源 检索中国知网全文数据库（CNKI）2003年1月1至2011年7月关于肝硬化阴虚证中医辨证论治的文献，同时手工检索2002年1月至2011年7月出版的中医医学书籍，选取其中有肝硬化肝肾阴虚证辨证论治论述的书目。

2. 文献检索策略 采用计算机检索和手工查阅相结合的方法。中文检索关键词：肝硬化、阴虚、辨证论治、经验。检索式：肝硬化 and 阴虚 or 辨证论治 or 经验。

3. 纳入与排除标准 ①纳入标准：符合检索策略的专业医学期刊、医学出版物中有肝硬化肝肾阴虚辨证论治、处方用药记录的文献。②排除标准：文献综述，内容重复，无肝肾阴虚辨证论治、具体处方用药记录的文献。

4. 资料处理与数据分析 将符合要求的文献和书籍目录登记造册，建立病因病机、治疗原则、治法、处方、用药等Excel数据库，分别将相关内容输入资料库中，应用SPSS 17.0统计软件进行统计学处理，一般资料统计采用频数统计。

结 果

1. 文献情况 共检索CNKI文章227篇，排除内容重复以及无肝肾阴虚辨证论治、处方用药记录的文献，符合条件的69篇；手工检索出符合要求的医学书籍20种。引用的文献和书籍中，临床病例报道为20篇，论著为36篇，名老中医经验总结33篇，其中国医大师9篇，国家级名老中医8篇，省级名老中医6篇，其他6名中医10篇。

2. 治疗原则 将同类治则合并，根据肝硬化肝肾阴虚证治疗原则的出现频次，肝硬化肝肾阴虚证的治疗原则为滋阴（63）柔肝（39）补肾（32）。滋阴有滋肾阴（28）、滋肝阴（22）、滋肺阴（养金制木）（8）、滋脾胃阴（5）的不同；柔肝常以疏肝（27）、养血和血（12）为主要方法；补肾主要是滋养肾阴（28）、补肾填精（4）。

3. 常用方剂使用情况 引用文献中共出现方剂21首，使用频次由高到低依次为：一贯煎（19）、六味地黄汤（丸）（10）、兰豆枫楮汤（8）、金铃子散（6）、二至丸（5）、猪苓汤（5）；滋水清肝饮（3）、滑氏补肝散（2）、滋肾养肝汤（2）、二冬汤（1）、三味地黄汤（1）、清骨散（1）、杞菊地黄丸（1）、甘露饮（1）、桑麻丸（1）、知柏地黄汤（1）、地麦豆斛汤（1）、乙肝益肾汤（1）、三子养肝汤（1）、四逆散（1）、达郁宽中汤（1）。

4. 常用中药使用情况 共出现中药83味，使用频次由高到低依次为：生地黄（33）、麦冬（27）、白芍（27）、枸杞子（26）、鳖甲（21）、沙参（18）、女贞子（15）、石斛（15）、丹参（15）、当归

(14)、山茱萸（13）、山药（13）、牡丹皮（13）、楮实子（11）、牡蛎（11）、墨旱莲（10）、熟地黄（9）、郁金（9）、何首乌（8）、川楝子（8）、白茅根（8）、龟甲（8）、黄精（7）、柴胡（7）、五味子（6）、木瓜（6）、马鞭草（6）、茯苓（6）、阿胶（6）、玄参（6）、桑椹（6）、太子参（5）、天花粉（5）、酸枣仁（5）、甘草（5）；地骨皮（4）、白蒺藜（4）、泽兰（4）、黑料豆（3）、黄芩（3）、栀子（3）、泽泻（3）、知母（3）、山楂（3）、枳壳（3）、猪苓（3）、车前子（3）、钩藤（2）、黄连（2）、黄柏（2）、乌梅（2）、芦根（2）、桑寄生（2）、杜仲（2）、续断（2）、鸡内金（2）、赤小豆（2）、龙骨（2）、决明子（2）、佛手（2）、黄芪（2）、菊花（2）、天麻（1）、小蓟（1）、沙苑子（1）、龙眼肉（1）、冬瓜皮（1）、王不留行（1）、谷芽（1）、麦芽（1）、赤芍（1）、珍珠母（1）、延胡索（1）、火麻仁（1）、金樱子（1）、文蛤（1）、百合（1）、川芎（1）、首乌藤（1）、地龙（1）、茵陈（1）、板蓝根（1）、水牛角（1）。

讨 论

肝肾共居下焦，乙癸同源互生。肝藏血，宜条达，体阴而用阳；肾藏精，宜封藏，主一身之阴液。肝木得肾水之涵养则荣，失养则枯；精血同源，相互化生，肝血得肾精的滋养而不虚，肾精得肝血充养而不亏。从病理而言，湿热疫毒之邪久居于肝，必伤肝阴，子病及母，肾阴受损，至肝肾之阴同亏；肝郁日久，化火生风，肝火、肝阳过亢则损伤肝肾之阴；过量苦寒、峻下利尿之药伤津耗液，徒伤正气；久病、房劳等往往耗损肾精，肾之阴精耗损，肝木失养，肝肾两亏。肝肾两亏、阴血不足，出现五心烦热、双目干涩、视物模糊、盗汗、耳鸣、多梦寐差、下肢抽搐、眩晕、舌色红、花剥苔、脉细等临床表现。

肝硬化肝肾阴虚证处方中共出现方剂21首，将其分类为滋阴养肝方、养阴补肾方、肝肾双补方、清肝疏肝方、养阴利水方、养阴清热方6大类。

使用频次最高的一贯煎出自《柳州医话》，方由生地黄、枸杞子、北沙参、当归、麦冬、川楝子组成。方中重用生地黄为君，滋阴养血以补肝肾，壮水之主以滋肝木；枸杞子益肝肾明目；沙参、麦冬滋脾胃之阴，滋水之上源，肺胃津旺，肺气清肃下行，自能制木，共奏培土荣木、养金抑木之功效；当归养血柔肝，佐以少量川楝子疏肝泄热、理气止痛。诸药合用共奏补疏兼施，寓疏于补，滋阴柔肝，条达肝气，使滋阴养血而不遏滞气机，疏肝理气又不耗伤阴血，肝体得以濡养，肝气得以条畅，可谓滋养肝阴之祖方。兰豆枫楮汤（泽兰、黑料豆、路路通、楮实子）由著名肝病专家邹良材创制，为养阴利水代表方，方中泽兰"入脾行水，入肝活血"，黑料豆活血利水，祛风解毒，治"水肿胀满，黄疸浮肿"；路路通（枫实）祛风通络、利水除湿、通行十二经穴而能搜逐伏水；楮实子滋肾清肝，明目，治虚劳、水气水肿。全方滋阴而不助湿，利湿而不伤阴，是治疗阴虚鼓胀的代表方。六味地黄丸（汤）源于《小儿药证直诀》，由熟地黄、山茱萸、山药、泽泻、牡丹皮、茯苓组成，配伍上具有"三补三泻"的特点，其中补药用量重于"泻药"，以补为主；肝脾肾三阴并补，以补肾阴为主；是滋补肾阴的基础方剂。金铃子散出自《素问病机气宜保命集》，川楝子、延胡索各一两为细末，酒调下，功用为疏肝泄热、活血止痛，用于治疗肝郁化火证，临床常与滋阴柔肝补肾方剂合用。二至丸，出自清代汪昂的《医方集解》，女贞子甘平，采于冬至前后，得少阴之精，其色青黑，益肝补肾。墨旱莲甘寒，采于夏至前后，汁黑入肾。二药得四季初生之阴阳，补益肝肾，滋阴养血。

本研究肝硬化肝肾阴虚证处方中共出现中药83味，参照《中药学》分类标准，将其分类为补阴药、补肾药、养血补血药、益气健脾药、活血药、疏肝理气药、清热药、利水渗湿药、平肝潜阳药9大类。

使用频次最高的生地黄，甘、寒，功效清热凉血、养阴生津。《珍珠囊》谓其补肾水真阴。《名医别录》谓其主男子五劳七伤、女子伤中胞漏下血。实验证实地黄煎剂有保护肝脏，防止肝糖原减少的作用。麦冬，甘、微苦、微寒，功效养阴润肺、益胃生津、清心除烦。《本草拾遗》谓其去心热，止烦热。麦冬含多种皂苷、氨基酸、葡萄糖苷等成分，能增强网状内皮系统吞噬功能，升高外周血白细胞，提高免疫功能，增强垂体肾上腺皮质系统作用，提高机体适应性。白芍，苦、酸、甘、微寒，归肝、脾经。功效为养血调经、平肝止痛、敛阴止汗。《本草备要》谓其补血、泻肝、益脾、敛肝阴。白芍总苷对小鼠免疫应答具有调节作用，白芍醇提取物对动物炎症模型有显著抑制作用。枸杞子，甘、平，归肝、肾经。具有补肝肾、明目的功效。《本草经集注》谓其补益精气、强盛阴道。所含有效成分能升高外周血白细胞、增强网状内皮系统吞噬能力，增强细胞免疫与体液免疫，能促进造血、保肝、抗衰老。鳖甲，咸、寒，《神农本草经》谓其"主心腹癥瘕，去痞息肉"，功效滋阴潜阳、软坚散结。鳖甲所含动物胶、角蛋白、碘质及维生素D，能抑制肝脾结缔组织，提高血浆白蛋白水平，抗肿瘤。

通过对以上处方及用药规律的研究，将常用配伍药物归纳为①活血化瘀药：肝肾不足，肝失疏泄，则气血运行失畅，瘀血内生；复加阴虚燥热，营阴受损，脉络滞涩，瘀血更重，故处方用药常配伍丹参、牡丹皮等活血化瘀药物。②利水渗湿药：肝脾肾三脏亏损，气血水内停腹中，发为鼓胀甚至全身水肿，应配伍白茅根、猪苓、车前子等淡渗利湿药物，切忌峻下逐水，耗竭肾阴。③疏肝理气药：肝藏血，主疏泄，肝病日久，失其所养，而致肝气无以疏泄，气机郁滞，故当配伍醋柴胡、川楝子、佛手等疏肝理气之药。切忌疏泄过度，更伤肝阴，药物以花类理气药、小剂量疏肝药为主。④健脾助运药：滋补肝肾之药，多为滋腻之品，易助湿碍脾，壅滞气机，故常配合理气健脾助运之品，常用药如鸡内金、陈皮、（炒）谷芽、（炒）枳壳之属。⑤清热药：肝硬化多由肝炎引起，湿热疫毒内蕴，更伤阴精，故当配伍清热利湿、清热燥湿之药；血分热盛，迫血妄行，兼有瘀血内阻，当运用清热凉血活血药；肝肾阴亏，水不涵木，出现肝火内盛、肝阳上亢之症，则应配伍清肝泻火、平肝潜阳之药。切忌过量、长期应用清热药，以免苦寒伤阴败胃。

273 大肠癌脾阴虚证治

自明清以来，众多医家对脾阴虚证的认识渐趋系统和深入，在多种脾胃病证治中有所提及。针对大肠癌，古代医家多以"通络祛瘀、消积化痰、散结消块"等攻邪法治疗；有研究表明，现代医家对大肠癌治疗的药物选择中，"补益"药物使用比例较古代记载增多近15%，可见从证型分布来看，现代大肠癌患者多正气亏损，常以脾虚为主。然而，目前临床上多从脾气虚、脾阳虚论治大肠癌，大肠癌脾阴虚证候常受医家忽视，学者张树辉等针对大肠癌脾阴虚证做了探析。

大肠癌正虚邪实，虚者当细辨阴阳

大肠癌患者正虚邪实，常以脾虚为本，兼杂痰热瘀毒等病理因素。古论脾虚，多从气虚、阳虚而治，阴虚病证未予充分重视；或未细辨其证，而与胃阴虚证混为一谈，统以滋腻之品，盲以补阴。

脾为五脏之一，亦有脾阴、脾阳之别，即"人生有形，不离阴阳"。脾阴在明清之前的医药典籍中虽有记载，但无详述，如《黄帝内经》"脏真濡于脾"及张仲景脾约证治，虽涉及脾阴，但皆微露端倪。金元时期，李东垣详于脾阳而略于脾阴。明清时期，脾阴学说得到重视，周之干、张景岳、缪希雍、吴鞠通、林佩琴等医学名家对此皆有独到见解，推动脾阴学说的形成。唐容川尤重脾阴，乃创立脾阴论。然而，由于"脾阴虚"概念形成较晚，临床对脾阴虚证认识不足，加之大肠癌病证繁多，故常受忽视。

清代著名医家叶天士创立"养胃阴"学说，对后世影响深刻。他将脾阴纳入胃阴之列，将二者合为一证，却使概念混淆。脾胃虽同属中焦，以膜相连，表里相属，共同完成纳化之功，但二者实属有异。脾与胃者，一脏一腑，一阴一阳，一升一降，一喜燥而恶湿，一喜润而恶燥，属性不同，而症状、治法有异。清代吴鞠通《温病条辨》云"有伤脾阴……有伤胃阴，有两伤脾胃……彼此混淆，治不中款，怡害无穷"，此之谓也。

大肠为阳金，为太阴脾土之子，二者阴液相系

大肠癌患者临床常多以排便异常为苦，或大便溏薄，或便干难下，若同时并见食少、腹胀、口干不渴、手足心热、舌红而脉濡或细数者，则为脾阴亏虚之象，如《蒲辅周医疗经验》所云："脾阴病，手足烦热，口干不欲饮，烦满不思食。"脾阴者，为脾脏发挥正常功能的物质基础，包括营血、津液之类，具有濡养、成形的功能。濡养功能不仅体现在对自身的濡养，也表现在对其他脏腑、四肢百骸、形体官窍的濡养作用。脾阴亏虚者，脾体失养则运化失常，水谷精微不化，升清无力则见纳差、痞满、泄泻；四肢失养则形体羸弱消瘦；他脏失养则出现相应脏器阴液亏虚之象，此即"脏真濡于脾"。脾居中焦，为后天之本，气血津液生化之源。《黄帝内经》云"阳化气，阴成形"，故血与津液的成形，需依托脾阴的作用方能实现，又如《血证论》云："血之运行上下，全赖乎脾。脾阳虚则不能统血，脾阴虚又不能滋生血脉。"血与津液是人体功能活动正常运行的物质基础，故脾阴正常，则阴液不竭；脾阴亏虚，则会出现各种阴虚证候。

大肠为阳金，为脾土之子，主津。脾阴虚则大肠津亏，肠腑失于濡养，传导失司，糟粕不行，腑气不通，邪聚而生浊毒瘀热，积于肠内耗伤人体正气，日久则正虚毒侵，发为大肠癌。肠癌已成，因瘤体久耗或手术创伤，肠腑受伤，肠道变短而主津功能受损，水津吸收功能受限，糟粕与水津并行而下，发

为泄泻；或因久病或放疗损伤人体阴津，久则累及脾阴，而肠腑失养，传导失司，便结难行。

治以扶正祛邪为法，病证同治

1. 甘淡性平，滋脾阴，健脾气　脾为阴土，性善升运，喜燥恶湿，清代吴澄《不居集》谓之"略兼香燥，便发虚火；少加清润，则泄泻必增"，故滋脾阴者，既不可过于滋腻而助湿碍脾，又不可过用温补而助火动津。

古今中医典籍中不乏滋养脾阴的处方。宋代《太平惠民和剂局方》"参苓白术散"、宋代陈无择"六神散"皆以健脾益气为主，兼能补益脾阴；明代缪希雍"资生丸"，为参苓白术散加味而成，养阴寓以调运；明代胡慎柔创制"慎柔养真汤"，功专滋补脾阴，又兼补益脾气；清代吴澄创制"中和理阴汤""理脾阴正方""资成汤""理脾益营汤"等9个效方；现代医家彭履祥创"加减麦冬汤"；喻昌辉创"益脾汤"，组方用药皆体现"甘淡"之法，为临床常用。

依据《黄帝内经》所云"脾欲甘""甘生脾""欲令实脾……宜甘宜淡也"，故滋养脾阴药以"甘淡性平"者为佳，因脾喜燥恶湿，取"甘能入脾、甘能补虚、淡能渗湿"之意，寓补于泻，药性平和，滋而不腻，补而不燥，体现"治脾病当顺其性、制其恶"的学术思想。临床常用"山药、芡实、莲肉、糯稻根、茯苓、薏苡仁、太子参、白扁豆、大枣、黄精"等滋养脾阴。"山药、芡实、莲肉、糯稻根"皆味甘微涩，性平，既可滋脾，又兼收敛、固涩之功，可滋脾阴、健脾气，补而不滋腻，健脾而不燥，可用于脾之阴虚重证；"茯苓、薏苡仁"味甘淡，性平，淡味较著，健脾益阴兼能渗湿，可用于脾阴虚兼见湿象者；"太子参、白扁豆、大枣"味甘，性微温，可滋脾阴，补脾气，适用于脾之气阴两虚者；"黄精"味甘，性平，补脾阴而不滋腻。

2. 五脏阴气相通，治当兼顾他脏之阴　明代李中梓《证治汇补》云"五脏之精悉运于脾"。即脾阴可以滋五脏，五脏之阴亦通于脾。大肠癌久病耗伤或放射治疗损伤人体阴津，久则脾阴亏虚而诸脏失养；他脏之阴受伤亦可累及脾阴，故常相兼为病。心脾阴虚者，可兼见心神不宁、失眠烦躁等，配以"生地黄、远志、五味子、酸枣仁、柏子仁"等养血和营安神；肝脾阴虚者，可兼见两目干涩、头晕目眩、胁肋隐隐灼痛等，配以"当归、白芍、木瓜、乌梅、枸杞子、墨旱莲"等补养肝阴；脾肾阴虚者，可兼见腰痛、头晕、耳鸣等，配以"熟地黄、山茱萸、龟甲、鳖甲、玄参、杜仲、续断、沙苑子"等滋肾养阴；脾肺阴虚者，可兼见久咳少痰或无痰等，用"沙参、麦冬、百合、玉竹、石斛"等滋阴润肺。

3. 顺大肠通降之性，补、降、通兼顾　大肠为六腑之一，受五脏浊气，当以通为补，以降为顺。大肠癌的治疗应顺其特性，注重保持肠腑通畅，活用通下之法，使浊瘀去之有道。然而，通下者非仅指攻下，误用或过用攻下则会耗伤阴液，久则累及脾阴而使脾阴受伤，如《景岳全书》云："盖阳结者邪有余，宜攻宜泻者也；阴结者正不足，宜补宜滋者也。"故临床运用当紧扣病机，灵活运用补泻之法，使腑气畅通而不伤阴。若因脾阴亏虚致肠燥津亏者，治宜滋阴增液，润肠通便，以补为通，即"增水行舟"之法。可配以"生地黄、知母、玄参、麦冬、火麻仁、瓜蒌子"等养阴生津、润肠通便，或同时配以"枳实、厚朴"等引气下行，加强通下之力而不伤阴液。

4. 治阴阳诸虚当以顾护胃气为急，顾护胃气当以滋养脾阴为先　大肠癌的诊治过程当注重顾护胃气，强调"得胃气则生，失胃气则亡"。若胃伤脾败，不能进其饮食，任何治疗都将无益。然而，正如清代吴澄《不居集》中云："古方理脾健胃，多补胃中之阳，而不及脾中之阴。"胃之受纳、腐熟虽赖胃阳之温煦、推动，但若脾阴亏耗，胃体失于濡养，功能失司则纳腐不能，胃气不充，如《慎斋遗书》云："胃不得脾气之阴，则无运转，而不能输于五脏。"故欲使胃气得充，当先滋养脾阴。脾胃阴虚者，消运不力，纳化失司，食不入胃，精不散身，正气不充而衰，癌毒深陷则不治。故每以"甘凉、甘缓、甘平"之品治之，药物常选"沙参、麦冬、石斛、玉竹、太子参、山药、甘草"等，或配以酸味之"白芍、木瓜、乌梅、五味子"等酸甘化阴，方剂常以"益胃汤""沙参麦冬汤"等加减运用。除此之外，可配以"莱菔子、炒麦芽、炒谷芽、焦山楂、焦神曲、炒建曲"等消导助运，以增胃纳之功。

5. 不可畏攻而养病，应适度运用抗癌解毒之品 　大肠癌脾阴虚证的治疗与普通消化系疾病相比，更要注重扶正与祛邪的关系。古人提出"养正积自除"的治疗理念，是为告诫医者在诊治过程中勿过用攻伐之品而犯"虚虚之戒"。肠癌致病，癌毒内聚，耗气伤阴，若一味补益而不施攻伐，则无异于扬汤止沸。应在补益药物的基础上灵活运用活血化瘀、抗癌解毒之品，釜底抽薪，使"邪去正自安"。因此，可配以"紫丹参、三棱、莪术"等活血化瘀之品，逐瘀消癥；或同时配以"败酱草、石见穿、石打穿、半枝莲、白花蛇舌草"等抗癌解毒。曾有学者对《中药方剂大辞典》肿瘤方进行分析，最终得出"三棱、莪术"是历代医家抗肿瘤方剂最常用的药物配比。现代药理学研究表明"三棱"在35种活血化瘀药当中排在前10位；"莪术"具有抗肿瘤、抗血栓、抗病毒、抗肝纤维化等药理作用。然而医生临证运用三棱、莪术者，多以其"破血破气、力峻性猛"而望而生畏。张锡纯于《医学衷中参西录》云三棱、莪术"性较平和"，但指出"三棱、莪术，若治陡然腹胁疼痛，由于气血凝滞者，可用三棱、莪术，不必以补药佐之；若治瘀血积久过坚硬者，原非数剂所能愈，必以补药佐之，方能久服无弊"。清化解毒之品多苦寒败胃，若不加辨证而过度使用，则胃气衰败，百药难施，故临床运用当仔细斟酌。

验案举隅

宋某，女，26岁。2018年4月17日初诊。患者行直肠癌根治术及左下腹造瘘术近1年，术后病理：印戒细胞癌；肿块大小9 cm×7cm×3cm，癌组织浸润肠壁肌层。病理分期：Ⅲc期，T3N2bM0。术后行"XELOX"方案化学治疗8次，放射治疗3次。刻下：神疲乏力，纳食欠佳，大便偏溏。舌质红，苔薄白，脉细数。证属癌毒内耗，脾阴亏虚，气血不足，肠腑失养；治以滋养脾阴，益气健脾，化瘀解毒。

处方：生黄芪30 g，太子参15 g，炒白术10 g，山药15 g，生薏苡仁30 g，陈皮5 g，木香6 g，白芍10 g，炒建曲15 g，炙鸡内金10 g，三棱10 g，莪术10 g，石打穿30 g，白花蛇舌草30 g，炙甘草3 g。14剂，每天1剂，水煎分服2次。

二诊（2018年5月11日）：术后复查CT、TM未见异常。纳食可，大便渐成形，但仍时有溏薄。舌质偏红，苔薄白，脉细数。上方去炙鸡内金，加乌梅炭5 g。14剂。

三诊（2018年5月29日）：纳食可，气力恢复，大便基本成形。舌质偏红，苔薄白，脉细数。法效前方，以初诊方改三棱、莪术用量为三棱15 g、莪术15 g。14剂。药后诸症悉减。患者随诊至今，一般情况良好，定期复查未见复发及转移征象。

按：患者肠腑癌毒内耗，加之术后放疗损伤人体阴津，久则累及脾阴，脾阴亏耗，气血化生乏源，故神疲乏力；脾体失养，运化失职，故见纳差；肠腑失濡，加之术后创伤，大肠之主津功能受损，糟粕与水津并行而下，故见大便偏溏；阴虚生内热，故见舌红，脉象细数。此为脾阴亏虚之典型。处方以太子参、山药、生薏苡仁滋养脾阴，兼能补益脾气，皆为味甘性平之品，补阴而无助湿碍脾之弊；生黄芪、炒白术增强健脾益气之功；白芍、炙甘草酸甘相合，以助滋阴；陈皮、木香、炒建曲、炙鸡内金理气和胃，消导助运；三棱、莪术破血行气，化瘀散结而不伤正，使癥积消弭于未形之时；石打穿、白花蛇舌草抗癌解毒。全方补阴益气以扶正，化瘀解毒以祛邪，又兼顾护胃气，既体现大肠癌诊治之法，又强调胃气在人体生命活动中的重要地位。方中生黄芪一味，可大补元气而无甘温之弊，又可泻阴火，常重用于晚期肿瘤正虚邪实者，与祛邪药物相伍可补气托毒，每收奇效。二诊时患者症状减轻，但大便仍时有溏薄，乃去炙鸡内金，加乌梅炭，意为酸甘化阴以助补阴，同时又增强酸敛固肠止泻之功；三诊时患者大便已基本成形，纳食及气力恢复。此时脾阴得滋，正气乃复，故渐加大化瘀解毒之品的用量，以增强祛邪之力，防止癌毒复发。统观全方，配伍严谨，用药精简平常而疗效显著，实为"平淡见奇之理"。

中医对大肠癌的认识源远流长，历代医家在长期实践中积累了丰富的防治经验。然而，随着时代的变迁及医学的发展，面对古今差异，现代背景下大肠癌的中医治法理论需要在实践中继续完善及深化。

在手术、放射治疗、化学治疗等现代治疗手段的作用下，在提高大肠癌患者生存期的同时，常常会损伤人体正气。现代大肠癌患者素体多虚，多见于脾气虚、脾阴虚、脾阳虚，而脾阴虚者在现代论治中常被忽视。张树辉等探析脾阴亏虚与大肠癌之间的关系，认为二者可互为因果。在治疗上提出应以扶正祛邪为基本原则，病证同治，补脾阴药物当以甘淡性平者为佳。五脏阴气相通，纠脾阴常需兼顾他脏之阴；除此之外，还应当活用通下之法、注重滋脾养胃并适度运用抗癌解毒之品。

274　免疫性不孕阴虚证病因病机和治疗

免疫性不孕为一种自身免疫性疾病，国外有学者提出免疫性不孕可能与感染因素、肠道因素及遗传因素有关，亦有认为与经行、房事不洁、产后感染有关。中医对于本病的治疗，常用活血化瘀、行气利水、清热解毒、益肾疏肝等方法，取得了较好的疗效，其抗体消失及妊娠率均有所提高，且无毒副作用，显示了中医药对免疫性不孕的独特优势。学者汤月萍等对免疫性不孕阴虚证的中医病因病机及治疗原则做了进一步探析。

肾肝与生殖免疫相关联

"免疫"一词，始见于明代《免疫类方》，有关免疫的资料在先秦文献中已有类似记载。如《黄帝内经》中"正气存内，邪不可干""邪之所凑，其气必虚""风雨寒热，不得虚邪，不能独伤人"等，都明确指出"正气"是人体生命抵御外邪的重要因素。此处所说之"正气"学说与免疫系统相吻合。诸多研究表明，免疫系统受神经和内分泌系统的调控，反之，免疫系统也调节着神经和内分泌系统，形成一个神经内分泌免疫调节网络。因而这一系统功能与中医学关于肾脏功能的论述颇为相似。"肾为先天之本"，包括了泌尿、生殖、内分泌及中枢神经系统的部分功能，可以认为免疫的发生和免疫反应性，通过免疫与神经内分泌系统的互相调节对生殖免疫起到主导的作用，就属于"先天之本"——肾。

1. 肾藏精生髓，奠定生殖之基础　《灵枢·本神》云"肾藏精"，《素问·六节脏象论》云"肾者主蛰，封藏之本，精之处也"。肾为先天之本，五脏之根，生命活动的动力，亦是人体生命活动的司督中枢。《素问·上古天真论》云："女子七岁，肾气盛，齿更发长；二七天癸至，任脉通，太冲脉盛，月事以时下，故有子。"肾中精气的盛衰，主宰着人体的生长发育及生殖功能的成熟和衰退，故肾气盛，天癸至，是月经来潮，孕育胚胎的基础。人的禀赋受父母先天肾之精气而成，人的体质特征和强弱与先天禀赋有关。禀赋优则体健，禀赋差则体弱。现代免疫学发现，遗传能力来源于生殖细胞的 DNA 的信息指导作用，从胚胎发育的开始，直到人体死亡，人体都受生殖之精的遗传信息的直接和间接的调控。在胚胎发育的各个阶段，靠生殖之精的遗传信息的调控，胚胎逐步形成各个器官，在人的一生所经历的生、老、病、死，亦无不受细胞遗传物质所发出的信息控制。说明肾主藏之精，在奠定人的禀赋、体质上存在的差异，即在同一抗原物刺激下，也会产生不同的免疫反应。

《灵枢·经脉》指出"人始生，先成精，精成而脑髓生"。可见生殖之精来源于肾，在肾阴与天癸的滋养下发育成熟，始能受孕。肾藏精主骨生髓，与免疫物质的生成和调节直接相关。因而在生殖免疫方面可以认为由肾藏精生髓奠定生殖之基础。

2. 乙癸同源，协调生殖之内环境　《黄帝内经》云"阴平阳秘，精神乃治，阴阳离决，精气乃绝"；"阳盛则阴病，阴盛则阳病，阳盛则热，阴盛则寒"。故阴阳平衡是维持机体内环境稳定的必要条件。肾与下丘脑-垂体-肾上腺皮质轴关系密切，垂体-甲状腺系统亦参与调节免疫，通过调节肾阴肾阳消长盈亏的途径，来调节免疫机能而防治疾病已被医学研究所证实。因此，肾能通过调节生长激素、皮质激素等调节免疫机能。

《景岳全书·妇人规·女病》云："妇人所重在血，血能构精，胎孕乃成，欲察其病，唯于经候见之，欲治其病于阴分调之。"女子不孕，虽表现出经水不利、带浊及子脏有病，但归根结底是"皆真阴病也"。对于女子不孕，尤其注重阴精，阴血不足而不能育胎，这就是女子不孕的根本原因。可见阴血在生殖生理上的重要作用。所以《傅青主女科》中云"经水出诸肾""肾水足则月经多""肾水少则月经少",说明经水的多少与肾水的多少密切关联。其著名的"养精种玉汤",把血、阴、精联系在一起,意在血中补阴,阴中补精,养精方能种玉。妇人乃众阴所集,以血为本,血旺则经调。精旺化血,是血液化生的途径之一,故精足血旺方能孕育胎儿。说明肝肾乙癸同源,在女性生殖生理活动中的重要地位。这与迄今为止,已确定的神经内分泌系统主要通过神经递质和分泌激素来调节免疫功能如出一辙。所以也证实生殖免疫的内稳态的保持,与肾、肝协调功能活动相关联。

肾虚肝旺对免疫性不孕的影响

1. 肾虚为免疫性不孕发病之本　历代妇科医籍对于女子不孕,虽说法不一,但均认识到与肾密切相关。结合《素问·上古天真论》对女性生长发育及生殖功能随肾气盛衰的认识,说明肾虚为不孕之根本。关于免疫性不孕,限于历史条件,前人尚无直接论述。但近20余年对肾本质的研究表明,肾虚具有不同程度的下丘脑-垂体-肾上腺-胸腺(HPAT)轴功能的低下。该轴是神经内分泌免疫网络的重要部分,肾上腺皮质激素是免疫抑制物质,能明显抑制T淋巴细胞对有丝分裂刺激的增殖反应及自然杀伤细胞活性,应用生理剂量的地塞米松能有效抑制这种现象;同样用六味地黄丸、右归丸类能调整肾上腺皮质激素对HPAT轴的抑制,该抑制系统是通过影响细胞因子所产生的。许多实验表明,免疫细胞分泌的细胞因子可以影响生殖神经内分泌、卵巢功能、胚胎的着床和发育以及胎盘功能等。反之,生殖系统中的一些细胞成分及胚胎本身也可以调节免疫细胞合成和分泌细胞因子。上述诸环节均与肾相关联,所以肾虚为免疫性不孕发病之本。

2. 肝旺为免疫性不孕发病之标　女子肝为先天,以血为本,肝为刚脏,内富风火,须疏泄条达,以柔和为顺。若素多抑郁,或暴怒伤肝,可使肝的疏泄功能失常致肝失条达,气血失调,冲任不能相资;或郁久化热而成肝火亢盛,血海蕴热,而日久不孕。又肝藏血,体阴而用阳,阴血足才能柔润以养肝。如肝阴(血)不足,冲任亏虚,胞脉失养;或阴虚火旺,血海蕴热,均不能成孕。故肝失条达与女性不孕密切相关。

在免疫性不孕中,精子作为一种独特的抗原,与机体免疫系统接触后可引起自身或同种免疫反应,产生抗精子抗体。目前有研究认为女性抗精子抗体的形成与免疫反应的个体敏感体质有关,在生殖道感染或体质下降之时,局部的非特异性免疫反应加强。临床上发现,在生殖道慢性炎症中继发免疫性不孕患者较多,而其除血或宫颈黏液呈AsAb外,辨证多见肾虚肝郁或肾虚肝旺的症状。可以推论,这种易发生AsAb局部免疫反应的敏感体质大多属于肾虚肝经病变者,所以肝经病损如肝旺、肝经湿热下注等均为继发抗精子抗体的免疫性不孕之标。

滋阴抑抗对免疫性不孕的作用

1. 审症求因,肝肾同治　女性不孕以肾虚为本,与肝密切相关,而免疫性不孕之本主要责之于肾,其标则归之于肝,所以认为免疫性不孕与肝肾二脏关系尤为密切。《素问·阴阳应象大论》云:"肾生骨髓,髓生肝。"肾藏精,肝藏血,肝血肾精,两相互化,盛衰同府。金元医家朱丹溪认为,肝肾内寄相火,受制于心。心为君火,心君宁静及肾之封藏、肝之疏泄正常,这是生殖之精藏泄有度的重要条件。所谓"主闭藏者肾也,司疏泄者肝也。二脏皆有相火,而其系上属于心"。若心君为欲所感,则肾失固藏,或肝之阳强而气不固,就可变生肾精下泄之病。故治疗上主张泻肝火,滋肾水,即"肝肾同治"。肝阳肾阴,相反相成。若肝阳久亢,必下吸肾水;肾水不足,无以濡养肝木,则肝阳必亢。两者殊途同归,终将铸成肾虚阳亢之病理。因此,汤月萍立足于"乙癸同源,肝肾同治",结合夏桂成多年来对月经周期中的气血阴阳消长转化的独特见解,认为女子固然以血为本,但必须在"阴"即"天癸"的前提下,始能体现阴血的重要性,其以阴精更为重要。女子虽以肝为先天,然肾乃阴中之阴,肝为阴中之阳，阳者主动。肾为肝之母，肾有养肝功能，亦有协助肝气升发疏泄的作用。若肝郁化火，下劫肾阴，肾阴愈虚，肝郁愈不解；久郁则化火伤及阴血。通过临床观察，发现免疫性不孕多存在有阴虚肝旺之症状，所以夏桂成提出"酸甘化阴，养阴清火息风乃调节免疫、治疗女子不孕的主要法则"。并在益肾调周滋阴法中，拟滋阴抑抗之法，宁静肝体乃治疗妇女免疫性不孕的一大特点。取其"乙癸同源，肝肾同治"之意，旨在滋补肾阴，以固护其本，清肝抑抗，以治其标。

2. 滋阴抑抗调整阴阳　汤月萍对 150 例妇女免疫性不孕阴虚证患者进行了系统治疗研究，结果表明益肾养阴、清肝泻火之剂在降低血 AsAb 滴定度的同时，能够调节机体免疫功能，减少自身免疫，消除自身抗体的产生；能提高血 E_2、P 水平，调整机体内分泌环境，从而增强抵御免疫反应的能力，使得阴平阳秘，有利于生殖健康的内稳态环境的建立。

现代动物实验和临床研究证实，益肾养阴、清肝泻火中药大多具有多方位的调节免疫系统功能的作用，表现为在一定条件下对免疫功能的双向调节，起到免疫自稳作用。而抑制免疫的中药，主要表现为抑制抗体的产生，中和抗原物质或减低免疫细胞的活性，减少过敏介质的释放。从这一意义上说，益肾养阴、清肝泻火之剂对妇女免疫性不孕的治疗，不仅对细胞免疫，而且对体液免疫也都有调理作用，既可增强机体的免疫力，又可抑制不良的免疫反应，还能调节机体的内分泌水平，具有多重功效。

275　肾阴虚证围绝经期综合征临床研究

围绝经期综合征（MPS）被世界卫生组织定义为绝经前后由于卵巢始基卵泡储备逐渐耗竭导致的月经永久停止和激素波动而出现的一系列躯体、精神、心理症状，通常发生在女性 50 岁左右，全球范围在 40～60 岁。MPS 最常见的症状是潮热，出现周期性的潮红和突然的出汗障碍，伴有发冷、心悸、焦虑、头部和胸部有压迫感、恶心、窒息和注意力不集中，还会引起抑郁症和失眠。其发病机制复杂多样，至今仍不明确。多数学者认为，MPS 是多种因素共同作用的结果，包括神经内分泌失调、氧化应激损伤、细胞凋亡等。随着近年来 MPS 病理生理学研究的进展，学界认识到其机制除与雌激素水平下降有关之外，还与诸多因素相关，例如大脑中神经递质和神经营养蛋白，以及雌激素受体等。与更年期相关的低雌激素状态对阴道和泌尿系统健康有很大的负面影响，导致泌尿生殖系统综合征，其影响不只局限于生殖系统本身，还与女性的各种健康风险有关，包括患心血管疾病、代谢综合征、骨质疏松症、阿尔茨海默病以及卵巢癌。该病严重影响女性的生活质量与心理健康，已引起医学界广泛重视。

中医学中虽然没有对应 MPS 的病名，但根据其临床表现，可将其归属于"脏躁、郁证、不寐、百合病、绝经前后诸证"等范畴。多数医家认为，肾虚为此病发病的根本，其中以肾阴虚型症状最为常见。有学者聚类研究显示，肾虚证候与更年期综合征存在密切联系。学者李冀等分析归纳了肾阴虚型围绝经期综合征与某些临床客观化指标的联系，并对临床上从肾阴虚论治围绝经期综合征的治疗进行了梳理归纳并做了比较。

古代理论

《黄帝内经》云："女子七七任脉虚，太冲脉衰少，天癸竭，地道不通，故形坏而无子也。"《妇人大全良方》云："妇人天癸过期而经脉不调……或一月再至，腰腹疼痛。"均论述了妇人在围绝经期前后天癸枯竭、月事不调的症状。《萧山竹林寺女科》云："妇人四十二三，经水断绝。五十一二，其经不定，常常淋漓，或块或条，或漏不止。"《医学正传》云："月经全凭肾水施化，肾水既乏，则经血日以干涸。"因此，MPS 病机，当以肾虚天癸竭、阴精不足为本。《素问·六节藏象论》云："肾主封蛰，封藏之本，精之处也。"中医认为，肾为先天之本，与其他脏腑密切相关，肾阴不足则其他脏腑的正常功能亦会紊乱。肾阴不足，不能上济心火，致使心火偏亢，阴阳不交，心神失养，故而出现心悸失眠、多梦易醒的症状；不能涵养肝木，致使肝火偏亢，肾水不足，肝阳上扰，故而出现急躁易怒、面红耳赤的表现。肝肾精血同源，《石室秘录》云："肾气上通于脑，而脑气下达于肾"，精血不能上达濡养，则有神明不安，精神涣散。肾阴不足，不能滋养诸身，气血运行失常，以致气滞、血瘀、痰浊内阻，久病则更加虚损，造成虚实结合之证。《灵枢·上膈》云："卫气不营，邪气居之。"卫气是人体内具有抗御外邪、护卫肌体功能的一类精微物质。肾阴不足则肾的生理功能减弱，导致正气虚损，元气大伤。肾藏精，主生长发育与生殖，肾阴不足则元气先伤，累及肝、心、脾皆病，冲任虚损，造成肾—天癸—冲任—胞宫生殖轴损伤，进而引发 MPS 诸证。

现代研究

现代医学研究表明，卵巢功能衰退、性激素水平降低是围绝经期综合征发生的主要原因，下丘脑—

垂体—卵巢轴紊乱，卵巢功能减弱，影响自主神经中枢和它支配下的各脏器功能。卵泡不能进入成熟期，导致机体雌激素分泌的降低，而雌激素水平的下降还会致使免疫介质的数量不足。"肾藏精"作为一个中医概念，得到了广泛的关注，有学者将肾精与神经干细胞、内分泌、免疫等相关联。肾精的不足导致肾阴肾阳的化生亏虚，阳化气、阴成形，肾阴的虚衰致使体内各脏腑的精微产生降低，这与中医肾阴虚的理论遥相呼应。

大量研究指出，肾阴虚证可能与内分泌系统、神经系统、免疫系统功能以及自由基、细胞凋亡、血液流变学指数等生理生化指标有密切的联系。

1. 肾阴虚证与神经内分泌系统 肾阴不足，虚热内扰，临床上表现为潮热盗汗、五心烦热、咽干口燥、腰膝酸软，女性以经少经闭为常见症状，舌红少苔，脉细数。MPS 的西医机制是卵巢功能减退，孕激素及雌激素（E_2）分泌水平下降，神经-内分泌系统紊乱，垂体分泌促卵泡生成素（FSH）和黄体生成素（LH）水平升高，下丘脑分泌促性腺激素释放激素水平也升高。雌激素的作用类似于肾阴的作用。有学者指出，肾阴虚与下丘脑—垂体—靶腺轴之间的关系密不可分。

有报道称，肾虚证与 FSH 呈正相关，与 E_2 呈负相关，说明随着肾虚病变的加重，E_2 水平有逐渐降低趋势，FSH 水平有逐渐升高趋势。E_2 降低、FSH 升高反映肾虚病理变化。杨正标等研究发现，滋肾阴药女贞子能够升高肾阴虚模型雌鼠 E_2 水平，说明女贞子通过升高雌二醇水平从而改善肾阴虚证之经少闭经。舒新懿选择 174 例围绝经期综合征患者进行临床研究，发现肾虚证患者较正常健康受试者血清 FSH、LH 水平上升，血清 T 及 E_2 水平下降，指出性激素指标中 FSH、LH 水平上升，T 及 E_2 水平下降可为围绝经期综合征肾虚证患者早期诊断提供参考。

2. 肾阴虚证与免疫系统 免疫功能紊乱是更年期时机体的一个很大变化，有研究指出生殖内分泌-免疫调节功能的紊乱可能是引起 MPS 临床各种症状发生的主要原因。《素问·评热病论》云："邪之所凑，其气必虚。"卫气是人体抵御邪气、维持健康状态的根本。《灵枢·营卫生会》。"营出于中焦，卫出于下焦。"肾主藏精，其生理功能决定正气的盛衰、卫气的强弱。现代医学认为，免疫系统是防御疾病维持机体内环境稳定的重要系统，免疫细胞由骨髓干细胞分化而来，肾主骨生髓，非特异性免疫由遗传获得，而肾为先天之本。免疫系统的功能与卫气的功能不谋而合，而肾阴不足，机体失于濡养、滋润，久则过耗正气。无阳则阴无以化，无阴则阳无以生。多数学者认为，免疫因子、T 细胞亚群、免疫球蛋白等可以作为肾阴虚诊断的标准之一。使我们注意到肾阴虚型 MPS 与免疫功能存在密不可分的联系。

有研究指出，中医药治疗从整体出发，因此在改善围绝经期综合征患者免疫功能低下的同时，还能改善烘热汗出、烦躁易怒、潮热面红、眩晕耳鸣、心悸失眠、腰酸背痛等肾阴虚症状。吴小燕等研究也证实了滋肾养阴药左归丸能够调节免疫平衡，促使卵泡发育成熟，改善卵巢组织微结构，进而起到治疗卵巢早衰并改善相应围绝经期症状的作用。

3. 肾阴虚证与自由基、细胞凋亡 女性处于围绝经期，天癸将竭，冲任虚损，肾精不足，肾阴亏耗，体内阴阳平衡失调，久则阴阳两虚，导致机体疾病、衰老甚至死亡的产生。肾的重要性犹如树木之根，是生命的根基所在。生物体的自由基主要有活性氧与氧自由基和活性氮自由基，其氧化/抗氧化平衡的过程直接影响到细胞的增殖、分化、凋亡、坏死等一系列生理、病理过程，决定着机体内环境的稳态。有研究证实，肾阴虚模型大鼠血清中 SOD 与 GSH-Px 水平明显下降，证明脂质过氧化是肾阴虚形成的病理基础。学界普遍认同，自由基是衰老的重要原因之一。围绝经期女性随着卵巢功能的衰退，脂质过氧化作用增强，清除自由基的能力下降。肾阴不足则亏耗过重，致使体内稳态改变，抗氧化能力减弱，使我们注意到肾阴虚型围绝经期综合征与自由基及凋亡的联系。

鲁遂荣等研究更年平调液（药物组成为枸杞子、制何首乌、黄芪、肉苁蓉、龙齿、女贞子、淫羊藿等）对更年期大鼠自由基的影响，结果显示药物组能够提高更年期鼠自由基清除酶 SOD、GSH-Px 水平，降低脂质过氧化物 LPO 水平。另有研究证实，围绝经期女性体内铁沉积也会使体内自由基增多，导致衰老的产生。吴海萃等研究证实六味地黄颗粒能够升高肾阴虚患者卵巢颗粒细胞 PI3K、pAkt 蛋白水平，下调 FoxO3a 水平，抑制卵巢颗粒细胞凋亡。

4. 肾阴虚证与脂代谢 肾阴亏虚则体内阴津不足，营养缺乏，身体羸弱，脉络失濡，脂混血中，清从浊化，脂库动员则皮下脂肪变薄，此过程与血脂升高有相通之处。围绝经期女性体内雌激素水平发生变化，雌激素能促进胆固醇进入血液，分解脂蛋白并抑制其合成过程。研究表明，围绝经期妇女脂代谢紊乱随年龄增长，高发年龄段为46~55岁，围绝经期女性血脂水平升高，使心血管疾病的发病风险增加。

有研究证实，肾阴虚与肾气虚、肾阳虚、脾虚证患者比较，甘油三酯、胆固醇增高，脂质代谢紊乱显著。周媛媛等研究表明，补肾养阴药黄精提取物黄精多糖能够升高围绝经期大鼠血清 HDL-C 水平，降低 LDL-C 水平，改善围绝经期大鼠的血脂代谢。此外，血脂代谢失常与中医学的血瘀痰浊有所联系，这与围绝经期综合征虚实夹杂的复杂病机一致。

5. 其他 肾阴虚证除与神经内分泌、免疫、自由基、凋亡、脂代谢等有密切关联外，与血液流变学、微量元素也有着密不可分的联系。中医理论认为，精血同源，而血属阴，肾阴亏虚，血液化生功能失常，血液功能状态改变，阴虚则火旺，引起虚热症状。仲丽平研究证实滋阴降火法可明显改善肝肾阴虚型围绝经期综合征患者烘热汗出症状，降低患者的全血黏度，改善微循环。此外，肾主骨生髓，肾阴亏虚，也会引起精微物质如钙等微量元素的亏损，导致机体骨代谢失常。有研究证实应用补肾安神汤（熟地黄、黄芪、山茱萸、山药、淫羊藿、黄精、补骨脂、怀牛膝、丹参、枸杞子）治疗后患者 B-ALP 水平较低，Ca、P、25-羟基维生素 D 水平较高，MMP-2、MMP-9 水平较低，TIMP-2 水平较高，IL-1、TNF-α 水平较低，腰椎1~4、左股骨密度较高，骨痛评分较低，能够提高围绝经期患者骨密度。

治疗进展

结合诸医家理论，临床将 MPS 分为肝郁证、心脾两虚证、心肾不交证、肾阴虚证、肾阳虚证、痰瘀交阻证等，分型多样，但临床以肾阴虚证为常见。最新文献研究表明，围绝经期综合征证候占比以肾阴虚频次最高。且冲任虚损、肾阴不足为围绝经期诸证产生的根本。基于此理论，众多医家以及临床研究以此论治，均取得了良好的效果。

1. 中药复方 唐苾芯等应用滋阴补肾方治疗 MPS，方药组成为生地黄、山药、牡丹皮、茯苓、泽泻、山茱萸、女贞子、墨旱莲、黄精、菟丝子、桑椹子、太子参。结果表明本方可明显下调 MPS 患者外周血 pERK 和 kisspeptin-10 水平，进而介导而发挥对下丘脑-垂体-卵巢轴的调控作用。詹群等选择肾阴虚型绝经期中重度潮热患者31例，采用滋阴降火法中药治疗，方药组成为生地黄10 g，熟地黄10 g，龟甲10 g，山茱萸10 g，煅牡蛎12 g，牡丹皮10 g，莲子心5 g，钩藤（后下）10 g，茯苓10 g。观察结果显示治疗后患者的 FMD% 水平较疗前整体有所升高，证实滋阴降火法能有效改善血管内皮功能。布立影选取阴虚火旺证 MPS 患者80例，分组后分别实施西药治疗和中药当归六黄汤治疗，结果显示中药组治疗后 E_2 显著升高，FSH、LH 显著降低。

2. 中成药 阮豪骥等选取围绝经期肾阴虚证患者58例，采用滋阴补肾法治疗，方药以六味地黄丸合二至丸为基础方，结果显示治疗后患者血清 E_2 水平明显上升，FSH 水平明显下降。蒋雪霞等采用滋阴调经颗粒治疗肝肾阴虚证 MPS 患者，治疗后患者 FSH、LH 水平较治疗前降低，E_2 水平升高。黄燕贞的研究表明，更年安片能有效改善阴虚证 MPS 患者潮热出汗、感觉异常、失眠、焦躁等症状。于帮国应用具有补肾益精功效的更元康软胶囊治疗 MPS 患者，结果表明此药能提高患者血清 E_2，降低 FSH 和 LH 水平。洪利生等研究证实六味地黄丸合加味逍遥丸能够降低肾阴虚型 MPS 患者 FSH、LH 水平，升高 E_2 水平。

3. 外治法 王晓东应用推拿法治疗 MPS 肾阴虚证患者，取穴肝俞、肾俞、百会、曲池、内关、三阴交、中脘、涌泉，根据患者具体情况采用拇指按压法或推法、拿法，有效改善了患者烘热、汗出、烦躁易怒、失眠多梦等症状。温勇等采用针灸治疗围绝经期肝肾阴虚证干眼症，选取80例患者为针灸组和药物组，针灸组采用整体取穴和局部取穴针刺配合雷火灸的方法治疗，药物组采用人工泪液滴眼，结果证明针灸组患者血清 E_2 水平明显升高，FSH、LH 水平明显降低。王迪等选取 62 例 MPS 患者采用穴位埋线（取穴为肾俞、气海、膻中、足三里、三阴交、太冲等）配合耳穴贴压（取内生殖器、内分泌、皮质下、神门、丘脑、肝、肾、卵巢等，用王不留行籽贴压）治疗，治疗有效率为 95.2%。

4. 联合治疗

（1）中医综合治疗：司晨君选取肾阴虚证围绝经期综合征患者 38 例，治疗组应用清心滋肾汤（钩藤 15 g，牡丹皮 10 g，丹参 10 g，黄连 3 g，莲子心 5 g，煅龙齿 15 g，醋鳖甲 10 g，浮小麦 30 g，太子参 15 g，合欢皮 15 g，炒白术 10 g，茯神 10 g，炒酸枣仁 10 g，甘草 5 g）联合耳穴压丸（王不留行贴敷，选穴为肾穴、肝穴、内分泌、内生殖器、皮质下、交感）治疗，对照组口服莉芙敏片，治疗后治疗组 E_2 水平显著升高，FSH 水平显著降低且改善优于对照组。吕晶武采用中药加穴位贴敷法治疗 MPS，中药给予妇宁糖浆，主要成分为女贞子、墨旱莲、五味子、熟地黄、淫羊藿、地骨皮、龙骨、牡蛎等补肾养阴药；穴位贴敷法以中药饼（主要成分为吴茱萸、肉桂、远志、首乌藤、合欢皮等安神药）贴敷于双侧内关、神门、申脉、照海、涌泉穴，治疗后发现总有效率优于单独采用中药或穴位贴敷治疗。有研究表明，滋肾调肝汤配合针灸治疗能够显著改善围绝经期综合征肝肾阴虚型患者临床症状，调节激素水平，调畅情志。

（2）中西联合治疗：李霞等研究证实知柏地黄汤联合艾司唑仑片能有效改善疗 MPS 肾阴虚证患者的失眠症状。伍雯莹等采用滋阴清热药坤泰胶囊联合尼尔雌醇治疗 MPS，研究证实治疗后患者 HDL-C 水平明显升高，而血清 FSH、LH、总胆固醇、三酰甘油和 LDL-C 水平明显降低。曾范华等采用滋阴清热药安坤片联合戊酸雌二醇治疗 MPS。对照组给予戊酸雌二醇治疗，观察组采用安坤片联合戊酸雌二醇治疗，研究证实观察组 LH、FSH 水平均低于对照组，E_2 水平高于对照组。马璇等观察地贞颗粒对 130 例围绝经期综合征患者的疗效，对照组口服谷维素片，治疗组在对照组治疗的基础上采取地贞颗粒治疗，结果显示治疗组血清 E_2 水平显著高于对照组，FSH、LH 水平均显著低于对照组。

MPS 的临床治疗主要以激素治疗为主，近年来随着对 MPS 的临床及实验研究不断深入，中医药在 MPS 的治疗中发挥着愈发重大的作用。肾阴虚证在 MPS 中占有较大比重，也是发病的根本所在。中医药凭借其不良反应小、多靶点、多机制的特点在 MPS 的治疗中发挥着独特的优势，中医药的治疗也存在着多种形式：中药复方、中成药制剂以及针灸等，其成分是复杂的，机制也是多样的。在西医治疗的基础上配合滋养肾阴的药物有利于降低西药不良反应，增强远期临床疗效。

276 肾阴虚证不孕症与卵泡液代谢组学

不孕症从脏腑角度出发多从肾辨证,《黄帝内经》记载"肾藏先天之精""肾主生殖""女子七岁肾气盛……二七,天癸至,任脉通,太冲脉盛,月事以时下,故有子";可见肾或肾气在生殖和生长发育中的主导作用。诸多研究表明,在不孕症人群中,"肾虚证"分布最为广泛。肾虚证又分为肾阴虚证、肾阳虚证和肾气虚证,《素问·阴阳应象大论》云:"年过四十,而阴气自半也,起居衰矣"。《景岳全书》云:"肾阴为一身阴气之本,五脏之阴,非此不能滋。"可见肾阴的重要作用。高龄卵巢低反应(POR)患者多见眩晕耳鸣、口干咽燥、潮热盗汗或骨蒸发热、形体消瘦、失眠健忘、齿松发脱、经少、经闭、舌质红、少苔或无苔、脉细数等,与肾阴虚患者相应。故学者孙振高等旨在研究 POR 肾阴虚证患者卵泡液代谢组学特点,探寻肾阴虚型不孕症可能的生物基础。

资料与方法

1. 诊断标准

(1) 中医诊断标准:肾阴虚证诊断参照 2002 年《中药新药临床研究指导原则》中的标准制定。主症腰膝酸软,五心烦热。次症眩晕耳鸣、或耳聋、口干咽燥、潮热盗汗或骨蒸发热、形体消瘦、失眠健忘、齿松发脱、经少、经闭、舌质红、少苔或无苔、脉细数。肾阴虚证需具备主症一项,次症 2 项即可诊断。

(2) 西医诊断标准:POR 诊断标准参照 2011 年根据欧洲人类生殖与胚胎学学会达成的共识—博格尼亚共识:①高龄≥40 岁或存在卵巢反应不良的其他危险因素;②前次 IVF 周期 POR,常规方案获卵数≤3 个;③卵巢储备下降[窦卵泡数目(AFC<5~7 个或抗缪勒管激素(AMH<0.5~1.1 μg/L]。满足以上 3 条中的 2 条即可诊断为 POR。如果年龄<40 岁或卵巢储备功能检测正常,患者连续 2 个周期应用最大化的卵巢刺激方案仍出现 POR 也可诊断。不孕症诊断标准参照世界卫生组织对不孕症的定义,婚后有正常性生活未避孕,同居 1 年或 1 年以上未受孕者诊断为不孕症。

2. 纳入标准 ①两组皆符合不孕症诊断标准;②POR 组为因输卵管因素行 IVF 的不孕患者,对照组不孕因素为男方因素;③POR 组符合博洛尼亚共识中"前次 IVF 周期发生 POR,常规方案获卵数≤3 个"以及"卵巢储备下降(AFC<5~7 个或 AMH<0.5~1.1 μg/L)"两个诊断条件;④POR 组年龄≥35 岁,对照组年龄<35 岁,皆为非妊娠期及哺乳期妇女;⑤签署知情同意书。

3. 排除标准 ①年龄>42 岁;②BMI≥30 kg/m²;③夫妻双方染色体核型异常;④重度子宫内膜异位症;⑤未处理的输卵管积水;⑥先天性或后天性子宫发育异常以及其他辅助生殖技术禁忌证。

4. 剔除标准 ①不遵医嘱使用促排卵药者;②不能坚持治疗中途退出者;③出现严重药物不良反应者。

5. 一般资料 病例来源于 2015 年 6 月~2017 年 10 月于××中医药大学附属医院中西医结合生殖与遗传中心行体外受精-胚胎移植/单精子卵泡浆内显微注射-胚胎移植(IVF-ET/ICSI-ET)的肾阴虚型 POR 患者 42 例以及同期仅因男方因素行 IVF-ET/ICSI-ET 患者 58 例,2 组患者除年龄外,不孕年限、体重指数(BMI)之间差异均无统计学意义($P>0.05$)。

6. 临床方案以及用药方法 收集并记录 POR 组与对照组患者的基本信息,检测并记录方案过程中的血激素以及 B 超等信息。POR 组与对照组均采用促性腺激素释放激素(GnRH)拮抗剂方案治疗。

月经第3天起给予注射用尿促性腺激素（HMG），当主导卵泡达到12 mm时，添加GnRH拮抗剂至注射用人绒毛膜促性腺激素（HCG）。注射HCG后34～36小时于阴道超声引导下穿刺取卵术，留取患者卵泡液。将卵泡液混匀，3000×g，10分钟离心，取第一管上清液于Eppendorf管中，用马克笔做好标记，放入冰箱于-80℃冻存。

7. 观察指标及方法

（1）卵子质量、受精情况以及胚胎评价：首先在卵巢基础状态下检验血清性激素水平获得基础卵泡刺激素（bFSH），同时在经阴道超声下观测基础窦卵泡数目（bAFC），从促排卵开始直至HCG日定期记录患者的用药情况及卵泡生长情况。通过显微镜观察MⅡ卵子的数目。根据精子质量选用IVF或ICSI，受精后观察原核及第二极体以确定是否受精，见到双原核为正常受精。按本中心实验室操作标准进行常规体外培养，受精后第2天分别观察卵裂情况，第3天观察胚胎发育情况，并进行胚胎形态学评分。

（2）代谢组学研究方法：利用SCIEX高分辨TripleTOF5600+采集完整的数据，通过强大内源性代谢物的二级数据库以及专业的代谢组学分析软件XCMSplus，进行非靶向代谢组学研究，确认潜在的生物标志物。

1）样品处理：精密称取200 μL受试者卵泡液至玻璃试管，加入600 μL（甲醇：乙腈：水=4：4：2），涡旋1分钟，14000×g高速离心30 min，吸取上清液至EP管内，取5 μL进样分析。

2）色谱条件：色谱柱分别采用KinetexC 18，2.1×100 mm，2.6 μm和WatersBEHAmide，100×20 mm，107 μm两种色谱柱采集。KinetexC18：流动相A为水相：0.02%甲酸；流动相B为有机相：乙腈。流速为0.4 mL/min，柱温：40 ℃。WatersBEH Amide：流动相A为水相：10 mmol/L甲酸胺；流动相B为有机相：乙腈：水 95：5 （V/V），含10 mmol/L甲酸胺。流速为0.4 mL/min，柱温：40 ℃。

3）质谱条件：质谱采用ABSCIEX Trple TOF5600+，在正负离子模式下对数据进行采集。扫描方式为经典的数据依赖性扫描（IDA），1次一级质谱扫描（100 ms）触发10次二级质谱扫描（50 ms）。动态背景扣除（DBS）功能开启。一级扫描范围：100～1000 m/z，二级扫描范围：100～1000 m/z，气帘气：35 psi，雾化气：55 psi，辅助雾化气：55 psi，离子源温度：550 ℃，去簇电压：100 V，碰撞电压：35±15 V。

4）代谢组学检测：利用代谢组学分析方法对获取的多维色谱数据转化为一个矩阵，采用主成分分析法（PCA）和偏最小二乘法-判别分析法（PLS-DA）从整体上对样本进行直观、可靠和有统计学意义的分析。在得分图中每个点代表一个对应的样本，载荷图中离散点代表得分图分离的变量，离散度越高，对得分图贡献越大。通过T检验对每个变量进行计算求出P值，若$0.01<P<0.05$则认为有显著差异，$P<0.01$则认为有极显著差异。由此可得到组间有差异性的物质质荷比，由获得的精确质量数和同位素丰度比得到匹配的分子式，根据一级和二级质谱信息鉴定这些差异物并通过数据库搜索得到相关的代谢通路。

8. 统计学方法 使用统计学软件SPSS 19.0进行数据的一般统计分析。连续性资料采用$x±s$表示，符合正态分布者，组间差异显著性采用t检验；分类资料则采用Pearson x^2检验，统计数据用例（%）表示。$P<0.05$为差异有统计学意义。

结　　果

1. 两组促排卵用药及卵泡生长情况比较 与对照组比较，POR组患者bAFC、HCG日E_2水平及HCG日14 mm以上卵子数降低（$P<0.05$，$P<0.01$），bFSH水平及HMG用量增加（$P<0.05$，$P<0.01$）。两组HMG使用时间比较，差异无统计学意义（$P<0.05$）。

2. 两组胚胎评价数据比较 与对照组比较，POR组获卵数、MⅡ卵子数、可用胚胎数以及优胚数降低（$P<0.01$），在MⅡ卵率、IVF受精率以及2PN卵裂率也降低（$P<0.05$，$P<0.01$）。两组获卵率、ICSI精率、可用胚胎率及优胚率比较，差异无统计学意义（$P<0.05$）。

3. 代谢组学结果比较：经鉴定共计30种差异化合物。这些差异物质涉及酪氨酸代谢通路，胆固醇生物合成，脂肪酸代谢，脂代谢，强啡肽代谢，视黄酸代谢，嘧啶代谢，次生代谢产物合成，维生素D_3代谢和维生素E代谢等。表明POR组与对照组比较，卵泡液内的差异代谢物所在的相关代谢通路在不同程度上发生了改变。

讨 论

卵泡液代谢组学通过研究卵母细胞的微环境-卵泡液中的代谢物，发现疾病的发病机制，具有动态性、系统性、综合性的特点。本研究发现肾阴虚型不孕症的生物标志物有30种，涉及酪氨酸代谢，胆固醇生物合成，脂肪酸代谢，脂代谢，强啡肽代谢，视黄酸代谢，嘧啶代谢，维生素D_3、E代谢等。

脂类代谢相关标志物有油酸、亚油酸酯、花生四烯酸等。脂类中脂肪酸作为供能物质，主要通过在线粒体内的β-氧化途径为细胞提供能量，脂肪酸代谢增加，过度的β-氧化会产生过量的活性氧，从而引起氧化应激，导致细胞凋亡。中医学"阴虚生内热"理论的研究发现肾阴虚证患者有氧代谢加强、无氧酵解减弱、机体能量代谢增加等代谢方面的表现，而GuanW等通过研究肾阴虚大鼠发现下丘脑中脂肪酸降解和丙酮酸代谢的抑制作用可能会引起肾阴虚大鼠脂质和葡萄糖代谢功能障碍。

7-脱氢甾醇与胆固醇的合成相关，而胆固醇经代谢还能转化为胆汁酸、7-脱氢胆固醇。研究中发现的溶血磷脂酰胆碱有9种，上调的有LysoPC（18∶3）、LysoPC（18∶2）、LysoPC（18∶1），下调的有LysoPC（16∶1）、LysoPC（16∶0）、LysoPC（18∶0）、LysoPC（20∶5）、LysoPC（20∶4）、LysoPC（20∶3）。在"七七理论"的研究中发现，高龄组女性卵泡液中的LysoPC（16∶0）、LysoPC（18∶0）较低龄组低，而在子宫内膜异位症相关肾虚血瘀不孕症的研究中则发现，LysoPC（16∶0）下调，LysoPC（18∶0）上调、LysoPC（18∶1）下调。

脂酰肉胆碱，是硬脂酸与肉毒碱的结合形式，肉毒碱可将长链脂肪酸运输至线粒体内进行βL-氧化。硬脂酰肉胆碱在肾阴虚证患者卵泡液中是下调的，可能与肉毒碱载体的不足或者硬脂酸的减少有关，会影响脂肪酸氧化，造成卵母细胞成发育不良，但有研究认为高水平的硬脂酸会导致受精率降低并且会增加氨基酸代谢以及核碎裂，进而导致细胞凋亡。

胆酸是由胆固醇在肝脏生物合成，研究表明卵泡液中也可以合成胆酸，并且在本研究中与之相关的3种代谢物均为下调代谢物。在2型糖尿病痰湿证中血清胆酸明显高于非痰湿证，并且与糖代谢、脂代谢等能量代谢具有明显的相关性，在慢性乙型肝炎的证候学研究中发现肝肾阴虚证与其他证型相比中血清总胆酸是升高的。

氨基酸代谢涉及亮氨酸、异亮氨酸的降解，酪氨酸、色氨酸、脯氨酸及精氨酸代谢。周宁等研究葶苈子对肾阴虚水肿大鼠的作用，发现肾阴虚大鼠体内存在多种代谢紊乱，包括苯丙氨酸、色氨酸、精氨酸等。补充亮氨酸会诱导能量代谢从氧化磷酸化转换为糖酵解，降低氧化应激，避免细胞受损，而脯氨酸、精氨酸则均与细胞凋亡相关，在母猪滋养层细胞体外培养时发现添加精氨酸，可促进细胞增殖，抑制细胞凋亡。L-苯丙氨酸可被辅酶四氢喋呤不可逆地转化为L-酪氨酸，继分解后经转氨生成少量苯丙酮酸，Jiang N等也通过研究糖尿病肾阴虚证患者的血浆中的代谢物，发现肾阴虚证患者苯丙氨酸与酪氨酸的水平下降。

维生素代谢中与肾阴虚证相关者以维生素E、D_3和视黄酸代谢为主，其中维生素E作为抗氧化剂可以保护细胞免受ROS引起的氧化应激，避免DNA或其他重要结构如蛋白质和细胞膜的破坏，在临床研究中发现阴虚燥热型消渴病中血清25羟基维生素D_3水平是降低的，表明阴虚燥热证与25-羟基维

生素 D_3 存在相关性。

本研究仅纳入 POR 肾阴虚证不孕患者，并未纳入其他疾病如多囊卵巢综合征等导致的不孕症，也未纳入不孕症的其他中医证型。"病"对代谢组学的影响与"证"对代谢组学的影响应有所不同，所以在中医证候学研究上可能会缺乏全面性，今后可以将两者分开，多组对照，将得到更加全面、可靠的结果。

277　慢性咳嗽肺阳虚证辨治

慢性咳嗽属"咳嗽"的范畴，为临床所常见，近年来成为呼吸病研究热点之一。慢性咳嗽有风邪伏肺、湿热郁肺、肺阳亏虚、寒饮伏肺等证候。随着研究的深入，对慢性咳嗽肺阳虚证的认识逐渐丰富，学者刘云霞等将肺阳虚证病因病机及辨治慢性咳嗽肺阳虚证的经验做了梳理归纳，以期对临床有所裨益。

肺阳和肺阳虚证

《素问·经脉别论》云："合于四时五脏阴阳，揆度以为常也。"《素问·汤液醪醴论》云："五阳已布，疏涤五脏。故精自生，形自盛，骨肉相保，巨气乃平。"《素问·生气通天论》云"阳者，卫外而为固也""阳气者，精则养神，柔则养筋"。以上条文指出四时五脏俱有阴阳，肺亦不例外，有肺阴即有肺阳。而五脏阳气布散周身，在内输布水谷精气荣筋养神、疏涤五脏浊阴洁净脏腑，在外防御外邪而固护周身。《素问·调经论》云："百病之生，皆有虚实。今夫子乃言有余有五，不足亦有五，何以生之乎？岐伯云：皆生于五脏也。"指出五脏皆有虚实。《灵枢·邪气脏腑病形》云："形寒寒饮则伤肺，以其两寒相感，中外皆伤，故气逆而上行。"指出了肺阳受伤的病因。张景岳《类经附翼》云："寒嗽虚喘，身凉自汗者，以金脏之阳虚，不能保肺也。"明确从肺阳虚论咳喘的病因病机、临床表现等。唐容川《本草问答》云："肺主行水，寒伤肺阳，水不得行，则停胃而为饮，上逆气咳。"指出了肺阳虚饮邪致咳的病因病机。唐容川《血证论》云："故又有温补肺阳之法，用保元汤甘温除大热，使肺阳布濩，阴翳自消""一切寒怯虚悸之症自除，此为温补肺阳法""若肺阳虚，不能治下，则必有遗溺足冷、水饮喘嗽之证，甘草干姜汤治之"。提出了治疗肺阳虚的具体治法和方药。可见，历代医家早就认识到肺阳和肺阳虚的存在，并且对肺阳的生理功能，肺阳虚咳嗽的病因病机、临床表现以及治法方药等均有论及，但尚缺乏系统论述。

关于肺阳的功能，现行教材亦鲜有论及，近些年来现代学者们对其关注、探讨和研究不断增多，但尚少形成统一认识。柯新桥认为肺阳和肺阳虚是客观存在且不应当被忽略的，认为肺主宣发肃降主要是通过肺中阳气来实现的，而其中肺气以宣降敷布为主，肺阳以温煦为主。朱广仁认为肺阳虚是客观存在的，认为肺阳参与肺的各项生理功能，起温煦和提供动力的作用。张弘等认为肺阳的内涵为防御、固摄、温煦，其外延为实卫固表、通调水道。郭静等认为肺气是推动和调控肺的呼吸和水液代谢等功能的一类精微物质，是对肺生理功能的概括，而肺阳与肺阴相对而言，是肺气中具有温煦、宣发、推动等作用的部分。通过临床观察，结合对咳嗽病的多年研究，刘云霞等认为肺阳是五脏阳气的一部分，不同于肺气、卫阳，又与之密切相关，参与肺的各项生理功能，而以布护周身防御外邪、温煦机体暖肺护肺、鼓动肺气宣发肃降以及固摄潜藏舍魄养魄为主。

素体肺阳亏虚或内外之邪伤肺均可导致肺阳虚，是证可见于慢性咳嗽、慢性支气管炎、哮喘等多种呼吸系统疾病，本文主要探讨慢性咳嗽肺阳虚证的辨证治疗。

病因

引起慢性咳嗽肺阳虚证的病因主要有外邪伤肺、饮食失节、过用寒凉药品、脾肾等他脏虚损所累以及禀赋肺阳不足等。《难经·四十九难》云："形寒饮冷则伤肺。"《素问·咳论》云："其寒饮食入胃，从肺脉上至于肺则肺寒，肺寒则外内合邪，因而客之，则为肺咳。"外感风寒自皮毛而入，饮食生冷从肺脉而上，肺为娇脏，不耐寒热，两寒相感，肺阳容易受伤，正如《灵枢·邪气脏腑病形》所云："形寒寒饮则伤肺，以其两寒相感，中外皆伤，故气逆而上行。"肺失宣肃，气逆上行故为咳。临床中，治疗外感热病目前多用清热解毒之品，特别容易出现过用寒凉药品的现象，寒凉药物或入肺经直折肺阳，或先入脾胃复从肺脉上至于肺而伤肺阳。《素问·咳论》云："五脏六腑皆令人咳，非独肺也。"其中脾胃阳虚、肾阳虚与肺阳虚关系最为密切。脾胃阳虚，土不生金，肺阳无所养，则见肺脾阳虚或肺胃阳虚证；肾主一身阳气，肾阳亏虚，温煦肺阳不及，则见肺肾阳虚证。此证患者，以年老者多见，但亦有素体禀赋不足，或有久处阴寒（如冷空调）环境史者。

病　机

1. 肺阳亏虚，肺气上逆　肺阳亏虚，无力鼓动肺气宣发，肺宣降失常，气逆而咳。肺阳亏虚，宣发肃降无权，通调水道失常，不能正常温化及输布水液，聚而生湿成饮，饮邪伏肺，肺失宣发肃降，气机出入失常逆而为咳。张锡纯《医学衷中参西录》云："唯心肺阳虚，不能如离照当空，脾胃即不能借其宣通之力，以运化传送，于是饮食停滞胃口。若大雨之后，阴雾连旬，遍地污淖，不能干渗，则痰饮生矣。"唐容川《本草问答》云："肺主行水，寒伤肺阳，水不得行，则停胃而为饮，上逆气咳。"

2. 虚实夹杂，脏腑相关　肺阳亏虚，卫外不固，易感外邪，旧咳未愈，新感复加，反复迁延不愈，正所谓"正气存内，邪不可干"（《素问·刺法论》）；"邪之所凑，其气必虚"（《素问·评热病论》）。饮为阴邪，易伤阳气，肺阳亏虚内生痰饮，饮复伤阳，肺阳复损，更生痰饮，咳嗽反复迁延不愈。魏之琇《续名医类案》云："气乃肺主之，故肺易受寒邪，既病于主气之肺阳，阳气益不得施化，而水中之阳化更微，致湿淫滋患。"

脾胃为后天之本、气血生化之源，肺手太阴之脉，起于中焦，脾胃健旺则水谷精微化生充足，肺阳得以充养，才能发挥其宣发肃降、通调水道等功能。而脾之运化水谷、布散精微亦有赖于肺阳的推动，必先上注于肺，才能流注于十二经脉，营养五脏六腑、四肢百骸。生理上脾土生肺金，病理上母病及子、子盗母气。脾阳虚弱，水谷化源不足，母病及子，土不生金，肺阳不能充实，则肺之功能失常。反之，肺阳亏虚，推动无权，子盗母气，母子同病，则脾之功能失常。可见，肺脾两脏关系非常密切，肺脾阳虚，肺失宣发肃降，脾失运化水湿，痰饮内生，气逆而咳，又反过来影响肺之宣降、脾之运化，咳嗽极易反复迁延不愈。正如徐彦纯《玉机微义》所云："若脾气虚冷即不能相生，而肺家生气不足则风邪易感，故患肺寒者皆脾虚得之。"亦如沈金鳌《杂病源流犀烛》所云："肺不伤不咳，脾不伤不久咳。"

肾为先天之本，阳气之根，五脏之阳气非此不能发。肺阳根于肾阳，正如石寿棠《医原》所云："肺阳下归于肾，得肾之含纳，而阳气乃收藏不越，人之阳降，肺之阳气下降于肾，如天之阳气潜藏于地，是即火出地下也。"肺主气，司呼吸，主宣发肃降，肾主纳气，使气有所摄纳而不上逆，如陈修园《时方歌括》所云："夫呼出为阳，吸入为阴，肺阳气旺，则清肃下行，归于肾阴。是气有所收摄，不复散而上逆。"肺肾阳虚，母子同病，金不生水，肺不主气，肾不纳气，气逆而咳，反复迁延不愈，如唐宗海《医学见能》所云："久咳上气，痰涎多而声易者，肺肾之阳虚也。"

3. 常与内伏风邪相兼致病　临床研究发现慢性咳嗽患者最常见的症状为咽痒、遇刺激性气味诱发咳嗽，具有"无风不作痒""风邪善行数变"的发病特点，认为风邪在慢性咳嗽中占据了重要的位置，可作为主要病理因素或兼夹因素出现。《素问·风论》言"故风者，百病之长也"，风邪为先导，常夹寒、湿、热、燥等诸邪致病。因此，认为"风邪伏肺"乃慢性咳嗽的基本病机，可与痰湿、肺阴亏虚、肺阳亏虚等相兼为患，而慢性咳嗽肺阳亏虚证的病机则为肺阳亏虚兼风邪伏肺致肺失宣降而咳。

临床表现

主症：咳嗽咽痒，遇冷加重，背寒如掌大。兼次症：咳吐涎沫，痰涎清稀，形寒肢冷，畏风，自汗，易感寒，口淡不渴。舌脉：舌体胖大，舌质淡，苔白润，脉沉滑。

慢性咳嗽肺阳虚证的症状特点，除面色白、咳痰清稀、口淡不渴等阳虚特点外，后背寒冷的症状尤为突出，表现为患者自觉背部两肩胛骨之间，如巴掌大小部位，怕冷怕风，如《金匮要略·痰饮咳嗽病脉证并治》所记载"夫心下有留饮，其人背寒冷如掌大"。肺俞正在后背两肩胛骨之间，肺阳虚，稍有不慎，风寒由俞而入也，故咳嗽遇冷加重。朱丹溪在《丹溪心法·痰》中认为"背心一片常为冰冷……皆痰饮所致"，与张仲景论述相似。《中医症状鉴别诊断学》中列"背冷"一症，常见于外感风寒、阳虚阴盛、痰饮内伏3个证候，其中明确提出阳虚阴盛是背冷症的三大证候之一。

既往研究观察以咳嗽为主诉同时具有背冷症的患者197例，结果发现背冷症与咳嗽密切相关，肺阳虚证、肺脾阳虚证及肺阳虚兼脾胃湿热证共占51.3%。因此，"背寒冷如掌大"或可视为慢性咳嗽肺阳虚证的主症之一与辨证要点。

治法方药

根据证候病因病机分析，结合多年的临床经验，慢性咳嗽肺阳虚证当以肺脾同治为原则，以疏风宣肺、温阳健脾为法。方选苓桂术甘汤合止嗽散加减，药用茯苓、桂枝、白术、炙甘草、炙麻黄、荆芥、前胡、炙紫菀、炙款冬花等。苓桂术甘汤乃张仲景所创的经典方剂，临床应用颇为广泛，是"病痰饮者，当以温药和之"的代表方剂之一，加减变化应用于肺系疾病肺阳虚证收到良效。慢性咳嗽肺阳虚证，在苓桂术甘汤健脾益气、温阳化饮的基础上，合宣肺止咳之炙麻黄、疏风散邪之荆芥、降气化痰疏风清热之前胡、开痰下气润肺止咳之炙紫菀、炙款冬花等，组成基本方，全方共奏益气温阳、补益肺脾、疏风宣肺、下气止咳之效。

风邪较重者，酌加防风、薄荷等；饮邪较重者，酌加干姜、细辛等；兼痰湿者，酌加陈皮、清半夏、白芥子等；兼湿热者，酌加生薏苡仁、白豆蔻、滑石、通草等；兼脾阳虚者，酌加党参、干姜、炒白术等；兼肾阳虚者，酌加附子、淫羊藿等。

验案举隅

万某，女，53岁。2014年2月12日初诊。主诉咳嗽2月余。患者2月前受凉后出现流清涕、打喷嚏、咽痒、咳嗽等症，经治疗诸症好转，但咳嗽不缓解，影响日常生活，遂来就诊。自述近3年来每年冬天因感冒引咳，迁延2～4周。否认其他慢性病史。刻下干咳，咽痒则咳，吸冷风异味可诱发咳嗽，对香烟味尤敏感，咳少量白痰，后背凉，加衣得缓，食不知味，口干不欲饮，平素胃怕凉，饮冷则大便稀，现大便可，小便调。体格检查：神志清，精神可，双肺呼吸音清，未闻及干湿啰音，心率80次/min，律齐，双下肢不肿。舌淡红，苔薄白，脉滑。辅助检查：血常规、胸部X线片、肺功能、气道激发试验、查过敏原等均未见明显异常。西医诊断为慢性咳嗽；中医诊断为咳嗽，辨证为肺脾阳虚。治以疏风宣肺、温阳健脾、化痰止咳。

处方：炙麻黄6 g，黄芩15 g，前胡10 g，厚朴6 g，炙紫菀12 g，炙款冬花12 g，茯苓30 g，桂枝5 g，炒白术15 g，清半夏9 g，黄连3 g，炙甘草6 g。7剂，配方颗粒，每日1剂，早晚冲服。

二诊（2014年2月19日）。患者服药后诸症均减半，服药第3剂开始起效，仍口干，二便调。舌淡红，苔薄白，脉滑。以上方加芦根20 g，7剂。

2014年2月26日电话随访咳嗽已止，背凉大减。

按：患者为中年女性，以咳嗽2月余为主诉，中医当属"咳嗽"范畴。辨证为肺脾阳虚。患者平素胃怕凉，饮冷则大便稀，脾胃阳虚。土不生金，母病及子，加之素禀不足，肺阳亦虚。肺阳不足、卫外不固，易感寒发病，正虚邪恋，遂迁延难愈。本次咳嗽最初因受凉感冒引起，经治疗外邪渐去而余邪未尽，风邪伏肺，肺失宣降而咽痒、咳嗽迁延。肺阳不足，卫外不固，且有风邪内伏，故遇冷风异味则咳。肺阳亏虚，温煦背俞失职，气化津液失常，故见后背凉、咳白痰。脾胃居于中焦，脾胃阳虚，布散精微失常则食不知味，运化水湿障碍则生湿化饮，故见口干不欲饮，脉滑。治疗当以疏风宣肺、温阳健脾、化痰止咳为法。方用苓桂术甘汤合止嗽散加减。方药对证，故药后诸症均减。但全方用药略偏温燥，虑其伤津，是为佐制，于方中加芦根以清热化湿、生津止渴。患者药后咳止，背凉大减。

278 从肺阳虚论治慢性阻塞性肺疾病

慢性阻塞性肺疾病（COPD）是一种常见的呼吸系统疾病，特征是持续存在的气流受限。气流受限呈进行性加重，伴有气道和肺的慢性炎症反应增强。根据 COPD 临床表现和病程演变，可将其归属于中医学"咳嗽""哮证""喘证""肺胀"等范畴。其稳定期多从肺气虚、脾气虚、肾气虚辨治。随着研究的深入，有学者认为 COPD 稳定期患者约有 77.5% 为肺阳虚证，温阳补肺法有较好临床疗效。学者邵雨萌等就 COPD 与肺阳虚证的相关性进行了论述。

慢性阻塞性肺疾病及其稳定期治疗

COPD 特点是存在进行性加重的气流受限，并伴有气道和肺对有害颗粒和气体产生的慢性炎症反应增强。吸入烟草烟雾和其他有害颗粒引发的慢性肺部炎症可以引起肺组织的破坏导致肺气肿，引起肺组织正常修复和保护机制的破坏导致气道纤维化，从而导致气体陷闭进而加重气流受限。咳嗽、咳痰是 COPD 的首要症状，且多在冬季加重，第二年气候转暖时逐渐减轻，严重患者多出现冬重夏轻的季节变化规律。气短、呼吸困难是 COPD 的标志性症状，早期可仅在活动时发生，之后逐渐加重，静息状态下也可感到气短。此外，还会出现疲乏、纳差或体质量减轻等全身症状。1998 年 COPD 全球倡议启动，其目标是根据已发表的最佳研究结果制订 COPD 的管理推荐。2015 年更新版 GOLD 指出应用药物治疗旨在减轻症状，减少急性加重的频率和程度，改善健康水平和运动耐力。同时指出现有的治疗 COPD 的所有药物最终均不能改善肺功能长期下降的趋势。因此如何有效地改善患者症状，维持稳定期状态，防止急性发作成为研究 COPD 稳定期的重点。

肺阳及肺阳虚

肺阳即肺阳气，是肺气中具有温煦、宣发、推动、兴奋等作用的部分。肺阳虚是指肺阳不足导致的以温煦不足及宣发推动功能衰退为表现的一类病证，是肺气虚进一步发展的结果。历代虽然有诸多关于肺阳虚证的论述，但医家极少明确指出其为"肺阳虚证"。《黄帝内经》"五脏阳"的记载中包含"肺阳"之意，"肺寒"亦有阳虚之意；《伤寒杂病论》中"肺中冷"已露肺阳虚之端倪；唐宋元时期医家逐渐认识到"肺阳"的存在。明以后论及肺阳虚的医家逐渐增多，清代医家已对肺阳的认识比较透彻，不但许多医家使用"肺阳"这一概念，而且认识到其生理功能、病机变化、临床表现等，更各抒己见提出了温补肺阳的治法及方药，同时也从脏腑间关系角度论述了肺阳及脏腑兼证的临床表现及治疗方药。近现代医家虽然对肺阳的认识尚不统一，但已认识到肺阳的存在并展开探讨，推动了这一理论的发展。

肺阳的生成与父母先天之精气、肺吸入自然界清气、肺阴所化之气、心阳、脾阳、肾阳的资助等方面有关。它根于肾阳，又靠脾阳的不断培育。肺阳的生理功能主要有温煦人体、防御外邪、司肺气之宣发、推动和调节全身水液的输布和排泄、遣魄之随神往来、化生阴血等。

慢性阻塞性肺疾病与肺阳虚证

一些学者开展了COPD肺阳虚证的研究。樊亚巍认为肺阳虚是COPD及其并发症的常见证,通过对154例COPD及其并发症的观察发现,77.65%的患者表现出鼻头青冷、背寒怕冷两种肺阳虚症状,因风寒致病者占74.45%。肺阳不运,痰瘀内停为基本病机,肺阳虚衰,致全身阳损可变生他证。动物实验中,王鹏等采用烟熏法制作肺气虚模型,叠加寒冷刺激制作肺阳虚模型,并灌服温阳补肺汤观察疗效。结果显示,肺阳虚组大鼠除出现肺气虚组大鼠表现的症状外,还出现畏寒等阳虚表现。潘朝曦认为,凡属肺之所在部位胸背和本脏出现失煦不温,涕清痰稀,咳喘,极易感受外邪,有神疲、筋弱无力等症状而无或少外邪见症者,均可认定为肺阳虚。

邵雨萌等前期对肺阳虚进行了系统研究,认为肺阳虚的诊断标准为①肺系病的常见症状,如咳嗽、咳痰、喘息、胸闷等;②肺气虚症状,如咳喘无力、气短、痰涎清稀、声低、神疲体倦、自汗易感等;③寒象或阳虚表现,如畏寒肢冷、颜面虚浮或晄白、唇色淡或暗、舌淡胖或暗淡、苔薄白或白润、脉虚弱无力或沉迟无力。以上3条中第1条与第3条为必备条件,具备这两条症状即可诊断为肺阳虚。每条中症状不必悉具,至少有一项症状即可。COPD稳定期患者中符合肺阳虚诊断标准的可辨证为COPD肺阳虚证。

1. 病因病机

(1) 寒邪侵袭,损伤肺阳:《灵枢·邪气藏腑病形》云"形寒饮冷则伤肺",《素问·宣明五气论》云"重寒伤肺"。肺气通于天,乍寒骤冷,或冬季苦寒,寒邪可以直接侵袭肺系,其为阴邪,易伤阳气,初则阻遏,久则耗伤。寒邪外犯,首先及肺,寒邪侵袭,伤及肺阳。轻则肺阳被遏,肺气壅塞不得宣通,重则阳气受损,津液不得布散,聚液生痰。如魏之琇《续名医类案》云:"肺易感受寒邪,既病于主气之肺阳,阳气益不得施化,而水中之阳化更微,致湿淫滋患。"COPD患者因病情反复发作耗伤肺气,日久及阳,而肺阳不足又常易招致外感侵袭。在诸多外邪中,风寒较其他因素更易诱发、加重COPD患者病情。临床常见COPD患者因气候变化而出现病情的复发或加重。

(2) 痰饮内停,损伤肺阳:现代医学认为COPD的基本病理为香烟、雾霾等慢性刺激物作用于气道,使气道发生异常的炎症反应,久之造成不完全可逆和呈进行性发展的气流受限,进而造成通气功能障碍。中医称之为"肺气壅塞,失司呼吸",其原因有二:一是肺司呼吸的功能主要依赖于肺阳,肺阳功能充沛,则呼吸有度,使机体能吸入自然界之清气,又可鼓动出体内之浊气,若肺阳不足,呼吸失司,则清气不能入,浊气不能出,形成肺气壅塞;二是痰饮作为一种病理产物形成于COPD患者体内,内伏于肺,阻塞气道,加重了"肺气壅塞,呼吸失司"。痰饮的形成是由肺阳虚所致,肺为水之上源,肺阳亏虚,水液失于温化,停而为痰。痰饮内停、肺阳不运是造成COPD气道受阻、通气功能障碍的根本病机。

(3) 久病伤气,损及肺阳:素体虚弱、病后体虚或久病咳喘耗伤肺气,气耗日久,则为肺气虚。气虚日久,气损及阳,则为肺阳虚。过劳之人早年发病以肺气亏虚,大气下陷为主,发病日久则在肺气不足的基础上,出现一派肺阳亏虚的征象。临床上COPD往往是由慢性支气管炎和肺气肿发展而来,其肺功能由于多年病史出现气流受限,并且不完全可逆时,此时正气因多年疾病的损耗而虚弱,形成气损及阳的肺阳虚。

(4) 他脏久病,累及肺阳:肺与心、脾、肾关系密切,常互相影响。心、肺同居上焦,肺阳亦赖于心阳之濡养,心阳不足,温煦无能,终必致肺阳衰微而寒,《素问·气厥论》云:"心移寒于肺,肺消,饮一溲二。"《类经·疾病》释云:"心与肺,二阳藏也,心移寒于肺者,君火之衰耳,心火不足则不能温养肺金,肺气不温则不能化行津液,故称饮一而溲则倍之。"肺阳根于肾阳,又赖脾阳的不断培育。脾肾阳虚更可导致肺阳虚衰。COPD多由慢性支气管炎、肺气肿等发展而来,长期的病史已使全身脏腑功能衰弱,亦造成了肺阳虚衰。以上因素中,气损及阳、痰饮伏肺、他脏影响是主要因素,寒邪侵袭则是使病情反复发作、加重的诱因。

2. COPD肺阳虚的治疗原则 肺阳虚的治疗有三大原则：补虚、解表、化痰。补虚即温阳补肺，包括辛甘复阳、温热酸养、补土生金、温水暖金、强心补肺等。解表即解除导致肺阳虚加重的因素，如温肺散寒等。化痰，即祛除肺阳虚产生的病理产物，包括温肺行水、温肺化饮等。病久者尚需防止变证发生。

（1）温肺阳，补肺虚：中医学认为虚则补之，寒则温之。《金匮翼》云："温法有二，外入之寒，温必兼散。内生之寒，温必兼补。"肺阳虚的基本治法为温补肺阳。《景岳全书·咳嗽》云："凡脉见细弱，证见虚寒而咳嗽不已者，此等咳嗽，皆不必治嗽，但补其阳，而嗽自止。"临床上治疗COPD肺阳虚证可用辛甘复阳、酸热温养、补土生金、温水暖金、强心补肺等治法。选用炙甘草、干姜、细辛、五味子等药物温补肺阳。

（2）温肺阳，散表邪：COPD患者稳定期因肺阳不足易受外感，尤其是寒邪，寒邪入侵可诱发加重本病，并能重伤肺阳，因此温肺阳散表邪以达到固表的目的，在COPD稳定期可以减少本病发作次数，减轻发作程度。

（3）温肺阳，祛痰饮：肺阳亏虚则水液输布代谢失常，水饮停聚为痰。饮为阴邪，易伤阳气。壅积于肺之痰饮耗伤肺阳，更加重了输布的失常，造成恶性循环。因此，温补肺阳、化湿祛痰也是本病的基本治法，即祛除肺阳虚产生的病理产物，具体治法有温宣行水、温肺化饮等。COPD患者往往痰涎壅盛，"病痰饮者当以温药和之"，用温补肺阳的方法温化痰饮则可祛除致病之宿根，防止病情反复发作。

（4）温肺阳，防变证：临床上COPD常常引起呼吸衰竭、肺心病变并发症。从中医学角度来讲肺阳虚日久易见心肺阳虚、肺脾阳虚、肺肾阳虚等证。因此，治疗上，常用温补肺肾、温补脾胃等方法。

3. COPD肺阳虚证的治疗方药

邵雨萌等前期对治疗肺阳虚证的古代及现代文献进行了梳理及数据挖掘，分析得出治疗肺阳虚证最常用的药物为炙甘草、干姜、桂枝、麻黄、杏仁、半夏、陈皮、细辛、茯苓、五味子，将其组成一方，命名为补肺阳方。方中麻黄、桂枝发汗解表，且可温通肺阳以平喘；炙甘草、干姜温补肺阳，干姜、细辛、五味子三味合用，功专温肺散寒，半夏、陈皮燥湿化痰，下气降逆，杏仁降气平喘，茯苓健脾补中，化生肺阳，还能利水渗湿，截痰饮生成之源。全方合用，使肺阳充足，风寒外散，痰饮内消，咳喘自止。治疗COPD肺阳虚证可在此方基础上根据兼夹症状加减，如加人参、黄芪、肉桂、钟乳石、核桃肉、熟地黄、紫菀、款冬花、紫苏子、附子、白术、猪苓、泽泻等，标本兼治。

279 肾阳虚证、异常黑胆质证与哮喘病

肾阳虚证、异常黑胆质证分别是中医学、维吾尔医学中最常见的证型之一，而中医学与维吾尔医学是中华民族传统医学在不同民族历史发展过程中形成的民族传统医学，具有各自较完整的理论体系，而肾阳虚、异常黑胆质均分属各自所在理论体系中的重要概念。近年通过文献梳理回顾后发现，肾阳虚证、异常黑胆质证的科学内涵存在异同性，研究者同时对肾阳虚、异常黑胆质的证本质进行了相关科学内涵的研究，也发现了一些有关这些异同性的科学基础。哮喘是一种由多种炎症细胞、细胞因子和炎症介质共同参与的慢性气道变应性炎症，但以免疫因素为主导的气道炎症学说还不能完全反映哮喘发病机制的全貌。近年来，以下丘脑-垂体-肾上腺皮质轴（HPAA）为代表的机体固有抗炎机制在哮喘发生和发展中所发挥的作用日益受到重视，也即哮喘与 HPAA 为主轴的神经-内分泌-免疫（NEI）网络之间有着紧密的联系。研究发现 HPAA 功能紊乱是中医肾阳虚的本质特征之一，并且本团队前期相关临床及基础研究工作已证实哮喘反复发作使患者与实验动物 HPAA 功能低下或紊乱，从而加重气道炎症，因此，在中医学中，哮喘常被认为属于肾虚或隐潜性肾虚。同样，维医理论认为，维医异常黑胆质的病因病机过程亦可能与 HPAA 功能紊乱有内在的联系，而 HPAA 功能紊乱可能是使异常黑胆质生成并导致相关复杂性疾病的重要原因。并且，维医认为异常黑胆质哮喘为哮喘之重症。因此，在维吾尔医学中，哮喘常被认为属于异常黑胆质。由此可见，肾阳虚证、异常黑胆质证分别是中医学、维医学中哮喘疾病的常见证型，两者证本质均与 HPAA 功能紊乱有关。而把中医学与维吾尔医学中比较常见的证型及与哮喘病证结合模型进行对比研究，对深刻认识相关民族传统医学，构建现代中华民族传统医学具有重要意义。因此，学者董竞成等通过文献复习结合本团队的研究，初步探析了肾阳虚证与异常黑胆质证科学内涵的异同性，并通过比较肾阳虚证哮喘与异常黑胆质证哮喘模型，分析了肾阳虚、异常黑胆质哮喘病证结合模型的特点。

肾阳虚证、异常黑胆质证本质及异同性

1. 肾阳虚证本质研究回顾 肾阳虚证本质的研究始于 20 世纪 50 年代末，当初首先发现反映肾上腺皮质功能的尿 17 羟值，在不同疾病的肾阳虚证患者普遍很低。20 世纪 60~80 年代由肾上腺皮质向上追溯到垂体，后至下丘脑，形成肾阳虚可能为下丘脑-垂体-肾上腺皮质功能紊乱的理论。再而由肾上腺皮质轴扩展到性腺轴、甲状腺轴，发现都有相似的功能紊乱，由于肾阳虚存在下丘脑-垂体及三个靶腺轴不同程度、不同层次的功能紊乱，如此可推论肾阳虚证病理发源地在下丘脑。20 世纪 90 年代选取模拟肾阳虚证的皮质酮大鼠模型，改用以药测证的方法，以健脾的四君子汤、活血的桃红四物汤为对照，发现只有补肾的右归饮能有效地提高促肾上腺皮质释放激素的基因表达量，至此连同其他有力的证据，认为肾阳虚证的主要调节点可定位在下丘脑。肾阳虚证的皮质酮大鼠模型除了存在下丘脑-垂体-肾上腺-胸腺（HPAT）轴功能抑制之外，同时出现神经递质如去甲肾上腺素（NE）、多巴胺（DA）、5-羟色胺（5-HT）等水平增加；垂体、肾上腺、胸腺重量减轻，血浆 ACTH、皮质酮含量下降，下丘脑室旁核促肾上腺皮质激素释放激素（CRH）神经元与正中隆起 CRH 神经纤维、垂体 ACTH 细胞等明显减少；T 淋巴细胞增殖反应、自然杀伤细胞活性、白细胞介素 2、γ-干扰素含量下降等一系列表现，进一步表明了肾阳虚定位在下丘脑及与 NEI 网络存在本质联系的观点。近年来，在细胞学水平发现温补肾阳药物可激活肾上腺皮质干细胞，提高其储备功能；并采用转录组学技术，在分子水平系统揭示了

补肾药物改善肾阳虚证的分子基础。另外，研究还发现温补肾阳药及其组分能够保护海马与下丘脑神经元应对反复应激所带来损害的能力，而益气代表药及其组分则无此能力。

2. 异常黑胆质证本质研究回顾　在对异常黑胆质证本质研究中，哈木拉提等依据维吾尔医学基础理论，人工气候箱模拟干寒环境、慢性足底电刺激模拟不良精神刺激和给予特制的干寒属性饲料等因素复合作用于实验动物，成功模拟出了符合人体异常黑胆质证临床表现的证候动物模型，并对该证候模型进行免疫学本质的探索。提出了异常黑胆质证与机体免疫功能紊乱有密切关系，既有细胞免疫功能的紊乱，又有体液免疫功能的失衡。并且，研究发现异常黑胆质的病因病机过程可能与HPAA功能紊乱有内在的联系，HPAA功能紊乱可能是使异常黑胆质生成及其导致复杂性疾病的根本所在。HPAA有关的指标ACTH和CORT含量的改变、血清及脑组织单胺类神经递质含量的异常可能是异常黑胆质载体动物模型HPAA功能紊乱的物质基础。由此可见，异常黑胆质证本质与HPAA功能密切相关，并且与NEI功能紊乱存在本质联系。

3. 肾阳虚与异常黑胆质证本质异同性　由于大量的临床与实验研究表明肾阳虚证、异常黑胆质证与NEI功能紊乱有关，尤其是与HPAA功能紊乱密切相关，董竞成等前期开展了肾阳虚证、异常黑胆质证动物模型建立以及对比的研究。研究中一方面采用多点皮下注射皮质酮方法建立肾阳虚模型，另一方面根据维吾尔医学理论，采用干寒饲养环境、干寒饲料、慢性间断性足底电击、强迫游泳、制动等多因素复合作用建立异常黑胆质模型，同时设立正常对照组，观察各组大鼠的一般状态、体重、饮食水量等；采用旷场试验、糖水消耗试验观察大鼠行为学特点；称取各组大鼠胸腺、脾脏、双侧肾上腺、甲状腺、睾丸重量，计算各脏器体重指数；ELISA法检测血浆中CORT、ACTH、T3、T4、TSH、E2、T、LH、FSH水平以评价下丘脑-垂体-靶腺轴功能，并检测cAMP/cGMP比值以反应交感-副交感神经功能，研究结果显示两者存在异同点。①一般状态及行为学：两者均表现为体重下降，情绪烦躁易激惹，毛发枯燥暗淡，倦怠嗜睡，小便量多，行为学异常，诸如旷场试验中出现抑郁情绪，对糖水的偏爱下降，但以上的变化以异常黑胆质组改变更加显著。其中不同之处：肾阳虚组表现为饮水减少，大便溏薄，舌质淡。异常黑胆质组表现为多饮、多食，大便干，形状细长，舌有瘀点瘀斑少苔。②神经-内分泌-免疫指标：肾阳虚、异常黑胆质均存在免疫功能、交感/副交感神经功能紊乱，亦存在下丘脑-垂体-三靶腺轴功能紊乱，但是表现不同，肾阳虚表现为肾上腺、甲状腺萎缩，而睾丸增生，血浆CORT水平升高（考虑与外源性皮质酮尚未代谢完全有关），ACTH水平下降，血浆T4、TSH、LH、FSH水平升高。异常黑胆质模型则表现为肾上腺、甲状腺、睾丸增生，血浆CORT、ACTH、T3、T4、TSH、LH、FSH水平升高，其中以肾阳虚的改变较为显著。③交感-副交感神经功能：肾阳虚、异常黑胆质均表现为cAMP水平降低，cAMP/cGMP比值显著下降，说明两者均出现了交感-副交感神经功能紊乱，以异常黑胆质表现较明显，但两者无统计学意义。以上结果表明异常黑胆质大鼠生物学表征更加明显，而肾阳虚大鼠生理学指标改变更加显著。其内在机制尚不明了，但从两者的造模因素分析，肾阳虚模型通过大量外源性皮质酮，即HPAA受到了负反馈抑制；而异常黑胆质模型通过多种应激因素，即HPAA受到了外界刺激因素处于激活状态，两者看似不同，实则导致的病理结果相似，均引起了HPAA功能紊乱，但由于刺激的方式以及程度不同，则HPAA轴紊乱的程度亦不同，其临床表现、生理学指标改变也有所区别。

肾阳虚证哮喘与黑胆质证哮喘

1. 哮喘与HPAA的关系　哮喘患者往往存在HPAA功能的紊乱，一方面是内源性糖皮质激素的分泌相对或绝对不足，另一方面是激素分泌的昼夜节律紊乱。国外学者对194例长期使用糖皮质激素的哮喘患者进行小剂量促皮质激素试验，结果显示至少46%的患者出现肾上腺功能受到抑制，而未使用糖皮质激素的哮喘患者也存在HPAA功能的下降，表现为基础水平的肾上腺皮质激素分泌减少。正常的HPAA昼夜节律对于控制炎症反应亦至关重要，皮质醇昼夜变化可反映HPAA节律，Fei等研究发现，慢性哮喘患者的唾液皮质醇昼夜节律发生改变，24小时平均唾液皮质醇水平下降，而且峰值显著延迟。动物研究结果显示，急性的哮喘模型（卵清白蛋白共激发2周，中间休息1周）血浆皮质酮水平和下丘脑CRH mRNA水平显著升高；而慢性发作的哮喘模型（卵清白蛋白连续激发3周）血浆皮质酮和下丘脑CRH mRNA水平显著下降，说明哮喘HPAA功能与造模时间长短相关，可能存在一个从增强到减弱的转变过程。HPAA功能改变可对哮喘患者产生重要影响，主要是应激时机体内源性糖皮质激素分泌相对不足，这也是哮喘发生的危险因素。长期反复应激可抑制HPAA功能，导致内源性糖皮质激素分泌相对不足，可使气道高反应性和气道炎症进一步加重。然而哮喘患者在反复的应激过程中，内源性糖皮质激素水平在相当长时间内仍处于正常水平以上，但长期高水平的GC可导致GC受体表达下降或功能受损，使哮喘患者产生糖皮质激素抵抗，从而加重气道炎症。当HPAA功能进一步紊乱时，下丘脑CRH分泌可出现下降，进一步加重气道炎症。Silverman等研究发现采用同一方法制备哮喘模型，CRH基因敲除组小鼠气道炎症和气道高反应性均显著加重，而血皮质酮水平明显下降，证实CRH的不足可导致内源性糖皮质激素下降，从而加重气道炎症。另外HPAA昼夜节律功能变化和肺功能、气道炎症程度亦密切相关，哮喘患者的肺功能亦存在明显的昼夜节律：一般凌晨4点左右最差，而中午12点至下午4点之间肺功能相对较好，这可能与皮质醇的昼夜节律变化相关（两者尽管在时间相上存在差异）。Fujitaka等研究发现哮喘患者不论处于缓解期或发作期，下午皮质醇水平反而较上午升高，这与正常的节律相反，而白昼皮质醇水平波动越大，哮喘患者病情程度就越重。以上结果显示，HPAA功能紊乱或昼夜节律变化可能是哮喘疾病发生发展的重要危险因素。

2. 肾阳虚与哮喘　哮喘在中医学中属于"哮病"，古人很早就意识到肾虚是哮病的重要病机。《类证治裁》云："肺为气之主，肾为气之根，肺主出气，肾主纳气，阴阳相交，呼吸乃和。若出入升降失常，斯喘作焉。"肾无生气之根则肺难为气之主，肺肾又为子母关系，子病日久可及于母，故肾虚日久必累及于肺。另外，诸如"在肺为实，在肾为虚"，"发时治肺，平时治肾"，以及"久病及肾"等中医理论都阐释了古代医家在治疗疾病中对肾虚病机的重视。董竞成团队自20世纪50年代开始肾阳虚的证本质研究，并且发现肾虚作为哮喘的重要病机有现代医学的物质基础。研究结果证实，哮喘患者不论辨证属肾阳虚或无肾虚者，其尿17-OH水平均表现低下，表明哮喘患者通常有轻微或潜在性的肾上腺皮质功能低下；肾阳虚型哮喘患者静脉滴注ACTH 24小时后，其24小时尿17-OH水平较基础值升高小于10 mg，而第2天反应正常，说明肾阳虚证哮喘患者ACTH兴奋试验呈延迟反应；部分肾阳虚证患者还出现血浆ACTH水平低下，以及皮质醇昼夜节律呈M型或L型的异常表现；而无肾虚组则血浆皮质醇昼夜节律呈正常V型或U型，这说明哮喘患者无肾虚见证时，肾上腺皮质功能已有轻微的或潜在性的不足，而发展至肾阳虚时，不仅肾上腺皮质功能下降，而且垂体或下丘脑功能也可能改变。在中医药治疗哮喘的研究中，温补肾阳的方法被证实对哮喘有很好的干预作用，并与改善HPAA功能相关。有报道对284例哮喘患者采用中药预防哮喘的季节性发作，结果表明补肾中药温阳片治疗哮喘的有效率为63.4%～75.0%，而对照组（采用小青龙汤温化寒饮的方法）显效率仅为19.5%～22.2%，两组间疗效有统计学意义。进一步研究发现，补肾法可以使哮喘患者ACTH兴奋试验恢复正常，且血浆ACTH、皮质醇水平也恢复至正常范围内。许多使用糖皮质激素治疗的患者也可出现类似肾阳虚型哮喘的表现，如尿17-OH值下降，ACTH反应低下等，而使用大剂量吸入糖皮质激素加服补肾中药可有效撤减口服糖皮质激素。研究结果显示，补肾中药淫羊藿不仅可改善哮喘Th1/Th2细胞失衡，还可增加下丘脑CRH mRNA，从而改善哮喘HPAA功能。补肾中药在改善HPAA功能的同时，对HPAA相关的炎性因子IL-6水平作用较弱，故推测补肾中药主要是调节神经内分泌轴，其作用靶点可能是下丘脑。海马为HPAA功能调节的重要组成部分，不仅参与调节HPAA昼夜节律，而且参与了HPAA应激反应的负反馈调节。Liu等研究发现淫羊藿苷对皮质酮诱导的海马神经元损伤有保护作用，说明补肾中药不仅对HPAA有改善作用，而且对其更高位调节系统海马也有调节作用。随后基础研究进一步表明，淫羊藿可改善哮喘大鼠转录因子T-bet/GATA-3比例失衡，从而扭转Th1/Th2细胞比例失衡，进而改善气道炎症。另有研究显示淫羊藿苷可下调嗜酸性粒细胞表面CCR3和Eotaxin表达，从而抑制嗜酸性粒细胞趋化，减轻嗜酸性粒细胞浸润及气道炎症。近期本团队对淫羊藿苷抗炎机制进行深入研究发现，淫羊藿苷对炎症正向调控通路（MAPK 通路）无明显抑制作用，而对炎症负向调控通路（PI3K-Akt 通路）则显示了激活作用，可在细胞分子水平增加内源性抗炎物质-磷酸化 Akt 蛋白表达。因此，从人、动物、细胞、分子各水平研究显示补肾药物对哮喘有干预作用，这为哮喘疾病采用补肾治疗提供了科学依据。

3. 异常黑胆质与哮喘　维吾尔医学认为异常黑胆质作为黑胆质、胆液质、黏液质、血液质等体液"燃烧"的最终病理产物，如这些中间产物含量增多，沉积到呼吸道黏膜下组织中，并在此逐步浓缩，通过本身的刺激性作用，使支配支气管平滑肌的神经纤维受刺激而造成平滑肌不规则的收缩，从而引发哮喘病发作。临床研究发现，异常黑胆质哮喘是重度哮喘中淋巴细胞亚群及其介质紊乱最明显，而内源性皮质醇相对较高的一部分，并且，维吾尔医学认为异常黑胆质哮喘为哮喘之重症。因此，异常黑胆质与哮喘关系的研究日益受到重视。有学者研究发现异常黑胆质哮喘患者血嗜酸细胞阳离子蛋白（ECP）、血总免疫球蛋白 E（T-IgE）、血特异性免疫球蛋白 E（S-IgE）水平明显高于非异常黑胆质哮喘患者，第 1 秒用力呼气流量（FEV1）明显低于非异常黑胆质哮喘患者，说明异常黑胆质哮喘患者气道炎症更明显，阻塞情况更严重。通过液相色谱质谱联用系统的血清代谢组学研究发现异常黑胆质哮喘患者 15 个表征代谢表型变异的生物标记物，其中，溶血磷脂酰胆碱的降低可能与炎症介导的肺表面活性物质的功能异常有关，这为进一步认识异常黑胆质哮喘的发病机制及维医独特的治疗原则提供了基础。

4. 肾阳虚、异常黑胆质证与哮喘病证结合模型异同性　肾阳虚哮喘与异常黑胆质哮喘是中国不同民族传统医学中常见的哮喘证型，是中国不同传统医学理论对同一疾病的独特认识。鉴于肾阳虚、异常黑胆质证在哮喘疾病中的重要性，董竞成团队建立了病证结合模型，在上述建立肾阳虚、异常黑胆质证的基础上，结合卵蛋白致敏激发建立了肾阳虚哮喘、异常黑胆质哮喘大鼠模型。从动物模型分析，除了观察上述指标外，还使用 Bio-Plex 悬液芯片技术检测各组血清以及肺泡灌洗液中若干细胞因子（IL-2、IL-5、IL-6、IL-10、IL-13、GM-CSF、IFN-γ 等）含量；肺组织病理切片进行 HE、PAS 及 MASSON 染色观察气道炎症严重程度、黏液渗出以及气道重塑等情况，结果显示两者存在异同性。具体表现在①两者均呈现虚证表现，如消瘦、精神委顿、蜷缩弓背、自主活动减少、反应迟钝等；在旷场试验中活动减少，糖水消耗试验中对糖水的偏爱程度下降，其中以上表现以异常黑胆质哮喘组更加明显，并且，不同的是异常黑胆质组表现为饮食量、饮水量增加，而肾阳虚哮喘组饮食量、饮水量减少。②两者均出现 HPAA、交感/副交感神经功能紊乱，肾阳虚哮喘组肾上腺、甲状腺萎缩，睾丸增生；异常黑胆质哮喘组肾上腺、甲状腺、睾丸增生；两者血 CORT、TSH、FSH、LH 水平升高，以肾阳虚哮喘组升高更为明显，而血 ACTH 变化不同，肾阳虚哮喘组降低，异常黑胆质升高。③两者作为病证结合模型，一方面具有哮喘的表现，卵蛋白激发时出现喷嚏、呼吸急促、蜷缩弓背、口唇发绀、喉中痰鸣音、频繁洗面等哮喘发作的症状；另一方面具有气道高反应性、气道炎症、气道重塑等哮喘病理特征。但两者又有区别，肾阳虚哮喘组除了哮喘症状外，还伴有肾阳虚的表现，而异常黑胆质哮喘组则伴有异常黑胆质的表现，哮喘发作的程度以异常黑胆质哮喘组表现为重。Mch 激发浓度为 12.5 mg/mL，25 mg/mL 时，异常黑胆质哮喘组气道阻力高于肾阳虚哮喘组（$P<0.05$）。异常黑胆质哮喘组血清及 BALF 中 Th2 型细胞因子含量高于肾阳虚哮喘组，其中血清 IL-13、GM-CSF，BALF IL-13 水平差异有统计学意义（$P<0.05$），Th1 型细胞因子 IL-2、IL-10 下降以肾阳虚哮喘组更为明显。病理结果显示肾阳虚哮喘组炎细胞浸润、黏液分泌、胶原沉积程度重于异常黑胆质哮喘组，但上皮损伤、水肿程度以异常黑胆质哮喘组更明显，均无统计学意义，考虑与样本量太少有关。

综上所述，根据文献复习以及前期研究结果，董竞成等推测肾阳虚证、异常黑胆质证存在相似的物质基础，但程度有所不同，因此证候表现有所差异；肾阳虚哮喘、异常黑胆质哮喘气道炎症、气道高反应性、气道重塑均比单纯哮喘严重，可能与 HPAA 轴功能紊乱有关。

280 肠易激综合征脾肾阳虚证治

肠易激综合征（IBS）是一组以腹痛或腹部不适伴排便习惯改变（腹泻、便秘或腹泻便秘交替）及大便性状异常为特征的临床综合征，缺乏可解释症状的形态学和生化学异常的证据。目前临床上分为腹泻型、便秘型、腹泻便秘交替型。而临床常见类型为腹泻型，有研究表明其占到74%。张声生等根据RomeⅢ标准，将其分为腹泻型、便秘型、腹泻便秘交替型、未分型4个亚型，其中以IBS-D最为多见，占40%～45%。张声生等认为无论传统辨证还是聚类分析的结果，皆证明IBS-D主要分为肝郁脾虚证、脾虚湿阻证、脾肾阳虚证、脾胃湿热证4个证候，符合临床实际。陈婷等认为随着历史的沿革，无论证型如何演变，脾肾阳虚证仍为IBS-D的主流证候之一。黄绍刚等认为腹泻型肠易激综合征主要的中医证型有肝郁脾虚证、脾胃气虚证、脾肾阳虚证、脾胃湿热证4个证型，IBS-D的中医辨证主要以肝郁气滞为基础，从脾气虚、脾阳虚、脾肾阳虚3个层面进行施治。近年来本病发病率呈上升趋势，现代医学对本病的疗效不甚满意，而临床研究表明中医药治疗本病有独特优势，个体化辨证治疗成为本病重要疗法。苏冬梅等认为中药（或联合西药）干预能明显改善IBS-D症状，与单纯西药或安慰剂比较，在提高痊愈率、总有效率、症状积分改善及复发率方面优势较大，且严重不良反应鲜有提及。脾肾阳虚证是其重要临床类型之一，其既有着本型的一般表现，但更有着其的独特点，临证当注意鉴别。学者张成明等从病因病机、临床表现、治法方药等方面对腹泻型肠易激综合征脾肾阳虚证治做了探析。

脾肾阳虚证IBS-D病因病机

《素问·藏气法时论》云："脾病者，虚则腹满，肠鸣，飧泄，食不化。"可见中医很早就已认识到泄泻乃脾之功能失常。《素问·阴阳应象大论》云："湿胜则濡泄。"明确了湿邪是泄泻的主要致病因素。《金匮要略》云："大肠有寒者，多鹜溏。"其进一步认识到泄泻与肠寒相关，研究仲景所用方药则发现其实质为中焦虚寒。《景岳全书·泄泻》云："泄泻之本，无不由于脾胃，肾为胃关，命门火衰，而阴寒独盛，故于五更之后，当阳气未复，阴气盛极之时，即令人洞泄不止也。"其指出了脾肾阳虚是泄泻的重要病因病机。张景岳云："脾胃属土，惟火能生。"其言明火（阳气）在脾胃功能正常的重要作用。《医宗必读》云："肾主二便，真阳寓焉。少火生气，火为土母，此火一衰，何以运行三焦，熟腐水谷乎？故积虚者必挟寒，脾虚者必补母。"其提出了温肾法是治疗久泻的九法之一。清《名医方论》云"阳之动始于温，温气得而谷精运"。可见阳气须得温才行，阳气运行正常，脾阳才能健运。脾喜燥而恶湿，脾阳最易被湿邪困遏，致脾运失职，水谷混杂而下，引起泄泻。本型病程缠绵，常反复发作脾肾阳虚乃病机之核心，湿邪实由脾肾阳虚健运及主水液之能失职，水湿内停所致。饮食不节，情志不畅，思虑过度，病后体虚，先天禀赋不足，感受外邪等致脾气虚弱，气虚及阳，脾虚日久致脾阳亏虚，后天不足，化生乏源，先后天相互影响，久则及肾，致脾肾阳虚。可见本病的发生虽与情志密切相关，然其病机本质则在脾肾阳虚。湿为本病的主要致病因素，亦是脾肾阳虚的病理产物，而脾肾阳虚乃病之本。《张氏医通》云："肾脏真阳虚则水第邪胜，水气溢，必渍脾而为泄泻。"脾肾阳虚多因体质虚弱而受寒较重，或久病耗损脾肾之阳气，或久泻不止，损伤脾之阳，或其他脏腑的亏虚，累及脾肾两脏所致。脾虚阳气不足，致大肠功能失常，表现为或腹泻脾肾乃先后天之本，肾与脾生理上互补充，病理上相影响，无论何者亏虚皆可致对方的不足。肾的精气必依赖于脾化生水谷精微的资助和充养，才能不断充盈和旺盛，而脾运化正常则须借助于肾阳的温煦。无论脾阳虚衰或肾阳不足，在一定条件下，均能发展为脾肾阳虚证。脾肾阳虚证的病因病机多由脾、肾久病耗气伤阳，或久泄久痢，或水邪久踞致肾阳虚衰不能温养脾阳，或脾阳久虚不能充养肾阳，终则脾肾阳气俱伤而成。李梅等认为脾肾阳虚型肠易激综合征，病位在肠，与肝、脾密切相关，病久及肾，脾肾阳虚，脏腑失于温养，常致病情迁延难愈。总之，饮食不节，情志不畅，思虑过度，病后体虚，先天不足，感受外邪等致脾气虚弱，气虚及阳，脾虚日久致脾阳亏虚，后天不足，化生乏源，先后天相互影响，久则及肾，致脾肾阳虚。且无论脾阳或肾阳何者不足，在一定条件下，均可演变为脾肾阳虚证。

临床表现

IBS-D 单纯脾肾阳虚证，多见于病程的中后期或素体阳虚者即阳虚体质患者或见于中老年肠易激患者，相当于迁延型泄泻、久泄及其他慢性泄泻。认为主要症见久泻、晨起腹痛即泻；腹部冷痛，得温痛减；形寒肢冷；次症腰膝酸软，纳差，舌淡胖，苔白滑；脉沉细。本型常见临床表现为慢性泄泻、久泄或五更泄泻，腹部冷痛，得温痛减，遇寒痛甚，腹部疼痛程度较轻，甚者下利清谷、泄泻滑脱、完谷不化，四肢不温、畏寒肢冷，面色㿠白，腰膝酸软，小便不利或清长，面浮肢肿，舌淡或淡胖，苔白滑，脉沉缓或沉细。本证一般以久泻不止，腹部冷痛，得温痛减，遇寒痛甚，浮肿，腰膝酸软等与寒证同见为辨证要点。丁冠福认为本型辨证要点晨起腹泻，完谷不化、腹部冷痛，得温痛减、畏寒肢冷、腰膝酸软、夜尿频多、舌淡苔白、脉沉。

脾阳虚健运失职，气血化生不足，故面色㿠白；脾肾阳虚，水谷不得腐熟运化，水液代谢失常，水浊内停，故泻下不止，久泄缠绵难愈或见五更泄泻，甚者见下利清谷，完谷不化；阳虚无以温煦形体，故畏寒肢冷；阳虚内寒，经脉凝滞，故腹部、腰膝冷痛；阳虚无以运化水湿，溢于肌肤，则面浮肢肿；停于腹内则腹胀如鼓；水湿内聚，气化不行，则小便不利；舌淡胖，苔白滑，脉沉细属阳虚水寒内停之象。畏寒肢冷、腰膝酸痛等为主要表现的证候，即肾阳虚证。阳气久虚，瘀血阻滞，可见畏寒肢凉，肢体麻木，或痿废不用，或局部固定刺痛，舌淡胖或有瘀点、瘀斑，脉沉迟而涩等症候。

治法方药

根据 IBS-D 本型临床表现常可分为 2 型论治，故治法也常为两法，即温阳健脾补肾法与温阳祛邪通络法。

1. 温阳健脾补肾法 本法主要适用于 IBS-D 较单纯的脾肾阳虚证。高素等自拟温阳止泻汤治疗 IBS-D（脾肾阳虚证）有良好的疗效。林钊用四神汤治疗脾肾虚寒型肠易激综合征 39 例，总有效率为 94.87%。颜德馨临证治疗 IBS-D 脾肾阳虚证常选用温脾汤、附子理中汤，温阳祛寒、益气健脾，合补中益气汤大补元气、升发脾阳。武志娟研究认为附子理中汤治疗 IBS-D 脾肾阳虚型有良好的治疗作用，临床总体疗效明显优于对照组。魏玮认为 IBS-D 脾肾阳虚证宜用附子理中汤温补脾肾，常用药为党参、白术、茯苓、山药、五味子、补骨脂、肉豆蔻、吴茱萸等。刘弼等以四神丸加味治疗 IBS-D 脾肾阳虚证，在改善腹痛腹泻症状和中医证候方面均有较好的疗效，且少有不良反应。李熠萌给予肾阳虚型组四神丸合理中汤协定方治疗，对照组予得舒特治疗，中医辨证分型论治疗效确切，在肠道症状的改善和生活质量的提高两方面均有显著优势。马玉萍等以升阳益胃汤化裁治疗 IBS-D 疗效肯定。傅跃权等运用升阳合剂治疗脾肾阳虚型 IBS-D 的疗效可靠，总有效率治疗组为 90.0%，对照组为 73.3%，且治疗组在临床症状、体征总积分及实验室指标改善方面均明显优于后者。来要良等以温肾健脾为法组成的固本调肠汤对 IBS-D 的临床疗效明显优于西药。固本调肠汤药物组方为补骨脂、制附子、吴茱萸、莲子肉、诃子肉、炒白术、茯苓、荷叶、太子参、紫苏梗、葛根、桔梗等。不难发现，上方脾肾双补，健脾力度甚于补肾。后蓉蓉研究证明固本升阳汤能有效改善 IBS-D 脾肾阳虚证患者的临床证候，较参倍固肠胶囊组疗效突出，且有较好的安全性。固本升阳汤具有温脾补肾，固肠止泄作用，药物组成补骨脂、干姜、肉豆蔻、五味子、吴茱萸、炙附子、白术、党参、防风、大枣、炙甘草。可见中药汤药效果明显优于成药。高志远等认为本病脾肾阳虚证多以四神丸、理中汤合用加减。张声生等主张脾肾阳虚证 IBS-D 方用四神丸合理中丸取得较好的疗效。张华以附子理中汤加茯苓治疗 IBS-D 疗效优于西医，其疗效肯定，鲜有不良反应。迟莉丽等主张 IBS-D 脾肾阳虚型治以四神丸合附子理中丸化裁。齐英娜等认为脾肾阳虚证 IBS-D 治疗以调肝理脾方为基本方，腰膝酸软者，酌加补骨脂、杜仲以温补肾阳；肉豆蔻、吴茱萸、肉桂以温中散寒；五味子、乌梅以收敛止泻；若久泻反复发作者，可酌加乌梅、焦神曲、甘草等酸甘敛肝，收涩止泻之品。赵健等认为本型处方主要为四神丸与附子理中汤。钱鑫运用健脾温肾方临床疗效明确，安全性强。其由四神丸、理中汤、参苓白术散加减化裁而成。

以上临床文献显示本型 IBS-D 治疗方以四神丸和附子理中丸出现频率最高，单用四神丸少见，因此治疗其当脾肾同调，缺一不可。脾胃的腐熟与运化，依赖肾阳之温煦，肾阳亏虚，脾阳失于温煦，此乃脾气虚、脾阳虚的重要原因；同时本病迁延反复，缠绵难愈，泄泻日久，伤及肾阳，使脾肾阳气虚衰；IBS-D 脾肾阳虚证临床常见，单纯的肾阳虚证亦可见到，但稍佐温阳健脾则比只顾温肾效果佳。临床治疗本证当以温阳健脾补肾止泻为大法。张成明认为临证可选用四神丸合理中丸或桂附理中汤合参苓白术散随证化裁，同时随症加减，效果更佳。脾喜燥恶湿，得温则运，桂附理中汤温肾健脾，肉桂、附子温肾阳，干姜助附子温阳散寒止呕，脾肾双补、回阳祛寒之功切中病机。临证可稍加重温阳健脾的力度，脾阳充盛则运化正常，气血化生充足，肾阳自温，此为治本之法。

2. 温阳祛邪通络法 本法适用于顽固性 IBS-D，本病反复发作，缠绵难俞，病久邪气侵及血络，临床在中老年患者常可见之。临床对于本型多辨证为脾肾阳虚，一般的温阳法，或加以固涩之品佐助治疗，收效不甚满意。遵"久病入络"及"久病多瘀"之理论，病久迁延，阳气久虚，寒湿久留，寒性收引凝滞易凝滞气血，闭阻经络，湿易闭阻气机，二者相合，更易伤阳，使虚者更虚，久则寒湿入络，经络瘀阻不通。现代研究亦表明此类患者血黏度常增高。魏江磊拟定温阳化瘀通络法治疗，经与单纯温阳法比较分析，前者无论是疗效还是血液流变学指标改善都较后者明显。因此此型 IBS 应以温阳祛邪通络为大法，祛邪以寒湿及血瘀为主，但当以温阳为前提和基础。正如《黄帝内经》云："血气者，喜温而恶寒，寒则泣不能流，温则消而去之。"这充分说明了温阳能使气血行，经络通；此亦证明了温阳之法在 IBS-D 论治中的重要性。临床亦证实本法经与单纯温阳法比较分析，温阳祛邪通络在临床疗效及血液流变学指标改善都优于后者。临床可选四神丸合阳和汤或桃红四物汤化裁，常可择丹参、全蝎、地龙等化瘀通络之品则效佳。时乐等将 211 例 IBS 患者予中医辨证分型，其中 186 例与脾相关，占 88.2%；其认为脾虚在 IBS 中处在关键地位，因而治疗时无论是哪一类型都要注意"健脾""补脾"，即使患者以实证表现为主的证候，也时刻注意将补益脾胃贯穿于本征的整个治疗过程中。因此要使脾运化功能恢复正常，水谷精微得以化生，就注重温补脾阳。

IBS-D 在中医学属于"泄泻"范畴，《黄帝内经》提出治病必求其本，本即指脾肾。综上所述 IBS-D 脾肾阳虚证治宜温肾暖脾为法，脾肾阳虚是其病机之根本，贯穿疾病始末；痰湿、水饮、瘀血是气阳虚损的病理产物，归根结底仍是阳虚。临证当脾肾双补，根据脾阳虚及肾阳虚之主次轻重，灵活把握温脾和补肾力度，尤重温阳健脾，以复脾主运化之职，以杜生湿之源。温阳健脾乃为治本之法。IBS-D 脾肾阳虚证病理性质为本虚标实、虚实夹杂，治疗当以扶正祛邪为原则，以温阳健脾补肾为基本治法。此法也深刻体现了中医辨证论治、治病求本的原则。临证宜标本兼治，本型主要病理因素是湿，可夹瘀、寒、热、滞及他邪，临证应依兼夹之异或据病理因素的不同佐以相应治法。临证时当依标本虚实的轻重缓急，或扶正为主，或祛邪为先，或标本兼顾。注意应辅以醒脾和胃使补而不滞；肠腑以通为用，以降为顺，对于积滞实证当加消积化滞之品；不可见泻即独治以止泻；补虚不可纯用甘温，太甘则生湿；清热不可纯用苦寒，大苦伤脾；禁淡渗太过，防津亏阳虚；忌分利太过之弊；不可过早补涩，或固涩太过以免闭门留寇之弊。临证当尽早应用温阳健脾法，应随不同阶段、不同兼症灵活用之。总之，温阳健脾补肾法在 IBS-D 脾肾阳虚证治疗中应受到重视，当随患者具体情况，灵活运用，不可拘泥，临证以灵活变通为要。随着实验与临床对 IBS-D 的研究进一步深入，中医药防治 IBS-D 的理论与实践将会达到一个新的水平。

281 肾阳虚证泄泻的现代生物学内涵

随着现代生活节奏的加快、工作压力的加重以及生活习惯的改变，泄泻的发病率日益增长，泄泻过程中常伴随其他疾病的发生影响人们生活质量。中西医结合作为我国医疗卫生的特色行业，在疾病治疗过程中获得重要成绩。病证结合是中西医结合中常见诊疗模式，继承并创新了传统医学模式和现代医学模式。在病证结合基础之上融合现代生物学、生物信息学等方法，对于中医辨证客观化和规范化发展具有重要价值。此外，有助于中医证候宏观和微观病理生理机制的阐释，促进中西医结合辨证论治的水平和临床疗效的提高。学者李小雅等通过从肠道菌群、信号通路、"肾-肠轴"相关分子角度整理归纳了影响肾阳亏虚证泄泻的作用因素，揭示了肾阳亏虚证泄泻存在机制，探究了肾阳亏虚证泄泻现代生物学本质，有助于发现肾阳亏虚证泄泻的生物标记物，为后续肾阳亏虚证泄泻的临床诊治提供了理论依据。

肠道菌群影响肾阳亏虚证泄泻的发生发展

1. 肠道菌群与肾阳亏虚证泄泻关系密切 人体是以五脏为中心，联络六腑、奇恒之腑及其他组织器官而构成的一个有机整体。肠道微生态在长期进化过程中，经过个体的适应和自然的选择，形成了一个不同种类菌群之间，菌群与宿主之间，菌群、宿主与环境之间对立统一的完整系统。中医"肾肠相合"理论的提出从多维度阐释了两者在人体生命规律中的相似性，为今后多种疾病的防治提供了新思路。研究表明，肠道菌群在泄泻发生中起重要作用，体内某些特定菌群的变化可能成为影响某些疾病的主要原因。不同中医证型泄泻的疾病本质存在差异，因此其肠道菌群也会有所不同。张晨阳等发现 Paraprevotella，Streptococcus，Epulopiscium，Sutterella 等细菌对脾胃虚弱证泄泻有明显的干预作用。食滞胃脘证泄泻小鼠肠道中脱硫弧菌、拟杆菌、普雷沃氏菌、沙特菌属等细菌变化较为明显。肠道湿热证泄泻模型组小鼠肠道乳杆菌数量高于正常组，肠杆菌及双歧杆菌数量则低于正常组。陈志敏等发现脾肾阳虚泄泻大鼠肠道中长双歧杆菌、乳酸杆菌水平降低，大肠埃希菌、粪肠球菌明显升高，提示这些菌属可能参与并影响脾肾阳虚泄泻的发生发展。在脾肾阳虚腹泻型肠易激综合征（IBS-D）患者体内也出现了肠道菌群紊乱，其乳酸杆菌、双歧杆菌含量降低，大肠杆菌、肠球菌含量升高。肾阳亏虚证泄泻与肠道菌群失调常双向影响，肠道菌群紊乱，肠上皮细胞间的紧密连接下降，肠黏膜通透性增加，菌群代谢性内毒素进入血液，激活局部和全身免疫反应，这也是肾阳亏虚证泄泻患者处于微炎症状态的重要原因之一。故肾阳亏虚证泄泻常常伴随着肠道菌群失调，而菌群紊乱又会进一步加重肾阳亏虚证泄泻。可见，肾阳亏虚和菌群失调体现的是泄泻不同层面的病机和病理变化，肠道菌群失调是肾阳亏虚证泄泻发生的重要机制。深入研究证候表型与肠道微生态的相关性，分析肾阳亏虚证泄泻发生过程中肠道菌群的变化，有利于阐明其发病机制，加速肾阳亏虚证泄泻肠道菌群靶向调节作用。

2. 肠道菌群代谢产物调节肾阳亏虚证泄泻 肠道菌群代谢产物短链脂肪酸（SCFAs）作为宿主-肠道微生物相互作用的重要体现，有效阐释机体整体代谢功能及肠道健康状态，SCFAs含量变化也被描述为泄泻诊断的特征性生物标志物，它可通过改善肠道炎症反应，维护肠黏膜屏障功能，调节肠道菌群平衡影响肾阳亏虚证泄泻。研究发现，肾阳亏虚证泄泻发生会诱发肠黏膜上皮屏障破坏，使得机体出现肠道免疫功能损伤及低度炎症的表现，炎症反应促进肠道菌群失调，菌群失调反向诱导炎性反应，如此循环。SCFAs激活G蛋白偶联受体、抑制组蛋白去乙酰化酶，发挥肠道免疫调节功能，诸如乙酸和丙酸诱导T细胞分化为调节性T细胞（Treg），丁酸激活GPCRs途径活化结肠内巨噬细胞发挥免疫调节功能。一方面，SCFAs 在提供菌群自身生长所需能量的同时，通过降低肠道内 pH 值，改善肠道微环境使其更适宜有益菌生存，抑制有害菌繁殖，调节肠道菌群结构。另一方面，它在抵御病原体的侵入过程中，保护肠黏膜化学屏障（促进黏蛋白、抗菌肽、免疫球蛋白 A 分泌）及机械屏障（上调紧密连接蛋白 1、闭合蛋白表达），维持菌群平衡。另外，它能够调节肠上皮细胞的增殖基因和凋亡基因，维持肠黏膜形态。因此，SCFAs 在肾阳亏虚证泄泻的发生过程扮演积极作用，维持体内 SCFAs 水平正常对于控制肾阳亏虚证泄泻的发生具有重要意义。

作为菌群的另一种代谢产物胆汁酸和菌群之间存在双向调节关系，它可通过与菌群的相互调节改善肾阳亏虚证泄泻出现的有害菌增长以及肠道蠕动加快的现象。这也是胆汁酸在肾阳亏虚证泄泻发生发展中扮演重要角色的原因，主要表现在肠道菌群能影响胆汁酸的转化与结合。例如双歧杆菌、乳酸杆菌、梭菌属等肠道细菌产生的胆汁盐水解酶催化解离甘氨酸与牛磺酸之间的酰胺键，使结合型胆汁酸转变为游离型胆汁酸，拟杆菌属、埃希菌属、优杆菌属、乳杆菌属等可将初级胆汁酸转变为次级胆汁酸。学者们在分析胆汁酸增加的 IBS-D 患者与胆汁酸减少的 IBS-D 患者粪便中菌群差异时，明确提示梭菌属参与 IBS-D 胆汁酸分泌增加过程，证实了其在胆汁酸代谢中的重要性。另外，胆汁酸对肠道菌群有直接的抗菌作用，脱氧胆酸能够显著抑制肠道乳酸杆菌、产气荚膜梭菌、双歧杆菌及脆弱拟杆菌等肠道细菌繁殖，故胆汁酸与肠道菌群之间形成了一种双向调控关系，肠道菌群紊乱容易造成体内胆汁酸稳态失衡。胆汁酸稳态失衡，使其大量积聚于肠中，导致结肠蠕动增快，从而发生泄泻。由于大部分胆汁酸通过粪便排出，体内反馈机制会促进胆汁酸分泌，形成恶性循环。脾肾阳虚 IBS-D 大鼠菌群紊乱的同时伴随胆汁酸吸收障碍，在 IBS-D 患者中会出现合并胆汁酸吸收不良的现象。可见，胆汁酸间接参与肾阳亏虚证泄泻的发生过程，保护体内胆汁酸代谢功能有利于控制肾阳亏虚证泄泻的发生。

信号通路调控肾阳亏虚证泄泻中的发生发展

信号通路作为连接分子与疾病的桥梁，直接或间接参与疾病进程。近年来，信号通路成为肾阳亏虚证泄泻的研究热点，从不同角度影响肾阳亏虚证泄泻的发生发展，故探究不同信号通路调控肾阳亏虚证泄泻至关重要。

1. 胆汁酸相关信号通路 法尼醇受体（FXR）及 G 蛋白偶联胆汁酸受体 5（TGR5）胆汁酸相关信号通路在肠黏膜屏障功能、肠道炎症状态、肠道动力等方面影响肾阳亏虚证泄泻。

（1）FXR 通路：FXR 为胆汁酸的核受体，在肝脏、肠道、肾上腺等组织中表达。FXR 通路对肠道内胆汁酸含量的调控主要通过抑制胆汁酸源头合成以及激活胆汁酸在回肠的重吸收两个方面实现，其中 FXR 通路通过抑制肝脏内小异源二聚体伴侣削弱胆固醇 7α-羟化酶表达，或通过促进肠道内纤维细胞生长因子 19 分泌，激活纤维细胞生长因子 4，减少胆固醇 7α-羟化酶表达，控制肝脏胆汁酸合成，维持机体胆汁酸代谢平衡。另外，FXR 通路能够激活回肠末端 Na/胆汁酸转运体，增加胆汁酸的重吸收量。研究发现，IBS-D 患者胆汁酸代谢紊乱与其通路信号传导异常密不可分。杨保伟等发现 IBS-D 患者肠黏膜 FXR 阳性表达率较低，且与其病情严重程度密切相关。在对比临床中健康人和 IBS-D 患者肠道胆汁酸含量时发现，患者肠道胆汁酸合成明显增加，这主要涉及纤维细胞生长因子 19 表达受到抑制。同样，FXR 通路参与抑制肠道炎症发生和保护肠黏膜屏障过程。在 FXR 缺失小鼠肠道中白介素-1β、肿瘤坏死因子-α、白介素-6 含量明显高于野生小鼠，且紧密连接蛋白含量降低，该通路激活血管生成素 1、碳酸酐酶 12、一氧化氮合成酶等基因诱导肠上皮细胞产生抗菌肽，并且调控肠道酸碱环境保护肠道酸碱平衡，抑制肠道细菌过度增长，维持肠腔正常的生理状态和肠道菌群稳态，由此对肾阳亏虚证泄泻产生治疗和保护作用，故 FXR 通路通过调控体内胆汁酸稳态，平衡肠道微环境，积极控制肾阳亏虚证泄泻发生。

（2）TGR5 通路：TGR5 是一种胆汁酸特异性 G 蛋白偶联受体，在肠神经元、结肠嗜铬细胞、结肠 L 细胞上均有表达。研究发现，IBS-D 患者结肠黏膜 TGR5 的表达水平显著高于健康人，提示 IBS-D 患者中肠道胆汁酸的代谢异常可能影响结肠黏膜 TGR5 的表达。此外，和野生型小鼠相比，$TGR5^{-/-}$ 小鼠体内胆汁酸对结肠收缩无促进作用，结肠传输时间明显增加，排便频率及粪便含水量减少，表明 TGR5 对于促进结肠动力作用明显。随后，经证实胆汁酸促进结肠收缩的机制在于通过结合 TGR5 刺激 5-羟色胺的释放，而肾阳亏虚证泄泻存在 5-羟色胺含量异常。武志娟等发现，脾肾阳虚 IBS-D 大鼠血清中 5-羟色胺含量明显升高，导致肠道蠕动、分泌增加，从而出现腹泻和稀便的现象，故胆汁酸含量和及 TGR5 受体表达存在异常可能是肾阳亏虚证泄泻发生的原因之一。

2. 氨基酸相关通路 目前，以甲硫氨酸（Met）、色氨酸（TRP）为主的氨基酸通路通过参与能量代谢、调节肠屏障功能、改善胃肠蠕动影响肾阳亏虚证泄泻。

（1）Met 通路：Met 是人体的必需氨基酸，它经转化后形成琥珀酰 CoA 进入三羧酸循环，间接参与机体供能过程。王均衡等发现阳虚质人群粪便中 Met 含量较平和质人群明显减少，提示阳虚体质人群存在机体能量供应不足。肾阳亏虚证泄泻由于脾胃运化功能失职，受纳腐熟水谷输布精微过程受挫，对食物消化、吸收能力减弱，难以满足机体对蛋白质氨基酸的需求，常常出现畏寒、怕冷、四肢不温的症状。另一方面，Met 一碳代谢物 S-腺苷甲硫氨酸能够维持肠黏膜屏障的完整性。在仔猪饲料中添加 Met 会使肠道中闭合蛋白-3 显著增加。另外，饲粮添加 L-Met 也可增加仔猪肠上皮细胞跨膜电阻值，提示 Met 能够很好地保护仔猪肠黏膜屏障功能，而肠黏膜屏障损伤是肾阳亏虚证泄泻重要生理病理基础。可见，Met 通路介导能量供给正常及肠黏膜屏障功能对于改善肾阳亏虚证泄泻至关重要。

（2）TRP 通路：TRP 及其代谢产物在调控肠道免疫耐受、维持肠道微生物稳态及抑制炎症中发挥关键作用。TRP 摄入不足会引起肠道炎症和泄泻发生，并伴随肠道结构破坏、肠道菌群紊乱及免疫调控失衡。TRP 在机体内主要通过犬尿氨酸及 5-羟色胺通路两条途径完成分解代谢，膳食中约小部分 TRP 经羟化和脱羧作用产生 5-羟色胺，5-羟色胺作为胃肠道中的信号分子在调节胃肠运动、收缩等方面效果明显。张庆伟等发现脾肾亏虚 IBS-D 患者血清中 5-羟色胺含量较对照组明显升高，提示脾肾阳亏虚 IBS-D 发生与 5-羟色胺表达相关，而膳食中大部分 TRP 沿犬尿氨酸通路在色氨酸 2,3-双加氧酶和吲哚胺 2,3-双加氧酶作用下生成犬尿氨酸。除了以上两条代谢通路外，部分 TRP 激活 mTOR 发挥生物学功能。Osawa 等证实激活后的 mTOR 促进肠道上皮细胞分泌 β-防御素。同样，犬尿氨酸也可通过调控免疫细胞释放白介素-17、白介素-22，促进上皮细胞分泌 β-防御素。动物实验也发现脾肾阳亏虚 IBS-D 发生与结肠组织中 β-防御素-2 蛋白及其 mRNA 高水平表达相关。可见，TRP 通过调控犬尿氨酸及 5-羟色胺代谢通路直接或间接影响肾阳亏虚证泄泻。

3. G 蛋白偶联环腺苷酸-环腺苷酸依赖性蛋白激酶通路 G 蛋白偶联环腺苷酸（cAMP）-环腺苷酸依赖性蛋白激酶（PKA）通路通过调控肠道水液代谢平衡影响肾阳亏虚证泄泻。cAMP-PKA 通路在细胞外信号分子刺激下激活腺苷酸环化酶，诱导胞内 cAMP 增加，加速效应物蛋白激酶 A 升高，参与各种细胞生理活动。水通道蛋白（AQPs）作为一种能够调节水平衡的膜蛋白，广泛存在于肠道中，当受到外界刺激时，AQPs 含量增加或减少，对于促进或抑制肠道水液代谢具有重要作用。肾阳亏虚证泄泻出现粪便含水量升高、排便次数增加等症状主要是由于肠道水液代谢不平衡有关，其中 AQPs 参与其中。脾肾阳虚 IBS-D 大鼠出现排便次数增加、粪便稀软、肛周污秽等现象，结肠组织中 AQP8 含量降低，提示 AQP8 在脾肾阳虚 IBS-D 发病中作用明显。研究发现，cAMPPKA 信号通路参与了 AQPs 的调控，其作用机制体现在 cAMP 酶被激活后，胞内 cAMP 含量激增，磷酸化活化 AQPs，导致细胞胞膜对水液通透性增加。可见，cAMPPKA 介导 AQPs 表达异常在肾阳亏虚证泄泻病理生理过程中起关键作用。

4. Toll 样受体 4/髓样分化因子 88/核因子 κB 通路 Toll 样受体 4（TLR4）/髓样分化因子 88（MyD88）/核因子 κB（NF-κB）通路在肾阳亏虚证泄泻调控炎症反应中起重要作用。研究证实，IBS-D 发病与肠黏膜低度炎症反应密切相关，这可能是由于 TLR4/MyD88/NF-κB 通路破坏促炎细胞因子与抗炎细胞因子的平衡而发生。TLR4/MyD88/NF-κB 通路可以诱导下游炎性反应因子基因转录和翻译，释放如白介素-1β、肿瘤坏死因子 α、白介素-6 等入血，导致 IBS-D 患者肠道炎症反应增加。牛冰玉等研究显示，脾肾阳虚 IBS-D 患者肠黏膜 TLR4 和 NF-κB 蛋白含量升高，血清中 MyD88、炎性细胞因子白介素-1β 及白介素-6 分泌水平显著升高，提示脾肾阳虚 IBS-D 经过 TLR4/MyD88/NF-κB 通路导致炎性因子的失衡，进而造成脾肾阳虚 IBS-D 的发生发展。因此，平衡 TLR4/MyD88/NF-κB 通路，抑制机体炎症反应发生，对于肾阳亏虚证泄泻发生发展尤为重要。

5. NF-κB/Notch1 通路 研究发现，NF-κB/Notch1 信号通路在肾阳亏虚证泄泻发病过程中调节肠黏膜通透性，是影响肠道紧密连接蛋白的重要细胞因子，主要体现在调控肠道干细胞分化成杯状细胞的过程中。该通路异常表达不仅加速转录因子 Hes-1 含量，同时明显抑制 ATOH1，这样肠道干细胞分化成杯状细胞过程受阻，肠黏膜屏障功能降低，影响肠道正常紧密连接功能。陈贤家等发现 IBS-D 大鼠结肠组织 NF-κB、Notch1 mRNA 和蛋白水平较正常组明显增加，同时促进血清中肿瘤坏死因子α、白介素-2、二胺氧化酶表达，提示 IBS-D 激活了 NF-κB/Notch1 通路，引起大鼠肠黏膜屏障受损。可见，维持 NF-κB/Notch1 通路正常传递将成为肾阳亏虚证泄泻诊断治疗研发的关键作用靶点。

6. p38 丝裂原活化蛋白激酶通路 p38 丝裂原活化蛋白激酶（MAPK）通路是 MAPK 家族中重要传导路径，对胃肠动力功能紊乱和炎症反应异常具有高敏感性。生理状态下，低活性的 p38 MAPK 可被多种细胞因子激活，活化后的 p38 MAPK 刺激下游多种酶及转录因子表达，加速炎性因子释放。炎性因子释放对细胞又形成新的干扰，导致机体出现 MAPK 信号通路再次激活的现象，由此形成正反馈调节，最终炎症因子过量表达。过量的炎症因子不仅促进肠道炎症和肠黏膜屏障损伤，还可引起肠道运动功能紊乱。因此，保护机体 p38 MAPK 稳定尤为重要。郭军雄等发现 IBS-D 大鼠结肠组织中 p38 MAPK 蛋白表达明显高于正常组，且与白介素-1β、白介素-6 和肿瘤坏死因子α呈正相关，提示 IBS-D 通过激活 p38 MAPK 通路，刺激 p38 MAPK 表达，上调白介素-1β、白介素-6 和肿瘤坏死因子-α，引发肠黏膜低度炎症。因此，p38 MAPK 通路在调节肾阳亏虚证泄泻胃肠动力功能和炎症水平方面具有潜在指导意义。

7. 脑源性神经营养因子/酪氨酸激酶受体 B 通路 脑源性神经营养因子（BDNF）/酪氨酸激酶受体 B（TrkB）通路参与调控肠道蠕动功能影响肾阳亏虚证泄泻。BDNF 在肠道表达，可通过增加平滑肌的收缩频率及幅度，促进肠道蠕动反射而影响肠道动力。另外，BDNF 表达异常能够激活肠胶质细胞网络，诱导肠胶质细胞释放生物活性物质，协同促进 IBS-D 发生。TrkB 是 BDNF 高亲和力受体，两者结合后促进 TrkB 活化过程，激活 TrkB-PLC/IP3 信号通路，引起一系列底物磷酸化，作用于肠道平滑肌，导致肠道动力增强。侯理伟等证实脾肾阳虚 IBS-D 大鼠肠道受到刺激后，引起 BDNF 蛋白及 TrkB 受体呈现高表达，随后启动系列神经级联反应，引起脾肾阳虚 IBS-D 肠道症状。同样，在脾肾阳虚 IBS-D 患者血清中出现了 BDNF、TrkB 含量高水平表达。可见，从 BDNF/TrkB 通路入手可为调节肾阳亏虚证泄泻肠道蠕动加快提供新的思路。

肾-肠轴相关分子干预肾阳亏虚证泄泻的发生发展

近年来，从现代科学角度阐述中医理论的内涵已成为中医现代化的重要研究方向。现代研究证实了"肾"与"肠"在生理功能内涵上呈现明显相似性，肾肠病变亦可互相传变，这与现代"肾-肠轴"学说相互印证。"肾肠轴"的正常传递受多种分子的调控，而肾阳亏虚证泄泻的发生直接或间接影响"肾-肠轴"相关分子的传递，我们将从"肾-肠轴"中能量代谢、炎症反应、氧化应激相关因子几个角度对肾阳亏虚证泄泻的调控机制进行阐述。

1. 能量代谢相关分子 能量代谢相关分子经"肾-肠轴"传递从能量代谢角度影响肾阳亏虚证泄泻。研究发现，肾阳亏虚会造成机能减弱或衰退、代谢减缓、产热不足的病理状态，患者常出现畏寒肢冷、精神不振、喜静萎靡等症状，与现代医学理论中的基础代谢率及能量代谢水平下降而导致的供能不足所表现的症状相似。cAMP、环磷酸鸟苷（cGMP）作为细胞调控作用的重要调节物质，在细胞代谢及多种生理效应中发挥关键作用。同时，cAMP、cMP 也是一对相互拮抗又制约的物质。潘新等发现脾肾阳虚泄泻模型大鼠体内出现 cAMP、cGMP 代谢失衡现象，其中模型组血清 cAMP 含量降低，cGMP 含量升高。$Na^+—K^+—ATP$ 酶及 $Ca^{2+}—Mg^{2+}—ATP$ 酶作为基础代谢下产热的酶，能够衡量机体能量代谢水平，两者活性的高低与机体能量代谢成正比。陈志敏等发现，脾肾阳虚泄泻大鼠体内能量代谢减弱，肝组织中 $Na^+—K^+—ATP$ 酶及 $Ca^{2+}—Mg^{2+}—ATP$ 酶活性明显低于正常大鼠。此外，琥珀酸脱氢酶和乳酸脱氢酶分别作为机体有氧氧化和无氧氧化的标志酶，其含量变化代表机体有氧代谢和无氧代谢能力的高低。大鼠脾肾阳虚泄泻期间伴随琥珀酸脱氢酶活性显著降低及乳酸脱氢酶活性显著升高。可见，以上分子含量高低在诱发阳虚证（肾）一系列病理学表现的同时影响泄泻（肠）的发病过程。基于此，它们作为调控能量代谢的关键分子在"肾-肠轴"调控肾阳亏虚证泄泻中发挥重要作用。

2. 炎症相关分子 炎症相关分子经"肾-肠轴"传递通过调控炎症反应角度影响肾阳亏虚证泄泻。肠黏膜免疫功能失调直接或者间接地影响肾阳亏虚证泄泻患者的肠道动力和肠黏膜屏障功能，肠黏膜免疫功能失调与炎性细胞因子的过度释放相关。IBS-D 期间伴随炎症因子高表达，它们经过神经、内分泌等途径调控肠黏膜层和平滑肌层的神经纤维加速肠蠕动，从而引起泄泻。脾肾阳虚 IBS-D 患者出现血清肿瘤坏死因子-α 含量升高，加重肠黏膜免疫功能失调，诱发肠黏膜炎症反应，使患者病情反复。此外，脾肾阳虚 IBS-D 患者血清中白介素-6、白介素-8 含量显著高于正常。白介素-6 升高削弱肠黏膜屏障功能，促进机体发生免疫应答，改变胃肠道动力系统。白介素-8 作为炎症趋化因子参与了肾阳亏虚证泄泻发病。辅助性 T 淋巴细胞 1/辅助性 T 淋巴细胞 2（Th1/Th2）相互制约的稳定状态对于维持机体良好的防御状态具有积极作用。都业馨等发现脾肾阳虚 IBS-D 患者由于体内 Th1/Th2 制约失衡，Th1 细胞的细胞因子干扰素-γ 水平明显升高，Th2 细胞的细胞因子白介素-4 含量异常降低，导致肠道稳定性降低，诱发炎症反应发生。同样，辅助性 T 细胞 17/调节性 T 细胞（Th17/Treg）细胞因子平衡状态影响肾阳亏虚证泄泻的发生发展。当平衡打破机体肠道常驻菌群的耐受状态受到威胁，抗原微生物免疫和异物排斥反应增强，同时肠黏膜细胞结构发生变化，诱发肠内炎性因子表达，影响人体的胃肠道的运动、感觉及分泌功能。张铭承等发现 IBS-D 患者体内 Th17/Treg 细胞因子失衡，作为 Th17 细胞因子白介素-17 在患者血浆中呈现高水平表达，而 Treg 细胞因子白介素-10 呈现低水平表达。可见，以上因子可诱导肠黏膜结构及功能损伤，诱导免疫应答，也是引发肾阳虚证的主要免疫机制，而肾脏疾病的发生过程中也会会出现全身微炎症反应，大量炎症因子异常表达，入血后循环至肠，引起肠壁充血水肿，随后肠道缺血低氧会破坏肠黏膜屏障而发生菌群失调。它们作为调控炎症反应的关键分子在"肾-肠轴"调控肾阳亏虚证泄泻中发挥重要作用。

3. 氧化应激相关分子 氧化应激相关分子经"肾-肠轴"传递参与机体氧化应激过程影响肾阳亏虚证泄泻。研究发现，肠道中含有丰富的微生物群，对氧化应激较为敏感，机体遭受刺激后，促氧化与抗氧化之间的平衡被打破，细胞内活性氧（ROS）不断产生，大量自由基的释放加速氧化产物产生量增加，呈现机体组织受损。自由基所致脂质过氧化作用造成生物膜损伤，与肾阳亏虚的病理原因也有密切的关系。此外，氧化应激的发生伴随肠道菌群紊乱，ROS 会被降解在肠腔中，通过氧化酶相关基因促进肠道中条件致病菌繁殖。同时，氧化应激也会损伤肠道上皮屏障，ROS 直接作用于紧密连接蛋白和黏附蛋白，破坏紧密连接相关蛋白的三级结构、生成蛋白交联聚合物、加速相关蛋白肽链断裂和降解、使紧密连接相关蛋白分子中色氨酸等触发氧化。肾阳亏虚证泄泻发病期间也会出现肠道菌群紊乱及肠黏膜屏障损伤，这可能与疾病过程中发生氧化应激相关。动物实验证实，IBS-D 大鼠发生氧化应激反应，主要通过抑制血清中超氧化物歧化酶（SOD）表达以及激活丙二醛（MDA）表达实现。此外，这些分子的异常表达会刺激促纤维化细胞因子释放，诱导肾小管间质纤维化的发生，引起肾损伤，而当肾损伤发生后，其排泄功能降低，有害代谢产物不能及时排出，不断蓄积在体内，高浓度有害代谢产物会经肠壁血管进入肠腔，引起肠内 pH 值发生变化，出现肠道菌群紊乱，肠黏膜屏障损伤，如此恶性循环。因此，它们作为调控氧化应激反应的关键分子在"肾-肠轴"调控肾阳亏虚证泄泻中发挥重要作用。

证候研究一直是中医基础理论学科探索的主要领域，证候科学内涵的阐释是指导临床辨证论治的重要依据，其中肾阳亏虚证泄泻的基础研究已持续多年，虽然为揭示泄泻中医证候的科学内涵提供了参考，但其发生机制尚未明确且与现代医学疾病的诊断仍存在不可逾越的鸿沟。因此，李小雅等对肾阳亏虚证泄泻的现代生物学内涵进行了梳理归纳，总结出肠道菌群及其代谢产物，信号通路及"肾-肠轴"相关分子可从平衡肠道微环境，保护肠黏膜屏障功能，维持肠道菌群稳态，调节水液代谢过程，介导肠道蠕动功能，减轻肠道炎症反应，调控能量代谢过程，干预氧化应激反应多个层面改善肾阳亏虚证泄泻，为今后肾阳亏虚证泄泻的诊断和治疗提供更多方向。

282 从阳虚论治慢性心力衰竭

慢性心力衰竭（CHF）是一种临床综合征，是各种心脏疾病的终末阶段，由不同原因的心肌损害引起心肌结构和功能的变化，最终导致心脏泵血功能低下。中医学虽没有慢性心力衰竭病名的记载，但根据 CHF 的临床症状和体征，多将之归属于中医学"心悸""痰饮""喘病"等范畴。CHF 是大多数心血管疾病的最终归宿，也是最主要的死亡原因，因此，充分了解 CHF 的中医药研究状况，有助于提高临床疗效，降低病死率。学者花继平等从阳虚角度做了梳理归纳，以期为慢性心力衰竭阳虚证的临床辨证施治提供一定的文献支持。

病因病机

中医学认为，慢性心力衰竭致病之本为阳气亏虚，而瘀血水饮为其常见病理产物。蒋梅先认为 CHF 主病之脏在心，由于其反复发作，迁延不愈，进而损及心阳，心阳式微，不能下归于肾，渐致肾阳失助，肾阳虚衰又无以温煦心阳，终致心肾阳虚。心虚无以主血，肾虚无以主水，渐成饮瘀互结。因此，心阳虚是疾病发展的标志，心肾阳虚则是疾病的重笃阶段，而饮、瘀内停则是病程中的必然病理产物。陈可冀结合临证经验，指出内虚是慢性心力衰竭最根本的中医病机，疾病早期主要为心气心阳亏虚，心气心阳亏虚致运血无力，瘀血内停；中期则脾阳受损，脾虚失运，水湿内停；后期因"久病及肾"而致肾阳亏损，膀胱气化不利，水饮泛滥。因此，CHF 的病机为心脾肾阳虚，痰瘀水饮内停。邓铁涛认为心力衰竭的发展变化与五脏相关，以心为本，他脏为标。其病机可以概括为本虚标实，以心阳亏虚为本，瘀血痰饮为标，而痰瘀产生的重要因素为心脾功能失调。袁国强等从中医脉络学说探析慢性心力衰竭的病理机制，指出慢性心力衰竭发生的主要病理基础为气阳虚乏，关键病理环节为血瘀络阻，"血积既久，其水乃成"（《血证论》），瘀血水饮凝聚，日久结聚成形，导致心络络息成积则为其发展加重的结果。

辨证施治

1. 心阳虚证 心阳虚衰，温运失司，鼓动无力，虚寒内生，进而表现出一系列虚寒证候，临床症见心悸，动则喘促难卧，面色苍白，形寒肢冷，舌质淡或淡紫，苔白，脉沉细无力或沉细而数。治疗以温补心阳为主。黄敏华等运用芪附汤（黄芪、附子）加减治疗证属心阳虚慢性心力衰竭患者，临床疗效确切，能有效改善患者 BNP、肾素、血管紧张素。薛一涛等以评价具有温阳复心、活血利水作用的复心合剂对慢性心力衰竭心阳虚衰证患者淋巴细胞 β1-ARmRNA 表达的影响及临床治疗效果为研究目的，结果显示复心合剂能提高心力衰竭患者外周血淋巴细胞 β1-ARmRNA 表达，并有效提高 CHF 患者运动耐量，降低血浆 BNP 水平，改善生活质量。童妍等观察参附汤对心阳虚型慢性心力衰竭大鼠的影响，实验结果显示参附汤通过抑制钙调神经磷酸酶-活化 T 细胞核因子 3 信号转导通路治疗心阳虚型慢性心力衰竭，对受损的心肌组织和心阳虚症状有一定的改善作用。

2. 肾阳虚证 肾阳亏虚，机体失却温煦，进而表现出一系列虚寒证候，临床症见心悸，头目眩晕，面色㿠白或黧黑，腰膝酸冷疼痛，畏冷肢凉，下肢尤甚，精神萎靡，性欲减退，夜尿频多，舌淡苔白，脉沉细无力，尺脉尤甚。治疗以温补肾阳为主。王延超等选择慢性心力衰竭患者 64 例，中医证型全部为肾阳虚虚衰型，随机分为治疗组 36 例和对照组 28 例，2 组患者均予以西医常规治疗，治疗组加用真武汤，药用熟附子 6 g，茯苓 9 g，白芍 9 g，白术 6 g，生姜 9 g。痰多者加半夏、陈皮；喘重者加杏仁、白果、射干；怕冷者加肉桂、巴戟天；水肿重者加泽泻、猪苓等。结果对照 28 例，显效 11 例，有效 12 例，无效 5 例，总有效率 82.1%。治疗组 36 例，显效 17 例，有效 16 例，无效 3 例，总有效率 91.7%。

3. 心肾阳虚证 心与肾的阳气虚衰，失于温煦，进而表现出一系列虚寒证候，临床症见心悸，喘息不能平卧，颜面及肢体浮肿，或伴有胸水、腹水，脘痞腹胀，形寒肢冷，大便溏泄，小便短少，舌体胖大，质淡，苔薄白，脉沉细无力或结代。治疗以温补心肾为主。刘育英等基于对慢性心力衰竭心肾阳虚、血脉凝滞病机的认识，对 102 例慢性心力衰竭患者给予西医常规治疗的基础上，加用中药芪苈山萸心衰方（自拟方），药用黄芪 30 g，葶苈子 15 g，山茱萸 20 g，北五加皮 10 g，大枣 20 g，桂枝 15 g，煅龙骨 15 g，煅牡蛎 15 g，丹参 20 g。若气虚明显者重用黄芪；瘀血重者加用川芎、赤芍；痰湿重者加用陈皮、竹茹；浮肿为主者重用葶苈子，加泽泻。治疗 4 周后，治疗组显效 33 例，有效 49 例，无效 20 例，总有效率为 80.4%；对照组分别为显效 20 例、有效 33 例、无效 47 例、总有效率 53%，2 组比较治疗组疗效明显优于对照组（$P<0.05$）。且治疗组在 EF、CO 和 CI 方面改善程度均优于对照组。游茂等自拟益气温阳汤（药用炙黄芪、炙党参、葶苈子各 20 g，附子、赤芍药、麦冬各 10 g，茯苓 15 g，丹参 30 g，泽泻 12 g，陈皮 5 g）治疗心肾阳虚型慢性心力衰竭，结果 50 例患者显效 20 例、有效 27 例、无效 3 例，总有效率达到 94.00%，且未见明显不良反应及肝肾功能损害。段学忠等选择证属心肾阳虚型慢性心力衰竭患者 106 例，2 组患者均予以常规西医治疗，治疗组同时予以慢衰康颗粒（主要由黄芪、红参、制附子、肉桂、当归、丹参、葶苈子、枳实、陈皮等组成），结果显示心功能显效率、总有效率，中医症状显效率、总有效率，LVEF、LVEDD、6 min 步行距离，治疗组均优于对照组。

4. 脾肾阳虚证 脾肾阳虚，水饮内停，进而表现出一系列虚寒证候，临床症见心悸气短或不得卧，咯吐泡沫痰，面肢浮肿，畏寒肢冷，久泻久痢，小便不利，面色㿠白，舌淡胖，苔白滑，脉沉迟无力。吴慧芬等将 120 例中医证型为脾肾阳虚证的慢性心力衰竭患者随机分为对照组和治疗组，2 患者均予以强心、利尿等西医常规治疗，治疗组加用真武汤合五苓散加味，结果显示 2 组总有效率差异有统计学意义（$P<0.05$）。王立新等先后运用壮元饮（药用熟附子、干姜、鹿角霜、苍术、党参、黄芪、龟板胶、五味子、葶苈子、泽泻、水蛭、枳实、桃仁、桂枝、炙甘草）对慢性心力衰竭脾肾阳虚、血瘀水停型患者进行临床研究，结果显示壮元饮可能通过调节神经内分泌从而降低血浆内皮素（ET），升高降钙素基因相关肽（CGRP），改善血浆 BNP 浓度，减轻患者的症状和体征，疗效确切。

中医特色疗法

方居正等对 42 例慢性心力衰竭患者给予强心、利尿、扩张血管、抑制肾素-血管紧张素-醛固酮系统、小剂量 β 受体阻断药及吸氧等西医常规治疗的基础上予以温阳益肾的参附注射液内关穴位注射，观察观察组和对照组两组治疗前后 ICAM-1 与 LVEF 的变化，结果显示常规加温阳益肾的中药参附注射液穴位注射，可以降低慢性心力衰竭患者的 ICAM-1 水平，提高 LVEF。田桂春等采用中药穴位贴敷辅助疗法，观察 38 例心肾阳虚证慢性心力衰竭患者的临床效，结果显示加用自制中药穴位贴敷辅助治疗的治疗组总有效率为 89.5%，对照组为 71.1%，且治疗组在 6 min 步行试验改善效果方面明显优于对照组，从而表明中药穴位贴敷辅助治疗慢性心力衰竭心肾阳虚证疗效肯定，安全性高。宋丽婷等将 72 例阳虚血瘀型、心功能 Ⅱ-Ⅲ 慢性心力衰竭患者随机分为治疗组和对照组，均予以西医常规治疗，治疗组加用真武四物汤足浴，4 周后疗效评估显示治疗组心功能和中医症候总有效率分别为 88.9% 和 94.44%，对照组总有效率分别为 69.44% 和 66.67%，且治疗组患者 6 min 步行距离远高于对照组，进而表明在常规治疗的基础上联合真武四物汤足浴，可以改善阳虚血瘀型慢性心力衰竭患者的临床症状，提高运动耐量，促进心力衰竭患者的康复。张其梅等运用温阳活血汤联合针灸治疗慢性心力衰竭，发现温阳活血汤合针灸能够改善心力衰竭患者生存质量,降低血浆 BNP 浓度,临床疗效肯定。

慢性心力衰竭是各种心脏疾病的终末阶段,其发病率高,5 年存活率与恶性肿瘤相仿。近期内心衰的发病率仍将继续增长,正在成为 21 世纪最重要的心血管病症,我国的心衰患病率和死亡率也逐年升高。以辨证论治为特点的中医药在治疗慢性心力衰竭方面具有明显优势。上述慢性心衰竭证型分布研究结果显示,慢性心力衰竭以阳虚为主,阳虚而致瘀血水饮内停是其病理发展的关键因素,因此从阳虚论治慢性心力衰竭有着重要的临床指导意义。

283 慢性心力衰竭与心肾阳虚证

慢性心力衰竭是目前临床上一大难治之症。中医学认为，慢性心力衰竭的病机发展过程为心气虚→心阳虚→心肾阳虚，心肾阳虚则为疾病的重笃阶段。学者张晓嫣等查阅中医古代文献及现代医学研究对心肾阳虚型慢性心力衰竭的论述，梳理归纳了中西医对于心肾阳虚证慢性心力衰竭的研究。

慢性心力衰竭（CHF）是临床的一个综合征，患者由于心脏结构或功能异常，导致典型的临床症状（如呼吸困难、踝部水肿、乏力）和体征（如颈静脉压增高、肺部啰音和心尖搏动移位）。心力衰竭是多种心血管疾病的严重阶段，更是多数心血管疾病的最终归宿，其发病率高，患者的 5 年存活率与恶性肿瘤相仿。根据我国 50 家医院的住院病例调查研究，因 CHF 住院的概率占同期心血管疾病的 20%，病死率高达 40%。且随着人口老龄化，心力衰竭患者呈现出疾病严重程度逐渐加重、多病因比例升高和以高血压、冠心病和糖尿病为老年患者 CHF 常见病因的特点。

中医学古代文献中无"心力衰竭"病名，根据其不同的临床表现将其归属于"心痹""心水""水肿""怔忡""心悸"等范畴。《灵枢·胀论》云："心胀者，烦心短气，卧不安。"《金匮要略·水气病脉证并治》云："心水者，其身重而少气，不得卧，烦而躁，其人阴肿。"近年来对心力衰竭的认识达成共识，认为其病机复杂，病性为本虚标实、虚实夹杂。虚主要责之气虚、阳虚；实主要指血瘀水停等。病位在心，病变与肺、脾、肝、肾密切相关。中医学认为，心气亏虚是 CHF 发病的始动因素，随着疾病的发展，进一步发展为心阳虚，因心阳式微，不能藏归、温养于肾，以致肾不制水，寒水泛滥，于是肿、喘、悸三证并见而发展至心肾阳虚阶段。在 CHF 的发展过程及诸多证候中，心肾阳虚证为 CHF 的重笃阶段，也是 CHF 发展到晚期的重要证候，是疾病的必然归宿。

传统中医对慢性心力衰竭心肾阳虚证的认识

证候特点：心悸怔忡，胸闷气喘，神疲乏力，肢体水肿，畏寒肢冷，小便不利，腰膝酸软，唇甲青紫，舌淡或胖，脉涩、沉或结代。病因病机分析：《伤寒治例》云："气虚停饮，阳气内弱，心下空虚，正气内动而悸也。"《类证治裁》云："阳统于阴，心本于肾，上下不安者由乎下，心气虚者因乎精，此精气互根，君相相资之理。"中医学认为，心阳属火，能温煦、推动血行；肾中阳气，能温煦气化水液，为人身阳气之根本。心肾阳气虚衰，而致温运无力，血行不畅，水湿内停，从而影响心脏及其他脏器的生理功能，最终引发心力衰竭。CHF 虽以心气虚为发病基础，且过程中兼有血瘀、痰湿、水饮等，但日久必伤心阳。心本乎肾，心气根于肾气，心肾相交，水火既济，心气阳衰，温煦无力，则肾阳虚衰，加之"久病伤肾"，致使命门虚衰。证候分析：心肾失煦，一则肾阳不振，气化无权，水湿内停，泛溢肌肤，则肢体水肿、小便不利、腰膝酸冷；二则水气凌心，鼓动乏力，则见心悸怔忡、胸闷气喘。阳虚阴盛，致运化无力，血行不畅，则见唇甲青紫、舌质淡；而畏寒肢冷、神疲乏力、苔白、脉沉或结代皆为阳虚阴盛，形体失煦，温运无力，功能衰退之象。

慢性心力衰竭肾阳虚证的心肌能量代谢重构研究

心脏作为人体的动力来源，心肌细胞必须不断再合成三磷酸腺苷（ATP）以维持正常的泵血功能和舒缩功能。在含氧量正常的情况下，心脏所产生的 >95% 的 ATP 来源于线粒体氧化磷酸化。其余

5%主要来源于糖酵解和极少量来源于三羧酸循环。CHF过程中往往伴随着心肌基底物利用和能量代谢的改变，主要包括高能磷酸盐含量的减少、线粒体功能紊乱及葡萄糖利用的增加，这些变化最终导致ATP缺乏和收缩功能受损，同时也会影响CHF的进程。舒华等通过大量文献总结研究，中药通过调控心肌能量代谢治疗CHF，其药物大多以单味或复方提取物为多，功效以益气温阳为主，主要从调节脂质和糖代谢、保护线粒体、提高ATP酶活性及影响心肌能量代谢信号调控通路4个方面进行研究，对心肌能量代谢均有一定程度的改善。戎靖枫等研究表明，益气温阳方可提高心力衰竭大鼠心肌能量代谢产物ATP含量，减少一磷酸腺苷（AMP）、二磷酸腺苷（ADP）的含量，调节心肌能量代谢紊乱。

慢性心力衰竭心肾阳虚证与肾素-血管紧张素-醛固酮系统（RAAS）

近代研究表明，在CHF发展过程中，循环激素起着重要作用，其中尤以RAAS系统为重。CHF初始阶段可发现心室舒张末期压和心房内压的增高，促使心房钠尿肽（ANP）合成及分泌，但通过扩血管、利尿等作用对CHF产生代偿作用，故此时RAAS指标正常。随着CHF疾病进展，心输出量减少及交感神经系统激活，使肾小球旁器分泌肾素增加，同时激活RAAS，引起血管收缩和水钠潴留，加重心脏前、后负荷，加重肺、体循环瘀血，而使CHF恶化。在研究CHF心气虚与RAAS激活程度及纤溶酶原激活物抑制剂活性相关性的动物实验中，证实在发生CHF时随着心气虚的加重，RAAS的激活逐渐明显，RAAS的激活对CHF心气虚加重起重要作用。上海曙光医院一项对于充血性心力衰竭循环激素的研究，结果显示心肾同病组ANP、RAAS指标均明显升高，且后者与心气虚组比较差异有统计学意义（$P<0.01$），提示RAAS的显著激活标志着CHF患者进入心肾同病阶段。

慢性心力衰竭心肾阳虚证的客观化指标

近年来，随着中医对CHF辨证的不断深入研究，多项研究表明，临床上某些客观化指标与CHF心肾阳虚证存在相关性。

1. 生物学标志物 徐燕等通过对CHF心肾阳虚患者和非心肾阳虚患者的下丘脑-垂体-靶腺的研究，发现心肾阳虚组促甲状腺素（TSH）水平显著增高。肾功能明显受损，血清肌酐（Cr）、尿素氮（BUN）、脑钠肽（BNP）含量明显增高。朱贤惠对纳入的急性心力衰竭心肾阳虚证患者随访2年后发现，血清胱抑素（CysC）水平在死亡组与未死亡组比较差异有统计学意义（$P<0.05$）。说明CysC水平可以作为评估心力衰竭心肾阳虚证患者2年生存率的重要生物学标志物。张蕾等对300例CHF患者不同证型与N端B型脑钠肽（NT-proBNP）关系的研究结果显示，心肾阳虚证组NT-proBNP为（5 396.69±5 026.4）pg/mL，随着NT-proBNP水平增加，中医证型依次为心肺气虚＜气阴两亏＜心肾阳虚＜气虚血瘀＜阳虚水泛。且NT-proBNP水平的变化，提示CHF的病情严重程度的增加。

2. 心功能分级（NYHA） 段文慧等的研究显示，心功能Ⅳ级的患者以心肾阳虚、血瘀水停证为主。尹学风旧刘对CHF不同证型与NYHA心功能分级之间关系的研究提示，不同证型与NYHA分级分布之间存在统计学意义（$P<0.01$），气虚血瘀证与痰饮阻肺证患者心功能多为Ⅲ级，比较差异无统计学意义（$P>0.05$）。阳虚水泛证患者多为心功能Ⅳ级，与气虚血瘀证组比较有统计学意义（$P<0.05$）。

3. 左室射血分数（LVEF） LVEF是反映心室收缩功能的主要指标。赵金龙等研究发现，LVEF与CHF的中医证型间存在负相关性（$\gamma=-0.679$，$P<0.001$），LVEF按照心气虚→气虚血瘀→心肾阳虚逐级递减。

慢性心力衰竭心肾阳虚证的现代中医治疗

中医学认为，心肾阳虚者，温阳为要法，阳气升，助气化，气化调达，则病理因素自除。现代中医对于CHF心肾阳虚证的治疗多采用中西医结合治疗方法，在西医的基础治疗上加上具有温阳益气的中药汤剂或中成药。临床研究表明，中西医结合治疗CHF心肾阳虚证的疗效优于单纯西药治疗，且安全性良好。顾君等将45例CHF患者随机分为2组，对照组23例予常规西医，即利尿药（呋塞米）、硝酸酯类（单硝酸异山梨醇酯）、β受体阻滞剂（美托洛尔）及强心剂（地高辛），根据具体情况调整用药剂量。治疗组22例在常规西医治疗的基础上加用鹿角方，药物组成鹿角片9g，补骨脂9g，淫羊藿9g，茯苓15g，山茱萸9g，女贞子9g，沉香9g，当归9g。每天1剂，浓煎至100 mL，分2次温服。随访1个月。结果治疗组总有效率81.82%，对照组总有效率52.17%，2组比较差异有统计学意义（$P<0.05$），治疗组疗效优于对照组。治疗组降低BNP、肾素（PRA）、血管紧张素Ⅱ（AT），提高肌酐清除率（Ccr），改善左室射血分数（LVEF）方面均优于对照组（$P<0.05$）。林思炜等用真武汤加减治疗心肾阳虚型慢性心力衰竭50例，治疗12周后总有效率82%。

慢性心力衰竭心肾阳虚证治疗的名医经验

陈伯钧认为心气虚是CHF发病的根本原因，临床上治疗以八纲辨证与脏腑辨证相结合。对于CHF心气不足、阳虚水泛证，选方四逆汤合真武汤以温补心阳、利水救逆。四逆汤和真武汤均出自《伤寒论》，四逆汤功效回阳救逆，可治疗心肾阳衰厥证。真武汤功效温阳利水，治太阳病汗后阳虚，二治少阴病阳虚水泛。周华应用心肾同治法治疗CHF，以鹿角胶、红花、党参、黄芪、肉苁蓉、淫羊藿、女贞子、桂枝、炙甘草组方。方中肉苁蓉、淫羊藿温肾壮阳，以固心阳之本；鹿角胶、桂枝温心阳以振胸阳，益火消阴；桂枝、红花、党参、黄芪助血气通畅，贯通上下；甘草培补中焦，调和诸药。全方用药以治疗心肾为主，兼顾脾胃，并以痰瘀相关理论为指导，以温阳法为大法，辅以益气、强心、利水等法。郭美珠等对于严世芸治疗CHF用药聚类分析的研究，总结出治疗CHF以益气温阳为第一要务。

结近年来，随着中医学对CHF的深入研究，根据其病机的发展特点可分为3个阶段，即心气虚—心阳虚—心肾阳虚。心气虚是病理基础，心阳虚是疾病发展的标志，心肾阳虚则是疾病的重症阶段。对于心肾阳虚证CHF的病理生理基础研究，从早期的血液动力学，到后期的神经内分泌，发展到现在的心肌能量代谢方面。中医药通过辨证论治，对于心肾阳虚证CHF的治疗，临床疗效显著，除了根据辨证论治的经方验方外，也有不少学者从心肾综合征、心肾相交的理论出发，提出交通心肾的治疗原则，但是缺乏多中心、大样本的临床调查。

284 慢性肾脏病肾阳虚证特点解析

慢性肾脏病（CKD）是全球的公共健康问题之一，其发病隐匿、知晓率低、病情迁延、预后较差，严重威胁着人们的健康。综合评估中医与西医对 CKD 的疗效，发现中医药在延缓肾衰竭的进展、降低蛋白尿水平、延长非透析治疗时间、减轻患者临床症状、提高患者生存质量等方面具有独特的优势。有关慢性肾脏病中医证候的研究发现，以肾阳虚衰为表现的证型在本虚证中占有较大比重。学者吴英杰等从慢性肾脏病肾阳虚证探析与现代应用两方面，对慢性肾脏病肾阳虚证进行了阐释，为进一步开展慢性肾脏病肾阳虚证的系统研究奠定基础。

慢性肾脏病肾阳虚证探析

1. 理论渊源 中医和西医由于文化背景、思维模式的不同，衍生出对人类疾病规律研究的两种不同方式。中医学注重整体观，从宏观角度对疾病进行诊断与治疗，西医学则更注重微观和局部，运用先进的技术进行疾病的诊断与治疗。正是由于中医与西医的不同属性和特点各异，在实践过程中，两者相辅相成，密不可分，形成了现阶段中西医结合临床诊疗所采用的最为广泛的模式——病证结合，以期得到优化的临床疗效，同时充分体现了中医与西医两大不同医学模式的应用特点，这也是中西医结合的重要成果，更是中医应用于现代临床的必然需求。

中医学对疾病发展过程中"病""证"有独特的认识："病"即疾病，是指在一定致病因素作用下，机体阴阳失调、脏腑功能失常而出现的一个完整的病理过程。"证"即证候，指疾病发展过程中某一阶段的病理概括。由于"证"只概括疾病过程中的某一阶段，为了从整体上把握疾病规律，应采取辨证论治与辨病论治相结合的诊疗模式。现阶段大力推广与普遍应用的病证结合模式大致可分为以下两种：一是以传统中医理论为纲的辨中医之病与辨中医之证相结合；二是利用现代医学与中医辨证相结合，各取所长，优势互补。第一种中医辨病结合辨证模式，慢性肾脏病多属中医"水肿""虚劳""血尿""关格"等范畴。肾阳虚证多见腰膝酸楚，乏力气促，肢寒怕冷，精神不振，下肢水肿，夜尿增多，性欲减退，发槁齿摇，舌象多见色淡苔白，脉象多见沉迟无力。从第二种现代医学诊断疾病结合中医辨证论治来看，慢性肾脏病诊断标准：①肾脏损害≥3 个月，有或无肾小球滤过率降低。肾脏损害指肾脏的结构或功能发生异常，包括肾脏病理形态学异常，或出现肾损害的指标。②eGFR<60 mL·(min·1.73 m^2)$^{-1}$，持续 3 个月以上，有或无肾损害。由于西医对疾病的诊断相较于中医疾病诊断明确，故病证结合模式为临床上运用最多的模式，也更符合医学发展的需要。慢性肾脏病肾阳虚证的研究是在病证结合理论的指导下进行的，即采用西医的疾病诊断标准结合中医证候辨证标准，集现代技术对疾病的精确诊断与中医对证候的辨证论治的优点。

2. 病因病机 慢性肾脏病是内外合邪共同作用的结果，该病病机错综复杂，病位涉及肾、肝、脾、肺、心诸脏，发病主要与肺、脾、肾三脏关系密切，外因主要是风、寒、湿等六淫之邪，内因主要是正气亏虚，又可因七情内伤、饮食失宜，劳累过度等导致，病情迁延不愈、失治勿治导致疾病进一步发展，正气衰败是其根本，正虚以肾阳虚常见，肾阳亏虚，气化无权，肾关开阖不利，水液代谢失常，聚湿生痰，日久成瘀，则见水肿、关格、血尿，可见肾阳虚为关键病机。肾阳亏虚，日久不愈，会加重慢性肾脏病进程，二者互为因果，相互影响。杨洪涛认为慢性肾脏病有轻重之分，发病机理复杂多变，可以概括为虚实互见，寒热错杂。病位责之肾、脾二脏，严重时可波及肝、肺、三焦、膀胱等脏腑。正虚是慢性肾脏病之本,以肾阳虚多见,阳气衰微不能化气行水,水邪泛溢为患,主以温补肾阳大法扶正。张炳厚认为慢性肾脏病病因病机复杂,既有正气损耗,又有实邪阻遏,此病属本虚标实、虚实夹杂之证,以虚证为主,此外,他还认为肾病多存在肾之阴阳两虚,不过轻重不同而已,主要为肾阳虚证和肾阴虚证。

3. 中医辨证和微观辨证 魏敏采用"病证结合"方法,选取 IgA 肾病且肾阴虚证或肾阳虚证患者作为研究对象,将基因芯片技术运用到肾阳虚证与肾阴虚证基因表达谱的研究中,通过基因芯片杂交,而后进行扫描分析,发现于肾阳虚证患者中检测出的差异表达基因与肾阴虚证患者存在诸多不同,具体差异数目高达 145 条,在一定程度上为中医辨证分型提供科学依据。李玉卿在研究尿渗透压与 CKD 患者肾阴虚、肾阳虚的辨证关系中发现,CKD 患者尿渗透压检测结果与中医症状积分呈显著相关,即在肾阳虚患者中,中医症状积分越高,尿渗透压结果越低,肾阴虚则与之相反。蓝健姿检测了 168 例肾阳虚型和肾阴虚型的慢性肾脏病患者甲状腺激素含量,结果显示慢性肾脏病肾阳虚组与肾阴虚组的 T3、T4 含量有显著差别,肾阴虚组 T3、T4 含量较高,而肾阳虚组较低,这提示了血清 T3、T4 浓度的变化与慢性肾脏病的辨证分型有一定的关系。

慢性肾脏病肾阳虚证的现代应用

1. 证候研究 近年来,关于慢性肾脏病肾阳虚证的辨证要点研究多集中在不同医家或学者的临床经验总结和采用先进的统计方法等方面。巴元明在研究保肾巴布剂穴位贴敷对慢性肾脏病患者生存质量的影响时,对肾阳虚证的辨证标准定义为:主症为腰膝冷痛,畏寒肢冷,夜尿增多;次症为面色白,大便稀溏,面浮肢肿,男子阳痿、滑精,女子宫寒、白带清稀;舌淡苔白,脉沉细无力。李玉卿在慢性肾脏病肾虚证患者尿液渗透压状况分析的研究中,将肾阳虚中医辨证进行定义,主症腰酸腿软,肢疲乏力,浮肿,畏寒喜暖,脉沉细;次症肢冷,大便溏,夜尿清长;苔白滑。刘育军在研究右归丸治疗肾阳虚型慢性肾脏病 2~3 期的临床疗效时,参照《中药新药临床研究指导原则(试行)》关于慢性肾功能不全肾阳虚证标准,定义为:主症畏寒怕冷、下肢水肿;次症小便清长、神疲气怯;舌体胖大,苔白,脉沉。高锋等通过肾阳虚证候评分量表,运用 SPSS 软件对 300 例肾阳虚证患者的症状进行筛选,以此对较高频率的辨证因子进行聚类分析,结果认为畏寒、腰背发冷、肢冷、腰膝酸痛为其主症,使肾阳虚证辨证更为客观,也更为细化。总体来看,各医家或学者对慢性肾脏病肾阳虚证的辨证标准存在一定程度的不同,大多认为主症多见畏寒怕冷、腰膝酸痛,次症多见夜尿增多、下肢浮肿,舌脉多见舌淡苔白,脉沉迟无力。但目前来看,慢性肾脏病肾阳虚证在标准化方面存在欠缺,须进一步明确证候,便于临床诊疗。

随着科学技术的不断进步,在医学研究中,代谢组学、基因组学和蛋白质组学起到了十分重要的作用,扩大了对疾病的研究范围。董飞侠在Ⅲ期慢性肾病肾阳虚证患者尿液代谢组学特征的研究中发现,将 25 个存在差异性的代谢物质进行统计分析,与标准品相比之后,认为丙氨酸、脯氨酸、马尿酸等为差异物质的重要成分,以此为基础,可以将阳虚与非阳虚区分开来,为进行慢性肾脏病肾阳虚证特异性指标的筛选提供了思路。此外,基因表达谱的应用在中医证候本质研究中发挥了重要作用,魏敏在研究中发现,肾阳虚组和正常组两者间差异基因表达存在特征图谱,差异表达的基因数目共计 75 条,将其按功能进行分类,主要体现在免疫应答机制、细胞信号转导、细胞凋亡、细胞运动过程、离子通道、DNA 结合、蛋白质合成等方面。刘变玲采用多元统计方法,探讨慢性肾小球肾炎证候分布特点,结果显示,病位证素为肾、脾、肝,病性证素主要是气虚、阴虚、阳虚,"虚"为本病的第一病性总要素,同时得出阳虚与中性粒细胞百分比负相关,可能作为临床辨证的参考依据之一,采用统计分析方法中的降维思想研究中医证候,更有利于客观证据与专业技术相结合,弥补传统辨证方法中主观性缺陷,为证候规范化研究提供思路。

2. 临床研究 针对畏寒怕冷、腰膝酸痛、下肢浮肿、夜尿增多,舌淡苔白,脉沉等肾阳虚证的表现，临床上以温补肾阳为主要治法。真武汤为温阳化气利水名方，刘静将辨病与辨证相结合，认为津液代谢异常主要责之于肾，肾阳虚患者凡见水饮内停，大多可在真武汤基础上加减治疗，是以附子为君，重在温补命门、化气利水，白术、茯苓为臣，责之健脾利水，白芍、生姜为佐，白芍佐制附子温燥而益阴，生姜佐助附子水液下行，全方温阳散寒、化气行水，现代临床可广泛应用于糖尿病肾病，慢性肾功能衰竭阳虚水泛。杨洪涛等认为慢性肾脏病多见肾阳虚，常采用温补肾阳法，多以附子组方治疗，具体用药为附子、淫羊藿、杜仲等。现代药理研究表明，附子能够扩张肾脏血管，以此增加肾血流量，缓解临床症状。此外，杨洪涛等对于肾阳虚证兼见瘀血阻滞、痰浊湿热等，强调重用附子配伍活血化瘀、清热利湿等药物，标本兼治，温肾祛邪。曾露慧等将慢性肾盂肾炎肾阳虚患者随机分为治疗组33例给予鹿茸补涩丸加减，对照组30例给予抗生素治疗，结果显示治疗组总有效率优于对照组，该组方以附子、肉桂、鹿茸为君药，温肾益精；补骨脂、菟丝子补益肝肾助阳，人参、黄芪、山药同补肺、脾、肾，共为臣药；佐以桑螵蛸补肾涩精，诸药合用，提高机体免疫力，改善血液循环，减少复发。由此可见，慢性肾脏病肾阳虚衰多以温补肾阳为主，同时兼顾其标，水饮内停则化气利水，瘀血阻滞则活血化瘀，痰浊湿热则清热化痰祛浊，标本兼治，虚实同调。

3. 疗效评价 慢性肾脏病的中医临床研究，除了慢性肾脏病的诊断与治疗外，针对疾病进行治疗后的疗效评价在整个系统研究中也应占重要地位。目前，对于慢性肾脏病肾阳虚的疗效评价多是通过治疗后症状积分［参照《中药新药临床研究指导原则》（试行）］来衡量是否显效，结合 eGFR、肌酐、尿素氮、尿蛋白等指标的改善情况。但存在部分问题，比如缺乏统一标准的证候评价量表，实际操作性差、主观性强，评价指标降低但症状不缓解等问题，导致对治疗药物、手段的疗效不能进行准确评估。近年来，部分医家在不断拓展疗效评价体系。巴元明采用保肾巴布剂穴位贴敷干预慢性肾脏病，在评价疗效时，将两组治疗前后生存质量分析纳入结果的统计中，拓展了中医治疗疾病疗效评价的内涵。同时，周敏捷认为，现有的评价指标如肌酐等，已经不能满足对肾脏疾病的评价，对胱抑素C、中性粒细胞明胶酶相关脂质运载蛋白、肾损伤分子-1等研究，为进一步深入评价提供可能。谭从娥通过建立右归丸治疗肾阳虚证疗效相关的7个差异表达蛋白相互作用网络发现，右归丸治疗肾阳虚证患者后，C3、C5均出现差异表达，且与上述网络中多个蛋白发生作用，参与执行多个功能，提示右归丸治疗肾阳虚证主要从补体激活、体液水平调节等多个方面调控，其中对补体系统的相关调控可能是其促进机体免疫平衡的重要机制，该研究为寻找肾阳虚证新型疗效评价指标提供了思路。许嗣立等在前期拟定的肾阳虚差异表达基因谱的基础上，对17例肾阳虚患者给予右归丸治疗4周，采用半定量诊断标准进行肾阳虚证疗效评价，同时采用RT-PCR技术对患者干预前后的相关免疫基因表达进行定量检测，在说明肾阳虚与免疫系统相关性的同时，也为从基因表达方面评价肾阳虚证疗效提供了可能。此外，已有学者认识到社会学指标的重要性，建议生物学指标与社会学指标要结合起来应用。总之，目前对于慢性肾脏病肾阳虚证的评价方法多集中在病证结合方面，即客观检查指标和中医证候积分法联合，在客观检查指标方面，除外 eGFR、尿蛋白等常用指标外，研究者不断拓展新兴研究指标。同时，尚有部分学者通过纳入生存质量量表，甚至社会学指标进行疗效评价，使疗效评价方法更多元，更准确。

慢性肾脏病肾阳虚证特点

1. 理论特点 慢性肾脏病肾阳虚证是在中西医结合与病证结合思想指导下发展起来的，主要分为中医辨病结合辨证论治和现代医学诊断疾病结合辨证论治。随着现代医学的发展，现在以西医辨病与中医辨证的病证结合模式为临床上运用最多的模式。慢性肾脏病肾阳虚证的发病病机中，慢性肾脏病与肾阳亏虚相互影响，慢性肾脏病的持续存在可能会导致肾脏虚损，阳气亏虚；而由于先天或后天因素导致的肾阳虚证，也会影响慢性肾脏病的发生与发展。在中医辨证与微观辨证的研究中发现，甲状腺激素水平、尿渗透压等现代医学实验室指标应用于肾阳虚证的辨证，为病证结合研究提供了临床实践基础。此外，基因表达图谱的使用，更是从基因层面，对肾阳虚证的辨证提供科学可靠的依据。

2. 现代应用 在既往的慢性肾脏病肾阳虚证的临床研究中，研究者对肾阳虚证的辨证缺乏标准和规范，难以达成共识，同时，由于慢性肾脏病肾阳虚证辨证标准存在问题，也不利于推广与应用。目前的研究中，寄希望于研究者通过科学的研究方法与先进技术，如蛋白组学、代谢组学、基组学等新兴技术、以及多元分析方法等，探寻、抽提慢性肾脏病肾阳虚证的特异性指标，制定出其系统、完善、规范化的辨证标准和临床评价体系。

综上所述，慢性肾脏病肾阳虚证立足于病证结合，进一步拓展了中医与西医结合的理论基础和实践应用，在辨证标准的研究中已经有学者应用现代科学技术与科学方法对其进行探索，但尚不能形成系统、规范、统一的标准，缺乏对病证结合自然人群队列、证候规律、物质基础、中药干预的随机对照实验、温肾阳方治疗的疗效机制进行系统深入的研究。三大组学技术与科学方法的不断发展，为进行慢性肾脏病肾阳虚证辨证标准的系统研究提供了坚实的技术支撑。

285　慢性肾脏病肾阳虚证的研究和思考

慢性肾脏病（CKD）是由多种原因引起的肾脏实质性慢性损害，包括系膜增生性肾小球肾炎、膜性肾病、微小病变型肾病等。随着肾脏损害的进一步加剧，心血管并发症逐步凸显，肾脏难以对体内水、电解质代谢和酸碱平衡进行调节，临床并发症将会出现中毒、休克等多种急性危重状态，严重危害人类健康和生命。慢性肾脏病主要有病变缓慢、病程长、病情反复、易复发的临床特点，也可引起不同程度的肾功能障碍，最终不可逆转，并发展为慢性肾功能衰竭，严重者可达到尿毒症期，危及生命。流行病学资料表明，近年来CKD患病率逐年上升，全球一般人群CKD总患病率为14.3%，在中国慢性肾脏病患病率的横断面调查中显示，18岁以上人群CKD患病率为10.8%。肾阳虚证为慢性肾脏病的重要分型，引发肾阳虚证的原因多种多样，包括素体阳虚、年老体虚、久病不愈等，以致机体温煦失职、畏寒怕冷、气化失权、水液停聚。近年来，有相关学者对慢性肾脏病肾阳虚证进行探索与研究，在基础研究、临床研究方面取得了阶段性成果，为慢性肾脏病肾阳虚证的研究开阔了思路。学者张萌萌等对近年来慢性肾脏病肾阳虚证的研究做了梳理归纳。

中医学对慢性肾脏病肾阳虚证的认识

慢性肾脏病病位主要在肾，病变发展与肾阳虚证密切相关。慢性肾脏病的病机复杂，本虚标实为其基本病机，虚、瘀、浊、毒贯穿于疾病的始终，相互影响、相互促进、相互发展。从本虚而言，肾虚是其形成的重要原因之一，肾虚有4类，分别为气虚、阴虚、阳虚以及肾精不足（血虚）。就肾阳不足而言，无力温养血脉，寒凝脉滞瘀阻是其主要病机，如《素问》所言"寒独留，则血凝泣，凝则脉不通"，多由素体阳虚，或年高肾亏，或旧病伤肾，或房劳过度等引起。肾阳不足，命门火衰，故见腰脊冷痛，畏寒肢冷，小便频数清长；火不生土，脾失温煦，中阳不振，运化无权，故见浮肿便溏，纳少腹胀，倦怠无力，舌淡苔白润，脉沉迟无力。杜雨茂认为慢性肾衰竭的主要病机为肾阳虚衰，临床表现错综复杂，中医治疗应始终抓住肾阳不足这一根本。杜雨茂等认为在治疗慢性肾功能衰竭中，首先应该温补肾阳，其次滋阴养血。总之，以上学者在一定程度上强调了肾阳虚病机在治疗慢性肾脏病中的重要作用。

慢性肾脏病肾阳虚证的研究

1. 基础研究

（1）动物模型及组织病理学特点：研究表明慢性肾脏病肾阳虚证有其一定的肾脏病理组织学基础。傅晓晴等利用腺嘌呤法建立了肾阳虚型慢性肾衰竭大鼠模型，结果表明该大鼠模型出现不可逆性肾脏损害，病理HE染色示肾小管上皮细胞不同程度水肿，线粒体呈现退变性肿胀合并嵴破坏断裂，同时出现内质网扩展，肾小球毛细血管基底膜不同程度增厚，部分足细胞足突融合。宋春风等通过给予大鼠一定剂量的激素醋酸可的松制备肾阳虚模型，肾组织病理学结果示大鼠下丘脑发生病理学改变，室管膜细胞结构紊乱，微绒毛分布改变并且顶端呈现球形膨大，此外，睾丸出现细胞核质比改变，细胞萎缩并伴有脂滴显著减少。

（2）水液代谢异常：通道介导的水转运是水的跨膜转运方式的主要方式之一。水通道蛋白（AQP）作为一种与水的通透性相关的转运蛋白，在细胞膜上协助水的转运。有研究表明，与肾小管对水的重吸收，保持体内水平衡密切相关的生物膜水通道蛋白包括水通道蛋白1（AQP1）与水通道蛋白2（AQP2）。刘芳观察肾阳虚型慢性肾衰大鼠肾组织 AQP1 表达的变化，结果为模型组大鼠肾脏近曲小管上皮细胞胞膜胞质 AQP1 的表达较正常组明显减弱，肾组织 AQPl 表达下调可能为中医理论的肾阳虚证"气化不利"所致水液代谢失常的机制之一。于化新探讨 AQP2 表达变化与慢性肾衰水代谢紊乱的关系，结果为慢性肾衰大鼠肾内 AQP2 在集合管的表达明显降低，与 AQP2 在集合管的表达降低相平行的是出现多尿和尿比重下降等水代谢平衡紊乱，因此推测 AQP2 表达下降是慢性肾衰水代谢紊乱的机制之一，而慢性肾衰的中医学基本病机多属于肾阳虚。

（3）神经内分泌系统异常：下丘脑-垂体-肾上腺皮质轴是人体最为重要的神经内分泌系统之一。下丘脑可以激发垂体内分泌功能，垂体分泌的促肾上腺皮质激素、促甲状腺激素、促性腺激素调控人体的生殖、生长发育、代谢等重要生命活动。沈自尹等通过临床研究发现肾阳虚患者血液内的促甲状腺激素、促性腺激素、促肾上腺皮质激素等激素的含量出现不同程度的紊乱，从而得出下丘脑-垂体-肾上腺皮质轴的异常可能与肾阳虚证相关。洪春兰研究发现慢性肾功能衰竭肾阳虚型大鼠的尿 17-OHCS、血清 ACTH 和 CORT 含量有不同程度的降低，表现为下丘脑-垂体-肾上腺轴功能的抑制。

（4）生化、代谢指标及血液流变学异常：生化、代谢指标及血液流变学作为检测肾功能的标准。于化新通过检测发现右归丸组大鼠血中尿素氮（BUN）、肌酐（Scr）含量低于模型组，肾脏病理明显改善，血清 ET-1、An911 含量明显减少，得出温补肾阳方剂右归丸能延缓慢性肾衰的进展，可作为治疗慢性肾衰的基础方剂的结论。ET-1 能够刺激周围血管收缩，增加血管阻力，从而降低肾血循环量，导致肾组织缺血、缺氧等病理改变。AngⅡ在血液动力学调节中扮有重要角色，能够调节肾小球入球微动脉与出球微动脉的收缩与扩张，影响肾脏血液灌流量，从而进一步影响肾脏的病理损害，导致肾脏疾病加重。

2. 临床研究

（1）证候标准化研究

辨证标准参照《中药新药临床研究指导原则（试行）》中慢性肾功不全肾阳虚证。主症畏寒怕冷、下肢水肿；次症小便清长、神疲气怯；舌胖大苔白，脉沉。

（2）治疗研究

1）中药复方治疗：慢性肾脏病病程较长，是本虚标实之证，其中本虚以阳虚为重要因素，肾阳虚衰为重要证型。选择慢性肾脏病肾阳虚型患者作为临床治疗观察对象，以温阳法为基本治法。刘育军等通过临床研究发现右归丸可有效改善肾阳虚型慢性肾脏病 2～3 期患者的中医证候积分及其肾功能，降低 24 h 尿蛋白定量，具有一定的肾脏保护作用，并且临床运用安全。叶思文等采用四逆五苓汤治疗慢性肾炎肾功不全的随机对照临床研究，观察四逆五苓汤治疗慢性肾炎肾功不全肾阳虚证的临床疗效，结果表明四逆五苓汤治疗慢性肾炎肾功不全。肾阳虚证有较好疗效，可改善患者肾功能。代广等在给予肾阳虚衰型慢性肾衰竭患者肾康注射液治疗的基础上，又给予温阳救逆降浊汤进行治疗，结果表明两者联合使用疗效显著，极大地降低了患者血清 Hcy、$β_2$-MG 水平，改善肾脏功能，提高治疗效果。

2）中西医结合治疗：冯国辰、王运用益肾Ⅱ号冲剂治疗慢性肾功不全肾阳虚证，结果发现该复方能够有效地改善肾病患者后期的生存质量，显著延缓慢性肾功损害的进展速度。庄旭煌研究肾气五苓散联合西药治疗慢性肾炎肾功不全肾阳虚证的临床疗效，得出结论：对慢性肾炎肾功不全肾阳虚证患者采用肾气五苓散联合西药治疗，相比单纯西药治疗，具有更为显著的疗效，肾功能恢复情况更明显。

3）辅助治疗：穴位敷贴疗法是一种传统的中医疗法，临床应用颇为验效，在经络学说的指导下，将对症治疗的药物敷贴在体表的内脏功能反应区，能够明显改善 CKD 患者的生活质量。巴元明等观察发现保肾巴布剂穴位贴敷具有强腰固肾、调和阴阳、扶正祛邪之功，在常规治疗的基础上，加用保肾巴布剂穴位贴敷治疗 CKD 有较好的疗效，结果表明穴位贴敷法是治疗 CKD 的一种很好的穴位外治方法。中药离子导入法是传统中医学与现代物理化学等多学科相结合而诞生的一种全新疗法，体现交叉学科的优势，其基本原理是利用适当强度的电场将药物导入人体特定部位，是一种新型的中医外治法。王晶临床运用温阳救逆降浊法配合中药离子导入治疗慢性肾脏病患者后，发现患者肾功能有明显的改善，临床症状显著减轻，部分伴有贫血的患者的贫血症状显著减轻。

慢性肾脏病肾阳虚证研究的思考

1. 对慢性肾脏病肾阳虚证基础研究的思考 　现代研究证实，慢性肾脏病肾阳虚证与水液代谢、神经内分泌系统、生化、代谢指标及血液流变学异常有关。此外，在动物实验研究方面，对于慢性肾脏病肾阳虚证的机制研究相对较少，缺乏深层次的细胞、分子生物学水平的实验研究。目前，对肾阳虚证患者细胞基因表达、信号转导的研究相对较少，与其相关的细胞信号传导异常、细胞凋亡等方面的研究也应该加强。在广大中医科学研究者的努力下，随着研究深入到分子生物学层面，为揭晓肾阳虚证的本质提供可能，为临床中诊疗肾阳虚证疾病提供科学理论指导依据。因此，深入进行实验研究，揭示肾阳虚证与现代科学之间的关系和内涵，能为治疗肾阳虚证提供理论基础和科学依据，丰富的临床治疗学内容，发展中医药学理论。

2. 对慢性肾脏病肾阳虚证临床研究的思考 　临床治疗上，对慢性肾脏病肾阳虚证患者采用中药复方或者中医辅助治疗联合西药治疗，相比单纯西药治疗，具有更为显著的疗效，能有效降低血肌酐和尿蛋白水平，恢复肾小球滤过功能，改善中医证候积分，延缓慢性肾功不全的病变进度，提高患者的生存质量。

综上所述，慢性肾脏病的病因病机极为复杂，临床治疗较为困难，而肾阳虚证又是慢性肾脏病重要的证候之一。目前慢性肾脏病肾阳虚证在基础研究与临床研究方面已取得了阶段性进展，但是仍然需要多学科交叉、多中心合作，结合多学科与中医学之间的渗透与融合。

286 慢性肾衰竭阳虚证的中医认识

慢性肾功能衰竭（CRF），简称慢性肾衰，在临床上以肾功能减退，代谢产物潴留，水、电解质及酸碱平衡紊乱为主要表现，最终进入终末期肾病（ESRD）。近年来现代医学运用透析疗法和肾移植在对 CRF 的晚期治疗方面取得了很大进步，但其费用昂贵，尚不能普遍推广，而中医药在防治 CRF 方面表现出了独特优势。学者涂玥等从中医角度对 CRF 及其阳虚证的认识进行了梳理归纳。

中医对慢性肾功能衰竭及其阳虚证的认识

1. 中医对慢性肾功能衰竭的基本认识 根据慢性肾功能衰竭临床演变过程，其属于中医"溺毒""呃逆""水肿""癃闭""关格""虚劳""肾劳"等病范畴。慢性肾衰病因复杂，多可归纳为内因和诱因。内因多为先天禀赋不足、饮食劳倦、长期情志不调等损伤脾胃，导致脾肾、气血亏虚；诱因多由于正气不足，反复外感风热或湿热等。目前，大多学者均认为本病主要是本虚标实，正虚邪实贯穿于疾病的始终。正虚包括脏腑、气血、阴阳之虚损；邪实即是外邪、水湿、痰浊、瘀毒、风动等证。

叶传蕙认为，CRF 期以脾肾虚损为主，浊毒壅滞中焦，后期波及心、肝、肺，正虚标实互见，浊瘀进一步损伤正气，陷入恶性循环。李小会认为 CRF 以脾阳亏损，肾阳衰微为本；浊邪壅盛，三焦不利为标；脾失健运，肾失蒸化，三焦不畅，浊毒不得外排而成。阳晓等报道，CRF 不同阶段主要病机及证型分布具有差异性，在邪实方面，湿热、瘀血贯穿始终，导致病情进行性恶化，浊毒的出现是 CRF 发展到晚期的特征病理产物，是导致五脏衰败、阴阳离决的主要机制。

2002 年《中药新药临床研究指导原则》将慢性肾衰分为正虚 5 型，包括脾肾气虚、脾肾阳虚、脾肾气阴两虚、脾肾阴虚、阴阳两虚；标实 5 型，包括湿浊、湿热、水气、瘀血、风动。

2. 不同医家对阳虚证在慢性肾功能衰竭发展中的不同认识 肾衰脾肾阳虚型见面色苍白或白；神疲乏力；纳差便溏，或有水肿；口淡口黏不渴；腰膝酸痛或腰部冷痛或有畏寒肢冷；夜尿频多清长；舌淡嫩胖齿瘀明显，脉象沉弱。

（1）阳虚证主要存在于肾功能不全的失代偿期之前：肖相如认为，在慢性肾病向肾衰发展的过程中，在肾功能不全失代偿期之前，其基本病机是以肾阳虚为主的，治疗应以温肾化气为主，以肾气丸为主方，可以长期保持肾功能的稳定，延缓肾衰的进展。在慢性肾衰过程中应灵活运用其他的温阳法，如温阳解表用麻黄细辛附子汤加减，温下寒结用温脾汤加减，温化降浊用人参半夏汤、小半夏加茯苓汤或吴茱萸汤加减，温阳利水用实脾饮或真武汤加减，温中健脾用理中汤、理中桃花汤或姜附四神汤加减等。

（2）阳虚证主要存在于慢性肾衰的衰竭期和尿毒症期：郭石宏等认为慢性肾衰代偿期在临床无症状，几乎无证可辨；失代偿期多以脾肾气虚为主；肾功能衰竭期多正虚兼浊，以肝肾阴虚、脾肾阳虚、气阴两虚为主；尿毒症期正虚邪实，脾肾衰加重，湿毒浊邪泛滥，多以脾虚湿阻、脾肾阳虚、水气不化、阴阳两虚为主。治疗上在失代偿期多补益脾肾，在肾功能衰竭期以扶正为主，兼以祛邪，尿毒症期补益与祛邪并重。脾肾阳虚治以温补脾肾，方用实脾饮加味。脾肾阳虚，水气不化，治以温补脾肾，化气行水，方用真武汤合五苓散。

（3）阳虚证存在于慢性肾衰的始终：戴恩来认为慢性肾衰竭的主要病机为肾阳虚衰，临床表现错综复杂，中医治疗应始终抓住阳气虚衰、肾气不足这一根本，治疗以温补肾气为主，选用金匮肾气丸加减。加重方中制附子用量,用制附子 30~90 g,温经通阳散寒;肉桂 3~10 g,小量用以引火归原,量大用联合附子共奏益火之源之效;茯苓 20~30 g,牡丹皮 10 g,熟地黄、山药、山茱萸、泽兰各 20 g,全方共奏温阳益肾之功。

阳虚证客观化研究

1. 阳虚证在血液指标的研究 傅晓骏研究发现 CRF 患者脾肾阳虚、气阴两虚、肝肾阴虚 3 型均有不同程度的甲状腺激素水平下降,其中尤以脾肾阳虚下降最明显。李福凤等对 272 例 CFR 患者进行了血生化指标检测,发现脾肾阳虚组多为尿毒症期和肾功能衰竭期,其 BUN、SCr 含量最高,Ccr 最低;血钙含量最低,血磷含量高;血 RBC 最低;血浆中分子物质(MMS)最高。马济佩等还发现慢性肾衰脾肾阳虚患者血中甲状旁腺素(PTH)浓度高;红细胞 C3b 受体花环率(RCRR)明显下降,红细胞免疫复合物花环率(RICR)显著升高,其中 RCRR 以脾肾阳虚组最低,RICR 值以脾肾阳虚组最高。曹田梅等研究发现血浆心钠素(ANF)升高与水钠潴留及肾功能受损密切相关,CRF 肾阳虚患者 ANF 水平高于肾阴虚者。

2. 阳虚证在舌脉标准化的研究 徐贵华等应用 TP-1 型中医舌象数字化分析仪检测患者舌象参数,采用酶法、比色法等技术检测 CRF 患者血生化指标。结果发现慢性肾衰竭虚证 5 种证型中舌色指数以脾肾阳虚型为最高,此指数与红细胞数、淋巴细胞数相关。王忆勤等采用 ZMⅢ型智能脉象仪,对受检者测左侧寸口脉关部,连续记录并分析各组脉图的参数变化,结果分析显示脾肾阳虚组患者多表现为弦迟脉或弦脉。

3. 阳虚证病理类型的研究 孙文武等对 65 例慢性肾脏病患者进行中医辨证,通过肾活检观察肾脏病理变化。结果发现系膜增生性肾炎、IgA 肾病见于各种中医证型的慢性肾脏病。其中膜性肾病(MN)、局灶节段性肾小球硬化(FSGS)都表现为脾肾阳虚型,这说明肾脏病理类型可能与中医辨证有一定的相关性。此外,中医辨证分型与病理严重程度有一定相关性,脾肾阳虚证临床症状比较严重,病理分级大都在Ⅲ级以上。

慢性肾功能衰竭阳虚证的临床治疗研究

1. 经验方对肾功能及血常规的影响 潘晓东等在临床上对脾肾阳虚型慢性肾衰患者予以邓铁涛的健脾益肾方(黄芪、丹参、山药、生白术、肉苁蓉、白豆蔻、生大黄、炙甘草等)及对症治疗,疗程 8 周。结果患者尿蛋白明显降低,Ccr 下降减缓。薛国忠等自拟补阳健肾方(锁阳、淫羊藿、红景天、莪术、炒白术各 15 g,女贞子、菟丝子各 10 g,益母草 30 g)治疗肾衰竭之脾肾阳虚证患者 30 例,治疗后患者症状较治疗前明显改善;RBC、HGB 均明显升高,贫血得到改善;Scr、BUN 均明显降低,延缓了肾衰的进展。

2. 经验方对肾功能及肾血流动力学的影响 韩家强等用温脾汤(大黄、人参、甘草、干姜、附子各 10 g)随症加减治疗慢性肾衰脾肾阳虚证 30 例,治疗后患者 BUN、Scr、Ccr 以及肾血管充盈度和血流的供应强度、肾血管床的阻力状态和血流峰速加速度,均较治疗前显著改善。说明温脾汤可使改善慢性肾衰脾肾阳虚型患者肾功能,增加肾血流量,提高肾小球滤过率。

3. 经验方对肾功能及白细胞介素 6 的影响 沈维增等用温肾泄浊汤(制附子 9 g,生大黄 9~12 g,鱼腥草、丹参各 20 g,黄芪 30 g,车前草、茯苓各 15 g,枳实、厚朴、当归各 12 g,麻黄 6 g,细辛 3 g)治疗 CRF 脾肾阳虚、湿浊瘀阻证的患者 2 个月,其肾功能明显改善,尿白细胞介素 6(IL-6)水平下降。说明温肾泄浊汤可能是通过抑制 IL-6 的功能和分泌,减轻肾脏的免疫炎症反应而改善肾功能的。

4. 经验方对肾功能及超氧化物歧化酶的影响 王皓自拟温补脾肾的中药汤剂肾宁康(大黄、黄芪、白术、茯苓、藿香、佩兰、土茯苓、砂仁、党参、菟丝子、熟地黄等）治疗慢性肾衰患者21天，治疗后患者BUN、SCr明显降低，Hb及血浆超氧化物歧化酶（SOD）值明显上升。说明肾宁康汤剂可能是通过抑制氧自由基生成，提高机体抗氧化能力来改善肾功能的。

5. 经验方对肾功能及甲状腺激素的影响 李俊生应用温肾补脾汤（淫羊藿9 g，肉苁蓉、太子参、黄芪、六月雪、生牡蛎各30 g，山药、紫苏叶、丹参各18 g，茯苓、大黄炭、海藻炭各10 g）治疗CRF患者22例，同时以肾衰宁治疗作为对照组。结果温肾补脾汤能降低患者SCr，升高血清中T3、T4，改善了患者的生活质量，延缓CRF病情进展。

6. 单味中药对慢性肾衰的治疗 焦淑芳等临床研究发现，附子、肉桂可扩张血管，改善血液循环，有效扩张肾小球入出球小动脉；含附子、肉桂的肾气丸可调节免疫系统，增加尿量，促钠氯排泄，恢复肾功能。附子还可降低慢性肾衰患者尿酸，调节脂质代谢，抑制血脂失衡导致的肾小球病变。

俞雨生等将150例CRF患者随机分为中药组（生大黄）、中西药组（巯甲丙脯酸）以及对照组，持续随访15个月以上，前两组进入ESRD明显少于对照组，肾功能进展的速度明显减慢。另外，大黄组低蛋白血症的发生率明显低于对照组，随着时间的延长，血浆白蛋白水平反较治疗前明显上升。张景红等在以保肾丸（大黄提取物）治疗198例CRF患者的随机对照实验中，治疗组患者的血甘油三酯、胆固醇均降低。邱阳等通过L929细胞生物活性测定法观察到大黄素可显著抑制CRF患者外周血单个核细胞产生肿瘤坏死因子，量效显著相关。宋海翔等研究发现用大黄治疗CRF患者不仅肌酐水平下降，而且尿中IL-6的水平也下降，说明大黄可能通过抑制IL-6等细胞因子的分泌减轻免疫炎症反应而保护肾功能。

慢性肾功能衰竭阳虚证的动物实验研究

1. 经验方治疗慢性肾衰阳虚证的动物实验研究 孙景波等将以药测证的辨证方法运用到评价动物模型的证候属性上。用腺嘌呤制高尿酸血症肾损害模型，分别用生理盐水、龟鹿补肾口服液、知柏地黄丸灌胃，结果发现龟鹿补肾口服液可使大鼠BUN、SCr显著下降，说明腺嘌呤所致慢性肾功能衰竭动物模型属于中医肾阳虚证候模型。

许翠萍等以"劳倦过度，房事不节"造成肾阳虚小鼠模型，发现其肾上腺组织形态学及超微结构均发生退行性改变，经金匮肾气丸治疗后此异常的肾上腺细胞形态可以恢复。刘欣等用金匮肾气丸干预腺嘌呤灌胃复制的肾阳虚小鼠模型，发现金匮肾气丸可以抑制血浆内皮素（ET）水平升高，纠正肾阳虚状态下收缩与舒张血管因素的动态平衡失调。孙景波等用右归饮灌胃5/6肾皮质切除加丙硫嘧啶（PTU）造成的慢性肾衰肾阳虚大鼠模型，结果显示右归饮能明显降低模型大鼠血清BUN水平，升高降低的甘油三酯。李顺民等给5/6肾切除大鼠灌服健脾益肾方（黄芪、丹参、淮山、生白术、肉苁蓉、白豆蔻、生大黄、炙甘草）8周，其能增加大鼠尿肌酐清除率和肾小球滤过率，减轻肾组织的损害。章国华等用腺嘌呤和温肾Ⅰ号（生地黄、山茱萸、茯苓、黄芪、菟丝子、桂枝、熟附子、乌梢蛇）同时给大鼠灌胃，结果发现温肾Ⅰ号可预防腺嘌呤所致慢性肾衰肾阳虚大鼠肾功能恶化，降低蛋白尿，减轻腺嘌呤对大鼠肾脏的病理损害作用，同时提高MC产生的一氧化氮（NO）量，有效预防慢性肾衰的进展。

2. 单味中药治疗慢性肾衰阳虚证的动物实验研究 刘兰兰等用腺嘌呤造成的小鼠慢性肾衰模型，予低剂量和高剂量的附子水煎剂，结果发现附子高剂量组优于低剂量组，能降低尿素氮、肾系数，提高精子数、血红蛋白含量。说明附子高剂量显示对腺嘌呤造成的慢性肾衰有一定的疗效。杨俊伟等用5/6肾切除制作肾衰模型，治疗组用大黄灌胃，结果发现大黄治疗后肾重量呈降低趋势，肾重/体重比例明显低于非治疗组，肾组织RNA和蛋白质合成也明显降低。RNA/DNA比值下降进一步说明大黄是通过抑制肾代偿性肥大来实现的。此外，大黄可以延缓5/6肾切除模型大鼠CRF的发展速度，减轻脂质代谢异常，降低残余肾的耗氧量。

287 抑郁症与肝阳气虚的关系

肝为将军之官，罢极之本，肝为刚脏，内寄相火，外应风木，体阴用阳，阳易亢动，阴易亏损，得真水以涵濡，真气以制伏。盖因情志不舒而生郁，言语不投而生嗔，谋虑过度而自竭。临证多见肝阳上亢、肝血虚等证，然中医之阴阳气血之间互根互用，相互依存，既有常见的肝脏阴血之不足，也必然有肝的阳气不足。秦伯未在《谦斋医学讲稿·论肝病》指出："（肝脏）以血为体，以气为用，血属阴，气属阳，称为体阴而用阳。故肝虚证有属于血亏而体不充的，也有属于气衰而用不强的，应包括气、血、阴、阳在内，所以应包括肝血虚、肝气虚、肝阴虚、肝阳虚4种常见的证型。"

由于现代西方医学的传入让大家把西医概念的抑郁症等同于中医的郁证，学者宋明等通过文献整理、理论分析和实际临床观察均发现抑郁症的病机并不只包括肝郁气滞一种类型，肝气虚与肝阳虚也是重要病机，特别在中重度抑郁症中更为多见。

抑郁症的概念

当前抑郁症比较公认的概念：抑郁症或称抑郁障碍是由各种原因引起的以抑郁为主要症状的一组心境障碍或情感性障碍，是一组以抑郁心境自我体验为中心的临床症状群或状态。医学上，英文 depression（抑郁）至少有3种不同的含义：①是一种心境，一种情绪，一种情感状态；②是抑郁症的一个症状；③是抑郁症本身。抑郁症是一组症状群，是与潜在的生物异常有关的症状和体征组成的，只有抑郁心境发展到一定严重程度，具备这组综合征的基本特征，持续存在相当的时间，且严重损害自身的社会职业功能，才能考虑抑郁症的诊断。

抑郁症在中国传统文化中的含义

《辞源》中"抑郁"是"愤懑""忧愤郁结"。郁在《说文解字》中通"鬱"为形声，从林，鬱（yù）省声。本义：繁盛的样子"木丛也"。《吕氏春秋·达郁》云："水郁则为污，树郁则为蠹，草郁则为蕡。国亦有郁，主德不通，民欲不达，此国之郁也。"《素问·六元正纪大论》云"郁极乃发""谓郁抑天气之甚也"。这个"郁"指自然界及社会的闭塞状态；《管子·内业》云："忧郁生疾，病困乃死。"《吕氏春秋·达郁》云："凡人三百六十节，九窍五脏六腑，肌肤欲其比也，血脉欲其通也，筋骨欲其坚也，心志欲其和也，精气欲其行也，若此则病无所居而恶无由生矣。病之留，恶之生也，精气郁也。"此"郁"指人体精气不畅的病理状态。总之，古之以郁名者有三义：一指天地间的闭塞状态；一指人体内精气不畅通的病理；一指情志抑郁致病。从古代文献中我们不难发现在中国传统文化之中"抑郁"仅仅指代一种闭塞不通的状态，与现代抑郁症的概念不尽相同。

古代中医文献对郁证的描述与治疗

抑郁症属西医学概念，古代中医文献中无此记载类似症状散见于百合病、脏躁、梅核气、郁证、癫证、肝胆俱虚等病中。早在中医学的开山之作《黄帝内经》中就有关于"郁证"发病机制的诸多记载，《素问·六元正纪大论》云："木郁达之，火郁发之，土郁夺之，金郁泄之，水郁折之。"明确提出五气均可以导致郁证的产生，并提出了具体的治疗方向。由上可见，郁证中的情志病与抑郁症存在密切关系，且字面意思相近，但两者的理论渊源及临床表现并非完全一致，目前不少学者将此两者直接等同对应之做法值得商榷。唐孙思邈《备急千金要方》云："左手关上脉阴阳俱虚者，足厥阴与少阳经俱虚也，病如恍惚，尸厥不知人，妄见，少气不能言，时时自惊，名曰肝胆俱虚也。"描述了肝胆俱虚患者精神恍惚、幻视、惊恐、疲乏等言语活动和动作行为处于抑制状态的症状。与中重度抑郁症之木僵状态有很大的相似性。可见现代抑郁症中的一些症状散见于不止郁证一种疾病当中，所以把现代抑郁症完全等同于郁证是不科学的。在临床上完全采用疏肝解郁的治疗方法是片面的。

抑郁症证型的流行病学调查

欧阳帅领对100例60岁以上首发抑郁症患者进行评定，显示老年期抑郁症证候要素以血虚、气郁和气虚为主。虚证多见气血两虚兼髓亏，实证以气郁、血瘀为主，证型以肝郁脾虚和肝郁肾虚为主，病位主要在肝、脾、肾；老年期抑郁症合并焦虑者占36%，且瘀血、痰湿和髓亏与焦虑程度呈正相关。由此可见抑郁症中虽然有肝郁气滞的证型，但是气虚、血虚等病机同样不可忽视。

人体阳气与抑郁症的关系

从《黄帝内经》至今对郁证病机认识的主导思想是气机不畅。但是历代很多医家都提到虚和郁的关系，如中气不和说、脏气弱说、积郁成虚说等。治疗方面很多医家都遵循着治郁不忘理虚的治疗思想，如吴澄主张补益心脾，张景岳强调要分清虚实、叶天士重视顾护正气、陈士铎主张以补虚为本等。《景岳全书》中提及的"忧郁"病，张景岳认为病机属"阳消"（阳气亏虚），与包祖晓对于抑郁症中医病机理论的认识相一致："肾脏阳气亏虚是抑郁症的发病基础，肝脏阳气亏虚、虚气郁滞是抑郁症的发病关键。"张晓雪认为肝脾之阳气失于宣达和肝脾之阳气虚弱是抑郁症中常见的病机，多兼有痰湿、瘀血；用温阳抗郁方治疗抑郁症肝脾阳虚，收到较好疗效。李黎从抑郁症阳虚烦躁的文献学源流、烦躁的临床特点、治疗方药等角度探讨了抑郁症"烦躁"与阳虚的关系，发现阳虚是抑郁症"烦躁"的重要病机。鲁明源也认为重视阳气是《黄帝内经》重要的学术观点，抑郁症的基本病机、体质基础是阳气不足或气机升降出入障碍进而情绪低落、思维迟缓和运动抑制，临证治疗当温通阳气。张远怀认为阳气不足、升发无力是导致"虚气郁滞"的基础。岳广欣认为心为情志之君脏，肝为情志之弱脏，脾为养神固神之脏，肺为情志之辅脏，肾是脑神的基础，七情发生的根本；少阳相火寄居于肝，是肝主疏泄的动力源泉，肝非产气生血之脏，为情志之弱脏，常先受难，相火不足，肝升举疏通无力则情绪低落，所以相火不足是抑郁症发病的根本，致心、肝、肾受损，心肾失交、肝失疏泄是抑郁症发病的中介因素。刘欢等通过抑郁症诊断标准中的临床表现，结合中医传统理论，认为虽然其核心病机在于肝气郁结，但阳气虚衰应为抑郁症的根本病机，肝气虚导致的肝主疏泄不及、肝气郁结为标，肾阳亏虚推动无力导致的肝气虚衰为本。

肝脏阳气与肾阳的关系

肾阳作为一身阳气的根本对于机体有温煦作用，肝阳根于肾阳，同时又能调节肾精排泄。肝脏的阳气为人体阳气在肝脏内的存在，它与肝阴血相对，是肝主升发、疏泄、养筋、温胞、藏魂、藏血等的动力；它在气的升发、气机的调畅、情志活动的正常表达中起着重要的作用。肝阳气与肝阴血相互联系又相互制约，共同调节人体机能的平衡。肝与肾的具体关系可以体现在以下方面。

1. 精血同源 肝藏血，肝脏可以调节人体血量的动态平衡，血液也可以滋养肾精，血液的生成有赖于肾中精气的气化；肾精的充盈有赖于肝血的濡养。所以自古以来就有"精血同源"的说法。

2. 藏泄互用　元代朱丹溪在《格致余论·阳有余阴不足论》提出"主闭藏者，肾也；司疏泄者，肝也"。肾精化生肾气，促进人体的生长发育与生殖机能。肝主疏泄，疏通畅达全身气机，气机调畅则是女子行经通畅以及男子精液排泄通畅的重要保证。

3. 阴阳的相互协调　①肾阳温煦肝阳。明代张景岳《景岳全书·传忠录命门余义》云："然命门为元气之根，为水火之宅。五脏之阴气非此不能滋，五脏之阳气非此不能发。"明清医家李中梓在《医宗必读·乙癸同源论》云："君火惟一，心主是也；相火有二，乃肾与肝。"②肾阳也需要肝阳的资助。明代医家周慎斋在《慎斋遗书》云："木者，火之母也，木浮，则火在上，而肾水寒，木沉，则火在下，而肾水温。"肝气温和，则五脏才能气化正常，肾才会获得源源不断的补给。若肝阳不足，肝气虚寒，肝脏机能低下，对脏腑的气化机能减弱，则肾也缺少阳气的推动呈虚寒状态。正如明代医家陈士铎在《石室秘录》云："肝木不能生肾中之火，则肾水日寒。"可见一身阳气与肝肾联系密切。

抑郁症的临床表现与肝阳气虚的关系

抑郁症可以表现为单次或反复多次的抑郁发作，以下是抑郁发作的主要表现。

1. 心境低落　主要表现为显著而持久的情感低落，抑郁悲观。轻者闷闷不乐、无愉快感、兴趣减退，重者痛不欲生、悲观绝望、度日如年、生不如死。典型患者的抑郁心境有晨重夜轻的节律变化。人的情志活动以五脏为物质基础，而肝脏是人体精神活动的调节枢纽。由于肝藏血主疏泄，人体的情志都由肝脏调节，如果肝气虚那么全身的气机无力推动就会产生肝脏疏泄不及而致的悲观，情绪低落等症状。《素问·四气调神大论》云："春三月，此谓发陈，天地俱生，万物以荣。"周学海《读医随笔》云："机体脏腑十二经之气化，皆是借助肝胆之气以鼓舞，才能使机体气机调畅而不病。"所以只有肝气充足，肝藏血主疏泄的功能才能正常发挥，人们才能快乐地学习和生活。

2. 思维迟缓，认知功能损害　患者思维联想速度缓慢，反应迟钝，思路闭塞，临床上可见主动言语减少，语速明显减慢，声音低沉，对答困难，近事记忆力下降、注意力障碍、反应时间延长、警觉性增高、抽象思维能力差、学习困难、语言流畅性差、空间知觉、眼手协调及思维灵活性等能力减退。人体的正常思维活动，都来自于阳气的推动作用。张锡纯亦在其所著《医学衷中参西录》云："人之元气根基于肾而萌芽于肝。"如果肝气虚导致人体阳气不足，清阳不升，那么就会无力推动人体进行正常的思维活动，就会产生思维迟缓，认知功能减退。

3. 意志活动减退　患者意志活动呈显著持久的抑制。临床表现行为缓慢，生活被动、疏懒，不想做事，不愿和周围人接触交往，常独坐一旁，严重时连吃、喝等生理需要和个人卫生都不顾，蓬头垢面、不修边幅，甚至发展为不语、不动、不食，称为"抑郁性木僵"，严重的患者常伴有消极自杀的观念或行为。这是抑郁症最危险的症状，应提高警惕。《黄帝内经》云"肝者，将军之官，谋虑出焉""胆者，中正之官，决断出焉"。指出肝脏是人体进行思考并作出判断的重要器官，如果肝脏阳气虚那么会导致决断能力下降甚至丧失，遇事犹豫不决，担心害怕，甚至会导致自杀这样严重的后果。

4. 躯体症状　主要视力模糊、乏力、食欲减退、体重下降、便秘、身体疼痛、性欲减退、阳痿、闭经等。肝藏血主疏泄，开窍于目，如果肝气虚无力推动，则清阳不升，会导致视力模糊、面色无华等症状。《灵枢·经脉》云："肝足厥阴之脉，起于大指从毛之际，上毛八寸，环阴器，抵小腹，连目系。"由于肝主筋脉，足厥阴肝经环阴器，抵小腹所以一系列的生殖问题都与肝脏关系密切。肝脏阳气虚，无力推动必然会导致性欲减退、阳痿等症状。《黄帝内经》云"肝为罢极之本"，故肝脏阳气虚则机体不耐疲劳，常出现神疲乏力，精神萎靡的症状；亦如王冰云："肝气不足，则筋力懈惰。"肝木主疏泄，机体食精入胃，全赖肝木之气以疏之，则水谷才能运化。若脾土壅滞，木气疏泄不及，则出现脾胃呆滞，纳差无味的症状。睡眠障碍主要表现为早醒,一般比平时早醒 2~3 小时,醒后不能再入睡,这对抑郁发作具有特征性意义。有的表现为入睡困难,睡眠不深;少数患者表现为睡眠过多。由于阴阳的互根互用,肝脏阳气虚必然会导致肝脏血虚,血虚不能摄魂,所以会出现睡眠障碍。丁元庆指出阳气节律性变化决定人体活动状态,阳气郁滞,不能布达全身,致心神失养、神机不振而抑郁,提出了"阳气抑遏,神颓志衰"为抑郁症的基本病机,认为抑郁症患者的失眠、朝重暮轻等是因为营卫运行失常,卫气不能昼行于阳而夜行于阴,卫阳郁滞,失于宣发;治疗上常常采用通阳开郁、宁心安神的治疗方法。

288 从肝肾论治阳虚型抑郁症

抑郁症是精神病学常见的一种疾病类型，多由遭遇应激性生活事件诱发，主要表现为心境低落（核心症状）、思维障碍、意志活动减退、认知功能损害和躯体症状，可导致自杀等严重后果。现代医学研究表明，抑郁症的病因可能涉及生物、心理及环境等诸多因素，发病机制尚不清楚。抗抑郁西药治疗作为当前治疗的主要手段，存在着起效较慢、治愈率不高、副作用及戒断反应明显等问题。近年来，随着社会压力的日益增大，抑郁症的发病率呈现逐年上升且年轻化的趋势。如何提高抑郁症治疗的持久性、稳定性具有重大的临床意义。中医学具有身心医学的双重属性，在抑郁症的治疗中具有独特的优势。传统中医学并无抑郁症的病名记载，根据临床表现和特征，抑郁症相当于中医学郁证、失眠、癫证、百合病、梅核气等情志病范畴。研究表明，阳虚型是抑郁症辨证分型中的常见类型。梅建强教授认为，阳虚型抑郁症的病机以肾阳虚馁为根本，肝失条达为关键，故提出以补肾调肝法治疗，取得了满意的临床疗效。学者刘志亮等将其补肾调肝法治疗阳虚型抑郁症经验做了归纳总结。

情志病从肾肝论治探微

抑郁症属于中医情志病的范畴。梅建强认为正常的情志活动与肾、肝的关系密切。现代医学认为抑郁症病位在脑。中医学认为脑为髓海，为元神之府。《素问·移精变气论》云"得神者昌，失神者亡"。《医林改错》云"灵机记性在脑""脑髓中一时无气，不但无灵机，必死一时；一刻无气，必死一刻"。阐述了脑是人体神机之主。而肾藏精、主骨、生髓，与脑的关系密切。《灵枢·经脉》云"人始生，先成精，精成而脑髓生"，说明脑髓的生成依赖于肾之先天之精气。又《灵枢·五癃津液论》云"五谷之津液和合而为膏者，内渗于骨空，补益脑髓"，表明肾之后天精气对脑髓的滋养有重要作用。肝藏魂，又《灵枢·本神》云"随神往来者谓之魂"，高度概括了肝主疏泄、为脑府之使调畅情志的作用。再者，《素问·阴阳应象大论》云"肾生骨髓，髓生肝"，《张氏医通》云"气不耗，归精于肾而为精，精不泄，归精于肝而为清血"，说明了肾藏精，肝藏血，肾为肝之母，肝肾同源的关系。而《医学衷中参西录》云"肝为肾行其气""人之元气，根基于肾，而萌芽于肝"，可见肾是肝主疏泄功能的基础。总之，脑乃肝、肾之主，肾乃肝、脑之根，肝乃肾、脑之使，与人的情志密切相关。

阳虚证抑郁症的病因病机

1. 阳虚型抑郁症病因探求　《灵枢·口问》云"故邪之所在，皆为不足"。且阴主静，阳主动。肾阳虚馁鼓动无力以致肝气郁滞是阳虚型抑郁症的根本原因。梅建强认为肾阳虚馁其因有四。其一，"阳气者，烦劳则张"。现代人劳倦过度，饮食不节，压力过大，易伤阳气。其二，"火与元气不两立"。现代人德寡纵欲不修于心，以致"喜怒忧恐，耗伤元气"。其三，"人年五十以上，阳气日衰，损以日至"。随着年龄的增长，人体肾阳自然衰少。其四，阴气不足而致阳气无以化生而虚衰。这一方面包括2点。第一点，"年四十，而阴气自半也"，自然化生阳气不足。第二点，现代人纵情声色，耗伤阴精，以致阳气生发不足。朱丹溪曾言"夫以温柔之盛于体，声音之盛于耳，颜色之盛于目，馨香之盛于鼻，谁是铁汉，心不为之动也？""心动则相火亦动，动则精自走，相火翕然而起，虽不交会，亦暗流而疏泄矣"，以致"精夺则火与气相次俱竭，此夺精之兼火与气也"。

2. 阳虚型抑郁症病机辨析 梅建强认为抑郁症的发病是一个由不足到虚衰的渐变过程，根据临床表现可辨证为肝气不足证、肝肾阳虚证和肝肾阴阳两虚证 3 个阶段。青少年、青年患者以肝气不足证、肝肾阳虚证者居多。而随着年龄的增长，肝肾阴阳两虚证的患者逐渐增多。尤其围绝经期妇女，"七七任脉虚，太冲脉衰少，天癸竭，地道不通"，更容易发病。

（1）肝气不足证：肝气不足，郁滞不舒，疏泄功能失调，会引发一系列气滞的症状，如乏力、头晕、失眠、胸闷善太息、心悸、腹痛、腹胀、纳呆、便秘、经期紊乱、周身疼痛等。正如华岫云所说"气滞或在'形躯'，或在脏腑，必有不舒之现症，盖气本无形，郁则气聚，聚则似有形，如胸膈似阻，心下虚，胁胀背胀，脘闷不食，气瘕攻冲，筋脉不舒，医家不察，误认有形之滞"。气机郁滞，日久化火，上扰心神，则出现焦虑、脏躁、失眠等症，加之肝木乘脾土，津液不运，又易内生痰湿。焦虑、脏躁若为兼症则仍从郁证论治，若为主症则从焦虑、脏躁论治。

（2）肝肾阳虚证：肝气日耗，累及肾阳，则出肝肾阳虚证。在情志方面表现为悲观绝望，痛不欲生，思维迟缓，反应迟钝，经常自责，出现自罪观念，认为自己毫无用处，给家人、朋友、同事带来麻烦，进而产生自杀观念。在躯体症状方面，则会出现畏寒怕冷、性欲减退、阳痿、闭经等肾阳虚的表现。

（3）肝肾阴阳两虚证：若病情失治、误治，进一步则伤及肝肾之阴。《素问·四气调神大论》云："阳气根于阴，阴气根于阳，无阴则阳无以生，无阳则阴无以化。"肝肾精血不足，肝肾之阳生化无源，则患者肝肾阳虚症状进一步加重，且会出现肝肾阴虚的症状，如易怒、多梦、五心烦热、盗汗、口咽干燥、肢麻手颤、舌红少津、脉弦细数等。肝肾阴阳两虚，加之气机紊乱，阴阳不相续接，阴虚独亢于上，阳虚孤寒于下，出现上热下寒之症。

从肝肾论治阳虚证抑郁症

梅建强认为阳虚证抑郁症的治疗核心在于补肾调肝，同时顾其兼证，辅以心理指导。然而，内伤之病其来也渐，其脏腑之气血已衰，必待脏腑精气充足，人体正气才能逐渐恢复，功能才能正常运行。因此，治宜缓图，不可速胜。正所谓"治主以缓，治客以急"。故而，药物选用上，"不重在攻补，而在乎用苦泻热而不损胃，用辛理气而不破气，用滑润濡燥涩而不滋腻气机，用宣通而不揠苗助长"。

1. 肝气不足证、肝肾阳虚证 肝气不足证、肝肾阳虚证区别在于后者是前者病势之渐。《温病条辨·下焦篇》云"厥阴必待少阴精足而后能生"，故而总需温阳调肝。自拟温阳调肝方，药用附子、肉桂、川芎、香附、生龙骨、生牡蛎、柴胡、白芍、生甘草。方中附子、肉桂补火助阳，为君药，取王冰"益火之源，以消阴翳"之理。附子大辛大热，为温阳诸药之首，肉桂辛甘而散，温经通脉，两者相合，补肾阳，助气化，通经脉。附子、肉桂量不可多，酌患者肝肾阳气不足的具体情况加减，微微生火，取"少火生气"之义。川芎、香附活血行气解郁；生龙骨、生牡蛎重镇安神，益阴潜阳，且防附子、肉桂升发太过，共为臣药。柴胡、白芍养肝，柔肝，疏肝，为佐药。生甘草顾护胃气，和中缓急，调和诸药，为使药。诸药合用，共奏温阳调肝之功，使清阳得升，气血调畅，佛郁得疏。气郁甚者可加桂枝、佛手、玫瑰花以疏肝理气；烦躁者可加茵陈、栀子以清心除烦；痰湿明显者可加石菖蒲、郁金以化湿祛痰；失眠者可加合欢皮、首乌藤以安神助眠。

2. 肝肾阴阳两虚证 若肝肾阴阳两虚者，则需补肾调肝。张景岳云："善补阳者，必于阴中求阳，则阳得阴助，而生化无穷。"故于温阳调肝方中加入鹿角霜、龟甲（血肉有情之品）。鹿角霜"性纯阳，息通督脉""补骨血，益精髓"；龟甲"使阳气下归于阴""复使阴出于阳""补阴益血"。两者补阴阳化精血而为君药。附子、肉桂补火助阳为臣药。川芎、香附、生龙骨、生牡蛎、柴胡、白芍疏肝、平肝、柔肝、养肝共为佐药。生甘草护胃缓急而为使药。诸药合用，阴阳并补，气血兼顾，清阳得养，佛郁自解。汗出多者可加乌梅、五味子以敛汗生津；肝阳上亢明显者加夏枯草、钩藤、首乌藤以平抑肝阳；上热下寒者加黄连，与肉桂相配合，交通上下。

3. 心理指导 认知疗法与坚定意志可调畅患者情志，对阳虚证抑郁症的治疗积极作用。可通过倾听、安慰、解释和鼓励等帮助患者正确认知、对待自身疾病，使其能够主动配合治疗。同时，帮助患者识别抑郁症的促发因素，矫正自身的错误观念，用正确的认知过程坚定患者意志，以缓解其情感压力，减轻症状，树立康复的信心。

合并脑络失养证的辨治

1. 病机辨析 认为肝肾阳气生发不足和/或肝肾精血不足日久，易致脑络失荣，出现反应迟钝、记忆力减退等症。脑髓阴络失养，气血津液泣而不行，久则生热、痰、瘀，反过来加重气机紊乱，形成恶性循环，且易变生他证。正如华岫云所云"皆因郁则气滞，气滞久则必化热，热郁则津液耗而不流，升降之机失度，初伤气分，久延血分，延及郁劳沉疴"。

2. 临床治疗 若久病脑络失荣受损，则需活血养荣通络。常用药物有细辛、水蛭、仙鹤草。《本草正义》云"细辛，芳香最烈，故善开结气，宣泄郁滞，而能上达巅顶，通利耳目，旁达百骸，无微不至，内之宣络脉而疏通百节，外之行孔窍而直达肌肤"。细辛不仅可开脑络之郁闭，且可作为脑府的引经药。水蛭者，"性又迟缓善入，迟缓则生血不伤，善入则坚积易破"，可有效破除脑络瘀血。仙鹤草收敛止血而不留瘀，且可补虚，可敛血养荣通络。诸药合用，共奏活血养荣通络之功。

验案举隅

杨某，女，59岁，农民，2017年3月9日初诊。持续性情绪低落7年余。曾辗转就医，给予抗抑郁、催眠西药及疏肝理气中药汤剂治疗，效果较差。现口服氟哌噻吨美利曲辛片1片，1天1次；盐酸帕罗西汀片20 mg，1天2次；米氮平片30 mg，1天2次。刻诊：持续性情绪低落，因情志因素而发，有自杀倾向，神疲懒言，兴趣减少，不欲日常活动，反应迟钝，记忆力减退，表情淡漠，目光呆滞，两颧潮红，自觉上热下寒周身不适，胸闷善太息，不思饮食，失眠多梦，夜尿频多，大便质干，两三日一行，舌黯淡，苔少，脉沉细弦。西医诊断为抑郁症。中医诊断为郁证，肝肾阴阳两虚证。治宜补肾调肝通络。

处方：鹿角霜20 g，醋龟甲20 g，附子9 g，肉桂9 g，川芎9 g，香附12 g，生龙骨20 g，生牡蛎20 g，柴胡15 g，白芍20 g，细辛3 g，水蛭6 g，仙鹤草20 g，黄连9 g，桂枝12 g，首乌藤20 g，酸枣仁30 g，肉苁蓉15 g，生甘草15 g。每天1剂，水煎取汁300 mL，分2次温服。同时给予盐酸帕罗西汀片10 mg，晨起饭后服用，1天1次。心理指导以调畅情志。

二诊（2017年3月23日）：患者诉仍有情绪低落，但较前减轻，偶有自杀倾向，可做一般家务劳动，反应较差，记忆力较前有所好转，目光较前灵活，自觉上热下寒周身不适较前好转，胸闷善太息，食欲差量可，失眠多梦较前减轻，夜尿明显减少，大便可，舌黯淡，苔薄白，脉细弦。患者情绪好转，上寒下热周身不适、夜尿频多、便秘症状明显改善，失眠症状有所好转，初诊方减肉苁蓉继服。

三诊（2017年4月6日）：患者诉情绪低落明显好转，但遇挫后仍加重，未再有自杀倾向，可做日常活动，反应可，记忆力好转，目光灵活，上热下寒周身不适消失，偶有胸闷善太息，纳可，失眠明显好转，二便调。舌黯红，苔薄白，脉弦。上方去黄连、桂枝、首乌藤继服，盐酸帕罗西汀片减为5 mg。

四诊（2017年4月20日）：患者诉未再情绪低落，日常活动精力可，反应灵活，记忆力可，面露笑容，表情自然，未再胸闷，纳可，二便调，夜寐安。舌黯红，苔薄白，脉弦。患者诸症皆消，然仍有舌质黯红、脉弦，是以患者久病，肝肾精血亏虚未复，脑络瘀血未去所致。上方去肉桂、生龙骨、生牡蛎、酸枣仁、细辛、水蛭继服，停用盐酸帕罗西汀片。

五诊（2017年5月18日）：患者未再情绪低落，日常活动精力充沛，反应灵活，记忆力良好，无胸闷，饮食良好，二便调，夜寐安。舌淡红，苔薄白，脉弦滑。间断回访1年，未再复发，乃愈。

按：本例主因持续性情绪低落 7 年余就诊。患者年逾五旬，素体阴阳日衰，加之情志因素，以致肝失条达而发本病。肝气郁滞，故见胸闷善太息、不思饮食、便秘；阳虚气郁，故见持续性情绪低落、神疲懒言、兴趣减少、不欲活动、表情淡漠、目光呆滞，甚至有自杀倾向；阴阳两虚，加之气机不畅，故见两颧潮红、上热下寒周身不适；阴阳转化失常，故见失眠多梦；病久入络，脑络失养，故见反应迟钝，记忆力减退。故而本例应辨为郁证肝肾阴阳两虚证。而舌黯淡，苔少，脉沉弦细皆为肝肾阴阳两虚证之外象。因此，首诊予鹿角霜、醋龟甲、附子、肉桂、川芎、香附、生龙骨、生牡蛎、柴胡、白芍、生甘草补肾调肝，配合桂枝加强温通理气；肉苁蓉补阳涩尿通便；首乌藤、酸枣仁养血安神助眠；黄连交通上下，缓解寒热不调；细辛、水蛭、仙鹤草通络养脑。同时，应用盐酸帕罗西汀片以抗抑郁，辅以心理指导调畅情志。时值春夏之季，阳气生发，故而温阳药减量应用。复诊时随着患者病情的好转，逐渐减药，最终停药。回访 1 年未再复发。

阳虚证抑郁症临床表现变化多端，加之患者本身大多多疑敏感，如若辨证不准确而疗效不佳，往往导致患者依从性差，而降低临床疗效，甚至引发医患矛盾。梅建强认为，首先应深刻理解脑、肾、肝之间脑为肝肾之主、肾为肝脑之根、肝为肾脑之使的关系，把握肾阳虚馁致郁这一根本病因，理清肝失条达致变这一关键因素，才能在临证治疗中执简驭繁，辨证施治准确恰当，而收桴鼓之效。本病其来也渐，其去亦缓，药若中病，当守经用权。同时应恰当地使用西药，一来可以弥补中药力缓的不足，二来可以增强患者的体感，树立其治疗的信心，提高其依从性，但应该从小剂量开始，待病情稳定后逐渐减药。而对于已经长期应用西药的患者，亦不可骤然停药，以免发生停药反应而产生不良后果。药物治疗与心理治疗并举，以期最终达到治愈疾病的目的。正如张景岳在《类经》中所云"必病与医相得，则情能相浃，才能胜任，庶乎得济，而病无不愈"。

289 从阳虚论治多发性硬化

多发性硬化（MS）临床症状表现复杂，有学者通过总结中医治疗得出 MS 的辨证分型：急性期多属风湿、湿热、痰瘀阻络，缓解期多以肝脾肾虚、痰瘀阻络为主，其中肾虚包括阴虚和阳虚。提示阳虚为 MS 发病不可忽视的重要病机。此外，最新形成的 MS 诊疗规范，归纳其常见四个病机为肝肾阴虚、痰湿化热、气虚血瘀、脾肾阳虚。进一步证实了阳虚在 MS 发病中的重要地位。虽然众多学者认识到从阳虚论治 MS 的有效性和必要性，但是针对阳虚所致 MS 具体成因认识不够详尽和细致。学者刘博文等从阳虚论治 MS 的中医理论基础以及现代研究角度出发，深入剖析了阳虚所致 MS 的具体成因。并就当前 MS 阳虚为主要病机的治法多采用温阳补阳，MS 病程长，常易内生湿热、痰饮等特点，提出了通阳与平补的新治法。

阳虚可致痿证的认识

目前众多学者认为 MS 与痿病的临床表现相类似，同时结合临床患者症状表现的差异，又归属于视瞻昏渺、青盲、眩晕、喑痱、风痱、类中风风痱、类中风风懿、肉苛等范畴。对于痿病的病因病机认识，以《素问·痿论》论述最详。其病因包括气郁生热致痿、阳亢生热致痿、阴虚生热致痿、外感热邪致痿、湿热浸淫致痿五个方面。病机总结为五脏气热、肺热叶焦、脾胃气虚、肝肾阴虚、湿热浸淫。随着后世医家对痿病的不断认识和发展，阳虚致痿的观点逐渐形成。

《素问·生气通天论》云："阳气者，精则养神，柔则养筋。"正常生理状态下，阳气的温养作用正常，可使筋脉柔软屈伸自如。若素体阳虚触冒寒湿之邪以及误治之后，阳气受损，不能化津濡养筋脉，则易致痿证发生。如《伤寒论》云："伤寒吐下后发汗，虚烦，脉甚微。八九日，心下痞硬，胁下痛，气上冲咽喉，眩冒。经脉动惕者，久而成痿。"论述误治之后，阳气受损，不能化津而成痿的病变。其次，张景岳在《景岳全书·痿证》中亦云："犹有可知，故因此而生火者有之，因此而败伤阳气者有之……痿证非尽为火证。"提示痿证有因阳气败伤所致的成因，如果概以火论，容易导致真阳衰败。除此之外，叶天士在《临证指南医案·痿证》对其所成病因阐释时，提出"胃阳督肾皆虚""脾肾阳虚""肾阳奇脉兼虚"以及"督阳虚"的观点。《素问·刺法论》云："正气存内，邪不可干，邪之所凑，其气必虚。"探究阳虚可致痿证的成因，一方面，由于阳气具有防御卫外、温养筋脉、推动气血运行以及化生津液等作用，当虚人外受风寒湿之邪，阳气损而正常生理功能失司，所御所化所运所养不能，易引起四肢百骸失荣失养失温，进而发生痿病，其为阳虚可致痿证的初期阶段；另一方面，《素问·生气通天论》云："阳气者，若天与日，失其所，则折寿而不彰……因于湿，首如裹，湿热不攘，大筋緛短，小筋弛长，緛短为拘，弛长为痿。"说明当阳气功能失常，则易生湿蕴热，指出痿证发生的病因与阳气运化失常进而产生湿热病理产物有关。而且"湿盛则阳微"，湿热内生的同时，又会进一步加重阳虚，最终导致筋脉骨肉充养不能而发病，其又为阳虚可致痿证的后期阶段。并且，阳虚日久易产生痰浊、瘀血等病理产物，作用于人体亦可导致痿证发生。现代学者发现，以温补阳气为治疗原则，治疗以阳虚为主的痿证具有良好的临床效果。如孙怡等温补肾阳为治疗原则，方用右归饮合二仙汤加减治疗 MS。詹文涛从脾肾阳虚论治，以温补脾肾为治则，方用益气聪明汤合二仙汤等加减治疗 MS 均取得了满意的效果。

因此，综合以上古代医家与现代临床研究者对痿证的病因及治法认识，阳虚可致痿证的病因为临床治疗 MS 不可忽视的重要因素，从阳虚论治 MS 能够为临床研究与治疗 MS 提供新思路。

从阳虚论治多发性硬化的中医理论基础

1. 从经络角度而言，MS 病在督脉阳虚　《难经》云："督脉者，起于下极之俞，并于脊里，上至风府，入属于脑。"从经络循行而言，督脉为脊髓所在部位，作为脑和脊髓的通路，具有联络全身脏腑肢节，沟通内外上下的作用。由于督脉为"阳脉之海"总督诸阳，一旦督脉损伤，阳气不充，不能承精上养脑髓，髓脉失荣，则脑主司运动感觉的功能失常，易致 MS 的发生。众所周知，多发性硬化是侵犯中枢神经系统的炎性脱髓鞘性疾病。作为中医望诊的延伸，现代影像学显示 MS 患者其病灶在脑或脊髓，这为从督脉阳虚阐释 MS 的成因提供了可能性的依据。与此同时，现代研究者证实 MS 中医核心病机及病理演变在于毒损督脉、肾阳受损。《灵枢·经脉》云"实则脊强，虚则头重"，督脉阳虚，容易出现手足拘挛、震颤、抽搐等症状，这与 MS 临床表现的运动障碍相类似。因此，从经络角度而言，督脉阳虚，髓脉失养是导致 MS 发生的潜在机制。

2. 从脏腑角度而言，MS 缓解期病程长者多表现为脾肾阳虚　现代研究指出，MS 急性期多以湿热、阴虚为主。因此急性期在治疗以湿热为主证型的 MS 时，苦寒清热利湿药的使用，难免有苦寒伤阳，利湿伤阴的可能。一方面，阳气日衰，阳不胜阴，湿浊痰饮难化，阻碍气机，不仅能加重病情，而且容易延长治疗周期，导致预后不佳。再者治疗以阴虚为主的 MS 时，由于阳易生而阴难复，阴虚病久不愈，阴损及阳，阳气日耗，必会加重阳虚。并且，阴虚生内热，内热既伤阴，又内耗阳气，导致阴阳两虚。此外，MS 急性期在治疗上依赖激素，本质上是消耗阳气。因此，MS 急性期亦有阳气损伤的可能，一旦出现失治误治，更会加重阳虚。当急性期过后，邪去正衰，阳气衰减的表现更为突出。由于 MS 疾病不断反复进展，缓解期的 MS 患者多见乏力、怕冷、感觉异常、神经功能损伤严重及二便障碍等特异性表现。脾肾为先后天之本，湿热留滞，往往会导致和加重脾气亏虚，气虚日久，阳虚亦甚，助阳化气气血运行功能失司，不能充养营卫，肌表失和，则易出现怕冷，感觉异常等表现。脾不能实四肢发清阳，则又易出现疲乏、头晕等症。脾失健运，肠腑传导失职，则排便障碍。又肾主司二便，肾阳虚弱，病于膀胱则收摄失司而尿频，气化无权故尿潴留。见于胃肠则寒湿直中而大便溏薄，寒积内生则大便不通。此外，肾藏精主骨生髓，肾阳不足，不能承精养髓，故缓解期神经功能损伤症状明显。另外，基于现代影像学在观察 MS 肝肾阴虚型与脾肾阳虚型患者的质子共振波谱分析及弥散张量成像差异研究中发现，脾肾阳虚型轴索损伤与白质纤维束损伤趋向明显，其病灶区域多会造成所对应功能不可逆性的损伤。并且也有学者在研究证实肝肾阴虚组患者患病时间普遍短于脾肾阳虚组患者，这进一步证实了 MS 缓解期病程长者多表现为脾肾阳虚。

3. 从 MS 临床分型角度而言，继发缓解型阳虚为主要病机　MS 临床分型包括复发缓解型、继发缓解型、原发进展型、进展复发型四种。其中复发缓解型多发性硬化为临床最常见的类型，占 80%～85%。而约 50% 此类型的患者发病 10 年后发展为继发缓解性多发性硬化。由于复发缓解型多发性硬化以肝肾阴虚为主，肝肾阴虚和痰、血瘀的病理机制在多发性硬化患者中具有普遍性和代表性。随着复发缓解型多发性硬化病情反复发作与病程日益增加以及大剂量激素的使用，往往会导致阴虚明显，阴损及阳，病致继发缓解型多发性硬化则是以阳虚为主要病机，其临床症状更是以神经功能损伤不断加重为突出表现。一方面，这提示 MS 具有反复发作，病程长久，临床表现多变的特点。另一方面，也提示 MS 从中医证候及病机演变上，很大程度上存在着阴损及阳，最终阴阳两虚的病机转变。从流行病学特点来看，MS 在高纬度的寒冷地区多发，寒易伤阳，流行病学研究也为 MS 从阳虚论治提供了一定的理论支持。

从阳虚论治多发性硬化治法

1. 通阳法为治疗 MS 阳虚证的首要治法　虽然温阳补阳治法在治疗 MS 阳虚证患者上取得了一定的临床疗效,但是由于临床选用补阳温阳药多为大辛大热之品。王雪基于文献数据挖掘的多发性硬化中医用药规律分析发现补阳药中淫羊藿使用最多。众所周知,淫羊藿性温而燥,虽具补肾壮阳之功,但易助热化火,长期使用不乏有"壮火食气",加重阳虚,或者化燥伤阴,阴损及阳,进一步加重阳虚可能。而且 MS 发病过程中常易出现风邪、湿热、痰饮、瘀血等病理产物,临床对于补阳温阳药使用时,必须以通阳为先。由于病理产物留滞壅塞,阳气郁而不宣,易导致阳郁化火,亢而伤阴,如不首先畅以通阳,一味温阳补阳多会助热化火,伐阴损阳,长期使用无不耗损真阳,增加本病治疗难度。因此,通阳法在 MS 阳虚证的使用时就显得尤为关键。

阳气贵在流通。清代医家叶天士在其医案中总结具体施治方法包括辛热开泄通阳、辛润苦滑通阳、温润柔剂通阳、甘淡渗泄通阳等方面。故在治疗上提出风邪外袭者,通阳以温散为主,方以麻黄附子细辛汤加减。《医理真传·卷二》认为"麻黄附子细辛汤一方,乃交阴阳之方,亦温经散寒之方也"。具体应用时,以麻黄附子细辛汤温肾与祛邪并进从而达到很好的临床治疗效果,尤其强调,辛热药效果与弊害均来之迅速,始宜少量,中病遂撤。湿热蕴结者,通阳以利小便为主,由于湿热胶着,缠绵难愈,经云"湿去则热不独存"。故针对湿热日久,病势缠绵,阳气衰败的患者,基于"通阳不在温,而在利小便"的治法,刘博文等主张,治疗初期以通利小便为主,进而达到通阳的目的。阳气得通,蕴热除则阳不内耗,所谓通即为补之意。选方用药上,以五苓散、八正散为基础方进行加减,多有宏效。痰饮留滞者,以温化为主。由于痰饮为 MS 重要的致病因素,《杂病源流犀烛》中云"痰之为物,流动不测,故其为害,上至颠顶,下至涌泉,随气升降,周身内外皆到,五脏六腑具有。""怪病多有痰作祟",现代研究认为 MS 病灶具有时间多发性和空间的多发性,临床更是涉及脊髓感觉障碍、情绪障碍、排便障碍、共济失调等多种症状。痰饮为病,病位广泛,无处不到,与 MS 的临床表现多类似,又痰饮为阴邪,日久不化,伤阴损阳,阳气日衰,故在治疗时,提出以温化痰饮进而达到阳气通畅,阴阳调和的治疗效果。《金匮要略》云"病痰饮者当以温药和之",临床应用苓桂术甘汤可以取得满意的效果。

2. 平补法为治疗 MS 阳虚证的次要治法　《素问·阴阳应象大论》云:"壮火食气,少火生气。"平补法的应用对于 MS 阳虚证患者的治疗有着重要的指导意义。《类经·阴阳类》云:"火,天地之阳气也。天非此火,不能生物,人非此火,不能有生……亢烈之火反害物,故火太过则气反衰,火和平则气乃壮。"说明在对于阳虚证的治疗时,平补法能够使阳气平和从而达到治疗的目的。脾胃虚弱者,由于脾胃功能的正常发挥,需要肾中阳气之温煦。脾肾阳虚或者脾胃虚的患者,由于阴盛则阳往乘之,常易出现经脉瘀阻的临床表现;一方面经脉瘀阻不畅,气血流行不周,易致痿病发生。另一方面,肾阳温煦失司,脾胃运化水谷精微之能失常,四肢百骸肌肉不得温煦濡养,进而导致肢体筋脉痿弱不用形成痿证。基于叶天士在《临证指南医案·脾胃》中提出的"阳土不耐辛热"观点及《叶天士先生方案真本》中总结的"轻剂通阳"的思想,刘博文等强调在脾胃虚弱证的 MS 治疗时,应以平补脾肾为主。药用过极易化燥化火。临证时可选用四君子进行加减,酌加少量菟丝子、补骨脂等平补肾阳之品。肝肾阴虚者,众多医家以滋补肝肾为主要治法,经过临床验证,在使用二黄汤、大补阴丸等方剂加减治疗时可以取得一定的疗效。然而基于"肾苦燥,急食辛以润之"以及"善补阳者,必于阴中求阳则阳得阴助而生化无穷,善补阴者,必于阳中求阴,则阴得阳升而泉源不竭"的认识。刘博文等认为阴阳互为根本,在滋补肝肾的同时,应兼顾平补肾温润肾阳药的应用。又"阴药呆钝,桂附劫阴",在选方用药上,主张以六味地黄丸为基础治疗。同时由于肉苁蓉温而不燥,补而不峻,滑而不泄,补中寓通,无伤阳损阴之虑,常常作为温润平补肾阳首选药。

分 析

综上所述，MS 从阳虚论治既具有中医传统理论的创新性，同时又符合现代临床研究的可行性。阳虚为贯穿多发性硬化发生发展变化的全过程，以通阳法和平补法为治疗大法，确实能够为指导临床多发性硬化的治疗和研究提供新的科研思路和方法。虽然当前西医使用激素、免疫抑制剂治疗 MS 急性期取得了不可否认的临床疗效，但对缓解期髓鞘的修复毫无裨益，并且其副作用多、费用高的缺点不可忽视。结合本病有发作缓解的特点，中医的优势更多的是在缓解期。中医凭借特有的辨证论治的诊断和治疗方法，通过动态全面的辨证与辨病相结合，既能做到疗效安全、减轻负担，又可以起到减少 MS 的复发、延长缓解期、改善患者的生活质量的作用。未来中医药如何做到预防 MS 复发将会成为治疗 MS 的重中之重，而从阳虚论治 MS，防治结合可能会成为新的突破点。

290 基于数据挖掘探析肾阳虚证骨质疏松症用药规律

骨质疏松症是一种由多种原因导致的骨密度和骨质量下降，骨微结构破坏，继而以骨脆性增加、易发生骨折为特征的全身性骨病。骨强度下降和骨折风险性增加是骨质疏松的两大基本特征。骨质疏松症分为原发性骨质疏松症与继发性骨质疏松症两类。其中，原发性骨质疏松症包括绝经后骨质疏松症（Ⅰ型）、老年骨质疏松症（Ⅱ型）和特发性骨质疏松症（包括青少年型）。继发性骨质疏松症是指由除引起原发性骨质疏松外的多种疾病引起的骨质疏松症。骨质疏松症带来的骨痛、畸形甚至骨折严重影响人们的生活质量。骨质疏松症本为肾虚，病久累及肾阳，导致肾阳亏虚，治以强筋骨、补肝肾、壮肾阳，达到标本兼治。学者武文洁等整理了近20年中国期刊全文数据库（CNKI）的中医药治疗肾阳虚证骨质疏松症相关文献，探析了肾阳虚证骨质疏松症方药规律，从而为临床治疗提供了参考。

材料与方法

1. 资料来源 检索CNKI收录的2000年1月至2019年12月用中医药治疗肾阳虚证骨质疏松症文献（含中西医结合治疗文献），共得200篇，剔除方药不完整文献、经验类文献，从中筛选出168篇文献。

2. 方法

（1）入选标准：2000年1月至2019年12月有关中医药治疗肾阳虚证骨质疏松症的临床研究及基础研究文献，所选文献必须有完整方药记载。

（2）排除标准：个人经验、个案报道类、综述类文献；方药组成不完整的文献；外用方药；同一作者2篇以上所载相同方的文献只选取1篇文献；非肾虚证的骨质疏松症文献。

（3）方剂统计：基本方根据兼证加减用药者，只按一方统计；方名及药物组成相同者按一方统计；同名方药组成不同者按多方统计。

（4）中药统计：方剂中基本组成及其加减药物均予统计。药物名称、功能分类、性味归经参照全国中医药行业高等教育"十三五"规划教材《中药学》所录药物进行归类。药物别称参照中国知网所录文献进行归类、区分。

（5）数据录入：运用EXCEL 2003对统计所得数据进行统计、整理、审核后，将EXCEL数据上传至古今医案云平台（V2.2.3）。

（6）数据分析：运用古今医案云平台（V2.2.3）中的数据挖掘分析模块分析经规范化处理后的数据，含统计分析（中药频次、药物的四气、五味、归经、功效）、关联分析、聚类分析、复杂网络分析。

结 果

1. 药物统计 共录入中药208味，总用药频次为1 634，按照药物出现频次由高到低排列依次为熟地黄、淫羊藿、骨碎补、当归、杜仲。

2. 药物四气、五味、归经统计 其中四气以温平为主，五味以甘苦居多，归经以肝、肾、脾为主。

3. 药物功效统计 以强筋骨、补肝肾、祛风湿、补肾阳为主，这与骨质疏松的治疗原则契合。

4. 中药配伍分析

（1）中药配伍的关联分析：采用古今医案云平台集成的关联分析方法对168首处方的中药配伍规律进行分析。设定置信度为0.6，支持度为0.1，得到的结果按提升度由高到低进行排列。所有中药配伍提升度均大于1，说明存在正相关性且有意义。排名前三的中药组合为枸杞子、山药—山茱萸；枸杞子、山茱萸—山药；山药、熟地黄—山茱萸。结果意义解读：如枸杞子、山药—山茱萸的置信度为0.85，表明在所有处方中，以枸杞子、山药出现为前提，山茱萸同时出现的概率是0.85。支持度为0.1，表明枸杞子、山药—山茱萸在所有处方中同时出现的概率为0.1，提升度为3.04，指枸杞子、山药—山茱萸具有相关性。

（2）中药聚类分析：采用古今医案云平台已有的层次分析方法对中药进行聚类分析，设定前10个中药进行聚类，距离类型选择欧氏距离，聚类方法选择最长距离法。结果表明前10个中药首先分成4类，熟地黄为第1类，补骨脂、淫羊藿、骨碎补为第2类，杜仲、当归为第3类，黄芪、茯苓、山茱萸、枸杞子为第4类。第2类和第1类可合并为一大类，第3类和第4类可合并为一大类。其次，每2类可细分为2小类，第4类可分为3小类。

（3）复杂网络分析：采用古今医案云平台数据分析挖掘模块中的复杂网络分析，获取治疗糖尿病医案中治疗采用的核心方药组成。结果显示其药物组成为熟地黄、杜仲、山药、补骨脂、骨碎补、肉苁蓉、黄芪、山茱萸、淫羊藿、丹参、当归、枸杞子、茯苓、白术。因此，核心方药组成可认为是右归丸加减而来。

讨 论

在中医学中，骨质疏松症属于"骨痿""骨痹""骨弱""骨极""虚劳"等范畴。从病因看，"精血损伤骨痿，庸医都以辛苦药酒，病不能去，反传胃口。无治病捷径，理胃为先。仓廪汤"（《徐批叶天士晚年方案真本》卷下），说明骨痿主要是由于精血损伤所致。《素问》云"肾气热则腰脊不举，骨枯而髓减，发为骨痿"；"肾者……封藏之本，精之处也，其华在发，其充在骨"；《血证论》云"于体主骨，骨痿故属于肾"；《素问·上古天真论》云："七八，肝气衰，筋不能动……肾脏衰，形体皆极……五脏皆衰，筋骨懈堕"；《素问·痿论》云"脾主身之肌肉，脾健则四肢强劲""阳明者，五脏六腑之海，主润宗筋，宗筋主束骨而利机关也"。由此可知，中医理论认为，骨质疏松症的关键病机是肾虚骨骼失养为本，脾弱肝虚为标。

本研究收集了CNKI有关中医药治疗肾阳虚证骨质疏松症的有效处方，通过古今医案云平台对其组方思路及用药特点进行分析。药物频次排前5位的中药为熟地黄、淫羊藿、骨碎补、当归、杜仲，功效以强筋骨、补肝肾、祛风湿、补肾阳为主，熟地黄在所有处方中出现的频次为80次，占比47.62%，其次是淫羊藿、骨碎补。熟地黄性温味甘，具有益精填髓、滋补阴血的功效。研究发现，熟地黄中含有的梓醇、地黄苷等成分可减少骨丢失从而起到抗骨质疏松的作用，熟地黄中的梓醇在某种程度上对体外培养SD大鼠成骨细胞有较明显的增殖、分化及成骨作用。淫羊藿又名仙灵脾，李中梓《雷公炮制药性解》云仙灵脾入肾，而主绝阳之证，其为补也明甚。其性味辛甘、温，入肝、肾经，具有补肾壮阳、祛风除湿之效。《素问·生气通天论》述"因而强力，肾气乃伤，高骨乃坏。凡阴阳只要，阳密乃固"，由此可见，肾主骨生髓，肾虚尤其是肾阳虚极大程度影响着骨质疏松症的发生发展。《药性论》记载骨碎补"主骨中毒气，风血疼痛，五劳六极，口手不收，上热下冷"，骨碎补味苦温，归肝肾经，具有疗伤止痛、补肾强骨、消风祛斑的功效。现代药理学研究发现，骨碎补中的黄酮、三萜等成分在抗骨质疏松、促进骨折损伤修复、抗关节炎等方面发挥着极其重要的作用。研究表明，骨碎补中的黄酮对骨质疏松的超微结构和脯氨酸羟化程度有改善作用。《神农本草经》记载当归"味甘，温，主咳逆上气，温虐，寒热"，具有活血补血、调经止痛、润肠通便的功效。研究表明，生当归及其不同炮制品通过恢复谷胱甘肽代谢通路、多种氨基酸及核苷酸代谢的补血机制干预血虚。实验证实，一定浓度范围的当归多糖可促进体外人成骨细胞增殖，这也为治疗骨质疏松症提供理论依据。

从药物四气、五味、归经统计可看出，四气以温平为主，五味以甘居多，主要入肝、肾、脾经。《黄帝内经》云寒者热之，热者寒之。对于肾阳虚证骨质疏松症，其本质是肾虚，久病损及阴阳，最先受损的是肾阳，故选用温性药物，可补益肾阳；甘味药物能补、能和、能缓，可最大程度鼓动阳气，充养全身，既可补益肾阳，又可缓解因肾精不足而致筋骨失养产生的疼痛感。《医经精义》云："肾藏精，精生髓，故骨者，肾之合也。"肾精充足，则骨髓充盈，骨骼充实有力；脾主肌肉，脾气健运，方能营养肌肉，充养骨髓；肝藏血，肾藏精，精血同源，促进"肾主骨"，《素问·五气生成论》云："肝之合筋也，其荣爪也。"骨之余为爪，肝气充足与否，直接关系筋膜是否坚韧，肝主疏泄，可助脾之运化，促进气血生化。中药配伍的关联分析表明，临床应更多关注枸杞子、山药、山茱萸、熟地黄等药物之间的配伍使用，枸杞子（补阴药）、山药（补气药）—山茱萸（收涩药）；枸杞子、山茱萸—山药；山药、熟地黄（补血药）—山茱萸是关联强度较大的前三对组合，上述药物通过相须、相使达到补益肝肾、强筋健骨的功效，其中"枸杞子、山药—山茱萸"药对排在首位，兼顾补益和收涩之功。

通过中药聚类分析可知，第1组为熟地黄，熟地黄可补益肝肾，其主要通过促进骨形成，抑制骨量丢失，使破骨细胞与成骨细胞之间达到动态平衡，进而起到抗骨质疏松的作用，有实验发现，熟地黄通过抑制骨破坏，从而延缓去卵巢大鼠骨量丢失，从而防治骨质疏松症。第2组为补骨脂、淫羊藿、骨碎补，补骨脂性辛、大温，白飞霞《方外奇方》云："破故纸（补骨脂）属火，收敛神明，能使心包之火与命门之火相通，故元阳坚固，骨髓充实。"辅以淫羊藿补肾阳、骨碎补续折伤补骨碎。第3组为杜仲、当归，杜仲可温补肾阳、强壮筋骨，当归活血补血，二者合用，肾阳推动精血运行，对于治疗肾虚血瘀型骨质疏松症疗效显著。第4组为黄芪、茯苓、山茱萸、枸杞子，黄芪为补气要药，"气为血之帅，血为气之母"，骨质疏松症与肾虚、脾虚密切相关。脾虚无法运化水谷，故后天之精不能滋养先天之肾精，以致筋骨失养，促成骨质疏松形成，运用黄芪契合骨质疏松症补脾益气的基本法则。现代研究表明，黄芪内的活性成分可直接参与骨代谢，还间接通过消化系统、循环系统、内分泌系统等影响骨微环境，调节骨代谢。茯苓健脾渗湿，为淡渗利湿之品，其性味甘平，平补阳气，可健脾、生气、生血，进而鼓动机体阳气充养全身。山茱萸收涩固脱，枸杞子补益肝肾，一补一收，加强固益肾精的功效，从而充养筋骨。

通过复杂网络分析可知，核心方药组成为熟地黄、杜仲、山药、补骨脂、骨碎补、肉苁蓉、黄芪、山茱萸、淫羊藿、丹参、当归、枸杞子、茯苓、白术，可以认为是右归丸加减而成，主要功效是温补肾阳、填精益髓。右归丸出自张景岳《景岳全书·卷五十一》，言其"此益火之剂也，凡命门之阳衰阴胜者，宜此方加减主之"。近年来，在对体外培养的细胞和动物实验研究中发现，右归丸在无抑制Sclerostin蛋白表达作用下对成骨细胞有促增殖作用。现代研究表明，运用右归丸加减治疗骨质疏松症，骨吸收指标明显下降，骨形成指标降低，骨密度较治疗前增高，具有显著抗骨质疏松作用。高举会等发现，右归丸可以诱导BMSCs内Shh、Ptc、Glil蛋白的表达从而有效治疗骨质疏松。

武文洁等运用古今医案云平台分析治疗肾阳虚证骨质疏松症用药规律，从数据信息化角度展现，以多维度数据形式将治疗骨质疏松症的辨证思想及用药规律等隐性知识显化。基于古今医案云平台总结出治疗肾阳虚证骨质疏松症用药以强筋骨、补肝肾、祛风湿、补肾阳为主，药物归经以肝、肾、脾为主，充分体现了肝肾亏虚为主的辨证思想。基于肾阳虚证方药分析，能够对改善骨质疏松在一定程度上发挥临床指导作用。

291 肾阳虚不孕症与代谢组学

不孕症是指结婚后至少 1 年、有正常性生活、未采取任何避孕措施下不能正常生育。现代社会随着生活压力增加、生育年龄推迟、饮食结构改变等原因，不孕症人数在不断增加。据报道，在普通人群中不孕症的患病率达到了 9%～18%。世界卫生组织预测，不孕症将成为 21 世纪仅次于肿瘤和心脑血管病的第三大疾病。因此，深入开展不孕症的病因及机制研究，有望为不孕症的治疗提供重要线索。

中医通过对不孕症患者体质辨识的临床研究发现，体质不同对不孕症的易感性不同，其中阳虚体质在不孕症患者所有体质类型中占比最高。历代中医典籍及名家对于不孕症的辨证论治，均以肾为主。《素问·六节藏象论》云："肾者，主蛰、封藏之本，精之处也。"概括了肾藏精，主生殖，为先天之本的生理功能。《素问·上古天真论》云："肾气盛……天癸至，任脉通，太冲脉盛，月事以时下，故有子。"从肾的生理功能角度论述了女子月经与孕育的机制，胎儿的形成发育有赖于肾气的充足。《傅青主女科》云"胞胎既寒，何能受孕""下部冰冷不孕"，提出了肾阳不足，胞宫失于温煦，故而宫寒不孕，是女子不孕症的主要病因。肾阳虚证作为中医证型之一，是指肾阳亏虚，机体失却温煦，以腰膝酸冷、性欲减退、夜尿频多、男子阳痿早泄、女子宫寒不孕等为主要表现的虚寒证候。不孕症以肾虚为本，肾阳虚尤重，肾阳虚不孕症体现了中医对不孕症的认识。

目前临床对于肾阳虚不孕症的诊断主要为中医辨证结合西医生化指标，很难从微观角度解析疾病的发生发展机制，也不易从整体角度挖掘疾病的共性特征规律。代谢组学是继基因、转录、蛋白质组学后新发展起来的定量分析生物体内代谢产物的动态变化规律，并寻找这些动态变化与生物过程之间相对关系的一门学科。代谢组学中的产物检测、在体观察、动态观察等方法与中医"司外揣内，以表知里""整体观"的思想具有相似之处。肾阳虚不孕症中通常存在着某些特定的代谢轮廓变化，运用代谢组学方法分析其代谢产物既能在微观上体现代谢网络、内源性细胞产物的动态变化，又能直观地反映肾阳虚不孕症机体的共性代谢特征，为肾阳虚不孕症发病机制的研究提供了新的研究方向。学者谢兰等分别从肾阳虚证的代谢组学、不孕症的代谢组学以及肾阳虚不孕症的代谢组学 3 个角度对现有研究方法及结果进行了梳理归纳，以期为肾阳虚不孕症代谢组学的研究方法与技术提供依据及思路。

肾阳虚证的代谢组学研究

1. 基于代谢组学的肾阳虚证动物实验研究 在动物实验研究中，人们应用药物、激素方法建立了肾阳虚动物模型用于肾阳虚证代谢组学研究。龚梦鹃等以氢化可的松诱导肾阳虚大鼠模型，应用核磁共振氢谱（1H-NMR）技术分析对照组、模型组和巴戟天药物处理组的大鼠血清代谢谱，经正交偏最小二乘判别分析（OPLSDA）确定对照组和模型组之间的代谢谱存在差异性，并使用变量重要性投影（VIP）发现了肾阳虚证的 12 种潜在生物标志物，包括低密度脂蛋白/极低密度脂蛋白、氧化三甲胺、胆碱、肌酸、β-葡萄糖、多不饱和脂肪酸、异亮氨酸、赖氨酸、缬氨酸、二甲胺、三甲胺、3-羟基丁酸，提示肾阳虚大鼠的氨基酸代谢、能量代谢以及肠道菌群受到了不同程度影响，甲基化转移受到了抑制。同时运用主成分分析（PCA）方法评价巴戟天对肾阳虚大鼠的干预效果，发现巴戟天给药组与对照组的样本点更接近，提示巴戟天对肾阳虚大鼠具有干预作用。刘琦等以皮下注射皮质酮橄榄油诱导肾阳虚大鼠模型，设置空白对照组、肾阳虚模型组和男仕胶囊药物治疗组，基于中医方证代谢组学平台对大鼠血液、尿液进行代谢组学分析。研究结果提示黄尿酸、马尿酸、氢化肉桂酸、肌酐、乙酰酪氨酸等可能是肾阳虚的特征标志物，涉及色氨酸代谢、酪氨酸代谢、类固醇激素的生物合成等生物学途径。经相关性分析发现甜菜碱、木犀草苷、伞形花内酯等成分是男仕胶囊治疗肾阳虚的主要有效成分，其作用途径可能是通过改善酪氨酸代谢、亚油酸合成及激素合成等以干扰代谢，从而治疗肾阳虚。付业佩等以腹腔注射苯甲酸雌二醇的方法复制肾阳虚小鼠模型，并通过滴鼻感染方法建立病证结合的肾阳虚小鼠外感模型，收集小鼠血清样本，采用液相色谱-质谱联用（LCMS）技术，在正负离子模式下，研究磷酸奥司他韦胶囊（达菲）对肾阳虚外感小鼠的干预作用。通过对血清样本的分析，最终获得了22个生物标志物，包括氨基酸类、甘油磷脂类、激素类及花生四烯酸等。同时研究结果提示，达菲可以通过调节甘油磷脂代谢、视黄醇代谢、能量代谢等途径，对肾阳虚外感小鼠起到一定干预作用。

2. 基于代谢组学的肾阳虚证临床研究 在临床实验中，通过研究人体在肾阳虚状态以及正常状态下的代谢组，结合模式识别技术挖掘代谢组中与肾阳虚证相关的生物标志物群及代谢途径。黄迪采用气相色谱-质谱联用（GC-MS）技术对慢性肾衰竭肾阳虚证患者、慢性肾衰竭非肾阳虚证患者以及健康人尿液样本中的代谢成分进行分析，并检测尿液中17-羟基皮质类固醇的含量，以探讨慢性肾衰竭肾阳虚证患者的肾上腺皮质功能状况。研究结果发现，相较于慢性肾衰竭非肾阳虚证患者组和健康人组，慢性肾衰竭肾阳虚证患者尿液代谢组中17-羟基皮质类固醇含量显著降低，并存在肾上腺皮质功能紊乱问题。聂晓莉等运用1H-NMR技术对收集到的5例疲劳型亚健康肾阳虚证患者和6名同龄健康人的血浆样本进行分析，通过OPLS-DA分析两组样本之间代谢组学谱的差异。研究结果发现疲劳型亚健康肾阳虚证主要代谢产物包括乳酸、丙酮酸、谷氨酰胺、氧化型谷氨酰胺、醛固酮等，与线粒体功能障碍、氧化应激增强、下丘脑-垂体-肾上腺功能紊乱等相关。

通过对肾阳虚证的代谢组学调查研究发现，氢化可的松、皮质酮均可构建肾阳虚动物模型，动物实验和临床研究常用的标本为血液和尿液。不同的研究结果提示与肾阳虚证相关的代谢途径包括肾上腺皮质功能紊乱、氨基酸代谢、能量代谢、甲基转移途径和肠道菌群扰动等。

不孕症的代谢组学研究

1. 基于代谢组学的不孕症动物实验研究 在动物实验研究中，人们应用了手术、人工模拟寒湿环境方法建立了不孕症动物模型用于不孕症代谢组学研究。毛妍丽通过手术方法构建了大鼠子宫内膜异位症（EMs）模型，设置空白组、假手术组和模型组，采用1H-NMR技术结合多元统计分析方法对大鼠血清进行代谢组学分析，共找到了N-乙酰糖蛋白、乳酸、柠檬酸、丙酮酸和苏氨酸5种差异代谢产物，主要涉及柠檬酸循环、丙酮酸代谢、糖酵解和糖异生、乙醛酸盐代谢4条代谢途径。阿孜古丽·要力瓦斯在湿寒环境下建立大鼠慢性应激卵巢早衰模型，将大鼠分为正常组、应激卵巢早衰模型组、应激卵巢早衰药物干预组，并采用1H-NMR技术对大鼠血清进行检测。运用OPLS-DA分析中的VIP值来确定代谢物的组间差异。研究结果发现，与正常组比较，应激卵巢早衰模型组大鼠血清中乳酸、酪氨酸、赖氨酸等含量显著降低，丙酮酸、天冬氨酸、谷氨酸等含量显著升高。药物干预后，大鼠血清中乳酸、赖氨酸等含量显著升高，丙酮酸、谷氨酸等含量显著降低。

2. 基于代谢组学的不孕症临床研究 在临床研究中，通过研究不孕症患者以及健康对照者的代谢组，结合模式识别技术挖掘代谢组中与疾病相关的生物标志物群及代谢途径。宋景艳等运用超高效液相色谱-质谱联用（UPLC-MS）技术对27例EMs不孕症患者和28名健康女性的卵泡液进行代谢组学研究，通过PCA和偏最小二乘判别分析（PLS-DA）方法识别代谢物的组间差异性。研究发现，与健康女性比较，不孕症患者的卵泡液代谢产物中15-氰基十二烷酸甲酯、缬氨酸-精氨酸二肽、4-酮-13-顺式视黄酸等表达显著上调，植物鞘氨醇、3-羟基壬酰基肉碱、薄荷醇二丁酸酯等表达显著下调，提示以上代谢产物可能是不孕症患者的特征代谢产物，涉及能量代谢、细胞增殖与凋亡、血管生成以及炎症反应等代谢路径。Zhang X等基于1H-NMR谱的非靶向代谢组学方法对33例弱精子症患者和30名健康人的精浆样本进行研究，结果发现弱精子症患者的谷氨酰胺、谷氨酸、半胱氨酸、牛磺酸和组氨酸水平显著高于正常对照组，苯丙氨酸和酪氨酸水平显著低于正常对照组，提示弱精子症与氨基酸代谢相关。此外，弱精子症患者精浆中低密度脂蛋白、极低密度脂蛋白水平明显降低，磷脂中间产物胆碱、磷胆碱和甘油磷胆碱水平较高，提示弱精子症与脂质代谢相关。Neto FTL等运用1H-NMR技术对35例精索静脉曲张不育男性、21例精索静脉曲张生育男性、24例非精索静脉曲张生育男性的精浆进行研究，构建代谢组学模型，以区分精索静脉曲张男性和非精索静脉曲张男性，以及精索静脉曲张的生育和不育男性。通过基于遗传算法的线性判别分析（GA-LDA）建立了判别3组人群的模型，正确率达到92.17%，并发现了癸酸、2-羟基-3-甲基戊酸、亮氨酸、缬氨酸、3-羟基丁酸、乳酸等19种在群体分离中起重要作用的代谢物。

不孕症的代谢组学研究分为女子不孕和男子不育两个方面。在女子不孕方面，子宫内膜异位症和卵巢早衰是常用的动物模型，样品类型主要为血清和卵泡液。不同研究结果提示女子不孕与柠檬酸循环、丙酮酸代谢、糖酵解和糖异生、乙醛酸盐代谢、能量代谢、细胞增殖与凋亡、血管生成以及炎症反应等相关。对于男子不育的研究，目前没有相关的动物代谢组学研究，临床研究主要涉及弱精子症、精索静脉曲张不育两种疾病，研究结果提示男子不育与氨基酸代谢和脂质代谢等代谢途径有关。

肾阳虚所致不孕症的代谢组学临床研究

肾阳虚所致不孕症在中医不孕症诊疗上占据重要地位。在临床研究方面，Song J等采用UPLC-MS技术对33例患有肾阳虚证的多囊卵巢综合征女性和67名健康女性的卵泡液代谢物进行分析，运用PCA分析方法识别两组样本间的代谢图谱差异。研究结果发现，卵泡液中苯丙氨酸、色氨酸、溶血性磷脂酰胆碱等28种代谢物的表达均有显著变化，涉及脂肪酸和氨基酸的代谢、胆汁酸的生物合成等12种不同的代谢途径。Chen X等采用LC-MS技术对8例肾阳虚型男性不育患者和18名正常生育男性的精浆样本进行代谢组学分析，运用PCA和PLS-DA分析方法，借助VIP值对两组样本进行模式识别和代谢物鉴定。研究获得2-酮-6-氨基己酸、2-苯乙酰胺、甘露醇等代谢关键代谢物，涉及丙氨酸代谢、苯丙氨酸-酪氨酸-色氨酸的生物合成、乙醛酸和二羧酸代谢、酪氨酸代谢、鞘脂类代谢5种代谢途径，提示三羧酸循环代谢、芳香族氨基酸生物合成代谢和鞘脂代谢的改变可能在肾阳虚男性不育中发挥重要作用。Zheng P等采用GC-MS法对67例肾阳虚男性不育患者和55名健康男性的血浆样品进行分析，运用PCA和PLS-DA分析方法识别两组间的代谢谱图差异，借助VIP值提取潜在生物标志物并进行代谢途径富集分析。研究发现了肾阳虚不孕男性的代谢组学特征，包括1,5-脱水葡萄糖、α-羟基戊酸、半乳糖葡糖醇、苯丙氨酸、谷氨酸、亮氨酸、苯丙酸、N-乙酰甘氨酸、鸟氨酸和赖氨酸10个潜生物标志物，涉及丙氨酸代谢、天冬氨酸和谷氨酸代谢、精氨酸和脯氨酸代谢、赖氨酸降解和苯丙氨酸代谢、氨基酰tRNA生物合成以及D-谷氨酰胺和D-谷氨酸代谢6条途径。

目前，针对肾阳虚不孕症的代谢组学研究较少，仅见于肾阳虚多囊卵巢综合征女性患者、肾阳虚男性不育患者的代谢组学分析。研究结果发现，肾阳虚不孕症的代谢组学相关途径包括脂肪酸和氨基酸的代谢、氨基酰tRNA生物合成、胆汁酸的生物合成、三羧酸循环代谢、芳香族氨基酸生物合成等。

肾阳虚不孕症代谢组学研究方法、代谢途径分析

谢兰等对肾阳虚证、不孕症和肾阳虚不孕症的代谢组学研究方法进行了总结。肾阳虚不孕症为肾阳不足，冲任失和，难以结胎而呈现的症候，是中医上研究不孕症的重要方向。肾阳的温煦气化使得机体津液代谢正常运行，血清、尿液、卵泡液、精液是不孕症代谢研究的常用样本，在一定程度上能体现肾阳虚的特指。目前多种成分分离方法和模式识别技术都为代谢组学研究提供了有力工具。

代谢组学从整体角度对肾阳虚、不孕症和肾阳虚不孕症的生物学特征及其与机体各项生命活动的关系进行了探索，初步发现了肾阳虚不孕症发生发展过程中的潜在代谢途径，其中代谢途径主要聚焦在能

量代谢上，这与肾阳虚在中医上表现出的肾阳不足、肢寒畏冷特点基本一致，提示提高机体能量代谢、调节线粒体功能障碍在肾阳虚不孕的治疗方面具有重要的作用。同时代谢途径还聚焦在氨基酸代谢上，以苯丙氨酸为例，它的减少会导致 5-羟色胺、儿茶酚胺、甲状腺素等神经递质的减少，进而导致神经兴奋性降低，这与肾阳虚在中医上表现出的肾阳亏虚、性欲减退、精神萎靡的特点基本一致，提示调节机体氨基酸水平，保持适宜的神经兴奋性在肾阳虚不孕的治疗方面具有重要的作用。此外，肾阳虚在肾上腺皮质功能紊乱、肠道菌、脂质代谢、血管生成、炎症反应等方面也有所体现。

　　从中医角度，"证"和"病"都是对疾病本质的认识，二者既有联系又有区别。证是对疾病发展中某一阶段病理属性的概括，病是机体在一定致病因素下，所发生的一系列病理变化的全过程，各个阶段的"证"贯穿起来，便构成了"病"的全过程。肾阳虚证为不孕症疾病发生过程中的主要证候，通过代谢组学对肾阳虚证和不孕症的研究，可以从分子微观、整体角度挖掘其代谢组学规律，揭示肾阳虚不孕症的本质。谢兰等创新性地选择肾阳虚不孕症为研究对象，就肾阳虚证、不孕症以及肾阳虚不孕症 3 个方面的研究进展进行了梳理归纳。

292 阳虚致瘀与卵巢癌证治

卵巢癌是女性生殖器官常见肿瘤之一，发病率逐年上升，其死亡率为妇科恶性肿瘤的首位。通过对卵巢癌中医治疗经验的学习总结发现，现代医家认为卵巢癌中医证候以血瘀为主，治疗上以活血化瘀为本，同时针对兼证进行组方加减。在临床观察中发现卵巢癌患者多表现出阳虚症状，在治疗中配伍温阳益气药物可获得更好的治疗效果。为此，学者刘丹丹等进一步对血瘀证的成因进行分析探讨，发现阳虚在其中起到重要作用，并通过研究分析中医古籍文献中记载的对相关疾病的认识，认为温阳活血法可作为卵巢癌的治法之一，为临床治疗提供了新的思路。

古籍文献中与卵巢癌相关的描述

在中医学古籍文献中，并没有卵巢及卵巢恶性肿瘤病名的记载，根据现代卵巢癌疾病的症状体征等相关证据，类比古籍文献中有关妇女下腹部胞中结块，或痛，或胀，或满，甚或出血等描述，可发现卵巢癌与"癥""瘕"最为相似。如隋代巢元方在《诸病源候论》中将类似症状归为"疝瘕""癥痞"。宋代陈自明在《妇人大全良方》中提出"夫妇人疝瘕之病者……此为妇人胞中绝伤有恶血，久则结成瘕也"。清代《医宗金鉴》将诸多妇科肿物按照其病因病机分为一类，谓之"癥瘕积痞疝癖疝诸证"。另一方面，根据中医异病同治的原则，卵巢癌为妇科病症，病位在下腹部，可归属妇科杂病类，可按癥瘕积聚类进行辨证论治。

病因病机

将卵巢癌归与"癥瘕"之类而后探究其病因病机，此类妇科肿瘤的形成多认为与血瘀胞宫密不可分。如《校注妇人良方》所云："妇人腹中瘀血者……久而不消，则为积聚癥瘕矣。"《景岳全书》所云："瘀血留滞作癥……凡内伤生冷，或外受风寒……气弱而不行，总由血动之时，余血未尽，而一有所逆，则留滞日积而以成癥矣。"血瘀的形成，与女性胞宫的特殊性关系密切，胞宫为血海，冲任起于胞宫，行一身之血，胞宫阴寒盛则致气血运行不畅，影响最重者为血，瘀血内生，积聚为块，故妇科肿瘤，寒凝血瘀为其主要病理因素之一。

通过对古籍医案中癥瘕积聚的相关证治进行分析，发现血瘀虽为主要病理因素，但阳虚气虚已经出现，而且古代诊断能力有限，多数患者出现症状时已为晚期，因此疾病全程为机体与肿瘤共存状态。早期机体阳虚内寒，积聚初成，邪正交争剧烈；中期积聚实，机体阳气进一步受损，邪盛正衰；且卵巢癌由于其位于盆腔内，起病隐匿，无典型鉴别症状，因此很难早期发现，多数病例发现时已属晚期，在古代文献中记载多伴随臌胀、水肿等并发症，因此全身辨证多属正气虚损，局部血瘀毒结，晚期阳损及阴，机体阴阳俱虚，即所谓"不治""死症"。

血瘀的形成与阳气亏虚密切相关

《素问·阴阳应象大论》云："阴阳者，天地之道也，万物之纲纪……治病必求于本。"诊治疾病当推求阴阳之本而调之，将现代医家关于虚实论述归之于阴阳之理，无外乎阳虚而阴盛，阳气虚损以致推动无力而使气血瘀滞，瘀阻而邪实成形，故阴更盛。中医认为，人体的一切活动都是气化运动，气化运动的本质就是化气与成形，阳主分化而阴主生长，阳虚气化无力，阴气凝聚，久则成积，发为肿块，而肿块的增长更消耗阳气，故局部阴更胜从而扩大影响机体整体之阳气。即《素问·阴阳应象大论》所云："阳化气，阴成形。"张景岳解释为："阳动而散，故化气；阴静而凝，故成形。"从生物学角度来说，细胞分化、凋亡与细胞执行功能相关，类属于"阳化气"功能；细胞增殖与细胞数量、形体增长相关，类属于"阴成形"功能。阳虚阴盛则细胞分化低下而生长旺盛，积块内生，这正符合恶性肿瘤凝聚成块和无限增殖的突出特点，由此可以认为，恶性肿瘤的本质是阳气不足、阴寒积聚。

卵巢癌作为恶性肿瘤，也遵循上述阳虚理论，整体上多为阳气虚弱，阳气无力推动气血津液运行而形成血瘀、气滞、痰湿凝聚等病理因素，积聚于局部而生肿物，肿物局部进一步消耗阳气而阴寒更盛，积聚形体逐渐扩大。由于女性胞宫为血海的生理特性，阳虚所致血瘀之象更为突出，因此瘀血内生为其主要病理类型。临床观察所见卵巢癌患者多见下腹部积块逐渐增大，伴下腹坠痛、腹胀，全身可见面色紫暗黧黑、神疲乏力、纳呆、消瘦、脉细涩，皆为正气亏虚、血瘀毒结之象。实验研究表明，气虚血瘀证的形成能加速卵巢癌大鼠肿瘤新生血管的形成，进而为卵巢癌细胞增殖速度加快提供血供，从另一个角度说明卵巢癌细胞进展迅速、治疗难度大、生存率低，多与患者本身气血亏虚、瘀血阻络有关。

现代人生活环境特点导致寒邪内停所致阳虚之证的途径更多，从日常生活而言，随着全球变暖，夏季气温攀升，无论工作、学习、生活甚至出行方式中都更多应用了空调等制冷设备，同时饮食上也对低温食物有更多的需求，即所谓贪凉饮冷、起居失节、外感寒邪，伤于中、下二焦，因此在临床上越来越多的可见体质类型偏阳虚的患者，畏寒肢冷，四末不温。另一方面，随着治疗手段逐渐增多，卵巢癌治疗采用手术、放疗、化疗等多种方法单独或联合应用，这些治疗可减损瘤体、减小肿瘤负荷，但同时也对机体造成了另一种损伤，从中医治疗学上认为这也是阳气受损的原因之一。患者治疗期间以及放化疗治疗后常会出现恶心呕吐、纳谷不香、四末不温、畏寒肢冷，这与阳气虚损有关，中焦脾胃运化失司，无以养全身之气，减损正气抗邪之力，而下焦肾阳亏虚无以温阳推动气血运行全身，不利于机体恢复自身抗邪外出之力，可能使血瘀、痰凝形成，在临床上可出现乏力、疼痛等症状，可能影响全部疗程的进行，在中药治疗中增加温阳活血药物后可促进机体恢复，使疗效达到最佳，最大程度上达到抑制肿瘤、消灭肿瘤细胞的作用。晚期无手术及放化疗等治疗机会的患者，则以邪实积于下焦，邪盛损伤阳气，使下焦阳虚而血瘀更重，瘤体固着，阴盛而阳衰，恶性循环。沈敏鹤认为卵巢癌的根本原因是正虚，手术、放射治疗、化学治疗后则正气复伤，而晚期肿瘤患者不能手术，除正虚外还有邪实为害，正不胜邪，邪反伤正，正气更虚。

温阳活血法组方应用

补益正气、温肾助阳可改善患者阳虚气虚的症状，并可消除生瘀之源。在临床中阳虚证候的肿瘤患者非常常见，尤其是术后或肿瘤晚期的患者，经常存在神疲乏力、畏寒肢冷、少气懒言、气短而喘、面色㿠白、肢体浮肿、小便清长、大便溏薄、脉沉迟等一派阳虚症状，因此采取温阳法治疗能够取得较好的效果。手术、全身化学治疗以及放射治疗、靶向治疗、介入治疗是目前治疗卵巢癌的主要方式，但这些治疗方式均损伤阳气，治疗后局部实邪减少，虚证增多，阳虚、气虚更为显著，故术后当以温阳、益气之扶正治疗为主，以祛邪外出为辅。治疗上可以"扶正为本、祛邪有度"为原则，在活血化瘀的同时注重温阳益气。温阳益气活血法在疾病的各个时期均可辨证用药，通过激发一身之阳气，使瘀血消散，在温阳的基础上根据正气的强弱辨证施治，祛邪而不伤正气，最终达到抑制肿瘤增殖、防止复发转移的目的。脾肾为助阳之要，可着重于温补脾肾，激发全身阳气、促进气血运行，从而达到化瘀消癥的目的。

古代医家在治疗瘀血为主要病理产物的疾病时，已经认识到阴寒之邪所导致的阳气亏虚为瘀血产生的原因之一，因此在治疗上虽着重活血化瘀，也已兼顾温阳益气。张仲景以活血化瘀、化痰散结为法创立了多首方剂：以桂枝茯苓丸为代表的活血散结方，治疗瘀血内阻的病症，治疗之法则用"下瘀血法"，其方以活血化瘀、温通血脉为主药，使攻坚而不伤正，消瘀而不伤阴，为治疗妇科癥瘕的经典方剂，也是目前许多临床医家治疗妇科盆腔肿瘤的基本方。破血消癥法，以大黄䗪虫丸为代表方，常用于治疗腹部肿块伴潮热、肌肤甲错等临床表现者，以通经消癥、缓中补虚。唐代孙思邈《备急千金要方》中，常用温运益气养血、化瘀通络散结之类药物，达到攻补兼施、相辅相成的作用。如治疗"大实有羸状"的代表方干姜丸，主要治疗由于五脏失养而导致的脏腑功能紊乱，其症状特点为肌肉不坚但腹中坚满积聚，其中以干姜、茯苓、人参、白芍、当归、川芎温阳健脾、益气养血、理气运血；以虻虫、䗪虫、水蛭、桃仁、大黄、芒硝破血消癥、活血化瘀；佐以杏仁、柴胡运转气血。如此配伍，温中有破，破中有通，通中有养。清代唐容川《血证论》云："癥之为病，总是气与血而成，须破血行气……即虚人久积，不便攻治者，亦宜攻补兼施，以求克敌。"说明妇科癥积与气血搏结而致瘀滞有很大关系，因此治疗上需在破血行气为主的基础上兼顾久病体虚而增加补养药品。

现代研究表明，温阳散寒药可通过抑制肿瘤细胞增殖与微血管形成，诱导肿瘤细胞分化与凋亡，逆转肿瘤细胞的生物学行为改变，取得抗肿瘤的效果，临床可重用黄芪、党参、桂枝、生薏苡仁等补益正气之品，以及菟丝子、肉苁蓉等温补肾阳之品。温补扶正的同时应用穿山甲、川芎、丹参、红花、莪术等活血化瘀之品，可使气血运行通畅、瘀肿消散。现代研究实验表明一般认为活血化瘀药物具有如下作用：其一，直接抑杀肿瘤细胞；其二，通过改善血液流变性和凝固性，抑制血小板活性，促纤溶，抗血凝，抗血栓，消除微循环障碍，发挥抗转移作用；其三，对放射治疗、化学治疗有增效作用；其四，具有免疫调节作用；其五，具有辅助镇痛、抗炎、抗感染等作用。

《素问·调经论》云："血气者，喜温而恶寒，寒则泣而不能流，温则消而去之。"纵观卵巢癌疾病全过程，此类妇科肿瘤多属久病入络，侵袭血分，在治疗上灵活应用活血、破血、消癥等方法，血行通畅则气机条畅；另一方面，通过对卵巢癌患者进行临床观察，发现症状多表现为血瘀证与阳虚证兼夹，机体以正气亏虚、阳热不足为主，因此在治疗上无论哪个时期都需兼用温阳之法。治疗上，除运用活血化瘀法外，还需注重温阳益气。在应用活血化瘀之类祛邪散实之法的同时应固护正气、温阳散寒，以行一身之阳气，以破生瘀之根源。不同时代的医家从不同角度认识癥瘕，为卵巢癌的现代中医药辨证、治疗提供了很多方法和思路。近年来，中医治疗肿瘤的优势不断被人们发现及认可，其广泛的应用前景日益受到人们的重视，中医药在治疗卵巢癌方面具有一定的优势，通过中医药的治疗，可以控制卵巢癌的生长，减少并发症的发生，减轻放化疗产生的毒副作用、增加疗效，降低癌症的复发转移概率，提高患者生活质量。对于那些已经丧失手术机会，又不适宜进行放化疗及其他治疗的患者，中医药治疗为其提供了一种较好的治疗手段，在卵巢癌的治疗方面可充分发挥中医药的作用，达到最佳的治疗效果。

293 热毒血瘀证治

热毒血瘀是温病和许多内科杂病病变过程中常见的一种病理变化，治疗当以叶天士所强调的"凉血散血"为法，但也要认识到，热毒血瘀证的形成之因是多方面的。如从邪实的方面来考虑，有因邪热煎熬，炼血为瘀者；有邪热伤络，血溢成瘀者；有素有瘀血，复感温邪者；有邪热壅滞，血阻成瘀者；有邪热壅滞，热阻气闭而成瘀者。从虚损的角度来认识，则有因阴血耗伤，脉涩成瘀者；有因脏腑虚衰，无力行血而成瘀者。其中火热之邪为其致病之主因。热毒炽盛，阴伤络损为其病理基础。故在治疗时，不宜固守凉血散血一法，而宜多法配合治疗。如配合清热、凉血、化瘀、养阴、理气等法治疗，如此方可取得满意疗效。即如叶天士所提生地黄、牡丹皮、阿胶、赤芍，既有滋阴、凉血、止血、散血之意，又有足证遣方配伍之妙。学者张健荣等对热毒血瘀证治做了探析。

凉血散血法

凉血散血法具有直接消除瘀滞、调节血行的作用，是在热毒血瘀证的治疗过程中不可缺少的重要治法。凉血散血最常用的活血药是赤芍、牡丹皮。杨进曾对清代医家 100 例温病营血分证案例进行分析，其中配伍牡丹皮者有 54 次，配伍赤芍者有 22 次。说明在营血分证热毒血瘀的治疗中配伍凉血散血之品历来就受到重视。如在治疗热毒血瘀证之名方犀角地黄汤中，凉血化瘀之品就有牡丹皮和赤芍。热毒血瘀证血热炽盛，故凉血为必用之法；又因热毒血瘀证血热炽盛，每有络伤血溢而为瘀，单用清热凉血止血往往难见其功，必当佐以化瘀之品。如只投凉血止血之品，就会如柳宝诒所云："以致血虽止，而上则留瘀在络，下则留瘀在肠，甚至留瘀化热。"故叶天士有"热病用凉药，须佐以活血之品，始不致有冰伏之虞"之语，且佐以活血之品，尚能"推荡脉络中之不尽之瘀血"。故在治疗时既要清热凉血解毒，用犀角、牡丹皮、生地黄等品，又要配合凉血化瘀之品如赤芍、丹参、桃仁、红花等。

现代研究表明，凉血化瘀之品的功能主要是在血液系统方面。运用养阴凉血化瘀法能对大肠杆菌内毒素诱导家兔弥散性血管内凝血（DIC）高凝期有预防作用，对高凝期凝血、纤溶、血液流变、球结膜微循环、病理形态等指标均有不同程度的改善。戴春福通过对清营汤和丹参的作用机制进行比较后，认为养阴凉营化瘀比单纯用凉营化瘀效果要佳。王陆军亦发现养阴、凉营、化瘀 3 法配伍运用具有良好的清除自由基、提高培养液中 SOD 浓度、保护血管内皮细胞的作用。对凉血散瘀药物的选择，选择具有凉、散之功的药物为主，切勿使用辛燥破血逐瘀之品。常用的凉血散瘀药物有赤芍、牡丹皮、丹参等，大多可入心营血分，不仅能和血散瘀，并有养血之功，亦能清热凉血，甚有利于热毒血瘀证的治疗。如丹参，《重庆堂随笔》即认为其"降而行血，血热而滞者宜之"且"功清血中之火，故能安神定志……凡温热之邪，传入营分者用之"；牡丹皮，则能"和血、生血、凉血，治血中伏火，除烦热"（《本草纲目》）能"清心……利包络"（《本草汇言》）；赤芍，"行血破瘀，散血块……退血热"（《滇南本草》），可"退热除烦"（《日华子本草》）。对于热毒血瘀较重，或有下焦蓄血者，宜选用红花、川芎、丹参、桃仁、苏木、大黄等活血化瘀之品。临床实践表明，在出现 DIC 时，祛瘀之品宜选用具有化瘀和止血双向调节作用的药物，如茜草、藕节、花蕊石、三七、牛膝、大黄等止血不留瘀、活血不动血之品。

清热解毒法

在热毒血瘀证形成的诸多因素中，火热毒邪是其形成的根本原因，而热毒劫灼津血为其主要病理变化。热毒血瘀证的发斑、昏谵、厥、脱、出血等危重诸候，均系热毒劫灼阴血之变。可见，"热邪"或"火毒"是引起脏腑实质损伤和功能障碍的主导因素。在治疗时，当遵循《黄帝内经》"治病必求其本"之旨，必当先祛除致病之因——热毒。热毒得祛，形成瘀血的诸因素得除，则可有效地阻止热毒血瘀的形成，故必用清解热毒之品。孟澍江指出"凡属'火毒''热毒'之证，在治疗时，当用'解毒之法'……在用药上主要用清热解毒之品，即属苦寒泻火之剂"。病变发展至营血分，因热毒表现明显，而人体阴血津液明显耗伤，脏腑的实质损伤和功能障碍已十分严重，养阴生津方药虽具有一定的清解之功，但其清解力较弱，毒火交织之时，无异杯水车薪。故在临床运用时，须配伍一定的清热解毒之品，以针对"热毒"或"火毒"，直折邪势，清热解毒与养阴生津并进，可清解亢盛之邪热，抑制血液妄行，是消除离经之瘀的重要措施，实为热毒血瘀证挫热、存阴、防变、杜危之要法。

临床常用的清热解毒之品有金银花、连翘、大青叶、地锦草、紫花地丁、穿心莲、黄连、黄芩等，临床配伍时可结合病邪的性质、病变部位等选择有针对性的药物。如病位偏上、热毒有外透之势者可选择金银花、连翘等轻清解毒之品；病位偏下、热毒深重可选择苦寒解毒之品如黄连、黄芩等。在选择清热解毒药物时，要注意到热毒血瘀证既有热毒深重一面，又有阴液耗伤的特点，故多以性味甘、苦、寒或苦、咸、寒的清热解毒之品为主，不可苦寒燥烈太过。《景岳全书》云："金银花，善于化毒……但其性缓，用须倍加。"说明其既有清热解毒之功，而其性能和缓，无伤阴之弊，不仅可用于卫、气分，于营、血分亦可使用。《本草正义》记载连翘有"散结而泄化络脉之热"的功效，亦适于热毒血瘀证的治疗。苦寒之品如黄连、黄芩等性虽苦燥，但功擅清热解毒，且与凉营养阴之品同用，则无苦燥伤阴之弊，而又可收清解毒之效，临床亦常用之。

由于火毒炽盛，传变迅速，所以治温不离祛邪，祛邪贵在解毒，解毒宜早，除邪务尽。在热毒血瘀证的治疗中，要及早运用祛邪之法，以顿挫高热、存阴保津、清解热毒，俾毒清则热自解。黄星垣亦执此论，指出"治疗温热病，宜从解毒着手……血分证治宜解毒凉血。总之治热治变，必须解毒清热贯穿始终"。现代研究发现清热解毒之品除具有抗病原微生物、对抗毒素、提高机体免疫功能外，还可增强单核-吞噬细胞系统（MPS）的功能。由于MPS可清除血液中的凝血酶、其他促凝物质及纤维蛋白、纤溶酶、纤维蛋白降解产物等，故清热解毒药物增强MPS功能是其阻扼热毒血瘀之源的重要作用机制。电镜的观察表明解毒清热方药能直接破坏大肠杆菌内毒素的超微结构，使其崩解。此证实了清热解毒法的实质是直接消除内毒素的毒性，从而清除"热毒"之邪所引起的热象。王陆军等实验证实清热解毒方药能有效地减轻毒物，如内毒素、自由基等对血管内皮细胞的损伤，保护细胞膜的完整性，从而证实清热解毒方药是治疗热毒血瘀证的重要方法之一，在治疗时需对其酌情使用。

养阴生津法

温热之邪侵袭人体，易于化燥伤阴，尤以素体阴虚者为甚。温为阳邪，热盛则极易耗伤人体阴液，阴虚则化燥亦速，而阴液耗伤之程度，直接关系到热毒血瘀证的治疗和预后。在热毒血瘀证形成的过程中，阴液耗伤，则脏腑组织失于濡养，脏腑行气血之能受损，血脉不畅，影响阴血、津液的布散，加重阴血的亏虚，此即"瘀血不去，新血不生"之理。而血行无力，瘀血内阻，亦可加重厥脱。吴鞠通曾云："盖热病未有不耗阴者，其耗之尽则阳无所恋，必气绝而死矣。"王孟英亦云："耗之未尽者，尚有一线之生机可望，若耗尽而阴竭，如旱苗之根已枯矣，沛然下雨，亦曷济耶。"所以，阴伤的微甚是判断热毒血瘀证预后的关键。若毒邪不解，热势不清，热势愈炽则津液耗伤愈甚。当阴津耗伤到一定程度，则会演变为多种急变症，如发斑、昏谵、厥脱、动血、关格等。因此在热毒血瘀证的治疗中，要注意阴液的维护。尤其在邪毒炽盛之时，其治疗关键就在于阴液之存亡，养阴生津方药可通过滋养脏腑组织以恢复各脏腑功能，行气血以通利血脉，调节血行，达到祛瘀除热的作用，故有"存得一分津液，便有一分生机"之说。因此在热毒血瘀证的治疗中，要早用、重用养阴生津之品，以滋养阴液，防止恶化。

养阴生津方药能生津养液，有效地补充邪热所耗伤之阴液，纠正阴伤状态，增水以行血。现代医学研究认为养阴药物含有大量多糖、氨基酸、维生素及微量元素，能够提高人体免疫功能，补充水分、电解质，调节人体的体液代谢，调整人体神经内分泌系统功能，补充血容量，改善微循环，调节血流变，从而保证细胞的正常功能。近年来，对以增液汤为养阴生津方药的代表进行了大量的研究，如曹丽英研究表明，由增液汤所制成的注射液具有拮抗内毒素所致红细胞膜 ATP 酶活力下降的作用，通过保护细胞膜、促进细胞内、外液离子交换、减轻细胞内液和细胞外液的损伤程度，从而达到减轻发热动物伤津、伤阴的程度。戴春福试验结果表明，养阴方药能明显降低 TXB_2 含量，抑制血小板聚集，能消除温病热瘀状态。杨进动物实验表明，予以养阴生津方药的家兔，虽 2 次注射大剂量的大肠杆菌内毒素，但病理变化明显减轻，并可阻断 DIC 的发生，而模型组则病理损伤严重，并可出现 DIC。从而提示在营血分阶段使用养阴生津方药能够通过补充水、电解以及多种营养物质而维持水、电解质的平衡，调节体内物质代谢，有效地减轻和修复病损、保护脏腑、恢复脏腑"行气血"的功能，从而达到祛除血瘀的作用。

从临床实践中也可看出养阴生津方药具有消散血液凝聚，改善血流动力学的作用。以含南北沙参、石斛、天冬、麦冬等补阴生津药的复方五参冲剂治疗急性热病阴伤患者，微循环障碍可得到显著改善，接近正常人水平。陈焕朝发现活血生津方药能减轻放射线（火毒）的不良反应，通过改善局部微循环，增加乏氧细胞氧含量，增强癌细胞对放射线的敏感性，从而增强疗效。以上结果显示养阴生津方药可滋补阴液、增水行血以消除瘀血病理状态的作用。

益气固脱法

热毒血瘀证出现变证之始乃因热邪入血，耗伤阴血致血液胶凝，脉络瘀阻。气血留滞，热邪不得宣透则愈加壅盛，热瘀互结，动血伤气，"气伤则血无以存"而出血，脏腑失于充养而虚衰，则正气外脱。由此可见，正虚外脱出现的根本原因即在于热毒之邪深入营血。现代临床医家已注意到热毒血瘀证中出血常与气脱并见，开始注重凉血化瘀与益气固脱并举。如有学者观察感染并发 DIC 18 例，将其辨证分为 3 型，其中 2 型用益气固脱合活血化斑法，结果治愈 16 例、好转 1 例。张文选以大肠杆菌内毒素 2 次静脉注射复制热瘀气脱证模型，发现模拟动物的病理实质为急性 DIC，血液动力学指标呈低黏血症、低凝状态、血细胞聚集 3 大特点。用犀角地黄汤合生脉注射液，能明显改善出血、体温过低等临床症状和体征，抑制凝血功能障碍，减轻脏器组织病理损害，其效果明显优于单用犀角地黄汤或生脉注射液，从治疗学角度证实邪入血分之热毒血瘀气脱证不同于血热动血证，也不同于单纯的生脉散所主之气阴两脱证，而是有其自身特点的一个证候。并认为该方的疗效可能与促进巨噬细胞吞噬功能，使活性凝血因子纤维蛋白凝块、内毒素等及时被吞噬、灭活有关。因此，在临床中应动态观察发热、汗出、面色、神情、气息、脉象等变化，如在病程中见体温骤降、面色苍白、神情萎靡、汗出不止、气短息促、四肢不温、脉急促等证候即可诊为气脱。

现代医学研究认为网状内皮系统是机体最重要的非特异性免疫系统，是机体清除某些外源性及内源性异物最重要的场所，可保证机体内环境的平衡。其中单核巨噬细胞吞噬和血清解毒作用是清除人体内毒素的主要方式。邓文龙扶正方药的研究发现生脉液及参麦液具有强烈的网状内皮系统激活效果，能提高机体对静脉攻击注入的致死性内毒素及多种细菌的清除能力，从而具有非特异的抗感染、抗内毒素休克的作用。拆方研究也证实，其中起作用的主要是人参，为传统中医学理论认为的人参等益气扶正之品具有益气扶正固脱作用提供了证据。

调畅气机法

热毒深入营血，可煎熬津液，劫灼营阴，炼血为瘀；亦可迫血妄行，热损血络而致血溢脉外而为瘀。除此之外，温邪化火内陷营血，亦可壅遏气机，气郁则血行愈滞，邪热无外出之途而郁遏于营血，伤阴扰神，劫阴炼血而成瘀。正如何廉臣所云："温热伏邪，内舍于营，盘踞络中，其血必郁而热，其气亦钝而不灵。"故"毒火盛而蔽其气瘀其血"。陈平伯谓为"热毒内壅，络气阻遏"。吴坤安也有"邪干血分，渐成内闭""热毒蒸灼，气血经络凝塞不通"之说。孟澍江则明确指出，尽管气机壅滞是由邪热所引起，但一旦气机不畅，则会加重对脏腑功能的影响，致邪热更难透解，必须予以重视对于热毒血瘀证的治疗。一般医家多注重从清解热毒、凉血活血等法着手，而常忽视疏利气机在治疗热毒血瘀证中的作用。古人认为气与血有"气为血之帅，血为气之母"的关系，血液之运行有赖于气机之推动，气机畅达则血脉流畅，气机阻滞则血行瘀滞不畅。而在热毒血瘀证之时，因邪热亢盛，而致阴血耗伤，从而致使血液黏稠，血脉瘀阻，亦可导致气机阻滞不畅。何廉臣指出"未有气不宣而血热能清"，并告诫疏通气机"非香苏所能疏……惟藉辛凉芳透，轻清灵动之品"。古人总结出一些治疗经验，如刘松峰在治疗下焦蓄血证时，在生地黄汤中加入枳实；王清任在治疗瘟毒气血凝结而致吐泻的解毒活血汤中，也在清热活血药物中加入柴胡、枳实等。陈焕朝在临床治疗热毒血瘀证时，常于凉血散血药中酌用枳实、香、柴胡等行气之品，可取得良效。通常所用理气药物如柴胡、枳实、厚朴等多味香而性燥，在治疗热毒血瘀证时，若热毒之象明显，则每有劫阴助热之嫌，故用之宜慎。此外，亦当认识到，清热解毒、活血散瘀等法亦有一定的调畅气机作用，虽其作用较弱，但亦是调畅气机的重要措施。因其调畅气机力弱，故在某些情况下宜直接选用调畅气机作用较强的药物如枳实、厚朴等。因此，气机郁滞是热毒血瘀证形成的一个重要因素，而调畅气机，疏利气血，轻清、疏散、透达，予热毒以外透之机，以俾气机得宜。气血得畅，热毒得透，则病有转机。在治疗热毒血瘀证时，应遵循"治病必求其本"之旨，紧扣病机，祛除致病之本。如因阴津血液的大量耗伤而致热瘀者，则当以填补阴液入手，方能阻止瘀血的形成，有利于瘀血的清散。如因邪热亢盛引起血液煎熬、络损血溢、阴血耗伤而成热毒血瘀者，首应着眼于清解热毒。热不祛则毒不除，热毒难清，瘀血难散。只要热毒得祛，就可有效地阻止热毒血瘀的形成。否则，即使投以大量的活血化瘀之品，热瘀也难清除。现代研究证实养阴生津、清热解毒、凉血散瘀、疏理气机、补益元气等法对改善和治疗瘀血或瘀血倾向均有良好作用，因为许多药物有良好的活血化瘀作用。因此，在研究治疗热毒血瘀证的方药时，不宜拘泥于现代中药方书中对于药物的归纳、认识，不应认为归于某一类就没有其他方面的作用，而应当在理解古典医籍对药物功效认识的基础上，结合现代研究的成果对药物的功效进行新的认识。

294 肺炎支原体肺炎与血瘀证

血瘀证的表现和原因多种多样,除与心脑血管病密切相关外,肺部感染也常常引起血瘀证。学者侯安存就肺炎支原体(MP)感染及其引起的肺炎支原体肺炎(MPP)与血瘀证的研究做了梳理归纳。

理论研究

血瘀证包括血管内血瘀证与血管外血瘀证。由于形成"血瘀"的途径和病因不同,其类型可分为有形之瘀,如血栓、红肿结块、皮肤瘀斑、结缔组织异常增生、动脉粥样硬化斑块等;血瘀证也有无形之瘀,如血栓前状态、血液黏稠度增加、血流动力学障碍、病灶组织液增多所致的炎症等。中医认为,心主血,肺主气,肺朝百脉,气和血相互依存、相互影响;古代医家提出痰乃津血所成,随气升降,气血调和,则流行不聚,内外感伤,则壅道为患。当风热病邪侵袭肺脏,百脉首当其冲,致使肺的通气——血流比例失衡,通气换气功能下降,宣降失司,痰热内生,阻碍气血运行而成血瘀,出现胸闷气急、咳喘发绀等。肺部斑点状或片状阴影也正是邪毒侵袭肺脏所引起的痰阻血瘀、肺络不通的征象。阎田玉等认为,瘀血既是多种病因导致的病理结果,也是进一步引起许多疾病的原因。咳甚则伤脉络,进而瘀血乘肺,阻滞气道,咳逆喘憋,脉络瘀阻。肺炎病理改变除肺脏外,心血管、血液等系统相应会有不同程度的病理改变,提出"呼吸循环功能障碍"这一概念,并按血瘀证论治。肺炎使用活血化瘀中药的主要作用是①改善微循环障碍,增加肺毛细血管血流灌注,增加肺的换气功能,减轻机体缺氧;②防止血小板聚集,从而预防弥散性血管内凝血(DIC)的发生;③减轻红细胞瘀滞和白细胞阻塞;④减少肺泡毛细血管的损伤,从而减轻肺泡及间质水肿,有利于气体交换。

不论是细菌、病毒,还是MP,这些温热邪毒引起肺炎的基本病理改变是肺组织的充血、瘀血、出血、炎性渗出和水肿等,必然会造成血脉不畅,将会或强或弱,或直接或间接,或全身或局部地引起心血管和微循环系统的病理生理改变。研究认为,由于MP与人体某些组织存在部分共同抗原,感染后可形成相应组织的自身抗体而产生"分子模仿"性免疫损害;任何感染均可造成血管内皮细胞的损伤,支原体感染也不例外。在血管损伤处,内皮细胞会被激活转变为促血栓形成状态,或脱落暴露于循环血液中成为内皮下血管壁血栓的成分。因此,对MPP患儿常规进行有关凝血方面的检查,以帮助预测未来血栓形成及栓塞的潜在危险和拟定相关的处理措施。

研究发现,血管内皮细胞(VEC)在机体的凝血、免疫和生物活性物质释放等方面发挥着重要作用。MP感染可致肺血管内皮细胞的损伤,受损的VEC基底膜脱落形成循环内皮细胞(CEC)是VEC损伤的特异而直接的指示物;细胞脱落后胶原暴露,可激活凝血系统和血小板而导致血瘀。

MP可产生多种肺内外并发症,肺不张常见,甚至可发生肺纤维化。从中医角度看,邪热伤肺、气阴两虚、迁延不愈是纤维化的初始原因;阳气亏虚、痰凝血瘀是纤维化的转归;肺脾肾虚、浊瘀阻肺是纤维化的后期表现;先天禀赋薄弱、后天失调、肺脾肾虚、痰凝血瘀是本病病机关键。因此,活血通瘀、解毒化痰对急性肺炎的治疗以及防止MPP迁延不愈均具有重要作用。

实验研究

动物实验即表明,MPP大鼠的全血低切黏度、全血还原黏度均增加,清除氧自由基的氧化酶谷胱甘肽过氧化物酶（GSH-Px）降低。血液流变学指标的改变提示 MPP 可引起血液黏滞、红细胞聚集，从而也为中医临床辨证 MPP 有血瘀证提供了根据。抗毒通瘀合剂（当归、川芎、金银花、黄芩、蒲公英、紫花地丁、甘草、三棱、莪术、桃仁、红花、青黛、杏仁）对 MPP 大鼠的病变明显减轻，全血低切黏度、全血还原黏度均低于模型组，接近正常水平；GSH-Px 活力显著高于模型组。与应用大环内酯类抗生素比较，抗毒通瘀合剂在改善微循环、增强抗氧化能力方面更具优势。此后的研究发现，MP 感染小鼠不但有肺部炎性改变 MP 而且可见肺组织血栓形成。罗红霉素加中药蛭丹化瘀口服液组之肺组织血栓计数显著低于模型组（$P<0.05$），但罗红霉素治疗组与模型组之间无显著性差异。证明蛭丹化瘀口服液可辅助罗红霉素减轻 MPP 小鼠的病情，其作用机制可能与减少血栓形成、改善微循环有关。观察理肺通络合剂治疗大鼠 MPP 的疗效，模型组肺组织炎性细胞浸润和组织损伤重于各治疗组，中药组病理损伤较西药组轻微。该合剂的组方中含有的蜈蚣，其基本的作用是活血搜风止痉，通过活血化瘀而减轻肺组织炎症。

血浆内皮素（ET）是血管内皮细胞产生的由 21 氨基酸组成的具有强烈缩血管作用的内源性生物活性多肽，可促进血管平滑肌细胞增殖及血栓形成，并引起抗凝血酶Ⅲ（AT-Ⅲ）活性下降。AT-Ⅲ是一种丝氨酸蛋白酶的抑制物，是人体内主要抗凝血酶物质，其水平降低可发生血栓或 DIC。有学者通过检测 MPP 患儿的 ET 和 AT-Ⅲ发现，与对照组比较，MPP 急性发作期血浆 ET 明显升高，而 AT-Ⅲ值明显降低，2 组相比均有非常显著性差异；说明 MP 感染使血管内皮细胞受损，并刺激产生多种物质，破坏了凝血机制和纤溶激活系统的正常调节，导致血液高凝状态。MPP 患儿由于感染、缺氧以及多系统受损，导致肝功能减退而影响了 AT-Ⅲ的合成。内皮细胞在 MP 的毒性蛋白刺激下，可增加组织因子的释放，启动外源性凝血系统，促进凝血过程，使 AT-Ⅲ消耗增加。

临床研究

一般而言，肺炎患者的支气管壁、肺泡均有炎症细胞的浸润及不同程度的血管炎性反应，构成了"瘀"的存在。严重者，临床表现为气逆咳喘，胸痛、口唇发绀，舌质暗，皮肤发花发凉等。由于气道上皮细胞受损，肺组织炎性渗出，痰血瘀结，MPP 时胸片可见以支气管肺动脉周围病变为主的肺纹理增强；以小叶为中心的网状结节影；重症者往往有肺实变引起的大片状阴影或团块影，甚至肺不张或肺纤维化。这些现象均与痰液、血脉、肺络的瘀滞密切相关，是肺炎 X 线改变的病理物质基础。吴朝晖等通过对反复呼吸道感染（RRI）患儿甲皱微循环及血液流变学检测，并进行定量血瘀证诊断分析显示 70% 的 RRI 患儿存在瘀血征象，支持了中医血瘀证的诊断。MPP 时血 NO、CEC 均增高，说明血管内皮损伤，易产生血瘀，可用前列腺素和丹参等药物防治。

研究认为，MPP 常见为风热闭肺和痰热闭肺型，但也可见邪入营血型，表现为咳嗽剧烈甚至伴各种充血或出血症状。应用阿奇霉素联合中药蛭丹化瘀口服液（含黄芪、当归、赤芍、川芎、鸡血藤、水蛭、牡丹皮）治疗儿童 MPP 的结果表明，中西医结合治疗组的患儿肺部 X 线改变恢复正常时的病程较阿奇霉素对照组为早，2 组有显著性差异（$P<0.05$）。蛭丹化瘀口服液的治疗作用可能与该药活血化瘀、改善微循环、防治 DIC 和消除氧自由基有关。此外，蛭丹化瘀口服液对 MP 的最小抑菌浓度为 5.5 g/L，在与红霉素联合应用时，可使二者对 MP 的体外抑菌活性增加 1 倍，有一定程度的抗微生物作用。李桂花等用复方丹参注射液治疗 MPP，总有效率 93.4%，而对照组为 80.0%；2 组显效率比较有显著性差异（$P<0.01$）；住院时间丹参组明显短于对照组。刘晓萍等用宣肺止咳加凉血活血药物如桔梗、白前、紫草、莪术等水煎口服治疗 MPP，经过 7 天疗程后，患儿咳嗽明显改善，有效率达 93.33%。

除了与其他肺炎类似的表现外，MPP 常常发生肺内外并发症，出现毒热犯肺、血瘀损伤等表现，可见高热、皮疹、血尿、血栓、梗死等热盛血瘀现象。现代医学认为可能与病原的直接侵入、毒素的产生、自身抗体和免疫复合物的产生、微血栓的形成和免疫功能的削弱等有关。某儿童医院报道 3 例

MPP 儿童出现急性偏瘫，头颅影像学提示大脑中动脉栓塞及相应供血区脑梗死。给予阿奇霉素抗感染，地塞米松抑制炎症反应，丹参活血化瘀以及抗凝、尿激酶溶栓等对症治疗后，神经系统症状、体征有不同程度好转。虽然有关 MPP 合并栓塞的报道并不多，但尸检 MPP 死亡病例中血栓形成和栓塞的现象并不少见。美国报道了 2 例 MP 肺部感染并发脾梗死并检出暂时性抗磷脂抗体（APA）。APA 常引起血栓形成和血小板减少，可继发于多种疾病，如结缔组织病、各种感染、肿瘤等。APA 可与血管内皮细胞的磷脂结合，导致前列腺素合成减少，血管收缩；与血小板膜磷脂作用，导致血小板聚集形成血栓；APA 也可直接损伤内皮细胞，抑制纤溶而促发血栓和栓塞。美国 2009 年还报道 1 例患有 MPP 的 13 岁男孩，出现深静脉血栓和肺栓塞。希腊报道 1 例 7 岁男孩因 MP 感染而引起严重的 DIC。韩国报道 1 例 5 岁儿童，在感染 MP 期间，发生了动脉血栓形成，经尿激酶治疗后临床和血管造影均证实恢复正常。Wilson 等于 2007 报道 1 例 40 岁男性白人，因 MP 感染而引起肠系膜上动脉血栓形成，并施行手术，病理检查为血管炎，认为是由于自身免疫损伤所致。

张艳芳等报道，MP 感染后可在体内产生特异性抗体而形成免疫复合物，然后激活补体和免疫细胞发挥强大的免疫效应，引起增生性和破坏性病变，可能与川崎病的发生有密切联系。Higuchi 等研究还发现，MP 的增殖需要胆固醇，在动脉粥样斑块处可见 MP 和肺炎衣原体（CP）的存在，并造成斑块的不稳定，导致冠脉血栓形成和急性心肌梗死。俄罗斯对 56 例心肌梗死和 100 例心绞痛患者的检测表明，血清 CP、MP 和巨细胞病毒的抗体阳性率较 49 例年龄类似的对照组明显升高（$P<0.05$），说明某些感染因素与冠心病相关。葡萄牙也报道 MP 和 CP 感染与冠心病密切相关。综上所述，MPP 不仅表现为风热和痰热闭肺，也存在毒热犯肺、气滞血瘀的现象。除应用清热解毒、止咳化痰疗法外，活血化瘀法具有治疗和防控肺内外急慢性炎症的重要作用。

295 高黏滞综合征与血瘀证

血液高黏滞综合征（BHVS）是一个病理、生理的综合概念，是由一个或数个血液黏滞因素升高所致的综合征。它与中医学的血瘀证有着渊源的联系。学者郭忠等对血液高黏滞综合征与中医学血瘀证的关系做了探析。

中医学对血瘀证本质的认识

1. 中医学血瘀学说源流及历史沿革 血瘀理论是中医学论述血液循环系统有关疾病病因、病机的重要学说。它起源于《黄帝内经》，其中类似瘀血名称记载有"留血""恶血""血凝泣"等。它奠基于仲景《伤寒杂病论》不仅首先提出了"瘀血"的病名，而且在《金匮要略》中作了专论。成长于隋唐，唐代《千金要方》中提出"犀角地黄汤……消瘀血方"等。发展于两宋金元，朱丹溪首先把瘀血归因于血热，后加风冷。成熟于明清，张景岳认为"补血行血无如当归""行血散血无如川芎"；王清任更是对瘀血病因、病机、诊断、治疗作了系统阐述，并创立活血化瘀为主方剂32首，主治各类瘀血病种50多种；唐容川把活血化瘀疗法放在重症、怪症治疗的重要地位，并认为"一切不治之症，终以不善祛瘀之故"。近世医家张锡纯"师古而不泥古，参西而不背中"，指出"从来医者，调气行血，可用香附，而不可用三棱、莪术"。治疗上主张补气与活血并重。正是历代医家不断的临床实践，充实、丰富、完善了瘀血的理论，同时又为临床开拓了新的视野。

2. 血瘀及血瘀证的形成 血瘀，是指体内有血液停滞，包括离经之血积存体内，或血运不畅，阻滞于经脉及脏腑内的血液，均称为瘀血。血瘀的形成，主要有2个方面：一是因气虚、气滞、血寒、痰浊、阴虚、郁热等原因，使血行不畅而凝滞；二是由于内外伤、气虚失摄或血热妄行等原因造成血瘀经脉，积存于体内而形成瘀血。血瘀证的诊断目前主要遵照1988年北京国际会议"血瘀证诊断参考标准"。①舌质紫暗或有瘀斑、瘀点；②典型涩脉或无脉；③痛有定处；④瘀血腹证；⑤癥积；⑥离经出血；⑦皮肤黏膜瘀斑，脉络异常；⑧痛经伴色黑有血块或闭经；⑨肌肤甲错；⑩偏瘫麻木；⑪瘀血狂躁；⑫理化检查具有血液循环瘀滞表现。具有以上任何1项可诊断为血瘀证。

现代医学对血瘀证本质的认识

血瘀证是涉及临床许多学科的证候，目前国内外对它的研究已达到细胞超微结构和分子生物学水平，现代医学对血瘀证本质主要有以下认识。

1. 血瘀证的本质是微循环障碍和/或血液流变性异常 微循环是指动脉系统和静脉系统末端构成毛细血管中微血循环，它直接参与组织细胞物质交换的体液（血液、淋巴液、组织液）循环，是人体循环系统最基本的结构与功能单位，其生理功能都是保证全身组织器官的养料输送和废物排出。微循环障碍的主要病理变化有3个方面。①微血管变化：畸形、痉挛、狭窄、阻塞内皮细胞异常，黏附性增高，血管壁损害，脆性及通透性增加；②微血流改变：血流缓慢，血细胞聚集，血栓形成或栓塞；③微血管外病变：渗出，出血，甚至可因此导致组织器官的灌流不足，新陈代谢紊乱等。

从大量临床与实验资料证明，血瘀证一般都伴有微循环障碍，微循环障碍时可出现血瘀证，它们之间可以说是表里关系，这就是中医学"有其内，必有其外""司外揣内""表里统一"的理论观点。现代医学的微循环障碍，实质上是中医血瘀证一个重要具体客观指标，血瘀证则是中医学对微循环障碍一类疾病的病理概念，血瘀证的范围较之微循环障碍更为广泛。

血流变异常是血瘀证另一重要客观指标。产生血瘀证是由于血流成分与性状改变，而致黏、浓、凝、稠、聚。很多资料表明，血瘀证伴有全血黏度、血浆黏度、血细胞比容、血小板聚集性增强，电泳时间延长，体外血栓形成的干湿量及长度增加，纤维蛋白原增高等。根据有关对694血瘀证患者的监测发现，"内结成瘀"（出血性疾病）表现为红细胞比容及全血黏度降低；"污秽之血成瘀"血中成分改变（高脂血症等），表现为全血黏度升高，血浆黏度增高；"久病入络成瘀"（慢性消耗性疾病）舌青紫者血浆黏度增高，非青紫者接近正常。因此，血液流变学可作为判断血瘀证的客观指标之一。

2. 心脏、血管、血液功能指标改变的多样性和复杂性　血瘀证代表了一大群疾病的共同点，在发生上存在着原发病-血瘀证-继发证的现象，即有因病致瘀和因瘀致病的规律。反映血瘀证在心血管和血液功能的改变，有急性和慢性，轻度和重度，局限性和广泛性之分。轻度血瘀者，血流缓慢，血流无淤泥化；重度血瘀者，血液淤泥化，血栓形成，器官功能和结构改变。急性、重度、广泛性血瘀证，发病急、病情重，多器官功能衰竭。慢性、轻度、局限性血瘀证，发病急或缓，病情一般轻，主要损害1个或2个脏器。以上分类，并不绝对，随着病情的发展可互相演变转化。

结合现代医学对血瘀证本质认识，目前多数学者认为瘀血证：①与局部缺血缺氧有关；②与血液循环障碍，特别是微循环障碍有关；③与血液流变性异常有关；④与炎症病理过程有关；⑤与免疫功能障碍有关；⑥与血液凝固系统有关；⑦与动脉粥样硬化有关；⑧与结缔组织代谢异常有关；⑨与细胞增殖性病变，内脏病理肿大有关；⑩与内脏及肢体血流量的分布异常有关。

血液高粘滞综合征的现代研究

BHVS是随着近10年来血液流变学研究不断深入，而在临床上逐渐被人们认识和重视的一种新综合征候群。主要病理变化是各种原因引起血液黏滞度增高，血液流变学检查各项指标异常，临床上以头昏头痛、头胀多梦、头重、健忘、记忆力减退、四肢乏力不从心、肢体麻木、舌紫、脉涩等症为主要表现。血液黏滞因素包括血浆黏度、红细胞聚集、红细胞内黏度和刚性的升高等。此症可伴全血黏度升高，也可能正常或降低。关键性表现是微循环障碍，即在微循环血流中，出现血细胞刚性增加，微血栓与微栓子形成，或者其他凝血产物等，而它们所造成的影响均可通过"逆转现象"而放大成血液流动的阻力。

血液黏度的研究始于心血管病及缺血性疾患，仅在近几十年，Burch与Depasquale以及Pintenfoss等，才证明其某些方面对血液学的异常、肿瘤的存在以及某些外科状态（即休克）亦有价值。Dintenfass认为血液黏度病理过程的发生可沿循下述某一途径展开：①红细胞聚集所造成血液黏度升高；②血小板聚集凝集；③红细胞内黏度（即酸中毒的影响）；④毛细血管逆转现象；⑤动态凝血与血栓形成；⑥恶性循环与高黏滞；⑦BHVS"单行线"桥以及高黏滞与免疫学机理的某些侧面。

目前认为BHVS的病因可分为二大类，即基本成因和促进成因。基本成因包括癌症、糖尿病、红细胞增多症、遗传或免疫异常、休克或毒素等。促进成因包括感染、发热、情绪应激、体力应激、食谱异常、变态反应以及创伤等急性状态。上述诸种成因，均可作用于1个或数个血液黏滞因素，并且基本成因与促进成因可以单独，也可以同时并存，还可以用协同的方式作用于血液黏滞因素，或者相互影响，导致"恶性循环"。心肌梗死、冠状动脉闭塞、肾功能衰竭、肺心病和癌症以及精神病等，虽属多病因的非特异性疾病，但其共同特点为BHVS。

BHVS临床表现，除原有疾病征象外，主要为微循环障碍所导致的瘀血、栓塞、出血、组织器官缺氧或损害等。在临床上表现出主要脏器的器质性和功能性改变。例如在慢性呼吸衰竭合并本征时的临床表现有①呼吸系统表现为原发病和肺毛细血管郁滞而引起咳嗽、气短、痰中带血、口唇紫白等；②心肾系统表现为肺毛细血管郁滞而致肺动脉高压、肺心病，伴有心悸、胸闷、尿少、浮肿等；③消化系统表现为胃肠道瘀血引起饱胀、食欲下降或表现呕吐血、便血、肝脾肿大等；④中枢神经系统表现为头晕、耳鸣、听力障碍或有精神障碍等；⑤末梢血管征象表现为面颊暗紫、唇指发绀、舌下静脉曲张、皮肤瘀斑等。

BHVS遵照高黏滞血症学术会议制定标准及血液黏滞程度诊断。BHVS的实验室检查可涉及①血象：RBC、Hb、BPC；②血细胞比容测定；③血黏度（全血、血浆、还原、血清黏度等）测定；④红细胞聚集性测定；⑤血小板聚集测定；⑥红细胞变形性和黏度测定；⑦体外血栓形成测定；⑧血小板黏附率测定；⑨纤维蛋白原测定；⑩甲皱微循环测定；⑪其他：血沉、血沉方程k值、血脂、红细胞电泳时间、血小板电泳时间、优球蛋白溶解时间、免疫球蛋白、γ球蛋白等。还可测定β-血小板球蛋白（β-TG）、血小板4因子PF4）。本症可分为4型：①血细胞比容增高型；②红细胞和血小板聚集性增强型；③红细胞变形能力低下型；④血浆黏度增高型，此型据血浆的各种化学成分不同，可分为巨球蛋白增高型；纤维蛋白增高型；血脂增高型；球蛋白增高型；核酸增高型。

由此可见，BHVS是一个常见的并发症，在临床上具有重要意义。归纳起来有以下6点：①由于本症目前是无证候疾患的"危险因素"和警报信号，故可检出各种无症状的潜在性疾病。②可辅助中、西医的诊断，用于活血化瘀的研究。③可作为判断疗效的指标，鉴别不同药物的疗效和机理。④可动态观察疾患的转归变化，以便制定治疗方针。⑤根据本症的严重程度，可判断病情的轻重和预后。⑥可作为一种预防手段，如用于健康普查，可节省治疗经费。

血瘀证与血液高粘滞综合征的关系

BHVS是由一个或数个血瘀黏滞因素异常所致的临床综合征，属中医血瘀证。当前。血液流变学方法已广泛用于中医血瘀证及活血化瘀的研究。根据有关资料。有学者对属于中医血瘀证的1 200余病例（分属20余种西医疾病）的分析表明。血瘀者的血液黏度普遍较正常人为高。这也提示血瘀证与BHVS在性质上存在着共性的改变。

1. 从阴阳辨证探讨BHVS 中医认为辨证应先辨阴阳，在血瘀证中阴与阳辨证是有其流变学基础的。有学者对285例血瘀证阴阳辨证的血液流变学测定表明，阳虚证表现出血细胞比容、血液黏度、平均细胞容积以及血红蛋白含量的显著升高；而阴虚证时则血浆黏度、纤维蛋白原含量等升高。结果提示，阳虚血瘀与阴虚证血瘀在BHVS上均有不同的物质基础。还有学者发现，血液流变学指标与不同证型的血瘀证有不同的变化特点，如高血压患者辨证分型，阳虚型表现为全血黏度与血细胞比容升高等；阴虚型表现为血浆黏度、纤维蛋白原增高，血沉加快，血细胞比容降低；阴阳两虚型，各项指标都增高，血液处于高凝状态；气阴两虚型仅见1~2项指标升高，同时兼有指标降低，血液处于低凝状态。有学者还发现血液流变学指标的改变，早于血瘀证的症状与体征出现，而恢复又迟于症状与体征消失，血液流变学指标的异常程度与血瘀证的病情有着内在联系。由此推演印证，人体衰老的中医证候学特点是气虚、阴亏、血瘀，但其初始病理顺位应为"虚-瘀-衰老"。

2. 从紫舌与腭黏膜征上对BHVS的探讨 对BHVS的研究为中医的血瘀证的舌诊提供了新的资料，初步认为，青紫舌的形成与缺氧、静脉瘀血、色素沉着、出血、血浆成分改变、血小板和红细胞聚集升高、微循环障碍、血液黏滞性升高及心、肝、肺等器官的病理改变有较明确的关系。腭黏膜上皮具有丰富的血液供应，在疾病过程中该部位可出现静脉曲线、出血及黏膜色调的改变，称之为腭黏膜征异常。近年曾对千余患者与健康人腭黏膜进行了临床观察，发现腭黏膜征异常与青紫舌有共同的病理变化，微循环瘀滞可能是腭黏膜异常与青紫舌的病理基础。在血液流变性方面，腭黏膜异常者多有血液黏滞性增高的表现。所以，腭黏膜征异常可以作为血瘀证的一个特征，但它的辨证意义不如青紫舌突出。可见瘀血舌象与BHVS有密切联系，瘀血舌象者的血液黏度及血细胞比容均比正常人为高。

3. 从血瘀证病因推演BHVS 通过近30年对"血瘀"的形成途径和不同病因的延伸研究，可将"血瘀"分为有形之瘀，如血栓、红肿结块、皮肤瘀斑、结缔组织异常增生、动脉粥样硬化斑块等和无形之瘀如血液黏稠度增加，血液动力学障碍，病灶组织液增多所致的炎症等。目前认为，红细胞表面电荷降低引起的红细胞聚集性增高可能与"内结为血瘀"有关；血液有形成分（红细胞、白细胞等）及无形成分（血浆蛋白、血脂等）的变化可能与"污秽之血为血瘀"有关，某些出血性疾病（如功能失调性子宫出血、上消化道出血）则与中医"离经之血为血瘀"有关，某些慢性消耗性疾病（如慢性肾盂肾炎、尿毒症等）的BHVS则与"久病入络为血瘀"有关。

综上所述，BHVS是涉及临床各科，特别是老年病的许多病症，属于中医学血瘀证范畴，其对临床医学重要性诚如国际血液流变学专家Dintenfass曾指出的那样："对于未来几代人来说，血液黏度的科学、速度梯度的血液凝集与血栓形成以及血细胞的流变学是很重要的，其重要性会如今天的细菌学与病毒学之于我们一样。今天血液流变学仍面临着种种延误与困难。明天，这一切将会被人们视为可笑的无知。这正如细菌学与防腐剂诞生后也经历过困难，通过奋斗才得到理解与公认。"但血瘀证与BHVS两者有着并不等同的概念，它们既相互联系，又相互区别，就它们内在的演化过程而言，还有着漫长的探索过程。

296 原发性高血压血瘀证机制

高血压病系排除一切已知原因而以动脉血压升高为特征的全身性、慢性心血管疾病。中医学认为，其病机多为肝阳、肝风、痰浊等。近年来随着研究工作的深入，有学者发现高血压病又多兼血瘀证，应用活血化瘀药治疗效果显著。学者王文智等就高血压病血瘀证的病理特点做了阐述。

高血压病血瘀证的病因病机

高血压的病名虽不见于中医古籍，但根据本病的主要临床症状、病程的转归及并发症，多数学者认为隶属于中医学"眩晕""头痛""中风"等范畴。关于发病原因，大多数文献研究认为，主要与情志失调、饮食不节、内伤虚损、先天禀赋有关。这些因素作用于机体可导致肝肾阴阳失调，气血逆乱，血行郁滞而发病。若脑失所养便发眩晕，不通则痛而成头痛之变。如虞抟倡有"血瘀致眩"的观点；杨仁斋《仁斋直指方论》则云："瘀滞不行，皆能眩晕。"王肯堂在论头痛时也指出"瘀塞其经络……郁而生热则脉满，满则痛"，归纳起来大体有以下几种原因。

1. 气滞致瘀　血液在脉中循环周流，除与心主血脉的功能有关外，还赖气的温煦推动。气为血帅，气行则血行，气滞则血滞，故肝郁气滞，疏泄失常，则瘀血既成。

2. 气虚致瘀　多由年高脏器虚衰，气血亏虚，或思虑劳伤过度，或久病伤气而致气虚。气虚不能帅血，则鼓动无力，可致血液缓慢、涩滞沉积，而在经脉中形成瘀血。即王清任说的"元气既虚，必不能达血管，血管无气，必停留而瘀"的观点。

3. 痰浊致瘀　因平素饮食不节，肥甘厚味太多，损伤脾胃，或劳倦伤脾，以致脾阳不振，脾运失职，水湿内停，聚集成痰，或肾虚不能化气行水，水泛为痰，痰阻血络，气血运行不畅而成痰浊夹瘀。

4. 肝热致瘀　高血压病患者素来性情急躁，日久肝郁化热，血受热煎熬凝聚，而成热瘀互结，血脉郁滞而导致瘀血。与《医林改错》"血受热则煎熬为块"的理论是一致的。

5. 阳亢致瘀　高血压病阳亢证是在阴亏的基础上派生的，阴虚则津亏液少，势必不能载血循经畅行，加之阳亢燥热内灼，煎熬营血，血行涩滞，可导致血瘀。故《读医随笔》云"阴虚必血滞"。

6. 阳虚致瘀　多因久病不愈，阴阳俱虚，阴损及阳，阳虚则阴寒内盛，寒凝血滞而引起瘀血，此与《医林改错》"血受寒则凝结为块"的理论相吻合。

血瘀证在高血压病中的作用越来越受到重视。袁肇凯认为，高血压病在肝火亢盛、阴虚阳亢、阴阳两虚等证候的病理基础上进一步发展，则可引起血行不畅，经脉滞塞，形成夹瘀的证候，即久病入络，血瘀化风。以肢体麻木、舌质瘀暗、心胸痛闷等症状作为血瘀辨证的指征。并发现高血压病患者伴有血瘀者达46.7%，各期均可出现不同程度的血瘀证候，且有Ⅲ期重于Ⅱ期，Ⅱ期重于Ⅰ期的趋势。这不仅表明瘀血的形成是贯穿在整个病变过程中的，而且随着病情的发展和病程的迁延，其脏腑功能逐渐下降，气血运行状态逐渐紊乱，血瘀证的程度也日趋加重。

高血压病血瘀证的病理基础

现代医学认为，各种致病因子所造成的全身或局部组织器官的缺血、缺氧、血循环障碍以及血液流变性和黏滞性异常而导致各组织器官水肿、炎症渗出、血栓形成、组织变性、结缔组织增生等一系列病理变化，都可以概括在血瘀证的病理实质中。早有研究证实血瘀的病理基础是微循环障碍、血液流变学改变、血液动力学障碍等。因此，可以将微循环及血液流变学等的变化作为衡量高血压病血瘀程度的客观标准之一。

1. 微循环障碍　直接参与组织、细胞的物质、信息、能量传递的血液、淋巴液、组织液的流动称之为微循环。它在维持机体正常血液循环，保持正常恒定血压过程中起着非常重要的作用。当人体存在外周微循环功能障碍时，循环系统的外周阻力会明显升高，从而使血压升高。邢俊武等观察了100例高血压病患者和60例健康人的外周微循环功能状态，发现各证型的高血压患者与健康人相比，其外周微循环均存在功能障碍，甲襞微循环和球结膜微循环积分值及甲襞微循环的形态、流态积分值都上升，微循环障碍可使循环系统的外周阻力明显增加，从而使血压升高；而持续的高血压又使微循环的血流减慢，血细胞聚集，进一步加重微循环功能障碍，这样形成恶性循环，加重了靶器官的损害，微循环的功能和结构状态反映了高血压对靶器官的损害程度。微动脉稀少存在早期的功能性血管收缩所致的无灌注现象，而后期变化则是器官性的表现为微动脉数目在解剖学上的减少。陈小燕等对220例高血压病Ⅱ期患者进行甲襞微循环检测，观察NFM变化情况并分析研究与高血压病及中医血瘀证的关系。认为高血压病Ⅱ期患者微循环的改变与外周血管痉挛以及血液流变性异常有关，表现为血液流速缓慢；红细胞聚集；血色暗红。高血压病Ⅱ期患者由于动脉硬化血压升高，使小动脉收缩、血流量减少、输入枝管径缩小变细，而使甲襞毛细血管阻力增高，导致微循环灌注量不足，另外可见输出枝的扩张，襻顶的增宽，血流缓慢，红细胞聚集。因此，血液在毛细血管中停滞时间过长，以致闭塞，血栓也易于形成。欧亚龙等检测了56例高血压血瘀证患者的甲襞微循环，发现微循环改变以管襻数目减少、模糊，管襻痉挛或麻痹、襻顶瘀血，血流停滞或淤滞，血色暗红，红细胞聚集，管襻周围渗出或出血等较为常见，同时对这些患者做了血液流变学检测，发现全血黏度、全血还原黏度等增高。

2. 血液流变学改变　血瘀证患者存在血液流变学指标上的异常变化，血液处于浓、黏、凝、聚状态。有大量研究结果表明，高血压病患者存在血液流变学指标异常改变。欧亚龙等对56例高血压患者血液流变学检查结果显示，高切变率下全血黏度，全血还原黏度，血细胞、血小板电泳时间均较正常组高，差异有显著性，全血黏度与舒张压呈正相关。李学江发现高血压病合并左心室肥厚患者的全血表观黏度、血浆黏度及纤维蛋白原与无左心室肥厚者比较有显著提高。从红细胞变形来看，红细胞流变学研究是目前血液流变学研究的一个重要方面。丁琪等等对46例血瘀证患者进行了红细胞变形性和一氧化氮（NO）的检测，结果表明，红细胞变形性是调节血液黏度和保证微循环有效灌注的重要因素，红细胞变形指数的值越小，表示红细胞的变形运动能力越差，高血压病患者的红细胞变形性低下，使微循环阻力增加，从而导致一系列的病理生理改变，从而认为红细胞变形性的降低可能是血瘀发生病因病理因素之一。程文立等对原发性高血压患者红细胞流变学异常与血瘀证关系进行临床研究，得出血瘀证组红细胞变形指数与非血瘀证组及正常对照组比较明显低于后者，红细胞变形性又明显降低，经统计学处理差异有显著性（$P<0.01$），而血瘀证组聚集指数、聚集面积与非血瘀证组及正常对照组比较均有显著提高，经统计学检验差异有显著性（$P<0.01$），认为红细胞流变特性异常是血液流变性异常的主要原因。在微循环中红细胞的变形特性使它可以穿过比自身小数倍的毛细血管给组织供氧。当红细胞流变特性的异常即红细胞变形性降低，红细胞聚集性增高时。微循环灌注不足，促使高血压病心脑血管合并症的发生。他们在研究中发现，高血压病血瘀证患者红细胞流变性也有明显异常，从而作为血瘀证的一项客观化参与指标。王琰等也对40例原发性高血压患者红细胞变形性和聚集性进行测定，并与正常组对照，认为红细胞变形性和聚集性的变化在高血压患者不同程度的血液流变性改变和微循环障碍中起着重要作用。

3. 血小板功能异常　血小板除了参与凝血过程外，在血栓形成和动脉粥样硬化中重要作用，在高血压病中的作用逐渐得到重视。许多研究结果证实，高血压病患者存在着血小板结构和功能的异常变化。主要表现为血小板的黏附、聚集、释放反应增强。目前的研究表明，血小板不仅与止血有关，而且通过其黏附、聚集、释放反应参与了高血压病发生、发展和病情衍化进程。其进一步的机理为通过释放

TXA_2 和 5-羟色胺等血管收缩性介质，增加了外周阻力，从而引起或加重高血压病。叶和军等通过观察 63 例高血压病患者血小板内游离 Ca^{2+} 浓度与血浆 TXB_2/6-keto-$PGF_{1\alpha}$ 水平变化探讨高血压病血瘀证现代医学的生化物质基础，结果显示，与非血瘀证组比较，血瘀证患者血小板内游离 Ca^{2+} 浓度、血浆 TXB_2 水平及 TXB_2/6-keto-$PGF_{1\alpha}$ 比值显著提高，提示高血压病患者从非血瘀证状态发展到血瘀证状态的过程是一个血小板激活程度增强，促血小板聚集、血管收缩、促凝血和血栓形成增强的过程，说明血瘀证在高血压病中有其独特的生化物质基础。为高血压病临床血瘀证辨证论治的合理化和必要性提供了现代医学理论依据。

4. 动脉硬化 高血压病与动脉硬化常相伴而生、互相促进。许多学者认为，引起血压升高的原始动因是血流供求关系的不平衡，而这种特殊的病理现象，是由动脉硬化，血管壁增厚、变硬，管腔狭窄，同时内皮细胞受损，血小板凝聚，红细胞压积增高形成血栓，血循障碍等诸多因素所致。这符合中医血瘀证的特点，在这些病变的基础上，病变的小动脉，尤其是心脑肾血管极易发生痉挛，形成半闭塞或闭塞，从而产生瘀血。在实验动物中致动脉硬化的饮食可引起纤维蛋白原增加。纤维蛋白原是链状化合物，在血浆中能形成网状结构，从而影响血液流动。纤维蛋白原增高在高血压血瘀证形成中起"网络血细胞作用"，促进血栓形成。

5. 血管内皮细胞的损伤 从血管内皮细胞角度看，高血压病患者存在着血管内皮细胞的损伤。血管内皮细胞不仅有抗凝、促进脂质分解等项功能，而且还能合成各种生物活性物质，参与调节血管平滑肌的舒缩和血管张力。舒血管物质主要有前列环素（PGI_2）和内皮细胞源舒张因子（EDRF），收缩血管物质主要有内皮素和内皮细胞源收缩因子（EDCF）。血管内皮细胞损伤，导致舒血管物质合成释放减少，缩血管物质生成释放占优势，从而出现外周阻力增大和微循环障碍，血压随之升高。同时，血管内皮细胞一旦受损，即可合成释放多种促凝物质，包括组织因子及凝血因子Ⅴ、Ⅻ的激活物等，组织因子是一种表现蛋白，与Ⅶα结合后，可进一步激活Ⅸ及Ⅹ因子，从而启动凝血连锁反应，促进血液凝固，血液处于高凝状态。内皮细胞损伤还可释放血小板激活因子、遗传性假性血友病因子，促进血小板的黏附与聚集。而血液凝固性增高及血小板黏附聚集亦参与了高血压病发生发展的病理生理过程。

总之，高血压病血瘀证的病理，不论是中医还是现代医学，都认为是多种因素共同作用的结果。中医认为，高血压病血瘀证有气滞致瘀、气虚致瘀、肝热致瘀、痰浊致瘀、阳亢致瘀、阳虚致瘀，其形成贯穿整个病的始终。而现代医学认为，主要反映在微循环功能状态、血液流变学、血小板功能、血脂水平、血管内皮细胞异常等方面，而这些因素则为中医血瘀证的病理实质。因此，高血压病血瘀证在理论上是可行的，在治疗上是有效的。

297　原发性高血压血瘀证研究

高血压是一种以动脉压升高为特征，可伴有心、脑、肾和血管等靶器官损害的全身性疾病。研究表明，目前我国高血压病患病率达29.6%，每年约有200万人死于高血压，脑卒中导致的死亡71%与高血压相关，冠心病导致的死亡53%与高血压相关，控制高血压病的发生和发展已成为亟待解决的重要课题。有学者提出，血瘀在高血压中可独立或作为主证存在。临床研究也表明，活血化瘀方药在高血压治疗中得到广泛应用，能提高疗效、改善预后。可见，血瘀是高血压患者不容忽视的一个重要证型。王丽颖等对1508例高血压患者进行中医证类分布和证素分布规律调查研究结果显示，证型分布痰瘀互结占59.68%，证素分布血瘀、痰、阴虚依次排在前三位，并提出高血压中医证型在生活方式发生改变同时也发生明显变化，以往肝阳上亢、肝肾阴虚的主要证型被现在的痰瘀互结，阴阳失调所代替。在近期一组老年高血压病及相关危险因素和并发症的研究中也显示，痰瘀互结已作为主要证型在高血压病的发病中占有一席之地，并且指出痰瘀互结是某些常见危险因素如肥胖、吸烟、高尿酸血症等的易患证型。目前在中西医结合研究领域，血瘀与活血化瘀研究正逐步走向成熟，血瘀的现代分类和辨证标准都有新的突破，在治疗高血压方面越来越多学者提出活血化瘀的重要性；郭维琴就提出活血化瘀、从心论治是高血压病现代中医治则的新的重要内容之一。另外从西医发病机制也有学者认为中西医结合治疗高血压可从改善靶器官微循环着手，活血化瘀在治疗中具有重要意义。学者朱丹丹等对高血压血瘀证的研究做了梳理归纳。

中医理论基础

中医认为，气与血休戚相关，血载气、气推动血行是一切生命活动的基础，气不行血，血不载气，气血逆乱是大多数疾病主要病理转归，高血压也不例外。高血压发病初期多以肝为中心，以肝火上炎和肝阳上亢为主，但肝主疏泄，调畅气机，肝不疏泄则气机不畅，血随气涌，则血行不畅，血行迟缓则形成瘀滞。中到高危患者多痰湿瘀滞，气血不足，痰湿内阻，易与瘀互结，阻遏血络可致血行不畅，气血不足无力行血，血液瘀滞产生血瘀。高血压多病程长，根据中医久病致瘀，久病多虚，久病入血，久病入络的理论基础，病情进展均可产生血瘀，所以就本病而言，血瘀是发病的重要机理。现代中医研究也发现高血压的发病率随着年龄的增长发病率越高，而血瘀证所占的比重也越大，其中何世东教授就提出老年高血压中医辨证无论为何种证型，均伴有不同程度的血瘀；临床高血压的发病年龄段多偏中老年人，发病过程缓慢，病程长，这与血瘀的"老人多瘀"和"久病入络"的理论特点相一致。眩晕是高血压的主要症状，所以高血压的中医辨证多从"眩晕"辨证，中医学认为"无痰不作眩""无虚不作眩"，现代学者也提到高血压中痰湿壅盛与血瘀关系最为密切；气虚产生痰、瘀等病理产物亦是导致眩晕的很大一部分原因，因此高血压病从瘀辨证有可取之处。

血瘀微观辨证

中医传统思想讲究整体观念，在临床实践中总结经验理论，随着科技不断的进步，高血压现代研究运用现代科学技术从微观方面逐一论证他们，其中在血管内皮细胞、血液流变学、血小板功能、微循环、靶器官、基因及信号通路等方面探讨高血压病血瘀证有很多新的进展。

1. 血管内皮细胞损伤 高血压病血管内皮细胞受损的机制一直是现代科研工作者研究的热点和难点，就高血压血瘀的形成机制微观剖析，其研究已经上升到分子基因水平，孙稳喜等用高血压病血瘀证患者血清作用于内皮细胞之后，细胞发生了内质网应激反应，并且在持续的刺激下，内皮细胞启动了内质网应激相关的细胞凋亡程序，导致了内皮细胞的凋亡，提出高血压血瘀患者血清诱导内皮细胞发生的细胞凋亡，而与JNK、CHOP相关的内质网应激细胞凋亡导致的内皮细胞损伤，可能是高血压病血瘀证的重要发病机制。既往大多数研究都是以静态培养的内皮细胞为研究对象，张竞之等开辟新径提出从血流机械力因素这一动态角度研究高血压病血瘀证的形成机制，并且扩展了中医整体恒动观与现代科学技术有机结合的思路方向，为以后高血压病血瘀证的研究提供新的靶点和防治策略。

2. 血液流变学改变 血液流变学主要是反映血液流动性、凝滞性和血液黏度的变化，而血液流变学向浓、黏、高凝聚状态发展的方向就是高血压病情进展的微观写照。雄伟等通过应用血液流变学可视化检测仪 MC-FAN RH300）观察 109 例不同中医证型老年高血压患者血液流动性特点，结果显示痰瘀阻络证组与其他阴虚阳亢证组、肾虚证组、老年健康组的血液流变学比较，其可视化的血流时间显著延长（$P<0.05$）。李娇娇通过随机对照试验将 72 例痰瘀互结型 1 级、2 级高血压病患者，分为治疗组和对照组，治疗组在常规西药的基础上加用化痰活瘀基本方治疗，观察患者前后血液流变学指标的变化，结果显示多项血液流变学指标的改善治疗组效果明显优于对照组（$P<0.05$）。

3. 血小板功能 现代研究表明高血压病的靶器官损害不仅与血压水平、血压昼夜节律有关，而且与血压变异的幅度及血压负荷值也息息相关，对于波动性高血压及其靶器官损害的防治，如今也是全球高血压研究领域的热点。有学者认为波动性高血压与血小板活化密切相关，而两者又与高血压靶器官的损伤及急性血管事件的发生呈正相关，高血压血瘀证的严重程度与之也有密切关系，其相关指标对高血压病血瘀证的诊断也具有一定的指导意义。吴仕明等通过对高血压血瘀证多因素两分类Logistic回归分析得出高血压的危险因素能初步反映高血压血瘀证的严重程度，高血压病血瘀证严重程度与血压均值标准差、昼夜节律及收缩压负荷密切相关，活血化瘀方药在降低高血压病患者增高的血压变异性同时还可明显抑制血小板活化水平，这在高血压靶器官损害的防治方面具有重要的应用价值。

4. 微循环障碍 微循环是指直接参与组织、细胞的物质、信息、能量传递的血液、淋巴液、组织液，高血压与微循环密切相关，微循环是血瘀证的基本病理表现。临床上通常认为微循环就是指毛细血管内的血液微循环，而对此展开的监测主要是通过甲襞微循环，甲襞微循环是观察血液微循环动态的窗口。郭慧君等通过对 80 例老年高血压气虚血瘀患者进行随机对照试验，治疗组在常规西药基础上加益气活血化瘀中药，观察 2 组治疗前后甲襞微循环积分值的变化，结果显示治疗组甲襞微循环改善情况明显优于对照组（$P<0.05$ 或 $P<0.01$）。刘许锋等将 50 例有微循环障碍的高血压患者随机分成治疗组和对照组，治疗组在对照组硝苯地平的基础上加用活血化瘀中药，结果显示治疗组不仅在降血压方面卓有疗效，在改善中医临床症状如头痛、眩晕也明显优于对照组，实验室检查指标如血液黏度降低，甲襞微循环状态和血液流变学状态也明显改善，疗效明显优于对照组（$P<0.05$）。

5. 靶器官受损 高血压病在进展过程中对全身靶器官会有不同程度的损害，左心室肥厚是心脏受损的最早表现，也是发生心血管事件的独立危险因素。关山月等采用回顾性临床研究，统计纳入病例 124 例高血压左心室肥厚患者中医证型分布及影响因素，结果显示血瘀证作为主要兼证在 94 例（75.8%）的患者中存在，并且在各个主证中的分布没有显著性差异；其超声心动图指标结果显示左心室舒张末期内径方面在主证中分布没有显著差异，但在兼证方面，兼有血瘀证患者在舒张末期室间隔厚度及左心室质量指数方面增加明显，在通过动物对照试验发现采用平肝活血中药的治疗组心肌超微结构与模型组比较都有改善，并且高剂量改善更明显。动脉粥样硬化是高血压病靶器官损害的重要中间环节，长期的高压刺激，使血管内皮产生脂质样变，进而形成粥样硬化到斑块，引起血管狭窄，进一步导致一系列病理改变。王洋等通过统计 120 例高血压颈动脉粥样硬化患者中医证型，发现高血压颈动脉粥样硬化的证候特点基本符合血瘀证的特点，而且颈动脉粥样硬化的程度越重，临床症状、体征的越重，血瘀证越重，并且在辨证论治的基础上佐以活血化瘀治疗效果更佳。近年来，大量研究表明，氧化应激也是导致高血压病患者心血管系统结构功能异常的重要原因之一，姚灿坤提出就氧化应激损害而言，具有气虚、血瘀证素的老年高血压病患者，由于氧化应激损伤较明显，将出现明显高血压病靶器官损伤，进一步出现心脑血管事件，治疗方面需及早介入，防止预后不良。

6. 分子基因学 现代医学认为高血压的发病是遗传和环境共同作用的结果，中医证型在基因表达上也有所差异，洛杰伟等认为携带 SLC6A2 基因启动子 3-AG/GG 型、MTHFR 基因 CT/TT 类型均可能是高血压病血瘀证的易患因素；在血瘀证基因型表达的过程中，信号通路也被证实与高血压血瘀证有密切关，张竞之等通过比较高血压血瘀证、非血瘀证患者及健康人血清干预人脐静脉内皮细胞（HUVEC-C）24 小时，以不同浓度的丹皮酚干预脂多糖（LPS）诱导的 HUVEC-C TLR4 表达及核转录因子（NF-κB）活化，检测 TLR4 蛋白及 NF-κB 蛋白的表达，TLR4 mRNA 的表达按正常组、非血瘀证组、血瘀证组的顺序逐渐增高，组间差异有统计学意义（$P<0.01$），得出 TLR-NF-κB 信号途径介导的炎症反应和免疫紊乱是高血压病血瘀证形成的机制之一。

从瘀而治

高血压的治疗在西医各类降压药不断更新的条件下降血压方面不再是难题，但是在改善症状方面依然困难重重，大量研究表明，中医药活血化瘀治疗高血压不仅在降血压方面有帮助，并且在改善症状方面凸显特色。孙兰军也提到脉道不利是高血压病发病的主要机理，不管在疾病早期还是晚期，即使没有明显血瘀症候，瘀血的病机也不能忽视，用药多适当配伍活血之品。并且随着患者年龄、血压变异性的增大，血瘀证所占比例也是明显上升，活血化瘀治疗更加不容忽视。王吉元通过临床观察 268 例高血压患者比较发现高血压病患者年龄与血瘀证的发生率及严重程度成正比，并且发现与靶器官损害有关的因素在高血压病血瘀证的患者中所占比例明显高于非血瘀证的患者，故对高血压血瘀证患者的治疗更应关注，以防止靶器官的损害。从络病理论探讨高血压病的发病及治疗，络脉空虚是高血压发病的病理基础，络脉瘀阻是高血压发病的主要病理变化，也有学者认为从络病的角度开展对高血压病的防治具有重要意义。活血化瘀法治疗高血压病血瘀证不仅能改善中医症状，在降低血流动力学、炎症指标等方面也卓有成效，赵温倩通过对 72 例气虚血瘀型老年高血压临床观察发现，在西医治疗的基础上加用补气活血方的患者在血压、证候积分、血液流变学指标、血脂及空腹血糖等变化上明显优于对照组，其中组间证候积分有极显著差异（$P<0.01$），2 组血液流变学、血脂及空腹血糖指标治疗组优于对照组，均具有统计学意义（$P<0.05$）。另有李洁将 132 例老年高血压病肾虚血瘀型患者随机分为对照组与治疗组，每组 66 例，治疗组在对照组给予苯磺酸氨氯地平治疗基础上给予补肾活血汤治疗，观察 2 组治疗前后血压、临床症状、血脂水平及血清内皮素 ET）、一氧化氮（NO）的变化；结果显示治疗组在降血压疗效及临床症状改善的总有效率都明显高于对照组；治疗后治疗组血脂水平、ET、NO 显著改善，2 组比较差异有统计学意义（$P<0.05$，$P<0.01$）。在活血化瘀中成药方面，陈旭将 82 例高血压血瘀证的患者随机分为 2 组，其中一组在常规降血压治疗的基础上加服血府逐瘀颗粒，2 组治疗后血瘀征象均较前改善，治疗组总有效率明显高于对照组（$P<0.05$）。2 组治疗后 Hs-CRP、IL-6、TNF-α 水平均较治疗前降低（$P<0.01$），且治疗组治疗后 Hs-CRP、IL-6、TNF-α 水平均低于对照组（$P<0.05$）。每味中药的药用价值尚且复杂，其组成方剂后作用于人体的机制则更为复杂，胡小勤用补阳还五汤含药血清干预细胞模型，利用双向凝胶电泳（2-DE）及基质辅助激光解吸电离飞行时间质谱（MALDI-TOF-MS/MS）技术筛选及鉴定差异表达的蛋白点，并对其进行生物学分析，结果提示高血压气虚血瘀证存在着细胞凋亡，而补阳还五汤可以纠正高血压病气虚血瘀证引起的细胞凋亡，但其机理及最终是通过什么产物来发挥作用则需要进一步的细胞凋亡通路研究及代谢组学研究。

高血压的西医研究着重于发病机制及治疗预后等方面，既往所取得的成就给人类健康带来诸多益处，中西医对高血压病的研究发现血瘀在高血压中极其普遍，特别是老年性高血压患者，几乎贯穿始终，但既往的研究学者多从将高血压发病机制微观化后与中医药联系起来，其点对面的研究模式很难将中医的特色发挥极致；现在研究对于血瘀证的临床诊断标准，其实是窄化中医对血瘀证的认识，在临床不符合现代血瘀证诊断标准的患者有时用活血化瘀的方法治疗却收到意想不到的疗效，其中医研究是否该更深入了解这一些不明显的血瘀证患者呢？

298 从心肝肾论治血瘀与原发性高血压

中医学并没有"高血压病"这一病名，但根据其头疼、头晕、颈项板紧等症状，可归到"眩晕""头痛"范畴，临床表现以眩晕、头痛、血压增高、脉弦为主。近年来研究发现"血瘀"对高血压病的发生、发展及治疗有重要影响，中医脏腑理论认为"血瘀证"的产生与心、肝、肾三脏密切相关，故学者金娟等从心、肝、肾三脏探讨了血瘀与高血压病的关系，以期为临床治疗高血压病提供理论参考。

血瘀与高血压病

《素问·风论》云"新沐中风，则为首风"是最早表述眩晕形成的病因，其表现也与现代医学中高血压病的眩晕、头痛症状相符。《灵枢·口问》中提出"上气不足，脑为之不满，耳为之苦鸣，头为之苦倾，目为之眩"的观点。五脏六腑的精气，上升到头部的部分不足，脑窍的精气空虚，就会出现耳鸣、头疼、眩晕的症状。故认为高血压病以虚为本，因气血两虚，气虚则推动血液运行的能力不足、血虚则血液在脉道中运行艰涩，经脉正常发挥滑利通畅的功能下降，多种因素的相互作用导致瘀血等有形实邪结聚，上犯于脑而发病。《医学正传》云"外有因呕血而眩冒者，胸中有死血迷闭心窍而然，是宜行血清心自安"。胸中有血液聚集不散会形成瘀血，闭阻于心使血液循环受阻，发生眩晕。首开"瘀血致眩"之先河。瘀血停留并积蓄在体内，随着气机的升降，向上瘀阻脑窍，导致清阳不生，就会产生眩晕的症状，这也阐述了瘀血导致眩晕的基本病机，由此可见血瘀在高血压病发病中的重要性。现代研究还发现，高血压病患者的血液流变学和凝血功能均发生了不同程度的改变，这也表明血瘀是高血压发生、发展的一个重要病理因素。

早在《黄帝内经》中，就有"留血""血凝泣""恶血"等称谓，是最早的"瘀血"，心为君主之官，心主血脉，脉是容纳和运输血液的通道。血液正常发挥濡养作用不可或缺的前提条件是心气保持充沛、血液供给充盈以及脉道运行通利。血液在脉中循环往复，周流不息，向内循行可以濡养五脏六腑，向外循行可达皮肉筋骨，来发挥营养全身的功能。人体感受到六淫邪气及七情等致病因素，导致心脏因为受到致病因素的影响，促进血液流动的作用和调节脉络的功能被减弱，气与血运行不通畅，就会导致瘀血阻滞，脉道阻塞不通，进而会引发风眩。肾藏真阴和元阳，是脏腑阴阳之基础。肾精虚少，髓海不足，就会出现眩晕的症状。肝在五行中作为风脏，风气通于肝，肝病能生风，肝疏泄不及，气机不畅，使血液运行无力，如果肝气运行不利那么血流受阻，久而久就会出现血瘀，并发生头晕症状。因此"血瘀"与高血压病的发生、发展密切相关，心、肝、肾也是其发病的病位。

血瘀及高血压病产生的机理

1. 心失所养，气虚血瘀 中医理论认为，心主血脉，心气充盛，则促进和调控血液在脉道中运行、流注与全身之中，还可以发挥滋润和营养的作用。血脉发挥功正常能的，依赖心储藏的精气对其化生与充养的作用，心气充沛能使心脏有节律的跳动以及推动血运；病理表现上则会出现心脏精气亏虚对血脉运行产生影响，心气亏虚运行不通，不能充养血脉、推动血液流动则会导致脉道产生瘀滞而不通畅。《圣济总录》云："风头眩之状，头与目俱运是也。"脉道不通，血液不能向上运行充养于头，清窍失养使风眩的形成。同时心血的瘀阻又可加重心气的虚衰，形成"虚-瘀"的不良循环。高血压病虚证中，以心气亏虚为主，气虚与瘀血相互作用，进一步加剧"血瘀证"的发展。现代研究也证实心气虚可以导致机体自噬调节能力下降，受损细胞器的过多沉积致使"血瘀"发生。因此高血压病的发生、发展以及"血瘀证"的形成与"心主血脉"的生理功能密切相关。

2. 肝失疏泄，气滞血瘀 周学海《读医随笔》云"凡病之气结、血癥、痰饮、积聚……皆肝气之不能调畅所致也。"凡是情绪疾病、血液运行不畅形成有形积快、水液不得输化，停留体内某部位以及腹内结块都是由于肝气不能条达所导致的。正常生理状态下，肝气条达能促进气机调畅，气机运行通畅则血液可以流行全身发挥其濡养作用；病理状态下，肝的疏泄作用发挥不及，肝气不足以疏通阻滞则形成气滞血瘀。"阳气者，大怒则形气绝，而血菀于上，使人薄厥。"在精神因素的影响下，会使得机体阳气急剧上亢，血液随阳气上逆清窍，致使血液郁积于头部，发生卒然昏厥的症状。中医认为高血压病的发病机制也是由于气机郁滞，郁而化火进而生成相火亢进，相火上亢导致血压升高。高血压病的中医辨证分型中肝阳上亢型占比为 7.33%，是最普遍的证型。在现代研究中提出，若肝疏泄功能正常，在受到外界应激时，身体就能在一定程度上对外界压力做出适应性反应。在高血压病中，肝阳上亢属于肝失疏泄状态，肝脏不能调理气血运行，所以当机体受到外界压力应激时，就会出现应激损伤表现，其机制可能与外周血管紧张素Ⅱ、去甲肾上腺素水平的而变化有关。肝生气血，气畅则血行，因此，肝主疏泄与血瘀的形成有明确关系，肝失疏泄及血瘀证与高血压的形成及发展有关，高血压病可从肝论治。

3. 肾气内竭，血气虚遏 《外台秘要》云"脉涩无阳肾气少"。肾气为五脏六腑之气的根本，气为血之帅，肾气旺盛有助于血液运行，肾气虚少则无力运行血液，血液在脉中流通迟缓而发展成为血瘀。《医宗金鉴》云："肾者，主蛰，封藏之本，精之处也。"肾主闭藏，可以储藏先天之精，是阴阳之跟本。肾气分为肾阳肾阴，二者共同协调全身脏腑之阴阳。阳虚则寒，阴虚则热。肾的阳气亏虚，不能温养血脉，则出现寒凝血瘀；肾的阴气亏虚，虚热之邪煎津灼液，血液黏稠，血液运行不畅而成瘀。血脉处于瘀阻状态，会使机体血行不畅，同时化精乏源，还会有碍于元阴以及元阳的化生，进一步加重肾虚。有研究发现高血压患者多有瘀血，血液处于黏稠、凝固、聚集状态，血液流变学表现为流动性及黏稠度增加，流速降低。且基于"久病及肾"理论，肾虚血瘀也是高血压的基本病机。故在治疗高血压病时应当在补肾的同时注重活血化瘀。

心与肝五行相关联，心属火，肝属木，木生火，木盛则火旺，肝对心具有滋养作用。两者为母子关系，某一脏生理功能发生异常会影响另一脏，即"母病及子"或"子病及母"，心主血脉，心血充盈使肝有所藏；手少阴心经与足少阴肾经同属于少阴经，足少阴肾经之支脉络心经络互联，坎离互济，心肾相通，说明心肾经络之间存在相互交通、相互影响的关系；肝主藏血，功能正常则使心有所养，主血脉功能可以正常发挥。中医学提出"肝肾同源"理论。肝具有调节血量，储藏血液的功能，血液可以转化为精，不断地滋养出肾精，并使肾精更加充实；肾精的气化有助于肝血充实，肝中血液的润养有助于肾精的旺盛。心、肝、肾三脏生理相关，病理相互影响，衰一连二。

活血化瘀法治疗高血压病

1. 养心益气，活血化瘀 王清任所云："元气既虚，必不能达于血管。血管无气，必停留而瘀。"元气能化生血液，也能推动血液运行。若元气亏虚则无力推动血液流通至全身，血液运行不通畅而发展成为血瘀。刘持年应用益心健脑汤治疗气虚血瘀型高血压病取得良好的治疗效果。益心健脑汤具有养心健脑、益气活血的功效，并且在预防脑血栓形成、治疗冠心病、心律失常等心脑血管疾病均取得显著的临床疗效。吴瑞华等用自拟方剂益气活血汤，在该方的作用下，患者在清晨的高血压较服药前更加平稳，同时改善头痛、头晕、气短、乏力、心悸、失眠的症状，提高生活质量。王宏业等还提出用益肾活血汤（连翘、牡丹皮、丹参、葛根、肉苁蓉、仙茅、杜仲、淫羊藿、水蛭）结合平衡针灸治疗高血压气虚血瘀证。在足弓处划一个十字，交点即为降压穴。平衡针灸治疗高血压起效快、疗效显著进而调节阴阳、疏通经络、活血化瘀。

2. 疏肝理气，活血化瘀 刘永年教授根据肝的疏泄作用，调节气机升降出入，调整肝用，来达到疏肝理气的目的。周鑫等在研究中选用平肝潜阳的方药，使全身气机疏泄通畅，阴阳平衡，血脉畅通。将天麻、钩藤、石决明用以为君药，三者均有平肝息风潜阳之效，栀子、黄芩二者为臣药有清热泻火之效，能够清泄肝经之热，而不致热盛偏亢；牛膝能引药下行，同时配伍茯神、首乌藤安神定智，桑寄生、杜仲共为佐药，同补肝肾，诸药合用在功用上有补、有泻，共同达到平肝潜阳、活血化瘀、补益肝肾、安神定志之功。现代研究证明，天麻在增加脑血流量，降低外周循环阻力等方面具有良好的效果；天麻、杜仲、桑寄生均具能降低血压，联合应用可以改善血液循环，缓解血管痉挛。有研究对 100 例肝阳上亢型高血压患者进行中药穴位贴敷的对照实验，包括天麻、钩藤、川芎、桑叶、水蛭、吴茱萸等具有平肝潜阳，活血化瘀之效的药物。中药穴位贴敷可以通过激发体内经络气血的运行，达到治疗效果，对照实验也表明中药穴位贴敷可以通过平肝潜阳，活血化瘀达到降血压作用。

3. 益肾填精，活血化瘀 根据中医学的"精血同源"理论，肾中的精气是肾阴以及肾阳的物质基础，肾精充足，滋养着血脉充盈，促进血液循环，假若肾虚而阳气不足，则肾阳无法发挥温煦的功能，血液运行无力，血行迟缓则瘀血阻滞脉络；若肾虚而阴精亏少，则血脉失去濡养，经脉干枯，血液运行艰涩，进而使瘀血在体内停伏，气血无法上达，脑窍缺少滋养，出现眩晕频繁发作的症状。李洁等认为肾虚血瘀贯穿老年高血压病的整个发生、发展过程之中，提出补肾活血为治疗肾虚血瘀型高血压的基本治法。自拟补肾活血汤方中应用黄芪、淫羊藿作为温补肾中阳气之药；应用桑寄生、女贞子滋养肾中阴精；4 药合用同时补充肾中之阴与阳，达到益气培元之功效；益母草、丹参具有活血通络的作用；钩藤还可以平肝潜阳、活血化瘀、补益肝肾；牛膝引血下行。诸药合用发挥补肾活血之功用，使机体肾气充足，在肾气的推动下瘀血会逐渐消失，血脉渐渐恢复通利。在既往临床研究中，该方被证实能有效降低收缩压，减少脉压差，降压效果会随着时间延长越来越巩固。叶康等初步证实了补肾活血法可以干预高血压病的进展，通过实验研究证明其作用机制与降低 Ang Ⅱ 水平、抑制交感神经活动作用有关。可在降低高血压患者血压的同时，还可以改善其血管结构以及内皮功能，并对稳定难治型高血压患者的血压也有不错的疗效。肾气丸在《金匮要略》分别在中风历节病篇、血痹虚劳病篇、痰饮咳嗽病篇、消渴小便不利淋病篇、妇人杂病篇中共出现 5 次，虽然其主证各异，但病机均为肾气不足、肾阳衰微。研究证实肾气丸（附子、干地黄、桂枝、山药、茯苓、山茱萸、泽泻、牡丹皮）在临床上对干预高血压总有效率方面有显著疗效。

血瘀作为高血压发生发展中的重要的病理产物，与心肝肾三脏的生理功能密切相关。高血压的基本病机是以虚为本、实邪为标，治疗当基于脏腑辨证，补祛瘀，活血化瘀，瘀去则新血生，正气始复。现代医学还建立血瘀与高血压的微观辨证观，从作用机制、炎症、血管内皮功能、微循环、血液流变学等方面对血瘀和高血压病进行探讨，并应用活血化瘀法通过多途径、多靶点对高血压发病及其靶器官损害上发挥作用。通过从中医心、肝、肾三脏探讨血瘀与高血压的关系，期望对高血压的辨证施治提供参考，提高中医药治疗高血压的临床疗效。

299 冠心病血瘀证机制

冠心病是指冠状动脉粥样硬化使血管腔狭窄、阻塞，或因冠状动脉功能性改变导致心肌缺氧缺血或坏死而引起的心脏病。中医学认为，其病机多为正气亏虚、痰浊、血瘀、气滞、寒凝等。近年来，随着临床和实验研究的深入，血瘀与本病的关系引起很多学者的重视。学者张竞之等就冠心病血瘀证的病理机制做了阐述。

冠心病血瘀证的病因病机

冠心病的病名并不见于中医古籍，但是根据本病的主要临床症状，可归属于中医学"胸痹"范畴。关于发病的原因，大部分文献认为，主要与年老体虚、饮食不当、情志失调、寒邪内侵有关。而这些因素又都可以作用于机体，导致脏腑功能失调，血行郁滞，而成血瘀之症。《素问·痹论》云"心痹者，脉不通""痹……在于脉则血凝而不流""脉者，血之府也……涩则心痛"的论述，明确指出心痹是因为"血凝而不流"，导致心脏脉络不通的血瘀理论。临床归纳起来，主要有以下几种类型。①气滞血瘀：气为血之帅，血液在脉中运行，有赖气的温煦推动，气行则血行，气滞则血滞，故气滞心胸，血行不畅，则成气滞血瘀之证。②气虚血瘀：多由年老体弱，气血亏虚，或思虑、劳伤、久病而致气虚。气虚则鼓动无力，血行缓慢而成瘀，正如王清任所云："元气既虚，必不能达血管，血管无气，必停留而瘀。"《玉机微义》亦云："病久气血虚损及素劳作羸弱之人患心痛者，皆虚痛也。"③痰阻血瘀：或脾不健运，聚津成痰；或肾不化气行水，水泛成痰，痰阻血络，因痰成瘀，或血瘀内存，津液不布，而成痰瘀互结。④寒凝血瘀：寒性凝滞收引，寒邪内乘，胸阳不展，血行不畅，而成本证，与《素问·调经论》云"寒气积于胸中而不泻，不泻则温去，寒独留则血凝泣，凝则脉不通"的理论相一致。⑤热结血瘀：气郁或痰浊内蕴日久化热，邪热犯心，热壅血瘀，即王清任"血受热则煎熬为块"的观点。⑥阳虚血瘀：由素体阳虚，胸阳不振，阴寒之邪乘虚而入，寒凝血行不畅而成血瘀之证。如《医门法律》云："胸痹心痛，然总因阳虚，故阴得乘之。"⑦阴虚血瘀：阴虚则津液亏少，不能濡养和滑利血脉，且津血同源，津亏则血脉空虚，津亏血燥，阳亢内灼，煎熬营血，血行涩滞，而成血瘀。所以《读医随笔》云"阴虚必有滞"。

血瘀证在冠心病发病中的作用越来越受到重视。王晓才等进行了冠心病中医证候与冠心病发病的相关性研究，分别以冠心病辨证分型的7个中医证候（痰浊证、血瘀证、气滞证、寒凝证、气虚证、阴虚证、阳虚证）为自变量，以冠心病为因变量，进行二值Logistic回归分析，结果进入回归方程的变量为气虚证和血瘀证，具有统计学意义，其中血瘀证相对危险度为8.959，说明出现血瘀证者患冠心病的危险是无血瘀证者的8.959倍。因此，认为血瘀证是冠心病发病的证候危险因素，出现血瘀证者更易于患冠心病。丁邦晗等为明确胸痹心痛的中医危险证型，对375例胸痹心痛患者进行证候分型和冠状动脉造影检查，通过聚类分析、定量分析冠状动脉造影结果与各证型的关系。结果与冠心病关系最近的为血瘀证，其次是气虚证。此结果说明胸痹心痛的病机实质是气虚血瘀，符合中医学有关胸痹病"阳微阴弦"的病机论断，提示了胸痹心痛的最危险证型是血瘀证。这些研究表明，血瘀是冠心病发病的主要危险因素，随着病情的发展，腑脏功能逐渐下降，气血运行逐渐紊乱，血瘀程度逐渐加重。

冠心病血瘀证的病理实质

研究血瘀证的病理实质，首先要辨识血瘀证的内涵。研究证明血瘀证与血液循环和微循环障碍、血液高黏滞状态、血小板活化和黏附聚集、血栓形成、组织和细胞代谢异常、免疫功能障碍等多种病理生理改变有关，这就发展了血瘀证理论，揭示了血瘀证的科学内涵。这一系列的病理变化，都可以概括在血瘀证的病理实质中。

1. 微循环异常 微循环异常主要表现在血管周围有出血或渗出，血流速度变慢，毛细血管袢变细，数量减少，还可见血管内弥漫性凝血。中医"久病入络"理论的病理基础是血瘀证，而病理实质可能就是微循环障碍。①甲皱微循环：李玫对54例冠心病血瘀证患者和192例健康人进行甲皱微循环检查观察，发现冠心病血瘀证患者的甲皱微循环发生改变，表现为轮廓模糊者占68.5%，外形弯曲和支叉者占81.5%，排列欠齐和散乱者占79.7%，袢顶瘀血者占63%，血流呈粒流或断续者为16/54占29.6%，血色淡红及黯红占81.5%，袢管密度每毫米10以上者占68.5%，与对照组比较有非常显著差异。而且甲皱微循环检查的异常变化与冠心病血瘀证患者的严重程度呈正相关。②球结膜微循环：眼球结膜是疏松的黏膜组织，薄而透明，各级微血管和微血流清晰可见，这是甲襞微循环无法比拟的，且与人体的主要器官心脑接近，可直接反映心脑血管疾病的微循环变化。王积良等在13条开胸犬上，观察了冠脉不同程度狭窄时球结膜微循环的变化，结果发现冠脉狭窄后，球结膜微血管出现血管网交点增多，静脉口径增大，血细胞聚集增强，血液流动缓慢等微循环变化。

2. 血液流变学改变 血液流变学指标是许多疾病的共同病理学指标和表现。现代研究显示，冠心病患者血液呈明显浓、黏、凝、聚状态，主要反映在血小板聚集增加，全血及血浆黏度增高。血液黏度增高时，血流缓慢，血小板分布在血流周围，靠近血管壁表面，容易发生血小板黏附，引起血栓。而冠状动脉腔内血栓形成，造成管腔阻塞是冠心病发生、发展十分重要的因素。因此血液流变学的改变是冠心病的发生的重要危险因素，也是冠心病等心血管疾病的诊断、治疗、检测疗效的重要指标。曹雪明通过对65例冠心病患者的血液流变学指标检测，探讨冠心病中医证型与血液流变学改变的相关性，结果表明，65例冠心病患者均表现有血液流变学异常，主要反映在全血及血浆黏度增高，红细胞压积增加和纤维蛋白原增高，以心血瘀阻组、痰阻心脉组最重，宏观血液流变学改变更为明显，故提示冠心病的发病机理重要在于"瘀痰互结"。

3. 血管内皮细胞损伤 随着细胞、分子生物学研究的深入，目前已注意到血瘀证病理变化的中心环节可能在于血管内皮细胞的变化。血管内皮细胞是一个十分活跃的代谢及内分泌器官，许多血管活性因子都是由血管内皮细胞所分泌。各种诱因引起血管内皮细胞激活，从而引起了机体微环境中血管内皮细胞的腔面内与血管周围的变化。

P-选择素属于细胞黏附分子中的选择素家族，是反映血小板和内皮细胞受损与激活状态的良好指标，研究证明，冠心病动脉粥样硬化（AS）斑块P-选择素表达增加，是早期病理变化和斑块活力的标志物，与AS的严重程度相关。血管性血友病因子（vWF）是反映内皮细胞损伤的指标之一，血液vWF浓度与冠心病，尤其是心绞痛严重程度和急性心肌梗死（AMI）高度相关，AMI时多中心前瞻性研究揭示，vWF是冠脉事件的独立预测指标之一。细胞间黏附分-1（ICAM-1）属于免疫球蛋白超家族，研究证明冠心病患者病变斑块中ICAM-1的表达显著增加。林桂永研究发现，冠心病稳定型心绞痛（SA）组血液中vWF、P-选择素、ICAM-1表达增高，超出正常范围，血瘀证组3种指标均与非血瘀证组比较增高。与非血瘀证患者比较，血瘀证患者存在更严重的内皮细胞损伤激活状态，分泌黏附分子功能增强，说明SA血瘀证患者处于内皮细胞受损激活，且内皮细胞与白细胞、血小板相互黏附作用增强状态。内皮细胞分泌黏附分子表达增加，介导内皮细胞与白细胞、血小板黏附作用，3种细胞通过一系列机制相互激活，使血液循环中vWF、P-选择素、ICAM-1表达进一步增加，形成恶性循环，促进长期炎症反应和促凝及血栓形成，出现典型的心绞痛发作症状，与临床表现严重程度一致。这表明内皮细胞损伤激活是冠心病血瘀证病变的基础，EC 激活后分泌黏附分子增加与血瘀证形成密切相关。

4. 炎症反应因子的变化　白细胞 CD11b、CD18 是黏附分子 B2 整合家族中的一员，其性质为糖蛋白，正常情况下仅在单核细胞和中性粒细胞膜上呈低水平表达，当这些细胞被激活后，其表达增加，通过与其配体-内皮细胞表达的细胞间黏附分子-1（sICAM-1，CD54）相互作用而介导白细胞和内皮细胞黏附，继而损伤组织。尹克春通过观察不同类型冠心病患者中性粒细胞和单核细胞 CD11b/CD18 表达的变化规律及其与冠心病中医证型之间的关系，发现冠心病患者循环血单核细胞、中性粒细胞 CD11b、CD18 表达增加，提示其单核细胞和中性粒细胞被激活，黏附性增加。在不稳定型心绞痛组和急性心肌梗死组 CD11b、CD18 的表达显著高于稳定型心绞痛组，显示单核细胞和中性粒细胞的活化程度与心肌缺血严重程度相关，与血瘀证有密切的关系。

5. 血小板活化及纤溶系统活性变化　血小板在动脉粥样硬化形成等疾病和炎性反应中起重要作用，血小板黏附、释放和聚集等反应统称为血小板活化，GMP-140 是血小板活化的标志物，在血栓性疾病发病时 GMP-140 显著升高，可作为血栓性疾病监测和评价血栓前状态的有效指标。血浆组织纤溶酶原激活剂（t-PA）及其抑制物（PAI）是由血管内皮细胞合成和释放的一种活性物质，前者发挥纤溶作用，后者是抑制纤溶作用。t-PA 与 PAI 的平衡对调节纤溶功能具有重要意义。纤溶活性下降是形成血管内凝血、血栓形成和动脉硬化的重要因素。纤溶系统活性主要反映在循环血中 t-PA 和 PAI 水平，两者活性的变化，直接影响血浆促凝和抗凝功能状态，因而与血瘀证密切相关。在所有纤溶因素中，PAI-1 起主要作用。毛以林等研究表明 CHD 血瘀证反映血小板功能状态的特异性指标 GMP-140 含量明显高于其他证型组，PAI-1 活性 CHD 患者血瘀证明显高于非血瘀证组、健康对照组，CHD 血瘀证、非血瘀证 t-PA 活性明显低于健康组，而血瘀证组其降低更加显著，而 PAI-1 则相反，说明血小板活化、低纤溶状态与血瘀证形成有关。

6. 相关基因研究　冠心病是多种基因相关疾病，由多种遗传和环境因素共同作用而形成。其中血液改变长期作用于血管内皮，引起血管内皮损伤、脂质沉积，导致动脉粥样硬化及在此基础上的血栓形成，是其病理改变的关键。所以，以外周血为组织材料，从病证结合入手，运用差异显示技术进行基因筛查，是研究冠心病血瘀证病证结合相关基因的重要途径之一。王阶等运用外周血寻找冠心血瘀证病证结合相关基因，得到了 28 条真实差异基因片段序列，于 NCBI human genomic 数据库中比对分析，获得了与人类基因 100% 同源的 3 条（b13、49b、23b），99% 同源的 2 条（b12、36a），98% 同源 2 条（25b、57d）。其中 b13 为淋巴细胞活化信号分子家族成员，表达于 T、B 细胞表面，参与多系统的炎症反应，促进 Th2 类细胞因子的分泌，在冠心病血瘀证组呈高表达。23b 系 BCL2 相关转录因子，参与调亡调控基因 BCL2 的转录过程，明显表达于冠心病血瘀证组。从而得出结论，差异基因中 b13、23b 从不同途径导致或参与了脂代谢、血液高黏高聚高凝状态的形成，并通过分泌炎性细胞因子，调控细胞调亡，参与了内皮损伤和动脉硬化的形成，与冠心病血瘀证的病理改变密切相关。

血管紧张素转换酶（ACE）在血管的调节和血管平滑肌的增生中起重要作用，直接影响动脉粥样硬化的形成。ACE 水平受基因调控，ACE 基因第 16 内含子 287b 片段中的 I/D 态性与血清 ACE 水平有关。这一多态性与冠状动脉病变严重程度相关，且 DD 及 D 等位基因的频率随冠状动脉病变程度的加重而升高。毛以林用 PCR 法检测血瘀证和非血瘀证冠心病患者及健康人的 ACE 基因型，同时检测内皮素（ET）、血管紧张素/氧化氮值。结果冠心病血瘀证组 ACE DD 基因型及 D 等位基因频率高于非血瘀证组和健康对照组，ET/NO 冠心病血瘀证组明显升高，与健康对照组比较差异有显著性。说明血瘀证与 DD 基因型关系最为密切，DD 基因型携带者可能是冠心病血瘀证的易感人群。

7. 蛋白组学研究　人类蛋白组学的研究方法学内容与中医学整体观、辨证观有许多相似之处。近年来，从结构研究方向向功能研究方向的转变，对基因之间的相互联系、相互作用日趋重视，反映出基因组学和蛋白组学与中医学两个学科在方法学上的趋近性，从而为基因组学在中医药研究中发挥作用提供了可能。蛋白质组学成为寻找中医证候物质基础的适合的技术手段。在中医药研究应用技术方面，成为寻找疾病分子标记和药物靶点的方法之一。

吴红金等用蛋白质组学技术研究发现冠心病血瘀证患者血浆与正常相比有3个蛋白质下调和6个蛋白质上调，胶内酶切提取蛋白进行质谱鉴定，其中冠心病血瘀证患者血浆与正常相比升高的蛋白质有免疫球蛋白、纤维蛋白原、粒酶，冠心病血瘀证患者血浆与正常相比降低的蛋白质有CD44SP，并认为纤维蛋白原、粒酶有望作为诊断冠心病血瘀证的标志物。

冠心病血瘀证的病理，中医认为是多种因素共同作用的结果，有气滞血瘀、气虚血瘀、痰阻血瘀、寒凝血瘀、热结血瘀、阳虚血瘀、阴虚血瘀，其形成贯穿于整个疾病的始终。现代研究主要反映在微循环异常、血液流变学改变、血管内皮细胞损伤、炎症反应因子的变化、血小板活化及纤溶系统活性变化及相关基因蛋白上，而这些则可能是冠心病血瘀证的病理实质。因此，冠心病血瘀证在理论上是有据可依的。

300 从中医时空理论探析冠心病血瘀证机制

明确提出时空演变的是王永炎院士的研究团队，其认为"时"指时间的连续、节奏、周期和进程，"空"指存在于空间范围的各种因素、现象、实体和关系。时空不仅是时间纵向进程，还包括期间多因素作用下的横向变化。因此，时空是时间动态和空间动态的联合体，时空医学则是由多种因素及其相互作用决定的。中医时空医学理论以天人相应观念为指导，认为人属于自然界的产物，在时空要素的共同作用下，人类机体疾病的发生、发展及转归会呈现出相应的变化规律。辨证论治是中医诊疗疾病的基本原则，动态演化性是证型的核心问题，而证候范畴中的所有因素随着时间的推移发生变化，具有动态时空的特征。冠心病（CHD）属于中医"胸痹""真心痛"范畴，血瘀证是CHD患者最常见的证型之一。尽管CHD血瘀证已经具有精准的证候特点，但证候相同的患者病变程度却有所差异，进而导致治疗上的"随证加减"，究其原因与证的动态性密不可分。细胞自噬是一个动态过程，发生在CHD形成过程中，与血管病变和血小板异常激活有关，精确调节细胞自噬可为CHD的治疗提供新的视角。因此，学者周曼丽等以中医时空医学理论为指导，详细阐述了CHD血瘀证的证型演变过程，并从现代基础医学的角度出发，以自噬为切入点探析了CHD血瘀证形成过程中不同阶段的病理演变机制，从整体上把握CHD血瘀证候的生物学基础，以期为中医CHD血瘀证的精准诊疗开拓思路。

冠心病血瘀证形成过程中病理演变的依时性

证在不同患者中呈现的程度存在差异，究其原因与证的时空性密不可分。证在形成过程中受各个要素的影响而不断变化，在时间上呈现从无到有。时间的延续性是CHD血瘀证逐步发展的契机，伴随着时间的发展，不同致病因素不断地对CHD血瘀证的病因、病机、病位、病性等产生不同影响。本课题组前期研究发现，CHD血瘀证具有时间特征，经历了由"血瘀证前期"→"亚血瘀证期"→"心血瘀阻证期"的动态演变过程。

CHD血瘀证的病变部位主要在心脉，而气血的运行以血脉为基础，以心气为动力。患者起初多是正气亏虚，脏腑失调，心失所养；后因饮食情志等引起痰浊内聚于血脉，导致脂质代谢紊乱；痰浊黏滞于血脉之内，留而不去，凝结成块，继而导致气血运行受阻，瘀血内生。日久痰借血体，血借痰凝，凝血为瘀，痰瘀互结，沉积血府而形成斑块。血中精微物质难以充养血府，血府枯涩，血脉不再柔顺，加之痰瘀附着，导致动脉粥样硬化（AS）。脂浊瘀血胶结于干涸之脉管，旧血不解，新血继凝，凝结不解，形成坚块，导致血脉不畅，血液中缺少润养心脏的精微物质，引起心肌持续缺血缺氧，进而诱发心血瘀阻证。可见心血瘀阻证是一个痰浊入血—痰瘀滞塞脉络—心脉痹阻的过程。这与CHD的病理基础：脂质代谢紊乱—斑块形成—心肌缺血动态变化过程有相通之处，即心血瘀阻证形成过程可以分为3个阶段：痰浊入血即导致脂质代谢紊乱，滞塞脉络即导致斑块形成，心血瘀阻即发为心肌缺血。目前研究者主要通过构建病因与病理学相结合的动物模型来探索CHD血瘀证的依时性。而依时性构建CHD血瘀证动物模型对于动态把握血瘀证证候产生的原因、预测证候的发展方向、进一步阐释证候的生物学机制具有重要意义。

冠心病血瘀证形成过程中病理演变的依空性

证在形成的过程中受到个体邪正斗争失衡的影响，从而在空间中呈现出不同的变化趋势，表现出个体差异。中医学的辨证论治注重对患者症状、体征的宏观认识，但具有一定的主观模糊性。有学者指出，证在一定时间点、一定状态下的产物会随着时间推移发生变化。证发生、发展的物质基础决定着证的动态变化过程，证的动态时空特征造成了证的复杂性。自噬是一种分解代谢过程，发生在 CHD 发生发展的各个时期。自噬在 CHD 的形成过程中对不同类型细胞起调节作用，可为机体维持内环境稳态提供能量代谢途径。因此，从自噬的角度出发阐释 CHD 血瘀证形成过程中病理演变机制将有利于科学地理解血瘀证的内涵。

1. 血瘀证前期的自噬效应 研究表明，高脂血症、炎症等可破坏动脉内膜的完整性，而血液中增高的脂质成分可通过内膜受损处侵入动脉壁。内皮细胞功能障碍在 AS 性心血管疾病的发生过程中起基础性作用，而内皮细胞自噬在 AS 的发生发展过程中发挥着保护作用。实验表明，采用高脂饲料喂养大鼠以模拟痰浊入血可导致大鼠血脂、血液流变学指标明显升高，而血液流变学指标中血液黏度的改变是导致大鼠血流动力学发生变化的重要原因。内皮细胞自噬已被证明可以抑制血管壁中的脂质滞留，因而脂质自噬增多可能是防止 AS 进展的关键机制。研究显示，与野生型小鼠相比，ATG7 缺陷小鼠内皮细胞中低密度脂蛋白积聚增加，而脂质滞留会加速高脂血症模型小鼠的 AS 进程。分析原因为充足的内皮细胞自噬通量可通过防止内皮细胞凋亡、衰老和炎症来限制 AS 斑块的形成，而有缺陷的内皮细胞自噬不仅可能导致内皮细胞凋亡，还可能抑制内皮细胞沿着血流方向排列。有研究发现，血管内膜受血流动力学的影响较大，而循环血液的剪切应力（SS）具有调节内皮细胞自噬的作用。暴露于低 SS 血管区的内皮细胞表现出低效自噬的特征，这将促进黏附分子和趋化因子的表达，从而导致白细胞募集，为 AS 病变的初始发展奠定基础。反之，自噬缺陷也有可能引起 AS 区域的血流紊乱。研究显示，在 ATG5 或 ATG7 缺陷的小鼠中，斑块倾向于在低 SS 血管区域优先发展，而在高 SS 血管区域的内皮细胞不能与血液循环中的血流方向保持一致。

2. 亚血瘀证期的自噬效应 长期高脂血症导致的脂浊停滞血脉可以因痰致瘀，痰瘀胶结，从而形成斑块。从斑块形成的早期到晚期，自噬可以影响内皮细胞、巨噬细胞、血管平滑肌细胞（VSMCs）以及血小板的作用，进而影响 AS 的病变进程。血液循环中的促炎单核细胞进入血管内膜后成熟为巨噬细胞，巨噬细胞在吞噬氧化低密度脂蛋白（ox-LDL）或其他修饰的脂蛋白后可形成泡沫细胞。而泡沫细胞是脂质条纹和 AS 斑块的病理特征之一。在血瘀证前期阶段，内皮功能障碍已经发生，各种关键触发因素激活了血管内皮的自噬效应。REGLERO-REAL 等发现，内皮细胞在炎症环境中通过强烈的自噬效应来抑制内皮细胞膜上黏附分子的表达，从而抑制炎症细胞在内皮细胞上的迁移而形成的组织渗透。巨噬细胞自噬促成了脂滴运输到溶酶体的降解过程，使游离胆固醇从泡沫细胞流出，减少了泡沫细胞的形成。此外，巨噬细胞自噬还能影响巨噬细胞的极化，自噬的激活促使巨噬细胞向表现出抗炎特性的 M2 表型发展。抑制巨噬细胞自噬是其凋亡的主要原因，而巨噬细胞的凋亡可加重泡沫化并导致斑块坏死，从而形成更大的坏死核。VSMCs 的表型和功能也受到自噬的调节。VSMCs 作为晚期 AS 斑块纤维帽中唯一产生间质胶原纤维的细胞，自噬功能缺陷会增加其凋亡，不可避免地引起胶原纤维合成减少和纤维帽变薄，这在很大程度上增加了斑块破裂的风险。自噬通量的缺乏促进了内皮细胞凋亡，而凋亡的内皮细胞是促凝剂，可增强血小板黏附。血小板与受损的内皮细胞黏附可引起血小板黏附、聚集并释放多种炎症递质，诱导单核细胞向内皮下迁移，增强了巨噬细胞 LDL 受体的活性，降低 ox-LDL 的流动性，加剧脂质在内膜中滞留、积累，从而促进泡沫细胞和脂质条纹的形成。血小板衍生生长因子（PDGF）对 VSMCs 具有趋化作用，可介导 VSMCs 由中膜迁移到内膜，导致血管重塑和血管舒缩功能障碍。一定数量的血小板是动脉 VSMCs 增殖和纤维斑块形成所必需的物质基础，血小板进一步聚集引发凝血的瀑布反应将导致附壁血栓形成，造成组织局部供血、供氧障碍。血小板自噬参与了血小板活化和血栓形成，其为血小板提供了能量，并有力地促进了细胞骨架重排，从而引导血小板移动，抑制血小板在局部过度聚集。当自噬降解被阻断时，异常或受损的细胞成分积累在血小板内，破坏了机体内环境的动态平衡，导致血小板激活信号被钝化。鉴于血管系统中的自噬效应所发挥的重要作用，HUA 等曾提出，通过调节各个阶段不同类型细胞的自噬效应，AS 可能会在一定程度上得到改善。

3. 心血瘀阻证期的自噬效应 血小板活化与心肌缺血损伤密切相关。血小板活化后可促使附壁血栓形成，导致管腔的逐步狭窄，引起血流缓慢瘀滞，从而引起"血脉凝泣，血行失度，心脉瘀阻"。CHD 心血瘀阻证因心脉痹阻所致，心肌组织发生持续的缺血缺氧。一项研究表明，慢性缺血可促进存活的心肌细胞发生自噬。在心肌缺血条件下，心肌细胞因能量应激而诱发自噬，激活的自噬可以反过来保护心肌细胞免受急性心肌梗死的影响。由于心肌高度需氧，线粒体活性与心肌性能高度相关。线粒体自噬作为线粒体质量控制体系的作用方式之一，其在 CHD 的病理机制中起着重要的作用，被认为是心脏启动的保护机制。线粒体自噬可选择性地降解受损的线粒体，优化、调节留存线粒体的形态和结构，同时通过降解细胞成分而回收氨基酸和脂肪酸，产生三磷腺苷（ATP），以满足心肌细胞的生理需求，保证心肌细胞在应激状态下的能量代谢需要。在缺氧刺激下，线粒体自噬受体蛋白—FUN14 结构域包含体蛋白 1（FUNDC1）募集自噬膜小泡以包裹受损的线粒体，从而介导线粒体自噬效应。ZHANG 等研究表明，线粒体自噬是一种适应性代谢反应，缺氧诱导因子 1（HIF-1）介导的 Bcl-2/腺病毒 E1B 19 kDa 相关蛋白 3（Bcl-2/BNIP3）通过破坏 Beclin-1 与 Bcl-2 的相互作用来启动自噬，减少缺血期间心肌肌钙蛋白 I（cTnI）的释放，维持心肌细胞在长期缺氧条件下的存活。此外，线粒体自噬增加可满足机体在压力超负荷情况下基本的营养和能量需求，有利于减轻心脏代偿性肥大，从而延缓心力衰竭的进程。

综上所述，血瘀证具有时间特征，经历了由"血瘀证前期"→"亚血瘀证期"→"心血瘀阻证期"动态演变的过程。中医临床辨证施治的灵活性在很大程度上取决于证的动态时空特征，证随着时间的迁移发生了变化，诊断和治疗也随之变化。在把握中医时空医学理论精髓的基础上，掌握血瘀证空间性的病理演变规律，有利于实现对 CHD 血瘀证的精准诊断。自噬是对抗 CHD 发展过程中细胞功能障碍的有效工具，以自噬为切入点，准确把握 CHD 血瘀证证候生物学本质，对于精准识别血瘀证不同程度损伤具有重要的指导意义。

301 冠心病血瘀证病理演变过程

证是疾病阶段性阶段本质的反映，是中医临床诊断的主要形式，为立法、选方、用药的依据。有研究表明，中医的证并非固定不变，证发生发展过程、证与证的演变是动态的，构成证的各个要素（病因、病机、病位、病性、病势等）亦是不断变化的，可以说动态变化是证候的基本特征。所以证具有绝对运动和相对静止的特性。这种特征的存在，决定了临床上证候表现错综复杂，使医者难以辨识，也是数十年来中医证候的研究未取得突破性进展的主要原因之一。因以往的研究多是静止看待证，从横断面——已形成的证为切入点，得出的结论只是证动态变化过程阶段性的病理学现象，在缺乏对证起始、转归研究时，这种孤立存在缺乏联系的病理学现象并不能诠释证的生物学本质。所以从证的恒动性为切入点，探索证从无到有，由轻及重的流动性，即符合证的概念，也符合人类认识事物的规律。学者简维雄等对冠心病血瘀证病理演变过程进行了探索。

证动态性研究

1. 文献研究 古代医家就证的动态性虽无系统论述，但从不同角度有着丰富的记载。外感病如《素问·缪刺论》云："夫邪之客于形也，必先舍于皮毛；留而不去，入舍于孙脉；留而不去，入舍于络脉；留而不去，入舍于经脉；内连五脏，散于肠胃，阴阳俱感，五脏乃伤。此邪之从皮毛而入，极于五脏之次也。"邪侵入人体，经皮毛、肌肤、筋脉、六腑、五脏由轻及重的规律。内伤杂病正如《素问·玉机真脏论》云："五脏相通，移皆有次。"张仲景在《伤寒论》也认识到外感病具有太阳、阳明、少阳、太阴、少阴、厥阴发展的传变规律，内伤杂病则"见肝之病，知肝传脾，当先实脾"。其后，叶天士《外感温热篇》在温病发展演变中认识到温邪是循着卫、气、营、血传变。吴鞠通《温病条辨》提出湿温是循着上焦、中焦、下焦依次传变的。

2. 现代研究 曹洪欣的课题组认识到任何证候并非固定不变的，都是相对稳定性与动态变化性的统一，动态变化是证候的基本特征。王永炎院士进一步研究认为，证候表现为时间因素很强而具有较强的动态演化性。在证候的复杂性之中，动态演化性是最为核心的问题。证候是发生在人体这一极其复杂系统中的极其复杂现象，是一个不断变化的矛盾过程，证候范畴中的所有因素随着时间的推移在方式、程度、速度等方面都会发生无穷多样的变化，从而导致证候发展变化过程中难以预测的多种形式。总结性地提出证候具有"内实外虚、动态时空、多维界面"的特性。

通过对CNKI、万方、维普、pumed等数据库检索，涉及证候动态演变的研究主要可以分为3类。第一类：通过不同时点患者症状、体征的变化探索多个证候间由此及彼的动态演变。如糖尿病、中风、冠心病、肾小球疾病、高血压、心力衰竭、消化系统疾病（胃炎、肝炎），呼吸系统疾病（哮喘、肺损伤、肺炎），恶性肿瘤（胃癌、肝癌、大肠癌、鼻咽癌）等疾病证候动态演变过程的探索。第二类：以疾病为线索，探索一个证在疾病中演变过程，主要涉及病性、病位、病势的演变，如肝郁气滞证、血瘀证、阴虚证、阳虚证、痰证、痰瘀互结证、痰热腑实证、脾虚证。第三类：结合动物模型探索证动态演变过程中生物学机制，如小型猪与冠心病血瘀证，大鼠与糖尿病，大鼠与糖尿病血瘀证，大鼠与高脂血症痰瘀互结证，小鼠与肿瘤，大鼠与哮喘阴虚证、阳虚证。

可见，证具有动态演变的特征，现代医家从不同角度开展了广泛探讨。本课题组长期从事心血瘀阻证研究，以证的动态性为立论点，探索心血瘀阻证发生、发展、形成的过程。

心血瘀阻证动态演变过程

冠心病（CHD）是严重危害人类健康的多发病。冠心病属于中医"胸痹"范畴，究其病机虽有血瘀、痰阻、寒凝、气滞之别，但基本的病机则是"心脉不通"，血瘀证是冠心病中最常见的证型之一（占87%左右）。血瘀证的形成必然是一个过程，正气亏虚，脏腑失调，胸阳不振在先；其后因饮食情志，痰浊内聚，注入血脉；滞塞脉络，日久营血瘀滞，痰瘀互结，瘀血阻络，引起心血瘀阻证，痹阻心脉。可见心血瘀阻证是一个痰浊入血—滞塞脉络—血府瘀滞流动的过程。这与冠心病的病理基础是由脂质代谢紊乱—斑块形成—心肌缺血动态变化过程具有相通之处。

"有诸形于内，必形于外"，既然患者的表征发生了改变，那么体内的物质基础必然会出现相应的变化。我们发现，以患者为研究对象虽能详实地探讨证的演变，但无法进行多次样本的采集，或者无法进行证初始阶段的样本的采集。为此，研究心血瘀阻证动态演变过程有必要采用实验动物模型。

目前心血瘀阻证动物模型复制的方法有3种，病理型模型、病因型模型、病因病理结合型模型。病理型模型，或采用注射药物的化学药物刺激法或采用结扎冠状动脉的物理因素刺激法，其造模方法成熟，重复性高，使用广泛，缺点是无中医基础理论的支撑，缺乏中医的病因。病因动物模型，长时间喂养实验动物含有胆固醇的高脂饲料，诱导实验动物出现高脂血症、动脉粥样硬化，硬化斑块可以导致血管壁狭窄，进而血流受阻，时间长导致心脉痹阻。虽然该法制备的心血瘀阻证模型与临床过程比较接近，但此法制备的心脉痹阻的程度以及病位难以控制。为此将两种造模方法结合，发挥各自某些病证产生的致病特色成为了一种必然的选择。现代医学为了更好地模拟脂质代谢紊乱—斑块形成—心肌缺血动态这一过程，部分学者先采用高脂饮食法诱导制备高血脂模型，在此模型基础上，加以其他因素联合诱导形成慢性心肌缺血的复合模型。

既然这一个动态的模型，那么必然样本的采集也变然具有动态的特性。从高脂饲料喂养至斑块形成大约需要12周的时间，为此成模后，研究节点的选择至关重要。已有的研究表明在血脂代谢紊乱2周后即伴随有血液状态的"黏""浓""聚""集"的改变，因为血液流变学指标水平增高是血瘀证形成的特征之一，所以长期高脂血症的脂浊停滞血脉可以因"痰"致"瘀"，痰瘀胶结，斑块形成，瘀阻血脉。再采用冠状动脉左前降支结扎术，导致心脉痹阻。为此设想这个过程可以分为3个阶段。高脂饲料喂养大鼠模拟痰浊入血，血脂增高—模拟血瘀证前期；滞塞脉络，斑块形成—模拟亚血瘀证期，结扎大鼠冠状动脉左前降支—模拟心血瘀阻证期。

具有动态演变过程的动物模型复制成功后，需要一种能够从整体上动态反映心血瘀阻证候形成过程的技术与方法来揭示这一演变过程。这种动态性的研究方式也更能够体现证候整体性的特征，因疾病状态是人体机能整体失衡、多层面的相互作用结果。不仅存在基因、蛋白、细胞、组织、器官、代谢产物各个层面的异动，更是各层面间网络的互动。所以对中医证候的研究需要一种既能反映基因、蛋白、代谢产物不同层面的改变，也能反映各个层面间关系的技术与方法。系统生物学具备解决这些问题的功能和手段，系统生物学是通过基因组学、蛋白质组学、代谢组学等高通量分析方法，筛选组学数据，及建立数学模型等方法，研究细胞网络组分及其相互作用，揭示机体在静止和动态时出现的特征和性质，从系统的水平对生物学进行理解。其基本方法是①多层次系统组分及其相互作用的实验验证（来源于组学数据）；②数据的整合；③将实验获得的数据以及问题组织到最初的假想模型中。经过不断的干、湿实验建立符合机体实验数据的数学模型，从而寻找生物规律，揭示自然界生物体所蕴含的奥秘。

其中基于各种组学的分析检测方法，已经广泛开展，并且已达到成熟的水平。但数据的整合与数据整合后数学模型的建立是研究的热点、难点问题。因为动态演变的心血瘀阻证主要包含大鼠表征，以及分子生物学层面的血液流变学，血栓前状态，基因、蛋白质、代谢产物数据，涉及多角度。同时又是一个流动的过程，涉及多个层面。

如何将大鼠表征与分子生物学数据糅合在一起，是一个关键问题。数据来源的不同显然无法用一种统计学方法处理。这就需要一种能够处理多个信息源的数据和信息的方法与手段，而数据融合具有这样的功能。所谓数据融合是指对多种数据源的数据进行综合分析处理及相关操作。数据融合这一概念最早应用于军事领域，而随着工业系统的复杂化和智能化，该技术已被推广到民用领域，如医疗诊断、机械故障诊断、空中交通管制、遥感、智能制造、智能交通、工业自动控制及刑侦等领域融合可分为三级，即像素级融合、特征级融合和决策级融合。像素级融合是直接在原始数据层上进行的融合，在各种传感器的原始测报未经预处理之前就进行数据的综合和分析。特征级融合属于中间层次，它先对来自各传感器的原始信息进行特征提取，然后对特征信息进行综合分析和处理。决策级融合是每个传感器先分别建立对同一目标的初步判决和结论，然后对来自各传感器的决策进行相关处理，最后进行决策级的融合处理从而获得最终的联合判决。若在心血瘀阻证动态特征研究中，像素级融合即将演变过程中，全部表征、实验室检查，分子生物学信息数据不进行初步删选而融合。特征级融合即首先进行表征、血液流变学、血栓前状态、基因、蛋白、代谢产物各组变量特征数据的提取，将提取出的特征数据进行融合。决策级融合首先将各组变量特征的判断（特征级只是差异性数据的娥提取，决策级是在此基础上提出数据差异性代表的结局是什么），然后对各组变量特征进行融合。可见适用于中医证候本质研究当采用特征级或决策级融合。

征级或决策级融合。目前，进行数据融合的方法有贝叶斯法判断法、卡尔曼滤波法、人工神经网络、信息熵等方法。贝叶斯基本思想是利用先验概率和贝叶斯公式，导出后验概率，即把 X 看成是 m 维欧氏空间的一个点，对样本空间进行一个划分：$R1, R2……Rk$，这个划分既考虑各总体出现的概率，又考虑使误差的可能性最小，从而形成判别函数。能利用已知类别及解释变量的资料建立相应的判别函数，然后将分类对象的观测值代入判别函数，并根据结果推断待判对象的所属类别。以表征（口唇、尾尖、足色泽、大鼠毛色、体质量、活动度），血液流变学，血栓前状态，基因，蛋白，代谢产物为变量。将已确定的动态演变的模型3阶段作为先验概率，作出血瘀证动态演变过程贝叶斯公式，同时还可依据判断公式，进行变量与分类间的相关性研究，通过不同的来源的数据则可进一步推断血瘀证动态演变的生物学机制。

卡尔曼滤波法根据测量模型的统计特性，通过递推决定统计意义下的最优融合估计，而且卡尔曼滤波器的递推特性使系统不需要大量的数据存储和计算，实现起来比较方便。在不同的多传感器数据融合方法中，卡尔曼滤波器是最有效的方法之一。卡尔曼滤波采用其一种高效率的递归滤波器（自回归滤波器），从一系列不完全及包含噪声的测量（表征、血液流变学、血栓前状态、基因、蛋白、代谢产物数据）中，估计动态系统的状态，这个估计可以是对当前位置的估计（滤波），也可以是对于将来位置的估计（预测），也可以是对过去位置的估计（插值或平滑），显然适用于证动态性的研究，对冠心病患者心血瘀阻证的探索也具有重要的意义。

人工神经网络（ANN），是一种模拟人类或动物神经网络行为特征，进行分布式并行信息处理的算法数学模型。是具有某些智能功能的系统，它是模拟神经元之间相互联系和作用而构建的。血瘀证演变过程中的信息提取是不同方法相差甚大（视觉提取的表征信息、各种现代检测技术提取的分子生物学信息）对不同类型的数据进行非线性关联并形成一个融合矢量比较困难，而神经网络则具有这一特殊功能。神经网络通过对心血瘀阻证三阶段多源数据信息的学习，可以从繁杂的数据中提取出影响心血瘀阻证动态演变的信息，这对于生物学机制的探索有重要的意义。

"熵"的概念是从统计热力学中引用而来，是用来测量系统的混乱程度。"熵"值愈小代表系统的混乱程度愈小，也就是系统的不确定程度愈小。目前熵方法已广泛应用于自然科学和社会科学的各个领域，用以解决随机事件集合中包含的不确定性和无序度。基于复杂系统的熵方法是一种非监督的模式发现算法，它能自组织地从海量的数据中提取出信息量最大的组合，此方法特别适用于高度离散性类型的数据，用以解决随机事件集合中包含的不确定性和无序度。利用提取心血瘀阻证动态过程的多源数据信息熵特征，依据决策树进行模式识别（阶段），同时也能得到干预模型的分类的重要指标，这些指标的发现对于证动态演变的生物学机制将有重要的意义。

前期的研究表明心血瘀阻证存在动态演变的特点，系统生物学可用于证候研究，这对揭示心肌缺血（心血瘀阻证）的生物学本质具有一定得意义，但要阐明心血瘀阻证存在动态演变特征也存在着一些亟待解决的问题：其一，动物模型的复制。由于证候具有不可逆性，因此必然要使用动物模型。中医证候动物模型是在中医整体观念及辨证施治思想的指导下，运用脏象学说和中医病因、病机理论，把人类疾病原型的某些特征在动物身上加以模拟复制而成，且具有人体疾病症状和病理改变相同或相似的证候动物。但中医证候动物模型目前尚难成为揭示中医基础理论和辨证论治的理想载体，今后中医证候动物模型的研究应在优选纯化造模因素的基础上，深化病证结合动物模型的研制，加强对自发性证候动物模型的定向培养，力求使现有证候模型完整、规范，使中医证候动物模型能够更好地为中医药科研服务。其二，对中医证候研究的检测手段。中医证候是人体机能整体失衡的一种表现，因此当选用具有整体性特征的检测方法，"基因组学""蛋白质组学""代谢组学"技术走进了中医药现代化的视野。由于受分析技术水平的限制，目前只能检测出部分基因、蛋白质以及代谢产物，大量的代谢物质被忽视，因此亟待出现全面检测手段。其三，获得的海量信息如何升华为中医学知识。由信息上升为知识历来是人类社会进步的瓶颈，虽有计算机的广泛使用，但计算机目前无法识别中医学信息，这就使得基因—蛋白质—代谢产物的信息流无法与中医证候信息交流，只能靠人脑的对信息分析后转变为知识，因此将收集到的人体信息转变为计算机可识别语言，通过归纳总结上升为知识是目前研究的发展方向。

302 冠心病血瘀证与冠状动脉病变的相关性

临床和实验研究表明，血瘀证是冠状动脉硬化性心脏病（简称冠心病）最常见的证型之一。冠状动脉造影作为现代医学诊疗技术，是冠心病诊断的金标准。将传统中医的宏观辨证与现代医学微观病理、生理改变相结合，探讨冠心病血瘀证的实质及其与冠状动脉病变的相关性，对于中医"四诊"内涵的延伸与拓展具有重要意义。学者杨莹骊等对冠心病血瘀证与冠脉病变相关性研究做了梳理归纳。

冠心病血瘀证实质研究

血瘀证通常指由于气虚、气滞、血热、寒凝、久病等原因，导致血液运行不畅，或由于外伤等导致出血而未能及时排出体外，瘀积于内而引起的病证。"冠心病血瘀证诊断标准（草案）"定义冠心病血瘀证的主要临床表现为胸痛、痛有定处、舌质紫暗、舌有瘀斑瘀点。对于冠心病血瘀证实质的研究，目前主要集中在血液理化指标及分子遗传水平方面。

1. 血液理化指标　佟万仁等研究发现，血浆中 TXB_2、6-keto-$PGF_{1\alpha}$ 代谢失衡，即前列腺素系统失调与冠心病血瘀证的产生密切相关，并推测其为冠心病血瘀证的病理基础。

马瑞莲等对 87 例辨证为血瘀证的冠心病患者进行血液流变学的多项指标测定，发现其全血黏度、血浆黏度、血沉、红细胞比容及纤维蛋白原测定值均显著升高，证明冠心病血瘀证病理基础之一可能为血液流变性的异常变化。

王阶等认为血瘀证的病理实质与下列因素密切相关：①炎症细胞激活、渗出，氧自由基大量释放，细胞因子分泌、表达，脏器纤维化。②微循环障碍，如血管周围渗出或出血、血流速变慢等。③血流黏滞因素升高。④血管内皮细胞功能异常。⑤年龄老化使血液具有高黏、高凝和易于血栓形成的倾向。⑥相关基因表达增强。

陈可冀等将血瘀证与冠心病血栓形成、血小板活化、血管狭窄和痉挛等主要病理环节相联系，发现冠心病无论虚证实证，"血脉瘀滞，不通则痛"是其病因病机的重要方面，并证明活血化瘀药治疗冠心病的作用机制在于①活其血脉，即改善血管微循环的功能、血液的物理化学性状，改善血小板及凝血系统功能；②化其瘀滞，即抗心肌缺血、抑制血小板的聚集、抗凝、抗血栓形成等。

冠心病血瘀证形成的病理生理与体内脂质的代谢紊乱、血管内皮的损伤、凝血机制的失常及血液处于血栓前高凝状态相似，为更深层次地揭示冠心病证候本质，需从生化、影像等多角度进行现代指标研究。气虚血瘀为冠心病基本病机，其本质改变为微循环障碍、体外血栓形成增加、血液黏度增高、血脂增高、血小板黏附性增加等，活血化瘀类药物治疗冠心病，可以扩张冠状动脉、增加冠状动脉血流量、调节血脂、保护冠状动脉血管内皮细胞、增强血管内皮抗血栓形成功能、改善血液的高黏状态。

2. 分子遗传学指标　毛以林等采用聚合酶链反应引物扩增法（PCR）对 48 例冠心病血瘀证和 52 例冠心病非血瘀证患者及 54 名健康人的 ACE 基因型进行检测，同时检测内皮素（ET）、血管紧张素Ⅱ（AgⅡ）及一氧化氮（NO）水平，发现冠心病血瘀证患者 ACE DD 基因型及 D 等位基因频率明显升高，且 ET、AgⅡ、ET/NO 水平明显高于其他两组，提示 DD 型 ACE 基因可能是冠心病血瘀证发病的易感基因。

马晓娟等通过寡核苷酸基因芯片技术、RT-PCR 以及基因本体论和途径分析的研究发现，冠心病血瘀证患者炎症、免疫相关基因有显著表达，同时血清 IL-8 水平显著升高，推测 IL-8 在冠心病血瘀证病理改变中具有重要作用。

刘玥等从血小板蛋白质组学角度探讨血瘀证，采用荧光差异显示 2-D DIGE 技术及 MALDI-TOF-TOF 技术，证实冠心病血瘀证患者血小板骨架蛋白凝溶胶蛋白（Gelsolin）水平较冠心病非血瘀证患者及健康对照人群显著升高，提示血小板 Gelsolin 可能是冠心病血瘀证特异性分子靶标，并由此推测血小板骨架蛋白含量异常可导致冠心病血瘀证的发生。

魏星等运用气相色谱（GC）-质谱（MS）联用技术，探讨冠心病血瘀证患者内源性代谢分子标记物，发现冠心病患者多存在严重的脂类代谢异常；将冠心病血瘀证患者与冠心病非血瘀证患者相比较发现，前者胆固醇含量升高、木糖醇含量降低，提示冠心病血瘀证患者可能存在更为严重的糖、脂类代谢异常。

3. 其他　杨浠等利用自主研发的计算机脉象仪观测冠心病血瘀证患者及健康者的左手关脉脉搏波形，结果发现冠心病血瘀证患者多呈现细涩脉、结代脉，且其脉图参数与健康者有明显差异，U3、D3 及 ±U1 波明显升高，D1、D2 波则明显降低。

综观上述研究结果发现，目前对于冠心病血瘀证的理化物质基础和分子遗传已有一定了解，冠心病血瘀证患者多有微循环、血流动力学、血液流变学、脂质代谢等方面的异常，且已证实存在冠心病血瘀证相关的目标基因、特异性蛋白分子。然而相关指标诊断血瘀证的特异性、敏感性以及能否定量化诊断仍值得进一步研究。

冠心病血瘀证与冠状动脉病变的相关性

血瘀证贯穿冠心病病机发展的整个环节，运用活血化瘀药治疗冠心病疗效肯定。冠状动脉造影作为现代医学诊疗技术，被誉为诊断冠心病的金指标，因此将病证结合探索血瘀证与冠心病患者冠状动脉病变的关系正成为新的研究热点。

李俊等对 109 例临床确诊为冠心病的患者进行中医辨证分型，分为本虚证（气虚、阴虚、阳虚）和标实证（气滞、痰浊、瘀血），同时行冠状动脉造影术及血脂、脂蛋白水平检测，发现冠心病的中医证型主要为气虚血瘀，冠状动脉造影异常者以血瘀型为主，冠状动脉造影正常者以气滞型为主。推测血瘀可能是冠状动脉粥样硬化斑块形成，并最终出现冠状动脉狭窄的病理基础。

王永刚等选取 150 例经冠状动脉造影确诊为冠心病的患者及 20 名健康体检者，分别检测其血脂水平，并对冠心病患者进行中医辨证分型。结果发现，冠心病患者三酰甘油、胆固醇和低密度脂蛋白水平较健康人均有不同程度升高，心血瘀阻患者以胆固醇和低密度脂蛋白显著升高为主；冠心病患者冠状动脉造影单支狭窄主要表现为阴寒凝滞（17 例）、气阴两虚（14 例），双支狭窄主要表现为心血瘀阻（31 例）、痰阻心脉（19 例），三支狭窄主要表现为心血瘀阻（4 例）、阳气虚衰（3 例）。

林钦等对 105 例经冠状动脉造影确诊为不稳定性心绞痛的患者，进行中医辨证分型并分析其与冠状动脉病变相关性。结果发现，血瘀证、痰浊证在不稳定性心绞痛患者中最为常见，且其冠动脉脉多为多支病变；随着冠动脉脉狭窄程度的加重，不稳定性心绞痛患者的中医病机演变在标实方面表现为气滞→血瘀→痰浊，在本虚方面表现为阴虚→气虚→气阴两虚→阳虚。

徐浩等收集了 335 例经冠心病介入治疗成功的患者，对血瘀证及其兼证与术前冠状动脉造影所见病变类型及复杂程度进行相关性分析，发现血瘀证与冠状动脉病变复杂程度有一定相关性，且合并阳虚者病变较重；血瘀程度是再狭窄发生与否的重要影响因素，而与合并兼证类型无明显相关。

何庆勇等将多中心收集的 500 例经冠状动脉造影确诊为冠心病的患者进行中医辨证分型，观察其冠状动脉病变支数、狭窄程度与血瘀证各亚型的关系。结果发现，冠心病血瘀证患者平均冠状动脉病变支数多于非血瘀证患者，且以多支病变、重度狭窄为主；在其亚型兼证中，兼有阳虚者冠状动脉病变支数最多，且大多体现为中重度狭窄，单支病变少见。

李静等收集 96 例经冠脉造影确诊为冠心病的患者，将中医证型分为心气虚弱型、心肾阴虚型、痰浊内阻型、心血瘀阻型 4 型，记录冠状动脉病变支数、狭窄程度，并采用 Gensini 法计算冠状动脉病变积分。结果发现，心气虚弱型、心肾阴虚型患者冠状动脉病变以单支、轻中度狭窄为主，病变积分低；痰浊内阻型、心血瘀阻型患者冠状动脉病变以多支、闭塞性为主，病变积分高。证明冠心病中医证型与冠状动脉病变有相关性，心气虚弱型、心肾阴虚型冠状动脉病变较轻，痰浊内阻型、心血瘀阻型冠脉病变较重，冠状动脉病变可以作为冠心病中医辨证的客观依据。

张鹏等观察 368 例经冠状动脉造影证实为冠心病的患者，分析其冠状动脉病变程度（病变累及支数、冠状动脉狭窄度）以及 Gensini 积分与中医证型的关系。结果发现①冠心病冠状动脉病变狭窄较轻者以气滞证为主，较重者以痰瘀相兼证、血瘀证为主；②冠状动脉病变仅累及单支者多为气滞证、血瘀证，累及多支病变者证型从多到少依次为痰瘀相兼证＞痰浊证＞瘀血证＞阴虚证＞阳虚证。

苏鑫等收集了经冠状动脉造影确诊为冠心病且未行血运重建术的患者 209 例，进行辨证分型并对其中血瘀证患者进行血瘀证计分，同时根据冠状动脉造影结果计算 Gensini 评分，利用 SPSS 13.0 统计软件分析其相关性。结果发现血瘀证为冠心病患者最常见证型，其冠状动脉最重狭窄和 Gensini 评分均明显高于非血瘀证患者，血瘀证计分与 Gensini 评分有明显相关性（Pearson 相关系数 0.68，$P = 0.0128$），推论血瘀程度与冠状动脉病变严重程度呈正相关。

综观上述研究，结果不尽相同，但不难发现冠心病血瘀证患者多存在冠状动脉病变，且处于病程发展中后期，病变程度重，以多支病变为主，同时亦常合并阳虚、痰浊等复杂病机。然而需要指出的是，目前研究对于冠心病的中医辨证分型仍缺乏统一的标准，对于冠状动脉病变的分析，或只局限于描述性分析，或尽管采取了定量分析，但其定量参数缺乏统一标准，使得不同文献之间可比性大大降低。

随着现代医学诊疗技术的飞速发展，传统中医理论体系面临着新的机遇与挑战。将传统中医的宏观辨证与现代医学微观病理生理改变相结合，探索中医证型的内在实质，既是对中医理论体系的创新与拓展，同时也可丰富现代医学内容、促进现代医学发展。

目前对冠心病血瘀证实质的研究已在血液理化指标与分子遗传水平上有所收获，进一步研究需探寻具有高敏感度、特异性的血瘀证症状和指标，争取诊断的定量化，同时从病理机制角度进一步探讨血瘀证的演变。现有研究证实，冠心病血瘀证与冠状动脉病变具有一定相关性，今后的研究重点应强调首先统一冠心病中医辨证分型以及冠状动脉病变定量分析的参数，在此基础上再进行相关性研究。同时提倡多中心合作，以增加样本数据的可靠性及不同数据间的可比性。

303 组学技术与冠心病血瘀证

基因组学、蛋白质组学和代谢组学作为新兴技术，其整体性、系统性及动态性与中医学整体观念、辨证论治的特点相契合。组学在推动中医辨证客观化方面提供了较多证据，在中医学领域的应用取得一定的成果，得到广泛关注。学者赵梦竹等通过对三大组学的冠心病血瘀证研究的文献进行梳理和归纳发现，在基因组学水平，CYP2C19*2 基因突变是冠心病血瘀证形成的原因，ACE 基因多态性可能是冠心病的独立危险因素之一，其中 I/D 基因多态性是冠心病血瘀证的危险因素。冠心病血瘀证易感性与 IL-8-251 A/T 基因多态性、ApoE 基因 ε4 等位基因及 PAI-1 的 CA18 等位基因座有关。代谢组学的研究揭示了冠心病血瘀证以氨基酸、脂质、葡萄糖和嘌呤代谢过程紊乱为主要代谢特征，氧自由基增加和血管收缩明显提示冠心病血瘀证患者更易出现肝肾损害。同时代谢组学和蛋白质组学筛选出的差异性标志物（蛋白）有助于建立代谢组学、蛋白质组学预测模型，以期为冠心病血瘀证辨证客观化提供一定参考。

中医药在冠心病防治中具有独特的优势，能够改善患者的生活质量，减轻焦虑抑郁状态，减少再住院率。中医药防病、治病的精髓在于辨证论治，辨证准确、规范，疗效事半功倍。但是，传统的中医辨证体系客观依据较少，中医证候诊断的主观性较强，给中医临床辨治带来一定困难。因此，其规范化、标准化亟需解决。血瘀证是冠心病最为常见的证候类型，目前对血瘀证的诊断标准日趋完善，近几年来基于三大组学技术的血瘀证研究为冠心病的中医临床辨治提供了重要参考。

冠心病血瘀证基因组学研究

1. CHD 血瘀证与 CYP2C19*2 基因 张娅等采用 PCR-RFLP 法对冠心病 PCI 术后气虚血瘀证患者外周静脉血进行 CYP2C19*2 基因多性检测并进行单因素分析，以非气虚血瘀证组为参照进行多因素 Logistic 回归分析，发现气虚血瘀证组 CYP2C19*2 基因突变型（GA+AA）高于非气虚血瘀证组，且相对危险度（OR）为 2.465，提示冠脉介入术后 CYP2C19*2 基因突变可能是易患气虚血瘀证的原因。胡榢臣等对冠心病不同程度血瘀证患者 CYP2C19*2 基因多态性进行探究发现，重度血瘀证患者发生基因突变的例数、应用氯吡格雷治疗后不良反应情况多于轻度血瘀证者，提示 CYP2C19*2 基因多态性、氯吡格雷抵抗与重度血瘀证有密切联系。

2. CHD 血瘀证与 ACE 基因 李琳等对早发冠心病血瘀证患者 ACE 基因选取 3 个单核苷酸多态性 rs4343、rs4293 和 rs4267385 进行相关性研究，发现 ACE 基因多态性位点 rs4293、rs4267385 的基因型相似，与健康对照组比，位点 rs4343 中 G 等位基因频率高且携带 G 等位基因者患早发 CHD 的风险是非 G 等位基因携带者的 3.6 倍，对性别、年龄、总胆固醇（TC）、甘油三酯（TG）等风险因素用 Logistic 回归分析进行校正后仍具有统计学意义，OR 值为 3.994，这提示 ACE 基因位点 rs4343（G2350A）多态性可能是早发 CHD 发病的危险因素之一，但可能不是早发 CHD 血瘀证的易感因素。胡志希等研究发现早发 CHD 血瘀证 DD 基因型及 D 等位基因频率明显高于早发 CHD 非血瘀证及正常对照组，并对一氧化氮（NO）及内皮素（ET）进行检测，发现早发 CHD 血瘀证患者 ET/NO 检测值明显高于早发 CHD 非血瘀证及正常对照组，且以 DD 型血瘀证患者最高，表明 ACE 基因 DD 基因型及 D 等位基因与早发 CHD 血瘀证发病相关，DD 基因型是早发 CHD 血瘀证的独立危险因素，可增加早发 CHD 的风险，D 等位基因是早发 CHD 血瘀证的易感基因。宋曙霞等在探究 CHD 血瘀证患者血管病变数与 ACE 基因多态性的相关性研究中发现 ACE 基因 DD、I/D 型患者血管狭窄支数较 II 型多，其血瘀程度亦较重，提示 CHD 血瘀证患者血管病变数与 ACR 基因多态性有关。李建军等运用 PCR 方法对冠心病血瘀证患者测定 ACE 基因多态性和 eNOS 基因 G894T 变异，并以冠心病非血瘀证者为对照，比较其基因频率，发现冠心病血瘀证患者 ACE 基因 DD、I/D 型者病情严重程度较 II 型高，存在多支病变。

刘南等研究发现在我国汉族急性心肌梗死后患者中发生心室重塑与 ACE 基因多态性有关，提示 ACE 基因多态性可能是其独立危险因素。李杰等采用单体型相对风险分析（HHRR）和连锁不平衡检验（TDT）的方法对湖南地区汉族人群冠心病血瘀证家系患者 ACE 基因 I/D 多态性进行探究发现，ACE 基因 I/D 多态可能是冠心病血瘀证的发病危险因素之一，但在冠心病血瘀证家系中尚未发现与冠心病血瘀证及与疾病基因座存在关联、连锁，推测基因座可能不是湖南汉族人群冠心病血瘀证的遗传易患基因。

3. CHD 血瘀证与 IL-6/8 基因　郑景辉等采用 PCR-RFLP 的方法以健康组人群为对照，研究 IL-8 基因-251（A/T）位点单核苷酸多态性（SNP）与冠心病血瘀证遗传易感性的关系，发现 IL-8-251A/T 多态性位点各基因型频率和等位基因频率在 CHD 血瘀证组中具有明显差异，且在有家族史的 CHD 血瘀证组中 AT 型基因提高患病风险，OR 值为 4.350，表明 IL-8-251A/T SNP AT 基因型可增加家族聚集性冠心病血瘀证的易感性。陈光等采用重亚硫酸盐对冠心病不稳定性心绞痛患者（血瘀证和非血瘀证各 6 例）外周血进行处理并检测两组 IL-6 基因启动子区甲基化状态发现，IL-6 基因转录起始位点前－1 118 bp 至－826 bp 序列中 7 个位点 CpG 位点甲基化程度血瘀证组存在高于非血瘀证组的趋势，但统计学差异不明显，IL-6 基因转录起始位点前－1 471 bp 至－1 184 bp 序列 4 个 CpG 位点甲基化程度血瘀证组与非血瘀证组之间的差异尚不明显，此研究认为 IL-6 基因启动子甲基化水平在一定程度反映了尿酸（UA）血瘀证本质。

4. CHD 血瘀证与 ApoE 基因　陈伶利等采用 PCR-RFLP、HHRR 和 TDT 方法，对湖南地区汉族人群中冠心病血瘀证患者 ApoE 基因多态性进行检测及分析发现，早发冠心病血瘀证、非血瘀证均与 ApoE 基因的 ε4 因多态性关联，且二者可能均与 ApoE 的 ε4 等位基因点连锁，推测该基因座可能为湖南地区汉族人群早患冠心病的遗传易感基因。韩旭等采用基因测序的方法对 118 例不同证型（阴寒凝滞证、痰浊壅塞证、心肾阴虚证、阳气虚衰证、心血瘀阻证、气阴两虚证）的冠心病患者 ApoE 基因多态性进行检测，检出 3 种纯合子 E2/2、E3/3、E4/4，3 种杂合子 E2/3、E2/4、E3/4；且与对照组相比，冠心病组 E2/4、E3/4、E4/4，ε4 等位基因分布频率增加，E3/3 基因型、等位基因分布频率 ε3 较其频率减少；表明 ε4 等位基因是 CHD 发生的遗传易患因素，并可能与 CHD 患者心脏事件的发生、发展和预后密切相关；ε3 等位基因则为 CHD 发生的保护因素。袁肇凯等团队研究亦发现冠心病心血瘀证组的 ε4 等位基因和 E3/E4 基因型的频率高于对照组，且与血脂相关的 TC、TG、LDL-C 等 3 项指标与 ApoE-E3/E4 都存在着关联（$P<0.05$）。

5. CHD 血瘀证与其他基因　李杰等采用 PCR-VNTR 方法对冠心病血瘀证 PAI-1 基因多态性基因座基因型进行鉴定，利用核心家系资料进行用 HHRR、TDT 对核心家系资料进行分析发现，冠心病血瘀证与 PAI-1 的 CA18 基因多态性有关联或存在连锁，非血瘀证与 PAI-1 的 CA20 基因多态性无关联且无连锁；结果表明 PAI-1 的 CA18 等位基因座可能为湖南汉族人群冠心病血瘀证的遗传易患基因。Zheng GH 等采用多重 SNaPshot 技术，以健康人为对照，对中国汉族人群血小板活化因子受体（PAFR）基因 rs5938、rs313152、rs76744145 多态性与冠心病（CHD）和血瘀证（BSS）的相关性进行探究发现，PAFR 基因 rs5938 或 rs313152 多态性可能是中国汉族人群冠心病尤其是冠心病的 BSS 易感性的潜在生物标志物。薛梅等对北京、河北地区汉族冠心病患者血小板膜糖蛋白 IIIa PLA 基因、GPIbHPA-2 基因多态性进行研究发现，GPIIIa PLA1/PLA2 多态位点，GPIb 的 HPA-2 多态位点不是汉族人冠心病和冠心病血瘀证的危险因素，相关的易感基因可能存在于其他多态位点中。徐长福等采用 PCR-RELP 的方法对浙江局部地区汉族冠心病血瘀证患者的基质金属蛋白酶-3（MMP-3）基因多态性进行检测，发现血瘀证组患者 5A 等位基因频率高于对照组，提示 MMP-3-1612 5A/6A 基因多态性与血瘀证相关，5A 等位基因可能是血瘀证遗传易感基因。廖江铨等采用高通量测序技术，荧光定量 PCR 技术筛选出与 CHD 血瘀证相关的 39 个 lncRNA，229 个 miRNA 和 221 个 mRNA，并进行功能通路分析，发现与免疫、炎症有关的 lncRNA-miRNA-mRNA 差异表达基因谱构建了基因调控网络，CTA-384D8.35，CTB-114C7.4，RP11-567M16.6 和 has-miR-3158-3p 为该网络中的关键节点。谭光波等研究发现 vWF 基因 spI 多态性中，M-M-基因型与 M-等位基因与冠心病血瘀证发生相关，且可能为其独立危险因素；Fg 基因-148 多态性中，TT 基因型与冠心病血瘀证发生相关，T 等位基因可能与冠心病发生相关。

冠心病血瘀证代谢组学研究

代谢组学在整体性、系统性及动态性方面与中医学整体观念、辨证论治的特点不谋而合。基于此，有学者提出了"证治代谢组学"假说，即机体受各种致病因素的刺激和影响后人体代谢网络功能发生特异性变化，不同中医证候以及辨证论治后存在体内代谢物组方面的特征性差异；并以冠心病为研究载体，以"证"为切入点，阐释了"证治代谢组学新假说的概念与内涵、背景、依据、实践思路、特色及临床意义"，为冠心病中医证候代谢组学研究提供了理论参考。冠心病血瘀证代谢组学研究较多，其新近代表性研究如下。

1. 血浆代谢组学研究

（1）核磁共振法：史琦等用核磁共振法对冠心病血瘀证患者血浆进行检测，以非血瘀证、健康组为对照，筛选出 2 种特异性代谢产物缬氨酸和丙酮，这提示冠心病血瘀证的异常代谢可能涉及氨基酸和脂质代谢过程。张红栓等对冠心病患者血浆进行检测发现血浆中低密度脂蛋白、极低密度脂蛋白、脂类化合物、酮体、葡萄糖、半乳糖、N-乙酰糖蛋白含量均高于血瘀证组，高密度脂蛋白、不饱和脂肪酸含量均低于血瘀证组，提示两组在脂代谢、糖代谢均存在紊乱，且痰浊组程度更重。

（2）气相色谱-质谱联用法：魏星和简维雄均采用气相色谱（GC）-质谱（MS）联用技术，以冠心病非血瘀证和健康人组为对照，探寻冠心病血瘀证血浆中的代谢标志物。魏星等研究发现 L-缬氨酸、甘氨酸、丙氨酸、L-丝氨酸能将冠心病与健康组分离开，且含量较健康组降低；在区分血瘀证组与非血瘀证组时，胆固醇、木糖醇含量有差异，还有包括 L-缬氨酸、丙氨酸、花生四烯酸等 44 种物质对分类有贡献。这提示脂质代谢紊乱可能是 CHD 血瘀证的代谢特征之一。简维雄等对 CHD 患者血浆进行检测发现，血浆中脯氨酸、亚油酸含量在 CHD 非血瘀证组水平下降，血瘀证组上升，由此推断脯氨酸、亚油酸含量可能是区分 CHD 是否为血瘀证的物质，但并非能区别 CHD 与健康组。同时，葡萄糖在血瘀证组表现为含量显著升高，与健康组比差异无统计学意义，在非血瘀证组表现为含量下降，与健康组比无统计学差异。本研究最终确定花生四烯酸、硬脂酸、乳酸、尿素、柠檬酸、β-羟基丁酸、油酸、葡萄糖、丙氨酸为 CHD 心血瘀阻证血浆代谢产物谱。这提示能量（脂肪、葡萄糖）代谢紊乱与 CHD 心血瘀阻证有密切联系。周耀中等运用超高效液相色谱/质谱（UHPLC/MS）联用的方法探究心绞痛血瘀证血清学特点，发现血瘀证患者血清中柠檬酸含量减少，肉毒碱、组氨酸、黄嘌呤含量增多（VIP>1 且 $P<0.01$），柠檬酸、肉毒碱、组氨酸、黄嘌呤为内源性代谢标志物，及能量代谢、脂代谢、氨基酸代谢、嘌呤分解代谢多个环节。赵琳琳等在前期冠心病患者对比健康人血清的代谢组学研究的基础上，筛选出 CHD 血瘀证的潜在特异性标志物胆碱、β-葡萄糖、α-葡萄糖和酪氨酸。杨小芳等探究了冠心病气虚血瘀证和气滞血瘀证患者血清代谢组学的特点，发现组氨酸及瓜氨酸为二者的差异物，且在气虚血瘀证升高的更为明显。

2. 尿液代谢组学研究

（1）核磁共振法：张红栓等采用核磁共振法对冠心病患者尿液进行检测，发现 CHD 痰浊证组尿液中柠檬酸、α-酮戊二酸、顺式-乌头酸、葡萄糖、3-羟基丁酸、丙酮、酪氨酸、肌酐、氧化三甲胺、二甲胺、马尿酸的含量高于血瘀证组。王娟等在对 CHD 尿液代谢组学的研究中发现脯氨酸、丙氨酸、异亮氨酸、葡萄糖、缬氨酸、组氨酸、马尿酸等物质的含量在 CHD 血瘀证组患者尿液中升高，而柠檬酸、肌酸酐、牛磺酸等物质的含量下降。这提示冠心病除存在脂质、能量代谢紊乱外，还可能存在肝肾功能损伤，脯氨酸可能是 CHD 血瘀证的生物学基础。

（2）气相色谱-质谱联用法：简维雄等对 CHD 患者尿液进行代谢产物鉴定，发现葡萄糖、甘油、木糖醇、马尿酸、油酸酰胺、丙酮为 CHD 心血瘀阻证尿液生物代谢产物谱，亦推断出心血瘀阻证代谢途径可能涉及糖、脂肪、蛋白质三大物质代谢，肝肾损伤亦可存在于其中。李静等对 CHD 血瘀证大鼠尿液代谢组学的研究中亦发现冠心病血瘀证的病理机制涉及层面广，以能量代谢失衡，基酸代谢、糖代谢、嘌呤代谢紊乱及脂质堆积为主。

冠心病血瘀证蛋白质组学研究

1. 表面增强激光解析离子化飞行时间质谱技术 姚笛等采用表面增强激光解析离子化飞行时间质谱技术对冠心病急性心肌梗死患者血清进行蛋白质组学的检测，并以正常人群为对照，研究在冠心病与正常组中找到 29 个差异蛋白峰，其中 M/Z 1 562.79 等 9 个差异蛋白峰在冠心病组中呈高表达，M/Z 1 501.44 等 20 个差异蛋白峰在冠心病组中呈低表达，M/Z 4 649.81 和 M/Z 9 536.92 两个差异蛋白峰组成的生物标记物能够将冠心病组和正常对照组很好地区分；在冠心病痰瘀证组和血瘀证组中找到 35 个差异蛋白峰，M/Z 1 986.37 等 12 个差异蛋白峰在痰瘀组和血瘀组中呈高表达；M/Z 4 980.48 等 8 个差异蛋白峰在痰瘀组和血瘀组中呈低表达；另有 M/Z 2 242.14 等 15 个差异蛋白峰在痰瘀组中呈高表达，在血瘀组中呈低表达。M/Z 8 654.96、M/Z 2 081.65、M/Z 18 667.3 和 M/Z 2 242.14 四个差异蛋白峰组成的生物标记物能将痰瘀组和血瘀组样本很好地区分。并用决策树的方法建立了冠心病和冠心病痰瘀证血清蛋白预测模型。

2. 同位素标记相对和绝对定量技术 肖隋熙等用同位素标记相对和绝对定量（iTRAQ）技术对冠心病血瘀证和非血瘀证患者血清进行分离，鉴定得到 780 个蛋白质，有 27 个蛋白质点在两组中有差异，其中 11 个涉及免疫反应、细胞间黏附作用（血小板参与的凝血反应、脂质代谢上调）的蛋白质点上调，16 个涉及血小板细胞变形、细胞与细胞间关系迁移、细胞损伤表达下调的蛋白质点下调。刘烨研究发现冠心病血瘀证患者与健康人之间有 12 个蛋白质点。

3. 双向凝胶电泳联合质谱技术 周倩倩等研究找到冠心病血瘀证患者和健康人组之间血清 6 种差异蛋白质：视黄醇结合蛋白 4（RBP4）、载脂蛋白 E（ApoE）、载脂蛋白 A1（ApoA1）、CD5 抗原样蛋白（CD5L）、结合珠蛋白（Hp）、血清白蛋白（ALB），推测上述蛋白质可能与 CHD 血瘀证有关。

4. 高解析离子淌度质谱（HDMS）与纳升级超高效液相色谱（UPLC）联用技术 赵慧辉等采用高解析离子淌度质谱（HDMS）与纳升级超高效液相色谱（UPLC）联用的方法，并去除冠心病不稳定性心绞痛血瘀证患者和健康人血浆中 6 种丰度最高的蛋白后，对冠心病不稳定性心绞痛血浆进行无标记定量蛋白质组分析，共找到总蛋白数 3 843 种，差异蛋白数 25 种，上调蛋白数 13 种（Haptoglobin、SAA、CP、C6、MYH11、APOH 和 ANXA6，及心绞痛血瘀证患者独有蛋白 3 种，ACTA1、ITIH3 和 LBP），下调蛋白数 12 种（HBB、HBA、HBE、HBD、HBG、HRG、IGHG、GSN 和 TF）。

中医药作为中华民族的瑰宝，辨证论治贯穿于整个疾病的诊治过程，传统的中医学在继承先人经验的基础上辨证论治存在较大的主观性，在精准医疗的时代，如何使辨证更加精确、客观是目前亟待解决的问题。冠心病的诊断金标准是造影检查，其有创性和副作用限制了冠心病早期筛查，不能很好地区分稳定性与不稳定性心绞痛。基因组学、蛋白质组学和代谢组学具备动态性、整体性、系统性的特点，作为新的桥梁，将病与证相结合，更好地为中医病证结合、辨证论治提供客观化证据。目前基于三大组学的冠心病血瘀证的研究揭示了冠心病血瘀证患者在凝血、炎症因子、脂质、糖类、氨基酸及能量代谢方面存在相应的变化，且代谢紊乱往往是多方面的，揭示了其机理的复杂性。

目前冠心病血瘀证的组学研究多基于病证结合，无法排除疾病本身对生物标志物的影响。因此基于组学技术的冠心病血瘀证研究需要横向与纵向相结合，既要对血瘀证在冠心病中的组学特点研究，又要对血瘀证在其他疾病中的组学特点进行研究，这可能更符合中医学异病同治、同病异治的治病原则。

304 冠心病血瘀证与代谢组学

冠心病（CHD）是目前患病率与死亡率最高的疾病之一，现代医学在缓解症状与改善远期预后方面有较好疗效，但也存在二级预防药物治疗不耐受等问题。中医药治疗冠心病已积累了数千年的经验，早在《金匮要略·胸痹心痛短气病》便有记载，现代病证结合理论下的冠心病中医防治更是为提高临床疗效提供了新的方法。血瘀证是 CHD 最主要证型之一，活血化瘀是其基本治法。然而，目前关于冠心病血瘀证的发生机制以及活血化瘀中药的作用机制研究仍未深入，一定程度上限制了中医药在冠心病的临床应用与研究。因此，利用现代科学技术客观化地阐明"冠心病-血瘀证-活血化瘀中药"诊疗体系的科学内涵具有重要意义。代谢组学能将基因组、蛋白质组学变异以及环境因素变化有效桥接，从最终的"生化表型"来把握生物体的整体功能状态。通过发掘 CHD 发病过程中的关键代谢物，进一步探索其生物学作用，可为 CHD 发病机制的研究提供新思路。此外，代谢组学技术能通过对机体代谢组的识别和量化研究，系统展示机体正常生理或病理刺激下的动态变化规律，为 CHD 血瘀证的生物学基础与活血化瘀中药作用机制的揭示提供了有力工具。

学者周思远等梳理归纳了冠心病代谢组学研究，分析了冠心病血瘀证血液与尿液差异代谢产物谱，总结了冠心病血瘀证潜在的诊断代谢标志物，探析了活血化瘀中药干预冠心病血瘀证的作用机制，以期为未来冠心病血瘀证的生物学基础研究与药物研发提供新的启发。

冠心病代谢组学研究

利用代谢组学开展冠心病研究已有数十年，最早用于生物标志物的探索，近年来已转向发病机理与药效机制的研究。随着技术革新，目前应用于代谢组学研究的方法包括核磁共振技术（NMR）、液相色谱质谱联用技术（LC-MS）技术、气相色谱联用技术（GC-MS）、超高效液相色谱-四极杆飞行时间质谱技术（UPLC-QTOF-MS）等。利用这些技术，学者们已发现较多的可用于 CHD 诊断的潜在生物标志物，同时，通过进一步的细胞功能学与药理学研究，分析了这些可能的标志物在 CHD 病理机制中的作用。已发现与 CHD 相关的代谢物包括 N 乙酰神经氨酸、氧化脂质、不饱和脂肪酸、苯乙酰谷氨酰胺、磷脂酰胆碱、氨基酸、二十碳五烯酸等。

研究发现体内代谢物可能与冠心病发生风险相关。一项研究对 2 324 例接受冠脉造影者的血浆代谢物进行检测，鉴定出 36 个 CHD 相关代谢产物，其中 N 乙酰神经氨酸水平与冠心病事件呈显著正相关关系。进一步研究发现 N-乙酰神经氨酸能通过激活 Rho/ROCK-JNK/ERK 信号通路诱发心肌损伤。另一研究发现了 5 个与绝经期妇女患冠心病风险相关的氧化脂质，包括 2 种羟基磷脂酰胆碱以及花生四烯酸的 3 种氧化衍生物（15-HETE、5-HETE 和 11-HETE），色谱分析显示 HETE 谱与花生四烯酸的非酶氧化机制一致。

体内代谢物还与不良心血管事件风险相关。一项涉及 7 256 例人群的前瞻性队列研究发现血浆中较高的单不饱和脂肪酸、苯丙氨酸水平与心肌梗死等不良心血管事件风险正相关，而较高水平的二十二碳六烯酸、omega-6 脂肪酸与低风险相关。另一项研究则发现苯乙酰谷氨酰胺与心肌梗死等主要不良心血管事件相关，药理学研究提示，其作用可能与其通过 G 蛋白偶联受体介导血小板高反应性有关。

代谢物可作为 CHD 的潜在生物标志物。一项研究发现溶血磷脂酰胆碱、皮质醇和甘油磷脂酰胆碱可用于区分冠心病患者与健康者。有研究发现 2-异丙基苹果酸，5-羟基吲哚乙醛，4-羟基马尿酸和腺苷可作为冠心病潜在的生物标志物，涉及的信号通路包括氨基酸代谢和脂肪酸代谢等。另有学者筛选出溶血磷脂酰胆碱、溶血磷脂酰乙醇胺、单酸甘油酯等 9 种代谢物作为冠心病诊断的潜在生物标志物，基于上述代谢物建立的 CHD 预测模型显示出良好的 CHD 风险预测能力。

干预代谢物水平或能抑制动脉粥样硬化进展。有学者发现经 ω-3 多不饱和脂肪酸饮食喂养的小鼠动脉粥样硬化斑块面积小且稳定，其体内二十碳五烯酸代谢物——18-羟基二十五碳烯酸、17,18-环氧二十碳四烯酸水平升高。进一步研究发现这些代谢物可以通过 NF-κB 信号通路减少内皮细胞活化，抑制动脉粥样硬化进展。

基于代谢组学的冠心病血瘀证生物学基础

近年来，学者们从理化指标、基因组学、表观遗传学等不同层面探索了冠心病血瘀证的生物学基础，但仍未完全阐释其发生机制。代谢组学可以从整体揭示生命活动的调控规律，并通过探索代谢物之间的相互作用阐释机体的生理、病理机制，是揭示证候本质的有效途径。目前研究者已初步筛选出一些 CHD 血瘀证的潜在生物代谢标志物，包括葡萄糖、丙氨酸、柠檬酸等。

1. 基于"同病异证"的冠心病血瘀证代谢物研究 同病异证是中医临床诊断的特色，明确证候的鉴别是临床治疗的关键。气为血之帅，气虚与气滞是导致血瘀证形成的常见因素，探讨 CHD 不同血瘀证辨证分型的物质基础对 CHD 血瘀证证候本质的把握具有重要意义。研究显示 CHD 心血瘀阻证与气虚血瘀证患者血浆代谢物存在差异，心血瘀阻证中柠檬酸、琥珀酸、3-羟基丁酸、谷氨酸等含量升高，不饱和脂肪酸、组氨酸等含量降低，气滞血瘀证患者的血浆代谢产物谱与心血瘀阻证患者无明显差异。然而，另一项研究发现 CHD 气滞血瘀证与气虚血瘀证存在氨基酸水平的差异，组氨酸、瓜氨酸等含量在 CHD 气虚血瘀证中升高。另有研究显示，溶血磷脂酰胆碱，亚油酸、花生四烯酸、鞘氨醇类物质构成了 CHD 气虚血瘀证代谢产物谱。

血不利则为水，瘀血与痰浊常相互胶结共同为病，在病情复杂时有难以区分之弊，探索导致二者差异的物质基础，对临床精准辨证及同病异治内涵的揭示具有重要意义。研究发现冠心病血瘀证和痰浊证既有共性代谢物，也有特异性代谢物，特异性代谢物主要有苹果酸、葡萄糖、甘氨酸、棕榈烯酸等，其中苹果酸、葡萄糖等在血瘀证中含量较痰浊证升高。另一项研究显示 CHD 血瘀证和痰浊证患者血浆的差异代谢物主要涉及氨基酸代谢（亮氨酸、苯丙氨酸、色氨酸），嘌呤代谢（尿酸、泛醌）和嘧啶代谢（脱氧尿嘧啶核苷酸、尿苷）。CHD 血瘀证与痰浊证患者的尿液代谢物也存在一定差异，血瘀证尿液中柠檬酸、葡萄糖、肌酐、氧化三甲胺、马尿酸等含量低于痰浊证，而胆汁酸、组氨酸的含量高于痰浊证组。以上研究提示，代谢组学技术在 CHD 血瘀证与其他证型鉴别方面有较大应用前景。

2. 基于"异病同证"的冠心病血瘀证代谢物研究 证同治同，异病同治是中医临床的重要治则，比较冠心病血瘀证与其他疾病血瘀证相关代谢物的异同，有利于进一步明确 CHD 血瘀证形成的物质基础并全面揭示血瘀证的证候内涵。近年来研究发现，丙氨酸、乳酸、葡萄糖、柠檬酸、组氨酸、缬氨酸等可作为 CHD 血瘀证潜在生物代谢标志物。相关学者在慢性心力衰竭与 2 型糖尿病血瘀证患者的血浆代谢产物谱中发现了相似代谢物，其中丙氨酸、乳酸、缬氨酸、丙酮酸等构成了慢性心力衰竭血瘀证血浆代谢产物谱，丙酮、甘氨酸、柠檬酸、延胡索酸等代谢物含量的异常构成了 2 型糖尿病血瘀证患者代谢特征。此外，有学者利用 UHPLC-TOF-MS 联用技术分析了 CHD 血瘀证与肝硬化血瘀证异病同治的物质基础，结果显示柠檬酸、组氨酸、羟基丁酸、谷氨酰胺等 7 种内源性代谢物为血瘀证的潜在生物标志物。

尿液是人体代谢终产物，冠心病血瘀证患者也存在特异性的尿液代谢物，柠檬酸、丙氨酸、葡萄糖、缬氨酸等代谢物含量的异常构成了不稳定性心绞痛血瘀证患者的代谢组学特征。另有学者在乙肝肝硬化血瘀证患者的尿液代谢产物谱中也发现了相似代谢物，乙肝肝硬化血瘀证的潜在代谢标志物主要包括柠檬酸、丙氨酸、D-葡萄糖、甘氨鹅脱氧胆酸等。以上结果提示，丙氨酸、柠檬酸、乳酸、葡萄糖等代谢物含量的异常可能是导致血瘀证形成的小分子物质基础。

基于代谢组学的活血化瘀中药作用机制

方证对应是中医临证的基本思维模式，活血化瘀是治疗CHD血瘀证的基本治法，但相关活血化瘀中药干预CHD血瘀证的作用机制尚未阐明，一定程度上影响了中药在临床的应用。代谢组学技术能够揭示药物作用于机体产生的复杂代谢物组变化，并提供药物作用途径和作用靶点等方面的信息，可为阐明活血化瘀中药药效机制提供新的手段。已有研究发现，血府逐瘀胶囊、血府逐瘀汤、复方丹参滴丸、心可舒片、桃红四物汤、血栓心脉宁片、麝香保心丸等活血化瘀中药可以通过影响一些体内关键代谢物及信号通路，调整脂肪酸、磷脂、胆汁酸、氨基酸等物质代谢发挥改善心肌能量代谢、调整脂质代谢、抑制磷脂过氧化、影响类固醇激素生物合成等作用，这些关键代谢物及代谢通路的发现也有望为CHD血瘀证的治疗提供靶点。

活血化瘀中药干预CHD血瘀证与改善心肌能量代谢密切相关。一项研究利用UPLC-QTOF/MS技术发现血府逐瘀胶囊纠正了CHD血瘀证大鼠体内肉碱酯酰转移酶1蛋白的过表达，使L-肉碱、游离脂肪酸、乙酰肉碱含量增加，提示血府逐瘀胶囊能减轻心肌细胞的过度消耗状态，并提供正常能量供应。血府逐瘀汤则能促进脂肪酸β氧化及糖酵解产生ATP供能并保护心肌细胞，其促进脂肪酸β氧化与下调脂肪酸、四羧酸和顺式乌头酸相关，其促糖酵解与下调2-脱氧葡萄糖减轻对N-糖基化和糖酵解的抑制作用相关。此外，复方丹参滴丸亦可通过调节心脏能量代谢改善心肌缺血，柠檬酸和3-羟基丁酸可能是复方丹参滴丸潜在的治疗靶点。

活血化瘀中药还可以调节脂质代谢，抑制磷脂过氧化。研究显示血府逐瘀汤可以上调鸟脱氧胆酸和糖胆酸促进胆汁酸代谢增加胆固醇流出而调节血脂；同时通过下调溶血磷脂酸含量，抗血小板聚集和血管平滑肌收缩。血府逐瘀胶囊主要通过纠正磷脂酶A2的过表达，降低溶血磷脂酰胆碱含量，减少磷脂过氧化物含量。靶向干预脂肪酸、磷脂代谢可能是活血化瘀中药发挥作用的重要机制之一，研究显示，心可舒片可使心肌梗死大鼠的异常代谢物趋于正常，其中L-乙酰肉碱、鞘氨醇、花生四烯酸等13种代谢物与脂质代谢相关。桃红四物汤也主要通过调节脂肪酸、甘油磷脂代谢发挥治疗作用，甘油磷胆碱、马尿酸、吲哚基硫酸盐等可能是桃红四物汤潜在的抗凝、降脂作用靶点。

活血化瘀中药的治疗作用与影响类固醇激素的生物合成相关。研究显示血栓心脉宁片可以通过调节CHD血瘀证大鼠皮质酮、3α,21-二羟基-5β-孕烯11,20-二酮等代谢物含量，影响类固醇激素生物合成。麝香保心丸则可以通过抑制皮质酮、醛固酮、皮质醇和肾上腺素等类固醇激素的生物合成，降低与心肌肥大有关的代谢产物的水平，逆转急性心肌梗死的病理改变。

代谢组学技术可以从整体的"生化表型"来把握生物体的整体功能状态，在CHD血瘀证病理基础及活血化瘀中药作用机制研究中发挥重要作用。现有研究成果显示，CHD血瘀证的差异代谢物包括氨基酸、葡萄糖、有机酸等，丙氨酸、葡萄糖、柠檬酸等可作为潜在的诊断标志物，心肌能量代谢、脂质代谢、磷脂过氧化、类固醇激素生物合成可能是活血化瘀中药的主要作用途径。

在未来的研究中可以采取如下策略：①完善目前的代谢组学检测技术，探索更为广谱、通用的代谢组学检测方法；建立统一的生物样本采集与处理规范，提高实验人员科研素养，保证实验过程的严谨性、可重复性。②扩大研究的样本量，进一步挖掘与验证CHD血瘀证的差异代谢产物谱，探索统一的诊断和疗效评价的生物标志物；也可以从已经发现的CHD血瘀证潜在代谢标志物出发，对这些代谢物涉及的生物合成、表达等生物学事件展开研究，深入探究其在代谢网络中发挥的作用。③充分利用现有的CHD血瘀证基因、蛋白质等组学研究成果，将不同组学数据科学整合并系统分析，构建基于多组学技术的 CHD 血瘀证的代谢调控网络。④联合应用多组学技术，建立不同组学信息间的相互联系，探索代谢物与基因、蛋白质之间的相互作用，从而系统诠释病证结合内涵，多组学技术联合应用，也有利于克服单一平台研究可能造成的实验误差。⑤采用细胞代谢组学等新兴技术，部分生物过程只发生在细胞中，细胞系代谢产物谱可作为整体代谢物研究的有效补充，并可直接与基因、蛋白质组数据联用，在疾病机制与药物机理研究中前景广阔。

305 冠心病血瘀证与蛋白组学

冠状动脉粥样硬化性心脏病（冠心病）是指冠状动脉粥样硬化使管腔狭窄或阻塞导致心肌缺血、缺氧而引起的心脏病，属中医"胸痹心痛"范畴。病证结合是中西医结合临床的重要研究方法，自20世纪70年代以来，开展了冠心病的中医证候研究，确立了证候诊断标准，为后续的中药临床药效研究及新药试验提供了支撑。陈可冀院士认为血瘀是冠心病的主要病机，并提出运用中医药活血化瘀治法治疗冠心病。冠脉造影或冠状动脉血管成像等检查手段证实冠心病患者均存在冠状动脉狭窄，根据中医证候积分可发现均符合血瘀证诊断标准，故普遍认为血瘀证是冠状动脉狭窄的病理基础。近年来，众多学者聚焦于冠心病血瘀证的证候客观化临床研究，尤其是微观层面的基因组学与证候之间的关联，极大地推进了证候的客观化研究，如围绕miRNA进行的转录组学研究就被认为是21世纪生物学领域的重大进展。与基因组学研究相比，蛋白质组学研究主体为生物大分子并作为疾病诊断标记物，而非DNA和RNA。目前心血管领域对冠心病血瘀证蛋白组学的研究仍处于起步阶段，多着眼于鉴定其蛋白组学特点、中医药干预的疗效监测等，研究方法多种多样，主要有①冠心病血瘀证患者与健康人对照；②冠心病血瘀证与非血瘀证患者对照；③冠心病血瘀证、非血瘀证患者与健康人三者对照。由于研究方法存在差异，研究者对冠心病血瘀证存在的相关蛋白与涉及的病理过程等方面仍存在争议。为此，学者傅梦薇等对冠心病血瘀证蛋白组学研究方法及其结果进行评价分析，以期为未来研究提供参考。

资料与方法

1. 文献检索策略 计算机检索中国知识资源总库（CNKI）、中国学术期刊数据库（Wanfang Data）、Cochrane、Medline。检索范围均为建库——2020年2月公开发表的与冠心病血瘀证蛋白组学相关的临床试验或基础研究。采用专业检索，根据不同数据库制定具体检索式。中文检索词：冠状动脉粥样硬化性心脏病、冠心病、血瘀、心脉瘀阻、胸痹、蛋白；英文检索词：Coronary artery disease，Coronary atherosclerosis disease，Blood Stasis，Proteomics。

2. 文献纳入标准 ①文章类型，采用随机对照设计的中英文研究，无论是否采用盲法或分配隐藏。②受试者，满足2016年中国中西医结合学会制定的《冠心病血瘀证诊断标准》的患者，年龄构成、性别比例、病程不限。③主要结局，差异蛋白质的种类及表达水平。

3. 文献排除标准 ①综述或述评；②动物实验；③重复发表的文献；④血瘀证合并其他证候；⑤未采取蛋白组学方法；⑥会议论文。

4. 文献纳入筛选 将数据导入NoteExpress 3.2.0进行查重管理。阅读文章标题和摘要，剔除主题不相关文献，然后下载并阅读全文，严格根据纳入与排除标准进一步筛选。

5. 资料提取 由2名评价员独立按照事先设计的表格提取符合纳入标准的文献资料，当意见不一致时通过讨论协商或向第3位研究员咨询解决。

结　果

1. 文献检索及筛选结果 初步检索获得文献259篇，其中包括中国知网的140篇、万方数据库的91篇、Medline数据库的12篇、Cochrane数据库的16篇，利用NoteExpress查重剔除重复33篇，剩余文献 226 篇。对剩余文献阅读文题和摘要初筛，删除 111 篇与研究内容不符的文献，剩余 115 篇文献进行阅读全文复筛。全文复筛后排除 101 篇文献，其中综述或述评 13 篇、动物实验 9 篇、临床资料重复 15 篇、合并其他证候 35 篇、未采取蛋白组学技术 25 篇、会议论文 4 篇，最终纳入定性分析的文献数为 14 篇，均为原始研究。

2. 文献基本特征 根据纳入研究的 16 篇文献显示，目前寻找差异蛋白的冠心病血瘀证蛋白组学研究方法有以下 3 种：①将冠心病血瘀证患者与健康人进行对照；②将冠心病血瘀证患者与冠心病非血瘀证患者进行对照；③将冠心病血瘀证患者、冠心病非血瘀证患者、健康人三者进行对照。从样本大小、检测内容、技术手段、差异蛋白质点及表达水平、差异蛋白质介导的生物学过程等进行信息提取与分析。

3. 涉及病理机制 从纳入文献的蛋白组学研究结果来看，冠心病血瘀证可能涉及炎症反应、凝血系统异常与脂代谢紊乱等病理机制。

（1）炎症反应：hs-CRP、Haptoglobin、α1-Antitrypsin、Fibrinogen、Vitamin D-Binding Protein 与 sICAM-1 是冠心病血瘀证最关键的表达水平升高的 6 种差异蛋白。

hs-CRP 是反映炎症的重要指标，可上调黏附因子表达并促进炎症因子分泌，黏附因子 sICAM-1 的表达水平可反映粥样斑块的局部量；炎症因子通过细胞因子作用损伤血管内皮，使 NO 失活分解并释放大量的自由基，进一步损伤内皮细胞，引起血管痉挛、脂质代谢失常。此外，CRP 的升高促进可巨噬细胞摄取 LDL，将其转化为泡沫细胞，可同样增加粥样斑块。以上过程共同促进动脉粥样硬化的形成，最终造成心肌缺血、缺氧，心肌细胞损伤，引发冠心病的产生。因此，CRP 与 sICAM-1 联合在增加淋巴细胞迁移至病灶的过程中发挥作用，是与动脉粥样硬化发生、演变和进展重要的促炎因子。Haptoglobin 作为一种急性时相反应蛋白，具有抗氧化、抗菌等作用，表达水平与炎症反应呈正相关。α1-Antitrypsin 与 Fibrinogen 也是急性时相反应蛋白，具有抗炎、抗凋亡的机体保护作用，两者表达量的升高说明炎症反应的发生。Vitamin D Binding Protein 是肝脏实质细胞分泌的蛋白质，可结合 Vitamin D 和肌动蛋白，在炎症反应中起到一定作用。Transthyretin 含量与炎症反应呈负相关，可能是机体代谢失常的潜在标志物。这些与炎症相关的蛋白质的表达水平差异反映出冠心病血瘀证存在炎症反应。

（2）凝血系统异常：现代研究认为，血瘀证证候的形成可能与凝血纤溶系统异常导致的血液高凝状态、血栓形成等密切相关，故在冠心病血瘀证的蛋白组学研究中，凝血-纤溶系统相关蛋白是比较重要的研究方向。血小板微粒 PMPs、血小板表面膜糖蛋白 CD62p、血小板激活复合物 PAC-1、白细胞分化抗原 CD40L、CD41、GMP140、Actinγ、PAI-1、t-PA 等是冠心病血瘀证与凝血过程关系密切的主要差异蛋白。

PMPs 具有黏附、聚集血小板及促炎症反应的作用；PMPs 表达 CD62p 后可使血小板活化，从而形成血栓，研究表明 CD62p 浓度与血瘀证积分呈显著正相关；PAC-1 与 Fg 结合后协助血小板聚集，进一步促进凝血过程；CD40L 主要作用是促进白细胞聚集，还可结合其受体 CD40 从而激活血小板，进而推动促凝血过程；CD41 和 β3 以结合后形成 αⅡb-Ⅲa，是血小板最重要的膜受体，故 CD41 表达水平可反映出血小板聚集程度；GMP-140 在血小板活化时从 α 颗粒转移到膜上，标志着血小板活化，故在血栓性疾病发病过程中显著升高；Actinγ 是血小板骨架蛋白的组成部分，有推测认为其在冠心病血瘀证患者血液中上调是为了在血小板完全活化前为后续血小板分泌、变形、移动做准备；PAI-1 是 PA 的主要生理抑制物，能灭活 t-PA 活性，阻断纤溶酶原激活，从而促进凝血。以上 8 种差异蛋白均与血小板参与凝血反应呈正相关，可通过影响血小板形态变化、血小板间、血管内皮细胞与血小板的黏附迁移来起到促凝血作用，其表达水平的上调标志着凝血过程处在亢进阶段。而 t-PA 作为纤溶系统标志物，可反映血液中纤溶活性大小，纤溶系统可防止体内血栓形成，与凝血系统处在平衡状态已维持机体正常状态，故 t-PA 的表达水平与凝血活性呈负相关。在冠心病血瘀证患者血液中出现明显的 t-PA 表达下调，代表其纤溶活性下降，凝血活性增加，从而促进血管内凝血和血栓形成。

（3）脂代谢紊乱：在纳入的 14 项研究中，发现与脂代谢相关的差异蛋白主要有 ApoA-Ⅰ、ApoA-Ⅳ、

ApoJ 与 APO-B100 4 种。ApoA-I 是 HDL 的主要成分，其表达水平可代表 HDL 的含量；ApoA-IV 可介导肝细胞结合 HDL，利于胆固醇的逆向转运及细胞内脂质外排；ApoJ 存在于 HDL 和 VHDL 中，同样可促进胆固醇外流，协同 HDL 起到抗动脉粥样硬化的作用。APO-B1005 具有维持 LDL 结构、识别 LDL 受体和正向转运 Chol 等作用，故其表达水平与 LDL 呈正相关。故 ApoA-I、ApoA-IV、ApoJ 的表达水平与冠心病血瘀证严重程度呈负相关，APO-B1005 表达水平与其呈正相关。此外，临床常用 APOA1/APOB100 作为冠心病防御因子（HDL）/危险因子（LDL）之比，比单独测定 APOA1 和 APOB100 更有意义，当其比值＜1 时可认为是冠心病的危险指标。冠心病血瘀证患者的前 3 项差异蛋白表达水平均比健康人降低，且 APOA1/APOB100 比值也已下降至＜1 的水平，可见冠心病血瘀证存在脂代谢紊乱，这可能与冠心病动脉粥样硬化过程相关。

（4）其他生物学过程：除上述差异蛋白外，在冠心病血瘀证中上调的其他蛋白还有 Serum albumin、Retinol-blinding protein4 等。Serum albumin 在人体内血液内含量丰富，参与多种代谢过程，心肌缺血发作时部分 Albumin 的 N-末端受损或被铜占据，可以作为急性心肌缺血的一种生化标志物。目前关于 Retinol-blinding protein4 的国内外研究较少，认为其血清水平与动脉粥样硬化呈正相关，具体作用机制尚不清晰。故冠心病血瘀证的可能病理机制还包括心肌缺血、动脉粥样硬化等。

4. 中医药干预影响相关蛋白的表达　方证结合是中医药疗法的显著特点，将蛋白组学研究技术和策略结合方证对应思想，不仅能观察中药治疗冠心病血瘀证前后相关蛋白的表达差异，还能探索某些药物的作用靶点与作用机制，从而为中药疗效提供证据支持。

治疗冠心病血瘀证常采用活血化瘀、温阳行气等治法。研究显示，用于治疗胸痹、心痛等心系疾病的部分中药或中药有效成分干预冠心病血瘀证后在蛋白组学方面显示出一定的影响。李荣军等用丹参酮ⅡA 磺酸钠注射液治疗冠心病不稳定型心绞痛血瘀证，在治疗前后运用标记免疫荧光抗体技术对进行血小板膜糖蛋白检测，发现治疗后反映血小板黏附聚集作用的血小板膜糖蛋白 CD63 和 PAC-1 表达水平明显上调、CD42b 表达水平明显下调，表明丹参酮ⅡA 磺酸钠注射液可降低冠心病血瘀证患者的血小板活化功能，抑制凝血过程，有效缓解血瘀证症状，与丹参的活血化瘀作用不谋而合。王军等用谷红注射液治疗冠心病血瘀证患者 12 天后，采用免疫比浊法检测血浆差异蛋白，发现反映动脉粥样硬化与炎症反应的 CD62p 和 hs-CRP 均显著下降，表明谷红注射液具有抗炎、抗血栓形成的功效，其中医证候疗效有效率高达 90%，说明谷红注射液在缓解血瘀证症状方面作用显著，亦充分验证了中药红花活血祛瘀、理气通经的功效。

疾病的发生发展过程通常由于基因、外界刺激等因素的共同作用，且均伴有相关生物学过程特异蛋白质表达差异。在冠心病蛋白组学方面，国内外学者已有部分研究成果（如发现人类血浆 HDL 有近 50 种独立的蛋白成分），但在冠心病证具体证候蛋白组学方面仍处于初步阶段。冠心病血瘀证作为冠心病最关键的中医证型，寻找其病证结合诊断标记物或预后因子是心血管领域的重要研究方向，运用蛋白组学技术方法来寻找冠心病血瘀证的蛋白标记物可为其诊断、治疗与预后起到不可估量的作用。

研究者汇总冠心病血瘀证蛋白组学研究进行筛选后纳入 14 篇高质量文献。根据纳入文献显示，目前寻找差异蛋白的冠心病血瘀证蛋白组学研究方法有以下 3 种：①冠心病血瘀证患者与健康人对照；②冠心病血瘀证与非血瘀证患者对照；③冠心病血瘀证、非血瘀证患者、健康人三者对照。检测相关蛋白的技术方法包括双向凝胶电泳、质谱鉴定、ELISA 法、免疫比浊法、发色底物法等，检测到与冠心病血瘀证相关的差异蛋白种类繁多，涉及病理机制亦不尽相同。主要与炎症反应、脂代谢紊乱、凝血-纤溶系统异常等病理机制相关，与心肌损伤与动脉粥样硬化或存在密切关系。

综合分析上述研究结果，可见将冠心病血瘀证患者与健康人进行对照的研究方法目前最为常用，因其检测手段方便易行，得到的差异蛋白种类较多，涉及的病理机制也最为丰富，包括炎症反应、脂代谢紊乱、凝血-纤溶系统异常、心肌损伤、动脉粥样硬化等，但结果可能包含冠心病相关蛋白，而非血瘀证证型相关蛋白；对照冠心病血瘀证患者与非血瘀证患者的研究较少，检测手段相对复杂，得到的差异蛋白种类虽多，但主要涉及凝血-纤溶系统异常，可见其对血瘀证的特异度较高，不过可能会排除部分差异蛋白从而遗漏一些重要的病理过程，而且冠心病非血瘀证只是排除了血瘀证的诊断，可能包含其他中医证型，不能排除得到的差异蛋白实则为其他证型（如气虚证、痰浊证）的相关蛋白而非血瘀证，需进一步与其他证型相关蛋白进行对比；将冠心病血瘀证患者、冠心病非血瘀证患者、健康人进行对照的研究数量介于以上2种研究方法之间，其检测手段主要为免疫比浊法、ELISA法等，得到的差异蛋白数量较少，涉及的病理机制主要为免疫反应、脂代谢紊乱、凝血系统异常3种，既可避免第1种方法中证候特异性低的问题，也可通过健康对照来排除其他证型相关蛋白，故得到的结果相对准确，代表性较高。

本研究创新性地汇总分析了近年来冠心病血瘀证蛋白组学的具体研究方法，并根据不同的研究方法探索其对差异蛋白结果及涉及病理机制的影响，有助于今后临床研究者对于冠心病血瘀证的进一步探索，对于临床诊断与治疗具有指导意义。

306　冠心病血瘀证与基因组学

冠心病血瘀证的现代研究认为，血瘀证是血液及其循环系统形态与功能异常的综合体现，主要与微循环异常、炎症反应和血管内皮损伤等有关。采用蛋白质组学和代谢组学技术可探索冠心病血瘀证状态下蛋白质的特异时空表达，而蛋白质的本质是基因的相互作用，信使RNA（mRNA）则是连接基因和蛋白质的枢纽。基因组学是阐明整个基因组的结构、功能以及相互作用的科学，包括以全基因组测序为目标的结构基因组学、以基因功能鉴定为目标的功能基因组学、比较已知基因组结构的比较基因组学。运用基因组学技术可筛选在冠心病血瘀证中扮演重要角色的基因，作为区分冠心病血瘀证患者和健康者的生物标志物，其介导的生物过程能在一定程度上调控血瘀证的发生发展。基因组学技术也为冠心病血瘀证中药复方的多靶点调控提供了依据，通过药物靶基因的变化趋势可验证冠心病血瘀证治疗的效果，更为新药研发提供了理论基础。然而通过对既往单个文献的整理发现，冠心病血瘀证基因组学研究的样本量较少，多项研究指标尚缺乏系统性，故这项系统评价的目的是梳理冠心病血瘀证基因组学的研究进展；总结归纳冠心病血瘀证基因组学研究的思路方法。学者刘兰椿等对冠心病血瘀证基因组学的研究做了梳理归纳。

资料与方法

1. 文献纳入与排除

（1）纳入标准：该研究的纳入标准①受试者同时符合冠心病和血瘀证诊断标准；②主要结局指标涵盖基因多态性位点、差异基因表达水平、基因甲基化修饰情况。

（2）排除标准：该研究的排除标准①综述或述评；②动物实验；③重复文献；④血瘀证合并其他证候或未采取基因组学技术。

2. 文献检索　2003年人类基因组计划的完成标志着医学遗传学和基因组学进入后基因时代。计算机检索Medline、Cochrane Central Register of Controlled Trials、中国知网、万方数据库从2003年1月—2020年1月之间的文献。在搜索策略中，本研究选择以下术语作为主题词（包括标题、摘要、关键词）："冠心病""血瘀证""基因""胸痹""活血化瘀""Coronary Artery Disease""Coronary Heart Disease""Blood Stasis""Promote Blood Circulation""Genomics"等。

3. 信息筛选与提取　2名研究人员独立搜索数据库筛选所有检索记录的标题和摘要，以排除不相关的研究，通过阅读全文评估剩余的研究，任何分歧都是通过协商一致或通过仲裁者来解决的。随后研究人员对纳入的文献进行信息提取，内容包括文献的作者、发表年份、介导的生物过程、差异基因片段、差异基因表达的方向、分组资料、基因组学检测技术分类等。

冠心病血瘀证基因组学研究类型

初步检索出335篇相关文献，其中包括中国知网的187篇、万网数据库的106篇、Medline数据库的12篇、Cochrane Central Register of Controlled Trials数据库的30篇，利用文献管理软件Noteexpress剔除了重复的96篇研究，去重后剩余文献239篇。对剩余文献阅读文题和摘要初筛删除133篇内容不符、主题无关的文献，剩余106篇文献进行阅读全文复筛。全文复筛后排除了72篇文献，其中7

篇综述或述评、8篇动物实验、32篇临床资料重复、25篇为血瘀证合并其他证候或未采取基因组学技术。清理数据后，最终纳入定性分析的文献数为34篇。按照研究的类型大致可分为基因多态性、差异基因的表达、基因的甲基化修饰3个方面。

1. 基因多态性 纳入的文献中共有22篇由单个核苷酸位置上存在转换等变异引起的基因多态性研究。主要研究技术有聚合酶链式反应（PCR）、聚合酶链-限制性片段长度多态性（PCR-RFLP）、飞行时间质谱技术（TOF-MS）等位基因特异性探针（如Taqman探针）以及高通量、灵敏度好、特异性高的基质辅助激光解吸电离飞行时间质谱技术（MALDI-TOF-MS）等方法，加之运用相对风险分析（HHRR）和传递不平衡（TDT）追溯父母组与病例组的遗传关系。研究涵盖血管紧张素转化酶（ACE）基因DD型、内皮型一氧化氮合酶（eNOS）基因G894T变异、细胞色素P2C19（CYP2C19*2）基因多态性、血管性血友病因子（vWF）基因M-M型、凝血因子Ⅶ（FⅦ）基因M1/M1型、血浆纤维蛋白原Bβ（FgBβ）基因C/T多态性、载脂蛋白E（ApoE）基因E3/E4多态性、ATP结合盒转运体A1（ABCA1）基因R219K多态性、白细胞介素-8（IL-8）基因A/T多态性、亚甲基四氢叶酸还原酶（MTHFR）基因C677T多态性、基质金属蛋白酶-3（MMP-3）基因5A/5A多态性等，以上基因的多态性均与冠心病血瘀证具有相关性。

2. 差异基因的表达 共有8篇分析差异基因表达信息的研究，主要采用mRNA差异显示，cDNA微阵列，实时荧光定量RT-PCR对待测样品进行定量分析，或用Affymetrix基因芯片进行杂交测序等技术研究细胞编码基因的调控规律，以阐明生物体在特定生理或病理状态下表达的所有种类的mRNA及其功能。已有多个研究发现冠心病血瘀证患者的基因表达程度与健康对照组存在一定程度的差异，从得到的差异基因表达的功能可以看出，它们从不同途径导致和参与了冠心病血瘀证内皮损伤、细胞凋亡、血小板聚集、血液高凝态、脂代谢、胆固醇转运、炎症反应、免疫反应、血管平滑肌增殖过程。

3. 基因的甲基化修饰 结合血瘀证病理机制以及参考基因启动子CpG岛的注释情况，选择性检测甲基化水平是目前血证DNA甲基化的主要研究方法，DNA的甲基化修饰属于表观基因组学范畴，指通过DNA甲基转移酶（DNMT）的作用，在5'-CpG-3'的第5个碳原子上合成甲基。目前多采用重亚硫酸盐测序方法（BSP）、甲基化特异性PCR（MS-PCR）技术或Infinium Human Methylation450 BeadArray高通量芯片等技术进行检测，最终根据CpGs的甲基化或非甲基化DNA状态，确立发生甲基化DNA的分子以及与基因转录的作用。对于冠心病血瘀证这一冠心病中最重要的证型，甲基化起到了重要的作用，包括影响血管平滑肌增殖的Kruppel样因子5（KLF5）、LRP12、ER-α和AGTRAP基因甲基化水平，影响脂代谢水平的DES、CTNNB1、ZEB2基因甲基化水平，影响血小板聚集的Gp6基因甲基化，影响炎症反应的IL-6基因－1118 bp至－826 bp的CpG位点甲基化等。

涉及的生物学功能

1. 血管内皮损伤 多项围绕血管内皮损伤的研究均与ACE基因多态性有关，ACE基因DD型为早发冠心病（男性≤55，女性≤65）血瘀证发病的易感基因，与遗传因素无关，可能通过调控人体血管内皮功能而影响冠心病（CHD）临床表现的形成，导致血管紧张素Ⅱ（AgⅡ）、内皮素/一氧化氮（ET/NO）水平上升，且其表达显著高于非冠心病血瘀证的患者，这提示了此基因型可能为冠心病血瘀证的特异基因，而并非只与血瘀证证候有关。DD型患者存在多支冠脉病变的概率较大，病情较为严重，植入支架数更多，除此之外，ACE的外显子17基因片段rs4343（G2350A）多态性也可能是早发冠心病的危险因素之一。eNOS于血管内产生一氧化氮及协助调节血管功能，有研究运用TOF-MS技术发现eNOS基因G894T型是早发冠心病发病的危险因素之一，这与李建军运用PCR得出的结论相矛盾，可能与基因组技术的不同有关。香丹注射液能调节eNOS和内皮素ET-1的mRNA表达，从而改善冠心病血瘀证患者血管内皮功能。复方丹参滴丸可通过使细胞凋亡相关基因BCLF1 mRNA、Bax mRNA表达显著减弱，抑制血管内皮反应引起的损伤，对冠心病血瘀证发挥治疗保护作用。另有研究表明，作用于血管内皮、引起内皮损伤的SLAMF1、CABARA1、ZNF350基因及FGF2基因在冠心病血瘀证组显著表达。虽然研究表明MEF2A基因是冠心病的致病基因，研究发现其多态性并不是冠心病血瘀证型的易感基因位点，但受限于纳入研究的数量，尚不能得出肯定结论。

2. 血液流变学改变 冠心病血瘀证血液流变学的改变在基因层面均有体现，研究发现冠心病血瘀证与凝血因子Ⅶ（FⅦc）M1/M1基因型具有相关性，M1/M2多态性也与冠心病血瘀证存在关联，但与疾病基因座不存在连锁，不是遗传易患基因。Taqman探针检测发现血小板膜糖蛋白GPⅡb-Ⅲa多态性不是冠心病血瘀证的敏感指标，但冠心病血瘀证组的GPⅡb-Ⅲa活性水平存在显著性差异，所以并不排除编码血小板膜糖蛋白的基因中存在其他可能影响其活性表达的多态位点。在临床疗效方面，给予含有至少一个GPⅡb突变型基因C的冠心病血瘀证患者血府逐瘀口服液后，发现比AA型患者在红细胞变形指数、血瘀证评分有明显差异，血液流变学方面疗效更好，但由于纳入患者例数较少，结论仍需检验。从预后而言，PCI术后重度血瘀证患者更易出现CYP2C19*2基因（GA+AA）突变，随后更有研究统计发现GA基因型其支架内血栓形成、心肌梗死等不良反应的出现较AA型多。另有研究表明血管性血友病因子vWF基因M-M-基因多态性可促进血小板黏附形成血栓，纤维蛋白原Bβ链FgBβ基因启动区多态性可升高Fg而使血液处于血栓前高凝状态，影响血管壁的切流速度，加速冠心病血瘀证的血栓形成。GP6基因在焦磷酸测序的实验中显示其甲基化水平显著升高，尤其在早发冠心病血瘀证患者的外周血液当中，提示其甲基化状态可能和早发冠心病血瘀证的发生具有相关性。有研究者根据瓜蒌薤白半夏汤治疗前后血液黏度的结果，设计制备了"病证结合""以药测证"芯片，在两张芯片中筛选出了共同差异表达的血液流变学的4个相关基因。

3. 炎症反应与免疫调节 白细胞介素是一种重要的炎性细胞趋化因子，其多态性在冠心病中发挥重要角色，IL-8基因-251区的AT基因型被认为可增加家族聚集性冠心病血瘀证的易感性。白细胞介素基因的甲基化程度也影响着冠心病血瘀证的形成，已有研究表明血瘀证患者IL-6转录起始位点前－1118 bp至－826 bp序列中7个位点CpG位点甲基化程度高于非血瘀证组，但差异尚不明显。另有多个研究均表明IL-8或IL-6基因的差异表达水平均在冠心病血瘀证组上调，进而介导炎症反应。除炎症反应外，免疫调节在冠心病血瘀证患者中差异表达，有研究通过基因芯片分析冠心病血瘀证患者的外周血白细胞，得到48个差异基因，富集了10条通路，其中有5个涉及炎症和免疫反应，说明了免疫反应介导血瘀证的发生发展的比例和显著性优势。另有研究发现，免疫相关蛋白激酶Cβ1（PKCβ1）、免疫球蛋白IgG结晶片段受体ⅢA（FcγRⅢA）的mRNA表达在冠心病血瘀证患者中也均有显著差异。

4. 血管平滑肌增殖 有研究运用焦硫酸测序技术检测发现α雌激素受体（ER-α）、AGTRAP基因启动子区域的甲基化状态与冠心病血瘀证血管平滑肌增殖密切相关，可能通过调节血管平滑肌（VSMC）的增殖影响动脉粥样硬化的发展，同理运用MS-PCR发现冠心病血瘀证患者的KLF5、低密度脂蛋白相关蛋白12（LRP12）基因启动子的甲基化水平较健康人低。MMP-3-1171区的5A/6A基因型及5A等位基因可使血管平滑肌细胞凋亡进而影响动脉粥样硬化斑块的形成和稳定，从一定角度揭示了增加血瘀证发生风险的原因。5,10-亚甲基四氢叶酸还原酶（MTHFR）作为血同型半胱氨酸Hcy代谢途径中的一种关键酶，其活性降低可引起Hcy水平升高，刺激血管平滑肌细胞增生，最终导致动脉粥样硬化，增加冠心病的发生风险。研究发现MTHFR基因C677T多态性与胸痹心血瘀阻证和血Hcy水平均有相关性，可导致MTHFR活性降低，且CC基因型更倾向于在心血瘀阻证中表达。G蛋白β3亚单位基因（GNB3）介导许多刺激血管增生效应，细胞外血管活性多肽、生长因子均通过激活血管平滑肌细胞膜上的G蛋白，控制血管平滑肌细胞的舒缩、合成、分泌、分化、迁移和增生等功能。研究表明，GNB3基因825T等位基因携带不仅是诱发冠心病血瘀证的因素之一，而且可能提示预后不良，体现为加减血府逐瘀汤对GNB3基因825T等位基因携带人群疗效较差。

5. 血脂水平 许多基因可通过影响血脂水平进而与冠心病相关。载脂蛋白E（ApoE）有ε2、ε3、ε4三种主要的异构体，分别受ε2、ε3、ε4三个等位基因编码，研究发现ApoE的ε3/ε4基因型和ε4等位基因与冠心病血瘀证有相关性，且可影响血脂水平。ATP结合盒转运子ABCA1在胆固醇从周围细胞流出和 HDL 生成的起始步骤中起着重要的作用,被认为是 HDL-C 代谢的限速因子,李杰等利用 MALDI-TOF-MS 技术发现 ABCA1 基因 219 位点的 R219K 多态性在早发冠心病和健康人群差异有显著性。补体系统 C3、基质金属蛋白 MMP-9 基因的表达也可通过影响血脂与家系冠心病血瘀证斑块形成相关。另有研究运用高通量芯片技术检测发现 DES、CTNNB1、ZEB2 基因的甲基化修饰可能是冠心病血瘀证的易感危险因素,且具有上述基因甲基化的患者血脂水平较高,加减养心通脉方对冠心病血瘀证 DES、CTNNB1、ZEB2 三个易感基因甲基化的修饰及对血脂水平均有调控作用。

讨 论

1. 冠心病血瘀证基因组学的研究思路 根据纳入文献的一般情况特征,可总结冠心病血瘀证基因组学的研究思路,包括临床选择一定数量的冠心病血瘀证患者作为试验组并设置合理的对照组,随后根据基因多态性、差异基因表达、基因甲基化修饰 3 个基因组学研究类型的不同,运用 PCR 技术、TOF-MS 技术、Taqman 探针、Affymetrix 基因芯片、重亚硫酸盐纯化等基因组学检测方法,进行冠心病血瘀证相关基因的筛查和验证,寻找差异基因片段并进行生物信息学分析,研究基因组结构及基因之间相互作用,探讨其与冠心病血瘀证病理改变的相关性。在上述研究思路的基础上运用活血化瘀中药进行干预治疗,可明晰方药对冠心病血瘀证发挥治疗保护作用的基因组学机制,辨析方药对何种基因型的冠心病血瘀证患者疗效较好。

2. 冠心病血瘀证生物学功能及调控基因总结 冠心病血瘀证是血液及其循环系统形态与功能异常的综合体现,主要与血管内皮损伤、微循环异常和炎症反应等有关。其中血管内皮损伤主要与 ACE、eNOS 以及 ET-1、BCLF1、Bax、SLAMF1 凋亡类基因的表达有关;血液流变学改变与 FⅧc、FgBβ 凝血类基因的表达,GPⅡb-Ⅲa、CYP2C19*2、vWF 血小板相关基因的表达,GP6 基因的甲基化状态有关;IL-8 基因多态性、IL-6 甲基化程度在冠心病血瘀证患者的炎症反应中也均有显著差异,PKCβ1、FcγRⅢA 的 mRNA 表达均介导了冠心病血瘀证的免疫反应;ER-α、AGTRAP、KLF5、LRP12 甲基化状态,MMP-3、MTHFR、GNB3 基因多态性均可调节血管平滑肌(VSMC)的增殖,影响冠心病血瘀证动脉粥样硬化的发展;ApoE、ABCA1 多态性,补体 C3、MMP-9 基因的表达,DES、CTNNB1、ZEB2 基因的甲基化修饰均对冠心病血瘀证患者的血脂水平有特异性调控作用。

冠心病血瘀证在基因多态性、差异基因表达、基因甲基化修饰方面均有较多研究,本系统综述归纳了冠心病血瘀证研究所涉及的基因组学技术、生物学过程及相应的代表基因。追溯原始文献发现,使用基因芯片测序的样本量普遍较少,其准确性仍需检验,虽然研究中纳入患者的基础条件不完全相同,但基线大致相平,具有可比性。考虑到冠心病血瘀证的病理学表现并不是单个基因错误表达的结果,而是由多基因调控网络紊乱导致的生物学功能改变,一个基因的上调或下调会影响上下游基因的表达状态,因此要求对已有文献支撑的多个基因进行综合性的、网络性的"联合基因型分析"工作。可对文献中的相关基因运用 CYTOSCAPE 进行网络构建,MCODE 进行模块划分后再对重要模块进行功能与通路分析。例如两个基因是各自模块的重要组成基因,同时又联系于其他模块,并与外部模块的通路、基因或功能相关联,该研究方法既体现了冠心病血瘀证基因的整体特点,又关注了基因网络的局部差异,探索冠心病血瘀证不同亚型的特异基因或成为未来冠心病血瘀证基因组学深入研究的方向,可为冠心病"病证结合"的预防与治疗提供新的思路。

307　冠心病血瘀证表观遗传学研究

血瘀证是中医理论传统证候的重要组成部分，是中医临床各科常见的一种证候，也是冠心病（CHD）最常见的证型之一。而表观遗传学是研究基因的核苷酸序列在不发生改变的情况下，基因表达的可遗传变化，是后基因组时代生命科学领域的重要组成部分。随着中医药现代化的进程，近年来一些学者从表观遗传学水平研究探讨 CHD 血瘀证的证候实质，主要涉及 DNA 甲基化修饰、非编码 RNA（ncRNA）调控与组蛋白修饰等层面，为研究中医学证候本质提供了新的思路与方法，已成为目前研究的热点，学者陈光等对其研究进行了梳理归纳。

DNA 甲基化

1. 甲基化研究基础　在真核细胞中，甲基化是由甲基转移酶（DNMT）的催化下，以 S-腺苷甲硫氨酸为甲基供体，将甲基主要转移到 CpG 双核苷酸序列的胞嘧啶第五位碳原子上。DNA 甲基化修饰使 DNA 结合蛋白的部位，即 DNA 双螺旋凹槽的外形发生改变，从而导致与 DNA 结合蛋白的结合能力降低，从而调节转录。在方法学上，待测样本的 DNMT 水平和甲基化 CpG 结合蛋白水平，分别对预测基因组甲基化水平和甲基化在调节转录方面发挥调节作用程度具有一定意义。从 DNA 甲基化水平研究中医证候本质，主要存在以下特色及优势。一是 DNA 甲基化本身是可逆的，并受环境因素改变的影响，这就使其在研究证候的时间特异性领域中占有一定的地位，并为中药干预甲基化程度提供了可能性。二是在脊椎动物中甲基化 CpG 在整个基因组中均有分布，这为研究中医药干预证候机制的整体性提供了依据。三是 DNA 甲基化调控基因表达存在影响转录因子的结合活性与甲基化结合蛋白抑制转录直接和间接两种机制，为研究中医药对症治疗与对证治疗打开了思路。

2. 血瘀证 DNA 甲基化研究　在 DNA 甲基化一系列的研究方法中，根据 mRNA 差异表达谱结果、生物信息学分析并结合血瘀证病理机制以及参考基因启动子 CpG 岛的注释情况，选择性检测甲基化水平是目前血瘀证 DNA 甲基化的主要研究方法。王萍等采用甲基化特异性 PCR 技术检测家系 CHD 血瘀证、家系健康人 KLF5 和低密度脂蛋白受体相关蛋白 12 基因启动子甲基化程度，结果发现 2 组该基因甲基化程度差异无统计学意义（$P>0.05$）。唐梅森等运用焦硫酸测序技术检测 16 例 CHD 血瘀证和 8 例非血瘀证患者 ER-α、Gp6、AGTRAP 基因启动子区域的甲基化状态，发现 2 组 Gp6、AGTRAP 基因启动子区甲基化程度组间比较差异有统计学意义（$P<0.05$）。向忠军等运用高通量芯片技术检测 3 例 CHD 血瘀证和 3 例非血瘀证患者 DES 和 CTNNB1 启动子甲基化程度，发现该基因可能是 CHD 血瘀证的危险因素。黄海波等运用芯片检测技术检测 20 例 CHD 血瘀证、20 例非血瘀证 ZEB2 和 CHL1 启动子甲基化水平，结果显示 ZEB2 与 CHD 血瘀证存在相关性，而 CHL1 则无相关性。

3. 甲基化研究思路　由于甲基化本身的特点与中医特色有着一种天然而隐约的联系，其研究思路较为广泛，一是研究表明，DNA 甲基化修饰的最终效应远远不止于调控基因表达，甚至可扩展到基因组印记、X 染色体失活以及染色质结构修饰。而基因印迹是一种决定是否表达由其来自父方或母方基因的现象，通过卵子和精子形成过程中 DNA 甲基化精细微妙的变化而实现。实际上，基因印迹是对来自父方和母方遗传物质的一种选择，是在先天之精形成过程中适应性选择的机制之一，为先天之精作用后天的研究提供了思路，从而为诠释中医体质对疾病发生发展及证候演变的影响提供了研究基础。二是 ncRNA 可以通过调节 DNMT 的表达而调节 DNA 的甲基化，而相应的 DNA 甲基化亦可调控 ncRNA 的转录水平，因此 ncRNA-DNA 甲基化两个层次的相互调节网络，可能是中医药干预作用的连锁放大效应机制之一，也可能是中药作用的关键环节之一。

ncRNA

1. ncRNA 研究基础 ncRNA 是不编码蛋白质的功能性 RNA 分子。其中长度大于 200nt 的称为长链非编码 RNA（lncRNA），而长度小于 200nt 的称为短链非编码 RNA（sncRNA），后者分为核内小 RNA（snRNA）、核仁小 RNA（snoRNA）、胞质小 RNA（scRNA）、小干扰 RNA（siRNA）和微 RNA（miRNA）。目前 CHD 血瘀证的研究主要涉及 miRNA，一类含有 20~24 个碱基的 ncRNA，可以与 mRNA 的 3' 或 5' 非翻译区特异性结合，并借此调节蛋白质翻译，即通过 miRNA 同靶 mRNA 中的互补序列配对而调控基因表达。其相关研究可以利用芯片或测序技术对不同组样本进行差异 miRNA 筛选，并可通过热图、散点图、火山图直观的表示，再利用 TargetScan 或 miRanda 软件（Linux 操作系统）或相关数据库对差异 miRNA 调节的靶基因进行预测，并对靶基因富集分析，分析其调节的信号通路。另外，还可以通过分析相关 mRNA 差异表达谱结果，利用相关软件预测可能对差异 mRNA 有调节作用的 miRNA，再对预测的 miRNA 进行验证，从而进一步明确调节 mRNA 差异的相关机制。

2. ncRNA 研究 虞桂等利用 miRNA 高通量芯片技术，对 5 例 CHD 不稳定心绞痛血瘀证及 5 例健康对照患者进行差异 miRNA 表达谱分析。结果显示，23 个 miRNA 上调，2 个 miRNA 下调，并与 mRNA 差异表达谱结合进行生物信息学分析。结果发现，NOD 样受体信号通路、凋亡通路、细胞因子和受体相互作用通路与不稳定心绞痛血瘀证密切相关。鲍岩岩则使用 TaqMan 低密度芯片技术，对 CHD 血瘀证 24h 大鼠模型的心脏组织进行差异表达 miRNA 的筛选，结果显示模型大鼠心脏组织中表达变化差异显著的有 16 个 miRNA，其中 12 个上调，4 个下调；通过生物信息学方法构建调节网络结合 RT-PCR 验证的结果发现，PIK3CD、PPP3CA、PPP3R1、CASP3、IL1A 显著上调；构建 miR-384-5p 过表达和抑制的 H9c2 细胞模型，检测 PIK3CD 蛋白水平，发现 miR384-5p 下调，PIK3CD 蛋白表达上调；通过双荧光素酶报告基因分析 miR-384-5p 靶基因，并从细胞水平验证 miR-384-5p 对靶基因的影响，结果显示 miR384-5p 可与 PIK3CD 的 3' 非编码区结合，验证了二者的靶基因关系。白瑞娜利用高通量芯片技术，对 CHD 血瘀证、瘀毒轻证、瘀毒重证以及健康对照组患者各 5 例，筛选差异 miR-NA 表达谱和差异 lncRNA，结果显示 has-miR-1228-3p、has-miR-3157-3p 组间差异显著；血瘀证组差异表达的 lncRNA 为 FR066195、TCONS_00017783 等 211 条。功能学分析发现，差异 miRNA 参与免疫炎症反应、血小板活化等病理过程，差异 lncRNA 与炎症、免疫、细胞黏附等生物学过程相关，提示 miRNA 与 lncRNA 均参与了 CHD 血瘀证的发生发展过程。

3. ncRNA 研究思路 miRNA 具有明显的表达阶段特异性和组织特异性，且以多种形式存在于基因组中，但大多位于基因间隔区，其广泛性、多样性和复杂性提示其与中医证候实质的关系密切。其在进化中高度保守，且血液中相对稳定，是其有望成为证候生物标志物的基础。在动物细胞中，miRNA 也是先由 DNA 转录成原 miRNA（pri-miRNA），经过 Drosha 酶切加工后形成发卡结构的 miRNA 前体（pre-miRNA），再经过 Dicer 酶环切后才形成 miRNA 成熟体，其后不翻译成蛋白，其作用机制包括翻译抑制、介导完全配对 mRNA 的降解、介导不完全配对的 mRNA 衰退、靶 mRNA 的翻译抑制以及正调控和去抑制。因此，其调节的下游作用包括通过 mRNA 而影响蛋白表达代谢通路，通过调节 DNA 甲基化而影响 DNA 转录，调节组蛋白构象而影响染色质状态等。由此可见，虽然调节网络涉及多个分子层次，但 miRNA 可能成为药物作用的关键靶点，通过与其他调节方式的相互作用实现"杠杆效应"。相比 miRNA，lncRNA 调控机制更为复杂和广泛，其通过与 miRNA、转录因子、表观遗传修饰因子相互作用，以及诱饵、支架、向导、增强等作用机制，在转录前水平、转录水平、转录后水平多种层面上调控基因表达水平。而新兴的环状 RNA（circRNA），是通过外显子环化或内含子环化将 3' 和 5' 末端连接起来而形成闭合的共价环形结构，具有高度稳定性、高度保守性以及组织特异性以及时空表达特异性等特点，可与相应的 miRNA 发挥海绵作用，也可直接与相关蛋白质结果发挥调控作用，被研究者视为有望成为用于临床诊断、治疗敏感性预测及预后判断的新型生物标志物。在内源竞争性 RNA（ceRNA）假说中，lncRNA 与 circRNA 通过竞争性结合共有的 miRNA 结合位点彼此制约。可见，ceRNA 网络更适合作为作用机制研究的切入角度。

表观遗传学研究

1. 表观遗传学与中医药学 表观遗传学的某些特性与中医学的一些特点比较吻合，因此表观遗传学的研究方法对证候本质研究和中药治疗机制研究在思路上有很多启示。一是环境可以影响表观遗传标记，从而影响基因功能。表观遗传学的研究思路体现在环境与自身的相互作用而导致基因表型的变化，这与中医证候发生发展时间特异性的理论基础一致，所以从表观遗传学层面阐释证候发生发展的机制前景良好。二是表观遗传学调控不仅能调节细胞的生命活动，而且能够在有丝分裂中遗传给子细胞，其遗传特性为研究中医治本和疗效持续的特点提供了新思路。三是相对于细胞内蛋白质直接相互作用而言，表观遗传学的调控相对间接，而表观遗传学调控最重要的作用特点之一就是可逆转，这符合中医治疗双向缓和的特色，为研究中药作用机制提供新角度。四是在中药作用机理研究方面。HSIEH 等对 3 294 种中药材中 48 491 个化合物进行研究，发现其中 29.8% 的中药处方作用机制与表观遗传调控和 miRNA 有关。在 200 种中药复方中，99% 的中药复方与表观遗传调控和 miRNA 相关，而君药最为显著。另外，中药的有效成分作为外源性 miRNA 也受到重视，其通过消化道进入血液，这些调控信息也许能够作用于人体的基因调控过程，可能成为中药的新作用机制。五是所有复杂生物的基因组是病毒和转座子入侵的潜在目标，人类基因组 45% 是由远古进入人体病毒 DNA 的遗留部分所演变，基因组通过表观遗传相关的 RNA 沉默机制实现对入侵者特异性的免疫应答，而人体这个复杂系统与外界环境在基因水平交融中相互筛选、实现有序，与中医天人相应理论关系密切。

2. 表观遗传方法学 复杂性疾病是多基因遗传和环境等因素相互作用的结果，而表观遗传学机制则能很好地体现环境和基因的交互作用。但目前的相关研究尚存在数量和质量上的不足。首先，以中医药理论为指导与以分子生物学技术为支持是进行中医表观遗传学研究的基础。其次，作为证候生物标记物的研究，在考虑时间特异性和组织特异性的前提下，在获得大样本量标本的基础上，运用统计方法将样本分为训练组与测试组，通过单变量 Cox 回归方法，利用训练组数据分析血瘀证高风险与低风险相关基因，建立风险预测模型，再利用测试组进行验证模型的特异性和灵敏度。另外，作为机制研究，通过生物信息学方法构建调控网络，并设计细胞和动物层面的功能学验证必不可少，从而试图捕捉网络中调节的关键点即"网络靶标"，为进一步阐释"表型网络-生物分子网络-药物网络"的病证方关系和基因治疗提供依据。同时，中医药传统理论对于表观遗传学的研究也有重要的启示意义。中医理论经过数千年疗效的验证而积累了大量的客观"结果"，若借此"反推"表观遗传学规律与本质，也许更容易接近真实。而阴阳学说则提示表观遗传学研究中更应注意"失衡"的分子机制，而并非单一靶点的研究。挖掘中医药传统理论，为表观遗传学研究提供新思路，探索表观遗传调控的核心规律，这样可以使两个学科在更深层次上实现统一。

308 冠心病血瘀证客观化研究

冠心病中医学称之为胸痹，是冠状动脉狭窄、供血不足导致的心肌机能障碍和器质性病变，其病变关键在于冠状动脉的粥样硬化。在冠心病中医分型中，心血瘀阻证证候表现较为典型，且在临床中常与其他证候类型相兼出现，是最为重要的证候类型之一。冠心病血瘀证还包括了气虚血瘀证、阴虚血瘀证、气滞血瘀证、寒凝血瘀证、痰瘀互结证等，其本质都是血脉不畅，瘀血内生，临床表现以胸部刺痛、绞痛，固定不移，痛引肩背或臂内侧，胸闷、心悸不宁，面色、唇、舌紫黯，脉涩等为主。许多学者运用现代化的科技手段对冠心病血瘀证病理变化过程有了更为深入的、客观的认识，学者陈聪等对近年来冠心病血瘀证客观化的研究做了梳理归纳。

冠心病血瘀证与血液指标的相关性

1. 冠心病血瘀证与血脂变化 脂类，属中医学"痰浊"的范畴，但与瘀血密切相关，痰瘀互结也是冠心病常见的病理变化。谢琛等分析比较了 184 例冠心病血瘀证与 150 例非血瘀证患者单项血脂水平和血脂比值的差异，发现冠心病血瘀证组 HDL-C 显著低于冠心病非血瘀证组（$P<0.01$），TC、LDL-C 显著高于冠心病非血瘀证组（$P<0.05$），LDL-C/HDL-C 显著高于冠心病非血瘀证组（$P<0.05$），可见血脂谱 HDL-C、LDL-C 的变化可作为冠心病血瘀辨证的参考指标之一。邓奕辉等对 127 例冠心病患者血瘀证不同亚型与血脂的相关性进行分析，发现冠心病血瘀证中对 TC、TG、LDL-C 的升高和 HDL-C 的下降最为敏感的亚型是痰浊血瘀证，说明血瘀证合并痰浊证时血脂代谢紊乱将会更为突出。其其格等检测分析冠心病血瘀证与非血瘀证患者血脂、血尿酸水平，发现冠心病血瘀证者 TC、LDL-C、UA 水平显著高于非血瘀患者，说明脂代谢紊乱、血尿酸增高与冠心病血瘀证发生发展有一定关系。以上研究表明冠心病血瘀证形成与血脂代谢有密切联系，血脂变化可能为瘀血证、痰浊证的辨证提供客观依据。

2. 冠心病血瘀证与血液流变学的相关性 贺劲等对 368 例冠心病患者不同证型与血液流变学指标进行相关性分析，发现冠心病血瘀证全血高切、低切黏度，血浆黏度，全血高切、低切还原黏度，纤维蛋白原，红细胞聚集指数等血流变指标有不同程度的升高，而红细胞变形指数异常降低。曹雪明等检测 65 例冠心病患者的血液流变学指标，发现均表现有血液呈明显黏、凝、聚状态，与正常组有显著差异，心血瘀阻证组与痰阻心脉证组最为突出，说明瘀血与痰浊相互交结的病理变化在血液流变学方面得到明显反映。张志玲等对 68 例冠心病血瘀证、痰浊证患者进行了血液流变学指标测定，发现相比于正常组，冠心病血瘀证、痰浊证的血液流变性均发生了不同程度的病理改变，全血比黏度和血浆比黏度增高，红细胞电泳时间延长，血瘀证血液呈高度"浓、黏、聚"状态，相比于痰浊证组，血瘀证组全血比黏度及红细胞电泳时间延长更甚，红细胞压积升高，说明冠心病血瘀证可能在血液流变学上存在特异性变化。以上研究表明，血液流变学的变化可作为冠心病血瘀证的辨证分型的客观指标之一。

3. 冠心病血瘀证与凝血系统的相关性 贾秋蕾等观察了冠心病心绞痛血瘀证患者与非血瘀证患者外周血细胞的差异，发现血瘀证患者外周血血小板微粒（PMP）、白细胞微粒（LMP）、内皮细胞微粒（EMP）、红细胞微粒（RMP）、PMP-EMP 结合体、PMP-RMP 结合体表达水平高于非血瘀证患者，说明 PMP、LMP、EMP、RMP、PMP-EMP 结合体、PMP-RMP 结合体参与了冠心病 UA 血瘀证的形成。胡元会等通过检测冠心病不稳定型心绞痛患者外周血血小板微粒及其表面膜蛋白血小板膜糖蛋白

CD62P、血小板激活复合物1（PAC-1）、血小板膜糖蛋白Ibα、白细胞分化抗原40配体（CD40L）的表达，发现血瘀证组的表达水平明显高于非血瘀证组，说明冠心病UA患者血瘀证的形成可能与血小板微粒的黏附、聚集、促炎症反应作用有关。袁肇凯等分析了269例冠心病不同证型患者抗凝血酶Ⅲ、血小板α颗粒膜蛋白、纤溶酶原激活物抑制物、组织型纤溶酶原激活物等血凝纤溶系统指标，发现在血瘀证和痰浊证组中这些指标异常程度明显，有统计学差异，说明抗凝血指标的变化与冠心病临床辨证具有一定的相关性。凝血和纤溶的平衡对机体正常血液运行和组织修复有重要作用，凝血系统中各项指标的异常可以反映瘀血、痰浊的病理变化，冠心病血瘀证的客观化指标可能存在于外周血血小板微粒、抗凝血酶Ⅲ、血小板α颗粒膜蛋白、纤溶酶原激活物抑制物、组织型纤溶酶原激活物的变化。

冠心病血瘀证与血管因素的相关性

1. 冠心病血瘀证与血管形态学变化　王阶等分析500例冠心病患者冠脉病变支数及狭窄程度与血瘀证的关系，结果显示冠心病血瘀证患者与非血瘀证患者相比，平均冠脉病变支数较多，且为多支病变，重度狭窄，差异有统计学意义。戴金等观察了408例冠心病患者介入治疗前后冠状动脉病变情况，发现介入治疗后血瘀证组冠状动脉狭窄程度以及多支病变数目均高于非血瘀证组，冠脉狭窄复发的可能性也更高。徐浩等对335例冠心病介入治疗患者血瘀证及其兼证与术前冠脉造影所见病变类型及复杂程度进行相关性分析，并分析冠脉造影随访再狭窄患者的影响因素，结果显示血瘀证计分与术前冠脉造影所示冠脉病变最重狭窄程度和病变计分均明显相关（$P<0.01$），说明血瘀证与冠脉病变的支数、严重程度有关，血瘀程度轻重是再狭窄发生与否的重要影响因素。任毅等进一步分析冠心病患者不同证型与冠状动脉病变支数的关系，结果显示血瘀证和痰浊证以三支病变为主，具有统计学意义。陈阳等统计分析了251例行冠脉CTA检查的冠心病患者CTA表现与中医辨证分型的特点，发现冠心病血瘀证、痰浊证患者多为多支病变和重度狭窄，具有统计学意义，说明冠心病血瘀证与痰浊证均会造成冠脉的多支病变。痰浊、血瘀的相互影响可使冠状动脉病变由气及血，由功能障碍到形态改变，以上研究反映了冠心病血瘀证与血管形态病变的相关性。

2. 冠心病血瘀证与血管内皮功能的相关性　血管内皮细胞分泌的ET、NO对冠状动脉斑块的形成有重要作用，ET水平的升高和NO合成及释放减少是冠心病发病机制之一。黄召谊等检测分析了40例痰浊证CHD患者和43例血瘀证CHD患者及20例健康志愿者血液中ET、NO水平，发现与健康对照组相比，冠心病血瘀证及痰浊证患者血浆ET水平均显著升高，NO水平均显著降低。邢之华等研究发现冠心病各中医证型患者NO值均显著性降低，ET值则显著性升高；NO值：痰浊组＜血瘀组＜正常对照组；ET值：痰浊组＞血瘀组＞正常对照组。袁肇凯等检测分析冠心病血瘀证血管内皮细胞产生的一氧化氮（NO）、内皮素（ET）、血管紧张素Ⅱ（AgⅡ）、可溶性细胞间黏附分子（sICAM-1）和可溶性血管细胞黏附分子（sVCAM-1）等血管活性物质，结果发现CHD心血瘀阻证组ET、AgⅡ、sICAM-1和sVCAM-1的异常程度最高具有统计学差异，可以说明CHD血瘀证的形成与血管内皮细胞分泌的ET、AgⅡ、sICAM-1和sVCAM-1等血管活性物质密切相关。任毅等通过检测并比较冠心病不同中医证型患者的血浆BigET-1和NT-proBNP水平，发现冠心病血瘀证与非血瘀证相比，BigET-1差异有统计学意义，说明BigET-1可能与血瘀证相关。以上研究表明血管内皮细胞分泌的ET、NO以及AgⅡ、sICAM-1和sVCAM-1等物质的水平与冠心病血瘀证严重程度有一定关系，可作为中医辨证分型的参考指标。

冠心病血瘀证与心功能的相关性

陈伯钧等分析190例冠心病不同证型患者心电图或动态心电图、心脏彩色多普勒表现的相关性，发现心血瘀阻证和痰浊闭阻证患者多是3支冠脉血管病变，心功能指标最差，说明冠心病血瘀证可反映心功能强弱程度。邓冬等对411例冠心病不同证型患者心功能数据进行相关性分析，发现心功能Ⅰ级、Ⅱ级患者以心血瘀阻证、气虚血瘀证为主，心功能Ⅲ级以痰浊闭阻证和痰瘀互结证为主。林金忠等分析了96例冠心病实证者左心室结构和收缩功能变化的指标，发现与其他实证相比，心血瘀阻证的IVST、PWT明显增厚，SV明显降低，心功能减退程度更为严重。以上研究表明，冠心病不同证型与心功能强弱具有一定的相关性，心功能相关的IVST、PWT、SV等指标对临床诊断有一定指导意义，或可用于与中医辨证相结合以指导临床诊断。

冠心病血瘀证的代谢组学研究

孙安会等采用GC/TOF-MS代谢组学技术对急、慢性血瘀证大鼠模型心肌组织进行代谢物检测，发现与冠心病急、慢性血瘀证模型心肌能量代谢相关的、差异显著的通路有淀粉和蔗糖代谢、氨基糖和核苷酸糖代谢、柠檬酸循环、半乳糖代谢、不饱和脂肪酸代谢、氨基酸代谢、脂肪酸的生物合成等，提示糖代谢、脂肪酸代谢、柠檬酸循环、氨基酸代谢均参与大鼠冠心病急、慢性血瘀证的过程。史琦等利用核磁共振检测45例冠心病患者及15例正常人的血浆样本中内源性小分子及大分子代谢产物，结果发现冠心病血瘀证的特征性代谢产物包括缬氨酸和丙酮，说明血瘀证的病理过程有氨基酸代谢、脂质代谢的参与，缬氨酸和丙酮可作为冠心病血瘀证的客观识别标志物。魏星等运用GC-MS联用技术检测CHD患者血浆代谢产物，经过统计分析后发现CHD血瘀证组与CHD非血瘀证组相比，胆固醇含量升高而木糖醇含量降低，血浆GS-MS代谢图谱具有统计学差异，说明血浆GS-MS代谢图谱能有效地区分冠心病血瘀证患者，可能是CHD血瘀证辨证的潜在代谢标记物和客观指标。王勇等通过扩散编辑实验图谱分析小型猪冠心病慢性心肌缺血血瘀证模型的血清脂类代谢物谱群的变化，发现脂类代谢产物甘油（Glycerol）、低密度脂蛋白（LDL）和极低密度脂蛋白（VLDL）、胆碱以及糖代谢葡萄糖、乳酸浓度上升，高密度脂蛋白（HDL）等含量降低，说明血瘀证与糖、脂类代谢相关，冠心病血瘀证早期，糖代谢紊乱和脂类代谢障碍相互影响，并加重了血瘀证的进程。王娟等利用磁共振波谱代谢学方法分析冠心病不稳定心绞痛血瘀证患者和健康志愿者尿液代谢物的变化，发现冠心病不稳定心绞痛血瘀证患者尿液中脯氨酸、丙氨酸、异亮氨酸、葡萄糖、缬氨酸、组氨酸、马尿酸等物质的含量升高；柠檬酸、肌酸酐、牛磺酸等物质的含量下降，冠心病患者与健康人在代谢组学方面存在差异，说明冠心病不稳定性心绞痛血瘀证患者尿液的代谢组学以柠檬酸、脯氨酸、异亮氨酸、牛磺酸等代谢物的改变为特征。以上研究表明，血瘀证病理状态形成过程中，机体的代谢水平紊乱会反映在血液、尿液等体液中，可能涉及糖、脂肪酸、柠檬酸、氨基酸等物质代谢，缬氨酸和丙酮水平可作为判断冠心病血瘀证客观指标之一，血浆GS-MS代谢图谱可成为冠心病血瘀证辨证的客观指标。

冠心病血瘀证的基因组学研究

1. 冠心病血瘀证与ACE基因 血管紧张素转换酶（ACE）基因I/D多态性是影响血液ACE水平和ACEI类药物疗效的重要因素。有研究表明ACE基因I/D多态性是决定人体氧耐力素质的关键因素，有II基因型的人对耐力训练的敏感性较高，DD基因型还可能是冠心病、心肌病、高血压等多种心血管疾病发病的独立危险因素。宋曙霞等运用PCR技术检测119例冠心病血瘀证患者ACE基因，观察DD、DI、II基因型频率及等位基因频率，发现冠脉狭窄的支数与DD、DI基因型有关，冠心病血瘀证ACE基因DD、I/D型患者比II型患者血管狭窄支数多，说明冠心病血瘀证患者瘀血的严重程度与ACE基因DD、I/D型有关。黄献平等检测CHD心血瘀阻证组与其他对照组ACE基因型（DD、ID、II）和等位基因（D、I）及Ag活性，发现CHD心血瘀阻证组DD基因型和D等位基因的频率显著高于其他组，CHD心血瘀阻证组ACE基因DD型亦较ID基因型患者的Ag活性显著增高，提示CHD心血瘀阻证与ACE-DD基因型和D等位基因的频率增高导致Ag异常增多有关。以上从基因层面对ACE和冠状动脉血液瘀滞状态形成机理的相关性进行了较为深入的研究，可见 ACE 基因的表达中，基因 DD、I/D 型是冠心病血瘀证的客观指标，其中 DD 型基因是冠心病血瘀证的易感基因和独立危险因素，这为寻找冠心病血瘀证证候客观化指标提供了思路。

2. 冠心病血瘀证与 vWF 基因 血管性血友病因子（vWF）是由血管内皮细胞和巨核细胞合成的一种糖蛋白，可与胶原等结合发生构形改变，导致血小板黏附，从而促进血栓的形成。冠心病血瘀证形成的病理过程包括了血管内皮的病理变化过程，在内皮细胞受刺激或损伤以及处于应激状态时，vWF 基因调控血浆 vWF 水平升高，可作为冠心病血瘀证在基因分子层面的客观指标。杨军辉等通过比较分析冠心病血瘀证及其 4 种不同证候亚型患者内皮细胞损伤及 vWF 值，以探讨微观辨证规律，发现 vWF 水平依次为为痰浊血瘀证组、气滞血瘀证组、气虚血瘀证组、阴虚血瘀证组，各组间差异有统计学意义，这也说明血管内皮损伤是冠心病血瘀证的重要因素，且 vWF 值可作为冠心病血瘀证不同亚型微观辨证的可靠指标。张娅等利用 PCR-RFLP 基因分析方法对 371 例 PCI 术后冠心病血瘀证患者 vWF 水平进行分析，发现血浆 vWF≥118.10%，中医辨证为重度血瘀证的可能性较大，可见血浆 vWF 测定可作为其重要的微观辨证指标。谭光波等采用聚合酶链-限制性片段长度多态性（PCR-RFLP）方法对 150 例冠心病患者血瘀证组、非血瘀证组 vWFMspI、FgBβ 基因启动区－148C/T 进行基因多态性分析，结果发现冠心病血瘀证组与健康组相比 vWF 内含子 MspI 基因型与等位基因分布频率、FgBβ－148C/TT 基因型与等位基因分布频率差异有统计学意义，说明冠心病血瘀证发生与 vWF 基因 MspI 多态性中的 M－M－基因型与 M－等位基因和 Fg 基因－148 多态性的 TT 基因型密切相关。以上研究证实了冠心病血瘀证与 vWF 的相关性，M－M－基因与 M－等位基因调控了 vWF 对血管内皮细胞损伤的过程，vWF 的水平可以作为辨别冠心病血瘀证微观层面的可靠指标。

3. 冠心病血瘀证与白细胞介素基因 白细胞介素（IL）是由多种细胞产生并作用于多种细胞的一类细胞因子，其功能关系到免疫反应的表达和调节。白细胞介素基因的调节对冠心病血瘀证的形成起着重要作用。郑景辉等分析了冠心病血瘀证白细胞介素-8（IL-8）基因-251（A/T）位点单核苷酸多态性（SNP）分布情况，发现 IL-8-251A/T 多态性位点各基因型频率和等位基因频率相比于对照组有统计学意义，且在有家族史的 CHD 血瘀证组中 AT 型基因发病风险升高，这说明冠心病血瘀证的家族易感性与 IL-8-251A/TSNPAT 基因型有关。陈光等采用重亚硫酸盐处理检测比较不稳定性心绞痛血瘀证患者与对照组外周血 IL-6 基因启动子区甲基化状态，分析血瘀证与基因启动子区甲基化的相关性，发现 UA 血瘀证患者 IL-6 基因启动子甲基化水平有高于非血瘀证组的趋势，一定程度反映了 UA 血瘀证本质。王珊珊等通过检测分析 150 例心绞痛患者血瘀证 6 种不同证候亚型与 IL-6 水平的相关性，发现痰浊血瘀证组明显高于其他各组，说明冠心病血瘀证的证候分型可以 IL-6 水平作为客观依据。关于白细胞介素基因的调控作用对冠心病血瘀证的影响研究尚不充分，目前认为 IL-6 基因、IL-8 基因与血瘀证的病理状态有密切关系，IL-6、IL-8 水平可作为判断冠心病血瘀证客观指标。

证候客观化是中医现代化研究的重要内容，寻找客观化标准仍然是中医证候诊断的研究方向。冠心病血瘀证证候较为典型，且易于分类，近年来，在病证结合基础上探讨冠心病血瘀证客观检查指标相关性的研究，取得了越来越多的成果。利用代谢组学、基因组学对中医证候类型进行研究，将"群体性""关联性"指标信息进行整体分析，体现了中医整体性的特点，更有利于探讨中医证候本质。冠心病血瘀证的客观化研究充分利用了现代化的研究手段，且以代谢组学、基因组学为重点研究方向，在血液指标相关性研究、血管因素相关性研究、心功能相关研究、代谢组学研究、基因组学研究方面取得了一定成果，得到许多与冠心病血瘀证病理状态形成具有密切相关的客观化指标，如血脂、血液流变性指标的变化、外周血血小板微粒的变化、心功能指标的变化、缬氨酸和丙酮水平、ACE 基因的 DD、I/D 型、vWF 基因 M－M－基因与 M－等位基因、IL-6 基因、IL-8 基因等。这些指标与冠心病血瘀证的形成有着密切联系，随着科学的发展和研究技术、研究方法的革新，这些客观指标必将更加完善，将更有利于冠心病血瘀证辨证的客观化、规范化，从而有效地指导临床。

309 冠心病血瘀证实质与系统生物学

冠心病血瘀证实质的研究一直是证候实质研究最为活跃的领域之一,其目的是阐明血瘀证发生的机制,寻找能够反映血瘀证的生物标志物,对血瘀证进行定量诊断,实现辨证论治的客观化和规范化。并以血瘀证的生物标志物为突破点,为冠心病的治疗提供新的靶点。目前的研究主要集中在冠心病血瘀证与炎症、微循环、血小板功能、血管内皮细胞功能、血流动力学等相关性方面。冠心病血瘀证作为一种复杂的病理生理变化,多项实验室检测指标发生改变。但这些指标的特异性差,单一指标的变化不足以判断血瘀证的发生,而指标正常又不能排除该证。学者虞桂等对冠心病血瘀证实质的系统生物学研究做了梳理与思考

系统生物学及其研究思路

由于系统生物学强调的整体与中医学的整体观有相似之处,系统生物学的出现给证候实质研究带来了新的希望。系统生物学的研究方法引入冠心病血瘀证实质研究后,研究者采用基因组学、蛋白质组学和代谢组学等高通量技术探索在血瘀证状态下基因、蛋白质的特异时空表达。这些研究解决了以往研究单一指标、单一组织、单一系统的研究方法,但其所采取的研究思路仍是还原分析方法,与系统生物学的核心研究思路相差甚远。系统生物学的研究思路本质上是多信息融合和体系模型构建,在实验结果的基础上寻找多个系统、多个层次之间的关联,把所有信息整合在一起,以揭示系统的行为方式。

由于科学水平的限制,在每一个阶段都只能在当时的科学水平上对证候实质进行探索诠释。冠心病血瘀证已经取得的研究成果是前贤辛勤探索的结果,为后续的研究奠定了坚实的基础。系统生物学近年来取得了突飞猛进的发展,尤其是网络生物学和 microRNA 组学的出现更引人瞩目。网络生物学将复杂网络的研究方法引入生物学,把生物系统的相互作用抽象表达为网络,通过分析生物网络的拓扑结构,找出具有特定生物功能的关键节点和模块,从而获得对生物系统更多新的认识。microRNA 是一类非编码小 RNA 分子,它的表达异常引起相应调控网络的紊乱,是疾病发生的重要原因。网络生物学和 microRNA 组学已成为现今生物医学研究的重要方法,将其引入冠心病血瘀证实质研究中,为克服目前研究中的问题带来了希望。

网络生物学和 microRNA 组学

复杂网络的理论研究进展使人们对复杂网络的认识上升到一个新的高度,研究发现,不同的复杂网络具有一些共同的属性,如小世界效应、无标度效应、鲁棒性、模块性和网络模体等。Barabasi 等首先将复杂网络的理论应用在生物学研究中,提出了网络生物学。将生物系统抽象为一个复杂网络,通过分析网络的拓扑结构来研究生物系统的运行方式。借鉴系统生物学的研究方法,网络生物学的研究分为 4 个步骤:①对该生物网络的所有组分进行了解和确定,通过文献挖掘、实验研究或者计算预测等方法提取相应的关系,建立一个初步的网络模型。②系统地改变网络的内部组成成分或外部影响条件来扰动这个网络,运用初始网络模型预测干扰后网络的变化,然后观察生物网络的结构和功能实际发生的变化。③把通过实验得到的数据和根据初始网络模型预测的结果进行比较,并对初始模型进行修订。④根据修正后的网络模型进行预测,实施新的改变网络状态的实验。重复②和③,不断通过实验数据对模型进行

修正，直到网络模型预测的数据和实验数据相符。一个合理的网络模型，可以解释生物系统的正常活动，对在扰动情况下生物系统可能出现的现象作出准确的预测。

microRNA 是一类长 19～24tnt 的内源性非编码 RNA，主要通过结合于靶基因的 3′非翻译区导致其靶 mRNA 的降解或阻碍其靶 mRNA 的翻译。microRNA 具有高度保守性、表达时序性及器官组织特异性，通过精确地调控靶基因表达进而参与细胞的发育、分化、增殖、凋亡以及应激反应等生物学过程。microRNA 的表达上调导致相应靶蛋白的表达下调，相反的 microRNA 的表达下调导致相应靶蛋白的表达上调。因此，在生理状态下 microRNA 的表达量必须精确维持，其表达量的增加或减少均能引发严重的病理后果。冠心病患者的 microRNA 和健康人相比有明显的差异，Fichtlscherer 等研究发现，在冠心病患者的血液中，在内皮细胞中表达的 microRNA-126，microRNA-17～92a 显著下降；血管平滑肌细胞富含的 microRNA-14 和炎症细胞相关的 miR-155 也明显下降；而心脏富含的 miR-208a 和 miR-133a 却显著增加。这表明 miR-NA 极有可能成为冠心病新的生物标记物。如何使异常表达的 microRNA 恢复正常，则可能成为冠心病新的治疗靶点，如在小鼠高脂血症模型中给予静脉或皮下注射 microRNA-122 反义寡核苷酸以沉默 microRNA-122，3 周后小鼠血浆胆固醇水平降低 35%，低密度脂蛋白、高密度脂蛋白、载脂蛋白 B100 水平同时也降低。

冠心病血瘀证实质的系统生物学研究

冠心病血瘀证实质研究始于 20 世纪，近年来，随着组学技术的广泛应用，取得了一定的成果。基因组学方面，马晓娟等应用寡核苷酸基因芯片 AffymetrixU133plu2.0 检测冠心病血瘀证组、非冠心病血瘀证组和健康对照组的基因表达谱，通过差异基因筛选，发现与血瘀证相关的基因中上调基因 26 个，下调基因 22 个。通过基因本体分析，发现和免疫相关的基因有 5 个，占 10.4%；通过通路分析，发现有意义的 10 条通路中有 5 条涉及炎症和免疫反应。蛋白质组学方面，李雪峰等用荧光差异显示二维凝胶电泳技术对冠心病血瘀证患者进行了血小板差异功能蛋白筛选，用基质辅助激光解析/电离-飞行时间质谱技术（MALDI-TOF-TOF）对目标蛋白进行了鉴定。结果筛选出 13 个差异蛋白点，质谱成功鉴定 7 个。对目标功能蛋白在冠心病血瘀证发生发展中的作用进行了分析，发现 CD41 和 Actinγ 是冠心病血瘀证的标志蛋白。代谢组学方面，王勇等通过检测 Ameriod 环所致小型猪冠心病血瘀证模型的血清脂类代谢物谱群的变化，发现脂类代谢产物甘油三酯、低密度脂蛋白和极低密度脂蛋白、胆碱以及糖代谢葡萄糖、乳酸浓度上升，高密度脂蛋白等含量降低，表明在血瘀证早期葡萄糖代谢紊乱和脂类代谢障碍相互影响，最终加重并恶化了冠心病血瘀证的进程。

目前冠心病血瘀证实质的系统生物学研究中存在的问题主要有以下 3 个方面：①人类的基因、蛋白质和代谢物数量众多，导致不同研究者的结论相差甚大，缺乏可重复性。寻找和冠心病血瘀证相关的枢纽调节者，是揭示冠心病血瘀证实质的关键。②目前，对冠心病中医证候的研究多停留在证候与几个基因、蛋白质或代谢产物的相关性层面上，并未借助生物信息学技术，应用相关基因、蛋白质或代谢产物构建与证候相关的调控网络。由于冠心病血瘀证是一个复杂的病理生理过程，各种致病因子所造成的组织器官的缺血、缺氧、血循环障碍以及血液流变性和黏滞性异常而导致各组织器官水肿、炎症渗出、血栓形成、组织变性、结缔组织增生等一系列的病理变化，都可以概括在其中。冠心病血瘀证不仅涉及多个基因、蛋白质或代谢产物，更与它们之间的相互作用密切相关。只有构建相关的网络，并进行进一步的实验验证，才有可能阐明血瘀证的发生机制。③证候是对某一时空范围内人体病理生理反应状态的概括。证候具有"内实外虚、动态时空和多维界面"的特征，其中动态时空特征是导致证候复杂性的根本原因之一。目前对于冠心病血瘀证实质的系统生物学研究都采用横断面的研究方法，缺乏随时间的动态变化，不能反映证候的动态演变规律。在以后的研究中引入时间作为变量，对不同时间点的证候进行比较，才可能真实客观地反映冠心病血瘀证的发生变化。

网络生物学、microRNA 组学与冠心病血瘀证实质

复杂网络为刻画生物系统提供了一种简明有力的方式，使得研究生物系统成分之间的相互作用成为可能。通过基因转录调控网络、蛋白质相互作用网络、代谢网络和信号传导网络揭示不同时空下生命系统的动力学特征。冠心病血瘀证可以看作危险因素持续干扰心血管网络，造成网络中某些关键的位点和通路发生异常紊乱，最终导致网络损伤后出现的表型。在冠心病血瘀证实质研究中引入网络生物学，根据以往的组学研究结果，构建相应的网络。通过分析网络的拓扑结构，在网络中寻找和冠心病血瘀证相关的关键的结点、通路和模块，作为生物标志物。将这些生物标志物和细胞的反应、表型的变化、生化检测及临床表现结合在一起，形成冠心病血瘀证的生物标志物网络，并通过实验进一步验证。通过对患者的冠心病血瘀证的生物标志物网络的评价，选择更具针对性的治疗方法，实现个体化治疗。

microRNA 是一种重要的转录后调控的因子，在心血管网络中起着关键的调控作用。microRNA 及其调控网络的紊乱导致靶基因产生异常的蛋白质，最终在宏观的层次上可能表现为血瘀证的症状和体征。将其引入血瘀证实质的研究中，为揭示血瘀证的发生机制提供了新的方向。人类只有 1048 条 microRNA，但调控人类基因组中三分之一以上的基因。由于其数量较少，且处于基因网络调控的枢纽地位，变动的范围较小，有利于进一步深入研究。此外，microRNA 只在特定的时间和空间表达，时空条件不同，其表达模式也不同。这与证候的动态时空特征极其相似。通过研究不同时空条件下与冠心病血瘀证相关的 microRNA，运用生物信息学软件可以预测其靶基因，构建出与冠心病血瘀证相关的 microRNA 调控网络，诠释其发生变化的规律。和以往的基因组学、蛋白质组学和代谢组学相比，microRNA 组学和冠心病血瘀证实质研究相关性和特异性可能更高。

冠心病血瘀证实质研究已有 60 多年，取得了很多规范化、标准化成果，在中医现代化研究中具有重要影响。目前冠心病在我国的患病率和死亡率仍然位居前列，而血瘀证是冠心病的主要证候。在后基因组时代，结合前贤辛勤研究的成果和系统生物学的最新进展，进一步深入探索冠心病血瘀证实质具有重要意义。新近出现的网络生物学和 microRNA 组学为解决冠心病血瘀证实质研究的复杂性提供了新的思路和方法，但相关研究的开展仍需要多学科的交叉合作。

310 血管内皮细胞损伤与冠心病血瘀证病理

冠状动脉粥样硬化性心脏病（简称冠心病）是冠状动脉血管发生动脉粥样硬化病变引起血管腔狭窄或阻塞，造成心肌缺血、缺氧或坏死而导致的心脏病。动脉粥样硬化是冠心病的形成基础，血管内皮细胞损伤是该疾病发生发展的关键环节，而"血瘀"是冠心病常见的病理改变，影响疾病的发展和转归。现代医学认为血管内皮细胞既是血管内壁的屏障，又是高度活跃的代谢库，对维持正常的血液循环具有重要生理意义。近年来，众多学者发现血管内皮细胞损伤与冠心病血瘀证的形成、发展相关。血瘀证发生时，血管内皮细胞出现通透性、内分泌、抗氧化等方面的功能障碍并表现出对凝血和纤溶系统的影响，而活血化瘀类药物能多渠道、多方面地显著改善血管内皮细胞的功能。冠心病血瘀证的病理生理基础与血管内皮细胞损伤联系密切。

学者马欣等从血管内皮细胞功能与血瘀的关系、血管内皮细胞损伤与冠心病的相关性、冠心病血瘀证与血管内皮细胞相关性研究以及活血化瘀药物对血管内皮细胞损伤的影响四个方面进行了探讨。从现代医学角度剖析中医理论，将冠心病血瘀证的病理研究转向了微观的客观化层面，揭示了冠心病血瘀证的本质，为进一步探求有效的治疗方法提供了客观依据。

血管内皮细胞功能与血瘀

中医学之"脉"与现代医学之"血管内皮"相关。《灵枢·决气》云："壅遏营气，令无所避，是谓脉。"《明医杂著》云："脉者，血之隧道也，血随气行，周流无停。"认为脉为气血运行的通道。脉不通则血不流，脉受损或功能障碍会造成血行不畅、瘀阻脉中或血溢脉外，正如《灵枢·阴阳二十五人》云："其结络者，脉结血不行，决之乃行。"脉的结构完整、流通无滞和功能正常是保持血液正常运行的重要条件，而瘀血阻塞脉络，气血运行受阻，脉的功能障碍将会导致"血瘀"的发生。一般而论，凡离开经脉之血不能及时消散和瘀滞于某一处，或血流不畅，运行受阻，郁积于经脉或器官之内呈凝滞状态，即为血瘀。血行于脉，本当流通无滞，若因各种致病因素的影响，导致血液积结不行，或血液溢出脉管之外，未能排出体外，此为血结不行，是为瘀；血当畅行，但在各种致病因素的作用下，血液无法畅行脉络，即血流受阻、血行迟滞，此为血行不畅，亦为瘀；离经之血即为瘀，血已离经，于机体无益反有害。现如今研究认为，"瘀"非专指血瘀而言，凡有形之邪，阻塞络脉所致的证候，统可称为瘀证（《气血论》）。中医认为冠心病病位在脉，脉络中营卫气血间的承制调平功能失常，气血津液代谢紊乱，病理变化不外虚、实两端，病机关键为"痰瘀互结，阻滞经络，气血不通"，其中，瘀血阻络尤为关键，是本病的核心病机之一，不仅是冠心病的始动因素，而且贯穿于疾病整个发展和演变过程。血液黏稠度增高和血小板凝集是瘀血形成的两个主要表现形式，一方面血液黏稠度增高可以损伤血管内皮细胞，进而激活血小板，促进血小板凝集；另一方面，血小板释放的纤维蛋白原能诱导血液中红细胞聚集，降低血液的流动性，升高血液黏稠度，二者相互促进，不断加剧冠心病病变。

抗凝和促凝失衡会导致血瘀证的发生。血管内皮细胞是一类十分活跃的代谢及内分泌细胞，具有维持血管张力、调节血压以及维持凝血与抗凝平衡等功能，保持血管通畅和血液的正常流动。血管内皮的完整性是抗凝的基础，内膜完整可以抑制促凝物质的释放和血小板激活。血管内皮细胞能够合成和分泌众多抗凝抗栓物质，其中包括抗凝因子如凝血调节蛋白（TM）、组织因子途径抑制物（TFPI）和肝素样物质，促纤溶因子如组织纤维溶酶原激活物（t-PA），血管舒张因子和抑制血小板凝集因子如前列环素（PGI2）、一氧化氮（NO）、内皮衍生的超极化因子（EDHF）等。这些因子共同作用，扩张血管，降低血小板活性，保证血管功能良好，使血流维持稳定通畅状态。与此同时，血管内皮细胞分泌许多促凝物质，如血管性血友病因子（vWF），血小板活化因子（PAF），组织因子（TF），凝血因子 V、IX、X、XII，纤溶酶原活化剂抑制物（PAI），血小板反应蛋白（TSP）等，促使血管在损伤时通过凝血和血栓的形成来修复血管壁以保证其完整性，但是这些促凝物质发挥作用更为直接、迅速，血管内皮受到刺激损伤时促凝因子迅速释放，加速血栓形成。而血管内皮细胞具有维持抗凝与促凝平衡的作用，在机体正常情况下，内皮细胞发挥抗凝作用，阻止血小板的聚集和黏附，防止血液处于高凝状态和血栓形成，同时其分泌的促凝物质发挥止的作用防止血溢脉外，共同维持体内血液正常运行。

血管内皮细胞维持抗凝促凝平衡的作用主要表现在以下几个方面：①内皮素（ET）/NO 被列为血瘀证诊断参考指标之一，而血管内皮细胞是分泌 ET 和 NO 的主要场所。NO 扩散进入并松弛平滑肌细胞，扩张血管，同时从细胞膜渗透出扩散进入血液，作用于血小板细胞并降低血小板活性，抑制其凝集和对血管内皮的黏附，以防止血栓形成。而 ET 是迄今所知最强的缩血管物质，目前大量研究发现冠心病、急性心肌梗死、心肌 I/R 损伤、经皮腔内成形术的机体 ET 合成和释放明显增加。研究表明，血瘀证患者 NO 水平显著降低，ET 水平明显升高。一旦血管内皮细胞受损，ET/NO 的平衡被打破，使收缩因子占优势，血管压力增加，管腔变窄，加速组织缺血缺氧，导致病情加重。②PGI_2 和血栓素 A_2（TXA_2）是内皮细胞分泌的主要血管活性因子。PGI_2 具有强烈的扩张血管作用，抑制血小板聚集，而 TXA_2 是一种促血管收缩和小板聚集的生物活性物质，因两者不稳定，会转化为稳定的 6-酮-前列腺素 $F1\alpha$（$PGF1\alpha$）和血栓素 B_2（TXB_2），研究表明，血瘀证患者血清中 TXB_2 含量增高，$PGF1\alpha$ 含量降低。血管内皮细胞损伤时，血浆或组织中 TXA_2 和 PGI_2 的平衡失调是造成血小板聚集、血栓形成的主要原因之一。③纤溶系统是一种保持血管通畅、避免血栓形成的重要防御系统，在此系统中，产生于血管内皮细胞的 t-PA 及纤溶酶原激活物抑制剂-1（PAI-1）发挥重要作用。t-PA 可激活纤溶酶，使纤溶活性亢进，而 PAI-1 则可使纤溶活性降低。研究显示，冠心病患者 PAI-1 明显升高，PAI-1 升高的患者易发生冠状动脉再狭窄。t-PA 和 PAI-1 的稳定平衡也是防止血栓生成及血瘀证发生的条件之一。

总之，血管内皮细胞作为一类功能复杂的细胞，调节血小板功能，激活血浆促凝因子，清除活化的凝血因子并参与纤溶过程，通过其产生的血管活性物质调节血管张力，降低血液凝固性，维持正常的血液流变性。一旦血管内皮细胞受损，必然影响甚至破坏内皮细胞正常的生物学功能，一方面会导致血管壁损伤，增加其通透性破坏屏障功能；另一方面则出现抗凝物质减少及促凝物质增多，加速血小板活化，诱导血栓形成和血瘀证的发生。

血管内皮细胞损伤与冠心病的相关性

冠心病的病理基础是脂质在受损的内皮下聚集形成动脉粥样硬化斑块，随着"损伤反应"学说的提出，对冠心病发病机制的认识逐渐深入，现已广泛认可冠心病形成是由于各种损伤因素作用于血管内皮细胞，导致血管内皮细胞功能障碍，并进一步表达和释放各种活性物质及黏附分子共同参与的慢性炎症过程，可见血管内皮细胞损伤是冠心病发生发展的关键始动环节。

1. 内膜屏障功能障碍 当血管内皮细胞受损时，内皮完整性的破坏会促进脂质的迁移和沉积，启动或加重斑块的形成。内皮细胞屏障功能障碍时，随着血管内膜通透性增强，血液中所携带的脂质将渗透进入并沉积于血管壁，单核细胞、吞噬细胞、血小板进入血管内与损伤的内皮细胞黏附，导致血管内皮细胞抗氧化、抗炎和抗栓能力下降，促炎细胞因子水平上调以及增强黏附分子如血管细胞黏附分子-1（VCAM-1）和细胞间黏附分子-1（ICAM-1）表达，促使白细胞黏附于血管内皮细胞并穿过血管内皮迁移至内膜。到达内膜后，单核细胞转化为巨噬细胞并表达促进脂质摄取的受体，脂质的摄取和积累使巨噬细胞转化为泡沫细胞，再加上脂质沉积于血管壁，从而引发动脉粥样硬化病变并进一步增强炎性细胞因子表达，如释放白细胞介素 1（IL-1），介导平滑肌细胞（SMC）向内膜迁移。经过这些过程，早期动脉粥样硬化病变形成。

2. 炎症反应 炎性反应是动脉粥样硬化发生的重要机制。血管内皮细胞受损时内皮衍生舒张因子（EDRT）分泌减少，内膜黏附功能受到影响，使细胞表面黏附分子表达异常，介导白细胞、单核细胞、淋巴细胞等多种细胞参与炎症反应。同时动脉粥样硬化斑块中的巨噬细胞、血液中的单核细胞和中性粒细胞可合成肿瘤坏死因子-α（TNF-α），当血管内皮细胞受损时 TNF-α 迅速诱导内皮细胞黏附因子表达，激活血管内皮细胞并加速聚集炎症细胞和释放炎症因子，从而加重动脉粥样硬化的进展，形成恶性循环，增加心血管事件的发生率。炎症介导的内皮细胞衰老、损伤、功能障碍及氧化应激参与冠心病的形成。氧自由基和活性氧簇可引起内皮细胞脂质过氧化、蛋白质和酶羰基化，从而损伤内皮细胞，改变内皮细胞的通透性和白细胞的黏附能力，机体内活性氧簇产生过多亦会导致机体生物结构出现氧化损伤，因此活性氧簇的生成易引起动脉粥样硬化的形成。

3. 内皮细胞分泌的血管收缩因子和扩张因子功能 失衡 ET 具有强大的缩血管功能，会引起心肌缺血、血管内压增高、代谢紊乱和细胞增殖，诱导与血管损伤有关疾病的发生。NO 是内皮细胞产生的最重要的血管舒张因子，可扩散到血管壁平滑肌细胞中激活鸟氨酸环化酶，介导环磷鸟嘌呤核苷调控的血管舒张。此外，NO 还具有抑制血小板集聚、抑制单核细胞对内皮细胞的黏附、抑制平滑肌细胞增殖等作用。研究表明，冠心病患者的 NO 与 ET 相互拮抗，血管内皮细胞损伤的同时，NO 水平降低而 ET 水平增高，这将加重冠状动脉收缩，增高血管内压力，从而加重心肌缺血缺氧，导致冠心病心绞痛症状加重。研究表明，不同类型的冠心病患者均存在内皮依赖性血管舒张功能障碍，且这种功能障碍呈渐进性发展的趋势。

4. 促凝促栓物质过度分泌 血管内皮细胞受损，能够引起血管凝血因子的紊乱。当血管内皮细胞受损发生凋亡时，血管内皮细胞抗凝物质的表达降低，增加血液凝固性。vWF 是冠心病的一个重要标志物，内皮细胞受到刺激或损伤时，vWF、血栓素等促凝因子分泌增加，可通过介导血小板聚集和黏附在损伤的内皮细胞上的方式促进血栓形成。血小板衍生生长因子（PDGF）是贮存于血小板 α 颗粒中的一种碱性蛋白质，当血液凝固时被崩解的血小板释放并激活，当内皮细胞受到损伤时 PDGF 被合成并释放。研究发现，当血小板黏附于内皮下胶原组织时释放 PDGF，能够促使 SMC 迁移至内膜并增殖，同时刺激成纤维细胞和胶质细胞分裂增生，从而刺激微粒体产生弹性硬蛋白、胶原和黏多糖体，介导动脉粥样硬化斑块形成，诱导冠心病的发生。

冠心病血瘀证与血管内皮细胞相关性研究

冠心病在中医学中归属于"胸痹心痛病"范畴。《素问》中认为"涩则心痛""心病者，脉不通"，王清任在《医林改错》中提出胸痛服用血府逐瘀汤"痛立止"，可见血脉瘀阻为其病机关键。近年来，血瘀证在冠心病的诸多辨证中越来越受到重视，对血瘀证的研究逐渐与血管内皮细胞功能相结合。在临床和实验研究中，分析各种血管活性物质在冠心病血瘀证患者及模型中的变化及相关性，对从微观角度探讨该病证的病理基础有重要作用。

研究发现，血管内皮细胞分泌的 ET、血管紧张素Ⅱ（AngⅡ）、可溶性细胞间黏附分子-1（sICAM-1）和可溶性血管细胞黏附分子-1（sVCAM-1）等血管活性物质与冠心病血瘀证的形成密切相关，是冠心病"血瘀"的重要病理标志物，提示血管内皮细胞损伤可能是冠心病血瘀证病理的重要表现。临床研究表明，冠心病血瘀证组的患者血浆中 ET、AngⅡ、sICAM-1 和 sVCAM-1 水平明显高于冠心病非血瘀证组及非冠心病血瘀证组，而 NO 水平明显低于其余两组，说明冠心病血瘀证患者具有显著的血管内皮细胞损伤表现。凝血和纤溶失衡是血管内皮细胞损伤的表现之一，张菀桐等认为凝血功能与冠心病血瘀证关系密切，冠心病血瘀证患者因血管内皮损伤，出现凝血因子水平增加而纤维蛋白溶解降低，导致血液处于高凝状态，加速血栓形成。TNF-α、IL-6 存在于动脉粥样硬化的损伤部位，是反映血管内皮细胞损伤的重要炎症指标，导致炎症的发展、促血栓形成和斑块的不稳定。研究表明，冠心病血瘀证组白细胞计数和血中 C 反应蛋白（CRP）、IL-6、TNF-α 水平较其他非血瘀证组显著升高，可作为冠心病血瘀证的辨证标准之一，而血管内皮损伤时上述指标明显上调，认为血管内皮细胞损伤与冠心病血瘀证的发生有密切关联。通过测抗凝和纤溶指标的变化发现，血瘀证组原代培养液中的 t-PA 活性较正常组明显降低，而 PAI 活性显著升高，认为血管内皮损伤出现的抗凝与纤溶功能障碍是血瘀证形成的关键环节。对冠心病血瘀证的研究发现，血清标记物 NO、ET、vWF 是辨证血瘀证与非血瘀证的可靠指标，推断血管内皮损伤是冠心病血瘀证的重要病理因素。

以上通过结合临床及实验研究检测反映血管内皮细胞功能的指标，了解反映体内抗凝、促栓和诱导斑块形成以及评价血管运动功能的血管活性物质之间平衡的调控机制，阐明冠心病血瘀证血管内皮细胞损伤的机理，深入研究冠心病血瘀证的病理基础。

活血化瘀方药对血管内皮细胞损伤的影响

活血化瘀法可有效指导冠心病的防治。中医药具有整体调节、辨证施治的特点，在治疗冠心病方面具有独特的优势，诸多经典复方或单味药的有效成分均具有良好的保护血管内皮细胞的功效，可有效减轻冠心病的发展。加味桃红四物汤促进动脉粥样硬化大鼠血管内皮细胞的迁移，并促进保护性因子的表达，减轻血管内皮细胞的损伤。研究发现，冠心丹参滴丸治疗冠心病血瘀证，能够降低血清超敏 C-反应蛋白（hs-CRP）、IL-6、TNF-α、ET-1、sVCAM-1 的水平，起到保护血管内皮细胞的作用，进而改善冠心病血瘀证患者心绞痛及血瘀证症状。sICAM-1 和 sVCAM-1 主要存在于内皮细胞表面，介导白细胞与内皮细胞的黏附，产生炎症反应，加速动脉粥样硬化的进展，引起动脉粥样硬化斑块从稳定向不稳定状态转变。冠心丹参滴丸可有效地降低冠心病稳定型心绞痛血瘀证患者血瘀证计分及血清 sICAM-1、sVCAM-1 水平，可见活血化瘀类药物能有效改善血管内皮细胞的损伤，减缓动脉粥样硬化的进展。槲皮素可以引起人脐静脉内皮细胞（HUVECs）内 Ca^{2+} 浓度的增加，内皮型一氧化氮合酶（eNOS）活性增加，降低细胞中 sVCAM-1 和 E-选择素分子的表达，给予 $AopE^{-/-}$ 小鼠槲皮素干预后较未干预的小鼠显著减少 40% 的动脉粥样硬化。氧化酶丙二醛（MDA）是膜脂过氧化最重要的产物之一，它的产生易加剧血管内皮的损伤，而壮通饮通过升高血管舒张因子 NO，降低 MDA 和血管收缩因子 ET-1，减轻冠心病心肌缺血血瘀证大鼠心肌缺血病变程度。有研究发现血府逐瘀汤能增加超氧化物歧化酶（SOD）水平，增强抗氧化能力，降低 TXB_2、血小板选择蛋白水平，抑制血小板活化，并可以增强内皮细胞活性和改善细胞结构损伤，恢复血管内皮细胞功能，能有效改善冠心病血瘀证患者的症状。水蛭酶解提取物可以通过抑制血管内皮细胞所分泌的黏附分子和趋化因子，阻断核因子-κB（NF-κB）核转位，而减少单核细胞向血管壁的黏附过程，从而发挥抗动脉粥样硬化的作用。活血化瘀方药可有效地指导防治冠心病，在此基础上，进一步明确活血化瘀方药拮抗血管内皮细胞损伤、抗动脉粥样硬化、抑制冠心病进展的物质基础及作用机制具有积极意义。通过观察血管内皮细胞在病理状态下形态结构、功能的变化，发现给予活血化瘀药物治疗冠心病血瘀证，能够调节血管内皮细胞的内环境稳态及改善其生理功能，并明显改善冠心病血瘀证患者的病情。间接阐明血管内皮损伤是冠心病血瘀证的重要病理改变。

综上所述，血管内皮细胞损伤是引起冠心病血瘀证发生的关键因素，是冠心病血瘀证的重要病理基础。血管内皮细胞分泌产生的血管活性物质相互协调、相互拮抗，发挥抗栓、纤溶、凝血、止血的功能来维持正常的血液循环。实验证明，这些血管活性物质在局部及全身皆起作用，倘若血管内皮细胞受损，内皮细胞屏障功能被破坏，调控机体凝血-纤溶系统及血管舒缩功能的活性物质的水平发生变化，无法维持正常的血流，使抗氧化、抗炎和抗血栓能力下降，促进血栓及动脉粥样硬化的形成，引起心肌缺血缺氧，易于冠心病血瘀证的发生。因此，通过干预血管内皮损伤是预防或治疗冠心病血瘀证的有效方法，可以使疾病的预后向好的方向发展。深入探讨血管内皮细胞形态结构改变及功能障碍与冠心病血瘀证的关系，以及运用活血化瘀的方法对血管内皮细胞损伤的保护作用，对冠心病血瘀证实质的了解、预防治疗及预后有重要意义，也有利于阐释中医药治疗冠心病的科学本质。

311 冠心病血瘀证亚型的方药论治

目前，冠心病已成为严重威胁人类生命健康的常见病、多发病。中医将冠心病归属于"胸痹"范围，是指以胸部闷痛，甚则胸痛彻背，喘息不得卧为主症的一种疾病。现阶段造成冠心病的病因繁多，其中与血瘀证相关的病因研究较多，且多方面临床研究和实验结果均表明，血瘀证贯穿冠心病的全过程。在中医经典中也有大量相关文献记载了冠心病与血瘀证的紧密联系，如《素问·脉要精微论》云："脉者……血之府也……涩则心痛。"此条强调胸痹病位在心，病机关键在于血脉瘀阻。再如《素问·痹论》中"心痹者，脉不通"，指出血液瘀滞、脉道不通为胸痹的主要病机。亦有现代研究表明，在冠心病不同发展阶段血瘀证贯穿始终，可见血瘀证是冠心病发生发展的主要病因。不同病因的冠心病血瘀证亚型在临床选方用药方面存在差异，同一亚型的冠心病血瘀证治疗选方上也略有不同，学者张书萌等对冠心病亚型的同病异治进行了归纳，并提出了方药运用原则与规律，为临床冠心病血瘀证各亚型的选方用药提供参考。

气滞血瘀证冠心病及方药论治

在冠心病血瘀证的诸多亚型中，当属气滞血瘀证型最为常见，该证型主要临床表现为心胸疼痛有定处，伴胸闷、胸胁胀痛，舌质紫暗有瘀斑，脉弦涩。而在此证型选方用药中，又属血府逐瘀汤最为常用。此方为清代王清任《医林改错》中的活血化瘀名方，全方由桃仁、红花、当归、生地黄、川芎、赤芍、牛膝、桔梗、柴胡、枳壳、甘草组成。主治胸中瘀血瘀滞致气机升降失调，同时又可见肝郁气滞之血证。临床上血府逐瘀汤多用于治疗心悸、失眠、午后潮热、呃逆干呕、烦急、舌有瘀点、脉弦涩等症状，以及胸痛、头痛，痛如针刺，固定不移等。

通过对比冠心病气滞血瘀证临床症状与血府逐瘀汤主治症状，两者症状如出一辙，同时结合临床用药后亦可得出血府逐瘀汤是治疗气滞血瘀型冠心病的最常用方。血府逐瘀汤能通调气血、行血分瘀滞的同时解气分郁结；又养活同施，活血而不耗血，行气又不伤阴；还兼顾升降，既升达清阳，又降泄下行，使气血调和。血府逐瘀汤广泛用于因胸中瘀血而引起的多种病症，更适用于冠心病血瘀证患者。若出现其他症状加重情况，如瘀痛入络，则可加全蝎、穿山甲、地龙、三棱等以破血通络止痛；气滞稍重者，又可加川楝子、香附、青皮等疏肝理气止痛；该方灵活多变，能根据临床兼证的不同而化裁加减。临床上治疗本证时血府逐瘀汤的疗效甚至优于西药，宫丽萍选取 70 例气滞血瘀型冠心病患者，按双色球随机模型将其等分为两组，对照组口服常规西药治疗，观察组服用血府逐瘀汤加减治疗，结果显示，观察组总有效率为 95.71%，高于对照组的 68.57%。彭伟平将 60 例气滞血瘀型冠心病证随机分为两组，各 30 例，对照组口服西药盐酸普萘洛尔、硝苯地平，治疗组在对照组基础上服用血府逐瘀汤加减治疗，治疗后治疗组总有效率为 86.7%，高于对照组的 70.3%。提示血府逐瘀汤治疗气滞血瘀型冠心病有良好的疗效，且单独服用此方的疗效似乎比配合西药使用疗效更加显著。

除血府逐瘀汤治疗外，临床治疗气滞血瘀证的其他方药运用也是因人而异，但均是围绕活血化瘀、行气止痛的治疗原则进行选方用药。孙永宁等采用加味丹参饮汤剂治疗气滞血瘀型冠心病心绞痛患者，结果显示，加味丹参饮可改善患者的临床症状，减少每次发作持续时间，降低发作频率等。丹参饮中重用丹参，用其活血行气化瘀之功，为君药；砂仁与檀香相配伍，辛温行气，共助丹参行气活血以止痛。丹参饮亦为治疗气滞血瘀型冠心病的常用方，同时针对不同的兼症也可通过加减方药对症治疗。临床上还有一些非常用方治疗气滞血瘀型冠心病，如徐毅采用通脉止痛汤治疗气滞血瘀型冠心病心绞痛，获得了较好的治疗效果。曹培镇采用柴胡疏肝散加味治疗气滞血瘀型冠心病疗效显著。即使有多方能治疗本证，但各方的治疗特点均不同，血府逐瘀汤重在治疗胸中瘀血引起的气滞血瘀型冠心病；加味丹参饮治疗心痛伴有胃脘痛时更合适；通脉止痛汤针对因心脉阻塞而致疼痛剧烈的气滞血瘀型冠心病；柴胡疏肝散主治肝气郁结而致气滞血瘀型冠心病。因此，治疗气滞血瘀型冠心病不能盲目选方用药，应明确病机后正确使用方药。

阳虚血瘀证冠心病及方药论治

在冠心病血瘀证中，阳虚血瘀是冠心病最基本的病机，《金匮要略·胸痹心痛短气病脉》云："夫脉当取太过不及，阳微阴弦……今阳虚知在上焦，所以胸痹心痛者，以其阴弦故也。"张仲景认为上焦心阳不足致下焦阴寒之气上泛，"阳微"为本，"阴弦"为标。可见阳虚血瘀以心肾阳虚血瘀为主，本证临床以胸痛胸闷、畏寒肢冷、心悸气短、腰膝酸软，舌体胖大有齿痕、舌质暗或紫暗或有瘀斑、舌间紫络、苔薄白，脉沉细涩等为主要症状。故临床治则以温通心阳、活血通络为主，阳复则寒去，则血行痰除，病可愈。

温阳活血法是临床上治疗阳虚血瘀型冠心病的基本治法，据古医籍记载的温阳活血方为治疗本证之良方，此方由桂枝汤去芍药加丹参饮、失笑散等化裁而来，包括桂枝、炙甘草、生姜、大枣、附子、丹参、五灵脂、蒲黄等。其中桂枝辛温入心助阳，炙甘草甘温可补中益气，两药配伍，辛甘合化共行温通心阳之功；附子为大热之品，补火助阳以散寒止痛，既可外达皮毛以除表寒，又可里达下元而温痼冷，彻里彻外；五灵脂、蒲黄和丹参可活血通络以化瘀；生姜、大枣升胃阳以制浊阴之气。诸药共行温通心阳、活血化瘀之效。游洋等将62例阳虚血瘀型冠心病患者随机分为两组，对照组常规给予西药，试验组在此基础上加用温阳活血方加减治疗，治疗6个月后结果表明，温阳活血方治疗可降低阳虚血瘀型冠心病患者炎症反应等，减轻临床症状，改善心功能。同时临床亦用温肾活血方加减治疗阳虚血瘀型冠心病，该方主要由附子、黄芪、川芎、生姜、红花、丹参、炙甘草等组成，全方共奏温肾助阳、活血化瘀之效。如张文佳等采用温肾活血汤治疗阳虚血瘀型冠心病慢性心力衰竭，观察其疗效及对患者炎性因子水平的影响，结果显示，给予温肾活血方可降低患者炎性因子水平，取得良好的临床疗效。

温阳活血方与温肾活血均是临床上的常用方，温阳活血方从温心阳入手，通过补心火来散寒化瘀止痛，但需注意此方附子用量，切勿过温而燥伤津液；温肾活血方主治肾阳虚所致阳虚血瘀证，肾阳为五脏之阳，通过补肾阳来补人体一身之阳达到振奋心阳，从而温阳化瘀有效治疗本证。

气虚血瘀证冠心病及方药论治

在冠心病血瘀证中，因气虚无力推动血行而致血瘀于心脉发为本病，可见气虚亦是冠心病发生的关键因素，气虚血瘀型亦是冠心病常见的亚型之一。临床主要症状为胸闷隐痛、心悸气短、面色淡白无华、舌质暗淡、舌下脉络青紫怒张、脉沉微或结代。根据"实则泻之""虚则补之"的原则，各医家论治多以益气活血为基本大法。临床亦应用益气活血类方药治疗此证型，如益气活血方、补阳还五汤、芪参益气滴丸等，均具有改善血液运行、保护血管内皮、减轻炎症反应、调脂稳定斑块的作用。

冠心病病位虽在心，但与肾脏有着重大联系，肾脏是先天之本，能够生发阳气，当人体增长到一定年龄时肾阳会渐渐衰退，而致心气虚、胸阳不展，致心血瘀阻，发为肾气虚型冠心病血瘀证。此时治疗需着重补肾益气、温阳通脉。在治疗时选用益气活血方加减，此时该方由肉苁蓉、巴戟天、黄芪、熟地黄、党参、丹参、川芎、当归、厚朴等组成。其中巴戟天与肉苁蓉补肾助阳；党参、黄芪益气；丹参、川芎、当归养血活血；厚朴行气。诸药共行补肾益气、活血止痛之效。倘若因心气不足，推动无力，血行缓慢，停留而瘀，辨证为心气虚型冠心病血瘀证时，临床上通常采用益气养心、活血通脉的治疗原则，此时益气活血方由人参、黄芪、丹参、川芎等组成。其中人参用量独重，大补元气，黄芪补气升阳，二者合用补益心气；丹参活血祛瘀；川芎活血行气。四药同用益气通脉、活血补心。此外邓铁涛曾提出补益心气重在健脾。心脾两脏联系密切，为母子关系，若子盗母气或子病及母均可使脾胃失影响心脏，脾胃又为气血生化之源，健脾则气血生化无穷，故临床亦使用四君子汤为基础方行健脾益气的同时补益心气，其中党参、白术健脾益气，助脾运化；茯苓健脾养心；炙甘草益气，助党参、白术补中益气之力。4 药合用共奏健脾益气之效。

纵观上述针对气虚血瘀型冠心病之益气活血方运用，无不使用丹参、黄芪、川芎 3 药，此 3 药不论于哪种类型的气虚血瘀型冠心病中均不可或缺。黄芪补脾肺之气，脾为气血生化之源，肺主一身之气，即心气虚与肾气虚均能通过补益脾肺两脏得以滋养；川芎为血中气药，活血行气，是治疗血瘀证之要药；丹参善行血脉，祛瘀止痛，更是广泛用于各种血瘀证。益气活血方在此 3 药基础上根据不同病因病机与临床表现，加入合适的方药是本证型的治疗大法。临床上亦多用养心汤等方治疗心气虚型冠心病血瘀证。于晓红等将 100 例冠心病不稳定型心绞痛血瘀证患者随机分为两组，对照组予常规西药口服，治疗组在此基础上口服养心汤，结果显示，治疗组临床疗效总有效率为 80.76%，高于对照组的 70.83%。对于心气虚型冠心病血瘀证，益气活血方组方简单，适合于仅由心气亏虚推动无力而致气虚血瘀，临床除主要症状无其他不适的患者；养心汤组方中有大量养心安神药物，治疗时若兼有心悸失眠健忘、神思恍惚可优先考虑此方。总之，围绕益气活血止痛的治疗原则，使用不同配伍的益气活血方仍是临床上治疗气虚血瘀型冠心病的首选方药。

痰浊血瘀证冠心病及方药论治

冠心病血瘀证各亚型中，痰浊血瘀型虽不及气滞、气虚血瘀型多见，但在临床上该证型也不少。明代医学经典《症因脉治》中的"胸痹之因……痰凝血滞"就体现了当时对胸痹的见解。津与血虽不同名，但生化均来自阴精，阴精为病，多由血和津耗损或停滞，血液失于运化成瘀血，津液代谢失常成痰浊。《灵枢·百病始生》云："湿气不行，凝血蕴里不散……而积皆成。"痰浊留滞心脉，壅塞不通，血行瘀滞成瘀，痰瘀互交，终致胸痛。临床上痰浊血瘀型冠心病主要症状为胸闷胸痛、肢体沉重、形体肥胖、咯吐痰涎、舌质紫暗、舌苔厚腻、脉滑涩。痰浊为本型最先出现的病理产物，痰浊盘踞，胸阳失展，气机痹阻，脉络阻滞，血停而瘀。故本型治疗原则通常以化痰祛瘀、活血通络为主。

对于痰浊血瘀型冠心病，临床上最常用的中药为法半夏、丹参、瓜蒌、川芎、薤白、甘草、茯苓等，采用瓜蒌薤白半夏汤配伍活血化瘀类方药治疗，达化痰泄浊活血通络之效，亦为临床上首选治疗痰浊血瘀型冠心病的方药。除此之外，通脉降浊汤也是治疗本证的常用方，此方经大柴胡汤加减化裁而来，主要由柴胡、黄芩、枳实、大黄、法半夏、白芍、丹参、茯苓、陈皮、甘草组成，方中大黄、枳实清热化痰散瘀；柴胡、黄芩通调气机；法半夏、陈皮化痰祛湿；白芍调气和血；丹参活血化瘀；茯苓健脾，与陈皮共杜生痰之源；甘草调和诸药。全方共奏化痰祛瘀、活血通络之功。王楠采用通脉降浊汤治疗冠心病稳定型心绞痛痰浊血瘀证患者，研究表明通脉降浊汤可减轻心绞痛临床症状、降低血脂、提高生活质量。临床上需灵活运用上述两方，痰浊血瘀型冠心病，还可出现痰浊积久化热而致热痰郁滞之变，而通脉降浊汤是经大柴胡汤化裁而来，具有内泻热结之功效；瓜蒌薤白半夏汤则主治痰盛瘀阻伴气郁之证，能行气解郁而祛痰散结，再合活血通络药物共奏行气化痰活血之功。

寒凝血瘀证冠心病及方药论治

寒凝血瘀型冠心病临床上并不多见，多因接触寒冷刺激而诱发，寒邪内侵致血液运行不畅，寒邪凝滞致脉络收引，则胸阳不振、心脉痹阻成瘀。主要临床表现为胸部刺痛或绞痛，痛引肩背或臂内侧，胸闷不舒，心悸，唇舌紫暗，脉紧或涩等证候。治疗原则多以通阳散寒、活血化瘀为主。

宋朝名著《太平惠民和剂局方》中的麝香保心丸为治疗寒凝血瘀型冠心病的首选妙方。该方由苏合香丸化裁而来，包括麝香、苏合香、冰片、人参、肉桂、蟾酥、人工牛黄等药物，其中麝香、苏合香、冰片与蟾酥芳香温通、活血化瘀、理气散结；人参益气固本；肉桂补阳通脉；牛黄息风定惊、清心开窍；人参与肉桂配伍更使气血化生有源，血液运行有力。全方共奏振奋胸阳、活血化瘀之效。此外亦有医家亦考虑用枳实薤白桂枝汤合当归四逆汤配合治疗此证，此两方均可辛温散寒、助阳通脉，前方重通阳行气，后方重在散寒止痛，同用更能宣通心阳、散寒化瘀。

冠心病血瘀证各亚型中疼痛最甚者属寒凝血瘀型，寒性凝滞或瘀血停滞均可致疼痛，冠心病血瘀证病患者感受寒邪时常疼痛剧烈，此刻最能有效减缓疼痛之法即是口服麝香保心丸芳香温通、益气强心来振奋胸阳以止痛，倘若症状更重，或伴面色苍白、冷汗自出，此时当选枳实薤白桂枝汤合当归四逆汤来辛温散寒、宣通心阳。两组方药治疗病情侧重不同，且麝香保心丸便于携带，方便服用，若病情较轻、较缓，多选用丸剂来提供持久药效；枳实薤白桂枝汤合当归四逆汤为汤剂，服用后吸收快，药效迅速且能随证加减，可切合个体病症的特殊性，起病急且病情复杂者选择此汤。

临床上对于冠心病血瘀证亚型，基本分类为气滞血瘀型、阳虚血瘀型、气虚血瘀型、痰浊血瘀型、寒凝血瘀型，通过对胸痛位置固定、舌色紫暗、舌体瘀斑瘀点、脉涩等症状表现，可以作为冠心病血瘀证的主要诊断指标；再对其他主症或兼症的症状辨证后可确定亚型类型，最后确定治法方药。在 5 种亚型的选方用药上还需辨清病因病机、灵活运用方药，虽都为血瘀证，治疗中均需活血化瘀大法，但病因不同，形成血瘀证的病机就各异，用药就存在差异。此外气滞可致痰凝，痰浊瘀阻亦可致气滞，气滞痰凝还可同时存在，此时治疗时可将此两亚型内的方药配合使用达到最大疗效；或阳虚证中同时可见气虚证，两者症状最大区别为寒象明显与否，治疗阳虚血瘀型冠心病时也可在气虚血瘀型冠心病的用药基础上配合温阳之品来加以治疗。同时除了服用中医方药治疗冠心病血瘀证，临床上还有其他一些治疗手段，如穴位敷贴、针灸等，这些疗法配合口服方药汤剂治疗本病疗效更优。目前，应当充分发挥中医方药对冠心病血瘀证不同亚型的病症治疗优势，为现代医学治疗冠心病血瘀证提供参考。

312　冠心病痰瘀互结致气虚证探究

冠心病（CHD）是冠状动脉粥样硬化性心脏病的简称，其病理机制是冠状动脉内膜上由脂质和复合糖类积聚、纤维组织增生以及钙质沉着形成的斑块在冠状动脉中形成阻塞甚至闭塞，造成心肌细胞的供血不足而发生的一系列心脏病症。冠心病在中医范畴中与之对应的是"胸痹心痛""真心痛""卒心痛""厥心痛"，其主要病机为心脉痹阻，与西医中斑块在冠状动脉中形成阻塞甚至闭塞相呼应。现代研究发现痰瘀互结是冠心病的主要证型，除了痰瘀互结，同时出现了其他兼症，并非单独出现，例如气虚、阴虚、阳虚等。因为痰瘀耗气伤气，在胸闷、胸痛、头身困重、口唇紫暗、舌有瘀斑瘀点等症状的基础上，气短、神疲懒言、乏力等这些气虚兼症也表现得更明显，针对此证，国医大师雷忠义以养心活血汤化裁加减，在运用活血化瘀药之时，加以补气理气之药，在活血化瘀的同时，补气以滋动力，理气以顺气机，两者相辅相成，以达到治疗目的。学者石伊娜等对雷忠义论治冠心病痰瘀互结致气虚证做了探究。

冠心病痰瘀互结兼气虚的病机

1. 痰瘀互结兼气虚的理论基础　在《灵枢·百病始生》云："汁沫与血相抟"，是痰瘀互结的雏形。《素问·运行大论》云："喜伤心""怒伤肝""忧伤肺""思伤脾""恐伤肾"，提出情志失调致使气机失常，气血不利，五脏失和，痹阻心脉，生瘀化痰，胸阳不展，发为胸痹。张仲景在《伤寒杂病论》提出了"痰饮""瘀血"病名，并在《金匮要略》中提出了"阳微阴弦"，即"胸痹而痛"，认为"阳微阴弦"为本病主要病理病机，"阳微"为本虚，心之气血阴阳虚损；"阴弦"为标实，气滞、痰浊、寒凝、血瘀痹阻心脉，诱发心痛。并创建了瓜蒌薤白汤等以化痰宣痹通阳，创治"痰"论之先河。朱丹溪提出了"痰挟瘀血，遂成窠囊"，证明了痰瘀互结，相互滋生。古代医家张仲景《伤寒杂病论》、巢元方《诸病源候论·诸痰候》、朱丹溪《丹溪心法》都隐约提到痰和瘀相结合的病机，为后代医家提供了理论基础。在近代也偶有医家研究过痰瘀互结，但在兼证方面研究极少，未进行过系统的研究。20世纪60年代末，雷忠义通过临床观察中总结出"痰瘀互结"理论，属于最早提出"痰瘀互结"者之一，经过50年摸索，有了系统的方证论述，并随着时间的推移向前不断地发展，与时俱进，不断创新。雷忠义认为冠心病病性为本虚标实，心肝脾肺肾的亏损、气血阴阳的不足是冠心病发生的病理基础，痰瘀互结，痹阻心脉是冠心病发病的病理关键，可因寒邪凝滞、七情内伤、饮食不节、劳逸所伤，引发脾失健运、肝失调达、肺失宣肃、肾不纳气、心神及血脉失主，出现气机不利，导致津液输布、血液运行不畅，痰瘀内生，日久可以耗气伤阴，在胸痹的病机相互转化，可因实致虚，亦可因虚致实。因实致虚的病机转化主要是痰瘀阻于胸中，心阳被遏，心脉痹阻，病延日久，耗气伤阳，导致心气不足。

2. 冠心病痰瘀互结的病机　痰浊乃津液之病理产物，瘀为血液之病理产物，在中医基础理论中，有"津血同源"之说，因此在病理上，也有"痰瘀同病"之说。痰浊和瘀血在胸痹心痛的发病过程中互为因果，两者共同推动病情进展。现代医家将古代与现代理论相结合，认为冠心病痰瘀互结与许多因素有关。袁蓉等认为，冠心病中的动脉粥样硬化和血脂升高与中医中的"痰"相呼应，而心肌缺血和血液流变学改变则与"瘀"相呼应。因此痰浊血瘀是构成冠心病的重要环节。同时与氧自由基增多、凝血功能改变、炎症反应、胰岛素抵抗、基因表达差异等因素关系密切。雷忠义在早期认为动脉粥样硬化的形成与痰浊和瘀血有关，痰浊内阻与高脂血症相关，经脉瘀滞与动脉粥样硬化、血液黏稠度增高相关，前者是后者的直接原因，即痰瘀互结是形成胸痹的前提。在临床上则出现胸闷、胸痛、夜间痛、向左肩背部放射等症状。

3. 冠心病的气虚病机　气虚是指气的生成不足和消耗过度的一种病理状态。邵静等通过临床经验得出，气虚型胸痹心痛病主要跟气的推动、温煦作用失常有关。气虚无力推动血液运行，血滞不行，脉道瘀阻，发为胸痹。心主血脉，天生不足或久病致心气不足不能推动血运行，形成瘀血，心阳不足则不能温煦，阴津不能运化，聚而成痰，痹阻心脉，形成胸痹心痛。人类的生活方式发生巨大改变，摄入过多的高蛋白、高脂肪和高热量的食物，过强的生活压力，持续性的情绪紧绷，导致火热内耗气及津液，同时，冠心病的发病具有病因病机复杂、病程较长、高风险、变化多端、高龄等特点，以上均可导致气虚，致使心气推动及温煦等功能失常，血不能运行，血瘀痰阻兼气虚，痹阻心脉，引发胸痛、胸闷等发生发展。王庆盛等认为冠心病的气虚是因为心气不足，不能推动血液及津液运行，导致痰浊血瘀，出现疾病初期，然在疾病的中后期，疾病由实化虚，出现痰浊血瘀导致气虚无力，出现气短、乏力、心悸等症状，表现为实与虚的相互影响。

4. 痰浊、瘀血与气虚之间相互影响　在《中医内科学》中，胸痹心痛共分为7个证型，分别为心脉瘀阻、气滞心胸、痰浊闭阻、寒凝心脉、气阴两虚、心肾阴虚、心肾阳虚。在现代研究中，牛朴钰等经过调查研究，在793例病例中血瘀、气虚、痰浊、阴虚等因素占比大于10%，并得出全国各地区证型均以血瘀、气虚、痰浊为基本病性要素的重要结论。李庆海根据临床经验及历代医家的研究得出"气-痰-瘀"为冠状动脉斑块核心病机的理论成果。邓铁涛则提出"痰瘀相关"学说，认为痰瘀互相影响，相互促进而致冠心病进展。雷忠义在大量的临床经验中，在20世纪70年代提出"痰瘀互结"理论，后以"气阴两虚，痰瘀互结"为理论依据，指出"痰瘀同治"的治疗方法，是防治冠心病的重要方法。胡镜清认为冠心病的基本病机为痰瘀兼化并贯穿冠心病的发病始终，痰、瘀既可以是病理产物，又可以是致病因素，两者"互结""转化"而致病情缠绵难愈。

雷忠义通过临床观察、经验总结及研究古籍，得出胸痹心痛多与心、脾、肾三脏气机虚弱，运行无力，血液及津液代谢紊乱有关。在中医基础理论中，有着"气为血之帅，血为气之母""气为血行"，久病耗伤阳气，或年老体虚，心阳不足，心气亏虚致不能推动血液运行而形成血瘀。《医林改错·论抽风不是风》云："元气即虚，必不能达于血管，必停留而瘀。"指出了气虚可导致血瘀。同时因外伤或其他原因引起体内瘀血，导致脉道不利，气机不畅，耗气伤阳，向心气不足转化，出现气虚血瘀证型。同时"气能行津，气能生津，津能载气，津能生气"，全身的气机运行与肺脾肾三脏关系密切，脾为生痰之源，脾气升清，运化水液，因过食肥甘厚腻，或嗜好饮酒，聚湿为痰，引起湿热、痰浊内蕴，客于络脉，致络脉气血不畅，渗灌失常，痹阻心脉，久而耗气，导致气虚，加重痰湿聚集，形成恶性循环。肺为贮痰之器，肺热灼津，炼津为痰，阻滞肺气，肺气虚耗，不能调整全身气机，使痰浊痹阻心脉，形成胸痹心痛。而痰浊、瘀血与气虚之间相互影响，阳气亏虚，瘀血内停，导致津液运化失调，引起痰瘀互结；瘀血与痰浊留滞经脉，阻滞气机，造成恶性循环。赵国定认为冠心病的病因病机为痰瘀并重，痰浊瘀血是冠心病发病的病理因素，同时认为痰瘀的原因是气虚，过食肥甘厚味，或者先天失养，或者年老体虚，造成脾失运化，痰浊内生，阻滞脉道，或者气虚不能推动血液运行，导致血积聚成瘀。痰浊、瘀血与气虚之间相互影响。临床上则会出现胸闷、胸痛，胸痛彻背，或出现夜间胸痛加重痰瘀互结症状，并兼有心悸、气短，气不足以息，神疲懒言等气虚症状，舌胖大，有瘀点，少苔，脉细缓或结代。

冠心病痰瘀互结兼气虚的治法

中医药在治疗冠心病痰瘀互结方面，改善症状，提高生活质量，缓解及预防冠状动脉粥样硬化、冠脉狭窄及斑块破裂等方面具有显著优势及丰富经验，但人体是复杂的，随着年龄、环境、压力、饮食、生活作息的变化，冠心病的症状，除了单一的痰瘀互结以外，还出现了更多的兼症，在张伯礼院士团队的研究中，经过运用临床流行病研究的调查方法，得出了以痰浊、血瘀、气虚之间的关联度最强。因此在临床上不断总结得出痰瘀互结兼气虚的治疗方法，为临床的患者提供更好的诊疗效果，同时为临床医者提供更广阔的临床思维。

1. 活血化瘀，补益心气 用以治疗瘀血阻络，瘀阻于心，久病耗气，心气不足，心脉痹阻发为胸痹心痛。主要症状为心胸刺痛，痛处固定，夜里加重，可伴有心悸气短，活动后加重，或倦怠乏力，容易汗出，声音低微等症，舌紫黯或有瘀点瘀斑，脉细弱、涩或结代。林谦根据临床经验及学术思想总结出的芪参丹芍颗粒，运用益气活血之法，补益心气，以推动血行，使血脉流畅，不通则痛，气推血行，通则不痛。段富津总结审因辨证论治胸痹心痛之气虚血瘀证的经验化裁而来的"三参丹饮"，以益气活血、化瘀止痛为治则，可以有效地缓解症状。李庆海在临床上善于从"血瘀、痰浊、气虚"辨证论治，应用益气化痰祛瘀之法胸痹心痛，在张仲景的瓜蒌薤白半夏汤的基础上加减，并在方中应用大量的培中补气之药，在临床上得到较好的疗效。

2. 化痰通络，益气养阴 用以治疗痰浊阻络，耗阴伤气，心脉阻滞，发为胸痹心痛。主要症状为胸部隐痛或刺痛，时作时止，可伴有心悸气短，动则加重，口干不饮等症，舌胖大，有齿痕，少苔或者无苔，脉细缓或结代。邓铁涛在冠心病的临床治疗中总结出"益气除痰"的治法，即温胆加参汤加减，在临床中同样取得较好的疗效。加味瓜蒌薤白半夏汤对心力衰竭、心肌梗死、心律失常及心脏神经官能症等疗效显著，经该方治疗 TXA2 受抑制，血液流变学的全血黏度改善。

3. 活血化瘀，祛痰通络，兼以益气 用以治疗痰瘀互结兼气虚，雷忠义在该方面有很深的积淀和临床启示，认为痰瘀阻塞心脉是胸痹的病理关键，血瘀与痰浊胶结，脏腑功能失调，形成本虚标实之证，致缠绵难愈，同时，痰瘀互结为病理产物，瘀积日久，损伤五脏之气，导致脾气虚损，不能升清，肝气虚损，不能疏泄，肺气虚损，不能调节气机，心气虚损，不能推动血液运行，造成伤阴耗气，彼此之间相互影响，形成虚实夹杂证型。用养心活血汤治疗气阴两虚痰瘀互结型冠心病心绞痛安全有效，可以明显减少冠心病心绞痛发作频率，改善胸痛、胸闷、心悸、乏力、口渴等症状。王保和在治疗痰瘀互结型胸痹时以活血化瘀、消痰散结为治则，并辅以益气活血等法，基础方以瓜蒌薤白半夏汤合桃红四物汤或丹参饮为主，取得较好疗效。

验案举偶

惠某，女，64 岁。2021 年 5 月 7 日初诊。主诉间断胸闷、胸痛 8 年，加重半年。患者于 8 年前无明显诱因出现阵发胸闷，偶有胸骨后压缩样疼痛，持续几分钟，休息或含服"复方丹参滴丸"可缓解，做心脏彩超示"动脉硬化"，给予药物治疗（具体不详），之后上述症状间断发作，长期服用"双丹胶囊、复方丹参滴丸、通心络胶囊"等。4 年前做冠脉 CT 检查：冠状动脉多处粥样硬化斑块形成。近半年来胸闷、气短症状发作频繁，持续时间延长，持续 10 分钟到几小时不等。手脚发凉，头晕，食纳可，眠差易醒。舌淡胖，舌尖红，苔薄白，脉弦细。西医诊断为冠心病（不稳定型心绞痛）。中医诊断为胸痹（气阴两虚，痰瘀互结）；治以益气养阴，祛痰化瘀。方用养心活血汤加味。

处方：太子参 30 g，麦冬 15 g，五味子 10 g，陈皮 10 g，丹参 30 g，三七粉（冲服）3 g，瓜蒌皮 18 g，薤白 24 g，桂枝 8 g，骨碎补 15 g，茯神 15 g，石菖蒲 15 g，远志 15 g，百合 30 g，莲子 15 g，肉豆蔻 10 g，补骨脂 15 g。6 剂，每日 1 剂，水煎分早、晚 2 次服。

二诊：服上药后胸闷、胸痛症状减轻，心前区不适感时间缩短，手足发凉渐温，手足心微汗出，时有耳鸣、头木，眠浅易醒，纳可，二便调。舌淡胖，苔薄腻，脉弦细。效不更方，上方去石菖蒲，加葛根 30 g、知母 15 g、黄连 8 g、僵蚕 15 g。6 剂。

三诊：服药后胸闷、胸痛、气短症状明显减轻，木症状有改善，手足不再发冷，仍有耳鸣、项强，食纳睡眠可，二便调。舌淡红，苔薄白，脉和缓有力。上方加土鳖虫 8 g、蝉蜕 6 g、蜈蚣 2 条。6 剂。

四诊：患者服药后胸闷、气短症状未再发生，耳鸣症状偶尔发生，舌淡红，苔薄白，脉和缓有力。上方加僵蚕 18 g、珍珠粉（冲服）0.6 g，6 剂。服药后痊愈。

按：该病例为老年女性，元气亏虚，气阴不足，气虚无力推动，血脉不畅，痰湿积聚，痰瘀互结。元气不足，肾失温煦，手足不温，心阴不足，心神不宁，失眠心悸，肾阴不足，肾开窍于耳及二阴，故见耳鸣，本病为气阴不足、痰瘀互结之"胸痹""耳鸣"范畴，治疗当补气养阴，活血祛痰。首诊给予养心活血汤补气养阴，活血祛痰，加瓜蒌、薤白宣痹畅中，桂枝、骨碎补、补骨脂温阳通经，茯神、石菖蒲、远志、百合、莲子等养心安神。二诊阳气得复，葛根、知母解肌止痛、滋阴生津，黄连清余热，僵蚕祛风通络。三诊胸痹畅通，仍有耳鸣，原方基础上加土鳖虫、蝉蜕、蜈蚣等虫类走窜之品，活血化瘀。四诊加僵蚕、珍珠粉祛风宁神。风痰去除，气阴得复，胸阳畅通，痹症自除。

313　冠心病气虚血瘀证临床研究

流行病学显示心血管相关疾病的发生率直线上升，而心血管相关疾病的死亡率现已跃居成为我国居民死亡原因的首位。冠心病是由冠状动脉器质性狭窄或阻塞，导致心肌缺血、缺氧或坏死的心脏病，在心血管疾病中发病率居高。冠心病属中医"胸痹""真心痛"范畴。《素问·藏气法时论》云"心病者，胸中痛、胁下痛、膺背肩胛间痛、两臂内痛"。胸痹最早出自《黄帝内经》"心痹者，脉不通，烦则心下鼓"，"痹在于脉则血凝而不流，在于筋则屈不伸"，故以"胸痹"命名。通过不同数理统计学研究及临床研究显示间，冠心病中医临床证型分型，单一证型中以血瘀证及气虚证为主，气虚血瘀证在复合证型中居多，学者李蝉玉等以冠心病气虚血瘀证为出发点，论述了现阶段临床中冠心病的中医药治疗方法。

冠心病气虚血瘀证的病因病机

"气"最早由先秦提出，认为"气，体之充也"。《素问·逆调论》讨论了荣气、卫气虚衰的病理变化，认为"荣气虚则不仁，卫气虚则不用"。气虚证是由先天禀赋不足，或饮食不节，或年老体弱所导致机体元气不足，脏腑机能衰退的证候。《医林改错》中记载"元气既亏之后，未得半身不遂以前，有虚证可查乎"。对气虚证的病因病机进一步补充和完善。

先秦时期，"血瘀"并未确立，但以"恶血""血荒"等病名替代。作为中医活血化瘀开端，《黄帝内经》提出"血实宜决之""疏其血气，令其调达，而致和平"的治疗总则。"瘀血"概念在《金匮要略》首次出现，并详细阐述其病因、症状及治法，并创立血瘀证的辨证论治法则。

中医学的气血理论认为，气和血是维持人体生命活动的基本物质，两者在生理上相互依存、相互转化，病理上相互牵连、相互影响。气行则血行，气机调畅，气的温煦、推动、防御、固摄等功能才能正常发挥作用。"气和而生，津液相成，神乃自生"，气血不和，百病存生，正如《素问·举痛论》所云"余百病生于气也""其痛或猝然而止者；或痛甚不休者；或痛甚不可按者；或心与背相引而痛者；凡此诸痛各不同形，别之奈何？"金元时期为血瘀理论注入新鲜血液，朱丹溪认为"气血冲合，万病不生，一有怫郁，诸病生焉"。认为气血失调，则血液瘀滞，故善用解郁散结，行气活血化瘀治法。后世医家认为，"气逆而血留""气虚而血滞""气弱而学不行"，故"血必有气，气行则血行，凡欲治血，或攻或补，皆以调气为先"。王清任博采各家，论述"元气既虚，必不能达于血管，血管无气，必停留而瘀"的病理过程，对气虚与血瘀关系的论述以及对逐瘀汤剂类的制定，为后世气虚血瘀证的治疗做出了巨大贡献。邓铁涛认为冠心病的病机是"正虚为本，邪实为标"，心气虚贯穿于疾病的发生、发展的全过程，因此，心气虚，鼓动无力，所致瘀血，而破血又致心脉瘀阻。

冠心病气虚血瘀证的研究

通过统计不同数理统计学方法，冠心病中医证型分类中，血瘀、气虚、痰浊中医分型居多。毕颖斐等运用 Delphi 法对临床治疗过程中冠心病不同中医证候特征进行分析，得出临床治疗过程中，以气虚、血瘀、痰浊及气虚血瘀、痰瘀互结等证较为多见；其团队根据地域特色，针对华北平原五省市进行横断面研究，得出冠心病中医证型要素分布中，两证素（36.25%）及三证素（28.3%）证型居多，其中，两证素患者 365 例，气虚+血瘀（135 例）较多，三证素患者 285 例，气虚+阴虚+血瘀 63 例；临床流行病学调查显示，5 310例冠心病心绞痛患者最常见证候要素（证素）依次为血瘀（78.63%）、气虚（67.42%）、痰浊（44.54%）、阴虚（29.66%）。曲文白等针对廖家帧治疗冠心病相关的医案数据进行分析，有效选取87个医案，得出结论，冠心病病机邪实血瘀（87.36%）为主，本虚以气虚（45.98%）为主。其中证候要素血瘀频次76次（87.36%），痰浊43次（49.43%），气虚40次（34.48%），气滞30次（34.48%）等，药物频次使用中，依次为赤芍、丹参、法半夏、瓜蒌、郁金、黄芪、党参、黄芩、麦冬、川芎等药物，而药物组合中，益气活血、化痰活血又为最多的配伍模式。李彬采用专家调查（Delphi）法，选取PCI与CABG术后患者，对其中医证候要素特征进行专家咨询，结果显示PCI与CABG术后中医证候要素以血瘀多见，而证候类型均以气虚血瘀多见。

王姝琦通过文献研究，总结气虚证诊断标准的相关文献649篇，得出气虚证主症为乏力、神疲、自汗、懒言；主舌为舌淡；主脉为脉虚无力。王阶将"冠心病血瘀证"作为研究对象，建立了冠心病血瘀证主症①胸固定性痛；②舌质紫暗、舌体有瘀点或瘀斑；③舌下静脉紫暗；④面色紫暗；⑤脉涩等。目前冠心病气虚血瘀证诊断需符合《中药新药临床研究指导原则》标准，其中主症为胸闷、心慌、心痛彻背、心悸气短，次症为神疲乏力、少气懒言、面色紫暗，舌淡或淡紫，舌面可见紫暗瘀斑，脉弱而涩。

冠心病气虚血瘀证的治则与治法

现代医家对名老中医治疗冠心病临床用药进行数据分析，认为活血、补气及理气药物最常运用，治疗过程中以甘温为主，佐以苦辛，用药频次中，丹参、瓜蒌、黄芪、川芎、甘草、当归、茯苓、薤白、法半夏出现频次较高。故以益气活血法为出发点，分别从益气活血法、温阳益气活血法、益气活血解毒法、益气养阴活血法以及中医其他治疗方法做一概述。

1. 益气活血法 "百病生于气"，气行则血行。张仲景首创炙甘草汤治疗心悸，方中以人参、甘草、麦冬、大枣益中气以复脉，生地黄、阿胶益心血以宁心。明代医家王肯堂提出"治诸般心痛，开郁行气为主，此其要治也"。现代医家孙兰军等纳入1134例冠心病导致心力衰竭患者，采用多中心临床研究，予益气复脉（冻干）注射液治疗得出结论，益气复脉法可有效提高心功能等级，改善心室重构，显著提高患者生活质量，可以有效提高远期治疗目标。"初病在气，久病在血"。吴志阳选方益气活血汤，联合西医常规治疗，观察益气活血法对冠心病治疗临床疗效，认为该法可增加冠脉血流量，增强心肌细胞能量代谢，可以降低炎性因子水平调节脂质，抑制脂质自由基等作用。廖家帧认为冠心病心绞痛的基本病机为气虚血瘀，在益气活血同时，重用补气。韩轶等选取芪红散联合西药常规治疗，针对冠心病心力衰竭患者进行临床研究，将宏观与微观指标相结合，认为益气活血法（芪红散）可有效降低炎症因子，改善心功能。张帆等对冠心病支架术后患者，选用养心活血汤，认为益气活血法在改善冠心病支架术后患者心绞痛症状及在调节血脂水平方面有一定优势。张辰浩采集中医药治疗PCI术后再狭窄的临床研究资料，认为活血化瘀类和补气类药物在中医药治疗PCI术后再狭窄患者的74个处方中最为常用。黄碧纯纳入冠心病PCI术后再狭窄患者60例，分别采用基础治疗和益气活血方联合常规西医治疗，发现益气活血方不仅可以改善PCI术后患者的临床症状，而且在降低硝酸甘油使用率和降低IL-6、CRP、HCY等血清炎性标记物水平方面具有明显优势。

2. 温阳益气活血法 《灵枢·五味》为最早记录治疗心病药物，认为食麦、羊肉、杏、薤性温通，温以散寒，行气血。汉代以《金匮要略》中选用薤白、桂枝、半夏、人参等温通胸阳，扶助中阳，通阳开痹。《备急千金要方·胸痹》医书中以细辛散、蜀椒散等温通散寒治疗胸背疼痛。后世医家更以大辛大热之品温通心阳，如术附汤、细辛散等方，现代医家更是在此基础上多选红花、赤芍、丹参、降香、川芎、高良姜、细辛等温通散寒，行气化瘀。更有学者建立规范化数据库，对气虚血瘀证文献相关方剂及中药进行检索，得出黄芪、丹参、茯苓、人参、葶苈子、白术、桂枝等为高频使用药物。核心组方为黄芪、丹参、茯苓等药物的组合。高频药物和核心组方的使用，体现出以益气活血为主的用药特点，辅以温阳、活血、利水的组方规律。

3. 益气活血解毒法 徐浩等提出"瘀毒致变"理论，认为"毒"，不仅是药性、病症之毒，更是致病因素、病理产物，与冠状动脉粥样硬化的慢性炎症反应存在相关性。2004 年心血管疾病的热毒学说在国内首次提出，认为毒邪内生，气血失调，蕴积体内，败坏形体，并认为热毒是冠心病发病率高。缠绵难愈的关键病机，丁书文结合多年研究结果，认为气虚血瘀热毒冠心病的病机，而益气活血解毒法则是治疗冠心病的大法。王燕等收集冠状动脉弥漫性病变心绞痛患者 60 例，认为益气活血解毒合剂配合常规西药治疗，可以明显改善冠状动脉弥漫性病变患者临床症状，改善心肌缺血，提高生活质量。

4. 益气养阴活血法 吴连红收集冠心病心绞痛患者 90 例，观察益气养阴活血汤联合西药治疗冠心病心绞痛的疗效，益气养阴活血汤组方黄芪、丹参各 30 g，黄精、党参各 20 g，熟地黄、当归、生地黄、麦冬、桃仁和川芎各 15 g，五味子、红花、赤芍和枳壳各 10 g，柴胡、炙甘草各 6 g。认为益气养阴活血汤能抑制机体的氧化应激和炎症因子的释放。王明星通过研究 2 型糖尿病患者心血管损伤情况，认为益气养阴活血中药改善糖、脂代谢，保护血管内皮细胞及改善心脏功能。

5. 其他治疗方法

（1）针灸治疗：李永春等取穴①心俞、肺俞、脾俞、肾俞；②中府、膻中、中脘、太渊、内关、足三里，认为针刺通补宗气法对改善临床症状及辅助检查心电图的改变有明显效果。此方法在降低 CRP 和 TNF-α 的含量，降低炎性反应方面发挥了明显作用。张振山采用针药结合的方法，根据病症选穴，认为温通针法与中药治疗的联合运用对气虚血瘀型患者的神经功能缺损情况有明显的改善。巩倩惠在冠心病常规西药治疗的基础上，将针刺与中药治疗联合施治，认为多法同治，可改善心肌缺血，减少服用硝酸甘油服用频次及用量，降低患者血脂水平。

（2）穴位贴敷：朱天翔等纳入冠心病气虚血瘀患者，运用"参香丸"（人参、水蛭、麝香、冰片）穴位贴敷，选穴心俞、厥阴俞、巨阙、膻中缓解临床症状，认为其效可激发宗气运行，心脉得充，促心行血，血脉畅通。

冠心病气虚血瘀证的客观化研究

现代医家针对冠心病气虚血瘀证，从血液流变学、血管内皮细胞损伤、代谢组学研究等方面进行基础研究。

1. 从血液流变学角度 冠心病主要的病理机制是斑块破裂以及血栓形成，抑制血小板活化及降低血液黏度则是治疗的关键步骤。其其格纳入 125 例冠心病不稳定型心绞痛患者，涵盖血瘀证、痰浊证、气滞证、寒凝证、气虚证、阴虚证、阳虚证 7 个证候，通过 Sperman 相关性结果分析，认为冠心病不稳定型心绞痛患者气虚证候与高敏 C 反应蛋白、白介素-1 呈正相关；与白介素-6 及细胞间黏附分子-1 呈负相关，并认为冠心病不稳定型心绞痛的主要病机为气虚。保元汤合桃红四物汤化联合 β 阻剂可降低全血高切黏度、全血低切黏度、纤维蛋白原含量及血浆黏度，提高冠心病心绞痛患者生活质量。张伟建等建立气虚血瘀大鼠模型，通过测定血液黏度、血脂、凝血，认为植物甾醇酯红曲番茄红素富铬酵母软胶囊在降血脂、肝保护、调控凝血功能具有良好的作用。

2. 从血管内皮细胞损伤角度 血管内皮细胞损伤是动脉粥样硬化斑块形成的始动因素。血管内皮既可以完善血液和组织液的交换，还可以产生和分泌许多生命活性物质，当内皮细胞损伤，动态平衡失衡，则易发生炎症与免疫反应。补阳还五汤可通过影响 T 细胞共刺激分子所能介导的相关信号通路，降低白介素 6、白介素 8 及高敏 C 反应蛋白水平，从而防治动脉粥样硬化的炎症信号转导通路。雪莲通脉丸对冠心病气虚血瘀证小鼠血管内皮细胞的功能指标具有调节作用，其机制可能与鼠内皮素-1（ET-1）、一氧化氮（NO）和血管紧张素转换酶（ACE）相关，其中与血清 ET-1、ACE 浓度呈正相关、与血清 NO 浓度呈负相关。

3. 从代谢组学角度 有学者从系统生物学角度探讨，对心肌梗死恢复期气虚血瘀证与健康对照组患者血清生物标记物进行了主成分分析法（PCA，一种无监督的模式识别方法）聚类计算分析，认为

CHD气虚血瘀证患者可能存在能量代谢、磷脂代谢、脂肪酸代谢紊乱。

综上所述，心气虚贯穿于冠心病发生发展的全过程，益气活血法成为冠心病的治疗原则之一。而温阳益气活血法、益气活血解毒法、益气养阴活血法等中医药治疗为冠心病气虚血瘀证的不同证候表现提供了诊疗思路。尽管中医中药辨证施治在治疗冠心病气虚血瘀证方面取得了持续稳步的进展，中医其他治疗方法丰富了临床治疗方法，但在临床研究过程中，多以单味中药研究或固定组方为主，中药作用靶点及益气活血药物组方靶向性尚不明确，导致临床用药指导尚不规范，因此益气活血法对冠心病的作用机制以及作用靶点的研究则成为冠心病气血血瘀证的另一研究方向。

314 冠心病气虚血瘀证的证候学

冠心病已成为威胁人们健康的主要疾病。辨证论治和整体观是中医药的特色,在心血管疾病的防治中已显示出良好的疗效和应用前景。证候是疾病发展到某一阶段病因、病机、病性、病势的高度概括,是中医学认识疾病和辨证论治的核心。中医学认为,心主血脉,心气充沛则可推动血液充盈脉管、运行不止,营养全身;多种原因损及心系,心气亏虚,鼓动无力,血行不畅,致心脉瘀阻,心神失养,气虚、血瘀又互为因果,导致一系列以本虚标实、虚实夹杂为特征的心系疾病的发生与发展。学者张婉勤等梳理了冠心病核心证候——气虚血瘀证的研究,探究了其现代生物学内涵,以期促进证候客观化、标准化研究进程,提高辨证论治的准确性和稳定性。

冠心病气虚血瘀证的证候特征

基于电子医疗数据对 84 697 例冠心病患者的住院信息进行分析,结果提示血瘀为其关键证素,气虚血瘀证和气阴两虚证是其占比最多的前两位证候,且证候因性别差异和年龄变化而不同;横断面调查 40 家医院、8 129 例冠心病患者的证候特征,发现气虚是本虚的主要证素,血瘀和痰浊是标实的主要证素,且气虚、血瘀及痰浊的关联度最强,证候以气虚血瘀多见;进一步分析近 40 年冠心病证候相关研究文献 308 篇、34 640 例患者,结果亦显示冠心病本虚以气虚、阴虚为主,标实以血瘀、痰浊和气滞为主。通过临床病例回顾、横断面调查及系统文献梳理,表明气虚血瘀证是冠心病最常见的临床证型。

心绞痛、心肌梗死、急性冠脉综合征、心力衰竭等是冠心病常见的亚型,有关研究也探索了冠心病亚型的证候分布特点。如分析 2 029 例心绞痛患者的证候特点,结果显示血瘀、气虚、阴虚、痰浊是其最主要的证素,构成了心绞痛的主要病机,其中气虚血瘀是最常见的证候组合形式;聚类分析 5 家医院、1 069 例心绞痛患者的 69 种常见症状,结果显示气虚、血瘀、痰浊是心绞痛的核心病机,气虚血瘀证是主要证候之一。分析 73 篇文献、9 506 例急性冠状动脉综合征患者的证候分布情况,发现气虚血瘀、心血瘀阻、痰阻心脉是最常见的证型,并与疾病严重程度相关。采用真实世界研究方法分析 16 家医院、3 626 例急性心肌梗死患者的特征,得出气虚血瘀证和痰浊血瘀证是急性心肌梗死最常见证候,且气虚血瘀证以女性居多,痰浊血瘀证以男性居多。横断面调查方面,596 例心力衰竭患者的调查显示,心力衰竭主要证素包括气虚、血瘀、阴虚和水停,证候类型以气虚血瘀证最多;249 例慢性心力衰竭患者的调查显示,慢性心力衰竭虚性证候以气虚为主、阴虚及阳虚为次,实性证候以血瘀、水停为主,证候类型又以气虚血瘀、气阴两虚最为常见;630 例慢性心力衰竭患者证候分布规律的调查显示,慢性心力衰竭的证候组合方式从单一到 6 证组合不等,并以 3 证组合最常见,其中 1 证以气虚为主,2 证组合以气虚血瘀为主,3 证组合以气虚血瘀水停为主。此外,检索分析 74 篇心力衰竭相关文献、6 746 例病例的证候变化发现,慢性心力衰竭多虚实夹杂证,其中气虚、血瘀分别为其虚性、实性主要证素,气虚血瘀为主要证型。

冠心病多本虚标实之证,其中气虚血瘀证是其核心证候,但在冠心病不同临床分型中,其兼夹证候亦有所不同,如心绞痛、心肌梗死多兼痰浊,心力衰竭多兼水饮。

冠心病气虚血瘀证的症状特点

《中医临床诊疗术语·证候部分》将心气虚血瘀证定义为"心气虚弱，运血无力，心脉瘀阻，以心悸气短，胸闷心痛，精神疲倦，面色紫暗，舌淡紫，脉弱而涩等为常见症的证候"。近年来，业内对冠心病气虚血瘀证的辨证标准达成了一定的共识，虽然冠心病不同临床分型的症状特点存在差异，但胸痛（闷）、乏力、气短均为各型核心症状。

冠心病气虚血瘀证的生物学基础研究

中医学认为疾病是致病因素引起的气血津液失常、脏腑失和、阴阳失衡的异常状态，而证候是中医学理论的核心。医学模式的不断改变与科学技术的飞速进步，使得证候的客观量化成为中医学亟待突破的科学问题之一。20世纪末系统生物学研究的兴起与蓬勃发展促进了循证医学向精准医学的跨越，包括基因组学、蛋白质组学、代谢组学等组学范畴，同时也为中医证候研究提供了新的思路与方法。证候的现代研究以多种技术手段为载体，其具有的动态性、多维性、复杂性与中医整体观和辨证论治观不谋而合，旨在从个体、组织、细胞、基因等对证候进行多层次、多角度、多向性的研究，从而揭示其丰富的微观本质，完善其生物学内涵。

1. 冠心病气虚血瘀证的理化指标相关性研究 近年来针对冠心病气虚血瘀证与临床理化指标的相关性的有效探索，一定程度上揭示了其部分内涵。冠心病血瘀证的诊断标准中涉及多项理化指标，包括冠状动脉或其他血管狭窄、钙化、弥漫病变，附壁血栓形成，部分凝血活酶时间或凝血酶原时间缩短，纤维蛋白原、D-二聚体增加等。采用Logistic回归分析法分析冠心病证候与理化指标的相关性，表明其中主要以心脏彩色多普勒、心电图、心脏X线改变对气虚证、血瘀证等证诊断意义较大。通过对不稳定型心绞痛气虚血瘀证患者血清指标的神经网络分析，显示与高密度脂蛋白、间接胆红素及红细胞相关指标关系最为密切。冠心病气虚血瘀证和气滞血瘀证患者在血沉、红细胞压积等6项指标方面存在差异，气虚血瘀证患者的红细胞水平较气滞血瘀证高，而纤维蛋白原水平低。

此外，临床也有对冠心病的气虚、血瘀单一证素进行的相关研究。如冠心病证候与脂质代谢及冠状动脉造影的相关性研究显示，心血瘀阻证的脂质代谢紊乱显著，血脂、胆固醇、低密度脂蛋白水平较其他证型升高明显，双支狭窄多见心血瘀阻证，三支狭窄多见阳气虚衰证，且血瘀证与病变支数呈正相关；心功能与冠心病心力衰竭的相关性显著，其中心功能Ⅱ级、Ⅲ级患者多见气虚、气阴两虚证，而心功能Ⅳ级患者多见阳虚证。通过检测冠心病患者凝血纤溶系统的相关指标发现，各证型患者血液均处于高凝状态，且以心血瘀阻证最明显。通过检测内皮功能和炎症反应相关指标得出，冠心病阳气虚衰证、心血瘀阻证患者内皮功能受损较为严重，血管内皮素水平升高，一氧化氮水平降低；不稳定型心绞痛气虚证与血清高敏C反应蛋白、白细胞介素、肿瘤坏死因子和细胞间黏附因子的水平相关，但炎症水平较低。

2. 冠心病气虚血瘀证的组学研究

（1）基因组学：基因组学是从全基因组的整体水平阐明基因结构、功能、产物及其相互作用的学科，是多种组学研究的基础，包括功能基因组学或/和结构基因组学研究。目前认为所有疾病的病理本质都是由基因表达异常导致，故可将此作为证候的内涵之一。研究显示，冠心病血瘀证患者较正常人和非血瘀证患者的基因表达谱存在差异，共26个基因表达上调、22个基因表达下调，并存在lncRNA-miRNA-mRNA差异表达网络，且主要涉及炎症和免疫反应。与非气虚血瘀证患者相比，不稳定型心绞痛血瘀证患者的白细胞介素6（IL-6）基因启动子区域的甲基化水平显著升高；血管紧张素酶基因D等位基因和DD基因型可能为不稳定型心绞痛患者易感基因，并在气虚血瘀证患者中多见。通过文献挖掘并进行相关的基因分析，发现冠心病心绞痛气虚血瘀证的基因集群与信号转导、炎症反应、内分泌等相关。另有研究证实，气虚血瘀证是经皮冠状动脉介入治疗（PCI）术后的主要证候，其证候评分主要与终点事件的发生呈正相关，且气虚血瘀证是冠状动脉再狭窄的独立危险因素；通过 PCI 术后气虚血瘀证与细胞色素 P2C19（CYP2C19*2）的相关性研究得出，气虚血瘀组 CYP2C19*2 基因突变型较非气虚血瘀组明显升高，而其突变可降低氯吡格雷的抗血小板作用，又会导致气虚血瘀证形成。对心力衰竭患者进行的基因组学研究亦表明，去甲肾上腺素转运体基因启动子区总甲基化水平异常，且与气虚、血瘀的证候积分呈正相关。

（2）蛋白质组学：蛋白质组学是基因学的动态描述，是基因产物谱和蛋白质（多肽）谱技术的延伸，不同证候可能是蛋白质表达时相性和异质性的结果。通过双向电泳联合质谱技术检测，发现心肌缺血气虚血瘀证大鼠模型存在 8 个差异蛋白，包括磷酸丙糖异构酶、αB-晶状体蛋白等，并与能量代谢、应激、氧化反应相关。在心力衰竭气虚血瘀证大鼠模型的心肌组织中，存在 NOX4 mRNA、NOX2 蛋白、NOX4 蛋白表达显著上调，提示其促进氧化应激的发生；对心力衰竭气虚血瘀证大鼠心肌线粒体蛋白质的组学分析显示，ATP-α 表达降低，Stress-70、Nucleophosmin 表达增加。冠心病气虚血瘀证存在心肌细胞凋亡，在气虚血瘀证心肌梗死模型大鼠中发现，Toll 样受体 4 糖原合成激酶-3β、核因子 κB 表达上调，而 β-catenin 基因表达下调，从而促进细胞凋亡。与正常人相比，在缺血性心肌病导致的心力衰竭气虚血瘀证患者血清中发现 47 个异常表达的蛋白峰，通过进一步分析得出纤维蛋白原、补体 C3f、热休克蛋白 60 是其特异性的血清标志物。在不稳定型心绞痛患者中，肌动蛋白仅在气虚血瘀证患者中表达，载脂蛋白 H、纤维连结蛋白、膜连蛋白仅在气虚血瘀证患者中高表达；而与健康人对比，气虚血瘀证患者的血清淀粉样蛋白、肌球蛋白 H11、铜蓝蛋白和补体 C6 高表达，在老年患者中还发现红细胞膜蛋白组成发生改变，进而改变细胞膜流动性。

（3）代谢组学研究：代谢组学方法可探究生物体系在特定时期受到刺激前后的代谢物的变化情况，从而研究疾病机理，具有整体性、动态性、无伤性及与生理条件相似的特点，已成为中医证候基础研究的有效手段。如通过研究慢性心肌缺血气虚血瘀证小型猪模型的血浆，发现气虚血瘀证的早期即存在糖、脂、氨基酸三大类物质代谢紊乱，血清内源性代谢物发生显著改变，并破坏能量代谢中的三羧酸循环，引起柠檬酸含量下降。在心肌缺血再灌注损伤气虚血瘀证模型中发现，心肌组织中三磷酸腺苷合成减少而消耗增加，引发心肌细胞粗肌丝和细肌丝的降解，心肌纤维断裂，导致心功能降低。采用液相质谱色谱联用法检测冠心病心绞痛患者的血液和尿液，结果显示气虚血瘀证和气虚血瘀痰浊证患者的内源性代谢产物有所差异，生物素等四种物质的缺少是气虚证的物质基础，而半胱氨酸亚磺酸、天冬氨酰蛋氨酸可作为气虚血瘀证的潜在标志物；氢核磁共振检测冠心病心绞痛 3 种血瘀证患者的血浆发现，血瘀证患者存在多种代谢物质异常，其中气虚血瘀证与气滞血瘀证、心血瘀阻证区分度明显，其丙酮、氧化三甲胺、3-羟基丁酸等浓度较高，而葡萄糖、多种氨基酸等浓度较低。对心肌梗死恢复期气虚血瘀证患者进行的代谢组学分析则显示，亚油酸、花生四烯酸、溶血磷脂酰胆碱、鞘氨醇类物质代谢下调，涉及磷脂、脂肪酸、能量代谢失衡。

讨　论

通过分析冠心病中医证候分布的临床和文献研究，发现气虚血瘀证是冠心病核心证候并贯穿病程始终，但在不同临床分型中，气虚血瘀证的证候表现不尽相同。中医学认为"有诸内者，必形诸外"，现代研究表明冠心病气虚血瘀证存在多种理化指标改变，而随着系统生物学的飞速发展又发现其涉及多种病理过程，进一步揭示了其现代生物学内涵。随着生命科学研究的深入和医学模式的转变，个体化治疗、精准医学将是医学的主导方向，而中医辨证论治是其最典型的代表之一，亦是"同病异治"和"异病同治"的具体表现。证候生物学的基础复杂，将传统中医学理论与现代技术方法有机结合开展中医证候研究，是中医学研究的主要趋势，也是其继承性、创新性发展的关键。

尽管现已从多方面、多层次对冠心病气虚血瘀证进行了多种形式的探索，但其目前仍处于起步初期，还存在不足。因此今后的研究应①围绕冠心病心血管事件链，填补相关空白研究领域，探讨并完善其证候演变规律。②基于大数据和人工智能，聚焦并验证有关气虚血瘀证的敏感性、特异性诊断指标，完善气虚血瘀证的诊断标准。③建立并优化公认、可复制的证候模型及其评价方法。④以宏观指标为表征，以理化指标为基础，结合多组学研究，从整体、组织、细胞、基因等层面，系统诠释气虚血瘀证的生物学基础。总之，应进行多途径、多学科、多领域合作探究，从而建立起具有中医特色的诊疗及评价系统，为疾病的诊断、治疗、预后提供精准有力的客观支持，这将是中医学现代化进程的必由之路。

315 冠心病痰瘀滞虚理论内涵和外延

冠状动脉粥样硬化性心脏病（简称冠心病），是指由于冠状动脉粥样硬化使管腔狭窄、痉挛或阻塞导致心肌缺血、缺氧或坏死而引发的心脏病，统称为冠状动脉性心脏病或冠状动脉疾病，归属于缺血性心脏病。冠心病属中医学"胸痹""心痹""真心痛"等范畴。传统观念认为"阳微阴弦"是其核心病机，但现代人生活方式和社会环境已发生改变，此观点并不能涵盖冠心病所有的病因病机。学者王阶等及其课题组对 31 729 例冠心病患者进行了横断面研究，对 12 327 篇文献进行了关联分析，结合 16 个中医药病证结合治疗冠心病的随机对照双盲试验研究，由 20 世纪 90 年代初期的冠心病与血瘀证研究，继而开展了冠心病证候要素研究以及冠心病证候的演变规律研究，最终提出冠心病"痰瘀滞虚"核心病机假说。

痰瘀滞虚理论假说内涵

随着现代社会人类生活方式、环境和疾病谱的改变，冠心病的致病因素、发病机理、证候演变规律、临床表现、发病特点、治法方药及配伍特点也发生了巨大变化。在传统中医理论指导下，结合现代医学、药理学及循证医学的研究成果来深入认识冠心病的病因病机，形成了冠心病"痰瘀滞虚"假说，并提出此致病因素互为因果，交结凝滞，相互促进，内外引动，形成恶性循环，最终损伤血脉。

内涵是反映事物本质属性的总和的概念。内涵是隐藏在事物深处的，需要探索、挖掘才可以看到的内在的涵义。"痰瘀滞虚"病理过程贯穿冠心病病理变化的全程，"痰""瘀""滞""虚" 4 个证候要素不是孤立存在的，而是相互紧密结合，也是实证和虚证互相转化、互为因果的过程，是冠心病的核心病机。冠心病动脉粥样硬化从早期到晚期变化也是由实证转为虚实夹杂证的过程，冠心病早期临界病变多以"滞痰"或"滞瘀"为主，表现形式多为血管内皮功能失调和血管痉挛为主；随着冠状动脉血管狭窄的进一步加重，进入冠心病阶段，中医证候表现为痰中有瘀、瘀中有痰的痰瘀互结形式；冠心病晚期多支血管病变，"痰瘀滞虚"之虚实兼夹存在，尤其"虚"证表现得较为突出。"虚"证指由于后天之本的宗气亏虚导致的肺脾气虚以及由于先天之本的元气亏虚导致的肾虚，进而致使人体推动、温煦、运化功能减弱，血管脉络中的有形与无形成分不能转运全身从而产生瘀滞，是冠心病的内在因素。

邪气是冠心病主要的致病因素，包括外邪和内邪，外邪为风、寒、暑、湿、燥、火和疫疠之气等从外侵入人体的致病因素，现代可扩展为吸烟、饮食不节等生活方式，雾霾等环境因素以及幽门螺杆菌、支原体、衣原体、病毒等微生物，这些致病因素可以直中血管脉络，引起血脉瘀滞，也可以侵袭肌体，致使体虚而生痰，久而真元亏虚，血脉推动无力而生瘀；内邪是由脏腑功能失调产生的病理性产物，尤指脾肾阳虚致湿滞不运，气化枢机失转，由无形的内邪变成有形"痰""瘀"病理产物，进一步可损伤络脉，导致脂质代谢异常，血液黏稠及流速减慢，可直接或间接侵袭血脉，激活炎症、氧化应激、自噬、细胞凋亡，逐步形成冠心病。

1. 对冠心病虚证病因病机的认识 冠心病"痰瘀滞虚"病因病机假说认为，"虚"是贯穿冠心病疾病发生发展的全过程，包括来自先天的"元气"和后天的"真气"。"虚"首先是元气亏虚和宗气亏虚。元气是先天之气，来源于父母的生殖之精，存于肾中，是人体生命活动的原动力；宗气为后天之气，来源于肺从自然界吸入的清气与脾胃从饮食物中运化而生成的水谷精微，清气促进人体代谢活动，水谷精微化生的血与津液布散全身。同时，后天之气充足，又可滋养先天之气。若由于年老体弱或久病伤正导致元气与宗气亏虚，则可出现心气不足，精血渐衰，脏腑失调。气虚无力推动血行，可导致气虚血瘀；气虚无以生血，可导致气血两虚，出现胸部闷痛等症状。元气虚衰，必影响元阴和元阳。元阴亏虚，不能滋养五脏之阴，水不涵木，又不能上济于心，可导致心肝火旺，耗伤心阴，心脉失于濡养，形成胸痹；元阳虚衰，不能鼓舞五脏之阳，可致心阳不振，血脉失于温运，痹阻不通，发为胸痹。

2. 对冠心病痰证病因病机的认识　痰，古作"澹"或"淡"，泛指痰浊之邪滞留于体内的病证，内涵较广。中医学认为，痰的产生主要与肺、脾两脏有关。肺主呼吸，调节宗气的出入和升降。如肺失肃降，可出现咳喘、不能平卧等症；风邪或寒邪侵肺，可使肺内的津液凝聚成痰。脾主运化，即消化和运送营养物质至各脏器。湿邪犯人体，或思虑过度、劳倦内伤、饮食不节，都能伤脾而使其运化功能受损，造成水湿内停凝结成痰。但痰是病理过程中的产物，为病之标，而非病之本，辨证时必须探本求原。由于湿困脾阳，运化失职而生者为湿痰；由于肺阴不足，津液被灼而生者为燥痰；因热成痰者为热痰；因寒而成痰者为寒痰，甚者为饮；因风而成痰者为风痰；因食滞不化而成痰者为食痰；因气郁不畅而成痰者则为郁痰，共为七种。

痰证是冠心病主要证候，现代医者往往重视"瘀"而轻视"痰"，其实"痰"在冠心病形成初期占重要地位。首先是外源性的因素，现代人多食肥甘厚味，且缺乏运动，脾胃不能及时运化食物形成水谷精微，初期转变污浊之痰，贴附血管脉络，痰浊日久成瘀；现代病原微生物、雾霾颗粒、烟草中的有害物质等可直接通过肺部吸入人体，伤及肺、脾、肾，影响其对津液的生成、输布和排泄，日久化痰，或直中血脉，影响血管中气血的营卫功能，使血液变生为有形之痰。其次是内源性的因素，脏腑功能失调可导致肺、脾、肾之输布、运化和温煦能减弱。根据"津血同源"理论，津液可以化气，也可以为血，津液与气血互相滋生，相互影响。气血运行不畅，产生败浊，可熏蒸津液，转化为痰。水谷精微本当化生津液以充气血，但机体化生功能失常时亦可转变为痰浊，可表现为血液流变学改变、脂质代谢异常等。痰之性质重浊黏腻，随气而走，无处不到。痰浊一旦形成，既可上犯于胸，致胸阳痹阻，又可壅滞脉络，使气血不畅、心脉瘀阻，形成胸痹心痛。

3. 对冠心病瘀证病因病机的认识　血瘀即血液运行不畅。血瘀证可见于很多种疾病。广义而论，凡离经之血不能及时消散，或血流不畅、运行受阻，或郁积于经脉或器官之内呈凝滞状态，均可称为血瘀。目前认为，各种致病因子所造成的全身或局部组织器官的缺血、缺氧、血液循环障碍以及血液流变性和黏滞性异常而导致的各组织器官水肿、炎症渗出、血栓形成、组织变性、结缔组织增生等一系列的病理变化，都属于血瘀证的病理变化。瘀血的部位不同临床表现也有差异，瘀血阻滞于胸中，导致脉络瘀滞，则形成冠心病胸痹心痛。冠心病血瘀证是胸痹心痛最重要的病机，一般不单独出现，常伴随气滞血瘀、痰瘀互阻、气虚血瘀和肾虚血瘀同时存在。在胸痹心痛的初期多以滞、瘀、痰、气滞血瘀或痰瘀互阻的证候出现，证候组合形式简单，实证为主；随着疾病的进展，冠状动脉狭窄程度加重，证候形式以滞、瘀、痰和虚多证候组合为主，往往是虚实夹杂。

4. 对冠心病滞证病因病机的认识　"滞"即气滞，指气的流通不畅、郁滞不通的病理状态。多由于情志抑郁，或痰、湿、食积、热郁、瘀血等的阻滞，影响到气的流通；或因脏腑功能失调，如肝气失于疏泄、大肠失于传导等，形成局部或全身的气机不畅或郁滞，从而导致某些脏腑、经络的功能障碍。冠心病气滞证一般属于邪实为患，常常与血瘀或痰浊同时存在，或有因气虚推动无力而滞者。现代生活压力剧增，情志改变日久郁结于内，形成气滞，阻滞血液脉络，其临床表现多为"背胀痛"，而少见"背窜痛"。发作期邪气盛，内邪丛生，气滞加剧，故诸症皆见，"背胀痛"和"背窜痛"均明显。气滞形成之后，阻碍血液运行，气郁而血行不畅，瘀血乃成，常可见背胀痛、胸胀痛、窜痛、弦脉等；影响津液代谢，气机阻滞，升降失常，气不行水，津液内停，化生痰浊，脾失健运，清阳不升，心神失养，可见脘腹痞闷、恶心呕吐、食欲不振、嗜睡。

5. 冠心病致病因素"邪"与"痰瘀滞虚"的关系　邪气泛指各种致病因素，是一切可以破坏人体正常生理平衡，导致人体脏腑、经络、气血、津液、阴阳失调的致病因素。邪气包括外邪、内邪和内外合邪。外邪包括外感六淫、疠气、外伤、虫兽伤、寄生虫、七情内伤、饮食失宜、痰饮、瘀血、结石等。现代医学的病毒、细菌、支原体、衣原体、肿瘤细胞及烟草、雾霾等均属邪气范畴。内生邪气，以痰饮、瘀血、气郁、郁热、湿浊、食积以及砂石等较为常见。内外合邪是中医病因学的重要内容之一，是指由人体内外邪气共同作用而引起疾病。《黄帝内经》认为"邪之所凑，其气必虚"。《金匮要略》提出"夫病痼疾，加以卒病"，其实质上就包含内外合邪致病。现代研究发现，外邪是冠心病的主要致病因素，在人体动脉粥样病变斑块中亦发现肺炎衣原体、巨细胞病毒、疱疹病毒、幽门螺杆菌等病原体和外部致病因素存在的证据，随着炎症细胞和炎症介质的不断检出，冠心病通常已不再被认为是单纯的动脉壁脂质堆积的疾病，而是由外邪通过血液或呼吸道直接侵袭血管脉络而引发的进展性炎症反应。内邪乃疾病在发生、发展过程中由于内脏功能失调，尤指脾肾阳虚致湿滞不运、气机郁滞、气化枢机功能失调，所产生的病理性产物形成致病因子。脂质代谢产物积聚形成痰、瘀、热，导致冠心病的发生，痰、瘀、热的产生又可加重体内阴阳气机脏腑失调，使外邪更易侵入。

痰瘀滞虚理论假说外延

外延是一个逻辑学名词，其相对应的概念为内涵。相对于内涵反映事物本质属性，外延（对照）所概括的是由内涵本质延伸辐射直接或间接产生的效应效果数量或者范围。"痰瘀滞虚"理论内涵表现在其贯穿整个冠心病的发生发展的过程，且病之间相互转化，相互为用，内外引动，最终损伤脉络，形成冠心病。而"痰瘀滞虚"外延表现在近年来与被发现的现代生物学指标的密切关系，同时还表现在能指导临床治疗、提高临床疗效上。

1. 痰瘀滞虚理论与现代生物学指标的关系　痰浊和高脂血症联系密切，其共同的主要表现特征是甘油三酯（TG）、总胆固醇（TC）和低密度脂蛋白（LDL）的升高。通过对痰证患者的免疫学研究发现，痰证患者 IgG、IgM 及补体 C3、C4 显著升高，因此认为细胞免疫功能低下可能是心血管疾病痰证形成的免疫学基础。血瘀证与血小板、凝血及纤溶系统之间的关系密切。现代研究发现，冠心病血瘀证患者反映血小板功能状态的特异性指标颗粒膜蛋白 140（GMP-140）含量明显增高，组织型纤维蛋白溶酶原激活剂（t-PA）、纤溶酶原激活物抑制剂 1（PAI-1）活性降低，表明血小板活化、低纤溶状态与血瘀证形成有关。冠心病血瘀证的重要病理机制之一为微循环障碍，且与甲襞微循环、舌唇微循环、球结膜微循环关系密切，表现为微血管畸形严重，管径细，流速慢，出现白色微血栓。此外，血瘀证患者一氧化氮（NO）及内皮素（ET）水平异常，导致血管内皮细胞分泌功能失常，可能是血瘀证发病的病理基础之一。多项研究观察冠心病血瘀证患者外周血白细胞 mRNA 电泳，结果显示出 95 条差异条带，通过反向 Northern 法验证差异条带，得出 28 个差异基因，将其与美国国家生物技术信息中心（NCBI）人类基因库进行比对，获得了与人类基因同源的 3 个差异基因（b13、49b、23b），99% 同源的 2 个差异基因（b12、36a），98% 同源的 2 个差异基因（25b、57d），其中 b13 与 23b 分别是淋巴细胞活化信号分子家族成员 1（SLAMF1）与 B 淋巴细胞瘤-2 相关转录因子 1（BCLF1），经临床验证二者在冠心病血瘀证组中显著高表达。1 项关于 1069 例冠心病心绞痛患者的临床研究显示，滞血瘀证多见于早期冠状动脉痉挛和局限病变，与环状 RNA（circRNA）、高敏 C 反应蛋白（hs-CRP）和白细胞介素 6（IL-6）有关。

2. 痰瘀滞虚理论对临床的指导　痰瘀滞虚理论概括了冠心病病理变化的全过程，也反映了实证和虚证互相转化互为因果的过程，是冠心病的核心病机。在冠心病的中医治疗中，除了豁痰祛瘀，还应注重温肾阳、补肾阴、固护真元、调情志。虚指肺脾肾气虚，夹杂痰瘀滞实证，故而在治疗中应化痰祛瘀、补益脾肾、固护真元。现代人生活节奏快、压力大，应注重情志的调护，尤其是对青年或临界冠心病患者，应特别注重疏肝理气、安神养心。中青年胸痹患者的证候特征多以痰瘀为主，以虚为辅，可以健脾化痰瘀治疗；老年患者则为痰瘀滞和虚并重，治疗时应虚实并重，加强补肾活血。心肾阳虚证治以温补肾阳，方选参附汤合右归饮加减（人参、附子、桂枝、熟地黄、山茱萸、山药、枸杞子、杜仲）；心肾阴虚证，方选左归饮加减（熟地黄、山药、枸杞子、炙甘草、茯苓、山茱萸）；气虚血瘀证方选八珍汤加减（党参、白术、茯苓、甘草、当归、生地黄、赤芍、川芎、桃仁、红花、丹参）或双和散加减（党参、茯神、制远志、丹参、鸡血藤、没药、琥珀、香附、石菖蒲），若气不上接、乏力较甚，气虚明显者，可加升陷汤；心血瘀阻证，治以活血化瘀、通络止痛，方选冠心2号方加减（川芎、赤芍、红花、降香、丹参），若胸痛剧烈，畏寒肢冷，脉沉细或沉迟，阳虚血瘀者，可加蒲黄、延胡索、桂枝或肉桂、细辛、高良姜、薤白等温通散寒之品；痰浊闭阻证方选瓜蒌薤白半夏汤加减（瓜蒌、薤白、半夏、白酒），若伴痰黏稠色黄、苔黄腻、脉滑数的痰热互结者，可用小陷胸汤或黄连温胆汤；寒凝心脉证胸痛以卒然心痛如绞、感寒痛甚为特点，症见形寒肢冷、冷汗自出、心悸气短、苔薄白、脉沉紧，治以温经散寒、活血通痹，方选宽胸丸（荜茇、高良姜、细辛）加减；气滞血瘀证治以行气活血、通络止痛，方选血府逐瘀汤。

316 从血瘀论治冠心病合并抑郁

《中国心血管健康与疾病报告2019》指出，中国心血管患者达3.3亿人，其中冠心病1 100万人，占心血管病患者的3.3%，成为心血管疾病的重要组成部分。冠心病患者因病程迁延不愈、长期服药、家庭压力、社会因素等原因，使冠心病合并抑郁的人数越来越多。研究显示，15%～20%的冠心病患者合并抑郁，患病率高于普通人群2～4倍，并且抑郁对社会经济造成巨大的负担。因此，冠心病、抑郁共病的问题不容忽视。目前，西医抗抑郁治疗方案主要包括心理治疗和药物治疗。心理治疗因其费用高、受众小等问题获益人群较少。药物治疗因具有一定的依赖性、耐受性等不良反应，临床效果欠佳。研究表明，中医药改善冠心病合并抑郁的临床疗效及安全性良好。根据其临床表现，中医将抑郁归于"郁证"等范畴，将冠心病归于"胸痹"等范畴，冠心病合并抑郁的理论多从"肝郁气滞"或"心主神明"探讨，但血瘀是冠心病合并抑郁的重要病理基础，治疗应注重活血化瘀。学者刘用等从血瘀角度探讨了冠心病合并抑郁的病机及治法，以期为临床工作提供新的思路。

胸痹与血瘀的关系

胸痹的主要病机为"阳微阴弦"，病性属本虚标实。血瘀作为"标实"的病机，在冠心病的发生、发展中有着重要意义，正如《素问·痹证》云"脉者……涩则心痛"，心脉瘀阻，不通而痛。研究显示，超过50%的胸痹患者为血瘀证，临床表现为胸痛，痛处固定不移，舌紫暗，舌下瘀斑，脉结代等。从病机而言，多种因素可以导致血瘀，"心藏血脉之气"，素体气虚或久病气血虚弱，心气无力推动血液运行，血行不畅，瘀阻心脉，发为胸痛；终日伏案少动，胸阳不展，或平素阳气不足，无力推动血液运行，脉络瘀阻，而成胸痛；情志郁结，气机不畅，久则气滞血停，血流不畅，脉络瘀滞，发为胸痛；阳气虚弱，外寒乘虚侵袭，以至阴寒凝滞，瘀阻心脉，发为胸痛。如《医门法律》云："胸痹心痛……阴得乘之。"《类证治裁·胸痹》云："阴乘阳位而为痹结也。"肺中蕴热，灼津液为痰，痰热结于胸中，痹阻气机，气滞则血行缓慢，引起胸痛；热灼津液，热结津亏，久则血脉瘀阻，发为胸痛。研究表明，冠心病中后期，有形之血瘀滞导致无形之气不畅，证型以血瘀气滞为主。王东海等对2 648例冠心病患者的回顾性研究发现87.20%的患者有血瘀因素。冠心病血瘀证研究已经逐渐成了热点，以活血化瘀为主的冠心病治疗方案更是取得了明显疗效。陈可冀院士团队长期致力于冠心病血瘀证的研究，基于病证结合的模式，制定了冠心病血瘀证诊断标准，在临床及研究中广泛使用。

郁证与血瘀的关系

《证治汇补·郁证》云："郁病虽多，皆因气不周流。"临床上多认为肝郁气滞为郁证的基本病机，故治疗也以疏肝解郁为主，正如《素问·六元正纪大论》云"木郁达之"，《证治汇补·郁证》云"郁证虽多……法当顺气为先"，以"达木""顺气"之法来治疗郁证。然《素问·玉机真脏论》云"脉道不通，气不往来"，说明血瘀也可以导致气机不畅。《金匮要略》云"病人胸满，唇痿舌青……为有瘀血"。也佐证了瘀血导致气滞，出现胸满症状。气滞虽为郁证的重要病机，但气滞和血瘀可相互影响，互为因果，血瘀亦不可忽略。胸痹患者形成了"血瘀"的病理基础，不仅心脉瘀阻，血瘀证积分也更高，从血瘀理论探讨郁证具有实践意义。

王清任提出了"血瘀致郁论",其《医林改错·血府逐瘀汤所治症目》云:"有病急躁,是血瘀""瞀闷,即小事不能开展,即是血瘀"。黄锦鹏也提出"郁"的病机主要为气血郁滞和情志怫郁,强调血瘀在郁证发生、发展中的重要性,治疗上须保持气血通畅,正如《古今医统大全》云:"诸病久则气滞血凝而成郁结……郁滞一开,则气血通畅,而诸病各自以其方而易愈也。"

冠心病和抑郁共病的机制

虽然冠心病和抑郁共病的机制并未完全阐明,但现代医学研究多从血小板功能障碍、免疫炎症反应、内皮功能障碍、血脂异常等方面探讨,均与血瘀关系密切。

1. 血小板功能障碍　即冠心病合并抑郁症患者血液中血小板更容易活化和聚集。胡文娟等认为血瘀证即活化的血小板促进血栓形成,血小板的活化和聚集是血瘀证重要的生理、病理基础。当血管内皮损伤时,血小板的活化、聚集、黏附、分泌等功能增强,使血液处于高凝状态,血行不畅,发为血瘀证。从临床表现来看,血瘀证常表现为疼痛部位固定不移、皮肤瘀斑、唇舌紫暗等;血小板的功能障碍同样可以引起皮肤或者黏膜出血等。

2. 免疫炎症反应　研究表明,炎症在冠状动脉粥样硬化的发展过程中起着至关重要的作用,并且炎症可以引发斑块的不稳定,诱发血栓形成。2019年美国心脏协会(AHA)会议公布的COLCOT实验结果显示,秋水仙碱能够明显降低新近心肌梗死的心血管事件风险,充分说明抗炎治疗的有效性。而抑郁症可引起持续炎症状态,抑郁症患者体内白介素-6(IL-6)、肿瘤坏死因子α(TNF-α)等多种炎性因子水平升高。炎症反应可能是冠心病和抑郁相互影响的桥梁之一。研究发现,血瘀证患者IL-6、TNF-α、C反应蛋白(CRP)等炎性因子水平高于非血瘀证患者,冠心病患者是否通过血瘀介导的炎症反应导致抑郁的发生,值得进一步研究探讨。

3. 内皮功能障碍　血管内皮具有止血、抗凝、纤溶、调节血管运动张力等作用。研究发现内皮功能障碍与抑郁明显相关,抑郁可以通过抑制血管舒张因子一氧化氮(NO)的合成等机制,影响血管内皮功能。而内皮功能障碍可以导致血小板聚集、炎性细胞浸润、血管舒张不足等,直接参与冠状动脉粥样硬化和血栓的形成。因此,血管内皮功能障碍可能是冠心病和抑郁共病的中间机制。研究表明,血瘀证时血栓素A_2/前列环素(TXA_2/PGI_2)、内皮素(ET)/NO等血管活性因子水平降低,进而影响血管内皮功能。因此,血瘀降低血管活性因子,影响血管内皮功能,参与冠心病和抑郁共病的中间机制,或许可以解释"血瘀致郁"。

4. 血脂异常　研究表明,抑郁可以使体内交感神经活性增强,儿茶酚胺升高,去甲肾上腺素、肾上腺素分泌增加,导致脂质代谢紊乱。而血脂作为冠心病发生、发展的独立危险因素,对于冠心病患者的预后有着重要意义,尤其需要关注低密度脂蛋白胆固醇(LDL-C),指南要求对于极高危的冠心病患者LDL-C需控制在1.4 mmol/L以下。血脂异常作为冠心病合并抑郁共病的潜在机制之一,在血瘀证的形成中亦发挥着重要作用,其中血瘀证具有"黏""浓""凝"等血液流变学特点。"浓"的特点即包括甘油三酯、胆固醇的升高。杨晓燕等研究认为,血脂通过影响红细胞的变形、聚集能力,从而影响微循环的灌注,使血液黏稠度增加,导致血瘀证。

冠心病合并抑郁的治疗

针对冠心病合并抑郁的证型,目前临床上尚无统一定论,中国中西医结合学会心血管病专业委员会将双心疾病分为心血瘀阻证、肝气郁结证等6种证型。胡大一等将双心疾病分为气滞血瘀型、肝郁气滞型等8种证型。苏翔等报道,冠心病合并抑郁患者中血瘀型占20.69%。崔俊峰等研究发现,在冠心病合并抑郁患者中医证候要素中,血瘀的频率大于肝郁。由此可见,血瘀在胸痹合并抑郁的发生发展中起着重要作用,主要分为6个证型,①气虚血瘀证:胸隐痛,精神抑郁,或心悸胆怯,舌质淡,苔薄白,脉细缓，治则活血兼补气，方用补阳还五汤加减。②阳虚血瘀证：心悸而痛，怕冷，自汗，舌质淡，苔白或腻，脉沉细，治则活血兼温阳，方用温阳活血方加减。③气滞血瘀证：精神抑郁，情绪不宁，心胸满闷，善太息，脘闷嗳气，舌淡红，苔薄腻，脉弦，治则活血兼行气，方用血府逐瘀汤加减。④寒凝血瘀证：胸痛因气候骤冷而发病或加重，苔薄白，脉沉紧等，治则活血兼散寒，方用枳实薤白桂枝汤加减。⑤痰凝血瘀证：胸闷痛，心悸眩晕，情绪不宁或眠差，痰多舌胖大有齿痕，苔白滑，脉弦滑，治则活血兼行气化痰，方用瓜蒌薤白半夏汤加减。⑥热壅血瘀证：胸闷，心烦失眠，口干口苦，大便干，舌暗苔薄黄，脉滑数，治则活血兼清热，方用清热活血汤加减。

上述证型以血瘀证为主，兼有气虚、阳虚、气滞等证候要素。国医大师颜德馨将本病的辨治概括为活血化瘀、净心醒脑，针对血瘀于内，扰乱心神这一关键病机，以血府逐瘀汤为基础方加石菖蒲、黄连等，效果良好。王琦院士以血府逐瘀汤治疗血瘀质的郁证患者，胸闷、失眠、头痛、乳房胀痛等症状明显减轻。刘玉洁治疗经皮冠状动脉介入治疗（PCI）术后合并抑郁时注重活血化瘀药的应用。方剂常用丹参饮或旋覆花汤，注重调心安神，倡导心理疏导。研究表明，血府逐瘀汤可以调节5-羟色胺（5-HT）水平以达到镇静的效果，抑制细胞凋亡而保护心肌，且多种活血化瘀类中药可以抑制血小板聚集、黏附，增强冠心病二级预防的治疗效果，部分具有抗抑郁的功效，如川芎、姜黄、郁金、乳香、丹参、西红花、龙血竭等。具体机制包括间接影响γ氨基丁酸（GABA）A受体、直接抑制生长激素释放因子作用、部分抑制单胺氧化酶A（MAO-A）、单胺氧化酶B（MAOB）活性等。

冠心病患者中血瘀与抑郁的发生发展密切相关。在治疗上，目前临床多采用疏肝解郁为主，但不可不考虑血瘀的因素，从活血化瘀论治冠心病合并抑郁。在临证时，应该考虑个体化治疗，辨证论治，不拘泥于一方一证，不着眼于一脏一腑，以达到疗效，改善症状为目的。

317 颈动脉粥样硬化血瘀证实质

血瘀证的生物学基础研究始于20世纪60年代，目前虽然取得了很多成果，但其证候实质仍未弄清。在前期血瘀证的生物学基础研究上，学者李林森等进一步从颈动脉血流动力学、颈动脉粥样硬化斑块及颈动脉粥样硬化相关活性物质等角度探析了血瘀证的生物学基础，为血瘀证实质研究提供了科学依据。

研究思路的背景

随着人口老龄化的加速，动脉粥样硬化（AS）患病率增高，脑血管疾病（CVD）成为目前威胁人类生命和健康的主要疾病。血瘀证是多种复杂性重大疾病的共同证候。一项221例脑卒中证候分布调查显示，各种证候在脑卒中急性期的发生频率依次为血瘀证68%、痰证52%、火热证30%、风证29%、阴虚阳亢证25%、气虚证24%。一项216例腔隙性脑梗死中医证候学观察显示，腔隙性脑梗死患者的始发态（发病72小时内）证候特征为风证55.5%（120/216），痰证31%（67/216），火证44%（95/216），血瘀证20.8%（45/216）出现的概率较高，从其证候的组合形式看，2证、3证的组合形式占多数，以风证+火证+痰证及风证+痰证+瘀证为主要组合。另一项对2004例5种疾病血瘀证的分布调查显示，血瘀证在冠心病中占62%（277/444），在功能性子宫出血中占60%（92/153），在脑梗死中占54%（359/666），在高血压中占53%（284/532），在糖尿病中占51%（106/209）。以上资料说明，血瘀证不仅是脑卒中的常见证候，同时也是多种疾病常见的共同证候。血瘀证是中医诊断和治疗疾病的重大基础，是证研究具有代表性的切入点，因此，对血瘀证的生物学基础研究无疑具有重要意义。血瘀证的生物学基础目前尚不明确。现代医学认为，各种致病因子所造成的全身或局部组织器官的缺血、缺氧、血循环障碍等导致各组织器官水肿、炎症渗出、血栓形成、组织变性、结缔组织增生等一系列的病理变化，都可以概括在血瘀证的病理实质中。目前研究主要就血液生化学、血流动力学、血液流变学、免疫功能、病理形态、微循环等方面进行了探索。蔡钦朝等对20例血瘀证患者体内一氧化氮（NO）及血浆内皮素（ET）水平进行检测，发现患者NO及NO/ET比值均明显低于对照组。石志芸等对74例非胰岛素依赖型糖尿病（NIDDM）及88例其他疾病（心血管疾病、肾脏病）患者进行血浆P选择素GMP-140、ET测定，结果显示，NIDDM血瘀证患者GMP-140、ET值均明显高于非血瘀证组及正常对照组。另外，糖尿病、心血管疾病及肾脏病的血瘀证患者GMP-140含量均明显高于同病种的非血瘀证患者。孙锡印等研究发现，冠心病血瘀证患者高密度脂蛋白标志物血载脂蛋白1（apoA-1）水平低于健康人，而低密度脂蛋白标志物血载脂蛋白B（apoB）及apoB/apoA1水平高于健康人。既往的研究还发现，血液黏度增高和微循环障碍等与血瘀证有关。然而也有研究发现，血瘀证证候要素评分与凝血因子含量变化无相关性，常规的四项凝血因子检测并不能作为缺血性中风血瘀证微观辨证的指标。这些探索为进一步研究奠定了较好的基础，但是目前生物学检测指标的确定比较宽泛，或用单一指标代替血瘀证的全部内涵，均未能涉及血瘀证实质。

证是一个非线性的"内实外虚""动态时空"和"多维界面"的复杂系统，其中"内实外虚"是证最重要的特性。基于证概念的新诠释，我们提出了证靶位及证表征概念，即证不仅是方剂的治疗目标，而且也是方剂的效应基础。证表征是指证的外在表现征象，通常包括必要和非必要的外在表象征象。而靶位在生物学和药理学中有特定含义，指受体、组织或细胞、蛋白或基因等，中药方剂治疗所针对的靶位多是总体、是系统，这个总体和系统就是某一特定的证。因此，认为血瘀证的研究可以通过寻找其"内实"点来寻找到突破口。

颈动脉粥样硬化是缺血性脑血管发病的重要危险因素之一，将近68%的缺血性脑血管病伴有不同程度的颈动脉粥样硬化，其中颈动脉粥样硬化斑块的性质与脑梗死的发生更是密切相关。鉴于超声检查简单易行、可实时成像、重复性好，已成为颈动脉粥样硬化性疾病的首选检查手段。超声检查通常主要通过二维灰阶显像、彩色血流成像和多普勒血流动力学分析等对颈动脉硬化性狭窄病变进行评估。在动脉粥样硬化的早期阶段无管腔狭窄时，其病变主要为动脉壁的膨胀或 IMT 增厚，超声检查可进行客观评价，对早期颈动脉粥样硬化的流行病学及危险因素的研究有重要意义。基于颈动脉的解剖特点，高分辨率彩色多普勒超声诊断仪能较容易地发现其硬化斑块，并能分辨斑块的大小、分布、形态及超声特性，研究表明，颈动脉硬化斑块的声学特征与病理组织学有良好的相关性。低回声提示其富含脂质，不规则低回声暗区提示其并有斑块内出血。薄薄的高反射亮区提示纤维帽，而纤维帽不完整、表面回声不连续、有火山口样龛影提示斑块已破裂。偏心性使其承受的切应力更大，在血流异常、血管痉挛时易于破裂。颈动脉超声可显示颈动脉的横轴和纵轴解剖图像，观察动脉壁的厚度、斑块的形态、大小、范围、管腔的狭窄或闭塞，根据斑块回声的特征可分低、中、强回声，通过彩色血流影像反映的血流分布及充盈状态，评价管腔内径变化而产生的血液动力学改变。因此，颈动脉超声检查可作为反映动脉粥样硬化的重要窗口。

基质金属蛋白激酶9（MMP-9）是明胶酶的一种，分子量92 kD。研究表明，MMP-9是很多生理过程的关键调节剂，如参与骨骼形成、血管发生、伤口愈合、血液凝固及子宫组织重塑等。MMP-9通过血管中膜平滑肌细胞迁移、增殖凋亡及细胞外基质的重塑在动脉粥样硬化斑块的形成、发展及破裂中发挥了重要作用。MMP-9的调控主要通过基因转录、酶原激活及MMP-9生理性抑制物3个水平实现。基质金属蛋白酶组织抑制剂1（TIMP-1）是组织中MMP主要的内源性抑制因子，MMP/TIMPs之间的平衡在ECM的重建中发挥着极其重要的作用。在不稳定粥样斑块中常见到巨噬细胞增多，MMP-9分泌增加，使基质降解增强，TIMP-1对有MMP-9产生的基质降解起着很重要的平衡作用，纤维帽的胶原分解与否取决于MMP-9与TIMP-1之间衡状态。成纤维细胞生长因子是一类由FGF基因家族编码的结构相关的蛋白质，碱性成纤维生长因子（bFGF）最初是由Gospodarowiz于1974年从牛脑和牛的脑垂体中提取出的，因其对3T3细胞有强烈的促进增殖和有丝分裂作用而得名。bFG在体内分布广泛，尤其是在神经组织中含量丰富。其分布于不同部位，可呈现出不同功能。大量研究证实，VSMC增殖是动脉粥样硬化、再狭窄和肺动脉高压等多种心血管疾病的病理基础。FGF在斑块的形成中发挥了重要作用，在FGF等细胞因子的刺激作用下，SMC开始由中膜向内膜迁移，并产生Ⅰ型、Ⅲ型胶原、弹性蛋白和糖蛋白，这些蛋白构成了斑块的基质，使其结构加固。超敏C反应蛋白（Hs-CRP）是人体非特异性炎症反应主要的、最敏感的标志物之一，是肝脏在IL-6调控下产生的一种急性时相蛋白。正常血清中含量极微，但在急性炎症反应阶段其含量可迅速增加100多倍，因此，CRP水平是炎症过程中最具标志性的因子，被认为是动脉粥样硬化发生发展中极具敏感性的检测指标。因此测定患者血清MMP-9、TIMP-1、MMP-9/TIMP-1、bFGF、hs-CRP水平的变化，可以作为颈动脉粥样硬化及斑块不稳定的血清学指标。由以上可知，血瘀证是缺血性脑血管疾病常见证候之一，而AS是脑梗死的最常见病因。

血瘀证生物学基础

基于王永炎院士提出的证候概念及其属性，我们在前期开展了大量的血瘀证生物学基础探索，在近年来取得了一定的研究结果：①血瘀证主要与寒（阴性因素、阴性证候）相关，寒热程度差异是血瘀证产生的原因；手术外伤出血史可能是血瘀证的直接危险因素；血瘀证是脑梗死、冠心病和糖尿病的常见证候，但不是必见证候。②血瘀证相关的因素有年龄；可能与血瘀证相关的因素为凝血酶原时间；炎症反应因子 IL1β、IL-6、TNF-α、sICAM-1、sVCAM-1 参与了急性脑梗死的炎症反应过程，这些因子的异常升高与急性脑梗死相关，其中 IL-1β 水平与血瘀证呈正相关；sICAM-1 水平与急性脑梗死血瘀证呈正相关；TNF-α 水平与血瘀证呈负相关；TGF-β1 水平与急性脑梗死血瘀证呈负相关。炎症反应因子 IL-1β、TNF-α、TGB-β1、sICAM-1 可能为急性脑梗死血瘀证的生物学基础。③血瘀证患者中 78.6% 被发现有颈动脉粥样硬化斑块，脑卒中患者血瘀证与颈动脉粥样硬化形成有相关性，肝风证、痰浊证、火热证、阴虚阳亢证与颈动脉粥样硬化的形成没有明显的相关关系。④血瘀证的发生不仅因为脑梗死，而与颈动脉粥样硬化斑块的形成有密切的关系。

上述研究显示，血瘀证实质具有复杂的生物特征规律，因此，血瘀证的实质必须从生物学、信息学及复杂系统科学等多角度来进一步开展研究。血瘀证是急性脑梗死的常见中医证候之一，目前血瘀证与颈动脉血流动力学、颈动脉粥样硬化斑块及颈动脉粥样硬化相关活性物质等的相关性尚不清楚。

颈动脉粥样硬化的血瘀证研究主要内容及技术手段

在前期研究的基础上，围绕王永炎院士提出的"证候概念及其属性"及"证候靶位及证候表征"理论，以颈动脉血流动力学、颈动脉粥样硬化斑块及颈动脉粥样硬化相关活性物质为切入点，我们拟从颈动脉粥样硬化角度来探索血瘀证的本质。通过对脑梗死患者及对照人群进行中医证候要素评分，颈动脉彩色多普勒超声检查（包括双侧颈总动脉、颈内动脉、颈外动脉的血流动力学及颈动脉粥样硬化斑块的性质等指标），并检测脑梗死患者血清中 MMPS-9、T IMP-1、b-FGF、HsCRP 的含量，探讨血瘀证与颈动脉粥样硬化的相关性，以期为血瘀证的生物学基础研究提供科学依据。

318 慢性心力衰竭气虚血瘀证

慢性心力衰竭（简称慢性心衰）是由于任何原因的初始心肌损伤（如心肌梗死、炎症、血流动力学负荷过重）引起心肌结构和功能的变化，最后导致心室射血和/或充盈功能低下，临床上表现为收缩性和/或舒张性心力衰竭、呼吸困难和乏力，从而限制运动耐量以及体液潴留，导致肺瘀血及外周水肿。心衰为各种心脏疾病的严重和终末阶段，发病率高，是当今最重要的心血管病之一。中医药防治心衰经验丰富，疗效确切。近年来，中医对心衰的辨证认识和治疗策略取得了很大进展，对心力衰竭的病因病机、证候要素、证候类型及其演变规律有了较系统和一致的认识，对于能够反映中医药防治心衰独特疗效优势的病症结合研究也已为众多医家所重视。学者冯健宏等将近年来中医对心衰气虚血瘀证的研究作了梳理归纳。

临床研究

1. 辨证依据 中医学没有心衰病名，其相关内容散见于心痹、心悸、水肿、喘促等疾病范畴，对于治疗也是针对不同主症的治疗。现代医家对于心力衰竭的认识也是意见颇不统一，主要的有心脉痹阻学说、阳虚水泛学说和脏腑失常学说。因而对于心力衰竭的辨证治疗也是缺乏统一的标准。近年来，众多医家在大量基础研究工作的积累下，逐渐把握了心力衰竭的基本证候特征。

陈婵等采用临床流行病学横断面调查方法，全面采集冠心病心力衰竭的人口学资料、现病史及中医四诊信息，发现 357 例冠心病心力衰竭患者出现 10 种证候，其中气虚证为最常见证候，其次为水停证和血瘀证，再次为痰浊证、阴虚证、阳虚证、气滞证、热证、寒凝证和湿证。单证候的患者气虚证为最常见的，占 76.47%，其次为血瘀证、水停证、气滞证、痰浊证和湿证。2 证组合的患者气虚兼夹证居多，占 82.14%，其中兼血瘀、兼水停和兼阴虚最为常见。3 证及以上组合的患者以气虚血瘀兼夹证为多。证候组合时主要出现气虚血瘀的基础上叠加他证，提示气虚血瘀为本病的关键病机，也是主要的病理环节。罗良涛等通过对 915 例冠心病慢性心力衰竭患者证候要素分布进行描述性统计分析，发现总体病性证素分布以气虚、血瘀、水饮、阴虚、痰浊、阳虚为主，其中 11 例心功能 I 级患者，病性证素主要为血瘀（72.73%）、气虚（63.64%）、阴虚（45.45%）、痰浊（27.27%）；247 例心功能 II 级患者病性证素主要为气虚（77.73%）、血瘀（76.52%）、痰浊（28.34%）、阴虚（27.53%）；539 例心功能 III 级患者病性证素主要为血瘀（80.71%）、气虚（79.59%）、水饮（35.06%）、阴虚（21.34%）、阳虚（20.59%）；118 例心功能 IV 级患者病性证素主要为气虚（78.81%）、血瘀（74.58%）、水饮（57.63%）、阳虚（29.66%）、痰浊（29.66%）、阴虚（27.12%）。可以看出，气虚血瘀贯穿心力衰竭病变过程的始终。戴小华等将 90 例心力衰竭患者随机分为益气活血组、活血化瘀组、益气组和对照组，在常规西医治疗的基础上，分别给予益气活血药、活血化瘀药、益气药和单纯西医治疗。结果显示慢性心力衰竭患者的主要中医证型为气虚血瘀，并提出其治疗应以益气活血为大法。可以看出，心力衰竭基本中医证候特征为本虚标实，虚实夹杂。本虚以气虚为主，常见有阴虚、阳虚；标实以血瘀为主，常兼有痰、饮等，心力衰竭中医基本证候特征可用气虚血瘀统驭，在此基础上可有阴虚、阳虚的转化，常兼有痰、饮。故而气虚血瘀是心衰发病的关键病机，并贯穿了疾病发展的始末。

2. 临床治疗 对于气虚血瘀证心衰的治疗，目前临床上多采用益气活血的治疗方法，选方上或自拟方，或经方，或中药针剂，或中成药。李厚英等采用补气活血畅络法，自拟补气活血畅络方（生黄芪、当归尾、桃仁、红花、薤白、降香、山药、赤芍、地龙等）治疗气虚血瘀证心力衰竭 40 例，对照组 38 例，治疗组有效率 95%，对照组有效率 89.5%（$P<0.05$）。郭金瑞等将 66 例气虚血瘀证心力衰竭患者随机分为 2 组，32 例对照组采用常规用药，34 例治疗组加用参芪配方颗粒，结果显示治疗后治疗组 6 分钟步行距离（395.4±53.6）m 较对照组（316.5±33.4）m 有所改善（$P<0.05$），提示益气活血化瘀中药在提高运动耐量方面有较大优势。胡元吉等采用参芪汤治疗 36 例气虚血瘀型心力衰竭患者，评估治疗前后明尼苏达心力衰竭生活质量评分，治疗后均较治疗前明显改善（$P<0.05$），治疗组较对照组也有明显改善（$P<0.05$），提示益气活血化瘀中药可以有效改善心力衰竭患者生活质量。翁锦龙将 50 例气虚血瘀证心力衰竭患者随机分为对照组和治疗组，2 组均予以常规西医治疗，治疗组加用自拟黄芪丹参饮，观察血浆 NT-proBNP 水平，发现治疗后 2 组 NT-proBNP 均明显下降（$P<0.05$），2 组间比较，治疗组 NT-proBNP 水平下降更明显，差异有统计学意义（$P<0.05$），提示黄芪丹参饮可以改善心功能。杨清华等对 25 例气虚血瘀证心力衰竭患者加服加味补阳还五汤，比较治疗前后血管紧张素-Ⅱ、肿瘤坏死因子、白细胞介素-6 表达水平的差异，发现治疗后 3 指标均显著降低（$P<0.05$），且较对照组下降更明显，提示益气活血中药可能是通过抑制肾素-血管紧张素-醛固酮系统激活改善心功能。康素娴等对 43 例气虚血瘀证心力衰竭患者加用参附注射液，观察治疗前后血液流变学指标，评价中医症候计分，治疗后心功能及临床症状改善明显，且均高于对照组，有显著差异（$P<0.01$），治疗后低切变率血黏度、血浆黏度、红细胞压积、纤维蛋白原、血小板黏附率等血液流变学指标较对照组均明显改善，有显著差异（$P<0.01$），提示参附注射液可以辅助治疗气虚血瘀证心力衰竭，通过降低血液流变学指标，缓解症候，改善心脏功能。陈继红等将 129 例气虚血瘀型心力衰竭患者分为治疗组 65 例，对照组 64 例，2 组均采用西医常规治疗，治疗组加用芪红颗粒，观察治疗前后 2 组的基础心率、6 min 步行试验变化、脑钠肽、左心室射血分数、生活质量及中医证候积分的变化，发现治疗前后各指标均改善明显（$P<0.05$），2 组间比较差异有统计学意义（$P<0.05$），提示芪红颗粒可有效改善心功能。

3. 客观化指标研究　中医的证型和现代医学的客观化指标存在的某种联系逐渐得到关注。B 型钠尿肽在充血性心力衰竭中是重要因子，能敏感特异地反映左心室功能情况，是心室功能障碍的特异敏感指标，可用于慢性心力衰竭的危险分层及预后判断，有重大临床意义。

陈国通等选取慢性心衰的病例 105 例进行中医辨证分型，以酶联免疫标记法（ELISA）测定血清 B 型利钠肽（BNP）浓度，发现各中医证型组的 BNP 水平由高到低顺序为痰饮阻肺证＞阳虚水泛证＞心肾阳虚证＞气阴两亏证＞气虚血瘀证＞心肺气虚证，其中心肾阳虚证组、阳虚水泛证组、痰饮阻肺证组均显著高于心肺气虚证组、气虚血瘀证组、气阴两亏证组（$P<0.01$），NYHA Ⅲ级患者的血浆 BNP 水平在气虚血瘀证组与痰饮阻肺证组中存在显著性差异（$P<0.05$），提示 BNP 可以作为中医辨证分型的参考，并有独立于心功能分级外的证型诊断价值。窦性心律震荡（HRT）是用来预测恶性心脏事件的心电学指标，反映单个室性早搏后窦性节律周期的变化，可以评价自主神经系统功能。刘莉等发现在 64 例慢性心衰患者中，心功能越差者自主神经损害越重，室性早搏后心律震荡异常越明显。在观察的四个证型中，相较对照组，气阴两虚 TO、TS 改变相对不明显，气虚血瘀和心肾阳虚 TO、TS 变化明显，出现室性早搏后心律震荡现象明显减弱或消失，说明自主神经受损，阳虚水泛 TO、TS 显著变化。心率变异性分析（HRV）是慢性心衰患者预后的独立因素。隋艳波等发现在 80 例慢性心衰患者中，气阴两亏证、气虚血瘀证、心肾阳虚证、阳虚水泛证各证型间的 SDNN、SDANN 逐渐降低，差异显著（$P<0.05$），提示 HRV 可以为慢性心衰中医辨证分型的客观化提供参考指标。血清尿酸水平与慢性心衰的严重程度是呈正相关的。郑琼莉等发现在 120 例慢性心衰患者中，血清尿酸水平随着心肺气虚＜气阴两虚＜气虚血瘀＜心肾阳虚分型而增加，提示血清尿酸水平可作为慢性心衰中医辨证分型的一个客观化指标。

实验研究

1. 动物模型 中医证候动物模型的建立与研究是连接中医基础和临床的桥梁与纽带，也是有效中药的筛选、药物作用机制深入研究的手段。慢性心力衰竭动物模型的制作技术日趋成熟，目前研究者多选用体型适中、易于操作、价格相对便宜的大鼠和家兔，制作方法主要有冠状动脉结扎法、异丙肾上腺素注射法、自发性高血压大鼠高心病等，而气虚血瘀证心力衰竭动物模型的制作多采用冠状动脉结扎法。

冯玄超等采用左冠状动脉前降支高位结扎法复制大鼠心力衰竭模型，术后在多个时间点，动态观测大鼠生命体征，同时采集大鼠心电图检测、大鼠应激后呼吸频率测定、大鼠足底图像采集、大鼠旷场实验相关指标检测、大鼠游泳力竭时间测定、超声心动检测、心脏血流动力学检测、心脏标本的采集及重量参数的测定、心肌组织胶原纤维的定性分析等指标，发现模型组大鼠从术后第 7 天开始，各时间点模型组大鼠应激后呼吸频率较假手术大鼠均明显增加（$P<0.01$，$P<0.05$），足底 R、G、B 值较假手术组大鼠均降低（$P<0.05$，$P<0.01$），术后第 27 天模型组旷场实验总运动距离和平均运动速度明显下降（$P<0.01$），术后第 28 天模型组游泳力竭时间缩短（$P<0.01$），术后第 29 天超声心动数据和术后第 30 天血流动力学检测数据表明模型组大鼠心功能下降，提示左冠状动脉前降支高位结扎法可以复制慢性心力衰竭大鼠模型，并且该模型大鼠在术后 7～28 d 可以辨证为气虚血瘀证。也有文献报道大剂量去甲肾上腺素注射法成功制作气虚血瘀证心力衰竭动物模型。曹雪滨等将 20 只大耳白兔随机分为模型组与对照组，模型组动物给予去甲肾上腺素（1 mg/kg），隔日 1 次，连续注射 15 次，对照组大耳白兔给予注射生理盐水，结果发现模型组大耳白兔存在明显的血流动力学异常，具体表现为心率增快，ASP、ADP、LVSP 及 ±dp/dtmax 显著降低（$P<0.05$，$P<0.01$），LVEDP 显著升高（$P<0.01$），并且模型组大耳白兔全血黏度、血浆黏度、红细胞压积、纤维蛋白原较对照组均明显增高（$P<0.05$，$P<0.01$），TXB_2 明显增高（$P<0.01$），6-K-PGF1α 显著下降（$P<0.01$），同时模型组大耳白兔病理上亦发生心肌形态学改变，符合充血性心力衰竭的特点，更具有符合中医理论气虚血瘀证的表现，提示成功建立了气虚血瘀型充血性心力衰竭的动物模型。

2. 实验研究 专方治疗是中医辨证论治的具体体现，而病证结合的研究方法有助于深化专方治疗心衰的临床和实验研究，进一步提高中医药治疗心衰的临床疗效。李春等利用动物宏观表征结合微观理化指标的综合证候评价方法，通过比较益气活血复方益心解毒方和福辛普利钠对气虚血瘀证心衰大鼠血流动力学指标、BNP 以及表征变化，明确了益心解毒方和福辛普利钠均能通过增加心力衰竭大鼠左心室心肌的收缩力而上调左心室收缩压、左心室收缩压最大上升速率和左心室舒张压最大上升速率，提高主动脉的收缩压、舒张压及平均动脉压，改善心肌梗死后心力衰竭大鼠血流动力学各项指标，降低心力衰竭大鼠血浆中 BNP 水平（$P<0.05$）；并且益心解毒方还能显著改善气虚血瘀证的相关表征，体现了益气活血中药在心力衰竭治疗中的独特优势。杨清华等通过观察养心通脉颗粒Ⅱ方对气虚血瘀型心力衰竭大鼠的影响，发现养心通脉颗粒Ⅱ方及依那普利组与模型组比较，均可有效降低心力衰竭大鼠血清 AngⅡ、TNF-α、IL-6 水平（$P<0.05$），并且左心室重量指数、心肌细胞凋亡指数明显降低（$P<0.05$）。提示养心通脉颗粒Ⅱ方对气虚血瘀证心力衰竭大鼠的作用机制可能是通过降低大鼠血清中神经内分泌细胞因子 AngⅡ、TNF-α、IL-6 的水平，降低左心室重量指数，抑制心肌细胞凋亡而实现。

中药可以促进血管再生是近些年的热点话题之一，其中益气活血法在中药治疗血管再生中有着重要的作用。衣慧等利用结扎 SD 大鼠左冠状动脉前降支的方法制备急性心肌梗死模型，观察芪丹通脉片对心肌梗死后气虚血瘀证大鼠缺血心肌血管新生的作用及对 HIF-1α、VEGF 表达的影响。发现益气活血复方芪丹通脉片不仅能够改善心肌梗死大鼠气虚血瘀症状，还能上调 HIF-1α 下游的 VEGF 来介导血管新生，通过活化 HIF-1α 信号来影响新生血管的成熟与稳定。

319　慢性心力衰竭气虚血瘀证研究

慢性心力衰竭临床主要表现为呼吸困难、乏力、体液潴留等症状，是多种心脑血管疾病发展到终末阶段的危重表现，其死亡率与复发率极高，严重影响患者的生命安全。中医古医籍中有许多关于慢性心力衰竭的病因病机记载，较常归于"心痹""喘证"等范畴，但对于该疾病的病名与辨证分型均未进行统一总结。《中医病证诊断疗效标准》中提出，慢性心力衰竭为心病日久、阳气虚衰、运血无力，或气滞血瘀、心脉不畅、血瘀水停导致，以喘息心悸、不能平卧、咳吐痰涎、水肿少尿为主要症状。学者谢瑶瑶等对慢性心力衰竭的病因病机、辨证分型、法治及临床研究等做了梳理归纳。

慢性心力衰竭的中医病因病机

中医学的病名中无心力衰竭，但历代医家根据其临床表现也提出了关于心力衰竭的论述，最早提出"心痹"的说法，后又提出"心胀""心咳""心水"的说法，最终演变为现代的"心力衰竭"，并将其归属于"心悸、怔忡、喘证、痰饮、水肿"等病症范畴。《黄帝内经》中对心力衰竭有较为全面的描述。《素问·痹论》最早了提出"心痹"的观点，其认为"心痹"是反复感染风寒、湿热之邪，进而导致经脉痹阻，气血运行不畅，日久不愈，病邪内舍于心，其主要表现为寒热汗出、骨节肿痛、心悸气短、胸闷乏力、咳嗽咯血等。《灵枢·胀论》提出了"心胀"的观点，其认为是机体感染寒邪、心气郁闭，进而出现短气、烦闷、卧床不安等症状。《素问·咳论》提出了"心咳"的观点，"心咳"是机体经久不愈，三焦受之，从而出现心痛、腹胀、咳嗽、咯痰、水肿、纳差等症状，相当于现代医学肺心病所致的心力衰竭。《金匮要略·水气病脉证并治》提出"心水"的说法，其认为主要是由心阳不振、寒水反盛、水气上凌于心、邪水有余、水气凌心、阳气被郁、神明被扰引起，故出现身肿、烦躁不安等症状。

中医认为先天不足、七情内伤、外感六淫之邪、药石不当等均是心力衰竭病的主要发病原因，女子妊娠、分娩，损耗气血津液亦可引起心力衰竭。心悸、喘证、肺胀等病症经久不愈，亦可导致脏腑气血阴阳功能虚衰，心失所养，不能自主而发病。本病病位在心，与肝、肺、脾、肾均密切相关，心主血脉，肝主藏血，脾主统血，肺朝百脉，其生成的宗气助心行血，肾藏精，为元阴元阳之主。因此心、肝、脾、肺、肾等脏腑疾病均可发展为心力衰竭。

慢性心力衰竭中医辨证分型

1. 中医辨证分型　近年来，多名学者根据现有的慢性心力衰竭的临床经验，对其病因病机有了进一步的了解，并依据慢性心力衰竭患者主要的临床表现进行辨证分型，从而确定治则治法。陈可冀等认为，本虚标实是慢性心力衰竭最基本的病因，病机可用"瘀""虚""水"概括，气虚为本，可兼阴虚与阳虚，血瘀为标，可兼水饮与痰浊，但又以气虚、血瘀最常见，因此提出了益气、活血、利水为慢性心力衰竭的治疗大法。刘红艳提出，慢性心力衰竭病位在心，与肺、肝、肾、脾密切相关，本虚标实为主要病机，本虚有心气亏虚，标实有痰饮、水邪、血瘀，且该学者认为血脉瘀滞是引起慢性心力衰竭的根本病机，贯穿心力衰竭的始终，并将慢性心力衰竭分为心肺气虚、血瘀水停型、心阳亏虚、痰湿内盛型、心血瘀阻型、气阴两虚伴痰热型、心血瘀阻、水饮内停、心脾肾阳虚型4个证型，并提出治疗应以益气活血、温阳利水为主。有学者认为五脏是一个整体，心脾功能失调、心气亏虚、运化无力、水饮内停、郁久化痰，脾气虚，未能运化水湿，气血推动无力，日久生瘀，而"痰"与"瘀"是心力衰竭病发生的重要因素，因此提出了"心力衰竭从脾论治"的说法。关鸿顼等通过对慢性心力衰竭患者进行研究，得出慢性心力衰竭的症候要素，本虚有气虚、阳虚、阴虚；标实有痰浊、水饮、血瘀；并将慢性心力衰竭分为四个证型，分别为痰瘀阻络证、气虚痰饮瘀阻证、气阴两虚、阳虚水泛证及心阳不振、痰瘀阻络证，其中又以气虚痰饮瘀阻证占比最高。孟永梅等以慢性心力衰竭患者为研究对象，研究心力衰竭病中医证候的流行病学分布特点和组合规律，其中最常见的证型为气虚证、血瘀证、水停证。在2证组合中又以气虚合并血瘀最为常见。3证组合以气虚、血瘀、饮停为主，且3证组合为慢性心力衰竭患者临床最常见的组合方式。在4证组合中，以气虚、血瘀、水停、阳虚证占比最高。在5证组合中，气虚、水停、血瘀兼夹阳虚证、痰浊证为最基本的证候，并得出气虚血瘀证在所有证型中占比最高的结论。孙静等在对慢性心力衰竭进行辨证分型的研究中发现，慢性心力衰竭最常见的证型为气虚血瘀证。目前，国内对慢性心力衰竭的辨证分型暂未有统一标准，大多依据《中药新药临床研究指导原则》提出7种证型，即心肺气虚证、气阴两虚证、心肾阳虚证、气虚血瘀证、阳虚水泛证、痰饮阻肺证、阴竭阳脱证。中医认为慢性心力衰竭的基本病因为心气虚衰，瘀血为其发病的中心环节，气虚血瘀贯穿慢性心力衰竭的全过程，是慢性心力衰竭的发病基础。气虚血瘀证是慢性心力衰竭辨证分型中最常见的证候。

2. 中医辨证分型与客观化指标的关系　　根据目前对慢性心力衰竭机制的研究，李宾等提出心室重构是其发生和发展的重要因素，神经内分泌系统激活可导致心室重构，主要包括肾素-血管紧张素-醛固酮系统（RAAS）和交感神经系统（SNS）。细胞因子在慢性心力衰竭的发生和发展中也起着决定性作用。随着对慢性心力衰竭中医辨证分型的不断深入研究，发现临床上某些检验、检查指标与慢性心力衰竭的证型、心功能分级等都存在相关性。有学者从多种角度对气虚血瘀型慢性心力衰竭的证候本质进行了研究，将某些相关的量化指标和病理生理机制与气虚血瘀型慢性心力衰竭的病因病机和证候结合在一起，从而更加有效、简便地应用于中医临床的辨证论治，进而达到高效的治疗目的。根据唐咏等的研究表明，心力衰竭病机具有本虚标实的特征，在临床中主要分为3个证型，分别是气虚、血瘀水停证；心血瘀阻、气阴两虚证；血瘀水停、心肾阳虚证；且气阴两虚、心血瘀阻证主要见于心功能Ⅱ级的心力衰竭者，气虚血瘀水停证主要见于心功能Ⅲ级的心力衰竭者，不同等级NYHA心功能与中医证候分布间存在差异。孙洋将慢性心力衰竭患者作为研究对象，对其进行辨证分型、NYHA心功能分级，统计分析后发现气虚者心功能分级低于阳虚患者，当慢性心力衰竭患者以气虚为主时，心功能等级基本为Ⅱ级或Ⅲ级，当慢性心力衰竭患者以阳虚为主时，心功能等级大部分高于Ⅲ级。

慢性心力衰竭的中医治疗研究

张巍的研究将94例气虚血瘀型慢性心力衰竭患者随机分为两组，两组患者均采用西药常规治疗，观察组患者额外加用芪参益气滴丸，对比两组患者疗效，结果显示，治疗后观察组患者证候积分低于对照组，且观察组患者临床总有效率（95.74%）明显较对照组（76.60%）高。周洪伟等将100例气虚血瘀型慢性心力衰竭患者作为研究对象，观察强心通脉汤加减联合西药治疗气虚血瘀型慢性心力衰竭的疗效与安全性，两组患者均采用西药治疗，观察组患者额外加用强心通脉汤加减治疗，最后发现观察组患者症候评分明显较对照组低，且观察组患者临床总有效率高于对照组，认为强心通脉汤加减联合西药能够降低血浆脑钠肽（BNP）水平，提出中西医结合治疗可改善慢性心力衰竭患者的心功能，提高慢性心力衰竭患者的预后水平。沈中琪等将112例气虚血瘀型慢性心力衰竭患者分为3组，对照组患者行常规西药治疗，治疗1组单纯给予黄芪桂枝五物汤治疗，治疗2组在西药治疗基础上增加黄芪桂枝五物汤，结果提示治疗1、2组患者运动耐量步行距离、生活质量评分均明显高于治疗前，提示使用黄芪桂枝五物汤可在一定程度上改善气虚血瘀型慢性心力衰竭患者的生活质量和运动耐量。王存虎等的研究纳入86例气虚血瘀型慢性心力衰竭患者，对照组患者给予西药常规治疗，观察组患者在对照组的基础上加用保元汤合桃红四物汤加减治疗，结果显示，在治疗后临床总有效率的对比中，观察组（97.70%）患者明显较对照组（86.00%）高；通过对比治疗前后两组患者临床症状积分与心功能各项指标，发现观察组较对照组明显改善，并提出心的阳气虚衰是慢性心力衰竭发病的主要病机。褚贤珍等将纳入的气虚血瘀型慢性心力衰竭患者随机分为两组，两组患者均采用西药常规治疗，研究组患者在西药常规治疗基础上加用补气活血利水法，结果发现研究组患者心功能改善率（89.80%）明显优于常规组（44.90%），且研究组患者BNP水平较常规组明显改善，并认为补气活血利水法可明显改善明显临床症状，增强心肌收缩能力，从而提高心功能，并提出中西医结合治疗对改善心功能更有利。心气虚衰，则血运无力，心脏收缩无力，血液运行障碍，导致痰饮、瘀血内生，虚实夹杂，故治疗应标本兼顾，辨清虚实缓急，以补虚温阳、活血化瘀利水为主要治疗大法。中医现代药理学研究表示，当归提取液可增强心血管作用，可有效改善心肌缺血情况，并可抑制心肌细胞肥大，促进血管扩张；黄芪冻干粉可扩张心肌血管，改善心脏供血；川芎嗪有拮抗钙离子的作用，可扩张血管，改善缺氧状态，从而改善微循环。

近年来，随着人们生活、文化水平的提高，在治疗心力衰竭时，越来越多的患者追求改善生活质量。现代西医主要治疗药物以利尿剂、RAAS抑制剂［血管紧张素转换酶抑制剂（ACEI）和血管紧张素Ⅱ受体拮抗剂（ARB）、醛固酮受体拮抗剂、肾素抑制剂］、β受体阻滞剂、正性肌力药、扩血管药、人重组脑钠肽、左西孟旦等为主，其临床效果尚可，但无个体特异性。中医是在望、闻、问、切、辨证论治的基础上治疗疾病，对于个体有特异性，且各位医家对其均有不同的看法，其临床疗效也被临床研究证实，治疗效果佳。因此，为了促进中医药在慢性心力衰竭治疗中的应用，需要广大临床工作者在临床试验中合理开展多中心、大样本临床观察，以期在中医药治疗慢性心力衰竭的基础理论与疗效机制研究中取得重大突破，为所有慢性心力衰竭患者的治疗效果与生活质量提供更多的希望。

320 慢性心力衰竭寒瘀水结证辨治

慢性心力衰竭（CHF）是一种临床常见病和多发病，急性发作时主要表现为以肺循环瘀血和心脏排出量降低为主的临床综合征。现代医学对心力衰竭的治疗已取得长足的进步，治疗的理念从短期纠正血流动力学异常，逐步转变到长期调控神经体液乃至试图逆转心肌异常的战略上来，但因用药毒副作用明显，存在众多的用药禁区而受到很大限制，而中医药因其改善症状明显、有效安全、毒副作用少等诸多优势而备受临床推崇。进一步挖掘中医药治疗心力衰竭的潜力，辨清疾病的寒热属性，规范辨证分类方法，求同存异，最终以共识的形式确立，对心力衰竭的临床诊断、治疗、选方用药均具有重要意义。学者王智先等基于寒热本质探析了寒瘀水结证慢性心力衰竭的辨治优势。

疾病的产生源于机体阴阳失和

阴阳平衡是中医学对人体健康状态的最基本认识，也是医学追求的最高境界。"阴平阳秘"是人体的健康状态，一切的生命起源都源于"阴阳和"，阴阳和则为"平人"，"平人者，不病也"，阴平阳秘，人即安和，阴阳失调，百病由生，这是中医对疾病致病机制最原始的认识。明代医学家张景岳指出："阴阳二气最不宜偏。不偏则气和生物，偏则气乖杀物。"这说明，一个健康的机体，内自五脏六腑，外至四肢形体官窍，阴阳双方必须保持在动态的平衡之中，任何一方的偏盛偏衰都会引发对立面的偏衰偏盛，从而打破其平衡状态，导致疾病。陈立夫认为，"阴阳配合的比例若是失去了平衡，就会发生病态；医师利用药物的帮助，来恢复人体正常的平衡，便是'致中和'，这是中国医学一个最高的指导原则"。阴阳失调是各种疾病发生的基础，是病证寒热性质的内在机制，其中阴阳偏盛、偏衰是各种疾病最基本的病理变化，这种变化能通过疾病性质的寒热虚实表现出来。倘若阴阳失衡，则会引起相应脏气的偏盛偏衰，使脏腑功能失和。人体平衡机能一旦遭到破坏，就会出现"阴盛则阳病，阳盛则阴病；阳盛则热，阴盛则寒；阴虚则热，阳虚则寒"等病理表现，阴阳偏失进一步加剧，则机体就会走向危重或死亡，即"阴阳离绝"的病理状态。

寒热证本质对临床辨证分型的意义

《素问·阴阳应象大论》云："阳胜则热，阴胜则寒。"寒与热是阴阳发生偏盛偏衰所引起的基本病理变化，这种变化能通过疾病的寒热表现出来。"证"是中医诊断疾病、遣方用药和观察疗效的核心和基石，是中医辨证施治的纲领。张立华等认为，中医证候的本质是在证候发生发展过程中产生的一组特殊物质群，证候是人体这个复杂巨系统在病理状态下的整体反应，即疾病证本质最直观的外在现。辨证论治是中医的特点和精华，病证寒热是用药的主要依据。中医学在两千年的发展过程中形成了多种辨证体系，例如六经辨证、脏腑辨证、气血津液辨证、三焦辨证等，这些辨证体系在对 CHF 的临床诊断和治疗中均有所采用，导致中医辨证分型不规范，缺乏标准化的证候分类方法，使临床疗效难以充分体现。八纲辨证是中医辨证的基础，以此为纲，可概括临床杂乱无章的辨证分型，可使临床辨证思路简单明了且易于掌握，有执简驭繁、提纲挈领的作用。在诊断疾病的过程中，必须在中医药理论指导下，以脏腑辨证为核心，以寒热辨证为纲要，按人体阴阳偏失的特征进行分类，"寒、热、虚、实"作为其中四纲，是用以辨别疾病病因、病性，通过此四纲可以找出疾病的关键，掌握其要领，确定其类型，为治疗指明方向。此四纲同样适用于 CHF 的辨证分类分型，毛静远认为，按照中医阴阳辨证，心力衰竭辨证本虚常以气阴虚、气阳虚两型统驭，而标实则可兼血瘀，和（或）水饮，和（或）痰浊，这样高度概括了其证候特征，利于指导临床选方用药。综上所述，CHF 的辨证分型应具备简明、扼要、可重复性和临床可操作性等特点。

以缓急分期、标实分类、寒热分治

1. 中医学对 CHF 的认识 与心力衰竭相关的病名在《黄帝内经》时代即有记载，如《灵枢·胀论》云"心胀者，烦心短气，卧不安"；《灵枢·天年》云"心气始衰，苦忧悲，血气懈惰，故好卧"；《素问·水热穴论》云"水病下为跗肿大腹，上为喘呼，不得卧者，标本俱病"；《素问·痹论》云"脉痹不已，复感于邪，内舍于心"；又云"心痹者，脉不通，烦则心下鼓，暴上气而喘"。《华佗中藏经》云："心有水气，则身肿，不得卧。"张仲景《金匮要略·水气病脉证并治》云"心水者，其身重（肿）而少气，不得卧，烦而燥，其人阴肿"。虽然中医学没有心力衰竭这一病名，但就其表现来看，可归入"心胀""心痹""心水"等病范畴。CHF 的中医证候复杂多变，主要表现在邪正交争与阴阳失调的慢性病理过程中，病位在心，涉及肺、脾、肾、肝及三焦诸脏腑。经过中医药界多年的研究，心力衰竭的证候要素、证候类型及其演变规律的认识日渐趋于一致，根据 CHF 的临床表现，将其病因大致归纳为感受外邪、劳倦过度、七情内伤、年老体衰等。目前多数学者认为，CHF 属本虚标实证，以心气虚、阳虚为主，血瘀水停、痰湿内阻为标。气虚、阳虚、阴虚是诱发本病的始动因素，阴阳并损，阳虚为主，导致水饮和瘀血两大病理产物的产生，致使体内代谢的各种病理产物无法排出体外而出现的继发性表现。

2. 两期本虚标实证分类方案 《黄帝内经》云："阴阳者，数之可十，推之可百……万之大不可胜数，然其要一也。"《黄帝内经》受同时代的朴素唯物主义哲学思想的影响，认为世间万物虽具有无限可分性，但终将还原于"一元"。张景岳在《景岳全书》中提出"以精气分阴阳，则阴阳不可离；以寒热分阴阳，则阴阳不可混"的观点，指出寒药对热证，热药对寒证，不能阴阳混杂，否则药效相抵，无从驱邪。CHF 显著的特点便是水气聚而成肿，水气"凝聚"成实物。《黄帝内经》云："阳化气，阴成形。"阳和阴是指物质的动与静、分化与合成、气化与凝聚等相对运动而言。阳主动而散，可促进万物的气化；阴主静而凝，可促进万物的成形。阳性热，所以可以化阴为气；阴性凝敛，所以可以凝聚而成形。CHF 以水肿为主，临床以寒证多见。临床疾病分型不外缓、急两期，寒、热两端，寒、热证在临床辨证中又有虚实之分。基于以上认识，将 CHF 分为加重期和缓解期，以标实证分类，寒热分治。CH 加重期，从中医学角度考虑，临床表现多以水饮、水湿、痰浊、血瘀等标实证为特点，其中以喘促、水肿作为主症，以标实证为主。此期实证之"实"是指邪气之亢盛，病性非寒即热，因此，将 CHF 加重期分为寒瘀水结证和热瘀水结证进行论治。临证时本着中医学"急则治其标"的治疗原则，重点予以泻肺平喘、清热解毒、利水消肿、温阳益气、活血化瘀、救阴固脱、回阳救逆等方法治疗，以迅速缓解 CHF 心力衰竭症状、控制 CHF 发作为治疗目的。寒瘀水结是其加重期的主要证型之一。

寒瘀水结证慢性心力衰竭的病机分析

《黄帝内经》认为，水肿病病机为"五脏阳以竭"，阳气具有温煦推动作用，若五脏阳气郁遏，气行不畅，阻碍津行，则会津停为水，水泛肌肤，形成水肿。《金匮要略·水气病脉证并治》云"心水者，其身重而少气，不得卧，烦而躁，其人阴肿"；"肺水者，其身肿，小便难，时时鸭溏"；"脾水者，其腹大，四肢苦重，津液不生，但苦少气，小便难"；"肾水者，其腹大，脐肿腰痛，不得溺，阴下湿如牛鼻上汗，其足逆冷，面反瘦"。《金匮要略·痰饮咳嗽病脉证并治》云"水在心，心下坚筑，短气，恶水不欲饮"；"水停心下，甚者则悸，微者短气"。这些都与心力衰竭证候相吻合。《金匮要略·水气病脉证并治》又云："心下坚，大如盘，边如旋杯，水饮所作。"进一步详述心水引起的水肿及伴随症状，常常因心病日久，心阳（气）不足、虚弱无力，血液运行不利、迟缓，"气行则血行，气滞则血瘀"。《素问·调经论》云"血气者，喜温而恶寒，寒则气不能流，温则消而去之"；《素问·举痛论》云"寒气客，则脉不通"。表明寒邪直中经络是瘀血形成的途径之一。这是因为寒为阴邪，其性主收引，寒邪侵袭，着于血脉，一方面可使血脉收引挛缩，血脉拘挛则血流不畅，另一方面，又可使血液凝滞，血行缓慢留而成瘀，或气滞血瘀，心脉不畅，血瘀水停，气虚不能运行血液，瘀血内阻，血不利则为水，血瘀使经脉不通，而水停又可使血瘀加重，形成恶性循环。可见历代医籍描述已明确了阳虚血瘀水停是寒瘀水结证CHF的主要病机，属本虚标实之候，即心肾阳虚为本，血脉瘀阻，水液蓄留为标。

寒瘀水结证慢性心力衰竭证候演变规律

CHF病变过程中，阳气是发病的重要因素，气（阴/阳）虚为本，瘀、水、痰为气虚继发之病理产物，贯穿于整个病程的始末。王清任云："元气既虚，不能达于血管，血管无气必停留而瘀。"明确提出了气虚血瘀的发病机理。解海宁等认为，CHF患者临床多表现为心悸，胸闷，气短，活动后加重，胸胁满闷，夜间憋醒，双下肢浮肿，口唇青紫，舌质淡红或舌质青紫、有瘀斑、瘀点，脉沉细或沉涩等。参照1002年版《中药新药临床研究指导原则》及1997年发布的国家标准，阳虚血瘀证临床主症为胸闷（痛），心悸，畏寒肢冷；次症气短，疲倦乏力，面肢浮肿，自汗，盗汗，口干，气喘，咳嗽，咯痰，尿少，烦躁不安，腹胀；舌淡紫，或紫暗，或体胖大，苔薄白，脉弱或微细、沉涩或结代等。主症必备，具有1项或1项以上次症，结合舌象、脉象即可诊断。结合杜武勋等对CHF分期辨证论治方案的相关论述，将寒瘀水结证CHF的主要临床证候归纳为喘咳倚息，不能平卧，咳吐泡沫状痰；下肢或全身水肿，按之凹陷，甚则阴肿；小便不利，心悸气短，动则又甚；舌质淡胖，或紫暗，苔白滑，脉沉细无力或沉迟。

中药的愈病机制在于"致中和"

1. 以"和"为贵，权制于平衡　《黄帝内经》云"治病必求于本"；"本者，阴阳也"；"阴平阳秘，精神乃治"。阴阳的偏盛、偏衰使机体的稳态被打破，表现出寒热性质的不同，《素问·至真要大论》进一步提出"谨察阴阳所在而调之，以平为期"的效应目标，并据此提出"寒者热之、热者寒之；实则虚之、虚则实之"作为治疗疾病的基本原则。中药寒热属性主要是指从药物作用于人体所获得的不同疗效总结出来的用药理论，而通过中药寒、热、温、凉的药性可以调节寒热变化，纠正机体阴阳偏盛或偏衰的病理状况，故病证寒热是用药的主要依据。对疾病总的处理原则应遵循"平治于权衡"之要旨，即协调阴阳，恢复阴阳平衡，以药物之偏调机体之偏，其所用中药，注重所用药物的偏性，以寒、热、温、凉四性来纠正人体的阴阳失调之偏性，其治疗效应目标不在于症状的改善或消失，而在于调整人体整体的"阴阳失衡"状态，从而改善人体的内环境，形成人体内部环境、人与外部环境的"和谐中和"状态。中药治疗疾病的主要原理是药性理论，寒凉为阴，温热属阳，用寒凉药物治疗温热病证，用温热药物治疗寒凉病证，其实质就是纠正人体的阴阳失衡，维持人体的稳态。

2. 寒瘀水结证CHF的组方研究　CHF急性加重期每有诱因，如支饮急性发作、肝阳暴亢、心脉急性痹阻等，表现为邪实为盛，常常因此而重创心阳，使饮邪暴盛，凌心射肺，浸溢肌肤。宜急则治标，尽快去除诱因，迅速控制病情，以祛邪安正，否则会导致心阳暴脱。多年来，在CHF的治疗上，业内比较一致地认同"益气温阳，活血利水"为主要治则。这一治则适用于寒瘀水结证CHF，所以在治疗过程中，要认识到人体自身有维持阴阳平衡的能力，用药物纠偏的时候要防止药物过用，切忌强行干扰。药物只是暂时帮助人体恢复稳态和自我调节能力，能否获得永久性健康，最主要是依赖人体自身的调节能力。从方剂的配伍来看，很多方剂的配伍目的是在作用于人体之后，让人体达到"和"的状态。张仲景在《伤寒论》中提出的一个重要的学术思想是扶正祛邪，治疗水饮病处处体现出"顾护阳气"思想，代表方剂有真武汤、五苓散、苓桂术甘汤等，大多具有温阳利水、泻浊活血的功效。张磊等认为，可在真武汤合五苓散的基础上酌加赤芍、川牛膝，温补心肾之阳以治其本，利水活血以治其标，能迅速缓解寒瘀水结证 CHF 的临床症状。寒瘀水结证心水失治或误治，水饮郁而化热，病性由寒转热，变为热瘀水结证 CHF。对于热瘀水结证 CHF，许艳伶等用己椒苈黄丸加减治疗，取得显著疗效。

CHF 是心脏疾病终末期的共同归路，必须坚持在辨证论治的框架下提高疗效。最佳的疾病治疗模式是针对病理条件下不同环节的变化和特点进行有效的调节，无论是寒瘀水结证还是热瘀水结证，都要从调整五脏阴阳气血平衡入手，以修复和重建心气血阴阳的平衡，促进疾病好转与康复。

321　糖尿病血瘀证治

糖尿病的诊断是基于对血浆葡萄糖水平的测定而确定的。其主要症状为三多一少，即多食、多饮、多尿以及体重减少。中医学中，传统上将多饮多尿多食、体重减轻为特征的疾病统称为消渴疾病。学者张文雅等对近10年的临床文献进行整理，发现血瘀证是其中的一个重要病因及病理产物，并对此做了梳理归纳。

西医对糖尿病的发病机制认识

2型糖尿病的发病机制是复杂的，其中涉及遗传和环境因素的相互作用。一系列的环境因素已被证明在糖尿病的发展过程中起重要作用，特别是由于摄入糖类过多而导致的肥胖和久坐的生活方式。随着发病年龄的变化，伴随高血糖严重程度的不同，和肥胖程度的变化，糖尿病的临床表现也各不相同。从病因学的角度，2型糖尿病患者主要产生以下代谢异常现象：①外周组织，例如肌肉、脂肪等对胰岛素自身的作用效果出现抵抗现象。②胰岛素在分泌的过程中出现障碍，通常在因葡萄糖刺激之后产生。③肝糖输出现象有所加强。

糖尿病的治疗包括生活干预（糖尿病教育、饮食控制、运动、血糖的检测）、药物治疗，并针对不同的患者，调整最优方案。

根据2013年联合国糖尿病日所调查的数据表明，我国糖尿病患病率居于世界第一。中华医学会糖尿病学分会慢性并发症调查组对住院的24 496例糖尿病患者的临床及实验室检查资料进行统计及回顾性分析。结果糖尿病并发症患病率分别为高血压31.9%，脑血管并发症12.2%，心血管并发症15.9%，下肢血管并发症5.0%，眼部并发症34.3%，肾脏并发症33.6%，神经病变60.3%，总患病率为73.2%。糖尿病大血管病变的病理基础及形成类似于中医所述的"血瘀证"。陈可冀等认为血瘀的形成与血液流变性、血流动力学、血栓形成及动脉管腔狭窄等病理变化有关。大量的临床研究证实，糖尿病周围神经出现病变和血瘀之间具有相应的关系，微循环出现异常、血液流变学产生障碍、血黏度的提升、循环灌注的不充分以及微血栓等相关因素，在疾病发展中具有重要的意义；谢学军等经研究后发现，糖尿病视网膜病变是一种顽疾，遵循"久病致瘀""久病进络"的原则；李志英等认为，糖尿病视网膜病变发生机制是因为阴虚内热，随后转变为气阴两虚，致使患者出现阴阳两虚现象，而血瘀存在于整个疾病中；熊曼琪等认为活血逐瘀可以对糖尿病肾病进行治疗，采用加味桃核承气汤对患者进行治疗，通过动物实验后可知，此药方能够减轻糖尿病鼠肾小球毛细血管基底膜的加厚现象，并为其临床治疗提供了科学的根据；艾淑玲等用血府逐瘀汤治疗糖尿病肾病60例，总有效率经计算后为82%。由此能够看出，影响糖尿病发展的主要因素为瘀血。

中医对糖尿病的认识

消渴病以口渴多饮、多食易饥、小便频多，久则形体消瘦为主要特征。消渴病名首见于《黄帝内经》，其对本病的病因病机、治疗上有明确的论述。《素问·奇病论》《素问·阴阳别论》《灵枢·五变》中指出"数食甘美""怒则气上逆……血脉不行""五脏皆柔弱""二阳结"等皆可成消。《素问·腹中论》中则强调"热中消中，不可服膏粱、芳草、石药"等，指出本病应禁食燥热伤津之品。

321 糖尿病血瘀证治

1. 糖尿病与血瘀证的关系 现代医学认为糖尿病血瘀具有复杂的因素，其中包含饮食不规律、情志异常、劳累过度均可导致消渴，病机可见以下几个因素。①阴虚：中医认为糖尿病的引发机制为阴津亏虚；同时燥热也会引发此病。阴津和血液相互出现变化，致使阴液不充足，脉道较弱从而出现血行不顺畅；同时燥热对营血产生影响，瘀血聚积在内。②气虚：糖尿病患病时间较长久，脾肺较弱，元气亏虚，血行不顺畅从而产生瘀血。③阳虚：糖尿病患病早期会出现燥热，服药的药物中多为寒凉以及甘寒类药物，对人体的阳气会产生损伤。阴虚时间过长，阴阳相互作用产生，因此阴损及阳气不充分致使津血输布代谢产生异常，从而出现瘀血。④痰湿：患有糖尿病的患者多为肥胖型，喜欢食用肥甘味美的东西，因此对脾胃造成了损伤，水谷精微出现失调现象，对其输布造成影响，聚湿生痰，痰阻导致血液不顺畅，最终出现瘀血。⑤寒凝致瘀：糖尿病患者喜食寒凉之物，寒为阴邪，具有凝滞收引之性；血得温则行，遇寒则凝，寒凝经脉，使血运不畅而成瘀血。⑥燥热致瘀：糖尿病基本病机为阴虚燥热，热结在里，煎熬血液，凝滞成瘀。《重订广温热论》中云"因伏火邪蒸津液，血液被煎熬而成瘀"；《温病条辨》中云"燥气延入下焦、搏于血分发生癥病"。⑦内外伤致瘀：糖尿病患者若足部护理不当，易产生糖尿病足，且经久不愈。内外伤直接损伤脉道，造成离经之血而产生瘀血。⑧血瘀致瘀：糖尿病患者病程日久，血行不畅，血块积于脉道，阻滞气血，使瘀血日甚。⑨久病入络：《临症指南医案》认为病邪"其初在经在气，其久入络"。

《金匮要略》中表明患者如出现燥热，烦闷，口干燥，口渴，其脉象反而无热，这是阴虚，说明血液不顺畅。首提血瘀致渴。祝谌予在对30例糖尿病患者的病情进行分析后发现，所有患者的舌象均存在舌暗或瘀斑，同时其舌下静脉产生青紫或曲张等现象，并提出糖尿病夹瘀血证。王晗在研究中对老年型糖尿病患者进行观察，其结果证实，老年2型糖尿病患者主要常见虚实夹杂证型，而实证中常见的类型为瘀血；虚证中常见的类型为肾虚、阳虚、阴虚、气虚以及脾虚。张望之等在中医证素分布规律的研究中发现瘀的经络证素积分最高。赵红霞等通过对糖尿病现代研究成果分析发现，现代糖尿病血瘀证明显增多，在发病中所占比例最高，甚至高达50%以上。魏军平等通过对84篇21 468例文献病例的证候要素的研究发现，糖尿病并发症的范围虽然较为广泛，但是主要病理因素依旧为瘀血和痰湿。由此可见，从现代药理学对糖尿病临床指标进行检测的结果可知，瘀血和糖尿病的产生具有一定关系，同时血液生化指标证实，患有糖尿病的患者其全血黏度、血浆黏度、红细胞聚集率、血细胞比容和正常人相比，显著呈现上升趋势。由此能够看出糖尿病患者病情发展以及产生并发症的因素为瘀血。

2. 活血法的应用 瘀血不单单是疾病的病理因素，同时还为引发因素，能够加重患者的病情，在对其进行治疗的过程中应遵循活血化瘀原则，就目前而言，临床中均采用活血化瘀的药物进行治疗，并获取了显著的疗效。

（1）益气养阴活血法："气为血之帅"，此法适用于消渴病中以血瘀为主兼有气虚者，故在活血的基础上兼以益气、补气。杨刚运用自拟的益气活血方（丹参30 g，赤芍10 g，三七粉3～5 g，黄芪30 g，山药30 g，苍术10 g，玄参10 g）并随症加减，总有效率为96.8%。宋久安将106例患者随机分中西医结合治疗组（益气活血组）56例与西药对照组患者50例。对照组患者治疗药物为常规降血糖药物，益气活血组患者在服用常规降血糖药物的同时服益气活血类中药（黄芪30 g，党参15 g，天花粉30 g，山药30 g，枸杞子30 g，麦冬15 g，五味子15 g，红花30 g，丹参30 g，川芎12 g，赤芍12 g），治疗发现益气活血组有效率94.6%。吴凌康将96例实验组随机分成基础治疗组50例和益气养阴中药治疗组46例（其中药包含黄芪30 g，桑白皮30 g，桑枝30 g，麦冬20 g，枸杞子20 g，当归20 g，山药20 g，赤芍15 g，地龙15 g，山楂以15 g，泽泻15 g），2组患者均采用基础治疗方法，其中包含对体重以及饮食予以控制，增加运动量的同时服用降血糖药物。与此同时中药治疗组患者采用益气养阴活血方进行治疗，中药组效果明显优于基础治疗组。李吉武将85例患者随机分为两组，治疗组42例与对照组43例。在基础治疗相同的情况下，对照组给予口服盐酸二甲双胍片，治疗组在对照组基础上给予温阳益气活血方（制附子10 g，人参10 g，炙甘草10 g，干姜8 g，柴胡8 g，桂枝8 g，白术15 g，山茱萸15 g，茯苓15 g，枳壳15 g，赤芍15 g，丹参20 g），治疗组血糖、血脂代谢各指标均较治疗前改善。

徐成兴将 60 例 2 型糖尿病患者随机分为治疗组和对照组各 30 例，治疗组用益气养阴、清热活血中药治疗，对照组用黄连素，益气养阴、清热活血法对 2 型糖尿病有显著的临床疗效，且能明显改善患者的胰岛素抵抗。

（2）温阳活血化瘀法：伊春花等运用补阳还五汤治疗 80 例糖尿病患者，与对照组相比发现患者血糖、糖化血红蛋白等明显下降。高巍运用活血化瘀（生地黄 20 g，熟地黄 20 g，山茱萸 10 g，玉竹 10 g，天花粉 10 g，黄芪 10 g，白芍 15 g，当归 15 g，丹参 15 g，红花 10 g，赤芍 10 g）治疗 2 型糖尿病，总有效率 91.6%。苗桂珍用活血化痰汤（葛根 15 g，生黄芪 20 g，玄参 20 g，川芎 20 g，丹参 30 g，僵蚕 20 g）治疗 2 型糖尿病，有效率为 96.2%。段公等运用加减抵当汤（法半夏 9 g，生白术 12 g，水蛭 6 g，桃仁 10 g，熟大黄 15 g，茯苓 20 g，陈皮 10 g）加减，证实抵当汤与西药较小剂量胰岛素配合治疗痰瘀型 2 型糖尿病，能改善胰岛素抵抗，全面有效控制血糖，改善患者证候。

（3）补肾活血法：孙毅依照 MogenSen 诊断分期标准选择糖尿病肾病患者为研究对象。收治 104 例糖尿病肾病患者，将其按照治疗方法的差异性分为治疗组和对照组，每组患者的例数分别为 52 例。对照组患者在进行基础治疗的基础上采用依那普利药物，治疗组在对照组治疗的同时采用补肾活血中药汤剂。2 组患者分别经过 8 周治疗后，比对 2 组患者治疗效果、证候分数、UP（尿蛋白定量）、CCr（内生肌酐清除率）、SCr（血肌酐）等相关指标，观察组患者优于对照组患者（$P<0.05$），可说明补肾活血法联合依那普利能有效地缓解和治疗临床期糖尿病肾病。季兵对 80 例确诊的早期糖尿病肾病患者，随机分为对照组和治疗组（各 40 例）。在西医规范治疗的同时，治疗组患者采用自拟补肾活血方进行治疗，其中药包含黄芪 30 g，黄精 12 g，淫羊藿 12 g，鹿角胶 15 g，沙苑子 15 g，制何首乌 15 g，山药 30 g，葛根 30 g，丹参 30 g，制大黄 10 g 等，每日 1 剂，分 2 次水煎服，12 周为 1 个疗程。观察治疗前后中医证候积分及生化检测指标。结果两组中医证候疗效、总有效率比较，治疗组均明显优于对照组（$P<0.01$）。治疗组尿微量白蛋白显著降低，两组比较，差异有统计学意义（$P<0.01$）。同时，即使两组患者治疗前以及治疗后的空腹血糖、餐后 2 小时血糖、糖化血红蛋白、血脂、血液流变学等指标呈现下降趋势，治疗组也优于对照组（$P<0.05$）。证实自拟补肾活血方治疗早期糖尿病肾病有效。

（4）中成药的应用：钟红跃等认为糖脉康治疗消渴病是通过养阴清热、活血化瘀、益气固肾，从而增强口服降血糖药的作用，因此在服用降血糖药基础上加用糖脉康，其降血糖效果明显。杨明会等在常规降血糖西药治疗的基础上加用保元活血颗粒（由生黄芪、丹参、鬼箭羽、肉苁蓉、水蛭、女贞子、黄精按 3：2：2：2：1：1：1 比例组成），共治疗 2 个月，发现保元活血颗粒治疗老年 2 型糖尿病，总有效率 90%，症状改善明显。孙胜辉，周斌运用银丹心脑通软胶囊（山楂、银杏叶、三七、冰片、蒜、丹参、绞股蓝、灯盏细辛）与西药肠溶阿司匹林片、双嘧达莫（潘生丁）片对比，发现银丹心脑通软胶囊治疗组临床症状明显改善，且血流变、纤维蛋白原、血沉等下降。方朝晖等将 66 例气虚阴亏血瘀证患者分两组，常规组给予西药口服降血糖治疗，治疗组加用丹蛭降糖胶囊，疗程均为 20 周，结果发现丹蛭降糖胶囊伴西药对患者进行治疗，能够有效减少 sVCAM-1 表达的作用效果，有助于改善 2 型糖尿病患者的临床症状，且对血管延缓发展具有促进作用。

（5）中医外治法：庞国明将 120 例 DPN 患者随机分成糖痛外洗方治疗组（生川乌 10 g，生草乌 10 g，全当归 15 g，透骨草 30 g，川芎 12 g，花椒 10 g，赤芍 15 g，白芥子 6 g，土鳖虫 30 g，鸡血藤 30 g 等）和对照组治疗。结果证实，在降血糖治疗的基础上，采取糖痛外洗方熏蒸浸洗，可改善局部的血液循环，迅速缓解症状，提高神经传导速度，总有效率达 92.60%。韩彩云等选择 31 例患者进行针刺治疗，选择的主穴位为气海、关元、中脘、天枢、曲池、太冲、足三里、肝俞、脾俞、肾俞，并按照患者的症状情况选择配穴，对并发症状通过辨证方法对穴位进行选择和心理情况、饮食情况以及运动等方法进行相互结合，对患者进行治疗，研究结果表明显效率为 74.2%，有效率为 16.1%，无效率为 9.7%，治疗有效率 90.3%。闫喜英在研究中对收治的 108 例患者服用三消愈冲剂 25 g，每日服用 3 次；同时将三七、荔枝、刺五加、苍耳子等药物磨为粉，选择 2 g 在患者的脐孔处进行敷，研究结果表明总有效率为 90.74%。

2型糖尿病患者以中老年人为主,血瘀证为贯穿整个病程的病因,活血化瘀是治疗的关键。由所查文献可得出,自祝谌予于1978年首先提出糖尿病多夹瘀后,不断的临床试验均证明糖尿病血瘀证的存在及活血药物的临床疗效。大量的临床更倾向于研究中成药或者中药制剂对于糖尿病血瘀证的治疗,并做了大量的临床试验,在明确糖尿病与血瘀证的关系后运用活血药物,均能有效控制血糖,减少或减慢并发症,血瘀证所引起的一系列症状得到明显缓解。糖尿病血瘀证具有复杂的病发机制,采取中医外治法、中成药的应用、补肾活血法、温阳活血化瘀法、益气养阴活血法等一系列的活血法,成效显著。

322　从血瘀证论糖尿病肾病

糖尿病肾病（DN）发病率高，病程迁延，是导致终末期肾病的第二大主要疾病。延缓糖尿病肾损害的病情进展，是临床关注的重点。学者王明霞通过对 DN 证型的分析，认为其病机为本虚标实，血瘀源于本虚，又对机体产生进一步的损害，且贯穿 DN 的始终。故从血瘀证角度探讨 DN 的病机和治疗，有重要的临床参考价值。

中医病机

DN 可见于中医"下消、水肿、虚劳、癃闭、关格"等病症，总因气、血、阴、阳亏虚，久虚不复，脾、肾气化功能衰竭，因虚致实，虚实夹杂而为病。其中，久病及肾，久病必瘀，瘀阻肾络，是 DN 发生、进展的主要病机。

1. 古医籍记载　《圣济总录》云："消渴病久，肾气受伤，肾主水，气虚衰，气化失常，开阖不利，水液聚于体内而出现水肿。"明确指出，消渴病病久及肾，则见水肿。《金匮要略·水气病脉证并治》中提到"正水、石水"类似糖尿病肾病的水肿表现，并据脏腑损伤机制分为"肺水、脾水、肾水"。严用和在《济生方·水肿门》中则明确把水肿分为阳水与阴水，指出阴水性质为本虚，多因脏腑亏损所致，并倡导温脾暖肾的补虚治法。

《景岳全书·肿胀篇》指出凡水肿等证乃肺、脾、肾三脏相之病。盖水为至阴，故其本在肾，水化于气，故其标在肺，水唯畏土，故其制在脾。进一步指出，水肿病变病位在肺脾肾，病机为脏气亏虚。有研究对古医籍记载的历代医家消渴名方进行分析，发现治疗下消的中药中，补益药、活血化瘀药使用频率分别是消渴病的 1.05 倍和 1.31 倍，以方测证，提示阴虚、气虚、血瘀是下消病的主要病机。

2. 现代证候研究　程益春认为，气阴两虚是 DN 早期的主要病机，而气属阳，阴阳互根，DN 后期突出表现为阳虚水肿，是气阴两虚发展的必然结果。有研究对 90 例 2 型糖尿病肾病患者按 Ⅱ 期 Ⅲ 期 Ⅳ 期进行分组，应用对应分析法对各期患者的中医证型和西医分期进行相关研究，发现在 Ⅱ 期、Ⅲ 期主要以气阴两虚、脾肾不足兼夹瘀血为主。而对 DN 患者 Ⅲ 期、Ⅳ 期、Ⅴ 期的症状、舌象、脉象频率分布以及聚类分析研究发现，气虚证是主要分布证型，其次是阴虚证、阳虚证；邪实中湿、瘀、痰分布相对平均，证型之间的关联分析研究则发现，血瘀证与气虚证尤其密切相关，提示 DN 以正虚为本，血瘀可见于各个基本证型。对 DN 中医病性证素和病位证素分布规律的研究则提示：Ⅰ、Ⅱ、Ⅲ 期病位主要在肾、脾、肝，病性以阴虚为主，Ⅳ 期的中早期病位在肾、脾，病性以阳虚、气虚、阴虚并存，Ⅳ 期的后期以及 Ⅴ 期病位在肾、脾，病性以阴阳两虚为主。对 DN 的分子生物学研究发现，继发于代谢紊乱的炎症反应，被认为参与并促进了 DN 的发生和发展的全过程。鉴于此，有研究把 120 例 DN 患者按蛋白尿从无到少、多至肾功能不全进行分组，同时按中医证型分组，研究炎症介质肿瘤坏死样凋亡微弱诱导因子（TWEAK）、白细胞介素-1β（IL-1β）、白细胞介素-10（IL-10）在各中西医亚分组中的分布规律，结果发现，TWEAK、IL-1β、IL-10 可以为 DN 肾损伤提供诊断信息，并与其病情进展密切相关，以此作为参照，发现伴随肾损害病情（分期）的逐步加重，中医证型呈现出阴虚燥热→气阴两虚→脾肾气虚→阴阳两虚的分布特点。DN 病位在肾，涉及脾、肺，病性为本虚标实，本虚为阴虚、气虚、阳虚，渐次进展而又兼夹存在。

血瘀证

人体的气、血、精、津生而有序，阴阳调和，方能维持机体正常功能。DN 因病及肺、脾、肾，致使生化乏源，运行紊乱，邪实随之而生；邪正相争，邪盛正虚而病进，继而衰，再而竭。正如中医之谓"正气存内，邪不可干；邪之所凑，其气必虚"。瘀血内阻，气血津液运行紊乱，脏腑气化温煦功能进一步衰退，则可见水肿邪实，正如《素问·调经论》云："瘀血不去，其水乃成。"《血证论》云："瘀血化水，亦发水肿，是血病兼水病也。"

1. 阴虚与血瘀　阴虚主要见于 DN 的早期，中后期亦有兼夹存在。阴虚证主要反映早期代谢紊乱的变化，此时尚未出现实质性脏腑功能改变。

中医学讲"津血同源"，津液与血液皆为水谷精微所化生。如《灵枢·邪客》云："五谷入于胃也……营气者，泌其津液，注之于脉，化以为血，以荣四末，内注五藏六腑。"《灵枢·痈疽》云："肠胃受谷……中焦出气如露，上注谿谷，而渗孙脉，津液和调，变化而赤为血。"津与血，生理上相互转化，病理上彼此影响。阴津亏虚，脉道不充，则血行瘀滞。如《景岳全书》云："凡人之气血犹如源泉也，盛则流畅，少则壅滞，故气血不虚不滞，虚则无有不滞也。"《诸病源候论·消渴》云："小便利则津液竭，津液竭则经络涩。"阴虚则内热，热灼则血瘀，如清代周学海《读医随笔》云："夫血犹舟也，津液水也，水浸充沛，舟始能行。若津液为火所灼竭，则血液为之瘀滞。"是谓阴虚血瘀的病理机制。

2. 气虚与血瘀　气虚见于 DN 的大部分病程，早期与阴虚间夹，中期为主要病机，后期与阳虚并存，且随病情进展而逐渐加重。气虚证主要反映脏腑功能的障碍。

脏腑功能的正常运行主要表现为气机的升降出入。如《素问·六微旨大论》谓之气机"出入废，则神机化灭；升降息，则气立孤危。非出入，无以生长壮老已；非升降，无以生长化收藏"。DN 累及到肺、脾、肾三脏，其气虚表现为"肺朝百脉之治节、脾主运化升清、肾藏精主温煦"的气化功能失调。宋代杨士瀛在《仁斋直指方》提出"盖气为血帅也，气行则血行，气止则血止"。《素问·调经论》云："血气不和，百病乃变化而生。"

肺朝百脉，主治节，协助推动血液运行，以营养四肢百骸。如《素问·五藏生成》云："诸血者皆属于心，诸气者皆属于肺，此四支八溪之朝夕也。"肺气虚，则宗气弱，血行无力而瘀滞，如《灵枢·刺节真邪》云："宗气不下，脉中之血，凝而留止。"

脾主运化、升清，将水谷精微转化为气血津液，并转输供养全身。脾气虚，生化乏源，津亏血少，脉道不充，血行涩滞而为瘀。李东垣《脾胃论》云"脾胃不足，皆为血病，是阳气不足"，并提出"补土以调和气血"。如治疗脾气虚的经典方剂补中益气汤，黄芪、人参与当归合用，即宗气虚血瘀的学术思想。脾居中焦，是气机升降之中枢，统摄全身血液的运行。如唐容川《血证论·脏腑病机篇》云："经言，脾之统血。血之运行上下，全赖乎脾。"

3. 阳虚与血瘀　气虚为阳虚之渐，阳虚为气虚之极。阳虚证主要见于糖尿病肾病中后期阶段，是脏腑功能衰竭的体现，尤以肾阳虚衰为主。

血的运行，除了依靠津的濡润、气的推动，与阳的温煦亦密切相关。《素问·调经论》云："气血者喜温而恶寒，寒则泣不能流，温则消而去之。"《难经·二十二难》云："血得温而行，得寒而凝。"《仁斋直指方》云："气温则血滑，气寒则血凝。"

《素问·上古天真论》云："肾者主水，受五脏六腑之精而藏之。"肾所藏的精气，即元阴元阳，是脏腑阴阳之本，是维持脏腑功能活动的物质基础和元始动力。糖尿病肾病中后期，病程已迁延日久，脏腑功能受损，最终累及肾阴、肾阳；肾阳虚衰，温煦、推动无力，气血化生、运行受阻，进一步加重脏腑功能衰竭，此即中医所谓"久病及肾，久病入络，久病必瘀"。如叶天士《临证指南医案》云："大凡经主气，络主血，久病血瘀""凡久病从血治为多"。唐容川在《血法论》指出"瘀血内蓄可使久病缠绵不愈"。王清任创立了许多活血化瘀的方剂，在活血治则方面颇为后世医家推崇，其著名的学术思想即有"久病入络为瘀"。

因"津血同源，气为血帅，血得温则行，久病则瘀，久病及肾"，血瘀源于本虚，同时作为新的致病因素，又可导致机体进一步损伤，这一机制贯穿着 DN 始终。

中药治疗

辨证施治是中医治病的特色，亦是临床取效的关键所在。遣方用药皆在准确辨证的基础上方能进一步实施，即法随证立，方从法出，药遵方拟。活血化瘀药治疗 DN 亦应谨遵证型、顾虚实以慎剂量、度寒热而取气味。

阴虚证阶段，阴虚内热是主要病机。治则养阴生津、兼清虚热。因此活血化瘀药宜选用质润、甘寒之品，忌味厚敛邪、辛温助热，如丹参、赤芍、牡丹皮等，取其凉血散血。养阴之品酌取生地黄、花粉、葛根、天冬、麦冬、玄参等，取其甘寒养阴、苦寒泄热、入阴滋养、入血凉散之功效。剂量上应以养阴生津为君，臣以清热，佐以活血。

气虚证阶段，中气虚，化生乏源，推动无力是主要病机。治则健脾补益。因此活血化瘀药宜选用辛散走行或兼甘温补益之品，如川芎、红花辛温走行，瘀祛则络通；三七、当归甘温兼以补气血。补气药宜甘温或甘平，归脾胃经为主，如黄芪、人参、白术、山药、党参之类，气旺则血行。剂量配伍应以补气、健脾为君，臣以活血；或补气、活血均等。

阳虚证阶段，肾阳虚衰是主要病机。治则补肾助阳，兼顾气血阴津。因此活血化瘀药宜选味咸入肾，味厚滋补，血肉有情之品，如牛膝、地龙、水蛭，忌峻猛破泄耗伤正气。此阶段，因气化障碍、肾阳虚衰，水湿积聚是其邪实的突出表现之一，故活血药可酌情选用苦味燥湿、辛散苦泄温通之品，如益母草、泽兰、牛膝。肾阳虚衰，阴寒内盛，故补阳宜选用性味甘温、辛散走行之品，如附子、肉桂、淫羊藿、巴戟天。或咸味入肾、甘温补益之品，如肉苁蓉、紫河车。因"阳为用，阴为体"，故剂量配伍多遵"阴中求阳"的原则，滋阴补肾、甘温助阳为君，臣以利湿，佐以活血通络，总以顾虚为根本。

瘀血阻络，脏腑失职，水津出入运行紊乱，则生水肿。戴恩来总结多年的经验，提出"肾虚、络损"是 DN 的主要病机，认为"瘀血不祛，肾气难复"，临证重视活血化瘀药的应用，在控制和改善 DN 病情方面收效良好。

DN 的整个病程，虚为本，邪为标，故活血化瘀药的应用应始终以顾护正气为要。宗"阴阳互根互用，制约消长"之旨，临证用药应在详辨寒、热、虚、实的基础上，充分考虑药物的四气五味，把握君、臣、佐、使的剂量配伍原则，遵循调和阴阳的治则，灵活使用活血化瘀药，方能取得理想疗效。

323 膜性肾病与血瘀证

膜性肾病（MN）是一种以肾小球毛细血管基底膜上皮细胞下免疫复合物沉积伴弥漫增厚为特征的肾小球疾病。膜性肾病西医治疗以抗炎、抑制免疫损伤为主要方法，常用药物为激素及免疫抑制剂，但长期使用可出现较多不良反应。中医认为，膜性肾病病位在脾、肾二脏，基本病机为脾肾亏虚，血瘀在膜性肾病发病机制中占有重要地位，活血化瘀法应贯穿始终。血瘀证即血行受阻、停滞，血液壅积于脉道或脏腑内，膜性肾病常出现的高凝状态、血栓栓塞并发症、高脂血症与中医血瘀证契合，肾脏病理表现的免疫复合物沉积、肾小球基底膜（GBM）增厚、足细胞足突融合、钉突结构形成、肾小球硬化等可归属于微观辨证下的"血瘀证"。学者潘可等对血瘀证与膜性肾病的关系做了梳理阐述。

膜性肾病血瘀证

1. 膜性肾病微观病理改变与血瘀证 正常情况下，基底膜不仅能维持肾小球的正常结构、固定邻近细胞，也构成了肾小球的滤过屏障，肾小球滤过屏障功能的正常发挥可防止中大分子蛋白的漏出。在膜性肾病组织病理学中，光镜下可观察到嗜复红蛋白在上肾小球基底膜（GBM）皮下的沉积，电镜下可观察到电子致密物的沉积，合并 GBM 的弥漫增厚，沉积的免疫复合物相当于"离经之血"，此类病理现象可看作中医"瘀血"的形成并壅滞于局部，已有医家提出了此类观点，如陈以平将中医宏观辨证与肾脏病理学的微观认识相结合，创新性地提出了"微观辨证"学说，认为免疫复合物在上皮下沉积、基底膜增厚等病理变化当归于中医微观辨证之"瘀血"证。洪钦国认为，膜性肾病免疫复合物的沉积、基底膜的增厚、细胞增殖、系膜基质增多及晚期肾小球硬化等病理变化均属于中医微观辨证之"肾络癥瘕"，属于"血瘀"范畴。现代医学研究发现，膜性肾病 GBM 上皮细胞下沉积的免疫复合物可进一步激活补体，形成膜攻击复合物 C5b-9，造成了肾小球滤过屏障功能的损害，临床上患者出现大量蛋白尿，与中医瘀血停滞日久，化为内邪致疾病加重的理论相似，可影响人体气、血、水功能的发挥及代谢。田耘等研究发现，膜性肾病病理分期越高，出现血瘀证的可能性越大，因为现代肾脏病理学是根据免疫复合物沉积数量及基底膜增厚的程度对膜性肾病进行病理分期的，往往免疫复合物沉积数量越多、基底膜增厚程度越重，病理分期越高。而肾病病理分期越高，血瘀程度越重，间接体现了膜性肾病微观病变与血瘀证的联系。

2. 膜性肾病高凝状态与血瘀证 血栓栓塞是膜性肾病常出现的并发症，Kerlin 等研究发现，成人 MN 肾静脉血栓的发病率可高达 37%，而膜增生性肾小球肾炎（MPGN）、微小病变肾病（MCD）、局灶节段性肾小球硬化（FSGS）3 种肾小球病变累计肾静脉血栓发病率仅为 24%，表明膜性肾病有较大风险出现血栓栓塞并发症。高凝状态为血栓栓塞发生的主要原因，膜性肾病高凝状态形成机制复杂，与机体凝血及纤溶系统功能失常、血小板活化、低蛋白血症、高黏血症、血脂异常、长期使用激素等均有一定关系。现代医学认为，血液在血管内凝固或其他成分凝集形成固体块称为血栓，若血栓完全或部分脱落，随血液流动到较狭窄血管处引起管腔阻塞则称为栓塞，可致相应器官循环障碍、缺血引起病变，如肺栓塞、脑栓塞等。从中医来说，正常情况下血液循行人体经脉在全身流畅运行，营养五脏六腑。若经络阻塞，瘀血形成，血行受阻，则相应脏腑无法得到足够的营血充养，这与西医血栓栓塞吻合。血瘀证表现主要有唇舌、皮肤有紫暗瘀斑或瘀点，或皮肤甲错，血瘀可致经脉、经络不通，"不通则痛"，特点为痛有定处，瘀血阻滞脉道，血不循经，血溢脉外可显现为出血之象。患者并发肾静脉血栓表现的肋腹痛、腰痛、血尿，并发肢体深静脉血栓表现的肢端疼痛、皮肤色素沉着，并发肺栓塞表现的胸痛、咯血，均可归属于"瘀血"证候。运用活血化瘀中药能有效改善膜性肾病患者高凝状态，降低血栓栓塞事件的发生率，体现了血瘀证与膜性肾病高凝状态及血栓栓塞并发症的密切关系。

3. 膜性肾病高脂血症与血瘀证 膜性肾病常并发脂代谢紊乱，出现高脂血症。中医认为，血脂属人体津液的一部分，具有黏腻、稠着之性，由水谷精微所化生，正常状态下起营养机体的作用。高脂血症发生时脂类代谢失常，过量的血脂可转变为痰浊之邪，血脉中痰浊阻滞，血行受阻，日久可形成瘀血，正如《血证论》所云"须知痰水之为壅，由瘀血然"，体现了"痰浊"与"血瘀"的密切关系。现代医学发现，血脂含量过高可使血液黏度升高，血流变学发生改变，还会抑制纤维蛋白溶解，血流缓慢导致的局部缺氧造成红细胞刚性增加，变形能力下降，血中胆固醇升高可减少红细胞的表面电荷，这些均促进了红细胞的聚集，导致了高黏血症的形成。高黏血症状态下血流缓慢，脂质易在脉管内沉积，形成粥样斑块，血栓形成机率增大，体现了"痰浊之血即血瘀"的中医理论。

中医对膜性肾病血瘀证病因病机的认识

膜性肾病属中医学"水肿"范畴，水肿和血瘀密切相关。《素问·调经论》云"瘀血不去，其水乃成""孙络水溢则经有留血"。水肿病因为肺、脾、肾三脏代谢功能失常，三焦气化不利，致水液运化及代谢失常。水湿停留，三焦水道壅滞，经络瘀阻，瘀血内生。瘀血停滞日久，经脉阻塞，血溢脉外可化为水，使水肿进一步加重。因此，水肿与血瘀相互联系、相互影响，治"瘀"则为治"水"。杨洪涛教授认为，膜性肾病中医病机以"脾肾亏虚"为本，"风、湿、瘀"为标，风湿之邪内侵于肾，蕴结日久，"病久必瘀"，可致肾络壅滞，气血运行不畅。鲁盈教授认为，瘀血贯穿了膜性肾病始终，除传统辨证之外，血液高凝状态、肾小球上皮下免疫复合物沉积及基底膜弥漫性增厚的病理表现均可作为血瘀的微观辨证依据。于春泉基于中医络病学说，考虑各种外邪内侵会造成络脉的损伤，而肾的络脉丰富，可致痰湿、瘀血阻滞肾络，肾络不通，肾络瘀阻是贯穿膜性肾病始终的基本病机。宫卫星认为，膜性肾病水液代谢障碍可进一步转化为病理产物痰浊，痰浊郁结日久，久病入络，痰瘀互结于内，瘀血形成。冯清清等认为，膜性肾病脾肾两虚日久，气虚不能行，而气为血之帅，气虚推动血行无力，脉中血流缓慢，易形成瘀血。气虚血瘀、肾络瘢瘕为膜性肾病患者的显著特点。曹恩泽认为，膜性肾病本虚为脾肾亏虚，标实为瘀水互结、湿瘀阻络，膜性肾病气虚无力行血，形成瘀血，瘀血与湿邪交织可致肾络瘀阻。湿邪郁久可化热，湿热阻滞气机，气滞则血瘀。

由上可知，众多医家对膜性肾病血瘀证病因病机的认识不同，但均表明了血瘀证与膜性肾病关系紧密。

活血化瘀法在膜性肾病中的应用

邓跃毅根据膜性肾病病情轻重不同，提出分阶段治法。疾病初期、病情轻者选用行血祛瘀宣络法，可用当归、赤芍、丹参、川芎等相对温和的活血药；中期为疾病发展阶段，选用活血化瘀通络法，常予活血力量较强的药物，如三七散瘀消肿止痛，配合桃仁、红花、乳香、没药等活血祛瘀；疾病后期，实证者予破血逐瘀搜络法，可用三棱、莪术等破血行气，水蛭、虻虫、地龙等活血消癥、祛痼通络；虚证者，应以补气温阳或滋阴养血为法，祛瘀通络，通补合用。

冼启经等在膜性肾病患者运用激素联合免疫抑制剂治疗的基础上加用活血化瘀利水药物（当归、川芎、茯苓、泽泻、桃仁、丹参、红花、赤芍、大腹皮、地龙）结果发现，活血化瘀法可明显改善膜性肾病患者的血小板（PLT）、凝血功能及血脂、血浆白蛋白和尿蛋白水平。

黄九香认识到气虚和热毒之邪可致膜性肾病血瘀证的形成，在治疗的起始即运用红花注射液和黄芪注射液益气活血，并予水蛭胶囊活血利水。治疗后患者高凝状态明显减轻，血栓和栓塞发生率明显减少，血脂代谢改善，血黏度下降。

董磊以中医络病理论为基础，认为膜性肾病肾脏微循环瘀血为肾络瘀阻的表现，且为膜性肾病的基本病机，自拟补肾活血方（桃仁、红花、茯苓、丹参、水蛭、山茱萸、女贞子、益母草、土鳖虫、莪术等）治疗膜性肾病，该方主要运用桃仁、红花、川芎等活血化瘀药物，宣通肾络，使瘀血得行，又巧妙运用虫类药水蛭、土鳖虫，性走窜善入络，进一步增强逐瘀消癥之功，清除肾络癥瘕，并注意补益肾精，祛瘀而不伤正。并通过临床对照观察证明补肾活血方可以有效提高膜性肾病患者血浆白蛋白、减轻尿蛋白、调节血脂。

高志强结合"肾络癥瘕"理论，认为膜性肾病气虚推血运行无力，血行瘀滞，壅塞于肾络中，肾络瘀阻，肾失蒸腾气化功能，津血互化障碍，瘀血痰毒壅滞、蓄积体内，久之则形成"肾络癥瘕"，治疗遵循"络以通为用"，自拟益气通络饮，通、消、补并用，标本兼顾，益气通络，活血消癥。对该方治疗膜性肾病进行了临床疗效观察，发现其对减少蛋白尿、降血脂、改善肾功能、提升血浆白蛋白均具有良好效果。

魏晓娜等认为，肾脏内含有大量络脉组织，膜性肾病病程长，久病可致瘀血内阻于肾络，采用自拟益肾通络方治疗，能提升特发性膜性肾病患者血浆中促进纤维蛋白溶解的组织纤溶酶原激活因子水平，改善肾小球微循环，并能抑制使肾组织缺血缺氧、加重肾小球纤维化的相关因子水平。

张芬芳等认为，特发性膜性肾病以脾肾阳虚为基本病机，脾、肾二脏病变致水液代谢失常，水湿内停影响了气机的通畅，久病入络，可致瘀血阻络，自拟宣通三焦、活血通络方（丹参、川芎、红花、地龙、黄芪、桂枝等），并通过研究发现，宣通三焦、活血通络方可显著降低特发膜性肾病患者的24小时尿蛋白定量、甘油三酯、总胆固醇、低密度脂蛋白水平。

单味活血药对膜性肾病血瘀证的治疗作用

1. 丹参 丹参具有活血通经、祛瘀止痛、凉血消痈的功效。《本草纲目》言丹参"活血，通心包络，治疝痛"。丹参因其显著的活血化瘀作用被广泛运用于心脑血管疾病、肝脏疾病等的治疗中，亦有运用于肾脏疾病中的记载。有研究发现，丹参含有的水溶性有效活性成分丹参多酚酸对降低血小板的聚集率有明显作用，并能影响存在于血小板与内皮细胞的糖蛋白P选择素的表达，抑制其介导中性粒细胞-内皮细胞、中性粒细胞-血小板等细胞间反应，抑制血小板的聚集，发挥其抗血栓的作用。丹参可使患者血液黏滞性下降，抑制血液凝固，拮抗血小板活化因子，并能调节血脂，使微血栓形成受阻，并通过清除自由基、抑制炎性反应等作用，维护肾小球基底膜正常的滤过功能，减少蛋白的漏出。动物实验表明，丹参可使血瘀证大鼠肾组织水通道蛋白-1（AQP1）表达增高、肾组织水肿消除，从而改善局部微循环。

2. 川芎 川芎具有行气、活血、开郁、祛风湿的功效。川芎的主要活性成分川芎嗪，不仅有抗血栓形成、保护心脑血管系统的作用，对肾脏也具有保护作用，能抑制肾脏组织细胞凋亡，延缓纤维化进程，减小肾脏损伤。动物实验表明，川芎嗪对膜性肾病大鼠肾小球基底膜增厚及足突融合具有抑制作用，能显著减轻膜性肾病大鼠肾实质细胞的凋亡，并能上调抑制细胞凋亡的B淋巴细胞瘤-2（Bcl-2）蛋白水平，下调促进细胞凋亡的Bax蛋白水平，减少足细胞的凋亡，保护肾脏。川芎嗪能抑制膜性肾病家兔血小板血栓素A2（TXA2）的生成和活性，增加血小板环磷酸腺苷（cAMP）含量，抑制血小板内容物的释放，调节血浆和肾纤织血栓素A2/前列腺素I2（PGI2）的平衡，从而稳定血小板，减轻肾小球基底膜损伤，减少蛋白尿，改善肾功能。川芎嗪可改善膜性肾病大鼠微循环，使免疫复合物易于清除、不易沉积，减少膜攻击复合物的形成，减轻足细胞损伤，抑制肾小球基底膜增厚，发挥保护肾脏的作用。祝领旗等通过临床观察发现，川芎嗪注射液能有效减少膜性肾病患者24小时尿蛋白定量，并能使血清白蛋白水平升高，对膜性肾病有一定治疗作用。

3. 红花 红花具有活血通经、散瘀止痛的功效，《本草纲目》描述其"活血，润燥，止痛，散肿，通经"。研究发现，红花含有的红花黄色素能使血液透析患者D-二聚体、纤维蛋白原、超敏C反应蛋白、P-选择素、溶血磷脂酸等指标下降，改善血液高凝状态，抑制血栓形成。陈文军等研究发现，红花黄色素注射液能够降低膜性肾病大鼠蛋白尿、改善血脂代谢、提高血浆蛋白水平，能上调肾组织中具有降解细胞外基质作用的基质金属蛋白酶-9（MMP-9）水平，下调对MMP-9具有抑制作用、促进成纤维细胞及角蛋白细胞等多种细胞因子生长的金属蛋白酶组织抑制因子-1水平，抑制基底膜降解及细胞外基质增生。张宏宇等通过动物实验发现，红花色素不仅能改善凝血指标，降低纤维蛋白原含量，抑制血栓形成，还能有效调节血脂，预防高脂血症及动脉粥样硬化。郝海英在环孢素A合泼尼松治疗膜性肾病的基础上，加用红花黄色素注射液，发现不仅能明显降低患者24小时尿蛋白定量、调节血脂，还可以促进细胞外基质的降解，保护肾功能。

4. 水蛭 水蛭具有破血消癥、逐瘀通经的功效。现代药理研究表明，水蛭具有抗凝、抗血栓形成、降血脂、改善血液流变学的作用。水蛭中的水蛭素能与血浆中的凝血酶结合，防止凝血过度亢进，抑制血栓形成，减少凝血紊乱导致的肾组织损伤，还具有拮抗炎性介质、抑制肾小球硬化、减轻脂质代谢紊乱介导的肾脏损伤作用。动物实验表明，水蛭醇提物能提高家兔红细胞膜脂和血小板膜脂流动性，从而发挥抗血栓作用。姜鹤林等运用水蛭粉治疗肾病综合征高凝血症40例，表明水蛭对减轻肾病综合征患者的高凝血症有确切疗效，可防止肾小球硬化，保护肾功能。李开龙等通过临床观察发现，口服水蛭素能有效降低特发性膜性肾病患者的尿蛋白，降低甘油三酯、提升高密度脂蛋白水平。

血瘀证与膜性肾病发生、发展密切相关，膜性肾病表现无论以本虚为主还是以标实为主，活血化瘀、宣通肾络均应贯穿治疗始终。现代医学也发现，膜性肾病并发的高凝状态、血栓栓塞并发症、高脂血症对患者的治疗效果及预后有较大影响。因此，无论是西医免疫抑制治疗还是中医辨证治疗，配合活血化瘀方药对提高膜性肾病的疗效及改善预后均具有积极意义。

324 慢性肾脏病与血瘀证

血瘀贯穿慢性肾脏病始终,是肾病发生发展的重要影响因素。辨证的准确与否直接影响临床疗效。作为传统辨证依据的四诊资料,常由于医生学识、经验、水平等因素的影响,导致不同医生收集的四诊资料存在不同程度的差异,直接影响辨证准确性,所以用于辨证的指标需要客观化。慢性肾脏病(CKD)血瘀证的客观化研究有助于揭示疾病本质,为临床及治疗提供有效依据。因而学者周璐等对慢性肾脏病血瘀证客观化研究做了梳理归纳。

肾脏病理的客观化研究

清代叶天士创立"久病入络"理论体系,多次在《临症指南医案》中提到"久病气血推行不利,血络中必有瘀凝""初病在经在气,久病入络入血"。慢性肾脏病病程迁延、缠绵难愈,肾脏为络脉聚集之处,其病变势必损伤"肾络"。根据中医学"络病理论"以及现代肾脏微观结构认识,多数学者认为肾络即肾脏的小血管、毛细血管(包括微循环)。观察肾活检病理变化,可直观肾脏局部血瘀情况。通过电镜、光镜以及免疫荧光的研究发现,CKD 血瘀证患者在不同病程中肾活检病理常存在以下表现:肾小球硬化、肾小球系膜外基质增多、基底膜增厚、球囊黏连、肾小球内血栓、新月体形成、毛细血管腔塌陷或狭窄、血管襻挤压、闭塞以及血管壁增厚、小动脉硬化、肾小管的变性萎缩、肾间质纤维化以及肾间质的急慢性炎症等。肾组织的这种病理改变,与中医对血瘀证的阐述"留血""内结为血瘀"等病机有共通之处。李深等观察 174 例原发性肾小球疾病患者血瘀证积分以及肾组织病理变化发现,伴有肾小球硬化的局灶增生性肾小球肾炎其血瘀证积分较高,表明血瘀证程度在一定范围内可能与原发性肾小球疾病肾脏病理慢性化损伤病变有关。柳丛等分析 78 例慢性肾脏病患者血瘀证与肾小管—间质病理损伤的关系,提出二者存在相关性,且瘀血积分在不同肾小管间质损伤分组存在统计学差异。王丽萍等通过对 IgA 肾病(IgAN)患者肾活检病理检查发现,IgAN 血瘀证组 Lee 分级、肾组织纤维蛋白原相关抗原沉积程度、肾小管萎缩积分或肾小管萎缩比例均明显高于非血瘀证组,认为血瘀证与 IgAN 肾组织病理有一定相关性,提出肾小球疾病病理改变包括细胞增生、足突肿胀、变形,基底膜增厚,血管襻僵直、皱缩、玻璃样变,血管壁纤维蛋白样物质沉积,肾小球纤维化、硬化,以及肾小管萎缩病理组织学改变均应归属中医血瘀证的微观辨证范畴。

尿液指标的客观化研究

肾小球细胞外基质(ECM)主要由层黏蛋白(LN)、纤维连结蛋白(FN)、Ⅳ型胶原(Col-Ⅳ)等组成。研究发现,在肾小球硬化的进展过程中,伴有 Col-Ⅳ 合成或降解的异常,LN 的含量异常增高,使其在病变肾小球积聚,从而参与了硬化灶的形成。当病变时,特别是肾小球病变时,其通过尿液排出的量就会增加。有学者发现,CKD 患者尿中 ECM 成分的变化与肾小球基底膜中 ECM 一致,提示尿中 ECM 成分来源于肾脏,具有较高特异性。尿中 Col-Ⅳ、LN 水平的变化与肾脏局部某些病理改变、纤维化倾向有一定关系。血瘀证与肾纤维化的关系在中西医结合领域已获得共识。洪江淮等研究显示,肾功能正常的慢性肾炎血瘀证患者尿 Col-Ⅳ、LN 含量均明显高于健康人($P<0.05$),Spearman 相关分析结果可见,尿 Col-Ⅳ、LN 水平与血瘀证积分均无线性相关关系,提示肾脏纤维化可能是慢性肾炎血

瘀证的内在物质基础，肾纤维化是肾脏局部的血瘀状态，外在的血瘀证症状轻重积分并不能反映肾脏局部血瘀状态的轻重，结合上述指标可能更有利于肾脏局部的血瘀状态的判断。张爱娥等探讨小儿紫癜性肾炎（HSPN）血瘀证与尿Ⅳ型胶原（Ⅳ-C）的相关性，结果显示 HSPN 血瘀证组尿Ⅳ-C/Cr 水平明显高于非血瘀证，尿Ⅳ-C/Cr 与 D-二聚体呈正相关（$\gamma=0.278$）（$P<0.05$），提出尿Ⅳ-C 水平可作为小儿 HSPN 血瘀证微观辨证指标之一。

血液指标的客观化研究

CKD 血瘀证隶属于血瘀证范畴，具有全身血瘀证的共同临床特征和病理生理改变。

1. 血液流变学与微循环指标研究 全身血瘀证的相关研究表明，瘀证患者血液流变学变化呈血液黏度增高、红细胞变形能力降低及聚集性增高表现；微循环改变以甲襞、舌、唇、球结膜等部位的微血管痉挛、管襻模糊、血管迂曲、血管扩张、血流速度减慢、红细胞聚集及出血、渗出等为常见。王缨等研究发现，慢性肾衰竭（CRF）患者血液流变学指标较健康人有明显异常（$P<0.05\sim0.01$），CRF 血瘀证组红细胞聚集指数、血凝指标均高于非血瘀证组（$P<0.05\sim0.01$），提示 CRF 血瘀证患者处于高凝、高聚、血栓前状态。郑健等发现小儿 HSPN 患者经活血化瘀中药治疗后甲皱微血管功能改善，认为该病存在瘀血阻络的病理基础，甲皱微循环检查可作为小儿 HSPN 中医辨证和临床疗效判断的客观指标之一。随着慢性肾脏病的进展，肾小球硬化、肾间质纤维化，毛细血管床数量减少，肾皮质血流灌注降低，必然导致肾脏局部微循环障碍。目前，临床上尚无实时、无创、动态测量肾脏微循环血流速度并观察微循环状态的实用方法。文献报道中的三维彩色多普勒超声、超声微泡、实时超声造影等有可能成为评价肾脏微循环的新技术。

2. 血小板、凝血及纤溶系统研究 当血管内皮损伤后，血小板易活化，活化的血小板黏附、聚集、分泌、释放功能增强，出现凝血与纤溶系统的失衡，血液易呈高凝状态，导致血瘀。血小板 α 颗粒膜蛋白-140（GMP-140）仅在活化血小板表面表达，是目前所知最具有特异性的血小板活化标志物。凝血与纤溶系统的研究以血栓素 A_2（TXA_2）-前列环素 I_2（PGI_2）、纤溶酶原激活物（t-PA）-纤溶酶原激活物抑制剂（PAI-1）等平衡系统为主。李晓明等测定原发性肾小球疾病（PGD）患者 GMP-140 浓度，结果显示 PGD 血瘀证组显著高于非血瘀证组（$P<0.01$），认为 PGD 血瘀证患者体内血小板处于高度活化状态，GMP-140 是反映 PGD 血瘀证的客观指标。林钐等探讨 CKD 各期 TXA_2、PGI_2 的变化以及与血瘀证的关系，通过测定二者的稳定代谢产物血栓素 B_2（TXB_2）及 6-酮-前列环素（6-keto-$PGF1_\alpha$）的浓度，发现 CKD 2～4 期血瘀证患者的检出率逐步增加，TXB_2 逐渐增高，6-keto-$PGF1_\alpha$ 逐渐降低，各期的血瘀证均较非血瘀证 TXB_2 为高，6-keto-$PGF1_\alpha$ 为低，CKD 4 期血瘀证较非血瘀证上述指标差异无统计学意义（$P>0.05$），提示 TXA_2/PGI_2 的代谢异常是慢性肾脏病进展的重要因素，CKD 4 期非血瘀证患者虽然没有宏观的血瘀表现，仍可能存在肾脏的微型癥积。

3. 血管内皮功能研究 现代医学认识到血管内皮细胞不仅是血液和血管平滑肌的屏障，还是高度活跃的代谢库，能够合成多种血管活性物质，如一氧化氮（NO）、内皮素（ET）等，对血管的舒缩及血液流动性均有重要调节作用。血管内皮损伤是血管病变的始动因素。ET 被认为是最强的血管收缩剂之一，是反映内皮细胞损伤的特异性首选指标。肾血管对 ET 的反应尤为敏感，ET 可显著减少肾脏血流量（RBF），降低肾小球滤过率（GFR）。NO 有极强的血管舒张作用，可扩张肾内血管，增加 RBF 和 GFR，抑制血小板聚集和黏附。研究发现血瘀证患者 NO/ET 比值显著降低，提示血瘀证患者存在血管舒缩功能紊乱、内皮细胞损伤，NO 与 ET 的比例失衡可能是血瘀证量化诊断的重要指标。吕勇等观察 CRF 血瘀证患者血清 NO、ET 与中医证候的相关性，发现 CRF 血瘀证候积分与血清 ET 水平呈正比，与血清 NO 含量呈反比，说明 CRF 血瘀证的病变过程与血清 NO/ET 含量水平密切相关，NO/ET 的失衡代表了内皮细胞释放的内皮源性血管活性因子的失调，在慢性肾衰竭进展中起着重要作用。

炎症指标的客观化研究

肾脏炎症反应是对感染性或非感染性激活物产生的免疫应答。现代医学认为，免疫介导性炎症在肾小球疾病中起主要和/或起始作用，免疫复合物沉积于肾小球毛细血管丛和基底膜，引起内皮细胞损伤同时，又会激活炎症细胞，启动凝血系统，导致肾小球微循环障碍，微血管内凝血、微血栓形成，出现"瘀血"。在形成瘀血的过程中，参与炎症反应的炎症因子有肿瘤坏死因子-α（TNF-α）、转化生长因子（TGF-β）、白细胞介素-1（IL-1）、白细胞介素-6（IL-6）、白细胞介素-8（IL-8）、C反应蛋白（CRP）等。大量研究表明在不同疾病中发挥着致病作用的炎性因子在一定程度上参与了血瘀证的发生和发展。炎性因子介导的"炎症型"血瘀证动物模型从侧面证实炎症与血瘀证的相关性。胡文娟等比较新西兰大白兔不同血瘀证亚型模型组血小板膜糖蛋白P选择素（CD62P）、肿瘤坏死因子-α（TNF-α）指标的变化，结果显示造模后各血瘀证亚型组血清CD62P、TNF-α水平与对照组差异有统计学意义（$P<0.05$），治疗后各模型组上述指标与各自造模后比较差异有统计学意义（$P<0.05$），提出血小板活化及炎症反应与血瘀证形成有关，从TNF-α、CD62P及动物实验等方面可说明血瘀证各亚型有明确的血瘀证共性。吕勇等发现CRF血瘀证患者血清IL-6含量水平与血瘀证呈正相关，并且丹参片在改善肾功能和血瘀证的同时，还能降低血清IL-6的水平。

免疫学指标的客观化研究

随着对肾脏疾病认识的不断深入，目前认为人类多数肾小球疾病、部分肾间质疾病和肾小管疾病为免疫介导疾病。近年来细胞免疫在肾小球疾病以及肾小管间质疾病中的作用越来越引起重视。现代研究表明，CKD患者存在免疫功能及防御功能减退。免疫功能低下，主要以细胞免疫损伤为主，表现为T淋巴细胞总数减少及免疫功能缺陷，T淋巴细胞亚群失常。刘雅等复制大鼠气虚血瘀模型，动态检测动物表征及血液流变性、T淋巴细胞转化、T细胞亚型计数、肾上腺重量和肾上腺指数，实验结果表明气虚导致血瘀证的动态演变过程中存在以T细胞亚群变化，主要是$CD8^+$T细胞数量减少、T细胞转化能力下降以及肾上腺重量改变引起的下丘脑-垂体-肾上腺皮质轴免疫调节功能异常的免疫功能失衡。库保庆等临床观察发现CRF血瘀证患者T淋巴细胞亚群$CD3^+$、$CD4^+$、$CD4^+/CD8^+$均明显低于正常组（$P<0.01$），经益肾活血汤治疗后，上述指标较治疗前有所改善，差异有统计学意义（$P<0.05$），提示CRF血瘀证患者存在免疫功能受损、紊乱，益肾活血汤治疗CRF可能是通过调节T淋巴细胞免疫功能，从而提高CRF的临床疗效。

综上所述，慢性肾脏病血瘀证的客观化研究取得了一定成果。从微观角度研究CKD血瘀证与多种实验室指标的关系，部分指标可能对CKD血瘀证辨证规范化具有重要意义。

325　慢性肾脏病血瘀证研究

血瘀既是各类慢性肾脏病导致的病理产物，也是加重肾脏损害的致病因素。血瘀可导致肾功能进行性损害，最终发展为肾衰竭。其典型的肾脏病理改变和许多血液流变学相关辅助检查结果均证实了其存在。因此，及时发现和重视血瘀证，早期预防和治疗血瘀证显得尤为重要，且已在中医肾病学科领域形成了共识，成为研究热点之一。经过长期的探索和研究，慢性肾脏病血瘀证客观化及临床辨治研究均取得较多成果，针对血瘀证的各类中药也逐渐应用于临床，学者徐亚赟等就慢性肾脏病血瘀证研究做了梳理归纳。

传统理论

慢性肾脏病的病机复杂，本虚标实为其基本病机，虚、瘀、浊、毒贯穿于疾病的始终，相互影响、相互促进、相互发展。瘀是血溢脉外后的瘀血留滞，也有久病入络血瘀之意。肾病日久，气虚血弱，水湿内停，水病及血，脉络凝滞而成瘀。而慢性肾脏病血瘀证的形成原因则包含了本虚和标实两方面。首先从本虚而言，肾虚是其形成的重要原因之一，肾虚与血瘀既在病理上相承，也在生理上相依，肾气与血液是维持人体生息活动的基本物质与源泉，同时在疾病的演变过程中互推互动，互为因果。

肾虚有 4 类，分别为气虚、阴虚、阳虚以及肾精不足（血虚）。既有肾性蛰藏，故其不宜耗泄，则有肾病多虚之说。《读医随笔·承制生化论》云："气虚不足以推血，则血必有瘀。"就肾阴虚而言，阴虚则火旺，火灼津液，血行黏滞；就肾阳不足而言，无力温养血脉，寒凝脉滞瘀阻，如《素问》所云"寒独留，则血凝泣，凝则脉不通"。就血虚而言，精与血同病同源，即肾精不足，血脉失养，以致血行迟缓而瘀阻。故肾虚为血瘀之本也。

其次就标实而论，痰浊、水湿、湿热、外感时邪均可引起血瘀之证。所谓痰浊是指人体内津液运行障碍所变化而成的病理产物，在疾病所发生的过程中，痰浊血瘀互生互因互果，恶性推动。《医贯》云："痰也，血也，水也，一物也。"即所谓痰与瘀同病同源，故而同治。《素问·调经论》云："孙络水溢则有留血。"病血与病水相通。水湿扰内，阻碍气机，气机不通则血不畅行，瘀血自生。更有湿邪为患，性黏腻，遏阳气，则有气滞血瘀。热邪为难，壅气机，以致气郁血瘀。热盛伤血，血稠黏滞则瘀，如《医林改错》所指"血受寒则凝结成块，血受热则煎熬成块"。肾病日久正气不足，易感外邪（风、寒、暑、湿、燥、火）。凡可致气血运行不利者，均可引起瘀血内生。也有《证治准绳》云："饮食起居，一失其宜，皆能使血瘀滞不行，故百病由瘀血者多。"加之临床上素有激素、免疫抑制剂温燥之品，难免津血被灼致瘀，利尿剂的运用使血液高凝，易生瘀血等。

现代研究

1. 生化基础　随着慢性肾脏病血瘀证越来越受到重视，近年来其临床证候研究及微观量化研究取得了较快进展。慢性肾脏病血瘀证与诸多生物学指标存在联系。

研究表明，血糖、血脂、纤溶活性指标、血管活性因子、血液流变学指标可为糖肾血瘀证提供客观化依据。王丽萍等从蛋白质水平探索免疫球蛋白（IgA）肾病血瘀证血清的标志物，发现 7 个蛋白峰〔质荷比为 1092.71（低表达）、1972.32（低表达）、2687.74（低表达）、3196.19 高表达）、3249.02 高表达)、8567.20（高表达）、8713.48（高表达）]组成的证候决策模型能很好区分IgA肾病血瘀证，敏感性为92.85%，特异性为93.75%。血纤维蛋白原与2型糖尿病肾病患者血瘀证呈显著相关性，可作为其相关实验室指标。刘尚建等将116例糖尿病肾病（DN）患者分为血瘀证组和非血瘀证组，血瘀证组24 h尿蛋白定量（24 h-UP）大于非血瘀证组，差异有统计学意义，且呈负相关，提示血瘀证可能是导致DN患者尿蛋白增多的原因。IgA肾病患者血液高度凝滞、微循环功能障碍；血液流变异常，各项指标与血瘀程度有相关性，是本病病情进展的重要因素。郑健等通过对190例原发性肾病综合征（PNS）肾虚血瘀证患儿研究发现，血栓素B_2、6-酮前列腺素1α等指标可作为反映小儿PNS肾虚血瘀证的指标，且该证型往往同时伴随着IgG、甘油三酯（TG）、血清白蛋白（Alb）降低，总胆固醇（TC）、尿酸升高等特点。DN患者在阴虚热盛、气阴两虚、阴阳两虚3种证型中同时兼有血瘀证者具有更高的尿蛋白排泄率（UAER）水平，且UAER与同型半胱氨酸（Hcy）的水平具有线性回归关系，呈正相关。而PNS血瘀证积分与TC、TG、低密度脂蛋白（LDL）、脂蛋白（Lp）（a）、载脂蛋白B（ApoB）-100、24 h-UP、纤维蛋白原（FIB）、ApoB、IgM呈正相关，具有线性回归关系，与IgG、Alb呈负相关（$P<0.05$），并具有线性回归关系（$P<0.05$），PNS的发生发展均与瘀血有关，瘀浊阻于肾络是PNS的重要病机之一，TC、TG、LDL、Lp（a）、ApoB-100可能是PNS血瘀证产生的现代医学基础之一，可作为血瘀证辨证的参考指标。

2. 病理学基础 慢性肾脏病血瘀证除具有临床表现、生化实验指标特征外，还具有病理学基础。临床治疗中应将中医宏观辨证肾脏病理的客观指标密切结合，把中医证型反映病情轻重与疾病本质的优势体现出来，为临床诊治提供重要的线索。

研究表明，血瘀证与IgA肾病肾组织病理有一定相关性，血瘀是IgA肾病肾功能恶化的主要致病因素。在94例IgA肾病患者中，血瘀证占61.7%，非血瘀证占38.3%，血瘀证者Lee's分级多见于Ⅲ～Ⅴ级，肾小球球性硬化、肾小管间质总积分、间质炎细胞浸润、间质纤维化、肾小管萎缩和血管积分均显著高于非血瘀证组，血瘀证组肾组织纤维蛋白原相关抗原（FRA）沉积程度强于非血瘀证组，提示肾组织FRA沉积可作为IgA肾病血瘀证微观证候之一。血瘀证与特发性膜性肾病病理分型之间也存在一定的联系，Ⅰ期膜性肾病患者血瘀证占极少数，Ⅱ期血瘀证患者占大多数，Ⅰ～Ⅱ期血瘀证患者人数介于两者之间。此外，血瘀证也是慢性移植物肾病（CAN）的常见中医证候之一，CAN血瘀证与其病理分级及患者的蛋白尿、高血压、高血脂有密切关系，与无合并症患者比较，CAN患者有合并蛋白尿或高血压的血瘀证评分均较高，差异有统计学意义（$P<0.05$）。血瘀证与IgA肾病HassⅣ级、肾小球球性硬化、肾小球节段性硬化/粘连、系膜增生、血管透明变性、多灶状简直炎性细胞浸润、多灶状间质纤维化及小管萎缩具有关联性，在一定程度上可以反映IgA肾病靶器官病理损害程度、活动性与慢性病变及预后。研究表明，慢性肾脏病中医辨证证型与肾病病理有内在的相关性，而慢性肾小球疾病中医辨证多数兼有血瘀证。临床观察过程也表明，小儿过敏性紫癜性肾炎与血瘀证密切相关，瘀血的存在致使血尿反复难愈，因此临床诊疗中应重视活血化瘀，寓止血于活血中。盛梅笑等研究发现，原发性系膜增生性肾炎瘀血证肾间质纤维化、肾小管萎缩积分高于非瘀血证组，认为以上病理积分可为临床中医辨证论治血瘀证提供参考。膜性肾病MN）患者临床中常并发血栓栓塞性疾病，静脉栓塞的发生率可以高达40%，明显高于其他肾小球疾病，也表明了中医血瘀证与MN的密切关系。鲁振媛研究发现，狼疮性肾炎LN）血瘀证积分与病程呈正向直线相关关系（$\gamma=0.676$，$P=0.000$），提示活动期LN患者的血瘀证积分较缓解期高，差异有统计学意义（$P<0.05$）；活动期LN患者无活动组、活动组、重度活动组血瘀证积分由低到高排列，在病理类型的血瘀证积分上，LN患者血瘀证积分Ⅳ型较Ⅲ型、Ⅴ型高，LN患者血瘀证积分与肾活检指数（BI）呈正相关（$\gamma=0.835$，$P=0.000$），可以认为LN病程、BI、病理类型及临床活动度可作为LN患者血瘀证积分的辨证参考指标，可指导LN血瘀证的治疗，表明LN血瘀证有客观病理基础。

3. 与感染及免疫炎症的相关性 血瘀证的主要病理变化为血液微循环障碍，也包含了感染、炎症、组织异常增生、免疫性疾患等多种病理生理系列改变。感染是引起慢性肾脏病加重和复发的主要原因之一，血瘀证的临床表现主要为患者的血流动力学改变、凝血功能障碍、缺血缺氧、循环障碍等，与感染因素互为因果，感染可为血瘀证的诱因，而血瘀证的形成可为感染的发生提供条件。免疫炎症实质即为微炎症，它由非病原微生物感染引起，主要表现为全身循环中炎性细胞因子、急性反应蛋白轻度持续升高，最终出现各种并发症（动脉粥样硬化、营养不良、贫血等）的非显性炎症状态。在生化指标中免疫炎症主要以 C-反应蛋白 CRP）、肿瘤坏死因子（TNF）、白细胞介素（IL）类细胞因子、血清白蛋白为敏感指标。有相关研究发现慢性肾功能衰竭（CRF）血瘀证患者的血清内皮素、IL-6 水平与肾功能损害和血瘀证候呈正相关，血清一氧化氮水平与肾功能损害和血瘀证候呈负相关。CRF 血瘀证组与非血瘀证组经组间比较，前者比后者普遍存在微炎症状态，而 Hcy、血管紧张素、CRP 的含量能够作为判断 CRF 患者血瘀证存在与否的参考指标，为 CRF 血瘀证患者在存在微炎症状态的情况下使用活血化瘀疗法提供了诊疗证据，而 CRF 血瘀证与肾功能损伤程度呈显著相关，血瘀证可以和肾功能等指标一起作为评价患者的病情预后的证据。CRF 患者微炎症状态最常见的本虚证是气阴两虚证，最常见的标实证则是血瘀证，气虚痰瘀为病机特点，脾肾气虚为发病之本，痰瘀为病理产物，CRF 患者微炎症状态普遍存在贫血、营养不良及心血管疾病等并发症，并且与营养不良密切相关。

随着慢性肾脏病血瘀证逐渐受到重视，活血化瘀疗法在肾病治疗中也得到发展。许多单味中药、中药提取物、中药复方等的临床疗效及作用机制通过动物及临床试验得到深入研究，其作用靶点可以是影响血瘀证的各种生化指标，也是防治感染和改善微炎症的各类影响因子，最终达到活血化瘀、改善血瘀证、延缓肾病进展的目的。

丹参川芎嗪注射液在早期糖尿病肾病，可降低 UAER、UACR、β2-MG 水平，能明显降低血清中 IL-6、IL-8、TNF-α 水平，提示丹参川芎嗪能降低炎性因子水平，减少尿蛋白，有肾脏保护作用。丹参酮ⅡA 能通过抑制磷酸脂酶 A2 来减轻炎症，丹参酮能通过抑制炎症细胞内的细胞因子达到抗炎症的作用，丹参酮类化合物则具有抗炎活性，并能明显抑制 TNF-α、IL-1β、IL-8 的表达。川芎嗪能改善 CRF 血瘀证患者的血瘀症状和血液流变学指标，提高内生肌酐清除率，降低血肌酐和尿素氮，也可显著降低 CRF 患者血沉、FiB、尿纤维蛋白（原）降解产物，具有良好的调节凝血-纤溶系统紊乱的作用。川芎嗪具有抑制血小板聚集、抗血栓形成的作用，同时还能增加肾血流量，延缓肾衰，其作用机制可能与抑制炎症反应有关，尤其是抑制炎症相关分子一氧化氮合酶 2、前列腺素内过氧化物合成酶 2、IL-6、TNF、IL-1β 及相关通路。川芎嗪属于非肽类内皮素受体拮抗剂，能阻断肾小球系膜细胞，抑制其合成细胞外基质，同时具备抗炎、调节免疫、抗血小板活性等多种作用。研究还发现，鬼箭羽、积雪草、六月雪等中药都具有抑制肾病血瘀证患者的微炎症、延缓肾衰的作用。

中药治疗慢性肾脏病血瘀证相关研究越来越深入，在临床生化指标、相关病理、免疫炎症、中药作用机制及作用靶点方面均取得了一定成果，对慢性肾病血瘀证的理论认识在不断深化。

326　缺血性脑卒中气虚血瘀证

中风源自《黄帝内经》，其病名有大厥、薄厥、仆击、偏枯、痱风等几种。中风为中医"风、痨、臌、膈"四大难病之首，以其高发病率、高死亡率、高致残率和高复发率的"四高"致病特点成为严重威胁人类健康的疾病，也是历来研究中医的重点病种之一。中风尤以缺血性中风最为多见，究其原因，通过对中风古今中外文献的整理，发现从《黄帝内经》时代"内虚邪中"的外风论，发展为金元时代的内风论，"金元四大家"刘河间、李东垣、朱丹溪依据各自的诊病思想，提出"心火暴甚""正气自虚""湿痰生热"理论，发展至明代，张景岳提出"非风"之说，"内伤积损"的观点；至现在的风、火、痰、虚、瘀数端。自王清任提出中风病"气虚血瘀"论后，近现代多数学者认为，气虚血瘀是缺血性中风的重要病理机制。缺血性中风以起病急骤，症见多端，变化迅速与风善行数变为证候特点。临床表现以突然发作昏倒、不省人事或突然发生口眼歪斜、半身不遂、舌强语謇为主要症状特征。目前，随着人民群众物质生活水平提高，缺血性卒中的发病率逐年上升，已经是严重危害人民健康及生命的常见病、多发病，深入探讨缺血性脑卒中的发病机理显得尤为重要。因此，寻求其病因，加强预防，减少该病的发生，有重要的临床意义。学者李祥等对缺血性中风气虚血瘀证理论进行了探析，以期对缺血性脑卒中的防治有所借鉴和思考。

病因病机

缺血性中风在《黄帝内经》中无明确记载，但已经有了关于缺血性中风的描述。《灵枢·刺节真邪》云"虚邪偏客于身半，其入深，内居营卫，营卫稍衰则真气去，邪气独留，发为偏枯"。"营气虚则不仁，卫气虚则不用"。从营、卫二气不足的方面指出了气虚与中风之间的内在联系。《金匮要略·中风历节病脉症并治》云："邪在于络，肌肤不仁；邪在于经，即重不胜；邪入于腑，即不识人；邪入于脏，舌即难言，口吐涎。"认为中风病因为络脉空虚，风邪入中。《诸病源候论》云："半身不遂，脾胃虚弱，血气偏虚，风邪入中而致病，并以邪中深浅、病情轻重而分为中经络、中脏腑，这里的邪可为风邪所乘。"这里明确指出，在气血不足的前提下，外邪易乘袭致病。中风病因理论探讨突破"外风"学说，从"内风"立论，在中风病因发展史，具有里程碑意义，同样对于中风气虚血瘀病机理论研究也是一大转折。朱丹溪云："半身不遂，大率多痰，在左属死血，在右属痰有热，并气虚。"所谓死血，即瘀血，所谓少血，即缺血。瘀血与缺血，实际上互为因果，因瘀血阻于脉络，新鲜之血不能运行，导致远端脉络空虚，反之，血液亏虚，运行不畅而致血瘀，明确了血瘀与中风的密切关系。李东垣在中风病因病机认识上，特别是从气虚、血瘀立论，认为"中风者，非外来风邪，乃本气自病也，凡人年逾四旬，气衰之际，或因忧喜愤怒伤其气者，多有此疾，若肥盛则间有之，亦是形盛气衰而如此"，"中风为百病之长，乃气血闭而不行"。据此理论创制清阳汤，为后世论治中风气虚血瘀证开创先河。《明医杂著》首次明确指出，气虚血瘀是中风的根本原因。清代王清任博采各家，结合临床经验，认为中风是"元气既虚，必不能达于血管，血管无气，必停留而瘀"的病理过程。《临证指南医案·中风》中明确阐述"内风"立论理论依据，据此立法创制出补阳还五汤用于中风气虚血瘀证。张锡纯把中风分为脑充血、脑贫血（即相当于现代的缺血性脑卒中），认为"若气上升过少，又可使脑部贫血，无以养其脑髓神经，亦可至昏厥"，创制出加味补血汤用于治疗缺血性中风。至此，缺血性中风的气虚血瘀病机学说框架已经基本形成。

现代众医家依据基本理论及临床经验，总结中风病临床病变特征，利用现代医学技术针对中风病损害过程进行理论基础研究，对缺血性中风气虚血瘀理论病因病机进行深入认识。有专家学者认为，缺血性脑中风病理基础以痰瘀为主，脏虚为本，痰瘀为标。气虚为本，痰瘀等病理产物积聚是中风发病的直接原因，气虚血瘀是缺血性中风发病的基本病理因素。胡建鹏等认为，"气虚血瘀"是中风病主要病因病机，上气不足，不能推动血行，瘀血凝滞于脑脉，气血渗灌失常，致脑神失养，神机失守，形成神昏、半身不遂的病理状态。金葆铭等认为，中风病因病机是年老正气不足，气血虚弱，运行不畅，脑失所养，四肢筋脉失养，脉络瘀阻，血虚阴亏而致病。缺血性中风的病因病机十分复杂，历代临床医家论述颇多。在中风的病因病机不断研究的基础上，逐渐形成共识，认为是在气血内虚的基础上，以嗜食厚味、劳倦内伤、七情所伤等诱因，引起阴阳失调、气血逆乱、直冲犯脑，导致脑脉痹阻。

辨证论治

证候是中医学的基本概念，是疾病某一发展阶段病因、病理、病位、病势的综合表现。辨证是中医学独特的认识疾病、诊断治疗疾病的途径和方法。对中风病气虚血瘀证辨证论治，有利于更好地认识该证，指导临床实践。益气活血法是治疗缺血性中风气虚血瘀证基本原则，气虚血瘀的产生，主要由气虚所引起，而血瘀又可加重气虚，如《张氏医通·诸血门》云"盖气与血，两相维附，气不得血，则散而无统，血不得气，则凝而不流"。王清任对气血理论有新的见解和发展，认为气血在人体中具有十分重要的地位，主张"治病之要诀，在于明白气血"，认为血瘀与气血关系密切，提出了补气活血的治则，创立补阳还五汤，方中重用黄芪，旨在气旺则血行，血行络通，意为黄芪平用为补，重用为通。临床辨证中应注意脉象，正如张锡纯所言，此方"若遇脉之虚而无力者，用其原方可见效；若其脉象实而有力，其人脑中多患充血，而复用黄芪之温而升补者，以助其血愈上行，必至凶危立见，此固不可不慎也"。《医学衷中参西录》指出"气血虚者，其经络多瘀滞……加以通血之品，以化其瘀滞，则偏枯、痿废者自愈……化其脑中血，方能奏效"。由此可以看出，在治疗缺血型脑卒中的过程中，应以益气活血为其治疗的基本大法，在急性期与它法相伍，而其恢复期应以此为主要治法，补阳还五汤在临床上被广为应用同时证明此法有效。新安医家王乐匋尤重中风"气虚血瘀"学说，认为"气虚血瘀"是缺血性中风病主要病机特点之一，气虚为本，血瘀为标。通过益气以助血行，活血以畅通气血，是"气为血之帅""气能行血，气能生血""血能载气"等气血相关理论的具体表现，体现了理法方药整体观和辨证论治的特点，创制具有益气活血功效的新安名方脑络欣通用于该证，疗效显著。

许多学者依据补气活血法原则，创制特色方剂应用于临床，疗效显著。张迪研制蝮龙抗栓丸用于气虚血瘀型缺血性中风患者，该方内含蝮蛇、黄芪、丹参、赤芍、川芎、水蛭、石菖蒲等多味种中草药。刘新举等创制益气祛瘀丸治疗32例缺血性中风气虚血瘀证患者，证明益气祛瘀丸治疗气虚血瘀型缺血性中风是安全有效的。王贤成等自创补气活血逐瘀汤，选择气虚血瘀证缺血性中风患者40例，发现治疗30天后患者神经功能缺损评分SS和日常生活活动（ADL）量表及中医证候评分改善。杨文明等采用新安名方脑络欣通应用于缺血性中风恢复期气虚血瘀证患者，疗效显著。

益气活血法治疗缺血性中风的实验依据

王键为首的科研小组根据缺血性中风病气虚血瘀证候特点，采用新安医学名方脑络欣通开展大量实验研究，发现益气活血法对相关因子具有调节作用，证实其可通过多层次、多途径、多靶点、多环节综合作用于多个病理环节，从而达到改善脑缺血损伤和保护神经细胞的目的。运用多因素复合制作气虚血瘀证脑缺血动物模型，对脑缺血再灌注损伤中的脑梗死面积和脑组织超微结构、脑含水量、血管舒缩影响因素、兴奋性氨基酸、NO及NOS、细胞因子、自由基损伤、及抗神经细胞凋亡、神经营养因子、炎症反应、神经干细胞增殖分化等多方面进行了观察研究，综合运用光镜电镜、生物化学、分子生物学、免疫组化、原位杂交等多种研究方法,论证了中药复方制剂脑络欣通对于气虚血瘀证大鼠脑缺血-再灌注损伤各期的治疗与预防作用的可能机制。证明益气活血法(脑络欣通)能够通过扩张血管、抗凝,对抗兴奋性氨基酸、自由基、NO及细胞因子的神经毒性。益气活血法(脑络欣通)可以通过一方面抑制Fas、Fas L蛋白和Fasm RNA表达,另一方面抑制Fas/Fas L信号转导通路中FADD、Caspase-3蛋白的表达,改善气虚血瘀证大鼠局灶性脑缺血再灌注损伤,从而阻止缺血半暗带区的神经细胞的凋亡;同时对患者的预防用药能够延长治疗时间窗从而发挥其神经保护作用。益气活血法(脑络欣通)也能通过对缺血区微环境的相关因子(血浆环腺苷酸和环鸟苷酸、eNOS蛋白、TNF-α和C-Myc蛋白)的影响,从而减轻因炎症反应带来的神经毒害作用;最新的研究也发现,益气活血法(脑络欣通)能促进神经干细胞的重新分化和增殖,从而弥补缺血区缺失的神经细胞,达到重建神经功能的作用。

总之,随着缺血性中风病因病机研究的深入,特别是结合现代医学和现代药理研究方法,为缺血性中风气虚血瘀证理论研究提供了有效的手段,并取得了较好的成效。

327　缺血性脑卒中气虚血瘀证研究

学者董洪坦等将近 10 年有关缺血性中风病气虚血瘀证临床流行病学调查、证候标准化研究、实验动物模型、病理生理学基础、临床效应及效应机制方面的研究及文献进行了梳理归纳。

流行病学调查

孟繁丽等检索 1999~2009 年关于缺血性中风的中医文献，采用频数分析方法分析辨证分型与四诊信息，最终共归纳出 15 个证型，其中气虚血瘀证频数位于首位，所占频率为 21.54%。韦桂梅和陈华振将 300 例缺血性中风中经络急性期患者分为 5 种证型，结果显示气虚血瘀证居于第二位（20.67%）。王大忠调查研究中风病患者 1 340 例，其中脑梗死患者 1 211 例，发现气虚血瘀证的频率（19.3%）位于第三位。

黄燕等收集 4 077 例缺血性中风患者发病后 1~3 天、4~10 天及 11~30 天 3 个时段中医证候要素分布情况，研究显示，血瘀证、气虚证的 2 证组合在 3 个时点所占比例均占首位，分别为 15.20%、16.40%、16.00%。李岩和孙景波对 144 例脑梗死患者住院后 1 天、10 天，出院后 1 个月、3 个月，共 4 个时点的证候分布规律进行研究，发现气虚证为脑梗死恢复期的最主要证候，其次为血瘀证。杨牧祥等观察 259 例缺血中风患者的证型分布规律，结果显示在恢复期的前 3 个月，最常见的为血瘀证，其次为痰证、火热证；在恢复期后 3 个月，主要证候为气虚、血瘀、痰阻；在后遗症期，主要证候为气虚血瘀。

综上所述，气虚血瘀是缺血性中风的主要病机一，然而中风病证候处于不断动态演变之中，气虚血瘀证可出现在缺血性中风的各个阶段，以发病后期、恢复期及后遗症期较为多见。

证候标准化研究

孟繁丽等基于近 10 年来缺血性中风现代中医文献的研究，总结出其中气虚血瘀证的证候可归纳为半身不遂、语言謇涩、偏身麻木、头晕、目眩、舌质暗、有瘀斑、苔白、脉细弱或细涩。2008 年颁布的《中医内科常见病诊疗指南》指出，恢复期气虚血瘀证的证候为半身不遂，口舌歪斜，语言謇涩或不语，偏身麻木，面色㿠白，气短乏力，自汗出，心悸便溏，手足肿胀，舌质暗淡，有齿痕，舌苔白腻，脉沉细。

马斌等采用专家问卷与前瞻性四诊信息收集相结合的条目筛选方法，编制了《缺血性中风证候要素诊断量表》，血瘀证候要素的症状及评分为面色晦暗或黧黑 9 分，口唇紫暗或暗红 8 分，皮肤粗糙 4 分，痛有定处 5 分，紫舌或暗舌 10 分，舌有瘀斑瘀点 10 分，舌下脉络青紫 10 分，舌下脉络曲张 8 分，涩脉 8 分等；气虚证候要素的症状及评分为神疲 2 分，乏力 5 分，面色白 9 分，面色萎黄 3 分，口唇淡白 9 分，气短 8 分，语声低微 9 分，手或足肿胀 3 分，大便或小便失禁 5 分，缓脉 5 分，细脉 5 分等（诊断得分大于等于 10 分则该证候要素诊断成立）。

综上可见，对于缺血性中风病气虚血瘀证已经进行了证候标准、量化标准研究，其主要症状为半身不遂，口舌歪斜，语言謇涩，偏身麻木，面色㿠白，气短乏力，心悸，自汗，舌质暗，有瘀斑瘀点，苔白腻，脉细涩等。

实验动物模型

目前，对于缺血性中风病气虚血瘀证实验动物模型制作方法不一，但多采用复合造模法，并通过多项指标建立该模型的综合评价体系。

张允岭等通过持续力竭性游泳复合线栓法来制作缺血性中风气虚血瘀证大鼠模型，并通过多项指标建立该模型的综合评价体系。即复合组大鼠采用持续力竭性游泳法21天后，与空白对照组大鼠相比，其体重下降、进食延缓、夜间活动减少、舌质紫黯、舌下脉络迂曲青紫，符合气虚血瘀状态；再采用线栓闭塞大脑中动脉法，缺血2小时后灌注24小时，制造大鼠局灶性脑缺血再灌注模型，比较空白对照组、单纯线栓对照组与复合组在神经功能缺失评分、血液黏稠度、血小板聚集性、血浆纤维蛋白原含量、脑组织形态等方面的变化，结果显示复合组模型符合缺血性中风气虚血瘀证的特征表现。

郭建队等采用饥饿、疲劳、惊恐、寒湿、高脂饮食复合线栓法进行气虚血瘀脑缺血动物造模，随机分为空白对照组、假手术组、模型组、脑络通组，除空白对照组外，对大鼠进行少次多量、高脂喂食，并强迫其每日力竭性游泳，游泳后在空气中暴露晾干，脑络通组每日灌服脑络通中药制剂，大鼠逐渐出现精神萎靡、进食减少、易惊惕、毛发稀疏暗淡等气虚表现，以及舌质紫暗、尾部瘀斑等血瘀表现，而脑络通组整体状态较好；11天时将各组大鼠用线栓法闭塞大脑中动脉3小时后再灌注，制造出脑缺血再灌注气虚血瘀证模型。随后从神经功能、脑梗死面积、超氧化物歧化酶、丙二醛水平方面对模型进行评价，结果显示模型组、脑络通组的表现符合脑缺血再灌注特征，且脑络通组大鼠的损伤小于模型组，反证了该模型的制作是成功的。

病理生理学基础

研究者们通过临床观察和动物实验，从实验室指标、影像及超声检查等各个方面对气虚血瘀型脑梗死的病理生理本质进行了初步探索。研究表明，气虚血瘀型脑梗死具有一定的现代病理生理学基础，这为运用现代医学手段了解疾病本质、完善诊断方式奠定了良好基础。

1. 与实验室指标的相关性

（1）与血液流变学关系：聂琼芳采集中风病中经络患者80例，发现气虚血瘀型的全血黏度、血浆黏度、红细胞压积、血沉指标明显高于另2个证型。舒宇等采用补阳还五汤加减治疗缺血性中风气虚血瘀证患者，发现病例组治疗前的全血表观黏度、血浆黏度、红细胞聚集指数、红细胞压积、血沉均高于正常对照组，病例组治疗后的各指标（除血沉外）均有显著下降，从正反两面反映出缺血性中风气虚血瘀证的血液流变学改变。

（2）与凝血功能关系：陶冶等收集148例急性脑梗死患者，发现气虚组的凝血酶原时间下降与其他组比较差异有统计学意义，提示气虚可能导致血流速度减缓，血液呈相对高凝状态，从而导致脑梗死的发生。廖慧玲等通过分析200名急性期脑梗死患者各证型的血浆血栓素B_2（TXB_2）、6-酮-前列腺素$F1α$（6-keto-PGF1α）值，发现二者成明显直线回归关系，而气虚血瘀组TXB_2/6-keto-PGF1α比值失常，导致血小板凝集、血管收缩痉挛，形成血栓，可能是气虚血瘀证脑梗死的病理基础之一。

（3）与氧化应激关系：李文星等将124例急性脑梗死患者分型，结果显示气虚血瘀型超氧化物歧化酶含量最高，而肿瘤坏死因子含量则反之，说明气虚血瘀型在病理上表现为缺血、缺氧及脑水肿的出现较慢，炎症反应较低。刘旭强研究发现，缺血性脑卒中患者气虚血瘀证血清hs-CRP含量最高，提示炎症反应相对较轻。刘璐等采集了175例急性脑梗死患者，研究发现，热休克蛋白70、细胞间黏附分子1及金属基质蛋白酶9与血瘀证密切相关，热休克蛋白70与气虚证关系密切，提示相关生物学指标可作为这两个证候要素的微观指标。

（4）与神经元凋亡关系：张允岭等采用持续力竭性游泳复合线栓法建立脑梗死急性期气虚血瘀证大

鼠模型，通过对比各组大鼠尾状核神经元的凋亡情况，发现复合模型组的细胞凋亡数量及程度比单纯线栓组更显著，说明气虚血瘀证脑梗死存在脑组织神经元凋亡的微观特征。

(5) 与兴奋性氨基酸毒性关系：赵志新等实验发现，脑梗死气虚血瘀证大鼠模型脑组织兴奋性氨基酸类神经递质含量较非气虚血瘀证大鼠模型显著升高，其产生"兴奋毒性"，进而破坏神经元，是气虚血瘀证中风后遗症的重要病理因素。

(6) 与第二信使关系：胡建鹏等通过气虚血瘀证脑缺血再灌注大鼠模型，观察再灌注1天、3天、7天后缺血侧脑组织血浆环核苷酸系统的环腺苷酸（cAMP）和环鸟苷酸（cGMP）含量，结果显示缺血再灌注后，环腺苷酸含量明显升高，环鸟苷酸含量显著下降，说明气虚血瘀证脑梗死大鼠存在环核苷酸系统紊乱。

(7) 与能量代谢、离子紊乱关系：朱传武等对中风后遗症期气虚血瘀大鼠模型脑组织及血清 Na^+、K^+、Ca^{2+}、Mg^{2+} 含量和 Na^+、K^+、Ca^{2+}、Mg^{2+} ATP 酶活性进行观察研究，结果发现中风后遗症气虚血瘀大鼠模型存在着血清离子紊乱及能量代谢障碍。

(8) 与同型半胱氨酸关系：黄立武等将150例急性脑梗死患者进行辨证分型，研究发现痰瘀阻络型、气虚血瘀型的血浆 Hcy 升高水平与其他证型比较，差异有统计学意义。梁健芬等将140例急性脑梗死患者辨证分型，结果发现，急性脑梗死风痰瘀阻型、气虚血瘀型的血浆 Hcy 水平明显高于正常对照组，提示可作为中医辨证分型的客观化指标之一。

2. 与影像学检查的相关性　王守运等选取缺血性中风患者172例，分析各中医证型与 DSA 检查结果的相关性，结果发现气虚血瘀型在脑血管狭窄组中所占比重高于脑血管正常组，且随着狭窄程度的增加，气虚血瘀证所占的比重明显增高，故脑血管狭窄可认为是气虚血瘀证常见的病理学基础。李立波研究112例脑梗死患者，发现脑梗死中医辨证分型与影像学特征之间存在一定相关性：气虚血瘀证脑梗死的病灶部位多集中于内囊膝部及放射冠（占69.3%），风痰瘀血、痹阻脉络证多集中在内囊后肢及放射冠（占59.0%）。提示脑梗死患者影像学诊断所反应出的病灶分布特点可作为其客观辨证依据。

3. 与超声检查的相关性　陆晖等分析108例急性期脑梗死患者中医各型的 TCD、颈动脉彩超结果，发现气虚血瘀证患者 TCD 特点为颅内、颈部血流速度均最慢，PI、RI 值最低；颈动脉彩超特点为颈动脉粥样斑块的面积较大，颈动脉内径缩小较明显。提示 TCD 与颈动脉彩超表现可以作为急性期脑梗死的客观辨证依据。

临床效应及效应机制

目前，中医治疗气虚血瘀脑梗死多采用补阳还五汤以达到益气活血的作用，临床疗效显著。其效应机制则是通过临床观察或采用复合法建立大鼠模型进行研究。

1. 临床效应　卢昌均等将520例气虚血瘀证急性脑梗死患者随机分为2组（各260例），对照组采用西医常规治疗，观察组在对照组基础上加服补阳还五汤，根据中医证候积分及 NIHSS 评分，观察组治疗效果明显高于对照组，提示补阳还五汤能提高气虚血瘀型脑梗死的治疗显效率。徐英敏等将80例气虚血瘀型脑梗死患者随机分为2组各40例，对照组给予西药常规治疗，治疗组在此基础上服用加味补阳还五汤，根据神经功能缺损程度评估疗效，治疗组明显优于对照组，提示补阳还五汤治疗气虚血瘀型脑梗死具有较大优势。朱超英等采用针刺头针和体针交替法配合补阳还五汤加减治疗气虚血瘀型缺血性中风病70例，结果临床治愈38例，显著好转32例，总有效率100%，提示头体针交替法配合补阳还五汤可以更好地提高临床治疗效果。

2. 效应机制

(1) 改善脑循环：朱传武等复制气虚血瘀证中风后遗症大鼠模型，造模后治疗组灌服补阳还五汤，发现与模型组相比，治疗组白细胞显著降低、红细胞及血红蛋白显著升高、血液流变学指标有所改善，对 ADP 诱导的血小板聚集功能有明显对抗作用，提示补阳还五汤可提高免疫机能，改善循环功能和能量代谢。

(2) 促进血管再生：卢永康等复制气虚血瘀证缺血性中风后遗症大鼠模型，造模后治疗组灌服补阳还五汤水煎液，结果与模型组相比，治疗组大鼠血管内皮生长因子增多，蛋白水平提高，提示补阳还五汤能增强血管内皮生长因子的表达和蛋白水平，促进血管新生。祁晓等将60例气虚血瘀型脑梗死急性期患者随机分成治疗组及对照组各30例，对照组给予西医常规治疗，治疗组在此基础上服用益气活血方，结果显示治疗组能升高血清内血管内皮生长因子及其受体含量。

(3) 改善炎症反应：补阳还五汤通过抑制血管内斑块的炎症反应及基质金属蛋白酶表达，能显著改善大脑缺血缺氧和神经缺损情况。谭锋等将60例气虚血瘀型急性脑梗死患者随机分为治疗组32例、对照组28例，对照组给予常规治疗，治疗组给予常规治疗加服补阳还五汤，结果显示治疗后治疗组下肢运动功能及神经评分明显优于对照组，血清基质金属蛋白酶-9及肿瘤坏死因子-α含量均显著低于对照组。娄万爽采集气虚血瘀型脑梗死患者68例，随机分为观察组和对照组各34例，均予以常规对症治疗，观察组在此基础上加服补阳还五汤加减，结果观察组血浆超敏C-反应蛋白、白介素-8和肿瘤坏死因子-α水平、神经功能缺损评分比对照组下降显著。项光芬和罗丽飞将80例脑梗死患者随机分为对照组与观察组（各40例），均给予西医对症治疗，观察组加用补阳还五汤加减，结果显示，血浆白介素-6及基质金属蛋白酶-3水平较治疗前均明显下降，观察组临床显效率明显优于对照组。

(4) 保护血脑屏障：郑学威等将70例气虚血瘀型脑梗死患者随机分为两组，入院后均给予常规治疗，观察组患者在此基础上口服补阳还五汤加减，两组患者血浆基质金属蛋白酶-2、8水平均较明显下降，且观察组下降幅度更显著，提示补阳还五汤联合西医治疗气虚血瘀型脑梗死的疗效更优，其机理可能与降低血浆基质金属蛋白酶-2、8水平，保护血脑屏障有关。李净等通过复制气虚血瘀脑缺血再灌注损伤大鼠模型，研究发现，益气活血法可能通过减少细胞间黏附分子、基质金属蛋白酶表达的作用机制而发挥了保护血脑屏障的作用。

(5) 保护脑神经：李净等复制气虚血瘀脑缺血再灌注损伤大鼠模型，研究发现，益气活血法具有促进eNOS蛋白表达，抑制iNOS蛋白表达的作用，是其抗脑缺血再灌注后神经细胞凋亡的机制之一。

(6) 清除自由基：柯锋等采用补阳还五汤治疗气虚血瘀证和非气虚血瘀证缺血性中风病患者各130例，结果服用补阳还五汤治疗后气虚血瘀组超氧化物歧化酶明显升高，丙二醛明显下降，提示补阳还五汤能达到清除自由基、降低脂质过氧化反应的疗效。

(7) 纠正离子紊乱：孙忠和彭康在中风后遗症气虚血瘀大鼠模型的基础上，观察补阳还五汤对其脑组织中Na^+、K^+、Ca^{2+}、Mg^{2+}含量的影响，结果显示中剂量组Na^+、Ca^{2+}含量显著低于模型组，Mg^{2+}含量显著高于模型组，提示补阳还五汤能纠正脑组织中的离子紊乱。

(8) 纠正能量代谢障碍：卢永康等通过建立气虚血瘀脑梗死后遗症期大鼠模型，究发现，气虚血瘀大鼠模型存在着血糖、肌酸激酶降低和乳酸、乳酸脱氢酶升高的能量代谢障碍，补阳还五汤可以对其进行有效纠正。

328　脑梗死与血瘀证

脑梗死（CI）或缺血性脑卒中是由于供应脑某一部位的血管阻塞从而导致该区域因缺血缺氧引起脑组织坏死，脑缺血性损伤是一复杂的病理生理过程。血瘀证是临床常见中医证候，可见于多种疾病过程中，也是脑梗死的基本证候之一。为探讨脑梗死与血瘀证之间的相关性，开拓研究思路与治疗方法，学者李乐军等就有关二者关系的研究做了梳理归纳。

脑梗死中医学病因病机与血瘀证

脑梗死属中医学"中风"范畴，其病情善行数变，风、火、痰、瘀、虚为其五端，致使气血逆乱中脑及其脉络，其中血瘀证可能是中风病的基本证候之一，可能是中风病发病时的主证候。"中风"之发生，在本为阴阳偏胜、气血逆乱；在标为痰浊、瘀血阻络。形成本虚标实、上盛下虚的证候。痰瘀阻络壅窍是中风发病的直接原因，脑梗死证属血瘀证者可占40%。因虚致瘀是发生本病的根本原因，瘀血闭窍阻络是脑梗死的主要矛盾，血瘀证候贯穿病变的始终。

脑梗死中医证候动态演变与血瘀证

脑梗死的中医证候繁杂多变，在整个疾病进程中，从急性期到后遗症期，随着病机的变化，脑梗死的证候随之发生动态变化。血瘀证在疾病发生发展中也随之发生动态演变。

对210例始发状态中风患者进行追踪调查，按入院时、1周、2周、出院时4个阶段进行资料统计。在中风病始发时，风证占重要地位，其次是血瘀证；发病1~2周时，以痰湿证、血瘀证为多；出院时以血瘀证、气虚证为多。进而对733例中风患者进行了急性期追踪调查，发现血瘀证其均值和发生概率变化不如其他证候明显，始终处于第5位或第4位；逐阶持续存在概率和新生概率急性期分别平均为68.90%和4.70%；由始发态一步进入10天后各时间序列高阶持续存在概率和新生概率均保持在14.00%左右，说明血瘀证是中风病的基本证候之一，病程对血瘀证的影响不如其他证候明显。有研究认为，风证是发病时最突出的证候，3天后痰湿是最突出的证候，终止调查时血瘀证是最突出的证候。

有统计分析显示，中风病急性期血瘀证537例（73.9%），痰瘀并见483例（66.4%）；恢复期血瘀证343例（82.6%），明显增多；而后遗症期血瘀证205例（74.3%），有减少，痰证有明显增加。血瘀证和痰证在中风患者证候分布中占有重要地位，是中风病的两大主要病理因素。根据症状、舌象、脉象的频数分布进行了221例中风病急性期患者中医证候分布规律的调查和研究，结果显示，血瘀证的发生频率为67.9%，分布情况为33.2%，均高于风、火、痰、气、虚等证型，是中风发病时的主要病因病机。另有调查结果显示，中风病急性期证候分布概率以血瘀证最高（64.66%），证候组合规律以风瘀同时存在最多（40.56%）。

脑梗死缺血损伤级联反应与血瘀证

脑缺血性损伤是一复杂的病理生理过程，过去对缺血性损伤的认识均认为，脑血流中断后导致脑细胞能量供应不足而触发脑细胞死亡。近年研究发现，脑血流中断和再灌注使脑组织细胞产生损伤级联反应（cascade of damage），可能是启动或触发脑细胞死亡的主要机制。脑缺血后发生的级联反应至少涉及4个不同的阶段，即能量衰竭和兴奋性氨基酸毒性、梗死灶周围去极化、炎症反应、程序性细胞死亡或细胞凋亡。它们均由缺血引发，且4个时段彼此重叠并相互联系，一般发生在缺血后的数秒至数周不等。

1. 能量衰竭和兴奋性氨基酸毒性阶段 脑缺血后最早受影响的是能量代谢。脑内三磷酸腺苷（ATP）贮存是有限的，血流供应中止5~7分钟后，ATP的贮存耗竭，脑组织神经细胞不能进行主动过程（转运、合成等）。兴奋性毒性是指因兴奋性氨基酸受体激活引起的神经元细胞死亡。级联反应都以兴奋性毒性开始，兴奋性毒性也可能是所有下游事件的触发者，可被看作是最重要的一个。其发生的时间极短（数分钟~数小时）。兴奋性毒性机制强调谷氨酸从神经末梢过度外流，对神经元的损伤起关键作用，对此也有学者持不同看法，认为缺血时兴奋性氨基酸-抑制递质过度外流被释放并无特异性等。大量实验研究证明，活血方药可改善脑细胞能量代谢和拮抗氨基酸毒性作用。灯盏花素抑制脑缺血再灌注大鼠 Na^+、K^+—ATP 酶和 Ca^{2+}—ATP 酶活性的降低，可通过保护 ATP 酶活性对脑组织产生保护作用。补阳还五汤可防止沙土鼠脑缺血再灌注48小时后脑组织 Na^+、K^+—ATP 酶的活性降低，对脑缺血损伤后脑组织的能量代谢有一定的改善作用。采用高效液相色谱法测量大鼠大脑皮质中氨基酸（谷氨酸、天冬氨酸、γ-氨基丁酸、甘氨酸）的浓度、显微荧光检测系统检测单个原代培养的海马神经元内游离钙离子浓度（Ca^{2+}）的变化和特征。结果发现，银杏叶提取物（GBE）在大鼠脑再灌注损伤中可通过保持抑制性氨基酸/兴奋性氨基酸、自由基系统的平衡，快速抑制谷氨酸诱导大鼠海马神经元内 Ca^{2+} 浓度升高，从而达到保护受损神经元的目的。

2. 梗死灶周围去极化阶段 紧接第1阶段的能量衰竭，K^+ 和谷氨酸释放而发生梗死灶周围去极化。在缺血的核心区，细胞发生缺氧去极化和神经的复极过程，在缺血半影区，细胞可以复极，但要消耗更多的能量，活增加细胞外的谷氨酸和 K^+ 可使同一细胞再次去极化，这种重复去极化称之为梗死灶周围去极化，随去极化的增加，梗死加重。在鼠和猫卒中模型上可记录到至少6~8h的梗死灶周围去极化，频率每小时数次不等，梗死面积随去极化的频率增加而扩大，减少去极化频率的药物可减少梗死面积范围。目前尚未见有梗死灶周围去极化阶段与血瘀证相关的文献报道，仅有活血方药减轻此阶段脑缺血再灌注损伤的文献报道。

通过研究兔脑缺血再灌注损伤过程中海马组织磷脂酶 A_2（PLA_2）活性的动态变化，发现川芎嗪可通过降低脑组织中 PLA_2 活性而改善脑循环，减轻脑缺血再灌注损伤，从而发挥脑保护作用；其还能降低脑缺血后脑水肿和脑组织中钙的含量，提高 Ca^{2+}、Mg^{2+}—ATP 酶的活性，提示其抗脑缺血再灌注损伤的作用与其保护脑细胞膜 Ca^{2+}、Mg^{2+}—ATP 酶活性和降低细胞内钙超载有关。

3. 炎症阶段 缺血灌注早期来自血液和脑组织的细胞因子产生炎性免疫反应。与 Ca^{2+} 有关的细胞内第二信使的激活、氧自由基、一氧化氮（NO）的增加以及缺氧本身触发转录因子的合成，使炎症基因核因子-κB、干扰素调节因子1大量表达，受损的脑细胞产生血小板活化因子（PAF）、肿瘤坏死因子（TNF）-α和白细胞介素1β（IL-1β）等。继而，内皮细胞表面产生细胞间粘附分子-1（ICAM-1）和选择素，参与炎症反应。白细胞也可引发缺血组织的炎症反应。有研究显示，炎症阶段多种细胞因子、粘附分子与血瘀证存在一定的关联。

观察脑梗死中医证型与血中性粒细胞表面 ICAM-1 和血小板膜上 P 选择素（CD62P）变化的关系，结果表明，脑梗死不同证型的 ICAM-1、CD62P 表达水平存在一定的差异，ICAM-1 反映了体内痰阻或痰瘀互结的病理状态，而 CD62P 则反映了体内血瘀状态。在脑梗死急性期，无论是血瘀证组还是非血瘀证组，血浆血小板膜蛋白（GMP）-140 含量均显著升高，而血瘀证组 GMP-140 又显高于非血瘀证组，表明血小板活化为脑梗死血瘀证的基本病理变化之一。内皮素（ET）、NO 平衡失调的严重程度与血瘀证的程度呈现平行的关系，提示血管内皮细胞的内分泌系统功能失衡和血瘀证的发病机理密切相关，而 ET、NO 比例的失衡则是血瘀证的病理基础之一。

4. 细胞程序性死亡 脑缺血触发的另一类型细胞死亡是细胞程序性死亡，其中包括凋亡。当细胞接受导致凋亡的"信号"时，细胞内的蛋白质被激活，引发信号级联反应杀死细胞。在级联反应过程中，特异的蛋白被表达。在缺血早、晚期，缺血半影区中都有天冬氨酸特异性半胱氨酸蛋白酶（caspase）家族和抑制凋亡的基因（Bcl-2、Iap）或促进凋亡的基因 Bax、Trp53 的表达。caspase-1 和 caspase-3 对缺血介导的凋亡起着关键作用，caspase 抑制剂能减轻脑缺血损伤。大量实验研究报道活血方药可抑制神经细胞凋亡。

GBE 可通过上调反义核酸 Bcl-2 蛋白表达，下调 Bax 蛋白表达而减少大鼠脑缺血再灌注后神经细胞的凋亡，并与剂量有关。GBE 大剂量组脑组织梗死体积和细胞凋亡数较小剂量组少（$P<0.05$）。在衰老鼠脑海马神经细胞凋亡作用的研究中，用 TUNEL 法及流式细胞仪观察神经细胞凋亡并用免疫组织化学法检测相关基因表达变化。结果发现，衰老鼠海马神经细胞有典型的凋亡特征，丹参注射液干预组的海马细胞凋亡率明显降低，Bcl-2 表达上调，而 Bax 的表达明显降低，说明丹参能调节 Bcl-2/Bax 比值，对衰老鼠脑神经细胞凋亡有明显的抑制作用。

以活血方药治疗脑梗死反证与血瘀证的关系

大量研究表明，活血化瘀药能有效地改善血液流变状态，清除自由基，保护血管内皮，减轻临床症状，对脑梗死的治疗有极其重要的意义。这从另一个侧面可以反证脑梗死与血瘀证之间存在一定的相关性。丹参微寒、味苦、破宿血、生新血，含有多种生物活性物质，动物药理实验、模型观察及临床研究认为，丹参具有抑制凝血及廊小板聚集、激活纤溶、促进纤维蛋白降解、减少血栓形成、调节免疫及加速脑微循环等作用。临床观察证明，复方丹参注射液可有效治疗脑梗死，其药理机制与其有效改善血液流变学、减轻血小板粘附、减少纤维蛋白原含量、纠正 NO/ET 失衡有关。

三七微温、甘、苦、散瘀、定痛。三七主要成分为三七皂苷，能增加脑血流量，扩张血管，改善微循环，抑制血小板聚集，降低血粘度，可有效改善梗死灶的供血。三七皂苷能减轻局灶性脑缺血所造成的神经功能障碍。作用机理可能与增加超氧化物歧化酶（SOD）活性、降低脑 NO 含量、阻止 Ca^{2+} 内流有关。

以活血化瘀为主的血府逐瘀胶囊治疗急性脑梗死，治疗后经颅脑彩色多普勒（TCD）观察发现，脑血流增加，血液黏稠度降低，临床症状改善，临床总有效率为 93.33%。综上所述，从缺血性脑卒中的中医学病因病机到活血化瘀方药治疗缺血性脑卒中，都显示缺血性脑卒中与血瘀证之间存在一定的关联性。

329 脑梗死血瘀证的多态性

近年来，虽然溶栓疗法、血管介入、血管取栓疗法等治疗脑梗死新技术在临床上广泛应用，但脑梗死患者的临床疗效并不理想。加之许多脑细胞保护剂的临床疗效不明显，虽然挽救了脑梗死患者的生命，但中风致残率却居高不下。最新研究发现通过改善脑梗死后微环境、协调半暗带区微环境中各细胞群之间的相互关系，有利于提高神经细胞存活和损失组织的修复，对提高脑卒中临床疗效有重大价值。研究发现随着脑梗死后微环境的改变，血瘀证在脑梗死区、半暗带区、梗死边沿区也表现出多态性。针对脑梗死后血瘀证的演变规律，适时通过中医药干预脑梗死后微环境的改变轨迹，可提高脑梗死患者临床疗效。学者张金生对脑梗死血瘀证的多态性进行了论述。

脑梗死后微环境的改变

微环境不仅对细胞存活、增殖、分化有支持作用，还是许多细胞因子和酶的储库、细胞间自分泌和旁分泌调节的必经之路和缓冲地带。研究发现在神经细胞生存的微环境中，大量的细胞因子、生化因子（细胞因子、神经营养因子、黏附因子）、物理因子在神经细胞周围形成有利于细胞生长、增殖以及扩散的液体媒介。神经细胞与微环境的良性互动是维持脑功能正常的必要条件。但脑梗死后神经细胞周边的微环境出现异常，随梗死时间延长、缺血程度增加，微环境不断恶化，导致神经细胞大量死亡，造成脑组织损伤，导致脑梗死后遗留严重后遗症。因此，根据脑梗死后微环境的演变轨迹，采取有效的针对性治疗措施，不仅可以及时使损伤区微环境恢复正常，降低神经细胞的死亡和脑组织功能损伤，也有利于降低中风后遗症发生。

1. 脑梗死后半暗带区微环境改变 半暗带区是指血栓形成或栓塞性缺血核心周围的缺血缺氧区域。半暗带与缺血中心区属于动态性病理、生理过程，梗死中心区脑组织损伤常不可逆。在缺血半暗带区恶化的微环境改善后，神经细胞具有可逆性。缺血中心即脑血流量降低严重的缺血区，在 1 小时内或更短的时间内发展至不可逆神经损伤；半暗带区是脑组织局部或全部血流灌注减少，脑血流量下降较轻，其发展至不可逆性损伤的速度较慢，需经数小时甚或 1 天才形成的缺血缺氧区域。脑梗死后半暗带区微环境演变主要由于脑梗死后导致供给大脑的葡萄糖和氧气锐减，引发了胞内复杂的级联反应，缺血、缺氧微环境会诱导氧自由基和其他活性氧产生，也产生大量炎性因子及相关细胞因子，炎症因子通过复杂信号传导通路进一步激活死亡细胞，释放多种炎性因子、炎症反应介质和促凋亡因子，导致细胞生存的微环境持续恶化，使受累组织出现缺血水肿、炎性渗出、坏死液化等病理变化，加速神经细胞死亡而出现偏瘫、语言障碍、肢体障碍、吞咽困难等中风后遗症。

2. 脑梗死后机体大环境的改变 通过干预脑梗死后半暗带区微环境提高临床疗效已成为专家共识，但临床多重视从脑组织局部微环境入手，忽视调控机体大环境在脑梗死治疗中的作用。中风病的发生发展并非一蹴而就，多数脑梗死患者有着长期的动脉粥样硬化、血液流变学、血流动力学异常等情况。多数脑梗死患者均是在机体大环境的改变下引发脑微环境异常，导致脑血栓形成、梗死或出血等。即使在中风后遗症期，异常的机体大环境依然会成为中风再发的持续性危险因素。最新研究发现，半暗带区微环境的变化不仅与闭塞血管的部位、管壁的易损状态、对侧血管硬化程度有关，还与患者全身情况（有无高热、高血糖、高血压、呼吸道感染、脑小血管病）等有关。因此，脑卒中的治疗不仅强调局部微环境血瘀状态，还要关注全身大环境变化，才能有效提高中风临床疗效。这也与《黄帝内经》"气相得则和，不相得则病"观点相一致。

从微环境的改变探讨血瘀证的多态性

1. 血瘀证的多态性理论溯源 张仲景在《伤寒杂病论》中首次提出"隐性瘀血"的表现形态，即体内有"宿血"而"不知"，把"隐性瘀血"的患者称为"蓄血""宿血"之人，如"阳明病，其人喜忘者，必有蓄血，所以然者，本有久瘀血，故令喜忘"。柯韵伯注："瘀血是病根，喜忘是病情，此阳明未病前证，前此不知，今因阳明病而究其由也……原其故，必有宿血。"《素问·痹论》首次发现了"不畅而瘀"和"不荣而瘀"是血瘀证的两种表现形式，如"痹在于脉则血凝而不流"，指出"不畅而瘀"的发病与寒痹之邪有关；"病久入深，荣卫之行涩，经络时疏，故不通"，指出久病气血不足易导致"不荣而瘀"。朱丹溪在《丹溪心法·六郁》提到"显性瘀血"，把凝滞不流、积结成块的血称为"死血"或"恶血"。王清任在《医林改错》中指出"元气既虚，必不能达于血管，血管无气，必停留而瘀"的观点，明确指出"不荣而瘀"是中风病的发病机制之一。叶天士在《黄帝内经》"隐性瘀血"理论基础上提出"久病血瘀"的病机演变机制。唐容川在《血证论》首次明确血液"离经致瘀"的观点："其离经而未吐出者，是为瘀血"；"既是离经之血，虽清血鲜血，亦是瘀血"。虽然历代医家对"瘀血"理论有不同程度的描述，但多是对临床现象的描述和治疗经验的总结，仅仅是从一个角度和侧面而不是整体和动态去分析，从一个概念而不是疾病演变全过程去分析，缺乏对瘀血演变规律性的认识，导致瘀血理论存在内涵的模糊性和不确定性，致使"瘀血理论"缺乏对临床针对性的指导，也阻碍临床疗效提高。

2. 血瘀证多态性再认识 中医认为瘀血的发生发展是一个漫长的过程，瘀血既是病因，也是病理产物。在机体出现异常之前，瘀血作为病因和病理产物已经存在，只是发展过程较为缓慢，对机体阴阳失衡征兆尚未显现而易被忽视。瘀血在演变过程中呈现两种状态，显性瘀血状态：不通而瘀和离经而瘀；隐性瘀血状态：不畅而瘀和不荣而瘀。其中不通而瘀是指血脉一旦闭阻或血脉挛缩，脉络不通畅而形成机体瘀血状态。离经而瘀多见于急危重症患者，是指血液离经而积聚，或血液离经滞于经络腠理之间形成血瘀。不畅而瘀是指在各种致病因素的作用下，血液不能畅行脉络，即血行迟滞，运行不畅；或污秽沉积血脉，导致血液流通受滞而形成瘀血。不荣而瘀是指气血生化不足，血行无力导致组织、筋脉、肌肉失于精血荣养，阴阳失衡、脏气失和而呈现瘀血表现。

中风患者的显性瘀血是症状波动明显的急性期和亚急性期，但患者此时亦有隐性瘀血的病机存在，多呈现"不畅而瘀、不荣而瘀"的互结状态。这是由于血管阻塞，全身血流系统畅通恢复、局部损伤组织微循环建立尚需一定时间，导致脏器呈现不畅而瘀和损伤组织呈现不荣而瘀的状态，此时机体其他脏器可能表现阴阳平衡、气血调和的正常状态，但对脑梗死、心肌梗死则呈现低水平"阴阳平衡，气血调和"状态。通过改善血行，从而调控不荣而瘀的状态，达到组织再生和加速机体生理机能修复的目的。

血瘀证的多态性与活血化瘀法的应用

活血化瘀法属于中医"消法"，强调"坚而削之，结而散之"。活血化瘀之"祛瘀血"是改善血脉功能的异常。通过优化各级血管功能，改善血液各成分的理化性状、凝血和纤溶功能、机体大循环和梗死区的微环境等，恢复心肌缺血、脑缺血和缺血缺氧微环境的异常状态，有利于血液正常代谢和治疗药物抵达病所。活血化瘀之"生新"强调对损伤组织更新和修复。作用机制①将阴阳失调的机体大环境改善为阴阳调和的环境，有利于干细胞正常的迁移、动员和循环；②改善脑梗死后微环境与半暗带区缺血缺氧状态，提高干细胞在半暗带区周围微环境中的存活率、分化率和增殖率，促进损伤组织再生和修复。

中风急性期患者瘀血骤然形成，血管闭塞，继而引发全身的血流紊乱，表现为"不通而瘀"。此时，治疗以活血化瘀攻邪（强调祛瘀血）为主，用药多以峻攻、破瘀、通络、开窍之品。如临床急性期运用大量血塞通、灯盏花素；西医结合溶栓、取栓，皆为解除血滞而瘀状态之措施。亚急性期患者随着血滞而瘀状态的改善，病情得到控制以致逐渐恢复。血瘀的病机由"不通而瘀"转变为"不畅而瘀"合并"不荣而瘀"，或表现为三者并行的状态，既有不通而瘀带来的显性瘀血状态，又有血行不畅、血流缓慢而呈现全身隐性瘀血表现。如困乏、无力、精神欠佳、肢体功能虽有一定恢复但仍不正常。损伤组织局部因不通、不畅致瘀的病机尚未解决，呈现出另外一种状态，即不荣而瘀。这种状态可以直接导致半暗带区细胞凋亡增加，自噬加重，死亡细胞增多，虽然机体有组织再生和修复表现，但仍然较弱，此时应以活血化瘀注射剂为主，辅以口服剂效果明显。对于恢复期患者，活血化瘀药物应用的争论很大，部分专家认为瘀血已经解决，持续运用活血化瘀药不仅无治疗作用，反而存在伤气耗血的弊端。在恢复期之后活血化瘀药物使用多呈现其生新功能，正是其生新功能推动着病情好转、机体康复。体现"生新"的"化旧生新"，不仅激活了机体潜在功能，亦推进了损伤组织修复和元气的再生。

目前有关脑梗死后微环境的改变与血瘀证的多态性报道较少，但通过干预微环境，提高活血化瘀方药临床疗效是未来研究的切入点之一。张金生认为①重点揭示中医药干预脑梗死后微环境的改变与半暗带区周围细胞种群相互关系。②中医药优化了脑梗死后微环境中神经细胞、炎性因子、信号传导通路之间互联机制。③探索中医药优化机体大环境和调控局部微环境，提高脑梗死治愈率的内在机制。④需完善中医药干预脑梗死后微环境的改变与血瘀证的多态性与相关性，建立微环境-血瘀证-活血化瘀方药的数据库，为脑梗死实施个体化活血化瘀治疗，进一步创新和重构血瘀证与活血化瘀理论提供新的思路。

330 帕金森病肾虚血瘀证的生物学基础

帕金森病（PD）是一种好发中老年人群的难治性神经退行性疾病。目前对该病的发病机制仍不明确，临床缺乏有效的治疗手段，其中年龄是 PD 发病率的正相关因素，流行病学调查显示，65 岁以上人群 PD 的患病率为 2%～3%。随着老龄化社会的到来，PD 的发病率、患病率、致残率呈明显上升态势。因此，寻找防治 PD 的有效策略具有较为重要的意义。学者王鹏等论证了肾精亏虚、血瘀是帕金森病的生物学基础，丰富了帕金森病的中医理论与治法内涵，可为临床提供借鉴与参考。

帕金森病的中西医发病认识

1. 帕金森病现代医学机制研究　PD 为难治性疾病，其发病机制复杂，目前已明确的是 PD 与中脑黑质多巴胺能神经元缺失和功能障碍关系密切。此外，中枢多巴胺能神经系统和胆碱能系统失调也与 PD 的发生有关，随着研究的不断深入，PD 的病理机制逐渐被发现。路易小体是 PD 的主要病理学标志，错误折叠的 α-突触核蛋白（α-Syn）作为路易小体的主要组成部分，在 PD 发病进程中发挥了重要作用，是疾病进展过程的中心环节。

PD 现有的发病机制包括 α-Syn 调控异常、泛素-蛋白酶体系统（UPS）功能异常、免疫和神经炎症等，其中 α-Syn 生成增多和 UPS、自噬-溶酶体系统（ALS）两大降解网络系统功能低下是导致路易小体形成的主要原因。由于 α-Syn 的聚集，诱导了免疫和神经炎症的激活，既可造成多巴胺能神经元发生退行性病变，也可导致 UPS 功能异常和神经元轴突损伤。而 UPS 功能异常、免疫和神经炎症以及细胞自噬功能紊乱等，亦可引起 α-Syn 的异常聚集，上述过程引起脑组织损伤的恶性循环，最终导致 PD 的发病与加剧。

此外，铁死亡是一种铁依赖性的脂质过氧化损伤诱导的细胞死亡，常认为铁死亡与氧化应激、铁离子失衡、氨基酸代谢异常相关，与 PD 的生理病理进程有着相似之处。α-Syn 和二价铁离子及三价铁离子均有很强的结合力，且在细胞中铁离子增多可以促进 α-Syn 聚合。

2. 帕金森病中医病因病机研究　PD 临床以静止性震颤、姿势平衡障碍、运动迟缓和肌僵直运动症状为主。《中医老年颤证诊断和疗效评定标准（试行）》中将 PD 的中医病名归为老年颤证，并指出该病的诱因包括感受外邪、中毒或脑部病变，证候分型为痰热风动证、血瘀动风证、气血两虚证、肝肾不足证、阴阳两虚证。PD 作为一种退行性疾病，其病因多样，近年来诸多学者对其开展了深入的研究。李梦颎等认为，PD 的基本病机为气虚络瘀，指出气虚是该病的发病基础，瘀血、气滞和痰浊是引起脉络瘀阻的原因。邱朝阳等将 PD 的核心病因归结为毒损脉络，认为气滞、痰湿、瘀血等为毒邪，引起脉络瘀阻，又因肝、脾、肾三脏亏虚，脉络空虚，虚毒夹杂，损伤脉络，导致发病。张杰等认为，PD 的发病基础为肝肾亏虚、筋脉失养，痰浊、瘀血等内生之邪是核心病机，总体上属本虚标实之病。总结来看，当代医家多认为 PD 以五脏亏虚为本，痰浊、瘀血等标实阻滞脉络所致。

王鹏研究团队基于中医基础理论，总结历代医家经验，吸纳现代医学研究成果，根据多年临床实践体会，结合肾-脑经络相连、功能相关、病理影响等理论，认为 PD 的病位在脑、根本在肾，并提出 PD 肾虚血瘀的发病观。

帕金森病与肾虚血瘀证的相关性

PD以静止性震颤、肌僵直、运动迟缓和姿势步态异常为主要临床表现,以多巴胺能神经元变性缺失、路易小体的形成为病理学标志。宏观辨证与微观辨证相结合,王鹏认为该病的中医核心发病机制当与肾虚、血瘀有关。

1. 肾虚与帕金森病

(1) 肾精是脑髓化生的基础:肾为先天之本、生命之源,肾精能够促进机体的生长发育,并维持组织、器官正常结构和功能。《素问·六节脏象论》云:"肾者,主蛰,封藏之本,精之处也。"肾主封藏,五脏六腑之精皆归于肾而藏之。《素问·阴阳应象大论》云:"北方生寒,寒生水,水生咸,咸生骨髓。"《灵枢·经脉》云:"人始生,先成精,精成而脑髓生。"肾精是人一身之本,是人生长发育的物质基础。《中国医药汇海》认为"人之才力均出于脑而脑髓实由肾主之。肾生精髓生骨……即输精入脑之所。人只知脑力足则才智精力从生而不知所以生者在肾……脑髓生于肾精",进一步揭示了肾精是脑髓化生的物质基础,肾精足则髓海充。《医林改错·脑髓说》云:"精汁之清者化而为髓,由脊骨上行入脑,名曰脑髓。盛脑髓者,名曰髓海。"肾精充则循脊入脑化为脑髓,精髓之气汇聚于脑。因此,脑与肾在生理上相互联系,是肾精化髓所汇聚并发挥功能之所。

(2) 肾精亏虚是帕金森病的生物学基础:肾中精气的盛衰变化在人体生、长、壮、老、已生命过程中发挥着重要作用。《素问·上古天真论》云:"丈夫……五八,肾气衰,发堕齿槁。六八,阳气衰竭于上,面焦,发鬓斑白。"因此"人始生,先成精",反之肾气衰则人始衰,说明肾虚是PD好发人群的体质特征。《素问·逆调论》云:"肾不生则髓不能满。"《医学从众录》云"肾主藏精,精虚则脑海空虚而头重",说明肾主骨生髓,脑为髓之海,脑的生理功能依赖于脑髓的充养,髓海充盈则人活动正常、身体轻盈、有力。《灵枢·海论》云:"髓海不足,则脑转耳鸣,胫酸眩冒,目无所见,懈怠安卧。"肾精不足,髓海不充则神明不主,从而出现头重眼花、脑转眩冒、倦怠嗜卧、运动功能异常等。研究表明,中医之脑髓的现代生物学基础是脑内神经元和神经营养因子,髓海不足的病理基础则为脑内神经元的缺失和神经营养因子的不足。帕金森病患者以脑内多巴胺分泌不足、黑质多巴胺能神经元变性、缺失为典型特征,从微观辨证与现代生物学基础角度,可将其归结为髓海不充。《素问·逆调论》指出"肾不生则髓不能满",髓海不充本于肾虚不能生髓。因此,肾虚的生物学基础为大脑多巴胺能神经元变性、缺失和多巴胺分泌减少。

2. 血瘀与帕金森病

(1) 气血以流,精血同源:血是构成人体生命活动的基本物质之一,其生化是以水谷精微为基础,多脏腑协调而成。《诸病源候论·虚劳病诸候》中提出"肾藏精,精者血之所成也",《景岳全书》也有"血即精之属也",均说明肾精是血化生的物质基础。同时,由于肾精亦有赖于后天水谷精微的充养,肾精与血同出一源且相互滋生为用,故有精血同源之说。脉道通利、心气充盈、脾气健运等是血液正常运行的基础。《素问·生气通天论》云"气血以流,腠理以密,如是则骨气以精……长有天命",气血运行通畅,腠理致密,是人骨骼强健、精强有力的生理基础,亦是长寿的基础。《伤寒论纲目》云"大抵气血俱虚,不能荣养筋骨,故为之振摇,而不能主持",气血亏虚则筋骨无以为养,临床发为头振摇而不能自制。大抵皆因骨髓需肾精的化生以充养,气血亏虚日久,势必引起肾精亏耗,髓海不足,而致"骨枯髓减",筋骨不能养。

(2) 血瘀是帕金森病的生物学基础:《素问·生气通天论》云"阳气者,精则养神,柔则养筋";"气血以流,腠理以密,如是则骨气以精";指出阳气既是神明之主,又是推动和促进血液运行的原动力。《灵枢·天年》云:"六十岁,心气始衰,苦忧悲,血气懈惰,故好卧。"《素问病机气宜保命集》云:"五十岁至七十岁……血气凝泣。"随着年龄的增加,肾精日渐虚衰,则精不化血,血液乏源、脉道空虚,周身难以得到营养滋润;精不足则无以化气,肾阳亦出现偏衰,推动温煦无力,从而导致气血滞涩，运行不利，血涩则脉不通易发为瘀血。《灵枢·邪客》云："邪气恶血，不得留住，留则伤筋络骨关节，不得屈伸，故拘挛也。"邪气与气血相凝结发为瘀血，聚集于筋骨脉络，导致肢体拘挛，活动受限。

现代医学将血液成分异常、微循环障碍和血液流变学的改变归为血瘀范畴。PD 好发于中老年人群，该群体血液成分改变，其中红细胞电泳出现加快现象引起血沉增加，导致血液黏稠度升高，血液流变学出现黏、浓、凝、聚改变，影响微循环功能，形成血瘀。此外，产生的瘀血会影响血小板活化基因表达，引起血小板聚集，使得血液黏稠度升高，易出现血栓等风险。以上说明血瘀同肾虚一样，是 PD 好发人群的基本体质特征。

根据还原论，PD 的发病与 α-Syn 聚集、路易氏小体形成及铁离子沉积有关，基于微观辨证，此有形之邪可归于瘀的结构还原基础。研究发现，铁沉积可使得细胞氧化损伤加剧，从而加速神经元的凋亡损伤，二者在病理进程上相互促进，即"虚"和"瘀"在病程上相互促进，相互影响。

氧化应激反应相关代谢过程会诱发凋亡级联反应，造成神经元的凋亡和损伤，还可引起铁沉积，加剧多巴胺神经元铁死亡进程，是 PD 发病机制中重要的下游病理过程。神经炎症反应会破坏正常组织，导致多巴胺能神经元炎性损伤，二者相互影响，对 α-Syn 聚集、路易氏小体形成及铁离子沉积等过程有重要影响。

现代病理机制研究发现，炎症和氧化应激反应是引起血瘀的重要因素，在 PD 发病过程中，血瘀是其病理进程中不可忽视的一环，既是由于血液流变学改变是 PD 患病人群的基本体质特征，也是由于引起 PD 的路易氏小体及铁离子沉积是"瘀"的具象化表现。因此，基于血液流变学改变与瘀的关系，王鹏认为 PD 血瘀的生物学基础是 α-Syn 聚集、路易氏小体形成及铁离子沉积。

331　从血瘀证论治干燥综合征

干燥综合征（SS）是一种以侵犯唾液腺、泪腺等外分泌腺为主的慢性系统性自身免疫病，临床多表现为口干、眼干、大便干、阴道干等，甚者可累及呼吸、消化、泌尿和血液系统，隶属于中医"燥证"范畴，如《素问玄机原病式·六气为病》所云："诸涩枯涸，干劲皴揭，皆属于燥。"长期以来古今医家对干燥综合征病机的认识多从阴虚津亏为本立论，治法上多强调滋阴润燥。然《黄帝内经》云："病久入深，营卫之行涩，经络时疏故不通。"干燥综合征就诊患者多已为疾病中后期，或伴系统损害者，故"瘀血致燥"亦不可忽视。正如叶天士云"燥邪延绵日久，病必入血分"。学者许满秀等阐述了从血瘀证论治干燥综合征。

理论依据

干燥综合征以燥邪为标，患者外感燥邪，煎熬津液，津液不足故见孔窍干燥失润；津液亏虚，输布失调，唾液、泪液等不能正常分泌，而影响其生理功能。不论外感温热火燥还是内生燥邪，燥热行于血中易灼血成瘀，即所谓"血热之处必有瘀血"。津血同源，互生互化，津与营气相合，注于脉中，变化而赤乃为血。津亏而血液稠浊，流行滞缓，久而为瘀，瘀血阻络，"血瘀必兼气滞"，气血津液不能循行，五官九窍、四肢百骸失其荣润，则燥象丛生。因此瘀血内停、气机受阻、水津不布是瘀血致燥的病机所在。

早在东汉时期，张仲景在《金匮要略》中云："病人胸满，唇痿舌青，口燥，但欲漱水不欲咽……为有瘀血也。"最早提出了瘀血致燥的发病机理。《血证论》云"有瘀血，则气为血阻，不得上升，水津因不得随气上升""瘀血在里则口渴……内有瘀血，故气不得通，不能载水津上升，是以发渴，名曰血渴""瘀去则不渴"。明确指出瘀血内停、气机受阻、水津不布而致"渴"。

金明秀、张鸣鹤等亦提出"瘀血致燥"理论，金明秀认为燥毒、瘀血相互为患，胶着难解，病久伤及肝肾，致肝肾精血亏虚，津液不足，官窍、脏腑失养而成燥。张鸣鹤从中西医结合出发，认为瘀血是化燥蕴毒的致病因素。热毒灼津炼液，阴津亏虚，脏腑官窍失荣，壅遏气机，津凝血滞则为血瘀，久病入络，气血不行，导致阴津亏虚更甚。马武开等通过对既往20余年的文献总结，发现按病例数高低排列则阴虚血瘀证排第1位，以出现频次排列津亏血瘀证为第2位，说明瘀血是干燥综合征发病的重要因素。

而干燥综合征瘀血证形成原因，纵观古今医家，总结起来不外乎素体阴亏血少、燥热内生，煎灼营阴，血液浓缩稠浊，血行涩滞不畅而成瘀；或气虚血瘀，无力推动血行，血行停滞成瘀；或气滞血瘀，气血运行不畅，脉络痹阻，滞而为瘀。燥伤津血而为瘀，瘀血久羁则为燥，如此恶性循环。

临床表现

干燥综合征病程日久，燥毒瘀血互结，滞于经脉，脉络不通，随血流行，阻于经络，损于脏腑，病位广泛，病情缠绵难愈，故见诸多瘀血内阻的临床症状。瘀阻于肌肤可见肌肤甲错、皮肤黧黑、皮肤紫癜、雷诺现象、局部肿块等；瘀阻于肺，故见口渴、干咳、气短等；瘀阻于脾胃，故见涎少口干、吞咽困难、胃脘隐痛、纳差不欲饮食、舌红苔少甚则裂纹等；肝开窍于目，瘀阻于肝，不能上承耳目，故见双眼干涩、视物模糊等；肾为先天之本，主骨，瘀阻于肾则见关节刺痛、骨酥齿摇，甚至骨折、牙齿脱落、齿根发黑等；心在体合脉，在窍为舌，心血瘀阻故见舌质紫暗，或有瘀点瘀斑，舌下络脉迂曲等；瘀阻于胞宫可见女子阴道干涩、月经量少或闭经。

现代研究亦发现干燥综合征患者体内存在血瘀的病理依据。现代医学对 SS 的发病机制尚无定论，大多认为与遗传背景及环境因素相关。不同因素综合作用导致外分泌腺体上皮细胞发生改变，产生多种自身抗体、炎性介质和细胞因子，引起腺体炎症并导致腺体破坏、功能障碍。而细胞因子、炎性介质等可通过血液循环周流全身，进而导致其他系统、器官损害，其病理表现为局部淋巴细胞的高度浸润，临床表现出相应的系统表现，实验室检查中可见大量自身抗体、高球蛋白血症、血液高凝状态等，均属于中医学"血瘀证"范畴。

SS 常合并肺部病变，表现为气道炎症、支气管扩张、间质性肺病、肺功能受损及肺动脉高压等。气道炎症包括滤泡性毛细支气管炎、阻塞性毛细支气管炎和慢性支气管炎等。滤泡性毛细支气管炎是 SS 常见的肺部表现，其病理表现为细支气管壁伴有生发中心的淋巴样滤泡增生，肺功能表现为限制性通气功能障碍和弥散功能降低。郑健等对 246 例 SS 患者临床表现及实验室检查进行分析发现，SS 合并肺部病变者抗 SSA 抗体和 IgG 水平、低补体血症、高 γ 球蛋白血症的检出率都高于未合并肺部病变组。

SS 肾脏损伤较为常见，中华医学会风湿病学分会曾报道原发性干燥综合征合并肾脏损害的发生率为 30%～50%。其病理主要表现为肾实质淋巴细胞的浸润或免疫复合物的沉积，最常见的是间质淋巴细胞的浸润伴肾小管的纤维化。SS 病程后期出现伴有冷球蛋白血症的肾小球肾炎提示存在单克隆或多克隆的 B 细胞活化，需警惕 B 细胞淋巴瘤的发生。少数患者还有并发溶血尿毒综合征，溶血尿毒综合征是由于血小板微血栓在肾脏微血管沉积，导致了肾功能受损和血小板减少。

杨佳等研究发现，95%SS 患者的 γ 球蛋白都有不同程度的增高，大部分呈多克隆增高。并发现 SS 患者血清 IgG 与 CRP、ESR 呈正相关，C3 与 PLT、AGP 呈正相关，C4 与 AGP 呈正相关。说明 IgG 是衡量 SS 疾病活动期的标志之一，亦进一步反证了 PLT、C3、C4、IgG 可作为评价 SS 疾病活动的参考指标。赵炎等发现 SS 患者血清免疫球蛋白 IgG、IgM、IgA 均可增高，其中以 IgG 增高最多见。郝伟欣等研究显示，干燥综合征阴虚血瘀证患者的 IgG、γ 球蛋白显著升高。魏强华对 51 例 SS 患者进行血流变检测，发现在血浆黏度、全血低切黏度、全血高切黏度、全血低切还原黏度、全血高切还原黏度等指标中，33% 的患者有 1 项异常，47% 患者有 2 项及以上异常，85% 的患者血清免疫球蛋白增高。董振华亦发现 SS 患者全血黏度、低切变率、纤维蛋白原、血沉与红细胞聚集指数等指标均高于健康人。李鞠等对 81 例 SS 患者进行回顾性分析，发现 SS 患者高血脂发生率为 76.54%，且患者血清高密度脂蛋白胆固醇水平与病情活动度指标血沉呈负相关。

治 疗

"气血贵在流通"，津液发挥其生理作用，亦贵在流通。《黄帝内经》云："病久入深，营卫之行涩。" 多数就诊的患者已是燥证日久，津伤较重。而血活腺络通畅，津液才能正常疏布。故在治疗方面活血化瘀尤为重要，瘀去血活，气机调畅，津液才能正常布散，正如《血证论》云"瘀去则不渴"。疾病的早期可酌情配伍活血化瘀药物，以预防瘀血的形成，未病先防；在出现瘀血症状的后期更应重视活血化瘀药物的运用，已病防变。

国医大师朱良春在治疗干燥综合征时在益气养阴的基础上多加用行气活血、通经活络之品，如穿山龙、鬼箭羽、油松节、鸡血藤等，以充血脉、通经络。董振华、金明秀、张怀亮等在辨治 SS 过程中亦注重活血化瘀。马武开还将本病瘀血形成的原因归结为因燥致瘀、因郁致瘀、出血致瘀、血虚致瘀和寒湿致瘀，在活血化瘀基础上针对病因分型而治，疗效显著。

现代研究发现解毒活血类中药可抑制自身免疫性炎症，改变受损腺体局部免疫环境，抑制腺体进一步破坏，挽救和保护腺体结构和功能。钟雨霞发现丹参可改善血流变学和局部微循环、保护血管内皮细胞。李孟华等还发现活血化瘀药如三七、丹参、川芎等能增加动脉血流量，加快血流速度，减少血小板聚集和粘附，从而改善血液循环。张建国等应用含有丹参、益母草等中药对裸鼠进行实验研究，结果显示单纯中药治疗即可降低血清抗核抗体滴度，而中药联合激素治疗组其抗核抗体滴度下降的幅度大于单纯中药或单纯激素组，表明活血化瘀类中药可调节免疫，清除体内沉积的免疫复合物，减少激素用量。史云晖等通过实验研究发现以丹参为君，川芎为臣，辅以玄参、鸡血藤等药物组成的解毒活血方可减轻NOD/Ltj 小鼠颌下腺炎症，增加唾液分泌量，降低血清中 B 细胞活化因子（BAFF）及其受体（BAFF-R）、干扰素-γ 及颌下腺 BAFF、BAFF-R 的水平，从而达到治疗干燥综合征的目的。王章正将 50 例原发性干燥综合征分为两组，治疗组口服血府逐瘀口服液及转移因子口服液，各每次 10 mL，每天 2 次。对照组单纯口服转移因子口服液，每次 10 mL，每天 2 次。治疗 3 个月后评定疗效。结果显示两组总有效率分别是 88％和 60％，两组间差异有统计学意义。

"燥胜则干"。燥邪致病，易伤津液、损伤肺脏。燥邪伤阴，津血同源，津少而血运凝滞、脉络不充，血行滞涩则瘀血内停，正如《医学入门》所云："盖燥则血涩而气液为之凝滞，润则血旺而气液为之流通。"肺为水之上源，朝百脉，主宣发肃降，通调水道。肺脏损伤，宣肃失常，则津液运行障碍。津液暗耗、水道不畅，则津血运行受阻，久而为瘀。反之，瘀血形成，闭阻经脉，毒壅气机，则升降无序，津液运行、敷布失常，脏腑官窍失其濡养；且"久瘀之出必有伏阳"，"伏阳"日久煎灼浸液，如此燥象乃成。燥盛入血，瘀血致燥，如环无端。由此可见，"瘀"在 SS 的发病过程中发挥着重要作用，因此，治疗过程中注重活血化瘀至关重要。

332　干燥综合征血瘀证从脾论治

干燥综合征是一种主要侵犯泪腺、唾液腺等外分泌腺的，以具有高度淋巴细胞浸润为特征的，以口干、眼干、皮肤干及反复发作的腮腺肿大与关节疼痛为主要临床表现的自身免疫疾病。根据其临床表现，属于中医学"燥证"范畴，因其往往伴有其他脏腑及关节疼痛症状，有学者将其命名为"虚劳""燥毒证""痹证"等。路志正等不仅明确提出"燥痹"的病名，而且详细阐述了本病的发病和治疗。目前多认为其以阴虚燥热为本，瘀血内结为标。学者朱福兵等从干燥综合征血瘀证的成因及瘀血致燥的机制、与脾生理病理关系及其治疗进行了论述，提出从脾论治干燥综合征血瘀证，旨在为从脾论治干燥综合征提供理论依据，指导临床用药。

干燥综合征与瘀血的关系

1. 病因病机　干燥综合征基本病因病机是多因素作用下脏腑功能失调，导致机体津液绝对或相对不足，其中瘀血在发病中起重要作用。古代医家对"瘀血致燥"早有认识。《金匮要略·惊悸吐衄下血胸满瘀血病脉证治》载"患者胸满，唇青，口燥，但欲漱水不欲咽"，首次描述了瘀血所致口燥的特点，为后世"瘀血致燥"理论奠定基础。《金匮要略·血痹虚劳病脉证治》又云："五劳虚极羸瘦，腹满不能饮食……内有干血，肌肤甲错，两目黯黑。"进一步对"瘀血致燥"的症状作了较详细的论述，并制定相应方剂大黄䗪虫丸以缓中补虚，沿用至今。石寿棠在《医原》中云："气结则血亦结，血结则营运不周而成内燥。"提出气滞血瘀是内燥产生的重要原因。清代唐容川《血证论》云"有瘀血，则气为血阻，不得上升，水津因而不得随气上升"；"瘀血在里则口渴……内有瘀血，故气不得通，不能载水津上升，是以发渴，名云血渴"。明确指出"瘀血致燥"的病机是瘀血内停，气机阻滞，津液输布运行失常。

干燥综合征形成之后反过来又会加重血瘀的形成，其主要有4个方面。①因燥致瘀：《素问·阴阳应象大论》云"燥胜则干"，《临证指南医案·燥》亦云"燥为干涩不通之疾"，《医学入门》云"盖燥则血涩而气液为之凝滞，润则血旺而气液为之流通"。燥性干涩，易伤津液，津液虚少，流行不利，血滞而津不随，因燥致瘀乃成。②因虚致瘀：《灵枢·邪客》云"营气者，泌其津液，注之于脉，化以为血"，认为血液由营气和津液组成，津液是血液的主要成分。干燥综合征患者多以阴虚为本，而"津血同源"，日久则血亦虚，血虚则脉道不充，血液运行迟缓，加之本病多发于中老年人群，年老之人正气不足，行血无力，瘀血乃成，正如《景岳全书·胁痛》所云"凡人之气血犹源泉也，盛则流畅，少则壅塞，故气血不虚则不滞，虚则无有不滞者"。③因郁致瘀：《仁斋直指方》云："气为血帅也，气行则血行，气滞则血滞，气有一息之不运，则血有一息之不行。"干燥综合征患者多有情志不遂史，而发病之后又因病情缠绵而心情不畅，日久肝气郁结，气机阻滞不畅，血行瘀滞。④病久致瘀：《素问·调经论》云"病久入深，营卫之行涩"；叶天士《临证指南医案·胃脘痛》亦云"初病在气，久病在血，以经脉主气，络脉主血"。本病起病隐匿，且缺乏特征性诊断依据，早期较难发现，就诊时往往已有多年病史，经年久病，邪气入络，气血不行，络脉瘀阻。

2. 临床表现

（1）瘀血痹阻经络、津液输布失常所致的干燥证候：《素问·阴阳应象大论》云"燥胜则干"，《医门法律》注云"燥胜则干，夫干之为害，非避赤地千里也，干于外而皮肤皱揭者，有干于内而精血枯涸者，有干于津液而荣卫气衰肉烁而皮著于骨者，随其大经小络所属上下中外前后，各为病所"。津液无处不到，瘀血痹阻经络，气血津液运行输布受阻，则脏腑、五官九窍、四肢百骸失其濡润，燥象丛生。

《素问·经脉别论》云"饮入于胃，游溢精气，上输于脾，脾气散精，上归于肺，通调水道，下输膀胱，水精四布，五经并行"，故津液输布与脾、肺、肾三脏密切相关。脾开窍于口，口干乃脾胃失运，津液生成不足，唾液减少的表现。脾气不升，津液不能上承，肝失于濡养则目干涩，正如李东垣《脾胃论》所述"（脾胃）气少作燥，甚则口中无涎。泪亦津液，赖气之升提敷布，使能达其所，溢其窍。今气虚津不供奉，则泪液少也，口眼干燥之症作矣"。刘河间《素问病机气宜保命集·病机论》补《黄帝内经》病机之未备云："诸涩枯涸，干劲皴揭，皆属于燥。涩枯者，气衰血少，不荣于皮肉，气不通利，则皮肤皴揭而涩也，及其则麻痹不仁。"肺为水之上源，在体合皮，在窍为鼻，喉为之门户，肺失于宣降，则鼻、咽喉、皮肤干燥。肾主水，开窍于耳及二阴，病久入肾，真水渐竭，故见女阴干燥，大便干结难解；且肾主骨，齿为骨之余，肾亏不润，骨酥齿摇，临床可见牙齿片状甚则齐根脱落。

（2）由瘀血久结成癖所表现的证候：癖，亦作"辟""襞"，原指古代衣袍上的褶裥，因有积叠之义，中医援引为病邪积聚。"辟积"一词最早见于《素问·生气通天论》，云"阳气者，烦劳则张，精绝，辟积于夏，使人煎厥"。究其病因，多由水饮停聚，痰瘀凝滞，食积内阻，寒热邪气搏结而成，如《儒门事亲·卷三》云"癖积，两胁刺痛，三棱、广茂之类"。《医钞类编·卷九》亦有记载，云"癖者，血膜裹水，侧癖胁旁，时时作痛，时发潮热，或寒热往来似疟"。

燥痹因虚、因燥、因郁、因久致瘀后，瘀血若不能及时得到消散，日久必与他邪搏结而为血癖，血癖滞留局部则表现为局部证候，亦可阻碍气血运行而表现为全身瘀血象。瘀血内动经络，血行之道不得宣通，流注于关节，瘀积不散，则为肿为痛，甚至关节僵直，屈伸不利，活动受限，正如唐容川《血证论》所云："凡是疼痛，皆瘀血凝滞之故也。"其肿痛特点多为痛有定处的刺痛，痛处拒按，久痛不愈或反复发作，过劳或过逸均可加重，但轻加按摩或适宜活动可减轻。血癖聚于皮里膜外，则见皮下硬结，多活动度好，痛或不痛。血癖阻滞经络，久则脉络受损，血溢脉外成肌衄，可见局部皮肤瘀点、瘀斑、蜘蛛痣。血行不畅，气血不能外达，肌肤失荣，则见皮肤暗淡无光，或肌肤甲错，成鱼鳞样变，伴瘙痒、脱屑，甚则肌肤肢体麻痹不仁，感觉异常。气血不能上奉，则见唇口、眼周紫黑，面色黧暗，如《灵枢·经脉》所云："脉不通则血不流，血不流则髦色不泽，故其面黑如漆柴者，血先死。"舌象多见舌质紫暗，或有瘀点瘀斑，舌下静脉增粗、曲张等。至于脉象，俞根初《重订通俗伤寒论·秋燥伤寒》云："燥症脉多细涩，虽有因兼证变证而化浮洪虚大弦数等兼脉，重按则无有不细不涩也。"细主阴不足，涩主血不畅，从脉象上提示了本病阴虚血瘀的病理特征。

（3）血瘀内停脏腑，导致相应脏腑受损、功能失常所表现的证候：正常情况下，血液周流不息地循行于脉中，"以奉生身"而起濡养作用，凡七窍之灵，四肢之用，筋骨之和柔，肌肉之丰盛，以至滋脏腑，安神魂，和颜色，充营卫，津液得以通行，二阴得以调畅，凡形质所在，无非血之用。若瘀血停聚于脏腑，则会导致相应脏腑受损，功能失常。心主血脉，若心气不足，无力推动血液运行，血液痹阻于心，可见心痛胸闷，或其人如狂，神志不清，失眠多梦，面色暗淡无华；肝主藏血，人卧血归于肝，若瘀血内阻肝络，肝失疏泄，可发为目昏花、胁痛、黄疸，甚则积聚，而见胸胁痞块、胀满疼痛，或腹部膨大，腹壁浅表静脉怒张等症；肺居胸中，而胸为气之所宗，血之所聚，为肝经之分，瘀血滞留于胸肺，肺叶受损枯萎，可发为肺痿，而见胸部憋闷疼痛，呼吸不利，咳嗽咯血；瘀血内停胃肠、胞宫，则见少腹癥瘕积聚，急痛拒按难忍，在妇人又有月经不调、痛经、经色暗紫，或夹有血块、恶露不行之症。

综上所述，本病临床表现虽变化多端，但都不同程度上与血瘀相关。血瘀不仅是疾病形成的重要原因，也是病理产物，贯穿疾病始终，关系到疾病的发生、发展及预后。现代研究亦表明，干燥综合征患者存在血流变学异常、微循环障碍、血管内皮损伤和高蛋白血症，这些都与中医血瘀证有相似之处。

干燥综合征血瘀证与脾生理病理的关系

干燥综合征血瘀证的形成有因虚、因燥、因郁、因久之异，受多种因素影响，同时也是多个脏腑共同作用的结果，其中尤以脾脏为关键，其机理主要有4个方面。

1. 化源匮乏　脾胃为后天之本，气血生化之源。《灵枢·决气》云："中焦受气取汁，变化而赤，是为血。"即指出中焦脾胃受纳饮食水谷，吸取其中的精微物质"汁"，注于脉中变化成为血液。可知脾胃强健与否直接影响血液的化生。若脾虚化生乏源，则气血生成不足。气虚则无力行血，血少则脉管不充，运行滞缓，均可导致血瘀。如《医学正传·气血》所言"血非气不运"，《读书随笔》亦云"气虚不足以推血，则血闭有瘀"，再如《医学衷中参西录》云"气血亏损，流通于周身者，必然迟缓，血即因之而瘀"，均指此意。《景岳全书·胁痛》则更加形象地将人身之气血比作源泉，"盛则流畅，少则壅塞，故气血不虚则不滞，虚则无有不滞者"。

2. 运化失职　脾与胃以膜相连，居于中焦，脾主升清，胃主降浊，为人体气机升降之枢纽。脾主运化，其义有二：一者主运化水谷，饮食入胃受纳腐熟，化为精微，经脾气转输"以灌四傍"而分化为精、气、血、津液，又赖脾气的激发推动作用运行于周身，内养五脏六腑，外养四肢百骸，皮毛筋肉。如《血证论》所云："（脾）其气上输心肺，下达肝肾，外灌溉四旁，充溢肌肤，所谓居中央畅四方者，如是血即随之运行不息。"若脾气亏虚，升降失司，气血乖张，久则气滞血瘀。二者主运化水液，《素问·经脉别论》云"脾气散精，上归于肺"，即言脾将水谷精微上输于肺，通过肺的宣发肃降转输全身，最终达到"水精四布，五经并行"，若脾气亏虚，升清布散不及，就会导致水湿中留，聚而为痰为饮。痰饮为有形之邪，随气升降，流动不测，或停滞于经脉，或留滞于脏腑，阻碍气机，妨碍气血运行而为血瘀。

3. 脾不统血　血行于脉道之中，而不致溢出脉外，须赖气的固摄。《难经·四十二难》云"脾主裹血"，《金匮要略编注·下血》云"五脏六腑之血，全赖脾气统摄"，皆言脾具有统摄血液的作用。若脾气旺，中气足，清气升，自能统摄有权，使血循行于常道。若脾气亏虚，失于统摄，血液妄行而无束，溢出于脉外则为离经之瘀血。

4. 中焦虚寒　血属阴而主静，血的运行需要阳气的温煦，血得温则行，得寒则凝。《灵枢·痈疽》云："寒邪客于经脉之中则血泣，血泣则不通。"《灵枢·百病始生》云："温气不行，凝血蕴里而不散。"《医林改错》亦云："血受寒则凝结成块。"若脾脏阳气虚衰，阴寒内甚，寒凝脉缩，可致血液运行不畅而凝聚成瘀。瘀血一旦形成又成为新的致病因素，遏阻气血的运行，从而影响脾胃的升清降浊功能，导致气机逆乱，气血津液输布异常，加重脾虚及疾病进展，形成干燥综合征虚、瘀、燥三者的恶性循环。

从脾论治

鉴于本病阴虚血瘀的本质及其与脾脏生理病理的密切关系，故提出血瘀证从脾论治的原则，以扶正祛邪为治疗大法，拟定益气健脾生津、活血化瘀通络的治疗方法。诚如汪蕴谷在《杂症会心录》中所云："况痹者闭也，乃脉络涩而少宣通之机，气血凝而少流动之势，治法非投壮水益阴，则益补气生阳；非急急于救肝肾，则拳拳于培补脾土，斯病退而根本不遥也。倘泥于三气杂至，为必不可留之邪，而日从事于攻伐，则体实者安，而体虚者危矣。"通过调养后天，达到匡扶正气、培养先天的作用，如《景岳全书》所云："人之自生至老，凡先天之有不足者，但得后天培养之力，则补先天之功，亦可居其强半，此脾胃之气所关于人生者不小。"从而有效地避免外邪重感与病情加重和反复，以期标本兼治，从根本上取得疗效。

临床用药方面，益气健脾药可选用人参、黄芪、白术、茯苓、山药、薏苡仁、甘草等，气足自能津生，有阳升而阴长之妙。其中黄芪、茯苓、薏苡仁还能利水渗湿，防止脾虚生湿，困厄中焦；而白术一味更为精妙，益气健脾之外，《名医别录》谓其能"利腰脐间血"，于血瘀证可谓一举两得。滋阴药可选用生地黄、麦冬、玄参、白芍、瓜蒌根之类。生地黄、麦冬、玄参即取增液汤增液行舟之义，直指阴虚之本；白芍味酸甘，酸甘化阴，大能补益肝脾之阴，且能"除血痹，破坚积"（《神农本草经》）、"散恶血，逐贼血"（《名医别录》）；《神农本草经》谓瓜蒌根"续绝伤"，《日华子本草》谓其能"消仆损瘀血"，又可清热润燥，上两药滋阴、活血，两擅其功，与血瘀证最为相宜。至于活血化瘀通络药的选用，干燥综合征乃本虚标实之疾，不宜大辛大热、力峻势猛之药，如附子虽能"破癥坚积聚，血瘕，寒湿踒躄拘挛"（《神农本草经》），威灵仙能"推新旧积滞"（《本草正义》），但性颇锐利，专以走窜消克为能事者，均慎重选用，畏瘀血虽去但正气愈虚，阴液更亏而犯"虚虚"之戒。可选用药性相对较为平和的当归、鸡血藤、丹参等既能养血又能活血的药物，血生阴自足，血活瘀自去。此外活血化瘀通络药物尚需根据患者具体病情加以选用"专才"，方能做到有的放矢。比如以疼痛为主症者，可选延胡索、乳香、没药、五灵脂、三七等善于止痛定痛类活血药；以口眼干燥、口渴、欲饮水而不欲咽为主症者，可选白芍、瓜蒌根、当归、生地黄、密蒙花等益阴活血药；兼见皮下结节者，可选穿山甲、三棱、莪术等攻坚破积类活血药；兼见大便干结难解者，则选桃仁、苦杏仁、白芍等油脂丰富类活血药；兼见妇人月经不调、痛经、经色暗夹有血块者，则选红花、赤芍、茜草、益母草等调经活血药；上肢痛者，选桂枝、桑枝、鸡血藤、忍冬藤、羌活、姜黄治肩臂疼痛；腰及下肢痛者，选牛膝、续断、萆薢等偏于下焦药物；痹阻心脉者，则用郁金、檀香、肉桂等；滞留皮肤而为肌衄者，则用仙鹤草、紫草等；停留于肺成肺痿者，则用白及、白蔹、阿胶等。

瘀血在干燥综合征中广泛存在，既是致病之因，也是疾病之结果，伴随着疾病的发生、发展及预后。脾虚是干燥综合征血瘀证形成的重要原因，从脾论治干燥综合征血瘀证可为干燥综合征的中医药治疗提供重要参考。

333 类风湿关节炎血瘀证

炎风湿关节炎（RA）是累及关节滑膜为主的自身免疫性疾病，其病理特点是关节滑膜慢性炎症和血管翳形成，继而造成对关节骨质的破坏，最终导致关节的畸形和功能丧失，严重影响患者的生活质量。目前该病无根治性治疗，药物治疗只能延缓疾病的发展。RA 属于中医"痹病"范围。在对痹病的辨证论治过程中，瘀血作为重要的病理因素和致病产物，贯穿在病程始终。血瘀证是痹病常见证候之一。历代书籍中记载了大量的以活血化瘀方药为主的治疗痹病的有效方剂。学者夏璇等论述了瘀血在痹病中的重要作用，并对 RA"血瘀证"的研究做了梳理归纳。

血瘀证在炎风湿关节炎中的重要作用

RA 在古时被称作"痹病""痹证""尪痹"。从病因角度分析，《黄帝内经》有云："风寒湿热之邪三气杂至，合而为痹，其风气胜者为行痹，寒气胜者为痛痹，湿气胜者为着痹。"痹病的发病无论是外因（风、寒、湿、热邪等）还是内因（正气不足）均与瘀血关系密切。风为阳邪，善行而数变，古云"治风先治血，血行风自灭"即表明风致血不行；寒性凝滞，寒邪入侵后客于经脉，使经脉收引，血行涩滞，以致瘀血；热邪循经入血，热盛则伤津耗液，使血液黏稠凝滞，瘀阻经脉。湿性黏滞，日久生痰，痰阻经络则气血不行，进而痰湿血瘀交结。而久病气血不足，正气虚弱，血流迟缓，终致瘀血。

从致病因素分析，瘀血也可以引起痹病的发病。闪扭外伤或者各种手术，引起局部经络组织损伤，血行不畅或者血溢脉外，使局部血行不畅，筋脉肌肉失养，发为痹病。国内有学者曾对 200 例顽痹患者的诱发因素做了调查，结果发现外伤引起者占 27 例，另有学者对 97 例 RA 患者进行的病因调查中发现，发病前有创伤导致的大出血或者骨折病史的占有 8 例，正如《圣济总录》中云"若因伤折内动经络，血行之道不得宣通，瘀积不散，则为肿为痛"。

从临床表现分析，RA 临床表现中外周关节酸痛、肿胀、麻木的特点为痛有定处、关节周围皮下结节或出现瘀斑，正如清代唐容川云"凡是疼痛，皆瘀血凝滞之故也"，久病瘀阻经络，脉络不通而屈伸不利，关节僵直。久病患者还常见舌质紫暗或瘀点，皮肤瘀斑，肌肤失荣，脉涩或结代。"瘀血不去，新血不生"，气血失养，脏腑功能失调，合为五体痹，累及其他脏腑。"血不利则水不行"，可见肢体肿胀，浆膜腔积液。瘀久化热，可见有低热，关节红肿等表现。

炎风湿关节炎血瘀证和血小板、凝血及纤溶指标

现代研究认为，血小板的主要生理功能是参与止血和血栓形成，并且在动脉粥样硬化等疾病和炎症反应中起着重要的作用。血小板的活化包括血小板黏附、释放和聚集，与其生理作用密切相关。而活化的血小板能分泌多种细胞因子，这些因子可以单独或与其他生长因子相互作用，刺激炎症部位的血管形成，因此活化的血小板参与了 RA 的病理发展过程。凝血和纤溶的平衡在维持机体正常血液运行和组织修复中发挥着重要的作用。血瘀证和血小板、凝血、纤溶系统之间的关系越来越受到重视。

王卫远等监测了活动期 RA 患者的血小板数量，发现处于活动期患者体内的血小板计数升高，并与反映疾病活动性的指标相联系。汪元等观察 74 例 RA 的血小板参数，发现活动期 RA 患者血小板 PLT、PCT、MPV 升高，且活动期 PLT、PCT、MRV 与血瘀证有相关性。陈静等研究发现 RA 患者血小板

计数与 RA 患者 ESR、CRP、RF 有关联，与临床指标和受累关节 X 线改变的程度相关，认为血小板的计数与炎症反应的持续存在密切相关，其原因可能与 RA 活化的滑膜细胞产生的致炎细胞因子以及致炎细胞因子受体表达明显增加有关。活化的滑膜细胞产生的致炎细胞因子如 IL-1、IL-3、IL-6 等是目前公认的在体内、体外都对巨核细胞系统的增殖和成熟、促进血小板增殖有明显作用的因子，其中 IL-3 刺激巨核细胞增殖作用最强。RA 患者血小板计数与血清 IL-1β 水平呈正相关改变。

大量研究表明，在冠心病、2 型糖尿病、原发性高血压、银屑病、原发性肺癌等疾病中，血瘀证的患者体内标志血小板活化的膜糖蛋白的活性都显著性升高，表明血小板活化各项指标都与血瘀证有着密切的关系。王利军等检测 43 例 RA 患者血小板表面 CD62P 含量，发现 RA 患者外周血中血小板 CD62P 的阳性率大于健康对照组，而且活动组血小板的阳性率大于缓解组，表明 RA 患者体内血小板活化的存在。王锋等检测了 28 例 RA 患者外周血 CD62P 和 CD63 表达量，发现两个指标在活动期患者外周血中含量都明显升高，CD62P 和反映疾病活动性的指标联系更加紧密。CD62P 是血小板活化的金标准，又称为 P 选择素，属于细胞黏附分子选择素家族，存在于血小板 α 颗粒内，作为血小板活化标志和黏附受体。当血小板活化后，有两种表达方式，一种是 α 颗粒膜与胞膜迅速融合，可导致储存的 CD62P 在细胞表面快速表达，另一种是基因转录水平上调引起的持续表达，从而介导活化血小板与中性粒细胞、单核细胞、嗜酸性粒细胞及 T 淋巴细胞亚群相互黏附作用，成为病理生理状态下启动微血栓形成、炎症反应和/或维持炎症状态的一个关键因素，并与机体的防御功能、免疫损伤、炎症反应、血栓形成及肿瘤转移等密切相关。

毛以林、吕中等发现冠心病血瘀证患者的体内纤溶酶原激活物及其抑制剂（t-PA/PAI）活性降低，认为纤溶系统活性与血瘀证有相关性。杨春花等监测 RA、骨性关节炎和正常人滑膜组织和血浆中的 PAI 的含量，发现 RA 患者体内的 PAI 含量增高，其中滑膜中的含量高于血浆中的含量，与疾病活动指标相联系。纤溶系统是将血管内、外沉积的纤维蛋白溶解，保证血管通畅，防止血栓形成的一种重要防御机制。t-PA 和 PAI 是体内调节纤溶系统的重要活性物质，生理状态下，两者相互作用，维持了正常的血浆纤溶活性，对防治血液低凝、高凝状态尤其重要。二者主要由血管内皮细胞合成，血管内皮细胞的损害，会影响其合成和释放。由于血管平滑肌细胞可以大量的合成 PAI，平滑肌细胞的增生和向内膜的移行，会伴有大量的 PAI 释放入血液。一旦血液循环中 PAI 作用增强或者 t-PA 作用减弱，则局部纤溶活性受到抑制，血液呈现高凝状态，易诱发血栓形成。血栓形成使 PAI-1 活性进一步增加，加速了纤维蛋白的形成。

D-二聚体是在各种病理和生理状态下，凝血系统的激活导致纤维蛋白的生成，而纤维蛋白的生成又激活纤溶系统，引起纤溶酶的生成和纤维蛋白的降解，作为纤维蛋白单体经过交联，再经过纤溶酶水解产生的特异性降解产物。其含量的升高特异性的反映体内纤溶活性增强和凝血酶产生增多，标志着机体凝血和纤溶系统的双重激活，是监测溶栓和判断原发性和继发性纤溶的有效指标，对血栓形成性疾病具有早期快速诊断价值。韩乔燕等研究丹参干预 CIA 大鼠血清 D-二聚体含量的作用，发现所有 CIA 大鼠血清 D-二聚体含量高于空白组，说明 CIA 大鼠中存在易栓状态，治疗中丹参＋甲氨喋呤（MTX）组血清 D-二聚体含量下降最为显著，因此丹参＋MTX 联合治疗可以很好地改善 RA 的易栓状态。李彩霞等观察 129 例 RA 患者，按照活动性分组，并与其他风湿性关节炎、骨质增生性关节炎、结核性关节炎、正常人分别对照，发现 RA 患者体内 D-二聚体含量升高，在中晚期等病情严重的患者体内升高更加明显，因此 D-二聚体浓度的检测有利于对 RA 的诊断、分期和鉴别诊断。NakashimaM 研究纤维蛋白产物和 D-二聚体在 RA 患者体内的水平及其与疾病活动性之间的关系，与对照的其他风湿类疾病的患者相比，RA 体内纤维蛋白产物和 D-二聚体的水平较高，并与病情活动性有关。D-二聚体含量升高表明 RA 患者体内存在着高凝和继发纤溶的异常。

炎风湿关节炎血瘀证和血流变学、微循环障碍

血瘀证是血液流动性和粘滞性出现异常的证候。研究血液流动性、黏性和变形性的发生和变化的规律及其与疾病的关系，是现代血流变学的主要内容。陈可冀等认为，所有血瘀证的患者，从宏观血流变学上看，表现为血液黏度、血浆黏度、红细胞沉降率、血管壁压力、微血管弛张度的异常，从微观角度看，可有红细胞聚集行、红细胞变性能力、红细胞与血小板表面电荷水平、白细胞流变性的异常。徐宗佩等研究发现诸如糖尿病、慢性肺心病、高血压、慢性肾炎等慢性疾病中，多数存在血瘀证和微循环障碍，因此认为"久病入络"的理论基础是血瘀证，而病理实质可能就是微循环障碍。

陈代萌等分析18例RA的甲襞微循环情况，发现患者全部存在轻至中度的微循环障碍，其中以红细胞聚集、流速减慢及静脉丛改变最为明显，而红细胞聚集和血流减慢是微循环障碍最常见的流态异常，二者互为因果，形成恶性循环，是影响组织灌流的重要因素，RF、IgG、C_3随微循环障碍的程度加重而活跃。吴启富等分析RA不同阶段（早期、缓解期、晚期）甲襞微循环及血液流变学改变，发现RA患者的甲襞微循环均有不同程度的改变，尤其以血管形态和血液流态显著，血管口径尤甚，血流变学也有不同程度的改变，表现为全血黏度、血浆黏度、血小板黏附率增高，纤维蛋白原增加，体外血栓形成试验异常等，并且发现RA的病程越长，病变程度越深，范围越广。胡艳通过研究RA血流变学指标发现，除红细胞压积降低外，血流变学的指标全部升高，原因可能是RA的全血黏度增高受纤维蛋白原和免疫球蛋白升高的双重影响。梁先念分析79例RA的血液流变学表现为高黏滞综合征的原因主要是血浆纤维蛋白原、γ-球蛋白增高及免疫复合物形成造成血黏度增高。

炎风湿关节炎血瘀证与血管内皮损伤

血管内皮细胞是位于血液与血管内皮组织之间的单层细胞，覆盖在整个循环系统的血管腔表面。不仅是血液和组织间代谢交换的屏障，还是机体重要的内分泌腺。血管内皮能产生舒张、收缩物质，调节血管张力，产生抗凝或促凝物质，调节纤溶系统及血小板功能等。在病理条件下，血管内皮细胞受损，抗凝抗栓物质合成与释放减少，而促凝物质合成和释放增加，导致机体凝血—纤溶系统异常和血小板功能紊乱，从而使血运失常、血脉瘀阻，使血液处于高度凝聚和黏滞状态。CardilloC在对32例成年无血管危险因子存在的低疾病活动性的RA患者的研究中发现，无动脉血管的扩张反映发生的明显改变，表明早期、未经治疗的RA患者存在着内皮功能障碍。林玲等用血液介导的血管舒张方式评价33例RA患者的血管内皮功能，发现全部存在内皮功能障碍。

炎风湿关节炎血瘀证与炎症反应

炎症是指组织细胞发生形态结构不同程度的损伤、充血、肿胀、渗出、变性、血管破坏坏死或增生栓塞、局部缺血，缺氧伴有代谢机能改变。近年来，大量的实验研究发现炎症和瘀血证有着密切的关系。

C反应蛋白是由Tillett等发现能和肺炎双球菌细胞壁C-多糖结合的蛋白质，由肝脏细胞合成和分泌，血中CRP浓度与炎症和组织损伤程度成正比。生物体外的研究表明，聚集的CRP能通过巨噬细胞刺激组织因子生成，启动凝血过程。美国加利福尼亚大学的研究证实CRP参与血栓形成。CRP主动脉的内皮细胞产生较高水平的纤溶酶原激活物抑制剂-（PAI-1）。PAI-1属于丝氨酸蛋白酶抑制剂家族，是对纤维蛋白溶解有反作用的递质，可引起动脉内的损伤，这些损伤最终会导致斑块和血栓形成。CR水平升高者，炎症局部释放的血管收缩因子较多或者血栓形成的过程中血小板释放的血栓素A_2较多。

细胞因子及体液免疫均在RA的发病机制中起着非常重要的作用。目前认为RA滑膜中各类细胞产

生的 IL-1、IL-2、IL-3、IL-4、IL-6、IL-8、γ-IFN 和 TNF-α 等细胞因子构成了一个细胞因子网，其中 IL-1、TNF-α 在 RA 患者关节滑膜炎症的形成过程中的作用最重要，而在 RA 病程中起重要作用的细胞因子中有一些被现代研究证实和血瘀证是相关的。

肿瘤坏死因子（TNF-α）是由激活的单核巨噬细胞产生的一种具有多种生物活性的前炎症细胞因子，也是重要的生长负调节因子。TNF-α 能促进内皮细胞黏附白细胞，刺激内皮细胞分泌炎性介质，激活凝血系统，抑制纤溶，增加炎性渗出及氧自由基的产生，促进单核巨噬细胞释放 IL-1、IL-6、IL-8 等，这些功能促使炎性的发生与发展。

血清白介素-6（IL-6）主要由活化单核细胞、活化 T 细胞、纤维母细胞和内皮细胞合成分泌，是由一条单链多肽组成的糖蛋白，IL-6 的增高使免疫球蛋白增多，形成的免疫复合物也增多，通过经典途径和旁路途径大量激活补体，引起炎症反应和靶细胞损伤，在炎症反应中有着非常重要的作用。孙丰雷等研究显示，同健康人相比，糖尿病血瘀证和非血瘀证相比，血瘀证患者的 IL-6 水平明显升高，认为 IL-6 水平升高可能是血瘀证的病理生理之一。吕勇等也发现慢性肾衰患者 IL-6 含量水平与血瘀证相关。

黏附分子具有广泛而重要的生物学功能，参与细胞信号的转导与活化，目前研究较多地集中在细胞间黏附分子（ICAM-1）、血管黏附分子（VCAM1）等。可溶性细胞间黏附分子 ICAM-1，是表达于内皮细胞和其他抗原递呈细胞上的 ICAM-1 脱落于血液中的可溶性形成，属于免疫球蛋白超家族中的成员，是一种表面膜蛋白抗原，内皮细胞表面细胞黏附分子的异常表达是内皮细胞损伤的早期变化。血清的 sICAM-1 的水平与细胞表面的 ICAM-1 分子数量呈正比相关。测定血清 sICAM-1 的水平可间接反映内皮细胞和抗原递呈细胞表 ICAM-1 的表达量。贾杰芳等发现 RA 患者血清 sICAM 水平显著升高，说明患者内皮细胞和抗原递呈细胞表面表达 ICAM-1 增多，白细胞上的 ICAM1 通过与内皮细胞结合，黏附浸润的白细胞活化后，可释放多种酶，溶解破坏内皮细胞，释放细胞因子，由此构成导致内皮细胞受损的恶性循环。陈立国等运用免疫组化和 RT-PCR 的方法研究发现，血瘀证大鼠模型组血管内皮细胞的 ICAM-1、VCAM-1 的表达均高于对照组，袁肇凯等研究发现，可溶性 ICAM-1 和可溶性 VCAM-1 等血管活性物质的异常程度均呈冠心病血瘀证组＞健康对照组的变化，而冠心病血瘀证组和非血瘀证各组内之间比较无差异。以上研究表明血瘀证和血管内皮细胞黏附分子表达具有关联。

讨　论

RA 瘀血证的研究表明其与凝血和纤溶系统异常、血液微循环障碍、血液黏稠度增高、血管内皮受损、组织和细胞代谢异常、免疫功能障碍等多种病理生理改变有关，在临床治疗中，可根据患者临床症状、体征，结合病理学、理化检查等现代技术，更好地辨证论治和运用活血化瘀法。

高凝状态是指很多因素引起的止血、凝血和纤溶系统等失调的一种病理过程，易导致血栓形成的多种血液学变化。这些变化可以反映出血管内皮细胞受损，血小板和白细胞被激活或功能亢进，凝血因子含量增高或被活化，抗凝因子含量减少或结构异常，纤溶因子含量减少或功能减弱，血液黏度增高和血流减慢。而 RA 血瘀证患者体内存在着血管内皮功能障碍、血小板活化、凝血和纤溶机制异常、血流动力学和微循环障碍等表现均提示存在着高凝状态。通过检测有关高凝状态的血液学指标有助于对 RA 高凝状态早期发现、早期治疗。

334 强直性脊柱炎血瘀证

强直性脊柱炎（AS）是一种主要侵犯脊柱，并可不同程度地累及骶髂关节和周围关节的慢性进行性炎性疾病。AS 患者不仅中轴关节疼痛，晚期还会造成脊柱韧带的纤维化、骨化及髋、膝等外周关节破坏而致残。血瘀证是指因气虚、气滞、寒凝、火热等原因，导致血瘀而血行不畅，也有因外伤或各类急、慢性病导致出血未能及时消散者。血瘀证见于多种疾病，是一种综合性病理状态。近年来，随着活血化瘀和血瘀证研究的深入，诸多学者从血液流变学、微循环、血小板活化及血管内皮功能等角度对强直性脊柱炎（AS）血瘀证形成的病理生理基础逐步开展了研究和探索，取得一定进展，学者刘慧敏等对强直性脊柱炎血瘀证的基础研究做了梳理归纳。

强直性脊柱炎血瘀证的基础研究

1. 微循环障碍 微循环是血液循环的最基本功能单位，其功能的正常与否直接影响着组织和器官的新陈代谢。现代医学对血瘀证的大量研究表明，血瘀与西医学的微循环障碍症以及中医的活血化瘀疗效与西医学微循环障碍的改善有相似规律，说明血瘀证的主要病理基础是微循环障碍。研究证实，AS 患者存在明显的微循环障碍。胡永红等将 50 例 AS 患者与健康对照组比较发现，患者血流速度缓慢，线粒流 12 例（24%）、粒流 38 例（76%）；红细胞聚集现象明显，中度及重度红细胞聚集分别是 31 例（62%）和 9 例（18%）；AS 患者甲襞微循环输入支、输出支管径均变窄、袢顶径增宽，管袢长度变短，可能与淋巴样细胞及浆细胞沉积于血管壁造成血管壁增厚，甚至管腔狭窄、痉挛收缩有关。薛相虎观察了 109 例 AS 患者的红外线热像图，平均温差在 3.9 ℃～6.4 ℃ 之间，说明 AS 患者存在微循环异常。

2. 血流变异常 陈可冀认为所有血瘀证的患者，从宏观血液流变学上看，可表现为血液黏度、血浆黏度、红细胞沉降率、血管壁压力和微血管弛张度的异常；从微观血流变上看，可有红细胞聚集性、红细胞变形能力、红细胞与血小板表面电荷的水平、白细胞流变性等的异常。研究证实，AS 患者存在明显的血液流变学异常。金忠棋等研究发现，AS 患者组红细胞压积、纤维蛋白原、全血黏度、血浆黏度、红细胞电泳时间及血小板电泳时间均比正常对照组明显增加，说明 AS 患者疼痛发作期血液流变学有明显改变，血液呈微凝态。董青等报道，人类白细胞抗原 B27（HLA-B27）阳性 AS 患者红细胞压积、纤维蛋白原、全血黏度、血浆黏度和红细胞电泳指数均明显增加；同时伴有 IL-6、CRP 和免疫球蛋白明显偏高，$CD3^+$、$CD8^+$ T 淋巴细胞明显降低，$CD4^+$ T 细胞则明显升高，提示血液黏度增加可能与机体的免疫功能异常有关。沙洪等测定了 40 例 AS 患者的血液流变学指标，结果患者组的红细胞压积和水洗红细胞低切显著降低，而全血黏度、血浆黏度和纤维蛋白原则显著升高，说明 AS 患者普遍存在血液流变学异常，且随着病程的进展而有加重趋势。

3. 凝血-纤溶功能失衡

（1）血小板活化与 AS 血瘀证的关系：血小板参与了人体内炎症、过敏、移植物排斥等免疫反应，在细胞免疫调节中起着重要作用。刘建中等报道，在 AS 活动期血小板（PLT）明显高于正常对照组及稳定期（$P<0.05$，$P<0.01$），血小板平均容积（MPV）、血小板分布宽度（PDW）、血小板比率（P-LCR）明显低于正常对照组及稳定期（$P<0.05$，$P<0.01$），而稳定期 PLTMPV、PDW、P-LCR 与正常对照组差异无显著性意义（$P>0.05$）；PLT 与 Bath 活动指标评分呈正相关（$P<0.05$，$\gamma=$

0.415），与 ESR 和 CRP 呈直线正相关（$P<0.01$，$\gamma=0.436$ 和 0.443）；MPV、PDW、P-LCR 与血沉和 CRP 分别呈负相关，说明血小板可能参与 AS 的病理过程，且随 AS 患者的病情变化。杨壮立等研究发现，PLT 升高的 AS 患者组晨僵时间明显大于 PLT 正常 AS 患者组，PLT 升高与多项 AS 活动指标的变化相一致，这种反应性血小板增多症与 AS 多种细胞因子的活化有关。王俊祥等研究了血小板参数与 AS 病情活动的相关性，报道 AS 活动期 PLT、CRP、ESR、IgG 和 C3 显著高于缓解期及正常对照组，MPV 显著小于缓解期及对照组，且 PLT 与 ESR、CRP 和 C3 均存在显著正相关。血小板参数与 AS 病情活动相关，可作为评价 AS 病情活动及临床疗效的实验室指标。

血小板黏附性和聚集性增强、功能亢进是反映血瘀证的客观指标之一。血小板活化时释放的 5-羟色胺（5-HT）、血栓素 A_2（TXA_2）和儿茶酚胺等可引起血管收缩、血流量减少，造成血液循环和微循环障碍及相应器官和组织缺血。血小板活化分子颗粒膜蛋白（CD62p）是特异性反映血小板活化的金指标。大量研究证实，在糖尿病、心脏病、高血压等疾病中，血瘀证患者血浆中 α-颗粒膜蛋白（GMP-140）浓度高于非血瘀证患者，非血瘀证患者又明显高于正常对照者。王锋等用单克隆抗体作分子探针，经流式细胞术检测了 AS 患者的 CD62p 和 CD63 及血小板计数（PLT），结果显示，AS 组的 PLT（259.54 ± 102.59）$\times10^9$/L、外周血 CD62p 表达（13.60 ± 7.64）%、CD63 表达（6.92 ± 4.16）%明显高于正常对照组，且与 CRP、ESR 的升高呈正相关，说明 AS 患者的血小板处于高度活化状态。

（2）纤维蛋白溶解系统功能失衡与强直性脊柱炎血瘀证的关系：凝血-纤溶功能平衡是维持机体正常血液流通的基础，纤溶活性降低会导致血液高凝、高黏状态。王奇等报道血瘀模型组兔血浆组织型纤溶酶原激活剂（t-PA）和抗凝血酶Ⅲ（AT-Ⅲ）活性比正常组显著降低（$P<0.01$），而纤溶酶原激活剂抑制剂（PAI）活性则明显升高（$P<0.01$）。何旭华等研究发现，血瘀证患者血浆蛋白 C（PC）、AT-Ⅲ活性明显下降（$P<0.05$）。欧阳波研究发现，AS 患者存在明显的纤溶活性降低，病情活动期患者血浆 t-PA、t-PA/PAI、AT-Ⅲ降低，PAI、纤维蛋白（原）降解产物（FDP）、D-二聚体（D-D）升高。薛相虎观察了 30 例 AS 患者纤溶功能及血液流变学与血瘀证候的相互关系，报道补肾强督方治疗前后 t-PA、t-PA/PAI、AT-Ⅲ、PAI、FDP、D-D 变化具有显著差异，提示纤溶系统的变化可以作为 AS 肾虚督寒血瘀证的客观指标。

4. 血管内皮细胞与 AS 血瘀证的相关性 在多种疾病中，内皮细胞损伤或功能紊乱与血瘀证的形成密切相关。血管内皮细胞（VECs）不仅是血液和血管平滑肌的屏障，而且是高度活跃的代谢库，它能合成多种血管活性物质如 P-选择素（又称 CD62p）、纤溶酶原活化剂抑制物（PAI）、缩血管物质内皮素（ET）和血浆血管性血友病因子（VWF 因子）、血小板活化因子（PAF）等，调节血管的舒缩功能与血液的流动性，对维持血液正常循环有重要意义。肿瘤坏死因子 α（TNF-α）对创伤局部血管内皮细胞有着多方面的作用，包括激活和损伤作用，VECs 经 TNF-α 刺激后产生形态和功能的变化，使其通透性增加，加重局部组织炎性水肿和炎性细胞的浸润。在风湿病的发病过程中，各种致病因子，如前炎性细胞因子、自身抗体、炎症细胞等均可通过直接或间接途径作用于内皮细胞，引起内皮细胞损伤或细胞表型改变，同时，内皮细胞也通过自身激活表达多种黏附分子，释放大量炎症细胞因子和血管活性物质，介导炎症细胞的黏附、活化及迁移。AS 患者血清 TNF-α 水平、细胞因子、炎症细胞等明显升高。

近年来，随着分子生物学的发展，逐步开展了相关基因表达与血瘀证形成微观机制的研究和探索，使对血瘀证的基础研究更加深入。诸多研究证实了热休克蛋白 70（HSP70）、c-fos 和 c-jun 等基因在动脉粥样硬化、高血压病、肿瘤、脑缺血等合并血瘀证的疾病中表达异常增加，活血化瘀方药对 c-fos、c-jun 基因表达的抑制作用从另一方面证实了 c-fos 和 c-jun 基因与血瘀证的相关性。马民以病证结合方式观察得出高血压病和Ⅱ型糖尿病血瘀证患者组 c-fos、c-jun 基因表达明显强于正常对照组和非血瘀证组；Rajdev 等在脑缺血小鼠局部组织中发现较高水平的 HSP70 基因高表达；另一项研究报道血浆内皮素-1（ET-1）可反射性刺激 c-fos、c-jun 基因表达增强；张博生报道，活血化瘀中药桂枝茯苓丸可有效抑制 c-fos 基因的表达；陈云波等观察血瘀证兔模型血清对体外培养的血管内皮细胞活性因子基因表达的影响，结果 ET-1mRNA 表达明显升高（$P<0.01$），表明血管内皮细胞中 ET 基因高表达及 cNOS 基

因低表达导致的平衡失调在血瘀证形成和发展过程中起着重要作用。基因学的发展为探索 AS 血瘀证形成的微观机制和演变规律、研究活血化瘀方药治疗 AS 的微观作用机制开创了新方法。

诸多学者采用宏观辨证与微循环、血液流变学等相结合的研究方法，使得 AS 血瘀证的研究逐步深入。在中医学理论指导下，运用分子生物学和基因技术深入到细胞、亚细胞、分子水平乃至基因调控表达，更准确地阐明 AS 血瘀证的本质及活血化瘀方药的微观作用机制，探寻干预基因表达的靶点，指导临床优化、优选效验良方，提高治疗效果，这将是治疗 AS 以及血瘀证实质研究的更大突破。辨证论治是中医的特色之一。中医对 AS 证候进行了大量的研究，AS 的发病机制复杂，同时由于体质差异，临床可出现各种兼杂证候，应尽快制定统一的、适应中医科研的辨证分型标准，探索血瘀证在不同证型中的临床表现和分布情况，指导遣方用药，为中医药诊治 AS 提供更有力的依据。

335　妇科血瘀证临床和实验研究

妇科血瘀证是以疼痛、肿块、出血色紫暗或夹有瘀块等为主要临床表现的综合征，是妇科临床常见的一种病证，其常用治法是活血化瘀。血瘀证普遍存在于妇科疾病之中，故对妇科血瘀证进行相关研究，具有重要的临床意义和发展前景。学者欧适香等就近年妇科血瘀证的临床与实验研究做了梳理归纳。

临床研究

1. 病因病机　金志春通过分析张仲景妇科血瘀学说，认为其病因病机可概括为风邪致瘀、气滞血瘀、寒凝血瘀、热灼血瘀、水与血结、出血成瘀、经产留瘀、瘀血留着积久成癥等。《景岳全书·妇人规》对癥瘕病因病机有所阐述："瘀血留滞作癥，惟妇有之，其证则或由经期，或由产后，凡内伤生冷，气弱而不行。总由血动之时，余未净，而一有所逆，则留滞日积而渐以成癥矣。"

2. 古方研究　古代经典方剂疗效确切，目前仍广泛应用于临床。李仁杰等运用大柴胡汤合桂枝茯苓丸治疗瘀热内结型盆腔粘连症60例，总有效率83.33%。黄西戎等运用桃核承气汤治疗子宫内膜异位症56例，治疗后患者血浆PRL、E_2含量水平明显下降（$P<0.05$）；血液流变学多数指标有不同程度改变（$P<0.05$）。顾亚平运用生化汤加味治疗瘀阻胞宫证崩漏62例，总有效率93.54%。郑玉燕等运用温经汤加减治疗寒凝血瘀证痛经42例，对照组36例予以消炎痛，总有效率治疗组92.9%，对照组61.1%，2组比较差异显著（$P<0.05$）。张红等运用当归芍药散治疗慢性盆腔炎30例，对照组30例予以妇乐颗粒，总有效率治疗组91.67%，对照组68.33%；2组治疗后下腹痛、腰骶酸痛、带下量多、性交痛等症状均有不同程度改善（$P<0.05$）。

3. 成方研究　中成药具有易于贮存、携带便利等优点，比较符合现代人的需求，因此成方研究备受关注。魏军琳等用妇舒颗粒（当归、蒲黄、五灵脂等）治疗产后妇女恶露不行或行而不尽、腹痛拒按及妇科月经不调、痛经、闭经等属气虚、寒凝所致之妇产科血瘀证250例，对照组150例予以单味益母草膏治疗，总有效率治疗组92.8%，对照组82.0%，2组比较差异显著（$P<0.01$）。张晓丹等运用妇血宁合剂（三棱、莪术、土鳖虫、贯众炭、山茱萸等）治疗血瘀型崩漏30例，对照组用宫血宁胶囊进行治疗。妇血宁合剂能缩短出、凝血时间，改善血液流变性，降低前列环素，提高血栓素B_2，作用优于对照组（$P<0.01$）。黄艳辉等将75例气滞血瘀证子宫内膜异位症患者随机分为莪棱胶囊组、内美通组及空白对照组，每组25例，治疗3个月后，莪棱胶囊组痛经发生率从84%下降至48%，卵巢巧克力囊肿亦明显缩小（$P<0.05$）；血清CA125、PRL水平明显降低（$P<0.05$），EMAb转阴率达33.33%（$P<0.05$），与内美通疗效相似（$P>0.05$）。张晋峰等用活血消癥颗粒（三棱、莪术、生牡蛎、炮山甲、当归等）治疗子宫肌瘤300例，对照组100例口服米非司酮片。结果表明活血消癥颗粒在改善症状及减少肌瘤复发等方面明显优于米非司酮（$P<0.05$），且无不良反应。

4. 自拟方研究　目前众多医家运用自拟方药治疗血瘀证，其临床疗效也得到了广泛证实。刘金星等以自拟经痛消方（熟地黄、当归、白芍、川芎、延胡索等）治疗原发性痛经40例，对照组40例口服少腹逐瘀胶囊，治疗组总有效率92.5%，显著优于对照组（$P<0.05$）。治疗组治疗后子宫动脉血流动力学指标显著改善（$P<0.05$）；血液流变学各项指标均明显降低（$P<0.05$）；血PG含量显著降低（$P<0.01$）。刘春丽等采用化瘀温经利湿法治疗慢性盆腔炎20例，药选桃仁、红花、莪术、泽兰、茯

苓等。对照组20例予氧氟沙星及甲硝唑联合或交替使用。治疗组总有效率及CD4、CD25等表达水平显著升高，ESR、CRP及症状出现率显著降低（$P<0.05$），提示化瘀温经利湿中药在调节细胞免疫功能方面优于抗生素。宁艳等运用丹芍活血行气汤（丹参、赤芍、牡丹皮、乌药、川楝子等）治疗盆腔瘀血综合征50例，总有效率治疗组（88.00%）高于对照组（61.11%），差异显著（$P<0.01$）。该方能改善血液黏度，对T淋巴细胞亚群、白细胞介素-2受体、NK细胞有调节作用，治疗前后比较，差异显著（$P<0.05$）。刘润侠等运用补肾活血方（续断、淫羊藿、柴胡、香附、丹参等）治疗内异症合并不孕患者，该方可增强内异症合并不孕患者"种植窗"子宫内膜上皮细胞整合素β_3的表达，治疗组妊娠率为63%，高于丹那唑对照组的40%，提示补肾活血方能通过调节子宫内膜的容受性来提高内异症不孕患者的受孕率。

实验研究

1. 病证结合动物模型的建立 冉青珍等对3月龄雌性大鼠（病证结合模型组）分别施加"堕胎伤肾"致"肾虚血瘀"、"产褥期劳倦"致"血瘀"、"产褥期受寒"致"产后留瘀"、"产褥期气滞"致"产后留瘀"因素进行造模以及西医自体移植法，造肾虚血瘀证子宫内膜异位症不孕症大鼠模型。该模型大鼠既反映肾虚血瘀的中医证候基本特点，又与子宫内膜异位症相关不孕症疾病特点相一致，可代表子宫内膜异位症不孕患者进行妊娠功能方面的中医药研究。张勤华等对Wistar雌性大鼠采用常规DMBA（二甲基苯蒽）卵巢埋线法诱发原发性卵巢癌模型，结合大黄芒硝合剂灌胃，分A组（原发模型）、B组（短期灌胃模型）、C组（长期灌胃模型），建立（脾）气虚血瘀模型。C组造模成瘤率与A组无差异，并具有成瘤周期短、成瘤高峰集中的优势，更符合实验研究。

2. 中药药理研究 活血化瘀药物的药理研究为临床治疗提供一定参考。益母草和鸡血藤镇痛作用明显。没药挥发油具有显著抑制小鼠离体子宫平滑肌收缩、抑制芳香化酶活性的作用。丹参能明显抑制血小板聚集并延长凝血时间。丹参、血竭、鸡血藤、川牛膝、土鳖虫等可有效抑制体内或体外血栓形成。川芎与赤芍、桃仁与红花、水蛭与虻虫药对，均可改善血瘀模型大鼠的血液流变学指标。

3. 动物实验客观化研究 借助医学分子生物学新技术可深入进行妇科血瘀证基础及临床研究。王永宏等建立雄激素致大鼠不孕模型，通过阴道涂片筛选各组大鼠，采用光镜、原位杂交、免疫组织化学等方法，观察补肾化瘀方治疗前后大鼠的卵巢形态学及其卵巢促黄体生成素受体（LHR）mRNA的表达，该方可显著增加大鼠卵巢质量及各级卵泡总数，并影响大鼠卵巢局部LHR mRNA表达，促进卵泡发育而促排卵。苗兰等以复合因素制作大鼠气滞血瘀证模型，采集正常大鼠、气滞血瘀证大鼠及血府逐瘀汤治疗组大鼠的血清，去除血清中的白蛋白，利用双向凝胶电泳分离血清总蛋白，通过Image Master 2D Elite 6.01凝胶图像分析软件分析2-DE图谱，结果有差异蛋白点7个，其中模型组大鼠血清与正常组相比有1个蛋白质下调，5个蛋白质上调，1个蛋白表达缺失。血府逐瘀汤可改善这些改变及缺失的蛋白质表达水平。刘雅等应用全基因芯片对气虚血瘀大鼠和正常大鼠进行全基因表达谱检测，分析与炎症免疫相关的差异表达基因。揭示出气虚血瘀证与异常的炎症免疫反应密切相关，为研究气虚血瘀证本质炎症免疫机制提供了候选基因群。

妇女崩漏、痛经、闭经、多囊卵巢综合征等月经病症，产后恶露不尽等产后诸疾，妇科肿瘤、卵巢囊肿、盆腔瘀血综合征、子宫内膜异位症、不孕症等杂病，以及感染性疾病如慢性盆腔炎等疾病的发生发展过程都与血瘀证有关。因此，近年来的古方、成方及自拟方的临床研究，都围绕活血化瘀这一基本原则开展。通过临床观察，发现中医治疗妇科血瘀证在改善症状方面疗效显著。通过改善炎症周围血液循环，减少炎性渗出，降低经血PG含量，改善疼痛症状、血流动力学指标及血运，缩短出血时间，减少出血量；调节血E_2、P含量缩小子宫肌瘤；还能调节细胞免疫功能。远期疗效佳，如降低痛经发生率、减少子宫肌瘤复发、提高受孕率等。

临床观察结合相关实验研究，能够对妇科血瘀证进行多角度及深层次研究。病证结合动物模型，较接近临床实际,用于评价活血化瘀方剂及其相关药物药效,有利于新药研制及临床研究。活血化瘀药物可改善血瘀模型大鼠的血液流变学指标,延长凝血时间,抑制血栓形成,并有镇痛等作用,证实药理研究可为临床治疗提供一定参考。通过研究蛋白质表达水平异常、基因的结构或调控异常,可探讨其与妇科疾病发生、发展的关系,进一步开展妇科血瘀证的基因诊断和基因治疗、生物制药以及卫生防疫等方面研究。借助医学分子生物学新技术,能更好地进行基础及临床研究。

336　妇科肿瘤血瘀证的病理机制

血瘀证是指瘀血内阻形成的以疼痛、肿块、出血、瘀血色脉征等为主要表现的证候。血瘀的病因可分为瘀滞内结之血、离经之血和污秽之血。《妇人大全良方》指出"妇人以血为本",女性特有的生理活动,均赖血液的滋养。妇科肿瘤属于中医学"癥瘕"范畴,寒凝、气滞、热灼、痰阻、金刃损伤等均可致血运失调而形成瘀血,瘀血阻滞冲任、胞宫、胞脉,积而日久,形成包块,导致癥瘕的发生。可见血瘀是癥瘕发生的重要病机。

现代研究发现,血液高凝状态、免疫炎症反应等可使血中代谢产物堆积,血液黏度增加、运行不畅,微循环障碍,而致瘀血产生;细胞异常增殖、黏附、纤维化、血管生成等可促使肿瘤增殖,有形实邪阻滞经脉,气血不通,日久导致瘀血内结;细胞侵袭性增强、血管内皮细胞损伤等可使血溢脉外,离经之血不能归经而致血瘀发生;以上各因素还可相互影响,加重血瘀。学者杨欣等对妇科肿瘤血瘀证的病理机制研究做了梳理归纳,以期对今后深入研究妇科血瘀证提供参考。

血液高凝状态

血液高凝状态是指某些病理过程中血液凝固性增高,血流速度减慢。凝血系统激活、纤溶系统减退、血小板激活与聚集、血管内皮损伤等均可导致血液高凝状态,此时血液具有"浓""黏""凝""聚"等特点,容易导致瘀血的产生。

1. 凝血和纤溶系统　凝血和纤溶系统失调是导致血液高凝状态最直接的因素。高凝状态下体内促凝物质增多,凝血因子活性增强,凝血级联反应被激活,使活化部分凝血酶原时间、凝血酶原时间、凝血酶时间缩短,纤维蛋白原升高。血浆 D-二聚体是血液高凝状态和继发性纤溶的特异性标志物。血液高凝和继发性纤溶导致凝血酶作用于纤维蛋白原,并逐步降解形成 D-二聚体碎片,最终导致 D-二聚体含量增加。Ding D 等研究发现,与健康妇女相比,子宫内膜异位症(EMS)患者血小板活化率、血小板聚集率、D-二聚体水平升高,凝血酶时间缩短,并在手术切除病变后 3 个月,凝血酶时间延长,其余指标均下降,提示 EMS 患者体内可能存在高凝状态,为抗凝治疗 EMS 提供依据。同样,在子宫肌瘤、子宫腺肌病等患者体内也发现了高凝状态存在的证据。Yamanaka A 等研究发现,子宫体积≥100 cm³ 的子宫腺肌病患者凝血系统激活及血栓形成的风险较高,凝血和纤溶系统失调可能是子宫腺肌症患者月经过多的原因。另外,已有研究表明,妇科肿瘤患者罹患心脑血管疾病等慢性疾病的风险更高,提示这些疾病可能是心脑血管疾病的危险因素。因此,对于妇科肿瘤患者高凝状态的研究,是可行且具有前景的研究方向。

2. 血小板　血小板能引起血液高凝状态,促进新生血管生成,介导免疫炎性反应。动物实验表明,抗血小板疗法能有效治疗小鼠 EMS,其机制可能是减少血小板聚集和血管生成,缩小病变面积,降低纤维化程度,同时改善全身痛觉过敏。Ding D 等的研究表明,血小板参与了 EMS 的发生发展,这为抗血小板治疗 EMS 提供了有力证据。有研究发现气滞血瘀证患者血小板活化程度较其他证型更加明显。血小板被激活时,花生四烯酸(AA)的产生增加,AA 在环氧化酶催化下形成血栓素 A_2(TXA$_2$),TXA$_2$ 是强缩血管物质和血小板聚集剂,前列环素(PGI$_2$)与之相反,是舒张血管物质和抑制血小板聚集剂。一般情况下,两者在体内以稳定的血栓烷 B_2(TXB$_2$)、6-酮-前列腺素 $F_{1\alpha}$(6-keto-PGF$_{1\alpha}$)形式存在。研究发现血瘀证患者经血中 TXB$_2$ 水平升高,6-keto-PGF$_{1\alpha}$ 水平降低。AA 代谢途径增强,还可

导致前列腺素 E_2（PGE_2）、前列腺素 $_{2\alpha}$（$PGF_{2\alpha}$）产生增加，PGE_2 舒张子宫平滑肌，舒张血管，$PGF_{2\alpha}$ 收缩子宫平滑肌，收缩血管。TXA_2/PGI_2、$PGE_2/PGF_{2\alpha}$ 平衡失调，使体内凝血功能增强，子宫平滑肌和血管异常收缩，导致痛经、月经过多等症状的发生。还可使微循环灌流量减少，组织液渗出，引起局部缺血、缺氧、酸中毒，从而加重微循环障碍，使血瘀症状更加明显。

3. 血管内皮细胞损伤 血管内皮细胞损伤使血管通透性增加，血液成分、血流动力学发生改变，表现为血瘀特征。血管性血友病因子（vWF）是由血管内皮细胞合成的反映内皮细胞受损的最敏感标志物。血管内皮细胞受到刺激后，分泌 vWF 黏附胶原纤维和血小板，形成血栓从而止血。血管生成素2（Ang_2）不仅反映血管内皮损伤，还可促进血管生成。血管内皮细胞受到刺激后促进 Ang_2 分泌，Ang_2 与内皮细胞特异性酪氨酸激酶受体 Tie_2 结合，使内皮细胞及与支持细胞之间出现结构解离，血管内皮功能降低。血管内皮功能不稳定，则更易接受血管生成分子如 VEGF 的信号，导致新生血管形成。研究表明，血管内皮损伤可能是寒凝血瘀、肾虚血瘀证的实质所在。

免疫炎症相关因子

炎症反应的提出为血瘀证的研究开辟了新的方向。现代研究认为，炎症的中心环节是血管反应。血管炎性反应一方面损伤血管内皮，使血溢脉外，另一方面可使血液中炎性物质增多，血液黏性增加，血运不畅，容易引起血栓形成。因此，炎性反应与血瘀状态密切相关。在机体内炎症和凝血反应常相互影响。病理性肿物等能激活炎症细胞，产生肿瘤坏死因子-α（TNF-α）、白细胞介素-1β（IL-1β）、白细胞介素-2（IL-2）、白细胞介素-12（IL-12）、INF-γ 等多种炎症介质。其中 TNF-α 是诱导炎症反应的关键因子，同时也能激活凝血反应。血管内皮细胞是其重要的靶细胞之一，TNF-α 刺激血管内皮细胞黏附白细胞，分泌 IL-1、IL-6、IL-8 等炎性介质，激活凝血系统，抑制纤溶，增加炎性渗出，导致腹膜细胞黏附性增加，成纤维细胞增殖，严重时可能造成盆腔粘连。同时，TNF-α 还能激活平滑肌细胞的细胞外信号调节激酶（ERK）信号通路，上调 MMP-2 的表达，促进细胞外基质的降解，促进肿瘤细胞迁移。研究发现，子宫肌瘤患者的血清及 EMS 患者的腹膜液和血清中 TNF-α 水平升高，说明妇科肿瘤患者存在炎症状态。而炎症是导致盆腔局部粘连、纤维化、病理性肿块形成的重要因素。

血管生成

血管生成是肿瘤生长必不可少的条件，肿瘤不断增生最终会压迫组织血管，造成血管内皮损伤，血小板激活，引起血管内皮细胞、血小板及白细胞等的黏附聚集，激活凝血机制，造成血液高凝状态，凝血相关物质释放异常，又使纤溶系统激活，最终引起血瘀状态。血管内皮细胞生长因子（VEGF）与血瘀证存在密切的关系。VEGF 不仅能促进新生血管生成，还能使毛细血管通透性增加，反映体内血管内皮细胞受损情况，是肿瘤生长的重要因素。VEGF 受雌孕激素、炎症因子、缺氧诱导因子 1_α（$HIF-1_\alpha$）等因素调控。血瘀状态下，机体处于乏氧状态，$HIF-1_\alpha$ 表达升高，刺激 VEGF 分泌增加，血管生成增加。血管化是妇科肿瘤发病机制的主要标志，腹腔镜下观察子宫内膜异位病灶周围存在大量腹膜血管，组织学检查子宫内膜异位病灶的特点为高度血管化，子宫肌瘤周围肌层血管密度显著增加。诸多研究表明，VEGF 在妇科肿瘤病理组织及血清中均呈高表达。抗血管生成可以抑制病理性肿物的生长，提示抗血管生成可能是治疗妇科肿瘤的新方向。Wen Y 等研究发现，EMS 血瘀证和肾虚血瘀证患者子宫内膜中 VEGF 含量显著高于健康组，而中医活血化瘀药物桂枝茯苓丸、消瘤丸等能显著降低子宫内膜组织中 VEGF 水平。

侵　袭

基质金属蛋白酶（MMPs）在细胞外基质降解、组织重塑、细胞迁移、血管生成等多种病理生理过程中发挥重要作用。肿瘤细胞及其周围间质分泌的 MMPs 能够降解细胞周围间质，参与肿瘤细胞的侵袭和转移。研究表明，EMS 及子宫肌瘤患者病理组织及血液中 MMP-2、MMP-9 表达升高，且两者浓度与疾病严重程度呈正相关。此外，MMP-2、MMP-9 与 VEGF 具有相关性，两者可相互作用，MMP-2、MMP-9 降解血管基底膜，刺激 VEGF 分泌，促进新生血管的生成，VEGF 通过 ERK1/2 信号通路诱导 MMP-2、MMP-9 的表达，最终导致病灶转移、侵袭、生长，引起盆腔疼痛、月经过多、不孕等症状。研究 MMPs 和 VEGF 对于肿瘤的治疗及预后具有积极意义。

细胞增殖黏附

胰岛素样生长因子-1（IGF-1）、转化生长因子 β1（TGF-β1）等生长因子均能促进细胞的有丝分裂及生长，导致细胞增殖和胞外基质沉积。研究发现，IGF-1 在 EMS 及子宫肌瘤患者中高表达，且气虚血瘀证 EMS 患者血清 IGF-1 水平显著高于其他证型组，说明 IGF-1 与血瘀证关系密切。TGF-β1 除促进细胞增殖外，还可以调节细胞黏附、血管生成等行为。妇科肿瘤患者血清及病理组织中 TGF-β1 高表达，且在给予祛瘀化痰治疗后水平下降，可见 TGF-β1 与血瘀证关系密切。细胞间黏附分子-1（ICAM-1）、血管细胞黏附分子-1（sVCAM-1）可使肿瘤组织细胞与周围基质黏附，使肿瘤定植、生长，活血化瘀中药可以降低小鼠体内 ICAM-1、sVCAM-1 水平，说明其与血瘀证具有相关性。

纤维化

EMS、子宫肌瘤、子宫腺肌病等病变组织中或周围通常存在致密的纤维化组织，这些纤维化组织可与病理组织交互影响，形成顽固的结节，并有可能导致粘连和疼痛的发生。纤维化是机体对各种外来损伤的初始应答导致的异常修复，主要表现为细胞外基质和胶原蛋白的增多并异常沉积。α 平滑肌肌动蛋白、胶原 I 是纤维化标志物。TGF-β/Smad 信号通路、Wnt/β-catenin 信号通路、血小板活化等均被报道参与了纤维化的发展。纤维化通常难以治疗，普通的药物作用甚微，这可能是妇科肿瘤药物治疗失败或产生耐药的主要原因。因此，研究抗纤维化治疗可能会对这些疾病起到突破性进展。

337 气滞血瘀证子宫内膜异位症

子宫内膜异位症（EMS）简称内异症，是指子宫体以外的部位出现具有生长功能的子宫内膜组织（腺体或间质），导致下腹痛和痛经、不孕及包块等。是一种激素依赖性疾病，常见于生育年龄女性。其发病机制至今尚未阐明，现在主要有经血逆流与异位种植学说、淋巴及血性转移学说、干细胞学说等。按照其组织病理学和解剖学位置可分为3种亚型：浅层子宫内膜异位症，深层浸润性子宫内膜异位症（DIE）和卵巢子宫内膜异位囊肿。西医治疗主要以期待治疗、激素治疗和手术治疗为主，但不良反应多，且保守性手术后易复发，严重影响女性生活质量及生育问题，成为临床亟待解决的难题。中医文献中并无内异症病名的记载，根据症状归属于"痛经""不孕""癥瘕""月经病"等范畴，中医认为血瘀是内异症最基本的病理基础，贯穿内异症的发生发展。而血瘀往往与气滞密切相关，气机受阻，致使血行不畅，形成瘀血，瘀血停滞，不通则痛，则致痛经；瘀滞日久，则成癥瘕；瘀血滞留冲任胞宫，难以摄精成孕，则婚久不孕。学者谢丹丹等将近几年对气滞血瘀型内异症的研究做了梳理归纳。

病因病机及证型

内异症异位内膜的反复出血，中医称为"离经之血"，清代唐容川《血证论》中云"既然是离经之血，虽清血、鲜血，亦是瘀血"，病理基础当为血瘀。蔡小荪认为，内异症形成主要归因于经期产后房事不节、人流或剖腹产术后造成的损伤、寒热湿邪毒入侵停滞，使体内"离经之血"瘀阻胞宫留滞，新血无以归经，遂成血瘀。正如张景岳《景岳全书·妇人规》所云："瘀血留滞作癥，惟妇人有之……总由血动之时，余血未净，而一有所逆，则留滞日积而渐以成癥矣。"以上表明血瘀多因外邪入侵、情志内伤、素体因素或手术外伤等方面所致。

内异症基本病机基础为瘀血内阻，又有寒热虚实之分，临床常分为气滞血瘀、肾虚血瘀、湿热瘀结、寒凝血瘀等证型。胡国华认为内异症病因主要是气滞血瘀，冲任失调。"夫人之生，以气血为本"，气血与肝气疏泄密切相关。肝属木，舒则通畅，郁则不达，女子多思虑，情志不遂，或因痰湿、阴寒，或因跌挫损伤，使气机阻滞，气血运行不畅，而胀痛、刺痛；郁久积滞成块，而见肿块。胞宫胞脉有癥块形成，阻碍两精相遇而不孕。

武梅等研究383例内异症患者的中医证候，发现气滞血瘀证累计频次最高为324例，占84.6%。余燚薇等在多中心、横断面临床流行病学的基础上对450例子宫内膜异位症患者进行中医证候要素分布特点多元分析，发现中医证型以气滞血瘀证占比（36.2%）最大。甘小金等基于贝叶斯网络，录入王子瑜150篇医案，探究治疗子宫内膜异位症的辨证规律，发现最常见的证素组合为肾虚血瘀证（占25.33%）、气滞血瘀证（占16%）。

现代研究发现B超影像与内异症中医证型存在对应关系，气滞血瘀型发病部位以直肠子宫凹陷为主，盆腔不规则积液为B超局部声像图主要表现。也有学者为探讨证型的本质，采用情志刺激、药物等多因素干预造成气滞血瘀，成功建立了符合子宫内膜异位症的病理特征和中医证候特点的内异症大鼠模型。

临床治疗

1. 内异症性疼痛的治疗 超过80%的内异症患者有疼痛，表现为痛经、非经期慢性盆腔疼痛、排便痛、性交痛等不同形式，严重影响女性的身心健康。中医药对痛经的治疗有着明确的优势，逐渐得到业界认可。

樊琼等探讨大黄䗪虫丸治疗子宫内膜异位症盆腔疼痛气滞血瘀证，分为对照组64例，观察组62例，两组均服用地屈孕酮片，治疗组加服散结镇痛胶囊，观察组加服大黄䗪虫丸，结果观察组进一步改善患者盆腔疼痛症状，疗效优于对照组。曹阳等用加味没竭片治疗30例气滞血瘀型内异症患者，发现加味没竭片组总有效率96.67%，比散利痛组更能缓解患者痛经症状（$P<0.05$）。陈静等治疗90例气滞血瘀型子宫内膜异位症、子宫腺肌病（ADS）患者，分为3组，每组30例，中药组口服痛经宁汤剂[生蒲黄18 g，大血藤30 g，制乳香3 g，制没药3 g，三七粉2 g（冲服），威灵仙8 g，柴胡9 g，延胡索9 g，刘寄奴9 g，胡芦巴18 g]，中成药组口服血府逐瘀胶囊，西药组口服散利痛，中药组止痛效果及改善全身症状方面均显著优于其他两组，且药物不良反应小。王红等在对照组醋酸甲羟孕酮治疗的基础上加用膈下逐瘀汤，治疗49例气滞血瘀型内异症，研究表明膈下逐瘀汤能有效降低患者血清CA125，使EmAB转阴，减轻患者的疼痛程度。倪建芳治疗气滞血瘀型子宫内膜异位症，对照组口服地屈孕酮孕片，加以心理疏导和对症护理；治疗组在此基础上加以艾灸和耳穴干预，艾灸取穴：关元、天枢、中极、神阙等，施灸方法：回旋灸、雀啄灸、循经往返灸。耳穴取穴：子宫、神门、内分泌、交感、肾、肝和皮质下。干预时间均为经前3天至经净后2天，发现治疗组结合中医外治和特色护理方式可进一步改善痛经及非经期盆腔痛症状，更好地提高患者的生活质量。

2. 卵巢子宫内膜异位症囊肿的治疗 子宫内膜组织可能异位到身体不同部位，如腹膜、直肠、肺、卵巢等，其中卵巢最易被侵犯，因陈旧性血液潴留在囊肿内形成似巧克力样的咖啡色黏稠液体，俗称卵巢巧克力囊肿。

李田田等采用活血消异方（醋柴胡15 g，茯苓15 g，白术15 g，丹参20 g，赤芍10 g，醋莪术10 g，醋鸡内金20 g，薏苡仁20 g，皂角刺10 g）治疗气滞血瘀型卵巢子宫内膜异位囊肿患者39例，治疗后异位囊肿体积缩减，临床症状改善。王雅玉观察64例气滞血瘀型子宫内膜异位症，分为试验组和观察组，每组32例，试验组口服化瘀消癥汤（红花、土鳖虫、醋鸡内金、炒山药、贝母、川牛膝、白花蛇舌草、盐小茴香、玄参、半枝莲、炒桃仁、炒枳壳、盐橘核、醋莪术、盐荔枝核、醋三棱、醋香附），并外用外敷方（续断、血竭、地枫皮、五加皮、槲寄生、白芷、赤芍、当归、艾叶、透骨草、羌活、独活、醋乳香、醋没药、千年健、花椒），观察组服用散结镇痛胶囊治疗，结果试验组总有效率86.67%，高于观察组56.67%，能有效减小囊肿体积，疗效明显（$P<0.05$）。胡美君等观察60例内异症患者，中医证属气滞血瘀，对照组30例服用丹那唑，治疗组在其基础上加用活血消癥散结汤（黄芪25 g，川芎8 g，姜黄6 g，延胡索6 g，丹参6 g，山慈菇6 g，牡蛎15 g，海藻10 g，香附10 g，柴胡9 g，白芍6 g，白术6 g，甘草6 g）灌肠，经阴道超声发现包块直径、子宫血流阻力指数、搏动指数下降，效果肯定。史婵收治95例气滞血瘀型内异症患者，对照组47例服用米非司酮片，观察组48例中药（川芎10 g，血竭10 g，蒲黄12 g，延胡索12 g，牛膝12 g，桃仁12 g，赤芍12 g，五灵脂12 g，丹参20 g，香附20 g，当归20 g）加减联合米非司酮片，经治6个月，观察组总有效率为91.7%，高于对照组74.5%，可有效减小包块（$P<0.05$）。

3. 内异症性不孕的治疗 子宫内膜异位症是不孕患者临床危险因素之一，两者息息相关。根据相关系统评价分析，表明中药对提高EMs患者妊娠率，降低不良反应有一定疗效。

徐冰观察88例气滞血瘀型子宫内膜异位症所致不孕患者，对照组44例采用西药治疗：醋酸曲普瑞林注射液、戊酸雌二醇片、安宫黄体酮片；治疗组44例口服中药金铃子散合四逆散（金铃子15 g，柴胡15 g，延胡索10 g，木香10 g，枳实10 g，白芍10 g，炙甘草6 g，桂心6 g）加减治疗，治疗24周后，观察组积分（痛经、乳房胀痛积分、月经血块积）低于对照组（$P<0.05$）。杨娜等观察气滞血瘀型内异症患者 220 例，分为对照组和观察组各 110 例，对照组接受西药孕三烯酮和醋酸曲普瑞林治疗，观察组在对照组基础上加以红花口服液治疗，结果观察组总有效率 97.3% 中，明显高于对照组 78.2%。表明中西医结合治疗能有效提高妊娠率，改善治疗效果，差异有统计学意义（$P<0.05$）。张鸢等在对照组孕三烯酮的基础上加用加味桂枝茯苓汤治疗 49 例气滞血瘀型 EMS，结果发现血液指标（VEGF、CA125、TNF-α）水平均明显降低，且观察组妊娠率 77.55% 高于对照组 46.94%（$P<0.05$）。何婉婷等治疗符合中医气滞血瘀证型标准的内异症患者，对照组 39 例口服花红颗粒，治疗组 39 在对照组基础上采用加味消异方加减（桃仁 10 g，赤芍 10 g，党参 15 g，鸡内金 10 g，香附 10 g，莪术 10 g，贝母 10 g，土鳖虫 5 g，五灵脂 10 g，乌药 15 g），经治 3 个月，观察组妊娠率 46% 高于对照组 23%，差异有统计学意义（$P<0.05$）。张慧艳选择 68 例气滞血瘀型内异症患者为研究对象，分为对照组和治疗组，每组各 34 例，对照组服用孕三烯酮胶囊，治疗组在对照组基础上加用生化汤加味治疗，方药当归 24 g，川芎 15 g，炙甘草 3 g，炮姜 3 g，桃仁 3 g，益母草 30 g，炒荆芥 9 g，持续治疗 6 个月，随访 24 个月，治疗组妊娠率 70.59% 高于对照组为 44.12%，差异有统计学意义（$P<0.01$）。

4. 内异症术后复发的治疗 内异症患者腹腔镜保守术后，子宫内膜还在，易造成子宫内膜再次种植；EMS 与激素相关，育龄女性激素分泌旺盛，复发的可能性更大。

周梦治疗内异症术后，且中医辨证属气滞血瘀证的患者 40 例，在给予 GnRH-a 皮下注射治疗的基础上加服散结镇痛胶囊，停药 6 个月后，观察组总复发率 2.5% 低于对照组总复发率 12.5%，且能降低 VAS 评分、CA125、性激素水平，缓解临床症状。王娜娜、赵瑞华团队在前期研究基础上，采用自身前后对照，观察研究 66 例气滞血瘀型盆腔内异症术后的患者，以妊娠率、复发率、血清 CA125 水平及用药安全性作为评价指标，结果表明活血消异方对抑制复发有效且安全。张培华等治疗 74 例气滞血瘀型盆腔子宫内膜异位症术后患者，每组 37 例，对照组常规西医治疗（Ⅰ～Ⅱ期醋酸曲普瑞林连续注射 3 个月，Ⅲ～Ⅳ期连续注射 6 个月并反向添加替勃龙），观察组予活血抑异方（丹参 15 g，三棱 15 g，莪术 15 g，当归 15 g，赤芍 12 g，皂角刺 12 g，海藻 10 g，枸杞子 10 g，菟丝子 10 g，鳖甲 6 g，没药 10 g，干姜 6 g。Ⅰ～Ⅱ期连续服药 3 个月，Ⅲ～Ⅳ期连续服用 6 个月）治疗，结果观察组术后 1 年、2 年的复发率（2.7%、8.1%）明显低于对照组（16.2%、27.0%）。

药物机理

1. 理气活血药用药规律及研究 "不通则痛"，气滞血瘀型子宫内膜异位症的治则是行气止痛、活血化瘀，基于网络数据挖掘技术发现选用药对规律，其中当归与川芎、三棱与莪术、五灵脂与蒲黄、白芍与当归出现频率较高。

当归、川芎配伍，即为佛手散，养血活血，祛瘀生新，多用于妇产科产前产后的疾病。通过网络药理研究，发现佛手散的作用"多成分、多靶点"，可能抑制异位子宫内膜侵袭转移。其作用机制可能与以下成分的代表物质有关，其中豆甾醇、洋川芎内酯 A、β-谷甾醇与 Bcl-2、ESR1、EGFR、TNF 等靶点分子对接成功，阿魏酸与川芎嗪能下调 MMP2 和 MMP9 的表达。

三棱与莪术，均有破血行气，消积止痛之效，三棱入血分，莪术偏入气分，常相须为用以增效，治疗血瘀气滞经闭腹痛，癥瘕积聚。程杰等建立 EMS 大鼠模型，灌喂三棱莪术配方颗粒，发现三棱莪术配伍能明显减小异位内膜组织面积，降低腹腔液中炎症因子（IL-1β、TNF-α）水平。

五灵脂与蒲黄，止血不留瘀，朱南孙常用来治疗经行不畅之痛经。其相须为用，即失笑散，治血瘀诸痛要药。现代药理研究已证实五灵脂、蒲黄具有抗炎、抗血管生成、镇痛、影响异位内膜增生的作用，伍娟娟等采用网络药理学方法，发现失笑散中有效成分对应多靶点（MAPK1、MAPK3、ESR1 等），通过癌症通路、MAPK 信号通路、细胞凋亡等发挥治疗子宫内膜异位症痛经的疗效。

当归与白芍，均为调经要药，共奏柔肝止痛、养血活血之效，其组方"当归芍药散"治妇人腹中诸疾痛，广泛应用于妊娠及妇人腹痛的治疗。韩莹等发现当归、白芍的提取物能减少大鼠子宫组织中 $PGF_{2\alpha}$、PGE_2 含量，降低血清中缩宫素（OT）、血管加压素（AVP）的含量，维持一氧化氮（NO）及内皮素（ET）的水平以减少子宫收缩；且能增强血清中超氧化物歧化酶（SOD）的活性，降低丙二醛（MDA）的含量，减轻子宫内膜受损，以缓解痛经。

2. 中药方剂作用机制研究 越来越多的文献发现中药复方、中成药对改善患者症状，提高内异症治疗有效率、妊娠率有一定作用，若加以辨证论治，疗效会更加显著。

周艳等发现宫瘤消胶囊治疗气滞血瘀型内异症患者，能降低血管形成的相关因子（VEGF，bFGF，TGF-β1 和 TNF-α，MMP-2，MMP-9）水平，发挥抗血管生成的作用，抑制内异病灶的生成。董杰等造模气滞血瘀型内异症大鼠，分为四组（空白组，模型组，血竭化瘀止痛颗粒组，阳性组），发现血竭化瘀止痛颗粒（丹参、血竭、莪术、三棱、桃仁、水蛭等 10 味中药组成）降低 IL-2、IL-10 水平的效果明显（$P<0.05$）。

子宫内膜异位症是雌激素依赖性疾病并伴有炎症，因其复发率较高，疼痛的缓解有限，不孕的治疗困难，甚至多次手术的折磨，严重影响到患者身心健康和生活质量。近年来，中医药以其疗效确切、毒副作用少、能够长期用药的优势，特别是能有效缓解痛经，越来越受到国内外专家的重视，形成防治 EMS 的热点。血瘀为内异症的病理基础，现代女性多承受社会压力，精神紧张，情绪易焦虑郁闷，情志不畅则气滞，气血运行不畅则血瘀，因此气滞血瘀证不容忽视。现代研究已从建立模型、药物临床试验、中药机理研究等多方面有了一定的进展，提供了内异症患者经济、合理的个体化治疗方案。

338 恶性肿瘤血瘀证

近年来，有关肿瘤血瘀证的研究是从多方面开的，在肿瘤的发病过程中，与血液循环有关的许多因素的检测指标均发生异常，如外周循环障碍，血液流变的改变及抗凝血机制的减弱等都与肿瘤血瘀证形成切相关。学者袁海燕等对恶性肿瘤与血瘀证的相关做了归纳梳理。

肿瘤与血液流变学

多年的临床检测表明，恶性肿瘤患者的血液流变学改变主要表现在血液黏度高，血液处于黏、聚状态。同时大量的临床观察表明，高黏血症的存在，对肿瘤的转移有着重要的影响。袁海燕在临床对 41 例恶性肿瘤患者进行了血液流变学的观察，结果表明患者的全血还原黏度，纤维蛋白原，红细胞电泳时间等均有不同程度的异常改变，尤其是舌质青紫，有瘀象的患者尤为显著。可见血瘀证与血液流变学之间有着内在的联系。有学者用同样的方法对 72 例肿瘤患者进行血液流变学检测，发现患者全血还原黏度、纤维蛋白原、血沉方程 K 值、血沉等指标均较正常人有显著意义的改变。血液流变学所表现出来的浓、黏化是肿瘤血瘀症本质的客观反映。陈健民对 440 例肿瘤患者做了 6 项指标的血液流变学检查，证实 82.7% 的患者 1 项或 1 项指标以上的异常，正常者仅 17.3%。转移发生后，高黏状态更为严重。邵梦扬统计分析了 54 例肿瘤患者普遍存在着血液黏度高，出现全血黏度、血浆黏度上升，同时由于红细胞表面电荷丧失，细胞内聚集性增高，血沉加快。亦有学者认为血瘀是以血的病理生理改变为主要发病机制，恶性肿瘤患者所表现出的血液流变学异常反映了红细胞质和量的变化和血液组成成分的变化。徐东坡观察了 219 例中晚期肿瘤患者 8 项血液流变学指标，以肿瘤组各项指标超过正常对照组相应项目为阳性，结果患者 3 项以上阳性占 80.37%，4 项以上阳性占 61.64%。总之，血液流变学异常是肿瘤患者中普遍存在的一种病理改变，这一现象为应用活血化瘀药治疗肿瘤提供了实验依据。

肿瘤与凝血机制异常

凝血机制异常亦是肿瘤患者血瘀的一个特点，患者经常表现出血小板增多，抗凝血功能减弱，使血液处于高凝状态。恶性肿瘤患者常继发血小板增多，有人对 100 例血小板增多患者进行分析，发现恶性肿瘤占 36%。又有人对 136 例肺癌患者进行检测，其中 32.6% 患者出现血小板增多，肿瘤患者血小板量的改变就促成了其高凝状态的形成。有人以体外血栓形成和血小板黏附实验对 130 例肿瘤患者进行观察，表明患者体外血栓长度、湿重、干重及血小板黏附率均较健康者明显增高。方玉荣还发现 94 例实体瘤患者血浆因子（Ⅱ）相关抗原含量增高，较健康者有极显著差异。（Ⅱ）因子抗原是血浆中的重要促凝物质，它在促进血小板黏附于血管内皮和启动凝血过程方面起关键作用，其水平的改变，对于肿瘤血瘀证的诊断有一定的价值。新近有人探讨了强烈致血小板聚集剂 TXA_2 的（血栓素 A_2）与血小板聚集抑制剂 PGI_2（前列环素）在肿瘤患者中的变化。实验通过测定二者的稳定代谢产物 TXB_2 与 6-K-PGFIm 的血浆含量以反映 TXA_2 与 PGL_2 的水平，结果表明患者 TXA_2-PGI_2 严重失衡，TXB_2 与 6-K-$PGFI_2$ 之比值明显增高，并随肿瘤的进展而加剧。以上所述均提示了肿瘤患者体内血小板活化，凝血机制增强，而抗凝血功能减少，由此阐明了肿瘤患者血瘀证的机制，了解了血瘀证的本质。

肿瘤与微循环障碍

当肿瘤发展到一定阶段,由于癌组织释放某些活性产物及癌细胞脱落进入血液循环均可导致外周循环障碍。有人对 40 例肿瘤患者进行了观察,发现患者不同程度地存在甲皱部毛细血管襻形态的异常和血液流变学的改变。表现为视野模糊,清晰度下降;管襻畸形,排列不整,粗细不均;襻内血流减慢,血细胞失去正常流态,来回摆动,甚至停止流动,聚集成团。还有学者研究了恶性肿瘤青紫舌与非青紫舌患者微循环变化的异同,发现两组患者均有甲皱、舌尖微循环的异常。以青紫舌更加突出,舌尖微循环比较,除管襻周围渗出差别不明显外,异型微血管丛、瘀血微血管丛、扩张微血管丛及红细胞聚集、管襻出血管皆以青紫舌为甚。由于青紫舌是血瘀证的典型表现,肿瘤患者如出现青紫舌或青紫舌持续不退,则表示瘀血引起的微循环障碍较重,肿瘤易发生转移,预后不佳,有学者进一步探讨了微循环障碍与肿瘤及其转移的关系。发现 50 例晚期肿瘤患者中,88%的患者血循环中有白色微血栓,且其数量与肿瘤进展程度呈正相关。研究表明,外周微循环障碍在恶性肿瘤血瘀证中是客观存在的,此项研究不仅是对血瘀证的验证,还对肿瘤的发展、转归有一定的临床意义。

大量文献表明,肿瘤与血瘀密切相关,血瘀是中医对疾病病因、病机的概念,而各种病邪作用于机体时,血瘀又是疾病的一种病理变化。肿瘤血瘀证的本质可能与血液循环障碍有关,外周循环异常,血液黏滞性和凝血功能的亢进可能是其很重要的表现形式,这些现代医学研究方法,为揭示中医血瘀证的本质提供了可靠的客观标准,但肿瘤血瘀证毕竟不完全相同于其他疾病的血瘀证,因此应充分利用现代医学的检测手段,加强相关研究,把握肿瘤血瘀证的个性所在及其变化规律,来补充和丰富中医血症的理论。而且在临床上筛选有效的活血化瘀药,提取单性活体,进一步探讨活血药物在治疗肿瘤血瘀证中的价值。

339　消化道肿瘤血瘀证

消化道肿瘤病变过程均经历了气郁、痰凝、血瘀，病情由浅至深，由轻至重的过程，各种证型归结于血瘀。瘀血既是病理产物也是病因，在肿瘤的发生与发展过程中起着重要的作用，血瘀证也成为消化道肿瘤的一个重要证型。肿瘤患者存在高凝状态。近年来高凝状态在肿瘤中的意义引起了人们的重视。肿瘤细胞可直接或间接影响血液凝固，导致血液凝固性增高。因此了解肿瘤患者的凝血功能具有重要的临床意义。血液凝血功能改变可影响肿瘤细胞表型或活性，从而使肿瘤细胞在局部增殖、浸润甚至转移。血液的高凝状态和高黏滞状态，也是促使癌细胞发生转移、着床、术野残留的重要原因之一。循证医学已经证实，血栓的形成以及出血是恶性肿瘤患者最常见的并发症以及死亡的原因。血液流变学的研究证明了这一点，因此临床上使用活血化瘀法治疗肿瘤也更加重要。学者成汇对消化道肿瘤血瘀证的研究做了梳理归纳。

中医历代血瘀证相关理论研究

中医学理论认为气血以循环运行不息为常。若气血关系失调，气郁不舒，血行不畅，导致气滞血瘀，郁结日久，必成癥瘕积聚。《难经·二十四难》云："气主煦之，血主濡之。"全身各脏腑器官都依赖于气之温煦，血之濡养。如《黄帝内经》石瘕生于胞中，气不得通，恶血当泻不泻，血不以留止，日以益大，状如怀子。历代医家认为实体性癌肿，是由气滞不畅，血瘀不行，凝滞不散，瘀血日久，可成块、成瘤。《灵枢·百病始生》云："若内伤于忧怒则气上逆，气上逆则六输不通，温气不行，凝血蕴裹而不散，津液涩渗，著而不去，而积皆涩成矣。"如《景岳全书》云："以血气结聚，不可解散，其毒如蛊。"《古今医统》描述噎膈证时称，凡食下有碍，觉屈曲而下，微作痛，此必有死血。此外，中医还有"阳虚必血滞，气寒则血凝"的理论认识，无论是气机的阴滞、阳气的亏虚或是寒邪的侵袭，均能导致瘀血的形成，促使肿瘤的发生或使患者的病情进一步加剧。"气行血行，气停血停"，病理上二者亦相互影响，气可伤血，血可伤气。失常情况下，各种内外因素，引起气行失调，出现气郁、气滞、气聚，日久成疾。气滞日久必瘀血，瘀必兼气滞，互为因果、相互搏结，积久成块，停于肠道，则肠道肿瘤乃起。

清代王清任对于气血的认识又有发展，《医林改错》中就指出"肚腹结块，必有形之血"，说明腹部的肿物，多由血瘀所致，王清任的学术思想，同时是现代发展气血学说和进行微循环研究的基础。更是为以后应用活血化瘀法治疗肿瘤提供了深厚的理论依据。

现代研究观察临床上，大肠癌患者往往可见血流状态异常，血液常表现浓、黏、聚的高黏滞状态，易导致血流缓慢，进而瘀滞；这与中医学血瘀证的病机变化相似，在一定程度上与中医证型互相印证。

消化道肿瘤血瘀证中医诊断

关于消化道肿瘤的舌诊，中医的望、闻、问、切尤其讲究的是舌诊。中医认为，人体的五脏六腑均与胃相通，通过胃气上蒸于舌。可以从舌的颜色，润泽度，舌苔的厚薄，颜色来判断一个人的健康情况。舌是消化道的门户，所以在消化道疾病的诊断中显得尤为重要。肿瘤患者的舌与正常人又有显著差异，刘沈宁认为舌下静脉粗，脉络有紫黑色的瘀点，要高度怀疑恶性肿瘤。目前，通过物理研究方法，有一种基于光谱的舌色研究方法，舌呈青紫色的人其癌症的发病率多。还可以从舌的形态大致地定位消化道某一部位的癌症。该方法按照国际照明委员会推荐的测色标准照明和观察条件测量舌体的反射光谱，然后对其进行归一，这种科学的舌色分析方法将会对中医诊断消化道疾病带来新方向。

在诊断方面，血瘀证目征为一个新发展方向。血瘀证目征主要特点是球结膜微循环的改变，中医上称之为白睛赤络，是全身唯一肉眼可清楚的看见其微血管的形态、色泽的络脉。最早在《黄帝内经》中已认识到目中赤络与经络、脏腑、气血津液的关系甚为密切。近代王今觉提出，根据白睛上赤脉的颜色、有根无根、走向、瘀点瘀斑等判断血瘀等病性。

近年来关于"微循环血瘀致癌"的论证，使血瘀致癌病因学说有了进一步的深化，即关键是"微循环血行障碍形成——恶性循环"，导致细胞的变异及迅速增长。

现代凝血功能与血瘀证的研究

近年来有文献报道恶性肿瘤患者存在着不同程度的凝血指标的异常，尤其是晚期肿瘤患者 D-二聚体水平异常升高；而 D-二聚体的水平含量常预示着恶性肿瘤患者的病情变化及预后。杨雪飞等采用乳胶凝集定性试验检测了 81 例消化系统恶性肿瘤患者以及 35 例健康受试者血浆 DD 水平，并进行统计学分析。结果显示各种消化系统恶性肿瘤患者的 DD 阳性率为 44.44%，显著高于对照组；消化系统恶性肿瘤患者血液处于高凝状态，血浆 D-二聚体水平变化可作为观察恶性肿瘤患者病情的严重程度、疗效判定及预后的指标。郑鸿等消化道肿瘤化学治疗前后 D-二聚体与疗效的研究发现恶性肿瘤的血液常表现为高凝状态和纤溶亢进，尤其在晚期肿瘤患者 D-二聚体的含量明显升高。其发生机制可能与下列因素有关，肿瘤细胞表达的许多组织因子，激活外源性凝血系统，同时纤溶酶原活化剂被激活升高，最终在局部形成纤溶酶，降解了细胞外间质，使肿瘤细胞具有侵袭性；也可能与肿瘤血管过度增生以及肿瘤细胞表面纤溶活物等因素导致的凝血和纤溶的异常。此外，肿瘤细胞的转移过程涉及纤维蛋白的改变，这种改变为肿瘤的生长及血管形成提供了生存环境。所以检测恶性肿瘤患者血浆中的 D-二聚体含量具有重要的临床意义。

有研究发现消化道肿瘤血小板及纤溶指标的变化使患者处于血栓前状态与血瘀证有一定相关性。刘牧林等观察围手术期消化道肿瘤凝血纤溶指标变化消化道肿瘤患者术前多处于血栓前状态，其血栓发生率达 13%，术前研究发现，由于肿瘤生长浸润血管壁，使得 vWF 活性升高，GMP-140 升高表明血小板被激活或破坏释放 GMP-140，血小板更易于聚集黏附于血管壁。PLg 活性的下降和 PAI 活性的升高则表明纤溶系统相对受抑，D-D 值显著升高，进一步提示机体循环系统存在继发性纤溶和微血栓的形成。有报道认为肿瘤细胞不仅激活凝血因子，而且还可导致血管内皮细胞的损伤和血小板活性增加、纤维蛋白溶解异常。90% 的转移性肿瘤患者可检测到凝血系统的一些实验室指标异常。目前大约有 60% 的恶性肿瘤患者合并血栓的形成和血液的高凝状态。抗凝血酶 O 和蛋白 C 是肝脏合成的二个主要抗凝物，肿瘤患者常伴有这些抗凝物质的降低，多数认为是消耗增加或肝脏合成不足。通常异常结果最常见的是血小板计数增加和纤维蛋白原水平的增高。现阶段出现的特异性敏感的凝血纤溶分子标记物和纤溶酶抗溶酶复合物（PAP）D-二聚体（DD），在恶性肿瘤的早期即可出现异常表现，从而使医务人员可以早期了解恶性肿瘤患者的凝血纤溶系统的状态。据报道 TAT、FPA、DD 的持续升高与疾病进展和不良预后显著相关。随着手术、放射治疗、化学治疗、激素治疗后，凝血功能异常趋于正常的恶性肿瘤患者预后往往比较好。监测血液中 FPA、TAT、DD 等水平有助于评价疗效及预后。90% 以上的恶性肿瘤患者可能出现凝血系统相关指标异常，这远高于临床症状的发生率。

血液流变学与血瘀证的研究

血液流变学的改变也是消化道肿瘤血瘀证的特征之一。李彬先等对恶性肿瘤患者血液流变学指标检测与分析发现恶性肿瘤患者血液流变学是反映机体血液黏滞性、浓稠性、聚集性和凝固性的指标之一。资料表明消化道肿瘤患者全血黏度、血浆黏度、纤维蛋白原、血沉和血沉K值均较健康对照组显著增高，红细胞压积较健康对照组降低，结果显示患者的血液黏滞程度增高呈现浓、黏、聚、凝状态。肿瘤患者血浆黏度增高是由于血浆中纤维蛋白原水平明显增高所致，纤维蛋白原增高又将促使红细胞聚集性增强，从而导致肿瘤患者血液黏度增高和血沉增快，是发生血栓的主要原因。肿瘤还可刺激机体产生大量的淋巴细胞和淋巴液进入血液循环，构成了血浆黏度的一部分；另外血液中各种蛋白质、酶类、脂类含量和浓度的升高都会使血浆黏度升高而出现高黏滞血症。肿瘤细胞产生肿瘤血管形成因子，血浆素原激活因子，大量坏死的肿瘤细胞释放细胞内促凝活性物质，产生组织因子，该因子与因子x一起组成有效的促凝因子，激活凝血系统，致使纤维蛋白原和其降解产物升高，表现为高凝血症。顾瑛等对45例恶性肿瘤患者与35例健康人血液流变学指标进行检测并比较，结论恶性肿瘤患者血液流变学存在明显异常，说明恶性肿瘤患者表现为低血液浓度下的黏、聚、凝的血液流变学改变。

治 疗

1. 西医治疗 西医对于肿瘤患者的高凝状态，除了抗凝药物的使用，目前在皮下应用LWMH成为急性血栓形成的一线起始治疗方法。LWMH在治疗中无需监测INR，且每天皮下给药，甚至可以在家治疗，它不仅能控制血液的高凝状态，减少恶性肿瘤患者血栓形成的发病率，还可以抑制肿瘤生长、浸润和转移，提高恶性肿瘤患者的生活质量，而且可以缩短住院时间减少治疗费用。临床上，常用降低血液黏度的西药如肝素、阿司匹林、华法林等均有加重出血的可能；而中医药通过辨证论治，不但能改善患者血液的高凝状态、而且能在不引起患者出血的情况下兼顾改善其他如乏力、恶心、呕吐等不适症状，风险较低。

2. 古代名医疗法 王清任对血瘀证有大量的论述及著作，王清任认为"气无形，不能结块，结块者必有形之血也"。有形之"结块"壅塞六腑，则不能传化物而"满"，不通则不用，必然导致五脏无所"藏"。脏腑失灵，将赖何以生存？唯以逐瘀通腑是救。他所列举的五十种血瘀证，以及他自创的活血化瘀系列方沿用至今。

3. 现代中医治疗及相关作用机制研究 现代中医临证酌情选加三棱、莪术、土鳖虫、赤芍、生大黄、郁金、石见穿、虎杖、泽漆、藤梨根等。研究发现许多活血化瘀药既有缩小肿瘤的功效，又有免疫调节功能。如诸逐瘀汤中桃仁、红花分别具有增强LAK细胞和NK细胞活性作用，五灵脂、延胡索、川芎、牡丹皮可增加T淋转和B淋转功能。

王坤根对临床93例患者进行中医的辨证治疗。消化道肿瘤血瘀型，以胃痛、黑便、舌暗紫为主症，治疗以失笑散加减辅药；目前中医对于胰腺癌的研究主要是放射治疗加益气活血中药配合使用。在临床进行的58例放射治疗患者中，其中30人采用益气活血药进行治疗。发现益气活血药能减轻放疗导致的消化道反应，提高临床效率，延长1~2年生存期。研究认为活血化瘀中药的使用有利于门脉系统的循环，减轻消化道的水肿，从而有利于胆汁的排泄。

郁仁存根据多年的临床实践，将扶正培本与活血化瘀两大法则有机的结合，运用益气活血法原则，创立了固本祛瘀汤和固本抑瘤系列方，应用于临床取得良好疗效。在实验室的研究中，应用现代医学的手段从不同的方面也说明了中药治疗对肿瘤活血的作用。消化道肿瘤以及其放射治、化学治疗后等，多出现肿瘤肿块、疼痛、舌质暗红，有瘀点瘀斑等症，治疗常用理气活血法，肝脏位于中焦，郁老常用药物有枳壳、枳实、八月札、桃仁、红花、三棱、莪术等；治疗胰腺癌郁仁存常用药物有木香、丹参、桃仁、红花、泽兰、鸡血藤、牛膝、王不留行、土鳖虫、刘寄奴等；治疗胃癌，常用药物鸡血藤、柴胡、郁金、赤芍、木瓜等；结肠癌晚期等处于下焦的肿瘤，常用药物有枳壳、乌药、木香、降香、八月札、桃仁、红花、三棱、莪术、鸡血藤、王不留行、白屈菜、土鳖虫、五灵脂、川楝子等。用于临床取得了良好的疗效，观察西医的血凝指标，证明益气活血法中药有血液流变学及体内微循环等多方面的综合作用。从动物实验到临床结果，均提示益气活血法在治疗肿瘤中有重要作用，在益气活血法联合解毒中药的实验研究中，证明益气活血解毒方中药在多环节抑制肿瘤生长和转移，说明其组方的合理性和可行性。

周岱翰提出血瘀是肿瘤形成和发展的主要病理机制，在肿瘤发生发展的各个阶段均存在，在治疗肿瘤的各个时期应用活血化瘀方药，结合应用攻下、逐瘀、清热、利湿（水）、散结、软坚等治疗方法，都能收到较好效果。

郝钮观察益气活血解毒方阻抑肿瘤转移的作用环节及分子调控机制，认为益气活血解毒方可抑制肿瘤的生长和转移，对肿瘤转移的关键环节肿瘤细胞增殖和凋亡、肿瘤细胞黏附、肿瘤细胞侵袭和迁移、肿瘤血管生成、肿瘤转移抑制基因的表达等均有不同程度的作用。

李东涛观察益气活血软坚解毒方对荷瘤小鼠抑瘤作用及对生存期影响研究，认为益气活血软坚解毒方对小鼠肝细胞癌肿瘤生长有抑制作用，并明显延长荷瘤小鼠生存期。

中医基础理论认为饮食不节、情志等因素会引起机体的脾胃功能失调，气血郁结，痰湿停滞是胃癌形成的病理机制之一。齐元富等在探讨活血化瘀药对41例血瘀证胃癌患者的治疗机制研究中，发现活血化瘀药可明显降低 TXB_2 水平，从而影响肿瘤的生长转移。

王茵萍等研究认为，活血化瘀药能降低血液黏稠度和血管周围阻力，抗凝和促进纤维蛋白溶解，改善机体微循环，对抗肿瘤细胞引起的血小板聚集和瘤栓形成，减少血栓对肿瘤细胞的保护，有利于免疫系统对肿瘤细胞的清除。常用的药物有大黄、川芎、姜黄、莪术、水红花子、牡丹皮等，临床上可辨证施用。中医治疗消化道肿瘤血瘀证疗效已逐渐被认可，中医治疗主要强调对症对候，注重辨证分型，且价格低廉、安全有效。

340 免疫角度的慢性乙型肝炎湿热证

湿热证是慢性乙型肝炎中医辨证中的核心证型，因其湿邪与热邪胶着、虚实夹杂的特性与慢性乙型肝炎的特性有相通性。现代医学通过不同研究手段对慢性乙型肝炎湿热证发病实质进行不同层面多元化的探索，试图对其治疗提供多角度的思考。免疫系统是人体防御系统，免疫功能的变化会影响机体功能从潜在的量的累积发生质的改变，这与温病伏邪而发相类似。学者王婷等以免疫机制为切入点对慢性乙型肝炎湿热证的实质进行了研究。

慢性乙型肝炎发生的病理过程

乙型肝炎发生的病理过程是乙型肝炎病毒感染肝细胞，使机体产生一系列免疫应答而导致的肝脏炎性反应。乙肝病毒对肝细胞并无直接损害，而是在肝细胞内进行病毒的大量复制，并把特异性抗原表达于肝细胞表面，使抗原被淋巴细胞识别，进而通过细胞因子或直接杀伤的作用对肝细胞造成损伤。病毒感染激活体内免疫系统，而免疫系统内的一系列改变也会对病毒感染的预后产生影响。

慢性乙型肝炎湿热证中医病因病机

慢性乙型肝炎属于中医学"温病"范畴。根据近 10 年对慢性乙型肝炎与中医体质关系的研究，发现慢乙肝阶段湿热质比例最大，湿热质可能是导致乙肝病情进展的关键性因素。乙型肝炎是由于湿热疫毒伏于血分和机体正气虚而不能抵御伏邪内传所致。机体正气充足能与伏邪斗争则不表现出明显临床症状；湿热疫毒久伏使正气耗损而血分受病，临床上则容易出现肝掌、蜘蛛痣、消化道出血、腹部胀满等血分症状，又因湿邪黏滞，使慢性乙型肝炎的病程更加缠绵。对慢性乙型肝炎各证型进行研究，发现肝盛脾虚证和肝胆湿热证、湿热中阻证的患者一般处于肝炎早期阶段，而肝肾阴虚证、血瘀证患者多处于肝病发展中后期且发展成肝硬化的比例相比其他证型高，其中肝胆湿热证在慢性乙型肝炎证型中所占比例最大，在病程发展中起到关键性作用。

慢性乙型肝炎湿热证免疫细胞及其分泌炎症介质的变化

炎症介质是炎症反应的基础物质，包括推动炎症发生的细胞因子及免疫球蛋白等物质。而免疫反应可分为固有免疫和适应性免疫，各种细胞炎症因子的产生都是在免疫细胞应答下完成瀑布式激活的，故免疫细胞的功能与炎症介质的表达存在相辅相成的关系。

1. 固有免疫及其炎症介质的变化 固有免疫起到的是组织屏障作用，其中心环节是固有免疫细胞的功能。固有免疫细胞主要有巨噬细胞、自然杀伤细胞、B 淋巴细胞、树突状细胞等。Lu YY 等选择 23 种血清细胞因子为对象，对慢性乙型肝炎肝胆湿热证和肝肾阴虚证进行细胞因子层面的特异性区分，研究发现 IL-17、人巨噬细胞炎症因子 1α（MIP-1α）、人巨噬细胞炎症因子 1β（MIP-1β）最具有特异性，肝胆湿热证 MIP-1α 水平比肝肾阴虚证高。MIP-1α 主要由巨噬细胞分泌，且有促进花生四烯酸、白三烯等炎症介质释放的作用，肝胆湿热证患者体内巨噬细胞功能活跃，免疫反应较其他证型剧烈。自然杀伤细胞（NK）曾证实在慢乙肝患者外周血中数量减少，且其表面膜分子 NKG2D 的表达水平降低。

毛莉萍等用苦参碱对慢性乙肝患者进行干预治疗1个月，发现湿热证和非湿热证患者的NKG2D表达水平均升高，且湿热证组升高程度大于非湿热证组，证实苦参碱有通过提高NKG2D表达水平从而提高NK细胞识别非正常细胞表面NKG2D配体的能力，而湿热组的效果高于非湿热组则可能因苦参为清热利湿药，故对湿热证有对证治疗的作用，证实中药的性味与其功能具有现代药理联系。免疫球蛋白的出现是体液免疫的标志物，对于HBV慢性感染机体，病毒在肝细胞内不能被有效清除，其产生的抗原持续刺激B细胞产生免疫球蛋白，故HBV慢性感染使免疫球蛋白含量越多则提示肝细胞功能损伤越严重，免疫球蛋白的水平能在一定程度反映肝脏受损情况。王振常等研究发现慢性乙型肝炎中医证型中湿热中阻证IgG、IgM、IgA均值最高，提示湿热中阻证体液免疫反应较高，肝细胞功能较其他证型差。树突状细胞（DC）是所知功能最强、能刺激初始T细胞活化的抗原提呈细胞，其表面存在共刺激因子如CD80、CD86、CD58、CD1α等。在DC提呈抗原肽给T细胞时，共刺激因子第二刺激信号的共同表达才能活化T细胞，因此共刺激因子的缺乏或表达降低都会影响T细胞的活化功能。IL-12是DC细胞释放的能刺激Th1细胞活化的刺激因子，IL-12的水平在一定程度上反映了DC细胞的成熟能力，而IL-10是可以抑制DC细胞分化成熟的细胞因子，具有降低DC细胞抗原提呈的能力。慢性乙型肝炎患者病程均>6个月，中医学认为久病则虚，因此脾虚是CHB患者最常见的虚证基础。王磊等通过对脾虚肝郁、脾虚湿热、脾肾两虚3种脾虚兼证的患者进行研究发现，3种脾虚兼证组的CHB患者DC表面分子CD86、CD80、CD1α表达阳性率都低于正常人群组，而CD86、CD80表达阳性率从高到低依次是脾虚肝郁组＞脾虚湿热组＞脾肾两虚组，说明脾虚湿热证DC细胞免疫缺陷处于轻中度，正印证了中医临床研究中肝郁证、湿热证多出现在病情早期，脾肾两虚多出现在晚期的说法。肝肾两虚病程长，累及中下焦则本虚程度更重，提示了DC细胞功能与中医虚邪程度有相关性。王磊排除其他背景影响条件下选取HBeAg阴性患者根据中医辨证分成3组，并对入组患者做了进一步研究。脾虚肝郁组选择柴胡疏肝散联合四君子汤治疗，脾虚湿热证选择茵陈蒿汤联合四君子汤治疗，脾肾两虚证选择六味地黄丸联合四君子汤治疗。研究发现未服药前DC表面分子CD86、CD80、CD1α阳性率与之前实验结果相一致；3个脾虚兼证组炎症因子IL-10水平水平比正常组高，而正常组的IL-12水平高于脾虚兼证组，提示脾虚兼证DC细胞成熟状态不足；治疗后各组的CD86、CD80、CD1α、IL-12相比治疗前水平都升高，并且脾虚湿热组CD80阳性率的表达提升幅度最大，而IL-10相比治疗前水平都下降。以上实验均提示了出现HBeAg血清学转化的患者DC细胞成熟功能并未出现显著的改善，而中医药治疗能较好地通过改善DC细胞表面相关共刺激因子的表达来调节DC细胞成熟的状态。

2. 适应性免疫及其炎症介质的变化　效应T细胞主要分为Th1和Th2，Th0分化成Th1或Th2的比例取决于周围环境细胞因子种类、浓度或抗原的类型等综合因素，免疫反应中TH1和TH2的比例决定了免疫应答的类型。活化的Th1能分泌相关细胞因子，称为Th1型细胞因子，主要包括IL-2、IFN-γ、TNFα。有研究发现慢性乙型肝炎病毒活动期IL-2、IFN-γ水平较平稳期高，提示IL-2、IFN-γ与乙型肝炎活动有相关性，考虑因为活动期病毒大量复制使Th1激活比例增大，从而使Th1型细胞因子的分泌增强炎症反应较明显。蔡林宏等发现慢性乙型肝炎湿热中阻证患者血清IFN-γ和HBV DNA水平是全部证型中最高的，提示湿热中阻证与肝炎活动期有较高的相关性。汤朝晖等对小鼠注射小鼠肝炎病毒MHV-A59制造的温病慢性湿热模型检测出血清TNF-α水平明显增高，而TNF-α是促炎症因子，TNF-α呈高水平提示体内炎症高反应状态。石志平等对乙型肝炎肝硬化湿热证患者TNF-α-308基因进行检测，结果显示该基因的A等位基因比例明显高于非湿热证且核苷酸由G转A概率水平高。已有研究证实该基因的A等位基因能增强TNF-α的转录，提示乙肝湿热证可能通过调控TNF-α-308A基因A等位基因的转换率从而提高TNF-α表达水平。以上研究提示了慢性乙型肝炎湿热证体内Th1细胞因子表达水平相对较高，免疫反应呈亢进状态。Th淋巴细胞因其细胞因子和细胞亚群的特点，在湿热证的炎性研究中占重要作用。$CD3^+CD4^+$、$CD3^+CD8^+$是Th淋巴细胞的2个亚群，$CD3^+CD4^+$T淋巴细胞激活后分泌细胞因子调节免疫使炎症反应扩散化，$CD3^+CD8^+$T淋巴细胞激活是直接杀伤功能，对靶细胞进行针对性的损伤进而消灭刺激机体炎症反应的病原体，有使炎症局限化的作用。$CD3^+$含量反映了T细胞在体内的含量，李红山等对慢性乙型肝炎患者进行随访2次，结果发现肝胆湿热证$CD3^+$水平均明显升高，提示T细胞在肝胆湿热证比例高。CD4/CD8是人体免疫状态的直观性指标，研究发现慢乙肝患者中随着免疫功能缺陷程度的严重，CD4/CD8的比值下降，提示CD4/CD8比值与慢乙肝患者免疫反应程度呈正相关。You J等对外周血CD4、CD8 T淋巴细胞测定，发现慢性乙型肝炎湿热中阻证CD4/CD8比值较其他证型升高，提示了湿热中阻证炎症反应较其他证型的剧烈，免疫反应更为亢进。韦健盛等用阿德福韦酯合用茵陈蒿加味方治疗慢乙肝湿热证患者，治疗后联合组比单用阿德福韦酯组的CD3水平升高、CD4/CD8比值降低，提示清热利湿方能通过调节T淋巴细胞数量和比例来改善慢乙肝病情。细胞毒性T淋巴细胞（CTL）的细胞膜表面表达CD3和CD8分子。CTL因其能特异性识别靶细胞上的MHC-Ⅰ类复合体，故能识别被HBV感染从而表达HBV抗原肽-MHC-Ⅰ类分子复合物的肝细胞，特异性地杀伤感染HBV靶细胞而不损伤正常组织。冯建英等研究发现慢性乙型肝炎实证组和虚证组的CTL比例比正常组的水平高。陈德良等对特异性CTL应答进行研究发现湿热中阻证组血液中的淋巴细胞分别对HBcAg、HBsAg和混合肽段的刺激都能产生IFN-γ且IFN-γ，其含量明显高于肝郁脾虚证组，提示湿热中阻证对CTL应答敏感，该证型可通过调节CTL应答分泌IFN-γ改善慢乙肝免疫的耐受情况。

免疫系统运行主体是免疫细胞行使其功能，而免疫细胞分布的广泛性决定了免疫调控的整体性，这与中医学整体观有异曲同工之妙。T细胞表面的共刺激因子在乙肝病毒感染肝细胞中起到重要作用，共刺激因子表达的异常可能导致T细胞无能，HBV感染时T细胞表面CD28、CTLA-4表达水平下降，PD-1、Tim-3表达水平上升。NK细胞表面NKG2D、NKp46、KCTD9能识别感染HBV细胞表面相应配体，从而对其进行攻击。在中医药多靶点治疗的特色下可以从对免疫细胞表面膜分子调节入手，进而改善整体细胞因子分泌状态，推动中医药在乙型肝炎治疗的新发展。

341 慢性胃炎从湿热论治

慢性胃炎作为消化道常见疾病，常由幽门螺杆菌（Hp）感染所致，表现为中上腹胀、灼痛、嗳气、恶心、反酸等症状属于中医学中胃脘痛、嘈杂、胃痞等疾患。由于抗生素耐药性增加，幽门螺杆菌的根除率下降，导致慢性胃炎症状未能得到较好的控制，而通过中医辨证，个性化治疗慢性胃炎，具有较好的效果。不少文献支持慢性胃炎脾胃湿热证与 Hp 感染有关，在 CNKI、万方、维普等中文数据库以"慢性胃炎，证候，证型"为检索词，全面检索截止于 2018 年 8 月公开发表的相关文献，共计 63 篇文献 18 475 例病例，发现慢性胃炎的证以脾胃湿热型多见，频率占 28.50%。学者玉叶等就慢性胃炎脾胃湿热证的相关研究进行了梳理归纳。

脾胃湿热证病因

1. 外感六邪 朱丹溪《格致余论》云"六气之中，湿热为病，十居八九""东南地土卑弱，湿热相火为病甚多"；指出湿热病证甚多且因外感风湿热暑邪所致。脾属湿土，喜燥而恶湿以制水为事，故脾病多为湿浊之证；胃属燥土，易阳亢而燥热，故胃病多发燥热之证。章虚谷云："湿热之邪始虽外受，终归脾胃也。"故脾胃之病，因地域或时节而多生湿热之象。

2. 饮食不节 随着生活压力增加和生活节奏变快导致的饮食结构改变，影响着人们的健康。《素问·痹论》云："饮食自倍，肠胃乃伤。"此语强调脾胃病多因不规律饮食所致。《素问·生气通天论》云："阴之所生，本在五味，阴之五宫，伤在五味。"说明饮食偏嗜，会伤五脏阴精而发病。辛辣之物性辛温、肥甘厚腻之物多滋腻、酒水气热而质湿，过食则多发湿热之证。长期饮食不节，脾胃受损，水谷不化精微湿浊内生，久则脾胃内蕴湿热。

3. 其他因素 年老体衰脾胃虚弱或素体脾虚湿甚，外感燥热邪，或湿阻日久化热，则发脾胃湿热之证。薛生白《温病经纬·湿热病》云："太阴内伤，湿饮停聚，客邪再至，内外相引，故病湿热。"或情志内伤，如思虑伤脾，导致脾气不升，胃气失降，或怒伤肝气，肝失疏泄，横逆犯胃，而致脾胃气机升降失常，升清降浊功能失司，水湿停运郁而化热，而生脾胃湿热之象。

辨证研究

1. 传统辨证 慢性胃炎脾胃湿热证中医诊断形式以主症+次症为主。①主症：胃脘部胀痛或灼热或痞闷，舌红，苔黄腻或厚，脉滑数或濡数；②次症：口干、口苦、口臭、口黏腻、纳呆、恶心、欲呕，胸闷，身重困乏，小便短黄，大便不爽/溏。

2. 现代辨证

（1）脾胃湿热证与胃镜像的相关性：胃镜下慢性胃炎不同中医证型的表像存在差异。胃镜下脾胃湿热证的显著特点为胃黏膜糜烂，且常伴胃黏膜粗糙、红斑渗出等，以及易出现胆汁反流和黄绿色黏液池。因此，通过胃镜像的表现可以为慢性胃炎脾胃湿热证的诊断提供客观化依据。

（2）脾胃湿热证与胃酸的相关性：胃泌素主要由 G 细胞产生，可刺激胃酸、胃蛋白酶原的分泌，且血清胃蛋白酶原Ⅰ（PGI）可反映胃泌酸腺细胞功能。通过检测慢性胃炎不同中医证型患者血清 PG 和胃泌素 17（G-17），判断不同证型与 PGI、G-17 的关联性。赵艺选取 103 例慢性胃炎患者检查血清

PGI 数值，结果发现脾胃湿热组（32 例）的 PGI 均值（320.14±10.15）高于非脾胃湿热组（71 例）均值（163.11±45.59），两者差异有统计学意义，说明脾胃湿热证与血清 PGI 相关。宗湘裕等纳入 112 例慢性萎缩性胃炎不同中医证型（脾胃湿热、脾胃虚弱、肝胃不和、胃阴不足、胃络瘀血）患者，检测血清 PGI、G-17 的差异，结果提示 PGI、G-17 在脾胃湿热证患者血清中均值高，与其余证型比较具有统计学意义。故慢性胃炎脾胃湿热证与 PGI、G-17 升高相关，因刺激壁细胞分泌大量胃酸，影响脾胃运化和气机升降功能，导致水谷腐熟受限、精气布散受阻，从而出现脾胃湿热之象。

（3）脾胃湿热证与炎性介质的相关性：炎性介质是引起炎症反应的因子，慢性胃炎湿热证与某些炎性介质的调控有很强的相关性。①白细胞介素-1β（IL-1β）与肿瘤坏死因子-α（TNF-α）是重要的炎性介质，可导致组织炎性损伤。有研究表明脾胃湿热证胃窦黏膜组织 IL-1β、TNF-α 含量升高及其 mRNA 的表达增强，提示慢性胃炎脾胃湿热型的病理因素可能与 TNF-α、IL-1β 相关。②细胞毒相关基因 A 蛋白（CagA）是 Hp 重要毒力标志，可促进环氧合酶 2（Cox-2）的活性，二者皆参与胃黏膜炎症的发生。刘福生等对 Hp 阳性慢性萎缩性胃炎脾胃湿热证和脾胃虚寒证患者及对照组 Hp 阴性患者进行血清 CagA、Cox-2 检测，发现脾胃湿热组 CagA 阳性率和 Cox-2 表达水平高于其他组，提示 CagA 和 Cox-2 诱导的胃黏膜炎性损伤与脾胃湿热证相关。

（4）脾胃湿热证与代谢组学的相关性：代谢组学是对个体或细胞在一定时期内所有低分子量的代谢产物进行定性或定量分析，对疾病的诊断发挥重要的作用。孙易娜通过代谢组学研究发现慢性胃炎脾胃湿热证患者尿液中牛磺酸、氧化三甲胺、葡萄糖、岩藻糖、甘油含量较健康人群升高，而马尿酸、磷酸肌酸、葫芦巴碱含量降低。施旭光等利用代谢组学发现慢性浅表性胃炎脾胃湿热型患者尿液中岩藻糖、乳酸、琥珀酸、葡萄糖、肌酐、β-羟基丁酸等含量较脾气虚型高，而柠檬酸与马尿酸含量明显偏低，表明以上两种证型在糖代谢、脂类代谢、氨基酸分解代谢方面存在差异。王亮通过血浆代谢组学研究发现脾胃湿热证患者的甲酸、异丁酸、肌肽较脾胃虚寒证患者含量升高，而缬氨酸、乳果糖含量降低，且认为脾胃湿热证的潜在生物学标志物为缬氨酸、乳果糖、肌肽、异丁酸、甲酸等。因此，利用代谢组学可对慢性胃炎脾胃湿热证型的精准辨证提供科学的依据。

慢性胃炎脾胃湿热证经方研究

1. 半夏泻心汤应用 半夏泻心汤首见于《伤寒论》是寒热平调、散结消痞代表方。方中半夏辛温散结除痞，降逆止呕，黄芩、黄连苦寒以泄热开痞燥湿，干姜辛热温中散寒，人参、大枣甘温益气补中，甘草补脾和中、调和诸药；其适应症为心下痞、呕吐下利等，现代常使用该方加减治疗脾胃湿热型慢性胃炎。玉叶等在 CNKI 检索近 5 年运用半夏泻心汤治疗慢性胃炎脾胃湿热证随机对照试验，经过筛选最终纳入 7 篇文献，共 494 例患者。

其中半夏泻心汤+西药组的平均有效率（92.38%）明显高于纯西药组（73.33%），半夏泻心汤治疗慢性胃炎脾胃湿热证型有较好疗效。半夏泻心汤治疗胃炎湿热证的关键活性物质有盐酸小檗碱、黄芩苷和黄酮类等，具有抗 Hp、调节免疫和胃黏膜的保护及修复作用。其治疗作用有以下三个机制。非特异性免疫机制：①通过下调促凋亡基因 Bax 表达，抑制 Hp 感染细胞的凋亡并且影响细菌活力，减轻细胞的损伤，抑制胃黏膜炎性反应；②抑制胃黏膜 TLRs/NF-κB 信号通路，干扰炎症介质 TNF-α、IL-6、IL-8 的表达，抑制胃黏膜炎症反应。胃肠动力学机制：降低 Cajal 间质细胞内 Ca^{2+} 浓度和上调细胞 ATP 酶水平，稳定细胞内第二信使 Ca^{2+} 通道、增强 MAPK 信号通路和 PKA 等蛋白激酶的表达，促进转染 Cx43-siRNA 后 GIST-882 细胞的修复，调节细胞间隙通讯，改善胃肠运动障碍。胃黏膜修复机制：增加 GES-1 细胞中 TGF-β1、Smad2/3 及 p-Smad2/3 蛋白表达，降低 Smad7、p-Smad7 蛋白表达，从而抑制 Hp 诱导的 GES-1 细胞损伤，促进 GES-1 细胞增殖，修复糜烂胃黏膜及提高胃黏膜愈合质量。

2. 连朴饮的应用 连朴饮为治疗湿热霍乱证常用方，由黄连、半夏、石菖蒲、厚朴、焦栀子、豆豉、芦根组成，全方苦辛合法，寒温并用，具有清热燥湿化浊、理气和中作用，适应症主要为湿热邪导致的胸脘痞闷、泄泻、呕吐等，临床常用来治疗慢性胃炎脾胃湿热证。玉叶等在 CNKI 检索近 5 年运用连朴饮治疗慢性胃炎脾胃湿热证随机对照试验，经过筛选后最终纳入 6 篇文献，共 685 例患者。

其中连朴饮+西药组平均有效率（91.79%）明显高于纯西药组（73.47%），连朴饮治疗慢性胃炎脾胃湿热证有较好疗效。连朴饮治疗胃炎湿热证的活性物质有盐酸小檗碱、总生物碱和环烯醚萜类化合物等，具有抗 Hp、抗炎及修复胃黏膜等作用，但异于半夏泻心汤治疗作用机制。①神经-内分泌系统调控机制：通过抑制血清 ALD、血浆 AHD 和 β-EP 的释放，以及抑制 CRH、ACTH 及 Cor 等激素分泌，使机体水电解质维持动态平衡，机体内环境趋于稳定，从而达到清热祛湿的作用。②非特异性免疫反应机制：通过上调胃黏膜细胞 HSP70、HIF-1α 和 VEGF 的表达，以及升高血清中免疫细胞因子 IL-2、IL-6 均值，调节机体热应激反应、抗炎症反应等发挥治疗作用。③胃黏膜修复机制：通过抑制胃黏膜 P53、Bcl-2 和 COX-2 基因转录，促进胃黏膜细胞增值与凋亡平衡，达到修复和保护炎症性胃黏膜的作用。

慢性胃炎脾胃湿热证与胃酸过多和炎症因子 IL-1β、TNF-α 及 CagA 等活动导致胃黏膜组织损伤而发病，而清热除湿法可根除 Hp、抗炎性反应和胃黏膜保护等作用，从而达到缓解症状的作用。近年来中医治疗慢性胃炎脾胃湿热证在现代辨证研究、经方的研究等方面取得一定的成绩，但目前多处于小样本的研究，实验数据可能存在一定的偏倚性。

342 慢性胃炎湿热证和中药治疗机制

随着人们生活节奏加快，工作压力变大，以及饮食结构和习惯的改变，患有脾胃疾病的人数越来越多。在治疗该病过程中，中医学发挥着积极作用。中医药有效治疗慢性胃炎，是建立在辨证诊断明确的基础上。临床观察发现湿热证是慢性胃炎的常见证型之一，湿热致病具有广泛性、病机复杂、病程长、缠绵难愈等特点，因此长期以来该病证备受研究者的关注，尤其是慢性胃炎湿热证发生、发展的演变规律及机制探讨已成为近年来的研究重点。

由于慢性胃炎中医证型的分类标准尚未完全统一，文献检索发现该病湿热证的诊断标准主要为脘腹胀闷、口渴少饮、食少纳呆、大便溏而不爽、舌质红、舌苔黄腻，在该病证的概念范畴下，其他表述还常见脾胃湿热证、湿热蕴脾证、脾虚湿热证等。近年来，越来越多的科研人员以慢性胃炎湿热证范畴内的此类证候为切入点，通过动物实验、临床实验等方式研究该病证的形成以及中药干预的作用机制，取得了一定的成果。因此，学者徐艺峰等从慢性胃炎湿热证的形成机制和中药治疗机制两方面对近10年的研究进行了梳理归纳，并提出了未来开展该病证研究的方向和策略。

慢性胃炎湿热证形成机制临床实验研究

1. 慢性浅表性胃炎湿热证形成机制　慢性浅表性胃炎湿热证形成机制研究主要集中在患者胃黏膜样本所含蛋白表达水平的变化。这些异常表达的蛋白包括热休克蛋白70（HSP70）、三叶因子家族蛋白1（TFF1）、细胞间黏附分子-1（ICAM-1）、环氧合酶-2（COX-2）、B淋巴细胞瘤-2（Bcl-2）蛋白、水通道蛋白（AQP）、线粒体腺苷酸等。

HSP70是热休克蛋白家族的重要成员之一，在人体应激的不利条件下，可以提高细胞抵抗力，起到应激保护作用。研究显示，慢性浅表性胃炎湿热证的HSP70含量显著升高，并且湿热证中"湿"与"热"的严重程度影响着HSP70的表达。随着"热"的程度在湿热证中比重增加，HSP70的水平也显著增高。可见，湿热之邪作为一种不利因素，可能诱发HSP70的应激性高表达以保护机体。

研究发现具有保护、修复慢性浅表性胃炎脾胃湿热证患者胃黏膜作用的蛋白TFF1，可对抗引起该病证局部炎症的攻击性因子ICAM-1。ICAM-1在胃黏膜细胞中的高表达，将诱发和促进胃黏膜炎症，加重胃黏膜病变。同时，TFF1含量升高提示机体自我保护作用同炎症反应一样，都处于强反应的亢盛状态。这两种蛋白的变化可能是该病证发展过程中胃黏膜局部"正气抗邪"的分子生物学基础之一。另一对体现"正气抗邪"的蛋白是COX-2和Bcl-2，它们与细胞凋亡相关。研究认为，慢性浅表性胃炎脾胃湿热证黏膜炎症反应明显，细胞凋亡增多。COX-2作为诱导酶，受炎症因素诱导产生，使细胞凋亡增加，促进炎症发展，在脾胃湿热证中呈高表达。同时Bcl-2可阻止细胞凋亡，因此其表达水平随着该病证的加重而升高。

幽门螺旋杆菌（Hp）感染与慢性胃炎发病相关。研究表明，慢性浅表性胃炎脾胃湿热证Hp感染率高，Hp可以损害胃黏膜屏障，破坏胃酸对血清胃泌素（GAS）的反馈作用，从而使胃窦G细胞释放GAS增加，研究认为GAS升高可能是"脾胃湿热证"的微观证据之一。

代谢紊乱也参与了慢性浅表性胃炎湿热证的形成。水通道蛋白中的AQP3和AQP4主要存在于胃肠道，是消化道水代谢平衡的分子学基础。研究发现慢性浅表性胃炎脾胃湿热证的AQP3、AQP4升高，并且AQP3和AQP4基因表达随着湿热程度的加重而升高。另外，该病证的线粒体腺苷酸含量降低，说明出现能量代谢异常。随着生物信息学技术的发展，更多的代谢失调（如糖代谢、脂代谢、氨基酸代谢、核酸代谢、微量元素代谢等）被发现存在于慢性浅表性胃炎湿热证中，也亟待进一步研究和证实。

研究者们在对慢性浅表性胃炎湿热证形成机制的研究中发现，一些蛋白起到了保护机体的作用，还有一些蛋白则加重了病情的发展，如 HSP70 起到了保护机体的作用。同样具有保护作用的 TFF1 可以对抗攻击性因子 ICAM-1，COX-2 促进细胞凋亡而 Bcl-2 可以阻止细胞的凋亡。除此之外还发现，该病证患者胃肠道中的 AQP3、AQP4 会随着湿热程度的加重而升高，还会出现能量代谢的异常，另外，该病证 Hp 感染者 GAS 也会升高，可能作为"脾胃湿热证"的微观证据之一。

2. 慢性萎缩性胃炎湿热证形成机制 慢性萎缩性胃炎湿热证形成机制研究涉及的样本主要有三类，包括患者的胃黏膜、血液和唾液。这些样本中变化的物质主要有肿瘤坏死因子α（TNF-α）、白细胞介素-1β（IL-1β）、分泌型免疫球蛋白 A（sIgA）、唾液淀粉酶α（sAA）、细胞毒相关蛋白 A（CagA）、COX-2 等。

TNF-α、IL-1β 和 sIgA 均具有免疫调节功能。研究发现慢性萎缩性胃炎湿热蕴脾证患者胃黏膜中 TNF-α、IL-1β、sIgA 分泌水平显著增高，说明胃黏膜免疫活跃，可见这三种物质作为反映细胞免疫激活程度的指标，可提示该病证胃黏膜免疫功能的状态。

慢性萎缩性胃炎湿热证的形成也与人体唾液淀粉酶的分泌有关。脾虚湿热证患者的 sAA 活性比值下降，可能由唾液流率、pH 值下降，唾液总蛋白及 Cl^-、Ca^{2+} 浓度升高导致。唾液流率、pH 值、总蛋白浓度可直接影响 sAA 浓度，进而间接影响 sAA 活性。Cl^-、Ca^{2+} 可诱导淀粉酶的蛋白结构变化。这表明脾虚湿热证可由唾液分泌成分变化客观地反映出来，丰富了"脾主涎"的理论内涵。

CagA 是 Hp 的重要毒力因子，可以导致 Cox-2 的表达升高，二者与高发的胃黏膜炎症、严重的胃黏膜萎缩有密切关系。研究发现慢性萎缩性胃炎脾胃湿热证患者 CagA 阳性率、Cox-2 表达水平高，胃黏膜病变程度重，说明 CagA 及 Cox-2 可能参与慢性萎缩性胃炎合并 Hp 感染患者脾胃湿热证的形成。

另外，从代谢组学层面可知，慢性萎缩性胃炎脾胃湿热证与脾胃虚寒证相比，缬氨酸、乳果糖水平升高，异丁酸、甲酸、肌肽含量降低，提示慢性萎缩性脾胃湿热证存在较为明显的糖代谢、脂代谢、氨基酸代谢、核酸代谢紊乱。

研究者们发现，慢性萎缩性胃炎湿热证患者胃黏膜免疫活跃。还发现 sAA 活性比值下降反映了该病证的变化。CagA、Cox-2 可能参与了该病证合并 Hp 感染的形成。除此之外，研究者们利用代谢组学方法发现了该病证患者存在一些代谢紊乱。

3. 其他类型慢性胃炎湿热证形成机制 研究者们在对胆汁反流性胃炎、隆起糜烂性胃炎湿热证形成机制的研究中也发现患者胃黏膜样本的蛋白表达水平的出现异常变化，对该病证的发生发展具有一定影响。

在这两类慢性胃炎中，Hp 感染与脾胃湿热证高度相关。其中，Hp 感染可使胆汁反流性胃炎脾胃湿热证胃黏膜组织中的 COX-2 表达增强，促进炎症反应。Hp 的重要毒力因子 CagA 以及 Hp 产生的细胞空泡毒素 A（VacA）均可导致隆起糜烂性胃炎脾胃湿热证的进一步恶化。此外，TNFα 可以促进胃黏膜组织炎症发展，同样可以导致隆起糜烂性胃炎脾胃湿热证的形成。

慢性胃炎湿热证中药治疗机制临床实验研究

在慢性胃炎脾胃湿热证的治疗机制研究中，一些古代经典方和现代经验方常被用于临床实验研究。其中，采用的古代经典方包括黄连温胆汤、半夏泻心汤、连朴饮、三仁汤、藿朴夏苓汤、清化饮、四君子汤等；现代经验方则有根幽方、胃炎方、清化和中颗粒、健脾清化散瘀饮、胃复康颗粒、清热化湿方、灭幽汤、香连片、连朴清胃胶囊、清浊安中汤等。

1. 慢性浅表性胃炎湿热证中药治疗机制 研究认为一氧化氮自由基（NO）参与胃炎的发生，黄连温胆汤可以降低浅表性胃炎脾胃湿热证 Hp 阳性患者的 NO 含量，提高抗氧化能力，从而达到治疗效果。连朴饮为治疗湿热霍乱的代表方剂，常用于治疗呕吐、下利、腹满而痛等症；半夏泻心汤为中医治疗"心下痞"的典型方剂，其适应证主要为心下痞硬满、呕吐、下利等，两方均与慢性浅表性胃炎脾胃湿热证的临床表现相近。研究发现连朴饮合半夏泻心汤可显著提高超氧化物歧化酶（SOD）含量，从而提高自由基清除率。SOD 是抑制体内过氧化反应的重要物质，可减少胃黏膜的损伤。

由此可见，在治疗慢性浅表性胃炎湿热证方面，黄连温胆汤以及连朴饮合半夏泻心汤均可以通过清除氧自由基，提高抗氧化能力来达到治疗目的。

2. 慢性萎缩性胃炎湿热证中药治疗机制 研究发现清化饮治疗慢性胃炎脾胃湿热证可能是通过调节胃黏膜中蛋白质的表达而实现，主要表现在抑制胃黏膜组织中核因子 κB（NF-κB）、COX-2 等炎性因子的高表达。根幽方合四君子汤是现代经验方和古代经典方的结合，其中根幽方由黄芪、法半夏、陈皮、柴胡、黄芩、黄连、厚朴、白花蛇舌草、蒲公英、紫花地丁及三七组成，组合方具有益气健脾、燥湿清热的功效。该方可以通过下调 COX-2 和 Ki-67 表达水平，从而促进胃黏膜损伤修复，提高 Hp 清除率，达到治疗耐药 Hp 感染所导致慢性萎缩性胃炎脾虚湿热证的目的。胃炎方由半夏泻心汤改人参为党参而成，清化和中颗粒则在半夏泻心汤基础上去人参、干姜，加滑石、茯苓、厚朴、陈皮、木香、砂仁、蒲公英、丹参等清热化湿、理气活血之品。研究发现胃炎方和清化和中颗粒可以缓解慢性萎缩性胃炎脾胃湿热证的临床症状。在作用机制上，两方均可以提高血清 GAS-17 水平，减轻胃黏膜炎症及萎缩程度。香连片由黄连（吴茱萸炮制）、木香组成，具有清热化湿，行气止痛的功效。该方药可能是通过抑制促炎因子 TNF-α、IL-1β 的产生，促进抑炎因子 IL-2 的分泌，提高机体的抗炎能力，从而缓解患者的症状。

以上研究表明，在治疗慢性萎缩性胃炎湿热证中，清化饮、根幽方合四君子汤、香连片可抑制胃黏膜组织中炎性因子高表达来减轻症状。胃炎方和清化和中颗粒可促进 GAS 分泌，调节胃肠道分泌功能，从而达到治疗目的。

3. 其他类型慢性胃炎湿热证中药治疗机制 在慢性糜烂性胃炎湿热证的研究中，研究者们分别使用三仁汤、藿朴夏苓汤、清热化湿方、健脾清化散瘀饮和胃复康颗粒进行治疗，发现不同的作用机制。

三仁汤可通过诱导 HSP70 表达，抑制 IL-1β 分泌，从而发挥提高人体正气、减轻临床症状的治疗作用。清热化湿方与藿朴夏苓汤组成相同，可以降低 C-反应蛋白、IL-6 的表达水平。健脾清化散瘀饮由六君子汤加白扁豆、厚朴、砂仁、茵陈、黄连、鳖甲、莪术、丹参组成，具有健脾清热化湿、活血消瘀散结的功效。该药方可以下调胃黏膜中白细胞介素-8（IL-8）、白细胞介素-10（IL-10）、TNF-α 水平。以上 3 方均可抑制患者的炎症反应，从而改善症状。胃复康颗粒由太子参、茯苓、山药、黄连、贝母、海螵蛸、白花蛇舌草、佛手、枳实、厚朴、蒲公英、紫花地丁、重楼、炙甘草组成，具有健脾益胃，清热解毒的功效，该药方能通过下调血清中性粒细胞激活蛋白、CagA、VacA 浓度，来降低 Hp 的毒力效应，减轻炎症反应达到治疗目的。

慢性胃炎湿热证中药治疗机制动物实验研究

多位学者使用灭幽汤、连朴清胃胶囊、清浊安中汤、三仁汤进行动物实验，开展慢性胃炎湿热证治疗机制的研究。

灭幽汤由黄芩、蒲公英、白及、海螵蛸、青皮、陈皮、三七组成，具有清热祛湿、理气和胃的功效，该药方在使用灭幽汤干预小鼠模型的实验研究中发现 NOD 样受体 P3（NLRP3）、胱冬肽酶-1 和哺乳动物雷帕霉素靶蛋白（mTOR）表达水平显著下降，说明灭幽汤可能通过调控细胞自噬与焦亡，有效治疗 Hp 相关性慢性胃炎脾胃湿热证。灭幽汤还可以抑制 Toll 样受体 R2（TLR2）、Toll 样受体 R4（TLR4）及下游炎症因子的表达，干预 TLRs/NF-κB65 信号通路，以及上调 HSP70 蛋白及其 mRNA 表达，下调 AQP4 蛋白表达，从而有效治疗 Hp 相关性慢性胃炎脾胃湿热证。连朴清胃胶囊由黄连（姜汁炒）、厚朴、半夏、茯苓、焦栀子、豆蔻、陈皮、甘草组成，该药方可以通过诱导 HSP70 及 SIgA 的高表达，抑制 TNF-α 及 IL-1β，减轻炎症反应。清浊安中汤由豆蔻、厚朴、黄芩、法半夏、猪苓、郁金、乌药、滑石组成，具有理气安中、清利湿热的功效。该方药通过调节 Bcl-2 和 COX-2 蛋白表达来发挥治疗作用。三仁汤可以使胃黏膜 HSP72 表达上调，增强胃黏膜对应激损伤的抵抗能力。

由此可见，上述方剂均可降低慢性胃炎湿热证小鼠胃黏膜的炎症反应，其中灭幽汤、连朴清胃胶囊、三仁汤还可以起到保护小鼠胃黏膜的作用。

慢性胃炎湿热证在临床上较为常见，备受医家重视。近 10 余年来，众多研究者运用多种现代科学技术方法开展慢性胃炎湿热证的相关研究，发现了一些该病证的形成和治疗机制。在今后的研究中，一方面在湿热证诊断标准尚未建立的情况下，可以使用日益进步的中医四诊信息采集设备获取患者的四诊客观参数，用以辅助临床诊断，在分组纳入标准客观、稳定的基础上提高研究结果的可重复性。另一方面，需要更加充分地使用系统生物学方法开展湿热证的机制研究。系统生物学方法是从整体出发，运用各种"组学"手段研究生理病理现象，与中医整体观理论一致。将诸如蛋白质组学、代谢组学、基因组学、转录组学、微生物组学等组学技术用于慢性胃炎湿热证本质研究，不仅可以使该病证研究微观化、具体化、规范化，而且又不失其中医整体观的宏观理念。

343 脾胃湿热型慢性胃炎证候演化规律

各种病因所致的胃黏膜炎症称为胃炎，其中以慢性炎性细胞浸润为主时称为慢性胃炎，慢性胃炎又可分为慢性非萎缩性胃炎和慢性萎缩性胃炎两大类。在对胃癌的相关研究中，研究者们发现了一种如下演进路径："慢性非萎缩性胃炎→慢性萎缩性胃炎→肠上皮化生→不典型增生→癌变"的趋势。慢性萎缩性胃炎、肠上皮化生和不典型增生被视为胃癌前状态，慢性萎缩性胃炎一般与胃癌的发病率呈正相关。我国属于胃癌高发国家，每年新发和死亡的胃癌病例均占全世界胃癌病例的40％左右，早期胃癌和进展期胃癌的5年生存率存在巨大差异（分别为90％和30％左右），因此胃癌的早期诊断、早期治疗具有重要意义。有研究表明，最佳的胃癌干预时间为胃癌前病变发生以前，即胃黏膜萎缩、肠化生和上皮内瘤变被检出时，故早期识别并积极治疗萎缩性胃炎的意义重大。

脾胃湿热证是慢性胃炎最常见的证型之一，由于湿热致病具有广泛性、病机复杂、病程长、缠绵难愈、治疗困难等特点，一直备受关注。学者徐晓惠等通过理论回顾梳理湿热病因病机的历史发展脉络及明清温病医家对湿热病机转化规律的认识，整理了慢性胃炎的病因、证型分布、证候演化规律研究相关内容，分析了慢性非萎缩性胃炎到胃癌癌前病变的病机转化规律，为中医辨证施治预防或截断慢性非萎缩性胃炎至萎缩性胃炎癌前病变乃至向胃癌的转化提供了依据。

湿热病因病机转化规律

湿热病证在内伤疾病和外感疾病中均常见。湿热为病的理论源远流长，始于秦汉时期，《黄帝内经》首载湿热病证；宋金元时期，《黄帝内经》湿热病因学说得到进一步丰富和发展，湿热二邪相合致病在这一时期被明确提出；明清时期名医辈出，以叶天士、薛生白、吴鞠通等为代表的医家为湿热病的研究做出很大贡献，自此湿热致病理论体系日臻成熟和完善。

1. 秦汉时期 对于湿邪、热邪之间的关系，湿热致病的病因、证候、病机转化规律，《黄帝内经》通过"阴阳五行学说""藏象学说""五运六气学说"等理论进行了初步论述。湿热是六气中的二气，其中湿为长夏主气，热为夏季主气，六气太过则为六淫，湿淫属水为阴邪，热淫属火为阳邪，两者可单独致病，如"湿盛则濡泻""诸痉项强，皆属于湿""湿伤肉""暴注下迫，皆属于热；诸呕吐酸，皆属于热"等。两者亦常相兼为病，作为病邪的概念，湿热是指湿与热相混而形成的一种混合性邪气。

这一时期，对湿热病证病因、病机、证候、治疗等的记载，散见于经典，虽尚未形成系统的理论体系，但为后世医家继承和发扬湿热致病理论乃至形成温病学理论体系奠定了理论基础。

2. 隋唐时期 唐代《银海精微》首载"脾胃湿热"一词，对连翘药性有如下论述："泻心火，解脾胃湿热，除心经客热"，明确提出了连翘可以解除脾胃湿热，指导后世医家以辛寒药物除热，孤立湿邪，分消湿热。

这一时期各医家对湿热病症候特点的认识更加深入，对湿热病因有独到的见解，认为饮食内伤，脾胃蕴热，外感邪毒是湿热卒然发黄的原因，这在很大程度上指导后世医家从内外合邪角度理解湿热病的病因。

3. 宋金元时期 补土派医家代表李东垣主张"脾胃内伤论"，提出"内伤脾胃，百病由生"的精辟论点，亦详细阐述了湿热致病的临床症状。脾主四肢外合肌肉，故湿热困脾会导致四肢乏力少动，甚则关节疼痛，其创立了扶正驱邪、益气化湿的清暑益气汤。李氏所论的湿热分两大类，一指外感湿热，二指内生湿热，强调脾胃湿热病发生的根本原因是脾胃内伤，外在原因是感受外界湿热邪气。

滋阴派代表医家朱丹溪认为"六气之中，湿热为患，十之八九"，东南地土卑弱，"湿热相火为病甚多""若中焦湿热久而痛，乃热势甚盛，宜黄连用姜汁炒"。朱丹溪首次提出湿热相兼致病。

这一时期，各医家对湿热病的因机证治理解更为深入，尤其是对湿热病因的认识，明确了湿热证产生原因有内因、外因两大类，内因为脾胃内伤，外因为气候因素等，还认识到湿热病后期会引起气滞血瘀，在治疗上提倡清热利湿，兼顾行气活血。

4. 明清时期 清代医家叶天士对湿热致病的研究尤其深入，在论及湿热病因时，叶氏首次提出内外湿邪合而为患，强调地域、季节、气候等是外湿形成的原因，即"吾吴湿邪害人最广""安身处江南湿热之乡"等；又强调内湿，即"酒肉之湿助热，内蒸酿痰""酒客里湿素盛"，认为湿热病是由内外湿邪同时作用而致。又强调体质对湿邪形成的影响，"在阳旺之躯，胃湿恒多，在阴盛之体，脾湿亦不少，然其化热则一""湿郁脾胃之阳""湿久脾阳消乏"，提出湿为阴邪，易伤阳气，"时令潮气蒸，内应脾胃"，湿与土气相通，易袭脾胃。在治疗上，叶氏秉承张仲景"络病证治"的用药经验，补前贤未备，开通络法先河。病程日久，邪气必入络及血，所以对于胃脘痛反复发作缠绵日久者，常常加用活血通络药物，如《临证指南医案·胃脘痛》明确指出"初病湿热在经，久则瘀热入络""其初在经在气，其久则入络入血"。邵新甫注："所云初病在经，久病入络，以经主气，络主血，则可知其治气治血之当然也。凡气既久阻，血亦应病，循行之脉络自瘀。"这不仅为后世医家辨证论治胃脘痛提供了新思路，还为临床许多慢性病的治疗拓展了通络化瘀治法新思路。

薛生白著《湿热病篇》，该书系统阐述湿热病证的因机证治，首次将湿热病从温病学理论体系中独立出来，明确提出湿热病的辨证提纲："太阴内伤，湿饮停聚，客邪再至，内外相引，故病湿热"，指出湿热病发生的关键是"内外合邪"；"湿热之邪从表伤者，十之一二，从口鼻入者，十之八九"，指出湿热大多由口鼻而入或皮毛而感；"湿热病属阳明太阴经者居多，中气实则病在阳明，中气虚则病在太阴"，认为体质与湿热病邪转化有密切关系，若中焦阳气旺盛，湿邪多从阳化热，出现热重于湿的症候，若中焦阳气较弱，或脾胃阴寒，则湿邪多从阴而化，出现湿重于热的症候。在此基础上，章虚谷进一步道出湿热病邪以中焦脾胃为病变中心，中焦湿热偏盛可致不同的病情演变。

吴鞠通著《温病条辨》，书中条分缕析地阐明湿热病邪所致各种具体病证相应的因机证治，对诊法的论述尤其详细。如《温病条辨·原病篇》载"舌上黄者，肺气不化则湿热聚而为黄苔也……盖湿热蒸而生苔，或黄，或白"，指出中焦湿热聚而相蒸是黄苔、白苔形成的原因；《温病条辨·中焦篇》载"湿温之在中焦，太阴病居多"，认为湿热蕴阻中焦，以湿从湿，太阴阴土，同气相感，故太阴病居多；"此统言中焦湿证之总纲也……古称湿火者是也。伤胃阴，则口渴不饥。伤脾阴，则舌先灰滑，后反黄燥，大便坚结。湿为阴邪，其伤人之阳也，得理之正，故多而常见，其伤人之阴也，乃势之变，故罕而少见"。指出湿热为患，久居中焦，既会伤中焦阳气，也会损伤脾胃阴液。

这一时期，各医家对湿热病因及其病机转化规律认识日益深入，逐渐形成成熟和完善的湿热病理论体系，认识到脾胃内伤及气候因素导致体内外湿邪的合化是湿热病发生的重要原因；湿热病邪以中焦脾胃为病变中心，中焦湿热偏盛可致不同的病情演变，强调体质对湿邪形成的影响；湿热之邪蒙上流下，不仅导致消化系统疾病，还会产生许多全身复杂多端的症状。邵新甫继承叶天士学术思想，认为湿热病中后期，湿热久羁，入络化瘀，治疗上主张分消湿热；亦有诸多医家强调湿热病中后期治以通络化瘀。

5. 近现代 民国时期，脾胃湿热证的内涵未见明显变化，新中国成立后，开始中医证候分类的研究。1966年吕汉光在"急性无黄疸型传染性肝炎21例临床分析"一文中首次使用"脾胃湿热证"一词。1987年，由赵金铎主编的《中医证候鉴别诊断学》，也使用了"脾胃湿热证"一词。中华人民共和国国家标准《中医临床诊疗术语·证候部分》将脾胃（中焦）湿热证作为标准证名，定义为"湿热内蕴，脾胃失运，以脘腹痞胀，呕恶纳呆，肢体困重，便溏不爽，或面目发黄，或身热不扬，汗出热不解，渴不多饮，舌红苔黄腻，脉滑数等为常见症状表现的证候。同义词为湿热中阻证"。

慢性胃炎证型分布及证候演化规律

1. 慢性非萎缩性胃炎病因病机　慢性胃炎是由多种病因引起的胃黏膜慢性炎症，包括慢性非萎缩性胃炎、萎缩性胃炎和特殊类型胃炎三大类。中医典籍中没有"慢性非萎缩性胃炎"病名，现代医家多据临床表现将其归于"胃脘痛""痞满"范畴。慢性胃炎的发病机理为胃气阻滞、受纳失常，胃失和降、运化失司，病变部位在胃，与肝脾关系密切，且与肾有关，一般病属虚实夹杂。王华龙认为，中焦气滞，胃失和降是慢性胃炎的主要病机。徐升等认为，肝脾失调是慢性胃炎的主要病机，肝气郁滞可以横犯脾胃，导致脾胃气机不畅，脾胃气虚也会导致肝木乘土，脾胃损伤更严重。气行则血行，肝气郁结会进一步引起血瘀。

姚星等对423例慢性胃炎患者进行中医辨证，分析发现肝胃不和证在慢性胃炎患者中出现频率最高，胃络瘀血证出现的频率最低，其余证型出现频率由高到低依次为脾胃湿热证、脾胃虚弱证、胃阴不足证。金烨等对514例慢性胃炎患者进行中医辨证，统计分析发现各证型中脾胃虚弱证出现的频率最高，胃络瘀阻证出现的频率最低，其余证型出现频率由高到低依次为脾虚气滞证、肝胃不和证、脾胃湿热证、胃阴不足证。叶欣对112例慢性胃炎患者进行中医辨证，统计分析发现脾胃虚弱证出现的频率最高，胃络瘀阻证出现的频率最低，其余证型出现频率由高到低依次为脾胃湿热证、肝胃不和证、胃阴不足证。程霞对339例慢性胃炎患者进行中医辨证，统计分析发现以脾气虚弱证出现频率最高，胃络瘀血证出现频率最低，其余证型出现频率由高到低依次为肝胃不和证、脾虚湿热证、胃阴不足证。万莹对105例慢性胃炎患者进行中医辨证，观察各证型与微观实验室指标的关系，发现中医证型出现频率由高到低依次为脾胃湿热证，肝胃不和证，脾胃虚弱证，其他证。张平检索重庆维普中文科技期刊全文数据库（1992～2015年）、中国生物医学文献数据库（1988～2015年）、万方医学网（1997～2015年）、中国知网（1994～2015年）收录的研究慢性胃炎因机证治等相关文献，统计发现慢性非萎缩性胃炎中脾胃虚寒证出现频次最高，胃络瘀血证出现频次最低，其余证型出现频率由高到低依次为肝胃郁热证、脾胃湿热证，胃阴不足证。

2. 慢性萎缩性胃炎病因病机　朱永钦认为，慢性萎缩性胃炎（CAG）病因主要有①肝气郁结；②饮食失宜；③脾胃气虚；④外感邪气；⑤病程缠绵，入络化瘀；（6）胃阴不足。赵欢认为，情志不舒、脾胃虚弱、饮食失常为CAG的内因，感受外邪为外因。孙易娜认为，CAG发生的重要原因是HP感染，而脾胃虚弱外邪乘虚而入是导致CAG的主要原因。

CAG病机复杂，张云桐认为，脾胃气虚是CAG的内因，饮食停滞、胃络郁阻、湿热久蕴是本病发生的直接病因。殷静等认为，慢性萎缩性胃炎的主要病机是气虚血瘀，故主张在慢性萎缩性胃炎的早期治疗中运用益气活血药物。崔奕认为随着病程的进展，慢性萎缩性胃炎会逐渐出现脾胃气滞，胃络瘀阻的病机。曹婷婷认为，慢性萎缩性胃炎病机变化复杂，但内因始终是正气不足，在慢性萎缩性胃炎中后期，入络化瘀则成为其主要病机，明确提出慢性萎缩性胃炎病机转化存在"脾虚络阻毒损"的规律，在此基础上进一步提出慢性萎缩性胃炎"健脾通络解毒"治法。徐伟超认为浊毒既是病理产物，又是致病因素，创立慢性萎缩性胃炎"浊毒学说"。姜树民认为，慢性萎缩性胃炎伴肠上皮化生的多属血瘀证，故在治疗上强调行气活血化瘀。张声生认为，慢性萎缩性胃炎的主要内因是正气不足，外邪侵袭是外因，由于慢性萎缩性胃炎一般病程较长，常入络化瘀，与湿热胶结酿毒，故强调临床治疗时应从虚、毒、瘀论治慢性萎缩性胃炎。李慧安等认为，脾胃气阴两虚、中焦气滞，酿毒化瘀是慢性萎缩性胃炎的主要病机。对于慢性萎缩性胃炎病因病机的认识，学者有不同的观点，总体而言，慢性萎缩性胃炎的主要病机是本虚标实，脾胃气虚或者胃阴不足是疾病发生的重要内在原因，气滞血瘀、痰湿阻中、湿蕴化热、饮食不节、浊毒内生是本病发生的重要原因。

3. 慢性非萎缩性胃炎至萎缩性胃炎的病机转化　慢性非萎缩性胃炎至萎缩性胃炎阶段的证候总体上存在由实至虚的演变规律。如苏泽琦等发现，非萎缩性胃炎以实证居多，如脾胃湿热证、肝胃气滞证、肝胃郁热证等；萎缩性胃炎以虚实夹杂证为常见，如脾胃虚弱伴肝气郁滞证、脾胃气虚伴瘀阻胃络证等。陈润花等研究表明，非萎缩性胃炎在向萎缩性胃炎发展过程中总体呈现实证→热证→湿热→阴虚→血瘀的演变规律。

4. 萎缩性胃炎证型分布及证候演变规律 张平检索重庆维普中文科技期刊全文数据库（1992～2015年）、中国生物医学文献数据库（1988～2015年）、万方医学网（1997～2015年）、中国知网（1994～2015年）收录的研究慢性胃炎因机证治等相关文献，统计发现慢性萎缩性胃炎证型出现频率由高到低依次为脾胃湿热证，脾胃虚寒证，肝胃郁热证，胃阴不足证，胃络瘀血证。陈春等对150例慢性萎缩性胃炎患者进行中医辨证，发现150例慢性萎缩性胃炎患者中肝胃气滞证、胃络瘀血证、脾胃虚弱证最多见，出现频次分别为39次、38次、31次。安贺君等对172例慢性萎缩性胃炎患者进行中医辨证，发现172例慢性萎缩性胃炎患者中证型出现频率由高到低依次为脾胃虚寒、胃络瘀血证、肝脾失调证、胃阴亏虚证，其中胃络瘀血证在肠上皮化生和异型增生方面较其他证型更为严重。代二庆等观察64例慢性萎缩性胃炎胃络瘀血证、肝胃不和证、脾胃湿热证、脾胃虚弱证、胃阴不足证5个中医证型患者的胃镜像和病理学特点，发现慢性萎缩性胃炎肝胃不和证患者胃镜下黏膜白出现率最高，脾胃虚弱证患者胃镜下血管透出现率最高，胃络瘀阻证患者胃镜下黏膜粗糙或颗粒增生出现率最高，慢性萎缩性胃炎肝胃不和证多属胃黏膜轻度萎缩，脾胃虚弱证多属中度萎缩，胃阴不足证多属重度萎缩，胃络瘀阻证患者病理组织学检测发现肠上皮化生或不典型增生率最高。张鸿彬等通过计算机检索中国知网、重庆维普数据库收录的发表于2010年12月～2016年12月关于慢性萎缩性胃炎中医诊治的相关文献，整理分析后发现5类基本证型，出现频率最高的是脾胃虚弱证，出现频率最低的是胃阴不足证，其余证型由高到低依次是肝胃不和证、胃络瘀血证和脾胃湿热证。张金丽等观察311例慢性萎缩性胃炎脾胃湿热证、脾胃气虚证、浊毒内阻证、肝胃气滞证、胃络瘀血证、胃阴不足证6种证型患者胃镜像和病理学表现，发现胃镜下隆起结节、糜烂、黏膜粗糙的患者多属浊毒内阻证，并且病理学检测多伴有不同程度肠上皮化生或不典型增生。邱智辉对300例慢性萎缩性胃炎伴肠上皮化生或异型增生患者进行中医辨证，观察各证型患者的胃镜表现后发现：重度腺体萎缩患者多属胃阴不足证或胃络瘀血证，病检提示重度肠上皮化生者多属于胃阴不足证、脾虚气滞证、脾胃虚寒证，病检提示轻度肠上皮化生者多属于脾胃湿热证或肝胃不和证，实证一般多见于轻度胃腺体萎缩者，虚实夹杂证一般多见于中度胃腺体萎缩者，虚证和瘀证一般多见于重度胃腺体萎缩者。朱日等研究220例慢性萎缩性胃炎伴肠化病例不同中医证型与Hp感染的相关性，发现脾气虚弱证、脾胃湿热证两组Hp总阳性率显著高于肝胃不和组。王伟珍对625例慢性萎缩性胃炎患者进行中医辨证，分析其证型分布规律，发现脾胃虚弱证出现频率最高，其次为胃络瘀血证，胃阴不足证出现频率最低，此外出现频率由高到低依次为肝胃郁热证，肝胃气滞证和脾胃湿热证。其中肝胃气滞证胃镜下多见腺体轻度萎缩，胃络瘀血证胃镜下多见腺体重度萎缩；肝胃郁热证患者胃黏膜病检多提示肠上皮化生，肝胃气滞证多属轻度肠上皮化生，胃阴不足证多属中度肠上皮化生，胃络瘀血证多属重度肠上皮化生。徐晴等对244例慢性萎缩性胃炎伴肠上皮化生患者进行中医辨证，并对其证型进行比较分析，发现肝胃不和证多见于萎缩性胃炎发病早期；脾胃湿热证多见于本病发病中期；胃络瘀血证多见于本病后期。杨静对170例慢性萎缩性胃炎患者进行中医辨证，研究其证型分布规律，发现脾胃虚弱证出现频率最高，胃络瘀血证出现频率最低，此外出现频率依次为肝胃不和证、胃阴不足证、脾胃湿热证。刘洋等检索近10年慢性萎缩性胃炎相关文献，统计发现慢性萎缩性胃炎常见证型依次为脾胃气虚证、脾胃虚寒证、胃络瘀阻证、胃阴亏虚证。赵斌对220例慢性萎缩性胃炎患者进行胃黏膜中医微观辨证，进一步探讨各证型与癌前病变之间的关系，其中胃阴不足型72例，脾胃虚寒型36例，肝郁气滞型34例，胃络瘀阻型31例，肝胃郁热型28例，脾胃湿热型19例。患者肠上皮化生检出率最高的是肝郁气滞证与脾胃湿热证，上皮内瘤变检出率最高的是肝郁气滞证，癌前病变检出率最高的是肝郁气滞证与脾胃湿热证。路瑞香发现，脾胃虚弱证、脾胃湿热证多属单纯萎缩性胃炎，胃络瘀血证患者胃黏膜病理学检测多提示肠上皮化生和不典型增生。许多学者认为肝胃不和等实证患者胃镜下多见腺体轻度萎缩，胃络瘀阻等虚实夹杂证患者胃镜下多见腺体中度萎缩，胃阴不足等虚证及瘀证患者胃镜下多见腺体重度萎缩。有研究发现气滞到血瘀是单纯萎缩性胃炎发展至胃黏膜腺体萎缩伴肠上皮化生乃至胃癌前期阶段中医证候演变的基本特点。胃阴不足证多见于轻度肠上皮化生患者，脾胃虚弱证多见于中重度肠上皮化生患者，虚实夹杂证多见轻度至中度异型增生患者，胃络瘀血证多见于重度异型增生患者。

慢性萎缩性胃炎患者腺体萎缩由轻度进展为中重度，其中医证候也发生相应的变化。马艳君等对慢性胃炎患者及胃癌患者进行中医证型演变规律的研究，发现脾胃气虚证是基础证型；在萎缩性胃炎发展过程中，胃络瘀血证出现的频率逐渐增加，说明慢性非萎缩性胃炎至萎缩性胃炎乃至胃癌前病变的病理发展过程中由气虚到血瘀是其重要特点，这一结果证实了"初病在经，久痛入络，以经主气，络主血"的认识；慢性胃炎与脾胃湿热证相关性最大，胃癌与胃络瘀血证相关性最大。总之，可得出2条结论：①慢性萎缩性胃炎脾胃湿热证病机总体存在着由湿热致虚，由湿热致瘀的转化趋势。②慢性萎缩性胃炎发病中期多属脾胃湿热证；发病后期多属胃络瘀血证，胃络瘀血证在重度萎缩及肠化生中出现的频率明显高于其他证型，提示清热利湿、活血化瘀治法在防治或截断慢性非萎缩性胃炎向萎缩性胃炎癌前病变乃至向胃癌的发展中具有重要意义。

344 消化性溃疡脾胃湿热证机制

消化性溃疡（PU）是常见病、多发病，其人群患病率达 7%～10%。消化性溃疡自发现至今已有 200 年的历史。许多研究表明，消化性溃疡是一个多因素损害疾病，如遗传、性别、烟酒、年龄、体质、酸分泌、Hp 感染等均可影响其发病，但确切机理至今未能完全阐明。中医学一直认为脾胃气虚（虚寒）在消化性溃疡中占有重要地位。学者王洪京等通过文献复习、结合现代人们体质发生的变异，对消化性溃疡发病机制中的脾胃湿热证做了探析。

胃病湿热说源流

中医学有关"湿热"的理论和实践，源远流长，显示出了自身的特点和优势。但对"湿热"与胃病关系的阐释，相对简略散见于历代文献中。《黄帝内经》对胃痛病因病机的论述颇多，已认识到木气偏旺，肝胃失和；寒邪客胃以及饮食伤胃等皆可导致胃痛。有关湿热引起的胃痛当时虽未明确论及，但论及湿、热单独犯胃引起胃痛发作，以及"脾湿""胃热"的病机。如《素问·至真要大论》云："少阳之胜，热客于胃，烦心心痛。"《素问·五常政大论》云："少阳司天，火气下临……心痛，胃脘痛。"又云："太阴司天，湿气下临……心下否痛。"《素问·至真要大论》云"诸湿肿满，皆属于脾""诸呕吐酸……皆属于热""太阴之复，湿变乃举，体重中满，食饮不化"。治疗上，《素问·脏气法时论》明确提出"脾苦湿，急食苦以燥之"。

张仲景《伤寒论·辨阳明病脉证并治》第 231 条"阳明中风……胁下及心痛，久按之气不通"。此为表邪入里化热，湿热郁阻而致的胃脘痛。《伤寒论》中治疗"心下痞"以半夏泻心汤为代表的五泻心汤，皆为后世用以治疗湿热胃痛的常用效方。李时珍云："用泻心汤，即泻脾胃之湿热，非泻心也。"

唐宋时代，热致胃痛之说略具雏形。孙思邈《千金要方·卷十三·心腹痛》云："九痛丸，治九种心痛，一虫心痛，二注心痛，三风心痛，四悸心痛，五食心痛，六饮心痛，七冷心痛，八热心痛，九来去心痛。"实际上是对心胃痛按照病因和临床表现作出的归类。其中"热心痛"，说明当时已初步认识到"热"邪为胃痛病因之一。又如《和剂局方》云："因饥饱食，饮酒过多，心下坚满……心腹大疼。"乃为饮食不节、饮酒过多导致的胃热胃脘痛。

金元时期的学术争鸣导致了对胃痛认识的深化。对于胃脘痛的病因，朱丹溪认为固有因劳役太甚，饮食失节，中气不足，或寒邪乘虚而客之，亦有病久郁而生热，或素有热，虚热相搏，结郁于胃脘而痛；或有食积痰饮；或气与食相郁不散，停结胃上而痛。朱丹溪把"素有热"作为胃脘痛的常见体质因素；明确提出胃痛日久可郁而化热的胃热证。在治疗上丹溪比较细致地分作寒、热、气、湿等八类进行辨证施治，认为"大凡心膈之痛，须分新久……若病之稍久，则成郁久郁则蒸热，热久必生火……若欲行温散温利，宁无助火添病耶？古方中多以栀子为热药之向导，则邪易伏，病易退，正易复而病易安。"所以，胃痛有热证之说，首推丹溪。

明清时期得到了进一步完善。张景岳《景岳全书·心腹痛》论胃痛病因"唯食滞、寒滞、气滞者最多，其有因虫、因火、因痰、因血者，皆能作痛"，进一步明确论述了火热之邪能作胃痛。《症因脉治·胃脘痛论》云："偶值时气暴寒，心下闷痛……此寒邪入胃，凝结痰饮食积，卒然暴痛之症也。若时气暴热，心下忽绞痛……此湿热所伤之症也。"把胃脘痛病因分为风寒、暑（湿）热两类。龚廷贤《寿世保元·心胃痛》云："胃脘痛者，多是纵恣口腹，喜好辛酸，恣饮热酒煎……自郁成积，自积成痰，痰火煎熬，血亦妄行，痰血相杂，妨碍升降，故胃脘疼痛。"阐明了饮食不节在胃脘痛发病中的机理，指出不单是肝胃郁热可致胃热痛，而饮食不节导致的痰火煎熬，亦可引起胃热痛证。皇甫中《明医指掌·心痛》提出了"胃脘湿热痛"的论点。有关湿热胃脘痛的论点在明以前的中医文献里记述甚少，文中虽只有五个字，但它提出了常被人们忽视的胃脘痛的另一个证型。清代叶天士《临证指南医案·湿门》云："酒湿郁伤，脘中食阻而痛，治以苦辛寒。"明确提出胃痛亦有属湿之说，并提出了"苦寒辛通"等治法。

现代众多学者以中医理论为指导，对湿热胃痛进行了深入广泛的研究，取得了可喜的成绩。在临床研究方面，从辨证论治到疗效评定等，逐渐规范化。现行高等医药院校教材《中医内科学》（六版、七版）"胃痛"篇中已明确提出"湿热中阻"一证。实验研究方面，从胃镜像、胃动力学以及免疫、生化、Hp 感染等方面，对胃痛湿热中阻证开展了多层次研究，并取得了一定成果。

体质与消化性溃疡脾胃湿热证的关系

体质是指在禀赋的基础上和后天环境的影响下，在生长发育和衰老的过程中，逐步形成的物质、结构、功能、形态等相对稳定的个体特征，包括个体素质的强弱和体质的特异性两个方面。由于体质反映人体正气的状态，具有相对稳定的特征，是决定发病与否的内在因素。体质往往决定某些致病因素的易感性和发病后病变类型的倾向性，从而影响到疾病证候的类型和趋势。不同的疾病，在某些情况下可诱发人体作出相同的反映或表现出相同的状态。这说明在病因作用之外，确实还存在着反映人体应激能力和状态的"体质特异性反映机制"。因此，证候类型实质上包涵着体质状态。构成体质的要素，从中医学理论来讲，离不开脏腑经络气血津液，阴阳气血津液的虚实影响产生各种不同类型的证候。匡调元在继承中医药理论和实践经验的基础上，辨病与辨质相结合，认为消化性溃疡的病理体质类型有迟冷质、倦怠质、燥红质、腻滞质（痰湿质）、晦涩质 5 种。

1. 现代人群体质的变化倾向及促成因素　体质受环境因素的制约，过去生产力不发达，以五谷杂粮为食的中国广大劳动人民食不果腹，多表现为虚弱体质特征。如今伴随现代文明社会的到来，在生活水平不断提高的同时，为适应快节奏的工作和日益激烈的竞争，生活方式亦随之发生改变，以及环境因素变化，使现代人的体质出现了形盛体实、痰湿（或湿热）蕴积的特点和倾向。

（1）饮食结构改变：由于生活水平的提高，人们的饮食结构和饮食习惯亦出现了显著的变化，大量摄食肥甘厚味已成为普遍现象，以及个别地区嗜食辛辣之物，在人们出现形盛体实的同时，亦对健康产生了不利的影响。中医学认为过食肥腻则生热，过饮甘甜则生湿，湿聚成痰，痰湿、湿热蕴久必然导致体质变异。

（2）嗜好烟酒：长期过量吸烟、喝酒必然使体质产生变化，对痰湿（或湿热）体质的形成起了促进作用。酒为熟谷之液，"恣嗜酒，胃多湿热"（《琉球百问》）。有学者认为"香烟燥热，极易损伤肺阴，肺为水之上源，肺气受损，肺气宣发和肃降失常，水液代谢失调，所以痰湿内生。"

（3）精神压力：人作为社会生活中的一员，其健康和疾病均受社会环境的影响，中医特别强调"形神一体"观。由于体质是躯体素质与心理素质的综合体，脏腑功能与情志之间的联系具有相对稳定的特异性。因此，长期的不良心境在某种程度上会引起躯体素质的变化并最终导致体质的变异。当今社会生活的急剧变化，竞争意识的空前提高，人际关系的复杂化，极易使人们精神紧张、焦虑不安、情绪急躁，这些往往造成肝气郁结，郁久化热或肝郁克脾，脾失健运，湿浊内生，聚湿生痰。这也是形成痰湿（或湿热）体质的因素之一。

（4）环境因素：随着自然环境和人们生活条件的改变，如工业废气排放污染空气，导致全球气候变暖、温室效应、强紫外线照射等。有学者发现太阳黑子活动与人的体质状况密切相关，强辐射可引起头昏、头痛、胸闷、多汗、鼻衄、胃肠功能失调等，按中医辨证多属内热。可见气候的巨大变化以"阳热"为主。另外，由于生活和工作场所普遍使用空调，使夏季室外酷暑炎热，室内冷气习习；冬季户外冰雪凛冽，屋内暖气融融。这样可使人汗液排泄不畅，热郁体内，或体内浊气闭阻化湿为病。

以上因素极易导致人体向形盛体实、痰湿（或湿热）体质的转化。

2. 形盛体实、痰湿（或湿热）体质是消化性溃疡脾胃湿热证发病的内在基础　消化性溃疡的发生与体质、遗传因素有密切关系。对于体质与病邪从化的关系，《医宗金鉴·卷六》云："六气之邪，感人虽同，人受之而生病各异者，何也？盖以人之形有厚薄，气有盛衰，藏有寒热，所受之邪，每从其人之藏气而化，故生病各异也。是以或从寒化，或从热化，或从虚化，或从实化。"章虚谷也明确指出"六气之邪，有阴阳不同，其伤人也，又随人身阴阳强弱变化而为病"。这种"病之阴阳，因人而异""邪气因人而化"的观点，是中医发病学和病理学极为重视的。联系到消化性溃疡脾胃湿热证的发生，若素体痰湿（或湿热）内阻，可以影响到脾胃的健运功能，脾胃不健，运化失职，再遇外界的湿热之邪加临，内外相引，最易导致湿热蕴积脾胃，损伤胃、肠黏膜而导致消化性溃疡的发生。薛生白对此有过精辟的阐述，其云："太阴内伤，湿饮停聚，客邪再至，内外相引，故病湿热。"另外，感受湿邪之后，邪从寒化热化，随人身体质而定。若人体形盛体实，湿邪多从热化，湿热内盛，蕴积脾胃。因此，人体形盛体实、痰湿（或湿热）内阻是消化性溃疡脾胃湿热证发生的内在因素。

脾胃湿热是消化性溃疡的主要病机

1. 湿热外受，内困脾胃　气候潮湿，阴雨雾露或涉水淋雨，居住潮湿等都可造成外界环境湿气过盛。长夏之际，气候炎热且多雨，氤氲熏蒸，水气升腾，潮湿充斥，加之近年全球性气温升高，致外界湿热邪气复加，起居调摄稍有不慎，即可导致湿热从外而入，湿困中州，湿热中阻损伤胃膜而病发。诚如章虚谷《医门棒喝》云："胃为戊土属阳，脾为己土属阴，湿土之气，同类相召，故湿热之邪，始虽外受，终归脾胃也。"

2. 饮食不节，伤脾生湿　在饮食方面，肥腻、甘滞、生食、冷饮、乳酪、酒水等，较之传统食品更容易生湿滞；加之人们为了享受，山珍海味，辛辣滋腻叠进；又由于各方面原因饥饱失常，餐饮无规律，进餐过快等皆能损伤脾胃，运化失司，湿热内生，困阻于脾胃，损伤胃膜而病发。《素问·痹论》指出"饮食自倍，肠胃乃伤"。《医学正传·胃脘痛》亦云"致病之由，多由纵恣口腹，喜好辛酸，恣饮热酒煎煿，复餐寒凉生冷，朝伤暮损，日积月深……故胃脘痛"。

3. 木郁土壅，气结湿生　脾胃与肝胆关系密切，肝的疏泄功能，有利于脾胃的运化功能；胆汁的分泌与排泄，有助于胃的腐熟，肝胆相互为用，保证了中焦气机的升降条畅。《素问·宝命全形论》云"土得木而达"。《血证论》云："木之性主于疏泄，食气入胃，全赖肝木之气以疏泄之，而水谷乃化；设肝之清阳不升，则不能疏泄水谷，渗泄中满之症，在所不免。"《医贯》云："脾能化食升清，全借少阳相火之无形者。"周学海亦云："脾主中央湿土，其体淖泽，其性镇静……静则易郁，必借木气以疏之。"因此，在生理上脾胃之纳运功能有赖于肝胆疏泄条达功能的正常。随着社会的进步与发展，人们生活节奏加快，行业竞争激烈，精神生活复杂化。所欲不遂，情志抑郁则肝气不舒，可致木不疏土；性情急躁，则木横克土；或所欲不遂，思虑过度而脾伤气结。皆使脾运失司，升降失调，内湿由生，湿蕴化热，或肝郁日久化热，与湿相搏，湿热壅滞于脾胃，酿生疮疡。

综上所述，随着人们生活条件的改善和生活方式的变化以及环境因素的影响，人们的体质发生了较大的变异，使现代人的体质出现了形盛体实、痰湿（或湿热）蕴积的特点和倾向。若素体痰湿（或湿热）内阻，可以影响到脾胃的健运功能，脾胃不健，运化失职，再遇外界的湿热之邪加临，内外相引；若人体形盛体实，湿邪多从热化，湿热内盛，蕴积脾胃，损伤胃、肠黏膜而导致消化性溃疡的发生。因此，人体形盛体实、痰湿（或湿热）内阻是消化性溃疡脾胃湿热证发生的内在因素。脾胃湿热是消化性溃疡发生的主要病机。

345 胃癌前病变脾胃湿热证治

胃癌前病变（PLGC）是胃黏膜由正常向胃癌转变的中间过程，主要伴存于慢性萎缩性胃炎。目前认为肠型胃癌的形成过程一般为慢性胃炎-慢性萎缩性胃炎-肠上皮化生-异型增生-胃癌。对LGC疾病的早诊断、早治疗，是预防胃癌发生的重要措施。目前西医尚无理想的治疗方法，中医药治疗PLGC综合优势明显。对PLGC的中医病名，通常将其归于"胃痞""胃痛"等疾病范畴。根据共识意见，目前主要有"肝胃气滞、脾胃虚弱、脾胃湿热、胃阴不足、胃络瘀血"等中医证型，其中脾胃湿热证型较为常见。近年来，随着脾胃湿热证研究成为中医脾胃病研究的热点之一，对PLGC脾胃湿热证的病因病机、现代医学客观指标的临床研究较多，学者廖云辉等从理论研究、基础研究、临床研究等方面进行了深入阐述和总结，以期为中医药辨治PLGC提供新的思路。

理论研究

在中医基础理论中，湿的形成及病机有外来及内生之分。外湿多为湿邪从肌肤体表浸入；内湿多为病理产物，因饮食不节，脾失健运，致津液不能运化输布，故湿从内生。在内湿基础上，皆更易感受外湿之邪，两者常互相影响。湿滞体内，从热化而成湿热。脾喜燥恶湿，湿热内蕴脾胃，进一步损伤脾胃，湿热黏滞，而成脾胃湿热之证。

1. 古代医家的认识 《黄帝内经》中首次提出"湿热"，《素问·生气通天论》云："湿热不攘，大筋緛短，小筋弛长，緛短为拘，弛长为痿。"把筋肉拘痿的原因归于湿热。"病机十九条"中提出"湿"邪致病的病位在于"脾"，即"诸湿肿满，皆属于脾"。隋代巢元方在《诸病源候论》中认为，湿疸为"脾胃有热，与湿气相搏"而成，黄疸病之病因，在于脾胃蕴热与外来水湿之邪相互胶结，湿热之邪蕴于中焦脾胃，湿热蕴蒸而发。唐代《银海精微》中记载了连翘之药性"泻心火，解脾胃湿热，除心经客热"，提出连翘可解脾胃湿热。金元时期，补土派医家李东垣提出"脾胃内伤论"，认为"内伤脾胃，百病由生"，提出脾胃湿热产生的原因为"皆由饮食、劳倦、损伤脾胃，乘天暑而病作也"。明清时期，吴又可、何廉臣等医家则认为，脾胃湿热证形成的原因，在于感受湿热疫毒之邪，进入机体后伏于膜原，进而由膜原传至脾胃而成。清代叶天士认为，脾胃内伤是脾胃湿热证产生的内在因素，《温热论》中提出"酒客里实素盛，外邪入里，里湿为合"，内湿的形成与脾失健运密切相关，如嗜酒之人因酒伤及脾胃，致使脾胃运化功能失常，水湿不化，湿自内生。饮食不节可诱生内湿，困阻脾胃，易感外邪，内外合病。又提出湿热之邪与体质的关系，认为"阳旺之躯，胃湿恒多，在阴盛之体，脾湿亦不少，然其化热则一"。因阳明胃土，阳气隆盛，感邪易湿从热化。感湿热疫毒之邪，或嗜辛辣厚味，损伤脾胃，湿热交阻，中焦气机不畅，发为本病。以上古代医籍对于脾胃湿热病因病机之论述，为脾胃湿热证的研究奠定了一定的理论基础。

2. 现代医家的认识 现代多位学者对PLGC脾胃湿热证的病因病机进行了深入研究。劳绍贤等结合南方气候、饮食结构等，提出内、外合因，脾胃失调、湿热蕴生，久之易成胃肠异型增生、胃肠息肉、肿瘤等，强调脾胃湿热存在致"气滞血瘀而生热、瘀毒互结而生变"的病机特点。李佃贵等提出"湿热浊毒"致病，认为饮食不节，忧思过度，肝气郁结等，易致脾胃受损，湿热浊毒为病，阻滞脉络，使胃腑受损，腺体萎缩，黏膜变薄，日久成萎，终致慢性萎缩性胃炎伴肠化，甚不典型增生、胃癌的形成。杨春波等从脾胃湿热的形成机制入手，认为脾胃湿热与人体免疫功能有关，脾胃湿热证的形成过程，反映了正气与邪气抗争的态势，是机体对病因应答呈亢进性、失调性的综合病理反应。沈洪认为 PLGC 中医病因多因禀赋不足、饮食损伤、情志失调、劳逸过度等，致脾胃虚损，脾胃运化失司，日久胃络失养，从而导致黏膜萎缩。另脾胃损伤，更易产生气滞、痰湿、食积、热郁、血瘀、邪毒等病理产物，兼之正虚无力祛邪，而致湿浊邪毒瘀滞于胃络，日久胃膜受损，出现胃黏膜腺体减少、萎缩，甚至肠上皮化生、异型增生及癌变等病理改变。胡玲等认为脾胃湿热证往往呈亢进的病理反应，有感染、炎症的基础因素，也伴有胃肠动力障碍、防御因子高水平异表达。脾胃湿热可导致机体内环境紊乱，从而有利于 Hp 的入侵致病，进一步促进脾胃湿热证的形成。因此，脾胃湿热是 PLGC 的重要病机，外感、内生湿热之邪易相互影响，合而为患，致黏膜损伤，反复难愈，终致发生癌变。

基础研究

目前 PLGC 脾胃湿热证的内在病因及客观指标尚未完全明确，主要认为 Hp 感染及环境因素是其发病的最重要病因。

1. Hp 感染 谢晓平等通过研究发现，Hp 感染率在脾胃湿热证中比其他证型高，因此认为 Hp 为外感湿热疫毒之邪，长期邪伏于胃内，湿热久蕴，郁而化热，容易导致脾胃湿热证的发生。龚琳等研究证实，脾胃湿热证患者胃黏膜 Hp 感染率、感染程度、炎性反应程度和活动性均较其他证型明显，胃黏膜萎缩、肠上皮化生等病理改变更加突出；黏膜保护和炎性反应相关的效应因子 GM-CSF、RANTES 蛋白在脾胃湿热证患者中表达明显增高，且 Hp 感染者表达水平高于非感染者，提示 GM-CSF、RANTES 可能参与了 Hp 感染所致的一系列炎性反应和病理改变，是脾胃湿热证形成的重要机制之一。

2. 内镜下表现 施文杰等研究 PLGC 中医证型与胃黏膜象相关性，结果提示，脾胃湿热证患者胃黏膜糜烂检出率高达 60%，明显高于其他证型。蒋晓玲研究发现，脾胃湿热证患者内镜下黏膜大多以红为主，多见糜烂、渗液、出血、黏膜水肿。

3. 炎症因子 邢海伦等研究发现，Hp 感染脾胃湿热证患者可见胃黏膜热休克蛋白 70（HSP70）、白细胞介素-8（IL-8）高表达，提示 Hp 可能是引起脾胃湿热证内在病理变化的重要因素。陈昫对胃黏膜病理组织学和炎症因子基因多态性相关性进行研究，发现炎症因子的 IL-1β-511T 等位基因和 TNF-α-308AG 杂合基因型可能是 Hp 感染的易感基因，且 Hp 相关胃病患者脾胃湿热证的发生密切相关。Hp 感染作为"外邪"，与具有类似于"内邪"作用的炎症因子 IL-1β、TNF-α 协同致病，可加重患者胃黏膜的炎症反应，使胃黏膜发生萎缩、肠化生和异型增生。张剑治等通过研究 PLGC 中医证型与 Hp、IL-1β 及其基因多态性的相关性，结果表明脾胃湿热证 Hp 感染患者外周血清 IL-1β 水平升高，IL-1β 水平可作为 PLGC 患者病情评估的参考因素。刘华一等研究 PLGC 中医证型与胃蛋白酶原的相关性，发现脾胃湿热证患者血清胃蛋白酶原Ⅱ（PGⅡ）较其他证型偏高，提示血清 PGⅡ与中医脾胃湿热证存在相关性。

4. 相关代谢组指标 疾病相关代谢组指标的研究尚处开始探索阶段，但可为 PLGC 脾胃湿热证的现代研究提供参考。王亮的研究提示，PLGC 脾胃湿热证伴有潜在血浆代谢组学异常，如缬氨酸、异丁酸、甲酸、肌肽等。孙易娜通过研究 Hp 相关性胃炎脾胃湿热证患者的代谢组学，发现脾胃湿热证患者在慢性浅表性胃炎至胃癌阶段，均分别有特异性相关代谢组学异常，如尿液中牛磺酸、氧化三甲胺、岩藻糖等，可作为脾胃湿热证 PLGC 的诊断参考依据。

临床研究

PLGC 的西医治疗，目前以抗氧化及对症治疗为主，总体治疗效果欠佳。西医结合治疗具有多层次、整体性、毒副作用小等特点，且效果显著。

对于脾胃湿热证的具体治法方药，临床根据脏腑、气血辨证的不同而不尽相同。杨春波对脾胃湿热证，应用自拟清化饮等系列方剂，清化饮由茵陈蒿、黄连、厚朴、薏苡仁、赤芍等组成，以茵陈蒿、黄连为君药，全方治以理脾清化，调气舒络。袁士良以健胃祛湿理气、清热散瘀为法，方用自拟健胃清化汤，针对胃息肉或肠化、不典型增生者加白花蛇舌草、半枝莲、仙鹤草、薏苡仁、石见穿等以清热解毒，莪术行气散瘀。曹志群则用祛湿化痰之法，对于 PLGC 酌加蛇莓、白花蛇舌草、白英等清热解毒、化浊除秽。刘凤斌多用自拟胃萎清方以清热解毒、活血祛瘀，并加肿节风、漏芦治疗肠上皮化生。王庆国应用辛开苦降、寒热并调之法，用自拟百合泻心汤加减，对于 Hp 感染，应用黄连、黄芩、蒲公英、连翘、虎杖、白花蛇舌草、半枝莲等清热解毒以抑制 Hp。上述医家针对肠上皮化生、不典型增生等病变，多采用白花蛇舌草、半枝莲、肿节风等解毒通络药物；而对于 Hp 感染，则多予黄连、黄芩、蒲公英、连翘、虎杖等清热利湿解毒之品。这些药物的使用，对于指导临床辨证、辨病用药具有重要的参考价值。

古代医家对脾胃湿热证多分为内伤、外感，现代医家也发现脾胃湿热证 PLGC 与 Hp 感染及所处环境密切相关，强调湿热毒邪在慢性萎缩性胃炎伴肠化、不典型增生形成的关键作用，同时也是胃癌形成的关键病理因素。通过对脾胃湿热证的现代机制研究，对脾胃湿热证与 Hp 感染、内镜下表现、各种炎症因子及代谢指标关系的研究，可为中医证型的标准化提供参考。针对 PLGC 脾胃湿热证，通过运用清热化湿解毒，散瘀通络等治疗方法，可为 PLGC 脾胃湿热证的诊治提供新的思路。

346 溃疡性结肠炎大肠湿热证

溃疡性结肠炎（UC）是一种慢性非特异性肠道炎症性疾病，临床表现为反复发作的腹泻、黏液脓血便和腹痛，常伴有不同程度的全身症状和肠外表现，发病率和患病率呈快速增长趋势。UC 呈现湿热内蕴肠腑、气滞血瘀、肉败血腐之病理变化，湿热是最主要的病理因素，大肠湿热证是其核心证候。针对湿热关键病理因素制定的清肠化湿法已成为 UC 主要治法，但大肠湿热证的科学内涵阐释仍是目前的研究难点。学者朱磊等梳理了 UC 大肠湿热证的研究现状，探讨了其现代生物学基础，以期助于提高辨证论治的准确性和可靠性，为临床诊疗提供客观依据。

溃疡性结肠炎的证候特点

UC 病机复杂，多为证候兼夹为病。秦书敏等分析了近 27 年 UC 中医证候相关研究文献 104 篇，共 34 640 例患者，结果显示大肠湿热证（23.32%）是最常见的证候类型，其占比优势在活动期更加明显。岳宏等研究表明 UC 基本病性证素主要为湿、热、气虚、阳虚、阴虚、气滞和血瘀等，其中湿、热为最主要证素。陈新林等研究证实 UC 中医证候以大肠湿热为主，占比 34.8%。刘艳等采用聚类分析法分析 324 例活动期 UC 患者的证候特点，结果显示大肠湿热证是 UC 活动期基本证候。另有研究分析比较不同严重程度人群证候特点，结果表明活动期 UC 轻度患者多以脾虚湿热证、大肠湿热证为主，中度患者多以大肠湿热证、脾虚湿热证、肝郁脾虚证为主；重度患者多属大肠湿热证、寒热错杂证及脾肾阳虚证，可见大肠湿热证是不同程度人群的主要证候。

近年来，部分学者对 UC 体质特点和证型相关性进行了研究。不同的体质类型或偏颇体质会增加 UC 的发病率，其中湿热质是 UC 的主要危险因素之一。对 100 例 UC 患者进行中医体质辨别及中医证型的分析，发现 UC 患者体质中湿热质占比最大（30%），而在湿热体质患者中，大肠湿热证占绝对地位。湿热质患者容易内生湿热或外感湿热，蕴结大肠而发为大肠湿热证。

溃疡性结肠炎大肠湿热证的症状特点

自中华全国中医学会肛肠学会 1987 年发布《慢性非特异性溃疡性结肠炎诊断分型及治疗标准（讨论稿）》以来，溃疡性结肠炎辨证规范不断更新，但大肠湿热证一直是各标准规范中最主要的中医证候。随着对证候的不断归纳与完善，专家学者对大肠湿热证的辨证标准达成了较为一致的共识，但仍存在区别。总结历年指南及专家共识意见，除了 1987 年中华全国中医学会肛肠学会《慢性非特异性溃疡性结肠炎诊断分型及治疗标准（讨论稿）》和 1994 年中华中西医结合学会消化专业委员会《慢性非特异性溃疡性结肠炎中西医结合诊断、辨证和疗效标准（试行方案）》中证型名称为湿热内蕴证以外，之后证型名称均统一为大肠湿热证。黏液脓血便、腹泻、腹痛和里急后重作为大肠湿热证的主要症状已得到专家共识，而肛门灼热、口干口苦和小便短赤是指南共识中公认的次要症状。《溃疡性结肠炎中医诊疗专家共识意见（2017）》首次将腹胀列为次要症状，而《溃疡性结肠炎中西医结合诊疗共识意见（2017 年）》将身热不扬列为次症。舌脉方面，舌苔黄腻、脉滑数被认为是大肠湿热证的典型特征。

溃疡性结肠炎大肠湿热证的生物学基础

1. 实验室指标 关于 UC 证候相关实验室指标主要包括 C-反应蛋白（CRP）、血沉（ESR）、粪钙卫蛋白（FC）、白介素（IL）和血小板计数（PLT）等。张天涵等纳入 325 例 UC 患者，发现大肠湿热证组 ESR、CRP、FC 水平明显高于其他中医证型，且大肠湿热证患者 ESR、CRP、FC 与 Mayo 活动度评分相关性最高。贾子君研究 45 例 UC 患者，发现大肠湿热证患者 IL-1β 及 IL-8 水平均显著高于其他证型。另一项研究表明 UC 大肠湿热证 PLT 远高于其他证型，提示 PLT 的高表达有助于鉴别大肠湿热证与其他证型。孙凯等一项纳入 52 例患者的研究表明大肠湿热证患者的血红素加氧酶-1（HO-1）、CRP 和 ESR 水平均高于脾肾两虚证。

2. 内镜下表现 内镜下 UC 中医辨证尚未无公认标准，研究报道多聚焦在内镜下黏膜表现、病变范围和疾病活动度等方面。大肠湿热证的黏膜下表现以鲜红色、深红色为主，可见充血、糜烂等，这可能与湿热熏蒸大肠脂膜，迫血妄行以致肠络显露有关。此外，内镜下呈现的血管模糊、脓性分泌物增多、大面积溃疡等表现，可能是湿热之邪壅滞肠络、脂膜破损所致，而湿邪黏腻，留滞肠壁，镜下可见脓性分泌物附着。贾子君研究发现大肠湿热证的病理表现除了急慢性炎症、隐窝脓肿与隐窝炎外，还可见杯状细胞减少，而杯状细胞减少意味着结肠黏液屏障破坏。汪伟一项纳入 90 例患者的研究表明大肠湿热证病理表现以炎性细胞浸润多见，其中以中性粒细胞及淋巴细胞为主。

3. 系统生物学研究 系统生物学是一种基于多种组学技术（转录组学、蛋白质组学、微生物组学和代谢组学等）进行数据与功能分析，结合数学建模以研究疾病的生物物理网络，有助于提高对疾病病理机制的认识。研究表明 UC 患者存在转录组、蛋白质组和代谢组学的改变。同时系统生物学与中医学整体观和动态观相类似，多组学技术联合分析已成为 UC 中医证候本质研究的重要手段。

（1）转录组学：转录组学是从 RNA 水平研究基因表达的方法，通过转录组学筛选出与疾病相关的差异性转录因子和调控因子，有助于指导疾病诊断和中医证候分型。研究表明 UC 患者中存在转录本表达差异，其中表达异常的 mRNA 与免疫反应、黏膜炎症、营养吸收、上皮损伤和细胞增殖等功能相关。Christos 等通过测序发现 miR-214 在活动性 UC 中上调，其表达与 UC 活动和疾病持续时间相关，可作为识别 UC 的生物标志物。在 UC 中医证候学研究方面，李毅等探讨了 UC 虚实标本证候之间的 microRNA 差异表达谱，结果显示 UC 患者湿热内蕴证组和脾胃虚弱证组血液标本共筛选出 6 条差异表达谱，分别是 miR-199a-5p、miR-151-5p、miR-126、miR-532-3p、miR-340 和 miR-505（$P<0.05$）。姚承佼等利用 qPCR 检测 UC 大肠湿热证患者外周血中的 Th17/Treg 特异性转录因子的表达，结果显示 ROR-γt 的 mRNA 表达升高，Foxp3 的 mRNA 水平表达降低。Yu 等研究发现 UC 患者湿热内蕴组 IL-17 和 IL-22 表达水平较脾肾阳虚组更高，而 IL-10 和 TGF-β 表达水平则低于脾肾阳虚组，提示 UC 湿热证患者 Th17/Treg 失衡的程度更严重。

（2）蛋白质组学：蛋白质组学集中于对基因的蛋白质表达水平进行测定，对探索 UC 的发病机制，鉴定新的疾病标志物以及评估疗效都有积极作用。Bennike 等通过对 UC 患者结肠黏膜活检组织的 LC-MS 分析，确定了 46 种差异蛋白质，其中 UC 患者乳转铁蛋白丰度高出 219 倍，且与严重程度显著正相关。另有研究发现与辅助性 T 细胞分化、上皮屏障破坏、能量代谢和氧化应激相关的蛋白质与 UC 发病密切相关。近年来，关于 UC 大肠湿热证的蛋白质组学研究取得了一些进展。李沁媚等研究发现 UC 模型大鼠与湿热证 UC 病证结合模型大鼠的热应激蛋白（HSPs）表达水平存在差异，湿热证大鼠血清皮质醇和结肠组织中的热应激蛋白 HSPs 表达较普通 UC 大鼠显著升高，提示 UC 湿热证可能与促炎、促脂质过氧化、提高肠黏膜渗透性有关。景姗等研究发现大肠湿热证患者血清中 IL-8、TNF-α、Madcam1 蛋白水平明显高于其他组与正常人群，且与疾病活动具有明显的相关性，相关蛋白可能作为判断病情轻重及分析证候类型的依据。

（3）微生物组学：微生物组在 UC 发病机制中的作用已经得到广泛认可，基于微生物组学分析肠道微环境的整体功能和结构,是研究 UC 最常用的方法之一。生物组的变化常与 UC 患者炎症程度或治疗效果呈相关性。与健康受试者相比,UC 患者的微生物群样本显示出总体多样性下降和抗炎类菌群的丰度降低,可以观察到变形杆菌(以侵袭性大肠埃希菌为主)、巴氏杆菌科、韦荣氏杆菌科、梭杆菌属和瘤胃球菌的增加,以及梭状芽孢杆菌、拟杆菌属、罗氏杆菌属和双歧杆菌属的减少。有研究显示肠道微生物组失衡与中医证候,特别是湿热证之间关系密切。丁庞华等发现大肠湿热证 UC 患者与健康人群在肠道菌群多样性、菌群结构上存在显著差异。赵志敏分析了不同证型 UC 患者肠道菌群,发现湿热内蕴证 UC 患者肠道双歧杆菌、乳酸杆菌相对丰度低于其他证型,肠球菌、肠杆菌、梭杆菌相对丰度高于其他证型。另有研究表明大肠湿热证 UC 患者肠道菌群中链球菌相对丰度明显增加,链球菌过度分泌的乳酸盐会刺激肠道,加重结肠炎症。

(4)代谢组学：代谢组学是利用质谱技术对生物体内所有代谢物进行定量分析,并寻找代谢物与疾病变化相关性的研究方法。研究显示一些具有显著抗菌抗炎生物活性的重要代谢物(如氨基酸、微生物群相关的短链脂肪酸和乳酸等),在 UC 患者中显著减少,同时产生这些代谢物的肠道细菌丰度也在 UC 患者中显著下降。本课题组前期研究发现 UC 患者存在脂质代谢紊乱,同时湿热证患者与脾虚证患者比较,血清中 1-油酰基甘油磷酸胆碱、溶血磷脂、鞘氨醇、N-棕榈酰磷酸乙醇胺、棕榈酰肉碱、O-花生四烯酰缩水甘油等代谢产物丰度升高,2-亚油酰甘油丰度降低。另一项针对 UC 患者的血浆代谢物分析显示,UC 患者丙酮、乙酰乙酸明显升高,丙氨酸、乳酸、异亮氨酸等显著降低,同时大肠湿热组相比于脾胃气虚证组,苏氨酸和肌肽水平更高,缬氨酸、丙氨酸、甘氨酸水平偏低。杨振寰研究揭示 UC 大肠湿热证组与脾虚湿阻证组粪便次级胆汁酸总浓度显著低于健康组,且大肠湿热证组显著低于脾虚湿阻证组,而 UC 大肠湿热证组与脾虚湿阻证组较健康组初级胆汁酸/次级胆汁酸显著升高,且大肠湿热证组显著高于脾虚湿阻证组。

讨 论

随着消化道内镜检查和病理组织学检查日益规范,疾病的诊断和鉴别诊断水平也在不断提高。中医学古籍中并无 UC 的明确记载,但有不少类似症状及治疗方药的描述。辨证论治是中医治疗的特色理念,证候的准确辨识是临床诊治有效的重要前提。"推进中医药现代化"是中医发展的重点任务,而中医证候研究是中医现代化的关键环节。因此,建立客观的中医证候诊断标准,对于提高中医规范化和临床诊疗水平具有重要意义。

湿热证的形成和治疗是中医脾胃病理论的重要内容,脾胃系统疾病的湿热证是最常见的临床证型。近年来,关于 UC 中医证候的研究报道日益增多,无论是临床病例的统计结果,还是专家共识意见,均将大肠湿热证列为 UC 最主要的中医证候。因此,针对性地就 UC 大肠湿热证的研究现状及研究进展进行系统梳理十分必要。

中医诊治疾病的过程是不断摸索、开拓与创新的过程。为了提高 UC 的中医诊治水平,必须继承辨证论治这一中医核心内容,在继承的基础上,吸收中西医学交叉研究的成果,加强病—证—症相结合,建立主观结合客观的证候标准,挖掘证候生物学标志物,从而完善中医证候科学理论体系,提高 UC 的临床疗效。

347　肝纤维化的湿热证机制

肝脏从正常到纤维化乃至肝硬化是渐进发展的，不同阶段对应的中医病证不尽相同，可根据主要临床症状和体征辨为胁痛、黄疸、积证、臌胀等病，证型以肝胆湿热、肝郁脾虚、肝肾阴虚为主。究其根源，传统中医更加侧重于疾病的横断面诊治，而对于疾病的发生发展预后，尤其是像肝纤维化这类慢性病，由于时代原因，难以做出系统的纵向研究。现代医学对肝纤维化发生发展的认识，通常来说，有一个一般发展规律，即慢性炎症、脂肪样变性、肝细胞减少、弥漫性纤维化和肝内外血管增殖，其中弥漫性纤维化标志着肝纤维化的形成。借鉴现代医学对肝纤维化的纵向研究来探析其中医病机对指导中医药治疗很有必要，尤其是加强中医药在肝纤维化早期的阻断甚至逆转作用。通过文献研究，发现慢性炎症是肝纤维化的一般起点，此时，通常不伴有明显症状。随着病理的不断发展，疲倦乏力、食欲不振、大便异常、肝区不适等症状渐渐出现。慢性炎症多见病已愈未复者和病将起未作者，前者炎症逐渐减弱甚至消除，后者炎症逐渐增强直至发展成急性炎症发作。在肝病发生发展过程中，急性炎症发作可出现在各个阶段，其作为主要病理改变时机体可表现为以胁肋胀痛、纳呆腹胀、犯恶欲呕、大便不调、身目发黄、舌红、苔黄腻、脉滑数等肝胆湿热证表现。在治疗上，纤维化已成选用茵陈蒿汤清热化湿，纤维化未成可以考虑三仁汤行气化湿。学者李墨辞等对肝纤维化的湿热证机制做了探析。

肝纤维化的一般发展规律

1. 慢性炎症是肝纤维化的一般起点　慢性炎症是以单核细胞、淋巴细胞、浆细胞为主要细胞浸润在炎症灶内，反映了机体对损伤的持续反应。炎症细胞发挥炎症作用而分泌的产物常常会破坏组织，在肝脏中，慢性炎症以库普弗细胞，即肝巨噬细胞为主。肝脏慢性炎症常见于脏器病原微生物持续存在和长期暴露于内外源性毒性因子。乙型肝炎病毒是中国最常见的肝脏病原微生物，邪毒入里，正欲祛邪，交争于将军之官，脉流薄急，其势必烈，故常见胁肋胀痛、舌红、脉滑数；致力祛邪而失于疏泄，饮食不化，故可见腹胀纳呆、苔黄腻。已有报道证实部分炎症因子如肿瘤坏死因子-α（TNF-α）、白细胞介素-1（IL-1）、白细胞介素-6（IL-6）水平与乙肝患者疫病严重程度的相关性，并可考虑作为判断乙肝病情严重程度的指标。长期酗酒无度，脾胃受损，运化失职，内生湿浊，郁而化热，可熏蒸肝胆，泛溢而黄。《金匮要略·黄疸病脉证并治》云"心中懊憹而热，不能食，时欲吐，名云酒疸""夫病酒黄疸，必小便不利，其候心中热，足下热，是其证也"。嗜酒伤中，湿热内蕴，胃失和降故见不能食、时欲吐；湿热熏蒸于心则见烦闷不安；湿热下注或见足下热。肝脏代谢人体摄入的90%以上的乙醇，酗酒会造成以白细胞浸润为特征的肝脏炎症，可通过激活TLR通路促进Kupffer cell分泌炎症因子如IL-6、IL-8、IL-17等参与酒精性肝纤维化的发展。情志不遂可致肝失疏泄，气机不畅，郁而化热。《素问·本并论》云"人或恚怒，气逆上而不下，即伤肝也"。肝气犯脾，饮食不化，湿浊内生化热，故情志不遂可致湿热内蕴，而湿热内蕴又可阻碍气机运行。张景岳《景岳全书·郁证》提出"因郁致病"和"因病致郁"，提示情志内伤可发生在肝纤维化的任何阶段。出现明显症状体征的情志内伤多诊断为情志病，其中与肝纤维化联系较密切的情志病是焦虑症。炎症因子IL-1、TNF-α皮质醇（CS）等在焦虑症患者中比非焦虑症患者水平明显增高。疏肝健脾养心法配伍中药联合西医治疗慢性乙型肝炎伴焦虑状态患者可显著降低体内炎症因子水平，抗肝纤维化疗效显著高于单纯西医治疗。

炎症是湿热证的重要物质基础已得到普遍认同，且认为慢性炎症是肝纤维化的始动因素，急性炎症是肝纤维化不断加重的重要原因。湿热内蕴，缠绵难愈，加之情志不遂等情况未能及时中断病程，肝纤维化可按照"湿—热—毒—瘀—虚"的一般规律发展。但炎症不等于湿热证，湿热证多伴乏力、食少、腹胀、便溏、胁痛、舌红、苔黄腻、脉滑数等症状体征，而炎症轻微时可不伴明显的症状与体征，此时难以辨证。此外，炎症局部典型表现为红、肿、热、痛，而重症还可出现寒战、心悸等全身反应，与湿热证临床表现不符。可以推测慢性炎症的机体正气与邪气相争程度轻微，但久久不愈易耗气伤阴；急性重度炎症表明正邪交争剧烈，病势变化皆源于此。所以《黄帝内经》云："上古之人，其知道者，法于阴阳，和于术数，食饮有节，起居有常，不妄作劳。"从炎症反应中认识这段话，应约束自身行为以调养身心，防止急性炎症出现。

2. 脂肪样变性和肝细胞减少是疫毒为患的病理表现　　细胞脂肪样变性是脂肪性肝病的主要病理特征，根据脂肪肝的症状体征，多将其归属为"胁痛""肥气""肝癖"范畴，如《难经·五十六难》云："肝脏之积，名云肥气。"《备急千金要方》云："肝胀者，胁下满而痛引少腹。"慢性炎症不愈，间或急性发作，湿热内蕴成毒，瘀阻肝络，肝伤阴体而失其用。清代尤在泾《金匮要略心典·百合狐蜮阴阳毒病证治》云："毒，邪气蕴蓄不解之谓。"凡是可以强烈损害机体组织结构和功能的致病因素都可称之为毒邪。对于肝纤维化而言，其病理改变为机体脂肪组织大量分解，血液含过多的游离脂肪酸。现代医学认为肝脏是合成脂肪酸最主要的场所，故大量游离脂肪酸经血液入肝，此时，肝脏脂蛋白、载脂蛋白相对不足，导致肝细胞输出脂肪受阻而堆积于细胞内，引起脂质代谢紊乱，其结果就是肝细胞脂肪样变性和减少，可见游离脂肪酸的堆积也是中医"毒"的一种。肝细胞是脂肪代谢的重要场所，最常发生脂肪变，但轻度的肝脂肪变和肝细胞减少通常不会引起肝脏发生明显的形态变化和功能障碍，这个阶段机体也很少出现明显的症状与体征，少数人可因乏力、右上腹轻度不适、肝区隐痛或上腹胀痛等非特异性症状做一般检查时发现脂肪肝。实验室检查发现酒精性脂肪肝患者炎症因子 TNF-α、IL-6 的水平显著升高。酗酒、病毒感染、情志不遂使肝脏湿热内蕴成毒，过食肥甘，脾失健运，湿热内生，致使肝胆失于疏泄，亦可发为毒。《景岳全书·胁痛》云："饮食劳倦而致胁痛者，此脾胃之所传也。"严重的肝脂肪变和大量肝细胞减少病势危重，可见壮热、呕吐、紫癜、黄疸等，病情复杂，损伤正气，而毒邪蕴积，缠绵日久，可夹痰阻滞经络，亦可结为癥积，和中医毒邪为患的表现一致。动物实验已证实非酒精性脂肪性肝病（NAFLD）小鼠的肝脏炎性因子水平显著升高，而升高的炎症因子如 TNF-α、IL-1β、IL-6 参与 NAFLD 的继发损伤。

3. 伴或不伴大量肝细胞减少的弥漫性纤维化是肝纤维化形成的标志　　慢性炎症和肝细胞脂肪变性可导致肝内广泛的胶原纤维增生，尤其是在伴随肝细胞坏死的情况下，肝小叶内产生大量胶原纤维。广泛增生的胶原纤维会向肝小叶内伸展，进而分割肝小叶，也可与肝小叶内原有的胶原纤维连接形成假小叶，即肝硬化。中医认为，湿热阻滞气机，湿困气阻热扰而酿毒，肝络瘀阻，积聚已成，血行不畅，漏于腹内而成鼓胀，溢出脉外则见吐血。朱丹溪《丹溪心法·卷三·积聚痞块》云："血受湿热，久必凝浊"，叶天士将其归属于"络脉中凝瘀蕴热"，故肝脏再生紊乱可以认为是湿热酿毒成瘀的具体体现，可出现胁肋刺痛、舌质暗红、有紫斑、蜘蛛痣和肝掌等瘀血阻络的表现。《金匮要略·水气病脉证并治》云"肝水者，其腹大，不能自转侧，胁下腹痛，时时津液微生，小便续通"，提出了肝硬化腹水的临床表现。《杂病广要·吐血》云"肝藏血，肺主气。劳伤于血气，气逆则呕，肝伤而血随呕出也。损轻则唾血，伤重则吐血"，说明了肝伤导致吐血的病机。从病理学角度来看，肝硬化同时具有肝内纤维组织增生和肝细胞再生形成的结节以及小叶重塑的作用。若肝细胞减少不明显，仅有纤维组织增生，将其称之为肝纤维化则更为贴切，因为肝细胞再生的前提是肝细胞减少，故肝纤维化不伴有明显的肝细胞减少，纤维化肝体积增大而质地稍硬，肝硬化时肝脏体积不大反小而质地硬且粗糙，这在病毒性肝硬化中尤其明显。

　　肝纤维化诊断的标准是汇管区纤维性扩大伴少数纤维间隔形成，可见慢性炎症、脂肪样变性，其至肝细胞减少都不能诊断为肝纤维化，而这些变化又是形成肝纤维化乃至肝硬化的必经过程，肝纤维化发展的同时，伴有显著的肝内外血管异常增殖，使肝窦狭窄、血流受阻、门静脉压力升高，而持续的血流受阻使得肝纤维化不断发展，必然导致肝细胞减少以及肝功能减退，出现营养不良、不规则低热等表现。从中医来看，络脉瘀阻是肝纤维化的必然病机，气阴虚损、瘀血阻络为肝纤维化基本证型。

肝纤维化肝胆湿热证探析

1. 肝脏急性炎症的病因病机　慢性炎症通常是肝纤维化的起点，而单纯的慢性炎症不足以引起肝纤维化。急性炎症是一种反应迅速、持续时间短、以渗出性病变为主的炎症，是机体对致炎因子的快速反应体现，其目的是将白细胞以及血浆蛋白运送到炎症病灶，进而杀灭致炎因子。外感湿热如久居湿热环境和湿热内蕴如肝炎病毒活跃、肝细胞大量坏死、体内代谢产物堆积等因素可能诱发急性炎症。正如薛生白所云："湿邪停聚，客邪再至，内外相引，故病湿热。"有学者认为外感湿热是肝纤维化发生的始发因素，而湿热内蕴是慢性炎症发展成纤维化的首要条件和重要因素。

2. 肝脏急性炎症的临床表现　若短期内急性炎症反复发作，或是单次反应较强，可反映出一系列症状体征。由于动脉性充血、血流加快以及代谢旺盛会导致发热；渗出物的压迫和炎症介质的作用将出现肝区疼痛；肝脏急性炎症会导致肝细胞受损、血管壁扩张、红细胞破坏、炎性水肿，在这些原因的共同作用下可导致胆汁淤积出现黄疸；肝脏水肿发热，还会出现如口干口苦、脘痞纳差、倦怠乏力、大便黏滞、舌红、苔黄腻、脉弦滑数等肝胆湿热证的临床表现。结合慢性炎症的机制和表现，推测慢性炎症是肝纤维化的始动因素和重要病理基础，急性炎症是肝胆湿热证的重要病理机制。炎症因子升高不单见于肝脏急性炎症，而血清酶是特异性检测的可靠指标，丙氨酸氨基转移酶（ALT）和天门冬氨酸氨基转移酶（AST）在急性肝炎时显著升高，可高于正常值 20 倍以上，同时血清总蛋白和清蛋白降低，可用于辅助诊断肝胆湿热证。急性炎症可以发生在肝纤维化进程的任何阶段，而且毫无疑问会加速肝纤维化的进程，此时，抗炎治疗就显得尤为重要。湿热久蕴而成毒时还可见 γ-谷酰胺转肽酶（γ-GT）升高，血脂亦升高，但在肝病急性加重时不升反降，若见黄疸还可兼有总胆红素（STB）、结合胆红素（CB）等升高。热毒瘀阻肝络还可见肝纤维化标志物透明质酸（LN）、层黏连蛋白（LN）、转化生长因子-β1（TGF-β1）升高。

3. 不同脏腑湿热证的临床表现异同　湿热证在不同脏腑可表现出不同的症状，除肝胆湿热外，常见的湿热证有大肠湿热、湿热蕴脾和膀胱湿热等，其共同点在于湿热为患，故多有身热不扬、肢体困倦、胸闷脘痞、舌苔黄腻、脉滑等湿热表现。大肠湿热者腹痛泄泻，甚则暴注下泻；湿热蕴脾则多伴腹胀、纳呆、便溏；膀胱湿热则以小便频急、灼涩疼痛为主要表现。肝胆湿热与其他湿热证的鉴别症状主要是胁痛、黄疸、脉弦滑数等。有研究发现乙型肝炎肝胆湿热证与脾胃湿热证之间的差异为蛋白有人癌胚抗原相关细胞黏附分子 1（CEACAM1）、基质细胞衍生因子-1（SDF-1）、人膜突蛋白（MSN），可作为区别两者的客观指标。

4. 肝脏纤维化不同阶段的肝胆湿热证治疗　对于肝纤维化肝胆湿热证，肝纤维化中西医结合指南选用茵陈蒿汤来清热祛湿。在动物实验中已证实茵陈蒿汤是干预 DMN 大鼠肝纤维化向肝硬化发展的有效方剂，并通过进一步实验证实了茵陈蒿汤可抑制 DMN 肝纤维化大鼠促炎库普弗细胞的经典激活，提升分解细胞外基质成分的基质金属蛋白酶-9（MMP-9）活性，抑制肝细胞凋亡。说明茵陈蒿汤的作用不仅是消炎，还有以大黄为主的逐瘀作用，肝纤维化非短期医药可愈，而茵陈蒿汤方中有大黄利湿退黄、逐瘀痛经，久服伤人正气。此外，在肝脏纤维增生不明显的慢性炎症、脂肪变性阶段的肝病肝胆湿热证选用茵陈蒿汤不太切合。

肝胆湿热治法是清热利湿，对于急性炎症所导致的肝胆湿热，消炎仍然是有必要的，针对病因治疗也是一个不可或缺的手段，而纤维化不明显，抗纤维化治疗就显得无的放矢。从病程来看，急性炎症发作较早，病情尚轻，用黄芩、黄连、栀子等苦寒清燥之品尚早；从病位来看，肝胆皆在下焦，藿香、白芷、紫苏叶等辛温宣透，芳香化湿的药品略有不当；从病势来看，"见肝之病，知肝传脾"，白蔻仁、薏苡仁等健脾益气药可以选用。考虑到这些情况，可以选用三仁汤宣畅气机，清利湿热。

肝纤维化的中医化病程梳理对中医药防治尤为重要，湿热既是病因，也是病机，在纤维化演变中还是起源之一，故对于肝胆湿热的分子生物学机制研究十分有必要。炎症和湿热证有着千丝万缕的联系，从消炎的角度可以一定程度上为中医药提供治疗方案以及评价中医药对肝纤维化肝胆湿热证的治疗效果，但消炎不等于治疗湿热，在肝纤维化不同阶段，肝胆湿热证的分子生物学机制或有差异，即便是早期的肝胆湿热证也是包括了自由基活化、肠道微生物异常等机制共同作用的结果，与同期其他证型之间在代谢组学也有差异。所以对于肝纤维化肝胆湿热证的分子生物学机制的研究仍需要不断深入。

348 慢性肝病湿热证与肠道微生态

辨证论治是中医药理论的核心，是中医认知、治疗疾病的基本思想，证候则是辨证论治核心中的灵魂。所谓"医道在于识证、立法、用方，此三大关键……然三者之中识证尤为重要""若识证不明，开口动手便错矣"（《临证指南医案》）。为何同一疾病会有不同的"证"的状态？不同的疾病又有相同的"证"的状态？自 20 世纪 50 年代起，医学研究人员开始了以疾病临床理化指标为基础的证候客观化探索，但鉴于中医证候的整体性特征，从传统的床实验室或影像学数据中难以寻找证候的分类指标。近年来，采用系统生物学进行中医证候研究的相关文献逐年增加，以血液、尿液、粪便等生物样品为窗口，从不同"组学"层面探测特定证候下的全身"病理"状态，得到对应"组""群""谱"调控规律与中医辨证之间的关联性，与传统中医通过外部特征的望闻问切推测整体证候状态的司外揣内的诊断思路具有相通之处。系统生物学的中医证候生物学基础研究成为中医药研究的重要突破口，为中医证候科学内涵的阐释和中医证候客观化标志物谱的研究提供了思路和方法。

湿热证是湿邪和热邪共同为患引起的病证，是临床上常见的证候。湿热致病由来已久，《素问·六元正纪大论》云"湿热相搏……民病黄瘅而为胕肿"和《素问·生气通天论》云"湿热不攘，大筋软短，小筋弛长"。分别记载了湿热引起的黄疸和痿病。外感和内伤均可导致湿热蕴结，因此，其致病性十分的广泛，湿热证也成为中医证候研究的一个重要切入点。探究湿热证的物质基础和病理机制对于阐释中医证候的内涵以及多种疾病的防治均具有重要意义。学者赵瑜等对慢性肝病湿热证与肠道微生态的关联性做了探析。

肠道微生态是阐释湿热证潜在内涵的良好切入点

21 世纪是精准医学的时代，人类基因组计划的实施推动了现代医学研究进入这个里程。被称为人体第二基因组的"人体微生物组"的研究有可能彻底改变医学研究的思维模式，为全面解析人体健康奥秘开辟一个新的研究领域。正常成年人肠道栖息着 1 000～1 200 种不同的细菌，细菌细胞数量大约 1×10^{14}（1～2 kg），其细胞总量几乎是人体自身细胞的 10 倍，而细菌微生物所携带的基因数量是人体自身基因数量的 150 倍，相当于人体的"第二个基因组"。目前已发现，"第二基因组"与人体免疫、炎性反应、营养代谢、药物作用等多种生理病理反应息息相关，并在此基础上形成了"肠-肝轴""肠脑轴"等理论体系。目前研究已证实，肠道微生态参与炎性疾病（风湿性关节炎、炎症性肠病、多发性硬化、系统性红斑狼疮）、肿瘤（结肠癌，肝癌）、代谢性疾病（糖尿病、肥胖、脂肪肝、动脉粥样硬化）以及精神类疾病（自闭症、抑郁症）等一系列疾病的发生和发展，说明肠道微生物和宿主之间存在复杂而又动态的交互关系，对于维持宿主整体的内稳态至关重要，那么它和湿热证候之间是否也存在内在联系？

中医证候具有整体性和动态性的特点，中医诊断讲究司外揣内，问二便是中医问诊的重要环节。人体共生微生物，尤其是共生肠道微生物群的组成作为人体一种重要的涌现特性，可以忠实地反映人体的健康状况，肠道微生态系统的动态性以及靶效的整体性与中医证候相通。赵瑜所在研究团队前期对临床上常见慢性肝病湿热证患者的主要证候因子进行分析，发现多表现出口干苦，口臭，大便臭秽、黏滞不畅，脘腹胀满等证候，提示湿热证患者潜在特殊的肠道微生态。尤其是当前低成本高通量测序技术的发展，对从单个微生物细胞到复杂微生物群落进行的样本制备技术的进步，计算机以及用于数据解析的生物信息学技术的革新，极有可能实现湿热证候的生物学基础的阐释。

肠肝轴理论提示肝病证候与肠道微生态变化密切关联

肝脏属于消化系统，国外学者马歇尔（Marshall）于1998年提出"肠-肝轴"假说。认为机体在遭受打击后，一方面肠屏障功能受损，肠道内细菌和脂多糖（LPS）大量进入门静脉系统；另一方面，肝脏内的枯否细胞等被这些LPS激活，释放一系列炎性反应递质，这些炎性反应递质可进一步造成肠道黏膜及远隔器官损伤。这一假说揭示了慢性肝病与肠道微生态的密切关联性。

肠道菌群广泛参与慢性肝病的病理进程。有动物实验发现，正常菌群建立之前，TLR4依赖途径对幼年鼠的HBV免疫耐受起到了关键作用，幼年期小鼠在接受成年鼠的菌群移植后可以迅速清除病毒。李兰娟团队研究发现，肝硬化患者较健康者Bacteroidetes菌门丰度降低，Proteobacteria和Fusobacteria菌门丰度升高，20个较健康者显著升高的菌种中，多数来源于Streptococcus和Veillonella 2个菌属。在模块或通路层面，肝硬化相关标志物涉及硝酸盐同化或异化氨，脱氮，γ-氨基丁酸生物合成，血红素生物合成，磷酸转移酶系统和某些类型的膜转运等生物功能。此外，赵瑜研究团队也发现在Child-pugh A级的轻型慢性乙型肝炎（CHB）患者中即存在肠道菌群紊乱，来自Streptococcus，Veillonella和Haemophilus的细菌与肝功能密切相关，并且丰度随疾病的进展升高。在非酒精性脂肪肝（NAFLD）与肠道菌群关系的相关研究中，肠道微生物可以通过诱发肠源性内毒素血症、影响能量吸收和储存、促进胰岛素抵抗、干扰胆汁酸代谢、影响肠道短链脂肪酸的组成与功能、调节胃肠道激素分泌、产生内源性乙醇等多种机制影响肝脏内稳态，促进NAFLD发生或进展，参与了单纯性脂肪肝、非酒精性脂肪性肝炎甚至相关肝纤维化、肝硬化各个病理阶段。从肠道治疗慢性肝病也成为研究热点并逐步应用到临床实验中，例如我国学者对长期使用抗病毒治疗的HBeAg阳性CHB患者进行健康志愿者的菌群移植后，以HBeAg转阴率为结局指标，展示出良好的疗效。研究证实益生菌治疗可以改善NAFLD患者的肝脏脂肪沉积，降低体质量，改善炎性反应指标水平。粪便菌群移植（FMT）也被认为是干预NAFLD的一种新型的治疗方式，目前已经有从体型瘦的粪便捐赠者向活检证实的非肝硬化NASH患者进行FMT的临床试验，以评估对肝脏脂肪含量和损伤的影响。

结合目前的肠-肝研究进展会引入如下思考：湿热证在上述病理机制中具有什么特性？不同的肝脏疾病的湿热证是否存在共性？

湿热证肠道微生态的研究可从同病异证、异病同证的比较出发，探求湿热证的特性和共性

虽然不少学者从模拟外部湿热环境、移入大肠杆菌等致病体模拟外感湿热或者使用高脂饲料模拟内生湿热等途径探寻湿热证的动物模型，并发现湿热证模型组大鼠或小鼠随着造模时间的延长，肝组织中炎性反应递质也逐步升高。但是总体而言，动物模型尚不能模拟证候的整体性和复杂性。相较于目前西医成熟的体内、体外的疾病研究模型，目前尚缺乏公认的湿热证候模型，这也增加了中医证候的研究难度。因此，中医证候来源于临床症状信息的归纳总结，其本质的研究不能脱离临床。中医学有"同病异证"也有"异病同证"，提示同一疾病有不同的状态，不同疾病也有其共性的特征。在病证结合的思路指导下进行证候研究需要设立好对照，鉴于中医证候的多维属性，在对照组的选择中，"同病异证"的研究尽量选择证候对立的证候对照组，例如虚实对照或者寒热对照，以便凸显差异；相反，"异病同证"研究时要尽量减小疾病差异以便探寻共性。例如，"肝胆湿热"和"大肠湿热"同属湿热证，但其症状表现却不尽相同，体现出了脏腑定位的特异性。从西医角度来说，肝脏疾病和肠道疾病本来就存在显著的疾病机制差异，在此基础上再次去除疾病本底并提取证候本质的共性就增加了研究的难度。不防首先降维，从同一系统疾病着手，在探寻局部系统"异病同证"的证候共性病理本质基础上再层层加维，逐

步推演到人体整体系统上的证候共性。例如 NAFLD 和 CHB 是危害人民健康的两大肝病，湿热证是其常见临床证候，均表现为口苦，口干渴，口臭，身目发黄，大便臭秽，舌红赤，苔黄或微黄，厚腻苔，脉滑数等证候，但是从西医来讲，两者具备不同的病因病机。NAFLD 的致病因素中，饮食是其发生发展的重要因素，膏粱厚味蕴酿湿热为主要病因，而 CHB 的致病因素主要是外感邪毒（HBV 感染）。因此，在相同疾病扩大证候差异，不同疾病缩小病种差异的大原则基础上，从共同的临床湿热证表征出发，选择 NAFLD 和 CHB 这样不同病因而同脏器的疾病，并以相同疾病不同证候（例如肝肾阴虚证为对照），开展常见慢性肝病湿热证与肠道微生态变化关系的研究，可以揭示出其共性和个性特征。

目前，已有针对湿热证的转录组学、代谢组学等方面的研究，但有关湿热证与肠道菌群研究的文献证据极少。研究团队前期已发现常见慢性肝病湿热证与非湿热证患者的肠道菌群存在明显的差异。基于 OTU 水平的网络分析显示 CHB 湿热证相较于肝郁脾虚证和无证可辨者表现出更严重的肠道菌群紊乱，表现为机会致病菌的丰度明显上升，可利用食物中纤维素的潜在益生菌的丰度明显下降。较其他证候，湿热证者的差异细胞因子特异性富集 Toll 样受体信号通路、肠道免疫网络生产 IgA 信号通路和 NOD 样受体信号通路。Toll 样受体和 NOD 样受体是两类重要的模式识别受体，可识别各种微生物分子如脂多糖、肽聚糖、细菌胞壁鞭毛素、胞壁酰二肽等病原体相关分子模式，而分泌型 IgA 对于维护肠屏障和肠稳态具有重要意义。基于 CHB 和 NAFLD 患者湿热证的"异病同证"代谢组研究发现，与菌群关联密切的氮代谢、胺代谢和丁酸代谢通路紊乱是 CHB 和 NAFLD 湿热证者的共性表现。上述肠道微生态变化以及部分代谢组学、细胞因子的研究已初步相互印证地说明湿热证患者具有特征性肠道微生态。提示常见慢性肝病湿热证有潜在的特定的生物学基础和共性病理机制，肠道微环境的改变与湿热证的发生关系密切，有待于结合临床干预，从因果关系角度来验证研究结果，进一步明确和阐释湿热证的病理基础内涵。

湿热证肠道微生态的研究要落实到因果关系的理念

随着高通量测序技术、菌株分离技术、无菌小鼠菌群移植等技术的快速发展，整体肠道微生态的研究已经从单一的相关关系研究递进到因果关系的探索上。例如，早在 2013 年，法国学者就已经通过菌群移植，发现来自具有高血糖和高血清炎性反应递质的肥胖小鼠的粪便菌群移植给无菌鼠后，移植小鼠也表现出高血糖、高胰岛素血症和肝脏的脂质沉积，证实了肠道菌群可调节脂肪的摄取和从头合成，从而促进肝脏的脂质沉积。赵立平团队将同一患者的减肥治疗前后的粪便样本移植给无菌鼠，也发现在接受减肥治疗前的捐赠者粪便移植的无菌小鼠表现出了肝脏脂肪病变，而减肥治疗后的粪便移植鼠未出现肝脏的脂肪病变。上述研究均借助于无菌鼠菌群移植技术推论了"肠-肝"的因果关系，说明了肠道微生态菌群紊乱是诱发脂肪肝的重要病因。

另一方面，越来越多的研究证据说明中药均有调节肠道菌群的功效，其中不乏葛根芩连汤这样的高水平临床干预研究。中医强调以方测证。中药干预后发生湿热证候的改变与否与其肠道微生态的变化进行对比分析是验证证候物质基础的重要手段。在缺乏有效证候模型的前提下，借助于临床干预，通过疗效判定和人群筛选，结合使用无菌小鼠菌群移植等方法，将临床治疗中具有显著病证疗效患者的治疗前后粪菌移植，给无菌鼠以建立悉生小鼠的病证动物模型，可在排除体内其他因素干扰的前提下，通过治疗前后粪菌比对，结合临床指征分析，可以间接达到阐释肠道菌群微生态与湿热证候因果关系的目的。

赵瑜研究团队的经验复方"QSHY"方具有清湿热的功效，前期机制研究中已明确"QSHY"方可以有效降低高脂饮食 NAFLD 动物模型的肝组织脂质沉积和炎性损伤，并可调节 NAFLD 实验鼠肠道菌群。赵瑜研究团队结合前期湿热证与肠道菌群研究的工作基础，以 NAFLD 湿热证为研究主线，结合 CHB，通过异病（CHB）和异证（肝肾阴虚）为对照，开展 NAFLD 湿热证患者与肠道微生态变化的相关性研究；并以清湿热的"QSHY"方为干预手段，对 NAFLD 湿热证患者的特征性肠道菌群"病理因子"进行干预性验证。然后结合临床疗效，围绕临床研究中观察和验证得到的与慢性肝病湿热证密切相关的肠道菌群、代谢物，基于"肠道菌群-肠黏膜免疫肝脏病变"的病理途径，借助无菌小鼠菌群移植的方法，建立悉生动物模型。以临床中具有显著病证改变的患者肠道菌群变化为扰动因素，验证慢性肝病热证相关菌群微生态对肠屏障、肠黏膜免疫和肝脏病变的影响，解析肠道菌群与宿主 NAFLD 湿热证的发生发展的关系，探讨肠道微生态与 QSHY 方剂治疗的作用机制。

证候的客观化和规范化一直是困扰中医药现代化的瓶颈，证候的病理机制内涵有待阐释。赵瑜等以湿热证者常见的胃肠道症状出发，认为现代研究中肠道微生态系统的动态性以及靶效的整体性与中医证候相通，并以慢性肝病为例，针对证候研究中缺少有效动物模型，缺乏因果关系探讨等困境，提出了湿热证与肠道微生态研究的若干思考，以期为证候研究探索有效方法。同时，注意到随着目前多组学检测技术和大数据分析技术的快速迭代，有助于中医证候这样高纬度复杂系统的研究。而近年来，有关于中医证候以及方药机制的研究，无论方法手段还是文章的数量和质量均成逐年递增的态势。随着中医药相关研究影响力的逐步扩大，从临床需求出发，经过科学合理的实验设计和求证，进一步解决实际问题的过程，有利于中医药研究与成果应用转化的良性互动和发展。

349　从湿热论治肾病思路和方法

湿热邪气作为六淫之一，是中医病因病机学说的重要内容。朱丹溪《格致余论》云"六气之中，湿热为病，十居八九"，说明湿热为病的广泛性。清代以降，随着叶天士、薛生白、吴鞠通、王孟英等温病学家的学术专著问世，有关湿热病的理论认识渐臻完善。近年来，大量的临床研究证实，湿热证是肾脏病的常见证型，常贯穿于肾脏病整个病程，在其发生、发展、转归及预后中发挥着极其重要的作用，是肾脏病缠绵难愈和反复发作的主要原因，一些专家发出"湿热不除，蛋白难消"，"湿热不去，肾气难复"之说，故从湿热论治是中医治疗肾脏病的重要方法。所以特邀国内肾病领域戴恩来等中医和中西医结合专家就从湿热论治肾脏病的相关内容进行了探讨。

湿热之概念和发病特点

李小会教授认为，湿热有多种含义：一指病邪，即湿邪与热邪相合形成的病邪，属中医病因学范畴，如《素问·生气通天论》所指"湿热不攘，大筋䌷短，小筋弛长，䌷短为拘，弛长为痿"。二指病名，即湿热病，属温病的一种，指感受湿热病邪引起的急性外感热病，如《湿热病篇》所云："湿热之病，不独与伤寒不同，且与温病大异。"三指证候名，即湿热证，见于多种外感疾病及内伤杂病中，包括脾胃湿热、肝胆湿热、膀胱湿热等。

湿热病邪的形成包括外因和内因，其中湿邪是湿热病邪形成的基础，正如徐灵胎所云："有湿则有热，虽未必尽然，但湿邪每易化热。"并将其归纳为五个方面①外感：居处卑湿，或冒雨涉水，水湿之气内侵；或外感六淫，郁遏肌表，肺失宣降，水道失调，津停为湿，郁久化热，形成湿热病邪。常导致皮肤、呼吸道感染，诱发或加重肾脏病。②内伤：肾脏病湿邪多由内生，为脏腑虚衰所致，尤与脾肾两脏关系密切。脾主运化水湿，肾主蒸腾水液，脾肾亏虚，水湿内停，机体极容易内生湿邪，故《诸病源候论》云："水病无不由脾肾虚所为，脾肾虚则水妄行，盈溢肌肤而令周身肿满。"或因饮食不节，损伤脾气，脾失健运，水湿内停；或因过食肥甘厚味，酿生湿浊；或因肌肤疮毒内犯肺脾，水运受阻；或因久病伤肾，肾元亏虚，气化无力，水湿内聚。湿邪久郁则化热，转化为湿热病邪。③体质因素：湿热病邪的形成与体质因素密切相关。除湿热体质之人患病常呈现湿热证外，气虚者易留湿，阴虚者易蕴热，气阴两虚者，其体内留湿，每易从热化，形成湿热病邪。④内外合邪：在脾肾亏虚，水湿不运的基础上，若外感湿热毒邪，即可形成湿热证。从临床观察看，肾脏病湿热证单纯外感引起者较少，内外合邪所致者居多，慢性肾炎、肾病综合征多属此。⑤药源性因素：由于激素、免疫抑制剂的广泛应用，抑制细胞及体液免疫，机体抵抗力明显减弱，易于招致外邪；且长期大量应用激素、细胞毒药物及雷公藤制剂助火劫阴，耗气伤正，导致机体反复感染，而成湿热病邪。此外，过服温补药物，以致阳复太过，水湿化热，或过用利水药物，耗伤阴液，滋生内热，亦会造成湿热病邪。

戴恩来教授认为，湿热病邪是内外之邪从热而化所成，首先是湿邪，其次是热邪，两邪相合致病，则表现为湿热证。湿邪由内生，因肾为水脏，肾虚是肾脏病形成的病理基础，肾虚所造成的继发病理改变以水液代谢失常为先，导致湿邪内生，蕴留体内，肾脏病普遍存在水湿之邪为患。热邪多从外感，因为六淫之中，阳邪居多，且六淫皆可化火。其次为阴亏阳亢之脏腑之火，或因过食辛辣炙煿之品而成，或因过用辛温大热之药（长期大量服用类固醇药物）所致。水湿之邪郁久化热，则演变成为湿热之证，或者与外感热毒，内生火邪相合而为湿热证，或内外相引，感受湿热疫毒。临床上以先有湿邪为患，继而外邪入侵所致的湿热证较为常见。湿热一旦形成，深蕴胶固于肾脏，导致疾病迁延难愈、蛋白尿日久难消、肾功能持续恶化。

余仁欢教授指出，湿热证和瘀血证是肾脏病最常见的证候，临床上湿热病邪常与痰、瘀、毒等邪气互结，导致其病性与病位的辨识较为困难。从标本虚实的角度探讨湿热病邪的产生，可将其分两种情况。①湿热为本，正虚为标：湿热是肾脏病发生的根本原因，贯穿疾病全程，脾肾亏虚是湿热为患的不良结果，此种情况须细分湿热，根据湿热形成的原因，辨别湿毒、热毒、风湿热、风湿毒、风热毒等的不同。②湿热为标，正虚为本：脾肾亏虚是肾脏病发生的根本原因，湿热是脾肾亏虚，脏腑功能失调所导致的继发性病理产物，脾肾亏虚在前，湿热产生在后。

刘伟敬教授指出，合并湿热证的慢性肾脏病患者，其早期发生蛋白尿的概率显著升高，湿热证常出现于慢性肾脏病中后期，对其预后有着重要影响。根据临床观察，发现肾脏病湿热病邪的产生有以下几种情况。①湿邪、热邪均从外感：湿热为长夏主气，人体从口鼻吸受，则感邪为病，不从上解，则下传中焦，延及下焦，损伤肾体，影响肾用，发生肾脏病。②湿邪、热邪均从内生：多因情志失调，肝失条达，气郁化火，横逆克土，导致脾失健运，水湿内生，胃失和降，食滞化热。肝火、胃热、脾湿相合，则为湿热病邪。③湿自内生，热自外感：先天禀赋不足，脾肾亏虚，或后天调养失当，如劳逸过度、饮食不节、房劳过度等，损伤脾肾，导致脾运不化，肾失蒸腾，水湿内盛。诚如薛生白《湿热论》所云："太阴内伤，湿饮停聚，客邪再至，内外相引，故病湿热。"加之外感风热、暑热等火热性质邪气，由表入里，与湿相合，则为湿热邪气。

肾脏病湿热证的临床特点

余仁欢教授认为，肾脏病湿热证具有典型的特征性症状，如口苦口黏，面黄油腻，脘腹胀满，大便黏滞不爽，小便或肛门灼热，舌质偏红苔黄腻等。当出现上述症状后，即可辨为湿热证，采用清利法治之，"但见一症便是，不必悉具"，未拘泥于一法一方。但是需要鉴别易混淆症状，特别是无上述特征性症状者，比如湿热为主兼见阳虚，或阳虚为主兼见湿热，因临床表现模糊，导致辨识困难，此时对于身倦乏力、畏寒肢冷、大便稀溏、汗出等症状，须细察详审，鉴别病性虚实，以防犯虚虚实实之误。多数医家认为肾脏病多为正虚邪实之证，以脏腑亏虚、元气不足为本，以湿热、水湿、湿毒壅滞三焦为表，其脏腑定位主要在肺、脾、肾，病机关键为三焦枢机不利。正如《类经·藏象类》所云："上焦不治，则水泛高原；中焦不治，则水留中脘；下焦不治，则水乱二便。"

刘玉宁教授认为，肾脏病湿热证具备以下特点：①热蒸湿而蒙上，湿引热而流下，湿热交结而滞中。湿热蒙上，则清窍为之壅塞，从而出现头重如裹，鼻塞声重，两耳闷胀，口苦口黏，胸中烦闷，咳喘痰黄等。湿热流下，则浊窍为之不利，而见尿少、尿闭或频涩、疼痛，滴沥不尽等。湿热滞中，则见恶心呕吐，脘闷纳呆，大便黏滞等。②湿得热则愈横，热得湿则愈炽。愈横则更具恋滞之性，愈炽则尤增燔灼之力。从而在肾脏病临床上既有湿热留恋三焦之气分证候，又有湿热伤肾的血伤入络之血分证候，而呈现气血同病的临床特点。③湿因热逼而欲合不合，热因湿滞则欲开难开。湿热互相羁绊从而导致人体气机之升降出入受困，窍机开合失常，如湿热壅塞玄府，热蒸湿郁则汗出不畅，身热不扬；湿热恋滞大肠，热迫湿滞则大便黏滞，里急后重；湿热内蕴膀胱，热出湿入，则尿频涩不畅，涓滴而出。④湿热胶结，难治易复。湿与热合，如油裹面，黏腻淹滞，难解难分，且易生难消，抽蕉剥笋，层出不穷，常常导致病情难以缓解，且瘥后易复。⑤湿热久羁，易生变证。湿热蕴郁日久，热中之湿易于伤气，湿中之热易于耗阴，从而出现气伤阴亏之候。湿热郁蒸，更可酿生火毒，引动肝风，内迫营血，出现闭窍、动风、动血等变证，加速肾脏病进展，导致各种并发症的发生。

从现代医学认识肾脏病湿热证

戴恩来提出,从湿热证所表现的皮肤疖疮、咽喉肿痛、腹痛泄泻、小便涩淋等临床表现来看,湿热证与现代医学所谓的感染联系密切。譬如皮肤疖疮是毛囊感染,咽喉肿痛是咽部黏膜的炎症,腹痛泄泻是胃肠道感染,小便涩淋是尿路感染,出现上述情况,临床上采用抗生素治疗是有效的,可见湿热证与感染的相关性毋庸置疑。但是临床很多情况下,中医辨证虽属湿热证,却无明显的感染灶存在,仅见口苦咽燥、脘闷纳呆、小便短赤、舌苔黄腻等"湿热未尽"之象,相当于西医的隐性感染或亚感染状态,而大多数慢性肾脏病普遍存在微炎症状态,血液循环中炎症标志蛋白及炎症细胞因子持续轻度升高,如CRP、IL-1、IL-6和TNF-α等,这提示感染诱发的人体免疫反应可能是湿热邪气产生的根源。

李小会主张从以下4方面认识肾脏病湿热证的实质。①生化基础:肾脏病湿热证除宏观证候外,尚有微观指标可辨。如尿中红细胞、白细胞、管型等沉渣增多,是湿热毒邪的标志;氮质潴留、高脂血症、蛋白尿等,均与湿热证相关,且随着肾功能的进一步受损,湿热证的发生率也随之增高。②免疫炎症:现代医学认为肾脏病属于免疫炎症性疾病,其发病与免疫复合物在肾脏沉积及肾小球损伤有关。湿热病邪与免疫反关系密切,其在体内滞留和免疫复合物在肾脏沉积所造成的结果十分相似。湿热证可能概括了一些感染性疾病在特定病理阶段所表现出的免疫学特征,即湿热证处于以较强的炎症反应为主要表现的"正盛邪实""邪正抗争剧烈"的病理状态。③感染相关性:肾脏病极易合并感染,常见感染部位依次为上呼吸道、泌尿道、下呼吸道、胃肠道、皮肤等。研究表明,湿热病邪与某些病原微生物感染之间有显著相关性,湿热证在病理影响、临床表现等方面与感染存在一定的相关性。④病理组织学:肾组织肾小球固有细胞增殖及炎细胞浸润,免疫球蛋白及补体沉积,可理解为湿热病邪损害肾脏局部的病理表现。湿热证在不同病理类型中的分布有一定的差异,以系膜增生性肾炎、IgA肾病、膜增生性肾炎等的发生率较高。

肾脏病湿热证的治法

戴恩来从"湿热不除,蛋白难消"立论,主张"邪去而正自安",采用三焦分证的方法论治肾脏病湿热证。上焦以皮肤和上呼吸道感染为常见,治以辛凉清解,习用五味消毒饮或银翘散,酌加凌霄花、地肤子、穿山龙、槐花等,尚可采用雾化吸入、局部敷药的方式进行多途径用药;中焦以胃肠道感染为常见,治以辛开苦降,习用葛根芩连汤或半夏泻心汤加减;下焦以泌尿系感染为常见,治以淡渗利湿,习用八正散加减;若湿热弥漫三焦,则用三仁汤加减。或透风于热外,或渗湿于热下,以分消湿热。同时认为"瘀血不去,肾气难复",肾脏病湿热证常兼见血瘀证,导致其复发性高,临床治疗难度大,可采用益肾汤加减治疗。此外,强调辨病位与辨病性相结合,注意药物升降浮沉的趋向性,针对性用药,比如槐花用于上焦湿热证,土茯苓用于下焦湿热证等。

余仁欢从"湿热不去,肾功难复"立论,主张四位一体治疗肾脏病湿热证,即辨病、辨证、辨症及辨微观指标相结合的治疗模式。常用的治疗方法是①分消走泄,因势利导:重视汗、尿、便等人体自然祛邪途径的作用,根据病情偏向,顺势引导,使湿热之邪就近排出人体,给邪以出路,防止闭门留寇。②清热利湿,祛湿为先:薛生白指出"热得湿而愈炽,湿得热而愈横"。湿热之邪相互胶结,缠绵难去,首当祛除湿邪,湿得去,热邪无处附着,才可容易清除。③巧用苦寒,顾护胃气:李东垣云"百病皆由脾胃衰而生也"。过用苦寒损伤脾胃,故在选方用药时要重视药物的性味归经及用量等,避免过用苦寒而伤阳。若湿盛于里,则仅选择3~6 g黄连、黄芩、黄柏清解热邪;若热象明显,一派火盛之象,即加大黄芩、黄连、连翘、生石膏等用量,嘱患者服用数剂即止。④重气机,助气化,杜绝湿热产生之源:肾脏病湿热证的主要病机为脏腑功能失调,气化不利,常用桔梗、枳壳升降气机,用紫苏叶、豆蔻仁理气醒脾,白术、苍术健脾益气,柴胡、升麻升提清阳,防风、青蒿舒展肝气,如此则气机通调,

"水津四布，五经并行"，杜绝湿热之源。

刘伟敬教授以糖尿病肾病湿热证为例，提出其治疗大法为燥湿清热，强调从三焦分消、三阳分消、气血分消。早期以热重湿轻为特征，治当清热为主，燥湿为辅，常用透热消癥方加减，药用牛蒡子、黄芩、连翘、苦杏仁、厚朴等；中期以湿热并重、肾络癥积为特征，治当清热利湿，消癥除积，常用泄浊消癥方加减，药用黄连、土茯苓、大黄、三棱、莪术等；后期以湿重热轻、阳气虚衰为特征，治当燥湿为主，清热为辅，同时佐以少量温阳药物。因病邪为湿热相合，故每每互相牵制。清热多用苦寒，但苦能化燥伤阴，寒可遏湿难解；祛湿多偏温燥，然温能助热增邪，燥则易伤阴津。临床必须做到审度病势，合理遣方用药，力求做到清热不碍湿，祛湿不助热。

刘玉宁认为，肾脏病湿热证的治疗应注意以下几个方面：一是分消湿热。薛生白在《湿热病篇》中云"湿热两分其病轻而缓，湿热两合其病重而速"，故分消湿热是治疗肾脏病湿热病证首当重视的治法。对于湿热证较轻者，可予银花、连翘、淡竹叶等辛凉透散之药以透热于湿外，予土茯苓、泽泻、车前子淡渗利湿之品以渗湿于热下；湿热证较重者，以厚朴、法夏辛以开散外遏之湿，黄芩、黄连苦以清降内郁之热，从而以收分消湿热之功。二是疏利气机。湿遏热伏，气机不畅治宜疏通、调畅气机，使之通而不滞、开而不郁，从而既可行氤蕴之湿，又可发郁遏之热。临床上治疗上焦湿热证当以杏仁、桔梗开胸中壅塞之气，气行则湿化；栀子、连翘等清上焦埋郁之热，热清则气宣。中焦湿热证应以柴胡、白术疏肝理脾以行脾胃中阻之气，厚朴、黄连辛开苦降以祛中焦湿热之邪。下焦湿热证治以桂枝、乌药温通下焦之元气，滑石、车前子清利下焦之湿热。三是透热散瘀。叶天士认为"初病湿热在经，久则瘀热入络"，湿热恋滞日久，最易湿从热化而烧炼络血，以致络血凝滞，瘀热相搏，治疗应以赤芍、牡丹皮、地龙、水蛭散瘀于络中，金银花、连翘、蝉蜕、淡竹叶透热于络外。四是平补正气。湿热之邪易于伤气耗阴损阳，临床上多表现为正虚邪恋之证，治当以生黄芪补气而不生热；生地黄、沙参、麦冬滋阴而不助湿；以肉苁蓉、沙苑子温阳而不动火。意在滋如雾露泽物，温如春阳煦体。

诸位专家以从湿热论治肾病为题，围绕湿热的概念，发病特点，湿热证的实质内涵，临床特点和从湿热论治肾脏病的方法等诸多方面各抒其见，颇多发挥，既有对古医家从湿热论治肾病的精华传承，又有各位专家在临床实践上的创新发展，为临床从湿热论治肾脏病开拓了新思路，丰富了新方法。

350 肾病湿热证

现代医学关于肾炎的发生机理是由于病毒或细菌感染，使外源性抗原增加，免疫复合物在肾脏的不断沉积，直接损伤肾小球，并通过免疫系统如补体的活化，吸引白细胞，激活吞噬细胞或凝血因子、细胞因子等，使肾小球的损伤加重。而在中医学的理论里，几乎所有医家都认为急、慢性肾炎的形成与外邪侵犯人体，肺、脾、肾三脏的水液代谢功能紊乱有关，内外合邪，一方面导致湿浊郁久化热形成湿热之邪，另一方面正气虚弱，不能运化水湿。这种湿热之邪在体内逗留不去和免疫复合物在肾脏的不断沉积，正气虚弱不能运化水湿与免疫功能失常使肾小球损伤逐渐加重的病变过程，其意义是一致的。

自20世纪70年代中期开始，各地临床医师对肾脏病的认识不断深入，而有关湿热理论对肾脏病的发生发展以及预后转归起到的重要作用更引起中医、中西医结合医师的普遍关注。所以，有的医家已把湿热证从肾小球疾病的一种夹杂证、并发症，列为主要证型之一。从很多医家的临床观察和实验总结的报道来看，应用清利湿热方药为主进行治疗以后，使一些难治性肾病也得到缓解，在中西医结合治疗氮质血症时运用清利湿热的方法对于稳定病情，控制症状，延缓病情进展等方面，均可以取得一定的疗效。随着临床上对抗菌素、激素、免疫抑制剂、雷公藤等的广泛应用，由此而引起药物副反应即表现为"药源性湿热证"也就越来越受到医家的重视。在肾脏病的各个阶段，如原发性肾小球肾炎的急性阶段、慢性阶段、肾功能不全阶段以及尿毒症的早期、中期、终末期阶段，又如继发性肾病中，湿热究竟是什么？如何在辨证论治过程中，掌握湿热的变化，正确地运用清利湿热的方药，各地医家不仅从各个方面在临床上进行观察，而且也通过实验室检查，寻找其客观指标，更有制作相应的动物模型，进行实验性研究，已经取得显著进展。学者沈庆法等中医学家论述肾脏病中湿热证的临床表现以及运用治疗方药取得显效的基础上，梳理总结了各地医家经验。

现代医家的认识

1. 中医、中西医结合专家的经验 徐嵩平治疗肾病的经验是突出清利湿热，祛邪扶正，利尿消肿，既有利于肺气清肃，又可导水湿下行，从而达到去除病因的目的。清利方中不少药物有提高白细胞吞噬能力，改善肾炎患者机体免疫功能，有利于病情的恢复。徐嵩平对慢性肾炎的治疗，他分析了慢性肾炎普通型、高血压型和隐匿性肾炎患者75例，根据患者临床表现的辨证结果，归纳清热解毒利湿法、健脾益气活血法和滋阴补肾固涩法，结果75例单用中药治疗的患者中，完全缓解者8例，基本缓解者45例，总有效率达70.7%。在上述3个治疗方法中，以清热解毒利湿法用得最多，因在75例中有42例有上感症状，而慢性肾炎之所以反复发作，不得缓解，又往往与感染有关，故应用清热利湿法可取得较好效果。

对于肾炎所致蛋白尿，徐嵩平认为多数可因感染而加重，即使在缓解期内，也常因感染而反复发作。故感染成为治疗肾炎蛋白尿过程中一个严重的干扰因素，而积极防治感染，是制定清热解毒利湿法的客观依据。同时在扶正法的处方中，也应有不同程度的清利药相伍组成。临床上往往遇到一些病例，在应用温阳利水、健脾化湿无效时，加用清利药后，常随感冒控制而受到明显效果。由此可见，突出清利湿热的治法，确实在临床上可取得良好的效果，是提高治疗蛋白尿疗效的关键之一。

张镜人认为，从中医辨证看，不论急性或慢性肾功能不全，其病邪离不开湿和热，病位离不开脾和肾。一方面是湿热扰攘，脾肾受累，气阴俱虚，影响了营血的生化与肾阳的蒸腾；另一方面是脾肾衰弱，湿热困扰，清浊蒙混，引起了阴阳的乖乱与开阖的失序。他强调慢性肾病迁延不愈，常损伤肾脏功能，导致肾衰。究其发病之端，莫不起因于风邪湿热。客风易散，湿热难除，逗留的湿热，中侵伤脾，下注伤肾，累及脾肾气伤，日久气损及阳，阴损及血。脾愈虚则运化无权，肾愈虚则开阖失司，水湿困聚，浊阴不从下窍而出，凌逆上冲，多见面色萎黄晦滞，口气秽臭，纳呆呕恶，嗜睡神昏，小溲不利等症。正虚邪实，切忌滋腻壅补，泄利攻逐。

对于肾功能不全的病理变化，前期多由湿热蕴阻，耗伤气阴；后期则为心气亏损，邪毒内盛。在病变过程中，由于内蕴之湿积久，渐以热化，无形之邪热和有形之湿相合，湿热逗留三焦，损伤脾肾气阴，升降开阖失常，当藏不藏，当升不升，当降不降，当泄不泄，精微（蛋白）不摄而漏出，水浊（血中废物）反而滞留，更由于癸损及乙，热灼伤阴，可以出现一系列虚阳上扰的高血压及血尿等症。临床可见头晕耳鸣，口干唇燥，咽嗌疼痛，面目浮肿，腰疼脊楚，夜寐欠安，溲少色赤，舌苔薄黄或黄腻，质偏红，脉象濡数或细弦滑，尿检蛋白增多，尚有管型及红细胞，肾功能检查已有中度减退。病情进一步发展，迁移不愈，或失治误治，脾肾功能损害严重，湿浊得不到排泄，充斥中焦，清浊相干，于是肌酐及尿素氮升高。对其治疗原则应为清化湿热、补益脾虚、标本同治。在湿热蕴阻、耗气伤阴阶段，治以化湿清热、补脾益肾，方宗保真汤加减；在正气亏损、邪毒内盛阶段，肾功能损害严重，治宜化湿清热、益气养营，方宗黄连温胆汤加减。

邹云翔的经验是对于慢性肾炎在重视脾肾气虚基础上，注重湿邪和湿热致病因素。他遵循肾虚不能宣通水气，脾虚不能制水，由于脾肾气虚，气不布津，湿邪内滞，久郁化热，或由于素体阳旺，或由于药过温燥，或激素助阳蕴热，湿与热交蒸，而蕴结不解，或更伤气，或可损阴，常促使脾肾气虚证向气阴两虚证转化或使病程久延。清气不升日久，则浊气不降，与湿相合，湿转化为湿浊之邪，郁久而易化热。湿性重浊腻滞，往往比水气更为缠绵，临床治疗取效较为缓慢。

邹云翔认为慢性肾衰患者肾气衰败，湿热毒邪蕴于胃腑致气逆不降。他指导运用加味温胆汤（由法半夏、竹茹、橘皮、枳实、生姜、甘草、茯苓、大枣组成，出自《三因极一病证方论》）治疗70例患者，恶心呕吐症状缓解，酸中毒得到纠正，肾功能得到不同程度的改善。在具体用药过程中还加入制大黄、苍术、白术、焦楂曲。方中法半夏、苍术宣化湿浊；枳实、大黄行滞泄浊；陈皮、茯苓行气健脾，竹茹清胃热而止呕恶；白术、焦楂曲、甘草健脾和胃助运；生姜温中止呕。大部分患者服本方后感到药味清爽，药后口中尿臭味、恶心呕吐明显好转。从现代药理作用来看，法半夏、茯苓对中枢神经系统有镇静作用，法半夏还对阿朴吗啡或硫酸铜所致呕吐有一定对抗作用，故具止呕之功；竹茹、生姜亦有止呕之效；陈皮、枳实、甘草尚有抗胃炎、胃溃疡作用，焦楂曲、苍术、白术有改善胃肠功能作用；大黄的泻下作用可使血尿素氮、肌酐降低，并能改善身体内的生化环境，抑制肾功能衰竭的进展。综合全方的作用，是通过镇静止呕，改善胃肠功能，降低血尿素氮、肌酐等药理作用，在整体上起到稳定内环境，提高慢性肾衰患者生存质量，延缓慢性肾衰病程进展的功能。

陆鸿滨主持的肾病组根据原发性肾病湿热证的临床特点，将其临床表现概括为三种类型：第一类为"肾炎湿热证"，以腰胀痛，尿黄赤，尿少，口干苦，舌苔黄腻或白腻而干为主症，常有感染病灶，重者可见腹胀，水肿，检查可见血尿，高血压或肾功能减退等肾炎综合征的特征及血清C_3下降，IgG升高。但"肾炎湿热证"不可与肾炎综合征等同。众所周知，肾炎综合征，特别是急性肾炎综合征，常表现为中医的风水证（风热、风寒或寒湿）。肾炎湿热证的实际涵义是指在肾病综合征时出现的湿热证。第二类为"痰湿热郁证"，一般出现在原发性肾病或肾炎性肾病长期用激素治疗后，以舌苔黄腻，汗多，向心性肥胖，痤疮等为主症。这类湿热的产生主要归于激素引起体内阴阳、脏腑失调，阳热内盛，胃纳过强，脾运不及，痰湿内壅所致。第三类是"湿浊化热证"，以口臭尿气，恶心呕吐，大便稀溏，口干苦，出血，皮肤瘙痒，舌苔黄腻或白腻而干为主症，检查可见肾功能衰竭，氮质滞留等尿毒症表现，主要由于肾气衰败，湿浊内留化热所致。

2. 肾脏病中湿热证形成

（1）湿热证的基础：湿热是什么？在中医理论里，它是一个专用名词。湿热在不同情况下所指的涵义不同。湿热之邪是指病因名。如《素问·生气通天论》云:"湿热不攘,大筋緛短,小筋弛长,緛短为拘,弛长为痿。"湿热之病是指病名,如《湿热病篇》云:"湿热之病,不独与伤寒不同,且与温病大异。"湿热证是指证候名,如《景岳全书》云:"然湿证虽多,而辨证之法,其要惟二,则一曰湿热,一曰寒湿而尽之矣。"

  湿热证的产生是以水湿为基础的。作为有害人体的水湿是一种致病物质,而作为有益人体的水液是一种营养物质,为肾所主。水湿可以自外而入,亦可以由内伤而生,及至水温蕴蓄不化,日久化热,热与湿合,则成湿热之证。由于外感风寒或风热之邪,治不及时或者体质虚弱,造成正常的水液代谢功能失常,均可导致水湿的产生。正常的水液代谢一是将饮食物中具有营养价值并具有濡润组织的津液敷布到周身,供机体需要;二是将体内各脏腑组织器官利用后的水液排出体外。正因为具有这种正常的布散和排泄功能,才能使人体保持水液代谢的动态平衡。在这一过程中,肺、脾、肾、三焦等发挥着重要作用。如《素问·经脉别论》云:"饮入于胃,游溢精气,上输于脾,脾气散精,上归于肺,通调水道,下输膀胱,水精四布,五经并行。"这是说明在正常的情况下,水谷入于胃,由脾胃消化转输,上输于肺,肺气肃降则水气下流而归于肾,故称肺为水之上源。归于肾的水液,经肾的气化,复使浊中之清者,再上升于肺,为机体再利用,然后,由肾将浊中之浊者,下输膀胱而为水液排出体外。水液在体内的清升、浊降以及膀胱的气化,皆靠肾中阳气的温煦、蒸化和推动,故称肾主水液。而三焦是主管体内水液流通和排泄的器官,也是水液流通和排泄的通道,它把肺、脾、肾和膀胱连在一起,成为水液代谢、贯穿始终的通道,故云:"三焦者,决渎之官,水道出焉。"

  为什么肾主水?在《素问·水热穴论》中指出:"肾何以主水?肾者至阴也,至阴者盛水也……地气上者属于肾而生水液也。"一方面说明肾位于脏腑最下,为至阴之脏,水液至此已成盛水,形质重浊,靠自身无力上达,一方面则说明肾有蒸精气化的作用,可以使有形之盛水蒸腾布化,如地气上为云一般。肾的这一作用,主要靠肾阳完成。所以,何梦瑶云:"肾水为坎中之阳所蒸,则成气上腾至肺,所谓精化为气,地气上为云也。气归于肺,复化为水,肺布水精,下输膀胱,五经并行,所谓水出高原,天气下为雨也。"肾与肺的这种关系,就如水塔与水泵一样,以水塔之高,水方能因其势而四通八达;而水居深井,如无水泵抽送,又何能上达塔顶?所以,其势之源,仍在水泵也。

  水液以其存在状态及性质,又有"真水""客水"之分。一身津液皆为机体所需,称为真水,而代谢后的浊水及因代谢障碍,产生的水湿痰饮,称为客水,亦称邪水。真水必不可少,客水则势不可存。而"藏真水而行客水",关键仍在于肾。罗东逸云"水有真水,有客水,肾气温则客水亦摄而归真水,肾气寒则真水亦从而为客水"(《名医汇粹》),这说明真水和客水处于对立统一中,如肾气充沛,气化正常,则不但真水有源,而且水浊得排,邪水得化,所谓"邪水退一分,则真水增一分",而肾气不足,气化无权,则真水不生,客水不化,为痰为饮,即"邪水旺一分,则真水亏一分"。

  从现代研究来看,中医提出的肾主水液功能失常,表现为人体内的水液代谢动态平衡失常,这时排出体内水分和各种溶于水的代谢废物、某些毒物和异常产物,保持机体内环境的相对恒定性受到破坏、渗透压破坏、酸碱平衡以及排泄代谢产物和解毒等的功能紊乱,使代谢废物蓄积,最终导致肾损害。

  肾脏的泌尿功能是通过肾小球滤过作用和肾小管的重吸收及分泌功能来完成的,而人体一旦感受水湿之邪,水液代谢功能失常,泌尿功能受到影响,肾脏也就产生病变。综合临床肾脏疾病产生归因于外邪侵袭、脏腑功能失常以及脏气亏损,反映了脏腑的气化功能失常即肺气不能通调水道,脾气不能转输津液,肾气不能蒸腾水液,膀胱气化不利,三焦决渎不行,以致水湿聚而产生各种病症。可见,水湿的致病是以脏腑本虚为基础。

  由此可见,肾脏病中湿热之邪产生,出现湿热证的表现,有外感所致,有内生而成,还有内外合邪以及药物饮食等原因,清代医家薛生白所云:"太阴内伤,湿饮停聚,客邪再至,内外相引,故病湿热。"这是对湿热病形成的病因病机最简洁概括,也同样适用于肾脏病的发生发展过程中,说明在脾虚不运,水湿停留的基础上,如果外感湿热毒邪,是完全可以形成湿热证的。而反映在临床上肾脏病患者发生咽喉肿痛或皮肤疮疡等症时,其表现为湿热证,多因脾虚不运,再由湿热毒邪侵犯人体所致。当然，夏秋季节，天暑下逼，地湿上腾，人处于气交之中，因感受湿热之邪则成湿热之病，为临床所常见。但从肾脏病形成来看，由单纯外感引起者少，若见于急性者易愈，而内外合邪者为多，大多数慢性肾炎患者都属于这种表现。另外，应该引起注意的是，药源性损害是肾脏病形成的又一重要原因。在大量应用类固醇药物以后，肾病未愈而继发医源性皮质酮过多症或者继发感染，为典型湿热证候表现，有时表现出热毒现象很明显。

（2）湿热证的病理：在肾脏病的过程中，由于水湿存在，湿热证的形成就有了基础。临床资料表明，在肾脏病的某一阶段或整个过程中，以湿热为主要表现是经常存在的。有学者认为湿热这一基本病理因素是贯穿于肾脏病的全过程。甚至有学者提出没有湿热就没有慢性肾炎的看法。正是这种看法和实践治疗经验的积累，在对肾脏病的辨证时，即使依照肾阳虚、肾阴虚以及肾阴阳两虚的分型，但仍然强调湿热是邪实的表现，并且以此作为主要的病理因素，因而在治疗上重视应用大量的清热利湿方药，取得了较好的疗效。

从急性肾炎的发病看，其病理可谓外感风邪，内蕴湿热，乃致肺之宣发受闭，肺之肃降受阻，雾露之溉失司，水津无水四布，肾失气化，三焦决渎无权，通调水道失职，泛滥肌肤，损及脉络而见水肿、血尿等症。如《素问·水热穴论》指出勇而劳甚，则肾汗出，肾汗出逢于风，内不得入于脏腑，外不得越于皮肤，客于玄府，行于皮里，传为胕肿，本之于肾，体渐见脏腑虚损之象，其浮肿则为水湿运化失常，主要责之于脾肾两虚。如《丹溪心法》所云："夫人之所以得其命者，水与谷而已，水则肾主之，谷则脾主之，惟肾虚不能行水，惟脾虚不能制水，肾与脾合，胃为水谷之海，又因虚不能传化焉，故肾水泛滥反得以侵渍脾土，于是三焦停滞，经络壅塞，水渗于皮肤，注于肌肉而发水肿矣。"肾主水，司开阖之机，为全身气化之根；脾主运化，主升清降浊之能，脾肾亏损，即见脾气统摄失常而为水精不敛，又见肾气不固，而为气化失常，于是浮肿、蛋白尿、血尿等表现缠绵不断。慢性肾炎初期，湿渐化热，热象尚不显时，湿热之邪壅结，复由脾肾之气亏损，久则伤及脾肾，导致脾精不敛，肾精不固，精微外漏而成蛋白尿。肾的气化功能失常，反映在肾单位中生理性滤过功能和回吸收功能平衡失调，此时滤过减少，回吸收正常，故常常在利湿药与健脾药或益气药、温肾药一起运用时，使尿量增加，浮肿得到消退。此时临床表现以湿热症状为主，配合健脾、益气、温肾药正是帮助清利湿热。因为中药单纯利湿药不一定能达到通利小便的目的，而配用其他药物能提高机体免疫功能，使有效的肾血流量增加，肾小管回吸收率降低，肾小球滤过率增加，从而达到恢复肾的气化功能的目的。如果湿热之邪未能得到彻底的清除，在继发感染下，又容易导致肾的气化功能失常，这就见于肾病型阶段了。

从肾功能损害及至衰竭来看，表现在湿热之邪留于三焦，逐渐产生以脾胃功能失调为明显的症状。由于湿热之邪损及脾胃之气，脾气不升，水谷精微无以健运，胃气不降，湿浊之邪得以上逆，所以临床表现以呕吐、恶心、纳食减少症状明显，随着尿中蛋白增多，同时又不能得到口服饮食的补充，遂使体内血浆蛋白下降，进一步造成组织间隙水液积聚，终致氮质滞留。如果湿热之邪蕴久，肾气损伤渐见严重，肾不固精，精失封藏，进一步造成肾单位损失过多，肾萎缩纤维化，人体的热量平衡、水液平衡、电解质平衡、酸碱平衡都出现紊乱，水液升降失司，清浊不分，水湿泛滥，浊阴弥漫，凌心射肺，凌心则悸，射肺则咳。另一方面肾气虚衰，乃致内外之气不固，反复感染，即使到了晚期，湿热侵淫之象呈现高度水肿，呕吐、恶心、心悸怔忡等表现仍然不解，常可因并发心衰而死亡。

临床研究

1. 肾脏病中湿热证的表现和治疗 湿热证在肾脏病中表现主要见于感染性疾病，肾小球疾病，肾小管疾病以及肾、输尿管和膀胱结石、肿瘤等病理变化，尤其是感染、蛋白尿、尿素氮和肌酐的升高都与湿热有关。

（1）感染与湿热证候：在肾脏病过程中，反复发作的主要因素是感染。诸如上呼吸道感染、肺部感染、口腔感染、皮肤感染、尿路感染、霉菌感染，患者中多数呈现不同程度的湿热证候的表现。我们曾经观察30例原发性肾小球肾炎，因各种感染诱发占25例，而这25例患者都具有不同程度的湿热证候表现，如浮肿，面红目赤，胸痞，口渴欲饮，小溲短赤，舌苔黄腻，脉象滑数等。湿热之邪留于三焦，气机不畅，升降失常，水谷精微无以敷布，加之尿中蛋白漏出增多，正气日见虚弱。而在运用清利湿热、益气健脾药后，感染得到控制，邪去则正安，全身症状也随之减轻。

（2）蛋白尿与湿热证候：在肾脏病过程中，蛋白尿的出现常责之于精微物质的外漏所致。表现在慢性肾炎、肾病综合征中，辨证可见脾气虚弱、湿浊逗留；脾肾气虚、水湿内滞；脾肾两虚、湿热内蕴；脾肾阳虚、水湿泛滥等。其湿浊困脾，脾气受损；湿热内蕴，脾虚失敛；湿热伤阴，肾虚失固。最终发展成湿热伤及脾肾，脾虚不能敛精，肾虚不能固精。当然，也有应用激素、免疫抑制剂治疗过的肾病综合征患者，既见面浮足肿、面色㿠白、形寒畏冷的一派阴寒之象，当为脾肾阳虚、水湿潴留所致，但又见患者常常伴见口苦、咽干、小便短赤、舌苔黄腻而干，或有皮疹等水湿已化热的表现，此时调用清热利湿药后，常可收到明显的疗效。

（3）尿毒症与湿热证候：从尿毒症前期、尿毒症期和尿毒症终末期的临床表现来看，处处可以反映出湿热病理变化。如神志异常，夜间烦躁，白天嗜睡，甚则神识似清似昧，为湿热蕴结，化火上扰心神所致。呕逆不止，呕吐恶心，有时吐出黄水，有时吐出食物，舌苔厚腻，脉象弦滑，为湿热之邪郁阻，气机不畅，胃失和降所致。大小便异常，小便涩少，乃至不通，由湿热之邪壅结下焦，气不化水所致；大便溏稀而不爽，次数多而量不多，为湿热未化火，下迫肠道，邪未尽去；若大便秘结，且见呕吐，舌苔黄厚腻，脉象弦滑，为湿热化火，蕴结肠腑，此时用清泄、通利湿热和通腑、清泄湿热以后，症情得到缓解。

从湿热理论来分析湿热之邪由表入里的过程，中医辨证可以分为以下几个方面。

一是湿热伤于肌表：多以外感湿热邪气为主，症见恶寒少汗，身热不扬，头重如裹，肢体困重，胸脘痞闷，舌苔薄腻，脉濡。肺主气，与皮毛相合，湿邪闭阻肺卫，肺气失于宣发，腠理开合失常，故恶寒少汗。热处湿中，且为湿遏，故虽发热而身热不扬。湿郁肌表，清阳被阻，所以头重如裹。湿性重着，客于肌表，故身重肢倦。胸闷脘痞为湿遏气机，升降失司引起。此为湿热初起，湿遏肌表之湿重热轻证。常见于急性肾炎，或者慢性肾炎急性发作。

二是湿热蕴毒：多以外感湿热毒邪所引起，症见头面或者全身水肿，尿少色赤，口干口苦，或者发热汗出，或者腹胀呕恶，或者便结不爽，舌红，苔黄腻，脉象弦数或者滑数，多见于皮肤疮毒引起。由于感受湿热毒邪，湿遏热郁，肾与膀胱失其开阖，气化失司，水液泛滥，壅于肌肤经隧之间，故头面全身水肿；湿热熏蒸，气机升降失常，故腹胀呕恶。膀胱气化失常，水蓄于内，津液不能上承，则口干。湿热上扰少阳，则口苦。发热，汗出，尿少尿赤，便结不爽，舌红，苔黄腻，脉弦数或滑数，均为湿热阻滞之象。此常见于慢性肾炎、肾病综合征运用激素治疗以后，或者为难治性肾病综合征的患者。

三是湿热困脾：多由湿热内生引起，或为湿热毒邪所致。根据湿与热孰轻孰重的不同，又有湿重于热、热重于湿、湿热并重之分。其中湿重于热者，症见胸闷痞胀，恶心欲吐，便溏纳差，口不渴或渴不欲饮，或渴喜热饮，小便混浊，舌苔白腻，脉象濡缓；热重于湿者，症见发热，胸闷泛恶，口渴欲饮或不欲多饮，小便黄赤，舌苔黄腻，脉象滑数；湿热并重者，症见发热汗出不解，口渴不欲多饮，脘痞呕恶，胸中烦闷，纳少便溏，小便短赤，舌苔黄腻，脉象濡数。慢性肾炎病理分型上为轻微病变型或者膜型的，湿热困脾中湿重于热、湿热并重为多见，与气虚、肾气亏损一起出现。而膜增殖型的患者，则湿热并重和热重于湿为多见，由于这类患者经过激素治疗，或者体质虚弱，内生湿热较多，造成水液代谢失常，水湿停聚郁而化热引起。此外，在慢性肾功能不全患者中，也可见湿热困脾而热重于湿的表现，症以呕吐恶心，大便干结，腰部疼痛，舌苔黄腻，脉象弦滑或滑数为主。

四是下焦湿热：多由外感湿热毒邪引起，也有因湿热内生所致。症见小便频数，点滴而下，尿色黄赤，灼热刺痛，急迫不爽，痛引脐中，或伴腰痛拒按；或者寒热口苦，恶心呕吐；或兼大便秘结，或见血尿，苔黄腻，脉象濡数。此由湿热毒邪客于膀胱，气化失司，水道不利所致，常见于泌尿系感染和肾功能不全者，以肾盂肾炎、上尿路感染、下尿路感染、膀胱炎多见，由湿热偏于下焦较为突出，属急性发作；而慢性期以肾虚为本，另兼不同程度的下焦湿热。肾功能不全患者多见阴虚内热或者气阴两虚兼下焦湿热；也可见脾肾两虚，兼有水湿或者湿热蕴积下焦为患。至于肾结石、输尿管结石、膀胱结石及乳糜尿更多见于下焦湿热证为主。

2. 湿热证的治疗 湿热证在肾脏病中，治疗以祛湿和清热为主要法则。临床上常取清热化湿、清热燥湿和清热利湿等法。徒化湿则热愈炽，有顾此失彼之虞。但在具体应用时，不仅要根据湿象和热象的孰轻孰重，决定祛湿和清热的主次，还要根据湿热所处的上中下三焦的不同部位分别采用清化、清燥、清利之法。由于湿热病邪容易弥漫三焦，故还需要考虑数法联合应用。

(1) 疏表宣肺，清热化湿：用于外邪袭表，肺气失宣，湿邪郁滞化热之症。本法以宣通上焦胸肺气机，透化湿邪为主，佐以清热，中医有"湿热治肺"一说，意谓肺主一身之气，总领一身之气化，气化则湿亦化。从湿而论，如叶天士所说，宜从开泄，宣通气滞以达归于肺，如近俗之杏、蔻、橘、桔等，是轻苦微辛，具流动之品耳。至于热处湿中，湿裹热外，互为交混，故宜重在清化，湿化热清，湿去热退。此法在急性肾炎、蛋白尿长期不解，肾功能不全见外感湿热可用此法。

(2) 辛开苦降，调畅枢机：用于湿热瘀阻中焦，脾胃枢机不利，升降失和之症。其作用为醒脾燥湿清热，平衡中焦湿盛之偏。方用泻心汤或者黄连温胆汤等以分消走泄、调和脾胃升降之枢。亦可在黄连苏叶汤基础上加减。如果湿热毒秽偏盛者，当取芳香化湿之法以辟秽去浊，常用药为鲜藿香、鲜佩兰、鲜菖蒲、鲜荷叶、鲜金银花，青蒿等。此法在慢性肾炎、肾功能不全而湿重于热，中焦气机郁滞时常用。

(3) 通阳化湿，分消三焦：用于水湿化热，壅滞三焦而见全身浮肿，咳嗽，气喘，脘腹痞闷，尿少黄浊，大便不爽等症。其作用为分消宣化、通利小便，既可使三焦弥漫之湿得以从膀胱而去，又可使阴霾湿浊之气既消后而热邪自透，从而阳气得通。在《温病条辨》中运用通阳利水法之要在于既注意到助膀胱气化，斡旋脾胃中阳之气，又注意到利三焦，宣肺气，使湿热之邪从小便而解。如草果茵陈汤治湿滞痞满之症，用猪苓、茯苓、泽泻淡渗利小便的同时，又用陈皮、大腹皮、厚朴苦温燥湿行气，草果温通助膀胱气化，妙在茵陈一味导热下行，共奏通阳化湿之功。此法多用于慢性肾炎、肾功能衰竭呈水肿为主的患者。

(4) 清热泄湿，淡渗通利：主要用于下焦湿热者，如下肢肿胀，少腹胀满，小便淋漓，涩滞不畅等。常用八正散方，使湿热之邪自小便而解。此法多用于急性肾炎、尿路感染。

(5) 清热化湿，通腑化浊：主要用于湿热蕴结肠道，气滞不畅，症见浮肿，少腹胀满，大便溏而不爽，舌苔黄腻，脉象弦滑或者濡滑。常用宣清导浊汤合承气汤加减，使湿热之邪自大便而去。此法多用于肾功能不全。

(6) 清热化湿解毒：用于湿热胶结，化火成毒，热毒较重之证。取苦寒既能直清里热解毒，又可燥湿。常用五味消毒饮。此法可用于肾盂肾炎和慢性肾炎用大剂量激素冲击而见热毒较盛者。焦湿热伤阴，可选用知柏地黄丸、猪苓汤。在具体选药时，必须要注意选用养阴不恋湿的药物，扶助正气，又防病情反复。

根据湿热在肾脏病中治疗以祛湿和清热为两大法则，结合临床常用方为八正散、三仁汤、王氏连朴饮、实脾饮、真武汤、枳实导滞丸、猪苓汤、温胆汤、防己黄芪汤、苓桂术甘汤、甘露消毒丹、越婢汤、麻黄连翘赤小豆汤、薛氏五叶芦根汤、黄连苏叶汤、藿朴夏苓汤、草薢分清饮、龙胆泻肝汤、五味消毒饮、知柏地黄丸、济生肾气丸、宣清导浊汤。

由于清利湿热药物多属味苦，性寒凉之品，苦能燥湿，寒能清热，故合理应用清利药可以消除及缓解湿热之邪，抑制肾脏免疫炎症反应，减少蛋白尿，促进肾脏病变的修复。

3. 清利湿热为主的方药应用 现代研究表明，清利湿热的方药在肾脏病的全过程治疗中起到重要的作用。一方面具有清热疏邪（抗菌、抗病毒、清除抗原）的作用，另一方面还有宣通肺气、开发脾气、激发肾气（改善机体免疫状态）的作用。临床及动物实验均证实能促进免疫复合物的清除，减轻肾小血管的病理改变，改善肾功能和实验室指标等。这些可以从下列的治疗中体现出来。

(1) 急性肾炎：以血尿、蛋白尿，伴有肾小球滤过功能下降及水钠滞留为其主要表现，其自然痊愈率高达 90%，因迄今尚无阻断发病环节的有效药物，故康复措施显得尤为重要。保护和支持机体的抗病能力，消除不利因素，防止病情迁移或者转成慢性肾炎、尿毒症，是十分重要的治疗手段。由于急性肾炎恢复期的湿热未尽之临床表现纷繁复杂，如水肿消退后的自感身热，多汗，多尿，甚至夜尿（为湿热自退）；食欲差，腹胀便溏（为湿热留恋脾胃、湿重于热）；腰部胀痛，有时尿少（湿热留恋下焦）；微汗不彻，或一直无汗，面色白，双眼睑及颜面微浮（湿热留恋上焦）；头昏头痛，多梦失眠，胸闷口苦，小便黄少，舌红苔黄腻，脉弦（为湿热留恋肝胆）等，当然此时正气即气阴精血均受到不同程度的损伤，治当兼顾。根据湿热在三焦的不同表现加减用药，基本方为杏仁 10 g，薏苡仁 30 g，白豆蔻 5 g，蒲公英 15 g，滑石 30 g，石韦 12 g，白茅根 30 g，黄芩 10 g，黄连 5 g，佩兰 6 g，山药 30 g，芡实 15 g，女贞子 15 g，墨旱莲 15 g。此时，尚可加入益气养阴固精之品。总之，对于急性肾炎恢复期的治疗一定要做到祛邪务尽，以免死灰复燃。

(2) 清利湿热治疗慢性肾炎 45 例总结：慢性肾炎中医辨证有湿热者，其中普通型 22 例，肾病型 13 例，高血压型 10 例，内含肾功能不全（氮质血症期）者 9 例。中医湿热辨证标准①主要症状，全身困重，尿色混浊，口苦，舌苔黄厚腻而干，脉滑数或濡数。②次要症状：偏于上焦，见面赤，咽痛，咳嗽，午后低热；偏于中焦，见胸闷纳少，腹胀，口干不思饮，恶心呕吐，大便溏泄不爽；偏于下焦，见尿赤热痛，排尿不畅；偏于肌表经络，见关节胀痛，皮肤瘙痒，疖肿时起或发皮疹。以上主要症状具备 2 项或者次要症状具备 4 项即可诊断。

治疗方药：患者每日常规中药汤药 1 剂，早晚分服，服药期间停服其他任何中西药物，注意起居、情志和饮食。2 个月为 1 个疗程。基本方即益肾合剂：白花蛇舌草 30~50 g，半枝莲 30~50 g，益母草 15~30 g，金银花 15~30 g，蒲公英 30~50 g，紫花地丁 30~50 g，扁蓄 10~15 g，瞿麦 10~15 g。

治疗结果：45 例中属普通型者 22 例，其中完全缓解 11 例，基本缓解 7 例，有效 4 例；属肾病型 13 例，其中完全缓解 5 例，有效 3 例。在 45 例患者中，完全缓解 18 例，仅 2 例无效，总有效率为 95.56%。对蛋白的影响，24 小时尿蛋白量，治疗前为 3.15 ± 2.82 g/24 h，治疗后为 0.70 ± 0.76 g/24 h。经 t 检验分析，均数间有显著差异（$P<0.01$），说明治疗后尿蛋白含量下降。对尿红细胞变化，45 例患者治疗前尿沉渣中均有多量之红细胞，其中满视野者 13 例，每视野红细胞 10~50 个者 26 例，治疗后尿沉渣红细胞计数明显减少，其中转阴者 24 例，8 个以下者 19 例。提示清利湿热方法具有显著清除尿中红细胞的作用。对血压的影响，血压升高的患者共 15 例，治疗后 8 例恢复正常，7 例改善，全部有效，提示治疗高血压有效。对血肌酐和尿素氮的影响，患者中有 9 例肾功能失代偿，Scr 治疗前均数为 319.12 ± 76.91 μmol/L，治疗后均数为 204.20 ± 36.24 μmol/L，经 t 检验分析，两均数有显著差异（$P<0.01$）。BUN 治疗前均数为 12.83 ± 3.32 mmol/L，治疗后均数为 6.17 ± 2.52 mmol/L，两均数间经 t 检验分析有显著差异（$P<0.01$）。提示对 Scr、BUN 有改善。对内生肌酐清除率的影响，治疗前 Ccr 均数为 49.63 ± 19.56 ml/min，治疗后均数为 70.83 ± 27.43 ml/min，经 t 检验分析有显著差异（$P<0.01$），揭示 Ccr 增高明显。

由于慢性肾炎的湿热证因正虚所致，而留蓄人体又会消残正气，使正愈虚而邪愈实，形成了恶性循环。阻断湿热这一关键的病理环节，自然有利于正气的恢复，以清利湿热为主的治法正是"祛邪以扶正"思想的具体体现。

(3) 清利湿热与激素治疗的关系：191 例湿热证患者的治疗总结。符合中医辨证属湿热证者，男性 101 例，女性 90 例，年龄在 16~56 岁之间，病程在 5~16 年之间。其中原发性肾病综合征Ⅰ型 120 例，Ⅱ型 56 例，狼疮性肾炎 10 例，糖尿病肾病 5 例，均用过激素或激素+环磷酰胺治疗。治愈 103 例，显效 55 例，好转 20 例，无效 13 例，治愈率为 53.9%，有效率 93.1%。其具体辨证治疗如次。

①湿热蕴脾证：主症全身浮肿，皮色光亮，身重肢倦而不怯寒，腹胀满，口渴，纳呆，大便溏烂或带粘液，舌质红，苔黄腻，脉滑数。治以清热化湿，行气利水。方选甘露消毒丹合三仁汤加减。药用杏仁、黄芩、厚朴、法半夏、连翘、射干各 10 g，滑石、白豆蔻、茵陈、藿香、木通各 12 g，薏苡仁

30 g。浮肿尿少者，加商陆 3～9 g，牵牛子 3g；腹胀甚者，加木香 5 g，砂仁 10 g；恶心呕吐者，加竹茹 10 g。

②肝胆湿热证：主症全身浮肿或无浮肿，胸胁胀痛，头身沉重，呕恶纳呆，或身目发黄，口苦口干不欲饮，小便黄浊，舌质红，苔黄腻，脉弦滑或滑数。治以清热利湿，疏利肝胆。方选茵陈蒿汤合龙胆泻肝汤加减。药用茵陈、栀子、大黄、龙胆、木通、当归、柴胡、生地黄各 10 g，泽泻、车前子、白术、茯苓各 15 g。胸胁胀痛明显者，去大黄，加郁金 12 g，赤芍、白芍各 10 g；呕恶纳呆者，去大黄、龙胆，加法半夏、竹茹各 12 g；尿短赤者，加瞿麦、扁蓄各 15 g。

③下焦湿热证：主症全身浮肿或无浮肿，少腹胀满，口苦或渴不欲饮，腰痛，小便频数，短赤或不爽，或有血尿，舌质红，苔黄腻，中根部甚，脉滑数或沉滑。治以清热利湿，化湿行水。方选八正散合五苓散加减。药用瞿麦、扁蓄、木通、栀子、滑石、灯芯草、大黄各 10 g，茯苓、泽泻、猪苓、白术、车前子各 15 g，桂枝 3 g。尿短赤或血尿者，去桂枝加白茅根、大蓟、小蓟各 10 g，益母草 20 g；少腹胀满者，加枳壳、白扁豆、大腹皮各 10 g；腰痛者，加牛膝、蚕沙各 15 g。

④阴虚湿热证：主症浮肿或不肿，五心烦热或烦躁，失眠，口苦咽干，腹胀满，乏力，大便溏，排便不爽，小便短黄，舌质红，舌面光滑，根黄腻苔或无苔，脉细滑或濡数。治以滋阴清热化湿。方选知柏地黄丸加减。药用生地黄、牡丹皮、玄参、麦冬各 10 g，山茱萸、山药、泽泻、茯苓各 15 g，黄柏、知母各 12 g，木香 10 g。尿少者，加车前子 15 g、薏苡仁 30 g；乏力者，加黄芪 30 g，白术 20 g；腹胀甚者，加枳壳 12 g，砂仁 10 g。

(4) 清利湿热为主治疗慢性肾功能衰竭：肾病发展至慢性肾衰、尿毒症阶段，湿热证常表现为化浊成毒，形成湿热浊毒，并进一步损伤人体正气，病情渐入危险阶段。在治疗 78 例慢性肾功能不全中，湿热是贯穿始终之病邪，而气阴受损导致后期营血亦亏，是慢性肾功能不全的主要病机，脾肾两脏则是损害的主要病位。湿热蕴阻耗伤气阴则宜清热化湿、补气养阴，方宗保真汤加减：黄柏、知母、生地黄、丹参、赤芍、白芍、党参、黄芪、石斛、续断等加减。如见邪毒内盛，正气亏损，治宜化湿清热、益气养阴、和胃泄浊，方宗黄连温胆汤加减：黄连、法半夏、陈皮、竹茹、枳壳、蚕沙、人参、生白术、赤芍、白芍、土茯苓、六月雪等。治疗结果，近期总有效率为 64.1%，长期随访中 5 年存活率为 33.35%，血肌酐>800 μmol/L 生存期为 114 天，平均生存期为 252.7 天。

实验研究

1. 一般实验检查的病理性改变与湿热表现 一般的实验检查中病理性改变有不少湿热的表现，有的可以作为湿热证的客观指标来认识。

(1) 尿液：①一般性状检查，尿色：尿液黄赤，多属热，为热邪下注，蕴结膀胱，煎熬水液而致。热证而出现小便色白，则为热邪渐退。透明度：常见引起小便混浊的原因是湿热和气虚夹湿。属于湿热所致的尿液混浊，必色黄或黄赤，甚则解小便时有灼热感；属于气虚夹湿者，常为小便混浊不清，静止后有沉渣。尿量：少尿多为邪实外侵或正气内虚，导致肺脾肾气化机能失调，水失气化而内停。尿比重：尿比重增高，多见"阳水"，尿比重降低，多见"阴水"。②沉渣和生化异常，红细胞尿：实热灼伤肾络，或肾阴亏耗，阴虚内热，络脉破损，或脾肾气虚，气不摄血。白细胞尿：常属中医淋证范畴，其病因为感受外邪（风寒、风热、皮肤疾病、乳蛾）或湿热下注。管型尿：一般透明、颗粒管型多属肾气亏虚，湿浊或湿热内留；白细胞管型多属热毒伤肾。乳糜尿：常为嗜食肥甘，脾胃受损，湿热内蕴，或外受湿热之邪，壅遏经络，脾肾亏虚，脾失升清，肾失泌浊，清浊相混而下泄。蛋白尿：邪气伤肾，尿出现蛋白，同时伴有风邪、水湿、湿热、瘀血症状，或脾肾两虚，运化封藏失职，清气下泄，或肺脾肾气化机能失调，水液泛滥，迫循外出。

(2) 血肌酐（Scr）、尿素氮（BUN）：BUN 升高，意味着肾病及脾，湿浊内留，且 BUN 越高，说明邪气愈盛。Scr 表示着肾单位残存的情况，Scr 升高，意味着肾元虚衰，湿浊不泄，且 Scr 越高，说明正气愈衰。

2. 湿热病理的临床分析 （193 例慢性肾小球疾病）

（1）湿热证与性别、年龄的关系：无特征性意义。

（2）湿热与肾功能的关系：肾功能正常中有湿热证为 96 例，无湿热证者为 59 例；肾功能衰竭中有湿热证者 31 例，无湿热证者 7 例。湿热证的比例明显增高。

（3）湿热与热毒、水湿的关系：显示水湿滞留是肾小球疾病的常见病理因素，水湿化热可能是湿热病理的主要途径之一。

（4）湿热与正虚体征之间的关系：湿热在气阴两虚证者中占 80.6%，肝肾阴虚证者中占 75.76%，提示此两者水湿易于热化，形成湿热。脾肾气虚证中有湿热见症者占 49.38%，脾肾阳虚证者中占 42.86%，提示阳气虚损，气化不利，水湿潴留，加之感受热毒之邪，水湿与热毒相合，湿从热化，亦是形成湿热的途径之一。

（5）湿热与用强的松的关系：用强的松治疗 56 例，有 43 例出现湿热证，占 127 例湿热证者中 33.86%，而非湿热证者中用强的松仅占 1.7%，两者差异有显著性。

3. 清利湿热与抗自由基损伤 通过对 45 例符合湿热证标准慢性肾炎与 42 例健康人的对比观察发现，过氧化脂质（LPO）升高，超氧化物歧化酶（SOD）活性降低，同时微量元素 Zn、Cu、Se 均明显低下，而运用清利湿热法后，LPO、SOD 以及过氧化氢酶（CAT）活性等指标均有明显改善，也说明了患者自由基紊乱有了改善。现代研究认为，导致慢性肾炎持续发展的因素可能和感染长期存在或反复发生有关，亦可能是一种慢性的、隐匿性的感染，致使机体经常有抗原存在，因而引起持续的免疫性损害。在免疫性损伤过程中，自由基损伤起着重要的作用，异常增多的过氧化脂质对肾单位的结构和功能会造成极大的危害。此时脏腑虚弱，特别是肾虚者，清除自由基能力下降，表现为 LPO 含量升高，SOD 活性下降，而且虚象愈重，病程愈长，或者夹湿夹瘀者，其活性愈低。根据清利湿热治疗后的变化，可知慢性肾炎的湿热之邪与 LPO 等自由基代谢产物有一定联系。在运用清利湿热法后提高了 SOD、CAT 等抗氧化酶活性，似乎也可以认为扶助了正气，使正气得到了充实。

这里湿热证的标准为①主要症状全身困重，尿色混浊，口苦，舌苔厚腻而干，脉象滑数或濡数。②次要症状，偏于上焦面赤，咽痛，咳嗽，午后低热；偏于中焦胸闷纳少，腹胀，口干不思饮，恶心呕吐，大便溏泄不爽；偏于下焦尿赤热痛，排尿不畅；偏于肌表经络关节胀痛，皮肤瘙痒，疖肿时发，或可见皮疹。以上凡主要症状具备 2 个，次要症状 4 项中具备 2 个症状者即可诊断为湿热证。清利湿热方剂为清利化浊汤，其基础方为土茯苓 30～50 g，生薏苡仁 30～50 g，益母草 15～30 g，瞿麦 15 g，夏枯草 15～20 g，白豆蔻 3 g，紫花地丁 30～50 g，扁蓄 10～15 g，滑石 10～15 g，佩兰 6～10 g。湿热偏上者，加杏仁、黄芩；偏于中焦者，加黄连、枳实、厚朴、法半夏、茵陈；偏于下焦者，加黄柏、萆薢、车前子。

4. 系膜增生性肾炎的分子机制研究 系膜增生性肾炎（MSPGN）是最常见的肾小球疾病，约占原发性肾小球疾病的 50%，其病理改变为系膜细胞（MC）增生及细胞外基质（ECM）聚积和扩张，而 ECM 的过度聚积最终导致肾小球硬化和肾功能衰竭。所以，寻求防止 MSPGN 的有效措施和新方药，对于控制病情发展有重要意义。近年来，由于分子生物学研究的进展，肾病的研究领域取得了重大突破，发现了一些细胞因子和生长因子在肾小球系膜的增殖及系膜基质的合成中起到关键作用。研究表明，白细胞介素-1（IL-1）、小板源性生长因子（PDGF）对系膜细胞增殖有重要作用，转化生长因子-β（TGF-β）与细胞外基质的产生有密切关系。正由于 IL-1、PDGF、TGF-β 在肾小球细胞，尤其是系膜细胞的肥大、增殖以及系膜细胞间质的合成释放过程中起着十分重要的作用，而阻断这些因子的作用即可有效地抑制 SPGN 中的系膜细胞增殖以及细胞外基质的聚积，减轻或逆转肾小球硬化的发生和发展。总结清利湿热为主结合补益脾肾治疗 MSPGN 的经验，运用清利固精的颗粒冲剂可以促使免疫复合物清除，减轻肾小球病理改变，控制蛋白质，改善患者的临床症状，各项指标与对照组肾炎康复片（30 例）相比有显著性差异（$P<0.05$）。

5. 湿热证肾炎模型的建立及观察指标 反复注射小剂量牛血清蛋白（BSA），与抗 BSA 抗体形成免疫复合物，沉积于肾小球，造成家兔 MSPGN 的发病机理，与人类反复感染后导致的慢性进行性肾炎完全相似，后者与湿热证的病理改变十分类似。因此，该模型不仅反映了肾炎最常见的病理类型，亦同时反映了湿热证的客观变化。家兔 MSPGN 属循环免疫复合物（CIC）介导性肾损伤。故 CIC 升高，肾小球系膜细胞增殖可认为是湿热滞留伤肾的表现，而红细胞免疫复合物花环率升高是机体对湿热滞留的防御性反应，这些可作为肾炎湿热证辨证的客观指标。此外该模型甘油三酯（TG）升高，高密度脂蛋白胆固醇（HDL）下降，临床资料亦表明湿热证者 TG 异常，故有学者曾提出将高脂血症作为湿热证辨证参考指标。

351 从湿热论治肾病

在肾病发生发展过程中，湿热是与血瘀并重的实邪，因此，从湿热来论治，使肾病越来越受到重视。各种实验和临床研究不断证实湿热伤肾是肾炎病机的基本特点，与瘀血留滞成为肾病的主要病机。据有关统计资料，原发性肾病湿热证发生率为47.95%~100%。1982年张镜人提出湿热在慢性肾炎伴肾功能损害过程中是贯穿始终的病邪；熊宁宁于1991年通过复制家兔肾炎湿热证模型，确认了系膜增生性肾炎是湿热毒邪所致病理变化，并于1995年提出湿热伤肾是肾炎病机的基本特点，且贯穿始终，使病情迁延难愈。学者辛俊平等就肾病湿热证的有关内容进行了论述。

肾病湿热证的临床表现

根据第二次全国中医肾病专题学术讨论会制订的标准，中医肾病分为本证和标证两大类。本证分为脾肾气虚、脾肾阳虚、肝肾阴虚和气阴两虚四个证型；标证分为①外感：分风寒和风热；②水湿：以颜面、下肢浮肿或全身浮肿为主要表现；③湿热：头面、下肢或全身水肿，皮肤疖肿疮疡，咽喉肿痛或乳蛾增大，口苦、口干、口黏或口臭，不思饮食，腰酸重、胀痛或叩击痛，小便赤、热、涩、痛、不利，便秘或大便不爽，舌红苔黄腻，脉濡数或滑数；④血瘀：面色黧黑或晦暗，腰痛固定或刺痛，肌肤甲错或麻木，舌紫暗，有瘀斑点，脉涩；⑤湿浊：身重困倦，口粘甜，脘痞纳呆或呕吐，苔白腻，脉细濡。从证型分类可以看出，与湿有关的病证占大部分，严志林等进行湿热与原发性肾小球疾病关系的临床分析表明，慢性肾病各个分型、分期均有湿热之邪存在，但比重有所不同，慢性肾炎肾病型湿热比例高达85.3%，慢性肾功能不全中，湿热之邪在氮质血症期占72.2%，尿毒症期84.4%，说明随着病情的进展，湿热表现加重。在湿热与本证分型的关系中，脾肾气虚和气阴两虚患者最易兼夹湿热之邪，脾肾气虚证中湿热之邪占79.4%，气阴两虚证中占85.4%。

由于湿热在肾病时有不同的临床表现，有的患者有典型的湿热症状，有的患者湿热症状则不明显。后一种情况该如何判断湿热的有无与轻重，是值得思考的问题，可考虑从中医基础理论与现代医学实验研究两方面进行辨别。《素问·至真要大论》云："水液浑浊，皆属于热。"薛生白《湿热病篇》第一条即提出湿热证的提纲："湿热证，始恶寒，后但热不寒，汗出胸痞，舌白，口渴不引饮。"按照吴鞠通的三焦辨证规律，上焦湿热的主要临床表现有恶寒发热，身热不扬，头重如裹，肢体困重，胸脘痞闷、口粘不渴，舌苔白腻，脉濡等症状；中焦湿热如湿重于热则以身重困楚，脘痞不饥，口淡不渴，大便溏滞不爽，苔腻脉濡为特征，如热重于湿，临床反映以高热，心烦，口渴等里热症状为特征，兼见脘腹胀满，舌苔黄腻，脉濡而数等症，如湿热并重病机，则为湿郁热蒸，湿热裹结，难解难分，多以汗出热减，继而复热，胸闷腹胀，渴不多饮，或竟不渴等为特征；下焦湿热则以大小便排泄异常为主要临床特征。湿热的舌苔多见黄腻，热象不显可见白腻苔，叶天士《温热论》重视以舌诊结合症状表现判断湿热盛衰，如"白厚而干者"为胃燥气伤；白苔绛底为湿遏热伏；白苔不燥而闷极为脾湿盛；白苔黏腻，吐出浊厚涎沫，口必甜味者，为湿热气聚与谷气相搏，困于脾土；白苔白如碱者，为胃中宿滞夹浊秽郁伏；舌苔黄浊为有形湿热或痰热互结中焦；舌苔黑如烟煤隐隐而口渴烦热者，有胃中燥热；苔黑燥而中厚者，为土燥水竭等。脉象则如薛生白所云："湿热之症，脉无空体，或洪或缓，或伏或细，各随症见，不拘一格。"而以濡数、滑数或濡脉、缓脉多见。

除了通过临床表现判断肾病湿热证，还可以吸收现代医学成果，通过肾病病理产物的检测结果作为客观辨证依据。余江毅等通过 87 例临床观察，发现肾炎湿热证组尿唾液酸、尿 NAG 酶含量明显高于非湿热证组，并发现湿热证甘油三脂、总胆固醇、低密度脂蛋白胆固醇、载脂蛋白 B 均显著增高，而低密度脂蛋白胆固醇显著降低，提示高脂血症与湿热关系密切。张福生等经过临床病例观察发现湿热证组尿 β2-MG、NAG 酶、溶菌酶及 24 h 尿蛋白定量较非湿热证组明显升高，尿渗透压降低，同时血浆过氧化脂质明显升高，红细胞超氧化物歧化酶降低。刘宏伟认为湿热证组血胆固醇、甘油三酯明显高于非湿热证组。朱辟疆等通过 40 例临床观察，认为慢性肾小球肾炎湿热证患者血浆及尿 IL-6 显著高于健康人及虚证组。以上临床检测的项目可以作为肾病湿热证的客观指标。尚可进行实验性治疗措施，以清热利湿法治疗肾病患者，观察各项客观指标的变化。刘慰祖等测定 29 例肾小球肾炎湿热证补体旁路途径活性，21 例低于正常，经清热解毒利湿中药治疗后，21 例中 18 例恢复正常，认为补体旁路的活性可以作为判断湿热证的指标。李俊彪等认为阴虚湿热型慢性肾炎患者的红细胞免疫功能较其他证型低，通过丹芍汤清利湿热可明显提高红细胞免疫功能。

肾病湿热证的形成机理

湿热是由湿邪和热邪互结而成的一种病邪，属于六淫中的合邪，兼具湿邪和热邪之特性，具有阴阳双重属性。朱丹溪云："六气之中，湿热为病，十常八九。"徐灵胎云："有湿则有热。"说明两者极易相兼为病。慢性肾病病程绵长，湿邪郁久则每易化热而形成湿热内蕴，使病情缠绵难愈。《南病别鉴》云："热得湿而热愈炽，湿得热而湿愈横。湿热两分，病轻而缓，湿热交合，其病重而速。"王宝玉等认为肾病湿热证的形成与外感湿热、湿郁化热、久食肥甘、药物引起及体质因素关系较为密切，并与气候条件、地理环境因素有关。《玉机微义》中指出云："故诸水肿者，湿热之相兼也。如六月湿热太甚，而庶物隆盛，水肿之象明可见矣。"岭南气温较高，水湿又偏盛，故湿热病邪四时皆有而以长夏为甚。清代温病名家薛生白倡导新感引动伏邪说，被多数中医学家奉为湿热形成的经典之说，其《湿热病篇》云："太阴内伤，湿饮停聚，客邪在至，内外相引，故病湿热。此皆先有内伤，再感客邪。"三焦湿热的形成以内有水湿为基础，《素问·至真要大论》云："湿气大来，土之胜也，寒水受邪，肾病生焉……所谓感邪而生病也。"刘渡舟根据中医"人与天地之气相参"理论，认为由于自然界的气候变化，人们生活水平的提高，使人的体质朝着"湿热型"发展。所以，普天之下，无论外感内伤，则随湿化热，一拍即合。湿热纠缠，如油入面，难解难分。并认为湿热在下焦，则会发生肾炎。上焦肺卫湿热源于湿邪与温热之邪相合侵袭人体，或感受湿邪，阻滞气机，湿郁化热，渐成湿热为患；中焦湿热多由上焦湿热不解，渐传中焦，或素体脾运不健，湿热内蕴，又复感暑湿之邪，内伤脾胃所致，亦可因饮食不节，食郁化生湿热而成；下焦湿热的形成途径，或因湿热病邪直犯下焦膀胱、小肠、大肠，或因中焦湿热不解而下传所致。《医方考》云："下焦之病，责于湿热。"三焦湿热可互相兼夹，互相传播，或同时存在。叶天士在《临证指南医案》中指出"上焦不解，漫延中下"。

湿热之邪有病变以中焦脾胃为主，易困阻清阳，阻滞气机，传变较慢，病势缠绵等特点。湿热病邪致病，每随湿和热的偏胜以及人体体质的差异而有不同证型和转归。湿为重浊之阴邪，易困遏清阳，尤其是素体中阳不足者，再受湿邪所伤则重伤气中阳，故叶天士云："湿胜则阳微。"若热邪偏胜，或素体中阳偏旺，则湿热之邪易随火化而耗伤人体阴津。刘完素《宣明方论》所云："其湿热之邪伤肾，湿气先伤人之阳气，阳气伤不能通调水道，如水道下流淤塞，上流泛滥必为水灾。一旦水退，干旱从之，亦能使人真阴不能生长，而耗阴液。"刘赤选认为"湿为阴邪，阳为阳邪，阴邪盛则阳气微；阳邪盛则阴液涸"。因此，湿热病邪伤人可造成湿邪偏胜，阳气衰微之伤阳和湿热化燥伤阴两种不同的转归。现代医学认为肾炎发生机理为：由于病毒或细菌等感染，使外源性抗原增加，免疫复合物形成及在肾脏的不断沉积，直接损伤肾小球，并通过免疫系统如补体的活化，吸收白细胞激活吞噬细胞或凝血因子、细胞因子等，使肾小球损伤加重。因反复感染，局部炎症浸润，免疫复合物沉积，细胞因子、凝血因子等作用致系膜细胞增生，基质增加，最后导致肾小球纤维硬化，形成肾衰的病理过程，反映了中医湿热损伤肾气，久稽致瘀，耗伤气血，湿热瘀交阻到湿浊内停的病机理论。刘志明认为湿热伤肾是慢性肾炎最基本、最重要的病理特点，并确认没有湿热，就没有慢性肾炎。

肾病湿热证的治法概要

由于湿热证的发生以南方潮湿之地为多见，并在明清以后逐渐为江南地区的中医学家所重视，形成系统的学科体系，其中尤以叶天士、薛生白、吴鞠通等为代表。湿热证以清热祛湿为总治则。叶天士于《温热论》中根据湿邪在湿热证演变的主导作用，立化湿清热之法，在清热的同时重视祛湿，认为湿去热孤，则其热易祛，提出了著名的"分消走泄"，亦即"开上、宣中、导下"的治法概要。其中云："吾吴湿邪害人最广，如面白者，须要顾其阳气，湿胜则阳微也，法应清凉，然到十分之六七，即不可过于寒凉，恐成功反弃，何以故耶？湿热一去，阳亦衰微也；面色苍者，须要顾其津液，清凉到十分之六七，往往热减身寒者，不可就云虚寒，而投补剂，恐炉烟虽熄，灰中有火也，须细察精详，方少少与之，慎不可直率而往也。在阳旺之躯，胃湿恒多；在阴盛之体，脾湿亦不少，然其化热则一。热病救阴犹易，通阳最难，救阴不在血，而在津与汗，通阳不在温，而在利小便，然较之杂证，则有不同也。"《温热论》中还提出了湿热致病及其治疗大法和注意点。如"挟湿加芦根、滑石之流，或透风于热外，或渗湿于热下，不与热相搏，势必孤矣"。"若白苔绛底者，湿遏热伏也，当先泄湿透热，防其就干也。勿忧之，再从里透于外，则变润矣"。"虽有脘部痞闷，宜从开泄，宣通气滞，以达归于肺"。"当用苦泄，以其人腹近也，必验于舌，或黄或浊，可与小陷胸汤或泻心汤，随证治之；或白不燥，或黄白相兼，或灰白不渴，慎不可乱投苦泄"。"此则分消上下之势，随证变法，如近时杏、朴、苓等类或如温胆汤之走泄"。针对湿热挟滞阻结肠道，提出轻法频下，"伤寒邪热在里，劫烁津液，下之宜猛；此多湿邪内搏，下之宜轻……湿温病大便溏为邪未尽，必大便硬，慎不可再攻也，以粪燥为无湿也"。还可使用俞根初《通俗伤寒论》之枳实导滞汤。吴鞠通提出三焦治疗原则，即"治上焦如羽，治中焦如衡，治下焦如权"。其立法用药的特色表现在对温病过程中的邪正双方都给予重视，正确地运用祛邪扶正的治疗方法，祛邪方面提出"随其所在，就近而逐之"及"逐其余邪"，在护正方面则强调要"顾护津液""预护其虚"，体现了邪正并重、邪正合治的思想。《温病条辨·上焦湿温篇》云："头痛恶寒，身重疼痛，舌白不渴，脉弦细而濡，面色淡黄，胸闷不饥，午后身热，状若阴虚，病难速已，名曰湿温。汗之则神昏耳聋，甚则目瞑不欲言，下之则洞泄，润之则病深不解。长夏深秋冬日同法，三仁汤主之。""惟以三仁汤轻开上焦肺气，盖肺主一身之气，气化则湿化矣。"忌用发汗、攻下、滋阴等法。《温病条辨·中焦湿温篇》云："脉缓身痛，舌淡黄而滑，渴不多饮，或竟不渴，汗出热解，继而复热，内不能运水谷之湿，外复感时令之湿，发表攻里，两不可施，误认伤寒，必转坏证，徒清热则湿不退，徒祛湿则热愈炽，黄芩滑石汤主之。""共成宣气利小便之功，气化则湿化，小便利则火腑通而热自清矣。"治湿热困阻表里经络脏腑三焦，用茯苓皮汤以淡渗分消浊湿；立五加减正气散治疗三焦湿郁及秽湿着里之证。"非若寒邪之一汗而解，温热之一凉则退，故难速已"。《温病条辨·下焦湿温篇》云："湿温久羁，三焦弥漫，神昏窍阻，少腹硬满，大便不下，宣清导浊汤主之。""此湿久郁结于下焦气分，闭塞不通之象。"

中医湿热证治的普遍规律主要蕴涵在温病学之中，而肾病湿热证又有其特殊性，不能完全照搬温病湿热证的治疗方法。中医肾病以虚、湿、热、瘀为主要的病变机理，因此，湿热常与其他的病变证型互相兼挟，以虚证为本，以瘀互见，常表现为湿热虚瘀互见，互为因果，相互影响，其中本虚以脾肾气虚、气阴两虚两种为多见。《诸病源候论》云："水病无不由脾肾虚所为，脾肾虚则水妄行，盈溢肌肤而令周身肿满。"《血证论》云："血中有气，即有水。""瘀血化水，亦发水肿，是血病而兼水也。"所以肾病湿热证应在清热祛湿的基础上，配合补肾健脾、益气养阴、活血化瘀等治法灵活运用。焦安钦论治IgA肾病分为急性发作期和慢性迁延期，急性发作重在清解风湿热毒，慢性迁延期邪实与正虚并见，湿热毒瘀与脾肾亏虚、气阴两虚等交错出现，须辨虚实予以兼顾。张大宁提倡"肾虚血瘀湿热论"，组方"肾复康"治疗慢性肾炎，有补肾健脾、活血化瘀、清热利湿之功。

肾病湿热证的名家治法

中医学认识和治疗肾病湿热证的历史悠远,形成许多行之有效的治法方药。胡培德认为小儿急性肾炎临床表现以湿热内蕴者居多,治疗采用芳香清利之法,收效较捷,基本方由藿香10 g,佩兰10 g,紫苏叶10 g,连翘10 g,忍冬藤15 g,黄芩6 g,淡竹叶6 g。任继学从肾风论治急性肾炎,分为风寒、风热、湿热、寒湿四型,湿热肾风用清渗养肾汤(经验方)治之,湿清热解则改用健肾化浊汤(经验方)善后,喜用爵床、土茯苓、白茅根三味。裴学义治疗分风寒、毒热、湿热、实热、血瘀、阴血不足六型,湿热型治宜清热利湿,解毒利水,药选浮萍9 g,连翘9 g,赤小豆30 g,大腹皮15 g,桑白皮9 g,陈皮6 g,生姜皮6 g,茯苓皮6 g,车前子30 g,冬瓜皮30 g。刘宝厚研制肾复康Ⅰ号颗粒治疗慢性肾炎、肾病综合征有湿热证患者265例,3个月的完全缓解率为34.42%,有效率87.73%。刘志明重视肾病湿热证的研究,常立清利湿热,健脾益肾法治之。张琪认为水湿、湿热、瘀血是慢性肾病的主要病理产物,临床以兼夹湿热者最为常见,其治疗慢性肾炎15法中有宣肺解表利水清热法、清利三焦水热法、清热利湿和中法、清利湿热散结逐饮法、益气养阴清利湿热法、清热利湿解毒法、健脾益肾清利湿热法等均是用治疗肾病湿热证的治法。

湿热证以脾胃湿热多见。叶天士在《临证指南医案》中创立了久病入络论,他认为"初病湿热在经,久则瘀热入络""其初在经在气,其久入络入血"。故认为慢性肾病湿热证的病位应该属于络病。

352 从湿热论治难治性肾病综合征

肾病综合征（NS）是大量蛋白尿、低蛋白血症、明显水肿、高脂血症为主要表现的一组临床综合征。难治性肾病综合征（RNS）是指对激素抵抗、依赖和经常复发的肾病综合征病例。激素依赖是指应用肾上腺皮质激素治疗有效，但撤药过程中 NS 复发 2 次或 2 次以上者；激素抵抗是指应用泼尼松足量（$1\ mg \cdot kg^{-1} \cdot d^{-1}$）治疗达 6 个月以上而无效者。RNS 临床上比较常见且治疗效果不佳，若不能有效控制病情发展，可逐渐进展为慢性肾衰竭。如何提高临床疗效，减少复发，减轻激素和细胞毒药物的副作用，是临床亟待解决的问题。中医学认为湿热之邪，属六淫合邪，兼具湿邪和热邪之性，病势缠绵，反复发作，符合 RNS 病程特点。学者石蒙等对从湿热论治难治性肾病综合征做了阐述。

湿热的概念

1. 湿的概念 湿为自然界六气之一，具有滋润万物之功，唐代王冰云："此乃德化之常也。"若湿气太过或非其时而有其气则为湿邪，由此致病则为湿病。湿邪致病最早见于《五十二病方·婴儿索痉》云"索痉者，如产妇时居湿地久"。《黄帝内经》将湿邪的来源归纳为①气候异常，雨湿太过，《素问·气交变大论》云"岁土太过，雨湿流行，肾水受邪……体重烦冤"。②饮食失调，过食肥甘，《素问·奇病论》云"此人必数食甘美而多肥也。肥者令人内热，甘者令人中满，故其气上溢，转为消渴"。③居住和工作环境过于潮湿，《素问·痿论》云"有渐于湿，以水为事，若有所留，居处相湿，肌肉濡渍，痹而不仁，发为肉痿"。④脏腑功能失常，湿邪内生，《素问·至真要大论》云"诸湿肿满，皆属于脾"。并提出了湿邪致病的特点、症状表现，《素问·阴阳应象大论》云"湿盛则濡泻"，"地之湿气，感则害皮肉筋脉"；《素问·生气通天论》云"秋伤于湿，冬生咳嗽"；《素问·气交变大论》云"风土太过，雨湿流行，肾水受邪，民病腹痛，清厥，意不乐，体重烦冤"。《黄帝内经》之后，各代医家均对湿邪致病有所论述。张仲景提出了湿痹、湿家之病、历节、肾着、胃疸、下利、黄疸、黄汗、狐惑病、浸淫疮等多种病。金代刘元素提出了湿自热生之论点，李东垣有脾胃内伤、脾虚则湿盛的论点。

2. 热（火）的概念 火热致病有内外之分。属外感者，多是直接感受温热邪气之侵袭；属内生者，则常由脏腑阴阳气血失调，阳气亢盛而成。《素问·调经论》云："阴虚生内热，阳盛生外热。"《黄帝内经》将热（火）邪的致病特点症状表现归纳为"诸热瞀瘛，皆属于火（心）；诸痛痒疮，皆属于心（火）……诸禁鼓栗，如丧神守，皆属于火……诸逆冲上，皆属于火；诸胀腹大，皆属于热；诸燥狂越，皆属于火……诸病有声，鼓之如鼓，皆属于热；诸病胕肿，疼酸惊骇，皆属于火；诸转反戾，水液浑浊，皆属于热……诸呕吐酸，暴注下迫，皆属于热"。

3. 湿热的概念 湿热之邪，是由湿邪和热邪互结而成，致病广泛，如朱丹溪《格致余论·生气通天论章句辩》云："六气之中，湿热为病，十居八九。"《黄帝内经》最早提出湿热合邪致病，《素问·生气通天论》云："湿热不攘、大筋緛短，小筋弛长，緛短为拘，弛长为痿。"金代刘元素首先提出"积湿成热"理论，认为湿邪不去，蕴郁积聚，即可化热，而为湿热。并提出"火郁生湿"的理论，认为火热怫郁，水液不能宣通，停滞可生水湿，即"湿为土气，火热能生土湿"。朱丹溪《格致余论·自序》云："见河间、戴人、东垣、海藏诸书，始悟湿热相火为病甚多。"认为痢疾、黄疸、滑精、白浊、带下、浮肿、淋证及中风等数十种疾病，均多由湿热所致。清代叶天士《温热论》提出湿热有内外相合者，"酒客里湿素盛，外邪入里，里湿为合。在阳旺之躯，胃湿恒多；在阴盛之体，脾湿亦不少，然其化热则一"。

难治性肾病综合征发病机制的认识

1. RNS 发病机制的现代医学认识 RNS 的发病机制十分复杂，分子遗传（基因突变与蛋白表达异常、遗传多态性、细胞周期调节蛋白表达）、免疫异常、炎症介质、非炎症反应（循环渗透因子增加、氧化损伤、脂质代谢紊乱、高凝状态，血栓和栓塞）、激素和细胞毒药物等免疫抑制剂的长期应用等因素单独或共同参与 RNS 的发病。临床上，导致 RNS 的常见原因①激素治疗不规范：激素剂量不足、减量过快、维持时间不够。②激素使用方法不当：重度浮肿、肝脏功能不好患者口服泼尼松，药物间相互作用使体内药物浓度下降。③存在各种并发症：感染，深静脉血栓，急性肾衰竭，蛋白质及脂肪代谢紊乱，继发性甲状腺功能减退等。病理改变主要为膜型，膜增生型，局灶节段硬化型和系膜增生型。

2. RNS 发病机制的中医学认识 中医学虽无 RNS 之病名，就其症状和体征来看，当属中医学"水肿""尿浊""虚劳"等范畴，其中以将其归为"水肿"者最为常见，临床以本虚标实为基本病机。《景岳全书·肿胀》提出"凡水肿等证，乃肺、脾、肾三脏相干之病。盖水为至阴，故其本在肾；水化为气，故其标在肺；水唯畏土，故其制在脾。今肺虚则气不化精而化水，脾虚则土不制水而反克，肾虚则水无所主而妄行"，阐述了肺、脾、肾三脏气化失司是水肿发病的内在因素。叶天士《湿热论》云"湿盛则阳微"，水湿不化，"水湿内溃"，日久湿郁化热，酿为湿热。湿热困脾，脾虚不运，运化失司，水泛肌肤，而致水肿。水湿内停，日久必致水瘀互结，朱丹溪云"湿热熏蒸而为瘀"。张仲景《金匮要略》云"血不利则为水"。

难治性肾病综合征湿热证的病因病机

唐代王冰在注释《黄帝内经》时指出："溲变者，水火相交，火淫与下也，而水脏水腑皆为病也。"说明湿热与肾脏疾病有密切关系。RNS 患者易感外邪，风寒、风热、湿热之邪外犯，肺为"华盖"，肺气失宣，水道失调，水湿内停，郁久化热，形成湿热；饮食不节，饥饱失常，或过食肥甘厚味，或嗜酒过度，损失脾胃，运化失司，湿邪停聚，郁久化热，致湿热内酿；水肿明显时期，利水太过，或过服温阳之品，皆可伤阴化热，湿热合邪；长期大量应用激素、细胞毒药物后，一方面机体阴阳失调，水火失济，气机怫郁，水湿无以宣行，形成湿热，另一方面耗气伤阴，若外感湿热，内外合邪。另外，长夏之季，太阴湿土当令，湿热交蒸；岭南长期气温较高，水湿偏盛，机体均可感受湿热邪气发病。若湿热壅滞上焦，肺卫失宣，易于外感，可引发或加重水肿、蛋白尿、血尿诸症；壅滞中焦，脾失健运，故神疲乏力，纳呆食少；壅滞下焦，气化失司则肢体浮肿，肾失封藏，精气下泄而成蛋白尿，湿热下注膀胱则尿少而黄；湿热困着肾腑而腰痛；湿热伤血络，可见血尿。三焦湿热可相兼夹，互相传变，或同时存在，亦可与外邪相召，引动宿疾，致病情加重或反复不愈。湿热壅塞，气机不畅，血行受阻，至瘀血产生。可见湿热可使正气愈虚而邪气愈实，形成恶性循环。

湿热证与难治性肾病综合征发病的现代研究

1. 湿热证与炎症因子 现代医学普遍认为感染是肾病综合征复发的首要因素。RNS 患者尿液丢失大量蛋白，加之营养不良、激素和细胞毒药物的应用等，机体免疫功能低下，易反复感染，炎症反应不断，大量免疫复合物沉积，加重肾脏损伤，导致肾小球进一步纤维化、硬化。此病理基础符合中医湿热致瘀的病理过程。炎症因子是反映机体隐性与显性感染的敏感指标。研究表明肾病综合征湿热证组患者 NF-κB 活性、血清 hs-CRP、IL-6、尿 MCP-1 含量明显高于非湿热证组，湿热因素可促使上述因子的表达增加；治疗后结合湿热证证候积分，随着湿热证的缓解，促炎症因子水平相应下降，提示湿热证与促炎症因子密切相关。对激素抵抗肾病综合征患者临床研究表明，血清 IL-1β 和 TNF-α 水平升高，同时肾组织中糖皮质激素受体含量减少，可能与原发性肾病综合征激素抗相关。另外动物研究表明，各种湿热证都与炎症因子关系密切，给予清热化湿治疗后，相应炎症因子水平均下降。

2. 湿热证与免疫功能失常 现代医学研究表明，湿热免疫功能失常相关。湿热日久，气阴耗伤，正气亏虚，失于运化统摄，与免疫复合物沉积于肾，肾小球基底膜受损病理相似。熊宁宁等认为家兔系膜增殖性肾炎模型即湿热证模型，血循环免疫复合物增高及肾小球系膜细胞增殖，是湿热滞留伤肾的表现，而红细胞免疫复合物升高，是机体对湿热滞留的防御性反应。莫穗琳等发现通过丹芍汤清利湿热可明显提高肝肾阴虚湿热末期慢性肾炎患者红细胞免疫功能。

3. 湿热证与生化、代谢、血液流变异常 熊宁宁等通过对 251 例慢性原发性肾小球疾病进行统计，结果显示湿热和瘀血均与高脂血症、血液高凝状态、肾功能损害切切相关，其中甘油三酯与湿热关系更紧密。动物实验显示肾病湿热模型有明显的血液流变学改变、血小板聚集率升高、肾小球内微血栓形成。慢性肾病血流变学的改变也符合中医学湿热致瘀的病理过程。

清热利湿法治疗难治性肾病综合征

鉴于湿热与水肿的密切关系，古代医家较早且广泛地运用清热利湿法治疗水肿。明代秦景明《症因脉治》指出"湿热身肿之治，宜清金利水，金清则小便利，而湿热除，清肺饮合四苓散。二便俱闭，八正散。下部肿，二妙丸。湿热在表者，羌活胜湿汤。"清代李用粹《证治汇补》指出"湿者土之气。土者火之子。故湿每生热。热亦成湿，母子相感，气之变也，故湿热太盛。火势乘脾而肿者。宜清心火，降肺金。傅肝木有制。脾无贼邪之患。清浊运行。湿热气化。而渗道又且开通。其败浊之气。清者复回而为气为血为津液。浊者在上为汗。在下为溺以渐去矣"。当代刘宝厚教授亦提出"湿热不除，蛋白难消"。

清热利湿药具有抗炎、调节免疫的作用。现代研究表明，清热利湿方药在肾脏病的全过程治疗中起重要的作用。一方面具有清热疏邪（抗菌、抗病毒、清除抗原）的作用，另一方面还有宣通肺气、开发脾气、激发肾气（改善机体免疫状态）的作用。荣晓凤等实验研究表明，清热利湿中药显著抑制体外培养的肾小球系膜细胞，并对 IL-1 刺激肾小球系膜细胞增殖有显著抑制作用，并呈一定量效关系。

中药清热利湿药物能提高肾小球滤过率，改善肾血管的凝血状态。现代药理研究表明，黄芩中的黄芩素等物质在某一程度时可抑制血小板的聚集，还可有效抑制由花生四烯酸引起的血小板聚集作用，黄芩苷可有效抑制人体内的纤维蛋白原转化为纤维蛋白，作用效果强于阿司匹林。

部分清热利湿药有降脂作用。研究表明泽泻中的三萜类化合物可降低血清总胆固醇及三酰甘油含量，减缓动脉粥样硬化斑块的形成，作用机制可能为干扰外源性胆固醇和三酰甘油的吸收，加速内源性胆固醇和三酰的水解或影响肝脏的合成功能。车前子可明显降低高脂血症大鼠血清胆固醇、甘油三酯和脂质过氧化物含量。

湿热既是致病因素，又是一种病理产物，其性黏腻重浊，不易速除，湿热之邪缠绵难解，是引起 RNS 缠绵难愈，反复发作的主要原因，且常贯穿于始终。从湿热论治 RNS，但并不否认脾肾亏虚在本病发病中的作用，在临床中要重视对湿热的治疗，亦不可忽视健脾益肾等扶正治疗，扶正与祛邪相辅相成，共达治疗 RNS 的目的。

353　慢性肾衰竭湿热证形成机制

慢性肾功能衰竭（CRF）是指发生在各种慢性肾脏疾病后期的一种临床综合征，它以肾功能减退、代谢产物和毒物的潴留，水、电解质、酸碱平衡失调以及某些内分泌功能异常为主要表现。随着中医对研究的不断深入，"湿浊""湿热""血瘀""湿瘀"等病理概念日益受到重视。学者钟建等对慢性肾功能衰竭湿热证形成机制及辨治做了分析和阐述。

禀赋不足阴阳偏颇是慢性肾功能衰竭湿热证形成的重要内因

禀赋即体质，是人体在先天基础上形成的相对稳定的后天总体生理特性，人的禀赋有较强的个体性差异。《灵枢·寿夭刚柔》云："人之生也，有刚有柔，有弱有强，有短有长，有阴有阳。"禀赋此种个体特征对疾病发生后证候类型的趋向有较强的制约作用。清代程芝田《医法心传》云："凡人阴脏、阳脏、平脏，本性使然……阳脏所感之病，阳者居多；阴脏所感之病，阴者居多。不独杂病，伤寒亦然。"

禀赋的形成主要因于先天，又与肾气的强弱和肾中阴阳的偏盛偏衰密切相关，这一关系构成肾脏疾病的基础。如有的人禀赋阴盛阳弱，其致病多形成肾阳不足、虚寒内盛的病理证型；若阳盛阴弱，则易形成阴虚内热之证；有的人禀赋肾气不足，患病后极易发生气亏虚证候。清代叶天士对外感、内伤湿热的体质因素有精辟论述，《临证指南医案》云："治法总宜辨其体质阴阳，斯可以知寒热虚实之治。若其人色苍赤而瘦，肌肉坚结者，其体属阳。此外感湿邪，必易化热；若内生湿邪，多因膏粱酒醴，必生湿热、湿火之症。若其人色白而肥，肌肉柔软者，其体属阴。若外感湿邪，不易化热；若内生之湿，多因茶汤、生冷太过，必生寒湿之症。"临床上湿热证多与脾肾气阴两虚证兼夹，两者之间可能存在某种体质关联，气虚者易生湿，阴虚者易生热，湿热之邪逗留三焦，上犯伤肺、中侵伤脾、下注伤肾，可致脾肾气阴两虚更甚。因此，对CRF脾肾气阴不足者，治疗上更应慎用辛香燥热、助湿滋腻之品。如《景岳全书·水肿》所云："凡素禀阳盛，三焦多火，而病为水肿者，其证必烦渴喜冷，或面赤便结，或热而喘嗽，或头面皆肿，或脉见滑实，此湿热相因，阴虚之证也凡辛香燥热等剂，必所不堪。"

肾主水液障碍是慢性肾功能衰竭湿热证形成的根本原因

肾为水脏，有气腾气化的生理功能。《素问·痿论》云："肾者水藏也。"《素问·经脉别论》云："饮入于胃，游溢精气，上输于脾。脾气散精，上归于肺，通调水道，下输膀胱。水精四布五经并行。"《素问·灵兰秘典论》云"肾者，作强之官，伎巧出焉"；"膀胱者，州都之官，津液藏焉，气化则能出矣"。《素问·水热穴论》云："肾者，至阴也，至阴者，盛水也"；"肾者，牝脏也，地气上者属于肾，而生水液也"。一方面说明肾在脏腑最下，为至阴之脏，水液至此已成为盛水，形质重浊，靠自身无力上达；一方面说明肾有蒸精化气的作用，可以使有形之盛水蒸腾布化，如地气上为云一般。肾的这一作用，主要靠肾阳完成。肾主三焦水道，司膀胱开阖，水液代谢主要由肺、脾、肾三脏完成，而水液在体内的上升下达，循环周流，又皆以三焦为通路。《素问·灵兰秘典论》云："三焦者，决渎之官，水道出焉。"三焦决渎功能正常，则水道通畅，津液得以循环敷布；三焦气化不利，则决渎无权，水道壅阻，水停为患。而三焦的气化功能，又受肾脏气化的制约，不仅如此，肾通过三焦，还间接控制肺脏的宣降功能。肾这一作用，主要是通过经脉连属实现的。《灵枢·本输》云："少阴属肾，肾上连肺。"由于肾在经脉连属上对肺与三焦的统摄关系，使其在水液代谢中的作用更趋重要。

《素问·经脉别论》王冰注云"水饮流下，至于中焦，水化精微，化为云雾，云雾散变，乃注于脾"；"水土合化，上滋肺气，金气通肾，故调水道，转注下焦，膀胱禀化，乃为溲矣"。补充并突出了肾脏在水液代谢中的作用，不仅使经旨更加完备，而且更符合"肾主水"生理。在论述"肾者，胃之关"时，王冰注云："关者，所以司出入也，肾主下焦，膀胱为腑，主其分注，关窍二阴，故肾气化则二阴通，二阴□则胃填满，故云肾者胃之关也。关闭则水积，水积则气停，气停则水生，水生则气溢，气水同类，故云关闭不利，聚水而从其类也。"不仅解释了肾为胃关，而且说明胃以通降为顺，胃的通降不仅在中焦，更重要的是与肾及下焦有关。清代何梦瑶云："肾水为坎中之阳所蒸，则成气上腾至肺，所谓精化为气，地气上为云也。气归于肺，复化为水。肺布水精，下输膀胱，五经并行，所谓水出高源，天气下为雨也。"肾与肺的这种关系，正如张景岳所云"其标在肺，其制在脾，其本在肾"。

脾胃湿热是慢性肾功能衰竭湿热证的重要临床表现

脾胃为后天之本，位居中焦，通连上下，脾胃升降是机体气机升降出入的枢纽，只有当其升降有序，才可以维持"清阳出上窍，浊阴出下窍，清阳发腠理，浊阴走五脏，清阳实四肢，浊阴归六腑"《素问·阴阳应象大论》的功能。因此，水湿代谢与脾、肾联系密切，肾主水液、司开合，脾主转输水谷精微，脾肾虚损则水湿内聚外溢。《素问·至真要大论》云"诸湿肿满，皆属于脾。"《诸病源候论》云"今肾虚不能传化水气，使水气渗液经络，浸渍脏腑。脾得水湿之气加之病，脾病不能制水，故水气独归于肾"；"水病者，由肾脾俱虚故也。肾虚不能宣通水气，脾虚又不能制水，故水气盈溢，渗溢皮肤，流通四肢，所以通身肿也。"脾主运化水湿，脾病则运化不能而产生水胀。《素问·汤液醪醴论》还指出"五脏阳以竭"是产生水胀的主要原因，当五脏功能失调，无论是阳气衰竭，还是阳气郁遏，都能影响水液的输布而停留产生水肿。

《丹溪心法·卷三·水肿》云："水则肾主之，土谷则脾主之。惟肾虚不能行水，惟脾虚不能制水。胃与脾合气，胃为水谷之海。又因虚而不能传化焉。故肾水泛滥，反得以浸渍脾土，于是三焦停滞，经络壅塞，水渗于皮肤，注于肌肉而发肿矣。"指出脾气虚衰，肾水泛滥，可以进一步导致三焦气化停滞，经络壅塞。

现代中医认为，CRF的主要病变部位在脾、肾二脏。脾主运化水湿，脾胃在人体的物质代谢中起着极其重要的作用，如水谷的纳化、精气的产生与转输等，脾主运化功能正常，可使五脏六腑、四肢百骸皆得濡养。同时，代谢过程中产生的废浊之物，又需通过脾的转输、肺的肃降、三焦的决渎、膀胱的气化而排出体外，从而维持机体"气和而生，津液相成，神乃自生"的正常生理功能。《素问·水热穴论》云："肾者，胃之关也，关门不利，故聚水而从其类也。"肾气是脾胃受纳、运化水谷精微及传导排泄水液糟粕的原动力，是关门之正常开阖、启闭的主宰。脾胃气化不利，导致三焦决渎无权，湿浊流注，郁久化热成毒，弥漫脏腑，壅滞三焦，以至气机升降失常，清阳不升，浊阴不降，发为本病。

现代免疫学认为，在消化系统中，胃肠黏膜及所属的淋巴系统是人体重要的周围免疫屏障。胃肠黏膜淋巴组织是具有免疫功能的周围淋巴组织的重要组成部分，能对抗原产生免疫应答反应。肠淋巴组织的浆细胞主要分泌IgA，是肠道分泌型IgA的主要来源。肠道分泌型IgA，主要对人体来自胃肠道的外来病原起着重要的对抗作用。已经证明，肠道黏膜免疫功能紊乱，尤其在慢性肾炎IgA肾病的发生、发展中具有重要意义。

现代医学认为，CR由于肾小球滤过率下降，含氮的代谢终产物如尿素氮、肌酐、尿酸等在体内蓄积，此外，中分子多肽类、氨基酸、胍类物质等蛋白质分解产物的增多，对机体具有毒性作用。中医将这类毒素视为湿浊邪毒，并认为其在体内可寒化或热化，表现为内生寒湿、湿热、湿浊，在不同部位和脏腑的临床表现有极大差异。就临床实际而言，不论在何阶段，毒邪最先影响的当属脾胃，患者大都会出现纳差、恶心、呕吐、大便干结或溏而不爽等症状。湿热者最多见干口苦、舌苔黄腻等症；寒湿者以呕恶纳差、苔厚湿滑为主，末期可出现口中尿臭味，舌苔白腻厚浊等，属脾气衰败之象。临床观察发现，许多CRF尿毒症患者脾胃湿热症状表现非常明显，常见如呕恶纳呆、口黏、口干口苦、便秘等，而且多与肾功能受损程度如肌酐、尿素氮的高低基本一致。有人推测CRF消化功能紊乱可能与毒素刺激、低蛋白血症和内分泌功能紊乱有关。毒素在肠道被细菌的尿素酶分解为氨，过多的氨刺激胃肠道黏膜产生炎症和溃疡，低蛋白血症使胶体渗透压降低形成胃肠道水肿，肾功能减退影响胃泌素的排泄和灭活，形成高胃泌素血症，以上均可成为导致胃肠功能紊乱的物质基础。可以认为，湿浊既是CRF后期产生的必然结果，又是加剧CRF的重要因素。湿浊内生，以热化偏多，可能与慢性肾衰出现的氮质血症、毒素蓄积、机体免疫力下降，导致继发性细菌或霉菌感染，机体处于一种慢性炎症状态有关。中医可解释为脾肾衰败，阴阳失调，水火失济，气机怫郁，水湿无以宣行，湿与热合，酿生湿热证候。临床上CRF湿热证患者脾胃湿热现象表现十分明显，既往许多实验研究也提示，脾胃湿热与肾病湿热证在诸如生化、细胞及分子免疫等方面有不少相通之处。

慢性肾功能衰竭湿热证的病理过程及转归

CRF的基本病机之一是湿邪为患，湿邪久羁，损及脾胃，使其升降失度，气化功能障碍，导致清阳不升，浊阴不降，不能及时疏导、转输、运化水液及代谢毒物，因而形成湿浊、湿热、痰血等多种病理产物，产生众多变证。CRF湿热证的病机特点，一方面是湿热蕴阻，脾肾受累，气阴俱损，影响了营血的生化与肾阳的蒸腾；另一方面是脾肾衰弱，湿热困扰，清浊蒙混，阴阳乖乱，开阖失序。湿热逗留，中侵伤脾，下注伤肾，累及脾肾气阴，日久气损及阳，阴损及血。脾愈虚则运化无权，肾愈虚则开阖失司，水湿困聚，浊阴不从下窍而出，凌逆上冲，多见面色萎黄暗滞，口气秽臭，纳呆呕恶，嗜睡神昏，小便不利等症。

有学者认，CRF湿热证的病理过程，前期多由湿热蕴阻，耗伤气阴，后期则为正气亏损，邪毒内盛。内蕴之邪湿积日久，渐从热化，无形之邪热和有形之邪湿结合，致湿热逗留三焦，损伤脾肾气阴，导致升降开阖失常，当藏不藏，当升不升，当降不降，当泄不泄，精微不摄而漏出，水浊反而滞留。随着病情进一步发展，由于正气亏损，邪毒内盛，病情迁延不愈，再加上失治误治，致使脾肾功能严重损害，湿浊无从排泄，充斥中焦，清浊相干，进一步气损及阳，阴损及血，正气大为耗伤，形成本虚标实，虚实并存的病理状态。

温病学理论在慢性肾功能衰竭辨证施治中的应用

结合温病学中的湿温学说和三焦辨证理论，对治疗CRF湿热证颇有启示。湿热病由外感湿热邪气所引起，以脾胃为中心，弥漫全身以发热、气机阻滞、脾胃升降失司为主要病理特征，其特点是季节性强，病程长，缠绵难愈。而CRF除有外感之邪内传外，更多在于内生湿热，以脾肾虚损、湿热内蕴为主要临床特征。其特点是湿热易与热毒兼夹为患，湿热毒邪常深蕴于肾，易耗气伤阴，常与瘀血兼夹并存。在疾病发展上，湿热病多表现为弥漫上、中、下三焦，一般由上至下，向纵深发展。而CRF为湿热蕴肾，由肾及脾，再及于肺，或者肺脾肾三脏同病。因此，采用三焦理论，调理气机，运用宣畅三焦、通阳化气祛湿及分消走泄，清除湿热之邪，对CRF湿热证临床辨证用药有指导意义。

此外，还可运用温病学中卫气营血辨证，将CRF病机演变分为病气、病血营阴等不同阶段，由浅入深、由轻而重，避免了以往辨证中每个阶段均有阴阳、气血、脏腑等辨证的纷繁局面，能简洁明确地把握CRF病机不同的衍化阶段。当然，CRF病气、病血营阴的病机并非绝对单一，彼此可互相兼夹，唯有正气亏虚贯穿始终。但随着疾病的变化，不同病变阶段存在不同的主要矛盾，发现并研究矛盾，就能为临床治疗CRF提供更多的方法和理论依据。

354 风湿病湿热证的实质研究辨析

中西医两种医学的理论不同，对风湿病认识的概念不一，但是都是研究"人体的同一类疾病"，即以肌肉、关节、筋骨、血脉等运动系统受累为主要临床表现的疾病。所以说，从病名而言，风湿病是中西医两种医学结合点最多的病名。学者张英泽等对风湿病湿热证的实质研究做了辨析。

现代医学风湿病的概念

风湿病在历史上是指全身性肌肉、骨骼的综合症状与体征，主要是疼痛和酸胀，很难与现代的特异性风湿免疫性疾病完全吻合。现代风湿性疾病包括类风湿关节炎、系统性红斑狼疮、干燥综合征、各种脊柱关节病、硬皮病、炎性肌病、混合型结缔组织病、血管炎综合征、骨关节炎、儿童风湿热及其他多种疾病。随着医学的发展，人们对这类疾病的认识逐渐加深，发现这类疾病大多与机体的免疫应答异常有关。免疫学检查在该类疾病的诊断中起着重要作用，免疫治疗也是治疗该类疾病的重要手段，因此风湿病又称风湿免疫病。免疫是机体识别和排除抗原物质，维护自身生理平衡和稳定的一种功能，即防御、自稳、监视功能，机体的免疫功能与中医学所说的正气作用相近似。

中医学有关风湿病的范畴

中医风湿病的病名自古有之，《金匮要略》首先提出以"风湿"作为病名，云："一身尽痛，发热日晡所剧者，名风湿。"又云："风湿，脉浮身重，汗出恶风者，防己黄芪汤主之。"根据对历代中医文献的考证，当代医家认为用"中医风湿病"替代"痹证""痹病"病名更有利于中医学术的发展和中西医学术交流。中医风湿病是人体营卫失调，感受风寒湿热之邪，合而为病；或日久正虚，内生痰浊、瘀血、毒热，正邪相搏，使经络、肌肤、血脉、筋骨，甚至脏腑的气血痹阻，失于濡养，而出现以肢体关节、肌肉的疼痛、肿胀、酸楚、麻木、重着、变形、僵直及活动受限等症状为特征，甚至累及脏腑的一类疾病的总称。

中医证实质研究的必要性

"证"是指在疾病的发生、发展过程中一组具有内在联系的、能够反映疾病过程在某一阶段的病理病机，是机体对体内外各种环境变化和致病因素作出反应的一种功能状态，其外候表现为一组有相互关联的症状和体征群。证候是辨证的结果和论治的起点，是中医诊治疾病的前提和基础。中医证的客观化研究是提高中医诊疗水平和中西医结合的重要课题，对指导临床辨证用药有重要的指导意义。

1. 认识同病异证与异病同证的实质 中医证往往具有整体性、动态性、异病同证和同病异证等特点，不可能用单一指标作定性、定量、定位的说明，加上证候研究思路和方法局限，难以找到符合自身特点的合适的研究策略或方法，因而目前尚难以从整体上把握"证"的实质，难以取得突破性的进展。所以应当充分利用现代生物科学技术，西为中用，深入研究"同病异证"中形成证差异的分子生物学基础以及"异病同证"中形成同证的物质群，这样不但有利于揭示证候的实质，丰富中医的基础理论，并且有利于寻找不但能够针对某病而且能够针对某"证"的药物（包括中药也可以是西药），在中西医结

2. 宏观辨证与微观辨证的结合及量化 证实质的研究归根结底也就是探寻"证"物质基础的研究，这些物质决定着证候发生发展的动态变化过程，是在证候的发生发展过程中产生的特殊物质群。由于中医宏观辨证存在一定的局限性，临床上有的疾病证型分类特别清晰，辨证用药就很方便。而有些疾病则起病隐匿，临床症状也不凸显，只有通过一定的理化指标，从微观上确定患者患有该病，而宏观上则无证可辨，如糖耐量异常、高尿酸血症、IgA肾病、慢性病毒性肝炎等。还有一些疾病如类风湿关节炎等风湿性疾病所导致的慢性病贫血，在中医宏观辨证时，所呈现的气血两虚的证型和营养不良性贫血相差无几，只有通过辨病与辨证相结合才能够把二者区分开来。同理在治疗方法上也迥异，只用大补气血来纠正该类贫血难以奏效，甚至是适得其反，积极抑制免疫、抗炎治疗原发病，贫血的病情也就会随之缓解。如若将传统的中医辨证与现代医学的客观指标密切结合，"证"才能够真正反映疾病的本质和病情的轻重，特别是对于起病隐匿的患者更为重要。

湿热证实质研究

湿热证是中医临床常见的证型，而且清热祛湿法在多种疾病的治疗中均有良好的疗效。然而不同疾病的湿热证临床表现不完全相同，其形成的生化、免疫和病理等客观指标的变化也不完全相同，如何清楚地认识湿热证的同病异证和异病同证及其相关物质基础，是非常有意义的课题。

1. 湿热证的成因 薛雪在《湿热经纬·湿热篇》第一条中云："太阴内伤，湿饮内停，客邪再至，内外相引，故病湿热，此皆先有内伤，再感客邪。"可见外感与内伤相结合是湿热证的病因病机。而体质的特殊性往往决定了对某种致病因子的易感性及其产生的病变类型的倾向性，不同体质是导致病邪出现不同"从化"的基础。湿热体质之人患病后易于出现湿热证，湿热体质是湿热病证发病与否的重要因素。2007年××中医院对广州市企事业职员与公务员中医体质类型调查表明，体质类型出现率最多的前5位为痰湿质、湿热质、平和质、气虚质、气郁质，其中亚健康状态的中医体质类型以痰湿质和湿热质为主。研究结果认为，广东人群体质是湿热证候形成的内在基础，故易于感受暑湿与患者体质关系密切。唐芸等分析广东地区湿热证候的易感性成因指出，地域环境因素、气候气象因素、生活起居及饮食习惯、人群体质因素等是广东地区湿热证候形成的相关因素。广东依山傍海，受南海潮气笼罩，又有南岭阻挡北方燥风，长年湿气弥漫。炎热湿润气候超过机体调节限度，则极易形成湿热病邪。广东人嗜食河鲜、海鲜等多湿滋腻之品，鱼生火，肉生痰，这些膏粱厚味皆是提供脾胃酝酿湿热的条件。正如朱丹溪《格致余论·序》中述"东南地土卑弱，湿热相火为病甚多""六气之中，湿热为病，十居八九"。

2. 湿热证实质研究 目前湿热证的物质基础研究多集中在消化、泌尿、生殖系统疾病上，比如慢性胃炎脾胃湿热证及肝胆湿热证、妇科湿热证、IgA肾病湿热证等。吴娟等参考26篇文献综述近年来的研究，表明慢性胃炎脾胃湿热证在整体上存在细胞免疫功能增强和代谢功能亢进，局部胃黏膜表现与炎症及Hp感染有关，以胃黏膜明显充血、水肿、糜烂及胃内分泌物增多等为主。周慧敏等研究慢性胃炎脾胃湿热证与血清胃泌素及幽门螺杆菌感染的相关性结果说明，幽门螺杆菌感染与慢性胃炎脾胃湿热证高度相关，血清胃泌素升高可能是"脾胃湿热证"的微观证据之一。崔娜娟等探讨HSP70、NF-κB在慢性胃炎脾胃湿热证中正邪的作用，研究表明HSP70能够阻滞NF-κB的激活与表达，两者在脾胃湿热证中的表达，可能体现了脾胃湿热证的"正邪交争"的状态。褚瑜光等研究高血压病中医肝胆湿热证患者血清蛋白质组学，表明差异表达的蛋白质是高血压病肝胆湿热证的物质基础，可以考虑以此建立分子生物学证候决策模型。刘晓鹰等研制IgA肾病湿热证模型时发现增加湿热因素能升高大鼠的体温，加重大鼠尿血、水肿及血清总胆固醇、甘油三酯、IL-6、血肌酐水平，使其湿热表现更为突出，说明湿热证的表现有其内在的物质基础，并且该类物质的多少直接影响到证候表现的轻重。王丽萍等研究IgA肾病湿热证与临床病理的相关性，表明IgA肾病湿热证的中医宏观辨证中最为常见的症候是咽喉肿痛，其次是小便黄赤、灼热、涩痛不利，伴见血尿和有感染诱因者湿热证比非湿热证多见；血C反映蛋白水平显著高于非湿热组，肾小球细胞增殖积分显著高于非湿热证组。陈香美等对 IgA 肾病患者中医证候的多中心流行病学调查发现，标证中湿热证和血瘀证最为常见，分别占 31.6% 和 28.9%。

风湿病湿热证实质研究

多种风湿性疾病的发展过程中都会出现湿热证的表现，而清热除湿法也是治疗风湿性疾病的常用的有效治疗法则。可以说，湿热证与多种风湿性疾病的发生、发展及转归都有着密切的关系。目前对风湿性疾病湿热证的研究多局限于宏观辨证的证候调查或临床疗效观察，有关证候实质及微观辨证的研究较少。

1. 风湿病湿热证的病因病机　《素问·痹论》云："风寒湿三气杂至合而为痹也。"代表了古人风湿病外因的认识。《素问·评热病论》云："风雨寒热，不得虚，不能独伤人。"又云："不与风寒湿气合，故不为痹。"指出了正气不足是风湿病发生的内在因素。汉代的《说文解字》及《神农本草经》都有"痹，湿病也"的论述，说明湿邪是风湿病的主要病因。湿邪致痹有寒、热之分，古人论痹主要以寒湿为主，这可能与痹以关节冷痛为主要表现有关。湿热为痹的观点，早在《金匮要略》中就有描述，如"湿家病身疼发热""湿家之为病，一身尽疼、发热"。明清温病学派对湿热痹的病因病机和治疗方法做了深入发挥。叶天士《临证指南医案医案·卷七·痹》云："从来痹症，每以风寒湿之气杂感主治。召恙之不同，由于暑暍外加之湿热，水谷内蕴之湿热。外来之邪，著于经络，内受之邪，著于腑络。"明确指出了寒湿与湿热的不同。吴鞠通《温病条辨·中焦篇·湿温》云："湿聚热蒸，蕴于经络，寒战热炽，骨骱烦疼，舌色灰滞，面目萎黄，病名湿痹，宣痹汤主之。"对湿热痹的临床表现及治疗方法都做了具体的描述。

2. 风湿病湿热证研究　风湿病患者多病势缠绵，病程冗长，临床多有局部关节肿痛、发热等的表现，为湿性黏滞与阳热之邪相合所致，现代中医运用清热祛湿解毒之剂治疗风湿病已积累了大量成功经验。蒙木荣认为饮食不节，脾运失调，内生湿热是痛风的主要病因；肾之蒸化开阖障碍，湿浊排泄不畅是痛风的病理基础；风寒湿邪外袭是痛风的诱发因素；清热燥湿、利湿通络是痛风湿热证的基本治法。陈康等分析一个痛风家系的中医证候量表，经四诊调查及专家诊断 6 位患者为病证同一的湿热痛风。钱卫东等用悉通颗粒治疗痛风性关节炎湿热证 60 例，总有效率为 88.3%，治疗前后血尿酸水平差异有显著性。曹炜等研究表明，四神煎主治类风湿关节炎（气虚湿热证）尤以关节局部肿痛、发热者佳，临床应用效果显著。唐华采用自拟方康痹汤配合甲氨喋呤片治疗类风湿关节炎，结果证明中西医结合疗效显著，不良反应较少。李学锋认为湿热是系统性红斑狼疮的重要病邪，而且湿热是影响系统性红斑狼疮预后的重要因素。么远等应用骨痹汤及柳氮磺胺吡啶治疗幼年脊柱关节病，证明骨痹汤治疗幼年脊柱关节病肾虚湿热证，临床疗效显著，无明显不良反应。

355　类风湿关节炎湿热证

类风湿关节炎（RA）的中医病名是尪痹。"尪"之论述首见于汉代张仲景的《金匮要略》"诸肢节疼痛，身体尪羸"，意指关节肿大、身体瘦弱之状态，现多为"关节肿大、变形"之意。早在 20 世纪 80 年代初，中医学术界便开始了对痹病的科学研究，为了更好地构建中医风湿病学理论、发展中医风湿病病种、系统规范具有中医特色的论治方案，焦树德提议将关节肿痛、僵硬、变形等一类的关节炎定义为"尪痹"。此举得到了中医风湿学术界的广泛认同，并正式将"尪痹"作为 RA 的中医病名。

抓住核心证候以施治是中医药特色的临床思维，也是诊疗取效的关键，张仲景亦云："但见一证便是"。中国中医科学院广安门医院风湿病科自 20 世纪 80 年代初开展 RA 证候研究—类风湿关节炎的中医药治疗，开始了对 RA 湿热证候的研究；姜泉在长期临床实践基础上总结出"湿、热、瘀"是 RA 的核心病机，提出湿热痹阻证或可作为 RA 的核心证候，临床上将清热活血方作为 RA 湿热证候的治疗基本方。针对 RA 湿热证候的进一步研究，有助于 RA 核心证候的确定，旨在临床诊疗中合理指导中医药治法和方药的选用，提高中医药临床疗效。2010 年，国家中医药管理局编纂的 RA 中医临床路径将 RA 分为风湿痹阻、寒湿痹阻、湿热痹阻、痰瘀痹阻、气血两虚及肝肾不足 6 个证型。在全国多中心对这 6 个证型进行证候调查发现，在 RA 证候分布中湿热痹阻证占比最大（43.86%），因此认为湿热是 RA 的核心证候。学者刘蔚翔等从其历代医论、核心病机、临床论治、客观化指标研究等方面对类风湿关节炎湿热证候的研究进行了梳理，旨在为类风湿关节炎核心证候的进一步深入研究提供参考。

湿热痹之历代医论

1. 汉唐之前，从风寒湿痹到湿热痹的认识　《黄帝内经》是目前最早论述痹证的典籍，《素问·痹论》云："风寒湿三气杂至，合而为痹也。"长久以来奠定了痹证不离风寒湿的论调。虽未明言湿热之痹，但在《素问·四时刺逆从论》云："厥阴有余病阴痹，不足病生热痹。"《素问·痹论》云："其热者，阳气多，阴气少，病气胜，阳遭阴，故为痹热。其多汗而濡者，此其逢湿甚也。"指出阳盛之体可化为热痹，并可兼湿之邪。可见当时医家对湿热致痹早已有所认识。

《华氏中藏经·论痹》云："痹者，风寒暑湿之气中于人脏腑之为也。"《诸病源候论·热病诸候》云："夫热病毒攻手足……故手足指皆肿赤痛也。"从病因方面对湿热致痹提出了补充论述，认为湿浊之邪入脏腑、热毒滞留关节是湿热致痹的病机。魏晋时期的皇甫谧以此提出从脾胃经取穴治疗湿热痹，其《针灸甲乙经》云"足下热，胫痛，不能久立，湿痹不能行，三阴交主之……胫痛，足缓失履，湿痹，足下热，不能久立，条口主之"。

2. 宋金元时期，湿热致痹理论雏形　北宋时期《圣济总录》云："地之湿气感则害人皮肉筋脉。盖湿土也，土性缓，营卫之气，与湿俱留，所以湿胜则着而不移也。"骆龙吉在《增补内经拾遗方论》云："风寒湿三气杂至，而客于经络，郁而为热痹也。"指出湿热痹阻关节是湿热成痹的病因，其湿邪感之于地气故而在体内顽固不化是为内因，热邪乃诸邪客于经络郁而化热是为外因，内外之邪和合、湿热互结是湿热致痹的病机关键。

严用和在《济生方》云"湿流关节，身体烦痛，其脉沉缓为中湿。大抵中湿变证万端，挟风者为烦热，为流走，为拘急"，描述了湿着关节、兼夹风热而湿热致痹时患者身体疼痛、烦躁、发热以及关节拘急等表现。张从正所著《儒门事亲》云："痹病以湿热为源，风寒为兼，三气合而为痹。"首次将湿热作为痹之主要病因病机。朱丹溪述《丹溪治法心要》云："治肢节肿痛，痛属火，肿属湿，此湿热为病，兼之外受风寒而发动于经络之中，湿热流注肢节之间而无已也。"强调了湿热流注肢体经络是引起关节肿痛的主要病机。

3. 明清时期，湿热痹学说日趋成熟　随着时代发展和医学进步，以及气候环境、生活环境、人群体质的改变，明清时期医家对病机关注的重点已从早期的"风寒湿"等阴邪转为"湿热"一类的阳邪。湿热致痹学说也在这一阶段得到了很大的完善。俞震在《古今医案按》云"故湿热与风寒，乃痹证两大纲"，将湿热致痹作为痹证大纲之一。虞抟在《医学正传》云："湿热加之，气湿热争，故为肿也……但今人见膝间关节肿痛，全以为风，治者多误也。"再次强调了湿热引起的关节肿痛，并提醒世人避免陷入"全以为风"的误区。

吴贞在《伤寒指掌·湿症》对湿热痹云"湿热为痹，外受湿热之邪，内进甜腻之物，则湿聚热蒸、蕴于经络"，指出湿热可从外感、内生两个方面致痹。李用粹著《证治汇补》云"湿热痰火……悉能为麻为痹"，除了提出湿热致痹之外，还指出"湿症之发，必挟寒挟热，大概溺赤口渴，为湿热"，从小便黄、口渴等症作为湿热证候的判断。叶天士提出"初病湿热在经，久则瘀热入络"，并针对痹证特点认为"有湿热伤气，及温热入血络而成痹者"，在《临证指南医案·痹》中云"湿热流者，四肢痹痛"。吴鞠通承其论，于《温病条辨·湿温》中云"湿聚热蒸，蕴于经络……骨骱烦疼……病名湿痹"。叶天士和吴鞠通对湿热化瘀致痹的论述尤为贴合临床实际，对尪痹湿热证候的论治极具意义。

4. 当代 RA 论治，着重湿热证候　由于现代人生活环境、卫生条件、饮食结构以及生活习惯都与古时发生了较大的改变，湿、热在致病因素中愈发关键。现代社会节奏快、压力大，人们饮食多肥甘厚腻，加之体力锻炼不足，湿热证候已是当今多种疾病的常见证候。谢海洲认为，治痹祛邪尤重除湿，湿浊郁久可化热，如 RA 急性期即表现以热痹为主，论治当以健脾利湿、宣痹清热入手。路志正指出，RA 论治首重健脾祛湿，出现关节肿痛、触热、口苦时，即为湿热痹阻之证，治之当清化湿热。姜泉总结 10 余年临床资料，对 475 例 RA 患者做了系统分析后发现，湿热痹阻证 RA 患者占 40% 以上，多见于疾病活动期，可视为 RA 核心证候。刘蔚翔等课题组对全国范围内的 1 602 例 RA 患者进行横断面分析发现，湿热痹阻证 RA 患者占 43.86%，指出湿热痹阻证应是 RA 的核心证候。

类风湿关节炎湿热证候之核心病机——湿、热、瘀

痹之生，莫不由气、血、津液运行受阻，痹阻经络、不通则痛而发痹病。古时气候寒冷，民生多艰，故正气本虚，易受风、寒、湿气侵袭，成为痹病的主要病因病机。而现如今全球气候变暖，饮食结构改变，风、寒邪气早已不再像古时那般肆虐。关于痹病特点，《丹溪治法心要》云："肢节肿痛，痛属火，肿属湿，此湿热为病。"《临证指南医案·卷七·痹》云："初病湿热在经，久则瘀热入络。"《类证治裁·痹证》亦云："痹久必有瘀血。"可见古时虽没有 RA 核心病机为"湿、热、瘀"的正式说法，但已根据其临床表现阐明湿、热、瘀在 RA 中的重要地位。

姜泉指出"湿、热、瘀"贯穿 RA 发病的全过程，湿、热、瘀三者相辅相成、痹阻经络，共同影响 RA 发病与预后，是 RA 的核心病机。在 RA 早期关节疼痛、晨僵症状出现时，以湿、瘀为主要病机，主要影响滑膜增生和血管翳形成；在 RA 活动期出现局部关节肿胀、疼痛、触热时，以湿、热为主，病理特点上以滑膜炎为主要表现；在 RA 缓解期出现关节肿胀、随天气变化而加重时，则以湿为主；在 RA 末期骨破坏出现关节畸形、僵滞、疼痛时，则湿、热、瘀并见。

刘蔚翔等课题组根据 RA 活动期的病机特点、证候分布规律并结合临床研究、文献查阅，认为 RA 的主要病因病机为风寒湿邪入侵机体，郁久化热，湿热毒邪久恋，血凝瘀阻经络，病邪深入骨骱，胶着不去，腐蚀筋骨气血，致关节肿痛僵硬，甚导致骨破坏，强调"湿、热、瘀"是 RA 的核心病机及骨破坏的病理关键，并创造性地提出"见骨损而非独责之于肾"。

湿、热、瘀影响气血津液运行而导致 RA 发病，同时 RA 由于气血津液运行不畅也加重湿、热、瘀

的产生，二者互为因果。其中，外邪内侵、脾胃不合影响津液运行是谓湿；邪气入里化热、气机郁而化火（热）谓热；久病入络，血脉阻滞是谓瘀。湿、热、瘀三者合而痹阻关节筋脉，导致局部疼痛、肿胀、酸楚、晨僵、畸形（骨破坏）甚至"痹而不已内舍脏腑"影响相关脏器，导致炎性指标升高、免疫球蛋白及类风湿因子异常、抗环瓜氨酸肽抗体升高、脂代谢异常、滑膜炎、疾病活动、成骨-破骨平衡失调，以及影响血液流变学、甲皱微循环、免疫复合物等相关指标，参与 RA 发病的始终，影响 RA 的临床结局。

类风湿关节炎湿热证候的临床论治

1.《类风湿关节炎病证结合诊疗指南》问世 2017 年 7 月，中华中医药学会风湿病分会专家组对 5 000 余篇 RA 文献分析，采用循证医学证据分级，结合专家共识，系统地归纳、凝练了 RA 的辨证论治，推荐了优势治疗方案，制定了《类风湿关节炎病证结合诊疗指南》，在前人的研究基础上进一步规范了 RA 的中医辨证分型、治疗方案。该指南针对 RA 湿热证候的方剂推荐选用宣痹汤（《温病条辨》）、当归拈痛汤（《兰室秘藏》）、二妙散（《丹溪心法》），并指出现代方剂如清热活血方、四妙消痹汤、痹速清合剂、清络饮等亦可用于 RA 湿热证候的治疗；同时推荐常用中药有金银花、生地黄、牡丹皮、黄柏、生石膏、知母、玄参、青蒿、赤芍、白花蛇舌草、土茯苓、苍术、茯苓、猪苓、薏苡仁、绵萆薢、防己、滑石、车前草、桑枝、伸筋草、忍冬藤、青风藤、络石藤、黄芩、黄连、秦艽。

2. RA 湿热证候治疗主方——清热活血方 清热活血方是治疗 RA 的有效中药复方之一。清热活血方的创立早期可追溯至 20 世纪 80 年代，中国中医科学院广安门医院风湿病科开展 RA 相关研究后明确了湿热致痹的特点，在此基础上开始运用清热利湿活血方药治疗 RA，姜泉研究团队将清热活血方作为 RA 湿热证候治疗的主要基础方。2017 年，清热活血方被《类风湿关节炎病证结合诊疗指南》纳入，作为 RA 湿热瘀阻证推荐用方。

近 10 余年来刘蔚翔等课题组对清热活血方开展了多项动物基础与临床疗效研究。基础研究表明，清热活血方能降低Ⅱ型胶原诱导型关节炎（CIA）大鼠滑膜炎症水平，抑制 Wnt 信号通路中 DKK-1 细胞因子的表达，促进 β-catenin、T 细胞因子、低密度脂蛋白受体相关蛋白 5 的表达；通过抑制白细胞介素（IL）-17、增加 IL-4、降低 γ 干扰素等方面实现对 RA 炎症的调控作用；通过 PI3K/Akt 通路调控细胞增殖、迁移、黏附等作用及血管新生相关因子的表达，抑制滑膜新血管的形成；可下调血管内皮生长因子和 IL-6 的表达，可减少炎症细胞对滑膜的浸润，抑制血管新生；抑制滑膜组织和外周血单个核细胞中 NOD 样受体蛋白 3 表达，降低下游 IL-1β 和 IL-18 含量而发挥抗炎作用；抑制 CIA 模型大鼠滑膜组织 B 细胞、浆细胞的浸润程度以及血清滑膜组织 IL21、B 淋巴细胞趋化因子、抗环瓜氨酸抗体；抑制关节内滑膜的增生，延缓关节软骨与骨的破坏；通过下调 RA 滑膜成纤维细胞（RA-FLS）中 PI3K、p-Akt 蛋白表达，抑制 RA-FLS 的迁移和黏附，减缓滑膜炎症和关节破坏的进展；改善肠道菌群失调，调节机体 Th17/Treg 免疫失衡；通过外泌体 miRNA 调控网络，多途径、多靶点干预 CIA 模型发生的病理过程。同时最新研究发现，其对斑马鱼胚胎有较强的抑制血管新生的作用。

临床研究发现，清热活血方具有较好的近、远期临床疗效。清热活血方可用于治疗 RA 湿热证候患者，改善临床症状与中医证候积分，降低 28 个关节的疾病活动度评分（DAS-28），达到美国风湿病学会定义的类风湿关节炎病情改善标准（ACR）反应标准，减轻红细胞沉降率（ESR）、C-反应蛋白（CRP）等炎症指标，改善健康评估问卷（HAQ）评分，改善生活质量；其疗效不劣于甲氨蝶呤联合羟氯喹，在达到 ACR-20/50/70 病情缓解标准方面的疗效与甲氨蝶呤联合羟氯喹相似；并且具有潜在的延缓骨破坏作用，减缓残障的发生，与单用甲氨蝶呤治疗相比有治疗优势，规范服用可长期稳定维持至少 5 年。

此外，有研究基于我国首个中医药治疗 RA 万人级注册队列平台（CERTAIN）数据库对当前国内治疗现状进行分析，得出清热活血方是我国治疗 RA 使用频次最高的中医药复方；在对接受清热活血方治疗 RA 的患者进行了为期 3 个月的随访后发现，经治疗后达到临床缓解解（DAS-28＜2.6 分）的患者比例达 39.2%。

3. 医家经验撷英 柳玉佳等对 217 例 RA 患者进行证候分析和证素提取，指出湿、热为 RA 的常见证素，湿热是 RA 的常见证候。侯雷等对贵州地区 RA 各证型病情活动指标分析后指出，湿热痹阻证是 RA 病情活动期的中医证型。梁清华强调，湿热是 RA 活动期的主要证候，针对湿热毒瘀病机特点自拟痹肿消汤，能显著控制 RA 急性炎症反应、改善症状。余学芳等认为，RA 发生的关键因素为湿、热，选用具有清热祛湿活血功效的中药清热祛湿汤，可显著改善 RA 湿热证候的关节症状与炎症指标。王雷等运用中药历节清饮联合甲氨蝶呤、来氟米特治疗 RA 湿热痹阻证，总有效率可达 93.75%。要彦霞等认为，湿热痹阻证是 RA 的主要证型，主张针药结合治疗 RA 湿热痹阻证，可提高临床疗效。汪洪波等指出，RA 以脾虚为本、湿浊痰瘀为标，运用茯苓、薏苡仁、蒲公英等 13 味中药制成穴位贴膏辨证选穴配合治疗 RA 湿热型，能显著提高疗效。李玲等化繁为简，将 RA 大体分为寒、热，并指出具有清热解毒、祛风除湿作用的雷公藤中成药制剂雷公藤片更适用于治疗 RA 热证。

类风湿关节炎湿热证候客观化指标研究

RA 证候客观指标找寻往往通过血常规、血生化等实验室检验指标来大体评估。例如有研究发现，DAS-28、HAQ 评分、ESR、CRP、血小板计数、白细胞计数、血清球蛋白及血清白蛋白指标可作为 RA 湿热痹阻型与寒湿痹阻型的客观化分型参考指标。也有研究指出，RA 湿热证候的 D-二聚体、纤维蛋白原水平的升高更为显著。但这种方式仅可针对差异较大的两种证候之间进行分类，而在多种证型的互相对比中，常规的实验室指标仅反映出 RA 的疾病特点，却很难反映出相应各自证型的证候特点。而在多种 RA 证型的比较研究中，相关研究发现，RA 湿热痹阻证患者血清中葡萄糖 6-磷酸异构酶（GPI）浓度显著高于其他组，RA 湿热瘀阻组 GPI mRNA 的相对表达量显著高于其他证型。因此，GPI 或可成为 RA 湿热证候特异性指标研究的新着眼点。近年来超声在 RA 的中、西医诊断方面都有了较大的突破，无论是作为骨破坏临床结局的预测，还是证型的差异，RA 关节超声都具有一定的价值。有研究表明，RA 湿热痹阻证在超声下腕关节滑膜炎、滑膜血流信号分布、肌腱炎/腱鞘炎表现高于其他证型，提示在 RA 诊疗中关节超声可作为中医辨证分型的辅助手段之一。

精准的辨证论治是中医药治疗 RA 取效的关键。而传统的中医证候分型是根据患者就诊时的症状、体征、舌脉以及结合医生的个人临床经验综合得来的大体判断，缺乏一定的特异性指标作为客观评判依据。吕爱平通过 RA 典型寒、热证型血样进行代谢组学、基因组学检测，探究 RA 寒、热证候相应的生物标志谱，发现 RA 寒证与 Toll 样受体信号通路有关，RA 热证主要与钙离子信号通路、细胞黏附分子、过氧化物酶体增殖物激活受体信号通路以及脂肪酸代谢途径相关。王新贤等运用同位素标记相对和绝对定量蛋白质组学技术筛选到的 LRG1 蛋白可作为 RA 湿热证候标志物之一，并运用液体芯片-飞行时间质谱技术建立了 RA 湿热证候的血清多肽质谱分类模型。可见传统中医证候的生物学内涵亦可凭借系统生物学等技术方法加以探究。

在 RA 的证候、病机研究中，受到《素问·痹论》中"痹之安生……风寒湿三气杂至，合而为痹也"论述的影响，风、寒、湿曾一度作为 RA 的主要证候因素。但随着气候变化和患者体质的改变，对 RA 辨证的着眼点也从早期的风、寒、湿逐渐转变成湿热。目前湿热痹阻证作为 RA 的主要证候类型已得到业界专家的共识。《类风湿关节炎病证结合诊疗指南》中规范了 RA 湿热证候的诊断、治法、用药方案。其中推荐的清热活血方是治疗 RA 湿热证候的常用方。

RA 的治疗多采取综合的临床策略，60%～90% 的 RA 患者使用中医学治疗。近年来，越来越多的学者主张合理利用好现代医学技术的优秀成果，将中医药传统的辨证论治的特点与现代医学实验技术的优势进行合理的互相补充，将宏观辨证与微观指标合理结合。因此，进一步完善 RA 湿热证候的凝练挖掘，开展相关方药的临床与疗效标志物研究，将成为 RA 核心证候深入研究的重要方向。

356　湿热证与肿瘤发生的相关性

湿热证为临床常见的中医证型，因其同时具备阴阳二性之邪，病势隐匿缠绵，反复渐进，蕴结在体内阻滞经络运行，可熏上、下注、旁达、着络，使病情难愈，为目前中西医结合领域的研究热点。临床上发现，肝癌、胃癌、结直肠癌、胰腺癌等肿瘤尤以湿热证型多见，故素有"肿瘤患者多湿证"一说。历代医家常有清热解毒、祛湿化痰的癌症用药思路，多用白花蛇舌草、半枝莲、连翘、黄芩、蒲公英等中药。随着湿热证基础研究的不断进展，诸多研究证实湿热证与肿瘤的发生发展存在联系。基于前人的研究，学者谢丹枫等对湿热证与肿瘤发生发展的相关性研究做了梳理归纳。

湿热证理论与肿瘤发生发展的内在相关性

早在秦汉时期，《黄帝内经》就提出"人与天地相应""治病者，必明天道地理"的观点，认为湿热证的形成不仅与地域、气候有关，还与时令节气（长夏）、饮食习惯（过食肥甘）有密切关系。如宋代南海名医陈昭遇在《太平圣惠方》中所云"岭南土地卑湿，气候不同，夏则炎毒郁蒸，冬则温暖无雪，风湿之气易于伤人"。朱丹溪亦认为"东南土地卑弱，六气之中，湿热为病，十居八九"。明清时期温病医学蓬勃发展，许多医家对湿热证病因病机、临床表现、治疗等方面进一步系统论述。清朝薛生白《湿热病篇》作为湿热病证的专著，明确提出"湿热乃阳明太阴同病也"，认为湿热病是脾胃先伤，复感湿热病邪，"太阴内伤，湿饮停聚，客邪再至，内外相引，故病湿热"，强调了湿热证内外合邪的特点。

湿热与肿瘤的发生、发展密切相关。早在金代攻邪派刘完素针对肿瘤持有"湿热毒聚，热久成瘤"的观点，主张"六气皆从火化""五志过极皆为热甚"，风、寒、暑、燥诸气在病理转归下均能化热生火。《素问玄机原病式》记载道"瘕病亦有热者也，或阳气郁结，怫热壅滞，而坚硬不消者，非寒瘕也，宜以脉证别之""以辛苦寒药，按法治之，使微者甚者，皆得郁结开通，湿去燥除，热散气和而愈"。他认为肿瘤性属热证范畴，火热毒邪郁结、气机不畅是病机的关键，应以脉诊为辨，清热解毒、化湿散积主之，用药应寒凉，佐以苦辛。该理论为后世清热解毒疗法治疗肿瘤奠定了基础。周仲瑛教授认为癌毒是恶性肿瘤的特异性病邪，癌毒的形成与湿、热、痰、瘀密切相关。关于湿热邪气如何发展成瘤，可总结为湿邪伏毒，黏滞难化，阻滞三焦且以中焦脾胃为甚，使气机不畅。中焦脾主升清，运化水湿，湿易困脾，脾虚又可生湿，互为因果。脾失健运，水气输布运化失调，滞气积久成毒，隐于太阴。湿邪每易兼热，湿中蕴热，二者相互胶结、互为因果，湿得热而益深，热因湿而愈炽，缠绵不去熏蒸里。湿为阴邪，热为阳邪，痰邪则介于二者之间，热毒缓灼津液，使湿热之邪化为痰邪，此阶段伏毒已深入气血，病势加重。痰邪迫血妄行，并与湿邪、热邪胶结，化无形为有形，形成肿块。由此可见，湿热伏邪为起病关键，痰浊内阻耗阴损阳加重正虚，为肿瘤病情进展的主要环节。综上所述，从中医理论研究来看，湿热证与肿瘤发生发展存在明显的内在相关性。

湿热证促进肿瘤发生发展的分子机制

在临床观察及动物模型研究中发现，湿热证影响炎症、免疫、代谢、胃肠道微生态等多个方面，这些都与肿瘤发生发展的必需基础——肿瘤微环境密切相关。

1. 湿热证通过炎症、免疫反应诱导肿瘤发生发展　临床观察发现，湿热证出现在多种炎症性疾病中，尤以肝炎、肾炎、胃炎常见，许多学者以该类疾病作为切入点并与其他证型比较，发现湿热证与炎症因子分泌异常、免疫平衡紊乱密切相关。更有研究直接证实了湿热伏邪可通过加重乳腺癌肿瘤微环境的免疫反应及炎性细胞因子表达，加速肿瘤的生长与转移。

湿热伏邪在基因水平上影响机体免疫和炎症反应，修饰肿瘤微环境。由于湿热证患者多具湿热体质的基础，周珊珊对比湿热质与平和质人群的差异基因，发现湿热人群中与炎症、免疫相关的基因数量占绝对优势，如杀菌/渗透性增强蛋白基因、抗菌肽基因、人类白细胞抗原复合体C、组织蛋白酶G基因等，它们的基因产物在特异性免疫全过程中几乎都有参与；5条富集信号通路中就有2条与炎症、免疫相关，这说明了湿热质人群的免疫系统活跃程度会比平和质人群更高。有研究表明，对湿热内蕴型晚期结直肠癌使用清热祛湿方剂，治疗后的差异基因主要体现在Jak-STAT信号传导通路和MAPK信号传导通路上，而该通路与炎症、免疫关系密切，且为肿瘤相关的信号通路。由此可见，从基因水平亦或是从以方测证的角度来看，湿热伏邪均与炎症、免疫密切相关。

湿热伏邪可通过调节炎性细胞及炎性因子表达，修饰肿瘤微环境，这在病理学上及血清分子上均得以体现。刑海伦等对胃黏膜炎症患者的胃黏膜取样，将取样范围内的慢性炎细胞密集程度和浸润程度进行分级比较，发现了脾胃湿热证患者的炎症程度与炎症活动性更高。亦有学者发现大肠湿热证大鼠模型中的血清炎性细胞因子肿瘤坏死因子α、白介素-1β（IL-1β）、IL-23、IL-6、IL-17的含量明显升高，清热祛湿方剂郁金散治疗后则下降至正常水平，并认为大肠黏膜的炎症和充血伴全身炎症反应是大肠湿热证最典型的病理表现。由此可以说明，湿热证与胃炎、结肠炎等慢性炎症环境中的炎性细胞募集及炎性因子分泌有关。目前，越来越多学者发现慢性炎症不仅增加患癌症的风险，还增加肿瘤进展和转移的概率。有学者认为，致癌基因具有启动信号级联的能力，使靠近致癌基因的细胞发生炎症反应，参与反应的炎性细胞可以分泌大量趋化因子、细胞因子，其分泌物介导了炎性细胞在肿瘤组织中的进一步募集，进行性诱导肿瘤炎性微环境的形成。

湿热伏邪使免疫平衡失调，修饰肿瘤微环境。Th1细胞与Th2细胞相互制约、相互调节共同维持免疫平衡，同时也反映机体促炎和抗炎反应的平衡情况，其中干扰素（IFN-γ）与IL-4是制约Th0向Th1与Th2分化的关键细胞因子。对脾胃湿热证大鼠的研究发现，血清中炎症细胞因子IFN-γ及IFN-γ/IL-4在模型组中显著升高，说明湿热证型促使大鼠机体免疫系统处于异常活跃的状态，Th1/Th2的平衡打破并趋于向Th1主导的方向发展，临床观察也得到相同结果。Th17/Treg是近年来免疫平衡理论的重要补充，Th17及Treg两种细胞及其分泌物在炎症、免疫反应中相互制约，通常来说前者多表现为促炎反应而后者表现为抑炎反应。研究发现大肠湿热型溃疡性结肠炎血清Th17及其分泌物IL-17显著增高，Treg及其分泌物转化生长因子β1（TGF-β1）低于对照组，该结果提示大肠湿热型溃疡性结肠炎可以通过Th17和IL-17水平的升高来表征炎症、免疫反应的加重，且伴有免疫耐受的降低。在炎症微环境中，细胞和分子构成了促炎与抗炎此消彼长的动态变化，在原位瘤形成前，炎性反应水平亢进，抗炎反应不足，而上述研究证实了湿热证型可以加重这种不平衡状态。促炎状态的持续存在使细胞因子的释放处于较高水平，进一步导致微环境中细胞和分子组成的渐进改变，干扰正常的信号如T细胞介导免疫与巨噬细胞杀灭肿瘤，从而逃避免疫监视，同时还增加癌前病变处突变细胞的遗传不稳定性。因此，湿热伏邪通过打破机体促炎与抗炎的平衡，与肿瘤微环境的形成具有一定相关性。

2. 湿热证通过影响胃肠道微生态增加肿瘤易感性 湿热证涉及多个脏腑病变，在脏腑辨证中又可分为肝胆湿热、脾胃湿热、大肠湿热等，均与胃肠道系统息息相关。湿热证型的消化道疾病常伴有肠道微生物群紊乱及失调，有研究发现腹泻型肠易激综合征脾胃湿热证患者多出现需氧菌与厌氧菌的比例失调，肠道需氧菌数量增多而厌氧菌减少。王婷等以温病湿热证小鼠为研究对象也得到相同的结果，还发现肠道的双歧杆菌、乳杆菌等益生菌的数量受湿热证中"内湿"发病机制的影响，若脾阳虚为内湿基础，菌群数量减少；若湿邪为内湿基础，则数量增多。由此可以说明，湿热证对肠道微生物群的调控有着直接或间接的作用。流行病学调查发现炎症性肠病在内的癌前病变患者存在明显的肠道菌群失衡，部分革兰氏阴性拟杆菌和普氏菌在肠道内功能缺失而嗜粘蛋白-艾克曼菌与法氏柠檬酸杆菌的比例增加，这些"驱动细菌"可以促进癌变过程，加快肿瘤进展。此外，Tilg 等通过近几年的实验研究数据发现肠道微生物群在恶性胃肠肿瘤中发挥着关键作用。近来有研究发现，结肠癌小鼠的大肠埃希菌与志贺氏杆菌减少，而乳酸杆菌有所增加，且该现象伴有 Sirtuin-3 相关抑癌基因表达下降与肿瘤易感性增加。同时，肠道相关微生物环境失调，可激活钙调神经磷酸酶，进而损伤肠道上皮细胞，这在大肠肿瘤发生中发挥着促进作用。因此，肠道菌群的改变是导致胃肠道肿瘤的初始因素，其分布及丰度变化有助于炎症和免疫反应，诱导肠黏膜细胞的恶性转化，上述研究均提示肠道微生物环境的调控机制和肿瘤的发生与进展存有相当密切的联系。

3. 湿热证通过代谢异常加速肿瘤生长 许多研究表明湿热证患者常伴有代谢紊乱的特点。有研究发现大肠癌及肝癌湿热证的糖类代谢、氨基酸的转化和降解、嘌呤代谢等相关通路显著改变，湿热证以影响糖类物质分解和供能过程为主要特征并由此促进肿瘤生长。刘友平等针对湿热型肝炎筛选分离出磷脂酰胆碱、磷脂酰乙醇胺等 7 种差异性脂质代谢产物，赵铁等同样发现湿热型风湿性疾病患者的脂质表达差异尤为明显。由此可见，湿热证对机体的糖代谢、脂类代谢、氨基酸代谢、代谢产物清除等多条通路有直接或间接的干扰作用。肿瘤微环境中的细胞同样存在代谢重塑。肿瘤细胞异常增殖消耗大量能量，使糖酵解水平上调并产生酸性环境，这种慢性酸中毒促使肿瘤细胞获得利于其生长繁殖的基因突变。另一方面，癌细胞需要足够量的脂质、核酸、蛋白质来支持其生长。Beloribi-Djefaflia 等发现癌细胞与脂质、胆固醇存在强烈的依赖相关性，机体通过增加内源性脂类物质合成与激活来满足癌细胞的生长需要。Vilche 等也证实脂质代谢紊乱可增强氧化应激，影响慢性炎症反应过程，促进肿瘤炎性微环境形成。上述研究提示，湿热人群的代谢特点与肿瘤微环境的代谢改变存在相关性。基于此，临床使用清热祛湿方剂调节脂类代谢卓有成效，服用清热祛湿的荷叶黑茶可有效降低湿热证大肠肿瘤患者的瘦素表达，降低脂代谢水平，抑制肿瘤生长。

综上所述，湿热伏邪作为人体证候基础之一，可以通过影响糖脂代谢、产物的清除和转化等多条代谢途径，网络式地加速肿瘤微环境的形成，推动肿瘤进展。

湿热证体内模型造模及其在肿瘤研究中的应用

湿热证型动物模型最早是采用"病因模拟"的思路，模拟长夏的气候特点制造湿热环境，并采用过食肥甘的方法造模，后有学者在此基础上增加内毒素等生物致病因子，建立温病湿热证模型。吴仕九等采用综合致病因素造模法并为目前广泛应用，首先饲以高脂高糖饲料，再辅以复合因素造模，移入高温高湿造模箱，予以鼠伤寒沙门氏菌灌胃（或尾静脉注射大肠杆菌）。湿热证模型从单、双因素制作，逐步发展到以中医病因理论为指导的多因素（高脂、高糖、环境、生物因素）复合造模，以"肥甘饮食"制造内湿，以"湿热环境"制造外湿，以"生物致病因子"模拟客邪的综合性造模方法已得到了认可。

在构造湿热胰腺癌模型时，研究人员"湿热—肿瘤"的造模方法：先予以小鼠葡萄酒与油脂的混合物灌胃 7 天，期间提供饲料及蜂蜜水，7 天后进行皮下肿瘤移植。亦有研究在建立肝癌模型时采取先造原位肿瘤模型，后造湿热模型的方法。刘宣等研究湿热型结肠癌时采取"湿热—肿瘤—湿热"的造模方法：先对小鼠予以高脂高糖饮食饲养 10 天并提供蜂蜜水饮用。第 10 天建立原位结肠癌模型。第 11 天至 21 天将小鼠移入高热高湿环境中 4 小时，每日两次，并予以白酒灌胃。湿热模型建立成功时小鼠往往表现出体型瘦弱，四肢沉重，食欲不振，大便干硬的特点。关于"湿热模型"与"肿瘤模型"构造顺序孰先孰后的，目前尚无确切定论，但有学者研究湿热型胰腺癌时发现，"证型优先"（先湿热后肿瘤）比"肿瘤优先"（先肿瘤后湿热）相比，"证型优先"组肿瘤的生长趋势比"肿瘤优先"组更明显。

清热祛湿疗法与肿瘤治疗

临床实践中发现针对肿瘤采取清热祛湿疗法能有效改善肿瘤患者的生活质量，并抑制肿瘤发展。米逸颖认为，对于肿瘤湿邪的治疗，当从三焦辨证治疗，灵活运用疏风化湿、渗湿利水、燥湿化痰、宣肺利湿等祛湿方法，同时注重理气养阴，适时而用，适证而施，这一抗癌思路的有效性在临床研究及动物实验中均得到证实。如化湿清热法多用于湿热中阻之证，常用芳香之品使湿浊透化，芳香悦脾，尤其能针对性改善肿瘤湿热证"脾胃先伤"的始动病机，使湿邪衰其大半，临床上使用具有清热化湿之效的清胰化积方，有效延长了晚期胰腺癌的患者生存期。渗湿清热法多用于湿热内蕴之证，用甘淡之品如薏苡仁、茯苓等，渗利湿邪壅滞于脾土，调节脾胃升降功能，促血生发，促水运行，与机体的痰瘀互结抗衡，起软坚散结之效。研究发现使用具有渗湿清热功效的薏苡仁注射液后人肝癌细胞 Bel-7402 放射敏感性增加，利于诱导肝癌凋亡，说明"渗湿"的抗癌思路在一定程度上能抑制肿瘤生长。燥湿清热法宜用辛温苦燥之品如苍术，入脾胃经，辛散苦降，和胃醒神，可缓解肿瘤患者四肢困重、倦怠乏力的症状。与此同时，具有燥湿功能的中药如半夏、陈皮多兼具化痰之效，因此燥湿清热法尤其用于湿热之邪内蕴壅盛、化为痰毒的中晚期肿瘤湿热证患者。对肿瘤中晚期化疗患者用以该祛湿思路，针对性使用复方苦参注射液，可有效提高乳腺癌晚期患者 $CD4^+$、$CD8^+$ 水平，改善免疫功能，同时减少放疗相关毒副反应。利湿清热法主要起淡渗脾土和通利肾水的作用，缓解下焦湿热壅滞，尤其适用于对湿热下注型的肿瘤，同时可改善肿瘤湿热证患者小便短赤涩痛的症状。庞德湘教授的临证经验与该理论相契合，对湿热蕴结下焦的大肠癌多运用清热利湿法，以"利水"的方法使湿邪从小便排出，减轻胃肠道症状。

由此可见，清热祛湿疗法对于肿瘤湿热证患者具有显著临床意义，有关研究也在探索其干预肿瘤的具体过程和机制。分子机制研究证明具有清热燥湿功效的中药苦参提取物可阻抑人乳腺癌 MCF-7 细胞系肿瘤干细胞的分裂增殖，主要通过调节 Wnt 信号通路，减少细胞内总 β-catenin、c-myc 及 cyclinD1 的表达。近年来上皮间质转化（EMT）在恶性肿瘤侵袭、转移中的作用已成为肿瘤研究中的热点，其中上皮标志蛋白 E-钙黏蛋白、间质标志蛋白波形蛋白、N-钙黏蛋白等是肿瘤预后、临床分期的重要指标。使用清热化湿中药"清胰化积方"干预湿热型胰腺癌小鼠后，肿瘤抑制率达 42.69%，原位移植瘤内 E-cadherin 蛋白表达上调，Vimentin 蛋白表达下调，肿瘤相关巨噬细胞及其胞内 IL-6 表达均减少，该研究提示清热利湿疗法有效抑制胰腺癌 EMT 过程。另有学者研究发现清热利湿方剂"参苓白术散"明显下调了结肠炎相关性大肠癌患者体内的 N-cadherin 蛋白、Vimentin 蛋白、Fibronectin 蛋白和上调 E-cadherin 蛋白，并减少了由 TGF-β1 诱导的 Wnt5 通路和 EMT 的活化，有效延缓结肠炎相关性大肠癌的侵袭及恶化。

从以上看来，清热祛湿疗法不仅具有改善肿瘤患者并发症的作用，还可多通路、多靶点调节肿瘤微环境中的黏附分子、细胞因子表达水平，有效抑制肿瘤发生和转移。

357 五辨论痰证诊治

痰是一种相对特殊的中医病理产物和致病因素，中医学认为痰是由于机体气化功能失常从而导致津液输布障碍，最终阻滞血脉的病理产物，其具有逐渐蓄积、凝结积聚、遍布周身、致病广泛等特点，故有"百病皆因痰作祟"一说。痰证是指以痰作为致病因素在人体内生成与积蓄所导致的中医证候，其临床表现多以痰多、胸闷、呕恶、眩晕、体胖、包块等为主。因此，临床对于痰证的辨别诊断至关重要。中医临床诊疗体系的整个过程是在整体观念指导下进行的病、证、症的诊断与治疗的体系，其辨别的内容除了辨病、辨证、辨症之外，还要考虑个体的差异、人与自然和社会的关系、疾病发生发展的机制以及病、证的动态变化，因此，学者王洋等认为，中医临床诊治痰证，需要从辨"症、证、病、人、机"这五个方面进行综合考虑。

辨症论痰证

"症"即症状和体征，"症"的资料可以从宏观、中观、微观3个角度进行采集。宏观的"症"包括气候条件、地理环境等；中观的"症"即症状及体征；微观的"症"则包括中医的五运六气、西医的理化指标等。症的采集应注意四诊并重，诸法参用，对患者病情资料进行全面的收集。痰证本于水谷，始于中土，流气出入，百症乃生。清代林佩琴指出痰证所致之症不仅包括咳嗽、咯痰，痰随着气机升降达遍周身，达肺则咳嗽咯痰，停胃则胃脘满胀，于胸则胸闷心悸，入脑则头晕昏沉等，可谓变幻多端、症状复杂。

案1：患者，男，77岁。2014年4月13日初诊。主诉夜寐多梦1年余。现症夜难入寐，烦躁多梦，头目昏沉，口中黏腻，纳尚可，二便调，舌红，苔厚腻微黄，脉象可见两寸滑数。既往高血压病、高血脂病史。且此人大腹便便，体态臃肿，面色红光，素喜酒肉之物。从三观入手，其宏观之症为平素膏粱厚味，饮食肥美，从而导致患者中满内热，酿生痰热；其中观之症为舌红苔腻，两寸滑数，头目昏沉，且夜难入寐，可知此痰证在上焦，痰热扰神；其微观之症为既往高血脂病史，亦乃痰证所致，综合此三观之症，诊断为不寐，痰热内蕴，热扰心神证。治以祛痰理气，清热安神。处选温胆汤合四逆散加减。竹茹15 g，酸枣仁12 g，远志6 g，丹参15 g，甘草3 g，柴胡10 g，生白芍10 g，姜半夏10 g，陈皮10 g，枳壳8 g。6剂，水煎每天1剂，分服2次。1周后复诊，药后症减，夜寐梦多改善，口腻缓解，便可。舌淡红暗，脉弦滑，守方原方再进6剂而愈。由此案可知，重三观辨其症则病可愈矣。

辨证论痰证

辨证是中医临床的核心环节，辨证需辨别的有无、轻重、缓急、兼杂、演变、真假6个方面。因此痰证的确立需要通过对患者症状、体征及相关因素的综合分析得出结论。

案2：患者，男，62岁。主诉贲门癌术后调理。现症贲门癌术后，食后胸骨后堵塞感，胸中堵闷，嗳气频繁，口干微苦，纳呆欲呕，神疲乏力，大便一日一行，夜尿频多。舌淡暗，中有裂纹，苔白厚腻，舌下静脉怒张，脉左弦细滑，右寸关小滑。观此人形体消瘦，面色晦暗，口唇紫暗。诊断为肿瘤术后，痰瘀阻滞，脾虚失运。治以化痰祛瘀，益气健脾。此乃贲门癌术后痰瘀阻滞之证，然究其病机，此证并非单纯的痰瘀所致。患者面色无华，形体消瘦，神疲乏力，且脉有细弱之象，可知正气已虚，运化乏力，虚实兼杂，治当攻补兼施，首健中土，以助其运化痰瘀，次以化痰祛瘀，以去菀陈莝，相辅相成。故以四逆温胆汤化裁，同时入胆南星、山慈菇以增强其化痰散结之功，添黄芪、党参之属以助其中土运化之力，扶正祛邪，相得益彰。处方柴胡 10 g，生白芍 12 g，枳实 10 g，陈皮 10 g，半夏 10 g，茯苓 15 g，胆南星 10 g，山慈菇 10 g，生黄芪 20 g，莪术 10 g，神曲 10 g，甘草 3 g。12 剂，水煎每天 1 剂，分服 2 次。服后患者胸闷乏力明显改善，食后胸骨后堵塞感较前缓解。此后长期复诊，目前情况良好。由此案可知，重辨其证则病可愈矣。

辨病论痰证

辨病是中医诊断的重要内容，有助于对疾病病位、病性、病势、邪正关系及疾病的发展变化规律的认识。如血脂异常主要是由于痰浊和瘀血停滞血脉，使得血液呈高黏、高凝、高聚状态，导致脂质代谢紊乱。而高血压病或冠心病等疾病的发生发展也多会受到痰浊、血瘀等病理产物的影响，从而伴随着血脂的异常。

案3：患者，男，53岁。2017年11月21日初诊。主诉反复头目眩晕2年余，近1月加剧。患者于2年前无明显诱因开始出现头目眩晕，曾就诊于福州某医院，颅脑CT检查结果示未见明显异常，后自行服用"六味地黄丸"亦不见效，高脂血症病史5年。现症见频发眩晕，发作时间无明显规律，发时如坐舟车，头昏如裹，目闭眼暗，困倦疲乏，偶感左侧头痛，针刺样，胸闷不舒，泛泛恶心，欲吐不得，食欲不振，口黏不爽，夜寐如常，二便自调，体型肥胖。舌偏红暗边有齿痕苔白厚腻，脉滑近数。诊断为眩晕，痰湿困脾，风痰上扰。此患者头目眩晕反复发作2年余，且伴有高脂血症病史5年，此乃久病，属痰湿困脾夹瘀，风痰上扰清空所致，且现代研究高脂血症多按"无形之痰"治疗，认为痰是代谢综合征的主要病理产物之一，治当祛痰化湿，平肝息风。故处方以温胆汤合半夏白术天麻汤加减：竹茹15 g，枳壳 10 g，陈皮 10 g，姜半夏 10 g，茯苓 15 g，天麻 10 g，白术 10 g，神曲 10 g，丹参 10 g，甘草 3 g。12 剂，水煎每天 1 剂，分服 2 次。2017年12月5日复诊，患者自述眩晕大减，头目清爽，服药期间仅发作1次，且程度明显减轻，纳食亦增，但近日项部酸楚，故前方去神曲，加葛根15 g，嘱再服12剂，以资巩固。由此案可知，重辨其病则病可愈矣。

辨人论痰证

中医治病更注重人的整体性，强调因人制宜。辨人包括有性别、年龄、体质等方面。以体质为例，痰湿体质是较为常见的体质类型之一，痰湿体质的体型常表现为腹部松软肥满，形体肥胖，中医学认为"肥人多痰"，其脂膏的蓄积与该类人群脾胃及其他脏腑的功能失调关系紧密，现代医学则认为此种体质的形成，与遗传因素、内分泌和糖、脂质、蛋白及能量的代谢具有相关性。

案4：患者，男，36岁。2013年6月5日初诊。主诉血压偏高、波动2年。症见患者体胖，平素自觉无明显不适，口不干，喜饮温水，纳寐尚可，二便尚可，面唇色暗，舌偏红暗，苔稍厚稍腻中微黄，脉弦数沉。平素嗜食甜食及烟酒，中度脂肪肝病史2年，高血压病病史3年，自诉血压最高186/116 mmHg。诊断为高血压病。患者自诉无明显自觉症状，只有腹部B超检查及血压等客观指标，临床辨证看似无症可辨，但通过望诊可见患者形体肥胖，根据患者的生活习惯，依据其舌脉可辨为痰热之证。治当清热涤痰，故以温胆汤作为基础方进行加减：龙胆6 g，竹茹15 g，枳壳8 g，陈皮10 g，姜半夏10 g，茯苓15 g，丹参15 g，甘草3 g，怀牛膝12 g。6剂，水煎每天1剂，分服2次。嘱适当控制饮食热量摄入，多做运动，提高身体基础代谢率。2013年10月至2014年2月，患者间断就诊，处方仍以温胆汤加减，患者反映药后血压控制良好，体重减轻，状态较好。由此案可知，重辨其人则病可愈矣。

辨机论痰证

辨病机是中医诊断的特色之一，疾病的发生发展是一个动态的过程，因此，辨机不仅要了解病证形成的机制，还要辨先机，这也是"治未病"的重要依据。

案5：患者，男，38岁。主诉反复口干舌燥1年。1年前无明显诱因出现口干舌燥，迭经西医和养阴中药治疗后无效故前来就诊。现症见口干舌燥，不欲饮水，晨起尤甚，咽中异物感，痰黏难咯，量少色白，纳寐可，二便调。舌淡暗，舌体胖大，苔白厚，舌下络脉，青紫曲张，脉弦滑。此人形体肥胖，且面色青黑，口唇紫暗。此案患者以"口干舌燥"为主诉，虽非沉疴痼疾，但常令患者痛苦不堪。此病应属中医的"消渴"范畴，多见于现代医学的2型糖尿病。消渴之名，首见于《素问·奇病论》"此肥美之所发也，此人必数食甘美而多肥也。肥者令人内热，甘者令人中满，故其气上溢，转为消渴"。后世医家将此病的主要病机概括为阴虚燥热，其中阴虚为本，燥热为标，治宜清热润燥、养阴生津。此案患者迭经西医和养阴中药治疗乏效，全面诊察，究其病机，实为阴津敷布失常，不得上潮于口，故治当另辟蹊径。《金匮要略》指出"患者胸满，唇痿舌青，口燥，但欲漱水不欲咽，无寒热，脉微大来迟，腹不满，其人言我满，为有瘀血"。故详查病机，可知患者之口渴，乃痰瘀内阻，脉道不利，气机不畅，津液不布，失于濡润所至。辨为痰瘀内阻，津输失常之证，治当祛痰理气，活血化瘀。故以温胆汤合血府逐瘀汤治之，处方陈皮10 g，法半夏10 g，茯苓15 g，竹茹10 g，枳实10 g，柴胡10 g，白芍15 g，桃仁10 g，红花10 g，桔梗5 g，怀牛膝15 g，当归6 g，川芎6 g，胆南星8 g，神曲10 g，甘草3 g。6剂，水煎每日1剂，分服2次。后复诊患者自诉药后口干舌燥明显缓解，咯痰较前顺畅，服药期间大便颜色偏黑。效不更方，去胆南星，再进6剂，告愈。由此案可知，重辨其机则病可愈矣。

痰证在临床上表现多样、变幻多端，其所参与的疾病种类繁多且复杂，其所致疾病又多缠绵难愈，是临床诊疗的一大难题。"五辨"可以更全面、更准确的对疾病进行辨证论治。

除此之外，中医传统辨证主观因素较多，无形之痰证候隐匿，随着医学的发展，诊察手段的丰富，可结合一些临床微观检测指标，如血常规、血液流变学、免疫学指标或是支气管镜等方法对无形之痰或是肺内无法排出之痰进行监测，可以为无形之痰的微观诊断提供参考，使宏观辨证与微观辨证结合，使中医对无形之痰的研究微观化，也更加客观化、可视化、具体化，在更深层次上完善对中医证候的认识，不断提高中医的诊断水平。

358　从五脏痰论治原发性高血压

原发性高血压是以血压升高为特征的常见慢性病之一，是心脑血管疾病主要的危险因素之一。因此，高血压病的预防及治疗已成为临床关注的重点，也是中医药当前研究的重点领域及优势所在。中医无高血压病的病名，从辨证角度可归入"眩晕""头痛"等范畴。西医对高血压病的发病机制尚未明确。现代中医学者认为原发性高血压的病机多为肝、脾、肾、心之间的平衡关系失调，少数医家把肺的生理功能失调影响血压纳入其中，病因多为外感邪气、饮食不当、劳逸失衡、情志受损、体质虚损等，不同的医家对高血压病的病因病机有不同的见解，但"痰"是高血压病的主要病理因素。痰形成的原因较多，如外感六邪、食卧不当、七情劳伤等，究其本质与五脏功能失调有关，如张景岳强调治疗眩晕不可只治其标"痰邪"，还要调五脏，提出"善治者，治其生痰之源，则不消痰而痰自消"。故治疗原发性高血压时既要治其标"痰邪"，还要调"五脏"化其根源。学者陆艳秀等对五脏痰与高血压病形成的关系做了论述。

五脏生痰与高血压病

1. 脾生痰与高血压病　脾居中焦，为太阴湿土，是水液代谢的枢纽，脾胃旺则痰湿不生，脾与痰的关系较为密切。《诸病源候论》云："劳伤之人，脾胃虚弱，不能克消水浆，故为痰饮也。"提出脾胃虚弱生痰，为"脾为生痰之源"提供了理论依据。《丹溪心法》云："无痰不作眩晕。"强调高血压病的病理因素离不开痰。结合痰与高血压病及脾生痰之间的关系可知，治生痰之源与化浊痰之标以探讨高血压病的治疗有其临床意义。《素问·经脉别论》云："食气入胃，浊气归心，淫精入脉。"古人云"肥人多痰多虚"。若嗜食肥厚醇酒导致形盛气虚，加之劳逸失衡导致气血运行不畅，心脉中聚集"浊气"，累及脾胃，运化失调，痰浊瘀滋生，堵塞脉道，郁久生热，痰热上扰则发眩晕；或水饮内停，痰随气生，上扰脑窍，脑失清明则发为眩晕；或精化为阳气，心气过旺，"气有余便是火"，气血动荡发为眩晕。现代研究认为，肥胖是痰湿型高血压病的主要原因之一，故从痰湿论治高血压病有其临床意义。陈镜合主张高血压病的病因以痰邪为主，治疗以脾胃为主，以绝生痰之源。高辉远认为眩晕的病因以脾虚湿盛为主，自拟蒺藜定眩汤健脾化痰，体现了朱丹溪"治痰法，实脾土，燥脾湿是治其本"的思想。脾胃虚弱，脾失健运，水液代谢失调而痰浊内生，阻滞气机，气血阴阳紊乱可致血压升高，因而补脾、健脾化痰是治疗脾生痰引发高血压病的主要法则。

2. 肺生痰与高血压病　从肺论治高血压病的文献不多，但谈及肺生痰的文献较多。肺居上焦，主一身之气，宣发和通调水道是津液布散的关键环节，故有"肺主行水，为水之上源"之说。若肺感邪气，肺气不宣，治节无权，津液可聚而为痰，有"肺为贮痰之器"之说；若肺气郁而化火或肺阴不足，可炼津为痰。高血压病发生的重要病理因素是痰邪，且肺的生理功能失调可产生痰邪，从而验证了肺生痰可导致高血压病。高血压病的发生可由肺气虚损，治节无权，则津液布散失司聚而为痰，滞留于血管中，血管容量增加引发高血压病；或阻碍气的运行，影响肝、脾、胃功能的正常发挥，间接导致高血压病的发生。故从肺生痰论治高血压病有其重要意义。治疗时以调肺气为主，化痰为辅，与中医"治痰先治气"理论不谋而合，同时兼顾其他四脏的治疗。

3. 肾生痰与高血压病　肾居下焦，主水液，为一身阳气之根本。肾的气化可平衡体内津液，若肾的理功能失调，必然会影响液谢，形成痰湿。《景岳全书》中明确表明"肾可生痰"，如"肾主水，水泛亦为痰，故痰之化无不在脾，而痰之本无不在肾"。《证治汇补》云："痰之源，出于肾，故劳伤之人，肾中火衰，不能收摄邪水，冷痰上泛。"因而肾脏生痰多以虚痰为主，病难治，不可用脾胃理论作解。若肾阳、肾气虚弱，则津液气化失常，致体内痰液聚集，"水泛为痰"而为水肿，发为高血压病。中医有"肾为痰之根"之说，故因肾虚生痰引起的高血压病切不可强行攻伐，避免损伤肾气。周次清常在补肾基础上加用利水渗湿药治疗难治性高血压病，与现代医学运用利尿剂疗高血压病类似。利尿剂主要通过利钠排尿、降低容量负荷而发挥降压作用，证实了从肾入手"化其生痰之源"为治疗高血压病的上策，故对于肾虚生痰引起的高血压病可采用"补法"以化痰。

4. 心生痰与高血压病 《黄帝内经》中明确表示心、脾、胃可通过经络密切联系。如《灵枢·经脉》云："脾足太阴之脉……连舌本，散舌下；其支者……注心中。"心为君主之官，调控血脉，脾胃为仓廪之官，为气血生化之源；按照五脏"火生土"的观点，可知心阳气不足会累及脾，"母病及子"导致脾气不足，生化无源，痰邪盘踞中焦，清阳不升则发为眩晕。根据"精血同源"理论，血液中也有精微物质的存在，《灵枢·痈疽》云："津液和调，变化而赤为血。"痰是水谷精微的异常产物，若心阳亏虚或寒邪等因素亦可聚液为痰，故有"瘀血即久，亦可化为痰水"之说。反之痰浊滋生亦可影响心，若堵塞脉道，脉道失营，气血不畅导致心气过旺，"气有余便是火"，气血动荡发为该病。然而，由于个体阴阳虚实的不同，心生之痰亦有寒热之分。《金匮要略》中有6个处方从化痰通阳论治胸痹心痛，形象地描述了心阳虚衰、痹阻生痰的病理机制及化心痰的治疗大法。若心阳气血不足可直接影响血压，同时可通过心生痰间接作用于脑窍，发为眩晕。故治疗此类高血压病，在治其"化痰"之标的同时，更应该重视"心"的治疗，兼顾其他四脏，才能药到病除。

5. 肝生痰与高血压病 肝为风木之脏，藏泻并控，体阴用阳。《素问·五常政大论》形象地比喻肝为"木曰敷和"。肝的生理功能正常，可调控人体一身气血津液的运行，若异常则可产生多种疾病，故有"肝为万病之贼"之说。可见，中医所说的肝并不能与西医解剖学所说的肝等同起来。肝有调气的作用，人的情志受损，导致肝气不畅，通过相克关系直接影响脾胃功能的运化，痰浊内生，妨碍气血津液的正常流，脑窍失养而发为眩晕。反之，痰湿盘踞体内会抑制肝脏的疏泄功能。故临床上肝性高血压病除有眩晕、头痛症状外，还可伴有头重、痰涎盛等症状。《医醇义》云："喜、怒、思、悲、惊，人人共有之境，若当喜而喜……此天下之至和，尚何伤之有……虽欲不伤，庸可及乎？"证实了气的运动对机体的影响，气机失常累及津血，形成痰凝血瘀，亦反过来阻碍气血生成，病情虚虚实实，难以鉴别。因而肝生痰主要以肝气失调为表现。肝为风脏，各种内外因素皆可导致肝风内动，常与痰邪相夹致病，故中医有"肝为风痰之窠"之说。所以，肝生痰多以风痰为主，较为难治。邓铁涛认为肝为风木之脏，从高血压病的证候表现来看，其受病之脏主要属于肝的病变，但忧思劳倦伤脾或劳心过度伤心，心脾受损，又可因痰浊上扰，土壅木郁，肝失条达而成高血压病。顾宁认为肝火亢盛为高血压病的重要发病机制，而痰浊是高血压病的主要病理因素，并自拟清肝化痰方药"桑葚合剂"。以上两位的观点皆表明高血压病与肝和痰皆有关系，在治疗上，不仅要祛痰，还需要调肝，在用药方面要注意协调肝与他脏及痰的内在机制，抓住致病关键，多法共施，疗效显著。

《圣济总录》对于五脏痰的解释及《丹溪心法》对于"痰"的基本认识都揭示了五脏可生痰。《金匮要略》中云："见肝之病，知肝传脾，当先实脾……故实脾，则肝自愈。此治肝补脾之要妙也。肝虚则用此法，实则不在用之。"脏腑之间的相生相克关系使五脏处于动态平衡中，若一脏生理功能受损，必然直接或间接影响他脏的生理功能。肥胖及嗜食生冷、炙咸辣之物或居潮湿阴冷之地与高血压病的发生息息相关。中医认为，痰湿因素在眩晕发病中占有重要地位，因而痰亦是高血压病形成的主要因素之一。五脏可生痰，痰浊可致眩，五脏亦可致眩，可知五脏、痰、眩三者之间联系紧密。

验案举隅

患者，女，49岁，2019年9月21日初诊。平素喜食膏粱厚味，形体肥胖，发现原发性高血压2年余，最高血压为 180/100 mmHg，平素口服马来酸依拉普利片降压，血压控制尚可。近期患者因繁忙且伴有咳嗽等不良反应，自行停止服药，1 周以来自行测血压，血压时有波动且伴有眩晕等不适症状，遂前来就诊。自诉有眩晕、头重、乏力、失眠等不适症状。舌质淡红，舌体胖大，边有齿印，舌苔白腻，脉弦。西医诊断为原发性高血压 3 级（高危组）。中医诊断为眩晕，痰湿壅盛证。治以理气健脾，燥湿化痰。方用半夏白术天麻汤加减。

处方：天麻 10 g，法半夏 10 g，橘红 10 g，陈皮 10 g，甘草 10 g，生姜 10 g，白术 15 g，茯神 15 g，绞股蓝 20 g，蓝布正 20 g。7 剂，颗粒剂冲服，每日分 2 次服用，每次 200 mL。嘱饮食清淡，适当运动。

二诊（2019 年 9 月 28 日）：诉眩晕症状较前减轻，失眠症状仍同前，近 1 周监测血压，血压在 160/90 mmHg 左右波动，中药已见成效，继服原方，并加酸枣仁 10 g，治疗失眠，继服 7 剂。

三诊（2019 年 10 月 5 日）：未见眩晕、失眠等不适症状，血压仍在 160/90 mmHg 左右波动，因病情较前好转，继续口服中药巩固治疗，守原方加减服用半个月后，患者血压降为 140/90 mmHg。嘱继续控制饮食，坚持运动锻炼，减轻体质量。患者于 2019 年 10 月 26 日测血压为 130/85 mmHg，病情基本稳定。

讨 论

美国弗明汉心脏研究中心追访了高血压病与心血管病之间的关系，发现血压高的人群其心血管病发病率是正常血压人群的 1.2～1.5 倍，高血压病的预防及治疗已成为关注的重点。世界高血压联盟以测量腰围、绿色饮食、运动管理、减少摄盐 4 种措施调控体质量对血压的影响。

中医认为，原发性高血压的发病与痰有关，所以从痰论治该病有一定的临床意义。半夏白术天麻汤出自清代程钟龄《医学心悟》，方中法半夏燥湿化痰，天麻息风止眩，共为君药；白术、茯神健脾化湿，为臣药，同时茯神亦可助安眠；佐以橘红，体现了治痰先治气、气顺则痰消之意；加生姜，既能制法半夏之毒，又能协助法半夏化痰降逆、和胃止呕；甘草为佐使，能健脾和中，调和诸药。方中蓝布正又名头晕草，以形治形；绞股蓝具有降压作用。现代药理学研究发现，半夏有降压作用，其主要成分谷甾醇能延缓高脂血症的形成；天麻中的天麻苷能对抗肾上腺引起的血管收缩；陈皮能扩张冠状动脉血管平滑肌；白术与茯苓具有利尿作用，可减轻心脏容量负荷。根据中医整体观念，辨证时应考虑地域不同、饮食嗜好、个人体质等因素对疾病的影响，痰证已逐渐向情志因素靠拢，且痰湿壅盛型高血压病在分型中较为常见，从痰论治高血压病可为临床治疗提供借鉴。

359 痰证与动脉粥样硬化

随着人们物质生活质量的提高，生活习惯及身体状况的变化，使心血管疾病的发病率逐渐增高，其中动脉粥样硬化及其并发症占了相当大的一部分。中医在治疗动脉粥样硬化方面发挥了很大的作用，从动脉粥样硬化的发生发展过程来看均可以从中医的痰证论治。学者杨怡玲等对动脉粥样硬化与痰证之相关性研究做了梳理归纳。

中医学对动脉粥样硬化的认识

中医并没有动脉粥样硬化这一病名，但相关病因、病机、证候等在古代文献中早有记载，散见于"心痛""心痹""真心痛""厥心痛""痰饮"等病症中。而"痰"是影响这类疾病发生发展的一个重要因素。

中医认为动脉粥样硬化的形成外则与饮食不节，多逸过劳有关；内则与肝、脾、肾功能失调有关。"饮食自倍，脾胃乃伤"，脾为气血生化之源，亦为生痰之源。饮食摄入正常，则通过"饮入于胃，游溢精气，上输于脾，脾气散精，上归于肺，通调水道，下输膀胱，水津四布，五经并行"，将水谷精微输布全身，以维持人体正常的生命活动。若人们长期食用营养丰富的物质—高热量、高蛋白、高脂肪的食物，过食则为害，清从浊化，变生痰浊，痰浊留滞于血脉之中则引发动脉粥样硬化。同时脾胃因负担增加而受损运化功能失调，以致血中浊脂不能及时转化和排泄，又将进一步阻碍脾胃的运化，从而产生新的痰浊，如此互为因果形成痰浊内阻，从而慢慢诱发动脉粥样硬化。张等综合分析有关报道认为长期过食膏粱肥甘厚腻之品，易伤心脾。并提出"厚味甘肥，可助阳生气生阴，生阴者，转化为脂液，浸淫脉道，脉膜变异（粥样斑块形成），进而血行不利，堵塞气之运行，血失气煦，则气结血瘀，引起脉痹"。另外，过劳纵逸也可导致脾气虚弱，水谷精微化生乏力，津液不归正化，清浊混淆而发为痰证。

由上可知饮食不节、多逸过劳为其外因，但均与脾胃运化失常的内因密切相关，因此脾胃运化失常是其重要病机之一。《素问·至真要大论》云："诸湿肿满，皆属于脾。"《景岳全书》云："人之多痰，悉内中虚使然。"《医宗必读》云："脾土虚弱，清者难升，浊者难降，留中滞膈，瘀而成痰。"脾失健运，清浊升降失司，水液内停，酿生痰湿，聚留于体内，浸入血液，阻滞壅塞脉道，气血运行不畅，痰瘀互结而形成动脉粥样硬化。肝主疏泄，其疏泄功能主要是对气机的调畅，促进脾胃的运化，血液和津液的输布代谢及情志的调节。木旺乘土，肝失疏泄亦使脾失健运，水谷精微运化失常，不能散精于肝，滞留血脉，引起高脂血症，进而导致动脉粥样硬化。肝胆相表里，肝失疏泄，胆汁积聚，阻塞脉道，则降低净浊化脂功能，从而可加速动脉粥样硬化的发生。肾乃先天之本，藏精。肾中精气是构成人体的基本物质，是人体生长发育及各种功能活动的物质基础，中老年人，肾中精气渐亏，当肾阳不足，则开合失调，水液输布排泄紊乱则生痰饮水湿等。肾阴不足，虚火灼伤津液凝而成痰，痰瘀结于脉道，使脉道痹阻不通而形成动脉粥样硬化。若水不涵木，肝失疏泄，木不疏土，脾失健运，水谷精微不从正化，浊脂停聚，亦可变生痰浊。痰浊壅塞脉道，心气运行不畅，滞而为瘀遂成动脉粥样硬化。故易发此病。

动脉粥样硬化与痰证的现代医学理论基础

1. 动脉粥样硬化与脂代谢 动脉粥样硬化是一种慢性疾病，也是引发其他心脑血管疾病的最重要的因素之一。其主要病变特征是动脉某些部位的内膜下脂质沉积，并伴有平滑肌细胞及纤维成分的增生，逐渐发展形成局部的斑块。动脉壁也因而增厚、变硬，斑块组织内部坏死崩解与沉积的脂质结合，形成"粥样"物质的病理改变。

胆固醇和胆固醇酯是构成粥样斑块的主要成分。当体内胆固醇过高，超过合成生物膜、胆汁酸及类固醇激素等的需要时，胆固醇及其酯则沉积在动脉内皮的巨噬细胞中（这些细胞是由迁移到动脉内皮下的血单核细胞分化而成的），引起内皮下变形，进而导致血小板在动脉内壁集聚。若同时伴有动脉壁损伤或胆固醇转运障碍，则易在动脉内膜形成脂斑，继续发展可使动脉腔变狭窄。而且胆固醇在肝脏中可氧化成胆汁酸，使食物脂类乳化，使不溶于水的脂类分散成水包油的小胶体颗粒，提高溶解度，增加了酶与脂类的接触面积，促进脂类的消化吸收，增加血浆中脂质含量。有学者采用高胆固醇饲料喂养法与免疫反应损伤法结合，制备兔高脂血症及动脉粥样硬化斑块模型，通过对动脉粥样硬化进程中血脂、血流动力学指标和血管内膜动态变化的研究发现，血脂的不同组分的变化可以对动脉粥样硬化进程起到预示作用。

2. 脂代谢异常是痰浊内生的微观表现　痰为水饮之厚浊者，当水液中浊脂增加聚而成痰。痰浊粘滞于血脉之内，留而不去，凝聚成块的过程也可以认为是动脉粥样硬化的发生过程。《景岳全书·痰瘀》云："痰即人之津液，无非水谷之所化，此痰亦既化之物，而非不化之属也，但化得其正，则形体强，荣卫充；而痰涎本皆血气，若化失其正，则脏腑病，津液败，而血气即成痰涎。"所以摄入脂质含量过高的食物或是脂质代谢异常，使人体体液黏稠，运行不畅，而使运行全身的各种物质聚集，此于动脉粥样硬化疾病的发展过程有共同之处。

孙建芝等认为血清脂类异常是痰浊证的生化基础，实验结果证明痰浊证患者血清 TC、TG、LDL 含量均明显高于非痰浊组和正常人组（$P<0.01$），HDL 含量与非痰浊组患者差异无统计学意义（$P>0.05$），说明血脂水平与痰浊密切相关。他们认为痰浊一证的生化基础是血清脂类含量的增多。血清 TC、TG、LDL 含量的升高可以作为痰浊证微观辨证的指标，即血脂增高当可视为血中之痰浊的微观显现。所以动脉粥样硬化从痰证论治有其可取之处。徐济民观察到冠心病痰浊型患者胆固醇、甘油三酯和低密度脂蛋白均增高，与痰湿、湿热呈正相关，易致动脉粥样硬化。第五永长认为"痰浊"多反映现代医学的高脂血症和高凝状态。沈礼勇等研究了冠心病痰浊型与血清载脂蛋白、脂蛋白组分的关系，结果表明痰浊型冠心病与脂代谢紊乱密切相关。以上研究均说明脂代谢紊乱是产生中医"痰浊"的重要生化物质基础。

从痰论治动脉粥样硬化的临床研究

痰证是动脉粥样硬化的证型之一，多发于中老年人。动脉粥样硬化痰证主要与脾、肝、肾三脏的虚损和功能失调相关，因此在临床常辨证分型为脾肾两虚、气血瘀滞、湿热壅滞、痰湿痹阻、肝肾阴虚 5 型。

1. 脾肾两虚型　"脾为生痰之源，肾为生痰之本"，故脾虚则失之健运，水谷不化，聚湿生痰；肾气亏耗，对各脏腑组织器官的推动温煦作用减退，痰瘀滋生，肾精虚损，则精血不足，血脉不利，血行缓慢而成瘀。《景岳全书》云："天下之实痰无几，而痰之宜伐者亦无几，故治痰者，必当温脾强肾，以治痰之本，使根本渐充，则痰将不治而自去矣。"临床可见食少，腹胀便溏，腰酸耳鸣，舌淡，脉细滑无力等，治疗可温脾强肾。

2. 气滞血瘀型　肝气郁滞，血行不畅，瘀阻脉道，甚至痰瘀互结，加重动脉粥样硬化的发生，患者多有胸痛憋闷，心悸气短，两胁胀痛，纳呆，舌暗有瘀斑，脉弦或涩的症状，治当行气活血，化痰降浊。

3. 痰湿痹阻型　脾失健运，肝失疏泄条达，气机失畅，膏粱厚味无以化生精微，壅积中焦，日久不解，化成痰湿，痰浊沉积脉道，痹阻不通，临床可表现为胸脘痞满，心悸气短，恶心纳呆，舌苔白腻，脉沉滑或滑数。肥胖人痰湿体质舌苔白腻，脉滑。治以化痰理气。

4. 湿热壅滞型 痰湿郁而化热，湿热互结则为湿热壅滞，症见口干唇燥，热痰扰心，心悸怔忡，失眠多梦，舌红苔黄腻，脉滑有力。治宜清热化湿。

5. 肝肾阴虚型 肝阴不足，阴不制阳，易致肝阳上亢，肝肾阴亏日久，易炼液生痰，凝血为瘀，脉络枯涩从而发病。症见眩晕耳鸣，健忘失眠，急躁易怒，腰膝酸痛，舌红少苔，脉弦细数。治宜滋补肝肾。

临床上用中药抗动脉粥样硬化的研究比较多，而且大都有比较好的临床疗效。黄国荣等以益气健脾化痰为主的二陈汤加减治疗痰浊型冠心病患者 35 例，实验结果表明冠心病痰浊证从脾胃论治，以益气健脾化痰立法组方，能降低血小板聚集性，降低 TC、TG、LDL-C 从而改善血脂水平，提示本法有一定的抗动脉粥样硬化的作用。王玉洁用行气活血，化痰降浊的方法治疗动脉粥样硬化，选用通脉降脂药（用川芎、当归、丹参、三七、泽泻、生大黄、草决明等组方，提取其有效成分自制成通脉降脂口服液）治疗动脉粥样硬化症 33 例，表明通脉降脂除具有良好的调节血脂的疗效和可改善血管内皮细胞的功能，可降低血小板活性，纠正动脉粥样硬化时的凝血/纤溶功能紊乱。黎华用祛脂降浊汤治疗高脂血症 49 例，结果显示对照组的 TC、TG、LDL-chol/HDL-chohl 明显下降，HDL-chohl 上升。袁嘉东等观察清热祛湿化瘀法对 72 例 2 型糖尿病合并高脂血症患者糖氧化修饰过程的影响，结果治疗组、对照组治疗前与正常对照组比较血浆 GIy-LDL、Ox-LDL、GIy-Ox-LDL 均明显升高（$P<0.01$），而治疗后治疗组 GIy-LDL、Ox-LDL、GIy-Ox-LDL 均明显降低（$P<0.01$），与正常对照组比较，差异无统计学意义（$P>0.05$）。因此认为清热祛湿化瘀法能阻断 2 型糖尿病合并高脂血症患者脂质糖氧化修饰过程，具有抑制动脉粥样硬化进程的作用。周仲英等用滋肾养肝化痰消瘀法治疗动脉粥样硬化患者 42 例，实验观察到对颈部动脉粥样硬化斑块具有较好消退作用。

360　痰证与冠心病

冠状动脉粥样硬化型心脏病（简称冠心病），主要由脂质、钙及炎症细胞组成的动脉粥样硬化型斑块形成为特征，斑块使冠状动脉官腔狭窄，导致冠状动脉缺血、缺氧，从而出现阵发性或持续性心绞痛，或者动脉粥样硬化型斑块破裂使血栓形成，导致心肌梗死。尽管目前西医关于冠心病的病因、病理、诊断及治疗比较成熟，然而冠心病仍是目前导致全世界患者死亡的主要疾病之一，同时也是心血管疾病死亡的重要原因之一。近年来在发达国家其发病率有所降低，但是在亚洲冠心病的发病率及致残率仍居高不降。根据冠心病的临床症状，当属于中医学"胸痹""真心痛"范畴，胸痹病位虽然在心胸，但与五脏六腑密切相关。痰浊作为胸痹的致病因素和病理产物，贯穿于冠心病的疾病的发生、发展、证型转变及治疗的整个过程。古代医家认为痰的形成原因主要是"气脉闭塞，津液不通，水饮气停在脏腑，结而成痰"，"诸痰者，此由血脉壅塞，饮食积聚而不消散，故成疾也"，即痰浊的形成主要是由于气机不畅，导致水液代谢障碍，运行不畅聚而成痰；或由于饮食水谷代谢障碍，血脉壅塞不通而形成。痰在冠心病的诊断、治疗和预后占有重要的地位，因此学者金晓等从"百病皆痰"的角度探讨了"痰"在冠心病的病因病机、客观化疗效指标、冠心病的治疗，发展及转化等。

冠心病痰证的病因病机

痰证在中医学中源远流长，《黄帝内经》中云"尺肤不温，而脉兼滑数，是内有风痰，如中风之类也"。《金匮要略》提出上焦阳虚，胸阳不展，中下焦阴寒内盛，水饮内停，阴乘阳位，胸阳痹阻，而成胸痹。《丹溪心法》云"凡痰之为患，为喘为咳，为呕为利，不作脓者，皆痰注也"。古人对痰证导致的疾病、症状及治疗的记载颇多，可谓是"百病皆由痰作祟"。《金匮要略·胸痹心痛短气病脉证治篇》云："夫脉当取太过不及，阳微阴弦，即胸痹而痛，所以然者，责其极虚也。今阳虚知在上焦，所以胸痹、心痛者，以其阴弦故也。"将胸痹病机概括为"阳微阴弦"，阳气衰微，气血凝滞，阴寒凝滞，则阴液聚而成痰。从古人记载可以看出痰浊形成一部分原因是饮食水谷所化，过食肥甘厚味，嗜食烟酒，导致脾失健运，水湿停滞，聚而成痰。现代研究亦表明痰浊与血脂密切相关，是动脉粥样硬化形成的病理基础，痰浊阻络激发了血管的炎症反应，炎症反应又加剧了动脉粥样硬化斑块的形成，从而构成冠心病的发病病因。吴焕林教授团队牵头制定《中医痰证诊断标准》，明确了"痰"的定义，致病特点，并制定出痰证统一化诊断标准。《中医痰证诊断标准》为临床痰证诊断提供了统一化的参考方案，使临床工作者及研究者有据可循，为临床研究提供了客观参考。

近年来随着对冠心病的证候规律的深入探究，现代学者们对冠心病的证型分布有了丰富的认识。一系列研究通过对冠心病文献进行分析总结出冠心病病机属本虚标实，实邪主要为痰浊、血瘀、寒凝，本虚则以气虚，阴虚，阳虚为主，主要中医证型包括心血瘀阻、寒凝心脉、气阴两虚、心阳不振、痰浊闭塞、气滞心胸 6 种证型。毛静远则通过对 1970—2010 年之间的冠心病文献进行研究，发现时间段 1990～2010 之间冠心病痰浊内阻证所占的比例较 1990 以前逐渐升高。陈光宇对 320 例冠心病心绞痛患者进行证素分析得出痰痹胸阳证在胸痹心痛患者的中医证型中占有重要的地位，占所有中医证型比例的 46.46%。可以得出痰在冠心病的病因病机中占有十分重要的地位和作用。

痰证与冠心病临床症状之间的关系

冠心病病程绵长，病程中患者常常出现一系列临床症状。谢蓉通过德尔菲法专家咨询方式对 90 名国内中医及中西医结合心血管疾病的专家进行问卷调查，得出痰证的冠心病患者常见的临床症状有胸闷、胸痛、痰多、肢体困重、痞满、体胖、头重、眩晕、苔腻、舌淡、脉滑、脉濡、脉弦等，这与临证中冠心病患者的常见临床症状基本一致。同时结合《中医痰证诊断标准》，血脂水平升高（TC、TG、LDL）或者 BMI（肥胖）大于 28 kg/m^2 均可以作为痰证诊断标准之一。结合临床中冠心病患者最常见的临床症状为胸前区闷痛，冠心病辨证为痰浊阻络，痰浊痹阻心脉，血脉运行不畅，不通则痛，则可出现胸闷胸痛。"肥人多痰湿"，以往的研究表明，肥胖与痰湿体质呈高度相关，痰湿质人群发生腹型肥胖的机率较高。临床中冠心病患者常伴有高血压，易出现眩晕、头重等不适；而冠心病辨证分型为痰浊证候的患者，头晕、头部重着症状同样常出现，与痰浊痹阻心胸导致清阳不升，则头面部失养，患者出现头晕等不适有关，其次，痰浊痹阻清窍，同样导致眩晕。从上述可以看出冠心病患者的临床症状与中医痰证呈密切的关系。

痰证与冠心病客观化指标之间的关系

近年来，为进一步探讨冠心病痰浊证候与客观指标之间的关系，一系列临床及实验室研究逐渐开展。李中芳发现冠心病痰浊证型患者血脂水平（包括总胆固醇、甘油三酯、低密度脂蛋白）均明显高于非痰证患者，且有统计学意义。顾燕频通过对 103 例不同中医证型的冠心病患者进行颈动脉内膜中层厚度（IMT）测定，发现冠心病痰浊痹阻证颈动脉 IMT 及颈动脉斑块积分指标明显增高，提示痰浊证型与颈动脉粥样硬化程度之间存在一定相关性。周一叶通过对不同中医证型的冠心病患者的冠脉迂曲程度观察发现痰浊瘀阻证与冠状动脉迂曲存在一定联系。程鹏通过研究发现痰证患者丝氨酸、羟基丙酸水平显著高于气虚证组，并且可以作为鉴别两种证型的生物标志物。莫鸿辉则发现发现痰证组血清 ICAM-1 水平高于其他中医证型，同时 E3/4 基因型可能是冠心病中医痰证的易感基因之一。安冬青通过临床研究总结出冠心病秽浊痰阻证患者血浆同型半胱氨酸（Hcy）水平明显高于冠心病非秽浊痰阻证患者以及健康体检者的 Hcy 水平。付晓乐通过临床研究发现冠心病秽浊痰阻证组患者的血尿酸、甘油三酯、低密度脂蛋白水平明显高于非秽浊痰阻证组及健康对照组，提示血尿酸增高及脂质代谢紊乱的发生与中医秽浊痰阻证存在一定的关系。这一系列研究通过客观化指标研究了冠心病中医痰证与微观指标之间的关系，为中医痰浊在冠心病的发病证候本质提供了理论依据和佐证。

化痰法在冠心病治疗中的作用

1. 化痰法治疗冠心病　化痰法自古以来是冠心病的重要治法之一，早在汉代，张仲景在《金匮要略》中即提出用瓜蒌薤白半夏汤治胸痹之心痛彻背。其中瓜蒌、薤白、半夏均为化痰要药，此方为后世冠心病痰证的治疗奠定了理论依据。孙思邈在《太平圣惠方》中提出用化痰蠲饮法治疗胸痹，该书着重强调化痰结合补气及化痰结合活血的重要思想。王肯堂在《医镜》中提出心包络痛主要是寒痰积于胸间，导致寒凝心脉，方中在温阳同时常佐用半夏、贝母、瓜蒌以化痰。清代陈士铎在《辨证录》中关于心痛治法常采用白术、苍术、半夏，同时佐用人参、茯苓，意在补气化痰。叶天士在《临证指南·医案》中记载"某，脉弦，胸脘痞痛，欲呕，便结。此清阳失旷，气机不降……薤白三钱、杏仁三钱、半夏三钱、姜汁七分、厚朴一钱、枳实五分"，治法为健脾和胃，行气化痰，主要用于中焦脾胃失调，运化失常，痰浊内生之证导致心脉痹阻之证。

当代名中医在继承古人经验的基础上对化痰法治疗冠心病经验予进一步发挥。路志正强调脾胃失调在冠心病中的地位，脾胃失常，运化乏力，化生膏浊水饮乏力，导致痰浊壅塞心脉，不通则痛。在治疗上强调芳香化浊，和胃降逆，常用祛湿化浊通心方加减。邓铁涛认为冠心病以冠心病气虚（阳虚）而兼痰浊者为多见，与心、脾两脏关系密切，同时痰证常夹瘀，在治疗上重视调理脾胃论治冠心病，常用治法为调脾护心，益气除痰，采用温胆汤加减治疗。张伯礼则根据临证经验总结出胸痹"痰瘀互生，病重之源"的观点，痰与瘀二者常相互影响，痰浊沉积于脉络致血脉不通，则呈瘀；血瘀阻滞气机，则津液运化障碍，痰湿反生，因此痰瘀常相互夹杂，互为影响。程丑夫提出冠心病患者多数存在痰热病机，因此在治法上强调清热化痰贯胸中之热，具有涤痰热、开胸结之意。华明珍同样强调强调"痰"是胸痹发生及发展的重要基础，治痰重于治瘀，只有痰邪消散气机才能运行通常，瘀血才得以化，在胸痹遣方用药时常选用益气健脾、化痰除湿的药物，如茯苓、白术、白豆蔻、半夏、陈皮等，意在脾气健运，运化水湿正常，则阴邪得散，心脉通畅。

2. 化痰法在冠心病临床中的应用和疗效 结合既往的临床研究，临床学者一致认为血脂异常与中医的痰浊之证密切相关，血浆脂质即可看作是"微观之痰"。脂质异常是形成动脉粥样硬化的病理基础，高脂血症状态时脂质集聚于血管内膜最终发展成粥样斑块，导致冠脉管腔狭窄、堵塞。因此，在冠心病中医辨证伴有痰浊证候的患者中，化痰是中医治疗冠心病的重中之重。临床中冠心病痰浊证常夹杂瘀、浊毒、热、气滞、阳虚等多种中医证候，因此在临证治疗中结合患者伴随证候常用化痰法结合健脾、行气、活血、清热、温阳等治法。

越来越多的临床研究证实，化痰治疗能有效改善冠心病患者的临床症状和客观指标，提高治疗有效率。王连生对100例冠心病稳定型心绞痛患者随机分为对照组和观察组各50例，观察组在常规治疗基础上予以清热化痰活血法治疗，对照组予以常规治疗，结果提示观察组有效率高于对照组，同时较对照组心绞痛发作时间短，血液黏稠度低。王可文运用理气化痰法配合西药常规治疗治疗冠心病稳定型心绞痛患者，发现理气化痰组较西药常规治疗组可显著缓解气滞痰阻型稳定型心绞痛患者临床症状，改善患者中医证候，降低超敏C-反应蛋白、低密度脂蛋白水平。班亭玉通过临床研究发现益气活血化痰中药联合西药常规治疗在改善冠心病患者心绞痛症状、心电图疗效、中医证候及总有效率方面高于单纯西医治疗。刘建英发现健脾化瘀法能够显著改善血液流变学、降低血脂。结合患者中医证型，化痰法在冠心病的临床治疗中应用广泛，同时具有一定的临床疗效。

痰是冠心病反复发作及病情演变的重要因素

冠心病虽病位在心，但与肝、脾、肺、肾其他四脏密切相关，主要反映的是以心系为主的五脏病症的并存，临床中往往各种证候因素相互夹杂。研究表明冠心病心肌缺血患者证候复杂，往往除心系证候外还兼有其他脏腑证候，且多存在3个以上的中医证候分型。在冠心病初期，常常是情志失调，阻滞气机，久之则血液运行不畅而成瘀，瘀血阻络不通则痛；或气机运行不畅，津液输布障碍而成痰，痰凝湿聚或蕴毒化浊则进一步影响气机，瘀滞心脉。随着疾病发展，尤其是久病及络，津液运行不畅痰浊内生，病程绵长，病情反复，后期则多以痰瘀互结为主。久病耗伤正气，疾病后期多为气阴两伤，或阴损及阳，阴竭阳脱。而痰为阴邪，分为有形之痰和无形之痰，无形之痰为顽邪，较难运用一般的化痰法消除，因此在治疗的过程中化痰法常与其他治法并行。痰邪呈流动性，散布于四肢百骸，部位不定顽固难除。

综上所述，"百病皆由痰作祟"同样适宜于冠心病，痰浊作为临床疾病的常见病因、病理产物、疾病结果，在冠心病的病因病机中占有重要的作用。痰浊与瘀血、浊毒等病理因素相互影响和转化，从而影响冠心病的发展和转归。在冠心病的临证诊疗中，对痰证的辨识可依据《中医痰证诊断标准》，充分结合患者的四诊信息，保证痰证辨证的准确性。痰邪致病具有一定的特征性及复杂性，因此要掌握痰证的辨证要点，在临床治疗中结合实际情况遣方用药。冠心病的客观化指标关系的研究进一步为痰浊在冠心病的发病机制及致病机理提供了理论依据和佐证，从客观的角度验证了痰浊与冠心病之间的关系。因此，临证诊疗中，冠心病患者症状繁多、病情复杂，疾病发生变化时，应充分考虑是否存在"痰证"作祟。

361　脾为生痰之源与冠心病痰证

冠心病（CHD）以动脉粥样硬化（AS）斑块形成为主要特征，斑块可使冠状动脉管腔狭窄，甚或斑块破裂形成血栓，导致冠脉缺血、缺氧，从而出现心绞痛或心肌梗死，心血管病患病率及死亡率仍在上升，近年心血管领域医疗质量提高迅速的同时也存在不足，中医学更应发挥诊治CHD的优势。中医胸痹、真心痛与西医冠心病相对应。中医云"脾为生痰之源"，内外环境干扰导致脾失运化，痰浊内蕴，阻遏胸阳，气机不畅，故发胸痛。痰浊作为胸痹的致病因素和病理产物，在冠心病的诊断、治疗和预后占有重要地位。学者王钰等基于"脾为生痰之源"理论，探析了冠心病脾虚痰浊证的病因病机、宏观表征、理化指标、证型演变等，旨在为冠心病的诊治拓宽思路。

冠心病脾虚痰浊证的病因病机

在病因学上，中医强调"脾虚生痰"，这与脾升清化浊、运化水谷与水液的功能有关。从脾虚生痰角度立论的古代医家不在少数，如《医学从众录》云："脾土不及，气虚不运，食少化而生痰。"强调脾虚失运饮食停聚而成痰。《诸病源候论·虚劳痰饮候》云："劳伤之人，脾胃虚弱，不能克削水浆，故为痰饮也。"强调过度劳累导致脾胃虚弱而生痰饮。《龚延贤医学全书》提出食后因之气恼劳碌，惊恐风邪，致饮食之精华不能传化，而成痰饮。《症因脉治》指出胸痹之因，饮食不节，有闭食闷痛之症。脾与心经脉相连、功能相济。痰浊蕴生有内外因，可见外感、饮食不节、七情内伤及脏腑失调所致。饥饱失度、过食肥甘、偏嗜咸食、嗜好烟酒、增龄衰老、忧思过度等均可以致脾胃损伤，运化失健，水湿停滞，聚而成痰；脾虚气结，津液不得输布，遂聚为痰；湿邪浸渍肌肉，由表及里，困遏脾土，水湿不化，痰浊盘踞，胸阳失展，而成胸痹心痛。

现代学者不断探究冠心病证候规律。研究发现临床中常见的CHD多属本虚标实，本虚以气虚、阴虚、阳虚为主，实邪主要为痰浊、血瘀、寒凝。痰浊证或痰浊兼夹证在CHD中医证型分布中占主导地位。吴焕林采用临床流行病学调查的方式得出痰浊证已成为CHD的主要证候之一。毛静远研究发现1990~2010年冠心病文献中痰浊内阻证所占的比例较1990年以前逐渐升高，提示痰证在冠心病的发生发展中"与时俱进"。痰浊证在冠心病证候研究中最具代表性，脾虚生痰乃病机关键，这与现代人生活方式的改变密切相关，故对脾虚痰浊证的深入研究能有效指导冠心病的防治策略。

冠心病脾虚痰浊证的宏观表征

中医学属于复杂系统科学，证候可由不同因素组合。脾虚痰浊证是复合证型，是脾虚证与痰证的交互融合。中医痰证诊断标准中痰证主症为苔腻、头身困重，次症为脉滑、咯痰、鼻鼾、胸脘满闷、头晕。研究显示苔腻、脉滑、咯痰、肥胖对诊断冠心病痰证贡献度较大，可作为主要的病性辨证指标。脾气虚证以食少、腹胀、便溏等为主要表现。孔德昭采用德尔菲法优化了冠心病心绞痛脾虚痰浊证的中医证候，以胸闷、脘痞、纳呆、倦怠、乏力、四肢沉重等为典型症状，大便不爽、面色无华、眩晕、头重如裹为次症，为建立该病证的疗效评价工具做了前期准备。常艳鹏研究发现不同程度的脾胃症状表现在冠心病不同阶段的各证型，脘腹痞闷、胃脘胀痛、恶心呕吐、食欲不振、呃逆或嗳气等症常见。杨阳发现脾虚痰浊证患者均有脘腹胀闷等腹腔胀气之症，可能是腹腔胀气增高腹压，其压力通过膈肌传导至心脏膈面，压迫该处血管，使冠脉内压力升高，易造成血管内皮细胞损伤和功能障碍，促使 AS 形成。

冠心病脾虚痰浊证的现代生物医学研究

不同类型冠心病的生物标志物和代谢途径的发现为冠心病的诊断和评价提供了依据，从而提高了中医药的准确诊断和精确治疗水平。近年来中医临床人员和实验工作者通过各种生物医学技术研究冠心病脾虚痰浊证型，为其证候本质提供了理论依据和佐证。

1. 血脂水平　冠心病痰浊证患者血液高黏的病理改变与中医理论中痰性黏滞的特点相对应。血脂异常与中医的痰浊证密切相关，可视血浆脂质为"微观之痰"。李中芳发现冠心病痰证患者总胆固醇、低密度脂蛋白、甘油三酯均明显升高。方素钦发现中老年人脾虚证与血脂密切相关，总胆固醇含量与脾虚证积分成正相关。现代研究表明痰浊与血脂密切相关，是 AS 形成的病理基础，从而促使冠心病发生。

2. 代谢方面　脾失健运使水谷不能通过气化作用化生为精气以布散营养全身，阻碍了物质间转化及能量产生的过程。宋囡研究发现冠心病脾虚痰浊证的形成可能与参与物质能量代谢的 cAMP/PKAGp 通路有关。程鹏发现痰浊证患者丝氨酸、羟基丙酸水平显著高于气虚证组，并可用于鉴别两种证型。崔佩佩比较痰浊内阻型与心气虚弱型患者，发现载脂蛋白、补体成分、维生素结合蛋白、血清淀粉样物质等均高表达，与体内的血液连锁反应系、磷酸戊糖途径、糖酵解等通路相关。

3. 其他分子　痰逐渐蓄积，随气升降，流动不测。杨徐杭检测冠心病患者血清发现基质金属蛋白酶-9 水平在痰浊内阻证中最高。肖艳平发现冠心病痰浊壅塞型患者血浆 NO 值最低。高晓宇发现"从脾论治"可有效降低冠心病稳定型心绞痛脾虚痰浊证患者的血同型半胱氨酸水平，干预免疫炎性指标。但目前现有指标较分散，难以就某个证型形成较系统的指标群，反映冠心病各证型的特异性指标是今后研究方向之一。

4. 基因层面　莫鸿辉发现痰证组血清 ICAM-1 水平高于其他中医证型，同时 E3/4 因型可能是冠心病中医痰证的易感基因之一。欧阳涛发现携带 ApoEε4 等位基因的患者与冠心病痰证关系较为密切。吴依芬发现血瘀证、痰浊证患者 TT 基因型频率较非痰浊血瘀证、正常对照组升高。将冠心病中医证候与基因相结合，是未来证候研究的趋势，也可通过基因工程对疾病防治更加精准化。

5. 影像学研究　顾燕频发现冠心病痰浊瘀阻证患者颈动脉内膜中层厚度及颈动脉斑块积分指标明显增高，提示痰浊证与颈动脉粥样硬化程度之间存在一定相关性。周一叶观察不同证型的冠心病患者冠脉迂曲程度，发现痰浊瘀阻证与冠脉迂曲存在一定联系。杨阳的研究显示冠心病脾虚痰浊证右冠及回旋支病变程度显著重于非脾虚痰浊证，血管病变的分布与脾虚痰浊证有一定相关性。中医证型与影像学的相关研究对节约医疗成本亦有重要意义。

冠心病脾虚痰浊证的治疗

以史为轴，胸痹在治则治法上与脾关系紧密。西汉时期《黄帝内经》中明确记载胸痹心痛从脾论治，其中针灸治疗描述较多，如《灵枢·杂病》指出"心痛，腹胀……取足太阴。"《灵枢·厥病》指出"厥心痛，腹胀胸满……取之大都、太白。"药物治疗方面，汉代张仲景在《金匮要略》中提出用瓜蒌薤白半夏汤治胸痹之心痛彻背，为后世治疗胸痹痰浊证奠定基础。仲景云"胸痹心中痞……枳实薤白桂枝汤主之，人参汤亦主之"，体现出健脾化痰之思想。唐代孙思邈《备急千金要方》指出"心劳病者，补脾以益之"，体现调脾以治心的法则。又在《太平圣惠方》强调化痰结合补气治疗胸痹。清代陈士铎在《辨证录》中治疗心痛常采用白术、苍术、半夏，佐用人参、茯苓以补气化痰，意在从调节痰湿角度出发，从脾论治冠心病。清代叶天士在《临证指南》中云"胸脘痹痛……此清阳失旷，气机不降……半夏三钱、姜汁七分、厚朴一钱、枳实五分"，以健脾和胃、行气化痰之法治疗中焦脾胃失调、运化失常、痰浊内生所致的心脉痹阻证。

当代医家对健脾化痰法治疗冠心病予以发挥。路志正强调脾胃失调在冠心病中的重要地位，治疗上常用祛湿化浊通心方加减以芳香化浊、和胃降逆。邓铁涛认为冠心病气虚（阳虚）兼痰浊者为多见，与心、脾两脏关系密切，同时痰浊证型常夹瘀，重视调理脾胃论治冠心病，常用温胆汤加减以调脾护心、益气除痰。李佳的研究表明从脾论治冠心病可有效改善心脏和动脉负荷，减少心肌耗氧量，改善心电图心肌缺血性指标，降低冠脉面积狭窄率。化痰是中医治疗冠心病痰浊证的核心，而健脾化痰是追溯本源扫除痰浊的重要方式。治疗脾虚生痰所致的冠心病，应围绕健脾益气、祛痰化浊，通过药物偏性来纠正人体偏性，恢复人体内环境之动态稳定。

冠心病脾虚痰浊证的演变与转归

脾虚痰浊证与五脏相关：《景岳全书》中有"水谷不化而停为饮者，其病全由脾胃，无处不到而化为痰者，凡五脏之伤皆能致之"，认为五脏功能失常均能生痰，而痰浊又会影响各脏腑功能。冠心病虽病位在心，但与肝、脾、肺、肾密切相关，反映出以心系为主、五脏病症并存的局面，临床中常多种证候因素夹杂。研究表明冠心病患者多存在3个以上的中医证候分型，提示冠心病脾虚痰浊证当以心系主证辨病，以脾虚痰浊辨证，他脏病变可随之转化，体现了五脏一体观。

脾虚痰浊证的动态演变：其本在于脾胃的内环境受到各种因素干扰而造成损害。脾虚导致水湿运化失调是冠心病发生发展的始动因素。随着病程进展虚痰毒均呈渐进性增长。王钰等认为冠心病脾虚痰浊证可分为四阶段，各时期可出现新的特征，如辨证依据有不同，其权重排序有变化，这也是病证演变的一种体现。初期以脾虚失运为核心，其外因于饮食失节、内损于脾胃虚弱，中焦运化失职，痰湿萌生。中期虚实夹杂，清从浊化，变生痰湿，痰浊留滞血脉，蕴毒化浊。痰浊内生使气血津液运行愈发不畅，病情反复。后期因虚致实进一步影响气机，心脉瘀滞，多以痰瘀为主，内伏邪毒郁热，甚则痰瘀毒互结，导致胸痹加重、恶化等。久病耗伤正气，晚期多为气阴两伤，或阴损及阳，阴竭阳脱。冠心病由痰向瘀演变的过程与AS斑块形成过程相似，其病理变化可概括为"因虚致实""因实致虚"的恶性循环而终致"本虚标实"的特征，"虚痰瘀毒"是病机关键，心脉痹阻为终末事件。

冠心病脾虚痰浊证的预防

冠心病脾虚痰浊证可视为一种心身问题，通过干预生活方式，利于减少和延缓病证发展。王珪《泰定养生主论》认为上焦停痰，周流不利，气阻其中，奔溃四逸，随其所寓，缓急而为病。说明痰致病广泛，若心受痰阻，则心气不畅而发病。提示阻断痰浊源流，可预防该病证。严用和《严氏济生方》提出人之气道贵乎顺，顺则津饮流通。说明气机条畅对防治痰饮病的重要性。情志因素能直接影响气机运行，忧思伤脾，脾虚气结，津液不得正常输布易聚为痰湿。同时应细察冠心病患者体质而"因人制宜"。此外黄世敬倡导"防浊毒之生，杜浊毒之变"，防治血脂异常浊毒以调摄生活。说明毒是浊的进一步深化，治痰浊当早，以防其渐深。"劳则气耗"，脑力和体力活动过劳会加重脾虚，促进痰浊内蕴，故应掌握劳逸适度与身心平衡的原则。脾胃虚弱损伤，气血津液乏源，心气不足则无力推动血运，致使脉道迟滞不畅，故以健脾益气为主，酌以化瘀解毒，干预病证演变，延缓病情进展，对疾病预后有所裨益。

综上所述，以脾虚为肇始，进而痰浊内蕴，胸阳不展而作胸痹心痛。虚、痰、瘀、毒等病理因素相互影响和转化，决定冠心病的发展和转归。相关指标的研究从客观角度验证了脾虚痰浊与冠心病之间的关系。临证诊疗中，冠心病患者症状繁多、病情复杂，疾病发生变化时，应充分结合临床证候特点，考虑痰浊及其兼夹因素，把握脾虚本质，运用健脾化痰大法"从脾论治"冠心病，提高对心血管病的防治水平。

362 痰证理论及其在脑卒中的应用

《丹溪心法》主要记述金元四大家之一朱丹溪的学术经验和平生所述观点，由其学生总结撰写，主要记载了朱丹溪"阳常有余，阴常不足"的学术观点及杂病病因、证候、治疗上的丰富经验和个人见解，内容丰富。朱丹溪精研《黄帝内经》《伤寒论》等经典著作，广纳刘河间、李东垣、张子和三派学说，将理学与中医学巧妙结合，临床每以气、血、痰、郁立论，精通杂病辨治。后世程充有云："丹溪治病，以痰为重，诸病多因痰而生。"可见其对临床治痰观念的深化，这也进一步促进了中医痰学研究的发展。学者关之凡等根据《丹溪心法》原文，探析了朱丹溪"痰证"学说及其在脑卒中的应用。

新创痰篇，强调成因

金元之前，历代医家对于痰证的讨论也颇为丰富，早至《神农本草经》巴豆条，便见"治留饮痰澼"。《黄帝内经》之中无"痰"类病证详细讲解，但可见"积饮心痛"等相关论述。汉代张仲景《金匮要略》首次建立"四饮"体系，提出"痰饮"，更完整地论述了痰饮形成机理和证治理法方药。唐代孙思邈、巢元方、王焘等也开始细分"痰饮"为痰和饮。到了金元时期，朱丹溪博采众长，极力发展"痰"理论，对于"痰证"新立篇章，认为"百病中多有兼痰者，世所不知也"，并对痰的产生进行了较为详细的论述。

1. 外感六淫，津停成痰 《素问·痿论》云"肺主身之皮毛"，又《素问·经脉别论》云"饮入于胃，游溢精气，上输于脾，脾气散精，上归于肺，通调水道，下输膀胱，水精四布"，可见人体抵抗外邪和水液代谢都离不开肺气的宣发肃降。此也证明若六淫之邪外伤皮毛，便可导致肺失宣肃，津液代谢障碍，津停成痰。正如《丹溪心法·中风一》中云："风中多痰涎，气中，口中无涎。"此外，朱丹溪亦有"东南之人，多是湿土生痰"之说，此即谓久居湿地，易外感湿邪，湿邪下淫，脏腑功能失调，津液输布失常，郁久津停成痰。

2. 情志致伤，凝结为痰 人体各种情志变化与脏腑功能之间存在着密切的联系。早在《素问·玄机原病式》云"五脏之志者，怒、喜、悲、思、恐也，若志过度则劳"，刘完素云"五志过极皆可化火"，朱丹溪心领神会，指出情志过极可导致痰证的形成，《丹溪心法·破滞气七十九》云"人有七情，病生七气……不然七情相干，痰涎凝结"；《丹溪心法·头眩六十七》云："又或七情郁而生痰动火，随气上厥，此七情致虚而眩运也"；又《丹溪心法·惊悸怔忡六十一》云："假如病因惊而得，惊则神出舍，舍空则痰生也"。以上可见人体情志变化与痰证形成之间的关系，无论是愤怒，还是忧思、惊恐，皆可影响脏腑气机运行，气不布津，液聚成痰。

3. 血瘀停滞，气阻成痰 金元以前，中医关于瘀血与痰浊之间的关系研究已初具雏形。在生理学上，《灵枢·痈疽》云："津液和调，变化而赤为血。"《灵枢·邪客》云："营气者，泌其津液，注之于脉，化以为血。"点明了津液与血相互依存。再看病理方面，巢元方《诸病源候论》云："诸痰者，此有血脉壅塞，饮水结聚而不消散，故成痰也。"瘀血导致痰证形成的病理过程也被明显解释。可见瘀血积聚，气机不畅，升降失职，进而脏腑功能失调，津液疏布障碍而凝聚成痰。朱丹溪在前人基础上大加发展，在《丹溪心法·积聚痞块五十四》中云"气不能做块成聚，块乃有形之物也，痰与食积、死血而成也"。更云"自气成积，自积成痰，痰挟瘀血，遂成窠囊；"手足木者有湿痰、死血，十指麻木是胃中有湿痰、死血"；以明确强调痰瘀二者常相兼为病。

4. 房事劳伤，阴虚炼痰 古人对于痰的生成，多言阳虚所致，不从阴虚入手。朱丹溪认为，阴精亏虚，阳盛气浮，气机升降失序，虚火内生而炼津成痰。《丹溪心法·癫狂六十》云："癫属阴，狂属阳……大率多因痰结于心胸间……阴虚阳实则狂。"此外，《丹溪心法·劳瘵十七》则指出房事劳伤也是痰证形成原因之一，其云："盖劳之由，因人之壮年，气血完聚，精液充满之际，不能保养性命，酒色是贪，日夜耽嗜，无有休息，以致耗散真元，虚败精液，则呕血吐痰。"朱丹溪既为其"阳常有余，阴常不足"观点打下依据，也倡导节房欲、慎行事之为。

5. 饮食失宜，脾虚蕴痰 朱丹溪十分重视脾胃在痰浊形成过程中的作用。认为脾胃受损致虚、津液疏布障碍是痰证形成的重要病机。如《丹溪心法·伤食三十六》云："伤食恶食者，胸中有物，宜导痰补脾。"《丹溪心法》之中亦多有详述饮食失宜导致痰证形成的变化无常，其在《丹溪心法·妇人八十八》云"肥胖饮食过度之人，而经水不调者，乃是湿痰"；《丹溪心法·赤白浊四十四》云"饮食肥美，中焦不清，浊气流入膀胱，下注白浊，白浊即湿痰也"；《丹溪心法·积聚痞块五十四》云"食积即痰也"。饮食伤脾，中气失司，津液停聚蕴痰，而百病皆因痰作祟。因此，饮食失宜也是痰证产生的一个重要因素，脾胃受损致虚是相关疾病进展恶化的关键病机。

痰病辨治，独具特色

朱丹溪认为，痰邪致病具有广泛性、多样性、复杂性的临床特点，在人体痰邪积聚之时，其将随气机的升降而遍布全身，故立"痰之为物，随气升降，无处不到"之说，以指明痰邪致病，来去不定，时聚时散，布散广泛；又见其言"凡痰之为患，为喘为咳，为呕为利，为眩为晕……或背心一片常为冰冷，或四肢麻痹不仁，皆痰邪所致"。故有"百病多有兼痰者，世所不知也"以总结归纳，扩大了《金匮要略》中传统"痰饮"的治疗范畴，着重"痰证"研究，拓展新的概念。

1. 症证结合，审因辨证 痰证的形成病因多种多样，可在外感六淫、内伤七情、房事劳伤、饮食失宜等诸多因素影响下，致使人体脏腑功能失调、气机升降失常、津液输布障碍，进而液停痰凝。这也为痰证病理变化多种多样，临床表现及证型错综复杂的解释提供了良好的依据。因此，朱丹溪对于痰证的辨证，推崇从临床表现、实时形态与脉诊等方面入手观察。《丹溪心法·痰十三》云："凡痰之为患，为喘为咳，为呕为利，为眩为晕，心嘈杂，怔忡惊悸，为寒热痛肿，为痞膈，为壅塞，或胸胁间辘辘有声，或背心一片常为冰冷，或四肢麻痹不仁，皆为痰饮所致。"此外，《丹溪心法·中风一》则云"肥人中风，口㖞，手足麻木，左右俱作痰治"，强调人体体质在辨证治疗中的地位。"痞块在中为痰饮，在右为食积，在左为血块"等，既拓展了"异病同治"的观点，也为中医辨证论治发展作出了贡献。

2. 气结生痰，当先顺气 人体阴阳升降、气血运行、津液疏布，乃至五脏六腑的生养化作，皆因体内之气正常的运行流通。朱丹溪秉承"气者，人之根本也"观念，认为痰、气二者相互联合、互相影响。《丹溪心法·破滞气七十九》云"气结则生痰，痰盛则气愈结"，阐明体内之气运行阻滞为痰邪产生的一个重要病机。二者又常相互为患、合而为病，《丹溪心法·腹痛七十二》云"痰因气滞而聚，即聚则碍其路道不得远"，故朱丹溪治痰主张"顺气为先，分导次之"。《丹溪心法·痰十三》云："善治痰者，不治痰而治气，气顺则一身之津液亦随气而顺矣。"明确指出人体气机如若运行通畅，气血、津液则无停滞之忧，痰饮之疾便不再出现。在其痰病主方"二陈汤"里，半夏化痰消痞、降逆止呕，陈皮理气健脾、燥湿化痰，皆有"行气即是祛痰，豁痰即是行气"的蕴意。

3. 标本分治，重视脾胃 朱丹溪治痰，标本分治，强调治本。《丹溪心法·痰十三》云："治痰法，实脾土，燥脾湿，是治其本也。"认为健脾燥湿才是解决痰证的根本方法，俾脾气运以绝生痰之源，痰湿除以利气机条达，方可清气升、浊气降，痰自不生。治疗之时，除了注重调理脾胃，便是根据痰在人体的不同部位和痰的性质、兼夹症而选取不同的治法。部位不同，便如"痰在膈上，必用吐法"；"痰在四肢，非竹沥不开"；"痰结核在咽喉中……用化痰药和咸药软坚之味"。性质差异，则"湿痰，用苍术、白术……老痰，用海石、半夏、瓜蒌、香附、五倍子"。兼夹症不同，还有"热痰挟风，外证为风"；

"兼气虚者，用补气药送"等。同时，治痰选药切不可妄用刚利之品，否则必将"脾气下虚，则痰反易增多"。

4. 同源相求，痰瘀共治　自古《黄帝内经》便有"汁沫与血相搏"之说以表明痰瘀可相互结聚，至东汉张仲景则详细划分为"痰饮""瘀血"并各列其论，但均无"痰瘀互结证治"的记载。至金元时期，朱丹溪认为，世有"津血同源"，故痰瘀当为同源之品，既可相互转化，同时也相互影响。因此，朱丹溪在临证治疗时尤为重视二者相关性，首次提出"痰夹瘀血，遂成窠囊""痰瘀共治"之说。

《丹溪心法·积聚痞块五十四》云痞块治疗，当降火消积，而"积"即为痰也。后加以细言"痞块在中为痰饮，在右为食积，在左为血块"，朱丹溪为治而创用石碱白术汤，瓦垄子（即瓦楞子）消痰化瘀、软坚散结两全其美；石碱有软坚消积，化痰去翳之功；三棱、莪术、桃仁、红花、五灵脂、香附等皆为活血化瘀、软坚散结之品。《丹溪心法·中风一》则云"中风大率主血虚有痰，治痰为先，次养血活血"，并以"四物汤加桃仁、红花、竹沥、姜汁"加以治疗，明确指出痰浊、瘀血二者当互为共治，并加嘱当择痰瘀多寡而分论治。以上论述可见丹溪所创"痰瘀共治"方法独特，开创后世治疗先例，影响颇大。

治痰为先，活法圆机

脑卒中，古代医家观点不一，《素问·风论》云："风者，百病之长也，至其变化乃生他病也。"《灵枢·刺节真邪论》亦有"虚风之贼伤人"之说，唐代孙思邈首提"中风多由热起"。宋元同一时期，可见刘完素的"心火暴甚"论，李东垣的"本气自病"说，危亦林载"中风恶症"。朱丹溪汲取众家所长，提出中风为"内风"所致，"血虚有痰"乃是脑卒中的发病关键之处，更将"痰证"理论与脑卒中巧妙融合，首提"半身不遂，大率多痰"。

其在《丹溪心法·中风一》开篇即云："中风大率主血虚有痰，治痰为先，次养血行血。或属虚，挟痰。"并进一步阐述中风病的病因差异，强调审因辨证，撰"痰湿生热"一因，其云"案《黄帝内经》已下，皆谓外中风邪，然地有南北之殊，不可一途而论……由今言之，西北二方，亦有真为风所中者，但极少尔。东南之人，多是湿土生痰，痰生热，热生风也"；"在右属痰，有热并气虚"。此外，朱丹溪认为脑卒中辨证亦当分清中脏、中腑，故云："其中腑者，面显五色，有表证而脉浮，恶风恶寒，拘急不仁，或中身之后、身之前、身之侧，皆曰中腑也，其治多易。中脏者，唇吻不收，舌不转而失音，鼻不闻香臭。"此为脑卒中病因病机的研究和临床辨证开创了新的路径。在脑卒中病的治疗上，朱丹溪主张"治痰为先，次养血行血"，施行方法多样。可见有①左右细分辨治：半身不遂总体多痰，左侧血瘀，宜四物汤加桃仁、红花、竹沥、姜汁，右侧痰热气虚，宜二陈汤、四君子汤等加竹沥、姜汁。②因人施治：肥胖之人罹患脑卒中，无论左右俱作痰治，另因体质多湿，故临证当少用附子、乌头行经；瘦弱之人平素阴虚火热，四物汤加牛膝、竹沥、黄芩、黄柏以为首选，见痰加痰药以去。③虚实兼顾，轻重制宜：如是气虚脑卒中之人，"用参芪补之。有痰，浓煎参汤加竹沥、姜汁"；如是痰涎壅盛闭阻，"轻者用瓜蒂，或稀涎散，或虾汁；重者用藜芦加麝香；口噤昏迷者灌鼻催吐"。④症法合参：如"中风，脉多沉伏"，治宜麻油调苏合香丸。这些治疗方法对后世医家论治痰病影响颇大。此外，朱丹溪还明确指出脑卒中治疗初期必予"顺气化痰"，日久立即活血，若无照此兴行，未见能治甚或引风入骨髓，此条经验对现代临床具有重要的指导意义。在《名医类案·中风》中，朱丹溪的27个病案中，有21个病案是采取健脾化痰的方法，如未有急迫之事，可见其将滋阴之品一同加入，标本兼治，在祛邪化痰之时维护人体阴阳平衡。

朱丹溪的"痰证"理论在《丹溪心法》之中得到了详细的记载，全书一共五卷，100门类，大概有一半以上的疾病记载由痰所致，集中体现其"诸病多因痰而生、以痰为重"的学术思想。外感六淫、七情内伤、瘀血、房事劳伤、饮食失宜等因素诱发并导致脏腑功能失调、气机升降失常，进而津液疏布障碍留滞而积聚成痰，形成痰证。因此，朱丹溪在临证治疗之时，强调"实脾燥湿，顺气为先"的原则，推崇症证结合、审因辨证，新创痰瘀共治理念。

朱丹溪"痰证"理论在脑卒中中的应用对后世医家影响颇深，在当下中风病的诊治操作中，从痰论治脑卒中依旧是一个常用方法，如某医院神经内科住院病房在 2017 年 1 月—2018 年 1 月就诊的 94 例脑梗死急性期（风痰瘀阻证）患者进行对比观察分析，采用化痰通络法治疗并观察其对患者血清 hs-CRp、Hcy 浓度水平的影响，结果显示治疗组 47 例患者基本痊愈 5 例，显效 26 例，有效 14 例，无效 2 例，总有效率高达 95.7%，对比单纯西医内科综合治疗的总有效率提高了 6 个百分点。总之，朱丹溪的"痰证"理论是在汲取先人相关经验的基础上，探索发展而来的全新方法，对临床诊治以及实验研究具有十分重要的现实意义和指导作用。现代医学在脑卒中治疗之时依然将痰瘀联合并治，这就是对朱丹溪理论更好地传承和发挥。

363 痰证与代谢综合征

学者李东晓发现，代谢综合征中的 2 型糖尿病、高血压、冠心病、肥胖、高脂血症，其中医病因病机、症状表现多与痰有关，因此认为代谢综合征属中医痰证范畴，在中医辨证治疗中应从痰论治。

中医学对痰的认识

痰是人体津液代谢障碍所形成的病理产物，痰一经产生之后，又反过来变成致病的"病邪"，引起多种病理变化和各种临床症状，即所谓痰证。痰之为病，全身各部均可出现，与五脏之病均有关系，《景岳全书·杂证谟·痰饮》云："无处不到而化为痰者，凡五脏之伤，皆能致之。"故有"百病多由痰作祟""痰为百病之母"之说。

痰证的症状复杂，涉及各脏腑系统，痰证的中心证候特征可从基本症状和体征方面概括如下：①面色灰暗或面色光亮如油；眼神涩滞不流利，或眼眶周围略显晦黯；皮肤油垢明显，前阴、腋窝或手足心常泌液渗津，矢气甚大；皮下有绵软包块或肌肉松软如棉，其人素盛今瘦，或素瘦今肥，其形如肿，形体日趋肥胖。舌胖大，脉多沉滑弦缓。②头晕重痛或掣痛，休作无时，走窜不定，肢体麻痹冷痛，咽中如有物阻（梅核气或癭病球），喘咳呕吐，心下痞冷，胁肋胀痛。③心悸失眠，善恐怕人，癫狂痴呆，甚不识人，昏厥抽搐瘫痪，或困顿、嗜睡。④呕恶或呕吐痰涎，或胃肠有水气漉漉，或口黏、口腻，口干不欲饮。⑤病程日久，诊断难明，服它药不效，病久不愈而形体不显大衰者。

痰的症状虽变化无常，然其发病机制无非外感六淫、七情内伤或饮食劳逸等致病因素，使肺、脾、肾、三焦等参与水液代谢的脏腑气化功能失常，影响了水液的正常输布，以致水津停滞而成。正如《景岳全书·杂证谟·痰饮》云："痰涎本皆本血气，若化失其正，则脏腑病津液败，而血气即成痰涎。"另外体质与痰病有密切关系。人体肥白者为痰湿体质，前人有"肥人多湿""体胖多痰"的说法。

痰实质的现代研究

现代研究认为，痰不仅是"水液"病理的产物，还包括更广泛复杂的内涵。方永奇认为痰证是一个复杂的病理生理过程，涉及多器官、多系统，并非单纯的某种物质。各种致病因素，首先引起神经内分泌异常，自主神经功能紊乱，体液代谢及物质代谢障碍，从而导致代谢产物堆积，内环境紊乱，表现为痰证的一系列临床症状。

近年来采用实验研究，试图揭示痰证发病的物质基础及实质。如徐济民等对痰型冠心病与血脂水平的研究认为，痰型患者的胆固醇、甘油三酯、低密度脂蛋白均增高，胆固醇的含量明显高于非痰型及正常对照组。血清甘油三酯和低密度脂蛋白、胆固醇含量升高是冠心病痰热两亚型特有的重要生化物质基础。方显明对冠心病痰证患者的血液流变学 6 项指标的测定结果表明：冠心病痰证患者的全血黏度、血浆黏度、红细胞聚集指数与血沉等指标均高于正常对照组，发现痰证患者的全血黏度对血浆黏度具有依赖性，即随血浆黏度的增高而增高，认为红细胞高聚集性和血浆高黏滞性是冠心病痰证患者的主要血液理化基础。肥胖人痰湿体质与人类白细胞抗原 $HLA-A_{11}$、$HLA-B_{40}$ 相关联，提示肥胖痰湿体质有一定的免疫遗传学基础。自由基致脂质氧化可引起痰浊内生，李桂金对冠心病患者辨证分型检测表明，痰证组患者血清 SOD 水平显著低于非痰证组（$P<0.05$）和正常对照组（$P<0.01$），而血清 MDA 含量显

著高于非痰证组（$P<0.05$）和正常对照组（$P<0.01$）。提示 SOD 减少及自由基增高与冠心病痰证密切相关。在痰湿证中，高脂血症形成与自由基损伤相关，自由基选择性地抑制血管前列腺素合成酶，激活血小板环氧化酶，TXA_2，合成增强，PGI_2 生成减少。周瑕青等采用祛痰化瘀方药能显著降低高脂血症状态下血管内皮通透性，显著降低血浆及红细胞膜中 MDA 的含量，保持血浆 6-keto-$PGF_{1\alpha}$ 的正常水平及 6-keto-$PGF_{1\alpha}$/TXB_2 平衡。痰证与胰岛素抵抗具有明显相关，刘惠文等观察到高血压痰湿证患者的空腹胰岛素浓度明显升高，胰岛素的敏感性明显降低，与健康人相比有显著差异（$P<0.05\sim0.01$），说明胰岛素抵抗增强是高血压痰湿证重要的病理基础。于顾然也证实冠心病痰壅塞型空腹血浆胰岛素、胰岛素抵抗均明显高于正常对照组（$P<0.01$）。

痰与代谢综合征的关系

1. 痰与高血压 高血压病属中医学"眩晕""头痛"范围。高血压病易出现痰凝病机，其发生与脾密切相关，脾主运化水谷，又是生痰之源，若恣食肥甘，或高钠盐饮食，或饮酒过度，损伤脾胃，或思虑劳倦太过，以致脾阳不振，运化失职，水湿内停，湿聚成饮，饮凝成痰，痰阻经络，清阳不升，清空失养，或痰阻脑脉，气血不通，均可导致眩晕、头痛发作，甚则痰厥中风。《金匮要略·痰饮咳嗽病脉证并治》云："心下有支饮，其人苦冒眩，泽泻汤主之"，"卒呕吐，心下痞，隔间有水，眩悸者，小半夏加茯苓汤主之"，论述了痰饮致眩的理论和治疗方法，开"因痰致眩"之先河。李东垣《兰室秘藏·头痛》论"恶心呕吐，不食，痰唾稠黏，眼黑头眩，目不能开，如在风云中，即是脾胃气虚，浊痰上逆之眩晕，治以半夏白术天麻汤"，更是抓住了脾虚生痰，风痰致眩的病机，半夏白术天麻汤至今仍是临床治疗风痰眩晕的有效方剂。朱丹溪主要倡导痰火致眩说，《丹溪心法·头眩》云："头眩，痰加气虚并火，治痰为主，夹补气药及降火药。无痰则不作眩，痰因火动，又有湿痰者，有火痰者。湿痰者，多宜二陈汤。"丹波元坚《杂病广要·眩运》云："亦因痰火在于胸膈之上，犯大寒使阳气不行，令痰火结聚而阴气逆上，风与痰相结，上冲于头，则令头旋也。"论述了痰阻胸膈，夹火上逆，发为眩晕之机理。方贤《奇效良方·眩晕门》云："丹溪论曰，眩晕分之为二，皆由痰火为病，以此为二。眩晕虽属痰火，未尝不由肾虚，兼风邪所得。盖痰者，本滋动之物，又因火胜而助其愈盛，火性炎上，得风则愈炽，风火两动，痰之愈作。"进一步阐明了痰夹风火所致眩晕之机理。虞抟《医学正传》云："气虚肥白之人，湿痰滞于上，阴火起于下，是以痰夹虚火，上冲头目，正气不能胜敌，故忽然眼黑生花，若坐舟车而旋运也，甚而至于卒倒无所知者有之，丹溪所谓无痰不作眩者，正谓此也。"说明了肥白之人多气虚夹痰，可导致眩晕。巢元方《诸病源候论·膈痰风厥头痛候》云："膈痰者，谓痰水在于胸膈之上，又犯大寒，使阳气不行，令水结聚不散，而阴气逆上，上于风痰相结，上冲于头，即令头痛，或数岁不已，久连脑痛，故云膈痰风厥头痛。"巢氏首次论及风痰相结，上冲于头，可引起头痛。朱丹溪《丹溪心法·头痛》云："头痛多主于痰，痛甚者火多。有可吐者，可下者。"

以上论述足以说明前人对痰在眩晕、头痛发病中的重要作用有明确的认识，痰在高血压发病的中医病因病机中占有极其重要的位置。

2. 痰与冠心病 冠状动脉粥样硬化性心脏病多归属于中医"胸痹""真心痛""心悸"等病范畴，痰内生是本病继发的和内生的主要致病因素。《黄帝内经》已把痰饮列为"胸痹心痛"的病因，如《素问·至真要大论》云"民病饮积心痛"；《金匮要略》正式创制化痰逐饮的方药，如至今仍沿用的效方瓜蒌薤白白酒汤、瓜蒌薤白半夏汤等，肯定了痰饮在胸痹心痛发病中的重要作用。明、清时代出现了"痰瘀同患"的论述，明代龚信《古今医鉴》云："心痛者，亦有顽痰死血。"《证因脉治》云："胸痹之因……痰凝血滞。"《丹溪心法·心悸怔忡》云："时作时止者，痰因火动。"《医学纲目·肝胆部》则云："澹澹，因痰动也。心澹澹动者，谓不怕惊而心自动也。"清代吴澄《不居集·怔忡惊悸健忘善怒善恐不眠》中也云："心者，身之主，神之舍也。心血不足，多为痰火扰动，心神不宁，多为惊悸怔忡诸症。"从以上论述可以看出痰在冠心病的发病中起着非常重要的作用。

3. 痰与 2 型糖尿病　糖尿病大体属于中医学"消渴病"范畴，多以阴虚燥热立论，关于消渴与痰湿的关系，《素问·奇病论》云："此肥美之所发也，此人必数食肥美而多肥也，肥者令人内热，甘者令人中满，故其气上溢，转为消渴。"此即说明过食肥甘，损伤脾胃，滋生痰湿及邪热，痰热内阻而发为消渴。《金匮要略》中关于因湿致渴的阐述甚多，如"湿家，其人但头汗出⋯⋯渴欲得饮而不能饮，则口燥烦也"；"夫水病人，目下有卧蚕⋯⋯其人消渴"。其中关于消渴与痰湿的论治亦不少见，如《消渴小便不利淋病》云"脉浮小便不利，微热消渴者，宜利小便发汗，五苓散主之"；"渴欲饮水，水入则吐者名曰水逆，五苓散主之"。五苓散本为痰饮水湿所设，如消渴病见有水湿病机者，完全可以应用五苓散。《景岳全书·杂证谟·三焦干渴》云："消渴病⋯⋯皆膏粱肥甘之变，酒色劳伤之过，皆富贵人病之而贫贱人少有也。"张氏从病因学上谈及嗜食肥甘，由此推测痰浊内生与之关系甚密。

从临床实践中也体会到 2 型糖尿病形成多与饮食不节及肥胖有关，痰湿证可见于 2 型糖尿病的整个病程中，随着慢性血管病变的出现，痰湿证益发明显。

4. 痰与高脂血症　高脂血症属中医"痰湿、浊阻、痰核"等病症范畴，有学者对 82 例冠心病痰证患者与血脂水平关系的探讨，其结果表明，具有痰的冠心病患者的血清 TC、TG、HDL-C 含量均明显高于非痰（湿）型的冠心病与正常组（$P<0.001$），在各项指标中，以甘油三酯水平与痰湿、痰热两亚型关系较为密切，呈正相关，证实血甘油三酯含量增高是形成冠心病痰的主要生化物质基础。程小曲研究表明，冠心病痰（湿）证患者 TC、FC、HDL-C、HDL_2-C 明显升高。熊尚全等对 96 例冠心病患者的研究表明，冠心病痰证患者血中 $apoA_1$ 含量明显下降，$apoB_{100}$ 含量及 $apoB_{100}/apoA_1$ 值明显升高，提示冠心病痰证存在着脂质代谢的明显紊乱。

5. 痰与肥胖　肥胖与脏腑功能失调，水液运化失司关系密切。如从年龄上来讲，中年以后，人体由盛转衰，火不生土，脾失健运，湿浊内聚，痰瘀渐生，尤其是经产妇女和绝经期后妇女，肾气不足，不能化气行水，致使水液濡滞而致肥胖。肥甘厚味既可滋生湿热，蕴酿成痰，又能损伤脾肾，致水谷运化失司，湿浊停留体内，痰热湿浊停聚，致使体重增加，形成肥胖。"久卧伤气，久坐伤肉"，伤气则气虚，伤肉则脾虚，脾气虚弱，运化失司，水谷精微不能转输，水湿内停，形成肥胖浮肿。久病可出现气血阴阳虚衰，气虚运血无力；阳虚而阴寒内生，易生痰浊；阴血亏少，血行涩滞，瘀脂湿浊变生而致肥胖。五脏皆能藏神，精神情志失常，必然影响脏腑功能，脏腑功能失调，升降失序，影响水液、水谷运化，使代谢发生紊乱，痰湿内生，发生肥胖。《丹溪心法》指出"肥人多是痰饮"，《医门法律》又云"肥人多湿"，是由于脾虚津液运化输布之停滞，郁而化痰，在此过程中常与湿浊并存，故统称之为痰湿。据王琦报告，1 036 例肥胖人调查结果显示，具有痰湿之证候的高达 72.1%。而在方永奇痰证的诊断标准中，已把肥胖作为一个诊断条件。

6. 痰与高尿酸血症　随着经济的发展，营养过剩增加，导致代谢性疾病明显增多，高尿酸血症、痛风增加，其诱因包括摄入过多的嘌呤、过度饮酒等，而饮食不节是变生痰的重要因素之一，长期饮食不节损伤脾胃，脾虚生痰，日久化热，或恣食膏粱厚味及酗酒，滋生痰热，痰热流注关节经络而为病。由于高尿酸血症多与肥胖、高脂血并见，故高尿酸血症的发生仍然与痰有密不可分的关系。

根据以上对代谢综合征和痰概念的认识，以及对痰与代谢综合征关系的阐述，可以看出，代谢综合征与痰无论在发病原因还是致病机理上都有密切的关系。

从概念内涵上，胰岛素是体内胰岛 B 细胞所分泌的正常生理激素，是人体的"血气"，胰岛素抵抗的病理过程即为"化失其正，则脏腑病，津液败，而血气即成痰涎"的痰涎形成过程。胰岛素抵抗是高血压、冠心病、血脂质代谢紊乱、糖耐量受损、高胰岛素血症、超重或肥胖、高尿酸血症等的共同发病基础，符合"无处不到而化为痰者，凡五脏之伤，皆能致之"的痰致病特点。

从临床症状上，胰岛素抵抗所致代谢综合征患者多有面色光亮如油，皮肤油垢明显，前阴、腋窝或手足心常泌液渗津，秽气甚大；皮下有绵软包块或肌肉松软如棉，其人素盛今瘦，或素瘦今肥，其形如肿，形体日趋肥胖。舌胖大，脉多沉滑弦缓。头晕重痛或掣痛，休作无时，走窜不定，肢体麻痹冷痛，心悸失眠⋯⋯昏厥抽搐瘫痪，或困顿、嗜睡。呕恶或呕吐痰涎⋯⋯或口黏、口腻、口干不欲饮。病久不愈而形体不显大衰者等痰证的临床特点。

从致病病因上，代谢综合征患者多有吸烟，饮酒，高盐、高糖、高脂饮食，精神紧张，缺乏运动等不良生活习惯，而这些也恰恰属于痰证"七情内伤，饮食劳倦"的病因范畴；代谢综合征所包括的疾病，往往有不同程度的遗传和家族背景，据报道，胰岛素抵抗按显性基因方式遗传，某些人群具有胰岛素抵抗的潜在发病倾向，与中医学痰湿体质有异曲同工之处。

从痰证实质的现代研究上，胰岛素抵抗病理机制符合方永奇等关于痰证"是一个复杂的病理生理过程，涉及多器官、多系统，并非单纯的某种物质。各种致病因素，首先引起神经内分泌异常，自主神经功能紊乱，体液代谢及物质代谢障碍，从而导致代谢产物堆积，内环境紊乱，表现为痰证的一系列临床症状"的假说，痰证患者多存在脂质代谢紊乱、血液黏滞性增加、自由基损伤等病理生理现象，而这些现象也较集中地发生于代谢综合征的患者。综上所述，无论从概念内涵、临床症状、病因病机或现代研究，我们有理由认为代谢综合征属于中医痰证范畴，对于代谢综合征的辨治应从痰论治。

364 甲状腺功能亢进症阴虚痰阻证病机实质

甲状腺功能亢进症（简称甲亢），是指甲状腺腺体不适当地持续合成和分泌过多甲状腺激素引起的内分泌疾病。甲状腺激素对机体新陈代谢有显著影响，能够控制能量储存和消耗，影响产热，并促进正常的生长发育。甲亢患者血液循环中过量的甲状腺激素会导致多系统兴奋性增高及代谢亢进，从而引起心悸、震颤、怕热、出汗过多、焦虑等一系列症状体征。在中医学病证结合的视角下，结合临床症状及发病特点，甲状腺功能亢进症多属阴虚阳亢、气滞痰阻证。代谢重编程通常指高度增殖的癌细胞调整代谢模式、改变代谢产物，从而适应和满足肿瘤细胞的生长及增殖需求，近年来已被应用于心血管、呼吸、内分泌等多领域相关疾病的研究。代谢重编程通过不同作用机制引发的能量、物质代谢模式的转化与甲亢的能量高消耗及糖、脂质、氨基酸代谢改变关系密切。学者布天杰等从代谢重编程的角度出发，对甲亢阴虚阳亢、气滞痰阻证病机的实质进行了分析，以期为甲亢的发病机制和治疗研究提供思路。

甲亢中医病机的现代认识

1. 阴虚阳亢——能量失衡，流向紊乱 阴阳是对自然界相互关联的事物或现象对立双方属性的概括，是事物发生、发展、消亡的根源。《素问·阴阳应象大论》云："阴阳者，天地之道也，万物之纲纪，变化之父母，生杀之本始，神明之府也。"阴阳学说是中医理论的重要组成部分，阴阳之间具有对立制约、互根互用、交感互藏、消长平衡、相互转化的特点，中医学利用这一理论来描述整个生理、病理过程中的矛盾运动状态。有研究显示，一切生命过程都伴随着能量转化、物质代谢及信息整合，而在阴阳所展现的对立状态之中，亦存在着能量流动以及物质和信息的不断转化。《素问·阴阳应象大论》云："阳化气，阴成形。"阳气温煦，可化天地间无形之气以推动人体生长发育；阴气静柔，能够使无形之气化为有形之物以改变人之形体。阴阳二气充足、平衡，则人体温煦、推动之力充沛，精力旺盛，形神合一；阴血濡养、滋润得当，则肌肉饱满、骨骼强健。阴阳失衡则气血津液代谢失调，或见精神亢奋或萎靡，或见形体消瘦、肌肉萎缩、骨质疏松等。

而能量代谢过程同样有类似特点，其过程包含分解代谢与合成代谢。分解代谢的实质是分解物质，消耗能量。大量三磷酸腺苷（ATP）被消耗释放，伴随产热明显增加，物质储存减少，此过程整体机能表现为兴奋、亢进、升高、加快、发热等特点。因分解代谢主要以体内物质消耗转化的发散过程为主，故可被认为是"阳化气"功能的体现。合成代谢的实质则是利用能量进行物质合成，此阶段 ATP 放能及产热均减少，化学能被转移至糖脂化合物中，物质储存增加，整体机能表现为抑制、降低、安静、寒冷等特点。因此，由能量转化为有形物质的过程是"阴成形"功能的体现。

阴虚阳亢是以阴气不足、阳气亢盛为特点的证候，主要以精神亢奋、体温升高、心率加快、躁动不安、代谢旺盛等整体机能趋动、兴奋的症状表现为主。一方面，在"阴虚阳亢"的环境中，机体新陈代谢加快，能量流动以分解代谢为主，能量从体内向外转化，伴随着糖、脂肪、蛋白质的大量消耗，体内能量的短缺进一步影响"阴成形"的生理功能，加剧本已匮乏的物质储存。另一方面，由于热量的流动，人体的生理功能会随之受到影响，正如《素问·阴阳应象大论》所云"阳胜则热，阴胜则寒"，阴虚阳亢证会导致机体呈现一派热象。有研究表明，热证能够通过神经-内分泌-免疫网络对人体机能产生影响，在神经递质、细胞因子、代谢产物的介导下，热证表现为中枢神经系统的亢奋，多系统代谢功能的增强，以及免疫炎症、氧化应激反应的过度表达。总之，阴虚阳亢证反映出阴阳失衡状态下系统能量紊乱与代谢失调。

2. 气滞痰阻——代谢障碍，产物堆积　气血津液是五脏六腑生理活动的产物，是人体生命活动的物质基础。气的升、降、出、入运动间的协调平衡推动脏腑进行不同的生理活动。《素问·举痛论》云："百病生于气也"，当气的出入运动阻滞不通，气机不畅，则会影响其升清降浊的功能，形成气滞证。气机阻滞进一步影响津液代谢，气的推动功能不足影响津液正常输布、排泄；温煦、防御作用的减弱使阴邪更容易侵袭机体；气化失司造成一身气血水系统的代谢转化吸收障碍，最终导致痰饮浊邪内生，阻碍脉道，出现脘腹胀满、胁肋不舒、咳嗽痰多、噎嗝憋闷等症状。整体病理过程中，"气滞"是代谢障碍之"因"，"痰阻"是产物堆积之"果"。

有学者认为，气的实质是"能"，是蕴藏在营养物质中的化学能。气化是为人体生命活动提供能量的过程，是保证人体正常新陈代谢的前提，其中包括神经系统的兴奋或抑制、激素对内分泌代谢的反馈、免疫系统的调节等。"气滞"状态下，能量吸收、释放平衡被打破，能量失衡、流向紊乱会进一步导致代谢过程的转变，水谷精微物质输布障碍、甚至流失。所谓脾失健运，脾不散精，气血亏耗进一步加重代谢障碍即与这一过程密切相关。脏腑气化不足，水液代谢失职，津血不归所化，凝结为痰，瘀阻体内，痰浊内阻则百病生。值得指出的是，前文所述阴虚阳亢引发能量流向紊乱的实质也是能量平衡的被破坏，当与气滞痰阻合并发生时，会加剧精微物质代谢的紊乱；反之，痰瘀等病理产物的堆积，壅滞三焦水道，也会阻碍阴阳二气在机体内的流通，从而形成恶性循环，对机体造成更大的危害。

甲亢中的代谢重编程过程

1. 糖代谢重编程诱导免疫代谢失调　糖的有氧氧化过程分为三个阶段，包括糖酵解、丙酮酸脱羧生成乙酰辅酶 A 以及三羧酸循环。研究发现，在甲亢大鼠的多个糖酵解组织中，线粒体和细胞质蛋白的部分合成率均有所增加，这可能与过量三碘甲状腺原氨酸（T3）选择性提高具有高氧化能力的组织中的 ATP 合成有关。另外，在同等葡萄糖浓度下，甲亢小鼠相较于甲状腺功能正常及甲状腺功能减退的小鼠，细胞进行有氧糖酵解占整体糖代谢的比率升高，而随着葡萄糖浓度的升高而上升。因此，可能是在甲亢状态下，细胞将细胞质还原当量转移到线粒体的能力增加，以及通过电子传递链的流量增加造成了糖代谢重编程的发生。

免疫细胞的活化需要充足能量及大量代谢中间物完成，其代谢过程与 Warburg 效应具有相似之处，二者均通过代谢重编程以改变代谢模式适应细胞增殖分化需求。研究证实，糖代谢重编程通过调控巨噬细胞的异常极化加重炎症反应，破坏免疫耐受，诱导免疫代谢失调。在不同微环境下，巨噬细胞被激活后发生极化，呈现不同表型，即 M1 型与 M2 型巨噬细胞。在炎症反应中，M1 型巨噬细胞诱导产生 1 型 T 辅助淋巴细胞（Th1）发挥促炎作用，参与抵抗消灭病原微生物的过程；M2 型巨噬细胞与 2 型 T 辅助淋巴细胞（Th2）反应分泌白细胞介素 10 等抗炎细胞因子，介导免疫抑制并修复炎症组织损伤。王诗淇等发现在自身免疫性甲状腺炎小鼠脾脏巨噬细胞中，M1/M2 比例显著增高，同时伴有糖酵解与氧化磷酸化代谢水平增强，表明以糖酵解过度激活导致的巨噬细胞极化异常对免疫代谢失调具有重要影响。

2. 脂肪酸代谢重编程引起的负能量平衡　甲状腺激素由下丘脑-垂体-甲状腺轴的调节进行分泌，被认为是能量平衡和脂质代谢的关键调节剂。过量的甲状腺激素能够增加乙酰辅酶 A 羧化酶（ACC）和脂肪酸合酶等脂肪生成酶的表达和激活，导致肝脏、肾脏、心脏、棕色脂肪组织中的脂肪酸合成增加。研究发现，外周组织中的脂肪酸代谢变化可能是由于 T3 介导的下丘脑脂质代谢特应性增加而造成。AMP 活化蛋白激酶（AMPK）是一种细胞能量感受器，在甲亢高代谢的环境中，下丘脑内 AMPK 数量、活性的降低导致 ACC 被激活、丙二酰辅酶 A 沉积，进而增加下丘脑中从头脂肪的生成。这种负能量平衡的本质是脂质生物合成与促氧化途径之间的不平衡，因此甲状腺激素选择性调节下丘脑离散区域的脂质代谢有助于在高代谢状态下维持组织和信号脂质的相对平衡。此外，下丘脑中 AMPK 的选择性遗传能够通过交感神经系统增加棕色脂肪组织中的能量耗散导致体重减轻。因此甲亢通过影响能量耗散导致的负能量平衡是下丘脑中脂肪酸代谢失调的主要影响因素。

3. 肌细胞的代谢重编程与氧化应激动力学　在甲亢病程中，体重减轻与肌肉流失常常发生。研究发现，甲状腺激素能够诱导肌细胞内的代谢重编程，其与活性氧（ROS）的产生及氧化应激动力学密切相关。骨骼肌是 ROS 产生最活跃的场所之一，ROS 在肌肉收缩期时由线粒体大量生成，同时伴随大量超氧化物的代谢增加。过量的 ROS 会促进线粒体断裂和功能障碍，改变肌肉纤维的生理更新，进而诱导再生肌纤维发生氧化毒性损伤，阻碍肌肉修复。2 型脱碘酶（D2）是一种催化甲状腺激素（TH）活化和分解代谢的激活酶，在介导肌肉干细胞分化及肌肉修复过程中具有重要作用，是骨骼肌能量代谢的调节器。

从代谢重编程论甲亢阴虚阳亢、气滞痰阻证

1. 代谢重编程与阴虚阳亢、气滞痰阻证表征相　关联在甲亢病程中，代谢重编程贯穿始终，并通过不同代谢途径引发不同生理机制的功能障碍。而从甲亢临床表现来看，阴虚阳亢、气滞痰阻证的证候表现出现在疾病的各个阶段，二者都以能量流向失衡、代谢功能障碍为本质特点，故而可认为代谢重编程与阴虚阳亢、气滞痰阻证的病机之间存在紧密联系。甲亢的特征是代谢水平显著升高，增加静息能量消耗和产热，影响糖类、脂质、氨基酸的代谢，导致多系统的功能紊乱，其病理本质与阴阳失衡、内热亢盛、气机郁滞、痰凝阻塞的病机一致。中医学认为，甲亢属"瘿病"范畴，其发病多责之于"肝主疏泄"功能的失常，而致肝气郁滞。肝为风木之脏，内寄相火，气郁日久化火，肝火内盛，灼伤阴液，水不涵木，无法制约亢盛的阳气，形成"阴虚阳亢"的基本病机。气机郁滞致使阴阳二气不通，体内阴阳平衡被打破，阳热独胜于外故表现出怕热多汗、心慌不宁、烦躁易怒、体重下降等症，实质上即是体内能量流向失衡，高代谢状态下能量向外释放、流失的过程。此外，肝火炽盛常横逆犯胃侮脾，脾胃不和使水谷精微纳化失常，在气郁火灼的环境下炼液为痰，瘀滞气血，且痰随肝气上犯，痰气搏结于颈前则成瘿肿。陈无择在《三因极一病证方论》中所云"夫血气凝滞，结瘿瘤者，虽与痈疽不同，所因一也"。痰热扰动胸膈，则见脘腹闷胀不适。痰湿蕴于三焦，进一步加重气血津液代谢的失调。代谢功能的障碍将导致病理产物的合成、堆积，破坏正常生理过程，加剧疾病的进展。

2. 能量与物质代谢失稳态是甲亢阴虚阳亢、气滞痰阻证的病机实质　代谢重编程贯穿作用于多系统的组织和细胞，通过改变其能量交互稳态及物质代谢过程，影响生理病理功能从而达到适应内环境，满足组织细胞自身生长增殖的需求。能量与物质代谢的失稳态亦是阴虚阳亢、气滞痰阻证的病机实质。具体而言，代谢重编程在甲亢的多个病理机制中扮演关键角色：①在糖代谢过程中依靠糖酵解的主要代谢模式合成大量能量，进而诱导巨噬细胞极化失衡，产生过多促炎因子加剧免疫炎症反应；②改变脂肪酸代谢模式，导致合成中间产物堆积，打破能量代谢平衡；③加剧骨骼肌细胞内氧化应激反应，诱导 ROS 生成，影响线粒体能量代谢，损伤再生肌纤维。上述过程均可概括为阳性能量亢盛活跃，阴性物质的代谢过程受阻，进一步导致细胞因子或中间产物生成，阻碍正常代谢，即"气滞痰凝"的表现。

滋阴潜阳、理气化痰法重塑代谢重编程

甲亢发病过程所呈现的能量流向紊乱、代谢功能障碍，是代谢重编程引发的结果，也是阴虚阳亢、气滞痰阻证的病机实质。通过滋阴潜阳、理气化痰法针对病机进行治疗，一方面能够改善患者临床症状，另一方面也可以重塑代谢重编程，恢复能量、物质代谢的正常机能。滋阴潜阳法旨在恢复人体内的阴阳平衡，在制约外亢之阳的同时滋补内亏之阴，达到协调机体一身之阴阳出入、消长平衡的目的。理气化痰法条达气机，使肝主疏泄的功能正常发挥，气化有常，三焦流通，津液输转畅达，则痰邪自除。

治疗甲亢的代表方剂有消瘰丸、四逆散等。消瘰丸中玄参、牡蛎具有滋阴潜阳、软坚散结之功；四

逆散中柴胡、枳实相伍，一升一降，疏肝气而散郁结，畅通气血，消痰化瘀。研究发现，消瘰丸能够诱导磷脂酰肌醇3-激酶（PI3K）/蛋白激酶B（Akt）/哺乳动物雷帕霉素靶蛋白复合物1（mTORC1）信号通路失活，抑制甲状腺细胞的增殖、分化等能量转换过程。四逆散可通过抑制核因子 κB（NF-κB）活化，降低炎症因子含量，调节免疫代谢。网络药理学研究亦显示，四逆散可能通过调节免疫失衡、抗氧化应激等方式恢复能量、物质代谢稳态达到治疗甲亢的作用。因此，以滋阴潜阳、理气化痰为治法的方药可通过调整能量、物质代谢，重塑代谢重编程，延缓或逆转甲亢的发病过程。

代谢重编程以能量流向紊乱、代谢过程转变、系统功能障碍为特点，贯穿于甲亢的发生发展过程，其引起的能（热）量代谢失稳，糖、脂质、氨基酸代谢模式改变及免疫炎症、氧化应激等功能的紊乱是甲亢的主要病理机制。此过程与中医阴虚阳亢、气滞痰阻证的表征与本质存在密切联系。滋阴潜阳、理气化痰的治法能够使气机舒畅，疏泄得利，体内的阴阳平衡，进而纠正能量与物质代谢失稳的状态，调节各系统的生理功能，逆转代谢重编程以达到干预甲亢进展的治疗目的。

365 从痰论治非痴呆型血管性认知功能障碍经验

非痴呆型血管性认知功能障碍属于中医学"呆病"轻症、"善忘"等范畴。《石室秘录》云:"呆病……无非痰气……痰气最盛,呆气最深。"清代陈士铎《辨证录·呆病门》指出"痰积于脑中,盘踞于心外,使神明不清,而成呆病矣","故治呆无奇法,治痰即治呆也"。全国名老中医药专家传承工作室建设项目专家李英杰认为,非痴呆型血管性认知功能障碍与痰浊密切相关,或因脾虚酿湿生痰,或因热邪灼津成痰,或因寒凝津聚成痰,或因气滞津停为痰,痰浊上犯脑窍,瘀阻脑络,使神识被蒙,亦令气血不能上注于头,脑失所养,日久则精髓渐枯而致脑失清灵,出现善忘迟钝、失认失算等呆傻之症,从痰论治,疗效颇佳。学者田红军等将李英杰从痰论治非痴呆型血管性认识功能障碍经验做了归纳总结。

治痰当首辨病性

1. 湿痰,脾土湿胜者,以二陈平胃为基 李英杰认为,酒食无度,怠惰少动,可致脾胃气虚,从而由虚生湿,由湿生痰,痰浊上犯脑窍,而致非痴呆型血管性认知功能障碍。证见痰多易咯,胸脘痞闷,呕恶眩晕,身体困乏,肢体沉重,大便稀溏,舌苔白腻,脉滑等。依《景岳全书》所云:"脾胃之痰,有虚有实。凡脾土湿胜,或饮食过度,别无虚证而生痰者,此乃脾家本病,但去其湿滞而痰自清,宜二陈汤为主治。"认为此类患者多由饮食不节,伤及脾胃,脾失健运,湿邪凝聚,气机阻滞,郁积成痰。故治疗旨在恢复脾健之职,一则使湿去脾旺则痰无由生;二则须特别注意饮食有节,起居有常,不妄做劳,方可防止病情反复。方选二陈汤燥湿化痰以治之。

若湿土太过则加平胃散,兼食滞者合保和丸加焦山楂、焦神曲、焦麦芽治之。《医方考》论平胃散云:"此湿土太过之证,经曰敦阜是也。苍术味甘而燥,甘则入脾,燥则胜湿;厚朴味温而苦,温则益脾,苦则燥湿,故二物可以平敦阜之土。陈皮能泄气,甘草能健脾,气泄则无湿郁之患,脾强则有制湿之能,一补一泄,又用药之则也。是方也,惟湿土太过者能用之,若脾土不足及老弱、阴虚之人,皆非所宜也。"脾气健则湿邪化,气机调畅则湿邪不得为患,临证对于湿土太过之证,治疗一则健脾以强其制湿之能,二则不离气以防湿邪壅滞气机。平胃散临证颇为有效之方,以脘腹胀满、舌苔白腻而厚为辨证要点,若湿象不著或舌红少苔、阴虚火旺者则须忌之。

2. 热痰,痰因火动者,治火为先 张锡纯有"痰火上泛,瘀塞其心与脑相连窍络,则致心脑不通,神明昏乱"的论述。治火必须先辨虚火实火,否则动手便错。

(1) 阴虚燥热生痰:嗜欲无穷,房劳过度,暗耗真阴,又常过进温补而更灼阴津,以致虚火内炽,炼津成痰。症见腰膝酸软,咽干口燥,五心烦热,心烦少寐,舌红少苔,脉细数等。虚火生痰之病机正如《医贯》所云:"有阴水不足,阴火上升,肺受火伤,不及清肃下行,由是津液凝浊,生痰不生血者。"又云:"阴虚火动,则水沸腾动于……疾风暴雨,水随波涌而为痰,是有火者也。"痰火郁结而兼阴虚者,临证常由痰火掩盖阴虚内热之证,待痰热渐去阴虚证方有显现,但并不能因此而否定阴虚兼痰火一证的存在。治疗时更须注意痰热较盛时不可早进滋腻,以防恋邪。又因此证乃由阴精亏耗、相火妄动、灼津为痰而成,待痰热邪气得去,阴虚证为主要矛盾时,治疗当以填精益髓,俾阴精充相火熄而痰自化,以固其本。治以甘寒清热,常用六味地黄丸化裁。因胃气得香味而能行,常加木香、砂仁、香附等芳香行气之品以防滋腻,此乃"人身以气为本,气滞则痰滞,气行则痰行"之古训也!但此证用行气药不宜过于温燥，量不宜多，以免更伤阴液，助火生痰。

（2）实火煎熬成痰：多为五志过极化火，或过食煎炸烧烤辛辣之品、妄进温补药食而致内热亢盛，炼津成痰。症见痰黄黏稠，心烦急躁，尿赤便秘，舌红，苔黄腻，脉滑数。《证治汇补·痰症》中云："有因热而生痰者，有因痰而生热者，故痰即有形之火，火即无形之痰……痰得火而沸腾，火得痰而煽炽，或升于心肺，或留于脾胃，或渗于经络……种种不同，治者欲清痰之标，必先固其本。"痰之与热常互为因果，不得妄执一端。遵"治痰必降其火，火降则痰自平"之旨，治疗时清热与化痰并进，清热时当防苦寒药冰伏气机，化痰时须防温燥助热。对热甚于痰者清热为主，热象不著则以化痰行气为主，并嘱患者多进素食清淡之品，绝温补以杜热源。常以小陷胸汤、柴胡陷胸汤、泻心汤、清气化痰丸等治之。

3. 寒痰，当辨脾、肾 多因过度操劳以致命门火衰，釜底无火则饮食不消，积湿生痰；或素体阳虚，复因生活调摄不当，受寒后更伤脾肾之阳而致津凝为痰。症见咯痰清稀、色白，舌苔白滑等。《医碥》云："痰本吾身之津液，随气营运。气若和平，津流液布，百骸受其润泽，何致成痰为病？苟气失其清肃而过于热，则津液因火煎熬转为稠浊；或气失温和而过于寒，则津液因寒积滞，渐致凝结，斯痰成矣。"王纶指出："痰之本水也，源于肾；痰之动湿也，主于脾。"张景岳云"气不足则是寒"。盖脾胃阳气虚甚，则寒从中生，脾胃虚寒每致痰浊阻滞，当温中健脾以化痰。《医学入门》云"若阳虚肾寒，不能收摄邪水，冷痰溢上"。张锡纯认为"痰之标在胃，痰之本原在于肾"。在临证中观察到，此型患者多见于年老或素体阳虚者，肾阳为一身阳气之根，年老肾亏，火衰不能生土，土虚则生湿，湿聚则为痰。此即病之标在胃，病之本在肾之理。本证多无明显火热症状，舌脉亦无热象，据脾阳虚、肾阳虚之不同而分别治以《明医杂著》之理中化痰丸（方以理中丸温中祛寒，健脾益气；茯苓、半夏祛湿化痰）及八味丸。

治痰不离调气

1. 气滞甚者顺气为先 痰是津液留聚所成，津液赖气化以宣通，故痰病变与气滞密切相关。《证治汇补》云："痰属湿，津液所化。"《明医杂著》云："行则为液，聚则为痰，流则为津，止则为涎。"《绳墨》云："顺于气则安，逆于气则重。"《辨证录·呆病门》云："呆病之成，必有其因，大约其始也，起于肝气之郁，其终也，肝郁则木克土，而痰不能化；胃衰则土不制水而痰不能消。于是痰积于胸中，盘踞于心外，使神明不清而成呆病矣。"《济生方》云："人之气道贵乎顺，顺则津液流通，决无痰饮为患。"并指出治痰之法虽多，但均"不若顺气为先"。又如宋代庞安所云："善治痰者，不治痰而治气，气顺则一身之津液亦随气而顺矣。"临证常以逍遥散疏达肝气，培补中土，使津布、液化，痰无生源而消于无形。肝气郁甚者合佛手散、四逆散，并常喜加枳壳、枳实、青皮、香附、郁金等；脾气虚甚者合六君子汤。

2. 痰积甚者逐痰为先 对痰积甚深，阻滞气机，气不得顺者，必先逐已盛之痰，俾痰去则气自可顺。正如《医碥》所云："然停积既久如沟渠壅遏，瘀浊臭秽，无所不有，若不疏通而欲澄治已壅之水而使之清，决无是理。"常以变通十味温胆汤、白金丸等加焦山楂、焦神曲、焦麦芽、大黄、枳实治之。

李英杰主张对中草药的理解运用不能只停留在教科书上，尤其对《神农本草经》要熟练掌握，对各家本草著作亦要了解。如《神农本草经》云"大黄，主下瘀血，血闭，寒热，破癥瘕积聚，留饮宿食，荡涤肠胃，推陈致新"。《名医别录》云其能"破痰实……诸老血留结"；《药性论》言其能"破痰实，冷热积聚"；《本草正》云其"可破积聚，涤实痰"。《本草衍义补遗》云："枳实泻痰，能冲墙倒壁，滑窍泻气之药也。"《药品化义》云："枳实专泄胃实，开导坚结，消痰癖，祛痰水。"熟知本草著作，深谙药性，临证时遣将用兵方能信手拈来。

李英杰认为，纵观顺气与逐痰之先后、轻重、缓急，当循《医统》所云："有理气而痰自顺者，治其微也；有逐痰而气方畅者，治其甚也。二者皆治痰之要也，不可偏废者也。但看痰与气孰轻而孰重，故施治有可急而可缓,故曰逐痰理气,有所先后。"临证应用峻厉之品必是中病即止,是虑其有伤脾以致气愈虚而痰愈生矣。

3. 气虚者补气　《杂病源流犀烛》云"脾气充盛,自能健运,内因之湿何由生,外来之湿何自成,痰即不能为患矣"。《临证指南医案》云:"胃强脾健,则饮食不失其度,运行不停其机,何痰饮之有。"张景岳强调"人之多痰,悉由中虚而然","痰有虚实,不可不辨……善治痰者,惟能使之不生,方是补天之手"。因此,李英杰注重"治痰必辨虚实,依虚实立法选方"。常用香砂六君子汤使清升浊降,气化痰消。本证须严防不辨虚实,妄投滚痰丸、控涎丹等峻剂,以防气愈虚而痰愈盛。

治痰必用破瘀

王清任《医林改错》云:"凡有瘀血也令人善忘。"唐容川《血证论》对此亦云:"血与水,上下内外皆相济而行……故病血者,未尝不病水,病水者,亦未尝不病血矣。"又"须知痰水之壅,由瘀血使然,但去瘀血则痰水自消,宜代抵当丸加云茯苓、法半夏"。盖痰浊生成之后,不仅阻碍气机运行,加重脏腑功能衰退,又易致瘀血产生或加剧。由此李英杰认为,非痴呆型血管性认知功能障碍痰浊必兼瘀血,故宗清代周学海"治痰必用破瘀"之旨,常以张锡纯之荡痰汤及张仲景抵当汤化裁,径用大剂攻逐,直捣顽痰老痰巢穴。

总之,对非痴呆型血管性认知功能障碍痰证的治疗谨遵"见痰休治痰"之古训,遵湿痰燥之、热痰清之、寒痰温之之旨,因气机郁滞者,主以疏肝行气,因脾肾虚而生痰者,主以温补,不忘治痰之本方为正治。

验案举隅

张某,男,52岁。2015年4月12日初诊。记忆力下降7个月。患者1年前因右侧肢体无力而检查头颅CT:腔隙性脑梗死。经住院治疗后肢体不利基本缓解。6个月后逐渐出现记忆力下降,在某医院诊为"认知障碍",经治无好转,并逐渐加重,已不能胜任日常工作,特来求治中医。刻诊:遇事善忘,神思迟钝,神情呆滞,胃脘胀满,急躁易怒,倦怠懒动,大便溏薄,每天2~3次,面色萎黄,舌黯,苔白腻,脉弦滑。患者平素嗜食肥甘厚味,疲于应酬,饮酒甚多,忙于经商,平素操心劳累,多有不快。颈动脉超声检查:左侧颈动脉内膜、中膜增厚,多发软斑;右侧颈动脉内膜斑块。西医诊断为非痴呆型血管性认知功能障碍。中医诊断为呆病。证属痰湿内蕴,瘀血阻络,肝郁化火。治宜燥湿化痰,逐瘀通络,疏肝清热。方以平胃散、二陈汤、抵当汤合菖蒲郁金汤化裁。

处方:苍术15 g,厚朴10 g,陈皮10 g,法半夏12 g,茯苓30 g,柴胡10 g,黄芩10 g,竹茹6 g,枳壳10 g,黄连10 g,石菖蒲10 g,郁金15 g,地龙30 g,生水蛭10 g,土鳖虫10 g,焦三仙各10 g。3剂,每天1剂,水煎分早、晚2次服。

二诊(2015年4月17日):诉药后胃胀已愈十之七八,大便成形,1天1~2次,善忘好转,反应较前灵敏,舌苔白腻渐化。上方改厚朴6 g,加炒白术15 g。15剂。

三诊(2015年5月4日):诉药后自觉神思敏捷几如往常,精神愉悦,已恢复正常工作,胃胀便溏已无,面色润泽。舌黯,苔白,脉弦,稍滑。上方改地龙15 g、炒白术10 g。继服10剂以巩固疗效。

按:本例患者平素嗜食肥甘厚味,"饮食自倍,肠胃乃伤",脾胃虚弱,失其健运之职,湿自内生;饮酒颇多,酒乃"体湿性热"之物,加重内湿,湿阻气机,凝聚为痰,复因湿郁化热,热邪亦可炼液成痰。又因平日操劳过度,多有情志不遂,肝郁化火,故而痰、湿、热、瘀为患。胃脘胀满,倦怠懒动,大便溏薄,每天2~3次,舌黯,苔白腻系湿痰为患;痰邪胶着,阻于脑络,痹阻血脉,因痰致瘀,脑络不通,清阳不得上荣清窍而发为善忘。本例用平胃者,以削平胃中食滞,除胃中湿邪,湿邪得去,脾胃健运，以杜生痰之源。二陈汤乃为湿痰而设，合平胃散使湿浊得化，气机调畅，痰无由生。柴胡长于开郁，黄芩善于泄热，二药相伍，既疏调肝胆气机，又清泄内蕴之湿热；枳壳善走肺胃气分，合柴胡并调肝脾气机。黄连清热燥湿兼厚肠止泻。地龙、生水蛭、土鳖虫逐瘀通络。石菖蒲、郁金化痰活血，醒脑开窍。郁金入气分以行气解郁，达血分以凉血破瘀，合枳壳气血并调。诸药合用，共燥其湿、化其痰、逐其瘀、清其热，使痰、湿、热、瘀诸邪得去，清阳得以上荣清窍而病情向愈。

366 从痰论治失眠

失眠，中医名为不寐，是以入睡困难、睡后易醒、早醒并影响到日间功能的一种睡眠障碍综合征。《黄帝内经》最早确立了失眠的病机为营卫失和、阴阳失调，并论述了睡眠的生理基础，"阳气尽，阴气盛，则目瞑；阴气尽而阳气盛，则寤矣"。历代医家以此为基础，不断拓展失眠的病机，形成诸多学说，如痰浊、痰热、痰火、气郁、瘀血、郁火等使阴阳失调，阳盛不能入于阴，扰乱心神，心神不宁产生失眠；心胆气虚、心肾阴虚、气血不足等阴虚不能纳阳，心神失养造成失眠。随着现代社会生活节奏加快，饮食习惯和饮食结构的变化，失眠的证候谱也在发生变化。长期的临床观察中发现，失眠患者以痰热证型为主的日益增多，以清热化痰法治疗疗效显著。以痰热为兼症的失眠，辅以清热化痰药物，每获良效。学者王一帆等对从痰论治失眠做了探析，以期为后续临床应用提供理论支持。

从痰论治失眠的理论溯源

从痰论治失眠的理论最早可追溯至《黄帝内经》。《素问·逆调论》云："阳明者，胃脉也，胃者六腑之海，其气亦下行，阳明逆，不得从其道，故不得卧也。《下经》曰'胃不和则卧不安'，此其道也。"此句未明确提出从痰论治失眠的思想，但奠定了后世从痰论治失眠的理论基础。胃主受纳，气宜下行，若食积不消，生痰化热，或湿浊中阻，致气机上逆，扰乱心神，夜寐不安。此外，《黄帝内经》最早记载了从痰热论治失眠的方剂。《灵枢·邪客》云："卫气独卫其外，行于阳不得入于阴，行于阳则阳气盛，阳气盛则阳跷陷，不得入于阴，阴虚，故目不瞑……饮以半夏汤一剂，阴阳已通，其卧立至。"半夏汤又名半夏秫米汤，为千古失眠第一方，也是清热化痰理论治疗失眠的第一方。方中半夏燥湿化痰和胃，秫米甘而微寒，泄热利大肠，共奏清热化痰之功。现代医家也多用半夏秫米汤治疗食滞内停，痰浊内生的"胃不和则卧不安"失眠。

南宋时期，严用和在《严氏济生方》中首次明确阐述了因痰致失眠的病机："痰逆恶心，睡卧不安"。严用和重视情志因素对痰证失眠的致病作用："惊忧思虑，气结成痰，留蓄心包，怔忡惊惕，痰逆恶心，睡卧不安""因病惊忧，涎留心胞，精神不守，谵言妄语，不得安卧"。惊忧思虑，情志过极，气机受阻，则气血津液聚而成痰。《严氏济生方》中还记载了治疗痰证失眠的两个经典方剂，寿星丸和导痰汤。寿星丸以天南星燥湿化痰，琥珀、朱砂镇惊安神兼清心火，以生姜汁糊丸增强化痰之功。导痰汤在《济生方》用于因涕唾黏稠造成的坐卧不安，"治一切痰厥，头目旋运，或痰饮留积不散……坐卧不安，饮食可思"。此方在戴思恭《秘传证治要诀·不寐》中明确用于痰证失眠。

及至明清，从痰论治失眠的理论得以盛行，医家们论述各自从痰治失眠的心得，将这一理论补充、发挥与完善。明代前期，医家多从痰浊论失眠，戴思恭在《秘传证治要诀·不寐》首次记载温胆汤治疗痰在胆经的失眠，且使用时减半了方中唯一凉药竹茹的剂量，"避免凉性太过"。明代中期之后逐渐论述痰火失眠，徐春甫在《古今医统大全·不寐候》中详细论述了痰火失眠的病因病机。病因包括情志不舒、脾虚气滞、心肾不交，病机为气郁化火或心火上亢，灼津为痰。提出治疗痰火之后，必养护气血收尾，避免病情反复。张三锡在《医学六要》中收录各家治痰证不眠理论，创造性地提出使用吐法治疗的疗法，并特别指出温胆汤中枳实、半夏为治痰火不眠之药，为后世使用温胆汤加减方治疗痰火不眠埋下伏笔。李中梓在《里中医案·胡慕东不寐》中补充了脾虚病因所致痰浊扰心失眠，治宜先健脾补虚，后化痰和中。唐容川在《血证论·卷六·卧寐》中首载了阴虚痰扰失眠的证治，补充了阴虚痰证失眠的病机。

近现代医家从痰论治失眠，温胆汤类方的使用遍地开花，且以从痰热论治居多。丁甘仁在一例痰湿中阻失眠的医案中，使用半夏秫米汤合温胆汤加味，佐以石决明、青龙齿等镇心安神之品。施今墨善用远志配石菖蒲化痰清热、和中安神，治疗食积所致的痰热扰心失眠。邓铁涛治疗痰阻失眠以温胆汤化裁，并因地制宜，减少枳壳、橘红等温燥药物剂量以适应南方气候特点。刘渡舟化裁出柴芩温胆汤和归芎温胆汤分别用于实证、虚证的痰热证失眠。颜德馨重视情志致病因素，分别使用柴芩温胆或越鞠丸用于痰热偏胜或气滞偏胜的痰热证失眠。张伯礼补充痰瘀失眠的病机，认为痰湿日久，阻滞气机，血脉不行，易生瘀血，痰湿瘀互结，失眠迁延难愈，治宜在清利痰湿的基础上，加丹参、郁金，宁心安神，清气化痰，兼以化瘀。王琦采用辨体—辨病—辨证相结合的方式，使用萎贝温胆汤治疗痰热证失眠，强调晚餐及睡前服药。

从痰论治失眠的病机

1. 痰浊扰心 脾运不健，痰浊内生，阻滞气机，痰郁上扰心神，心神不安，睡卧不宁。多见于形体肥胖之人，症见疲懒乏力，头身困重，面色晦暗，眼睑浮肿，胸闷气滞，喜热食热饮，晨起口中黏腻，大便不成形或黏腻不爽，舌淡红苔白腻，脉沉滑。痰为阴邪，质性黏稠，留伏遏阻，滞涩不散。"痰为阴邪、非温不化""病痰饮者当以温药和之"，治当理气化痰，可予温胆汤加减。方中半夏燥湿化痰，枳实破气消积，化痰除痞，茯苓健脾，以治生痰之源，陈皮、生姜温化痰饮，竹茹清热化痰，制约半夏、生姜燥热之性，共奏化痰和胃的功效。

2. 痰热扰心 痰邪作为一种致病因素，破坏了机体的营卫阴阳平衡状态，痰热内盛，可使阳浮于外，不能入于阴，或内耗阴气，使阴气不能纳阳，阴阳失交，形成痰热证失眠；痰热上扰心神，心神不安，则夜寐难安。症见夜寐不安，胸闷心烦，头面油腻，身热不扬，口黏口腻口气重，口渴而不多饮，小便色黄，大便或干或黏，舌红苔白腻或黄腻，脉弦滑。痰为阴邪，热为阳邪，痰与热合，胶结难解，治以清热化痰、和中安神，可予黄连温胆汤加减。

3. 阴虚痰扰 素体阴虚火旺，灼津为痰，阴虚不能纳阳，阴阳失交，加之痰火上扰心神则不寐。症见多梦易醒，头晕健忘，心烦易怒，心悸不安，胸闷，口干口苦，小便黄，舌红苔薄白或薄黄，脉弦细或滑数。《灵枢·邪客》论述目不瞑之治"补其不足，泻其有余，调其虚实，以通其道而去其邪……阴阳已通，其卧立至"。治宜养阴清热化痰，"调虚实""通阴阳"而"卧立至"。阴虚痰扰失眠的治疗上，可借鉴唐容川的经验，对于火轻或无火者，用张仲景猪苓汤；痰火偏盛者，用李东垣朱砂安神丸；阴虚明显者，用薛己的天王补心丹。

从痰辨治失眠的要点和难点

1. 以理气祛痰为主 "善治痰者，不治痰而理气，气顺则一身之津液随气而顺矣"。痰证失眠的治疗在祛痰的同时，要重视理气药的使用，如枳实、陈皮、香附之类，助化痰之力的同时，使痰随气行，"人之气道贵乎顺，顺则津液流通，决无痰饮之患"。需注意理气药多为辛温芳香之品，使用不宜过量，避免伤阴。

2. 不可过用寒凉 痰浊扰心证失眠，不可过用寒凉。痰为阴邪，过用寒凉，不利于祛痰，且容易耗伤阳气。戴思恭在首次使用温胆汤治疗痰证失眠时，就减半温胆汤方中竹茹剂量，避免凉性太过。李中梓与戴思恭观点一致，他在《病机沙篆·不能寐》中论及痰浊扰心失眠症，也认为不可过用凉药，需以顺气祛痰为主。

3. 重视培补气血 脾为生痰之源，痰邪既是脾运不健的病理产物，也是致病因素。痰邪可令脾胃失于运化，使气血生化乏源，气血运行不畅，则痰证愈重。因此，诸多医家治痰均重视培补气血。南宋严用和就有此思想，其使用的治痰方寿星丸有记载不全的"用人参"一词，寿星丸在明代李梴《医学入门》里详细记载"以人参、菖蒲煎汤下三十丸"，其中人参发挥补气血，助祛痰之功。张景岳认为虚证失眠若只是微痰可不必祛除，只需固护脾胃，培补气血即可，使用秘传酸枣仁汤。元代危亦林以十味温胆汤治疗虚实兼有的痰证失眠，使用党参、酸枣仁、远志、熟地黄、五味子等补气养血之品。

当代从痰论治失眠的探索

1. 从痰论治失眠有增多趋势 临床观察到近年来痰证失眠有增加趋势，文献研究也证实了这一点。对中国期刊全文数据库（CNKI）1999～2009年收录的中医诊治失眠（或不寐）的195条文献进行收集整理，统计分析症候分布规律，发现痰热扰心型排第三位，占比13.3%。而2009年至2018年CNKI、万方数据库、维普全文期刊数据失眠症相关文献的症候分布规律，发现痰热内扰证排第二位，占比15.14%。一项基于古今医案云平台（V1.5.7）及共享医案数据库中所收录的664个失眠医案的4证型频次分析，提示痰热内扰证居首位。

2. 从痰论治失眠的实验研究 对于痰证失眠的机制研究很少，且失眠使用模型多为对氯苯乙酸造模动物，可能难以模拟痰证失眠的全貌，然从痰论治的组方的作用机制或可推断痰证失眠的机制。从痰论治失眠的方剂中温胆汤方研究较多，可从多靶点、多方位、多层次的作用于单胺能系统、γ-氨基丁酸（GABA）系统、调控脑肠轴、食欲素和瘦素治疗失眠。温胆汤可增加失眠大鼠脑内5-羟色胺（5-HT）、5-羟色胺2A受体含量，降低去甲肾上腺素（NE）含量，增加大鼠脑内GABA含量，降低谷氨酸（Glu）含量，增强$GABA_A$受体在失眠大鼠脑组织中的阳性表达，可增加下丘脑中生长激素释放多肽受体mRNA的表达，提高睡眠剥夺大鼠Ghrelin水平，并上调前额叶皮质中食欲素A，瘦素含量和食欲素受体1和瘦素受体的表达，以达治疗失眠的作用。柴胡加龙骨牡蛎汤也可作用于单胺能系统和GABA系统，可提高人体外周血清NE、5-HT、多巴胺（DA）水平，降低大鼠脑组织Glu含量，增加GABA含量。双夏汤（半夏、夏枯草）水提取物可作用于单胺能系统来减轻失眠，可提高小鼠皮层5-HT含量，降低DA和NE的含量，增强下丘脑5-HT1A和5-HT2A受体的表达。

临床研究对于从痰论治失眠的证据支撑

目前临床从痰论治失眠以痰热内扰证居多，代表方剂为黄连温胆汤。黄连温胆汤组方为温胆汤去大枣加一味黄连，出自清代陆廷珍所著《六因条辨》。黄连温胆汤最早用于伤暑，"治伤暑汗出，身不大热，烦闷欲呕，舌黄腻"，具有清热化痰，和胃止呕的功效。现代医家将其用于失眠、胃炎、冠心病、代谢综合征等各种疾病的治疗，其中在治疗痰热内扰失眠中应用广泛。黄连温胆汤治疗慢性痰热内扰型失眠疗效显著，且不良反应少。张伟华使用黄连温胆汤治疗60例慢性痰热内扰失眠症患者，相较于艾司唑仑治疗，黄连温胆汤可显著减轻失眠症状，降低中医证候评分。阮益亨使用加味黄连温胆汤治疗112例痰热内扰证失眠患者，对照组使用舒乐安定，治疗组总有效率为91.96%，对照组的总有效率为77.08%，两组疗效有显著差异，且治疗组不良反应小。过伟峰善用清热化痰法治疗痰热型失眠，认为痰、热需有侧重，痰重热轻的使用温胆汤加减，痰热并重使用黄连温胆汤加减治疗，火热之象重的使用礞石滚痰丸合黄连温胆汤加减。

临床上用于痰热证型失眠除温胆汤类方外，还有柴胡加龙骨牡蛎汤以及一些清热化痰的自拟方。王嘉麟采用柴胡加龙骨牡蛎汤加减方治疗51例痰热内扰证失眠，对照组使用唑吡坦，干预2周，治疗组的总有效率90.20%，对照组总有效率81.63%，治疗组疗效优于对照组。秦保锋使用柴胡加龙骨牡蛎汤合酸枣仁汤的柴枣汤加减治疗痰热内扰证失眠，对照组使用艾司唑仑，治疗组有效率86%，对照组60%，柴枣汤可显著提高受试者的睡眠质量。王行宽自拟百合安神汤治疗阴虚痰热失眠，获得较好的临床疗效。

自《黄帝内经》起就有从痰论治失眠的方剂，历代医家不断将从痰论治失眠的思想补充完善，从痰浊扰心、痰热扰心、阴虚痰扰论治失眠，创造出半夏秫米汤、温胆汤、导痰汤等沿用至今的经典方剂，强调从痰论治失眠应以理气祛痰为主，不可过用寒凉，重视培补气血的治疗要点。随着时代的变迁，失眠的症候谱也在发生改变，现代医家多从痰热扰心论治失眠，使用黄连温胆汤、柴胡加龙骨牡蛎汤等经典方剂化裁取得了良好的临床效果。可见，从痰论治失眠具有重要的临床意义。

367 从痰论治痫病

痫病（癫痫）是一种发作性神志异常的疾病，其主要的临床表现为发作性精神恍惚，甚则突然昏倒，昏不知人，两目上视，口吐涎沫，四肢抽搐，或口中怪叫；或发作前可伴眩晕、胸闷等症状，移时苏醒，醒后如常人，常伴疲乏无力等症状。传统中医认为痫病的发生与痰密切相关。如《丹溪心法·痫》指出痫病"无非痰涎壅塞，迷闷孔窍"；《医学正传·癫狂痫证》认为"痫病独主乎痰"；《寿世保元·痫证》指出"脾虚则生痰，蓄极而通……令风痰上涌而痫作矣"。学者麦华永等对痫病从痰论治的理论和临床实践进行了总结和阐释，并结合现代药理研究成果对痫病化痰诸法进行了整理。

从痰论治痫病之理论依据

1. 痫病病程较长与痰邪致病伏藏体内、反复发作的特点相关 痰是津液代谢的病理产物，又是致病因素。痰是痫病的重要病机。痰邪致病多具有伏藏体内、反复发作的特点。刘茂才认为"癫痫之痰非比寻常，胶着顽固非一时可化，其一也；深伏颅内、筋骨、脏腑，常匿于无形，其二也"。且癫痫之痰可随风气而聚散，顽痰不去，则病情反复。痫病患者大多数病程较长，这与痰邪伏藏的病理特点有关。

2. 痫病发作可见"有形之痰"的症状 文献中记载痫病发作大多存在吐沫、口吐涎沫、喉中痰鸣等有形之痰的症状。如《证治要诀·五痫》云："痫有五……手足搐搦，口眼相引，项背强直，叫吼吐沫，令顷乃苏。"《证治准绳·痫》云："痫病仆时口中作声，将醒时口吐涎沫。"此为伏痰壅盛、随气逆而涌出的表现。痰鸣、吐涎沫等与癫痫发作时的自主神经性症状相似，包括喘鸣，严重时可出现急性神经源性肺水肿。

3. 痫病还具"无形之痰"的症状 痫病的临床表现除具以上发作时的"有形之痰"症状外，还具"无形之痰"的症状。无形之痰生于中焦脾胃，癫痫发作之前可见胸痞呕恶；无形之痰上扰清窍，可见眩晕、头部昏蒙；无形之痰蒙闭心窍，神机失用，轻则呆视、意识模糊，重则突然仆倒、不省人事。中医素有"痰迷心窍"的说法，神志异常多与痰有关，痫、癫、狂等神志异常疾病均与痰具有密切关系，《丹溪心法·癫狂》云："癫属阴，狂属阳……大率多因痰结于胸。"痫病反复发作，可导致精神及性格的改变，即癫痫性精神障碍，类似癫病，符合痰邪的症状特点。癫痫的复杂部分性发作是成人最常见的发作类型，经典表现为意识模糊、呆视、手中动作停止，部分患者表现为自动症，又称为精神运动性发作，该类症状亦与痰邪致病特点相符。

痫病痰证的可能相关实验室微观指标

目前，痰证的常用现代实验室微观辨证指标与自由基引起的脂质过氧化相关，这些实验室微观指标包括超氧化物歧化酶（SOD）、丙二醛（MDA）和Na^+-K^+-ATP酶等。过量的自由基可引起脂质过氧化反应，损伤生物膜，一方面生成代表性产物MDA，另一方面抑制Na^+-K^+-ATP酶活性，从而引起细胞水肿和水钠潴留。SOD可以清除自由基，从而减少MDA形成。根据中医学理论，痰因水湿不得运化凝聚而成，如果机体长期存在氧化应激，代谢产物堆积，其过程也与痰浊的形成类似。林信富发现中风痰证患者血清MDA含量比非痰证及正常人显著升高，SOD同工酶活性明显下降。李玲孺研究痰湿体质与氧化应激的关系，发现痰湿体质人群无论肥胖与否，其抗氧化能力及抗氧化酶活性有代偿性增高倾向，表现为 MDA 表达有增高趋势，外周血 SOD 基因表达明显下调。有动物实验提示脾阳虚模型大鼠体内存在着明显的自由基攻击和氧化损伤。

癫痫发作可造成脑缺氧，脑血流灌注不足，机体的组织在氧代谢障碍时产生大量氧自由基，导致氧化应激反应，损伤线粒体及生物膜，会进一步加重脑细胞损伤，增加癫痫的易感性。另外，过度释放的自由基导致神经细胞的死亡可诱导癫痫发生。Shakeel S 等在毛果云香碱致小鼠癫痫持续状态的实验中，发现预先给予柚皮素治疗的小鼠脑组织脂质过氧化程度显著减轻，MDA 含量较对照组降低，谷胱甘肽含量和其他抗氧化酶较对照组有明显改善。Hamed S A 等发现伴心血管疾病危险因素的癫痫患者血中 MDA 含量高于正常人。在颞叶癫痫（TLE）患者的脑组织中，谷胱甘肽和 SOD 等抗氧化系统发生改变，表明氧化应激持续存在。

从痰论治痫病诸法

痰为痫病的重要病机，王立忠认为痰邪贯穿于痫病病程的始终，可见于痫证未成之时，亦可见于缓解期及发作期。痫病之初起和发作之时，风火痰瘀为标，以息风、清热、豁痰开窍、化瘀为法；痫病误用寒凉，或素体寒，则予温化寒痰；痫病迁延不愈，耗伤正气，邪气未退，多为虚实夹杂，故祛痰同时，多予补虚，如健脾化痰、补益肝肾。

王坤等通过检索国内数据库探索癫痫用药规律，发现治疗痫病的药物存在固定搭配，置信度最高的关联群为半夏-陈皮-茯苓-天南星。司富春等通过数据挖掘研究痫病方剂使用，发现使用频率最高的为祛痰剂，方药主要为定痫丸、涤痰汤、礞石滚痰丸。由此可见，采用化痰法治疗痫病已被医家广泛应用。

1. 化痰治疗痫病的基本方为定痫丸　定痫丸出自清代程国彭《医学心悟·卷四癫狂痫》，"痫者……虽有五脏之殊，而为痰涎则一，定痫丸主之"。定痫丸的组方严谨，主要由天麻、川贝母、法半夏、茯苓、茯神、胆南星、石菖蒲、全蝎、僵蚕、竹沥、琥珀、陈皮、远志、丹参、麦冬、辰砂等组成。其中的天麻、川贝母、胆南星、法半夏、陈皮、石菖蒲、远志、僵蚕、竹沥等均有化痰之效，涉及燥湿化痰、润燥化痰、化痰开窍、清热化痰、化痰息风、化痰宁神、化痰通络等多种治痰之法，为化痰法治疗痫病的基本方剂。在此基础之上加减化裁，可治多种证型之痫病。熊继柏认为痫病病机的关键在于"痰邪作祟"，常用定痫丸加减治疗痫病属风痰闭阻证患者。

姚志浩等探究定痫丸联合丙戊酸钠片治疗癫痫，采用随机平行对照研究，结果表明联合用药疗效优于单纯西药。笪玉兰等在维持原有抗癫痫药的基础上，运用定痫汤加味治疗风痰闭阻证耐药性癫痫，结果显示定痫汤加味可减少癫痫发作频次，缩短发作持续时间，减少不良反应。定痫丸的抗癫痫作用可能是通过多种途径达到的，如朱萱萱等用腹腔注射戊四唑制备癫痫大鼠模型，发现与模型对照组比较，定痫丸组的大脑皮质 γ-氨基丁酸含量升高、谷氨酸含量降低，海马中 c-fos 的阳性细胞数减少，推测定痫丸作用机理与降低谷氨酸含量、升高 γ-氨基丁酸含量以及阻断 c-fos 基因表达有关。周胜利等研究定痫丸治疗癫痫的作用及机制，采用腹腔注射青霉素制备癫痫急性模型，按实验设计给各组大鼠采用不同剂量灌胃给药，结果显示定痫丸能减少癫痫发作频率，降低脑组织 MDA 含量，升高 SOD 活性，推测其抗痫机制可能与抑制自由基引起的脂质过氧化反应、增加自由基的清除等有关。

2. 清热化痰　肝气久郁则化火，痰浊长蕴则化热，肝火夹痰热上蒙清窍而成本病，治法用药应"寻痰寻火，分多少治之"。常用龙胆泻肝汤合涤痰汤治疗，龙胆泻肝汤苦寒泻肝经湿热实火，涤痰汤可化痰开窍。

周绍华认为痫病是因痰瘀凝结于脑内，化热生风，因此在临床上以清热化痰、活血散结、息风止痉为治疗方法，善用温胆汤加味（如黄连黄芩温胆汤、柴胡黄连黄芩温胆汤等）治疗痫病。马融认为热痫是痫病发展过程中表现为热证的一类证型，总括其病机为热盛、炼痰、生风，借用《温病条辨》"三焦分治"治疗思路，提出痫病三焦辨证纲领，确立清热豁痰息风的治疗原则。曹勇等的随机对照试验结果显示，与单纯西药治疗相比，龙胆泻肝汤合涤痰汤加减治疗癫痫发作期痰火扰神证，可明显减少癫痫发作频次和持续时间，改善患者生活质量，增强机体抗氧化应激能力。

3. 温化寒痰 癫痫日久，正气虚耗，阳气虚衰或素体阴寒内盛，或误用寒凉攻下太过，则可成阴痫。阴痫发作时可见面色晦暗，手足清冷，昏愦，抽搐时作，吐涎沫。治疗应以温化寒痰，开窍醒神为法。《三因极一病证方论》中使用药性辛温热的黑附子、生天南星、生半夏、白附子治疗阴痫。

杨杏林等认为痫之痰深遏潜伏，黏腻胶固难化，此时需用破涤力强及开导推动之药物，以祛实邪之积聚；通过辨病辨证相结合，提出应采用辛热开破法（组方药物主要为川乌、胆南星、半夏、白附子、川芎、白芍、蜈蚣、黑大豆、生姜）及温阳除痰治疗自主神经性癫痫，取得良好效果。姚奇志进行五生饮煎液的制剂研究，确定对生半夏、生川乌、生天南星采用布包煎，高效液相色谱法（HPLC）测定五生饮水煎剂中三种乌头类生物碱的方法可靠，准确性良好，并进行急性、亚急性毒性试验，均未见明显毒性反应。黎兴键等采用减味五生饮合二陈汤灌胃治疗阴痫模型大鼠，并以治疗大鼠的含药血清处理谷氨酸损伤后的 PC12 细胞，发现含药血清可提高细胞活力及降低 Ca^{2+} 浓度。

4. 化痰活血 临床发现痫病患者有时瘀阻之象不明显，但病久难愈，而采用活血法治疗后有较好疗效，因此可从痰瘀互阻进行辨证。痰浊与瘀血可相互影响，痰浊停留可致气血不畅，气滞血瘀则津液流通受阻变为痰浊，痰瘀互结可使痫病反复发作，缠绵难愈。

王净净主张痫病痰瘀阻滞时要遵循"治痰要活血，活血则痰化"的原则。痰浊停滞甚者，当理气化痰为主，活血化瘀为辅；因瘀血滋生痰浊者，当活血化瘀为主，兼以理气化痰。余瀛鳌教授认为难治性癫痫的病机主要责之痰、瘀，以潜镇止痫、化痰通络为主要治法，制定痫病通治方"癫痫促效方"。《中医内科学》第 2 版采用血府逐瘀汤加半夏、胆南星治疗瘀血内阻挟痰之痫病；采用通窍活血汤加半夏、胆南星、竹茹、远志治疗瘀阻脑络、痰涎偏盛之痫病。

胡静采用桃红四物汤合涤痰汤加减治疗癫痫 52 例，结果显示中西医结合的疗效明显优于单一西药治疗。郭宁等进行以豁痰活血的抗痫煎剂治疗癫痫的随机对照试验，结果提示中西医结合治疗在改善临床症状、脑电图等方面优于单一西药治疗。

5. 补虚化痰 痫病日久，或小儿肺脾肾相对不足，虚中有实，此时痫病的治疗不应一味化痰。《景岳全书·癫狂痴呆》云："复有阴盛阳衰及气血暴脱而绝无痰火气逆等病者，则凡四君、四物、八珍、十全大补等汤，或干姜桂附之类，皆必用。"《医学传灯·痫症》认为痫病属于阴者，"治之难愈，宜用六君健脾汤，八味地黄丸，亦所必用也"。脾胃虚弱挟痰则应益气健脾化痰，用六君子汤类方加减。肝肾阴虚挟痰则应滋补肝肾，佐以清热化痰，方用大补元煎加竹茹、天竺黄、贝母等。

王国三认为痫病的治疗，化痰尤应重视温阳，因肾虚是癫痫发病之根，肾阳是一身阳气之根本，气血津液得阳温化才不致津液停聚为痰，在善后调理时加入温阳补肾之品以扶正祛邪，杜绝痰的产生。胡桂轩等采用归脾汤加石菖蒲、制天南星、全蝎治疗小儿癫痫日久，证属气血耗散、肝脾肾亏虚者，效果优于西药对照组。邓仕龙等运用健脾补肾化痰法治疗小儿癫痫，治疗后发作频率减少及脑电图改善。张横柳创立益气息风化痰法，并制成"痫宁片"治疗癫痫，动物实验提示其能降低大鼠脑内 c-fos 的水平，上调慢性癫痫大鼠海马区 GAD65 的表达。

从痰论治痫病的各类中药

治疗痫病的常用化痰中药可分为辛温化痰药、清热化痰药及具有独特功效的化痰药。

1. 辛温化痰药 辛温化痰药的代表为法半夏、白附子、天南星，三者均来源于天南星科植物，性味均辛、温。刘平安等分析 37 篇名老中医医案癫痫用药规律，发现使用频率最高的药物为胆南星和法半夏。法半夏长于燥脾湿而化痰浊，温脏腑而化寒痰，多用于痫病属痰湿者；天南星性走窜，专走经络，散风镇惊，为祛风痰要药。生天南星药性辛燥而烈，毒性较大，能温化寒痰，如五生饮，制天南星苦温辛燥，擅治经络风痰、顽痰，而胆南星经过炮制后，性变凉润，辛温燥烈之性大为减弱，且无伤阴之弊。白附子既能燥湿化痰，更擅祛风止痉。

2. 清化热痰药 竹沥、天竺黄、礞石等为临床上治疗痫病使用较多的清热化痰中药。清化热痰药的性味多苦、辛或甘、寒。苦能燥能泄，故能清热祛湿，辛能行能散，行气行血而痰不生。竹沥甘寒，入心、肝经，质滑性速，可通达上下百骸毛窍诸处，能清热豁痰，定惊利窍。天竺黄甘寒，性缓，也可逐痰开窍，擅定惊止抽搐。礞石质重性坠，味咸，长于下气坠痰，为"利痰圣药"，且可平肝定惊，多用于治疗顽痰胶结，如用治积痰惊痫的礞石滚痰丸。因礞石药性重坠猛烈，非热痰内结不化之实证者不用。

3. 具有独特功效的化痰中药 如石菖蒲、天麻、远志、僵蚕等。石菖蒲辛苦而温，芳香而升散，擅开窍豁痰，用治痰浊蒙蔽心窍之证。天麻甘、平，入肝，《本草汇言》言其"主头晕虚旋，癫痫强痉……一切中风，风痰等证"，有祛风痰之效，擅平抑肝阳，祛风止痉。远志苦、辛，入心开窍，可豁痰开窍，使心气通，擅安神益智，交心肾。僵蚕味咸，辛，性平，主小儿惊痫，能祛风痰，对痫病夹痰热者尤宜。

定痫丸中包含以上多种化痰药，攻补兼施，寒热并用，针对病因病机，豁痰开窍，平肝息风，镇惊心神，其处方原则对痫病的遣方用药有参考作用。

4. 化痰药现代药理研究 临床研究表明，癫痫患者的血浆黏度、红细胞沉降率、红细胞聚集指数均有不同程度的升高，脑血流量减少和红细胞变形能力降低。化痰药（如法半夏、瓜蒌、浙贝母、石菖蒲）有不同程度降低全血黏度的作用，且可显著增加红细胞的变形能力，在一定程度上可改善脑部供血。

马永刚对从法半夏中提取的半夏生物总碱进行药理实验，结果显示半夏生物总碱具有抗癫痫作用，认为其机理可能与抑制兴奋性神经递质的释放，减少大鼠脑内兴奋性神经递质谷氨酸（Glu）的含量，增加脑内 γ-氨基丁酸（GABA）受体 mRNA 的表达，增加 GABA 受体的数目等有关。天南星、白附子能延长尼可刹米诱发的小鼠惊厥潜伏期。天麻含有的天麻素、石菖蒲中的 α-细辛醚具有抗癫痫作用。竹沥的化学成分、远志含有的远志皂苷与生物碱及僵蚕含有的草酸铵均有抗惊厥作用，僵蚕提取物能对抗兴奋性氨基酸诱导的神经毒性，从而保护海马神经元、降低脑缺血及其他因素导致的神经损伤。贝母的主要活性生物碱贝母素甲可能通过降低难治性癫痫大鼠大脑皮层糖蛋白介导的多药耐药相关蛋白 1（P-gp/MDR1）的表达，降低抗癫痫药的耐药性。

中医治疗痫病的历史源远流长，痫病从痰论治更是被广泛应用于临床。麦华永等对痫病从痰论治的理论和临床实践进行了总结和阐释，并结合现代药理研究成果对痫病化痰诸法进行整理。随着现代医学对痫病认识的不断深入，将有助于痫病中医学病机的理解，从而提高痫病的中医疗效，拓宽癫痫的治疗思路。

368 怪病多痰观下的抑郁症与慢性疲劳综合征

抑郁症与慢性疲劳综合征均为迄今为止机制不明，尚无公认治疗方法的疾病。对以上 2 种疾病的临床数据研究表明，疲劳和躯体症状是抑郁障碍患者常见的伴发症状，而抑郁样情绪是慢性疲劳综合征病程中产生的特征性表现。有研究指出，抑郁症与慢性疲劳综合征患者，均表现相似的躯体及心理变化，如疲劳、情绪低落、失眠、注意力不集中、记忆和认知能力下降等症状，同时存在"郁"与"疲"的特点，有缠绵反复、久病难愈的共性，在临床症状上存在"相互重叠"的现象。中医素有"怪病多痰"的认识，从"痰"论治疑难杂症每获奇效。以上 2 种疾病牵涉系统之复杂、躯体及精神症状之奇特、病证迁延难除之顽固，正合"顽痰怪证"之说。因此，学者门奕年等认为，从"痰"探讨抑郁症与慢性疲劳综合征，阐明其发病机制相关性，或可为基础研究和临床诊疗提供理论依据与异病同治新思路。

怪病多痰概说

1. 简析痰形，浅释痰意 中医学言痰，既包括咳吐可见的痰涎，即有形之痰，与现代医学对痰的定义相差无几。也包括停积或流窜于脏腑组织间的无形之痰，它变化多端，不可见、不易察，但可从症测知。如《类证治裁·痰饮》所云："痰随气升降，遍身皆到，在肺为咳，在胃为呕，在心则悸，在头则眩，在背则冷，在胸则痞，在胁则胀，在肠则泻，在经络则肿，在四肢则为痹，变幻百端。"可见痰邪致病的广泛性和复杂性。

2. 痰本津液，蓄积为患 《医学正传》云："津液稠黏，为痰为饮。"阐明"痰"的本质为"津、液"，津液流行滋濡，而痰浊则凝聚滞碍。吴焕林等认为，"痰"的内涵指津、液因气化功能失常在人体内逐渐积聚形成的产物。因此，不论外观形态有无，"痰"都是物质性的存在。当代学者已通过形态解剖、生化检测等手段，从客观、微观角度为阐明无形之痰的实质做了大量探索。王孟英认为"痰之为病，最顽且幻"，说明痰之为患，病程缠绵，症状奇诡，难以治疗。痰源于津液，本于水湿，蕴阻不化而困遏清阳，伤阳耗气，为阴邪。再者，痰为实邪，阻塞经脉，扰动气机，若郁而化火，则可进一步耗气伤阴，因实致虚。故其证往往虚实夹杂，久则阴阳俱损，以致怪症频见，其病胶结难解。正是由于痰的特性，熊继柏将疑难杂症的特点总结为症状奇特、诊断不明、久治不效，并认为"怪病多痰"。

痰气交阻是抑郁症与慢性疲劳综合征的病机核心

1. 两病相似，皆因于痰 抑郁症是一种精神障碍性疾病，以情绪低落、兴趣减退、快感低下、思维迟缓、主动性降低为主要表现，亦可表现出多种功能性躯体障碍。疲劳是抑郁症的核心躯体症状之一，超过 90％的抑郁症患者有疲劳的困扰，部分学者将其总结为抑郁症低动力症状，且疲劳可使抑郁等负性情绪加深。慢性疲劳综合征通常被视为一种病因不明的躯体障碍性疾病，以长期而严重的疲劳感，充分休息仍不能缓解为主要表现，并伴随与认知、免疫、内分泌、自主神经功能下降有关的各种症状。而诸多不适及生活质量严重下降也会导致抑郁症状频繁发生，不利于患者的身心健康，进而影响疲劳状态的恢复。罹患抑郁症或慢性疲劳综合征的患者，久病迁延反复发作，正合痰浊为患的质性黏腻，留伏遏阻，滞涩不去之象。从"怪病多痰"的视角审视，二者相似的症状和体征，如眩、晕、困、重、胀、闷、痞、结、痛、酸、冷、麻、颤等，皆可归因于痰。痰可引起神志异常，心主神明，脑舍元神，心脑共掌人之神识，若痰随气上行，蒙蔽清窍扰乱心神，则致头脑昏蒙、思维迟缓、淡漠健忘、抑郁寡欢。痰可造成乏力倦怠，《杂病源流犀烛·痰饮源流》云："湿痰，身重而软，倦怠困弱。"水湿阴凝，遏伤阳气，阻滞中焦，则胀闷不舒，脘腹痞满，食欲下降，周身困乏，疲软怠惰。痰可造成酸麻冷痛，气血周流循其经脉，若为阴痰实邪痹阻，气血不能通达肌肉筋骨，则局部或周身酸麻冷痛。痰可郁久化热，壅遏成毒，致连绵低热，或时发潮热，易于咽喉肿痛。痰可干扰昼夜节律，影响阴阳经气周流接续，导致昼不精而夜不寐。因此，抑郁症患者在情绪心理及认知功能异常的基础上，亦会出现乏力疲惫、胸闷气短、食欲下降、头痛头晕等躯体化症状；慢性疲劳综合征患者承受着躯体疲劳，其精神也难以振奋，表现出情绪低落、恍惚萎靡、志意涣散、思维迟缓、记忆力差等神志上的症状。由此可见，二者在众多症状上交叉重叠，存在明显的相似性，有学者指出，二者是在一定程度上存在因果关系的异质性疾病，并非"共病"疾病，应被视为"共同相关疾病"，是共同病理途径的临床表现。研究表明，抑郁症与慢性疲劳综合征有着相同的候选生物标志物，同时也具有各自独特的代谢产物。这说明2种疾病存在共性以外的差异，也验证了二者之间的潜在关联。

2. 痰气交阻，顽证难除　抑郁症与慢性疲劳综合征的病机固然可归因于痰，但致病之痰亦是机体功能紊乱的病理产物。在人体这一结构关联庞杂的巨系统中，精血津液等构成机体并维系生命的基本物质属阴，它们的贮藏和输布，需要阳气的固摄和温运，方能气化周流，溉养周身，发挥功用。气的运行，在调控新陈代谢，维持生命活动中发挥着重要作用。气机以通为常，气机的调匀反映脏腑的功能，决定机体的健康，正所谓气聚则生、气壮则康、气衰则弱、气散则亡。若脏腑功能失调，气机不利，精血津液亦失其生理功能，化为湿痰死血，痰气交阻为患，以致怪症丛生，顽证难除。抑郁症与慢性疲劳综合征气机不利而生痰致病的原因，门奕年等认为有以下3点：过激气郁、过劳气耗、过逸气滞。以上两种疾病的发病率逐年上升，且青壮年高发，与现代人们工作任务繁重、社交关系繁琐、生活压力增高，导致精神长期应激、躯体长期疲劳密切相关。情志不遂，易导致肝气不舒，或乘于脾，则中州升降停滞，气机郁结不通；劳则气耗，过度房劳、劳力、劳心损耗人体精、气、血，致元气亏耗。此外，过度安逸少动也可导致机体功能衰退，以致筋骨柔脆，体弱神倦，气机迟滞。气机郁结、亏耗、迟滞，均使气血运行不畅而水津不布，聚化痰浊。观今人之病，抑郁症和慢性疲劳综合征均表现"郁"与"疲"的特点，这种机体的病理状态势必导致痰浊内生，而痰浊为患亦可加重病理状态。故新痰因气病而生，气机因宿痰而困，气机不利对以上两种疾病起病、发展、加重、迁延的影响贯穿始终，不可忽视。因此，痰气交阻是抑郁症与慢性疲劳综合征的病机核心，以致脏腑功能难复，患者长期处于"抑郁"与"疲劳"的疾病状态。郁者不通，津液因气机闭塞而郁浊困滞；疲者无力，津液因气机薄弱而行缓滞涩。前者可郁久化火，灼津成痰，耗气伤阴，因实致虚；后者可疲久积滞，酿痰阻气，郁气伤阳，因虚致实。因此，抑郁症与慢性疲劳综合征皆为痰气交阻以致虚实夹杂，久则寒热错杂，阴阳俱损之证。

论治发微

1. 纵观病程，溯源求本　抑郁症和慢性疲劳综合征有各自差异而又重叠关联的症状与体征，体现了痰邪致病涉及病种广泛、病情复杂、病程缠绵的特点，而气机不利是内生痰浊的中心环节。正如《医碥》所云："痰本吾身之津液，随气流行。气若和平，津流液布，百骸受其润泽，何致成痰为病？"方永奇等学者也认为痰证病机为气机不畅致水湿停聚，并提出了痰证病理生理学本质假说：认为痰并非单纯的某一种物质，而是由涉及多器官、多系统的复杂病理生理过程导致的代谢产物堆积、内环境紊乱，其中最根本的是神经内分泌功能失调导致全身各系统、器官功能障碍。究其根本，引起气机不利，产生这种功能性紊乱，造成机体内环境改变的原因，是脏腑功能失调。《四圣心源》云："痰饮者，肺肾之病也，而根原于土湿。肺肾为痰饮之标，脾胃乃痰饮之本。"盖因肺、肾、脾胃与气的运行及水液代谢密切相关。肺金主气，职司宣肃，通调水道，为水之上源，津液向上向外滋养皮毛、向下向内濡养脏腑，浊者归于膀胱，皆需肺气的参与；肾水纳气，乃气之根，气化之本，职司开阖，为水之下源，津液的化生、代谢皆有肾阴肾阳的调节；中土脾胃，乃生气之源，斡旋气机，运化水谷，敷布精微，溉养四傍，为元气之本，《景岳全书》云："津液生于脾胃，水谷所成。"亦云："若元气日衰，则水谷津液，无非痰耳。"可见津液的生化、布散与脾胃的纳运升清直接相关。此外，痰多挟血瘀、伴气郁，心气的推动和肝气的疏通对津液的流行畅达也很重要。因此，追溯气机不利，内生痰浊的根源，乃疏于养生保全，因外感淫邪、内伤七情、饮食偏嗜、过劳气耗、过逸气滞，使脏腑功能失调，失于疏泄、温运、运化、宣肃、气化，影响气机升降出入，上下相召，导致气阻津停而生痰致病。这与现代医学对抑郁症和慢性疲劳综合征由多因素共同致病，多系统功能紊乱所致的认识相符。由于痰浊既是病理产物，又是致病因素的特性，且与气机存在"因、缘、果"的内在联系，一旦既已化生，不免扰动气机，持续加重病情，耗损阴阳，继而伤及脏腑。

2. 欲医顽疾，效看中医 抑郁症与慢性疲劳综合征的发病机制较为复杂，研究人员从遗传、社会心理、神经生理、免疫炎症、能量代谢等角度做出大量假设和探索，并获得了与之相关的组织细胞结构及功能、生物大分子及其通路异常的证据。近些年，随着微生物组学和代谢组学的发展，从肠道菌群、肠菌宿主代谢物及其通路来研究以上两种疾病也取得了一定进展。但对于以上两种疾病，至今仍未有特效的药物或心理疗法出现。目前，中医对抑郁症与慢性疲劳综合征的病因病机及治疗尚未形成统一标准，但其作为现代社会愈发常见的慢性疑难性疾病，已对临床诊疗提出新的挑战。"顽痰怪症""怪病多责之于痰"，是杏林先贤在长期临床观察和理论传承中总结出的宝贵经验。门奕年等认为，在此类疾病的临证中，应把握痰气交阻这一病机核心，理清脏腑功能失调-气机不利-化生痰浊-阻滞气机-伤及脏腑这一发病过程，充分发挥中医整体观念，统御全局优势。《丹溪心法》云："善治痰者，不治痰而治气，气顺则一身之津液亦随气而顺矣。"从治疗的角度进一步说明气机与痰的关联，欲运其痰，必强其气。黄瑶等以温振助运，补气解郁法拟方，治疗慢性疲劳综合征取得显著疗效。但病情迁延顽固者，此痰浊蕴阻日久，欲顺其气，必祛其痰。周绍华认为抑郁症发病根源为脏腑不和，但气机不畅必生痰，久病怪病多兼痰，故治疗时擅用理气化痰之温胆汤化裁，屡次获效。此外，痰常兼邪，痰邪可单独致病，又常兼夹他邪合而伤人，使他邪难去，病情更加复杂，故王孟英在治疗怪病时指出"欲清气道之邪，必先去邪所依附之痰"。脏腑失和是诸病之源，亦为诸疾之果，恢复脏腑功能对稳定机体内环境和疾病的转归至关重要。而欲复其脏，必理其气；欲壮其气，必调其脏。针刺作为通达经络，调理脏腑，振奋气机的传统方法，在治疗抑郁症与慢性疲劳综合征中疗效确切且广泛应用于临床。中医以其独有的对藏象、经络、气机的认识，能够整体、动态地把握机体的物质变化与功能影响，对慢性疑难性疾病的防治和研究提供了重要支持。

综上所述，抑郁症与慢性疲劳综合征是具有共同候选生物标志物和各自独特差异代谢物的异质性疾病，在发病机制上有潜在关联。以上两种疾病共同涉及的情绪心理变化和复杂躯体症状，是共同病理途径的临床表现。从中医"怪病多痰"的视角看，两种疾病诸多相似的症状体征皆可归因于痰，痰气交阻是二者相关的病机核心。痰浊为患的来龙去脉，其初化始生和持续加重，均绕不开气机不利。气机不利的根本在于诸脏腑功能失调，这与现代医学研究认识到的二者由多因素共同致病，多系统功能紊乱所致相符。故脏腑功能失调-气机不利-化生痰浊-阻滞气机-伤及脏腑是二者的共同发病过程。而欲复其脏，必理其气；欲顺其气，必祛其痰；欲运其痰，必强其气；欲壮其气，必调其脏。因此，在抑郁症与慢性疲劳综合征的基础研究和临证过程中，应重点关注"痰"与"气"的互作关系，深入探究无形之痰与气的本质。针对痰浊困遏气机而加重病情，首当祛旧痰以助顺气；针对气机郁结、亏耗、迟滞的生痰致病根源，当调理脏腑施攻补之法，使新痰不生，可收全效，以期攻克顽症怪病。

369 从痰论治慢性荨麻疹

荨麻疹是一种由于皮肤、黏膜小血管扩张和通透性增加而导致的局限性水肿反应，表现为红斑风团或血管性水肿，若皮疹反复发作达每周至少两次，并连续至少六周以上者称为慢性荨麻疹。痰邪致病具有"随气升降，无处不到""变化多端""病势缠绵，病程较长""怪病多痰"等特点，与慢性荨麻疹诸多临床表现符合。历代医家认为"风善行而数变""风胜则痒"，强调风邪是本病发病的关键因素，鲜有医者从痰诊治本病。学者龚宇欣等着重从免疫反应、血液流变学、炎症反应及氧化应激反应探讨了两者的共性，发现痰湿体质人群是慢性荨麻疹患者的高发人群，进一步论述了从痰论治慢性荨麻疹的治法方药。

痰与慢性荨麻疹涉及共同的发病机制

1. 免疫反应是痰和慢性荨麻疹发生的核心环节 西医认为荨麻疹发病的核心是肥大细胞激活脱颗粒释放组胺和其他促炎递质，但对于肥大细胞激活的原因认识尚不明确。在慢性荨麻疹发病机制的各种假说中，免疫反应受到最广泛的认可，最经典的是 I 型自身变态反应。痰邪是免疫异常的产物，免疫监视、免疫自稳、免疫防御功能失调则可产生痰邪。免疫监视功能异常导致机体无法正常识别和清除体内发生突变的肿瘤细胞，进而导致肿瘤的发生，中医认为肿瘤的发生是由"痰瘀毒邪"所致。免疫自稳功能异常则造成衰老细胞、死亡细胞或其他有害的成分的堆积，中医认为痰本质是体内堆积的代谢产物或病理产物，以及虽属正常范畴但蓄积过量的物质。免疫防御功能异常则机体无法有效清除异物和外来病原微生物等，这些物质一方面构成痰邪，另一方面激活免疫应答，出现黏附分子表达增加、免疫复合物沉积、淋巴结肿大等痰邪病理表现。中医认为痰性黏滞，而黏附分子可介导细胞与细胞间、细胞与基质间的黏附；中医称淋巴结肿大为"痰核"，是痰邪结聚的表现；免疫应答中分泌过多的抗体与抗原结合形成循环免疫复合物沉积在人体血管壁、关节滑膜、心肌、心内膜成为具有致病性的病理之痰。

2. 血液流变学改变是痰与慢性荨麻疹发生的重要环节 慢性荨麻疹发病中毛细血管的参与十分重要。肥大细胞释放组胺、白三烯等炎症介质作用于皮肤、黏膜小血管，血管平滑肌收缩、血管扩张及通透性增加，血浆外渗产生红斑风团，刺激神经末梢产生瘙痒感。有研究发现，在慢性荨麻疹患者中 D-二聚体、凝血酶-抗凝血酶复合物、凝血因子等水平均高于正常群体，辅用华法林抗凝治疗可增强荨麻疹治疗效果，证明凝血机制的活化与慢性荨麻疹发病具有相关性。另有研究表明，痰证患者血液流变学的突出表现为血液的浓稠性、黏滞性、聚集性和凝固性增高。痰证患者血浆 D-二聚体等指标增高，血浆 D-二聚体是反映体内凝血和纤维蛋白溶解级联活化的重要指标，且与荨麻疹的症状评分呈正相关关系。中医认为痰性黏滞，易阻碍气机，易致血瘀，痰瘀之间存在同源、互结、互化等关系。

3. 炎症反应是痰与慢性荨麻疹发生的基础环节 痰证与慢性荨麻疹本质上都是机体整体或局部处于一种慢性炎症状态。痰邪与炎症相关性可以从两方面说明：一是痰邪既是致病因子又是病理产物的特性与炎症的特性相符。二是痰邪所致疾病（如冠心病、慢阻肺、肿瘤、哮喘等），本质都是一种慢性炎症反应。近年来免疫-炎症反应在慢性荨麻疹（CU）的作用已逐渐形成共识。CU 发病的核心环节是肥大细胞激活并释放细胞因子及组胺等炎症介质。有学者认为 CU 是一种免疫反应介导的炎症性疾病，全身促炎状态是慢性荨麻疹的特征。研究表明 C 反应蛋白（CRP）、白介素-6（IL-6）、肿瘤坏死因子-α（TNF-α）等炎症介质在痰证及慢性荨麻疹中表达增加。炎症指标红细胞沉降率（ESR）及 CRP 可作为

CU疾病严重程度的指标。

4. 氧化应激反应是痰与慢性荨麻疹发生的交叉环节　氧化应激反应与痰、慢性荨麻疹发生有关。近年来氧化应激与荨麻疹发生的相关性受到学者们的关注，氧化与抗氧化失衡参与了荨麻疹的发生发展。肥大细胞、$CD4^+$ T淋巴细胞、嗜酸性粒细胞和嗜碱性粒细胞等在CU患者皮内浸润。这些炎症细胞经过长期激活，会产生大量的游离活性氧（ROS），从而导致氧化应激。有学者认为自由基是体内代谢累积的痰浊，痰证患者体内超氧化物歧化酶下降、脂质过氧化物及丙二醛升高，化痰治疗可使上述指标恢复正常。

痰湿体质人群是慢性荨麻疹高发群体

1. 痰湿体质在慢性荨麻疹患者中占比较高　现代中医体质学研究认为痰湿体质是由于生活习惯、后天饮食、疾病等因素引起的体内水液代谢失常、痰湿凝滞，以口黏、身重、体型偏胖为主要临床表现的一种偏颇体质类型。胡会丽依据王琦体质九分法对220例慢性荨麻疹患者进行调查发现，排名最靠前的三者依次为阳虚质、气虚质和痰湿质。陈立翠根据小儿临床体质的分类标准对78例荨麻疹患儿进行临床体质分类研究，发现痰湿腻滞质21例，仅次于占比最高者肺热阳盛质。梁同静根据黄煌《中医十大类方》的体质判定标准，研究方证体质在165例慢性荨麻疹中的分布情况，结果发现黄芪体质75例，占比最高（45.5%）。尽管以往认为黄芪体质与气虚体质相对应，但龚宇欣等认为黄芪体质具有乏力、自汗及肥胖、体重、肌肉松软浮肿、肢体酸麻、舌质淡胖苔润等表现，更倾向气虚体质与痰湿体质的结合。以上对慢性荨麻疹的体质调查直接说明了痰湿体质人群是慢性荨麻疹的高发群体。

2. 痰湿体质和慢性荨麻疹均与过敏性疾病密切关联　慢性荨麻疹从诱因、病理、发病部位以及伴随发生情况等方面，与哮喘、湿疹、过敏性鼻炎等过敏性疾病关系密切。这一类过敏性疾病均属发生于皮肤黏膜屏障结构的过敏性疾病，如慢性荨麻疹常可伴见过敏性鼻炎、支气管哮喘等。上述过敏性疾病具有以下共同特征：具有遗传倾向；存在一定诱发因素，可由花粉、尘螨、食物等变应原诱发；具有共同的病理：IgE介导肥大细胞、嗜碱性粒细胞、嗜酸性粒细胞活化释放生物活性介质，产生毛细血管扩张并增加其通透性、刺激平滑肌收缩、促进腺体分泌以及促进局部炎症反应等。

对过敏性疾病体质分布进行流行病学调查，过敏性疾病与痰湿体质密切关联。孙汗清对某省中医院140例过敏性疾病（包括鼻炎、湿疹、哮喘）患儿进行体质辨识分析，体质分布情况：偏颇体质130例（92.9%），其中痰湿质（31例）仅次于气虚质（39例）排名第二。赵艳霞对某中医药研究院附属医院482例湿疹患者进行体质调查，单一体质中痰湿质年发病次数最多。由此可见，哮喘、湿疹、过敏性鼻炎等过敏性疾病中痰湿体质十分常见，而慢性荨麻疹又与上述过敏性疾病存在诸多共性，间接说明了痰湿体质人群是慢性荨麻疹的高发人群。

3. 痰湿体质是代谢综合征产生的土壤　代谢综合征（MS）是一系列复杂的代谢紊乱症候群，是体内的脂肪、碳水化合物、糖类等物质发生代谢紊乱的病理状态，包括肥胖、高胰岛素血症、胰岛素抵抗、糖脂代谢紊乱和高血压、蛋白尿、高尿酸血症等。徐喃喃对符合代谢综合征西医诊断标准的328例患者进行中医体质辨识，比例最高的体质类型为痰湿体质有82例，占总人数的25.0%。陈瑞妹对××省第二人民医院146例代谢综合征患者体质调查发现：偏颇体质114例（89.08%），其中痰湿质28例（19.18%），为偏颇体质中发病之首。以上调查证实了"痰湿体质"是代谢综合征产生的土壤，而代谢综合征与慢性荨麻疹发病之间存在显著相关性。有研究认为慢性炎症是慢性荨麻疹与代谢综合征的共同的病理基础。脂肪细胞产生胰岛素抵抗，释放TNF-α等活性物质，使毛细血管的通透性增加，从而引起CU的发生。最近一项大型流行病学研究发现，高脂血症患者伴发慢性荨麻疹的风险为正常人的1.65倍。所以，痰湿体质与代谢综合征关系密切，而代谢综合征与慢性荨麻疹之间显著相关，间接证实了痰湿体质与慢性荨麻疹之间的联系。

从痰论治慢性荨麻疹的治法方药

"痰之为病……眉棱耳轮俱痒,颔腮四肢遊风肿硬,似疼非疼,浑身燥痒,搔之则瘾疹随生,皮毛烘热,色如锦斑",痰邪具有致痒性,诸形体有余,肌肉松软,面色萎暗油垢,口黏身重,腋窝、手足分泌物旺盛,甚者可闻及身体散发秽味,舌苔腻,脉滑皆可考虑为痰象。鉴于痰邪与气血津液的关系密切,古人有云"见痰休治痰",同样如此,从痰论治慢性荨麻疹的当放广思路,围绕痰邪,从调气机、利水道、祛瘀浊、运脾胃等方面治疗。临床需四诊合参,辨证选用理气化痰,祛风化痰,宣肺降痰,利饮祛痰,化痰祛湿,化痰祛瘀,健脾补肺,健脾温肾等不同治法。

1. 调气机 《丹溪心法·卷二·痰》云"善治痰者,不治痰而治气;气顺,则一身之津液亦随气而顺矣"。少阳为气机升降出入之枢机,其实质是肝胆之气的疏泄和三焦气道的畅达,气行则水行,气停则津聚成痰。

(1)理气化痰:叶天士《温热论》云"再论气病有不传血分,而邪留三焦……或如温胆汤之走泄"。温胆汤调畅三焦气机,治疗三焦气滞兼痰,具有理气化痰,清胆和胃的功效。痰随气升降,周流至皮肤腠理,伏于分肉之时,气血运行失常,卫分受遏,郁而生热,卫郁则痒,出现泛发周身的红斑风团,或伴口渴,心烦寐差,小便黄,大便黏滞不爽,舌苔黄腻,脉滑数等痰热表现。温胆汤中竹茹清化痰热,枳实破气化痰,二陈汤为底方和胃祛痰,全方化痰与理气并用,清胆与和胃兼施,使痰去热清,气机畅达。若患者发热,痰浊湿热之象明显,可用蒿芩清胆汤,心烦甚者,加栀子、豆豉,如舌红少寐,热象明显者,黄连温胆汤主之。

(2)祛风化痰:升降散调畅三焦气机,升清降浊,宣发郁热,仅四味药,配伍精当,组方精巧。方中僵蚕轻浮而升,祛风化痰,散逆浊结滞之痰;蝉蜕祛风胜湿,散热解毒,二者皆为升浮之品,升阳中之清;姜黄、大黄皆苦寒降泄,荡积行瘀、清邪热,降阴中之浊阴。黄酒为引,蜂蜜为导,通达上下内外。升降相因,气机通和,用于治疗慢性荨麻疹周身红斑,风团色红,起消迅速,扪之肤温升高,瘙痒较甚,口干口臭,腹胀,腑气不通,舌红苔黄腻,脉数等。痰邪常兼瘀,姜黄、大黄还可入血分,行血中之气,祛瘀生新。

2. 利水道

(1)宣肺降痰:《外科大成》云"瘾疹者,生小粒靥于皮肤之中,憎寒发热,遍身瘙痒……由痰热在肺,治宜清肺降痰解表"。瘾疹者,发必多痒,色则红赤,隐隐于皮肤之间,乃心火灼于肺金。热灼津液,敛津成痰,阻滞气道,致肺不得宣,引发营卫失调。麻黄连翘赤小豆汤宣肺利水,解毒祛湿,方中麻黄开表闭,杏仁降气化痰,桑白皮宣肺利水,连翘清上焦表热,赤小豆解毒除湿,肺热明显者加用鱼腥草清肺化痰,用治慢性荨麻疹急性发作时表现为广泛的红斑,风团,颜色鲜红,灼热瘙痒,小便色黄,大便烂或正常,舌红苔黄腻,脉浮滑数等,止痒效果明显,是临床治疗荨麻疹的良方。

(2)利饮祛痰:慢性荨麻疹患者出现小便不利,舌苔白润,边有齿印,脉濡等表现者可辨证选用五苓散加减。利小便是祛除痰饮的有效的途径,常用方剂五苓散利水渗湿,温阳化气,使痰饮之邪从小便而去,若湿热显著者,可用茵陈五苓散。

(3)化痰祛湿:部分慢性荨麻疹患者会出现体重乏力,腹痛腹胀,食欲不振,呕恶,大便黏滞,臭秽稀水或大便烂、不臭,舌白厚或黄腻,脉濡滑等表现,乃腑气不降,黏腻秽浊之痰气上犯清阳所致,辨证选用藿香正气散、葛根芩连汤、葛根汤等,以祛除肠腑痰浊湿邪。

3. 祛痰瘀 宋代《太平惠民和剂局方》云"论诸风瘙痒瘾疹,皆因血气不顺"。痰源于津液,瘀生于血滞,生理上津血同源,病理上痰瘀同源,痰瘀互化。慢性荨麻疹多因痰生瘀,先痰后瘀,痰瘀互结后则互为因果,胶结盘错如树之有萝,石之有苔;痰瘀同为阴邪,具有湿邪重浊、黏滞之性易造成病情迁延不愈,遇外邪则诱发。临床常见风团色淡红或暗,面色晦暗,肌肤不荣,唇色较深,舌淡黯,苔白腻或白干,脉沉滑。中药治疗上应注重化痰祛瘀,牡丹皮、紫草、桃仁、赤芍、当归等活血化瘀,可选用桂枝茯苓丸、桃红四物汤等合化痰方加减。另外，针刺放血、自血疗法等对治疗此型慢性荨麻疹亦有不错疗效。有研究表明，针刺放血疗法治疗慢性荨麻疹，疗效与氯雷他定相当，且无不良反应，具有调和气血、通络祛瘀的作用。

4. 运脾胃 脾胃为生痰之源，治疗慢性荨麻疹尤需重视脾胃。岭南土卑地湿，脾胃易为湿邪所困，脾失健运，气血生化乏源，易致营卫失荣，土不生金，水道通调失治，痰湿伏于皮肤分肉之间。《舟仙厓述·瘾疹》云"瘾疹多属脾，隐隐然在皮肤之间"。痰之生成，与肺脾肾三脏相关，脾胃不足，日久延及肺肾，出现肺气不固，肾阳虚衰，痰水外泛肌腠。慢性荨麻疹治疗需要重视脾胃，兼顾肺肾。

（1）健脾补肺：《脾胃论》云"脾胃虚则肺最受病"。脾为肺之母，脾虚则肺卫不固，营卫不和，发为瘾疹。李东垣升阳益胃汤用治肺脾气虚型慢性荨麻疹，方中六君子助阳益胃，健脾益气以化痰，重用黄芪补肺固表，羌活、独活、防风、柴胡，除湿以升清阳，茯苓、泽泻泻湿热而降浊阴，芍药敛阴调荣，少佐黄连，以退阴火，善于治疗慢性荨麻疹冷风吹后发作，风团较散发，色白，迁延难愈，同时兼见畏寒恶风，倦怠嗜卧，面色白，饮食不化，口干口苦，大便不调，小便频数等症。苓桂术甘汤、玉屏风散、七味白术散加减可用治脾胃虚弱兼肺气不足的慢性荨麻疹。

（2）健脾温肾：肾阳虚衰，膀胱气化无力，水不归原，水泛为痰，痰湿泛溢腠理，遇外风则发为瘾疹。脾肾两虚，痰饮内生，或外感风寒致营卫不和，风寒郁于皮肤腠理之间与痰相搏而发，可见风团色白，连起成片，起消较缓，面色淡黯，手足不温，精神欠佳，大便溏，小便清长，舌淡苔润且白腻，脉沉滑，为寒痰凝滞，结于皮腠。治宜温化寒痰，可选用理中汤、苓甘五味姜辛汤、阳和汤等加减。高体三认为瘾疹日久多因肾失温煦，脾虚湿滞，肝郁失疏，治当疏木达郁、健运中州、助阳化湿，认为温中除湿、温肾助阳为治疗慢性荨麻疹基本治法。

验案举隅

患者，男，43岁，2019年9月13日初诊。患者形体偏胖，4月前无明显诱因出现全身散在红斑风团，瘙痒不止，时隐时现，经中西药治疗后，症状时重时轻。现症腹部及背部散在数枚浅红色风团，黄豆至鸡蛋大小，面色油垢，口黏口苦，身重乏力，易汗出，心烦眠差，时腹胀，舌尖红，苔微黄厚腻，脉弦滑有力，小便黄，大便黏腻，1日行2次，诊断为慢性荨麻疹，痰热内扰证。治以清热化痰，和胃祛湿为法，方选温胆汤加减。

处方：法半夏10 g，竹茹10 g，陈皮15 g，枳壳15 g，茯苓30 g，泽泻10 g，厚朴10 g，白鲜皮15 g，丹参10 g，山楂10 g，连翘10 g。7剂，每天1剂，水煎餐后分2次温服。

二诊（2019年9月20日）：诉风团减少，瘙痒减轻，夜可安寐。偶头晕，舌淡红，边有齿印，苔中部少许腻苔，脉弦滑。原方去连翘、厚朴，加猪苓10 g、桂枝10 g、白术20 g。继服7剂。诉风团尽消，随访半年，未见复发。

按：本案患者为痰热型荨麻疹，治疗上以清热化痰、和胃祛湿为法。痰热阻滞气机故身重困倦，时腹胀，大便黏腻。故以甘凉之竹茹清化痰热。脾胃为虚是痰产生之根源，以法夏、陈皮、枳壳健脾行气化痰，茯苓健脾宁心；化痰同时应注重行气，以枳壳、陈皮行气健脾，厚朴行气通腑；辅以丹参、山楂泄血热、行血滞，同泽泻奏化脂降浊之功，丹参、连翘清心除烦。服方见效，仍偶有头晕，舌边可见齿印，考虑痰热未净，阻滞中焦，清扬不升，在原方基础上去连翘、厚朴，合五苓散加减，桂枝化气升清，合用该方可促痰热之邪从小便而去。

370 肾痰在绝经后骨质疏松症中的内涵

绝经后骨质疏松症（PMOP）和其引发的骨质疏松性骨折已成为绝经后妇女高致残率、高致死率的重要因素，严重威胁着中老年妇女的健康。中医学中并无PMOP的病名，根据其临床表现及病因病机应归属于"骨痿""骨痹"的范畴，现代学者普遍认为其病机以肾精亏虚、骨枯髓减为本。学者朱伟等及所在团队长期从事从"痰"论治PMOP的临床与科学实验研究，认为"肾痰"也是PMOP发病过程中的重要治病因素，并从中医理论及现代研究探讨了"肾痰"及其在PMOP发病中的科学内涵。

肾痰发病，本在肾虚

1. 肾主骨生髓，骨痿以肾虚为本 根据PMOP的定义、症状表现和病因病机，应当归属于中医的"骨痿""骨痹"范畴，肾虚髓枯是其根本病机。早在《黄帝内经》中就明确提出肾主骨生髓，如《素问·宣明五气论》云："五藏所主，肾主骨。"《素问·五藏生成论》云："肾之合骨也。"《素问·阴阳应象大论》云："肾生骨髓。"《素问·平人气象论》云："肾藏骨髓之气也。"皆言肾藏精，精生髓，髓藏于骨中，滋养骨骼。PMOP是机体衰老过程在骨代谢方面的体现，肾虚髓空是衰老的根本原因。《素问·上古天真论》云："女子七岁，肾气盛，齿更发长……七七，任脉虚，太冲脉衰少，天癸竭，地道不通，故形坏而无子也。"女子肾气肾精由盛转衰继而耗竭，"骨枯而髓减，发为骨痿"。《素问·标本病传论》云："肾病少腹腰脊痛，胻痠。"《素问·脉要精微论》云："腰者肾之府，转摇不能，肾将惫矣。"《素问·痿论》云："肾气热则腰脊不举，骨枯而髓减，发为骨痿。"可见，肾精充足，则骨髓的生化有源，骨骼得到髓的滋养而坚固有力。肾精不足时，骨髓化生乏源，骨骼失养，则表现为骨骼的退行性病变，如腰腿痛、骨骼的脆弱无力等。

2. 肾虚生痰 "肾者水脏，主津液"（《素问·逆调论》），"痰本津液所化，行则为液，聚则为痰"，肾气既衰，温煦失司，则津液无以温化，肾痰即生。张景岳在《景岳全书·痰饮》中明确提出"五脏之病，虽俱能生痰，然无不由乎脾肾。盖脾主湿，湿动则为痰；肾主水，水泛亦为痰，故痰之化无不在脾，而痰之本无不在肾"，故"肾为生痰之源"（《时方歌括》）。《脉诀刊误》首提"肾痰"一词。《医贯·痰论》云"肾虚不能制水……洪水泛滥而为痰……阴虚火动，则水沸腾……水随波涌而为痰"，又指出老者肾气亏虚，蒸腾气化作用失常，津液不能蒸化而为痰浊；或肾精亏虚，阴虚火动，灼津为痰。痰浊产生之后，"上至巅顶，下至涌泉，随气升降，周身内外皆到，五脏六腑皆有"（《杂病源流犀烛·痰饮源流》），全身各处，无处不到，阻滞气血运行，达到一定程度而不能消除时，便可引起组织器官损伤而导致并加重衰老，可见，痰浊既是脏腑虚衰的病理产物，又是导致脏腑功能进一步减退的因素。肾痰之形不同于脾肺之痰，多属无形之痰，但"有诸内必形诸外"，如肾痰在骨中，则"行动艰难，遍身疼痛者，痰入骨也"（《丹溪心法》），又如《医碥》云"寒痰属肾……骨痹，四肢不举"，"痰在腰肾，腰间骨节卒痛"等。可见，痰浊既是脏腑虚衰的病理产物，又是导致脏腑功能进一步减退的因素。因此，从中医理论可以看出，PMOP的发生以肾虚为本，肾痰为标，其本在虚，其位在骨。

肾痰在绝经后骨质疏松症发病中的现代内涵

中医素有"百病皆由痰作祟""怪病多痰"之说。随着我国社会的发展，人们的饮食构造和生活形式发生转变，疾病谱也随之发生了改变，痰证逐渐增多，现代学者针对中医"痰证"的内涵和在不同疾病中的作用进行了多方位的研究。整理统计近年来有关痰证相关客观指标本质分析发现，痰证与脂类、糖类等物质代谢、氧自由基、炎症反应、血液流变学以及肾功能这六大方面相关，关联规则分析反映了痰作为机体津液代谢异常产物所致疾病涉及循环、内分泌、神经、呼吸等各系统。而肾痰在 PMOP 发病中的现代内涵，则包括致脂代谢、氧自由基、炎症反应、钙磷代谢等多个方面。

1. 骨髓脂肪组织可能是肾痰在骨微环境中的物质基础之一 现代诸多研究表明，"脂代谢紊乱"在 OP 发病过程中起到重要作用，其中骨髓间充质干细胞（BMSCs）向成骨方向分化减弱、向成脂方向分化增强是老年人发生骨质疏松和肥胖的主要原因之一。现代研究发现，骨髓中干细胞的增殖、分化、生物发育等特性与中医学中的"精"的繁衍生殖、生长发育、生髓化血、濡养脏腑有诸多相似相通之处。如骨髓微环境中，造血干细胞和骨巨噬细胞、T 细胞、B 细胞等免疫细胞有较强的抵御感染作用，这与中医强调的先天禀赋在疾病中的作用相似。而骨髓间充质干细胞（BMSC）在特定环境下能向成骨转化，与中医"髓生骨"的理论有较高的吻合；BMSC 向成脂细胞分化，亦与"髓者，骨中脂也"（《说文解字》）相合，可见 BMSC 是"骨髓"的物质基础之一。而从骨微环境来看，BMSCs 分化的成脂细胞最终构成骨髓脂肪组织（BMAT）。许多研究提示骨髓脂肪细胞堆积、骨髓微循环灌注障碍在 PMOP 的骨髓微环境变化中发挥重要作用。BMAT 可分泌多种细胞因子、生长因子及脂肪因子等促进成脂，影响邻近的骨细胞，降低成骨细胞（OB）的数量，刺激破骨细胞（OC）活性。BMAT 数量及体积的增加将占据更多骨髓空间，挤压骨小梁，导致其数量、体积减少；还会压迫骨小梁间的微血管，致使血流灌注降低、导致骨营养不良，骨髓缺氧会导致骨矿物质沉积减少，并刺激 OC 的活性。因此，BMSCs 的成骨分化减少、成脂分化增加，可能是肾虚髓减，痰生更加重髓枯的体现，而 BMAT 可能是肾痰在骨微结构中的物质基础之一。

2. 炎症因子增多是肾痰在骨免疫中的体现 "骨免疫学"一词由 Nature 杂志在 2000 年首次提出，强调骨与免疫的相互作用。传统观点认为骨质疏松症是破骨细胞和成骨细胞之间的骨重建失衡。近年来研究指出，免疫系统对骨系统具有调节作用，促进了骨免疫学跨学科领域的出现。免疫系统和骨骼系统共享相同的微环境，免疫系统通过分泌炎症因子和相关配体来调节骨细胞，进而影响骨形成和骨吸收。在绝经后妇女中，雌激素缺乏刺激 $CD4^+$ T 细胞失调，并诱导循环中炎性细胞因子水平升高，如 TNF-α、INF-γ、IL-17 等。而骨微环境中 IL-17 水平的提高，可以直接诱导成骨细胞和骨髓基质细胞表达 NF-κB 受体激活蛋白配体（RANK）、NF-κB 易位，从而促进破骨细胞成熟和骨吸收。而 TNF-α 一方面通过刺激基质细胞产生 RANKL、M-CSF 和 IL-1，进而刺激破骨细胞形成和激活，另一方面 TNF-α 对破骨细胞还具有一定的抗凋亡作用，可以延长其寿命。IL-17 及 TNF-α 的释放又会进一步加重机体炎症反应。而中医的"痰"既是病理性代谢产物，又是新的致病因素，而炎症因子与之相似。可见，炎症因子增多也是肾痰在骨免疫中的体现。

3. 氧化应激水平增高是肾痰在骨衰老中的体现 中医理论对衰老机制有较多阐述，其原因和机制虽然复杂，但肾虚是其主因，衰老学说虽然众多，但肾虚衰老说是其核心。而骨质疏松是衰老在骨代谢方面的体现。现代医学认为氧自由基是体内不断产生，损害自身的病理产物。同时生物体具有有效的抗氧化系统，维持体内自由基的正常水平，但是随着年龄的增长，抗氧化系统不足以清除自由基，平衡就会破坏，导致自由基蓄积。机体由于衰老，脏腑功能衰退，气血津液运行不畅，机体代谢运化异常，导致津液凝聚而成痰浊，体内的无形之痰随着年龄增长不断增多，发展到一定程度就会引起诸多痰的病变。可见，中医的痰与现代医学中自由基的生成及对人体的损害存在很多共同点。而氧自由基积累损伤也体现了"肾痰"对骨代谢的影响。正常情况下，骨重建平衡有赖于各种骨细胞发挥生理功能，而细胞衰老损伤会引发骨代谢的失衡。其中，氧化应激水平的增高是导致细胞衰老的重要诱因。在机体中，正常的细胞的代谢物会产生内源性活性氧（ROS），超氧阴离子（O_{2-}）、羟基自由基（HO^-）和过氧化氢（H_2O_2）。而当过量的 ROS 积累时，ROS 清除酶如 SOD、谷胱甘肽过氧化物酶（GPx）、谷胱甘肽（GSH）和过氧化氢酶（CAT）水平降低，膜相关 NADPH 氧化酶（NOX）活性增加时，氧化应激发生并损伤细胞膜脂质、细胞核和线粒体 DNA 及转录因子。研究表明氧化应激水平的升高和氧化损伤的累积程度与机体衰老及年龄成正相关，女性绝经是机体衰老的表现，雌激素的降低，会导致机体内 ROS 表达水平增高，机体的抗氧化能力下降，机体内 ROS 水平的增高可以诱导破骨细胞分化成熟的 RANKL 表达。有研究发现用过氧化氢（H_2O_2）处理的骨髓细胞系，其破骨细胞的数量与活性显著增多，抗酒石酸酸性磷酸酶活性升高；而 ROS 可以通过抑制参与成骨细胞成熟分化的 ERK、SAMP、P38 通路从而降低成骨细胞的数量和活性，减少成骨与矿化，成骨细胞分泌的骨钙蛋白（OPG）水平下降，RNAKL/OPG 的比率增加，导致骨转换率升高，诱导破骨细胞形成增多，骨吸收增加，导致骨量的丢失，过度的氧化应激会导致细胞的凋亡。综上可见，衰老引发的氧自由累积损伤是肾虚导致肾痰的形成的机制之一。

4. 肾脏调控钙磷代谢异常是肾痰在骨矿化中的体现 对痰证的因子分析发现 CR、BUN、UA 为肾功指标，表明痰证与肾功能异常密切相关，也有研究指出代谢综合征痰证患者 CR、BUN、UA 增高。痰证导致肾功指标异常多因脾肾两虚，痰瘀交阻。饮食失节，伤及脾胃，运化职责失司，水谷精微不能正常散布，则痰湿内生。肾主为封藏之本，父母受之不足而肾虚，先天肾失于封藏则会导致后天脾胃失于运化，痰湿滋生。同时肾主水，肾虚无以温煦气化水湿，亦泛成痰。而现代研究发现肾脏通过调节钙和磷的稳态来影响骨的结构和功能。钙和磷酸盐大部分存在于骨骼中，这两种元素对骨骼的正常结构和功能至关重要，钙和磷酸盐是骨矿物的主要成分。而机体内 97% 以上的钙和 80% 以上的磷酸盐在肾小管的不同部分被重新吸收以维持内环境平衡。钙在抑制破骨细胞的同时，能直接刺激成骨细胞的形成，磷酸盐通过影响配体（RANKL）信号和骨保护素（OPG）直接促进破骨细胞凋亡和抑制其分化。此外，维生素 D 主要以 25(OH)D_3 形式存在机体中，在肝脏 25-羟化酶作用下转化为 25-羟化维生素 D，转运至肾脏的肾小管上皮细胞线粒体中 1α-羟化酶作用下转化为 1-25$(OH)_2D_3$，与其小肠上皮细胞上的特异性受体（VDR）结合，增加钙磷吸收，为骨基质矿化提供原料。而 1-25$(OH)_2D_3$ 促进成骨细胞分泌的 OPG、OCN、CON-1，促进骨量的增加，维持骨重塑的正常进行，1-25$(OH)_2D_3$ 可以减少 PHT mRNA 的合成，降低 PHT 的水平，抑制骨吸收。肾脏的 1α-羟化酶活性降低，1-25$(OH)_2D_3$ 水平降低，诱发骨基质矿化不良，骨代谢异常，从而诱发骨质疏松。一方面肾脏可以对钙磷进行重吸收，调节血液中钙磷的浓度参与骨形成，另一方面，肾脏调控合成 1-25$(OH)_2D_3$，影响骨代谢平衡，表明肾脏参与骨代谢的调节是中医理论"肾主骨"的依据之一，而 1α-羟化酶活性降低、钙磷代谢紊乱等是肾痰在骨矿化过程中的体现。

补肾化痰方着眼肾痰防治绝经后骨质疏松症的依据

综上所述，PMOP 的发病，以肾虚为本，肾痰为标，故治疗当以治肾为基本，治痰不伤肾，治肾以祛痰。因此，朱伟所在团队融合《本草纲目》补骨脂丸与《丹溪心法》黄瓜蒌丸加减而成的补肾化痰方作为临床治疗 PMOP 的基本方，在向楠教授领导下进行了一系列的临床与基础研究工作。

1. PMOP 治疗以补肾为本，壮肾阳，滋肾阴 补肾化痰方，以淫羊藿与补骨脂两药相须相用，补肾壮阳，强筋健骨，同为君药。其中淫羊藿首见于《神农本草经》，其性温，味辛、甘，归肝、肾经，诸多研究表明其有效成分淫羊藿苷能促进 BMSC 的成骨分化，促进成骨细胞分化，加速骨钙、磷沉积等抗 OP；补骨脂，其味温，性辛、苦，归脾、肾经，现代药理研究发现其有效成分具有显著抗 OP 的作用。"善补阳者，必于阴中求阳，则阳得阴助，而生化无穷"，故臣药以菟丝子配淫羊藿与补骨脂，滋阴助阳。现代研究也指出菟丝子善于补肝益肾填精，坚筋骨，现代药理研究菟丝子黄酮能够调节去卵巢大鼠 Wnt/β-catenin 信号通路相关因子水平，从而增加骨密度，改善骨质疏松症状。前期的研究也发现补肾化痰方能够有效缓解 PMOP 患者的腰背疼痛，降低发生骨质疏松骨折的风险；能够显著提高去卵巢 OP 大鼠的骨密度，改善骨平衡。

2. 治肾以祛肾痰 《辨证录》云"痰之生必非无因，非阳气之衰，即阴气之乏也"。痰乃机体阴阳失调而成，而肾藏元阴、元阳，为一身阴阳根本，肾痰以肾气、肾阴或肾阳不足为根本，故治疗当以治肾为基本，治痰不伤肾，治肾以祛痰。《辨证录·痰证门》谓："夫各经之痰，皆外水入而化痰，惟肾中之痰乃内水所成，故心肝脾肺之痰，可以用攻，而独治肾中之痰，必须用纯补之药，不可少间攻痰之味。"张景岳《景岳全书》云："惟是元阳亏损，神机耗败，则水中无气，而津液血败，皆化为痰耳……安有独攻其痰，而津血自可无动乎？津血复上，元气愈竭，随去随化，痰必愈甚。"《医贯》云"节斋论痰而首揭痰之本于肾"，认为痰的生成之本在于肾，且用补肾火来治痰是为"治痰之本"。因此，补肾化痰方所选三位补肾之药，亦作祛痰之用。前期的研究也证实了补肾化痰方能调控 BMSCs 成骨/成脂分化，即化痰中药能抑制 BMSCs 向脂肪细胞分化，补肾化痰中药具有促进 BMSCs 向成骨细胞分化的作用；能够降低骨质疏松大鼠骨组织中 MDA、H_2O_2 含量，提高 SOD 和 TOA 总的抗氧化能力升高，即改善 OVX 大鼠骨组织中的氧化应激的水平，增加其组织的抗氧化、抗凋亡的能力。

3. 以药化脾痰，以防 PMOP 加重　脾为后天之本，脾虚亦可生痰。脾主吸收水谷精微，以荣全身组织。《儒门事亲》云"胃为水谷之海……精化则髓充，髓充则足能履也"，可见脾与骨亦密切相关。脾气虚，运化失职，亦能化生痰邪。脾虚生痰湿则多生肥胖。但研究发现肥胖患者因白色脂肪组织中高表达的芳香化酶增加了雄烯二酮的芳香化而能高表达雌激素，部分减轻肥胖绝经后妇女的骨丢失。且从中医体质角度，PMOP 患者脾肾阳虚证中痰湿质仅占 10.53%。可见，脾虚所生痰并非 PMOP 的根本病理因素。然《脾胃论》亦有云"大抵脾胃虚弱……脾胃则下流乘肾……则骨乏无力，是为骨痿"，说明脾痰加重了 PMOP。《医贯》云："痰起于肾，而动于脾……治肾是使水归其壑，治脾是筑以防堤。"如前所述，PMOP 的发生肾虚精亏为始动因素，肾痰为其主要病理因素，脾痰为加重因素。因此，在肾痰之外，必以药化脾痰。补肾化痰方选全瓜蒌清化痰浊，具有降血脂和改善血液循环的作用；山楂善于消食化积痰，具有降血压、降血脂、抗氧化抗衰老等诸多作用；红曲长于健脾消食、化痰，《本草求原》云其"能走营气以活血，燥胃消食"，具有降血脂、降血压、降血糖、治疗骨质疏松等广泛的药理作用。山楂、红曲协同为佐药，以消积痰。补肾化痰方干预 PMOP 模型大鼠后发现，该方可降低血清低密度脂蛋白胆固醇（LDL-C）水平，提高高密度脂蛋白胆固醇（HDL-C）水平，降低血清脂联素（ADP）水平，提高瘦素水平，改善机体脂代谢紊乱。

现代学者普遍认为 PMOP 病机以肾精亏虚、骨枯髓减为本，而肾虚可生痰，肾痰是 PMOP 重要致病因素。结合现代研究与前期研究基础，朱伟等认为肾痰在 PMOP 发病中的现代内涵，涵盖了骨髓间充质干细胞脂/骨代谢分化失衡、炎症因子及氧化应激水平增多、肾脏调控钙磷代谢异常等机制。

371 痰为癌症并发抑郁症的病因病机

"恶痰"是肿瘤发生、发展、复发、转移的根本物质基础。对于癌症/肿瘤并发的抑郁症（CCD），学者杨玉兴等认为其形成是一个复杂的病理过程和现象：病因为恶痰内生，病机为痰气火三邪相杂，病位可牵连五脏六腑。阐释如下。

恶痰内生病因论

癌症成因繁复，病性虚实相杂，可累及气血阴阳、五脏六腑等，属于复杂科学体系。当今由于全球气候变暖，环境恶化，生活水平提高，饮食条件改善；加之人们工作压力加大，厚衣温食，锻炼活动减少，膏粱美食、油腻厚味之物摄入过剩，大于消耗及排出，积于体内，胶着不去，致使体内痰湿增多，如《诸病源候论》所言"服散而饮过度，将适失宜，衣厚食温，则饮结成痰癖"。痰本水谷所化，水谷由口入胃，运化于脾，脾将其中精细成分上奉心肺，敷布全身，即《黄帝内经》所谓"饮入于胃，游溢精气，上输于脾，脾气散精，上归于肺"。若水谷所上奉者，量得其适、用得其正，则为精、为营；量若过剩、用生乖变，则为痰、为饮，故脾胃为生痰之源。胃之摄入过剩，大于消耗及排出，积于体内，胶着不去，即成"痰"，加之六淫外袭、七情内生、饮食不节等因素"随机感应"，皆可生痰。

癌症最根本的物质基础和关键的病因病机是恶痰内阻。恶痰生成后，气血郁滞，气机不通，疏泄不畅，导致情志不遂，同时患癌对于每个患者来说都是恶性的应激事件，心理必将受到严重打击，也会出现不同程度的情志异常反应，如情绪低落、焦虑、烦躁、紧张、恐惧、孤独、易激动、易冲动、绝望等情志反应，情志抑郁后加剧气机郁滞，气郁化火，灼津为痰，黏附分子、细胞外基质等多种成分表达异常，机体痰邪污染加剧，恶痰流窜使癌细胞浸润、侵袭力增加，导致癌瘤进展、复发、转移。临床应用消痰散结方药治疗癌症，不仅延长患者生存时间，还明显提高生存质量，在一定程度能缓解患者的抑郁、焦虑情绪，从临床角度证明痰是癌瘤和抑郁共同的病理基础，瘤癌与抑郁可互为因果，相兼为患。因此，CCD形成的根本病因为恶痰内生。

三邪相杂病机论

癌毒及情志为病，非人所固有，CCD之为病，必有痰、气、火互相纠结，留而不去。"百病皆生于气"，气与痰相辅相因，气顺则津布，气滞则湿聚，湿聚则生痰病，痰随气行，气因痰滞，痰气交结，上逆下降，达外阻内，无处不至，如《严氏济生方·痰饮论治》所云"人之气道贵乎顺，顺则津液通畅，决无痰饮之患。调摄失宜，气道闭塞，水饮停于胸胁，结而成痰"。"气有余便是火"，气郁日久化火，火可灼津成痰，痰火常联蒂而共生，热痰一旦形成，其胶粘之性，极易与热邪胶合黏结，互恋难分；且痰随火而升降火引痰而横行，痰气、痰火互结遂致营卫不和、阴阳失调，加之七情内动、六气外侵，皆从热化，气火燔灼，煎熬其固有津液以成痰。如汪昂《医方集解》所云"痰即有形之火，火即无形之痰······火借气于五脏，痰借液于五脏，气有余则为火，液有余则为痰"；朱丹溪亦云："诸病寻痰火，痰火生异证"（《丹溪心法》）。

因此痰与火因气而互因互果，痰气火三邪胶结不去，相杂凝聚，日久化为恶痰，积留于胃脘，则为"噎膈"（食管癌）、"胃积"（胃癌）；结聚于胁肋则成"积聚""胁痛""结胸""黄疸"（肝癌、胰腺癌）；

滞留于胆腑而成"胆痹"（胆囊癌）；与大肠相搏击则为"肠覃""脏毒""肠瘤"（肠癌）等。

此外，情志为病，过程复杂，其中痰、气、火、血被公认为是情志病理病变过程的四大要素。恶痰形成之后，周身流窜，内及五脏六腑、血脉经络，外而四肢百骸、肌肤腠理，痰气火三邪继续相协作乱，引起癌瘤转移、侵袭和并发症的出现。在于情志，初期主要表现为气机不畅，痰气交阻，上壅喉咽，咽中如有异物梗阻，咯之不出，咽之不下，胸闷不舒，情志抑郁，精神不宁，失眠；痰阻气滞，郁而化火，火能役痰，火因痰炽，痰因火盛，痰气火于上蒙心窍，神志异常，故烦躁易怒、彻夜不眠、有自伤行为等，从而形成CCD。痰、气、火三邪相杂导致癌症、抑郁和癌症并发抑郁症的形成。

脏腑俱损病位论

五脏与情志关系密切，"人有五脏化五气，以生喜、怒、悲、忧、恐"，情志是脏腑功能的外在表现形式，脏腑功能正常，则情志调畅；脏腑受伤则外见情志异常，反之情志过度异常亦可伤及五脏。五脏与痰关系靡深，五脏和则气血调，津液生化有常，痰浊不生；CCD为内生恶痰、痰气火相杂为病，五脏的阴阳气血失调均可涉及，临证时应明辨脏腑。

1. 责之于脾 脾胃居于中焦，主受纳运化、升清降浊，为生痰之源，在志为思。若脾胃虚弱，运化失权，升清不能，则痰湿中阻；或因"思虑伤脾""脾忧愁不解而伤意者，脾主中气，中气受抑则生意不伸，故郁而为忧"（《类经·卷十五》），"思则气结"，气滞津停，湿邪浸淫，脾失健运，水津不布，聚为痰浊。痰浊上蒙清窍，脑神被遏，则整日昏沉、困倦多寐、目睛无神、头重如裹、四肢沉重；痰郁化火，上扰脑神，则烦躁易怒、彻夜不眠、有自伤行为。加之手术、放化疗进一步戕伤气血津液，痰气胶着不去，致神疲乏力、行动迟缓、纳食不馨、消瘦体弱；气、血、津液为情志的物质基础，而脾胃乃化生三者的源泉，故脾胃亦为情志之源，化源不足，则多思善虑、情绪低落、愁眉苦脸、表情呆滞、郁郁不乐、怕见生人、见人则躲、安静无语，反过来亦影响脾脏功能。再者，脾胃通过胃之大络与心联络沟通，从而影响心藏神的功能。

2. 责之于肝 肝体阴用阳，主疏泄，性宜条达，在志为怒。其生理活动与精神情志密切相关。朱丹溪云"气血冲和，百病不生，一有怫郁，诸病生焉"，若长期谋虑不遂，郁怒不解等情志过极，致肝气郁结，气郁生湿，湿郁生痰，恶痰内生；或恶痰生成后，患者对于突如其来的患癌噩耗和手术、放化疗带来的生理功能障碍难以接受，而产生恼怒、忧愁、烦躁等情志异常，"因病而郁"，郁怒伤肝，肝失疏泄，阴阳气血失调，可引发CCD。此外气郁为六郁之始，肝郁为诸郁之主，肝失疏泄，气血疏泄失调，五脏六腑皆受其害，即所谓"五脏郁"。再者根据"脏时阴阳理论"；肝不能应春而旺，故春季为抑郁症高发季节。

3. 责之于胆 胆为"中正之官"，主决断。恶痰乃有形实邪，最易影响气机，致使肝胆经气不畅，肝胆失疏、脾胃运化失常，见胃脘胀闷疼痛、恶心呕吐、纳谷不馨；气机当升不升，当降不降，"气有余便是火"，火灼津为痰，痰火扰胆，则胆失决断、痰蒙心神、痰扰清窍，其正常的决断能力亦随之失常，不能控制自己的意识和动作，表现为精神运动性迟滞、动作迟缓、决策判断力下降。

4. 责之于心 心为"君主之官"，主神明，主思维活动。"至若情志之郁，则总乎心"（《景岳全书·郁证》），由于心阳偏亢、阳不入阴、心神不能内舍所致抑郁，有虚实之分。在实因恶痰为痰、气、火三邪相杂形成，痰浊蒙心，痰火扰心，神不安藏，则出现焦虑、心悸、情绪激越；在虚因所愿不遂或心事过重，暗耗心阴，恶痰内生后气阴亏损，阴不敛阳，血不养心，心神浮越而不收，出现神志不宁、神情恍惚、语无伦次、寐差多梦、反应迟钝、神疲健忘等症。

5. 责之于肾 肾主水，为生痰之根本，李梴《医学入门》曾云"痰原于肾"，若肾阳不足，失却温煦，则水泛为滥，湿聚为痰，郁滞气机，神明失养，见精神萎靡、情绪低落、悲观绝望、有自杀倾向等；肾藏精生髓，上通于脑。若肾精不足，髓海空虚，痰蒙神，脑神伸展无力而生抑郁，表现为精神萎靡、倦怠嗜卧、头晕目眩、健忘迟钝、行为退缩、情绪低落、悲观失望、兴趣索然、意志减退、思维迟钝、神思恍惚等，如《灵枢·海论》所云"髓海不足，则脑转耳鸣，胫酸眩冒，目无所见，懈怠安卧"；肾主生殖，"久病及肾"，抑郁日久致肾气虚，出现少气懒言、兴趣下降、性机能减退等；肾在志为恐，"恐癌""惧癌"的心理，常常导致万念俱灰、消沉绝望、拒绝治疗甚至自杀等。

6. 责之于肺　肺为水之上源，主通调水道，若肺气不得宣肃，水道不畅，津液内停，化生痰湿，痰气互结，扰及脑神，症见情绪低落，胸闷不舒，思维迟钝，喉有异物梗阻，吐之不出，咽之不下；肺在志为悲忧，《管子·内业》认为"忧郁生疾"，恶痰生成后，由于过度悲哀或忧伤，容易损伤肺气为病；痰气互结，加重肺失宣降，亦可导致悲忧情绪为病，临床表现为悲忧欲哭、精神恍惚、心神不宁、多疑善虑、气短懒言、叹气不接气等。

综合以上，CCD的发病过程可大致归纳为恶痰内生→痰气火相杂→脏腑功能失调→痰邪上蒙清窍→情志异常→抑郁。尽管发病过程复杂，临床症状纷繁，但共同的病理特点是恶痰内阻，导致气血津液紊乱，脏腑功能失调，痰邪泛溢，上蒙清窍，神志失常所致，其本质为恶痰。

372 从痰论治癌症

中医学认为痰、瘀、毒、虚是癌症发生的主要病理机制。痰是肿瘤形成和发生过程中不可忽视的重要病理产物，同时又是新的致病因素，可以加剧病情进展，特别是与瘀、毒交搏时，危害性更大。癌症的治疗应以治"痰"为重，在古代观点基础上从理论和临床，学者段铮等对从痰论治癌症做了研究探索。

病因病机

1. 中医学认识 中医学认为"痰"乃因体内津液输布失常，水湿凝聚而成。《杂病源流犀烛》云："痰之为物，流动不测，故其为害，上致巅顶，下至涌泉，随气升降，周身内外皆到，五脏六腑具有。"因痰质性黏滞，故病程较长，病情缠绵，治疗时顽恶难解。朱丹溪云"痰之为物，随气升降，无处不到"，"凡人身上、中、下有块者，多属痰证"，充分说明了痰的流窜性。痰与气、血、津液常相互为病，故临床上有"痰气并病""痰瘀同源""痰饮互结"之说。

脏腑功能障碍，升降出入失常，气滞血瘀，痰气交搏，痰瘀互结，络脉不畅，肿块内生，癌症即成。《灵枢·刺节真邪》云"所结，气归之，津液留之，邪气中之，凝结日以易甚，连以聚居，为昔瘤，以手按之坚"，已揭示气滞津结痰凝可形成肿瘤。

2. 现代研究 很多医家对痰证理论做了分子水平的研究。细胞黏附因子广泛分布于全身各处，作用广泛，具有黏滞性、易行性、导致血液黏稠性增高等特点。无形之痰具有隐匿性、多因性、阻遏性，症状的广泛性、怪异性均与细胞黏附因子致使肿瘤转移发病机理极为相似。王文萍等提出了肿瘤转移的"痰毒流注"理论，以痰为基础，强调细胞间质中"痰毒"在肿瘤转移过程中的重要性。李以义认为，肿瘤细胞和由肿瘤细胞刺激细胞间质而产生的溶酶体酶、组织蛋白酶、胶原酶、糖苷酶和水解酶等这些物质应视为痰浊，这些"痰浊"本是病理产物结果，反过来又进一步造成新的危害，促进肿瘤细胞增殖和转移，是"痰中之痰"。蒋明认为，对痰证的研究集中在细胞外基质、间质成分的研究有望阐明痰证本质。2001年，Liotta等在《自然》杂志提出了肿瘤的"间质治疗"概念，认为一些信号调节剂和抗侵袭与转移的药物可能是有用的抗间质治疗药，并对当时在临床前或正在临床试验的药物进行了归类。近年来对整合素的深入研究发现，整合素信号介导细胞与细胞外基质黏附发生障碍时，可导致细胞凋亡的发生；受放射线照射的成纤维细胞能促使上皮细胞恶性转化。这些研究表明，以肿瘤细胞和宿主间质之间的微环境为着眼点的抗肿瘤策略具有广阔的前景，这使中医学以痰证为中心的肿瘤本质理论构建和实践成为可能的发生；受放射线照射的成纤维细胞能促使上皮细胞恶性转化。这些研究表明，以肿瘤细胞和宿主间质之间的微环境为着眼点的抗肿瘤策略具有广阔的前景，这使中医学以痰证为中心的肿瘤本质理论构建和实践成为可能。

近年来对痰邪致病机理的研究主要集中在血脂、免疫、自由基代谢等方面。自由基是机体生化反应中产生的性质活泼、具有极强氧化能力的原子或原子团。自由基是机体正常代谢的中间产物，对机体是有利的，但自由基过多或清除自由基的防御体系发生障碍，即会引起过氧化反应而对机体产生伤害。研究发现，脂质过氧化物（LPO）活性和含量的升高是引起心肌缺血再灌注损伤的主要危险因素，而这皆与超氧化物歧化酶（SOD）活性下降，不能及时消除氧自由基有关。已有研究发现超氧化物歧化酶及其抑制剂二乙基二硫代氨基甲酸钠（DDC）对Lewis肺癌转移有一定的抑制作用。

有学者提出，肿瘤细胞的产生和改变具有一个适应的环境，将这个环境称为微生态环境，肿瘤细胞和这个环境中的其他细胞和组分构成了一个微生态系统。由此把肿瘤周围的痰、瘀、毒、正气、恶气视为导致肿瘤发生和发展的微环境，痰瘀毒是正气转化为恶气的原因，恶气导致体细胞转化为肿瘤细胞，并不断推动着肿瘤细胞生长，其中痰是微生态环境中气血津液运行失常而停滞于内或由机体他部而来。可以看出，微生态系统与中医学的整体观念似有共同点。

临床证候

痰证表现咳嗽、气促为痰湿壅肺，肺失升发肃降，气逆于上所致。痰湿困脾，痰聚胸中，阻碍气机，见胸闷胸痛。痰瘀搏结，瘀阻脉络，血不循经溢于脉管外则见瘀血或咯血。痰浊瘀毒交结，聚积于肺脏，日久而成积块。故体内肿块乃癌之重要体征。舌脉见苔白厚浊或腻，脉弦滑均为痰阻之象。

治则治法

1. 调补脾肾 脾健肾旺，则水道通畅，运化正常，水湿不能停聚为痰。所以调补脾肾即是治先天后天之本，亦为治痰之本。脾肾不足，水湿不行，聚而生痰。

现代研究表明，健脾补肾法对形成肿瘤的起始和启动过程有一定的影响。肿瘤在形成的多阶段过程中，起始和启动是两个重要的关键环节，对肿瘤的产生有着十分重要的意义。中医药扶正疗法是否通过对上述两个重要环节的影响而发挥抗癌作用，是从分子生物学开展中医药防治肿瘤研究的核心问题。邱佳信等应用v79细胞为模型证实了单味芙蓉花、生南星、淫羊藿、白术等以及方剂四君子汤等具有较强反突变作用，同时证实太四君子汤（以太子参为君药的四君子汤）等中药能够抑制起始因子对大鼠肝、胃细胞介导突变；并从中药对人体相对正常肝细胞以及人肝、胃癌细胞介导突变影响的结果中得出，这种作用需要正常或相对正常的细胞参与才行；在启动阶段，太子参、白术、太四君子汤等具有反启动作用。以上说明，健脾补肾的单味中药或方剂对肿瘤成因多阶段学说中起始与启动阶段有阻断作用，是中医药以补养扶正原则防治肿瘤重要的分子生物学基础。

2. 清热化痰 不只是对肿瘤有热象及实证表现的病情治疗，也可用化痰法佐以清热或解毒药。猪苓、薏苡仁、半夏、山慈菇、瓜蒌等祛湿化痰散结的中药都有较强的抗肿瘤活性，薏苡仁的成品制剂在临床广泛被使用，疗效颇佳。现代药理研究发现，化痰药物可以影响癌细胞表面细胞黏附因子的表达，从而减少肿瘤的生长和侵袭转移。川芎嗪、苦参碱等化痰散瘀的药物能通过降低CD44、CD44V6等细胞黏附因子的表达水平，减弱肿瘤细胞与血管内皮和ECM间的异质黏附，降低肿瘤向基质侵袭。脂质体猪苓多糖能显著减少B16黑色素瘤肝转移癌结节数目。以苦参为主要成分的三参冲剂对裸鼠肿瘤转移模型进行抑制的实验显示，其对肿瘤细胞与内皮细胞的黏附具有明显的抑制作用。其机理可能是明显抑制CD44、CD49细胞粘附因子的表达。茶叶的提取物茶多酚可以显著抑制高转移性肺癌细胞（PG细胞）表面CD44、CD54的表达，也明显抑制了高转移性肺癌细胞与内皮细胞之间的黏附性和细胞黏附因子的表达，并呈剂量依赖关系。

3. 化痰散结 中医临床对表皮或皮下不痛不痒、经久不消的颗粒肿块（如痰核、瘰疬等）多以消痰散结、化痰通络法来治疗，而对湿毒则以祛湿解毒法加以治疗，常能取效。

实验研究证明，化痰散结方（由半夏、天南星、马钱子、三七等中药组成）含药血清可明显地上调SPC. A1细胞Fas表达，同时又可明显下调Fas L分子的表达，从而使SPC. A1细胞向着有利于凋亡的一方面发展，这可能是化痰散结方含药血清能促使肿瘤细胞凋亡的机制之一，这也和中医学的阴阳消长理论极为类似。

4. 治气治血治火 丹溪有治痰先治气、治痰先治血活血、治痰先治火降火等认识，反映了痰与气、血、火的密切关系，表明痰是气血病变的病理产物，故"善治痰者，不治痰而治气，气顺则一身之津液亦随气而顺矣"。此法表明治痰以治气为本，以治血为本，以治火为本。治气调理上下之气，推动水湿运行，以免聚湿生痰；治血使血液畅行与脉中，一使防止渗出，助湿生成，二防止血液妄行，瘀血脉外，而与痰相搏结；治火即调整阴阳，避免阳气过盛，湿聚而煎灼为痰。

痰对癌症发生发展的诸多方面均有影响。从传统观点和微观分子方向的研究对比，可以从中寻求新的治疗方法和手段。但在拓展研究的同时不能盲目结合和混淆，应始终以中医理论为中心，才不会在研究过程中舍弃根本。中医学痰证理论及研究极大地丰富了肿瘤从痰论治的理论，有助于传统医学癌症的病因治疗及治法的多面选择，为治疗癌症开辟一条新的道路。

373 从痰论治肺癌

原发性支气管肺癌属中医学"肺积""息贲"范畴。此病由多种因素导致脏腑功能紊乱，气血津液运行失常，产生痰病证候。痰既是人体的病理产物，也可以反馈作用于人体，造成疾病的发生与发展，引发一系列临床症状。古代医家对痰的认识有"痰生百病而形各色"与"怪病多痰"等。朱丹溪《丹溪心法》云"凡人身中，有结核不痛不仁，不作脓者，皆痰注也"。朱丹溪所谓积聚痞块，虽非专指，其内容涵盖当今之癌病应无异议。明代王纶《明医杂著》云："痰者，病名也……痰之本，水也，原于肾；痰之动，湿也，主于脾。"指出痰的形成，与肺脾肾三脏功能失调，痰凝日久，气机不畅相关。沈金鳌《杂病源流犀烛》中明确指出，痰结是形成胸中有形积块的基本病机。上述医家所论"痰"为肿瘤形成的主要病理基础。脾为生痰之源，肺为贮痰之器，肾为生痰之本。邪正盛衰、阴阳失调、经络和脏腑功能紊乱、气血运行失常，均可以导致痰聚于肺，与其他致病因素相互作用，岁月积久，终成肺积。近代医家对肺癌痰证的认识也在不断深入。研究痰证的发病机制与临床特点，发掘本证型的发病规律与治疗特点，对临床治疗具有重要指导意义。学者王佳等对原发性支气管肺癌痰证研究做了梳理归纳。

痰证在肺癌证型分布中的地位

1. 近代医家的观点 周岱翰通过丰富的临床病例总结，将肺癌病机特点概括为"痰、瘀、毒、虚"，临床分为脾虚痰湿、肺郁痰瘀、阴虚痰热、气阴两虚4种证型，其中与痰相关的证型就占了3个。并认为支气管肺癌的整个疾病过程皆贯穿痰、热、虚3种证素。朱良春认为肺癌病性本虚标实，其中虚证以气虚、阴虚多见，实证则以气滞、血瘀、痰凝、毒聚为主。将肺癌分为早期痰浊交阻证和中晚期气阴两虚证。郁仁存将肺癌分为阴虚内热证、脾虚湿盛证、血瘀痰阻证、肺肾两虚证4型。孙桂芝认为肺癌的发生与燥火邪毒关系密切，虚实夹杂，临床分为肺燥热伤津证、痰瘀蕴结证、肺肾阴虚证3型。

2. 文献统计及临床病例总结 肺癌中医辨证分型除了应参考名家观点之外，更应重视大样本的临床观察结果。吴建春等收集并整合资料分析1994～2010中医辨证施治原发性支气管肺癌临床文献，肺癌辨证常见分型为气阴两虚、阴虚内热、气滞血瘀、气虚、脾虚痰湿、痰湿蕴肺。孙建立等检索专论原发性肺癌的全文文献，涉及2 198例肺癌患者的研究，结果显示痰证是肺癌邪实证候中出现最多的证型。唐引引等对1980～2010年国内公开发表的152篇肺癌诊疗文献中中医证型进行统计分析，得出肺癌证型共16个，痰证占所有证型的19.13%，其中痰湿壅肺占11.11%，痰热蕴肺占8.02%。沈敏鹤等把123例肺癌患者分为无实证要素以及实证要素两类，实证要素中痰湿证候占总例数的55.3%。骆文斌等对431例肺癌患者通过聚类分析及主成分分析方法研究中医证候分布特点，发现痰阻、血瘀、气虚为肺癌患者的主要证素，其中痰阻占71.9%。

通过整理，近代不同肿瘤名家对肺癌的辨证分型中均出现痰、虚、热3种证素。其中痰证多以痰湿、痰热、痰瘀证型出现；虚可为气虚、阴虚；热可为虚热、火毒。肺癌发病复杂，单一致病因素多不足为患，常为多种病变因素共同作用所致，其中痰证素的出现频率最高。此外，不同医家对肺癌的病机认识也不尽相同。郁仁存重视脏腑辨证，认为脾肾不足是肿瘤发病的关键；孙桂芝则更认为燥火邪毒与肺癌的发生密切相关。从学者临床病例统计也不难看出，痰证是肺癌发生发展的基础证候之一，痰湿是肺癌的实证要素与临床相关的最主要的证候要素。

肺癌痰证的病理分型与分期

1. 肺癌痰证与病理分型 冯月娟等研究了 112 例肺癌患者。在 37 例痰湿蕴肺证患者中，鳞癌 25 例占 67.6%，腺癌 8 例，其他病理分型 4 例。曾亮等研究的 68 例肺癌患者中，气虚痰湿型 26 例，其中鳞癌 14 例占 53.8%，腺癌 8 例，其他病理分型 4 例。谢长生等研究了 561 例肺癌患者中医证型与病理类型的关系，并无统计学意义上的相关。施志明在对 368 例肺癌患者西医分期与中医证型关系研究中得出同样结论。

部分学者临床研究认为痰证的病理分型多见于鳞癌而较少见于腺癌，这主要与鳞癌以管壁浸润生长方式，以及阻塞性肺炎、黏液嵌塞以及肺不张等继发性变化为主相关，临床表现与痰浊之邪滞留于体内相似；也有学者认为病理分型是基本确定不变的，而中医证型则可出现相应变化，推测二者相关性意义并不大。当然不排除不同研究者所收集样本存在的差异对研究结果产生的影响。

2. 肺癌痰证与 TNM 分期 谢长生等研究了 561 例肺癌患者中医证型与 TNM 临床分期的对应关系，结果显示 I 期中医证型分布以痰浊壅肺证多见，占 37.5%（12/32 例）；II 期痰浊壅肺证占 23.4%（15/64 例）；III 期、IV 期则痰证少见。徐建林研究了 111 例肺癌患者，结果显示 I 期患者气虚痰湿证多见。顾梦飚研究了 480 例肺癌患者，I 期肺虚痰湿证占 18.5%；II 期以痰证最为多见，占 49.1%（痰湿 18.1%，痰热 31.0%）；III 期、IV 期则少见痰证。综上所述，痰证多见于 I 期、II 期肺癌患者，随着病情的发展，痰湿、热毒、血瘀、阴虚等证素常兼夹出现，提示在肺癌的初发阶段，痰湿为主要病理因素。

肺癌痰证的影像学检查特点

曾亮等研究了 68 例肺癌患者的 CT 征象，气虚痰湿型在阳性空泡征、毛刺征、分叶征、灶状坏死、空洞形成、阻塞性肺炎等 CT 征象上高于其他证型。何蓉等发现 94 例肺癌患者影像资料上的空泡征、胸腔积液与脾虚痰湿型有一定关联。黄旭宽对 60 例肺癌患者的研究结果显示，阻塞性肺炎为痰浊壅肺型肺癌患者的主要 CT 征象。从上述研究可知，肺癌痰证患者多出现空泡征、毛刺征、阻塞性肺炎、胸腔积液等 CT 征象，并不同程度反映肿瘤本身的生长情况。有研究提示，空泡征消失可能提示肿瘤侵袭转移能力增强，由此推测肺癌痰证的恶性程度可能低于其他证型。

肺癌痰证的实验室指标特点

1. 肿瘤标志物 吴涛研究发现，痰湿蕴肺型癌胚抗原（CEA）含量最低，其糖抗原 19-9（CA19-9）、神经元特异性烯醇化酶（NSE）、糖抗原 125（CA125）与气阴两虚型相比处于较低水平。房才龙等发现肺癌患者外周血 CEA 水平以阴虚内热型最低，其次为痰湿阻肺型、气滞血瘀型最高。杜鹃发现 CEA 浓度在气滞血瘀型最高（56.00±23.95 ng/mL），痰湿蕴肺型最低（15.28±8.40 ng/mL），而 NSE、CA125、CA19-9 浓度也均处于较低水平。上述研究得知，肺癌痰证相关患者 CEA、NSE、CA125、CA19-9 各指标均处于异常低水平。肺癌痰证相关患者对血中肿瘤标志物的变化不敏感。

2. 免疫指标 马科等在肺癌中医证型与免疫指标相关性研究中得出结论，痰湿蕴肺肺失宣降型患者的 CD3 数值最高。在所有证型中痰湿蕴肺肺失宣降型病情最为轻浅，肾阳虚衰肾不纳气型最为危重。张淑香进行了 107 例肺癌患者中医证候研究，发现 T 细胞亚群 $CD4^+$，$CD4^+/CD8^+$ 以气虚痰湿型最高。提示各中医分型组间气虚痰湿型的免疫功能最好。李际强等研究了 219 例肺癌，同样得出痰热蕴肺证 $CD4^+$、$CD4^+/CD8^+$ 高于其他证型的结论。严志华对 149 例非小细胞肺癌患者生存分析发现，相较其他证型，痰浊壅肺型的患者中位生存期最长为 17.56 个月。通过上述研究可以看出，痰证患者免疫指标均高于非痰证患者，邪气实而正气尚不甚虚，提示痰证患者中位生存期更长，预后可能较好。

3. 血脂水平 已有很多研究证实血脂水平与痰证的相关关系。Fiorenza 等在对肿瘤患者与非肿瘤人群血脂组成成分研究中提出，肿瘤患者血脂特征为低水平血清总胆固醇（TC）、低密度脂蛋白（LDL）、高密度脂蛋白（HDL）和高水平甘油三酯（TG）往往同时出现。此外，Vitol 等提出肺癌组织存在低密度脂蛋白受体活化的现象，从而造成低密度脂蛋白需求增加。卢锋峰等研究显示，非小细胞肺癌患者血清 TC、LDL 以及 HDL 较对照组明显降低，血清 TG 较对照组高；此外，高 TC 组及高 LDL 组分别较低 TC 组及低 LDL 组的总体生存期长。黄爱本等研究了 600 例肺癌患者，发现肺恶性肿瘤患者存在低血胆固醇倾向，化学治疗或手术治疗后血清 TC 及 LDL-C 水平较治疗前升高。陈萍研究了 79 例老年肺癌患者，结果显示老年肺癌病情恶化程度与 TC 浓度呈负相关。随着病情进展，TC 检测值逐渐降低。上述研究发现肺癌患者常伴随血清 TC 改，机体脂质代谢异常与肿瘤细胞过度增殖具有相关性。TC 变化对肺癌患者预后及生存期预测可能具有意义。

肺癌痰证与化学治疗

吉福实研究发现，多西紫杉醇＋顺铂（DP 方案）组化学治疗前后脾虚痰湿证均最多，分别占 27.7%、34.0%；肺虚痰热证化疗后增幅最多，由 14.9% 增至 23.4%。吉西他滨＋顺铂（GP 方案）组化学治疗前脾虚痰湿证占 28.6%，化学治疗后比例增高达 40.0%，肺虚痰热证则由 34.3% 降至 28.6%；清蛋白结合型紫杉醇单药化疗前以脾虚痰湿型最多占 40.9%，化学治疗学治后则以气阴两虚最为多见占 31.8%。陆凯娟发现晚期患者经培美曲塞＋顺铂（PP 方案）化学治学治疗痰湿证在疗前为 40%，化学治疗后降至 12.5%。唐文秀等发现肺癌痰湿瘀阻型对化学治学治疗最不敏感，在化学治疗后肺部肿块明显增大的病例中，痰湿瘀阻型所占的比例最大，提示痰湿瘀阻型化学治疗效果不佳。李文举观察了葶苈大枣泻肺汤合导痰汤联合化学治疗痰瘀阻肺型肺癌临床效果，治疗组近期总有效率 90%，生活质量提高率 85%；而对照组这两组数据分别为 65.0%、45.0%，远低于治疗组。

根据研究分析，DP、GP 方案化学治疗后痰证有所加重，其中 DP 方案以痰热证加重为主，GP 方案则以痰湿证加重为主。PP 方案化学治疗后痰湿证有所减少。不同化学治疗药物对机体的影响不同，对化学治疗期间中医辅助用药具有指导意义。有研究提示痰湿证对化学治疗不敏感，但临床上化学治疗联合中药治疗痰瘀阻肺型肺癌却取得了显著疗效，肺癌痰证与化学治疗疗效间的关系及中医药配合治疗对临床疗效的影响值得进一步研究。

在对肺癌痰证相关文献初步整理与研究中发现，痰证多见于肺癌的早期阶段，且患者免疫指标高于非痰证患者，影像学研究也证实其恶性度低于其他证型。此时正气尚足，预后相对较好。明代医家李中梓云"脾为生痰之源，肺为贮痰之器"。常言脾虚而生痰湿，王佳等认为脾虚其实存在两种状态，即绝对的脾虚和相对的脾虚，此处并非脾之真虚乃为相对脾虚，只是在某些因素的影响下限制了脾运的发挥。邪气盛则实，为此阶段的主要矛盾。痰证日久，根据患者体质不同，有化寒与化热之不同。《黄帝内经》云"实则泻之"。故治疗痰证，尤其在肺癌的早期阶段当以"泻之"为大法之一。除治肺之外，还要重视调脾，令痰生无源。因势利导，泻土降浊。根据五行消长，金生亦可土消。肺脏朝百脉主治节，调节一身之气血。病变状态下，必致血脉运行不畅，甚则血脉瘀滞，而见胸部刺痛、舌质紫暗有瘀斑等病理表现。故而临床观察到的痰证常以痰湿、痰热、痰瘀形式出现。

中晚期患者在化学治疗过程当中，不同的化学治疗方案对痰证患者的辨证分型同样具有影响，明确不同化学治疗方案的影响趋势，在患者化学治疗前、中、后期可以有效指导选择合适的中药汤剂以达到减毒增效的作用，是体现中医药在肿瘤治疗全程中的重要一环。肺癌患者血清 TC 水平异常对预后及生存期预测可能具有意义。

374 从痰论治胃癌

胃癌是严重威胁我国居民健康的重大疾病，辨证论治是中医临床诊疗的核心，但目前国内对胃癌的证候尚无统一的认知，也未形成确能提高疗效的共识。因此，基于中医自身的实践性与经验性，在临床中提出新的学术观点并在实践中进行验证，是提高胃癌中医诊治水平的必由之路。魏品康教授几十年来致力于胃癌的中西医结合防治研究，在实践中提出并构建了较为系统的胃癌痰证理论。

从痰论治胃癌科学假说的提出

辨证论治是中医传统临床诊疗的基本着眼点，但中医对胃癌的证候认识观点众多，临床分型难以达成共识。在辨证求因和辨证与辨病相结合原则的指导下，魏品康等在长期临床实践中注意到，胃癌的发病与中医痰邪致病密切相关。从临床表现来看，胃癌患者上腹局部肿块可视为"痰结"，其呕恶、泛吐痰涎清水、苔腻脉滑等主症均符合痰邪致病之象。从胃癌病因来看，患者发病与嗜食腌制、烧烤及高脂饮食等密切相关，而这些食物最易生痰，正如《景岳全书》所云："饮食之痰，亦自不同，有因寒者，有因热者，有因肥甘过度者，有因酒湿伤脾者，凡此皆能生痰。"从胃癌病机来看，脾胃主运化水谷，其病则水谷运化失职，最易聚湿生痰，诚如《圣济总录·痰饮门》所云："人之有形，借水谷以滋养；水之所化，凭气脉以宣流……三焦气涩，脉道闭塞，则水饮停滞，不得宣行，聚而成痰。"从疾病发展来看，中晚期胃癌最易发生沿淋巴道的转移，而肿大淋巴结属中医"痰核"；且易发生出血、疼痛、腹水等表现与中医"怪病多痰""痰邪流注"理论相合。

其实，古人早就提出了"百病皆由痰作祟""凡人身上中下有块者，多属痰"的理论，《黄帝内经》中也制定了"结者散之""留者攻之"的论治大法；自汉代张仲景在《金匮要略》中设立"痰饮"专篇以后，后世对痰邪致病的认识不断深化，尤其在消积治瘤方剂中逐渐将化痰软坚散结作为基本治法之一。现代药理研究证实，治痰方剂治疗肿瘤有多方面的调控作用，如诱导肿瘤细胞凋亡、抑制肿瘤细胞增殖、预防肿瘤的侵袭和转移、减轻化学治疗的不良反应等。基于上述认识，魏品康等遵循"辨证求因，审因论治"的原则，提出"痰"是胃癌核心病机的理论，认为多种内外因素影响人体气机和运化，导致津液代谢失常，痰浊内生，痰浊裹挟水湿、瘀血，浸淫成毒，最终导致胃癌的形成和发生，痰毒累积又会流注转移，变化多端。其中"痰"是贯穿胃癌疾病过程的关键，由此提出了从"痰"论治胃癌的科学假说。

从痰论治胃癌科学假说的验证

基于上述理论，魏品康等遵循辨证与辨病相结合的原则，创制了以金龙蛇颗粒为代表的一系列从"痰"论治胃癌的院内制剂用于胃癌临床治疗。金龙蛇制剂（又名消痰散结方）针对荷瘤患者痰毒结聚的核心病机，主以半夏、南星燥湿化痰，山慈菇、天花粉化痰散结，佐全蝎、蜈蚣通络解毒，蚤休、蛇舌草利湿解毒，鸡内金、沉香健脾和胃，使以甘草调和诸药，共奏祛湿化痰散结、通络解毒抗癌之功。针对正气已伤、正虚邪实、不耐攻伐的虚实夹杂患者，创制了仙人菇口服液，其在化痰散结同时伍以淫羊藿、人参、冬虫夏草菌丝体等益气扶正药物，以求邪正兼顾。针对心理负担重、情绪不稳的患者，创制了伍以柴胡、郁金等具有疏肝化痰作用的白龙解郁颗粒等。临床研究发现，金龙蛇颗粒可明显改善晚期胃癌患者的临床症状，延长患者中位生存时间至 12.25 个月，优于国外报道的晚期胃癌患者支持治疗的疗效（1 年生存率仅为 5%～55.6%）；与常规化学治疗相比，金龙蛇颗粒可明显减轻Ⅳ期胃癌患者乏力、呕恶、疼痛等症状，改善其生活质量；配合用于胃癌术后化学治疗，可明显降低患者白细胞减少、感觉性神经病、呕吐、厌食等的发生率，提高其卡氏评分、生命质量量表（QLQ-30）评分和生存期。仙人菇口服液能改善晚期胃癌患者的临床症状、提高其生活质量，并能调节其细胞免疫功能。白龙解郁颗粒可明显改善肿瘤相关抑郁患者的抑郁症状、免疫功能，提高患者生活质量，且停药后抑郁不易复发。

同时，魏品康等还结合动物和细胞实验研究了消痰散结方治疗胃癌的作用机制。消痰散结方可明显抑制裸鼠人胃癌原位移植瘤模型的肿瘤生长，抑瘤率达 54.82%，胃周淋巴转移抑制率为 41.7%，肝脏转移抑制率为 25%，腹水抑制率为 33.3%。细胞学实验也证实，消痰散结方可抑制人胃癌细胞 KN-45、人胃腺癌细胞 SGC7901 的增殖，并具有促进细胞凋亡、降低细胞侵袭和迁移的能力。同时还通过原位移植瘤动物模型发现，胃癌细胞间质液可促进胃癌的远处转移，而消痰散结方对其有明显抑制作用，其机制可能与白细胞介素 8（IL-8）介导的 CD44 基因与蛋白表达有关。以上研究结果为后续从肿瘤微环境角度探讨消痰方药的作用机制提供了思路。

从痰论治胃癌科学原理的阐释

为更好地阐释消痰散结方防治胃癌的科学原理，魏品康等借助分子生物学技术，基于当前胃癌病理生理研究的热点，从多个角度和层面对其可能的作用机制进行了较为系统的研究。着眼于胃癌的发生机制，从逆转抑癌基因甲基化、调节肿瘤细胞微卫星不稳定、抑制肿瘤干细胞增殖等角度进行了初步探索，发现消痰散结方能逆转 P16 抑癌基因甲基化，增加其 mRNA 表达；消痰散结方可逆转人胃癌裸鼠原位移植瘤微卫星位点 D2S123、D5S346 的不稳定，并抑制其基因修复蛋白的异常表达；消痰散结方亦可抑制 CD44 阳性胃癌干细胞的增殖，其机制与调控 Notch-1 通路有关。着眼于胃癌的侵袭、转移，发现消痰散结方可降低裸鼠人胃癌原位移植瘤的血供和血管生成，其机制与抑制血管内皮生长因子（VEGF）及其受体的表达有关；消痰散结方可通过下调 VEGF-C 及其受体 VEGF 受体 3 的表达抑制肿瘤微淋巴管的生成，并降低 E-钙黏蛋白、基质金属蛋白酶 2（MMP-2）等黏附分子的表达。着眼于肿瘤微环境，发现消痰散结方可通过调节胃癌癌周 IL-8 介导的炎性微环境从而抑制胃癌细胞的黏附和侵袭。

胃癌痰证理论的构建

胃癌发生、发展虽然与"痰"邪致病有关，但这种"痰"还是与传统痰邪有较大差异，表现出侵袭力强、进展迅速、结局恶劣、预后不良等特征。基于上述特征提出了"恶痰"的概念，指出痰从形态上有"有形"和"无形"之分，从性质则有"良痰"和"恶痰"之别。"良痰"主要包括传统上呼吸道分泌的痰液（"有形"之痰），以及机体代谢障碍等产生的脂浊和脂肪瘤、肿大淋巴结、息肉等良性肿块（"无形"之痰）；而恶性肿瘤和少数传染性疾病引起的体表或脏腑肿块，进展迅速，损耗正气，流注无制，则属于"恶痰"。同时，还借鉴现代医学，从中西医结合的角度阐释胃癌"恶痰"的本质。认为胃癌的核心是由癌细胞为主形成的"痰核"，是胃癌产生与复发的根本；支持其生长、发展的新生微血管、微淋巴管为"痰络"，为其生长提供营养，是肿瘤侵袭、转移的前提；肿瘤周围为其提供适宜生存条件的基质称为"痰浊"或"痰环境"，包含促进肿瘤细胞生长的各种因子及代谢物质，是肿瘤迁延不愈、术后复发的物质基础。再结合从"痰"论治胃癌的方药，解毒抗癌之品直接针对痰核，通络化痰之品则靶向痰络，祛湿扶正药物重在调节微环境，从干预痰核、痰络和痰浊等不同角度，综合发挥其对胃癌的防治作用。这种中学为体、洋为中用、中西医结合的观点，在一定程度上架起了胃癌"痰"证理论与现代医学之间"对话"的桥梁。

临床上，虽然"痰"是胃癌的基本病机，但随着病程进展，由于邪气盛衰、病邪深浅、患者体质等因素，证情可以化寒化热、夹湿夹瘀或耗伤正气，呈现多种复杂的病理变化和临床表现。基于此，着眼于辨证施治，又提出了切合胃癌临床的消痰散结八法。即以消痰散结作为胃癌的基本大法，针对胃癌的不同并发症和临床表现，制定消痰通腑法用于治疗胃癌围手术期兼有大便不通等并发症，消痰和胃法治疗胃癌化学治疗后的相关呕吐，消痰解郁法治疗胃癌并发抑郁，消痰通络法治疗胃癌并发癌痛，消痰利水法治疗胃癌所致腹水，消痰软坚法治疗胃癌伴有的淋巴结转移，使消痰治法随证变而法异，更加切合胃癌临床。

魏品康等基于名中医经验、中医理论和胃癌临床，围绕中医药特色与优势，提出从"痰"论治胃癌的科学假说，并结合临床和实验研究进行验证和探索，较全面地构建了阐释胃癌病机的"胃癌痰证"理论，创制了以金龙蛇颗粒为代表的多个胃癌治疗新制剂，有效提高了中医药参与胃癌综合治疗的效果，深化了对中医药防治胃癌的认识。

375 非酒精性脂肪肝痰湿证代谢特征和致病机制

非酒精性脂肪肝（NAFLD）是一种与胰岛素抵抗、遗传易感两大因素密切相关的代谢应激性肝损伤。30% NAFLD 的患者可以发展为脂肪性肝炎（NFSH），大约 20% 的 NASH 患者会进一步发展为脂肪性肝纤维化，将近有 25% 的 NASH 患者会发展成肝硬化，其中 10%~15% 的肝硬化又会进一步发展成肝癌（HCC），这标志着肝功能发生不可逆转的改变。"多重打击"学说认为，胰岛素抵抗、线粒体功能障碍、肠道菌群结构、胆汁酸及脂肪酸代谢紊乱等因素参与 NAFLD 疾病进展。据估计，全球约 25.24% 的人群患有 NAFLD，尤其是中东和南美地区的患病率最高。现代医学治疗 NAFLD 的方法主要为对症治疗、改变不良生活方式、有氧运动等，针对性的有效药物缺乏。如出现肝功损害、血脂升高则使用降脂药物和保肝药物等。中医药在 NAFLD 的治疗中取得了明显的疗效，提示中医药治疗该病具有十分广阔的应用前景。目前 NAFLD 被公认为代谢相关性肝病，研究中医证型与代谢的相关规律及中医证型与实验指标的相关性具有重要的临床意义。痰湿证作为 NAFLD 最常见的证型之一，容易合并其他类型的代谢相关性疾病，如糖尿病、高尿酸血症等，给机体造成极大损伤。因此，研究 NAFLD 痰湿证的代谢规律及其相关机制，有助于从新的角度分析痰湿证的病机，为中医药治疗提供多种新思路及新方法。学者王振雄等对非酒精性脂肪肝痰湿证代谢特征与致病机制做了探析。

非酒精性脂肪肝痰湿证代谢规律

本病在中医学中可无统一病名，根据症状表现对应多个疾病，如"胁痛""痞满""肝着""肥气""肝癖"等。2009 年的中医诊疗专家共识明确将非酒精性脂肪肝的中医病名归属为"肝癖""胁痛""积聚"。2017 年中医专家组将 NAFLD 的证型特点分为"肝郁脾虚""湿浊内停""湿热蕴结""痰瘀互结""脾肾两虚"五型。本病以"肝体用失调，脾肾亏虚"为基本病机，主要累及肝、脾、肾三脏。脾肾亏虚为本，再遇肝失疏泄，致使运化不利，水湿内停，湿聚成痰，形成痰浊，形成了 NAFLD 的病理基础。

在多项关于中医证型与生化指标的研究中，NAFLD 痰湿证患者在血脂、肝功、血糖等方面均高于正常人群，并且存在严重的代谢紊乱，不同证型的 NAFLD 患者生化指标的种类及水平也不尽相同，湿浊证患者与年龄、体质量、肝功、血糖血脂、肝脏 Fibroscan 检测等相关指标的关系最为密切，总胆固醇（TC）的升高更容易出现在痰湿证、肝脏炎症更明显地表现在湿热蕴结证；肝纤维化程度在痰瘀互结证的患者中更严重，为中医辨证标准提供客观化依据的同时，还有助于了解两者之间的联系性及规律性。池晓玲等将 243 例 NAFLD 患者进行分组分型研究，其中痰湿证患者中谷丙转氨酶、谷草转氨酶和谷氨酰转肽酶最低，痰瘀互结型最高。在血糖、血尿酸方面，痰湿组与其他组具有显著统计学差异（$P<0.05$），但是在甘油三酯（TG）、低密度脂蛋白（LDL-C）、高密度脂蛋白（HDL-C）无显著性差异（$P>0.05$）。张晨阳等统计了 3 年某省内 5 家医疗机构共计 12 635 份体检报告及病例的数据，通过分析中医证候特点得出，痰湿证患者以肥胖和高脂血症为主。

此外，痰湿证患者在甲胎蛋白、癌胚抗原等实验指标方面存在一定特异性。潘雨亭研究发现，痰湿证患者血清甲胎蛋白（AFP）、血清癌胚抗原（CEA）水平是显著高于健康组与非痰湿证组。NAFLD 患者中，AFP 水平与其他实验室指标，如体质量指数（BMI）、TC、TG、谷氨酰转肽酶（GGT）呈显著相关性；CEA 水平则与性别（男）、年龄、收缩压（SBP）、糖脂代谢指标（FPG）、白细胞（WBC）、中性粒细胞代数（NEUT）、单核细胞代数（MONO）表现显著相关性（$P<005$）。综上所述，从宏观至微观研究以"痰湿"为主要病理基础的 NAFLD 患者存在严重的代谢紊乱，痰湿证可作为 NAFLD 的重要证型，对 NAFLD 的中医防治具有指导意义。

非酒精性脂肪肝痰湿证相关机制

1. 炎症与免疫调节 NAFLD 为一种常见的慢性炎症和免疫性疾病，其机制涉及炎症介质或炎症因子。证据证实炎症和免疫通路在 NAFLD 发病中起着及其重要的作用，不仅参与了脂肪变性、肝炎和肝纤维化的发展过程，而且在 NAFLD 形成过程中，发生在肝内外的固有免疫反应也能造成胰岛素抵抗，引起终末器官损伤。研究者们探求了 NAFLD 痰湿证中参与其发病的有关炎症与免疫因子的表达。

史会连等通过 ELISA 法分析测定 T 细胞亚群 TH-17 相关细胞因子白细胞介素 17-（IL-17）、白细胞介素-6（IL-6）和转化生长因子-β1（TGF-β1）在健康组与 NAFLD 组、痰湿组与非痰湿组之间的差异，各细胞因子的表达以 NAFLD 组高于健康对照组，而 NADFLD 痰湿组细胞因子的表达高于非痰湿体质组及健康组，瘤坏死因子（TNF-α）、IL-6 是一类作用广泛的促炎症细胞因子，主要来源于巨噬细胞、脂肪细胞或内皮细胞，两者的表达增加可在 NAFLD 发生，这就说明 NAFLD 患者可能是由于存在肥胖和脂肪堆积而刺激各种细胞因子分泌增加，并通过多种未知途径使机体炎性反应和免疫应答发生改变，从而参与胰岛素抵抗。YILMAZ Y 等的相关研究中也提到 TGF-β1 参与了 NAFLD 肝脏纤维化的过程。以上研究显示痰湿体质患者更容易发展成为非酒精性脂肪性肝炎（NASH）。

2. 肠道菌群结构改变 现代技术通过对 NAFLD 中医证候的研究，发现肠道菌群与 NAFLD 痰湿证的形成亦有密切的关系。国内学者通过血清学代谢、16SrDNA 测序技术研究痰湿质人群肠道菌群结构改变与特征。景彩等利用 16SrDNA 测序技术分析痰湿质人群的肠道菌群中的罗氏菌属相对丰度较平和质下降，拟杆菌门/厚壁菌门的比值降低。梁雪等通过血清学代谢研究发现，痰湿体质人群中厚壁菌门较前增多（肠内厚壁菌门多于拟杆菌门则会更有效吸收食物中的热量，增加体内脂肪聚集，从而导致肥胖），并且从肥胖患者身体可分离出"阴沟肠杆菌 B29"——导致肥胖的机会致病菌。那么痰湿质作为易感代谢疾病体质，在代谢疾病方面的患病比率约是其他体质的 6 倍。究其原因，可能因其特征肠道微生物导致疾病发生。环境、饮食习惯等因素均可改变体内肠道菌群结构，从而影响其代谢的发生。胡宗仁研究发现，在潮湿环境下可引起 Balb/c 小鼠血甘油三酯浓度一定程度的升高，其与肠道菌群紊乱、脂生成基因和蛋白表达异常相关。丁维俊等给予脾虚小鼠健脾化痰祛湿中药制剂后，能改善宿主肠道的环境。观察到治疗后的小鼠肠道菌群结构有明显变化，提高有益菌的数量和群落，并抑制有害菌群生长。吴丽萍等研究发现，长期食用大量的高能量、高脂肪食物的人群，肠道中益生菌数量会显著下降，厚壁菌门细菌大量增殖。

有学者猜测痰湿体质人群的"痰湿人类基因组""痰湿微生物组"可能继承自父母，遗传是不可避免的因素。研究指出，在女性双胞胎与母亲体内肠道菌群存在部分一致性，或称为共享菌群。亲代与子代的肠道菌群结构、生存环境的相同相似，更容易导致痰湿体质的形成，进而导致一些代谢相关性疾病的发生，如 NAFLD、糖尿病等。这样看来 NAFLD 的遗传相关性似乎有了确切的答案。

由此可见，肠道菌群的改变对痰湿证患者有很大的影响，尤其是厚壁菌门细菌。痰湿证 NAFLD 与肠道菌群的关系将会成为我们研究的方向及重点。

3. FXR 受体基因缺陷 核受体 FXR 主要在肝脏、小肠、肾脏、肾上腺等器官表达，脂肪组织中也有少量表达。最初的命名源于 FXR 较弱的激活作用。FXR 受体不仅具有调节体内胆汁酸、脂质及糖代谢的作用，而且能够调节肝脏炎症和纤维化过程，或可成为延缓、阻止 NAFLD 向 NASH 发展的机制。

动物模型研究发现，FXR 的基因缺陷可导致葡萄糖耐量受损和胰岛素抵抗，也与正常肝脏的胰岛素敏感性有关。胰岛素抵抗是 NAFLD 发展成为 NASH 的重要因素。王华文通过运用中医疗法研究大鼠 FXR 受体信号通路相关基因表达，证实健脾祛痰法治疗痰湿证大鼠是调节 FXR 信号传导通路相关基因和蛋白的表达以抑制FXR通路的负反馈作用，促进胆固醇向胆汁酸转化的代谢过程。健脾祛痰化湿法可能通过调节肠道菌群和胆汁酸代谢抑制FXR信号传导通路以纠正血脂紊乱。但目前缺少有相关中医药报道是通过何种途径、机制调节FXR受体从而干预NAFLD的研究。可能与FXR信号通路中一些关键因子，如CYP7A1、PPARa有关。

在代谢综合征、肥胖症、糖尿病患者中经常出现胰岛素耐受现象，这些均被认为是发展成NASH的关键因素。FXR激活后在降低肝脏脂肪生成、改善脂肪变性和增加胰岛素的敏感性等方面发挥作用。FXR也通过抑制肝硬化或HCC的炎症和纤维化的发生，发挥肝保护作用等。FXR或将成为临床上治疗NAFLD和NASH的新靶点。

ELISA法、液相芯片技术检测和16SrDNA测序技术在生物科技的巨大发展，促进人类健康疾病机制的研究。ELISA法、液相芯片技术检测明确观察痰湿证患者的炎症与细胞因子的表达情况；16SrDNA测序技术则注重研究痰湿证患者肠道菌群结构。分子技术与微生物组的研究将占据前所未有的重要位置。人体微生物组之所以被称为人体"第二基因组"，就是因为以肠道微生物为代表的人体微生物与代谢疾病关系密切，并且研究从描述和关联研究，转变为机制和应用研究。另外，现代药理学通过试验研究对中药有效成分对机体的客观作用规律，阐明药物作用及作用机制、提高药物疗效，为防治不良反应提供客观依据。因此，加深现代技术与中医的结合，深度挖掘中药有效成分、作用机制、毒理研究、具体作用靶点研究将是今后治疗NAFLD的基础，为中医治疗提供更加精准、有效的治疗途径及方法。

376 肥胖从痰湿论治

肥胖已成为严重威胁人类健康的疾病之一，2005年世界卫生组织指出，肥胖已是心血管疾病、2型糖尿病和其他慢性疾病的主要危险因素。中医学对肥胖早有认识，但无肥胖这一独立病名，只被称为"肥人"，且有"肥白人多湿""肥白人必多痰"之说，认为痰湿为肥胖的主要病理改变。湿为阴邪，具有重着、黏滞、弥漫等特性；百病多由痰作祟，痰易阻滞气血、影响水液代谢等，痰饮与水湿异名同类也。痰湿内生，化为脂浊积于体内，久而久之则发为肥胖。因此对于痰湿型肥胖的治疗与预防也得到越来越多人的重视，中医药治疗痰湿肥胖有着良好的疗效，学者姚琦等通过阅读文献，对肥胖从痰湿论治的研究做了梳理归纳。

肥胖的痰湿病理机制

肥胖是由于多种原因导致的体内膏脂堆积过多，体重异常增加，并伴有头晕乏力、神疲懒言、少动短气等症状的一类病症。肥胖的病因包括饮食不节、缺乏运动、年老体弱、先天禀赋、情志不遂等。《素问·经脉别论》云："饮入于胃，游溢精气，上输于脾，脾气散精，上归于肺，通调水道。"若脾胃虚弱、运化无力，则水精不布，膏脂不化，蓄积体内，日久则发为肥胖。《临证指南医案》云："湿从内生，必其人膏粱酒醴过度，或嗜饮茶汤太多，或食生冷瓜果及甜腻之物。其人色白而肥，肌肉柔软。"指出饮食不节、过食肥甘厚味等会导致脏腑功能失常，精微物质蓄积体内化为脂液从而引起肥胖。《丹台玉案·痰门》云："痰生于脾，多四肢倦怠，或腹痛肿胀，泄泻，其脉缓，肥人多有之，名曰湿痰。"指出肥胖之人多有痰湿。《脾胃论》云："脾胃俱旺，能食而肥；脾胃俱虚，则不能食而瘦；或少食而肥，虽肥而四肢不举，盖脾实而邪气盛也。"脾主运化水谷精微，脾虚则水湿蓄积，化为痰湿脂浊，痰湿脂浊既可作为病理产物而致病，又会形成疾病发展、恶化、衍变的致病因素，如此胶着循环，肥胖必将日甚，故"水湿痰浊"是肥胖发生的重要病理机制。这一观点也得到现代临床研究证实。如健脾化湿方可以降低脾虚痰湿型肥胖T2DM胰岛素抵抗大鼠体质量和内脏脂肪。在PCOS肥胖患者中，多见与痰湿体质相关的特征，如口中黏腻多痰涎、舌淡胖等均可见肥胖的产生于痰湿密切相关。

肥胖的中医药防治

1. 经方治疗 经方是指汉代以前经典医药著作中记载的方剂，以张仲景的方剂为代表，是医方之祖，并以其短小精悍、药少力专、用当通神的特点，常为后世医家所沿用。《伤寒论》中有很多经典方剂可用于治疗痰湿型肥胖，且效果甚佳。如陶丽华运用泽泻汤对肥胖病高血压伴眩晕者进行治疗，患者症状明显减轻。成加林等运用五苓散对43位痰湿型肥胖患者进行治疗，结果治疗组有效率达95.35%，效果甚佳。鄢琪选取脾湿型肥胖患者30例，并对其予苓桂术甘汤加味进行治疗，结果中药治疗组无论在总体有效率，还是体重及体重指数方面较对照组均有明显改善。肖一公等以清热化痰为治则，对痰热内蕴型肥胖患者予小陷胸汤加味治疗，结果疗效明显优于对照组。古人流传至今的经典方剂，其作用机理、疗效在现代实验研究均得到了有效证实。

2. 自拟方治疗 中医药治疗痰湿型肥胖不仅有经方，还有医家根据不同患者的不同体质及临床经验所总结出来的自拟方药，在治疗中也有不错的疗效。在《石室秘录》中有关痰湿内盛性肥胖采用补泻兼施的治疗方法，方用火土两培丹，人参、白术、茯苓、薏苡仁、芡实、熟地黄、山茱萸、北五味、杜仲、肉桂、砂仁、益智仁、白芥子、橘红。现代医家运用自拟方治疗痰湿肥胖也有较好的疗效，如冯居秦针对痰瘀互结型肥胖患者，自拟化痰祛瘀减肥汤，对 61 名患者进行治疗，取得满意的疗效。许娴自拟健脾化痰丸，对 30 位脾虚痰湿型多囊卵巢综合征患者进行治疗，结果明显改善患者的临床体征。殷利娜以补肾健脾、温阳利水、化痰除湿为治疗总则，自拟温阳健脾祛脂汤治疗单纯性肥胖患者，在观察的 60 位患者中痊愈 12 例，显效 28 例，好转 15 例，无效 5 例，总有效率达 91.7%。崔玉兰等运用自拟化痰活血方对痰阻血瘀型 2 型糖尿病患者进行治疗并取得满意的疗效。总结古今各医家的自拟方，均有温阳健脾化痰利湿的配伍，可见治疗肥胖还应以痰湿为主因，对症治疗。

3. 药膳治疗　中医药膳是由传统中药成分配以饮食物形成的具有养生、防病、治病等作用的特殊膳食。药膳采用药材与食物相配，药借食力，食助药威，具有较高的营养价值。常用作药膳的药物如芡实、茯苓、薏苡仁等，具有利水祛湿的功效，在治疗痰湿肥胖中也有较高的运用。如沈月等选取 61 名痰湿肥胖患者，从健脾、活血、利水、化湿、祛痰 5 个方面入手，采用三豆苓茯药膳（薏苡仁、茯苓、绿豆、白扁豆、赤小豆、干姜等）结合有氧运动治疗，经过 3 个月治疗，实验组患者体质改善总有效率为 90.16%。赖福顺等选取 35 名脾虚湿阻型肥胖患者，用荷叶、茯苓等组成的荷苓蔬菜汤进行治疗，结果显示患者中医临床证候积分有明显改善，总有效率为 91.42%，治疗效果明显。张穗娥等选取 48 名脾虚痰湿内困型女性，在针灸治疗和埋穴治疗的基础上予已芪粥、茯苓饼、萝卜饼，结果治疗组女性的体质量、体质指数、血脂均数均得到明显改善达到了减肥的目的。曾高峰等针对脾虚痰湿肥胖，选取具有健脾补肾、利湿化痰、行滞化瘀功效的健脾化瘀药膳对 60 只单纯性肥胖大鼠进行灌胃药治疗，结果显示高、中剂量健脾化瘀药膳的治疗均可降低大鼠血清胰岛素和瘦素水平。药膳对于肥胖的防治多从健脾祛湿入手，与利水渗湿药配合，是一种安全、健康、有效、简便的好方法。

4. 单味药治疗　"病痰饮者，当以温药和之"，治疗痰湿型肥胖，多选用辛温的化痰药和甘淡的利水渗湿药。元代朱丹溪在《丹溪心法》中有"凡肥人，沉困怠惰是湿热，宜苍术、茯苓、滑石""中风大率主血虚有痰……肥白人多湿，少用附子、乌头行经""若是肥盛妇人，禀赋甚厚，恣于酒食之人，经水不调之人，不能成胎，谓之躯脂满溢，闭塞子宫，宜行湿燥痰，用星、夏、苍术、台芎"的记载。中药治疗痰湿肥胖的疗效不但经受住了古人长期医疗实践的检验，而且也已被现代科学研究所证实。如谭锦萍等基于痰湿的形成与人体脏腑、阴阳失调，气血津液运化失调有关，对 19 名痰湿型体质高脂血症伴肥胖患者予荷叶泡水治疗，并观测体重指数 BMI、生化指标、不良反应。结果治疗组体重指数、TC、TG、LDL-C 含量明显降低，证明荷叶对痰湿体质高脂血症伴肥胖人群疗效显著，并且能改善脾虚症状。曾慧妍等对近 30 多年来国内关于中医药治疗单纯性肥胖的文献进行挖掘分析，发现治疗单纯性肥胖常用的核心祛湿药有茯苓、泽泻，常用药对如山楂—茯苓、白术—山楂、茯苓—荷叶、茯苓—泽泻等均与白术或茯苓组成配伍，奏健脾祛湿之效以治疗单纯性肥胖。李景辉等通过对单纯性肥胖的大鼠喂食茯苓，观察到 TG 及 HDL-C 有明显的降低，表明茯苓能降低大鼠的体重，具有减肥降脂的作用。由此可见，单味药治疗痰湿肥胖也是颇见成效的。

5. 针灸治疗　针灸在调理肥胖中有着重要的作用，早在《灵枢·逆肥顺瘦》就云："刺壮士真骨，坚肉缓节，坚坚然，此人重则气涩血浊，刺此者，深而留之，多益其数……血浊气涩，疾泻之，则经可通矣。"针灸治疗痰湿肥胖，主要选取以健脾利湿为主的穴位，通过温针、针刺等加强经络的疏通，具有不错的疗效。如李唯溱等针对痰湿闭阻型肥胖采用温阳化痰、行气利水的原则，取双侧合谷、双侧天枢、中脘、中极、双侧足三里、双侧丰隆，对 30 例痰湿闭阻型单纯性肥胖患治疗在进行规范饮食教育的同时，给予温针灸治疗。8 周后，患者 BMI、A 水平较治疗前均下降，血脂水平得到改善，与对照组相比，治疗组 CHO、TG 水平降低更明显，有效率达 90.0%。范晓露等对 40 例单纯肥胖型患者予"引气归元健脾胃"针法治疗，穴取中脘、下脘、气海、关元、天枢等，结果患者体重、腰臀比和血脂均有明显降低。陆春霞等运用温针灸体针穴取肺俞、天枢、脾俞、肾俞、中脘等，温针取足三里、中极、脾俞、肾俞，对 126 名痰湿内阻型肥胖病并发高血脂症女性患者进行治疗，结果肥胖指标均明显下降，证明温针灸对于痰湿内阻型肥胖并发高血脂症具有良好疗效。陈海林选取50例单纯性肥胖患者，针对痰湿闭阻型患者穴取中脘、水分、关元、中枢、中极等进行治疗，结果显效35例，有效12例，无效3例，有效率达94%。兰思杨对40例脾虚痰阻型肥胖伴高血脂症患者予温针灸配合耳穴的治疗，温针灸主穴取太白、阴陵泉、跗阳、丰隆、足三里等，耳穴主穴取三焦、神门、内分泌、脾、肾、大肠、肺、胃，并配合中医定向透药治疗仪进行治疗，结果有效率达95%。孙慧丽取天枢穴、关元穴、中脘穴、下脘穴、水道穴等对45例脾虚湿阻型肥胖患者进行针灸治疗，同时对患者予饮食控制和运动控制，8个疗程后，患者体重指数达到正常范围，体重减少10%以上。中医从脏腑分析肥胖，认为主要与肝、脾、肾三脏的功能有关。脾虚则土不制水而反克、肾虚则水无所主而妄行，导致水饮贮留从而引发肥胖。针灸可以达到调理脏腑，使肝脾肾三脏之功能恢复正常，则水饮无以生，达到减肥的效果。

6. 推拿治疗　　推拿有助于身体肌肉得到放松并且加快身体的循环代谢，调节脾胃功能，脾胃健运，则水道通调，因此对痰湿肥胖有很好的治疗效果。如高山选取65例单纯性肥胖患者，基于调和脾胃、化痰利湿的主要治则，对患者腹部的神阙、大横、天枢、关元、气海等穴给予推拿按摩，结果显效24例，有效36例，无效5例，有效率为92.3%。陈勇对30名脾虚湿阻型肥胖患者，以调理脏腑平衡阴阳为治则，健脾祛湿，益气通络为治法进行推拿治疗，结果治疗组临床控制率为23.33%，总有效率为93.33%。陈邵涛等对30名单纯性肥胖患者运用摩腹法、运腹法、推腹法、点腹法、拿腹法、拍腹法进行治疗，显效19例，有效8例，无效3例，总有效率为90%。正确的推拿手法可促进脂肪的燃烧，同时调理脾胃，奏事半功倍之效，并以其无痛苦、副作用小等优点，受到广大肥胖患者的追捧。

痰湿是引起肥胖的主要病理因素，这在古医籍和现代实验研究中均得到了证实，但肥胖亦与气虚、血瘀、阳虚等也有关，在辨证时应抓住主症对症下药。针对痰湿肥胖，中医有无可比拟的治疗优势，如以燥湿健脾、淡渗利湿等中药配伍为主的制剂治疗；以脾经腧穴为主兼具有温阳化痰、行气利水腧穴配合的针推治疗等，在临床中疗效甚佳。肥胖的形成不在朝夕，除了遗传因素外，还与日积月累的不良生活习惯息息相关，因此治疗肥胖的关键还在于防控。

377　肥胖痰湿证方药规律

肥胖现已成为全球性健康问题。据流行病学资料统计，全球肥胖人数不断增长，特别是近 10 年，全球肥胖及超重患病率呈显著性增加，目前全球已有 15 亿超重患者。肥胖不仅影响美观，更是威胁人类健康的隐形杀手。研究表明，肥胖与糖尿病、高血脂症、冠心病、高血压等多种慢性疾病密切相关。现代医学一直在寻求治疗肥胖及其并发症的有效方法，但到目前为止，其疗效和安全性仍不尽人意。中医药治疗肥胖历史久远、经验丰富，并且随着现代研究的不断深入，越来越多的中医药治疗疗效得到证实。中医认为肥胖是由于多种原因导致的体内膏脂堆积过多、体质量异常增加，并伴有头晕乏力、神疲懒言、少动短气等症状的一类病症。其病因多与饮食不节、缺乏运动、年老体弱、先天禀赋、情志不遂等有关，证型主要包括脾虚湿阻型、胃热湿阻型、肝郁气滞型、脾肾阳虚型和阴虚内热型等 5 型。其中脾虚湿阻型最为常见，因为随着现代生活饮食习惯的改变，饮食不节、过食膏粱厚味、暴饮暴食等不良习惯愈发常见，这些行为损伤了脾胃，影响了脾的运化功能，脾失健运则痰湿内生，因此痰湿越来越成为肥胖形成的重要致病因素，正如《丹溪治法心要》所云："肥白人多痰湿。"对于肥胖痰湿证的治疗，古籍中有"肥人沉困怠惰，是湿热，宜苍术、茯苓、滑石""若是肥盛妇人，禀赋甚厚，恣于酒食之人，经水不调之人，不能成胎，谓之躯脂满溢，闭塞子宫，宜行湿燥痰，用星、夏、苍术、台芎、防风、羌活、滑石，或导痰汤之类""方用火土两培丹，人参三两，白术五两，茯苓二两，薏仁五两，芡实五两，熟地八两，山茱萸四两，北五味一两，杜仲三两，肉桂二两，砂仁五钱，益智仁一两，白芥子三两，橘红一两，各为末，蜜为丸"等中药治疗肥胖的记载，这为后人提供了治疗启发和经验。现代研究也显示，运用泽泻汤、五苓散、苓桂术甘汤等治疗痰湿型肥胖均取得满意疗效。从古至今，有许多关于肥胖痰湿证治疗的文献值得考，但其中所涉及的治疗药物广而杂，对后人传承和应用造成了困难。因此，为了更好地把握中医药治疗肥胖痰湿证的用药规律，学者喻松仁等通过整理和分析相关文献，探析了其中的用药规律，以期为临床治疗提供依据和参考。

资料与方法

1. 资料来源　中国期刊全文数据库（CNKI）、中国生物医学文献数据库（CBM）、中国中医药文献检索系统数据库（TCM）、重庆维普数据库（VIP）、万方数据库（WanFang Data）和 PubMed 等数据库建库至 2018 年 12 月 31 日所收录的有关肥胖痰湿症中医药治疗的相关期刊文献以及《中华医典》（第 5 版，光盘）中有关肥胖痰湿证中医药治疗的相关文献。

2. 处方筛选

（1）检索方法：设定关键词为"肥胖""肥人""膏人""脂人"，摘要为"痰湿""中医""中药""中医药""辨证分型"，以此组合，进行全文检索。

（2）纳入标准：①临床病例符合肥胖脾虚湿阻型的诊断标准（主症符合 WHO 制定的肥胖诊断标准［体质量指数（BMI）$\geq$25 kg/m^2］，次症肢体困重、倦怠乏力、脘腹胀满、纳差食少、大便溏薄、脉缓或濡细、舌质淡、苔腻。包括主症加 2 项次症者，即可诊断；②文献中所使用的单味中药或方剂资料叙述完整；③对综述类文献，按其参考文献来查找，并纳入符合要求的原始文献；④文献中描述中药治疗后效果明显。

（3）排除标准：①中药联合西药治疗的文献；②重复发表或研究数据雷同的文献；③所使用的单味

(4) 处方药名规范：按《中华人民共和国药典》（2015年版）标准，对中药名进行规范。对同一味中药但是采用了不同名称者统一为同一名称，如仙灵脾、淫羊藿等，统称为淫羊藿，菖蒲、石菖蒲等统一为石菖蒲；对加工或炮制中药的附加名改为原名，生白术、炒白术统一为白术，生黄芪、炙黄芪统一为黄芪。

3. 数据分析 按照2007年《中药学》中的分类方法，将符合纳入标准文献中的中药归类，建立Excel数据表格，横标列入序号、方名、药名、分类、性味归经等内容。运用统计软件IBM SPSS Statistics 21进行数据的频次分析、因子分析和聚类分析。

结　果

参照纳入标准和排除标准，通过关键词和摘要检索，在数据库中检索出相关文献进行全文阅读，经逐层筛选后，最终纳入符合要求的中药处方420条，共涉及271味中药。

1. 频次分析 依次为对420首方中药物的使用频次分析以及四气五味和归经的频次分析。从药物使用频次来看，大于50次的药物有18味，依次是茯苓（284次）、白术（227次）、泽泻（195次）、半夏（184次）、陈皮（163次）、苍术（154次）、甘草（147次）、山楂（147次）、黄芪（119次）、丹参（100次）、荷叶（96次）、大黄（82次）、薏苡仁（72次）、当归（69次）、香附（68次）、党参（65次）、山药（65次）、枳实（53次）。上述可见，高频药物功效多以燥湿利水、补气健脾为主，或兼有行气药和活血药，体现了肥胖痰湿证治疗时重在健脾祛湿、行气活血的治疗原则。从药物的四气、五味和归经频次分析来看，治疗肥胖痰湿证的药物以温性（46%）为主，体现了"盖饮为阴邪，非温不化"的中医理论。其次为寒性（27%）和平性（24%）。药味以甘味（56.4%）居多，占全部药味的一半以上，且具有补益作用，体现了补益脾气为治痰的根本。药物归经以胃（39.3%）、脾（35.1%）、肺（34.8%）、肾（27.2%）为主，《景岳全书》云："痰之化，无不在脾；而痰之本，无不在肾。"为药物归经治疗作用提供了重要依据。

2. 因子分析 因子分析是一种多变量简化技术，通过分解原始变量将变量群中隐含的多层次信息进行多步骤、多层次的分析，从而归纳出潜在的"类别"。关性较强的变量归为一类，每一类变量代表了1个"共同因子"，最终建立因子模型，解释各主因子与变量之间的关系，以求用最少的因子来完整地反映原始变量间的信息。本研究对筛选的前26味中药进行因子分析，适应性检验。结果显示检验统计量（KMO）为0.606，达到了指标>0.3的要求，且Bartlett球形检验$P=0.000<0.01$，具有统计学意义，说明变量之间存在相关性，可以提取公因子。提取因子方差解释比例，发现前11个因子的特征根大于1，合计的方差解释度为64.046%，即选取累计贡献率占64.046%的11个因子代替原26味中药进行研究。然后使用方差最大化方法对公因子进行旋转，得到旋转成分矩阵，并选择载荷在0.485以上的变量来解释公因子的含义，借以归纳出肥胖痰湿证文献中方药治疗特点的公因子。即11个公因子中载荷在0.485以上的中药分别为公因子1：半夏、陈皮、茯苓；公因子2：桂枝、白术；公因子3：荷叶、决明子、山楂；公因子4：山药、薏苡仁；公因子5：川芎、当归；公因子6：枳壳、黄芪、党参；公因子7：苍术、甘草、香附；公因子8：黄连、大黄、石菖蒲；公因子9：厚朴；公因子10：丹参；公因子11：柴胡。

3. 聚类分析 将因子分析得到的11个公因子作为新变量，进行聚类分析。根据专业知识和聚类分析结果，最终得到3个聚类方剂，第一类为祛湿化痰，利水燥湿的核心药物组合，包括药物半夏、陈皮、茯苓、苍术、甘草、香附；第二类为行气活血，清热燥湿的核心药物组合，包括药物桂枝、白术、荷叶、决明子、山楂、川芎、当归、枳壳、黄芪、党参、黄连、大黄、石菖蒲、厚朴、柴胡；第三类为补益健脾，化瘀利湿的核心药物组合，包括药物山药、薏苡仁、丹参。从药物的聚类来看，无论是哪一类，祛化痰湿是治疗肥胖痰湿的基础，根据具体病情的不同，或兼补脾虚，或兼调气血等。

讨 论

中医将肥胖的病机高度概括为"本虚标实","本虚"多为因饮食不节导致脾胃虚弱，或发为气虚、或发为阳虚，但其根本在于脾胃；而"标实"则主要体现在多痰多湿，亦可见因痰湿而发为痰瘀，或痰瘀气滞，但病理关键为痰湿。据其成因和病机，临床多以"泻实补虚、调整阴阳"为治疗原则。本课题通过对 420 首治疗肥胖痰湿证方药的聚类分析，得到治疗肥胖痰湿证的常用药物组合有祛痰化湿药、行气活血药、补益健脾药和经验药，认为肥胖痰湿证的用药可从祛痰湿、补脾虚和行气血等方面辨证应用。

1. 治以祛痰湿为基 中医学认为，痰湿与肥胖的发病密切相关，是肥胖形成的病理基础。如朱丹溪在《丹溪心法》中云"肥人多痰饮""肥白人多痰"；张璐在《张氏医通》中有"肥人多湿痰""肥人素多痰饮湿热结聚""膏粱过厚之人每多痰"等的论述。湿为阴邪，具有重着、黏滞、弥漫等特性，痰湿不仅是津液失运的病理产物，又是多种疾病的致病因素。"百病多由痰作祟"，痰易阻滞气机，阻碍津液的正常运行代谢。痰湿内生，分布于人体肌肤、腠理、脏腑等组织器官，久而久之则发为肥胖，对此治疗当以祛湿为基本。本研究频次分析结果显示，治疗肥胖痰湿证的高频药物中茯苓、泽泻、半夏、苍术、薏苡仁均以祛湿为第一功效。茯苓善渗泄水湿，使湿无所聚，痰无由生；泽泻淡渗，利水作用强；半夏功擅燥湿化痰，降逆止呕，尤擅治脏腑之湿痰；白术苦温燥湿以祛湿浊，薏苡仁淡渗兼补，既利水消肿，又健脾补中。"病痰饮者，当以温药和之"，温性药能温脾助肾阳，体内痰湿得肾阳温煦，则无以积聚。痰湿之邪缠绵难祛，积聚体内日久，易化热邪，故以寒药制温，防止温性药物过犹不及。温寒相反相成，在药物配伍中调和致中，维持平衡，病邪自去。药物的四气频次分析结果又显示以温性和寒性为主。苦能泄、能燥、能坚，具有清热泻火、苦温燥湿的作用，可用治湿证。清热燥湿，是治疗痰湿的一个重要治则，因此多用苦性药物治疗肥胖痰湿证。本研究得到 13 个公因子，结合收集整理文献所用方剂后，认为研究结果除了公因子 11 外，均符合肥胖痰湿证的用药规律。本研究因子分析和聚类分析结果显示，以祛湿化痰、利水燥湿为核心的药物组合，包含半夏、陈皮、茯苓、苍术、甘草、香附。半夏、陈皮、茯苓、甘草为祛痰名剂二陈汤，具有燥湿化痰、理气和中之功效，主治痰湿证。痰湿易阻滞气机故配以香附行气。可见痰湿治以祛痰为基之理论，在用药规律中亦可体现。

2. 治以补脾虚为本 肥胖因伤食而蓄化痰湿，痰湿壅滞脾胃，导致脾失运化，脾不升清，津液不化，痰湿更甚，脾气更虚，如此循环，肥胖也日趋加重。治痰先理脾，治病求本，因此治疗当以补脾虚为本。这在肥胖痰湿证的治疗高频药物白术、陈皮、甘草、黄芪、党参、山药中也有体现。白术被前人誉为"脾脏补气健脾第一要药"，本品既长于补气，又能燥湿、利尿除湿邪；陈皮辛行温通，有行气止痛、健脾和中之效；黄芪性温味甘，善入脾胃，为补中益气要药；甘草、党参、山药均为补虚药，善入中焦，具有补益脾虚之效。在药物四气频次分析中，平性药物不温不凉，平补平泄，占了总频率的 24%，不论寒热虚实皆可用之。药性中，以甘位药使用频次居第一。甘能补、能和、能缓，具有补益、和中、调和药性的作用，多用治气虚证，补脾益气药物多以甘为主。归经中，药物多归脾、胃、肺、肾经，药物的归经是根据药物所作用的部位效果而定的。《景岳全书》云"痰之化，无不在脾；而痰之本，无不在肾"；而肺为水之主，故在治疗时多以归此四经药物为主。在因子和聚类分析中，以补益健脾、化瘀利湿为核心的药物组合，包括药物山药、薏苡仁、丹参。山药、薏苡仁配伍，利湿健脾，丹参通血脉、利水道、消水肿。"脾为生痰之源"，脾虚是痰形成的基础，因此补脾虚为治痰之本。

3. 治以行气血为辅 肥胖痰湿证的发展形成过程中，气机失调、瘀血内阻既是始动因子又是病理结果。若气机失调，气不行津则会导致津液停滞而化生痰湿；相反，痰湿内停又会阻遏气机，导致气行不畅。若瘀血内阻，则会阻碍气津的运行，久而久之又会津凝成痰；相反，痰湿内聚，则津血不行又会导致瘀血内停。因此，行气或活血在治疗肥胖痰湿证的过程中亦不可忽略。频次分析可知，山楂、香附、丹参、当归、枳实、川芎、厚朴、枳壳、石菖蒲亦为肥胖痰湿证的高频药物。从五味来看，辛味药排在第3位，因辛味药具有宣、散、通、行的药理特点，多用治气血阻滞之证，且治痰先治气，又能改善痰湿病理，故辛味药用之较多。从因子和聚类分析来看，以行气活血、清热燥湿为核心的药物组合，包括药物桂枝、白术、荷叶、决明子、山楂、川芎、当归、枳壳、黄芪、党参、黄连、大黄、石菖蒲、厚朴、柴胡。故而可知，在肥胖痰湿证的治疗中应结合病情酌情使用行气药或活血药。

喻松仁等通过对肥胖痰湿证用药的频次分析、因子分析和聚类分析，从纷繁复杂的处方用药中，总结出了治疗肥胖痰湿证的共性和规律性，即治当以祛痰湿为基、补脾虚为本、行气血为辅，这为今后此病的治疗用药提供了一定的参考。

378　多囊卵巢综合征痰湿证

多囊卵巢综合征（PCOS）是以慢性无排卵、闭经或月经稀发、不孕、肥胖、多毛以及双侧卵巢呈多囊性增大为临床特征的综合征候群。其病因复杂，发病年龄多在20～30岁，是妇科较为常见的疾病。依据PCOS的临床表现，该病属于中医"不孕症""月经稀少""月经后期""闭经"等范畴。许多中医学者认为本病主要涉及肾、肝、脾，主要病机有肾虚、痰湿、血瘀等，随着生活水平的变化，痰湿内蕴逐渐成为PCOS的直接因素，痰湿证也成为PCOS的临床常见中医证型。学者冯路等对PCOS的痰湿证研究做了梳理归纳。

多囊卵巢综合征痰湿证的临床表现及其分布规律

1. 多囊卵巢综合征的病因病机　PCOS病因复杂，近年来，西医学从炎症因子、基因、激素传导信号、抗苗勒管激素基因的DNA甲基化、胰岛素信号缺陷和脂肪组织功能障碍、氧化应激等不同方向研究其发病机制。中医学者多认为PCOS的病变脏腑主要涉及肾、肝、脾3脏，气滞、痰湿、血瘀是引起PCOS的常见原因，脾虚、肾虚为本，痰湿、瘀血、气滞为标，临床表现多为本虚标实证。肾精肾气主宰着天癸的至与竭，肾精不足，肾气亏虚，或过于劳倦致心阴暗耗，伤及肾水则致肾-天癸-冲任-胞宫轴失衡，卵泡无以发育，经水闭止，经年不孕。脾为后天之本，脾虚运化无权，痰湿内阻，凝滞胞宫胞脉；或肝郁情志失于条达，更喜肥甘辛辣，木郁侮土，脾虚胃热，水谷得进而不得化生精微，聚集为水湿，日久成痰，痰浊瘀阻胞脉所致，月水不得按期而下，两精不得相汇而不孕。有学者认为PCOS是因肾—天癸—冲任轴的平衡关系失调所致，肾虚为本病发生之本，气滞血瘀或痰湿阻滞，胞宫胞脉气血失和，冲任失调是发病的关键。

2. 多囊卵巢综合征痰湿证的临床表现　痰湿证PCOS多表现为形体肥胖、月经后期、量少等。不同类型痰湿证患者，临床表现有不同，痰湿阻滞型，多兼见带下量多，胸闷泛呕，形体丰满或肥胖，喉间多痰，毛发浓密，神疲肢重，苔白腻，脉滑或沉滑；肾虚痰湿型，多兼见带下量多，或带下甚少，多毛，腰膝酸软，小腹或有冷感，或口腻多痰，舌苔白腻，舌质淡暗，脉细濡而滑；脾虚痰湿型，多兼见带下量多，婚久不孕，多毛，头晕胸闷，喉间痰多，四肢倦怠，疲乏无力，大便溏薄，舌体胖大，色淡，苔厚腻，脉沉滑。

3. 多囊卵巢综合征痰湿证临床分布规律　PCOS患者中，痰湿证占有很大比例，痰湿流注下焦，壅塞胞宫，而致月经失调为其最突出特点。有研究对1993～2013年内从中医角度研究PCOS的文献进行梳理，统计明确提出中医辨证分型的文献的证候频数，并提取病位和病性类证候要素，结果发现PCOS最常见的证型为痰湿证，病位主要在肾、肝、脾3脏，病性类证候要素主要为痰湿和血瘀。有学者运用计算机检索2000～2015年收录于"中国期刊全文数据库"且发表于核心期刊的相关文献，共筛选出目标文献19篇，涉及PCOS证型33种，常见证为痰湿证、肾虚证。有学者收集2011～2015年中国知网（CNKI）中的PCOS文献，纳入符合条件的文献108篇，中医证型13种，其中常见证型依次为肾虚血瘀、痰湿阻滞、肾虚痰瘀、肾虚痰湿。可见痰湿证是PCOS的常见中医证型。

多囊卵巢综合征痰湿证患者的不同指标变化

不同证型的PCOS患者，其理化指标也不同，痰湿证患者的超声及糖脂代谢、性激素水平等理化指标具有一定的变化，能为临床诊治提供一定的依据。

1. 内分泌及代谢指标的变化特征 痰湿证 PCOS 患者较一般女性更易出现代谢异常，胰岛素抵抗、高胰岛素血症是痰湿型 PCOS 患者代谢综合征最主要临床特征和发病机制。研究发现痰湿证与稳态模型胰岛素抵抗指数 HOMA-IR）、空腹胰岛素（FINS）、甘油三酯 TG）及低密度脂蛋白胆固醇（LDL-C）的有明显相关性；PCOS 患者肾虚组、痰湿组与对照组比较，空腹胰岛素水平（FINS）、计算 HOMA-IR 均有显著性差异；比较 PCOS 患者肾虚证、痰湿证、肝郁证和血瘀证 4 证的孕酮（P），发现痰湿证 P 水平最低。

2. 卵巢超声指标变化特征 不同证型 PCOS 患者超声下卵巢参数各有其特征性，其中痰湿型最有特点。有研究对痰湿阻滞型与气滞血瘀型、肾虚肝郁型的 PCOS 患者进行比较，在卵巢超声形态学与血液流变学指标上存在差异，其中痰湿阻滞型具有更大的卵巢体积和更多的卵泡数目。有研究选取 198 例 PCOS 患者（其中痰湿阻滞型 71 例、气滞血瘀型 66 例及肾虚肝郁型 61 例），采用四维彩超诊断仪于月经第 3~5 天检查患者卵巢体积、卵泡数目以及卵巢髓质面积，发现痰湿阻滞型患者卵巢体积及卵泡数目均高于气滞血瘀型、肾虚肝郁型。

3. 其他指标 有研究发现痰湿阻滞型 PCOS 患者的身体质量指数（BMI）、腰臀比（WHR）、腰身比（WHP）等人体测量学指标和空腹葡萄糖（FPG）、FINS、HOMA-IR 水平明显高于肝经湿热型患者，黄体生成素（LH）、促卵泡激素（FSH）水平明显低于肝经湿热型患者。另有研究发现肿瘤坏死因子-α（TNF-α）水平和具有痰湿证候疾病的相关性，体内 TNF-α 水平的升高可能是 PCOS 等疾病痰湿证的物质基础。

痰湿证多囊卵巢综合征的中医治疗

1. 辨证分型治疗 痰湿型 PCOS 病因复杂、临床表现多样性，灵活运用中药加减，能更准确、有效的治疗本病。李祥云治疗痰湿型 PCOS 以苍附导痰汤加减，根据辨证论治灵活运用化痰祛湿对药（石菖蒲与青礞石、泽兰与泽泻、白术与苍术、藿香与佩兰、半夏与竹茹、附子与桂枝），并兼顾月经周期以微调用药。史梅莹等治疗 PCOS 从而以补肾阳为主，兼化痰祛湿为治法。刘喜明治疗此病以补肾阳为主，兼化痰祛湿为治法，以阳和汤治疗 PCOS 患者，虚损较甚者，增加熟地黄、鹿角胶的剂量比例；寒象较著者，增加肉桂、姜炭之药量；痰饮为甚者，增加麻黄、白芥子的药量；兼脾虚湿重者，加白术、茯苓；兼肝郁者，加柴胡、当归等。黄凯歌治疗痰湿阻滞型 PCOS 采用启宫丸加减，比西药治疗总有效率更显著，尤其是在月经周期的恢复及妊娠治疗方面。王昕巧用分消走泄之法宣通三焦气机，以达化痰利湿之功，临床收效显著，方用抑囊助孕汤，药用苍术、法半夏、陈皮、厚朴、枳壳、胆南星、香附、桃仁、益母草、茺蔚子等。傅萍自拟化湿调冲方治疗痰湿型 PCOS，药用陈胆南星、法半夏、石菖蒲、当归、菟丝子、紫石英、紫河车、淫羊藿等。

2. 根据不同年龄阶段及月经周期进行治疗 根据患者的年龄阶段月经周期的不同，对 PCOS 患者采取分期治疗。根据年龄阶段选择不同的治法。不同年龄阶段的 PCOS 患者对于治疗要求也不一样，大致分为青春期女性，以调经为主；育龄女性，以生育要求为主。魏绍斌治疗青春期以益肾健脾为切入点，调理先后天之本，佐以理气化痰等标本同治；结合育龄期女性生殖生理特点，首要病机当属肝郁血瘀，次以肾虚痰湿，治疗上从促排卵、疏肝调经助孕，培补脾肾化痰除湿入手，标本兼顾、内外合治。

根据月经周期选择不同的治疗方法。胡晓华以苍术导痰汤为基本方，根据不同月经周期加减，经后期去消瘤丸、海藻咸寒之品，加用熟地黄、山药、何首乌以滋肾阴，养精血；经间期即"氤氲期"，加用丹参、泽兰等药以理气活血；经前期加续断、紫石英、淫羊藿等调补肾阴肾阳；月经期因势利导，活血调经，酌加桃仁、红花、益母草等。王春霞认为痰湿型 PCOS 临床治疗以健脾、祛湿、豁痰、活血化瘀为主，非月经期以苍附导痰汤合佛手散为主，月经期因势利导，活血化瘀，以少腹逐瘀汤为主，并应根据患者的具体临床表现，辨证加以药物，如失眠加远志、首乌藤、莲子心等，大便溏加白术、山药等。

3. 中西结合治疗 研究和临床经验发现，在服用西药的同时联合中药辨证治疗痰湿型 PCOS，效果更显著。王萍等运用化痰调经方联合达英-35 治疗痰湿阻滞型 PCOS，可显著改善患者的临床症状，调节血清性激素水平，减少平均基础卵巢体积及卵巢窦卵泡数（AFC）及平均卵巢体积，并能使疗效更加稳定。曾文采用苍附导痰汤辅助西药治疗痰湿阻滞型 PCOS，发现其能有效缓解临床症状体征，提高自发排卵和妊娠率，增加子宫内膜厚度，改善激素和胰岛素抵抗（IR）指标水平，并有助于调节血清游离脂肪酸（FFA）、β-内啡肽（β-EP）及瘦素（LP）水平。文晓荣等运用调经化痰方辅助西药治疗痰湿阻滞型 PCOS，发现其能有效缓解临床症状体征，提高自发排卵和妊娠率，增加子宫内膜厚度，调节激素、IR 指标水平及 FFA、β-EP、LP 水平。高洁等在常规西药治疗基础上，采用丹溪治湿痰方联合黄连素治疗 PCOS 不孕症痰湿阻滞证，发现能缩小卵巢体积，同时增加子宫内膜厚度，提高临床妊娠率。赵素蕊等治疗 PCOS 患者选用克罗米芬联合燥湿化痰补肾活血方，发现与单纯使用克罗米芬治疗相比，效果更显著。

4. 针灸联合其他治疗 近年来，针灸在 PCOS 治疗中的应用越来越广泛，其操作方便、疗效显著，因此被广泛应用于本病妇女诱导排卵治疗中，同时配合中药、温灸、雷火灸、头针等，能改善本病的排卵障碍及其他伴随症状。杨娟等针灸配合中药并分期治疗痰湿型 PCOS 患者，在服用来曲唑和二甲双胍基础上予以针灸配合中药治疗，主穴取关元、气海及双侧子宫、卵巢、丰隆、阴陵泉、足三里、三阴交；卵泡期配合大赫穴，并于关元和气海穴行温针灸；排卵期配合中极、血海穴，并于气海和中极穴、血海和阴陵泉穴接两组电针；黄体期取以上主穴，并艾灸关元和气海穴，月经期间停止治疗；中药以补肾养血、健脾化痰为主，治疗明显改善痰湿型 PCOS 患者的内分泌和 IR 情况，同时能显著提高患者的妊娠率。帅奕采取补肾化痰中药（苍术、香附、胆南星、枳壳、法半夏、陈皮、茯苓、甘草、川芎、当归、菟丝子、山药、杜仲、枸杞子、泽兰）联合针灸（关元、气海和子宫、三阴交）为主穴治疗痰湿型 PCOS，排卵率、妊娠率等明显高于单纯服用西药治疗的对照组。虞莉青等采用针刺加温灸盒灸法治疗痰湿型 PCOS，两组均治疗 3 个月经周期，随访 3 个月，观察临床疗效明显优于单纯针刺治疗。李修阳等运用启宫丸加味结合针灸治疗痰湿型 PCOS，疗效优于单纯中药。段芳燕等采用雷火灸结合针刺治疗痰湿型 PCOS，取得了较好的效果。王威岩等采用头穴电针联合体针治疗痰湿型 PCOS 治疗效果显著，优于单纯使用体穴治疗该病。周振坤等研究发现头穴电针联合体针能有效降低痰湿型 PCOS 患者的卵巢动脉血流灌注指数（PI）及颈动脉收缩期最大流速（PSV），提高阻力指数（RI），改善卵巢血流灌注，有利于月经周期的恢复。

5. 其他治疗 除了选择中药、针灸治疗外，还有其他治疗方法，如有氧运动联合中药治疗、腹针结合西药、中药结合热敷、穴位埋线结合穴位贴敷等，也取得了很好的临床效果。

卢如玲等采用有氧运动联合加减苍附导痰汤治疗痰湿型，多项中医证候积分和总积分及月经周期、BMI 与单纯服用中药组相比，均有改善。顿巨燕等运用腹针联合二甲双胍对痰湿阻滞型青春期 PCOS 可以显著降低 PCOS 患者的 LH、LH/FSH 水平、降低 T、降低 BMI 及 WHR 水平、降低空腹血糖空腹胰岛素水平，降低胰岛素抵抗指数，进而改善胰岛素抵抗，疗效明显优于单纯使用二甲双胍组。

无论中医还是西医，都认为 PCOS 是一种病因和临床表现均呈现多样化的疾病，目前病因病机至今尚不能明确。随着时代的发展、研究的深入，PCOS 的病因病机也越来越深入与系统化。许多研究发现，痰湿型 PCOS 占该病的很大比例，其中代谢指标和超声下与其他类型的 PCOS 存在明显差异。中医对于 PCOS 没有记载，但是该病属于闭经、月经量少、不孕等范畴。中医治疗辨证痰湿型 PCOS 有明显的优势。有医家认为只是单纯的西医或中医治疗都存在弊端，提倡将西医与中医的治疗优势充分结合起来应用于临床，针对不同年龄阶段、不同的需要，更好地提高 PCOS 的临床疗效。

379　多囊卵巢综合征痰湿证的中医治疗

多囊卵巢综合征（PCOS）是一种发病多因性、临床表现多态性的内分泌综合征。以月经紊乱、不孕、多毛、肥胖、痤疮、双侧卵巢持续增大，以及雄激素过多、持续无排卵为临床特征。中医治疗分内治法和外治法，有辨证论治和中药周期疗法等，具有一定的特点及优势。痰湿为 PCOS 的常见病因病机，PCOS 患者的形态学改变表现为卵巢增大，包膜增厚。中医学中所述"窠囊"为痰瘀互结产生的独特形态，"如蜂子之穴于房中，如莲实之嵌于蓬内，生长则易，剥落则难"。这些描述与多囊卵巢形态学改变十分类似。PCOS 患者代谢水平异常也与痰湿具有密切关系。代谢的异常又直接导致了多囊卵巢形态的进一步变化，环环相扣形成恶性循环。近年来越来越多的 PCOS 病机研究证实了 PCOS 与痰湿紧密相关，学者王维宁等对中医药治疗痰湿证 PCOS 做了梳理归纳。

辨证论治

中医根据 PCOS 的临床特征，将其归属于"闭经""月经稀发""不孕症"等范畴，是由脏腑功能失常，气血运行失衡所致，属本虚标实证。痰湿证 PCOS 按辨证又分为肾虚痰湿、脾虚痰湿、痰湿瘀结等证，根据其病证不同辨证用药。

1. 补肾化痰　肾虚是痰湿之源，故治痰湿必以补肾为治痰之本。肾藏精，主生殖，肾主水，具有升清降浊的气化之功，肾气虚则不能化气行水。清不得升，浊不得降，水湿内停，积聚成痰成瘀，阻遏胞宫气机而发为本病。对于肾气虚引起的痰湿 PCOS 应治以补肾为主，兼以化痰，肾气足而痰浊自清，针对个体进行辨证专方治疗，方能取得良好疗效。刘敏等通过使用自拟方补肾化痰治疗肾虚痰湿肥胖 PCOS 患者，方用苍术、香附、陈皮、茯苓、法半夏、山茱萸、淫羊藿、巴戟天、紫石英等，兼顾补肾理气燥湿，与二甲双胍对照，补肾化痰汤总有效率为 94.87%，明显高于对照组的 76.92%，且治疗后，中药组患者内分泌及脂糖代谢水平均较治疗前有显著改善。说明该方具有调节下丘脑-垂体-卵巢轴从而改善 PCOS 患者排卵功能的作用。徐芳等自拟补肾化痰汤，并对肾虚痰湿证大鼠模型进行实验研究。其方中重用黄芪为君，黄芪为补气之要药，补气以助其化湿，淫羊藿温补肾阳为臣，苍术燥湿化痰、茯苓温肾阳，淡渗利水为佐，丹参活血化瘀为使。其研究表明组方比例为黄芪：苍术：茯苓：淫羊藿：丹参为 5:3:3:3:1 时，对肾虚痰湿证的大鼠模型空腹血糖、胰岛素抵抗（IR）以及血清睾酮（T）水平降低等方面改善最为显著。林寒梅等以补肾化痰法为主，自拟多囊Ⅰ号方（主要组成为菟丝子、苍术、白术、茯苓、黄芪、丹参、陈皮、法半夏等），并将中药组与使用达英-35 的西药组相对照，中药组在改善痰湿 PCOS 的胰岛素抵抗方面明显优于西药组。李晓玲等以化痰方治疗肾虚痰湿证 PCOS 患者，对照组为克罗米芬促排卵 3 个周期，其实验组的中医证型评分改善有效率明显高于对照组，排卵率及临床治愈率也略高于对照组。证明合用中药治疗效果要优于单纯西医促排卵或内分泌调节治疗。

2. 温肾化痰　阳虚为水泛之因，故制水必先温阳。水液的正常代谢，依赖阳气温运气化。如肾阳不足，则蒸腾气化功能减退，导致水液运行障碍，蓄积体内，泛溢于脏腑，肾阳不足，无力温煦脾阳，则脾之运化水湿功能失职，津不得布，聚于胞中，积而化痰；临床多使用温补肾阳药物配伍化痰药物组方治疗。文继红等采用温肾化痰方实验组与使用达英-35 的对照组进行比较，证实温肾化痰法治疗 PCOS 的临床效果显著（患者停药 3 个月后的排卵率为 89%），明显优于使用达英-35 治疗的对照组（停药 3 个月后排卵率 69%），能够有助于改善临床症状，降低激素的水平，恢复正常排卵，提高受孕率。李勇生等采用中药温肾化痰祛瘀治疗组与达英-35 合氯米芬对照组对照，温肾化痰方（由鹿角片、肉苁蓉、菟丝子、黄芪、当归、白芍、山药、山茱萸、熟地黄、桃仁、红花、胆南星、石菖蒲、贝母等组成）治疗组总有效率为 86.67%，对照组总有效率为 75%，治疗组疗效明显好于对照组，且两组均可显著改善痰湿 PCOS 患者的促卵泡素/促黄体生成素比值 FSH/LH)、T、以及 IR 水平。

3. 健脾化痰 脾为生化之源，脾虚则运化无力，致痰湿积聚，故祛痰必先健脾。研究表明脾虚痰湿与代谢障碍尤其是胰岛素抵抗等代谢疾病密切相关。傅惠佳等通过临床实验表明脾阳虚患者的血清胰岛素水平与其他证型的 PCOS 患者相比存在明显异常，并由此进行推测，健脾化痰法或可通过纠正血清胰岛素水平，改善糖代谢从而达到治疗 PCOS 的目的。白云等以苍附导痰丸为基础方，方用补脾以制湿，利湿以祛痰，健脾以固本，益气以治其标，并根据患者病情临证加减，如婚久不孕者加菟丝子补肾调经，形体肥胖者加皂角刺、荷叶、浙贝母燥湿化痰。通过观察月经周期及经量，总有效率 80%，妊娠率达 40%。杨玉彬等对肥胖 PCOS 患者给予健脾化痰中药与饮食调节治疗。与使用二甲双胍的对照组相比，治疗组对于肥胖指标改善效果好于对照组，在内分泌调节方面与对照组无明显差异。

4. 祛湿化痰 湿为生痰之源，痰湿也是 PCOS 之产物。祛湿化痰是治疗痰湿 PCOS 的必经之路。苍附导痰丸为清代名家叶天士的验方，沿用至今。其方由苍术、香附、陈皮、胆南星、枳壳、法半夏、茯苓等组成，具有消痰化瘀，化湿行气之效。近年有研究表明苍附导痰汤可以改善 PCOS 患者的胰岛素抵抗水平，促进子宫内膜组织对葡萄糖的摄取利用，从而对能量代谢起到一定的改善作用，丁彩飞等也通过实验证实，苍附导痰汤可以改善子宫内膜容受性。

针灸疗法

1. 针灸治疗 针灸是传统的中医疗法，在治疗 PCOS 改善排卵方面，具有较好的疗效。作为一种非药物疗法，针灸治疗 PCOS 可在整体（下丘脑-垂体-性腺轴、下丘脑-垂体-肾上腺轴、交感神经系统、内分泌及代谢系统）和局部（子宫及卵巢）均发挥调节作用，实现改善 PCOS 症状的目的，具有多途径、多环节、多靶点的特点，并表明针灸在提高患者临床治疗的总体有效率、排卵率、受孕率，对于调节患者内分泌水平方面，也有一定的疗效优势。

2. 联合治疗 针灸疗法可以配合多种疗法相辅相成。可以单纯针刺治疗；也可以选择以针刺疗法为主，结合补肾中药；或以针刺疗法为主结合促排卵、抗雄激素、胰岛素抵抗等西药或以针刺疗法为主结合艾灸、电针、耳穴等辅助疗法。陈华等参考《傅青主女科·种子·肥胖不孕》篇，使用加味补中益气汤配合艾灸神阙穴治疗肥胖 PCOS 患者，总有效率达 94%。苏健等以补肾化痰祛瘀方与针刺关元、三阴交、带脉、肾俞、血海等穴位相配合，与单纯服用中药组相对照，针药结合组对痰湿证肥胖 PCOS 患者疗效更优。周静波等通过指导生活方式并辨证辨病行针刺治疗后认为效果高于单纯辨证针刺治疗，且两种治疗方式均对 PCOS 有明显疗效。虞莉青等对比观察发现针刺合并艾灸治疗效果要好于单纯电针治疗，其对于内分泌调节效果要高于电针组，并推测其作用机理可能涉及纠正性激素紊乱，调节下丘脑-垂体-卵巢轴功能等。针灸疗法对于 PCOS 治疗具有较为良好的疗效。

中药周期疗法

中药周期疗法是以中医辨证论治为基础，结合西医学关于月经的神经内分泌周期调节理论，阴阳调节的手段，在月经周期的不同阶段，选用不同的治法及方药，调整冲任及脏腑气血阴阳的动态平衡，以期恢复肾-冲任-天癸-胞宫的功能。根据月经周期不同时期阴阳的变化规律，结合 PCOS 病理变化特点，进行分期用药。

王秀云通过补肾化痰调周疗法治疗痰湿型 PCOS，将月经周期按"经后期-经间期-经前期-行经期"分为四期，以自拟补肾汤加二陈汤作为基础方，按月经分期加减用药。从整体上调理肾肝脾从而恢复脏腑经络阴阳气血平衡，达到治疗目的。张永兴等使用温肾化痰调周法与达英-35对照使用，对证属肾虚痰湿的PCOS患者按月经期、卵泡期、黄体期分期，分别采用电针、拔罐、艾灸、口服中药的综合治疗，实验组患者恢复排卵率达86.7%，高于对照组的62.2%，且与对照组相比实验组更加明显降低了患者血清T水平，表明在西医治疗PCOS的理论基础上，采用补肾化痰调周法进行综合治疗，具有良好的临床疗效。

中药周期疗法与针灸等方法亦可联合使用，较单一治疗方式更为有效。陶莉莉等使用健脾祛痰中药调周法与穴位埋线法相结合治疗痰湿证肥胖PCOS患者，健脾祛痰中药和穴位埋线在治疗痰湿证PCOS肥胖患者中起协同作用，共同达到降低体重、改善糖脂代谢，疗效优于单纯中药治疗或单纯穴位埋线治疗。

PCOS是发病率较高的内分泌疾病，痰湿证与内分泌紊乱关系十分密切。中医辨证治疗具有特色优势，补肾健脾化痰中药对于内分泌水平的改善疗效显著，但中药治法务要体现中医辨证用药随证灵活加减的特色。中药周期疗法是西学中用的中医疗法，对于痰湿证PCOS患者的激素水平改善具有良好疗效。

380　多囊卵巢综合征痰湿证基础和临床研究

多囊卵巢综合征（PCOS）是一种常见的内分泌代谢性疾病，在育龄期妇女中的发生率约为 6.46%~7.2%，临床主要表现为月经稀发或闭经、卵巢多囊性变甚至不孕，并伴随肥胖、高雄激素血症和胰岛素抵抗等。痰湿证乃临床中 PCOS 患者的常见证型，痰湿因素在 PCOS 的发病及疾病发展过程中都是不可忽视的因素。学者刘思祎等从动物实验、临床研究以及相关的分子生物学研究三个方面对 PCOS 痰湿证的基础和临床研究做了梳理归纳。

动物实验

完善动物模型对疾病和证型的研究具有重要意义，PCOS 痰湿证的动物模型制备目前主要有两个方向：一是诱导单纯的疾病模型，再通过动物的"四诊表现"采取正向思维进行验证，或基于方证对应的原理反推模型建立成功与否；二是结合疾病造模和证型造模。

1. 单纯疾病模型　闫晓丽等总结 PCOS 动物模型主要通过雄激素造模法、雌激素造模法、芳香酶抑制剂造模法、孕激素联合人绒毛膜促性腺激素造模法、人绒毛膜促性腺激素联合胰岛素造模法建立，其中雄激素造模法中的脱氢表雄酮（DHEA）造模法和人绒毛膜促性腺激素联合胰岛素造模法造出的动物模型可能符合痰湿证的特点。王维斌等通过皮下注射 DHEA 造出 PCOS 模型大鼠，发现二陈汤可以显著下调 PCOS 模型大鼠的 T、LH、FSH 的激素水平，改善卵巢形态。刘卫红等选择 DHEA 制备 PCOS 模型大鼠，发现祛痰化瘀方能下调模型组大鼠的空腹血糖及胰岛素水平、改善卵巢形态等。张跃辉等选择人绒毛膜促性腺激素联合胰岛素造模法，发现模型大鼠在外观上表现肥胖，同时有糖脂代谢异常，与临床 PCOS 痰湿证的特点相似。张跃辉等在造模完成后采集动物四诊信息，检测相关代谢和内分泌指标进行比较；王维斌、刘卫红等则是基于方证对应的原则用化痰方剂进行验证。

2. 病证结合模型　病证结合的动物模型是中医药能够从分子生物学层次研究来结合中医理论与现代医学理论的必要工具。从中医基础理论角度看，嗜食肥甘厚味易生痰湿，因此很多学者采取了疾病造模联合高脂高糖饲料喂养的方法共同诱导出 PCOS 痰湿证模型。许金榜等采取给大鼠进行来曲唑灌胃并联合高脂膳食喂养的方法造模，发现痰脂消汤能对模型大鼠的胰岛素抵抗起到明显的治疗作用。邢佳则是尝试使用 DHEA 联合高脂高糖饲料以及链脲佐菌素共同造模，小鼠表现出与痰湿证型 PCOS 患者相似的内分泌变化特点。但病证结合的造模方式通常具有主观性，例如常用的方证对应法就存在争议，实际实验中有时并未设立其他方剂的对照组或空白组，最后结论中缺乏体现微观指标改变的数据等。目前没有统一标准的病证结合动物模型也是一大难题。基于此进行完善，姚莉娟等统计筛选了 PCOS 的动物造模方法，发现最能体现中医病因病机的造模方法是脱氢表雄酮造模、孕激素联合 HCG 造模和芳香化酶抑制剂造模这三种。完善相关造模方法后，也要尽快制定模型评判标准，结合 PCOS 痰湿证的临床诊断研究可以认为，标准可以从 PCOS 表现结合糖脂代谢异常显著入手。

临床研究

1. 诊断方面　冯路等搜集了相关学者整理的临床 PCOS 的证型数据，发现痰湿证型是 PCOS 的临床常见高发证型。不同的学者收集整理了相关数据，多发现 PCOS 痰湿证患者存在内分泌及代谢指标的异常变化，尤其是糖脂代谢异常、胰岛素抵抗、高胰岛素血症等，同时容易出现肥胖的表现；而卵巢在外观上表现为具有更大的卵巢体积、更多的卵泡数目。杨艳婷等通过回顾性分析的方法总结了患有PCOS痰湿证的不孕患者的特异临床表现，发现其通常并发胰岛素抵抗，拥有较高的BMI指数，在糖脂代谢方面存在失调的现象。王宇等收集整理了PCOS痰湿证型患者的临床数据，也发现这一类患者在糖脂代谢方面的异常，更容易伴发肥胖，同时有异常的高雄激素水平。姚笛等为了挖掘PCOS痰湿证患者的胰岛素抵抗指标、舌象特点并比较它们之间的关系，采集了患者的临床数据，发现PCOS痰湿证与胰岛素抵抗高度相关，舌象通常表现为腻苔、腐苔等。

现代医学认为，痰湿的生成与糖脂代谢异常密切相关，已有部分学者将中医所论述的痰湿之邪与人体内过剩堆积的代谢异常脂质相比较，李秋冶等就提到痰浊因素可以对应肌酐、尿酸、嘌呤，尤其是异常代谢的脂蛋白。肥胖是PCOS痰湿证患者的一个重要临床表现，明代医学家万全在其著作《万氏妇人科》中提出妇人挟痰者，血海不流，至经行异常少甚则闭，或无子。相关研究也找到了肥胖与PCOS痰湿证之间的可能联系，肥胖患者的子宫内膜基因的表达往往异常，其可以通过改变子宫内膜的形态，降低子宫内膜容受性。现代医学理论同样认为，糖脂代谢的异常表现也与肥胖有着关联。由此，PCOS痰湿证的临床主要表现之间确是环环相扣的。

2. 治疗方面 PCOS痰湿证的临床治疗中，中医和中西医结合治疗颇具优势。在关于PCOS痰湿证临床治疗手段和疗效的文献中，相当一部分学者对苍附导痰汤治疗的效果和机制进行了研究。相关研究发现，苍附导痰汤可以调节性激素水平、蛋白表达以及子宫内膜容受性来改善生殖内分泌；可以缓解胰岛素抵抗、调节血脂水平来改善血脂代谢紊乱；也可以减轻相关炎症因子水平从而减轻炎症反应。临床中，往往选择苍附导痰汤联合针灸或温针灸来提高治疗效果。闫泽洲采用了苍附导痰汤结合针刺的方法，发现比单纯服用苍附导痰汤效果更佳；郑颖、丁蓉珍及李静等采取了苍附导痰汤联合温针灸的手段治疗PCOS痰湿证的患者，均发现针药结合的方法在临床的疗效优于单纯服用中药。

分子生物学研究

1. 基于MicroRNA的研究 近年来关于miRNA参与PCOS发病机制的研究越来越多，证实了其在PCOS发病中对类固醇激素合成与代谢的影响以及对患者胰岛素抵抗的影响等。王克华等通过实时荧光定量PCR的实验方法检测PCOS痰湿证患者血清中miRNA的表达差异，发现miRNA-642a、miRNA2861、miRNA-146a、miRNA-93在PCOS痰湿证患者的血清中特异性表达改变，提示其可能参与了PCOS痰湿证发病过程。虽然miRNA在血清中的表达稳定且容易被检测，但miRNA在子宫等雌性生殖器官处同样表达广泛，且卵泡液和卵巢组织中的miRNA差异表达更能直接、特异地反映PCOS的发病。张宁等检测患者的血清、卵泡液和颗粒细胞中miR-183/200/22的表达情况，认为miR-183-5p、miR-200c-3p以及miR-223-5p可能是对PCOS痰湿证具有诊断价值的特异性标志物。葛彦等针对痰湿型PCOS患者的卵泡液进行了microRNA的表达水平检测，发现miRNA-2861可能影响了PCOS痰湿证型患者的发病以及卵母细胞和胚胎的发育。

2. 基于PI3K/Akt信号通路的研究 李甜甜等整理分析得出PI3K/Akt信号通路与PCOS痰湿证型的联系，主要体现在胰岛素抵抗是PCOS痰湿证型患者的重要特征，而PCOS患者出现胰岛素抵抗与PI3K信号通路调节失常息息相关；PCOS痰湿证患者容易出现肥胖的临床表现，PI3K-Akt信号通路对脂肪细胞的分化发挥了重要作用；PCOS是一种增殖性疾病，PI3KAkt信号通路的作用不可忽视等。近年来，有关PCOS痰湿证型的研究多基于此条信号通路。许金榜等发现大鼠卵巢的PI3K/Akt信号通路转导异常，且在给予痰脂消汤治疗后，大鼠的PI3K/Akt信号通路活性提升，胰岛素抵抗减轻。王维斌通过使用PI3K/Akt信号通路阻滞剂设计实验验证了PI3K/Akt信号通路参与了PCOS痰湿证胰岛素抵抗的发生，且化痰法可以通过此信号通路发挥作用。

3. 基于其他治疗作用靶点的研究 李修阳等发现应用针刺联合达英-35治疗PCOS痰湿证患者可

能是以修复、调节线粒体 aaRS 活性为靶点，从而改善该类患者的内分泌紊乱。曾霖等用荷芪散加二甲双胍治疗 PCOS 痰湿证型患者，发现中西药物联合治疗的效果优于单纯西医治疗，其机制可能是因为下调了鸢尾素、VEGF 和 ES 的水平。张萍等发现，二陈汤可能是通过促进卵巢组织 Bcl-2 蛋白的表达水平，并且下调 Bax 蛋白的表达水平，从而抑制卵巢颗粒细胞凋亡而最终实现对 PCOS 痰湿证的化痰湿作用的。赵帅等给予 PCOS 痰湿证患者苍附导痰汤的干预治疗，发现卵巢颗粒细胞基因组表达谱有明显的变化，其作用机制可能是通过调节细胞因子活性与生物合成、炎症应答与信号传导等实现的。

随着 PCOS 痰湿证在临床的发病率日益升高，不论是动物实验还是临床试验，都有许多新的进展，但同时也存在很多问题。例如针对该病证的动物模型制备日益完善，但其统一标准尚未定论；临床已发现中医治疗的优势，但临床试验往往样本数量不足；缺乏相关的微观机制、作用靶点等分子生物学层面的研究。针对存在的问题，刘思祎认为，首先应该在验证不同造模方式的效果后制定出一套 PCOS 痰湿证的动物模型复制标准，在此基础上开展后续的研究，才能使得研究结果具有可重复性和可比较性，更具有可信度。在研究内容上，应更加关注筛选辅助诊断的基因、代谢物等，并挖掘中医药治疗 PCOS 痰湿证的作用靶点，以现代医学科学技术为工具，促进 PCOS 痰湿证的微观机制研究。中医在 PCOS 痰湿证的相关实验研究及临床治疗上都有明显的优势，随着相关问题的不断解决与完善，其应用前景也会更加广泛。

381 肥胖型多囊卵巢综合征痰湿证

多囊卵巢综合征（PCOS）是由遗传和环境因素共同导致的常见的内分泌代谢疾病，临床表现为月经异常、不孕、高雄激素血症等，常伴有肥胖、胰岛素抵抗、血脂紊乱等代谢异常。PCOS患者肥胖的患病率为30%～60%，我国有34.0%～43.3%的PCOS患者合并肥胖，而肥胖亦会破坏窦卵泡的发育，干扰下丘脑-垂体-卵巢轴，导致慢性不排卵，加剧PCOS患者的生殖和代谢失常，加速病情进展。PCOS的病因目前尚不明确，无有效的治愈方案，以对症治疗为主，且需长期的健康管理，生活方式干预是PCOS患者（尤其是合并超重或肥胖的患者）首选的基础治疗。

目前，中医治疗PCOS的疗效已得到广泛认可。中医虽无PCOS这一病名，但在现代医学的影响下，中医已总结出PCOS的辨证分型。相关研究显示，痰湿证是肥胖型PCOS的常见证型，占单一证型（肾虚证、肝郁证、痰湿阻滞证、脾虚证）的59.93%。古代医家多认为肥胖与痰湿关系密切，肥胖之人多内蕴痰湿。朱丹溪在《丹溪心法》中指出痰湿能导致不孕。现代研究表明，痰湿体质与肥胖型PCOS存在相关性，本病以体质为基础，体质又影响着疾病的发生、发展，加重痰湿体质，使病情更为复杂。PCOS患者多伴有月经异常、不孕等症状，因此，改变女性的肥胖体质和痰湿体质成为医家治疗妇科诸疾的目标。学者陆希婧等在充分发挥中医辨证论治优势，分析中医古籍中肥胖、痰湿导致妇科诸疾的相关内容，同时结合现代医家诊治理念，深入研究了PCOS与痰湿之间的辩证关系，为临床治疗PCOS提供了新思路。

古籍相关内容摘录及分析

1.《傅青主女科》——肥胖不孕（加减补中益气汤） "湿盛者多肥胖，肥胖者多气虚，气虚者多痰涎，外似健壮而内实虚损也。内虚则气必衰，气衰则不能行水，而湿停于肠胃之间，不能化精而化涎矣……且肥胖之妇，内肉必满，遮隔子宫，不能受精，此必然之势也。况又加以水湿之盛，即男子甚健，阳精直达子宫，而其水势滔滔，泛滥可谓，亦遂化精成水矣，又何能成妊哉。"肥胖导致不孕的病机为脾虚痰湿。"胖人多痰湿"，肥胖女性体内肥膏肉脂较多，易遮隔子宫而难以受孕。肥胖之人能量消耗较大，在脾虚气血生化不足的基础上更易出现气虚，气虚则难以运行水湿津液，故聚为痰涎，浸润子宫，男子之阳精被子宫滔滔之水势"化精成水"而无法受孕。脾为湿土，同气相求易感湿气而愈加虚馁，如此恶性循环，影响受孕。针对脾虚痰湿的病因病机，傅青主采用"泄水化痰以治其标，补气健脾以治其本"的方法，使用加减补中益气汤（人参、黄芪、柴胡、当归、白术、升麻、陈皮、茯苓、法半夏）。本方为补中益气汤合二陈汤，二陈汤治痰湿之标，主方补中益气汤升提脾气。脾的升提气化作用使痰湿如地面之积水蒸发上行，成为轻盈且易于运化的水汽、水湿。加减补中益气汤在原方基础上增加白术的比重，旨在补脾益气之余兼能燥湿；茯苓和法半夏增强化痰的功效。全方共奏补益脾气、升发阳气之功，既促进脾胃痰湿运化，又补肥胖女性之气虚，如此则"阳气充足，湿邪散除"，提高摄精受孕的概率。高征等认为脾为后天生殖之本，若脾虚失运，湿邪内生，下注冲任，波及胞宫，导致闭经、不孕等。国医大师柴嵩岩治妇科疾病时亦十分注重气化的作用，常用白术、茯苓补气健脾、利水行湿以防中土水湿阻滞气机有碍脾之气化。

2.《万氏妇人科》 《万氏妇人科》云："妇人经候不调有三：一云脾虚，二云冲任损伤，三云脂痰凝塞……唯彼肥硕者，膏脂充满，元室之户不开；夹痰者，痰涎壅滞，血海之波不流，故有过期而经始行,或数月而经一行,及为浊,为带,为经闭,为无子之病。""元室"指胞宫,"元室之户"指子门。"膏脂充满,元室之户不开"与《傅青主女科》中的"内肉必满,遮隔子宫"观点相似,两者均认为肥脂厚肉会阻塞子宫。肥硕多为痰湿阻滞的表现,痰湿壅滞气血,血液难下而出现月经后期、月经稀发、带下病、闭经、不孕等症状。书中肥胖女性伴有月经不调的症状,符合肥胖型PCOS的临床特点。

(1) 经过期后行——六君子加归芎汤、参术大补丸:"如肥人及饮食过多之人,责其湿痰壅滞,躯肢迫塞也。用六君子加归芎汤主之。人参、白术、茯苓、炙草、陈皮、半夏、归身、川芎、香附……姜引。兼服苍莎丸。"痰湿壅滞肌肤腠理则肥胖,困遏于脾则脾气虚弱,阻滞气血造成经血下行受阻则月经后期。针对患者脾虚痰蕴、气血壅滞的病机,万全使用益气健脾、燥湿化痰的六君子汤和活血行滞的归芎汤,方中当归和川芎集养血与活血、"补"与"通"为一体,是治疗妇科疾病的常用药。柴嵩岩临床治疗PCOS诸症常用此二味药,当归化瘀散结消滞;川芎行血海中之气,引诸药达病所。"如素多痰者,责其脾胃虚损,气血失养也。用参术大补丸,即参苓白术散加归芎地黄丸。人参五钱,白术、白茯苓、陈皮、莲肉、归身各七钱五分,炙甘草三钱,山药一两,砂仁、川芎、石菖蒲各五钱。共末,薄荷包米煮饭为丸。米饮下。"脾胃为中焦枢纽,一阴一阳,一升一降。若脾胃虚弱,失其居中协调之职,则气血化生乏源,并由此产生水湿、痰浊等病理产物。故用参术大补丸健脾除湿化痰,脾胃健则气血生、痰湿化。以上两方均可治疗脾虚湿蕴之妇人病,但前者偏于理气行血,行气力量更强;后者偏于燥湿化痰,祛痰湿功效更显著。

(2) 数月而经一行——六君子汤加苍莎导痰丸:"肥人,责其多痰兼气血虚,用六君子汤加苍莎导痰丸主之……苍莎导痰丸:苍术、香附各二两,陈皮、白茯苓各一两五钱,枳壳、半夏、南星、炙草各一两,生姜自然汁,浸饼为丸,淡姜汤下。"肥胖之人除痰湿重,还伴气血虚之证,故应在化痰祛湿时兼顾补益气血。六君子汤融合补脾基础方四君子汤和燥湿化痰的陈皮、半夏,专治(脾)气虚湿蕴之证。苍莎导痰丸由《广嗣纪要》中的苍附导痰丸衍化而来,方中含大量燥湿化痰药物,行气化痰力量较大。

(3) 经水来少——二陈加芎归汤:"肥人经水来少者,责其痰碍经隧也,用二陈加芎归汤主之。陈皮、白茯、当归、川芎、香附;枳壳各一钱,半夏八分,甘草五分,滑石二分,姜引。"二陈汤燥湿化痰,理气和中,可祛壅滞之痰。痰壅经脉易致气血瘀滞,故用当归、川芎活血行气。

(4) 经闭不行——苍莎导痰丸、开郁二陈汤:"妇人女子闭经不行,其候有三……一则躯肢迫塞,痰涎壅滞,而经不行者,法当行气导痰,使经得行……如因痰者,用前苍莎导痰丸主之。更服上开郁二陈汤,去莪术,加枳壳一钱,服之。"开郁二陈汤由陈皮、茯苓、苍术、香附、川芎、半夏、青皮、莪术、槟榔、甘草、木香组成,该方行气作用突出,行气化痰,与苍莎导痰丸共治痰湿阻滞气机较为严重的经闭不行。罗颂平认为育龄期PCOS患者婚育压力较大,容易气郁,气机阻滞则进一步加重痰湿蕴结,因此治疗时要注意使用行气之法。

(5) 不孕——苍莎导痰丸、四制香附丸:"如肥盛妇人,禀受甚厚,及恣于酒食之人,经水不调,不能成胎,谓之躯脂满溢,闭塞子宫。宜行湿燥痰,用前苍莎导痰丸、四制香附丸"。肥胖女性如因脂肪闭塞子宫而难以受孕,且伴有血虚气滞,可用化痰散结之苍莎导痰丸和理气和血之四制香附丸治疗。

调经为种子的第一要义,应重视调经以助孕。万全十分注重痰湿对妇科疾病的影响,认为妇人病多由痰导致,尤以月经不调居先,故主张治疗以祛痰为主,具体治法有健脾祛痰、行气导痰、利湿燥痰、开郁化痰等。万全对肥胖、痰湿导致妇科诸疾所列举的方药值得后世研究和临床实践。

3.《医方集宜》 本书未提及如何治疗不孕,但月经不调之人受孕较难,故重点探讨书中关于肥胖导致月经不调的辨治。

(1) 经水数月一行——导痰汤加减:"妇人肥盛,经水三二个月一行者,是痰盛而躯脂闭塞,宜用导痰汤加川芎、当归、香附、苍术、白术。"痰湿壅盛,膏脂肥满,闭塞胞宫、经脉,阻滞气血。痰湿阻碍气机运行，亦影响经脉畅通，因此在健脾化痰之余还需行气活血。丁凤在苍莎导痰丸基础上加入川芎、当归，采用燥湿豁痰、行气活血之法治疗肥胖所致月经稀发，与《万氏妇人科》的治法相类似。

（2）肥白妇人月经不调——四物汤合六君子汤加减："肥白妇人经不调者，宜用四物汤加人参、黄芪、苍术、白术、陈皮、半夏、茯苓、甘草。""肥白"说明妇人体胖之余，尚有肌肤欠血色的情况，是气血不足的表现。脾胃运化水湿为阴津，若脾失健运，水湿则成为湿浊、痰饮。《冯氏锦囊秘录》云："夫津液既凝为痰，则不复生血。"水湿痰饮积聚可导致精津化源不足而气血亏虚，脂质丰厚易致痰湿壅盛，痰湿犯脾，气血生化不利故气血亏虚。医家运用四物汤、六君子汤和黄芪，意在通补气血，使全身气血充足、运行通畅而经自调。苍术与茯苓共奏燥湿化痰之功。本条文所述内容与《万氏妇人科》中肥胖女性之"多痰兼气血虚"有相似之处，两者均用六君子汤，但本条文偏于气血亏虚，万氏偏于痰邪，进一步明确痰湿内蕴会导致气血滞塞或气血虚弱，具体情况尚需根据患者气血情况辨证分析。

4.《女科要旨》——启宫丸 "若经水既调，身无他病，而亦不孕者，一则身体过于肥盛，脂满子宫而不纳精也，前人有启宫丸一方颇超然……启宫丸：半夏、苍术、香附各四两，六神曲、茯苓、陈皮各二两，川芎三两。"陈修园指出女性月经正常时亦可出现不孕，与肥胖体质密切相关，表明体质对不孕的重要影响。陈修园注重脾的作用，"诸湿肿满，皆属于脾"，肥胖的本质是脾之运化不利，痰湿充于皮肉。对于肥胖不孕女性，陈修园主张理气和中、燥湿化痰，采用以二陈汤为主方的启宫丸。观其方药，启宫丸调理血气、燥化痰湿、消清膏脂以纳精立法，有泻实补虚之义。

5.《竹林寺女科》 本书博采众方，收录了之前医家对于肥胖女性月经不调、不孕的治疗方法，故对其涉及的其他医家的论述不再重复解析。

（1）数月行经——苍附六君汤兼服苍附导痰丸："形盛多痰气虚，至数月而经始行者，宜服苍附六君汤，兼服苍附导痰丸……苍附六君汤：人参、白术、茯苓、甘草（炙）、半夏、陈皮、苍术、香附、条芩（酒炒）、川芎、当归、枳壳（麸炒）。苍附导痰丸：苍术、香附、枳壳各二两，陈皮、茯苓各一两五钱，胆南星、甘草各一两。"苍附六君汤功擅健脾益气、燥湿化痰，方中四君子汤补益脾气，陈皮、半夏、苍术燥湿理脾，当归、川芎养血和血，香附行气调经，枳壳运脾行滞，因痰湿久郁可化火，故用黄芩清热燥湿。脾气健运，痰湿无以滋生，气血归于正化，则冲任通盛，月经依时而下。苍附导痰丸方中陈皮燥湿健脾，香附理气行血，为气中血药，苍术燥化痰湿，胆南星温化痰湿，合苍术助陈皮除湿化痰通血脉，温化胸腹之痰湿。诸药共奏标本同治之功，气、水、血同调，使湿痰去除，气血运行通畅。如此，冲任得以温养，经血按时下注胞宫。

（2）妇人形肥不孕——涤痰丸："痰气盛者体必肥，肥则下体过胖，子宫缩入，难以受精。"体形肥胖阻碍子宫受孕。"即或男茎长健，鼓勇而战精直射入，而湿由膀胱，必有泛滥之患，宜涤痰汤吞送涤痰丸……涤痰丸：白术（蜜炙）二两，半夏曲、川芎、香附米各一两，神曲（炒）、茯苓各五钱，橘红四钱、甘草二钱。"此与《傅青主女科》之"即男子甚健，阳精直达子宫，而其水势滔滔，泛滥可谓，亦遂化精成水矣"的观点相同，即痰湿浸润胞宫，阳精难以生存，胞宫难以摄精。与傅青主采用加减补中益气汤补气健脾以化湿的思路不同，该医家重视祛痰，用药力排胞宫水湿，有力挽狂澜之势。

《竹林寺女科》认为肥胖导致月经不调甚至不孕的机制是气虚无力推动水湿，聚而为痰，痰湿满溢肌腠则体肥，体肥则痰凝胞宫而不孕。因此，治疗在祛痰之余还兼顾补气，但总体以祛痰为主。

6.《丹溪心法》

（1）肥胖不孕——导痰汤或化痰药物组方："若是肥盛妇人，禀受甚厚，恣于酒食，经水不调，不能成胎，谓之躯脂满溢，闭塞子宫。胆南星、半夏、羌活、苍术、台芎、防风、滑石，或导痰汤之类。"该条文提示可用燥湿祛痰之法治疗肥胖不孕。

（2）肥胖、饮食过度经水不调——导痰汤加减："躯脂满经闭者，以导痰汤加黄连、川芎，不可服地黄，泥膈故也。如用，以姜汁炒。肥胖饮食过度之人，而经水不调者，乃是湿痰，宜苍术、半夏、滑石、茯苓、白术、香附、川芎、当归。"朱丹溪倡导湿热相火之说，痰湿缠绵难除，郁久化火而多并火热，热与痰互结、下注，故用清热化痰之法。

朱丹溪在治疗肥胖女性月经不调时，一是注重活血和理气，认为"痰多占住血海地位"，在治疗痰湿蕴结时，除化痰外还会加入当归、川芎、香附等活血理气药物，痰化瘀消，经水自调。朱丹溪认为"善治痰者，不治痰而治气，气顺则一身之津液亦随气而顺"，气机郁滞不畅，则影响水湿运行，水湿易蕴结为痰，痰盛则气愈结变为痰郁。气顺则津液流通，痰自清化。二是化痰还兼清热。三是治痰以二陈汤为基本方。朱丹溪认为二陈汤配以下引药或上引药可祛一身之痰湿。徐晓娟认为痰湿会转化为有形之"脂膜"阻碍生殖轴之通畅，因此治疗肥胖型 PCOS 以导痰为主，兼以少量活血理气通络之品，使痰有去路，气血天癸能抵达胞宫。

7.《女科指要》 本书丰富了痰湿肥胖导致妇科诸疾的治疗方法。

（1）肥胖经闭——加味导痰汤："治躯脂阻塞经闭，脉滑数者。加味导痰汤：黄连钱半，制半夏钱半，炒枳实钱半，川芎一钱，茯苓钱半，陈皮钱半，甘草五分，生姜三片。"徐灵胎认为肥胖经闭是因膏脂壅塞胞门，气机受阻，上迫于肺，心气不得下通以化赤为血。加味导痰汤方中枳实、黄连、川芎、半夏能入血海，化滞通经；茯苓、陈皮、甘草、生姜入气海通闭利塞。气血运行通畅，膏脂消化正常则不致壅塞胞宫，经水得下。

（2）肥盛无子——丹溪植芝汤："治肥盛无子，脉濡弦滑者。"徐灵胎认为肥胖不孕的原因是胖人多痰湿，痰湿蕴结于子宫，子宫闭塞，天癸不调，因此采用朱丹溪的丹溪植芝汤。痰湿蕴结其本在脾虚不运，故以白术健脾祛痰以治本，茯苓、陈皮、法半夏、生姜燥湿理气以治标，当归、川芎养血活血以调经，白芍敛阴和血，香附解郁调经。痰湿化开则"经脉清和，天癸如度"，故能受孕。

（3）痰闭不孕——消脂膜导痰汤："治痰闭不孕，脉浮滑者。"方中胆南星、法半夏燥湿；防风祛风启闭胜湿，羌活燥湿通经；橘红、生姜行气除痰；茯苓利湿气以通经脉；川芎活血通经；车前子具有趋下走行之性，渗泄湿浊，还可调整气化，以促进经血下行。

丹溪植芝汤更加注重活血通经，主治肥胖偏于血络瘀滞者；消脂膜导痰汤重于祛湿通经，主治痰湿更甚者。书中还载有升阳利湿汤，治疗"肥人湿闭不孕"，所用药物与消脂膜导痰汤有异曲同工之妙。总结归纳两方方义，可知古人治疗痰湿肥胖不孕的治法之一是健脾化痰，辅以行气活血而清肃胞宫、通利经脉。

8.《女科切要》

（1）卷之一调经——枳实、苍术、乌药、牛膝之类："其肥白妇人经闭而不能者，必是湿痰和脂膜壅塞之故也。宜以枳实为君，辅以苍术、半夏、香附、乌药、厚朴、牛膝、桃仁之类，则湿痰去而脂膜开，其经自通矣。"吴立本将痰湿与脂膜壅塞作为肥白妇人经闭不孕的原因，并认为湿痰是主导。痰湿不仅是病理产物，亦是导致脾胃运化不利的病理因素。所以燥湿化痰则能恢复脾之运化，油脂即能运行消化。吴立本以枳实作为君药，是因枳实破气消积、化痰散结，兼顾理气与化痰。使用性温之乌药，是因"病痰饮者当以温药和之"，痰湿为阴邪，得温药则行。同时关注血脉本身的运行，故加用牛膝、桃仁之属。国医大师夏桂成认为 PCOS 患者阳常不足，不能温化痰湿，造成痰湿积聚，脂膜壅塞。因此注重温化，除湿化痰，改善卵巢多囊样病变。

（2）卷之一经水过期而来——二陈汤加味："血淡而稠黏者，以化痰为主，二陈汤加香附、生姜、砂仁。"吴立本认为"湿滞"是月经后期的原因之一，其表现在经质上则是经血淡而黏稠，治疗以二陈汤化痰为主，加生姜辛散而通，香附理气活血，砂仁健脾理气通滞。

（3）卷之二经准不孕——导痰汤、人参半夏丸、二陈合四物汤："如痰闭子宫者，其妇必肥白，经来腹不痛，宜导痰汤，或人参半夏丸之类，或二陈合四物汤。导痰汤：半夏、胆南星、枳实、橘红、茯苓、人参、石菖蒲、竹茹、甘草。""肥白"说明妇人因为痰湿阻滞血脉，气血亏虚，所以吴立本重视补益气血，常用人参、四物汤等方药。

PCOS 常伴有肥胖，与月经不调、不孕等表现密切相关。中医古籍中虽无多囊卵巢综合征一词，但关于肥胖痰湿导致月经失调、不孕的描述已有相关记载。中医认为"肥人多痰湿"，肥胖型 PCOS 素体多痰湿，多种因素导致痰湿内盛浸润子宫、膏脂壅盛阻塞子宫，阻遏气机运行。患者情绪不佳，容易气郁，加重痰湿，恶性循环，加之肥胖之人消耗较大，脾虚气血生化不足，更易气虚，影响气血生化。中医治疗本病常以燥湿化痰之二陈汤、苍附导痰丸、导痰汤、六君子汤等方药，苍术、白术、茯苓、陈皮、半夏、川芎、香附、当归为古代医家常用中药，以燥湿化痰为治疗大法，辅以健脾祛湿、活血理气、补血益气。历代医家的相关论述为临床探索和治疗肥胖型多囊卵巢综合征痰湿证提供了治疗思路和方法，加以灵活运用可更好地服务于临床。

382 原发性高血压痰瘀互结证

原发性高血压病是临床常见的心血管疾病之一,证属中医"眩晕""头痛"等范畴。一项关于原发性高血压病中医证类的流行病学调查中,将高血压病分为肝阳上亢、肾阴亏虚、肾阳亏虚、阴阳两虚、气血不足、风痰上扰、瘀血阻络和痰瘀互结、毒损心络8个证型,采用问卷调查的方式进行研究,结果显示痰瘀互结、毒损经络证在高血压病中居首位(44.6%,不考虑其兼夹证类时为55.77%)。以上调查结果说明了痰瘀互结证在原发性高血压病中的重要地位。为能进一步深入了解痰瘀互结证高血压病,以指导临床治疗,学者焦晓民等就其理论基础做了论述。

痰瘀形成的机理

中医认为血与津同属液态物质,相对气而言,二者均属于阴,在生理上可相互补充,病理上则相互影响。血行于脉中,渗于脉外便化为有濡润作用的津液;津液行于脉外,渗于孙络则成为血液的组成成分。津血于输布过程中相辅相成,互相交汇,津可入血,血可成津,二者一荣俱荣,一损俱损,故有"津血同源"之说。津血同属阴精,阴精为病,必然表现为津血的亏耗与留滞,津液留滞则为痰,血液留滞则成瘀。痰和瘀是两种不同的物质和致病因素,源同而流异,他们既是病理产物又是致病因子,在某种特定的条件下,有分有合,合则为痰瘀互结之证。关于痰瘀同病,吴立文认为其形成可分为两个方面,一是由痰致瘀,痰瘀同病。痰形成之后,可随气血运行,无处不到,内至脏腑,外达经络。痰滞经络,则气机不畅,血行瘀滞,以致痰瘀互阻。二是由瘀致痰,痰瘀同病。津血同源,血行瘀滞,则津液停滞,又可以促进痰浊的形成,而致痰瘀同病。痰和瘀均为津血代谢运行失常所致,既是病理产物,又是致病因素,二者常互为因果。沈绍功和韩学杰则认为,痰瘀与外感六淫、内伤七情、脏腑功能失调有关。脏腑功能失调、气血失和、气机升降失调、水液代谢紊乱而积聚成痰,痰凝气滞阻于脉络、痰浊瘀血交结而为痰瘀同病。

痰瘀互结与高血压病的相关性

1. 痰瘀互结致高血压病的中医理论依据 关于眩晕的理论依据,古代医家各有论述。张仲景《伤寒杂病论》对眩晕之证治虽然没有专门记载,但在《黄帝内经》基础上进行了发挥,认为痰饮是眩晕发病的基本原因之一;朱丹溪宗仲景痰饮致眩之论,首倡痰火致眩之说,主张"无痰不作眩",并在《丹溪心法·头眩》中论述"头眩,痰挟气虚并火,治痰为主,挟补气药及降火药,无痰则不作眩";《诸病源候论·痰结实候》中云"痰水积聚,在于胸腑,遇冷热之气相搏,结实不消,故令人心腹痞满,气息不安,头眩目暗";虞抟于《医学正传》中首次提出"血瘀致眩"之说,认为多种因素致血瘀不行,瘀血停聚胸中,迷闭心窍,火郁成邪,发为眩晕;杨仁斋《直指方》则云"瘀滞不行,皆能眩晕";《医宗金鉴》云"瘀血停滞神迷眩运,非纯用破血行血之剂,不能攻逐荡平也";宋代朱肱《类证活人书》载赤茯苓汤,隐含了痰瘀同治的思想;清代喻昌《医门法律》提出其代表方剂和荣汤;晋代葛洪《肘后备急方·治胸膈上痰诸方》治"头痛不欲食及饮酒,则瘀阻痰方"。由以上文献记载可见,古代医家对眩晕的认识分别停留在痰眩、瘀眩阶段,还未深入认识到痰瘀互生互变理论而致眩晕的阶段,也没有提出痰瘀互结的理论,更没有对眩晕痰瘀互结病理基础的认识。

近代沈绍功等首次提出"痰瘀互结、毒损心络"为高血压病的发生和发展的重要病因病机，其中心、肾与高血压病有着直接的关联。翁晓清认为痰瘀与高血压关系密切，痰瘀互结是高血压的主要病机，活血化瘀是治疗高血压的基本治法，治疗时选用半夏白术天麻汤加桃红四物汤并重用。李军认为痰、瘀是高血压两个重要的致病因素，并相互转化，贯穿于高血压的始终，治疗须涤痰活血，双管齐下。韩学杰，沈绍功经过对 500 例高血压病患者中医证候调查结果显示，痰瘀互结、毒损心络证类在高血压发病中居首位，占 44.6%，排除混杂因素占 55%。以上都证实了痰瘀互结是高血压病的重要致病因素。

2. 痰瘀互结致高血压病的现代研究 高血压病的病理改变主要为血管内皮细胞的凋亡及其功能失调，血管内皮细胞调节血管舒缩功能和抗凝集功能障碍，导致血管痉挛、管壁增厚、管腔狭窄，影响全身主要器官的血供。同时，高血压病常伴有高脂血症、2 型糖尿病、血液黏稠度增高及微循环障碍，并与代谢综合征密切相关。美国公布的一项大规模多种族的关于代谢综合征的流行病学研究结果显示：高血压是代谢综合征最主要的"贡献者"之一；与正常人群比较，高血压患者中代谢综合征更为流行。

(1) 痰瘀互结与血管内皮损伤：高血压病与动脉粥样硬化（AS）有着相似的动脉炎性病理改变，都有血管壁的炎症反应和内皮细胞受损。华军益等用 ELISA 法测痰瘀互结组与非痰非瘀组血清单核细胞趋化蛋白-1（MCP-1）、基质金属蛋白酶-9（MMP-9）、可溶性细胞间黏附分子-1（slCAM-1）水平，结果显示血清 MCP-1 和 MMP-9 水平与冠心病痰瘀辨证之间具有相关性（$P<0.05$ 或 $P<0.01$），血清炎症因子 MMP-9 和 MCP-1 水平可为冠心病痰瘀辨证分型提供客观依据。韩学杰通过研究发现高血压病痰瘀互结证患者炎症因子含量明显增高，炎症因子的含量与血压数值呈正相关。韩学杰采用高脂饮食造成家兔动脉粥样硬化模型，再给予中药痰瘀同治，观察不同时期生化指标的变化，结果提示痰瘀同治法可明显调节一氧化氮（NO）、血浆内皮素（ET）、丙二醛（MDA）、超氧歧化酶（SOD）、肿瘤坏死因子（TNF）含量，抑制细胞过度凋亡，对损伤的内皮细胞有明显的保护作用。

(2) 痰瘀互结与血流动力学改变：内皮素（ET）是迄今为止发现的作用最强的缩血管物质。辛效毅等通过临床研究发现高血压病患者血浆内皮素水平按肝阳上亢、阴虚阳亢、肝肾阴虚、阴阳两虚型依次递增，兼证以挟风、挟痰瘀时 ET 水平升高最明显，提示 ET 可能是形成正虚（肝肾阴阳不足）邪实（风痰瘀）的物质基础之一。温化冰等研究证实瘀血证的血液流变学改变主要表现为全血黏度、血浆黏度、红细胞压积、纤维蛋白原、红细胞聚集指数和血沉均较正常组为高。而痰浊证组的各项改变除血浆黏度和红细胞聚集指数外均明显高于瘀血证组，说明"痰可致瘀"。

(3) 痰瘀互结与颈动脉硬化：肖艳等对 151 例痰瘀兼夹型高血压病患者的颈动脉彩超结果进行观察和分析，痰瘀兼夹型的高血压患者与未夹痰瘀型者比较，前者颈动脉硬化程度明显，血流速度减慢、血管阻力指数（RI）和血管搏动指数（PI）明显增高，说明中医辨证中痰瘀同动脉粥样硬化之间存在明显相关性。李雅琴用活血化瘀、行滞降浊中药配他汀类西药治疗高血压病伴颈动脉粥样硬化早期患者。结果显示颈总内动脉内径（CCAD）、颈内动脉内径（ICAD）、颈外动脉内径（ECAD）显著增加，内膜中层厚度（IMT）减少，颈动脉粥样硬化程度减轻，颈动脉斑块消退、缩小、稳定，与治疗前相比有极显著性差异。陈美华等将颈动脉硬化（CAS）患者随机分为治疗组和对照组，治疗组服用活血化瘀、祛痰化浊为主的畅脉乐胶囊，对照组服用阿司匹林，结果治疗组斑块由 65 个减至 43 个，对照组斑块由 73 个减至 68 个，畅脉乐胶囊对扁平斑块、软斑块消减效果为佳；治疗组的 IMT、斑块积分（各斑块的最大厚度之和）明显减少，对照组无明显改变；同时治疗组的血流频谱最小流速和阻力指数较治疗前均明显降低（$P<0.05$，$P<0.01$），而对照组无明显改变。

(4) 痰瘀互结与高脂血症：傅丰年用回顾性对照研究方法对 674 人进行了中医证候学调查，发现各种实证中，痰浊血瘀与脂质代谢紊乱关系最为密切。吴松鹰通过临床调查，采用逐步回归法和 logistic 回归分析法研究高脂血症的相关因素，结果表明痰浊，肾虚，血瘀是血脂代谢紊乱较重要的易患因素组合。袁肇凯对痰瘀辨证的病理机制进行了探讨，发现总胆固醇（TC）、甘油三酯（TG）、低密度脂蛋白（LDL-C）的测值均呈健康对照组＜非痰非瘀组＜脾虚痰凝组＜痰瘀阻络组的递进趋势，而 HDL-C 则相反，呈现递减趋，痰瘀阻络证血脂 4 项指标的异常程度均高于脾虚痰凝证。痰凝症征积分与高密度脂蛋（HDL-C）、LDL-C 高度相关，而血瘀症征积分与 TC 及每搏输出量（SV）、射血分数（EF）、RI、血管弹性（C）均高度相关，提示高脂血症是痰浊内阻病理的物质基础，而高血脂并见功能减低是其由痰致瘀的病理生理特征。

（5）痰瘀互结与胰岛素抵抗：李慧琳等通过研究表明，痰瘀互结组的血清胰岛素、胰岛素抵抗指数（HOMA-IR）、C 反应蛋白（CRP）和肿瘤坏死因子（TNF-α）均高于非痰瘀互结组，说明血清胰岛素、HOMA-IR、CRP 和 TNF-α 与痰瘀证存在相关性。血清胰岛素、HOMA-IR、CRP 和 TNF-α 水平越高，机体痰瘀积聚也越多，两者呈正相关关系。袁肇凯等将血脂异常患者分为痰瘀阻络证、脾虚痰凝证、非痰非瘀证，通过中医症候积分测定血糖、血清胰岛素、胰岛素敏感指数（ISI）、胰岛素分泌功能等研究胰岛素抵抗变化的特点，结果显示 ISI 呈健康对照组＞非痰非瘀组＞脾虚痰凝组＞痰瘀阻络组；"痰凝"症候积分与血糖、ISI 分别存在相关关系，而"血瘀"症候积分与血清胰岛素、ISI 存在着相关性，其中"血瘀"组与 ISI 异常及相关的程度均明显高于"痰凝"组，认为随着由"痰浊"发展为"血瘀"，胰岛素抵抗呈逐渐加重的趋势。

综上所述，痰与瘀是导致高血压病发生发展的重要致病因素，且与西医学的动脉粥样硬化、血脂异常、血黏度增高及胰岛素抵抗等因素有关，痰瘀论治高血压病不仅可以缓解症状，还具有改善动脉粥样硬化、调节血脂代谢、降低血黏度及改善胰岛素抵抗等功能，同时起到降血压作用。故充分了解痰瘀互结致高血压病的病因病机，有助于进一步指导高血压病的临床治疗。

383 原发性高血压痰瘀互结证源流和本质

学者张磊等通过梳理中医学关于"痰""瘀"的古今文献，厘清"痰瘀互结证"的证治源流，对"痰瘀互生互变，共同致病"的病理机制进行了深入探析，提出痰、瘀既是气血津液代谢失司的病理产物，又可以成为新的致病因素，二者同源共生、互生互化、交互同病，全程参与高血压的发生及演变，成为高血压中医病机的关键环节，为中医临床从痰瘀互结辨治高血压提供了理论依据。

高血压是以体循环动脉压增高为主要表现的临床综合征，严重影响心、脑、肾等重要脏器的结构与功能，是心脑血管疾病最主要的危险因素和心脑血管死亡的主要原因，是目前医学界公认的心脑血管疾病最重要的危险因素，也是全世界范围内威胁人类健康甚至生命的主要疾病之一。目前，现代医学虽然对高血压的发病机制进行了深入探讨，并针对不同的发病机制进行了有针对性的干预，但是在改善临床症状方面仍乏善可陈，而中医药在治疗高血压方面取得了很大的成绩，在保护靶器官，减少及延缓并发症，改善患者症状，提高生命质量方面具有明显优势。因此，如何充分发挥中医药在诊治高血压中的优势是中医从业者面临的一大难题。

通过梳理古今中医学文献，不仅未见有关高血压的系统论述，更未曾明确高血压这一病名，但通过对既往文献的整理与分析，不难发现中医学对此病早有认识，根据其临床特征，可以将其归于中医学"头痛""眩晕""头风""郁冒""冒眩"等范畴，其中以对"眩晕"的有关描述与现代医学的高血压最为接近。通过对高血压主要临床表现及疾病演变情况的分析发现，其中医病机①水火失济，阴虚不能制阳，阳亢引动肝风，风火相煽而致眩。②水火失济，火衰不归元，虚阳上冲而致眩。③脾胃燥湿失济，痰瘀互结，气血不通，清窍失养而致眩。④脾胃升降失司，清浊不分，横格中州，气血逆乱，上冲清窍而致眩。⑤肝胆枢机不利，水火逆乱，上冲清窍而致眩。在上述诸多实性病机中，痰、瘀是源于脏腑功能失调、气血津液运行障碍的病理产物，又可演变为新的致病因素，在高血压的发病过程中占据至关重要的地位。因此，痰瘀互结是高血压中医病机的关键环节，全程参与了高血压的发生及演变，长期存在于病变的各个阶段。王丽颖等对1 508例高血压患者中医证候分布进行调查研究，结果显示排名前3位的高血压中医证候分别是痰瘀互结证、阴阳失调证、瘀血阻络证，证素排名前4位的分别是瘀、痰、阴虚、阳虚。

古代医家对高血压痰瘀互结证的认识

纵观古代医家，虽未明确提出"痰瘀互结"引动眩晕的相关论述，但对痰瘀致眩进行了详细阐述。东汉张仲景在《黄帝内经》的基础上首先提出"痰饮致眩"，认为痰饮虽为阴邪，但流动不居，窜动于上，则蒙蔽清窍，可致眩晕，其在《金匮要略·痰饮咳嗽病脉证并治》中提出"病痰饮者，当以温药和之"的治则治法，开创了"眩晕从痰饮论治"的理论先河。

隋唐时期，对"因痰致眩"的病机有了进一步的认识。隋代巢元方在《诸病源候论·痰结实候》中云："此由痰水积聚……遇冷热之气相搏，结实不消，故令人心腹痞满，气息不安，头眩目暗。"提出痰气相搏，上冲脑窍，可致头眩目暗。唐代孙思邈在《备急千金要方·风眩》中云："夫风眩病，起于心气不定，胸上蓄实……痰热相感而动风，风心相乱而闷瞀，故谓之风眩。"认为风心相乱必致动风，痰热互助而眩必成。唐代王焘在《外台秘要集要·头风旋方七首》中详细阐述了痰饮与眩晕的关系："疗心虚感风，头旋心忪，痰饮筑心闷，憒憒惚惚，不能言语。"

至宋金元时期，随着"百家争鸣"时代的到来，诸医家对"因痰致眩"有了更深入的认识，并初步提出了"因瘀致眩"的理论。宋代朱肱《类证活人书·赤茯苓汤》认为赤茯苓汤"治伤寒呕哕，心下满，胸膈间宿有停水，头眩心悸"，虽未明确提出从痰瘀论治眩晕，但隐含了"痰瘀致眩、痰瘀同治"的思想。宋代陈无择在《三因极一病证方论·眩晕证治》中对眩晕的病因进行较全面的阐述："喜怒忧思，致脏气不行，郁而所生，涎结为饮，随气上厥，伏留阳经，亦使人眩晕呕吐，眉目疼痛，眼不得开。"认为七情郁结皆可生痰致眩。宋代太医院编纂的《圣济总录·风头旋》论云："风头旋者……又有胸膈之上，痰水结聚，复犯大寒，阴气逆上，风痰相结，上冲于头，亦令头旋。"提出风痰上扰致眩之说。南宋杨士瀛认为情志不遂，气郁则痰生，上蒙清窍，可致眩晕；瘀血阻滞，气血不通，清窍失养，亦可致眩晕。

金元时期张子和《儒门事亲·头风眩运》云："夫头风眩运……皆胸中有宿痰使然也。可用瓜蒂散吐之。吐讫，可用长流水煎五苓散、大人参半夏丸，兼常服愈风饼子则愈矣。"认为眩晕的病机为痰饮壅塞，在仲景治眩理论基础上，创立吐法作为治疗眩晕的主要方法。金代李东垣在《脾胃论》"调理脾胃治验治法用药若不明升降浮沉差互反损论"中提出"痰厥头旋"，创制了名方半夏天麻白术汤。元代朱丹溪宗仲景"痰饮致眩"论，提出"痰火致眩"论，认为痰湿中阻，清阳不升，浊阴不降，蒙蔽清窍而眩；或痰火相结，逆冲清窍而眩。

明清时期，诸家百出，学术争鸣，中医学理论蓬勃发展，对"眩晕"的认识日臻完善，眩晕病从"痰瘀"论治的理论逐渐形成。明代虞抟《医学正传·眩运》指出："脾土受邪，民病飧泄食减，甚则忽忽善怒，眩冒巅疾。虽为气化之所使然，未必不由气体之虚衰耳。其为气虚肥白之人，湿痰滞于上，阴火起于下，是以痰挟虚火，上冲头目，正气不能胜敌……丹溪所谓无痰不能作眩者，正谓此也。"又云："外有因呕血而眩冒者，胸中有死血迷闭心窍而然。"首次明确提出了"血瘀致眩"之论，并详细阐述了"因痰瘀致眩"的机制。明代王绍隆《医灯续焰·眩晕脉证》强调："眩者……有因于火者，有因于痰者，有因于死血者，有因于虚者。夫火性上炎，行于巅顶，动摇旋转，不言可知。胸中痰浊随气上升，头目位高而空明，清阳所注。滑浊之气，扰乱其间。欲其不眩不晕，不可得矣。诸阳上行于头，诸脉上注于目。血死，则脉凝泣。脉凝泣，则上注之力薄矣，薄则上虚而眩晕生焉。"认为瘀血阻滞，新血不生，气血不能上荣于清窍可致眩晕。明代龚廷贤《寿世保元·眩晕》阐述了痰浊、瘀血皆可致眩的机制，并提出"治眩晕法，尤当审谛，先理痰气，次随证治"。明代徐春甫《古今医统大全·眩运门》认为"肥人眩运，气虚有痰。瘦人眩运，血虚有火。伤寒吐汗下后，必是阳虚"。而在辨治眩晕方面则应从风、火、痰、虚四者展开。清代吴谦在《医宗金鉴·杂病心法要诀》中提出"瘀血停滞，神迷眩晕。非用破血行血之剂，不能攻逐荡平也"。强调了血瘀致眩，并提出破血行血的治则，这些论述从不同层面丰富了眩晕的病因病机，开拓了临床辨治"眩晕"的思路。清代汪蕴谷首次区分实痰之眩晕和虚痰之眩晕，其在《杂症会心录·眩运》中云："虚痰为患，盖清升而浊阴下走，气滞则津液不行，此虚痰之运也。若实痰眩运者，其症实而脉实，其积热在阳明，其阻塞在经络，其郁遏在肠间，无非风火结聚，积痰生灾；盖液凝则浊阴泛上，饮停则火逆上升，此实痰之运也。"清代陈修园博众家之长，精辟地分析历代各家从痰论治眩晕的依据，其在《医学从众录·眩晕》中云："盖风非外来之风，指厥阴风木而言……风生必挟木势而克土，土病则聚液而成痰，故仲景以痰饮立论，丹溪以痰火立论也。"叶天士氏力倡"久病入络"的理论，其在《临证指南医案》中云："血络瘀阻，肝风上巅，症见头眩耳鸣。"治疗上提出以辛泄之法通络，多用虫类药物搜邪攻结。清代刘默认为眩晕多因体内痰气郁阻，使络脉满、经脉虚、上脉溢、下脉空所致，其在《证治百问·眩运》中代"凡眩晕一时暴发者，必因风暑寒热，郁于肌表，触发内之痰气，致脉络满而经脉虚，使外有余而内不足，上脉溢而下脉空，所以头重足轻，一时旋运。"清代张璐认为外感六淫，内伤七情，皆可以通过引动痰火而导致眩晕，其在《张氏医通·眩晕》中强调"无火不动痰，无痰不作晕……胸中有死血，作痛而眩，饮韭汁酒良"。清代沈金鳌在《杂病源流犀烛·眩晕》中云："然而内因外因之感发虽殊，总必由于痰盛。故有风热痰作眩者；有寒湿痰作眩者；有痰火兼虚作眩，而遍身眩晕者；有气血虚，挟痰作眩者，故云无痰不作眩也。"再次强调了"痰浊"在眩晕发病过程中的关键地位。

通过对历代中医学者辨治"眩晕"理论的梳理发现，关于"痰瘀致眩"的认识由来已久，但尚停留在"因痰致眩""因瘀致眩"的层面，没有真正深入探索"痰瘀生化互变"的理论，既未明确提出"痰瘀互结"的概念，更勿论对"痰瘀互结致眩"这一关键病机进行聚焦。

近现代中医学文献对高血压痰瘀互结证的认识

在中医学基础理论的指导下，近现代的诸多医家对高血压痰瘀互结的发病机制、辨证论治、证候实质等方面进行了系统探究。

1. 病机 王文靖认为情志不节可致肝疏泄失司，气郁日久伤及血脉可致血瘀；气滞则水行不畅，津液敷布异常，致水湿羁留，聚而生痰；瘀血为气血运行滞涩的病理产物，痰湿是津液敷布异常的病理产物，二者常互结为病，致气血升降出入异常，气血逆乱而病发高血压。钱岚认为由于水饮内停、饮聚成痰，痰饮阻络，血脉不畅，瘀血骤生，痰瘀交结，壅聚脉道，脉壁增厚，则血府狭窄，诱发血压升高。万启南等认为痰浊或瘀血蕴蓄不解，可因痰致瘀，或由瘀生痰，并形成痰瘀互结之患，进而痹阻脑络，可导致眩晕。田俊等认为脾失健运，酿湿生痰，痰湿中阻，血脉不畅产生瘀血，瘀血阻络，气滞津凝又可生痰，相互影响，互为因果，最终导致清阳不升而发眩晕。申静华等认为长期饮食失节，过食肥甘厚腻之品，或劳逸失度，食滞不消，日久伤及脾胃，聚湿成痰，痰滞于脉，气血不畅，痰阻瘀生，痰瘀互结，损伤络脉而出现一系列的病症变化，最终诱发高血压。王慧禹认为目前随着人们生活水平的提高及膳食结构的改变，加之生活、工作的压力增大、节奏加快，容易导致人体气机郁滞，津血失布，进而导致津液停聚化生为"痰"，血液运行不畅凝结为"瘀"，则痰瘀相互搏结，进而演变为高血压。王蕾和石磊认为高血压痰瘀证多为饮食不节致湿浊内生，久蕴化热化火，炼津成痰，阻塞脉络，扰动清窍而发眩晕。韩学杰等认为饮食失衡，湿浊凝聚为痰，痰浊上犯，血运不畅，痰瘀互结，蕴而化毒，毒损心络乃致眩晕、头痛，血压骤升。

2. 辨治 李仕林等认为贯穿高血压始终的关键病机是痰瘀互结，基于此提出了"见痰及瘀"及"见瘀及痰"的观点，强调高血压临证时应从痰瘀论治，以祛痰化瘀之法治之。周亮和杨德钱认为痰、瘀均为气血津液代谢及脏腑功能运化功能失调所致，二者常常相兼为病，所谓"见者并行，甚者独行"，故治宜燥湿化痰，活血化瘀，息风通络止眩。沈绍功认为临床辨治高血压痰瘀互结证时，应先别痰瘀之轻重，痰重瘀轻者，治以祛痰为主，佐以活血；反之，瘀重痰轻者，治以化瘀为主，佐以祛痰。翁晓清认为高血压与痰瘀关系密切，痰瘀互结为高血压的重要发病机制，祛痰化瘀是辨治高血压的基本治法。曹守沛认为痰瘀互结贯穿高血压发生、发展的整个过程，祛痰化瘀为临床辨治高血压的基本治法，即使在发病之初，尚未出现痰瘀互结征象时，亦应考虑到痰瘀互结的可能趋势，既病防变；更为重要的是，还需辨清痰瘀之先后轻重，权衡治之，若病痰前瘀后，痰结较重者，当治痰为主，重调气机治肺脾肾三脏；若病瘀前痰后，血瘀尤甚者，宜治瘀为主，重在调血脉治心肝脾三脏；若痰瘀并重，难辨先后者，则化痰祛瘀并举，分消痰瘀；若痰瘀分居多处者，则应兵分多路，各攻其穴。

3. 证的实质 通过多项现代研究发现，高血压痰瘀互结证与现代医学的炎症反应、血管内皮细胞损伤、动脉粥样硬化、脂质代谢异常、血液流变学改变及胰岛素抵抗等因素有关。如韩学杰等通过对炎症介质与高血压痰瘀互结证的相关性进行动态临床观察，结果显示高血压痰瘀互结证患者的炎症介质水平显著升高，炎症介质水平与血压数值正相关。辛效毅等通过研究发现高血压肝阳上亢、阴虚阳亢、肝肾阴虚、阴阳两虚型患者的血浆内皮素（ET）水平呈依次递增趋势。肖艳等对151例高血压痰瘀兼夹型患者的颈动脉彩超数据集进行观察和分析，结果显示与未夹痰瘀型者比较，高血压痰瘀兼夹型患者的颈动脉硬化程度明显升高，血流速度显著下降，血管阻力指数（RI）和血管搏动指数（PI）显著升高，说明痰瘀与动脉粥样硬化之间存在相关性。傅丰年和傅滨对674高血压患者进行中医证候学回顾性调查，结果显示各种实证中痰浊血瘀与脂质代谢紊乱的关系最为密切。李慧琳和肖语雅通过研究证实，血清胰岛素、HOMA-IR、C反应蛋白（CRP）和肿瘤坏死因子-α（TNF-α）与痰瘀证之间存在明显的相关性，且上述指标的水平越高，则机体痰瘀积聚的程度也越高，呈正相关。贾海骅等通过研究发现血清高密度脂蛋白胆固醇（HDL-C）水平过低，总胆固醇（TC）、甘油三酯（TG）水平过高，可视为"痰"的病理特性，上述指标的变化趋势与"瘀"的病理变化一致。

通过总结近现代中医学文献发现，近现代医家在总结古代医家理论的基础上，明确提出了"痰瘀互结"的概念，并对"痰瘀互生互变，共同致病"的病理机制有了较为深入的理解，同时进行了大量的临床研究，从生理、病理、分子生物医学、组织细胞学等多方面探索了高血压痰瘀互结的现代医学实质，取得了一些阶段性的成果。

高血压的痰瘀互结机制

1. 痰、瘀、痰瘀互结的概念及内涵　痰是指机体津液代谢、输布异常，导致水津停聚，不归正途的病理产物，其形成与津液代谢失常密切相关，实质为病态下的津液，正如隋代巢元方在《诸病源候论·痰饮病诸候》中所云："诸痰者，此由血脉壅塞，饮水积聚而不消散，故成痰也。"痰有广义和狭义之分，狭义之痰主要来源于肺胃，或咳咯而出，或呕恶而出之痰；广义的痰是指脏腑气化功能失司，导致津液运行障碍，蓄积于体内壅聚而成的病理产物，就此意义上而言，广义之痰包括水、湿、痰、饮4种形态。"痰"属阴邪，其性重浊黏滞，且流动性强，可随气机升降，无处不到，致病广泛，变化多端，譬如朱丹溪在《丹溪心法·痰》中所云："痰之为物，随气升降，无处不到。"故有"百病皆由痰作祟"之说。

瘀即指瘀血，是气血循行紊乱，停聚于血脉及脏腑而成的病理产物。瘀亦有广义与狭义之分，狭义的瘀，即"瘀为积血"之义，反映着气血的运行不畅、停滞、留着、瘀积于局部；而广义的瘀，除了包括狭义的瘀之外，还涉及血脉的病变以及各种病理产物的综合性病变。瘀血既是疾病发展过程中形成的病理产物，又是引起疾病发生、发展的致病因素。

痰瘀互结即痰与瘀相互搏结，互为因果，共同致病；痰、瘀既是病理产物，又是致病因素，在某种特定条件下有分有合、互相转化，相互促进，终至痰瘀交结，如朱丹溪《丹溪心法·痰》所云："痰挟瘀血，遂成窠囊。"

2. 痰瘀互结的形成机制

（1）痰瘀同源共生：痰源自津，瘀本乎血，生理上"津血同源"，病理上则为痰瘀同源共生。津液和血的生成均来源于饮食所得之水谷精微，同属人体的阴液，皆为液态样物质，也都具有滋养和濡润脏腑的作用，二者在生理上相互转化，共同参与机体体液调节，故有"津血同源"之谓；且津血的代谢皆赖脾胃之升降相因、燥湿互济、纳运配合。在病理上，脾胃升降失司、燥湿失济、纳运失合，则津血的代谢异常，导致津液停聚必成痰，血行不畅则为瘀，津血停滞则为痰、瘀。因此，津血同源奠定了痰瘀同源的理论基础，而痰瘀同源则是对津血病理变化的概括。

（2）痰瘀互生互化：痰可生瘀，瘀可生痰，痰和瘀均为气血津液代谢运行失常所致，常互为因果，在某种特定条件下有分有合，能互生互化；痰阻脉道则血难行，久必生瘀；血瘀涩滞则正津不布，久必生痰。正如王肯堂所云："痰积既久，如沟渠壅遏淹久，则倒流逆上，瘀浊臭秽无所不有。"

（3）痰瘀交结同病：痰与瘀同源和互生互化关系决定了在痰、瘀形成后，既可单独致病，又可由痰致瘀、因瘀成痰、相生衍化，终致痰瘀交结同病。痰瘀交结同病的形成主要体现在2个方面：一是因痰致瘀，痰瘀交结同病；二是因瘀生痰，痰瘀交结同病。其中，因痰致瘀指脾胃升降失司、燥湿失济、纳运失合，导致津液生成、输布及代谢异常，津液停聚成痰，流窜入脉，阻塞脉道、经络，壅塞不去，阻滞气血循行，日久成瘀，终致痰瘀同病；因瘀生痰指的是脾胃升降失司、燥湿失济、纳运失合，导致气血循行障碍，瘀血阻滞，脉络不通，影响津液正常输布，或离经之血瘀于脉外，气化失于宣通，以致津液停积而成痰，痰瘀相并则成痰瘀同病。故痰瘀互结是一种特殊的病理状态，有别于痰阻或瘀停，可以理解为痰瘀共存之后的胶着状态。

痰瘀互结与高血压的关系

通过对高血压中医病机的分析和探讨发现,其病位在血脉,主乎心,根于肾,与肝、胆、脾、胃密切相关;本虚标实为基本病机,其中以虚为本,为始发病机;以风、火、痰、瘀为标,为继发病机。二者互为因果,相互影响,直接作用于血脉,导致机体气机升降失序、气血津液代谢紊乱,供求失衡,气血逆乱,导致血压升高。其中,痰、瘀既是气血津液运行失调的继发产物,又可成为新的病理因素,二者同源共生、互生互化、交互同病,全程参与高血压的发生及演变,成为高血压中医病机的关键一环,故痰瘀互结与高血压联系密切。

1. 发病机制 现代医学认为,人体血液在封闭的血管内不断流动,必然会对血管壁产生相应的剪切力,便形成了血压,故血压的正常与否反映的是人体血液运行的状态和血管壁的弹性。中医学认为,人体五脏六腑生理功能的正常发挥是保证气血正常循行的关键因素。血者水谷精微化生而来,其生化于脾胃,蓄藏于肝,总统于心,施泄于肾,敷布于全身,营养五脏六腑、四肢百骸。其中,脾与胃相互配合,一湿一燥,一升一降,一运一纳,相反相成,共为气机升降之枢、气血生化之源,故对气血的循行影响重大。具体而言,脾胃升降相因、燥湿相宜、纳运配合,方能生生不息,升清降浊,化生水谷精微,奉心化赤以为血,如此则血脉充盛,脉道滑利,既无痰瘀阻滞脉道之虞,又无津亏失润、脉道涩滞之弊,如此则气血运行畅达,人体的血压得以维持在正常范围内,不致过高或过低。

当情志失调、饮食失节、劳倦过度等损及脾胃时,皆可引起脾胃气化关系的失调,包括升降失司、燥湿失济、纳运失调,从而导致气血津液的代谢障碍,生痰或生瘀,进而由痰致瘀或因瘀致痰,交错为患,胶着难解,导致气血失和或气血逆乱,发为眩晕(高血压)。

2. 临床表现 高血压尤其是合并高血压并发症的患者,多见痰瘀互结的临床表现,如头晕、头痛,耳鸣如潮、目赤面红、口苦、口干口渴、胁肋疼痛、梦多纷扰、失眠不寐、急躁易怒、心烦意乱、大便秘结、小便灼热黄浊、舌质红、苔黄腻、脉洪有力或弦数。具体而言,痰瘀互结,阻滞气机升降出入,清阳不能上荣脑窍,发为头晕、头痛、耳鸣、失眠、多梦;痰瘀互结,正津不布,或日久化火伤津,津液不能上润于口,则发为口干、口苦;移热膀胱,则小便黄;痰瘀互结,气机郁滞,横逆走窜,则胁肋疼痛;气郁日久化火,则面红、目赤、急躁易怒;鼓动血脉,则脉洪有力或弦、数;痰瘀互结,腑气不降,则大便秘结。

综上所述,古代中医学文献中关于"痰瘀致眩"的认识由来已久,但其尚停留在"因痰致眩""因瘀致眩"的层面,没有真正深入探索"痰瘀生化互变"的理论,既未明确提出"痰瘀互结"的概念,更勿论对"痰瘀互结致眩"这一关键病机进行聚焦;近现代医家在总结古代医家理论的基础上,明确提出了"痰瘀互结"的概念,并对"痰瘀互生互变,共同致病"的病理机制有了较为深入的理解,同时进行了大量的临床研究,从生理、病理、分子生物医学、组织细胞学等多方面探索了高血压痰瘀互结的现代医学实质;通过对高血压的痰瘀互结机制的探讨发现,痰、瘀既是气血津液运行失调的病理产物,又可成为新的致病因素。二者同源共生、互生互化、交互同病,全程参与了高血压的发生及演变,成为高血压中医病机的关键环节,为中医临床从痰瘀互结辨治高血压提供了理论依据。

384　脾为生痰之源与原发性高血压痰瘀互结证

高血压病是以体循环动脉压升高为主要表现，伴或不伴有多种心血管危险因素的心血管疾病综合征。长期血压控制不佳会导致心、脑、肾、眼等功能损害甚至衰竭。虽然我国高血压病患者的知晓率、治疗率和控制率（粗率）近年来有明显提高，但患病率仍然处于升高趋势，总体形势仍然较严峻。研究显示，高血压病痰瘀互结证患者 10 年缺血性心血管病发病风险度高于其他证型。现代医学虽在降压方面取得较大进步，但在提升患者生活质量、保护靶器官损伤、避免药物不良反应等方面存在不足，而中医药具有个体化治疗优势。中医文献记载中没有高血压病名，依据其主要临床表现，归于中医"眩晕""头痛"等范畴，主要表现为头痛、心悸、失眠、眩晕等。痰饮作为眩晕的病理因素和病理产物，在高血压病的诊断、治疗、预后和防治中占有重要地位。学者陆婷等基于中医"脾为生痰之源"理论，探析了高血压病痰瘀互结证的病因病机、宏观表征、现代医学研究和临床研究等，旨在为高血压病的诊治拓宽思路。

对脾为生痰之源的认识

隋代巢元方在《诸病源候论·虚劳病诸候》中指出："劳伤之人，脾胃虚弱，不能克消水浆，故为痰也。"脾主肌肉，过劳则伤脾，脾土失调则水谷精微转运和水湿运化失常，致水液潴留体内，日久则成痰，这是"脾为生痰之源"的理论依据出处之一。"脾为生痰之源"出自明代李中梓《医宗必读·痰饮》，提出"治痰先补脾"的治疗方法。眩晕病名首见于《黄帝内经》，称为"眩冒"。历代医家总结眩晕的病因病机为风、火、痰、瘀，其中痰饮之为病，影响广泛，故有"百病多因痰作祟之说"，所以痰饮在高血压病的病因病机中占重要地位。汉代张仲景认为痰饮是眩晕发病的原因之一，并开创了健脾法治疗眩晕的先河。《素问·经脉别论》云："饮入于胃，游溢精气，上输于脾。脾气散精，上归于肺，通调水道，下输膀胱。水精四布，五经并行。"指出脾在全身水液代谢中的重要作用。《景岳全书·论治脾胃》指出："善治脾者，能调五脏。"《四圣心源·痰饮》云："痰饮者，肺肾之病也，而根原于土湿。肺肾为痰饮之标，脾胃乃痰饮之本。"以上医家都为"脾为生痰之源"提供了理论依据。临床上高血压病患者多因饮食不节、七情内伤、年老体衰、久病失调等导致脾气亏虚，运化失健，聚而成痰，日久则痰湿壅盛，气血瘀滞。若脾胃虚弱，气血不足，则清窍失养。若脾失健运，津液不布，聚湿成痰，痰浊上扰清空，则眩晕乃作。

高血压病痰瘀互结证病因病机

高血压病与痰浊密切相关。痰浊为人体津液代谢障碍的病理产物，泛指体内一切黏性病理产物。元代朱丹溪《丹溪心法》指出"无痰不作眩"，并提出了"治痰为先"的治法。高血压病又与血瘀密切相关。血瘀指体内血液运行不畅或血液停滞，阻于经络。《仁斋直指方》首次提出："瘀滞不行，皆能眩晕。"明代虞抟也提出"血瘀致眩"的观点。由此可见，高血压病与痰、瘀这两种病理因素关系密切。痰饮久留，阻碍机体气机，使心脉失畅，血郁为瘀，瘀血阻滞，导致脏腑气机不畅，进一步加重痰饮的产生，即"血不利，则为水"，故痰、瘀这两种病理因素互相影响。唐容川《血证论》指出："血积既久，亦能化为痰水。"指出痰与瘀可相互转化。因痰致瘀的病理过程主要在于肺、脾、肾，其中脾主运化水谷精微，上输于肺，肺主通调水道，下输膀胱与肾，肾气蒸腾气化，将运化后的水液排出体外，其中脾起主导作用，若脾失司，则易生痰气，阻碍气机，从而影响全身气血运行，日久成瘀。

古代医家多从瘀、痰分别论述眩晕，但没有详细阐述痰瘀互结致眩的理论。现代学者不断探究高血压病证候规律，沈绍功首次提出"痰瘀互结、毒损心络"为高血压病的重要病因病机。周仲瑛强调痰瘀是高血压病重要的致病因素，认为痰浊可"壅塞脉道，痰借血体，血借痰凝，滞而为瘀，痰瘀互结，着于血脉，胶结凝聚，形成粥样斑块"。宁为民提出眩晕以脾肾亏虚为本，痰瘀为标，湿浊外扰、饮食体虚可致痰瘀，情志内伤、内生五邪亦可致痰瘀。痰瘀既是致病因素，也是病理产物。上述研究均论证了痰瘀互结是导致高血压病的重要病因病机。痰浊、瘀血相互影响，互为因果，形成恶性循环，导致高血压病迁延难愈。

高血压病痰瘀互结证的宏观表征

中医强调整体观念、辨证论治。中医证候是由不同因素组合构成的，痰瘀互结证是复合证型，痰瘀互结是指痰浊和瘀血的相互交织和转化。血瘀停痰，痰聚碍血，最终痰瘀互结、阻滞不通，继而出现以眩晕、头如裹、胸闷、刺痛、痛有定处或拒按为主症，肢体麻木或偏瘫、口淡、食少、面唇发紫为次症，舌脉象为舌胖苔腻，脉滑，或舌质紫暗有瘀斑、瘀点，脉涩等的临床症状。邱志凌等通过对相关文献和医案进行数据挖掘，发现痰瘀互结型高血压病患者常以头晕、胸闷为主症，脉弦、舌质暗、脉滑、苔腻为次症。雷亚玲等通过分析464例以眩晕为主诉的高血压病病例，发现头晕目眩、肢体麻木、舌暗红、苔厚腻、舌下脉络迂曲青紫、脉滑涩为该病主要表现，血脂增高、高血黏度为该病辨证要点，而且便秘也是部分痰瘀互结证患者的表现之一。阮小芬等研究438例老年高血压病患者证候分型，发现痰瘀互结证患者平均年龄最大、肥胖比例最高，且合并脑血管疾病患者比例最高，尿酸水平也明显高于其他证型。

高血压病痰瘀互结证的现代医学研究

近年来中医临床工作人员和实验工作者通过各种现代技术研究高血压病痰瘀互结证型，为其证本质提供了理论依据和科学佐证。①流行病学研究：现代医学不断探究高血压病中医证候规律，发现痰瘀互结证占主导地位。邹志东等发现，痰瘀互结证患者数量在北方地区上升为第1位，这与现代人生活方式的改变密切相关，故对痰瘀互结证的深入研究能有效指导高血压的防治策略。郭瑞等通过研究发现，痰瘀互结证在2012—2017年所占比例较2007—2011年明显增高，其中华东地区显著高于其他地区。这可能与五运六气及地区饮食结构有关。②血脂、血液流变学研究：韩学杰等认为，高血压病的主要证类是痰瘀互结、毒损心络，基本病机是痰瘀互结、蕴而化毒、毒损心络，高脂血症是痰浊的生化物质基础，瘀血与血黏度、血液流变及微循环等密切相关。熊伟等通过观察109例不同中医证型老年高血压病患者血液流变学特点，发现痰瘀阻络证组血液流变学的视化血流时间显著长于其他证型，这与红细胞三磷酸腺苷酶（ATP酶）的活性、红细胞变形性及聚集性等相关的血液流变学指标相关。因此，痰、瘀可以影响血液流变，脂质代谢异常和血液流变学改变是高血压病痰瘀互结的重要标志。③中医体质学说研究：李京等通过分析200例高血压病患者中医体质与证候的相关性发现，高血压病患者体质类型以痰湿质、气郁质最为常见，痰湿质可表现为痰湿壅盛证、痰瘀互结证，气郁质多表现为肝阳上亢证、痰瘀互结证，所以从体质类型角度分析，痰瘀互结证在高血压病证型中较常见。④炎症因子：现代中医研究认为，痰、瘀与炎症反应关系密切，刘琳琳等通过对319例高血压病患者研究发现，高血压病合并血脂异常和/或糖尿病时常表现为痰瘀夹杂，且血清白细胞介素（IL）-6含量明显升高，痰瘀夹杂证的形成可能与IL-6高水平有关。刘振岳等研究发现，痰瘀互结组患者的炎症因子及超敏C-反应蛋白（hs-CRP）水平明显高于非痰瘀互结组，说明痰瘀互结证患者炎症损伤更为严重。因此，炎症反应是高血压病痰瘀互结证的重要因素。

高血压病痰瘀互结证的治疗

以史为轴，调肝、补肾、理脾是高血压病的主要治法。刘海涛等总结国医大师治疗高血压病经验，认为高血压病病机以肝为核心，以肾为本，以脾为要，高血压病患者常见遇劳即发、神疲乏力等脾虚之症，所以临证更注重顾护脾胃。五脏一体，肝、脾、肾等在发病中也发挥着重要作用。脾属土，其子为肺，其母为心，木克土，土克水，其所胜为肾，其所不胜为肝，且脾为生痰之源，所以理脾在治法中起着承上启下的关键作用。汉代张仲景在《金匮要略》中指出："心下有痰饮，胸胁支满，目眩，苓桂术甘汤主之。"明代秦景明在《症因脉治》中指出："饮食不节，水谷过多，胃强能纳，脾弱不能运化……而为恶心眩晕矣。"指出脾气虚弱、饮食不节引发痰气积聚而致眩晕。根据"脾为生痰之源"理论创立的半夏白术天麻汤，多被应用于治疗痰湿中阻证。古代医家虽没有明确指出眩晕痰瘀互结证，但临证治疗多在健脾化痰基础上佐以活血化瘀、平肝息风、滋水涵木等治法，如《金匮要略》所载"见肝之病，知肝传脾，当先实脾"。脾病常与肝病伴随，临床上许多高血压病患者平素性情焦虑或情绪急躁，常致肝气郁结、肝脾不调，久则肝郁脾虚。又如黄元御在《四圣心源·中气》中指出："四维之病，悉因于中气。"治疗上提出泻水补火、抑阴扶阳等方法，用人参、干姜崇阳补火，甘草、茯苓培土泻水。朱丹溪在《丹溪心法·头眩》中指出："头眩，痰夹气虚并火。治痰为主，挟补药及降火药。无痰则不作眩，痰因火动。又有湿痰者，有火痰者。湿痰者，多宜二陈汤。火者，加酒芩。"体现健脾化痰的治法。

当代医家对理脾法治疗高血压病进行了深入探讨。中华中医药学会心病分会 2008 年制订的高血压病中医诊疗方案（初稿）中提出，祛痰化瘀、活血通络是高血压病痰瘀互结证的主要治法，应用半夏白术天麻汤合通窍活血汤治疗。路志正认为"脾虚失运痰湿生"是眩晕病机的关键，倡导在健脾益气、燥湿化痰、升清降浊的同时灵活变通，以健脾为基础。邓铁涛认为高血压病中期多从肝脾、心脾论治，提出前者应用半夏白术天麻汤健脾益气平肝，后者应用归脾汤或"邓氏温胆汤"调脾护心。认为气虚生痰，除痰必先理脾，健脾必用补气，不论从肝脾还是心脾论治，健脾都为第一要义。李立志认为脾胃为后天之本，气血生化之源，运用健脾疏肝法、健脾化湿法、健脾养血法、健脾化瘀法、健脾温肾法等治法，从脾胃论治高血压病均可取得一定的临床疗效。

高血压病痰瘀互结证的临床研究

目前高血压病痰瘀互结证越来越受到临床研究者的重视，以祛痰化瘀、活血通络为指导的治疗方法越来越受到推崇。陈迪等应用化痰通络汤治疗高血压病痰瘀互结证，12 周后，治疗组血压、颈动脉内径和内膜中层厚度均显著降低和减少，说明化痰通络汤联合降压治疗可逆转高血压引起的颈动脉壁结构变化。李建建等研究显示，半夏白术天麻汤合通窍活血汤可改善高血压病痰瘀互结证患者临床症状，减少不良反应的发生。刘媛媛发现丹蒌汤剂可明显改善高血压病痰瘀互结证患者临床症状，尤其在改善中医证候方面有明显效果。龚昌杰等研究表明，化瘀涤痰汤治疗眩晕（高血压病）痰瘀互结证，能显著改善患者头晕、头痛、胸闷、胸痛、心悸、气短、疲乏无力、身体困重等症状，联合西药治疗可降低患者血压、甘油三酯与低密度脂蛋白水平及动脉硬化指数。曹守沛等应用健脾通络方治疗高血压病痰瘀互结证 60 例，发现健脾通络方可改善临床症状，降低收缩压及舒张压，明显降低中医证候积分，改善患者内皮功能障碍，保护内皮功能。熊冠宇等发现针刺联合调质降压丸治疗痰瘀互结型高血压病效果明显优于普通针刺。以上研究从不同角度证实，化痰、活血、祛瘀在高血压病痰瘀互结证的治疗中不仅可以降低患者血压水平，还可以保护血管内皮功能，防治高血压的进一步加重，防止高血压微血管等靶器官病变。

综上所述，以"脾为生痰之源"为肇始，进而痰浊中阻，痰瘀互结，毒损心络而致眩晕。痰、瘀等病理因素相互影响和转化，致高血压病迁延难愈。原发性高血压作为临床常见病，大多病程较长，病情反复，容易生痰致瘀。中医药治疗痰瘀互结型高血压病有显著的疗效和优势，诊疗时应把握痰瘀互结本质，运用化痰、活血、祛瘀大法"从脾论治"高血压病，根据痰、瘀各自的轻重比例辨证施治，化痰活血，痰瘀同治，为临床原发性高血压的诊治提供思路和捷径。

385　冠心病痰瘀互结证渊源

痰指痰浊，是人体津液不归正途的病理产物；瘀指瘀血，是人体血运不畅或离经之血着而不去的病理表征。痰和瘀是两种不同的病理产物和致病因素。在某种状态下，相互为患，形成新的病理因素。学者韩学杰等对冠心病痰瘀互结证的渊源做了探析。

冠心病痰瘀互结证的历史渊源

1. 痰浊与瘀血的历史沿革　痰浊证始见于《金匮要略·痰饮咳嗽病脉证治》篇，将痰饮合称。杨士瀛《仁斋直指方论》明确提出"稠浊者为痰，清稀者为饮"，并详述痰病的成因和临床表现。严用和《济生方》云"人之气道贵乎顺，顺则津液流通，决无痰饮之患"，主张气不顺而生痰。金元时期的朱丹溪系治痰大家，其撰《金匮钩玄》共139门，除专列痰门外，其中还有53门也是从痰论治，如提出"百病中皆有兼痰者""湿热生痰""怪病多属痰""二陈汤一身之痰都治"等具临床价值的观点。张从正《儒门事亲》创痰蒙心窍的理论。王隐君《养生主论》载治痰效方"礞石滚痰丸"。至明清两代，痰病的内涵更为广阔。王纶著《明医杂著》主张"痰之本，水也，原于肾；痰之动，湿也，至于脾；痰之治，气也，主于肺"。李梴《医学入门》认为痰病多生于脾，痰有湿（食）、火、酒、燥、老、郁、气、热、风、寒、虚之分。刘纯著《玉机微义》指出"痰病多生于湿，故多用南星、半夏"，"岂但理气而痰能自行耶，必先逐去痰结，则滞气自行"。戴元礼《秘传证治要诀》则主张除痰宜用攻法。张景岳在《景岳全书》中提出"痰之化在脾，痰之本在肾，木郁制土，火盛克金，火邪炎上皆生痰"，"治痰之法必须识痰为标证，治痰知治本，则痰无不清者"。楼英《医学纲目》则认为"凡病百药不效，其气上脉浮而大者，痰也"。

瘀血证肇始于《黄帝内经》，首先强调因寒致瘀，《素问·调经论》云："寒独留，则血凝泣，凝则脉不通。"其二因怒致瘀，如《素问·生气通天论》云："大怒则形气绝，而血菀于上，使人薄厥。"其三血液瘀滞，脉涩不利而致痹证，如《素问·痹论》云："心痹者，脉不通。"《神农本草经》是现存最早的一部药书，其中载具有"消瘀血，逐恶血、破坚积聚"之药物七十余味。《金匮要略》对瘀血学说有诸多发挥，颇具贡献，在《惊悸吐衄下血胸满瘀血病脉证治》中首次将瘀血作为一种独立病证加以论述；其次总结了瘀血证的辨证论治规律，使活血化瘀法有了很大发展，同时创立了一批方剂。《诸病源候论》则对久心痛病机认识甚为精辟："其久心痛者，是心之别络脉，为风冷气所乘也。"叶天士倡导"病久入络""久病血瘀"说，《临证指南医案·积聚》云："初为气结在经，久则血伤入络。"在治疗络脉瘀滞方面，提出辛润通络法、辛温通络法、清络选通法、降气通络法、搜剔通络法。清代王清任著《医林改错》，发展了瘀血学说，是活血化瘀法之集大成者。他注重瘀血辨证，首辨脏腑经络，次辨气血虚实，并创制了22首活血化瘀方和补气活血法及其组方。

2. 痰浊证与冠心病的关系　文献记载源于《黄帝内经》。《素问·至真要大论》提到"民病饮积心痛"；《灵枢·五味》载有"心病者，宜食麦，羊肉，杏，薤"。这里的薤指薤白，又称野蒜，是一味温通化痰，治疗冠心病的良药。发展于汉代，《金匮要略》中专设"痰饮"篇，正式创建化痰温通方瓜蒌薤白白酒汤类6方，为从痰论治胸痹心痛奠定了基础。唐宋时期从痰论治的方剂甚丰，如《千金方》立"前胡汤"治"胸中逆气，心痛彻背"，方中以前胡、半夏、生姜化痰，配桂心温通，人参扶正。《太平圣惠方》中"胸痹疼痛痰逆心膈不利方"，既有瓜蒌薤白半夏汤方意，又加入生姜、枳实，增强温化痰浊之力。进入明清两代，更重视痰浊的病因。《杂病源流犀烛》云："痰饮积于心包，其自病心。"《证治汇补》云："气郁痰火，忧恚则发，心膈大痛，次走胸背。"至于治疗上除进一步强调从痰论治外，还主张分辨虚实和伍用化瘀。如《张氏医通》把痰积胸痹分为实痰、虚痰两类，主张"一病二治"。

3. 痰瘀互结证与冠心病的关系 痰瘀学说肇始于《黄帝内经》，在生理上，阐明了津血同源的相互关系，如《灵枢·痈疽》云："津液和调，变化而赤为血。"在病理上，体现了痰浊与瘀血的相关性。如《灵枢·百病始生》云："凝血蕴里而不散，津液涩渗，着而不去而积成矣。"秦景明在《证因脉治》中云："心痹之因……痰凝血滞。"杨士瀛在《仁斋直指方附遗·方论》中指出"真心痛，也可由气血痰水所犯而起"。清代龚信在《古今医鉴·心痛》中提出"心痹痛者……素有顽痰死血"。曹仁伯在《继志堂医案·痹气门》中则明确提出"胸痛彻背，是名胸痹……此痛不唯痰浊，且有瘀血，交阻膈间。方用全瓜蒌、薤白、桃仁、红花"。不仅认识到胸痹与痰瘀密切相关，而且采用了痰瘀同治的方法。《血证论·阴阳水火气血论》云："若水质一停，则气便阻滞。血虚则精竭水结，痰凝不散，心失所养，火旺而益伤血。"又云"瘀血既久，亦能化为痰水"。

痰瘀互结（痰浊致瘀，瘀血生痰），痰和瘀既是病理产物又是致病因素，在某种特定条件下，有分有合，相互转化。脂质沉着为痰浊，血细胞黏附为瘀血，痰瘀互结证可致血管内皮损伤，随着病情进一步发展，导致心脉痹阻更严重，而产生瘀血证更明显。这是由痰致瘀的主要病理特征，也说明了由痰浊引发瘀血的演变过程。脾为生痰之源，历来为中医所共识，但心脉痹阻，瘀血生痰，在临床中也屡见不鲜。因痰生于血，痰生于津，而津血同源，故血瘀可导致津变，这是瘀血生痰的关键病机。历代医家临床中也证实，瘀血内阻可影响津液输布，而出现津凝为痰之患。胸痹的发生是由痰致瘀，最终发生痰瘀互结证所致。

结合现代的病理生理观点，认识到痰瘀与冠心病发病关系密切。冠心病患者常以饮食失节为重要病因，而饮食失节主要损伤脾胃的健运功能，从而聚津生痰、壅热生痰。长期劳逸失度、养尊处优、好逸少动者，易导致肥胖，形成痰浊体质，其血液往往处于"黏、浓、凝、聚"状态，而血黏和肥胖均是冠心病的易患因素。七情过激也是产生痰浊的主因，这类人群急躁冲动，喜怒无常，其发病率可增加2倍以上。

冠心病痰瘀互结证的现代诠释

高脂血症是痰浊的生化物质基础，由高脂所化生的痰浊，必然血液黏稠性增高，血浆流动性降低，聚集性增高，最终导致内皮细胞损伤。痰属阴物，为体内之浊邪。若痰浊犯心，必致心脉凝滞，心窍受阻，心脉不畅，心失所养。这是中医在临床中观察到的痰浊对心脉的影响。

冠心病患者血流缓慢，血液瘀滞，组织缺血缺氧，引起细胞膜脂质代谢紊乱，导致脂质堆积，可谓"痰浊致瘀"。血瘀证时，可见到与痰浊生化物质相关的甘油三酯（TG）明显上升之势，过氧化物脂质（LPO）值也升高。而瘀血与血黏度、血液流变及微循环等改变密切相关，通过活血化瘀治疗，瘀血证减轻，TG及LPO值也随之降低，此为"瘀血生痰"提供了科学依据。

1. 痰瘀互结证与脂质代谢紊乱及血液流变学的相关性 痰瘀互结证患者有明显的血液流变学改变，主要表现为血浆流动性降低，聚集性增高和成分异常。进一步做低切速下全血黏度与血浆黏度的相关分析，在排除红细胞压积影响因素后，发现二者呈正相关。提示痰瘀互结证患者的全血黏度随血浆黏度的增高而增高，血浆黏度增高可引起血液的黏滞性增加，使血流缓慢而产生瘀阻，从而证实痰瘀互结证时血液浓稠度、黏滞性、聚集性和凝固性会增高。实验表明痰瘀同治方可显著降低患者总胆固醇（TC）、TG、低密度脂蛋白（LDL-C）含量，升高高密度脂蛋白（HDL-C），同时亦降低全血黏度、血浆黏度及纤维蛋白原含量，改善血液流变性。与冠心Ⅱ号方对照，其降脂作用明显优于后者，对血液黏度的影响两者无显著性差异。

2. 痰瘀互结证与超氧化物歧化酶（SOD）活性和丙二醛（MDA）的相关性 LPO、SOD变化与动脉粥样硬化（AS）的发生有关。氧自由基主要导致脂质过氧化，使机体内存在的大量不饱和脂肪酸转变为 LPO，最终生成 MDA，故 MDA 和 LPO 能直接反映体内自由基损伤情况。SOD、GSH-Px 是与清除自由基有关的酶，故能降低血 LPO 含量。当机体自由基动态平衡受损时，大量自由基通过氧化修饰 LDL-C，最终形成 AS 斑块病变。发生 AS 病变时明显增高的 LPO 又损伤动脉内皮细胞，加剧了 AS 的形成。痰瘀同治方可明显降低实验性动脉硬化、高脂血症家兔血 MDA，升高 SOD 含量。说明本方可抑制脂质过氧化反应，对冠心病 AS 的防治有积极作用。

3. 痰瘀互结证与细胞凋亡的相关性 实验用高脂血清 24 h 造成内皮细胞凋亡，其程度与凋亡比例呈正相关。运用中药保护损伤的内皮细胞，在一定范围内减少凋亡的发生率。流式细胞仪检测显示，凋亡比例随高脂血清及中药量的增加而递增，表现为 DNA 峰前的荧光道上大量碎片，说明细胞损伤较重，造成细胞坏死。这与长时间严重缺氧缺血导致的内皮细胞发生急性坏死有关。还发现在具有增殖能力的细胞系中，缺血性损伤可引起细胞周期的变化，表现为细胞增殖受抑制，细胞分裂停止（S 期峰值降低，G_2 期静止。本研究针对心血管疾病发生后最基本的病理损害，缺氧/缺血，在细胞水平上建立了稳定的凋亡模型，该模型对凋亡的比率具有理想的控制性，为进一步研究药物对凋亡的干预作用打下了基础，也可作为抑制凋亡作用的药物筛选模型。

4. 痰瘀互结证的病理变化 高脂血症（主要为高胆固醇血症）是 AS 病变的最重要的原因。AS 最早的临床病理形态变化是动脉内膜中有脂质沉积，继之内膜纤维结缔组织增生，引起内膜的局限性增厚，形成斑块，以后在其深部发生溃疡、软化而形成粥样物质。临床上，当其发生在管腔较小的动脉已可引起血液供应障碍。高胆固醇血症对动脉内皮的损伤是通过氧化损伤机制产生的，它能增加动脉壁细胞内自由基释放系统的活性，使氧自由基及其他活性氧成分释放增多，动脉壁的脂质过氧化损伤，导致大量的 LDL-C 被氧化；另一方面，又能直接损伤动脉壁的抗氧化功能，使动脉壁内的 SOD 活性降低，导致 LPO 清除障碍，其分解代谢产物——MDA 含量增加，加重局部血管内皮细胞的病理损伤和血管调节失常。

以上研究表明痰瘀互结证的发生主要是高脂饮食等诱发脂质代谢紊乱，引起血液流变学的改变，导致血管内皮损伤，氧自由基增加，抗氧化物质减少，脂质在血管壁沉积，造成血管内皮平滑肌过度增殖及细胞凋亡，而引发冠理因素上均属痰、瘀、毒范畴，从发病机制上都属于血管病变。

冠心病痰瘀互结证的临床创新

1. 诊断标准 主症——胸闷胸痛，口黏有痰，纳呆脘胀。兼症——头重身困，恶心呕吐，心悸心慌，痰多体胖。舌脉——舌质紫暗或见紫斑或舌下脉络紫胀，苔腻，脉滑或数。参考"三高"（高血脂、高血糖、高血压），其中尤以苔腻质暗为主，但见苔腻质暗便是，他症不必悉具。

2. 证候计分定量 证候明显，经常持续出现，影响工作和生活者，计 4 分；证候明显，经常出现，不影响工作和生活者，计 3 分；证候时轻时重，间断出现，不影响工作和生活者，计 2 分；证候较轻，偶尔出现，不影响工作和生活者，计 1 分；无证候或证候消失者，计 0 分。

3. 疗效评定 显效——证候全部消失，积分为 0 或治疗前后所有证候积分之差≥70%者；有效——治疗前后所有证候积分之差≥50%，但<70%者；无效——治疗前后所有证候积分之差候积分之差<5070%者；加重——治疗前后所有证候积分超过前者。

4. 创新疗法 冠心病痰瘀同治宜分清虚实。辨证的关键看舌苔，苔薄为虚，苔腻为实。虚者伴心悸气短，神疲腰酸；实者伴憋闷纳呆，尿黄便干。虚者以气虚为主，或见肾亏；实者以瘀血为主，或有气滞。

冠心病属气虚生痰者，宜补气祛痰，以香砂六君子汤为主方合温胆汤，主药有参类（高血糖者不用升高血糖的党参）、生黄芪、仙鹤草、扁豆衣、黄精、棉花根、竹茹、枳壳、鹿角霜；属肾亏者，宜益肾祛痰，以杞菊地黄汤为主方合二陈汤，主药有枸杞子、生地黄、生杜仲、槲寄生、泽泻、薤白、桑白皮、野菊花、陈皮、法半夏；属气滞生痰者，宜理气祛痰，以保和丸为主方合四逆散，主药有莱菔子、茯苓、薤白、瓜蒌、柴胡、炒橘核、川楝子、延胡索、香附；属痰瘀互结者，宜化瘀祛痰，以导痰汤为主方合血府逐瘀汤，主药有胆南星、天竺黄、泽兰、丹参、地龙、水蛭、桃仁、生山楂、牡丹皮、苏木、制大黄。

冠心病痰瘀同治宜分辨虚实，再据证立法。虚者补气祛痰或益肾祛痰；实者理气祛痰或化瘀祛痰。这种创新的治法是提高临证疗效不可疏忽的环节。

386 冠心病从痰瘀互结论治

心血管疾病是全球导致残疾和死亡的第一大原因，作为人类的头号杀手，它已经成为当今国内外医学研究的重点。其中较为常见的有冠心病、高血压等。研究表明，冠心病的发生是多因素参与的复杂过程，其病因至今尚未完全清楚，但认为与高血压、高脂血症、高黏血症、糖尿病、内分泌功能低下及年龄大等因素有关。冠心病属中医学"胸痹""心痛"等范畴，大量研究证实"痰瘀"在冠心病发病过程中具有重要意义，"因痰致瘀，痰瘀互结"是本病重要的病理特点。以"痰瘀"为突破口探讨冠心病证治取得了一些成果，学者喻松仁等就其理论、实验、临床等研究做了梳理归纳。

理论研究

痰瘀相关理论始见于《黄帝内经》，在生理病理上，阐明了痰浊与瘀血的相关性。如《灵枢·痈疽》云："津液和调，变化而赤为血。"《血证论·阴阳水火气血论》云："若水质一停，则气便阻滞。血虚则精竭水结，痰凝不散，心失所养，火旺而益伤血。"《医学正传》云："津液稠黏，为痰为饮，积久渗入脉中，血为之浊。"《素问·痹论》云："心痹者，脉不通，痛则不通，通则不痛。"明确提出其基本病机在于心脉痹阻。汉代张仲景在《金匮要略》中特列"胸痹心痛"专篇，将其病因病机归纳为"阳微阴弦"，即上焦阳气不足、下焦阴寒气盛，认为本病乃本虚标实之证。心、脾、肾阳气亏虚是发病之本，而阴寒、痰浊、瘀血是发病之标，提出温阳散寒、化痰祛瘀是治疗冠心病的主要治则，制定了瓜蒌薤白白酒汤、瓜蒌薤白半夏汤等豁痰宣痹通阳方剂，这为后世从痰瘀论治冠心病奠定了基础。明代秦景明《证因脉治》云："心痹之因痰凝血滞。"清代龚信《古今医鉴》云："心痹痛者，素有顽痰死血。"近代岳美中说："冠心病老年人尤为多见，因年高者，代谢失调。血行缓慢遇滞，易成痰浊，血瘀。"目前大多数学者对于冠心病病机认识基本趋向一致，认为"本虚标实"是其主要病机本质。心气虚、心阳虚、心阴虚等为本，气滞、血瘀、痰浊、寒凝之邪为标。邓铁涛还在此基础上进行了深入的阐释，认为痰是瘀的初期阶段，瘀是痰浊的进一步发展，并提出了"痰瘀相关"理论用以指导临床。袁肇凯等提出血中之痰浊是痰与血的混合物，是造成冠心病"痰瘀互结"的初始阶段，这种病理状态如持续发展下去，痰借血体，血借痰凝，凝血为瘀，痰瘀互结，着于心脉，血脉中凝着之痰瘀结块使脉管本身受损，局部气血的运行和温煦功能受阻，日久胶结不解，凝之愈坚，形成痰浊瘀血相凝之结块。因此，"痰瘀痹阻证"的出现，是冠心病进一步发展，病情加重的重要标志。

近年来诸多医家把中医学理论与现代医学进行有机的结合，对冠心病的发病机制进行了阐释。有研究认为痰浊为有形之物，流窜经脉，因其黏涩，即可滞着于动脉壁上形成肿块，又可导致血流缓慢，血管硬化，血流量减少之血瘀表现，最终形成一种痰瘀互结的病理状态，且痰瘀贯穿于冠心病的整个发展过程。罗智博等认为沉积在血管中的脂类，就是中医的无形之痰，而其进一步发展的高黏滞血症、微循环障碍，即中医之"痰阻血瘀"证，均会促进心绞痛、心肌梗死的形成。

上述理论提示痰瘀病理是冠心病发病的基本病机，而"因痰致瘀，痰瘀互结"是冠心病痰瘀病理的核心内容。

实验研究

1. 脂质代谢改变的研究 冠心病主要由冠状动脉粥样硬化所致，而高脂血症是动脉粥样硬化的主要致病因素，是冠心病的启动因子和促使因子。血脂代谢异常，尤其是高胆固醇血症，是冠心病等心血管疾病最重要和可控制的危险因素之一。魏丹霞等分析冠心病患者血脂水平与中医辨证之间的关系，发现痰阻心脉及心血瘀阻证型患者易出现脂质代谢紊乱，尤其以胆固醇、低密度脂蛋白升高，高密度脂蛋白降低为甚，这与中医学痰瘀理论有类似之处。张鹏等通过对冠心病患者血脂改变与中医证型的关系的探讨，发现总胆固醇、甘油三酯、低密度脂蛋白等脂代谢异常指标在痰、瘀证中有不同程度升高；而高密度脂蛋白则相反，在痰、瘀证中有不同程度降低；其中痰瘀相兼证与非痰非瘀证之间差异有统计学意义。痰浊血瘀是冠心病的重要病机已成为共识，而痰浊血瘀又与脂质代谢紊乱密切相关，因此，探讨脂质代谢与冠心病痰瘀证关系也将成为当前和今后的研究热点。

2. 血液流变学改变的研究 贺劲等研究发现全血高切、低切黏度，血浆黏度，全血高切、低切还原黏度，纤维蛋白原，红细胞聚集指数等血流变指标在痰、瘀证中均有不同程度的升高，而红细胞变形指数有不同程度的降低。袁肇凯等对310例冠心病患者痰瘀辨证与血液流变学的关系进行分析，发现全血高切、低切、血浆黏度、血小板黏附率均呈健康对照组＜非痰非瘀证组＜痰凝心脉证组＜痰瘀痹阻证组的递进趋势，痰凝心脉证组与非痰非瘀证组比有显著差异，痰瘀痹阻证组与痰凝心脉证组比较有显著差异，认为证的变化与血液流变学相关，且由非痰非瘀证→痰凝心脉证→痰瘀痹阻证血液流变学各项指标均增加，认为冠心病痰瘀痹阻证与血液流变学关系密切。血液流变学异常与冠心病痰瘀的发生发展有显著的相关性，是血脉瘀阻的客观指征。

3. 胰岛素抵抗（IR）改变的研究 近年来国内外许多研究表明，胰岛素抵抗在冠心病的发生发展中起着重要的作用。IR患者发生心血管疾病的风险增加2倍以上。IR与血脂代谢异常存在高度的相关性，IR的发生是导致冠心病脂肪代谢紊乱的中心环节。袁肇凯等进行的冠心病痰瘀病理临床研究，发现冠心病患者存在高胰岛素血症和胰岛素抵抗，且伴有血脂、血液流变学异常，随着健康→非痰非瘀→痰凝心脉→痰瘀痹阻，IR逐渐加重趋势，认为IR是产生"痰瘀"并由"痰"到"瘀"演变的重要内在生化物质基础。

4. 心脏构型改变的研究 洪永敦等通过冠脉造影对比发现，痰瘀证组与非痰瘀证组的冠脉病变支数比较差异有显著性意义，痰瘀证组的冠脉病变以多支病变为主，而非痰瘀证组的冠脉病变以单支病变为主，提示冠心病痰瘀证的冠脉病变程度较重。沈培红等收集疑诊冠心病患者470例，进行CT冠脉成像检查，发现病变冠脉以心血瘀阻证和痰浊痹阻证多见，且冠脉病变范围狭窄程度显著高于其他证型组；粥样斑块以心血瘀阻证和痰浊痹阻证多见，2组中软斑块比例高，均显著高于其他证型组。表明心血瘀阻证、痰浊痹阻证冠脉病变范围广、狭窄程度严重、软斑块比例高，是胸痹的危险证型。上述研究表明，冠状动脉病变程度和病变支数与痰、瘀及痰瘀间存在相关性。

5. 基因表达差异的研究 将冠心病中医证候与基因相结合，为冠心病中医证候诊断提供了客观标准，从分子生物学的角度揭示证候的本质，是冠心病中医证候研究的趋势。2008年，Willer等的全基因组关联研究结果显示有18个脂类代谢相关的基因与冠心病存在关联性。近年来，冠心病痰浊证、血瘀证、痰瘀证与载脂蛋白E基因的多态性的相关性是研究的重点，诸多研究者试图从脂质代谢相关基因多态性探讨冠心病痰瘀的证候本质。

有研究认为，冠心病与C-反应蛋白（CRP）1059G/C基因多态性、E-选择素＋G98T和＋A561C基因多态性有关。因此有学者探讨了C-反应蛋白及E-选择素基因多态性与冠心病中医证型的关系，朱会英等通过检测CRP1059G/C、E-选择素G98T及S128R的基因多态性，探讨冠心病痰瘀证与CRPE-选择素水平及其基因多态性关系，发现冠心病痰瘀证可能与CRP1059G/C的C等位基因E-选择素G98T的G等位基因、E-选择素的S128R的R等位基因有关。此外，袁肇凯等采用反转录聚合酶链反应方法，观察单个核细胞（PBMC）中 PDGF-A mRNA 表达水平与中医痰瘀辨证之间的内在联系，发现 PBMC 中 PDGF-A mRNA 的异常表达是痰瘀病理改变的分子生物学基础，很可能是冠心病因虚（非痰非瘀）致实（痰瘀）、因实致虚、终致虚实夹杂的分子机制。

6. 痰瘀同治方药的微观效应研究

（1）改善血脂水平：朱伟等通过比较活血祛瘀法、化痰法、痰瘀同治法对高脂血症模型大鼠血脂影响及对急性血瘀模型大鼠血液流变学影响进行实验研究，得出结论认为痰瘀同治法能够显著改善血脂代谢异常，改善血液流变性，延缓动脉粥样硬化等危险因素。江丹娜采用自行研制的痰瘀同治颗粒（主要成分为瓜蒌、薤白、郁金、丹参、茯苓等）治疗冠心病痰瘀互结证，观察治疗前后血脂变化情况，探讨痰瘀同治颗粒防治冠心病的可能作用机制，研究发现痰瘀同治颗粒能降低冠心病痰瘀互结证患者胆固醇、低密度脂蛋白水平，升高高密度脂蛋白水平明显，从而起到抗动脉粥样硬化的作用。

（2）改善血管内皮：现已证明冠状动脉疾病的发生、发展与内皮功能障碍密切相关，逆转失调的内皮功能是心血管疾病治疗的新趋势。有学者给患有冠心病的实验动物模型施以痰瘀同治方（主要有瓜蒌、石菖蒲、水蛭等），发现该方通过降低血清 TC、TG、LDL-C，升高 HDL，而改善全血黏度，降低纤维蛋白原及血清丙二醛，纠正 NO/ET 失衡，从而改善脂代谢和血液流变性，抗氧化，修复血管内皮，抑制血管收缩，解除血管痉挛，降低心脏负荷，扩张冠脉以增加心肌供血，达到防治冠心病心绞痛的目的；且提出内皮细胞损伤是痰致瘀的主要病理基础，氧自由基的损伤和脂质代谢紊乱及引起脂质代谢紊乱的内外因素是它们的病因所在。

（3）改善血液流变学：朱晓娜等将 102 例冠心病心绞痛伴原发性高脂血症患者随机分成 2 组，治疗组 52 例服用祛痰化瘀汤，对照组 50 例服用复方丹参片，探讨祛痰化瘀汤对冠心病心绞痛患者血液流变学的影响。结果显示治疗组全血比黏度、血浆比黏度、纤维蛋白较治疗前均有下降（$P<0.05$），全血还原、红细胞压积较治疗前均有显著下降（$P<0.01$）。且在改善血液流变学方面优于对照组，表明祛痰化瘀汤能明显改善冠心病心绞痛患者降低血液黏稠度，改善血液高凝状态。

临床研究

1. 临床辨证分型研究

（1）气虚血瘀，痰浊阻滞：邓铁涛认为，脾胃损伤使气血津液生化乏源，中气衰弱则心气亦因之不足，心气不足则无力推动血运，致脉道迟滞不畅，气虚不能自护则心悸动而不宁，津血不足则不能上奉心脉，使心血虚少，久则脉络瘀阻；另一方面，脾胃损伤则运化迟滞，氤氲生湿，湿浊弥漫，上蒙胸阳，致胸阳不展，湿浊凝聚为痰，痰浊上犯，阻滞胸阳，闭涩心脉，则心悸胸痹疼痛乃生。症多见心胸阵阵隐痛，胸闷气短，动则喘息，心悸，倦怠乏力，或易汗出，舌淡体胖、边有齿痕、苔薄白或腻，脉细或弦或涩。

（2）气阴两虚，痰瘀痹阻：黄柳向等根据中医学理论"人年四十，阴气自半""八八肾气衰"，认为肾虚不能鼓舞五脏之阳和滋养五脏之阴，导致心气阴两虚，心气虚运血无力加之阴血不足，脉道失满，血脉运行失畅则瘀血阻络；心气不足，胸阳失展，津液失布，凝而成痰，痰瘀交搏，痹阻于心脉则发为本病。症多见胸痛隐隐，心悸气短，口干乏力，纳呆食少，五心烦热。舌质红苔白腻，脉细数或结代。

（3）心阳亏虚，痰瘀同病：有学者认为人至老年，脏腑日衰，五脏俱虚，以致气血津液输布失调而致痰瘀同病。虚能致实，肾为人身元阳之根，贮藏命门之火，主司水液，老年人肾气渐衰，肾阳虚，则不能鼓舞五脏之阳，可致心气不足或心阳不振；胸中阳气不足，鼓动血脉无力，心脉不通，变生瘀血，而致心脉瘀阻，故见心悸、心痛等表现；然胸阳不振，津液不得宣散亦可聚成痰浊，而成本病。

（4）痰热瘀血，阻滞心脉：张治祥认为"热"来源于阴虚，即阴虚生内热。另外，来源于"五志化火"生内热，用脑烦劳，情志过激，即可形成五志过激生内热。再者，饮食失调，过食肥甘厚味，营养过剩，体胖生内热。热在血脉，势必损伤脉络，进一步耗气伤津、生痰夹瘀，形成新的病理因素，即痰瘀热互结，心脉被阻，发为胸痹心痛。

（5）诸脏腑功能失调，痰瘀互结：有学者认为本病多因饮食失节、精神紧张、肥胖体质或年近衰老等因素影响脏腑功能，导致脾肾气化输布功能失调，肝胆疏泄调畅失司，病位在心脉，虚则在肾，涉及肝脾，实则痰浊、瘀血，无论何脏功能失调都可形成痰瘀互结状态，导致冠心病的发生。此外，李艳娟等依据痰瘀寒热性质不同分型论治，主张分为寒凝血瘀、痰浊阻滞，痰热瘀血、阻滞心脉两型。于丽等则主张分为五型，气滞痰瘀痹痰瘀痹阻型、痰热瘀血闭阻型。总之，虽然各医家对冠心病辨证分型的标准不统一，但是"痰瘀"辨证是多数医家的共识。主要原因可能是随着人们生活水平的提高，膳食结构的改变（高热能、高脂肪、高糖），以及社会竞争的日益激烈，自然环境的日渐恶化等因素，使冠心病的中医证候谱发生了重大变化。传统单一的气虚证或气滞证类已趋于减少，而痰浊、瘀血、痰瘀互结证类则大量增加。

2. 专方验方治疗研究

（1）以益气活血化痰药配伍组方：周均等采用益气活血化痰定律汤治疗冠心病快速性心律失常30例，治疗后抗心律失常治疗组显效率23%，总有效率76%；主要症状改善治疗组总有效率83%，与对照组73%比较，有显著性差异（$P<0.05$）；心电图ST段压低导联数（NST）治疗前后组内和组间比较均有显著性差异（$P<0.05$）。李红英治以益气化痰，活血通痹为主，根据病情变化，适时兼顾本虚，方用血府逐瘀汤合瓜蒌薤白半夏汤加减，也取得满意疗效。

（2）以益气养阴化痰活血药配伍组方：黄柳向等采用益气养阴、化痰通络法治疗冠心病心绞痛患者48例，并与消心痛治疗45例作对照。结果2组显效率和总有效率分别是62.5%、93.8%、35.6%、77.8%，2组比较有显著性差异，心电图改善总有效率分别是83.3%和64.4%（$P<0.05$）。

（3）以通（温）阳化痰逐瘀药配伍组方：韩丽华等运用本法则制成的宽胸丹胶囊治疗冠心病患者40例，并与地奥心血康治疗20例对照。结果宽胸丹组和地奥心血康组对心绞痛改善有效率分别为90%和60%，2者相比较具有显著性差异（$P<0.05$）；对心电图有效率分别为63.9%和33.3%，两者比较有统计学意义；并且宽胸丹能明显降低患者TC、TG、LDL-C值，升高HDL-C值，2组对改善血脂异常的有效率分别为84.21%和55.55%，而且能显著降低血浆ET-1含量，与地奥心血康组比较有显著性差异（$P<0.05$或$P<0.01$），提示依据本法组方可有效防治冠心病的作用。

（4）以清热化痰活血法药组方：殷丽萍等采用清热化痰、活血祛瘀为治疗法则，以黄连温胆汤加味方治疗冠心病痰热瘀阻型26例（治疗组），并与西药基础治疗的26例（对照组）进行对照。结果治疗组显效、有效、无效例数分别为6、18、2例，总有效率为92.3%，对照组依次为2、12、12例，总有效率为53.8%，2组比较差异有统计学意义（$P<0.05$）。

述 评

自从田养年第一次明确提出从痰瘀论治冠心病以来，众多医家对冠心病痰瘀病理与西医现代医学相关指标之间的关系进行了深入的研究并取得了可喜的进展。但从目前的状况来看，尚有一些问题亟待进一步深入研究：①"痰浊"、"血瘀"是冠心病的主要病理改变，其中"因痰致瘀，痰瘀互结"是冠心病常见病理特点，但就其衍变过程相关的微观研究不多，因而未能在微观上全面地阐明冠心病痰瘀衍变的发病机理。②脂质代谢相关指标能否作为冠心病痰瘀病理的一项重要诊断指标，从而减少人为判断的误差，有待实践论证。③临床治疗观察的例数有限，缺乏设计严密的大样本的、多中心、前瞻性的临床研究和实验研究。④虽然冠心病中医证候-基因的研究取得了一定成果，但多停留在证候与单一基因相关性的层面上，然而基因的功能并不孤立，一个基因的上调或下调往往会影响上下游几个基因的表达状态，多基因间相互作用产生的协同效应可能比单一基因更强。基于冠心病痰瘀病理生理机制以及基因生物学功能的先验知识基础上的通路基因的研究较少。⑤冠心病辨证的某些观测指标缺乏特异性、敏感性和可行性，缺乏在一段时间内观察指标的动态观察分析，难于直接应用于临床实际。⑥对冠心病"证"

的动物模型研究相对滞后，缺乏稳定、可靠、可重复的冠心病病证结合的动物模型，从而延缓了冠心病证候诊断规范化、客观化的发展进程。因此，抓住冠心病痰瘀病理过程与脂质代谢，尤其是胆固醇代谢的密切关系，以胆固醇代谢及其调节通路相关基因为切入点，以痰瘀衍变的理论研究为基础，通过临床流行病学调查进一步阐明冠心病证型规律，通过临床研究和动物实验探讨冠心病痰瘀衍变与胆固醇代谢及相关通路基因的关联性，将为冠心病的诊断和防治提供科学的依据和科学思路及方法。

387 冠心病痰瘀互结证临床辨识

随着我国社会经济的高速发展、人们生活水平的提高、生活节奏的加快、饮食结构和环境的改变，冠心病（胸痹心痛）中医证候分布出现了新特征。据文献报道，在 1970~1989 年、1990~1999 年、2000~2010 年 3 个时间段，冠心病心血瘀阻证及痰浊内阻证所占比例呈逐步增高趋势，气阴两虚证则逐步降低，特别是痰浊内阻证在 2000~2010 年这 10 年间增长了近 1 倍。有学者收集了 1949~2009 年所出版的中医内科书共 627 本，对其中胸痹心痛有完整论述（包括病因、病机、证候、治法、方药）的 39 本进行了分析，结果表明胸痹心痛涉及不同名称的证候有 73 个，其中与痰和瘀相关的证候最多见。经查阅中医药行业标准、中华中医药学会指南、中药新药临床研究指导原则、普通高等教育中医药类规划教材中医内科学、中医诊断学，没有将"痰瘀互结证"作为独立证候的内容。学者李先涛通过总结冠心病（胸痹心痛）证候研究的成果，提出痰瘀互结证应作为一个整体成为冠心病临床辨证的基本证候之一。

冠心病痰瘀互结证临床辨证组合方式

关于临床辨证组合方式，沈绍功教授先后提出了"病证相配组合式分类辨证诊断法"到"单元组合辨证分类法"。"病证相配组合式分类辨证诊断法"就是把"胸痹病"分为心气虚损、心阴不足、心阳不振、痰浊闭塞、心血瘀阻和寒凝气滞 6 个证类单元，每个单元确立必备的主症和参考的兼症，以及舌诊、脉象，一般以主症 2 项以上加兼症 1 项定类，并在四诊定类中强调以舌脉为主，当症状与舌脉分离时宜"舍症从舌脉"；"单元组合辨证分类法"：先确立几个辨证单元，每个单元以舌脉和 1 个必备主症为准加以区分；在其指导下，如拟定冠心病（胸痹心痛）痰瘀互结证标准；主症胸闷胸痛，口黏有痰，纳呆脘胀；兼症头重身困，恶心呕吐，心悸心慌，痰多体胖；舌质紫黯或见紫斑或舌下脉络紫胀，苔腻；脉滑或数。参考"三高"（高血脂、高血糖、高血压），其中尤以苔腻质黯为主，但见苔腻质黯便是，他证不必悉具。关于冠心病（胸痹心痛）痰瘀互结证的临床辨证方式，还有其他代表性组合，如赵志宏拟定冠心病痰瘀互结证标准，其中痰浊必备症 2 项：胸脘痞满、苔腻或浊，瘀必备症 2 项：胸部疼痛、舌质紫黯或瘀斑，定为痰瘀型。针对冠心病（胸痹心痛）痰瘀互结证的临床辨证，基本采用了"痰"加"瘀"的组合方式，在一定程度上，这种形式的确给临床辨证论治带来了一些便利性，但难以从整体上揭示"痰瘀互结证"的内在规律，显示出把痰瘀互结证作为一个整体进行临床辨证的必要性。

冠心病证候临床流行病学调查研究出现了新特征

近些年来，随着临床流行病学和循证医学等临床科研方法学，在中医药学领域的广泛应用，临床流行病学调查研究揭示冠心病（胸痹心痛）的中医证候出现了一些新特征，如陈光宇等对××附属医院心血管科住院 320 例冠心病患者进行调查，男性患者前 3 位证素：痰浊（57.24%）、血瘀（38.82%）和气虚（30.26%）；女性患者前 3 位证素：血瘀（57.14%）、气虚（51.79%）、痰浊（36.90%）。丁邦晗等对 305 例胸痹心痛患者进行辨证分型、冠状动脉造影和超声心动图检查，冠脉狭窄且室壁运动异常者血瘀证、痰浊证比例较高，冠脉狭窄且舒张功能异常组的血瘀证和痰浊证均显著高于无冠脉狭窄组。于涛等共收集冠心病病例 482 例，结果表明证候常相兼出现，2 个证候相兼占 21.90%，3 个证候相兼占

40.91%，四个证候相兼占 30.58%，其中临床相兼痰浊 411 例（占 85.27%），血瘀 360 例（占 74.90%），心气虚 206 例（占 42.74%），心阳虚 190 例（占 39.42%）。吴焕林等对 319 例经冠脉造影确诊为冠心病的胸痹心痛患者进行病例调查，大多为 3 证相兼者（占 47.0%），其中辨证为气虚痰瘀证占 64.6%。王东生等将冠状动脉造影患者 158 例进行中医辨证分型，并与造影所见进行比较分析，结果表明辨证为痰瘀痹阻证患者最多，共 82 例（51.89%），其中男 50 例，女 32 例；平均年龄（58.9±7.5）岁。冠心病中医证候临床流行病学调查揭示，与痰和瘀相关的证候最为常见，显示"痰瘀互结证"已成为冠心病（胸痹心痛）临床辨证的基本证候之一。

国医大师关于冠心病痰瘀互结证的学术思想

周仲瑛提出痰瘀同病的辨识要领：痰瘀同病的临床表现，不仅是痰瘀的各自证候，而应是两者在病机上互为因果所致的综合征象。痰瘀同病的病理生理归纳为①气血津液运行障碍是痰瘀生成基础，痰、瘀虽然各具特有的征象，但因均为津血不归正化的产物，同源异物，故在病理状态下，又有内在的联系，往往互为因果，胶结难解，可在同一病因作用下同时影响津血的正常输化导致痰瘀同生。②脏腑功能失调是痰瘀生成之本，人以五脏为中心，气血津液的生化有赖于脏腑正常的生理活动，而气血津液的病变乃是脏腑病变的结果，津液成痰主要关系到肺脾肾，而涉及肝，因"肺为贮痰之器""脾为生痰之源""肾为痰之本"，血凝成瘀则以心肝为主，病及肺脾，因"恶血必归于肝""瘀血不离乎心"，由于脏腑与五体、七窍之间是一个统一的有机整体，故脏腑肢体骨节经络皆可见痰瘀同病证候。

张镜人指出，痰是病理性的产物，它可因脾胃虚弱，饮食不化精微，聚湿生痰，也可因肝胆郁热，煎熬津液而成，痰与湿孽生或与热郁蒸到一定阶段，侵入了心脏的脉络，逐渐形成了冠状动脉粥样硬化的病变，呈现胸痹的证候。临床体会，冠心病患者不是偏于痰湿，就是偏于痰热。痰湿偏重的患者大多体质肥胖，血脂增高，痰湿潴留，其气必著，故症状以胸闷为主；痰热偏重的患者，大多有高血压病史，痰热胶固，络损血瘀，故症状以心前区刺痛或绞痛为主。值得注意的是痰湿壅遏，每易化热，即使是偏重于痰湿的患者，日久往往向痰热转归，这是病理的演变。张仲景或未曾观察及此，所以辨证论治只强调阳虚和痰湿，并没有照顾到痰浊瘀热的证治。

邓铁涛对数百例冠心病患者调查发现，大多数患者都有心悸气短、胸闷、善太息、精神差、舌质胖嫩、舌边见齿印、脉弱或虚大等气虚的证候，或同时兼有舌苔浊腻、脉滑或弦及肢体困倦、胸翳痛或有压迫感等痰浊的外候，认为岭南土卑地薄，气候潮湿，冠心病患者以气虚痰浊型多见，认为痰是瘀的初期阶段，瘀是痰的进一步发展，气滞可导致血瘀，气虚亦可致瘀，提出冠心病的"心脾相关""痰瘀相关"学说。国医大师关于冠心病痰瘀互结证的学术思想，证明痰瘀同病、痰瘀相关和痰瘀同治，为临床上把冠心病痰瘀互结证作为一个整体来进行辨证论治提供了理论基础。

冠状动脉造影术对冠心病病因病机的新认识

冠状动脉造影术是冠心病诊断性试验确诊该疾病的"金标准"，在我国中医院或中西医结合医院中，该技术用于防治冠心病已经得到了广泛使用，为创新性地认识冠心病的病因病机提供了一条新途径。

如何庆勇等共收集 143 例冠心病 PCI 术后患者，通过使用聚类分析与专家意见相结合的方法，得出冠心病 PCI 术后的病机主要是虚实夹杂，以气虚痰浊、肾虚血瘀为常见。郭力恒等对诊断为胸痹患者进行冠脉造影，结果 150 例有不同程度冠脉病变，单支病变 51 例，双支 45 例，3 支及以上 54 例，57 例冠脉造影未见血管狭窄，胸痹患者证候以痰瘀为多，心血瘀阻证 56 例（占 27.1%），痰浊壅塞 51 例（占 24.6%）。王东生等将冠状动脉造影患者 158 例进行中医辨证分型，并与造影所见进行比较分析，结果冠心病痰瘀痹阻证患者病变支数最多，平均每例 2.05 支，痰凝心脉病变支数次之，平均每例 1.5 支，非痰非瘀患者平均每例病变 1.21 支，病变加重依次为非痰非瘀→痰凝心脉→痰瘀痹阻，冠状动脉血管病变支数增多，狭窄程度增加，斑块增多，病变加重，提示痰瘀病理变化可反映冠心病的严重程度。痰瘀证的严重程度是冠心病经冠状动脉腔内成型术后再狭窄发生的重要预测因子，痰瘀痹阻是动脉粥样硬化病理机制的关键。

痰瘀同治已成为冠心病防治的大法之一

冠心病虽然临床证候表现不尽一致，但大多数患者不同程度地存在血瘀、气滞或痰凝等见证，此当与本病病机经脉阻滞不畅有关，所以，各型患者多无例外地需要运用通剂方药治疗以活血、逐瘀、行气、豁痰。

张伯礼教授基于痰瘀同性，同属阴邪，相因为病，留滞于脏腑经络，易阻滞气机，痰阻气滞或是气滞血瘀日久均可由痰生瘀，由瘀化痰，痰是瘀的初期阶段，瘀是痰浊的进一步发展，痰与瘀是冠心病发生、发展、恶化的基本继发因素，提出"痰瘀互生是'病重之源'而成痰瘀互结"的理论。在论治时，倡导痰瘀并治为痰瘀互结证的治疗原则，同时依据痰瘀的孰轻孰重、痰瘀程度、寒热性质等不同演变，详查脏腑功能，辨明邪正盛衰，寒热虚实，善用对药，协同增效。

痰瘀同治，攻邪治标，化痰祛瘀，见痰治痰，见瘀治瘀，痰化瘀散则病自已，这是无可非议的对应性治疗，虽属治标之计，实寓治本之道，因"邪祛则正安"，既有利于脏腑气血功能的恢复，且可阻断痰瘀所致的多种病证。

冠心病痰瘀互结证文献系统评价

以"冠心病、心绞痛、胸痹、心痛、真心痛、痰瘀互结、痰瘀搏结、瘀痰内阻、血瘀痰凝、痰血瘀滞、痰瘀痹阻、痰瘀滞络、痰结血瘀、痰浊瘀阻"为检索词，采用电子资源数据库与手工检索相结合，检索中国期刊全文数据库和国内相关图书资源，合格研究文献包括研究论著44篇、典型病例31案和专著67本，将相关冠心病痰瘀互结证文献录入数据库，对数据库进行各个维度的频数分析。

结果提示冠心病痰瘀互结证的常见病因病机为形体肥胖、因劳累或活动后加重；冠心病与痰和瘀相关的证候以"痰瘀互结证"作为表述较合适。冠心病痰瘀互结证的常见临床表现有胸闷、胸痛，气短，心悸，倦怠乏力等。冠心病痰瘀互结证常见舌象为舌质黯、舌有瘀斑、斑点，苔腻/苔白腻；常见脉象为脉滑、脉弦、脉弦滑、脉涩。

中医证候是中医药学认识疾病及理、法、方、药防治疾病的依据。冠心病是临床常见的心脏疾患，古代医籍对胸痹心痛的某些症状、证候、病因、治法、方药，已有不少记载，后世医家不断增补，逐步提高，特别是近些年随着临床流行病学和循证医学等临床科研方法学的引入，新技术如冠状动脉造影术在临床实践中的广泛应用，揭示了冠心病的病因病机、证候的新变化。基于文献、医疗实践经验的丰富积累，经过整理归纳，提出痰瘀互结证应作为冠心病临床辨证的基本证候之一，将有利于系统总结和丰富病证结合中医临床思维方法的创新成果，对提高冠心病临床辨证论治水平大有裨益。

388　冠心病痰瘀并治

随着我国人民生活水平的提高、饮食结构的改变、工作压力的增大以及人口老龄化的显现，冠心病（CHD）的发病率在日渐攀升。在此背景下，该病的中医证候特征谱也在悄然变化，阴虚等本虚性证素在减少，血瘀、痰浊等标实性证素在增加，尤其是痰瘀互结已被认为是 CHD 的重要病机，且痰瘀互结病情往往较重，长期痰、瘀病理产物的积聚，易导致急性心肌梗死的发生，预后较差，成为临床上较为突出的标实性证素，有关痰瘀并治的理论和实践得到诸多研究的支持，学者李志君等就 CHD 痰瘀互结证的理法方药及近期的相关研究做了梳理归纳。

痰瘀同源的病因病机

痰瘀互结是胸痹心痛的主要病机，《素问·痹论》云："心痹痛者，亦有顽痰死血。"痰、瘀为两种不同的病理产物，而两者往往胶结为害，其病因归根于痰瘀同源。《灵枢·邪客》云："营气者，泌其津液，注之于脉，化以为血。"《灵枢·营卫生会》云："中焦亦并胃中，出上焦之后，此所受气者，泌糟粕，蒸津液，化其精微，上注于肺脉，乃化而为血。"在生理上阐明了津血同源的相互关系。《灵枢·百病始生》云"凝血蕴里而不散，津液涩渗，着而不去而积成矣"，则阐明了痰瘀同病的病理现象。《血证论》云："血瘀既久，亦能化为痰水。"《丹溪心法》云"痰挟瘀血，遂成窠囊。"进一步明确地阐述了瘀血、痰水互相胶结为害的病理机制。《诸病源候论·诸痰候》云："诸痰者，此有血脉壅塞，饮水结聚而不消散，故成痰也。"明确提出了因瘀致痰的病理过程。由此可见痰源于津，瘀本乎血，津液潴留则凝聚生痰，气滞血凝为瘀，导致痰瘀同病，且痰瘀亦能互为因果而相兼为病，痰浊为患，最易阻滞气机，气滞生瘀。瘀血阻滞，脉络为之不畅，致使津液不布，聚为痰涎，与瘀血相并。由此可见胸痹与痰瘀关系密切，且痰瘀同源，互为因果。

痰瘀互结的临床特征

对 CHD 的病机认识，近代学者多趋向于"本虚标实"之说。以气虚血瘀为其主要病机。近年 CHD 的中医特征谱发生了变化，在中医临床邢雁伟等对 1 069 例 CHD 心绞痛的 69 个症状进行分类和证候要素组合规律的研究发现，气虚血瘀和痰瘀互阻的比例最大，可能构成了 CHD 心绞痛的核心病机。临床上痰瘀互结证较单纯的血瘀证和痰浊证更多，在患者的临床表现中，胸闷、胸痛、心悸、痰多气短、眩晕、肢体麻木、舌质紫暗、或有瘀斑、舌苔浊腻、或白滑、脉弦涩或弦滑，而患者多劳逸失调，形体肥胖，饮食肥甘厚味或急躁易怒多见。同时，病程进展缓慢且冗长，痰瘀胶结为顽痰死血，病情往往缠绵难愈，治疗上有一定的复杂性，在对其临床表现和治疗特征总结分析的同时，CHD 痰瘀互结证在客观理化指标方面也展现了独有的特征。

1. 痰瘀互结证的血脂及血流变学的改变　洪永敦等研究显示血脂异常与 CHD 痰瘀证关系密切，尤其血脂中总胆固醇（TC）、低密度脂蛋白胆固醇（LDL-C）水平的升高与 CHD 痰瘀证的发病有密切关系，张瞖等研究发现血清脂蛋白谱 SLPG 作为判断血清蛋白动态平衡的有效指标，其异常出现率为痰瘀型＞气滞血瘀型＞血瘀型＞痰浊型＞无夹证型，因此 SLPG 和痰瘀辨证分型的诊断明显相关。袁肇凯等对 310 例 CHD 患者进行的研究显示，血流变学的各项指标中，痰瘀痹阻证组与其他各组比较均有显著差异,更突出地表现在纤维蛋白原、血浆比黏度的异常升高,反映血液的高凝、高黏状态。提示 CHD 瘀痹阻证与血液流变学关系密切,说明血液流变学异常可能是痰瘀痹阻证的物质基础。

2. 痰瘀互结证血胰岛素、胰岛素敏感性的改变 研究显示 CHD 患者存在高胰岛素血症(HIS)和胰岛素抵抗(IR),在由健康人→非痰非瘀证→痰凝心脉证→痰瘀痹阻证的演变过程中胰岛素水平逐渐上升,胰岛素敏感性逐渐下降的递进趋势(均 $P<0.01$),并以痰瘀痹阻型最为严重,IR 逐渐加重,IR 是导致脂肪代谢紊乱的中心环节,且常先于脂质代谢异常而发生,IR 可能是产生"痰瘀"并由"痰"到"瘀"演变的重要内在生化物质基础。

3. 痰瘀互结证组织蛋白组学及基因表达的改变 苗兰等研究发现,小型猪痰瘀互结证 CHD 模型组冠状动脉组织蛋白表达谱与正常组相比共有蛋白差异点 35 个,对差异蛋白点鉴定出 6 个差异蛋白,其功能主要涉及脂质沉积、氧化应激、炎症反应及血管重构等方面,故初步发现的差异蛋白可能与痰瘀互结证冠心病的形成、发生、发展相关。血小板衍化生长因子(PDGF)与在血管损伤的早期免疫应答中发挥重要作用,而 PDGF 基因的异常表达与冠心病的形成关系密切。王东生等研究发现,健康人PDGF-A 基因表达微弱,CHD 在"非痰非瘀→痰凝心脉→痰瘀痹阻"的变化中,PDGF-A 基因表达逐渐增加,且组间两两比较有差异。由此可知 CHD"痰瘀"病理变化的分子机制,与 PDGF-A mRNA 异常表达有关。

4. 痰瘀互结证冠脉病变及心脏构型的改变 CHD 痰瘀互结证的狭窄冠脉病变程度较其他证型较重,多支病变明显多于其他证型且多发生于左冠状动脉。通过超声心动图亦可发现痰瘀交阻型 CHD 的心脏构型发生改变,心脏左心房和左心室的内径、二尖瓣前叶至室隔距离(EPSS)可能轻度扩大,室隔或左心室后壁运动障碍,较气滞血瘀型重,但比气虚阳衰型和心脉瘀阻型轻。由此可见痰瘀互结证已经成为 CHD 最主要的证型之一,并且痰瘀互结证是 CHD 证型中症状较重的一个证型。

冠心病从痰瘀论治的复杂性

中国中西医结合学会心血管学会冠心病辨证标准,将 CHD 患者分 8 个基本证型:本虚证包括气虚、气阴两虚、阳虚、阴阳两虚;标实证包括血瘀、气滞、痰浊、寒凝,本虚标实常相兼为病。同样,痰瘀互结临床常与其他证素相兼为病,临床需要辨证论治的思维指导。

1. 气虚血瘀,痰浊阻滞 邓铁涛认为,脾胃损伤使气血津液生化乏源,致中气衰弱心气不足,无力推动血运,脉道迟滞不畅,气虚不能自护则心悸动,久则脉络瘀阻;脾胃损伤,运化迟滞,内蕴生湿,上蒙胸阳致胸阳不展,湿浊凝聚为痰,阻滞胸阳,闭涩心脉则胸痹疼痛。

2. 阳虚血瘀,痰阻心脉 陈美华认为中老年人随着年龄增大,肾阳虚衰不能鼓舞五脏之阳,可致心阳不振,脾阳不运,则气血运行滞缓、瘀血内阻、脾运无力、痰浊内生、痰瘀互结,以致胸阳不展,故出现胸中闷痛不适等症状。

3. 气阴两虚,痰瘀痹阻 黄柳向等根据中医传统理论"人年四十,阴气自半""八八以后肾气衰",认为肾虚不能鼓舞五脏之阳和滋养五脏之阴,导致心气阴两虚,心气虚运血无力,脉道失满,血脉运行失畅则瘀血阻络;心气不足,胸阳失展,津液失布,凝而成痰,痰瘀交搏,痹阻于心则发为本病。

4. 气滞血瘀,痰浊凝滞 《锦囊秘录》云:"人禀阴阳二气以生,有清有浊。阳之清者为元气,阳之浊者即为火;阴之清者为津液,阴之浊者即为痰。故痰者乃血气津液不清,熏蒸结聚而成。"何立人等认为痰瘀凝滞心脉,其本在于心脉血气津液不清血瘀或痰瘀之本,乃营气不足或滞塞,津液不归正化所致,治疗上应遵循化痰消瘀,和畅营血;清顺气血,流通津液的治则来治疗冠心病。

5. 痰热瘀血,阻滞心脉 陈苍舒等认为冠心病患者多嗜食膏粱厚味,烟酒过度,损伤脾胃,脾失健运,水谷精微不化而为湿浊,滋生为痰,痰浊凝滞易阻气机,或情志不畅,肝郁化火灼津为痰,痰壅化热,阻滞脉络致血行瘀滞不畅,发为胸痹。

6. 水湿停聚,痰瘀困阻 陈可冀临证治疗 CHD 时强调,瘀血的发生贯穿其发病的全过程,活血化瘀法是治疗 CHD 的通则，但又不能忽视痰浊湿阻，往往要祛痰浊利水湿与活血化瘀并重。

7. 诸脏腑功能失调，痰瘀互结　如吴焕林等认为本病多由饮食失节、精神紧张、肥胖体质或年近衰老等因素影响脏腑功能，脾肾气化输布功能失调，肝胆疏泄调畅失司所致，病位在心脉，虚则在肾，涉及肝脾，实则痰浊、瘀血，不论何脏功能失调都可形成痰瘀互结状态，导致 CHD 的发生。痰瘀同治的临床实践，东汉张仲景在《金匮要略·胸痹心痛短气病》中就以瓜蒌、薤白、白酒和瓜蒌、薤白、半夏为主方通阳宣痹，豁痰散结，其中白酒一味通阳宣痹，轻扬善行，已开活血化瘀先河，可谓痰瘀同治最早方，明代罗赤诚在《医宗粹言》中云："先因伤血，血逆则气滞，气滞则生痰，痰与血相聚，名云瘀血夹痰，治宜导痰消血。若素有郁痰所积，后因伤血。故血随蓄滞，与痰相聚，名云痰挟瘀血。治宜破血消痰。"明确指出痰瘀同病须痰瘀同治的观点。曹仁伯在《继志堂医案·痹气门》中则明确提出"胸痛彻背，是名胸痹……此痛不唯痰浊，且有瘀血，交阻隔间。方用全瓜蒌、薤白、桃仁、红花"。不仅认识到胸痹与痰瘀密切相关，而且采用了痰瘀同治的方法。观仲景方，瓜蒌薤白半夏汤治胸痹重在豁痰通阳，瓜蒌薤白白酒汤活血化瘀亦只稍作辅助，后世多用其方添加活血化瘀药物加减治疗胸痹，至清代王清任提出"瘀血说"，倡导"补气活血"和"逐瘀活血"的治疗法则，以血府逐瘀汤活血化瘀治疗胸痹，直接影响着现代 CHD 的治疗。然而胸痹与痰瘀关系密切，常因痰致瘀，瘀久生痰，痰瘀互为因果，治疗应重视痰瘀同治，不可偏于一法，单纯治瘀或治痰都不能达到理想的效果。实验研究显示，痰瘀同治能有效减少心绞痛发生的次数，降低发生程度，改善 CHD 中医症状，提高生活质量，谭延文等采用陷胸汤治疗痰瘀互结型 CHD 心绞痛，吕予等采用瓜蒌薤白半夏汤合丹参饮治疗 CHD 痰瘀互阻型胸痹，显示了良好的疗效。韩学杰等采用痰瘀同治方治疗对 CHD 心绞痛痰瘀互结证患者，结果显示心绞痛缓解率、心电图改善率、中医症状的调节情况明显优于单纯活血化瘀的冠心Ⅱ号方，同时其方有显著降低血清总胆固醇（TC）、甘油三酯（TG）、低密度脂蛋白，升高高密度脂蛋白作用。张大创等采用通脉液治疗心脾气虚兼痰瘀气滞证 CHD 患者，研究发现通脉液能显著降低 CHD 患者血清内皮素（ET）、白细胞介素-18（IL-18）、巨噬细胞集落刺激因子（M-CSF）水平（$P<0.05$），且与麝香保心丸比较，血清 ET 水平有显著差异（$P<0.05$）。诸多临床实验指标亦证实痰瘀同治方法的有效性。

综上所述，本病主要病因与情志失调、劳累过度、过食肥甘、体质虚弱、血行涩滞，多脏腑气血阴阳失调密切相关。其中本虚标实，痰浊血瘀是构成冠心病病机的主要环节，而痰瘀互结是重要的标实证素。基础研究证实痰瘀互结与诸多重要的临床实验指标相关，并存在基因的差异性，可以作为临床诊断、治疗的参考。在以活血通络为治疗 CHD 主要方法的今天，根据临床证候的变化、临床理化指标及临床治疗经验所得出的痰瘀同治法是治疗 CHD 尤其是 CHD 痰瘀互结证的有效方法，较之单纯活血通络效果更佳。

389 冠心病痰瘀互结证治

冠心病也被称作缺血性心脏病，主要是指冠状动脉因粥样硬化引起管腔狭窄或闭塞，或/和因冠状动脉痉挛导致心肌缺血缺氧甚至坏死而致的心脏病。据《中国心血管病报告2018》概要解读，在我国今后十余年冠心病发病率仍将呈明显上升的趋势，其较高的发病率及病死率越来越受到人们的深切重视。纵观古今中医文献并没有具体"冠心病"病名的记载，而多通过其临床表现将其归属为"胸痹""真心痛"等范畴。中医学认为冠心病病位在心，与肝、脾、肾等脏器密切相关，而痰浊、瘀血作为冠心病发病的最主要两大病理因素，常可胶结为病，形成痰瘀互结之证，贯穿疾病发生、发展的始终。而临床辨证中在痰瘀互结本证基础之上，常兼有气虚、气滞、气阴两虚、阳虚、寒邪、热邪或毒邪，故治疗上应加以辨证施治，随证加减。随着科学研究发展及临床实践证明痰瘀互结在冠心病发生、发展中起着重要病理作用，痰浊、瘀血相互胶着、转化，使病情复杂难愈，在冠心病的治疗上，仅单纯使用祛痰法或活血化瘀法已达不到理想的疗效，故多采用痰瘀同治的治则。学者李崇钗等对冠心病痰瘀互结本证及其兼证的病因病机及治法方药等方面进行了探析，以期为冠心病痰瘀互结证中医证治研究提供参考。

病因病机

冠心病属本虚标实，其痰瘀互结之证的形成主要在于脏腑间气血津液代谢异常或邪气侵袭而致脏腑功能失调。主要包括气虚致痰瘀、气滞致痰瘀、阳虚致痰瘀、气阴两虚致痰瘀、寒邪致痰瘀、热（毒）邪致痰瘀等。

1. 气虚致痰瘀　《太平圣惠方·治心痹诸方》云："心虚故邪乘之，邪积而不去……蕴蕴而痛，是谓心痛。"心气亏虚，无力推动，血运迟滞，留而成瘀，痹阻血脉，不通则痛。邓铁涛认为冠心病以气虚痰瘀为主，临证之时多注重气虚痰瘀在本病的关键作用。李庆海提出冠心病发生、发展以气虚痰瘀互结为基本要素。气虚为冠心病发病基础，气虚则津行血运迟缓，津液运行不畅而为痰，血液运行不畅则为瘀，痰浊瘀血痹阻心脉发为冠心病。

2. 气滞致痰瘀　《症因脉治》所云："怫郁气逆，则痰凝气结……而闷闭胸痛矣。"肝主疏泄，对周身气血津液的运行和输布起着重要调节作用。韩旭认为，气乃人之根本，气的升降出入维系着人体生命的正常活动，若人体气机失调则百病始生，故将本病总病机责之于气滞。于志强认为肝失疏泄是冠心病发病之根本。肝失疏泄，气机不畅，则气血津液凝滞不通，津凝为痰，血滞为瘀，痰瘀乃生。肝郁气滞，气机升降失司，母病及子，气滞痰瘀痹阻心络发为冠心病。恰如《金匮要略》所云："胸痹……气结在胸也。"

3. 阳虚致痰瘀　张仲景在《金匮要略》中云："夫脉……阳微阴弦，即胸痹而痛……责其极虚也。""阳微阴弦"是仲景对胸痹病机的高度概括，心阳虚衰，或感寒邪，胸阳不振，血凝成瘀而滞心胸，故发为胸痹。唐代孙思邈云："人五十以后，阳气渐衰，损与日增，心力减退也。"人过中年，心阳、肾阳渐衰。曹洪欣等认为阳虚是冠心病发病的主要因素。心阳不足，寒自内生，津血遇寒而凝，痰瘀痹阻，心络不通则痛。姜淑琴认为肾主一身之阴阳，肾阳亏损间接使胸阳不能外展，津行血运无力则痰瘀痹阻心胸，发为冠心病。

4. 气阴两虚致痰瘀　《黄帝内经》云："年四十，而阴气自半也……年六十，阴痿，气大衰。"随着年纪的增长，人体内肝肾阴液渐衰，日久而不能濡养脏腑，气血生化乏源，致使阴血不足，脉道失濡。

孙晓霞等认为气阴两虚与痰瘀互结是冠心病发病主要原因。或久病体虚，消耗气血阴津，阴虚而致筋脉失濡，脉道不利，血运不畅，血凝成瘀，阴虚内热，津炼为痰；气虚而致津血运行不畅停为痰瘀，故无论气虚抑或是阴虚，都可生痰成瘀，日久两者交阻，壅滞胸中，心脉不通，发为胸痹。而痰瘀互结日久又可加重气阴耗伤，形成恶性循环，加重病情。

5. 寒致痰瘀　《素问·举痛论》云："寒气入经而稽迟……客于脉中则气不通，故卒然而痛。"《素问·举痛论》云："寒气客于背俞之脉……血虚则痛，其俞注于心，故相引而痛。"故知《黄帝内经》中已有关于寒邪致胸痹之说。有学者认为寒凝是本病发生的重要因素之一。或寒邪侵袭，凝结胸中，或素体胸阳不足，阴寒内生，结于胸中，久则更伤阳气，血遇寒则凝为瘀，津得寒而聚为痰，气血津液运行不畅，阻于心胸，发为胸痹。且痰瘀搏结，更伤正气，诱发及加重了冠心病的发病和病情。

6. 热（毒）致痰瘀　《血证论》中云："火不宣发则为胸痹。"火热邪气聚集，日久酿为热毒，燔灼津血，炼为痰瘀，阻滞心脉，发为胸痹。《太平圣惠方》云："邪毒之气令心腹刺痛。"由于气血功能失调而运行紊乱使得热毒聚于体内致邪气亢盛。热与毒，二者皆可搏结壅遏气血，损伤心络，形成瘀滞。火邪内攻脏腑，易耗津伤液，灼津为痰；毒邪损络，兼挟火热，暗耗心阴，阻遏气机，痰瘀内生。最终火、毒兼发，形成痰瘀与热毒相交互发为胸痹。且火热毒邪内伏，营卫不和，气血亏损，脏腑损伤，加速冠心病病情恶化。

病　位

病位主要在心，与肝、脾、肾密切相关。心气亏损，推动无力，痰凝血瘀；肝失疏泄，气机不畅，气滞血瘀，痰瘀内停；脾失健运，聚湿成痰，痰瘀内生；肾气不足，气化失司，温煦失职，痰瘀互结。

1. 心　心乃君主之官，主血脉，心气、心阳是维持全身血液循环的原动力。心乃五脏六腑之大主，只有心之本脏功能协调，才能保证各个脏腑功能及人体生命活动的正常运转。郭维琴明确提出引起心胸痹阻之根本在于心气亏虚，强调心气不足是冠心病发病的关键。心气不足，推动无力，血液运行迟缓，阻于脉内而为瘀血。母病及子，心气虚连其子脏，则脾气亦虚，脾气虚弱，水湿运化无力，遂生痰饮之邪。痰、瘀互结可使心阳不振，而致胸痹。

2. 肝　晋代王叔和在《脉经》论述："愁忧思虑则伤心……心伤者……心中痛彻背。"指出母病及子，情志不畅，气机失调，气滞血瘀，乃生心痛彻背。《读医随笔》云："故凡脏腑十二经之气化，皆必藉肝胆之气化以鼓舞之。"心主血脉，依赖于肝之疏泄功能。若肝失疏泄，血行不畅成瘀，或功能失调，失其所藏，血液妄行成瘀。若忧思、郁怒等情志内伤肝脏，横逆犯脾，脾气运化失司，聚湿成痰；若五志过极化火，灼津化痰，气滞痰瘀痹阻心胸，而成胸痹痰瘀互结之证。

3. 脾　明代李中梓于《医宗必读·痰饮论》中云："惟脾土虚湿，清者难升，浊者难降，留中滞隔，瘀而成痰。"阐述了脾胃虚衰，气机紊乱，膏浊痰湿，壅塞沉积。路志正强调了脾胃与冠心病关系密切。杨关林认为冠心病痰瘀的产生与脾胃亦密切相关。主要体现于以下三个方面：一则脾气虚衰，气血生化乏源，则脉道充盈无源，若脾不统血，血液溢出脉道，离经之血妄行而致心血瘀阻；再则脾胃功能障碍，升降不利，气机紊乱，不仅情志失调，而且反之忧思恼怒等情志过度又损伤脾胃，导致气机郁滞，气行则血行，气郁则血滞，而致心脉瘀阻；三则脾胃受损，运化无权，水湿内生，湿聚成痰。痰浊上犯，阻滞心阳，阻碍气血运行，痰阻血瘀，痹涩心脉，则胸痹疼痛乃生。

4. 肾　肾乃先天之本，水火之脏，内寓元阴元阳，肾藏五脏六腑之精，肾阴滋润五脏阴气，肾阳温煦五脏阳气，故此肾的精气阴阳亏虚，可连及他脏；而他脏久病亦涉及肾脏。正如《素问》言"肾虚者……虚则胸中痛"。《黄帝内经》云："人年四十，而阴气自半也。"岳美中言："年高者，代谢失调……易成痰浊、瘀血"。年过四十，人体肾气、肾精渐衰，新陈代谢迟缓，且肾阳不足，津液不足以化，代谢输布失常，变生痰浊之邪，上凌于心，心阳不振，无力振奋，血行迟滞，痹阻心胸。若肾主藏精，开阖失度，脉络空虚，心脉失养，不荣则心胸作痛。张治祥认为肾阴亏损，水火失济，营阴暗耗，导致虚热内生，炼津成痰，痹阻心阳则为胸痹。

辨证论治

1. 痰瘀互结兼气虚 痰瘀互结兼气虚型患者临床表现常为胸闷隐隐作痛，呈反复发作，心悸汗出，短气甚则喘息，乏力倦怠，面色白，舌质淡黯或边有齿瘀，苔薄白或腻，脉细弱或涩。邓铁涛认为冠心病为本虚标实、痰瘀相关之证。治疗上采用益气除痰活血法，方用邓氏温胆汤，药用枳壳、竹茹、半夏或胆星、橘红、茯苓、甘草、党参（或丹参）。王靖认为胸痹以气虚痰瘀为主，注重补气，痰瘀并治，方用血府逐瘀汤合瓜蒌薤白半夏汤加黄芪。龙臣通过对60例气虚痰瘀型冠心病患者进行随机对照，结果显示服用加味瓜蒌薤白半夏汤治疗该证型有良好疗效，优于纯粹西医对照组规范治疗。

2. 痰瘀互结兼气滞 痰瘀互结兼气滞型患者多在40岁左右初发心痛，平素体质尚可，与工作及生活精神压力过大、情志不舒或冠状动脉痉挛相关。常常表现为情志不畅时易诱发胸闷、气短，胸胁胀痛，脘痞纳呆，舌质黯红或边有瘀点瘀斑，苔薄白，脉弦。左俊岭认为在肝失疏泄情况下常可变生痰瘀，且肝气滞则心气乏，从而成为冠心病的发病基础。治以疏肝解郁、活血化痰法，方可选用柴胡疏肝散或逍遥散合血府逐瘀汤加减。若见血瘀重者可加乳香、没药；若见郁而化热者可加牡丹皮、栀子。陈镜合治疗该证型则应用越鞠丸合失笑散加西洋参、红花。

3. 痰瘀互结证兼气阴两虚 痰瘀互结证兼气阴两虚型患者临床表现为心胸隐痛，心悸盗汗，心烦少寐，颧红，五心烦热，口干少饮，舌质黯红或紫黯，苔少或无，脉细数或结代。谢旻认为胸痹以气阴两虚为本，痰瘀为标，治疗上标本兼顾，采用益气养阴、活血祛痰法，选方生脉散合丹参饮加味。若胸阳不振较重者加瓜蒌、薤白；痰浊盛者加清半夏、陈皮。雷忠义自拟养心活血汤（西洋参、麦冬、陈皮、五味子、太子参、丹参、三七粉）治疗气阴两虚痰瘀互结型胸痹的患者200例，联合使用西药，与单纯口服西药对照组治疗相比，在心绞痛发作次数、症状改善、心电图变化、血脂系列、生活质量提高等方面有效率均高于对照组。

4. 痰瘀互结兼阳虚 痰瘀互结兼阳虚型患者临床表现为胸闷痛，心悸气短或气喘，畏寒肢冷，脸睑浮肿，面色苍白，舌质淡黯或胖嫩，苔白滑或腻，脉沉细涩或结代。辛大为认为冠心病痰瘀互结患者本质上多为阳气不足。治疗上采用温阳益气、化痰祛瘀法，自拟桂芪柴夏丹红汤，药用桂枝、黄芪、人参、柴胡、法半夏、瓜蒌、川芎、丹参、红花等。赵鸿等采用温阳通络方治疗冠心病痰瘀兼阳虚，口服心痛定及阿司匹林等药物作为对照组，证明治疗组在缓解心绞痛症状、心电图疗效评价与硝酸甘油停用减量等方面均明显优于对照组。

5. 痰瘀互结兼毒邪 痰瘀互结兼毒邪型患者临床表现有胸闷、气短，喘促伴有喘憋，或伴面赤斑斑如锦纹，或身发斑疹，大便干结，小便短赤，舌紫（或淡黯）、绛舌、晦黯枯槁舌、点刺（红点、白点或黑点）舌或肿胀舌，苔腻或积粉苔，脉滑。雷忠义认为胸痹心痛病程日久，痰瘀久甚，化热生毒而成，最终提出了痰瘀毒互结之证。治法上予以涤痰降浊、活血化瘀、清热解毒之法，自拟丹曲饮（赤芍、丹参、生黄芪、瓜蒌皮、红曲、水蛭、牡丹皮、葛根、银杏叶、黄连）。宋一亭则采用祛痰逐瘀、清热解毒法，应用蒌花汤治疗冠心病痰瘀毒互结证。徐浩等在治疗该证以祛痰活络法的基础上加用清热解毒的汤剂如四妙勇安汤、黄连解毒汤等。

6. 痰瘀互结兼热邪 痰瘀互结兼热邪型患者临床表现多为胸痛如灼，心烦口干甚则口苦，痰多黄稠，大便秘结，舌红质紫黯，苔黄略厚腻或浊腻，脉滑数或弦数。梅国强认为痰瘀互结是生热的关键，痰瘀久恋不去，瘀滞体内，阻塞络道，郁久化热，从而形成热痰瘀互结。治宜清热化痰、理血祛瘀法，方可选用加味小陷胸汤、柴胡陷胸汤等加减。李坚对120例冠心病痰瘀热结患者进行治疗，运用黄连温胆汤加减化裁，结果显示总有效率为90.48%，具有显著的临床效果。

7. 痰瘀互结兼寒邪 痰瘀互结兼寒邪型患者临床表现多为猝然胸痛，呈缩窄状，遇寒则剧，甚则心痛彻背、喘息不得卧，胸闷心悸，伴有形寒肢冷，手足不温，舌质淡黯，苔白滑或薄白，脉弦紧或迟涩。郑珂等对 70 例冠心病痰瘀寒凝型患者进行临床观察，用麝香保心丸治疗此病，结果显示患者心绞痛发作次数及持续时间较治疗前均有减少，与对照组比较，中药组患者心绞痛发作频次以及持续时间明显降低，总有效率达 76.67%，疗效确切。林金华应用通痹温阳逐瘀汤加减，采用活血化痰、通阳散寒法，药用制附子、桂枝、瓜蒌、薤白、半夏、桃仁、红花、当归、枳壳、赤芍、川芎等。若兼心痛甚者，可加延胡索、五灵脂、三七粉（冲服）。

辨证论治是治疗疾病的关键，辨证准确与否直接影响着患者的治疗、症状改善及远期预后。对于痰瘀互结证冠心病患者在治疗上应区别邪气轻重、病位，兼顾气血阴阳的虚损，虽然痰瘀贯穿冠心病的始终，更应辨别气滞、气虚、气阴两虚、阳虚、寒邪、热邪、毒邪的轻重以论治。希冀根据不同的兼证采用不同的治法方药，提高冠心病痰瘀互结证的临床疗效。

390 冠心病痰瘀互结证治疗经验

冠心病（CHD）是严重影响人类健康，难以治愈的一类疾病，主要是由于冠状动脉发生动脉粥样硬化病变从而引起的血管腔狭窄或阻塞，和/或因冠状动脉功能性改变（痉挛）导致的心肌缺血、缺氧或坏死而导致的一类心脏病。中医学中虽然并没有定义冠心病这一病名，但根据其发病特点和临床表现，可归属于中医"胸痹""心痛""真心痛"等范畴。李延教授擅长冠心病的治疗，在其诊疗上，尤其重视痰和瘀在疾病发生发展过程中的作用，临证以祛痰与化瘀相结合。学者熊伟南等将李延从痰瘀角度论治冠心病经验做了梳理归，望有助于冠心病的临床诊治。

冠心病痰瘀互结证病因病机

李延认为冠心病最常见的致病因素为痰、瘀。痰是指因外邪侵袭、七情内伤或脾肾气血阴阳虚损等，导致水湿停聚在体内，或灼热之邪耗伤阴津，使津液凝聚成痰。《金匮要略》中最早提及痰，其云："膈上病痰，满喘咳吐。"《名医别录》中针对"停痰痞满""腹中痰实结搏""膈中痰水"等提出分别以朴硝、芒硝、茯苓等主之，标志着痰病在临床研究上的深入。现代医学研究中，"痰生百病"已经成为众多医家的共识。瘀是指因外感内伤、情志不舒等使血液运行不畅，停滞成瘀。《黄帝内经》中已对血瘀证的病因、症状、治法进行明确说明。《神农本草经》载有活血化瘀药相关论述。《医林改错》对血瘀证进行大量论述，并提出一系列活血化瘀方剂，为后世沿用至今。李延遵循中医学古籍，并结合自己多年的医学临床经验指出痰与瘀分别源于不同的致病因子，但它们之间相互影响，胸痹主要是由痰引起，进一步导致瘀，最终形成痰瘀互结之证，痰瘀与冠心病的发生以及发展有着紧密的联系。《黄帝内经》对痰瘀相关理论及治疗方药早有详细记载，证实了痰与瘀具有一定程度上的相关性。《灵枢·百病始生》云："凝血蕴裹而不散，津液涩渗，著而不去，而积皆成矣。"首次记载了痰瘀共同致病的病理现象。《金匮要略》"血不利则为水"的论断说明了血与水（痰）的关系，痰可生瘀，瘀可生痰，而至痰瘀同病，痰、瘀不是孤立不变的，二者可以相互转化，相互胶滞，而最终导致痰瘀互结之证。另《丹溪心法》中朱丹溪曾针对痰瘀之证提出"痰挟瘀血，遂成窠囊"，明确了"痰瘀同病"的观点。《证因脉治》中提到"胸痹之因，饮食不节，饥饱损伤，痰凝血滞，中焦混沌，则闭食闷痛之症作矣"，阐述了饮食不当，损伤脾胃，脾胃运化无力，聚湿生痰，痰瘀互结致冠心病的病理过程；《继志堂医案·痹气门》中"胸痛彻背，是名胸痹……此病不惟痰浊，且有瘀血，交阻膈间"，强调了冠心病的形成与痰、瘀皆相关；《古今医鉴》中指出"心痹痛者，必有顽痰死血"，进一步证明了痰与瘀在冠心病发生过程中的重要性。

李延结合冠心病的病变部位进而分析冠心病痰瘀互结证发病机制与心之功能最为密切。心主身之血脉，心脏的搏动和血液在脉管中的运行皆依赖于心之阳气。若心气不足或心阳不振，不能鼓舞气血，则血行迟缓而瘀滞。心为阳脏，心阳具有鼓舞血液在经脉中运行的作用，亦有温煦作用，蒸化津液，调畅津液输布全身，流行不聚。若心之阳气虚衰，温化不能，故津液寒聚，流着成痰；心气不足则血行缓慢而致瘀血阻滞。瘀血既久，化为痰水。清代尤在泾提出"阳痹之处，必有痰浊阻其间"。另外，冠心病与肝、脾、肾关系密切。情志失调，郁怒伤肝，肝失疏泄，日久化火，炼液成痰，进而致血行不畅，痰瘀互结而心脉痹阻；饮食不节，损伤脾胃，运化失司，聚湿生痰，痰浊胶着，痰阻血瘀，痹阻脉络，致心脉不通；年老体虚，肾精不足，肾气衰微，津液不化，痰浊始生，血脉不畅，瘀血阻滞，痰瘀互结，心脉不通。故而冠心病证属"本虚标实",本虚以心阳亏虚为主,标实以血瘀和痰浊较为多见,因此,李延致力于冠心病痰瘀互结证的研究,将其基本病机归结为"痰瘀阻滞,心脉不通,不通则痛"。

李延在中医研究基础上进一步结合现代医学对冠心病痰瘀互结证的发病机制进行分析。动脉粥样硬化是引发冠心病的主要原因,而动脉粥样硬化最关键的危险因素则是脂质类代谢异常。脂质代谢紊乱而为痰浊,微循环功能障碍而致瘀血,痰浊、瘀血阻滞造成血管内皮功能损伤,从而形成动脉粥样硬化,这一过程即为痰瘀病损的过程,最终导致冠心病的发作。据血流动力学分析,血流的速度和流量受到血流推动力的影响,与中医学中"气"的道理相似,血管壁内膜上胆固醇不断积累以及血管内血液的硬化堆积,致使血流受到阻碍,与中医提到的"血瘀"有相似之处,而血液黏稠度的不断提升是诱发冠心病的重要机制。现代诸多学者对冠心病痰瘀互结证与现代客观指标的关系进行了深入研究,发现冠心病痰瘀互结证与血脂升高、血液流变学改变、氧自由基增多、凝血功能改变、炎症反应、胰岛素抵抗等多种因素紧密联系。

冠心病痰瘀互结证的临床特征

有关冠心病的临床表现,最早出现在《黄帝内经》之中。《灵枢·无邪》云:"邪在心,则痛在心。"简明指出胸痹最为主要的临床表现。《素问·藏气法时论》云:"心病者,胸中痛,胁支满,胁下痛,膺背肩胛间痛,两臂内痛。"进一步归纳了胸痹的最为常见症状。《灵枢·厥论》云:"真心痛,手足青至节,心痛甚,旦发夕死,夕发旦死。"此即胸痹之重症,与冠心病心绞痛、急性心肌梗死相类似。并且《金匮要略·胸痹心痛短气》中特别阐述了胸痹主症的特点:"胸痹之病,喘息咳唾,胸背痛,短气,寸口脉沉而迟,关上小紧数,瓜蒌薤白白酒汤主之。"

冠心病痰瘀互结证临床表现为胸闷、胸痛,入夜尤甚,兼有心悸、气短喘促,咳吐痰涎,倦怠乏力,舌质紫黯,有瘀斑、瘀点,舌下脉络增粗、曲张、其色紫黯或舌苔腻,舌体胖大,脉沉弦或沉涩,或弦滑。瘀血凝涩,痰浊闭阻,心脉不通,故胸闷、胸痛;痰和血属阴,夜亦属阴,故疼痛入夜尤甚;痰瘀阻塞,胸阳不振,故而心悸;痰浊困脾,瘀血停滞,脾气不运,故气短喘促,咳吐痰涎,倦怠乏力;舌质紫黯,有瘀斑、瘀点,舌下脉络增粗、曲张、其色紫黯或舌苔厚腻,舌胖大,脉沉弦或沉涩,或弦滑,皆为痰瘀互结证之象。

另外,李延在临床上体会到冠心病通常是发作期与缓解期交替出现,进一步分析了冠心病不同时期临床表现的异同。疾病的发作期,患者主要以实证表现为主,而虚证表现并不明显,处于发作期的患者大多表现为心前区疼痛或痛引肩背、心中悸动、胸中痞满憋闷、口中黏腻乏味、痰多黏稠、舌质暗红或紫黯且有瘀斑、瘀点,舌苔多见白腻、黄腻、白滑,脉弦或滑等征象,这种表现是由于痰浊与瘀血痹阻心脉所致。缓解期患者则多表现为心中悸动不安、胸部憋闷隐痛、头晕目眩、气短乏力伴畏寒肢冷或五心烦热、舌淡胖或红绛、暗红或有瘀斑、瘀点,苔薄或苔厚腻,脉沉迟或细数、结代或弦滑。缓解期虽以本虚的征象较为显著,但是痰瘀致病,来时迅猛,去时缓慢,因聚湿而生痰,故其性黏滞,病情缠绵,迁延难愈。

冠心病痰瘀互结证的治疗

李延认为痰瘀互结是冠心病的重要致病因素,且痰瘀互结证又是冠心病常见的证候,因此痰瘀同治法是治疗冠心病的基本法则。针对痰瘀病证,历代医家还留下了诸多方剂,例如《华佗神方》中记载治痴呆方,以半夏、石菖蒲、天南星化痰开窍通络,以当归、郁金活血;治头痛方以川芎和血活络,半夏、细辛化痰祛饮;《金匮要略》中有1/3的方剂涉及痰瘀同病与痰瘀同治,如当归贝母苦参丸、大黄牡丹皮汤、桂枝茯苓丸、当归芍药散等。故而结合历代医家经验,李延指出痰瘀之证治应"治痰不忘消瘀,治瘀不忘祛痰,痰瘀同治"的治则。冠心病与痰瘀二者关联密切,痰瘀互为因果,痰可致瘀,瘀可化痰，痰瘀夹杂并存而致病，单纯治瘀或治痰的治法均不能达到预期的效果，故治疗应重视痰瘀同治，不可偏于一法。若独用活血化瘀，则痰不能尽化，偏用化湿祛痰则瘀必留滞，故在治疗冠心病时两者应兼顾，以求痰消瘀化，心脉通畅。另外，现代研究表明，痰瘀同治可以使已经存在的斑块明显消除，能够使血管软化，并且可以使血液黏度和血小板聚集率降低，从而改善血管的内皮功能，减轻心肌的受损程度。

李延针对冠心病痰瘀互结证常应用辨证论治思维，结合实际情况，在基本方柴胡桂枝龙骨牡蛎汤和生脉散的基础上，加以丹参、延胡索、桔梗；痰瘀偏盛者加瓜蒌、薤白、半夏以化痰散结；血瘀偏重者加赤芍、三七粉以活血化瘀；另外根据具体情况可用参七散配合治疗。另外，由于痰瘀生成原因不同，治法治则亦会有不同，李延在以痰瘀同治为主要治则的基础上，也重视其兼证的治疗。一是痰瘀同治，兼顾调气。人体气机对津血的运行具有推动和运化作用，若气机失调，则津血运行不畅，津液停聚为痰，血液凝滞为瘀，痰瘀又可阻碍气机，相互影响，使病情进一步加重，故而痰瘀同治的同时，应重视气机的调节，气机通畅则痰消瘀散，方药选取上可用补阳还五汤合瓜蒌薤白半夏汤加减。二则痰瘀同治，兼顾温阳。冠心病的病机为本虚标实，本虚为气血阴阳亏虚，以心阳虚为主，心阳不振，津血运行无力，血液凝滞则成瘀，津液停聚则生痰，痰瘀胶结，痹阻心脉则引发胸痹心痛。治病求本，在应用祛痰化瘀药物的同时，应配以温阳药物，以求心阳充足，津血运行通畅，痰瘀消散，治疗上可选用瓜蒌薤白桂枝汤加减。三是痰瘀同治，标本兼顾。冠心病证属本虚标实，故在祛痰化瘀治标的同时，还应兼顾其本因，根据病情的差异增用益气滋补等药物，进而达到标本同治的目的，增强治疗效果。

同时，李延依据心脑血管疾病本虚标实的特点，通过长期临床实践总结出经验效方心脑通络液，其组成主要有黄芪、人参、当归、川芎、丹参、延胡索、红花、瓜蒌、法半夏、赤芍、枳壳、地龙、甘草等药物，具有益气活血、祛痰化瘀的功效。经过大量的临床观察和实验研究证实，该方可用于多种疾病的治疗，且临床疗效明显。李延多在以痰瘀互结为病机的冠心病、老年痴呆、脑梗死、失眠、心动过缓等疾病的治疗过程中应用此方，且得到了较为理想的治疗效果。

病案举例

梁某，女，60岁，2018年7月19日初诊。主诉胸闷胸痛，心慌、气短2年余，下肢浮肿近半年。诊见胸部闷痛时而如针刺，痛处固定，入夜尤甚，伴心悸、气短、汗出，舌质紫黯，脉沉涩。西医诊断为冠心病。中医诊断为胸痹（痰瘀互结）。以宣痹通阳，化痰逐瘀为法。自拟方药心脑通络液化裁。

处方：黄芪20 g，瓜蒌20 g，薤白15 g，川芎15 g，当归15 g，地龙15 g，红花10 g，桂枝10 g，法半夏15 g，赤芍15 g，枳壳15 g，炙甘草10 g，7剂，每日1剂，水煎分早、晚2次服。

二诊：药后诸症均有减轻，但仍偶有发作，且夜寐差，下肢肿胀。上方加夜交藤20 g，茯苓15 g，五加皮15 g，10剂。

三诊：服上方10剂后，胸闷胸痛少有发作，且程度减轻，心悸好转，下肢浮肿以消。去桂枝、枳壳、五加皮，继续服用7剂以巩固疗效。

按：清代医家龚信在《古今医鉴》中云："心痹痛者……素有顽痰死血。"曹仁伯在《继志堂医案》中提出"胸痛彻背，是名胸痹……此痛不唯痰浊，且有瘀血，交阻膈间。"通过实践证明，痰阻则血难行，血凝则痰难化。由此可见，痰瘀互结为胸痹心痛的常见病机。因此，宣痹通阳、化痰逐瘀则是根本对症之法。方中以瓜蒌、薤白、法半夏化痰散结；以川芎、赤芍、红花活血化瘀；"损其心者，调其荣卫"，丹参合当归，使心脉荣而痛缓；黄芪既可以益气助阳，又可配合活血药推血前行；炙甘草一可平心悸，二可辛甘化阳，得此阳，痰可化，血亦行。二诊加用茯苓、五加皮，用以加大利水渗湿之功，以消除肢体肿胀。全方攻补兼施，标本兼顾，并行不悖，共奏益气化瘀、祛痰宣痹之功。

391　冠心病痰瘀互结证探析

随着生活水平的不断提高，冠心病（CHD）发病率在逐年上升，严重影响人类生活质量。现代医学认为冠状动脉发生粥样硬化性病变而引起血管腔狭窄或阻塞，造成心肌缺血、缺氧或坏死，从而导致冠心病，属中医学"胸痹""心痛""真心痛"等范畴。有研究者发现动脉粥样硬化、血脂升高归结为中医学致病因素中"痰"的表现，心肌缺血、血液流变学改变则为"瘀"的表现。从病机而言，痰瘀互结，痹阻胸阳，阻滞心脉，引发冠心病。作为冠心病的重要病机，痰瘀互结贯穿发病过程始终，在中医临床诊疗中具有重要意义。因此，学者洪静等查阅近10年相关文献，探析了冠心病痰瘀互结证的研究，为冠心病中医临床诊疗提供了更多的理论依据和思路方法。

冠心病痰瘀互结证动物模型

1. 冠心病痰瘀互结证动物模型的建立机制和方法　随着现代医学的不断发展和进步，在中医学整体观念、辨证论治思想指导下，中医证候动物模型研究是在动物上模拟人类疾病的某些特征，复制出与人体疾病症状、病理改变相同，或相似的动物模型运用于研究中，探索人体疾病发生、发展规律和评价药物疗效等。高杉等探讨冠心病痰瘀互结证动物模型的建立及机制，提出目前建立该模型常用方法主要有两类：病证结合与中西医结合模型；转基因动物模型。另有学者等研究痰瘀互结型冠心病动物模型建立方法，阐释短时间疾病动物模型的建立，与人类长时间累积所形成的疾病中医证候仍存在着较大差别，提示研究者在动物模型研究中，要深入挖掘冠心病痰瘀互结证的病因、病机以及临床表现等，才能建立接近中医病症结合的动物模型运用于研究。

2. 冠心病痰瘀互结证动物模型的应用和评价　在动物模型研究机制和建立方法基础上，有专家进行冠心病痰瘀互结证小鼠模型的初步探索，通过实验研究发现 ApoE 基因敲除小鼠通过高脂饲料喂养结合异丙肾上腺素诱导，可以建立冠心病痰瘀互结证小鼠模型，该模型具有较好稳定性，可操作性以及可重复性的特点。此外，通过微透析技术进行痰瘀互结型冠心病大鼠的证治药动学研究探索，研究表明该模式可为类似证治药动学研究提供参考价值。杨凯伦等通过系统检索，搜集冠心病痰瘀互结证动物模型相关文献，探讨模型成功建立与否的客观、特异性评价标准，对于制定科学的模型评价标准提供思路和方法。基于动物模型，研究者可以进行药效评价的研究，为冠心病痰瘀互结证的中医药防治研究提供理论基础和数据支持。陈中通过建立高脂血症大鼠心肌缺血再灌注损伤模型，基于 miR-223/PPRs 途径，探索活血化痰方对冠心病痰瘀互结证大鼠炎症保护机制研究，发现该方对于心脏、炎症有保护作用。此外，李茂微发现丹蒌片对冠心病痰瘀互结证大鼠的心肌具有保护作用，其机制可能与降低大鼠血液黏度，改善血脂代谢紊乱，抑制心肌细胞凋亡存在一定关联性。

冠心病痰瘀互结证客观化研究

痰瘀互结是冠心病的主要病机，因此，冠心病痰瘀互结证的分子生物学特征、临床生化指标、量表、脉诊、诊断标准相关客观化研究，为揭示冠心病发病机制、发生发展，加强中医药防治冠心病具有较重要的临床指导意义。

1. 冠心病痰瘀互结证的分子生物学特征研究　王生万探究冠心病痰瘀互结形成的可能相关分子生

物学机制，初步认定复合性斑块为痰瘀互结之"结"的病理实体，其形成可能由于局部微环境形成的多分子网络失衡。许伟明基于有效中药，研究结果初步提示炎症反应可能在冠心病痰瘀互结证发生、发展过程中起到了重要作用，这可能是冠心病痰瘀互结证重要网络生物学基础之一。刘燕君等分析冠心病痰瘀互结分子生物学机理研究现状，提出通过复杂网络学的方法，开展全面、系统和深入的研究，可能成为全面了解冠心病痰瘀互结证基础生物学的一种新途径。

随着分子生物学技术的不断革新，有学者借助于基因组学、蛋白质组学、鞘脂组学进行了冠心病痰瘀互结证的相关性研究，体现分子生物学和中医临床证候研究的统一性。

在基因组学方面，莫鸿辉研究黏附分子-1血清水平及基因多态性与冠心病痰瘀证候关系，通过研究发现ICAM-1可能是冠心病独立预测因子之一，其血清水平升高与痰瘀互结证有着紧密联系；而且，ICAM-1K469E基因多态性与广东地区汉族人冠心病危险性有关联，其中，E等位基因可能是冠心病的一个遗传危险因素。

在蛋白质组学方面，有一些学者通过冠心病痰瘀互结证动物模型的血清蛋白质组学研究，加强研究冠心病的本质，为中医临床准确辨证和精准治疗提供一定的科学依据。刘建勋等通过中国小型猪，初步发现血清蛋白表达谱有所改变，发现的差异蛋白可能与冠心病痰瘀互结证形成、发生和发展有一定相关性。苗兰经过比较正常健康小型猪与冠心病血瘀证模型的相关血清蛋白质组学，提出冠心病痰瘀互结证血清、冠状动脉和心肌组织的蛋白表达谱均有显著性差异，差异表达蛋白质可能参与了炎症反应、脂质代谢、血管重构等病理过程。

作为组学领域中的研究前沿和热点，在鞘脂组学方面，朱黎霞等阐明鞘脂可能是构成痰瘀互结证的生物学物质基础之一，而鞘脂代谢特征可能是有别于其他证型的内在基础。与此同时，鞘脂组学可能成为冠心病痰瘀互结证本质研究的有效突破口，为挖掘其本质提供借鉴意义。

2. 冠心病痰瘀互结证的临床生化指标研究　　有诸多学者对于冠心病痰瘀互结证的临床生化指标进行相关研究，探讨冠心病痰瘀互结证与多种因素、多个客观指标的相关性，以及痰瘀互结型冠心病合并颈动脉粥样硬化（CAS）、冠心病（稳定型心绞痛）等疾病的客观实质，为临床研究和决策提供线索和客观依据。

杨海霞分析冠心病痰瘀证多种相关危险因素，体重指数、高血压及血脂异常关系密切，而且症候计分较高，冠脉病变以多支病变为主，冠脉病变程度较重；血脂四项中，TC、LDL水平的升高；炎症因子中，CRP、TNF-α、IL-6、SCD40L、ICAM-1水平与冠心病痰瘀证发病关系密切。靳宏光等基于临床数据，探讨冠心病痰瘀证与多个客观指标的相关性，发现TC、TG、LDL-C、FINS、hs-CRP、MMP-9水平与冠心病痰瘀证有紧密联系，为冠心病痰瘀辨证分型，进行进一步临床研究提供客观依据。

关于痰瘀互结型冠心病合并颈动脉粥样硬化（CAS），陶丽宇等基于血管功能及结构检测探讨病变特征，研究结果显示血管功能及结构，较非痰瘀互结型更差，以下指标：颈动脉内中膜厚度（IMT）、脉搏波传导速度（PWV）、总胆固醇（TC）、低密度脂蛋白胆固醇（LDL-C）可作为痰瘀互结型中医临床辨证参考依据。

对于痰瘀互结型冠心病（稳定型心绞痛），亦有研究者进行相关研究。杨茗茜运用理化检查指标进行现代研究，提出颈动脉彩超、心电图、心脏彩超、射血分数与冠心病心绞痛存在相关性，而且，空腹血糖与痰瘀互结型冠心病患者关系更为密切。孔德昭进行冠心病稳定型心绞痛痰瘀互结证与血脂等指标相关性比较研究，得出以下结论：高密度脂蛋白、血尿酸与其关系密切。与此同时，本研究建立2个将西医临床检测指标、中医量表相结合的判别模型，其中痰瘀互结-非痰瘀互结非气虚血瘀组的判别式均有较高的准确度、敏感度和特异度，可以用于诊断冠心病稳定型心绞痛中医证候。

3. 冠心病痰瘀互结证的量表相关性研究　　关于量表条目筛选方法学，杜蕊等研究冠心病稳定型心绞痛痰瘀互结证自评量表，并取得了一些研究进展。综合运用德尔菲专家问卷咨询法、临床调查法、深度访谈法等，在量表条目筛选时，充分考虑专家、临床医师、患者意愿，且结合定性与定量，有助于提高所建立量表条目实用性、科学性、敏感性和代表性。

近年来,有研究者对于冠心病稳定型心绞痛痰瘀互结证进行了相关疗效评价证候计分表、辨证量表和自评量表的研制与初步考评。王鸿琳探索编制适用于中医临床医生对疗效评价的证候计分表,经过初步考评,该表具有合格的信度、效度,可作为中医临床医生疗效评价时一种测量手段。另有学者初步研制辨证量表、自评量表,结果显示量表均具有较好的可行性、信度、效度以及反应度,并初步临床验证量表均有着较高的诊断准确性,为中医临床医生辨证、患者自评和疗效评价提供一种操作简便的量化工具。

4. 冠心病痰瘀互结证的脉诊相关性研究 痰浊和瘀血是冠心病发病过程中重要继发性致病因素,影响脉管通利、气血盈亏情况,造成脉象"位、数、形、势"等变化。江丽杰等解析冠心病痰瘀互结证脉象既往研究和专家共识,归纳基本脉象为以下几种:弦脉、滑脉、涩脉,兼脉是以弦滑脉、弦涩脉居多。关于冠心病痰瘀互结证基本脉象的研究,为中医临床诊断、治疗以及判断预后具有重要的辨识意义。

5. 冠心病痰瘀互结证的诊断标准相关性研究 胡镜清等在前期文献整理分析及专家咨询前提下,进行冠心病痰湿证宏观指标筛选,通过层次分析法进行权重比较,并由核心工作组多轮专家讨论,最终制定诊断标准。在陈可冀院士团队制定的冠心病血瘀证辨证标准基础上,探讨建立冠心病痰瘀互结证宏观诊断标准,并取得了一些研究进展。袁东超等探讨心脑合病痰瘀互结证的诊断。通过筛选 338 项症状,共有 12 项进入 logistic 回归,按 OR 值排序,由此建立 logistic 判别函数 Y,当 $Y \geqslant 0$ 时,即可诊断为痰瘀互结证。经过检验,此函数具有较好的判别准确性及真实性,所涵盖的症状信息与临床有较高的吻合度,为诊断临床心脑合病痰瘀互结证提供参考依据。

冠心病痰瘀互结证的临床治疗

冠心病是严重影响人类健康的常见病,近年来,专家学者在冠心病痰瘀互结证临床治疗方面积累了一些用药经验和规律。

冠心病具有本虚标实的病机特点,治疗原则以标本兼顾,寓补于通,痰瘀并治为主。因此,痰瘀同治法成为治疗冠心病痰瘀互结证的有效方法,临床研究表明该法在冠心病心绞痛中的临床应用日趋广泛。宋婷婷等总结导师临证经验,通过临床实践证明痰瘀互结是冠心病的主要病因病机,遵循痰瘀同治原则,运用祛痰化瘀方法,在治疗中取得良好的疗效。

苏雪芬等通过文献研究冠心病痰瘀互结证临床用药规律,提出痰瘀同治是辨证论治大法之一。在治疗中,常用中药使用频次由高到低排列依次为法半夏、丹参、瓜蒌、川芎、薤白、甘草、茯苓、红花、陈皮、赤芍和当归;使用频次较多的药物类别依次为活血化瘀药、化痰药、理气药、补虚药。另有研究者吴媛等为更好地指导中医临床治疗,进行中医药治疗冠心病心绞痛痰瘀互结证用药规律研究,得出了如上类似结论,具体如:单味中药用药频次最多的为法半夏,其次为瓜蒌、薤白、川芎、茯苓、三七、陈皮;用药味数较多的分别是活血药、补虚药、理气药和化痰药。

综上所述,冠心病的发病与痰瘀密切相关,痰瘀互结为冠心病的常见中医证候,是冠心病发病的重要致病因素。因此,研究和探讨冠心病痰瘀互结证研究进展,具有重要的临床意义。

392 从痰浊血瘀理论探析冠心病机制

随着人们生活水平逐渐提高，高血压、高血脂、高尿酸、高血糖、肥胖等病症发病率逐渐增高，增加了心脑血管病的发病风险，而此病症多见于中医痰湿体质类型。冠心病作为临床最常见心血管疾病，发病率呈逐年上升趋势，是危害人们身体健康及生命的第一杀手。冠心病病因病机极为复杂，涉及多方面因素，痰浊为其主要证候要素之一，现代研究发现冠心病中医证型多见于痰浊内阻证及痰瘀互结证。目前冠心病中痰浊血瘀证发病率高，病变程度严重，越来越受到重视。学者常艳宾等从痰浊血瘀理论结合现代医学研究探析了冠心病的发病机制，为基于痰瘀论治冠心病的中医临床治疗提供了理论基础。

痰浊血瘀的理论沿革

1. 痰浊证 痰浊是人体水液代谢失调的病理产物，主要是体内津液凝练化浊而成。痰浊证始见于《金匮要略·痰饮咳嗽病脉证治》篇，称之为痰饮。南宋杨士瀛《仁斋直指方论》中提出"稠浊者为痰，清稀者为饮"。金代医家张从正在《儒门事亲》创立了痰蒙心窍的理论；元代医家朱丹溪在《金匮钩玄》中提出"百病中皆有兼痰者""湿热生痰""怪病多属痰"等论点。张景岳在《景岳全书》中提出"痰之化在脾，痰之本在肾，木郁制土，火盛克金，火邪炎上皆生痰"，"治痰之法必须识痰为标证，治痰知治本，则痰无不清者"。

2. 血瘀证 血瘀证是指瘀血内阻，以疼痛、肿块、出血、舌紫、脉涩等为主要表现的证候。血瘀证始出于《黄帝内经》，《素问·调经论》云"孙络外溢，则有留血""寒独留，则血凝泣，凝则脉不通"，强调因寒致瘀；《素问·痹论》云"心痹者，脉不通"，血液瘀滞，脉涩不利而致痹证。张仲景首次将瘀血作为一种独立病证在《金匮要略·惊悸吐衄下血胸满瘀血病脉证治》中进行详尽论述，并总结瘀血证的辨证论治规律，对活血化瘀法做了进一步发展，创立了众多治疗瘀血证的方剂。清代医家叶天士倡导"病久入络""久病血瘀"学说，提出辛润通络、辛温通络、清络选通、降气通络、搜剔通络等大法治疗络脉瘀滞证。清代王清任《医林改错》和唐容川《血证论》分别详细论述了血瘀证的形成，发展了瘀血学说，并创立了众多方药，为活血化瘀法之大成。

痰浊与血瘀的关系

痰浊是人体水液代谢异常的病理产物，瘀血是人体血液运行不畅的病理产物。两者源同而流异，都是人体血运失常的病理反映。痰浊和血瘀既是病理产物，亦可为致病因素。朱丹溪在《丹溪心法》云："痰挟瘀血遂成窠囊。"唐容川《血证论》亦云："血积既久，也能化为痰水。"

"脾主运化水液""脾主运化水谷"，津血同源，由水谷精微所化生，均由脾所主。脾主运化功能失常，体内水液代谢失于调节，停聚凝结而成痰、饮、湿等，进一步化浊而成瘀。津凝聚而为痰，血液留滞而成瘀，痰可致瘀，瘀常夹痰。邓铁涛认为，饮食失调，脾胃损伤，运化失司，导致湿浊内生，湿浊久聚生痰，痰浊阻滞气机，脉络不通，气血运行不畅，致使血瘀。因此，邓铁涛提出血瘀的早期阶段为痰浊，痰浊进一步发展为血瘀，终致痰瘀互结。

痰浊血瘀与冠心病

1. 痰浊证与冠心病 《素问·至真要大论》云"民病饮积心痛",说明了痰饮是冠心病的发病因素。冠心病病机主要为本虚标实,以气虚证为前提,因气虚日久,无力行血、行津,日久积聚化痰,致痰浊闭阻,形成痰浊证。唐宋时期从痰论治的方剂颇多,如《太平圣惠方》中"胸痹疼痛痰逆心膈不利方"。清代沈金鳌著《杂病源流犀烛》云:"痰饮积于心包,其自病心。"进一步强调了从痰论治。

2. 血瘀证与冠心病 随着对冠心病的进一步研究,认识到其主要病机是心血瘀阻。气血运行不畅,瘀血内生,瘀阻脉道,致使胸阳闭阻,气机不畅,心脉挛急或闭塞而发胸痹。血瘀证是冠心病最常见的证型之一,因此,客观化研究冠心病血瘀证,发挥中医药防治冠心病的优势具有重要的临床意义。清代王清任《医林改错》创立血府逐瘀汤等活血化瘀法治疗冠心病血瘀证。

3. 痰瘀交阻与冠心病 痰瘀学说肇始于《黄帝内经》,《灵枢·痈疽》及《灵枢·百病始生》在生理上及在病理上对痰浊与瘀血的相关性进行了阐述。《症因脉治》云"胸痹之因……痰凝血滞"。说明痰浊血瘀为冠心病发病的重要因素。东汉末年张仲景治疗胸痹心痛运用瓜蒌薤白白酒汤,开创了冠心病从痰瘀论治之先河。曹仁伯在《继志堂医案·痹气门》中亦提出胸痹是痰瘀为病,采用了痰瘀同治法。

痰浊血瘀与冠心病发病机制

1. 痰浊血瘀与血脂异常 冠心病发生发展的主要致病因素之一就是脂质代谢紊乱。在中医学中血脂属"膏脂"范畴,血脂异常的表现记载于中医古籍"痰饮""痰浊""瘀血"等病症中。痰浊是冠心病心绞痛重要的证候因素,而痰浊致病多与血瘀相互兼杂。痰瘀两者是动脉粥样硬化形成过程中的关键所在。目前认为高密度脂蛋白胆固醇(HDL-C)及载脂蛋白 A(apoA)水平与冠心病发生呈负相关,甘油三酯(TG)、总胆固醇(TC)、低密度脂蛋白胆固醇(LDL-C)和载脂蛋白 B(apoB)与冠心病发生呈正相关。黄召谊等研究发现,冠心病痰浊证及血瘀证患者 TG、TC 以及 LDL-C 水平均明显高于健康者,HDL-C 及 apoA/apoB 水平明显低于健康者。痰浊证患者 TC、TG、LDL-C 水平较血瘀证患者显著升高,而 HDL-C、apoA/apoB 水平明显下降,说明痰浊证患者脂质代谢紊乱更加明显。

2. 痰浊血瘀与炎症反应 痰瘀互结是慢性低度炎症的基本病理特征,动脉粥样硬化的发生、发展是一种慢性炎症反应参与的过程,而痰瘀互结可导致血管内皮损伤,是炎症发生发展的始动因素和病理产物,炎症还可增加斑块的不稳定性,与动脉粥样硬化形成密切相关。炎症细胞因子 C 反应蛋白(CRP)被认为是心血管危险评估的"金标准",Rodondi 等研究表明白细胞介素-6(IL-6)在预测冠心病事件方面优于传统危险因素,提高了预测精度。洪永敦等研究发现冠心病血瘀证、痰热证患者的 CRP、IL-6、肿瘤坏死因子-α(TNF-α)水平明显升高,证明 CRP、IL-6、TNF-α 等炎症因子可作为冠心病血瘀证和痰浊证诊断的参考指标。有研究表明,高水平同型半胱氨酸(Hcy)相对于低水平 Hcy,会明显增加冠心病及心血管疾病的病死率,说明 Hcy 水平增高是冠心病的独立危险因素。刘晨晗等通过 Meta 分析血浆 Hcy 与冠心病痰浊血瘀证候相关性研究,结果显示冠心病痰浊证和血瘀证与高水平 Hcy 有密切相关性。

3. 痰浊血瘀与血管内皮功能 冠心病痰浊阻于脉道,气血运行不畅,脉内血液黏度增大,聚结成块,痰瘀互结而生。血管内皮功能障碍是冠心病发生的初始事件、最重要的始动环节,血管内皮细胞产生和分泌的血管活性物质失衡会导致内皮依赖性舒张功能损伤,促使动脉粥样硬化、冠心病等的发生。血小板衍生因子过量表达致使内皮细胞损伤是引起冠状动脉粥样硬化的中介和关键,而痰瘀黏滞壅塞脉道与冠心病血管内的血液处于高度黏稠聚集状态相似。有研究发现痰浊证和血瘀证冠心病患者中,血管活性物质—一氧化氮（NO）水平明显降低，而血管活性物质内皮素（ET）水平显著升高，而尤以痰浊证内皮功能受损为重，表明血清 NO 及血浆 ET 可作为中医辨证分型的参考指标。

痰浊血瘀在分子生物学水平的体现

中医理论讲究整体思维，应用现代生物学技术从整体角度反映中医证候的规律，与中医"有诸内必形于诸外"不谋而合，与中医的整体观及辨证观有相似之处。因此，可利用现代生物学技术从微观生物学角度认识中医不同证型之间的差异。依据蛋白质组学、基因组学及代谢组学的现代生物学技术思维研究冠心病痰浊证、血瘀证，进而揭示冠心病的发病机制。

1. 冠心病痰浊血瘀证的基因组学研究　近年来，大量关于冠心病调查及研究显示，冠心病发病与遗传因素密切相关。现代医学研究表明脂质代谢紊乱与痰浊密切相关。最新研究发现，miRNA 参与了调控甘油三酯和胆固醇的代谢以及脂肪酸氧化等作用，日益受到研究者的关注。如 miR-33、miR-122、miR-125a-5p 等多种 miRNA 均参与了胆固醇的代谢。miR-33 可调控细胞内胆固醇平衡，通过参与胆固醇逆向转运（RCT）发挥抗冠心病的作用。miR-122 具有抑制胆固醇向胆汁酸的转化，最终使血浆胆固醇升高。miR-125 在 oxLDL 刺激的巨噬细胞中可以使炎症细胞因子分泌减少，调节脂质的摄取。血瘀证的症状和体征在微观层次表现为基因网络紊乱而产生异常的蛋白质，将基因组学引入血瘀证的研究中，为揭示血瘀证的发生机制提供了新的方向。郑景辉等应用 PCR-RFLP 方法研究分析发现冠心病血瘀证的家族易感性与 IL-8-251A/T SNP AT 基因型有关。冠心病患者血瘀证 IL-6 基因启动子甲基化水平高于非血瘀证，一定程度反映了血瘀证本质，可作为冠心病血瘀证微观辨证的客观依据。王莹威等建立冠心病痰浊血瘀型家兔模型，研究发现 miR-21 和转化生长因子-βRⅡ（TGFβRⅡ）可能是构成痰浊血瘀型冠心病的危险因素，同时又能导致心肌损伤，进而参与冠状动脉粥样硬化斑块的形成。

2. 冠心病痰浊血瘀证的代谢组学研究　代谢组学是对生物体内所有代谢物成分进行定量分析，并寻找与该病证密切相关的特定代谢组分，揭示其与生理病理变化的相对关系的研究方式，发现该病证的生物标记物而辅助临床诊断。因此，代谢组学技术适于中医证候本质的研究。张红栓等采用氢核磁共振 1HNMR 检测痰浊证及血瘀证冠心病患者尿液样本及血浆样本，通过主成分分析（PCA）与偏最小二乘法判别分析（PLS-DA）方法，研究冠心病痰浊证患者与血瘀证患者之间尿液代谢产物谱及血浆代谢物谱的差异。1HNMR 图谱模式识别分析显示，冠心病痰浊证、血瘀证患者血浆样本代谢物差异显著。结果证明痰浊证与血瘀证都存在能量代谢紊乱，且痰浊证比血瘀证存在更加严重的脂代谢紊乱、糖代谢紊乱；而氨基酸代谢紊乱程度相当。尿液核磁共振氢谱的 PLS-DA 结果可得到相似的结论。以上研究表明，找出不同中医证型冠心病患者特异的标志性代谢物，可通过代谢组学分析技术方法来实现。

3. 冠心病痰浊血瘀证的蛋白组学研究　蛋白质组学是在整体水平上研究细胞内全部蛋白质的组成及其活动规律的学科，通过蛋白质组学技术研究细胞蛋白质整体动态变化与中医证型的特点之间的内在联系，为中医辨证分型及用药提供客观依据。周倩倩等通过采用双向凝胶电泳联合质谱技术，对冠心病血瘀证患者和健康人进行蛋白质组学相关指标的检测，结果显示视黄醇结合蛋白 4（RBP4）、载脂蛋白 E（ApoE）、载脂蛋白 A1（ApoA1）、白细胞分化抗原 5 抗原样蛋白（CD5L）、血清触珠蛋白（HP）、白蛋白（ALB）等脂质代谢和炎症反应蛋白异常变化，其可能是冠心病血瘀证关系密切的差异蛋白。冠心病痰浊证与血瘀证患者血清中重要血脂代谢蛋白的含量均表现异常，患者血液中有益于心血管系统的脂蛋白含量，如高密度胆固醇脂蛋白、apoA/apoB 比值、脂联素（ADPN）、脂白糖运输蛋白（LPT）均明显低于健康人，而痰浊证患者显著低于血瘀证患者。此外，实验研究显示，ApoE 和 C4 结合蛋白（C4bp）与痰瘀互结型冠心病能相关。

冠心病属中医学"胸痹""胸痹心痛""真心痛""厥心痛"等范畴，其病因病机极为复杂，与诸多因素有关，不外乎外邪、饮食、情志、年老脏衰等因素。本病发病多为本虚标实证，本虚以气虚、血虚、阴虚为主，标实多为气滞、痰浊、血瘀等。随着研究的不断深入，瘀、痰在冠心病的形成中越来越受到重视。痰浊、血瘀相互为病，为冠心病重要的病理因素，以上从血脂异常、炎症反应、内皮功能等结合基因组学、代谢组学、蛋白组学探讨了冠心病的发病机制，从痰浊血瘀论治冠心病的中医临床治疗提供了理论基础及依据，使中医药在治疗冠心病领域发挥更大优势。

393　从五脏痰瘀理论探析冠心病证治

从中医角度而言，痰瘀互结是冠心病发病的重要病理因素，冠心病痰瘀互结证为目前较常见且病变程度较严重的证型。冠心病具有动脉粥样硬化和心肌缺血的双重病理特征，诸多医家将中医理论与现代医学有机结合，认为动脉粥样硬化和脂质代谢紊乱与中医"痰"相关，心肌缺血和凝血功能异常、炎症反应与中医"瘀"相关。周仲瑛的"五脏痰瘀"理论认为：人以五脏为中心，气血津液运行失常皆为其病变的结果，五脏皆可生痰生瘀，所谓"肺为贮痰之器"，"脾为生痰之源"，"肾为痰之本"，肺、脾、肾痰瘀多以痰为主；所谓"恶血必归于肝"，"瘀血不离乎心"，心、肝痰瘀多以瘀为主。学者张言玉等从该理论出发，认为痰瘀同病与五脏密切相关，治痰重在肺脾肾，治瘀重在心肝，因而论治冠心病应重视调节五脏机能、痰瘀同治来改善多种病理变化，最终达到改善临床症状及客观指标的双赢效果。

冠心病是指由于冠状动脉粥样硬化引起管腔狭窄或闭塞，导致心肌缺血缺氧或坏死而引起的心脏病，临床症状主要为心绞痛。冠心病主要病理基础是动脉粥样硬化（AS），目前关于AS发病机制的主要观点为损伤反应学说，即AS是动脉壁对内皮细胞损伤的一种慢性炎症反应，血管内皮功能损伤是一个始动因素，通过增加内皮通透性、黏附因子表达等引起脂质、凝血物质、炎症细胞积聚，最终导致动脉粥样硬化斑块的形成。冠心病在中医中称为"胸痹""心痛""真心痛"，总属本虚标实、虚实夹杂之证，病理因素涉及气滞、血瘀、痰浊、寒凝等。《圣济总录·胸痹门》云："胸痹者，胸痹痛之类也……胸脊两乳间刺痛，甚则引背胛，或彻背臂。"西医认为冠心病具有动脉粥样硬化和心肌缺血的双重病理特征，诸多医家将中医理论与现代医学有机结合，认为动脉粥样硬化和脂质代谢紊乱与中医"痰"相关，心肌缺血和凝血功能异常、炎症反应与中医"瘀"相关，因此冠心病更易出现痰瘀这两种病理因素。岳美中亦认为："因年高代谢失调，血行缓慢瘀滞，易成痰浊血瘀，故冠心病老年人尤为多见。"痰瘀互结是冠心病发病的重要病理因素，冠心病痰瘀互结证为目前较常见且病变程度较严重的证型。周仲瑛的"五脏痰瘀"理论认为，人以五脏为中心，气血津液运行失常皆为其病变的结果，五脏皆可生痰生瘀，常可相关同病。"五脏皆可致心病，非独心也"，因此以"五脏痰瘀"为突破口，从肺、脾、肾痰瘀之"痰"和心、肝痰瘀之"瘀"探讨冠心病的证治，以期更好地指导临床实践。

肺脾肾痰瘀之"痰"与冠心病

肺主行水，朝百脉，主治节，肺气宜降以推动和调节全身水液的疏布及排泄，所谓"水精四布，五经并行"；肺失宣降，则水道不利，治节无权，气血津液生化失调而生痰瘀。《不居集》云："肺气虚，则不能水精四布，而浊瘀凝聚。"脾主运化、统血，脾气（阳）虚弱，运化失职，则水谷不化，聚湿成痰饮；统血失职，则血溢脉外成瘀。《景岳全书》云："盖脾主湿，湿动则生痰，故痰之化，无不在脾。"肾藏精，主水，为先天及五脏阴阳之本，肾气（阳）虚弱，不能蒸化水液，皆可泛为痰饮；肾阳虚生寒或阴虚火旺，皆可成痰成瘀。《石室秘录》云："非肾水上泛为痰，即肾火沸腾为痰。"肺、脾、肾三脏生理功能失调皆可致痰瘀内生，所谓"肺为贮痰之器""脾为生痰之源""肾为痰之本"，肺、脾、肾痰瘀多以痰为主。

中医有"百病皆有痰作祟"之说，痰浊既是冠心病的重要致病因素，又是病程中的继发病理产物，痰阻脉络则气滞血瘀，发为胸痹。《金匮要略心典》云："阳痹之处，必有痰浊阻其间耳。"现代医学认为痰浊与沉积在血管壁中的脂类相关，即脂质代谢紊乱为胸痹中"痰"的表现，而脂质代谢紊乱是冠心病发病的重要危险因素，尤其低密度脂蛋白胆固醇增高是其发生发展的关键因素，主要影响机制为动脉内皮因理化因素损伤，血脂吸附于破损处，大量血脂沉积而刺激动脉内壁相关细胞增生，不断加重动脉粥样硬化。脏功能失调与冠心病的发生发展有明显因果关系，肺失宣降，气机不畅，痰浊水饮等有形之邪阻于心脉，此所谓肺病及心。从肺脏之痰论治冠心病，主要有温肺化痰法、肃肺化痰法。对于阳虚痰阻之证，临床医者常在枳实薤白桂枝汤、瓜蒌薤白半夏汤、阳和汤等方药的基础上化裁以宣肺通阳、祛痰宽胸；对于痰阻肺壅、心脉滞涩之证，常选苏子降气汤、五磨饮子、小陷胸汤合温胆汤等方药加减以开郁降气、通络化痰。甘桃梅以瓜蒌薤白半夏汤加用党参、桂枝、郁金、丹参等中药来治疗冠心病心绞痛痰浊内阻者，发现该方药可明显改善此类患者心肌酶学及血脂，进一步说明了古方瓜蒌薤白半夏汤治疗痰浊内阻证冠心病心绞痛方法的有效性。王慧禹等研究表明，小陷胸汤合温胆汤是治疗冠心痛心绞痛的良方，可明显改善患者的中医证候、心绞痛症状及心电图。"肺为贮痰之器"，冠心病从肺脏之痰论治，即采取各种治法以恢复肺之主气功能，增强肺对心的治节作用，以达到化痰通痹之目的。周仲瑛认为，足太阴脾经脉"其支者……注心中"，故脾阳不足，脾失健运，痰浊内生，循经上逆而痹阻胸阳，血行瘀滞，发为胸痹心痛，此乃脾病及心之证，方选桂枝人参汤化裁以温中祛湿、化痰通痹，并辅以活血化瘀之品。邓铁涛认为岭南土卑地薄，气候潮湿，冠心病患者以气虚痰浊型多见，在治疗上重视调脾护心、益气除痰，喜用温胆汤加减治疗此类患者，临床疗效颇佳。王肖龙根据多年诊治冠心病患者的经验，在黄连温胆汤、四物汤等古方的基础上化裁出了活血化痰方，该方亦体现了调脾治心的原则，研究表明活血化痰方可改善冠心病心绞痛患者的血脂水平及中医证候。"脾为生痰之源"，冠心病从脾脏之痰论治，其根本所在是调理中焦，以达到祛痰化浊、畅通经脉之目的。东汉华佗之《华佗先生内照图》云："肾冷入心，手足冷如铁，是名真心痛，甚则死"，肾阳不足，水饮泛滥为痰，痰浊随气升降，停滞于心脉，则发为胸痹心痛。金玫认为，肾虚是痰浊形成的基本原因，针对肾虚痰浊型冠心病患者，临床可在补肾的基础上加用豁痰宽胸之品。李淑贞等认为，肾虚痰阻血瘀与冠心病的发生密切相关，故益肾化痰活血法对冠心病的防治具有重要意义，临床补肾阴多选用生熟地黄、山茱萸、何首乌等，补肾阳多选用淫羊藿、肉桂、制附子等，通过补肾益精、调整阴阳、化痰活血以达标本兼治之目的。胡金明、罗陆一、张兰凤等现代医者在"补肾化痰"治则的指导下自拟方药治疗冠心病心绞痛，发现此法不仅可改善患者胸闷、胸痛及肾虚症状，还能降低血脂水平，效果显著。"肾为痰之本"，冠心病从肾脏之痰论治，重点在于补肾气、温肾阳，以达到通阳散寒、化痰通脉之目的。

化痰法是冠心病痰瘀互结证患者治疗的重中之重，临床在论治冠心病时，不应局限于单纯化痰，应根据肺、脾、肾痰瘀多以痰为主的病理特点，治痰必求其本，予以宣肺、健脾、补肾等治法以绝生痰之源，共奏标本兼治之功。从西医角度而言，这可改善冠心病患者的血脂水平，防止动脉粥样硬化的进展，对冠心病的二级预防具有重要意义。

心肝痰瘀之"瘀"与冠心病

心主一身之血脉，心气是推动和调控血液在脉道内正常运行的基本动力，心气（阳）不足，无力推动血脉则血行瘀滞，津液不得布散聚而成痰，痰瘀交结，可进一步痹阻心脉。《灵枢·经脉》云："手少阴（心）气绝则脉不通，脉不通则血不流。"肝主疏泄及藏血，肝气调畅，则精血津液得以运行输布，若气机郁结，则导致瘀血痰饮内生。《血证论》云："肝属木，木气冲和条达，不致遏郁，则血脉得畅。"心、肝两者共同维持血液的正常运行，"肝藏血，心行之"，二者功能失调可致血液瘀滞，所谓"恶血必归于肝""瘀血不离乎心"，心、肝痰瘀多以瘀为主。

胸痹的基本病机为心脉痹阻，瘀血的形成贯穿其发病始终，每种证型均有不同程度的血瘀证，如《继志堂医案》云："胸痛彻背，是名胸痹……且有瘀血交阻隔间。"现代医学认为，"瘀"与凝血功能异常、炎症反应相关，这些病理变化贯穿于冠心病发生、发展和恶化的全过程，并在一定程度上决定着病变的稳定性和自然进程。周仲瑛认为，肝郁气滞，病久入络，心营失畅，心脉瘀阻，宜"疏其血气以令其条达、和平",治拟疏肝理气、化瘀通络,方选血府逐瘀汤加减以达到心肝气血兼顾之功,用方貌似平淡,但与病机丝丝入扣,可收全功。陈可冀论治冠心病一向注重血瘀证及活血化瘀理论的研究,认为肝气不疏,肝病及心,则瘀阻心脉,临床亦选用血府逐瘀汤化裁以行气活血通脉。张国芳等研究表明血府逐瘀汤加减可改善冠心病瘀血痹阻者的心绞痛症状和心电图,这种临床疗效可能与其改善心肌缺血、保护心肌细胞、改善微循环、减少血栓形成等作用相关。程凯等在心肝同治的治则下自拟疏肝化瘀方,动物实验表明该方药能显著改善冠心病心肌缺血大鼠的心功能,对其心肌具有一定的保护作用,可提高心肌组织肝细胞生长因子蛋白表达水平。郑爱华认为,心肝失调为胸痹病机之关键,其根据多年临床经验自创疏肝宁心汤,该方药注重疏肝化瘀、补气豁痰,通而不伤其正,补而不碍其邪,体现了通补兼施、标本兼顾的治则。现代医者从心肝之瘀论治冠心病,多选用逍遥散、柴胡疏肝散、金铃子散、丹参饮等疏肝理气、活血化瘀之剂,临床疗效显著。因此,从心肝之瘀论治冠心病的关键在于疏肝理气活血,肝气条达则血流贯注心脉,心方有所主,正所谓:"肝气通则心气和,肝气滞则心气乏。"此外,胸痹多与情志相关,以气滞血瘀者最为常见,冠心病从心肝之瘀论治与现代医学的"生物-心理-社会"医学模式相吻合,这对冠心病的现代防治具有重要意义。活血化瘀法是冠心病痰瘀互结证患者的基本治则,在临床治疗中应以祛瘀为先,结合心、肝痰瘀多以瘀为主的病理特点,予以疏肝理气、化瘀通络等治法,这是中医治疗心肌缺血的重要原则,可有效改善冠心病患者的心功能,并增加冠脉血流量以缓解血管内皮损伤。

痰浊和瘀血为人体津血运化失常的表现,五脏功能失调皆可生痰生瘀,痰瘀同病与五脏密切相关,两者既是致病因素,又是病理产物,痰可致瘀,瘀可生痰,循环往复,二者相互搏结日久,形成冠心病脏虚与痰瘀互结的病理过程,贯穿冠心病发病的始终。清朝龚信《古今医鉴》云"心痹痛者,素有顽痰死血",可见痰瘀互结是冠心病的重要致病因素。陈可冀临床善以活血化瘀与祛痰利湿之法并重来论治冠心病,其认为该法理论上具有稳定斑块的作用。愈梗通瘀汤为陈可冀治疗心肌梗死之基本用方,该方以人参、黄芪、当归、丹参、川芎等药味益心行气、活血通瘀,同时予藿香、佩兰、陈皮、半夏等药味健脾化湿祛浊,体现了从心之血瘀与脾之痰浊来论治冠心病的法则。邓铁涛在治疗冠心病多年有所心得的基础上,提出了心脾相关、痰瘀相关理论,根据该理论而研制的邓氏冠心胶囊(以四君子汤和温胆汤进行化裁)治疗冠心病心绞痛患者取得了显著的临床疗效,亦体现了从心脾之痰瘀论治冠心病的标本兼治原则。韩新献等临床研究发现,在常规西药治疗的基础上,以疏肝化瘀祛痰法治疗冠心病痰瘀互结证患者,可有效改善患者的血脂水平及心绞痛症状,亦体现了心肝脾之痰瘀来论治冠心病的中医思想。

张言玉等认为,五脏皆可生痰生瘀,痰瘀互结是冠心病发病的重要病理因素,二者可相互资生转化,致病较为顽固,对冠心病的发生发展起着重要作用。心为五脏六腑之大主,五脏作为一个整体,一脏病变可累及他脏,故论治冠心病痰瘀互结证不能单纯地理解为活血化瘀,应从内脏整体观出发,在辨证论治的基础上,根据"肺、脾、肾痰瘀多以痰为主,心、肝痰瘀多以瘀为主"之病理特点,治痰瘀求本,治痰重在肺脾肾,治瘀重在心肝,调整五脏机能,以绝痰瘀生化之源,使邪去正安,心脉得畅,心神得养,正所谓"不化痰而痰自化,不祛瘀而瘀自去"。

394 从心为火脏探析冠心病痰瘀互结证机制

冠心病的发病率和病死率呈逐年上升趋势，且趋向年轻化。冠心病属于中医学"胸痹""心痛"等范畴，清代曹仁伯在《继志堂医案·痞气门》中云："胸痛彻背，是名胸痹……此痛不惟痰浊，且有瘀血，交阻膈间。"从现代生物学角度对其进行探讨，认为痰瘀互结是冠心病发生发展的关键因素。历代医家多以"火脏"高度概括心的生理功能及特性，其中清代医家唐容川在《血证论·脏腑病机论》指出"心为火脏"的意义在于"烛照事（万）物"。学者王琪格等立足于"心为火脏"理论，探析了冠心病痰瘀互结证的发病机理，为临床防治冠心病痰瘀互结证提供了参考。

心为火脏的内涵

1. 心为火脏释义 心为生之本，藏"君火"，御"相火"，心气温通全身心脉，推动心脏搏动，其性温热，其用似火。《周易·系辞上》云："圣人有以见天下之赜，而拟诸其形容，象其物宜，是故谓之象。"中医学常运用取类比象的方法，形成其独特的理论体系。心为五脏六腑之大主，火是形成与维系生命的原动力，正如《素问·灵兰秘典论》云："心为君主之官。"《冯氏锦囊秘录·水火立命论》云："人生以火为命之门。"心为君主，火为命门，心与火从功能和性质上相通，主要包括火性光明通于心主通明，火色为赤通于心色为赤，火性温热通于心阳温煦，火性推动通于心气推动。《素问·阴阳应象大论》云："其在天为热，在地为火，在体为脉，在脏为心，在色为赤。"通过取象比类可知，心五行属火，故诸多医家认为心为"火脏"。

2. 心火充盛，烛照脏腑 《素问·生气通天论》云："阳气者，若天与日。"阳气如天似日，温照万物。《正统道藏·洞神部方法类》云："上焦为天，心为灵府，头为艮山，口为洞谷，出水之源。"心为灵府属天部，居脏腑之高位，似日高悬，温煦脏腑，故有"烛照"之功。心肺位居上焦，肺阳赖于心阳温煦，心阳不足则"心移寒于肺"；心火可生脾土，心阳推动作用使得脾胃运化有度，化源充足。如《医学衷中参西录·敦复汤》所云"君火发于心中，为阳中之火，其热下济，大能温暖脾胃，助其消化之力，此火一衰脾胃消化之力顿减"；肝内寄相火，其气主升主动，《类证治裁·遗泄论治》云"二脏（肝肾）皆有相火。而其系上属于心，心君，火也，感物而动，君火动则相火随之"，故心火清明是相火安位的前提；心为火脏，肾为水脏，心火下降使得肾水不寒，肾水上济使得心火不亢，即"心肾相交，水火既济"。可见心阳对温煦全身各脏腑起着重要作用，心火充盛则脏腑功能正常，机体生理活动协调。

3. 阴邪内盛，心火乃衰 心为火脏，主神志调控全身精神活动，主血脉维系全身气血运行。若邪病于心，常表现为神志、血脉等方面异常。然由于不同的致病因素，所表现症状亦不相同。《黄帝内经》言病火邪者，或高热抽搐，或烦躁狂越，或口噤战栗。火热袭人常影响心神，传变迅速，使神失所主。而寒凝、瘀血、痰浊等不同于火热邪气，其性质缓慢，多为有形实邪，统称为"阴邪"。《素问·五常政大论》云："六气五类，有相胜制也。同者盛之，异者衰之。"故阴邪袭人易伤阳，其中心阳首当其冲，心阳推动血行无力，难主血脉，甚则累及心之本脏。如"有其惊悸恒发于夜间……此多因心下停有痰饮"，心脏属火，痰饮属水，火畏水迫故发为心悸；再如痰浊、瘀血等阴邪上犯心胸，阻遏心阳，胸阳不展而发为胸痹心痛。因此，心受火热邪气，同气相求，心火亢逆而发为神志病；心受寒凝、瘀血、痰浊等阴邪，异气相衰，使得心火虚衰、心阳不振，推动无力而发为血脉病。

痰瘀的形成机制

《灵枢·百病始生》云："积之始生，得寒乃生。"《医林绳墨·积聚》又云："积者，痰之积也，血之积也。"由此观之，痰瘀之生不离阴寒，阴寒内成多因脏腑无火，阳气虚衰。心为火脏可照万物，若心失"烛照"之功，脏腑火衰则阴盛于内，使得痰浊、瘀血等病理产物滋生，故阳衰阴盛为其形成之本。然痰浊、瘀血的产生所责脏腑各有侧重，其中痰浊多因于脾阳不足，中土失运，并可成于四旁；瘀血多源于上焦火衰，推动无力而致血瘀于脉。

1. 痰生于"不运" 《证治汇补·痰证》云："脾为生痰之源。"张景岳认为痰之生不离水湿，而水湿源于脾肾，故脾是生痰的中心环节。《杂病源流犀烛·痰饮源流》云："痰之为物，则流动不测，故其为害，上至巅顶，下至涌泉，随气升降，周身内外皆到，五脏六腑俱有。"痰随气升降而病位多变，其性黏滞易阻气机。然独脾脏失运，痰邪力不至此。为中土，位居中焦，有斡旋四周之功。正如彭子益言："中气如轴，四维如轮，轮轴互应，疾无所依。"若中土失运，必病及四旁，使他脏气化不利，水液代谢失司，故五脏六腑皆可生痰。因此痰生于"不运"，首因中州，次及四旁，皆因脾阳不足。

脾阳不足亦有其源，《素问·天元纪大论》云："君火以明，相火以位。"若君火失明，阳气失所，中土失温，阴寒内生，难化水饮，饮凝成痰，痰困中焦，四旁不运，五脏痰生。又《四圣心源·痰饮根原》云："百病之生，皆由土湿……原因土湿阳虚，气滞津凝。"阳虚则水停中州，湿浊又可困遏脾阳，如此往复，缠绵难愈。故临床治疗痰证，不仅应补益脾阳，亦应重视心阳调补，恢复其"烛照"之功，心脾并治则痰饮自去。

2. 瘀生于"不行" 中医学言"瘀"包括瘀、瘀血、血瘀，其含义较多，内涵较为广泛。本文重点研究痰瘀互结证之"瘀"，明晰其含义是探究痰瘀互结形成机制的前提。痰瘀互结的形成在于痰浊与瘀血相搏结，胡镜清认为瘀血与血瘀存在状态不同，瘀血为固相之血瘀，且较血瘀病情更为严重。冠心病痰瘀互结证并非朝夕所成，相关研究表明，久病重症患者出现痰瘀互结证更为常见。故冠心病痰瘀互结证中"瘀"更倾向"瘀血"之义，其程度重于"血瘀"。

气虚推动无力，血行滞缓常导致血瘀。然阳虚乃气虚之渐，瘀血为血瘀之结局。《读医随笔·中风有阴虚阳虚两大纲》云："阳虚血必凝，非此无以拨其机。"阳虚是导致瘀血产生的重要因素，由于心主血脉，肺朝百脉，故心肺之阳对血液的运行影响尤甚。《素问悬解·腹中论》云："血温之行，心火之力。"心阳亏虚，推动无力，血行滞缓，瘀血随之而生。《医述·医学溯源·病箴》云："抑知气行则血行，气滞则血滞，然气之所以滞者，气虚故也。"肺主一身之气，阳气不足，推动无力，血行滞缓，易于成瘀。裘沛然认为，肺气虚则气不帅血，心阳虚则不能温运血脉，寒邪凝滞阻遏营血，使得血脉壅滞，因此血液流畅赖于心肺阳气，其中又以心阳为主。

近现代冠心病痰瘀互结证高发因素

冠心病是21世纪严重威胁人类健康的疾病。流行病学调查研究表明，痰瘀互结证是冠心病常见的证候之一，且痰浊、瘀血二者关联度较高。目前冠心病已有年轻化的趋势。《景岳全书·寒热篇》云："第阳强者少，十惟二三；阳弱者多，十常五六。"由此，古时之人阳气盛弱情况可见一斑，今世之人阳虚则更甚。因受情志、饮食、起居等多因素影响，以致心阳不畅或心阳衰耗，最终使得痰瘀内生而发为本病。

1. 情志不遂，心阳受损 《灵枢·本神》云："任物者谓之心。"心理、意识、思维等精神活动皆从心而发。同样，情志致病最易伤心。《类经·疾病类·情志九气》云："情志之伤，虽五脏各有所属，然求其所由，则无不从心而发。"情志过极影响心神，心神统御心气，进而影响心阳的化生与输布。《灵枢·百病始生》又云："若内伤于忧怒，则气上逆，气上逆则六输不通，温气不行，凝血蕴里而不散，津液涩滞，著而不去。"怒则气上，厥气上逆，阴气即盛，阳气格拒，故血凝不散，津滞不去，阴气盛于上则隔绝上焦心阳，使其不能发挥温煦作用。《素问·阴阳应象大论》云："暴喜伤阳。"《类经·阴阳类·阴阳应象》注云："暴喜则心气缓而神逸，故伤阳。"喜本是一种对外界刺激的良性反应，然心情久抑，突闻喜悦之事，大喜过后心气滞缓，阳气不足。此外，《症因脉治·痹证论》云："心痹之因，或焦思劳心，心气受伤。"现代研究同样表明，情志因素可通过血管内皮功能、炎症反应及脂代谢等方面引发或加重冠心病。由此观之，情志不遂可致心阳不通或心阳受损，使得痰瘀内生而胸痹心痛，亦可直接作为病因影响冠心病的发生发展。

2. 饮食失宜，浊气归心　《素问·经脉别论》云："食气入胃，浊气归心，淫精于脉。"王冰注言："浊气，谷气也。"饮食水谷入胃，经脾运化形成水谷精微，再由脾气转输至其他脏腑，其中主要包括对心的输布。水谷精微本可养心并促心生血，但饱食、过食、暴食会加重脾的运化负担，使得清浊难分，除谷气外的浊气一并入心，浊者为阴，异而相衰，损耗心阳。有学者认为，冠心病的发病基础在于"浊气归心"，心脉受损，浊气停聚，胶着脉道，日久则痰瘀互结，痹阻心脉，故临床以通阳宣痹、破痰逐瘀之法治疗此证。此外，临床研究证实，饱食是诱发心源性猝死的原因之一，也是痰瘀互结型冠心病的诱因之一。长期高脂饮食，体内脂肪堆积，血脂升高，血液黏稠度增加，加速血管壁斑块破裂，进而引发本病。因此，饮食失宜，脾失运化，心阳受扰，从而化生痰瘀致病，而过食肥甘亦可通过促进痰瘀内生，增加冠心病的发生风险。

3. 生活不节，阳气日损　《素问·生气通天论》云："日西而阳气已虚，气门乃闭。是故暮而收拒，无扰筋骨。"中医学认为人为天地之气所生，天人本为一体，故日落阳气亦落。日落时分，人之阳气逐渐潜藏于体内，此时不应剧烈活动，以防筋骨受扰而阳气耗伤。由于社会发展，现代人作息早已不限于昼夜变化，"夜生活"加重了现代人阳气的损耗。《素问悬解·脉要精微论》云："夜行劳力汗出，君火失藏，汗为心液……汗出则气泄而阳亡，是以病生。"夜半劳力，汗出伤阳，汗为心之液则更伤心阳。子夜时分，阴气为盛，阳气为虚，恣情纵欲，醉以入房，阳气虚损，心先受之，继则全身。此外，由于社会压力、电子产品等多方面因素的影响，现如今许多人已出现"晚睡强迫症"，其中以青年人为主要群体，因逆时而息，阳气妄失，故百病先时而至。同时，晚睡熬夜是冠心病、脑血管疾病等诸多疾病的重要危险因素。因此，起居失常可损耗心阳，直接或间接导致冠心病的发生与发展。

国医大师治疗撷菁

从古至今，中医学关于胸痹的治疗，随着中医辨证论治体系的发展与临床诊疗经验的积累而不断完善。《灵枢·五味》云："心病者，宜食麦、羊肉、杏、薤"，首次提出通过薤之辛温通阳治疗心病。张仲景在《金匮要略》中指出，胸痹病机在于"阳微阴弦"，并以温通心阳之法治疗痰瘀互结之胸痹，即"胸痹不得卧，心痛彻背者，瓜蒌薤白半夏汤主之"。近现代诸多医家在前人的基础上对冠心病痰瘀互结证的诊治进一步发挥，国医大师是中医药学术理论发展的杰出代表，因此研究与继承国医大师对本病的临证经验和学术思想具有重要意义。

裘沛然临证时常应用大剂量炙甘草与桂枝辛甘化阳，达到补益心气、舒通心脉、振奋心阳的功效。邓铁涛认为冠心病早期多为心阳虚兼痰浊，中后期以心阳虚兼血瘀或痰瘀，并提出"心脾相关""痰瘀相关"理论，常以温胆汤化裁益气除痰，助心阳恢复。阮士怡强调本病病位在心，创造性地提出育心之法，即以补养心气为基础，宣通心阳为根本，临证多应用党参以补益心气，桂枝以宣通温阳，瓜蒌以"洗涤胸膈中垢腻"。颜德馨以"心病者，宜食……薤"为法，应用枳实薤白桂枝汤加减化裁治疗本病，以达宣痹化饮、温通心阳之功，并根据病情酌加陈皮、石菖蒲、赤芍、桃仁等药物。张镜人临床治疗冠心病主张痰瘀同治，常选用瓜蒌薤白桂枝汤加减以宣痹通阳，认为桂枝辛从甘化可温补心阳，瓜蒌"能使人心气内洞"，即心气舒畅。同时应用参苓白术散以益气健脾，脾胃运化有度，亦有助于心脉疏通与心之气血充养。刘志明针对冠心病的论治提出"阳无取乎补，宣而通之""以通为顺""以通为补"等论点,强调运用"宣痹通阳"之法,使得心阳通畅,血脉充盈,以通为"补",通而不痛。同时又从补肾入手,助肾阳以温心阳,以达补心之目的。因此治疗本病应以心为重,培补心阳为本,祛痰化瘀为标,同时可调补脾肾等脏以助补心之功。

现阶段冠心病痰瘀互结证的高发已引起中医界的广泛关注,明晰痰瘀互结的形成机制是研究和治疗本病的基础。王琪格等从"心为火脏"出发探究其内涵,探讨痰瘀发生机制及近现代冠心病痰瘀互结证高发因素,并通过探析国医大师临证经验,以更好地传承精华,守正创新,为目前中医诊治冠心病痰瘀互结证提供重要的指导依据。

395 冠心病痰瘀互结证痰瘀兼化理论

冠状动脉粥样硬化性心脏病是由冠状动脉粥样硬化病变所引起，导致血管腔狭窄或阻塞、心肌缺血、缺氧或坏死，通常称之为冠心病，属于中医学"胸痹心痛""真心痛"等范畴。毕颖斐等对现代中医证候特征进行临床调查，结果显示8192例冠心病患者标实证中以血瘀（77.89%）、痰浊（43.97%）最为多见。毛静远等分析308篇冠心病辨证分型文献，结果表明冠心病相关证候要素中标实证血瘀、痰浊分别占第一二位，且心血瘀阻及痰浊内阻证所占比例也在逐年增高。曹洪欣等观察209例冠心病患者发病过程发现，痰瘀互结证患者占比最大，说明痰瘀互结证近年来已经成为冠心病的主要证候之一。但近期文献的研究多从冠心病痰瘀互结证临床治疗角度开展，针对痰浊、血瘀如何相兼、转化致病的报道较少。学者雒明池等对痰浊、血瘀相兼转化、痰瘀兼化所致痰瘀互结证与冠心病发病的关系做了探析，以期对冠心病痰瘀互结证及痰瘀兼化理论的研究有所助益。

痰瘀兼化理论

"痰瘀兼化"之说是胡镜清在以金代刘完素的"病邪兼化"理论基础上，首次提出的冠心病重要病机。"兼"是指六气发病时病邪可相兼为病，"六气不必一气独病，气有相兼"；"化"是指六气在病变过程中病邪可以相互转化，如"六气皆从火化"。此处所指六气，除外界六淫之气外，也指人体脏腑功能失调而在人体内部产生的"风、寒、湿、燥、火、热"，内伤疾病病邪兼化现象俯拾皆是。疾病发病进程中，病患体质、病邪性质、病程长短、病情轻重都会影响病邪兼化。病邪相兼与转化皆分为三部分，分别为外邪、内外邪、内生之邪。多数内生之邪在疾病发展过程中相兼转化同时存在，新生之邪易与原有内生之邪胶结裹杂，形成复杂难解的兼化因子。

内生之邪在临床上颇为常见，痰浊、血瘀即属于此，两者既是病理产物也是致病因素，病变波及诸多脏腑，变化复杂，外感六气等病邪之致病力远不及此。痰浊、血瘀的相兼及转化是冠心病等诸多复杂疑难疾病发生发展过程中的关键病机。据此，雒明池等以刘完素的"病邪兼化"理论为指导，重点阐述了痰瘀兼化理论。

痰瘀兼化致病

在临床常见的诸多疾病中，病邪蕴积于体内，正邪相争，日久生变，相互转化直至缠绵难解。痰瘀兼化现象在内生之邪中出现较为频繁。脏腑气化功能失调，水液运化失常，停滞体内，聚湿成痰，痰阻则血难行，血凝则痰难化。瘀血内阻，久必生痰，痰致血瘀，痰瘀掺杂。痰浊、血瘀两者互为因果、相互衍生，痰滞血脉，血行不畅，导致瘀血生成。同样，瘀血阻气，运化障碍，反致痰湿积聚。内生之邪兼化现象普遍存在于临床中，现代疾病的病因已不单是一种病因致病，病邪往往相互掺杂。杨关林认为疾病的发病不能单从痰浊或者血瘀判断，多种病邪往往兼夹致病。在治疗冠心病心绞痛时，他认为当今社会，人们生活水平提高，大多喜食肥甘厚味损害脾胃，气机升降不利聚湿生痰，痰阻血行、胸阳不振则胸痹心痛乃生。从此看出脾胃气机、痰浊、血瘀相互为用，共同发为此病。病邪不同于单一的"痰""瘀"特点，它同时具有"痰"和"瘀"两种病因属性和临床表现。

痰浊、血瘀两种内生之邪致病，相互兼夹，相互转化，产生异于原病邪的新的致病因子使其病性更加复杂，普通药物难以治愈。

痰瘀兼化之治

1. 古代医家运用痰瘀兼化之治 所谓"痰瘀兼化之治"，是在治病药方中加入化痰与化瘀药物，使得痰浊、血瘀兼治。东汉医圣张仲景最早运用痰瘀兼化之治，在《金匮要略·胸痹心痛短气病脉证并治》中辨证治疗胸痹心痛时常采用瓜蒌薤白半夏汤，此方中瓜蒌、薤白、半夏功于化痰，桂枝、白酒功于祛瘀，痰瘀并治，乃痰瘀兼化之治的典范方剂。晋代陈延之《小品方》中治疗妇人妊娠病时辨证选用半夏茯苓汤，方中半夏祛痰，川芎祛瘀。唐代孙思邈《备急千金要方》中记录医治积聚辨证选用乌头丸，用前胡、川芎即是祛痰化瘀的目的。宋代《太平惠民和剂局方》也有此治例。如书中记载小活络丹治疗寒痹之疾，其中炮南星功为化痰，乳香、没药功为祛瘀，共用可奏化痰除湿、活血止痛之效。清代程钟龄《医学心悟》中治疗癫痫的定痫丸，丸内含半夏、胆南星、川贝母以化痰，丹参以化瘀，亦即是痰瘀兼化之治的表现。

古代医家治疗疾病的方剂中已显有化痰祛瘀兼施之法，此即所谓痰瘀兼化。由此看出，古代临床诸多疾病皆有痰瘀兼化之证。

2. 现代医家运用痰瘀兼化之治 结合现代诸多文献以及医者临床实践，选用痰瘀兼化之法治疗各种疾病的痰瘀互结证之医案，仍不胜枚举。

张伯礼根据多年临床经验，认为冠心病多见兼夹证候，尤多见以瘀为病理基础，兼夹转化为湿浊痰邪，终为痰瘀互结。故张伯礼临证治疗冠心病痰浊血瘀证时，常加入半夏、瓜蒌、薤白等化痰之品，三七、鸡血藤、丹参等祛瘀之药。杨关林认为痰瘀互结证较单纯痰浊证或瘀血证更难处理，痰浊之邪黏腻，瘀血之性凝滞，二者互结更为难祛。单祛痰瘀血不行，单祛瘀痰浊不化，故临床治疗上必须并用化痰祛湿、活血化瘀之法，辨证选用化痰祛瘀药物才能获效显著。所以其在临床治疗胸痹时常加入川芎、丹参、郁金、鸡血藤、地龙活血化瘀，半夏、石菖蒲化湿祛痰，共同抵御病邪。邓存国治疗乳癖时运用血府逐瘀汤合消瘰散加减，活血化瘀兼软坚散结化痰。张铁兴治疗肠痈时会加入桃仁、牡丹皮、鸡血藤活血化瘀，姜半夏、芦根、冬瓜子、薏苡仁化痰排脓。张镜人对"痰瘀互结"之疾，同样认为痰瘀必须兼顾，不能单独治疗某一病邪。故在临证时常用血府逐瘀汤加减以活血化瘀，用二陈汤、指迷茯苓丸、海藻玉壶汤等方以祛痰化湿。

以上列举的现代治疗诸多疾病的方剂中，仍是化痰祛瘀并用，未脱离痰瘀兼化之法，说明现代医家临证诊病时，也多认为痰瘀互结之证发生于多种疾病之中。

痰瘀互结证与冠心病的关系

众多医者指出，痰瘀互结证与冠心病密切相关。《金匮要略》中胸痹病因病机为"阳微阴弦"，以气虚、气阴两虚及阳气虚衰等为本，以血瘀、寒凝、痰浊、气滞为标。病位在心，与肝、脾、肾关系密切。现代医家对冠心病的病机转化有了新的认识，胡镜清提出冠心病病机转化可分为三期，早期湿化，湿邪可转化为痰邪；活动期热化，痰因火热灼伤阴血而致瘀血，后期虚化，正虚而成痰瘀标实之邪，痰浊、瘀血恶性循环，往复裹挟。痰瘀互结证的病机是正气不足，脏腑功能失调，导致气血不和，升降失调，内生痰浊阻络，痰与瘀交叉，形成痰瘀互结证的病理状态，既呈现出多脏腑病变，又使病症更为复杂。

张伯礼认为，痰瘀互结证在心脑血管疾病尤其是冠心病中显著增多。根据其对近40冠心病中医证候特征分析可知，痰浊、血瘀等证候要素所占比例逐年递增，进一步说明痰瘀互结证是冠心病的主要证型，同时也是冠心病疾病谱演变的显著特征。杨关林认为冠心病发病与痰瘀互结证密切相关。在冠心病治疗中，沈绍功认为痰瘀互结、阻闭心络是胸痹发病的重要病机，提出多数"中医心病"的产生是由

"痰致瘀"的病机所致。痰浊引发瘀血，瘀血内阻影响津液输布进而凝结成痰，严重时则痰瘀互结为患。邓铁涛等认为饮食不当令脾胃受损，津液气血生化失源导致心气不足，影响血运使脉道不畅；同时脾主升清降浊，主运化水谷津液，若脾损伤则运化迟滞，生湿而凝聚成痰，痰瘀相关。薛一涛等研究冠心病情志因素与内皮功能的关系，结果显示悲忧、惊恐可导致内皮功能受损，郁怒伤肝，肝失疏泄，气机失于调达，肝郁日久化热，炼液成痰，痹阻心脉，心脉气血运行不畅，终致痰瘀互结而成此病。于涛等提出心阳虚与心阴不足为最初的病机，胸阳不舒，体内阴阳气血津液失调，痰浊、瘀血产生，瘀血凝滞，痰瘀互结，痹阻于心脉发为本病。

冠心病发病过程中，痰浊、血瘀产生即易互结、转化，使病情复杂难愈。《灵枢·邪客》云："营气者，泌其津液，注之于脉，化以为血，以荣四末，内注五脏六腑。"论述了痰来自津，瘀本于血，生理上"津血同源"，病则为痰瘀同源。人体脏腑功能失调，气化功能障碍，水液运化异常成湿聚痰。痰浊、血瘀互致互换，痰瘀同源而异物，同为阴邪，相互抟结，相互影响。

在临床疾病治疗时，外感、内伤疾病普遍存在病邪兼化现象，而痰瘀兼化已经成为慢性疾病尤其是冠心病的典型病邪兼化现象。认识痰瘀兼化理论，对于冠心病的个体化治疗具有重要的指导意义。

396 冠心病痰瘀互结证脂质和脂蛋白研究

冠心病主要由冠状动脉粥样硬化导致,大量流行病学和临床医学研究证实高脂血症是动脉粥样硬化的主要致病因素,是冠心病的启动因子和促使因子。目前的研究表明脂质与脂蛋白紊乱与冠心病痰瘀互结证密切相关。学者陶旭光等对冠心病痰瘀互结证脂质与脂蛋白研究做了评析。

流行病学观察冠心病痰瘀互结证的脂质和脂蛋白异常

1. 脂质与冠心病痰瘀互结证 血中的脂质主要包括胆固醇、甘油三酯、游离脂肪酸和磷脂。冠心病痰瘀互结证的研究中多见到胆固醇和甘油三酯的异常。冠心病痰瘀互结证患者与健康人群的比较研究中胆固醇和甘油三酯可表现为都高。在对冠心病进行临床流行病学调查中,与健康组相比较,冠心病痰瘀互结证组的胆固醇、甘油三酯含量都高于正常对照组。黑卫可等观察了男性和女性的冠心病痰瘀证,结果发现男性和女性的痰瘀证组的胆固醇、甘油三酯含量都高于正常对照组。

冠心病痰瘀互结证患者与健康人群的比较研究中胆固醇和甘油三酯可表现为胆固醇单独升高,甘油三酯与健康人群没有显著性差异。靳宏光等在对比76例冠心病痰瘀证患者与20例健康者的血脂水平时发现,痰瘀证组在胆固醇水平方面均明显高于正常对照组,甘油三酯的水平无显著性差异。袁肇凯等采取Meta分析的方法对相关文献中冠心病痰浊证、血瘀证患者和正常对照者血脂含量进行综合分析。森林图结果显示,冠心病患者胆固醇的变化可以作为冠心病痰瘀辨证的客观指标。喻松仁等应用Meta分析法对10篇文献中冠心病痰浊证、血瘀证患者与正常对照者的胆固醇含量进行综合分析。结果显示,胆固醇含量的异常改变可作为冠心病痰瘀辨证的客观指标之一。

冠心病痰瘀互结证与冠心病非痰瘀互结证进行对照研究时,可以表现为胆固醇、甘油三酯均有显著性差异。也可以表现为胆固醇、甘油三酯显著性差异不同。有实验表明,冠心病痰瘀互结证与冠心病非痰瘀互结证进行对比研究,胆固醇、甘油三酯均有显著性差异。例如黑卫可等的实验结果显示冠心病痰瘀证组的胆固醇、甘油三酯含量都高于非痰瘀证组。并且,男性和女性的痰瘀证组的胆固醇、甘油三酯含量也都高于非痰瘀证型组。

冠心病痰瘀互结证相对于冠心病非痰瘀互结证也可表现为血中胆固醇有显著性升高,甘油三酯无显著性差异。孙磊等的研究结果发现,男性痰瘀互结证型组相对于男性非痰瘀互结证冠心病患者,胆固醇含量有显著性升高,甘油三酯含量无明显差异。女性痰瘀互结证型组相对于女性非痰瘀互结证冠心病患者,胆固醇、甘油三酯含量均有显著性升高。

但是在另外的研究中得到了不一致的结论。洪永敦等对可能影响冠心病痰瘀证的18个因素进行Logistic回归分析,结果显示痰瘀证组的甘油三酯比非痰瘀证组的高($P<0.05$),而两组之间的胆固醇均值水平无显著差异($P>0.05$)。

研究人员还比较了冠心病痰瘀互结证组与冠心病非痰非瘀证组胆固醇和甘油三酯的差异,不同文献的结论差异较大。张鹏研究发现,冠心病患者的痰瘀相兼证组的胆固醇、甘油三酯含量比非痰非瘀证组显著性升高。吴传中等的实验结果显示痰瘀互阻组甘油三酯高于非痰非瘀组,差异有统计学意义,胆固醇各组间比较无统计学差。王东生在研究冠心病痰瘀证的微观辨证中发现,冠心病痰瘀痹阻证组与非痰非瘀组进行比较,胆固醇、甘油三酯含量均无显著性差异。

2. 脂蛋白与冠心病痰瘀互结证

（1）脂蛋白含量异常与冠心病痰瘀互结证：黑卫可等的实验发现冠心病痰瘀证组的低密度脂蛋白含量都高于正常对照组，高密度脂蛋白含量低于正常对照组，有显著性差异。孙磊和洪永敦等研究结论支持这一观点。另外，有少量文献不支持这一观点，例如袁肇凯等在研究中发现冠心病痰瘀痹阻证与健康组比较低密度脂蛋白无差异。

黑卫可等研究了冠心病痰瘀互结证与冠心病非痰瘀互结证型的低密度脂蛋白和高密度脂蛋白含量，结果显示低密度脂蛋白和高密度脂蛋白的含量都有显著性差异。另外的实验发现，冠心病痰瘀互结证与冠心病非痰瘀互结证型的低密度脂蛋白或者高密度脂蛋白有显著性差异。例如洪永敦等研究冠心病痰瘀证与多种因素的相关性时发现，冠心病痰瘀互结证相对于非痰瘀互结证低密度脂蛋白升高有显著性差异，高密度脂蛋白无显著性差异。

冠心病痰瘀互结证与冠心病非痰非瘀证型对照研究中发现低密度脂蛋白的升高有显著性差异。同时也有实验发现，两组相比较，低密度脂蛋白和高密度脂蛋白的含量无显著性差异。

（2）脂蛋白-C含量异常与冠心病痰瘀互结证：大量研究表明，低密度脂蛋白-C水平越高，高密度脂蛋白-C水平越低，患动脉粥样硬化的风险性越大。在冠心病的众多危险因素中，高低密度脂蛋白C处在致病作用的中心位置，降低低密度脂蛋白-C水平作为重点治疗冠心病的目标之一。吴传中等和靳宏光等研究发现，冠心病痰瘀互结证与正常对照和冠心病非痰非瘀证对照研究发现，低密度脂蛋白-C均升高且有显著性差异，高密度脂蛋白-C均无明显变化。

（3）氧化修饰型低密度脂蛋白与冠心病痰瘀互结证：低密度脂蛋白氧化形成氧化修饰型低密度脂蛋白，它不像低密度脂蛋白那样容易降解，而易于聚集在巨噬细胞内形成泡沫细胞，氧化修饰型低密度脂蛋白与冠状动脉斑块易损性关系密切。童䎛烯等比较了不稳定性心绞痛不同中医证型与氧化修饰型低密度脂蛋白的关系。研究发现患者各中医证型组氧化修饰型低密度脂蛋白水平均明显高于正常对照组。其中，痰瘀互阻证组氧化修饰型低密度脂蛋白水平显著高于气虚血瘀组和气滞血瘀证组，痰瘀互阻证与阴虚血瘀证组间相比均无显著差异。

（4）载脂蛋白与冠心病痰瘀互结证：脂蛋白a是由载脂蛋白a和载脂蛋白B100通过二硫共价键连结而成，是低密度脂蛋白的一种特殊形式，目前认为脂蛋白a是冠心病的重要危险因素。陈玉婷等探讨冠心病痰瘀辨证与脂蛋白a水平的实验结果显示从非痰非瘀、痰凝心脉到痰瘀痹阻，血脂蛋白a水平逐渐增高。

载脂蛋白E基因是脂代谢相关的重要基因之一。研究人员系统观察了载脂蛋白E基因的多态性与冠心病痰瘀互结证的相关性。欧阳涛等对比了冠心病不同痰瘀证候的载脂蛋白E基因第4外显子的多态性。结果发现冠心病痰瘀互阻证患者的E3/4基因型发生的频率明显低于冠心病非痰非瘀证患者。方祝元等的研究表明，冠心病痰瘀证患者E2/4、E3/4、E4/4型比例明显高于冠心病非痰瘀证患者。冠心病痰瘀证患者ε4等位基因频率也明显高于冠心病非痰瘀证患者。莫鸿辉等分析了广东汉族的冠心病痰瘀证候与载脂蛋白E基因多态性的关系，研究发现痰瘀证的E3/4基因型和E4等位基因频率低于痰证，痰瘀证的E3/3基因型及E3等位基因高于痰证。

除了载脂蛋白E基因的外显子外，欧阳涛等还研究了载脂蛋白E基因第一内含子增强子（ApoEIE1）多态性与冠心病不同痰瘀证候的相关性。结果发现ApoEIE1各基因型中只有IE1的GG基因型在不同痰瘀证候中的分布具有显著性差异，痰瘀互阻证中该基因型比瘀证和非痰非瘀证明显增多。

低密度脂蛋白受体是另外一个脂代谢相关的重要基因。欧阳涛等对比了冠心病不同体质类型和低密度脂蛋白受体第13外显子AvaⅡ位点基因多态性的关系。结果提示冠心病患者的痰湿质和瘀血质与低密度脂蛋白受体基因多态性具有明显相关性。

3. 脂质和脂蛋白的含量在冠心病各证候之间的有序变化，是冠心病证候演变的重要特征　何剑平等研究了冠心病患者中医证型与其血中胆固醇、甘油三酯、高密度脂蛋白-C、低密度脂蛋白-C及其比例的关系，实验结果显示，在本虚证型之间及标实证型之间血甘油三酯、胆固醇/高密度脂蛋白-C、低密度脂蛋白-C/高密度脂蛋白-C、胆固醇-高密度脂蛋白-C/高密度脂蛋白-C 水平分别按气虚组、阳虚组、阴虚组、血瘀组、痰浊组、痰瘀组排列顺序依次升高；而血高密度脂蛋白-C 水平则按这一顺序依次降低。因此，冠心病中医证型演变过程中，血脂和脂蛋白含量在冠心病各证候之间是有序变化的。

基于方证相应冠心病痰瘀互结证存在脂质和脂蛋白异常

1. 脂质与冠心病痰瘀互结证的中医治疗　药物反证实验证明冠心病及其各西医临床类型的痰瘀互结证都与胆固醇和甘油三酯密切相关。季聚良等以十味温胆汤加味治疗气虚痰瘀型冠心病，对照组服用复方丹参滴丸。治疗后疗效和胆固醇水平相比对照组，治疗组疗效占优（$P<0.01$）。以瓜蒌薤白汤治疗痰浊内阻证的研究中发现，瓜蒌皮提取物能够降低胆固醇和甘油三酯的水平。

在冠心病心绞痛痰瘀互结证患者治疗中，韩学杰等以痰瘀同治方对冠心病心绞痛痰瘀互结证患者进行治疗，结果显示痰瘀同治方组对胆固醇、甘油三酯的改善明显优于对照药。张秋英等观察鳖甲煎丸治疗冠心病心绞痛的研究得到相同的结果。上述研究说明冠心病心绞痛痰瘀互结证与胆固醇、甘油三酯相关。

冠心病稳定性心绞痛痰瘀互结证患者治疗中，姚欣艳等以十味温胆汤加味治疗气虚痰瘀型冠心病稳定型心绞痛，治疗前后甘油三酯、胆固醇均有显著性差异。伊璠等用瓜蒌薤白半夏汤合血府逐瘀汤加减治疗痰瘀交阻型冠心病稳定型心绞痛，治疗前后胆固醇、甘油三酯水平差异均有统计学意义。

冠心病不稳定性心绞痛的痰瘀互结证患者治疗中，任得志等观察丹蒌片治疗痰瘀互结型冠心病不稳定型心绞痛的临床疗效及其对血脂的影响，眭湘宜等以疏肝益心汤治疗不稳定型心绞痛，结果表明与同组治疗前比较，胆固醇、甘油三酯均有显著性差异。

通过动物实验研究冠心病痰瘀互结证的血脂和脂蛋白指标。在高脂血症结合冠脉球囊损伤制备的大鼠冠心病模型中，模型组与正常组比较，胆固醇、甘油三酯水平均有显著性差异；用血府逐瘀汤合瓜蒌薤白半夏汤对该模型大鼠进行治疗后发现，胆固醇、甘油三酯水平均有降低作用。高脂喂养结合冠脉球囊损伤制备痰瘀互结证冠心病小型猪模型中，胆固醇、甘油三酯明显升高。该模型小型猪用丹蒌片治疗后，结果显示血清和肝脏胆固醇，甘油三酯水平明显降低。上述动物实验结果提示，冠心病痰瘀互结证与胆固醇，甘油三酯含量密切相关。

2. 脂蛋白与冠心病痰瘀互结证的中医治疗

（1）高密度脂蛋白和低密度脂蛋白在冠心病痰瘀互结证中医治疗中的变化药物反证实验证明低密度脂蛋白和高密度脂蛋白是冠心病及其各西医临床类型痰瘀互结证重要的指标。朱玉霞等在研究瓜蒌薤白汤治疗痰瘀互结证时发现，冠心病痰瘀互结证治疗组治疗后比治疗前低密度脂蛋白水平明显降低。

冠心病不稳定性心绞痛的痰瘀互结证患者治疗中，任得志等研究丹蒌片，眭湘宜等以疏肝益心汤治疗不稳定型心绞痛的实验结果都表明与同组治疗前比较，低密度脂蛋白、高密度脂蛋白均有显著性差异。

（2）高密度脂蛋白-C 和低密度脂蛋白-C 在冠心病痰瘀互结证中医治疗中的变化：季聚良等以十味温胆汤加味治疗冠心病痰瘀互结证，治疗组低密度脂蛋白-C 水平治疗后比治疗前有显著性降低。

冠心病心绞痛痰瘀互结证患者治疗中，韩学杰等以痰瘀同治方，张秋英等观察鳖甲煎丸治疗冠心病心绞痛的研究表明冠心病心绞痛痰瘀互结证与低密度脂蛋白-C、高密度脂蛋白-C 相关。冠心病稳定性心绞痛痰瘀互结证患者治疗中，姚欣艳等以十味温胆汤加味治疗气虚痰瘀型冠心病稳定型心绞痛，伊璠等用瓜蒌薤白半夏汤合血府逐瘀汤加减治疗痰瘀交阻型冠心病稳定型心绞痛，治疗前后低密度脂蛋白-C、高密度脂蛋白-C 水平差异均有统计学意义。

通过动物实验研究冠心病痰瘀互结证的低密度脂蛋白-C 和极低密度脂蛋白-C。高脂喂养结合冠脉球囊损伤制备痰瘀互结证冠心病小型猪模型中，用丹蒌片治疗可明显降低治疗组的低密度脂蛋白-C、极低密度脂蛋白-C 水平。上述动物实验结果提示，冠心病痰瘀互结证与血清低密度脂蛋白-C，极低密度脂蛋白-C量密切相关。

目前,冠心病痰瘀互结证的中医辨证客观化、标准化研究取得一些进展。基础研究证实,冠心病痰瘀互结证与脂质和脂蛋白紊乱密切相关,其可以作为临床诊断、治疗、评价的参考。冠心病痰瘀互结证脂代谢紊乱中氧化修饰型低密度脂蛋白的研究表明,在冠心病不同证候的演变过程中,脂质的性质和状态的改变可能是证候演变的生物学基础,而不要仅仅只考虑含量的变化。另外,近年来冠心病研究进展表明,冠心病患者低密度脂蛋白颗粒大小及低密度脂蛋白浓度所占百分比与冠状动脉病变严重程度密切相关,冠心病患者除了胆固醇和甘油三酯的紊乱外,还存在磷脂等其他脂类的紊乱,所以在冠心病痰瘀互结证脂质和脂蛋白紊乱相关性研究中,除了关注胆固醇、甘油三酯,还要关注其他脂类化合物的紊乱,除了关注低密度脂蛋白和高密度脂蛋白含量的改变,还要关注低密度脂蛋白和高密度脂蛋白中的不同大小组分组成比例的紊乱。对于这些相互联系的指标,要以网络的视角,从整体上评价脂质和脂蛋白指标与冠心病痰瘀互结证的关系,这样才能符合中医整体观,可能为中医证候研究提供新的思路。

397 冠心病痰浊证和血瘀证的生物学证候特征

冠心病痛属于中医"胸痹"范畴，胸痹病名最早见于《灵枢·本脏》，内涵释义详述于张仲景《金匮要略》"阳微阴弦，即胸痹而痛"，胸痹基本病机为胸阳不振，心脉闭阻。近代医家多认为胸痹病机复杂，究其本质为本虚标实，其中标实以痰浊和血瘀为主。现代学者对两个常见证型的相关证候特征进行了广泛而深入的客观化探讨，促使胸痹之痰浊证和血瘀证的研究由整体宏观到分子微观的转变，其相关研究进展有助于冠心病（胸痹）的预防及个体化诊疗。学者刘林等从现代医学角度，阐述了痰浊证和血瘀证辨证客观化进展，在血管内皮功能、炎症、脂肪因子、血脂、基因组学和代谢组学等方面，痰浊证和血瘀证与其他证型间呈现差异性表达，为冠心病的中医辨证分型提供了新的视角。

冠心病（胸痹）证型分布特点

对于冠心病（胸痹）一病的常见证候分布，国内诸多学者进行了流行病学及文献学的研究，结论大都归于痰浊证和血瘀证为常见证型。有研究者曾对近10年的3 300篇现代文献进行统计分析，筛选出文献58篇，纳入病例7 838例，探讨冠心病的中医证素、证候分布特征，提示冠心病证素分布以血瘀、痰浊、气虚为主。张伯礼团队曾对国内近40年（1970—2010年）冠心病中医证候相关文献进行全面检索，对冠心病中医证型、证候要素及不同时期变化规律进行统计分析，提示冠心病证型分布以心血瘀阻、痰阻心脉、气阴两虚、气虚血瘀等为常见证型。随着冠心病中医证型研究的深入，各证型的诊断标准逐渐完善并有待实现量化。付长庚等通过系统评价标准化步骤总结古今文献，采用德尔菲法完成专家咨询，按照横断面研究设计，制定出病证结合的血瘀证诊断标准，并据各变量的OR值权重，从中西医结合角度完善了血瘀证的诊断。

痰浊证和血瘀证的病理基础

随着中医胸痹研究的深入，痰浊和血瘀在胸痹的发生及发展中愈加受到重视，被认为是胸痹发病的重要病理基础。近年研究热点为从微观指标研究冠心病痰浊证和血瘀证间差异，研究方向大致为血管内皮、炎症、脂肪因子、冠脉检查、血脂代谢等，并进一步揭示中医"同病异治"的重要意义。

1. 血管内皮功能 血管内皮功能障碍是冠心病发生的初始事件、最重要的始动环节，血管内皮细胞产生和分泌血管活性物质，参与血管舒缩功能、血小板功能、凝血机制、血管平滑肌细胞生长和增值等的调节，血管活性物质失衡导致内皮依赖性舒张功能损伤，促使动脉粥样硬化、冠心病等的发生。目前研究较多的血管活性物质为一氧化氮（NO）、内皮素（ET）、血管紧张素Ⅱ（AgⅡ）、血管假性血友病因子（vWF）等。在不同的中医证型中，血管活性物质表达各异。肖艳平等检测195例冠心病不同中医证型患者和健康人的血清NO水平，发现痰浊壅塞证组＜心血瘀阻证组＜冠心病其他证组＜对照组，提示不同中医证型内皮功能受损程度各异，尤以痰浊壅塞证内皮功能受损为重，表明血清NO可作为中医辨证分型的参考指标。袁肇凯等将受试者分为冠心病（CHD）心血瘀阻证组（112例）、冠心病非心血瘀阻证组（108例）、非冠心病心血瘀阻证组（110例）以及对照组（健康人100名），发现ET、AgⅡ的表达呈CHD心血瘀阻证组＞CHD非血瘀证组＞对照组，且有显著性差异，提示血管内皮细胞舒缩功能失调，且冠心病和非冠心病两血瘀证组间差异并无显著性，提示内皮功能损伤可能是中医"血瘀"病理的共同表现之一，ET、AgⅡ可能是CHD"血瘀"病理标志物，李进兵等对90例稳定型心绞痛患者及20例正常对照研究表明，ET、vWF的表达水平为心血瘀阻组＞痰浊壅塞组＞气滞心胸组＞对照组，其中心血瘀阻组与痰浊壅塞组在ET、vWF的表达上差异有统计学意义，此研究为稳定型心绞痛患者的中医辨证分期提供了科学依据。

2. 炎症　动脉粥样硬化发生、发展及相关疾病形成等过程均有炎症的参与，近来多认为动脉粥样硬化实质上是一种慢性炎症性疾病，是血管壁对各种损伤的一种异常反应，具有经典炎症变性、渗出、增生的特点，炎症还可增加斑块的不稳定性，与疾病严重程度相关。基于炎症机制的重要性，炎症反应中涉及的炎症细胞、炎性细胞因子、炎性介质、黏附分子、趋化因子、生长因子成为研究的热点。炎症细胞因子CRP被认为是心血管危险评估的"金标准"，超敏C-反应蛋白（hs-CRP）对健康人群首发冠心病及冠心病患者再发心血管事件具有预测价值，hs-CRP浓度可作为冠心病危险指数，其浓度越高危险性越大，且与血脂联合检测可作为心血管的一级预防健康普查，具有更好的预测价值。亦有学者8年间随访70~79岁冠心病患者发生的冠心病事件，以研究炎症和动脉粥样硬化的标志物，结果表明白介素-6（IL-6）及踝臂指数（AAI）在预测冠心病事件方面优于传统危险因素，提高了预测精度，改善老年人的风险预测。洪永敦等对524例冠心病患者进行辨证分型，结果提示血瘀证、痰热证的CRP、IL-6、TNF-α含量均较其他组显著升高，证明血CRP、IL-6、TNF-α等炎症指标含量可作为区分冠心病血瘀证和痰浊证与其他证型的参考指标，认为痰、瘀、热贯穿冠心病始终，痰、瘀是内膜损伤后的病理产物，是长期、慢性的病理改变，且痰、瘀与热毒胶结，增加内膜斑块不稳定性，可能与CRP、IL-6、TNF-α等炎症参与有关。

3. 脂肪因子　脂肪因子是脂肪细胞分泌的，在炎症、饱食、新陈代谢和心肌功能等方面发挥作用，影响能量平衡、脂质代谢、糖代谢，调节神经内分泌、生殖、免疫系统，尤其是心血管系统的功能。目前发现的脂肪因子有瘦素、脂联素、抵抗素、爱帕琳肽等，对心血管起保护抑或损害作用。Leptin是第一个被发现的脂肪因子，分子量为16KDa，leptin具有广泛的生物学效应，抑制食欲、减少能量摄取、增加能量消耗、抑制脂肪合成、影响内分泌、调节免疫等。Leptin受体（OB-R）为单跨膜受体，目前发现有OB-Ra至OB-Rf6种受体亚型，leptin通过酪氨酸蛋白激酶/信号转导及转录激活因子（JAK/STAT）、腺嘌呤单核苷酸磷酸激酶（AMPK）、磷脂酰肌醇3激酶-丝氨酸/苏氨酸蛋白激酶（PI3-Akt）、丝裂原活化蛋白激酶（MAPK）等信号通路促炎症反应、氧化应激，加剧动脉粥样硬化、高血压、心肌梗死等。Leptin通过产生超氧化物及MCP-1，激活白细胞、巨噬细胞募集到血管内皮参与早期动脉粥样硬化形成。Leptin上调炎症介质的表达，如IL-2、TNF-α、MCP等炎性细胞因子，有促炎作用；leptin增加内皮细胞活性氧簇（ROS）产生以及诱导NO产生，诱导氧化应激；leptin通过JAK通路促磷脂酶C（PLC）活化，PLC水解活化蛋白激酶C（PKC）、增加血小板内游离Ca^{2+}浓度，释放腺苷二磷酸（ADP）、血栓素A2（TX2），促血小板黏附和聚集；炎症、氧化应激、血小板聚集等均参与动脉粥样硬化发生和发展。Apelin由Tatemoto K在牛胃分泌物中首次提取出，为APJ的内源性配体，前原蛋白C-端片段可分为apelin-13、apelin-36等多肽，其中以apelin-13心血管活性最强，APJ/Apelin主要分布在心血管及其内皮细胞，参与心血管疾病发生、发展及预后。Apelin产生正性肌力作用，可能通过激活PLC、PKC通路，增加肌丝的Ca^{2+}敏感性、Na^+/H^+交换体（NHE）活性有关；Apelin激活caveolin-1/ERK1/2及caveolin-1/PI3K/Akt/p70S6k信号通路抑制心肌肥厚。Apelin扩血管、降血压，主要通过促NO产生实现；Apelin调节AMPK和Akt信号通路，刺激血管内皮细胞的增殖、迁移和体外管腔形成，进而促进血管新生和冠脉侧枝循环的建立；Apelin是通过apelin/Jagged-1/Notch3信号通路，促使cyclin D1周期性增高，进而发挥促血管平滑肌细胞成熟、增殖、迁移作用。

Adiponectin不仅由脂肪细胞分泌，骨骼肌、内皮细胞、心肌细胞也分泌，分子量为30 kDa，在血清中含量高，与肥胖及胰岛素抵抗呈负相关，adiponec-tin受体有三个：AdipoR1（骨骼肌表达为主）、AdipoR2（肝脏表达为主）、T-cadherin，且三个受体均在心肌表达。Adiponectin激活内皮细胞上的

Akt 和 AMPK，抑制单核细胞对血管内皮的黏附、促进血管生成；调节 PI3K-Akt、内皮型 NO 合酶（eNOS）、AMPK 等信号通路，起到抗动脉粥样硬化的作用；adiponectin 主要通过对巨噬细胞功能和表型的调节发挥抗炎作用，通过抑制巨噬细胞 MSRA（A 型清道夫受体）的表达，阻止巨噬细胞转化为泡沫细胞后诱发的炎症反应，且脂联素激活过氧化物酶体增殖物激活受体-γPPAR-γ），促进 M2 型巨噬细胞的生成，抑制 M1 型巨噬细胞的产生，使促炎因子生成减少、抗炎因子分泌增加，发挥抗炎特性抑制、延缓动脉粥样硬化的发生；因血管紧张素 II 促进 NF-κB 的活化是导致心肌肥厚的重要通路，通过 AMPK 通路抑制血管紧张素 II，从而抑制心肌肥厚及其心肌纤维化，发挥对心肌的保护作用。

Resistin 分子量为 12.5 kDa，血浆浓度为 2.5～21.5 ng/ml，其受体尚未发现。Resistin 促进 ET-1、MCP-1、VCAM-1 的表达，与炎症有关，联系炎症与动脉粥样硬化形成；通过 PI3-Akt 和 p44/42 信号通路促血管平滑肌细胞的增殖，resistin 增加内皮细胞的增殖和迁移，主要通过 ERK1/2 和 p38 信号通路。

基于脂联素和抵抗素与冠心病发生发展中炎症和动脉粥样硬化的关系，张蓓蓓和彭宇竹研究 CHD 心绞痛患者不同中医证型中脂联素、抵抗素表达的差异，结果显示 CHD 组血清抵抗素水平显著高于健康对照组，而 CHD 组血清脂联素水平显著低于健康对照组，且痰浊壅塞组与健康对照组比较差异有统计学意义，表明脂联素、抵抗素在冠心病不同证型中表达有差异，对冠心病辨证分型有一定的指导意义。

4. 血脂异常 血脂异常是脂质代谢障碍的表现，为动脉粥样硬化的主要致病因素。研究证明血清总胆固醇（TC）或低密度脂蛋白胆固醇（LDL-C）升高是冠心病的独立危险因素之一。LDL 由血管内皮进入血管壁，内皮下的 LDL 被氧化修饰成氧化型 LDL（Ox-LDL），单核吞噬细胞表达清道夫受体结合 Ox-LDL 后，形成泡沫细胞，构成了动脉粥样硬化斑块的脂质核心，而高密度脂蛋白胆固醇（HDL-C）被认为具有抗动脉粥样硬化作用。大量研究表明血脂异常与中医痰瘀有关，有学者研究高脂血症中医临床辨证分型，通过筛选出 175 篇文献，共统计出 6 151 例高脂血症，其中痰湿阻遏证（包括痰浊中阻证、痰湿内蕴证）有 1 300 例，气血瘀滞证（包括血瘀阻络证、气滞血瘀证）有 1 307 例，两种证型最为常见，因此临证调整脂质代谢紊乱，以痰湿血瘀分型辨证论治较为多见。对冠心病痰浊和血瘀两证型的血脂异常，学者们从以下不同方面进行分析。谢琛和马晓昌对 184 例冠心病血瘀证、150 例冠心病非血瘀证进行研究，结果显示血瘀证组 TC、LDL-C、HDL-C、LDL-C/HDL-C 的表达与非血瘀证组相比差异有统计学意义，提示 TC、LDL-C、HDL-C、LDL-C/HDL-C 可作为冠心病血瘀证和非血瘀证辨证的参考指标。考虑到相关文献对除痰浊证和血瘀证证型外的不明确定义，袁肇凯等采用 Meta 分析法进行定量综合分析，研究血脂变化在冠心病痰瘀辨证中的作用，发现冠心病患者血瘀证和痰浊证的 TC、TG、LDL-C 的含量与正常对照组相比差异均有统计学意义，表明 TC、TG、LDL-C 的含量变化可以作为冠心病痰瘀辨证的客观指标。

5. 冠脉检查 冠状动脉造影是评价冠状动脉病变最精确的检查方法，可较直观、准确地显示冠脉狭窄的部位和程度。有学者选择同时行 64 排螺旋 CT 冠脉成像（冠脉 CTA）和冠状动脉造影的冠心病患者，依照冠状动脉造影的标准，分析得出冠脉 CTA 对冠状动脉狭窄诊断的敏感性、特异性均较高，且两种检查方法的结果一致性较好，提示冠脉 CTA 可作为冠心病诊断的检查方法。对血管病变的评估的方法，除将冠状动脉病变分为 1 支、2 支、3 支病变或左主干病变外，还有改良 Gensini 评分等，可以对狭窄部位及程度进行分层并量化赋值。有研究表明，中医痰浊证、血瘀证与冠状动脉严重性有关。张敏州等比较 375 例胸痹心痛患者的冠脉造影检查结果与证型分布特点，发现血瘀证和痰浊证在冠脉狭窄组中的分布比与冠脉正常组多，三支病变组的血瘀证和痰浊证的比例、双支病变组的痰浊证比例均显著高于无病变组，表明两证是胸痹心痛的危险证型。胡丽娜等纳入 19 篇探讨中医辨证分型和冠状动脉狭窄相关的文献，含病例数 3 536 例，发现冠脉中重度狭窄以痰浊证、血瘀证为主，提示冠脉狭窄程度可作为痰浊证和血瘀证诊断的参考指标之一。

6. 基因组、代谢组学 中医理论讲究整体性，而蛋白质组、基因组及代谢组正是从整体的角度反映中医证候的规律，与中医的"有诸内必形于诸外"不谋而合。基因学研究与中医的整体观及辨证观有相似之处，是中医学现代化的突破口。吴依芬等选取冠心病血瘀证、痰浊证、非痰浊血瘀证患者和健康受试者，运用多聚酶链反应（PCR）及多聚酶链反应-限制性内切酶片段长度多态性分析技术（PCR-RFLP）对GNB3和ABCAl基因型进行检测，发现血瘀证、痰浊证冠心病患者的ABCAl基因219KK基因型、GNB3基因825TT基因型与非痰浊血瘀证患者及健康人对照组比较差异有统计学意义，表明上述两个基因型可能分别为冠心病痰浊证和血瘀证的保护因素、危险因素。提示冠心病证型与基因多态性相关，基因多态性表达差异为从基因水平探讨冠心病痰浊、血瘀证本质提供依据。代谢组学对生物体的代谢物进行定性定量研究，与中医证型一样，是对机体某一病理变化的全面情况的概括。张红栓等应用氢核磁共振检测方法，对12例冠心病心绞痛痰浊证患者和12例冠心病心绞痛血瘀证患者的尿液样本分析，两证尿液代谢物含量存在明显差异，即痰浊证组尿液中柠檬酸、α-酮戊二酸、顺式-乌头酸、葡萄糖、3-羟基丁酸、丙酮、酪氨酸、肌酐、氧化三甲胺、二甲胺、马尿酸的含量高于血瘀证组，而胆汁酸、组氨酸的含量低于血瘀证组。提示尿液代谢物变化能在一定程度上区分冠心病心绞痛的不同中医证型。

冠心病在我国发病率较高，严重威胁人类健康，中医在冠心病治疗中发挥独特的优势，且中医辨证是治疗的前提和保障，故辨证的规范化和多元化日趋重要，各医家对冠心病的研究取得可喜的进步，提出虚痰瘀、治痰为先、痰瘀相关等理论，认识到痰浊和血瘀是影响冠心病发生发展的重要证候要素，两者紧密关联、错综复杂，因个体、地域差异和中医辨证整体观等影响，胸痹证型诊断标准不一，尤其在病情复杂时，有难区分之弊，为辨证带来难以避免的差异。现代医学从分子、组学等方面阐释，增加了微观性、客观化，提高了辨证的准确度。

398 冠心病痰瘀互结分子生物学机制

学者刘燕君等从蛋白质组学、基因组学、代谢组学等系统生物学层面，在脂质代谢、炎症反应、血液流变学变化与凝血功能、血管内皮细胞损伤、胰岛素抵抗等6个方面，对冠心痛痰瘀互结证的分子生物学机理研究现状进行了总结。研究发现，虽然学者们已对冠心病痰瘀互结证分子生物学机理进行了大量研究，由于研究手段的多样化、研究方法的不同、研究层面的差异，单独的某一项或几项指标不能完全阐释冠心病痰瘀互结证的本质。复杂网络正是针对复杂现象或复杂问题发展而来的一种新方法，利用复杂网络学研究冠心病痰瘀互结证所涉及多系统、多层面、多指标，通过复杂网络学的方法，开展全面、系统和深入的研究，可能是全面了解冠心病痰瘀互结证基础生物学的新途径。

《中国心血管病报告2014》的数据显示，中国的心血管病患病率一直处于持续上升阶段，特别是冠状动脉粥样硬化性心脏病（冠心病），无论在城市或农村还是在男性人群或女性人群当中，冠心病发病率及其导致的死亡率均正在随年龄的增加而增加，从40岁开始显著上升，其递增的趋势接近于指数关系。中医没有冠心病这一病名，但类似该疾病的描述很早就出现在中医古籍文献，如"胸痹""厥心痛""胸痛"和"真心痛"等。《素问·痹论》云："心痹者，脉不通。"中以瘀血论治；《灵枢·五味》云："心病者，宜食麦，羊肉，杏，薤。"以痰浊论治。由此可以看出，痰浊和瘀血都是可以导致胸痹心痛的因素。随着近年来许多医家的深入研究发现，痰瘀互结证是冠心病临床常见证的类型之一，且有研究者认为痰浊与瘀血是该病的起始原因，并在演变中起到了加重病情的作用，也是冠心病的始动因素。因此，利用现代生物化学技术，在分子生物学水平上寻找、支持冠心病痰瘀互结证的诊断、治疗方法，成为目前冠心病研究领域的热门课题。

脂质代谢

冠心病主要由冠状动脉粥样硬化导致。目前，国内外研究认为，脂质代谢异常是动脉粥样硬化最重要的危险因素。血液中的脂质主要包括甘油三酯、胆固醇、磷脂和游离脂肪酸。在高胆固醇血症状态下，凝血因子活性呈亢进状态，且与血液中浓度呈正相关关系；在高脂血症状态下，血小板聚集能力增强，凝血时间缩短，有阻塞血流、引起血栓形成的高度危险性。韩学杰等认为高脂血症是动脉粥样硬化的重要原因之一，动脉粥样硬化的形成过程就是痰瘀病损的发展过程；痰瘀相随，最终导致冠心病发作。这从脂质代谢的角度解释了中医理论中"痰"和"瘀"的产生和转归。

值得注意的是，有研究表明冠心病"痰瘀互结证"与冠心病"非痰瘀互结"证比较，可表现为血中胆固醇含量明显增加，但甘油三酯无明显变化。尽管在冠心病痰瘀互结证的多项研究中可见胆固醇、甘油三酯异常，且部分研究成果也支持了这一论点，但实际上这一结论在脂代谢相关研究中并未得到统一。例如，王东生等在冠心病痰瘀证微观辨证研究中发现，与非痰非瘀组相比，冠心病痰瘀痹阻证组的胆固醇、甘油三酯含量均无明显差异，冠心病痰瘀互结证患者与健康人群的比较研究中发现胆固醇和甘油三酯都表现为增高。洪永敦等对可能影响冠心病痰瘀证的18个因素进行了统计分析，发现与非痰瘀证组相比，虽然痰瘀证组甘油三酯水平较高，但是该结果仍无明显差异。不仅如此，张鹏、吴传中、梅丽萍等在比较了冠心病痰瘀互结证组与非痰非瘀证组在外周血胆固醇和甘油三酯的含量差异后发现，不同研究之间也有较大差异。而相似的争议也存在于低密度脂蛋白、高密度脂蛋白和冠心病痰瘀互结证之间的关系。因此，阐明冠心病痰瘀互结证与脂代谢的关系尚需要大样本量的研究，才能形成统一认识。

此外，近年冠心病研究表明，冠心病患者低密度脂蛋白颗粒大小、小而密低密度脂蛋白浓度占比与冠状动脉病变程度相关性强，冠心病患者除了外周胆固醇、甘油三酯的异常外，还存其他脂类代谢紊乱。

炎症因子

许伟明等将冠心病种子基因集及其所在模块构成的网络对应为冠心病疾病网络，以冠心病的疾病网络为背景进行研究，结果提示炎症反应可能在冠心病痰瘀互结证发生发展过程中起到了重要作用，可能是冠心病痰瘀互结证的重要生物学基础之一。众所周知，氧自由基与炎症反应密切相关，有报道称冠心病痰瘀互结与自由基密切相关，痰瘀证中的氧自由基含量与冠心病其他证型相比有明显差异。这说明机体的炎性免疫反应可能在冠心病痰瘀互结证的病理环节中起重要作用。柏正平等研究认为，冠心病心脉瘀阻证及痰阻心脉证存在黏附分子异常表达，推测心脉可能处于慢性炎症状态，其研究结果表明心脉瘀阻证和痰阻心脉证中血浆细胞黏附分子明显高于其他证组，这说明在斑块形成的炎症发生过程中，黏附分子被转移并重新合成，且诱导白细胞与血管内皮细胞结合，使斑块不稳定甚至破裂及形成血栓。以上研究为中医治疗冠心病痰瘀阻证提供了分子生物学依据。

柏冬等通过文献梳理发现有 13 个炎症指标与冠心病痰瘀互结证相关，包括①C 反应蛋白（CRP）、超敏 C 反应蛋白（Hs-CRP）。②同型半胱氨酸（Hey）。③细胞因子：肿瘤坏死因子（TNF-α）、白介素-6（IL-6）、白介素-18（IL-18）、基质金属蛋白酶（MMPS）、单核细胞趋化蛋白（MCP-1）、巨噬细胞集落刺激因子（M-CSF）。④免疫细胞膜分子：细胞间黏附分子-1（ICAM-1），分化抗原与分化抗原 40 配体（CD4 \ CD4L）、P 选择素（PS）与 P 选择素糖蛋白配体-1（PSGL-1）。⑤脂蛋白（Apo A-I、a1-AT）。其中，CRP、Hcy 已被公认是冠心病独立危险因素。目前，痰瘀互结证患者体内这两种蛋白表达水平显著高于其他证型患者，这说明痰瘀互结证冠心病患者的炎症损伤较严重。另外，冠心病患者血中大部分炎症因子水平随着"非痰瘀证＋痰证/瘀证＋痰瘀互结证"依次升高，提示痰瘀互结证患者较冠心病其他中医证候炎症程度更高。

血液流变学与凝血功能

血流变学异常对冠心病的发生有重要影响。目前认为，血液流变学异常与冠心病痰瘀的发生、发展有显著的相关性，这是血脉痹阻的客观指征，故冠心病痰瘀互结证与血液流变学指标关系密切。王东生等研究发现，冠心病不同证型的血流变指标表现为"健康对照组＜非痰非瘀证组＜痰凝心脉证组＜痰瘀痹阻证组"的递进趋势。贺劲等对 368 例冠心病患者血液流变学的研究发现，血流变指标在瘀、痰证中均有不同程度的异常升高，表明血液流变学异常是痰瘀痹阻证的物质基础。唐容川《血证论》言"血积既久，亦能化为痰水"。痰瘀痹阻证患者血流变指标的改变提示，痰瘀痹阻之"瘀"主要由痰浊阻滞于脉道气血运行不畅所致，瘀可致痰，从而加重痰凝而导致痰瘀痹阻。

冠心病痰浊中无形之痰可为沉积在血管中的脂类，瘀血表现为血液黏稠度增加及血栓形成，而高黏滞血症，微循环障碍为痰瘀互结的表现。刘建勋等在观察与冠心病不稳定型心绞痛痰瘀互结证病机衍变相关临床生化指标的特征性改变时发现，由血糖、血脂变化最终引起机体凝血系统的异常可能是冠心病不稳定型心绞痛痰瘀互结证的重要病理过程。袁蓉等认为痰瘀相兼证的组织中，纤溶酶原激活物含量下降，凝血酶原时间、活化部分凝血活酶时间缩短，组织纤溶酶原激活物抑制物含量升高，纤维蛋白原升高，血小板 CD62P 表达升高，与非痰瘀证者相比显著异常。申艳慧通过观察血浆 Ps 和血栓素 B2（TXB2）含量变化，发现血管中内膜损伤激发了血小板活性而聚集，由此释放的 TXB2 引起血管强烈收缩和血小板聚集（血瘀），受损伤的内膜释放具有抵消血小板聚集并有舒张血管的作用的前列环素，使 TXB2 释放增多，更加重了血小板的聚集，形成恶性循环。

总而言之，冠心病痰瘀互结证其病理基础是血液处于高黏、高聚状态，微观表现则是血小板聚集率增高、功能亢进，促进血栓形成，实质是秽浊阻于脉道，闭阻气血，而导致痰瘀内生，这些因素共同构成了冠心病痰瘀证的病理物质基础，目前针对这些因素已开展了广泛的研究。

内皮细胞损伤

现代研究发现，血管内皮在缺血性心脏病的发病机制中扮演了重要角色，内皮细胞通过合成和释放多种生物活性物质维持血管舒张和收缩功能，抑制血小板的黏附和聚集，防止平滑肌增殖和成纤维细胞增生，一氧化氮（NO）和内皮素-1（ET-1）是血管内皮细胞产生释放的一对生物效应相反的活性介质，生理情况下以 NO 的生物作用占优势，舒张血管平滑肌，抑制血小板及白细胞黏附于血管内皮表面，并抑制 ET-1 产生，ET-1 也可刺激内皮细胞的产生，二者在调节血管张力方面存在着一定的相互制约关系。

韩学杰等利用高脂血清 24 h 造成内皮细胞凋亡，针对心血管疾病发生后最基本的病理损害如缺氧、缺血，在细胞水平上建立了稳定的细胞凋亡模型，用痰瘀同治方干预保护损伤的内皮细胞，可以在一定程度上减少凋亡的发生率。其疗效机制包括两方面：①调节氧自由基含量，调节超氧化物歧化酶（SOD）、NO、TNF、丙二醛（MDA）的生成量，防止血管痉挛和血小板的凝聚，减少 ET-1 含量，抑制脂质过氧化反应，保护血管内皮，从而达到缓解冠心病急性发作和加重的目的。②调节内皮细胞的凋亡，防止高脂血清对内皮细胞的损伤，阻止动脉粥样硬化的产生，保护血管内皮。

细胞模型是目前基础研究中能够与整体动物实验互补，且更具优势的一种研究手段，用这一造模方法，可用来直接观察生活状态下细胞的形态功能变化，能够模拟活体细胞的一系列病理及生化改变，这种在体外场景模拟中医临床过程的研究方法，通过对细胞自身信息特征的挖掘，对冠心病痰瘀互结证的研究和发展具有重要的参考价值。

闫爱国等研究痰瘀互结组方在冠心病心肌缺血损伤中，对抑制细胞凋亡的作用，通过痰瘀同治方——瓜蒌薤白半夏汤、合血府逐瘀汤组方对小型猪痰瘀互结证冠心病模型进行干预，结果表明：痰瘀互结组的 Bax 蛋白表达显著降低，Caspase-3、Caspase-9 的表达均下降，Bcl-2 蛋白的表达明显高于模型组，这说明痰瘀互结组方改善了内皮细胞的损伤程度，对小型猪痰瘀互结冠心病模型心肌凋亡细胞有明显的保护作用。刘莉等通过观察冠心病痰瘀互结型稳定型心绞痛患者在常规药物治疗的基础上加用瓜蒌皮注射液治疗发现，外周血中 ET-1 含量明显减少，NO 含量明显升高，心电图改善效果十分明显，心绞痛的临床表现也明显减轻，说明冠心病痰瘀互结型、稳定型心绞痛患者内皮功能有损伤，通过痰瘀同治方可有效改善内皮功能，调节冠状动脉血管张力。周暇青采用高脂血症大鼠模型观察祛痰化瘀方药的作用，研究发现该方能显著降低高脂血症状态下血管内皮通透性，祛痰化瘀方药可以显著降低血浆及红细胞膜中的 MDA 含量，该方可能具有保护内皮细胞一氧化碳生成酶活性的作用。这些研究成果表明，在对冠心病临床观察和基础实验中内皮细胞均受到了一定程度的损伤，而痰瘀同治方可以对其进行改善和治疗。

胰岛素抵抗指数

目前，蔡琳等报道称冠心病患者胰岛素抵抗（IR）与血脂、载脂蛋白异常密切相关。王东生等以××大学第一附属医院心内科住院病例 240 例（男性 168 例，女性 72 例）、××学院第二附属医院心内科住院病例 70 例（男性 40 例，女性 30 例）患者为研究对象，以××大学××医院及××研究设计院筛选的健康人士 30 例（男 17 例，女 13 例）为健康对照组进行研究，在观察中医证型分布时发现，冠心病痰瘀辨证与血糖（FPG）、血胰岛素（FINS）、胰岛素敏感性指数（ISI）的关系密切，FINS、ISI 的数值呈"健康对照组＜非痰非瘀证组＜痰凝心脉证组＜痰瘀痹阻证组"依次递进的趋势，且非痰非瘀证组与健康对照组比有显著差异（$P<0.01$），痰凝心脉证组与非痰非瘀证组比有显著差异（$P<0.01$），痰瘀痹阻证组与痰凝心脉证比有显著差异（$P<0.01$），这说明冠心病患者的确存在胰岛素抵抗，且呈"健康→非痰非瘀→痰凝心脉→痰瘀痹阻"逐渐加重的趋势。随着胰岛素水平上升，敏感性下降，提示 IR 逐渐加重，HIS、IR 在上述危险因素中处于中心位置，IR 是导致脂肪代谢紊乱的中心环节，且常先于脂质代谢异常发生。IR 和血脂异常存在着高度相关性，且 IR 越严重，血脂异常的发生率越高；反之，血脂异常随着 IR 的改善而改善。由此可知，IR 是产生痰瘀并由痰到瘀演变的重要内在生化物质基础。

胰岛素抵抗是产生"痰瘀痹阻"的共同土壤。国内外研究表明，胰岛素抵抗在冠心病的发生发展中起重要作用。刘艳等以 60 例冠心病患者分为非痰非瘀组、痰凝心脉组及痰瘀互结组，每组各 20 例，另选健康志愿者 20 名为正常对照，研究冠心病心绞痛中医证型与胰岛素抵抗的关系，结果发现胰岛素抵抗在痰瘀互结型心绞痛患者中的因子水平最高。这些研究对开展胰岛素抵抗与冠心病痰瘀互结证之间的关系，以及对冠心病痰瘀互结证的诊断、治疗、判断预后等均起到了一定的启示作用，同时还为相关药物治疗冠心病痰瘀互结证提供了客观参考依据。

基因组学

随着分子生物学理论和技术的发展，冠心病基因机制的研究日益受到重视，CHD 是一种复杂的多基因遗传病这一观点也日益为人们所接受，这就为冠心病从分子水平上彻底治疗开辟了新的途径。

刘建勋等通过前期冠心病痰瘀互结证的临床研究，明确了冠心病痰瘀互结证候的表现特征及其相应的客观指标，主要体现在脂质代谢障碍"凝血功能异常"血管功能改变及炎症反应的激活等多个方面，在冠心病动脉粥样硬化病理过程的基础实验研究之上，选择与人类心血管系统解剖结构和生理最为相似的小型猪作为载体，以临床冠心病常见危险因素，如血管内皮损伤，脂质代谢紊乱作为诱导的主要方法，利用复合方法（通过心导管介入，用球囊拉伤冠状动脉血管内皮结合高脂饲料喂养）在小型猪体内建立病证结合的痰瘀互结证冠心模型，使痰瘀相兼阻于心脉，表现为痰瘀互结的证候，已经在改善心功能、病理结合及方证相应的基础研究，之后在其研究团队研究动脉粥样硬化（AS）大鼠"痰瘀"病理演变规律和形成机制时发现，基因 p53 mRNA 表达下调、PDGF-A、c-myc、Bcl-2 mRNA、c-fos 表达上调可能是 AS"痰瘀"病理演变的分子基础。同这种在体内实验场景模拟中医临床过程的研究方法对冠心病痰瘀互结证研究的发展有进一步研究和发展的意义。

黏附分子（ICAM-1）作为一种炎症因子，可能是 CHD 炎症反应的标志物之一。德国有关研究提示 ICAM-1 K469E 多态性在 349 例 CHD 和心肌梗死患者与健康对照之间有明显差异。莫鸿辉等通过分析××中医药大学第一附属医院心内科患者 97 例 CHD 患者及 35 例对照者与 ICAM-1 基因 K469E 多态性关系，称 ICAM-1 血清水平升高与 CHD 痰瘀互结证、痰浊证关系密切，ICAM-1 基因 K469E 多态性与广东地区汉族人冠心病的危险性相关，其中 E 等位基因可能是 CHD 的一个遗传危险因素。朱会英等以 132 例（男性 76 例，女性 56 例）患者为研究对象，将其分为冠心病痰瘀证组 94 例、脑梗死痰瘀证组（对照组）18 例、正常组 20 例，从同一证型（痰瘀证）两种疾病（冠心病和急性动脉血栓性脑梗死）之间比较各炎症因子及其基因多态性的差异，以探讨冠心病痰瘀证的实质，结果发现冠心病痰瘀互结证可能与 CRP1059G/c 的 C 等位基因、E 选择素 G98T 的 G 等位基因及 E 选择素的 S128R 的 R 等位基因有关，甘油三酯（TG）、低密度脂蛋白胆固醇（LDL-C）、可溶性 E 选择素（sE-selectin）、CRP 水平升高可作为冠心病痰瘀证辨证的参考指标。

PPAR-γ，作为核受体，在葡萄糖、脂质代谢以及炎症、肿瘤等多种生理病理过程中的多向性作用，主要通过调节特定基因的表达而实现，这些通过调节靶基因的转录而发挥的作用称为基因组效应。目前，有研究显示过氧化物酶体增殖物激活受体 γ（PPARγ）参与了血管壁炎症反应以及冠心病发生发展的调控，刘艳等观察了 60 例冠心病患者分为非痰非瘀组、痰凝心脉组及痰瘀互结组，每组各 20 例，另选健康志愿者20名为正常对照，结果表明健康人外周血单核细胞PPARγmRNA表达微弱，而冠心病（胸痹）患者在"非痰非瘀"→"痰凝心脉"→"痰瘀互结"的变化中PPARγ mRNA表达逐渐增加，但是由于该研究所选样本数有限，故此观察结果是否为普遍现象仍需进一步探讨。方祝元等选取冠心病患者78例，其中痰瘀证49例和非痰瘀证29例，采用全序列基因测序法检测78例冠心病患者和100名健康体检者的ApoE基因型来探讨冠心病痰瘀证与载脂蛋白E（ApoE）基因多态性的关系，结果发现ApoE ε4等位基因为冠心病易患因子，与冠心病痰瘀证关系密切，推测其可能是冠心病痰瘀证的主要易感基因之一。

蛋白质组学

蛋白质组学是研究某一层次所有蛋白质及其动态变化规律的科学，包括蛋白质的定性、定量、动态变化和整体演变规律等。近年来，蛋白质组学技术的飞速发展，为研究冠心病的发病机制、探索早期诊断的生物标记物提供了新的思路和技术平台。

研究表明，心脑血管病发病与血清脂蛋白谱（SLPG）变化明显相关，能表现出非高脂性冠心病患者的血清脂蛋白各组分的质与量的异常。张瞥等通过对冠心病患者171例（行冠脉造影术者81例）进行痰瘀辨证，其中无夹证型19例，痰浊型14例，血瘀型42例，痰瘀型86例和气滞血瘀型10例，以健康人134名为对照观察5种中医证型与血清脂蛋白动态平衡紊乱的关系，结果表明血清脂蛋白谱SLPG作为判断血清蛋白动态平衡的有效指标，其异常出现率为"痰瘀型＞气滞血瘀型＞血瘀型＞痰浊型无夹证型"，因此，SLPG和痰瘀辨证分型的诊断相关。

差异蛋白质组是蛋白质组学研究的重要内容，其研究的核心任务就是寻求某些因素导致蛋白质组表达的差异，揭示蛋白质组在疾病发生发展变化过程中差异表达。目前已有研究表明，人体与动物实验均证明冠心病与健康者存在着差异蛋白的表达，苗兰等采用双向凝胶电泳和基质辅助激光解析/电离-飞行时间质谱等蛋白质组学技术，对痰瘀互结证冠心病小型猪模型动物的冠状动脉组织的蛋白质表达谱进行分析、鉴定，寻找痰瘀互结证冠心病发病过程中冠状动脉组织差异表达蛋白，结果发现小型猪痰瘀互结证冠心病模型组的冠状动脉组织与正常组相比共有17个特异表达点，蛋白差异点35个，14个上调点；另外，模型组中有4个点发生未知修饰变化，累计鉴定出17个蛋白，这些差异蛋白可能与痰瘀互结证冠心病的形成、发生、发展相关，但是还需通过其他生物学方法做进一步验证。

朱明丹等以36例冠心病患者（男性18例，女性18例，年龄40—79岁）为研究对象，发现冠心病不同证型间（心气虚弱、心肾阴虚、痰浊内阻、心血瘀阻）存在差异蛋白，其研究小组发现的差异蛋白有α2巨球蛋白、凝血酶原、载脂蛋白H、载脂蛋白A1、载脂蛋白E等，这些差异基因和蛋白涉及凝血系统、激肽释放酶-激肽系统、补体系统、脂代谢系统、凋亡系统；这些结果提示某些关键蛋白与中医证型具有相关性，有望作为证候实质的标志性蛋白以及药物作用靶点物质和功能基础。同时也说明，冠心病不同中医证候组别之间，血清蛋白的表达表达程度具有一定差异，可以在蛋白质组学上对冠心病痰瘀互结证方面进行深入研究，这对探寻中医证候的生物学基础、鉴别冠心病心绞痛的危险程度具有一定的意义。

代谢组学

代谢组学是继基因组学、蛋白质组学等之后发展起来的以探讨机体整体代谢状态为目标的新方法。疾病引起的机体代谢水平紊乱往往会在尿液和血液等体液的代谢组方面得到表现。因此，对尿液和血液等体液代谢物进行检测和分析，可以对疾病发生、发展过程伴随的生物化学变化进行了解和认识，可能发现相关疾病发生的早期代谢组标志物簇，并认识相关的病理发生的分子机理，有可能对疾病在其早期甚至发生之前进行诊断。

张红栓利用代谢组学技术对冠心病心绞痛血瘀证患者 12 例和痰浊证患者 12 例的血浆和尿液进行了研究，发现利用代谢组学方法能区分不同证型的冠心病心绞痛患者的血浆 1H-NMR 图谱，能确定血瘀证与痰浊证之间存在明显差异的代谢产物。血瘀证组尿液中的葡萄糖含量、尿酮体含量、尿胆汁酸含量、尿二甲胺和马尿酸含量低于痰浊证组，这提示痰浊证组可能比血瘀证组存在更严重的糖代谢紊乱。由于糖代谢紊乱导致的继发性脂肪代谢紊乱比血瘀证严重，且更容易出现肝功能损害和胃肠功能紊乱。

肠道菌群是近年来新兴的研究方向，目前已经开展了在胃肠道疾病、肿瘤、内分泌疾病方面的研究，与心血管疾病之间的关系尚处于起步阶段。肠道菌群失衡可通过促进胆固醇的蓄积、氧化应激、炎症因子的释放促进动脉粥样硬化的发生，而肠道中的益生菌可降低血胆固醇、抑制炎症因子的表达，对心血管存在保护作用。应用益生菌调整肠道菌群结构，可能成为心血管疾病治疗的一个潜在靶点，可以作为一种研究手段进行应用。中医学和代谢组学均是对影响机体整体状况的多因素的研究，以及对机体某一病理变化的全面情况进行探究，二者之间理论上的关联以及本研究的结果为研究冠心病痰瘀互结证研究提供了新思路

其他要点

杨关林、孔德昭等采用横断面研究方法，在全国 12 家三甲医院纳入患者 1 989 例，运用血糖、血脂、颈动脉彩超、心电图等 29 项理化指标对研究对象搜集临床资料，结果发现痰瘀互结组与气虚血瘀组比较，血尿酸与稳定型心绞痛痰瘀互结证关系密切。万洪峰等通过对泄浊化瘀方对 60 例痰瘀互结证冠心病患者的临床疗效也证明了这一论点。

王东生、袁肇凯等探讨动脉粥样硬化模型大鼠随着造模时间的推移"痰瘀"演变规律时发现，除血液流变学、血脂、胰岛素、血糖，血管平滑肌细胞肌动蛋白（VSMC）的表达也具有一定变化。痰瘀痹阻组与正常组比较，VSMC 明显增殖并伴大量"泡沫细胞"，由此可见，细胞凋亡严重及凋亡小体清除不足、肌动蛋白表达异常增加，与痰瘀互结的症状具有一定的关联性。

雌激素是女性的保护性激素，其具有改善脂质代谢、抗氧化、抑制血管平滑肌细胞增殖/迁移等作用，从而防止和延缓动脉粥样硬化发生。张雨虹对女性冠心病患者性激素与血脂代谢的相关性研究发现，围绝经期妇女雌激素与甘油三酯、胆固醇、高密度脂蛋白呈正相关，与低密度脂蛋白呈负相关。陈永宁等研究发现雌激素能增加巨细胞集落刺激因子的表达，从而降低胆固醇水平，加强低密度脂蛋白清除，降低缺血，再灌注损伤，保存心脏功能。

张红霞等通过开展血清胆红素与中医症候相关性的研究发现，在不同证型间血清胆红素水平有差异，痰瘀互结型、气滞血瘀型血清胆红素低于气虚血瘀型、气阴两虚型，提示血清胆红素与冠心病痰瘀互结证相关，可为冠心病痰瘀互结的辨证提供客观依据。

PPARγ 是核受体超家族 PPARs 成员，是配体依赖的核转录因子，戴金等观察痰瘀同治颗粒对冠心病痰瘀互结证患者中医证候和 PPARγ 蛋白表达方面的影响，结果发现痰瘀同治颗粒具有提高 PPARγ 蛋白表达的作用，这提示痰瘀同治颗粒具有通过提高 PPARγ 蛋白表达起到抗 AS 的作用，从单核细胞 PPARγ 蛋白表达水平可以作为研究痰瘀互结证的一个指标。

已知微量元素 Zn、Cu、Ca、Fe、Mn、Mg 是人体必需的生命活动的重要物质，然而摄入量过多或过少以及它们间的比例失调，都将有害于健康，其中 Mn、Zn、Cu、Fe 与脂肪代谢有关，Ca、Mg、Zn 有促进心肌代谢及抗血栓作用，因而微量元素发生变化，将影响脂类代谢及诱发血栓形成，增加血黏度，导致冠心病。

刘燕君等从脂质代谢、炎症反应、血液流变学变化、凝血功能、血管内皮细胞损伤、胰岛素抵抗等方面，以及蛋白质组学、基因组学、代谢组学等系统生物学层面，对冠心病痰瘀互结证的分子生物学机理研究现状进行总结。冠心病具有动脉粥样硬化和心肌缺血的双重病理特征，中医认为动脉粥样硬化和血脂升高为"痰"的表现，心肌缺血和血液流变学改变为"瘀"的表现。因此，冠心病更易出现痰瘀等

病理因素。

痰与瘀但并非同物，却是同源。从各自的理化性质来看，痰属于病理性生化物质在体内堆积的结果，存在一个量变过程，在其物理化学性质未发生变化之前尚不是主要的致病因子，而只是疾病的表现形式和物质基础。瘀则是病理性生化物质的物理化学性质和生物学功能发生了改变或同时伴有相关细胞形态结构和功能改变的结果。目前，通过活血化瘀法对冠心病血瘀证进行治疗的研究，从理论研究到临床研究、基础实验、药物治疗、生存量表的设计，已经开展的十分丰富和规范。根据证候的变化、理化指标及治疗经验发现，痰瘀互结证已经是临床实践中不可忽视一个证型，临床中常常出现患者"因痰致瘀，瘀久生痰，痰瘀互为因果"的现象，这就意味着此时的治疗应重视痰瘀同治，不可偏于一法，单纯治瘀或治痰都不能达到理想的效果。在这种实际需要和理论指导下的痰瘀同治法是治疗冠心病尤其是冠心病痰瘀互结证的有效方法，较之单纯活血通络效果更佳，并且迫切地需要开展相关的进一步研究。

目前痰瘀互结证开展的研究方向已较全面，现代的研究者积极向基础生物学界靠拢，采用的研究方法更先进，更有利于接近研究对象的本质。例如，刘建勋开展冠心病痰瘀互结证小型动物模型的研究，韩学杰提出利用高脂血清 24 h 造成内皮细胞凋亡作为冠心病痰瘀互结证细胞模型等，都在这一领域内开拓了新的研究领域。但是，对冠心病痰瘀互结证研究的深度和广度仍处于需要进一步探索和验证的阶段，比如在蛋白质组学中，研究者发现了一些相关的标志性蛋白，但尚需要更深入的实验和临床验证；代谢组学的研究中，研究者开展了一些研究，也发现了一些现象，但未见有对这些现象的继续追踪；基因组学中探讨 CHD 痰瘀证与基因及基因多态性关系的研究仍较少，多数实验采用基因测序等方法检测，样本量也比较小，因为样品收集要求高、成本贵，而要组织多地区、大样本的统一研究有一定困难，因此尚有待进一步证实。总而言之，由于研究手段的多样化、研究方法的不同、研究层面的差异，单独的某一项或几项指标不能完全阐释冠心病痰瘀互结证的本质，试图向现代医学靠拢找到所谓一个或者几个"金标准"来定义和区别冠心病痰瘀互结证的这种方式并不适应实际情况，反而容易陷入"盲人摸象"的困境。

王永炎院士认为，证候是一个非线性的、多维多阶的、可以无限组合的复杂巨系统。李梢教授提出证的生物学基础研究目前出现了两个难点：一是宏观的证候表型与微观的生物学指标之间的关系十分复杂；二是缺乏阐释证候内在整体性的研究方法，这两个难点的制约使得证候的生物学基础成为中医药现代化的瓶颈问题。复杂网络正是针对复杂现象或复杂问题发展而来的一种新方法，复杂性科学的兴起和复杂网络方法的引入，为证候研究提供了崭新的视角，当前医学生命科学的研究思维正从"还原论"向"系统论"的转型，其中一个重要标志就是从生物分子网络的结构和功能来认识生命活动。

到目前为止，尽管研究者们在诸多方面都做了一些工作，但鲜有整合既往各层次成果的综合性研究，利用复杂网络研究冠心病痰瘀互结证涉及多系统、多层面、多项指标，通过网络分析的方式，开展全面、系统而深入的研究，可能是全面了解冠心病痰瘀互结证基础生物学的新途径。

399 冠心病痰瘀互结证与炎症生物学指标

在冠心病的中医病因病机中，痰与瘀有着密不可分的因果关系且同时并存，痰瘀互结证是冠心病的常见证候之一。炎症在冠心病的发生、发展和预后过程中起很重要的作用。痰瘀互结证与炎症分属于中医与西医概念，均与冠心病密切相关。学者柏冬等通过文献梳理，探析了冠心病痰瘀互结证与炎症相关生物学指标的相关性，希望对冠心病痰瘀互结证的现代生物学研究提供参考。

独立危险因素

1. C反应蛋白 C反应蛋白（CRP）是一种由肝脏合成的急性时相反应蛋白，由IL-6诱导干细胞产生。CRP可调节巨噬细胞摄取低密度脂蛋白，然后转化为泡沫细胞。CRP是人体非特异性炎症反应最敏感的标志物之一，是致心血管疾病的独立危险因子，被美国心脏病学会和美国心脏病学院推荐为目前最适宜用于临床的炎症标志物。近年采用免疫比浊法大大提高了分析的灵敏度，测定结果称为高敏感CRP。

陈玉婷、刘艳、靳宏光等都发现，冠心病患者血中CRP水平从正常组→非痰非瘀证→痰凝心脉证→痰瘀痹阻证逐渐增高（$P<0.05$），且均显著高于正常对照（$P<0.05$）。于素甫江·苏来曼等发现在早发冠心病中，心血瘀阻证（58例）及痰浊闭阻证（55例）患者血浆中CRP水平显著高于非痰瘀证（83例）（$P<0.05$）。官颖等发现冠心病不稳定型心绞痛患者，痰瘀互阻证（30例）、气虚血瘀证（28例）和阳虚寒凝证（25例）患者CRP含量均高于心脾两虚组证（20例）和心肾阴虚证（18例）（$P<0.05$）。刘雪娜等也发现不稳定型心绞痛患者，从血瘀证（9例）→痰浊证（15例）→痰瘀互结证（38例）→气虚血瘀证患者（45例）均呈现不断增高的趋势（$P<0.05$）。林桂永等发现在急性冠脉综合征患者中，痰瘀证患者（55例）CRP水平也显著高于非痰瘀证患者（35例）（$P<0.05$）。

2. 同型半胱氨酸 同型半胱氨酸（HCY）是一种含硫氨基酸，1976年通过流行病学调查首次提出Hcy是心血管病的一个独立危险因素。如果血浆内Hcy浓度超过$15\mu M$，通常被认为是高同型半胱氨酸血症。Hcy作为一种致炎因子，对血管内皮细胞具有直接毒性作用，可上调内皮细胞趋化因子和黏附因子的表达，影响内皮细胞损伤和修复的平衡，导致内皮功能障碍，促进动脉粥样硬化的发生。Hcy可通过引起MCP-1、IL-8分泌增加，增强对单核细胞的趋化作用；然后通过增强脂蛋白A与单核巨噬细胞的Mac-1的结合等机制，使滚动的单核细胞牢固黏附于活化的内皮表面，促进泡沫细胞的形成和炎症细胞因子的分泌，从而促进动脉粥样硬化的发生和发展。

孔丽君等发现冠心病患者血浆内Hcy水平，按照正常（25例）→气滞血瘀证（10例）→心虚血瘀证（13例）→痰瘀互阻证（21例）依次增加（$P<0.05$）。赵华云、王文会等发现在非急性期冠心病痰瘀证患者血浆中Hcy水平显著高于正常对照组。经祛痰化瘀的山楂消脂胶囊治疗后，Hcy水平显著下降（$P<0.05$）。

细胞因子

1. 肿瘤坏死因子-α 肿瘤坏死因子-α（TNF-α）是动脉粥样硬化形成过程中内膜增厚、内皮功能紊乱的始动因素。当TNF-α生成量达一定程度时可直接损伤血管内皮细胞，使内皮下组织暴露，组织因子生成增多。TNF-α 还能下调血栓调节素的表达，抑制具有抗凝血作用的蛋白的激活。刘彩成等研究发现 TNF-α 水平增高的患者冠心病的发生率明显增高，且 TNF-α 与冠脉病变严重程度呈正相关。林桂永等发现对于急性冠脉综合征痰瘀证患者（55 例）血中 TNF-α 水平显著高于非痰瘀证（35 例）（$P<0.05$），两者均较正常值明显增高（$P<0.05$）。

2. 白细胞介素-6 白细胞介素-6（IL-6）主要源自于活化的单核巨噬细胞，可促使肝细胞产生急性期反应蛋白，包括 CRP、FIB 等。IL-6 作为炎症细胞分化的主要调节因子，促进激活的巨噬细胞分化和浸润，还可以上调黏附分子和其他细胞因子的表达，从而加强冠心病炎症反应。林桂永等发现急性冠脉综合征痰瘀证患者（55 例）IL-6 水平高于非痰瘀证患者（35 例）（$P<0.05$）。

3. 白细胞介素-18 白细胞介素-18 可介导炎症反应影响粥样斑块的稳定性，能单独或与 IL-12 协同作用诱导 T 细胞等产生干扰素，损伤斑块的纤维帽，使斑块易于形成溃疡、破裂，被认为是心血管病死亡的独立预测因子。Furtado 等提出 IL-18 预测价值高于 C 反应蛋白、IL-6 等传统的炎症因子。殷建明等采用通心贴（温肾补阳，化瘀活血）对冠状动脉粥样硬化性心脏病肾阳亏虚兼痰瘀内阻证治疗后，血清中 IL-18 水平明显降低（$P<0.05$）。

4. 基质金属蛋白酶 基质金属蛋白酶（MMPs）是一组能降解细胞外基质成分的 Zn^{2+} 依赖性酶家族，可以在激活状态下降解所有纤维帽内细胞基质，被认为是影响斑块稳定性的重要因素之一。MMPs 家族尤其是 MMP-2 和 MMP-9 在不稳定斑块，特别是在易发生破裂的斑块肩部区域合成和活性明显增加。华军益等发现冠心病患者血中 MMP-9 水平，按照正常对照（20 例）、非痰非瘀证（20 例）、痰凝心脉证（20 例）、痰瘀互结证（20 例）依次显著升高（$P<0.05$）。提示痰瘀互结证患者冠脉斑块稳定性差，心脏组织异常重构严重，发生心血管事件的可能性较大，预后差。靳宏光等也发现冠心病痰瘀证患者（76 例）血中 MMP-9 水平明显高于正常对照及非痰瘀证（44 例）患者。

5. 单核细胞趋化蛋白 单核细胞趋化蛋白-1（MCP-1）参与了 AS 病理过程中单核/巨噬细胞迁移、黏附和泡沫化的全过程，可促进血管平滑肌细胞增殖和趋化。MCP-1 还能促进生成组织因子和促炎细胞因子，引起血栓形成和趋化其他炎症细胞。MCP-1 还会促进斑块的不稳定。华军益等发现冠心病痰瘀互结证（20 例）患者血中 MCP-1 水平明显高于其他证患者。辜大为等用"温阳益气，化痰祛瘀"方治疗阳虚痰瘀互结型冠心病稳定型心绞痛患者（49 例），血清中 MCP-1 指标明显改善。

6. 巨噬细胞集落刺激因子 巨噬细胞集落刺激因子（M-CSF）是在炎症反应中由损伤内皮细胞释放的一种多肽类激素样造血生长因子，它可促进造血祖细胞分化成单核/巨噬细胞，并维持单核/巨噬细胞生长、增殖、分化，调节内膜平滑肌细胞的功能，是炎症反应的敏感标志物。M-CSF 和 ox-LDL 在促进巨噬细胞脂质积累方面具协同性。ox-LDL 能诱导血管内皮细胞和 SMC 等表达 MCSF，M-CSF 反过来又能上调清道夫受体的表达，进一步促进 AS 的过程。殷建明采用温肾补阳、化瘀活血的通心贴、温肾通络汤、补肾通络方分别对冠状动脉粥样硬化性心脏病肾阳亏虚兼痰瘀内阻证治疗后，血清中 M-CSF 水平均明显降低。

免疫细胞膜分子

1. 细胞间黏附分子-1 血管内皮受损后，细胞间黏附分子-1（ICAM-1）表达增加，调节白细胞的黏附及穿越内皮的游移（以单核细胞为主）。激活的白细胞黏附到血管内皮能够促进内皮损伤，血管功能障碍，使 ICAM-1 等黏附分子表达进一步增加，进而又吸引大量的白细胞，形成自我增殖的恶性循环。黏附分子介导的白细胞的黏附增加还可促进斑块的不稳定性。ICAM-1 还可介导淋巴细胞聚集在损害部位，共同促进 AS 的慢性炎症过程。ICAM-1 表达量可作为冠心病早期诊断的分子标志。莫鸿辉等发现冠心病痰证（30 例）、痰瘀证（30 例）患者 ICAM-1 血清水平均较瘀证患者（32 例）显著升高（$P<0.05$）。

2. 分化抗原 40 与分化抗原 40 配体 分化抗原 40 与分化抗原 40 配体（CD40/CD40L）广泛存在于

与动脉粥样硬化相关的各种细胞，如内皮细胞、巨噬细胞和平滑肌细胞等关键细胞成分上，在正常动脉组织中没有表达。CD40/CD40L 主要通过诱导一系列与动脉粥样硬化发生有关的炎症介质，如黏附分子、细胞因子、基质金属蛋白酶等，参与到动脉粥样硬化斑块发生、发展和破裂的全过程，被认为是这一炎症进程的关键环节。他汀类药物可以阻断 CD40/CD40L 信号系统，延缓动脉粥样硬化的进程并稳定动脉粥样斑块。

侯时昭等研究发现 CD40/CD40L 与痰瘀互结气郁证证候具有显著相关性，心痛方可明显减低 CD40/CD40L 表达（$P<0.05$）。范金茹采用心痛方治疗 52 例冠心病合并颈动脉斑块痰瘀互结气郁证患者，治疗前后白细胞、血小板上的 CD40 及 CD40L 以及白细胞与血小板总的 CD40、CD40L 比较均有显著性差异，推测该药可能是通过降低 CD40/CD40L 表达、影响 PLT-WBC 相互反应、改善慢性炎症，从而发挥其减缓甚至阻止动脉粥样硬化进展的作用。

3. P 选择素与 P 选择素糖蛋白配体 1 血小板活化后其膜表面 P 选择素（PS）表达增加。PS 是启动炎症反应并维持炎症状态的重要成分，与 P 选择素糖蛋白配体 1（PSGL-1）结合发挥效应。PS/PSGL-1 可介导中性粒细胞-血小板、中性粒细胞-内皮细胞等细胞间反应；活化血小板、促进血栓形成；参与内皮损伤、介导炎症细胞黏附使脂质沉着。PSGL-1 还可以转导胞外信号，促进白细胞活化并使其稳定黏附。范金茹等发现冠心病合并颈动脉粥样硬化痰瘀互阻证患者血中 PS、PSGL-1 水平明显高于非痰瘀互阻证组（$P<0.01$），且均明显高于健康对照组（$P<0.01$）。

脂蛋白

脂蛋白 ApoA-Ⅰ 和 α1-AT 是高密度脂蛋白最主要的结构成分，它是一种保护蛋白。ApoA-Ⅰ 还是一种具有抗炎作用的负向时相蛋白，通过 NF-κB/IκB 信号通路作用于炎症过程的多个环节而发挥抗炎保护作用。α1-AT 是存在于人血浆中最重要的蛋白酶抑制物之一，可抑制蛋白溶酶活性，保护人体组织免受蛋白溶酶的破坏，常作为炎症反应的标志物。α1-AT 在急性炎症反应过程中可以增加 2～3 倍。解华等发现冠心病不稳定性心绞痛痰瘀互阻证（12 例）和气虚血瘀证（22 例）患者的 ApoA-Ⅰ 蛋白表达水平明显低于健康对照组（$P<0.05$），气虚血瘀证和痰瘀互阻证患者的 α1-AT 蛋白表达水平明显高于健康对照组（$P<0.05$）。

通过文献梳理，发现以上炎症指标与冠心病痰瘀互结证相关。分别是 C 反应蛋白、同型半胱氨酸、6 个细胞因子（TNF-α、IL-6、IL-18、MMPS、MCP-1、M-CSF）、3 个免疫细胞膜分子（CD4 \ CD4L、PS \ PSL、ICAM-1）和 2 个脂蛋白（ApoA-Ⅰ、α1-AT）。

现在公认 C 反应蛋白与同型半胱氨酸是冠心病的独立危险因素，从文献数量上看，这两个指标研究的数量也是最多。C 反应蛋白是非特异性炎症最敏感的指标之一；同型半管氨酸是一种致炎因子，可以导致内皮损伤和炎症因子分泌。大量研究证明痰瘀互结证患者血中这两个因子水平显著高于其他证型患者这说明痰瘀互结证患者体内炎症损伤较为严重，是疾病发展到一定阶段后的表现。

动脉粥样硬化是造成冠心病的重要原因，其发生、发展与内皮系统损伤、单核/巨噬细胞迁移、黏附、泡沫化、纤维帽形成、破裂等一系列过程。以上指标有的涉及部分过程，例如 MCP-1 影响单核/巨噬细胞迁移、黏附和泡沫化，ICAM-1 与内皮受损相关，都属于早期指标；MMPs 可以降解纤维帽内细胞基质，影响斑块的稳定性，IL-18 也与斑块稳定性相关，都属于中后期指标；PS 主要与血小板活化相关。有的指标参与动脉粥样化硬化全过程，例如 MCP-1、CD40 等。

IL-6 是与冠心病相关的经典指标，但文献显示 IL-6 在痰瘀互结证患者血中水平未显著高于其他患者，这可能是因为研究样本的数量有限造成的，在以后的研究中，可以增加样本数，进一步验证。

以上大部分指标随着健康人→非痰非瘀证→痰证/瘀证→痰瘀互结证依次升高（ApoA-1 降低），这说明冠心病痰瘀互结证较其他证型患者炎症损害程度大。

400 冠心病痰瘀互结证组学研究和思考

冠心病是一种慢性复杂性疾病，痰瘀互结证是冠心病的主要证候之一，而冠心病痰瘀互结证作为一种症状、体征的宏观集合，其微观的生物学基础一直有待阐明。既往研究多通过关联分析建立某一类型的血清学指标与证型的联系，但可能无法特异性地反映痰瘀互结证的生物学本质。随着人类基因组计划的完成与高通量测序技术的发展，基因组、转录组、蛋白质组、代谢组等组学数据极大地丰富了研究视野，可以为冠心病痰瘀互结证在不同分子水平上的机制研究提供新视角。借助组学技术和生物信息学分析，可以比较全面地筛选冠心病痰瘀互结证的分子标志物，进一步了解痰瘀互结证的生物学基础。学者杨光等系统梳理了当前冠心病痰瘀互结证在不同组学层面的研究，总结成果、提出了问题并进行了思考，以期为组学模式下的证候研究提供思路与方法。

基因组学揭示痰瘀互结证的内在遗传基础

"组学"的概念源于基因组，指针对不同层面的生物分子产生的描述高通量分子生物数据资源的词汇。基因组学是研究基因组的学科，包括以全基因组测序为目标的结构基因组学，以功能鉴定为目标的功能基因组学，以及以前两者为基础的比较基因组学。结构基因组学和功能基因组学在中医证候领域应用广泛，主要涉及单核苷酸多态性（SNP）研究和基因表达谱研究，有利于从遗传学角度揭示冠心病痰瘀互结证的生物学基础。

1. SNP研究体现痰瘀互结证的遗传学基础 随着人类基因组计划的完成，国际基因组测序的焦点转移至基因序列的多态性方面，如HapMap计划、G1K计划等。SNP是单个核苷酸位点上因碱基改变而形成的多态性，占整个基因组DNA多态性的90%以上，且遗传稳定，是理想的遗传标记物。SNP与中医学的"先天禀赋"有某些相似之处，可能对个体形成某种体质的倾向性或对某种证候的易感性产生影响。近年来不同学者从SNP的角度分析痰瘀互结证的形成机制，采用的方法有聚合酶链式反应（PCR）、聚合酶链-限制性片段长度多态性（PCR-RFLP）及不同离子源的质谱检测等。研究显示，激酶插入结构域受体（KDR）基因、凝血因子X（F10）基因、EP300基因的多态性与冠心病痰瘀互结证的凝血功能异常相关；ApoE基因第一内含子BspLI位点的G/G基因型以及葡萄糖激酶调节蛋白（GCKR）基因内含子4上CC基因型可能为冠心病痰瘀互结证的易感基因型，并与糖、脂代谢异常相关。

2. 基因表达谱研究发掘痰瘀互结证的功能基因 功能基因组学是研究基因转录情况及转录调控规律的学科，与转录组密不可分。以功能基因鉴定为目标的研究归于"基因组学"范畴，以转录调控机制为目标的研究归于"转录组学"范畴。鉴定功能基因最直接的方法就是通过mRNA测序得到互补的cDNA，以描绘细胞在特定状态下表达的基因种类和丰度，这样的信息称为基因表达谱。虽然个体的基因组在出生后就很少变化，但基因的表达却是处于动态变化中，又在一段时间内保持相对稳定，因此适合于开展中医证候研究，可帮助了解证候的底层物质基础。目前的研究方法有两种，一种是通过DNA芯片或RNA测序检测不同血样中的差异基因，另一种是通过数据挖掘方法检索基因数据库中的疾病及症状基因作为证候基因。有研究采用上述两种方法构建冠心病痰瘀互结证的分子网络，将RNA测序的数据与基因库检索的数据相整合，确定冠心病痰瘀互结证的功能基因位点，并最终确定出白细胞介素6（IL-6）等22种基因标志物，可能在痰瘀互结证的形成中发挥关键作用。

3. 基因组学研究 SNP 研究和基因表达谱研究可能代表目前证候基因组学研究的两种模式。SNP 研究体现的是"由点到面",观察的是单个"点突变"与冠心病痰瘀互结证的某个表型间的关系。但基因型与表型之间存在着"多对一"的调控关系,小样本的单基因检测必定无法覆盖某个表型,后续还需开展大样本多基因多位点的检测,通过各 SNP 位点的集合来反映证候相关的差异基因片段和遗传调控机制。基因表达谱研究体现的是"由面到点",通过测序或数据挖掘方法能得到许多功能基因,通过联系上下游靶点可构建证候相关分子调控网络。但这些基因标志物或分子网络只是初步筛选的结果。另外,网络分析的方法将"瘀斑""身重""肥胖"等症状的基因集等同于痰瘀互结证的基因集,但症状基因的叠加能否推衍得到证候的基因,还有待进一步探讨。

转录组学解释痰瘀互结证的内在调控机制

转录组学研究细胞内所有的转录产物,包括 mRNA 和非编码 RNA。其中 mRNA 的结构和功能通过上游的基因和下游的蛋白质得到阐明,而非编码 RNA 占 DNA 转录产物的 90% 以上,又能调控基因组的差异表达,成为近年来中医科研领域的研究热点,相关研究有利于揭示证候的内在调控机制。

1. 微小 RNA(miRNA)是痰瘀互结证机制研究的焦点 非编码 RNA 包括 miRNA、长链非编码 RNA、环状 RNA 等,冠心病痰瘀互结证的转录组学研究主要集中于 miRNA 方面。目前的研究思路是先通过 NA 测序或者微阵列技术筛选不同证候的差异 miRNA,再利用生物信息学软件预测相关的靶基因,并通过靶基因富集分析得到有关的信号通路,以此构建证候特异性的非编码 RNA 调控网络。一项基于高通量 RNA 芯片技术的基因筛查发现,相较于健康受试者,冠心病痰瘀互结证患者存在 15 个 miRNA 表达上调、55 个 miRNA 表达下调,而活血化痰药物的干预使 miRNA-107 等 5 个 miRNA 表达上调、miRNA-1321 的表达下调。另一项研究通过 miRNA 测序发现冠心病气虚痰瘀证患者与健康人比较存在 72 种 miRNA 差异表达,进一步的 qRT-PCR 实验明确了 miRNA-668 与 miRNA320d 两种 miRNA,可以作为气虚痰瘀证的潜在生物标志物。两项研究皆对相关 miRNA 的靶基因和代谢通路进行生物信息学分析,发现 MAPK 信号通路、黑素原形成信号通路、钙信号通路等可能参与冠心病痰瘀互结证的形成。

2. 转录组学研究 目前冠心病痰瘀互结证的非编码 RNA 研究主要集中在 miRNA 方面,miRNA 可作为痰瘀互结证的潜在生物标志物,揭示证候形成过程中的转录调控机制。但当前研究的广度和深度有待进一步提高。

(1) miRNA 的靶基因是 mRNA,通过抑制其生物学功能发挥各种调控作用,同时 miRNA 还能调节部分长链非编码 RNA 的功能,与长链非编码 RNA 竞争结合目标非编码 RNA。当前的研究尚处于筛选差异 miRNA 阶段,未对 miRNA、长链非编码 RNA 与 mRNA 的网络调控关系展开研究。

(2) 研究收集的样本例数较少,未必能很好地反映痰瘀互结证的转录组学特征。另外,研究对象的分组都比较简单,无法甄别差异 RNA 是疾病特异性的还是证候特异性的,故还需在样本量和分组的设置上进行优化。

(3) 转录组学研究常包含靶基因预测和信号通路富集分析,但看似"完整"的调控网络只是理论上的预测模型,临床研究的结果还需在细胞或动物层面开展进一步的机制探讨。

蛋白质组学探究痰瘀互结证的表层物质基础

蛋白质组学是从整体上研究细胞、组织、器官或生物体内蛋白质组成及变化规律的科学,其中定性蛋白质组学鉴定蛋白质的种类,定量蛋白质组学分析蛋白质的表达水平和含量变化,修饰蛋白质组学研究转录因子的调控机制。由于中医证候实质上就是体内蛋白质正常或异常表达的宏观表现形式,两者都是机体即时功能状态的反映,因此蛋白质组学研究有利于从表层原因层面探究痰瘀互结证的微观物质基础。

1. 目前研究处于探索差异蛋白质阶段 证候的生物学基础研究始于蛋白质层面,但以往的研究多是针对一种或几种血清生化指标进行单靶点的检测,检测的也都是前人研究过的"经典"指标,对于发掘证候的生物学特征有一定困难。目前借助蛋白质谱技术可以主动挖掘一些证候特异性的差异蛋白,主流的研究思路是通过 iTRAQ/TMT/DIA 的定量蛋白质组学分析不同样品中的差异蛋白,再通过 PRM 的靶向蛋白质检测或 Elisa、Western blot 等方法对重点蛋白与通路进行验证,作为后续疾病诊断、治疗及药物靶点的研究方向。一项研究采用蛋白芯片及表面增强激光解析离子化飞行时间质谱(SELDI-TOF-MS)检测急性心肌梗死痰瘀证和血瘀证患者的血清和舌苔蛋白质,在痰瘀证、血瘀证患者之间筛选出 35 个差异蛋白峰,并构建决策树模型,确定出 M/Z8 654.96 等 4 个差异蛋白峰组成的生物标记物可以将痰瘀证和血瘀证进行较好的分类,但该研究未进行进一步生物信息学分析以明确差异蛋白的种类和功能。另有动物实验研究提取了痰瘀互结证冠心病小型猪的血清和冠状动脉组织,利用双向电泳与 SELDI-TOFMS 进行蛋白质组学检测,筛选出差异蛋白,其中明确生物学功能的有 apoA-1、GSTM2、Albumin、C4BP 等蛋白。

2. 蛋白质组学研究 冠心病领域的蛋白质组学研究前沿大致包括 3 个方面。①对斑块或缺血心肌组织进行蛋白质组学检测,明确差异蛋白的种类和含量。②比较急性冠脉综合征与稳定型冠心病的血液差异蛋白,构建不同病理生理过程的比较蛋白质组学。③研究蛋白质间的相互作用,绘制蛋白质图谱。目前国际上对蛋白质组学的研究由血液、组织深入到心肌细胞亚细胞器中,发现了线粒体蛋白质组、肌浆网蛋白、外泌体等的生物学功能和调控机制。冠心病痰瘀互结证的蛋白质组学研究目前还处于探索证候的差异蛋白阶段,距找出特异性的蛋白标志物及阐明证候的微观物质基础还有一定的距离。

代谢组学研究痰瘀互结证的代谢机制

代谢组学研究的是生物体代谢网络,即机体新陈代谢过程中产生的内源性小分子物质(分子量<1000)在种类、浓度或相对比例方面的变化。痰瘀互结证的核心是痰浊、瘀血等病理产物,也属于代谢产物的一部分。通过代谢组学研究,痰、瘀等继发性病理产物的概念有望得到定性描述与定量表征,痰瘀互结证的代谢机制有望得到进一步阐明。

1. 目前研究处于差异代谢物的筛选与验证阶段 冠心病痰瘀互结证的代谢组学研究目前处于差异代谢物的筛选与验证阶段。一项大样本、多中心代谢组学研究对冠心病痰瘀互结证、气阴两虚证患者及健康人尿液中的差异代谢物进行检测,最终鉴定出 15 个与痰瘀互结证相关性较强的代谢产物,并通过测试集与验证集的结果构建了冠心病中医证候的预测模型;根据差异代谢物进行代谢通路分析,痰瘀互结证的糖代谢明显增强,气阴两虚证的三羧酸循环受到抑制。该研究比较全面地评估了尿液代谢组学的中医证候差异。另有研究比较痰瘀互结证与非痰瘀互结证的血清差异代谢物,将 6-去氢睾酮葡糖苷酸、甘氨鹅脱氧胆酸、白细胞三烯 E4 及 Corchorifatty acid A 确定为痰瘀互结证的标志性代谢产物。脂质组学是代谢组学的重要分支,有研究分析冠心病痰瘀互结证与健康对照组的血浆脂质组学差异,发现了磷脂酰胆碱、植物鞘氨醇等 15 个脂代谢指标可作为区分证候的标志,提示磷脂类物质、鞘脂类物质与痰瘀互结证的代谢具有相关性。

2. 代谢组学研究 根据研究目的与方法的不同,代谢组学分为靶向代谢组学与非靶向代谢组学。非靶向代谢组学是一个筛选的过程,用于开发新的差异代谢物;靶向代谢组学聚焦于发掘出的差异代谢物,进行持续、深入的研究,为后续的转化应用提供基础。相较于浩瀚的基因组、转录组和蛋白质组,代谢物的数量有限,且与机体的表型及生物学功能最接近,能够反映机体的短期物质改变及药物作用形式的改变,因此在中医药领域被广泛应用于疾病诊断研究、药物成分研究、药物毒理研究等方面。冠心病痰瘀互结证的代谢组学研究发现了一些与证候相关的差异代谢物,下一步应是聚焦于筛选出的差异代谢物,对这些小分子物质的生物合成、表达、调节等生物学事件展开研究。只有不断充实整个代谢网络的关键调控基因、限速酶等生物学细节，才能扩大对代谢产物的认识和对代谢机制的理解，并进一步将其应用于生物标志物的构建或小分子药物的设计中。

21世纪初人类基因组计划的完成推动了DNA测序技术的长足发展，并给生命科学和其他学科领域带去了"组"和"组学"的概念、策略和技术。近年来不同研究团队利用组学技术在基因组、转录组、蛋白质、代谢物层面对冠心病痰瘀互结证的生物学基础进行了有益的探索，发现了一些与痰瘀互结证相关的多态性位点、功能基因、miRNA、差异蛋白质及代谢物，为阐明其遗传调控机制和微观物质基础提供了可能；通过对相关分子功能的分析，进一步加强了冠心病痰瘀互结证与糖、脂代谢的关联，并提供了新的角度来认识冠心病痰瘀互结证，如磷脂类物质、鞘脂类物质、黑素原信号通路、钙信号通路等。

但综合分析目前研究，冠心病痰瘀互结证的组学研究还存在三个方面的问题有待提高：一是单组学研究的方法学问题，主要表现为样本量不足、分组简单化与缺乏验证。样本量宜满足生物样本检测的最低需要，如RNA测序和蛋白质组检测不少于每组5个样本，代谢组检测不少于每组30个样本。分组的设置宜科学、合理，应包括冠心病痰瘀互结证组、非痰非瘀证组、血瘀证组、痰浊证组等。二是组学数据的共享问题。疾病的相关基因可以从CADgene数据库、Disease-Connect数据库、NCBI基因数据库中检索，相关蛋白质可以从PRIDE数据库中检索，相关代谢物可以从HMDB数据库筛选获取，但目前尚缺乏公开数据库能够对中医证候或中药研究的组学数据进行存储与分享，这将导致各个研究团队的结果无法互通，不利于证候客观化研究的发展。今后的研究应同时开展组学数据格式与关联的标准化工作，构建多方认可的数据库，实现组学数据的上传、更新与维护。三是不同组学间的联系问题。组学的最终目的并不只是找到可以识别的差异物并将其作为生物标记物，而是要确定这些差异物的生理作用及其如何参与代谢网络，其水平如何影响不同的表型结果。为此可以开展多组学整合研究，借以打通不同组学间的壁垒。例如，通过开展代谢组+转录组的联合分析，可以锁定关键基因、代谢物及代谢通路，构建mRNA/nc-RNA代谢物调控网络；通过开展蛋白质组+代谢组的联合分析，可以集中生物表型的分子数据，实现对生物变化的综合了解。目前国际上已通过多组学技术构建了肿瘤、心力衰竭、主动脉疾病、哮喘等的代谢网络，冠心病作为慢性复杂性疾病同样适合开展此类研究。

401 代谢组学与冠心病痰瘀互结证诊断

《中国心血管病报告2016》的数据显示，冠状动脉粥样硬化性心脏病110万例，占心血管患病人数的第二位。中医学无冠心病病名，从临床表现看属于"胸痹""真心痛"范畴。近年来冠心病诊断的"金标准"仍然是冠状动脉造影术，但因其伴随的一些副作用限制了大规模的人群筛查和早期风险预测。且中医治疗冠心病是以症状、体征、舌脉等一系列证候要素为依据，缺乏客观量化的标准。冠心病中医证候临床流调显示，与痰、瘀相关的证候最为多见，痰瘀互结证已成为冠心病的常见证候。代谢组学方法可以实现疾病与证候的精准诊断，它强调把人作为一个整体来研究，同时在方法学上具有无创伤、动态、接近生理条件等特点，与中医治病整体性和动态性不谋而合。代谢组学已成为一种成功的研究技术广泛应用于众多医学相关领域，如疾病诊断、药效作用机制、药物毒理学等。学者蔡雪朦等对近年来在冠心病早期诊断和痰瘀互结证研究进行了梳理归纳，借以为冠心病痰瘀互结证的诊断提供客观指标，为临床治疗冠心病痰瘀互结证提供疗效评价依据。

代谢组学在冠心病诊断中的研究

冠心病诊断的生物标志物范围广，涉及磷脂代谢、能量代谢、脂肪酸分解、肠道微生物代谢物等。

1. 磷脂代谢　磷脂代谢是冠心病生物标志物研究的热点之一，其中溶血磷脂酰胆碱（LysoPC）、溶血磷脂酰乙醇胺（lysoPE）和鞘氨醇可作为冠心病诊断的标志物。LysoPC又称溶血卵磷脂，被认为是促炎和致动脉粥样硬化的代谢产物，其水平升高可诱导内皮细胞产生氧化应激，导致心血管疾病；但LysoPC有助于抑制巨噬细胞的合成，阻止巨噬细胞泡沫化，减少胆固醇积累和动脉粥样硬化，Stegemann C等也发现LysoPC和冠心病之间存在负相关。有文献报道显示LysoPC可以根据细胞类型或氧化、炎症状态从而发挥促或抗动脉粥样硬化的作用。Ju YP等研究表明在冠心病心绞痛和心肌梗死患者的血清代谢物中，含有不饱和脂肪酸和游离脂肪酸的LysoPC和lysoPE与冠心病风险增加相关，而含有饱和脂肪酸的lysoPC与冠心病风险降低相关。Gao X等代谢组学分析显示，与对照组相比，冠脉疾病患者植物鞘氨醇显著上调。鞘氨醇的积累是由鞘磷脂酶水解鞘脂的作用引起的，鞘脂具有降低甘油三酯和胆固醇水平的能力，然而患者血浆样品中鞘氨醇的浓度较高，表明鞘脂被耗尽从而增加了冠心病的风险。同样地，在心肌缺血大鼠模型中鞘氨醇也显示出增高的趋势。

2. 能量代谢　三羧酸循环（TCA循环）和脂肪酸的β氧化是冠心病患者体内的主要能量来源，肉碱类物质和丙酮类物质可作为冠心病诊断的标志物。脂肪酸活化成脂酰CoA，小于10个碳的脂酰CoA容易穿过线粒体内膜进行氧化反应，大于10个碳的脂肪酸分子则需要肉碱的参与，肉碱的功能是将长链脂肪酸转运到线粒体中进行β氧化以获得大部分能量。Li Y等鉴定出与冠心病关联性极强的肉毒碱在冠心病组中显著增加。Laborde CM等对非ST段抬高的ACS患者的血样和尿样进行代谢组学分析，发现患者3-羟基丁酸水平较高。3-羟基丁酸与乙酰乙酸盐、丙酮共同组成酮体，血、尿中酮体水平升高说明脂肪分解代谢产生的ATP作为冠心病患者体内的能量来源，推测其可能是由于缺氧导致的TCA循环受抑，TCA产能降低"促使"这些细胞利用脂肪作为能量来源。这与Kang SM等对HF患者代谢谱的研究结果一致：丙酮，乙酰乙酸的尿排泄增加，TCA循环中间体柠檬酸盐，琥珀酸盐等代谢物的尿排泄减少。

3. 不饱和脂肪酸及其代谢物　不饱和脂肪酸中ω-3多不饱和脂肪酸、ω-6多不饱和脂肪酸、代谢产物 EET 以及含有不饱和脂肪酸的磷脂过氧化物可作为冠心病诊断的标志物。

多不饱和脂肪酸（PUFA）是一类保健型油脂，包括二十碳五烯酸（EPA）、二十二碳六烯酸（DHA）、亚油酸（LA）、花生四烯酸（AA）等，其中与鱼油相关的 DHA 和 EPA 属于 ω-3 多不饱和脂肪酸（ω-3PUFA），有降胆固醇、减肥及抗动脉硬化等作用。研究发现，EPA 等 ω-3PUFA 可减少白细胞的内皮相互作用，抑制炎症刺激物的产生，可通过抑制核因子 NF-κB 活性直接下调炎症基因，并和 PPARs 通路的激活有关。除 ω-3PUFA 外，近年来坚果和油类（例如红花和玉米油）中 ω-6 PUFA 保护心血管的潜在机制也引起了研究者的关注。Würtz P 等对前瞻性队列研究中冠心病患者的代谢物进行分析鉴定发现了较高浓度的 ω-6 PUFA 与较低的冠心病风险相关，且均通过抗炎机制发挥心脏保护作用。Steffen BT 等使用气相色谱和酶联免疫法分别检测血浆 ω-6 PUFA 浓度以及 IL-6、TNF-α、sICAM-1 等炎症内皮活化指标，发现 ω-6 PUFA 有差异性相关：LA 和 AA 与炎症标志物呈负相关；GLA（γ-亚麻酸）和 DGLA（二高-γ-亚麻酸）则与炎症和内皮活化标记正相关。而 Li 等发现重度 CHD 患者的 LA 水平升高，且 LA 水平每增加一倍，CHD 风险随之增加 6.13 倍。

脂肪生成（DNL）是一种内源性途径，即碳水化合物和蛋白质被转化为脂肪酸。为了研究 DNL 产生的特定脂肪酸，包括棕榈酸、棕榈油酸、7-十六碳烯酸和顺式-异油酸是否影响冠心病，Wu JH 等对 2890 例年龄≥65 岁的受试者开展社区前瞻性代谢组学研究，结果显示异油酸和 7-十六碳烯酸的循环浓度与冠心病风险增加有关，相比之下，棕榈酸和棕榈油酸与冠心病无明显相关。棕榈酸作为最丰富的饱和脂肪酸（SFA），Li 等发现了其摄入量与 CHD 发展之间存在很强的正相关关系。

AA 可被细胞色素 CYP2J2 酶代谢生成四种环氧二十碳三烯酸（EET）的同源异构体，EET 是一种内生性脂质环氧化合物，对心血管有多种保护作用。Oni-Orisan A 等研究表明，阻塞性 CAD 的存在与较低的循环 EET 水平相关。EET 作为不饱和脂肪酸的代谢产物，强大的抗炎特性可通过抑制 NF-κB 和 IκB 激酶的活性阻止白细胞黏附至血管壁，这一作用独立于它的扩血管作用；含有 PUFA 的磷脂是自由基诱导的脂质过氧化（LPO）的主要靶标，AA 和 LA 被酯化为 LDL 中的磷脂和胆固醇，随后的氧化产物氧化磷脂（oxPLs）在动脉粥样硬化进程中起着重要的作用，含有 PUFA 的氧化磷脂成为冠心病的新型生物标志物。Lu J 等研究发现含有 PUFA 的磷脂过氧化物可明显区分冠心病患者和健康人的血浆代谢谱。

4. 肠道微生物代谢物　近年来，饮食的"代谢过滤器"——肠道微生物成为冠心病研究的热点，它不仅可以作为 CHD 诊断的潜在标志物，还可以通过调整患者的肠道生态系统来开发新的治疗策略。TMAO 已成为动脉粥样硬化疾病的公认标志物。Qiang F 等对冠心病患者的血、尿进行代谢组学研究，发现 LysoPC 和甘油磷酸胆碱可被肠道微生物酶复合物分解形成气体 TMA，随后被肝脏黄素单加氧酶（FMO）有效地吸收代谢形成 TMAO，从而促进动脉粥样硬化的发生。Wang Z 等开展动物实验证明膳食磷脂酰胆碱和其他含 TMA 的物质（如甜菜碱）可增强小鼠动脉粥样硬化病变的发展。此外，Qiang F 多次在 CHD 患者的血浆和尿液中鉴定出甘露醇，Spearman 相关分析显示，梭菌属物种 HGF2，链球菌属物种 M334 和链球菌属 M143 在甘露醇代谢中发挥重要作用，甘露醇已被鉴定为 CHD 的新型生物标志物。

代谢组学在冠心病痰瘀互结证中的研究

据冠心病患者中医证候学特征统计，在 34 640 例冠心病患者中，排在前 2 位的为心血瘀阻 5 202 例，占 15.02%；痰阻心脉 4 671 例，占 13.48%，代谢组学对其中医证型的研究也多集中在这两大证型。

1. 代谢组学在冠心病血瘀证中的研究　活血化瘀法是中医学的重要组成部分，陈可冀院士继承"瘀滞内结之血为血瘀"等理论，赋予冠心病血瘀证内涵，代谢组学的发展则为血瘀证客观化诊断提供了新的分子靶标。史琦等对不稳定心绞痛血瘀证患者的尿液进行代谢组学研究，发现柠檬酸、脯氨酸、异亮氨酸等可能是血瘀证的特异标志物，主要涉及糖类、氨基酸以及能量代谢紊乱，并存在肝肾损害。血样结果认为含量均升高的肉碱、胆碱、丙酮等是心血瘀阻证患者的代谢产物，存在脂代谢加强、氨基酸代谢紊乱及肾功能损伤。简维雄等检测冠心病患者心血瘀阻证、非心血瘀阻证及对照组的血浆代谢物，得到花生四烯酸、硬脂酸、乳酸等为冠心病心血瘀阻证的血浆代谢标志物，与葡萄糖代谢、脂肪酸代谢紊乱密切相关。同理，对以上受试者的尿液进行全面检测得出结论：葡萄糖、甘油等为冠心病心血瘀阻证的尿液代谢标志物，主要存在脂肪酸分解加快、糖代谢异常和肝肾功能的损坏。郑景辉、陈夏等采用KEGG分析信号通路、HMDB检索相关的酶或转运蛋白联合metPA网络软件将代谢产物路径可视化，得出糖酵解和糖异生、脂肪酸合成通路参与冠心病心血瘀阻证的形成；尿液代谢组结果则主要涉及半乳糖代谢、酮体的合成和降解通路。王勇等通过放置Ameriod环制备慢性心肌缺血血瘀证和气虚血瘀证小型猪模型，对两种证型的小型猪血清内源代谢物进行分析，结果发现柠檬酸、肌酸、γ-氨基丁酸等可作为血瘀证的生物标志物，而气虚血瘀证则涉及柠檬酸、硬脂酸、甘油等代谢物。魏星等分析冠心病血瘀证组和非血瘀证组及健康人的血液代谢物，结果显示健康对照组与冠心病患者、血瘀证组和非血瘀证组的血浆代谢物有明显分离趋势，其中胆固醇和木糖醇有望作为冠心病血瘀证的生物标志物。华何与等对冠心病心绞痛心血瘀阻、气滞血瘀、气虚血瘀三种血瘀证患者的血浆进行代谢组学分析，1HNMR代谢谱差异能在一定程度上区分气虚血瘀证与其他血瘀证，柠檬酸、3-羟基丁酸、丙酮等代谢物含量降低，可作为气虚血瘀证的生物标志物。黄亚丽总结了冠心病血瘀证患者与健康人样本的可能差异代谢物共40个，代谢物主要集中在氨基酸、脂肪酸，涉及代谢通路主要包括能量代谢、氨基酸代谢、核苷酸代谢和脂质代谢。

2. 代谢组学在冠心病痰浊证中的研究　2017年8月，胡镜清研究员在首届中医痰瘀互结证基础与临床学术研讨会上发布了《冠状动脉粥样硬化性心脏病痰湿证临床诊断标准》。除了血脂、CRP、Hcy等指标，蔡雪朦等试图寻找新型生物标志物作为冠心病痰浊证诊断的依据。张红栓等对冠心病痰浊证、血瘀证患者的血浆进行研究，结果显示低密度和极低密度脂蛋白、酮体、葡萄糖等含量均高于血瘀证组，表明痰浊证存在更严重的脂代谢和糖代谢紊乱，这与杜武勋等的研究结果相一致。尿样代谢组学结果显示，α酮戊二酸、顺式-乌头酸、柠檬酸等为冠心病痰浊证的生物标志物，表明冠心病痰浊证与TCA循环、脂肪酸代谢等密切相关。陈浩等检测健康组、气虚血瘀证组和气虚血瘀痰浊证组的血、尿内源性代谢物，结果显示马尿酸、氨基葡萄糖、果糖胺、甘油三酯这四种物质有可能成为痰浊证的生物标志物。鹿小燕等比较痰浊证和血瘀证患者的血清代谢组学，结果发现两组差异代谢物主要有苹果酸、葡萄糖、甘氨酸以及不饱和脂肪酸等，其中ω-3PUFA系在痰浊组中降低，表明痰浊组具有更高的血脂水平和血液黏稠度。程鹏等测定痰凝心脉证、心气虚弱证的冠心病患者血清内源性代谢物，分析显示痰浊证丝氨酸、缬氨酸、2-羟基丙酸等显著高于气虚证组。Zhao L等基于UPLC-Q-TOF/MS和多变量统计分析将健康者与冠心病痰证和瘀证患者的基础代谢物主要区别开来，主要涉及花生四烯酸代谢，氨基酸代谢和能量代谢等，其中17,20-二甲基前列腺素F1α、PGH2-EA等可能成为痰浊证的生物标志物。

冠心病血瘀证主要涉及葡萄糖代谢、脂肪酸代谢、TCA、氨基酸代谢、能量代谢、酮体的合成和降解以及肝肾功能的损害；痰浊证则存在更严重的脂代谢和糖代谢紊乱。尽管现如今对冠心病痰瘀互结证的代谢组学研究尚不完善，但从病因学的角度不难推测冠心病痰瘀互结证的代谢组学与糖脂代谢、能量代谢等相关。

代谢组学技术已成功应用于冠心病研究领域，为冠心病的临床诊断提供新的方法。但代谢组学研究的对象是体内代谢物，这就容易受性别、年龄、饮食等环境因素的干扰，这些变化都会对结果的分析带来困难。需要注意的是待测样品的稳定性、取样至冷冻之间的时间里也可能会改变待测样品的代谢物谱。因此，扩大临床试验的样本量及匹配分析，必要时进行随机双盲对照重复试验、验证结果。

402 基于鞘脂组学的冠心病痰瘀互结证本质研究

痰瘀互结证是冠心病临床常见中医证型。鉴于鞘脂及其代谢通路在冠心病发病机制中的特殊作用，鞘脂可能是构成痰瘀互结证的物质基础之一，鞘脂代谢特征可能是有别于其他证型的内在基础，鞘脂组学有望成为冠心病痰瘀互结证本质研究的有力切入点。学者朱黎霞等系统诠释了冠心病痰瘀互结证本质的鞘脂组学研究策略，为冠心病痰瘀互结证本质研究提供了借鉴。

证是"机体在疾病发展过程中某一阶段病理的整体概括"，是中医基于患者外在表象经过四诊合参、归纳整理、"聚类分析"而得出的宏观判断。精准的辨证是论治的前提，发掘具有普遍适用性的辨证指标是中医界孜孜以求的目标，可有效克服医师辨证的差异性、主观性，为中医临床路径的制定、实现个体化患者的规范化精准治疗奠定基础。通过对"证"的研究，凝练构成证的实质要素及有别于其他证型的本质特征，即"证本质"研究是中医药界的研究热点。

冠心病是临床常见病、多发病，其病机为本虚标实，属中医"胸痹心痛"范畴。辨证论治是中医临床的精髓，针对冠心病不同证型辨证论治的针对性治疗，西医辨病、中医辨证，中西医病证结合治疗冠心病成为临床通用的治疗方法，取得了满意的临床疗效。

《中华人民共和国中医药行业标准——中医病症诊断疗效标准》将冠心病分为痰瘀互结型、痰凝心脉型等6种证型。随着生活方式的转变、生活水平的提高，痰瘀互结型已经成为临床最常见的冠心病证型。中医临床辨证分型主观性强，缺乏客观的量化标准，临床医生要在众多症状和体征中抓住疾病本质非常困难，尚难以实现辨证客观化、标准化。研究发现冠心病证候与客观指标紧密联系，对冠心病证候有诊断意义。基于现代科学技术，加强对冠心病痰瘀互结证本质研究有助于揭示其证型本质，为临床准确辨证、精准治疗提供科学依据，具有重要意义，体现了临床需求和基础研究的高度统一。

冠心病痰瘀互结证的现代研究

冠心病的发生与动脉粥样硬化脂质浸润、血栓形成、血小板聚集、血管平滑肌细胞增生、内皮细胞损伤有关，血脂代谢紊乱和血液流变学异常是动脉粥样硬化的重要标志。

一般认为，"痰"是脂质代谢异常所形成的高脂血症状态，使血液流动性降低、血小板聚集性增高，导致患者血液流变学异常、诱发具有"浓、黏、凝、聚"特征的血瘀状态，即"痰浊致瘀"。血瘀状态下的血液流变学异常和微循环障碍导致组织、器官、细胞缺血、缺氧，引起血管内皮细胞损伤，进一步恶化导致脂质堆积及脂质代谢紊乱，即"瘀血生痰"。"痰""瘀"互为因果、互相作用、互相促进，构成冠心病痰瘀互结证的两大实质要素。从痰瘀论治，化痰祛瘀成为痰瘀互结型冠心病的重要治则。

冠心病痰瘀互结证本质研究是临床亟待解决的关键问题，通过对冠心病痰瘀互结证本质研究有助于深化对病因病机的认识、提高临床疗效。目前冠心病痰瘀互结证研究多集中在生化、影像学指标等，如血脂、炎症因子、基因表达、血液流变学等，也有采用代谢组学进行冠心病辨证分型的研究报道，冠心病痰瘀互结证本质得到了一定程度的阐释。但尚未完全揭示出痰瘀互结证的本质，需要进行深层次研究。

鞘脂与冠心病

动脉粥样硬化是冠心病的基础病理，主要表现为受累动脉内膜的脂质沉积、单核和淋巴细胞浸润以及血管平滑肌细胞的增殖、迁移，泡沫细胞和纤维斑块形成，进而引起血管壁硬化、管腔狭窄和血栓形成。冠心病不同证型具有不同的证候表现，在相同病理生理学基础上所呈现的差异性证候特征应具有特征性、内源性物质基础。

脂质代谢紊乱与冠心病的密切联系已经得到了国际广泛认可，与冠心病临床症状、发病机制高度相关。鞘脂是具有高度生物活性、调控细胞功能的一类重要的功能脂质。由于其在细胞组成、物质交换、信号传导等方面的重要而复杂的作用，鞘脂在生命体中种类组成、含量变化、结构转换、存在状态等与疾病的发生、发展存在内在联系，可能成为疾病早期诊断、病情评估、预后转归等的重要标志物。

鞘脂结构主要包括鞘氨醇长链、脂肪酸长链和特殊的极性基团部分，根据其结构可分为鞘磷脂、鞘糖脂和神经酰胺 3 类。鞘脂代谢异常在脑卒中、心血管系统疾病、肿瘤、阿尔茨海默病、糖尿病肾病等发生、发展中扮演了重要角色，对其的研究日益深入，引发了鞘脂的研究热潮。

鞘脂广泛参与了冠心病病理生理学进程。研究发现，血清鞘磷脂浓度随 TC、TG、LDL-C 升高而显著升高，随 HDL-C 降低而显著升高，提示血清鞘磷脂浓度与动脉粥样硬化和冠心病发生呈正相关。动脉粥样硬化起始于富含胆固醇的脂蛋白与动脉壁的相互作用，鞘磷脂、胆固醇和鞘糖酯之间的相互作用形成了细胞膜上微结构，即"脂筏"，脂质代谢相关蛋白与脂筏密不可分。近年来研究发现，在动脉粥样硬化病变中，大量的鞘磷脂在动脉组织中合成，导致动脉粥样硬化的脂蛋白，如 VLDL 和 LDL 均富含鞘磷脂，动脉粥样硬化病变组织中鞘磷脂的含量远高于正常动脉组织。鞘磷脂通过影响脂蛋白的代谢而产生强烈的致动脉粥样硬化的作用，成为冠心病的独立危险因素，人体鞘磷脂血浆水平可以预测急性冠状动脉综合征患者的预后，且鞘磷脂水平与冠状动脉病变的严重程度成正相关。鞘磷脂含量受鞘磷脂合成酶和鞘磷脂酶的双向调节，鞘磷脂合成酶的过度表达增加了动脉粥样硬化的风险。

病理学研究表明，动脉粥样硬化斑块的发生发展取决于细胞凋亡和增殖的平衡，细胞凋亡直接影响粥样硬化动脉的形态和结构以及斑块的稳定性。鞘脂代谢会产生多种重要信号分子，如神经酰胺、鞘氨醇、1-磷酸鞘氨醇（S1P）等，可作为第二信使直接参与细胞增殖与凋亡的调控，其中，神经酰胺处在鞘脂类的代谢中心。研究发现，神经酰胺和鞘氨醇参与中止细胞周期过程以及诱导凋亡，而 S1P 则促进细胞生长、增殖和存活。神经酰胺-鞘氨醇和 S1P 之间的这种反向调节作用形成的"鞘脂变阻器"控制着鞘脂的代谢通路，可作为第二信使直接参与细胞增殖与凋亡的调控。S1P 对冠心病的基础病理-动脉粥样硬化具有双向作用，既可促进动脉粥样硬化，也可抑制动脉粥样硬化。S1P 在血管内皮通过 1-磷酸鞘氨醇受体 1（S1P1）激活 P13K 信号通路，抑制炎症及脂质斑块的形成。HDL 是 S1P 的主要载体，S1P 参与调节 HDL 的抗氧化、抗血栓、抗炎等效应，而发挥抑制动脉粥样斑块生长的保护功能。鞘磷脂水解产物神经酰胺，通过促进平滑肌细胞的凋亡、增加低密度脂蛋白的聚集、促进泡沫细胞的形成而加快粥样硬化的进程。

鞘脂分子间的平衡尚受多种酶的调控，各类鞘脂及相关的酶维持平衡，一旦平衡被打破，造成某类鞘脂物质缺少或者积累，则会引发包括冠心病在内的多种相关疾病。

"痰""瘀"是冠心病痰瘀互结证的核心要素。鉴于鞘脂代谢通路在冠心病发病机制、信号传导、增殖与凋亡中的重要作用，鞘脂代谢产物可能构成冠心病痰瘀互结证证型的特征性内在物质基础，鞘脂代谢网络可能成为冠心病痰瘀互结证区别于其他证型的特异性判别体系，是冠心病痰瘀互结证本质研究的有力切入点。

鞘脂类化合物均有一个由丝氨酸和长链脂肪酰缩合而成的鞘胺醇基作为母核。由于极性基团的差别以及鞘氨醇和脂肪酸碳链的长度、不饱和度、羟基数目及位置的差别导致鞘脂类组成极为复杂，构成了极其复杂的鞘脂代谢网络。某个或某类鞘脂成分变化尚不足以反映冠心病痰瘀互结证的整体特征。鞘组学着眼于鞘脂类化合物及其代谢通路和网络变化，通过对生物样本鞘脂组的全面检测客观反映整体功能状态，是针对特定目标——鞘脂的靶向脂质组学。具有系统思想和整体观本质特征的鞘脂组学已成为代谢组学最新也是最重要的分支学科，利用鞘脂组学来研究鞘脂与疾病之间的关系成为医学研究的热点。Demir Djekic 等发现，鞘脂组学指标可用于区分钙化性冠状动脉疾病，具有临床应用前景。

鞘脂组学高度契合中医学的整体观念、辨证论治思维，也与中医动态分析、把握疾病发生、发展、变化特征的内涵相一致，有望成为冠心病痰瘀互结证本质研究的有力手段。通过对代表性生物样本的鞘脂组学研究有助于发现冠心病痰瘀互结证的鞘脂生物标志物及其特征性代谢网络，从而揭示冠心病痰瘀互结证的鞘脂组学本质。

基于鞘脂组学的冠心病痰瘀互结证本质研究思路

1. 受试对象的选取标准和生物样本的获取 冠心病动物模型和冠心病患者间存在巨大的种属差异，冠心病证候动物模型目前接受度不高、主观评价具有较大争议，有鉴于此，冠心病痰瘀互结证患者为首选研究对象。通过和同年龄段健康志愿者及冠心病其他证型的比对，以此发现证型特征性物质基础。

冠心病西医诊断标准：参照1980年国际心脏病学会与世界卫生组织临床命名标准化联合专题组的《缺血性心脏病的命名及诊断标准》。

冠心病痰瘀互结证中医辨证标准：参照《中华人民共和国中医药行业标准——中医病症诊断疗效标准》，主症：胸闷痞塞，时有心前区刺痛，痛有定处，或放射左肩臂，舌质紫暗边有瘀点或瘀斑，舌苔黄腻或白厚腻，舌下脉络青，脉沉滑或结代。次症：口干，烦躁，气粗痰稠。兼症：大便不通，发热。在进行证候诊断时，凡具两项主症，一项及一项以上次症即可辨证分型。

纳入标准：同时符合冠心病诊断标准及中医证候诊断标准，年龄50~65岁之间并签署知情同意书者。排除标准：经检查证实为冠心病急性心肌梗死及其他心脏疾病、重度神经官能症、围绝经期综合征、甲状腺功能亢进症、颈椎病、胆心病、胃及食管反流等所致胸痛；合并重度高血压，重度心肺功能不全，重度心律失常，肝、肾、造血系统等严重原发性疾病，精神病患者；过敏体质及对多种药物过敏者。

在冠心病痰瘀互结证及其他证型患者、健康志愿者通过医学伦理学审查、知情同意、主观配合的背景下，根据便利性、易得性和接受程度为原则采集生物样本，以血液、尿液为首选。

严格控制生物样本的储存条件对防止微量脂质氧化、降解、生物转化至关重要。−80 ℃超低温储存或液氮冻存为基本贮存条件。由于鞘脂结构的多样性、复杂性和不稳定性，为保证数据质量，生物样本从采集至测试不宜超过6个月。

生物样本的鞘脂组检测及生物信息学挖掘

质谱以其高灵敏度、高选择性、高分析能力成为生物样本鞘脂组学研究的首选分析仪器，根据其构造和原理不同，质谱在鞘脂组学研究中的侧重点和适用性亦有区别。三重四级杆串联质谱以高精度定量为主，离子阱质谱适合结构鉴定，飞行时间质谱适合全量成分的无偏检测。质谱既可直接进样分析，也可与超高效液相色谱联用，结合超高效液相色谱的分离能力和质谱的检测能力，成为生物样本鞘脂组学研究的首选分析仪器。

组学的整体性特征决定了完善的实验设计对获得高质量的鞘脂组学数据极为关键。质控标本的选取、仪器稳定性的评价、样品的进样顺序等细节需严格控制，以期获得理想结果，使结果的差异来源真正来自于样本内在鞘脂种类和含量，而非样本外的因素。

生物样本含有丰富的组织物质，如蛋白质等生物大分子及无机盐等，组成极为复杂，适宜的前处理方法既可提高鞘脂浓度和仪器检测的灵敏度，又可去除干扰成分而有利于瘀量鞘脂成分的检测。

通过对健康志愿者和冠心病痰瘀互结证患者生物样本的质谱正、负离子模式检测，生成样品名-质荷比/保留时间数据)-峰高或峰面积的三维矩阵，经过归一化、平均值中心化等处理后，通过无监督的分析方法，如主成分分析（PCA），大致判断样品的聚集和分离情况，进而采用有监督的分析方法，如正交偏最小二乘判别分析（OPLS-DA）进行鞘脂组学建模。模型参数R2（表示所解释的模型差异）、Q2（表示所预测的模型差异）作为鞘脂组学模型优劣的标准，以R2>0.5、Q2>0.5，且两者差值较小者为优。

鞘脂组学模型评价不可或缺，应避免过度拟合而导致的模型失真。采用SIMCA-P软件通过Hotelling's T2及DModX分析，剔除异常样本，层次聚类分析（HCA）考察样本的接近程度，以200~300次迭代置换检验及七重循环交叉验证单因素方差分析评价模型的质量及是否存在过拟合，受试者操作特征曲线（ROC）可评价模型的预测能力。

在鞘脂组学数据模式分析的基础上，结合热图（heatmap）或聚类热图直观显示鞘脂代谢物在各个样本中的分布情况。以VIP>1为生物标志物的入选标准，根据质谱分子离子或准分子离子确定潜在鞘脂生物标志物分子量，通过元素组成限制、同位素等确定分子式，结合脂质组学数据库检索、标准品对照、二级质谱解析等方法等确认结构，根据MannWhitney U test 检验或 Student's t-test 变化倍数等标准同时结合其生物学意义最终鉴定痰瘀互结型冠心病鞘脂生物标志物。

挖掘基于鞘脂组学的冠心病痰瘀互结证本质

根据获得的鞘脂生物标志物，通过检索KEGG等数据库，结合鞘脂参与冠心病的作用机制，阐明鞘脂生物标志物代谢通路在痰瘀互结型冠心病中所扮演的角色和定位。在此基础上揭示基于鞘脂组学的冠心病痰瘀互结证的证型物质基础和证型科学内涵，识别冠心病痰瘀互结证的特征性鞘脂代谢网络。

鉴于冠心病痰瘀互结证来源于对患者信息的宏观判断，具有整体性特征，与鞘脂组学的整体性特征高度契合，可在组学基础上对证型进行宏观分析、整体判断。鞘脂组学为系统生物学的最新发展，在系统生物学的研究框架下，将鞘脂组学数据同基因组学、转录组学、蛋白质组学等系统生物学的方法与数据对接，有望实现对生物体内在物质结构与功能的整体、动态把握，更加有力解析冠心病痰瘀互结证本质。

403　精准医学背景下冠心病痰瘀互结证辨治研究

"精准医学计划"是美国总统奥巴马2015年提出的一种创新的医学研究模式，精准医学是以人类生物信息数据库为基础，利用现代计算机技术的数据分析处理，结合基因组、蛋白组、转录组、代谢组等多组学技术，依据每位患者的个体诊疗特征，以个体化诊疗为核心，寻求疾病的最佳治疗方案和治疗靶点，从分子生物学角度对疾病展开研究，对疾病进行精准诊断、分型、治疗、预防和预测。精准医学强调个体化差异，依据患者个体基因序列等微观生物学基础状态确立个性化的预防和诊疗方案。辨证论治是中医学诊疗疾病的基本特点之一，其根据患者的体质、症状、体征及所处环境等宏观因素的差异，采取不同的治疗方法，也同样强调个体化诊疗，由此可见两者对于疾病的治疗理念相一致。目前中医学个体化防病治病理念较为成熟，但在现代精准医学背景下，传统的中医辨证论治体系对于疾病的诊断依据或指标、疾病发生发展的分子机制、临床疗效评价以及疗效机制缺乏客观性的量化与描述，因此探求一种能够将中医宏观辨治和现代医学微观生化指标相结合的新型辨证体系，使中医药学对疾病的诊断和治疗更加趋向客观化与精准化，是当代中医学者共同努力的方向。

以冠心病为代表的心脑血管疾病是当今社会人类最主要的死亡原因，据WHO官网报道，全球每年大约有1 750万人死于心血管疾病，其中约740万人死于冠心病，且呈持续增加趋势。现代医学对冠心病心绞痛的认识与诊断的方法使中医四诊的范围得到了极大的延伸，也为其中医辨治、分型提供了大量、可靠的客观化证据。现代精准医学背景下，从客观技术及医患主观期许要求上，提高临床医学的靶向性和精准性已成为中西医学医疗实践行为共同追求的目标。中医对于冠心病的辨治实现了从症状到证候的宏观归纳，但是对其发生发展的微观物质基础以及疗效客观性评价的现代科学分析依据仍不充分。因此深入冠心病痰瘀互结证的客观化研究，对中医药在冠心病防治领域发挥作用优势具有重要意义。学者李增等基于精准医学背景下国内外的相关研究，对现阶段冠心病痰瘀互结证的辨治研究现状进行了分析，以期为冠心病的诊疗思路提供借鉴。

冠心病痰瘀互结证病因病机

中医学将冠心病归属于"胸痹""心痛"等范畴，根据仲景《金匮要略·胸痹心痛短气病脉证治》中"阳微阴弦"理论可知胸痹的病因病机为上焦阳虚，阴寒内盛，阴乘阳位，使胸阳痹阻。本虚标实、虚实夹杂是本病的基本特点，以气、血、阴、阳亏虚为本；气滞、血瘀、痰饮、寒凝为标。病理产物之间往往互相兼杂，痹阻心脉，又促进本病发生发展。虚者，责之于气虚津血运行无力，阳虚气化无力，虚寒内生，筋脉拘紧，阴虚脉道失于濡润，虚热内生，阴液耗伤，津血运行不畅，停而成痰，滞而为瘀，酿生痰瘀，痹阻心脉，诱发本病；实者受之于寒邪侵袭，收引凝滞，火热内生，灼津炼液，气机郁滞，津血不行而致津凝为痰，血滞成瘀，痰瘀乃生。此外，痰浊、瘀血既是本病发生发展的病理产物又是致病因素，二者可相互促进，痰浊致瘀，瘀血生痰。

现代医学认为脂质的积聚，纤维斑块的形成，血小板的聚集，血栓的形成以及血管内皮损伤促进了冠心病的发生与发展。王生万等针对冠心病痰瘀互结证形成的可能分子生物学机制从局部微环境、脂质、炎症等方面进行探究，初步发现复合斑块是冠心病痰瘀互结证的病理实体，复合斑块形成可能与生物体局部微环境的多分子网络失衡有关。朱黎霞等认为脂质代谢异常所形成的高脂血症状态即为"痰"，可以使血液流动性降低、血小板聚集性增高，从而引起患者血液流变学异常，导致"血瘀状态"，即

"痰浊致瘀"。而"血瘀状态"下的微循环障碍以及血液流变学的异常使组织、器官、细胞缺血缺氧，从而引起血管内皮细胞损伤，导致脂质堆积及脂质代谢紊乱，即"瘀血生痰"。

冠心病痰瘀互结证客观化研究

冠心病痰瘀互结证的客观化研究是指运用现代客观化的检测指标和量化手段揭示冠心病痰瘀互结证宏观和微观的病理生理机制，可以提高心血管疾病的诊疗水平，实现中医药防治心血管疾病的精准化和规范化。

1. 冠心病痰瘀互结证四诊客观化研究　《黄帝内经》中提及"视其外应，以知其内者……盖有诸内者，必形诸外"。人体的内在变化可以通过相应的征象表现于外，因此可以通过舌诊、面诊、脉诊等方法收集到的信息对疾病的病因、病机进行分析，从而为临床的辨证和遣方用药进行指导，对疾病的预后进行判断。四诊客观化是指以中医理论为基础，利用现代科学技术对四诊搜集到的临床资料进行处理分析，使其更加规范化、数量化、科学化和客观化。

（1）舌诊：《灵枢·脉度》云"心气通于舌"，舌为心之窍，因此可以通过舌形、舌象、苔质、苔色的变化来观察心脏的生理病理变化。陈聪等运用 ZBOX-1 型舌脉象数字化采集分析仪分析 108 例冠心病痰瘀互结证和血瘀证的患者舌象，发现相对于血瘀证，痰瘀互结证患者舌体更加胖大，舌尖部舌质颜色偏红，舌根部舌质舌苔颜色更明亮，舌中部舌苔更偏黄，在上、中、下三焦都表现出痰瘀化热之象，与隋代巢元方《诸病源候论·胸痹候》"因邪迫于阳气，不得宣畅，壅瘀生热"中的论述相符，表明邪迫胸阳，胸阳不宣且壅瘀生热是胸痹形成的病机之一。王彬等通过冠心病痰瘀互结证组与非痰瘀互结证组舌象比较分析发现齿瘀数量、齿瘀面积、斑点斑、斑点斑面积、点刺数量等指标可以作为冠心病痰瘀互结证候鉴别诊断的参考依据。

（2）面诊："十二经脉，三百六十五络，其血气皆上于面而走空窍"，因此内部脏腑的病变可以通过面部色泽变化表现出来。心主血脉，其华在面，故面部色泽变化与心之关系较为密切。有研究者对冠心病痰瘀互结证和血瘀证患者面部图像参数进行分析，表明痰瘀互结证较血瘀证患者面部颜色饱和度更低，面色更偏浅而灰色，对于冠心病痰瘀互结证的鉴别具有一定意义。曹燕亚等应用中医面色检测仪对冠心病患者的面部特征信息进行检测采集分析，发现面部红色指数、黑色指数在痰瘀组明显升高，可作为冠心病证型鉴别诊断的客观参考指标。

（3）脉诊：《素问·脉要精微论》云："微妙在脉，不可不察。"脉诊对于冠心病的辨证论治、病情轻重及预后判断具有重要意义。《脉经》云："脉理精微，其体难辨……在心易了，指下难明。"因此对于中医脉诊的客观化研究就显得尤为重要。方格等通过对痰瘀互结证、非痰瘀互结证及健康受试者脉图参数的比较，发现右手 t1、右手 h1、右手 u 脉诊参数指标可以作为冠心病痰瘀互结证证型鉴别的重要参考依据。有研究基于三探头脉诊仪分析冠心病的脉象特征，通过 EFBLS 方法挖掘气滞血瘀型与痰瘀互结型冠心病患者脉诊信息数据，发现两种证型脉诊特征性参数差异显著，可以作为冠心病痰瘀互结证鉴别诊断的参考指标之一。

2. 冠心病痰瘀互结证分子生物学研究　中医学对于冠心病痰瘀互结证的认识一直停留在宏观层面，其微观的分子生物学本质一直有待阐明。现代精准医学背景下，人类基因组计划的完成，随着高通量测序技术的发展，基因组、转录组、蛋白质组、代谢组等组学数据研究为冠心病痰瘀互结证在不同分子水平上的机制研究提供新视角。

（1）基因组学：基因组学由结构基因组学和功能基因组学两部分组成，前者以全基因组测序为主要目标，后者以基因功能的鉴定为主要目的。有研究运用 RT-PCR 法检测冠状动脉粥样硬化"痰瘀"模型大鼠的相关基因表达，结果发现在"痰瘀"模型大鼠中 c-myc、PDGF-A、c-fos、Bcl-2 mRNA 基因表达上调，p53 mRNA 基因表达下调，由此可以推断上述基因表达的变化差异，可能是模型大鼠冠状动脉粥样硬化"痰瘀"病理演变的分子基础。许伟明采用临床样本表达谱测序，同时进行分组比较分析和相关分析确定了冠心病痰瘀互结证与MMP-8、MMP-9/TIMP-3基因表达密切相关。EP300可以快速激活巨噬细胞,而巨噬细胞则可以影响血栓和凝血等多个环节,从而促进动脉粥样硬化形成,导致冠心病发生,且EP300基因rs20551多态性与APTT、D-二聚体、Plt、TT显著关联,可以影响冠心病痰瘀互结证的凝血功能。庞博等收集206例痰瘀互结证和非痰瘀互结证冠心病患者病史和实验室数据资料,通过提取DNA并进行rs780094多态性分析,发现痰瘀互阻的患者中GCKR基因rs780094 CC型基因分布更多,由此可见痰瘀互结证型的形成可能与上述基因型有一定的关联性,可能与该基因型对糖代谢的影响有关。

(2) 转录组学:外泌体很大程度上参与血管内皮功能紊乱、血管内皮细胞结构和功能改变的病理过程中,不同来源的外泌体可拥有特异的蛋白或miRNA等。已有研究表明,内含miR-24、miR-146b、miR-155、miR-182、miR-217、miR-221/222等的外泌体均可影响一氧化氮合酶(eNOS)活性,从而调控NO的合成,影响血管内皮功能。此外,在血管内皮炎症反应调控方面,内含miR-126、miR-155、miR17-3p、miR-181b等的外泌体介导内皮细胞炎症反应主要是通过对血管黏附分子1、E选择素、细胞间黏附分子的合成增加白细胞的黏附功能的影响来实现。冠心病痰瘀互结证的转录组学研究主要集中于miRNA方面,有研究表明miR-320c、miR17-5P为冠心病气虚血瘀证相关特异microRNA,miR-668、miR-320d为冠心病气虚痰瘀证相关特异性microRNA,通过对其相关miRNA的靶基因和代谢通路进行生物信息学分析,发现冠心病痰瘀互结证的形成可能有MAPK信号通路、黑素原形成信号通路、钙信号通路等的参与。

(3) 蛋白组学:蛋白质组学是对生物体内蛋白质的组成及变化规律进行研究的一门学科,通过定性、定量和修饰蛋白组学分析研究可以了解机体即时功能状态,因此蛋白组学研究可以探究冠心病心绞痛痰瘀互结证的微观物质基础。

有研究通过对171例冠心病患者进行辨证,与134例健康人对照,观察血清脂蛋白动态平衡紊乱与冠心病的5种证型之间的关系,发现血清脂蛋白异常出现率由高到低依次为痰瘀型、气滞血瘀型、血瘀型、痰浊型,无夹证最低,由此可见血清脂蛋白谱(SLPG)与冠心病痰瘀辨证分型密切相关。刘建勋等通过对痰瘀互结证冠心病中国小型猪模型血清蛋白表达谱进行研究,发现冠心病痰瘀互结证的发生与发展可能与apolipoprotein E precursor(apoE)、C4BP等蛋白相关。

(4) 代谢组学:代谢组学是通过对生物体受到外部刺激后所产生的内源性小分子代谢产物进行检测和数据处理分析,进而对代谢产物与生物体生理病理变化之间的对应关系进行研究的一门学科。具星等对冠心病痰瘀互结证和非痰瘀互结证的患者代谢产物差异性进行代谢组学分析,推测冠心病痰瘀互结证与非痰瘀互结证的潜在生物标志物之一可能是白三烯E4(LTE4)。有研究通过对健康人及冠心病痰瘀互结证、气阴两虚证患者尿液中的差异代谢物进行检测,最终发现15个代谢产物与痰瘀互结证相关性较强。且通过对差异代谢物进行代谢通路分析发现痰瘀互结证患者糖类代谢明显增强。脂质组学是代谢组学的重要组成部分,朱黎霞等采用UPLC-Q/TOF-MS技术对痰瘀互结型冠心病患者及健康者进行血浆脂质组学检测,发现并鉴定了C16 sphinganine、植物鞘氨醇等15种差异脂质代谢物,有助于准确鉴别冠心病痰瘀互结证。李珠基于血清代谢组学技术探究丹蒌片干预痰瘀互结证小鼠作用机制,发现丹蒌片通过上调代谢标记物γ-亚麻酸与亚油酸含量,引起肿瘤坏死因子-α(TNF-α)水平升高,激活肿瘤坏死因子受体(TNFR),进而下调下游蛋白白细胞介素-6(IL-6)和基质金属蛋白酶-9(MMP-9)的表达量,达到抗炎的作用;丹蒌片又可以调节低密度脂蛋白(LDL)、氧化低密度脂蛋白(ox-LDL)水平,引起溶血磷脂酰胆碱(LPC)水平的变化,抑制表皮生长因子受体(EGFR)的表达,激发转录调节因子(FOXO)活化,使超氧化物歧化酶(SOD)水平上调,抑制大鼠机体氧化应激状态,减少心肌细胞的损伤。

3. 冠心病痰瘀互结证临床生化指标研究 临床生化指标与中医证型具有一定的相关性,通过对冠心病患者临床生化指标的分析研究可以反映冠心病中医证型病机特点的生物学基础,为冠心病的中医辨证奠定客观化基础。有研究分别对不稳定性心绞痛痰瘀互结证、气虚血瘀证患者的血压、血糖、血脂、甲状腺功能、凝血功能、血管紧张素Ⅰ、高敏C反应蛋白、同型半胱氨酸等生化指标进行检测对比分析，发现机体血糖、血脂的变化导致凝血功能的异常可能是其痰瘀互结证形成的主要机制。王朔等收集38例冠心病痰瘀互结证患者和39例气阴两虚证患者的职业、血压等一般情况及生化指标，进行聚类分析和主成分分析，发现痰瘀互结证患者在一般情况与炎症因子、脂代谢、凝血功能方面具有一定联系，对于冠心病痰瘀互结证的辨识具有一定的参考意义。

4. 冠心病痰瘀互结证中医证候量表及临床疗效评价研究 中医辨治冠心病痰瘀互结证的疗效通过中医证候量表进行评价，中医证候量表将主观证候特征转化为客观证候积分，对中医证候标准化和客观化具有重要作用。赵佳等通过对比丹蒌片治疗稳定性心绞痛痰瘀互结证患者和通脉养心丸治疗稳定性心绞痛气阴两虚证患者的《中医证候诊量表》和《中医证候评量表》，得出结论：两组患者中医证候积分较治疗前均有下降。对《中医证候诊量表》进行聚类分析发现，冠心病痰瘀互结证患者多以胸闷、胸痛兼有身重、口中黏腻为主要表现，脉滑，口唇、面色青紫、晦暗，舌质紫黯，舌有瘀斑斑点，舌下脉络青紫等为主要特点。此种类型量表研究可以为冠心病痰瘀互结证的疗效评价提供客观参考依据。然而现代中医药临床疗效评价体系的完善需要西医生物医学评价指标、中医证候疗效评价指标与患者自身报告的临床结局评价指标相结合，最终形成中医临床疗效评价的证据链，从而全面客观地评价药物的临床疗效。

冠心病痰瘀互结证临床治疗研究

孙一奎在《赤水玄珠》中提及"瘀血留著，化而为痰，痰瘀互结者，又不可专治其痰，须兼活血行血"，因此对于冠心病痰瘀互结证的治疗以活血化痰为主。根据痰瘀形成的原因，气虚则推动无力，津血在脉道中运行迟滞，久则成瘀生痰，痹阻心脉者，以益气活血化痰为主要治法，例如李红英应用血府逐瘀汤合瓜蒌薤白半夏汤佐以参芪类补气药，治疗冠心病痰瘀互结证，临床疗效显著，以脾气虚为主者，治以健脾益气活血化痰。血得热则行，得寒则凝，阳虚则血液失于温煦，推动无力，运行迟缓停而为瘀；阳虚则津无所化，聚而成痰，痰瘀互结，痹阻心脉，对于此类，曹洪欣治以温阳活血化痰法，以瓜蒌薤白半夏汤佐以桂枝、川芎等温阳行气活血药物治疗，每获良效。脾失健运，湿邪内生，聚湿生痰，痰浊阻滞气机，血行不畅，留滞成瘀，痰瘀互结，郁久化热，心脉痹阻，梅自强运用加减柴胡陷胸汤或加减柴胡温胆汤治以清热活血化痰，疗效甚佳。肝失疏泄，气机郁滞不畅，则津血运行不畅，停滞脉中，化瘀成痰，痰瘀互结，痹阻心脉，左俊岭对于此类冠心病者，运用柴胡疏肝散合血府逐瘀汤配合瓜蒌薤白半夏汤治以疏肝行气活血化痰，均能取得良好的临床疗效。大量研究证实，痰瘀同治法能降低血脂水平，改善血液流变性，降低血清C反应蛋白（CRP）、TNF-α、IL-6等炎症细胞因子水平，从而抑制冠状动脉粥样硬化斑块的发生和发展。

现代检测技术的发展和医疗水平的提高为冠心病痰瘀互结证遗传调控机制的阐述和微观生物学基础研究提供可能。在辨证方面，中医四诊客观化研究、多组学研究、临床生化指标研究为冠心病痰瘀互结证的诊断奠定了客观化基础，以中医整体观和辨证论治为指导，结合证候相关现代医学检查指标和量化手段，揭示了中医证候宏观和微观的病理生理机制，实现了宏观辨病与微观辨证的结合，从而提高冠心病痰瘀互结证辨证的准确性。在治疗方面，通过临床生化指标和中医量表进行疗效评价可以提高传统中医辨治对于微观实验室指标的把控能力，提高中医对指标治疗的靶向性。

目前，研究者们对于冠心病痰瘀互结证辨治的许多方面做了研究工作，但既往各层次成果的综合性研究很少有人整合，通过多组学联合研究，构建复杂网络模型，通过网络分析的方式，对冠心病痰瘀互结证多系统、多层面、多项指标开展全面、系统而深入的研究，可能是对冠心病痰瘀互结证基础生物学了解的新途径。

404 急性冠状动脉综合征痰瘀互结证中西医治疗

急性冠状动脉综合征（ACS），中医属"胸痹"范畴，其临床表现最早记载于《黄帝内经》，《灵枢·五邪》云"邪在心，则病心痛"。其病因病机复杂多样，西医认为其病理生理基础主要是冠状动脉过度狭窄以及易损斑块糜烂破裂所导致的急性血栓形成，伴或不伴有血管收缩和微血管栓塞，从而引起冠状动脉血流减低和心肌缺血。中医视动脉粥样硬化为"痰"，视血管栓塞和血流动力学改变为"瘀"，因此痰瘀互结证为 ACS 最常见的证型。ACS 痰瘀互结证患者临床上常表现为发作性胸痛、胸闷等，可引起心律失常、心力衰竭，甚至导致猝死，严重影响了患者的生活质量和寿命。在及时干预和有效治疗的情况下，可极大地降低病死率，减少并发症，改善患者预后。学者周雨姗等就近年来对本病的研究做了梳理归纳。

病因病机

1. 中医病因病机　对于 ACS 的发病机制，中医理论认为气血阴阳的亏虚为发病基础，夹杂着血瘀、痰湿和外感六淫等病邪，同时也会受到饮食不节、情志不调、年老体虚等因素的影响。对于中老年人而言，素体亏虚、气血不足，致使血液运行不畅，从而形成血瘀，阻塞经脉血管而发病。机体阴津亏虚、经脉失养，心脉不荣则痛；素日疲劳、耗伤正气，导致胸阳不足，外感六淫之邪乘虚而入，或阴占阳位，胸阳不足而痛；气血运行不畅，导致心脉闭塞或挛急，经脉不通则痛；素日饮食不调、过食辛辣、酒肉油腻，导致脾胃虚弱、气血运行失调，则痰湿内阻、夹杂血瘀阻滞经脉、痰瘀互结从而阻塞心脉则痛；情志不调、肝失条达疏泄，造成气滞阻于心脉则痛。

首次提出"胸痹"名称是汉代的张仲景，他在《金匮要略》中对该病进行了专门的论述，将其病因病机总结为"阳微阴弦"，即上焦阳气不足，是为"阳微"，下焦阴寒气盛，是为"阴弦"，认为此乃本虚标实之证。隋朝医家对胸痹有了新的认识，巢元方于《诸病源候论》中提出，血脉壅热，饮水结聚而不散则成痰。他认为"痰"为胸痹发病的重要因素。朱丹溪《丹溪心法》中提到，自郁成积，积而成痰，痰挟瘀血为患，而成窠囊。表明痰瘀互结是人体动脉中斑块血栓形成的主要原因。

当代医学研究在总结古代经典和前人经验的基础上，对 ACS 的病因病机有了更加深入的认识及研究。唐世球认为胸痹的病因病机主要为气阴两虚。张翠英从热、痰、瘀 3 方面探讨了 ACS 热毒痰瘀型的发病机制。张培则认为，ACS 的发病基础为气虚痰滞，痰浊瘀阻心脉从而致使心脉挛急是本病发病的关键病机。广山总结临床经验，认为 ACS 痰瘀互结型患者因年衰、饮食不节、起居无常、吸烟酗酒等因素致使津化痰、血生瘀，而痰可生瘀、瘀可生痰，痰浊血瘀相互搏结闭阻脉道而为病。

2. 西医病因病机　西医认为，ACS 的病机十分复杂，目前普遍认为 ACS 发生的病理生理机制为动脉粥样硬化和斑块破裂，由于斑块破裂和糜烂并发血栓形成、血管痉挛及微血管栓塞等多因素作用下所导致的急性或亚急性心肌供氧减少。袁健瑛等认为，脉粥样斑块的形成和破裂是大多数 ACS 事件的主要原因，然而非动脉粥样硬化如稳定性冠状动脉疾病、冠状动脉栓塞、冠状动脉痉挛、心肌桥、应激性心脏病等所致的 ACS 也占相当一部分，其血管造影未显示冠状动脉梗阻。

中医治疗

1. 五脏论治

（1）从肝论治：心主血脉，肝主疏泄，"血为气之母，气为血之帅"，心肝相关ACS多表现在气血的运行与生化上。沈金鳌《杂病源流犀烛》认为，肝气一阳生发，起于厥阴，乘一身上下之气。肝和则使气机生发，发育万物，生化五脏，若衰或亢，则反为诸脏之残贼也。故应疏理肝胆，调畅气机，调和气血。张惠等从肝的疏、补、清、平、暖、搜等6个治疗角度，阐述了单味药及中药复方在冠心病临床治疗中的运用。龙秀娟认为，肝气郁结者，当以刚治，疏肝解郁，通行气血；心肝阴虚者，当以柔治，柔肝养心，滋养阴血。刚柔相济，气血调和则痹除疾蠲。主张应用疏肝解郁、凉肝泻心、柔肝养心、益肝养心4法论治心痹。

（2）从脾论治：脾胃乃后天之本、气血生化之源，脾胃虚弱，气血化生无源，心脉失养，发展成为胸痹，多为虚证；脾主运化，运化失司，痰浊内生，湿性黏滞，阻碍气血运行，致使气滞痰凝血瘀等相互胶结，阻塞脉道，影响气血运行，因实致虚，发展成为胸痹。故从脾论治胸痹，重在扶正祛邪，标本兼顾，若本虚标实，则重在治本。治疗本虚，应调脾胃而养营血，方用归脾汤调理心脾，养益营血；补中气而鼓宗气，选用五味异功散加味益气补中、理气健脾。治疗标实，当化瘀湿而宣通痹，治用瓜蒌薤白半夏汤或枳实薤白桂枝汤并常合用小陷胸汤通阳开痹，以治标急；醒中州而化湿浊，方用三仁汤加减以醒脾运脾，清化无形之邪，畅通气机。标本兼顾，则宜温中阳而却阴寒，治宜附子理中汤加味，振奋胸阳，下降逆气，温通经络，散寒止痛。闫海慧等基于数据挖掘及分析整理，发现治疗胸痹最常用的"底方"分别为四君子汤、枳术丸、平胃散和三仁汤。四君子汤健脾化湿、行气祛痰；枳术丸健脾消食、活血行气；平胃散化湿和胃、痰瘀同治；三仁汤理气醒脾、健脾和胃。客观准确地反映出条畅脾胃气机、调节脾胃运化，祛除痰饮湿浊等有形之邪对治疗胸痹的作用。李悦通过动物实验，发现健脾方对ApoE$^{-/-}$小鼠血清5-HT及5-HIAA有下调作用，为健脾方可对早期冠状动脉粥样硬化进行干预提供了实验依据。

（3）从肺论治：心为君主之官，主血，肺为相傅之官，主气，心肺相互为用，心血的生成有赖于肺的气化功能。肺为华盖，主一身之气，肺气虚弱，则气虚行血无，血行迟滞，临床表现为胸闷、气短、唇青、舌紫脉涩等心血瘀阻症状；肺主通调水道，若功能失常，可致使水饮内停或痰湿中阻，从而影响血液运行，出现心血瘀阻的症状。徐浩等提出三法从肺论治胸痹心痛：补肺益气法，方选保元汤合丹参饮加减；理肺祛痰法，可在基本方基础上加用瓜蒌、陈皮、法半夏、前胡等药；泻肺行水法，可在基本方基础上加用葶苈子、厚朴、桑白皮等药。王中男着重通过调治肺气，使血脉畅通，增强肺对心的治节作用，令气行推动血行，并辅以心理疏导和饮食起居指导，从而更好地改善心脏功能。

（4）从肾论治：水火者，乃阴阳之征兆，心脏属火、肾脏属水。心火下降于肾，使肾水不寒而助真阳，肾水上济于心，使心火不亢而益心阴，此即心肾相交，水火相济。若心阳衰微，心火不能下交于肾，致水寒不化，上凌于心，而出现惊悸、怔忡、气短、喘息、水肿等。若肾水不足，或肾阳不足以蒸化肾水，不能上济心阴，皆可导致心火亢于上，从而出现心悸、怔忡、心烦、失眠、多梦、五心烦热等病症。张仲景《金匮要略》中提到了"心痛彻背，背痛彻心"的症状，治以乌头赤石脂丸。方中使用乌头、附子、花椒、干姜、赤石脂等辛温之品，以温肾散寒、宣阳通痹。胸痹"表现于心，根源于肾"。根据上述理论基础，胡业彬主张从滋补肾气、活血化瘀入手，独创补肾逐瘀汤，主要由仙茅、肉苁蓉、淫羊藿、葛根、杜仲、牡丹皮、丹参、连翘、水蛭等组成，全方寒温相辅、冷热相承、升降相调、攻补相存。尹琳琳结合心肾在生理、经脉、病理上的关系，提出了以补肾为主的五法对胸痹进行论治：补肾温阳法、补肾滋阴法、补肾益气法、补肾活血法和补肾化痰法。在胸痹的临床用药中，多采用熟地黄、太子参、山茱萸等补肾益气之品，许多现代研究已经指出此类药物可促进心脏造血、保护心肌、提高机体免疫，有补肾固源之意，并能益精生血，助心行血，使气和血荣，改善胸痛症状。

2. 外治法 孙思邈《千金要方》中提到，汤药攻内，针灸攻外，则病无所逃。并认为"针灸之功，过半于汤药矣"。其主张针、灸、药并重，不拘于一法一方，权衡诸法之长，取长补短，达到整合运用的最佳境界。由此，可在内治的基础上加用外治法：熨法疏通体表经络，在其中使用熨背散，通过温热体表，使得药力通过背部腧穴经络来调节脏腑的功能，以达到治疗胸痹的目的；在运用灸法时，多使用足厥阴肝经和足少阳胆经的腧穴，调畅肝胆气机，进而调达一身之气，使气血阴阳调和，气通则痹止。孙思邈将胸痹心痛分为肝心痛、脾心痛、肺心痛、肾心痛等类别，并根据其所在脏腑选取对应的腧穴进行治疗，其选穴大多采取远端取穴法。

西医治疗

ACS 的非药物治疗包括尽量避免各种诱因，如过度劳累、情绪剧烈变化、饱餐、寒冷的刺激等，改变生活方式，戒烟限酒，适度减轻体质量，保持乐观情绪，积极参加室外活动，避免久坐，同时治疗高血压病、高血脂症、糖尿病等疾病，保持一种自身平衡稳态。

在 ACS 的治疗中，药物治疗仍是基础和首选的治疗方式。张海涛通过分组试验观察对比，认为瑞舒伐他汀可明显地改善患者体内炎性因子水平，并能调节血脂，改善血管内皮功能，以及控制血小板聚集，在一定程度保障了患者的生命安全。巢时敏观察非 ST 段抬高型 ACS 患者分组治疗情况，认为卡维地洛在降低 GGT、UA 方面更有意义，同时在降低不良事件发生率方面，卡维地洛也要更优于美托洛尔。吕萍等在对 ACS 患者进行分组治疗试验中，发现替格瑞洛试验组患者的血小板聚集率显著低于氯吡格雷试验组，由此认为在 ACS 的临床治疗中，替格瑞洛相较氯吡格雷抗血小板治疗的效果更好，安全性更高。Waqas Ullah 等研究发现，对于 ACS 患者经皮冠状动脉介入治疗中，普拉格雷和替卡格雷比氯吡格雷更有效。

胸痹为病，本虚标实，多虚实夹杂，本虚常见于气血阴阳的亏虚，标实则多为痰浊瘀血等有形之邪或气滞寒凝等无形之邪。在治疗上，从五脏入手，却不偏执某一脏，而是从整体出发，结合五脏，虚者益之，实者损之，冷者温之，热者寒之。西医则从标实之有形之邪出发，对 ST 段抬高型心肌梗死患者，采用溶栓或介入治疗（PCI）方式，尽早开通梗死相关动脉，可以明显降低病死率，并减少并发症、改善患者预后。对于非 ST 段抬高型心肌梗死患者，消除诱因之外，还需使用抗心肌缺血、抗血小板、抗凝、他汀类药物进行治疗。

405 急性心肌梗死气虚痰瘀证候要素分析

急性心肌梗死（AMI）是指由于冠状动脉血流突然急剧减少甚至中断，导致由该动脉供血的相对应心肌出现严重持久的缺血缺氧，继而造成部分的心肌急性坏死。AMI 在古代就有相关论述，其在中医诊断方面归类于"心痛""真心痛""胸痹"等病范畴。而其证型多为虚实夹杂之证，在很多相关 AMI 的中医证型研究中，从单一证型而言，大多数医家均认同气虚、痰浊、血瘀是常见的证型；从复合证型来说，气虚痰瘀亦是常见且主要的病机。因此，加强对气虚痰瘀证 AMI 患者各证候要素的探究，对于 AMI 的防治具有一定的价值，亦可进一步指导 AMI 患者的中医辨证治疗。学者张烈元等通过分析气虚痰瘀证 AMI 患者单一证候要素分类特点，深入讨论了急性心肌梗死中医病机，希望有助于加强中医对本病的辨证规律的认识及理解。

资料与方法

1. 病例选择

（1）纳入标准：符合 2007 年 ACC/AHA 关于 AMI 的相关诊断标准，包括①急性非 ST 段抬高型心肌梗死：1 个月内新发的心绞痛或原有心绞痛 1 个月内进行性加重或静息状态发生心绞痛；伴有心电图 ST－T 段压低的表现；至少间隔 6 h 以上采集 2 次以上血标本，检测心肌损害的标志物：肌钙蛋白 I、肌钙蛋白 T 或肌酸激酶同工酶，标记物浓度水平超过一般正常范围。②急性 ST 段抬高型心肌梗死：存在心肌缺血症状；伴有心电图 ST 段抬高的表现；心肌损害标志物的动态改变。③符合中医气虚痰瘀证的诊断标准：根据专家论证和既往研究，并参照中国中西医结合学会心血管学会《冠心病中医辨证标准》，有关气虚痰瘀证之中医证候诊断。④病例记录完整，入院后行 PCI 术并完善相关抽血检查者。

（2）排除标准：①合并有严重的脑血管、呼吸系统、消化系统、泌尿及血液系统等原发疾病；②既往存在心功能严重不全患者。

2. 临床资料 选择病例为 2013 年 2 月至 2017 年 2 月××中医院心血管科诊断为 AMI 的住院病例，且中医符合气虚痰瘀证辨证，根据纳入标准选择并按排除标准加以剔除，共纳入患者 142 例。

3. 研究方法 ①病例检索及信息采集。登录××中医院住院系统，搜集 2013 年 2 月至 2017 年 2 月于心血管科住院治疗并符合纳入标准的急性心肌梗死病例，根据排除标准加以剔除。应用病例信息采集表，记录纳入病例的性别、年龄、临床指标等资料。②数据库的建立。建立 Excel 表格，根据病例信息采集表，将纳入病例的资料登入表格，建立临床资料数据库，录入完毕后再次核对，以确保录入数据的准确性。③单一证候分组。本研究中所纳入病例的中医证型为气虚痰瘀证，属于复合证型。对其证候加以拆分，可将其分为 3 个证候要素，重新进行辨证，并将纳入病例进行分类，具体标准结合参考中国中西医结合学会心血管学会 1990 年修订的《冠心病中医辨证标准》以及 2002 年发行的《中药新药临床研究指导原则》，具体标准制定，①气虚组：乏力或气短；舌淡胖；脉细或弱。②痰浊组：胸脘痞闷；舌厚腻或浊；脉滑。③血瘀组：痛固定；舌紫或暗或有瘀点、瘀斑；脉涩。若纳入病例符合该型两点及两点以上标准可将之归纳至该证型组别。

4. 统计学处理 应用 SPSS 18.0 统计软件。计量资料以 $(x \pm s)$ 表示，计数资料的统计应用 χ^2 检验进行分析。

结　果

1. 一般资料　共纳入急性心肌梗死气虚痰瘀证患者病例共142例，其中男性111例，女性31例，其中男性平均年龄（59.61±12.19）岁，女性平均年龄（70.38±9.59）岁。根据中医证候要素辨证分组，在本研究中共142例病例中，符合气虚组辨证的有31例，占比为21.83%；符合痰浊组的有79例，占比55.63%；血瘀组70例，占比为49.30%。结果进行两两c2分析，3个证候要素组别之间性别、年龄的分布存在差异。气虚组与痰浊组的性别分布存在差异，有统计学意义（$P=0.016<0.05$），气虚组的年龄构成相较于痰浊组存在显著差异（$P<0.01$），而血瘀组的性别、年龄分布与气虚组、痰浊组比较无差异（$P>0.05$）。

2. 各组脑钠肽（BNP）水平、血小板聚集率比较　对3个证候要素组别间相互进行T检验分析，气虚组患者的BNP水平相比较于痰浊组（$P=0.015$）、血瘀组（$P=0.041$）的为高，差异有统计学意义（$P<0.05$），而痰浊组与血瘀组之间BNP差异无统计学意义（$P>0.05$）。血瘀组患者血小板聚集率（Max）高于气虚组患者，其差异有统计学意义（$P<0.05$），而痰浊组与气虚组（$P=0.322$）、血瘀组（$P=0.132$）相比较差异无统计学意义（$P>0.05$）。

3. 各组血脂水平比较　分别对各证候要素组别与低密度脂蛋白胆固醇（LDL-C）、高密度脂蛋白胆固醇（HDL-C）、总胆固醇（TC）进行单因素分析，可见，气虚组患者LDL-C水平低于痰浊组，有统计学差异（$P=0.034<0.05$），而血瘀组的LDL-C水平与痰浊组、气虚组相比较无统计学差异（$P>0.05$）。各证候要素组间HDL-C水平两两比较，无明显差异（$P>0.05$）。气虚组患者TC水平亦低于痰浊组，差异有统计学意义（$P=0.03<0.05$），与血瘀组间无明显差异（$P>0.05$），痰浊组跟血瘀组比较亦无差异（$P>0.05$）。甘油三酯（TAG）在气虚组中不符合正态分布（$P=0.022$），故对3组间两两行秩和检验分析，结果提示，气虚组患者TAG水平低于痰浊组（$P=0.049$）、血瘀组（$P=0.030$），差异存在统计学意义（$P<0.05$），而痰浊组与血瘀组之间无明显差异（$P>0.05$）。

讨　论

AMI在临床上的典型表现为持续胸骨后疼痛，在中国古代对于AMI的症状早有记载，在中医主要归属于"胸痹""心痛""真心痛"等病范畴，其多以情志过亢过激、饮食过食肥甘、过于劳倦、寒邪侵袭等为病因，从而伤及脏腑功能，致痰浊、血瘀等病理产物化生，导致心脉闭塞而发为本病，另或有气滞、寒凝等标实之证而致心脉不通。近现代对于该病的病机探究方面，主要有以下几种学说：气血学说、脏腑学说以及本虚标实学说。气血学说强调了气滞血瘀证型的重要性，认为AMI患者多伴随有气滞血瘀的存在，真心痛的发作，是由于病机发展至心脉闭塞所致；脏腑学说则提及心与各脏腑之间密切相关，若肝、肾、脾等脏腑的功能失调，都可导致心主血脉的功能受损，进而引发真心痛；而本虚标实学说，其中本虚主要是指气血、脏腑、阴阳亏虚，标实则包括气滞、寒凝、痰浊、血瘀等。目前大多学者对于AMI的中医病机认识更多地趋于本虚标实之证。

邓铁涛在对本虚标实的病机探究中，认为真心痛的患者，其本虚标实的病机构成中，主要以心阳虚兼有血瘀或者痰瘀为主。也有对于冠心病的证型相关研究，结果表明了气虚、血瘀是其中最主要的证候要素。随着更多学者对其病机加以探究，气虚、血瘀目前被认为是真心痛发生的主要病机。刘艳萍等通过对益气活血法治疗真心痛的研究进展综述分析，整合了近十几年来多篇关于真心痛的病机、证候研究，其结论提示气虚、血瘀、痰浊是其主要证候。

因此，气虚痰瘀证是AMI患者一个极其常见以及主要的复合证型。于江对AMI中医证型分布规律进行研究，结果表明，在总共303例AMI患者中医证型分布中，可见痰瘀互阻证（109/303）以及气虚血瘀证（68/303）为最多的两个证型；易建新通过研究AMI中医证型与冠状动脉病变的关系，对AMI

中医证型加以分析，其单证候分析发现其证候排序为血瘀证＞痰浊证＞气虚证＞阴虚证＞阳虚证＞气滞证。其二者的结果均表明了痰浊、血瘀、气虚是 AMI 最为常见的 3 个证候。而后者的结果进一步表明血瘀、痰浊是 AMI 的主要中医病机，其结果与本研究中单证候要素的分布比例相类似。本研究中根据相关诊断标准，通过对气虚痰瘀复合证型进行单证候要素拆分，将其分为气虚证候组、痰浊证候组以及血瘀证候组 3 个组别，对各证候要素与相关因素进行分析。分组后可见，气虚组 31 例（21.83%），痰浊组 79 例（55.63%），血瘀组 70 例（49.30%）。其中痰浊组和血瘀组比例要明显高于气虚组别。结合各研究结果，表明 AMI 的发病的主要病机仍是以本虚标实为主，而 AMI 属于急性病变，标实证候明显，故而痰浊、血瘀比例高于气虚。

关于 AMI 在对性别、年龄的流行病调查方面，近些年开展的不少研究均提示，男性患病率远远高于女性，此与本研究患者中男女比例的分布情况亦是一致的（共纳入病例 142 例，其中男性 111 例，女性 31 例）。其原因主要是与女性体内雌激素的水平相关，雌激素主要由卵巢合成及分泌，其具备调节血脂平衡、维持血管内皮功能、抗凝血等作用，故而育龄期女性发病率低于男性。近十几年来男性患病趋于年轻化，在我们的研究中亦支持了这一论点，男性患者的平均年龄明显低于女性患者，青年男性发病的因素，考虑可能跟工作压力大以及吸烟、饮酒、熬夜等不良生活饮食习惯相关性大。

本研究在对各个证候要素组别间男女比例的对比分析中，发现其性别分布在各个组间存在统计学差异，气虚组男女性别比例约为 2∶1，而痰浊组以及血瘀组分别约为 5.5∶1 和 4∶1，结果提示，女性患者中伴有气虚证候患者的比例相较之男性要高。继而通过 3 个证候组间年龄分布结构的两两比较，可发现气虚组别相较于痰浊组别，其患者年龄相对较高。此结果表明，可能随着年龄的增长，气虚证候的表现逐渐趋于明显。《灵枢·天年》中，对中年之后，人体之气逐渐衰减的过程有一个整体的描述"五十岁，肝气始衰……六十岁，心气始衰……七十岁，脾气虚……八十岁，肺气衰……九十岁，肾气焦"，随着年龄增长，脏气渐衰。目前对于 AMI 患者的流行病学相关统计，都表明女性患者年龄要相对高于男性患者。袁志敏通过对 AMI 相关危险因素的性别差异进行分析，在对比男女患者年龄中，发现女性发病年龄较男性要明显延后。而董卫芹在对 AMI 患者危险因素分布特点探究中，统计年龄见女性 AMI 患者发病年龄（70.52±10.34 岁）相对较晚，平均年龄高于男性患者大约 9 岁。由于女性发病年龄的延后，结合气虚证候的年龄渐进性，故而其本研究中气虚组别中女性患者比例相比较其他组别为高。

3 个证候要素组中，对其各组中的 BNP 水平进行对比分析，研究结果可见，气虚组 AMI 患者的 BNP 水平明显高于痰浊组、血瘀组的患者，而分析比较痰浊组 BNP 和血瘀组之间无明显差异。既往很多研究表明，BNP 的水平与心功能情况密切相关，而段文慧运用 logistic 回归分析了 AMI 患者中医证候与心功能的相关性，结果表明，气虚、阴虚、阳虚 3 个证候均与心功能具备较为显著的相关性，故而气虚证候与 BNP 之间联系紧密，我们的研究中亦证明了这一点。

血小板聚集率是一个体现血小板聚集功能的临床指标，而血瘀证属于心脑血管疾病中常见的中医证候。目前不少研究都表明，血瘀证与血小板的聚集率存在相关性。本研究中，血瘀组别中血小板聚集率高于气虚组，差异具有统计学意义，与前人的研究结果一致。韩新民等通过血瘀证型缺血性心脏病患者与对照组的血小板聚集率对比，发现血瘀证患者的血小板聚集率升高。徐西等对血瘀证患者与对照组进行对比，前者血小板聚集率升高明显。

既往对于血脂与中医证候要素的相关性研究很多，其结论多认为人体内血脂的水平情况与中医痰浊证候关系比较密切，有观点认为痰浊证的生化基础是血清中脂类物质含量的增多，血脂异常升高可认为是血中痰浊病机的一个微观显现。张烈元等对 3 个证候组别与血脂进行单因素分析，亦发现气虚组患者 LDL-C、TC 水平明显低于痰浊组，而血瘀组的 LDL-C、TC 水平与痰浊组、气虚组相比较差异无统计学意义。对 3 组间 TAG 水平两两行秩和检验分析，结果提示，气虚组患者 TAG 水平低于痰浊组、血瘀组，而痰浊组与血瘀组之间未发现明显差异。程小曲等研究结果提示，LDL-C、TC 等可以作为冠心病痰浊证型辨证的客观依据。

综上所述，通过对气虚痰瘀证 AMI 患者证候进行深入剖析，探讨气虚、痰浊、血瘀 3 个单一证候与临床指标的相关性,由以上的结果分析及讨论中,可以得知 AMI 患者为急性发病,气虚痰瘀是其主要且常见的证型,在疾病的发展规律中,急性期多以标实为主,故伴痰浊、血瘀(标实)证候的患者比例要明显高于气虚组(本虚)。当随着年龄增长,脏腑愈加趋于虚衰,气虚证候表现则愈趋于明显。通过对比及分析各单一证候与临床指标的特点,结果表明,气虚组中 BNP 水平明显高于其他组别,BNP 指标的升高,可以作为支持气虚证候辨证的一个重要客观指标依据。血小板聚集率升高亦可以作为支持血瘀证候辨证的一个重要客观指标依据。

406 缺血性脑卒中痰瘀互结证生物学机制

缺血性脑卒中具有高发病率、高病死率、高致残率的特点。中医学认为缺血性脑卒中的病机是本虚标实，本虚主要责之肝肾阴虚、气血不足，标实主要为风火相煽，痰湿壅盛，瘀血阻滞，气血逆乱，其中尤以"痰湿""血瘀"为突出。缺血性脑卒中病位在心脑，与肝、脾、肾等脏密切相关。常因过食肥甘厚味，辛辣炙煿之物，嗜烟好酒，损伤脾胃，致使脾失健运，痰浊内生，痰湿内蕴，化热生风，风火痰热横穿经络，闭阻清窍；或因大怒血菀于上，或因内伤积损，络损血溢，瘀血停滞，痹阻脑络。痰瘀互结是缺血性脑卒中主要证型之一，常兼具痰和瘀的双重病理改变。痰湿与瘀血可单独见于缺血性脑卒中患者，但由于痰瘀在生理病理上密切相关，同因同源，故二者常相兼为病，导致痰阻血瘀，表现为痰瘀互结的相关症状。痰瘀互结证是一个极其复杂的生理病理过程，涉及多系统、多器官。大量研究发现缺血性脑卒中痰瘀互结证与多种因素密切相关。学者张令霖等就相关研究进行了梳理归纳。

脂质代谢异常

现代研究发现，血脂异常是缺血性脑卒中的重要危险因素。高血脂在动脉粥样硬化的发生、发展过程中发挥着重要的作用，而颈动脉粥样硬化是脑卒中的主要病理基础。早在《黄帝内经》中就有了关于"膏""脂"的论述，指出"甘肥贵人，则高粱之疾也"，认为嗜食肥甘厚味是导致胸痹、脑卒中的重要因素，其特点与血脂异常极为相似。现代研究认为，血脂代谢异常是痰和瘀重要的物质基础和客观指标之一。缺血性脑卒中痰瘀互结证常伴随着脂质代谢的紊乱，主要表现为 T-CHO、TG、LDL-C 的异常升高，同时或伴有 HDL-C 降低，其中尤以 T-CHO 的升高最为明显。

吴雅文等通过研究脑梗死中医证型与血脂的关系发现，风痰瘀阻证血脂紊乱程度最明显，其中 TC、LDL-C 水平明显高于其他证型，且差异有统计学意义。

鲁思文等研究发现急性脑梗死 Lp（α）、载脂蛋白 A1（ApoA1）与中医辨证分型有一定的相关性，其中风痰阻络证 ApoA1 水平最低，而 Lp（α）水平却最高。

临床上许多的调脂降脂方都是以化痰降浊、活血祛瘀为基本原则的。现代药理研究发现，化痰祛瘀药具有降低血脂、防止动脉粥样硬化形成等作用。许多医家从痰瘀角度论治血脂异常均取得良好的疗效。

杜林等用具有化痰祛瘀功效的方药治疗血脂异常，有效率可达 85% 以上，治疗后血清总胆固醇、甘油三酯、低密度脂蛋白明显降低，高密度脂蛋白明显升高，且临床症状改善程度较西药治疗对照组更为明显。张春霞研究发现，健脾化痰祛瘀汤能明显降低血脂，改善痰瘀阻络型脑卒中恢复期合并高脂血症患者临床症状。

上述研究均表明缺血性脑卒中痰瘀互结证与血脂代谢紊乱密切相关。脂质异常，特别是 TC、LDL-C 水平的升高以及 ApoA1 水平降低可引起血液黏度、红细胞膜的渗透性、血液流动性异常改变，从而出现中医上痰瘀同病的病理变化，进一步诱发脑卒中。临床应用祛痰化瘀方药治疗血脂异常可切中病机，进一步佐证了痰、瘀与血脂之间的关系。因此，积极有效地控制血脂水平可以有效减少脑卒中痰瘀互结证的发病机率。

炎症反应

炎症反应是目前许多心脑血管疾病研究中的热点环节。大量研究表明痰瘀互结证和炎症反应在病理、病机等方面存在密切关系。有研究发现，在缺血性脑卒中痰瘀等证型中存在着明显的炎症反应及细胞凋亡。Hs-CRP 是动脉粥样硬化发生、发展过程中具有敏感性的检测指标，而 TNF-α、IL-6 等炎症因子可以导致血管内皮损伤，在缺血性脑卒中痰瘀互结证的病理过程中发挥着重要作用。

慕海军等研究发现，脑梗死各中医证型中均存在一定程度的炎症反应，其中以痰、瘀为病理基础的证型血清 hs-CRP 和 TNF-α 水平较其他证型明显，说明其发生更明显的炎症损伤，hs-CRP、TNF-α 水平的升高可作为脑梗死痰瘀相关证型的一个重要客观辨证指标。

王艳旭等研究发现，脑梗死后轻度认知功能障碍痰瘀证患者的血清 TNF-α、IL-6 水平均明显高于非痰瘀证，说明脑梗死中医分型与 TNF-α、IL-6 水平存在明显的关系，其中以痰瘀相关的证型含量更高。因此，推测 TNF-α 和 IL-6 可能是缺血性脑卒中痰瘀证重要的病理基础。

现代药理研究发现，化痰祛瘀方药能有效抑制脑缺血后炎症因子，改善炎症反应。朱宏勋、卢巧喜等采用具有化痰祛瘀功效的方药治疗缺血性脑卒中痰瘀互结证患者，发现其能降低 hs-CRP、TNF-α 水平，从而减轻缺血性脑卒中痰瘀互结证患者炎症损伤。

痰浊与瘀血是体内的病理产物，又作为致病因素参与脑梗死的发生、发展，常可加重脑血管内皮细胞损伤，促进炎症反应。因此，临床上可将 hs-CRP 及炎症细胞因子水平作为脑卒中痰瘀互结证的微观化、客观化指标。

血液流变学改变

中医学有"痰血同源"之说，如张景岳指出"痰涎皆本气血，若化失其正，则脏腑病，而血气即成痰涎"。津液进入血脉，化生血液；溢出血道，变生痰浊。痰可致瘀，而又可夹瘀，痰瘀是痰浊的进一步发展，痰瘀一经形成，常可使血液的理化性质发生改变，从而影响血行。现代医学认为，血液流变学异常改变既是脑卒中发病的重要因素，又是痰瘀互结证的血液理化基础，可作为缺血性脑卒中痰瘀互结证的客观化指标。

徐长青等研究表明，缺血性脑卒中痰瘀相关证型患者存在着明显的血液流变学异常，其血液黏滞性，凝固性，聚集性，浓稠度及红细胞比容均明显升高，且显著高于非痰瘀证患者，说明血液流变学指标与痰、瘀等因素密切相关，从不同方面反映缺血性脑卒中痰瘀互结证的实质，可以作为临床辨证治疗的微观化指标。

现代药理学研究发现，化痰、祛瘀药物具有疏通脑血管、改变病灶局部微循环以及降低血液黏稠度的作用。贾满仓，王渝蓉等使用痰瘀同治方治疗痰瘀阻络型缺血性脑卒中患者，结果发现血液流变学及血液动力学明显改善。

微血栓形成和血液流变学改变贯穿缺血性脑卒中痰瘀互结证的病变过程中。以上研究表明，缺血性脑卒中痰瘀互结证患者的血液流变学异常改变较其他证型更为明显。这主要责之于痰浊、瘀血本身黏稠、胶着的病理性质。痰浊一经形成，往往壅塞脉道，阻碍血液运行，导致血脉瘀阻；另外，若血行不畅，瘀血内阻，致使津液不能输布，亦可停聚成痰。痰瘀实邪胶结为病，影响津血运行，进而表现出血液黏滞性、聚集性、浓稠度等升高的病理特性。

同型半胱氨酸（Hcy）

高同型半胱氨酸血症是中风病的独立致病因素。血浆 Hcy 水平的增高与脑血管动脉粥样硬化、脑动脉阻力增高以及颈动脉狭窄具有密切联系。痰瘀作为常见的致病因素，常可导致 Hcy 在体内蓄积，动脉粥样硬化病变，从而诱发缺血性脑卒中等疾病。

王彩娟等研究发现，缺血性脑卒中痰瘀相关证型患者的 Hcy 水平明显高于其他非痰非瘀证型，且痰瘀互结证又较单纯的痰证、血瘀证 Hcy 升高更为明显，由此可见，血浆 Hcy 水平的升高与中医学上痰浊、瘀血等因素密切相关，在缺血性脑卒中的发生、发展中发挥着重要的作用，监测 Hcy 水平可作为辅助辨证治疗缺血性脑卒中痰瘀互结证患者的有效手段。

临床研究发现，化痰祛瘀方药能有效降低缺血性脑卒中痰瘀互结证患者 Hcy 水平。张清科等采用痰瘀同治方治疗风痰瘀阻型急性脑梗死，结果发现治疗组 Hcy 水平明显降低，神经症状改善，且效果优于常规治疗组。

综上研究，可以推测痰浊、瘀血的产生与血浆 Hcy 水平的升高存在一定的联系。血浆 Hcy 的水平在一定程度上也可以反映脑卒中痰瘀互结证的生物学机制。有研究表明，血浆 Hcy 升高的幅度与脑梗死的严重程度有关，逆转血浆 Hcy 水平可使脑血管疾病的发病率和死亡率降低。血浆 Hcy 水平的升高能直接或间接损伤血管内皮细胞，使其成斑块状脱落，促进血管平滑肌细胞的进一步增殖，同时使血小板聚集形成血栓，参与动脉粥样硬化的形成，增加脑血管疾病的发病可能性。

氧自由基

氧自由基是机体本身产生的病理产物，可与大分子物质结合，形成过氧化物，并作为新的致病因素损害身体机能。这与中医学上痰瘀本身是一种病理产物，又可作为其他疾病致病因素的特点是相类似的。

有研究表明，氧化应激参与动脉粥样硬化的病理生理过程。Stocker R 等研究发现，脂蛋白的氧化重建与动脉细胞和动脉斑块形成有关。自由基在脑缺血再灌注损伤中起着重要作用，脑缺血后导致自由基产生和脂质过氧化作用是脑组织发生继发性损害的原因之一。脑血管性疾病中最显著的就是氧自由基与 LDL-C 结合，形成氧化型的 ox-LDL，随后被巨噬细胞等吞噬成为泡沫细胞，聚集形成粥样硬化斑块，导致动脉粥样硬化。杨梅玉等研究发现，缺血性脑卒中急性期痰瘀互阻证中医证候积分与血清 hs-CRP 呈显著正相关。

SOD 是超氧自由基清除因子，能把有害的超氧自由基转化为过氧化氢。李文星等研究发现，在急性脑梗死各中医分型脑卒中痰瘀阻型 SOD 水平较其他各型均要低，指出 SOD 含量可作为辨证脑卒中证型的依据。

相关研究表明，活血祛瘀药能有效减轻自由基损伤，保护脑组织，改善脑卒中症状。王朝霞等研究发现，痰瘀同治方可以明显抑制脂质的过氧化反应，降低痰瘀证中 MDA 含量、提高 SOD 的活性，对心脑血管疾病动脉粥样硬化的防治有积极的作用。

许多研究从不同方面论证了痰瘀与自由基的内在联系。自由基参与痰瘀的形成，影响着疾病的发生、发展，这为缺血性脑卒中痰瘀互结证的抗自由基治疗提供了理论基础。

微循环障碍

缺血性脑卒中痰瘀互结证常常会出现微循环障碍的表现。微循环是给组织输送营养物质，排泄代谢产物，调节体液的重要通道，其障碍主要表现为微血管畸形、微血流减慢和瘀滞。微循环障碍与血管炎症反应往往是伴随出现的，炎症细胞因子可引起血管活性因子的水平的升高，进而造成微血管形态、结构的异常改变，导致微循环血流迟缓，甚至瘀阻。

马海盛等通过研究中医辨证分型脑梗死与甲襞微循环变化的关系发现，痰瘀内阻型流态积分明显高于其他各型，微循环障碍程度最严重，表明痰、瘀证患者存在更明显的微循环障碍，同时指出在治疗脑梗死时一定要重视痰瘀同治。

药理学研究发现，化痰药及活血祛瘀药物具有改善疏通微小血管、改善微循环、调畅血行等作用。吕昌迎等研究发现，脑络通胶囊能明显促进急性脑梗死痰瘀阻络证患者的症状改善，其作用机制与降低患者血黏度，改善微循环障碍有关。王媛等研究表明，益气健脾、化痰祛瘀方药可有效改善气虚痰瘀相关脑梗死微循环状态，提高临床疗效。

总而言之，有形之痰浊壅滞脉道，可引起血行受阻，血液理化性质发生改变，致使广泛凝血，微血栓形成，血管腔隙狭窄，从而出现微循环障碍的临床表现。

细胞间黏附分子（ICAM-1）细胞间黏附分子在缺血性脑卒中痰瘀互结证的发病过程中发挥着重要的作用。脑缺血后，在 ICAM-1 的介导下白细胞在缺血灶脑组织中大量聚集，使微循环通道阻塞，并释放毒性物质，从而促使脑缺血损伤和炎症反应加重。

祝美珍通过研究缺血性脑卒中中医证型与中性粒细胞表面细胞间黏附分子水平变化的关系后发现，各证型 ICAM-1 水平均高于健康对照组，且以痰瘀阻络型组的升高水平最为明显。

研究表明，化痰祛瘀方药可有效降低细胞间黏附分子水平，进而减轻缺血后炎症反应和脑损伤。韩为等研究发现，采用化痰祛瘀方药治疗脑卒中痰瘀互结证患者后，ICAM-1 水平明显降低，且效果较常规治疗明显，表明痰瘀同治法可以通过降低 sICAM-1 水平达到治疗脑卒中痰瘀互结证的目的，推测这可能与减少细胞黏附，从而抑制脑缺血后炎症反应，减轻脑水肿有关。

ICAM-1 既是缺血性脑卒中重要发病因素，又反映了痰瘀的病理状态。临床诊断上可将 ICAM-1 作为辨证缺血性脑卒中痰瘀互结证的一项客观检测指标，治疗上可考虑予以抑制 ICAM-1 水平的相关药物。

诸多研究者从不同角度探讨了缺血性脑卒中痰瘀互结证的生物学机制。综合来说，缺血性脑卒中痰瘀互结证是一个以脑动脉壁内脂质沉积和血液流变学改变为物质基础，代谢紊乱、局部缺血缺氧、血液循环障碍和炎症反应激活等多种机制共同参与，内皮细胞、单核巨噬细胞等相互作用贯穿其中的复杂病变过程。痰瘀互结证是痰与瘀相兼为病，痰瘀的致病特点决定了其研究的复杂性，近几年的研究成果使中医对痰瘀的生物学机制研究微观化、客观化，从而促进了中医学病因病机理论的发展，并且将对缺血性脑卒中及其他痰瘀相关疾病的防治起到重要的指导作用。

407 从痰瘀论治慢性肾脏病源流

慢性肾脏病（CKD）是由各种原发性和继发性肾脏疾病以及先天、遗传性肾脏疾病等导致的肾脏结构或功能异常或肾小球滤过率（eGFR）<60 mL/(min·1.73 m^2)且$\geqslant 3$个月的一类疾病。CKD的发病率在全球范围内呈逐年上升趋势，目前我国CKD患病率较高，国内的一项多中心研究显示CKD患病率约为10.8%。近年来诸多疾病关注从痰瘀角度论治，在CKD的不同阶段，亦常有痰瘀互患，浊瘀相兼，使病情加重，缠绵难愈。痰瘀互结为现代证候名，其概念的总结与提炼根源于古代医家对痰证及瘀血证的阐释，因而立足古代文献追本溯源，探讨从痰瘀论治CKD的理法方药具有重要意义。

学者闫蕾等选取肾性水肿进行古代文献研究，按照水气病或水肿病理论变迁的脉络，对历代医家从痰瘀论治水气病或水肿病的理论认知、临证思路、辨证依据、治则治法和组方用药规律等方面加以探索，以期继承和发展相关学术观点，发挥中医药防治CKD的优势和特色，为临床实践提供借鉴和参考。

先秦两汉——理论孕育期

基于痰瘀互结论治CKD在先秦、两汉时期萌芽，此时期主以"水""水病""水胀""水气病"等为主要病名。《黄帝内经》提出了总体的治疗大法，《伤寒杂病论》则在方药上补充了《黄帝内经》的不足。在此时期，从痰瘀论治水肿的理、法、方、药始具雏形，为后世研究奠定了基础。

1. 痰瘀同源学说孕育及去菀陈莝治法的提出　《黄帝内经》虽无"痰""瘀"的概念，但对津、血的关系作了详尽论述，如"营气者，泌其津液，注之于脉，化以为血，以荣四末，内注五脏六腑"；莫枚士在《研经言》中云："荣行脉中，附丽于血；卫行脉外，附丽于津。"可见津血相协而行，津血同源而生。另外明确阐述了病理状态下的津液与血胶聚成结的过程，一是血络伤损后血液流溢感寒，寒性凝滞气血津液运行受阻，津血凝结不行日久留而成积；二是忧思恚怒，情志内伤，导致气机阻滞，加之阳气不行，血液失运凝结难散。凝血不散则血中津液外渗，津液失于温运气化久居不行，停聚而生水、湿、痰、饮，进一步阻滞气机，周而复始，日久与凝血搏结成积。即《灵枢·百病始生》所述"肠胃之络伤，则血溢于肠外，肠外有寒，汁沫与血相抟，则并合凝聚不得散，而积成矣。卒然外中于寒，若内伤于忧怒，则气上逆，气上逆则六输不通，温气不行，凝血蕴里而不散，津液涩渗，著而不去，而积皆成矣"。由此可见，痰瘀互结是一个慢性的病理过程，其中外邪或情志因素可能是触动这一环节的始发因素，气机条畅与否、阳气温化是否正常发挥是这一过程进展的关键。

在水肿的治疗上，《素问·汤液醪醴论》提出"平治于权衡，去菀陈莝，微动四极，温衣，缪刺其处，以复其形。开鬼门，洁净府……故精自生，形自盛，骨肉相保，巨气乃平"。其中后世多侧重以"开鬼门""洁净府"为基本治则，"去菀陈莝"的治法多认为从瘀血论治水肿。但从另一方面看，王冰注"菀，积也。陈，久也。除，去也"，"去菀陈莝"即祛除聚久沉积之物。另治疗大法中以"开鬼门""洁净府"疏涤邪气，以"微动四极""温衣"通阳、温阳，"平治于权衡"以复脏腑阴阳平衡，从广义上讲，治则整体上与痰（湿）瘀互结的病机相符合，因而亦当适用于水肿痰（湿）瘀互结之证。由此可窥见，《黄帝内经》中有关水肿的理论认知虽未明确提出水肿痰瘀互结之证，但根据对津血及水肿治法的论述，大体构建了此证的基本框架。

2. 血、水关系论述及痰瘀同治组方规律阐发 张仲景在《金匮要略》中首次提出"痰饮""瘀血"之名，对水气病证治设专篇论述，所载"经水前断，后病水，名曰血分……先病水，后经水断，名曰水分""血不利则为水"等颇具创新的对血水关系作了阐述，书中未明确提出"痰瘀互结"的有关观点，根据以方测证，《伤寒杂病论》诸多组方蕴含了痰瘀或瘀水并除之意。所涉方药后世应用于水肿疗效确切，为后世论治血与津液病变提供了有力借鉴。在组方上多采用当归、芍药、川芎、大黄、桃仁之类活血化瘀，以牡丹皮清血分之热，以贝母、半夏化痰散结、葶苈子、甘遂下痰破积，茯苓、泽泻、防己利水，同时多配伍白术健脾燥湿利水、附子温阳利水。如设化瘀利水方蒲灰散、桂枝茯苓丸、当归芍药散等；温阳化瘀利水方如真武汤、附子汤等；化痰活血利水方当归贝母苦参丸、大黄甘遂汤、甘遂半夏汤、己椒苈黄丸等。

可见，张仲景从痰瘀论治水肿的思路不仅局限在水气病专篇中，在痰饮、湿病、妇人杂病等的论治中亦可窥见。因水、湿、痰、饮同出一源，都是津液代谢异常的产物，此四者常相互转化，交织为患，难以绝然划分；此四者又皆可与血相因为病，其中又以痰与瘀血交织更易成结。一方面是由痰本身厚浊黏滞，不易流动的性质所致；另一方面可从仲景的组方规律得以验证，如以大黄活血化瘀、推陈致新，甘遂峻下痰水，二者相伍用以破痰瘀之结，其治疗"水与血结在血室"的大黄甘遂汤、"心下至少腹硬满而痛"结胸证的大陷胸汤等组方皆蕴此意。

隋唐宋金元——兴盛成熟期

隋至金元时期，医药事业繁荣，以痰瘀互结论治CKD的病机阐述基本成熟，痰瘀论治水肿治方丰富，在沿袭前代的基础上多有发挥。

1. 化痰祛瘀重在补益脾肾 脾肾亏虚是痰瘀形成的关键。《诸病源候论》"水肿病诸候"专篇中对水肿病机的阐发尤重于脾、肾二脏，即"水病者，由肾脾俱虚故也"。而在痰与瘀互结过程中，特别强调脾的作用。在血液壅闭状态下，若脾胃衰弱，脾失健运，津液在体内环流迟缓甚则停聚，日久则酿痰生水与血相互胶着；血水既并，气血俱涩，运行郁滞，加之脾气本弱无力克消水浆，水液痰饮进一步流溢停聚，循环往复则痰水瘀血瘤结益甚。即《诸病源候论》"妇人杂病诸候"专篇中云"胎间水气子满体肿者，此由脾胃虚弱，腑脏之间有停水而挟以妊娠故也。妊娠之人，经血壅闭……若挟有水气，则水血相搏""血水相并，壅涩不宣通……脾气衰弱，不能克消，故水气流溢，浸渍肌肉，故肿满也"。

南宋严用和亦注重助养脾胃，其云："脾实则能摄水，土得其政，面色纯黄，江河通流，肾水行矣，肿水自消。"在此基础上，严用和在水肿病机上强调脾肾阳虚，《济生方》云"真阳怯少，劳伤脾胃，脾胃既寒，积寒化水"，以"先实脾土""次温肾水"为治疗之法，方以实脾散和复元丹为代表。组方上重在以白术、茯苓等甘温之品补虚，附子、干姜等辛热之品温阳散寒，木香、草果、橘红、厚朴之类行气通滞、气祛痰，以桂心通利血脉。以方测证可知，两方亦含祛痰化瘀之意，同时注重温阳益气调气。

2. 痰瘀化热当辅清热散结 痰瘀勾结日久，气机不通，蕴郁生热。唐代孙思邈《千金要方》水肿篇中所载诸多小方皆从痰瘀角度论治。用药上多以海藻、昆布、葶苈、射干、泽漆、橘皮、旋覆花等消痰利水，丹参、牛膝、桂心、鬼箭羽等活血化瘀。值得注意的是，孙思邈在运用化痰祛瘀之品时，多同时配伍清热之品。如《千金要方》载"治膀胱石水，四肢瘦，腹肿方"及"治妊娠体肿，有水气，心腹急满，汤方"中皆以黄芩清痰热；"治水肿，服辄利小便方"的徐王煮散中配伍黄连。可见，在水肿痰瘀互结证的演变过程中伴有化热之象。

宋代严用和以赤小豆汤治疗"年少血气俱热，遂生疮疖，变为肿满，或烦或渴，小便不利"，组方即为炒赤小豆、炒当归、商陆、泽泻、连翘仁、赤芍、汉防己、猪苓、炙桑白皮、泽漆、生姜。

治方在化痰活血基础上予连翘仁清热散结，实为活血化痰、清热散结法治疗水肿痰瘀互结证提供借鉴。

3. 痰瘀互结往往先消痰气　朱丹溪首次提出了痰瘀互结的观点且运用于多种疾病，其机圆法括，树后世痰瘀同治之典范。《丹溪心法》云："自气成积，自积成痰，痰挟瘀血，遂成窠囊。"《局方发挥》云："糟粕之余，停痰瘀血，互相纠缠，日积月深，郁结成聚。"从病机上讲，痰瘀互结的病理过程在于气虚、气滞、气火等导致的气不行津或气腾血津，以致津液内停、饮凝成痰或水湿不化、湿聚成痰。痰阻血络，气滞血瘀；停痰瘀血，邪郁化火，蒸气腾血，停聚加剧。纠缠不休，胶固杂糅，即成窠囊。

朱丹溪以痰瘀同治为法，擅长以二陈汤、四君子汤、四物汤为基础方加减。多加减桃仁、红花、大黄、莪术、三棱、五灵脂、香附等活血化瘀、破血行气；多以枳实泻痰，瓜蒌子、杏仁、海石、桔梗等化痰。痰瘀同治，丹溪以治痰为重。《丹溪心法》云"百病中多有兼痰者""痰之为物，随气升降""无所不至，无处不到"，强调"湿土生痰""气郁而生痰"。治法上"脾虚者，清中气以运痰降下，二陈汤加白术之类，兼用升麻提气""治痰成积块，下而不愈者，多以行气开痰为要"。其痰瘀互结论治思路在《丹溪心法·卷三·水肿三十八》中亦有所体现。篇中讲到水肿以"补中、行湿、利小便"为法，方即以二陈汤加白术、人参、苍术为主，加用柴胡、升麻提气，佐以黄芩、麦冬、栀子等。篇中列加味枳术汤一方治疗气分病，气为痰饮闭膈，其组成为枳壳、白术、法半夏、陈皮、茯苓、甘草、干姜、紫苏茎叶、桂枝、五灵脂、槟榔。此方原文未言及水肿症状，但设于水肿篇下且组方有健脾利水、行气通滞、活血化痰之义，当为从痰瘀互结论治水肿的效方。

明清——发展完善期

明清诸家在继承前贤的基础上，提出了"久病入络"观点，对气、血、水的关系进一步阐述，有关痰、瘀与水肿间的病理演变规律进一步完善。

1. 痰瘀阻于肾络的提出　叶天士发展完善了"久病入络"之说，他认为"百日久恙，血络必伤""初为气结在经，久则血伤入络""风、寒、湿三气合而为痹，经年累月，外邪留著，气血俱伤，化为败瘀凝痰，混处经络"，这为痰瘀阻于肾络提供了立论依据。肾络，即指沿肾经分布深延于里的与肾功能密切相关的络脉，其结构大致与现代医学的肾单位相映照。败瘀凝痰杂糅搏结、混阻肾络、久积沉腐，这与免疫复合物沉积于肾脏的病理机制相符合。痰瘀阻于肾络发生发展的条件，叶天士云"外邪留著，气血俱伤"；清代吴鞠通则云"肝气久郁，痰瘀阻络"。

2. 水-血-气关系的发挥　明代罗赤诚根据血、水的先病、后病将痰瘀相聚分为瘀血挟痰、痰挟瘀血两类。对痰的认识上，明代张景岳指出脏腑生化失常导致津凝血败化痰，《景岳全书》云："痰皆本气血，若化失其正，则脏腑病，津液败，而气血即成痰涎。"

同时他认为水湿泛溢、水泛成痰，湿动为痰与脾肾最为相关，即《景岳全书》云："五脏之病，虽俱能生痰，然无不由乎脾肾，盖脾主湿，湿动则为痰，肾主水，水泛亦为波。"明代孙一奎则重视气血的运行，若"血浊气滞，则凝聚为痰，痰乃津液之变，遍身上下，无处不到"。在瘀血的认识上，清代王孟英认为气的运行郁滞可导致津液停聚，进而导致血液运行障碍。即"气滞以停饮，继则饮蟠而气阻，气既阻痹，血亦愆其行度，积以为瘀"。气虚亦致血液瘀阻不行。即"气虚不足以推血，则血必有瘀""元气既虚，必不能达于血管，血管无气，必停留而瘀"。

清代唐容川倡"阴阳水火气血论"，云"人之一身，不外阴阳，而阴阳二字，即是水火，水火二字，即是气血，水即化气，火即化血"。他认为气、血、水互相影响，相因为病，"水病则累血，血病则累气"。对痰瘀互结论治水肿多有发挥。若"瘀血流注，亦发肿胀者，乃血变成水之证"，总宜从水治之，再予琥珀、三七、当归、川芎、蒲黄等理血之品加减；血结痰凝者，若"血热而水凝为痰"，药用栀子、黄芩之类以泻火；若"水凝湿滞而不化"，则"血分有寒"，当以"温水者温血，水温则气和，气和则血和",药用吴茱萸、细辛、桂枝、艾叶等温水;若"血虚痰凝不散",属阴虚火旺者,治法宜清火泻水;若血虚沸痰源于肾脏,则以"猪苓汤,地黄汤,加川贝母、五味子、麦冬、旋覆花、款冬花、海蛤粉、牛膝、白前、龙骨、牡蛎、黄柏、知母等药"。

综上所述,通过对古代医家有关水肿或水气病治疗经验及痰瘀理论的梳理,有助于了解CKD痰瘀互结证的病机演变规律以及从痰瘀论治水气病或水肿病的临证思路、治则治法和组方用药。可以窥见水肿病痰瘀互结证的形成是一个长期的、多方面因素交织的复杂过程,可能存在"脾肾亏虚-水湿或痰湿停滞-血瘀阻络-痰瘀互结"的病机演变过程,为临床以"健脾益气、祛湿化痰、活血通络、消积散结法"治疗CKD提供理论依据和文献支撑。

408　从痰瘀论治膝骨关节炎

膝骨关节炎是一种严重影响患者生活质量的关节退行性疾病，在临床常见。我国膝关节症状性骨关节炎的患病率为8.1%，其主要的临床症状是膝关节疼痛、膝关节活动受限、膝关节畸形。膝骨关节炎是一种筋骨共病、痿痹共存的疾病，属中医"痹证""骨痹""筋痹""骨痿""筋痿"等范畴，其病因病机主要是肝肾不足、风寒湿邪气外侵，证属本虚标实、本痿标痹，主要分气滞血瘀、湿热痹阻、寒湿痹阻、肝肾亏虚、气虚血弱证。但是除了临床分型，许多医家认为痰瘀病变在膝骨关节炎病变过程起着重要作用。痰和瘀既是病理产物，又可作为致病因素作用于机体，是膝骨关节炎中医治疗过程中不能忽视的问题，因此，学者周源等提出化痰逐瘀法治疗膝骨关节炎，临床疗效确切，为进一步系统总结化痰逐瘀法在膝骨关节炎辨治中的应用，对此做了探析阐述。

痰瘀致病的中医理论基础

1. 湿邪留恋，成痰化瘀的病因病机　《素问·痹论》云"风寒湿三气杂至，合而为痹"，《灵枢·百病始生》云"汁沫与血相抟，则并合凝聚不得散"，启示津血抟聚之理。津血同源，津凝成痰，血聚为瘀，二者"相抟"，随气上行，瘀阻局部，而为痰瘀互结证。《症因脉治》云："肾痹之症，即骨痹也""痹者，闭也……留滞于内病多，湿痰浊血都凝涩"。叶天士谓痹证云"经年累月，多败瘀浊痰混处经络"。《医林改错·痹证有瘀血说》云"痹证有瘀血"。痰瘀是病理产物，有形实邪，痹阻脉络，血脉瘀滞，酿生痰浊，痰瘀互结。湿邪外侵，重着黏滞，久留于膝成痰，痰湿阻遏，气血运行不畅，血行为之瘀滞，瘀血停留，津液输布受碍，久必凝聚成痰，痰浊瘀血互生互化，胶着停蓄于膝关节，深入骨骱，筋脉痹阻。

膝骨关节炎是一种严重影响中老年人生活质量的慢性退行性疾病。在疾病的发展过程中，患者体质变化如肝肾不足与风寒湿侵袭共同发挥着致病作用，从古文献梳理可以认识到，痰、瘀的形成是必然存在的，痰瘀既是该病发病过程中之病理产物，又是其加重之病因，亦为其重要之病机，且贯穿于病程之始终。

2. 痰瘀致病的症状　《灵枢·五癃津液别》云："以温肌肉，充皮肤，为其津。"膝关节滑利有赖于津液的濡养，因此，津液的正常代谢与输布可以维持膝关节功能。《灵枢·痈疽》云："津液和调，变化而赤为血。"津液流注、浸润于关节，达到滑利关节、润泽肌肤的功能。若脏腑功能失调，津液代谢异常，痰湿内聚，气血凝涩不行。在病变过程中，痰瘀既可相兼为病，又可胶结为患，总使膝部气血运行不畅甚或凝滞不通，而成久痼难愈之疾。痰瘀致病多表现为膝关节胀痛积液或刺痛，固定不移，夜间痛甚，痛处拒按，日久关节变形，面色晦暗，舌黯紫或有瘀点瘀斑，苔白腻，脉滑或弦细等症。

3. 痰瘀互结与肾虚之标本　膝骨关节炎本质为虚证，尤其是肝肾亏虚，这是膝痛的基础。正如《张氏医通》云："膝为筋之府，膝痛无有不因肝肾虚者，虚则风寒湿气袭之。"肾阳气亏虚，气血运行无力，气滞则血瘀，津液输布障碍而凝滞成痰，而痰瘀为有形实邪，且俱为阴邪，可更伤肾中阳气若肾阴虚乏，虚火内灼，煎熬津液成痰，灼伤血络成瘀。因此，肾虚为本，痰瘀内停为标，痰瘀凝滞，日久不消肾虚加重，故而形成恶性循环，终而酿生顽痹。

痰瘀互结症型相关研究

林勇等系统总结了《圣济总录》中对膝关节骨性关节炎辨证论治进行的理论及临床深入分析，归纳整理出膝关节骨性关节炎临床证候17种，痰瘀互结证在书中出现的频次在第4位，主要表现为体胖患者，脾虚失去健运，则会造成水湿内停，若肾阳亏虚，则会出现湿邪聚集并流到关节内，痰湿则对筋脉造成阻滞，发生痰瘀互结，其疗法应以化痰软坚散结为主。同样何晓芳等也通过对110例膝骨关节炎患者进行中医辨证分型发现，肝肾亏虚、痰瘀互阻证是膝骨关节炎患者主要中医证型，肝肾亏虚、痰瘀互阻证和气血两虚、湿瘀阻证膝骨关节炎患者病情更为严重。从已经发表的文献分析来看，骨关节炎是以肝肾亏虚为核心，兼夹血瘀、脾虚、痰湿等的虚实夹杂为主。

从痰湿和血瘀体质单独分析来看，阳虚质、血瘀质和痰湿质在膝骨关节炎体质构成比中排前3位，痰湿证患者体重指数偏高，关节肿胀及疼痛更明显，更易患高脂血症。血瘀证患者病程最长为（10.3±6.43）年，以冬季常见，关节活动度减少更明显，同时，与其他证型相比，肝肾亏虚、痰瘀交阻型患者的病情更为严重。

从证型研究来看，膝骨关节炎中血瘀、痰浊的形成多发生在脾肾不足、肝肾不足之后，脾失健运，水湿内停，炼化为痰，阻滞经络，血瘀形成，痰瘀交阻，最终致病。因此，痰瘀互结型患者一般病程较长，症状较重，常常虚实并见，较难治愈。

膝骨关节炎痰瘀互结的治法

1. 化痰逐瘀法治疗膝骨关节炎的疗效 从历史文献中的处方数据挖掘中发现，其中3味药关联使用最多的是活血化瘀、祛风除湿、补益肝肾、健脾利湿的组合，这与膝骨关节炎肾虚为本，痰瘀为标的病因是相契合的。结合古今中医界相关治疗经验总结，"本虚标实"是膝骨关节炎的病机关键，其中肾虚为本，痰瘀阻络为标，治疗则以扶正为主，祛邪为辅，正盛邪却，疾病自愈。而补肾化痰去瘀法不仅能改善临床症状，也能更有效地控制复发率，提高患者生存质量。临床研究发现，化痰逐瘀法联合塞来昔布及配合膝关节关节镜下清理术，及膝关节穿刺术治疗均能起到很好的疗效，随着用药时间的加长，化痰逐瘀法要优于单用塞来昔布治疗。同时，单纯的化痰逐瘀方外用也可以改善膝关节疼痛患者的日本矫形外科学会（JOA）评分、视觉模拟评分法（VAS）评分及症状评分。

从基础实验研究来看，化痰祛湿祛瘀剂"膝痹康"对骨关节炎软骨细胞增殖具有明显促进作用；另外其有明显抑制软骨细胞凋亡的作用，对血清和滑膜中白细胞介素-1（IL-1）、肿瘤坏死因子-α（TNF-α）具有降低作用，抑制关节软骨滑膜炎性反应，促进组织形态恢复，从而对早期膝骨关节炎有干预作用，调节机体IL-1β、一氧化氮（NO）、超氧化物歧化酶（SOD）水平等。

2. 各家经验 龚正丰认为本病虽属痹证范畴，却与风寒湿痹不尽相同，其成因复杂，为虚实夹杂之证，痰、湿、瘀均为重要的致病因素，故论治时祛邪为主，并重视化痰祛湿、活血通络，尤其是对于辨证属湿注关节型或痰瘀交阻型者尤为适合。陈齐鸣认为膝骨关节炎是肝肾亏虚为本，痰瘀互结为标，益肝肾、补气血、化痰行瘀、蠲痹通络治疗，重用桑寄生补益肝肾，当归、三七行气和血，胆南星、僵蚕化痰散结治疗。崔述生从"风痰瘀络"角度，以桃仁、红花散瘀，瓜蒌、天花粉、旋覆花化痰散结。邓晋丰专用胆南星、白芥子、半夏与僵蚕豁痰，五灵脂、乳香、没药与虫药逐瘀，石氏伤科结合自身特色，主张"逐瘀为要，气血兼顾；调治兼邪，独重祛痰"的治疗思想，善用僵蚕、土鳖虫、地龙、蜈蚣等虫类药，其具有息风化痰、通络止痛。邹本贵认为痰瘀既是膝痹过程中形成的病理产物，又是其加重的因素，并贯穿该病的整个阶段，主张以活络效灵丹加减治疗痰瘀痹阻型膝痹，临床获得满意效果。

痰瘀最易互生互结而同病，临证应痰瘀同治，祛痰可助瘀除，化瘀有助痰祛，单祛痰则瘀难化，单逐瘀则痰难消，痰瘀兼祛最能取效，化瘀药以桃仁、红花、三七、五灵脂、乳香、没药为主，化痰药以天花粉、旋覆花、白僵蚕为主，痰瘀并除，经络得调。

骨关节炎是一种常见的关节退行性疾病，目前中医对其分型论治存在多个版本，标准并不统一，对于痰浊、瘀血的治疗，常分而论之，如新版《膝骨关节炎中医诊疗指南》（2020年版）就分型为气滞血瘀、痰湿痹阻、寒湿痹阻。然而，从文献分析来看，不论是中医基础理论，还是医家的临床经验都告诉我们，在本病的发展过程中，痰瘀常相兼为病，贯穿于疾病的始终，且随着病程的发展，痰瘀致病会越来越明显。因此临床应当在祛风湿、补肝肾的基础上，时刻兼顾祛瘀化痰的治疗。同时，临床研究中发现，目前辨证方法在指导局部辨证都存在相同的缺陷，无法有效体现局部病变的独有特点，系统地认识痰瘀在膝骨关节炎中的致病作用，能更好地扩展膝骨关节炎的治疗理论、方法和手段，比如，痰瘀致病可以很好地指导中药外用治疗。总之，瘀血、痰浊在贯穿于膝骨关节炎发病全过程，治疗时早期可单独祛风湿，对于中后期则应当标本兼顾，痰瘀兼治，或许能取得进一步的疗效。同时，从痰瘀辨证角度论治膝骨关节炎，可能给本病的中医外治带来新的启发。

409　多囊卵巢综合征痰瘀互结证临床研究

多囊卵巢综合征（PCOS）是临床常见的内分泌疾病，育龄妇女中发病率为 5%~10%，在无排卵性不孕症中占 30%~50%。临床常表现为月经紊乱、不孕、孕后流产、痤疮、肥胖等，其发病机制非常复杂，成因多样，至今仍不明确，随着近年来 PCOS 病理生理学研究的进展，某些可能性病因逐渐为学界认可，如遗传、交感神经功能异常、心理因素、BMI 指数超标等。多数学者认为，PCOS 是多种因素共同作用的结果，包括下丘脑-垂体-卵巢轴紊乱、肾上腺皮质激素水平紊乱、胰岛素抵抗等，其影响不仅局限于生殖系统本身，患病者罹患代谢相关疾病及心血管疾病的风险亦成倍增加。该病近年来发病率有上升趋势，已引起医学界广泛重视。中医学中虽然没有对应 PCOS 的病名，但根据其临床表现，可将之归属于"月经后期""月经过少""癥瘕""闭经"等范畴。其中痰瘀互结型患者往往体型肥胖，经期推迟，并伴有月经量少、色黯或淡，舌淡胖或有瘀斑，脉沉细或涩。近年来某些因素已被发现与痰瘀互结型 PCOS 有紧密的联系。学者李秋冶等分析归纳了多囊卵巢综合征痰瘀互结证与某些临床客观化指标的联系，并对临床上从痰瘀互结论治多囊卵巢综合征的治疗进展进行了归纳整理并加以比较。

古代医论

根据 PCOS 的临床表现，其在中医学可归属于"月经后期""月经过少""癥瘕""闭经""不孕"等范畴。《黄帝内经》云"女子……二七而天癸至，任脉通，太冲脉盛，月事以时下，故有子……七七，任脉虚，太冲脉衰少，天癸竭，地道不通，故形坏而无子也"；"肝藏血，血舍魂"；"肝者……以生血气"。脾为后天之本，气血生化之源。以此探究 PCOS 病机，可知当责之于肝脾肾功能失调。《医学入门》云："痰源于肾，动于脾。"王清任云："元气既虚必不能达于血管，血管无气，必停留而瘀。"《医宗金鉴》云："女子不孕之故由伤其冲任也，或因体盛痰多，脂膜壅塞胞中而不孕。"朱丹溪云："肥盛妇人，禀受甚厚，姿于酒食，经水不调，不能成孕，以躯脂满溢。湿痰闭塞子宫故也。"脾肾不足则痰浊、水饮、瘀血等病理产物积蓄，阻于胞宫络脉，造成肾-天癸-冲任-胞宫生殖轴损伤，进而导致痰瘀互结之 PCOS 的发生。

现代研究

现代医学研究指出，PCOS 脂代谢异常形成类动脉粥样硬化样改变，炎症因子和血栓形成因子在循环血液中过度表达，造成卵巢局部血液循环障碍。类动脉粥样硬化样改变即痰浊积蓄脉道，血栓形成因子过度表达即瘀血阻滞，这与痰瘀互结阻于胞络的论治理论相呼应。大量临床研究分析指出，痰瘀互结证可能与胰岛素抵抗指数、脂代谢水平、血液动力学指数等客观化指标有密切关系。

1. 痰瘀互结与胰岛素抵抗　痰瘀互结证 PCOS 患者通常表现为月经量少、质黯或稀，或伴月经后期，兼见形盛而乏力，胸闷呕恶，痰白而多，舌淡胖或有齿痕，苔白腻，脉滑或弦等。从症状学角度分析，体形肥胖作为痰瘀互结证的辨证要点之一，在 PCOS 伴胰岛素抵抗者中出现频率高达 70.9%。有学者指出，血液中胰岛素水平与肥胖程度呈正相关，对应于中医学"肥人多痰"的理论，不难得出胰岛素水平的高低与痰湿邪气的程度联系紧密的结论。究其机理，痰湿中阻，脾胃升降失司，则清浊不分，精微不布，内环境激素不能达于靶点，从而表现为血胰岛素水平异常，即胰岛素抵抗。

另有报道称，痰瘀互结证患者空腹血糖及胰岛素水平均高于其他证型，胰岛素峰浓度明显升高，且痰湿型空腹血糖（FBG）及空腹胰岛素（F-INS）明显高于其他证型（$P<0.05$），且稳态模型的胰岛素抵抗指数远高于其他证型，差异具有统计学意义。为建立痰瘀互结型PCOS与胰岛素抵抗之间的联系提供了直接的依据。

2. 痰瘀互结与脂代谢水平　痰浊可以对应于现代医学中许多代谢产物，诸如肌酐、尿酸、嘌呤等，但最多的还是异常代谢的脂蛋白。"痰源于肾，动于脾"，脾胃失于健运，水液积蓄而成痰浊，痰浊凝聚而成膏脂。由于痰瘀互结型PCOS具有脾肾不足的病理基础，故而容易发生痰浊膏脂积蓄，血液中脂代谢异常的情况。这与朱丹溪"肥盛妇人……经水不调……湿痰闭塞子宫故也"的理论不谋而合，也使我们注意到痰瘀互结型PCOS与脂代谢异常存在密不可分的联系。

具体而言，痰瘀互结型患者ApoB水平及ApoB/ApoA-I比值均显著高于其他证型（$P<0.05$），甘油三酯水平高于其他证型。另外此型患者中有相当一部分表现出中心性肥胖，伴有腰臀比（WHR）及BMI指数增高，与其他证型相比差异具有统计学意义。事实上这也与痰瘀互结型患者的胰岛素抵抗有着密不可分的联系，二者互为因果，互相影响而发为痰瘀互结证。

3. 痰中夹瘀与瘀中夹痰　虽然临床上痰瘀经常并见，但同中有异，具体到不同情况亦有痰重瘀轻、痰轻瘀重之分别。以痰为主者多以月经后期，形盛乏力，饮食欠佳，舌淡胖脉滑等为主要表现；以瘀为主者多以月经量少色暗，或夹血块，舌胖而黯，脉弦为主要表现。辨明痰瘀主次对取得更好的临床疗效大有裨益。

（1）痰瘀轻重与性激素：血清睾酮（T）水平显著升高是血瘀型的特征之一，通常高于痰湿型患者（$P<0.05$），其硫酸脱氢表雄酮（DHEAS）、雄烯二酮（A）水平也同样高于以痰湿为主者，另外，血瘀型患者泌乳素（PRL）水平高于其他证型及正常对照组，亦可作为辨痰瘀轻重的参照之一。但其促卵巢激素（FSH）、促黄体生成素（LH）水平均低于其他证型患者（$P<0.05$）。而痰湿型虽然同样表现为高雄激素血症，但T水平升高幅度不及血瘀型。值得注意的是痰湿型的稳态模型胰岛素抵抗指数高于血瘀型，对于辨明痰瘀轻重具有一定意义。

（2）痰瘀轻重与超声形态学：有调查显示，痰湿型与血瘀型相比具有更大的卵巢体积和更多的卵泡数目。根据中医学司外揣内见微知著的理论，痰湿型PCOS体型肥胖，在外表现为形盛，故在内形体官窍相应充盛，即卵巢体积增大，卵泡数目增加。而气滞血瘀型则侧重表现为血流动力学的改变，即具有更高的血流阻力和血流搏动指数等。可作为辨痰瘀轻重的参考指标。

治疗进展

1. 中药治疗　结合诸家医论，临床常将PCOS分为肾阴虚型、肾阳虚型、脾虚型、气滞痰湿型、痰瘀互结型等，但无论初发为何种证型，随着病情迁延其转归都极大可能发展为痰瘀互结型：肾气虚弱者，禀赋不足，血海空虚，因虚而致瘀，血瘀而气滞，气滞而生痰湿，最终发为痰瘀互结；脾气不足者，水湿停聚成痰，津血同源，痰浊日久以致血瘀，而成痰瘀互结；肝郁亦可导致气滞血瘀、痰湿阻滞，进而发展为痰瘀互结。

基于上述观点，众多医家以此立论施治。刘宇新等认为PCOS病因以肾虚脾弱为本，痰瘀互结为标。傅淑清认为痰瘀互阻是其发病的关键因素。金凤丽等指出痰瘀互结是PCOS的病理机制，郁瘀痰滞胞宫是其辨证实质。

钟晓玲等治疗多囊卵巢综合征痰瘀互结型患者27例，治疗组予以中药汤剂（熟地黄、山茱萸、香附、三七、皂角刺、泽兰、法半夏等），对照组采用克罗米芬和人绒毛膜促性腺激素（HCG）治疗。治疗后对比T、LH、FSH水平及卵巢大小变化，治疗组疗效优于对照组（$P<0.01$）。寇丽辉等采用补肾化痰活血法、张兵应用温肾化痰去瘀汤、龚瀛龙运用通窍活血汤治疗痰瘀互结型PCOS，均取得明确疗效。

以化痰行瘀为主，健脾补肾为辅的治则组成协定方，治疗痰瘀互结型 PCOS，收获明显临床疗效，方中熟地黄、山药、枸杞子等补肾健脾以固其本，苍术、土茯苓等化痰降浊以改善胰岛素抵抗及脂代谢，丹参、赤芍、牡丹皮等活血化瘀寓通于补，以改善血小板聚集、血流阻力。现代药理研究发现，方中苍术能够降低总胆固醇，改善脂代谢；丹参其有效成分之一丹参酮具有明确的抗雄激素及抗凝作用。诸药合参，健脾益肾化痰祛瘀，标本兼顾，改善代谢及血流动力，治疗痰瘀互结之 PCOS 甚为合拍。

临证时，辨明主次，加减用药还需医家各自审慎。在选用化痰祛瘀基本方的基础上，若见胁肋胀痛等肝郁表象明显，可加用或加大香附、柴胡、白芍等的用量；若见腰膝酸软，经少色淡之肾虚表现，可选用地黄、山茱萸、山药等；若见倦怠乏力，脘腹胀满，带下量多等脾虚征象，可酌加白术、苍术、茯苓等。以期正本清源，从而收获更好的临床疗效。

2. 针刺治疗　近年来针刺治疗痰瘀互结型 PCOS 的有效性和安全性逐渐得到认可。相关报道指出，针刺疗法可通过改善胰岛素抵抗，降低 T 及 LH 水平，升高 FSH，从而调整性腺轴分泌功能，恢复排卵，这一结果恰好对应于痰瘀互结型患者的高胰岛素抵抗指数等特征性指标改变。故而针刺有良好的改善痰瘀引起的 PCOS 临床症状和相关指标的作用。

张维怡等的研究亦表明，针刺对降低 PCOS 大鼠卵巢转化因子 β1 及其 mRNA 表达起积极作用，从而达到抑制激素合成，降低雄激素水平的作用，也从另一方面证实了针刺对于血瘀型 PCOS 患者的治疗效果。近年来有越来越多的临床和动物试验结果支持这一结论，并明确其可以作为 PCOS 患者激素水平紊乱的补充和替代治疗。

临床常选用肾经、脾经、肝经、冲任二脉上的穴位如三阴交、血海、太溪、肾俞、关元、阴陵泉、丰隆、太冲、中极、子宫、气海等进行治疗，以调理冲任，开郁理气，大多取得明确疗效。

3. 针药结合　赖东建采用中药汤剂联合针刺疗法治疗肾虚痰瘀互结型 PCOS 患者 100 例后指出，与西药治疗相比，采用针刺与中药汤剂相结合治疗者能够有效提高临床疗效及安全性（$P<0.05$），与刘婷婷、邓永志、王浩等众多学者临床观察得出的结论相一致。有研究表明，针药结合治疗可作为肾虚痰瘀互结型 PCOS 的理想疗法，在降低激素水平的同时，能够促进排卵，提高妊娠率，且安全性高。另有研究指出，采取针药结合的方法治疗痰湿瘀血所致 PCOS 的同时，能够降低肥胖型患者的 BMI 及空腹胰岛素水平，能够更有效地控制并发症，对痰瘀互结型 PCOS 胰岛素抵抗指数高等特征性病理改变具有明显的改善作用。且远期临床疗效优于采用西药治疗者。

4. 中西医结合治疗　张晓金等治疗痰浊瘀血所致之多囊卵巢综合征 114 例，治疗组在采用克罗米芬促排卵治疗的基础上，加用丹黄祛瘀片，疗效显著优于单用西药组（$P<0.01$）。相比单纯西药治疗组，中西结合治疗不仅改善临床症状，更能显著增加雌二醇，降低 LH，提高排卵率。与付静、吴玉霞等研究分析得出的结论相一致。另有研究指出，在常规治疗的基础上配合中药汤剂并加用针灸治疗有更显著的临床疗效（$P<0.05$）。

近年来越来越多的学者开始关注多囊卵巢综合征，但由于病因的不确定性，现代医学尚没有精准的治疗手段，多以对症治疗为主。随着对 PCOS 的临床及实验研究不断深入，诸多学者开始发现痰瘀互结型 PCOS 与某些客观化指标的联系，即痰瘀互结型 PCOS 以胰岛素抵抗和脂代谢水平异常为主要特征，其中痰湿为主者胰岛素抵抗指数更高，超声下可见更大的卵巢体积和更多的卵泡数目；瘀血为主者雄激素水平升高更为明显，并伴有更高的血流阻力和血流搏动指数。与此同时中医药治疗已展现出明显优势。众多中医学者从痰瘀互结的角度出发，对 PCOS 进行辨证施治均取得了确切的疗效。相比西药治疗，中医药治疗具有远期临床效果好、副作用小、依赖性低等优点。无论是采用中药汤剂、针刺抑或针药结合治疗均有疗效优于采取西药治疗的相关报道。若在西药常规治疗的基础上配合化痰祛瘀中药汤剂及针刺治疗，则有锦上添花之妙用，对于降低西药不良反应，增强远期临床疗效等起到了良好的积极作用。

410 痰瘀互结证不孕症治疗用药经验

痰瘀互结型不孕症为临床常见不孕症证型，以多囊卵巢综合征不孕症为主要代表。袁少英教授从事不育不孕医教研工作30余年，临床经验丰富，学者姚文馨等总结了袁少英临床有效治疗痰瘀互结证不孕症的用药经验——以女性月经周期气血阴阳变化的规律为基础，以"和、守、调、融"的理念为纲，以调理肾肝脾为枢，调节心肺为要，以"养心、稳心、泻心、宣肺、润肺、泻肺"为治则，以中医人工周期疗法为主要框架治疗痰瘀互结证不孕症，其遣方用药独具匠心，疗效显著。

对痰瘀互结证不孕症病因病机特点的认知

痰瘀互结证不孕症的病因病机不仅责之于肾、肝、脾三脏的盛虚异常，其与心的气血失调、肺的气机逆乱也密切相关。多囊卵巢综合征不孕症等痰瘀互结证不孕症的病位在胞宫，肾、肝、脾功能失调为其发病基础。而心之气血失调、肺之气机逆乱亦可导致痰浊、瘀血的形成，因此心肺功能失调是痰瘀互结证不孕症的重要原因。

心主血脉，心气、心阳充足，心脉通利，可助心血濡养滋润全身经脉脏腑。若心阳亏虚，心火不能下降于肾，则肾水寒凝，湿聚成痰，凝滞胞宫而致不孕，此为心肾不交；而心阳虚也可致脾阳不足，脾失健运，痰湿内生，痰瘀搏结于胞宫而致不孕，此为心脾阳虚。若心气不畅，兼肝失疏泄，则气机瘀阻，血脉凝滞，水液停聚，痰瘀互结于胞宫导致难以妊娠，此为心肝血瘀。肺主气，主宣发和肃降，敷布气血津液于全身。肺肾气虚、肺脾气虚、肺壅肝郁亦可导致痰瘀的形成。若肺气不足，肃降失司，肾气不足，气化失常，凝痰成瘀，导致不孕，此为肺肾气虚；若肺脾气虚，津液停聚，导致痰瘀胶结胞宫而难以孕育，此为肺脾气虚。肝气升发，肺主肃降，若肺气壅塞，肺金乘木，可致肝失疏泄，气滞血瘀水停，痰聚瘀成，结于胞宫影响受孕，此为肺壅肝郁。

综上所述，心的气血失调、肺的气机逆乱，可致心肾不交、心脾阳虚、心肝血瘀、肺肾气虚、肺脾气虚、肺壅肝郁，气血运行受阻，进而形成瘀血、痰浊，痰瘀互结，闭塞胞脉，冲任胞宫失养，最终导致不孕。以上为痰瘀互结证的前驱病机。

结合中医人工周期疗法，以"养心、稳心、泻心、宣肺、润肺、泻肺"为治则论治痰瘀互结证不孕症

袁少英治疗痰瘀互结证不孕症是以调理肾肝脾为枢，调和心肺为要，以"养心、稳心、泻心、宣肺、润肺、泻肺"为治则，结合中医人工周期疗法，进行调治。

当月经期，此时血海满盈，重阳转阴。袁少英认为调理此期重在祛瘀、生新，治疗以活血祛瘀、温补肾阳为法，选用通经化瘀方（袁少英验方）：当归12 g，丹参18 g，红花3 g，肉桂9 g，吴茱萸9 g，乌药9 g，川芎15 g，香附9 g，赤芍15 g，泽兰12 g，川牛膝12 g，桃仁12 g。方中丹参、红花、当归活血调经；肉桂、吴茱萸、乌药温肾阳，暖胞宫，散寒止痛；川芎、香附行气止痛；桃仁、泽兰、川牛膝、赤芍活血祛瘀；其中乌药、吴茱萸、肉桂虽以暖肾阳为主，然心肾相济，相火旺则君火安，暖肾阳亦可温心阳，是为稳心。诸药合用，通经化瘀，助胞宫气血畅通。若此期出现经色深红，经行不畅，面

赤口渴、小便短赤、舌红苔黄腻等症状，此为痰瘀化火，耗伤心阴所致，以"泻心"为主，去肉桂、吴茱萸、乌药，加入灯芯草、木通、牡丹皮、泽泻清心肝之火。

当卵泡期，此时血海空虚，需蓄养阴精。对于痰瘀互结证不孕症患者，此期以益气补血，兼祛痰利湿、行气化瘀为要，选用导痰益气方（袁少英验方）：法半夏6 g，石菖蒲12 g，白术12 g，陈皮5 g，茯苓15 g，白豆蔻15 g，佩兰12 g，黄芪20 g，党参15 g，当归12 g，川牛膝15 g，柴胡6 g，郁金9 g，桂枝9 g，升麻6 g，炙甘草5 g。方中法半夏、石菖蒲温化寒痰；白术、陈皮、茯苓健脾利湿，白豆蔻、佩兰祛湿化浊，黄芪、党参补益气血，当归、川牛膝补血养血活血，柴胡、郁金疏肝行气，使气血通利；桂枝、升麻温阳通络，炙甘草调和诸药。全方共奏祛痰化瘀、益气养血之效。若患者为寒痰凝滞者，常予法半夏、胆南星、石菖蒲，温化肺中痰浊，助肺气肃降，若为痰热内阻者，则去法半夏、石菖蒲，加浙贝母、浮海石、菊花清泻肺热以"泻肺"；若见痰浊蕴肺，咳嗽痰多症者，辅以"宣肺"，以桔梗、杏仁引药上行入肺，通调水道；若见心神不安、心悸失眠、心慌多梦等症者，此为痰瘀化热、损耗心阴、心神失养所致，则加用石斛、麦冬、远志等养心安神药以"养心"；若见心阳不振，寒凝胞宫之象，则加用艾叶、干姜、附子温补心肾之火以"稳心"，使胞宫之寒自散。

当真机期（卵泡成熟即将排出之时），宜滋肾益精，行气活血以促卵之排出。选用真机通络方（袁少英验方）：熟地黄12 g，生地黄12 g，女贞子15 g，大枣10 g，当归15 g，柴胡6 g，川芎12 g，红花3 g，丹参15 g，赤芍15 g，益母草15 g，甘草3 g。本方熟地黄、生地黄并用，配以女贞子，滋肾养阴；大枣、当归养血补血，柴胡、川芎行气活血；丹参、红花活血，赤芍散瘀，益母草调经，四药合用，使脉络畅通；加之甘草以调和诸药。全方共奏滋肾益精，行气活血之效。

当黄体期，需黄体支持以助妊娠，常以补肝肾、固冲任为法以助妊娠。对于痰瘀互结证，则选用导痰化瘀方（袁少英验方）：法半夏6 g，石菖蒲9 g，水蛭5 g，红花3 g，丹参15 g，川芎10 g，玫瑰花12 g，梅花12 g，香橼15 g，鹿角5 g，柴胡6 g，桂枝12 g，佩兰10 g，陈皮5 g，枸杞子12 g，桑椹子12 g，党参15 g，当归9 g，炙甘草6 g。此期常因处于调理阶段而暂避孕。方中少量选用法半夏、石菖蒲温化寒痰；水蛭、红花、丹参活血通经逐瘀，川芎、玫瑰花、梅花行气散结，香橼行气化痰，以鹿角、柴胡、桂枝温补阳气，以化寒湿，佩兰、陈皮化湿泄浊；枸杞子、桑椹子补肾益精滋阴；党参、当归补血养精，防前药攻伐太过；炙甘草调和诸药。此时若见胸乳胀闷、胁肋胀痛症状，为痰瘀阻肺、肺气上逆所致，则去法半夏、石菖蒲，加黄芩、竹茹清泻痰浊，桔梗、杏仁、前胡助肺肃降，此为"泻肺"；若有胸闷气短、口干舌燥、声音嘶哑等肺阴不足之象，加玉竹、天冬、麦冬、石斛以"润肺"。

验案举隅

患者，女性，35岁。结婚11年，性生活规律，丈夫体健同居，2011年已育有一女，未避孕10年未孕，于2021年11月19日初诊。刻下症：末次月经2021年11月18日，量中等，色暗红、夹杂血块，疼痛（＋），伴小腹坠胀。既往月经不规律，35～45日一潮。平素偶有胸闷，口腻，纳一般，眠欠佳，**多梦易醒**，舌淡胖偏暗，苔薄腻，脉弦滑。中医诊断为不孕症（痰瘀互结证），西医诊断为女性继发性不孕，予完善性激素六项、抗卵巢抗体、抗心磷脂抗体、抗精子抗体、抗HCG抗体检验，嘱月经周期第11天完善经阴道子宫附件彩超检查。

二诊（2021年11月29日）：近期纳食欠佳，寐差，多梦易醒，舌淡胖偏暗，苔薄腻，脉弦滑。性激素六项：雌二醇（E_2）138.0 pmol/L、卵泡刺激素（FSH）5.90 U/L、黄体生成素（LH）15.70 U/L、泌乳素（PRL）123.6 μIU/ml、睾酮（T）1.350 nmol/L。经阴道子宫附件彩超：内膜厚约5 mm，双侧卵巢多囊样改变，未见优势卵泡发育。治以化痰祛瘀，益气养精，养心安神。

处方：法半夏6 g，石菖蒲12 g，白术12 g，陈皮5 g，茯苓15 g，佩兰12 g，白豆蔻15 g，黄芪

20 g，党参 15 g，当归 12 g，川牛膝 15 g，柴胡 6 g，郁金 9 g，桂枝 9 g，升麻 6 g，炙甘草 5 g，酸枣仁 10 g，远志 10 g。4 剂，每日 1 剂，温开水冲服 2 次。

三诊（2021 年 12 月 3 日）：纳眠尚可，舌淡胖偏暗，苔薄腻，脉弦滑。妇科彩超示内膜厚约 5 mm，双侧卵巢多囊样改变，未见优势卵泡发育。治以化痰祛瘀，温阳补肾，滋阴养血。

处方：法半夏 6 g，石菖蒲 9 g，水蛭 5 g，红花 3 g，丹参 15 g，川芎 10 g，玫瑰花 12 g，梅花 12 g，香橼 15 g，鹿角 5 g，柴胡 6 g，桂枝 12 g，佩兰 10 g，陈皮 5 g，枸杞子 12 g，桑椹子 12 g，党参 15 g，当归 9 g，炙甘草 6 g。14 剂。

四诊（2021 年 12 月 29 日）：2021 年 12 月 27 日月经来潮，量色质同常，现未净，疼痛（＋/－）；小腹坠胀不适，心烦易怒，胃纳欠佳，眠一般；舌淡胖偏暗，苔薄黄微腻，脉弦滑。拟温阳暖宫、祛瘀调经。

处方：当归 12 g，丹参 18 g，红花 3 g，吴茱萸 9 g，川芎 15 g，香附 9 g，赤芍 15 g，泽兰 12 g，川牛膝 12 g，桃仁 12 g，牡丹皮 10 g，泽泻 10 g，酸枣仁 10 g。共 2 剂。服用 2 剂后拟化痰祛瘀，益气养精。

处方：浙贝母 6 g，菊花 12 g，白术 12 g，陈皮 5 g，茯苓 15 g，佩兰 12 g，白豆蔻 15 g，黄芪 20 g，党参 15 g，当归 12 g，川牛膝 15 g，柴胡 6 g，郁金 9 g，炙甘草 5 g，牡丹皮 10 g，泽泻 10 g。6 剂。

五诊（2022 年 1 月 6 日）：焦虑改善，口干，纳眠尚可。妇科彩超示内膜厚约 6 mm，右侧卵巢见优势卵泡（17 mm×15 mm）。拟化痰祛瘀，益气养精，滋阴润肺。

处方：浙贝母 6 g，菊花 12 g，白术 12 g，陈皮 5 g，茯苓 15 g，佩兰 12 g，白豆蔻 15 g，黄芪 20 g，党参 15 g，当归 12 g，川牛膝 15 g，柴胡 6 g，郁金 9 g，炙甘草 5 g，天冬 10 g，麦冬 10 g。2 剂。

六诊（2022 年 1 月 8 日）：妇科彩超示内膜厚约 7.5 mm，右侧卵巢可见成熟卵泡（21 mm×18 mm）。舌脉辨证同前。拟滋阴养血、通经活络（嘱当日及翌日同房）。

处方：熟地黄 12 g，生地黄 12 g，女贞子 15 g，大枣 10 g，当归 15 g，柴胡 6 g，川芎 12 g，红花 3 g，丹参 15 g，赤芍 15 g，益母草 15 g，甘草 3 g。2 剂。

七诊（2022 年 1 月 10 日）：未诉特殊不适；舌淡暗，苔白，脉弦滑。妇科彩超提示内膜厚约 8 mm，考虑已排卵。拟温阳暖宫、滋阴补肾。

处方：黄精 15 g，枸杞子 20 g，熟地黄 15 g，仙茅 6 g，鹿角 5 g，杜仲 15 g，女贞子 12 g，桑寄生 12 g，沙苑子 12 g，山茱萸 15 g，当归 10 g，白芍 15 g，党参 12 g，黄芪 20 g，川芎 12 g，甘草 3 g。14 剂。

八诊（2022 年 2 月 16 日）：停经 50 天，自测尿妊娠试验阳性。遂就诊查绒毛膜促性腺激素（β-HCG）44409.0 U/L、孕酮（P）116.2 nmol/L，E_2 8 334.0 pmol/L；彩超示宫内早孕 7^+ 周，双活胎。9 个月后电话随访顺产二子。

患者 10 年未孕，性激素检查未见明显异常，妇科彩超提示患者卵巢多囊样改变；伴情绪焦虑、肝气郁结、脾失健运、痰湿内生、心肺失养、气滞血瘀，日久痰瘀互结，搏结阻于脉络胞宫，妊娠不行。袁少英运用中医人工周期疗法进行调治，嘱患者调畅情志，健康饮食，规律锻炼。初诊完善相关性激素检查，监测卵泡发育情况；二诊、三诊时彩超提示卵泡发育不良，考虑此时痰瘀互结日久，先以化痰祛瘀、行气活血为主，兼以补肾益精、养心安神；四诊时，患者正处经期，宜祛瘀生新，且经后期仍以导痰益气为法，考虑此时痰瘀化热阻肺，宜以清化热痰之药为君，逐痰祛瘀；五诊时，可见优势卵泡发育，考虑此时痰瘀余邪留滞、肺阴不足，且正处于卵泡期，继续祛痰逐瘀并润肺滋阴，促进卵泡生长；六诊时，B 超可见卵泡成熟，此时以滋阴补肾、活血通络为主，助卵子顺利排出；七诊时，为助受精卵在胞宫内的发育，则以温肾补阳、益精养血、调气行血为主，促成胎孕；八诊时，确定妊娠。多囊卵巢综合征不孕症的临床表现主要为稀发排卵或不排卵，针对此种情况，临床常先行 3～6 个月的中医人工周期疗程，贯穿卵泡生长周期，监测卵泡发育情况，同时建立患者信心，以此有效改善排卵功能，提高受孕概率。

袁少英论治痰瘀互结证不孕症，以调理肾肝脾为枢，调节心肺为要，以"养心、稳心、泻心、宣肺、润肺、泻肺"为治则，结合中医人工周期疗法，调理气血，使患者痰祛瘀化，气血调和，阴平阳秘，最终达到妊娠的目的。此对不孕症的临床诊治具有借鉴意义。

参考文献

[1] 宋镇星. 证论：中医对疾病的解读 [J]. 中华中医药杂志, 2020, 35 (7): 3305-3309.
[2] 童舜华, 段逸山, 童瑶. "证" 概念探讨 [J]. 上海中医药大学学报, 2002, 16 (3): 9-1.
[3] 肖德馨. 对 "证" 的认识 [J]. 中医杂志, 1993, 34 (10): 623-625.
[4] 陈学勤, 李灿东. 中医 "证" 的探析 [J]. 中医药通报, 2016, 15 (1): 38-41.
[5] 李振彬. 对 "证" 概念的重新认识 [J]. 医学与哲学, 1990, 11 (1): 27-30.
[6] 成肇智. 走出 "证" 概念的误区 [J]. 中医杂志, 2001, 42 (6): 369-372.
[7] 黄开泰. 对 "证" 概念逻辑定位与事实基础的思考 [J]. 河南中医, 2009, 29 (2): 120-122.
[8] 烟建华, 翟双庆, 郭霞珍, 等.《黄帝内经》证候命名方法学研究 [J]. 中国中医基础医学杂志, 1996, 2 (1): 15-17.
[9] 李孝波, 门九章.《伤寒论》中 "证" 的内涵辨析 [J]. 中医药导报, 2019, 25 (14): 1-3.
[10] 刘长林. "证" 的哲学解读：宇宙观和生命观的突破 [J]. 南京中医药大学学报（社会科学版）, 2008, 9 (1): 1-8.
[11] 刘耿. 中医的 "证" 与人体 "状态" [J]. 医学与哲学, 2000, 21 (11): 39-41.
[12] 李灿东, 甘慧娟, 俞洁, 等. 从证的基本特征看健康状态辨识 [J]. 中华中医药杂志, 2011, 26 (7): 1546-1549.
[13] 祝世讷. "证"：开辟功能性病理研究的新领域 [J]. 山东中医药大学学报, 2007, 31 (5): 355-357.
[14] 李晓亮, 樊凯芳. 从系统论观点认识中医的 "证" [J]. 中华中医药杂志, 2013, 28 (1): 150-152.
[15] 王少墨, 方肇勤. 中医证的流行病学研究概述 [J]. 中国中医基础医学杂志, 2003, 9 (11): 75-78.
[16] 张荣华, 黎波. 证本质的内涵及学术观点 [J]. 中国中西医结合杂志, 2009, 29 (4): 375-378.
[17] 黄建华, 卞琴, 李文伟, 等. 稳态作为中医 "证" 研究的新思路的依据和意义 [J]. 中国中西医结合杂志, 2012, 32 (1): 111-113.
[18] 王小平. 关系：证本质研究的新视点 [J]. 医学与哲学, 2001, 22 (12): 51-53.
[19] 王世东, 赵国屏, 张庆华. 系统生物学在中医证本质研究中的应用 [J]. 中国中西医结合杂志, 2013, 33 (1): 131-133.
[20] 高扬, 张安晶, 胡元会. 代谢组学在中医证候研究中的应用进展 [J]. 中国中医基础医学杂志, 2013, 19 (6): 710-713.
[21] 张静, 刘龙, 颜新, 等. 中医证本质研究与代谢组学技术：现状与思考 [J]. 中西医结合学报, 2012, 10 (10): 1069-1074.
[22] 王常松, 傅晓晴, 刘清华, 等. 中医证蛋白质组学研究探析 [J]. 中华中医药杂志, 2011, 26 (3): 535-537.
[23] 雒岁芳, 宋小莉, 庞小刚, 等. 蛋白质组学应用于中医虚证研究进展 [J]. 山东中医药大学学报, 2017, 41 (1): 91-93.
[24] 胡学军, 蔡光先, 刘柏炎, 等. 蛋白质组学在中医 "证" 实质研究中的应用 [J]. 中华中医药杂志, 2008, 23 (2): 87-89.
[25] 齐真, 许家佗, 周昌乐. 基于基因组学的中医 "证" 本质的研究概况 [J]. 时珍国医国药, 2014, 25 (8): 1953-1955.

[26] 申维玺,孙燕. 论中医证的化学本质是蛋白质和肽及证本质的分子标准[J]. 中国中西医结合杂志,1999,19(11):696-698.
[27] 申维玺,孙燕. 中医证本质与内分泌激素关系的理论探讨[J]. 中国中医基础医学杂志,2006,12(5):327-329.
[28] 刘艳丽,韩金祥. 证本质的研究现状及反思[J]. 辽宁中医杂志,2012,39(5):809-877.
[29] 黄沾文. 从现代科学角度浅论中医证的本质[J]. 中医学报,2011,26(3):311-314.
[30] 王秀秀,刘艳丽,范华,等. 中医证与生物熵的同构性探讨[J]. 中国中医药信息杂志,2014,21(12):1-4.
[31] 傅延龄,赵鲲鹏. 论"证"的性质、结构及证研究[J]. 医学与哲学,2000,21(11):41-44.
[32] 申维玺. 论中医"证"的现代医学属性和概念[J]. 中医杂志,2001,42(5):307-309.
[33] 朱文锋. 论中医"证"的实质与辨证方法[J]. 湖南中医学院学报,2001,21(3):34-35.
[34] 申维玺. 论中医"证本质"的科学内涵[J]. 中国中医基础医学杂志,2001,7(6):10-13.
[35] 范华,庞靖祥,王国荣,等. 证候研究回顾与分析[J]. 中华中医药学刊,2016,34(5):1070-1073.
[36] 孙静云,顾赛红,周仲瑛,等. "证"的研究中几个重要问题的反思与展望[J]. 中医杂志,2014,55(4):1171-1175.
[37] 邢玉瑞. 有关"证"概念争议的问题探讨[J]. 中华中医药杂志,2018,33(6):2247-2251.
[38] 马萌. 基于表观遗传的肿瘤免疫及其中医证本质[J]. 中华中医药杂志,2020,35(7):3503-3509.
[39] 赵宗耀,陈家旭. 基于"三基辨证"的证名规范化[J]. 中医杂志,2020,61(23):2039-2043.
[40] 郭蕾,乔之龙,王永炎,等. 证候概念语言和字义演变过程研究[J]. 中国医药指南,2008,6(23):222-224.
[41] 田金洲,王永炎,时晶,等. 证候的概念及其属性[J]. 北京中医药大学学报,2005,28(5):6-8.
[42] 郭蕾,乔之龙. 证候概念的状态内涵诠释[J]. 中华中医药杂志,2015,30(4):1086-1088.
[43] 王庆国,贾春华. 证候概念的形成与证候概念的定义方法[J]. 北京中医药大学学报,2005,28(3):7-9.
[44] 郭蕾,王永炎,张志斌,等. 从辩证逻辑角度探寻证候概念的形成轨迹[J]. 中医杂志,2007,48(2):101-103.
[45] 常存库. 证候的构成、内涵、实质和意义[J]. 中医药学报,2009,37(1):1-4.
[46] 王笑丹,张培彤. 中医证候分层诊断模式及标准初探[J]. 中华中医药杂志,2017,32(3):1209-1213.
[47] 孙安会,袁肇凯,夏世靖,等. 中医证候系统生物学研究的现状和展望[J]. 中华中医药杂志,2016,31(1):200-203.
[48] 孙喜灵,郑秋生,林霞,等. 中医证候结构表征研究及其前景展望[J]. 世界中医药,2015,10(2):272-275.
[49] 丁海拔,盛梅笑. 从组学探讨中医证候本质的研究概况[J]. 现代中西医结合杂志,2010,19(4):502-504.
[50] 简维雄,袁肇凯. 中医证候的组学研究进展[J]. 上海中医药大学学,2008,22(2):69-71.
[51] 吴芊,邱文琪,宋明,等. 转录组学与中医证候研究现状分析[J]. 中华中医药杂志,2017,32(9):4094-4097.
[52] 陈茜蕾,陆施婷,蔡文君,等. 中医证候与现代医学指标关联的研究进展[J]. 中华中医药杂志,2016,31(12):5162-5164.
[53] 于婷婷,李钰鑫,阎美卉,等. 单核苷酸多态性与中医证候相关性研究进展[J]. 世界科学技术:中医药现代化,2022,24(3):1264-1269.
[54] 刘晏,汪悦. 代谢组学的中医证候研究进展[J]. 风湿病与关节炎,2015,4(11):61-64.
[55] 李鑫,谷捷,王宝新,等. 基于代谢组学的中医证候本质研究进展[J]. 湖南中医药大学学报,2014,34(4):58-61.
[56] 王恒和,张富赓,程刚,等. "证治代谢组学"假说的研究思路与实践[J]. 中国全科医学,2016,19(19):2344-2346.
[57] 冯宇,周曼丽,王健章,等. 蛋白组学在中医心系病症证候的研究进展[J]. 世界中医药,2020,15(16):2507-2509.
[58] 王新贤,殷海波,姜泉,等. 蛋白质组学在中医证候学研究中的应用进展[J]. 世界中医药,2017,12(8):1965-1969.
[59] 牟新. 中医证候实质与表观遗传学相关性初探[J]. 浙江中西医结合杂志,2013,23(6):443-445.
[60] 赵晖,吴崇胜,陈家旭. 中医证候诊断标准研究的方法学探讨[J]. 上海中医药大学学报,2008,22(4):47-

50.

[61] 焦宏官,张晶,储戟农,等. 基于文献的中医证候规范方法研究[J]. 中医药导报,2012,18(9):5-9.

[62] 尹必武,孙益鑫. 论证候层次与结构[J]. 安徽中医学院学报,1998,17(37):4-9.

[63] 朱克俭. 论疑似复杂证候[J]. 湖南中医杂志,1996,12(3):1-5.

[64] 胡星遥,刘红宁,严小军,等. 代谢组学在中医证型中的应用探析[J]. 世界科学技术:中医药现代化,2021,23(4):1242-1248.

[65] 李正,张砚,王莹,等. 网络证候学:中医证候学研究的新模式[J]. 天津中医药,2015,32(7):388-392.

[66] 朱文锋. 证素辨证研究钩玄[J]. 河南中医,2009,29(1):1-4.

[67] 李建超,彭俊,彭清华,等. 证素及证素辨证研究的思考[J]. 湖南中医药大学学报,2016,36(2):3-8.

[68] 李奕,张国杰. 关于"证素辨证新体系"创新性的评述[J]. 中医研究,2023,36(2):5-8.

[69] 刘旺华,周小青,曹泽标,等. 构建"主诉-证素"诊病辨证体系的思路探讨[J]. 中华中医药杂志,2017,32(1):29-33.

[70] 李灿东,甘慧娟,鲁玉辉,等. 基于证素辨证原理的健康状态辨识研究[J]. 中华中医药杂志,2011,26(4):754-757.

[71] 李明珠,陈启亮,陈谦峰,等. 基于证素辨证原理的微观指标中医辨证意义探究策略[J]. 中华中医药杂志,2021,36(11):6285-6288.

[72] 杨涛,徐征,吴承玉. 略论藏象辨证与证素辨证的关系[J]. 南京中医药大学学报,2016,32(5):405-408.

[73] 李宇航. 谈"证候要素"与"方剂要素"[J]. 中华中医药杂志,2009,24(2):117-120.

[74] 廖福义. 病—证—症三概念辨析[J]. 医学与哲学,1990,11(10):26-28.

[75] 黄碧群,樊新荣,王荣田,等. "证"、"证候"等概念的辨析[J]. 湖北中医杂志,2007,29(9):15-16.

[76] 李庆生. 病、症、证三者的概念及其关系[J]. 辽宁中医杂志,1985,12(1):4-6.

[77] 沈澍农. "证候"与"证""候"的溯源与诠证[J]. 南京中医药大学学报(社会科学版),2022,23(4):211-225.

[78] 郭小青,孙长清,韩丽萍. "症""证""病"等中医诊断基本概念的研究进展[J]. 现代中医药,2005,25(6):57-59.

[79] 刘保延,王永炎. 证候、证、症的概念及其关系的研究[J]. 中医杂志,2007,48(4):293-298.

[80] 杨家蕾,樊永平. 试论"病""证""症"的时空性[J]. 北京中医药,2013,32(1):41-43.

[81] 黄开泰. 《伤寒论》病、证再识及其证本质和辨病与辨症[J]. 山东中医药大学学报,2006,30(6):432-435.

[82] 郭文娟,烟建华. 基于《黄帝内经》对"证"内涵的认识解读方药与证的关系[J]. 北京中医药大学学报,2008,31(8):519-521.

[83] 王莉兰,周春祥,马俊杰. 从《伤寒论》"证"内涵和中药配伍运用的多维性探讨"方证相应"[J]. 中医杂志,2021,62(18):1565-1567.

[84] 窦迎婷,朱振刚. 支气管哮喘缓解期的中医药治疗进展[J]. 新疆中医药,2020,38(5):71-72.

[85] 刘进娜,谢鸣. 方证相关:中医学探索的新领域[J]. 中医杂志,2014,55(14):1193-1197.

[86] 王阶,熊兴江,何庆勇. 方证对应内涵及原则探讨[J]. 中医杂志,2009,50(3):197-199.

[87] 陈光,王阶. 方证内涵及应用法则[J]. 中医杂志,2015,56(14):1171-1173.

[88] 熊兴江,王阶,王师菡,等. 方证对应理论研究概况[J]. 中华中医药杂志,2009,24(12):1624-1626.

[89] 吴承玉. 中医病证研究思路与方法[J]. 南京中医药大学学报,1998,14(4):193-195.

[90] 董竞成,吴金峰,曹玉雪,等. 若干同证疾病或状态异病同治的科学基础初探[J]. 世界中医药,2013,8(7):715-720.

[91] 黄开泰. 求病机还是看形似:对辨证和辨症,病、症和证及证候标识的逻辑思考[J]. 河南中医,2007,27(1):9-12.

[92] 周学平,叶放,郭立中,等. 中医病机辨证新体系的构建[J]. 南京中医药大学学报,2016,32(4):301-304.

[93] 赵宗耀,陈家旭. "三基辨证"体系的提出及其理论渊源[J]. 中医杂志,2020,61(8):664-667.

[94] 陈宏志,何建成,洪芳. 近20年辨证论治研究重点概述[J]. 中华中医药学刊,2013,31(4):778-780.

[95] 宋美芳,侯雅静,卞庆来,等. 中医辨证方法体系概述[J]. 湖北中医药大学学报,2018,20(3):46-50.

[96] 许伟明,胡镜清,厉将斌,等. 当代中医辨证方法的系统回顾与研究展望[J]. 中医杂志,2016,57(18):1531-

1536.
- [97] 朱敬,朱翰学. 论中医"证"及"辨证论治"[J]. 中华中医药杂志, 2017, 32 (1): 21-24.
- [98] 朱建平,邹茜,邱泽锐,等. 基于中医状态学浅谈前证的内涵及临床应用[J]. 中医学报, 2022, 37 (1): 69-72.
- [99] 张业,王阶,陈恒文. 基于辨病、辨证、辨症的现代临床方药应用探讨[J]. 中医杂志, 2016, 57 (9): 724-726.
- [100] 朱克俭. "以证为主、证病结合"的临床与科研思路[J]. 湖南中医杂志, 2017, 33 (10): 1-3.
- [101] 陈进成,刘建勋,任钧国,等. 基于文献挖掘技术研究气虚证的证候特征谱[J]. 中国中药杂志, 2018, 43 (11): 2184-2189.
- [102] 陈小野. 气虚证的非定位性:脾胃学说传承与应用专题系列[J]. 中医杂志, 2012, 53 (13): 1086-1087.
- [103] 李建生. 气虚证肺系病类证类治[J]. 中医学报, 2019, 34 (7): 1357-1359.
- [104] 宋燕娟,梁凤霞,王华,等. 气虚证诊断标准及其量化标准的研究概述[J]. 中国中医基础医学杂志, 2019, 25 (12): 1760-1763.
- [105] 于赫,孙力. 气虚证的生物化学与分子生物学研究进展[J]. 中医药信息, 2005, 22 (5): 48-51.
- [106] 蔡铭,夏婧,郑桃云,等. 中医气虚证评价指标的研究概况[J]. 中华中医药杂志, 2019, 34 (4): 1578-1580.
- [107] 方金苗,杜武勋. 中医气虚证实质研究概述[J]. 时珍国医国药, 2016, 27 (2): 430-432.
- [108] 许继文,李金霞,刘寨华,等. 气虚血瘀证源流考[J]. 中华中医药杂志, 2019, 34 (9): 4060-4062.
- [109] 陈瑾,李荣亨. 气虚血瘀证与循环系统[J]. 中国中医基础医学杂志, 2003, 9 (2): 75-76.
- [110] 刘艳婷,胡小勤. 气虚血瘀证组学研究进展[J]. 医学研究与教育, 2014, 31 (6): 75-77.
- [111] 吴培,胡小勤. 气虚血瘀证与细胞凋亡相关性研究进展[J]. 辽宁中医杂志, 2017, 44 (2): 439-440.
- [112] 王妮,郭乐,李铁,等. 代谢组学在中医气虚研究中的应用[J]. 西北药学杂志, 2019, 34 (6): 845-847.
- [113] 庞大承,张硕,潘彦舒. 基于"用补剂必以通络"理论指导气虚证临床用药[J]. 江苏中医药, 2022, 54 (10): 23-25.
- [114] 杨俊燕. 对心气虚的认识[J]. 内蒙古中医药, 2012, 31 (9): 96-98.
- [115] 张鑫磊,李林,张楠,等. 历代医家肝气虚与肝阳虚证证治探析[J]. 国医论坛, 2021, 36 (5): 65-67.
- [116] 刘婧,乔波,谭周进. 中医脾气虚证现代实质研究进展[J]. 世界华人消化杂志, 2022, 30 (16): 693-700.
- [117] 杨小波,吴焕林. 脾气虚证本质研究的关键问题分析与解决策略[J]. 北京中医药大学学报, 2007, 30 (12): 810-812.
- [118] 林建东,胡镜清,刘保延. 脾气虚证PRO量表概念框架的探讨丰[J]. 天津中医药, 2013, 30 (5): 277-280.
- [119] 林传权. 基于"脾主涎"理论探索脾气虚证本质研究的启示[J]. 中华中医药杂志, 2020, 35 (11): 5370-5374.
- [120] 车钰文,韩鹏鹏,焦扬,等. 基于文献研究的卫气虚证内涵及其诊断标准的思考[J]. 中医杂志, 2023, 64 (4): 354-356.
- [121] 谈珍,陈燕萍,吴敏. 肺气虚证的定量化研究进展[J]. 上海中医药杂志, 2003, 37 (11): 61-64.
- [122] 曾典,袁明勇,张仲林. 肺气虚证的免疫学研究进展[J]. 四川中医, 2014, 32 (6): 175-178.
- [123] 李泽庚,张杰根. 肺气虚证的神经内分泌免疫网络研究现状及探讨[J]. 中医药学刊, 2005, 23 (9): 1602-1604.
- [124] 彭波,李泽庚. 肺气虚证与呼吸功能的研究进展[J]. 安徽中医学院学报, 2004, 23 (1): 57-59.
- [125] 章天寿,李泽庚. 肺气虚证与大脑皮质相关性[J]. 安徽中医学院学报, 2010, 29 (6): 1-3.
- [126] 李立. 肺气虚证研究近况[J]. 中国中医基础医学杂志, 2002, 8 (12): 65-70.
- [127] 王成阳,李泽庚. 肺气虚证宏微观研究进展[J]. 海南医学, 2013, 24 (19): 2887-2889.
- [128] 李文丽,刘红宁,张高传. 肺气虚证的现代研究[J]. 中国中医基础医学杂志, 2022, 28 (12): 2066-2069.
- [129] 朱洁,李泽庚,童佳兵,等. 基于系统生物学的肺气虚证证本质探究[J]. 成都中医药大学学报, 2014, 37 (3): 97-99.
- [130] 李建生. 肺系病辨证纲要与证候的认识[J]. 中医学报, 2019, 34 (1): 1-5.
- [131] 曾常春,梁毅,孔猛. 血虚证的本质初探[J]. 浙江中医杂, 2009, 44 (10): 706-707.

参考文献

[132] 郭平. 血虚证病理研究进展 [J]. 山东中医杂, 2006, 25 (9): 643-644.

[133] 唐莹, 金钊, 夏孟蛟. 基于伏邪理论探讨结肠炎癌转化 [J]. 湖北中医杂志, 2020, 42 (7): 43-45.

[134] 吴江, 郭平. 血虚证的现代研究进展 [J]. 山东中医杂志, 2018, 37 (9): 780-782.

[135] 张文卓, 董慧, 黄晓巍. 血虚证中医药研究进展 [J]. 中国当代医药, 2013, 20 (1): 16-18.

[136] 杨秀娟, 邓毅, 杨延泽, 等. 代谢组学在血虚证及血瘀证中的应用研究进展 [J]. 中国临床药理学杂志, 2017, 33 (11): 1069-1071.

[137] 付秋月, 王小平. "肾生血"及肾血虚证理论探讨 [J]. 江苏中医药, 2021, 53 (8): 31-33.

[138] 姜芬, 杜松, 战丽彬, 等. "阴虚证"证名及内涵源流考 [J]. 中国中医基础医学杂, 2020, 26 (5): 1751-1754.

[139] 石林阶, 欧阳取长. 肝阴虚证研究概况 [J]. 湖南中医学院学报, 1997, 17 (4): 69-72.

[140] 崔世超, 柳越冬. 溃疡性结肠炎的中医治疗思路 [J]. 辽宁中医杂志, 2017, 44 (7): 1381-1384.

[141] 彭菊琴, 王攀, 杨扩, 等. 基于生物信息数据探究肾阴虚证病理机制 [J]. 中医学报, 2021, 36 (11): 2435-2441.

[142] 胡星遥, 陈中, 傅柳, 等. 肝肾阴虚证的现代研究进展 [J]. 江西中医药, 2022, 53 (8): 69-72.

[143] 何兰娟, 朱向东, 邓渊. 论脾阴及脾阴虚证 [J]. 陕西中医药大学学报, 2016, 39 (1): 17-19.

[144] 徐伟超, 贾蕊, 李佃贵. 论脾阴虚及其临证治疗规律 [J]. 中华中医药杂志, 2017, 32 (1): 57-59.

[145] 杨九天, 刘喜明. 脾阴虚内涵及方证刍议 [J]. 中国中医基础医学杂志, 2021, 27 (12): 1849-1850.

[146] 郭婉琴, 王语晴, 牛雯颖, 等. 基于中医古籍补脾阴方用药规律研究 [J]. 辽宁中医药大学学报, 2021, 23 (10): 96-99.

[147] 曲明阳, 战丽彬. 脾阴虚证与衰老 [J]. 大连医科大学学报, 2003, 25 (3): 227-229.

[148] 赵霞, 刘旭, 王学岭, 等. 脾阴、脾阴虚证现代研究进展 [J]. 河南中医, 2015, 35 (1): 200-202.

[149] 冯自铭. 探讨胃阴虚证治机理 [J]. 光明中医, 2005, 20 (4): 1-3.

[150] 曾子玲, 佟琳, 刘思鸿, 等. 从古代方剂分析肾阴虚症状分布及用药规律 [J]. 中国民族民间医药, 2022, 31 (13): 8-13.

[151] 于赫, 于英君. 肾阴虚证的生物化学与分子生物学研究进展 [J]. 中医药信息, 2006, 23 (1): 40-43.

[152] 邹海森, 张彪, 孙伟, 等. 肾阴虚证生化指标的现代研究进展 [J]. 中华中医药杂志, 2015, 30 (10): 3607-3610.

[153] 原雪, 李福凤, 王忆勤. 肾阴虚证本质的现代医学研究进展 [J]. 辽宁中医杂志, 2012, 39 (9): 1875-1877.

[154] 王彬, 韩永龙. 肾阴虚证的代谢组学研究 [J]. 西部中医药, 2015, 28 (3): 143-145.

[155] 郭文娟, 严惠芳, 张登本. 肾阴虚证现代研究的回顾 [J]. 陕西中医学院学报, 2003, 26 (3): 49-52.

[156] 金锐, 张冰. 基于机体对寒冷刺激的适应性改变原理探讨阳虚证畏寒肢冷实质 [J]. 中国中西医结合杂志, 2012, 32 (5): 696-699.

[157] 李连珍, 薛春苗, 张冰. 临床阳虚患者身体机能状态研究 [J]. 天津中医药, 2013, 30 (11): 656-658.

[158] 徐立思, 孔祥亮, 何新慧. 经方辨治心阳虚证八法及其药对探析 [J]. 上海中医药杂志, 2014, 48 (12): 25-28.

[159] 程畅和, 朱向东. 论肺阳和肺阳虚证 [J]. 中医药信息, 2003, 20 (6): 5-7.

[160] 陈东晖, 杨慧艳, 王国斌. 肺阳虚辨证诊疗新解 [J]. 光明中医, 2019, 34 (14): 2132-2134.

[161] 张晓琳, 胥筱云, 何裕民. 肾阳虚证论析 [J]. 中国中医基础医学杂志, 2002, 8 (4): 3-5.

[162] 严石林, 陶怡, 汤朝晖, 等. 肾阳虚证细化分型证治研究 [J]. 云南中医学院学报, 2012, 35 (4): 1-3.

[163] 谷建军, 任路. 肾阳虚证形成源流及其关键问题探讨 [J]. 辽宁中医药大学学报, 2021, 23 (12): 9-12.

[164] 林森, 冯松杰. 肾阳虚证历史回顾及现代研究 [J]. 河北中医, 2011, 33 (3): 463-465.

[165] 白璐铭, 尚德阳. 肾阳虚证病位证候要素探析 [J]. 辽宁中医药大学学报, 2022, 24 (9): 199-202.

[166] 郑洪新, 李佳. 肾阳虚的证候要素与核心病机 [J]. 中国中医基础医学杂志, 2021, 27 (8): 1197-1200.

[167] 邹海森, 辛雪, 孙伟, 等. 肾阳虚生化指标的现代研究进展 [J]. 现代生物医学进展, 2015, 15 (30): 5989-5992.

[168] 陈烁, 王秀凤. 肾阳虚证代谢组学研究进展 [J]. 广东药学院学报, 2015, 31 (6): 829-831.

[169] 宋洁. 肾阳虚证基因表达谱的研究进展 [J]. 辽宁中医杂志, 2010, 37 (1): 187-189.

[170] 张洛欣, 王米渠, 翁洋, 等. 生物信息融合与肾阳虚证治的交叉合论 [J]. 现代中西医结合杂志, 2005, 14 (8): 979-981.

[171] 杨红亚, 王米渠, 丁维俊, 等. 论寒证的主客观结合等4种研究方法 [J]. 辽宁中医杂志, 2010, 37 (5): 824-826.

[172] 张永康, 曲夷.《伤寒论》阳明中寒证辨治探微 [J]. 山东中医药大学学报, 2022, 46 (6): 698-702.

[173] 元颖. 热证的神经内分泌微观辨证新探 [J]. 中医药学刊, 2001, 19 (2): 124-126.

[174] 周铁成, 郑巧, 张培彤. 热证诊断标准研究概述 [J]. 中医杂志, 2015, 56 (15): 1339-1343.

[175] 梁月华. 寒、热证本质研究回顾及展望 [J]. 中国中西医结合杂志, 2019, 39 (4): 397-403.

[176] 吴斌, 温万芬, 王米渠, 等. 寒热实验研究进展及前瞻 [J]. 四川中医, 2002, 20 (1): 18-20.

[177] 冷媛媛, 陈林, 王念, 等. 血瘀证及活血化瘀治法的古代文献溯源 [J]. 江苏中医药, 2023, 55 (5): 59-61.

[178] 谢辉, 龙志江, 罗尧岳, 等. 浅谈中医血瘀证治源流与发展 [J]. 中西医结合心脑血管病杂志, 2012, 10 (9): 1125-1126.

[179] 杨运劼, 赵晓果, 周楚, 等. 阮诗玮"六辨"瘀证探微 [J]. 中医药导报, 2022, 28 (12): 181-184.

[180] 徐甜, 马重阳, 徐文秀, 等. 从"血脉相关"探析血瘀证 [J]. 北京中医药大学学报, 2021, 44 (9): 854-858.

[181] 王珏莲, 古学奎, 陈志雄, 等. "命门火衰"与血瘀证的关系探讨 [J]. 广州中医药大学学报, 2014, 31 (3): 473-475.

[182] 金妍, 田思胜, 王栋先. 血瘀证的病理机制研究近况 [J]. 广州中医药大学学报, 2017, 34 (1): 145-147.

[183] 李果, 左冠超, 齐鸣, 等. 中医血瘀证研究进展 [J]. 亚太传统医药, 2016, 12 (5): 71-73.

[184] 刘军莲, 宋剑南. 中医血瘀证本质研究概况 [J]. 辽宁中医杂志, 2006, 33 (9): 1091-1093.

[185] 付长庚. 现代血瘀证学的形成与发展概述 [J]. 山东中医杂志, 2016, 35 (12): 1081-1083.

[186] 秦旺华, 印大中. 中西医结合研究血瘀证本质的现状及进展 [J]. 现代中西医结合杂志, 2004, 13 (20): 2659-2661.

[187] 王紫艳, 李磊, 刘建勋, 等. 血瘀证血小板改变及中医药作用研究进展 [J]. 中国中药杂志, 2021, 46 (20): 5201-5206.

[188] 赖丽娜, 李金霞, 郑彩杏, 等. 血瘀证与血脂代谢关系研究进展 [J]. 亚太传统医药, 2022, 18 (8): 213-217.

[189] 谢雅革, 沈克平, 卢艳琳, 等. 基于代谢组学的中医血瘀证研究概述 [J]. 中华中医药杂志, 2019, 34 (6): 2598-2601.

[190] 杨培英, 李玲孺, 侯淑涓, 等. 从血瘀谈辨体调体与辨证论治的异同 [J]. 中华中医药杂志, 2019, 34 (4): 1345-1348.

[191] 郑在根, 郑洪新. 肾虚血瘀相关证候辨析 [J]. 中国中医基础医学杂志, 2014, 20 (6): 709-711.

[192] 张昕, 毛文艳, 石献, 等. 肾血瘀证研究进展 [J]. 亚太传统医药, 2015, 11 (18): 20-22.

[193] 张玉昆, 冯月男, 孙思邈, 等. 中药不同组分在治疗血瘀证方面研究进展 [J]. 中国实验方剂学杂志, 2020, 26 (10): 220-224.

[194] 周瑜, 方锐, 王国佐, 等. 活血化瘀方药对血瘀证模型的作用机制的研究进展 [J]. 中医药导报, 2015, 21 (12): 87-90.

[195] 潘祥龙, 郝二伟, 谢金玲, 等. 活血化瘀中药调节血瘀证的分子机制研究进展 [J]. 中国实验方剂学杂志, 2018, 24 (24): 227-233.

[196] 何浩强, 陈光, 高嘉良, 等. 气滞血瘀证生物学基础研究进展 [J]. 中华中医药杂志, 2019, 34 (9): 4167-4170.

[197] 张辰浩, 王阶. 气滞血瘀证的微观辨证研究概况 [J]. 现代中西医结合杂志, 2015, 24 (35): 3987-3989.

[198] 杨威, 张学进, 郭勇. 热毒血瘀证与炎症相关性研究进展 [J]. 中华中医药学刊, 2010, 28 (10): 2168-2171.

[199] 夏聪敏, 姜泉, 李克嵩, 等. 湿热理论源流探颐 [J]. 辽宁中医杂志, 2021, 48 (11): 52-54.

[200] 焦振廉. 关于"湿热证"的历代研究 [J]. 陕西中医药大学学报, 2018, 41 (5): 19-21.

[201] 羊维, 谢志军, 曹灵勇.《金匮要略》湿热证治浅析 [J]. 中医药学报, 2014, 42 (6): 117-119.

[202] 项磊, 朴胜华, 荣向路, 等. 湿热证病证分布规律探析 [J]. 世界中医药, 2018, 13 (10): 2621-2623.

参考文献

[203] 徐雯雯，任青玲，洪丹丹. 从系统生物学与中医整体观角度分析湿热证候［J］. 中医药导报，2019，25（7）：5-8.

[204] 程成，张军峰，史丽云. 湿热证与肠道微生态［J］. 南京中医药大学学报，2018，34（2）：210-213.

[205] 吴巧玲，贺怡宁，赵崧. 湿热证与肠道微生物相关性的研究进展［J］. 江西中医药，2022，53（6）：63-65.

[206] 朱春梅，杨德才，曹阳，等. 基于代谢组学的湿热证研究进展［J］. 中华中医药杂志，2020，35（10）：5077-5079.

[207] 刘畅，苟小军，黄迪，等. 基于代谢组学方法的湿热证"异病同证"研究［J］. 世界科学技术：中医药现代化，2017，19（3）：392-406.

[208] 李威莹，吴威，孟岩，等. 中药治疗湿热证现代药理学机制研究进展［J］. 辽宁中医药大学学报，2022，24（12）：72-76.

[209] 李三念，廖忠筹，张福利. "湿热阳亢"原理探究及思考［J］. 中国中医基础医学杂志，2019，25（8）：1161-1163.

[210] 史文彬，沈洪. 历代脾胃湿热证研究概述［J］. 山东中医药大学学报，2013，37（6）：536-538.

[211] 翁晓红，肖林榕，杨雪梅，等. 明清时期脾胃湿热证的用药规律研究［J］. 中医杂志，2007，48（5）：440-442.

[212] 翁晓红，肖林榕，杨春波，等. 明清时期脾胃湿热证研究览要［J］. 光明中医，2006，21（9）：1-5.

[213] 李合国，陈更新，吕冠华. 脾胃湿热证源流探微［J］. 上海中医药大学学报，2005，19（3）：26-28.

[214] 李贺元，罗晓韵，劳绍贤. 脾胃湿热证产生机理的研究新进展［J］. 河南中医，2010，30（3）：308-310.

[215] 姜良铎，梁腾霄. 姜良铎教授论脾胃湿热证辨治［J］. 中国中西医结合消化杂志，2018，26（5）：389-391.

[216] 翁晓红. 脾胃湿热证实质研究新进展［J］. 福建中医学院学报，2005，15（3）：46-48.

[217] 于鹤轩，杨强. 脾胃湿热证的研究进展［J］. 中国中医药信息杂志，2005，12（10）：108-110.

[218] 林敏. 脾胃湿热证研究进展［J］. 光明中医，2011，26（12）：2587-2590.

[219] 吕冠华，赵世芬，苏绍贤. 脾胃湿热证与温病湿热证关系辨析［J］. 中医药学刊，2004，22（3）：517-519.

[220] 吕文亮，周姝含，孙易娜，等. 基于病证结合的脾胃病湿热理论的创新与应用研究［J］. 世界科学技术：中医药现代化，2021，23（8）：2601-2605.

[221] 杨闪闪，王灼慧，张学智，等. 幽门螺杆菌感染与脾胃湿热证的相关性探讨［J］. 北京中医药，2018，37（10）：938-941.

[222] 陈锦团，骆云丰，李灿东. 肝胆湿热源流探讨［J］. 中华中医药杂志，2015，30（10）：3436-3439.

[223] 杨雪山，秦微，刘进. 肝胆脾胃湿热证渊源初探［J］. 辽宁中医药大学学报，2009，11（5）：15-17.

[224] 朱曾柏. 论中国医痰病学说的形成及发展［J］. 中国中医基础医学杂志，1996，2（1）：51-53.

[225] 张笑平. 痰证［J］. 临床中老年保健，2002，5（1）：66-69.

[226] 李霄，李霖，金鑫瑶，等. 痰证理论源流及演变略论［J］. 中医杂志，2020，61（15）：1303-1306.

[227] 蒋树龙，周文华扩，余建良. 痰证本质研究回顾［J］. 浙西中医学院学报，2007，19（4）：85-87.

[228] 贺小英，李先涛. 痰证的中医药研究进展［J］. 中药新药与临床药理，2016，27（2）：303-306.

[229] 柳亚平，潘桂娟. 孙思邈痰证诊治之研讨［J］. 江苏中医药，2008，40（2）：9-11.

[230] 陈晶晶，张念志，薛晓明，等. 浅析朱丹溪辨治痰证的思想特色［J］. 辽宁中医杂志，2023，50（7）：51-53.

[231] 李铎，李佳，刘悦，等. 基于中医基础理论探讨痰证现代生物学基础［J］. 辽宁中医杂志，2020，47（2）：93-95.

[232] 李航，刘悦，王洋，等. 基于文献痰证相关规律对比分析［J］. 辽宁中医杂志，2020，47（4）：16-19.

[233] 严亚锋，仝武宁，白海侠，等. 国医大师张学文辨治痰证常用药对［J］. 中医学报，2023，38（2）：322-325.

[234] 林山，梁文娜，俞洁，等. 痰证论治思维对慢病治疗的意义［J］. 中华中医药杂志，2018，33（11）：4987-4992.

[235] 马子密，贾春华. 对中医学"痰饮"的认知语言学探讨［J］. 世界科学技术：中医药现代化，2011，13（5）：914-918.

[236] 卜志超，徐嘉新，孔宪斌，等. 从脾论治痰证研究进展［J］. 辽宁中医药大学学报，2020，22（2）：64-66.

[237] 唐莉玲，廖凌虹. 从巨噬细胞论治痰证［J］. 福建中医药，2022，53（5）：37-39.

[238] 刘瑞芳，陈启亮，廖凌虹. 从开阖枢论痰证机理［J］. 中医学报，2019，34（9）：1825-1828.

[239] 徐宁阳,刘悦,王洋,等. 痰证相关疾病的文献研究[J]. 世界中西医结合杂志,2020,15(6):1021-1023.
[240] 王钰,刘悦,王洋,等. 痰证相关证型的现代文献研究[J]. 辽宁中医杂志,2019,46(12):2538-2540.
[241] 刘先璐,刘悦,王洋,等. 基于多元统计的痰证相关客观指标本质分析[J]. 辽宁中医杂志,2020,47(5):8-12.
[242] 严冬,鲁海峰,方辉,等. 基于代谢模型对中医痰证生理学基础的理论探讨[J]. 中医临床研究,2021,13(33):80-82.
[243] 王庆盛,高慧,冯晓,等. 痰湿证舌诊特征的现代研究初探[J]. 时珍国医国药,2021,32(8):1945-1947.
[244] 任爽,刘妍彤,张杰. 痰湿现代医学本质述析[J]. 中国中医基础医学杂志,2021,27(9):1515-1518.
[245] 刘妍彤,任爽,曹奇,等. 基于代谢组学"痰湿证"识别模式[J]. 辽宁中医杂志,2021,48(10):1-4.
[246] 支艳,马建伟,魏汉林,等. 试论中医痰瘀相关理论[J]. 中医临床研究,2011,3(2):58-60.
[247] 卢红蓉,杜松,胡镜清. 痰瘀互结证治理论源流考[J]. 中医杂志,2015,56(10):811-814.
[248] 刘阳,岳利峰,李志更. 痰瘀互结证的病因探讨[J]. 湖北中医药大学学报,2022,24(3):57-60.
[249] 黄爽明,彭德攀. 痰瘀互结证的辨治探讨[J]. 湖南中医杂志,2014,30(8):9-11.
[250] 傅梦薇,李洪峥,王阶. 痰瘀互结证之理论与研究[J]. 时珍国医国药,2021,32(12):2977-2979.
[251] 杜松,胡镜清,卢红蓉. 痰瘀互结证现代理论研究进展述评[J]. 中国中医基础医学杂志,2015,21(4):477-481.
[252] 袁琳,张培彤. 肺癌气虚证的研究进展[J]. 中国肿瘤,2009,18(5):382-385.
[253] 王晓鹏,齐月. 从气虚体质论治糖尿病肾病[J]. 中医临床研究,2023,15(2):99-102.
[254] 许丽梅,赖仁奎. 心气虚证与神经内分泌免疫调节关系探析[J]. 中华中医药学刊,2007,25(1):146-148.
[255] 杨勤军,童佳兵,王传博,等. 基于肺气虚证四级分度理论探讨"以证统病"的肺病管理模式[J]. 中华中医药杂志,2022,37(9):5467-5470.
[256] 郑辛通,陈斯宁. 从肺气虚证论治慢性阻塞性肺疾病稳定期研究进展[J]. 山西中医,2022,38(11):66-68.
[257] 姚丹,苏宝科,王景琪,等. 慢性阻塞性肺疾病气虚证与免疫功能的相关性研究[J]. 内蒙古中医药第,2022,41(10):140-143.
[258] 吴龙传,汪为民,叶春晖,等. 慢性阻塞性肺病稳定期(肺肾气虚证)辨治现状[J]. 四川中医,2018,36(4):195-198.
[259] 连紫宇,朱磊,刘亚军,等. 溃疡性结肠炎脾气虚证患者代谢特征研究[J]. 南京中医药大学学报,2021,37(6):830-835.
[260] 郭涛,赵志敏,陶艳艳,等. 浅谈脾气虚在肝纤维化中的作用[J]. 世界中医药,2014,9(5):553-556.
[261] 赵霞,李铁,蒋琴,等. 从脾气虚论治艾滋病[J]. 中医学报,2015,30(8):1082-1084.
[262] 方朝晖,贾典荣,李家云,等. 糖尿病从肾气虚论治理论初探术[J]. 中医药临床杂志,2010,22(8):679-681.
[263] 王宝玉,任建素. 慢性肾炎气阴两虚湿热论[J]. 承德医学院学报,2004,21(2):135-137.
[264] 高子辰,薛一涛,丁书文,等. 慢性心力衰竭心气亏虚证证治规律探讨[J]. 光明中医,2022,37(23):4268-4270.
[265] 陆璇,徐强. 慢性心力衰竭心气虚证与线粒体能量代谢的关系探讨[J]. 光明中医,2017,32(4):459-461.
[266] 张倩,李彬,邢冬梅,等. 慢性心力衰竭心气虚证与心肌能量代谢障碍关系的探讨[J]. 中西医结合心脑血管病杂志,2016,14(3):313-315.
[267] 张丹,苏敬泽. 从代谢组学变化探讨慢性心衰心气虚证的实质[J]. 北京中医药,2013,32(6):443-445.
[268] 陈艳斌,张培彤. 肺癌中医阴虚证的研究进展[J]. 中国肿瘤,2010,19(3):179-183.
[269] 谭光波,刘芳,柏正平. 慢性阻塞性肺疾病阴虚痰饮辨[J]. 中国中医基础医学杂志,2016,22(8):1032-1033.
[270] 徐湘茹,何云,周颖,等. 基于多模态的高血压阴虚证现代化诊断模式初探[J]. 世界科学技术:中医药现代化,2021,23(11):3926-3930.
[271] 吴建萍,吴俊,丁砚兵,等. 从阴虚湿热论治难治性心力衰竭[J]. 河北中医,2018,40(4):612-614.
[272] 万凌峰,赵红兵,邵铭,等. 肝硬化肝肾阴虚证辨证论治规律研究[J]. 中医杂志,2012,53(15):1318-1320.

参考文献

[273] 张树辉,周锦勇,吴本升,等. 大肠癌脾阴虚证证治探析[J]. 现代医学与健康研究, 2019, 3 (21): 151-153.
[274] 汤月萍. 免疫性不孕阴虚证的中医病因病机及治疗探讨[J]. 中医药学报, 2002, 30 (6): 6-8.
[275] 李冀,潘明月,李想,等. 肾阴虚型围绝经期综合征临床研究现状[J]. 辽宁中医药大学学报, 2021, 23 (11): 1-4.
[276] 孙振高,徐凯月,杨毅,等. 肾阴虚不孕症卵泡液代谢组学研究[J]. 中国中西医结合杂志, 2020, 40 (2): 164-170.
[277] 刘云霞,马建岭,史利卿,等. 慢性咳嗽肺阳虚证辨治探讨[J]. 现代中医临床, 2017, 24 (5): 25-28.
[278] 邵雨萌,张成博,景菲. 从肺阳虚论治慢性阻塞性肺疾病[J]. 山东中医药大学学报, 2017, 41 (4): 304-305.
[279] 董竞成,厉蓓,罗清莉,等. 肾阳虚证、异常黑胆质证及与哮喘病证结合的科学内涵[J]. 世界中医药, 2013, 8 (7): 709-713.
[280] 张成明,刘力,王捷虹,等. 腹泻型肠易激综合征脾肾阳虚证论治探析[J]. 中华中医药学刊, 2017, 35 (6): 1-4.
[281] 李小雅,谭周进. 肾阳亏虚证泄泻的现代生物学内涵[J]. 世界华人消化杂志, 2022, 30 (3): 119-125.
[282] 花继平,张凤. 从阳虚论治慢性心力衰竭研究概况[J]. 中医药临床杂志, 2017, 29 (7): 1113-1115.
[283] 张晓嫣,孙怡春,徐馨. 慢性心力衰竭心肾阳虚的研究概况[J]. 河北中医, 2017, 39 (9): 1422-1424.
[284] 吴英杰,焦婷婷,吴琪,等. 慢性肾脏病肾阳虚证特点解析[J]. 世界科学技术:中医药现代化, 2020, 22 (1): 52-56.
[285] 张萌萌,焦婷婷,张新雪,等. 慢性肾脏病肾阳虚证的研究与思考[J]. 世界科学技术:中医药现代化, 2020, 22 (1): 58-61.
[286] 涂玥,孙伟. 慢性肾衰竭阳虚证中医药研究现状[J]. 辽宁中医药大学学报, 2012, 14 (7): 46-48.
[287] 宋明,陈家旭,侯雅静,等. 浅谈抑郁症与"肝阳气虚"的关系[J]. 北京中医药大学学报, 2016, 39 (9): 720-723.
[288] 刘志亮,陈分乔,许文忠,等. 梅建强从肝肾论治阳虚型抑郁症经验[J]. 河北中医, 2019, 41 (1): 5-8.
[289] 刘博文,唐璐,刘长英,等. 从阳虚论治多发性硬化[J]. 环球中医药, 2020, 13 (11): 1953-1955.
[290] 武文洁,裘越,吴玉芩,等. 基于数据挖掘探讨肾阳虚证骨质疏松症用药规律[J]. 亚太传统医药, 2021, 17 (11): 165-169.
[291] 谢兰,赵帅,闫迪,等. 肾阳虚不孕症的代谢组学研究进展[J]. 中华中医药杂志, 2022, 37 (4): 2157-2160.
[292] 刘丹丹,曹阳,陈歌. 从阳虚致瘀探讨卵巢癌的中医证治[J]. 现代中医临床, 2020, 27 (2): 54-56.
[293] 张健荣,李民,孙学娟. 温病热毒血瘀证证型治法探析[J]. 中医研究, 2013, 26 (11): 8-11.
[294] 侯安存. 肺炎支原体肺炎与血瘀证[J]. 现代中西医结合杂志, 2010, 19 (33): 4369-4371.
[295] 郭忠,郭幸福. 血液高粘滞综合征与中医学血瘀证关系[J]. 安徽中医临床杂志, 2003, 15 (5): 419-421.
[296] 王文智,徐树楠,徐伟超. 高血压病血瘀证机理研究述评[J]. 中医杂志, 2007, 48 (6): 560-562.
[397] 朱丹丹,陈利国. 高血压血瘀证研究进展[J]. 中医药临床杂志, 2016, 28 (10): 1351-1354.
[298] 金娟,白凤洋,耿乃志. 从中医"心、肝、肾"三脏论治"血瘀"与高血压病[J]. 湖北中医杂志, 2022, 44 (3): 41-44.
[299] 张竞之,陈利国,朱涛. 冠心病血瘀证的机理研究现状[J]. 辽宁中医杂志, 2008, 35 (11): 1784-1786.
[300] 周曼丽,简维雄. 基于中医时空医学理论探讨冠心病血瘀证的形成机制[J]. 实用心脑肺血管病杂志, 2023, 31 (1): 91-93.
[301] 简维雄,袁肇凯,胡志希,等. 冠心病血瘀证病理演变过程的探索[J]. 中华中医药学刊, 2015, 33 (7): 1551-1553.
[302] 杨莹骊,王亚红,孙卉丽,等. 冠心病血瘀证与冠脉病变相关性研究进展[J]. 上海中医药杂志, 2015, 49 (2): 90-92.
[303] 赵梦竹,吕双宏,王恒和. 基于组学技术的冠心病血瘀证候研究进展[J]. 中医药学报, 2021, 49 (9): 105-109.

[304] 周思远，熊兴江，何浩强，等. 冠心病血瘀证代谢组学研究进展［J］. 世界科学技术：中医药现代化，2020，22（11）：3824-3830.

[305] 傅梦薇，刘咏梅，陈恒文，等. 冠心病血瘀证蛋白组学研究的系统综述［J］. 世界科学技术：中医药现代化，2020，22（11）：3819-3825.

[306] 刘兰椿，何庆勇，陈恒文，等. 冠心病血瘀证基因组学研究进展［J］. 世界科学技术：中医药现代化，2020，22（11）：3810-3817.

[307] 陈光，高嘉良，刘咏梅，等. 冠心病血瘀证表观遗传学研究进展［J］. 中国中医基础医学杂志，2017，23（9）：1336-1338.

[308] 陈聪，洪静，许朝霞，等. 冠心病血瘀证客观化研究概述［J］. 辽宁中医杂志，2019，46（7）：1561-1564.

[309] 虞桂，王阶. 冠心病血瘀证实质的系统生物学研究现状与思考［J］. 中医杂志，2012，53（23）：2049-2051.

[310] 马欣，李运伦. 从血管内皮细胞损伤研究冠心病血瘀证病理基础［J］. 辽宁中医药大学学报，2020，22（1）：117-120.

[311] 张书萌，张湘卓，曾雪芹，等. 冠心病血瘀证亚型的中医方药论治研究进展［J］. 中西医结合心脑血管病杂志，2021，19（1）：57-60.

[312] 石伊娜，陈金锋，杨波，等. 国医大师雷忠义论治冠心病痰瘀互结致气虚证的探究［J］. 辽宁中医药大学学报，2023，25（5）：127-129.

[313] 李蝉玉，李耀兵，王洪浩，等. 冠心病气虚血瘀证的临床研究进展［J］. 新疆中医药，2019，37（6）：118-121.

[314] 张婉勤，吕仕超，朱亚萍，等. 冠心病气虚血瘀证的证候学研究现状［J］. 中医杂志，2021，62（12）：1092-1095.

[315] 王阶，邢雁伟，姚魁武，等. 冠心病"痰瘀滞虚"理论内涵与外延［J］. 中医杂志，2019，60（4）：280-284.

[316] 刘用，李蒙，刘佳，等. 从血瘀论治冠心病合并抑郁的研究进展［J］. 中西医结合心脑血管病杂志，2022，20（1）：62-64.

[317] 李林森，田金洲，蔡艺灵，等. 基于颈动脉粥样硬化的血瘀证研究思路［J］. 中医杂志，2009，50（2）：104-106.

[318] 冯健宏，顾健霞. 慢性心力衰竭气虚血瘀证的研究概述［J］. 中医药临床杂志，2015，27（3）：438-441.

[319] 谢瑶瑶，祁永福. 气虚血瘀型慢性心力衰竭的中医研究进展［J］. 现代医学与健康研究，2020，4（15）：119-121.

[320] 王智先，杜武勋，许艳伶，等. 基于寒热证本质探讨寒瘀水结型慢性心力衰竭的辨治优势［J］. 中医杂志，2013，54（21）：1819-1822.

[321] 张文雅，唐红. 糖尿病血瘀证的治疗进展［J］. 中医药导报，2017，23（19）：116-118.

[322] 王明霞. 从血瘀证论述糖尿病性肾病病机及治疗［J］. 中医临床研究，2020，12（29）：19-21.

[323] 潘可，胡维，向少伟. 血瘀证与膜性肾病［J］. 河南中医，2021，41（6）：832-836.

[324] 周璐，姚源璋. 慢性肾脏病血瘀证客观化研究进展［J］. 中国中西医结合肾病杂志，2014，15（1）：80-83.

[325] 徐亚赟，王琛. 慢性肾脏病血瘀证研究进展［J］. 中国中医药信息杂志，2017，24（11）：128-130.

[326] 李祥，杨文明. 缺血性中风气虚血瘀证理论探讨［J］. 中医药临床杂志，2015，27（5）：601-603.

[327] 董洪坦，李令康，贺立娟，等. 缺血性中风病气虚血瘀证研究进展［J］. 世界中西医结合杂志，2016，11（1）：131-134.

[328] 李乐军，田金洲，尹军祥，等. 脑梗死与血瘀证相关性研究进展［J］. 中国中医药信息杂志，2007，14（11）：94-96.

[329] 张金生. 脑梗死血瘀证的多态性［J］. 中医学报，2021，36（4）：721-724.

[330] 王鹏，李敏，王亮，等. 帕金森病肾虚血瘀证的生物学基础探讨［J］. 中国中医基础医学杂志，2022，28（4）：559-561.

[331] 许满秀，朱电波. 从瘀论治干燥综合征［J］. 中医药临床杂志，2017，29（6）：843-845.

[332] 朱福兵，刘健，方利. 干燥综合征血瘀证从脾论治探析［J］. 中医杂志，2016，57（18）：1549-1552.

[333] 夏璇，黄清春，接力刚. 类风湿关节炎"血瘀证"的研究进展［J］. 云南中医学院学报，2010，33（4）：66-69.

参考文献

[334] 刘慧敏,阎小萍,王昊,等. 强直性脊柱炎血瘀证的基础研究与展望[J]. 中华中医药杂志,2010,25(4):572-574.

[335] 欧适香,刘琳琳,张晓春. 妇科血瘀证的临床与实验研究进展[J]. 中国科技,2011,24(9):99-101.

[336] 王建,巩勋,姜泉. 从伏邪理论探讨类风湿关节炎病因病机[J]. 浙江中医药大学学报,2017,41(9):719-723.

[337] 谢丹丹,曹阳,庄梦斐,等. 气滞血瘀型子宫内膜异位症的研究进展[J]. 中医药学报,2021,49(7):101-104.

[338] 袁海燕,李素娟. 恶性肿瘤血瘀证研究[J]. 辽宁中医杂志,2005,32(7):663-664.

[339] 成汇. 消化道肿瘤血瘀证研究进展[J]. 现代肿瘤医学,2014,22(5):1203-1205.

[340] 王婷,骆欢欢. 慢性乙型肝炎湿热证在免疫角度的研究进展[J]. 湖南中医杂志,2017,33(5):175-177.

[341] 玉叶,王建超,曹献,等. 慢性胃炎从湿热论治研究进展[J]. 辽宁中医杂志,2019,46(11):2439-2442.

[342] 徐艺峰,王忆勤,郝一鸣. 慢性胃炎湿热证形成及中药治疗机制研究进展[J]. 世界科学技术:中医药现代化,2021,23(3):699-702.

[343] 徐晓惠,章程鹏,孙易娜,等. 脾胃湿热型慢性胃炎证候演化规律研究[J]. 湖北中医药大学学报,2019,21(6):51-55.

[344] 王洪京,赵明. 消化性溃疡脾胃湿热证的理论探讨[J]. 中医研究,2008,21(4):6-9.

[345] 廖云辉,黄健,孙月明,等. 胃癌前病变脾胃湿热证的证治研究进展[J]. 中国中医药现代远程教育,2021,19(23):182-184.

[346] 朱磊,程成,刘小娟,等. 溃疡性结肠炎大肠湿热证研究现状与思考[J]. 南京中医药大学学报,2023,39(2):188-197.

[347] 李墨辞,郭明章,吴同玉. 肝纤维化的湿热机制探讨[J]. 光明中医,2022,37(18):3312-3315.

[348] 赵瑜,赵宇峰,彭景华,等. 慢性肝病湿热证与肠道微生态的关联性[J]. 世界中医药,2019,14(7):1696-1699.

[349] 戴恩来,李小会,余仁欢,等. 从湿热论治肾脏病的思路与方法[J]. 中国中西医结合肾病杂志,2021,22(5):468-470.

[350] 沈庆法. 肾脏病湿热证的研究[J]. 浙江中医学院学报,2000,24(1):39-42.

[351] 辛俊平,邓淑玲. 从湿热论治肾病[J]. 中国热带医学,2006,6(10):1882-1884.

[352] 石蒙,张倩,边东,等. 从湿热论治难治性肾病综合征[J]. 中国中西医结合肾病杂志,2014,15(10):929-930.

[353] 钟建,沈庆法. 慢性肾功能衰竭湿热证形成机制探讨[J]. 中医杂志,2005,46(6):403-405.

[354] 张英泽,阎小萍,赵铁. 风湿病湿热证的实质研究辨析[J]. 中医研究,2011,24(11):1-3.

[355] 刘蔚翔,姜泉. 类风湿关节炎湿热证候的研究进展[J]. 中华中医药杂志,2023,38(1):251-254.

[356] 谢丹枫,周泽豪,陈紫莹,等. 湿热证与肿瘤发生发展相关性研究进展[J]. 环球中医药,2019,12(12):1949-1953.

[357] 王洋,李鑫,李灿东. "五辨"论痰证诊治心得[J]. 中华中医药杂志,2020,35(8):3938-3940.

[358] 陆艳秀,贺泽龙. 从五脏痰论治原发性高血压[J]. 中国民间疗法,2020,28(11):11-13.

[359] 杨怡玲,杨志蓉,杨爱国,等. 动脉粥样硬化与痰证之相关性研究[J]. 中医药导报,2007,13(3):15-17.

[360] 金晓,徐丹苹,吴焕林. 从"百病皆痰"探讨痰浊与冠心病的关系[J]. 辽宁中医杂志,2019,46(3):525-527.

[361] 王钰,庞琳琳,张哲,等. 基于"脾为生痰之源"探讨冠心病脾虚痰浊证[J]. 辽宁中医药大学学报,2020,22(5):38-40.

[362] 关之凡,梁晖,肖明耿. 《丹溪心法》"痰证"理论及其在中风病的应用[J]. 吉林中医药,2019,39(4):424-427.

[363] 李东晓. 痰与代谢综合征[J]. 中国中医基础医学杂志,2005,11(2):144-146.

[364] 布天杰,杨亚男,史佩玉,等. 从代谢重编程探讨甲状腺功能亢进症阴虚阳亢、气滞痰阻证的病机实质[J]. 中医杂志,2023,64(8):779-782.

[365] 田红军,史红星,刘屹,等. 李英杰从痰论治非痴呆型血管性认知功能障碍经验[J]. 河北中医,2016,38

(1): 5-8.

[366] 王一帆, 王嘉麟, 邢佳, 等. 浅析从痰论治失眠 [J]. 环球中医药, 2022, 15 (2): 265-267.

[367] 麦华永, 于征淼. 从痰论治痫病文献研究 [J]. 广州中医药大学学报, 2020, 37 (2): 376-380.

[368] 门奕年, 黄珍, 于明直, 等. "怪病多痰"病机观下抑郁症与慢性疲劳综合征的相关性 [J]. 世界中医药（网络论文）, 2023, 4, 12.

[369] 龚宇欣, 张旭婷, 董建, 等. 从痰论治慢性荨麻疹 [J]. 环球中医药, 2022, 15 (9): 1626-1639.

[370] 朱伟, 周广文, 吴永贵, 等. "肾痰"在绝经后骨质疏松症发病中的内涵初探 [J]. 时珍国医国药, 2021, 32 (10): 2468-1470.

[371] 杨玉兴, 魏品康. "痰为癌症并发抑郁症的根本病因病机探要 [J]. 中华中医药学刊, 2014, 32 (2): 271-273.

[372] 段铮, 孙宏新. 从痰论治癌症的研究探索 [J]. 中医学报, 2010, 25 (3): 396-397.

[373] 王佳, 张培彤. 近二十年原发性支气管肺癌痰证研究进展 [J]. 山东中医杂志, 2017, 36 (11): 997-999.

[374] 岳小强, 魏品康. 从"痰"论治胃癌的中西医结合实践 [J]. 第二军医大学学报, 2018, 39 (12): 1297-1300.

[375] 王振雄, 李佩芳, 李廷荃, 等. 非酒精性脂肪肝痰湿证代谢特征与致病机制初探 [J]. 实用中医内科杂志, 2022, 36 (9): 1-3.

[376] 姚琦, 喻松仁, 白洋, 等. 肥胖从痰湿论治的研究概况 [J]. 江西中医药, 2019, 50 (6): 71-73.

[377] 喻松仁, 姚琦, 周丽, 等. 基于文献分析的肥胖痰湿证方药规律研究 [J]. 光明中医, 2020, 35 (6): 795-800.

[378] 冯路, 宋雪阳, 许朝霞, 等. 多囊卵巢综合征痰湿证的研究进展 [J]. 天津中医药, 2021, 38 (2): 267-269.

[379] 王维宁, 张建伟. 痰湿证多囊卵巢综合征中医治疗研究进展 [J]. 江西中医药, 2017, 48 (3): 78-80.

[380] 刘思祎, 俞洁. 多囊卵巢综合征痰湿证的基础及临床研究进展 [J]. 中医药通报, 2022, 21 (5): 58-60.

[381] 陆希婧, 黄剑美. 基于中医古籍的肥胖型多囊卵巢综合征（痰湿证）的治疗浅探 [J]. 中国民间疗法, 2022, 30 (19): 12-16.

[382] 焦晓民, 阮琳. 高血压病痰瘀互结证理论探析 [J]. 中华中医药学刊, 2012, 30 (11): 2463-2465.

[383] 张磊, 刘迎迎, 于杰, 等. 高血压痰瘀互结证证治源流及本质探析 [J]. 世界中医药, 2021, 16 (10): 1561-1565.

[384] 陆婷, 戴小华. 基于"脾为生痰之源"探讨高血压病痰瘀互结证 [J]. 中国民间疗法, 2021, 29 (9): 21-24.

[385] 韩学杰, 张印生, 沈绍功. 冠心病痰瘀互结证的渊源和创新 [J]. 中国医药学报, 2004, 19 (10): 623-625.

[386] 喻松仁, 罗小泉, 袁肇凯. 冠心病从痰瘀论治的研究概况 [J]. 江西中医学院学报, 2013, 25 (2): 92-96.

[387] 李先涛. 对冠心病痰瘀互结证（胸痹心痛）临床辨证的认识 [J]. 辽宁中医杂志, 2016, 43 (1): 10-12.

[388] 李志君, 毛静远, 赵志强. 冠心病痰瘀并治研究概述 [J]. 中华中医药杂志, 2013, 28 (3): 754-756.

[389] 李崇钊, 张明雪. 冠心病痰瘀互结证中医证治研究 [J]. 辽宁中医药大学学报, 2021, 23 (1): 132-135.

[390] 熊伟南, 张立孙, 王雪, 等. 李延教授治疗冠心病痰瘀互结证的临床经验总结 [J]. 中医药学报, 2020, 48 (2): 47-49.

[391] 洪静, 陈聪, 许朝霞, 等. 冠心病痰瘀互结证的研究进展探析 [J]. 世界科学技术：中医药现代化, 2019, 21 (1): 109-112.

[392] 常艳宾, 张丽丽, 李雁. 从痰浊血瘀理论探讨冠心病的发病机制 [J]. 现代中西医结合杂志, 2022, 31 (3): 368-370.

[393] 张言玉, 李益萍. 基于"五脏痰瘀"理论探讨冠心病的证治 [J]. 辽宁中医杂志, 2021, 48 (12): 59-61.

[394] 王琪格, 丁思元, 王洋, 等. 基于"心为火脏"探讨冠心病痰瘀互结证的发病机制 [J]. 中国中医基础医学杂志, 2022, 28 (4): 503-506.

[395] 雒明池, 刘映佳, 李琳, 等. 冠心病痰瘀互结证痰瘀兼化理论初探 [J]. 中国中医基础医学杂志, 2018, 24 (8): 1049-1051.

[396] 陶旭光, 胡镜清, 柏冬, 等. 冠心病痰瘀互结证脂质与脂蛋白研究评析 [J]. 环球中医药, 2015, 8 (6): 663-666.

[397] 刘林, 任爽, 张杰. 冠心病痰浊证和血瘀证的生物学证候特征研究进展 [J]. 世界中西医结合杂志, 2016, 11 (10): 1465-1468.

[398] 刘燕君, 胡镜清, 江丽杰. 冠心病痰瘀互结分子生物学机理研究现状 [J]. 世界科学技术：中医药现代化,

2016，18（5）：791-797.

[399] 柏冬，胡镜清，马雅銮，等. 冠心病痰瘀互结证与炎症生物学指标相关性探讨［J］. 环球中医药，2015，8（6）：658-661.

[400] 杨光，何浩强，董艳，等. 冠心病痰瘀互结证的组学研究进展与思考［J］. 中医杂志，2021，62（3）：189-192.

[401] 蔡雪朦，王朔，高杉，等. 代谢组学在冠心病痰瘀互结证诊断中的研究进展［J］. 天津中医药大学学报，2018，37（4）：265-268.

[402] 朱黎霞，张英丰. 基于鞘脂组学的冠心病痰瘀互结证证本质研究思路探讨［J］. 中华中医药杂志，2018，33（7）：2959-2963.

[403] 李增，张明雪. 精准医学背景下冠心病痰瘀互结证辨治研究进展［J］. 辽宁中医药大学学报，2022，24（9）：38-41.

[404] 周雨姗，苏士印. 中西医治疗急性冠状动脉综合征痰瘀互结型研究进展［J］. 光明中医，2021，36（24）：4286-4288.

[405] 张烈元，夏晓莉，赵帅，等. 急性心肌梗死（气虚痰瘀证）患者各证候要素分析及思考［J］. 中国中医急症，2018，27（3）：480-483.

[406] 张令霖，连新福，李先涛. 缺血性中风病痰瘀互结证生物学机制研究进展［J］. 中华中医药学刊，2018，36（10）：2474-2477.

[407] 闫蕾，郎睿，王殿文，等. 从痰瘀论治慢性肾脏病理论源流述略［J］. 中华中医药杂志，2022，37（9）：5155-5158.

[408] 周源，田瑶，庄婉莹. 从痰瘀论治膝骨关节炎［J］. 中国实用医药，2022，17（25）：183-185.

[409] 李秋冶，陆迪，丛培玮. 多囊卵巢综合征痰瘀互结证临床研究现状［J］. 辽宁中医药大学学报，2020，22（3）：158-160.

[410] 姚文馨，叶绮文，黄婷，丛培玮，等治疗痰瘀互结型不孕症的用药经验［J］. 生殖医学杂志，2023，32（5）：781-784.

图书在版编目（CIP）数据

诸病从症求证辨治：名医解读中医证的理论与临床 / 瞿岳云，周兴编著. -- 长沙：湖南科学技术出版社，2024.10. --（中医从基础走向临床丛书）. -- ISBN 978-7-5710-3115-2

Ⅰ．R24

中国国家版本馆CIP数据核字第2024MW5690号

ZHUBING CONGZHENG QIUZHENG BIANZHI

MINGYI JIEDU ZHONGYIZHENG DE LILUN YU LINCHUANG

诸病从症求证辨治 名医解读中医证的理论与临床

编　　著：瞿岳云　周　兴
出 版 人：潘晓山
责任编辑：李　忠
出版发行：湖南科学技术出版社
社　　址：长沙市芙蓉中路一段416号泊富国际金融中心
网　　址：http://www.hnstp.com
湖南科学技术出版社天猫旗舰店网址：
　　　　　http://hnkjcbs.tmall.com
邮购联系：0731-84375808
印　　刷：湖南省汇昌印务有限公司
　　　　　（印装质量问题请直接与本厂联系）
厂　　址：长沙市望城区丁字镇街道兴城社区
邮　　编：410299
版　　次：2024年10月第1版
印　　次：2024年10月第1次印刷
开　　本：889mm×1194mm　1/16
印　　张：97.25
字　　数：2732千字
书　　号：ISBN 978-7-5710-3115-2
定　　价：498.00元

（版权所有·翻印必究）